AF674782

टेक्स्टबुक ऑफ

ऑब्सटेट्रिक्स

फॉर नर्सेज

Textbook of Obstetrics for Nurses

प्रसूति विज्ञान की पाठ्यपुस्तक

नर्सों के लिये

टेक्स्टबुक ऑफ
ऑबस्टेट्रिक्स
फॉर नर्सेज
Textbook of Obstetrics for Nurses
प्रसूति विज्ञान की पाठ्यपुस्तक
नर्सों के लिये

लेखक

विजय कुमार
एम एस सी एम एड पी एच डी
पूर्व प्रोफेसर इनचार्ज
करीम कालेज ऑफ एजुकेशन
जमशेदपुर, झारखण्ड, भारत

श्वेता
एम एस सी (क्लीनिकल रिसर्च) (यू के)
क्लीनिकल रिसर्च एसोसिएट
इन्वेन्टिव हेल्थ क्लीनिकल
सिंगापुर प्रा लि, सिंगापुर

सलाहकार

महेन्द्र प्रसाद दास
एम बी बी एस एम डी
विभागाध्यक्ष, जीवनरसायन विज्ञान
पाटलिपुत्र मेडिकल कालेज
धनबाद, झारखण्ड, भारत

नीलम चौधरी
एम बी बी एस एम डी
प्राध्यापक
स्त्रैणिकी और प्रसूति विज्ञान विभाग
एम जी एम मेडिकल कालेज
जमशेदपुर, झारखण्ड, भारत

अशोक कुमार बरनवाल
एम बी बी एस एम एस
प्राध्यापक, विकलांग विभाग
एम जी एम मेडिकल कालेज
जमशेदपुर, झारखण्ड, भारत

प्राक्कथन
सविता शुक्ला दास

JAYPEE *The Health Sciences Publisher*
New Delhi | London | Philadelphia | Panama

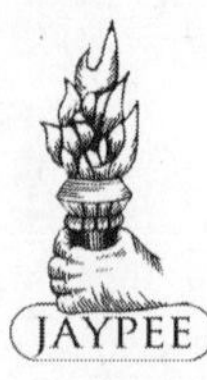

Jaypee Brothers Medical Publishers (P) Ltd

Headquarters
Jaypee Brothers Medical Publishers (P) Ltd
4838/24, Ansari Road, Daryaganj
New Delhi 110 002, India
Phone: +91-11-43574357
Fax: +91-11-43574314
Email: jaypee@jaypeebrothers.com

Overseas Offices

J.P. Medical Ltd
83 Victoria Street, London
SW1H 0HW (UK)
Phone: +44-20 31708910
Fax: +44 (0)20 30086180
Email: info@jpmedpub.com

Jaypee-Highlights Medical Publishers Inc.
City of Knowledge, Bld. 237, Clayton
Panama City, Panama
Phone: +1 507-301-0496
Fax: +1 507-301-0499
Email: cservice@jphmedical.com

Jaypee Medical Inc.
The Bourse
111 South Independence Mall East
Suite 835, Philadelphia, PA 19106, USA
Phone: +1 267-519-9789
Email: jpmed.us@gmail.com

Jaypee Brothers Medical Publishers (P) Ltd
17/1-B Babar Road, Block-B, Shaymali
Mohammadpur, Dhaka-1207
Bangladesh
Mobile: +08801912003485
Email: jaypeedhaka@gmail.com

Jaypee Brothers Medical Publishers (P) Ltd
Bhotahity, Kathmandu, Nepal
Phone: +977-9741283608
Email: kathmandu@jaypeebrothers.com

Website: www.jaypeebrothers.com
Website: www.jaypeedigital.com

© 2015, Jaypee Brothers Medical Publishers

The views and opinions expressed in this book are solely those of the original contributor(s)/author(s) and do not necessarily represent those of editor(s) of the book.

All rights reserved. No part of this publication may be reproduced, stored or transmitted in any form or by any means, electronic, mechanical, photocopying, recording or otherwise, without the prior permission in writing of the publishers.

All brand names and product names used in this book are trade names, service marks, trademarks or registered trademarks of their respective owners. The publisher is not associated with any product or vendor mentioned in this book.

Medical knowledge and practice change constantly. This book is designed to provide accurate, authoritative information about the subject matter in question. However, readers are advised to check the most current information available on procedures included and check information from the manufacturer of each product to be administered, to verify the recommended dose, formula, method and duration of administration, adverse effects and contraindications. It is the responsibility of the practitioner to take all appropriate safety precautions. Neither the publisher nor the author(s)/ editor(s) assume any liability for any injury and/or damage to persons or property arising from or related to use of material in this book.

This book is sold on the understanding that the publisher is not engaged in providing professional medical services. If such advice or services are required, the services of a competent medical professional should be sought.

Every effort has been made where necessary to contact holders of copyright to obtain permission to reproduce copyright material. If any have been inadvertently overlooked, the publisher will be pleased to make the necessary arrangements at the first opportunity.

Inquiries for bulk sales may be solicited at: jaypee@jaypeebrothers.com

प्रसूति विज्ञान की पाठ्यपुस्तक–नर्सों के लिये (Textbook of Obstetrics for Nurses)

First Edition: **2015**

ISBN: 978-93-5152-597-4

Printed at Sanat Printers, Kundli.

समर्पण (Dedication)

पत्नी मल्लिका डे (शिक्षिका) को
जिनके सहयोग से इस पुस्तक को लिखना सम्भव हुआ है।

प्राक्कथन (Foreword)

जब प्रस्तुतिपूर्व के लिये इस पुस्तक की हस्तलिपि मेरे सामने रखी गयी थी तब हिन्दी में प्रसूति विज्ञान की इस पुस्तक को लिखने में लेखकद्वय डा विजय कुमार और श्वेता के लगाये गये प्रयासों से मैं आश्चर्यचकित हो गयी थी। आज तक की तिथी में हिन्दी में प्रसूति विज्ञान पर किसी पाठ्यपुस्तक के प्रकाशन की जानकारी मुझे नही है, परन्तु यह पुस्तक उन विद्यार्थियों के लिये विषय को आसानी से समझने में एक अग्रणी होगी, जिनकी भाषा चिकित्सा-पाठ्यक्रम में प्रवेश लेने के पहले हिन्दी थी।

इस पुस्तक में सभी प्रकरणों (या उप-विषयों) का वर्णन किया गया है, जिनकी शिक्षा वर्तमान मे चिकित्सा-पाठ्यक्रम के अंतर्गत दी जाती है। अध्यायों में विषय की प्रस्तुति और वर्णन ने विषय को पढ़ना आसान बना दिया है। जो शिक्षक विषय को हिन्दी में पढ़ाना और व्याख्या करना चाहते हैं, उनके लिये यह पुस्तक अधिक सुविधाजनक होगी।

अंत मे मैं लेखकद्वय को इस पुस्तक के लेखन मे भगीरथी प्रयास को पूरा करने के लिये बधाई देती हूँ, तथा आशा करती हूँ कि आने वाले वर्षों में हिन्दी में पाठ्यपुस्तक के लेखन में यह एक मील का पत्थर साबित होगी।

सविता शुक्ला दास
एम बी बी एस एम डी जी ओ
विभागाध्यक्ष
स्त्री रोग और प्रसूति विज्ञान विभाग
राजकीय पाटलिपुत्र मेडिकल कॉलेज
धनबाद, झारखण्ड, भारत

प्रस्तावना (Preface)

नैतिक, सामाजिक, सांस्कृतिक, शैक्षिक और चिकित्सीय दायित्व को पूरा करने के लिए इस पुस्तक की रचना की गयी है। आयुर्विज्ञान (Medical Sciences) का एक महत्वपूर्ण विषय प्रसूति विज्ञान है, जिसका प्रत्यक्ष संबंध महिला-जगत से है। महिला के लिए प्रसव की प्रक्रिया उसके जीवन-मरण का एक महत्वपूर्ण पहलू है जिस पर एक ऐसी पुस्तक की आवश्यकता है, जिसे प्राथमिक स्वास्थ्य केन्द्र के प्रशिक्षणार्थी (जैसे–धात्री = Midwife) से लेकर चिकित्सा महाविद्यालय (Medical college) तक के शिक्षार्थी-चिकित्सक हिन्दी में पढ़कर समझ सकें और एक ऐसी धारणा बनाने में सक्षम हो सकें जो उनके व्यावहारिक और व्यावसायिक (Practical and professional) जीवन में सहायक सिद्ध हो। शिक्षक-चिकित्सक (Teacher-doctor) से जब शिक्षार्थी और प्रशिक्षणार्थी अँग्रेजी में पुस्तक नहीं समझने की शिकायत करते हैं तब यह प्रायः सुनने को मिलता है कि यह उसकी बाध्यता (Compulsion) है, क्यों हिन्दी में पुस्तक उपलब्ध नहीं है। इस शिकायत को दूर करने में यह पुस्तक सहायक हो सकती है। इस पुस्तक में हिन्दी शब्दावली के साथ कोष्ठक (Bracket) में अँग्रेजी शब्दावली भी दी गयी है जिसके कारण न केवल शिक्षार्थी एवं प्रशिक्षणार्थी लाभांवित होंगे बल्कि शिक्षक को भी पढ़ाने में और समझाने में सुविधा होगी। हिन्दी और अँग्रेजी की शब्दावली देने के कारण यह पुस्तक वृहदाकार (Voluminous) हो गयी है, और लेखक यह आशा करते हैं कि इस भार को उठाने में पाठक (शिक्षक और शिक्षार्थी) कठिनाई का अनुभव नहीं करेंगे तथा इसे शैक्षिक-रूप में लेने की मानसिकता विकसित करेंगे। पुस्तक को स्पष्ट रूप से समझने के लिए लगभग 350 चित्र (Figures) तथा 125 सारणी (Tables) दी गयी हैं। भाषा को भी सरल बनाने का प्रयास किया गया है, जिससे कि पढ़ने, समझने और स्मरण करने में कठिनाई न्यूनतम हो सके।

इस पुस्तक को लिखने में डा महेन्द्र प्रसाद दास, डा अशोक कुमार बरनवाल तथा डा नीलम चौधरी का उल्लेखनीय सहयोग मिला है, जिनके लिए हग रादा आगारी रहेंगे। रागय रागय पर डा गहेन्द्र प्ररााद की रालाह ने गी लिखने को सुगम बनाने में सहायता की है।

यह अपेक्षा की जाती है कि यह पुस्तक चिकित्सा जगत के शिक्षक और शिक्षार्थियों के लिए उपयोगी सिद्ध होगी। इस पुस्तक को लिखने में नर्सिंग तथा अन्य सहचिकित्सा पाठ्यक्रमों को ध्यान में रखा गया है।

अंत में हम श्री जितेन्दर विज (ग्रुप चेयरमैन), श्री अंकित विज (ग्रुप प्रेसीडेन्ट), श्री तरुण दुनेजा (डायरेक्टर–पब्लिशिंग), जेपी ब्रदर्स मेडिकल पब्लिशर्स, नई दिल्ली, के आभारी हैं जिनकी कृपा से और जिनकी छत्रछाया में इस पुस्तक का प्रकाशन हुआ है। हम श्री के के रमन (प्रोडक्शन मैनेजर), श्रीमती समीना खान (पब्लिशिंग डायरेक्टर की कार्यकारी सहायक), श्री आशुतोष श्रीवास्तव (असिस्टेंट एडीटर), श्री दीप कुमार डोगरा (कम्पयूटर आपरेटर) व श्री गोपाल सिंह किरोला (ग्राफिक डिजाइनर), को निरंतर सहायता देते रहने के लिए धन्यवाद देते हैं।

विजय कुमार
श्वेता

विषय-सूची (Contents)

अध्याय

1

स्त्री जननांग की संरचना

(Anatomy of Female Reproductive Organs)

स्त्री में प्रजनक अंग (Reproductive organs) वे होते हैं जिनका संबंध मैथुन (Copulation), निषेचन (Fertilization), वृद्धि (Growth) तथा भ्रूण के विकास (Development of the fetus) तथा उसके बाहरी जगत में उत्तरकालीन निकास (Subsequent exit) के साथ होता है। अंगों को मुख्यतः निम्नलिखित तीन समूहों में वर्गीकृत किया जाता है–

(1) बाह्य जननांग (External genitalia)

(2) आंतरिक जननांग (Internal genitalia)

(3) सहायक जननांग (Accessor reproductive organs)

बाह्य जननांग (External Genitalia)

इसमें भग (Vulva) और उपस्थ (Pudendum) को शामिल किया जाता है। भग (Vulva) में जघन-उत्सेध (Mons pubis or Mons veneris), दीर्घ भगोष्ठ (Labia majora), लघु भगोष्ठ (Labia minora), भगशिश्न (Clitoris), प्रकोष्ठ द्वार (Vestibule) तथा पारम्परिक रूप से मूलाधार (Perineum) को शामिल किया जाता है। ये सभी बाहरी जाँच में दृश्यमान (Visible) होते हैं। अतः यह (भग) अग्र रूप से (Anteriorly) जघन-उत्सेध (मोनस वेनेरिस) द्वारा, पार्श्विक रूप से (Laterally) दीर्घ भगोष्ठ द्वारा तथा पश्च रूप से (Posteriorly) मूलाधार द्वारा परिबद्ध (Bounded) होता है। देखें चित्र (Fig.) 1.1।

जघन उत्सेध (Mons veneris): यह अघोत्वचीय (Subcutaneous) वसामय (Adipose) संयोजी ऊतक (Connective tissue) की एक गद्दी (पैड) है

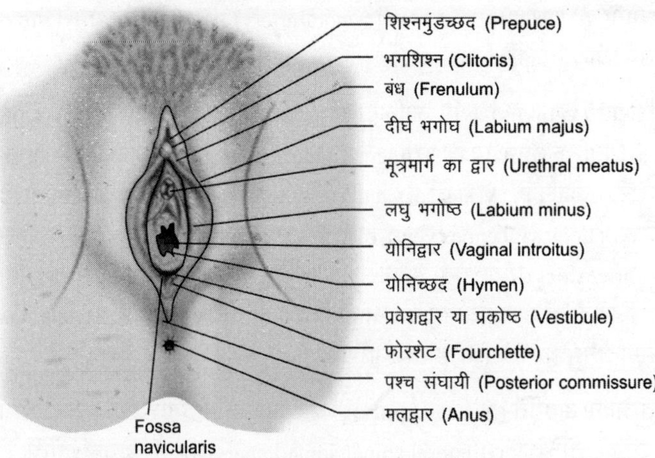

चित्र (Fig.) 1.1: योनिक भग (Vaginal vulva)

जो जघन (Pubis) के सामने स्थित होती है तथा वयस्क महिला में लोमगुच्छा (Hairs) द्वारा आच्छादित होता है।

दीर्घ भगोष्ठ (Labia majora): भग को प्रत्येक किनारे पर त्वचा (Skin) तथा अघोत्वचीय ऊतक (Subcutaneous tissue) द्वारा परिबद्ध रखा जाता है जो दीर्घ भगोष्ठ का निर्माण करता है। ये निरंतर होते हैं जहाँ वे मध्य रूप से (Medially) मिलकर मलद्वार (Anus या गुदा) के सामने पश्च संघायी (Posterior commisure) का निर्माण करते हैं। दीर्घ भगोष्ठ की आंतरिक सतहें लोमहीन (Hairless) होती हैं। दीर्घ भगोष्ठ शल्की उपकला (Squamous epithelium) से आच्छादित होती है। इसमें वसामय ग्रन्थि (Sebaceous glands), स्वेद ग्रन्थि (Sweat glands) तथा लोम पुटक (Hair follicles) होते हैं। त्वचा (Skin) के नीचे सघन संयोजी ऊतक (Dense connective tissue) तथा वसामय ऊतक (Adipose tissue) होते हैं। वसामय ऊतक में प्रचुर रूप से शिरीय जालिका (Venous plexus) की आपूर्ति होती है जो रक्त-स्कंद शोथ (Hematoma=हेमाटोमा) का निर्माण कर सकती है, यदि शिशु-जन्म के समय क्षतिग्रस्त (Injured) होती है। पुरूष में दीर्घ ओष्ठ (Labia majora) अंडकोश (Scrotum) के साथ सजातीय (Homologous) होता है। इसके ऊपरी किनारे पर गोलबंधन (Round ligament) का अंत हो जाता है।

लघु भगोष्ठ (Labia minora): इसमें वसारहित (Devoid of fat) त्वचा की दो पतली परते होती हैं जो दीर्घ भगोष्ठ (Labia majora) के ठीक अंदर प्रत्येक किनारे पर होती हैं। प्रसवा (Parous) महिला को छोड़कर यह तभी प्रकट होता है जब दीर्घ भगोष्ठ को पृथक किया जाता है। अग्ररूप से भगशिश्न (Clitoris) को परिबद्ध (Enclose) करने के लिए यह विभाजित होता है तथा शिश्नमुंडच्छद (Prepuce) तथा बंध (Prepuce) का निर्माण करने के लिए भगशिश्न के आगे और पीछे एक दूसरे के साथ मिल जाते हैं। लघु भगोष्ठ का निचला भाग मध्यरेखा के आरपार मिलकर (Fuse) त्वचा की एक परत बनाता है जिसे फोरशेट (Fourchette) कहा जाता है। यह प्रायः शिशु-जन्म के समय विदारित (Lacerated चीरा) हो जाती है। फोरशेट और योनिक मुख (Vaginal orifice) के बीच नौकाकार खात (Fossa navicularis) होता है। लघु भगोष्ठ में लोम पुटक (Hair follicles) नहीं होते हैं। परतों (Folds या तहों) में संयोजी ऊतक (Connective tissue), अनेक वसामय ग्रन्थि (Numerous sebaceous glands), उत्थापक पेशी रेशे (Erectile muscle fibers) तथा अनेक वाहिकाएँ (Vessels) तथा तंत्रिका छोर (Nerve endings) होते हैं।

भगशिश्न (Clitoris): यह एक लघु बेलनाकार उत्थापक पिण्ड (Erectile body) है जिसकी माप 2.5 cm (लगभग) होती है। यह भग के सर्वाधिक अग्र भाग पर स्थित होता है। इसमें एक मुण्ड (Glans), एक पिण्ड (Body), दो लम्बे प्रवर्ध (Crura, इसका एकवचन Crus है) होते हैं। मुण्ड शल्की उपकला (Squamous epithelium) द्वारा आच्छादित होता है तथा उसमें प्रचुर तंत्रिका (Nerves) की आपूर्ति होती है। भगशिश्न की वाहिकाएँ (Vessels) प्रकोष्ठ बल्ब (Vestibular bulb) के साथ संयोजित होती हैं तथा शिशु-जन्म के समय क्षति होने की प्रवृत्ति होती है। पुरुष में भग शिश्न (क्लिटोरिस) का सजात (Homologous) शिश्न (Penis पेनिस) होता है परन्तु यह मूलतः मूत्रमार्ग (Urethra) से पूर्ण रूप से अलग होता है। यह निलम्बन बंधन (Suspensory ligament) द्वारा जघन संधानक (Symphysis pubic) की अधोसतह (Undersurface) के साथ संलग्न होता है।

प्रकोष्ठ (Vestibule): यह एक त्रिकोणाकार अंतराल (या स्थान) होता है जो अग्ररूप से भगशिश्न द्वारा, पश्च रूप से फोरशेट द्वारा तथा प्रत्येक किनारे पर लघु भगोष्ठ (Labia minora) द्वारा परिबद्ध (Bounded घिरा) होता है। प्रकोष्ठ (Vestibule) में चार मुख (Openings या छिद्र) होते हैं, वे हैं –

(i) मूत्रमार्गीय मुख (Urethral opening): यह मुख जघन–चाप (Pubic arch) के 1.5 cm नीचे योनिक मुख (Vaginal orifice) के ठीक सामने मध्यरेखा पर स्थित होता है। परामूत्रमार्गीय नलिकाएँ (Paraurethral ducts) या तो मूत्रमार्गीय मुख की पश्च (Posterior) दिवाल पर खुलती हैं या सीधे प्रकोष्ठ में खुलती हैं।

(ii) योनिक मुख और योनिच्छद (Vaginal orifice and hymen): योनिक मुख प्रकोष्ठ के पश्च छोर (End) पर स्थित होता है जिसके आकार (Size) और आकृति (Shape) में भिन्नता होती है। कुमारी (Virgins) तथा अप्रसवा (Nulliparae) में लघु भगोष्ठ (Labia minora) द्वारा मुख बंद होता है परन्तु प्रसवा (Parous) महिलाओं में यह प्रकट (Exposed) हो सकता है। यह अपूर्ण रूप से श्लेष्मल झिल्ली (Mucous membrane) के एक पट (Septum) द्वारा बंद होता है और इस झिल्ली पट को योनिच्छद (Hymen) कहा जाता है। इसकी आकृति में भिन्नता होती है जो प्रायः गोलाकार होती है या कुमारी में अर्धचन्द्राकार (Cresentic) होती है। विवाह के सहवास पर योनिच्छद प्रायः विदारित (Ruptured) हो जाता है। शिशु-जन्म के दौरान योनिच्छद अत्यधिक विदारित (या विदीर्ण=Lacerated) हो जाता है जो बाद में विभिन्न आकार के क्षतांकित ग्रन्थिकाओं (Cicatrised nodules) द्वारा सूचित होता है जिसे अधिमांस योनिच्छद (Caruncułae myrtiformes) कहा जाता है। इसके दोनों तरफ स्तरित शल्की उपकला (Stratified squamous epithelium) होती है।

(iii) बार्थोलिन नलिकाओं का मुख (Opening of Bartholin's ducts): ये दोनों बार्थोलिन ग्रन्थियाँ [वृहत प्रकोष्ठ-ग्रन्थि (Vestibular gland)] प्रत्येक किनारे पर एक होती हैं। ये सतह मूलाधारी थैली (Superficial perineal pouch) में रहती हैं जो प्रकोष्ठीय बल्ब (Vestibular bulb) के पश्च छोर के निकट होती हैं। वे मटर (Pea) आकार के तथा पीले-से श्वेत रंग की होती हैं। यौन उत्तेजन (Sexual excitement) की अवधि में यह प्रचुर क्षारीय श्लेष्मा (Alkaline mucus) का श्राव करती है। जो स्नेहन (Lubrication= चिकनाने) में सहायता करती है। ग्रन्थियाँ (Glands) मिश्रित गुच्छित (Compound racemose) प्रकार की होती हैं तथा स्तम्भी उपकला (Columnar epithelium) द्वारा स्तरित होती है। प्रत्येक ग्रन्थि में एक नलिका (Duct) होती है जो 2 cm (लगभग) की होती है जो योनिच्छद (Hymen) और लघु भगोष्ठ (Labium minus) के बीच खाँचे (Groove) में अग्र दो-तिहाई तथा पश्च एक-तिहाई के मिलन-स्थल (Junction) पर योनिच्छद के बाहर प्रकोष्ठ (Vestibule) में खुलती है। नलिका स्तम्भी उपकला द्वारा स्तरित (Lined) होती है परन्तु इसके मुख (Opening) के निकट स्तरित शल्की उपकला (Stratified squamous epithelium) होती है।

(iv) कभी-कभी दो स्केनी-नलिकायें (Skene's ducts) बाहरी मूत्रमार्गीय नली (External urethral meatus) के प्रत्येक किनारे पर प्रकोष्ठ में खुलती हैं।

प्रकोष्ठ का गोलाकार उत्सेध (Vestibular bulb): यह उत्थानशील ऊतक (Erectile tissue) का द्विपार्श्विक (Bilateral) का दीर्घीकृत पिण्ड (Elongated masses) है जो प्रकोष्ठ की श्लेष्मल झिल्ली (Mucous membrane) के नीचे रहता है। प्रत्येक गोलाकार उत्सेध (या बल्ब) बार्थोलिन ग्रन्थि (Bartholin's gland) के सामने योनिक मुख (Vaginal orifice) के प्रत्येक किनारे पर स्थित होता है तथा गोलाकार-गुहामय पेशी (Bulbo-cavernosus muscle) के साथ समाविष्ट (Incorporated) होता है। ये बल्ब, पुरूष में शिश्न (Penis) के एकल बल्ब तथा बहुल छिद्रमय पिण्ड (Corpus spongiosum) के सजातीय (Homologous) होते हैं। शिशु-जन्म के दौरान तीव्र रक्तश्राव के साथ इसके क्षतिग्रस्त (Injured) होने की संभावना होती है। देखें चित्र (Fig.) 1.2।

मूलाधार (Perineum): इसकी संरचना (Anatomy) का विस्तृत वर्णन इसी अध्याय में बाद में किया जायेगा।

रक्तापूर्ति (Blood supply): धमनी (Arteries) – (a) आंतरिक उपस्थीय धमनी की शाखाएँ (Branches of internal pudental artery) – इसमें मुख्य हैं – भगोष्ठय (Labial), तिर्यक मूलाधारी (Transverse perineal), प्रकोष्ठीय उत्सेधक धमनी (Artery to the vestibular bulb) तथा भगशिश्न तक गहरी और पृष्ठीय धमनी (Deep and dorsal arteries to the clitoris) (b) उरू– धमनी की शाखाएँ (Branches of femoral artery) – सतही और गहरी बाहरी उपस्थीय (Superficial and deep external pudental) शाखाएँ ।

शिराएँ (Veins): शिराएँ जालिकाओं (Plexuses) का निर्माण करती हैं जो (a) आंतरिक उपस्थीय शिरा (Internal pudendal vein), (b) मूत्राशयी या योनिक शिरीय जालिका (Vesical or vagnal venous plexus) तथा (c) दीर्घ आभासी शिरा (Long saphenous vein) होती हैं। गर्भावस्था के दौरान शिरास्फीति (Varicosities) प्रायः होती है जिससे शिरा का विदार (Rupture) स्वतः होता है जिसके कारण दृश्यमान रक्तश्राव होता है या रक्तस्कंद शोथ (Hematoma हेमाटोमा) का निर्माण होता है।

तंत्रिका आपूर्ति (Nerve supply): यह आपूर्ति द्विपार्श्विक मेरूदण्डीय दैहिक तंत्रिका (Bilateral spinal somatic nerves) से होकर होती है (a) अग्र-ऊपरी भाग में आपूर्ति जननांग-उरू तंत्रिका (Genitofemoral nerve) की गश्रोणि-वंक्षण और जननांगी (Ilio-inguinal and genital) शाखा से त्वचीय

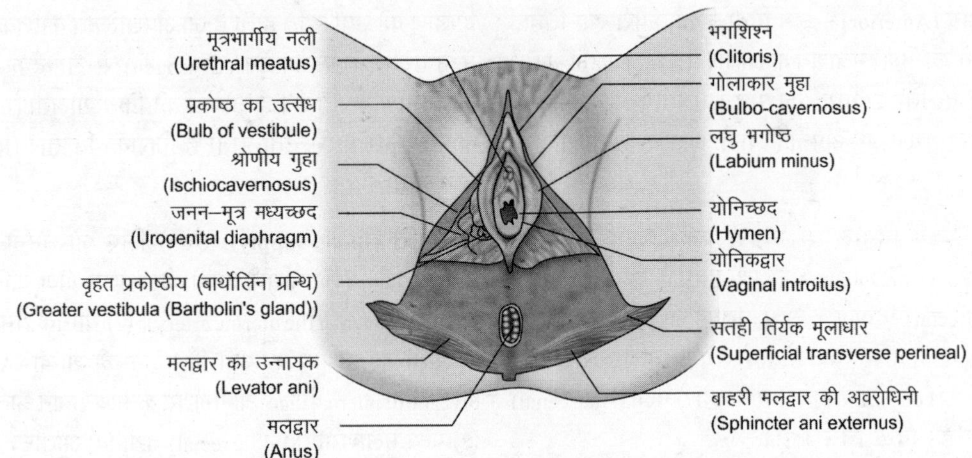

चित्र (Fig.) 1.2: प्रकोष्ठीय बल्ब और बार्थोलिन ग्रन्थि के साथ सतही मूलाधारी थैली का प्रदर्शन
(Exposition of superficial perineal pouch with vestibular bulb and Bartholin's gland)

शाखाओं (Cutaneous branches) द्वारा होती है (L_1 and L_2) तथा (b) पश्च-निचले भाग में आपूर्ति जाँघ (या उरू=Thigh) की पश्च त्वचीय तंत्रिका (S_{123}) से उपस्थीय शाखाओं (Pudental branches) द्वारा होती है। इन दो सनूहों के बीच भग (Vulva) में आपूर्ति उपस्थीय तंत्रिका (Pudendal nerve) (S_{234}) की भगोष्ठय और मूलाधारी शाखाओं (Labial and perineal branches) द्वारा होती है।

लसीका-तंत्र (Lymphatics): भगीय लसीका-तंत्र (Vulval lymphatics) में द्विपार्श्विक निकास (Bilateral drainage) होता है। लसीका का निकास

(a) सतही वक्षण गाठ (Superficial inguinal nodes),
(b) वंक्षण लसीका गांठ-क्लोका ग्रन्थि (Inguinal lymph nodes gland of cloquet) का मध्यवर्ती समूह (Intermediate groups) तथा
(c) बाह्य और आंतरिक श्रोणीय लसीका गाँठ (External and internal iliac lymph nodes) में होता है।

विकास (Development): बाहरी जननांगों (External genitalia) का विकास बाह्यत्वचीय अवस्करीय खात (Ectodermal cloacal fossa) के क्षेत्र में होता है। जननांगी गुलिका से भग्नशिश्न (Clitoris from the genital tubercle), जननांगी तहों से लघु भगोष्ठ (Labia minora from genital folds), भगोष्ठ-अंडकोशीय सूजन से दीर्घ भगोष्ठ (Labia majora from the labio-scrotal swelling) तथा जनन-मूत्र खातिका से प्रकोष्ठ (Vestibule from the urogenital sinus) का विकास होता है।

आन्तरिक जननांग (Internal Genital Organs)

स्त्री के आंतरिक जननांगों में योनि (Vagina), गर्भाशय (Uterus), डिम्बवाहिनी नली (Fallopian tubes) तथा अण्डाशय (Ovaries) को शामिल किया जाता है। ये अंग आंतरिक रूप से स्थित होते हैं तथा इनकी जाँच के लिए विशेष उपकरणों की आवश्यकता होती है।

योनि (Vagina)

योनि एक रेशा-पेशी झिल्लीमय आवरण (Fibromusculo-membranous sheath) है जो भग (Vulva) पर बाह्य के साथ गर्भाशयी कोटर (Uterine cavity) में संचार करती है। यह गर्भाशयी श्राव (Uterine secretion) तथा आर्तव रक्त (Menstrual blood) के लिए उत्सर्जन-मार्ग (Excretory channel) का निर्माण करती है तथा प्रसव (Parturition) की जनन-नली बनती है। नली ऊपर की ओर तथा पीछे की ओर संचालित होती है तथा उत्थित (Erect) स्थिति में क्षैतिज (Horizontal) के साथ 45° का कोण बनाती है। योनि का दीर्घ अक्ष श्रोणीय प्रवेश मार्ग (Pelvic inlet) के तल के लगभग समानान्तर तथा गर्भाशय के समकोण (90°) पर स्थित होता है। नली (Canal) का व्यास लगभग 2.5 cm होता है जो ऊपरी भाग पर सर्वाधिक चौड़ा तथा योनिद्वार (Introitus) पर सर्वाधिक संकीर्ण होता है। इसमें प्रसार्यता (Distensibility) की पर्याप्त क्षमता होती है जैसे कि शिशु-जन्म में प्रदर्शित होती है।

दिवाल (Walls): योनि में एक अग्र (Anterior), एक पश्च (Posterior) तथा दो पार्श्विक (Lateral) दिवालें होती हैं। अग्र और पश्च दिवालें एक साथ आमने-सामने होती हैं तथा पार्श्विक दिवालें अपेक्षाकृत अधिक अनम्य (Stiffer या दृढ़) होती हैं, विशेषकर अपने मध्य भाग पर, जैसा कि तिर्यक खण्ड (Transverse section) पर एच (H) आकार की होती है। अग्र दिवाल की लम्बाई लगभग 7 cm होती है तथा पश्च दिवाल की लम्बाई लगभग 9 cm होती है।

चापिका (Fornices): यह विभाजन (Clefts) जिसका निर्माण योनि के शीर्ष (Top) यानी चापछत (Vault) पर होता है जो अग्र योनिक दिवाल से होकर गर्भाशय-ग्रीवा (Cervix) के प्रक्षेप (Projection) के कारण होता है जहाँ यह अपनी दिवाल के साथ अवियोज्य रूप से (Inseparably) मिला रहता है। योनि में चार चापिकायें होती हैं – एक अग्र, एक पश्च तथा दो पार्श्विक। पश्च चापिका अधिक गहरी होती है तथा अग्र चापिका सर्वाधिक छिछली (Most shallow) होती है।

संबंध (Relations): अग्र (Anterior) – अग्र दिवाल का ऊपरी एक-तिहाई (Upper one third) भाग का संबंध मूत्राशय के आधार (Base of the bladder) के साथ तथा निचले दो-तिहाई भागों का संबंध मूत्रमार्ग (Urethra) के साथ होता है, जिसका निचला अर्ध अपनी दिवाल के साथ दृढ़ता से जुड़ा रहता है।

पश्च (Posterior): पश्च दिवाल के ऊपरी एक-तिहाई भाग का संबंध डगलस-थैली (Pouch of Douglas) के साथ होता है, मध्य-तिहाई का संबंध अग्र मलाशयी (Rectal) दिवाल के साथ होता है जो मलाशय-योनिक पट (Rectovaginal septum) द्वारा पृथक होता है तथा निचला-तीसरा भाग मूलाधारी पिण्ड (Perineal body) द्वारा गुदा (या मलद्वार) नली (Anal canal) से पृथक किया ज़ाता है। (देखें चित्र 1.3)।

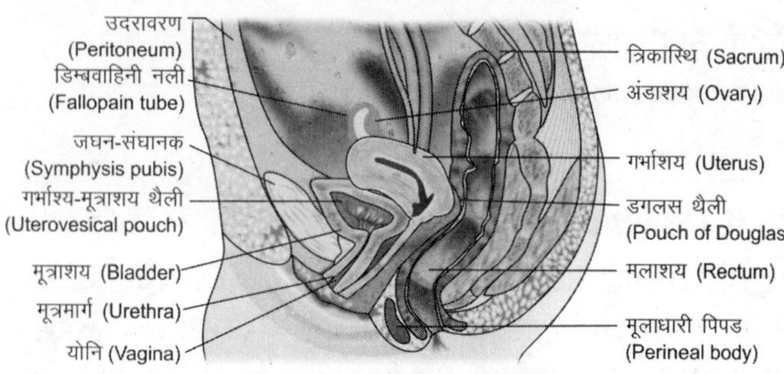

चित्र (Fig.) 1.3: स्त्री की श्रोणि (Female pelvis) का मध्यवर्ती सममिताधी खण्ड (Mid-sagittal section) जिसमें श्रोणीय अंगों (Pelvic organs) की सापेक्ष स्थिति (Relative position) का प्रदर्शन है।

पार्श्विक दिवाल (Lateral walls): ऊपरी एक-तिहाई (Upper one-third) का संबंध चौड़े बंधन (Broad ligament) के आधार पर श्रोणीय कोशिकीय ऊतक (Pelvic cellular tissue) के साथ होता है जिसमें मूत्रवाहिनी (Ureter) तथा गर्भाशयी धमनी (Uterine artery) चापिका (Fornices) से लगभग 2 cm पर स्थित होती है। मध्य-तीसरा (Middle-third) भाग उन्नायक मलद्वार (Levator ani) के साथ मिला होता है तथा निचले-तीसरे (Lower-third) भाग का संबंध गोल गुहामय पेशी (Bulbocavernosus muscles), प्रकोष्ठीय उभार (Vestibular bulbs) तथा बाथोलिन ग्रन्थि (Bartholin's glands) के साथ होता है। (चित्र 1.11)।

संरचना (Structures): अंदर से बाहर की ओर परतों में निम्नलिखित होते हैं – (1) श्लेष्मल आवरण (Mucous coat) जो बिना किसी श्रावी ग्रन्थि (Secreting glands) के स्तरित शल्की उपकला (Stratified squamous epithelium) द्वारा रेखित होता है, (2) शिथिल क्षेत्रिका-संवहनी ऊतकों (Loose areolar vascular tissue) की अधोश्लेष्मल परत (Submucous layer); (3) पेशीय परत (Muscular layer) जिसमें अस्पष्ट आंतरिक गोलाकार तथा बाहरी लम्बवत् (Indistinct inner circular and outer longitudinal) होते हैं तथा (4) रेशामय आवरण (Fibrous coat) जो अंतःश्रोणीय प्रावरणी (Endopelvic fascia) से प्राप्त होता है तथा अत्यधिक संवहनी (Vascular) होता है।

योनिक श्राव (Vaginal secretion): तारूण्य (Puberty) से लेकर रजोनिवृत्ति (Menopause) तक योनिक pH अम्लीय (Acidic) होता है क्योंकि डोडरलिन दण्डाणु की उपस्थिति होती है जो अपशल्कित कोशिका (Exfoliated cells) में उपस्थित ग्लाइकोजेन (Glycogen) से लैक्टिक अम्ल (Lactic acid) का निर्माण करता है। इस्ट्रोजेन की क्रियाशीलता (Estrogenic activity) के साथ pH में भिन्नता होती है जिसका विस्तार (Range) 4 और 5 के बीच होता है।

रक्तापूर्त्ति (Blood supply): इसके लिए जो धमनी (Arteries) शामिल होती है, वे हैं – (1) गर्भाशयी धमनी की गर्भाशय-ग्रीवा-योनिक शाखा (Cervico-vaginal branch of the uterine artery), (2) योनिक धमनी (Vaginal artery) – आंतरिक श्रोणीय का अग्र विभाजन की शाखा (A branch of anterior division of internal iliac) या गर्भाशय के साथ समान श्रोत (Common origin), (3) मध्य मलाशयी (Middle rectal) तथा (4) आंतरिक उपस्थीय (Internal pudendal)। ये एक दूसरे के साथ शाखा-मिलन (Anastomose) तथा दो अयुग्मित धमनी (Azygos arteries) – अग्र और पश्च का निर्माण करते हैं।

शिराओं (Vein) का निकास आंतरिक श्रोणीय शिरा (Internal iliac veins) तथा उपस्थीय शिराओं (Pudendal veins) में होता है।

लसीका तंत्र (Lymphatics): प्रत्येक किनारे पर लसीका का निकास (या बहाव) निम्नलिखित में होता है – (1) ऊपरी एक-तिहाई आंतरिक श्रोणीय समूह (Internal iliac group), (2) योनिच्छद (Hymen) तक मध्य एक-तिहाई-आंतरिक श्रोणीय समूह तथा (3) योनिच्छद के नीचे-सतही वंक्षण समूह (Superficial inguinal group)।

तंत्रिका आपूर्त्ति (Nerve supply): श्रोणीय जालिका (Pelvic plexus) से अनुकम्पी (Sympathetic) तथा परानुकम्पी (Parasympathetic) तंत्रिका की आपूर्ति योनि में होती है। निचले भाग में आपूर्ति उपस्थीय (Pudental) तंत्रिका द्वारा होती है।

विकास (Development): योनि (वेजाइना) का विकास निम्नलिखित श्रोतों (Sources) से होता है – (a) योनिच्छद से ऊपर योनि का ऊपरी चार-पंचम भाग (Upper $4/5^{th}$, above the hymen) – श्लेष्मल झिल्ली (Mucous membrane) की प्राप्ति नलीकृत खातिका-योनिक उभार की अंतःत्वचा (Endoderm of the canalized sino-vaginal bulbs) से होती है। पेशी-विन्यास (Musculature) का विकास दो संलयित मुलेरियन नलिका की मध्यस्तर-त्वचा (Mesoderm of two fused Mullerian ducts) द्वारा होता है। (b) योनिच्छद (Hymen) से नीचे निचला एक-पंचम $\left(\frac{1}{5}^{th}\right)$ भाग का विकास जनन-मूत्र खातिका की अंतःत्वचा (Endodern of the urgenital sinus) से होता है। (c) बाहरी योनिक मुख (External vaginal orifice) का विकास जननमूत्र झिल्ली (Urogenital membrane) के विदार (Rupture) के बाद जननांगी परत की बाह्य-त्वचा (Genital fold ectoderm) से होता है।

गर्भाशय (Uterus)

गर्भाशय (यूटरस) एक खोखला तुंबीरूप (Hollow pyriform) का पेशीय अंग (Muscular organ) जो मूत्राशय (Bladder) के सामने और मलाशय (Rectum) के पीछे, बीच श्रोणि (Pelvis) में रहता है।

अवस्थिति (Position) – इसकी सामान्य अवस्थिति अग्रनमन (Anteversion) की होती है। गर्भाशय प्रायः दाहिनी ओर झुका रहता है (Dextrorotation=

दाहिना घूर्णन) जिससे कि गर्भाशय–ग्रीवा (Cervix) बायीं ओर निर्दिष्ट (Directed या संचालित) होती है (Levorotation=बामवर्ती घूर्णन) तथा बायीं ओर मूत्रवाहिनी (Ureter) के साथ निकट से संपर्क में आती है।

माप और भाग (Measurements and parts): गर्भाशय लगभग 8 cm लम्बा, 5 cm चौड़े बुध्न (Fundus) पर तथा उसकी दिवाल की मोटाई लगभग 1.25 cm होती है। उसका भार 50 से 80 ग्राम (gm) के बीच होता है। इसमें निम्नलिखित तीन भाग होते हैं –

(1) पिण्ड (Body or corpus)
(2) संयोजक (Isthmus इस्थमस)
(3) गर्भाशय-ग्रीवा (Cervix)

(1) पिण्ड (Body or Corpus): पिण्ड को और आगे बुध्न (Fundus) में विभाजित किया जाता है जो गर्भाशयी नली के मुख (Opening) के ऊपर स्थित होता है। पिण्ड त्रिकोणाकार होता है जो मुख और संयोजक (इस्थमस) के बीच में रहता है। गर्भाशय के पिण्ड के ऊपरी-पार्श्विक कोण (Superolateral angles) बुध्न और पिण्ड का मिलन-स्थल (Junction जंक्शन) से बाहर की ओर निकले होते हैं जिसे गर्भाशय का श्रृंग (Cornua of the uterus) कहा जाता है। गर्भाशयी नली (Uterine tube), गोल बंधन (Round ligament) तथा अण्डाशय के बंधन (Ligament of the ovary), ये सभी पिण्ड के साथ संलग्न होते हैं। (2) संयोजक (Isthmus) एक संकीर्ण भाग होता है जिसकी लम्बाई 0.5 cm होती है जो पिण्ड और ग्रीवा (Body and cervix) के बीच रहता है। यह ऊपर से संरचनात्मक आंतरिक मुख (Anatomical internal os) द्वारा तथा नीचे ऊतकीय (Histological) आंतरिक मुख (Anatomical internal os) द्वारा तथा नीचे से ऊतकीय (Histological) आंतरिक मुख (Aschoff) द्वारा सीमित होता है। कुछ विशेषज्ञ इसे गर्भाशय-पिण्ड का निचला भाग मानते हैं। (3) ग्रीवा (Cervix) आकार में बेलनाकार (Cylindrical) होती है जिसकी लम्बाई 2.5 cm होती है। यह संयोजक से लेकर बाहरी मुख (OS) के छोरों (Ends) तक विस्तारित होती है जिसका मुख इसकी अग्र दिवाल के छिद्रण के बाद योनि (Vagina) में खुलता है। योनि के ऊपर स्थित भाग को उपरियोनि (Supravaginal) कहते हैं तथा योनि के अंदर स्थित भाग को योनिक भाग (Vaginal part) कहा जाता है। देखें चित्र 1.4।

कोटर (Cavity): गर्भाशय का कोटर परिमंडली खण्ड (Coronary section) त्रिकोणाकार होता है जिसका आधार (Base) ऊपर होता है तथा शीर्ष (Apex) नीचे होता है। इसकी लम्बाई लगभग 3.5 cm होती है। बुध्न (Fundus) में कोई कोटर (या छिद्र) नहीं होता है। ग्रीवा-नली (Cervical canal) तर्कुरूप (Fusi form) होती है जिसकी लम्बाई लगभग 2.5 cm होती है। इस प्रकार गर्भाशयी कोटर (Uterine cavity) की सामान्य लम्बाई प्रायः 6.5–7 cm होती है।

चित्र (Fig.) 1.4: परिमंडली खण्ड (Coronal section) जिसमें गर्भाशय के विभिन्न भागों का प्रदर्शन है।

संबंध (Relations): अग्ररूप से (Anteriorly) – आंतरिक मुख (Internal os) के ऊपर पिण्ड द्वारा गर्भाशय-मूत्राशय थैली (Uterovesical pouch) की पश्च दिवाल का निर्माण किया जाता है। आंतरिक मुख के नीचे शिथिल क्षेत्रिका-ऊतक (Loose areolar tissue) द्वारा मूत्राशय (Bladder) के आधार से इसे (पिण्ड को) पृथक किया जाता है।

पश्चरूप से (Posteriorly): इसे उदरावरण (Peritoneum) से आच्छादित (Covered) किया जाता है तथा डगलस-थैली (Pouch of Douglas) की अग्र दिवाल का निर्माण होता है। इस थैली में आंत्र की कुंडली (Coils of intestine) होती है।

पार्श्विकरूप से (Laterally): चौड़े बंधन (Broad ligament) के उदरावरण की दो तहें (Folds) संलग्न होती हैं जिनके बीच गर्भाशयी धमनी (Uterine cavity) ऊपर उठती है। मैकेनरॉट बंधन (Mackenrodt's ligament) के संलग्न (Attachment) का विस्तार आंतरिक मुख से नीचे उपरियोनिक ग्रीवा (Supravaginal cervix) तथा पार्श्विक योनिक दिवाल तक होता है। आंतरिक मुख के स्तर (Level या तल) पर लगभग 1.5 cm दूर बाएं किनारे के निकट गर्भाशयी धमनी और मूत्रवाहिनी (Ureter) का पारगमन (Crossing) होता है। गर्भाशयी धमनी ऊपर से तथा मूत्रवाहिनी के सामने से पार करती है जो मूत्रवाहिनी का मूत्रवाहिनी-नली में प्रवेश करने के तत्काल पहले होता है। देखें चित्र (Fig.) 1.5।

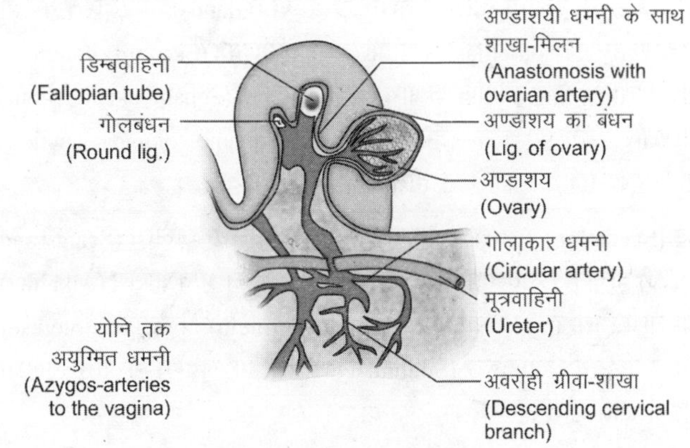

चित्र (Fig.) 1.5: मूत्रवाहिनी का गर्भाशयी धमनी के साथ संबंध (Relation of the ureter to the uterine artery)

संरचना (Structures)

पिण्ड (Body) – गर्भाशय-पिण्ड की दिवाल में बाहर से अंदर की ओर तीन परतें (Layers) होती हैं – (1) गर्भाशय का परिस्तर (Perimetrium) – यह रक्तोदी आवरण (Serious coat) होता है जो पार्श्विक किनारों (Lateral borders) को छोड़कर सम्पूर्ण अंग (Organ) को आच्छादित करता है। उदरावरण (Peritoneum) अधोस्थित पेशियों (Underlying muscles) के साथ घनिष्ठ

रूप से आसंजित (Adherent) होता है। (2) गर्भाशय का पेशीस्तर (Myometrium) – इसमें चिकने पेशी रेशों (Muscle fibers) के मोटे पुंज (Bundles) होते हैं जिसे संयोजी ऊतक (Connective tissues) द्वारा पकड़कर रखा जाता है तथा विभिन्न दिशाओं में क्रम से रहता है। तथापि (However), गर्भावस्था की अवधि में तीन भिन्न परतों की पहचान की जा सकती है– बाहरी लम्बवत, मध्य अन्तर्ग्रथित तथा आंतरिक स्तर गोलाकार (Outer longitudinal, middle interlacing and the inner circular) (3) गर्भाशय **अंतःस्तर** (Endometrium) – कोटर (Cavity) के श्लेष्मा अस्तर (Mucous lining) को गर्भाशय अंतःस्तर कहा जाता है। चूँकि कोई अधोश्लेष्मल परत (Submucous layer) नहीं होती है, अतः गर्भाशय अंतःस्तर का सीधे सामना पेशी-आवरण (Muscle coat) से होता है। इसमें ऊतक स्तरिका (Lamina propria) तथा सतही उपकला (Surface epithelium) होती हैं। सतही उपकला लोमश स्तम्भी उपकला (Ciliated columnar epithelium) की एक परत होती है। ऊतक स्तरिका (लैमिना प्रोप्रिया) में पीठिका-कोशिका (Stromal cells) गर्भाशय अंतःस्तर की ग्रंथि (Endometrial glands), वाहिका (Vessels) तथा तंत्रिका (Nerves) होती है। ग्रंथि सरल नलिकीय (Tubular) होती है जो श्लेष्मा श्रावी (Mucus secreting) अलोमश (Nonciliated) स्तम्भी उपकला द्वारा स्तरित होती है जो पीठिका (Stroma) में प्रवेश करती है और कभी भी पेशी-आवरण में भी प्रवेश करती है। गर्भावस्था में गर्भाशय अंतःस्तर का परिवर्तन पतनिका (Decidua) में होता है।

गर्भाशय-ग्रीवा (Cervix): यह मुख्यतः रेशेमय संयोजी ऊतक (Fibrous connective tissue) द्वारा निर्मित होती है। इसमें औसत 10% चिकने पेशी-रेशे (Smooth muscle fibers) होते है। केवल पश्च सतह में उदरावरणी परत (Peritoneal coat) होती है। श्लेष्मल परत (Mucous coat) जो अंतःग्रीवा (Endocervix) को स्तरित करती है वह आधारिक केन्द्रक (Basal nuclei) के साथ सरल स्तम्भी होती है तथा जो ग्रन्थि (Gland) को स्तरित करती है वह अलोमश (Non-ciliated) श्रावी स्तम्भी कोशिका (Secretory columnar cells) होती है। ग्रीवा का योनिक भाग शल्की उपकला (Squamous epithelium) द्वारा स्तरित होता है। शल्क-स्तंभी मिलन-स्थल (Squamo-columnar junction) बाहरी मुख (OS) पर स्थित होता है।

श्राव (Secretion) गर्भाशय अंतःस्तर श्राव अल्प तथा जलीय (Scanty and watery) होता है। ग्रीवा-ग्रन्थि (Cervical glands) का श्राव क्षारीय (Alkaline) तथा घना होता है और म्यूको प्रोटीन (Mucoprotein), फ्रूक्टोस (Fructose) तथा सोडियम क्लोराइड (Sodium chloride या लवण) में सम्पन्न (या प्रचुर=Rich) होता है।

गर्भाशय के सापेक्ष उदरावरण (Peritoneum in relation to the uterus): अग्ररूप से चिन्हित (Traced anteriorly) – उदरावरण जो मूत्राशय (Bladder) की ऊपरी सतह को आच्छादित (Cover) करता है, वह आंतरिक मुख (Internal os) के स्तर पर गर्भाशय की अग्रसतह पर प्रकट होता है। इस प्रकार की जो थैली निर्मित होती है उसे गर्भाशय-मूत्राशय थैली (Utero-vesical pouch) कहते हैं। उसके बाद गर्भाशय की अग्र और पश्च दिवाल तथा पश्च योनिक दिवाल (Posterior vaginal wall) के ऊपरी एक-तिहाई भाग के साथ उदरावरण कसकर संलग्न हो जाता है। जहाँ से यह मलाशय (Rectum) पर प्रकट होता है। इस प्रकार जो थैली बनती है उसे डगलस-थैली (Pouch of Douglas) कहते हैं। देखें चित्र (Fig.) 1.3।

पार्श्विक रूप से चिन्हित (Traced laterally): गर्भाशय की अग्र और पश्च दिवालों का आसंजित उदरावरण (Adherent peritoneum) पार्श्विक रूप से निरंतर होता है जो चौड़े बंधन (Broad ligament) का निर्माण करता है। पार्श्विक रूप से यह पार्श्विक श्रोणीय दिवालों (Lateral pelvic walls) तक विस्तारित होता है जहाँ परत प्रकट होकर श्रोणीय कोटर (Pelvic cavity) के अग्र और पश्च क्षेत्र को आच्छादित करती है। इसके ऊपरी किनारे पर डिम्बवाहिनी नली (Fallopian tube) स्थित होती है तथा पश्च परत (Posterior layer) पर आंत्रयोजनी (Mesovarium) द्वारा अण्डाशय (Ovary) संलग्न होता है। स्वतंत्र किनारे के पार्श्विक एक-चौथाई भाग को कीपाकार श्रोणीय बंधन (Infundibulopelvis ligament) कहा जाता है।

रक्तापूर्ति (Blood supply): धमनीय आपूर्ति (Arterial supply) – रक्त की आपूर्ति प्रत्येक किनारे (या पक्ष=Side) पर एक गर्भाशयी (Uterine) धमनी से होती है। धमनी सीधे आंतरिक श्रोणीय (Internal iliac) से उदित होती है या ऊपरी मूत्राशयी धमनी (Vesical artery) के साथ होती है। अन्य श्रोत अण्डाशयी और योनिक धमनी (Ovarian and vaginal arteries) हैं जिनके साथ गर्भाशयी धमनियों का शाखा-मिलन (Anastomosis) होता है। गर्भाशय की आंतरिक आपूर्ति का प्रदर्शन चित्र 1.6 में किया जाता है।

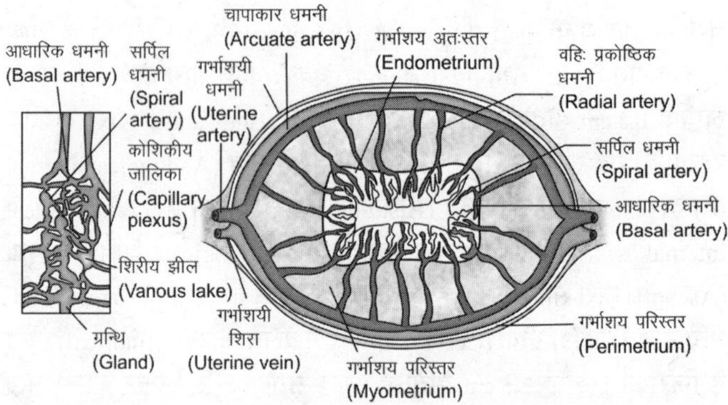

चित्र (Fig.) 1.6: (A) आधारिक और सर्पिल धमनी के स्वरूप का गर्भाशय अंतःस्तर में प्रदर्शन (Showing pattern of basal and spiral arteries in the endometrium), (B) गर्भाशय की आंतरिक रक्तापूर्ति (Internal blood supply of uterus)

शिराएँ (Veins): धमनीय मार्ग (Arterial course) के अनुरूप शिरीय मार्ग (Venous channel) होते हैं जिनका निकास आंतरिक श्रोणीय शिराओं (Internal iliac veins) में होता है।

लसीका तंत्र (Lymphatics): पिण्ड (Body) – (1) गर्भाशय के पिण्ड के बुघ्न (Fundus) और ऊपरी भाग से लसीका का अपवाह (या निकास=Drain) ग्रन्थियों (Glands) के प्राक् महाधमनीय और पार्श्विक महाधमनीय समूहों (Preaortic and lateral aortic groups) में होता है। (2) गोलबंधन (Round ligament) के मार्ग पर श्रृंग (Cornu) से लसीका निकास सतही वंक्षण ग्रन्थि (Superficial inguinal gland) में होता है। (3) पिण्ड के निचले भाग से लसीका का निकास बाहरी श्रोणीय समूहों (Pelvic groups) में होता है।

गर्भाशय-ग्रीवा (Cervix): प्रत्येक ओर लसीका का निकास (1) बाहरी श्रोणीय (Iliac) में या श्रोणीय रंध्र की लसीका गाँठ (Obturator lymph nodes)

में या तो सीधे या परा-ग्रीवा की लसीका गांठ (para-cervical lymph nodes) से होकर होता है (2) आंतरिक श्रोणीय समूहों (Internal iliac groups) में तथा (3) त्रिकास्थि-समूहों (Sacral groups) में होता है।

तंत्रिका (Nerves): गर्भाशय की तंत्रिका आपूर्ति मुख्यतः अनुकम्पी तंत्र (Sympathetic system) तथा अंशतः परानुकम्पी तंत्र (Parasympathetic system) से होती है। अनुकम्पी अवयव (Components) चालक (Motor) T_5 तथा T_6 से तथा संवेदी (Sensory) मेरूदण्डीय खण्ड (Spinal segments) T_{10} से लेकर L_1 तक से होते हैं। गर्भाशयी पीड़ा का दैहिक वितरण (या विस्तार) उदर (Abdoment) का वह क्षेत्र होता है जहाँ T_{10}-L_8 द्वारा आपूर्ति होती है। परानुकम्पी तंत्र का सूचक प्रत्येक किनारे पर श्रोणीय तंत्रिका (Pelvic nerve) होती है जिसमें S_2, S_3 तथा S_4 से दोनों चालक और संवेदी रेशे (Fibres) होते हैं तथा जिसका अंत फैंकेनहाउजर के गुच्छों (Ganglia of Frankenhauser) में होता है। इसका विस्तृत वर्णन अध्याय (Chapter 33) में किया गया है।

स्पर्श (Touch), ताप (Heat) या किसी उपकरण से पकड़ने पर भी गर्भाशय-ग्रीवा असंवेदी (Insensitive) होती है। हस्तचालन या दिवाल का उच्छेदन (Incision) करने पर भी गर्भाशय (Uterus) भी असंवेदी होता है।

विकास (Development): गर्भाशय का विकास दो मुलेरियन नलिकाओं (Mullerian ducts) के संलयित उदग्र भाग (Fused vertical part) से होता है।

डिम्बवाहिनी नली (Fallopian Tube) अर्थात् गर्भाशय नली और अण्डाणु-नलिका का संयोजन (Syn: Uterine Tube, Oviduct)

डिम्बवाहिनी नलियाँ (Fallopian tubes) युग्मित संरचना (Paired structures) होती है जिसकी लम्बाई लगभग 10 cm होती है तथा चौड़े बंधन (Broad ligament) के ऊपरी स्वतंत्र किनारे के मध्य तीन-चौथाई भाग पर स्थित होती हैं। प्रत्येक नली में दो मुख (Openings) होते हैं जिनमें से एक मुख का संचार गर्भाशयी कोटर (Uterine cavity) के पार्श्विक (Lateral) कोण के साथ होता है जिसे गर्भाशयी मुख (Uterine opening) कहा जाता है जिसका व्यास 1 cm होता है। दूसरा मुख नली के पार्श्विक छोर (Lateral end) पर होता है जिसे श्रोणीय या उदरीय मुख (Pelvic opening or abdominal ostium) कहा जाता है जिसका व्यास लगभग 2 cm होता है।

भाग (Parts): मध्य से लेकर पार्श्विक तक चार भाग होते हैं –

(1) अंतःभित्तिक या अंतरालीय (Intramural or interstitial) जो गर्भाशयी दिवाल में स्थित होता है जिसकी लम्बाई 1.25 cm तथा व्यास 1 mm होता है।

(2) संयोजक (Isthmus इस्थमस) – यह लगभग सीधा (Straight) होता है जिसकी लम्बाई लगभग 2.5 cm तथा व्यास (Diameter) 2.5 mm होता है।

(3) कलशिका (Ampulla=ऐम्पुला) – यह वक्र (Tortuous) भाग होता है जिसकी लम्बाई लगभग 5 cm होती है तथा जिसका अंत (या छोर) अंदर में होता है।

(4) चौड़ा कीपाकार (Wide infundibulum) जो लगभग 1.25 cm लम्बा तथा अधिकतम 6 mm व्यास का होता है। उदरीय मुख कुछ प्रसरकारी झालरों (Radiating fimbriae) द्वारा घिरा होता है। एक झालर अन्य से लम्बा होता है जो अण्डाशय के बाहरी छोर (Outer pole of the ovary) के साथ संलग्न होता है जिसे अण्डाशयी झालर (Ovarian fimbria) कहा जाता है। (देखें चित्र 1.7)।

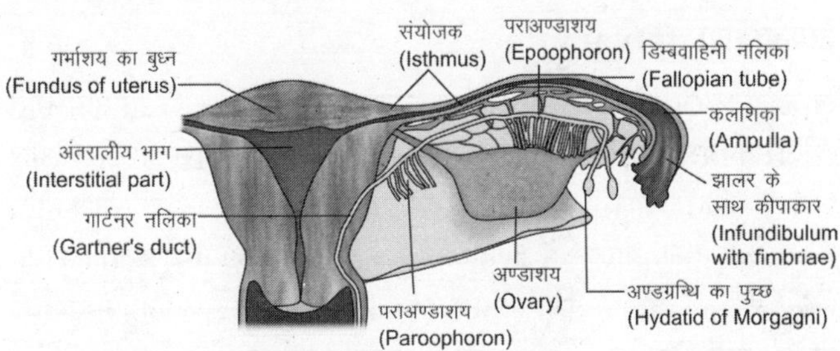

चित्र (Fig.) 1.7: डिम्बवाहिनी नली के विभिन्न भागों के प्रदर्शन के लिए गर्भाशयी कोटर का अर्ध (Half of uterine cavity) तथा एक किनारे की नली को काटकर खोला जाता है। चौड़े बंधन (Broad ligament) में अवशेषी संरचना (Vestigial structures) का प्रदर्शन है।

संरचना (Structures) – इसमें तीन परतें (Layers) होती हैं –

(1) अंतःभित्तिक या अंतरालीय (Intramural or interstitial)

(1) रक्तोदी (Serous या सीरमी) – मध्य डिम्बवाहिनी (Mesosalpinx) की संलग्न रेखा को छोड़कर इसमें सभी किनारों पर उदरावरण (Peritoneum) होता है।

(2) पेशीय (Muscular) – यह दो परतों—बाहरी लम्बवत् (Outer longitudinal) तथा आंतरिक गोलाकार (Inner circular) में क्रमबद्ध होती है।

(3) श्लेष्मल झिल्ली (Mucous membrane) – यह स्तम्भी उपकला (Columnar epithelium) द्वारा स्तरित होती है तथा अंशतः लोमश (Ciliated) होती है जिसे लम्बवत् तहों (Longitudinal folds) में फेंका जाता है। संयोजी ऊतक (Connective tissue) की कोमल संवहनी जालिका (Vascular reticulum) पर उपकला स्थित होती है।

कार्य (Functions): नली के महत्त्वपूर्ण कार्य हैं – (1) युग्मक का वहन करना (Transport of gametes) (2) निषेचन (Fertilization) की सुविधा देना तथा (3) अपने श्राव (Secretion) द्वारा युग्मक को जीवित रखना।

रक्त–आपूर्ति (Blood supply): गर्भाशयी (Uterine) तथा अण्डाशयी (Ovarian) से धमनीय आपूर्ति (Arterial supply) होती है। द्राक्षालता पर्णकार (अंगूर की लता के पत्ताकार) जालिका (Pampiniform plexus) से होकर अण्डाशयी शिराओं (Veins) में शिरीय निकास (Venous drainage) होता है।

लसीका तंत्र (Lymphatics): लसीका का संचार अण्डाशयी वाहिका (Ovarian vessels) के मार्ग से परा-महाधमनीय गाँठ (Para-aortic nodes) तक होता है।

तंत्रिका-आपूर्ति (Nerve Supply): गर्भाशयी तथा अण्डाशयी तंत्रिका से तंत्रिका की आपूर्ति नली में होती है। हस्तचालन (Handling) के प्रति नली अत्यधिक संवेदी (Sensitive) होती है।

विकास (Development): 6–10 सप्ताह में अनुरूप मुलेरियन नलिका (Corresponding Mullerian duct) के ऊपरी उदग्र (Vertical) भाग से नली का विकास होता है।

अण्डाशय (Ovary)

अण्डाशय (Ovaries) युग्मित जनन-ग्रन्थि (Paired gonads) या अंग होते हैं जिसका संबंध (i) जनन-कोशिका (Germ cell) का विकास, भण्डारण और उसकी मुक्ति तथा (ii) स्टेरॉयड-उत्पत्ति (Steroidogenesis) के साथ होता है। प्रत्येक ग्रन्थि आकार में अण्डाकार (Oval) तथा गुलाबी-घूसर (Pinkish-grey) रंग की होती है तथा जनन-काल (Reproductive period) में उसकी सतह क्षतचिन्हित (Scarred) होती है। इसकी लम्बाई 3 cm, चौड़ाई 2 cm तथा मोटाई 1 cm होती है। प्रत्येक अण्डाशय में दो छोर–पहला नलीय और दूसरा गर्भाशयी, दो उदरावरणी तह का किनारा (Two borders-mesovarium), स्वतंत्र पश्च सतह तथा दो मध्य और पार्श्विक सतहें (Two surfaces-medial and lateral) होती हैं।

अण्डाशय अंतःउदरावरणी (Intraperitoneal) संरचना है। अप्रसवा (Nullipara) में अण्डाशय पार्श्विक श्रोणीय दिवाल (Lateral pelvic wall) पर अण्डाशयी खात (Ovarian fossa) में बना रहता है। उदरावरणी परत (Mesovarium) द्वारा चौडे बंधन (Broad ligament) की पश्च तह के साथ, कीपाकार बंधन (Infundibular ligament) द्वारा पार्श्विक श्रोणीय दिवाल के साथ तथा अण्डाशयी बंधन (Ovarian ligament) द्वारा गर्भाशय (Uterus) के साथ अण्डाशय संलग्न (Attached) होता है।

संबंध (Relations): उदरावरणी तह या अग्र किनारा (Mesovarium or anterior border) – चौड़े बंधन को पश्च स्तर (Leaf) से उदरावरण (Peritoneum) की एक परत अग्र किनारे के साथ संलग्न होती है जिससे होकर अण्डाशयी वाहिकाएँ (Vessels) तथा तंत्रिकाएँ (Nerves) ग्रन्थि के वृंतक (Hilum of the gland) में प्रवेश करती हैं।

पश्च किनारा (Posterior border) स्वतंत्र होता है तथा नलीय कलशिका (Tubal ampulla) के साथ संबंधित होता है। इसे उदरावरण द्वारा मूत्रवाहिनी (Ureter) तथा आंतरिक श्रोणीय धमनी (Internal pelvic artery) से पृथक किया जाता है।

मध्य सतह (Medial surface) का संबंध नली के झालर (Fimbrial) भाग के साथ होता है। पार्श्विक सतह (Lateral surface) का संपर्क पार्श्विक श्रोणीय दिवाल पर अण्डाशयी खात (Fossa) के साथ होता है।

खात का संबंध ऊपरी रूप से (Superiorly) बाहरी श्रोणीय शिरा (External iliac vein) के साथ, पश्च रूप से (Posteriorly) मूत्रवाहिनी (Ureter) तथा आंतरिक श्रोणीय वाहिकाओं (Internal iliac vessels) के साथ तथा पार्श्विक रूप से (Laterally) उदरावरण के साथ होता है। यह उदरावरण अवरोधक वाहिकाओं (Obturator vessels) तथा तंत्रिकाओं (Nerves) को पृथक रखता है। देखें चित्र 1.8।

संरचना (Structures): अण्डाशय घनाकार कोशिका की एक परत द्वारा आच्छादित होता है जिसे जननिक उपकला (Germinal epithelium) कहते हैं। ग्रन्थि की सामग्री में बाहरी प्रांतस्था (Outer cortex) तथा आंतरिक अंतस्था (Inner medulla) होती है।

प्रांतस्था (Cortex): इसमें पीठिका-कोशिका (Stromal cells) होती है जो जननिक उपकला के नीचे सघन (Thickened) होती है तथा रेशामय झिल्ली आवरण (Tunica albuginea ट्यूनिका ऐल्बुगिनीया) का निर्माण करती है। प्रजनन काल (Reproductive period) (यौवन से लेकर रजोनिवृत्ति तक = From puberty to menopause) के दौरान अनेक पुटकीय (Follicular) संरचनाओं के साथ प्रांतस्था जड़ित होती है जिसे उनके विकास की विभिन्न अवस्थाओं में कार्यात्मक एकक (Functional units) कहा जाता है। इनका संबंध लिंग-हार्मोन उत्पादन तथा अण्डोत्सर्ग (Sex hormone production and ovulation) के साथ होता है। इसकी संरचना में आद्य पुटक (Primordial follicles=गर्त), विकासशील पुटक (Maturing follicles), ग्राफियन (Graafian) पुटक तथा पीत पिण्ड (Corpus luteum) होते हैं। संरचना की जीर्णता (Atresia) के कारण क्षीण पुटक (Atretic follicles) या श्वेत पिण्ड (Corpus albicans) का निर्माण होता है। देखें चित्र 1.9।

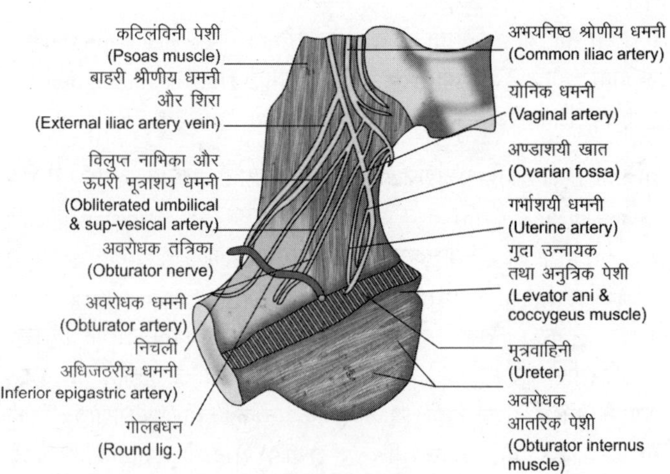

चित्र (Fig.) 1.8: पार्श्विक श्रोणीय दिवाल (Lateral pelvic wall) में संरचना (Structures) के साथ अण्डाशयी खात (Ovarian fossa)

अंतस्था (Medulla): इसमें शिथिल संयोजी ऊतक (Loose connective tissues), कुछ अधरीदार पेशियाँ (Unstriped muscles), रक्तवाहिका (Blood vessels) तथा तंत्रिका (Nerves) होते हैं। इसमें कोशिकाओं का लघु संग्रह होता है जिसे वृंतकीय कोशिका (Hilus cells) कहते हैं जो अण्डग्रंथि (Testis) की अंतरालीय कोशिका (Interstitial cells) की सजातीय (Homologous) होती है।

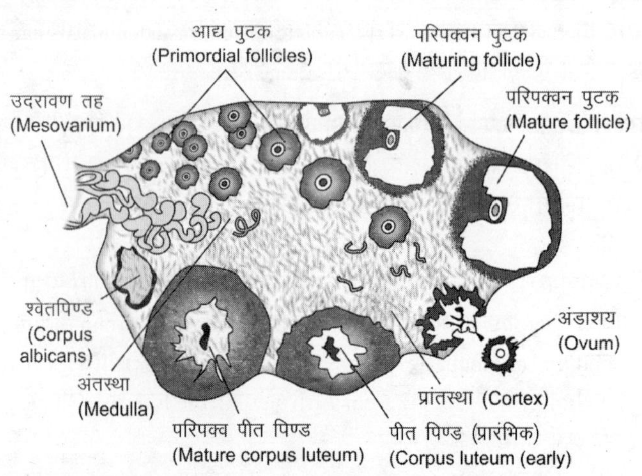

चित्र (Fig.) 1.9: अण्डाशय की ऊतकीय संरचना (Histological structure of the ovary)

रक्त-आपूर्ति (Blood Supply): अण्डाशयी धमनी (Ovarian artery) तथा उदरीय महाधमनी (Abdominal aorta) की एक शाखा से रक्त की आपूर्ति होती है। शिरीय निकास (Venous drainage) दाक्षालतापर्णाकार जालिका (Pampiniform plexus) से होकर होता है जो अण्डाशयी शिराओं (Ovarian veins) का निर्माण करती है तथा दाहिने किनारे पर निचली महाशिरा (Inferior vena cava) में तथा बायें किनारे पर निचली महाशिरा (Inferior vena cava) में तथा बायें किनारे पर बायीं वृक्कीय शिरा (Left renal vein) में रक्त का बहाव होता है। अपरा-स्थल (Placental site) से शिरीय रक्त का भाग अण्डाशयी शिराओं में निष्कासित होता है और इस प्रकार प्रसवोत्तर काल (Puerperium) में शिरा में प्रवाह-रोध (Thrombophlebitis) का स्थल बन सकता है।

लसीका तंत्र (Lymphatics): अण्डाशय वाहिका (Vessels) से होकर परा–महाधमनीय लसीका गाँठ (Para-aortic lymph nodes) में लसीका का निकास होता है।

तंत्रिका आपूर्ति (Nerve supply): T_{10} खण्ड (Segment) से अंडाशयी धमनी के मार्ग पर नीचे की ओर अनुकंपी (Sympathetic) तंत्रिका की आपूर्ति होती है।

हस्त–दबाव (Manual squeezing) के प्रति अण्डाशय संवेदनशील (Sensitive) होता है।

विकास (Development): 9वें सप्ताह तक अविभेदित (Undifferentiated) जननांगी उद्वेख (Genital ridges) की प्रांतस्था (Cortex) से अण्डाशय का विकास होता है। प्रारंभिक जनन-कोशिका (Primary germ cells) जो स्थल पर पहुँचती हैं, वे पीतक थैली (Yolk sac) के पृष्ठीय छोर (Dorsal end) से स्थानांतरित (Migrate) हो जाती हैं।

श्रोणीय अंगों के सापेक्ष पेशी और प्रावरणी (Muscles and Fascia in Relation to Pelvic Organs)

श्रोणीय अंगों का सर्वाधिक महत्त्वपूर्ण पेशी आलम्बन (Muscle supporting) उन्नायक गुदा (Levator ani) है जो श्रोणीय तल (Pelvic floor) का निर्माण करता है। मूलाधार (Perineum) की लघु पेशियाँ भी इसमें कुछ योगदान (Contribution) करती हैं।

श्रोणीय तल (Pelvic Floor)

श्रोणीय तल एक पेशीय खण्ड (या विभाजन) है जो श्रोणीय कोटर (Pelvic cavity) को संरचनात्मक मूलाधार (Anatomical perineum) से पृथक करता है। इसमें प्रत्येक किनारे पर **पेशियों के तीन समूह** – जघन-अनुत्रिक (Pubococcygeus), श्रोणि-अनुत्रिक (Iliococcygeus) तथा आसन-अनुत्रिक (Ischiococcygeus) होते हैं तथा इनको सामूहिक रूप से उन्नायक गुदा (Levator ani) कहा जाता है। इसकी ऊपरी सतह अवतल (Concave) होती है तथा नीचे की ओर, पीछे की ओर, तथा मध्य रूप से (Medially) झुकी होती है और श्रोणीय प्रावरणी (Fascia) की भित्तिक (Parietal) परत द्वारा आच्छादित होती है। निचली सतह उत्तल (Convex) होती है तथा गुदा (या मलद्वार) प्रावरणी (Anal fascia) द्वारा आच्छादित होता है। प्रावरणी से आच्छादित पेशी को श्रोणीय मध्यच्छद (Pelvic diaphragm) कहा जाता है।

उत्पत्ति (Origin): प्रत्येक उन्नायक (Levatory) जघन–प्रशाखा (Pubicrami) से, संघनित प्रावरणी (Condensed fascia) से जो अवरोधक आंतरिक (Obturator internus) को आच्छादित करता है तथा आसन–मेरूदण्ड (Ischial spine) की आंतरिक सतह से उत्पन्न होता है।

अन्तर्वेशन (Insertion): विस्तृत मूल (Origin) से योनि (Vagina) (Lateral and posterior walls), गुदा-अनुत्रिक पिण्ड (Anococcygeal body), अनुत्रिक (Coccyx) के पार्श्विक किनारे (Lateral borders) तथा त्रिकास्थि (Sacrum) के निचले भाग में पीछे की ओर झुकने के पहले रेशे (Fibers) नीचे की ओर, पीछे की ओर तथा मध्यतः (Medially) आनत (Inclined) होते हैं। देखें चित्र 1.10।

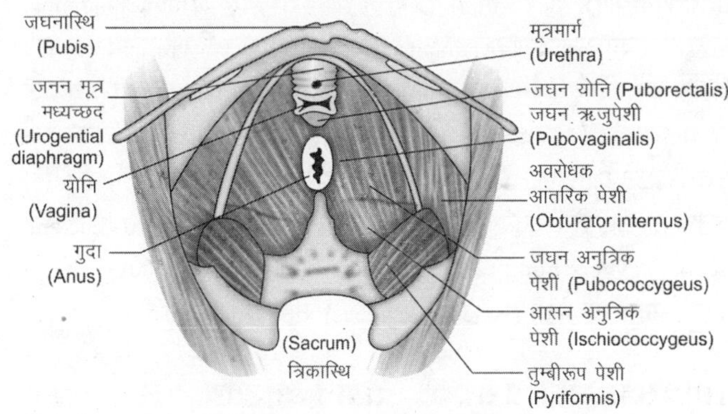

चित्र (Fig.) 1.10: ऊपर से अवलोकित उन्नायक गुदा पेशियाँ (Levator ani muscles viewed from above)

अंतराल (Gaps): मध्यरेखा में दो अंतराल होते हैं – (1) अग्र अंतराल को जनन मूत्र वृंतक (Hiatus urogenitalis) कहा जाता है जिसका योजन (Bridge = सेतु बनाना) जनन मूत्र त्रिकोण (Urogenital triangle) की पेशी और प्रावरणी (Muscle and fascial) द्वारा होता है तथा मूत्रमार्ग (Urethra) तथा योनि (Vagina) द्वारा छेदा जाता है और (2) पश्च अन्तराल जिसे वृंतक ऋजुपेशी (Hiatus rectalius) कहते हैं जो मलाशय (Rectum) से संचार करती है।

श्रोणीय तल के सापेक्ष संरचना (Structures in Relation to Pelvic floor)

ऊपरी सतह (Superior surface) निम्नलिखित के साथ संबंधित होती है–

(1) अग्र से पश्च तक श्रोणीय अंग (Pelvic organs) हैं – मूत्राशय (Bladder), योनि (Vagina), गर्भाशय (Uterus) तथा मलाशय (Rectum)

(2) श्रोणीय उदरावरण (Pelvic peritoneum) तथा उन्नायक गुदा (Levator ani) की ऊपरी सतह के बीच श्रोणीय कोशिकीय ऊतक (Pelvic cellular tissues) तथा जो सभी उपलब्ध अन्तरालों (Spaces) को भरते हैं।

(3) पार्श्विक योनिक-चापिका (Lateral vaginal fornix) के सापेक्ष तल पर मूत्रवाहिनी (Ureter) रहती है। इसके ऊपर गर्भाशयी धमनी (Uterine artery) तथा नीचे योनिक धमनी (Vaginal artery) रहती है।

(4) श्रोणीय तंत्रिका (Pelvic nerves).

निचली सतह (Inferior surface) का संबंध संरचनात्मक मूलाधार (Anatomical perineum) के साथ होता है।

तंत्रिका आपूर्ति (Nerve Supply): इसकी आपूर्ति चतुर्थ त्रिकास्थि तंत्रिका (4th scaral uuS_{234} की एक मूलाधारी शाखा (Perineal branch) द्वारा होती है।

कार्य (Functions): (1) श्रोणीय अंगों को सहारा देना (To support the pelvic organs) – जघन-योनि (Pubovaginalis) जो "U" (यू) आकार के झूले (Sling) का निर्माण करती है, वह योनि (Vagina) को सहारा देता है तथा क्रमशः अन्य श्रोणीय अंगों-मूत्राशय और गर्भाशय को सहारा देता है। प्रसव (Parturition) की अवधि में इस झूले की दुर्बलता या विदारण (Tear) से संबंधित अंगों का स्थानभ्रंश (Prolapse) होता है। (2) परिवर्तन के साथ प्रतिवर्त क्रिया (Reflex action) करके अंतः उदरीय दबाव (Intra-abdominal pressure) का अनुरक्षण (Maintain) करना, (3) प्रस्तुति (Presenting) भाग के अग्र आंतरिक घूर्णन (Rotation) को सुगम बनाना जब यह श्रोणीय तल पर चलता है। (4) बाहरी गुदा-अवरोधिनी (Anal sphincter) की क्रिया में जघन-ऋजुपेशी (Puborectalis) एक सहायक भूमिका निभाती है। (5) त्रिकास्थि-श्रोणीय और त्रिकास्थि-अनुत्रिक संधियों (Sacro-iliac and sacrococcygeal joints) को स्थायीत्व प्रदान करने (Stabilise) में आसन-अनुत्रिक पेशी (Ischio-coccygeus) सहायता करती है।

गर्भावस्था और प्रसव के दौरान श्रोणीय तल (Pelvic Floor during Pregnancy and Parturition)

गर्भावस्था के दौरान उन्नायक पेशियों (Levator muscles) की अतिवृद्धि (Hypertrophy) होती है, कम दृढ़ (Rigid) तथा अधिक प्रसार्य (Distensible) होती है। जल-धारण के कारण यह फूलकर नीचे लटक जाती है। द्वितीय अवस्था (Second stage) में जघन-योनि पेशी (Pubovaginalis) तथा जघन-ऋजु पेशी (Puborectalis) शिथिल (Relax) होती है तथा विकासशील प्रस्तुति भाग पर ऊपर की ओर खींची जाती है। निर्णायक (Crucial) क्षण में उन्नायक गुदा (Levator ani) के शिथिल होने की विफलता से श्रोणीय संरचना की विस्तृत क्षति हो सकती है। इस प्रकार के एक विस्थापन (Displacement) के प्रभाव से जनन-नली (Birth canal) दीर्घ होती है जो अस्थिमय निर्गम मार्ग (Bony outlet) के नीचे केवल कोमल भागों द्वारा बनती है। कोमल नली में गहरी पार्श्विक (Lateral) तथा पश्च (Posterior) दिवालें होती है तथा उसका अक्ष (Axis) अस्थिमय श्रोणि (Bony pelvis) के अक्ष के साथ निरंतरता में होता है।

मूलाधार (Perineum)

संरचनात्मक मूलाधार (Anatomical perineum): संरचनात्मक रूप से मूलाधार ऊपर से श्रोणीय तल (Pelvic floor) की निचली सतह से सम्बद्ध होता है तथा नीचे से नितम्ब (Buttocks) तथा जघन (Thighs) के बीच त्वचा द्वारा बंधा होता है। पार्श्विक रूप से (Laterally) यह श्रोणि-जघन प्रशाखा (Ischiopubic rami) तथा श्रोणीय गण्डक (Ischial tuberosities) तथा त्रिक-गांठदार बंधन (Sacrotuberous ligaments) द्वारा सम्बद्ध (Bounded) होता है तथा पश्च रूप से (Posteriorly) अनुत्रिक (Coccyx) द्वारा बंधा रहता है। अस्थिमय श्रोणीय निर्गम द्वार का हीरे (Diamond) के आकार का स्थान समान आधार के साथ दो त्रिभुजाकार स्थानों द्वारा विभाजित होता है जिसका निर्माण जनन-मूत्र मध्यच्छद (Urogenital diaphragm) के स्वतंत्र किनारे द्वारा होता है। अग्रत्रिभुज को जनन-मूत्र त्रिभुज (Urogenital triangle) कहा जाता है जो जनन मूत्र वृंतक (Hiatus urogenitalis) के अंतराल (Gap) को भरता है तथा प्रासविक (Obstetric) दृष्टिकोण से महत्त्वपूर्ण होता है। पश्च त्रिभुज को गुदा-त्रिभुज (Anal triangle) कहा जाता है।

जनन-मूत्र त्रिभुज (Urogenital triangle): इसे योनि (Vagina) और मूत्रमार्ग (Urethra) के अंतिम भाग द्वारा छेदा जाता है। लघु मूलाधारी पेशियाँ दो कक्षों में स्थित होती हैं जिनका निर्माण अस्पष्ट प्रावरणी (Ill-defined fascia) द्वारा होता है। कक्ष (Compartments) सतही और गहरी मूलाधारी थैली (Pouch) होते हैं। सतही थैली (Superficial pouch) का निर्माण सतही मूलाधारी प्रावरणी (Colles fascial) की गहरी परत तथा जनन-मूत्र मध्यच्छद (Urogenital diaphragm डायाफ्राम) की निचली परत (Perineal membrane) द्वारा होता है। इस थैली में जो सामग्री (Contents) [चित्र 1.2] होती है, वे हैं– सतही तिर्यक युग्मित मूलाधार (Superficial transverse paired perinei), गोल स्पंजी पेशी जो प्रवेशद्वार के उभार को आच्छादित करती है (Bulbospongiosus covering the bulb of the vestibule), युग्मित श्रोणीय गुहा (Paired ischiocavernosus) जो भग्नशिश्न (Clitoris) को आच्छादित करता है तथा युग्मित बार्थोलिन ग्रंथि (Paired Bartholin's gland)।

गहरी मूलाधारी थैली (Deep perineal pouch) एक तिकोने बंधन (Ligament) या जनन-मूत्र मध्यच्छद (Urogenital diaphragm) है जिसका निर्माण जनन-मूत्र मध्यच्छद की निचली और ऊपरी परत द्वारा होता है। इन परतों के बीच लगभग 25 cm का एक प्रभावशाली स्थान होता है। इसकी सामग्री (Contents) में निम्नलिखित पेशियाँ (Muscles) होती हैं – गहरी तिर्यक युग्मित मूलाधार तथा अवरोधिनी मूत्रमार्ग झिल्लियाँ (Deep transverse paired perinei and sphincter urethrae membranea) । इन दोनों थैलियों में वाहिकाएँ तथा तंत्रिकाएँ (Vessels and nerves) होती हैं। देखें चित्र (Fig) 1.11।

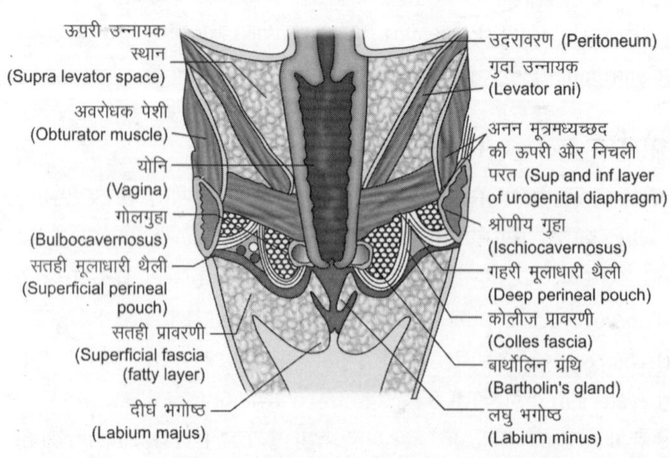

चित्र (Fig.) 1.11: संक्षिप्त रेखाकृति (Diagram) जिसे आगे से देखने पर श्रोणीय पेशियों (Pelvic muscles), प्रावरणी (Fascia) तथा कोशिकीय ऊतक (Cellular tissue) का प्रदर्शन होता है।

त्रिकोण गुदा (Anal triangle): इसका कोई प्रासूतिक (Obstetric) महत्व नहीं है। इसमें अवरोधिनी बाहरी गुदा (Sphincter ani externus), गुदा-अनुत्रिक पिण्ड (Anococcygeal body), श्रोणि-मलाशयी खात (Ischiorectal fossa), रक्तवाहिका (Blood vessels), तंत्रिका (Nerves) तथा लसीका (Lymphatics) के साथ गुदा-नली (Anal canal) का आंतरिक भाग होता है।

प्रासूतिक मूलाधार (Obstetrical perineum): [मूलाधारी पिण्ड और मूलाधार का केन्द्रीय स्थल (Syn: Perineal body, central point of the perineum)] – पिरामिड आकार का ऊतक (Tissue) जहाँ श्रोणीय तल (Pelvic floor) तथा मूलाधारी पेशी तथा प्रावरणी (Perineal muscles and fascia) योनि और गुदा-नली के बीच (Between vagina and anal canal) में मिलते हैं उसे प्रासूतिक (या प्रासूतिक) मूलाधार कहा जाता है। इसकी माप लगभग 4 cm x 4 cm होती है। इसका आधार (या तल = Base) मूलाधरी त्वचा (Perineal skin) द्वारा आच्छादित रहता है तथा शीर्ष (Apex) नोंकदार होता है तथा मलाशय-योनिक पट (Rectovaginal septum) के साथ निरंतर होता है।

पेशी-प्रावरणीय संरचना (Musculofascial structures) में निम्नलिखित शामिल होते हैं –

प्रावरणी (Fasciae): (1) सतही मूलाधारी प्रावरणी की दो परतें – सतही वसामय परत (Two layers of superficial perineal fasical superficial fatty layer) तथा गहरी परत जिसे कोलीज (Colles) प्रावरणी कहते हैं। (2) जनन मूत्र मध्यच्छद (Urogenital diaphragm) की निचली और ऊपरी परत जिसे मिलाकर तिकोना बंधन (Triangular ligament) कहा जाता है।

पेशी (Muscles): (1) सतही और गहरी तिर्यक युग्मित मूलाधार (Superficial and deep transverse paired perinea), (2) गोल स्पंजी पेशी (Bulbospongiosus), (3) उन्नायक गुदा-जघन-अनुत्रिक पेशी का युग्मिक भाग (Levator ani-pubococcygeus paired part) जो योनि (Vagina) के ऊपरी दो-तिहाई तथा निचले एक-तिहाई के मिलन-स्थल (Junction) पर स्थित होता है। (4) बाहरी गुदा की अवरोधिनी (Sphincter ani externus) पेशी महत्त्व (Importance) – (1) यह (मूलाधार) उन्नायक गुदा को सहारा देने में सहायता करता है जो इसके ऊपर रहता है। (2) पश्च (Posterior) योनिक दिवाल को सहारा देकर परोक्ष रूप से अग्र योनिक दिवाल (Anterior vaginal wall), मूत्राशय (Bladder) तथा गर्भाशय (Uterus) को सहारा देता है। (3) शिशु-जन्म के समय यह क्षति (Injury) के लिए सुभेद्य (Vulnerable) होता है। (4) प्रसव (Delivery) की अवधि में संरचना की जानबूझकर कटाई को योनिद्वार (मूलाधार) उच्छेदन (Episiotomy) कहा जाता है।

श्रोणीय प्रावरणी (Pelvic Fascia)

वर्णन के दृष्टिकोण से श्रोणीय प्रावरणी को श्रोणीय दिवाल, श्रोणीय तल और श्रोणीय अंतरांग (Pelvic wall, pelvic floor and pelvic viscera) के आच्छादन (Cover) शीर्षकों में वर्गीकृत किया जा सकता है।

श्रोणीय दिवाल पर प्रावरणी (Fascia on the pelvic wall): यह अधिक सख्त (Tough) तथा झिल्लीमय (Membraneous) होती है। यह आंतरिक अवरोधक पेशी (Obturator internus) तथा तुम्बीरूप पेशी (Pyriformis) को आच्छादित करती है तथा अस्थि (Bone) के किनारों के साथ संलग्न हो जाती है। श्रोणीय तंत्रिका (Pelvic nerves) प्रावरणी के बाहर रहती है परन्तु वाहिका (Vessels) प्रावरणी के अंदर रहती है।

श्रोणीय तल पर प्रावरणी (Fascia on the pelvic floor): यह सख्त नहीं होती है बल्कि शिथिल (Loose या ढ़ीली) होती है। ऊपरी और निचली सतह श्रोणीय प्रावरणी की भित्तिक परत (Parietal layer) द्वारा आच्छादित होती हैं जो नीचे की ओर श्वेत रेखा (White line) से चलती है तथा श्रोणीय प्रावरणी की अंतरांगी (Visceral) परत के साथ मिल जाती है जो गुदा-नली (Anal canal) को आच्छादित करती है। देखें चित्र 1.11।

श्रोणीय अंतरांगों का आच्छादान करने वाली प्रावरणी (Fascia covering the pelvic viscera) – यह प्रावरणी संघनित (Condensed) नहीं होती है तथा इसमें अंगों के प्रसार के लिए प्रायः शिथिल क्षेत्रिका ऊतक (Loose areolar tissue) होता है।

श्रोणीय कोशिकीय ऊतक (Pelvic Cellular Tissue)

यह श्रोणीय उदरावरण (Pelvic peritoneum) और श्रोणीय तल (Pelvic floor) के बीच रहता है तथा सभी उपलब्ध खाली स्थानों को भरता है। इसमें वसीय और संयोजी ऊतक (Fatty and connective tissues) तथा अधारीदार पेशी-रेशे (Unstriped muscle fibers) होते हैं। इसका विस्तार योनिक चापछत (Vaginal vault) के चारों ओर, गर्भाशय-ग्रीवा (Cervix) के उपरि-योनिक (Supra vaginal) भाग में तथा चौड़े बंधन (Broad ligament) की परतों में होता है जिसे गर्भाशय परास्तर (Parametrium) कहा जाता है। इसका संघनन (Condensation) विशेष रूप से बंधन (Ligament) का निर्माण करने के लिए ग्रीवा-योनिक मिलन-स्थल (Cervico-vaginal junction) के निकट होता है जिसका विस्तार अंतरांग (Viscera) से लेकर प्रत्येक किनारे पर श्रोणीय दिवालों तक होता है। ये मैकेनरॉट बंधन (Mackenrodt's ligaments), गर्भाशय-त्रिकास्थि बंधन (Utero-sacral ligaments) तथा मूत्राशय-ग्रीवा बंधन (Vesicocervical ligaments) (Fascia) होते हैं। ये सभी गर्भाशय (Uterus) को उसे स्थान पर रखने में महत्त्वपूर्ण सहारे का निर्माण करते हैं। देखें चित्र 1.12।

महत्व (Importance): श्रोणीय कोशिकीय ऊतक का महत्व निम्नलिखित है– (1) श्रोणीय अंगों (Pelvic organs) को सहारा देना, (2) रक्तवाहिकाओं (Blood vessels) तथा मूत्रवाहिनी (Ureter) के अंतिम भाग के लिए सुरक्षात्मक आवरण का निर्माण करना, (3) इस प्रकार निर्मित क्षेत्र में, श्रोणि से बाहर से लेकर मूत्रवाहिनी के मार्ग में अधिवृक्कीय क्षेत्र (Perinephric region) तक, नितम्ब-वाहिकाओं (Gluteal vessels) के मार्ग पर नितम्ब (Buttock) तक, बाहरी श्रोणीय वाहिकाओं (Iliac vessels) के मार्ग पर जघन (Thigh) तक तथा गोलबंधन (Round ligament) के मार्ग पर वंक्षण (Groin) तक संक्रमण (Infection) का प्रसार होता है। (4) गर्भावस्था (Pregnancy) की अवधि में स्थान को चौड़ा बनाने के लिए चिन्हित अतिवृद्धि (Marked hypertrophy) होती है।

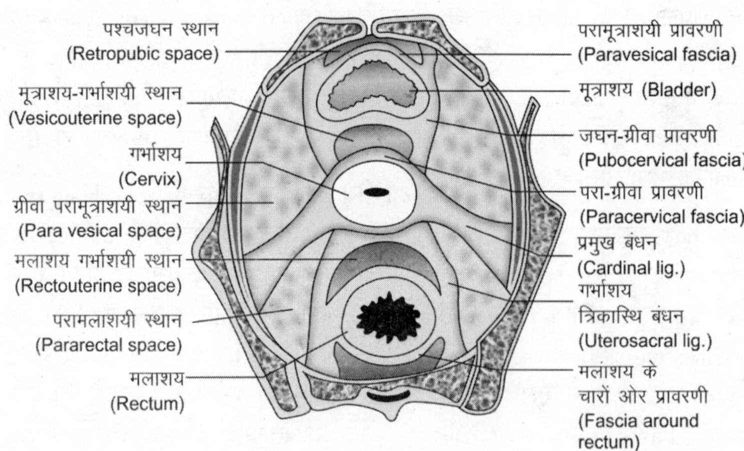

चित्र (Fig.) 1.12: ऊपर से अवलोकित गर्भाशय का मुख्य आलम्बन बंधन (Main supporting ligaments of the uterus viewed from above)

स्त्रैण मूत्रमार्ग (Female Urethra)

स्त्री के मूत्रमार्ग का विस्तार मूत्राशय की ग्रीवा (Neck of bladder) से बाहरी मूत्रमार्ग नली (Urethral meatus) तक होता है जो भगशिश्न (Clitoris) के लगभग 2.5 cm नीचे प्रकोष्ठ (Vestibule) में खुलता है। इसकी लम्बाई लगभग 4 cm तथा व्यास (Diameter) 6 mm होता है। इसका ऊपरी अर्धभाग अग्रयोनिक (Anterior vaginal) दिवाल से शिथिल क्षेत्रिका-ऊतक (Loose areolar tissue) द्वारा पृथक होता है तथा निचला अर्ध भाग इसकी दिवाल में कसकर जड़ित (Firmly embedded) होता है। अनेक नलिकीय ग्रन्थियाँ जिसे परामूत्रमार्गीय ग्रन्थि (Para-urethral glands) कहते हैं, वे नलिकाओं (Ducts) से होकर अवकाशिका (Lumen) में खुलती हैं। इनकी दो वृहत ग्रन्थियाँ होती हैं जिन्हें स्कीन-नलिका (Skene's ducts) कहते हैं जो पश्च दिवाल पर बाहरी मुख के ठीक अंदर खुलती हैं या प्रकोष्ठ (Vestibule) में खुलती है। ये ग्रन्थियाँ संक्रमण (Infection) का शरण-स्थल होती हैं और कभी-कभी मृदु ग्रन्थि-अर्बुद (Benign adenoma) या विषालु (Malignant) परिवर्तन का विकास होता है। गहरी मूलाधारी थैली (Perineal pouch) को छेदते समय इसे अवरोधिनी मूत्रमार्ग झिल्ली घेरकर रखती है जो एक बाहरी अवरोधिनी (External sphincter) के रूप में कार्य करती है।

संरचना (Structures): श्लेष्मल झिल्ली (Mucous membrane) शल्की उपकला (Squamous epithelium) द्वारा स्तरित होती है। अधो-श्लेष्मल आवरण (Submucous coat) संवहनी (Vascular) होता है। पेशी-आवरण (Muscle coat) अंदर से लम्बवत् (Longitudinal) होता है तथा बाहर से गोलाकार (Circular) होता है।

रक्त आपूर्ति (Blood supply): धमनीय आपूर्ति (Arterial supply) निकटवर्ती भागों में आपूर्ति निचली मूत्राशयी शाखा (Vesical branch) से दूरवर्ती (Distal) भाग में आंतरिक उपस्थीय धमनी (Pudendal artery) की एक शाखा से रक्त की आपूर्ति होती है। शिराओं (Veins) से रक्त का निकास मूत्राशयी जालिका (Vesical plexus) में तथा आंतरिक उपस्थीय शिराओं (Pudendal veins) में होता है।

लसीका-आपूर्ति (Lymphatics): नली के मुख (Meatus) के निकट लसीका का निकास सतही वंक्षण ग्रन्थि (Superficial inguinal glands) में तथा शेष का निकास ग्रन्थियों के आंतरिक और बाहरी श्रोणीय (Iliac) समूह में होता है।

तंत्रिका आपूर्ति (Nerve supply): तंत्रिका की आपूर्ति उपस्थीय तंत्रिका (Pudendal nerve) द्वारा होती है।

विकास (Development): मूत्राशय का विकास अवस्कर (Cloaca) का मूत्राशय-मूत्रमार्गीय भाग (Vesicourethral portion) से होता है।

मूत्राशय (Urinary Bladder)

मूत्राशय एक खोखला पेशीय अंग (Hollow muscular organ) है जिसमें प्रसार की पर्याप्त क्षमता होती है। इसकी धारिता (Capacity) 450 ml (15 औंस=O_2) होती है परन्तु इसमें 3–4 लीटर मूत्र का धारण किया जा सकता है। जब यह प्रसारित (Distended) होता है तो यह आकृति में अण्डाकार (Ovoid) होता है। इसमें –

(1) एक शीर्ष (Apex), (2) ऊपरी सतह (Superior surface), (3) तल या आधार (Base), (4) दो निचली-पार्श्विक सतह (Two infero-lateral surfaces) तथा (5) ग्रीवा (Neck) होती है जो मूत्रमार्ग (Urethra) के साथ निरंतर होता है। तल और ग्रीवा (Base and neck) स्थिर (Fixed) बने रहते हैं जब मूत्राशय प्रसारित होता है।

संबंध (Relations): ऊपरी सतह का संबंध गर्भाशय-मूत्राशय थैली के उदरावरण (Peritoneum of the uterovesical pouch) के साथ होता है। तल (Base) का संबंध उपरियोनिक गर्भाशय-ग्रीवा (Supravaginal cervix) तथा अग्र चापिका (Anterior fornix) के साथ होता है। ग्रीवा (Cervix) के किनारों पर श्रोणीय तल (Pelvic floor) को पार करने के बाद मूत्रवाहिनी (Ureter) का प्रवेश मूत्राशय में उसके पार्श्विक (Lateral) कोणों पर होता है। मूत्राशय के आंतरिक भाग में तिकोने क्षेत्र में तीन मुख (Openings) – दो मूत्रवाहिनी का तथा एक मूत्रमार्ग होते हैं जिसे ट्राइगोन (Trigone) या त्रिकोण क्षेत्र कहा जाता है। निचली-पार्श्विक सतहों (Inferolateral surfaces) का संबंध रेटजियस स्थान (Space of Retzius) के साथ होता है। जनन-मूत्र मध्यच्छद (Urogenital diaphragm) की ऊपरी परत पर ग्रीवा (Neck) रहती है।

संरचना (Structures): बाहर से अंदर की ओर (From outside inwards)– (1) श्रोणीय प्रावरणी की बाहरी-अंतरांगी परत (Outer-visceral layer of the pelvic fascia) (2) विभिन्न दिशाओं में संचालित पेशियों में निर्मित पेशी-परत (Muscle layer) आंतरिक मूत्रमार्गीय मुख (Internal urethral opening) के निकट गोलाकार पेशी-रेशे अनैच्छिक अवरोधिनी (Involuntary sphincter) प्रदान करते हैं। (3) परिवर्ती उपकला (Transitional epithelium) द्वारा श्लेष्मल आवरण (Mucous coat) का निर्माण होता है जिसमें कोई ग्रन्थि (Gland) नहीं होती। अधोश्लेष्मल आवरण (Submucous coat) भी नहीं होता है।

रक्त आपूर्ति (Blood supply): रक्त की आपूर्ति ऊपरी और निचली मूत्राशयी धमनी (Vesical arteries) द्वारा होती है। शिराओं से रक्त का निकास मूत्राशयी और योनिक जालिका (Vesical and vaginal plexus) में होता है और वहाँ से आंतरिक श्रोणीय शिराओं (Iliac veins) की ओर होता है।

लसीका-आपूर्ति (Lymphatics): लसीका का निकास बाहरी और आंतरिक श्रोणीय लसीका-गाँठ (Iliac lymph nodes) में होता है।

तंत्रिका-आपूर्ति (Nerve supply): अनुकंपी (Sympathetic) तंत्रिका की आपूर्ति श्रोणीय जालिका (Pelvic plexus) से तथा परानुकंपी (Parasympathetic) की आपूर्ति श्रोणीय जालिका के मार्ग से श्रोणीय अंतरंग तंत्रिका (Nervierigentes, $S_{2,3,4}$) से होती है। परानुकम्पी तंत्रिका से अवपाती पेशी (Detrusor muscles) का संकुंचन (Contraction) तथा आंतरिक अवरोधिनी (Sphincter) का शिथिलन (Relaxation) [रिक्तिकरण की तंत्रिका (Nerve of evacuation)] होता है। अनुकम्पी तंत्रिका द्वारा अतिप्रसार (Overdistension) के अभिवाही पीड़ादायी उत्तेजन (Afferent painful stimuli) का संचार होता है।

विकास (Development): मूत्राशय का विकास जनन-मूत्र खातिका (Urogenital sinus) की ऊपरी भाग से होता है।

श्रोणीय मूत्रवाहिनी (Pelvic Ureter)

यह श्रोणीय किनारे (Brim) पर मूत्रवाहिनी का पारगामी (Crossing) से लेकर मूत्राशय के मुख (Opening into bladder) तक विस्तारित होती है। इसकी लम्बाई लगभग 13 cm तथा व्यास 5 mm (.5 cm) होता है।

मार्ग और संबंध (Course and relations): मूत्रवाहिनी का प्रवेश श्रोणि (Pelvis) में आंत्रयोजनी (Mesentery) के आधार के पीछे त्रिकास्थि-श्रोणीय संधि (Sacro-iliac joint) पर समान श्रोणीय धमनी (Common iliac artery) के द्विशाखन (Bifurcation) के सामने दाहिने किनारे पर तथा मध्य सिग्माकार वृहदांत्र के शीर्ष (Apex of the sigmoid colon) में बायें किनारे पर होता है। जैसे ही नीचे जाने के मार्ग में उदरावरण (Peritoneum) के सम्पर्क में आती है, वैसे ही यह आंतरिक श्रोणीय धमनी के आगे तथा अण्डाशय (Ovary) के पीछे स्थित होती है तथा अण्डाशयी खात (Ovarian fossa) की पश्च सीमा-रेखा (Posterior boundary) का निर्माण होता है, (चित्र 1.8)। श्रोणीय मेरूदण्ड (Ischial spine) पहुँचने पर यह श्रोणीय तल (Pelvic floor) पर स्थित हो जाती है और जैसे ही आगे की ओर तथा मध्य रूप से (Medially) चौड़े बंधन (Broad ligament) के आधार पर चलती है, वैसे ही यह गर्भाशयी धमनी (Uterine artery) को आगे से पार करती है, (देखें चित्र 1.5)। इसके तत्काल बाद यह मूत्रवाहिनी-सुरंग (Ureteric tunnel) में प्रवेश करती है तथा गर्भाशय-ग्रीवा (Cervix) के उपरियोनिक (Supravaginal) भाग के निकट स्थित होती है, इसके लगभग 1.5 cm पार्श्विक में। योनि (Vagina) की अग्र चापिका (Anterior fornix) पर कुछ दूरी तक चलने के बाद तिर्यक रूप से लगभग 2 cm मूत्राशय की दिवाल में चलकर पार्श्विक कोण (Lateral angle) पर छेद करती है तथा त्रिकोण क्षेत्र (Trigone) के तल में खुलती है। श्रोणीय भाग (Pelvic portion) में मूत्रवाहिनी (या गवीनी) अपेक्षाकृत संकीर्ण (Constricted) होती है – (a) जहाँ यह श्रोणीय किनारे (Brim) को पार करती है, (b) जब यह गर्भाशयी धमनी को पार करती है तथा (c) अंतःमूत्राशयी भाग (Intravesical part) में।

संरचना (Structures): बाहर से अंदर की ओर (From outside inwards) – (1) श्रोणीय प्रावरणी (Fascia) की अंतरांगी परत (Visceral layer) से प्राप्त रेशे (Fibers), (2) पेशी-आवरण (Muscle coat) जिसमें तीन परतें-बाहरी तथा आंतरिक लम्बवत् और मध्यवर्ती गोलाकार, होती हैं। (3) परिवर्ती उपकला (Transitional epithelium) द्वारा स्तरित श्लेष्मल परत (Mucous layer)।

रक्त आपूर्ति (Blood supply): आंतरिक श्रोणीय धमनी (Artery) के अग्र भाग की लगभग सभी अंतरांगी शाखाओं (Visceral branches) से इसमें खण्डीय आपूर्ति होती है। धमनी के अनुरूप शिरीय निकास (Venous drainage) होता है।

लसीका आपूर्ति (Lymphatics): निचले भाग से लसीका का निकास बाहरी तथा आंतरिक श्रोणीय लसीका गाँठ (Iliac lymph nodes) में होता है तथा ऊपरी भाग से कटि-लसीका गाँठ (Lumbar lymph nodes) में होता है।

तंत्रिका आपूर्ति (Nerve supply): अनुकम्पी (Sympathetic) तंत्रिका की आपूर्ति अधोजठरीय तथा श्रोणीय जालिका (Hypogastric and pelvic plexus) से होती है। परानुकम्पी (Parasympathetic) तंत्रिका की आपूर्ति त्रिक-जालिका (Sacral plexus) से होती है।

विकास (Development): इसका विकास मध्यवृक्कीय नलिका (Mesonephric duct) के पुच्छीय छोर (Caudal end) से एक मूत्रवाहिनी-कली (Bud) के रूप में होता है।

स्तन (Breast)

स्तन एक द्विपार्श्विक ग्रन्थिल (Bilateral glandular) संरचना है तथा स्त्री में ग्रन्थियों (Glands) के रूप में सहायक जनन-अंग (Reproductive organs) का निर्माण होता है जिसका संबंध शिशु-जन्म के बाद दुग्ध-श्रवण (Lactation) के साथ होता है।

स्त्रियों (या महिलाओं) में स्तन की आकृति में भिन्नता होती है तथा जीवन के विभिन्न कालों में भी भिन्नता होती है। परन्तु स्तन के आधार पर आकार पर्याप्त रूप से स्थिर (Constant) होता है। यह प्रायः मध्यजत्रुक रेखा (Midclavicular line) में द्वितीय से शष्ठ पर्शुका (2nd to 6th rib) तक विस्तारित होता है। यह प्रावरणी (Fascia) पर अधोत्वचीय ऊतक (Subcutaneous tissue) में रहता है जो वृहत अंसीय पेशी (Pectoralis major) को आच्छादित करता है और उसके पार भी क्रकची पेशी (Serratus) अग्र

तथा बाहरी तिर्यक पेशी (External oblique) पर स्थित होता है। यदि एक अक्षीय दीर्घण या पुच्छ (Axillary prolongation or tail) उपस्थित होता है तो यह कक्षीय खात (Fossa) में रहता है, कभी-कभी गहरी प्रावरणी तक गहराई में।

संरचना (Structures): अश्रावी स्तन (Non-lactating breast): गर्तिका (Areola या क्षेत्रिका) स्तन के केन्द्र (लगभग) पर स्थापित होती है तथा रंजित (Pigmented) होती हैं। इसका व्यास लगभग 2.5 cm होता है। इस पर अनेक वसामय ग्रन्थियाँ (Sebaceous glands) तथा कुछ अनैच्छिक पेशियाँ (Involuntary muscles) होती हैं। चूचुक (Nipple) एक पेशीय प्रक्षेप (Muscular projection) होता है जो रंगीन त्वचा (Pigmented skin) द्वारा आच्छादित (Covered) होता है। यह संवहनी (Vascular) होता है तथा अध ारीदार पेशियों (Unstriped muscles) द्वारा घिरा रहता है जो इसे सीधा (Erectile) रखती है। यह अपने में 15–20 दुग्धवाही नलिकाएँ (Lactiferous ducts) तथा उनके मुखों (Openings) को रखती हैं। सम्पूर्ण स्तन अधोत्वचीय वसा (Subcutaneous fat) में जड़ित होता है। तथापि (However), चूचुक और गर्तिका के नीचे वसा नहीं होती है। स्तन ऊतक (Breast tissue) में निम्नलिखित भाग होते हैं: (देखें चित्र 1.13)।

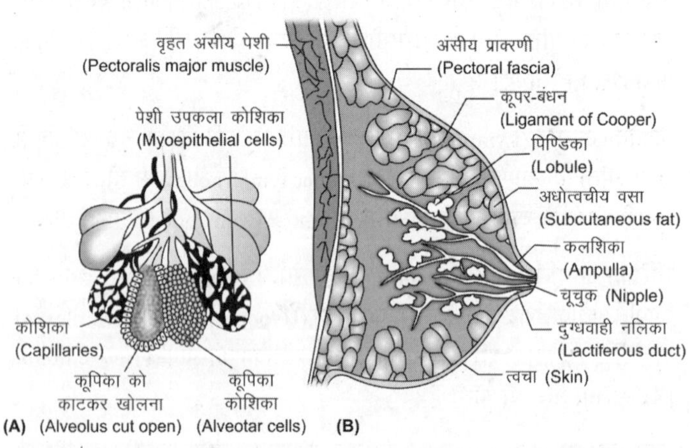

चित्र (Fig.) 1.13: (A) स्तन की मूलभूत इकाई की संरचना (Structure of the basic unit of the mammary gland); (B) वयस्क महिला के स्तन की संरचना (Structure of adult female breast)।

प्रत्येक स्तन रेशामय ऊतक पटों (Fibrous tissue septa) द्वारा 15–20 पिण्डकों (Lobes) में विभाजित होता है जो केन्द्र से प्रसारित (Radiate) होते हैं। प्रत्येक पिण्डक में मुख्यतः रेशा-वसीय ऊतक (Fibrofatty tissue) होता है। ग्रन्थिल ऊतक (Glandular tissue) में मुख्यतः अश्रावी (Non-lactating) स्तन में नलिका तंत्र (Duct system) होता है। पिण्डक से एक दुग्धवाही (Lactiferous) नलिका का निकास होता है। नलिका का उपकला स्तर (Lining epithelium) घनाकार (Cubical) होता है जो मुख (Openings) के निकट स्तरित शल्की (Stratified squamous) हो जाता है। प्रत्येक नलिका विभाजित और उपविभाजित होती है तथा अंततः उसका अंत कूपिका (Alveoli) में हो जाता है। कूपिका की कुल संख्या 10–100 होती है। प्रत्येक कूपिका (Alveolus) स्तंभी उपकला (Columnar epithelium) द्वारा स्तरित होती है जहाँ दुग्ध का श्राव होता है। शाखन लम्बवत् धारीदार कोशिकाओं का जाल (Network of branching longitudinal striated cells) जिसे पेशी-उपकला कोशिका (Myoepithelial cells) कहते हैं, कूपिकाओं तथा लघु नलिकाओं को घेरता है। कूपिका के चारों ओर केशिकाओं (Capillaries) का एक सघन (Dense) जाल होता है। ये कूपिकाएँ तहखाना झिल्ली (Basement membrane) तथा उपकला स्तर के बीच स्थित होती हैं। इन कोशिकाओं के संकुंचन से कूपिका दब जाती है तथा दुग्ध बाहर निकलकर वृहत नलिका में जाता है। चूचुक के पीछे मुख्य नलिका (दुग्धवाही) का प्रसार होता है जिससे कलशिका (Ampulla) का निर्माण होता है जहाँ दुग्ध का संग्रह होता है। विभिन्न स्थानों पर पिण्डकों (Lobes) के बीच रेशा-वसीय संयोजी ऊतक (Fibro-fatty connective tissue) का विस्तार त्वचा से नीचे गहरी प्रावरणी (Fascia) में होता है। इन पट्टियों (Blands) को कूपर का निलंबक बंधन (Suspensory ligaments of Cooper) कहा जाता है।

रक्त-आपूर्ति (Blood supply): धमनीय आपूर्ति (Arterial supply): (1) पार्श्विक वक्षीय-कक्षीय धमनी की शाखाएँ (Lateral thoracic-branches of the axillary artery) (2) आंतरिक स्तनीय (Internal mammary) (3) अंतरापर्शुक धमनी (Intercostal arteries) शिराएँ (Veins) – धमनी के मार्गों का अनुगमन (Follow) शिरा (Veins) करती हैं।

लसीका आपूर्ति (Lymphatics): (1) पार्श्विक गोलार्ध (Lateral hemisphere) – कक्षीय धमनी की शाखाएँ (Branches of axillary branches) (2) ऊपरी उत्तलता (Upper convexity) – अंतःजत्रुक समूह (Intraclavicular group) (3) मध्यवर्ती उत्तलता (Medial convexity) – मध्यस्थानिक ग्रन्थि (Mediastinal glands) [दो ग्रन्थियों के बीच पारगामी संबंध (Cross connection between two glands)] लसीका का प्रतिपार्श्विक निकास (Contralateral drainage of lymph) तब तक नहीं होता है जब तक कि समपार्श्विक अवरोध (Ipsilateral obstruction) नहीं होता। (b) निचली उत्तलता (Inferior convexity) – मध्यस्थानिक ग्रन्थि (Mediastinal glands)।

तंत्रिका आपूर्ति (Nerve supply): तंत्रिका की आपूर्ति चतुर्थ, पंचम तथा शष्ठ अंतरापर्शुक तंत्रिका (4th, 5th, and 6th intercostals nerve) से होती है।

विकास (Development): बाह्यत्वचा (Ectoderm) से स्तन का मृदु ऊतक (Parenchyma) विकसित होता है।

अध्याय

2

प्रजनन के मूलभूत सिद्धान्त
(Fundamentals of Reproduction)

युग्मक जनन (Gametogenesis)

दो अति विशेषीकृत कोशिकायें (Cells), पुरूष में शुक्राणु (Spermatozoon) तथा स्त्री में अण्डाणु (Ovum) का संयुक्त होकर युग्मनज (Zygote जाइगोट) बनने के पहले पूर्ण विकास की प्रक्रिया होती है जिसे युग्मक जनन (गैमिटोजोनिसिस) कहा जाता है।

अण्डाणु जनन
(Oogenesis = ओओजेनिसिस)

पूर्ण विकसित अण्डाणु (Mature ovum) के विकास की प्रक्रिया को अण्ड जनन (ओओजेनिसिस) कहा जाता है। आद्य जनन-कोशिका (Primitive germ cells) की उत्पत्ति पीतक कोष (Yolk sac) से तीसरे सप्ताह के अंत में होती है तथा चतुर्थ सप्ताह के अंत तक उसका स्थानांतरण विकासशील जननग्रंथि के शीर्ष (Gonadal ridge) पर होना पूर्ण हो जाता है।

स्त्री की जनन ग्रन्थि (Gonads) में जनन-कोशिका (Germ cells) का तेजी से अनेक सूत्री-विभाजन (Mitotic division) होता है तथा अण्डाणुजन (Oogonia, इसका एकवचन Oogonium है) में अंतर (या भेद) होता है। 20वें सप्ताह में अण्डाणु जन (या डिम्बाणु प्रसूजन) की अधिकतम (Maximum) संख्या लगभग 70 लाख (7 millions) तक पहुँच जाती है। जबकि अण्डाणुजन की बहुसंख्या निरंतर विभाजित होती है, इनमें से कुछ प्रथम अर्धसूत्री विभाजन की आद्यावस्था (Prophase of the first meiotic division) में प्रवेश करती है जिन्हें प्रारंभिक अण्डाणु कोशिका (Primary oocytes) कहा जाता है। इनको चारों ओर से चपटी (Flat) कोशिकाएँ घेरे रखती हैं जिन्हें आद्य पुटक (Primordial follicles) कहा जाता है तथा अण्डाशय की प्रांतस्था (Cortex of the ovary) में उपस्थित होते हैं। जन्म के समय और अधिक सूत्री-विभाजन (Mitotic division) नहीं होता है तथा सभी अण्डाणुजन (Oogonia) को प्रारंभिक अण्डाणु (Primary oocytes) द्वारा प्रतिस्थापित (Replace) किया जाता है जब प्रथम अर्धसूत्री विभाजन की आद्यावस्था पूर्ण हो जाती है तथा विश्रामावस्था (Resting phase) में बनी रहती है जो आद्यावस्था (Prophase) और मध्यावस्था (Metaphase) के बीच होता है। जन्म के समय प्रारंभिक अण्डाणु कोशिका (Primary oocytes) की कुल संख्या लगभग 20 लाख (2 millions) होती है। प्रारंभिक अण्डाणु कोशिका का प्रथम अर्धसूत्री विभाजन (First meiotic division) तब तक पूर्ण नहीं होता है जब तक कि तारूण्य (Puberty) नहीं आता है। तारूण्य (या यौवनारम्भ) पर कुछ 4 लाख प्रारंभिक अण्डाणु कोशिका पीछे छूट जाती हैं तथा शेष जीर्ण (Atretic) हो जाती हैं। इनमें से कुछ 400 सम्पूर्ण प्रजनन-काल (Reproductive period) में अण्डोत्सर्ग (Ovulated) करते हैं।

प्रारंभिक अण्डाणु कोशिका का पूर्ण विकास (Maturation of the oocytes): पूर्ण विकास की मुख्य आवश्यकता गुणसूत्र (Chromosome) की संख्या को कम करके आधा करना है। प्रथम अर्धसूत्री विभाजन (Meiotic division) के प्रारंभ (Onset) के पहले प्रारंभिक अण्डाणु प्रतिकृति (Replication) द्वारा अपना DNA (Deoxyribonucleic acid) दुगुना करते हैं, अतः उनमें सामान्य प्रोटीन की दुगुनी मात्रा होती है। अलिंग सूत्र (Autosome=ऑटोसोम) के 22 युग्म (Pairs) होते हैं जो शरीर की विशेषताओं को निर्धारित करते हैं तथा लिंग गुणसूत्र (Sex chromosome) का एक युग्म "XX" होता है। परिपक्वन (Maturation या विकास) की प्रथम अवस्था अण्डोत्सर्ग (Ovulation) के ठीक पहले अण्डाशय पुटक (Ovarian follicle) के पूर्ण विकास के साथ होती है परन्तु अंतिम पूर्ण विकास (Final maturation) केवल निषेचन (Fertilization) के बाद होता है।

प्रारंभिक अण्डाणु-कोशिका का प्रथम अर्धसूत्री विभाजन होता है जो द्वितीयक प्रारंभिक अण्डाणु कोशिका (Secondary oocyte) और एक ध्रुवीय पिण्ड (One polar body) को उत्पन्न करता है। ये दो असमान आकार के होते हैं। द्वितीयक प्रारंभिक अण्डाणु में गुणसूत्र (क्रोमोसोम) की अगुणित संख्या (Haploid number) (23, X) परन्तु लगभग सभी कोशिकाओं द्रव्य (Cytoplasm साइटोप्लाज्म) होते हैं तथा लघु ध्रुवीय पिंड में भी गुणसूत्रों की आधी संख्या (23, X) होती है परन्तु अल्प कोशिका द्रव्य होता है। द्वितीयक प्रारंभिक अण्डाणु कोशिका (Secondary oocyte) के निर्माण के तत्काल बाद अण्ड़ोत्सर्ग (Ovulation) होता है।

द्वितीयक प्रारंभिक अण्डाणु कोशिका केवल डिम्बवाहिनी नली (Fallopian tube) में शुक्राणु (Sperm) द्वारा निषेचन (Fertilization) के बाद दूसरे अर्धसूत्री विभाजन (2nd meiotic division) (Homotypical समप्रारूपिक) को पूरा करती है जिसके फलस्वरूप दो असमान अनुजात कोशिकाओं (Daughter cells) का निर्माण होता है। प्रत्येक कोशिका में 23 गुणसूत्र (Chromosomes) (23, X) होते हैं, वृहत कोशिका को विकसित अण्डाणु (Mature ovum) तथा लघु कोशिका को द्वितीयक ध्रुवीय पिण्ड (2nd polar body) कहा जाता है। इन दोनों कोशिकाओं में गुणसूत्र की समान संख्या होती है। प्रथम ध्रुवीय पिण्ड में भी द्वितीय अर्धसूत्री विभाजन (2nd meiotic division) हो सकता है। निषेचन की अनुपस्थिति में द्वितीयक प्रारंभिक अण्डाणु कोशिका

(Secondary oocyte) दूसरा अर्धसूत्री विभाजन पूरा नहीं करती है और उसका उसी रूप में अपक्षय होता है।

गुणसूत्र नामावली (Chromosome nomenclature): संख्यात्मक रूप से गुणसूत्र को नामित किया जाता है तथा अल्पविराम (Comma) के बाद लिंग गुणसूत्र (Sex chromosome) का संघटन (Constitution) किया जाता है। जैसे – (23, X)

विकसित अण्डाणु की संरचना (Structure of a mature ovum): शरीर में एक पूर्ण विकसित अण्डाणु वृहतम कोशिका (Largest cell) होती है जिसका व्यास 130 माइक्रोन (Microns=μm=10^{-6} मीटर) होता है। इसमें कोशिका-द्रव्य (Cytoplasm) तथा केन्द्रिका (Nucleolus) के साथ एक केन्द्रक (Nucleus) होता है जो अवस्था (Position) में उत्केन्द्रीय (Eccentric) होता है तथा इसमें 23 गुणसूत्र (23, X) होते हैं। निषेचन (Fertilization) के दौरान केन्द्रक का परिवर्तन एक स्त्री-पूर्व केन्द्रक (Female pronucleus) में होता है। अण्डाणु के चारों ओर एक कोशिका-झिल्ली (Cell membrane) होती है जिसे पीत की झिल्ली (Vitelline membrane) कहते हैं।

इसमें एक बाहरी पारदर्शी म्यूकोप्रोटीन आवरण (Mucoprotein envelope) होता है जिसे पारभासी क्षेत्र (Zona pellucida जोना पेलुसिडा) कहा जाता है। इसमें अतिलघु मार्ग (Tiny channels) होते हैं जो कणिका-झिल्ली कोशिका (Granulosa cells) से सामग्री को अण्डाणु कोशिका (Oocyte) तक पीत की झिल्ली और पारभासी क्षेत्र के बीच पहुँचाने के लिए महत्वपूर्ण होता है। एक संकीर्ण स्थान जिसे परिपीतकी स्थान (Perivitelline space) कहा जाता है, होता है जो ध्रुवीय पिण्डों (Polar bodies) के लिए स्थान देता है। पुटक (Follicle) से पलायन (Escape निकलना) करने के बाद मानव-अण्डाणु कोशिका (Human oocyte) कणिका-झिल्ली कोशिका के एक आच्छाद (Covering of granulosa cells) को बनाये रखता है जिसे कोरोना रेडिएटा (Corona radiate) कहा जाता है जो परिअण्डाणु-कोशिका पुंज (Cumulus of oophorus) से प्राप्त होता है। देखें चित्र 2.1।

शुक्राणु जनन (Spermatogenesis)

प्राक् शुक्राणु (Spermatids) का आद्य (Premordial) पुरूष जनन-कोशिका (Male germ cells) और उसके शुक्राणु (Spermatoza) में विभेदन से विकास की प्रक्रिया को शुक्राणुजनन (स्पर्मेटोजेनिसिस) कहा जाता है। तारूण्य (Puberty) का अविलम्ब (Shortly) पहले आद्य जनन-कोशिका का विकास शुक्राणुजन (Spermatogonia स्पर्मेटोनिया) में होता है जो वीर्यवाहक नलिका (Seminiferous tubules) की दिवाल पर बनी रहती है। शुक्राणुजन क्रमशः प्रारंभिक शुक्राणु-कोशिका (Primary spermatocytes) में विभेदित होते हैं जो एक दीर्घकाल (लगभग 16 दिन) के लिए प्रथम अधसूत्री विभाजन (Meiotic division) की आद्यावस्था (Prophase stage) में बनी रहती है। प्रत्येक शुक्राणु-कोशिका (स्पर्मेटोसाइट) में 22 युग्म (Pairs) अलिंग गुणसूत्र (Autosomes ऑटोसोम) तथा एक (1) युग्म लिंग गुणसूत्र (Sex chromosomes) (XY) होते है। प्रथम अर्धसूत्री विभाजन के पूर्ण होने के बाद दो द्वितीयक (Secondary) शुक्राणु-कोशिका का निर्माण होता है जिसमें समान अंश में कोशिका-द्रव्य (Cytoplasm साइटोप्लाम) तथा (23, X) या (23, Y) गुणसूत्र (Chromosomes) की अगुणित (Haploid) संख्या होती है। इसके तत्काल

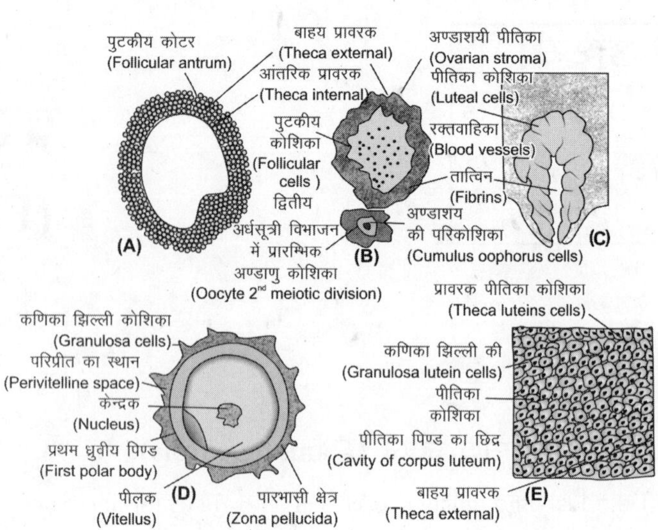

चित्र (Fig.) 2.1: संक्षिप्त आरेख (Schematic diagram) जिसमें (A) अंडोत्सर्ग के लगभग समय पर विकसित (Mature) ग्राफियन पुटक (Graafian follicle), (B) कोशिका पुंज से घिरे द्वितीयक प्रारम्भिक अण्डाणु की मुक्ति के साथ अण्डोत्सर्ग (Ovulation with discharge of secondary oocyte surrounded by cumulus oophorus), (C) पीतिका पिण्ड (Corpus luteum) का निर्माण (D) प्रथम ध्रुवीय पिण्ड (First polar body) के निर्माण के साथ प्रथम परिपक्वन (Maturation) विभाजन के बाद द्वितीय प्रारंभिक अण्डाणु कोशिका (Secondary oocyte), तथा (E) पीतिका पिण्ड (Corpus luteum) की सूक्ष्म संरचना (Microscopic structure)।

बाद द्वितीय अर्धसूत्री विभाजन (Hometypical समरूपी) चार (4) प्राक्शुक्राणु (Spermatids) के निर्माण के साथ होता है। प्रत्येक प्राक् शुक्राणु में गुणसूत्रों की अगुणित संख्या (Haploid number of chromosomes), (23, X) के साथ दो तथा (23, Y) के साथ दो होती हैं। उनके निर्माण के तत्काल बाद प्राक् शुक्राणु का रूपात्मक विभेदन (Morphological differentiation) होता है तथा उनका शुक्राणु (Spermatozoa) में परिवर्तन के लिए और आगे विभाजन के बिना होता है। इस प्रक्रिया को स्पर्मिओजेनिसिस (Spermiogenesis = प्राक्शुक्राणु से शुक्राणु में विकास की अंतिम प्रक्रिया) कहा जाता है। पुरूष में एक शुक्राणुजन (Spermatogonium) को एक पूर्ण विकसित शुक्राणु (Mature spermatozoon) बनने में लगभग 61 दिन की आवश्यकता होती है।

शुक्राणु का सामर्थ्यकरण और ऐक्रोसोम की प्रतिक्रिया (Sperm capacitation and acrosome reaction): सामर्थ्यकरण (Capacitation) का अर्थ शुक्राणु (Sperm) में क्रियात्मक-रासायनिक (Physiochemical) परिवर्तन होता है जिसके द्वारा शुक्राणु अतिगतिशील (Hypermotile) होता है तथा एक द्वितीयक अण्डाणु कोशिका (Secondary oocyte) को बांधने तथा निषेचन करने (Fertilize) में समर्थ होता है। सामर्थ्यकरण का निष्पादन जननांगी क्षेत्र (Genital tract) में होता है तथा उसमें लगभग 2–6 घंटे का समय लगता है। इस परिवर्तन में अंतःकोशिकीय (Intracellular) pH में वृद्धि [Ca^{++} का अंतर्वाह (Influx तथा H^+ का वहिर्वाह (Efflux)] के साथ चक्रीय (Cyclic) AMP (Adenosine monophasphate) आश्रित फॉस्फोरिलीकरण

(Phosphorylation) होता है। ऐक्रोसोमीय झिल्ली के सक्रियन (Activation of acrosomal membranes) के कारण हायल्यूरोनिडेस (Hyaluronidase), जलअपघट्य किण्वक (Hydrolytic enzymes), प्रोऐक्रोसिन (Proacrosin), ऐक्रोसिन (Acrosin) की मुक्ति होती है जो शुक्राणु को पारभासी क्षेत्र (Zons pellucida) को आत्मसात् करने (Digest = या पचाने) में तथा अण्डाणु कोशिका (Oocyte) में प्रवेश करने में सहायता करते हैं। ऐक्रोसोमीय प्रतिक्रिया (Acrosomal reaction) के दौरान अण्डाणु की प्लाविका-झिल्ली (Sperm plasma membrane) बाहरी ऐक्रोसोमीय झिल्ली के साथ मिल (Fuse) जाती है (देखें चित्र 2.2)। ऐक्रोसोमीय झिल्ली के साथ शुक्राणु जब कोरोना रेडिएटा कोशिकाओं के बीच से गुजरता है तो क्षेत्र प्रोटीन (Zona protein, ZP_3) को बाँधता है (देखें चित्र 2.3)। ऐक्रोसोम प्रतिक्रिया के बाद शुक्राणु (Sperm) जोना (या क्षेत्र) प्रोटीन ZP_2 को बाँधता है। तत्पश्चात् बहुशुक्राणु निषेचन (Polyspermia) को रोकने के लिए क्षेत्र-प्रतिक्रिया (Zona reaction) होती है। ऐक्रोसोम शुक्राणु (Acrosome sperm) पारभासी क्षेत्र (या जोना पेलुसिडा) में प्रवेश करता है → परिपीतकी स्थान (Perivitelline space) में पहुँचता है → अण्डाणुकोशिका की प्लाविका झिल्ली (Oocyte plasma membrane) के साथ संयुक्त (Fuse) होता है। शुक्राणु का शीर्ष (Head) फूल जाता है तथा संयुक्त झिल्ली आशययुक्त (Vesiculate) हो जाती है। सम्पूर्ण शुक्राणु-शीर्ष, मध्य खण्ड तथा पुच्छ को कोशिकाद्रव्य (Cytoplasm) में खींच लिया जाता है। युग्मक संयोजन (Gamete fusion) एक इन्टिग्रिन मध्यस्त प्रक्रिया (Integrin mediated process) है। वीर्यसेचन (Insemination) के 3–6 घंटे के बाद दो प्राक् केन्द्रकीय पिण्ड तथा एक ध्रुवीय पिण्ड (Two pronuclear and one polar bodies) दृश्यमान होते हैं जो प्रारंभिक अण्डाणु (Oocyte) के केन्द्र पर चले जाते हैं।

परखनली में निषेचन (Fertilization in-vitro): सरल माध्यम (Media) में सामर्थ्यकरण (Capacitation) तथा ऐक्रोसोम प्रतिक्रिया (Acrosome reaction) कुछ घंटों के अंदर होती है। धोये हुये और गतिशील शुक्राणु ($2x10^5$/ml) को अण्डाणु कोशिका (Oocyte) में मिलाया जाता है। अंतःकोशिका द्रव्यी-शुक्राणु की सुई (ICSI = Intracytoplasmic sperm injection) में एक अण्डाणु (Sperm)

युग्मक जनन की रूपरेखा का प्रदर्शन
(Scheme showing gametogenesis)

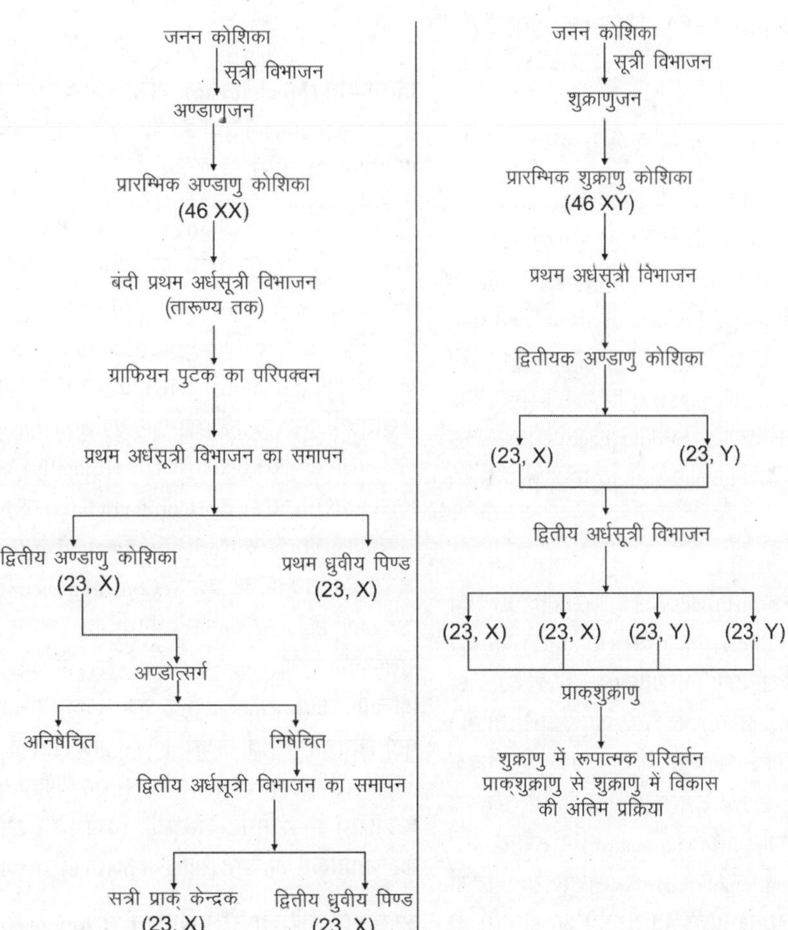

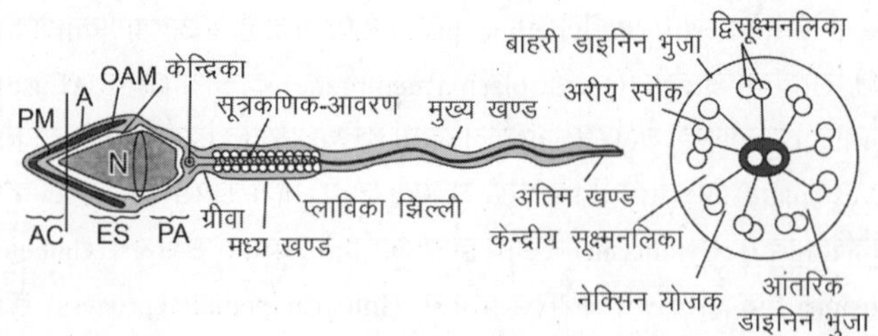

चित्र (Fig.) 2.2: पूर्ण विकसित शुक्राणु की संरचना (Structure of a mature spermatozoon): (A) PM=Plasma membrane=प्लाविका झिल्ली, A=Acrosome=ऐक्रोसोम, OAM=Outer acrosomal membrane=बाहरी ऐक्रोसोमीय झिल्ली, IAM=Inner acrosomal membrane=आंतरिक ऐक्रोसोमीय झिल्ली, N=Nucleus=केन्द्रक, AC=Acrosomal cap=ऐक्रोसोमीय शीर्ष, ES =Equatorial segment= मध्यखण्ड, PA=Post acrosomal region=ऐक्रोसोत्तर क्षेत्र (B) अक्षसूत्र संकुल (Axonemal complex) के साथ शुक्राणु पुच्छ (Sperm tail) जो शुक्राणु की गतिशीलता के लिए अनिवार्य होता है। तिर्यक खण्डीय अवलोकन (Cross-sectional view) से परिधीय द्वयक (Peripheral doublets) के 9 युग्मों (Pairs) का प्रदर्शन होता है जो दो डाइनिन प्रोटीन भुजा (Dynein protein arms) के मार्ग से होकर नेक्सिन योजक (Nexin links) द्वारा एक दूसरे से जुड़े होते हैं। शुक्राणु गतिशीलता के लिए ऊर्जा (Energy) की प्राप्ति मध्यखण्ड में सूत्रकणिका (Mitochondria माइटोकोन्ड्रिया) से होती है।

की सूक्ष्म सुई (Microinjection) को अण्डाणु-कोशिका में देकर निषेचन किया जाता है। चित्र 2.2।

पूर्ण विकसित (या परिपक्व) शुक्राणु की संरचना (Structure of a mature spermatozoon): इसमें दो भाग, सिर और पुच्छ (Head and tail) होते हैं। सिर में मुख्यतः संघनित केन्द्रक (Condensed nucleus) तथा ऐक्रोसोमीय टोपी (Acrosomal cap) होती है। (देखें चित्र 2.3)। ऐक्रोसोम में प्रचुर किण्वकों की उपस्थिति (Rich in enzymes) होती है। पुच्छ चार क्षेत्रों (4 Zones) – ग्रीवा (Neck), मध्यखण्ड (Middle piece), मुख्यखण्ड (Principal piece) तथा अंतिम खण्ड (End piece) में विभाजित होते हैं।

अण्डोत्सर्ग (Ovulation)

अण्डोत्सर्ग (या ओवयुलेशन) एक प्रक्रिया (Process) है जिससे एक परिपक्व ग्राफियन पुटक (Mature Graafian follicle) के विदार (Rupture) के बाद अण्डाशय (Ovary) से एक द्वितीयक अण्डाणु-कोशिका (Secndary oocyte) मुक्त होती है तथा गर्भधारण (Conception) के लिए उपलब्ध होती है। प्रत्येक अण्डाशयी चक्र (Ovarian cycle) में केवल एक द्वितीयक अण्डाणु-कोशिका के फूटने (Rupture) की संभावना होती है जो तारूण्य (Puberty) में आरंभ होती है तथा रजोनिवृति (Menopause) में उसका अंत हो जाता है। आर्तव-काल (Menstruation period) के अनुसार यह घटना अपेक्षित काल के लगभग 14 दिन पहले होती है। तथापि अण्डोत्सर्ग के बिना आर्तव (Menstruation रजोश्राव) हो सकता है तथा गर्भावस्था (Pregnancy) तथा दुग्धश्रावण (Lactation) के दौरान अण्डोत्सर्ग स्थगित (Suspended) रहता है।

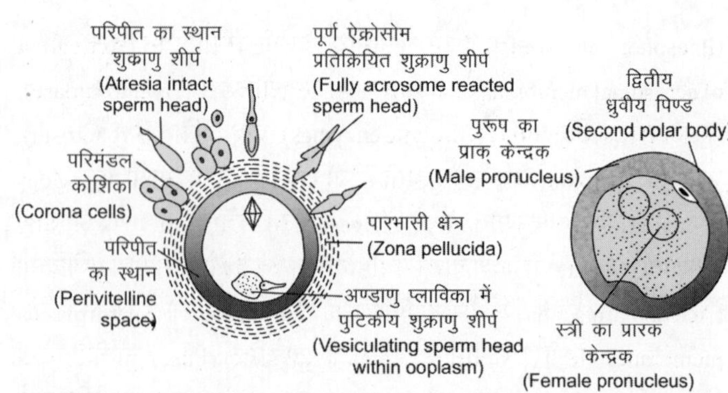

चित्र (Fig.) 2.3: संक्षिप्त आरेख (Schematic diagram) जिसमें निषेचन (Fertilization) की अवधि में परिवर्तनों की श्रंखला (Sequence) का प्रदर्शन किया गया है। (A) परिमंडल–प्रसारित कोशिकाओं (Corona radiate cells) के बीच ऐक्रोसोम अखण्ड शुक्राणु (Acrosome intact sperm) → क्षेत्र के साथ संलगन (Attachment with zona) → ऐक्रोसोम प्रतिक्रियित शुक्राणु के क्षेत्र में प्रवेश होना (Acrosome reacted sperm penetrating the zona) → ऐक्रोसोम प्रतिक्रियित शुक्राणु का परिपीतकी स्थान (Perivitelline space) पर होना। पुटिकीय सिर के साथ समाविष्ट शुक्राणु (Incorporated sperm with vesiculating head) (B) द्वितीय ध्रुवीय पिण्ड (Second polar body) की पूर्णता के साथ पुरुष और स्त्री के प्राक् केन्द्रकों (Male and female pronuclei) का निर्माण

क्रियाविधि (Mechanism): अंडोत्सर्ग की प्रक्रिया जटिल (Complex) होती है। पुटक (Follicle) तथा अण्डाणु-कोशिका (Oocyte), दोनों में ही अण्डोत्सर्ग के पहले परिवर्तन होता है।

पुटक में परिवर्तन (Changes in the follicle): ग्राफियन पुटक (Graafian follicle) में पुटकीय द्रव के संचय के कारण अण्डोत्सर्ग-पूर्व उसका वर्धन (Enlargement) होता है तथा उसका व्यास लगभग 20 mm हो जाता है। परिअण्डाणु कोशिकापुंज (Cumulus oophorus) शेष कणिका-झिल्ली कोशिकाओं (Granulosa cells) से पृथक हो जाता है तथा कोटर (Cavity) में स्वतंत्र रूप से तैरता है। अण्डाणु-कोशिका (Oocyte) के आसपास कोशिकाओं की आंतरिक परत अरीय रूप से (Radially) क्रमबद्ध (Arranged) होती है जिसे कोरोना रेडिएटा (Corona radiata) कहा जाता है, देखें चित्र 2.1। अण्डाशयी सतह (Ovarian surface) के निकट पुटीय दिवाल पतली हो जाती है। शंक्वाकार प्रक्षेप (Conical projection) के रूप में विदार बिन्दु (Stigma=Point of rupture) का विकास होता है जो अण्डाशय की बाहरी सतह की परत (Outer surface layer) में प्रवेश करता है तथा एक पतली झिल्ली (Thin membrane) के रूप में कुछ समय तक ($1\frac{1}{2}$ मिनट) रहता है। पुटीय द्रव की परिवर्ती मात्रा (Varying amount) के साथ कोशिका पुंज (Cumulus oophorus) का पुटक (Follicle) से मंद रिसाव के रूप में बाहर निकास होता है जिसमें 1–2 मिनट लगते है, (देखें चित्र 2.1)। विदार– विन्दु (स्टिग्मा) को प्लाविका का डाट (Plug of plasma) तत्काल बंद कर देता है।

अण्डाणु-कोशिका में परिवर्तन (Changes in oocyte): अण्डोत्सर्ग के कुछ घंटे पहले अण्डाणु-कोशिका (Oocyte) में महत्त्वपूर्ण परिवर्तन होता है। सूत्रकणिका (Mitochondria) की संख्या और वितरण में तथा गोल्गी तंत्र (Golgi apparatus) में परिवर्तन के साथ कोशिका द्रव्य (Cytoplasm)

के आयतन में वृद्धि होती है। बंदी प्रथम अर्धसूत्री विभाजन (Arrested first meiotic division) का समापन होता है जिसके साथ प्रथम ध्रुवीय पिण्ड (Ist polar body) का निष्कासन (Extrusion) होता है, प्रत्येक में गुणसूत्रों (Chromosomes) की अगुणित (Haploid) संख्या (23,X) होती है।

कारण (Causes): निम्नलिखित सम्भाव्य व्याख्या (या कारण) हैं जो एकल रूप से या संयुक्त रूप से प्रभाव डालते हैं –

(1) **अंतःश्रावी (Endocrinal): LH (Luteinizing hormone पीतिकाकरण हार्मोन) प्रवाह** (Surge) – विलम्बित पुटकीय अवस्था (Late follicular phase) में 24–36 घंटे के लिए इस्ट्रोजेन (Estrogen) की धारित अधिकतम मात्रा (Sustained high level) → अग्रपीयूष (Anterior pituitary) से LH प्रवाह। LH प्रवाह के लगभग 16–24 घंटे बाद अण्डोत्सर्ग होता है। LH की पराकाष्ठा (Peak) लगभग 24 घंटे तक रहती है। LH प्रवाह से अण्डाणु-कोशिका का न्यूनीकरण (Reduction) विभाजन का समापन उत्तेजित होता है तथा कणिका-झिल्ली कोशिका (Granulosa cells) का पीतिकाकरण (Luteinization) तथा प्रोजेस्टेरोन (Progesterone) और प्रोस्टेग्लैन्डिन (Prostaglandins) का संश्लेषण (Synthesis) आरंभ होता है।

FSH (Follicle stimulating hormone पुटक उत्तेजक हार्मोन) की वृद्धि (Rise): प्रोजेस्टेरोन की अंडोत्सर्ग-पूर्ववृद्धि (Preovulatory rise) से FSH प्रवाह को प्रेरित करने की इस्ट्रोजेन पृष्ठपोषण क्रिया (Feedback action) सुगम हो जाती हैं → प्लाविकाजन सक्रियक (Plasminogen activator) में वृद्धि होती है → प्लाज्मिन (Plasmin=एक एन्जाइम) → पुटक (Follicle) की दिवाल के अपक्षय (Lysis) में सहायता मिलती है।

इस प्रकार संयुक्त LH/FSH मध्यचक्र प्रवाह (Midcycle surge) परिपक्वन (Maturation) की अंतिम अवस्था, पुटक का विदार (Rupture of the follicle) तथा अण्डाणु कोशिका (Oocyte) के निष्कासन के लिए उत्तरदायी होता है।

(2) **तानन कारक (Stretching factor)** – यह अंतःपुटकीय (Intrafollicular) दबाव की अपेक्षा निष्क्रिय तानन (Passive stretching) अधिक है जो लगभग 15 mm Hg बना रहता है।

(3) **सूक्ष्मपेशियों का संकुंचन (Contraction of the micromuscles)**– वर्धित प्रोस्टेग्लैन्डिन श्राव (Increased prostaglandin secretion) के कारण बाह्य प्रावरक (Theca externa) तथा अंडाशयी पीठिका (Ovarian stroma) में सूक्ष्मपेशियों का संकुंचन होता है।

अण्डोत्सर्ग का प्रभाव (Effect of ovulation): अण्डोत्सर्ग के बाद पुटक (Follicle) का पीतिका पिण्ड (Corpus luteum) में परिवर्तन होता है (देखें चित्र 2.1)।

अण्डाणु (Ovum) को डिम्बवाहिनी नली (Fallopian tube) में उठा लिया जाता है जिसका या तो अपक्षय (Degeneration) होता है या उसका विकास (Maturation) होता है, यदि उसका निषेचन (Fertilization) होना है। अण्डोत्सर्ग के साथ आर्तव (Menstruation मासिक श्राव) असम्बद्ध (Unrelated) होता है तथा अण्डानुत्सर्गी आर्तव (Anovular menstruation) किशोरावस्था के दौरान, शिशु-जनन के बाद तथा रजोनिवृति के समीप महिलाओं में प्रायः होता है।

निषेचन (Fertilization)

परिपक्व अण्डाणु (Mature ovum) के साथ शुक्राणु (Spermatozoon) के संलयन (Fusion) की प्रक्रिया को निषेचन कहा जाता है। यह (निषेचन) शुक्राणु और अण्डाणु की टक्कर (Collision) से आरंभ होता है तथा एक एक केन्द्रकित एकल कोशिका (Mononucleated single cell) के निर्माण के साथ अंत होता है। इस कोशिका को युग्मनज (Zygote=जाइगोट) कहते हैं। इसके उद्देश्य (Objectives) हैं –

(1) अण्डाणु के भ्रूणीय (Embryonic) विकास की पहल करना तथा (2) जाति (Species) की गुणसूत्र संख्या (Chromosome number) का पुनःस्थापन करना। निषेचन लगभग सर्वदा गर्भाशयी नली (Uterine tube) के कलशिकीय (Ampullary) भाग में होता है।

युग्मक (या गैमीट) का उपगमन (Approximation of the gametes): अंडोत्सर्ग (Ovulation) के तत्काल बाद अण्डाणु (Ovum) को नलीय झालर (Fimbriae) द्वारा उठा लिया (Pick up) जाता है अंशतः अण्डाशय (Ovary) को आवृत्त करता (या ढकता) है, विशेषकर अण्डोत्सर्ग के समय पर। उठाने की क्रिया पेशीय (Muscular) या चूषण (Suction) के एक प्रकार द्वारा या रोमक-क्रिया (Ciliary action) द्वारा या नलीय श्राव द्वारा प्रयुक्त एक सकारात्मक कोशिका-गतिशीलता (Positive chemotaxis) द्वारा होती है। अण्डाणु का तेजी से कलशिका-भाग में वहन होता है। अण्डाणु-कोशिका (Oocyte) का निषेचनीय जीवन-काल (Fertilizable life span) 12 से 24 घंटे के बीच होता है जबकि शुक्राणु का 48–72 घंटे तक होता है।

योनि में एक वीर्य-स्खलन (Ejaculation) में करोड़ों (Hundreds of millions) शुक्राणु (Sperms) जमा होते हैं जिनमें से केवल हजारों सामर्थ्यवान (Capacitated) शुक्राणु ही गर्भाशयी नली (Uterine cavity) में प्रवेश करते हैं जबकि केवल 300–500 शुक्राणु ही अण्डाणु (Ovum) तक पहुँचते हैं। नलीय वहन की सुविधा पेशी के संकुंचन द्वारा तथा गर्भाशयी नली की चूषण क्रिया द्वारा होती है। शुक्राणु को डिम्बवाहिनी नली (Fallopian tube) में पहुँचने में केवल कुछ मिनटों का समय लगता है।

युग्मक का सम्पर्क और संयोजन (Contact and fusion of the gametes) (देखें चित्र 2.3): परिमंडल–प्रसार (Corona radiata) की कोशिकाओं (Cells) का पूर्ण विघटन (Dissolution) हायल्यूरोनिडेस (Hyaluronidase = एक एन्जाइम) की रासायनिक क्रिया द्वारा होता है जो स्थल पर उपस्थित हजारों शुक्राणु की ऐक्रोसोमीय शीर्ष (Acrosomal caps) से मुक्त होता है।

(1) ऐक्रोसोमीय शीर्ष से मुक्त हायल्यूरोनिडेस द्वारा पारभासी क्षेत्र (Zona pellucida) में प्रवेश की सुविधा मिलती है। एक से अधिक शुक्राणु का प्रवेश हो सकता है।

(2) अनेक शुक्राणुओं में से एक अण्डाणु-आवरण (Oolemma) को स्पर्श करता है। शुक्राणु संयोजन (Sperm fusion) के तत्काल बाद अन्य शुक्राणुओं के प्रवेश करने से क्षेत्र-प्रतिक्रिया (Zona reaction=Hardening) तथा अण्डाणु-आवरण अवरोध (Oolemma block) रोकता है। यह अण्डाशय-कोशिका (Oocyte) से बाह्य कोशिका-बहुलता (Exocytosis) द्वारा प्रांतस्था-कणिकाओं (Cortical granules) के मुक्त होने के कारण होता है।

(3) अण्डाणु-कोशिका के द्वितीय अर्धसूत्री विभाजन (2nd meiotic division) का समापन तत्काल होता है तथा प्रत्येक (विभाजन) मैं गुणसूत्र (Chromosomes) की अगुणित (Haploid) संख्या (23,X) होती है। बड़े विभाजन को स्त्री-प्राक्-केन्द्रक (Female pronucleus) तथा छोटे को द्वितीय ध्रुवीय पिण्ड (2nd polar body) कहा जाता है। इस पिण्ड को परिपीतकी स्थान (Perivitelline space) में धकेला जाता है।

(4) शुक्राणु (Spermatozoon) का सिर और पुच्छ अण्डाणु-कोशिका (Oocyte) के कोशिका द्रव्य (साइटोप्लाज्म = Cytoplasm) में प्रवेश करता है परन्तु अण्डाणु-कोशिका सतह पर प्लाविका-झिल्ली (Plasma membrane) पीछे छूट जाती है। शुक्राणु का सिर और ग्रीवा (Heal and neck) पुरूष-प्राक्केन्द्रक (Male pronucleus) बन जाता है जिसमें गुणसूत्र की अगुणित (Haploid) संख्या (23,x) या (23,Y) होती है।

(5) गुणसूत्र (Chromosomes) की अगुणित संख्या (46) के पुनःस्थापन के साथ केन्द्र पर पुरूष और स्त्री के प्राक्केन्द्रक (Pronuclei) संयुक्त होते हैं जो जाति (Species) के लिए स्थिरांक (Constant) होता है। इस प्रकार निर्मित युग्मनज (Zygote) में दोनों, पैतृक और मातृक जननिक सामग्री (Paternal and maternal genetic materials) होती है। कुछ उदाहरणों में एक प्रतिजन (Antigen) जिसे फर्टिलाइजिन (Fertilizin) कहा जाता है, प्रांतस्था (Cortex) पर उपस्थित होता है तथा अण्डाणु (Ovum) का इसका आवरण प्रतिरक्षी (Antibody) के साथ प्रतिक्रिया करता है। इस प्रतिरक्षी को फर्टिलाइजिन-रोधी (Antifertilizin) कहा जाता है जो शुक्राणु-सिर की प्लाविका-झिल्ली (Plasma membrane) पर मुक्त होता है। इस प्रकार दो युग्मकों (Gametes) के बीच संयोजन एक प्रतिरक्षात्मक (Immunological) प्रतिक्रिया हो सकती है।

(6) शिशु के लिंग (Sex of the child) का निर्धारण शुक्राणु द्वारा लिंग-गुणसूत्र (Sex chromosome) स्वरूप की आपूर्ति द्वारा होता है। यदि शुक्राणु में X गुणसूत्र होता है तो बालिका-भ्रूण (Female Embryo) (46, XX) का निर्माण होता है और Y गुणसूत्र होने से बालक-भ्रूण (Male Embryo) (46, XY) निर्मित होता है।

कलल (Morula मोरूला)

युग्मनज (Zygote) निर्माण के बाद खण्डीकरण केन्द्रक (Nucleus) का विशिष्ट समसूत्री-विभाजन (Mitotic division) होता है जिससे दो कोरक-खण्ड (Blastomeres ब्लास्टोमियर) उत्पन्न होते है।

निषेचन (Fertilization) के लगभग 30 घंटे बाद दो कोशिका अवस्था होती हैं। प्रत्येक में समान कोशिकाद्रव्य आयतन (Cytoplasmic volume) तथा समान गुणसूत्र संख्या (Chromosome number) होती है। 4, 8, 16 कोशिका अवस्था से होकर द्विविभाजन (Binary division) द्वारा कोरक खण्डों का निरंतर विभाजन होता है जब तक कि कोशिकाओं के गुच्छों का निर्माण नहीं हो जाता और इसे कलल (या मोरूला) कहा जाता है जो शहतूत (Mulberry) के समान होता है। चूँकि कोशिका पिण्ड (Cell mass) के कुल आयतन में वृद्धि नहीं होती है तथा पारभासी क्षेत्र (Zona pellucida) अक्षत (Intact) बना रहता है, अतः गर्भाशयी नली (Uterine tube) में लगभग 3 दिन तक कलल के रहने के बाद वह संकीर्ण गर्भाशयी रंध्र (Ostium) (1mm) से होकर चतुर्थ दिन 16–64 कोशिका अवस्था (Cell stage) में गर्भाशयी कोटर (Cavity) में पहुँचता है। वहन की क्रिया मंद होती है तथा पेशी संकुंचन (Muscular contraction) तथा रोमक की गतिशीलता (Movement of cilia) द्वारा नियंत्रित होती है। कलल की केन्द्रीय कोशिका को आंतरिक कोशिका पिण्ड (Internal cell mass) कहते हैं जो विशिष्ट भ्रूण (Embryo proper) का निर्माण करता है। परिधीय कोशिका (Peripheral cells) को बाहरी कोशिका पिण्ड कहा जाता है जो भ्रूण की संरक्षी और पोषक झिल्ली (Protective and nutritive membranes) का निर्माण करता है।

कोरकपुटी (Blastocyst)

जबकि कलल (मोरूला) चतुर्थ और पंचम दिन में गर्भाशयी कोटर (Uterine cavity) में स्वतंत्र रूप से बना रहता है, यह श्लेष्मा की एक परत (Film of mucus) द्वारा आच्छादित (Covered) रहता है। पारभासी क्षेत्र (Zona pellucida) की सूक्ष्मनलिकाओं (Canaliculi) से होकर द्रव आगे बढ़ता है जो कलल की कोशिकाओं (Cells of the morula) को पृथक करता है जिसे अब कोरक-पुटी (ब्लास्टोसिस्ट) कहा जाता है (देखें चित्र 2.4)। क्षेत्र अण्डज उद्‌भवन (Zona hatching) दूसरा चरण (Step) है जिससे कि गर्भाशय अंतःस्तरीय कोशिका (Endometrial cells) के साथ पोष-बाह्य स्तर कोशिका (Trophectoderm cells) की पारस्परिक क्रिया (Interact) हो सके तथा रोपण (Implantation) होता है।

कोरक-पुटी (Blastocyst) के वर्धन के कारण पारभासी क्षेत्र का तानन और पतलापन होता है तथा क्रमिक रूप से लुप्त होता है। क्षेत्र के अपक्षय और भ्रूण के पलायन (Lysis of zona and escape of embryo) को क्षेत्र

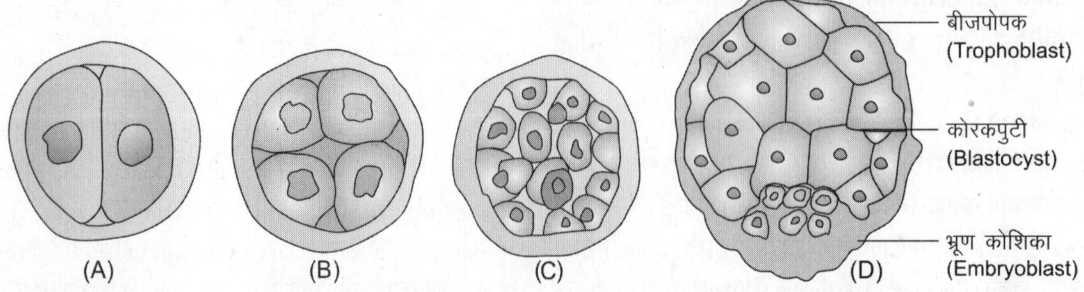

चित्र (Fig.) 2.4: युग्मनज का समसूत्री-विभाजन का रूपरेखात्मक प्रदर्शन (Schematic representation of the mitotic division of the zygote) जिसके फलस्वरूप (A) दो कोशिका अवस्था (Two-cell stage), (B) चार कोशिका अवस्था (Fourcell stage), (C) कलल (Morula) तथा (D) कोरक-पुटी (Blastocyst) का निर्माण होता है।

अण्डजउद्भवन (Zona hatching = जोना हैचिंग) कहा जाता है। कलल (ध्रुवीय) के बाहरी किनारे पर कोशिकाएँ पोषबाह्यजनस्तर (Trophectoderm) हो जाती हैं तथा आंतरिक कोशिकाएँ (Apolar= ध्रुवीय) E कैडहेरिन (Cadherin = एक प्रोटीन) की मध्यस्तता द्वारा आंतरिक कोशिका पिण्ड (Inner cells mass) बन जाती हैं। पोषबाह्यजन स्तर (ट्रोफेक्टोडर्म) का गर्भ के बाहर की झिल्ली (Chorion) (Placenta=अपरा) के रूप में तथा आंतरिक कोशिका पिण्ड का भ्रूण (Embryo) के रूप में भेद होता है। पूर्ण अभेदित कोशिका को प्लूरिपोटेन्ट (Pleuripotent) भ्रूणीय स्तम्भ (Embryonic stem, ES) कोशिका कहते हैं। ES कोशिका किसी भी जनन-परतों (Germ layers) [(Ectoderm = बाह्यजनस्तर, Mesoderm = मध्यजनस्तर तथा Endoderm = अंत:जनस्तर)] पर परिपक्व दैहिक कोशिका (Mature somatic cells) उत्पन्न करने में समर्थ होती है।

रोपण (Implantation)

इसे नीड़ीकरण (Nidation) भी कहा जाता है। छठे दिन (6th day) में बुघ्न (Fundus) के निकट गर्भाशय पिण्ड (Body) की अग्र या पश्च दिवाल के अंत:स्तर (Endometrium) में कोरक-पुटी (Blastocyst) का रोपण होता है जो नियमित आर्तव चक्र (Menstrual cycle) के 20वें दिन के अनुरूप (Corresponds to 20th day) होता है। रोपण चार चरणों (Stages), जैसे—स्तराधान (Apposition), आसंजन (Adhension), अंत:प्रवेश (Penetration) तथा आक्रमण (Invasion) में होता है।

कोरक-पुटी में परिवर्तन (Changes in blastocyst): आंतरिक कोशिका पिण्ड (Inner cell mass) के निकट ध्रुवीय बीजपोषक (Polar trophoblast) मुख्यतः गर्भाशय अंत:स्तर की कोशिकाओं (Endometrial cells) के साथ आसंजन में होता है। कोरक-पुटी संलगन (Blastocyst attachment) के लिए उत्तरकायी कारक (Factor) हैं – पी.सेलेक्टिन (P. selectin), हेपारिन (Heparin), सल्फेट प्रोटियोग्लाइकैन (Sulfate proteoglycan) EGF, इन्टिग्रिन (Integrins), ट्रॉफिनिन (Trophinin), टैसिन (Tasin) तथा अन्य। बीजपोषक गुणन (Trophoblast multiplication) के लिए संकेतक (Signals) आंतरिक कोशिका पिण्ड से उत्पन्न होते हैं।

रोपन स्थल पर गर्भाशय अंत:स्तर (Endometrium at the implantation site): (1) आर्तवचक्र (Cycle) का 20–21 दिन के अनुरूप श्रावी (Secretory) अवस्था में गर्भाशय अंत:स्तर होता है। (2) पोष-बाह्यजन स्तर (Trophectoderm) की सतह पर सूक्ष्म रसांकुर (Microvilli) मिलनस्थान-संकुल (Junctional complex) का निर्माण करने के लिए पतनिका-कोशिकाओं (Decidual cells) के साथ अंतराकीलन (Interdigitate) करते हैं। रोपण के दौरान प्रोजेस्टेरोन (Progesterone) द्वारा गर्भाशय ग्राहिता (Uterine receptivity) तथा आण्विक संकेतन (Molecular signaling) उत्पन्न किया जाता है। इस कार्य को LIF (Leukemia inhibitory factor), प्रोस्टेग्लैन्डिन (Prostaglandins) तथा COX-2 भी करते हैं।

अंत:प्रवेश (Penetration): ग्रन्थियों (Glands) के बीच में पीठिका-कोशिकाओं (Stromal cells) से होकर वास्तविक अंत:प्रवेश और आक्रमण (Invasion) होता है जिसे कोरकपुटी (ब्लास्टोसिस्ट) की ऊतक अपक्षयी क्रिया (Histolytic action) सुगम बनाती है। पीठिका-कोशिका का वर्धमान (Increasing) अपक्षय से कोरक-पुटी की पतनिका (Decidua) के संहत स्तर (Stratum compactum) के अंदर अधिक और अधिक बिल (Burrows) बनाया जाता है। प्रगामी बहुकेन्द्रक (Advancing sycytium=सिन्सीशियम) में रिक्तिकाएँ (Vacuoles) प्रकट होती हैं जो मिलकर वृहत रिक्तियों (Lacunae गर्तिकाओं) का निर्माण करती हैं। ये भ्रूणीय सिरे पर (Embryonic pole) अधिक दृश्यमान होती हैं। सहवर्ती रूप से बहुकेन्द्रकी कोशिकाओं (Syncytial cells) की पीठिका (Stroma) में और गहरा प्रवेश होता है तथा मातृक कोशिकाओं के अंत:स्तर (Endothelium of the maternal capillaries) का क्षय होता है। वाहिकाओं (Vessels) में प्रवेश द्वारा बहुकेन्द्रक अंत:स्तरीय परत (Endothelial lining) के साथ निरंतर हो जाता है बल्कि मातृक रक्त को रिक्ति-तंत्र (Lacunal system) में प्रवेश की अनुमति देता है। अन्ततः मातृक धमनियों (Maternal arteries) के क्षय से रक्त स्थान (रिक्ति) का निर्माण होता है। अब मातृक रक्त से ऑक्सीय चयापचयी मार्ग (Aerobic metabolic pathway) द्वारा पोषण प्राप्त होता है और आगे प्रवेश को संभवतः मातृक प्रतिरक्षात्मक (Immunological) कारक द्वारा रोका जाता है तथा प्रवेश के मूल स्थल (Original point of entry) को फाइब्रिन स्कंद (Fibrin clot) द्वारा बंद कर दिया जाता है और बाद में उपकला (Epithelium) द्वारा। यह प्रक्रिया दसवें या ग्यारहवें दिन (10th or 11th day) पूर्ण हो जाती है जो LMP (Last menstrual period = पिछले आर्तव काल) से 24–25 दिन के अनुरूप होता है। (देखें चित्र 2.5)।

मानव-कोरकपुटी (Human blastocyst) के गहरे अंत:प्रवेश के इस प्रकार को अंतरालीय रोपण (Interstitial implantation) कहा जाता है तथा गर्भाशय अंत:स्तर (Endometrium) (Decidua=पतनिका) द्वारा कोरक-पुटी को सभी किनारों पर आच्छादित (Covered) किया जाता है। कभी-कभी भ्रूणीय सिरे (Embryonic pole) पर रिक्त (Lacunar) स्थानों पर रक्त का वर्धित प्रवाह हो सकता है। इसके कारण रिक्त (Lacunae) का विघटन (या विदार=Disruption) तथा गर्भाशय अंत:स्तर के छिद्र (Endometrial cavity) में रक्त का परिश्रवण (Extravasation) होता है। यह निषेचन (Fertilization) के बाद लगभग 13वें दिन के अनुरूप होता है (आर्तव = mense अवधि के बाद अपेक्षित दिन)। यह प्रसव (Delivery) की अपेक्षित तिथि (Expected date) के निर्धारण में संशय (Confusion) उत्पन्न कर सकता है। रोपण की प्रक्रिया में अनेक स्थानीय पेप्टाइड (Local peptides) के समान बाह्य त्वचीय वर्धन कारक (EGF = Epidermal growth factor), इन्सुलिन के समान वर्धनकारक (IGF=Insulin-like growth factor) तथा इन्टिग्रिन (Integrins) (कोशिका आसंजन अणु=Cell adhesion molecule) शामिल होते हैं। पतनिका (Decidua) तथा भ्रूण (Embryo), दोनों ही इन अणुओं का संश्लेषण (Synthesize) करते हैं।

बीजपोशक (Trophoblast)

जैसाकि उल्लेख किया गया है कि कोरकपुटी (Blastocyst) की कोशिकाएँ एक बाहरी पोषबाह्यजनस्तर और एक आंतरिक कोशिका पिण्ड (Outer trophectoderm and an inner cell mass) में विभेदित होती हैं। रोपण के ठीक पहले पोषबाह्यजनस्तर (ट्रोफेक्टोडर्म) और आगे एक आंतरिक एक केन्द्रक कोशिकीय परत (Mononuclear cellular layer) जिसे कोशिका बीजपोषक (Cytotrophoblast) या लैंघन-परत (Langhan's layer) कहते हैं तथा बहुकेन्द्रकित संकोशिका (Multinucleated syncytium) की बाहरी परत जिसे बहुकेन्द्रक बीजपोषक (Syncytio trophoblast) कहते हैं, में विभेदित होता

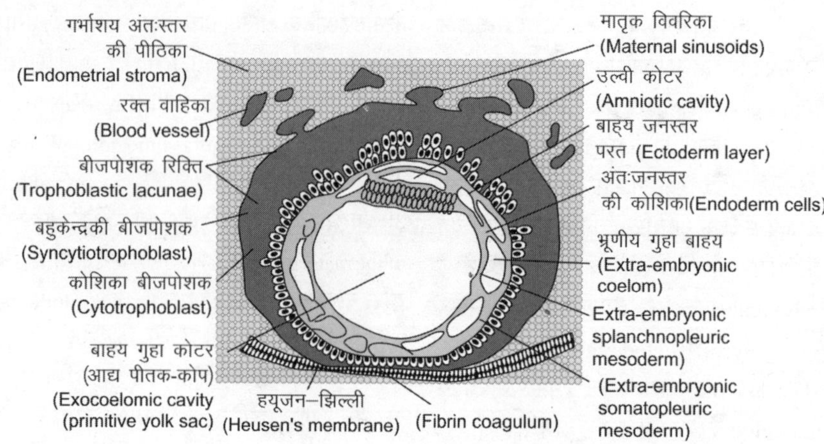

चित्र (Fig.) 2.5: पतनिका (Decidua) का संहत स्तर (Stratum compactum) में कोरक-पुटी (Blastocyst) का अंतरालीय रोपन (Interstitial implantation) का आरेखीय प्रदर्शन (Schematic representation)

है। कोशिकाबीजपोषक (Cytotrophoblasts) जो दीर्घरोमी शाखा (Villous stems) को स्तरित करते हैं उसे दीर्घरोमी कोशिकाबीजपोषक (Villous cytotrophoblasts) कहा जाता है। (चित्र 3.5)। कोशिकाबीजपोषक कोशिकाएँ (Cytotrophoblast cells) जो पतनिका (Decidua) पर आक्रमण करती हैं। उसे अंतरालीय दीर्घरोम-बाह्य कोशिकाबीजपोषक (Interstitial extravillous cytotrobhoblast) कहा जाता है (चित्र 3.5) तथा जो मातृक सर्पिल धमनियों (Maternal spiral arteries) की अवकोशिकाओं (Lumens) (देखें चित्र 3.7) में प्रवेश करती हैं उसे अंतःसंवहनी दीर्घरोम-बाह्य कोशिकाबीजपोषक (Intravascular extra-villous cytotrophoblast) कहा जाता है। सम्पूर्ण गर्भकाल

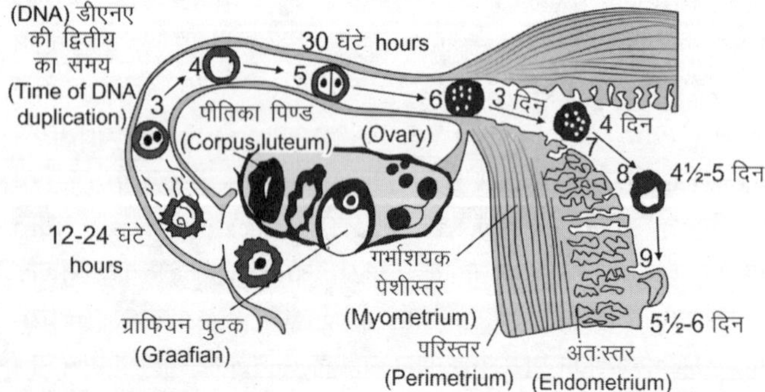

चित्र (Fig.) 2.6: अण्डोत्सर्ग (Ovulation), निषेचन (Fertilisation) तथा रोपण (Implantation) की घटनाओं (Events) का आरेखीय प्रदर्शन (Diagrammatic representation): (1) अण्डोत्सर्ग पर द्वितीयक अण्डाणु कोशिका (Oocyte) का बाहर निकलना जो LMF से 14 दिन पर होता है। (2) द्वितीय ध्रुवीय पिण्ड (2nd polar body) का निष्कासन (14-16 दिन), (3) पुरूष और स्त्री का प्राक्केन्द्रक (Male and female nuclei) का निर्माण, (4) प्राक्केन्द्रक (Nuclei), द्विगुणित युग्मनज (Diploid zygote) का संयोजन (Fusion), (5) दो कोशिका अवस्था (Two cell stage), (6) प्रारंभिक कलल (Early morula) (D, 17= सतरह दिन पर,) (7) विलम्बित कलल (Late morula) (D,18) (8) पारभासी क्षेत्र (Zona pellucida) के लोप के साथ प्रारंभिक कोरक-पुटी (Early blastocyst) की अवस्था, (9) रोपण की प्रारंभिक अवस्था (D, 20-21)

में कोशिका-बीजपोषक (Cytotrophoblast) से बहुकेन्द्रकबीजपोषक (Syncytiotrophoblast) की प्राप्ति होती है। बीजपोषक (ट्रोफोब्लास्ट) से अपरा (Placenta) तथा भ्रूणीय झिल्ली (Fetal membranes) का विकास होता है। यह सम्पूर्णरूप से अपरा के अधिक कार्यों में शामिल होता है। इस प्रकार यह न्यूनतम तीन महत्वपूर्ण कार्यों-आक्रमण (Invasion), पोषण (Nutrition) तथा गर्भ के अनुरक्षण (Maintenance of pregnancy) के लिए हार्मोन के उत्पादन में सहायक होता है। पतनिका (Decidua) में कोशिकाबीजपोषक (साइटोट्रॉफोब्लास्ट) के आक्रमण को साटोकाइन्स (Cytokines) नियंत्रित (Regulate) करता है।

पतनिका (Decidua)

पतनिका (डिसिड्यूआ) गर्भवती गर्भाशय का अंतःस्तर (Endometrium) है। इसका पतनिका नाम इसलिए है क्योंकि प्रसव (Delivery) के बाद इसके अधिक भाग का पृथक्करण (Shedding या पतन) हो जाता है।

पतनिका-प्रतिक्रिया (Decidual reaction): गर्भाशय अंतःस्तर की वर्धित संरचनात्मक और श्रावी क्रियाशीलता जो रोपण (Implantation) के बाद प्रोजेस्टेरोन (Progesterone) की अनुक्रिया में उत्पन्न होती है उसे पतनिका की प्रतिक्रिया कहते हैं। गर्भाशय अंतःस्तर (एन्डोमेट्रिअम) के सभी अवयवों में परिवर्तन होते हैं परन्तु अधिक उल्लेखनीय परिवर्तन रोपन-स्थल पर होता है तथा प्रथम का आरंभ मातृक रक्तवाहिका के आसपास होता है। पीठिका (Stroma) के रेशामय संयोजी ऊतक (Fibrous connective tissues) का परिवर्तन उपकला-कोशिकाओं (Epitheloid cells) में होता है जिसे पतनिका की कोशिका (Decidual cells) कहा जाता है। ग्रन्थि (Glands) में उल्लेखनीय विस्फारण (Marked dilation) का प्रदर्शन होता है। वर्धित वक्रता (Increased tortuosity) और उसकी रेखांकन उपकला होती है जिसमें वर्धित श्रावी (Secretory) क्रियाशीलता के साथ सक्रिय कोशिका प्रचुरोद्भवन (Active cells proliferation) का प्रदर्शन होता है। लघु अंतरालीय रक्तश्राव (Small interstitial hemorrhage) तथा श्वेताणु की घुसपैठ (Leucocytic infiltration) के क्षेत्र होते हैं, विशेषकर रेपण के स्थल पर।

सुविकसित पतनिका का वर्गीकरण तीन परतों (Layers) में किया जाता है (देखें चित्र 2.7) जो निम्नलिखित हैं –

(1) सतही सघन परत (Superficial compact layer) जिसमें पतनिका-कोशिका (Decidual cells), ग्रन्थि नलिका (Gland ducts) तथा विस्फारित केशिकाओं (Dilated capillaries) का सघन पिण्ड (Compact mass) होता है। सतही उपकला (Surface epithelium) का वृहत भाग या तो पतला होता है या लुप्त हो जाता है।

(2) मध्यवर्ती स्पंजी परत (Intermediate spongy layer) या गुहामय परत (Cavernous layer) – इसमें विस्फारित गर्भाशय ग्रन्थि, पतनिका-कोशिका और रक्तवाहिका होते हैं। इस परत से होकर अपरा-पृथक्करण का विदरण (Cleavage of placental separation) होता है।

(3) पतली आधारिक परत (Thin basal layer) – इसमें ग्रन्थियों का आधारिक भाग होता है तथा गर्भाशयी पेशी के सामने की परत होती है। प्रसव (Parturition) के बाद इस परत से श्लेष्मल आवरण (Mucous coat) का पुनर्निमाण होता है।

पतनिका की सघन परत में कोरक-पुटी (Blastocyst) के अंतरालीय रोपण (Interstitial implantation) के बाद पतनिका के विभिन्न भागों का पुनःनामकरण इस प्रकार होता है – (1) पतनिका आधारीय (Decidual basalis or serotina) – यह पतनिका का वह भाग है जो कोरक-पुटी (Blastocyst) के आधार के साथ संपर्क में रहता है, (2) पतनिका सम्पुटीय (Decidua capusularis or reflexa) – यह पतली सतही सघन परत है जो रोपण के स्थल को आच्छादित (Cover) करती है तथा (3) पतनिका भित्तीय (Decidual vera or parietalis) – यह पतनिका का शेष भाग है जो रोपण के स्थल के बाहर गर्भाशयी कोटर (Uterine cavity) को स्तरित करता है। इसकी मोटाई क्रमिक रूप से बढ़ती है तथा द्वितीय मास के अंत तक अधिकतम 5–10 mm हो जाती है और उसके बाद गर्भावस्था के विकास के साथ कम होती है जिससे कि 20वें सप्ताह से अधिक में इसकी मोटाई 1 mm से अधिक नहीं होती है।

जैसे ही वर्धमान अण्डाणु (Ovum) गर्भाशयी कोटर (Uterine cavity) की ओर उभार होता है, वैसे ही पतनिका-संपुटीय और पतनिका-भित्तीय के बीच स्थान क्रमिक रूप से संकीर्ण होने लगता है (इस स्थान को पतनिका स्थान=Decidual space कहते हैं) तथा चौथे महीने तक यह पतनिका-भित्तीय के साथ पतनिका-संपुटीय के संयोजन (Fusion) द्वारा पूर्णतः विरूपित (Obliterated) हो जाता है। पूर्णगर्भावधि (Term) में दबाव के कारण वह क्षीण (Atrophied) हो जाता है तथा दो को एक द्विपरत के रूप में परिभाषित नहीं किया जा सकता है। पतनिका-आधारीय (Decidual basalis), तथापि (However), अपना विशिष्ट रूप पूर्ण गर्भावधि तक बनाये रखता है तथा अपरा (Placenta) का मातृक भाग बन जाता है (चित्र 3.1)।

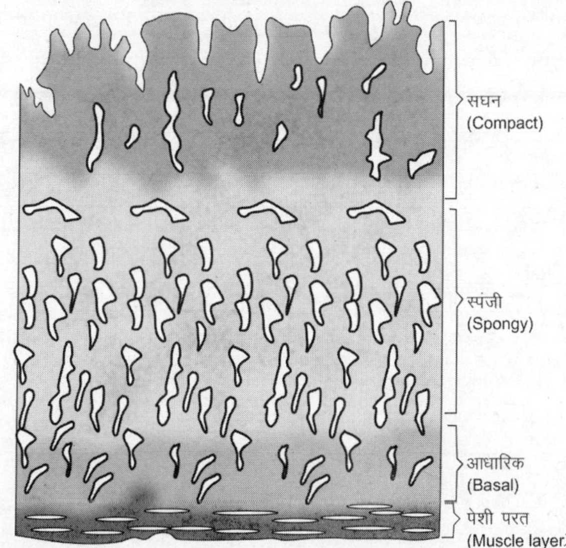

चित्र (Fig.) 2.7: पतनिका की संरचना (Structure of deciduas)

कार्य (Functions): (1) यह कोरक-पुटी (ब्लास्टोसिस्ट) के रोपण के लिए एक उत्तम उद्गम-स्थान (Nidus या नीड़) प्रदान करती है। (2) यह (पतनिका) ग्लाइकोजेन (Glycogen) और वसा (Fat) के अपने प्रचुर श्रोतों द्वारा वर्धमान अण्डाणु (Growing ovum) की प्रारंभिक अवस्था में पोषण की आपूर्ति करती है। (3) बीजपोषक (Trophoblast) के गहरे अंतःप्रवेश (Penetration) का नियंत्रण स्थानीय पेप्टाइड (Local peptides), साइटोकाइन्स (Cytokines) तथा इन्टिग्रिन (Integrins) द्वारा होता है। (4) अपरा (Placenta) के आधारिक प्लेट के निर्माण में पतनिका-आधारीय शामिल होता है।

जरायु और जरायु-उद्वर्ध (Chorion and Chorionic Villi)

दो भ्रूणीय झिल्ली (Fetal membranes)[जरायु (Chorion) तथा उल्व (Amnion)] की बाह्यतम परत (Outermost layer)] को जरायु कहते हैं। इसमें दो भ्रूणीय परत (Embryonic layers) – बाहरी बीजपोषक (Trophoblast) तथा आंतरिक आद्य मेसेनकाइम (Inner primitive mesenchyme) होती है जो नवम दिन (9th day) में प्रकट होती है। तृतीय सप्ताह के आरंभ में बहुकेन्द्रकी बीजपोषक (Syncytiotrophoblast–सिन्सिओट्रॉफोब्लास्ट) द्वारा असममित (Irregular) अंगुली के समान प्रक्षेप (Projection) उत्पन्न किया जाता है जो आंतरिक रूप से कोशिकाबीजपोषक (Cytotraphoblast) द्वारा स्तरित (Lined) होता है। इस अंगुली के समान कलिका (Buds) को प्रारंभिक वृंत उद्वर्ध (Primary stem villi) कहा जाता है जो गर्तिका स्थानों (Lacular spaces) द्वारा घिरे रहते हैं तथा बाद में अंतरा-उद्वर्धी (Intervillous) स्थानों का निर्माण करेंगे।

आद्य मेसेनकाइम की उपस्थिति तथा जरायु के विकास के बाद प्रारंभिक वृंत उद्वर्ध को जरायु उद्वर्ध (Chorionic villi) कहा जाता है। उद्वर्ध संरचना के केन्द्रीय भाग (Core) में प्रारंभिक मध्यजन स्तर (Primary mesoderm) के क्रमिक प्रवेश के साथ द्वितीयक उद्वर्ध (Secondary villi) का निर्माण 16वें दिन होता है। बाद में उद्वर्ध में मध्यजन स्तर की कोशिकाएँ रक्त कोशिका (Blood cells) तथा रक्तवाहिकाओं (Blood vessels) में विभेदित करना (Differentiate) आरंभ करती हैं और इस प्रकार उद्वर्धी केशिका-तंत्र (Villous capillary system) का निर्माण होता है। इन संवहनीयुक्त (Vascularized) उद्वर्ध को तृतीयक उद्वर्ध (Tertiary villi) कहा जाता है जो 21वें दिन पूर्ण होता है। बाद में यह भ्रूण-बाह्य रक्त-परिवहन तंत्र (Extra-embryonic circulatory system) काथिक वृंत (Body stalk) से होकर अंतःभ्रूणीय (Intra-embryonic) रक्त-परिवहन तंत्र के साथ संबंध स्थापित करता है। (देखें चित्र 3.6)।

इसी बीच उद्वर्ध की सिराओं (Tips of villus system) के पार कोशिका-बीजपोषक कोशिकाएँ (Cytotrophoblastic cells) पतनिका (Decidua) के निकट उपरिशायी बहुकेन्द्रक (Overlying syncytium) में प्रवेश करती हैं। इस प्रकार एक पतला बाहरी कोशिका-बीजपोषकीय खोल (Cytotrophoblastic shell) का निर्माण होता है जो सम्पूर्ण कोरक-पुटी (Blastocyst) को घेरता है। कोशिका बीजपोषकीय खोल के तत्काल निकट पतनिका के क्षेत्र को पोषगोला (Trophosphere) कहा जाता है जिसमें पतनिका की सघन परत (Compact layer) होती है। बीजपोषकीय खोल के बाहर बहुकेन्द्रक-बीजपोषक (Syncytiotrophoblast) पर फाइब्रिन का संग्रह होता है जिसे निटाबुच-झिल्ली (Nitabuch's membrane) कहते हैं। मातृक (Maternal) रक्त सभी परतों से होकर आगे जाकर अंतः उद्वर्धी स्थान (Intravillous space) तक पहुँचता है। देखें चित्र 3.5।

पतनिका आधारीय पर उपरिशायी उद्वर्ध (Villi overlying the decidual basalis) निरंतर बढ़ता और फैलता है जिसे जरायु पर्णाकार (Chorion frondosum) कहा जाता है जो बाद में चक्रिक अपरा (Discoid placenta) का निर्माण करता है। पतनिका संपुटीय (Decidua capsularis) पर जरायु-उद्वर्ध क्रमिक रूप से दबाव से क्षीण होता है तथा तृतीय माह तक चिकना जरायु (Chorion leave) हो जाता है तथा उल्व (Amnion) तथा पतनिका (Decidua) के बीच उसकी ऊपरी सतह पर मध्यवर्ती (Intervening) के रूप में रहता है। तथापि (However), पतनिका-कोशिका और बीजपोषक (ट्रॉफोब्लास्ट) के अवशेष (Remnant) को सूक्ष्मदर्शी से अंतर (या भेद) किया जा सकता है।

आंतरिक कोशिका पिण्ड का विकास (Development of Inner Cell Mass)

बीजपोषक (Trophoblast) में 8वें दिन पर परिवर्तन के साथ भ्रूण कोरक (Embryoblast) द्विस्तरिका-कोरक डिस्क (Bilaminar germ disc) में परिवर्तित होता है जिसमें लम्बी स्तम्भी कोशिकाओं (Tall columnar cells) की पृष्ठीय वहिःजनस्तरीय परत (Dorsal ectodermal layer) तथा चपटी बहुफलकीय कोशिकाओं (Flattened polyhedral cells) की अधर अंतःजनस्तरीय परत (Ventral endodermal layer) होती है। मेसेनकाइम का संघनन (Mesenchymal condensation) द्वारा बीजपोषक (ट्रोफोब्लास्ट) के साथ द्विस्तरिका कोरक

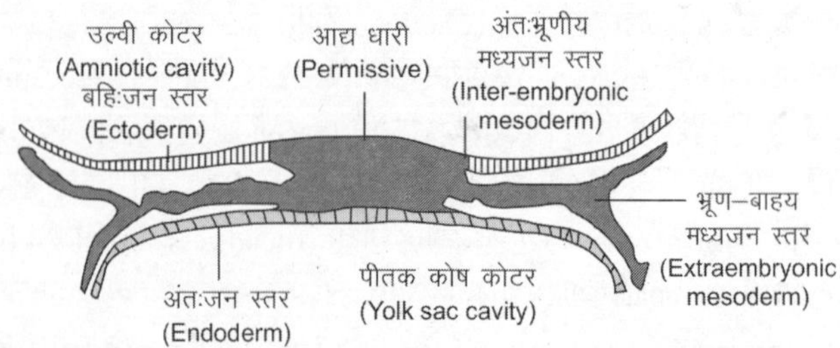

चित्र (Fig.) 2.8: आद्य धारीदार क्षेत्र (Primitive streak region) से होकर तिर्यक खण्ड (Transverse section) जिसमें मध्यजनस्तर की कोशिकाओं (Mesodermal cells) का अंतर्वलन (Invagination) और पार्श्विक पलायन (Lateral migration) का प्रदर्शन है जो एक द्विस्तरिका (Bilaminar) डिस्क को आच्छादित करके त्रिस्तरिका (Trilaminal) में परिवर्तित करता है।

डिस्क संयोजित होता है। इस मेसेनकाइम-संघनन को संयोजक वृंत (Connecting stalk) या कायिक वृंत (Body stalk) कहा जाता है जो बाद में नाभिका-रज्जु (Umbilical cord) का निर्माण करता है। देखें चित्र 2.9।

कोरक डिस्क (Germ disc) पर प्रत्येक किनारे पर दो कोटर (Cavities) प्रकट होते हैं –

(1) अण्डोत्सर्ग (Ovulation) के बाद 12वें दिन पर द्रव से भरा एक स्थान वहिःजनस्तर की परत (Endodermal layer) तथा कोशिका-बीजपोषक (Cytotrophoblast) के बीच प्रकट होता है जिसे उल्वीकोटर (Amniotic cavity) कहा जाता है। इसके तल (Floor) का निर्माण वहिःजनस्तर (Ectoderm) द्वारा होता है तथा इसकी दिवाल का निर्माण आद्यमेसेनकाइम (Primitive mesenchyme) द्वारा होता है। (2) पीतक कोष (Yolk sac) द्विस्तरिका डिस्क का अधर क्षेत्र (Ventral aspect) पर प्रकट होता है जिसका स्तरण (Lining) बाह्यरूप से आद्य मेसेनकाइम द्वारा होता है तथा आंतरिक रूप से कोरक डिस्क (Germ disc) का अंतःजनस्तर की परत (Endodermal layer) से पलायन (Migrate) करनेवाली कोशिकाओं द्वारा होता है। देखें चित्र 2.9(A)।

त्रिस्तरिका भ्रूणीय डिस्क का निर्माण (Formation of trilaminar disc): निषेचन (Fertilisation) के 14 दिन बाद मध्यरेखा में वहिःजनस्तर की कोशिकाओं (Ectodermal cells) का प्रचुर-उद्भवन (Proliferation) होता है जो आद्यधारी (Primitive streak) के निर्माण की ओर अग्रसर होता है। (देखें चित्र 2.8). धारी के अंदर कोशिकाएँ पार्श्विकरूप से (Laterally) वहिःजनस्तर (Ectoderm) तथा अंतःजनस्तर (Endoderm) के बीच अंतःभ्रूणीय मध्यजनस्तर (Intraembryonic mesoderm) के रूप में प्रसारित होती हैं। यह अंतःभ्रूणीय मध्यजनस्तर भ्रूणीय डिस्क (Embryonic disc) के पार्श्विक किनारा पर भ्रूण-बाह्य मध्यजनस्तर (Extraembryonic mesoderm) के साथ निरंतर हो जाता है।

भ्रूण-बाह्य गुहा (Extraembryonic coelom) (देखें चित्र 2.9): बीजपोषक (Trophoblast) से प्राप्त भ्रूण-बाह्य मेसेनकाइम (Extraembryonic mesenchyme) कोरक-पुटी (Blastocyst) की दिवाल से पीतक कोष (Yolk sac) को पृथक करता है तथा जरायु (Chorion) का बीजपोषक (ट्रोफोब्लास्ट) से उल्वीकोटर (Amniotic cavity) को भी पृथक करता है। अब भ्रूण-बाह्य मेसेनकाइम के अंदर लघु पुटीय स्थान (Small cystic spaces) प्रकट होते हैं। ये स्थान क्रमिकरूप से वर्धित (Enlarge) होते हैं तथा मिलकर भ्रूण-बाह्य गुहा (Extraembryonic coelom) का निर्माण होता है। भ्रूण-बाह्य गुहा का क्रमिक वर्धन होने से जरायु के आंतरिक क्षेत्र से उल्व (Amnion) पृथक होता है, भ्रूण के पुच्छीय छोर को छोड़कर (Except at the caudal end of embryo)। वहाँ कायिक वृंत (Body stalk) (चित्र 2.9 A) का निर्माण होने के लिए मेसेनकाइम का संलग्न (Attachment) बना रहता है। इस कायिक वृंत से नाभिका-रज्जु (Umbilical cord) विकसित होती है।

बाद में भ्रूण-बाह्य की कीमत पर उल्वीकोटर (Amniotic cavity) का वर्धन होता है तथा विकासशील भ्रूण (Embryo) वर्धित उल्वीकोटर में फूलता (Bulge) है। पीतक कोष (Yolk sac) अंशतः भ्रूण में समाविष्ट (Incorporated) होकर पाचन-नली (Gut) का निर्माण होता है। जो भाग बाहर रहता है वह कायिक वृंत (Body stalk) (देखें चित्र 2.9 B and C) में समाविष्ट हो जाता

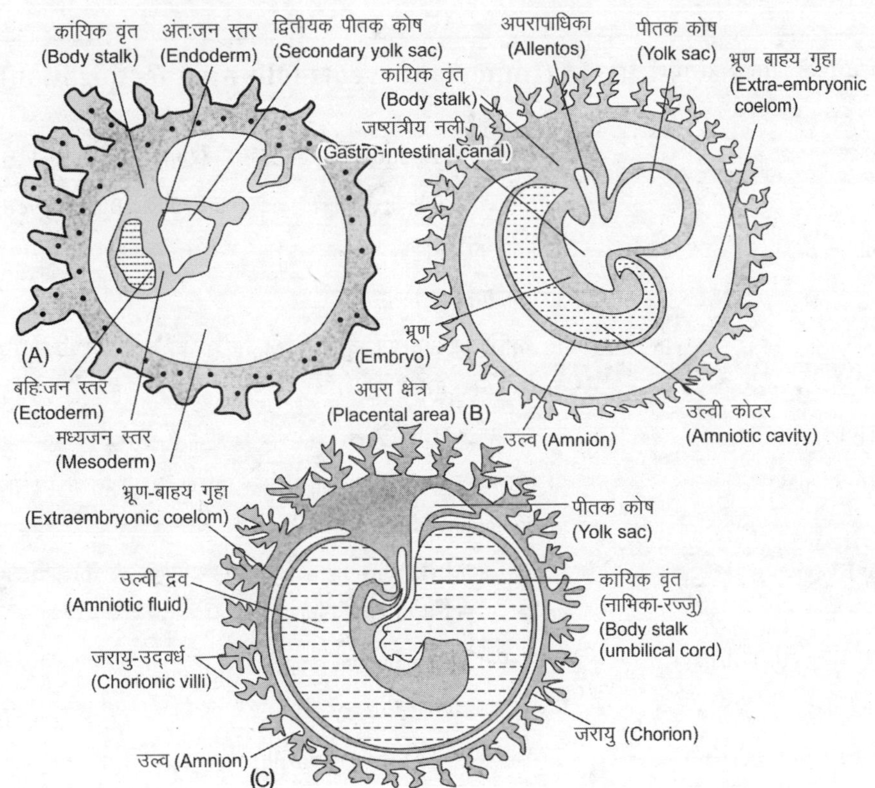

चित्र (Fig.) 2.9: उल्वी कोटर (Amniotic cavity), द्वितीयक पीतक कोष (Secondary yolk sac), भ्रूण-बाह्य गुहा (Extra-embryonic coclom) तथा पिण्ड वृंत (Body stalk) के निर्माण का आरेखीय प्रदर्शन (Schematic representation): (A) भ्रूण-बाह्य गुहा छिद्र का वर्धन (Enlargement of extra-embryonic coelomic cavity), (B) उल्वीथैली (Amniotic sac) का वर्धन होता है तथा भ्रूण बाह्य गुहा का स्थान लेना आरम्भ करती है, (C) भ्रूण (Embryo) को उल्वी थैली घेर लेती है जो भ्रूण-बाह्य गुहा को लगभग पूर्णतः विलोपित (Obliterate) करती है तथा कायिक वृंत (Body stalk) का निर्माण पूर्ण हो जाता है।

है। क्रमिक रूप से (Gradually) भ्रूण-बाह्य गुहा पूर्णतः विलुप्त (Obliterated) हो जाता है। उल्व (Amnion) को आच्छादित (Cover) करनेवाला भ्रूण-बाह्य मेसेनकाइम (Extraembryonic mesenchyme) अब जरायु (Chorion) के स्तर (Lining) के साथ मिल जाता है। अब संयुक्त उल्व-जरायु (Fused amniochorion) की एक परत का निर्माण होता है। (चित्र 2.9C)।

भ्रूणीय (Embryonic) अवस्था के दौरान जो चतुर्थ से लेकर अष्टम सप्ताह तक की होती है, भ्रूण संरचना की परतों (Germ layers) का वैयक्तिक भेदीकरण तथा भ्रूण (Embryo) की तहों (Folds) का निर्माण होता है। इस अवधि में अधिकतर ऊतकों (Tissues) तथा अंगों (Organs) का विकास होता है जिसका विस्तृत वर्णन इस पुस्तक के क्षेत्र से परे है। तथापि (However), मुख्य संरचना जो तीन भ्रूणीय परतों (Germinal layers) से विकसित होती है उसका वर्णन निम्नलिखित है। भ्रूण को 8वें सप्ताह में मानव (Human) के रूप में विशिष्टीकरण किया जा सकता है।

वहिःजनस्तर की परत (Ectodermal layer): – केन्द्रीय और परिधीय तंत्रिका-तंत्र (Central and peripheral nervous system), उपांग के साथ बाह्यत्वचा (Epidermis of skin with its appendages), पीयूष ग्रन्थि (Pituitary gland), क्रोमेफिन अंग (Chromaffin organs), लार ग्रन्थि (Salivary glands), नासिका-कोटर का श्लेष्मल स्तरण (Mucous lining of nasal cavity), परानासिका खातिका (Paranasal sinus), मुँह का तालु (Roof of the mouth), आदि (etc)।

मध्यजन स्तर की परत (Mesodermal layer): अस्थि (Bones), उपास्थि (Cartilage), पेशी (Muscles), ह्रदय-संवहनीतंत्र (Cardiovascular system), वृक्क (Kidney), जननग्रन्थि (Gonads), अधिवृक्क ग्रन्थि (Supra-renals) प्लीहा (Spleen), अधिकतर जननांगी क्षेत्र (Most of the genital tract) ह्रदयावरण का मध्यस्तर (Mesothelial lining of pericardial), फुफ्फुसावरणी और उदरावरणी कोटर (Pleural and peritoneal cavity), आदि।

अंतःजनस्तर की परत (Endodermal layer): जठरांत्रीय क्षेत्र का उपकलास्तर (Epithelial lining of the gastrointestinal tract), यकृत (Liver), पित्ताशय (Gallbladder), अग्न्याशय (Pancreas), श्वसन-क्षेत्र का उपकला-स्तरण (Epithelial lining of respiratory tract) तथा मूत्राशय और मूत्रमार्ग की अधिकांश श्लेष्मल झिल्ली (Most of the mucous membrane of urinary bladder and urethra), गोल-मूत्रमार्गीय तथा प्रकोष्ठीय ग्रन्थि (Bulbourethral and greater vestibular glands), आदि।

निषेचन के बाद महत्वपूर्ण घटनाएँ (Important events following fertilization)

शून्य घंटा (0 hour)	– निषेचन (Fertilisation पिछला आर्तव (रजोश्राव) से 15 दिन,
30 घंटे (Hours)	– 2 कोशिका अवस्था (Cell stage) [कोरक खण्ड (Blastomere)]
40–50 घंटे (Hours)	– 4 कोशिका अवस्था
72 घंटे (Hours)	– 12 कोशिका अवस्था
96 घंटे (Hours)	16 कोशिका अवस्थाः कलल (Morula) का प्रवेश गर्भाशयी कोटर (Uterine cavity) में होता है।
पंचम दिन (5th day)	– कोरक पुटी (Blastocyst)
षष्ठ-सप्तम दिन (6-7th day)	– पारभासी क्षेत्र (Zona pellucida) लुप्त हो जाता है, अंतरालीय रोपण (Interstitial implantation) अहोता है।
नवम दिन (9th day)	– गर्तिका अवधि (Lacunar period) ए गर्भाषय अंतःस्तर की वाहिका (Endometrial vessels) – निष्कासित (Tapped)
दशम और एकादश दिन (10-11th day)	– रोपण पूर्ण (Implantation completed)
त्रयोदशम दिन (13th day)	– प्रारंभिक उद्वर्ध (Primary villi)
शोडश (या सोलहवाँ) दिन (16th day)	– द्वितीयक उद्वर्ध (Secondary villi)
इक्कीसवाँ दिन (21st day)	– तृतीयक उद्वर्ध (Tertiary villi)
इक्कीसवाँ-बाईसवाँ दिन (21st-22nd day)	– भ्रूणीय हृदय (Fetal heart), भ्रूण-अपरा रक्तपरिवहन (Feto-placental circulation).

अध्याय

3

अपरा और भ्रूणीय झिल्ली (Placenta and Fetal Membranes)

अपरा (Placenta)

अपरा केवल यूथेरियन स्तनधारी (Eutherian mammals) में पायी जाती है। मानव-अपरा (Human placenta) अपनी आकृति के कारण चक्रिक (Discoid) होती है, मातृक (Maternal) रक्त के साथ जरायु (Chorion) के प्रत्यक्ष संपर्क के कारण रक्त जरायुमय (Haemochorial हेमोकोरियल) होती है तथा प्रसव (Parturition) में कुछ मातृक ऊतक (Tissue) के पृथक (Shed) होने के कारण पतनिकामय (Deciduate) होती है। गर्भाशयी दिवाल के साथ अपरा संलग्न होती है तथा नाभिका-रज्जु (Umbilical cord) द्वारा माता और भ्रूण (Fetus) के बीच संबंधन स्थापित करती है। यह तथ्य कि मातृक और भ्रूणीय ऊतक (Maternal and fetal tissues) अस्वीकृति (Rejection) के बिना प्रत्यक्ष सम्पर्क में आते हैं जिससे माता द्वारा भ्रूणीय रोपण (Fetal graft) की प्रतिरक्षात्मक स्वीकृति (Immunological acceptance) का संकेत मिलता है।

विकास (Development)

अपरा का विकास दो श्रोतों (Sources) से होता है। मुख्य अवयव (Component) भ्रूणीय (Fetal) है जो जरायु पर्णाकार (Chorion frondosum) से विकसित होता है तथा मातृक अवयव में पतनिका आधारीय (Decidual basalis) होती है।

जब 11वें (11th) दिन पर अंतरालीय रोपण (Interstitial implantation) पूर्ण हो जाता है तब कोरक-पुटी को सभी किनारों पर बहुकेन्द्रकी कोशिकाओं के रज्जुओं (Cords of syncytial cells) के चारों ओर गर्तिका स्थानों (Lacular spaces) द्वारा घेरा जाता है। इस रज्जु को ट्रैबीक्यूला (Trabecula) कहते हैं जिससे 13वें (13th) दिन पर वृंत उदवर्ध (Stem villi) विकसित होता है जो आधारिक (Basal) प्लेट के साथ जरायु-प्लेट (Chorionic plate) को जोड़ता है। वृंत उद्वर्ध से क्रमिक रूप से प्रारंभिक, द्वितीयक तथा तृतीयक उद्वर्ध (Primary, secondary and tertiary villi) विकसित होता है। प्रत्येक उद्वर्ध (Villus) के मेसेनकाइमल कोर (Mesenchymal core) में धमनी-केशिका-शिरीय तंत्र (Arterio-capillary-venous system) 21वें दिन पूर्ण हो जाता है। यह अंततः कायिक वृंत (Body stalk) से होकर अंतःभ्रूणीय संवहनी-तंत्र (Intraembryonic vascular system) के साथ संबंध स्थापित करता है।

इसके साथ-साथ गर्तिका स्थान (Lacunar spaces) भी एक दूसरे के साथ संप्रवाही (Confluent) बन जाते हैं तथा तृतीय-चतुर्थ (3rd-4th) सप्ताह तक बहुकेन्द्रक (Syncytium) द्वारा स्तरित (Lined) तथा मातृक द्रव द्वारा पूरित (Filled) एक बहुकोष्ठीय घानी (Multilocular receptacle) का निर्माण होता है। यह स्थान भावी अंतराउद्वर्धी स्थान (Intervillous space) बन जाता है। जैसे ही भ्रूण का वर्धन अग्रसर होता है, पतनिका संपुटीय (Decidua capsularis) 6 सप्ताह में पतला होता है तथा भ्रूणीय क्षेत्र में दोनों, उद्वर्ध तथा गर्तिका स्थान (Villi and lacunar spaces) विलुप्त (Obliterated) हो जाते हैं तथा चिकना जरायु (Chorion leave) बन जाता है। तथापि (However), इसकी क्षतिपूर्ति (a) पतनिका आधारीय (Decidua basalis) की प्रचुर वृद्धि तथा प्रचुर-उद्भवन (Proliferation) और (b) भ्रूणीय छोर में जरायु-उद्वर्ध (Chorionic villi) के प्रचुर विभाजन और उपविभाजन (Chorion frondosum) द्वारा होती है। ये दोनों अर्थात् जरायु पर्णाकार (Chorion frondosum) और पतनिका आधारीय द्वारा पृथक अपरा (Discrete placenta) का निर्माण होता है। यह षष्ठ (6th) सप्ताह में आरंभ होता है तथा द्वादश (12th) सप्ताह तक निर्माण पूर्ण हो जाता है। देखें चित्र 3.1।

शोडश (16th = सोलहवाँ) सप्ताह के अंत तक अंतरा-उद्वर्धी स्थान (Intervillous space) के प्रसार के साथ जरायु-उद्वर्ध (Chorionic villi) के वर्धन (Growth) के कारण अपरा की मोटाई तथा परिधि का वर्धन होता है। इसके बाद उसकी मोटाई में अल्पवृद्धि होती है परन्तु परिधि का वर्धन पूर्णगर्भावधि (Term) तक होता है।

पूर्णगर्भावधि पर अपरा (Placenta at Term)

सकल (या कुल) संरचना (Gross anatomy): पूर्णगर्भावधि पर अपरा लगभग गोलाकार डिस्क के समान होती है जिसका व्यास 15–20 cm तथा मोटाई केन्द्र पर लगभग 2.5 cm होती है। यह किनारे (Edge) की ओर पतली होती है। स्पर्श करने पर यह स्पंजी लगती है तथा इसका भार लगभग 500 gm होता है। इसका शिशु के भार से अनुपात पूर्णगर्भावधि पर 1:6 होता है तथा यह गर्भाशयी दिवाल (Uterine cavity) के लगभग 30% स्थान पर रहती है। इसमें दो सतहें-भ्रूणीय (Fetal) तथा मातृक (Maternal) और एक परिधीय किनारा (Peripheral margin) होता है।

भ्रूणीय सतह (Fetal surface): भ्रूणीय सतह चिकने और चमकीले उल्व (Amnion) द्वारा आच्छादित (Covered) होती है तथा इसके केन्द्र या उसके निकट नाभिक-रज्जु (Umbilical cord) संलग्न रहती है। उल्व के नीचे नाभिका वाहिका (Umbilical vessels) की शाखाएँ दृश्यमान होती हैं क्योंकि ये रज्जु के अन्तर्वेशन (Insertion) से प्रसारित होती हैं। (देखें चित्र 3.2)।

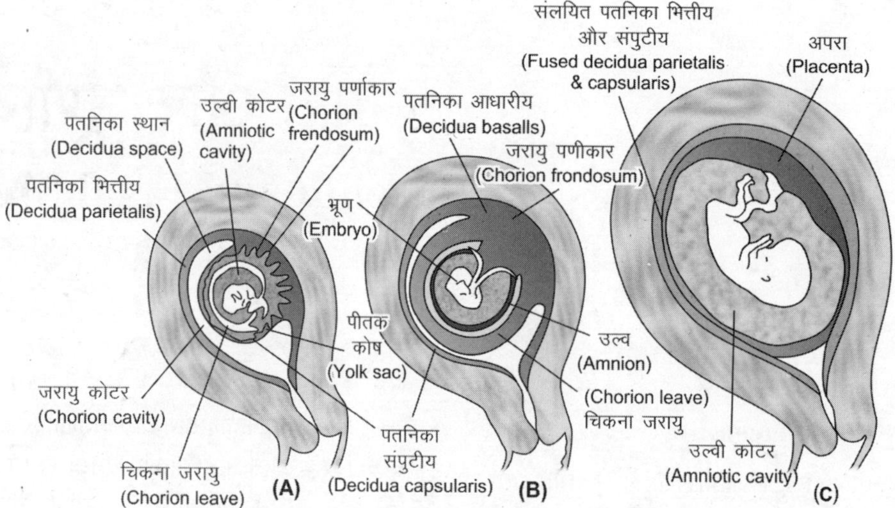

चित्र (Fig.) 3.1: उल्वी कोटर (Amniotic cavity), जरायु-कोटर (Chorionic cavity) तथा गर्भाशयी कोटर (Uterine cavity) का क्रमिक अवस्थाओं (Successive stages) में संबंध का आरेखीय प्रदर्शन (Diagrammatic representation): (A) अष्टम (8th) सप्ताह के अंत में, (B) पिछली अवधि (Last period) के बाद दशम (10th) सप्ताह तथा (c) द्वादश (12th) सप्ताह के अंत में।

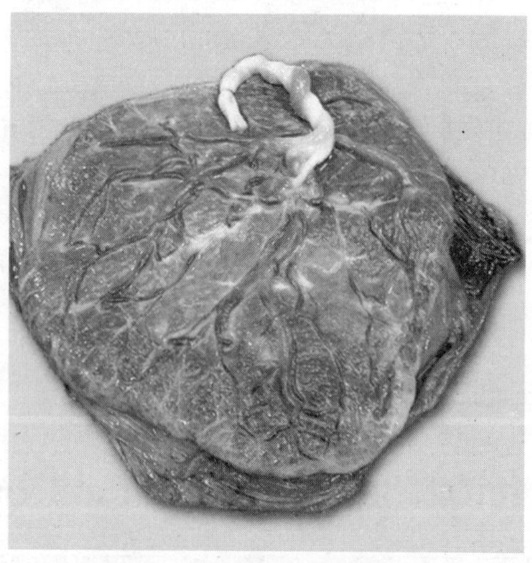

चित्र (Fig.) 3.2: अपरा की भ्रूणीय सतह (Fetal surface of the placenta) जिसमें नाभिका-वाहिकाओं (Umbilical vessels) का शाखा-विस्तार (Ramification) के साथ संलग्न नाभिका-रज्जु (Umbilicord) का प्रदर्शन है।

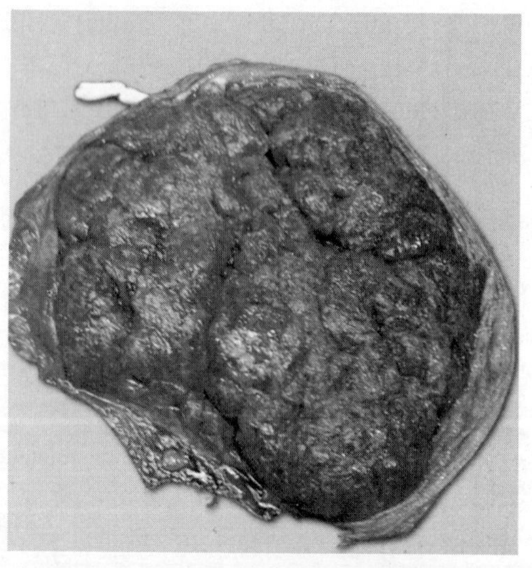

चित्र (Fig.) 3.3: अपरा की मातृक सतह (Maternal surface of the placenta) जिसमें विदरों (Fissures) द्वारा सीमित स्तवक (Cotyledons) के साथ रूक्ष आकृति (Shaggy look) का प्रदर्शन है।

रज्जु (Cord) का अन्तर्वेशन को छोड़कर अधोस्थित जरायु (Underlying chorion) से उल्व (Amnion) का विशल्कन (Peel off) हो सकता है। पूर्णगर्भावधि पर अपरा का लगभग चार-पंचम (80%) भाग भ्रूणीय मूल (Fetal origin) का होता है।

मातृक सतह (Maternal surface): मातृक सतहरूक्ष (Roughरूखड़ा) और स्पंजी (Spongy) होता है (देखें चित्र 3.3)। मातृक रक्त इसे फीका लाल रंग प्रदान करता है। घुसर-सा (Greyish), कुछ रूक्ष पतली सतह जो पतनिका आधारीय (Decidua basalis) का अवशेष (Compact and spongy layer = सघन और स्पंजी परत) होती है, अपरा के साथ आ गयी है, दृश्यमान् हो सकती है। मातृक सतह को 15–20 उत्तल बहुभुजीय क्षेत्रों (Convex polygonal areas) में विभाजित किया जाता है जिसे पिण्डक (Lobes) या स्तबक (Cotyledons) कहा जाता है जो विदर (Fissures) द्वारा सीमित होता है।

प्रत्येक विदर में पतनिका पट (Decidua septum) रहता है। अनेक लघु घूसर-सा धब्बे (Greyish spots) दृश्यमान् (Visible) होते हैं जो अपक्षयित (Degenerated) क्षेत्रों में कैल्सियम का निक्षेपण (Deposition) के कारण होता है जिसका कोई नैदानिक (Clinical) महत्त्व नहीं है। अपरा का मातृक भाग

कुल अपरा का एक-पंचम (One-fifth, 20%) भाग से कम नहीं होता है। केवल अंतरा-उदवर्धी स्थान (Intervillous space) में रक्त तथा पतनिका आधारीय (Decidua basalis) मातृक मूल (Maternal origin) के होते हैं।

किनारा (Margin): अपरा के परिधीय किनारे को संलयित (Fused) आधारीय तथा जरायु (Basal and chorionic) प्लेट द्वारा सीमित किया जाता है जो चिकने जरायु (Chorion leave) तथा उल्व (Amnion) के साथ निरंतर होता है। अनिवार्यतः जरायु और अपरा एक संरचना (Structure) होते हैं परन्तु जरायु (Chorion) का एक विशेषीकृत (Specialised) भाग अपरा होती है।

संलग्न (Attachment): अपरा प्रायः गर्भाशय के पिण्ड (Body of the uterus) के ऊपरी भाग के साथ संलग्न होती है जो समान आवृत्ति (Frequency) के साथ अग्र या पश्च दिवाल के निकट बुघ्न (Fundus) का अतिक्रमण (Encroach) करती है। गर्भाशयी दिवाल के साथ संलगन स्थिरण उद्वर्ध (Anchoring villi) के कारण प्रभावी होता है जो आधारीय प्लेट के साथ जरायु-प्लेट को जोड़ता है तथा किनारे पर चिकना जरायु के साथ संलयित पतनिका संपुटीय तथा भित्तीय (Fused deciduas capsularis and vera) द्वारा भी जोड़ा जाता है।

पृथक्करण (Seperation): शिशु के जन्म के बाद अपरा पृथक (या अलग) हो जाती है तथा पृथक्करण की रेखा पतनिका स्पंजी (Decidual spongiosum) से होकर होती है।

संरचना (Structures)

अपरा आंतरिक रूप से (भ्रूणीय पहलू) उल्वी झिल्ली (Amniotic membrane) तथा जरायु-प्लेट (Chorionic plate) द्वारा सीमित होती है। बाहरी रूप से (मातृक पहलू = Maternal aspect) आधारीय प्लेट द्वारा सीमित होती है और इन दो के बीच अंतरा-उद्वर्धी स्थान रहता है जिसमें वृंत उद्वर्ध (Stem villi) और उनकी शाखाएँ होती हैं तथा स्थान मातृक रक्त से भरा होता है। देखें चित्र 3.4।

उल्वी झिल्ली (Amniotic membrane): इसमें घनाकार उपकला (Cubical epithelium) की एक एकल परत होती है जो निकटवर्ती जरायु-प्लेट (Chorionic plate) के साथ ढ़ीला रूप से संबद्ध (या संलग्न=Attached) होती है। अपरा का निर्माण में यह कोई हिस्सा (या भाग) नहीं लेती है।

जरायु प्लेट (Chorionic plate): अन्दर से बाहर की ओर (From within outwards), इसमें निम्नलिखित होते हैं – (1) आद्य मेसेनकाइमीय ऊतक (Primitive mesenchymal tissue) जिसमें नाभिका-वाहिकाओं (Umbilical vessels) की शाखाएँ होती हैं, (2) कोशिका-बीजपोषक (Syncytiotrophoblast)।

प्लेट से वृंत उद्वर्ध (Stem villi) उत्पन्न होते हैं जो जरायु-पतनिका स्थानों की आंतरिक सीमा-रेखा (Inner boundary of the chorio-decidual spaces) का निर्माण करते हैं।

आधारिक प्लेट (Basal plate): इसमें बाहर से अंदर की ओर निम्नलिखित संरचना होती है – (1) पतनिका आधारीय (Decidua basalis) की सघन और स्पंजी परत, (2) कोशिका-बीजपोषक खोल (Cytotrophoblastic shell) और पतनिका के मिलन-स्थल (Junction) पर बाहरी बहुकेन्द्रक बीजपोषक (Syncytiotrophoblast) का फाइब्रिन-अपक्षय (Fibrinoid degeneration) की निटाबुच परत (Nitabuch's layer), (3) कोशिका-बीजपोषक खोल (Cytotrophoblastic shell). (4) बहुकेन्द्रक-बीजपोषक (Syncytiotrophoblast). देखें चित्र 3.5 व 3.6।

गर्भाशयी वाहिकाओं (Uterine vessels) की सर्पिल (Spiral) शाखाओं द्वारा आधारिक प्लेट को छेदित किया जाता है जिससे होकर मातृक रक्त

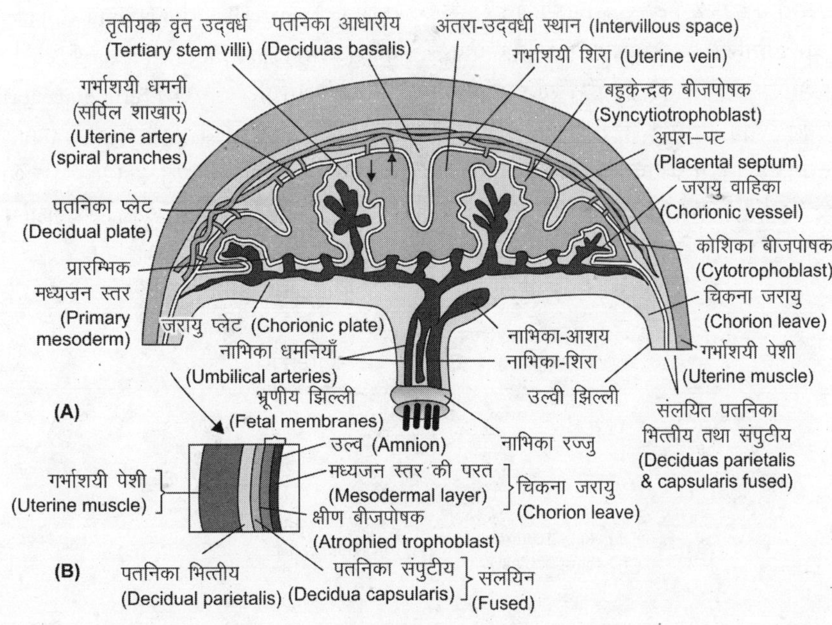

चित्र (Fig.) 3.4: (A) पूर्णगर्भावधि पर अपरा की संरचना (Structure of placenta at term), (B) पतनिका के सापेक्ष झिल्ली की संरचना (Structure of the membranes in relation to deciduas) का आरेखीय प्रदर्शन।

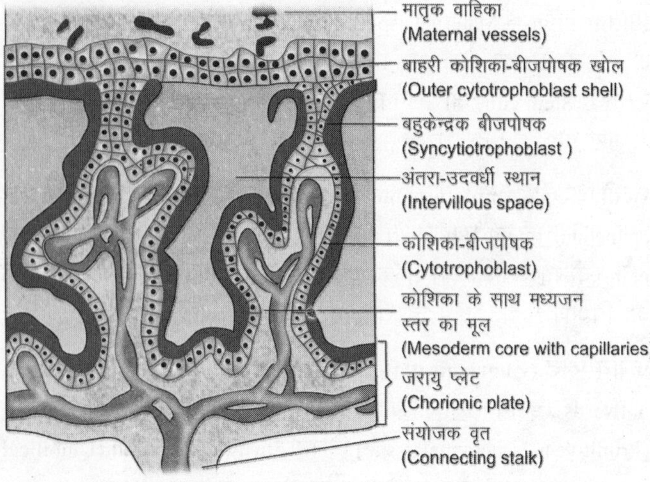

चित्र (Fig.) 3.5: वृंत उद्वर्ध का आरेखीय प्रदर्शन (Schematic representation) जिसमें आधारीय प्लेट (Basal plate) के साथ जरायु प्लेट (Chorionic plate) का संयोजन होता है।

अंतरा-उद्वर्धी (Intervillous) स्थानों में बहता है। क्षेत्रों पर अपरा-या पतनिका-पट (Placental or decidual septa) आधारिक प्लेट से अंतरा-उद्वर्धी स्थानों में प्रक्षेपित होते हैं परन्तु वे जरायु-प्लेट (Chorionic plate) पर पहुँचने में विफल होते हैं। पट (Septum) में पतनिका के अवयन (Decidual elements) होते हैं जो बीजपोषक कोशिकाओं (Trophoblastic cells) द्वारा आच्छादित होते हैं। पटों के बीच क्षेत्रों को पिण्डक (Lobes) या स्तबक (Cortyledons कॉर्टिलीडन) कहा जाता है जिसे मातृक सतह से अवलोकन किया जाता है जिसकी संख्या 15–20 होती है।

अंतरा-उद्वर्धी स्थान (Intervillous space): यह आंतरिक किनारे पर जरायु-प्लेट द्वारा बंधा हुआ होता है तथा बाहरी किनारा आधारिक प्लेट द्वारा बंधा होता है। परिधि पर दो प्लेटों के संलयन (Fusion) द्वारा यह सीमित होता है। यह सभी किनारों पर आंतरिक रूप से बहुकेन्द्रक-बीजपोषक (Syncytiotrophoblast) द्वारा स्तरित होता है मंद प्रवाहित रक्त द्वारा भरा होता है। असंख्य शाखन उद्वर्ध (Villi) जो वृंत उद्वर्धों (Stem villi) से उत्पन्न होते हैं, वे अंतरा-उद्वर्धी स्थान से प्रक्षेपित होते हैं तथा इसकी मुख्य सामग्री बनाते हैं। देखें चित्र 3.4(A) तथा 3.5।

वृंत उद्वर्ध (Stem villi): ये उद्वर्ध जरायु-प्लेट (Chorionic plate) से उत्पन्न होते हैं तथा आधारिक प्लेट तक विस्तारित होते हैं। क्रमिक विकास से प्रारंभिक, द्वितीयक तथा तृतीयक (Primary, secondary and tertiary) उद्वर्धों का निर्माण होता है (देखें चित्र 3.6)। अपरा की कार्यात्मक इकाई को भ्रूणीय स्तबक (Fetal cotyledon) या प्लेसेन्टोम (Placentome) कहा जाता है जो दीर्घ प्रारंभिक वृंत उद्वर्ध (Major primary stem villus) से प्राप्त होता है। ये दीर्घ वृंत उद्वर्ध (Villi) नीचे की ओर अंतरा-उद्वर्ध स्थान से होकर जाते हैं तथा आधारिक प्लेट पर रूक जाते हैं (देखें चित्र 3.5)। कार्यात्मक उपइकाई (Function subunit) को एक पिण्डिका (Lobula या खण्डक) कहते हैं जो तृतीयक वृंत उद्वर्ध (Tertiary stem villi) से प्राप्त होती है। मानव-अपरा में लगभग 60 वृंत उद्वर्ध होते हैं। इस प्रकार प्रत्येक स्तबक (कोटिलीडोन, कुल संख्या 15–29) में 3–4 दीर्घ वृंत उद्वर्ध (Major stem villi) होते हैं। उद्वर्ध अपरा की कार्यात्मक इकाई होता है। विनिमय (Exchange) के लिए कुल उद्वर्ध सतह 4 से लेकर 14 वर्गमीटर (sq.m) के बीच होती है। उद्वर्धों के अंदर भ्रूणीय केशिका-तंत्र (Fetal capillary system) लगभग 50 km दीर्घ (Long) होता है। इस प्रकार जबकि कुछ उद्वर्ध अपरा (Placenta) को पतनिका (Decidua) के साथ बाँधते हैं, बहुमत संख्या अंतरा-उद्वर्धी स्थान (Intervillous space) में स्वतंत्र होते हैं जिसे पोषक उद्वर्ध (Nutritive villi) कहा जाता है। शाखन उद्वर्ध के अंदर रक्तवाहिका (Blood vessels) निकटवर्ती के साथ शाखा-मिलन नहीं करती है।

अंतिम उद्वर्ध की संरचना (Structure of a terminal villus): प्रारंभिक अपरा (Early placenta) में प्रत्येक अंतिम उद्वर्ध में बाहर से अंदर की ओर निम्नलिखित संरचना होती है:– (1) बाहरी बहुकेन्द्रक-बीजपोषक (Outer syncytiotrophoblast), (2) कोशिका बीजपोषक (Cytotrophoblast), (3) आधार झिल्ली (Basement membrane) (4) केन्द्रीय पीठिका (Central stroma) जिसमें भ्रूणीय केशिका (Fetal capillaries), मेसेनकाइम की कोशिका (Mesenchymal cells), संयोजी ऊतक (Connective tissue) तथा कुछ भक्षकाणु कोशिका (Phagocytic or Hofbaurer cells) होते हैं।

पूर्णगर्भावधि अपरा (Term placenta) में बहुकेन्द्रक बीजपोषक (Syncytiotrophoblast) भ्रूणीय केशिकाओं के उपरिशायी (Overlying) स्थानों पर अपेक्षाकृत पतला होता है तथा विस्तृत अंतर्द्रव्यी जालिका (Endoplasmic reticulum) युक्त अन्य क्षेत्रों पर अधिक घना होता है। पहला

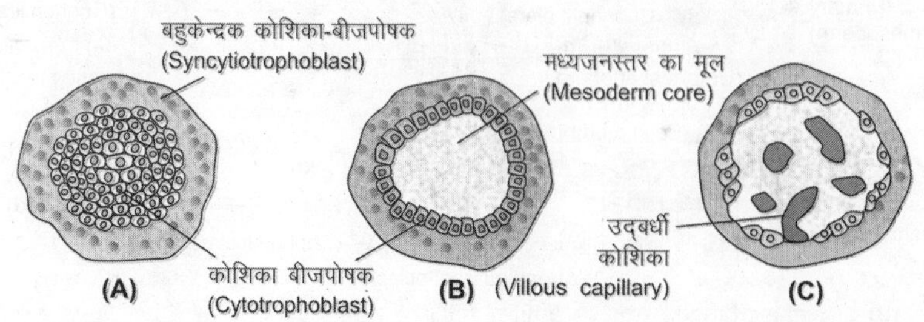

चित्र (Fig.) 3.6: संक्षित आरेख (Schematic diagram) जिसमें (A) प्रारंभिक (Primary), (B) द्वितीयक (Secondary) तथा (C) तृतीयक (Tertiary) उद्वर्ध (Villus) के विकास का प्रदर्शन है।

(पतला) स्थान सम्भवतः स्थानांतरण के लिए स्थल तथा बाद (घना) स्थान संश्लेषण का स्थल (Site for synthesis) होता है। कोशिका-बीजपोषक (साइटोट्रोफोब्लास्ट) अपेक्षाकृत छितराया हुआ (Sparse या अल्प) होता है। आधार झिल्ली अधिक सघन हो जाती है। पीठिका में अवयवों और कुछ हॉटबॉअर कोशिकाओं (Hotbauer cells) के साथ विस्फारित वाहिकाएँ (Dilated vessels) होती हैं (देखें चित्र 3.11)। हॉटबॉअर कोशिका गोलकोशिका (देखें चित्र 3.11) जो भक्षकाणु-क्रिया (Phagocytosis या कोशिकानाशन) में सक्षम होती है तथा अपरा से होकर पार करके मातृक प्रतिरक्षी (Maternal antibodies) को पकड़ (या अपने में फँसा) सकती है। इन कोशिकाओं में IGG सतह की ग्राही (Surface receptors) होती है तथा वर्ग II MHC अणु को व्यक्त कर सकता है। [MHC=Major histocompatibility complex=दीर्घ ऊतक संगतता संकुल]।

अपरा का रक्त परिवहन (Placental Circulation)

अपरा के रक्तपरिवहन में दो तंत्रों में रक्त का स्वतंत्र परिवहन (Circulation) होता है – (1) गर्भाशय-अपरा रक्त परिवहन (Uteroplacental circulation) तथा (2) भ्रूण-अपरा रक्त-परिवहन (Feto-placental circulation).

गर्भाशय-अपरा रक्त-परिवहन (Utero-placental circulation): (मातृक रक्तपरिवहन=Maternal circulation)—इसका संबंध अंतरा उद्वर्धी (Intervillous) स्थान से होकर मातृक रक्त का परिवहन के साथ होता है। एक पूर्ण विकसित अपरा (Mature placenta) में रक्त का लगभग 500 ml आयतन होता है, 350 ml रक्त उद्वर्ध तंत्र (Villi system) में होता है तथा 150 ml रक्त अंतरा उद्वर्धी स्थान पर रहता है। चूँकि अंतरा उद्वर्धी रक्त पूर्णगर्भावधि पर (At term) 500-600 ml प्रतिमिनट बहता है, अतः अंतरा-उद्वर्धी स्थान का रक्त प्रतिमिनट लगभग 3 से 4 बार पूर्णतः प्रतिस्थापित (Replaced) होता है। उद्वर्ध (Villi) अपने पोषण (Nutrition) के लिए मातृक रक्त (Maternal blood) पर आश्रित होता है। इस प्रकार जरायु-उद्वर्ध (Chorionic villi) के लिए भ्रूण (Fetus) के मृत होने के बाद भी जीवित (या बना) रहना (Survive) सम्भव होता है। अंतरा उद्वर्धी स्थान के अंदर दबाव गर्भाशयी शिथिलन (Uterine relaxation) के दौरान लगभग 10-15 mm Hg तथा गर्भाशयी संकुचन (Contraction) के दौरान 30-50 mm Hg होता है। इसके विपरीत भ्रूणीय केशिका (Fetal capillaries) का उद्वर्ध में दबाव 20-40 mm Hg होता है।

धमनी का रक्त परिवहन (Arterial circulation): लगभग 120-200 सर्पिल धमनी (Spiral arteries) आधारिक प्लेट में अनेक स्थलों का छिद्रण द्वारा अंतरा-उद्वर्धी (Intervillous) स्थान में खुलती है। सामान्यतः गर्भ के 12 सप्ताह के अंदर आरम्भ में सर्पिल धमनियों से लेकर अंतःपतनिका भाग (Intradecidual portion) तक कोशिका-बीजपोषक (Cytotrophoblastic) का आक्रमण होता है। इसमें न केवल अंतःस्तरीय परत (Endothelial lining) का प्रतिस्थापन होता है बल्कि पेशी-लचीला माध्यम (Musculoelastic media) भी नष्ट होता है जो फाइब्रिन-सामग्री द्वारा प्रतिस्थापित होता है। 12–16 सप्ताह के बीच बीजपोषक (Trophoblast) का द्वितीय आक्रमण होता है जो गर्भाशय पेशीस्तर (Myometrium) के अंदर अरीय धमनियों (Radial arteries) तक विस्तारित होता है। इस प्रकार सर्पिल (Spiral) धमनी वृहत छिद्र की गर्भाशय-अपरा धमनी (Uteroplacental arteries) में परिवर्तित हो जाती है। इसका वास्तविक प्रभाव धमनियों का नलिकाकरण (Funnelling) है जो रक्त के दबाव को अंतरा उद्वर्धी (Intervillous) स्थान में पहुँचने के पहले 70-80 mm Hg तक कम कर देता है। इस प्रकार यह रक्त प्रवाह को बढ़ाता है।

शिरीय निकास (Venous drainage): अंतरा-उद्वर्धी स्थान (Intervillious space) के शिरीय रक्त का निकास गर्भाशय शिराओं (Uterine veins) से होकर होता है जो आधारिक प्लेट को अनियमित रूप से धमनी के समान छेदन करती है। गर्भाशय-अपरा का रक्त-परिवहन की यह धारणा रामजे और सहकर्ता (Ramsey and co-workers) (1963, 1966) के अध्ययन पर आधारित है। अंतराउद्वर्धी रक्त गतिकी (Intervillous haemodynamics) का उल्लेख सारणी 3.1 में किया गया है।

अंतराउद्वर्धी स्थान में रक्त-परिवहन (Circulation in the inter villous space): दबाव के अधीन धमनीय (Arterial) रक्त अंतराउद्वर्धी स्थान पर पहुँचता है (देखें चित्र 3.8)। इसके जरायु-प्लेट (Chorionic plate) पर पहुँचने के बाद पार्श्विक छितराव (Lateral dispersion) होता है। रक्त प्रवाह को मिलाने और मन्द करने में उद्वर्ध (Villi) सहायता करता है। गर्भाशयी संकुचन द्वारा सहायता प्राप्त उद्वर्ध स्पंदन (Villi pulsation) द्वारा

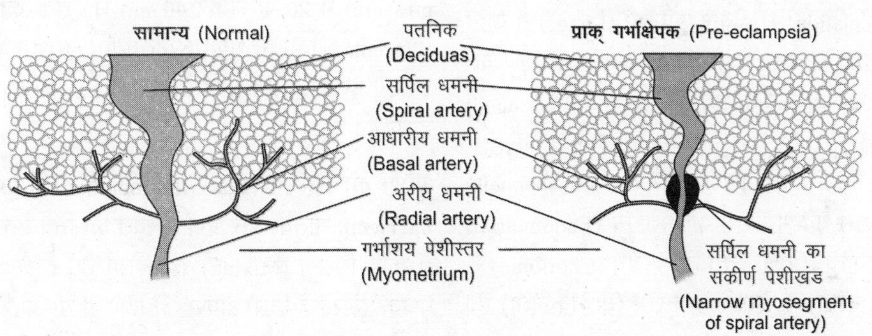

चित्र (Fig.) 3.7: सामान्य तथा प्रक्गर्भाक्षेपकी गर्भावस्था में अपरा-स्थल पर सर्पिल धमनिका (Spiral arterioles at the placental site in normal and pre-eclamptic pregnancies)

सारणी (Table) 3.1: अंतराउद्वर्धी रक्तगति का सारांश
(Summary of intervillous hemodynamics)

पूर्ण विकसित अपरा (Mature placenta) में रक्त का आयतन	=	500 ml
अंतराउद्वर्धी स्थान (Intervillous space) में रक्त का आयतन	=	150 ml
अंतराउद्वर्धी स्थान में रक्त का प्रवाह (Blood flow)	=	500-600 ml/मिनट
अंतराउद्वर्धी स्थान में दबाव (Pressure):		
– गर्भाशयी संकुचन (Uterine contraction) के दौरान	=	30.50 mm Hg
– गर्भाशयी शिथिलन (Uterine relaxation) के दौरान	=	10.15 mm Hg
गर्भाशयी धमनी (Artery) की आपूर्ति में दबाव	=	70.80 mm Hg
गर्भाशयी शिरा (Vein) का निकास में दबाव	=	8 mm Hg

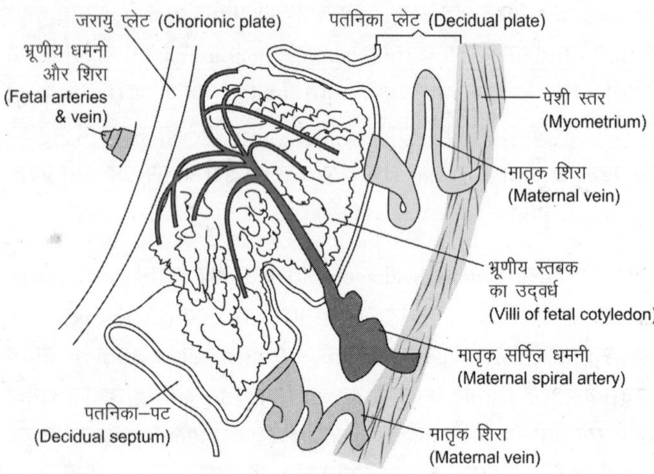

चित्र (Fig.) 3.8: एक अंतराउद्वर्धी स्थान का आरेख (Diagram of an intervillous space) जिसमें अंतराउद्वर्धी रक्त परिवहन (Intervillous circulation) का प्रदर्शन किया गया है।

हल्के विलोडन (Stirring) प्रभाव से रक्त के आधारिक प्लेट की ओर पलायन (Migration) में सहायता मिलती है और वहाँ से गर्भाशयी शिरा (Uterine vein) तक। कभी-कभी अंतराउद्वर्धी रक्तपरिवहन (Intervillous circulation) में बहुकेन्द्रकी अंकुर (Syncytial sprouts) मुक्त होते हैं तथा मातृक रक्तपरिवहन (Maternal circulation) से होकर फुफ्फुस (Lungs) में जाते है जहाँ वे अपक्षय (Lysis) द्वारा लुप्त हो जाते हैं। 24 घंटे में मातृक रक्त में लगभग एक लाख (100,000) बहुकेन्द्रकी अंकुर परिसंचरित (Circulate) होते हैं।

धमनीय (Arterial) रक्त का निकटवीं शिरीय मार्ग (Venous channels) में लघु परिपथ (Short circuit) को गर्भाशय अंतःस्तरीय (Endometrial) धमनियों का वर्धित दबाव रोकता है तथा रक्त को जरायु (Chorionic) – प्लेट की ओर धारा (Jets या टोंटी) में संचालित करता (या धकेलता) है। गर्भाशयी संकुचन के दौरान शिराएँ (Veins) अवरूद्ध हो जाती हैं परन्तु धमनीय रक्त को अंतराउद्वर्ध (Intervillous) स्थान पर धकेला जाता है, जबकि गर्भाशय शिथिलन (Relaxation) में शिरीय निकास (Venous drainage) की सुविधा होती है। यह इस तथ्य से निष्पादित होता है कि सर्पिल धमनी (Spiral arteries) लम्ब (सीधी) होती हैं तथा शिराएँ गर्भाशयी दिवाल के समानान्तर होती हैं। इस प्रकार संकुचन (Contraction) के दौरान विनिमय (Exchange); के लिए रक्त का वृहत् आयतन उपलब्ध होता है, यद्यपि प्रवाह की गति कम होती है। अंतराउद्वर्धी स्थान पर रक्त के स्कंदन होने से बीजपोषक (Trophoblast) की कुछ फाइब्रिन-क्षयी (Fibrinolytic) किण्वक क्रियाशीलता (Enzyme activity) रोकती है।

भ्रूण-अपरा का रक्तपरिवहन (Feto-placental circulation): दो नाभिका-धमनी अशुद्ध रक्त को भ्रूण (Fetus) से वहन करती है। वे उल्व (Amnion) के नीचे जरायु-प्लेट (Chorionic plate) में प्रवेश करती हैं तथा प्रत्येक (धमनी) अपरा के अर्धमभाग को आपूर्ति करती है। धमनी लघु शाखाओं में विभाजित होती हैं जो जरायु उद्वर्ध के वृंत (Stems of the chorionic villi) में प्रवेश करती हैं। प्रत्येक क्रमशः संगत (Corresponding) उद्वर्ध की प्रारंभिक, द्वितीयक और तृतीयक वाहिकाओं (Primary, secondary and tertiary vessels) में विभाजित होती है। रक्त का बहाव संगत शिरीय मार्ग में होता है जो या तो सिरे की केशिका-जालिका (Terminal capillary networks) से होकर या पार्श्वपथ (Shunts) से होकर होता है। देखें चित्र 3.9।

इसके आसपास मातृक और भ्रूणीय रक्त धारा का बहाव होता है परन्तु विपरीत दिशा में। इस विपरीत धारा प्रवाह से माता और भ्रूण के बीच सामग्री के विनिमय की सुविधा मिलती है। उद्वर्ध के केशिका-दबाव (Villus capillary pressure) में 20 से लेकर 40 mm Hg तक की भिन्नता होती है। अपरा (Placenta) से होकर भ्रूणीय रक्तप्रवाह लगभग 40 ml प्रति मिनट होता है। इसकी मुख्य सुविधा भ्रूणीय हृदय (Fetal heart) की पम्प-क्रिया द्वारा प्राप्त होती है।

अपरा की झिल्ली (Placental membrane) [अपरा-अवरोध (Placental barrier)]: मातृक और भ्रूणीय रक्त की निकटता के बावजूद इन दो रक्तों में कोई मिश्रण (Mixing) नहीं होता है। इन दोनों को ऊतक (Tissues) पृथक रखता है जिसे अपरा की झिल्ली या अवरोध कहा जाता है प्रारंभिक गर्भावस्था (Early pregnancy) में इसमें (1) बहुकेन्द्रक बीजपोषक (Syncytiotrophoblast), (2) कोशिका बीजपोषक (Cytotrophoblast), (3) आधार झिल्ली (Basement membrane) (4) पीठिका-ऊतक (Stromal tissue)

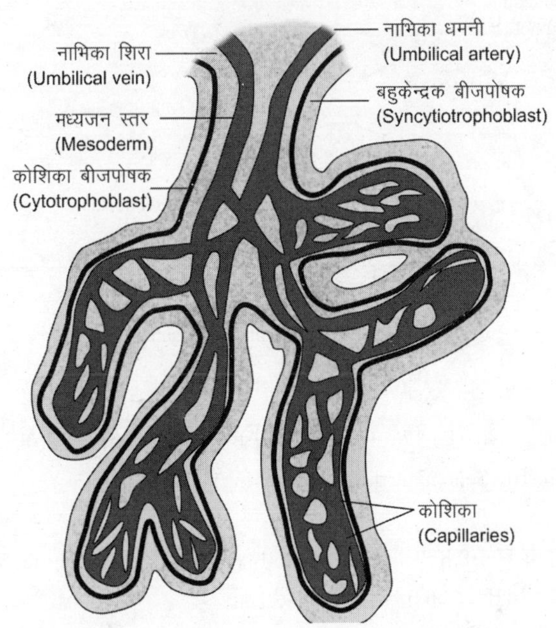

चित्र (Fig.) 3.9: संक्षिप्त आरेख (Schematic diagram) जिसमें उद्वर्ध (Villi) में केशिकाओं (Capillaries) की सिरा-जालिका (Terminal networks) का प्रदर्शन है।

सारणी (Table) 3.2: भ्रूणीय रक्त गतिकी का सारांश (Summary of fetal hemodynamics)		
अपरा से होकर भ्रूणीय रक्त का प्रवाह (Fetal blood flow through the placenta)	400 ml/minute	
नाभिका-धमनी में दबाव (Pressure in the umbilical artery)	60 mm Hg	
नाभिका-शिरा में दबाव (Pressure in the umbilical vein)	10 mm Hg	
उद्वर्ध में भ्रूणीय केशिका का दबाव (Fetal capillary pressure in villi)	20-40 mm Hg	
	नाभिका-धमनी (Umb. artery)	नाभिका-शिरा (Umb. Vein)
O_2 की सृतृप्ति (Saturation)	50-60%	70-80%
PO_2	20-25 mm Hg	30-40 mm Hg

तथा (5) भ्रूणीय केशिका-दिवाल का अंतःस्तर (Endothelium of the fetal capillary wall) उसकी आधार-झिल्ली के साथ। यह लगभग 0.025 mm मोटी होती है। देखें चित्र 3.10।

पूर्णगर्भावधि के निकट (Near term), बहुकेन्द्रकी परत (Syncytial layer) का क्षीणन (Attenuation) होता है। उद्वर्ध (Villus) को छितराया हुआ कोशिका-बीजपोषक (Cytotrophoblast) तथा विस्फारित (Distended) भ्रूणीय केशिका (Fetal capillaries) लगभग भर देती है। उद्वर्ध के विशेषीकृत क्षेत्र

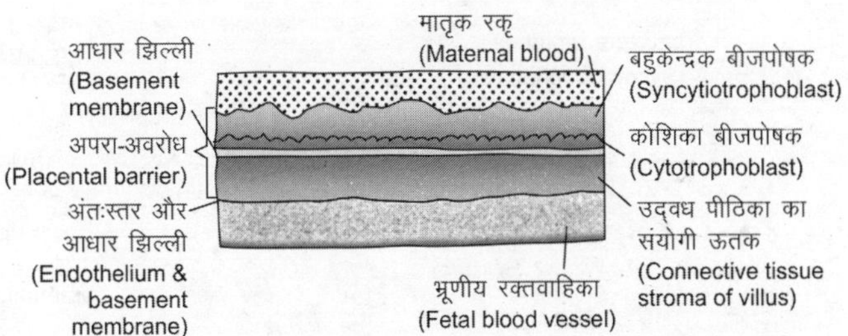

चित्र (Fig.) 3.10: अपरा-अवरोध की परतों का संक्षिप्त आरेखीय प्रदर्शन (Schematic diagram showing layers of placental barrier)

(Zones) बहुकेन्द्रकी बीजपोषक (Syncytiotrophoblast) पतला और अकेन्द्रकीय (Anuclear) होता है, उसे संवहनी-बहुकेन्द्रकी झिल्ली (Vasculo-syncytial membrane) कहते हैं। देखें चित्र 3.10. सिरा उद्वर्ध (Terminal villi) के ये पतले क्षेत्र-ऐल्फाक्षेत्र (Alphazones) गैस के विनिमय (Exchange) के लिए होते हैं। मोटा बीटा क्षेत्र (Betazones) हार्मोन संश्लेषण (Synthesis) के लिए होता है।

अपरा की वयावस्था (Placental Aging)

चूँकि अपरा का जीवन-काल (Life span) सीमित होता है, अतः जीर्णता (Senescence) के एक चिह्न के रूप में उसके अपक्षयी (Degenerative) परिवर्तन की संभावना होती है। वयवस्था प्रक्रिया (Ageing process) अंश (Degree) में भिन्न होती है तथा रूग्न (Morbid) प्रक्रिया से अंतर करना चाहिए जो कुछ रोगात्मक स्थितियों में अंग को प्रभावित कर सकती है। वयवस्था प्रक्रिया में दोनों, भ्रूणीय और मातृक अवयव (Fetal and maternal components) शामिल होते हैं।

उद्वर्ध में परिवर्तन (Villi changes): पूर्णगर्भावधि (Term) की ओर गर्भावस्था को आगे बढ़ने से उद्वर्ध में निम्नलिखित परिवर्तन होते हैं (चित्र 3.11) (1) बहुकेन्द्रक (Syncytium) की मोटाई तथा बहुकेन्द्रकी गाँठों (Syncytial knots) के रूप का ह्रास (Syncytial knots=Aggregation of the syncytium in small areas on the sides of the villus) (2) लैंघन केशिका का आंशिक लोप (Partial disappearance of Langhan's cells), (3) पीठिका-ऊतक का ह्रास (Decrease in stromal tissue) जिसमें हॉटबॉअर कोशिका (Hotbouer cells) को भी शामिल किया जाता है। (4) कुछ वाहिकाओं (Vessels) का विलोपन (Obliteration) तथा केशिकाओं (Capillaries) का स्पष्ट विस्फारण (Dilation), (5) भ्रूणीय अंतःस्तर की आधार परत (Basement layer of the fetal endothelium) और केशिका बीजपोषक (Cytotrophoblast) का मोटा होना तथा (6) उद्वर्ध की सतह पर फाइब्रिन का जमाव (Deposition of fibrin)।

पतनिका में परिवर्तन (Decidual changes): फाइब्रिनाभ अपक्षय (Fibrinoid degeneration) का एक क्षेत्र होता है जहाँ बीजपोषक कोशिका (Trophoblast cells) [जो बहुकेन्द्रक (Syncytium) को आच्छादित होती है] पतनिका से मिलती है। इस क्षेत्र को निटाबुच परत (Nitabuch layer) कहते हैं। यह परत ट्रोफोब्लास्ट द्वारा पतनिका पर और अधिक आक्रमण को रोकती है। अपरा ऐक्रिटा (Placenta accrete) में झिल्ली (Membrane) अनुपस्थित (Absent) होती है।

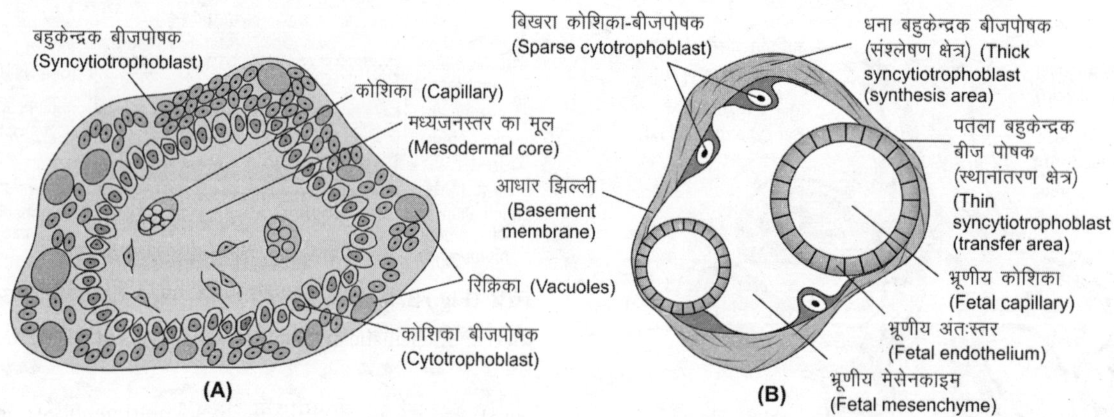

चित्र (Fig.) 3.11: एक उद्वर्ध (Villus) का (A) प्रारंभिक महीना (Early month) तथा (B) पूर्ण गर्भावधि के निकट (Near term) का अनुप्रस्थ खण्ड (Transvere section) का संक्षिप्त आरेखीय प्रदर्शन (Schematic diagram showing)

अंतराउद्वर्धी स्थान (Intervillous space): बहुकेन्द्रक (Syncytium) जो उद्वर्धों (Villi) को आच्छादित करता है तथा पतनिका (Decidua) का अंतरा-उद्वर्धी स्थान में विस्तारित होता है, में फाइब्रिनाभ (Fibrinoid) अपक्षय होता है तथा एक पिण्ड (Mass) का निर्माण करता है जो परिवर्तनशील संख्या में उद्वर्धों (Villi) को फँसा लेता है। इन्हें श्वेत सेघगलितांश (White infarcts) कहा जाता है जिसका आकार कुछ मिलीमीटर (mm) से लेकर 1 सेंटीमीटर (cm) या अधिक होता है। इस पर कैल्सीकरण (Calcification) या पुटी (Cyst) का निर्माण हो सकता है। अपक्षय (Degeneration) का यह प्रकार प्रायः अपरा के किनारे के निकट पाया जाता है। फाइब्रिन का असंगत जमाव हो सकता है जिसे रोहर धारी (Rohr's stria) कहते हैं। यह जमाव अंतराउद्वर्धी स्थान के तल पर होता है तथा स्थिरण उद्वर्धों (Fastening villi) को घेरता है।

अपरा का कार्य (Placental Function)

अपरा के मुख्य कार्य निम्नलिखित हैं –

(1) माता और भ्रूण (Fetus) के बीच पोषक पदार्थों (Nutrients) तथा अपशिष्ट उत्पादों (Waste products) को स्थानान्तरित करना। इस संदर्भ में इसके श्वसन (Respiratory), उत्सर्जन (Excretory) तथा पोषण (Nutritive) कार्य होते हैं।

(2) गर्भावस्था (Pregnancy) का अनुरक्षण (Maintain) करने के लिए आवश्यक हार्मोन (Hormones) तथा किण्वक (Enzymes) का उत्पादन करना या चयापचय (Metabolize) करना, (3) अवरोध कार्य (Barrier function) करना तथा (4) प्रतिरक्षात्मक कार्य (Immunological function) करना।

अपरा के स्थानांतरण कार्य के लिए कारक (Factors for Placental Transfer Functions)

(1) द्रव्य के भौतिक गुण (Physical properties of the substance)

- अणुभार (Molecular weight): जितना कम अणु-भार होगा उतना ही अधिक स्थानांतरण होगा। जब अणु भार 1000 से अधिक होता है तब विसरण (Diffusion या प्रसार) अत्यधिक सीमित होता है।
- वसा घुलनशीलता (Lipid solubility): वसाप्रेमी (Lipophilic) पदार्थों का विसरण आसानी से होता है।
- ध्रुवीय (आयनित) पदार्थ (Polar ionized substances) अत्यल्प पार (Very little cross) करते हैं चाहे उनका अणुभार कुछ भी हो।

(2) अपरा झिल्ली (Placental membrane) का क्षेत्र (Area) और कार्यात्मक (Functional) सम्पूर्णता (Integrity)।

(3) विनिमय झिल्ली (Exchange membrane) के प्रत्येक किनोर पर रक्तप्रवाह की गति और सान्द्रता अनुपात (Rate of blood flow and concentration gradient)।

अपरा के पार द्रव्यों के स्थानांतरण में शामिल क्रियाविधि

(Mechanism involved in the transfer of substances across the placenta) निम्नलिखित हैं –

(1) सरल विसरण (Simple diffusion), (2) सुगमित विसरण या मध्यस्त वाहक (Facilitated diffusion or mediated carrier), (3) सक्रिय स्थानांतरण (Active transfer) [जो सान्द्रता प्रवणता (Concentration gradient) के विरूद्ध होता है], (4) अंतःकोशिका बहुलता (Endocytosis): अंतःकोशिकीय आशय (Intracellular vesicle) का निर्माण करने के लिए कोशिका झिल्ली (Cell membrane) का अंतर्वलन (Invagination) जिसमें कोशिका-बाह्य (Extracellular) द्रव होता है। (5) वहिःकोशिका बहुलता (Exocytosis)– कोशिका-बाह्य स्थान (Extracellular space) में आशय की मुक्ति। मातृक रक्तपरिवहन (Maternal circulation) से अंतःकोशिका बहुलता (Endocytosis) द्वारा इम्यूनोग्लोबुलिन (Immunoglobulin) IgG लिया जाता है तथा उसे वहिःकोशिका बहुलता से होकर भ्रूण (Fetus) में भेजा जाता है। (6) रिसाव (Leakage): अपरा-झिल्ली का विभंजन (Breaking the placental membrane)।

श्वसन कार्य (Respiratory function): यद्यपि भ्रूणीय श्वसन-गति का अवलोकन 11 सप्ताह के गर्भ में किया जा सकता है, इसमें गैस का विनिमय (Exchange) नहीं होता है। भ्रूणीय झिल्ली (Fetal membrane) के पार ऑक्सीजन

का अंतर्ग्रहण (Intake) तथा कार्बनडाईऑक्साइड (CO_2) का वहिर्गमन (Output) सरल विसरण (Simple diffusion) द्वारा संपन्न (या निष्पादित) होता है। मातृक और भ्रूणीय रक्तपरिवहन के बीच विनिमय के लिए प्रेरक बल (Driving force) आंशिक दबाव प्रवणता (Pressure gradient) होती है। भ्रूण में ऑक्सीजन आपूर्ति का दर (Rate) 8 ml/kg/minute होता है जिसकी उपलब्धि 165–330 ml/min. के रज्जु रक्तप्रवाह (Cord blow flow) द्वारा होती है।

उत्सर्जन कार्य (Excretory function): भ्रूण (Fetus) से अपशिष्ट उत्पाद (Waste products) जैसे–यूरिया (Urea), यूरिक अम्ल (Uric acid) तथा क्रिएटिनिन (Creatinine) का उत्सर्जन मातृक रक्त में सरल विसरण द्वारा होता है।

पोषण कार्य (Nutritive function): भ्रूण अपना पोषक (Nutrients) मातृक रक्त से प्राप्त करता है और जब आहार (Diet) अपर्याप्त होता है तब ही मातृक ऊतक भण्डार (Maternal tissue storage) की क्षीणता (Depletion) होती है।

(i) ग्लूकोस (Glucose) जो ऊर्जा का मुख्य श्रोत होता है, वह सुगमित विसरण (Facilitated diffusion) द्वारा भ्रूण में स्थानान्तरित होता है। माता से भ्रूण में ग्लूकोस का स्थानान्तरण रैखिक (Linear) नहीं होता है। स्थानांतरण की गति घटती है जब मातृक ग्लूकोस की मात्रा में वृद्धि होती है। माता की अपेक्षा भ्रूण में ग्लूकोस की मात्रा (Level) कम होती है जिससे ग्लूकोस के भ्रूणीय उपयोग की तीव्र गति सूचित होती है।

(ii) वसा (Lipids) – भ्रूणीय वृद्धि और विकास के लिए वसा का स्थानांतरण झिल्ली के पार (Across the membrane) होता है या भ्रूण में इसका संश्लेषण (Synthesis) होता है। प्रारंभिक गर्भावस्था में माता से भ्रूण में ट्राइग्लिसराइड और वसीय अम्ल (Triglycerides and fatty acid) का सीधे वहन किया जाता है परन्तु बाद की गर्भावस्था में सम्भवतः भ्रूण में इसका संश्लेषण होता है। अनिवार्येतर (Non-essential) वसीय अम्ल की अपेक्षा अनिवार्य (Essential) वसीय अम्ल का अधिक स्थानांतरण होता है। प्रत्यक्ष (Direct) स्थानान्तरण के लिए कोलेस्ट्रॉल (Cholesterol) सक्षम होता है। इस प्रकार भ्रूणीय वसा में एक द्विश्रोत (Dual origin) होता है।

(iii) ऐमीनो अम्ल (Amino acids) – इसका स्थानांतरण सक्रिय (ऊर्जा आवश्यक) वहन द्वारा किण्वक-तंत्र (Enzymatic mechanism, viz ATPase=ऐडिनोसीन ट्राइफॉस्फैटेस) से होकर होता है। मातृक रक्त की अपेक्षा भ्रूणीय रक्त (Fetal blood) में ऐमीनो अम्ल की मात्रा अधिक होती है। कुछ प्रोटीन (IgG) अंतःकोशिका बहुलता (Endocytosis) की प्रक्रिया द्वारा पार करते हैं। भ्रूणीय प्रोटीन का संश्लेषण (Synthesis) स्थानांतरित ऐमीनो अम्ल से होता है जिसकी मात्रा (Level) माता से कम होती है।

(iv) जल और विद्युत् अपघट्य (Water and electrolytes): कुछ अपघट्य (इलैक्ट्रोलाइट) जैसे–सोडियम, पोटैशियम तथा क्लोराइड सरल विसरण (Diffusion) द्वारा भ्रूणीय झिल्ली (Fetal membrane) से होकर पार कर जाते हैं जब कि कैल्सियम, फॉस्फोरस तथा लौह (Iron) सक्रिय वहन द्वारा सान्द्रता प्रवणता (Concentration gradient) के विरूद्ध भ्रूण में प्रवेश करते हैं क्योंकि उनकी मात्रा मातृक रक्त की अपेक्षा अधिक होती है। जल में घुलनशील विटामिन (Water soluble vitamins) सक्रिय वहन द्वारा स्थानांतरित होते है परन्तु वसा में घुलनशील विटामिन (Fat soluble vitamins) का स्थानांतरण धीरे-धीरे होता है जिससे कि इसकी भ्रूणीय रक्त में मात्रा कम होती है।

(v) हार्मोन (Hormones): इन्सुलिन (Insulin), अधिवृक्क ग्रंथि से स्टेरॉयड (Steroids from adrenals), अवटु हार्मोन (Thyroid hormone), जरायु का गोनैडोट्रॉफिन (Chorionic gonadotrophin) या अपरा का लैक्टोजेन (Placental lactogen), ये सभी अतिमंद गति से अपरा को पार करके भ्रूण में जाते हैं जिसके कारण मातृक प्लाविका (Maternal plasma) की अपेक्षा भ्रूणीय प्लाविका (Fetal plasma) में इनकी सान्द्रता (या मात्रा) बहुत कम होती है। अपरा को न तो पैराथॉर्मोन (Parathormone) और न ही कैल्सिटोनिन (Calcitonin) पार करता है।

किण्वकीय कार्य (Enzymatic function) – अनेक किण्वक (Enzymes) अपरा (Placenta) में निर्मित होते हैं जिसमें से कुछ उल्लेखनीय है, वे हैं–

(1) डाइऐमीन ऑक्सिडेस (Diamine oxidase) जो रक्तपरिवहनी दबाव ऐमीन (Circulatory pressure amines) को निष्क्रिय (Inactivate) बनाता है। (2) ऑक्सिटोसिनेस (Oxytocinase) जो ऑक्सिटोसिन (Oxytocin) को निष्क्रिय (Neutralize) करता है। (3) फॉस्फोलाइपेस (Phospholipase) A_2 जो अरैकिडोनिक अम्ल (Arachidonic acid), आदि (etc) का संश्लेषण (Synthesize) करता है अपरा अंतःश्राविकी (Placental endocrinology) की चर्चा अध्याय–6 में की जायेगी।

अवरोध कार्य (Barrier function): भ्रूणीय झिल्ली (Fetal membrane) को दीर्घकाल से मातृक रक्त में परिवहनीय हानिकारी कर्मक (Circulating toxious agents) के विरुद्ध भ्रूण का एक संरक्षी अवरोधक (Protective barrier) माना गया है। सामान्यतः 500 डाल्टन (Daltons) से अधिक उच्च अणुभार के पदार्थों को रोका जाता है परन्तु इसके कुछ अपवाद होते हैं। प्रतिरक्षात्मक मात्राओं (Immunological quantities) में प्रतिरक्षी (Antibody) तथा प्रतिजन (Antigens) अपरा-अवरोध को दोनों दिशाओं में तिरछा पार कर सकते हैं। वृहतर अणु (Larger molecule) को पार करने की सुविधा सम्भवतः कोशिका-उद्ग्रहण (Pinocytosis) द्वारा होती है।

गर्भावस्था के दौरान विषाणु (Virus) [जैसे–रूबेला (Rubella), खसरा (Measles), छोटी माता (Chicken pox), कर्णमूलशोथ (Mumps=कनफेड़ा), पोलियो (Poliomyelitis)], जीवाणु (Bacteria) [जैसे–ट्रेपोनेमा (Treponema) पैलिडम (Pallidum), यक्ष्मिका दण्डाणु; Tubercle bacillus)] या आदिजीव (Protozoa=प्रोटोजोआ) [जैसे–टॉक्सोप्लाज्मा गोन्डाई (*Toxoplasma gondii*), मलेरिया परजीवी (Malaria parasites)] द्वारा मातृक संक्रमण का संचार अपरा-अवरोध (Placental barrier) के पार भ्रूण में हो सकता है। इसी प्रकार लगभग कोई भी औषधि का गर्भावस्था में उपयोग करने से वह अपरा-अवरोध को पार करके भ्रूण पर हानिकारक प्रभाव डाल सकती है।

प्रतिरक्षात्मक कार्य (Immunological functions): भ्रूण (Fetus) और अपरा (Placenta) में पैतृक रूप से (Paternally) निर्धारित प्रतिजन (Antigens)

होते हैं जो माता के लिए बाहरी होते हैं। इसके बावजूद रोपण की अस्वीकृति (Graft rejection) का कोई प्रमाण नहीं होता है। अस्वीकृति के विरूद्ध अपरा संभवतः प्रतिरक्षात्मक संरक्षण प्रदान करती है। वास्तविक क्रियाविधि (Mechanism) अभी तक अनिश्चित (Speculative) है परन्तु रूचि (Interest या महत्व) को निम्नलिखित पर केन्द्रित किया जाता है –

(1) अपरा हार्मोन, प्रोटीन (SP1), प्रारंभिक गर्भावस्था कारक (EPF=Early pregnancy factor), PAPP-A, स्टेरॉयड (Steroids) तथा जरायु का गोनैडोट्रॉफिन (Chorionic gonadotrophin) में कुछ प्रतिरक्षा-दमनात्मक प्रभाव (Immunosuppressive effect) होता है।

(2) उदवर्धी बीजपोषक (Villous trophoblast) [देखें चित्र 3.5] द्वारा HLA वर्ग I या वर्ग II अणु को सूचित नहीं करता है। (HLA=Human leukocyte antigen=मानव श्वेताणु प्रतिजन) उदवर्ध-बाह्य बीजपोषक (Extravillous trophoblast) [देखें चित्र 3.7] केवल HLA वर्ग (Class) I अणु को सूचित करता है तथा HLA वर्ग II अणु को सूचित नहीं करता है।

(3) यद्यपि पैतृक प्रतिजन (Paternal antigens) के विरूद्ध HLA प्रतिरक्षी–रोधी (Anti HLA antibodies) तथा सुग्राहीकृत कोशिका (Sensitized cells) की पहचान मातृक रक्तोद (Maternal serum) में की गयी है, उसका कोई महत्वपूर्ण प्रभाव गर्भावस्था पर नहीं होता है।

(4) कोशिका मध्यस्त (T-सहायक 1) से द्रवीय प्रतिरक्षा (Humoral immunity) (T-सहायक 2) तक मातृक अनुक्रिया (Response) का स्थानान्तरण (Shift) होता है जो गर्भावस्था के लिए लाभदायक होता है।

(5) पतनिका का (Decidual) प्राकृतिक हन्ता (Natural killer, NK) कोशिका तथा बीजपोषक (Extravillous trophoblast) HLA वर्ग 1 अणु परस्पर क्रिया करते हैं। इस प्रकार उत्पन्न साइटोकाइन्स (Cytokines) उदवर्ध-बाह्य बीजपोषक (Extravillous trophoblast) का सर्पिल धमनियों (Spiral arteries) में आक्रमण को नियंत्रित (या व्यवस्थित = Regulate) करता है। इससे सर्पिल धमनियों का निम्न प्रतिरोध (Low resistance), उच्च संवाहिता (High conductance), गर्भाशय-अपरा धमनियों (Uteroplacental arteries) में परिवर्तन होता है (देखें चित्र 3.7)।

(6) रोपण (Implantation) तथा अंग (Organ) रोपण की प्रतिरक्षात्मक अनुक्रिया भिन्न (Different) होती है तथा तुलनीय (Comparable) नहीं है।

(7) बहुकेन्द्रक बीजपोषक (Syncytiotrophoblast) में बीजपोषक लसीकाणु का पारगामी प्रतिजन (Trophoblast lymphocyte cross reactive antigen) (TLX) होता है। फलतः इस TLX की अनुक्रिया [मातृक-पैतृक प्रतिरक्षा-असंगतता (Maternal-paternal immuno-incompatibility) के कारण] में माता द्वारा प्रतिरक्षी (Antibodies=Blocking antibodies) का उत्पादन होता है। यह प्रतिरक्षी भ्रूण (Fetus) को अस्वीकृति से सुरक्षा प्रदान करता है।

भ्रूणीय झिल्ली
(Fetal Membranes)

इसमें दो परतें (Layers) – बाहरी जरायु (Outer chorion) तथा आंतरिक उल्व (Inner amnion) होती हैं।

जरायु (Chorion): यह चिकनी जरायु का अवशेष (Remnant of chorion leave) को सूचित करता है तथा अपरा (Placenta) के किनारे के छोरों पर इसका अंत होता है। यह उल्व की अपेक्षा अधिक सघन (Thicker) होता है तथा दोनों किनारों पर भुरभुरा (Fariable) तथा खुरदरा (Shaggy) होता है। आंतरिक रूप से यह ढ़ीला क्षेत्रिका-ऊतक (Areolar tissue) तथा आद्य मेसेनकाईम (Primitive mesenchyme) के अवशेष द्वारा उल्व (Amnion) के साथ संलग्न होता है। बाहरी रूप से बीजकोषीय परत (Trophoblastic layer) का अवशेष तथा संलयित (Fused) पतनिका संपुटीय तथा भित्तीय (Decidua capsularis and parietalis) की पतनिका-कोशिका (Decidual cells) द्वारा आच्छादित होता है जिसका विभेद सूक्ष्मदर्शीय रूप से (Microscopically) किया जा सकता है। (देखें चित्र 3.4)।

उल्व (Amnion): यह भ्रूणीय झिल्ली की आंतरिक परत होता है। इसकी आंतरिक सतह चिकनी और चमकदार होती है तथा उल्वीद्रव (Liquor amnii) के संपर्क में रहता है। इसके उपकला-स्तरण (Epithelial lining) का वर्णन इसी अध्याय में बाद में किया जायेगा। बाहरी सतह में संयोजी ऊतक (Connective tissue) की एक परत होती है जो जरायु (Chorion) के आंतरिक क्षेत्र पर समान ऊतक के सामने होती है जिसका विशल्कन (Peel off) किया जा सकता है। उल्व को भी अपरा की भ्रूणीय सतह से विशल्कन किया (या छिलका उतारा जा) सकता है जिसका अपवाद नाभिका-रज्जु का अन्तर्वेशन (Insertion of the umbilical cord)।

कार्य (Functions) (1) उल्वीद्रव (Liquor amnii) का निर्माण में योगदान करना, (2) अक्षत (Intact) झिल्ली आरोही (Ascending) गर्भाशयी संक्रमण को रोकती है, (3) प्रसव (Labor) के दौरान गर्भाशय-ग्रीवा (Cervix) के विस्फारण (Dilation) का सुगम बनाना, (4) स्टेरॉयड हार्मोनी चयापचय (Steroid hormonal metabolism) के लिए किण्वकीय क्रियाशीलता (Enzymatic activities) का अवसर देना, (5) यह झिल्ली ग्लिसरोफॉस्फोलिपिड (Glycero-phospholipids) का समृद्ध श्रोत है जिसमें अरेकिडोनिक अम्ल (Arachidonic acid) होता है जो प्रोस्टेग्लैन्डिन (Prostaglandin) E_2 तथा $F_{2\alpha}$ का पूर्ववर्ती (Precursor) होता है।

उल्वी कोटर, उल्व और उल्वीद्रव
(Amniotic Cavity, Amnion & Amniotic Fluid)

विकास (Development): उल्वी कोटर और उसका स्तरण झिल्ली उल्व (Lining membrane amnion) के निर्माण का वर्णन आंतरिक कोशिका पिण्ड (Inner cell mass) के विकास के साथ पहले ही किया जा चुका है। सर्वप्रथम द्रव का संचय धीरे-धीरे होता है, परन्तु अंततः द्रव से भरा कोटर (Cavity) इतना बड़ा हो जाता है कि वह जरायु-कोटर (Chorionic cavity) को विलुप्त (Obliterated) कर देता है, उल्व (Amnion) और जरायु (Chorion) उनके मेसेनकाइम की परतों (Mesenchymal layers) द्वारा ढ़ीले सम्पर्क (Loose contact) में आ जाते हैं।

आरम्भ में कोटर भ्रूणीय डिस्क (Embryonic disc) की पृष्ठीय (Dorsal) सतह पर स्थित होता है। शीर्ष (Head), पुच्छ (Tail) तथा पार्श्विक तहों (Lateral folds) का निर्माण के साथ यह भ्रूण (Fetus) को इस प्रकार घेरता

है जिसका प्रदर्शन चित्र 2.9 में किया गया है। इसके दो वर्धमान किनारे अंततः मिलकर पिण्ड वृंत (Body stalk) बन जाते हैं। इस प्रकार उल्वीद्रव (Liquor amnii) भ्रूण को पिण्ड वृंत के साथ उसके संलगन (Attachment) को छोड़कर सर्वत्र घेरता है।

नाभिका-रज्जु (Umbilical cord) के साथ इसका अन्तर्वशन स्थल (Point of insertion) तक तथा अपरा (Placenta) तक उल्व कसकर बंधा रहता है परन्तु इसे प्रत्येक स्थान पर अधोस्थित जरायु (Underlying chorion) से अलग किया जा सकता है।

उल्व की संरचना (Structure of amnion): पूर्ण निर्मित उल्व की मोटाई 0.02-0.5 mm तक होती है तथा अंदर से बाहर की ओर निम्नलिखित परतें (Layers) होती हैं–(1) घनाकार उपकला (Cuboidal epithelium) की एकल परल, (2) आधार झिल्ली (Basement membranes), (3) जालिका-संरचना (Reticular structure) की सघन परत (Compact layer) (4) रेशा कोशिकीय परत (Fibroblastic layer) तथा (5) स्पंजी (Spongy) परत। उल्व में न तो रक्त और न ही तंत्रिका (Nerve) आपूर्ति और न ही लसीका तंत्र (Lymphatic system) होता है।

उल्वी द्रव (Amniotic Fluid)

उल्वीद्रव का उद्गम या श्रोत (Origin of amniotic fluid): उल्वीद्रव का निश्चित श्रोत अभी तक अनसुलझा (Unsolved) है। यह श्रोत संभवतः मिश्रित मातृक और भ्रूणीय मूल (Mixed maternal and fetal origin) का होता है। निम्नलिखित अनुमानीय सिद्धान्तों (Speculative theories) का प्रतिपादन (Enunciate) किया जाता है –

(1) भ्रूणीय झिल्ली (Fetal membranes) के पार मातृक रक्तोद (Serum) से या अपरा (Placenta) में मातृक रक्तपरिवहन (Circulation) से एक श्रावद्रव (Transudate) के रूप में,

(2) नाभिका-रज्जु (Umbilical cord) के पार या अपरा में भ्रूणीय रक्त परिवहन से या उल्वी उपकला (Amniotic epithelium) से श्राव द्रव के रूप में,

(3) 20वें सप्ताह में किरेटिनीकृत (Keratinised) के पहले अति पारगम्य (Permeable) भ्रूणीय त्वचा (Fetal skin) से होकर भ्रूणीय प्लाविका (Plasma) के श्रावद्रव के रूप में,

(4) भ्रूण से योगदान (Contribution from the fetus) – पूर्णगर्भावधि (Term) में दैनिक भ्रूणीय मूत्र वहिर्वेश (Urine output) लगभग 400–1200 ml होता है। पूर्णगर्भावधि में प्रत्येक दिन लगभग 200–500 ml द्रव का ग्रहण भ्रूण (Fetus) करता है।

परिसंचरण (Circulation): उल्वीद्रव में जलपूर्णतः परिवर्तित होता है तथा प्रत्येक 3 घंटे में प्रतिस्थापित (Replaced) होता है। इसका प्रदर्शन उल्वी कोटर में सीधे रेडियोधर्मी सोडियम की सुई देकर निष्कासन द्वारा किया जाता है। नवविष्ठा (Meconium) में गर्भरोम (Lanugo) तथा उपकला-शल्क (Epithelial scales) की उपस्थिति से यह पता चलता है कि द्रव को भ्रूण द्वारा निगला (या ग्रहण किया) गया है तथा इसमें से कुछ आंत्र (Gut) से भ्रूणीय प्लाविका (Fetal plasma) में गया है (Vide scheme)।

आयतन (Volume): उल्वीद्रव 12 सप्ताह के गर्भ में लगभग 50 ml, 20 सप्ताह में 400 ml तथा 36–38 सप्ताह में इसकी पराकाष्ठा (Peak) पर 1000 ml (=1 लीटर) होता है। इसके बाद पूर्णगर्भावधि (Term) तक इसकी मात्रा में कमी होती है जो लगभग 600–800 ml द्रव होता है। चूँकि पूर्णगर्भावधि के बाद भी गर्भावस्था बनी रहती है तो इसमें और अधिक कमी होती है तथा 43 सप्ताह में लगभग 200 ml उल्वीद्रव होता (या रहता) है।

उल्वीद्रव का उद्भव और परिसंचरण की रूपरेखा का प्रदर्शन

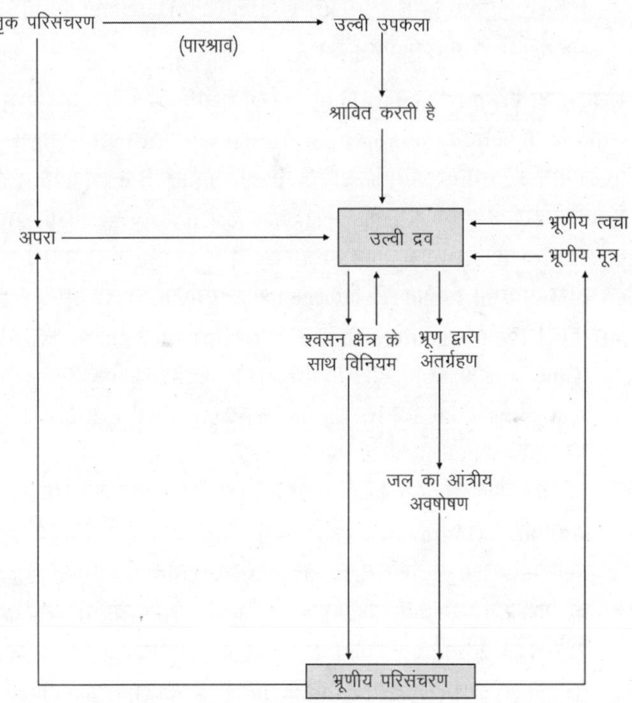

भौतिक गुण (Physical Features): उल्वीद्रव हल्का क्षारीय (Faintly alkaline) तथा निम्न विशिष्ट गुरूत्व (Low specific gravity) 1.010 (जल के लगभग बराबर) का होता है। पूर्णगर्भावधि (Term) के समय मातृक रक्तोद (Serum) के लिए यह अति अल्प पौष्टिक (Hypotonic) हो जाता है। 250 ऑस्मोल / लीटर (Osmol/litre) की परासरणी मात्रा (Osmolarity) से भ्रूणीय पूर्णविकास (Fetal maturity) का संकेत मिलता है।

रंग (Colour): प्रारंभिक गर्भावस्था (Early pregnancy) में यह रंगहीन होता है परन्तु पूर्णगर्भावधि के समय पर हल्का पीला (पुआल = Straw) रंग का होता है जो अपशल्कित गर्भरोम (Exfoliated lanugo) तथा भ्रूणीय त्वचा से बहिःत्वचीय कोशिका (Epidermal cells) के कारण होता है। भ्रूणीय त्वचा का आच्छादी चर्बीदार परत (Vernix caseosa वर्निक्स केसिओसा) की उपस्थिति के कारण उल्वी द्रव धुंधला (Turbid) हो सकता है।

अपसामान्य रंग (Abdnormal color): उल्वीद्रव का सामान्य रंग से विचलन का नैदानिक महत्व (Clinical significance) होता है।

(1) **नवविष्ठा रंजित हरा (Meconium stained green):** इससे अनुनितम्ब प्रसव (Breech delivery) के अलावे प्रस्तुति (Presentation) में भ्रूणीय खतरे या संकट (Fetal distress) के संकेत मिलते है।

(2) **सुनहला रंग (Golden color):** Rh (Rhesus) असंगति में स्वर्णिम (Golden) रंग भ्रूणीय लोहिताणु (RBC) का अतिक्षय तथा बिलिरूबिन (Bilirubin) के अतिउत्पादन के कारण होता है।

(3) **हरा-सा पीला (Greenish yellow) या केसरिया (Saffron) रंग:** गर्भ के पूर्ण विकास के बाद (Postmaturity) होता है।

(4) **काला रंग (Dark color):** गुप्त दुर्घटनीय रक्तश्राव (Concealed accidental hemorrhage) में काला रंग रक्त के दूषण (Contamination) के कारण होता है।

(5) **गहरा भूरा (Dark brown) रंग:** उल्वीद्रव IUD (Intrauterine device) में पाया जाता है। यह रंग पुराने हीमाग्लोबिन (Old HbA) की प्रायिक उपस्थिति के कारण होता है।

संघटन या रचना (Composition): गर्भ के प्रथम अर्घ में द्रव का संघटन प्लाविका के श्रावद्रव (Transudate of plasma) के लगभग समान होता है। परन्तु बाद की गर्भावस्था में अत्यधिक परिवर्तित होता है जो भ्रूण के मूत्रीय मेटाबोलाइट के दूषण (Contamination of fetal urinary metabolites) के कारण होता है। संघटन में 98.99% जल तथा 1–2% ठोस पदार्थ होते हैं। ठोस अवयवों (Solid constituents) में निम्नलिखित होते हैं–

(a) **कार्बनिक (Organic):** प्रोटीन (Protein) = 0.3 gm%, ग्लूकोस (Glucose)=20 mg%, यूरिया (Urea)=30 mg%, यूरिक अम्ल (Uric acid)=4 mg%, क्रिएटिनिन (Creatinine)=2 mg%, NPN=30 mg%, कुल वसा (Total lipids)=50 mg%
हार्मोन = प्रोलैक्टिन (Prolactin), इन्सुलिन (Insulin) तथा रेनिन (Renin)।

(b) **अकार्बनिक (Inorganic):** उल्वीद्रव में मातृक रक्त के समान सोडियम क्लोराइड तथा पोटैशियम की मात्रा (लगभग) होती है। गर्भ के विकास के साथ सोडियम और क्लोराइड की सान्द्रता (या मात्रा) में अल्प कमी होती है जो सम्भवतः अल्प पौष्टिक (Hypotonic) भ्रूणीय मूत्र द्वारा तनुकरण (Dilution) के कारण होता है जबकि पोटैशियम की सान्द्रता अपरिवर्तित बनी रहती है।

(c) निलंबित कणिकाओं (Suspended particles) में निम्नलिखित होते हैं– गर्भरोम (Lanugo), भ्रूणीय त्वचा से शल्कित उपकला-कोशिका (Exfoliated squamous epithelial cells), आच्छादी चर्बीदार परत (Vernix caseosa), उल्वी कोशिका का निक्षेप (Cast off amniotic cells) तथा श्वसन-क्षेत्र से कोशिका (Cells from respiratory tract), मूत्राशय (Urinary bladder) तथा भ्रूण की योनि (Vagina of the fetus) की कणिकाएँ।

उल्वीद्रव का कार्य (Function): इसका मुख्य कार्य भ्रूण का संरक्षण करना है। गर्भावस्था के दौरान (During pregnancy) – इस अवधि में उल्वीद्रव के निम्नलिखित कार्य होते हैं– (1) यह एक धक्का-सह (Shock absorber) के रूप में कार्य करता है तथा भ्रूण (Fetus) को सम्भाव्य बाहरी क्षति (Extraneous injury) से सुरक्षा प्रदान करता है। (2) एकसमान तापक्रम का अनुरक्षण (Maintain) करता है। (3) उल्वी थैली (Amniotic sac) को यह द्रव फुलाता (या विस्तारित = Distend) है जिससे भ्रूण का विकास तथा स्वतंत्र गतिशीलता का अवसर मिलता है तथा भ्रूणीय भागों और उल्वीथैली के बीच आसंजन (Adhesion) को रोका जाता है। (4) इसका पोषक मूल्य (Nutritive value) नगण्य है क्योंकि इसमें प्रोटीन और लवण की अल्प मात्रा होती है, तथापि (However) भ्रूण में जल की आपूर्ति पर्याप्त होती है।

प्रसव के दौरान (During labor): उल्वीद्रव के कार्य निम्नलिखित हैं– (1) उल्व (Amnion) और जरायु (Chorion) मिलकर एक द्रव स्थैतिक फान (Hydrostatic wedge) का निर्माण करते हैं जो गर्भाशय-ग्रीवा के विस्फारण (Dilation of the cervix) में सहायता करता है। (2) गर्भाशयी संकुचन के दौरान यह अपरा के रक्तपरिवहन (Placental circulation) के साथ पर्याप्त हस्तक्षेप को रोकता है जिससे कि झिल्ली (Membrane) अक्षत (Intact) बनी रहती है। (3) प्रसव की प्रथम अवस्था के अंत में यह जनन-नली (Birth canal) को प्रवाह से धोता (Flush) है तथा अपनी अपूतिक और जीवाणु-नाशकक्रिया (Aseptic and bactericidal action) द्वारा भ्रूण (Fetus) को सुरक्षा प्रदान करता है तथा गर्भाशयी कोटर (Uterine cavity) में आरोही संक्रमण (Ascending infection) को रोकता है।

नैदानिक महत्व (Clinical importance): (1) उल्वीद्रव का अध्ययन (या जाँच) से भ्रूण की स्वस्थता के पूर्ण विकास (Well-being and maturity) के संबंध में महत्त्वपूर्ण सूचना मिलती है। (2) गर्भपात (Abortion) के प्रेरण (Induction) की विधि के रूप में रासायनिक पदार्थों (Chemicals) का अंतःउल्वीस्थापन (Intra-amniotic instillation) होता है। (3) उल्वीद्रव सूचक (AF = Amniotic fluid index) द्वारा उल्वीद्रव के अधिक या कम आयतन का मूल्यांकन होता है। मातृक उदर (Maternal abdomen) को चतुर्थांशों (Quadrants) में विभाजित किया जाता है जिसमें नाभिका (Umbilicus), संधानक जघनास्थि (Symphysis pubis) तथा बुघ्न (Fundus) को संदर्भ स्थल (Reference points) लिया जाता है। प्रत्येक चतुर्थांश में वृहतम उदग्र पॉकेट (Largest vertical pocket) की माप की जाती है। चार मापों का योग (cm में) AFI होता है (देखें चित्र 3.12)। यह मापन अति उल्वीद्रव (Polyhydramnios) या अल्प उल्वीद्रव (Oligohydramnios) की लाक्षणिक (Clinical) स्थितियों का निदान (Diagnose) करता है। (4) उल्वीद्रव के निकास के साथ झिल्ली का विदार (Rupture of the membranes) प्रसव के प्रेरण की एक सहायक विधि होती है।

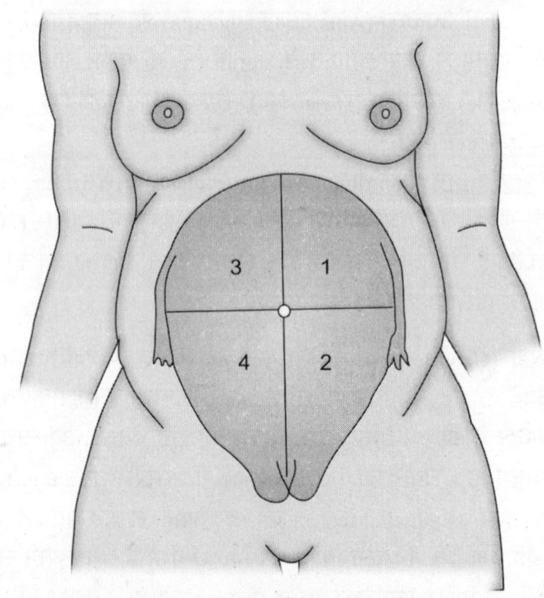

चित्र (Fig.) 3.12: उल्वी द्रव सूचक (AFI) ज्ञात करने के लिए उल्वीद्रव आयतन की माप की जाती है।

नाभिका रज्जु
(Umbilical Cord)

भ्रूण (Fetus) और अपरा (Placenta) के बीच संयोजी बंधन को नाभिका रज्जु (Umbilical cord or funis) कहते हैं। इस रज्जु से होकर भ्रूणीय रक्त का बहाव अपरा में या अपरा से भ्रूण में रक्त का प्रवाह होता है। यह रज्जु भ्रूणीय नाभिका (Fetal umbilicus) से लेकर अपरा की भ्रूणीय सतह तक विस्तारित होती है।

विकास (Development): नाभिका रज्जु का विकास संयोजी वृंत (Connective stalk) या कायिक वृंत (Body stalk) से होता है जो मेसोब्लास्टिक ऊतक (Mesoblastic tissue) की एक पट्टी (Band) होती है जिसका तानन (Stretching) भ्रूणीय डिस्क तथा जरायु (Chorion) के बीच होता है। आरंभ में यह (रज्जु) भ्रूणीय डिस्काक पुच्छीय छोर (Caudal end) के साथ संलग्न होती है परन्तु भ्रूण (Embryo) के शीर्ष-पुच्छीय सलवट (Cephalocaudal folding) तथा साथ-साथ उल्वी कोटर (Amniotic cavity) के वर्धन के फलस्वरूप उल्व-वहिःजनस्तर मिलनस्थल (Amnioectodermal junction) भ्रूण (Fetus) के अधर (Ventral) क्षेत्र पर अभिसरित (Converge) होता है। चूँकि भ्रूण के अनुपात में उल्वीकोटर (Amniotic cavity) का अधिक वर्धन (Enlargement) होता है तथा द्रव से विस्फारित (Distended या विस्तारित), अतः उल्वीकोटर में भ्रूण को अधिकाधिक ले जाया जाता है और इसके साथ-साथ संयोजी वृंत (Connective stalk) का दीर्घीकरण (Elongation) होता है जो भावी नाभिका रज्जु बनता है।

संरचना (Structures): नाभिका रज्जु जब पूर्णतः निर्मित हो जाती है तो उसमें निम्नलिखित अवयव (Constituents) होते हैं – (चित्र 3.13)।

(1) आच्छादी उपकला (Covering epithelium): यह उल्वी उपकला (Amniotic epithelium) की एक एकल परत द्वारा स्तरित (Lined) होती है परन्तु पूर्णगर्भावधि (Term) पर भ्रूणीय बहिःजनस्तर (Fetal epidermis) के समान स्तरण (Stratification) का प्रदर्शन करती है।

(2) वार्टन अवलेह (Wharton's jelly): इसमें भ्रूण-बाह्य (Extra-embryonic) मध्यजनस्तरीय कोशिका (Mesodermal cells) का श्लेष्माभ अपक्षय (Mucoid degeration) द्वारा निर्मित श्लेषी (Gelatinous) द्रव में दीर्घित (Elongated) कोशिका होती हैं। इसमें प्रचुर म्यूकोपॉलिसैकैराइड (Mucopolysaccharides) होते हैं तथा नाभिका वाहिकाओं (Umbilical vessels) के लिए इसका संरक्षी कार्य (Protective function) होता है।

(3) रक्तवाहिका (Blood vessels): प्रारंभ में 4 वाहिकाएँ = 2 धमनी (Arteries) तथा 2 शिरा (Veins) होती हैं। धमनी की उत्पत्ति भ्रूण (Fetus) की आंतरिक श्रोणीय धमनी (Iliac arteries) से होती है तथा भ्रूण से अपरा (Placenta) तक शिरीय (Venous) रक्त का वहन करती है। दो नाभिका शिराओं में दाहिनी शिरा (Right one) 4 महीने तक लुप्त हो जाती है तथा शेष एक शिरा रह जाती है जो अपरा से भ्रूण तक ऑक्सीजनीकृत (Oxygenated) रक्त का वहन करती है। एक एकल नाभिका-धमनी की उपस्थिति का संबंध भ्रूणीय जन्मजात अपसामान्यता (Fetal congenital abnormalities) के साथ होता है।

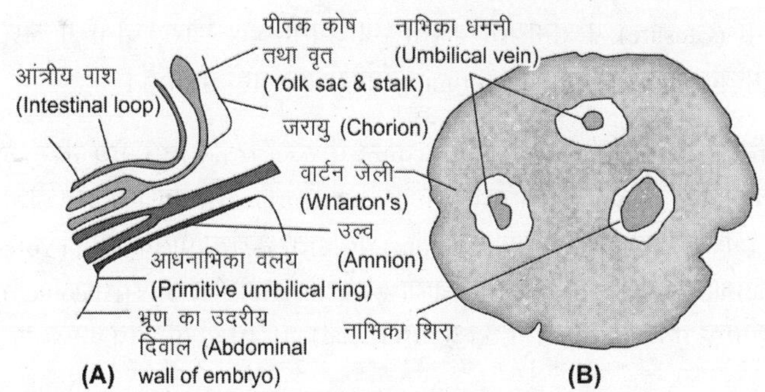

चित्र (Fig.) 3.13: (A) दस सप्ताह का भ्रूण (Ten week embryo) तथा (B) पूर्णगर्भावधि की नाभिका-रज्जु के तिर्यक खण्ड (Cross-section of a term umbilical cord) की आद्य (Primitive) नाभिका-रज्जु का संक्षिप्त आरेखीय (Diagrammatic) प्रदर्शन ।

(4) नाभिका-आशय (पीतक कोष) अवशेष और उसकी पीतकी नलिका [Remnant of the umbilical vessel (yolk sac) and its vitelline duct]: पीतक कोष का अवशेष एक लघु पीले पिण्ड (Body) के रूप में अपरा के साथ रज्जु (Cord) के संलगन के निकट विरले ही (Rarely) अवसर पर पाया जा सकता है। नलिका (Duct) का निकटवर्ती भाग मेकल अंधवर्ध (Mechel's diverticulum) के रूप में बना रहता है।

(5) अपरापोशिका (Allantois): भ्रूणीय छोर के निकट एक बंद नलिकीय संरचना कभी-कभी प्रकट हो सकती है जो भ्रूण के अंदर उसकी मूत्र नाभिरज्जु (Urachus यूरेकस) और मूत्राशय (Bladder) के साथ निरंतर होती है।

(6) विलुप्त भ्रूण-बाह्य गुहा (Obliterated extra-embryonic coelom): प्रारंभिक काल में अंतःभ्रूणीय गुहा (Intra-embryonic coelom) आंत्र के पाशों का वर्धन (Herniation of coils of intestine) [Midgut=मध्यांत्र] के साथ भ्रूण-बाह्य गुहा के साथ निरंतर होता है। यह स्थिति जन्मजात नाभिक-अंत्रवृद्धि (Congenital umbilical hernia or exomphalos) के रूप में बनी रह सकती है।

विशेषताएँ (Characteristics): नाभिका-रज्जु लगभग 50 cm लम्बी होती है जिसमें 30–100 cm का प्रायः विचलन (Variation) होता है। इसका व्यास 1 से लेकर 2.5 cm तक के विचलन के साथ औसत 1.5 cm होता है। इसकी मोटाई एकसमान (Uniform) नहीं होती है परन्तु कुछ स्थानों पर गांठ (Nodes) या फुलाव (Swelling) प्रकट होता है। यह फुलाव (मिथ्या गांठ = False knots) नाभिका-शिराओं के फैलाव (Dilation of umbilical veins) या वार्टन-जेली (Wharton's jelly) के स्थानीय संग्रह के कारण हो सकता है। 12वें सप्ताह से बायें से दाहिने सर्पिल घुमाव (Spiral twist) का यह प्रदर्शन करती है जो धमनियों (Arteries) के चारों ओर वाहिका-शिरा (Vessels-vein) द्वारा लिये गये सर्पिल घुमाव के कारण होता है। नाभि की धमनियों में एक आंतरिक लचीली स्तरिका (Lamina) नहीं होती है बल्कि पर्याप्त विकसित पेशीय आवरण (Muscular coat) होता है। यह शिशु के जन्म के तत्काल बाद प्रतिवर्ती मरोड़ (Reflex spasm) के कारण धमनियों की प्रभावी

बंदी (Closure) में सहायता करती है। धमनी और शिरा, दोनों में लघु धमनिका-शिरिका (Vasavasorum वैसावैसोरम) नहीं होती हैं।

संलग्न (Attachment): प्रारंभिक काल में रज्जु (Cord) पुच्छीय छोर के निकट भ्रूण (Embryo) की अधोसतह (Ventral surface) के साथ संलग्न होती है। परन्तु जैसे ही देह-गुहा (Coelom) बंद होती है तथा पीतक कोष (Yolk sac) क्षीण होता है वैसे ही संलग्न स्थायी रूप से चौथे महीने पर उदर (Abdomen) के केन्द्र की ओर हो जाता है। भ्रूणीय (Fetal) संलग्न के विपरीत अपरा का संलग्न परिवर्तनीय (Inconsistent या अस्थिर) होता है। यह प्रायः अपरा (Placenta) की भ्रूणीय सतह के साथ संलग्न होती है जो अपरा के केन्द्र और किनारे के बीच होता है जिसे उत्केंद्रीय अर्त्वेशन (Eccentric insertion) कहा जाता है। संलगन केन्द्रीय (Central), सीमांतक (Marginal) या चिकने जरायु (Chorion leave) पर अपरा के किनारे से दूर भी हो सकता है जिसे आच्छादी अन्तर्वेशन (Velamentous insertion) कहा जाता है। नाभिका रज्जु की असंगति और विभिन्न अपसामान्यताओं (Anomalies and various abnormalities) का वर्णन अध्याय 16 में किया जाता है।

अध्याय

4

भ्रूण (Fetus)

भ्रूण के प्रसवपूर्व (Prenatal) विकास को तीन कालों में श्रेणीबद्ध किया जाता है –

(1) **अण्डीय-काल (Ovular period):** अण्डोत्सर्ग (Ovulation) के बाद प्रथम दो सप्ताह के काल को अण्ड (या डिम्ब) काल कहा जाता है। इस तथ्य के बावजूद कि अण्डाणु (Ovum) का निषेचन (Fertilization) होता है और वह अभी तक अण्डाणु ही कहलाता है।

(2) **प्रारंभिक भ्रूणीय (एम्ब्रिओनिक) काल (Embryonic period):** अण्डोत्सर्ग के बाद तीसरे सप्ताह से यह काल आरंभ होता है तथा गर्भधारण (Conception) के बाद 8 सप्ताह तक विस्तारित होता है। भ्रूण (Embryo) की शीर्ष-नितम्ब लम्बाई (CRL=Crown-rump length) 4 mm होती है।

(3) **भ्रूणीय काल (Fetal period):** यह आठवें सप्ताह के बाद आरंभ होता है तथा प्रसव में इस काल का अंत हो जाता है।

भ्रूणीय काल में कालानुक्रम (Chronology in the fetal period) को आर्तव काल (Menstrual age) के रूप में व्यक्त किया जाता है।

भ्रूण की लम्बाई (Length of the fetus): भ्रूण की लम्बाई ज्ञात करने के लिए सामान्यतः शीर्ष (Vertex) से लेकर अनुत्रिक (Coccyx) (अर्थात् शीर्ष-नितम्ब लम्बाई=CRL) तक मापन प्रारंभिक सप्ताहों में किया जाता है। जबकि 20वें सप्ताह के अंत से लेकर आगे की ओर मापन शीर्ष से लेकर एड़ी (Heel) तक [Crown-heel length] होता है।

लम्बाई का परिकलन (Calculation of length): प्रथम 5 महीने का शीर्ष-एड़ी (CH=Crown-heel) मापन करने के लिए गर्भ के चन्द्रमास (Lunar months) की संख्या का वर्ग (Squaring) किया जाता है। द्वितीय अर्धकाल में लम्बाई ज्ञात करने के लिए चन्द्रमास को 5 द्वारा गुणा किया जाता है। लम्बाई को सेंटीमीटर में व्यक्त किया जाता है।

भ्रूण की आयु (Age of the fetus): गर्भावस्था के दौरान गर्भ का काल ज्ञात करने के लिए पिछले आर्तवकाल (LMP=Last menstrual period) के प्रथम दिन से गिनती आरंभ होती है। यह निषेचन (Fertilization) या गर्भाधान काल से दो सप्ताह अधिक होता है। **भ्रूण की आयु की गणना करने के लिए भार की अपेक्षा लम्बाई अधिक विश्वस्त मानक (Criterion) होती है।** प्रथम त्रिमास (First trimester) में,

CRL (mm) + 6.5 = गर्भकाल (Gestational age) (सप्ताह में)

अतिस्वन चित्रण (Sonography) द्वारा गर्भकाल के मूल्यांकन के लिए देखें अध्याय 40।

भ्रूण का विकास (Growth of the fetus): सामान्य भ्रूणीय विकास कोशिकीय अतिवृद्धि (Cellular hyperplasia) द्वारा प्रदर्शित होता है और उसके बाद कोशिका की संख्या में वृद्धि और अंत में ऊतक वृद्धि होती (Hypertrophy) होती है। भ्रूणीय विकास 37वें सप्ताह तक रैखिक (Linear) के रूप से होता है। प्रथम अर्धकाल में यह विकास जननिक कारक (Genetic factor) द्वारा नियंत्रित होता है तथा गर्भावस्था के द्वितीय अर्धकाल में पर्यावरणी कारकों (Environmental factors) द्वारा नियंत्रित होता है। इसके महत्वपूर्ण शरीर-क्रियात्मक (Physiological) कारक हैं – प्रजाति (Race) [जैसे–यूरोप (Europe) के शिशु का भार भारतीय शिशु से अधिक होता है] लिंग (Sex) [बालक शिशु का भार > बालिका शिशु का भार], माता या पिता की ऊँचाई और भार (Parental height and weight) [लम्बी और अधिक भार की माता में अधिक भार का शिशु होता है], जन्म का क्रम (Birth order) [प्रथम से लेकर द्वितीय गर्भ तक भार अधिक होता है] तथा सामाजिक-आर्थिक कारक (Socio-economic factors) [सामाजिक वर्ग (Social class) I तथा II में अधिक भार के शिशु उत्पन्न होते हैं। भ्रूणीय विकास मुख्यतः IGF-1 (Insulin-like growth factor 1), इन्सुलिन तथा अन्य वर्धन कारकों (Growth factors) द्वारा नियंत्रित होता है। वर्धन हार्मोन (GH=Growth hormone) प्रसवोत्तर वृद्धि (Postnatal growth) के लिए अनिवार्य होता है। पूर्णगर्भावधि पर (At term) भारत (India) में औसत भ्रूणीय भार 1.5 kg से लेकर 3.5 kg के बीच परिवर्तित होता है। रोगात्मक कारक (Pathological factors) इस भार को प्रभावित करते हैं। देखें अध्याय 31।

भ्रूण का क्रियाविज्ञान (Fetal Physiology)

पोषण (Nutrition): निषेचन (Fertilisation) के बाद भ्रूणीय पोषण के तीन सोपान (Stages) होते हैं –

(1) **अवषोषण (Absorption):** प्रारंभिक निषेचनोत्तर (Postfertilization) काल में पोषण का संग्रह कोशिकाद्रव्य (Cytoplasm) के अंदर पीतक (Deutoplasm) में होता है तथा अत्यल्प (Very little) आवश्यक पोषण की आपूर्ति नलीय और गर्भाशयी श्राव से होती है।

(2) **ऊतक पोषणज स्थानान्तरण (Histotrophic transfer):** रोपण (Nidation) के बाद तथा गर्भाशय-अपरा के रक्तपरिवहन (Uteroplacental circulation) की स्थापना के पहले पोषण की प्राप्ति विसरण (Diffusion) द्वारा अपक्षरित पतनिका (Eroded deciduas) से होती है तथा बाद में

सारणी (Table) 4.1: भ्रूणीय विकास की मुख्य घटनाएँ
(Principal events of embryonic and fetal development)

गर्भधारण के बाद (Post-conception) दिन (Days) 14–21: पृष्ठरज्जु (Notocord) विकसित होती है। वहिःजनस्तर (Ectoderm) मोटा होकर तंत्रिका पट्टी तथा तंत्रिका तहों (Neural plate and neural folds) का निर्माण करता है।

गर्भधारण के बाद 21–28 दिनः तंत्रिका पट्टिका (Neural plate) संयुक्त (Fused) होकर तंत्रिका नली (Neural tube) बनती है। चार आद्य हृदय-कक्ष (Four primitive cardiac chambers), 21 दिन पर प्रथम ह्रदस्पंद (Heart beat)।

गर्भधारण के बाद 4–6 सप्ताह (4.15 mm का भ्रूण): नेत्राशय (Optic vesicle) प्रकट होता है। तंत्रिका नली (Neural tube) की पूर्ण बंदी (Closure) (30 दिन में), अंग मुकुल (Limb buds) चेहरे (Face) का निर्माण

गर्भधारण के बाद 6–8 सप्ताह (15.30 mm का भ्रूण): सभी मुख्य संरचनाओं (Structures) का निर्माण होता है। पूर्ण निलयीपट (Complete ventricular septum) (46 दिन में), पहचाननीय (Recognisable) मानव

गर्भधारण के बाद (Post-conception) 8–12 सप्ताह (30.60 mm का भ्रूण): बाहरी जननांगों (External genitalia) का विकास होता है।

20 सप्ताह (Weeks): मृदुलोम (Lanugo या गर्भरोम) से त्वचा आच्छादित (Covered) होती है। आच्छादी चर्बीदार त्वचा (Vernix caseosa) प्रकट होती है।

28 सप्ताह (Weeks – 28): आंतरिक वंक्षण वलय (Internal inguinal ring) में अंडग्रंथि (Testes) का अधोगमन (Descending) होता है। शिशु जीवनक्षम (Viable) होता है।

36 सप्ताह (Weeks-36): अण्डकोष (Serotum) में एक अंडग्रंथि (Testis) का अधोगमन होता है। गर्भरोम (Lanugo) लुप्त होने की ओर प्रवृत्त होता है।

40 सप्ताह (Weeks-40): दोनों अंडग्रंथि (Testicles) अण्डकोष (स्क्रोटम) में उतर जाती हैं। अंगुली के सिरे (Finger tips) से नाखून (Nails) प्रक्षेपित होते हैं पश्च शिशु-करोटि (Posterior fontanelle) बंद हो जाती है।

बीजपोषकीय गर्तिका (Trophoblastic lacunae) में स्थिर मातृक (Maternal) रक्त से पोषण मिलता है।

(3) **रक्तपोषणज (Hematotrophic):** भ्रूणीय रक्तपरिवहन (Fetal circulation) की स्थापना के साथ तीसरे सप्ताह से सक्रिय और निष्क्रिय (Active and passive) स्थानांतरण द्वारा पोषण प्राप्त होता है।

भ्रूण एक पृथक क्रियात्मक अस्तित्व (Physiological entity) है तथा यह माता से वह प्राप्त करता है जिसकी उसे आवश्यकता होती है और यहाँ तक कि माता के साधनों के न्यूनीकरण (Reduction) की कीमत पर भी। यद्यपि सम्पूर्ण अंतःगर्भाशयी (Intrauterine) अवधि में सभी पोषक (Nutrients) भ्रूण में पहुँचते हैं, आवश्यकता समान रूप से वितरित नहीं होती है। अंतिम तीन महीने में माता से कुल कैल्सियम का दो-तिहाई (Two-thirds, 66%), कुल प्रोटीन का तीन-पंचम (Three fifths, 60%) तथा कुल लौह (Iron) के चार-पंचम भाग (Four-fifths,80%) का निष्कासन भ्रूण में हो जाता है। इस प्रकार कालपूर्व (Preterm) जन्म में भ्रूण के भण्डार में अनिवार्य पोषकों का अभाव रहता है। अति लौह संचय (Excess iron reserve) स्तन-दूध में लौह की कम आपूर्ति की क्षतिपूर्ति (Compensate) करता है जो शिशु के जन्म के बाद पोषक पदार्थों का श्रोत होता है।

भ्रूणीय रक्त (Fetal blood): 14वें दिन तक प्रारंभिक भ्रूणीय अवस्था (Embryonic phase) में सर्वप्रथम पीतक कोष (Yolk sac) में रक्त निर्माण (Hematopoiesis) का प्रदर्शन होता है। 10वें सप्ताह तक यकृत (Liver) मुख्य स्थल बन जाता है। प्रारंभिक भ्रूणीय यकृत का वृहत वर्धन उसके लोहिताणु निर्माणकारी कार्य (Erythropoietic function) के कारण होता है। क्रमिक रूप से लोहिताणु निर्माण स्थलों का विस्तार प्लीहा (Spleen) तथा अस्थि-मज्जा (Bone marrow) तक होता है तथा पूर्णगर्भावधि (Term) के निकट लोहिताणु (RBC) निर्माण का मुख्य स्थल अस्थि-मज्जा हो जाती है।

प्रारंभिक काल में लोहिताणु-निर्माण (Erythropoiesis) वृहत कोशिकीय (Megaloblastic) होता है परन्तु पूर्णगर्भावधि के निकट सामान्य रक्ताणु (Normoblastic) हो जाता है। पूर्णगर्भावधि पर भ्रूणीय रक्त कारूप निम्नलिखित होता है– 50–60 लाख लोहिताणु प्रति घन मिलीमीटर (5-6 million RBC/cumm), Hb% 110-150%, अपूर्ण लोहिताणु (Reticulocytes) = 5%, लोहिताणु कोशिका (Erythroblast) = 10%.

प्रथमार्ध (First half) में हीमोग्लोबिन (Haemoglobin, Hb) भ्रूणीय प्रकार (α-2, γ-2) का होता है परन्तु 24 सप्ताह से हीमोग्लोबिन (α-2, β-2) वयस्क (Adult) प्रकार का होता है तथा पूर्णगर्भावधि पर (At term) कुल हीमोग्लोबिन का लगभग 75–80% भ्रूणीय प्रकार (HbF) का होता है। 5–8 सप्ताह के बीच भ्रूण (Embryo) कुछ अतिरिक्त हीमोग्लोबिन का निर्माण करता हैः Hb गोवर (Gower) 1(ζ-तथा ε-श्रृंखला), Hb गोवर 2 (α और ε-श्रृंखला) तथा Hb पोर्टलैण्ड (Portland) (ζ-तथा ε-श्रृंखला).

6–12 महीने के बीच जन्म के बाद भ्रूणीय हीमोग्लोबिन को पूर्णतः वयस्क हीमोग्लोबिन द्वारा प्रतिस्थापित किया जाता है। भ्रूणीय हीमोग्लोबिन

में वयस्क हीमोग्लोबिन की तुलना में 2,3—डाइफॉस्फोग्लिसरेट (Diphosphoglycerate) के अल्प बंधन (Lower binding) के कारण ऑक्सीजन के लिए अतिआसक्ति (Affinity) होती है। क्षारीय हेमाटिन (Alkaline hematin) के निर्माण में यह क्षार के लिए प्रतिरोधक (Resistant) भी होता है। पूर्णगर्भावधि पर भ्रूण-अपरा रक्त (Feto-placenta) का कुल आयतन 125 ml/Kg भ्रूण का भार होता है। लोहिताणु (Red cells) अपने समूह के प्रतिजन (Group antigen) का विकास बहुल पहले ही कर लेता है तथा गर्भधारण (Conception) के 38 दिन बाद से भ्रूणीय रक्त में Rh कारक का प्रदर्शन किया गया है। भ्रूणीय लोहिताणु (Fetal RBC) का जीवन-काल (Life-span) वयस्क लोहिताणु का दो-तिहाई (66%) अर्थात् लगभग 80 दिन होता है। भ्रूणीय लोहिताणु में सभी ग्लूकोस-अपक्षयी किण्वकों (Glycolytic enzymes) की क्रियाशीलता भी वयस्क लोहिताणु की तुलना में अधिक होती है जिसका अपवाद है — फॉस्फोफ्रूक्टोकाइनेज (Phosphofructokinase) तथा 6-फॉस्फोग्लूकोनेट डिहाइड्रोजीनेस (6-Phosphogluconate dehydrogenase)।

लौह (Iron), फेरीटिन (Ferritin), विटामिन B_{12}, फोलिक अम्ल (Folic acid) की रज्जु रक्त मात्रा (Cord blood level) मातृक रक्त से स्थिर रूप से (Consistently) अधिक होती है।

श्वेताणु और भ्रूणीय संरक्षण (Leukocytes and fetal defence): गर्भ के दो महीने के बाद श्वेताणु प्रकट होता है। पूर्णगर्भावधि (Term) पर श्वेताणु की संख्या बढ़कर लगभग 15—20 हजार प्रति घनमिलीमीटर (Cubic mm) हो जाती है। बाल्यग्रन्थि (Thymus=थाइमस) और प्लीहा (Spleen) का तत्काल विकास होता है तथा लसीकाणु (Lymphocyte) का उत्पादन होता है जो प्रतिरक्षी (Antibody) निर्माण का एक मुख्य श्रोत होता है। तथापि (However) भ्रूण विरले ही प्रतिरक्षी का निर्माण करता है जिसका कारण अपेक्षाकृत जीवाणु रहित (Sterile) वातावरण है। मातृक इम्यूनोग्लोबुलिन (IgG) 12 सप्ताह से अपरा (Placenta) को पार करता है तथा भ्रूण को एक निष्क्रिय प्रतिरक्षा (Passive immunity) प्रदान करता है जो गर्भ की अवधि के बढ़ने के साथ बढ़ती है। पूर्णगर्भावधि पर भ्रूण में IgG की मात्रा उसकी माता से 10% अधिक होती है।

IgM मुख्यतः भ्रूणीय मूल का होता है तथा रज्जु-छेदन (Cordocentesis) द्वारा इसकी पहचान से अंतःगर्भाशयी संक्रमण (Intrauterine infection) के निदान में सहायता मिलती है। IgA का उत्पादन केवल जन्म के बाद आंत्र-संक्रमण (Enteric infection) के प्रतिजन (Antigen) की अनुक्रिया (Response) में होता है।

मूत्र तंत्र (Urinary system): प्रथम त्रिमास (Trimester) के अंत तक मूत्र को श्रावित करने के लिए नेफ्रॉन (Nephron) सक्रिय हो जाता है। पूर्णगर्भावधि के निकट (Near term), मूत्र का उत्पादन बढ़कर 650 ml प्रतिदिन हो जाता है। तथापि, गर्भाशय (Utero) में भ्रूण को जीवित रहने के लिए वृक्क (Kidneys) अनिवार्य नहीं होता है परन्तु संघटन (Composition) के व्यवस्थापन तथा उल्वीद्रव (Liquor amnii) के आयतन में महत्वपूर्ण होता है। अल्पउल्वीद्रव (Oligohydramnios) का संबंध वृक्कीय अल्पवृद्धि (Renal hypoplasia) या अवरोध मूत्रमार्ग रोग (Obstructive uropathy) के साथ हो सकता है।

त्वचा (Skin): 16वें सप्ताह पर मृदुरोम (Lanugo) प्रकट होता है परन्तु पूर्णगर्भावधि (Term) पर लगभग पूर्णतः लुप्त (Disappear) हो जाता है। 20वें सप्ताह पर वसामय ग्रन्थि (Sebaceous glands) प्रकट होती है तथा बाद में स्वेद ग्रन्थि (Sweat glands) उपस्थित होती है। आच्छादी चर्बीदार परत (Vernix caseosa) जो अपशल्कित वहिःजनस्तरीय कोशिकाओं (Exfoliated epidermal cells) के साथ मिश्रित वसामय ग्रन्थि का श्राव (Secretion) होता है, प्रचुर मात्रा में उपस्थित होती है तथा त्वचा को चिकनाई प्रदान करती है। 20वें सप्ताह के पहले वहिःत्वचा (Epidermis) की श्रृंगीय परत (Horny layer) अनुपस्थित होती है जो भ्रूणीय केशिकाओं (Fetal capillaries) से उल्वी द्रव (Liquor amnii) में श्राव (Transudation) को अनुकूल बनाती है।

जठरांत्रीय क्षेत्र (Gastrointestinal tract): 10—12 सप्ताह तक उल्वीदव (Amniotic fluid) को भ्रूण निगल जाता है। 20वें सप्ताह से नवविष्ठा (Meconium) प्रकट होती है तथा पूर्णगर्भावधि पर इसका समान रूप से वितरण आंत्र (Gut) से लेकर मलाशय (Rectum) तक होता है जो आंत्रीय क्रमाकुंचन (Intestinal peristalsis) की उपस्थिति को सूचित करता है। अंतःगर्भाशयी ऑक्सीक्षीणता (Intra-uterine hypoxia) (Vagal stimulation वेगस के उत्तेजन) में गुदा-अवरोधनी (Anal sphincter) शिथिल होती है तथा नवविष्ठा को उल्वीद्रव में निकाला (या रिक्त किया) जाता है।

नवविष्ठा का संघटन (Composition of the meconium): नवविष्ठा मुख्यतः यकृती श्राव (Hepatic secretion) के अपशिष्ट (Waste) उत्पादों द्वारा निर्मित होती है। इसमें मृदुरोम (Lanugo), लोम (Hairs) तथा भ्रूणीय त्वचा से उपकला-कोशिकाएँ (Epithelial cells) होती हैं जिसे उल्वीद्रव से निगला जाता है। श्लेष्मा (Mucus), अपशल्कित आंत्रीय उपकला (Exfoliated intestinal epithelium) तथा आंत्रीय रस (Juices) भी इसमें होती है। हरा-सा काला रंग पित्त रंजक (Bile pigments), विशेषकर बिलिवर्डिन (Biliverdin) के कारण होता है।

श्वसन तंत्र (Respiratory system): प्रारंभिक महीनों में फुफ्फुस (Lungs) ठोस होता है। 28वें सप्ताह पर वायुकोष (Alveoli या कूपिका) प्रसारित होते हैं तथा घनाकार उपकला (Cuboidal epithelium) द्वारा स्तरित होते हैं। केशिकाओं का अंतःस्तर (Endothelium of the capillaries) के साथ घनिष्ठ सम्पर्क होता है। 24वें सप्ताह पर फॉस्फोलिपिड-फॉस्फेटाइडिल कोलीन (Phospholipids-phosphatidyl cholines) तथा फॉस्फेटाइडिल ग्लिसरॉल (Phosphatidyl glycerol) के साथ सम्बद्ध फुफ्फुस पृष्ठ-सक्रियन (Lung surfactant) प्रकट होता है। पृष्ठ-सक्रियन का श्राव प्रकार—II वायुकोश की कोशिका (Type II alveolar celly) करती है। ये पदार्थ फुफ्फुस-द्रव के पृष्ठ-तनाव (Surface tension) को कम करते हैं जिससे कि वायुकोश आसानी से खुल सके जब प्रसव के बाद श्वसन (Breathing) आरंभ होता है। उल्वीद्रव में लैसिथन (Lecithin=Phosphatidyl choline) तथा स्फिंगोमाइलिन (Sphingomyelin) का अनुपात (L:S) जब 2:1 होता है जो इससे भ्रूणीय फुफ्फुस (Fetal lung) के पूर्ण विकास का संकेत मिलता है। वर्धित पृष्ठसक्रियन संश्लेषण (Augmented surfactant synthesis) के लिए प्राकृतिक प्रेरक भ्रूणीय

कॉटिसोल (Cortisol) होता है। भ्रूणीय वर्धन रोक तथा झिल्ली का दीर्घ विदार (Fetal growth restriction and prolonged rupture of membranes) भी पृष्ठसक्रियन संश्लेषण का प्रबलन (Accentuate) करते हैं।

श्वसन गति की पहचान 11 सप्ताह तक की जा सकती है परन्तु 20वें सप्ताह तक अनियमित (Irregular) होती है। उसकी आवृत्ति (Frequency) 30 से 70 प्रतिमिनट के बीच परिवर्तित होती है तथा मातृक रक्त में शर्करा की मात्रा (Level) पर निर्भर करती है। ऑक्सीक्षीणता (Hypoxia) तथा माता का धूम्रपान (Smoking) भ्रूणीय श्वसन गति (FBM) को कम करता है जबकि अतिशर्करा रक्तता (Hyperglycaemia) से यह गति बढ़ती है। श्वासनली-श्वसनी वृक्ष (Tracheo-bronchial tree) उल्वीद्रव (Liquor amnii) से भरा रहता है।

भ्रूणीय अंतःश्राविकी (Fetal endocrinology): 10वें सप्ताह तक भ्रूणीय पीयूष (Fetal pituitary) द्वारा वर्धन हार्मोन (GH= Growth hormone), ACTH (Adenocorticotropic hormone ऐडिनोकॉर्टिकोट्रॉफिक हार्मोन), प्रोलैक्टिन (Prolactin), TSH (Thyroid stimulating hormone अवटु उत्तेजक हार्मोन) तथा गोनैडोट्रॉफिटक हार्मोन (Gonadotropic hormone) का उत्पादन किया जाता है। 12वें सप्ताह तक पश्च पीयूष का वैसोप्रेसर तथा ऑक्सिटोसिक क्रियाशीलता (Vasopressor and oxytocic activities) का भी प्रदर्शन किया गया है। भ्रूणीय अधिवृक्क ग्रन्थि (Fetal adrenals) में जालिका-क्षेत्र (Reticular zone or fetal zone) की अतिवृद्धि (Hypertrophy) का प्रदर्शन होता है जो इस्ट्रिओल पूर्ववर्ती (Oestriol precursor), कॉर्टिसोल (Cortisol) तथा डिहाइड्रोएपिऐन्ड्रोस्टेरोन (Dehydroepiandrosterone) का संश्लेषण (Synthesis) का स्थल होता है। यह भ्रूणीय क्षेत्र (Fetal zone) अमस्तिष्कता (Anencephaly) में अनुपस्थित होता है। अधिवृक्क अंतस्था (Adrenal medulla) अल्पमात्रा में कैटिकोलैमीन (Catecholamines) का उत्पादन करती है। भ्रूणीय अवटु (Fetal thyroid) भी 11वें सप्ताह तक अल्प मात्रा में थाइरॉक्सिन (Thyroxine) का संश्लेषण आरंभ करता है। यद्यपि भ्रूणीय अण्डाशय (Fetal ovaries) निष्क्रिय बना रहता है, भ्रूणीय अण्डग्रन्थि (Fetal testicles) पुरूष की प्रजनक संरचनाओं (Reproductive structures) के विकास में मध्यस्तता करती है। भ्रूणीय अग्न्याशय (Fetal pancreas) 12वें सप्ताह तक इन्सुलिन (Insulin) श्रावित करता है तथा 8वें सप्ताह तक ग्लूकागॉन (Glucagon) श्रावित करता है।

भ्रूणीय रक्तपरिवहन (Fetal Circulation)

अपरा (Placenta) से नाभिका-शिरा (Umbilical veins) ऑक्सीजनीकृत (Oxygenated) रक्त का वहन करती है, नाभिका पर भ्रूण में प्रवेश करती है तथा यकृत (Liver) के दात्राकार बंधन (Falciform ligament) के स्वतंत्र किनारे पर चलती है। यकृत में यह (शिरा) यकृत के बायें पिण्डक (Lobe) की शाखाओं में उत्सर्जित करती है तथा निवार्हिका शिरा (Portal veins) से डिऑक्सीजनीकृत (Deoxygenated) रक्त ग्रहण करती है। ऑक्सीजनीकृत रक्त का वृहत भाग कुछ निर्वाहिका शिरीय रक्त (Portal venous blood) के साथ मिश्रित होता है, शिरा-नलिका (Ductus venosus) से होकर यकृत का लघु चक्कर लगाकर निचली महाशिरा (Inferior vena cava) में पहुँचता है तथा वहाँ से हृदय के दाहिने अलिंद (Right atrium of the heart) तक जाता है। निचली महाशिरा के अंतिम भाग में भी मध्यच्छद (Diaphragm) के नीचे भ्रूण के पुच्छीय (Caudal) भागों से डिऑक्सीजनीकृत रक्त होता है। (देखें चित्र 4.1) । इस प्रकार के निष्कासित शिरीय रक्त की मात्रा इतनी अधिक नहीं होती है कि शिरीय नलिका से शुद्ध रक्त को अधिक सीमा तक दूषित कर सके।

दाहिनें अलिंद (Right atrium) में अधिकांश रक्त (75%) निचले महाशिरा (Inferior vena cava) के कपाट (Valve) द्वारा अण्डाकार विवर (Foramen ovale) की ओर संचालित होता है तथा शिखर (Crista) से शाखाएँ निकलती हैं तथा बायें अलिंद (LA= Left atrium) में जाती हैं। यहाँ पर फुफ्फुस शिराओं (Pulmonary veins) से होकर फुफ्फुस (Lungs) से लौटने वाले शिरीय रक्त की अल्पमात्रा के साथ यह रक्त मिलता है। यह बायें अलिन्दी रक्त द्विकपर्दी मुख (Mitral opening) से होकर बायें निलय (LV= Left ventricle) में जाता है।

शेष कम मात्रा का रक्त (25%) ऊपरी और निचली महाशिरा (Superior and inferior vena cava) के मार्ग से दाहिने अलिंद में पहुँचने के बाद (भ्रूण की शीर्षीय और पुच्छीय भागों से शिरीय रक्त का वहन करके) त्रिकपर्दी मुख (Tricuspid opening) से होकर दाहिने निलय (RV) में जाता है।

निलयी प्रकुंचन (Ventricular systole) के दौरान बायें निलयी रक्त को ऊपरी उठती महाधमनी और उसके चाप में पम्प किया जाता है तथा उसकी शाखाओं द्वारा हृदय (Heart), सिर (Head या शीर्ष), ग्रीवा (Neck), मस्तिष्क (Brain) तथा बाहु (Arms) को रक्त भेजा जाता है। ऑक्सीजन की अल्पमात्रा के साथ दाहिने निलयी रक्त को फुफ्फुसीय महावाहिनी (Pulmonary trunk) में मुक्त किया जाता है। चूँकि भ्रूणीय जीवन के दौरान फुफ्फुसीय धमनियों (Pulmonary arteries) में प्रतिरोध अत्यधिक होता है, अतः रक्त का मुख्य भाग सीधे धमनिका नलिका (Ductus arteriosus) से होकर फुफ्फुस के बाहरीमार्ग से अवरोही महाधमनी (Descending aorta) में जाता है जहाँ यह निकटवर्ती महाधमनी के रक्त के साथ मिल जाता है। मिश्रित रक्त का वितरण अवरोही महाधमनी द्वारा होता है तथा दो नाभिका-धमनियों के मार्ग से शरीर को छोड़ देता है। डिऑक्सीजनीकृत (Deoxygenated) रक्त दो नाभिक धमनियों (Umbilical arteries) के मार्ग द्वारा शरीर को छोड़कर अपरा (Placenta) में पहुँचता है जहाँ यह ऑक्सीजनीकृत होता है तथा पुनःरक्तपरिवहन (Recirculation) के लिए तैयार होता है। औसत हृदयी वहिर्वेश (Cardiac output) भ्रूण में अपेक्षाकृत अधिक होता है तथा 255 ml/kg/minute होता है।

जन्म पर भ्रूणीय रक्तपरिवहन का परिवर्तन (Changes of the Fetal Circulation at Birth)

जन्म के तत्काल बाद भ्रूण के रक्तपरिवहन की रूधिरगति (Hemodynamics) में अत्यधिक परिवर्तन होता है जिसके कारण (1) अपरा के रक्तप्रवाह की समाप्ति (Cessation of the placental blood flow) तथा (2) श्वसन का प्रारंभ (Initiation of respiration) होना है। संवहनी तंत्र (Vascular system) में निम्नलिखित परिवर्तन होते हैं–

(1) **नाभिका-धमनियों की बंदी (Closure of the umbilical arteries):** कार्यात्मक समापन (Functional closure) तत्काल होता है जो भ्रूणीय

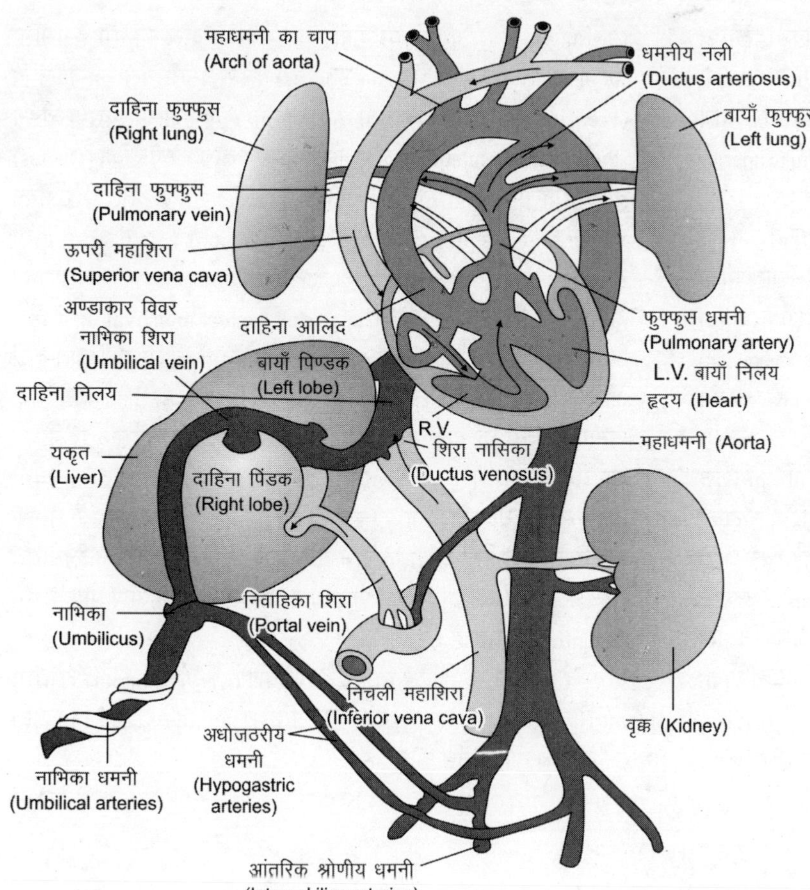

चित्र (Fig.) 4.1: भ्रूण का रक्तपरिवहन (Fetal circulation): वृत के अंदर संख्या O_2 की प्रतिशत सान्द्रता (% conc.) को सूचित करती है।

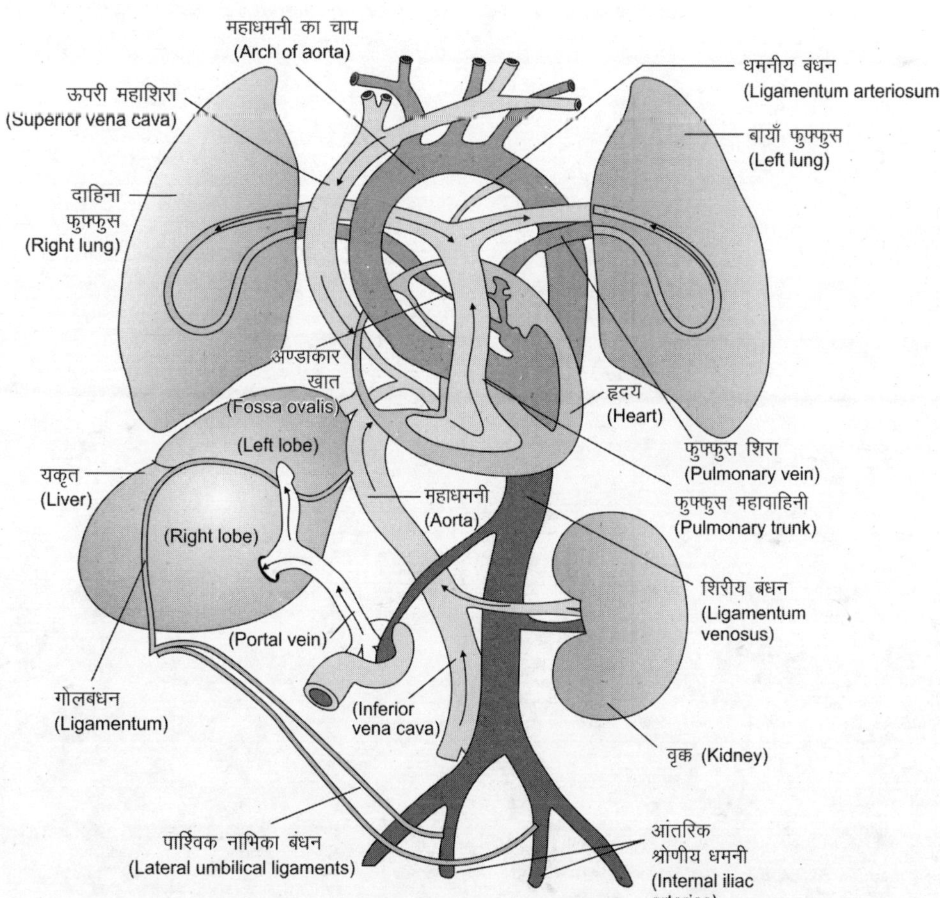

चित्र (Fig.) 4.2: जन्म के बाद भ्रूणीय रक्तपरिवहन में परिवर्तन (Changes in the fetal circulation after birth)

रक्त की अल्पमात्रा के निकास को रोकता है। वास्तविक विलोपन (Obliteration) लगभग 2–3 महीने में होता है। दूरस्थ भाग (Distal parts) पार्श्विक नाभिका बंधन (Lateral umbilical ligaments) का निर्माण करता है तथा निकटस्थ (Proximal) भाग ऊपरी मूत्राशयी धमनी (Superior vesical arteries) के रूप में खुला रहता है।

(2) **नाभिका शिरा की बंदी (Closure of the umbilical vein):** नाभिका-शिरा का विलोपन धमनी के विलोपन के कुछ देर बाद होता है जिसके कारण अपरा से भ्रूण द्वारा कुछ अतिरिक्त रक्त (80–100 ml) ग्रहण करने का अवसर मिलता है। शिरीय नलिका (Ductus venosus) नष्ट हो जाती है तथा निचली महाशिरा (Inferior vena cava) का शिरीय (Venous) दबाव कम हो जाता है और अतः दाहिना अलिंदी (Atrial) दबाव भी कम हो जाता है। विलोपन (Obliteration) के बाद नाभिका-शिरा गोलबंधन (Ligamentum teres) का निर्माण करती है तथा शिरीय नलिका शिरीय बंधन (Ligamentum venosum) बन जाती है। (देखें चित्र 4.2)

(3) **धमनी-नली की बंदी (Closure of the ductus arteriosis):** श्वसन (Respiration) के कुछ घंटों के अंदर धमनी-नली की पेशीय दिवाल (Muscle wall of the ductus arteriosus) संकुचित होती है जो नलिका (Ductus) से होकर बहते रक्त के ऑक्सीजन तनाव के वर्धन की अनुक्रिया में होती है। धमनी नली पर O_2 तनाव की भिन्नता का प्रभाव प्रोस्टेग्लैन्डिन (Prostaglandins) की क्रिया द्वारा मध्यस्तता के कारण होता है। माता को प्रोस्टेग्लैन्डिन प्रतिरोधी (Antagonists) देने से धमनी-नली की कालपूर्व (Premature) बंदी हो सकती है। जबकि फुफ्फुसीय रक्तपरिवहन (Pulmonary circulation) की स्थापना के बाद तत्काल नलिका (Ductus) का कार्यात्मक समापन (Functional closure) हो सकता है, उसका संरचनात्मक विलोपन (Anatomical obliteration) 1–3 महीने में होता है तथा वह धमनीय बंधन (Ligamentum arteriosum) बन जाती है।

(4) **अण्डाकार विवर की बंदी (Closure of the foramen ovale):** दाहिने अलिंद (Atrium) पर ह्रासित (Decreased) दबाव के साथ संयुक्त बायें अलिंद के वर्धित (Increased) दबाव के कारण यह बंदी होती है। कार्यात्मक समापन जन्म के बाद तत्काल होता है परन्तु संरचनात्मक विलोपन (या बंदी) लगभग 1 वर्ष में होता है। प्रथम कुछ दिनों में बंदी प्रतिवर्ती (Reversible या प्रतिलोमी) हो सकती है। इसका नैदानिक रूप से प्रमाण तब मिलता है जब शिशु के रोने के दौरान उसका चेहरा नीलिमामय (Cyanotic) हो जाता है जब रक्त का दाहिने से बायीं ओर पार्श्वपथन (Shunting) होता है।

जन्म के एक या दो घंटे बाद हृदय वहिर्वेश (Cardiac output) लगभग 500 ml/मिनट होता है तथा हृदय की गति (Heart rate) 120–140 प्रति मिनट के बीच परिवर्तित होती है।

अध्याय

5

गर्भावस्था की अवधि में शरीर-क्रियात्मक परिवर्तन (Physiological Changes during Pregnancy)

गर्भावस्था में क्रमिक शरीर-रचनात्मक तथा शरीर-क्रियात्मक परिवर्तन (Anatomical and physiological changes) होते हैं जो न केवल जननांग (Genital organs) तक सीमित होते हैं बल्कि शरीर के सभी तंत्रों (Systems) को प्रभावित करते हैं। यह मुख्यतः वर्धमान भ्रूण (Growing fetus) की वर्धमान आवश्यकताओं के साथ मातृक अनुकूलन (Maternal adaptation) की एक घटना (Phenomenon) है।

जननांग (Genital Organs)

भग (Vulva): भग शोथमय (Oedematous) तथा अतिरक्तक (Hyperemic) हो जाता है, सतही शिरास्फीति (Superficial varicosities) प्रकट हो सकती है, विशेषकर बहुप्रसवा (Multiparae) में। लघु भगोष्ठ (Labia minora) रंजित (Pigmented) तथा अतिवर्धित (Hypertrophied) होती है।

योनि (Vagina): योनि की दिवाल अतिवर्धित शोथमय तथा अधिक संवहनीय (Vascular) होती हैं। दिवालों को घेरती शिरीय जालिका (Venous plexux) की वर्धित रक्तापूर्ति (Increased blood supply) होती है जो श्लेष्मा झिल्ली (Mucosa) को नीली-सी वर्णकता (Bluish coloration) [जैक्विमायर चिन्ह (Jacquemier's sign)] प्रदान करती है। योनि की अग्र दिवाल की लम्बाई में वृद्धि होती है।

श्राव (Secretion): श्राव प्रचुर, पतला तथा थक्केदार श्वेत (Curdy white) हो जाता है जो चिन्हित शल्कित (Exfoliated) कोशिका तथा जीवाणु के कारण होता है। pH (=3.5-6) अम्लीय हो जाता है जो लैक्टोबैसिलस ऐसिडोफाइलस (*Lactobacillus acidophilus*) द्वारा ग्लाइकोजेन (Glycogen) के लैक्टिक अम्ल में अधिक परिवर्तन तथा इस्ट्रोजेन (Estrogen) की अधिक मात्रा पर परिणामी (Consequent) के कारण होता है। रोगजनक सूक्ष्मजीव को बढ़ने से यह अम्लीय pH रोकता है।

कोशिका विज्ञान (Cytology): गुच्छ (Cluster) में नौकाकार कोशिकाओं (Navicular cells) की प्रचुरता होती है। [दीर्घित केन्द्रक_के साथ लघु मध्यवर्ती कोशिका (Small intermediate cells with elongated nuclei)]।

गर्भाशय (Uterus)

गर्भाशय की अवधि में गर्भाशय का वृहत वर्धन होता है। गर्भाशय जो अगर्भवती (Non-pregnant) स्थिति में लगभग 50 ग्राम (gm) भार तथा लगभग 7.5 cm लम्बा होता है, वह पूर्णगर्भावधि पर (At term) पर 900–1000 gm भार का तथा 35 cm लम्बा हो जाता है। गर्भाशय के सभी भागों–पिण्ड (Body), संयोजक (Isthmus) तथा गर्भाशय-ग्रीवा (Cervix) में परिवर्तन होता है।

गर्भाशय का पिण्ड (Body of the Uterus)

गर्भाशय के पिण्ड में वृद्धि (Growth) और विस्तारण (Enlargement) होता है।

विस्तारण या परिवर्धन (Enlargement): गर्भाशय का परिवर्धन निम्नलिखित कारकों द्वारा प्रभावित होता है –

(1) पेशी में परिवर्तन (Changes in the muscles): (a) पेशी-रेशे के आकार और संख्या में वृद्धि (Hypertrophy and hyperplasia) – न केवल व्यक्तिगत पेशी-रेशे (Muscle fiber) की लम्बाई-चौड़ाई में वृद्धि होती है बल्कि नवीन पेशी रेशे का सीमित संयोजन होता है। यह इस्ट्रोजेन (Estrogen) और प्रोजेस्टेरोन (Progesterone) हार्मोन के प्रभाव के अधीन होता है जो गर्भावस्था के प्रथमार्ध (First half) तक सीमित होता है परन्तु 12 सप्ताह तक सुनिश्चित होता है। (b) तानन (Stretching)– पेशी-रेशी 20 सप्ताह के पार और अधिक बढ़ता है जो वर्धमान भ्रूण के कारण होता है। दिवाल और अधिक पतली हो जाती है तथा पूर्णगर्भावधि पर (At term) यह 1.5 cm या कम होती है। गर्भाशय कोमल और लचीला होता है जबकि अगर्भ (Nongravid) गर्भाशय दृढ़ (Firm) होता है।

(2) पेशी रेशे का व्यवस्थापन (Arrangement of muscle fibers): पेशी-रेशे की तीन भिन्न परतें सुस्पष्ट होती हैं– (a) बाहरी लम्बवत् (Outer longitudinal)–यह बुघ्न (Fundus) पर हूड (Hood) के समान व्यवस्थित होती है, कुछ रेशे गोलबंधन (Ligaments) के साथ निरंतर होते हैं। (b) आंतरिक गोलाकार (Inner circular) – यह अल्प (Scanty) होता है तथा इसमें नलीय मुख (Tubal orifice) तथा आंतरिक मुख (Internal os) के चारों ओर अवरोधिनी (Sphincter) के समान व्यवस्थापन होता है। (c) मध्यवर्ती (Intermediate) – यह सर्वाधिक मोटी और मजबूत परत होती है जो आड़े-तिरछे (Criss-cross) रूप में व्यवस्थित होती है जिससे होकर रक्तवाहिका चलती है। दो द्विवक्र पेशी रेशे का पार्श्वस्थापन (Apposition) से "8" रूप का चित्र बनता है। इस प्रकार जब पेशी संकुचित होती है तो वह रक्तवाहिका को बंद कर देती है जो रेशे से होकर चलती है और इसलिए इसे जीवित बंध (Living ligature) कहा जाता है। देखें चित्र 5.1 और 5.2।

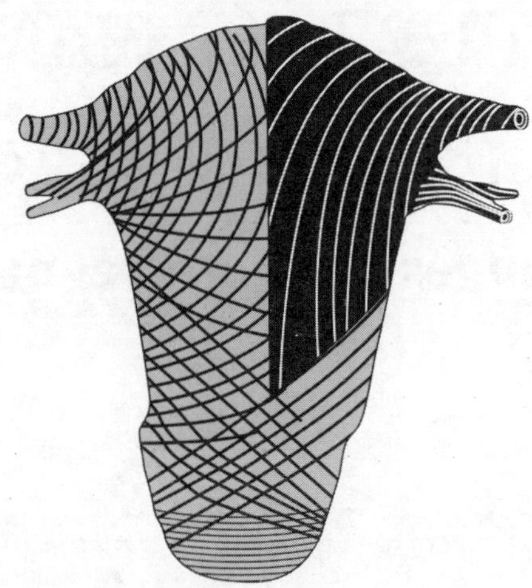

चित्र (Fig.) 5.1: गर्भवती गर्भाशय के लम्बवत, तिर्यक और गोलाकार पेशी-रेशे का आरेखीय प्रदर्शन (Schematic representation of longitudinal, oblique and circular fibers of pregnant uterus)

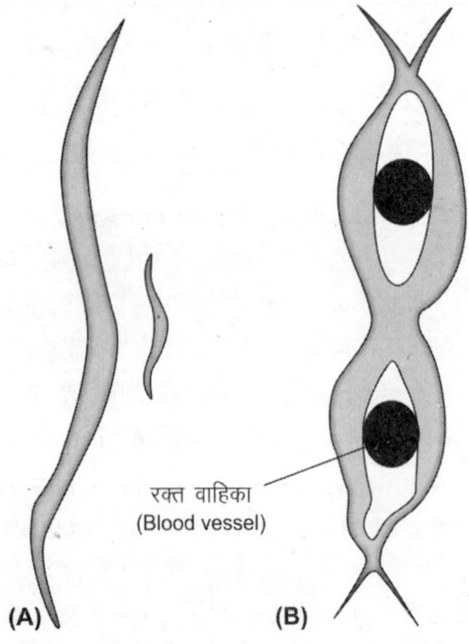

चित्र (Fig.) 5.2: (A) गर्भावस्था के दौरान पेशी-रेशों का स्पष्ट दीर्घीकरण (Marked elongation of muscle fibers) (B) अंतर्ग्रन्थन (Interlacing) पेशी-रेशों के बीच में रक्तवाहिका (Blood vessels)

(3) आलम्बन (Supporting) रेशामय और लचीले ऊतकों (Tissues) की संख्या और आकार में भी साथ-साथ वृद्धि होती है।

(4) **संवहनी तंत्र (Vascular system):** जबकि अगर्भ स्थिति (Non pregnant state) में गर्भाशय में रक्तापूर्ति मुख्यतः गर्भाशयी तथा न्यूनतम अण्डाशयी (Ovarian) होती है। परन्तु गर्भ की स्थिति में इन दोनों से ही समान मात्रा में रक्तापूर्ति होती है। धमनियों (Arteries) का स्पष्ट सर्पिलीकरण (Spiralling) होता है तथा 20 सप्ताह तक अधिकतम रक्त पहुँचता है, उसके बाद सीधी होकर विस्फारित (Dilated) हो जाती हैं। शिराएँ (Veins) अत्यधिक विस्फारित होती हैं जिसमें कोई कपाट (Valves) नहीं होता है। अनेक लसीका मार्ग (Lymphatic channels) खुल जाते हैं। अपरा (Placenta) के स्थल पर संवहनी परिवर्तन सर्वाधिक स्पष्ट होता है।

तथापि (However), गर्भाशयी विस्तारण असंगत (Inconsistent) होता है विशेषकर गर्भावस्था का द्विअर्धकाल में जब तानन (Stretching) कारक का संचालन आरंभ होता है। विस्तारण सममित (Symmetric) नहीं होता है। पिण्ड (Body) से अधिक बुघ्न (Fundus) का विस्तार (या वर्धन) होता है। यह गोलबंधन (Ligaments) नीचे की ओर संलग्न (Attachment) या पूर्णगर्भावधि पर (At term) डिम्बवाहिनी नली के गर्भाशयी छोर के अन्तर्वेश (Insertion) द्वारा स्पष्ट होता है।

(5) **भार (Weight):** गर्भाशयी पेशी (Uterine muscles), संयोजी ऊतक (Connective tissues) तथा संवहनी मार्ग (Vascular channels) की वृद्धि के कारण भार में वृद्धि होती है।

(6) **संबंध आकृति (Relation shape):** अगर्भतुम्बीरूपी (Non-pregnant pyriform) आकृति प्रारंभिक महीनों में बनी रहती है। 12 सप्ताह पर यह वर्तुल (Globular या गोलाकार) हो जाता है। जैसे ही गर्भाशय का वर्धन होता है, उसकी आकृति पुनः तुम्बीरूप या अण्डाकार (Oval) 28 सप्ताह तक हो जाती है तथा 36 महीने तक गोलाकार (Spherical) हो जाती है। देखें चित्र 5.3।

(7) **अवस्थिति (Position):** 8वें सप्ताह तक सामान्य अग्रनमनित स्थिति (Anteverted position) अत्यधिक होती है। इस प्रकार वर्धित (Enlarged) गर्भाशय मूत्राशय (Bladder) पर स्थित हो सकता है जो इसे भरने में असमर्थ बनाता है जिसका नैदानिक प्रदर्शन मूत्रण (Micturition) की आवृत्ति द्वारा होता है। इसके बाद वह सीधा हो जाता है तथा गर्भाशय (Uterus) का दीर्घ अक्ष (Long axis) प्रवेश-मार्ग (Inlet) के अक्ष के अनुरूप (Conform) होता है। जैसे-जैसे पूर्णगर्भावधि (Term) के निकट पहुँचता है, विशेषकर बहुप्रसवा (Multiparae) में शिथिल उदरीय दिवाल के साथ, अग्रनमन (Anteversion) की प्रवृत्ति होती है। परन्तु उदरीय पेशियों (Abdominal muscles) का उत्तम तान (Tone) के साथ प्रथमा गर्भिणी (Primigravidae) में यह मातृक मेरूदण्ड (Maternal spine) के विरूद्ध कसकर पकड़े रखता है।

(8) **पार्श्विक तिर्यकता (Lateral obliquity):** जैसे ही गर्भाशय उदरीय कोटर (Abdominal cavity) में स्थान ग्रहण करने के लिए वर्धित होता है, यह प्रायः इसके दीर्घ अक्ष पर दाहिनी ओर घूर्णन (Dextrorotation) करता है। यह (घूर्णन) श्रोणि (Pelvis) का बायाँ पश्च (Posterior) चतुर्थांश (Quadrant) में मलाशय-सिग्माकार वृहदांत्र (Recto-sigmoid) का अधिवास (Occupation) के कारण होता है। यह गर्भाशय की अग्र (Anterior) सतह को दाहिनी ओर घूमने की स्थिति बनाता है तथा उदरीय दिवाल के निकट बायें श्रृंग (Cornu) को लाता है। इसके फलस्वरूप गर्भाशय-ग्रीवा (Cervix) बायें पक्ष (Side) की ओर घूमती है (Levorotation वाम घूर्णन) जिससे यह मूत्रवाहिनी (Ureter) के निकट आती है।

(9) **गर्भाशयी उदरावरण (Uterine peritoneum):** वर्धमान गर्भाशय के साथ समानुपातिक (Proportionate) संबंध को उदरावरण बनाये रखता है। गर्भाशय-त्रिक बंधन (Uterosacral ligaments) तथा चौड़ा बंधन (Broad

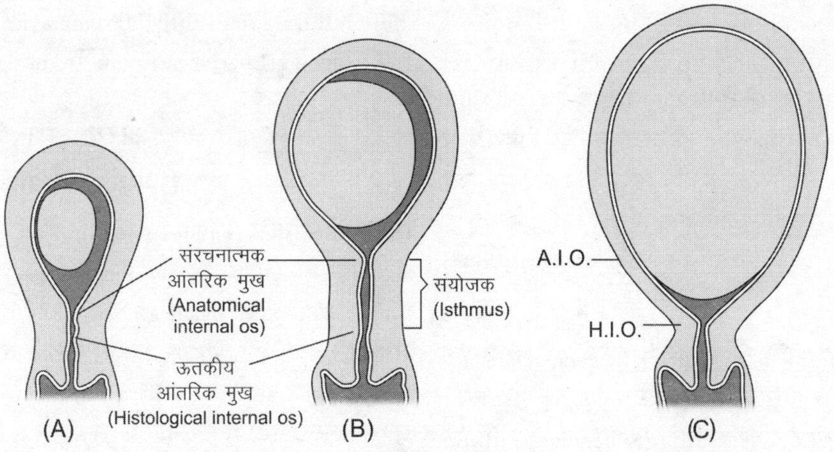

चित्र (Fig.) 5.3: निचला गर्भाशयी खण्ड का दीर्घीकरण और निर्माण (Elongation and formation of the lower uterine segment) – (A) 8 सप्ताह में (B) 12 सप्ताह में (C) 16 सप्ताह में (At 16 weeks)

ligaments) के आधार श्रोणीय किनारा (Pelvic beam) के स्तर तक ऊपर उठते हैं। इसका कारण डगलस-थैली (Pouch of Douglas) और अधिक गहराई तक जाती है। गर्भाशय की निचली पार्श्विक (Lateral) दिवालों का वृहत क्षेत्र उदरावरण द्वारा अनावृत्त (Uncovered) बना रहता है। ये स्थान अबद्ध (Loose) और संवहनी (Vascular) संयोजी ऊतकों (Connective tissues) द्वारा भरे रहते हैं।

(10) **संकुंचन (Contractions) [ब्रैक्सटन-हिक्स (Braxton-Hicks)]:** गर्भावस्था में गर्भाशयी संकुचन का नाम बैक्सटन-हिक्स पर रखा गया है जिन्होंने सर्वप्रथम इसके अस्तित्व (Entity) का वर्णन गर्भावस्था के दौरान किया था। गर्भावस्था के प्रारंभिक सप्ताहों से ही गर्भाशय का स्वतः संकुंचन होता है। इसका अनुभव द्विहस्तीय स्पर्शन (Bimanual palpation) में प्रारंभिक सप्ताहों में या उदरीय स्पर्शन के दौरान किया जा सकता है जब गर्भाशय (Uterus) एक क्षण में दृढ़ तथा दूसरा क्षण में कोमल लगता है। यद्यपि स्वतः उत्पन्न (Spontaneous), संकुंचन को गर्भाशय के घर्षण (Rubbing) द्वारा उत्तेजित किया जा सकता है। संकुंचन अनियमित (Irregular), अप्रायिक (Infrequent), तरंगी (Spasmodic) तथा पीड़ाहीन (Painless) होता है तथा इसका गर्भाशय-ग्रीवा (Cervix) का विस्फारण (Dilation या विस्तारण) पर कोई प्रभाव नहीं होता है। रोगी संकुंचन के संबंध में चेतन (Conscious जानकार) नहीं होती है। पूर्णगर्भावधि (Term) के निकट संकुंचन तीव्रता (Intensity) में वृद्धि के साथ प्रायिक (Frequent या बारम्बार) होता है जिससे रोगी को कुछ असुविधा होती है। अंततः यह प्रसव (Labour) या पीड़ादायी गर्भाशयी संकुंचन के साथ मिल जाता है। अंतःगर्भाशयी (Intrauterine) दबाव 8 mm Hg से कम बना रहता है। उदरीय गर्भावस्था (Abdominal prequency) में ब्रैक्सटन-हिक्सटन संकुंचन का अनुभव नहीं किया जाता है।

संकुंचन की अवधि में गर्भाशयी शिराओं (Veins) की पूर्ण बंदी (Closure) तथा अंतरा-उद्‌वर्ध स्थान (Intervillous space) के सापेक्ष धमनियों (Arteries) का आंशिक अवरोध (Occlusion) होता है जिसके फलस्वरूप स्थान पर रक्त की स्थिरता (Stagnation) होती है। यह अपरा के द्रव निवेशन (Perfusion) को कम करता है जिसके कारण क्षणिक भ्रूणीय ऑक्सीक्षीणता (Transient fetal hypoxia) होती है जो भ्रूणीय हृदमंदता (Fetal bradycardia) की ओर अग्रसर होता है तथा संकुंचन के साथ संयोग होता है।

(11) गर्भाशय अंतःस्तर (Endometrium या अंतःगर्भाशय कला) – अगर्भ (Nonpregnant) गर्भाशय के अंतःस्तर के सगर्भ (Pregnancy) की पतनिका (Decidua) में परिवर्तन का उल्लेख पहले ही अध्याय 2 मे कर दिया गया है।

संयोजक (Isthmus इस्थमस)

गर्भावस्था के दौरान संयोजक में महत्त्वपूर्ण संरचनात्मक (Structural) और कार्यात्मक (Functional) परिवर्तन होते हैं।

प्रथम त्रिमास (Trimester) के दौरान संयोजक (इस्थमस) की अतिवृद्धि होती है तथा अपनी मूल लम्बाई से लगभग 3 गुना अधिक लम्बा हो जाता है। यह अधिक कोमल होता है। 12 सप्ताह के बाद गर्भावस्था के विकास के साथ यह क्रमिकरूप से ऊपर से नीचे की ओर तह (Fold) खोलता है जब तक कि गर्भाशयी कोटर (Uterine cavity) में समाविष्ट (Incorporated) नहीं हो जाता है। क्षेत्र में गोलाकार व्यवस्थित पेशी-रेशे प्रारंभिक गर्भावस्था में एक अवरोधिनी (Sphincter) के रूप में कार्य करते हैं और इस प्रकार भ्रूण (Fetus) को गर्भाशय में धारित रखने में सहायता करते हैं। अवरोधिनी कार्य की अक्षमता से मध्य त्रिमास (Mid trimester) में गर्भपात की ओर अग्रसर हो सकता है। इस दोष को सुधारने के लिए संयोजक के कार्य के पुर्नस्थापन के सिद्धान्त पर आधारित परिवेष्टन शल्यक्रिया (Encirclage operation) की जाती है। देखें चित्र 5.3।

गर्भाशय-ग्रीवा (Cervix)

पीठिका (Stroma): लचीले और संयोजी ऊतक (Connective tissues) का अतिवर्धन (Hypertrophy and hyperplasia) होता है। रेशों (Fibers) के अंदर और उनके बीच में द्रव का संचय (Fluid accumulation) होता है। संवहनीयता (Vascularity) में वृद्धि होती है विशेषकर योनिक भाग (Portio-vaginalis) की शल्की उपकला (Squamous epithelium) के नीचे जो उसके

नीले-से रंजन (Bluish coloration) के लिए उत्तरदायी होता है। ग्रन्थियों (Glands) की पर्याप्त वृद्धि होती है जो ग्रीवा के अर्धभाग पर होती है। ये सभी ग्रीवा को पर्याप्त कोमल बनाते हैं जिसे गुडेल-चिन्ह (Goodell's sign) कहा जाता है जो 6 सप्ताह तक स्पष्ट हो जाता है। यह बाहरी मुख (OS) के किनारे पर आरंभ होता है और उसके बाद ऊपर की ओर विस्तारित होता है। यह न केवल गर्भावस्था में नैदानिक सहायता प्रदान करता है बल्कि ग्रीवा में परिवर्तन से प्रसव (Labor) के दौरान उसके विस्तार (Dilation) को सुगम बनाता है।

उपकला (Epithelium): शल्क-स्तम्भी मिलन-स्थल (Squamo-columnary junction) के पार नीचे की ओर विस्तार के साथ अंतःग्रैव श्लेष्मा-झिल्ली (Endocervical mucosa) का स्पष्ट प्रचुरोद्भवन (Proliferation) होता है। देखें चित्र 5.4। यह क्षयी (Erosive) ग्रीवा की नैदानिक उपस्थिति का प्रदर्शन करता है। कभी-कभी शल्की (Squamous) कोशिका अतिसक्रिय (Hyperactive) हो जाती है तथा श्लेष्मा-झिल्लीय (Mucosal) परिवर्तन सिटु (Situ) में कर्कट रोग (Carcinoma) या आधारिक (Basal) कोशिका अतिवृद्धि (Cell hyperplasia) की नकल करता है। यह परिवर्तन हार्मोन (इस्ट्रोजेन = Estrogen) प्रेरित होता है तथा प्रसव (Delivery) के बाद स्वतः कम हो जाता है।

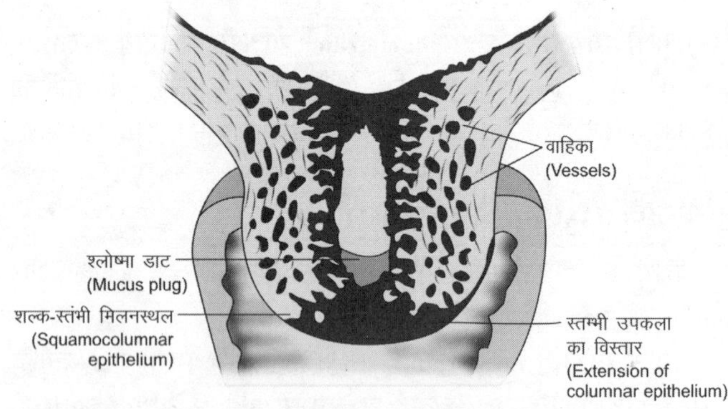

चित्र (Fig.) 5.4: विकसित गर्भावस्था में गर्भाशय-ग्रीवा का परिवर्तन (Changes of the cervix during advanced pregnancy)

श्राव (Secretion): श्राव प्रचुर तथा गर्भावस्था का चिपचिपा-क्रियात्मक श्वेतप्रदर (Tenacious-physiological leukorrhea लिकोरिया) होता है। यह प्रोजेस्टेरोन (Progesterone) के प्रभाव के कारण होता है। श्लेष्मा (Mucous) न केवल ग्रन्थि (Glands) को भरता है बल्कि एक मोटे प्लग (Plug) का निर्माण करता है जो गर्भाशय-ग्रीवा नली (Cervical canal) को बंद कर देता है। सूक्ष्मदर्शीय (Microscopic) जाँच से मनकाकरण (Beading) का प्रदर्शन होता है।

संरचनात्मक (Anatomical): गर्भाशय-ग्रीवा की लम्बाई में कोई परिवर्तन नहीं होता है परन्तु वह स्थूल (Bulky) हो जाती है। गर्भाशय-ग्रीवा पश्चरूप से निर्दिष्ट (Directed) होती है परन्तु शीर्ष (Head) के वर्धन के बाद योनि (Vagina) की रेखा में संचालित होती है। गर्भाशय-ग्रीवा के संबंध में कोई परिवर्तन नहीं होता है। संयोजक (इस्थमस) की परत खुलती है जो 12 सप्ताह के बाद आरंभ होती है तथा निचले गर्भाशयी खण्ड के निर्माण में शामिल होती है। प्रथम गर्भिणी (Primigravida) में पूर्णगर्भावधि (Term) के निकट विलोपन (Effacement) की विभिन्न मात्रा का अवलोकन किया गया है।

अन्य अंग (Other organs)

डिम्बवाहिनी नली (Fallopian tube): चूँकि गर्भाशय छोर ऊपर की ओर उठता है तथा झालरदार छोर (Fimbrial end) को कीपाकार-श्रोणीय बंधन (Infundibulo-pelvic ligament) द्वारा ऊपर उठाया जाता है, अतः यह (नली) लगभग उदग्र (Vertical) गर्भाशय के किनारे पर स्थित होती है। पूर्णगर्भावधि पर (At term) यह गर्भाशय के ऊपरी एक तिहाई भाग के निचले छोर के साथ संलग्न होता है जिसका कारण बुघ्न (Fundus) की पर्याप्त वृद्धि है। इसकी कुल लम्बाई में कुछ वृद्धि होती है। नली संकीर्ण हो जाती है। उपकला (Epithelium) समतल (Flattened) हो जाती है तथा पतनिका-प्रतिक्रिया (Decidual reaction) के धब्बे को देखा जाता है।

अण्डाशय (Ovary): पीतिका पिण्ड (Corpus luteum) की निरंतरता (Persistence) और वृद्धि (Growth) होती है जो 8वें सप्ताह पर अधिकतम होती है जब यह लगभग 2.5 cm होता है तथा पुटीय (Cystic) हो जाता है। इसका रंग चमकीला नारंगी होता है, बाद में पीला हो जाता है और अंत में हल्के पीले (Pale) रंग का होता है। अपरा (Placenta) से hCG (Human chorionic gonadotrophic=एक हार्मोन) के श्राव में कमी के बाद इसकी कमी होती है। 12वें सप्ताह में कलिल का अपक्षय (Colloid degeneration) होता है जो बाद में पूर्णगर्भावधि पर (At term) कैल्सीकृत (Calcified) हो जाता है।

पीतिका पिण्ड द्वारा श्रावित हार्मोन: इस्ट्रोजेन (Estrogen) तथा प्रोजेस्टेरोन (Progesterone) द्वारा वर्धमान अण्डाणु (Growing ovum) के लिए वातावरण का अनुरक्षण (Maintain) किया जाता है जब तक कि अपरा इसका दायित्व नहीं लेता है। हार्मोन न केवल गर्भावस्था की पतनिका (Decidua) के निर्माण और अनुरक्षण को नियंत्रित करता है बल्कि पुटक (Follicles) को विकसित होने से भी रोकता है। इस प्रकार सामान्य आर्तव (Normal menstruation) का दोनों-अण्डाशयी और गर्भाशयी चक्र (Ovarian and uterine cycles) स्थगित (यारूका) रहता है।

पतनिका की प्रतिक्रिया (Decidual reaction): अण्डाशय की बाहरी सतह पर पतनिका की कोशिकाओं की धब्बामय परत (Patchy sheet) हो सकती है। यह हार्मोन के अति उत्तेजन (Stimulation) के कारण ऊतकीय (Metaplastic) परिवर्तन होता है। समान उत्तेजन से क्षीण (Atretic) या आंशिक विकसित पुटक (Follicles) का पीतिकाकरण (Luteinization) भी हो सकता है।

स्तन (Breasts)

स्तन में परिवर्तन का उत्कृश्ट प्रमाण एक प्रथम गर्भिणी स्त्री (Primigravida) में मिलता है। बहुप्रसवा (Multipara) में जो एक बार दुग्ध श्राव कर चुकी है, उसमें स्तन का परिवर्तन स्पष्ट रूप से परिलक्षित नहीं होता है।

आकार (Size): स्तन का वर्धित आकार प्रारंभिक सप्ताहों में ही हो जाता है। यह नलिकाओं (Ducts) और कूपिकाओं (Alveoli) की चिन्हित अतिवृद्धि तथा प्रचुरोद्भवन (Proliferation) के कारण होता है [इस्ट्रोजेन और प्रोजेस्टेरोन] जो परिधीय खण्डक (Peripheral lobules) में प्रकट होता है। संयोजी ऊतक की पीठिका (Connective tissue stroma) की भी अतिवृद्धि (Hypertrophy) होती है। पेशी उपकला कोशिका (Myoepithelial cells) का उत्सेध होता है। संवहनीयता (Vascularity) की भी वृद्धि होती है जिसके कारण नीली-सी शिराओं की उपस्थिति होती है जो त्वचा के अंदर चलती है। कक्षीय पुच्छ (Axillary tail) [वृहत अंसीय पेशी का आच्छाद के नीचे स्तन ऊतक का दीर्घीकरण (Prolongation of the breast tissue under cover of the pectoralis major)] अधिक प्रायः वर्धित तथा पीड़ादायी होता है। त्वचा के तानन (Stretching) के कारण धारी (Striation) प्रकट होती है।

चूचुक और गर्तिका (Nipples and areola): चूचुक वृहतर (Larger), सीधा (Erectile या उत्थित) तथा गहरा रंजित (Deeply pigmented) होता है। वसामय ग्रन्थियों (Sebaceous glands) की भिन्न संख्या (5–15) जो गर्तिका (Areola या क्षेत्रिका) में अगर्भस्थिति (Non-pregnant state) में अदृश्य होती है, वह अतिवर्धित होती है तथा उसे मांटगोमेरी गुलिका (Montgomery tubercles) कहते हैं। ये चूचुक के चारों ओर स्थित होती हैं। इनके (गुलिका के) श्राव से चूचुक तथा गर्तिका आर्द्र (Moist) और स्वस्थ रहती है। कम चिन्हित का एक बाहरी क्षेत्र तथा अनियमित रंजित क्षेत्र द्वितीय त्रिमास (2nd trimester) में प्रकट होता है जिसे द्वितीयक क्षेत्रिका (Secondary areola) कहते हैं।

श्राव (Secretion): स्तन से श्राव को लगभग 12वें सप्ताह में निचोड़ कर बाहर निकाला जा सकता है जो सर्वप्रथम चिपचिपा (Sticky) होता है। बाद में 16वें सप्ताह तक यह गाढ़ा और पीला-सा हो जाता है। स्त्री के स्तन से श्राव का प्रदर्शन, जिसका कभी दुग्धश्राव (Lactation) नहीं हुआ है, गर्भावस्था का एक महत्त्वपूर्ण चिन्ह होता है। बाद के महीनों में चूचुक से नवदुग्ध (Colostrum) का प्रदर्शन किया जा सकता है। सामान्य परिवर्तन तथा दुग्धश्राव (Normal changes and lactation) के लिए देखें अध्याय 5।

त्वचीय परिवर्तन (Cutaneous Changes)

रंजकता (Pigmentation): रंजकीय (Pigmentary) परिवर्तन का वितरण चयनात्मक (Selective) होता है।

(1) चेहरा (Face) [गर्भावस्था का मुखच्छद (Pregnancy mask or chloasma gravidarum)]: कपोल (Cheek), ललाट (Forehead) तथा नेत्र (Eyes) के चारों ओर रंजकता का एक चरमरूप यह होता है। यह चकत्तादार (Patchy) या विसरित (Diffused) हो सकता है जो प्रसव (Delivery) के बाद स्वतः लुप्त (Disappear) हो जाता है।

(2) स्तन (Breast) – इसका वर्णन किया जा चुका है (देखें अध्याय 5)

(3) उदरीय (Abdominal):

- **काली रेखा (Linea nigra):** पश्च उरोस्थि (Xiphisternum) से लेकर संधानक जघनास्थि (Symphysis pubis) तक मध्यरेखा में यह एक भूरा-सा काला रंजित क्षेत्र है। (देखें चित्र 8.5)। रंजकीय परिवर्तन संभवतः अग्र पीयूष (Anterior pituitary) से मेलानिन-कोशिका उत्तेजक हार्मोन (MSH=Melanocyte stimulating hormone) के कारण होता है। तथापि (However), इस्ट्रोजेन (Oestrogen) तथा प्रोजेस्टेरोन (Progesterone) इससे संबंधित हो सकता है क्योंकि समान परिवर्तन का अवलोकन उन महिलाओं में किया जाता है जो मुखीय गर्भनिरोधक गोली (Oral contraceptives) का उपयोग करती हैं। प्रसव के बाद रंजकता का लोप हो जाता है।
- **गर्भावस्था की धारियाँ (Striae gravidarus):** ये विभिन्न लम्बाई और चौड़ाई के अल्प अवनमनित (Slight depressed) रैखिक चिन्ह होते हैं जो गर्भावस्था में पाये जाते हैं। यह धारी मुख्यतः नाभिका (Umbilicus) के नीचे उदरीय दिवाल पर पायी जाती है और कभी-कभी जघन (Thighs) तथा स्तन (Breasts) पर भी यह धारी देखी जाती है। ये त्वचा की गहरी सतह में क्षतचिन्ह ऊतकों (Scar tissues) का सूचक होते हैं। आरम्भ में ये हल्के गुलाबी होते हैं परन्तु प्रसव के बाद क्षतचिन्ह ऊतक संकुचित होते हैं तथा केशिकाओं (Capillaries) को नष्ट कर देते हैं तथा वे चमकीले श्वेत हो जाते हैं जिसे श्वेतधारियाँ (Striae albicans) कहते हैं। त्वचा के यांत्रिक तनन के अतिरिक्त गर्भावस्था के दौरान ऐल्डोस्टेरोन (Aldosterone) के उत्पादन में वृद्धि इसके उत्तरदायी कारक होते हैं। गर्भावस्था के दौरान नियंत्रित भार-अर्जन तथा स्नेहक (Lubricants) जैसे–जैतून के तेल (Olive oil) द्वारा उदरीय दिवाल पर मालिश करने से धारी के निर्माण को कम किया जा सकता है। गर्भावस्था के अतिरिक्त इस धारी का निर्माण सामान्य शोथ (Edema), पर्याप्त स्थूलता (Marked obesity) या कुशिंग-संलक्षण (Cushing's syndrome) में हो सकता है। (देखें चित्र 8.5).

अन्य त्वचीय परिवर्तन (Other cutaneous changes): इसमें संवहनी चक्रजाल (Vascular spider) तथा करतलीय त्वचा रक्तिमा (Palmar erythema) को शामिल किया जाता है जो इस्ट्रोजेन (Estrogen) की अधिक मात्रा के कारण होता है। लोमशता (Hirsutism) की अल्प मात्रा का अवलोकन किया जा सकता है। प्रसवोत्तर काल (Puerperium) में अत्यधिक लोम (Hair) की क्षति होती है।

भारार्जन (Weight Gain)

भार का अर्जन (Weight gain): सामान्य गर्भावस्था में भारार्जन की परिवर्तनशील मात्रा एक निरंतर घटना है। प्रारंभिक सप्ताहों में रोगी के भार में कमी हो सकती है जिसका कारण मिचली (Nausea) या वमन (Vomiting) है। उसके बाद के महीनों में भार का अर्जन क्रमिक रूप से अंतिम महीने तक होता है जब भार स्थिर हो जाता है। एक स्वस्थ महिला की गर्भावस्था में औसत 11 kg (24lb पौण्ड) भार में वृद्धि होती है। इसका वितरण इस प्रकार किया गया है– प्रथम त्रिमास (Ist Trisemester) में 1 kg, द्वितीय त्रिमास (2nd Trisemester) में 5 kg तथा तृतीय (3rd) त्रिमास में 5 kg. पूर्णगर्भावधि पर कुल भारार्जन का वितरण निम्नलिखित है–

I. प्रजनक (Reproductive) भारार्जन = 6 kg:, भ्रूण (Fetus)= 3.3 kg, अपरा (Placenta) = 0.6 kg, उल्वीद्रव (Liquor amnii) – 0.8 kg, गर्भाशय (Uterus) = 0.9 kg तथा स्तन (Breasts) = 0.4 kg।

II. कुल मातृक भारार्जन (Net maternal weight gain) = 6 kg
रक्त आयतन में वृद्धि (Increase in blood volume) = 1.3 kg
कोशिका-बाह्य द्रव में वृद्धि (Increase in extracellular fluid) = 1.2 kg
वसा का संचय (मुख्यतः) तथा प्रोटीन " " " " = 3.5 kg
[Accumulation of fat (mainly) and protein]

गर्भावस्था के दौरान विद्युतअपघट्यों (Electrolytes) की परिवर्तनशील मात्रा का धारण होता है – सोडियम (20 ग्राम), पोटैशियम (10 ग्राम) तथा क्लोराइड (Chlorides)। सोडियम परासरणी रूप से (Osmotically) सक्रिय होता है तथा शरीर के विभिन्न कक्षों (Compartments) में जल के वितरण को अंशतः नियंत्रित करता है। गर्भावस्था की अवधि में वर्धित (Increased) सोडियम धारण (Retention) के कारण (Causes) निम्नलिखित हैं–

(1) वर्धित इस्ट्रोजेन और प्रोजेस्टेरोन (Increased estrogen & progesterone)
(2) रेनिन-ऐन्जिओटेन्सिन तंत्र के सक्रियन पर वर्धित ऐल्डोस्टेरोन प्रभाव (Increased aldosterone consequent on the activation of the renin-angiotensin system) और सम्भवतः
(3) वर्धित मूत्रवर्धक-रोधी हार्मोन (Increased antidiureti chormone) के कारण।
गर्भावस्था के दौरान पूर्णगर्भावधि पर (At term) धारित (Retained) जल की मात्रा (या आयतन) लगभग 6.5 लीटर (Liters) होती है।

(1) रक्त तनुकरण (Hemodilution) के कारण कलिल का ह्रासित परासरणी दबाव (Diminshed colloid osmotic pressure) जो द्रव को वाहिका से बाहर धकेलता है। तथा
(2) निचले छोर का वर्धित शिरीय दबाव (Increased venous pressure of the inferior extremities) पैरों में हल्का शोथ (Oedema) प्रायः अन्य प्रकार से सामान्य गर्भावस्था में होता है।

भार की जाँच का महत्त्व (Importance of weight checking): केवल भार की जाँच का कम महत्त्व होता है, अतिभार या अल्पभार के रोगी की पहचान को छोड़कर। नियमित और कालिक भार जाँच का महत्त्व अपसामान्यता (Abnormality) की पहचान करने में होता है।

- सप्ताह में 0.5 kg (या 1 पौण्ड=lb) से अधिक या गर्भावस्था के बाद के महीनों में एक महीने में 2 kg (या 5lb) के भार में तीव्र अर्जन (Rapid gain in weight) से प्राक्गर्भाक्षेपक (Pre-eclampsia) का प्रारंभिक आविर्भाव (Manifestation या प्रदर्शन) हो सकता है जिसमें सावधानी से देखभाल करने की आवश्यकता होती है।
- स्थिर या ह्रासमान भार (Stationary or falling weight) से भ्रूण (Fetus) के अंतःगर्भाशयी वर्धन (Intrauterine growth) का मंदन (या अवरोध) या अंतःगर्भाशयी मृत्यु (Intrauterine death) का संकेत मिल सकता है।

मानक रूप से (Ideally) भार-अर्जन पूर्वगर्भावस्था (Prepregnancy) के शरीर भार सूचक (BMI=Body mass index) पर निर्भर करता है। सामान्य BMI (20-26) के साथ एक स्त्री के लिए भार अर्जन 11–16 kg होता है। स्थूल (Obese) स्त्री (BMI > 29) को 7 kg से अधिक भार-अर्जन नहीं करना चाहिए जबकि अल्पभार (Under weight) की स्त्री (BMI < 19) को 18 kg तक भार-अर्जन की अनुमति दी जा सकती है। गर्भावस्था के दौरान मातृक (Maternal) पोषण और भार-अर्जन प्रत्यक्ष रूप से नवजात शिशु (Newborn) के भार से संबंधित होता है। तथापि (However), यह एक विशिष्ट सूचक नहीं भी हो सकता है क्योंकि शिशु के निम्न जन्म भार (Low birth weight) के लिए अन्य कारक होते हैं।

शरीर जल का चयापचय (Body Water Metabolism)

गर्भावस्था के दौरान पूर्णगर्भावधि पर (At term) शरीर में धारित जल की मात्रा (या आयतन) लगभग 6.5 लीटर (Litre) होती है। भ्रूण (Fetus), अपरा (Placenta) तथा उल्वीद्रव (Amniotic fluid) की जल मात्रा लगभग 3.5 लीटर होती है। गर्भावस्था परिवहनीय (Circulating) रक्त के आयतन की वृद्धि (Hypervolemia) की एक स्थिति है। सोडियम (900 m.mol), पोटैशियम (350 m.mol) तथा जल का सक्रिय धारण (Retention) होता है। सोडियम धारण और आयतन के अतिबोझ (Overload) के महत्त्वपूर्ण कारण हैं – (i) परासरणी नियंत्रण (Osmoregulation) में परिवर्तन, (ii) वर्धित इस्ट्रोजेन और प्रोजेस्टेरोन (Increased estrogen and progesterone), (iii) रेनिन-ऐन्जिओटेन्सिन क्रियाशीलता में वृद्धि (Increase in renin-angiotensin activity), (iv) वर्धित ऐल्डोस्टेरोन, डिऑक्सीकॉर्टिकोस्टेरोन (Increased aldosterone, deoxycorticosterone), (v) अर्गिनीन बैसोप्रेसिन (AVP=Arginine vasopressin) द्वारा नियंत्रण पश्च पीयूष ग्रन्थि (Posterior pituitary) से तथा (vi) अलिंदी नैट्रियूरेटिक पेप्टाइड (Atrial natriuretic peptide)। रक्तोद (Serum) में सोडियम की मात्रा तथा प्लाविका की परासरणी सान्द्रता (Plasma osmolality) में कमी होती है। पिपासा (Thirst) और AVP (ADH श्राव के लिए परासरणी प्रभाव-सीमा (Osmotic threshold) का पुनःस्थापन (Resetting) होता है। पिपासा (या प्यास) के लिए कम परासरणी प्रभाव सीमा के कारण जल के अंतर्ग्रहण में वृद्धि के कारण प्रारंभिक गर्भावस्था में बहुल मूत्रता (Polyurea) होती है जबतक कि AVP श्राव के लिए प्रभाव सीमा का पुनःस्थापन 8 सप्ताह बाद नहीं होता है।

अलिंदी नैट्रियूरेटिक पेप्टाइड (Atrial natriuretic peptide): इस कर्मक (Agent) का श्राव अलिंदी पेशी-कोशिका (Atrial myocyte) करती है जो एक मूत्रवर्धक (Diuretic), सोडियम मूत्रल (Natriuretic) तथा वाहिका शिथिलक (Vasorelaxant) होता है। यह रेनिन-ऐन्जिओटेन्सिन तंत्र (Renin-angiotensin system) का एक प्रतिरोधी (Antagonist) होता है।

रक्तात्मक परिवर्तन (Hematological Changes)

रक्त आयतन (Blood volume): गर्भावस्था की अवधि में गर्भाशय-अपरा के रक्तपरिवहन (Utero-placenta circulation) के सन्निवेशन (Interposition) के साथ वर्धमान (Enlarging) गर्भाशय की वर्धित संवहनीयता (Increased vascularity) होती है। सभी तंत्रों (Systems) की क्रियाशीलता में वृद्धि होती है। गर्भावस्था के दौरान रक्त के आयतन में पर्याप्त वृद्धि होती है जो क्रमिक और अनियमित (Progressive and inconsistent) होती है। वर्धित रक्त–आयतन के साथ रक्त के सभी अवयवों (Constituents) में परिवर्तन होता है। रक्त-आयतन का बढ़ना लगभग षष्ठ (6th) सप्ताह से आरंभ होता

सारणी (Table) 5.1: गर्भावस्था के दौरान रक्त में मुख्य परिवर्तन
(Principal blood changes during pregnancy)

	अगर्भ (Non pregnant)	पूर्णकाल का गर्भ (Pregnancy near term)	कुल वृद्धि (Total increment)	परिवर्तन (Change)
रक्तआयतन (ml में)	4000	5500	1500	+30–40%
प्लाविका आयतन (ml में)	2500	3750	1250	+40–50%
लोहिताणु आयतन (ml) में (Red cell volume)	1400	1750	350	+20–30%
कुल हीमोग्लोबिन (gm में) (Total Hb)	475	560	85	+18–20%
रक्त में लोहिताणु का आयतन (Hematocrit in whole body)	38%	32%		ह्रासित (Diminished)

है, तेजी से विस्तार होता है तथा 30–32 सप्ताह में अगर्भ स्थिति से अधिकतम 40–50% अधिक होता है। यह स्तर (Level) पूर्णगर्भावधि (Term) तक लगभग स्थिर बना रहता है। देखें सारणी 5.1।

प्लाविका का आयतन (Plasma volume): गर्भावस्था के दौरान प्लाविका के आयतन में वृद्धि होती है। इसके आयतन की वृद्धि रक्त-आयतन की वृद्धि के लगभग समान होती है परन्तु अधिकतम 50% तक की वृद्धि होती है। आयतन की कुल वृद्धि 1.25 लीटर की सीमा तक होती है। बहुप्रसवा (Multigravida), बहुलगर्भ (Multiple pregnancy) तथा वृहत शिशु (Large infant) के साथ वृद्धि अधिक होती है।

लेहिताणु और हीमोग्लोबिन (RBC and hemoglobin): लोहिताणु के आयतन में 20–30% तक वृद्धि होती है। आयतन में कुल वृद्धि लगभग 350 ml होती है। यह आयतन गर्भावस्था के दौरान ऑक्सीजन वहन की वर्धित (या अधिक) आवश्यकता द्वारा नियमित होता है। अपूर्ण लोहिताणु (Reticulocytes) की संख्या में 2% वृद्धि होती है तथा एरिथ्रोपोइटिन (Erythropoietin एक हार्मोन) की मात्रा (Level) में भी वृद्धि होती है।

प्लाविका (Plasma) और लोहिताणु (RBC) में असंगत (Disproportionate) वृद्धि से रक्त तनुकरण (Hemodilution) की स्थिति उत्पन्न होती है। इस प्रकार यद्यपि गर्भावस्था के दौरान कुल हीमोग्लोबिन मात्रा 18–20% तक बढ़ती है, फिर भी हीमोग्लोबिन की सान्द्रता (Concentration) में कमी आती है। पूर्ण गर्भावधि पर (At term) अगर्भ (Non-pregnant) मान (Value) से लगभग 2 gm% कम होता है। इसके साथ-साथ लोहिताणु की संख्या में 15–20% तक कमी होती है तथा हिमैटोक्रिट (Hematocrit) स्तर (Level) में भी। रक्त परिवहन (Circulating) का अतिरेक (Excess) हीमोग्लोबिन जो बच जाता है वह प्रसव (Delivery) के बाद भण्डारण के लिए लौह (Iron) उपलब्ध करता है।

सापेक्ष रक्ततनुकरण (Relative hemodilution) के लाभ (Advantages) निम्नलिखित हैं–

(1) रक्त की ह्रासित विस्कासिता (Diminished viscosity या लसीलेपन) से मातृक और भ्रूणीय रक्तपरिवहन (Maternal and fetal circulation) के बीच गैस का विनिमय (Exchange) अधिक अनुकूल होता है। यह मातृक लोहिताणु (Red cells) के ऑक्सीजन की कम आसक्ति (Affinity) से सुगम होता है जिसका अवलोकन गर्भावस्था के द्वितीय अर्धकाल में किया गया है। (2) प्रसव के दौरान रक्त की क्षति के प्रतिकूल प्रभाव के विरूद्ध माता का संरक्षण (Protection)।

श्वेताणु (Leucocytes): न्यूट्रोफिलीय श्वेताणु बहुलता (Neutrophilic leukocytosis) 10 से लेकर 15 हजार प्रतिघन मिलीमीटर (cu.mm) होती है तथा प्रसव में 20 हजार/cu.mm भी होती है। यह वृद्धि इस्ट्रोजेन (Estrogen) तथा कॉर्टिसोल (Cortisol) की मात्रा (Levels) में वृद्धि के कारण होती है।

कुल प्रोटीन (Total protein): प्लाविका (Plasma) की कुल प्रोटीन मात्रा सामान्य 180 gm (अगर्भ=Non-pregnant) से बढ़कर पूर्णगर्भावधि पर (At term) 230 gm हो जाती है। तथापि (However), रक्ततनुकरण (Hemo-dilution) के कारण प्लाविका में प्रोटीन की मात्रा 7 gm% से घटकर 6 gm% हो जाती है। इससे रक्त की विस्कासिता (Viscosity) में कमी होती है तथा कलिल (Coloid) का परासरणी तनाव (Osmotic tension) भी कम होता है। ऐल्बूमिन (Albumin) की मात्रा में भी पर्याप्त कमी = 4.3 gm% से 3.0 gm% में लगभग 30% होती है। ग्लोबुलिन (Globulin, मुख्यतः α–ग्लोबुलिन) में अल्पवृद्धि होती है। सामान्य ऐल्बूमिनः ग्लोबुलिन अनुपात 1.7:1 कम होकर 1:1 हो जाता है। देखें सारणी (Table) 5.2।

रक्तस्कंदन कारक (Blood coagulation factors): गर्भावस्था एक अतिस्कंदनीय (Hypercoagulable) स्थिति होती है। फाइब्रिनोजन (Fibrinogen) की मात्रा (Level) में 50% वृद्धि होती है जो 200–400 mg% (अगर्भ स्थिति) से बढ़कर 300–600 mg% (गर्भ स्थिति) होती है। फाइब्रिनोजन तथा ग्लोबुलिन की मात्रा में वृद्धि तथा रक्त की विस्कासिता (या लसीलेपन) की कमी के फलस्वरूप ESR (Erythrocyte sedimentation rate लोहिताणु तल छटन दर) का मान (Value) गर्भावस्था में चार गुना अधिक हो जाता है। गर्भावस्था में इस प्रकार ESR का अल्प नैदानिक मूल्य (Diagnostic vqalue) होता है। तथापि (However), बिम्बाणु की गिनती (Platelets count) एक

सारणी (Table) 5.2: गर्भावस्था की अवधि में प्लाविका के प्रोटीन में परिवर्तन
(Changes in plasma protein during pregnancy)

	अगर्भ (Non pregnant)	पूर्णगर्भावधि के निकट (Pregnancy near term)	परिवर्तन (Change)
कुल प्रोटीन (ग्राम में) (Total protein)	180	230	वर्धित (Increased)
प्लाविका प्रोटीन मात्रा (gm/100 ml) (Plasma protein concentration)	7	6	ह्रासित (Decreased)
ऐल्बूमिन (gm/100 ml)	4.3	3	30% ह्रासित
ग्लोबुलिन (gm/100 ml) (Globulin)	2.7	3	अल्पवर्षद्धि (Slight increase)
ऐल्बूमिनः ग्लोबुलिन (Albumin:Globulin)	1:7:1	1:1	ह्रासित

सारणी (Table) 5.3: रक्त स्कंदन कारकों में परिवर्तन
(Changes in blood coagulation factors)

	अगर्भ (Non pregnant)	पूर्णगर्भावधि के निकट (Pregnancy near term)	परिवर्तन (Change)
बिम्बाणु (Cu.mm) (Platelets)	18,00,000	परस्पर–विरोधी अवलोकन (Conflicting observation)	स्थिर (Static) या गिनती में 15% कम
फाइब्रिनोजन (mg%) (Fibrinogen)	200–400	300–600	50%
फाइब्रिनक्षयी क्रियाशीलता (Fibrinolytic activity)	–	मंदित (Depressed)	–
स्कंदन समय (Clotting time)	–	अप्रभावित (Unaffected)	–
ESR	10 mm/hr	40 mm/hr	पर्याप्त वृद्धि 4 गुना अधिक

विरोधात्मक (Conflicting) स्थिति प्रदर्शित करती है। अभिनव अध्ययन से यह पता चला है कि पूर्व गर्भस्तर से 15% तक की कमी या स्थिर (Static) स्थिति पायी जाती है। गर्भावस्था की अल्प बिम्बाणु रक्तता (Gestational thrombocytopenia) का कारण वर्धित (Increased) बिम्बाणु उपभोग (Platelet consumption) हो सकता है। प्रसव (Delivery) के बाद 15 मिनट तक फाइब्रिनक्षयी (Fibrinolytic) क्रियाशीलता मंद होती है। स्कंदन कारक (Clotting factors) जैसे–X, IX, VIII, VII तथा II की क्रियाशीलता में वृद्धि होती है। कारक XI तथा XII की मात्रा (Level) में अल्प कमी होती है। स्कंदन समय (Clotting time) में कोई महत्त्वपूर्ण परिवर्तन का प्रदर्शन नहीं होता है। ये सभी रक्त की क्षति को नियंत्रित करने तथा रक्त स्तंभन (Hemostasis) में प्रभावी (या कारगर) होते हैं जब अपरा (Placenta) को पृथक किया जाता है। देखें सारणी Table 5.3।

हृदय और रक्तपरिवहन (Heart and Circulation)

संरचनात्मक परिवर्तन (Anatomical changes): वर्धित गर्भाशय के फलस्वरूप मध्यच्छद (Diaphragm) के उत्थापन (Elevation) के कारण हृदय बायीं ओर अल्प घुमाव के साथ ऊपर की ओर तथा बाहर की ओर धकेला जाता है (सारणी Table 5.4)। अपसामान्य नैदानिक जाँच-परिणाम (Abnormal clinical findings) कभी-कभी स्पंदन (Palpitation) के लिए विस्थापन (Displacement– स्थानच्यूति) उत्तरदायी हो सकता है। शीर्षस्पंद (Apex beat) का स्थानांतरण मध्यजत्रुक रेखा (Midclavicular line) से लगभग 2.5 cm बाहर अंतरा पर्शुका स्थान (Intercostal space) पर हो जाता है। नब्ज की गति (Pulse rate) में अल्पवृद्धि होती है, प्रायः अतिरिक्त प्रकुंचन (Extra systole) के साथ शीर्षस्थ (Apical) या फुफ्फुसीय (Pulmonary) क्षेत्र में एक प्रकुंचक फुसफुसाहट (Systolic murmur) श्रव्य हो सकती है। यह ह्रासित रक्त विस्कासिता (लसलसापन) तथा महावाहिकाओं के ऐंठन (Torsion of great vessels) के कारण होता है। बायें द्वितीय और तृतीय अंतरापर्शुक स्थानों में त्रिकपर्दी (Tricuspid) क्षेत्र के ऊपर एक निरंतर सिसकारी फुसफुसाहट (Hissing murmur) भी सुनाई पड़ती है जिसे स्तनी फुसफुसाहट या मर्मर (Mammary murmur) कहा जाता है। यह आंतरिक स्तनी वाहिकाओं से होकर वर्धित रक्तप्रवाह के कारण होता है। डॉप्लर प्रतिध्वनि हृदयचित्रण (Doppler echocardiography) में बायें निलयी छोर (Ventricular end) के अनुशिथिलनी व्यास (Diastolic diameters) में एक वृद्धि का प्रदर्शन होता है। बायें और दाहिने अलिंदी (Atrial) व्यासों में भी वृद्धि होती है। तीव्र अनुशिथिलनी भराव (Diastolic filling) के कारण एक तृतीय हृदय-ध्वनि (S_3)

होती है तथा विरले ही (Rarely) एक चतुर्थ हृदय-ध्वनि सुनाई पड़ती है। ECG (Electrocardiogram विद्युतहृद लेख) से सामान्य स्वरूप (पैटर्न) का प्रदर्शन होता है, बायें अक्ष के विचलन के प्रमाणों को छोड़कर। चिकित्सक (Physicians) को इन शरीर-क्रियात्मक निष्कर्षों (Findings) से परिचित होना चाहिए तथा गर्भावस्था के दौरान हृदय रोग के निदान (Diagnosis) में सतर्क अभिगम (Cautious approach) का पालन करना चाहिए।

हृदयी वहिर्वेश (Cardiac output): गर्भावस्था के पंचम (5th) सप्ताह से हृदयी वहिर्वेश आरंभ होता है तथा 30–34 सप्ताहों में अपनी पराकाष्ठा (Peak) 40–50% पर पहुँच जाता है। उसके बाद पूर्णगर्भावधि तक (At term) हृदयी वहिर्वेश स्थिर (Static) बना रहता है जब पार्श्विक शयन स्थिति (Lateral recumbent position) में अवलोकन किया जाता है। हृदयी वहिर्वेश आसनी (Sitting) या चित्त (Supine) स्थिति में न्यूनतम होता है तथा दाहिनी या बायीं पार्श्विक (Lateral) या जानु-वक्ष (Knee-chest) स्थिति में अधिकतम होता है। इसके अतिरिक्त प्रसव (Delivery) के दौरान हृदयी वहिर्वेश में वृद्धि (+50%) तथा प्रसव के तत्काल बाद वृद्धि (+70%) होती है। MAP (Mean arterial pressure=औसत धमनीय दबाव) में भी वृद्धि होती है। प्रसव के दौरान तत्काल जन्मोत्तर में गर्भाशय (Uterus) से मातृक रक्तपरिवहन (Maternal circulation) में रक्त निचोड़ कर जाता है। हृदयी वहिर्वेश प्रसव के एक घंटे बाद पूर्व-प्रसव (Predelivery) के मान (Value) पर आता है तथा चार सप्ताह बाद पूर्व-गर्भस्तर (Pre-pregnant level) पर आ जाता है।

हृदय वहिर्वेश में वृद्धि के कारण निम्नलिखित हैं – (1) रक्त आयतन में वृद्धि (Increased blood volume), (2) गर्भावस्था के दौरान वर्धित चयापचयी क्रियाशीलता (Increased metabolic activity) के कारण अतिरिक्त ऑक्सीजन की आवश्यकता की पूर्ति करना। आघात (Stroke) की वृद्धि तथा नब्ज-गति (Pulse rate) में प्रति मिनट तक की वृद्धि द्वारा हृदय वहिर्वेश में वृद्धि मुख्यतः प्रभावित होती है। सामान्य हृदय में वर्धित बोझ का सामना करने के लिए पर्याप्त संचयित क्षमता (Reserve power) होती है परन्तु क्षतिग्रस्त (Damaged) हृदय में यह शक्ति नहीं होती है।

रक्त दबाव या चाप (Blood pressure): प्रोस्टेग्लैन्डिन (Prostaglandins), NO, ANP या NO=Nitric oxide, ANP=Atrial natriuretic peptide प्रोजेस्टेरोन (Progesterone) का चिकनी पेशी शिथिलन प्रभाव (Smooth muscle relaxing effect) के कारण दैहिक संवहनी प्रतिरोध (SVR=Systemic vascular resistance) में कमी (21%) होती है। हृदयी वहिर्वेश (CO) में अधिक वृद्धि के बावजूद मातृक रक्तचाप (Matern BP, BP=COXSVR) में कमी आती है जो SVR में कमी के कारण होती है। सम्पूर्ण रूप अनुशिथिलन रक्तचाप (BP) तथा औसत धमनीय दबाव (MAP) में 5–10 mm Hg की कमी होती है। (देखें अध्याय–17)। मातृक रक्तचाप SVR के समानान्तर होता है।

शिरीय दबाव (Venous pressure): पूर्वप्रबाहु (Antecubital) शिरीय दबाव अप्रभावित बना रहता है। उरू-शिरीय (Femoral venous) दबाव पर्याप्त रूप से वर्धित होता है, विशेषकर गर्भ में बाद के महीनों में। यह गर्भाशय के दाहिने-घुमाव (Dextro-rotation) के कारण दाहिने किनारे की सामान्य श्रोणीय शिराओं (Common iliac veins) पर सगर्भ गर्भाशय (Gravid uterus) द्वारा डाले गये अधिक दबाव के कारण होता है। उरू-शिरीय दबाव अगर्भस्थिति (Non-pregnant state) में जल के 8–10 cm से बढ़कर गर्भ स्थिति में जल के 20 cm लेटे हुए स्थिति में तथा जल के 80–100 cm खड़ी स्थिति में हो जाता है। यह इस तथ्य की व्याख्या करता है कि केवल विश्राम द्वारा गर्भावस्था का शरीर-क्रियात्मक शोथ (Physiological edema) कम हो जाता है। शिराओं (Veins) की प्रसार्यता (Distensibility) तथा शिरा-तंत्र (Venous system) में रक्त की रूद्धता (Stagnation) से शोथ (Oedema), स्फीत शिरा (Varicose veins), बवासीर (Piles) तथा गहरी शिरा घनास्त्रता (Deep vein thrombosis) का विकास होने के कारण का पता चलता है।

केन्द्रीय रूधिरगतिकी (Central hemodynamics) – गर्भावस्था में CVP, MAP तथा PCWP में कोई उल्लेखनीय परिवर्तन नहीं होता है, यद्यपि रक्त आयतन, हृदयी वहिर्वेश तथा हृदय गति में वृद्धि होती है। इसके कारण हैं – SVR, PVR (Pulmonary vascular resistance फुफ्फुसीय संवहनी प्रतिरोध) तथा कलिल का परासरणी दबाव (Colloidal osmotic pressure). देखें सारणी 5.4।

सारणी (Table) 5.4: गर्भावस्था के दौरान रूधिर गतिक परिवर्तन
(Hemodynamic changes during pregnancy)

	अगर्भ (Non pregnant)	पूर्णगर्भावधि के निकट (Pregnancy near term)	परिवर्तन (Change)
हृदयी वहिर्वेष (Litre/min) (Cardiac output)	4.5	6.26	40%
आघात आयतन (ml में) (Stroke volume)	65	75	27%
हृदय गति (प्रतिमनट)	70	85	17%
रक्तचाप (Blood pressure) – अप्रभावित या मध्य गर्भावस्था में अनुशिथिलन (Diastolic) दबाव में 5–10 mm Hg की कमी हो सकती है।			
उरू-शिरीय दबाव (Femoral venous pressure)	8.10 cm जल	20 cm जल	100%
कलिल अर्बुदीय दबाव (mm Hg) (Colloid oncotic pressure)	20	18	0.14%
दैहिक संवहनी प्रतिरोध (Systemic vascular resistance, SVR)			0.21%
फुफ्फुसीय संवहनी प्रतिरोध (Pulmonary vascular resistance, PVR)			

उत्तान निम्न रक्तचाप संलक्षण (Supine hypotension) या आसनी निम्न रक्तचाप (Postural hypotension): गर्भावस्था के दौरान सगर्भ गर्भाशय (Gravid uterus) निचली महाशिरा (Vena cava) पर एक संपीडन (Compression) प्रभाव उत्पन्न करता है जब रोगी उत्तान (Supine चित्त) स्थिति में होता है। तथापि (However), इसके फलस्वरूप पराकशेरूकी तथा अयुग्मित शिराओं (Paravertebral and azygos veins) द्वारा शाखीय रक्त परिवहन का मुख खुल जाता है। कुछ रोगियों (10%) में जब शाखीय रक्त परिवहन (Collateral circulation) का मुख नहीं खुलता है तो हृदय (Heart) की शिरीय वापसी में गंभीररूप से कमी होती है। इससे निम्नरक्तचाप (Hypotension), हृदप्रवेग (Tachycardia) तथा मूर्छा (Syncope) का विकास होता है। रोगी को पार्श्विक स्थिति (Lateral position) में घुमाकर सामान्य रक्तचाप में तेजी से लाया जाता है। गर्भाशयी संकुचन के दौरान शिरीय वापसी की वृद्धि से प्रसव (Delivery) के दौरान इस विकास के प्रदर्शन को रोका जाता है।

रक्त प्रवाह का क्षेत्रीय वितरण या विस्तार (Regional distribution of Blood flow): गर्भाशयी रक्तप्रवाह में अगर्भ (Nonpregnant) स्थिति में 50 ml/min. से पूर्णगर्भावधि (Term) के निकट लगभग 750 ml/min तक वृद्धि होती है। यह वृद्धि गर्भाशय-अपरा (Utero-placental) तथा भ्रूण अपरा (Feto-placenta) के वाहिका-विस्तार के संयुक्त प्रभाव के कारण होती है। वाहिका-विस्तार (Vasodilation) का कारण प्रोजेस्टेरोन (Progesterone), इस्ट्रोजेन (Estrogen), नाइट्रिक ऑक्साइड (Nitric oxide, endothelium derived factor), प्रोस्टेग्लैन्डिन (Prostaglandins) तथा अलिंदी नैट्रियूरेटिक पेप्टाइड (Atrial natriuretic peptide, ANP) द्वारा चिकनी पेशी का शिथिलन प्रभाव है। सामान्य गर्भावस्था में संवहनी-तंत्र (Vascular system) ऐन्जिओटेन्सिन (Angiotensin) II, एन्डोथीलिन (Endothelin) I तथा अन्य दबाव कर्मक (Pressure agents) के लिए अनियंत्रणीय (Refractory) हो जाता है।

फुफ्फुसीय रक्तप्रवाह (Pulmonary blood flow) [सामान्य 6000 ml/min. से] 250 ml/min. तक बढ़ सकता है। वृक्कीय (Renal) रक्तप्रवाह (सामान्य 800 ml/min) 400 ml/min तक 16वें सप्ताह पर बढ़ सकता है और यह स्तर पूर्णगर्भावधि (Term) तक बना रहता है। 36वें सप्ताह तक त्वचा और श्लेष्मल झिल्ली (Skin and mucous membranes) से होकर रक्त प्रवाह अधिकतम 500 ml/min पर पहुँच जाता है। यह वर्धित रक्त प्रवाह गर्भवती महिला द्वारा ताप-संवेदन (Heat sensation), स्वेदन (Sweating) या भरी हुई नासिका (Stuffy nose) की शिकायत की व्याख्या कर सकता है।

चयापचयी परिवर्तन (Metabolic Changes)

सामान्य चयापचयी परिवर्तन (General metabolic changes): वर्धमान गर्भाशय और भ्रूण (Growing uterus and fetus) की आवश्यकता के कारण कुल चयापचय (Metabolism) में वृद्धि होती है। आधारिक चयापचयी दर (BMR=Basal metabolic rate) में भी अगर्भवती महिलाओं के लिए औसत से 30% अधिक वृद्धि होती है।

प्रोटीन का चयापचय (Protein metabolism): सम्पूर्ण गर्भावस्था में धनात्मक नाइट्रोजनी संतुलन (Positive nitrogenous balance) होता है। पूर्णगर्भावधि पर (At term) भ्रूण और अपरा (Fetus and placenta) में लगभग 500 gm प्रोटीन होता है तथा मातृक प्राप्ति (Maternal gain) भी लगभग 500 gm होती है जो मुख्यतः गर्भाशय, स्तन (Breasts) तथा मातृक रक्त (Maternal blood) में वितरित होता है। चूँकि ऐमीनो अम्ल (Amino acid) की यूरिया (Urea) में विघटन बाधित होता है, अतः रक्त में यूरिया की मात्रा (Level) में 15–20 mg% तक कमी होती है। रक्त में यूरिक अम्ल (Uric acid) और क्रिएटिनिन (Creatinine), तथापि (However), या तो अपरिवर्तित बना रहता है या उसमें अल्प कमी होती है। एमीनोअम्ल का सक्रिय वहन अपरा के बाहर भ्रूण में होता है। गर्भावस्था एक उपचयी स्थिति (Anabolic state) होती है।

कार्बोहाइड्रेट का चयापचय (Carbohydrate metabolism): सम्पूर्ण गर्भावस्था में माता से भ्रूण में ग्लूकोस (Glucose) की वर्धित मात्रा के स्थानान्तरण की आवश्यकता होती है। ग्लूकोस और ऐमीनो अम्ल की अनुक्रिया (Response) में इन्सुलिन श्राव (Insulin secretion) वर्धित होता है। अग्न्याशय (Pancreas) की बीटा-कोशिका (Beta-cells) की अतिवृद्धि (Hyperplasia and hypertrophy) होती है। इन्सुलिन ग्राही (Receptors) की संवेदनशीलता कम होती है विशेषकर गर्भावस्था में बाद के महीनो में। प्लाविका (Plasma) में इन्सुलिन की मात्रा में वृद्धि कुछ विपरीत इन्सुलिन कारकों (Contra-insulin factors) के कारण होती है। ये हैं – इस्ट्रोजेन (Estrogen), प्रोजेस्टेरोन (Progesterone), मानव अपरा लैक्टोजेन (hPL=Human placental lactogen), कॉर्टिसोल (Cortisol), प्रोलैक्टिन (Prolactin), स्वतंत्र वसीय अम्ल (Free fatty acid) तथा इन्सुलिन का वर्धित ऊतक प्रतिरोध (Increased tissue resistance to insulin)। इस रचनातंत्र (Mechanism) से भ्रूण में ग्लूकोस की निरंतर आपूर्ति सुनिश्चित होती है।

इन्सुलिन की वर्धित मात्रा से वसोत्पत्ति (Lipogenesis) (या वसा भंडारण) का समर्थन मिलता है। मातृक उपवास (Maternal fasting) के दौरान अल्पग्लूकोस रक्तता (Hypoglycemia), अल्पइन्सुलिन रक्तता (Hypoinsulinemia), अतिवसारक्तता (Hyperlipidemia) तथा अति कीटोन रक्तता (Hyperketonemia) होती है। नवग्लूकोस उत्पत्ति (Gluconeogenesis) तथा ईंधन आपूर्ति (Fuel supply) के लिए वसा-अपक्षय (Lipolysis) वसीय अम्ल का उत्पादन (या निर्माण) करता है। प्लाविका में ग्लूकागॉन (Glucagon) की मात्रा (Level) अपरिवर्तित बनी रहती है।

सम्पूर्ण रूप से प्रभाव निम्नलिखित होते हैं – भ्रूणीय उपभोग के कारण मातृक उपवास की अल्पग्लूकोस रक्तता (Hypoglycemia) तथा भोजनोत्तर अतिग्लूकोस रक्तता (Postprandial hyperglycaemia) और इन्सुलिन रक्तता (इन्सुलिन-रोधी कारक के कारण)।

मुखीय ग्लूकोस सहनशीलता (Oral glucose tolerance) परीक्षण से अपसामान्य स्वरूप (Abnormal pattern) का प्रदर्शन हो सकता है। देखें चित्र 5.5।

इससे भ्रूण में ग्लूकोस की निरंतर आपूर्ति को बनाये रखने में सहायता मिलती है। चूँकि ग्लूकोस का मातृक उपयोग कम हो जाता है अतः नवग्लूकोस उत्पत्ति (Gluconeogenesis) तथा ग्लाइकोजेन-अपक्षय (Glycogenolysis) होता है। ग्लूकोस का पुंजित निस्यंदन (Glomerular filtration) नलिकीय अवशोषण प्रभावसीमा (Threshold) [सामान्य 180 mg%] से अधिक होने के लिए बढ़ता है। अतः सामान्य गर्भवती महिलाओं की 50% संख्या में मधुमेहता (Glycosuria) पायी जाती है।

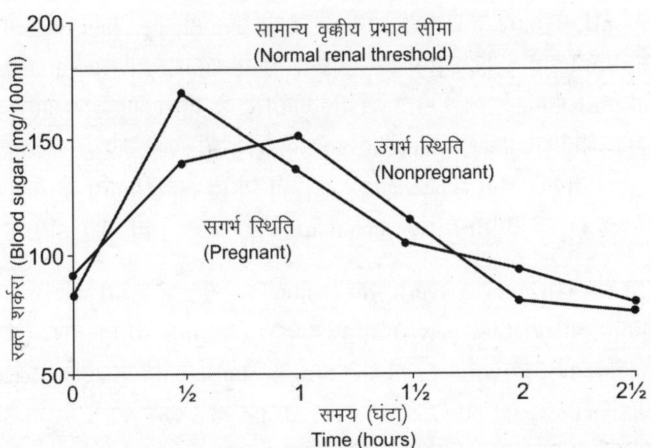

चित्र (Fig.) 5.5: गर्भावस्था के दौरान ग्लूकोस सहनशीलता वक्ररेखा में परिवर्तन (Change in the glucose tolerance curve during pregnancy)

वसा का चयापचय (Fat metabolism): गर्भावस्था के दौरान औसत 3–4 kg वसा का संग्रह होता है, अधिकांशतः उदरीय दिवाल (Abdominal wall), स्तन (Breasts), नितम्ब (Hips), जघन (Thighs) में। गर्भावस्था के द्वितीय अर्धकाल के दौरान प्लाविका-लिपिड (Plasma lipids) तथा लिपोप्रोटीन की पर्याप्त वृद्धि होती है जो वर्धित इस्ट्रोजेन (Oestrogen), प्रोजेस्टेरोन (Progesterone), hPL (Human placental lactogen) तथा लेप्टिन (Leptin) मात्रा के कारण होती है।

लिपिड का चयापचय (Lipid metabolism): HDL (High density lipoprotein) की मात्रा में 15% तक वृद्धि होती है। अपरा-स्टेरॉयड संश्लेषण (Placental steroid synthesis) के लिए LDL (Low-density lipoprotein) का उपयोग होता है। सामान्य गर्भावस्था की यह अतिलिपिड रक्तता (Hyperlipidemia) ऐथेरोजेनिक (Atherogenic) नहीं है।

लिपोप्रोटीन लाइपेस (Lipase) की क्रियाशीलता में वृद्धि होती है। लिपिड के अवयवों (Components) में परिवर्तन का उल्लेख सारणी 5.5 में किया जाता है।

लौह का चयापचय (Iron metabolism): लौह का अवशोषण ग्रहणी (Duodenum) तथा मध्यांत्र (Jejunum) से फेरस (Ferrous)रूप में होता है तथा रक्तपरिवहन (Circulation) में ट्रैन्सफेरिन (Transferrin) रूप में मुक्त होता है। लौह का सक्रियरूप से वहन अपरा (Placenta) के पार भ्रूण (Fetus) तक होता है। गर्भावस्था के दौरान लौह की पर्याप्त आवश्यकता होती है तथा अधिकांशतः गर्भावस्था के द्वितीय अर्धकाल तक सीमित होती है विशेषकर अंतिम 12 सप्ताह में। गर्भावस्था की अवधि में लौह की कुल आवश्यकता लगभग 1000 mg होता है। भ्रूण और अपरा में 300 mg तथा विस्तारित लोहिताणु मात्रा (Expanded red cell mass) 400 mg [लोहिताणु आयतन में कुल वृद्धि 350 ml होती है तथा 1 ml में 1.1 mg लौह होता है] होती है। सामान्य मार्गों (Normal routes) से होकर लगभग 200 mg लौह की अनिवार्य क्षति होती है। प्रसव (Delivery) के दौरान भ्रूण और अपरा में लौह की स्थायीरूप से क्षति होती है तथा विस्तारित लोहिताणु (RBC) आयतन में लौह की परिवर्तनशील मात्रा (Variable amount) की क्षति भी रक्त की क्षति के कारण होती है (45 mg/100 ml) और शेष लौह भण्डार में लौट जाता है। तथापि (However), 10 महीने का अनार्तवी (Amenorrhea या मासिकश्राव-रोध) के कारण 300 mg लौह की बचत होती है। लौह की इस आवश्यकता का वितरण सम्पूर्ण गर्भकाल में समान रूप से नहीं होता है, और अधिकांशतः तृतीय त्रिमास (3rd Trimester) तक सीमित होती है। अनार्तवन (Non-menstruating) महिला में औसत दैनिक क्षति की पूर्ति के लिए लौह की दैनिक आवश्यकता 1 mg होती है। इस प्रकार, द्वितीय अर्धकाल में दैनिक आवश्यकता वास्तव में अत्यधिक लगभग 6.7 mg तक हो जाती है।

आहार (Diet) से अवशोषित लौह की मात्रा तथा भण्डार से प्राप्त लौह आवश्यकता की पूर्ति के लिए अपर्याप्त होता है। गर्भावस्था के दौरान आंत्र (Gut) से वर्धित अवशोषण के बावजूद यह कमी होती है। रक्तोद में फेरीटिन (Serum ferritin) की मात्रा वास्तव में शरीर के लौह भण्डार को प्रदर्शित करती है। गर्भावस्था के दौरान यदि लौह अनुपूरण (Iron supplementation) नहीं होता है तो रक्तोद (सीरम) में लौह और फेरीटिन की मात्रा में कमी आती है। वहिर्जनित (Exogenous) लौह पूरक की अनुपस्थिति में हीमोग्लोबिन की मात्रा तथा हिमैटोक्रिट (Haematocrit) में पर्याप्त कमी होती है। इस प्रकार गर्भावस्था एक अनिवार्य लौह अपर्याप्तता की स्थिति है (Pregnancy is an inevitable iron deficiency state) तथापि (However), अपरा (Placenta) माता से भ्रूण में पर्याप्त मात्रा में लौह की आपूर्ति करती है जिससे सामान्य हीमोग्लोबिन का अनुरक्षण होता है।

सारणी (Table) 5.5: लिपिड चयापचय में परिवर्तन
(Changes in lipid metabolism)

	अगर्भ (Non pregnant)	पूर्णगर्भावधि के निकट (Pregnancy near term)	परिवर्तन (Change)
कुल वसा (mg/100 ml) (Total fat)	650	1000	+50%
LDL और कोलेस्ट्रॉल (mg/100 ml) Cholesterol)	180	260	+40%
HDL (mg/100 ml)	60	70	+15%
ट्राइग्लिसराइड (ml/100 ml) (Triglycerides)	80	160	+100%

दैहिक (या तंत्रीय) परिवर्तन (Systemic Changes)

श्वसन-तंत्र (Respiratory system): गर्भाशय के वर्धन से, विशेषकर बाद के महीनों में मध्यच्छद (Diaphragm) का उत्थापन (Elevation) (4 cm) होता है तथा श्वसन मध्यच्छदीय (Diaphragmatic) हो जाता है। अधोपर्शुक कोण (Subcostal angle) 68° से बढ़कर 103° हो जाता है, वक्ष (Chest) का तिर्यक व्यास (Tranverse diameter) का 2 cm विस्तार होता है तथा वक्ष की परिधि (Circumference) की 5–7 cm वृद्धि होती है। ऊपरी श्वसन-क्षेत्र (Respiratory tract) में अतिरक्तता (Hyperemia) तथा रक्तसंकुलता (Congestion) का प्रदर्शन होता है। गर्भावस्था के दौरान अतिसंवातन (Hyperventilation) की एक स्थिति होती है जो बहाव-आयतन (Tidal volume) में वृद्धि की ओर अग्रसर होती है और श्वसन मिनट आयतन में 40% तक वृद्धि होती है। देखें सारणी 5.8। यह संभवतः प्रोजेस्टेरोन (Progestone) के कारण होता है जो श्वसन–केन्द्र पर क्रिया करता है तथा कार्बनडाइऑक्साइड के लिए केन्द्र की संवेदनशीलता में भी वृद्धि करता है। स्त्री श्वास की अल्पता (Shortness of breath) का अनुभव करती है।

अम्ल-क्षार संतुलन (Acid-base balance): अतिसंवातन के कारण अम्ल–क्षार संतुलन में परिवर्तन होता है। धमनीय (Arterial) $PaCO_2$ में 38 से 32 mmHg तक कमी होती है तथा $PaCO_2$ में 95 से 105 mmHg तक वृद्धि होती है। इससे भ्रूण (Fetus) से माता में CO_2 के स्थानान्तरण की सुविधा मिलती है तथा माता से भ्रूण में O_2 का स्थानान्तरण सुगम होता है। देखें सारणी 5.7। pH में 0.02 की वृद्धि होती है तथा 2 m Eq per liter की क्षार अधिकता होती है। इस प्रकार गर्भावस्था श्वसन-क्षाररक्तता (Respiratory-alkalosis) की स्थिति में होती है। बाइकार्बोनेट के वर्धित श्राव द्वारा आंशिक वृक्कीय क्षतिपूर्ति (Renal compensation) होती है। भ्रूण (Fetus), अपरा (Placenta) तथा मातृक ऊतक (Maternal tissue) की वर्धित आवश्यकता के कारण मातृक O_2 के उपभोग (Consumption) में 20–40% तक वृद्धि होती है।

मूत्र-तंत्र (Urinary system): वृक्क (Kidney) – मूत्रवाहिनी (Ureter) और वृक्कीय श्रोणि (Renal pelvis) का विस्फारण (Dilation या विस्तार) होता है। वृक्क की लम्बाई में 1 cm की वृद्धि होती है। वृक्कीय प्लाविका बहाव (Renal plasma flow) की 50–75% वृद्धि 16 सप्ताह के निकट होती है जो 34 सप्ताह तक रहती है। पुंजित निस्यंदन दर (GFR=Glomerular filtration rate) में 50% तक वृद्धि सम्पूर्ण गर्भकाल में होती है। वर्धित GFR से मातृक प्लाविका (Plasma) में क्रिएटिनिन (Creatinine) मात्रा, रक्त यूरिया नाइट्रोजन (BUN=Blood urea nitrogen) तथा यूरिक अम्ल में कमी आती है। ग्लूकोस, यूरिक अम्ल, ऐमीनोअम्ल, जल में घुलनशील विटामिन तथा अन्य पदार्थों को वृक्कीय नलिकाएँ (Renal tubules) पूर्णतःपुनः अवशोषित करने में विफल होती हैं।

मूत्रवाहिनी (Ureter): प्रोजेस्टेरोन (Progesterone) की अधिक मात्रा होने के कारण मूत्रवाहिनी शक्तिहीन (Atonic) हो जाती है। श्रोणीय किनारे (Pelvic brim) के ऊपर मूत्रवाहिनी का विस्तार गतिहीनता (Statis) के साथ दाहिने किनारे पर स्पष्ट होता है विशेषकर प्रथम गर्भिणी स्त्री (Primigravidae) में। यह गर्भाशय (Uterus) के दाहिनी ओर घुमाव (Dextrorotation) के

सारणी (Table) 5.6: श्वसनतंत्र में परिवर्तन (Changes in respiratory system)

	अगर्भ (Non pregnant)	पूर्णगर्भावधि के निकट (Pregnancy near term)	परिवर्तन (Change)
श्वसन गति प्रतिमिनट (Respiratory rate)	15	15	अप्रभावित (Unaffected)
जैव क्षमता (Vital capacity) (ml)	3200	3300	लगभग अप्रभावित
बहाव आयतन (Tidal vol) (ml)	475	675	40%
अवषेश आयतन (Residual vol) (ml)	965	765	0.20%
फुफ्फुस की कुल क्षमता (ml)	5000	4750	0.5%

सारणी (Table) 5.7: अम्ल-क्षार परिवर्तन (Acid-base changes)

	अगर्भ (Non pregnant)	पूर्णगर्भावधि के निकट (Pregnancy near term)	परिवर्तन (Change)
धमनीय (Arterial) PCO_2	38 mmHg	32 mmHg	ह्रासित (Diminished)
pH	7.4	7.42	अल्पवृद्धि (Slight increase)
धमनीय (Arterial) PO_2	95 mm.Hg	106 mm.Hg	वर्धित (Increased)
प्लाविका (Plasma) HCO_3^-	26 m.mol/l	22 m.mol/l (l=litre)	ह्रासित (Diminished)

कारण होता है जो श्रोणीय किनारे के विरुद्ध दाहिनी मूत्रवाहिनी को दबाता है तथा दाहिनी अण्डाशयी शिरा (Ovarian vein) द्वारा दबाव के कारण भी होता है जो एक समकोण (90°) पर दाहिनी मूत्रवाहिनी को पार करती है। गतिहीनता (Statis) 20–24 सप्ताह के बीच स्पष्ट होती है। पेशी (Muscle) और मूत्रवाहिनी के आवरण की उल्लेखनीय अतिवृद्धि (Marked hypertrophy) होती है विशेषकर श्रोणीय भाग पर जो सम्भवतः इस्ट्रोजेन (Estrogen) के कारण होता है। मूत्रवाहिनी का दीर्घीकरण (Elongation), ऐंठन (Kinking) तथा बाहर की ओर विस्थापन (Displacement) होता है।

मूत्राशय (Bladder): पेशियों और दिवाल के लचीले ऊतकों (Muscles and elastic tissues of the wall) की अतिवृद्धि के साथ पर्याप्त संकुलन होता है। विलंबित गर्भावस्था (Late pregnancy) में मूत्राशय की श्लेष्मा-झिल्ली (Mucosa) शिरीय (Venous) तथा लसीकीय (Lymphatic) अवरोध के कारण शोथमय (Oedematous) हो जाती है विशेषकर कालपूर्व विवाह के बाद प्रथम गर्भिणी स्त्री (Primigravidae) में। गर्भावस्था के 6–8 सप्ताह पर मूत्रण (Micturition) की वर्धित आवृत्ति होती है जो 12 सप्ताह के बाद कम (या सामान्य) हो जाता है। यह परासरणी समंजन (Osmoregulation) के पुनः स्थापन (Resetting) के कारण होता है जिसके कारण वर्धित जलग्रहण तथा बहुलमूत्रता (Polyuria) होती है। विलंबित गर्भावस्था में मूत्रण की आवृत्ति पुनः उपस्थित होती है जो मूत्राशय पर गर्भाशय के नीचे की ओर प्रस्तुत भाग के दबाव के कारण होता है। विलंबित गर्भावस्था में दबाव असंयम (Stress incontinence) का अवलोकन किया जा सकता है जो मूत्रमार्गीय अवरोधिनी (Urethral sphincter) की शक्तिहीनता (Weakness) के कारण होता है।

आहार तंत्र (Alimentary system): मसूड़ा (Gums) संकुलित (Congested) हो जाता है तथा स्पंजी भी जिसका स्पर्श करने से रक्तश्राव हो सकता है। पेशी के तान (Muscle tone) तथा सम्पूर्ण जठरांत्रीय क्षेत्र (Gastro-intestinal tract) की गतिशीलता कम हो जाती है जो प्रोजेस्टेरोन की अधिक मात्रा (High level) के कारण होती है। हृदयी अवरोधिनी (Cardiac sphincter) शिथिल हो जाती है तथा ग्रासनली (Esophagus) में जठरीय अम्ल सामग्री (Acid gastric content) का प्रत्यावहन (Regurgitation) होता है जो रासायनिक ग्रासनलीशोथ (Esophagitis) तथा हृदय की जलन (Heart burn) उत्पन्न कर सकता है। जठरीय श्राव में कमी आती है तथा उदर (Stomach) के रिक्तिकरण के समय में भी देर होती है। पेप्टिक व्रण (Peptic ulcer) रोग का खतरा कम होता है। आंत्र (Gut) की शक्तिहीनता (या अताननता= atonicity) से कब्ज (Constipation) होता है जबकि ह्रासित (Diminished) क्रमाकुंचन (Peristalsis) से आहार सामग्री का अधिक अवशोषण सुगम बनता है।

यकृत और पित्ताशय (Liver and gallbladder): यद्यपि यकृत कोशिका (Liver cells) में कोई ऊतकीय (Histological) परिवर्तन नहीं होता है परन्तु कार्य मंदित होता है। क्षारीय फॉस्फैटेस (Alkaline phosphatase) को छोड़कर अन्य यकृत कार्य परीक्षण (Liver function tests) [जैसे–बिलिरूबिन की सीरमी मात्रा (Serum levels of bilirubin), AST, ALT, CPK, LDH] अपरिवर्तित होते हैं। पित्ताशय की पर्याप्त अताननता (Atonicity) होती है। यह रक्त की अधिक कोलेस्ट्रॉल मात्रा (High cholesterol level) के साथ मिलकर गर्भावस्था के दौरान अश्मरी (Stone) के निर्माण को अनुकूल बनाते हैं।

तंत्रिका तंत्र (Nervous system): गर्भावस्था के दौरान तथा प्रसवोत्तर काल (Puerperium) में कुछ स्वभावगत (Temperamental तुनुकमिजाजी) परिवर्तन होते हैं। कुछ मनोवैज्ञानिक पृष्ठभूमि के कारण मिचली (Nausea), वमन (Vomiting), मानसिक उत्तेजनशीलता (Mental irritability) तथा निद्राहीनता (Sleeplessness) हो सकती है। प्रसवोतर नीलापन (Postpartum blues), अवसाद (Depression) या मनोविकृति (Psychosis) का विकास एक संवेदनशील (Susceptible) महिला में हो सकता है।

मणिबंध (या कलाई) संधि (Wrist joint) पर कलाई-बंधन (Carpal ligament) के नीचे मध्यतंत्रिका (Median nerve) के संपीडन (Compression या दबाव) से हाथ और बाहु में दर्द और अपसंवेदन (Paresthesia) गर्भावस्था में बाद के महीनों में हो सकता है जिसे कलाई-सुरंग संलक्षण (Carpal tunnel syndrome) कहा जाता है। इसी प्रकार जघन (Thighs) के अग्रपार्श्विक क्षेत्र (Anterolateral aspect) पर अपसंवेदन और संवेदी क्षति (Sensory loss) हो सकती है। यह जघन की पार्श्विक त्वचीय तंत्रिका (Lateral cutaneous nerve of the thigh) के संपीडन के कारण होती है।

कैल्सियम का चयापचय और चालकतंत्र (Calcium metabolism and locomotor system): गर्भावस्था की अवधि में वर्धमान भ्रूण द्वारा कैल्सियम की आवश्यकता में वृद्धि होती है। यह 28 ग्राम तक होती है जिसकी 80% आवश्यकता अंतिम त्रिमास (Last trimester) में होती है। गर्भावस्था में कैल्सियम की दैनिक आवश्यकता औसत 1–1.5 gm तक होती है। माता में कैल्सिमय की कुल मात्रा में कमी होती है परन्तु रक्तोदी आयनीकृत (Serum ionized) कैल्सियम मात्रा (Level) अपरिवर्तित होती है। रक्तोद के कैल्सियम का 50% आयनित होता है जो शरीर-क्रियात्मक कार्य (Physiological function) के लिए आवश्यक होता है। 1,25 डाइहाइड्रॉक्सी (Dihydroxy) विटामिन D3 की मात्रा में वृद्धि के कारण आंत्र (Intestine) और वृक्क (Kidneys) से कैल्सियम का अवशोषण दुगुना हो जाता है। गर्भावस्था के कारण परावटु अतिक्रियता (Parahyperthyroidism) नहीं होती है। कैल्सिटोनिन (Calcitonin) की मात्रा में 20% तक वृद्धि होती है। यह अस्थिक्षीणता (Osteoporosis) से मातृक अस्थिपिंजर (Maternal skeleton) को सुरक्षा प्रदान करता है। मातृक रक्तोद (Serum) में फॉस्फेट मात्रा अपरिवर्तित होती है।

रिलैक्सिन (Relaxin) के कारण बंधन (Ligaments) के मृदुकरण (Softening) से श्रोणीय संधियों (Pelvic joints) की गतिशीलता में वृद्धि होती है। यह बाद के महीनों में वर्धित गर्भाशय के कारण वर्धित कटि-अग्रकुब्जता (Lumbar lordosis) के साथ मिलकर पृष्ठ-दर्द (Backache) तथा झूमकर चाल (Waddling gait) उत्पन्न करते हैं।

अंतःश्राव तंत्र (Endocrine system): गर्भावस्था से संबंधित अंतःश्राविकी (Endocrinology) की चर्चा अध्याय 6 में की गयी है ।

अध्याय
6

प्रजनन से संबंधित अंतःश्राविकी (Endocrinology in Relation to Reproduction)

प्रजनन-क्रिया (Physiology of reproduction) में अंतःश्रावी ग्रन्थि (Endocrine glands) की महत्त्वपूर्ण भूमिका (Role) होती है। प्रजनन से संबंधित अंतःश्राविकी (या अंतःश्राव विज्ञान = Endocrinology) में निम्नलिखित ज्ञान (Knowledge) को शामिल किया जाता है –

(1) ग्राफियन पुटक का परिपक्वन (Maturation of the Graafian follicles), अण्डोत्सर्ग (Ovulation) तथा निषेचन (Fertilisation) के बाद पीतिका पिण्ड का अनुरक्षण (Maintenance of corpus luteum) के लिए अनिवार्य हार्मोन (Hormones)

(2) गर्भधारण (Conception) के बाद पीयूष-अण्डाशयी अक्ष (Pituitary ovarian axis) के कार्य का अपरा (Placenta) में स्थानांतरण जो अस्थायी रूप से एक नवीन ऊर्जागृह (Power house) या अंतःश्रावी अंग (Endocrine organ) के रूप में कार्य करती है।

(3) गर्भावस्था (Pregnancy) के दौरान विभिन्न अंतःश्रावी ग्रन्थि जैसे–पीयूष (Pituitary), अवटु (Thyroid), परावटु (Parathyroid), अधिवृक्क ग्रन्थि (Adrenals) तथा अग्न्याशय (Pancreas) का क्रियात्मक परिवर्तन (Physiological alteration)

(4) प्रसव का अंतःश्रावी नियंत्रण (Endocrine control of labor) – इसकी चर्चा अध्याय 12 में की जायेगी।

(5) प्रसवोत्तर काल (Puerperium) में दुग्ध (या स्तन्य) श्राव (Lactation) के अनुरक्षण के लिए आवश्यक हार्मोनी (Hormonal) प्रभाव।

ग्राफियन पुटक का गपरिपक्वन और अण्डोत्सर्ग (Maturation of Graafian Follicles and Ovulation)

पुटक का परिपक्वन आर्तव चक्र (Menstrual cycle) की प्रथमार्ध अवधि में होता है जिसके लिए आवश्यक हार्मोन मुख्यतः FSH (Follicle stimulating hormone) तथा LH (Luteinizing hormone पीतिकाकरण हार्मोन) की अल्प मात्रा होते हैं। FSH की निरंतर क्रियाशीलता के लिए इस्ट्रोजेन (Estrogen) की आवश्यकता होती है।

अण्डोत्सर्ग (Ovulation): FSH के प्रभाव में लगभग 20 ग्राफियन पुटकों का विकास समकालिक रूप से (Synchronously) होता है तथा केवल एक पुटक ही अण्डाणु का उत्सर्जन (Ovulate) करने में समर्थ होता है। अन्य पुटक जीर्ण (Atretic) होकर अंतरालीय ऊतक (Interstitial tissue) के साथ मिल जाते हैं तथा क्षमता अर्जित करके हार्मोन का उत्पादन करते हैं।

अण्डोत्सर्ग के कारण (Causes of ovulation): अण्डोत्सर्ग में शामिल सम्भाव्य कारकों का वर्णन अध्याय 2 के अण्डोत्सर्ग में किया गया है।

अण्डोत्सर्ग के बाद पुटक के अंदर परिवर्तन (Changes within the follicle after ovulation): असंवहनी (Avascular) ग्राफियन पुटक संवहनी बन जाता है तथा कणिका-झिल्ली की कोशिका (Granulosa cells) पीतिकाकृत (Luteinized) हो जाती है। रूपात्मक परिवर्तित ग्राफियन पुटक अब पीतिका पिण्ड (Corpus luteum) बन जाता है। पीतिका पिण्ड द्वारा प्रोजेस्टेरोन (Progesterone), 17-α-हाइड्रॉक्सी प्रोजेस्टेरोन (Hydroxy progesterone) (Luteinized granulosa cells) तथा इस्ट्राडिओल (Estradiol), ऐन्ड्रोस्टेनिडिओन (Androstenedione) (Theca cells=प्रावरक कोशिका) का श्राव होता है।

निषेचन के बाद पीतिका पिण्ड का अनुरक्षण (Maintenance of Corpus Luteum after Fertilization)

प्रारंभिक (Early) गर्भावस्था का अनुरक्षण करने के लिए पीतिका पिण्ड का कार्य अनिवार्य होता है। रोपण (Implantation) के बाद पीतिका पिण्ड का वर्धन और कार्य का अनुरक्षण बहुकेन्द्रक बीजपोषक कोशिका (Syncytiotrophoblast cells) द्वारा श्रावित hCG (Human chorionic gonadotrophin) तथा संभवतः अपरा-लैक्टोजन (hPL=Human placental lactogen) द्वारा किया जाता है।

अपरा की अंतःश्राविकी (Placental Endocrinology)

6–8 सप्ताह पर पीतिका पिण्ड के कार्यों का स्थानांतरण अपरा में हो जाता है जो अस्थायी रूप से एक नवीन अंतःश्रावी अंग या हार्मोन उत्पादन के एक कारखाने (Power house) के रूप में कार्य करती है।

अपरा का हार्मोन (Hormones of Placenta)

अपरा द्वारा विविध प्रकार के हार्मोन का उत्पादन किया जाता है जिनमें से प्रोटीन और स्टेरॉयड हार्मोन (Protein and steroid hormones) पर्याप्त रूप से महत्वपूर्ण हैं। बहुकेन्द्रक बीजपोषक (Syncytiotrophoblasts) में प्रचुर रूक्ष (Rough) अंतःद्रव्यी जालिका (Endoplasmic reticulum), गोल्गी

अपरा के हार्मोन और उसके कोशिका-रासायनिक उद्भव
(Hormones of placenta and their cytochemical origin)

अवचेतक-समान मुक्तायन हार्मोन (Hypothalmic-like hormones)	कोशिका रासायनिक उद्भव (Cytochemical origin)	पीयूश-समान हार्मोन (Pituitary-like hormone)	कोशिका-रासायनिक उद्भव (Cytochemical origin)
(1)कॉर्टिकोट्रॉफिन मुक्तायन हार्मोन (CRH=Corticotrophin-releasing (Syncytiotrophoblast) hormone)	कोशिका बीजपोषक (Cytotrophoblast)	(1) ऐडिनोकॉर्टिकोट्रॉफिक हार्मोन (ACTH=Adenocorticotrop-hic hormone)	बहुकेन्द्रक बीजपोषक
(2) गोनैडोट्रॉफिन-मुक्तायन हार्मोन (GnRH=Gonadotrophin releasing hormne)	कोशिका बीजपोषक (Cytotrophoblast)	(2) मानव जरायु गोनैडोट्रॉफिन (hCG=Human chorionic gonadotrophin)	बहुकेन्द्रक बीजपोषक (Syncytiotrophoblast)
(3) थाइरोट्रॉफिन-मुक्तायन हार्मोन (TRH=Thyrotrophin releasing hormone)	कोशिका बीजपोषक (Cytotrophoblast)	(3) मानव जरायु थाइरोट्रॉफिन (hCT=Human chorionic thyrotrophin)	बहुकेन्द्रक बीजपोषक (Syncytiotrophoblast)
(4) वर्धन हार्मोन-मुक्तायन हार्मोन (GHRH=Growth hormone-releasing hormone)	कोशिका बीजपोषक (Cytotrophoblast)	(4) मानव अपरा-लैक्टोजेन (hPL=Human placental lactogen)	बहुकेन्द्रक बीजपोषक (Syncytiotrophoblast)

अन्य गर्भावस्था प्रोटीन (Other pregnancy proteins)	कोशिका रासायनिक उद्भव (Cytochemical origin)	वर्धन कारक (Growth factors)	कोशिका-रासायनिक उद्भव (Cytochemical origin)
(1) PSβG, PAPP-A	बहुकेन्द्रक बीजपोषक (Syncytiotrophoblast)	(1) इन्हिबिन (Inhibin), ऐक्टिविन (Activin), रूपान्तरणशील (Transforming) वर्धनकारक (Growth factor) β [TGF-β]	बहुकेन्द्रक बीजपोषक (Syncytiotrophoblast)
(2) रिलैक्सिन (Relaxin)	पीतिका पिण्ड (Corpus luteum), पतनिका (Decidua) अपरा (Placenta)	(2) इन्सुलिन–समान वर्धन कारक (IGF)-1 और -2, वहिःत्वचीय वर्धनकारक (EGF=Epidermal growth factor)	बहुकेन्द्रक बीजपोषक (Syncytiotrophoblast)
(3) प्रोलैक्टिन (Prolactin)	पतनिका (Decidua)	**स्टेरॉयड हार्मोन** (Steroid Hormones)	**कोशिका-रासायनिक उद्भव** (Cytochemical origin)
(4) अलिन्दी नैट्रियूरेटिक पेप्टाइड (A trial natriuretic peptide) (5) प्रारंभिक गर्भावस्था कारक (EPF=Early pregnancy factor)	अलिंदी पेशीकोशिका (Atrial myocyte) (देखें अध्याय 4) सक्रियित बिम्बाणु अण्डाशय (Activated platelet ovaries)	(1) **इस्ट्रोजेन (इस्ट्रिओल)** [Estrogen (estriol)] (2)प्रोजेस्टेरोन (Progesterone) (3) कॉटिसोल (Cortisol)	भ्रूण-अपरा इकाई (Feto-placenta unit) 6 सप्ताह के पहले-पीतिका पिण्ड और उसके बाद अपरा पतनिका (Decidual) अधिवृक्क (Adrenal)

पिण्ड (Golgi bodies) तथा सूत्रकणिका (Mitochondria माइटोकोन्ड्रिया) होते हैं। गर्भावस्था में प्रोटीन और स्टेरॉयड हार्मोन का मुख्य स्थल बहुकेन्द्रक बीजपोषक होता है।

प्रोटीन हार्मोन (Protein Hormones)

अपरा द्वारा उत्पादित प्रोटीन हार्मोन पीयूष (Pituitary) द्वारा उत्पादित हार्मोन के समान (Similar) होते हैं परन्तु अनिवार्य रूप से समरूप (Identical) नहीं होते। जैसे अपरा का लैक्टोजेन (Placental lactogen) रासायनिक रूप से दोनों पीयूष का वर्धक हार्मोन (GH=Growth hormone) तथा प्रोलैक्टिन (Prolactin) के समान होता है परन्तु पीयूष द्वारा उत्पादित प्रोलैक्टिन या वर्धक हार्मोन की तुलना में अपरा का लैक्टोजेन जैविक क्रियाशीलता (Biological activity) में अधिक निकृष्ट (Inferior) होता है।

मानव जरायु का गोनैडोट्रॉफिन (hCG=Human chorionic gonadotrophin): hCG एक ग्लाइकोप्रोटीन (Glycoprotein) है जिसका अणु भार (Molecular weight) 36,000–40,000 डाल्टन (Daltons) होता है। इसमें एक हार्मोन अविशिष्ट (Non-specific) α (92 ऐमीनोअम्ल) तथा एक हार्मोन विशिष्ट (Hormone specific) β (145 ऐमीनोअम्ल) उपइकाई (Subunit) होती है। hCG रासायनिक और कार्यात्मक रूप से पीयूष का पीतिकाकरण हार्मोन (LH=Luteinizing hormone) के समान होता है। α (ऐल्फा) उपइकाई जीवरासायनिक रूप से (Biochemically) LH, FSH (Follicle stimulating hormone), TSH (Thyroid stimulating hormone) के समान होती है जबकि β (बीटा) उपइकाई अपेक्षाकृत hCG से अलग होती है। अपरा के GnRH (Gonadotrophin releasing hormone) के hCG निर्माण पर नियंत्रण हो सकता है।

कार्य (Functions): hCG के निम्नलिखित कार्य होते हैं –

(1) गर्भावस्था का पीतिकापिण्ड (Corpus luteum) द्वारा प्रोजेस्टेरोन का श्राव (Secretion of progesterone) के लिए यह (hCG) एक उत्तेजक (या उद्दीपक=Stimulus) के रूप में कार्य करता है। गर्भावस्था के 6 सप्ताह तक पीतिका पिण्ड का बचाव (Rescue) तथा पोषण करना (Maintenance) hCG का मुख्य जैविक कार्य है।

(2) भ्रूणीय पीयूष (Fetal pituitary) गोनैडोट्रॉफिन के साथ संयुक्त टेस्टोस्टेरोन उत्पादन करने के लिए नर भ्रूण (Male Fetus) की लिडिग कोशिका (Leydig cells) को hCG उत्तेजित करता है। इस प्रकार परोक्ष रूप से नर (शिशु-बालक) के बाहरी जननांगों (External genitalia) के विकास में यह शामिल होता है।

(3) इसमें प्रतिरक्षा-दमनात्मक क्रियाशीलता (Immunosuppressive activity) होती है जो भ्रूण की प्रतिरक्षा-अस्वीकृति (Immuno-rejection) की मातृक प्रक्रिया को रोकता है।

(4) अधिवृक्क तथा अपरा की स्टेरॉयड-उत्पत्ति (Adrenal and placental steroidogenesis) को उत्तेजित (Stimulate) करता है।

(5) इसकी अवटु पोषणज (Thyrotrophic) क्रियाशीलता के कारण यह मातृक अवटु (Maternal thyroid) को उत्तेजित करता है।

गर्भावस्था के विभिन्न कालों में hCG की मात्रा (Level of hCG at different periods of pregnancy): hCG का उत्पादन अपरा (Placenta) के बहुकेन्द्रक बीजपोषक (Syncytiotrophoblast) द्वारा होता है तथा दोनों, माता और भ्रूण के रक्त में श्रावित (Secrete) होता है। hCG की अर्धआयु (Half-life) लगभग 24 घंटे की होती है। विकिरण प्रतिरक्षा जाँच (Radioimmunoassay) द्वारा मातृक रक्तोद (Serum) या मूत्र (Urine) में अण्डोत्सर्ग (Ovulation) के 8–9 दिन बाद ही इसका पता लगाया जा सकता है। प्रारंभिक (Early) गर्भावस्था में प्लाविका (Plasma) hCG की मात्रा (Level) का द्विगुणन समय (Doubling time) 1.2–2.9 दिन होता है। गर्भावस्था के 60–70 दिन के बीच रक्त और मूत्र में hCG की मात्रा अधिकतम पर पहुँच जाती है जो 100 IU और 200 IU/ml के बीच होती है। 100–130 दिन के बीच मात्रा (या सांद्रता) में धीरे-धीरे कमी होकर 10-20 10/ml हो जाती है। इसके बाद 32 सप्ताह पर अल्प द्वितीय वृद्धि के साथ सम्पूर्ण गर्भावधि में स्थिर बनी रहती है। hCG की अतिमात्रा का पता निम्नलिखित स्थितियों में लगाया जाता है – (1) बहुल गर्भ (Multiple pregnancy) (2) जलपुटीरूप मोल (Hydatidiform mole) या जरायु का कर्कटरोग (Choriocarcinoma) तथा (3) 21-त्रिगुणसूत्री भ्रूण (Trisomy fetus) [डाउन संलक्षण (Down's syndrome)] के साथ गर्भावस्था में अपेक्षाकृत अधिक। प्रसव (Delivery) के बाद 2 सप्ताह के अंदर रक्तपरिवहन (Circulation) से hCG लुप्त (या गायब) हो जाता है। (देखें चित्र 6.1)।

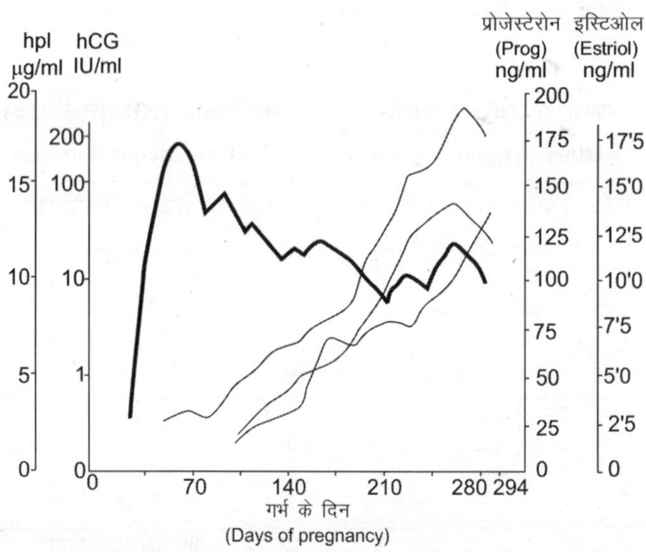

चित्र (Fig.) 6.1: विकिरण-प्रतिरक्षा जाँच (Radioimmunoassay) द्वारा मापित गर्भावस्था के दौरान अपरा (Placenta) के हार्मोन की रक्तोदी औसत सान्द्रता या मात्रा (Mean serum levels).

मानव-अपरा का लैक्टोजेन (HPL=Human placental lactogen): इसे मानव-जरायु का सोमैटोमैमोट्रॉफिन (HCS=Human chorionic somatomammotrophin) भी कहा जाता है। इस हार्मोन का संश्लेषण अपरा के बहुकेन्द्रक बीजपोषक (Syncytiotrophoblast) द्वारा होता है। यह हार्मोन (hpl) रासायनिक रूप से तथा प्रतिरक्षात्मक रूप से (Immunologically) पीयूष (Pituitary) का वर्धन हार्मोन (GH=Growth hormone) तथा प्रोलैक्टिन (Prolactin) के समान होता है। मातृक रक्तोद (Maternal serum) में HPL की सर्वप्रथम पहचान 5वें सप्ताह में होती है। 36 सप्ताह तक HPL की मात्रा क्रमिक रूप से 5 µg/ml से 25 µg/ml तक

बढ़ती है। प्लाविका (Plasma) में HPL की मात्रा अपरा-पिण्ड (Placental mass) के समानुपाती होती है।

कार्य (Function): यह (HPL) इन्सुलिन (Insulin) क्रिया का प्रतिरोध करता है। मातृक इन्सुलिन की अधिक सान्द्रता (या मात्रा) से प्रोटीन के संश्लेषण (Synthesis) में सहायता मिलती है। HPL के कारण वसा-अपक्षय (Lipolysis) तथा प्रोटीन-विघटन (Proteolysis) होता है तथा भ्रूण (Fetus) में ग्लूकोस तथा ऐमीनोअम्ल के स्थानांतरण को प्रोत्साहित करता है।

गर्भावस्था विशिष्ट (Pregnancy specific) β-1 ग्लाइकोप्रोटीन (Glycoprotein) [PSβ-1G]: इसका उत्पादन बीजपोषक कोशिका (Trophoblast cells) द्वारा होता है। इसकी पहचान अण्डोत्सर्ग (Ovulation) के 15–20 दिन बाद मातृक रक्तोद (Maternal serum) में की जा सकती है। PSβ-1G लसीकाणु प्रचुर-उद्भव (Lymphocyte proliferation) का एक समर्थ प्रतिरक्षा-दमनकारी (Immunosuppressor) है जो गर्भधारण भ्रूण (Conceptus) की अस्वीकृति (Rejection) को रोकता है।

प्रारंभिक गर्भावस्था कारक (EPF=Early pregnancy factor): यह एक प्रोटीन है जिसका उत्पादन सक्रियित बिम्बाणु (Platelets) तथा अन्य मातृक ऊतक (Tissues) द्वारा किया जाता है। इसकी पहचान गर्भाधान (Conception) के 6–24 घंटे बाद रक्तपरिवहन (Circulation) में की जा सकती है। EPF एक प्रतिरक्षा-दमनकारी (Immunosuppressant) है तथा गर्भाधारित भ्रूण (Conceptus) की अस्वीकृति को रोकता है।

वर्धनकारक (Growth factor): इन्हिबिन (Inhibin), ऐक्टिविन (Activin), इन्सुलिन–समान वर्धनकारक (IGF-1 और 2), रूपान्तरक (Transforming) वर्धन कारक β (TGF-β) तथा वहिःत्वचीय (Epidermal) वर्धनकारक (EGF) का उत्पादन बहुकेन्द्रक बीजपोषक कोशिका (Syncytiotrophoblast cells) द्वारा होता है। इसके अनेक कार्य होते हैं, जैसे–प्रतिरक्षा-दमनकारी कार्य, पराअंतःश्रावी कार्य (Paracrine function), स्टेरॉयडजनिक (Steroidogenic) कार्य होते हैं।

गर्भसंबंधित प्लाविका प्रोटीन (Pregnancy-associated plasma protein): बहुकेन्द्रक बीजपोषक (Syncytiotrophoblast) द्वारा PAPP-A श्रावित किया जाता है। गर्भावस्था में यह (A) एक प्रतिरक्षा-दमनकारी के रूप में क्रिया करता है।

स्टेरॉयडी हार्मोन
(Steroidal Hormones)

इस्ट्रोजेन (Oestrogen): विलंबित (Late) गर्भावस्था में गुणात्मकरूप से (Qualitatively) तीन मुख्य इस्ट्रोजेन में से सर्वाधिक महत्त्वपूर्ण हार्मोन इस्ट्रिओल (Estriol) है। उत्पादन का स्थल बहुकेन्द्रक बीजपोषक (सिन्सिशिओट्रोफोब्लास्ट) में होता है।

भ्रूण-अपरा इकाई तथा इस्ट्रिओल का संश्लेषण (Feto-placental unit and biosynthesis of estriol): अपरा एक अपूर्ण अंतःश्रावी अंग (Endocrine organ) है क्योंकि इसमें अण्डाशय (Ovary) के समान स्वतंत्र स्टेरॉयड-उत्पत्ति (Steroidogenesis) की क्षमता नहीं होती है। यह स्टेरॉयड-उत्पत्ति के लिए अधिक निर्भर पूर्ववर्ती (Precursors) पर होती है जिसकी प्राप्ति मुख्यतः भ्रूण (Fetal) से तथा अंशतः अण्डाशय (Ovary) से होती है।

भ्रूणीय अधिवृक्क ग्रन्थि (Adrenal gland) और अपरा में पूरक किण्वक तंत्र (Complementary enzyme system) होता है। यह भ्रूण-अपरा इकाई की डिक्जफैलुसी-धारणा (Diczfalusy's concept of fetoplacental unit) की कुंजी है। इस्ट्रिओल के अंतिम निर्माण में जीवसंश्लेषण मार्ग (Bio-synthesis pathway) का आरेखीय प्रदर्शन चित्र 6.2 में किया गया है।

इस्ट्रिओल की सर्वप्रथम पहचान 9 सप्ताह में (0.05 ng/ml, $n=10^{-9}$) होती है तथा इसमें क्रमिक रूप से वृद्धि 30 ng/ml तक पूर्णगर्भावधि पर (At term) होती है। इस्ट्रिओल की कमी का संबंध भ्रूणीय मृत्यु (Fetal death), भ्रूणीय असामान्यता (Fetal anomalies) [जैसे–अधिवृक्क क्षीणता (Adrenal atrophy), अमस्तिष्कता (Anencephaly), डाउन संलक्षण (Down syndrome)], जलपुटी मोल (Hydatidiform moles), अपरा-सल्फैटेस या ऐरोमैटेस की अपर्याप्तता (Placental sulphatase or aromatase deficiency) के साथ होता है।

प्रोजेस्टेरोन (Progesterone): गर्भावस्था के 6 सप्ताह के बाद पीतिका पिण्ड (Corpus luteum) द्वारा 17–हाइड्रॉक्सीप्रोजेस्टेरोन (Hydroxy-progesterone) श्रावित होता है। बीजपोषक (Trophoblast) के विकास के बाद अपरा (Placenta) से वर्धमान (Increasing) मात्रा में प्रोजेस्टेरोन का संश्लेषण (Synthesis) तथा श्राव होता है। इस्ट्रोजेन (Estrogen) उत्पादन के समान भ्रूणीय मूल (Fetal origin) से पूर्ववर्ती की आवश्यकता नहीं होती है। अपरा प्रेग्निनोलोन (Pregnenolone) तथा अंततः प्रोजेस्टेरोन का उत्पादन करने के लिए माता से प्राप्त कोलेस्ट्रॉल (Cholesterol) का उपयोग एक पूर्ववर्ती (Precursor) केरूप में कर सकती है। 12वें सप्ताह, 28वें सप्ताह तथा पूर्णगर्भावधि पर प्लाविका (Plasma) प्रोजेस्टेरोन की औसत मात्रा (Average levels) क्रमशः लगभग 25 ng/ml, 80 ng/ml तथा 300 ng/ml होती है। प्रोजेस्टेरोन की अल्प मात्रा (Low levels) का अवलोकन अस्थानिक गर्भ (Ectopic pregnancy) में तथा गर्भपात (Abortion) में किया जाता है। जलपुटी मोल (Hydatidform mole) में अधिक मात्रा (High values) का अवलोकन किया जाता है तथा Rh-समप्रतिरक्षण (Isoimmunization) में भी। प्रसव (Delivery) के बाद प्लाविका प्रोजेस्टेरोन में तेजी से कमी होने लगती है तथा 24 घंटे बाद यह पहचान करने योग्य (Detectable) नहीं होता है।

स्टेरॉयड हार्मोन (इस्ट्रोजेन तथा प्रोजेस्टेरोन) के कार्य
(Functions of Steroid Hormones)

एकल रूप से एक का दूसरे से अलग करके कार्य का उल्लेख करना वास्तव में कठिन होता है। इसके कार्य निम्नलिखित हैं–

(1) एक साथ मिलकर वे गर्भाशय का अनुरक्षण करने में निर्णायक भूमिका (Critical role) निभाते हैं। इस्ट्रोजेन (Estrogen) के कारण गर्भाशय के पेशीस्तर (Uterine myometrium) की अतिवृद्धि (Hypertrophy and hyperplasia) होती है जिसके कारण उसकी स्थान-क्षमता में वृद्धि होती है तथा गर्भाशय का रक्तप्रवाह भी बढ़ता है। इस्ट्रोजेन के साथ संयोजन

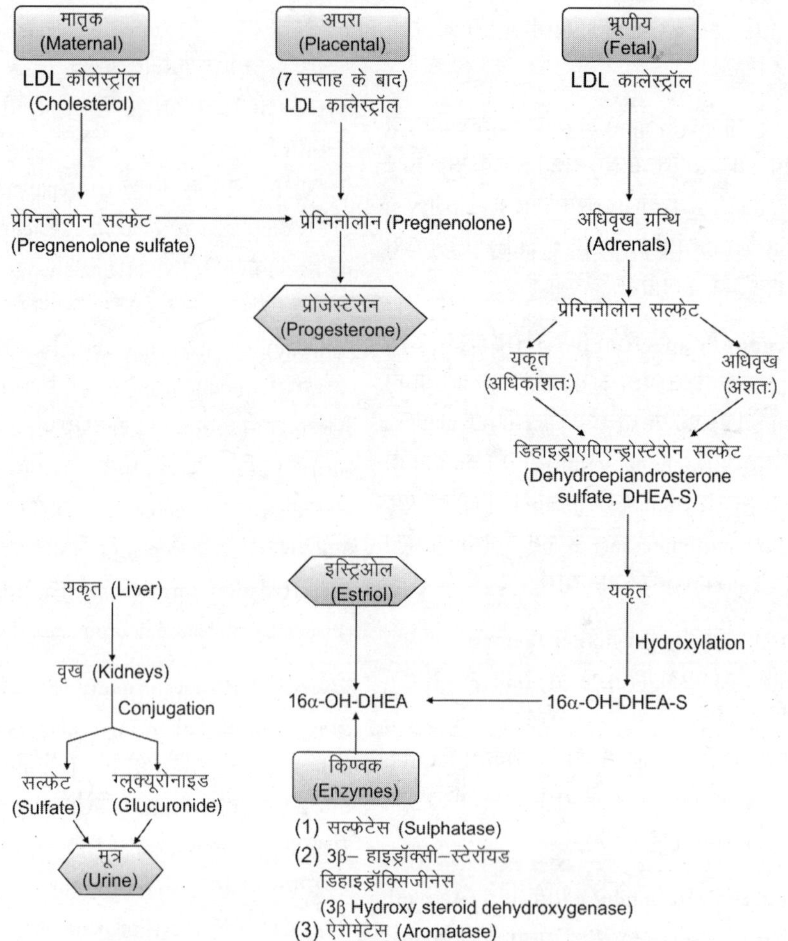

चित्र (Fig.) 6.2: गर्भावस्था में इस्ट्रिओल संश्लेषण का मार्ग
(Pathway of estriol biosynthesis during pregnancy)

में प्रोजेस्टेरोन गर्भाशय की वृद्धि को उत्तेजित करता है जिसके कारण गर्भाशय अंतःस्तर (Endometrium) की पतनिका (Decidua) में परिवर्तन होता है जिसकी आवश्यकता रोपण (Implantation) के लिए होती है तथा यह पेशीस्तर के संकुचन को रोकता है।

(2) गर्भावस्था के दौरान स्तन (Breasts) का विकास और अतिवृद्धि (Hypertrophy) कुछ हार्मोन द्वारा होती है। इस्ट्रोजेन के कारण नलिकाओं (Ducts) की अतिवृद्धि तथा प्रचुर-उद्भवन (Proliferation) होता है जबकि इस्ट्रोजेन और प्रोजेस्टेरोन की संयुक्त क्रिया के कारण पिण्डिका-कूपिका तंत्र (Lobuloalveolar system) का विकास होता है। (इसका विस्तृत वर्णन इसी अध्याय में बाद में है)।

(3) वर्धमान भ्रूण (Growing fetus) की निरंतर वर्धमान आवश्यकताओं के साथ मातृक अंगों (Maternal organs) के अनुकूलन (Adaptation) के लिए दोनों स्टेरॉयड हार्मोन की आवश्यकता होती है।

(4) लाइसोसोम-झिल्ली (Lysosomal membranes) का स्थिरण (Stabilizing) तथा प्रोस्टेग्लैन्डिन संश्लेषण (Prostaglandin synthesis) के अवरोधन द्वारा गर्भाशयी निश्चलता (Uterine quiescence) का अनुरक्षण प्रोजेस्टेरोन करता है। प्रसव (Labor) की प्रक्रिया (देखें अध्याय 12) में प्रोजेस्टेरोन तथा इस्ट्रोजेन प्रतिरोधी (Antagonistic) होता है।

(5) ऑक्सिटोसिन (Oxytocin) तथा प्रोस्टेग्लैन्डिन (Prostaglandins) के लिए गर्भाशय पेशी-स्तर (Myometrium) को संवेदनशील बनाने का कार्य इस्ट्रोजेन करता है। गर्भाशय-ग्रीवा (Cervix) को पूर्णविकसित (Ripen) करने का कार्य भी इस्ट्रोजेन करता है।

(6) T-लसीकाणु मध्यस्त ऊतक अस्वीकृति (Lymphocyte mediated tissue rejection) का अवरोध करना तथा गर्भधारणी भ्रूण (Conceptus) का संरक्षण करने का कार्य hCG (Human chorionic gonadotrophin) तथा पतनिका-कॉटिसोल (Decidual cortisol) के साथ मिलकर प्रोजेस्टेरोन करता है।

(7) दोनों स्टेरॉयड हार्मोन मिलकर गोनैडोट्रॉफिन-गोनैडी अक्ष (Gonadotrophin-gonadal axis) की चक्रीय घट-बढ़ क्रियाशीलता (Cyclic fluctuating activity) का अवरोध करते हैं, जिसके कारण जनन-ग्रंथि के कार्य (Gonadal function) का संरक्षण होता है।

अपरा-हार्मोन का नैदानिक महत्त्व (Diagnostic Value of Placental Hormones)

(1) गर्भावस्था का निदान (Diagnosis of pregnancy) – प्लाविका (Plasma) में hCG की उपस्थिति की जाँच विकिरण-प्रतिरक्षा जाँच (Radioimmunoassay) द्वारा तथा मूत्र (Urine) में जैविक या प्रतिरक्षात्मक परीक्षण (Biological or immunological tests) द्वारा जाँच की जा सकती है।

कोरक पुटी (Blastocyst) के रोपण (Implantation) के तत्काल बाद प्लाविका में hCG-β उपइकाई (Subunit) की अत्यल्प (Minute) मात्रा की पहचान विकिरण-प्रतिरक्षा जाँच द्वारा की जा सकती है। परन्तु अंतिम (या पिछले) आर्तवकाल (Last menstrual period) के न्यूनतम 44 दिन बाद ही जैविक या प्रतिरक्षात्मक परीक्षण सकारात्मक (Positive) होता है।

(2) रोगियों के लिए अनुवर्ती कार्य जिनको बीजपोषक–अर्बुद था (Follow-up cases who had trophoblastic tumors) – जलपुटी मोल (Hydatidiform mole) या जरायु-कर्कट रोग (Choriocarcinoma) की अनुवर्ती जाँच में hCG-β उपइकाई की पहचान के लिए विकिरण-प्रतिरक्षा जाँच (Radio-immunoassay) अधिक संवेदनशील होती है।

(3) भ्रूण-अपरा इकाई के कार्य का पता लगाना (Detection of function of feto-placenta unit) – अपरा की अपर्याप्तता तथा गर्भाशय में भ्रूण (Fetus-in-utero) का मूल्यांकन करने के लिए अपरा-हार्मोन सामान्यतः HPL (Human placental lactogen) तथा इस्ट्रिओल (Estriol) होते हैं। इन जीवरासायनिक परिवर्तनों (Biochemical changes) को जीव भौतिक पार्श्व-चित्रों (Biophysical profiles) द्वारा प्रतिस्थापित किया जाता है। इसके विस्तृत अध्ययन के लिए देखें अध्याय 11।

रिलैक्सिन (Relaxin): यह एक पेप्टाइड (Peptide) हार्मोन है, जो संरचनात्मक रूप से इन्सुलिन (Insulin) से संबंधित होता है। इसके उत्पादन का मुख्य श्रोत अण्डाशय का पीतिका पिण्ड (Corpus luteum of the ovary) है परन्तु इसका कुछ भाग अपरा (Placenta) तथा पतनिका (Decidua) द्वारा भी उत्पादित होता है। यह दावा किया गया है कि गर्भाशय के दौरान रिलैक्सिन संधानक और त्रिक-श्रोणीय संधियों (Symphysis and sacroiliac joints) को शिथिल करता है तथा अपने जीवरासायनिक प्रभाव (Biochemical effect) द्वारा गर्भाशय-ग्रीवा के परिपक्वन (Cervical ripening) में भी सहायता करता है।

गर्भाशय में अंतःश्रावी ग्रन्थि का परिवर्तन (Changes of Endocrine Glands during Pregnancy)

गर्भावस्था के दौरान पीयूष (Pituitary), अवटु (Thyroid), अधिवृक्क प्रांतस्था (Adrenal cortex), परावटु (Parathyroid) तथा अग्न्याशय (Pancreas) में पृथक क्रियात्मक परिवर्तन होते हैं जो अपने-अपने हार्मोन के उत्पाद में वृद्धि की ओर अग्रसर होते हैं। इन परिवर्तनों का मूलभूत प्रयोजन (या उद्देश्य) चयापचयी (Metabolic) परिवर्तन द्वारा आरोपित (Imposed) अतिरिक्त आवश्यकता की पूर्ति करने के लिए माता का आंतरिक वातावरण के साथ समायोजित (Adjust) करना है तथा वर्धमान भ्रूण (Growing fetus) की अतिरिक्त आवश्यकता की पूर्ति करना है।

वैयक्तिक अंतःश्रावी ग्रन्थि में विशिष्ट संरचनात्मक (Anatomical) तथा क्रियात्मक (Physiological) परिवर्तन का वर्णन निम्नलिखित है:

पीयूष ग्रन्थि (Pituitary Gland)

सामान्य गर्भावस्था में रूपात्मक परिवर्तन (Morphological changes in normal pregnancy): सामान्य गर्भावस्था के दौरान पीयूष के भार में 30–50% तक वृद्धि होती है तथा आकार में सामान्य आकार से दोगुना (लगभग) हो जाता है। यह मुख्यतः अम्लप्रेमी (Acidophilic) प्रोलैक्टिन श्रावी कोशिका (Prolactin secreting cells) की अतिवृद्धि (Hyperplasia) के कारण होता है। कभी-कभी पीयूष वर्धन से नेत्र-व्यत्यासिका (Optic chiasma) पर अतिक्रमण होता है जिसके कारण द्विशंखीय अर्धान्धता (Bitemporal hemianopia) होती है। गर्भावस्था के अनुरक्षण के लिए मातृक पीयूष ग्रन्थि आवश्यक नहीं होती है।

क्रियात्मक परिवर्तन (Physiological changes): इस्ट्रोजेन और प्रोजेस्टेरोन की वर्धित मात्रा (Level) के कारण पीयूष गोनैडोट्रॉफिन (Gonadotrophin) की मात्रा कम होती है। अपरा (Placenta) का बहुकेन्द्रक बीजपोषक (Syncytiotrophoblast) द्वारा निर्मित वर्धन हार्मोनरूपान्तर (Variant) के कारण वर्धन हार्मोन (GH) की मात्रा बढ़ती है। यह अंशतः सामान्य गर्भावस्था में भार-अर्जन को स्पष्ट करती है। रक्तोद में प्रोलैक्टिन (Serum prolactin) की मात्रा (या सान्द्रता) में 10 गुना वृद्धि होती है। TSH (Thyroid stimulating hormone) श्राव अगर्भ (Nonpregnant) स्थिति के समान होता है। ACTH (Adenocorticotrophic hormone) तथा कॉर्टिकोट्रॉफिन-मुक्तायन हार्मोन (CRH=Corticotrophin releasing hormone) की मात्रा में वृद्धि होती है। ACTH अपरा को पार नहीं करता है जबकि TSH पार करता है। प्लाविका वैसोप्रेसिन (Plasma vasopressin) (ADH=Antidiuretic hormone) की मात्रा अपरिवर्तित होती है। गर्भ द्वारा उत्पन्न पीयूष में सभी परिवर्तन प्रसव (Delivery) के बाद कुछ महीनों के अंदर सामान्य हो जाते हैं।

अवटु ग्रन्थि (Thyroid)

गर्भावस्था के दौरान रूपात्मक परिवर्तन (Morphological changes during pregnancy): सामान्य गर्भावस्था के दौरान अवटु ग्रन्थि की अतिवृद्धि होती है जिससे उसके आकार में अल्प सामान्यीकृत वर्धन होता है। तथापि (However), गर्भवती महिला सामान्य अवटु (Euthyroid) की स्थिति में बनी रहती है।

क्रियात्मक परिवर्तन (Physiological changes): वर्धित पुंजित निस्यंदन (Increased glomerular filtration) के कारण आयोडीन के वृक्कीय निष्कासन (Renal clearance) में वृद्धि होती है। वर्धित वृक्कीय क्षति के कारण तथा भ्रूण (Fetus) में पराअपरा-स्थानांतरण (Transplacental shift) के कारण भी मातृक रक्तोद (Maternal serum) में आयोडिन की मात्रा में कमी आती है। hCG (Chorionic thyrotrophin) का उत्तेजक प्रभाव भी होता है। इसके कारण ग्रन्थि की अतिवृद्धि (Hyperplasia) होती है। WHO (World Health Organization=विश्वस्वास्थ्य संगठन) का सुझाव है कि गर्भावस्था के दौरान

आयोडीन का अंतर्ग्रहण 100–150 μg/day से बढ़ाकर 200 μg/day करना चाहिए। आधारिक चयापचयी दर (BMR=Basal metabolic rate) में वृद्धि होती है जिसका आरंभ तीसरे महीने में होता है तथा अंतिम त्रिमास (Last trimester) के दौरान वृद्धि + 25% होती है। BMR में वृद्धि संभवतः माता और भ्रूण के कुल ऑक्सीजन उपभोग (Consumption) में वृद्धि के कारण होती है।

गर्भावस्था के दौरान रक्तोद (Serum) प्रोटीन-बद्ध आयोडीन (Protein bound iodine) में वृद्धि होती है जो प्रायः 4–8 μg% के बदले में 6.2–11.2 μg% [μ=म्यू=10^{-6}] होता है। थाइरॉक्सिन बंधन ग्लोबुलिन (TBG=Thyroxin binding globulin) की वृद्धि होती है जो 20 सप्ताह तक एक पठार (Plateau=अधित्यका) पर पहुँच जाती है। इस स्तर पर प्रसव तक अपरिवर्तित बना रहता है। TBG में वृद्धि इस्ट्रोजेन (Estrogen) के उत्तेजन के कारण होती है। अवटु अतिक्रियता (Hyperthyroidism) का उपचार करने में प्रयुक्त आयोडीन और औषधि अपरा (Placenta) को पार कर जाती है जबकि थाइरॉइड हार्मोन (Thyroid hormone, T_4) तथा TSH बहुत कम पार करता है। कुल T_4 तथा T_3 की मात्रा बढ़ती है परन्तु स्वतंत्र T_4 और T_3 की मात्रा अपरिवर्तित होती है। TSH सामान्य बना रहता है। कैल्सिटोनिन (Calcitonin)–एक थाइरॉइड हार्मोन जिसका श्राव परापुटकीय कोशिका (Parafollicular cells) करती है, की मात्रा 20% तक बढ़ती है। चूँकि TBG में वृद्धि इस्ट्रोजेन पर निर्भर होती है, PBI (Protein bound iodine) में वृद्धि होने की विफलता भी भ्रूणीय खतरे (Fetal compromise) को सूचित कर सकती है।

अधिवृक्क प्रांतस्था (Adrenal Cortex)

गर्भावस्था में रूपात्मक परिवर्तन (Morphological changes in pregnancy): अधिवृक्क प्रांतस्था में अल्पवर्धन होता है, विशेषकर गुच्छेदार क्षेत्र (Zona fasciculata) की सघनता में वृद्धि होती है।

क्रियात्मक परिवर्तन (Physiological changes): रक्तोद (Serum) में ऐल्डोस्टेरोन (Aldosterone), डिऑक्सिकॉर्टिकोस्टेरोन (DOC=Deoxy-corticosterone), कॉर्टिकोस्टेरॉइड बंधन ग्लोबुलिन (CBG=Corticosteroid binding globulin), कॉर्टिसोल और स्वतंत्र कॉर्टिसोल (Cortisol and free cortisol) में पर्याप्त वृद्धि होती है। CBG में वृद्धि इस्ट्रोजेन की अधिक मात्रा (High estrogen level) के कारण होती है। भ्रूण की कॉर्टिसोल मात्रा में वृद्धि अगर्भ मान (Nonpregnant value) का लगभग 3 गुना अधिक होती है, 10.5 μg/dl से 30.1 μ/dl (dl=deciliter=लीटर का दसवाँ भाग) में वृद्धि होती है। कॉर्टिसोल की कुल मात्रा [चयापचयी रूप से सक्रिय (Metabolically active)] लगभग दो गुना अधिक हो जाती है। कॉर्टिकोट्रॉफिन-मुक्तायन हार्मोन (CRH=Corticotrophin releasing hormone) में भी पर्याप्त वर्धन होता है। डिहाइड्रोएपिऐन्ड्रोस्टेरोन सल्फेट (DHEAS=Dehydroepiandrosterone sulfate) की मात्रा में कमी होती है। टेस्टोस्टेरोन (Testosterone) तथा ऐन्ड्रोस्टेनिडिओन (Androstenedione) की मात्रा में अल्पवृद्धि होती है। CRH, ACTH तथा कॉर्टिसोल की मात्रा का क्रियात्मक सहसंबंध (Correlation) बना रहता है। कॉर्टिसोल की इस प्रकार अतिमात्रा के साथ कुशिंग-संलक्षण (Cushing's syndrome) की अनुपस्थिति से यह संकेत मिल सकता है कि ऊतक लक्ष्य स्थल (Tissue target sites) कॉर्टिसोल के लिए कम संवेदी (Sensitive) होते हैं। कॉर्टिसोल अपरा (Placenta) को पार कर जाता है परन्तु ACTH (Adenocorticotrophic hormone) पार नहीं करता है।

गर्भावस्था में अतिकॉर्टिसोल रक्तता (Hypocortisolism) की व्याख्या है: प्लाज्मा में वर्धित कॉर्टिसोल का अर्धजीवन (Increased plasma cortisol half life), वृक्क (Kidneys) द्वारा विलंबित प्लाविका-निष्कासन (Delayed plasma clearance) तथा अवचेतक पीयूष और अधिवृक्क पृष्ठपोषण तंत्र का पुनःस्थापन में विलम्ब होना (Delay in resetting of hypothalamo-pituitary and adrenal feedback mechanism)।

परावटु ग्रन्थि (Parathyroid Gland)

सामान्य गर्भावस्था में रूपात्मक परिवर्तन (Morphological changes in normal pregnancy): गर्भावस्था के दौरान मातृक परावटु की अतिवृद्धि (Maternal parathyroid hyperplasia) होती है।

क्रियात्मक परिवर्तन (Physiological changes): परावटु हार्मोन (PTH=Parathyroid hormone) की मात्रा गर्भावस्था के दौरान सामान्य (Normal) रहती है। परावटु हार्मोन के मुख्य कार्य 1,25–डाइहाइड्रॉक्सी विटामिन D3 का वृक्कीय संश्लेषण (Renal synthesis) को व्यवस्थित (Regulate) करना तथा अस्थि से कैल्सियम का संग्रह (Mobilise) करना है। 1,25–डाइहाइड्रॉक्सी (Dihydroxy) विटामिन D_3 वृक्क (Kidneys) तथा लध्वांत्र (Small intestine) से कैल्सियम के पुनः अवशोषण (Reabsorption) को बढ़ाता है। PTH और विटामिन D की क्रिया का प्रतिरोध कैल्सिटोनिन (Calcitonin) करता है। PTH अपरा (Placenta) को पार नहीं करता है परन्तु सान्द्रता प्रवणता (Concentration gradient) के विरूद्ध कैल्सियम आयन (Calcium ions) पार कर जाता है। गर्भावस्था के द्वितीय अर्धकाल में भ्रूण (Fetus) की वर्धित कैल्सियम आवश्यकता (25-30 gm) की उपलब्धि मातृक 1,25-डाइहाइड्रॉक्सी विटामिन D मात्रा में वर्धन द्वारा होती है। भ्रूणीय कंकाली खनिजीकरण (Fetal skeletal mineralization) के बहुत पहले ही कैल्सियम का अवशोषण और हस्तांतरण होता है।

अग्न्याषय (Pancreas)

गर्भावस्था में क्रियात्मक परिवर्तन (Physiological changes in pregnancy): गर्भावस्था में तृतीय त्रिमास में इन्सुलिन का अतिश्राव कोशिका द्वीपिका (Islet cells) द्वारा होता है जो अपरा-हार्मोन (Placental hormones) की पराकाष्ठा मात्रा (Peak level) के साथ एक साथ होता है। तथापि (However), भोजनोपरान्त (Postprandial) इन्सुलिन मात्रा में वृद्धि के बावजूद उपवास (Fasting या निराहार) इन्सुलिन मात्रा में कमी होती है। गर्भावस्था के दौरान इन्सुलिन की क्रिया को कुछ इन्सुलिन-रोधी कारक (Anti-insulin factors) तथा ऊतक इन्सुलिन प्रतिरोधक (Tissue insulin resistance) संतुलित (Modify) करते हैं।

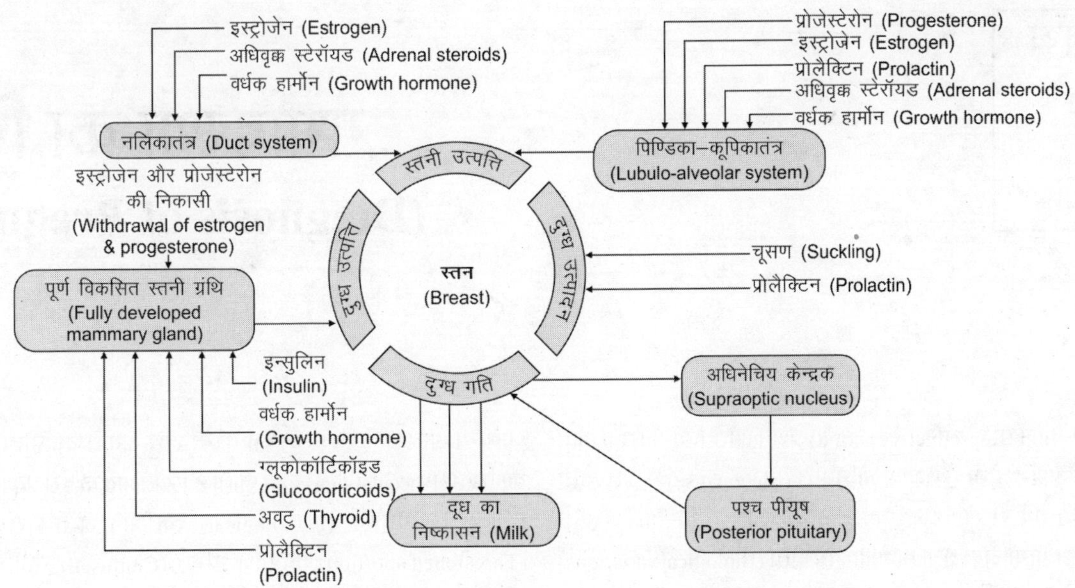

चित्र (Fig.) 6.3: स्तन्य श्रवण के सापेक्ष अंतःश्रावी ग्रन्थि (Endocrine glands in relation to lactation)

स्तन्य (या दुग्ध) श्रवण के अनुरक्षण के लिए आवश्यक हार्मोनी प्रभाव (Hormonal Influences Necessary for Maintenance of Lactation)

स्तन (Breast) एक संशोधित स्वेद ग्रन्थि (Sweat gland) है। इसमें नलिका (Ducts), कूपिका (Alveoli) तथा रेशावसीय संयोजीऊतक (Fibrofatty connective tissue) होते हैं। तारूण्य (Puberty) के दौरान कूपिका नलिका तंत्र (Alveoli ductal system) में किसी परिवर्तन के बिना रेशा-वसीय ऊतक का बहुजनन (Proliferation) होता है।

स्तन्य श्रवण के अंतःश्रावी (Endocrine) नियंत्रण को निम्नलिखित चरणों (Stages) में विभाजित किया जा सकता है: (a) स्तन की तैयारी (Preparation of breast) (Mammogenesis स्तनी उत्पत्ति), (b) स्तन-कूपिका द्वारा दूध का संश्लेषण और श्राव (Synthesis and secretion of milk by breast alveoli) (Lactogenesis दुग्ध-उत्पत्ति), (c) दूध का निष्कासन (Ejection): (Galactokinesis दूध की गति) तथा (d) दुग्धश्रवण का अनुरक्षण (Maintenance of lactation): (Galactopoiesis = दूध का उत्पादन)।

स्तन के विकास की तैयारी का वर्णन अध्याय 5 के जननांग में **"स्तन"** शीर्षक में किया गया है। दूध का श्राव और निष्कासन की चर्चा अध्याय 13 के दुग्धश्रवण में की जायेगी। दुग्ध श्रवण के लिए उत्तरदायी हार्मोनों का आरेखीय प्रदर्शन चित्र 6.3 में किया गया है।

अध्याय

7

गर्भावस्था का निदान
(Diagnosis of Pregnancy)

स्त्री का प्रजनन-काल (Reproductive period) प्रथम आर्तव या मासिक श्राव (Menarche) से आरंभ होता है तथा रजोनिवृत्ति (Menopause) में अंत होता है। यह प्रायः 13 वर्ष से लेकर 45 वर्ष तक की आयु में विस्तारित होता है। यद्यपि विभिन्न भौगोलिक क्षेत्रों में जैविक भिन्नता (Biological variations) हो सकती है, 12 वर्ष से कम तथा 50 वर्ष से अधिक आयु में गर्भावस्था विरले ही (Rarely) होती है। लिमा, पेरू (Lima in Peru) में लिना मेडिना (Lina Medina) सबसे कम आयु की बालिका (5 वर्ष 7 महीने की) थी जिसे शल्यक्रिया द्वारा प्रसव कराया गया था तथा सबसे अधिक आयु (63 वर्ष की) महिला का प्रसव कराने का दृष्टांत (Example) है।

गर्भावस्था की अवधि (Duration of pregnancy): चिकित्सकों द्वारा पारम्परिक रूप से 10 चन्द्रमास (Lunar months) या पंचांग (तिथिपत्र) के अनुसार 9 महीने और 7 दिन अर्थात् 280 दिन या 40 सप्ताह के रूप में परिकलन (Calculate) किया गया है जिसकी गिनती का आरंभ पिछले आर्तवकाल (Last menstrual period) के प्रथम दिन से होता है। इसे आर्तव या गर्भावस्था आयु (Menstrual or gestational age) कहते हैं।

परन्तु निषेचन (Fertilization) प्रायः अपेक्षित अनुपस्थित मासिक श्राव (Missed period) के 14 दिन पहले तथा 28 दिन अवधि के पूर्व सामान्य मासिक चक्र (Normal cycle) में होता है। यह (निषेचन) आर्तव (मासिक श्राव) के प्रथम दिन के 14 दिन बाद होता है। इस प्रकार वास्तविक गर्भावधि =280-14=266 दिन की होती है। इसे निषेचन या अण्डोत्सर्गी आयु (Fertilization or ovulatory age) कहते हैं जिसका व्यापक उपयोग भ्रूण-विज्ञानी (Embryologist) द्वारा किया जाता है।

प्रथम त्रिमास (First Trimester)
(प्रथम 12 सप्ताह)

व्यक्तिनिष्ठ लक्षण (Subjective symptoms)

गर्भावस्था के प्रारंभिक महीना में निम्नलिखित संभावित लक्षण होते हैं –

अनार्तव (Amenorrhea): किसी स्वस्थ स्त्री में जिसे पूर्व में सामान्य आर्तव (या मासिक श्राव) काल रहा है उसमें अनार्तव (या मासिक श्राव रोध) होने से गर्भावस्था की संभावना होती है। तथापि (However), चक्रीय रक्तश्राव (Cyclic bleeding) गर्भावस्था के 12 सप्ताह तक हो सकता है जब तक कि पतनिका पुटी (Decidua capsularis) के साथ पतनिका भित्तिक (Decidua vera) के संलयन (Fusion) द्वारा पतनिका-स्थान (Decidual space) का विलोपन (Obliteration) नहीं हो जाता है। यह रक्तश्राव प्रायः अल्प तथा सामान्य आर्तवकाल के अनुरूप परन्तु लघु अवधि का होता है। इसे अपरा का चिन्ह (Placental sign) कहा जाता है। रक्तश्राव के इस प्रकार को सामान्यतः होनेवाला रोगात्मक (Pathological) रक्तश्राव अर्थात् संभावित गर्भपात (Threatened abortion) के साथ भ्रमित (Confused) नहीं करना चाहिए। तथापि, गर्भावस्था उन महिलाओं में हो सकती है जो पहले दुग्ध श्रवण (Lactation) या तारूण्य (Puberty) की अवधि में अनार्तवी (Amenorrheic) होती हैं।

गर्भधारण की मिचली (Morning sickness): प्रथम गर्भावस्था में अधिक प्रायः 50% से अधिक उदाहरणों (Cases) में असंगत रूप से (Inconsistently) मिचली होती है। यह प्रायः अनुपस्थित आर्तवकाल (Missed periods) के तत्काल बाद होता है जो विरले ही तृतीय मास के बाद होती है। इसकी तीव्रता (Intensity) में भिन्नता होती है जो प्रातःकाल शैय्या (सोने) से जागने के बाद मिचली होने, भूख की क्षति तथा वमन होने तक परिवर्तित होती है। परन्तु इससे माता (गर्भवती) की स्वास्थ्य स्थिति पर कोई प्रभाव नहीं होता है।

मूत्रण की आवृत्ति (Frequency of micturition): गर्भावस्था के 8–12वें सप्ताह की अवधि में मूत्रण की बारम्बारता एक कष्टप्रद लक्षण है। इसके कारण निम्नलिखित हैं – (1) गर्भाशय (Uterus) की अति अग्रनमनित (Anteverted) स्थिति के कारण मूत्राशय का बुघ्न (Fundus of the bladder) पर स्थूल (Bulky) गर्भाशय का आश्रित (Resting) होना, (2) मूत्राशय की श्लेष्मा-झिल्ली (Mucosa) का संकुलन (Congestion) तथा (3) मातृक परासरणी-व्यवस्थापन (Maternal osmoregulation) के कारण वर्धित प्यास और बहुलमूत्रता (Polyuria) होती है। चूँकि 12वें सप्ताह के बाद गर्भाशय सीधा हो जाता है, अतः लक्षण लुप्त हो जाता है।

स्तन की असुविधा (Breast discomfort): यह असुविधा पूर्णता (Fullness) का अनुभव और चुभन का संवेदन (Pricking sensation) रूप में होती है जो 6–8वें सप्ताह में विशेषकर प्रथम गर्भिणी स्त्री में होती है।

थकान (Fatigue): थकान एक प्रायिक (Frequent) लक्षण है जो गर्भावस्था के प्रारंभ में पाया जा सकता है।

वस्तुनिष्ठ चिन्ह (Objective signs): स्तन में परिवर्तन केवल प्रथम गर्भिणी स्त्री में महत्त्वपूर्ण होता है, जैसाकि बहुप्रसवा में होता है, स्तन वर्धित होता तथा प्रायः दूध वर्षों तक होता है। स्तन परिवर्तन 6 और 8 सप्ताह के बीच सुस्पष्ट होता है। संवहनीय अतिपूरण (Vascular engorgement)

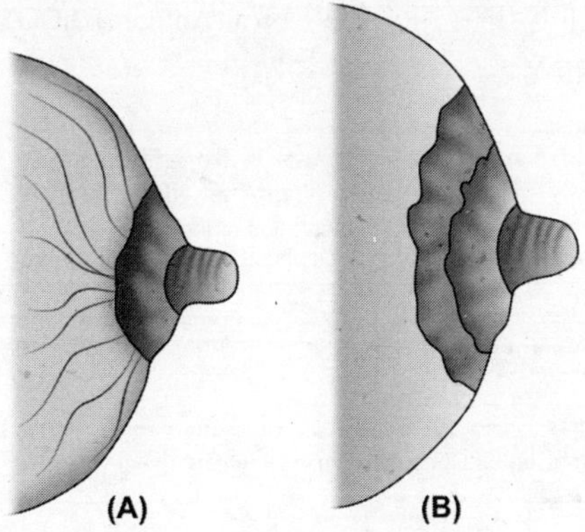

चित्र (Fig.) 7.1: गर्भावस्था में स्तन का परिवर्तन (Breast changes during pregnancy):- (A) प्रारंभिक क्षेत्रिका और चूचुक की स्पष्ट रंजकता (Pronounced pigmentation of the primary areola and nipple), (B) द्वितीय क्षेत्रिका (या गर्तिका) की उपस्थिति (Appearance of secondary areola), मोन्टगोमेरी गुलिका और वर्धित संवहनीयता का विकास (Development of Montgomery's tubercles and increased vascularity)

के साथ वर्धन होता है जिसका प्रमाण त्वचा के अंदर दृश्यमान कोमल शिराओं (Delicate veins) द्वारा मिलता है। देखें चित्र 7.1 A और B।

चूचुक (Nipple) और प्रारंभिक क्षेत्रिका (Primary areola) अधिक रंजित (Pigmented) हो जाते हैं, विशेषकर काली स्त्रियों में। मोन्टगोमेरी गुलिका (Montgomery's tubercle) उदग्र (Prominent या प्रक्षेपित) होती है। 12वें सप्ताह में गाढ़े पीले-से श्राव (Colostrum=नवदुग्ध) का प्रदर्शन किया जा सकता है।

प्रतिउदर (Per abdomen): 12वें सप्ताह तक गर्भाशय (Uterus) एक श्रोणीय अंग (Pelvic organ) बना रहता है। इसे एक उपरिजघन-उभार (Supra-pubic bulge) के रूप में उदर के द्वारा (Per abdoment) स्पर्श से अनुभव किया जा सकता है।

श्रोणीय परिवर्तन (Pelvic changes): श्रोणीय परिवर्तन अनेक होते हैं जो विभिन्न कालों में प्रकट होते हैं। सामूहिक रूप से ये गर्भावस्था के निदान पर पहुँचने के लिए सूचनात्मक (Informative) हो सकते हैं जो निम्नलिखित हैं –

(1) जैक्विमायर या चाडविक चिन्ह (Jacquemier's or Chadwick's sign): यह प्रकोष्ठ (Vestible) और अग्र योनिक दिवाल (Anterior vaginal wall) का काला रंग होता है जो गर्भावस्था के 8वें सप्ताह पर दृश्यमान होता है। गर्भावस्था के विकसित होने पर अधिक स्पष्ट होता है और अधिक निश्चित रूप से बहुप्रसवा (Multiparae) में उपस्थित होता है। यह स्थानीय संवहनी संकुलन (Vascular congestion) के कारण विवर्णता (Discolouration) है और इस प्रकार इसे श्रोणीय अर्बुद (Pelvic tumor) द्वारा उत्पन्न किया जा सकता है जैसे–गर्भाशय रेशार्बुद (Uterine fibroid)।

(2) योनिक चिन्ह (Vaginal sign): (a) अग्र योनिक दिवाल की नीली–सी विवर्णता (Bluish discoloration) के अतिरिक्त (b) दिवाल कोमल हो जाती है तथा (c) षष्ठ (6th) सप्ताह में प्रचुर अनुत्तेजनशील श्लेष्माभ श्राव (Non-irritating mucoid discharge) प्रकट होता है, (d) 8वें सप्ताह में वर्धित स्पंदन (Increased pulsation) को पार्श्विक चापिका (Lateral fornices) से होकर स्पर्श द्वारा अनुभव किया गया है जिसे ओसिऐन्डर चिन्ह (Osiander's sign) कहा जाता है। समान स्पंदन को, तथापि (However), तीव्र श्रोणीय प्रदाह (Acute pelvic inflammation) में भी अनुभव किया गया है।

(3) गर्भाशय-ग्रीवा का चिन्ह (Cervical signs): (a) षष्ठ सप्ताह में गर्भाशय-ग्रीवा कोमल हो जाती है जिसे गुडेल-चिन्ह (Goodell's sign) कहा जाता है जो बहुप्रसवा (Multiparae) में कुछ पहले होता है। बाहरी मुख (OS) के चारों ओर कोमलता प्रकट होती है तथा ऊपरी भाग में भी। गर्भ की गर्भाशय-ग्रीवा मुँह के ओष्ठों (Lips of the mouth) के समान होती है जबकि अगर्भ (Non-pregnant) स्थिति में यह (ग्रीवा) नासिका के शीर्ष (Tip of the nose) के समान लगती है। यह कोमलता उन महिलाओं में भी देखी जाती है जो गर्भनिरोध (Contraception) के लिए संयुक्त गोली (Pill) का उपयोग करती हैं। (b) वीक्षण यंत्र (Speculum=स्पेकुलम) जाँच में गर्भाशय-ग्रीवा की नीली-सी विवर्णता दृश्यमान होती है। यह वर्धित संवहनीयता (Increased vascularity) के कारण होती है।

(4) गर्भाशयी चिन्ह (Uterine signs): (a) आकार, आकृति तथा स्थिरता (Size, shape and consistency):– षष्ठ (6th) सप्ताह में गर्भाशय का आकार वर्धित होकर मुर्गी के अंडे के आकार का, अष्टम (8th) सप्ताह में क्रिकेट की बॉल के आकार का तथा 12 सप्ताह तक एक भ्रूणीय सिर (Fetal head) के आकार का हो जाता है। अगर्भ (Non-pregnant) गर्भाशय की तुम्बी रूप (Pyriform) आकृति 12 सप्ताह तक गोलाकार (Globular) हो जाती है। 6 और 8 सप्ताह के बीच गर्भाशय अग्रनमनित (Anteverted) हो जाता है। यदि पार्श्विक रोपण (Lateral implantation) होता है तो गर्भाशय का असमित वर्धन (Asymmetrical enlargement) होता है। इसे पिस्कासेक चिन्ह (Piskacek's sign) कहा जाता है जहाँ प्रथमार्ध दूसरे अर्ध से अधिक दृढ़ (Firm) होता है। जैसे–जैसे गर्भावस्था का विकास होता है, सममिति (Symmetry) पुनःस्थापित होती है। गर्भावस्था का गर्भाशय कोमल और लचीला होता है।

(5) हेगर चिन्ह (Hegar's sign): यह दो-तिहाई (66%) गर्भवती महिलाओं में उपस्थित होता है। इसका प्रदर्शन 6 और 10 सप्ताह के बीच किया जा सकता है परन्तु बहुप्रसवा (Multiparae) में कुछ पहले प्रकट होता है। यह चिह्न निम्नलिखित तथ्य (Fact) पर आधारित होता है– (a) वर्धमान (Growing) भ्रूण (Fetus) द्वारा गर्भाशय के पिण्ड (Body) का ऊपरी भाग वर्धित (Enlarged) होता है। (b) पिण्ड (Body) का निचला भाग रिक्त (या खाली=Empty) तथा अति कोमल होता है तथा (c) गर्भाशय-ग्रीवा (Cervix) अपेक्षाकृत दृढ़ (Firm) होती है। स्थिरता (Consistency) में भिन्नता के कारण द्विहस्तीय (Bimanual) जाँच [अग्र योनि-चापिका (Anterior fornix) में दो अंगुली तथा गर्भाशय के पीछे उदरीय अंगुलियाँ] करने पर उदरीय (Abdominal) तथा योनिक (Vaginal) अंगुलियाँ गर्भाशय-पिण्ड (Body) के नीचे सामना करती प्रतीत होती हैं (देखें चित्र 7.2)। गर्भपात (Abortion) के खतरे से बचने के लिए अँगुली की जाँच हल्के से (Gently) करनी चाहिए।

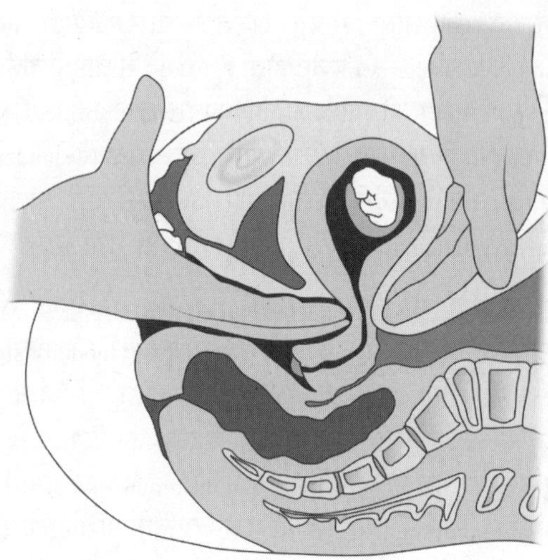

चित्र (Fig.) 7.2: हेगरचिन्ह का प्रदर्शन (Demonstration of Hegar's sign).

(6) पाल्मर चिन्ह (Palmer's sign): गर्भ के 4–8 सप्ताह में द्विहस्तीय जाँच में नियमित और लयबद्ध (Rhythmic) संकुचन उत्पन्न किया जा सकता है। पाल्मर ने सन् 1949 ई0 में सर्वप्रथम इसका वर्णन किया था और यह एक महत्त्वपूर्ण चिन्ह होता है जब उत्पन्न होता है।

परीक्षण का प्रदर्शन करने के लिए गर्भाशय को आंतरिक अंगुलियों और बाहरी अंगुलियों के बीच गड्ढ़े में 2–3 मिनट रखा जाता है। संकुचन के दौरान गर्भाशय दृढ़ और सुस्पष्ट हो जाता है परन्तु शिथिलन (Relaxation) के दौरान कोमल और अस्पष्ट होता है। जबकि गर्भावस्था की वर्धमान (Increasing) अवधि के साथ संकुचन की अवस्था (Contraction phase) 30 सेकण्ड तक होती है, शिथिलन अवस्था की अवधि में वृद्धि होती है (देखें चित्र 7.3)। दशम (10th) सप्ताह के बाद शिथिलन अवस्था में इतनी अधिक वृद्धि होती है कि परीक्षण का निष्पादन (Perform) करना कठिन होता है।

गर्भावस्था के निदान के लिए प्रतिरक्षात्मक परीक्षण (Immunological tests for diagnosis of pregnancy): सिद्धान्त (Principle)- गर्भावस्था परीक्षण मातृक मूत्र या रक्तोद (Maternal urine or serum) में प्रतिरक्षी (Antibody) [पॉलिक्लोनल=बहुपुंजक (Polyclonal) या मोनोक्लोनल=एकपुंजक

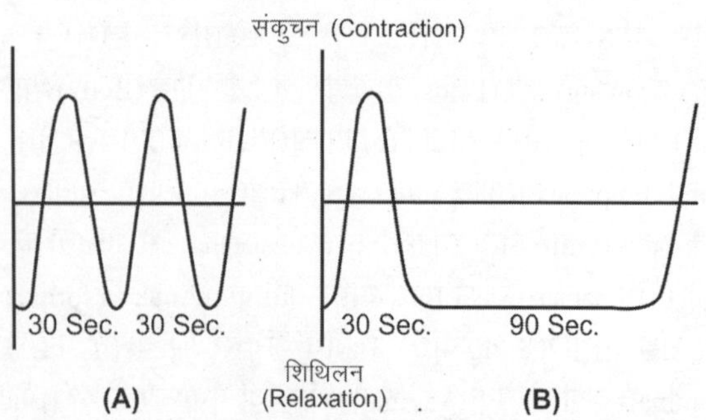

चित्र (Fig.) 7.3: पाल्मर चिन्ह का आरेखी प्रदर्शन (Graphic representation of Palmer's sign): (A) 4–8वें सप्ताह पर, (B) 10वें सप्ताह पर

(Monoclonal)] के साथ उपस्थित प्रतिजन (Antigen) (hCG) की पहचान पर निर्भर करता है।

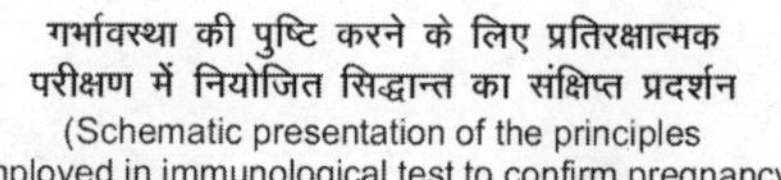

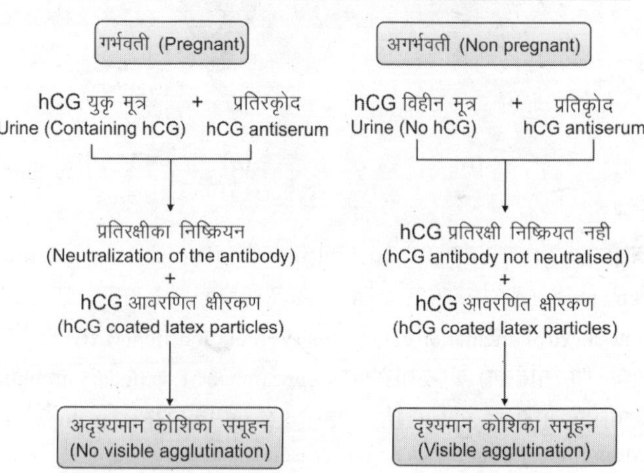

प्रयुक्त परीक्षण (Tests used):

A. विकिरण समस्थानिक (या रेडियोआइसोटोप) के बिना प्रतिरक्षा जाँच (Immunoassays without radioisotopes):

(i) **कोशिका-समूहन अवरोधन परीक्षण (Agglutination inhibition tests):** क्षीर (Latex) का उपयोग करना (LAI): इस परीक्षण के लिए सामग्री की आपूर्ति तोशदान (Kits किट) से होती है जिसमें परीक्षण के लिए आवश्यक अभिकर्मक (Reagents) होते हैं।

कोशिका-समूहन अवरोधन परीक्षण का सिद्धान्त (Principle of agglutination): घोल जिसमें hCG (Human chorionic gonadotrophin) प्रतिरक्षी (Antibody) होता है, का एक बूँद मूत्र मिलाया जाता है। यदि मूत्र के नमूने में hCG नहीं होता है (अर्थात् यदि स्त्री गर्भवती नहीं होती है) तो प्रतिरक्षी स्वतंत्र बना रहता है। अब एक अन्य घोल जिसमें hCG के साथ आवरणित (Coated) क्षीर कण (Latex particles) होता है, की एक बूँद मिलायी जाता है। इस समय आसानी से क्षीरकण के समूहन (Agglutination) का अवलोकन किया जा सकता है। अतः गर्भावस्था परीक्षण ऋणात्मक (Negative) होता है यदि कोशिका-समूहन (Agglutination) होता है। दूसरी ओर यदि मूत्र नमूने में hCG उपस्थित था (अर्थात् महिला गर्भवती थी) तो इसमें उपलब्ध प्रतिरक्षी (Antibody) को बाँध दिया होता। जब hCG आवरणित (Coated) क्षीरकण (Latex particles) युक्त घोल को मिलाया गया था तो और अधिक समूहन नहीं होगा। अतः गर्भाशय परीक्षण धनात्मक (Positive) होता है यदि समूहन नहीं होता है। [देखें उपरोक्त संक्षिप्त प्रदर्शन]।

(ii) **प्रत्यक्ष कोशिका परीक्षण (Direct agglutination test) [या hCG प्रत्यक्ष परीक्षण (hCG direct test)]:** hCG–रोधी एकपुंजकीय प्रतिरक्षी (Monoclonal antibodies) से आवरणित (Coated) क्षीरकण को मूत्र के साथ मिलाया जाता है। जब मूत्र के नमूने में hCG होता है तो एक समूहन प्रतिक्रिया से धनात्मक परिणाम का संकेत मिलता है। समूहन की अनुपस्थिति

(hCG के बिना मूत्र) से एक ऋणात्मक परिणाम सूचित होता है। संवेदनशीलता 0.2 IU hCG/ml होती है।

(iii) **किण्वक-संबद्ध प्रतिरक्षाशोषक परीक्षण (ELISA=Enzyme-linked immuno-absorbent assay):** यह एक मोनोक्लोनल (एक पुंजकीय) प्रतिरक्षी (Monoclonal antibody) पर आधारित होता है जो hCG (या hCG) को बाँधता है। दूसरा प्रतिरक्षी जो किण्वक (एन्जाइम) क्षारीय फॉस्फैटेस (Alkaline phosphatase) के साथ सम्बद्ध होता है, वह hCG को अंतर्निविष्ट करता है। बंधन के बाद रंग द्वारा इसका पता लगाया जाता है। यह अधिक संवेदी और विशिष्ट होता है। रक्तोद (Serum) में एलिसा (ELISA) द्वारा प्रथम आर्तव-रोध (First missed period) के 5 दिन पहले hCG के 1–2 ml. U/ml से तक पता लगाया जा सकता है।

(iv) **प्रतिदीप्ति-प्रतिरक्षा परीक्षण (FIA=Fluoroimmunoassay):** यह एक अत्यधिक शुद्ध परीक्षण है। इसमें एक प्रतिदीप्ति मात्रा (Fluorescent level) के साथ बंधा एक दूसरा प्रतिरक्षी (2nd antibody) का उपयोग किया जाता है। उत्सर्जित प्रतिदीप्ति (Emitted fluorescence) hCG मात्रा (Amount) की समानुपाती होती है। यह hCG का 1 mIU/ml कम तक पता लगा सकता है। इस परीक्षण में 2–3 घंटे का समय लगता है। इसका उपयोग hCG का पता लगाने तथा hCG मात्रा का अनुवर्ती कार्य (Follow-up hCG concentration) करने में किया जाता है।

B. विकिरण समस्थानिक (रेडियोआइसोटोप) के साथ प्रतिरक्षा परीक्षण (Immunoassays with radioisotopes):

(i) **विकिरण-प्रतिरक्षा परीक्षण (RIA=Radioimmunoassay):** I^{125} इडो (Ido) hCG प्रतिरक्षी (Antibodies) का उपयोग करना। यह अति संवेदी परीक्षण है जो रक्तोद (Serum) में hCG की इ-उपइकाई (Subunit) के 0.002 IU/ml तक का पता लगा सकता है। यह अण्डोत्सर्ग (Ovulation) के बाद 8–9 दिन की प्रारंभिक गर्भावस्था का पता लगा सकता है [कोरकपुटी रोपण का दिन (Day of blastocyst implantation)]। रक्तोद में विकिरण ग्राही परीक्षण (Radio receptor assay) 0.001 IU/ml की उच्चतम संवेदनशीलता देता है। RIAs परिमाणात्मक (Quantitative) होते हैं, अतः इनका उपयोग hCG का द्विगुणन समय (Doubling time) निर्धारित करने में [अस्थानिक गर्भ की जाँच करने (Monitoring of ectopic pregnancy)] किया जा सकता है। इस परीक्षण का निष्पादन करने में 3–4 घंटे का समय लगता है।

(ii) **प्रतिरक्षा-विकिरण मापी परीक्षण (IRMA=Immuno-radiometric assay):** यह अंतर्निविष्ट सिद्धान्त (Sandwich principle) का उपयोग करता है जिसमें सम्पूर्ण hCG अणु (Molecule) का पता लगाया जाता है। इस परीक्षण में I125 स्तरित (Levelled) hCG का उपयोग होता है जिसका निष्पादन में केवल 30 मिनट लगता है। इसमें hCG का 0.05 m IU/ml तक का पता लगाया (Detect) जा सकता है। देखें सारणी 7.1।

चयन की अवधि (Selection of time): गर्भावस्था का निदान (Diagnosis) गर्भधारण (Conception) के बाद 8–11 दिन तक मातृक रक्तोद (Maternal serum) या मूत्र (Urine) में hCG की पहचान द्वारा किया जाता है। यह परीक्षण 12 सप्ताह के बाद विश्वस्त (Reliable) नहीं होता है।

मूत्र के संग्रह (Collection of urine): रोगी को यह कहा जाता है कि वह प्रातःकालीन प्रथम मूत्रोत्सर्जन (Voided urine) का संग्रह एक साफ बर्तन (शीशी या बोतल) में करें। घर पर परीक्षण का निष्पादन करने के लिए किट्स (Kits) भी बाजार में उपलब्ध होता है।

गर्भावस्था परीक्षण के अन्य उपयोग (Other uses of pregnancy tests): गर्भाशयी गर्भावस्था के निदान के अतिरिक्त परीक्षण का उपयोग अस्थानिक गर्भावस्था (Ectopic pregnancy) का निदान [देखें अध्याय 14 की नलीय गर्भावस्था], में, परखनली में निषेचन और भ्रूण स्थानांतरण (in-vitro fertilization and embryo transfer) के बाद गर्भावस्था के निरीक्षण (Monitoring) में तथा जलपुटी मोल (Hydatid form mole) और जरायु-कर्कट रोग (Choriocarcinoma) के रोगियों में अनुवर्ती कार्य (Follow-up action) में किया जाता है। इस परीक्षण की शुद्धता (Accuracy) 98.6 – 99% तक होती है। अगर्भ स्थिति में मात्रा (Level) 1 mIU/ml से कम होती है।

सीमाएँ (Limitations): परीक्षण की शुद्धता (i) हीमोग्लोबिन (Hemoglobin), (ii) ऐल्बूमिन (Albumin), (iii) पीतिकाकरण हार्मोन (LH=Luteinizing hormone) तथा (iv) प्रतिरक्षात्मक रोग (Immunological diseases) की उपस्थिति के कारण प्रभावित होता है।

लाभ (Advantages): जैविक विधि की तुलना में इसका लाभ इसकी तीव्रता (Speed), सरलता (Simplicity), शुद्धता (Accuracy) तथा कम व्यय (Less cost) के कारण मिलता है। जैविक परीक्षण (Biological Tests) सन् 1927 ई0 में ऐहशिम-जोन्डेक (Aschheim Zondek) की विशेष खोज पर आधारित है। ये सभी परीक्षण ऐतिहासिक महत्त्व के हैं।

अतिस्वन चित्रण (Ultrasonography): गर्भावस्था के 29–30 दिन में अंतःपतनिका गर्भ-थैली (Intradecidual gestational sac, GS) की पहचान इससे की जाती है।

परायोनिक अतिस्वन चित्रण (Transvaginal ultrasonography) द्वारा निम्नलिखित संरचनाओं (Structures) की पहचान करके भ्रूणीय जीवन क्षमता (Fetal viability) तथा गर्भ-आयु (Gestationa age) का निर्धारण किया जाता

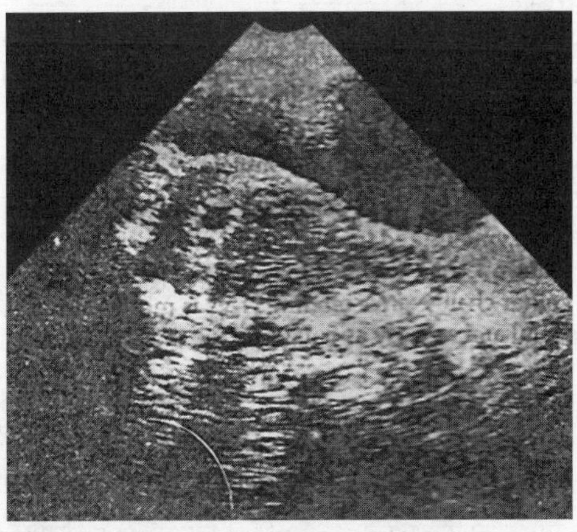

चित्र (Fig.) 7.4: 5वें सप्ताह में गर्भावस्था-वलय (Gestational ring at 5th week)

सारणी (Table) 7.1: गर्भावस्था परीक्षण (Beta hCG) का सारांष
(Summary of pregnancy tests)

परीक्षण (Test)	परीक्षण संवेदनषीलता (Test sensitivity)	प्रयुक्त अवधि (Time taken)	निष्कर्ष (Inference)	पर धनात्मक (Positive on)
प्रतिरक्षात्मक परीक्षण (मूत्र)		**IMMUNOLOGICAL TESTS OF URINE**		
(i) समूहन अवरोधन परीक्षण या क्षीर परीक्षण (Agglutination inhibition test or Latex test)	0.5-1 (IU/ml) (मूत्र)	2 मिनट (Min)	समूहन की अनुपस्थिति (Absence of agglutination)	लुप्त (मासिकरोध) काल के बाद 2 दिन (2 days after missed period)
(ii) प्रत्यक्षक्षीर समूहन परीक्षण (Directlatex agglutination test)	0.2 (IU/ml) (मूत्र)	2 मिनट	समूहन की उपस्थिति (Presence of agglutination)	मासिकरोध काल के 2–3 दिन बाद
(iii) दो स्थल पर अंतर्निविश्ट प्रतिरक्षा जाँच (Two-site sandwich immuneo-assay) (Membrane ELISA/Card tests)	30-50 mIU/ml (मूत्र)	4–5 मिनट	नियंत्रण में रंगीन पट्टी तथा परीक्षण गवाक्ष में (Color bands in the control as well as in test window)	रोधकाल का प्रथम दिन (On first day of the missed period) (28th day of cycle)
पत्रक रूप में विविध प्रकार के किट्स उपलब्ध है (Various kits are available in card forms)			–गर्भवती नहीं (Not pregnant) (Card test)	+गर्भवती (Card test)
(iv) किण्वक–सम्बद्ध प्रतिरक्षा षोशक परीक्षण (ELISA=Enzyme-linked Immunosorbent Assay)	1-2 mIU/ml (रक्तोद=serum)	2–4 घंटे (Hours)		प्रथम आर्तव रोध के 5 दिन पहले (Five days before first missed period)
	विकिरण–प्रतिरक्षा परीक्षण (Radio-immunoassay with radioisotopes)			
(i) RIA-β-उपइकाई (Radioimmunoassay β-subunit)	0.002 IU/ml (रक्तोद=Serum)	3–4 घंटे (Hours)		चक्र (Mens-cycle) का 25वाँ दिन
(ii) प्रतिरक्षा-विकिरणमापी परीक्षण (IRMA=Immuno-radiometry assay)	0.05 mIU/ml (रक्तोद=Serum)	30 मिनट (Minutes)		गर्भधारण के 8 दिन बाद (8 days after conception)

है। 5 आर्तव (Menstrual) सप्ताह तक गर्भथैली और पीतक कोष (Gestational sac and yolk sac) 6 सप्ताह में भ्रूणीय सिरे और हृदयी क्रियाशीलता (Fetal pole and cardiac activity); 7 सप्ताह में भ्रूणीय गतिशीलता (Embryonic movements)। भ्रूणीय गर्भावस्था आयु (Fetal gestational age) का उत्कृष्ट निर्धारण 7 और 12 सप्ताह के बीच CRL (Crown-rump length=शीर्ष-नितम्ब लम्बाई) के मापन द्वारा होता है (Variation विचलन=± 5 दिन)। 10 सप्ताह तक अतिस्वन का डॉप्लर प्रभाव (Doppler effect of ultrasound) द्वारा भ्रूणीय हृदयगति (Fetal heart rate) का पता लगाया जा सकता है। इसका उपकरण छोटा, सस्ता तथा सुविधाजनक (Handy) होता है। गर्भथैली (वास्तविक) को मिथ्या (Pseudo) गर्भथैली से अंतर किया जा सकता है जिसका उल्लेख सारणी 7.2 में किया जाता है।

द्वितीय त्रिमास (13–28 सप्ताह) (Second Trimester)

लक्षण (Symptoms): व्यक्तिनिष्ठ (Subjective) लक्षण जैसे–मिचली (Nausea), वमन (Vomiting), मूत्रण की आवृत्ति (Frequency of micturition)

सारणी (Table) 7.2: वास्तविक गर्भ-थैली और मिथ्या गर्भ-थैली में अंतर
(Difference between true and pseudogestational sacs)

प्रकृति (Character)	**वास्तविक गर्भ-थैली (True gestational sac)**	**आभासी (मिथ्या) गर्भ-थैली (Pseudogestational sac)**
(1) गर्भाशय अंतःस्तर का कोटर में स्थिति (Location within the endometrial cavity)	उत्केन्द्रीय रूप से (Eccentrically)	केन्द्रीय रूप से (Centrally)
(2) आकृति (Shape)	रूपरेखा में गोल और नियमित (Round and regular in outline)	अनियमित (Irregular)
(3) जरायु और पतनिका अंतरा फलक के कारण द्विवलय चिन्ह (Double ring sign due to chorion & deciduas interface)	उपस्थित (Present)	अनुपस्थित (Absent)
(4) संरचना की पहचान (Identification of structures): पीतक कोश (Yolk sac), भ्रूणीय सिरा (Fetal pole)	उपस्थित (Present)	अनुपस्थित (Absent)
(5) थैली के आकार में वृद्धि (Increase in sac size)	1 mm/day	अनुपस्थित (Absent)

प्रायः कम हो जाते हैं जबकि अनार्तव (Amenorrhea=मासिक श्रावरोध) बना रहता है। नवीन लक्षण (New features) जो प्रकट होते हैं, वे हैं–

(1) **गर्भस्पंदन (Quickening):** इसमें महिला भ्रूणीय (Fetal) गति के बोध का अनुभव करती है। इसका अनुभव लगभग 18वें सप्ताह में होता है तथा बहुप्रसवा (Multiparae) में 2 सप्ताह पहले (अर्थात् 16वें सप्ताह में) इसका अनुभव होता है। इसकी उपस्थिति पर्याप्त शुद्धता के साथ प्रसव (Delivery) की प्रत्याशित तिथि (Expected date) की गणना करने में एक उपयोगी मार्गदर्शक होती है।

(2) वर्धमान (Growing) गर्भाशय (Uterus) द्वारा निचले उदर (Abdomen) का क्रमिक वर्धन (Progressive enlargement)।

सामान्य जाँच (General Examination)

(1) **क्लोऐज्मा (Chloasma=त्वचा पर भूरा धब्बा):** गर्भ के 24वें सप्ताह में ललाट (Forehead) तथा कपोल (Cheek) पर रंजकता (Pigmentation) प्रकट हो सकती है।

(2) **स्तन में परिवर्तन (Breast changes):** (a) त्वचा के अंदर प्रक्षेपी शिराओं (Prominent veins) के साथ स्तन अधिक वर्धित होता है। (b) द्वितीय क्षेत्रिका (Secondary areola) विशेषकर प्रथम गर्भिणी स्त्री (Primigravidae) में सीमांकित होती है, प्रायः 20वें सप्ताह में प्रकट होती है। (c) मोन्टगोमेरी गुलिका (Montgomery's tubercles) प्रक्षेपी (या उत्सेधी) होती है जो द्वितीय क्षेत्रिका तक प्रसारित होती है। (d) नवदुग्ध (Colostrum कोलोस्ट्रम) 16वें सप्ताह तक गाढ़ा तथा पीला–सा हो जाता है। (e) प्रगामी (Advancing) सप्ताहों के साथ धारियों का परिवर्तनीय अंश (Variable degree of striae) दृश्यमान् हो सकता है।

उदरीय जाँच (Abdominal Examination)

निरीक्षण (Inspection): (1) रैखिक रंजित क्षेत्र (Linear pigmented zone=Linea nigra काली रेखा) जो संधानक जघन (Symphysis pubis) से लेकर असिरूप उपास्थि (Ensiform cartilage) तक विस्तारित होता है, वह 20वें सप्ताह तक दृश्यमान् हो सकता है। (2) विभिन्न अंश (Degree) में धारियाँ (Striae, गुलाबी और श्वेत दोनों रंग की) निचले उदर में, पार्श्व भागों (Flanks) की ओर अधिक, दृश्यमान् होती हैं।

स्पर्श-परीक्षा (Palpation): गर्भाशय के क्रमिक वर्धन से बुध्न की ऊँचाई (Fundal height) में वृद्धि होती है। उदर में विभिन्न स्तरों (Varying levels) के सापेक्ष गर्भाशय की ऊँचाई के द्वारा गर्भाशय की लगभग अवधि का निश्चित पता लगाया जा सकता है। इस प्रयोजन के लिए निम्नलिखित सूत्र (Formula) एक उपयोगी मार्गदर्शक (Guide) होता है (देखें चित्र 7.5)।

(1) 16वें सप्ताह में संधानक जघन (Symphysis pubis) तथा नाभि (Umbilicus) के बीच आधी दूरी तक गर्भाशय की ऊँचाई होती है।

(2) 24वें सप्ताह में नाभिका के स्तर (Level of umbilicus) पर तथा

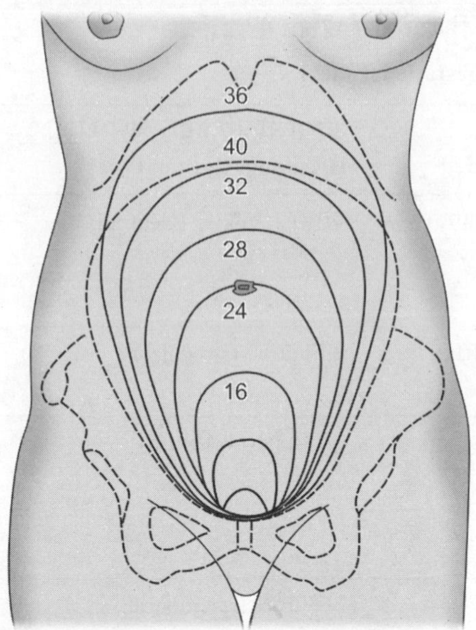

चित्र (Fig.) 7.5: विभिन्न सप्ताहों में गर्भाशयी बुध्न का स्तर (Level of fundus uteri at different weeks)

गर्भाशय की आकृति में परिवर्तन को लिखें।

(3) 28वें सप्ताह में नाभि और असिरूप उपास्थि (Ensiform cartilage) के बीच दूरी के निचले तृतीय और ऊपरी दो-तिहाई के मिलन-स्थल (Junction) तक गर्भाशय की ऊँचाई।

- स्पर्श करने पर गर्भाशय कोमल और लचीला होता है तथा आकृति में अण्डाकार (Ovoid in shape) हो जाता है।
- बैक्स्टन-हिक संकुचन (Braxton-Hicks contractions) प्रमाण (Evident) होता है। जिसका वर्णन अध्याय 3 में किया गया है।
- भ्रूणीय भागों का स्पर्शन (Palpation of fetal parts) 20वें सप्ताह तक पृथक रूप से किया जा सकता है। यह खोज (या निष्कर्ष = Findings) न केवल गर्भावस्था का निदान करने में महत्त्वपूर्ण होती है बल्कि बाद के सप्ताहों में भ्रूण (Fetus) की प्रस्तुति (Presentation) तथा अवस्थिति (Position) की पहचान करने में भी महत्त्व की होती है।
- 20वें सप्ताह में गर्भाशय पर हाथ रखकर भ्रूण की सक्रिय गति का अनुभव अंतरालों में (Al intervals) किया जा सकता है। यह न केवल गर्भावस्था का सकारात्मक प्रमाण (Positive evidence) देता है बल्कि एक जीवित भ्रूण (Live fetus) का भी इससे पता चलता है। तीव्रता में प्रारंभिक महीनों में एक हल्की फड़फड़ाहट (Faint flutter) से लेकर बाद के महीनों में एक प्रबल गति (Stronger movements) तक परिवर्तन होता है।
- दूसरे सप्ताह में बाहरी उभार की हस्तचालन जाँच (External ballottement) होती है तब भ्रूण (Fetus) अपेक्षाकृत उल्वीद्रव (Amniotic fluid) के आयतन से छोटा होता है। (देखें चित्र 7.6)। स्थूल (Obese) रोगियों में तथा अपर्याप्त उल्वीद्रव के साथ रोगियों में यह जाँच कठिन होता है। इसकी उत्कृश्ट जाँच बुध्न (Fundus) पर शीर्ष (Head) के साथ अनुनितम्ब गर्भस्थिति (Breech presentation) में की जाती है।

परिश्रवण (Auscultation)

गर्भावस्था का सर्वाधिक निर्णायक (Conclusive) नैदानिक चिन्ह (Clinical sign) भ्रूणीय हृदय ध्वनि (FHS=Fetal heart sound) है। सामान्य परिश्रावक (स्टेथोस्कोप=Stethoscope) से 18 और 20 सप्ताह के बीच इस ध्वनि की पहचान की जा सकती है। यह ध्वनि तकिये (Pillow) के नीचे घड़ी की टिक्-टिक् ध्वनि के समान होती है। ध्वनि का स्थान (Location) भ्रूण के स्थान (या अवस्थिति=Position) के साथ परिवर्तित होता है। इसकी गति 140–160 प्रतिमिनट के बीच होती है परन्तु गर्भ के विकास होने से क्रमशः 120–140 प्रतिमिनट पर व्यवस्थित हो जाती है। भ्रूणीय हृदय ध्वनि (FHS) के साथ दो अन्य ध्वनियों से भ्रम (Confusion) उत्पन्न होता है, वे हैं – (i) गर्भाशयी मर्मर ध्वनि (Uterine soufflé): यह एक मृदु श्वसन और प्रकुंचन की सरसराहट (Soft blowing and systolic murmur) ध्वनि है जो गर्भाशय के नीचे किनारों पर सुनाई पड़ती है तथा बायें किनारे पर अधिक सुनाई पड़ती है। यह ध्वनि मातृक नब्ज (Pulse) के साथ समकालिक (Synchronous) होती है तथा विस्फारित (Dilated) गर्भाशयी वाहिकाओं से होकर रक्त प्रवाह में वृद्धि के कारण होती है। इसे वृहत गर्भाशयी रेशार्बुद (Big uterine fibroid) में सुना जा सकता है।

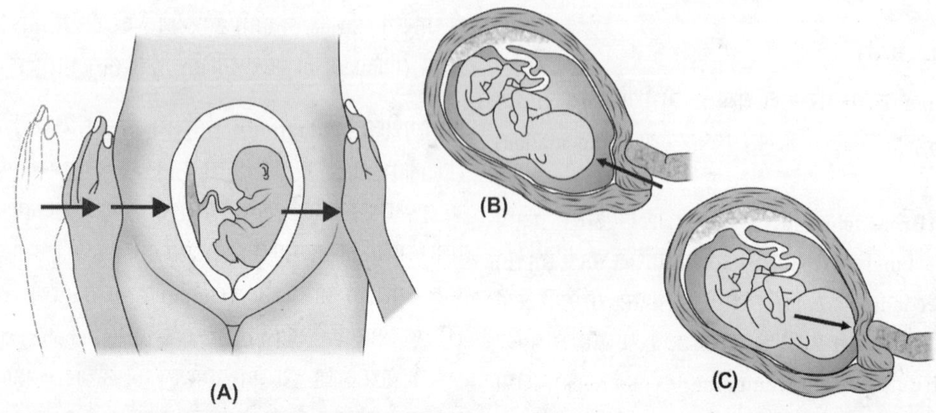

चित्र (Fig.) 7.6: (A) बाह्य बैलॉटीमेन्ट (External ballottement), (B) और (C): सोपान (Steps) जिसमें यह दिखाया गया है कि किस प्रकार आंतरिक बैलॉटीमेन्ट (Internal ballottement) उत्पन्न (या प्राप्त) किया जाता है।

(i) भ्रूणीय या नाभि-रज्जु की मर्मर ध्वनि (Fetal or Funic Souffle): यह ध्वनि नाभि-धमनियों से होकर रक्त का प्रवाह के कारण होती है। यह एक मृदु श्वसन सरसराहट की ध्वनि है जो भ्रूणीय हृदय-ध्वनि के साथ समकालिक (Synchronous with fetal heart sounds) होती है।

योनिक जाँच (Vaginal Examination)

(1) भग (Vulva), योनि (Vagina) और गर्भाशय-ग्रीवा (Cervix) की नीली विवर्णता (Bluish discolouration) अधिक स्पष्ट होती है और अतः गर्भाशय-ग्रीवा का मृदुलन (Softening) भी।

(2) आंतरिक बैलोटीमेन्ट (Internal ballottement) को 16–28वें सप्ताह के बीच (देखें चित्र 7.6B, C) प्राप्त किया जा सकता है। 16वें सप्ताह के पहले भ्रूण अधिक लघु होता है तथा 28वें सप्ताह के बाद अधिक वृहत हो जाता जिसे स्थान से हटाया नहीं जा सकता। तथापि (However), यह परीक्षण अपर्याप्त उल्वीद्रव (Scanty liquor amnii) की स्थिति में या जब भ्रूण तिर्यक रूप से (Transversely) स्थापित होता है, में नहीं किया जा सकता है।

जाँच-पड़ताल (Investigations)

अतिस्वन चित्रण (Sonography): 18–20 सप्ताह में दिनचर्या (Routine) अतिस्वन चित्रण से भ्रूणीय संरचना (Fetal anatomy), अपरा का स्थान निर्धारण (Placental localization) तथा गर्भाशय-ग्रीवा नली की अखण्डता (Integrity of the cervical canal) का विस्तृत विवरण प्राप्त होता है। कपाल का द्विभित्तीय व्यास (BPD=Biparietal diameter), उदरीय परिधि (AC=Abdominal circumference) तथा उर्वस्थि की लम्बाई (FL=Femur length) के मापन द्वारा गर्भावस्था की आयु (Gestational age) ज्ञात की जाती है। जब इसे 12 और 20 सप्ताह (गर्भ) के बीच किया जाता है तो यह अधिक सही (विचलन 8 दिन) होता है। BPD की माप चेतक (Thalami) और पारभासी पट कोटर (Cavum septum pellucidum) के तल (Level) पर की जाती है। BPD की माप कपाल (Skull) के बाहरी किनारे से लेकर दूसरी ओर के आंतरिक किनारे तक की जाती है।

भ्रूणीय अंग रचना (Fetal organ anatomy) की जाँच किसी विकृति (Malformation या कुरचना) का पता लगाने के लिए की जाती है। भ्रूणीय जीवन क्षमता (Fetal viability) को वास्तविक-समय के अतिस्वन (Real-time ultrasound) द्वारा निर्धारित (या ज्ञात) किया जाता है। भ्रूणीय हृदय गति की अनुपस्थिति से भ्रूणीय मृत्यु (Fetal death) की पुष्टि होती है।

भ्रूणीय कंकाली छाया (Fetal skeletal shadow) का एक्स-किरण चित्र प्रमाण (Radiological evidence) 16वें सप्ताह में दृश्यमान् होता है। विकिरण खतरे (Radiation hazards) के कारण नैदानिक प्रयोजन (Diagnostic purpose) के लिए विकिरण चित्र (Skiagram) नहीं लिया जाता है।

अंतिम त्रिमास (29–40 सप्ताह) (Last Trimester)

लक्षण (Symptoms): (1) अनार्तव (Amenorrhea) बना रहता है। (2) उदर का वर्धन (Enlargement of the abdomen) क्रमिक (Progressive) होता है जो रोगी (महिला) के लिए कुछ गतिशील असुविधा (Mechanical discomfort) जैसे–परिश्रम के बाद हृदय की धड़कन (Palpitation) या कष्टश्वास (Dyspnea), (3) हल्का या हर्षित अनुभव करना (Lightening): 38वें सप्ताह में, विशेषकर प्रथम गर्भिणी स्त्री (Primigravida) में दबाव लक्षण का एक राहत बोध प्रस्तुत भाग के आबंध (Engagement of presenting part) के कारण होता है। (4) मूत्रण की आवृत्ति (Frequency of micturition) पुनः प्रकट होती है। (5) भ्रूणीय गतिशीलता (Fetal movements) अधिक स्पष्ट होती है।

चिन्ह (Signs)

(1) त्वचीय परिवर्तन (Cutaneous changes) वर्धित रंजकता तथा धारियों (Increased pigmentation and striae) के साथ अधिक स्पष्ट होता है।

(2) गर्भाशयी आकृति (Uterine shape) का परिवर्तन बेलनाकार (Cylindrical) से गोलाकार (Spherical) में 36 सप्ताह के बाद होता है।

(3) बुध्न की ऊँचाई (Fundal height): नाभि (Umbilicus) और असिरूप उपास्थि (Ensiform cartilage) के बीच दूरी तीन समान भागों में विभाजित होती है। 32 सप्ताह में ऊपरी और मध्य तृतीय भाग के मिलन-स्थल (Junction) के अनुरूप बुध्न-ऊँचाई (Fundal height) होती है, 36 सप्ताह में असिरूप उपास्थि के स्तर (Level) तक तथा 40वें सप्ताह में 32 सप्ताह के स्तर पर कम हो जाती है जिसका कारण प्रस्तुत भाग का आबंध है। गर्भाशय की ऊँचाई ज्ञात करने के लिए कि क्या 32 सप्ताह या 40 सप्ताह के अनुरूप (Correpond) है, शीर्ष के आबंध (Engagement of the head) की जाँच करनी चाहिए। यदि शीर्ष प्लवन (Float) कर रहा है तो यह 32 सप्ताह का गर्भ होता है और यदि शीर्ष आबंधित (Engaged) है तो यह 40वें सप्ताह का गर्भ है। संधानक बुध्नीय ऊँचाई (SFH=Symphysis fundal height): बुध्न (Fundus) के ऊपरी सीमांत (Border) का स्थान-निर्धारण बायें हाथ के अंतःप्रकोष्ठिक सीमांत (Ulnar border) द्वारा होता है और इस स्थल को चिन्हित करना चाहिए। संधानक जघन (Symphysis pubis) के ऊपरी सीमांत और चिंहित स्थल के बीच की दूरी को फीते से सेंटीमीटर (cm) में मापा जाता है। (देखें चित्र 7.7)। 24 सप्ताह के बाद SFH (से0मी0 में मापित) 36 सप्ताह तक सप्ताहों की संख्या के अनुरूप होती है। 2 cm के विचलन (Variation) को सामान्य विचलन केरूप में स्वीकार किया जाता है तथा सामान्य विचलन से अधिक होने पर पुनः मूल्यांकन की आवश्यकता होती है। देखें चित्र 12.1 और उसका वर्णन।

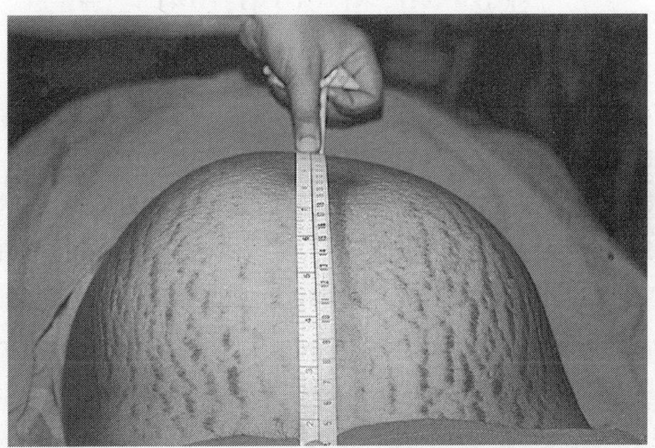

चित्र (Fig.) 7.7: संधानक बुध्नीय ऊँचाई (Symphysis fundal height, SFH)

(4) ब्रेक्सटन-हिक्स (Braxton Hicks) संकुचन अधिक स्पष्ट होता है।
(5) भ्रूणीय गति (Fetal movements) को आसानी से अनुभव किया जाता है।
(6) भ्रूणीय भागों का स्पर्शन (Palpation of the fetal parts) और उनकी पहचान अधिक आसान हो जाती है। भ्रूण का लेटना (Lie), प्रस्तुति (Presentation) और स्थान (Position) को ज्ञात किया जाता है।
(7) भ्रूणीय हृदय ध्वनि (FHS) को भ्रूण की प्रस्तुति और स्थिति के अनुरूप क्षेत्रों में पृथक से सुनी जाती है। मातृक स्थूलता (Maternal obesity), अतिउल्वीद्रव (Polyhydramnios), पश्चकपाल–पश्च अवस्थिति (Occipito-posterior position) तथा निश्चितरूप से IUD (Intra-uterine device) के रोगियों में FHS श्रव्य (Audible) नहीं भी हो सकती है।
(8) अतिस्वन चित्रण (Sonography): BPD (Biparietal diameter), HC (Head circumference), AC (Abdominal circumference) तथा FL (Femur length) द्वारा गर्भावस्था की आयु का मूल्यांकन कम सही (विचलन = ± 3 सप्ताह) होता है। भ्रूणीय वृद्धि का मूल्यांकन किया जा सकता है बशर्ते कि प्रथम या द्वितीय त्रिमास में यर्थाथ तिथि–निर्धारण सूक्ष्म वीक्षण (Accurate dating scan) द्वारा किया गया है।

नाभि शिरा (Umbilical vein) के स्तर (Level) पर भ्रूणीय उदरीय परिधि (Fetal AC) का उपयोग गर्भावस्था की आयु और भ्रूणीय वर्धन की रूपरेखा (Fetal growth profile), [IUGR (Intrauterine growth restriction) or Macrosomia=अपसामान्य रूप से वृहत आकार] के मूल्यांकन करने के लिए होता है। भ्रूणीय भार का मूल्यांकन हैडलॉक–1984 की सारणी (Table) या सूत्र का उपयोग करके होता है।

उल्वीद्रव के आयतन (Amniotic fluid volume) का मूल्यांकन अल्पउल्वीद्रव (Oligohydramnios) (AFI<5) या अतिउल्वीद्रव (Polyhydramnios) (AFI>25) का पता लगाने के लिए होता है। (AFI=Amniotic fluid index) अपरा–संरचना (Placenta anatomy): स्थान–निर्धारण (Location)–स्थानभ्रंश (Praeva), मोटाई (Placentomegaly) या अन्य अपसामान्यता (Abnormalities) का उल्लेख किया जाता है।

अन्य सूचना (Other information): भ्रूणीय जीवन (Fetal life), प्रस्तुतीकरण (Presentation) और अंग–रचना (Organ anatomy) की जाँच प्रथम और द्वितीय त्रिमास के समान पुनः करनी चाहिए।

गर्भावस्था का विभेदी निदान (Differential Diagnosis of Pregnancy)

जबकि गर्भावस्था का लाक्षणिक निदान (Clinical diagnosis) आसान होता है ऐसे अनेक अवसर होते हैं जब निदान एक समस्या प्रस्तुत करता है। गर्भावस्था के कारण गर्भाशय (Uterus) का वर्धन को उदर-श्रोणीय सूजन (Abdominal pelvic swelling) जैसे–गर्भाशयी रेशार्बुद (Uterine fibroid), पुटीय अण्डाशयी अर्बुद (Cystic ovarian tumour), पुटीभूत यक्ष्मज उदरावरण शोथ (Encysted tubercular peritonitis), हीमेटोमेट्रा (Haematometra = गर्भाशय में अतिश्राव), विस्फारित मूत्राशय (Distended urinary bladder) से अंतर (या भेद) किया जाता है। कुछ अन्य कारणों से अनार्तव (Amenorrhoea= मासिक श्रावरोध) की उपस्थिति भी इसमें भ्रम (Confusion) उत्पन्न कर सकती है। सूजन के साथ गर्भावस्था भी सहवर्ती (Coexist) हो सकती है।

मिथ्यागर्भावस्था (Pseudocyesis): यह एक मनोवैज्ञानिक व्यतिक्रम (Psychological disorder) है जहाँ स्त्री को मिथ्या परन्तु दृढ़ विश्वास होता है कि वह गर्भवती है यद्यपि कोई गर्भावस्था विद्यमान नहीं होती है। स्त्री प्रायः बांझ (Infertile) होती है जिसमें शिशु की तीव्र लालसा (Desire) होती है। आर्तव का रोध (Cessation of menstruation) एक स्पष्ट लक्षण होता है। अन्य भ्रमकारी प्रदर्शन हैं – वसा (Fat) के संग्रह के कारण उदर का क्रमिक वर्धन (Gradual enlargement of the abdomen), स्तन से श्राव (Secretion from the breasts) तथा आंत्रीय (Intestinal) गति जिससे भ्रूणीय गति (Fetal movement) की कल्पना होती है कुछ उदाहरणों (Cases) में स्थिति निरंतर बनी रहती है जबतक कि अंततः मिथ्या प्रसव (Labor) आरंभ नहीं होता है। प्रासविक (Obstetric) जाँच से गर्भावस्था के सकारात्मक चिन्ह (Positive sign) की अनुपस्थिति का पता चलता है। गर्भावस्था को नकारने में अतिस्वन (Ultrasound) जाँच या और प्रतिरक्षात्मक परीक्षण (Immunological tests) की आवश्यकता पड़ सकती है।

पुटीय अण्डाशयी अर्बुद (Cystic ovarian tumor): नैदानिक स्थिति (Diagnostic points) निम्नलिखित हैं – (1) सूजन धीरे-धीरे बढ़ती है, प्रायः बढ़ने में महीनों लगते हैं। (2) अनार्तव (Amenorrhea) प्रायः अनुपस्थित होता है। (3) पुटीय (Cystic) या तनाव पुटीय (Tense cystic) का अनुभव होता है। (4) ब्रेक्सटन-हिक्स संकुचन (Braxton-Hicks contraction) की अनुपस्थिति होती है। (5) गर्भावस्था के सकारात्मक चिन्ह की अनुपस्थिति (Absence of positive signs of pregnancy)। (6) अतिस्वन चित्रण (Ultrasonography) में भ्रूण (Fetus) की अनुपस्थिति का प्रदर्शन होता है।

रेशार्बुद (Fibroid): (1) अर्बुद का मंद विकास होता है। जिसमें वर्षों का समय लगता है। (2) अनार्तव (या मासिक श्राव रोध) अनुपस्थित होता है। (3) दृढ़ता का अनुभव होता है परन्तु पुटीय अपक्षय (Cystic generation) में पुटीय अनुभव हो सकता है। (4) गर्भाशय का सकारात्मक चिन्ह नहीं होता है। (5) अतिस्वन चित्रण (अल्ट्रासोनोग्राफी) या प्रतिरक्षात्मक परीक्षण (Immunological tests) में गर्भावस्था का ऋणात्मक निष्कर्ष मिलता है।

पुटीभूत उदरावरण शोथ (Encysted peritonitis): (1) कोरक-संक्रमण का इतिवृत्त (History of Koch's infection), (2) दीर्घ अवधि का अनार्तव (Amenorrhea of long duration), (3) अस्पष्ट सूजन (4) गर्भावस्था के सकारात्मक चिन्हों की अनुपस्थिति, (5) आंतरिक जाँच से पता चलता है कि सूजन से सामान्य गर्भाशय पृथक होता है। (6) अतिस्वन चित्रण में भ्रूण की अनुपस्थिति।

विस्फारित मूत्राशय (Distended urinary bladder): पश्चनमनित सगर्भ गर्भाशय (Retroverted gravid uterus) के कारण मूत्र के दीर्घकालिक धारण (Chronic retention) में विस्तारित गर्भाशय को अण्डाशयी पुटी (Ovarian cyst) या तीव्र अति उल्वीद्रव (Acute hydramnios) समझने की भूल हो सकती है। मूत्राशय के नालशलाकाकरण (Catheterisation) से समस्या का समाधान हो जाता है।

गर्भावस्था के निदान का सारांश (Summary of Diagnosis of Pregnancy)

- **सकारात्मक या निष्चित चिन्ह (Positive or absolute sign)**: (1) लगभग 20वें सप्ताह में परीक्षण द्वारा भ्रूणीय भागों (Fetal parts) का स्पर्शन (Palpation) तथा सक्रिय भ्रूणीय गति का बोध (Perception), (2) भ्रूणीय हृदय ध्वनि (Fetal heart sounds) का परिश्रवन (Auscultation), (3) षष्ठ (6th) सप्ताह में भ्रूण (Embryo) का और बाद में भी अतिस्वन (Ultrasound) का प्रमाण (4) 16वें सप्ताह में और उसके बाद भ्रूणीय कंकाल (Fetal skeleton) के विकिरण चित्र द्वारा प्रदर्शन (Radiological demonstration)।
- **परिकल्पित लक्षण और चिन्ह (Presumptive symptoms and signs)**: इसमें उन लक्षणों (Features) को शामिल किया जाता है जिसे मुख्यतः महिलाओं द्वारा उल्लेख किया जाता है – (1) अनार्तव (Amenorrhea=मासिक श्राव रोध), (2) मूत्रण की आवृत्ति (Frequency of micturition), (3) मिचली (Morning sickness), (4) थकान (Fatigue), (5) स्तन में परिवर्तन (Breast changes), (6) त्वचा में परिवर्तन (Skin changes), (7) गर्भ-स्पंदन (Quickening).
- **संभावित चिन्ह (Probable signs)**: (1) उदरीय वर्धन (Abdominal enlargement), (2) ब्रैक्सटन-हिक्स संकुचन (Braxton-Hicks contractions), (3) बाहरी बैलोटीमेन्ट (External ballottement), (4) भ्रूण की रूपरेखा (Outlining the fetus), (5) गर्भाशय का आकार, आकृति और स्थिरता में परिवर्तन (Changes in the size, shape and consistency), (6) जैकिमायर चिन्ह (Jacquemier's sign) योनिक झिल्ली का नीलापन), (7) गर्भाशय-ग्रीवा का मृदुकरण (Softening of the cervix), (8) ओसिऐन्डर-चिन्ह (Osiander's sign), (9) आंतरिक बैलोटीमेन्ट (Ballottement) तथा (10) प्रतिरक्षात्मक परीक्षण (Immunological test)।

गर्भावस्था के विशिष्ट लक्षणों और चिन्हों की कालक्रमिक उपस्थिति (Chronological Appearance of Specific Symptoms and Signs of Pregnancy)

6–8 सप्ताह (Weeks) में: लक्षण (Symptoms): अनार्तव (Amenorrhea), मिचली (Morning sickness), मूत्रण की बारम्बारता (Frequency of micturition), थकान (Fatigue), स्तनी असुविधा (Breast discomfort)।

चिन्ह (Signs): स्तन का वर्धन (Breast enlargement), त्वचा के अंदर अतिपूरित शिराएँ (Engorged veins) दृश्यमान, चूचुक और क्षेत्रिका अधिक रजित (More pigmented nipples and areola)। आंतरिक जाँच से गर्भाशय-ग्रीवा का मृदुलन (Softening of the cervix), गर्भाशय-ग्रीवा का नीलापन तथा ओसिऐन्डर-चिह्न (Osiander's sign), निश्चित हेगर-चिह्न तथा पाल्मर-चिह्न (Positive Hegar's and Palmer's sign) का पता चलता है। गर्भाशयी वर्धन मुर्गी के अण्डे से लेकर मध्यम आकार की नारंगी (Orange) तक परिवर्तित होता है। प्रतिरक्षात्मक परीक्षण (Immunological tests) सकारात्मक (Positive) होगा। अतिस्वन चित्रण (Sonography) में गर्भ-वलय (Gestational ring) का पता चलता है।

16वें सप्ताह में: लक्षण (Symptoms): अनार्तव (या मासिक श्राव रोध) को छोड़कर सभी पूर्व लक्षण लुप्त (Disappear) हो जाते हैं।

चिन्ह (Signs): स्तनी परिवर्तन (Breast changes): प्रारंभिक क्षेत्रिका (Areola) की रंजकता (Pigmentation) और मोन्टगोमरी-गुलिका के प्रक्षेप या उत्सेध (Prominence of Montgomery's tubercles), नवदुग्ध (Colostrum) जघनास्थि (Pubis) और नाभि (Umbilicus) के बीचों-बीच गर्भाशय, ब्रैक्सटन-हिक्स संकुचन (Braxton Hicks contractions), गर्भाशयी मर्मर ध्वनि (Uterine soufflé) आंतरिक बैलोटीमेन्ट (Internal ballottement) एक्सकिरण चित्र में भ्रूणीय छाया (Fetal shadow) का प्रदर्शन, अतिस्वन चित्र का निदान (Sonographic diagnosis)।

20वें सप्ताह में: लक्षण (Symptoms): अनार्तव (Amenorrhea), गर्भस्पंदन (Quickening) [18वाँ सप्ताह]।

चिन्ह (Sings): द्वितीय क्षेत्रिका (Areola) की उपस्थिति (20वाँ सप्ताह), काली रेखा (Linea nigra) (20वाँ सप्ताह), 24 सप्ताह में नाभि का स्तर (Level of umbilicus) पर गर्भाशय, ब्रैक्सटन-हिक्स संकुचन, बाहरी बैलोटीमेन्ट (External ballottement) (20वाँ सप्ताह), भ्रूणीय अंग (Fetal parts) (20वाँ सप्ताह), भ्रूणीय गति (Fetal movements) (20 सप्ताह), भ्रूणीय हृदय-ध्वनि (FHS) (20 सप्ताह), आंतरिक बैलोटीमेन्ट (Internal ballottement), एक्स-किरण चित्र में भ्रूणीय छाया का प्रदर्शन अतिस्वन चित्र का निदान।

पूर्व शिशु जन्म के चिन्ह (Signs of Previous Childbirth)

पूर्व शिशु जन्म की स्त्री में निदान पर पहुँचने के लिए निम्नलिखित लक्षणों (Features या विशेषताओं) पर विचार किया जाता है –

(1) स्तन (Breasts) अधिक थुलपुल (Flabby) हो जाते हैं, चूचुक (Nipples) अधिक प्रक्षेपी (Prominent) होते हैं चाहे किसी भी स्तन से शिशु को दुग्धपान कराया गया है, क्षेत्रिका (Areola) की रंजकता (प्रायः काला रंग) बनी रहती है तथा श्वेत धारियाँ (Striae) भी रहती है।

(2) उदरीय दिवाल (Abdominal wall) अधिक शिथिल (Lax) और असंहत (Loose=अदृढ़) होती है। श्वेत चमकीली धारियाँ तथा पेशी-बंधनी रेखा की उपस्थिति हो सकती है।

(3) गर्भाशयी दिवाल (Uterine wall): यह कम दृढ़ (Less firm) होती है। गर्भाशय की आकृति (Contour) विस्तीर्ण और गोल होती है, न कि अण्डाकार (Ovoid)।

(4) मूलाधार (Perineum) शिथिल होता है तथा पूर्व मूलाधारी विदारण (Laceration) या योनि-उच्छेदन (Episiotomy) से पुराना क्षतचिन्हन (Scarring) हो सकता है।

(5) योनि (Vagina) अधिक विस्तृत (Roomy) होती है।

(6) गर्भाशय-ग्रीवा (Cervix)—अप्रसवा (Nulliparous) गर्भाशय-ग्रीवा एक गोल बाहरी मुख (OS) के साथ शंक्वावार (Conical) होती है। प्रसवा (Parous) महिलाओं में यह बेलनाकार (Cylindrical) हो जाती है तथा बाहरी मुख एक तिर्यक प्रसारी चीरा (Slit) होता है जिसमें अंगुली के शीर्ष का प्रवेश हो सकता है। (देखें चित्र 7.8) तथापि (However), शल्यक

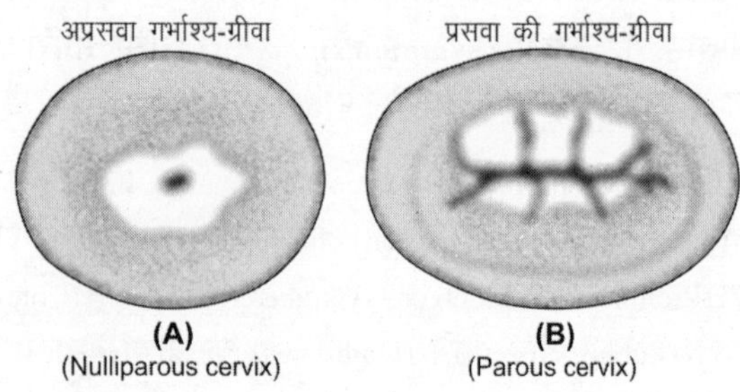

चित्र (Fig.) 7.8: बाहरी मुख की उपस्थिति (Appearance of external OS- (A) अप्रसवा (Nulliparous) (B) प्रसवा (Parous)

हस्तचालन (Operative manipulation) से एक अप्रसवा गर्भाशय–ग्रीवा विदारित (Torn) हो सकती है तथा एक बहुप्रसवा (Multiparous) गर्भाशय-ग्रीवा के समान हो जाती है।

गर्भ की अवधि का मूल्यांकन और प्रसव की अपेक्षित तिथि की भविष्यवाणी (Estimation of Gestational Age and Prediction of Expected Date of Delivery)

गर्भ की आयु (या अवधि) का मूल्यांकन और उसके बाद प्रसव की अपेक्षित तिथि (EDD=Expected date of delivery) की भविष्यवाणी करना न केवल व्यक्ति (महिला) के साथ संबंधित होती है बल्कि गर्भावस्था के अधिक खतरे के भ्रूणीय वर्धन अवरोध के निदान (Diagnosis) या प्रबंध में भी महत्त्वपूर्ण होती है।

गर्भ की अवधि लगभग 280 दिन होती है जिसकी गिनती पिछले सामान्य आर्तव काल (LMP=Last normal menstrual period) के प्रथम दिन से आरंभ होती है। परंतु स्त्रियों (गर्भवती) की पर्याप्त संख्या (20–30%) या तो LMP की स्मृति रखने में विफल होती है या अशुद्ध रूप से सूचना देती है। यह मामला (या विषय) और जटिल हो जाता है जब गर्भधारण (Conception) दुग्धश्राव अनार्तव (Lactation amenorrhea) में होता है या गर्भनिरोधक गोली (Contraceptive pills) का उपयोग बंद करने के बाद होता है (इसमें अण्डोत्सर्ग=Ovulation 4–6 सप्ताह के लिए विलंबित हो सकता है) या उन रोगियों (Cases) में जहाँ गर्भावस्था के प्रारंभिक भाग में रक्तश्राव (Bleeding) होता है। निम्नलिखित प्राचलों (Parameters) का एकलरूप से (Singly) या संयुक्तरूप से उपयोग गर्भ की आयु की पर्याप्त शुद्धता के साथ भविष्यवाणी करने में होता है–

रोगी का कथन (Patient's Statement)

(1) **फलदायक संभोग की तिथि (Date of fruitful coitus):** यदि रोगी (महिला) निश्चित रूप से एक फलदायक संभोग की तिथि का स्मरण करती है तो 50% की शुद्धता के साथ प्रत्येक पक्ष (Side) पर 7 दिन के अंदर प्रसव की प्रत्याशित (Expected) तिथि की भविष्यवाणी करना पूर्णतः विश्वस्त (Reliable) होता है। जैसाकि पहले भी उल्लेख किया गया है कि इस तिथि के साथ 266 दिन को जोड़ा जाता है जो प्रत्याशित तिथि ज्ञात करने की एकल प्राचल विधि होती है। यह व्यावहारिक (Practicable) नहीं है, इसे छोड़कर कि पति की अचानक मृत्यु हो गयी है या बलात्कार (Rape) की घटना हुई है।

(2) **निजेली का सूत्र (Naegele's formula):** बशर्ते कि आर्तव काल (Periods) नियमित होता है। प्रत्याशित तिथि की गणना करने में यह सूत्र उपयोगी होता है तथा सामान्यतः इसका प्रयोग किया जाता है। इसकी भविष्यवाणी प्रसर (Range) EDD के प्रत्येक पक्ष पर 7 दिन के अंदर लगभग 50% शुद्ध होती है। यदि चक्र (Cycles) का अंतर दीर्घतर (Longer) होता है तो इसमें अतिरिक्त दिन जोड़ा जाता है और यदि अंतर लघु (Shorter) होता है तो कम दिनों का घटाकर EDD प्राप्त किया जाता है।

(3) **गर्भस्पंदन की तिथि (Date of quickening):** गर्भस्पंदन की तिथि में बहुप्रसवा (Multiparae) में 24 सप्ताह तथा प्रथम गर्भिणी स्त्री (Primigravidae) में 22 सप्ताह जोड़कर प्रसव की संभावित तिथि प्राप्त की जाती है।

पूर्व आलेख (Previous records): 40 सप्ताह बनाने के लिए आवश्यक सप्ताहों (Required weeks) को जोड़ना है।

(A) नैदानिक (Clinical):

(1) गर्भाशय का आकार (Size of the uterus): 12 सप्ताह के पहले गर्भाशय का आकार निश्चित रूप से अनार्तव (Amenorrhea) के काल के साथ अधिक अनुरूप (Corresponds with) होता है।

(2) 20 सप्ताह तक भ्रूणीय अंगों की स्पर्श-परीक्षा (Palpation of fetal parts)

(3) भ्रूणीय हृदय-ध्वनि (FHR=Fetal heart sound):– 18–20 सप्ताह तक सामान्य परिश्रावक (Stethoscope स्टेथोस्कोप) का उपयोग करके तथा 10वें सप्ताह में डॉप्लर-सिद्धान्त (Doppler principle) का उपयोग करके FHR का परिश्रवण (Auscultation)।

(B) जाँच-आलेख (Investigation records): गर्भावस्था के प्रथम अर्ध में जाँच आलेख अमूल्य (Invaluable) होता है।

(i) **सकारात्मक गर्भावस्था परीक्षण (Positive pregnancy test):** प्रथम अनार्तव काल (First missed period) के बाद यथा-संभव शीघ्र प्रतिरक्षात्मक सिद्धान्त (Immunological principle) का उपयोग करके इस परीक्षण को करना चाहिए।

(ii) **अतिस्वन चित्रण का निष्कर्ष** (Ultrasonographic findings) **प्राप्त करना** –

(a) 5 सप्ताह में गर्भ-थैली (Gestational sac)

(b) 7 सप्ताह में शीर्ष-नितम्ब लम्बाई (CRL=Crown-rump length) का मापन लगभग 10 mm, 10 सप्ताह में = 34 mm (cm में CRL+6.5 = गर्भावस्था के सप्ताह)।

वस्तुनिष्ठ चिन्ह (Objective Signs)

(1) **गर्भाशय की ऊँचाई (Height of the uterus):** यह उदरीय (Abdominal) दिवाल पर निशान के सापेक्ष संधानक जघन (Symphysis pubis) के ऊपर होती है या संधानक बुध्नीय ऊँचाई (SFH=Symphysis fundal height) के ऊपर

(2) **संवेदन (Lightening):** लक्षण (Features) की उपस्थिति के बाद संवेदन का संकेत मिलता है। प्रसव की संभावना 3 सप्ताह के अंदर होती है।

(3) **भ्रूण का आकार** (Size of the fetus), गर्भाशयी आकृति (Uterine shape) में परिवर्तन, उल्वीद्रव (Liquor amnii) का आयतन, कपाल का कठोरीकरण (Hardening of the skull), उदर का घेरा (Girth of the abdomen), ये सभी भ्रूण की परिपक्वता (Maturity) के मूल्यांकन में महत्त्वपूर्ण होते हैं, विशेषकर एक ही व्यक्ति द्वारा विभिन्न अंतरालों (At intervals) में जाँच करने के लिए।

(4) **योनि की जाँच (Vaginal examination):** यदि गर्भाशय-ग्रीवा (Cervix) छोटी और विस्फारित (Dilated) हो जाती है तो प्रसव अधिक दूर नहीं होता है। परन्तु प्रसव (Labour) दीर्घ और बंद गर्भाशय-ग्रीवा के साथ भी आरम्भ हो सकता है।

जाँच पड़ताल (Investigations): अतिस्वन चित्रण (Sonography): निम्नलिखित प्राचल (Parameters) उपयोग के होते हैं –

(i) प्रथम त्रिमास (First trimester): शीर्ष-नितम्ब लम्बाई (CRL=Crown-rump length) अधिक सही होता है (विचलन = ± 5 दिन)

(ii) द्वितीय त्रिमास (Second trimester): द्विभित्तीय व्यास (BPD), सिर की परिधि (HC), उदरीय परिधि (AC), उर्वस्थि की लम्बाई (FL=Femur length) के मापन द्वारा। 12 और 20 सप्ताह के बीच जब मापन किया जाता है तो अधिक सही होता है (विचलन = Variation ± 8 दिन)।

(iii) तृतीय त्रिमास (Third trimester): कम विश्वस्त (Less reliable) जिसमें विचलन ± 16 दिन होता है।

प्रथम और द्वितीय त्रिमास में अतिस्वन (Ultrasound) मापन द्वारा गर्भ की आयु ज्ञात की जाती है जिसकी तुलना आर्तव आयु (Menstrual age) के साथ करनी चाहिए। नैदानिक कार्य (Clinical practice) में जब इन दो के बीच अंतर 10 दिन से कम होता है तो पिछले आर्तव काल (LMP) से प्राप्त प्रसव की प्रत्याशित तिथि (EDD=Expected date of delivery) की पुष्टि हो जाती है। जब अंतर अधिक होता है तो EDD को अतिस्वन चित्रण (Ultrasonography) के भ्रूणीय मापन पर आधारित करना चाहिए।

एक्स-किरण चित्र (X-ray) - 38–40 सप्ताह में अंतर्जन्धिका (Tibia) के ऊपरी छोर में अस्थिविकास केन्द्रों (Ossification centers) की उपस्थिति और सघनता (Density) तथा 36–37 सप्ताह में उर्वस्थि (Femur) के निचले छोर में।

भ्रूणीय भार का मूल्यांकन (Estimation of Fetal Weight)

भ्रूणीय आकार के केवल मूल्यांकन की अपेक्षा भ्रूणीय भार की लगभग भविष्यवाणी करना अधिक महत्त्वपूर्ण होता है। यह प्रसव के प्रेरण करने के पहले या वैकल्पित शल्यक्रिया द्वारा प्रसव करने के पहले अधिक महत्त्वपूर्ण होता है। निम्नलिखित विधियाँ उपयोगी होती हैं जब भ्रूण के आकर के बारे में एक मोटे तौर पर विचार एक साथ करना है।

A. **गर्भावस्था के 36–40 सप्ताह के बाद** भ्रूणीय वर्धन की गति अधिकतम (26.9 ग्राम प्रति दिन) होती है। इसमें क्रमिकरूप से 36–40 सप्ताह की गर्भावस्था तक कम होकर 24 gm/day होती है। वैयक्तिक भ्रूणीय वर्धन में पर्याप्त भिन्नता होती है। वैयक्तिक (Individual) भ्रूणीय वर्धन गति पर निर्भर अवस्थीय शतांश (Conditional centiles) को अधिक महत्त्वपूर्ण माना जाता है।

B. **जॉन्सन का सूत्र (Johnson's formula):** संधानक जघन (Symphysis pubis) के ऊपर गर्भाशय की ऊँचाई (cm में) घटाव 12, यदि श्रोणीय मेरूदण्ड (Ischial spines) के स्तर पर या स्तर से ऊँचा या घटाव 11 पर शीर्ष (Vertex) होता है, यदि शीर्ष श्रोणीय मेरूदण्ड के स्तर (Level) से नीचे होता है तो 155 द्वारा गुणा होता है, इस प्रत्येक स्थिति में भ्रूण का भार (ग्राम में) प्राप्त होता है।

जैसे–संधानक जघन के ऊपर गर्भाशय की ऊँचाई = 32 cm

तथा सिर का स्थान – 2 पर होता है तो भ्रूण का भार = (32–12) x 155 = 3100 gm होगा। तथापि (However), भ्रूण का आकार उल्वीद्रव (Amniotic fluid) का आयतन तथा उदरीय दिवाल की मोटाई (Thickness of the abdominal wall) द्वारा संशोधित (या निर्धारित) होती है।

C. **अतिस्वन चित्रण (Sonography):** भ्रूणीय भार का मूल्यांकन कुछ जीवमापी आँकड़ों (Biometric data), जैसे–BPD (Biparietal diameter), AC (Abdominal circumference) तथा उर्वस्थि की लम्बाई (FL=Femur length) के संयोजन द्वारा होता है। हाल में हैडलॉक और शेपार्ड की सारणी (Tables of Hadlock and Shephard) का भी उपयोग (Software) हो रहा है। भ्रूण का मूल्यांकित भार वास्तविक भार के 10% के अंदर होने की संभावना होती है।

शेपार्ड का सूत्र (Shepard's formula):

Log_{10} EFW (gm) = 1.2508 + (0.166 x BPD) + (0.046xAC) – (0.002646 x AC x BPD)

हैडलॉक का सूत्र (Hadlock's formula):

Log_{10} EFW (gm) =

1.3596–0.00386 (AC x FL) + 0.0064 (AC) + 0.00061 (BPD x AC) + 0.0425 (AC)।

अध्याय

8

गर्भाशय में भ्रूण
(Fetus in Utero)

भ्रूण, उल्वीद्रव (Liquor amnii) से भरी एक बंद थैली में रहता है। इसमें भ्रूणीय गति की पर्याप्त स्वतंत्रता होती है, गर्भावस्था में बाद के महीनों तक जब वह अपेक्षाकृत स्थिर (Fixed या बद्ध) हो जाता है। तब तक उसकी स्थिति (Lie), प्रस्तुति (Presentation), स्थान (Position) तथा अभिवृत्ति (Attitude) को जानने के लिए नियतकालिक (Periodic) जाँच आवश्यक होती है। भ्रूण के आकार या उल्वीद्रव के आयतन के बारे में सहवर्ती (या घटनीय=Incidental) विचार प्राप्त किया जा सकता है।

अवस्थिति (Lie): अवस्थिति को केन्द्रित (Centralised) गर्भाशये के दीर्घ अक्ष (Long axis) या मातृक मेरूदण्ड (Maternal spine) के साथ भ्रूण के दीर्घ अक्ष के संबंध के रूप में उल्लेख किया जाता है। सर्वसामान्य अवस्थिति अनुलम्बीय (Longitudinal या अनुदैर्ध्य या लम्बवत्) (99.5%) होती है। अवस्थिति अनुप्रस्थ (Transverse) या तिर्यक (Oblique) हो सकती है, कभी-कभी अवस्थिति अस्थिर (Unstable) होती है जब तक कि वह (भ्रूण) अनुलंबीय या अनुप्रस्थ स्थिति में व्यवस्थित नहीं हो जाता। देखें चित्र 8.1।

गर्भस्थिति (Presentation): भ्रूण का भाग (Part of the fetus) जो गर्भाशय (Uterus) के निचले छोर पर रहता है उसे भ्रूण की गर्भ स्थिति कहते हैं। अतः गर्भस्थिति शिरस्य (Cephalic) (96.5%), पादीय (Podalic) (3%) या स्कंध (Shoulder) या अन्य (Others) (0.5%) हो सकती है। जब भ्रूण का एक से अधिक भाग प्रस्तुत होता है तो इसे संयुक्त गर्भस्थिति (Compound presentation) कहते हैं।

गर्भ का प्रस्तुत भाग (Presenting part): इसे गर्भस्थिति के उस भाग के रूप में परिभाषित किया जाता है जो आंतरिक मुख (Internal OS) पर

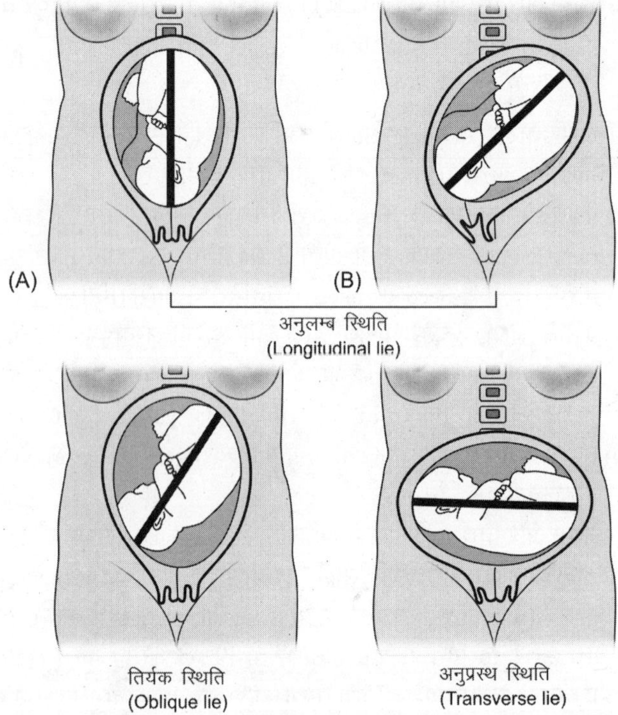

चित्र (Fig.) 8.1: चित्र में भ्रूणीय अवस्थिति (Fetal lie) का प्रदर्शन है। चित्र (B) में भ्रूण (Fetus) मातृक मेरूदण्ड (Maternal spine) के सापेक्ष तिर्यक स्थिति में लेटा है परन्तु गर्भाशयी अक्ष के सापेक्ष लम्बवत् (Longitudinal) बना हुआ है। (A) गर्भाशयी तिर्यकता (Uterine obliquity) में सुधार होने से गर्भाशय की आभासी (Apparent) तिर्यक अवस्थिति (Oblique lie) भी समंजित (Adjust) होती है।

सारणी (Table) 8.1: अवस्थिति प्रस्तुति और प्रस्तुत भाग का आधिक्य
(Preponderance of lie, presentation and presenting part)

अवस्थिति (Lie)	(Presentation)	शिरस्य का प्रस्तुत भाग (Presenting part of cephalic)
लम्बवत् (99.5%) (Longitudinal)	शिरस्य (Cephalic) (96.5%)	शीर्ष (Vertex) (96%)
अनुप्रस्थ (Transverse) तिर्यक (Oblique) अस्थिर (Unstable) } 0.5%	नितम्ब (Breech) (3%) स्कंध (Shoulder) (0.5%)	भृकुटी (Brow) चेहरा (Face) } 05%

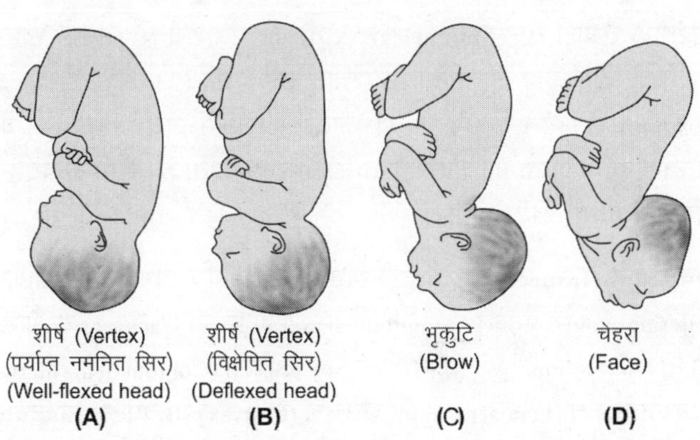

चित्र (Fig.) 8.2: विभिन्न मुद्रा में शिरस्य प्रस्तुति की विविधताएँ (Varieties of cephalic presentation in different attitude)

उपरिशायी (Overlying) होता है तथा गर्भाशय-ग्रीवा के मुख (Cervical opening) से होकर अंगुली की जाँच से अनुभव किया जाता है। इस प्रकार शिरस्य (Cephalic) गर्भस्थिति में प्रस्तुत भाग शीर्ष (Vertex) (सर्वसामान्य= Commonest), भृकुटी (Brow) या चेहरा (Face) हो सकता है जो सिर के नमन के अंश (Degree of flexion of the head) पर निर्भर करता है (चित्र 8.2)।

इसी प्रकार नितम्ब गर्भस्थिति (Breech presentation) में भ्रूणीय पैर नमनित (Flexed) (पूर्ण नितम्बी=Complete breech), विस्तारित (Extended) (खुला नितम्बी=Frank breech) या एक पाद (Foot) प्रस्तुत हो सकता है। तथापि (However), शब्दावली गर्भस्थिति और गर्भ के प्रस्तुत भाग (Presentation and presenting part) का प्रायः समानार्थी (Synonymous) रूप में उपयोग होता है तथा नैदानिक कार्य (Clinical practice) में बाद की परिभाषा (Presenting part) के अनुसार अधिक सामान्यतः व्यक्त किया जाता है।

मुद्रा (Attitude या अंगविन्यास): भ्रूण के विभिन्न अंगों के एक दूसरे के साथ संबंध को भ्रूण की मुद्रा (या अंगविन्यास) कहते हैं। सर्वव्यापी (Universal) मुद्रा नमन (Flexion) की होती है। बाद के महीनों में भ्रूण (Fetus) का सिर (Head), धड़ (Trunk) और हाथ-पैर (Limbs) सभी संधियों (Joints) पर नमन की मुद्रा बनाये रखते हैं तथा एक अण्डाकार (Ovoid) का निर्माण करते हैं जो गर्भाशयी अण्डाकार की आकृति के अनुरूप होते हैं। तथापि, उल्वीद्रव (Liquor amnii) के आयतन द्वारा विशिष्ट नमनित मुद्रा (Flexed attitude) संशोधित (या परिवर्तित) होती है। इस सर्वव्यापी मुद्रा में अपवाद हो सकता है तथा सिर का प्रसार हो सकता है [जैसे–विक्षेपित शीर्ष (Vertex), भृकुटि (Brow) या चेहरे (Face) की गर्भस्थिति, प्रसार का अंश (Degree of extension) के अनुसार] या नितम्ब (Breech) में पैर (Legs) प्रसारित हो सकता है। अतः प्रसव की प्रक्रिया (Course of labour) इस परिस्थिति में परिवर्तित हो सकती है।

अभिधानक (Denominator): यह गर्भ के प्रस्तुत भाग (Presenting part) पर एक विवेकाधीन (Arbitrary) अस्थिमय (Bony) स्थिर स्थल (Fixed point) होता है जो मातृक श्रोणि (Maternal pelvis) के विभिन्न चतुर्थांशों (Quadrants) के साथ संपर्क में आता है। विभिन्न गर्भस्थितियों (Presentations) के अभिधानक हैं – शीर्ष में पश्चकपाल अस्थि (Occiput in vertex), चेहरे में चिबुक (Mentum in face), भृकुटि में अग्र उत्सेध (Frontal eminence in brow), नितम्ब में त्रिकास्थि (Sacrum in breech) तथा स्कंध में अंसकूट (Acromion in shoulder)।

अंगस्थिति (Position): यह श्रोणि (Pelvis) के विभिन्न चतुर्थांशों (Quadrants) के साथ अभिधानक (Denominator) है। वर्णन के प्रयोजन के लिए श्रोणि को प्रत्येक खण्ड (Segment) अभिघानक के स्थान से 45^0 के समान खण्डों में विभाजित किया जाता है। अतः सैद्धान्तिक रूप से प्रत्येक प्रस्तुत भाग के साथ 8 अंगस्थिति (Position) होती हैं। देखें चित्र 8.3।

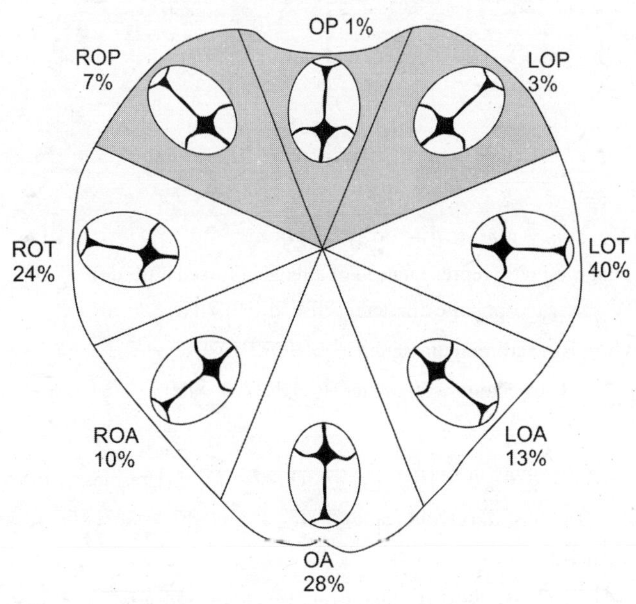

चित्र (Fig.) 8.3: प्रसव के प्रारंभ पर शीर्ष की अंगस्थिति और सापेक्षिक आवृत्ति (Position and relative frequency of the vertex at the onset of labor)

अग्र, पश्च, दाहिनी या बायीं अंगस्थिति (Anterior, posterior, right or left position) का उल्लेख उर्ध्व (Erect) स्थिति में माता के साथ मातृक श्रोणि (Matern pelvis) के सापेक्ष होता है। तथापि चार शीर्ष अंगस्थिति का पारम्परिक वर्णन अभी भी किया जाता है। शीर्ष (Vertex) जो श्रोणि के बायें अग्र चतुर्थांश का स्थान घेरता है, वह सर्वसामान्य होता है तथा बायें पश्चकपाल-अग्र (LOA= Left occipito anterior) कहा जाता है। यह प्रथम शीर्ष अंगस्थिति होती है। इसी प्रकार दाहिने पश्चकपाल-अग्र (ROA = Right occipito-anterior) द्वितीय शीर्ष स्थिति, दाहिना पश्चकपाल-पश्च (ROP= Right occipito posterior) तृतीय शीर्ष स्थिति तथा बायाँ पश्चकपाल-पश्च (LOP=Left occipito-posterior) चतुर्थ शीर्ष स्थिति होती है।

अनुलम्बीय अवस्थिति और शिरस्य गर्भस्थिति के आधिक्य के कारण (Causes of Preponderance of Longitudinal and Cephalic Presentation)

नमन की मुद्रा (Attitude of flexion) में भ्रूण (Fetus) पूर्णगर्भावधि (Term) पर अपना दीर्घ शीर्ष-पादीय अक्ष (Long vertico-podalic axis) जिसकी लम्बाई 25 cm (10" इंच) होती है, के साथ एक अण्डाकार (Ovoid) आकृति धारण करता है। (देखें चित्र 8.4)।

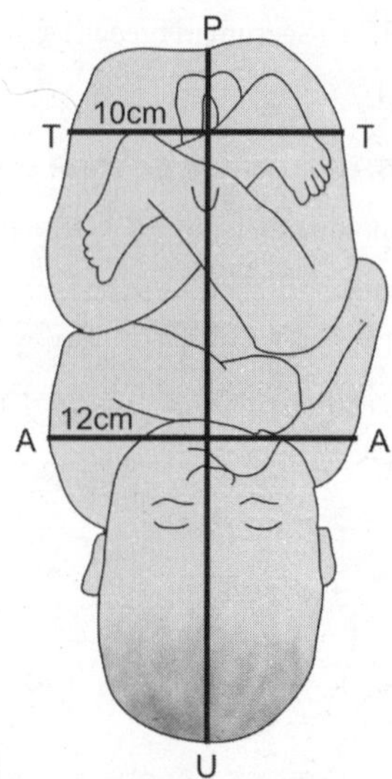

चित्र (Fig.) 8.4: नमनित मुद्रा में एक भ्रूण का आरेखीय गर्भस्थिति (Diagrammatic representation of a fetus in flexed attitude)
PV = Vertico-podalic diameter (शीर्ष-पादीय व्यास)
AA = Bi-sacromial diameter (द्वि-अंसकूटीय व्यास)
T-T = Bi-trochanteric diameter (द्वि-शिखरीय व्यास)

इस प्रकार भ्रूण पूर्णगर्भावधि पर गर्भाशयी कोटर (Uterine cavity) की अण्डाकार आकृति (Ovoid shape) के दीर्घ अक्ष पर सुखदरूप से समायोजित करता है।

शिरस्य गर्भस्थिति (Cephalic representation) जो लम्बवत् अवस्थिति में सर्वाधिक होती है, की व्याख्या निम्नलिखित द्वारा होती है –

(1) **गुरूत्वाकर्षण (Gravitation):** सिर के अधिक भारी होने के कारण वह तली (Bottom) पर नीचे हो जाता है।

(2) **अनुकूलन (Adaptation):** नमनित सिर (Flexed head) की सबसे छोटी परिधि (Circumference) लगभग 27.5 (11") होती है तथा नमनित दोनों जघन (Thighs) के साथ नितम्ब (Breech) की परिधि लगभग 32.5 cm (13") होती है। इस प्रकार शिरस्य और पादीय छोर (Cephalic and podalic poles) को सुखद रूप से (Comfortably) गर्भाशय का संकीर्ण निचला सिरा तथा विस्तृत बुध्नीय क्षेत्र (Fundal area) में क्रमशः समायोजित किया जा सकता है।

प्रासूतिक जाँच की विधियाँ (Methods of Obstetrical Examination)

उदरीय जाँच (Abdominal examination): गर्भावस्था के 28 सप्ताह के बाद पूर्ण रूप से सर्वांगी (Systemic) जाँच से पर्याप्त रूप से भ्रूण की अवस्थिति (Lie), गर्भस्थिति (Presentation), अंगस्थिति (Position) तथा मुद्रा (Attitude) का निदान हो सकता है। यह संभाव्य है कि भ्रूण की अवस्थिति और गर्भस्थिति में परिवर्तन हो सकता है, विशेषकर अत्याधिक उल्वीद्रव (Liquor amnii) के साथ साहचर्य (Association) में और अतः नियतकालिक जाँच आवश्यक है।

प्रारंभिक तैयारी (Preliminaries): रोगी को मूत्राशय (Bladder) खाली करने के लिए कहा जाता है। तत्पश्चात् उसे पृष्ठीय अंगस्थिति (Dorsal position) में लेटने के लिए कहा जाता है जिसमें जघन (Thighs) को थोड़ा झुकाया जाता है। उदर पूर्णतः खुला रखा जाता है। रोगी के दाहिनी ओर जाँचकर्त्ता खड़ा होता है।

अवलोकन (Inspection): यह लिखना है– (1) क्या गर्भाशयी अंडाकार (Uterine ovoid) लम्बवत् (Longitudinal) या अनुप्रस्थ (Transvere या आड़ा) या तिर्यक (Oblique) है? (2) गर्भाशय की रूपरेखा (Contour of the uterus) – बुध्नीय खाँच (Fundal notching), उत्तल (Convex) या चपटा अग्र दिवाल (Flattened anterior wall), बेलनाकार (Cylindrical) या गोलाकार (Spherical), (3) गर्भाशय का अनुपयुक्त वर्धन (Undue enlargement); (4) दाद (Ringworm) या खुजली (Scabies या खाज) के प्रमाण के लिए उदर की त्वचा स्थिति तथा (5) उदर पर किसी उच्छेदन के क्षत्चिन्ह (Incisional scar mark)।

पर्श परीक्षा (Palpation): गर्भाशय की ऊँचाई (Height of the uterus): यदि गर्भाशय विचलित (Deviate) होता है तो यह केन्द्रीकृत (Centralized) होगा। बायें हाथ के अंतःप्रकोष्ठिक किनारे (Ulnar border) को बुध्न (Fundus) के सर्वाधिक ऊपरी स्तर पर रखा जाता है तथा गर्भावस्था की एक लगभग अवधि का गर्भ के सप्ताहों के रूप में निश्चित पता लगाया जाता है। देखें चित्र 8.5, विकल्पतः (Alternatively) एक फीते से संधानक बुध्नीय ऊँचाई (SFH=Symphysis fundal height) की माप की जा सकती है। देखें चित्र 7.7।

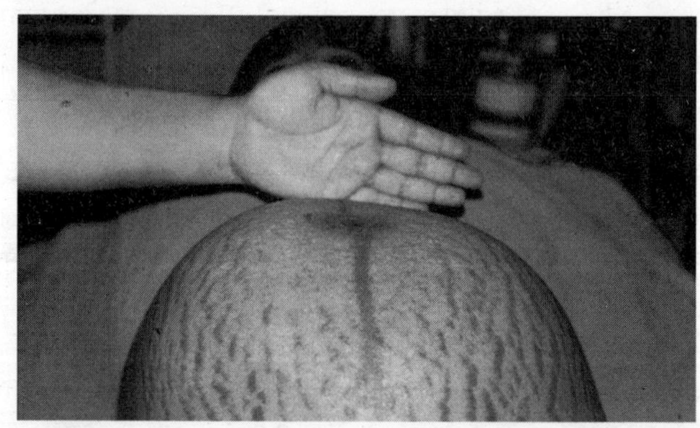

चित्र (Fig.) 8.5: गर्भाशय की ऊँचाई को लिखना है। चित्र में गर्भ की काली रेखा और धारियाँ (Linea nigra and striae gravidarum) भी दृश्यमान् है।

अनेक स्थितियाँ ऐसी होती हैं कि अनार्तव काल (Amenorrhea period) के साथ गर्भाशय की ऊँचाई अनुरूप भी हो सकती हैं। स्थितियाँ (Conditions) जहाँ अनार्तव काल से गर्भाशय की ऊँचाई अधिक होती है, वे निम्नलिखित हैं–

(1) पिछला आर्तव काल (Last menstrual period), (2) यमज (Twins), (3) अति उल्वीद्रव (Polyhydramnios), (4) वृहत शिशु (Big baby), (5) श्रोणीय अर्बुद (Pelvic tumors) – अण्डाशयी (Ovarian) या रेशार्बुद (Fibroid), (6) जल-पुटी मोल (Hydatidiform mole) तथा (7) गुप्त दुर्घटनीय रक्तश्राव (Concealed accidental hemorrhage)।

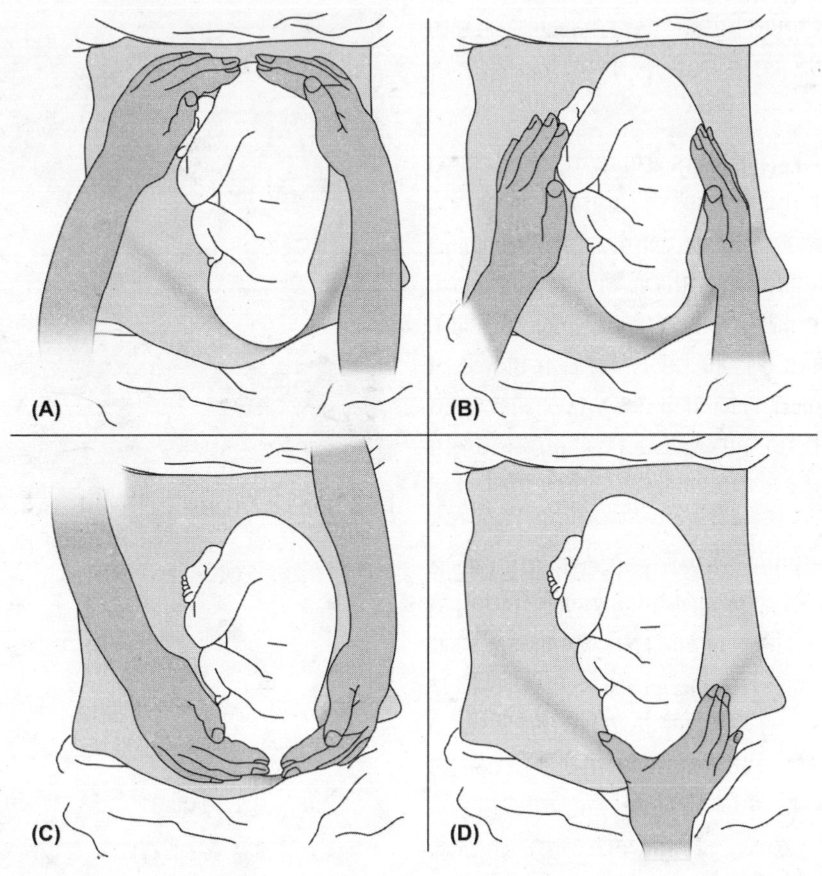

चित्र (Fig.) 8.6: प्रसूति-पकड़ (Obstetric grip): (A) बुध्नीय पकड़ (Fundal grip) (प्रथम लियोपोल्ड=First Leopold), (B) पार्श्विक पकड़ (Lateral grip) (द्वितीय लियोपोल्ड=Second Leopold), (C) श्रोणीय पकड़ (Pelvic grip) (चतुर्थ लियोपोल्ड=Fourth Leopold), (D) पावलिक पकड़ (Pawlik's grip) (तृतीय लियोपोल्ड=Third Leopold)।

स्थितियाँ (Conditions) जहाँ अनार्तव काल से गर्भाशय की ऊँचाई कम होती है –
(1) पिछले आर्तव काल की गलत तिथि (Mistaken date), (2) अल्प उल्वीद्रव (Scanty liquor amnii), (3) भ्रूण का ह्रासित विकास (Fetal growth retardation) तथा (4) अंतःगर्भाशयी भ्रूण-मृत्यु (Intrauterine fetal death)

प्रासूतिक पकड़ (Obstetric grip) (देखें चित्र 8.6): हल्केपन (Gentleness) के साथ स्पर्श-परीक्षा करनी चाहिए। अनाड़ी और निरूद्देश्य (Clumsy and purposeless) स्पर्श-परीक्षा (Pulpation या स्पर्शन) न केवल असूचनात्मक (Uninformative) होती है बल्कि अनावश्यक गर्भाशयी उत्तेजनशीलता के कारण बन सकती है। ब्रैक्सटन-हिक्स संकुचन (Braxton-Hicks contraction) या प्रसव (Labor) में गर्भाशयी संकुचन के दौरान स्पर्श-परीक्षा नहीं करनी चाहिए।

(i) **बुध्नीय पकड़ (Fundal grip):** स्पर्श-परीक्षा रोगी के चेहरे की ओर सामने होकर करनी चाहिए। सम्पूर्ण बुध्नीय क्षेत्र की स्पर्श-परीक्षा दोनों हाथों को समतल रखकर करनी चाहिए तथा यह ज्ञात करना चाहिए कि भ्रूण (Fetus) का कौन सा सिरा (Pole) बुध्न पर स्थित है: (a) चौड़े कोमल और अनियमित पिण्ड (Mass) से नितम्ब (Breech) का संकेत मिलता है या (b) चिकने, कठोर और गोलाकार से सिर का संकेत मिलता है। अनुप्रस्थ अवस्थिति (Transverse lie) में बुध्नीय क्षेत्र में किसी भी भ्रूणीय सिरा की स्पर्श-परीक्षा नहीं होती है।

(ii) **पार्श्विक या नाभिकीय पकड़ (Lateral or umbilical grip):** रोगी का चेहरा की ओर सामना करके स्पर्श-परीक्षा की जाती है। पृष्ठ (Back=पीठ), हाथ-पैर (Limbs) तथा अग्र स्कंध (Anterior shoulder) का पता लगाने के लिए गर्भाशय के प्रत्येक किनारे और अग्र भाग की स्पर्श-परीक्षा करने के लिए नाभि (Umbilicus) के प्रत्येक किनारे पर हाथ को रखना चाहिए। चिकना वक्र तथा प्रतिरोधक (Resistant) के अनुभव से पृष्ठ (Back) का संकेत मिलता है। अंग (हाथ या पैर) पक्ष (Limb side) अपेक्षाकृत रिक्त होता है तथा लघु घुंडी (Small knob) के समान अनियमित भाग होते हैं। पृष्ठ की पहचान के बाद इसकी अवस्थिति (Position) को लिखना आवश्यक होता है कि क्या यह अग्ररूप से या पार्श्वभाग (Flank) की ओर स्थित है या तिर्यक (Transvere या अनुप्रस्थ) रूप से स्थित है। इसी प्रकार लघु भागों (Parts) के विन्यास (Disposition=वितरण) में कि क्या ये एक किनारे पर स्थित है या अग्ररूप से (Anteriorly) दोनों किनारों पर स्थित है, को लिखना चाहिए। अग्र स्कंध की अवस्थिति का अवलोकन करना है। यह गर्भाशय

के निचले भाग में सिर के ऊपर पर्याप्त चिन्हित उत्सेध (Prominence) होता है। यह मध्यरेखा के निकट या पर्याप्त दूर स्थित (Placed) हो सकता है।

(iii) **प्रथम श्रोणीय पकड़ (First pelvic grip):** रोगी के पैर की ओर चेहरा करके यह जाँच की जाती है। दोनों हाथों की चार अंगुलियों को गर्भाशय के निचले सिरे (Pole) के प्रत्येक किनारे पर तथा वंक्षण बंधन (Inguinal ligament) के समानान्तर रखा जाता है। अंगुलियों को नीचे की ओर तथा पीछे की ओर उसके अग्र भाग (Tips) से गर्भाशय (Presentation गर्भस्थिति) के निचले छोर पर दबाया जाता है। यदि यह सिर (Head) होता है तो निम्न विशेषताओं (Characteristics) को लिखा जाता है – (a) सुस्पष्ट प्रस्तुत भाग (Precise presenting part); (b) मुद्रा (Attitude) तथा (c) प्रस्तुत भाग का नीचे आना (Engagement)। इस पकड़ को लियोपोल्ड की चतुर्थ युक्ति (Leopold fourth maneuver) भी कहते हैं।

प्रस्तुत भाग का निश्चित पता लगाने के लिए सिर के वृहत पिण्ड (Cephalic prominence शिरस्य उत्सेध) की उसके हाथ-पैर के सापेक्ष सावधानी से स्पर्श-परीक्षा की जाती है तथा उसे लिखा जाता है। सिर की मुद्रा का उल्लेख ललाट (Sinciput) और पश्चकपाल सिरे (Occipital poles) की स्थिति के सापेक्ष किया जाता है। (देखें चित्र 8.8)। प्रस्तुत भाग के अवतरण (Engagement) का निश्चित पता लगाने के लिए ललाट तथा पश्चकपाल की सिराओं की उपस्थिति या अनुपस्थिति के बारे में लिखा जाता है या क्या अंगुली के सिराओं (Tips) का अभिसरण (Convergence) या अपसरण (Divergence) होता है। (देखें चित्र 8.9)।

(iv) **पावलिक पकड़ या द्वितीय श्रोणीय पकड़ (Pawlik grip or second pelvic grip):** रोगी के चेहरे की ओर सामने होकर जाँच की जाती है। संधानक जघन (Symphysis pubis) के ऊपरी किनारे पर हथेली (Palm) के अंतःप्रकोष्ठिक किनारे (Ulnar border) को रखकर गर्भाशय के निचले सिरे (Pole) पर दाहिने हाथ का अतितानित अंगूठा (Overstretched thumb) और चार अंगुलियों को रखा जाता है। जब अंगुलियाँ और अंगूठे को निकट लाकर प्रस्तुत भाग को पृथक रूप से पकड़ा जाता है, यदि यह भाग नीचे नहीं उतरा है तथा एक किनारे से दूसरे किनारे तक गतिशीलता (Mobility) की जाँच की जाती है। अनुप्रस्थ अवस्थिति (Transverse lie) में पावलिक पकड़ (Pawlik's grip) रिक्त होती है। इस पकड़ को लियोपोल्ड की तृतीय युक्ति (Third maneuver) भी कहते हैं।

परिश्रवण (Auscultation): भ्रूणीय हृदय ध्वनि (FHS) का परिश्रवण न केवल एक जीवित शिशु के निदान (Diagnosis) में सहायता करता है बल्कि भ्रूण की गर्भस्थिति के संबंध में संदेह का समाधान भी अधिकतम तीव्रता के स्थान–निर्धारण द्वारा हो सकता है। देखें चित्र 8.7A। शीर्ष (Vertex) तथा नितम्ब गर्भस्थिति (Breech presentation) में पृष्ठ (Back) (Left scapular region=बायें अंसीय क्षेत्र) से होकर भ्रूणीय हृदय ध्वनि सर्वोत्तम श्रव्य (Audible) होता है। जहाँ गर्भाशयी दिवाल के साथ संपर्क में पृष्ठ का उत्तल (Convex) भाग होता है। तथापि (However), चेहरे की गर्भस्थिति (Face presentation) में हृदय–ध्वनि भ्रूणीय वक्ष (Fetal chest) से होकर सुनी जाती है।

नियमतः FHS की अधिकतम तीव्रता (Intensity) शिरस्य गर्भस्थिति (Cephalic representation) में नाभि (Umbilicus) के नीचे तथा नितम्ब गर्भस्थिति में नाभि के आसपास होती है। शीर्ष की विभिन्न स्थितियों में FHS का स्थान पृष्ठ की अवस्थिति (Position) तथा सिर (Heal) के नीचे उतरने की अवस्था (Degree of descent) पर निर्भर करता है। पश्चकपाल-पार्श्विक स्थिति (Occipito-lateral position) में समान किनारे के मेरूदण्ड-नाभिका रेखा (Spino-umbilical line) के मध्य में FHS स्थित होता है। पश्चकपाल-पार्श्विक स्थिति (Occipito-lateral position) में इसे अधिक पार्श्विक रूप से सुना जाता है तथा पश्चकपाल-पश्च स्थिति (Occipito-posterior position) में समान किनारे पर माता के पार्श्व भाग (Flank) के पीछे की ओर सुनी जाती है। बायें पश्च कपाल-पश्च स्थान पर FHS का पता लगाना कठिन होता है। देखें चित्र 8.7B।

आंतरिक जाँच (Internal Examination): भ्रूण की गर्भस्थिति और अवस्थिति (Presentation and position) का निदान (Diagnosis) गर्भावस्था के दौरान

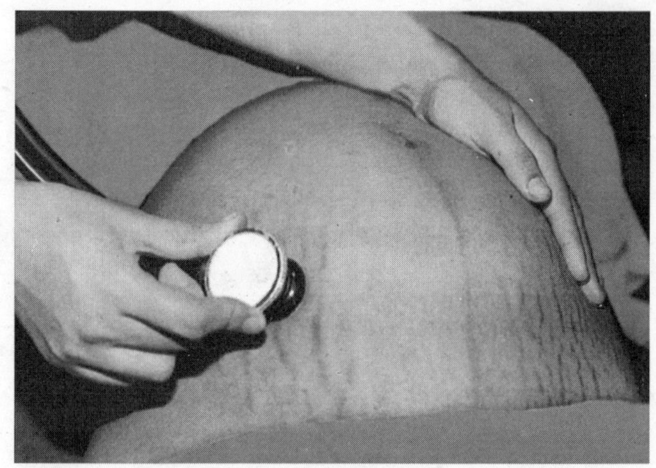

चित्र (Fig.) 8.7A: पृथक भ्रूणीय हृदय की ध्वनि (FHS=Fetal heart sound) का परिश्रवण (Auscultation)

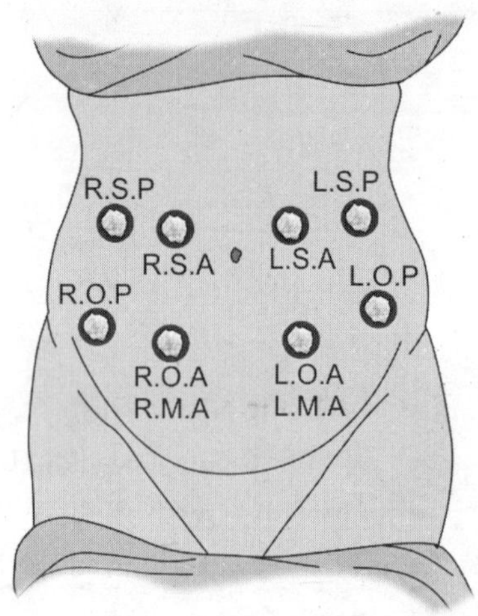

चित्र (Fig.) 8.7B: भ्रूण की अवस्थिति की विभिन्न गर्भस्थिति में भ्रूणीय हृदय ध्वनि का स्थान (Location of the fetal heart sound in different presentations of position of fetus)

आंतरिक जाँच द्वारा सही नहीं भी हो सकती है जब गर्भाशय-ग्रीवा (Cervix) बंद रहती है। तथापि (However), प्रसव (Labor) के दौरान खुली गर्भाशय-ग्रीवा से होकर सममितार्धी संधि (Sagittal suture) तथा कोमल ऊतक (Frontanelles) के स्पर्शन द्वारा सही सूचना प्राप्त की जा सकती है। योनिक (Vaginal) जाँच के दौरान सख्त अपूतिक (Aseptic) सावधानी पर जोर देने की आवश्यकता नहीं है।

अतिस्वन चित्रण (Ultrasonography): अवस्थिति (Lie), गर्भस्थिति (Presentation) तथा स्थान (Position) का पता लगाना पर्याप्त स्थूलता (Obesity), उत्तेजनीय गर्भाशय (Irritable uterus), अत्यधिक उल्वीद्रव (Excessive liquor amnii) तथा अतिअवरोहित सिर (Deeply engaged head), विशेषकर प्रथम गर्भिणी स्त्री (Primigravidae) में कठिन हो सकता है। अतिस्वन चित्र से सिर और शरीर-पिण्ड (Head and body) का पता लगाया जा सकता है। (देखें अध्याय 40 का द्वितीय त्रिमास)। विकल्पतः इन रोगियों के निदान के लिए सीधे एक्स-किरण चित्र (X-ray) की आवश्यकता हो सकती है।

निष्कर्ष (Inference): चूँकि शीर्ष (Vertex) एक सर्वसामान्य गर्भस्थिति है, अतः शीर्ष के संबंध में संगत सूचना का केवल उल्लेख किया जाता है।

अवस्थिति (Lie): लम्बवत् (Longitudinal) अवस्थिति का प्रमाण (i) अवलोकन करने पर लम्बवत् गर्भाशयी अण्डाकार (Ovoid) तथा (ii) भ्रूणीय अण्डाकार (Fetal ovoid) के शिराओं [शिरस्य (Cephalic) तथा पादीय (Podalic)] से मिलता है जैसाकि बुध्नीय (Fundal) तथा प्रथम श्रोणीय (Pelvic) पकड़ से प्रमाण मिलता है।

गर्भस्थिति (Presentation): प्रथम श्रोणीय पकड़ से चिकने, कठोर तथा गोलाकार पिण्ड (Mass) का प्रमाण शिरस्य गर्भस्थिति का होता है।

मुद्रा (Attitude): प्रथम श्रोणीय पकड़ से ललाटीय और पश्चकपालीय सिराओं (Sincipital and occipital poles) की सापेक्ष स्थिति का पता चलता है। पर्याप्त नमनित सिर (Flexed head) में उच्चस्तर (Higher level) पर ललाटीय सिरा स्थापित होता है परन्तु अनमनित (deflexed) स्थिति में दोनों सिरायें समान स्तर पर होती हैं। देखें चित्र 8.8।

प्रस्तुत भाग (Presenting part): प्रथम श्रोणीय पकड़ से शीर्ष (Vertex) का निदान मिलता है। शिरस्य उत्सेध (Cephalic prominence) जो ललाट (Sinciput) होता है, समान किनारे पर स्थित होता है जिसकी ओर अंग (हाथ-पैर) स्थित होता है।

स्थान (Position या स्थिति) – पश्चकपाल-अग्र (Occipito-anterior) स्थान का निदान निम्नलिखित द्वारा होता है – (1) जाँच-गर्भाशयी परिरेखा (Contour) की उत्तलता (Convexity)। (2) पार्श्विक पकड़ (Lateral grip) – (a) पश्चकपाल के समान किनारे की मध्यरेखा से दूर पृष्ठ (Back) स्थापित नहीं होता है। (b) मध्यरेखा के निकट अग्र स्कंध (Anterior shoulder) होता है। (3) परिश्रवण (Ausculation) – भ्रूणीय हृदय ध्वनि (FHS) की अधिकतम तीव्रता (Intensity) पृष्ठ के समान किनारे पर मेरूदण्ड-नाभि रेखा (Spino-umbilical line) के निकट होती है।

बायें या दाहिने स्थान (Position) का निर्धारण – (1) पृष्ठ का स्थान (Position of the back); (2) पश्चकपाल (Occiput) का स्थान तथा (3) FHS के स्थान-निर्धारण द्वारा होता है।

सिर का अवरोहण (Engagement): जब द्विभित्तीय (Biparietal) क्षैतिज तल श्रोणीय (Pelvic) किनारे (Brim) को पार करता है तो सिर को अवरोहित (Engaged) कहा जाता है।

निदान (Diagnosis): प्रथम श्रोणीय पकड़ – (1) दोनों छोर (Poles) – [ललाट और पश्चकपाल] को उदर (Abdomen) से अनुभव नहीं किया जाता है। तथापि (However) ललाटीय छोर को कठिनाई के साथ अनुभव किया जा सकता है, यद्यपि सिर अवरोहित (नीचे उतरा) है। (2) दोनों हाथों की जाँच करने वाली अंगुलियों का अपसरण (Divergence=भिन्न दिशाओं में ले जाना) जबकि निचले उदर पर नीचे की ओर धकेलने का प्रयास किया जाता है। (देखें चित्र 8.9)।

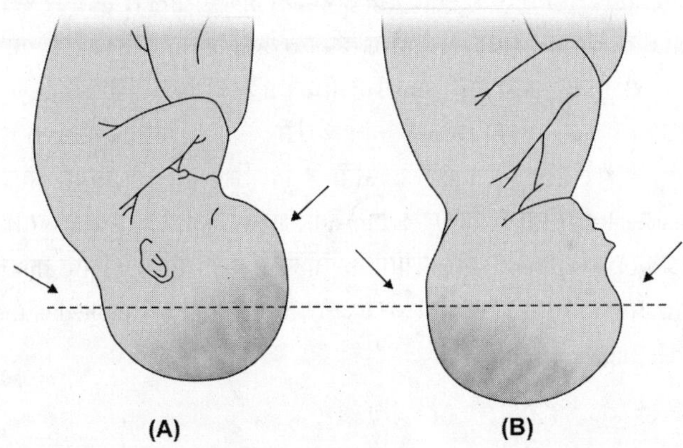

चित्र (Fig.) 8.8: ललाटीय और पश्चकपालीय सिरे की सापेक्ष स्थिति (Relative position of the sincipital and the occipital pole) जैसाकि प्रथम श्रोणीय पकड़ (First pelvic grip) में अनुभव किया गया है।

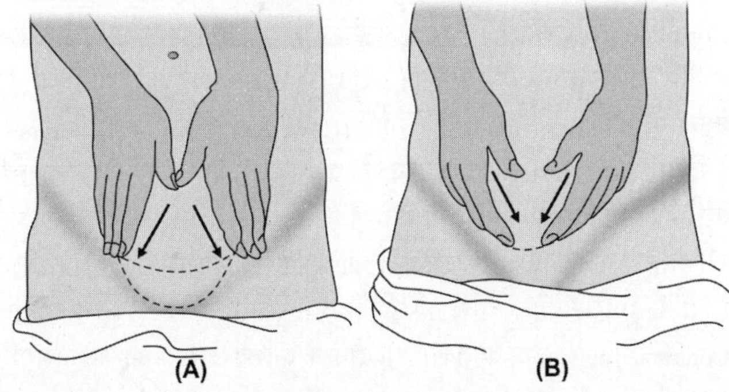

चित्र (Fig.) 8.9: सिर के अवरोहण का निर्धारण करने के लिए उदरीय स्पर्शन (Abdominal palpation to determine engagement of the head) (A) अंगुली-अवरोहित सिर का अपसरण (Divergence of fingers-engaged head) (B) में अंगुलियों का अभिसरण-अवरोहित नहीं (Convergence fingers-not engaged)।

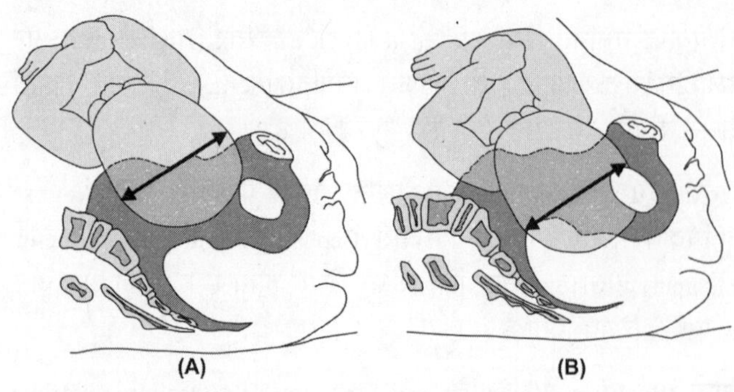

चित्र (Fig.) 8.10: (A) अनावरोहित सिर (Non-engaged head) तथा (B) अवरोहित सिर (Engaged head) में श्रोणीय किनारे (Pelvic brim) के साथ द्विभित्तीय व्यास (Biparietal diameter) का तथा श्रोणीय मेरूदण्ड (Ischial spines) के साथ सिर के निचले सिरे का संबंध।

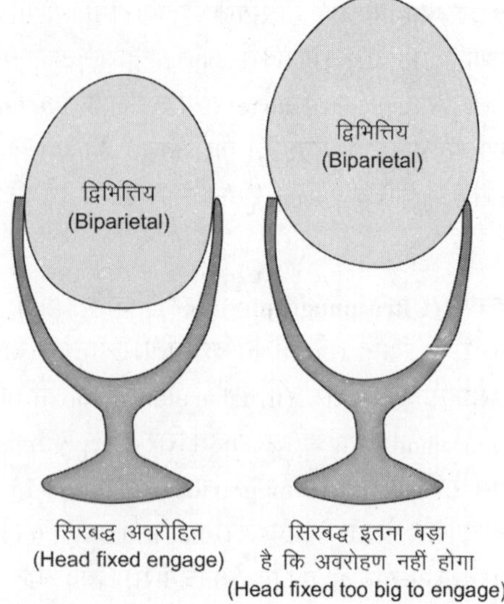

चित्र (Fig.) 8.11: आरेखीय प्रदर्शन में अण्डा–प्याला और अण्डा का उपयोग द्वारा एक अवरोहित (Engaged) और बद्ध (Fixed) सिर के बीच अंतर दिखाया गया है।

अंगुलियों का अभिसरण जबकि भ्रूणीय सिर के पार्श्विक (Lateral) क्षेत्रों का स्पर्शन हो रहा है, से यह सूचित होता है कि सिर अभी तक अवरोहित (Engaged) नहीं है।

योनिक जाँच (Vaginal examination) – अनगढ़ा सिर (Unmoulded head) का निचला सिरा (Pole) प्रायः श्रोणीय मेरूदण्ड (Ischial spines) के स्तर (Level) पर या उसके नीचे होता है। श्रोणीय प्रवेश मार्ग (Pelvic inlet) और श्रोणीय मेरूदण्ड (Ischial spines) के बीच की दूरी लगभग 5 cm होती है। परन्तु अनगढ़े सिर के द्विभित्तीय तल (Biparietal plane) से लेकर शीर्ष (Vertex) तक की दूरी लगभग 3 cm होती है। देखें चित्र 8.10।

प्रतिबिम्बन (Imaging): अतिस्वन चित्रण (Sonography) द्वारा पार्श्विक अवलोकन (Lateral view) पुष्टीकारी (Confirmatory) होता है।

महत्व (Significance): सिर का अवरोहन (Engagement) सर्वदा किनारे (Brim) की असंगति (Disproportion) को वर्जित (Exclude) करता है।

पारम्परिक धारणा कि प्रथम गर्भिणी स्त्री (Primigravidae) में सिर का आरोहन (Engagement) 33 सप्ताह में होता है, वह नैदानिक कार्य में समर्थनकारी (Corroborative) नहीं है। बहुमत संख्या की गर्भवती महिलाओं में आरोहन 38 और 42 सप्ताह के बीच में या प्रसव की प्रथम अवस्था में भी होता है। बहुप्रसवा (Multigravidae) में, तथापि (However), झिल्ली (Membranes) के विदार (Rupture) के बाद प्रसव की प्रथम अवस्था में विलंबित आरोहन होता है। तथापि, प्रथम गर्भिणी स्त्री में 38 सप्ताह में भी सिर का आरोहन नहीं होता है। जिसका कारण खोजना चाहिए। इसके कारण हैं – (1) विचलित (Deflexed) सिर वृहत व्यास को आरोहन में रखता है, (2) संकुचित श्रोणि (Contracted pelvis) या वृहत सिर या दोनों के कारण शिरस्य-श्रोणीय असंगति (Cephalo-pelvic disproportion), (3) अतिउल्वीद्रव (Polyhydramnios), (4) निचले गर्भाशयी खण्ड का अपर्याप्त निर्माण या विचलित होना (Yielding) जिसके कारण श्रोणि (Pelvis) में सिर के उतरने में रूकावट (या बाधा) होती है, (5) जलशीर्ष (Hydrocephalus), (6) अपरा का स्थानभ्रंश (Placenta previa प्रेविया), (7) श्रोणीय अर्बुद (Pelvic tumor) – अण्डाशयी या रेशाभ (Ovarian or fibroid), (8) श्रोणि का अधिक झुकाव (High pelvic inclination), (9) कार्यात्मक (Functional) – जब किसी कारण का पता नहीं चलता है (20%)।

बद्ध सिर (Fixed head): शब्द ''बद्ध'' (फिक्स्ड) का उपयोग एक अवरोहित (Engaged) सिर का नाम रखने में नहीं करना चाहिए। जबकि एक अवरोहित सिर बद्ध होता है परन्तु विलोमतः (Conversely), बद्ध सिर अनिवार्य रूप से अवरोहित नहीं होता है। जब एक अण्डे को अण्डे-प्याले (Cup) पर रखा जाता है तो वह बद्ध (या स्थिर) होता है परन्तु अभी अधिकतम व्यास किनारे (Rim) से होकर आगे नहीं बढ़ता है (चित्र 8.11)।

इसी प्रकार किनारे (Brim) के साथ सिर बद्ध (या स्थिर=Fixed) हो सकता है परन्तु इसका अर्थ यह नहीं है कि सिर का अधिकतम व्यास (Biparietal=द्विभितीय) किनारे से होकर आगे बढ़ेगा (अर्थात् नीचे उतरेगा)। इस प्रकार शब्द ''बद्ध'' का उपयोग करना छोड़ देना चाहिए। स्पष्ट कथन प्रस्तुत करना चाहिए कि क्या सिर अवरोहित है या नहीं (Whether the head is engaged or not)।

अध्याय 9

भ्रूणीय कपाल और मातृक श्रोणि (Fetal Skull and Maternal Pelvis)

भ्रूणीय कपाल (Fetal Skull)

भ्रूणीय कपाल कुछ सीमा तक संपीड्य (Compressible) होता है तथा मुख्यत: पतला नमनीय परतदार अस्थियों (Thin pliable tabular bones) द्वारा निर्मित होता है तथा चाप-छत (Vault) का निर्माण होता है।

कपाल का क्षेत्र (Areas of skull): प्रासूतिक (Obstetrical) महत्त्व के कुछ क्षेत्रों में विभाजित होता है (देखें चित्र 9.1) जो निम्नलिखित हैं–

- **शीर्ष (Vertex):** यह एक चतुर्भुजी (Quadrangular) क्षेत्र है जो अग्ररूप से अग्र कलांतराल (Anterior fontanalle or bregna) तथा परिमंडलीय संधि रेखा (Coronal sutures) द्वारा, पीछे से लैम्डा आकार की संधि (Lambdoid sutures) तथा पार्श्विकरूप से (Laterally) भित्तीय उत्सेध (Parietal eminence) से होकर जानेवाली रेखाओं द्वारा परिबद्ध (Bounded) होता है।
- **भृकुटि (Brow):** यह एक क्षेत्र है जो एक किनारे पर अग्र कलांतराल (Anterior fontanalle) तथा परिमंडलीय संधि रेखा (Coronal sutures) द्वारा तथा दूसरे किनारे पर नासिका के आधार (Root of the nose) द्वारा तथा प्रत्येक किनारे पर ऊपरी-नेत्र कोटरीय कंटक (Supra-orbital ridges) से परिबद्ध होता है।
- **चेहरा (Face):** यह क्षेत्र एक किनारे पर नासिका के आधार तथा ऊपरी नेत्रकोटरीय कंटक द्वारा तथा दूसरे किनारे (Side) पर ग्रीवा (Neck) के साथ मुँह (Mouth) के तल के मिलन-स्थल (Junction) द्वारा परिबद्ध होता है। ललाट (Sinciput) एक क्षेत्र है जो अग्र कोमल स्थल (या ब्रह्म बिन्दु) पर स्थित होता है तथा भृकुटि के क्षेत्र के अनुरूप (Corresponding) होता है तथा पश्चकपाल-अस्थि (Occiputal bone) तक पश्चकपाल सीमित होता है।

अस्थियों (Bones) के किनारों के साथ संलग्न अनास्थिकृत झिल्ली (Nonossified membranes) द्वारा चाप-छत (Vault) की चौरस अस्थियाँ एक साथ संयुक्त होती हैं। अनेक संधियों (Sutures) तथा कलांतरालों (Fontanelles) का प्रासूतिक (Obstetric) महत्त्व निम्नलिखित है –

संधि (Sutures) (देखें चित्र 9.1 और 9.2)

- दो भित्तीय (Parietal) अस्थियों के बीच सममितार्धी या लम्बवत् संधि रेखा (Sagittal or longitudinal suture) स्थित होती है।
- परिमंडलीय संधि (Coronal sutures): यह प्रत्येक किनारे पर भित्तीय और ललाटीय अस्थियों (Parietal and frontal bones) के बीच चलती है।

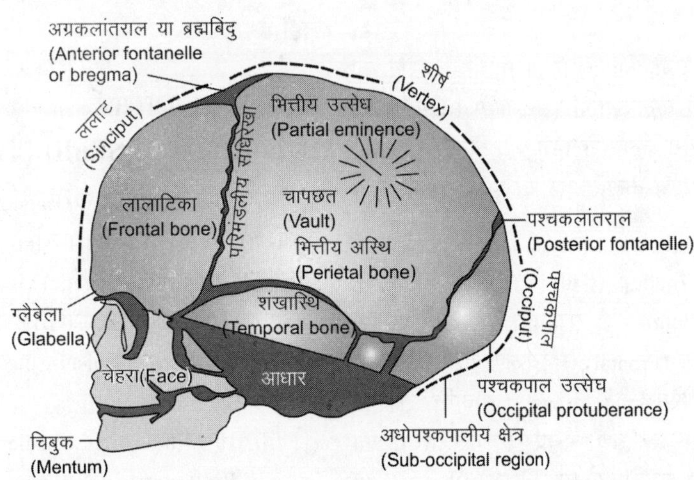

चित्र (Fig.) 9.1: भ्रूणीय कपाल जिसमें प्रासूतिक महत्त्व के विभिन्न क्षेत्रों तथा सीमाचिन्हों का प्रदर्शन है (Fetal skull showing different regions and landmarks of obstetrical importance)

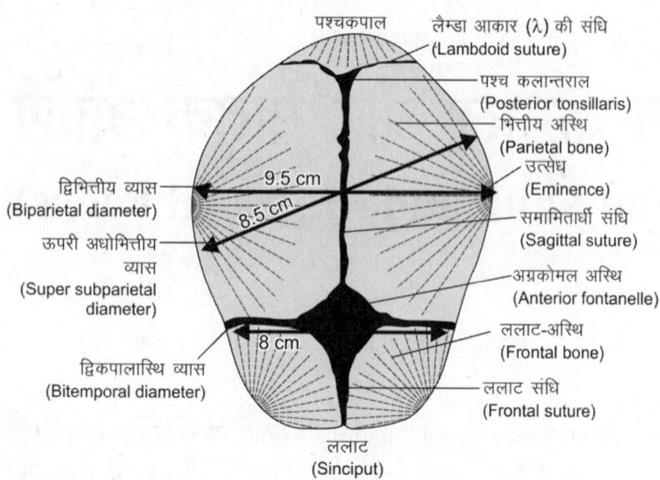

चित्र (Fig.) 9.2: भ्रूणीय कपाल (Fetal skull) जिसमें महत्त्वपूर्ण संधियों (Sutures), कलान्तराल (Fontanelles) तथा व्यासों (Diameters) का प्रदर्शन किया गया है जो प्रासूतिक (Obstetric या प्रासविक) महत्त्व के होते हैं।

- लैम्डाकार संधि (Lambdoid sutures): यह पश्चकपाल की अस्थि (Occipital bone) तथा दो भित्तीय अस्थियों (Parietal bones) को पृथक करती है।

महत्त्व (Importance): (1) यह (संधि) सिर के गढ़न (Moulding of the head) के दौरान एक अस्थि (Bone) को दूसरी अस्थि के ऊपर विसर्पण गति (Gliding movement) का अवसर देती है जो महत्त्व की एक घटना है जबकि सिर प्रसव (Labour) के दौरान श्रोणि से होकर आगे बढ़ता है। (2) प्रसव में आंतरिक जाँच की अवधि में सममितार्धी संधि (Sagittal suture) के आंगुलिक स्पर्शन (Digital palpation) से सिर के अवरोहन (Engagement) के तरीके का एक विचार (अनाभिनतता=Asynclitism) या अभिनतता (Synclitism) इस संधि से मिलता है। सिर के आंतरिक घुमाव का अंश (Degree) तथा सिर के गढ़न की अवस्था (Degree of moulding) का विचार भी मिलता है।

कलांतराल (Fontanelles): संधि रेखा (Suture line) में चौड़ी दरार को कलांतराल कहा जाता है। अनेक कलांतरालों (संख्या में 6) में से दो का प्रासूतिक महत्त्व होता है– (1) अग्र कलांतराल या ब्रह्म बिन्दु (Anterior fontanelle or bregma) तथा (2) पश्च कलांतराल या लैम्डा (Posterior fontanelle or lambda)।

अग्र कलांतराल (Anterior fontanelle): (देखें चित्र 9.2) – इसका निर्माण मध्यतल में चार संधियों (Sutures) के संयोजन द्वारा होता है। ये संधियाँ हैं– अग्ररूप से ललाटिका (Frontal), पश्चरूप से सममितार्धी (Sagittal) तथा दोनों किनारों पर परिमंडली (Coronal)। आकृति एक हीरे (Diamond) के समान होती है। अग्र-पश्च तथा अनुप्रस्थ व्यास प्रत्येक का लगभग 3 cm होता है। तल (Floor) का निर्माण एक झिल्ली (Membrane) द्वारा होता है जो जन्म के 18 महीने बाद अस्थिकृत (Ossified) हो जाती है। यदि 24 महीने बाद भी अस्थिकृत होने में विफल हो जाती है तो यह रोगात्मक (Pathological) हो जाती है।

अग्र कलांतराल का महत्त्व (Importance) निम्नलिखित है –

(1) आंतरिक जाँच में इसके स्पर्शन (Palpation) से सिर की नति (Flexion) के अंश (Degree) की सूचना मिलती है।
(2) यह सिर के गढ़न (Moulding of the head) को सरल बनाता है।
(3) जन्म के दीर्घकाल बाद भी यह झिल्लीमय बना रहता है जो चिन्हित मस्तिष्क वृद्धि के समायोजन में सहायता करता है, जीवन के प्रथम वर्ष में मस्तिष्क (Brain) लगभग दुगुना हो जाता है।
(4) तल (Floor) के स्पर्शन से अंतःकपालीय स्थिति (Intracranial status) का प्रदर्शन होता है – निर्जलन में नमनित (Depressed in dehydration), वर्धित अंतःकपालीय तानन (Tension) में उत्थित (Elevated)।
(5) रक्त के संग्रह तथा रक्ताधान (Transfusion), के असाधारण अवसर पर निष्पादन इससे होकर ऊपरी लम्बवत् खातिका (Superior longitudinal sinus) के मार्ग से किया जा सकता है।
(6) प्रमस्तिष्क-मेरूद्रव (Cerebro-spinal fluid), यद्यपि विरले ही, पार्श्विक निलय (Lateral ventricle) से अग्र कलांतराल के पार्श्विक कोण से होकर खींचा (या निकाला) जा सकता है।

पश्च कलांतराल (Posterior fontanelle): इसका निर्माण तीन संधि रेखाओं – अग्ररूप से सममितार्धी संधि (Sagittal suture) तथा प्रत्येक किनारे पर लैम्डाकार संधि (Lambdoid suture): के मिलन-स्थल (Junction) द्वारा होता है। आकृति में त्रिकोणीय होता है। इसकी माप लगभग 1.2 x 1.2 cm ($\frac{1}{2}$" x $\frac{1}{2}$") होती है। इसका तल (Floor) झिल्लीमय (Membranous) होता है परन्तु पूर्ण गर्भावधि पर अस्थिमय (Bony) हो जाता है। इस प्रकार वास्तव में इसका कलांतराल के रूप में नामकरण (Nomenclature) अनुपयुक्त (Misnomer) है। यह मातृक श्रोणि (Maternal pelvis) के सापेक्ष सिर की अवस्थिति (Position) को सूचित करता है।

सममितार्धी कलांतराल (Sagittal fontanelle): यह अपनी उपस्थिति में अस्थिर (या परिवर्तनशील) होता है। जब उपस्थित होता है तो यह सममितार्धी संधि रेखा पर अग्र दो-तिहाई तथा पश्च एक-तिहाई के मिलन-स्थल (Junction) पर स्थित होता है। इसका कोई नैदानिक (Clinical) महत्त्व नहीं है।

कपाल का व्यास
(Diameters of Skull) (देखें चित्र 9.3)

भ्रूणीय कपाल के अवरोहन (Engaging) व्यास उपस्थित नमन (Flexion) के अंश (Degree) पर निर्भर करता है। सिर के अग्र-पश्च (Antero-posterior) व्यास जो अवरोहित (Engage) हो सकते हैं, वे निम्नलिखित हैं–

अनुप्रस्थ (Transverse या तिरछा) व्यास जिसका संबंध प्रसव (Labour) की क्रियाविधि (Mechanism या रचनातंत्र) के साथ होता है, वे हैं – (चित्र 9.2)।

(1) द्विभित्तीय व्यास (Biparietal diameter) = 9.5 cm (3.75") जो दो भित्तीय उत्सेध (Parietal eminences) के बीच विस्तारित होता है।
(2) उपरि-अधोभित्तीय (Super-subparietal) व्यास=8.5 cm (3.5") जो एक भित्तीय उत्सेध के नीचे स्थित एक बिन्दु से लेकर सामने के किनारे के दूसरे भित्तीय उत्सेध के ऊपर एक बिन्दु तक विस्तारित होता है।

व्यास (Diameters)	सिर की मुद्रा (Attitude of the head)	गर्भस्थिति (Presentation)
(1) अधोपश्चकपाल-ब्रह्मबिन्दुक (Suboccipito-bregmatic) = 9.5 cm (3.75 इंच) जो ग्रीवा की घाटिका (Nape of neck) से लेकर ब्रह्मबिन्दु (या अग्र कलांतराल=Bregma) के केन्द्र तक विस्तारित होता है।	पूर्ण नमन (Complete flexion)	शीर्श (Vertex)
(2) अधोपश्चकपाल-ललाट (Sub-occipito-frontal) = 10 cm (4") जो ग्रीवा की घाटिका से लेकर अग्र कलांतराल के अग्र छोर या ललाट (Sinciput) तक विस्तारित होता है।	अपूर्ण नमन (Incomplete flexion)	शीर्श (Vertex)
(3) पश्चकपाल-ललाट (Occipito-frontal) = 11.5 cm (4.5") जो पश्चकपालीय उत्सेध (Eminence) से लेकर नासिका के आधार (Root of the nose or glabella) तक विस्तारित होता है।	पर्याप्त विचलन (Marked deflexion)	शीर्श (Vertex)
(4) चिबुक-उदग्र (Mento-vertical)=14 cm (5.5") जो चिबुक (या ठोड़ी=Chin) के मध्य विन्दु से लेकर सममितार्धी संधि (Sagittal suture) के उच्चतम (Highest) बिन्दु तक विस्तारित होता है।	आंशिक विस्तार (Partial extension)	भृकुटि (Brow)
(5) अधोचिबुक-उदग्र (Submento-vertical)=11.5 cm (4.5") जो मुँह (Mouth) और नासिका (Nose) के तल (Floor) के मिलन-स्थल (Junction) से लेकर सममितार्धी संधि के उच्चतम बिन्दु तक विस्तारित होता है।	अपूर्ण विस्तार (Incomplete extension)	चेहरा (Face)
(6) अधोचिबुक-ब्रह्मबिन्दुक (Submento-bregmatic) व्यास=9.5 cm (या 3.75′′) जो मुँह और नासिका के तल के मिलन-स्थल से लेकर ब्रह्मबिन्दु के केन्द्र तक विस्तारित होता है।	पूर्ण विस्तार (Complete extension)	चेहरा या आनन (Face)

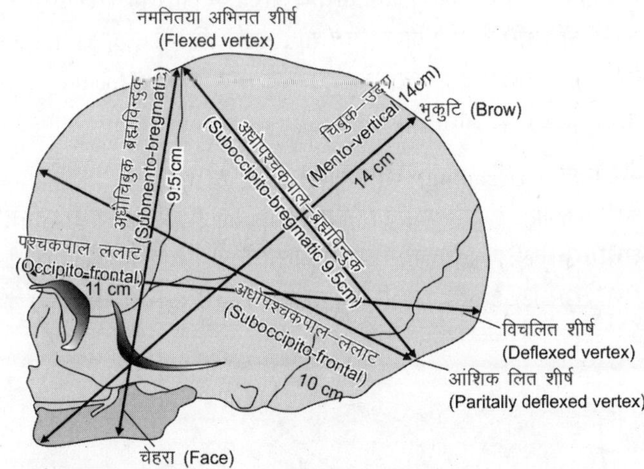

चित्र (Fig.) 9.3: भ्रूणीय कपाल के महत्त्वपूर्ण व्यास (Important diameters of fetal skull)

(3) द्विकपालास्थीय व्यास (Bitemporal diameter) = 8 cm (3.25") जो परिमंडलीय संधि (Coronal sutre) के दो अग्र-निचले छोरों (Antero-inferior ends) के बीच की दूरी होती है।

(4) द्विचूचुकाकार व्यास (Bi-mastoid diameter) = 7.5 cm (3") जो चूचुकाकार प्रवर्धों (Mastoid processes) के बीच की दूरी होती है। यह व्यास असंपीड्य (Incompressible) होता है तथा प्रासविक शल्यक्रिया (Obstetric operation) द्वारा इस व्यास की लम्बाई को कम करना असंभव होता है (देखें चित्र 9.3)।

परिधि (Circumferences): सिर-आरोहन (Engagement) के तल (Plane) की परिधि सिर की मुद्रा (Attitude) के अनुसार भिन्न होती है (सारणी 9.1)।

गढ़न (Moulding): यह प्रागामी (Forecoming) सिर की आकृति (Shape) का परिवर्तन है जबकि प्रसव के दौरान प्रतिरोधक जन्म मार्ग (Resistant birth passage) से वह आगे बढ़ रहा है। तथापि (However), सिर के आकार (Size) में बहुत कम परिवर्तन होता है क्योंकि कपाल (Skull) के अंदर वस्तु का आयतन असंपीड्य होता है यद्यपि प्रमस्तिष्क-मेरू द्रव (Cerebro-spinal fluid) और रक्त की अल्प मात्रा इस प्रक्रिया में खिसक (या निकल) जाती है। सामान्य प्रसव के दौरान कपाल के व्यास में सामान्यतः 4 mm का परिवर्तन (कमी) होता है।

क्रियाविधि (Mechanism): समकोण (90°) पर व्यास के अनुरूप दीर्घीकरण (Corresponding elongation) के साथ सिर के अवरोहित (Engaging) व्यास का संपीडन (Compression) होता है। (चित्र 9.4)।

इस प्रकार अग्रशीर्ष गर्भस्थिति (Anterior vertex presentation) के पर्याप्त नमनित (Flexed) सिर में चिबुक-उदग्र (Mento-vertical) व्यास में सिर के दीर्घीकरण के साथ अवरोहित अधोपश्चकपाल-ब्रह्मबिन्दुक (Suboccipito-bregmatic) व्यास संपीडित होता है जो अधोपश्चकपाल-ब्रह्मबिन्दुक से एक समकोण पर होता है। (देखें चित्र 9.5)।

प्रक्रिया के दौरान भित्तीय अस्थियों (Parietal bones) में निकटवर्ती अस्थियों, जैसे—पीछे की पश्चकपाल-अस्थि (Occipital bone), आगे की ललाट-अस्थि

सारणी (Table) 9.1: विभिन्न मुद्राओं में सिर की परिधि
(Circumferences of the head in different attitudes)

सिर की मुद्रा (Attitude of the head)	आरोहन का तल (Plane of engagement)	परिधि (Circumference)
(1) सम्पूर्ण नमन (Complete flexion)	द्विभित्तीय-अधोपश्चकपाल-ब्रह्मबिन्दुक (Biparietal-suboccipito-bregmatic) आकृति (Shape) – लगभग गोल (Round)	27.5 cm (11")
(2) विचलित (Deflexed)	द्विभित्तीय-पश्चकपाल-ललाट (Biparietal-occipito-frontal) आकृति-लगभग अंडाकार (Oval)	34 cm (13.5")
(3) अपूर्ण विस्तार (Incomplete extension)	द्विभित्तीय-चिबुक-उदग्र (Biparietal-mento-vertical) आकृति-बड़ा अण्डाकार (Bigger oval)	37.5 cm (15 inch)
(4) पूर्ण विस्तार (Complete extension)	द्विभित्तीय-अधोचिबुक-ब्रह्मबिन्दुक (Biparietal-submento-bregmatic) आकृति-लगभग गोल (Almost round)	27.5 cm (11")

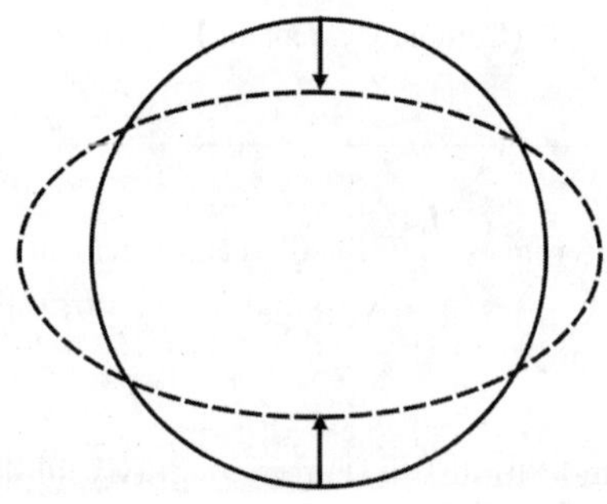

चित्र (Fig.) 9.4: आरेखीय प्रदर्शन जिसमें सिर के गढ़न (Moulding of head) के सिद्धान्त की रूपरेखा दिखायी गयी है।

(Frontal bones) तथा किनारों पर शंखास्थि (Temporal bones) पर अंशछादन (Overlapping) की प्रवृत्ति होती है। प्रथम शीर्ष अवस्थिति (Vertex position) में दाहिनी भित्तीय अस्थि में बायीं भित्तीय अस्थि पर आच्छादन (Overriding) करने की प्रवृत्ति होती है जो द्वितीय शीर्ष अवस्थिति में उत्क्रमित (Reverse उलटा) हो जाता है। जन्म के कुछ घंटे बाद गढ़न (Moulding) लुप्त (Disappear) हो जाता है।

श्रेणीकरण (Grading): तीन श्रेणीकरण होते हैं –

श्रेणी (Grade): 1: अस्थियों का स्पर्शन (Touching) परन्तु अंशछादन नहीं,
श्रेणी (Grade): 2: अंशछादन परन्तु आसानी से पृथक होता है तथा
श्रेणी (Grade): 3: बद्ध (या स्थिर) अंशछादन (Fixed overlapping)

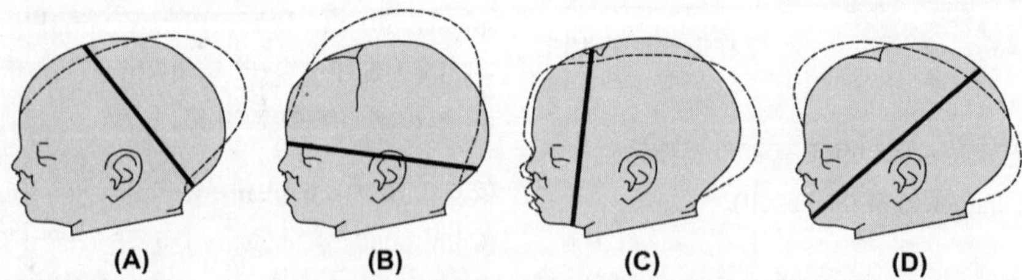

चित्र (Fig.) 9.5: शिरस्य गर्भस्थिति में गढ़न के प्रकार (Types of moulding in cephalic presentations) जिसे बिन्दुकित रेखा (Dotted line) द्वारा प्रदर्शित किया गया है – (A) पर्याप्त अभिनत सिर के साथ शीर्ष गर्भस्थिति (Vertex presentation with well-flexed head), (B) विक्षेपित (Deflexed) सिर (Sugar loaf head) के साथ शीर्ष गर्भस्थिति, (C) आननी गर्भस्थिति (Face presentation) तथा (D) भृकुटी गर्भस्थिति (Brow presentation)

महत्त्व (Importance)% गढ़न के निम्नलिखित महत्त्व होते हैं –

(1) अल्पगढ़न अनिवार्य और लाभदायक होता है। यह सिर को अधिक आसानी से जनन-नली से होकर आगे बढ़ने में समर्थ बनाता है।

(2) अतिगढ़न जैसाकि असंगति (Disproportion) में होता है, जो मस्तिष्क छदि के विदारण (Tearing of tentorium) या अधोदृढ़तानिका के रक्तश्राव (Subdural hemorrhage) के रूप में तीव्र अंतःकपालीय (Intracranial) बाधा उत्पन्न कर सकता है।

(3) गढ़न की आकृति श्रोणि (Pelvis) में घिरा हुआ सिर की अवस्थिति (Position) के संबंध में एक उपयोगी सूचना हो सकती है।

शीर्ष अनुकल्प (Succedaneum): यह सूजन (Swelling) का निर्माण है जो सम्पर्क की मेखला (Girdle) के नीचे शिरोवल्क (Scalp) की परतों में द्रव के धारण के कारण होती है। सम्पर्क की मेखला या तो अस्थिमय (Bony) या प्रसरणीय गर्भाशय-ग्रीवा (Dilating cervix) या भगीय वलय (Vulvar ring) होती है। सूजन विसरित (Diffused), दलदली (Boggy या पंकमय) तथा संधिरेखा (Suture line) द्वारा सीमित नहीं होती है। (देखें चित्र 9.6)। यह शिरस्य हेमाटोमा (Cephalhematoma) के साथ भ्रमित हो सकता है। जन्म के 24 घंटे बाद यह स्वतः लुप्त (Disappear) हो जाता है।

निर्माण की क्रियाविधि (Mechanism of formation): जबकि प्रसरणीय (Dilating) गर्भाशय-ग्रीवा (Cervix) या भगीय वलय (Vulvar ring) पर दबाव डालने के लिए सिर नीचे आता है, उपरिशायी शिरोवल्क (Overlying scalp) दबाव से मुक्त होता है परन्तु सम्पर्क की मेखला (Girdle) की सम्पूर्ण परिधि के साथ सम्पर्क में ऊतकों का संपीडन (Compression) होता है। यह शिरीय (Venous) वापसी तथा शिरोवल्क (या सिर की खाल) के असमर्थित क्षेत्र से लसीका-निकास (Lymphatic drainage) के साथ हस्तक्षेप करता है जिसके कारण द्रव की रूद्धता (Stagnation) तथा शिरोवल्क में सूजन की उपस्थिति होती है (देखें चित्र 9.6)। शीर्ष (Caput या सिर) प्रायः झिल्ली के विदार (Rupture of the membranes) के बाद पाया जाता है।

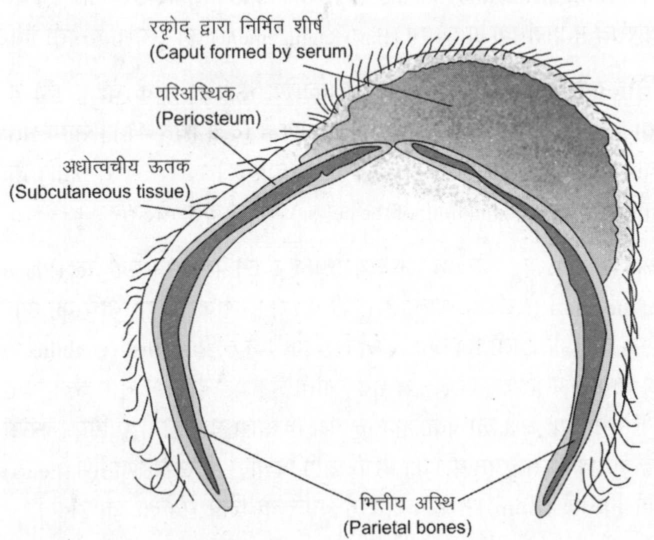

चित्र (Fig.) 9.6: शीर्ष अनुकल्प का निर्माण
(Formation of caput succedaneum)

महत्त्व (Importance): शीर्ष अनुकल्प का महत्त्व निम्नलिखित है– (1) यह दीर्घकाल के लिए सिर की स्थिर अवस्थिति (Static position) को सूचित करता है। (2) शीर्ष (या सिर) के स्थान निर्धारण (Location) से श्रोणि (Pelvis) में घिरे हुये सिर की अवस्थिति (Position) तथा प्राप्त नमन के अंश (Degree of flexion) के बारे में एक विचार की प्राप्ति होती है। बायीं अवस्थिति में दाहिनी भित्तीय अस्थि (Parietal bone) पर शीर्ष स्थित होता है तथा दाहिनी अवस्थिति में बायीं भित्तीय अस्थि पर शीर्ष स्थित होता है। वर्धमान (Increasing) नमन के साथ शीर्ष अधिक पश्च रूप से (Posteriorly) स्थित होता है।

मातृक श्रोणि (Maternal Pelvis)

प्रासूतिक (Obstetrical) दृष्टिकोण से अस्थिमय श्रोणि (Bony pelvis) पर पृथक रूप से विचार करने की अपेक्षा पूर्णरूप में विचार करना उपयोगी होता है। वर्णनात्मक प्रयोजन के लिए एक संधित (Articulated) श्रोणि चार अस्थियों – दो अनामी अस्थि (Two innominate bone), त्रिकास्थि (Sacrum) तथा अनुत्रिक (Coccyx कॉक्सिक्स) द्वारा निर्मित होती है। ये चार **संधियों** (Joints): दो त्रिक श्रोणीय संधि (Two sacro-iliac joints), त्रिक-अनुत्रिक संधि (Sacro-coccygeal joint) तथा जघन संधानक (Symphysis pubis) द्वारा एक साथ संयुक्त होते हैं।

संरचनात्मक रूप से (Anatomically) श्रोणि एक लघु श्रोणि और एक दीर्घ श्रोणि (A true pelvis and a false pelvis) में विभाजित होती है जिसकी सीमा-रेखा श्रोणि का किनारा (Brim) होता है। प्रत्येक पार्श्व (Side) पर अग्र से पश्च तक श्रोणि के किनारे पर अस्थिमय सीमा चिन्ह (Bony landmarks) हैं – जघन संधानक (Symphysis pubis) की उपरी सीमा-रेखा, जघन-शिखर (Pubic crest), जघन गुलिका (Pubic tubercle), कंकत-रेखा (Pectineal line), श्रोणि-जघन उत्सेध (Iliopubic eminence), श्रोणि-कंकल-रेखा (Iliopectineal line), त्रिक-श्रोणीय संधि (Sacroiliac articulation), त्रिकास्थि (Sacrum) के पक्षक की अग्र सीमा (Border) तथा त्रिक प्रोत्तुंग (Sacral promontory) (देखें चित्र 9.7)।

दीर्घ श्रोणि (False Pelvis)

दीर्घ श्रोणि का निर्माण अनामी अस्थियों (Innominate bones) के श्रोणीय (Iliac) भागों द्वारा होता है तथा ऊपर से श्रोणीय शिखर (Iliac crests) द्वारा सीमित होता है। इसका अल्प प्रासूतिक (Obstetric) महत्त्व होता है, इसे छोड़कर कि इसके मापन से निश्चित सीमा तक लघु (True) श्रोणि के आकार और आकृति का अनुमान लगाया जा सकता है। इसका केवल प्रासूतिक (या प्रासविक) कार्य गर्भावस्था के दौरान वर्धित गर्भाशय (Enlarged uterus) को सहारा देना है। इसका सीमांत (Boundaries) है– पश्च से (Posteriorly) कटि-कशेरुका (Lumbar vertebrae), पार्श्विक रूप से (Laterally) श्रोणीय खात (Iliac fossa) तथा अग्ररूप से (Anteriorly) अग्र उदरीय दिवाल (Anterior abdominal wall)।

लघु श्रोणि (True Pelvis)

लघु श्रोणि का प्रसूति-विशेषज्ञ के लिए महत्त्व है – यह उस नली (Canal) का निर्माण करती है जिससे होकर भ्रूण को आगे बढ़ना है। आगे से यह

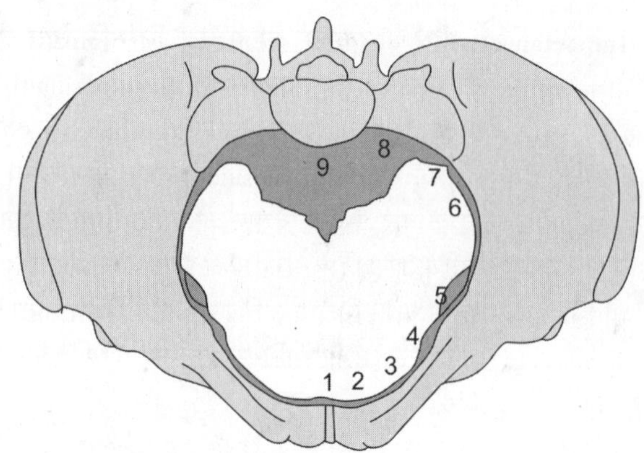

चित्र (Fig.) 9.7: श्रोणि के किनारे (Brim of the pelvis) पर अस्थिमय सीमा-चिन्ह (Bony landmarks) जो दीर्घ (False) श्रोणि से लघु (True) श्रोणि का पृथक करता है: 1) जघन संधानक, (2) जघन शिखर, (3) जघन-गुलिका (Pubic tubercle), (4) कंकत रेखा (Pectineal line), (5) श्रोणि-जघन उत्सेध (Ilio-pubic eminence), (6) श्रोणि-कंकत रेखा (Ilio-pectineal line), (7) त्रिक-श्रोणीय संधि (Sacro-iliac articulation), (8) त्रिकास्थि के पक्षक की अग्रसीमा (Anterior border of the ala of sacrum) तथा, (9) त्रिक-प्रोत्तुंग (Sacral promontory)

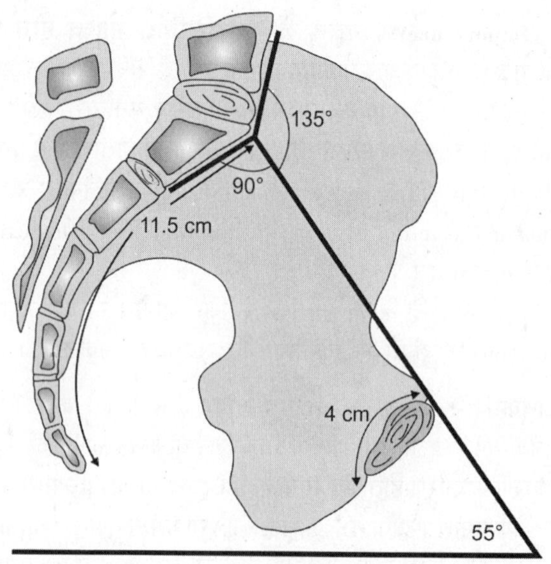

चित्र (Fig.) 9.8: आरेखीय (Diagrammatic) प्रदर्शन जिसमें प्रवेशिका का तल (Plane of the inlet), श्रोणि की नति (Inclination of the pelvis), त्रिकास्थि कोण (Sacral angle) तथा श्रोणि की गहराई (Depth) दिखायी गयी है।

छिछली (Shallow) है जो जघन संधानक (Symphysis pubis) द्वारा निर्मित होती है जिसकी लम्बाई 4 cm (1.6") होती है। यह पश्चरूप से गहरी होती है जो त्रिकास्थि (Sacrum) तथा अनुत्रिक (Coccyx) द्वारा निर्मित होती है जिसकी माप 11.5 cm (4.6") होती है। वर्णन के प्रयोजन से यह प्रवेशिका (Inlet), कोटर (Cavity) तथा निर्गम द्वार (Outlet) में विभाजित होती है।

प्रवेशिका या प्रवेशद्वार (Inlet)

चूँकि प्रवेश-द्वार श्रोणि का किनारा (Brim या तट) होता है, अतः प्रवेशिका की परिधि का निर्माण अस्थिमय सीमाचिन्ह (Bony landmarks) द्वारा होता है। आकृति (Shape): प्रवेशद्वार लगभग गोल होता है तथा अग्र-पश्च व्यास सबसे छोटा (Shortest) होता है।

तल (Plane): यह एक काल्पनिक चपटी सतह है जो अस्थिमय स्थल द्वारा परिबद्ध (Bounded) होती है जैसाकि किनारे (Brim) का होता है। यह सही रूप में एक गणितीय तल नहीं होता है और इसलिए इसे प्रायः ऊपरी संकीर्णी (Superior strait) के रूप में उल्लेख किया जाता है।

नति (Inclination=झुकाव): उर्ध्व (Erect सीधा) स्थिति में श्रोणि आगे की ओर झुकी होती है। इस प्रकार प्रवेशिका का तल क्षैतिज (Horizontal) के साथ लगभग 55° का कोण बनाता है जिसे नति का कोण (Angle of inclination) कहा जाता है। नति के मापन की अन्य विधि विकिरण चित्रण (Radiography) है जिसमें प्रवेशिका के तल तथा पंचम कटि-कशेरूका (5th lumbar vertebra) के पिण्ड (Body) के अग्र भाग के बीच कोण लिया जाता है। यह कोण सामान्यतः 135° होता है। देखें चित्र 9.8।

जब पंचम कटि-कशेरूका (Fifth lumbar vertebra) के त्रिकास्थि के साथ संयोजन (Sacralisation) के कारण नति के कोण में वृद्धि होती है तो इसे उच्चनति (High inclination) कहते हैं। उच्चनति का प्रासूतिक महत्त्व (Obstetric significance) होता है, वे हैं – (1) अवरोहन (Engagement) में विलम्ब होता है क्योंकि गर्भाशयी अक्ष (Uterine axis) प्रवेशिका के साथ मेल करने में विफल हो जाता है। (2) यह पश्चकपाल-पश्च अवस्थिति (Occipito-posterior position) के लिए अनुकूल होती है। (3) दीर्घ जनन नली (Long birth canal) तथा चपटा त्रिकास्थि (Flat sacrum) जो आंतरिक घुमाव को बाधित करती है, के कारण सिर के अवरोहण (Descent) में कठिनाई होती है।

त्रिक-कशेरूका (Sacral vertebra) के प्रथम खण्ड के कटिकरण (Lumbarization) की स्थिति में नति का कोण कम हो सकता है जिसे निम्न नति (Low inclination) कहते हैं। इसका कोई प्रासूतिक महत्त्व नहीं है। यह वास्तव में प्रारंभिक अवरोहन (Early engagement) को सुगम्य बनाती है।

त्रिक-कोण (Sacral angle): यह त्रिकास्थि (Sacrum) के दो खण्डों के साथ वास्तविक युग्मित द्वारा निर्मित कोण है (देखें चित्र 9.8)। सामान्यतः यह 90° से अधिक होता है। कम अंश के एक त्रिक-कोण से श्रोणि का नलिकाकरण (Funnelling of the pelvis) का संकेत मिलता है।

अक्ष (Axis): यह एक मध्य लम्बीय रेखा है जिसे प्रवेश-मार्ग के तल (Plane of the inlet) से खींचा जाता है (देखें 9.17)। इसकी दिशा नीचे की ओर पीछे की ओर होती है। जब विस्तारित होती है तो यह नाभि (Umbilicus) से होकर अनुत्रिक (Coccyx) तक जाती है। यह इसरूप में महत्त्वपूर्ण है कि गर्भाशयी अक्ष का प्रवेशिका के अक्ष के साथ मेल होना चाहिए जिससे कि गर्भाशयी संकुचन बल का प्रसार सही दिशा में हो सके तथा भ्रूण (Fetus) को किनारे (Brim) से होकर आगे बढ़ने के लिए धकेला जा सके।

व्यास (Diameters): व्यासों के मापन सभी लगभग (Approximate) समान होते हैं तथा अल्प विचलन अपवाद के बजाय नियम (Rule) होता है।

अग्र-पश्च (Antero-posterior) [पूर्ण संयुग्मी (True conjugate), संरचनात्मक संयुग्मी (Anatomical conjugate), दीर्घकालिक संयुग्मी (Conjugate vera)]: यह त्रिकास्थि प्रोत्तुंग (Sacral promontory) के मध्यबिन्दु से लेकर जघन-संधानक (Symphysis pubis) के ऊपरी किनारे की आंतरिक सीमा रेखा तक के बीच की दूरी है। (देखें चित्र 9.9)। इसकी लम्बाई 11 cm (4.4") होती है। यह अग्र-पश्चतल में प्रवेशिका (Inlet) का सबसे छोटा व्यास नहीं होता है। व्यवहार में पूर्ण संयुग्मी (True conjugate) का सीधे मूल्यांकन नहीं किया जा सकता है। तथापि (However), मापन के लिए विकर्ण संयुग्मी (Diagonal conjugate) से 1.2 cm (.5") घटाया जाता है। इस प्रकार जघन संधानक की नति (या झुकाव), मोटाई और ऊँचाई के लिए समायोजन की क्षमता होती है।

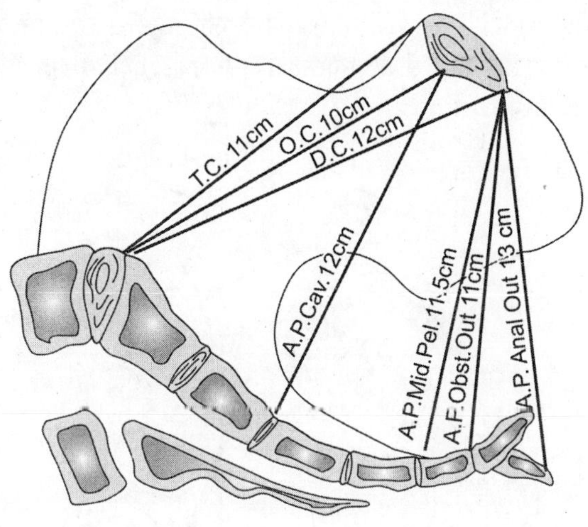

चित्र (Fig.) 9.9: श्रोणि का सममितार्धी खण्ड (Sagittal section of the pelvis) जिसमें विभिन्न तलों (Planes) पर अग्र पश्च व्यासों को प्रदर्शित किया गया है।

प्रासूतिक संयुग्मी (Obstetric conjugate): त्रिकास्थि-प्रोत्तुंग (Sacral promontory) का मध्य बिन्दु से जघन संधानक की आंतरिक सतह पर मध्यरेखा में उदग्र अस्थिमय प्रक्षेप तक के बीच की दूरी है। देखें चित्र 9.9।

बिन्दु (Point) उसके ऊपरी किनारे के कुछ नीचे होता है। यह प्रवेशिका (Inlet) के अग्र-पश्च तल में बसा छोटा अग्र-पश्च व्यास होता है। इसकी लम्बाई 10cm (4") होती है। इसका नैदानिक रूप से (Clinically) मूल्यांकन नहीं किया जा सकता है परन्तु विकर्ण संयुग्मी (Diagonal conjugate) से 1.5-2 cm (.75") घटाकर ज्ञात किया जा सकता है या पार्श्विक विकिरण श्रोणीमापी (Lateral radiopelvimetry) द्वारा।

विकर्ण संयुग्मी (Diagonal conjugate): यह जघन संधानक (Symphysis pubis) के निचले किनारे से त्रिकास्थि-प्रोत्तुंग पर मध्यबिन्दु तक की दूरी होता है। इसकी लम्बाई 12 cm (4.8") होती है।

विलंबित गर्भावस्था (Late pregnancy) में या प्रसव (Labour) में श्रोणीय (Pelvic) मूल्यांकन के दौरान विकर्ण संयुग्मी की माप होती है। प्रासूतिक संयुग्मी ज्ञात करने के लिए विकर्ण संयुग्मी से 1.5-2 cm घटाया जाता है जो जघन संधानक की ऊँचाई, मोटाई और नति पर निर्भर करता है।

कैसे मापना है ? (How to measure?): रोगी को पृष्ठीय स्थिति (Dorsal position) में रखकर उसकी योनि (Vagina) में दो अंगुलियों का प्रवेश करना है जिसमें अपूतिक (Aseptic) सावधानी रखनी है। अंगुलियों को अग्र त्रिकास्थि वक्रता (Anterior sacral curvature) पर चलाना है। सामान्य श्रोणि (Normal pelvis) में त्रिकास्थि-प्रोत्तुंग (Sacral promontory) का अनुभव करना कठिन होता है या कठिनाई के साथ कुछ अनुभव होता है। तथापि (However), प्रोत्तुंग पर पहुँचने के लिए कोहनी (Elbow) और कलाई (Wrist) को पर्याप्त दबाना है तथा अंगुलियों को ऊपर की दिशा में गतिशील करना है। जिस बिन्दु (या स्थल=Point) पर अंगुली से अस्थि (Bone) पीछे की ओर झुकती है, वह त्रिकास्थि-प्रोत्तुंग होता है। उसके बाद अंगुलियों को जघन संधानक (Symphysis pubis) के नीचे गतिशील (Mobilise) करना है तथा बायें हाथ की तर्जनी अंगुली (Index finger) द्वारा दस्ताने युक्त (Gloved) तर्जनी पर एक चिन्ह लगाना है। देखें चित्र 9.10।

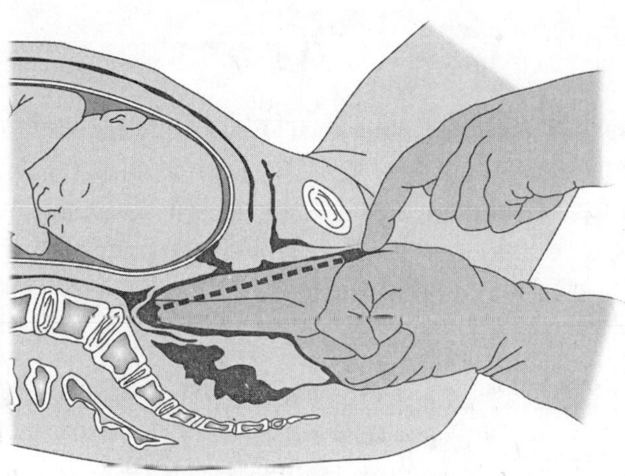

चित्र (Fig.) 9.10: विकर्ण संयुग्मी का मापन (Measurement of diagonal conjugate)

आंतरिक अंगुलियों को हटा लिया जाता है तथा चिन्ह और मध्य अंगुली के शीर्ष के बीच की दूरी विकर्ण संयुग्मी की माप होती है। व्यावहारिक प्रयोजन के लिए यदि मध्य अंगुली प्रोत्तुंग पर पहुँचने में विफल हो जाती है या कठिनाई के साथ इसे स्पर्श करती है तो यह संभावना होती है कि औसत आकार के सिर को आगे बढ़ने के लिए संयुग्मी पर्याप्त होता है।

अनुप्रस्थ व्यास (Transverse diameter): श्रोणि-कंकत रेखाओं (Iliopectineal lines) पर श्रोणीय किनारे (Pelvic brim) पर दो दूरतम (Farthest) बिन्दुओं के बीच की दूरी को अनुप्रस्थ व्यास कहते हैं। इसकी लम्बाई 13cm (5.2") होती है। (देखें चित्र 9.11)।

व्यास प्रायः त्रिकास्थि-प्रोत्तुंग के थोड़ा निकट होता है तथा किनारा (Brim) को अग्र और पश्च खण्ड में विभाजित करता है। सिर एक व्यास से होकर किनारे को पार करता है। इस व्यास को उपलब्ध या प्रासूतिक अनुप्रस्थ (Available or obstetrical transverse) कहा जाता है। इसे एक व्यास के रूप में वर्णन किया जाता है जो मध्य बिन्दु पर अग्र-पश्च व्यास को द्विभाजित करता है। इस प्रकार प्रासूतिक अनुप्रस्थ या तो संरचनात्मक (Anatomical) अनुप्रस्थ के बराबर या इससे कम होता है।

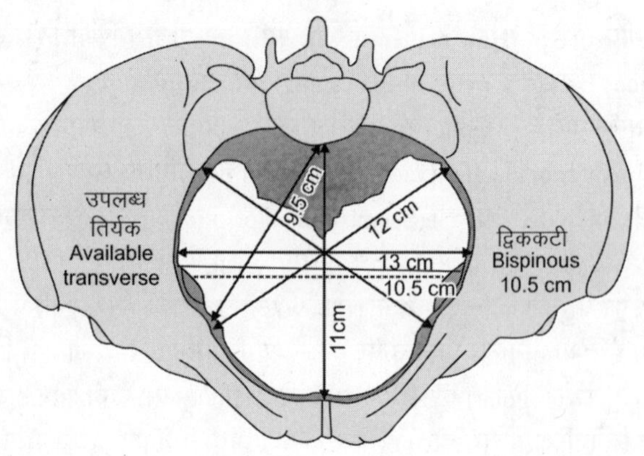

चित्र (Fig.) 9.11: प्रासूतिक महत्त्व की प्रवेशिका के विभिन्न व्यास (Different diameters of the inlet of obstetrical importance)। द्विकंकटी व्यास (Bispinous diameters) का भी प्रदर्शन किया गया है।

तिर्यक व्यास (Oblique diameters): दो तिर्यक व्यास-दाहिना और बायाँ, होते हैं। प्रत्येक व्यास के त्रिक-श्रोणीय संधि (Sacro-iliac joint) से लेकर प्रतिमुख (Opposite) श्रोणि-जघन उत्सेध (Ilio-pubic eminence) तक विस्तारित होता है जिसकी लम्बाई 12 cm (4.8") होती है। दाहिने या बायें त्रिक-श्रोणीय संधि को सूचित करता है जिससे यह आरम्भ होता है। (देखें चित्र 9.11)।

त्रिक-श्रोणि उलूखल (Sacro-cotyloid): इसकी माप 9.5 cm (3.8") होती है। यह त्रिकास्थि प्रोत्तुंग (Sacral promontory) के मध्यबिन्दु से श्रोणि जघन उत्सेध के बीच की दूरी होती है (देखें चित्र 9.11), यह सिर के द्विभित्तीय (Biparietal) व्यास द्वारा अधिकृत स्थान को सूचित करता है जब सिर श्रोणि के किनारे को पार करता है।

कोटर (Cavity)

कोटर श्रोणि (Pelvis) का खण्ड होता है जो ऊपर से प्रवेश-मार्ग (Inlet) द्वारा तथा नीचे से न्यूनतम श्रोणीय विस्तार (Pelvic dimension) के तल द्वारा परिबद्ध (Bounded) होता है।

आकृति (Shape): यह लगभग गोल होता है।

तल (Plane): इसका तल जघन संधानक (Symphysis pubis) की पश्च सतह के मध्य बिन्दु से द्वितीय और तृतीय त्रिक-कशेरूका (Sacral vertebrae) के मिलन-स्थल (Junction) तक विस्तारित होता है (देखें चित्र 9.17)। इसे वृहतम श्रोणीय विस्तार का तल (Plane of greatest pelvic dimensions) कहा जाता है। यह श्रोणि का सर्वाधिक विस्तृत तल होता है और आकृति में लगभग गोल होता है।

अक्ष (Axis): यह कोटर के तल में खींची गयी मध्य लम्बीय रेखा होती है। इसकी दिशा लगभग नीचे की ओर होती है (देखें चित्र 9.17)।

व्यास (Diameters)

अग्र-पष्च व्यास (Antero-posterior diameter): इसकी लम्बाई 12 cm (4.8") होती है। इसकी माप जघन-संधानक की पश्च सतह के मध्य बिन्दु से द्वितीय और तृतीय त्रिकास्थि-कशेरूका (Sacral vertebrae) के मिलन-स्थल (जंक्शन) तक की जाती है। देखें चित्र 9.9।

अनुप्रस्थ व्यास (Transverse diameter): लम्बाई = 12 cm (4.8 inch) इसकी सही रूप में माप नहीं की जा सकती है क्योंकि इसके स्थल (Points) कोमल ऊतकों (Tissues) पर स्थित होते हैं जो त्रिकास्थि-नितम्बी खाँचों (Sacro-sciatic notches) तथा श्रोणि-रंध्रों (Obturator foramina) को आच्छादित करते हैं।

वहिर्गम या निर्गम द्वार (Outlet) प्रासूतिक वहिर्गम (Obstetrical outlet): यह श्रोणि (Pelvis) का खण्ड है जो ऊपर से न्यूनतम श्रोणीय विस्तार द्वारा तथा नीचे से संरचनात्मक (Anatomical) वहिर्गम द्वारा परिबद्ध होता है। देखें चित्र 9.12।

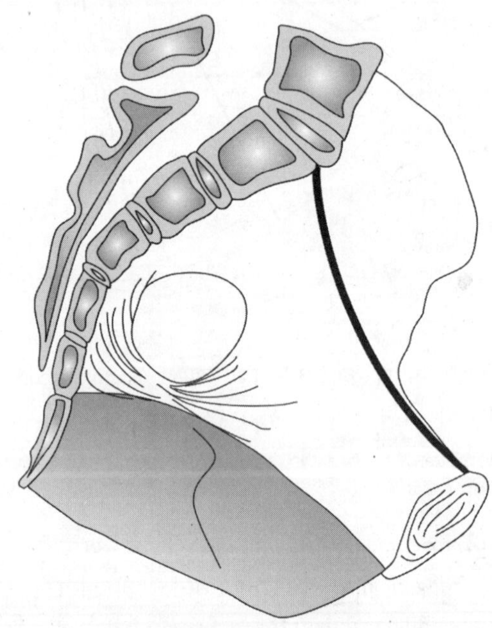

चित्र (Fig.) 9.12: प्रासूतिक वहिर्गम छायादार क्षेत्र (Obstetrical outlet, shaded area)

इसकी अग्र (Anterior) दिवाल जघन-चाप (Pubic arc) पर अपर्याप्त होती है, इसकी पार्श्विक (Lateral) दिवाल का निर्माण श्रोणीय अस्थियों (Ischial bones) द्वारा होता है तथा पश्च (Posterior) दिवाल में अनुत्रिक (Cocyx) का सम्पूर्ण शामिल होता है।

आकृति (Shape): यह अग्र पश्चरूप से अण्डाकार (Oval) होता है।

तल (Plane): तल को अन्य प्रकार से न्यूनतम श्रोणीय विस्तार का तल (Plane of least pelvic dimension) या संकीर्ण श्रोणीय तल (Narrow pelvic plane) भी कहा जाता है। यह तल जघन-संधानक (Symphysis pubis) की निचली सीमा रेखा से श्रोणीय कंटक (Ischial spines) तक विस्तारित होता है तथा पश्चरूप से पंचम त्रिक-कशेरूका (5th sacral vertebra) के शीर्ष से मिलता है। श्रोणि (Pelvis) में यह सर्वाधिक संकीर्ण तल होता है और उन्नायक गुदा पेशियों (Levator ani muscles) के मूल के लगभग अनुरूप (Corresponding) होता है। यही वह तल है जिस पर आंतरिक घुमाव (Rotation) होता है। यह श्रोणीय अक्ष के अग्र वक्र (Anterior curve) के आरंभ को भी प्रकट (Mark) करता (या चिन्हित करता) है। यह एक सीमा चिन्ह (Landmark) है जिसका उपयोग उपस्थीय तंत्रिका रोध (Pudendal nerve block) वेदनाहरण (Analgesia) के लिए किया जाता है। यह अनियमितरूप से अण्डाकार होता है तथा श्रोणीय कंटक द्वारा प्रत्येक किनारे पर खींचा (Notch) जाता है।

व्यास (Diameters)

अनुप्रस्थ (Transverse): Syn: द्विकंटकी (Bispinous): इस व्यास की लम्बाई 10.5 cm (4.2") होती है। यह दो श्रोणीय कंटकों (Ischial spines) के शीर्षों के बीच की दूरी है।

अग्र-पश्च (Anterior-posterior): लम्बाई=11 cm (4.4"): यह जघन संधानक की निचली सीमारेखा से त्रिकास्थि (Sacrum) तक विस्तारित होता है। देखें चित्र 9.10।

पश्च सममितार्धी (Posterior sagittal): लम्बाई = 5 cm (2"): यह त्रिकास्थि का शीर्ष और द्विकंटकी व्यास के मध्य बिन्दु के बीच दूरी होता है।

	किनारा या मुंह Birm	कोटर Cavity	वहिर्गम Outlet
अग्र-पश्च Antero-posterior	11	12	13
तिर्यक Oblique	12	12	
अनुप्रस्थ Transverse	13	12	11

चित्र (Fig.) 9.13: प्रवेशिका (Inlet), कोटर (Cavity) तथा वहिर्गम (Outlet) के व्यासों (Diameters) का संयुक्त मापन (Composite measurements) (cm में)

अक्ष (Axis): यह त्रिक-प्रोत्तुंग (Sacral promontory) के साथ तल के केन्द्र को मिलानेवाली रेखा द्वारा सूचित होता है।

संरचनात्मक वहिर्गम (Anatomical outlet): इसे अन्य प्रकार से अस्थिमय वहिर्गम (Bony outlet) भी कहा जाता है। यह आगे से जघन संधानक की निचली सीमा रेखा द्वारा, पार्श्विकरूप से (Laterally) श्रोणि जघन शाखाओं (Ischio-pubic rami), श्रोणीय अस्थि-प्रोत्थ (Ischial tuberosity) तथा त्रिकास्थि-प्रोत्थ बंधन (Sacro-tuberous ligament) द्वारा और पश्चरूप से अनुत्रिक (Coccyx) के शीर्ष द्वारा परिबद्ध (Bounded) होता है। (देखें चित्र 9.14)। इस प्रकार इसमें एक समान (Common) आधार के साथ दो त्रिभुजाकार तल होते हैं और इस आधार का निर्माण श्रोणीय अस्थि प्रोत्थों को मिलाने वाली रेखा द्वारा होता है। अग्रत्रिभुज के शीर्ष का निर्माण जघन-चाप (Pubic arch) द्वारा तथा पश्च त्रिभुज के शीर्ष का निर्माण अनुत्रिक के शीर्ष द्वारा होता है।

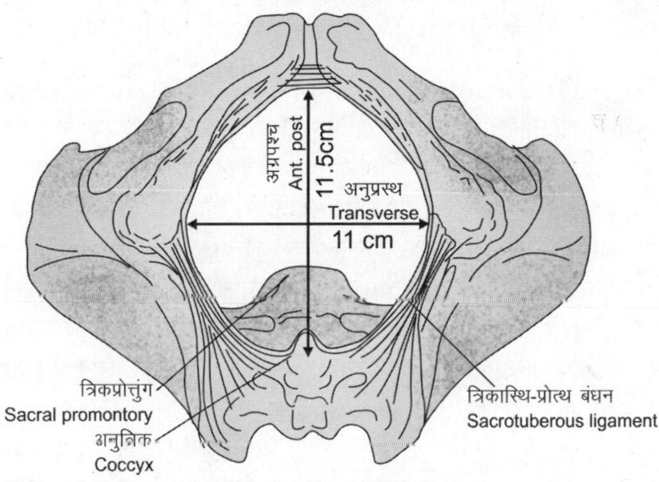

चित्र (Fig.) 9.14: संरचनात्मक वहिर्गम की सीमा–रेखा और उसका मापन (Boundary of the anatomical outlet with its measurement)

आकृति (Shape): यह हीरे (Diamond) की आकृति का होता है।

तल (Plane): इसका निर्माण अनुत्रिक (Coccyx) के शीर्ष के साथ जघन संधानक (Symphysis pubis) की निचली सीमा रेखा को मिलानेवाली रेखा द्वारा होता है। (देखें चित्र 9.17)। यह क्षितिज (Horizontal) के साथ 10^0 का कोण बनाता है।

अक्ष (Axis): यह एक मध्य-लम्बीय रेखा है जिसे वहिर्गम के तल पर खींचा जाता है। इसकी दिशा नीचे की ओर और आगे की ओर होती है। (देखें चित्र 9.17)।

व्यास (Diameters)

अग्र-पश्च (Anterior-posterior): यह व्यास जघन संधानक की निचली सीमा-रेखा से अनुत्रिक के शीर्ष तक विस्तारित होता है जिसकी लम्बाई 13 cm (5.2") होती है जिसे प्रसव (Labour) की द्वितीय अवस्था में पीछे की ओर धकेला जाता है जब सिर योनि-द्वार (Introitus) से होकर आगे

बढ़ता है। अनुत्रिक (Coccyx) के साथ सामान्य स्थिति में इसकी लम्बाई 2.5 cm (1") कम होती है। देखें चित्र 9.9।

अनुप्रस्थ (Transverse): Syn:अंतरा गाँठदार (Intertuberous): इसकी लंबाई 11cm (4.4") होती है जो श्रोणीय अस्थिप्रोत्थों या गाँठों (Ischial tuberosities) के आंतरिक सीमांतों (Borders) के बीच की दूरी होती है।

पश्च-सममितार्धी व्यास (Posterior sagittal diameter): लम्बाई 8.5 cm (3.4") होती है। यह त्रिकास्थि-अनुत्रिक संधि (Sacro-coccygeal joint) तथा वहिर्गम के अनुप्रस्थ व्यास (TDO=Transverse diameter of outlet) के मध्य बिन्दु के बीच की दूरी होती है। नैदानिकरूप से (Clinically) इसका मापन त्रिकास्थि-अनुत्रिक संधि तथा गुदा (Anus या मलद्वार) के अग्र किनारे (Margin) के बीच की दूरी द्वारा होता है।

अघोजघन कोण (Subpubic angle): इसका निर्माण दो अवरोही (Descending) जघन-शाखाओं (Pubic rami) की निकटता द्वारा होता है। सामान्य स्त्री की श्रोणि (Pelvis) में यह कोण 85° का होता है।

जघन-चाप (Pubic arch): दोनों किनारों की अवरोही शाखाओं (Descending rami) द्वारा निर्मित जघन-चाप का प्रासूतिक (Obstetric) महत्त्व होता है। सामान्यतः अधोजघन चाप के शीर्ष के 2 cm नीचे के स्तर पर जघन शाखाओं के बीच इसकी माप 6 cm होती है। नैदानिक रूप से 3 (तीन) अंगुलियों को अगल-बगल रखकर इसका मूल्यांकन किया जाता है।

जितना अधिक संकीर्ण जघन-चाप होगा उतना ही अधिक पीछे की ओर सिर विस्थापित (Displaced) होगा तथा इसके लिए उपलब्ध स्थान उतना ही कम होगा। सामान्यतः अधोजघन चाप (Subpubic arch) गोलाकार होता है तथा जघन संधानक (Symphysis pubis) के नीचे कम स्थान व्यर्थ (या बरबाद) होता है। जब 9.3 cm व्यास का गोल डिस्क [पर्याप्त अभिनत (Flexed) भ्रूणीय सिर (Fetal head) का व्यास] चाप के नीचे रखा जाता है तो जघन संधानक और डिस्क की परिधि के बीच की दूरी का मापन होता है। यह मापन मोरिस का अपव्यय स्थान (Waste place of Morris) होता है जिसे एक सामान्य श्रोणि (Normal pelvis) में 1 cm से अधिक नहीं होना चाहिए।

उपलब्ध अग्र-पश्च व्यास (Available anterior-posterior diameter): जब मोरिस का अपव्यय स्थान 1 cm से अधिक होता है तो वहिर्गम (Outlet) के अग्र-पश्च का अग्र बिन्दु (Point) जघन-शाखाओं (Pubic rami) पर जघन-संधानक के नीचे एक दूरी तक विस्तारित होता है जो मोरिस के अपव्यय स्थान के समतुल्य (Equivalent) होता है। (देखें चित्र 9.15A to C)। कथित बिन्दु (Said point) और त्रिकास्थि के शीर्ष (Tip of the sacrum) के बीच की दूरी को वहिर्गम का उपलब्ध अग्र-पश्च व्यास कहा जाता है। यही वह व्यास है जिससे होकर सिर अस्थिमय (Bony) वहिर्गम से बाहर निकलता है।

मध्य श्रोणि (Mid Pelvis)

मध्य श्रोणि, श्रोणि का खण्ड होता है जो ऊपर से वृहतम (Greatest) श्रोणीय विस्तार (Dimensions) द्वारा तथा नीचे से एक मध्य श्रोणीय तल (Plane) द्वारा परिबद्ध होता है।

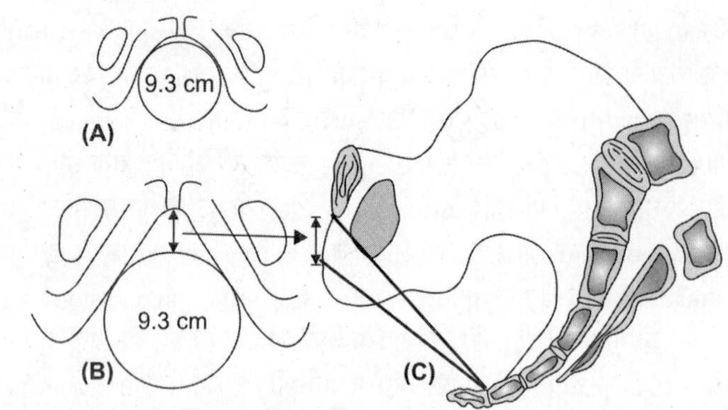

चित्र (Fig.) 9.15: (A) सामान्य जघन-चाप (Normal pubic arch), (B) मोरिस के अपव्यय स्थान (Waste space of Morris) तथा (C) वहिर्गम के उपलब्ध अग्र-पश्च व्यास (Available antero-posterior diameter of the outlet) का आरेखीय (Diagrammatic) प्रदर्शन।

मध्यश्रोणीय तल (Midpelvic plane): मध्य श्रोणीय तल का विस्तार जघन संधानक के निचले सीमांत से आरम्भ होता है तथा श्रोणीय कंटकों (Ischial spines) के स्तर से होकर S_4 तथा S_3 के मिलन-स्थल (Junction) या त्रिकास्थि (Sacrum) के शीर्ष तक होता है जो त्रिकास्थि की आकृति (Configuration) पर निर्भर करता है। यदि तल (Plane) पंचम (5th) त्रिकास्थि से मिलता है तो यह न्यूनतम श्रोणीय विस्तार के तल के साथ पड़ता है। यदि तल S_4 और S_3 के मिलन स्थल से मिलता है तो तल पश्चरूप से एक फान (Wedge) बन जाता है। देखें चित्र 9.16A and B।

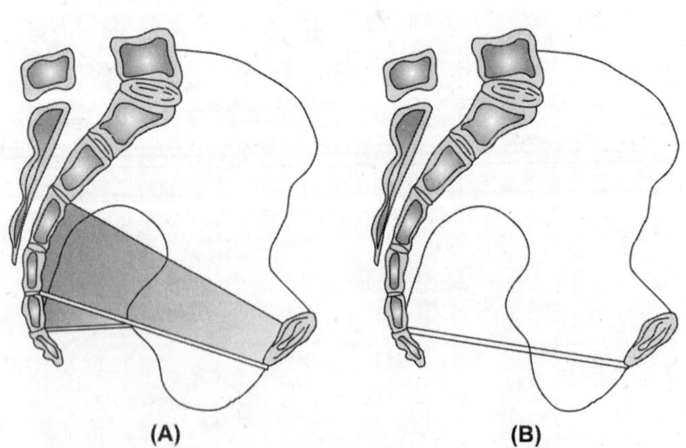

चित्र (Fig.) 9.16: मध्य श्रोणि (Mid pelvis) और मध्यश्रोणीय तल (Mid pelvic plane) का आरेखीय (Diagrammatic) प्रदर्शनः– (A) मध्य श्रोणि का क्षेत्र (छायित=shaded) मध्यश्रोणीय तल के साथ जो पश्चरूप से एक फान (Wedge) बन जाता है। (B) न्यूनतम श्रोणीय विस्तार (Dimension) के तल के साथ मध्य श्रोणीय तल का मेल हो जाता है।

व्यास (Diameters)

अनुप्रस्थ व्यास (Transverse diameter): Syn. द्विकंटकी (Bispinous): इसकी लम्बाई 10.5 cm (4.2") होती है जो दो श्रोणीय कंटक (Ischial spines) के बीच की दूरी है।

अग्र-पश्च व्यास (Anterior-posterior diameter): लम्बाई=11.5 cm (4.6") जो जघन-संधानक (Symphysis pubis) के निचले सीमांत से लेकर त्रिकास्थि (Sacrum) पर उस बिन्दु तक विस्तारित होता है जिस पर मध्य श्रोणीय तल मिलता है।

पश्च सममितार्धी व्यास (Posterior sagittal diameter): इसकी लम्बाई 4.5 cm (1.8") होती है। यह व्यास द्विकंटकी व्यास के मध्यबिन्दु से लेकर त्रिकास्थि पर उस बिन्दु तक विस्तारित होता है जिस पर मध्य श्रोणीय तल मिलता है।

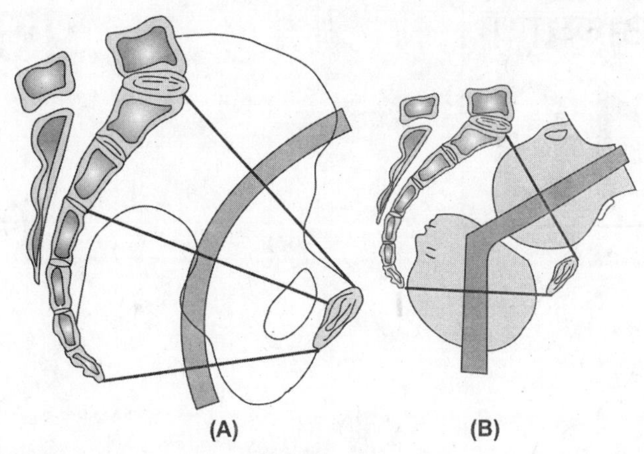

चित्र (Fig.) 9.17: श्रोणीय अक्ष (Pelvis axis) – (A) प्रवेशिका, कोटर तथा वहिर्गम के अक्ष (Axes of inlet, cavity and outlet) का प्रदर्शन तीरों (Arrows) द्वारा किया गया है जो तलों (Planes) पर लम्बरूप से खींचा गया है। अक्षों पर छायित (Shaded) क्षेत्र संरचनात्मक श्रोणीय अक्ष (Curve of carus) है। (B) प्रासूतिक (Obstetric) श्रोणीय अक्ष-छायित क्षेत्र द्वारा प्रदर्शित किया गया है जो श्रोणीय कंटक (Ischial spines) तक नीचे की ओर तथा पीछे की ओर निर्दिष्ट है और उसके बाद आगे की ओर निर्दिष्ट (Directed) होता है।

श्रोणीय अक्ष (Pelvic Axis)

संरचनात्मक (Anatomical) (Curve of carus): संरचनात्मक श्रोणीय अक्ष का निर्माण प्रवेशिका (Inlet), कोटर (Cavity) तथा वहिर्गम (Outlet) के अक्षों का संयोजन द्वारा होता है। यह समानरूप से उत्तलता अनुरूपता (Convexity fitting) के साथ त्रिकास्थि की अवतलता (Concavity of the sacrum) के साथ वक्राकार (Curved) होता है। तथापि (However), भ्रूण (Fetus) समरूप वक्राकार मार्ग को तिरछा नहीं रखता है। (देखें चित्र 9.17A और B)।

प्रासूतिक श्रोणीय अक्ष (Obstetrical pelvic axis): यही वह अक्ष है जिससे होकर भ्रूण श्रोणि को पार करता है। यह समानरूप से वक्राकार नहीं होता है। इसकी दिशा सर्वप्रथम नीचे और पीछे की ओर श्रोणीय कंटक (Ischial spines) के स्तर (Level) तक होती है और उसके बाद अचानक आगे की ओर निर्दिष्ट (Directed) होती है। (देखें चित्र 9.17)।

श्रोणीय संधि (Pelvic Joints)

जघन संधानक (Symphysis pubis)**:** यह एक सहायक (Secondary) रेशा-उपास्थियुक्त संधि (Fibro-cartilaginous joint) है जिसमें न तो कोई संपुटिका (Capsule कैप्सूल) होती है और न ही कोई श्लेषक कोटर (Synovial cavity) होता है। संधि की सतह काचाभ उपास्थि (Hyaline cartilage) से आच्छादित रहती है। बंधन (Ligaments) की कोमलता के कारण गर्भावस्था के दौरान पर्याप्त विसर्पण (Gliding) गतिशीलता होती है।

त्रिकश्रोणीय संधियोजन (Sacro-iliac articulation): यह एक श्लेषक संधि (Synovial joint) है तथा श्रोणि (Ilium) और त्रिकास्थि (Sacrum) की संधायी सतह (Articular surface) के बीच संधियोजन होता है। सन्धायी सतहें समरूप नहीं होती है। इसमें एक संपुटिका (Capsule) तथा एक श्लेषक कोटर (Synovial cavity) होते हैं।

गर्भावस्था और प्रसव के दौरान श्रोणि का क्रियात्मक वर्धन (Physiological Enlargement of Pelvis during Pregnancy and Labor)

विकिरण चित्र प्रमाण (Radiological evidences) से गर्भावस्था के दौरान जघन संधायक (Symphysis pubis) की चौड़ाई तथा गतिशीलता में वृद्धि का पता चलता है जो प्रसव (Delivery) के बाद सामान्य स्थिति में लौट आता है। इसी प्रकार का परिवर्तन त्रिक-श्रोणीय संधियों (Sacroiliac joints) में भी होता है। पूर्ण गर्भावधि (Term) के निकट जघन संधायक की विसर्पण (Gliding सरकना) गतिशीलता होती है। श्रोणीय संधियों का शिथिलन (Relaxation) सम्भवतः एक हार्मोन रिलैक्सिन (Relaxin) के कारण होता है। प्रसव के दौरान त्रिक-श्रोणीय संधियों की घूर्णनी (Rotatory) गति द्वारा प्रवेशिका (Inlet) के अग्र-पश्च व्यास की वृद्धि होती है। पृष्ठीय अश्मरी-उच्छेदन अवस्थिति (Dorsal lithotomy position) में वहिर्गम (Outlet) के अग्र-पश्च व्यास में 1.5-2 cm तक वृद्धि हो सकती है। इसके अतिरिक्त जब सिर मूलाधार (Perineum) में नीचे उतरता है तो अनुत्रिक (Coccyx) पीछे की ओर धकेला जाता है।

अध्याय

10

प्रसवपूर्व परिचर्या, पूर्वगर्भधारण परामर्श और अवधान

(Antenatal Care, Preconception Counseling and Care)

गर्भावस्था (Pregnancy) के दौरान एक स्त्री के सुव्यवस्थित (Systematic) निरीक्षण (जाँच और सलाह) को प्रसवपूर्व परिचर्या (Antenatal or prenatal care) कहते हैं। निरीक्षण निर्धारित सिद्धान्त के अनुसार या व्यक्ति की आवश्यकता के अनुसार नियमित और कालिक (Periodic) होना चाहिए। परिचर्या (देखभाल) गर्भावस्था के आरंभ से आरंभ करनी चाहिए तथा प्रसव (Delivery) पर अंत करनी चाहिए।

प्रसवपूर्व परिचर्या में निम्नलिखित को शामिल किया जाता है –

(1) अवधान (या सावधानी) के साथ इतिवृत्त (Careful history) लेना तथा सामान्य और प्रासूतिक जाँच (General and obstetrical examinations)

(2) गर्भवती स्त्री (Pregnant woman) को सलाह देना।

उद्देश्य और लक्ष्य (Aims and objectives)

उद्देश्य (Aims) हैं –

(i) अधिक खतरे के रोगियों की जाँच करना,

(ii) किसी भी जटिलता (Complication) को आरंभ में ही रोकना या पता लगाना और उपचार करना,

(iii) निरंतर चिकित्सा-निगरानी (Medical surveillance) और रोगरोधन (Prophylaxis) को निरापद (या सुरक्षित=Secured) बनाना,

(iv) माता को गर्भावस्था और प्रसव के बारे में प्रदर्शन (Demonstrations), मानचित्र (Charts चार्ट) तथा रेखाचित्र (Diagrams) द्वारा शिक्षित करना, अर्थात् माता के लिए कौशल कक्षा (Mother craft classes) का आयोजन करना। जिससे कि भय को दूर किया जा सके तथा मनोवृत्ति (Psychology) में सुधार किया जा सके।

(v) दम्पत्ति (Couple) के साथ प्रसव का अंतरिम (Provisional) स्थान, समय और विधि (Mode या ढंग) के बारे में तथा नवजात शिशु (Newborn) के संबंध में परिचर्चा (Discussion) करना।

(vi) परिवार कल्याण (Family welfare) के बारे में दम्पत्ति को प्रेरित करना तथा चिकित्सीय गर्भपात (MTP=Medical termination of pregnancy) के लिए दम्पत्ति को उचित सलाह देना।

लक्ष्य (Objective) है – स्वस्थ माता से स्वस्थ शिशु के प्रसव के साथ सामान्य गर्भावस्था को निरापद (Secured) बनाना ।

सामान्य गर्भावस्था के मानदण्ड (Criteria of a normal pregnancy) हैं – 2.5 किलोग्राम (Kg) या अधिक भ्रूणीय भार के साथ तथा कोई मातृक जटिलता के बिना पूर्णगर्भावधि (38–42 सप्ताह के बीच) पर उत्तम स्थिति में एक शिशु का प्रसव (Delivery)।

प्रथम निरीक्षण (या भेंट) में कार्यप्रणाली (Procedure at the First Visit)

द्वितीय अवरूद्ध आर्तव काल (Second missed menstruation period) से अधिक प्रथम निरीक्षण (या मुलाकात) नहीं होना चाहिए। यदि रोगी की इच्छा गर्भपात (Abortion) कराने की है तब इससे पहले भी निरीक्षण हो सकता है। लक्ष्य (Objectives या प्रयोजन) निम्नलिखित हैं – (1) माता और भ्रूण (Fetus) की स्वास्थ्य स्थिति का मूल्यांकन करना, खतरे पर गर्भावस्था की जाँच पर गर्भपात करना तथा उत्तरवर्ती प्रबंध (Subsequent management) की योजना बनाना, (2) निर्देश-रेखा (Base line) सूचना प्राप्त करना जिसके विरूद्ध उत्तरवर्ती परिवर्तनों का मूल्यांकन करना और जो गर्भ-आयु (Gestational age) के निर्धारण में महत्त्वपूर्ण होते हैं।

इतिवृत्त का ग्रहण (History Taking)

जैव सांख्यिकी (Vital statistics)

नाम (Name) ——————————

प्रथम जाँच की तिथि (Date of first examination)——————

पता (Address) ——————————

उम्र (Age): 30 वर्ष या इससे अधिक आयु की स्त्री में प्रथम गर्भावस्था (FIGO-35 years, FIGO=Classification of the International Federation of Gynecology and Obstetrics) को प्रौढ़ प्रथम गर्भिणी स्त्री (Elderly primigravida) कहते हैं। प्रासूतिक निष्पादन (Obstetric performance) में आयु के प्रभाव का वर्णन किया जाता है। गर्भ-संख्या=(Parity) पूर्व गर्भावस्था की स्थिति को सूचित करता है।

गर्भवती स्त्री (Gravida) तथा पूर्व गर्भसंख्या (Para) का उल्लेख गर्भावस्था (Pregnancies) के लिए किया जाता है न कि शिशु के लिए।

इस प्रकार एक स्त्री जो प्रथम गर्भावस्था में यमज (Twin) को जन्म देती है उसे निश्चय ही एक गर्भसंख्या (Gravida – para) की स्त्री कहते हैं। दो गर्भपात (Abortions) और एक पूर्ण गर्भावधि के प्रसव के पूर्व इतिहास के साथ एक गर्भवती स्त्री को चतुर्थ गर्भवती स्त्री (Fourth gravida) परन्तु प्रथम प्रसूता (Primipara) के रूप में व्यक्त किया जाता है। नैदानिक कार्य (Clinical practice) में पूर्व प्रासूतिक इतिवृत्त (Obstetric history) को दो अंकों (Digits) [प्रथम अंक का संबंध जीवनक्षम जनन (Viable birth) के साथ तथा दूसरे अंक (Digit) का संबंध गर्भपात के साथ होता है] इस प्रकार P_{2+1} का अर्थ है कि रोगी में दो जीवनक्षम जनन तथा एक गर्भपात हुआ था। कुछ स्वास्थ्य केन्द्रों में लकीर (–) चिन्ह द्वारा चार अंकों जैसे $P_{A-B-C-D}$ द्वारा व्यक्त किया जाता है, जहाँ

A = पूर्ण अवधि की गर्भावस्था की संख्या (Number of term pregnancies, 37-42 सप्ताह)

B = कालपूर्व (28 से लेकर 37 सप्ताह से कम) गर्भावस्था की संख्या (Number of preterm pregnancies)

C = गर्भपात की संख्या (Number of abortions) (<28 सप्ताह)

D = वर्तमान जीवित बच्चों की संख्या (Number of children alive at present)। चार जनन के पूर्व इतिवृत्त के साथ एक गर्भवती स्त्री को महान् बहुप्रसवा (Grand multipara या बहुप्रसवा) कहते हैं।

शब्दावली (Terminology)

अप्रसवा (Nullipara) – वह स्त्री जो जीवनक्षमता (Viability) की अवस्था तक की गर्भावस्था को प्राप्त नहीं करती है उसे अप्रसवा कहते हैं।

प्रथम प्रसवा (Primipara) – वह स्त्री जो प्रथम जीवनक्षम (Viable) शिशु को जन्म दे चुकी है उसे प्रथम प्रसवा कहते हैं।

बहुगर्भिणी (Multigravida) – वह गर्भवती स्त्री जो पहले दो या दो से अधिक बार गर्भवती हुई है उसे बहुगर्भिणी कहते हैं।

अगर्भिणी (Nulligravida) – वह स्त्री जो कभी गर्भवती नहीं हुई है उसे अगर्भिणी (या बांझ) कहते हैं।

प्रथम गर्भिणी (Primigravida) – वह स्त्री जो पहली बार गर्भवती हुई है।

बहुप्रसवा (Multipara) – वह स्त्री जो दो या दो से अधिक शिशु को जन्म दे चुकी है।

प्रसवा (Puerpera) – वह स्त्री जिसने अभी-अभी शिशु को जन्म दिया है।

प्रसवकालीन (Parturient) – प्रसव (Labour) में एक महिला प्रसवकालीन होती है।

विवाह की अवधि (Duration of marriage): यह अवधि तब संगत होती है जब गर्भावस्था को अपेक्षाकृत अधिक आयु की महिला में जनन क्षमता (Fertility) का उल्लेख करना है। विवाह के दीर्घ काल के बाद गर्भनिरोध का उपयोग किये बिना एक गर्भावस्था को अल्प जनन क्षमता (Low fecundity) कहते हैं तथा विवाह के शीघ्र बाद गर्भावस्था को अति जननक्षमता (High fecundity) कहते हैं। अल्प जनन क्षमता की महिला में बारम्बार गर्भधारण (Conceive) की संभावना नहीं होती है।

धर्म (Religion)..... ....

व्यवसाय (Occupation या पेशा): यह थकान (Fatigue) या व्यावसायिक खतरे (Hazards) के कारण लक्षणों की व्याख्या करने में उपयोगी होता है।

पति का व्यवसाय (Occupation of the husband): रोगी की सामाजिक आर्थिक स्थिति के बारे में स्पष्ट विचार का मूल्यांकन किया जा सकता है। यह सूचना निम्नलिखित के लिए उपयोगी होती है – (1) जटिलता (Complications) जैसे– रक्तक्षीणता (Anaemia), प्राकगर्भाक्षेपक (Pre-eclampsia) कालपूर्व परिपक्वता (Prematurity), आदि का संबंध निम्न (Low) सामाजिक स्थिति के साथ होने की संभावना होती है। (2) उचित और यथार्थवादी (Realistic) प्रसवपूर्व (Prenatal) सलाह देना तथा (3) परिवार कल्याण मार्गदर्शन के दौरान (During family welfare guidance)।

गर्भावस्था की अवधि (Period of gestation): गर्भावस्था की अवधि को संपूर्ण (Completed) सप्ताहों के रूप में व्यक्त करना है। सप्ताह के एक भाग या 3 दिन से अधिक को पूर्ण सप्ताह मानना है। गर्भावस्था के प्रारंभिक भाग में गर्भ के सप्ताहों की गणना करने में पिछले सामान्य आर्तवकाल (LNMP = Last normal menstrual period) की प्रथम दिन से गिनती की जाती है तथा गर्भावस्था में बाद के महीनों के लिए गिनती प्रसव की अपेक्षित (या प्रत्याशित) तिथि (EDD = Expected date of delivery) से गिनती करना है।

शिकायत (Complaints): निरपेक्ष रूप से (Categorically) शिकायत की मूल बात को लिखना है। यदि कोई शिकायत नहीं होती है तो निद्रा (Sleep), क्षुधा (Appitite), आँत की प्रकृति (Bowel habit) तथा मूत्र-त्याग (Urination) के बारे में पूछताछ करनी चाहिए।

वर्तमान गर्भावस्था का इतिवृत्त (History of present pregnancy): वर्तमान गर्भावस्था के विभिन्न त्रिमास (Trimesters) की महत्त्वपूर्ण जटिलताओं (Complications) का सावधानी से उल्लेख करना चाहिए। ये हैं – अतिवमन (Hyperemesis), प्रथम त्रिमास में संभावित गर्भपात (Threatened abortion), द्वितीय त्रिमास में वृक्कीय श्रोणि शोथ (Pyelitis) के लक्षण तथा रक्तक्षीणता (Anaemia), प्राक्गर्भाक्षेपक (Pre-eclampsia) तथा अंतिम त्रिमास में पूर्वप्रसव रक्तस्राव (Antepartum hemorrhage)। पहले का पूर्वप्रसव निरीक्षण की संख्या (Number of previous antenatal visits or booking status), प्रतिरक्षण स्थिति (Immunisation status) का भी उल्लेख करना चाहिए। प्रारंभिक गर्भावस्था में किसी भी औषधि-उपचार (Medication) या विकिरण-प्रयोग या गर्भावस्था की अवधि में चिकित्सा-शल्यक घटनाओं के बारे में पूछताछ करनी चाहिए।

प्रासूतिक इतिवृत्त (Obstetric history): यह केवल बहुगर्भिणी स्त्री (Multigravidae) के साथ संबंधित होता है। प्रदत्त प्रारूप (देखें **सारणी** 10.1) के अनुसार कालक्रमिक रूप से (Chronologically) पूर्व प्रासूतिक घटनाओं का आलेख (Record) बनाना चाहिए।

सारणी (Table) 10.1: प्रासूतिक इतिवृत्त की घटनाओं का कालक्रमिक प्रारूप
(Chronological proforma of events of obstetric history)

क्रमांक (No.)	वर्ष और तिथि (Years & Date)	गर्भावस्था की घटना (Pregnancy events)	प्रसव की घटना (Events of delivery)	प्रसव की विधि (Methods of delivery)	प्रसवोत्तर काल (Puerperium)	षिषु (Baby) (1) भार और लिंग (Weight & Sex) (2) जन्म पर स्थिति (3) स्तनपान (Breastfeeding) की अवधि (4) प्रतिरक्षण (Immunisation)
1.	1991 जनवरी	8 सप्ताह में गर्भपात		चिकित्सीय गर्भपात (MTP)	घटनारहित (Uneventful)	
2.	2001 अप्रैल	प्रसवपूर्व पर्याप्त आच्छादित, घटनारहित	घटनारहित	स्वतः योनिक (Vaginal)	घटनारहित	औसत भार का बालक, शिशु जन्म के समय रोया, 8 महीने तक स्तनपान किया
3.	2003 जून	"	"	"	"	औसत भार की बालिका जन्म के समय रोयी, 6 महीने तक स्तनपान दोनों बच्चों को पूर्णतः प्रतिरक्षित (Immunised) किया गया।

* MTP= Medical termination of pregnancy

प्रासूतिक इतिवृत्त सारांश (Summary of Obstetric History)

(i) जीवित बच्चों की संख्या (No. of living children): बालक (Boys) .... बालिका (Girls).......

(ii) शिशु की स्वास्थ्य स्थिति (Health status of the baby):.............. प्रतिरक्षण (Immunisation)............. अंतिम संतान (Last issue) ....

जब स्थायी बंध्याकरण (Sterilisation) पर विचार करना है तो बच्चों का लिंग (Sex) जानने की आवश्यकता होती है। पिछली और वर्तमान गर्भावस्था के बीच अधिक अंतर होने से गर्भावस्था और प्रसव के दौरान सावधानी से पर्यवेक्षण (Supervision) की आवश्यकता होती है। एक जनन और उसके बाद की गर्भावस्था के बीच न्यूनतम अंतराल (Minimum spacing) 2 वर्ष होना चाहिए। शिशु-जन्म और दुग्धश्राव (Lactation) के कारण 100 mg लौह की कमी को संतुलित आहार द्वारा पूरा करना चाहिए। तथापि (However), निर्धन समुदाय में यह अंतराल 3 वर्ष होना चाहिए।

आर्तव का इतिवृत्त (Menstrual history): रक्त-बहाव का चक्र (Cycle) अवधि (Duration) तथा मात्रा (Amount) और पिछले सामान्य आर्तव काल (LNMP=Last normal menstrual period) के प्रथम दिन को लिखना चाहिए। LNMP से प्रसव की प्रत्याशित तिथि (EDD=Expected date of delivery) की गणना करना है। आर्तव के प्रथम दिन जो एक महत्त्वपूर्ण घटना होती है, उसे स्मरण किया जा सकता है तथा आर्तव काल के अंतिम दिन प्रायः भटक जाता है और इसलिए भूल जाया जा सकता है।

प्रसव की प्रत्याशित तिथि की गणना (Calculation of EDD): इसे निगेली के सूत्र (Naegele's formula) का उपयोग करके ज्ञात किया जाता है। इसके लिए 9 तिथिपत्र (कैलेंडर=Calender) महीने तथा पिछला सामान्य आर्तवकाल (28 दिन) का प्रथम दिन के 7 दिन बाद को जोड़ा जाता है। विकल्पतः (Alternatively) पिछला आर्तवकाल के प्रथम दिन से 3 तिथिपत्र महीने पीछे की ओर गिनती करके उसमें 7 दिन जोड़ने से EDD ज्ञात होता है। पहले वाली विधि का उपयोग सामान्यतः किया जाता है।

उदाहरण (Example): रोगी में पिछले आर्तवकाल के प्रथम दिन 1 जनवरी है। इसमें 9 महीने जोड़ने से 1 अक्तूबर होता है। इसमें 7 दिन जोड़ने पर 8 अक्तूबर होता है जो प्रसव की प्रत्याशित तिथि होती है। पिछले आर्तव काल (LMP) की परख-नली में निषेचन (IVF=In vitro Fertilization) की गर्भावस्था तिथि भ्रूण (Embryo) स्थानान्तरण की तिथि से 14 दिन पहले होती है (266 दिन)।

पिछला चिकित्सीय इतिवृत्त (Past medical history): पिछले चिकित्सीय रोगों के संगत (Relevant) इतिवृत्त को प्राप्त करना है।

पिछला शल्यक इतिवृत्त (Past surgical history): पूर्व शल्यक्रिया सामान्य या स्त्रीरोग संबंधी (General or gynecological), यदि कोई हुई है तो उसके बारे में पूछताछ करनी चाहिए।

पारिवारिक इतिवृत्त (Family history): उच्च रक्तचाप (Hypertension) मधुमेह (Diabetes), यक्ष्मा (Tuberculosis), रक्त विकार (Blood dyscrasia), ज्ञात आनुवंशिक रोग (Known hereditary disease) का पारिवारिक इतिवृत्त यदि कोई है या यमज-जनन (Twinning या यमजन) है तो उसके बारे में पूछताछ करनी है।

व्यक्तिगत इतिवृत्त (Personal history): गर्भावस्था के पहले गर्भनिरोधक (Contraceptive) का प्रयोग, धूम्रपान (Smoking) या शराब (Alcohol या मद्य) की आदत, यदि कोई है तो उसके बारे में पूछताछ करनी चाहिए। गर्भनिरोधक गोली प्रयोग के बाद LMP में एक वापसी रक्तस्राव (Withdrawal bleed) होता है। प्रथम अण्डोत्सर्ग (Ovulation) 4–6 सप्ताह के लिए विलंबित हो सकता है। यदि गर्भावस्था होती है तो प्रसवावस्था (Confinement) की अनुमानित तिथि को 2 या अधिक सप्ताह तक कम करके बताया जा सकता है। धूम्रपान और शराब का उपयोग करने के कुछ संबंध शिशु के निम्न जन्मभार (Low birth weight) के साथ होता है। रक्ताधान (Blood transfusion) का पूर्व इतिहास, कॉर्टिकोस्टेरॉइड चिकित्सा (Corticosteroid therapy), किसी औषधि की प्रत्यूर्जता (Drug allergy) तथा धनुष-टंकार (Tetanus टिटनेस) के विरूद्ध प्रतिरक्षण (Immunisation) या D-इम्यूनोग्लोबुलिन-रोधी (Anti-D immunoglobulin) के रोगरोधी (Prophylactic) प्रयोग के बारे में पूछताछ करनी चाहिए।

जाँच (Examination)

सामान्य (General)

शरीर का गठन (Build): स्थूल / औसत / छरहरा (Obese/Average/Thin)। पोषण (Nutrition): उत्तम / सामान्य / अपर्याप्त (Good/Average/Poor) ऊँचाई (Height): लघु ऊँचाई (या कद) की लघु श्रोणि (Small pelvis) के साथ संबंध होने की संभावना होती है।

इस प्रकार प्रथम गर्भिणी स्त्री (Primigravida) में लघु कद को पृथक करने के लिए ऊँचाई की माप करनी है। जबकि पश्चिमी देशों में 5 फीट (152 cm) की माप को लघुकद के रूप में माना जाता है, भारत में यह 4.7 फीट (143 cm) होता है।

भार (Weight): सभी रोगियों (Cases) का सही वजन (या भार) लेना चाहिए। बाद की भेंट (या निरीक्षण=Visit) में भार लेना चाहिए। भार की जाँच के महत्त्व की चर्चा पहले की जा चुकी है।

पांडुरता या पीलापन (Pailor): जिन स्थानों के पीलेपन को लिखना है, वे हैं– निचले नेत्रच्छदी (पलक-का) श्लेष्मा (Lower palpebral conjunctiva), जिह्वा और नख-तल का पृष्ठ (Dorsum of the tongue and nail beds)।

पीलिया या पाण्डुरोग (Jaundice): जिन स्थानों को देखकर लिखना है, वे हैं– गोलाकार नेत्रश्लेष्मा (Bulbar conjunctiva), जिह्वा की अधोसतह (Undersurface of the tongue), कठोर तालु (Hard palate) तथा त्वचा (Skin)।

जिह्वा (Tongue), दाँत (Teeth), मसूड़ा (Gums) तथा गलतुंडिका (Tonsils टॉन्सिल): जिह्वा शोथ (Glossitis) तथा मुखशोथ (Stomaititis) से कुपोषण का प्रमाण मिलता है। मुँह में संक्रमण के किसी श्रोत के प्रमाण का उन्मूलन (Eradicate) करना चाहिए। प्रसवोत्तर काल (Puerperium) में स्वजनित संक्रमण (Auto-genous infection) की संभावता होती है।

ग्रीवा (Neck): ग्रीवा की शिराएँ (Neck veins), अवटु ग्रन्थि (Thyroid gland) या लसीका ग्रन्थि (Lymph glands) की किसी अपसामान्यता (Abnormality) का पता लगाया जाता है। रोगियों (Cases) के 50% में गर्भावस्था के दौरान अवटु ग्रन्थि का अल्प वर्धन होता है।

पैर का शोथ (Edema of legs): दोनों पैर की जाँच करनी चाहिए। शोथ के प्रमाण के स्थल हैं – अंतर्जन्धिका (Tibia) का निचला 1/3 भाग का गुल्फवर्ध और अग्र सतह (Malleolus and anterior surface)। न्यूनतम 3 सेकण्ड तक अंगूठे (Thumb) से क्षेत्र को दबाकर देखना चाहिए। यदि कोई शिरा-स्फीति (Varicosity) है तो उसे लिखना चाहिए।

गर्भावस्था में शोथ के कारण (Causes of edema in pregnancy):

(1) शरीर-क्रियात्मक (Physiological), (2) प्राक् गर्भाक्षेपक (Pre-eclampsia) (3) रक्तक्षीणता तथा अल्पप्रोटीन रक्तता (Anaemia and hypoproteinemia), (4) हृदपात (Cardiac failure), (5) वृक्क शोथ का संलक्षण (Nephrotic syndrome)।

शरीर-क्रियात्मक शोथ (Physiological oedema): सामान्य श्रोणीय शिराओं (Common iliac veins) पर सगर्भ गर्भाशय (Gravid uterus) के दबाव द्वारा निचले छोर के वर्धित शिरीय (Increased venous) दबाव के कारण शरीर-क्रियात्मक शोथ होता है। शरीर-क्रियात्मक शोथ के लक्षण हैं– (1) अल्प मात्रा में घुटना-शोथ (Ankle edema) जो दाहिने पैर में अधिक होता है, (2) किसी अन्य प्राक्‌गर्भाक्षेपक (Pre-eclampsia) लक्षण जैसे–उच्च रक्तचाप (Hypertension) या प्रोटीनमूत्रता (Proteinuria) के साथ असम्बद्ध, (3) केवल विश्राम द्वारा ये लक्षण लुप्त (Disappear) हो जाते हैं।

नब्ज (Pulse)

रक्तचाप (B.P.): गर्भावस्था के दौरान अनुशिथिलनी (Diastolic) दबाव का उत्कृष्ट प्रदर्शन ध्वनि के छादन (Muffling) (Korotkoff) की अपेक्षा ध्वनि के लोप (Disappearance) (Korotkoff) द्वारा होता है।

हृदय, फुफ्फुस, यकृत और प्लीहा (Heart, Lungs, Liver and Spleen):
स्तन (Breasts): स्तन की जाँच करना अनिवार्य है जो न केवल गर्भावस्था में परिवर्तन की उपस्थिति को लिखने के लिए होती है बल्कि चूचुक (Nipples) में दरार होना या झुके होना तथा क्षेत्रिका (Areola) की त्वचा स्थिति का उल्लेख करने के लिए जाँच होती है। इसका प्रयोजन अपसामान्यता

(Abnormality) में सुधार करना है जिससे कि प्रसव (Delivery) के तत्काल बाद स्तनपान (Breastfeeding) में कोई कठिनाई न हो सके।

प्रासूतिक जाँच (Obstetrical Examination)

उदरीय (Abdominal): उदरीय पेशियों का तान (Tone of abdominal muscles), किसी उच्छदेन के क्षतचिन्ह (Incisional scar) की उपस्थिति या अंत्रवृद्धि (Herniation) की उपस्थिति या उदर की त्वचा स्थिति (Skin condition) की खोज करनी चाहिए। गर्भाशय का बुध्न (Fundus) 12 सप्ताह में जघन संधानक (Symphysis pubis) के ऊपर स्पर्शग्राह्य (Palpable) होता है।

योनिक (Vaginal): 12 सप्ताह के पहले जब रोग पहली बार जाँच के लिए स्वास्थ्य केन्द्र (Clinic) जाती है तो उसकी जाँच प्रसवपूर्व निदानशाला (Antenatal clinic) में करनी चाहिए। इसका निष्पादन – (1) गर्भावस्था का निदान करने (Diagnose) (2) अनार्तव (Amenorrhoea) के काल के साथ गर्भाशय के आकार की पुष्टि करने (Corroborate) तथा (3) किसी श्रोणीय (Pelvic) रोगात्मक स्थिति को वर्जित करने (Exclude) के लिए होता है। तथापि (However), गर्भपात (Abortion) का पूर्व इतिहास, वर्तमान गर्भावस्था में यदा-कदा (Occasional) योनिक रक्तश्राव के रोगियों में आंतरिक जाँच नहीं करनी चाहिए। अतिस्वन (Ultrasound) जाँच (जहाँ उपलब्ध है) ने दिनचर्या (Routine) आंतरिक जाँच को प्रतिस्थापित किया है। यह अधिक सूचनाप्रद है तथा इसका कोई प्रतिकूल (Adverse) प्रभाव नहीं होता है।

योनिक जाँच के सोपान (Steps of Vaginal Examination)

योनिक जाँच प्रसवपूर्व निदानशाला (Antenatal clinic) में होती है। रोगी को जाँच के पहले मूत्राशय (Bladder) को खाली करने की आवश्यकता होती है तथा रोगी को पृष्ठीय (Dorsal) स्थिति में झुका हुआ जाँघ के साथ तथा मेज के पैर पर नितम्ब (Buttock) को रखा जाता है। कुछ विशेषज्ञ पार्श्विक (Lateral) स्थिति में रखकर जाँच करना पसंद करते हैं। हाथ को साबुन से धोया जाता है तथा परीक्षण (Examining) हाथ (प्रायः दाहिना) पर रोगाणु रहित (Sterile) दस्ताना (Glove) पहना जाता है।

अवलोकन (Inspection): बायें हाथ की दो अंगुली (अंगूठा=Thumb तथा तर्जनी=Index) का उपयोग करके भगोष्ठों (Labia) को अलग करके योनिक श्राव (Discharge) की प्रकृति, यदि कोई है, को लिखना है। मूत्राशयी भ्रंश (Cystocele) या गर्भाशयी भ्रंश (Uterine prolapse) या मलाशयी भ्रंश (Rectoccle) की उपस्थिति का पता लगाना है।

वीक्षण यंत्र से जाँच (Speculum examination): द्विहस्तीय (Bimanual) जाँच से पहले इस जाँच को करना चाहिए, विशेषकर जब अपशल्की कोशिका जाँच के लिए चिकनाई (Smear for exfoliative cytology) या योनिक फाहा (Vaginal swab) लिया जाता है। द्विक्पाट (Bivalve) का वीक्षण यंत्र का उपयोग किया जाता है। गर्भाशय-ग्रीवा (Cervix) तथा योनि के चापछत (Vault) का अवलोकन प्रकाश की सहायता से किया जाता है। श्राव (Discharge) की उपस्थिति में ऊपरी योनि (Vagina) से एक योनिक फाहा या अपशल्की कोशिका जाँच के लिए गर्भाशय-ग्रीवा की चिकनाई ली जा सकती है।

द्विहस्तीय जाँच (Bimanual examination): दाहिने हाथ की दो अंगुली (तर्जनी=Index तथा मध्य अंगुली) को योनि में गहरा प्रवेश होता है जबकि बायें हाथ द्वारा भगोष्ठों (Labia) को अलग किया जाता है। बायें हाथ को अब उपरिजघनीय रूप से (Suprapubically) रखा जाता है। निम्नलिखित को लिखने के लिए हल्की (Gentle) तथा क्रमबद्ध (Systematic) जाँच करनी चाहिए –

(1) गर्भाशय-ग्रीवा (Cervix): संगति (Consistency), दिशा (Direction) और विकृति (Pathology). (2) गर्भाशय (Uterus): आकार (Size), आकृति (Shape), अवस्थिति (Position) तथा संगति। प्रारंभिक गर्भावस्था यथार्थ रूप से गर्भाशयी आकृति और गर्भावस्था की अवधि को सहसंबंधित (Correlate) करने का उत्कृष्ट समय होता है। (3) संलग्न भाग (Adnexae): चापिका (Fornix) से होकर स्पर्श द्वारा अनुभव किया गया कोई पिण्ड (Mass) इस अवस्था में श्रोणि (Pelvis) का मूल्यांकन करने का प्रयास नहीं करना चाहिए।

दिनचर्या जाँच-पड़ताल (Routine Investigation)

(1) **रक्त की जाँच (Examination of the blood):** हीमोग्लोबिन (Hemoglobin), ABO तथा Rh समूहन (Grouping) तथा VDRL (Venereal Disease Research Laboratory) के लिए रक्त की जाँच करनी चाहिए।

(2) **मूत्र की जाँच (Examination of the urine):** प्रोटीन, शर्करा तथा पीव कोशिका (Protein, sugar and pus cells) के लिए दिनचर्यारूप से मूत्र की जाँच की जाती है। यदि पर्याप्त प्रोटीन-मूत्रता (Proteinuria) पायी जाती है तो जीवाणु-वर्धन (Culture) तथा संवेदनशीलता परीक्षण के लिए साफ और मध्य प्रवाह का मूत्र-नमूना संग्रहित किया जाता है। मध्यप्रवाह (Midstream) मूत्र का संग्रह करने के लिए रोगी को कहा जाता है कि वह भग (Vulva) को साफ करके एक स्वच्छ पात्र (Container) में मूत्रण की क्रिया के मध्य में मूत्र का संग्रह करें। निमज्जन यष्टि (Dipstick) द्वारा नाइट्राइट (Nitrites) और/या श्वेताणु एस्टरेस (Leukocyte esterase) की उपस्थिति से मूत्रीय क्षेत्र में संक्रमण का संकेत मिलता है।

(3) **गर्भाशय-ग्रीवा की कोशिका की जाँच (Cervical cytology study):** यह जाँच पैपेनिकोलाऊ-रंजन (Papanicolaou stain) द्वारा होती है जो अनेक निदानशाला (Clinic) में एक दिनचर्या बन गयी है।

विशेष जाँच-पड़ताल (Special Investigations)

(1) **खसरा (Rubella रूबेला) तथा यकृतशोथ–B विषाणु (Hepatitis B virus) के लिए रक्तोदी परीक्षण (Serological tests):** यकृतशोथ–B तथा HIV (Human immunodeficiency virus) [अनुमति के साथ] के लिए जाँच करने तथा खसरा प्रतिरक्षा (Rubella immunity) का पता लगाने के लिए प्रतिरक्षी (Antibodies) जाँच।

(2) **मातृक रक्तोद ऐल्फा भ्रूण प्रोटीन (MSAFT=Maternal Serum Alpha Feto Protein):** तंत्रिका-नली (Neural tube) दोष के साथ एक भ्रूण के वहन के खतरे पर माता के लिए 15–18 सप्ताह पर MSAFT का मूल्यांकन या त्रिक (Triple) परीक्षण या डाउन संलक्षण (Down's syndrome) या अन्य गुणसूत्रीय असंगति (Chromosomal anomaly) के लिए।

(3) **अतिस्वन जाँच (Ultrasound examination): प्रथम त्रिमास जाँच (First trimester scan):** TAS (Transabdominal sonography = पराउदरीय अतिस्वन चित्रण) या TVS (Transvaginal sonography परायोनिक अतिस्वन चित्रण) से (a) प्रारंभिक गर्भावस्था (b) सही तिथि-निर्धारण (c) भ्रूण की संख्या (d) कुल भ्रूणीय असंगति (e) कोई गर्भाशयी या अनुलग्नी (Adnexal) विकृति का पता लगाने में सहायता मिलती है। अतिस्वन का उपयोग दिनचर्या के बजाय चयनात्मक (Selective) होना चाहिए।

18–20 सप्ताह में बुकिंग जाँच (Booking scan) का लाभ प्रथम त्रिमास जाँच के अतिरिक्त यह होता है कि इससे विस्तृत भ्रूणीय रचना का निरीक्षण होता है तथा किसी संरचनात्मक अपसामान्यता (Structural abnormality) जिसमें हृदयी अपसामान्यता भी शामिल होता है, का पता चल जाता है। इससे अपरा (Placenta) का स्थान-निर्धारण भी होता है। अतिस्वन जाँच दम्पत्ति (Couple) के लिए पुनः आश्वासनीय (Reassuring) होता है। 18–20 सप्ताह में अतिस्वन जाँच अनेक केन्द्रों पर एक दिनचर्या के रूप में आजकल होती है, यद्यपि इसका पूर्णलाभ के संबंध में संदेह बना हुआ है। निम्न खतरा के रोगी में दिनचर्या अतिस्वन जाँच करने की सलाह नहीं दी जाती है।

जाँच-पड़ताल की आवृत्ति (Repetition of the investigations):

(1) 28वें तथा 36वें सप्ताह में हीमोग्लोबिन मूल्यांकन पुनः किया जाता है।

(2) मूत्र की जाँच (निमज्जन यष्टि=Dipstick) प्रत्येक प्रसवपूर्व निरीक्षण में प्रोटीन और शर्करा के लिए की जाती है।

अनुवर्ती भेंट (या जाँच) की कार्यप्रणाली (Procedure at the Subsequent Visits)

सामान्यतः 28 सप्ताह तक 4 सप्ताह के अंतर पर जाँच की जाती है। उसके बाद 36 सप्ताह तक 2 सप्ताह के अंतर पर और उसके बाद प्रसव (Delivery) की प्रत्याशित (Expected) तिथि तक साप्ताहिक जाँच होती है। प्रामाणिक रूप से इसे अधिक लचीला होना चाहिए जो आवश्यकता और रोगी की सुविधा पर निर्भर करती है। विकसित देशों में विश्व स्वास्थ्य संगठन (WHO) के सुझाव के अनुसार भेंट (या जाँच=Visit) को न्यूनतम चार तक कम की जा सकती है, प्रथम भेंट द्वितीय त्रिमास (2nd trimester) में 16 सप्ताह के आसपास, द्वितीय 24 और 28 सप्ताह के बीच, तीसरी भेंट 34 सप्ताह पर तथा चौथी भेंट 36 सप्ताह पर।

उद्देश्य (Objectives):

(A) निम्नलिखित का मूल्यांकन करना –

(i) भ्रूणीय कल्याण (Fetal welf-being) (ii) स्थिति (Lie), गर्भस्थिति (Presentation), अवस्थिति या स्थान (Position) तथा भ्रूण (Fetus) की संख्या (iii) रक्तक्षीणता (Anaemia), प्राक्गर्भाक्षेपक (Pre-eclampsia), उल्वीद्रव (Amniotic fluid) तथा भ्रूणीय वृद्धि (Fetal growth) (iv) हृदय रोग (Cardiac disease) तथा मधुमेह (Diabetes) जैसी समस्या के रोगियों के लिए विशेषज्ञ प्रसवपूर्व निदानशाला (Specialist antenatal clinics) का संगठन करना। (B) जब सूचित होता है तब अतिस्वन चित्रण (Ultrasonography), उल्वीवेधन (Amniocentesia) या जरायु दीर्घरोमी जीवोति परीक्षा (Chorion villus biopsy) के लिए चयन करना और समय का निर्धारण करना।

इतिवृत्त (History): (i) किसी नवीन कष्ट या शिकायत की उपस्थिति तथा (ii) गर्भस्पंदन (Quickening) को लिखना।

जाँच (Examination):

सामान्य (General): प्रत्येक भेंट में (1) भार (Weight) (2) पांडुरता (Pallor या पीलापन) (3) पैर का शोथ (Edema legs) (4) रक्तचाप (Blood pressure) की जाँच करना तथा उसको लिखना।

उदरीय जाँच (Abdominal examination): अवलोकन (Inspection): उदरीय वर्धन, गर्भावस्था के चिन्ह-काली रेखा (Linea nigra), धारियाँ (Striae), शल्यक क्षतचिन्ह (Surgical scars-midline or supra pubic ऊपरी जघन) स्पर्शन (Palpation): (a) जघन सधानक (Symphysis pubis) के ऊपर बुध्न (Fundus) की ऊचाई लिखना (b) द्वितीय त्रिमास (2nd trimester) में बाहरी बैलोटमेंट (Ballottement=गर्भधारण माप की एक विधि), भ्रूणीय गति, भ्रूणीय भागों के स्पर्शन तथा भ्रूणीय हृदय ध्वनि का परिश्रवण (Ausculation) द्वारा भ्रूण (Fetus) की पहचान करना (c) तृतीय त्रिमास (3rd trimester) में उदर के स्पर्शन से भ्रूणीय स्थिति, गर्भस्थिति, स्थान, वर्धन का स्वरूप, उल्व (Amnion) का आयतन तथा किसी अपसामान्यता (Abnormality) की पहचान करने में सहायता मिलती है। जाँच से यह भी पता लगाने में सहायता मिलती है कि क्या प्रस्तुत भाग (Presenting part) अवरोहित (Engaged नीचे उतरा) है या नहीं। नाभि के स्तर (Level of umbilicus) पर उदर के घेरे (Girth) की माप होती है। 30 सप्ताह के बाद घेरे में 2.5 cm की वृद्धि होती है तथा पूर्ण गर्भावधि (Term) में घेरे की माप लगभग 95–100 cm होती है। (d) अन्य (Others): कोई गर्भाशयी पिण्ड (Mass) (रेशार्बुद=Fibroid) या कोमलता (Tenderness)।

योनिक जाँच (Vaginal examination): गर्भावस्था में बाद के महीनों (37 सप्ताह से पार) में योनिक जाँच श्रोणि (Pelvic) के मूल्यांकन के विचार से सूचनात्मक नहीं होती है। श्रोणीय मूल्यांकन प्रसव के प्रारम्भ के साथ या प्रसव-प्रेरण (Induction of labor) के ठीक पहले करना उत्तम होता है। श्रोणि के मूल्यांकन के लिए योनिक जाँच की विधियाँ तथा सिर-श्रोणीय असंगति (Cephalo-pelvic disproportion) के लिए परीक्षण का वर्णन अध्याय 23 में किया जाता है। योनिक रक्तश्राव (Bleeding) का कोई इतिवृत्त (या इतिहास) होने पर योनिक जाँच से परहेज (या निषेध) किया जाता है।

प्रसवपूर्व सलाह (Antenatal Advice)

सिद्धान्त (Principle): (1) नियमित जाँच के महत्त्व के बारे में रोगी को प्रभावित करना (To impress the patient) (2) आहार (Diet), औषधि (Drugs) तथा स्वास्थ्य (Hygiene) के संबंध में उचित सलाह द्वारा प्रसव (Delivery) तक स्त्री के अनुकूल स्वास्थ्य-स्थिति को बनाये रखना या उसमें सुधार करना (To maintain or improve the health status of the woman) (3) मनोविज्ञान में सुधार करना और बढ़ाना तथा अज्ञात भय को दूर करना (To improve and tone up the psychology and remove the unknown fear) जिसके लिए रोगी (महिला) को गर्भावस्था तथा प्रसव के दौरान होने वाले परिवर्तनों तथा घटनाओं से परिचित कराना चाहिए।

आहार (Diet): (1) मातृक स्वास्थ्य का अनुरक्षण (2) वर्धमान भ्रूण (Growing fetus) की आवश्यकता (3) प्रसव के दौरान आवश्यक क्षमता और ओजस्विता (Strength and vitality) तथा (4) सफल स्तन्यस्राव (Lactation) के लिए गर्भावस्था के दौरान आहार को पर्याप्त होना चाहिए। गर्भावस्था में अधिक कैलोरी (Calorie) की आवश्यकता होती है जो मातृक ऊतकों (Maternal tissues) की वृद्धि, भ्रूण अपरा (Placenta) तथा वर्धित आधारिक चयापचयी दर (BMR=Basal metabolic rate) के कारण होती है। अगर्भावस्था (Non-pregnancy) की तुलना में गर्भावस्था के द्वितीय अर्धकाल में 300 कैलोरी की अधिक आवश्यकता (दैनिक) होती है। सामान्यतः गर्भावस्था में आहार स्त्री की पसंद के अनुसार मात्रा और प्रकार में होना चाहिए। उसे इतना आहार ग्रहण करना चाहिए कि वह अनुकूलतम (Optimum) भार (11 Kg) का अर्जन कर सके।

गर्भावस्था का आहर हल्का, पोषणात्मक, आसानी से पचनीय तथा प्रोटीन, खनिज और विटामिन में समृद्ध होना चाहिए। गर्भावस्था और स्तन्य श्राव (Lactation) के दौरान दैनिक आवश्यकता का विवरण सारणी 14 में दिया गया है। यह एक विशुद्ध (या पूर्ण) सुझाव नहीं है बल्कि एक मार्गदर्शक है। मुख्य आहार और फल के अतिरिक्त आहार में न्यूनतम आधा लीटर दूध को शामिल करना चाहिए (1 लीटर दूध में लगभग 1 ग्राम कैल्सियम होता है) तथा हरी सब्जी भी होनी चाहिए। आहार को स्वादिष्ट बनाने के लिए पर्याप्त मात्रा में लवण होना चाहिए। कुल प्रोटीन का न्यूनतम आधा प्रोटीन प्रथम श्रेणी का होना चाहिए जिसमें सभी ऐमीनो अम्ल हों। अधिकतर वसा पशु-मूल (Animal type) का होना चाहिए जो विटामिन A और D युक्त हों।

आहारी सलाह स्त्री की सामाजिक-आर्थिक स्थिति, खाने की आदत तथा स्वाद को ध्यान में रखकर देनी चाहिए। सामान्य BMI (Body mass index=शरीर-भार सूचक) की स्त्रियों को निश्चित भार-अर्जन को बनाए रखने के लिए आहार ग्रहण करना चाहिए। आहार के संबंध में निर्देश को व्यावहारिक और युक्तिसंगत (Reasonable) होना चाहिए।

पूरक पोषणात्मक चिकित्सा (Supplementary nutritional therapy): जैसा कि पहले भी उल्लेख किया जा चुका है कि गर्भावस्था के दौरान ऋणात्मक लौह संतुलन (Negative iron balance) होता है तथा गर्भवती स्त्री के लिए विशेषकर गर्भावस्था का द्वितीय अर्ध में आहारी लौह दैनिक आवश्यकता की पूर्ति करने के लिए पर्याप्त नहीं होता है। अतः 16 सप्ताह के बाद से सभी गर्भवती स्त्रियों के लिए पूरक लौह चिकित्सा (Iron therapy) की आवश्यकता होती है।

हीमोग्लोबिन (Hemoglobin) के 10 gm% से अधिक, लौह तत्व का 60 mg युक्त फेरस सल्फेट (Ferrous sulphate) की एक गोली पर्याप्त होती है। यह खुराक (Dost) निम्न हीमोग्लोबिन के रोगी के लिए समानुपातिक रूप से बढ़ाकर एक दिन में 2–3 गोली की जानी चाहिए। 3 गोली (Tablets) अवशोषनीय लौह का 45 mg प्रदान करती है। चूँकि अनिवार्य विटामिन की कमी आहार में होती है या खाना पकाने में ये विटामिन नष्ट हो जाते हैं, अतः 20 सप्ताह के बाद से दैनिक पूरक विटामिन देना चाहिए। देखें सारणी 10.2।

प्रसवपूर्व स्वास्थ्य (Antenatal hygiene): अन्य प्रकार से अजटिल रोगियों (Uncomplicated cases) को निम्नलिखित सलाह दी जाती है –

विश्राम और निद्रा (Rest and sleep): सम्पूर्ण गर्भावस्था में रोगी अपनी सामान्य क्रियाशीलता निरंतर बनाये रख सकती है। तथापि (However) कठिन और श्रमसाध्य (Strenous) से उसे परहेज करना चाहिए, विशेषकर प्रथम त्रिमास (Ist trimester) तथा अंतिम सप्ताह में।

निद्रा के परिमाण में वैयक्तिक भिन्नता होती है। रोगी को औसत रूप से शैय्या (या बिछावन) पर 10 घंटे (आठ घंटे रात्रि को तथा दो घंटे दोपहर को) रहना चाहिए, विशेषकर अंतिम 6 सप्ताह में। विलंबित गर्भावस्था में पार्श्विक आसन (Lateral posture) अधिक सुखद (या आरामदेह) होता है।

आन्त्र (Bowel): गर्भावस्था के दौरान कब्ज (Constipation = मलावरोध) की प्रवृत्ति होती है जिसका संबंध पृष्ठ-दर्द (Backache) तथा उदरीय कष्ट (Abdominal discomfort) के साथ हो सकता है। प्रचुर द्रव, सब्जी तथा दूध का ग्रहण करके या सोने के समय पर मृदु विरेचक (Mild laxative) या दूध या पानी के साथ 2 चम्मच इसफगुल (Isafgul or Igol) लेने से कब्ज दूर हो सकता है।

स्नान (Bathing): रोगी को दैनिक स्नान करना चाहिए परन्तु स्नान-गृह (Bathroom) में असंतुलन के कारण फिसलन के विरूद्ध सावधान रहना चाहिए।

वस्त्रधारण, जूती और कमरबंद (Clothing, shoes and belt): रोगी को ढ़ीला और आरामदेह वस्त्र का धारण करना चाहिए। ऊँची ऐड़ी की जूती या चप्पल से विकसित गर्भावस्था में परहेज करना चाहिए जब संतुलन का केन्द्र परिवर्तित होता है।

दाँत की देखभाल (Dental care): यह आवश्यक है कि प्रारंभ में ही दंत चिकित्सक से परामर्श करना चाहिए। इससे दाँत के क्षरण (Caries) का निष्कासन या भराव की सुविधा होती है, यदि आवश्यक है तो इस क्रियाविधि (Procedure) के लिए उत्कृष्ट समय द्वितीय त्रिमास में आराम के साथ होता है।

स्तन की देखभाल (Care of the breasts): यदि चूचुक (Nipples) रचनात्मक रूप से सामान्य होते हैं तो सामान्य सफाई से अधिक कुछ नहीं करना चाहिए। यदि चूचुक सिकुड़ (Retract) जाता है तो बाद के महीनों में हस्तचालन (Manipulation) द्वारा सुधार किया जाता है।

सारणी (Table) 10.2: प्रजनक आयु, गर्भावस्था और स्तन्यश्राव की एक स्त्री के लिए दैनिक आहारी आवश्यकता
(Daily dietary allowances for a woman of reproductive age, pregnancy and lactation)

	अगर्भवती (Non-pregnant)	द्वितीय अर्ध की गर्भावस्था (Second half pregnancy)	स्तन्यश्राव (Lactation)	श्रोत (Sources)
कैलोरी (Kilocalorie)	2200	2500	2600	प्रोटीन, वसा, कार्बोहाइड्रेट
प्रोटीन (Protein)	50 gm	60 gm	65gm.	माँस, मछली, मुर्गीपालन, दुग्धशाला उत्पाद
लौह (Iron)	18 mg	40 mg*	30mg*	माँस, अण्डा, अनाज (Grains)
कैल्सियम (Calcium)	500 mg.	1000mg.	1500mg.	दुग्धशाला उत्पाद (Diary products)
जस्ता (Zinc)	12 mg.	15mg	19 mg	माँस, अण्डा, समुद्रीआहार (Seafood)
विटामिन A	5000I.U.	6000 I.U.	8000 I.U.	सब्जी, फल, कलेजी (Liver)
विटामिन D	200 I.U.	400 I.U.	400 I.U.	दुग्धशाला उत्पाद
थायामिन (Thiamine)	1.1mg	1.5mg	गर्भावस्था के लगभग समान (Almost same as in pregnancy)	अनाज, अंकुर (Germ), आलू, दूध कलेजी
राइबोफ्लेविन (Riboflavin)	1.1mg	1.5mg		अनाज, माँस, कलेजी
निकोटिनिक अम्ल (Nicotinic acid)	15mg	17mg		माँस, काष्ठ फल (Nuts), सीरियल्स (Serials)
ऐस्कॉर्बिक अम्ल (Ascorbic acid)	60 mg	70mg		नींबू वंश का फल (Citrous fruits), टमाटर
फोलिक अम्ल (Folic acid)	200 μg	400 μg		पत्तेदार सब्जी, कलेजी
विटामिन B12	2 μg	2 μg		पशु का प्रोटीन

*=पूरक (Supplement) पूर्ति करना है। $\mu=10^{-6}$

संभोग (Coitus): प्रथम त्रिमास (First trimester) की अवधि में तथा अंतिम 6 सप्ताह में संभोग से परहेज करना चाहिए। यदि गर्भपात (Abortion) या कालपूर्व प्रसव (Preterm labour) का खतरा हो तो संभोग से परहेज करना चाहिए। अन्यथा संभोग करना हानिकारक नहीं होता है।

यात्रा (Travel): वाहन (Vehicles) द्वारा यात्रा करने से परहेज करना चाहिए यदि यात्रा में झटका (Jerks) होता है, विशेषकर प्रथम त्रिमास में तथा अंतिम 6 सप्ताह में। लम्बी यात्रा को द्वितीय त्रिमास तक सीमित करनी चाहिए। बस (या मोटर) की अपेक्षा रेलमार्ग से यात्रा करना बेहतर होता है। दाबानुकूलित वायुयान में यात्रा करने में कम खतरा होता है। अपराभ्रंश (Placenta praevia), प्राक्गर्भाक्षेपक (Pre-eclampsia), तीव्र रक्तक्षीणता (Severe anemia) के रोगियों (Cases) को वायुयान से यात्रा नहीं करनी चाहिए।

धूम्रपान और मद्यसेवन (Smoking and alcohol): इस तथ्य के दृष्टिकोण से कि धूम्रपान स्वास्थ्य के लिए हानिकारक होता है, धूम्रपान को न केवल गर्भावस्था के दौरान निषेध करना चाहिए बल्कि उसके बाद भी धूम्रपान नहीं करना चाहिए। धूम्रपान का अधिक सेवन करनेवाली स्त्रियों में लघु शिशु का जन्म होता है तथा गर्भपात होने की भी संभावना होती है। इसी प्रकार मद्यसेवन को भी कम करना या इससे परहेज करना चाहिए, अन्यथा मद्यसेवन से शिशु का कुविकास (Maldevelopment) होता है या सीमित वर्धन होता है।

प्रतिरक्षण (Immunization): सौभाग्य से अधिकतर जीवन के लिए खतरनाक महामारी (Epidemics) विरले ही होती है। विकासशील देशों (जैसे–भारत) में गर्भावस्था में प्रतिरक्षण धनुष-टंकार (Tetanus टिटनेस) के लिए एक दिनचर्या (Routine) कार्य है। जब महामारी होती है या महामारी के क्षेत्र में यात्रा करनी है या विदेश की यात्रा करनी है तो अन्य रोग (विषाणु) के विरूद्ध प्रतिरक्षण होता है। जीवित विषाणु टीका (Live virus vaccine) [रूबेला (Rubella), खसरा (Measles), पीतज्वर (Yellow fever)] का निषेध किया जाता है। अगर्भवती (Non-pregnant) स्थिति के समान गर्भवती को जलातंक (Rabies रेबीज), यकृतशोथ (Hepatitis) A और B का टीका तथा जीव-विषाभ (Toxoids) दिया जा सकता है।

धनुष-टंकार (Tetanus टिटेनस): टिटेनस के विरूद्ध प्रतिरक्षण से न केवल माता को सुरक्षा मिलती है बल्कि नवजात शिशु (Neonatal) को भी सुरक्षा मिलती है। असुरक्षित स्त्रियों को 6 सप्ताह के अंतर पर अंतःपेशीय रूप से (Intramuscularly) 0.5 ml टिटेनस जीवविषाभ की दो सुई 16 और 24 सप्ताह (गर्भ) के बीच दी जाती है। जो स्त्री पहले से ही प्रतिरक्षित

(Immunised) है उसे 0.5 ml (i.m.) की एक वर्धक खुराक (Booster dose) अंतिम त्रिमास (Last trimester) में दी जाती है।

औषधि (Drugs): माता को दी जानेवाली लगभग सभी औषधि (Medicines) अपरा (Placenta) को पार करके भ्रूण में पहुँचती है। अतः प्रजनन-आयु (Reproductive age) की किसी भी स्त्री के लिए औषधि का निर्धारण (Prescription) करते समय गर्भ की संभावना को ध्यान में रखना चाहिए।

सामान्य सलाह (General advice): भेंट (Visit) की निश्चित तिथि पर रोगी को प्रसवपूर्व जाँच में जाने के लिए समझाना चाहिए। यदि कोई कष्टकारी (Untoward) लक्षण जैसे–तीव्र सिरदर्द, बेचैनी के साथ बाधित निद्रा, मूत्रीय कठिनाई, अधिजठरीय दर्द (Epigastric pain), वमन (Vomiting), अल्प मूत्रण (Scanty urination), उत्पन्न होते हैं तो इस तिथि के पहले भी चिकित्सक से मिला जा सकता है।

निम्नलिखित परिस्थिति में रोगी (गर्भवती) को अस्पताल में भर्ती करने पर विचार के लिए सलाह दी जाती है –

(1) लगभग 10 मिनट या कम के अंतर पर कष्टदायी गर्भाशयी संकुचन तथा निरंतर न्यूनतम एक घंटा के लिए होता है – यह प्रसव के प्रारंभ का संकेतक (Suggestive of onset of labor) होता है।

(2) योनि (Vagina) से जलीय द्रव का अचानक बह निकलना (Gus) यह झिल्ली (Membranes) के कालपूर्व भंजन (Premature rupture) का संकेतक है।

(3) सक्रिय योनिक रक्तश्राव (Active vaginal bleeding), तथापि (However), कितना भी कम हो।

गर्भावस्था में अल्प अस्वस्थता या रोग (Minor Ailments in Pregnancy)

मिचली और वमन (Nausea and Vomiting): प्रथम गर्भिणी स्त्री (Primigravidae) में मिचली और वमन, विशेषकर सुबह में सोकर उठने के बाद प्रायः सामान्य होता है। यह प्रायः प्रथम त्रिमास के प्रारंभ में होता है तथा त्रिमास के अंत तक शांत हो जाता है। इसका कारण स्पष्ट नहीं है जो संभवतः जरायु का गोनैडोट्रॉफिन (Chorionic gonadotrophin) में वृद्धि के कारण होता है तथा मनोवैज्ञानिक कारण भी हो सकता है। सोकर उठने के बाद कुछ मिनटों तक हाथ-पैर (Limbs) को गतिशील करने या बिछावन से उठने के पहले बिस्कुट या शुष्क टोस्ट लेने तथा वसीय (Fatty) आहार का परहेज करने और खाली पेट में द्रव (या जल) ग्रहण से परहेज करने की सलाह ही इसके लिए पर्याप्त होता है। यदि सरल उपाय इसका निराकरण (Removal) में सफल नहीं होता है तो पर्याप्त ग्लूकोस पेय के साथ वमन-रोधी औषधी (Antiemetic drugs) से लक्षण को दूर किया जाता है।

पृष्ठ दर्दः गर्भावस्था में बाद के महीनों में पीठ का दर्द विभिन्न मात्रा में होता है। श्रोणीय संधियों का शिथिलन (Relaxation of pelvis joints), दोषपूर्ण आसन (Faulty posture), ऊँची ऐड़ी की जूती या चप्पल से कटि-अग्रकुब्जता (Lumbar lordosis) होती है जो पेशीय ऐंठन (Muscular spasm), मूत्रीय क्षेत्र के संक्रमण (Urinary infection) या कब्ज (Constipation) की उत्तरदायी होती है और ये सम्भवतः पीठ-दर्द का कारण होते हैं। आसन में सुधार, पर्याप्त अनुकूलित श्रोणीय मेखला कमरबंद (Fitted pelvic girdle belt) जो चलने के दौरान कटि-अग्रकुब्जता में सुधार करता है, कड़े पलंग (Hard bed जैसे–चौकी) पर विश्राम करने से दर्द से राहत मिलती है। पीठ की पेशियों पर मालिश (Massage) करने, पीड़ाहर औषधि (Analgesics) का ग्रहण करने तथा विश्राम करने से पेशी-ऐंठन के कारण दर्द में राहत मिलती है।

कब्ज या मलावरोध (Constipation): गर्भावस्था की अवधि में कब्ज एक नितांत सामान्य अस्वस्थता (Common ailment) है। प्रोजेस्टेरोन (Progesterone), ह्रासित शारीरिक क्रियाशीलता तथा सगर्भ गर्भाशय (Gravid uterus) का श्रोणीय वृहदांत्र (Pelvic colon) पर दबाव के कारण आंत्र (Gut) की अतानतता (Atonicity) इसकी सम्भाव्य व्याख्या है। पहले दी गय़ी सलाह के अनुसार नियमित आंत्र (Bowel) आदत को पुनःस्थापित किया जा सकता है।

पैर का उद्वेष्ट या ऐंठन (Leg cramps): यह उद्वेष्ट विसरणशील रक्तोदी कैल्सियम (Diffusible serum calcium) की कमी या रक्तोदी फास्फोरस (Serum phosphorus) की वृद्धि के कारण हो सकता है। कैल्सियम की गोली या शीरा (Tablet or syrus) का आहार के बाद ग्रहण करना प्रभावी होता है। पैर की मालिश करना, सेंकना तथा विटामिन B1 (30 mg) दैनिक लेना प्रभावी हो सकता है।

अम्लता तथा हृद-दाह (Acidity and heartburn): हृद-दाह (Pyrosis) के कारणों का पहले वर्णन किया जा चुका है। इसके निराकरण के लिए आहार लेने के बाद प्रतिअम्ल (Antacid) की गोली (चूसनेवाली) या जेल का सुझाव दिया जाता है। प्रांतराल अंत्रवृद्धि (Hiatus hernia हायटस हर्निया) जो गर्भावस्था के दौरान प्रायिक (Common) होती है, वह भी हृददाह को उत्पन्न कर सकती है विशेषकर जब रोगी नीचे की ओर लेटी रहती है। ऊँचे तकिये (High pillow) के साथ अर्ध-अवनत (Semi-reclining) स्थिति में शयन (Sleeping) से हायटस हर्निया के लक्षण में कमी आती है।

स्फीत शिरा (Varicose veins): पैर में स्फीत-शिरा और भग (Vulva) की शिरा-स्फीति या मलाशय (Rectum) में बवासीर (Haemorrhoids) प्रथम बार प्रकट हो सकती है या गर्भावस्था में बाद के महीनों में इसमें वृद्धि हो सकती है। यह सगर्भ गर्भाशय द्वारा शिरीय वापसी (Venous return) में अवरोध के कारण होती है। पैर की शिरा-स्फीति (Varicosities) के लिए चलने के दौरान लचीली क्रेप पट्टी (Crepe bandage) लगाने तथा विश्राम के दौरान पैर (Limbs) के उत्थापन (Elevation) से लाक्षणिक राहत मिल सकती है। विशेष चिकित्सा से परहेज करना बेहतर होता है। शिरा-स्फीति प्रायः प्रसव के बाद लुप्त (Disappear) हो जाती है।

बवासीर (Hemorrhoids या अर्श) कष्टप्रद जटिलता जैसे–रक्तश्राव उत्पन्न कर सकता है या स्थानभ्रंशित (Prolapsed) हो सकता है। मृदु विरेचक (Laxative) का नियमित उपयोग आंत्र को कोमल रखने में किया जा सकता है या हाइड्रोकॉर्टिसोन का मलहम (Hydrocortisone ointment) का स्थानिक उपयोग। यदि बवासीर (Pile) का स्थानभ्रंश होता है तो उसका प्रतिस्थापन

(Replacement) करना आवश्यक होता है। शल्यक उपचार (Surgical treatment) से परहेज करना बेहतर होता है क्योंकि प्रसव के बाद स्थिति में तेजी से सुधार होता है।

घुटने का शोथ (Ankle edema): अत्यधिक द्रव धारण जिसका प्रमाण भार में पर्याप्त अर्जन द्वारा मिलता है या प्राक्गर्भाक्षेपक (Pre-eclampsia) के प्रमाण को वर्जित (Exclude) करना है। शरीर-क्रियात्मक शोथ (Physiological edema) या सीधी खड़ी अवस्था (Orthostatic) के शोथ के लिए किसी उपचार की आवश्यकता नहीं होती है। पैर को थोड़ा ऊपर उठाकर विश्राम करने से शोथ में कमी आती है। मूत्रवर्धक औषधि (Diuretics) की सलाह नहीं देनी चाहिए।

योनिक श्राव (Vaginal discharge): रोगी को स्थानीय सफाई की सलाह और आश्वासन की आवश्यकता होती है। किसी संक्रमण (Infection) जैसे–ट्राइकोमोना (Trichomona), कैन्डिडा (Candida), योनिरोग के जीवाणु (Bacterial vaginosis) की उपस्थिति का उपचार मेट्रोनिडाजोल (Metronidazole) या माइकोनैजोल (Miconazole) का योनिक उपयोग से करना चाहिए।

प्रसवपूर्व परिचर्या का महत्त्व (Values of Antenatal Care)

प्रसवपूर्व देखभाल (या निरीक्षण या परिचर्या) के महत्त्व का इतना अधिक परीक्षण हुआ और मान्यता मिली है कि इसके महत्त्व पर जोर देने की बात करना निरर्थक है। यह ध्यान में रखना चाहिए कि एक सफल प्रासविक (Obstetric) परिणाम निरंतर सावधानी के साथ देखभाल पर निर्भर करता है जो गर्भावस्था से आरंभ होता है तथा प्रासविक-काल (Puerperal period) तक होता है। एक की अपर्याप्तता (Inadequacy) की क्षतिपूर्ति दूसरे के द्वारा नहीं की जा सकती है। प्रसवपूर्व परिचर्या के मुख्य महत्त्व निम्नलिखित हैं –

(1) उच्च खतरे के रोगियों की जाँच करना (to screen the high-risk cases) प्रारंभ में ही चिकित्सीय व्यतिक्रम (Medical disorders) तथा प्रासूतिक जटिलताओं (Obstetric complications) को पृथक समूह में वर्गीकृत किया जाता है। खतरे का मूल्यांकन एक निरंतर प्रक्रिया है न कि केवल एक बार की प्रक्रिया।

(2) उच्च खतरे के कारकों का पता लगाना (Detection of high-risk factors): इसका कोई श्रेय (Credit) तब तक नहीं होता है जब तक कि उसमें सुधार करने का उचित कदम नहीं उठाया जाता है। रोगियों को अस्पताल में भर्ती करना, उसकी जाँच-पड़ताल करना तथा उपचार करने की आवश्यकता होती है।

(3) गर्भावस्था का नियमित रूप से पर्यवेक्षण करना चाहिए (Pregnancy should be regularly supervised): अनियमित (Casual) प्रसव पूर्व भेंट या अपर्याप्त देखभाल करना नहीं देखभाल करने से बदतर (अधिक खराब) होता है। प्रसवपूर्व परिचर्या स्त्री को प्रदत्त (Given) परिचर्या की गुणवत्ता (Quality of care) पर निर्भर करती है।

(4) प्रसवपूर्व परिचर्या रणनीतिक होती है तथा प्रसवावधि सोद्देश्य कार्यविधि होती है (Antenatal care is said to be the strategy, the intranatal care is the tactics in obstetrics): उत्तम परिणाम प्राप्त करने में अन्य से एक अनिवार्य होता है। परिचर्या (या देखभाल) को सम्पूर्ण (Through) होना चाहिए तथा वैयक्तिक स्त्री की आवश्यकता (Individual women's need) पर आधारित होना चाहिए।

(5) सलाह की स्वीकृति (Acceptance): गर्भावस्था के दौरान आहार, औषधि, परिवार कल्याण मार्गदर्शन, प्रतिरक्षण अनुसूची (Immunization schedule) के संबंध में सलाह को अगर्भवती (Non-pregnancy) स्थिति की अपेक्षा बेहतररूप से पालन करना चाहिए।

(6) रोगी को अनुभव करने का अवसर मिलना (Opportunity to make the patient realize): इसमें रोगी को यह अनुभव करने का अवसर मिलता है कि शिशु का जनन एक शरीर-क्रियात्मक प्रक्रिया (Physiological process) है तथा उसके मनोविज्ञान को प्रोत्साहित करना है जिससे कि रोगी प्रसव की अग्नि-परीक्षा (Ordeal) के दौरान अपना आत्मविश्वास बनाये रखें।

(7) मातृक मर्त्यता में पर्याप्त कमी करना (Marked reduction in maternity mortality) का मूल प्रभाव (लगभग $\frac{1}{7}$th या 15%) तथा रूग्नता (Morbidity) का कम होना। इसी प्रकार पेरिनैटल (Perinatal) मृत्यु-संख्या ($\frac{1}{5}$th, 20%) और रूग्नता में कमी का प्रभाव हुआ है।

दोष या त्रुटि (Drawbacks): (1) नगन्य अपसामान्यता (Trifling abnormality) को बढ़ा-चढ़ाकर कहा जा सकता है जिसके लिए अनापश्यक औषधि प्रयोग या खतरनाक शल्यक (Surgical) हस्तक्षेप के लिए नुस्खा (Prescription) लिखा जाता है। (2) गुणवत्ता (Quality) का सदैव अनुरक्षण नहीं किया जाता है, विशेषकर विकासशील देशों (जैसे–भारत) में बढ़ती जनसंख्या के साथ (3) दोषपूर्ण आहारी सलाह तथा हानिकारक औषधियों (Drugs) के नुस्खे से माता और/या शिशु पर हानिकारक प्रभाव होता है।

सीमाएँ (Limitations): सम्पूर्ण प्रसवपूर्ण देखभाल से अव्याख्यित (Unexplained) तथा अपूर्वानुमानित (Unpredicted) जटिलताएँ, जैसे–अपरा स्थानभ्रंश में योनिक रक्तश्राव (Vaginal bleeding in placenta previa), झिल्ली का कालपूर्व भंजन (Premature rupture of the membranes), अव्याख्यित अंतःगर्भाशयी (Intrauterine) मृत्यु, रज्जु का स्थानभ्रंश (Cord prolapse), स्कंध कठिन शिशु-जनन (Shoulder dystocia) या प्रसवोत्तर रक्तश्राव (Postpartum hemorrhage) हो सकते हैं। कभी-कभी ये रोगी के मनोबल (Morale) को कम करते हैं।

पूर्वगर्भधारण परामर्श और परिचर्या (Preconceptional Counseling and Care)

जब एक दम्पत्ति (Couple) को गर्भावस्था, उसकी प्रक्रिया (Course) तथा परिणाम के बारे में वास्तविक गर्भधारण (Conception) के बहुत पहले देखा और परामर्श दिया जाता है तो इसे पूर्वगर्भधारण का परामर्श (Preconceptional counseling) कहा जाता है। इसका उद्देश्य निरापद (Secure) बनाना है कि

एक स्त्री स्वास्थ्य की अनुकूल स्थिति के साथ गर्भावस्था में प्रवेश करे जो उसके तथा भ्रूण (Fetus) के लिए सुरक्षित हो। प्रथम त्रिमास (First trimester) तक अंगविकास (Organogenesis) पूरा हो जाता है। जब तक स्त्री को प्रसवपूर्व निदानशाला (Antenatal clinic) में सर्वप्रथम देखा जाता है, यह प्रायः इतना विलम्बित हो जाता है कि उसे सलाह प्रायः नहीं दी जाती है क्योंकि सभी प्रतिकूल (Adverse) प्रभाव पहले ही आरंभ हो जाते हैं।

पूर्वगर्भधारण की अवस्था वह समय है जिसमें किसी खतरे के कारकों का पता लगाना है जो समर्थ रूप से पेरिनैटल (Perinatal = शिशु-जन्म के कुछ सप्ताह पहले और बाद के काल) परिणाम को प्रतिकूल रूप से प्रभावित कर सकता है। स्त्री को खतरे के कारक के बारे में सूचना दी जाती है और इसी समय परिचर्या (या देखभाल) की जाती है जिससे कि गर्भावस्था परिणाम को उन्नत बनाने के प्रयास में खतरे के कारक का उन्मूलन (Eliminate) किया जा सके। वास्तव में पूर्वगर्भधारण परामर्श निवारक चिकित्साशास्त्र (Preventive medicine) का एक भाग होता है।

पूर्वगर्भधारण भेंट, खतरे का मूल्यांकन और शिक्षा (Preconceptional Visit, Risk Assessment and Education)

(1) उच्च खतरे के कारकों की पहचान (Identification of high-risk factors) प्रासूतिक (Obstetric), चिकित्सा, परिवार और व्यक्तिगत इतिवृत्त (History) के विस्तृत मूल्यांकन द्वारा तथा यदि आवश्यक होता है तो प्रयोगशाला परीक्षणों द्वारा उच्च खतरे के कारकों का पता लगाया जाता है।

(2) स्वास्थ्य स्थिति का आधार स्तर (Basic level health status) जिसमें रक्तचाप (Blood pressure) को भी लिखा जाता है।

(3) रूबेला और यकृतशोथ प्रतिरक्षण (Rubella and hepatitis immunization): यह प्रतिरक्षण अप्रतिरक्षित (Non-immune) स्त्रियों का होता है।

(4) फोलिक अम्ल संपूरण (Folic acid supplementation): (दैनिक 4 mg)–गर्भधारण के चार सप्ताह पहले से आरंभ करके गर्भावस्था के 12 सप्ताह तक फोलिक अम्ल का संपूरण होता है। इससे तंत्रिका-नली दोष के प्रभाव (Incidence of neural tube defects) को कम किया जा सकता है।

(5) पूर्वगर्भधारणात्मकरूप से मातृक स्वास्थ्य को अनुकूल बनाना (Maternal health is optimized preconceptionally): अतिभार, अल्पभार, रक्तक्षीणता की समस्या तथा अपसामान्य पैपेनिकोलाऊ चिकनाई (Abnormal Papanicolaou smear) का मूल्यांकन और उचित उपचार किया जाता है।

(6) आगंता गर्भावस्था का डर (Fear of incoming pregnancy) - इस डर को पूर्वगर्भधारण-शिक्षा द्वारा दूर करना चाहिए।

(7) चिकित्सीय जटिलता के साथ रोगी (Patient with medical complications): इन रोगियों को गर्भावस्था पर रोग के प्रभाव तथा रोग पर गर्भावस्था के प्रभावों के बारे में शिक्षा देनी चाहिए। चरम-सीमा की परिस्थिति में गर्भावस्था को हतोत्साहित (Discourage) करना चाहिए। पूर्व-विद्यमान दीर्घकालिक रोग (Pre-existing chronic diseases) जैसे–उच्च रक्तचाप (Hypertension), मधुमेह (Diabetes), मिरगी (Epilepsy=अपस्मार) को हस्तक्षेप द्वारा अनुकूलतम स्थिति में स्थिर रखना चाहिए।

(8) गर्भावस्था के पहले प्रयुक्त औषधि (Drugs used before pregnancy): इन औषधियों की जाँच करनी चाहिए तथा यदि आवश्यक होता है तो उसमें परिवर्तन करना चाहिए जिससे कि अंग विकास (Organogenesis) की अवधि में भ्रूण (Fetus) पर कोई प्रतिकूल (Adverse) प्रभाव से बचा जा सके। जैसे–आक्षेपरोधी (मिरगी नियंत्रक) औषधि (Anticonvulsant drugs) की जाँच की जाती है। वारफैरिन (Warfarian) को हेपारिन (Heparin) द्वारा मुखीय मधुमेह-रोधी औषधि को इन्सुलिन (Insulin) द्वारा प्रतिस्थापित किया जाता है।

(9) स्त्री को धूम्रपान, मद्यसेवन, ड्रग सेवन न करने की प्रेरणा देना (Women should be urged to stop smoking, taking alcohol and abusing drugs): व्यसनी (Addicted) स्त्री की विशेष परिचर्या होती है।

(10) वंशानुगत जननिक रोग (Inheritable genetic disease), जैसे–दात्री कोशिका रोग (Sickle cell disease), पुटीय रेशामयता (Cystic fibrosis) की जाँच गर्भधारण के पहले करनी चाहिए तथा संतान में इस रोग के जाने की स्थिति के खतरे के संबंध में चर्चा करनी चाहिए।

(11) प्रसवपूर्व निदान का महत्त्व (Importance of prenatal diagnosis): गुणसूत्रीय या आनुवंशिक (Chromosomal or genetic) रोगों के लिए प्रसवपूर्व निदान के महत्त्व के बारे में चर्चा की जाती है।

(12) निवारण (Prevention): वंशानुगत रोग का प्रबंध या तो प्रारंभिक (Primary) निवारण (जैसे–कारणात्मक कारक का उन्मूलन करना) या द्वितीयक (Secondary) निवारण (जैसे–प्रभावित भ्रूण का गर्भपात करना) द्वारा किया जाता है।

(13) आवर्ती भ्रूणीय क्षति का इतिवृत्त के साथ दम्पत्ति (Couples with history of recurrent loss) या जन्मजात अपसामान्यता (Congenital abnormalities) [जैसे–आनुवंशिक=(Genetic), गुणसूत्रीय (Chromosomal) या संरचनात्मक (Structural)] की जाँच-पड़ताल होती है तथा उचितरूप से परामर्श दिया जाता है। कुछ कारक अनुपचार्य (Untreatable=अचिकित्स्य) हो सकते हैं।

परामर्श का निष्पादन प्राथमिक स्वास्थ्य केन्द्र के प्रबंधक द्वारा होना चाहिए जिसमें अन्य विशेषज्ञों का भी सहयोग लिया जाना चाहिए।

सीमाएँ (Limitations): दुर्भाग्य से प्रसवपूर्व परिचया का लाभ महिलाओं का कुछ प्रतिशत ही उठाते हैं जिसके महत्त्वपूर्ण कारण निम्नलिखित हैं–

(1) लोक चेतना का अभाव (Lack of public awareness)

(2) स्वास्थ्य कर्मचारियों में सेवा-भावना की कमी (Lack of service-devotion amongst health employees)

(3) साधनों की अपर्याप्तता (Lack of resources)

(4) अनेक गर्भ अनियोजित होते हैं। (Many pregnancies are unplanned)

प्रसवपूर्व परिचर्या का सारांश (Summary of Prenatal care)

(1) सावधानी से इतिवृत्त लेना (Careful history taking)

(2) सम्पूर्ण सामान्य तथा प्रासूतिक नैदानिक जाँच (Thorough general and obstetric clinical examination)

(3) दिनचर्या तथा विशिष्ट जाँच-पड़ताल (Routine and special investigations)

(4) सलाह (Advice) आहार (पोषण), स्वास्थ्य (Hygiene) या कोई विशिष्ट समस्या के संबंध में।

(5) अनुवर्ती भेंट (Subsequent visits): 28 सप्ताह तक प्रत्येक चार (4) सप्ताह में और उसके बाद 37 सप्ताह तक प्रत्येक दो (2) सप्ताह में और उसके बाद साप्ताहिक (Weekly) भेंट

A. मातृक स्वास्थ्य (Maternal health): भार (Weight), रक्त–चाप (BP), पाण्डुरता (Pallor=पीलापन), लक्षण जैसे–मिचली (Nausea), कष्टमूत्रण (Dysuria) का विश्लेषण तथा कोई अन्य अपसामान्यता (Abnormalities) उच्च खतरे के कारकों की पहचान (Identification of high-risk factors)।

B. भ्रूणीय स्वास्थ्य (Fetal health): भ्रूणीय विकास (Fetal growth), बुध्नीय ऊँचाई (Fundal height), हृद्‌गति (Heart rate), उल्वीद्रव का आयतन (Amniotic fluid volume), गर्भस्थिति (Presentation) तथा भ्रूणीय क्रियाशीलता (Fetal activity)।

(6) दम्पत्ति को शिक्षा, परामर्श और सलाह (Couple education, counseling and advice)।

अध्याय 11

भ्रूणीय स्वस्थता का प्रसवपूर्व मूल्यांकन (Antenatal Assessment of Fetal Well-being)

अधिकतर भ्रूणीय मृत्यु (Majority fetal deaths) (80%) प्रसवपूर्व काल (Antepartum period, जन्म के पहले 3 महीने की अवधि) में होती हैं। मृत्यु के मुख्य कारण हैं–
(1) दीर्घकालिक भ्रूणीय ऑक्सीक्षीणता (Chronic fetal hypoxia) (IUGR=Intrauterine growth retardation=अंतःगर्भाशयी वर्धन मंदन) (2) मातृक जटिलता (Maternal complications) जैसे–मधुमेह (Diabetes), उच्च रक्तचाप (Hypertension), संक्रमण (Infection) (3) भ्रूणीय जन्मजात कुरचना (Fetal congenital malformation) (4) अव्याख्यित कारण (Unexplained cause)।

सम्पूर्ण विश्व में मातृक मृत्यु (Maternal deaths) में क्रमिक कमी हो रही है। हाल में अधिक ध्यान को भ्रूणीय स्वास्थ्य का मूल्यांकन करने पर केन्द्रित किया गया है। प्रसवपूर्व भ्रूणीय मूल्यांकन का मुख्य उद्देश्य भ्रूणीय मृत्यु से बचना है। इस प्रकार गर्भावस्था और प्रसव के दौरान उत्तम मातृक देखभाल के साथ गर्भाशय (Uterus) में भ्रूणीय स्वास्थ्य की समान निगरानी के साथ देखभाल करनी चाहिए।

प्रसवपूर्व भ्रूणीय जाँच के उद्देश्य (Aims of Antenatal Fetal Monitoring):

(1) गर्भावस्था की सम्पूर्ण अवधि में भ्रूण के संतोषप्रद विकास और स्वस्थता को निरापद (Secured सुनिश्चित) बनाना
(2) उच्च खतरे के कारकों (High-risk factors) की जाँच करके अलग करना जो भ्रूण के विकास पर प्रतिकूल प्रभाव डालते हैं।

प्रसवपूर्व भ्रूणीय जाँच के लिए सामान्य चिकित्सा-संकेत (Common Indications for Antepartum Fetal Monitoring)

(1) प्रासूतिक जटिलता के साथ गर्भावस्था (Pregnancy with obstetric complications): IUGR, बहुल गर्भावस्था (Multiple pregnancy), अतिउल्वीद्रव (Polyhydramnios) या अल्पउल्वीद्रव (Oligohydramnios), रीसस अन्य प्रतिरक्षण (Rhesus alloimmunization)।
(2) चिकित्सीय जटिलता के साथ गर्भावस्था (Pregnancy with medical complications): मधुमेह (Diabetes mellitus), उच्च रक्तचाप (Hypertension), मिरगी या अपस्मार (Epilepsy), वृक्कीय या हृदयी रोग (Renal or cardial disease), संक्रमण (Infection, जैसे–यक्ष्मा)
(3) अन्य (Others): अधिक मातृक आयु (Advanced maternal age) (35 वर्ष की आयु से अधिक), पूर्व मृत शिशु का जन्म (Previous stillbirth) या आवर्ती गर्भपात (Recurrent abortion), संरचनात्मक (Structural, viz. anencephaly=अमस्तिष्कता, spinabifida=मेरूदण्डीय दरार) या गुणसूत्रीय (Chromosomal, जैसे–अलिंग त्रिगुणसूत्री असामान्यता = (Autosomal trisomy abnormalities)।
(4) दिनचर्या प्रसवपूर्व परीक्षण (Routine antenatal testing)।

जब एक भ्रूण को खतरे में पाया जाता है तो उसके लिए उपाय (Measures to be taken when a fetus is found compromised):
(i) शैय्या विश्राम (Bed rest) (ii) भ्रूणीय निगरानी (Fetal surveillance) (iii) औषधि चिकित्सा (Drug therapy) (iv) भ्रूण का तत्काल प्रसव (Urgent delivery of the fetus): पूर्ण गर्भावधि या कालपूर्व का (Term or preterm) (v) जन्मजात भ्रूणीय असंगति के लिए गर्भपात (Termination of pregnancy for fetal congenital anomaly)

प्रसवपूर्व जाँच की कार्यप्रणाली (Procedures of Antenatal Examination)

प्रथम भेंट पर (At First Visit)

प्रारंभिक प्रसवपूर्व जाँच का निष्पादन प्रथम त्रिमास (First trimester) में करना चाहिए। इस जाँच में द्विहस्तीय जाँच के बाद गर्भाशय (Uterus) के आकार का एक आलेख (Record) रखना चाहिए। यह अंतिम त्रिमास में गर्भावस्था की सही अवधि का मूल्यांकन करने में अत्यधिक सहायक होता है। यह बदले में अंतःगर्भाशयी वर्धन के मंदन (Intrauterine growth retardation) से कालपूर्व परिपक्वता (Prematurity) का अंतर करने में सहायता करता है। आवर्ती मध्यत्रिमास गर्भपात (Recurrent midtrimester abortion) या कालपूर्व प्रसव (Premature labor) का इतिवृत्त (History) के साथ रोगियों में गर्भाशय-ग्रीवा (Cervix) की असमर्थता की खोज इस प्रारंभिक जाँच में होती है।

सम्पूर्ण गर्भावस्था में भ्रूणीय स्वस्थता एक संतोषप्रद मातृक (Maternal) स्वास्थ्य पर निर्भर करती है। माता की एक सम्पूर्ण नैदानिक (Clinical) जाँच के बाद यथा-संभव शीघ्र निम्नलिखित परीक्षणों का प्रारंभ किया जाता है –
(1) हीमोग्लोबिन का मूल्यांकन (Hemoglobin estimation)

(2) मूत्र-जीवाणुवर्धन की दिनचर्या जाँच (Routine examination of urine-culture) जब सुझाया (Indicated) गया है।

(3) आतशक (Syphilis सिफिलिस) के लिए रक्तोदी परीक्षण (Serological tests)।

(4) ABO तथा Rh समूहन-पृथक्करण परीक्षण (Grouping-screening test) प्रतिरक्षी (Antibodies) के लिए जहाँ आवश्यक हो।

(5) भोजनोपरान्त (Post-prandial) रक्त-शर्करा (Blood sugar) का मूल्यांकन तथा ग्लूकोस-सहनशीलता परीक्षण (Glucose tolerance test) जब इसका सुझाव दिया गया है।

(6) अव्याख्यित आवर्ती गर्भपात या मृतशिशु-जनन (Unexplained recurrent abortion or stillbirth) के रोगियों (Cases) में प्लाविका-विषाक्तता (Toxoplasmosis) तथा फॉस्फोलिपिड-रोधी (Phospholipid) प्रतिरक्षी (Antibodies) के लिए परीक्षण (देखें अध्याय 15)।

अनुवर्ती भेंट पर (At Subsequent Visits)

प्रत्येक प्रसवपूर्व भेंट (या जाँच) पर गर्भावस्था के संतोषप्रद विकास का मूल्यांकन के लिए निम्नलिखित नैदानिक प्राचलों (Clinical parameters) को ध्यान में रखा जाता है–

(1) मातृक भार-अर्जन (Maternal weight gain): गर्भावस्था के द्वितीय अर्धकाल में पाक्षिक (Fortnight) औसत 1 kg भार का अर्जन होता है। कोई भी अतिरिक्त अधिक भार-अर्जन द्रव के अधिक धारण (Retention) के कारण होता है जो प्राक्गर्भाक्षेपक (Pre-eclampsia) का प्रथम चिन्ह (या संकेत) हो सकता है। यदि भार का अर्जन सामान्य (1 kg) से कम होता है, स्थिर या अवरोही (Stationary or falling), तब भी चिकित्सक (या विशेषज्ञ) को अंतःगर्भाशयी विकास बाधा के लिए जाँच करनी चाहिए।

(2) रक्तचाप (Blood pressure): 12 सप्ताह के पहले रक्तचाप का प्रारंभिक अभिलेखन (Recording) से बाद में एक गर्भावस्था द्वारा उत्पन्न विकासशील रक्तचाप से एक पूर्व-विद्यमान (Pre-existing) दीर्घकालिक (Chronic) रक्तचाप का अंतर करने में सहायता मिलती है। उच्च रक्तचाप (Hypertension) चाहे वह पूर्व-विद्यमान हो या गर्भावस्था द्वारा उत्पन्न, भ्रूण (Fetus) के संतोषप्रद (या पर्याप्त) विकास को प्रभावित कर सकता है। जब तक उचित निदान (Diagnosis) नहीं होता तथा विशेष देखभाल नहीं होती है, तब तक इन रोगियों का संबंध पेरिनैटल के उच्च मृत्युदर (High perinatal mortality) के साथ होता है।

(3) गर्भाशय (Uterus) का आकार और बुध्न (Fundus) की ऊँचाई का मूल्यांकन (Assessment): प्रारंभिक सप्ताहों में गर्भ की परिकलित अवधि (Calculated duration) की पुष्टि करने में गर्भाशय का आकार अधिक महत्त्व का होता है। यह महत्त्वपूर्ण (या उपयोगी) होता है यदि आर्तव चक्र (Menstrual cycle) अनियमित है। प्रत्येक भेंट में बुध्न (Fundus) की ऊँचाई को प्रलेख (Document) में शामिल करना चाहिए। फीते से गर्भाशयी बुध्न के शीर्ष की माप जघन-संधानक (Symphysis pubis) की ऊपरी सीमा-रेखा से करनी चाहिए जिसमें मूत्राशय (Bladder) खाली रहना चाहिए। गर्भावस्था के 24 सप्ताह के बाद दूरी की माप (cm में) सामान्यतः सप्ताहों में गर्भावस्था की अवधि के अनुरूप होती है। 1–2 cm का विचलन (Variation) स्वीकार्य होता है।

यदि रोगी अपना पिछला सामान्य आर्तव काल (LNMP= Last normal menstrual period) के बारे में निश्चित है तब गर्भावस्था में बाद के महीना में जघन-संधानक की ऊँचाई का मापन और अधिक जाँच-पड़ताल के लिए उपयोगी जाँच होती है। चार्ट (रेखाचित्र) पर चिन्हित (Plotted) प्रत्याशित दूरी की तुलना इस मापन से की जाती है। (देखें चित्र 11.1)।

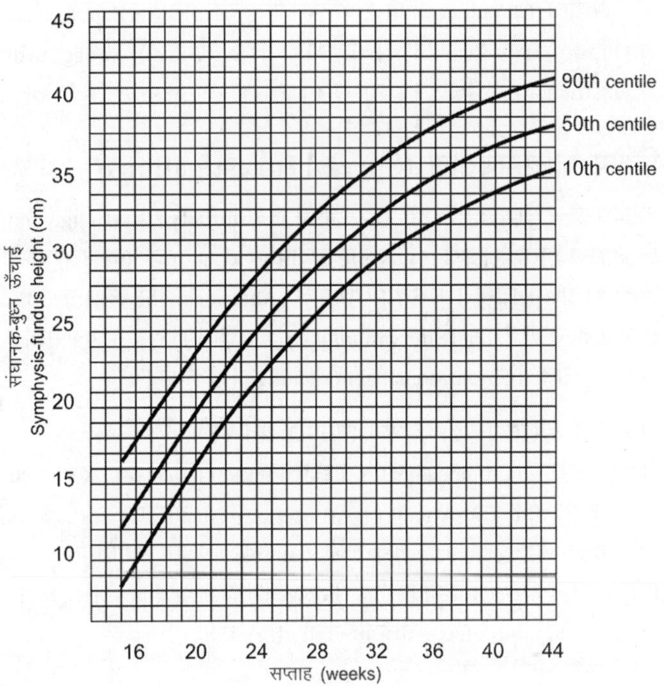

चित्र (Fig.) 11.1: संधानक बुध्नीय ऊँचाई से आकलित गर्भ-काल का चार्ट (Gestational age chart estimated from symphysis fundal height)

यदि मापन 10वें शतांश (Centile) से नीचे होता है तो भ्रूण का विकास-रोध का संदेह किया जाता है तथा विशेष जाँच-पड़ताल करने की आवश्यकता होती है।

(4) अधिक द्रव का नैदानिक मूल्यांकन (Clinical assessment of excess liquor) **तथा अल्प द्रव** (Scanty liquor) को अंतिम त्रिमास (Last semester) में लिखना चाहिए। अल्प द्रव का प्रमाण मिलने से अपरा (Placenta) के कार्य में कमी का संकेत मिलता है तथा अन्य अपरा-कार्य परीक्षण करने की आवश्यकता होती है। यदि गर्भाशय असंगत रूप से (Disproportionately) वर्धित होता है तो इससे बहुल गर्भ (Multiple pregnancy) या अतिउल्वीद्रव (Polyhydramnios) का संकेत मिल सकता है। यदि बुध्न का ऊपर उठना नहीं हो रहा जिसे सामान्यतः होना चाहिए इससे वर्धन-रोक या अंतःगर्भाशयी भ्रूणीय मृत्यु (Intrauterine fetal death) का संकेत मिल सकता है।

(5) गर्भावस्था के अंतिम त्रिमास में उदर की परिधि का प्रलेखन (Documentation of the girth of the abdomen in last trimester) को

उदरीय जाँच का एक दिनचर्या भाग बनाना चाहिए। इसकी माप नाभि (Umbilicus) के निचले सीमान्त पर होनी चाहिए। सामान्यतः परिधि (या घेरे) में निरंतर वृद्धि पूर्णगर्भावधि (Term) तक होती है। यदि घेरे में क्रमिक रूप से पूर्णगर्भावधि के बाद या पहले कमी होती है तो इससे अपरा की अक्षमता का संदेह उत्पन्न होता है। यह विशेषकर रोगियों के उच्च खतरे का समूह जैसे–प्राक्गर्भाक्षेपक (Pre-eclampsia), दीर्घकालिक उच्च रक्तचाप (Chronic hypertension), दीर्घकालिक वृक्कशोथ (Chronic nephritis), त्रुटिपूर्ण प्रासूतिक इतिवृत्त (Bad obstetric history) तथा वर्धन-रोक का संदिग्ध रोगी (Suspected cases of growth restriction) के लिए महत्त्व का होता है।

विशेष जाँच-पड़ताल (Special Investigations)

जीवित जन्मे शिशु के लगभग 3% में वृहत जन्मजात असंगति (Congenital anomaly) होती है। इसके लिए आनुवंशिक (Genetic) कारक उत्तरदायी होते हैं। प्रथम त्रिमास में स्वतः गर्भपात (Abortions) का लगभग 50% तथा मृत जन्मे शिशु (Stillborn infants) के लगभग 5% में गुणसूत्रीय अपसामान्यता (Chromosomal abnormalities) होती है।

जन्मजात अपसामान्यता के रूप निम्नलिखित हो सकते हैं –

(1) गुणसूत्रीय (Chromosomal): संख्यात्मक (Numerical) (47 XXX) या संरचनात्मक (Structural) (Translocation=स्थानांतरण)

(2) एकल जीन (Single gene) (Cystic fibrosis=पुटीय रेशामयता)

(3) बहुजननिक और बहुकारकीय (Polygenic and multifactorial); NTD (Neural tube defects=तंत्रिका-नली दोष) तथा

(4) विरूपोत्पादी व्यतिक्रम (Teratogenic disorders) (Drugs=संवेदनमंदक)

नैदानिक मूल्यांकन (Clinical evaluation) के अतिरिक्त जीवरासायनिक तथा जीवभौतिक विधियों (Biochemical and biophysical methods) का उपयोग भी निदान (Diagnosis) के लिए किया गया है। इनमें से कुछ विधियाँ माता और / या भ्रूण (Fetus) के लिए खतरे का वहन करती हैं तथा महँगी (Expensive) भी हैं। अतः उनके उपयोग को सम्भाव्य खतरे और लागत (या व्यय) की तुलना में अधिक लाभ प्रदान करना चाहिए।

प्रारंभिक गर्भावस्था में मूल्यांकन (Early Pregnancy Assessment)

- **जीवरासायनिक (Biochemical)**
- **जीव भौतिक (Biophysical)**
- **कोशिका जननिक (Cytogenetic)**

प्रारंभिक गर्भावस्था में भ्रूणीय स्वस्थता के प्रसवपूर्व मूल्यांकन का निर्माण मुख्यतः भ्रूणीय जन्मजात अपसामान्यता (Fetal congenital abnormalities) का पता लगाने के लिए होता है। अतः इस अध्याय का अध्ययन अध्याय (Chapter) 32 के साथ मिलाकर करना चाहिए। प्रसवपूर्व (Prenatal) जाँच के लिए प्रत्याशी (Candidates) का उल्लेख अध्याय 32 में किया गया है। स्त्री जो जाँच सकारात्मक (Screen positive) होती है उसकी पुष्टि के लिए भ्रूणीय गुणसूत्र विन्यास (Fetal karyotyping) का प्रस्ताव रखना चाहिए।

जीव रासायनिक (Biochemical)

मातृक रक्तोद ऐल्फा फीटोप्रोटीन (MSAFP=Maternal serum alpha fetoprotein): ऐल्फाफीटोप्रोटीन (AFP) एक पिण्ड भ्रूणीय (Oncofetal) प्रोटीन है जिसका अणुभार (Molecular weight) 70,000 है। इसका उत्पादन पीतक कोष (Yolk sac) तथा भ्रूणीय यकृत (Fetal liver) द्वारा होता है। भ्रूणीय रक्तोद (Fetal serum) तथा उल्वीद्रव (Amniotic liquid) में AFP की अधिकतम मात्रा 13 सप्ताह के आसपास होती है और उसके बाद इसमें कमी आती है। मातृक रक्तोद (Maternal serum) में AFP की अधिकतम मात्रा 32 सप्ताह के आसपास होती है। MSAFP की मात्रा में वृद्धि कुछ स्थितियों में होती है, वे हैं – (a) त्रुटिपूर्ण गर्भकाल (Wrong gestation age), (b) खुली तंत्रिका-नलीदोष (NTDs=Neural tube defects), (c) बहुल गर्भ (Multiple pregnancy), (d) अंतःगर्भाशयी भ्रूणीय मृत्यु (IUFD=Intrauterine fetal death), (e) अग्रउदरीय दिवाल दोष (Anterior abdominal wall defects) तथा (f) वृक्कीय असंगति (Renal anomalies)। MSAFP की निम्न मात्रा (Low level) त्रिगुणसूत्री (Trisomies) (Down's syndrome=डाउनसंलक्षण) तथा गर्भावस्था के बीजपोषक (Gestational trophoblast) रोग में पायी जाती है।

परीक्षण का निष्पादन 15 और 18 सप्ताह के बीच होता है। जब मातृक भार के साथ समायोजित किया जाता है तब मध्यांक का 2.5 गुना (MOM=Multiples of the median) का MSAFP मान को विच्छेद विन्दु (Cut of point) के रूप में लिया जाता है। सभी तंत्रिका-नली दोषों का 85% वर्धित (Elevated) MSAFP दोष होता है। इस प्रकार के वर्धित मान के साथ रोगियों को उच्च विघटन के अतिस्वन (High resolution ultrasound) और / या उल्वी वेधन (Amniocentesis) के लिए विचार होता है।

त्रिक परीक्षण (Triple test): यह एक संयुक्त जीवरासायनिक परीक्षण है जिसमें MSAFT, hCG (Human chorionic gonadotrophin) तथा UE3 (Unconjugated estriol असंयुक्त इस्ट्रिओल) को शामिल किया जाता है। प्रमाणित गर्भ का काल के संबंध में मातृक आयु को भी ध्यान में रखा जाता है। इसका उपयोग डाउन-संलक्षण (Down's syndrome) का पता लगाने के लिए किया जाता है। प्रभावित गर्भावस्था में MSAFP तथा UE3 की मात्रा में कमी तथा hCG में वृद्धि की प्रवृत्ति होती है। इस परीक्षण का निष्पादन 15–18 सप्ताह पर किया जाता है। यह एक खतरा–अनुपात (Risk ratio) देता है तथा पुष्टि के लिए उल्वीवेधन (Amniocentesis) किया जाता है। यदि खतरा अनुपात 1:250 या अधिक होता है तो परिणाम को जाँच–सकारात्मक (Screen positive) माना जाता है।

ऐसीटिल कोलीन एस्टरेस (AChE=Acetyl choline esterase): खुली तंत्रिका-नली दोष के अधिकतर रोगियों में उल्वीद्रव (Amniotic fluid) में AChE की मात्रा वर्धित होती है। AFP की तुलना में इसका नैदानिक मूल्य उत्तम होता है।

इन्हिबिन (Inhibin)A: यह एक द्विलक (Dimeric) प्रोटीन है जिसका उत्पादन पीतिका पिण्ड (Corpus luteum) तथा अपरा (Placenta) द्वारा होता है। डाउन-संलक्षण के साथ एक भ्रूण का धारण करने वाली स्त्री में इन्हिबिन A की रक्तोद (Serum) में वर्धित (Increased) मात्रा होती है।

प्रथम त्रिमास जाँच (First trimester screening): निम्न (Low) MSAFP, गर्भावस्था संबंधित अपरा-प्रोटीन A (PAPP-A=Pregnancy associated placental protein A) की निम्न मात्रा तथा hCG की वर्धित मात्रा से डाउन-संलक्षण (Down's Syndrome) का संकेत मिल सकता है। इसकी संकेत (या पहचान) दर 62% होती है जबकि मिथ्या सकारात्मक दर (False positive rate) 5% होती है। इन जीवरासायनिक चिन्हकों (Markers) में गुद्दी की पारभासकता (Nuchal translucency) (अतिस्वनचित्रीय चिन्हक= Sonographic marker) को जोड़ने से पहचान दर में वृद्धि (80%) होती है।

प्रसवपूर्व जननिक निदान (Prenatal genetic diagnosis): उल्वीवेधन (Amniocentesis), जरायु रसांकुर (Chorion villous) नमूने (CVS) द्वारा या रज्जु-छेदन (Cordocentesis) द्वारा प्राप्त भ्रूणीय ऊतक (Fetal tissue) से सीधे यह निदान किया जाता है।

संरचनात्मक गुणसूत्रीय अपसामान्यता (Structural chromosomal abnormalities) (Translocation=स्थानान्तरण, Inversions= व्युत्क्रमण, Mutations= उत्परिवर्तन): इसकी पहचान प्रतिदीप्ति स्थापन संकरीकरण (Fluorescence in-situ Hybridization, FISH) द्वारा की जा सकती है। गुणसूत्र विशिष्ट जाँच का उपयोग अज्ञात DNA (Deoxyribonucleic acid डिऑक्सीराइबोन्यूक्लीइक अम्ल) का पता लगाने में किया जा सकता है।

उल्वीवेधन (Amniocentesis) (Genetic= जननिक या आनुवंशिक): यह एक आक्रामक क्रिया विधि है जिसका निष्पादन 14 और 16 सप्ताह (गर्भ) के बीच अतिस्वन चित्रण का मार्गदर्शन (Ultrasonographic guidance) में किया जाता है। इस क्रिया विधि (Procedure) में प्राप्त भ्रूणीय कोशिका (Fetal cells) का कोशिका-जननिक विश्लेषण (Cytogenetic analysis) किया जाता है।

(i) **कोशिका-जननिक विशलेषण (Cytogenetic analysis):** उल्वी वेधन द्वारा प्राप्त उल्वीद्रव में अपशल्कित (Desquamated) भ्रूणीय कोशिका या CVS (Chorion villous sample) से बीजपोषक कोशिका (Trophoblasts cells) या रज्जु-छेदन द्वारा प्राप्त भ्रूणीय रक्त-कोशिका का जीवाणु-वर्धन (Culture), G (Banded) तथा जाँच करके गुणसूत्रीय अपसामान्यता जैसे–त्रिगुणसूत्री (Trisomy) (Down's syndrome), एक गुणसूत्री (Monosomy) (Turner's syndrome=टर्नर संलक्षण) तथा अन्य का निदान किया जाता है।

(ii) **DNA का विश्लेषण (Analysis):** विशिष्ट DNA जाँच (Probes) का उपयोग करके एकल जीन व्यतिक्रम (Single gene disorders) जैसे–पुटीय रेशामयता (Cystic fibrosis), टेसैक रोग (Tay-Sach's disease) का निदान किया जा सकता है। पॉलिमरेस श्रृंखला प्रतिक्रिया (PCR=Polymerase chain reaction) द्वारा DNA का प्रवर्धन (Amplification) किया जाता है। विशिष्टि गुणसूत्रीय क्षेत्र जिसमें उत्परिवर्तित जीन (Mutated gene) होता है, की पहचान की जा सकती है।

(iii) **जीवरासायनिक** (Biochemical): उल्वीद्रव (**Amniotic fluid**) में ऐल्फा फीटोप्रोटीन (AFP) की मात्रा (Level) अधिक होती है जब भ्रूण (Fetus) खुली तंत्रिका-नली (Neural tube) दोष से पीड़ित होता है। इसकी पुष्टि अतिस्वन सूक्ष्म वीक्षण (Ultrasound scanning) द्वारा भी होती है। सामान्य AFP की मात्रा उल्वीद्रव में 16वें सप्ताह में लगभग 20 mg/liter होती है। जन्मजात अधिवृक्क ग्रंथि अतिवृद्धि (Congenital adrenal hyperplasia) में उल्वीद्रव में 17-हाइड्रॉक्सी प्रोजेस्टेरोन (Hydroxyprogesterone) की मात्रा वर्धित होती है।

प्रारंभिक उल्वीवेधन (Early amniocentesis) का निष्पादन 12–14 सप्ताह के गर्भ में किया गया है। कोशिका उत्पादन (Cell yield) को बढ़ाने के लिए उल्व-निस्यंदन (Amnifiltration) का उपयोग किया गया है।

जरायु रसांकुर के नमूने लेने (CVS=Chorionic villus sampling) का निष्पादन जननिक व्यतिक्रम (Genetic disorders) के प्रसवपूर्व निदान (Diagnosis) के लिए किया जाता है। इसका कार्यान्वयन 10 और 12 सप्ताह के बीच परागर्भाशय-ग्रीवा रूप से (Transcervically) तथा 10 सप्ताह से लेकर पूर्णगर्भावधि (Term) तक पराउदरीय रूप से (Trans-abdominally) किया जाता है। 24 घंटे तक निदान प्राप्त किया जा सकता है और इस प्रकार यदि गर्भपात (Termination of pregnancy) का विचार होता है तो इसे प्रथम त्रिमास में सुरक्षित रूप से किया जा सकता है। अतिस्वन का मार्गदर्शन (Ultrasonic guidance) में एक लम्बे लचकदार (Malleable) पोलिथीन (Polythene) नालशलाका (Catheter) की सहायता से जरायु पर्णाकार (Chorion frondosum) से कुछ रसांकुर (Villi) संग्रह किया जाता है जिसे अण्डाणु-बाह्य स्थान (Extraovular space) से होकर परागर्भाशय-ग्रीवा रूप से प्रवेश कराया जाता है। जबकि यह उल्वीद्रव की जाँच की अपेक्षा प्रारंभ में निदान प्रदान करता है, जटिलता (Complications) जैसे–भ्रूणीय क्षति (Fetal loss) (1-2%), मुख-चिबुक-अंग विरूपता (Oromandibular limb deformities) या योनिक रक्तश्राव (Vaginal bleeding) अधिक होता है। अपरा पच्चीकारी (Placenta mosaics) तथा मातृक कोशिका दूषण (Maternal cell contamination) के कारण मिथ्या सकारात्मक (False positive) परिणाम (2-3%) भी होता है। इस प्रकार की स्थिति में निदान की पुष्टि के लिए उल्वीवेधन (Amniocentesis) करना चाहिए। अंग न्यूनीकरण दोष (LRD = Limb reduction defects) अधिक होता है जब CVS का निष्पादन गर्भ के 10 सप्ताह से कम में किया जाता है। जब 10 और 12 सप्ताह के बीच CVS का निष्पादन होता है तो वह सुरक्षित और सही होता है जैसा कि उल्वीवेधन का होता है। Rh-ऋणात्मक (Negative) की महिला में क्रियाविधि (Procedure) के बाद 50 μg ($\mu = 10^{-6}$) D-इम्यूनोग्लोबुलिन-रोधी (Anti-D-immunoglobulin) का अंतःग्रहण अंतःपेशीय रूप से (Intramuscularly) कराना चाहिए। CVS द्वारा प्राप्त सूचना उल्वीवेधन के अधीन चर्चा के समान होती है। देखें सारणी 11.1।

भ्रूणीय रक्त का नमूना लेना (Fetal Blood Sampling)

रज्जु छेदन (Cordocentesis) (Percutaneous umbilical blood sampling त्वचीय नाभिकीय रक्त का नमूना लेना): 25 गेज (Gauge) तथा 13 cm लम्बी एक सुई (Spinal needle) को मातृक उदरीय और गर्भाशयी दिवाल से होकर अन्तर्निविष्ट (Insert) किया जाता है जिसमें अतिस्वन मार्गदर्शन (Real time ultrasound guidance) के अधीन एक वक्ररेखीय एषणी या सुये (Probe) का उपयोग होता है। सुई की नोंक को सावधानी के साथ आगे बढ़ाना चाहिए तथा अपरा-अन्तर्वेशन (Placental insertion) से लगभग

सारणी (Table) 11.1: प्रसवपूर्व निदान (Prenatal diagnosis): जरायु रसांकुर नमूना (CVS), उल्वीछेदन (Amniocentesis) तथा रज्जुछेदन (Cordocentesis)

	जरायु रसांकुर नमूना (Chorion villus sampling)	उल्वी छेदन या वेधन (Amniocentesis)	रज्जुछेदन (Cordocentesis)
समय (Time)	10–12 सप्ताह परागर्भाशयी ग्रीवा 10 सप्ताह से लेकर पूर्ण गर्भावधि तक पराउदरीय (Transabdominal)	14–16 सप्ताह (प्रारंभिक 12–14 सप्ताह)	18–20 सप्ताह (Weeks)
जाँच या अध्ययन के लिए सामग्री (Materials for study)	बीजपोशक कोशिका (Trophoblast cells)	(i) भ्रूणीय रशा–कोशिका (Fetal fibroblast) (ii) जीवरासायनिक जाँच के लिए द्रव (Fluid for biochemical study)	भ्रूणीय श्वेताणु (Fetal WBC) [अन्यत्रसंक्रमण (Infection) तथा जीवरासायनिक जाँच]
गुणसूत्र विन्यास का परिणाम (Karyotype result)	(i) प्रत्यक्ष निर्मिति (Direct preparation) -24–48 घंटे (ii) जीवाणु-वर्धन (Culture) 10–14 दिन	जीवाणुवर्धन (Culture) – 3–4 सप्ताह	जीवाणु-वर्धन – 24–48 घंटे
भ्रूणीय क्षति (Fetal loss)	1–2%	0.5–1%	2–4%
परिशुद्धता (Accuracy)	परिशुद्ध (Accurate), पुष्टि (Confirmation) के लिए उल्वीछेदन की आवश्यकता हो सकती है।	अति परिशुद्ध (Highly accurate)	अति परिशुद्ध
जब सुझाव होता है तो गर्भपात	प्रथम त्रिमास (First trimester) में सुरक्षित (Safe)	द्वितीय त्रिमास में खतरा (Risky)	द्वितीय त्रिमास में खतरा

1–2 cm दूर नाभि-शिरा (Umbilical vein) को यह सुई छेद करती है। इस सुई से सामान्यतः 0.5-2 ml भ्रूणीय रक्त का संग्रह किया जाता है। इसका निष्पादन प्रायः 18 सप्ताह की गर्भावस्था के बाद स्थानिक संवेदनाहारी (Local anesthetic) के प्रभाव में किया जाता है।

खतरा (Risks): आक्रामक क्रियाविधि से गर्भपात (Abortion), कालपूर्व प्रसव और अंतःगर्भाशयी भ्रूणीय मृत्यु (Intrauterine fetal death) का खतरा हो सकता है। यह रक्तश्राव, रज्जु-हेमाटोमा (Cord haematoma), संक्रमण या झिल्ली (Membranes) के कालपूर्व विदार (Preterm rupture) के कारण होता है। सम्पूर्णरूप में भ्रूणीय क्षति 1–4% होती है। अभी तक अप्रतिरक्षित (Unimmunized) स्त्री के आर.एच. ऋणात्मक (Rh-negative) को 100 μg D-इम्यूनोग्लोबुलिन-रोधी (Anti-D-immunoglobulin) अंतःपेशीय (IM): से देना चाहिए।

उल्वीवेधन (Amniocentesia) या जरायु रसांकुर नमूने (Chorion villus sampling) से प्राप्त सभी सूचनाओं का संग्रह किया जाना चाहिए। अतिरिक्त महत्त्व (Values) का उल्लेख निम्नलिखित है –

रक्तसंबंध (Haematological): भ्रूणीय रक्तक्षीणता (Fetal anaemia), रक्तश्राव व्यतिक्रम (Bleeding disorders) [स्वप्रतिरक्षित अल्पबिम्बाणु रक्तता (Autoimmune thrombocytopenia)], आर.एच. रोग (Rhesus disease): देखें अध्याय 19।

भ्रूणीय संक्रमण (Fetal infections): प्लाविका-विषाक्तता (Toxoplasmosis), विषाणुक संक्रमण (Viral infections) (देखें अध्याय 19)।

भ्रूणीय रक्त गैस तथा अम्ल-क्षार स्थिति (Fetal blood gas and acid-base status): भ्रूणीय विकास रोध (Fetal growth restriction) में (देखें अध्याय 19)।

जीवभौतिक (Biophysical)

प्रारंभिक गर्भावस्था (10–14 सप्ताह) में भ्रूण का अतिस्वन चित्रण (Ultrasonography) की जाँच में भ्रूणीय असंगति (Fetal anomalies) का पता चल सकता है। गर्भावस्था के काल से शीर्ष-नितम्ब लम्बाई (CRL= Crown-Rump Length) का लघुतर (Smaller) होने का संबंध गुणसूत्रीय (Chromosomal) असंगति (Trisomy=त्रिगुणसूत्री या Triploidy=त्रिगुणिता) के साथ होता है। 10–14 सप्ताह पर वर्धित गुद्दी पारभासकता (Nuchal translucency) (Soft tissue marker=कोमल ऊतक चिन्हक) का संबंध अनेक गुणसूत्रीय अपसामान्यताओं त्रिगुणिता (Triploidy) के साथ होता है। इसकी

पहचान-दर (Detection rate) लगभग 70–80% होता है तथा मिथ्या सकारात्मक दर (False positive rate) 5–6% होती है। प्रसवपूर्व निदान के विस्तृत वर्णन के लिए देखें अध्याय 32, पृष्ठ 549 तथा जीवभौतिक चिन्हक (Biophysical marker) के लिए देखें अध्याय 40, पृष्ठ 732।

विलम्बित गर्भावस्था में भ्रूण की स्वस्थता का मूल्यांकन (Assessment of Fetal Well-being in Late Pregnancy)

- **नैदानिक (Clinical)**
- **जीवरासायनिक (Biochemical)**
- **जीवभौतिक (Biophysical)**

नैदानिक (Clinical): भ्रूणीय विकास का नैदानिक मूल्यांकन कुछ प्राचल (parameters) द्वारा किया जा सकता है जिसका उल्लेख इस अध्याय में पहले किया गया है। वे (प्राचल) और अधिक जाँच-पड़ताल के लिए पृथक्क परीक्षण (Screening test) के रूप में उपयोगी हो सकते हैं।

जीवरासायनिक (Biochemical): अपर्याप्त भविष्यवाची (Poor predictive) महत्त्व के कारण जीवरासायनिक परीक्षण [जैसे–मूत्रीय और प्लाविका इस्ट्रिओल (Urinary and plasma estriol) तथा प्लाविका में मानव-अपरा लैक्टोजेन (HPL=Human Placental Lactogen)] को त्याग दिया गया है। जीव रासायनिक परीक्षण मुख्यतः फुफ्फुस के पूर्ण विकास (Pulmonary maturity) का मूल्यांकन करने के लिए किया जाता है।

जीवभौतिक (Biophysical): सिद्धान्त (Principle): जीवभौतिकरूपरेखा (Profile) गर्भाशय-अपरा अपर्याप्तता (Utero-placental insufficiency) का एक छानबीन परीक्षण (Screening test) है। भ्रूण की जीवभौतिक क्रियाशीलता की पहल, अनुकूलन (Modulation) तथा व्यवस्थापन (Regulation) भ्रूणीय तंत्रिका तंत्र (Nervous system) से होकर किया जाता है। भ्रूणीय केन्द्रीय तंत्रिका तंत्र (CNS) ह्रासित ऑक्सीजनीकरण (Diminished oxygenation) के लिए अत्यधिक संवेदनशील (Sensitive) होता है। ऑक्सीक्षीणता (Hypoxia) → चयापचयी अम्लरक्तता (Metabolic acidosis) → CNS मंदन (Depression) → भ्रूणीय जीव भौतिक क्रियाशीलता में परिवर्तन (Changes in fetal biophysical activity)

निम्नलिखित जीवभौतिक परीक्षणों (Tests) का उपयोग किया जाता है–

(1) भ्रूणीय गति की गिनती (Fetal movement count)
(2) भ्रूण का हृदस्पंदलेखन (Cardiotocography)
(3) अदबाव परीक्षण (NST=Non-stress test)
(4) भ्रूणीय जीवभौतिक रूप रेखा (BPP=Biophysical profile)
(5) डॉप्लर अतिस्वन (Doppler ultrasound)
(6) कंपन-ध्वनिक उत्तेजन परीक्षण (Vibro-acoustic stimulation test)
(7) संकुचन दबाव परीक्षण (Contraction stress test, CST)

भ्रूणीय गति गणना (Fetal movement count): निम्नलिखित दो विधियों में से किसी एक विधि का उपयोग किया जा सकता है –

(i) **कार्डिफ का "गिनती 10" सूत्र (Cardif "Count 10" formula):** रोगी को 9 बजे सुबह भ्रूण की गति की गिनती करने के लिए कहा जाता है। जैसे ही 10 गतियों का अनुभव करने की गिनती समाप्त हो जाती है उसे चिकित्सक को सूचना देने के लिए कहा जाता है कि क्या दो क्रमिक दिनों पर 12 घंटे में 10 बार से कम गति हुई है? या क्या एक दिन में 12 घंटे के दौरान किसी भी गति का अनुभव नहीं किया गया है?

(ii) **दैनिक भ्रूणीय गति गणना (DFMC=Daily fetal movement count):** तीन बार (सुबह, दोपहर और शाम) की गिनती और प्रत्येक बार एक घंटे की अवधि के दौरान का सुझाव दिया जाता है। कुल गिनती को 4 द्वारा गुणा करने से दैनिक (12 घंटे) भ्रूणीय गति गणना (DFMC) प्राप्त होती है। यदि 12 घंटे में "झटकों (Kicks)" की संख्या 10 से कम होती है (या प्रत्येक घंटे में 3 से कम) तो इससे भ्रूणीय खतरे (Fetal compromise) का संकेत मिलता है।

- डॉप्लर प्रतिबिम्बन (Doppler imaging) द्वारा पहचानित (Detected) भ्रूणीय गति का 88% का अनुभव माताओं द्वारा किया जाता है। गिनती का आरंभ गर्भावस्था के 28 सप्ताह पर करके उसका दैनिक निष्पादन करना चाहिए।

भ्रूणीय गति की क्षति (Loss) सामान्यतः 24 घंटे के अंदर FHR की अनुपस्थिति के बाद होती है। उपरोक्त दोनों विधियों में से किसी में यदि परिणाम अशुभ (Ominous) होता है तो उम्मीदवार (गर्भवती) का अदबाव परीक्षण (NST) करने की आवश्यकता होती है। वर्धित (Increased) भ्रूणीय गति के साथ मातृक अल्पग्लूकोस रक्तता (Maternal hypoglycemia) का संबंध होता है। भ्रूणीय गति के मातृक बोध (Perception) में भ्रूणीय निद्रा (स्थिर=Quiet), भ्रूणीय असंगति (CNS), अग्र अपरा (Anterior placenta), अतिउल्वीद्रव (Hydramnios), स्थूलता (Obesity), संवेदनमंदक (Narcotics or drugs), दीर्घकालिक धूम्रपान (Chronic smoking) तथा ऑक्सीक्षीणता (Hypoxia) की स्थिति में कमी आती है।

अदबाव परीक्षण (NST=Non-stress test): इस परीक्षण में भ्रूणीय गति के आलेखन (Cardiotocography) के साथ भ्रूणीय हृदय (Fetal heart) का निरंतर इलेक्ट्रॉनिक परिवीक्षण (Monitoring) किया जाता है। भ्रूणीय गति जब उपस्थित होती है तो उसके FHR त्वरण (Acceleration) का अवलोकित (Observed) संबंध होता है जो एक स्वस्थ भ्रूण को सूचित करती है। इसका उपयोग विश्वस्त रूप से छानबीन परीक्षण (Screening test) के रूप में किया जा सकता है। भ्रूणीय गति के साथ संबद्ध FHR का त्वरण संभावितरूप से प्रतिवर्त मध्यस्त (Reflex mediated) होता है। इस पर जोर देना चाहिए कि यह परीक्षण भ्रूण के रोग (Illness=अस्वस्थता) की अपेक्षा स्वस्थता (Wellness) की पहचान करने में अधिक उपयोगी (Valuable) होता है।

व्याख्या (Interpretation)

- प्रतिक्रियाशील या आश्वासनशील (Reactive or Reassuring): जब आधार-रेखा से ऊपर 15 स्पंद प्रतिमिनट (Beat per minute) से अधिक दो या दो से अधिक त्वरण (Accelerations) एक 20 मिनट अवलोकन में 15 सेकण्ड से अधिक समय तक उपस्थित होते हैं।
- अप्रतिक्रियाशील या अन-आश्वासनशील (Non-reactive or Nonassuring): किसी भ्रूणीय प्रतिक्रियाशीलता की अनुपस्थिति।

प्रतिक्रियाशील अदबाव परीक्षण (Reactive NST) प्रति 1000 में लगभग 5 की पेरिनैटल (Perinatal=गर्भधारण के सातवें महीने से लेकर प्रसव तक) मृत्यु के साथ संबद्ध होता है। परन्तु ज ब NST अप्रतिक्रियाशील (Non-reactive) है तो पेरिनैटल मृत्यु प्रति 1000 में लगभग 40 होती है। परीक्षण का आरंभ 30 सप्ताह के बाद करना चाहिए तथा आवृत्ति (Frequency) साप्ताहिक दो बार होनी चाहिए। इस परीक्षण में मिथ्या ऋणात्मक दर (False negative rate) 0.5% तथा मिथ्या सकारात्मक (Positive) दर 50% होती है।

कंपन-ध्वनिक उत्तेजन (VAS=Vibro-acoustic stimulation) का उपयोग भ्रूण की निद्रा स्थिति में परिवर्तन, शांत (Quiet) निद्रा (Non-REM, REM=Rapid eye movement) से सक्रिय निद्रा (REM=तीव्र नेत्र गति) में, करने में होता है। VAS के बाद एक प्रतिक्रियाशील NST से एक प्रतिक्रियाशील भ्रूण का संकेत मिलता है। यह अहानिकर होता है।

भ्रूणीय जीवभौतिक रूपरेखा (BPP= Biophysical profile): यह अनेक प्राचलों (Parameters) (देखें सारणी 11.2) पर विचार करती है। वास्तविक समय का अतिस्वन चित्रण (Real time ultrasonography) का उपयोग करके BPP में अति भविष्यवाची मान (High predictive value) होता है।

चिकित्सा-सुझाव (Indication): अप्रतिक्रियाशील NST, अधिक खतरे की गर्भावस्था।

सारणी (Table) 11.2: जीवभौतिक रूपरेखा का प्राप्तांकन (Biophysical profile scoring) : (Manning-1985)

30 मिनट के लिए अवलोकन (Observation)		
सामान्य प्राप्तांक (Normal) score)	**2**	
अपसामान्य (Abnormal)	**0**	
प्राचल (Parameters)	**न्यूनतम सामान्य मानदण्ड Minimal normal criteria)**	**प्राप्तांक (Score)**
अदबाव परीक्षण (NST)	प्रतिक्रियाशील स्वरूप (Reactive pattern)	2
भ्रूणीय श्वसन गति (Fetal breathing movements)	एक घटना का समय (1 episode lasting) = 30 सेकण्ड	2
कुल शरीर गति (Gross body movement)	3 पृथक शरीर/अंग गति (Three discrete body/limb movements)	2
भ्रूणीय पेशी तान (Fetal muscle tone)	हाथ या पैर या धड़ का प्रसार की 1 (एक) घटना नमन (Flexion) की वापसी के साथ	2
उल्वीद्रव	दो लम्बीय तल (Perpendicular planes) में 2 cm माप की एक थैली (Pocket)	2

BPP प्राप्तांक	**व्याख्या (Interpretation)**	**प्रबंध (Management)**
8–10	भ्रूणीय श्वासावरोध (Asphyxia) नहीं	साप्ताहिक अंतर पर परीक्षण को दोहराना (Repeat testing at weekly interval)
6	दीर्घकालिक (Chronic) श्वासावरोध	यदि 36 सप्ताह से अधिक है तब प्रसव कराना
4	दीर्घकालिक	यदि 36 सप्ताह या उससे अधिक है तब प्रसव (Delivery)। यदि 32 सप्ताह से कम है तो 4–6 घंटे में परीक्षण को दोहराना।
0–2	निश्चित श्वासावरोध (Certain asphyxia)	120 मिनट के लिए परीक्षण → स्थायी (Persistent) प्राप्तांक ≤ 4 → प्रसव चाहे गर्भावस्था की कोई अवधि हो

परीक्षण आवृत्ति (Test frequency): सामान्य (Normal) NST के बाद साप्ताहिक (Weekly), तथा अपसामान्य (Abnormal) परीक्षण के बाद सप्ताह में दो बार।

संशोधित जीव भौतिक रूपरेखा (Modified biophysical profile): इसमें NST तथा अतिस्वन चित्रण द्वारा निर्धारित उल्वी द्रव सूचक (AFI=Amniotic fluid index) को शामिल किया जाता है। जब NST अपसामान्य तथा/या AFI<5 (पाँच से कम) होता है तो संशोधित BPP को अपसामान्य (Non-assuring=अनाश्वस्त) समझा जाता है।

भ्रूणीय हृदस्पंदलेखन (Fetal cardiotocography) (CTG): 32 सप्ताह के बाद एक सामान्य अनुरेखण (Tracing) से आधार-रेखा (Base line) की 110–150 स्पंद प्रति मिनट (bpm= beats per minute) का प्रदर्शन होता है तथा उसके साथ आधार-रेखा विचलनशीलता (Variability) 5–25 bpm का एक आयाम (Amplitude या विस्तार) भी सूचित होता है। अत्वरण (Deceleration) नहीं होना चाहिए या प्रारंभिक (Early) अत्वरण अत्यल्प (Very litte) अवधि का हो सकता है। मुख्यरूप से एक 20 मिनट की अवधि में दो या अधिक त्वरण (Accelerations) होना चाहिए।

अतिस्वन चित्रण (USG=Ultrasonography): अंतःगर्भाशयी विकास मंदन (IUGR=Intrauterine growth retardation) का निदान (Diagnose) BPD (Biparietal diameter= द्विभित्तीय व्यास), AC (Abdominal circumference उदरीय परिधि), HC (Head circumference सिर की परिधि) तथा उल्वी द्रव आयतन (Amniotic fluid) के क्रमिक मापन से शुद्धता के साथ किया जा सकता है। AC एकल (Single) मापन है जो भ्रूणीय पोषण का उत्कृष्ट प्रदर्शन करता है। 34 सप्ताह के अधिक गर्भ में द्विभित्तीय व्यास (BPD) की औसत वृद्धि 1.7 mm प्रति सप्ताह होती है। जब HC/AC अनुपात (Ratio) 34 सप्ताह के बाद 1.0 से अधिक होता है तो IUGR का संदेह होता है। यदि द्विभित्तीय व्यास की माप 9.8 cm होती है तो यह पूर्णविकास (Maturity) को सूचित करता है।

डॉप्लर अतिस्वन (Doppler ultrasound): नाभि-धमनी (Umbilical artery) की डॉप्लर वेगमिति (Doppler velocimetry) का अध्ययन जटिलता के साथ गर्भावस्था में किया जाता है। नाभि-धमनी के डॉप्लर तरंग (Wave) प्रकार का उपयोग पराकाष्ठा प्रकुंचन (Peak systolic) (S), पराकाष्ठा अनुशिथिलन (Peak diastolic) (D) तथा मध्यमान (Mean) (M) की माप करने में होता है। इनसे S/D अनुपात तथा PI (Pulsatility index=स्पंदता सूचक) $\left[PI = \frac{S-D}{M}\right]$ का मान ज्ञात किया जाता है। सामान्य गर्भावस्था में गर्भ की आयु बढ़ने के साथ S/D अनुपात तथा PI में कमी होती है। S/D तथा PI का अधिक मान (Values) होने का अर्थ अनुशिथिलन वेग में कमी तथा अपरा-संवहनी प्रतिरोध (Placental vascular resistance) में वृद्धि (IUGR, उच्चरक्तचाप) होना है। अनुशिथिलन प्रवाह (Diastolic flow) की अनुपस्थिति या उत्क्रमण (Absence or reversal) से अम्लरक्तक भ्रूण (Acidemic fetus) तथा वर्धित पेरिनैटलरूग्नता और मर्त्यता (Increased perinatal morbidity and mortality 15–30%), का पूर्वानुमान लगाया जाता है। नाभि-धमनी में छोर (End) अनुशिथिलन प्रवाह वेग की अनुपस्थिति या उत्क्रमण (उलटाव) तत्काल प्रसव के लिए एक संकेत नहीं होती है। परन्तु इसमें तत्काल तथा सघन (Intensive) भ्रूणीय निगरानी (Fetal surveillance) [viz. Biophysical profile, Biometry=जीवमिति तथा CTG] की आवश्यकता होती है। देखें चित्र 11.2।

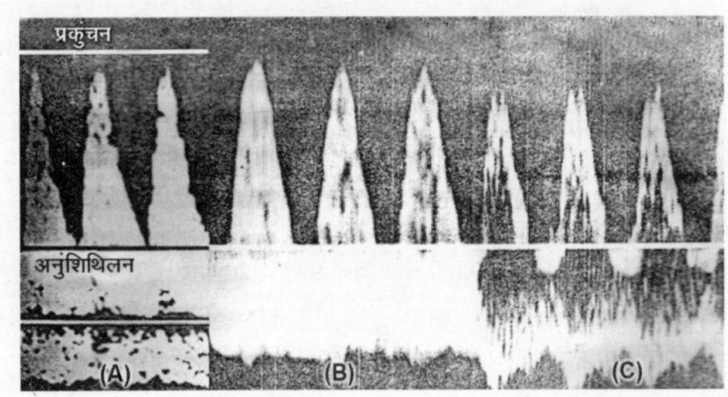

चित्र (Fig.) 11.2: नाभि-धमनी प्रवाह वेग का तरंगरूप (Umbilical artery flow velocity wafeform): (A) सामान्य (Normal) (B) अनुपस्थित छोर-अनुशिथिलन, प्रवाह (Absent end-diastolic flow) (C) उत्क्रमित छोर-अनुशिथिलन प्रवाह (Reversed end-diastolic flow)

नाभि-शिरा (Umbilical vein) की डॉप्लर वेगमिति का हाल में अध्ययन स्पंदन (Pulsation) का प्रदर्शन करने के लिए विशेषकर अपसामान्य (Abnormal) धमनीय (Arterial) वेगों के साथ या अपसामान्य हृदयी कार्य (Abnormal heart functions) के साथ भ्रूण में प्रदर्शन करने के लिए किया गया है। सामान्यतः नाभिका के शिरीय प्रवाह (Umbilical venous flow) एक अवस्थीय (Monophasic) होता है। नाभि के शिरीय स्पंदन के साथ भ्रूण (Fetuses) का प्रायः संबंध वर्धित (Raised) CVP (Cardiac vascular pressure हृदयी संवहनी दबाव) तथा हृष्दपात (Cardiac failure) और वर्धित पेरिनैटल मर्त्यता (Increased perinatal mortality) के साथ होता है।

संकुचन दबाव परीक्षण (CST=Contraction stress test): गर्भाशयी संकुचन के संबंध में गर्भाशय-अपरा अपर्याप्तता (Utero-placenta insufficiency) के लिए खतरे पर भ्रूण की अनुक्रिया (Response) का अवलोकन करने पर यह परीक्षण आधारित होता है। गर्भाशयी संकुचन का प्रारंभ करने के लिए अंतःशिरीय (IV = intravenous) ऑक्सिटोसिन दिया जाता है। परीक्षण को सकारात्मक (Positive) कहा जाता है जब गर्भाशयी संकुचन के प्रारंभ के साथ निरंतर रूप से अत्वरण (Decelerations) उपस्थित होता है। CST में अधिक मिथ्या सकारात्मक दर (High false positive rate) होती है। किसी भी हस्तक्षेप करने के पहले NST (Nonstress test) तथा भ्रूणीय BPP (परीक्षण) करना चाहिए जब CST सकारात्मक होता है।

विकिरण-चित्र जाँच (Radiological examination) आजकल नहीं की जाती है। जहाँ अतिस्वन चित्रण (Ultrasonography) की सुविधा उपलब्ध नहीं है वहाँ कुल भ्रूणीय कुरचना (Gross fetal malformations) (Bony=अस्थिमय) का पता लगाने के लिए इसका उपयोग किया जाता है।

विलम्बित गर्भावस्था में अन्य जाँच-पड़ताल (Other Investigations in Late Pregnancy)

विलम्बित गर्भावस्था में उल्वीवेधन (Amniocentesis in late pregnancy)

(i) भ्रूणीय फुफ्फुसीय पूर्ण विकास के लिए परीक्षण (Test for fetal pulmonary maturity)

(ii) आर.एच. समप्रतिरक्षण की तीव्रता का मूल्यांकन (Assessment of severity of Rh isoimmunization)

फुफ्फुस का पूर्णविकास (Pulmonary maturity): फुफ्फुस के पूर्णविकास की पुष्टि होने से नवजात शिशु (Newborn) में श्वसन संकट (या पीड़न) संलक्षण (RDS=Respiratory distress syndrome) के प्रभाव में कमी होती है। RDS का खतरा उन शिशुओं में अधिक होता है जिनका प्रसव (Delivery) कालपूर्व (Preterm) (<37 सप्ताह) हुआ है। RDS का कारण फुफ्फुसीय पुष्ठसक्रियन (Pulmonary surfactant) की अपर्याप्तता (या कमी) है जो प्रकार (Type) II कूपिका-कोशिका (Alveolar cells) द्वारा संश्लेषित (Synthesise) होता है। स्तरित पिण्ड (Lamellary bodies) में पृष्ठ सक्रियन वेष्टन (Package) होता है → फुफ्फस–कूपिकाओं (या वायुकोषों) [Lung alveoli] में श्रावित (Discharged) होता है → फुफ्फुस-द्रव (Pulmonary fluid) में वहन (Carry) किया जाता है → उल्वीद्रव (Amniotic fluid) में चला जाता है।

भ्रूणीय फुफ्फुसीय पूर्णविकास का मूल्यांकन (Assessment of fetal pulmonary maturity):

(1) **फुफ्फुसीय पृष्ठ सक्रियन का मूल्यांकन (Estimation):** यह मूल्यांकन लैसिथिन/स्फिन्गोमाइलिन (Lecithin/Sphingomyelin) (L/S) अनुपात (Ratio) द्वारा होता है। 31–32 सप्ताह में उल्वीद्रव में L/S अनुपात=1, 35 सप्ताह में L/S अनुपात=2 होता है। जब L/S अनुपात =2 होता है तो इससे फुफुस के पूर्णविकास (Pulmonary maturity) का संकेत मिलता है।

(2) **विलोडन (या हिलाना) परीक्षण (Shake test) या बुलबुला परीक्षण (Bubble test) [Clement's क्लिमेंट का परीक्षण]:** यह एक उपयोगी शैय्या-पार्श्व परीक्षण (Bed side test) है जिसका पर्याप्त शुद्धता के साथ तेजी से निष्पादन होता है। यह परीक्षण हिलाने पर फुफ्फुसीय पृष्ठ सक्रियन (Pulmonary surfactant) का झाग (Foam) या बुलबुला निर्माण करने की क्षमता पर आधारित होता है जो न्यूनतम 15 मिनट के लिए स्थिर (Stable) बना रहता है। उल्वीद्रव के वर्धमान तनुकरण (Increasing dilutions) को 96% इथैनोल (Ethanol) के साथ मिलाकर 15 सेकण्ड तक हिलाया जाता है। इसके 15 मिनट बाद नवचन्द्रक (Meniscus=मेंनिस्कस) पर बुलबुलों के एक पूर्ण वलय (Ring) की उपस्थिति के लिए अवलोकन किया जाता है। यदि यह (वलय) उपस्थित होता है तो परीक्षण सकारात्मक है तथा भ्रूण के फुफ्फुसों (Lungs) का पूर्णविकास (Maturity) सूचित होता है।

(3) **झाग स्थिरता सूचक** (FSI=Foam stability index): यह विलोडन परीक्षण (उपरोक्त) द्वारा पृष्ठ सक्रियन (Surfactant) पहचान पर आधारित होता है। उपस्थित पृष्ठ सक्रियन की मात्रा ज्ञात करके उल्वीद्रव (Amniotic fluid) की क्रमिक तनुकरणों (Serial dilutions) का उपयोग करके FSI ज्ञात किया जाता है। यदि FSI >47 है तो RDS (Respiratory disease syndrome) के खतरे को वर्जित (Exclude) किया जाता है।

(4) **फॉस्फेटाइडिल ग्लिसरॉल (PG) की उपस्थिति (Presence of phosphatidyl glycerol):** यदि उल्वी द्रव में होती है तो विश्वस्तरूप से फुफ्फुस का पूर्ण विकास का संकेत मिलता है। PG का परीक्षण L:S अनुपात (उपरोक्त) का मापन के समान पतली परत का वर्णलेखन (Chromatography) द्वारा होता है।

(5) **संतृप्त फॉस्फेटाइडिल कोलीन (Saturated phosphatidyl choline):** यदि यह ≥500 ng/ml (N=Nano=10^{-9}) है तो इससे फुफ्फुस का पूर्णविकास (Pulmonary maturity) का संकेत मिलता है।

(6) **प्रतिदीप्ति ध्रुवीकरण (Fluorescence polarization):** यह परीक्षण उल्वीद्रव में पृष्ठ सक्रियन की मात्रा ज्ञात करने के लिए ध्रुवीकृत (Polarised) प्रकाश का उपयोग करता है। स्वचालित विश्लेषक (Analyser) द्वारा पृष्ठ सक्रियन और ऐल्बूमिन (Albumin) का अनुपात की माप की जाती है। 1 ग्राम (gm) ऐल्बूमिन में 55 mg पृष्ठ सक्रियन (Surfactant) की उपस्थिति से भ्रूण के फुफ्फुस का पूर्ण विकास का प्रदर्शन होता है।

(7) **उल्वीद्रव का प्रकाशीय घनत्व (Amniotic fluid optical density):** यदि यह 650 mμ (μ=म्यू=10^{-6}) पर 0.15 से अधिक होता है। तो इससे फुफ्फुस का पूर्ण विकास सूचित होता है।

(8) **पटलिका-पिण्ड (Lamellar body):** यह उल्वीद्रव में पृष्ठसक्रियन का संचय रूप है। इसकी गिनती की जा सकती है क्योंकि इसका आकार बिम्बाणु (Platelets) के समान होता है। यदि इसकी संख्या >30,000/μl (l=लीटर) होती है तो इससे फुफ्फुस के पूर्णविकास का संकेत मिलता है।

(9) **नारंगी रंग की कोशिका** (Orange colored cells): अपकेन्द्रित (Centrifused) उल्वीद्रव से प्राप्त अपशल्कित (Desquamated) भ्रूणीय कोशिका को 0.1% निलब्लू सल्फेट (Nileblue sulfate) से रंगीन बनाया जाता है। यदि 50% से अधिक संतरे के रंग की कोशिकाओं की उपस्थिति होती है तो इससे फुफ्फुस के पूर्ण विकास की सूचना मिलती है।

(10) **उल्वीद्रव का गंदलापन** (Turbidity of amniotic fluid): प्रथम और द्वितीय त्रिमास (Trimesters) के दौरान उल्वीद्रव पीला तथा स्वच्छ होता है। पूर्ण गर्भावधि (Term) पर उल्वीद्रव तेलहा पदार्थ (Vernix) के कारण गंदला (Turbid) हो जाता है।

आर.एच.-समप्रतिरक्षण की तीव्रता का मूल्यांकन (Assessment of severity of Rh-isoimmunization): यह मूल्यांकन उल्वीवेधन (Amniocentesis) द्वारा उल्वीद्रव में विलिरूबिन (Bilirubin) का मूल्यांकन करने के लिए वर्णक्रम प्रकाशमापीय विश्लेषण (Spectrophotometric analysis) द्वारा किया जाता है। 450 nm पर प्रकाश-घनत्व अंतर (Optic density difference) भ्रूणीय रक्त-अपक्षय (Fetal haemolysis) की तीव्रता का पूर्वानुमान देता है।

सारांश
(Key Points)

(1) लगभग 3% जीवित जन्मे शिशु (Liveborn infants) में वृहत (Major) जन्म दोष होता है। भ्रूणीय मृत्यु की बहुमत संख्या (80%) प्रसवपूर्वरूप से (Antenatally) होती है।

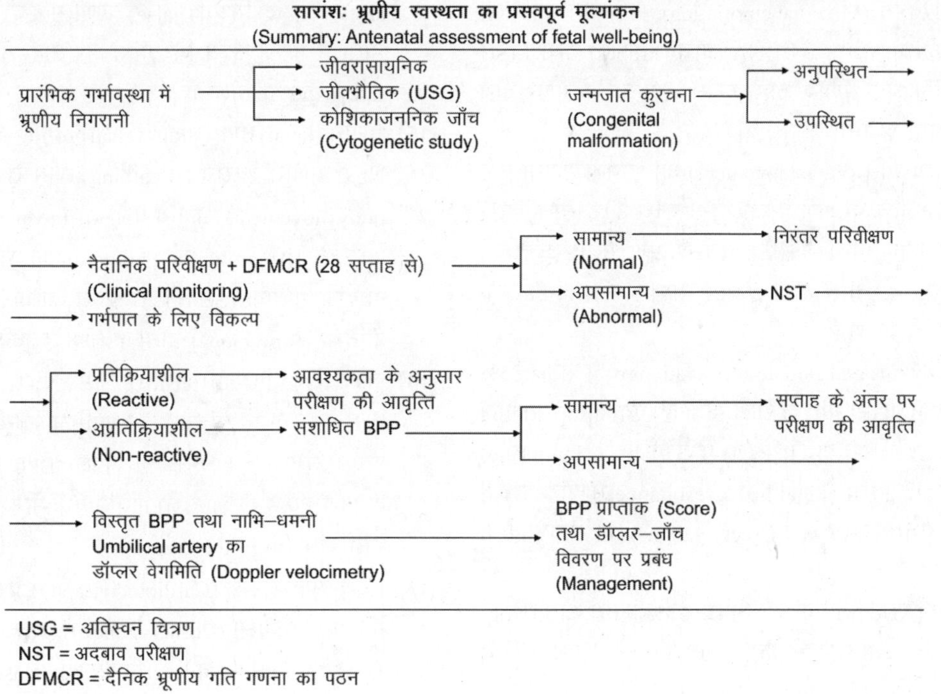

(2) जन्मदोष (Birth defects) हो सकते हैं – (a) गुणसूत्रीय (Chromosomal): संख्यात्मक (Numerical) या संरचनात्मक (Structural) (b) एकल जीव व्यतिक्रम (Single gene disorder) (c) बहुजननिक (Polygenic) या बहुकारकीय (Multifactorial) या (d) विरूपोत्पादी (Teratogenic) (Drugs)। गुणसूत्रीय अपसामान्यताओं (Abnormalies) की लगभग आधी संख्या अलिंग सूत्रीय त्रिगुण सूत्री (Autosomal trisomy) तथा शेष आधी संख्या लिंग गुणसूत्रीय (Sex chromosomal) अपसामान्यता के कारण होती है। (देखें पृष्ठ 549)

(3) प्रसवपूर्व निदान के लिए जाँच (Screening for prenatal diagnosis) सभी गर्भवती महिलाओं की होनी चाहिए। MSAFP (Maternal serum alpha fetoprotein) का मूल्यांकन 15 और 18 सप्ताह (के गर्भ) के बीच करना चाहिए। मातृक आयु के साथ समायोजित MOM (Multiple of median) का 2.5 मान (Value) को विच्छेदन-बिन्दु (Cut-off point) के रूप में लेना चाहिए। सभी खुले NTDs (Neural tube defects) के 85% की पहचान वर्धित मात्रा (Elevated level) द्वारा होती है।

(4) त्रिक-परीक्षण (Triple test) [MSAFP, hCG, UE3] का उपयोग डाउन संलक्षण (Down's syndrome) का पता लगाने में किया जाता है। इसका निष्पादन 15 और 18 सप्ताह के बीच किया जाता है।

(5) जीवरासायनिक (Biochemical) के साथ प्रथम त्रिमास (Ist semester) जाँच (↓MSAFP, ↓PAPP-A तथा ↑hCG) तथा USG (Ultrasonography) से सुधार डाउन-संलक्षण की पहचान-दर (Detection rate) में सुधार (80%) हो सकता है। पुष्टि (Confirmation) के लिए प्रसवपूर्व जननिक अध्ययन (Genetic study) [उल्वीवेधन (Amniocentesis), CVS (Chorionic villus sampling – जरागु-रसांकुर का नमूना लेना) या रज्जुवेधन (Cordocentesis)] करना चाहिए।

(6) आक्रामक क्रियाविधि (Invasive procedures) में खतरे का धारण होता है। भ्रूणीय क्षति-दर और नैदानिक (Diagnostic) शुद्धता के संदर्भ में CVS की तुलना उल्वीवेधन के साथ की जा सकती है। LRD (Limb Reduction Defects अंग न्यूनीकरण दोष) की समस्या से बचने के लिए 10 सप्ताह पर या उससे अधिक पर CVS का निष्पादन करना चाहिए। रज्जु-वेधन की जटिलता केवल 1–4% में प्रकट होती है।

(7) एकल जीन व्यतिक्रम (Single gene disorders) की पहचान किण्वकीय विश्लेषण (Enzymatic analysis) द्वारा या आण्विक जननिकी (Molecular genetics) द्वारा की जा सकती है। जब जीव श्रृंखला (Sequence) ज्ञात है जो प्रत्यक्ष विश्लेषण किया जाता है अन्यथा संयोजन (Linkage) विश्लेषण किया जाता है।

(8) PGD (Peri-implantation diagnosis परिरोपन निदान) करने के लिए भ्रूण (Embryo) से एक एकल कोशिका (Single cell) का निष्कासन किया जाता है। आण्विक जननिकी जिसमें FISH (Fluorescence in-situ Hybridization = प्रतिदीप्ति स्थापन संकरीकरण) भी शामिल है, द्वारा जननिक या गुणसूत्रीय व्यतिक्रम (Genetic or chromosomal disorder) का पता लगाया जा सकता है जो सुरक्षित और विशुद्ध (Accurate) होता है। हाल में अधिकतर परखनली निषेचन (IVF in-vitro fertilization) केन्द्रों में रोपन दर (Implantation rate) केवल 20–30% है। जननिक जाँच के बाद रोपण-दर बढ़कर 50% तक हुयी है।

(9) मातृक रक्त-परिवहन (Maternal circulation) से भ्रूणीय कोशिका (Fetal cells) की प्राप्ति हुई है। DNA जाँच (Probes) तथा FISH का उपयोग करके एक भ्रूणीय कोशिका से जननिक या गुणसूत्रीय व्यतिक्रम का पता लगाया जाता है।

(10) माता द्वारा भ्रूणीय गति (Fetal movement) की गिनती करना एक उत्कृष्ट (Ideal) जाँच परीक्षण है जो दोनों उच्च और निम्न खतरे के रोगियों के लिए होता है। एक स्वस्थ भ्रूण में 12 घंटे की अवधि में न्यूनतम 10 गति होती है। 28 सप्ताह में आरंभ करके गिनती दैनिक होनी चाहिए।

(11) भ्रूणीय हृदयी त्वरण (Fetal cardiac accelerations) का संबंध 85% से अधिक समय में भ्रूणीय गति के साथ होता है। एक प्रतिक्रियाशील NST (Nonstress test=अदबाव परीक्षण) में परिवीक्षण (Monitoring) के 20 मिनट में FHR (Fetal heart resonance भ्रूणीय हृदय प्रतिध्वनि) के न्यूनतम दो त्वरण (Accelerations) की आवश्यकता होती है।

(12) पूर्णगर्भावधि पर (At term) एक भ्रूण अपना 25% समय शांत (Non-REM) निद्रा की स्थिति में बिताता है तथा 70% समय सक्रिय (Active) निद्रा (REM) में बिताता है।
(REM = Rapid eye movement = तीव्र नेत्र गति)

(13) कम्पन-ध्वनिक उत्तेजन (VAS=Vibro-acoustic stimulation) भ्रूणीय स्थिति का शांत (Non-REM) निद्रा से सक्रिय (REM) निद्रा में परिवर्तन कर सकता है और यह अहानिकर (Harmless) होता है। VAS के बाद एक प्रतिक्रियाशील NST से एक स्वस्थ भ्रूण (Healthy fetus) का संकेत मिलता है।

(14) जटिल (Complicated) गर्भावस्था [जैसे–मधुमेह (Diabetes mellitus) अंतःगर्भाशयी विकासमंदन (IUGR=Intrauterine growth retardation)] में NST को सप्ताह में दो बार करना चाहिए। NST में निम्न (Low) मिथ्या (False) ऋणात्मक दर (Negative rate) (<1%) होती है परन्तु उच्च मिथ्या सकारात्मक दर (High false positive rate) (>50%) होता है।

(15) भ्रूणीय (Fetal) BPP (Biophysical profile=जीव भौतिक रूपरेखा) में NST, भ्रूणीय श्वसन (Breathing), समस्त शरीर की गति (Gross body movement), भ्रूणीय पेशी-तान (Muscle tone) तथा उल्वीद्रव आयतन (Amniotic fluid volume) को शामिल किया जाता है। सम्पूर्ण प्राप्तांक (Score) पर प्रबंध आधारित होता है। प्राप्तांक 6 संदिग्ध (Suspicious) होता है तथा इसकी आवृत्ति होनी चाहिए।

(16) संशोधित (Modified) BPP में NST, AFI (Amniotic fluid index=उल्वीद्रव सूचक) को शामिल किया जाता है। इसमें कम समय लगता है। NST की अपेक्षा BPP में निम्न (Low) मिथ्या सकारात्मक दर तथा उच्च भविष्यवाची मान (High predictive value) होता है। (देखें पृष्ठ 116)।

(17) हृदय-स्पंद लेखन (Cardiotocography) प्रसवपूर्व भ्रूणीय मूल्यांकन की आधार-शिला (Corner-stone) है। एक सामान्य संकेत (Trace) में 110–150 bpm की आधार-रेखा (Base line), 5–25 bpm की विचलनशीलता (Variability) तथा 20 मिनट की अवधि में न्यूनतम दो त्वरण (Accelerations) होने चाहिए।

(18) सामान्य (Normal) गर्भावस्था में S/D अनुपात [S=Peak systolic, D=Peak diastolic] तथा स्पंदता सूचक (PI=Pulsatility Index) में वृद्धि होती है जब गर्भ की अवधि बढ़ती है।

(19) नाभिका-धमनी (Umbilical artery) में अनुपस्थित या उत्क्रमित (Reversed) छोर-अनुशिथिलन प्रवाह वेग (End-diastolic flow velocity) का संबंध पेरिनैटल मर्त्यता और रूग्नता (Perinatal mortality and morbidity) में वृद्धि के साथ होता है।

अध्याय

12

सामान्य प्रसव
(Normal Labor)

परिभाषा (Definition): बाहरी जगत (या दुनिया=World) में योनि (Vagina) से होकर गर्भाशय (Womb) के बाहर गर्भधारण (Conception) के जीवनक्षम उत्पादों (Viable products) को निष्कासित करने के एक प्रयास में जननांगों (Genital organs) में सम्पन्न होने वाली घटनाओं (Events) की श्रृंखला (Series) को प्रसव (Labor) कहा जाता है। यह 37 पूर्ण सप्ताह के पहले हो सकता है जिसे कालपूर्व प्रसव (Pre-term) कहा जाता है। प्राक् जीवनक्षम (Previable) भ्रूण (Fetus) का निष्कासन समान प्रक्रिया द्वारा होता है परन्तु एक लघुरूप (Miniature form) में होता है जिसे लघु प्रसव (Mini labor) कहा जाता है। प्रसव में एक रोगी को प्रसवी (Parturient) कहा जाता है तथा शिशु को जन्म देने की प्रक्रिया को प्रसवन (Parturition) कहते हैं। जनन (Delivery=डिलिवरी) का अर्थ गर्भाशय के बाहर एक जीवनक्षम भ्रूण का निष्कासन (Expulsion or extraction) है। यह प्रसव (Labor) के साथ समानार्थी (Synonymous या पर्यायवाची) नहीं है क्योंकि प्रसव के बिना भी जनन (डिलिवरी) का निष्पादन होता है जैसा कि चयनात्मक (Elective) शल्यक्रिया द्वारा जनन (Cesarean section) कराया जाता है। डिलिवरी योनिक (Vaginal), या तो स्वतः या सहायता प्राप्त (Aided) या उदरीय (Abdominal) हो सकता है। फिर भी आयुर्विज्ञान के शब्दकोश (Dictionary of Medical Science) में डिलिवरी और प्रसव को समानार्थी रूप में प्रस्तुत किया गया है। सामान्य शब्दकोश में डिलिवरी और लेबर दोनों का हिन्दी अनुवाद प्रसव है।

सामान्य प्रसव या प्रसूति (Normal labor): इसे आयुर्विज्ञान में यूटोसिया (Eutocia) कहते हैं। प्रसव को सामान्य तब कहा जाता है जब यह निम्नलिखित मानकों (Criteria) को पूरा करता है – (1) प्रारंभ में स्वतः तथा पूर्ण गर्भावधि पर (Spontaneous in onset and at term), (2) शीर्ष गर्भस्थिति (Vertex presentation) (3) अनुचित विलम्बन के बिना (Without undue prolongation) (4) न्यूनतम सहायता से स्वाभाविक प्रसव होना (Natural termination with minimal aids) (5) माता और/या शिशु के स्वास्थ्य को प्रभावित करने वाली किसी जटिलता के बिना प्रसव होना ।

अपसामान्य प्रसव (Abnormal labor): इसे डिस्टोसिया (Dystocia) भी कहा जाता है। सामान्य प्रसव की परिभाषा से किसी विचलन (Deviation) को अपसामान्य प्रसव कहा जाता है। इस प्रकार शीर्ष से अन्य गर्भस्थिति के साथ एक रोगी में या शीर्ष गर्भस्थिति के साथ भी कुछ जटिलता में जो प्रसव की प्रक्रिया को प्रभावित करता है या प्रसव पूरा होने की प्रकृति को बदलता या मातृक (Maternal) और/या भ्रूणीय पूर्वानुमान (Fetal prognosis) को प्रतिकूल रूप से (Adversely) प्रभावित करता है तो इस स्थिति में प्रसव को अपसमान्य प्रसव कहा जाता है।

प्रसव के प्रारंभ की तिथि (Date of onset of labor): प्रसव के प्रारंभ की सही तिथि का पूर्वानुमान लगाना कठिन होता है। यह रोगी से रोगी में न केवल भिन्न होता है बल्कि समान स्त्री के विभिन्न गर्भों में भी भिन्नता पायी जाती है। निगेली के सूत्र (Naegele's formula) पर आधारित गणना केवल मोटे तौर पर (Roughly) एक मार्गदर्शक बन सकती है। इस सूत्र पर आधारित, प्रसव लगभग प्रत्याशित (Expected) तिथि पर 4% में, इस तिथि के एक सप्ताह पहले या बाद 50% में, दो सप्ताह पहले और एक सप्ताह बाद 80% में, 42 सप्ताह में 10% में तथा 43 सप्ताह + (जोड़=Plus) पर 10% में प्रारंभ होता है।

प्रसव के प्रारम्भ के कारण
(Causes of Onset of Labor)

प्रसव के प्रारंभ का यथार्थ रचना-तंत्र (Mechanism) अभी तक अस्पष्ट (Obscure) है। तथापि पशु पर प्रयोगों से प्राप्त अंतःश्रावी (Endocrine) तथा गतिशील (यांत्रिक=Mechanical) वितान (Stretch या खिंचाव) मार्ग से निम्नलिखित परिकल्पना (Hypotheses) को प्रस्तुत किया गया है –

(1) **गर्भाशयी प्रसार (Uterine distension):** वर्धमान भ्रूण (Growing fetus) तथा उल्वीद्रव (Liquor amnii) द्वारा गर्भाशय के पेशीस्तर (Myometrium) पर तानन (Stretching) प्रभाव प्रसव के आरंभ का कारण बनता है, विशेषकर यमज (Twins) या अतिउल्वीद्रव (Polyhydramnios) में। तथापि (However), अनुकूलतम (Optimal) प्रसार सिद्धान्त अन्यथा कारणहीन कालपूर्व (Preterm) प्रसव के लिए उत्तरदायी में विफल हो जाता है।

(2) **भ्रूण-अपरा का योगदान (Feto-placental contribution):** घटनाओं की श्रृंखला प्रसव के प्रारंभ के पहले भ्रूणीय अवचेतक के पीयूष अधिवृक्क अक्ष (Fetal hypothalamic pituitary adrenal axis) को सक्रिय करती है→ वर्धित CRH (Increased corticotrophin releasing hormone) → ACTH (Adenocorticotropic hormone) की वर्धित मुक्ति (Release) → भ्रूणीय अधिवृक्क (Adrenals) → कॉर्टिसोल (Cortisol) का वर्धित श्राव (Secretion) → अपरा से इस्ट्रोजेन (Estrogen) और प्रोस्टेग्लैंडिन (Prostaglandins) का त्वरित (Accelerated) उत्पादन। (देखें चित्र 12.1)।

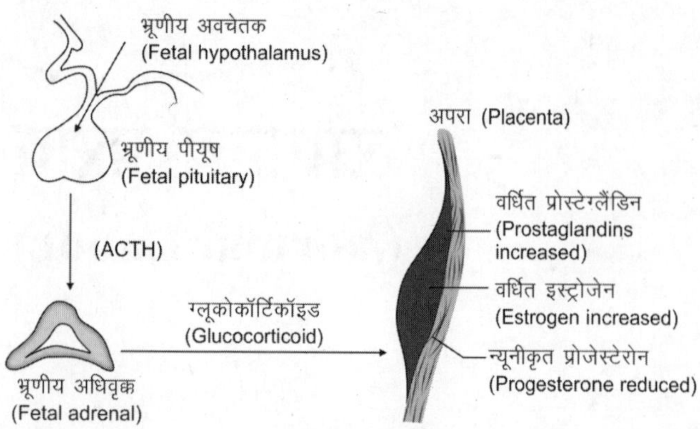

चित्र (Fig.) 12.1: प्रसवन का प्रारंभ (Initiation of parturition)

(3) **इस्ट्रोजेन (Estrogen):** संभाव्य रचना-तंत्र (Mechanism) हैं –
(a) मातृक पीयूष (Maternal pituitary) से ऑक्सिटोसिन (Oxytocin) की मुक्ति में वृद्धि होती है।
(b) गर्भाशय का पेशी-स्तर (Myometrium) तथा पतनिका (Decidua) में आक्सिटोसिन के लिए ग्राही (Receptors) का संश्लेषण (Synthesis) प्रोत्साहित होता है।
(c) उल्व-कोशिका (Amnion cells) में लाइसोसोम (Lysosome) का विखण्डन त्वरित (Accelerate) होता है जिसके फलस्वरूप प्रोस्टेग्लैन्डिन (Prostaglandin) के संश्लेषण में वर्धन होता है।
(d) गर्भाशय का पेशीस्तरीय (Myometrial) संकुचनशील प्रोटीन = ऐक्टोमायोसिन (Actomyosin) के संश्लेषण CAMP (Cyclic Adenosine monophosphate) से होकर उत्तेजित (Stimulate) होता है।
(e) गर्भाशय के पेशीस्तरीय कोशिका-झिल्ली (Myometrial cell membranes) की उत्तेजनशीलता में वृद्धि (Increase) होती है।

(4) **प्रोजेस्टेरोन (Progesterone):** डिहाइड्रोऐपिऐन्ड्रोस्टेरोन सल्फेट (Dehydroepiandrosterone sulfate=DHEA-S) तथा कॉर्टिसोल (Cortisol) के वर्धित भ्रूणीय उत्पादन से भ्रूणीय प्रेग्निनोलोन (Pregnenolone) का प्रोजेस्टेरोन में परिवर्तन बाधित होता है। अतः प्रसव के पहले प्रोजेस्टेरोन की मात्रा (Level) में कमी आती है। यह प्रोजेस्टेरोन की कुल मात्रा में कमी के बजाय इस्ट्रोजेन: प्रोजेस्टेरोन अनुपात में परिवर्तन (Alteration) होता है जो प्रोस्टेग्लैन्डिन संश्लेषण के साथ संबद्ध (Linked) होता है।

(5) **प्रोस्टेग्लैन्डिन (Prostaglandins):** प्रोस्टेग्लैन्डिन महत्त्वपूर्ण कारक है जो प्रसव का प्रारंभ और अनुरक्षण (Maintain) करता है। प्रोस्टेग्लैन्डिन के मुख्य स्थल (Sites) हैं – उल्व (Amnion), जरायु (Chorion), पतनिका-कोशिका (Decidual cells) तथा गर्भाशय का पेशी-स्तर (Myometrium)। संश्लेषण (Synthesis) निम्नलिखित द्वारा प्रेरित (Trigger) होता है – इस्ट्रोजन की मात्रा (Level) में वृद्धि, ग्लूकोकॉर्टिकॉइड (Glucocorticoids), विलम्बित (Late) गर्भावस्था में यांत्रिक तानन (Mechanical stretching), साइटोकाइन्स (Cytokines) (IL-1, TNF), संक्रमण (Infection), योनिक जाँच (Vaginal examination), झिल्ली का पृथक्करण या विदार (Separation or rupture of the membranes)। प्रोस्टेग्लैन्डिन अंतराल मिलनस्थल (Gap junction) [दो कोशिकाओं के बीच अंतरा-झिल्लीमय अंतराल जिससे होकर उत्तेजक (Stimulus) बहता है] के निर्माण को बढ़ाता है। देखें चित्र 12.2।

(6) **ऑक्सिटोसिन (Oxytocin):** इसकी व्याख्या (Explanations) इस प्रकार है– (a) गर्भाशय (Uterus) में ऑक्सिटोसिन ग्राही (Receptors) होते हैं। (b) प्रसव के प्रारंभ के साथ ऑक्सिटोसिन ग्राहियों की संख्या में वृद्धि होती है। (c) पतनिका (Decidua) से प्रोस्टेग्लेन्डिन की मुक्ति को ऑक्सिटोसिन प्रोत्साहित करता है। (d) पतनिका में तथा अपरा (Placenta) में ऑक्सिटोसिन के संश्लेषण में वृद्धि होती है। योनिक (Vaginal) जाँच तथा उल्वोच्छेदन (Amniotomy) के कारण मातृक प्लाविका (Maternal plasma) में ऑक्सिटोसिन की मात्रा (Level) में वृद्धि होती है (Ferguson reflex= फेरगुसन प्रतिवर्त क्रिया)। ऑक्सिटोसिन की मात्रा जन्म के समय अधिकतम (Maximum) पर पहुँच जाती है। माता की तुलना में भ्रूणीय प्लाविका में ऑक्सिटोसिन की मात्रा स्वतः प्रसव के दौरान वर्धित (Increased) पायी जाती है। मानव-प्रसव में इसकी भूमिका अन्य पैरारक्राइन (Paracrine) हार्मोन जैसे–रिलैक्सिन (Relaxin) तथा प्रोलैक्टिन (Prolactin) के समान अभी तक स्थापित (या प्रमाणित) नहीं है।

(7) **तंत्रिकीय कारक (Neurological factor):** यद्यपि प्रसव वितंत्रिकीकृत (Denervated) गर्भाशय में आरंभ हो सकता है, प्रसव की पहल तंत्रिका-मार्ग से होकर भी की जा सकती है। गर्भाशय पेशी-स्तर (Myometrium) में दोनों α और β ऐड्रिनर्जिक ग्राही (Adrenergic receptors) रहते हैं। इस्ट्रोजेन (Estrogen) के कारण α ग्प्रही तथा प्रोजेस्टेरोन (Progesterone) के कारण β ग्राही मुख्य रूप से कार्य करते हैं। गर्भाशय-ग्रीवा (Cervix) और गर्भाशय के निचले भाग में और उसके आसपास गुच्छिकोत्तर (Post ganglionic) तंत्रिका-रेशे (Nerve fibres) की α-ग्राही से होकर संकुचनशील अनुक्रिया (Contractile response) की पहल होती है। यह झिल्ली (Membranes) के दोहन (Stripping या हटना) या कम विदार (Low rupture) के बाद प्रसव के प्रारंभ के अवलोकन (Observation) पर आधारित है।

प्रोस्टेग्लैन्डिन के संश्लेषण में शामिल जीवरासायनिक रचनातंत्र (Biochemical Mechanism Involved in the Synthesis of Prostaglandins)

पूर्णगर्भावधि (Term) के निकट भ्रूणीय झिल्ली (Fetal membranes) का लाइसोसोम (Lysosomes) में फॉस्फोलाइपेस (Phospholipase) A_2 ⟶ एस्टरीकृत अरैकिडोनिक अम्ल (Esterified arachidonic acid) ⟶ स्वतंत्र अरैकिडोनिक अम्ल का निर्माण (Formation) ⟶ प्रोस्टेग्लैन्डिन सिन्थिटेस (Prostaglandin synthetase) द्वारा प्रोस्टेग्लैन्डिन का संश्लेषण। गर्भाशय पेशीस्तर (Myometrium) में प्रोस्टेग्लैन्डिन (E_2 तथा $F_{2\alpha}$) विसरित होता (या फैलता) है ⟶ पेशी–प्लाविका जालिका (Sarcoplasmic reticulum) पर सीधे क्रिया करता है ⟶ अंतःकोशिकीय (Intracellular) CAMP (Cylic adenosine monophosphate) उत्पादन को बाधित करता है ⟶ स्थानीय स्वतंत्र कैल्सियम आयन (Ca ions) में वृद्धि करता है ⟶ गर्भाशय (Uterus) का संकुचन (Contraction) होता है। जब एक बार अरेकिडोनिक अम्ल की श्रृंखला (Cascave) आरंभ हो जाती है, प्रोस्टेग्लैन्डिन स्वयं ही लाइसोसोमीय

प्रवाह चित्र (Flow chart) 12.1: प्रसव के प्रारंभ में सम्भाव्य क्रिया विधि
(Possible mechanism in initiation of labor)

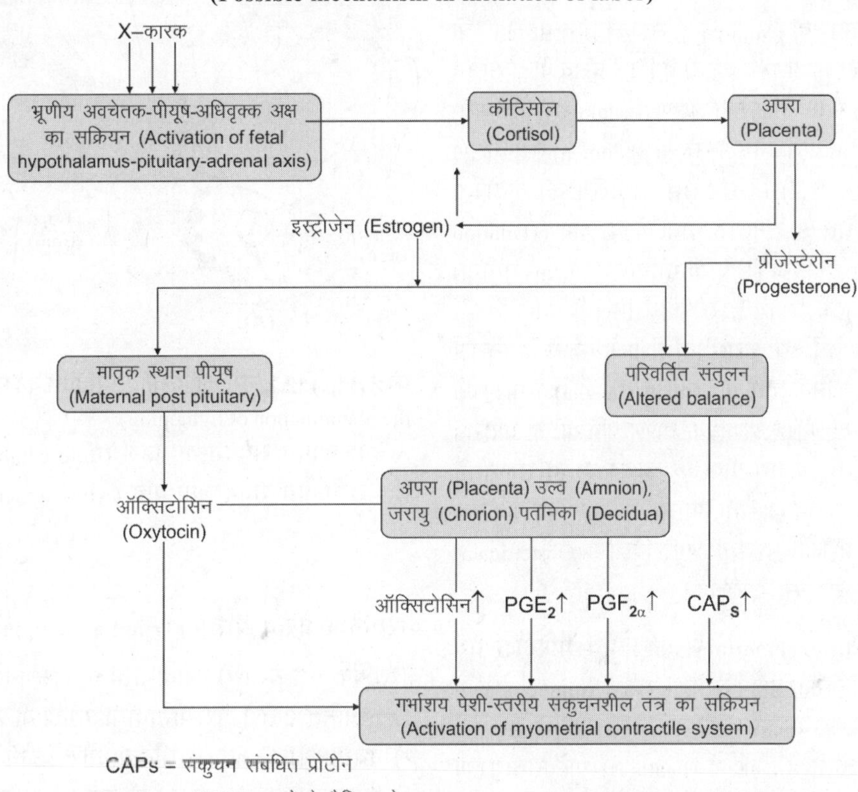

CAPs = संकुचन संबंधित प्रोटीन
PGE_2 and $PGF_{2\alpha}$ =प्रोस्टेग्लैन्डिन के प्रकार

किण्वक तंत्र (Lysosomal enzyme system) को सक्रिय रखेगा। जन्म के समय अपरा (Placenta) का प्रोस्टेग्लैन्डिन संश्लेषण पराकाष्ठा (Peak) पर पहुँच जाता है जो सम्भवतः उसके निष्कासन (Expulsion) में तथा प्रसवोत्तर रक्तस्राव (Postpartum haemorrhage) को नियंत्रित करने में योगदान करता है।

गर्भाशय पेशी-स्तर का संकुचनशील तंत्र (Contractile System of the Myometrium)

गर्भाशयी संकुचनशील तंत्र के मूलभूत तत्व हैं – (1) ऐक्टिन (Actin) (2) मायोसिन (Myosin) (3) ऐडिनोसीन ट्राइफॉस्फेट (ATP=Adenosine triphosphate) (4) किण्वक मायोसिन लाइट चेन काइनेज (MLCK=Myosin light chain kinase) तथा (5) कैल्सियम (Ca^{++})।

गर्भाशय पेशीस्तर की कोशिका (Myometrial cell) की संरचनात्मक इकाई मायोफाइब्रिल (Myofibril=पेशी-रेशक) है जिसमें प्रोटीन-ऐक्टिन और मायोसिन होता है। पेशी के संकुचन के लिए मायोसिन और ऐक्टिन की अंतर्क्रिया (Interaction) आवश्यक होती है। ऐक्टिन-मायोसिन अंतर्क्रिया में मूल प्रक्रिया मायोसिन लाइट चेन फॉस्फोरिलीकरण (Phosphorylation) है। इस प्रतिक्रिया का नियंत्रण मायोसिन-लाइट चेन काइनेज (MLCK) द्वारा होता है। MLCK के सक्रियन के लिए कैल्सियम आवश्यक होता है तथा काइनेज को कैल्मोडुलिन कैल्सियम संकुल (Calmodulin-calcium complex) केरूप में बाँधता है। अंतःकोशिकीय कैल्सियम मात्रा (Levels) दो सामान्य क्रियाविधि (Mechanism): (a) कोशिका झिल्ली के पार अंतर्वहन (Influx across the cell membrane) तथा (b) अंतःकोशिकीय भण्डार स्थल से मुक्ति (Release from intracellular storage sites) द्वारा व्यवस्थित (Regulate) होती है। पेशी प्लाविका जालिका (Sarcoplasmic reticulum) तथा सूत्रकणिका (Mitochondria=माइटोकोन्ड्रिया) में कोशिका के अंदर कैल्सियम का संचय (या संग्रह) होता है। कैल्सियम के संग्रह को इन स्थलों पर प्रोजेस्टेरोन (Progesterone) तथा CAMP (Cyclic adenosine monophosphate) प्रोत्साहित करते हैं। दूसरी ओर इसकी मुक्ति को $PGF_{2\alpha}$, PGE_2 तथा ऑक्सिटोसिन उत्तेजित करता है।

(1) अंतःकोशिकीय Ca^{++} → कैल्मोडुलिन Ca^{++} → फॉस्फोरिलीकृत (Phosphorylated) मायोसिन + ऐक्टिन → गर्भाशय पेशी–स्तर का संकुचन।

(2) अंतःकोशिकीय Ca^{++} का समापन (या भण्डार स्थल पर Ca का स्थलांतर=Shift) → मायोसिन लाइट चेन का विफॉस्फोरिलीकरण (Dephosphorylation) → मायोसिन लाइट चेन काइनेज का निष्क्रियन (Inactivation of MLCK) → गर्भाशय पेशी-स्तर का शिथिलन (Myometrial relaxation)।

गर्भाशयी पेशियों (Uterine muscles) में ऐड्रिनर्जिक ग्राही (Receptors) के दो प्रकार होते हैं – (a) α ग्राही (Alpha receptors) जो उत्तेजन पर चक्रीय ऐडिनोसीन मोनोफॉस्फेट (CAMP) में एक कमी उत्पन्न करता है जिसके फलस्वरूप गर्भाशय का संकुचन (Contraction) होता है तथा (b) β ग्राही (Beta receptors) जो उत्तेजन पर CAMP में वृद्धि उत्पन्न करता है जिसके फलस्वरूप गर्भाशयी संकुचन अवरूद्ध (Inhibit) होता है।

मिथ्या पीड़ा (False Pain) [Syn:False labor (मिथ्या प्रसव), Spurious labour (भ्रामक या बनावटी प्रसव)]: यह प्रसवा (Parous) स्त्री की अपेक्षा

प्रथम गर्भिणी स्त्री (Primigravida) में अधिक पायी जाती है। यह प्रायः वास्तविक प्रसव पीड़ा के प्रारंभ के पहले प्रकट होती है – प्रथम गर्भिणी स्त्री में एक या दो सप्ताह पहले तथा बहुप्रसवा (Multipara) में कुछ दिन पहले। स्त्री अपने उदर में पीड़ा और कष्ट का अनुभव करती है जिसे प्रसव पीड़ा मानने की भूल होती है। मिथ्या पीड़ा में निम्नलिखित लक्षण (Features या विशेषता) पाये गये हैं – (1) मंद पीड़ा जो प्रायः निचले उदर (Abdomen) तथा वंक्षण (Groin) तक सीमित होती है। (2) निरंतर तथा गर्भाशय की कठोरता (Hardening) के साथ असंबंधित (3) गर्भाशय-ग्रीवा के विस्फारण (Dilation of the cervix) पर कोई प्रभाव के बिना (4) प्रायः गुदवस्ति (Enema एनीमा) और एक शामक (Sedative) के प्रयोग द्वारा राहत मिलती है।

इस प्रकार की पीड़ा संभवतः गर्भाशय-ग्रीवा तथा गर्भाशय के निचले खण्ड के तानन और उसके साथ निकटवर्ती गुच्छिकाओं (Ganglia) के परिणामी उत्तेजन के कारण होती है। यह पीड़ा अत्यधिक धारण प्रक्रिया का प्रतिरोध करने वाले निचले खण्ड और गर्भाशय-ग्रीवा के कारण भी हो सकती है जो वास्तविक प्रसव के प्रारंभ के पहले होती है। यह स्त्री के लिए न केवल दुखदरूप है बल्कि संबंधियों (Relatives) तथा प्रसूति विज्ञानी (Obstetrician) के लिए भी परेशानी का कारण बन जाती है।

पूर्वप्रसव (Prelabor) (Syn: Premonitory stage=पूर्व परिवीक्षणीय अवस्था): पूर्व परिवीक्षणीय अवस्था प्रथम गर्भिणी स्त्री (Primigravida) में वास्तविक प्रसव के आरंभ के 2–3 सप्ताह पहले तथा बहुप्रसवा (Multipara) में कुछ दिन पहले आरंभ होती है। लक्षण (Features) परिवर्तनीय (या असंगत=Inconsistent) होते हैं जिसमें निम्नलिखित हो सकते हैं–

(1) **हल्कापन संवेदन (Lightening लाइटेनिंग):** प्रसव के प्रारंभ के कुछ सप्ताह पहले, विशेषकर प्रथम गर्भिणी स्त्री में गर्भ का प्रस्तुत भाग लघु श्रोणि (True pelvis) में उतर जाता है। यह प्रस्तुत भाग (Presenting part) के आसपास गर्भाशय के निचले छोर के सक्रिय खिंचाव के कारण होता है। यह गर्भाशय की दिवाल में निचले गर्भाशयी खण्ड के समावेशन (Incorporation) को सूचित करता है। इससे बुध्नीय (Fundal) ऊँचाई में कमी होती है तथा मध्यच्छद (Diaphragm) पर दबाव न्यूनतम होता है। (देखें चित्र 12.2)। यांत्रिक हृदय-श्वसन कठिनाई (Mechanical cardio-respiratory embarrassment) से माता को राहत संवेद का अनुभव होता है। मूत्रण (Micturition) की आवृत्ति या कब्ज (Constipation) यांत्रिक कारक जैसे–गर्भ के प्रस्तुत भाग द्वारा दबाव के कारण हो सकता है। यह एक सुखद चिन्ह है क्योंकि यह शीर्ष-श्रोणीय असंगति (Cephalo-pelvic disproportion) तथा सिर को श्रोणीय प्रवेश-मार्ग (Pelvic inlet) में बाधित करने वाली अन्य स्थितियों को वर्जित (Rule out) करता है।

(2) **गर्भाशय-ग्रीवा में परिवर्तन (Cervical changes):** प्रसव के प्रारंभ के पहले परिवर्तनीय दिनों में गर्भाशय-ग्रीवा (Cervix) पूर्ण विकसित (Ripe) हो जाती है। पूर्ण विकसित गर्भाशय-ग्रीवा कोमल तथा लम्बाई में 1.5 cm से कम होती है, जिसमें एक अंगुली का प्रवेश हो सकता है। यह प्रसरणशील (Dilatable) होती है।

(3) **मिथ्या पीड़ा की उपस्थिति (Appearance of false pain)**

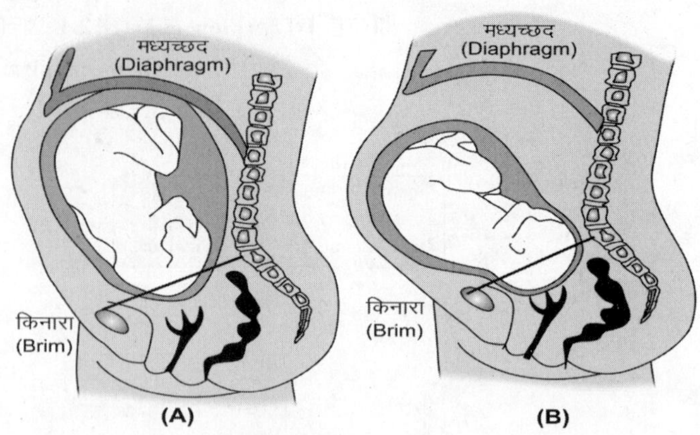

चित्र (Fig.) 12.2: गर्भ का हल्कापन संवेदन की घटना का प्रदर्शन (Showing the phenomenon of lightening):
A = हल्कापन संवेदन के पहले (Before lightening)
B = हल्कापन संवेदन के बाद (After lightening)

वास्तविक प्रसव पीड़ा (True Labor Pains)

वास्तविक (या यथार्थ) प्रसव पीड़ा के लक्षण (Features) निम्नलिखित हैं
(1) नियमित अंतरों पर पीड़ादायी गर्भाशयी संकुचन (प्रसव पीड़ा)
(2) वर्धमान (Increasing) तीव्रता और अवधि के साथ संकुचन
(3) "प्रदर्शन" (Show) (जन्म के समय रक्त का प्रथम श्राव मुक्त होना)
(4) क्रमिक विलोपन (Progressive effacement) तथा गर्भाशय-ग्रीवा का विस्फारण (Dilation of cervix)
(5) जल की थैली (Bag of waters) का निर्माण।

प्रसव पीड़ा (Labour pains): गर्भावस्था के सम्पूर्ण काल में गर्भाशय की कठोरता के साथ पीड़ाहीन ब्रैक्सटन-हिक्स संकुचन (Braxton-Hicks contractions) होता है। ये संकुचन अपनी प्रकृति (Nature) में परिवर्तन करते हैं, अधिक शक्तिशाली, आंतरायिक (Intermittent) हो जाते हैं तथा पीड़ा के साथ संबंधित होते हैं। पीड़ा अधिक प्रायः उदर के अग्र भाग पर होती है तथा जघन (Thighs) की ओर प्रसारित होती है।

प्रदर्षन (Show): प्रसव के प्रारंभ के साथ गर्भाशय-ग्रीवा का प्रचुर श्राव होता है। इसके साथ गर्भाशय-ग्रीवा की केशिका-वाहिकाओं (Capillary vessels) के विदार (Rupture फटना) से रक्त का अल्प रिसाव (Oozing) होता है। यह रिसाव गर्भाशय के निचले खण्ड के तानन के कारण झिल्लियों (Membranes) के पृथक्करण द्वारा छीली गयी पतनिका-सतह (Raw decidual surface) से भी होता है। रक्त के साथ मिश्रित गर्भाशय-ग्रीवा के श्लेष्मा-डाट के निष्कासन के "प्रदर्शन" (जनन के समय रक्त का प्रथम श्राव मुक्त होना) कहा जाता है।

गर्भाशय-ग्रीवा के आंतरिक मुख का विस्फारण (Dilation of internal os): प्रसव पीड़ा के आरंभ के साथ गर्भाशय-ग्रीवा की नली निचले भाग की अपेक्षा ऊपरी भाग में अधिक विस्फारित होती (या फैलती) है। ऊपरी

भाग के विस्फारण के साथ गर्भाशय के निचले भाग के अनुरूप तानन होता है।

"जल की थैली" का निर्माण (Formation of bag of waters): गर्भाशय के निचले भाग के तानन (Stretching) के कारण झिल्ली अल्प निर्मित पतनिका (Decidua) के साथ ढ़ीले संलग्न के कारण आसानी से अलग हो जाती है। गर्भाशय-ग्रीवा की नली का विस्फारण के साथ भ्रूणीय झिल्ली (Fetal membranes) का निचला छोर निरवलम्ब (Unsupported=अवलम्ब या सहारा के बिना) हो जाता है तथा गर्भाशय-ग्रीवा की नली में उभार (Bulge) की प्रवृत्ति होती है। चूँकि इसमें द्रव (Liquor) होता है जो प्रस्तु भाग के नीचे चला गया है, अतः इसे जल की थैली कहते हैं। अंतःउल्वी (Intra-amniotic) दबाव की अनुवर्ती (Consequent) वृद्धि के साथ गर्भाशयी संकुचन के दौरान यह थैली तनी हुई (Tense) तथा उत्तल (Convex) हो जाती है। संकुचन के समाप्त होने के बाद उभार (Bulging) पूर्णतः लुप्त (या गायब) हो जाता है। यह प्रसव के प्रारंभ का एक निश्चित संकेत होता है। तथापि कुछ उदाहरणों (Cases या रोगियों) में झिल्ली सिर पर पर्याप्त प्रयुक्त (Applied) होती है कि निष्कर्ष का पता नहीं भी चल सकता है।

प्रसव के सोपान (Stages of labor): प्रसव की घटनाओं को सामान्यतः तीन सोपानों में विभाजित किया जाता है –

प्रथम सोपान (First stage): यह वास्तविक प्रसव पीड़ा के प्रारंभ से आरंभ होता है तथा गर्भाशय-ग्रीपा के पूर्ण विरफारण (या फैलाव) के साथ समाप्त होता है। दूसरे शब्दों में इसे गर्भाशय-ग्रीवा का सोपान (Cervical stage) कहा जाता है जिसकी औसत अवधि प्रथम गर्भिणी स्त्री (Primigravida) में 12 घंटे तथा बहुप्रसवा (Multipara) में 6 घंटे की होती है।

द्वितीय सोपान (Second stage): यह पूर्ण विस्फारण (Dilation) से आरंभ होता है (झिल्ली का विदार या फटने से नहीं) तथा जनन-नली (Birth canal) से भ्रूण (Fetus) के निष्कासन के साथ इस सोपान का अंत होता है। इसमें दो उप-सोपान होते हैं – (a) प्रणोदी सोपान (Propulasive phase) जो पूर्ण विस्फारण से आरंभ होता है तथा गर्भ के प्रस्तुत भाग (Presenting part) के श्रोणीय तल (Pelvic floor) पर अवतरण (Descent) के साथ समाप्त हो जाता है। (b) निष्कासक सोपान (Expulsive phase): यह मातृक अनुवातन प्रयास (Maternal bearing down efforts) के साथ आरंभ होता है तथा शिशु के जनन (Delivery) के साथ खत्म होता है। इसकी औषध अवधि प्रथम गर्भिणी स्त्री में 2 घंटे तथा बहुप्रसवा में 30 मिनट की होती है।

तृतीय सोपान (Third stage): इस सोपान का आरंभ भ्रूण के निष्कासन के बाद होता है तथा (जन्म के बाद) अपरा (Placenta) तथा झिल्ली (Membranes) के निष्कासन के साथ इस सोपान का अंत होता है। इसकी औसत अवधि दोनों – प्रथम गर्भिणी तथा बहुप्रसवा स्त्रियों में–लगभग 15 मिनट की होती है। तथापि (However), सक्रिय प्रबंध में यह अवधि 5 मिनट की होती है। इसके अतिरिक्त चतुर्थ सोपान (Fourth stage) अवलोकन (Observation) का चरण होता है जिसमें अपरा-कला (After-births या जेर या आँवल) के निष्कासन के बाद एक घंटे तक रोगी (माता) की सामान्य स्थिति तथा गर्भाशय की गतिविधि की सावधानी, निगरानी से की जाती है।

सामान्य प्रसव का क्रिया-विज्ञान (Physiology of Normal Labor)

गर्भावस्था के दौरान गर्भाशयी पेशी (Uterine muscle) में चिन्हित अतिवृद्धि (Hypertrophy and hyperplasia) होती है तथा गर्भाशय का वर्धन गोलबंधन (Ligaments) के संलग्न से अधिक होता है। पूर्ण गर्भावधि (Term) में गर्भाशय की लम्बाई (गर्भाशय-ग्रीवा=Cervix के साथ) लगभग 35 cm होती है तथा बुघ्न (Fundus) भी निचले खण्ड की अपेक्षा तिर्यक रूप से (Transversely) तथा अग्र-पश्च रूप से (Anteroposteriorly) अधिक चौड़ा होता है। गर्भाशय अण्डाकार (Oval) या तुम्बीरूप (Pyriform) का हो जाता है। गर्भाशय-ग्रीवा की नली (Cervical canal) एक घने, दृढ़, श्लेष्मा-प्लग (Mucus plug) द्वारा अवरूद्ध (Occluded) हो जाती है।

प्रसव में गर्भाशयी संकुचन (Uterine contraction in labor): सम्पूर्ण गर्भावस्था में लयात्मक (Rhythmic), अनैच्छिक आन्तरायिक (Involuntary spasmodic) गर्भाशयी संकुचन होता है जो दर्दहीन होता है तथा जिसका कोई प्रभाव गर्भाशय-ग्रीवा के विस्फारण (Dilation) पर नहीं होता है। संकुचन के रूप में प्रसव के प्रारंभ के साथ परिवर्तन होता है। प्रसव के प्रारंभ के रचना-तंत्र (Mechanism) की जटिलता (Complexity) का वर्णन पहले किया जा चुका है। गर्भाशयी संकुचन का गतिचालक (Pacemaker) सम्भवतः नलीय अपवाही रंध्रों (Tubal ostia) के क्षेत्र पर स्थित होती है जहाँ से संकुचन की तरंगे (Waves) नीचे की ओर प्रसारित होती हैं, वे प्रायः सामान्य सीमा में बनी रहती हैं तथा निम्नलिखित स्वरूप (Patterns) का पालन करती हैं–

(i) गर्भाशय के दोनों अर्धों (Halves) के संकुचन तरंगों का उत्तम समक्रमण (Good synchronization) होता है।
(ii) मध्य क्षेत्र से होकर नीचे निचले खण्ड तक क्रमिक ह्रासमान (Diminishing) तरंगों के साथ बुध्नीय प्रभुत्व (Fundal dominance) होता है जिसमें 20 सेकण्ड लेता है।
(iii) संकुचन के तरंग के नियमित स्वरूप (Regular pattern) का पालन करते हैं।
(iv) संकुचन के दौरान वास्तविक प्रसव पीड़ा के प्रारंभ के साथ 20 mm Hg से अधिक अंतःउल्वी (Intra-amniotic) दबाव होता है।
(v) 8 mm Hg से कम अंतःउल्वी दबाव को करने के लिए संकुचनों (Contractions) के बीच पर्याप्त शिथिलन (Good relaxation) होता है। मध्यक्षेत्र (Midzone) की अपेक्षा बुघ्न (Fundus) का संकुचन अधिक देर तक होता है।

संकुचन के दौरान गर्भाशय दृढ़ (या सख्त = Hard) हो जाता है तथा श्रोणीय अक्ष (Pelvis axis) के साथ रेखा में गर्भाशय के दीर्घ (Long) अक्ष के निर्माण करने के लिए कुछ आगे धकेला जाता है। इसके साथ-साथ रोगी पीड़ा का अनुभव करता है जो अधोजठरीय क्षेत्र (Hypogastric region) में अधिक होती है और जघन (Thighs) में उसका प्रसार होता है। पीड़ा (Pain) के सम्भाव्य कारण (Causes) निम्नलिखित होते हैं–

(1) संकुचन के कारण गर्भाशय पेशी-स्तर में ऑक्सीक्षीणता (Myometrial hypoxia) [जैसा कि हृदशूल (Angina=ऐन्जाइना) में होता है]
(2) बुघ्न (Fundus) पर उदरावरण (Peritoneum) का तानन (Stretching)

(3) विस्फारण (Dilation) के दौरान गर्भाशय-ग्रीवा (Cervix) का तानन
(4) तंत्रिका गुच्छिका (Nerve ganglion) का संपीडन (Compression या दबाव)

T_{10} से लेकर L_1 तक का त्वचीय तंत्रिका वितरण (Cutaneous nerve distribution) के मार्ग पर गर्भाशयी संकुचन की पीड़ा विस्तारित होती है। गर्भाशय-ग्रीवा के विस्फारण और तानन की पीड़ा को त्रिक-जालिका (Sacral plexus) से होकर पृष्ठ (Back) के पास भेजा जाता है।

तानता (Tonus या तान): यह संकुचनों के बीच अंतःगर्भाशयी (Intrauterine) दबाव है। गर्भावस्था के दौरान चूँकि गर्भाशय अपेक्षाकृत निष्क्रिय होता है, अतः तानता 2–3 mm Hg की होती है। प्रसव के प्रथम सोपान के दौरान इसका परिवर्तन 8 और 10 mm Hg के बीच होता है। यह शिथिलन (Relaxation) का विलोमतः समानुपाती (Inversely proportional) होती है। कारक (Factors) जो तानता को संचालित करते हैं, वे हैं– (i) गर्भाशयी पेशियों की संकुचनशीलता (Contractility of uterine muscles) (ii) अंतःउदरीय दबाव (Intra-abdominal pressure) (iii) गर्भाशय का अतिप्रसार (Overdistension of uterus) जैसाकि अतिउल्वीद्रव (Hydramnios) तथा यमज (Twins=जुड़वाँ बच्चे) में होता है।

तीव्रता (Intensity): गर्भाशयी संकुचन की तीव्रता गर्भाशयी प्रकुंचन (Uterine systole) की मात्रा (Degree) को सूचित करती है। प्रसव की प्रगति के साथ तीव्रता में क्रमिकरूप से वृद्धि होती है जब तक कि शिशु के जनन के दौरान द्वितीय सोपान (2nd stage) में अधिकतम नहीं हो जाती है। प्रारंभ में तीव्रता संभवतः हार्मोन द्वारा प्रभावित होती है परन्तु बाद में संकुचनों के बहुल श्रोत (Multiple origin) पर निर्भर करती है। संकुचन के दौरान प्रसव के प्रथम सोपान में अंतःगर्भाशयी दबाव बढ़कर 40-50 mg Hg तथा द्वितीय सोपान में 100–120 mm Hg हो जाता है। तृतीय सोपान में ह्रासित (Diminished) पीड़ा के बावजूद अंतःगर्भाशयी दबाव संभवतः द्वितीय सोपान के बराबर होता है। ह्रासित पीड़ा का कारण तानन प्रभाव की कमी है।

अवधि (Duration): प्रथम सोपान में संकुचन प्रारंभ में लगभग 30 सेकण्ड तक होता है परन्तु प्रसव की प्रगति के साथ अवधि में क्रमिक रूप से वृद्धि होती है। इस प्रकार द्वितीय सोपान में संकुचन की अवधि प्रथम सोपान की अपेक्षा अधिक होती है।

आवृत्ति (Frequency): प्रसव की प्रारंभिक अवस्था में संकुचन 10 से 15 मिनट के अंतर पर आता है। यह अंतर क्रमशः प्रसव की प्रगति के साथ कम होता है जब तक कि द्वितीय अवस्था (या सोपान=Stage) नहीं आ जाती है जब संकुचन प्रत्येक 2–3 मिनट के अंतर पर आता (या होता) है।

यह उल्लेख करना आवश्यक है कि उल्लिखित (Mentioned) गर्भाशयी संकुचनों के सभी लक्षण या रूप (Features) अतिप्रभावी तब होते हैं जब वे संयोजन (Combination) में होते हैं।

आकुंचन (Retraction)

प्रसव में गर्भाशय की एक घटना को आकुंचन कहते हैं जिसमें पेशी-रेशे (Muscle fibers) स्थायीरूप से लघु हो जाते हैं। शरीर की अन्य पेशियों के विपरीत गर्भाशयी पेशियों में सदा के लिए लघुकृत (Shortened) होने

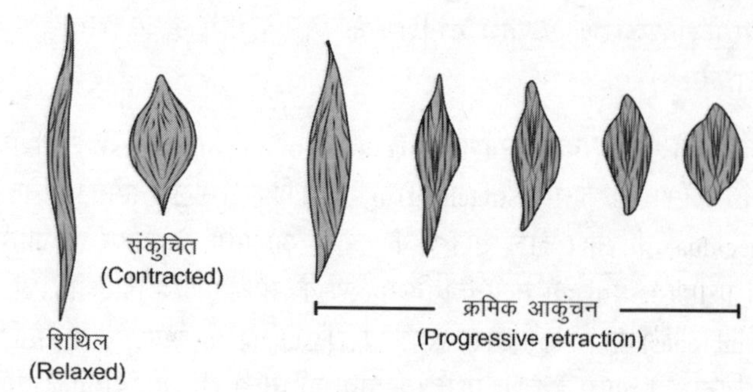

चित्र (Fig.) 12.3: प्रसव के दौरान गर्भाशयी पेशी-रेशे का संकुचन और आकुंचन की घटना का प्रदर्शन (Showing the phenomenon of contraction and retraction of uterine muscle fibres during labor)

का गुण होता है। रेशे की लम्बाई में अस्थायी लघुकरण (Reduction) को संकुचन कहा जाता है जो शिथिलन (Relaxation) के दौरान अपनी पूर्ण लम्बाई को प्राप्त करता है। इसके विपरीत आकुंचन के फलस्वरूप स्थायी लघुकरण (Shortening) होता है तथा रेशे सदा के लिए लघुकृत हो जाते हैं। देखें चित्र (Fig.) 12.3। सामान्य प्रसव (Normal labour) में आकुंचन का कुल प्रभाव निम्नलिखित है –

(1) निचले गर्भाशयी खण्ड के निर्माण तथा गर्भाशयी-ग्रीवा (Cervix) के विस्फारण (Dilation) तथा उपर में विलोपन (Effacement) के लिए अनिवार्य गुण।
(2) गर्भाशयी संकुचन द्वारा निर्मित गर्भ के प्रस्तुत भाग (Presenting part) की प्रगति का अनुरक्षण करना (Maintain the advancement) तथा भ्रूण (Fetus)) के अंततः निष्कासन में सहायता करना।
(3) गर्भाशय के सतही क्षेत्र (Surface area) को कम करना जिससे अपरा (Placenta) का पृथक्करण अनुकूल होता है।
(4) अपरा के पृथक्करण के बाद प्रभावी रक्त स्तम्भन (Hemostatis)

प्रसव के प्रथम सोपान में घटनाएँ (Events in First Stage of Labor)

प्रथम सोपान का संबंध मुख्यतः जनन नली (Birth canal) की निर्मिति (Preparation) के साथ होता है जिससे कि द्वितीय सोपान में भ्रूण (Fetus) का निष्कासन सुगम बन सके। प्रथम सोपान में मुख्य घटनाएँ जो होती हैं, वे हैं– (i) गर्भाशय-ग्रीवा का विस्फारण और विलोपन (Dilation and effacement of the cervix) तथा (ii) निचले गर्भाशयी खंड के पूर्ण निर्माण।

गर्भाशय-ग्रीवा का विस्फारण (Dilation of the cervix): प्रसव के प्रारंभ के पहले पूर्वप्रसव अवस्था (Prelabor phase) में (Phase-1) में गर्भाशय-ग्रीवा के विस्फारण की एक निश्चित मात्रा हो सकती है, विशेषकर बहुप्रसवा (Multiparae) में तथा कुछ प्रथम गर्भिणी स्त्रियों (Primigravidae) में। गर्भाशय-ग्रीवा के महत्त्वपूर्ण संरचनात्मक अवयव (Structural components) हैं – (a) चिकनी पेशी (Smooth muscles) (5–20%) (b) कोलैजन (Collagen) तथा (b) आधार द्रव्य (Ground substance) पूर्वानुकूलन कारक (Pre-disposing factors) जो निर्विघ्न विस्फारण को अनुकूल बनाते हैं, वे हैं – (i) गर्भाशय-ग्रीवा का मृदुलन (Softening), (ii) रेशा-पेशी-ग्रंथिल अतिवृद्धि (Fibro-musculo-glandular hypertrophy), (iii) वर्धित संवहनीयता (Increased vascularity),

(iv) कोलैजन रेशों (Collagen fibres) के बीच में द्रव का संग्रह (Accumulation), (v) किण्वक (Enzymes) कोलैजीनेस (Collagenase) तथा एलैस्टेस (Elastase) द्वारा कोलैजन रेशक (Fibrils) का विघटन होना तथा (vi) गर्भाशय-ग्रीवा का संपुटक (Matrix)। विभिन्न ग्लाइकोसैमिनोग्लाइकैन्स (Glycosaminoglycans) में परिवर्तन [जैसे–हायल्यूरोनिक अम्ल (Hyaluronic acid) में वृद्धि, डर्माटैन सल्फेट (Dermatan sulfate) में कमी] ये सभी हार्मोन-इस्ट्रोजेन (Estrogen), प्रोजेस्टेरोन (Progesterone) तथा रिलैक्सिन् (Relaxin) की क्रिया के अधीन होते हैं। अत्यधिक रेशामयता (Fibrosis) जैसा कि दीर्घकालिक गर्भाशय-ग्रीवाशोथ (Chrionic cervicitis) या गर्भाशय-ग्रीवा के भ्रंश (Prolapse) या आंगिक क्षति (Organic lesions) या कर्कट रोग (Carcinoma) में होता है, के कारण इन कारकों में कमी होती है। इसके फलस्वरूप गर्भाशय-ग्रीवा के विस्फारण में विफलता होती है।

वास्तविक कारक (Actual factors) जो उत्तरदायी होते हैं, वे हैं–

(1) गर्भाशयी संकुचन तथा आकुंचन (Uterine contraction and retraction): ऊपरी खण्ड के लम्बवत् (Longitudinal) पेशी-रेशे (Muscle fibers) निचले खण्ड के गोलाकार पेशी-रेशे के साथ संलग्न होते हैं तथा गर्भाशय-ग्रीवा (Cervix) का ऊपरी भाग एक पकड़े हुये डोल (Bucket holding) की आकृति के समान होता है। (देखें चित्र 12.4)। इस प्रकार प्रत्येक गर्भाशयी संकुचन के साथ न केवल नली (Canal) ऊपर से नीचे खुली होती है बल्कि यह लघुकृत (Shortened) तथा आकुंचित (Retracted) भी हो जाती है। बुघ्नीय (Fundal) संकुचन तथा ग्रैव (Cervical) विस्फारण (या फैलाव) के बीच कुछ सामंजस्य (Coordination) होता है जिसे ''गर्भाशय की ध्रुवता'' (Polarity of uterus) कहा जाता है। जबकि ऊपरी खण्ड संकुचित होता है, आकुंचित होता है तथा भ्रूण (Fetus) को धकेलता (या आगे बढ़ाता) है, ऊपरी खण्ड के संकुचन के बलों (Forces) की अनुक्रिया (Response) में निचला खण्ड तथा गर्भाशय-ग्रीवा विस्फारित होते (या फैलते) हैं।

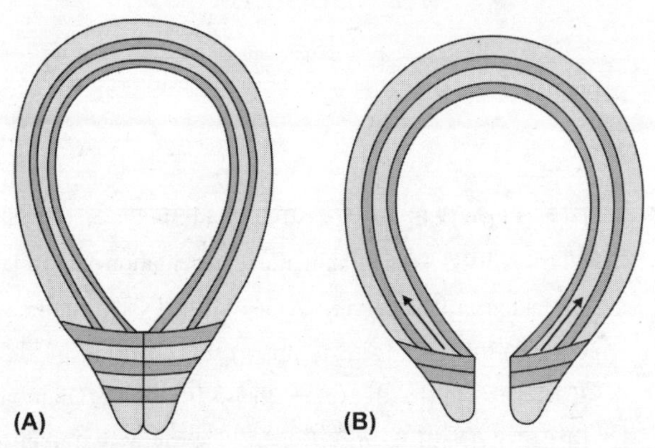

चित्र (Fig.) 12.4: आरेखीय प्रदर्शन (Diagrammatic representation) जिसमें (A) प्रसव के पूर्व (Before labor) तथा (B) प्रसव के बाद (After labor) गर्भाशय की लम्बवत् पेशियों (Longitudinal muscles) के खिंचाव (Pull) द्वारा गर्भाशय-ग्रीवा (Cervix) के विस्फारण (Dilation) को दिखाया गया है।

(2) झिल्ली की थैली (Bag of membranes): झिल्लियाँ [उल्व (Amnion) तथा जरायु (Chorion)] ढीली रूप से (Loosely) पतनिका (Decidual) के साथ संलग्न होती हैं तथा आंतरिक मुख (Interval os) को छोड़कर गर्भाशयी कोटर (Uterine cavity) को स्तरित करती है। शीर्ष गर्भस्थिति (Vertex presentation) में सिर के सम्पर्क की मेखला (Girdle या घेरा) [सिर की परिधि का वह भाग जो सर्वप्रथम श्रोणीय मुख (Pelvic brim) के साथ संपर्क में आता है] जो गोलाकार होती है, वह निचले गर्भाशयी खण्ड की दिवाल के साथ अच्छी तरह अनुरूप (Fit) हो जाती है। इस प्रकार उल्वी कोटर (Amniotic cavity) दो कक्षों (Compartments) में विभाजित हो जाता है, (देखें चित्र 12.5)। सम्पर्क की मेखला के ऊपरी भाग में प्रचुर द्रव (Liquor) के साथ भ्रूण (Fetus) होता है। इस द्रव को पश्चजल (Hindwaters) कहा जाता है तथा इसके नीचे एक भाग में द्रव की अल्प मात्रा होती है जिसे अग्रजल (Forewaters) कहा जाता है। प्रसव के प्रारंभ में निचले गर्भाशयी खण्ड से संलग्न झिल्लियाँ अलग हो जाती हैं तथा संकुचन के दौरान अंतःगर्भाशयी (Intrauterine) दबाव की वृद्धि से झिल्लियों की गर्भाशय-ग्रीवा की नली से होकर वहिःक्षेपन (Protrusion) होता है। पर्याप्त नमनित (Well flexed) सिर द्वारा गेंद के कपाट (Ball-valve) के समान क्रिया होती है। गर्भाशयी संकुचन अग्रजल में जलस्थैतिक दबाव (Hydrostatic pressure) उत्पन्न करता है जो क्रमशः फान (Wedge) के समान गर्भाशय-ग्रीवा की नली को विस्फारित करता (या फैलाता) है। जब अग्रजल की थैली अनुपस्थित

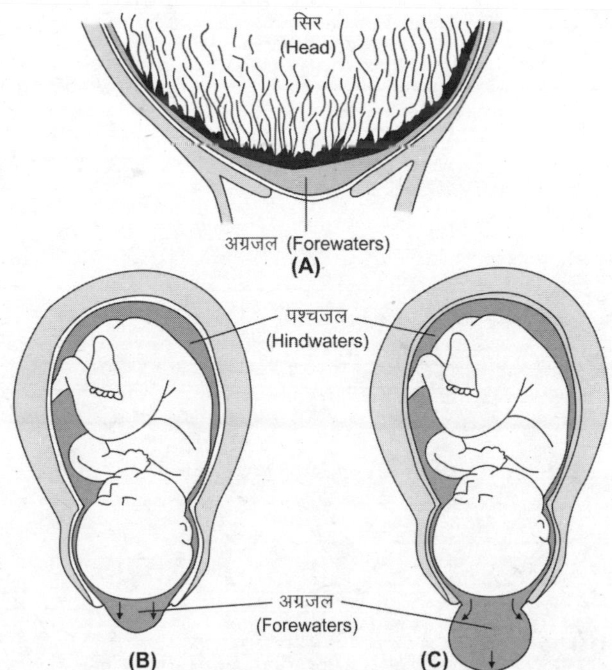

चित्र (Fig.) 12.5: (A) झिल्ली की थैली और अग्रजल (Bag of membranes and fore-waters) का निर्माण (B) उत्तम अनुरूपण (Well-fitting) गर्भ का प्रस्तुत भाग (Presenting part) जो पश्च-जल (Hind waters) से अग्रजल को पृथक करता है। (C) अपर्याप्त अनुरूपण (Ill-fitting) प्रस्तुत भाग जो संकुचन के दौरान झिल्ली की थैली में प्रस्तुत भाग को पश्चजल की ओर जाने के लिए बाध्य करता है।

होती है (PROM), गर्भ के प्रस्तुत भाग का दबाव गर्भाशय-ग्रीवा को अपकेन्द्री रूप से (Centrifugally) धकेलता है।

(3) भ्रूणीय अक्ष दबाव (Fetal axis pressure): लम्बवत् स्थिति (Longtudinal lie) के साथ प्रसव में गर्भाशय के पिण्ड (Body) की गोलाकार पेशियों के संकुचन के कारण भ्रूण के मेरूदण्ड (Fetal vertebral column) के सुलझाने (Straighten out) की प्रवृत्ति होती है। यह बुघ्नीय (Fundal) संकुचन को पादीय छोर (Podalic pole) से होकर भ्रूणीय अक्ष में संचारित होने का अवसर देता है और इसलिए निचले खण्ड के यांत्रिक तानन (Mechanical stretching) तथा गर्भाशय-ग्रीवा की नली को खुलने का अवसर मिलता है। प्रत्येक गर्भाशयी संकुचन के साथ गर्भाशयी अंडाकार (Ovoid) का दीर्घीकरण (Elongation) होता है और इसलिए अनुप्रस्थ (या तिर्यक) व्यास (Transverse diameter) में कमी होती है। अनुप्रस्थ स्थिति (लेटना) में भ्रूणीय अक्ष का दबाव अनुपस्थित होता है।

(4) त्वरित बल (Vis-a-tergo) या पष्च से क्रियाशील बल: गर्भाशय-ग्रीवा का विस्फारण तथा आकुंचन की अंतिम अवस्था (Phase) की प्राप्ति भ्रूण के प्रस्तुत भाग का नीचे की ओर दबाव (Thrust=धक्का) तथा निचले खण्ड पर गर्भाशय-ग्रीवा (Cervix) का ऊपर की ओर खिंचाव (Pull) द्वारा होती है। यह घटना अनुप्रस्थ स्थिति (Transverse lie) में न्यून (या कम) होती है जहाँ एक पतला ग्रैव किनारा (Cervical rim) लुप्त होने में विफल होता है।

गर्भाशय-ग्रीवा का विलोपन या ग्रहण (Effacement or taking up of cervix): विलोपन (Effacement) वह प्रक्रिया है जिसके द्वारा गर्भाशय-ग्रीवा के पेशी-रेशे को ऊपर की ओर खींचा जाता है तथा निचले गर्भाशयी खण्ड के रेशे के साथ विलीन हो जाता है। गर्भाशय-ग्रीवा प्रसव के प्रथम सोपान (Stage) के दौरान या प्रथम गर्भिणी स्त्री (Primigravidae) में इसके पहले भी पतली हो जाती है। प्रथम गर्भिणी स्त्री में विलोपन गर्भाशय-ग्रीवा के विस्फारण (Dilation) के पहले होता है जबकि बहुप्रसवा स्त्री (Multiparae) में दोनों साथ-साथ होते हैं (देखें चित्र 12.6)। श्लेष्मा-डाट (Mucus plug) का निष्कासन विलोपन के कारण होता है।

निचला गर्भाशयी खण्ड (Lower uterine segment): प्रसव के आरंभ के पहले गर्भाशय का पूर्ण संरचनात्मक (Anatomical) या कार्यात्मक (Functional) विभाजन नहीं होता है, सक्रिय ऊपरी खण्ड तथा एक अपेक्षाकृत निष्क्रिय निचले खण्ड का सीमांकन (Demarcation) अधिक स्पष्ट होता है। ऊपरी खण्ड (Segment) की दिवाल क्रमिकरूप से मोटी तथा निचले खण्ड की दिवाल पतली होती है (देखें चित्र 12.7)। यह विलम्बित प्रथम सोपान में स्पष्ट होता है, विशेषकर झिल्ली के विदार (Rupture of membranes)

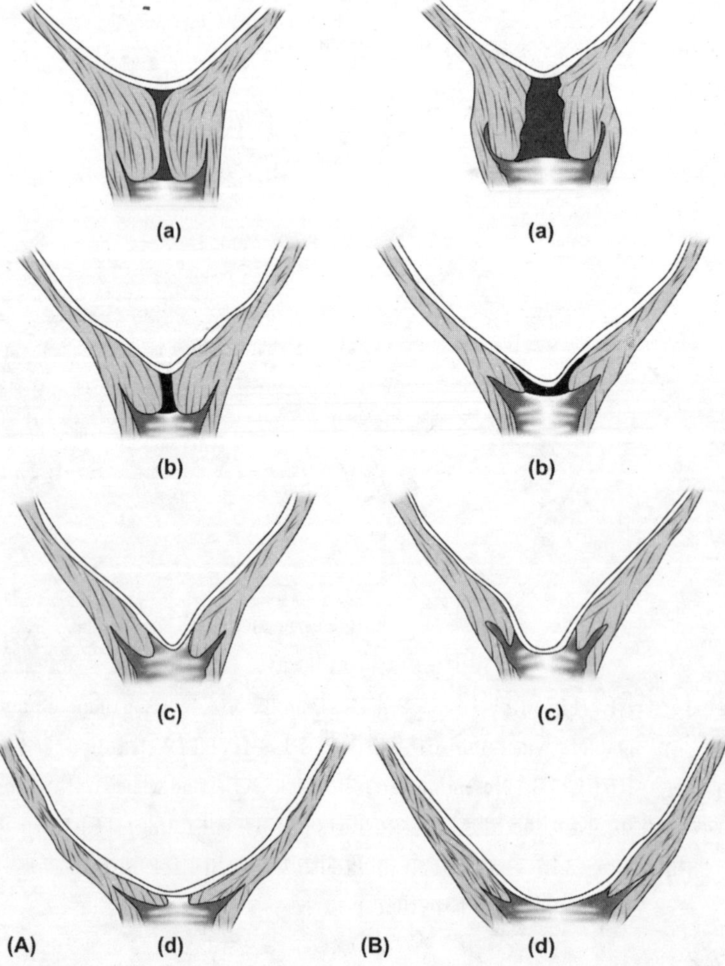

चित्र (Fig.) 12.6: गर्भाशय-ग्रीवा के विस्फारण और ग्रहण का आरेखीय प्रदर्शन (Diagrammatic representation of the dilation and taking up of the cervix): (A) प्रथम गर्भिणी स्त्री (Primigravida) तथा (B) बहुप्रसवा स्त्री (Multipara) में। (A): (a) प्रसव के पहले गर्भाशय-ग्रीवा, (b) और (c) – अधिक विस्फारण (Dilation) के बिना गर्भाशय-ग्रीवा का क्रमिक ग्रहण (Progressive taking up), (d) बाह्यमुख (External os) अभी तक अविस्फारित (Undilated) बने हुये के साथ गर्भाशय-ग्रीवा का पूर्ण ग्रहणित (Completely taken up), (B): (a) प्रसव के पहले गर्भाशय-ग्रीवा, विस्तीर्ण (Patulous) ग्रीवा का उल्लेख करें, (b) और (c) – गर्भाशय-ग्रीवा का क्रमिक और एक साथ विस्फारण और ग्रहण, (d) बाहरी मुख (External os) का ग्रहण और विस्फारण एक साथ होता है।

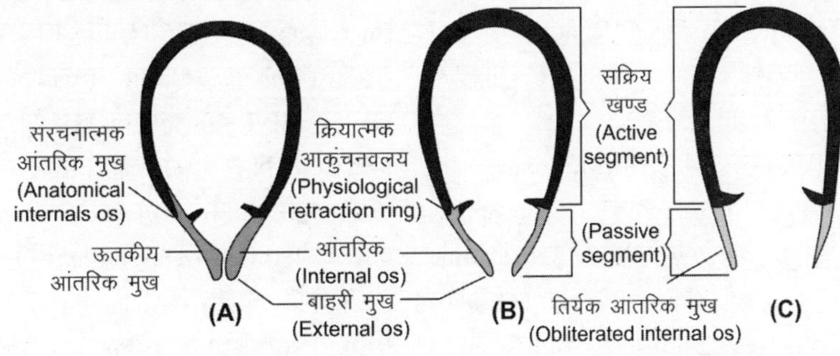

चित्र (Fig.) 12.7: गर्भाशय के सक्रिय और निष्क्रिय खण्डों के विकास की श्रृंखला (Sequence of development of the active and passive segments of the uterus) (A) पूर्ण गर्भावधि (Term) पर गर्भाशय (B) प्रारंभिक प्रसव (Early labor) में गर्भाशय तथा (C) विलम्बित (Late) द्वितीय सोपान का गर्भाशय (Second stage uterus)

के बाद तथा द्वितीय सोपान में अपना अधिकतम अर्जित करता है। दो के मिलन-स्थल (Junction) पर एक पृथक उद्रेख (Ridge=चोटी) का निर्माण होता है जिसे **क्रियात्मक आकुंचन वलय (Physiological retraction ring)** कहा जाता है जिसे **रोगात्मक आकुंचन वलय (Pathological retraction ring)** के साथ भ्रमित नहीं होना चाहिए जो अवरूद्ध प्रसव (Obstructed labor) का एक चिन्ह होता है। इस प्रकार ऊपर से एक क्रियात्मक आकुंचन वलय द्वारा तथा नीचे से ग्रीवा और गर्भाशय (Cervix and uterus) के रेशा-पेशीय मिलन स्थल (Fibro-muscular junction) द्वारा निचला खण्ड सीमित होता है।

संरचनात्मक रूप से निचला गर्भाशयी खण्ड गर्भाशय के उस भाग के साथ अनुरूप (Corresponding) होता है जिससे उदरावरण (Peritoneum) अग्र दिवाल के साथ ढ़ीले रूप से (Loosely) संलग्न होता है। जब पूर्ण निर्मित हो जाता है तो इसकी लम्बाई आंतरिक मुख (Internal os) से 7.5–10 cm तक होती है। आरंभ में यह अर्धगोलाकार (Hemispherical) होता परन्तु द्वितीय सोपान में पूर्णतः निर्मित होने पर बेलनाकार (Cylindrical) हो जाता है। दिवाल का विरलन (Thinning=पतलापन) निम्नलिखित द्वारा अर्जित होता है – (1) पेशी-रेशे का शिथिलन (Relaxation of the muscle fibres) जिसके कारण दीर्घीकरण (Elongation) होता है क्योंकि ये (रेशे) पूर्णतः निष्क्रिय होते हैं तथा (2) ऊपरी गर्भाशयी खण्ड के पेशी-रेशे का संकुचन और आकुंचन (Contraction and retraction) जिसके द्वारा निचला खण्ड तथा गर्भाशय-ग्रीवा (Cervix) व्यवस्थित तथा दीर्घित (Elongated) होती है। इसी समय भ्रूण को नीचे की ओर धकेला जाता है जिसके कारण दिवाल का और अधिक तानन (Stretching) होता है जिसे ''ग्रहणशील शिथिलन'' (Receptive relaxation) कहा जाता है। तथापि (However), ऊपरी खण्ड के विपरीत इसमें अल्प आकुंचनशील गुण (Retractile property) होता है।

इसका निर्माण केवल प्रसव की घटना नहीं है क्योंकि इसका अस्तित्व प्रारम्भिक गर्भावस्था (Early pregnancy) में भी देखा जाता है। गर्भ के विकास के साथ यह भी क्रमिक रूप से विकसित होता है तथा प्रसव (Labor) के दौरान क्रमिक रूप से पतला होता है। यह संयोजक (Isthmus) से विकसित होता है जो अगर्भ (Non-pregnancy) गर्भाशय का वह भाग है जो संरचनात्मक (Anatomical) तथा ऊतकीय (Histological) आंतरिक मुख (OS) के बीच में स्थित होता है। ऊतकीय आंतरिक मुख से संरचनात्मक आंतरिक मुख ऊँचा होता है। (देखें चित्र 12.7)।

नैदानिक महत्त्व (Clinical Importance)

(1) ग्रहणशील शिथिलन की घटना से पूर्णतः विस्फारित गर्भाशय ग्रीवा (Dilated cervix) के साथ जनन नली के निर्माण द्वारा भ्रूण के निष्कासन में समर्थ करता है। (देखें चित्र 12.17)।
(2) निचले खण्ड में अपरा (Placenta) का रोपन (Implantation) एक महत्त्वपूर्ण नैदानिक अस्तित्व (Clinical entity) उत्पन्न करता है जिसे अपरा भ्रंश (Placenta praevia=एक स्थिति जिसमें अपरा का रोपन गर्भाशय के निचले खण्ड में होता है जिसका विस्तार गर्भाशय-ग्रीवा के आंतरिक मुख के किनारे तक होता है या अंशतः या पूर्णतः मुख को अवरूद्ध करता है) कहा जाता है।
(3) इसी खण्ड (Segment) से होकर शल्यक्रिया द्वारा प्रसव (Cesarean section) का निष्पादन किया जाता है।
(4) अल्प आकुंचनशील गुण (Poor retractile property) के कारण प्रसवोतर रक्तश्राव (Post-partum hemorrhage) की संभावना होती है यदि अपरा इस क्षेत्र पर रोपित होता है।
(5) अल्प पतनिका (Decidual) प्रतिक्रिया से रूग्न आसंजित अपरा (Morbid adherent placenta) का निर्माण आसान हो जाता है।
(6) अवरूद्ध (Obstructed) प्रसव में गर्भाशय का निचला खण्ड अत्यधिक तना हुआ तथा पतला होता है तथा टूट जाने की संभावना होती है, विशेषकर बहुप्रसवा स्त्री (Multiparae) में।

प्रसव के द्वितीय सोपान में घटनाएँ (Events in Second Stage of Labor)

गर्भाशय-ग्रीवा (Cervix) के पूर्ण विस्फारण (या फैलाव) के साथ द्वितीय सोपान का आरंभ होता है तथा भ्रूण (Fetus) के निष्कासन के साथ अंत हो जाता है। इस सोपान का संबंध जनन-नली (Birth canal) से होकर भ्रूण के अवतरण (Descent) तथा जनन (Delivery या प्रसव) के साथ होता है। यद्यपि प्रथम

सोपान का संबंध मुख्यतः गर्भाशय-ग्रीवा के विस्फारण (Dilation) के साथ होता है, फिर भी इसमें भ्रूण के प्रस्तुत भाग (Presenting part) के कुछ परिमाण (Amount) में अवतरण (या अधोगमन) होता है।

गर्भाशय-ग्रीवा का पूर्ण विस्फारण होने से झिल्ली (Membranes) का विदार (Rupture) होता है तथा पर्याप्त मात्रा में उल्वीद्रव (Liquor amnii) का निकास (Escape) होता है। इसके कारण गर्भाशयी कोटर (Uterine cavity) का आयतन कम हो जाता है। इसके साथ-साथ गर्भाशयी संकुचन और आकुंचन (Uterine contraction and retraction) अधिक शक्तिशाली हो जाता है। संकुचन के दौरान गर्भाशय दीर्घित (Elongated=लम्बा) हो जाता है जबकि अग्र-पश्च और अनुप्रस्थ (Anterior-posterior and transverse) व्यास में कमी होती है। दीर्घीकरण (Elongation) अंशतः गर्भाशय के गोलाकार पेशी-रेशे (Muscle fibers) के संकुचन के कारण भ्रूणीय अक्ष (Fetal axis) को सीधा रखने के लिए होता है।

भ्रूण का प्रसव नीचे की ओर दबाव (Thrust) द्वारा निष्पादित (Accomplish) होता है जिसे गर्भाशयी संकुचन प्रस्तुत करता है तथा उदरीय (Abdominal) पेशियों के स्वैच्छिक संकुचन द्वारा अनुपूरित (Supplement) होता है (देखें चित्र 12.8) जो जनन-नली के अस्थिमय और कोमल ऊतकों (Bony and soft tissues) द्वारा प्रस्तुत प्रतिरोध (Resistance) के विरूद्ध होता है। प्रथम सोपान की अत्वरण (Deceleration) अवस्था के दौरान तथा द्वितीय सोपान के दौरान भ्रूण के अवतरण की वर्धित गति (Increase rate) का अवलोकन किया जाता है (देखें चित्र 12.8)। योनि (Vagina) और श्रोणीय तल (Pelvic floor) के ऊतक (Tissue) के लचीले प्रतिक्षेप (Recoil) द्वारा भ्रूण (Fetus) को गर्भाशयी कोटर (Cavity) में वापस धकेलने की सर्वदा प्रवृति होती है। इसे आकुंचन की शक्ति (Power of retraction) द्वारा प्रभावी रूप से प्रतिसंतुलित (Counterbalance) किया जाता है। इस प्रकार वर्धमान (Increasing) संकुचन और आंकुचन से ऊपरी खण्ड अधिक से अधिक मोटा तथा निचला खण्ड अधिक पतला हो जाता है। **आंकुचन की शक्ति से सम्पन्न, भ्रूण को क्रमिक रूप से गर्भाशय से श्रोणीय तल द्वारा प्रस्तुत प्रतिरोध के विरूद्ध बाहर निष्कासित किया जाता है।** भ्रूण के निष्कासन के बाद गर्भाशयी कोटर का आकार स्थायी रूप से कम होकर केवल अपराकला (After-births) का स्थान देने के लिए होता है।

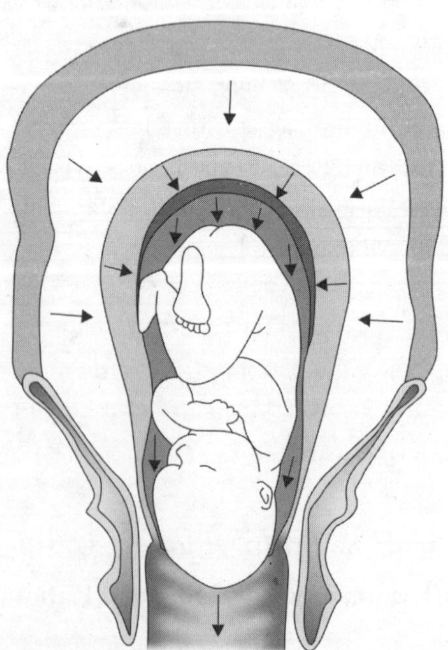

चित्र (Fig.) 12.8: द्वितीय सोपान (2nd stage) में निष्कासक बलों (Expulsive forces) का प्रदर्शन। गर्भाशयी संकुचन का नीचे की ओर निष्कासक बल को वर्धित (Increased) अंतःउदरीय (Intra-abdominal) दबाव बढ़ाता है।

उदरीय पेशियों (Abdominal muscles) के स्वैच्छिक संकुचन द्वारा गर्भाशयी संकुचनों का निष्कासक बल (Expulsive force) संयोजित होता है। इस स्वैच्छिक संकुचन को अनुवातन प्रयास (Bearing down efforts) कहा जाता है।

प्रसव के तृतीय सोपान में घटनाएँ (Events in Third Stage of Labor)

प्रसव के तृतीय सोपान में अपरा का पृथक्करण (Placental separation), उसके निचले खण्ड में अवतरण (Descent) और अन्ततः झिल्ली (Membranes) के साथ उसका निष्कासन (Explusion) होता है।

अपरा का पृथक्करण (Placental separation): प्रसव के प्रारंभ होने पर अपरा के संलग्न (Attachment) व्यास में 20 cm (8") के क्षेत्र में होता है। प्रथम सोपान के दौरान अपरा के संलग्न की सतह-क्षेत्र का पर्याप्त ह्रास (Dimunition) नहीं होता है। द्वितीय सोपान के दौरान क्रमिक आकुंचन (Retraction) के बाद अल्प परन्तु वर्धमान (Progressive) ह्रास होता है जो शिशु के जन्म के बाद तत्काल अपनी पराकाष्ठा (Peak) अर्जित करता है।

शिशु के जन्म के बाद गर्भाशय उदग्ररूप से लगभग 20 cm (8") तथा अग्र-पश्चरूप से 10 cm (4") होता है तथा आकार में चक्रिक (Discoid) हो जाता है। ऊपरी खण्ड की दिवाल मोटी होती है जब पतला और पिलपिला (Flabby) निचला खण्ड तहों (Folds) में चला जाता है। कोटर (Cavity) भी कम होकर केवल अपराकला (After-birth) का स्थान देने (Accommodate) के लिए होता है।

पृथक्करण की क्रियाविधि (Mechanism of separation): पर्याप्त आकुंचन से अपरा-स्थल (Placental site) के सतही क्षेत्र में लगभग उसकी आधी कमी होती है। परन्तु चूँकि अपरा अनम्य (Inelastic) होती है अतः कमी का इस क्षेत्र के साथ समायोजित नहीं करने के कारण बकसुआ (Buckle) के समान हो जाती (या मुड़ जाती) है। (देखें चित्र 12.9)। अपरा और अपरा-स्थल के बीच एक प्रतिबल (Shearing force) लगता है जिससे अपरा पृथक हो जाती है। पृथक्करण का तल (Plane of separation) पतनिका-आधारिक (Decidua basalis) की गहरी स्पंजी परत से होकर चलता है जिससे कि पतनिका की परिवर्तनशील मोटाई पृथक अपरा की मातृक सतह को आच्छादित (Cover) कर सके। अपरा का पृथक्करण दो प्रकार से होता है (देखें चित्र 12.10), वे हैं –

(1) केन्द्रीय पृथक्करण (Central separation) (Schultze method = शुल्टज विधि): अपरा का उसका गर्भाशय से पृथक्करण, केन्द्र पर आरंभ होता है जिसके फलस्वरूप कुछ गर्भाशयी खातिकाओं (Sinuses) का मुख बनता है तथा अपरा के पीछे रक्त का संचय होता है जिसे पश्चअपरा-हेमाटोमा

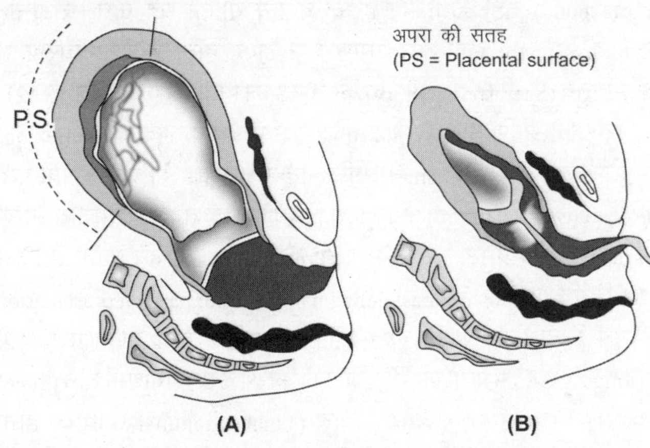

चित्र (Fig.) 12.9: शिशु का जनन के पहले और पश्चात् अपरा–स्थल के क्षेत्र का प्रदर्शनः (A) शिशु का जनन (या प्रसव) के पहले (B) शिशु का जनन के पश्चात्। यह लिखें कि अपरा–स्थल (Placental site) का सतही क्षेत्र में कमी होने के कारण अपरा का आकार बकसुआ के समान हो जाता है।

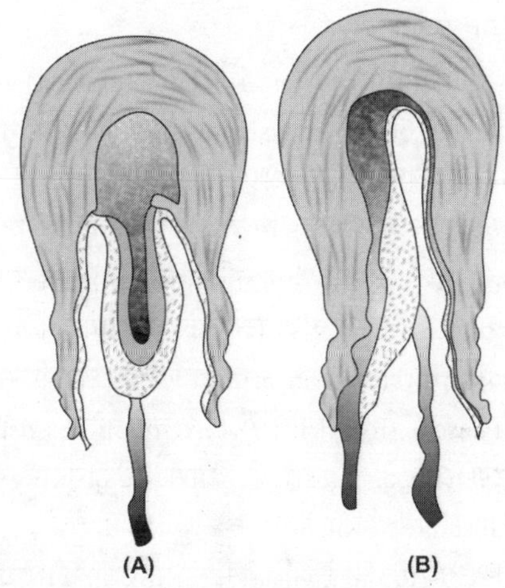

चित्र (Fig.) 12.10: अपरा के पृथक्करण के प्रकार (Types of separation of placenta)% (a) शुल्टज विधि (Schultze method) (b) मैथ्युज-डंकन (Mathews-Duncan) विधि।

(Retroplacental hematoma) कहा जाता है। वर्धमान संकुचन से अधिक से अधिक पृथक्करण होता है जिसे अपरा का भार तथा पश्च अपरा-रक्त सुगम बनाता है जबतक कि सम्पूर्ण अपरा का पृथक्करण नहीं हो जाता है।

(2) सीमांतक पृथक्करण (Marginal separation) (Mathews-Duncan method=मैथ्युज-डंकन विधि): पृथक्करण सीमांत (या किनारे = Margin) पर आरंभ होता है क्योंकि यह सर्वाधिक निरबलम्ब (Unsupported) होता है। वर्धमान गर्भाशयी संकुचन से अपरा के अधिक से अधिक क्षेत्र पृथक हो जाते हैं। सीमांतक पृथक्करण अधिक प्रायः पाया जाता है।

झिल्ली का पृथक्करण (Separation of the membranes): झिल्ली जो ढीली रूप से (Loose) सक्रिय भाग के साथ संलग्न रहती है, उसे बहुल तहों (Multiplse folds) में फेंक दिया जाता है। जो झिल्ली निचले भाग के साथ संलग्न होती है, वह तानन के दौरान पहले ही पृथक हो गयी है। पृथक्ककरण की सुविधा अंशतः गर्भाशयी संकुचन द्वारा तथा अधिकांशतः अपरा के भार द्वारा मिलती है जो सक्रिय भाग से नीचे उतरती है। इस प्रकार पृथक झिल्ली अपने साथ पतनिका-भित्तिक (Decidua vera) का भी वहन करती है जिससे जरायु (Chorion) की बाहरी सतह रूखड़ी हो जाती है।

अपरा का निष्कासन (Expulsion of Placenta): अपरा के पूर्ण पृथक्करण के बाद इसे पिलपिले (Flabby) निचले गर्भाशयी खण्ड या योनि (Vagina) के ऊपरी भाग में गर्भाशय के प्रभावी संकुचन और आकुंचन (Contraction and retraction) द्वारा नीचे धकेल दिया जाता है। इसके बाद यह या तो उदरीय पेशियों (Abdominal muscles) के स्वैच्छिक संकुचन [अनुवातन प्रयास (Bearing down efforts)] द्वारा या हस्तकौशल क्रियाविधि (Manipulative procedure) द्वारा निष्कासित होती है।

रक्तश्राव के नियंत्रण की क्रियाविधि (Mechanism of control of bleeding): अपरा के पृथक्करण के बाद असंख्य विदारित (Torn) खातिकाएँ (Sinuses) बनती हैं जिनमें गर्भाशयी और अण्डाशयी (Ovarian) वाहिकाओं से रक्त का परिवहन (Circulation) होता है, उनको विलुप्त (Obliterated) करता है। जहाँ धमनिकाओं (Arterioles) द्वारा रक्त का अवरोध पूर्ण आकुंचन (Retraction) द्वारा प्रभावित होता है, जैसे ही गर्भाशय का पेशी-स्तर (Myometrium) की अंतर्ग्रन्थी मध्यवर्ती परत (Interlacing intermediate layer) से होकर टेढ़े-मेढ़ेरूप से (Tortuously) आगे बढ़ती है, वहाँ यथार्थरूप से शिकंजे से कस दिया जाता है (देखें चित्र 12.11)। रक्त को रोकने की यह मुख्य क्रियाविधि है जिसकी सुविधा गर्भाशय की अतिस्कंदनीय (Hypercoagulable) स्थिति द्वारा मिलती है। तथापि (However), विदारित खातिकाओं का अवरोध (Occlude) करने के लिए घनास्त्रता (Thrombosis) होती है। अपरा के निष्कासन के बाद गर्भाशय की दिवालों का पार्श्व-स्थापन (Apposition) [Myotamponade=पेशी का असामान्य दबाव] भी रक्त की क्षति को कम करने में योगदान करता है।

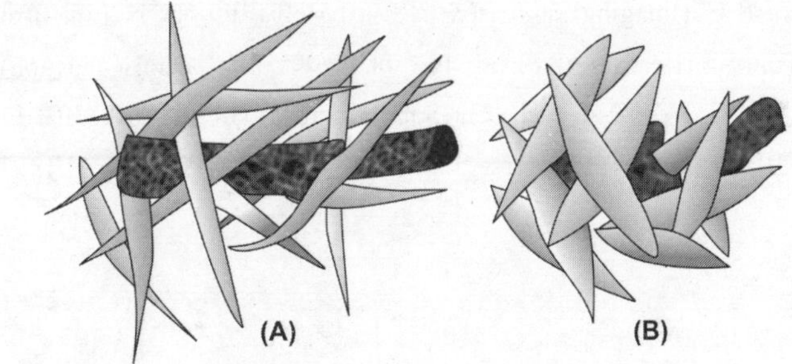

चित्र (Fig.) 12.11: रक्तवाहिका (Blood vessels) जो (A) अन्तर्ग्रन्थी पेशी-रेशे (Interlacing muscle fibers) से होकर चल रही हैं उन्हें (B) यथार्थ रूप से शिकंजे से कस दिया गया (Clamped) है जो गर्भाशयी पेशियों के प्रभावी आकुंचन (Retraction) के कारण होता है।

सामान्य प्रसव की क्रियाविधि (Mechanism of Normal Labor)

परिभाषा (Definition): श्रोणि (Pelvis) से होकर अपनी यात्रा (Journey) के दौरान अनुकूल प्रक्रिया में सिर पर होनेवाली घटनाओं की श्रृंखला (Series)

को प्रसव की क्रियाविधि कहते हैं। यह ध्यान में रखना चाहिए कि यद्यपि सिर में मुख्य गतियाँ हो रही हैं, भ्रूणीय धड़ (Fetal trunk) का शेष भी इसमें शामिल होता है, या तो गति में भाग लेता है या गति की पहल करता है।

क्रियाविधि (Mechanism): सामान्य प्रसव में सिर अधिक सामान्यतः उपलब्ध अनुप्रस्थ (Transverse) व्यास से होकर (70% उदाहरणों में) मुँह (Brim=ब्रिम) में प्रवेश करता है तथा कम प्रायः तिर्यक (Oblique) व्यासों का एक से होकर प्रवेश करता है। तदनुसार अवस्थिति (Position) या तो पश्चकपाल-पार्श्विक (Occipito lateral) या तिर्यक पश्चकपाल-अग्र (Oblique occipito-anterior) होती है। दाहिना पश्चकपाल-अग्र की अपेक्षा बायाँ पश्चकपाल-अग्र अल्प सामान्य होता है क्योंकि बायें तिर्यक व्यास का मलाशय (Rectum) द्वारा अधिक्रमण (Encroach) किया जाता है। सिर का अवतरणशील अग्र-पश्च व्यास (Engaging anterior-posterior diameter) या तो अधोपश्चकपाल-ब्रह्मविन्दुक (Sub-occipito-bregmatic) 9.5 cm (3.8") होता है या अल्प झुकाव (Slight deflexion): अधोपश्चकपाल-ललाटीय (Suboccipito-frontal) 10 cm (4") स्थिति में होता है। अवतरणशील अनुप्रस्थ व्यास (Engaging transverse diameter) द्विभित्तिक (Biparietal) 9.5 cm (3.8") होता है। चूँकि पश्चकपाल-पार्श्विक अवस्थिति (Occipito-lateral position) सर्वाधिक सामान्य (Commonest) होता है, अतः इस स्थिति में प्रसव की क्रियाविधि का वर्णन किया जायेगा। मुख्य गतियाँ (Principal movements) निम्नलिखित हैं – (1) भ्रूण के प्रस्तुत भाग (Presenting part) का श्रोणि (Pelvis) में प्रवेश (Engagement), (2) अवतरण (Descent), (3) नति (Flexion या झुकाव), (4) आंतरिक घूर्णन (Internal rotation), (5) शीर्षीकरण (Crowning), (6) विस्तारण (Extension), (7) पुनःस्थापन (Restituion), (8) बाह्य घूर्णन (External rotation) तथा (9) धड़ का निष्कासन (Expulsion of the trunk)। यद्यपि विभिन्न गतियों का वर्णन पृथक रूप से किया जाता है परन्तु वास्तव में गतियाँ, न्यूनतम कुछ साथ-साथ होती हैं।

भ्रूण के प्रस्तुत भाग का श्रोणि में प्रवेश या अवतरण (Engagement): प्रतिबिम्बन (Imaging) अध्ययन से यह पता चला है कि अवतरण के पहले सिर किनारे (Head brim) का संबंध सिर की पार्श्विक नति (Lateral inclination) के कारण सममितार्धी संधि रेखा (Sagittal suture) उपलब्ध प्रवेश-मार्ग के अनुप्रस्थ व्यास (Transverse diameter) के साथ वास्तव में अनुरूप (Correspond) नहीं होता है। इसके बजाय या तो यह जघन-संधानक (Symphysis pubis) की ओर अग्ररूप से झुका होता है या पश्चरूप से त्रिक-प्रोत्तुंग (Sacral promontory) की ओर झुका होता है। (देखें चित्र 12.12)।

सिर की श्रोणि (Pelvis) के सापेक्ष इस प्रकार के झुकाव (Deflexion) को तिर्यकता (Asynclitism=एसिन्क्लिटिज्म) कहते हैं। जब सममितार्धी संधिरेखा (Sagittal suture) अग्ररूप से स्थित होती है तब पश्च भित्तीय अस्थि (Parietal bone) प्रमुख प्रस्तुत भाग (Presenting part) बन जाती है जिसे पश्च तिर्यकता (Posterior asynclitism or posterior parietal presentation = पश्च भित्तीय गर्भस्थिति) कहते हैं। यह अधिक प्रायः प्रथम प्रसवास्त्री (Primigravidae) में पायी जाती है जिसका कारण उत्तम गर्भाशयी तान (Tone) तथा संहत (या सख्त) उदरीय दिवाल (Tight abdominal wall) का होना है। अन्य में सममितार्धी संधिरेखा अधिक पश्चरूप से स्थित होती है जिसके कारण अग्र भित्तीय अस्थि प्रमुख प्रस्तुत भाग होती है और तब उसे अग्रभित्तीय गर्भस्थिति (Anterior parietal presentation) या अग्र तिर्यकता (Anterior asynclitism) कहते हैं। यह अधिक प्रायः बहुप्रसवा स्त्री (Multiparae) में पायी जाती है। तिर्यकता का अल्पांश (Mild degrees) सामान्य है परन्तु अधिक परिमाण (Severe degree) से शीर्ष-श्रोणीय असंगति (Cephalo-pelvic disproportion) का संकेत मिलता है।

सिर की पश्च पार्श्विक नति (Posterior lateral flexion) पश्च भित्तीय गर्भस्थिति में जघन-संधानक (Symphysis pubis) के पार अग्र भित्तीय अस्थि को सरकने (Glide) के लिए होती है। अग्र भित्तीय गर्भस्थिति में त्रिक-प्रोत्तुंग (Sacral promontory) के पार पश्च भित्तीय अस्थि को सरकने के लिए विपरीत (Reverse) दिशा में पार्श्विक नति होती है। इस गति के बाद जो प्रसव के प्रारंभ में होती है, न केवल सिर का प्रवेश किनारे (Brim) पर होता है बल्कि अभिनति (Synclitism) भी होती है। तथापि (However), 25% उदाहरणों (Cases) में अभिनति में सिर का प्रवेश किनारे में होता है अर्थात् अवतरण (Engagement) के व्यास के अनुरूप सममितार्धी संधिरेखा (Sagittal suture) होती है।

प्रथम गर्भिणी स्त्री (Primigravidae) में उदाहरणों की पर्याप्त संख्या में प्रसव के प्रारंभ के पहले भ्रूण का श्रोणि में प्रवेश (Engagement) होता है जबकि बहुप्रसवा स्त्री (Multiparae) में समान (अवेश) झिल्ली (Membranes) का विदार (Rupture फटने) के साथ विलंबित प्रथम सोपान में होता है।

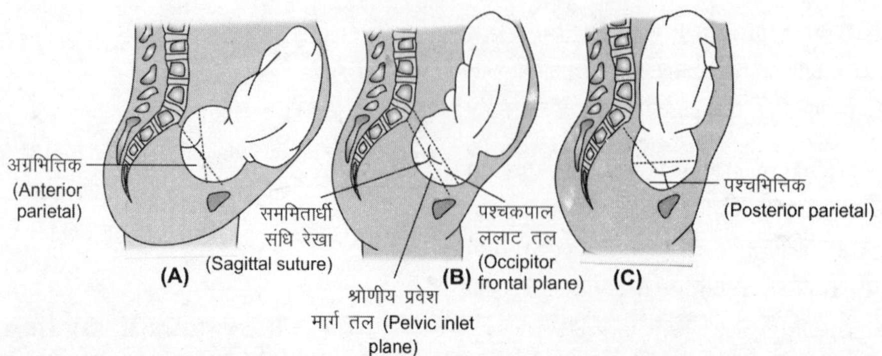

चित्र (Fig.) 12.12: अवतरण के पहले सिर किनारे का संबंध (Head brim relation prior to engagement): (A) अग्रभित्तिक गर्भस्थिति (Anterior parietal presentation), (B) अभिनतता में सिर (Head in synclitism), (C) पश्चभित्तिक गर्भस्थिति (Posterior parietal presentation)

अवतरण (Descent): यदि कोई अनावश्यक (Undue) अस्थिमय या कोमल ऊतक अवरोध (Bony or soft tissue obstruction) नहीं होता है तो अवतरण एक निरंतर प्रक्रिया है। प्रथम चरण (Stage या सोपान) में यह मंद या नगन्य होता है परन्तु द्वितीय सोपान में स्पष्ट (या महत्त्वपूर्ण) होता है। भ्रूण (Fetus) के निष्कासन के साथ अवतरण पूर्ण हो जाता है। प्रथम गर्भिणी स्त्री (Primigravidae) में सिर के श्रोणि (Pelvis) में प्रवेश के पहले वास्तव में प्रथम सोपान में अवतरण नहीं होता है, जबकि बहुप्रसवा में सिर के श्रोणि में प्रवेश (Engagement) के साथ अवतरण होता है। गर्भाशय-ग्रीवा (Cervix) के पूर्ण विस्फारित (Dilated) होने के समय तक सिर से यह अपेक्षा होती है कि वह श्रोणीय तल (Pelvic floor) पर पहुँचे। जो कारक (Factors) अवतरण को सुगम बनाते हैं, वे हैं – (1) गर्भाशयी संकुचन और आकुंचन (Uterine contraction and retraction), (2) अनुवातन प्रयास (Bearing down efforts) तथा (3) भ्रूणीय झिल्ली के विदार के बाद भ्रूणीय अण्डाकार का ऋजुकरण (Straightening of fetal ovoid)।

नति या झुकाव (Flexion): यद्यपि प्रसव के आरंभ पर सिर की नति का कुछ अंश (Degree) दर्शनीय (या उल्लेखनीय=Noticeable) होता है परन्तु पूर्ण नति विरले ही होती है। चूँकि अवतरण के दौरान जनन-नली (Birth Canal) के प्रतिरोध का सामना सिर को करना पड़ता है, अतः पूर्ण नति की प्राप्ति होती है। इस प्रकार यदि श्रोणि-क्षेत्र (Pelvis) पर्याप्त होता है तब नति की प्राप्ति या तो असिलवट (Unfolding) गर्भाशय-ग्रीवा (Cervix) द्वारा या श्रोणि की दिवाल या श्रोणीय तल द्वारा प्रस्तुत प्रतिरोध के कारण होती है। यह देखा गया है कि आंतरिक घूर्णन (Internal rotation) के पहले नति होता है या न्यूनतम इसके साथ होता है। अवतरण के लिए नति अनिवार्य होती है क्योंकि इसमें सिर के अग्रग्रामी (Advancing) व्यास के तल के आकार और आकृति (Size and shape) में कमी आती है।

नति की व्याख्या दो बाहु उत्तोलक सिद्धान्त (Two-arm level theory) द्वारा की जाती है – सिर का पश्चकपाल-अपरापोषिकाभ संधि (Occipito-allantoid joint) द्वारा आधार (Fulcrum) सूचित होता है, लघु (Short) बाहु का विस्तार स्थूलक (Condyle) से लेकर पश्चकपाल-उत्सेध (Occipital protuberance) तक तथा दीर्घबाहु (Long arm) का विस्तार स्थूलक से लेकर चिबुक (Chin) तक होता है। जब यंत्रशास्त्र (Mechanics) के सामान्य नियम द्वारा प्रतिरोध का सामना होता है तब लघु बाहु का अधोगमन (Descend) होता है तथा दीर्घबाहु का ऊपर गमन (Ascend) होता है जिसके फलस्वरूप सिर की नति (Flexion) होती है। (देखें चित्र 12.13)।

आंतरिक घूर्णन (Internal rotation): यह अतिमहत्त्व की एक गति है जिसके बिना और अधिक अवतरण (Descent) नहीं होगा। आंतरिक घूर्णन का यंत्रशास्त्र जटिल है परन्तु इसका वर्णन करना आसान है। सिद्धान्त जो पश्चकपाल के अग्र घूर्णन की व्याख्या करते हैं (Theories which explain the anterior rotation of the occiput), वे हैं –

(1) **श्रोणीय तल की प्रवणता या ढलान (Slope of pelvic floor):** उन्नायक गुदा (Levator ani) का दो अर्ध (Halves) मिलकर एक मोरी (Gutter=गटर) का निर्माण करते हैं तथा ऊपर से देखा जाता हे, रेशे (Fibers) की दिशा नीचे की ओर, पीछे की ओर तथा मध्य-रेखा की ओर होती है। इस प्रकार, प्रत्येक संकुचन के दौरान सिर, विशेषकर पश्चकपाल (Occiput)

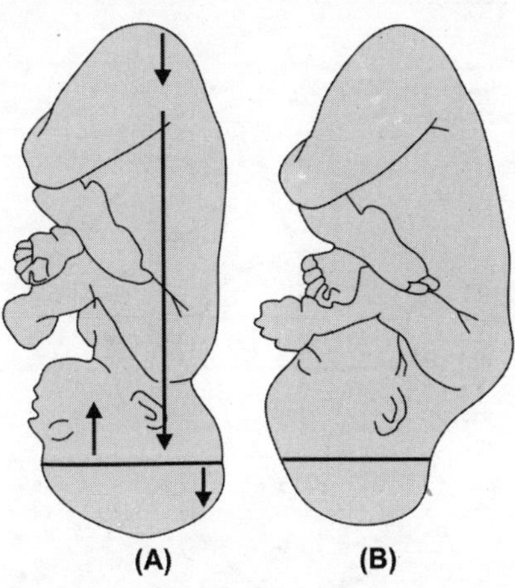

चित्र (Fig.) 12.13: सिर की नति का उत्पादन उत्तोलक क्रिया द्वारा जिसके कारण (a) पश्चकपाल-ललाट (Occipito frontal) से लेकर (b) अधोपश्चकपाल-ब्रह्मविन्दुक (Suboccipito-bregmatic) तक सिर के अवतरणशील व्यास (Engaging diameter) में कमी होती है।

पर्याप्त नति की स्थिति में होता है, उन्नायक गुदा (Levator ani) का तानन होता है, विशेषकर वह अर्ध भाग जो पश्चकपाल के सापेक्ष होता है। संकुचन के बाद उन्नायक (Levator) का लचीला प्रतिक्षेप (Recoid रिकॉयल) लुप्त हो जाता है तथा पश्चकपाल आगे मध्यरेखा की ओर हो जाता है। यह प्रक्रिया बार-बार होती है जबतक कि पश्चकपाल अग्ररूप से स्थापित नहीं हो जाता है। इसे श्रोणीय तल का नियम (Law of pelvic floor) द्वारा घूर्णन [हर्ट का नियम=Hart rule] कहा जाता है।

(2) **श्रोणीय आकृति (Pelvic shape):** कोटर की पार्श्व दिवाल (Side walls of the cavity), वहिर्गम (Outlet) का संकीर्ण द्विशूलमय (Narrow spinous) व्यास तथा दीर्घ अग्र-पश्च व्यास (Long anterior-posterior diameter) के आगे की ओर नति (या झुकाव) के फलस्वरूप सिर का दीर्घ अक्ष (Axis) अधिकतम उपलब्ध व्यास में अपने को अनुकूल करता है अर्थात् वहिर्गम का अग्र-पश्च व्यास लघुतर द्विशूलमय व्यास को पीछे छोड़ देता है।

(3) असमान नम्यता का निमय (Law of unequal flexibility): इसे सेल्दिम और मॉयर का सिद्धान्त (Rule of Seltheim and Moir) कहा जाता है। आंतरिक घूर्णन मुख्यतः भ्रूण (Fetus) के अवयव (या अंग) के भागों की नम्यता में असमानता के कारण होता है।

पश्चकपाल-पार्श्विक स्थिति (Occipito lateral position) में पश्चकपाल के वृत्त (Circle) के 1/4वें (25%) भाग द्वारा अग्र (Anterior) घूर्णन होगा (देखें चित्र 12.14)। जबकि तिर्यक अग्र स्थिति में वृत का 1/8 वाँ भाग (12.5%) घूर्णन होगा जिससे पश्चकपाल का स्थापन जघन-संधानक (Symphysis pubis) के पीछे होता है। आंतरिक घूर्णन के साथ सर्वदा अवतरण (Descent) की गति भी होती है। इस प्रकार सिर की अग्र आंतरिक घूर्णन के लिए पूर्व आवश्यक शर्तें (Pre-requisites) हैं – पर्याप्त नमनित (Well flexed) सिर, दक्ष (Efficienct) गर्भाशयी संकुचन, मध्यश्रोणीय तल (Midpelvic plane) पर अनुकूल आकृति तथा उन्नायक गुदा पेशियों (Levator ani muscles) का तानन (Tone)।

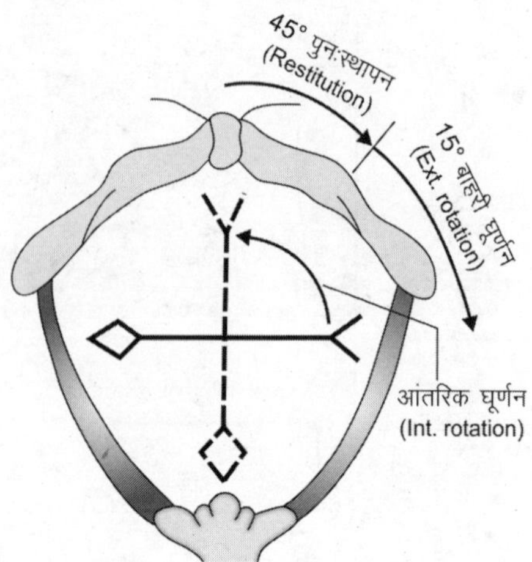

चित्र (Fig.) 12.14: बायाँ पश्चकपाल-पार्श्विक स्थिति (Left occipito-lateral position) में सिर का आंतरिक घूर्णन (Internal rotation), पुनःस्थापन (Restitution) तथा बाहरी घूर्णन (External rotation) का अंश (Degree)

आंतरिक घूर्णन जिस तल (Level या स्तर) पर होता है, उसमें भिन्नता होती है। गर्भाशय-ग्रीवा (Cervix) में घूर्णन यद्यपि अनुकूल होता है, उसकी घटना प्रायः कम होती है। अधिकतर (या बहुमत=Majority) उदाहरणों (Cases) में घूर्णन श्रोणीय तल पर होता है। विरले ही (Rarely) विलम्बित में सिर के तल पर घूर्णन होता है।

ग्रीवा की मरोड़ (Torsion of the neck): ग्रीवा की मरोड़ होना (या ऐंठन) सिर के आंतरिक घूर्णन के दौरान एक अनिवार्य घटना है। यदि स्कंध (Shoulders) अग्र-पश्च व्यास में बना रहता है तो ग्रीवा में एक चक्र का 1/4वें (25%) मरोड़ होना है जो पश्चकपाल (Occiput) के अग्र घूर्णन के समान अंश (Degree) के साथ अनुरूप होती है। परन्तु ग्रीवा इस प्रकार ऐंठन का वृहत (Large) अंश तक घूमने में विफल हो जाती है और चूंकि चक्र (या वृत) का 1/8 वाँ (12.5%) भाग तक समान दिशा में स्कंध के साथ-साथ घूर्णन समान परिमाण (या अंश) में होगा, अतः अभी तक शेष मरोड के 1/8 वें भाग के साथ स्कंध तिर्यक व्यास में स्थापित होता है। इस प्रकार स्कंध गतिशील होकर बायाँ पश्चकपाल-पार्श्विक स्थिति (Left occipito-lateral position) में बायें तिर्यक व्यास का स्थान लेता है तथा दाहिना पश्चकपाल पार्श्विक स्थिति में दाहिने तिर्यक व्यास का स्थान लेता है। तिर्यक (Oblique) पश्चकपाल-अग्रस्थिति (Occipito-anterior position) में तिर्यक व्यास से स्कंध की कोई गति नहीं होती है क्योंकि ग्रीवा में ऐंठन एक चक्र का केवल 1/8वाँ भाग होती है।

भ्रूणीय सिर का योनिक दर्शन (Crowning क्राउनिंग): सिर के आंतरिक घूर्णन (Rotation) के बाद पुनः अवतरण (Descent) होता है जब तक कि चाप जघन-चाप (Pubic arc) के नीचे अधोपश्चकपाल (Subocciput) स्थित नहीं हो जाता है। इस अवस्था में सिर का अधिकतम व्यास (अर्थात् द्विभित्तीय व्यास) से भगीय वहिर्गम (Vulval outlet) का तानन होता है जिसमें सिर का कोई प्रतिगमन (Recession) नहीं होता है, यहाँ तक कि संकुंचन के पूर्ण होने के बाद भी नहीं। इसे भ्रूणीय सिर का योनिक दर्शन (Crowning of the head) कहा जाता है।

विस्तरण (Extension): ''बल के युग्म का सिद्धान्त'' (Couple of force theory) के अनुसार विस्तरण द्वारा सिर का जनन (Delivery) होता है। चालक बल (Driving force) द्वारा सिर को नीचे की दिशा में धकेला जाता है जबकि श्रोणीय तल (Pelvic floor) ऊपर की ओर आगे की दिशा में एक प्रतिरोध उत्पन्न करता है। नीचे की ओर तथा ऊपर की ओर बल एक दूसरे को निष्क्रिय बनाते हैं तथा शेष अग्र दबाव (Forward force) विस्तरण में सहायता करता है। (देखें चित्र 12.15)। भ्रूणीय सिर के क्रमिक (Successive) भागों जैसे शीर्ष (Vertex), भृकुटि (Brow) तथा चेहरे (Face) का जनन तानित (Stretched) भगीय वहिर्गम से होकर होता है। तानित मूलाधार (Stretched perineum) के अग्र किनारे से होकर चिबुक (Chin=ठुड्डी) के मुक्त होने के बाद तत्काल सिर नीचे गिर जाता है जिससे मातृक गुदा-द्वार (Anal opening) के निकट चिबुक आ जाता है।

पुनःस्थापन (Restitution): आंतरिक घूर्णन (Rotation) के दौरान धारित (Sustained) ग्रीवा (Neck) का अघूर्णन (Untwisting) के कारण सिर की निष्क्रिय गति (Passive movement) को पुनःस्थापन कहा जाता है। आंतरिक घूर्णन की विपरीत दिशा में एक चक्र के 1/8 वें भाग (12.5%) से होकर सिर के घूर्णन से पुनःस्थापन की गति होती है (देखें चित्र 12.14)। इस प्रकार पश्चकपाल (Occiput) अनुरूप किनारे के मातृक जघन (Thighs) की ओर अभिमुख (Point) होता है जिसके साथ यह मूलतः स्थापित रहता है। देखें चित्र 12.25।

बाह्य घूर्णन (External rotation): यह बाह्य रूप से दृश्यमान सिर के घूर्णन की गति है जो स्कंध (Shoulders) की आंतरिक गति के कारण होती है। चूँकि तिर्यक (Oblique) व्यास से जघन-संधानक (Symphysis pubis) की ओर अग्र स्कंध घूर्णन करता (या घूमता) है, यह सिर का वहन पुनःस्थापन (Restitution) की तरह समान दिशा में एक चक्र (Circle) के 1/8वें भाग से होकर बाह्य घूर्णन की एक गति में करता है। पश्चकपाल सीधे मातृक जघन (Maternal thigh) की ओर अभिमुख होता है जो उस किनारे के अनुरूप (Corresponding to the side) होता है जिससे यह श्रोणि में प्रवेश (Engagement) के समय पर मूलतः संचालित था।

स्कंध और धड़ का जनन (Birth of shoulders and trunk): (देखें चित्र 12.16): वहिर्गम (Outlet) के अग्र-पश्च व्यास में स्कंध की स्थिति-निर्धारण (Postioned) के बाद और अधिक अवतरण (Descent) होता है जब तक कि अग्र स्कंध सर्वप्रथम जघन-संधानक (Symphysis pubis) के नीचे खिसककर नहीं जाता। मेरूदण्ड (Spine) की पार्श्विक नति की गति द्वारा पश्च स्कंध (Posterior shoulder) मूलाधार (Perineum) पर चला जाता है। उसके बाद पार्श्विक नति (Lateral flexion) द्वारा धड़ का शेष निष्कासित होता है।

प्रसव की रचना (Anatomy of Labor)

जैसे-जैसे प्रसव का विकास होता है वैसे-वैसे गर्भाशय का पिण्ड (Body of the uterus), गर्भाशय-ग्रीवा (Cervix) तथा योनि (Vagina) का एक साथ समान रूप से वक्र नली (Curved canal) का निर्माण होता है जिसे जनन नली (Birth canal) कहते हैं। सामान्यतः प्रसव के प्रारंभ पर सिर के अप्रस्तुत

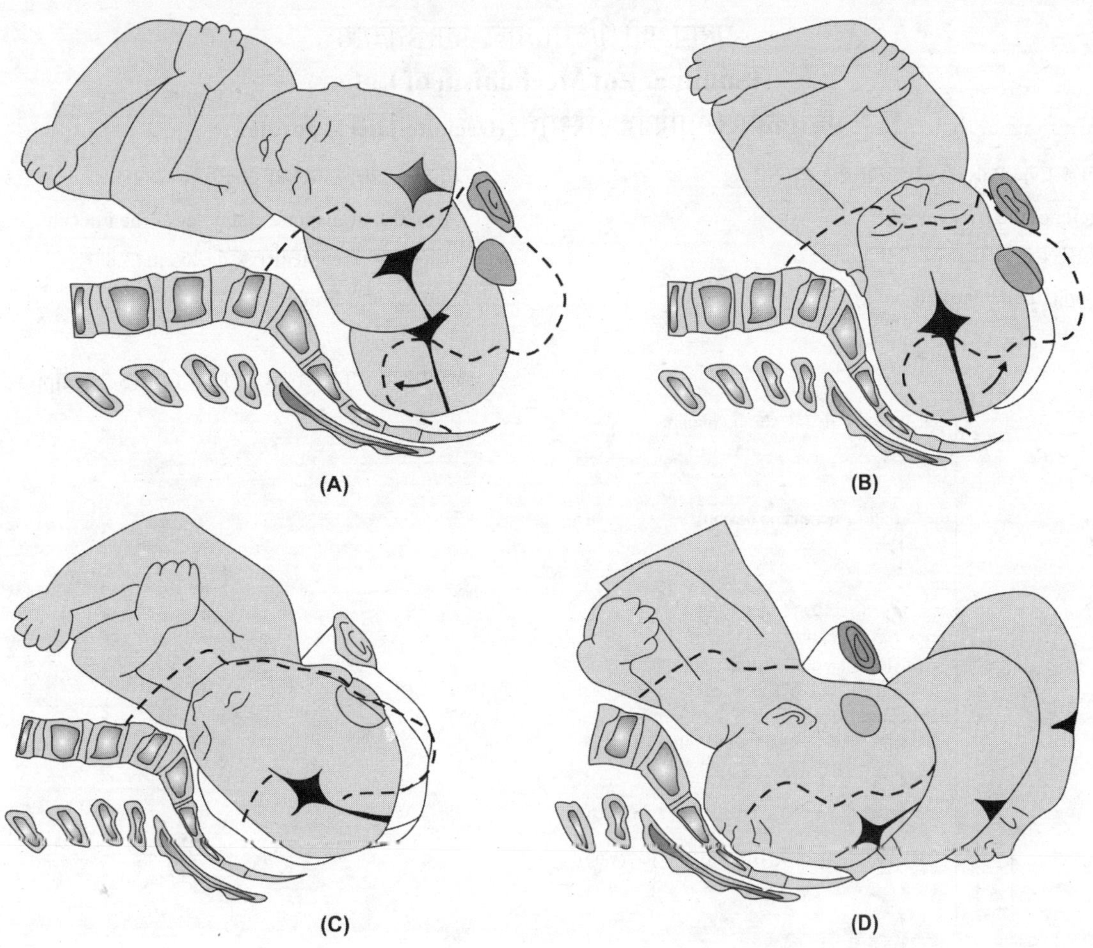

चित्र (Fig.) 12.15: बायाँ पश्चकपाल-पार्श्विक स्थिति में प्रसव की क्रियाविधि प्रदर्शन का पार्श्विक दृश्य (Lateral view showing mechanism of labor in left occipito-lateral position): (A व B) – पश्च भित्तीय गर्भस्थिति (Posterior parietal presentation), सिर का पश्च पार्श्विक नति (Posterior lateral flexion) तथा सिर का श्रोणि में प्रवेश या अवतरण (Engagement), (C व B) – स्कंध (Shoulders) की गति के साथ सिर का आंतरिक घूर्णन (Internal rotation); विस्तरण (Extension) द्वारा सिर का अवतरण (Descent) तथा प्रसव (Delivery)

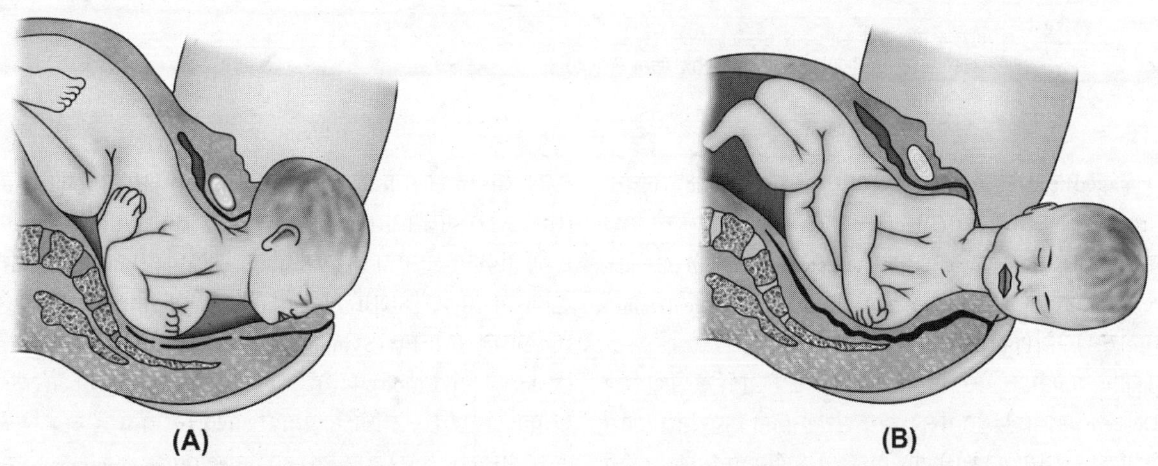

चित्र (Fig.) 12.16: पार्श्विक नति द्वारा स्कंध का प्रसव (Delivery of the shoulders by lateral flexion): (A) अग्र स्कंध (Anterior shoulder), (B) पश्च स्कंध (Posterior shoulder)

प्रसव की क्रियाविधि का सारांश
(Summary of Mechanism of Labor)
पश्चकपाल-पार्श्विक स्थिति (Occipito-lateral position)

भ्रूण का श्रोणि (Pelvis) में प्रवेश का व्यास (Diameter of the engagement)	: प्रवेशिका का उपलब्ध अनुप्रस्थ व्यास (Available transverse diameter of the inlet)
सिर के प्रस्तुत भाग का व्यास (Engaging diameter of the head)	: अधोपश्चकपाल-ब्रह्मबिन्दुक 9.5 cm (3.8") (Suboccipito-bragmatic) या अधोपश्चकपाल-ललाट 10 cm (4") (Suboccipito-frontal)

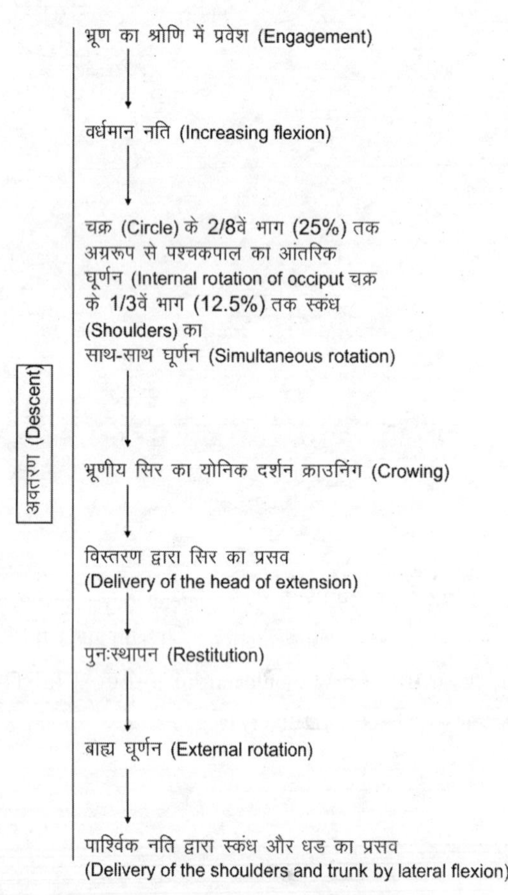

भाग (Non-engaged head) के साथ योनि के आगे श्रोणीय (Pelvic) संरचना मूत्रमार्ग (Urethra) तथा मूत्राशय (Bladder) होते हैं तथा योनि के पीछे आंत्र के कुंडल (Coils of intestine), मलाशय (Rectum) और नली (Canal), मूलाधार (Perineum) तथा गुदा-अनुत्रिक संधिरेखा (Anococcygeal raphe) के साथ डगलस-थैली (Pouch of Douglas) होते हैं।

जैसे ही योनि के क्रमिक विस्फारण (Dilation या फैलाव) के साथ सिर अवतरण (Descent) होता है, यह (सिर) अग्र संरचना को ऊपर तथा आगे की ओर और पश्च संरचना को नीचे और पीछे की ओर स्थानांतरित करता है, मानो कि (As if) सिर एक झूला-द्वार (Swing door) से होकर आगे बढ़ रहा है। (देखें चित्र 12.17)। मूत्राशय जो सम्पूर्ण प्रथम सोपान (1st stage of labor) में एक श्रोणीय अंग (Pelvic organ) बना रहता है, वह प्रसव के दूसरे सोपान में एक उदरीय (Abdominal) अंग बन जाता है। तथापि (However), मूत्रमार्ग (Urethra) का कोई तानन (Stretching) नहीं होता है जैसाकि पहले माना गया था बल्कि मूत्रमार्ग को आगे धकेल दिया जाता है जिसके साथ मूत्राशय की ग्रीवा (Neck of the bladder) होती है जो अभी तक जघन-संधानक (Symphysis pubis) के पीछे अतिसंवेदनशील स्थान (Vulnerable position) पर रह रही है। नीचे और पीछे की ओर स्थानान्तरण के कारण पश्च संरचना में पर्याप्त परिवर्तन होता है जब सिर नीचे की ओर योनिक मुख पर दृश्यमान की अवस्था (Crowning stage) में होती है। मूलाधार (Perineum) जो 4 cm (लगभग) मोटाई का एक त्रिभुजाकार क्षेत्र होता है, वह पतला हो जाता है, 1 cm मोटाई से कम की झिल्लीमय (Membranous) संरचना। गुदा (Anus या मलद्वार) एक बंद मुख (Opening)

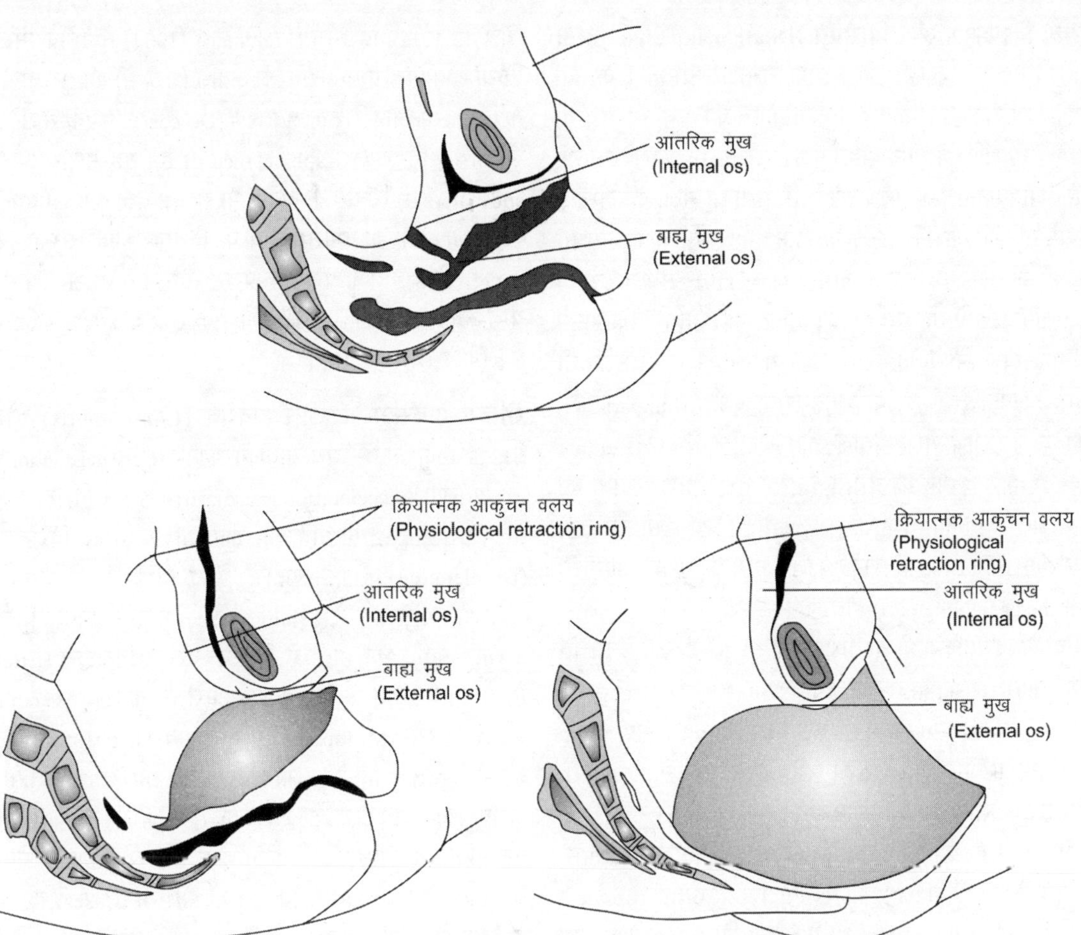

चित्र (Fig.) 12.17: (A) प्रसव के प्रारंभ पर मूत्राशय (Bladder), मूत्रमार्ग (Urethra) तथा जननांगों (Genital organs) की सापेक्षिक स्थिति (Relative positive) (B) पूर्ण विस्फारित (Dilated) गर्भाशय-ग्रीवा (Cervix) के साथ जनन-नली का निर्माण (Formation of birth canal)। श्रोणि (Pelvix) के पीछे मूत्रमार्ग (Urethra) और मूत्राशय-ग्रीवा (Bladder neck) का आगे की ओर स्थानान्तरण (Forward displacement) को लिखें। (C) जैसे ही सिर नीचे उतरता है वैसे ही नली (Canal) की पश्च दिवाल का नीचे और पीछे की ओर स्थानान्तरण के साथ पर्याप्त तानन होता है।

से 2–3 cm तक विस्फारित (Dilated) होता है। गुदा-अनुत्रिक संधिरेखा (Anococcygeal raphe) भी पतली तथा तनी हुई हो जाती है। इस प्रकार जनन-नली की पश्च दिवाल की लम्बाई लगभग 23 cm (9.2") हो जाती है, त्रिकास्थि (Sacrum) की गहराई के लिए 11.5 cm (4.6") तथा तानित कोमल ऊतक (Stretched soft tissue) के लिए 11.5 cm (4.6") जबकि अग्र दिवाल लम्बाई में समान (4 cm या 1.6") बनी रहती है। नली (Canal) लगभग अर्धवृत्ताकार हो जाती है।

प्रसव के प्रथम सोपान का लाक्षणिक क्रम (Clinical Course of First Stage of Labor)

प्रसव की प्रथम अवस्था (Stage या सोपान) का प्रथम लक्षण आंतरायिक (Intermittent) पीड़ादायी (Painful) गर्भाशयी संकुचन (Uterine contraction) होता है जिसके बाद योनि (Vagina) से रक्तरंजित श्लेष्मा (Blood stained mucus) का निष्कासन होता है। श्लेष्मा के साथ मिश्रित केवल कुछ बूंद ही निष्कासित होता है और इससे अधिक निष्कासन को अपसामान्य (Abnormal) समझा जाता है।

पीड़ा या दर्द (Pains): पीड़ा का अधिक अनुभव अग्ररूप से गर्भाशय की कठोरता (Hardening) के साथ किया जाता है जो आगे की ओर पूर्णतः धकेला जाता है। प्रारंभ में पीड़ा उतनी तीव्र नहीं होती है कि वह असुविधा का कारण बन सके। यह पीड़ा 30 सेकेण्ड की अवधि के लिए 15 से 30 मिनट के अंतर पर होती है। परन्तु क्रमिक रूप से तीव्रता और अवधि की वृद्धि के साथ अंतर में कमी होती है जिससे कि विलंबित (Late) प्रथम सोपान में संकुचन 3–5 मिनट के अंतर पर होता है तथा लगभग 45 सेकण्ड के लिए बना रहता है। गर्भाशयी संकुचन के साथ पीड़ा के संबंध का अति लाक्षणिक (या नैदानिक=Clinical) महत्त्व होता है। सामान्य प्रसव (Normal labor) में पीड़ा का अनुभव गर्भाशयी संकुचन आरंभ होने के कुछ देर बाद होता है तथा गर्भाशय के पूर्ण शिथिलन (Relaxation) के पहले पीड़ा समाप्त हो जाती है। लाक्षणिक रूप से (Clinically) पीड़ा को उपयुक्त (Good) या अनुकूल माना जाता है यदि वह 3–5 मिनट के अंतर पर होती है तथा संकुचन की ऊँचाई (या शिखर=Height) पर गर्भाशयी दिवाल को अंगुलियों द्वारा गर्त (या गड्ढा) नहीं बनाया जा सकता है।

गर्भाशय-ग्रीवा का विस्फारण और विलोपन (Dilation and effacement of the cervix): योनिक (Vaginal) जाँच द्वारा गर्भाशय-ग्रीवा में क्रमिक संरचनात्मक परिवर्तन जैसे–विस्फारण और विलोपन का अनुमान लगाया जाता है। ग्रीवा के विस्फारण का संबंध बाह्य मुख (External os) के विस्फारण के साथ होता है तथा विलोपन का निर्धारण योनि में ग्रीवा-नली की लम्बाई द्वारा होता है। प्रथम गर्भिणी स्त्री (Primigravidae) में गर्भाशय-ग्रीवा का लगभग पूर्णतः विलोपन हो जाता है तथा एक कागज (Paper) के समान इसका अनुभव किया जाता है यद्यपि यह पर्याप्त विस्फारित नहीं होता है कि इसमें अंगुली के शीर्ष का प्रवेश हो सके। इसमें यह समझने की भूल हो सकती है कि यह पूर्णतः विस्फारित है। जबकि बहुप्रसवा स्त्री (Multiparae) में विस्फारण और विलोपन साथ-साथ होता है जो झिल्ली के विदार (Rupture of the membranes) के बाद अधिक अचानक होता है। गर्भाशय-ग्रीवा का अग्र ओष्ठ (Lip) अंत में विलोपित होता (Efface) है। प्रथम सोपान तभी पूर्ण होता है जब संकुचन के दौरान भ्रूण के प्रस्तुत भाग पर पूर्णतः आकुंचन (Retracted over the presenting part) होता है।

गर्भाशय-ग्रीवा के विस्फारण को या तो अंगुली– 1,2,3 के रूप में सूचित (Express) किया जाता है या बेहतर सेंटीमीटर के रूप में (10 cm जब पूर्णतः विस्फारित है) व्यक्त किया जाता है। इसे प्रायः अंगुली से माप करके उसे सेंटीमीटर में लिखा जाता है। एक अंगुली औसत रूप में 1.6 cm के बराबर होती है। इसके साथ-साथ विलोपन को प्रतिशत (%) में जैसे – 25%, 50% या 100% (गर्भाशय-ग्रीवा की मोटाई 0.25cm से कम होती है) में व्यक्त किया जाता है। जब मुख (OS) को घेरनेवाले ग्रीवा-ऊतक (Cervical tissue) की गहराई लगभग 0.5–1.0 cm होती है तब रिम (Rim) शब्द का उपयोग होता है। प्रसवक्रम का लेखाचित्र (Partograph पार्टोग्राफ) (देखें चित्र 12.18): फाइडमैन (Freidman) (1954) ने सर्वप्रथम इसका उल्लेख किया था। पार्टोग्राफ प्रसव की अवधि (घंटों में) की तुलना में गर्भाशय-ग्रीवा के विस्फारण और सिर के अवतरण (Descent) का एक संघटित (Composite) लेखाचित्र विवरण (Graphical record) है। यह भ्रूणीय और मातृक (Fetal and maternal) स्थिति के बारे में भी सूचना देता है जिसे एक पृष्ठ के कागज पर लिखा जाता है। गर्भाशय-ग्रीवा का विस्फारण एक सिग्माकार वक्र (Sigmoid curve) होता है तथा प्रसव के प्रथम सोपान में दो अवस्थायें (Phases): एक गुप्त अवस्था (Latent phase) तथा एक सक्रिय अवस्था (Active phase) होती है। (देखें चित्र 12.18)।

सक्रिय अवस्था में तीन अवयव (Components) होते हैं – (i) 2.5–4 cm का गर्भाशय-ग्रीवा विस्फारण (Cervical dilation) के साथ त्वरण की अवस्था (Acceleration phase), (ii) 4–9 cm विस्फारण की अधिकतम प्रवणता (Slope) की अवस्था तथा (iii) 9–10 cm विस्फारण के अत्वरण (Deceleration) की अवस्था।

प्रथम गर्भिणी स्त्री (Primigravidae) में गुप्त अवस्था प्रायः दीर्घ (लगभग 8 घंटे) अवधि की होती है जिसके दौरान विलोपन (Effacement) होता है, गर्भाशय-ग्रीवा का विस्फारण औसतन केवल 0.35 cm/hour होता है। बहुप्रसवा स्त्री (Multiparae) में गुप्त अवस्था लघु अवधि (लगभग 4 घंटे) की होती है तथा विलोपन और विस्फारण साथ-साथ होता है। गुप्त अवस्था की विभिन्न अवधि के कारण लेखाचित्र (Graph) पर गर्भाशय-ग्रीवा के विस्फारण को अंकित करना (Plot) कठिन होता है। परन्तु इसका एक विशिष्ट लाभ यह होता है कि प्रसव में विलम्ब के रोगियों (Cases) का वर्गीकरण होता है, विशेषकर जब गुप्त अवस्था का समय समाप्त होता है (गर्भाशय-ग्रीवा 3 cm विस्फारित होती है)। प्रथम गर्भिणी में गर्भाशय-ग्रीवा के विस्फारण की

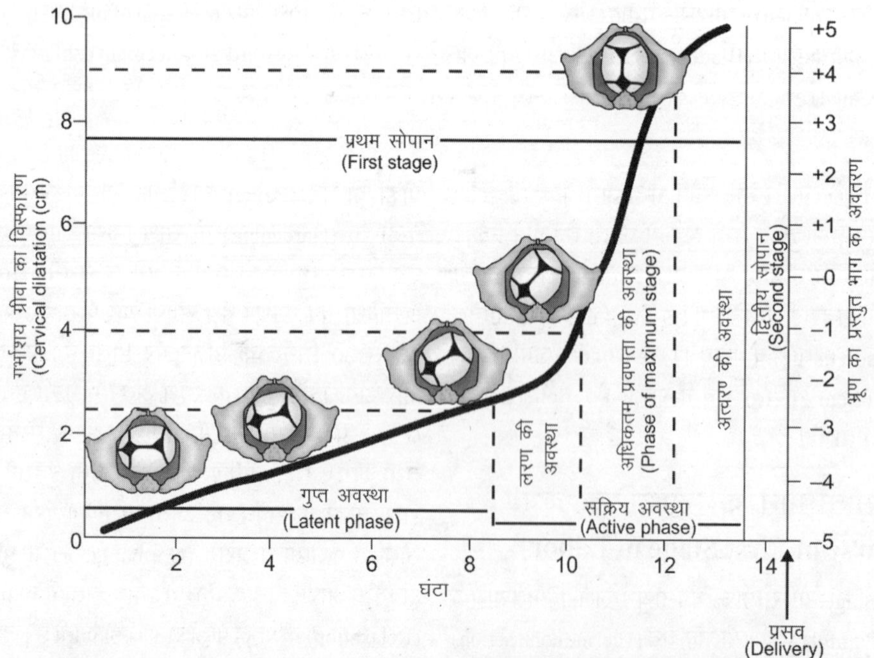

चित्र (Fig.) 12.18: प्रसव की विभिन्न अवस्थाओं के संयुक्त लेखाचित्र का प्रदर्शन (Composite partographic representation of different phases of labor) जिसमें गर्भाशय-ग्रीवा का क्रमिक विस्फारण (Progressive cervical dilation), सिर का अवतरण और घूर्णन (Descent and rotation of the head) का प्रदर्शन है।

1 cm/hr गति तथा बहुप्रसवा में 1.5 cm/hr की गति से 3 cm से अधिक विस्फारण को संतोषजनक समझा जाता है।

झिल्ली की स्थिति (Status of the membranes): गर्भाशय-ग्रीवा का पूर्ण विस्फारण (Dilation) होने तक और कभी-कभी उसके बाद द्वितीय सोपान (2nd stage) तक झिल्ली प्रायः अक्षत (Intact) रहती है। तथापि (However), यह (झिल्ली) प्रसव प्रारंभ होने के बाद कभी भी फट (Rupture विदारित हो) सकती है परन्तु ग्रीवा के पूर्ण विस्फारण के पहले यह फटती है तो इसे प्रारंभिक विदार (Early rupture) कहा जाता है। जब झिल्ली प्रसव प्रारंभ के पहले फटती है तो इसे कालपूर्व विदार (Premature rupture) कहा जाता है। चूँकि इसमें प्रासविक परिणाम (Obstetric outcome) पर कुछ प्रभाव होता है अतः इसकी चर्चा अलग की जायेगी जिसके लिए देखें अध्याय 21।

अक्षत झिल्ली का उत्कृष्ट अनुभव अंगुली के स्पर्श द्वारा गर्भाशय संकुचन के दौरान किया जाता है जब यह दृढ़ (Tense) हो जाती है तथा गर्भाशय-ग्रीवा के मुख के बाहर उभरी (Bulge) रहती है। संकुचनों (Contractions) के बीच में झिल्ली शिथिल (Relaxed) हो जाती है तथा सिर (Head) के साथ सम्पर्क में रहती है। झिल्ली के विदार के बाद विभिन्न मात्रा में उल्वीद्रव (Liquor) योनि से होकर निकलता है तथा प्रायः गर्भाशयी संकुचनों का त्वरण (Acceleration या वेगवृद्धि) होता है।

मातृक तंत्र (Maternal system): सामान्य स्थिति अप्रभावित बनी रहती है, यद्यपि एक प्रबल संकुचन के बाद क्षणिक थकान का अनुभव होता है। नब्ज गति (Pulse rate) में संकुचन के दौरान 10–15 स्पंद (Beats) प्रतिमिनट तक वृद्धि होती है जो सकुंचनों के बीच में पूर्वगति में आ जाती है। संकुचन के दौरान प्रकुंचक (Systolic) रक्तचाप में लगभग 10 mm Hg तक वृद्धि होती है। शरीर का तापक्रम अप्रभावित बना रहता है।

भ्रूणीय प्रभाव (Fetal Effect): जब तक झिल्ली अक्षत (Intact) रहती है, तबतक मुश्किल रूप से (Hardly) भ्रूण पर कोई प्रतिकूल (Adverse) प्रभाव होता है। (देखें चित्र 12.19), तथापि (However), संकुचन के दौरान भ्रूणीय हृदयगति (Fetal heart rate) में 10–20 स्पंद (Beats) प्रतिमिनट तक कमी हो सकती है। यह कमी संकुचन की तीव्रता के कम होने से दूर हो जाती है तथा 140 स्पंद प्रति मिनट की सामान्य गति में तत्काल लौट आती है बशर्ते कि भ्रूण (Fetus) संकट में (Compromised) नहीं हो।

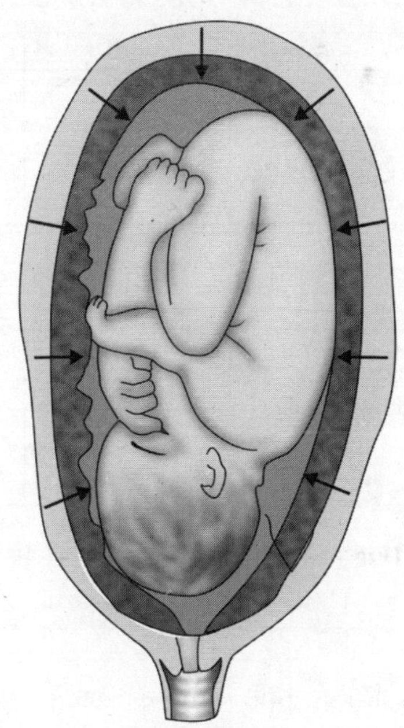

चित्र (Fig.) 12.19: अक्षत झिल्लियों (Intact membranes) के साथ सामान्यीकृत अंतःउल्वी (Intra-amniotic) दबाव जिसमें गर्भाशयी संकुचन के दौरान अपरा का रक्त-परिवहन (Placental ciruculation) लगभग अप्रभावित होता है।

प्रसव के द्वितीय सोपान का लाक्षणिक क्रम (Clinical Course of Second Stage of Labor)

प्रसव का द्वितीय सोपान गर्भाशय-ग्रीवा (Cervix) के पूर्ण विस्फारण (Dilation) के साथ आरंभ होता है चाहे झिल्ली की थैली की उपस्थिति है या विदार हुआ है या नहीं तथा भ्रूण (Fetus) के निष्कासन के साथ उसका समापन (End) होता है।

पीड़ा (Pains): पीड़ा की तीव्रता बढ़ती है। 2–3 मिनट के अंतर पर पीड़ा होती है तथा 1–1.5 मिनट तक रहती है। अंतिम अवस्था में वर्धमान तीव्रता के साथ यह पीड़ा क्रमिक (Successive) होती है।

अनुवातन प्रयास (Bearing down efforts): यह अतिरिक्त स्वैच्छिक निष्कासक (Expulsive) प्रयास है जो प्रसव को द्वितीय सोपान (इसे निष्कासक अवस्था=Expulsive phase भी कहते हैं) के दौरान प्रकट होता है। यह तंत्रिका प्रतिवर्त क्रिया (Nerve reflex or Ferguson reflex) द्वारा आरंभ होता है जो भ्रूण के प्रस्तुत भाग (Presenting part) द्वारा योनि (Vagina) के तानन (Stretching) के कारण होता है। बहुमत गर्भवती महिलाओं में यह निष्कासक प्रयास स्वतः गर्भाशय-ग्रीवा के पूर्ण विस्फारण के साथ होता है। गर्भाशयी संकुचन के साथ महिला को नीचे की ओर दबाव डालने के लिए कहा जाता है जैसा कि मलत्याग में दबाव के दौरान होता है। गर्भाशयी संकुचन से अलग सतत धकेलने (Sustained pushing) को निरूत्साहित (Discourage) करना चाहिए। कालपूर्व (प्रथम सोपान) अनुवातन प्रयास से गर्भाशयी दुष्क्रिया (Uterine dysfunction) का संकेत मिल सकता है। धकेलने के दौरान भ्रूणीय हृदयगति (FHR=Feta heart rate) का मंदन हो सकता है तथा संकुचन के समाप्त होने के बाद यह सामान्य हो जाती है।

झिल्ली की स्थिति (Status of the membranes): योनि से उल्वीद्रव (Liquor amnii) के प्रवाह (Flush) के साथ झिल्ली फट सकती है। झिल्ली के फटने में कभी-कभी देर हो सकती है जबतक कि सिर योनिद्वार (Introitus) से बाहर की ओर आ नहीं जाता है। विरले ही स्वतः विदार (Rupture) नहीं होता है जिससे शिशु को झिल्ली में ही जन्म होने की संभावना होती है।

भ्रूण का अवतरण (Descent of the fetus): उदरीय और योनिक (Abdominal and vaginal) जाँच से भ्रूण के अवतरण के रूपों का पता चलता है। उदरीय जाँच के निष्कर्ष हैं – सिर का क्रमिक अवतरण (Progressive descent), किनारे के सापेक्ष मूल्यांकित (Assessed in relation to the brim) (देखें चित्र 12.20), मध्यरेखा पर अग्र स्कंध (Anterior shoulder) का घूर्णन

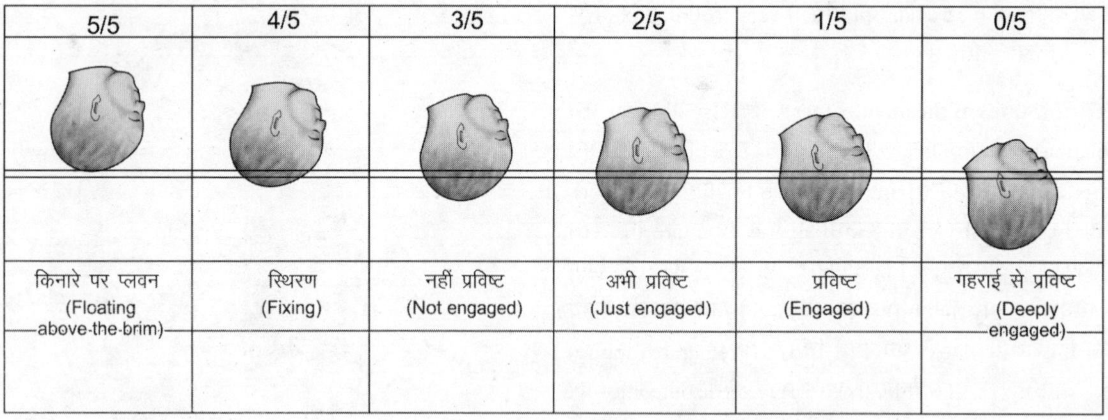

5/5	4/5	3/5	2/5	1/5	0/5
किनारे पर प्लवन (Floating above-the-brim)	स्थिरण (Fixing)	नहीं प्रविष्ट (Not engaged)	अभी प्रविष्ट (Just engaged)	प्रविष्ट (Engaged)	गहराई से प्रविष्ट (Deeply engaged)

चित्र (Fig.) 12.20: किनारे (Brim) पर पंचम में (In fifths) स्पर्शग्राह्य (Palpable) मूल्यांकित सिर का क्रमिक अवतरण (Progressive descent of the head)

(Rotation) तथा भ्रूणीय हृदयगति (FHR) की स्थिति में परिवर्तन-नीचे की ओर मध्यवर्तीरूप से (Medially) स्थानांतरित। आंतरिक जाँच के निष्कर्ष हैं–श्रोणीय मेरूदण्ड के सापेक्ष (In relation to ischial spines) सिर का अवतरण तथा सिर का क्रमिक (Gradual) घूर्णन जिसका प्रमाण सममितार्धी संधिरेखा (Sagittal suture) की स्थिति से तथा श्रोणि (Pelvis) के चतुर्थांश (Quadrants) के सापेक्ष पश्चकपाल से मिलता है। (देखें चित्र 12.21)।

सिर के क्रमिक अवतरण का उदरीय मूल्यांकन (पंचम सूत्र का उपयोग) (Abdominal assessment of progressive descent of the head using fifth formula):

श्रोणीय किनारे (Pelvic brim) पर सिर के पंचम (Fifths) की संख्या के मूल्यांकन द्वारा सिर के क्रमिक अवतरण का उपयोगी मूल्यांकन उदरीयरूप से किया जा सकता है (Crichton क्रिटन एक अंग्रेज चिकित्सक (1840–1938): अंगुली चौड़ाई में उपरि-जघन रूप से (Suprapubically) अनुभूत (Felt) सिर के अंश (Amount of head) का मूल्यांकन क्रमिकरूप से जघन–संधानक (Symphysis pubis) पर तर्जनी अंगुली (Index finger) के अरीय किनारे (Radial margin) को रखकर किया जाता है जब तक कि ग्रीवा के खाँचे (Groove of the neck) पर नहीं पहुँचती है।

जब एक-पंचम (One-fifth) ऊपर केवल ललाट (Sinciput) को उदरीयरूप से अनुभव किया जा सकता है तथा शून्य-पंचम सम्पूर्ण रूप से श्रोणि (Pelvis) में एक सिर का सूचक होता है जिसके साथ उदरीयरूप से किसी सिरे (Poles) का अनुभव नहीं किया जाता है।

श्रोणीय मेरूदण्ड के सापेक्ष "सिर के स्थान" की अपेक्षा लाभ (Advantage over "Station of the Head" in Relation to Ischial Spines)

(1) यह परिवर्तनशीलता (Variability) को वर्जित (Exclude) करता है जो मुण्ड (Caput) या गढ़न (Moulding) के कारण या श्रोणि की विभिन्न गहराइयों (Different depths of the pelvis) द्वारा होती है।

(2) मूल्यांकन संख्यात्मक (या परिमाणात्मक = Quantitative) होता है जिसे आसानी से पुनः प्रस्तुत किया जा सकता है।

(3) पुनरावृत्त योनि जाँच (Repeated vaginal examination) से बचा जाता है।

योनिक चिन्ह (Vaginal signs): जैसे ही सिर नीचे उतरता है, यह मूलाधार (Perineum) को फैलाता है, भगीय मुख (Vulval opening) एक दरार (Slit) के समान होता है जिसके द्वारा शिरोवल्क (खोपड़ी) केश (Scalp hairs) दृश्यमान होता है। प्रत्येक संकुचन के दौरान मूलाधार पर्याप्त विस्फारित (Distended) होता है जिसकी उपरिशायी त्वचा (Overlying skin) तनी हुई तथा चमकीली (Tense and glistening) होती है तथा भगीय मुख (Vulval opening) गोल हो जाता है (Expulsive phase निष्कासक अवस्था)। निकटवर्ती गुदा-अवरोधिनी (Anal sphincter) तानित (Stretched) हो जाती है तथा संकुचन के दौरान मल (Stool) बाहर निकल आता है। संकुचन के बाद सिर पीछे की ओर हटता है परन्तु आकुंचन (Retraction) के कारण पहले से ही थोड़ी रूकावट होती है। अंततः सिर (Biparietal द्विभित्तीय) के अधिकतम व्यास से भगीय वहिर्गम (Outlet) तानित होता है तथा संकुचन (Contraction) के समाप्त होने के बाद भी इसमें कोई प्रतिगमन (Recession) नहीं होता। इसे सिर का क्राउनिंग (Crowning of the head) कहा जाता है। सिर का जनन विस्तरण (Extension) द्वारा होता है। अल्प विराम (Little pause) के बाद माता और अधिक पीड़ा का अनुभव करती है तथा अनुवातन प्रयास (Bearing down efforts) से स्कंध (Shoulders) तथा धड़ (Trunk) का निष्कासन होता है। उसके बाद तत्काल उल्वीद्रव (Amniotic fluid) का प्रवाह होता है जो प्रायः रक्त के साथ अल्प रंजित (Tinged) होता है।

मातृक चिन्ह (Maternal signs): निःशेषण (Exhaustion) के लक्षण होते हैं। तथापि (However) वर्धित स्वेदन (Increased perspiration) के साथ श्वसन (Respiration) मंदित होता है। अनुवातन प्रयास के दौरान ग्रीवा शिराओं (Neck veins) के प्रक्षेप (Prominence) के साथ चेहरा (Face) संकुलित (Congested) हो जाता है। भ्रूण (Fetus) के निष्कासन के बाद तत्काल माता राहत की साँस लेती है।

भ्रूणीय प्रयास (Fetal effects): संकुचन के दौरान भ्रूणीय हृदयगति (FHR) के मंदन का अवलोकन किया गया है जो दूसरे संकुचन के पहले सामान्य स्थिति में लौट आती है।

प्रसव के तृतीय सोपान का लाक्षणिक क्रम (Clinical Course of Third Stage of Labor)

प्रसव के तृतीय सोपान में अपरा (Placenta) के उसकी झिल्ली (Membranes) के साथ पृथक्करण (Separation), अवतरण (Descent) तथा निष्कासन को शामिल किया जाता है।

पीड़ा (Pains): अल्पकाल के लिए रोगी किसी पीड़ा का अनुभव नहीं करती है। तथापि, निचले उदर में आंतरायिक असुविधा (Intermittent discomfort) पुनः प्रकट होती है जो गर्भाशयी संकुचन के साथ अनुरूप होती है।

पृथक्करण के पहले (Before Separation)

उदर द्वारा (Per abdomen): आकृति (Shape) में गर्भाशय (Uterus) चक्रिक (Discoid), स्पर्श करने पर दृढ़ (Firm in feel) तथा तर्जनी (Forefinger) से अमापनीय (Non-ballottable) हो जाता है। बुध्नीय (Fundal) ऊँचाई नाभि (Umbilicus) से थोड़ा नीचे तक पहुँच जाती है।

योनि द्वारा (Per vaginam): रक्त का अल्प रिसाव (Trickling) हो सकता है। नाभिका-रज्जु (Umbilical cord) जो बाहर से दृश्यमान होती है, वह स्थिर बनी रहती है।

पृथक्करण के बाद (After Separation)

पृथक्करण के बाद (After separation) पारम्परिक प्रबंध में अपरा को पृथक (या अलग) होने में लगभग 5 मिनट का समय लगता है।

उदर द्वारा (Per abdomen): गर्भाशय गोलाकार, दृढ़ तथा तर्जनी (अंगुली) द्वारा मापनीय (Ballottable) हो जाता है। बुध्नीय ऊँचाई (Fundal height) थोड़ा ऊपर हो जाती है क्योंकि पृथक अपरा निचले खण्ड में नीचे आ जाती है तथा संकुचित (Contracted) गर्भाशय इसके शिखर पर स्थिर होता है। पृथक अपरा द्वारा निचले खण्ड के प्रसार के कारण उपरि जघन क्षेत्र (Suprapubic region) में अल्प उभार (Bulging) हो सकता है।

योनि द्वारा (Per vaginam): योनिक (Vaginal) रक्तश्राव का अल्प प्रवाह (Slight gush) हो सकता है। रज्जु (Cord) का स्थायी दीर्घीकरण (Lengthening) स्थापित होता है। इस बुध्न (Fundus) को नीचे धकेलकर प्राप्त किया जा सकता है जब रज्जु की एक दीर्घता (Length) भग (Vulva) से बाहर आती है तथा दबाव (धकेलना) के हटाने के बाद भी स्थायी बनी रहती है। विकल्पतः अंगुली द्वारा ऊपर की ओर उपरिजघन (Suprapubic) दबाव पर रज्जु का अंतःकर्षण (Indrawing) नहीं होता है तथा समान अपरिवर्तितरूप से भग के बाहर बनी रहती है।

अपरा और झिल्ली का निष्कासन (Expulsion of placenta and membranes): अपरा और झिल्ली का निष्कासन या तो स्वैच्छिक अनुवातन प्रयास (Bearing down efforts) द्वारा या अधिक सामान्यतः हस्तकौशल क्रियाविधि (Manipulative procedure) द्वारा होता है। अपराकला (After-birth) का प्रसव इसके बाद तत्काल होता है जिसमें अल्प से लेकर सामान्य रक्तश्राव 100–250 ml होता है।

मातृक चिन्ह (Maternal Signs): सरदी (Chill) तथा कभी-कभी कँपकँपी (Shivering) हो सकती है। अल्प क्षणिक निम्न रक्तचाप (Hypotension) का होना भी असामान्य नहीं है।

जनन का स्थान (Place of Delivery)

लगभग 85% गर्भवतियों (Cases) में प्रसव यद्यपि अजटिल (Uncomplicated) और शांत (Uneventful) होता है परन्तु शेष (15%) में अप्रत्याशित (Unforeseen) जटिलता उत्पन्न हो सकती है जिसमें तत्काल तथा कुशल (या दक्ष) प्रबंध की आवश्यकता होती है। प्रसवपूर्व परिचर्या (Antenatal care) से प्रसव के खतरे में पर्याप्त कमी होती है परन्तु एक अनुकूलतम परिणाम प्राप्त करने के लिए समानरूप से प्रसवावधि देखभाल (Intranatal care) भी अनिवार्य है। इस प्रकार आदर्शतः (Ideally) सभी गर्भवतियों का प्रसव चिकित्सालय (या स्वास्थ्यकेन्द्र) में ही होना चाहिए। राष्ट्रीय सामाजिक-जनसांख्यिकीय लक्ष्य (National socio-demographic goals) कुशल कर्मचारी (Skilled personnel) द्वारा 100% का चिकित्सालय में प्रसव कराना है जिससे कि मातृक मर्त्यता अनुपात (Maternal mortality ratio) को 100 से कम किया जा सके।

विकसित जगत (या देशों) में घर पर प्रसव कम खतरे के गर्भवतियों में करने की वर्धमान मांग है जिसमें न्यूनतम हस्तक्षेप (स्वाभाविक जनन=Natural birth) हो। प्रत्येक गर्भवती के लिए एक प्रशिक्षित दाई (Midwife) होनी चाहिए जो गर्भावस्था और प्रसव के दौरान निरंतर देखभाल करे अर्थात् समुदाय-आधारित परिचर्या (Community-based care) होनी चाहिए।

परिवर्तनषील शिशु-जन्म (Changing child birth): यह समुदाय और चिकित्सालय के एकीकरण के साथ समुदाय आधारित परिचर्या के महत्त्व पर जोर देता है। समुदाय और चिकित्सालय के बीच प्रेषित रोगी (Referral) के लिए वाहन (Transport) की सुविधा का एक संलेख (Protocol) होना चाहिए।

अति खतरे की माताओं के पृथक्करण (Screening of high risk mothers) के लिए नियमित अंतराल पर सभी गर्भवती महिलाओं की सावधानी से जाँच करने की आवश्यकता होती है। तथापि (However), अल्पसुविधा प्राप्त क्षेत्र में विशाल बहुमत घर पर प्रसव कराने के लिए बाध्य होते हैं जिनका प्रसव स्थानीय दाई (Dais) या संबंधी के द्वारा भी कराया जाता है। इस प्रकार शिक्षण चिकित्सालय तथा जिले या अनुमंडल (Subdivisional) चिकित्सालय का उपयोग अधिकांशतः प्रेषित रोगी (Referral) का चिकित्सालय के रूप में हो रहा है जहाँ अधिकतर उपेक्षित रोगियों को विलम्ब से तथा बदतर स्थिति में भेजा जाता है।

उड़न दस्ता या द्रुतगामी दल (Flying squad): इस दल (या दस्ते) में अनुभवी प्रसूति-विशेषज्ञ (Obstetrician), निश्चेतक (Anesthetist), उपचर्या कर्मचारीगण (Nursing staff), निष्कीटित उपकरणों की थैली (Sterilised packs of equipments), रक्त की बोतल होते हैं। बुलाने पर यह दल रोगी-यान (Ambulance car) से रोगी के स्थान पर जाता है, विशेषकर प्रसवपूर्व

(Antepartum) रक्तश्राव या प्रसवोत्तर (Postpartum) रक्तश्राव या गर्भाक्षेपक (Eclampsia) स्थिति में। घर पर या वाहन में रोगी का अपरा (Placenta) का हस्तीय निष्कासन (Manual removal) तथा पुनर्जीवन (Resuscitation) सामान्य नियोजित क्रियाविधि (Procedures) होती है।

सामान्य प्रसव का प्रबंध (Management of Normal Labor)

सामान्य विचार (General considerations): प्रसव की घटना का माता और उसके परिवार पर अत्यधिक मनोवैज्ञानिक (Psychological) संवेगात्मक (Emotional) तथा सामाजिक प्रभाव (Social impact) होता है। माता दबाव (Stress), शारीरिक पीड़ा और खतरे के डर का अनुभव करती है। परिचर्या-दाता (Caregiver) को माता के प्रति व्यवहार (या कार्य) कुशल (Tactfull), संवेदनशील (Sensitive) तथा श्रद्धालु (Respectful) होना चाहिए। माता को उसकी पसंद की सहेली या सखा (परिवार की सदस्या या सदस्य) के साथ रहने या बातचीत करने का अवसर देना चाहिए। उसकी गोपनीयता (Privacy या एकान्तता) का अनुरक्षण करना चाहिए। माता को समय-समय पर घटनाओं के बारे में कारण बताना या व्याख्या करनी चाहिए। परिचर्या-दाता का सुखद वातावरण, कौशल, आत्मविश्वास तथा संवेगात्मक समर्थन ये सभी आवश्यक होते हैं जिससे कि एक स्त्री प्रतिष्ठा के साथ शिशु को जन्म दे सके।

सामान्य प्रसव प्रबंध का उद्देश्य (Aim): न्यूनतम सक्रिय हस्तक्षेप के साथ अधिकतम अवलोकन करना है जिसकी धारण (Idea) है – सामान्यता का अनुरक्षण करना (To maintain normalcy) तथा यथा-संभव शीघ्र सामान्य से किसी विचलन (Deviation from normal) का पता लगाना।

पूतिरोधी तथा अपूतिता (Antiseptics and asepsis): प्रसव में शामिल रोगी तथा परिचारी (Patients and attendants) को अति सावधानी के साथ शल्यक सफाई और अपूतिता का अनुरक्षण करना चाहिए।

रोगी की परिचर्या (Patient care): भग (Vulva) के रोम का कर्तन (Shaving or hair clipping) किया जाता है। साबुन और जल से भग और मूलाधार (Perineum) को पर्याप्त रूप से धोना चाहिए और उसके बाद 10% डेटॉल (Dettol) घोल या हिबिटेन (Hibitane or chlorhexidine) 2000 में 1 के घोल से धोना चाहिए।

स्त्री को स्नान करना, धोया हुआ चोग (Gown=गाउन) पहनना तथा गतिशीलन को स्थगित रखना चाहिए। प्रसव के सम्पूर्ण काल में उसके निरंतर प्रोत्साहन तथा संवेगात्मक समर्थन देना चाहिए। योनिक (Vaginal) जाँच और प्रसव के संचालन के दौरान पूतिरोधी (ऐन्टिसेप्टिक) तथा अपूतिक (Aseptic) सावधानी रखनी चाहिए।

प्रसव में योनिक जाँच (Vaginal examination in labor): अधिक विश्वस्त और सूचनात्मक (Reliable and informative) बनाने के लिए प्रथम योनिक जाँच एक वरीय (Senior) चिकित्सक द्वारा होनी चाहिए। पृष्ठीय (पीठ) स्थिति में लेटी हुई रोगी की जाँच की जाती है।

प्रारंभिक जाँच (Preliminaries): (1) सफाई (Toileting): हाथ और अग्रबाहु (Hands and forearms) को साबुन और जल की धारा से धोना चाहिए तथा अंगुली के नख (Nails) में मार्जन तुलिका (Scrubbing brush) लगाकर योनिक की सफाई करनी चाहिए। इस क्रियाविधि (Procedure) में न्यूनतम 3 मिनट का समय लगाना चाहिए। (2) रोगाणु रहित (Sterilised) दस्ताने (Gloves) को दोनों हाथ में पहनना चाहिए। (3) भग की सफाई (Vulvar toileting) का निष्पादन पहले (उपरोक्त) किया जा चुका है। भग को एक बार फिर पूतिरोधी लोशन (जैसे – 10% डेटॉल या 2000 में 1 हिबिटेन) के फाहे (Swabs) से आगे-पीछे पोंछना चाहिए। इस घोल को अंगुली द्वारा लघु भगोष्ठ (Labia minora) को पृथक करके भग पर बायें हाथ की अंगुली से डालना चाहिए। (4) दस्ताना सहित (Gloved) मध्य और तर्जनी अंगुली (Middle and index fingers) को पर्याप्त रूप से पूतिरोधी क्रीम जैसे–सेटावलॉन (Cetavlon) [सेट्रिमाइड (Cetrimide) IP 0.5% W/W तथा हिबिटेन 0.1% W/W] से चिकना करके बायें हाथ की दो अंगुलियों द्वारा भगोष्ठों (Labia) को पृथक करके उससे होकर योनि में प्रवेश करायी जाती है। (5) अंगुली को योनि से निकालने के पहले पूर्ण जाँच करनी चाहिए। (6) संक्रमण (Infection) के खतरे से बचने के लिए योनिक जाँच यथा-संभव न्यूनतम करनी चाहिए।

निम्नलिखित सूचनाओं को सावधानी से लिखना और आलेख बनाना है [Partograph (पार्टोग्राफ=प्रसवक्रम का लेखाचित्र)

(1) गर्भाशय-ग्रीवा के विस्फारण का परिणाम (Degree of cervical dilation) (cm में),
(2) गर्भाशय-ग्रीवा के विलोपन की मात्रा (Degree of effacement of cervix),
(3) झिल्ली की स्थिति (Status of membranes) और यदि विदारित (Ruptured) है – उल्वीद्रव (Liquor amnii) का रंग
(4) श्रोणि (Pelvis) का चतुर्थांश (Quadrants) के सापेक्ष शिशु-कपाल का कलान्तराल (Fontanelles) तथा सममितार्धी संधिरेखा (Sagittal suture) के उल्लेख द्वारा भ्रूण का प्रस्तुत भाग (Presenting part) और उसकी स्थिति (Position)
(5) सिर (Caput) या उसका गढ़न (Moulding) और यदि उपस्थित है तो उसके अंश (Degree) को लिखें।
(6) श्रोणीय कंटक के सापेक्ष सिर का स्थान (देखें चित्र 12.21)
(7) आंतरिक जाँच पर स्पर्श द्वारा अनुभव किया गया कंटक (Spines) सर्वाधिक विशिष्ट अस्थिमय प्रक्षेप (Bony projections) होता है तथा द्विकंटकमय (Bispinous) व्यास अनुप्रस्थ तल (Transverse plane) में

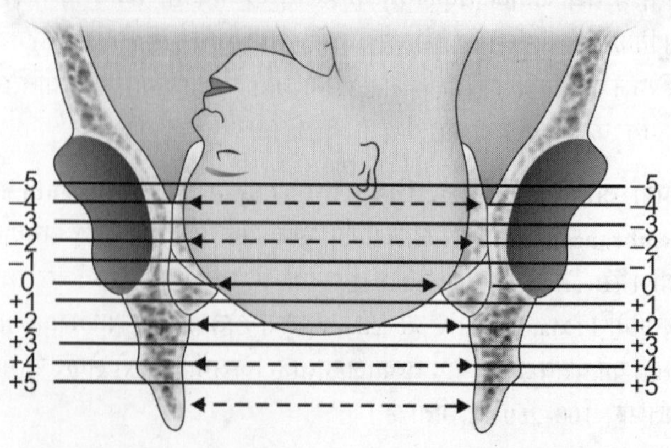

चित्र (Fig.) 12.21: श्रोणीय कंटक के सापेक्ष सिर का स्थान (Station of the head in relation to ischial spines)

श्रोणि का सर्वाधिक लघु व्यास होता है जिसकी लम्बाई 10.5 cm होती है। श्रोणीय कंटक का तल (देखें चित्र 12.21)। प्रवेश-मार्ग और निर्गम मार्ग के बीचों-बीच होता है। इस तल को स्थान शून्य (Station zero) कहा जाता है। कंटक के ऊपर तथा नीचे का तल पंचम (Fifths) में विभाजित किया जाता है जिसे सेन्टीमीटर (cm) में सूचित किया जाता है। ठहराव-स्थल (स्टेशन) को शून्य (0) कहा जाता है यदि भ्रूण का प्रस्तुत भाग कंटक के तल पर होता है। यदि यह कंटक तल के ऊपर होता है तो स्थान को घटाव संख्या (जैसे– –1 cm, –2 cm, –3 cm, –4 cm, –5 cm) द्वारा सूचित किया जाता है। यदि यह कंटक तल के नीचे है तो धनात्मक संख्या (Positive numbers viz. +1 cm, +2 cm, +3 cm, +4 cm, तथा +5 cm) द्वारा सूचित किया जाता है।

(8) श्रोणि का मूल्यांकन, विशेषकर प्रथम गर्भिणी स्त्री (Primigravidae) में किया जाता है तथा श्रोणीय तल का लचीलापन तथा भगीय शिरा–स्फीति (Vulval varicosity) यदि कोई है, तो उसका उल्लेख (Note) करना है।

योनिक जाँच का संकेत (Indications of Vaginal Examination)

जब कभी अपूतिक प्रविधि (Aseptic technique) का उपयोग होता है तब संक्रमण के योनि में प्रवेश होने की सदैव कुछ संभावना होती है विशेषकर झिल्ली के विदार (Rupture of membranes) के बाद। अतः योनिक जाँच को एक न्यूनतम तक सीमित रखना चाहिए। जाँच के लिए संकेत (या सुझाव) निम्नलिखित हैं –

(1) प्रसव के प्रारंभ पर (At the onset of labor): प्रसव के प्रारंभ की पुष्टि करना तथा भ्रूण का प्रस्तुत भाग और उसकी स्थिति की शुद्धता के साथ पता लगाना। प्रारंभिक जाँच के दौरान श्रोणी (Pelvic) का मूल्यांकन विशेषकर प्रथम बार गर्भिणी स्त्री (Primigravidae) में करना चाहिए।

(2) प्रसव की प्रगति (Progress of labour): इसका मूल्यांकन नियकालिक (Periodic) जाँच द्वारा किया जा सकता है जिसमें गर्भाशय-ग्रीवा का विस्फारण (Cervical dilation) तथा कंटक (Spines) (Station) के सापेक्ष सिर के अवतरण (Descent) को लिखना है। सामान्यतः इसे 3–4 घंटे के अंतर पर किया जाता है।

(3) झिल्ली के विदार के बाद (Following rupture of the membranes): रज्जु का स्थानभ्रंश (Cord prolapse) को वर्जित करना (Exclude) विशेषकर जहाँ सिर अभी तक प्रविष्ट (Engaged) नहीं हुआ है।

(4) जहाँ कहीं भी किसी हस्तक्षेप की अपेक्षा होती है।

(5) गर्भाशय-ग्रीवा के पूर्ण विस्फारण के साथ अनुवातन प्रयास (Bearing down efforts) के वास्तविक संयोग की पुष्टि (Confirm) करना तथा प्रसव के द्वितीय सोपान (2nd Stage) के प्रारंभ का स्पष्ट निदान (Diagnose) करना।

प्रसव के प्रथम सोपान का प्रबंध (Management of the First Stage of Labor)

सिद्धान्त (Principles): (1) सतर्क प्रत्याशा के साथ अहस्तक्षेप (Non-interference with watchful expectancy) जिससे कि रोगी (गर्भवती) स्वाभाविक जन्म (Natural birth) के लिए तैयार हो सके। (2) सावधानी से परिवीक्षण करना (To monitor carefully): प्रसव, मातृक स्थिति (Maternal conditions) तथा भ्रूणीय आचरण (Fetal behaviour) की प्रगति का सावधानी से अवलोकन करना चाहिए जिससे कि प्रारंभ में ही किसी प्रसवावधि जटिलता (Intrapartum complications) की पहचान हो सके।

प्रारंभिक जाँच (Preliminaries): इसमें वर्तमान लाक्षणिक स्थिति (Clinical conditions) का मूलभूत मूल्यांकन होता है। प्रसव पीड़ा के प्रारंभ या उल्वीद्रव (Liquor amnii) के रिसाव के बारे में पूछताछ की जाती है। संपूर्ण सामान्य तथा प्रासूतिक (Obstetrical) जाँच जिसमें योनिक (Vaginal) जाँच को भी शामिल किया जाता है, का निष्पादन करके उसका आलेख (Record) बनाया जाता है। प्रसवपूर्व भेंट (Antenatal visits), जाँच–पड़ताल का विवरण (Investigation reports) तथा कोई प्रदत्त विशिष्ट उपचार (Given special treatment), यदि उपलब्ध है, का पुनरीक्षण (Review) करना है।

वास्तविक प्रबंध (Actual Management)

- **सामान्य (General):** (a) पूतिरोधी मरहम-पट्टी (Antiseptic dressing): इसका वर्णन पहले किया जा चुका है। (b) मनोबल (Morale) को बनाये रखने के लिए प्रोत्साहन और आश्वासन (Encourage and assurance) दिया जाता है। (c) निरंतर देखभाल (Constant supervision) निश्चित बनाना है।
- **आंत्र (Bowel):** साबुन और जल से गुदवस्ति (Enema) या ग्लिसरीन वर्ति का उपयोग प्रारंभिक अवस्था में होता है। यदि योनिक (Vaginal) जाँच से मलाशय (Rectum) के भारित होने का पता चलता है तो गुदवस्ति (एनीमा) का कार्य होता है। परन्तु गुदवस्ति से न तो प्रसव की अवधि कम होती है और न हीं संक्रमण की संभावना कम होती है।
- **विश्राम और चलन (Rest and ambulation):** यदि झिल्ली (Membranes) अक्षत (Intact) है तो रोगी (गर्भवती) को चलने-फिरने (या टहलने) की अनुमति दी जाती है। इस अभिवृत्ति (Attitude) से महाशिरीय संपीडन (Venacaval compression) को रोका जाता है तथा सिर का अवतरण (Descent) प्रोत्साहित होता है। चलन से प्रसव की अवधि तथा वेदना-हरण (Analgesia) की आवश्यकता कम होती है और मातृक सुविधा (Maternal comfort) में सुधार होता है। तथापि (However), यदि प्रसव का संचालन इलेक्ट्रॉनिक रूप से होता है या वेदनाहारी औषधि (Analgesic drug) (Epidural analgesia=शरीर के निम्नभाग का संवेदनहरण) दी जाती है उसे शैय्या (Bed) पर ही रहना चाहिए।
- **आहार** (Diet): प्रसव में उदर का विलंबित रिक्तिकरण (Delayed emptying) होता है। सामान्य संवेदनाहरण (Anesthesia) के बाद यदि चूषण (या श्वसन) होता है तब जठरीय सामग्री का निम्न (Low) pH एक वास्तविक खतरा उत्पन्न करता है। अतः सक्रिय प्रसव के दौरान आहार नहीं देना चाहिए। सामान्य जल में द्रव-आहार, बर्फ के कतले (Ice-chips), फल के रस को प्रारंभिक प्रसव में दिया जा सकता है। जब किसी हस्तक्षेप की प्रत्याशा (Anticipation) होती है या क्षेत्रीय संवेदनाहरण के अधीन रोगी होती है तब रिंजर घोल (Ringer's solution) के साथ अंतःशिरीय (Intravenous) द्रव देना आरंभ किया जाता है।

- **मूत्राशय की परिचर्या (Bladder care):** रोगी को स्वयं मूत्रोत्सर्जन के लिए प्रोत्साहित किया जाता है क्योंकि पूर्ण भरा मूत्राशय प्रायः गर्भाशयी संकुचन को रोकता है तथा संक्रमण (Infection) की ओर अग्रसर हो सकता है। यदि स्त्री शौचालय नहीं जा सकती है तो उसे शैय्या मलपात्र (Bed pan=हाजती) दिया जाता है। यदि रोगी मूत्रोत्सर्जन में विफल होती है विशेषकर विलंबित प्रथम सोपान में, तब अपूतिक (Aseptic) सावधानी के साथ नाला-शलाका (Catheter) का उपयोग करना चाहिए।
- **पीड़ा से राहत (Relief of pain):** प्रसव में वेदनाहरण (Analgesia) का विस्तार से वर्णन अध्याय 33 में किया जाता है। व्यावहारिक प्रयोजन के लिए सामान्य पीड़ाहारी औषधि पैथिडीन (Pethidine) 50–100 mg अंतःपेशीय रूप से (Intramuscularly) दी जाती है जब प्रसव की सक्रिय अवस्था में पीड़ा पर्याप्त रूप से स्थापित हो जाती है। यदि आवश्यक है तो 4 घंटे के बाद इसकी आवृत्ति होती है। पैथिडीन एक प्रभावी पीड़ाहारी तथा अवसादक (Analgesic and sedative) है। पैथिडीन के कारण वमन (Vomiting) को रोकने के लिए 10 mg मेटोक्लोप्रामाइड (Metoclopramide) अंतःपेशीयरूप से सामान्यतः दिया जाता है। पैथिडीन अपरा (Placenta) को पार करता है तथा नवजात शिशु (Neonate) के लिए एक श्वसन-अवसादक (Respiratory depressant) होता है। यदि प्रसव की प्रत्याशा 2 घंटे के अंदर होती है तो औषधि नहीं देना चाहिए।
- प्रसव की प्रगति का मूल्यांकन और प्रसवक्रम का लेखाचित्रण। (Assessment of progress of labor and partograph recording)

  उदरीय परिणाम (Abdominal finding):

  (a) गर्भाशयी संकुचन (Uterine contractions): आवृत्ति (Frequency), तीव्रता (Intensity) तथा अवधि (Duration) के संबंध में मूल्यांकन किया जाता है। प्रसवक्रम के लेखाचित्र (Partograph) पर 10 मिनट में संकुचन की संख्या तथा प्रत्येक संकुचन की अवधि (सेकण्ड में) अंकित की जाती है।

  (b) श्रोणीय पकड़ (Pelvic grip): सिर [ललाट (Sinciput और पश्चकपाल (Occiput)] के छोरों (Poles) का क्रमिक लोप (Disappearance) जिसका पहले अनुभव किया गया था [श्रोणीय किनारे (Pelvic brim) के ऊपर पंचम (Fifths) में]।

  (c) भ्रूणीय हृदय-स्पंद (Fetal heart beat) का अधिकतम आवेग (Impulse) नीचे की ओर मध्यवर्ती रूप से स्थानांतरण (Shifting) भ्रूणीय स्वस्थता को लिखना (To note the fetal well-being):–
- भ्रूणीय हृदय गति (FHR) और उसके साथ स्पंदलय (Rhythm) तथा तीव्रता को प्रसव के प्रथम सोपान में प्रत्येक आधे घंटे पर तथा द्वितीय सोपान में प्रत्येक 15 मिनट पर या झिल्ली के फटने के बाद लिखना चाहिए। महत्त्व (या उपयोगिता) के लिए गर्भाशयी संकुचन के तत्काल बाद अवलोकन करना चाहिए। गिनती 60 सेकण्ड के लिए करनी चाहिए। दिनचर्या नैदानिक अवलोकन (Routine clinical observation) के लिए सामान्य परिश्रावक (Stethoscope= स्टेथेस्कोप) उपयुक्त होता है। डॉप्लर अतिस्वन हृदलेख (Doppler ultrasonic cardiography) (Dopplex), तथापि, स्थूलता (Obesity) तथा अतिउल्वीद्रव (Polyhydramnios) की स्थिति में उपयोगी होता है। मातृक और भ्रूणीय हृदयगति के भ्रम (Confusion) को दूर करने के लिए मातृक स्पंद (Maternal pulse) की गिनती करनी चाहिए। अन्यथा मातृक हृदप्रवेग (Tachycardia) को भ्रूणीय हृदयगति (Fetal heart rate) समझने की भूल हो सकती है। सामान्य भ्रूणीय हृदयगति 110 और 150 के बीच प्रति मिनट होती है।

निरंतर इलेक्ट्रॉनिक भ्रूणीय परिवीक्षण (Continuous electronic fetal monitoring) (देखें चित्र 34.3): इसमें भ्रूणीय विद्युत्-हृदय चित्रण (Fetal electrocardiography) द्वारा भ्रूणीय हृदय क्रिया के अभिलेखन (Recording) द्वारा प्रासविक चित्रण (Tocography) द्वारा गर्भाशयी संकुचन के अभिलेखन साथ-साथ होता है। इसका उपयोग सामान्यतः अधिक खतरे पर गर्भवतियों के लिए होता है।

योनिक जाँच (Vaginal examination): (a) प्रसव के घंटे के सापेक्ष गर्भाशय-ग्रीवा का विस्फारण (Dilation of cervix) (सेंटीमीटर में) प्रसव की प्रगति का उल्लेख करने का एक विश्वस्त सूचक (Index) होता है। (b) सिर की स्थिति तथा नति के अंश (Degree of flexion) को लिखना, (c) यदि झिल्ली (Membranes) फट जाती है तो उल्वीद्रव (Liquor amnii) का रंग (साफ या रंजित) (d) श्रोणीय कंटक (Ischial spines) के सापेक्ष सिर के स्थान (Station) को लिखना (e) सिर के गढ़न की मात्रा (Degree of the moulding of the head): गढ़न सर्वप्रथम पश्चकपाल-भित्तिक अस्थियों (Occipito-parietal bones) के मिलन-स्थल (Junction) पर और उसके बाद भित्तिक अस्थियों के बीच होता है। (f) शीर्ष (या मुंड) निर्माण (Caput formation): इसकी केवल उपस्थिति की अपेक्षा क्रमिक विधि अधिक महत्त्वपूर्ण होती है।

भ्रूणीय संकट का प्रमाण (Evidences of fetal distress): देखें अध्याय 38 का प्रसवावधिक भ्रूणीय परिवीक्षण (Intrapartum fetal monitoring)

मातृक स्थिति की निगरानी करना (To watch the maternal condition): दिनचर्या परीक्षण (Routine check up) में निम्नलिखित को शामिल किया जाता है – (a) प्रति दो घंटे पर नब्ज (Pulse), रक्तचाप और शरीर के तापक्रम को लिखना (b) जलयोजन (Hydration) के लिए नियतकालिकरूप से (Periodically) जिह्वा (Tongue) का अवलोकन करना (देखें Partography 34.4) तथा (c) मूत्र त्याग को लिखना तथा ऐसीटोन और ग्लूकोस (Acetone and glucose) के लिए मूत्र की जाँच करना तथा (d) अंतःशिरीय द्रव (IV fluids), औषधि।

मातृक संकट के प्रमाण (Evidences of maternal distress) हैं –

(1) धँसे हुये नेत्र (Sunken eyes) के साथ चिंतित चेहरा (Anxious look)

(2) निर्जलन (Dehydration), शुष्क जिह्वा (Dry tongue)

(3) श्वास में ऐसीटोन की गंध (Acetone smell in breath)

(4) प्रतिमिनट 100 या अधिक की वर्धमान (Rising) स्पंदगति (Pulse rate)

(5) गर्म, शुष्क योनि (Vagina) प्रायः दुर्गन्ध श्राव (Offensive discharge) के साथ

(6) अल्प अति रंगीन मूत्र जिसमें ऐसीटोन की उपस्थिति।

प्रसव के द्वितीय सोपान का प्रबंध
(Management of the Second Stage)

प्रसव के प्रथम सोपान से द्वितीय सोपान में परिवर्तन (Transition या संक्रमण) का प्रमाण निम्नलिखित लक्षणों (Features) से मिलता है –

(1) गर्भाशयी संकुचन (Uterine contraction) की वर्धमान (Increasing) तीव्रता (Intensity)
(2) अनुवातन प्रयास की उपस्थिति (Appearance of bearing down efforts)
(3) भ्रूण के प्रस्तुत भाग के अवतरण के साथ मलत्याग की प्रवृत्ति (Urge to defecate with descent of the presenting part)
(4) गर्भाशय-ग्रीवा (Cervix) का पूर्ण विस्फारण (Dilation)

सिद्धान्त (Principles): (1) भ्रूण (Fetus) का धीरे-धीरे तथा सततरूप से स्वाभाविक निष्कासन में सहायता देना (2) मूलाधार की क्षति (Perineal injury) को रोकना।

सामान्य उपाय
(General Measures)

(1) रोगी को शैय्या (Bed) पर होना चाहिए।
(2) निरंतर पर्यवेक्षण (Constant supervion) अनिवार्य होता है तथा भ्रूणीय हृदय गति (FHR) को प्रत्येक 5 मिनट पर लिखना चाहिए।
(3) पीड़ाहर औषधि को अंतःश्वसन द्वारा देना (To administer inhalation analgesics), गैस N_2O तथा O_2 के रूप में संकुचन के दौरान पीड़ा से राहत के लिए देना, यदि उपलब्ध है।
(4) योनि की जाँच (Vaginal examination) द्वितीय सोपान के आरंभ में करनी चाहिए जो न केवल इसके प्रारंभ (Onsct) की पुष्टि करने के लिए होती है, बल्कि किसी सांयोगिक रज्जु स्थान भ्रंश (Accidental cord prolapse) का भी इससे पता चलता है। सिर की स्थिति और स्थान (Station ठहराव) का एक और बार पुनरीक्षण (Review) करना है तथा सिर के अवतरण (Descent) को निरापद (Ensured या सुरक्षित) बनाना है।

प्रसव के लिए तैयारी
(Preparation for Delivery)

(1) अवस्थिति (Position): प्रसव के दौरान स्त्री की अवस्थिति पार्श्विक (Lateral) या आंशिक आसीन (Partial sitting) हो सकती है। 15° बायें पार्श्विक नति (Lateral tilt) के साथ पृष्ठीय अवस्थिति (Dorsal position) सामान्यतः अनुकूल होती है क्योंकि इससे महाधमनी-गुहा संपीडन (Aortocaval compression) को बचाया जाता है तथा धक्के का प्रयास सरल होता है।
(2) प्रसव सहायक अपने हाथ और बाहु को सावधानी से धोता है (The accoucheur scrubs up) तथा रोगाणु रहित (Sterile) चोगा (Gown गाउन), मुखच्छद (Mask नकाब) तथा दस्ताना (Gloves) पहनता है तथा मेज (Table) के दाहिने किनारे पर खड़ा होता है।
(3) बाहरी जननांगों की सफाई (Toileting the external genitalia) तथा जघन (Thighs) के आंतरिक किनारे को सैवलॉन (Savlon) या डेटॉल (Dettol) के घोल में तर (Soaked) रूई के फाहे (Cotton swabs) से साफ किया जाता है। रोगी के नितम्ब (Buttocks) के नीचे एक रोगाणु रहित आस्तर (Sheet) तथा एक उदर (Abdomen) पर रखा जाता है। रोगाणुरहित टंगत्राण (Sterilised legging) का भी उपयोग करना है। अनिवार्य अपूतिक क्रियाविधि (Aseptic procedures) को 3Cs: (a) स्वच्छ हाथ (Clean hands), (b) स्वच्छ सतह (Clean surface) तथा (c) स्वच्छ कटाई तथा रजु का बाँधना (Clean cutting and ligaturing of the cord) के रूप में स्मरण किया जाता है।
(4) मूत्राशय का नालशलाकाकरण (Catheterization of the bladder), यदि मूत्राशय पूरा भरा हुआ है।

प्रसव का चालन
(Conduction of Delivery)

स्वतः (Spontaneous) प्रसव में आवश्यक सहायता को तीन चरणों (Phases) में विभाजित किया जाता है–

(i) सिर का प्रसव (Delivery of the head)
(ii) स्कंध का प्रसव (Delivery of the shoulders)
(iii) धड़ का प्रसव (Delivery of the trunk).

सिर का प्रसव (Delivery of the head): इसमें जिस सिद्धान्त का पालन किया जाता है, वह है – सिर की नति (Flexion) को बनाये रखना, उसके प्रारभिक विस्तरण (Early extension) को रोकना तथा भगीय वहिर्गम (Vulval oulet) से सिर के मंद निकास को व्यवस्थित (या समंजित=Regulate) करना।

- गर्भाशयी संकुचन के दौरान रोगी को अनुवातन प्रयास (Bearing down efforts) के लिए प्रोत्साहित किया जाता है। इससे सिर का अवतरण (Descent) सुगम हो जाता है।
- जब शिरोवल्क (Scalp=खोपड़ी) दृष्टिगोचर (Visible) होती है, व्यास में लगभग 5 cm के लिए, तब संकुचन के दौरान सिर की नति को बनाये रखा जाता है। इसकी प्राप्ति के लिए पश्चकपाल (Occiput) को नीचे की ओर तथा पीछे की ओर धकेला जाता है जिसमें बायें हाथ का अंगूठा (Thumb) तथा तर्जनी (Index) अंगुली का उपयोग करना है जबकि एक भगीय गद्दी (Vulval pad) के साथ दाहिनी हथेली (Palm) द्वारा मूलाधार (Perienum) को दबाया जाता है। यदि रोगी मल का त्याग करती है तो उसे साफ करके क्षेत्र को पूतिरोधी (Antiseptic) घोल (Lotion) से धोना चाहिए।
- बाद के संकुचन में भी इस प्रक्रिया की आवृत्ति तब तक करनी चाहिए जब तक कि जघन-संधानक (Symphysis pubis) के नीचे अधोपश्च कपाल (Sub-occiput) स्थित नहीं हो जाता। इस अवस्था में सिर का अधिकतम व्यास [द्विभित्तीय व्यास (Biparietal diameter)] से भगीय वहिर्गम का तानन सिर के बिना किसी प्रतिगमन (Recession) के होता है यहाँ तक कि संकुचन की समाप्त होने के बाद भी। इसे सिर का योनिक दर्शन (Crowning of the head) कहा जाता है (देखें चित्र 12.22)। सिर की नति को बढ़ाने का प्रयोजन यह सुनिश्चित करना है कि लघु अधोपश्चकपाल-ललाट (Suboccipito-frontal) व्यास 10 cm (4") भगीय वहिर्गम (Vulvar outlet) का विस्तार करें (देखें चित्र 12.23)।

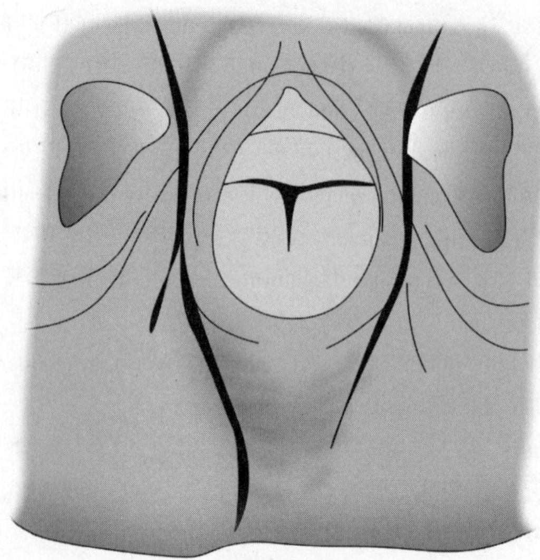

चित्र (Fig.) 12.22: सिर का योनि पर दर्शन (Crowning of the head)

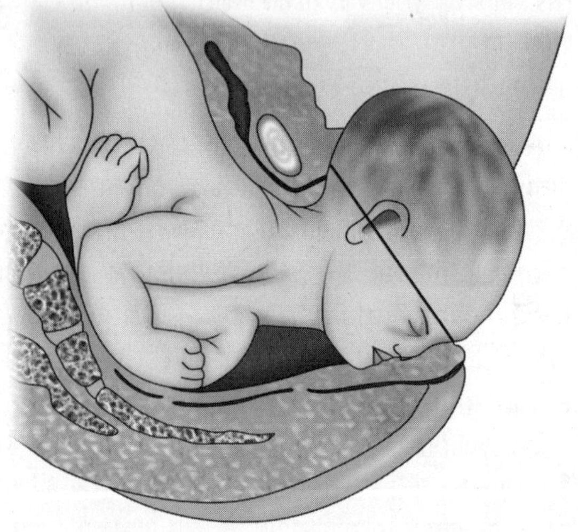

चित्र (Fig.) 12.23: अधोपश्चकपाल-ललाट का व्यास (Suboccipito-frontal diameter) जो भगीय वहिर्गम (Vulval outlet) का विस्तार करता है।

- जब मूलाधार (Perienum) पूर्णतः तानित (Stretched) होता है तथा विदारण (Tear) का खतरा होता है विशेषकर प्रथम बार गर्भिणी स्त्री (Primigravidae) में, तब 1% लिग्नोकेन (Lignocaine) 10 ml का पहले अंतःप्रवेश (Infiltration) कराने के बाद भगोच्छेदन (Episiotomy) किया जाता है। भगोच्छेदन निष्पादन के समय के निर्णय के लिए 4–5 cm व्यास का शिरोवल्क (Scalp) की दृष्टिगोचरता (Visibility) की अपेक्षा सूजा हुआ बाहरी पतला मूलाधार (Bulging thinned out perineum) एक उत्तम मानक (Criterion) होता है (इसका विस्तृत विवरण अध्याय 36 में दिया जाता है)। उदर उच्छेदन चयनात्मक (Selective) होना चाहिए न कि दिनचर्या (Routine) के रूप में।
- संकुचनों के बीच सिर के मंद (Slow) प्रसव को व्यवस्थित (Regulate) करना है। इसका निष्पादन गुदा-अनुत्रिक क्षेत्र (Anococcygeal region) पर दाहिने हाथ को रखकर उसके रोगाणुरहित तौलिये से ढंकी हुई

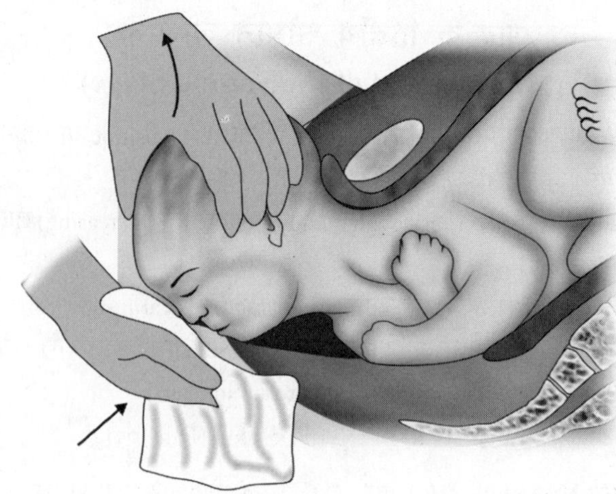

चित्र (Fig.) 12.24: विस्तरण (Extension) द्वारा सिर की सहायता प्राप्त प्रसव (Assisted delivery) जिसमें गुदा अनुत्रिक संधिरेखा (Anococcygeal raphe) पर स्थित दाहिने हाथ द्वारा चिबुक (Chin या ठुड्डी) पर ऊपर की ओर दबाव डाला जाता है।

अंगुलियों से चिबुक (Chin) को धकेलकर होता है जबकि बायें हाथ से पश्चकपाल (Occiput) पर दबाव डाला जाता है। इसे रिट्जेन क्रियाविधि (Ritzen maneuver) कहते हैं (देखें चित्र 12.24)। ललाट (Forehead), नासिका (Nose), मुख (Mouth) तथा चिबुक (Chin या ठुड्डी) का क्रमिकरूप से जनन विस्तरण (Extension) द्वारा तानित मूलाधार (Stretched perineum) पर होता है।

सिर के प्रसव के बाद परिचर्या (Care following delivery of the head):

(1) सिर के प्रसव के तत्काल बाद मुँह (Mouth) तथा ग्रसनी (Pharynx) में श्लेष्मा (Mucus) तथा रक्त (Blood) को छोटी अंगुली पर एक जाली खण्ड (Gauge piece) से पोछा जाता है। विकल्पतः यांत्रिक या वैद्युत चूषक (Mechanical or electrical sucker) का उपयोग किया जा सकता है। इस सरल क्रियाविधि (Procedure) से गंभीर परिणाम जैसे शक्तिशाली श्वसन प्रयास के दौरान वायु मार्ग के श्लेष्मा-अवरोध को रोका जा सकता है।

(2) इसके बाद नेत्र-पलक (Eyelids) को रोगाणु रहित (Sterile) शुष्क रूई के फाहे (Cotton swabs) से पोंछा जाता है। प्रत्येक नेत्र के लिए एक फाहे का उपयोग मध्य से लेकर पार्श्विक नेत्रकोण (Lateral canthus) तक नेत्रश्लेष्मल कोष (Conjunctival sac) के दूषण को कम करने के लिए किया जाता है।

(3) तत्पश्चात् रज्जु (Cord) के कोई पाश (Loop) की उपस्थिति (20–25%) को वर्जित करने के लिए ग्रीवा (Neck) को स्पर्श (Palpate) किया जाता है। यदि यह पाया जाता है और यदि पर्याप्त ढीला (Loose) है तो इसे सिर पर या स्कंध (Shoulders) पर सरका दिया जाता है, चूँकि शिशु का जन्म हो रहा है। परन्तु यदि पाश पर्याप्त सख्त (Tight) है तो कोचर-चिमटी (Kocher's forceps) के दो युग्मों के बीच में 1 cm दूरी पर रखकर काट दिया जाता है।

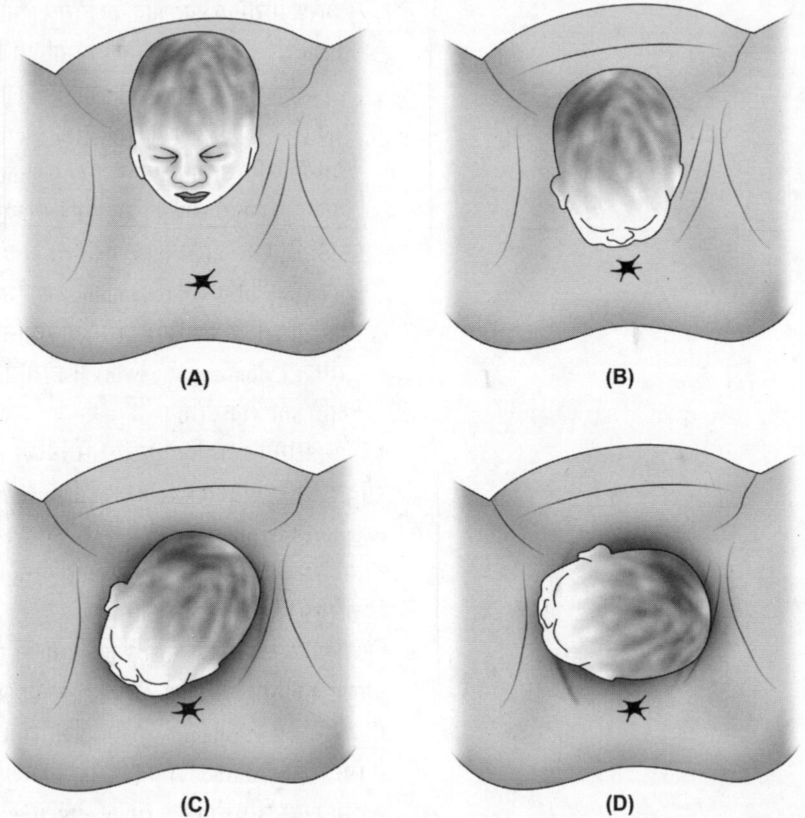

चित्र (Fig.) 12.25: (A) विस्तरण (Extension) द्वारा सिर का जनन, (B) मलद्वार (Anus या गुदा) के निकट चेहरे (Face) के साथ सिर नीचे आ जाता है। (C) पुनःस्थापन (Restitution) (D) बाह्य घूर्णन (External rotation)

मूलाधारी विदारण का निवारण (Prevention of perineal laceration): अधिक ध्यान मूलाधार के लिए नहीं देना चाहिए बल्कि सिर के नियंत्रित प्रसव (या जनन=Delivery) के लिए होना चाहिए।

- प्रारंभिक विस्तरण द्वारा प्रसव से बचना चाहिए। अधोपश्चकपाल (Sub-occiput) की नति (या झुकाव) जघन-संधानक (Symphysis pubis) के नीचे आती है जिससे कि अधेपश्चकपाल-ललाट का लघु व्यास (10 cm या 4") योनिद्वार (Introitus) से बाहर निकलता है।
- संकुचन के दौरान रोगी को नहीं दबाने के लिए आश्वस्त (Assured) करके सिर के स्वतः प्रबल प्रसव (Spontaneous forcible delivery) से बचना है।
- संकुचनों (Contractions) के बीच सिर का जनन करना
- समय पर उदरोच्छेदन (Episiotomy) का निष्पादन (Perform) करना
- स्कंध (Shoulders) के प्रसव के दौरान सतर्क रहना (Take care) क्योंकि अधिक चौड़ा द्विअंसकूटी (Bisacromial) व्यास (12 cm) योनिद्वार (Introitus) से बाहर निकल जाता है। गर्भाशयी संकुचन के आने तथा सिर के पुनःस्थापन की गति और सिर के बाहरी घूर्णन (Rotation) के लिए प्रतीक्षा करना है (देखें चित्र 12.25)। यह परोक्षरूप से संकेत करता है कि द्विअंसकूटी व्यास श्रोणि (Pelvis) के अग्र-पश्चव्यास में स्थित है। अगले संकुचन के दौरान अग्र स्कंध का जनन संधानक (Symphysis) के पीछे होता है। यदि विलंब होता है तो सिर को दोनों हाथ से पकड़कर धीरे (या हल्के) से पीछे से खींचा जाता है जब तक कि श्रोणि के नीचे से अग्र स्कंध मुक्त नहीं हो जाता। ऊपर की ओर सिर को खींचकर मूलाधार (Perineum) से बाहर पश्च स्कंध का प्रसव कराना चाहिए (देखें चित्र 12.26)। ग्रीवा के अति तानन (Stretching) से बचने के लिए सिर का हल्का कर्षण (Gentle traction) करना चाहिए क्योंकि इससे बाहु-जालिका क्षति (Injury to brachial plexus) ग्रीवा का हेमाटोमा (Hematoma of the neck) या जत्रुक (या हँसली) का अस्थिभंग (Fracture of the clavicle) हो सकता है।

धड़ का प्रसव (Delivery of the trunk): स्कंध के प्रसव के बाद प्रत्येक हाथ की तर्जनी अंगुली (Forefinger) को काँख (Axillae) में निविष्ट (Insert) करके पार्श्विक नति (Lateral flexion) द्वारा धीरे से धड़ का प्रसव कराया जाता है।

नवजात शिशु की तत्काल परिचर्या (Immediate care of the newborn)

(1) शिशु के जनन के तत्काल बाद (Soon after the delivery of the baby) इसे सिर को थोड़ा झुकाकर (15°) एक शुष्क और साफ छालटी (Linen=पोंछन वस्त्र) से आच्छादित करके एक ट्रे (Tray) पर रखना चाहिए। इससे गुरुत्वाकर्षण (Gravity) द्वारा श्वासनली-श्वसनी नली तंत्र (Tracheo-bronchial tree) में संचयित श्लेष्मा (Mucus) का निष्कासन सुगम हो जाता है। ट्रे को माता के दो पैर के बीच रखा जाता है तथा

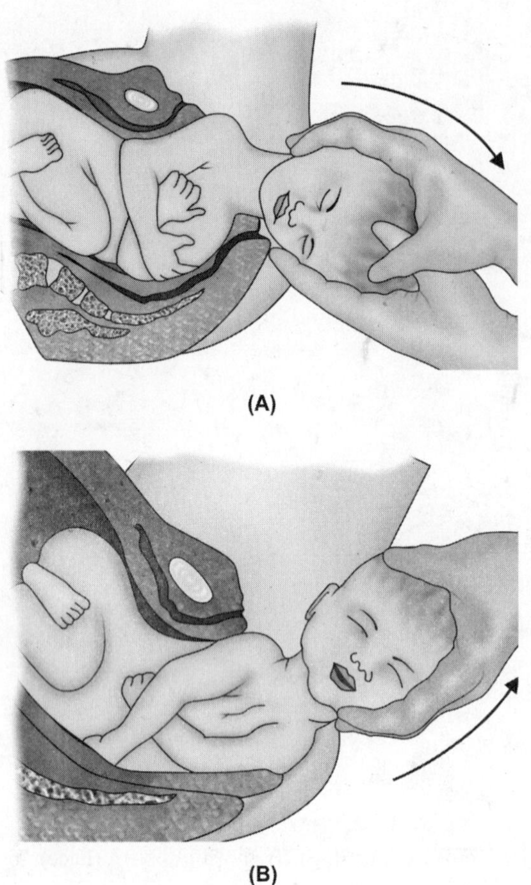

चित्र (Fig.) 12.26: स्कंध का सहायता प्राप्त प्रसव (Assisted delivery of the shoulders) – (A) अग्र स्कंध (Anterior shoulder) (B) पश्च स्कंध (Posterior shoulder)

गर्भाशय से नीचे स्तर पर रखा जाता है ताकि अपरा (Placenta) से शिशु तक रक्त के गुरूत्वाकर्षण की सुविधा हो सके।

(2) हल्के चूषण (Suction) द्वारा वायुमार्ग से श्लेष्मा और द्रव (Mucous and liquor) को निकालना चाहिए।

(3) 1 मिनट पर तथा 5 मिनट पर ऐप्गर मूल्यांकन (Apgar rating) को अंकित करना चाहिए।

(4) रज्जु का कसना और बंधन (Clamping and ligature of the cord): रज्जु को दो कोचर-चिमटी (Kocher's forceps) द्वारा कसा जाता है। निकट की चिमटी नाभिका (Umbilicus) से 5 cm दूर होती है तथा उनके बीच में काट दी जाती है। दोहरी गाँठ (Reef knot) का उपयोग करके 1 सेंटीमीटर (cm) दूर रोगाणुरहित रूई के धागे के साथ दो पृथक रज्जु बंधन को बाँधा जाता है, निकटवर्ती (Proximal) बंधन नाभि (Navel) से 2.5 cm दूर रखा जाता है। बंधन का उपयोग करने के पहले अंगुली से रज्जु (Cord) के निचोड़ने (Squeezing) से भ्रूणीय अवशेष का दुर्घटनीय समावेशन (Accidental inclusion of embryonic remnants) का निवारण होता है। नाभि (Navel) के साथ संलग्न रज्जु की एक लम्बाई को छोड़ने से न केवल भ्रूणीय संरचना का समावेश को रोका जाता है, यदि उपस्थित होता है, बल्कि विस्थापित बंधन (Slipped ligature) के कारण प्रारंभिक रक्तश्राव का नियंत्रण भी सरल होता है। बंधन से लगभग 1 cm दूर कैंची से रज्जु को विभाजित किया जाता है जिसमें अपूतिक (Aseptic) सावधानी रखनी चाहिए जिससे कि रज्जु की पूतिता (Sepsis) रोकी जा सके। रज्जु वाहिकाओं (Single umbilical artery=एकल नाभिका-धमनी) में किसी अपसामान्यता (Abnormality) की उपस्थिति का उल्लेख करना है। कटी छोर को, यह निश्चित होने के बाद कि अब कोई रक्तश्राव नहीं है, एक जाली (रोगाणुरहित) से ढंक दिया जाता है। मातृक छोर पर रज्जु को कसने (Clamping) का प्रयोजन रक्त से शैय्या (बिछावन) को भींगने से बचाना है तथा अनिदानित (Undiagnosed) एक युग्मज यमज (Monozygotic twin) में द्वितीय शिशु की भ्रूणीय (Fetal) रक्त क्षति को रोकना है।

2–3 मिनट के लिए कसने में विलंब (Delay in clamping) या रज्जु स्पंदन की समाप्ति (Cessation of the cord pulsation) तक संपीडित अपरा (Compressed placenta) से एक शिशु तक 80–100 ml रक्त का स्थानांतरण होता है यदि गर्भाशय के स्तर से नीचे स्थित होती है। यह एक पूर्ण विकसित शिशु के लिए लाभदायक होता है परन्तु कालपूर्व (Pre-term) शिशु या "रक्त-परिवहन मं रक्त-आयतन की वृद्धि" (Hypervolemia) के कारण अल्पभार के शिशु के लिए हानिकारक हो सकता है। परन्तु प्रारंभ में कसना (Early clamping) Rh-असंगतता (Incompatibility) की स्थिति में [प्रतिरक्षी (Antibody) का माता से शिशु में स्थनान्तरण को रोकना] या श्वासावरोध उत्पन्न शिशु (Babies born asphyxiated) या मधुमेही माता के लिए किया जाना चाहिए।

- किसी सकल (Gross) अपसामान्यता (Abnormality) का पता लगाने के लिए तत्काल जाँच (Quick check) की जाती है तथा शिशु को एक शुष्क गर्म तौलिये से लपेटा जाता है। पहचान फीते को शिशु और माता की कलाई (Wrist) पर बाँधा जाता है। जब प्रसव का तीसरे सोपान का प्रबंध (प्रायः 10–20 मिनट) पूरा हो जाता है तो शिशु को माता के पास या परिचारिका (Nurse) के पास भेज दिया जाता है।

प्रसव के तृतीय सोपान का प्रबंध (Management of the Third Stage)

तृतीय सोपान प्रसव का सर्वाधिक महत्त्वपूर्ण सोपान है। पूर्व का घटनारहित (या शांत=Uneventful) प्रथम और द्वितीय सोपान एक मिनट के अंदर विनाशपूर्ण (Disastrous) परिणाम के साथ अपसामान्य (Abnormal) हो सकता है।

तृतीय सोपान के आधारभूत सिद्धान्त (Underlying principles) हैं – प्रबंध दिशानिर्देश (Management guidelines) का सख्ती से व्यवहार में पालन करना जिससे कि कोई जटिलता उत्पन्न नहीं हो तथा निर्धारित निगरानी (Vigilance) को सुनिश्चित बनाना। महत्त्वपूर्ण जटिलता है – प्रसवोत्तर रक्तश्राव (Postpartum hemorrhage)।

प्रबंध के चरण (Steps of management): वर्तमान व्यवहार (Practice) में प्रबंध की दो विधियाँ हैं –

(1) प्रत्याशी प्रबंध (Expectant management)

(2) सक्रिय प्रबंध (Active management)

प्रत्याशी प्रबंध (Expectant management) (पारम्परिक=Traditional): इस प्रबंध में अपरा (Placenta) का पृथक्करण और उसके योनि (Vagina) में अवतरण (Descent) को स्वतः होने दिया जाता है। यदि आवश्यक होता है तो न्यूनतम सहायता दी जा सकती है।

- निरंतर निगरानी (Constant watch) अनिवार्य है तथा रोगी को अकेला नहीं छोड़ना चाहिए।
- यदि माता का प्रसव पार्श्विक स्थिति (Lateral position) में होता है तो अपरा का पृथक्करण के रूप को लिखने तथा रक्त क्षति की मात्रा का मूल्यांकन करने के लिए माता को पृष्ठीय (Dorsal) स्थिति में परिवर्तित करना चाहिए।
- (a) अपरा का पृथक्करण के चिन्हों का पता लगाने (b) गर्भाशयी क्रियाशीलता की स्थिति को लिखने, जैसे–संकुचन और शिथिलन (Contraction and relaxation) तथा (c) बुध्न (Fundus) का प्याला-आकार बनना (Cupping) जो गर्भाशय का व्युत्क्रम (Inversion उलटाव) का प्रारंभिक प्रमाण है, का पता लगाने के लिए एक हाथ को बुध्न पर रखा जाता है।

  बुध्न (Fundus) का स्पर्श करना या गर्भाशय की मालिश (Massage) करना व्यर्थ का समय गँवाना है जिसकी निंदा की जानी चाहिए। शिशु के जन्म के बाद कुछ मिनटों में ही अपरा को पृथक किया जाता है। एक सतर्क प्रत्याशा (Watchful expectancy) का विस्तार 15–20 मिनट तक किया जा सकता है। कुछ संस्थानों में स्पर्श नहीं (No touch) की नीति का पालन किया जाता है। रोगी से यह अपेक्षा होती है कि वह गुरूत्वाकर्षण (Gravity) की सहायता से 20 मिनट के अंदर अपरा का निष्कासन करें।
- **अपरा का निष्कासन (Expulsion of the placenta):** जब अपरा के पृथक्करण और निचले खण्ड में उसके अवतरण (Descent) की पुष्टि हो जाती है, तब रोगी को गर्भाशय के दृढ़ीकरण (Hardening) के साथ नीचे की ओर दबाने (Bearing down) के लिए कहा जाता है। वर्धित अंतःउदरीय (Raised intra-abdominal) दबाव प्रायः इतना पर्याप्त होता है कि उससे अपरा का निष्कासन हो जाता है। यदि रोगी अपरा के निष्कासन में विफल हो जाती है तो 10 मिनट तक निश्चित रूप से प्रतीक्षा की जा सकती है यदि कोई रक्तश्राव नहीं होता है। ज्यों ही अपरा का गमन योनिद्वार (Introitus) से होता है वैसे ही हाथ द्वारा पकड़कर हल्के कर्षण (Traction) के साथ गोल-गोल घुमाया जाता है जिससे कि झिल्ली (Membranes) अक्षत (Intact) रूप से हटायी जा सके। यदि झिल्ली के विदारण (Tearing) का खतरा है तो स्पंजधारी चिमटी (Sponge holding forceps) से समान रूप से घुमाकर शेष झिल्ली का प्रसव कराया जाता है। झिल्ली का सम्पूर्ण प्रसव के लिए धीरे से घुमाना (Gentleness), धैर्य (Patience) तथा परिचर्या (Care) आवश्यक है। यदि अपरा का स्वतः निष्कासन विफल हो जाता है या व्यावहारिक (Practicable) नहीं है, संवेदनाहरण (Anaesthesia) के अधीन प्रसव के कारण, तब निष्कासन को त्वरित (Expedite) करने के लिए निम्नलिखित विधियों (Methods) में से किसी एक विधि का उपयोग किया जा सकता है।

सहायता-प्राप्त निष्कासन (Assisted Expulsion)

(a) **नियंत्रित रज्जु कर्षण (Controlled cord traction):** इसे ब्रान्डट-ऐन्ड्रिवज विधि (Modified Brandt-Andrews method) कहते हैं। बायें हाथ की अंगुलियों की हथेली सतह को (जघन संधानक = Symphysis pubis के ऊपर) ऊपरी और निचले गर्भाशयी खण्ड के मिलन-स्थान (जंक्शन) पर रखा जाता है। (देखें चित्र 12.27)। गर्भाशय का पिण्ड (Body) ऊपर की ओर तथा पीछे की ओर नाभिका (Umbilicus) की ओर धकेला जाता है जबकि दाहिने हाथ द्वारा स्थिर तनन (Steady tension) [बहुत प्रबल कर्षण नहीं] नीचे की ओर तथा पीछे की दिशा में दिया जाता है जब तक कि अपरा योनिद्वार (Introitus) से बाहर नहीं हो जाती। इस प्रकार यह अधिकांशतः एक गर्भाशयी उत्थापन (Uterine elevation) है जो अपरा के निष्कासन को सुगम बनाता है। इस विधि का उपयोग तभी किया जाता है जब गर्भाशय दृढ़ (Hard) और संकुलित होता है।

(b) **बुध्नीय दबाव (Fundal pressure):** बुध्न (Fundus) के पीछे चार अंगुलियों को रखने तथा अंगूठे को आगे रखने के बाद गर्भाशय को एक पिस्टन (Piston) के समान उपयोग करके बुध्न को नीचे की ओर तथा पीछे की ओर धकेला जाता है। (देखें चित्र 12.28)। दबाव तभी देना चाहिए जब गर्भाशय दृढ़ (Hard) हो जाता है। यदि नहीं तो इसे हल्के से रगड़कर दृढ़ बनाया जाता है। जैसे ही अपरा योनिद्वार से बाहर जाती है तो दबाव को हटा लिया जाता है। यदि शिशु दुर्बल (Macerated) या कालपूर्व (Prematured) है तो रज्जुकर्षण (Cord traction) की अपेक्षा यह विधि बेहतर होती है क्योंकि इन दोनों उदाहरणों में रज्जु की तनन (Tensile) शक्ति में अधिक कमी होती है।

यदि रज्जु विदारित (Torn) हो जाती है जो किसी समस्या का कारण नहीं बनता है। रोगाणुरहित दस्ताना (Sterile gloves) पहना कर हाथ का प्रवेश करके अपरा को पकड़कर निकाला जाता है।

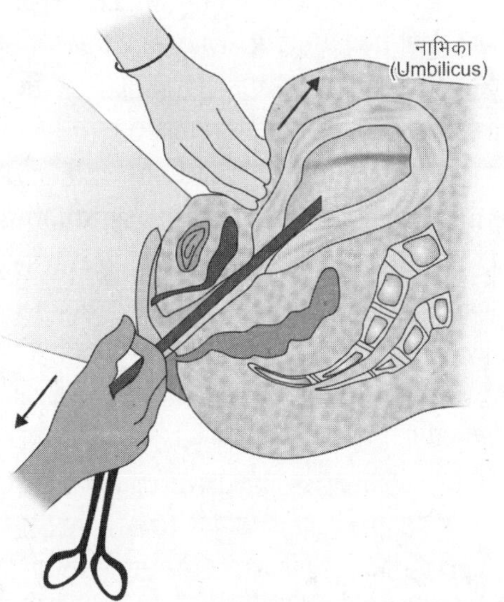

चित्र (Fig.) 12.27: नियंत्रित रज्जु कर्षण द्वारा अपरा का निष्कासन (Expression of the placenta by controlled cord traction)

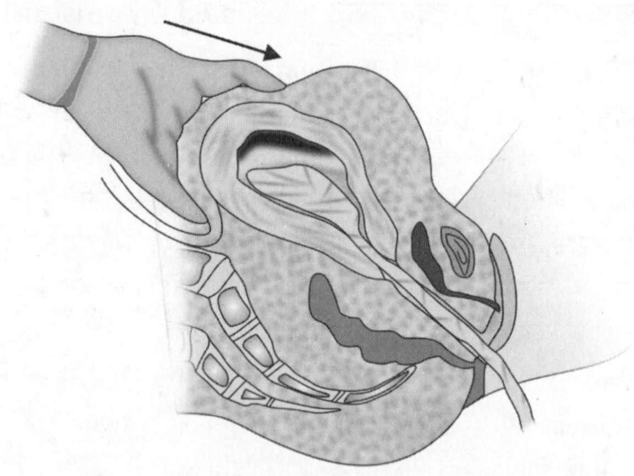

चित्र (Fig.) 12.28: बुध्नीय दबाव द्वारा अपरा का निष्कासन (Expression of the placenta by fundal pressure)

- गर्भाशय की मालिश (Massage) उसे दृढ़ करने के लिए होती है जिससे किसी धारित स्कंद (Retained clots) का निष्कासन सुगम हो जाता है। ऑक्सिटोसिन (Oxytocin) (5–10 units) IV (Intravenous अंतःशिरीय) या मेथेर्जिन (Methergin) 0.2 mg की सुई दी जाती है। अर्गोमेट्रिन (Ergometrine) की अपेक्षा ऑक्सिटोसिन अधिक सुस्थापित (Stable) है तथा कम पार्श्व-प्रभाव (Side-effects) [जैसे–मिचली (Nausea), वमन (Vomiting), रक्तचाप में वृद्धि (Rise in BP)] होती है।
- **अपरा झिल्ली और रज्जु की जाँच (Examination of the placenta membranes and cord):** अपरा को एक थाली (Tray) में रखकर नल की जल-धारा से धोकर रक्त तथा स्कंद को हटाया जाता है। सर्वप्रथम मातृक सतह की जाँच उसकी पूर्णता (Completeness) और असंगति (Anomalies) के लिए की जाती है। घूसर-सी पतनिका (Greyish deciduas) [पतनिका आधार की स्पंजी परत (Spongy layer of the deciduas basalis)] के साथ मातृक सतह (Maternal surface) आच्छादित रहती है। सामान्यतः स्तबक (Cotyledon) अधिक सन्निकट होता है और कोई अंतराल (Gap) से एक लुप्त (Missing) स्तबक का संकेत मिलता है। झिल्ली (Membranes): जरायु और उल्व (Chorion and amnion) की सावधानी से जाँच पूर्णता और अपसामान्य वाहिकाओं (Abnormal vessels) की उपस्थिति के लिए होती है। अपसामान्य वाहिकाओं से सहायक पिण्डक (Succenturiate lobe) का संकेत मिलता है। उल्व (Amnion) चमकदार (Shiny) होता है परन्तु जरायु (Chorion) रूक्ष (Shaggy) होता है। रज्जु के कटे छोर की जाँच रक्त वाहिका की संख्या के लिए होती है। सामान्यतः दो नाभिका-धमनी (Umbilical arteries) तथा एक नाभिका-शिरा (Umbilical vein) होते हैं। रक्त वाहिकाओं के विदारित छोर (Torn ends) जो अंतराल (Gap) के किनारे तक चलता है, के साथ जरायु में एक अण्डाकार (Oval) अंतराल से एक लुप्त (Missing) सहायक पिण्ड का संकेत मिलता है। स्तबक (कॉटिलीडन) की अनुपस्थिति या एक लुप्त सहायक पिण्ड का संकेत या झिल्ली के लुप्त होने के संकेत से गर्भाशय की तत्काल जाँच-पड़ताल की आवश्यकता होती है।
- **भग** (Vulva), **योनि** (Vagina) तथा मूलाधार (Perineum) की जाँच सावधानी से क्षति (Injuries) के लिए होती है और यदि कोई क्षति है तो उसकी मरम्मत (Repair) की जाती है। योनि-उच्छेदन (Episiotomy) का अब सीवन (Suture) किया जाता है। भग और उसके निकटवर्ती भाग को रूई के फाहे (Swabs) को पूतिरोधी (ऐन्टिसेप्टिक) घोल में तर करके उससे साफ किया जाता है।
- **चतुर्थ चरण (Fourth stage):** प्रसव के बाद न्यूनतम एक घंटे तक नब्ज (Pulse या स्पंद), रक्तचाप (BP), गर्भाशय की अनुक्रिया (Behaviour of the uterus) तथा कोई अपसामान्य योनिक रक्तश्राव (Abnormal vaginal bleeding) की निगरानी होती है। जब पूर्णतः संतुष्ट होता है कि रोगी की सामान्य स्थिति उत्तम है, नब्ज और रक्तचाप भी सामान्य है, गर्भाशय पर्याप्त संकुचित है तथा कोई अपसामान्य योनिक रक्तश्राव नहीं होता है तो उसे वार्ड (Ward) में भेज दिया जाता है।

तृतीय सोपान या अवस्था का सक्रिय प्रबंध (Active Management of Third Stage)

सक्रिय प्रबंध का मूलभूत सिद्धान्त है – आन्त्रेतर ऑक्सिटोसिन (Parenteral oxytocin) द्वारा अग्र स्कंध (Shoulder) के जनन के बाद गर्भाशयी संकुचन को उत्तेजित करना जो न केवल अपरा (Placenta) का प्रारंभिक पृथक्करण को सरल बनाता है बल्कि पृथक्करण के बाद प्रभावी गर्भाशयी संकुचन भी उत्पन्न करता है।

इसके लाभ (Advantages) निम्नलिखित हैं –

(1) तृतीय सोपान में रक्त की क्षति को न्यूनतम करना, लगभग $\frac{1}{5}$ वें भाग तक तथा (2) तृतीय सोपान की अवधि को कम करना (आधा)।

इसका केवल दोष (Disadvantage) है: धारित (Retained) अपरा का वर्धित प्रभाव (Increased incidence) [1–2%] तथा हस्तीय (Manual) निष्कासन का परिणामी (Consequent) प्रभाव। निश्चय ही अनिदानित यमज (Undiagnosed twins) में प्रथम शिशु के प्रसव के दौरान सांयोगिक संचालन से अजन्मे द्वितीय शिशु के लिए गंभीर खतरा उत्पन्न होता है जो गर्भाशय का पेशी तनावी संकुचन (Tetanic contraction) के कारण श्वासावरोध (Asphyxia) द्वारा होता है। इस प्रकार इसका उपयोग द्वितीय शिशु के प्रसव के दौरान रोकना अनिवार्य है।

क्रियाविधि (Procedures): स्कंध के जनन के बाद 0.25 mg अर्गोमेट्रिन (Ergometrine) या 0.2 mg मेथेर्जिन (Methergin) की सुई (Injection) अंतःशिरीय रूप से (Intravenously) दी जाती है। यदि यह सुई इसके पहले दी जाती है तो जघन-संधानक (Symphysis pubis) के पीछे स्कंध (Shoulder) के बंदीकरण (Imprisonment) की संभावना होती है। इसके बाद शिशु का विलम्ब से जनन होता है जिसमें न्यूनतम 2–3 मिनट समय लगता है। नितम्ब का जनन (या प्रसव=Delivery) के बाद अपरा का जनन होने की अपेक्षा होता है। यदि अपरा का जनन तत्काल नहीं होता है तो इसका जनन नियंत्रित रज्जु कर्षण (Controlled cord traction) (Brandt Andrews) द्वारा तत्काल कराना चाहिए। यदि प्रथम प्रयास विफल हो जाता है तब 2–3 मिनट के बाद दूसरा प्रयास करना चाहिए और इसके विफल होने

तृतीय सोपान के प्रबंध की रूपरेखा (Scheme of management of third stage)

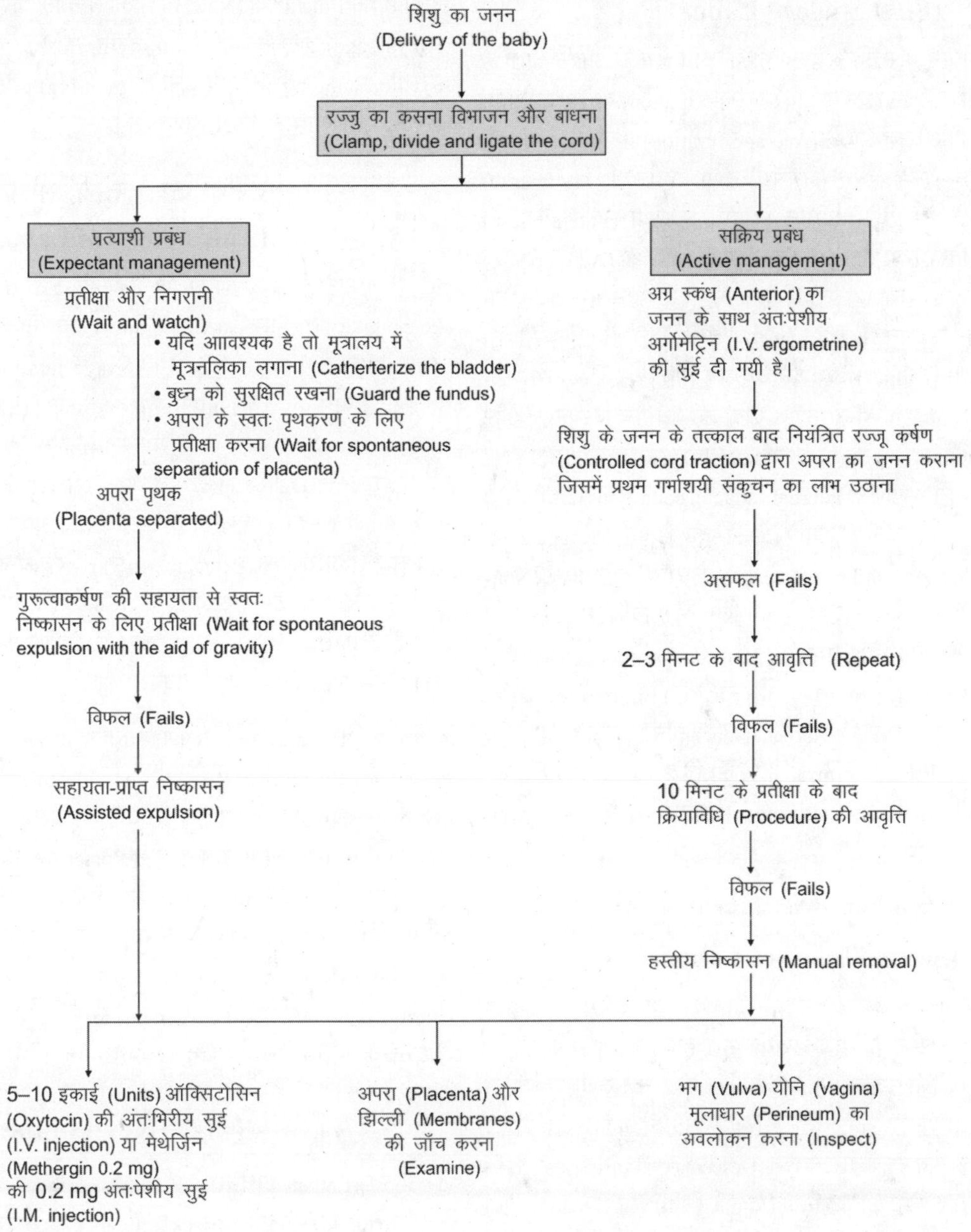

शिशु का जनन
(Delivery of the baby)

↓

रज्जु का कसना विभाजन और बांधना
(Clamp, divide and ligate the cord)

प्रत्याशी प्रबंध (Expectant management)

प्रतीक्षा और निगरानी
(Wait and watch)
- यदि आवश्यक है तो मूत्रालय में मूत्रनलिका लगाना (Catherterize the bladder)
- बुध्न को सुरक्षित रखना (Guard the fundus)
- अपरा के स्वतः पृथकरण के लिए प्रतीक्षा करना (Wait for spontaneous separation of placenta)

↓

अपरा पृथक
(Placenta separated)

↓

गुरूत्वाकर्षण की सहायता से स्वतः निष्कासन के लिए प्रतीक्षा (Wait for spontaneous expulsion with the aid of gravity)

↓

विफल (Fails)

↓

सहायता-प्राप्त निष्कासन
(Assisted expulsion)

सक्रिय प्रबंध (Active management)

अग्र स्कंध (Anterior) का जनन के साथ अंतःपेशीय अर्गोमेट्रिन (I.V. ergometrine) की सुई दी गयी है।

↓

शिशु के जनन के तत्काल बाद नियंत्रित रज्जू कर्षण (Controlled cord traction) द्वारा अपरा का जनन कराना जिसमें प्रथम गर्भाशयी संकुचन का लाभ उठाना

↓

असफल (Fails)

↓

2–3 मिनट के बाद आवृत्ति (Repeat)

↓

विफल (Fails)

↓

10 मिनट के प्रतीक्षा के बाद क्रियाविधि (Procedure) की आवृत्ति

↓

विफल (Fails)

↓

हस्तीय निष्कासन (Manual removal)

दोनों के बाद:

- 5–10 इकाई (Units) ऑक्सिटोसिन (Oxytocin) की अंतःभिरीय सुई (I.V. injection) या मेथेर्जिन (Methergin 0.2 mg) की 0.2 mg अंतःपेशीय सुई (I.M. injection)
- अपरा (Placenta) और झिल्ली (Membranes) की जाँच करना (Examine)
- भग (Vulva) योनि (Vagina) मूलाधार (Perineum) का अवलोकन करना (Inspect)

पर 10 मिनट पर तीसरा प्रयास किया जाता है। यदि अभी भी इसमें सफलता नहीं मिलती है तो हस्तीय (Manual) निष्कासन करना चाहिए। यदि संचालन बेसमय (या बेवक्त=Mistimed) है जैसाकि एक व्यस्त प्रसूति-कक्ष (Labor room) में हो सकता है तो विशेषज्ञ को भयभीत (Panicky) नहीं होना चाहिए बल्कि पारम्परिक सतर्क प्रत्याशा के साथ तृतीय सोपान का संचालन करना चाहिए।

परिसीमा (Limitation): प्रभावी बनाने के लिए इसका संचालन उचित समय पर करना चाहिए और उसके बाद मंद प्रसव द्वारा शिशु का जनन और उसके बाद तेजी से अपरा (Placenta) का जनन कराना चाहिए। इस प्रकार यह एक आदर्श क्रियाविधि हो सकती है जबकि प्रसव का संचालन एक उपकरण से लैस प्रतिवेश (Equipped surrounding) में हो रहा तथा परिचारी (Attendant) प्रबंध में निपुण (Conversant) है। यद्यपि दिनचर्या रूप से (Routinely) सभी प्रसव के रोगियों में इसका विस्तार नहीं किया जा सकता है, यह निश्चित रूप से उन रोगियों (Cases) के लिए उपयोगी होता है जिनमें प्रसवोत्तर (Postpartum) रक्तश्राव के विकास की संभावना होती है। जिन रोगियों का प्रसव योनिक रूप से संवेदनाहरण (Anesthesia) के अधीन होता है, वे हैं – रक्तक्षीणता (Anemia), अतिउल्वीद्रव (Hydramnios), यमज (Twins), महा-बहुप्रसवा (Grand multiparae) तथा PPH (Postpartum hemorrhage) का पूर्व इतिहास। इसका उपयोग हृदय रोगी, गंभीर पूर्वगर्भाक्षेपक (Severe pre-eclampsia) में नहीं करना चाहिए। हृदय रोगी में हृदयी अतिभार (Cardiac load) का तथा गंभीर पूर्वगर्भाक्षेपक में रक्तचाप का बढ़ने का खतरा होता है।

प्रसव का प्रथम सोपान (First Stage of Labor)

प्रसव का प्रथम सोपान वास्तविक प्रसव पीड़ा का प्रारंभ से आरंभ होता है तथा गर्भाशय-ग्रीवा (Cervix) का पूर्ण विस्फारण (Dilation) के साथ उसका अंत होता है। इसकी औसत अवधि (Average duration) प्रथम बार गर्भिणी स्त्री (Primigravidae) में 12 घंटे (लगभग) तथा बहुप्रसवा (Multiparae) में 6 घंटे की होती है। प्रथम सोपान में गुप्त अवस्था (Latent phase) (गर्भाशय-ग्रीवा का विस्फारण 3 cm तक) तथा सक्रिय अवस्था (Active phase) (10 cm तक विस्फारण) होती है। इस सोपान का मुख्य संबंध गर्भाशय-ग्रीवा के विस्फारण तथा विलोपन (Effacement) के साथ होता है। इस सोपान का नैदानिक रूप से (Clinical) प्रदर्शन वर्धमान (Progressive) गर्भाशयी संकुचन (Uterine contraction), गर्भाशय ग्रीवा का वर्धमान विस्फारण और विलोपन तथा झिल्ली (Membranes) के अंततः विदार (Rupture) द्वारा होता है। मातृक और भ्रूणीय स्थिति (Maternal and fetal conditions) अप्रभावित बनी रहती है, गर्भाशय-संकुचन की अवधि को छोड़कर। प्रबंध (Management) में (a) सतर्क प्रत्याशा (Watchful expectancy) के साथ अहस्तक्षेप (Non-interference),(b) प्रसव के लिए स्त्री को सम्पूर्ण अवधि में प्रोत्साहन (Encouragement), संवेगात्मक समर्थन (Emotional support) तथा पीड़ा से पर्याप्त राहत (Adequate pain relief) दी जाती है। (c) प्रसव की प्रगति, मातृक स्थिति तथा भ्रूणीय आचरण (Fetal behaviour) की सावधानी से देखभाल होती है जिससे कि सामान्य (Normal) से किसी विचलन (Deviation) का पता लगाया जा सके। (d) पार्टोग्राफ (Partograph) को बनाये रखा (Maintain) जाता है। (देखें चित्र 34.4)।

प्रसव का द्वितीय सोपान (Second Stage of Labor)

प्रसव का द्वितीय सोपान का आरंभ गर्भाशय-ग्रीवा का पूर्ण विस्फारण से होता है तथा भ्रूण के निष्कासन के साथ उसका अंत होता है। इसकी औसत अवधि प्रथम बार गर्भिणी स्त्री (Primigravidae) में 2 घंटे तथा बहुप्रसवा (Multiparae) में 30 मिनट की होती है। इस सोपान का संबंध जनन नली (Birth canal) से होकर भ्रूण के अवतरण (Descent) तथा जनन (Delivery) के साथ होता है। इस सोपान का नैदानिक (या लाक्षणिक) रूप से (Clinically) प्रदर्शन गर्भाशयी संकुचन की वर्धित आवृत्ति (Increased frequency) तथा तीव्रता (Intensity) द्वारा तथा अनुवातन प्रयास (Bearing down efforts) द्वारा होता है जिसका परिणाम भ्रूण के निष्कासन (Expulsion of the fetus) में होता है।

प्रबंध में सिद्धान्त हैं (Principles in management): (a) भ्रूण का धीरे-धीरे तथा निरंतर भ्रूण का स्वाभाविक (Natural) निष्कासन में सहायता देना, (b) मूलाधारी क्षति (Perineal injuries) को रोकना। प्रसव का संचालन के दौरान सिर का जनन धीरे-धीरे संकुचनों (Contractions) के बीच समय में किया जाता है। नति (Flexion) को सम्पूर्ण काल तक बनाये रखना चाहिए जिससे कि सिर के लघु व्यास द्वारा मूलाधार (Perineum) का तानन किया जा सके। यह सामयिक योनि-उच्छेदन (Episiotomy) (Selective = यनात्मक) का निष्पादन के साथ मूलाधारी विदारण (Perineal laceration) को रोकता है। स्कंध (Shoulders) का जनन धीरे-धीरे अगला संकुचन के साथ किया जाता है। नवजात शिशु (Newborn) की तत्काल परिचर्या (Care) में वायुमार्ग (Air passage) तथा नेत्र को साफ करना, नाभिका-रज्जु (Umbilical cord) कसना (Clamping) तथा बाँधना (Ligaturing) तथा ऐप्गर गणना (Apgar scoring) को शामिल किया जाता है।

प्रसव का तृतीय सोपान (Third Stage of Labor)

तृतीय सोपान का आरंभ भ्रूण का निष्कासन के बाद होता है तथा अपरा (Placenta) तथा झिल्ली (Membranes) का निष्कासन के साथ अंत हो जाता है। इसकी औसत अवधि (Average duration) 15 मिनट की होती है। इस सोपान का संबंध अपरा का पृथक्ककरण (Separation) और उसका निष्कासन के साथ होता है। पृथक्करण की प्राप्ति आकुंचन (Retraction) के कारण जनन (Delivery) के बाद अपरा-स्थल (Placental site) का गर्भाशयी सतह का क्षेत्र में पर्याप्त कमी द्वारा होती है। अपरा का अनम्य (Inelastic) होने से उसका संलग्न (Attachment) से गहरी स्पंजी पतनिका (Decidual) परत से होकर काटकर अलग किया जाता है। पृथक्करण की दो विधियाँ हैं – केन्द्रीय (Central) (Schultze शुल्टज) विधि तथा सीमांतक (Marginal) (Mathews-Duncan=मैथ्युज-डंकन) विधि।

रक्तश्राव (Bleeding) का नियंत्रण प्रभावी गर्भाशय-पेशीस्तर (Myometrium) का संकुचन और आकुंचन (Contraction and retraction) द्वारा तथा घनास्त्रता (Thrombosis) द्वारा होता है। अनुवातन प्रयास (Bearing down efforts) और अधिक सामान्यतः सहायता (Assistance) से निष्कासन हो सकता है। प्रबंध (Management) या तो सतर्क प्रत्याश (Watchful expectancy) का नियोजन (Employing) द्वारा या सक्रिय हस्तक्षेप द्वारा उन रोगियों में जहाँ अग्र स्कंध (Anterior shoulder) के जनन के बाद अंतःशिरीय (Intravenous) अर्गोमेट्रिन (Ergometrine) की सुई दी जाती है। अपरा और झिल्ली के निष्कासन के बाद उसकी जाँच होनी चाहिए।

मूलांश (Key Points)

(1) प्रसव (Labor) जननांगों में परिवर्तनों की एक श्रृंखला (Series) को शामिल करना है। जनन (Delivery) और प्रसव (Labor) समनार्थी (Synonymous-पर्यायवाची) नहीं है क्योंकि प्रसव (या प्रसूति) बिना जनन का निष्पादन होता है। सामान्य (Normal) प्रसव को कुछ निश्चित मानकों (Criteria) को पूरा करना (Fulfil) चाहिए।

(2) प्रसव के प्रारंभ (Onset of labor) को समझना कठिन है। इस्ट्रोजेन (Estrogen), प्रोजेस्टेरोन (Progesterone), प्रोस्टेग्लैन्डिन (Prostaglandins), ऑक्सिटोसिन (Oxytocin) तथा भ्रूण (Fetus) की भूमिका (Role) की व्याख्या की गयी है।

(3) प्रसव की घटनाओं (Labor events) को सामान्यतः तीन सोपानों (Stages) में विभाजित किया जाता है।

(4) **प्रसव के प्रथम सोपान में मुख्य घटनाएँ हैं** – गर्भाशय-ग्रीवा का (a) विस्फारण (Dilation) तथा (b) विलोपन (Effacement).
द्वितीय सोपान (Second stage) **की घटनाएँ हैं** – भ्रूण का (a) अवतरण

(Descent) तथा (b) जनन (Delivery), भ्रूण का जनन के लिए अनुवातन प्रयास (Bearing down efforts) किया जाता है।

तृतीय सोपान (Third stage) में अपरा (Placenta) का (a) पृथक्करण (Separation) तथा (b) निष्कासन (Expulsion) होता है।

(5) **सामान्य प्रसव की क्रियाविधि** (Mechanism of normal labor) में श्रोणि (Pelvis) से होकर सिर के गमन (Passage) के दौरान अनुकूलन (Adaption) की प्रक्रिया में सिर पर गति की एक श्रृंखला (A series of movements) शामिल होती है।

(6) **प्रसव का निदान** (Diagnosis of labour) [वास्तविक प्रसव पीड़ा (True labour pains)] में नियमित पीड़दायी गर्भाशयी-संकुचन, क्रमिक गर्भाशय ग्रीवा (Cervix) का वर्धमान (Progressive) विस्फारण और विलोपन तथा एक प्रदर्शन (Show) होता है।

(7) **सफल प्रसव और जनन** (Successful labour and delivery) तीन परिवर्ती (Three variables, i.e. Three Ps): (a) Power=शक्ति (Uterine contraction) (b) Passenger (राही=भ्रूण) तथा (c) Passage=मार्ग (Pelvis=श्रोणि) पर आधारित होता है।

(8) **प्रसव-क्रम का लेखाचित्र** (Partograph **पार्टोग्राफ**) का उपयोग प्रसव की घटनाओं को अंकित करने में किया जाता है। अति खतरा के रोगियों के लिए इलेक्ट्रॉनिक भ्रूणीय परिवीक्षण (Electronic fetal monitoring) का उपयोग किया जाता है।

अध्याय
13

सामान्य प्रसूतावस्था
(Normal Puerperium)

परिभाषा
(Definition)

शिशु-जनन के बाद वह अवधि जिसमें शरीर ऊतक (Tissues), विशेषकर श्रोणीय अंग (Pelvic organs) संरचनात्मक तथा क्रियात्मकरूप से अगर्भवती स्थिति में लगभग वापस लौट आते हैं, उसे प्रसूतावस्था (या प्रसवोत्तर काल=Puerperium=प्यूरपेरिअम) कहते हैं। पश्चगामी (Retrogressive) परिवर्तन अधिकतर जनन-अंगों तक सीमित होते हैं जिसका अपवाद है – स्तन (Mammary glands) जिसमें वास्तव में क्रियाशीलता के रूप का प्रदर्शन होता है। प्रत्यावर्तन (Involution) वह प्रक्रिया है जिससे जननांग (Genital organs) लगभग उस स्थिति में वापस लौटते हैं जैसे कि वे गर्भ (Pregnancy) धारण के पहले थे। स्त्री को प्रसवा या प्रसूता (Puerpera) कहते हैं।

अवधि (Duration): जैसे ही अपरा (Placenta) का निष्कासन होता है, प्रसूतावस्था आरंभ होती है तथा लगभग 6 सप्ताह तक विद्यमान रहती है जब गर्भाशय (Uterus) लगभग अगर्भ (Non-pregnant) आकार का हो जाता है। अवधि को स्वेच्छा से तीन काल में विभाजित किया जाता है–

(i) तत्काल (Immediate): 24 घंटे
(ii) प्रारंभिक (Early): 7 दिन तक, तथा
(iii) दूरवर्ती (Remote): 6 सप्ताह तक।

गर्भपात (Abortion) के बाद भी समान परिवर्तन होते हैं परन्तु प्रत्यावर्तन को पूर्ण होने में कम समय लगता है।

चतुर्थ त्रिमास (Fourth trimester) जनन (Delivery) से लेकर क्रियात्मक (Physiological) प्रत्यावर्तन और मनोवैज्ञानिक समंजन (Psychological adjustment) के पूर्ण होने तक की अवधि को कहा जाता है।

गर्भाशय का प्रत्यावर्तन
(Involution of the Uterus)

संरचनात्मक विचार या महत्व (Anatomical consideration):
गर्भाषय (Uterus): प्रसव (या जनन=Delivery) के तत्काल बाद गर्भाशय दृढ़ (Firm) हो जाता है तथा एकान्तर (Alternate) कठोरता और कोमलता के साथ आकुंचित (Retracted) हो जाता है। गर्भाशय की माप लगभग 20 x 12 x 7.5 cm (लम्बाई, चौड़ाई और मोटाई) तथा भार 1000 gm (लगभग) होता है। (देखें चित्र 13.1) | 6 सप्ताह के अंत में इसका मापन अगर्भ (Non-pregnant) स्थिति के समान तथा भार लगभग 60 gm होता है। गर्भाशय और

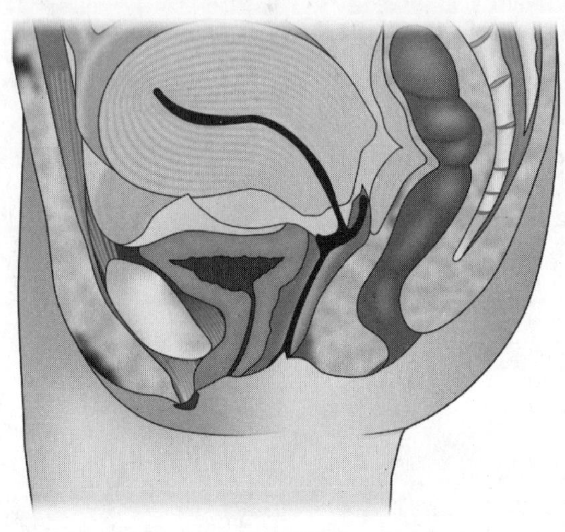

चित्र (Fig.) 13.1: सममितार्धी खण्ड (Sagittal section) जिसमें जनन के 5 दिन बाद गर्भाशय (Uterus) का प्रदर्शन किया गया है।

गर्भाशय-ग्रीवा (Cervix) के आकार में कमी का प्रदर्शन क्रमिक चुम्बकीय प्रतिध्वनि प्रतिबिम्बन (Serial MRI) चित्र 13.2 में प्रदर्शित किया गया है। अपरा का स्थल (Placental site) तेजी से संकुचित होता है तथा 7.5 cm लम्बाई के साथ एक उत्थित (Raised) सतह बन जाती है तथा 6 सप्ताह में जब इसकी लम्बाई 1.5 cm हो जाती है तब भी उत्थित सतह बनी रहती है।

निचला गर्भाशयी खण्ड (Lower uterine segment): प्रसव के तत्काल बाद गर्भाशय का निचला खण्ड एक पतला, थुलथुल (Flabby) तथा पातित (Collapse) संरचना हो जाता है। यह कुछ सप्ताहों में सामान्य आकृति में पुनः लौट आता है तथा संयोजक (Isthmus) का आकार भी पूर्वावस्था में आ जाता है।

गर्भाशय-ग्रीवा (Cervix): यह धीरे-धीरे संकुचित होती है, कुछ दिनों तक इसके बाहरी मुख (External os) में दो अंगुलियों का प्रवेश हो जाता है परन्तु सप्ताह के अंत तक इतना संकुचित (या संकीर्ण) हो जाती है कि इसमें अंगुली का केवल अग्रभाग (Tip of a finger) ही प्रवेश कर सकता है। ग्रीवा की आकृति (Contour या रूपरेखा) को पूर्वावस्था में आने में अधिक समय (6 सपताह) लगता है तथा बाहरी मुख अप्रसवा (Nullipara) स्थिति में कभी नहीं लौटता है।

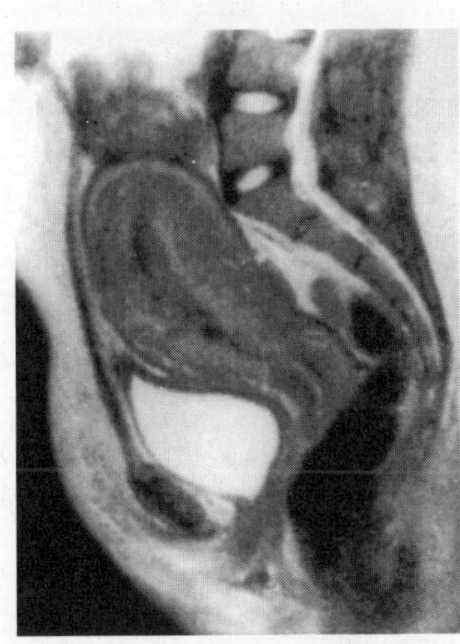

चित्र (Fig.) 13.2: MRI (Magnetic resonance imaging चुम्बकीय प्रतिध्वनि प्रतिबिम्बन) द्वारा गर्भाशय और गर्भाशय-ग्रीवा का सममितार्धी दृश्य (Sagittal view of the uterus and cervix) जिसमें प्रसव के 6 दिन बाद वृहत (Large) आकार और मोटी दिवालों का प्रदर्शन है।

क्रियात्मक विचार (Physiological Consideration)

प्रत्यावर्तन (Involution) की क्रियात्मक प्रणाली गर्भाशय का पिण्ड (Body of the uterus) सर्वाधिक उल्लेखनीय होती है। निम्नलिखित अवयवों (Components) में परिवर्तन होता है – (1) पेशी (Muscles) (2) रक्तवाहिका (Blood vessels) (3) गर्भाशय अंतःस्तर (Endometrium)

पेशी (Muscles): गर्भावस्था के दौरान पेशी-रेशे (Muscles fibers) की अतिवृद्धि (Hyperplasia and hypertrophy) होती है तथा वैयक्तिक पेशी के रेशे की लम्बाई में 10 गुना तथा चौड़ाई में 5 गुना अधिक वृद्धि होती है। प्रसूतावस्था (Puerperium) के दौरान पेशी-रेशों की संख्या में कमी नहीं होती है बल्कि गर्भाशय पेशीस्तर की कोशिका (Myometrial cell) के आकार में पर्याप्त कमी होती है। स्टेरॉयड हार्मोन (Steroid hormones), इस्ट्रोजेन (Oestrogen) तथा प्रोजेस्टेरोन (Progesterone) की निकासी के कारण गर्भाशयी कोलैजीनेस (Collagenase) की क्रियाशीलता में वृद्धि होती है तथा प्रोटीन किण्वक (Proteolytic enzyme) मुक्त होता है। इस किण्वक द्वारा जीवद्रव्य (Protoplasm प्रोटोप्लाज्म) का स्वलयन (Autolysis) होता है जिससे पेप्टोन (Peptones) की मुक्ति होती है जो रक्त-प्रवाह में प्रवेश करता है। इसका उत्सर्जन (Excretion) वृक्क (Kidney) से होकर यूरिया (Urea) तथा क्रिएटिनिन (Creatinine) केरूप में होता है। यह प्रासूतिक (Puerperal) मूत्र में उत्पादों के वर्धित उत्सर्जन की व्याख्या करता है। संयोजी ऊतक (Connective tissues) में भी अपक्षय का समान प्रकार होता है। जो स्थिति प्रत्यावर्तन (Involution) को अनुकूल बनाती है, वह है – (i) किण्वक की क्रिया की क्षमता (Efficacy of the enzymatic action) तथा (ii) गर्भाशय के प्रभावी संकुचन और आकुंचन (Contraction and retraction) द्वारा उत्पन्न सापेक्ष ऑक्सीक्षीणता (Relative anoxia)।

रक्तवाहिका (Blood vessels): रक्तवाहिका का परिवर्तन अपरा (Placenta) के स्थल पर स्पष्ट देखा जाता है। दिवाल का संकुचन तथा आंतरिक परत (Intima) के मोटा होने से धमनी (Arteries) संकीर्ण होती है और उसके बाद घनास्त्रता (Thrombosis) होती है। घनास्त्र (Thrombi) के अंदर नयी रक्तवाहिका विकसित होती है। दिवाल पर रेशामय ऊतक (Fibrous tissue) में काचाभ अपक्षय (Hyaline degeneration) होता है तथा उत्पादों को दीर्घ भक्षकाणु (Macrophages) खा जाते हैं। लचीले ऊतकों (Elastic tissues) का भी अपक्षय (Degeneration) होता है परन्तु उनमें से कुछ शेष बना रहता है जो पूर्व गर्भवती की उपस्थिति के निदान का एक साधन बनता है।

गर्भाशय अंतःस्तर (Endometrium): प्रसव के बाद पतनिका (Decidua) का वृहत भाग अपरा (Placenta) और झिल्ली (Membranes) के निष्कासन के साथ उतर जाता है। जो अंतःस्तर रह जाता है उसकी मोटाई 2 से 5 mm के बीच होती है। सतही भाग जिसमें अपक्षयित (Degenerated) पतनिका, रक्त-कोशिका तथा भ्रूणीय झिल्ली के लघु खण्ड होते हैं, वह क्षयित (Necrotic) होती है तथा सूतिश्राव (Lochia लोकिया) के साथ निकल जाती है। गर्भाशयी ग्रन्थि मुख (Gland mouths) तथा अंतरा ग्रन्थिल पीठिका-कोशिका (Interglandular stromal cells) की उपकला (Epithelium) से पुनः उद्भवन (Regeneration) होता है। 10वें दिन तक पुनःउद्भवन पूरा हो जाता है तथा 16 दिन तक सम्पूर्ण गर्भाशय अंतःस्तर का पुनःस्थापन हो जाता है, अपरा-स्थल को छोड़कर जहाँ यह लगभग 6 सप्ताह का समय लेता है।

प्रत्यावर्तन का नैदानिक मूल्यांकन (Clinical Assessment of Involution)

गर्भाशय के प्रत्यावर्तन की गति का नैदानिक रूप से मूल्यांकन जघन-संधानक (Symphysis pubis) के सापेक्ष गर्भाशय के बुध्न (Fundus) की ऊँचाई के मापन द्वारा होता है। प्रत्येक दिन एक निश्चित समय पर सावधानी से यह मापन किया जाता है, जिसमें एक (समान) प्रेक्षक (Observer) को प्राथमिकता दी जाती है। पहले से ही मूत्राशय (Bladder) को रिक्त किया जाता है तथा अधिमानतः (Preferably) आंत्र (Bowel) को भी, क्योंकि पूर्ण भरे मूत्राशय तथा भारित (Loaded) आंत्र से बुध्न का स्तर (Level) ऊपर होता है। गर्भाशय (Uterus) का केन्द्रीकरण (Centralize) करके जघन–संधानक के ऊपर की बुध्नीय ऊँचाई को एक मापक फीता से मापा जाता है। प्रसव के बाद जघन संधानक से बुध्न की ऊँचाई लगभग 13.5 cm (5.4") होती है। प्रथम 24 घंटे में यह ऊँचाई स्थिर बनी रहती है, उसके बाद 24 घंटे में ऊँचाई में धीरे-धीरे 1.25 cm (.5") तक की कमी होती है तथा द्वितीय सप्ताह के अंत तक गर्भाशय एक श्रोणीय अंग (Pelvic organ) बन जाता है। तत्पश्चात् प्रत्यावर्तन की गति मंद होने लगती है तथा 6 सप्ताह तक गर्भाशय आकार में लगभग सामान्य (Normal) हो जाता है।

प्रत्यावर्तन प्रतिकूल रूप से (Adversely) प्रभावित हो सकता है जिसे अल्पप्रत्यावर्तन (Subinvolution) कहा जाता है। कभी-कभी दुग्धश्रावी स्त्री (Lactating women) में प्रत्यावर्व्रन दीर्घ (Prolonged) हो सकता है जिससे कि गर्भाशय का आकर लघु हो सकता है जिसे अतिप्रत्यावर्तन (Superinvolution) कहा जाता है। तथापि (However), दुग्धश्राव के समाप्त होने के बाद गर्भाशय सामान्य आकार में लौट आता है।

अन्य श्रोणीय संरचनाओं का प्रत्यावर्तन (Involution of Other Pelvic Structures)

योनि (Vagina): जनन के तत्काल बाद प्रसार्य (Distensible) योनि जो देखी जाती है उसे प्रत्यावर्तिन (Involute) होने में दीर्घ समय (4 से 8 सप्ताह तक) लगता है। यह अपना तान (Tone) पुनः अर्जित (Regain) कर लेती है परन्तु कौमार्य (Virginal) स्थिति में कभी नहीं होती है। श्लेष्मा-झिल्ली (Mucosa) कुछ सप्ताह के लिए कोमल (Delicate या नाजुक) बनी रहती है तथा अधोश्लेमल (Submucous) शिरीय संकुलन (Venous congestion) और अधिक समय तक रहता है। इसी कारण से प्रासूतिक (Puerperal या प्रासविक) योनि पर शल्यक्रिया नहीं की जाती है। तृतीय सप्ताह में वली (Rugae या झुर्री) अंशतः पुनः प्रकट होती है परन्तु अगर्भ (Nonpregnant) स्थिति के समान नहीं होती है। योनिद्वार (Introitus) स्थायी रूप से कौमार्य स्थिति से अधिक वृहत (Larger) हो जाता है। योनिच्छद (Hymen) विदारित (Lacerated) होता है तथा ग्रन्थिल लटकन (Nodular tags): मेंहदी के पत्तो के समान अधिमांस (Caruncülae myrtiformes) द्वारा प्रदर्शित होता है।

चौड़े बंधन तथा गोल बंधन (Broad ligaments and round ligaments) को भी तानन (Stretching) तथा शिथिलन (Laxation) से पुनःप्राप्ति (Recover) में पर्याप्त समय लगता है।

श्रोणीय तल और श्रोणीय प्रावरणी (Pelvic floor and pelvic fascia) को प्रसव (Parturition) के दौरान तानन प्रभाव से लौटने में दीर्घ समय लगता है।

सूतिश्राव (Lochia लोकिया)

प्रसूतावस्था (Puerperium) के दौरान प्रथम पक्ष (Fortnight) के योनिक श्राव (Vaginal discharge) को सूतिश्राव (या लोकिया) कहा जाता है। श्राव का प्रारंभ गर्भाशयी पिण्ड (Uterine body), गर्भाशय-ग्रीवा (Cervix) तथा योनि (Vagina) से होता है।

गंध और प्रतिक्रिया (Odor and reaction): इसमें एक विशिष्ट अप्रिय (Offensive) मछली के समान गंध होती है। इसकी प्रतिक्रिया क्षारीय (Alkaline) होती है तथा अंत में अम्लीय (Acid) प्रवृत्ति होती है।

रंग (Colour): श्राव के रंग की भिन्नता पर आधारित इसे (1) लोकिया रूब्रा (Lochia rubra): लाल, 1–4 दिन तक (2) लोकिया सीरोसा (Lochia serosa): पीला-सा या गुलाबी या हल्का भूरा (Pale brownish), 5–9 दिन तक (3) लोकिया ऐल्बा (Lochia alba): हल्का पीला-सा (Pale) या श्वेत रंग का 10–15 दिन तक; के नाम से जाना जाता है।

संघटन या बनावट (Composition): लोकिया रूब्रा में रक्त, भ्रूणीय झिल्ली और पतनिका (Fetal membranes and deciduas), आच्छादी चर्बीदार परत (Vernix caseosa), गर्भरोम (Lanugo) तथा नवविष्ठा (Meconium) के लघुखण्ड (Shreds) होते हैं। लोकिया सीरोसा में कम संख्या में लोहिताणु (RBC) तथा अधिक संख्या में श्वेताणु (EBC), क्षति के रिसाव (Wound exudates), गर्भाशय-ग्रीवा से श्लेष्मा (Mucus from cervix), तथा सूक्ष्मजीव (Micro-organism viz. Anaerobic streptococci and Staphylococci = अवायवीय स्ट्रेप्टोकॉकस तथा स्टैफिकॉकस) होते हैं। जीवाणु (Bacteria की उपस्थिति तब तक रोगनैदानिक (Pathognomonic) नहीं होती है जब तक कि पूतिता (Sepsis=रोगणुता) के नैदानिक चिन्ह (Clinical signs) के साथ संबंधधित नहीं होती है।

लोकिया ऐल्बा में पतनिका (Decidua) की कोशिका, श्वेताणु, श्लेष्मा (Mucus), कोलेस्ट्रिन के रवे (Cholestrin crystals), वसीय और कणिकामय उपकला-कोशिका (Fatty) and granular epithelial cells) तथा सूक्ष्मजीव की प्रचुरता होती है।

परिमाण (Amount=**आयतन**)**:** प्रथम 5–6 दिन में श्राव का औसत परिमाण (या आयतन) 250 ml होता है।

सामान्य अवधि (Normal duration): सूतिश्राव की सामान्य अवधि 3 सप्ताह तक की होती है। लाल सूतिश्राव (Lochia rubra) अधिक अवधि तक हो सकता है विशेषकर उन स्त्रियों में जो बाद के काल में सर्वप्रथम शैय्या से उठती हैं। श्राव अल्प (Scanty) हो सकता है, विशेषकर कालपूर्व प्रसव (Premature labour) में या अति (Excessive) हो सकता है, यमज जनन (Twin delivery) या अतिउल्वीद्रव (Hydramnios) में।

नैदानिक महत्व (Clinical importance): सूतिश्राव की प्रकृति (या गुण) से अपसामान्य प्रासविक स्थिति (Abnormal puerperal state) के बारे में उपयोगी सूचना मिलती है। सूचना प्राप्त करने के लिए भगीय गद्दी (Vulval pads) की दैनिक जाँच करनी चाहिए।

- **गंध** (Odor)**:** यदि श्राव में दुर्गन्ध (Offensive) है तो इससे संक्रमण (Infection) की सूचना मिलती है। योनि (Vagina) के अंदर धारित डाट (Retained plug) या रूई के खण्ड (Cotton piece) को ध्यान में रखना चाहिए।
- **परिमाण** (Amount)**:** अल्प या अनुपस्थित से संक्रमण या लोकियोमेट्रा (Lochiometra=धारित सूतिश्राव से गर्भाशय का प्रसार) का संकेत मिलता है जबकि अतिसूतिश्राव से संक्रमण का संकेत मिलता है।
- **रंग** (Colour)**:** सामान्य सीमा से अधिक लाल रंग की निरंतरता से अल्प प्रत्यावर्तन (Sub-involution) या गर्भधारण के धारित खण्डों (Retained bits of conceptus) का संकेत मिलता है।

सामान्य शरीर-क्रियात्मक परिवर्तन (General Physiological Changes)

नब्ज या स्पंद (Pulse): सामान्य प्रसव के बाद कुछ घंटों के लिए स्पंद गति बढ़ने की संभावना होती है जो दूसरे दिन सामान्य हो जाती है। तथापि (However), स्पंद की गति प्रसवोत्तर पीड़ा या उद्वेग (After-pain or excitement) के साथ प्रायः बढ़ती है।

तापक्रम (Temperature): प्रथम 24 घंटे के अंदर शरीर का तापक्रम 37.2°C (99°F) से अधिक नहीं होना चाहिए। प्रसव (या जनन=Delivery) के बाद 0.5°F की अल्प प्रतिक्रियात्मक वृद्धि हो सकती है परन्तु 12 घंटे के अंदर तापक्रम सामान्य हो जाता है। तृतीय दिन स्तन की रक्त संकुलता (Breast engorgement=अतिपूरण) के कारण तापक्रम में अल्पवृद्धि हो सकती है जो 24 घंटे से अधिक नहीं रहता है। तथापि, जनन-मूत्रीय क्षेत्र में संक्रमण

(Genitourinary tract infection) को अलग रखना चाहिए यदि तापक्रम की वृद्धि होती है।

इजठरांत्रीय क्षेत्र (Gastrointestinal tract): प्रारंभिक प्रसूतावस्था में वर्धित प्यास (Increased thirst) प्रसव के दौरान द्रव की क्षति, सूतिश्राव (Lochia); मूत्रता (Diuresis) तथा स्वेदन (Perspiration) के कारण होती है। अल्प आंत्रीय आंशिक घात (Slight intestinal paresis) के कारण कब्ज (Constipation) हो सकता है।

भार की कमी (Weight loss): गर्भाशयी सामग्री के निष्कासन के फलस्वरूप भार की कमी के अतिरिक्त लगभग 2 kg की और अधिक कमी प्रसवावस्था के दौरान मूत्रता (Diuresis) के कारण मुख्यतः होती है।

द्रव की कमी (Fluid loss): प्रथम सप्ताह के दौरान न्यूनतम 2 लीटर (Litres) द्रव की कुल हानि (या क्षति) तथा अगले 5 सप्ताह में अतिरिक्त 1.5 लीटर द्रव की हानि होती है। परिमाण (Amount) की कमी गर्भावस्था के दौरान धारित मात्रा (Retained amount), प्रसव (Labor) के दौरान निर्जलीकरण (Dehydration) तथा जनन (Delivery) के दौरान रक्त की हानि पर निर्भर करता है।

रक्त का मूल्य (Blood values): शिशु के जनन के तत्काल बाद रक्त के आयतन में अल्प कमी होती है। यह कमी निर्जलीकरण और रक्त की क्षति के कारण होती है। रक्त का आयतन दूसरे सप्ताह तक अगर्भवती स्थिति में आ जाता है। हृदयी वहिर्वेश (Cardiac output) जनन के तत्काल बाद पूर्वप्रसव से लगभग 60% अधिक होता है परन्तु एक सप्ताह के अंदर क्रमिक रूप से सामान्य हो जाता है।

लोहिताणु आयतन और रक्त में लोहिताणु का आयतन (RBC value and hematocrit values) प्रथम सप्ताह के अंत तक अतिजल रक्तता (Hydremia) के लुप्त (Disappear) होने के बाद सामान्य हो जाता है। जनन के बाद वेताणु बहुलता (Leucocytosis) 30,000 प्रतिघन मिलीमीटर (per cu.mm.) तक हो जाती है जो संभवतः प्रसव (Labor) के दबाव की अनुक्रिया (Response) के कारण होती है। अपरा (Placenta) के पृथक्कारण के बाद बिम्बाणु (Platelet) की संख्या में कमी होती है परन्तु 4 और 10 दिन के बीच बिम्बाणु की संख्या में वृद्धि होती है। फाइब्रिनोजन (Fibrinogen) की वर्धित मात्रा प्रसवावस्था के द्वितीय सप्ताह तक रहती है जिसके कारण प्रसूतावस्था में ESR (Erythrocyte sedimentation rate=लोहिताणु तलछटन दर) का वर्धित स्तर गर्भावस्था के समान बना रहता है। प्रसवोत्तर (Postpartum) के 48 घंटे तक अतिस्कंदनीय स्थिति (Hypercoagulable state) बनी रहती है तथा प्रथम 4 दिन तक फाइब्रिन-अपक्षयी क्रियाशीलता (Fibrinolytic activity) वर्धित होती है।

आर्तव और अण्डोत्सर्ग (Menstruation and ovulation): प्रसव के बाद प्रथम आर्तवकाल (Menstrual period) के प्रारंभ में अति भिन्नता होती है जो स्तन्यश्राव (Lactation या दुग्धश्राव) पर निर्भर करता है। यदि स्त्री अपने शिशु को स्तनपान (Breastfeeding) नहीं कराती है तो प्रसव के 6 सप्ताह तक आर्तव (या मासिक श्राव) का प्रारंभ 40% स्त्रियों में तथा 12 सप्ताह तक 80% स्त्रियों में होता है।

स्तन अश्रावी माताओं (Non-lactating mothers) में 4 सप्ताह में तथा स्तनश्रावी माताओं (Lactating mothers) में प्रसव के बाद 10 सप्ताह में अण्डोत्सर्ग (Ovulation) हो सकता है। स्तन (या दुग्ध) श्रावी माता में अनार्तव और अण्डानुत्सर्ग की क्रियाविधि के सारांश में उपरोक्त उल्लेख किया गया है। जो महिला स्तन्यदान (Breastfeeding) करती है उनमें से 98% को प्रसव के बाद 6 महीने तक गर्भनिरोधक सुरक्षा मिलती है। इस प्रकार स्तन्यश्रवण गर्भनिरोध (Contraception) की एक प्राकृतिक विधि है। तथापि (However), लगभग एक-तिहाई (33%) में अण्डोत्सर्ग प्रथम आर्तवकाल (Menstrual period) के पहले हो सकता है तथा प्रसव के बाद रोगी के लिए आर्तव के पहले गर्भवती बनना संभव है। स्तन-अश्रावी माता को प्रसव के तीन (3) सप्ताह बाद तथा स्तन-श्रावी माता को प्रसव के 3 महीने बाद गर्भनिरोधक उपाय का उपयोग करना चाहिए।

दुग्ध (या स्तन्य) श्रवण (Lactation=लैक्टेशन)

प्रसव के बाद प्रथम दो दिन स्तन में और अधिक परिवर्तन नहीं होता है। स्तन से श्राव को नवदुग्ध (Colostrum) कहा जाता है जो गर्भावस्था के दौरान आरंभ होता है तथा इस अवधि के दौरान प्रचुर हो जाता है।

नवदुग्ध का संघटन या बनावट (Composition of the colostrum): यह गहरा पीला रक्तोदी (Serous) द्रव है जो प्रतिक्रिया में क्षारीय (Alkaline) होता है। इसका विशिष्ट घनत्व (Specific gravity) स्तन के दूध से अधिक होता है। इसमें प्रोटीन विटामिन A, सोडियम और क्लोराइड की अधिक मात्रा होती है तथा कार्बोहाइड्रेट, वसा और पोटेसियम की कम मात्रा (स्तन के दूध से) होती है। इसमें प्रतिरक्षी (Antibody) (IgA = Immunoglobulin A) होता है जो स्थानीयरूप से उत्पन्न होता है।

सूक्ष्मत (Microscopically): सूक्ष्मरूप से इसमें वसा की ग्लोबिका (Fat globules), नवदुग्ध की कणिका (Colostrum corpuscles) तथा गुच्छीय उपकला-कोशिका (Acinar epithelial cells) होते हैं। नवदुग्ध की कणिका एक वृहत् बहुकेन्द्रक श्वेताणु (Large polynuclear leukocyte) है जिसका

सारणी (Table) 13.1: नवदुग्ध तथा स्तन के दुध का प्रतिशत संघटन (Percentage composition of colostrums and breast milk)

	प्रोटीन (Protein)	वसा (Fat)	कार्बोहाइड्रेट (Carbohydrate)	जल (Water)
नवदुग्ध (Colostrum)	8.6	2.3	3.2	86
स्तन का दूध (Breast milk)	1.2	3.2	7.5	87

स्तन्यश्रावी माता में अनार्तव और अण्डानुत्सर्ग की क्रियाविधि की रूपरेखा

(Scheme of mechanism of amenorrhea and anovulation in lactating mothers)

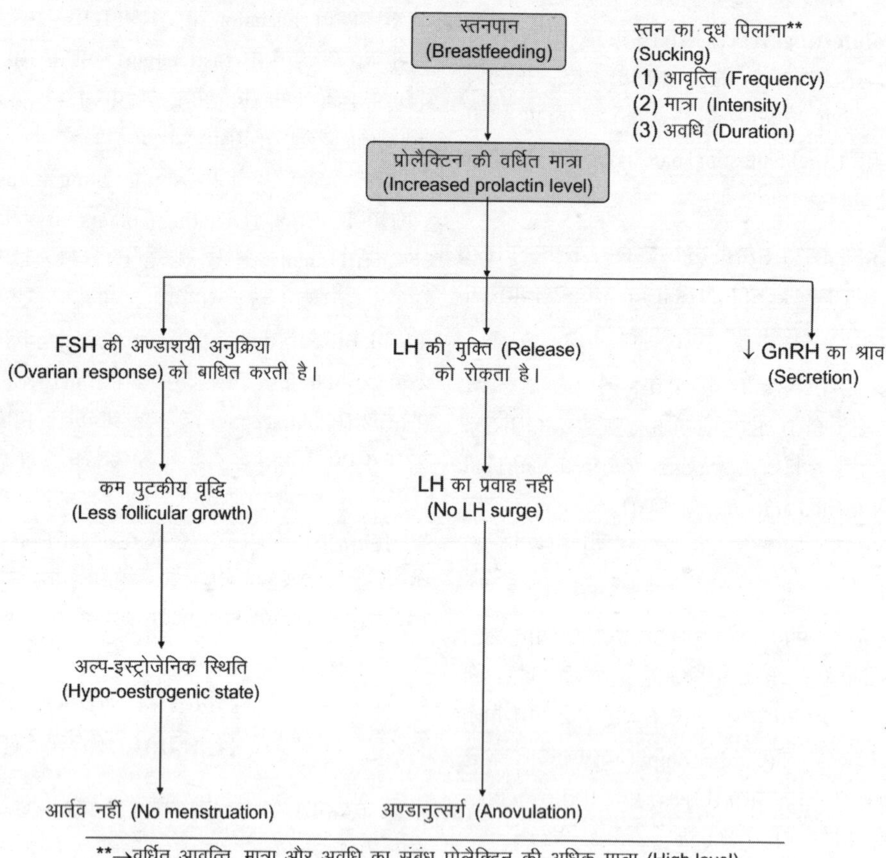

**→वर्धित आवृत्ति, मात्रा और अवधि का संबंध प्रोलैक्टिन की अधिक मात्रा (High level), दीर्घ अण्डाशयी दमन (Prolonged ovarian suppression) तथा दुग्धश्रवणी अनार्तव (Lactational amenorrhea) के साथ होता है।

FSH = Follicle stimulating hormone = पुटक उत्तेजक हार्मोन

LH = Luteinizing hormone = पीतिकाकरण हार्मोन

GnRH = Gonadotropin releasing hormone = गोनैडोट्रॉफिन मुक्तायन हार्मोन

आकार अण्डाकार (Oval) या गोल होता है जिसमें वसा की गोलिका होती है।

लाभ (Advantages): (1) नवजात शिशु (Newborn) को प्रतिरक्षी (Antibodies IgA, IgG, IgM) तथा आर्द्रकारक (Humoral factors, viz. lactoferrin = लैक्टोफेरीन) प्रतिरक्षात्मक संरक्षण (Immunological defence) प्रदान करते हैं। (2) वृहत वसा गोलिका के कारण शिशु पर मृदुविरेचक (या दस्तावर) क्रिया (Laxative action) होती है।

दुग्धश्रवण का क्रियाविज्ञान (Physiology of Lactation)

यद्यपि दुग्धश्रवण प्रसव (या जनन) के बाद आरंभ होता है, प्रभावी दुग्धश्रवण की तैयारी गर्भावस्था के दौरान आरंभ होता है। दुग्धश्रवण के क्रियात्मक आधार (Physiological basis) को चार चरणों (Stages) में विभाजित किया जाता है –

(i) स्तन की तैयारी (Preparation of breasts): दुग्धग्रन्थि का विकास (Mammogenesis)

(ii) स्तन की कूपिकाओं से संश्लेषण और श्राव (Synthesis and secretion from breast alveoli): दुग्ध-उत्पत्ति (Lactogenesis)

(iii) दुग्ध का उत्क्षेपण या निष्कासन (Ejection of milk): दुग्ध का गतिक्रम (Galactokinesis)

(iv) दुग्धश्रवण का अनुरक्षण (Maintenance of lactation): दुग्ध निर्माण (Galactopoiesis) दुग्धश्रवण के विभिन्न चरणों के संबंध में अंतःश्रावी (Endocrine) नियंत्रण का चित्रण चित्र 13.3 में किया गया है।

- **दुग्ध ग्रन्थि का विकास (मैमोजेनिसिस):** गर्भावस्था का संबंध दोनों-नलिकीय तथा पिण्डिका-कूपिकीय तंत्र (Ductal and lobulo-alveolar systems) की पर्याप्त वृद्धि के साथ होता है। गर्भावस्था के दौरान स्तन-ग्रन्थि (Mammary glands) की वृद्धि (Growth) के लिए एक अक्षत (Intact) तंत्रिका आपूर्ति (Nerve supply) की आवश्यकता नहीं होती है।

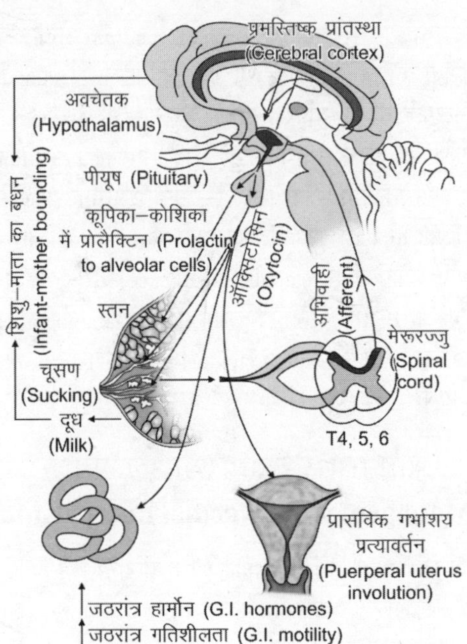

चित्र (Fig.) 13.3: दुग्धश्रवण प्रतिवर्त चाप तथा प्रोलैक्टिन और ऑक्सिटोसिन का कार्य (Lactation reflex arc and the role of prolactin and oxytocin)

- **दुग्ध की उत्पत्ति (लैक्टोजेनिसिस):** यद्यपि गर्भावस्था के दौरान कुछ श्रावी (Secretory) क्रियाशीलता का प्रमाण (Evident) (Colostrum–नवदुग्ध) होता है जो प्रसव के बाद त्वरित (Accelerate) होता है। दुग्धश्राव (Milk secretion) वास्तव में प्रसव के बाद तृतीय या चतुर्थ दिन आरंभ होता है। इस समय के आसपास स्तन अतिपूरित (Engorged), तना हुआ (Tense), कोमल (Tender) तथा हल्का गर्म हो जाता है। गर्भावस्था के दौरान प्रोलैक्टिन (Prolactin) की अधिक मात्रा होने के बावजूद दुग्धश्राव प्रसुप्त (In abeyance) होता है। गर्भावस्था में संभवतः जो स्टेरॉयड हार्मोन-इस्ट्रोजेन (Oestrogen) तथा प्रोजेस्टेरोन (Progesterone) रक्तपरिवहन (Circulating) में होते हैं वे प्रोलैक्टिन के लिए स्तन-ऊतकों (Tissues) को अनुक्रियाहीन (Unresponsive) बनाते हैं। प्रसव के बाद जब इस्ट्रोजेन और प्रोजेस्टेरोन का निष्कासन होता है तब पहले से पूर्ण विकसित स्तन में प्रोलैक्टिन अपनी दूग्धश्रावी क्रियाशीलता आरंभ करता है। प्रत्यक्ष या परोक्षरूप से वर्धन हार्मोन (GH=Growth hormone), थायरॉक्सिन (Thyroxine), ग्लूकोकॉर्टिकॉयड (Glucocorticoids) तथा इन्सुलिन (Insulin) द्वारा श्रावी क्रियाशीलता वर्धित होती है। दुग्धश्राव होने के लिए उपचर्या (Nursing) प्रयास की आवश्यकता नहीं होती है।
- **दुग्ध गतिक्रम (Galactokinesis गैलैक्टोकाइनीसिस):** स्तन से दुग्ध का श्राव न केवल शिशु द्वारा चूषण (Suction) पर निर्भर करता है बल्कि स्तनपान (Suckling) के दौरान संकुचनशील रचना-तंत्र (Contractile mechanism) पर भी निर्भर करता है जो कूपिका (Alveoli) से दूध को नलिका (Ducts) में लाता (या निचोड़ता=Express) है। **स्तनपान के दौरान एक सापेक्ष प्रतिवर्त क्रिया** (Conditioned reflex) की स्थापना होती है (देखें चित्र 13.3)। चूचुक (Nipple) तथा क्षेत्रिका (Areola) से उदीयमान जुटे प्रणोद (Ascending tackle impulses) वक्षीय संवेदी (Thoracic sensory) (4, 5 और 6) अभिवाही तंत्रिका-चाप (Afferent neural arc) के मार्ग से अवचेतक (Hypothalamus) का परा-निलयी तथा उपरि-नेत्र-केन्द्रक (Para-ventricular and supraoptic nuclei) तक गमन करता है तथा ऑक्सिटोसिन (Oxytocin) का संश्लेषण (Synthesise) करके पश्च पीयूष (Pituitary) तक वहन करता है (देखें चित्र 13.3)। पश्च पीयूष से जो ऑक्सिटोसिन मुक्त होता है, वह कूपिका (Alveoli) की पेशी-उपकला-कोशिका (Myoepithelial cells) तथा नलिका (Ducts) जिसमें दूध रहता है, में संकुचन (Contraction) उत्पन्न करता है। यह "दुग्ध उत्क्षेपण" (Milk ejection) या "दुग्ध अवतरण प्रतिवर्त क्रिया" ("Milk let down reflex") जिसके कारण दुग्धवाही नलिका की कलशिका (Ampulla of the lactiferous ducts) में दूध चला जाता है जहाँ से माता द्वारा दूध को निचोड़ा जाता है या शिशु द्वारा चूषण होता है। शिशु की उपस्थिति या शिशु के चिल्लाने से ही दूध का अवतरण प्रेरित (या उत्पन्न) होता है। चूषण के आरंभ पर माता द्वारा अनुभव किये गये दूध द्वारा स्तन (Breasts) में दबाव की वृद्धि के संवेदन (Sensation) को कर्षण (Draught) कहा जाता है। इसे ऑक्सिटोसिन की सुई (Injection) द्वारा भी उत्पन्न किया जा सकता है।

  दूग्ध उत्क्षेपण प्रतिवर्त क्रिया (Milk ejection reflex) कुछ कारकों जैसे–पीड़ा (Pain), स्तन का अतिपूरण (Breast engorgement) या प्रतिकूल मानसिक स्थिति (Adverse psyhic condition), द्वारा बाधित होती है। दुग्धश्राव के प्रारंभ के बाद कुछ दिनों के लिए उत्क्षेपण प्रतिवर्त क्रिया अपर्याप्त (या न्यून=Deficient) हो सकती है जिसके कारण स्तन का अतिपूरण होता है।
- **दुग्धनिर्माण (Galactopoiesis गैलैक्टोपोइएसिस):** प्रोलैक्टिन एकमात्र सर्वाधिक महत्त्वपूर्ण दुग्धनिर्माणी हार्मोन (Galactopoietic hormone) है। प्रभावी और निरंतर दुग्धश्रवण (Lactation) के अनुरक्षण (Maintenance) के लिए दुग्धपान कराना (Suckling) अनिवार्य होता है। यह न केवल ग्रन्थि (स्तन) से दूध के निष्कासन के लिए अनिवार्य होता है बल्कि यह प्रोलैक्टिन की मुक्ति का कारण भी बनता है। श्रवण (या श्राव=Secretion) एक निरंतर प्रक्रिया है जब तक कि संकुलन (Congestion) या सांवेगिक बाधा (Emotional disturbances) द्वारा अवरूद्ध नहीं होता है। दुग्ध-दबाव से निर्माण की गति में कमी आती है और अतः नियतकालिक स्तनपान (Periodic breastfeeding) कराना आवश्यक होता है जिससे कि दुग्ध-दबाव कम हो सके तथा श्रवण की निरंतरता बनी रह सके।
- **दूध का उत्पादन (Milk production):** स्वस्थ माता लगभग 500 कैलोरी दैनिक के साथ अपने शिशु को स्तनपान कराने के लिए एक दिन में लगभग 500–800 ml दूध का उत्पादन करती है। इसके लिए माता की क्षतिपूर्ति के लिए आहार (Diet) से माता के शरीर-भण्डार से दैनिक 600 कैलोरी (Cal.) की आवश्यकता होगी। दुग्धश्रवण की अवधि में किसी पोषणात्मक कमी की पूर्ति के लिए गर्भावस्था के दौरान 5 kg वसा (Fat) का एक भण्डार अनिवार्य होता है। लौह (Iron) और कैल्सियम (Calcium) को छोड़कर लगभग सभी अन्य पोषक तत्व एक संतुलित आहार से प्राप्त हो जाते हैं। देखें अध्याय 10 की सारणी 10.2।

दुग्धश्रवण का उत्तेजन (Stimulation of Lactation)

स्तनपान कराने के लाभ के संबंध में माता प्रेरित होती है। शिशु को कोई पूर्व दुग्धीय आहार (Prelacteal feeds) जैसे–मधु (Honey), जल (Water) नहीं दिया जाता है। प्रसव के बाद निम्नलिखित सोपान (Steps) होते हैं – (1) जन्म के प्रथम दिन से 2–3 घंटे के अंतर पर शिशु को स्तन पर ले जाया जाता है। (2) प्रचुर द्रव पीना तथा (3) स्तन के अतिपूरण (Breast engorgement) से बचना। प्रारंभ में $\frac{1}{2}$ या 1 घंटे के अंतर पर केवल स्तनपान सही अवस्थिति (Correct position) में कराने को प्रोत्साहित किया जाता है। देखें चित्र 13.4।

अपर्याप्त दुग्ध उत्पादन (Inadequate Milk Production)

इसे दुग्धश्रवण की विफलता कहते हैं। यह अप्रायिक स्तनपान (Infrequent suckling) कराने के कारण या प्रोलैक्टिन के दमन [अर्गाट निर्मिति (Ergot preparation)] पिरिडॉक्सीन (Pyridoxine), मूत्रता (Diuretics) या धारित अपरा-अंश (Retained placental bits) के कारण होता है। लघु अंतर (2–3 घंटे) पर असीमित स्तनपान कराना इसमें उपयोगी होता है।

दुग्ध उत्पादन में सुधार के लिए औषधि (Drugs to improve milk production) [दुग्धवर्धक (Galactogogues)]: मेटोक्लोप्रमाइड (Metoclopramide) 10 mg दैनिक तीन बार देने से प्रोलैक्टिन की मात्रा में वृद्धि होने के कारण दूध का आयतन में 60–100% तक वृद्धि होती है। सल्पुराइड (Sulpuride) [डोपामीन का प्रतिरोधी (Dopamine antagonist)] भी प्रभावी पाया गया है। अंतःनासिकीय (Intranasal) ऑक्सिटोसिन (Oxytocin) से पेशी-उपकला कोशिका (Myoepithelial cells) संकुचित होती है। जिसके कारण दूध बाहर निकलता है।

दुग्धश्रवण का निग्रह या रोक (Lactation suppression): ब्रोमोक्रिप्टिन (Bromocriptine) एक डोपामिन समर्थक (Dopamine agonist) है जो प्रोलैक्टिन को बाधित करता है। इसके 2.5 mg की एक गोली दैनिक 10–14 दिन तक (सावधानी के साथ) लेने से दुग्धश्रवण का निग्रह होता है। इसके पार्श्व प्रभाव (Side-effects) हैं – निम्नरक्तचाप (Hypotension), स्तन का प्रतिक्षेपण अतिपूरण (Rebound breast engorgement), श्राव (Secretion), हृष्दपेशी का रोधगलन (Myocardial infarction) तथा प्रासविक आघात (Puerperal stroke)। प्रासविक स्तन-अतिपूरण (Puerperal breast engorgement) यद्यपि पीड़ादायी होता है, वह कभी घातक (Fatal) नहीं होता है।

- दुग्धश्राव के स्थापन के बाद जब इसका निग्रह करना है तो यांत्रिक (Mechanical) विधि का उपयोग किया जा सकता है। (1) रोगी को स्तनपान कराना रोक देना चाहिए। (2) उसे स्तन से दूध को निचोड़ना या बाहर निकालना नहीं चाहिए। (3) स्तन पर एक सख्त दबाव की पट्टी (Bandage) 2–3 दिन तक लगानी चाहिए। (4) स्तन-अतिपूरण की पीड़ा को कम करने के लिए ऐस्पिरिन (Aspirin) युक्त पीड़ाहर गोली (Analgesic tablet) देनी चाहिए तथा प्लावी हिमपुंज (Icepack) लगाना चाहिए।

दुग्धश्रवण का निग्रह (Suppression of lactation) आवश्यक हो जाता है जब मृतशिशु का जन्म हुआ है या नवप्रसवकाल (Neonatal period) में शिशु की मृत्यु होती है या स्तनपान कराना (Breastfeeding) निषिद्ध (Contraindicated) होता है। कालपूर्व शिशु (Premature infant) के लिए स्तन का दूध अनेक प्रकार से [जैसे – मनोवैज्ञानिक (Psychological), पोषणात्मक (Nutritional) तथा प्रतिरक्षात्मक (Immunological)] लाभदायक होता है। चयापचयी विघ्न (Metabolic disturbance) जैसे–नाइट्रोजन रक्तता (Azotemia), अतिऐमीनोअम्ल रक्तता (Hyper-aminoacidemia) तथा चयापचयी अम्लरक्तता (Metabolic acidosis) अन्य शिशु-आहार (Formula) की तुलना में स्तन के दूध में कम होती है।

सामान्य प्रसूतावस्था का प्रबंध (Management of Normal Puerperium)

प्रबंध के मूलभूत सिद्धान्त (Principles) निम्नलिखित हैं–

(1) माता की स्वास्थ्य स्थिति को पुनःस्थापित (Restore) करने के लिए पूर्ण ध्यान देना
(2) संक्रमण को रोकना (To prevent infection)
(3) स्तन की देखभाल करना (To take care of the breast) जिसमें दुग्धश्रवण का प्रोत्साहन तथा शिशु की उपचर्या (Nursing) को भी शामिल किया जाता है।
(4) माता को गर्भनिरोध (Contraception) के लिए प्रेरित (Motivate) करना।

तत्काल अवधान (Immediate attention): प्रसव के तत्काल बाद रोगी को प्रसव के चतुर्थ सोपान के प्रबंध के अनुसार ध्यानपूर्वक अवलोकन करना चाहिए। उसे उसकी पसंद का पेय पदार्थ या कुछ खाने के लिए दिया जा सकता है यदि वह क्षुधित (Hungry=भूखी) है।

विश्राम और गतिशीलता (Rest and ambulance): रोगी के प्रसव के बाद विश्राम के लिए एक समरूप विशिष्ट अवधि का वर्गीकरण करना वास्तव में कठिन होता है। विश्राम के पर्याप्त समय के बाद रोगी नूतन (Fresh ताजा) हो जाती है तथा शिशु को स्तनपान करा सकती है या शौचालय (Toilet) जाने के लिए शैय्या से उतरकर गतिशील हो सकती है। प्रारंभिक गतिशीलता (Early ambulance) को प्रोत्साहित करना चाहिए जिसके अनेक लाभ हैं – (a) स्वस्थता (Well-being) का बोध होना, (b) मूत्राशय की जटिलता (Bladder complications) तथा कब्ज (Constipation) में कमी आती है। (c) गर्भाशयी निकास (Uterine drainage) सुगम होता है तथा गर्भाशय के प्रत्यावर्तन (Involution) में शीघ्रता आती है। (d) प्रासविक शिरीय घनास्त्रता तथा वाहिकारोध (Puerperal venous thrombosis and embolism) में कमी होती है।

चिकित्सालय प्रवास (Hospital stay): चिकित्सालय से निर्धारित समय से पूर्व मुक्ति (Early release) एक लगभग सर्वव्यापी कार्यप्रणाली (Universal procedure) है। यदि घर पर प्रशिक्षित स्वास्थ्य निरीक्षक (Health visitors) की सेवा उपलब्ध है तो प्रारंभिक (Early) मुक्ति में कोई हानि (Harm) नहीं है। अधिकतर व्यस्त चिकित्सालयों में रोगी को 24–48 घंटे के अंदर मुक्त कर दिया जाता है तथा जिनमें मूलाधारी टाँका (Perineal stiches) लगाया गया है उनको 3–5 दिन में छोड़ दिया जाता है।

आहार (Diet): रोगी को उसकी पसंद का सामान्य आहार देना चाहिए। यदि रोगी का स्तन्यश्राव (Lactate) हो रहा है तो उसे अधिक कैलोरी, पर्याप्त प्रोटीन, प्रचुर द्रव, खनिज तथा विटामिन देना है (अध्याय 10 की सारणी 10.2)। तथापि स्तन-अश्रावी माता को अगर्भवती (Non-pregnant) महिला के समान आहार देना पर्याप्त होता है।

मूत्राशय का अवधान (Care of the bladder): प्रसव के बाद यथा शीघ्र सुविधा के अनुसार रोगी को मूत्र-त्याग करने के लिए प्रोत्साहित किया जाता है। कभी-कभी रोगी मूत्र-त्याग करने में विफल होती है जिसके कारण हैं – (1) अनभ्यस्त अवस्थिति (Unaccustomed position) तथा (2) प्रतिवर्त पीड़ा (Reflex pain) जो मूलधारी क्षति (Perineal injuries) से होती है। यदि रोगी अभी भी मूत्रत्याग करने में विफल होती है तो नालशलाका (Catheter या मूत्रनलिका) का उपयोग किया जाता है। यदि मूत्राशय में 60 ml से अधिक शेष मूत्र होने का प्रमाण मिलता है तो वैसी स्थिति में भी नाल-शलाका का उपयोग होता है। निरंतर मूत्र-निकास तब तक होता है जब तक कि मूत्राशय तान (Tone) का पुनःअर्जन (Regain) नहीं हो जाता। मूत्राशय का अवधान (या देखभाल) का मूलभूत सिद्धान्त है – मूत्र के निकास को सुनिश्चित करना जिससे कि संक्रमण (Infection) तथा मूत्राशय शोथ (Cystitis) से बचा जा सके।

आंत्र का अवधान (Care of the bowel): प्रारंभिक गतिशीलता (Early ambulation) तथा आहारी अंतर्ग्रहण की उदारता के कारण कब्ज (Constipation) की समस्या कम होती है। पर्याप्त रूक्षांश (Roughage) युक्त आहार और प्रचुर द्रव से आंत्र गतिशील होती है। यदि आवश्यक है तो इसबगोल की भूसी (Isapgol husk=Igol) दो चमच सोने के समय पर दी जा सकती है।

निद्रा (Sleep): रोगी को शारीरिक और मानसिक विश्राम (Rest) की आवश्यकता होती है। अतः चिंता और अनावश्यक थकान (Gatigue) से रोगी की रक्षा करनी चाहिए। शारीरिक और सांवेगिक (Emotional) समर्थन से निद्रा को सुनिश्चित करना चाहिए। यदि कोई असुविधा (या कष्ट) जैसे–प्रसवोत्तर पीड़ा (After-pains) या पीड़दायी अर्श या बवासीर (Painful piles) या अतिपूरित स्तन (Engorged breasts), होती है तो पीड़ाहर औषधि (Analgesics) [जैसे–आइबुप्रोफेन (Ibuprofen)] दी जाती है।

भग और योनि-उच्छेदन घाव की देखभाल (Care of the vulva and episiotomy wound): प्रसव के कुछ देर बाद भग (Vulva) और नितम्ब (Buttocks) को साबुन के जल से नीचे मलद्वार (Anus) तक धोया जाता है तथा उस पर एक रोगाणु रहित गद्दी (Sterile pad) लगायी जाती है। रोगी को भगीय क्षेत्र की वैयक्तिक सफाई पर ध्यान देना चाहिए। प्रत्येक मूत्रोत्सर्जन (Micturition) तथा मलोत्सर्जन (Defecation) के बाद या एक दिन में दो बार स्पिरिट और पूतिरोधी चूर्ण (Antiseptic powder) के साथ मूलाधारी घाव (Perineal wound) की मरहम-पट्टी (Dressing) करनी चाहिए। परिचारिका (Nurse) को मरहम-पट्टी (ड्रेसिंग) करते समय रोगाणु रहित दस्ताना (Sterilized gloves) पहन लेनी चाहिए। स्तन्यदा माता (Nursing mother) की पीड़ा को कम करने के लिए आइबुप्रोफेन (Ibuprofen) विश्वसनीय (Safe) होता है।

स्तन की परिचर्या (Care of the breasts): प्रत्येक स्तनपान (Feeding) के पहले चूचुक (Nipple) के जीवाणुरहित जल से धोना चाहिए। स्तनपान कराने के बाद चूचुक को धोकर शुष्क रखना चाहिए। उपचर्या अंगिया (Nursing brassiere) सुखद सहारा (Comfortable support) देता है।

चूचुक-व्रणता (Nipple soarness) से बचने के लिए दीर्घकाल तक स्तनपान कराने की अपेक्षा अल्पकाल तक बारम्बार कराना चाहिए तथा चूचुक को स्वच्छ तथा शुष्क रखना चाहिए। इसका अन्य कारण कैन्डिडा का संक्रमण (Candida infection, कैन्डिडा एक फंगस है) हो सकता है। चूचुक संशय (Nipple confusion) एक स्थिति हैं जिसमें शिशु कृत्रिम (Artificial) चूचुक को स्वीकार (पीना) करता है परन्तु माता के चूचुक को अस्वीकार करता है। इससे बचने के लिए माता के चूचुक को अधिक वर्धनीय (Protractile) बनाना चाहिए तथा शिशु को कोई पूरक द्रव (पीने के लिए) नहीं देना चाहिए।

मातृक-शिशुबंधन (Maternal-infant bonding) (Rooming-in): शिशु के जन्म के बाद प्रथम कुछ क्षणों से आरंभ होता है। इसका प्रदर्शन शिशु के लिए आसक्ति (Fonding), चुम्बन (Kissing), आलिंगन (Cuddling) तथा कुतूहलता (Gazing) द्वारा होता है। शिशु को माता की शैय्या पर या उसके निकट खटोले (Cot) पर रखना चाहिए। यह खटोला न केवल माता और शिशु के बीच संबंध को स्थापित करता है बल्कि माता अपने शिशु की परिचर्या (Care) की कला से भी परिचित होती है जिससे कि घर में शिशु स्नेही पहल (Baby-friendly hospital Initiative) (देखें अध्याय 30) से माता-शिशु बंधन तथा माता और स्तनपान के साथ शिशु का अवसर (Rooming) को प्रोत्साहन मिलता है।

अपूतिता तथा पूतिरोधी (Asepsis and antiseptics): अपूतिता का अनुरक्षण करना चाहिए विशेषकर प्रसूतावस्था के प्रथम सप्ताह में। स्थानिक पूतिरोधी (Local antiseptics) का प्रचुर उपयोग, मूलाधारी घाव (Perineal wound) की मरहम-पट्टी (Dressing) के दौरान अपूतिक (Aseptic) उपाय, स्वच्छ पलंगपोश (Bed linen) और वस्त्र का उपयोग करना सकारात्मक कदम होते हैं।

प्रतिरक्षण (Immunisation): (i) अप्रतिरक्षित (Unimmunized) Rh-ऋणात्मक (Negative) माता को जिसका शिशु Rh-धनात्मक (Positive) है, D-गामा ग्लोबुलिन रोधी (Anti-D-Gamma globulin) का अंतर्ग्रहण कराया जाता है (विस्तृत वर्णन के लिए देखें अध्याय 22), (ii) जो स्त्रीरूबेला (Rubella=खसरे) के लिए सुग्राही (Susceptible) होती है उसे सुरक्षित रूप से जीवित तनुरूबेला विषाणु (Live attenuated rubella virus) का टीका (Vaccine) दिया जा सकता है। टीका देने के बाद न्यूनतम दो महीने तक गर्भ-धारण का विलम्बन अनिवार्यतः होता है। (iii) यदि गर्भावस्था के दौरान टिटेनस जीवविषाभ (Tetanus toxoid) नहीं दिया गया है तो चिकित्सालय से मुक्त करते समय इसका टीका (ATS) दिया जाता है।

अस्वस्थता का प्रबंध (Management of Ailments)

- **पीड़ा के बाद (After pain):** यह अप्रायिक (Infrequent) ऐंठन युक्त (Spasmodic) पीड़ा है जिसका अनुभव निचले उदर (Abdomen) में प्रसव के बाद 2–4 दिन तक किया जाता है। रक्त स्कंद (Blood clots) या अपरा-कला के खण्डों (Bits of after-biths) की उपस्थिति से उनको बाहर निकालने के प्रयास में गर्भाशय का अतितानात्मक संकुचन

(Hypertonic contractions) होता है। इसका सामना सामान्यतः प्रथम प्रसूता स्त्री (Primipara) को होता है। यह पीड़ा शक्तिशाली गर्भाशयी संकुचन के कारण भी हो सकती है, विशेषकर बहुप्रसूता स्त्री (Multipara) में। पीड़ा की क्रियाविधि (Mechanism) स्थानिक-अरक्तता (Ischemia) द्वारा उत्पन्न हृदशूल की पीड़ा (Cardiac anginal pain) के समान होती है। ये दोनों प्रकार स्तनपान के दौरान उत्तेजित होते हैं। इसके उपचार में स्कंद का निष्कासन, गर्भाशय की मालिश करना, पीड़ाहर औषधि (जैसे–Ibuprogen=आइबुप्रोफेन) तथा ऐंठन-रोधी औषधि (Antispasmodics) को शामिल किया जाता है।

- **मूलाधार पर पीड़ा (Pain on perineum)**: पीड़ा से राहत में पीड़ाहर औषधि (Analgesic) जब दी जाती है तब मूलाधार की जाँच करना कभी नहीं भूलना चाहिए। इस प्रकार भग-योनिक रक्तस्कंदशोथ (Vulvo-vaginal haematoma) का प्रारंभ में ही पता लगाया जा सकता है। सिट्ज स्नान (Sitz baths) (उष्ण या शीतल) से भी पीड़ा में अतिरिक्त राहत मिलती है।
- **रक्तक्षीणता में सुधार (Correction of anemia)**: उष्ण कटिबंधी क्षेत्रों (Tropics) की अधिकतर स्त्रियाँ प्रसव के बाद रक्तक्षीण (Anemic) स्थिति में होती है। न्यूनतम 4–6 सप्ताह तक पूरक लौह चिकित्सा (Iron therapy) करनी चाहिए जिसके लिए दैनिक 200 mg फेरस सल्फेट (Ferrous sulphate) देना चाहिए।
- उच्च रक्तचाप (Hypertension) का उपचार तब तक करना चाहिए जब तक कि रक्तचाप सामान्य (Normal) नहीं हो जाता।

मानचित्र (या चार्ट) का अनुरक्षण करना (To maintain a chart): एक प्रगति (Progress) मानचित्र (देखें चित्र 13.4) का अनुरक्षण करना है जिसमें निम्न का उल्लेख किया जाता है – (1) नब्ज या स्पंद (Pulse), श्वसन (Respiration) तथा तापक्रम (Temp) जिसे दैनिक दो बार (न्यूनतम) अंकित किया जाता है। (2) एक निश्चित समय पर दैनिक एक बार जघन–संधानक (Symphysis pubis) के ऊपर बुध्नीय ऊँचाई (Fundal height) का मापन जिसके पहले मूत्राशय (Bladder) को रिक्त किया जाता है तथा अधिमानतः (Preferably) आंत्र (Bowel) को भी। (3) सूतिश्राव (Lochia)

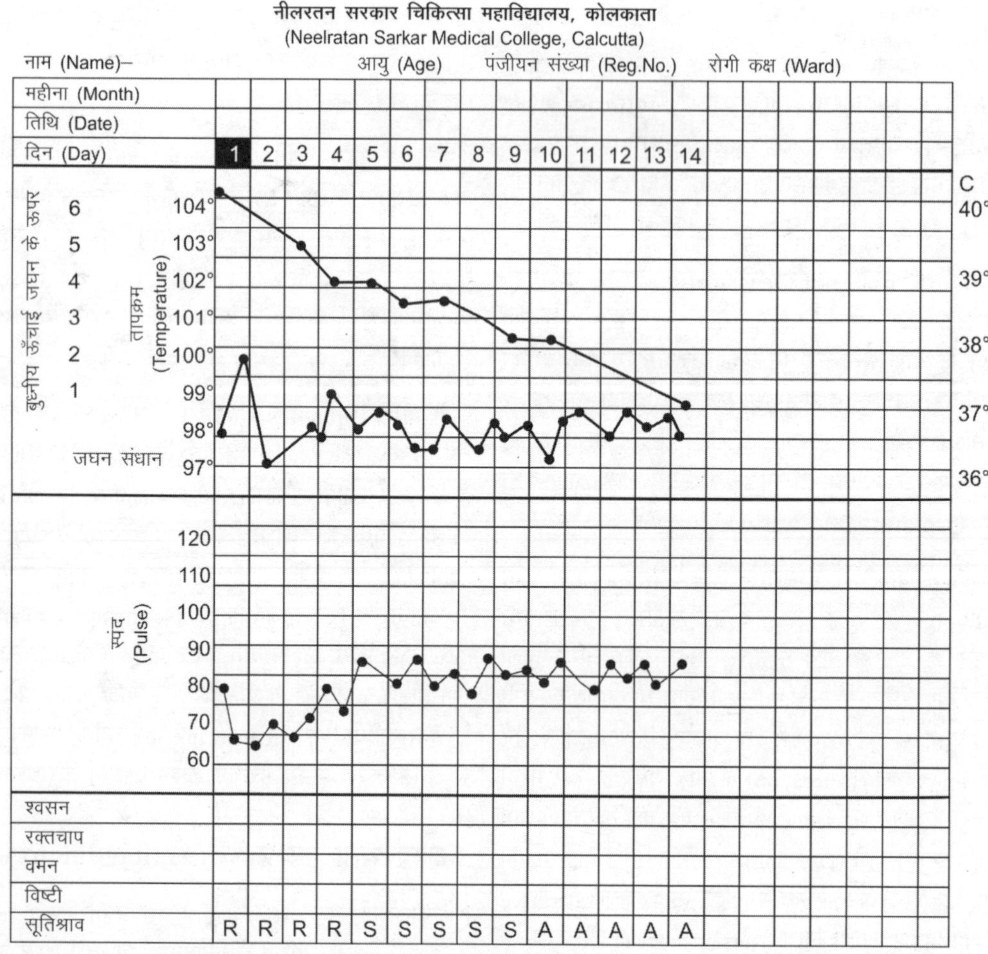

चित्र (Fig.) 13.4: प्रसवावस्था में महत्त्वपूर्ण लाक्षणिक (या नैदानिक) घटनाओं का उल्लेख करने के लिए एक संयुक्त मानचित्र (Composite chart to note the important clinical events in the puerperium)

की प्रकृति या गुण (Character) (4) मूत्र–त्याग (Urination) तथा आंत्र की गतिशीलता (Bowel movement).

प्रसवोत्तर व्यायाम (Post-partum exercise): प्रसवोत्तर व्यायाम के उद्देश्य निम्नलिखित हैं – (1) पेशी-तान (Muscle tone) में सुधार करना जो गर्भावस्था और प्रसव के दौरान तानित (Stretched) हो गया है विशेषकर उदरीय और मूलाधारी पेशियाँ (Abdominal and perineal muscles) (2) जब रोगी पलंग (या शैय्या=Bed) से उठकर खडी होती है तो उसको सही आसन (Posture) को अर्जित करने के लिए शिक्षा देना जिसमें दैनिक क्रियाशीलन में सामान उठाने और कार्य करने का अंगविन्यास (Postures) भी शामिल है।

व्यायाम द्वारा अर्जित लाभ (Advantages) निम्नलिखित हैं –

(i) धमनीय रक्तपरिवहन (Arterial circulation) के प्रोत्साहन द्वारा प्रासविक शिरीय घनास्त्रता (Venous thrombosis) का खतरा कम होता है तथा शिरीय अवरोध (Venous statis) का निवारण होता है।

(ii) पृष्ठ-दर्द (Backache) का निवारण (Prevent) होता है।

(iii) जननांगी स्थानभ्रंश और मूत्र का दबाव असंयम का निषेध होता है। (To prevent genital prolapse and stress incontinence of urine)

क्रियाविधि (Procedures): (1) प्रारंभ में स्त्री (प्रसूता) को श्वसन (Breaching) व्यायाम तथा शैय्या पर लेटे पैर की गति के बारे में शिक्षा दी जाती है। (2) क्रमिक रूप से उसे उदरीय और मूलाधारी पेशियों का तान बढ़ाने (Tone up) के लिए तथा आसनी दोष (Postural defects) को दूर करने के लिए शिक्षण दिया जाता है। यदि भौतिक-चिकित्सक (Physiotherapist) उपलब्ध है तो इसका शिक्षण वही देता है तथा इसका कार्यान्वयन रोगी के उपयुक्त (Fit या स्वस्थ) होने के तत्काल बाद होता है। यह व्यायाम–न्यूनतम तीन (3) महीने तक करना चाहिए। सामान्य व्यायाम (Common exercises) के जो सुझाव दिये जाते हैं, वे हैं – (a) श्रोणीय तल पेशियों का तान बढ़ाना (To tone up the pelvic floor muscles): मल-त्याग या मूत्र त्याग की क्रिया को रोकने के समान श्रोणीय पेशियों का संकुचन करने के लिए और उसके बाद शिथिल करने के लिए रोगी को कहा जाता है। इस प्रक्रिया को प्रत्येक दिन यथा-संभव बारम्बार दोहराया जाता है। (b) उदरीय पेशियों का तान बढ़ाना (To tone up the abdominal muscles): रोगी को शैय्या पर पाद (Feet) को समतल (Flat) तथा झुके हुये जानु (Knees bent) के साथ पृष्ठीय स्थिति (Dorsal position) में लेटने के लिए कहा जाता है। उदरीय पेशियों को एकान्तर रूप से (Alternately) संकुचित तथा शिथिलन किया जाता है तथा इस क्रिया को एक दिन में अनेक बार दोहराने के लिए कहा जाता है। (c) पृष्ठीय पेशियों का तान बढ़ाना (To tone up the back muscles): रोगी की बाहु (Arms) को उसके किनारे पर रखकर चेहरे (Face) पर लेटने के लिए रोगी को कहा जाता है। सिर (Head) और स्कंध (Shoulders) को धीरे-धीरे ऊपर और नीचे की ओर गतिमान करने (Moving up and down) के लिए कहा जाता है। इस क्रिया को प्रत्येक दिन 3–4 बार करने तथा इस संख्या को क्रमशः बढ़ाने के लिए कहा जाता है।

शारीरिक क्रियाशीलता (Physical activity) का आरंभ बिना किसी विलम्ब के करना चाहिए। 6 सप्ताह बाद यौन संबंध (Sexual activity) आरंभ किया जा सकता है जब मूलाधार (Perineum) सुखद (Comfortable) हो जाता है तथा रक्तस्राव (Bleeding) होना बंद हो जाता है। कुछ स्त्रियों में गर्भावस्था के दौरान प्रतिरक्षित दमन (Immune suppression) के प्रतिक्षेपी (Rebound) प्रभाव के कारण कुछ स्वप्रतिरक्षित व्यतिक्रम (Autoimmune disorders) की प्रदाही अनुक्रिया (Flaring response) हो सकती है।

मुक्ति के समय परीक्षण और सलाह (Check-up and advice on discharge): चिकित्सालय से रोगी (प्रसवी) को मुक्त करने के पहले माता और शिशु की सम्पूर्ण जाँच करना आवश्यक होता है। मुक्ति के प्रमाण-पत्र में माता और शिशु के बारे में सभी प्रकार की महत्त्वपूर्ण सूचना होनी चाहिए।

सलाह (Advices) में निम्नलिखित को शामिल किया जाता है–

(1) प्रसवी के सामान्य स्वास्थ्य के सुधार के लिए उपाय (Measures) तथा पूरक लौह चिकित्सा (Supplementary iron therapy) की निरंतरता (Continuance)

(2) दैनिक गतिविधि (Daily activities) की क्रमिक वापसी के लिए क्रियाविधि (Procedures)

(3) प्रसवोत्तर व्यायाम (Postnatal exercises)

(4) स्तनपान तथा नवजात शिशु की परिचर्या (Breastfeeding and care of the newborn)

(5) 4–6 सप्ताह तक यौन संबंध का परहेज (Avoidance of sexual intercourse) जब तक कि विदारण (Lacerations) या योनि-उच्छेदन (Episiotomy) का घाव पूर्ण रूप से ठीक नहीं हो जाता है।

(6) परिवार कल्याण पर सलाह और मार्गदर्शन (Family welfare advice and guidance): दुग्ध-अश्रावी (Non-lactating) महिलाओं को प्रसव के 3 सप्ताह बाद तथा दुग्धश्रावी (Lactating) महिलाओं को प्रसव के 3 महीने बाद गर्भनिरोधक उपायों (Contraceptive measures) का आरंभ करना चाहिए।

(7) प्रसव की 6 सप्ताह बाद जाँच करानी चाहिए।

गर्भनिरोध की विधि (Method of contraception) स्तनपान कराने की स्थिति (Breastfeeding status), स्वास्थ्य की स्थिति तथा बच्चों की संख्या पर निर्भर करती है। (देखें अध्याय 35)। प्राकृतिक (Natural) विधियों का उपयोग तब तक नहीं किया जा सकता है जब तक कि आर्तव चक्र (Menstrual cycle) नियमित नहीं हो जाता। केवल स्तनपान कराने से 6 महीने तक 98% स्त्रियों को गर्भनिरोधक सुरक्षा मिलती है। अवरोधक (Barrier) विधियों (देखें अध्याय 35) का उपयोग किया जा सकता है। स्टेरॉयडी गर्भनिरोध (Steroidal contraceptions): संयुक्त निर्मिति (Combined preparations) दुग्ध-अश्रावी (Non-lactating) स्त्रियों को प्रसव के तीन सप्ताह बाद आरंभ करना चाहिए। दुग्धश्रावी स्त्रियों (Lactating women) में इसके उपयोग से इसके दमनात्मक (Suppressive) प्रभाव के कारण बचना चाहिए (देखें अध्याय 35)। प्रोजेस्टिन की गोली (Progestin only pill) इनके लिए उत्तम चयन (Choice) है। अन्य प्रोजेस्टिन [जैसे – DMPA = Depo-medoxy progesterone acetate)], लेवोनॉरजेस्ट्रील के रोपन (Levonorgestrel implants) का उपयोग किया जा सकता है। IUDs (Intrauterine devices) भी एक संतोषप्रद विधि है चाहे स्तनपान की स्थिति है या नहीं। बंध्याकरण (Sterilisation) (Puerperal=प्रासविक) उन महिलाओं के लिए उपयुक्त होता है जिनका परिवार पूर्ण हो गया है।

प्रसवोत्तर परिचर्या (Postnatal Care)

प्रसवोत्तर परिचर्या में माता और शिशु की क्रमबद्ध (Systematic) जाँच तथा प्रसवोत्तर काल में माता को दी गयी उचित सलाह को शामिल किया जाता है। प्रथम प्रसवोत्तर जाँच की जाती है तथा चिकित्सालय से रोगी को मुक्त करते समय सलाह दी जाती है। इसकी चर्चा की जा चुकी है। द्वितीय दिनचर्या (Second routine) प्रसवोत्तर परिचर्या का संचालन प्रसव के बाद छठे सप्ताह के अंत में किया जाता है।

उद्देश्य और लक्ष्य (Aims and Objectives)

(1) दोष (या त्रुटि=Defect) के सुधार के लिए माता की स्वास्थ्य स्थिति तथा संस्थान की प्रभावी चिकित्सा का मूल्यांकन करना, यदि कोई दोष जैसे– चिकित्सा व्यतिक्रम (Medical disorder): मधुमेह (Diabetes), उच्च रक्तचाप (Hypertension) का पुनःमूल्यांकन करना चाहिए।

(2) प्रासविक विरासत (Obstetric legacy) से उत्पन्न किसी स्त्री रोगात्मक स्थिति (Gynecological condition) का प्रारंभ में पता लगाना तथा उपचार करना।

(3) शिशु के विकास को लिखना तथा आहार की समस्या (Feeding problem) यदि कोई है तो उसका समाधान करना तथा किसी निवारक उपाय (Preventive measures) को अपनाने के लिए सूत्रीकरण (Formulate) करना।

(4) शिशु के लिए प्रतिरक्षण कार्यक्रम (Immunisation schedule) के बारे में माता को सूचित करना (देखें अध्याय 34)

(5) परिवार कल्याण मार्गदर्शन (Family welfare guidance) देना जिसका उल्लेख अध्याय 13 में किया गया है।

क्रियाविधि (Procedure)

- माता की जाँच (Examination of the mother)
- माता को सलाह देना (Advice given to the mother)
- शिशु की जाँच और सलाह (Examination of the baby and advice)

माता की जाँच (Examination of the Mother)

(i) दिनचर्या जाँच (Routine examination) में शरीर का भार पीलापन (Pallor), रक्तचाप, उदरीय पेशियों का तान (Tone of the abdominal muscles) तथा स्तन (Breasts) की जाँच को शामिल किया जाता है।

(ii) श्रोणीय (Pelvic) जाँच तभी होती है जब इसका संकेत मिलता है। इसमें निम्नलिखित का निष्पादन होता है: अपशल्की कोशिकीय (Exfoliative cytological) जाँच के लिए गर्भाशय-ग्रीवा का स्नेहक (Cervical smear) लिया जाता है यदि पहले इसकी जाँच नहीं हुई है। इच्छानुसार अंतःगर्भाशयी गर्भनिरोधक साधन का अन्तर्वेशन (Insertion of IUCD) किया जा सकता है।

(iii) प्रयोगशाला जाँच-पड़ताल (Laboratory investigation) (जैसे– हीमोग्लोबिन की जाँच) जो नैदानिक (या लाक्षणिक = Clinical) आवश्यकता पर निर्भर करती है, की सलाह दी जा सकती है।

शिशु की जाँच (Examination of the Baby)

इसका संचालन एक बालचिकित्सक (Pediatrician) द्वारा होना चाहिए। इस संदर्भ में प्रसवोत्तर कक्ष (Post-partum unit) के साथ संलग्न एक शिशु चिकित्सा केन्द्र (Baby clinic) की नितांत आवश्यकता होती है। शिशु के विकास का मूल्यांकन किया जाता है तथा निवारक (Preventive) या उपचारात्मक (Curative) कार्य किया जाता है। शिशु का प्रतिरक्षण (Immunization) आरंभ होता है। देखें अध्याय 30 का शैशव प्रतिरक्षण कार्यक्रम।

प्रदत्त सलाह (Advice given): सामान्य (General): (1) यदि रोगी स्वस्थ है तो उसे घर के कार्य या रोजगार में कार्य के लिए अनुमति दी जा सकती है। (2) प्रसवोत्तर व्यायाम (Postpartum exercises) को और अधिक 4–6 सप्ताह के लिए निरंतर रखा जा सकता है। (3) बालरोगी कक्ष (Pediatric unit) में शिशु के विकास का नियतकालिक मूल्यांकन करना चाहिए तथा न्यूनतम 6 महीने तक स्तनपान कराने की सलाह देनी चाहिए।

परिवार कल्याण परामर्श और मार्गदर्शन (Family welfare counseling and guidance): इसकी चर्चा उपरोक्त में की गयी है तथा अध्याय 35 को भी देखें।

अस्वस्थता (या रोग) का प्रबंध (Management of ailment): जाँच के दौरान पता लगे अपसामान्यता (Abnormalities) के अनुसार अतिरिक्त जाँच-पड़ताल (Investigation) तथा उचित चिकित्सा (Therapy) की जाती है। कुछ सामान्य स्त्री रोगात्मक (Gynecological problems) समस्याओं का उल्लेख नीचे किया जायेगा। कुछ स्थितियों को मनोवैज्ञानिक सहायता की आवश्यकता होती है।

(i) **अनियमित योनिक रक्तश्राव (Irregular vaginal bleeding):** प्रसव के बाद शांत (Uneventful घटनारहित) रजोधर्म (Period) के 4–6 सप्ताह बाद अतिरक्तश्राव का कभी-कभी या अनियमित होना असामान्य (Uncommon) नहीं है। यह प्रायः प्रथम रजोधर्म होता है, विशेषकर दुग्ध-अश्रावी (Non-lactating) स्त्रियों में तथा इसमें सामान्य आश्वासन पर्याप्त नहीं होता। शिशु-जनन से लेकर अभी तक रक्तश्राव की निरंतरता संभवतः गर्भधारण-उत्पाद के धारित खण्डों (Retained bits of conceptus) के कारण होती है जिसमें अतिस्वन (Ultrasound) जाँच की आवश्यकता होती है और उसके बाद विस्फारण (Dilation) तथा खुरचन (Curettage) शल्यक्रिया (Operation) करना भी आवश्यक हो सकता है।

(ii) **श्वेद प्रदर (Leukorrhea लिकोरिया):** अस्वस्थता (Ill-health), योनिशोथ (Vaginitis), गर्भाशय-ग्रीवा शोथ (Cervicitis) या अल्प प्रत्यावर्तन (Subinvolution) के कारण प्रचुर श्वेत श्राव (White discharge) हो सकता है। इसमें सामान्य स्वास्थ्य में सुधार तथा विशिष्ट चिकित्सा की आवश्यकता हो सकती है।

(iii) **गर्भाशय-ग्रीवा की अस्थानता या क्षय (Cervical ectopy or erosion):** इस आर्तवकाल (Period) में बिना किसी लक्षण के यह होता है जिसमें शल्यक्रिया की आवश्यकता नहीं होती। गर्भावस्था के दौरान हार्मोन द्वारा उत्पन्न अस्थानता के सुधार में दीर्घ अवधि (लगभग 12 सप्ताह) लगती है। इस प्रकार लक्षणहीन अस्थानता को 6 सप्ताह के बाद पुनः जाँच करनी चाहिए और यदि यह अभी तक बनी हुई है तब प्रदाहन (Cauterisation) पर विचार करना है।

(iv) **पृष्ठ दर्द (Backache):** यह अधिकांशतः त्रिक-श्रोणीय या कटि-कशेरूक तनाव (Sacroiliac or lumbosacral strain) के कारण होता है। त्रिकास्थि (Sacrum) पर स्थित पृष्ठ दर्द संभवतः श्रोणीय विकृति (Pelvic pathology) के कारण होता है, परन्तु यदि यह कटि-क्षेत्र (Lumbar region) पर होता है तो यह विकलांगीय (Orthopedic) स्थिति के कारण हो सकता है जिसको कम करने के लिए भौतिक चिकित्सा (Physiotherapy) की आवश्यकता होती है।

(v) **पश्चनमन (Retroversion):** यह विरले ही पृष्ठ दर्द उत्पन्न करता है यदि इसका संबंध लक्षणों के साथ अल्पप्रत्यावर्तन (Subinvolution) के साथ होता है तब अवस्थिति (Position) का सुधार करने के बाद एक पेसरी (Pessary) का अंतःप्रवेश (Insert) कराकर लगभग 2 महीने तक रखा जाता है।

(vi) **गर्भाशय का अल्पअंश में अवतरण (Slight degree of uterine descent):** प्रसवोत्तर अवस्था में ''मूत्राशय-तल का स्थानभ्रंश'' (Cystocele) और शिथिल मूलाधार (Relaxed perineum) के साथ गर्भाशय का अल्प अवतरण एक सामान्य परिणाम होता है। इसके उपचार के लिए श्रोणीय तल का व्यायाम (Pelvic floor exercises) किया जा सकता है। तथापि (However), यदि स्थानभ्रंश (Prolapse) पर्याप्त होता है तब 3 महीने बाद शल्यक्रिया करनी चाहिए।

अध्याय
14

गर्भावस्था में वमन
(Vomiting in Pregnancy)

वमन (या वोमिटिंग) एक लक्षण है जो गर्भावस्था के साथ संबंधित हो सकता है या चिकित्सा-शल्यक स्त्रीरोगात्मक जटिलता (Medical-surgical-gynecological complications) का एक प्रदर्शन हो सकता है जो गर्भावस्था के दौरान किसी भी समय पर हो सकता है। पहला एक सर्वसामान्य वमन है जिसे गर्भावस्था का वमन कहा जाता है। गर्भावस्था में वमन के कारणों का निम्न प्रकार से वर्गीकरण (Classification) किया जा सकता है –

A. प्रारंभिक गर्भावस्था (Early pregnancy):

I. गर्भावस्था से संबंधित या गर्भावस्था का वमन (Related to pregnancy or vomiting of pregnancy)

(a) सरल वमन (Simple vomiting): मिचली (Morning sickness), नियंत्रणीय वमन (Emesis gravidarum)

(b) गर्भावस्था में अनियंत्रणीय वमन (Hyperemesis gravidarum) या हानिकर वमन (Pernicious vomiting)

II. गर्भावस्था के साथ संयुक्त (Associated with pregnancy) अर्थात् गर्भावस्था में असंबंधित वमन (Vomiting unrelated to pregnancy)

चिकित्सा (Medical)

(i) आंत्रीय उत्पीड़न (Intestinal infestation)
(ii) मूत्रीय क्षेत्र का संक्रमण (Urinary tract infection)
(iii) यकृत शोथ (Hepatitis)
(iv) मधुमेह का कीटोन-अम्लरक्तता (Keto-acidosis)
(v) मुक्तरक्तता (Uremia यूरेमिया)

शल्यक (Surgical)

(i) उण्डुक पुच्छ शोथ (Appendicitis=ऐपेन्डिसाइटिस)
(ii) पेप्टिक व्रण या अल्सर (Peptic ulcer)
(iii) आंत्रीय अवरोध (Intestinal obstruction)
(iv) पित्ताशय शोथ (Cholecystitis)

स्त्रीरोगात्मक (Gynecological)

(i) वक्र अण्डाशयी अबुर्द (Twisted ovarian tumor)
(ii) रेशार्बुद का लाल अपक्षय (Red degeneration of fibroid)

B: विलंबित गर्भावस्था (Late pregnancy):

I. **गर्भावस्था से संबंधित** (Related to pregnancy)

(a) गर्भावस्था के सरल वमन की निरंतरता या पुनःउपस्थिति (Continuation or reappearance of simple vomiting of pregnancy)

(b) तीव्र स्फूर्जक प्राक्गर्भाक्षेपक (Acute fulminating pre-eclampsia)

II. **गर्भावस्था के साथ संयुक्त** (Associated with pregnancy):

(a) प्रारंभिक गर्भावस्था में उल्लिखित चिकित्सा-शल्यक-रोगात्मक कारण (Medical- surgical-gynecological causes mentioned)

(b) प्रांतरात अंत्रवृद्धि (Hiatus hernia)

गर्भावस्था का वमन
(Vomiting of Pregnancy)

वमन का संबंध गर्भवती स्थिति के साथ होता है तथा तीव्रता (Severity) पर निर्भर करता है जिसे निम्न रूप में वर्गीकृत किया जाता है–

(1) गर्भावस्था का साधारण वमन (Simple vomiting of pregnancy) या हल्के प्रकार का वमन (Milder type of vomiting)

(2) गर्भावस्था में अनियंत्रणीय (या तीव्र) वमन (Hyperemesis gravidarum or severe type)

सरल (या साधारण) वमन
(Simple Vomiting)

इसे विभिन्न नामों से जाना जाता है – मिचली (Morning sickness), अहानिकर वमन (Emesis gravidarum एमिसिस ग्रविडेरम)। गर्भवती स्त्री मिचली (Nausea) तथा सुबह शैय्या से उठने पर कभी-कभी रूग्नता (Sickness) की शिकायत करती है। प्रारंभिक गर्भावस्था में अल्प वमन इतना अधिक प्रायिक (Common) (50% से अधिक) है कि इसे गर्भावस्था का एक लक्षण समझा जाता है। तथापि (However), दिन के अन्य समय पर यह वमन हो सकता है। वामक द्रव्य (Vomitus) अल्प और साफ या पित्तरंजित (Bile stained) होता है। यह स्वास्थ्य की किसी क्षति या स्त्री की सामान्य क्रियाशीलता में कमी उत्पन्न नहीं करता है। गर्भ के 12–14 वें सप्ताह में बिना किसी उपचार के ही यह लक्षण लुप्त (Disappear) हो जाता है। इसके प्रदर्शन की पहल के लिए उत्तरदायी मानव के रक्तोद (Serum) में उपस्थित जरायु (Chorion) के गोनैडोट्रॉफिन (Gonadotrophin), इस्ट्रोजेन (Estrogen) की अधिक मात्रा तथा परिवर्तित प्रतिरक्षात्मक (Immunological) स्थिति होती है जो सम्भवतः तंत्रिकाजनिक कारक (Neurogenic factors) द्वारा उत्तेजित (या वर्धित=Aggravate) होते हैं।

प्रबंध (Management): इसमें आश्वासन (Assurance) उपयोगी होता है। अधिकतर संख्या में वमन के लक्षण को कम करने के लिए शुष्क टोस्ट (Toast) या बिस्कुट खाना तथा वसीय और मसालेदार आहार (Fatty and spicy foods) से परहेज करना ही पर्याप्त होता है। यदि सरल उपाय विफल हो जाते हैं तो वमन रोधी औषधि (Antiemetic drugs): ट्राइफ्लुओपेराजीन या एस्पाजीन (Trifluoperazine or Espazine) 1 mg दैनिक दो बार तथा सोने के समय पर 30–60 mg फीनोबार्बिटोन (Phenobarbitone) की एक गोली (Tablet) पूर्ण प्रभावी होती है। रोगी को प्रचुर द्रव (24 घंटे में 2.5 लीटर) तथा फल का रस ग्रहण करने की सलाह दी जाती है।

गर्भावस्था में अनियंत्रणीय वमन (Hyperemesis Gravidarum) (हाइपरइमेसिस ग्रैविडेरम)

परिभाषा (Definition): यह गर्भावस्था के वमन का तीव्र (Severe) प्रकार है जिसका माता (गर्भवती) के स्वास्थ्य पर हानिकारक (Deleterious) प्रभाव होता है तथा/या यह उसे दैनिक क्रियाशीलन में अक्षम (या असमर्थ = Incapacitate) बनाता है।

प्रभाव (Incidence): पिछले 30 वर्षों की अवधि में इसके प्रभाव में पर्याप्त कमी आयी है। चिकित्सालय कार्य में यह अब विरले ही (Rarely) (1000 गर्भवती स्त्रियों में 1 से भी कम) होती है। इसके कारण (Reasons) हैं– (i) परिवार नियोजन ज्ञान का बेहतर उपयोग जो अनियोजित गर्भों (Unplanned pregnancies) की संख्या को कम करता है। (ii) प्रसवपूर्व चिकित्सालय (Antenatal clinic) में प्रारंभिक निरीक्षण या जाँच (Early visit) तथा (iii) प्रभावशाली हिस्टामीन-रोधी वमन-रोधी औषधि (Potent antihistaminic antiemetic drugs)।

कारणता (Etiology): इस वमन के कारण अस्पष्ट (Obscure) हैं परन्तु ज्ञात तथ्य (Known facts) निम्नलिखित हैं: (1) यह अधिकांशतः प्रथम त्रिमास (First trimester) तक सीमित होता है। (2) यह अधिक प्रायिक (Most common) प्रथम गर्भावस्था में होता है परन्तु बाद में अन्य गर्भों में पुनः घटित होने की प्रवृत्ति होती है। (3) इसमे पारिवारिक इतिवृत्त (Familial history) होता है – माता और बहन भी समान प्रदर्शन (या आविर्भाव=Manifestations) से पीड़ित होती हैं। (4) यह जलपुटीरूप मोल (Hydatidiform mole) तथा बहुगर्भ (Multiple pregnancy) में अधिक विद्यमान (या उपस्थित) होता है। (5) यह अधिक प्रायिक अनियोजित गर्भों में होता है परन्तु अवैध (Illegitimate) गर्भों में कम पाया जाता है।

सिद्धान्त (Principles):

(1) **हार्मोनी (Hormonal):** (a) जरायु (Chorion) का गोनैडोट्रॉफिन की अतिमात्रा या hCG (human chorionic gonadotrophin) की अतिजैविक क्रियाशीलता सम्बद्ध होती है। यह hCG की अतिमात्रा पर वमन की आवृत्ति द्वारा प्रमाणित होता है तथा जलपुटी रूप मोल या बहुगर्भ के साथ वर्धित संबंध से भी सिद्ध होता है जब hCG टाइटर (Titer) अतिवर्धित (Raised) होता है। (b) अत्यधिक प्रोजेस्टेरोन (Progesterone) से हृदयी अवरोधिनी (Cardiac sphincter) का शिथिलन (Relaxation) होता है तथा इसके साथ-साथ क्षतिग्रस्त जठरीय गतिशीलता (Impaired gastric motility) के कारण जठरीय द्रव का धारण होता है।

(2) **मनोजनिक (Psychogenic):** यह संभवतः मिचली (Nausea) को बढ़ाता है एक बार जब यह आरंभ हो जाता है। कभी-कभी तंत्रिका जनिक अवयव (Neurogenic elements) की भी भूमिका (Role) होती है जिसका प्रमाण रोगी के घरेलू परिवेश से हटाने के बाद उसके कम होने से मिलता है। रूपान्तरण व्यतिक्रम (Conversion disorder), दैहिकीकरण (Somatization) तथा माता द्वारा संवेदन का अति बोध (Excess perception of sensation) इसके अन्य सिद्धान्त हैं।

(3) **आहारी अपर्याप्तता (Dietetic deficiency):** सम्भवतः कार्बोहाइड्रेट के कम भण्डार के कारण जैसा कि एक रात्रि को आहार के बिना रहने पर घटित होता है। विटामिन B_6, विटामिन B_1 तथा प्रोटीन की कमी कारण की अपेक्षा प्रभाव (Effects rather than cause) हो सकती है।

(4) **प्रत्यूर्ज या प्रतिरक्षात्मक आधार** (Allergic or immunological basic)

(5) **ह्रासित जठरीय गतिशीलता** (Decreased gastric motility) **के कारण मिचली होती है।**

वमन का प्रारंभ का कारण चाहे जो भी हो, यह संभवतः तंत्रिका जनिक अवयव द्वारा वर्धित होता है। जबतक कि इसमें शीघ्रता से सुधार नहीं होता है तब तक निर्जलीकरण (Dehydration) की स्थिति तथा कार्बोहाइड्रेट (Carbohydrate) की अति कमी होती है तथा वमन का एक दु-चक्र (Vicious circle) प्रकट होता है। वमन (Vomiting) ⟶ कार्बोहाइड्रेट की अति कमी (Carbohydrate starvation) ⟶ कीटोन–अमलरक्तता (Ketoacidosis) ⟶ वमन

रोगविज्ञान (Pathology): किसी विशिष्ट रूग्न (Morbid) का संरचनात्मक निष्कर्ष प्राप्त नहीं हुआ है। शीहन (Sheehan) द्वारा वर्णनित विभिन्न अंगों में परिवर्तन केवल भुखमरी (Starvation) तथा तीव्र कुपोषण (Severe malnutrition) का सामान्यीकृत प्रदर्शन है।

यकृत (Liver): ऊतक क्षय (Necrosis) के बिना केन्द्रपिण्डकीय वसीय अंतःस्यंदन (Centrilobular fatty infiltration) होता है।

वृक्क (Kidneys): प्रथम कुंडलित नलिका (Convoluted tubule) की कोशिकाओं (Cells) में वसा का परिवर्तन का कभी-कभी निष्कर्ष (Findings) के साथ यह प्रायः सामान्य (Normal) रहता है।

हृदय (Heart): एक लघु हृदय का निष्कर्ष मिलता है। अधोअंतः हृदयी (Subendocardial) रक्तश्राव हो सकता है।

मस्तिष्क (Brain): अवचेतक-क्षेत्र (Hypothalamic region) में अल्प रक्तश्राव होता है जिससे वर्निक-मस्तिष्क रोग (Wernicke's encephalopathy) का प्रदर्शन होता है। क्षति (Lesion) का संबंध विटामिन B_1 की अपर्याप्तता (या कमी) के साथ हो सकता है।

चयापचयी, जीवरासायनिक तथा रक्तपरिवहनी परिवर्तन (Metabolic, Biochemical and Circulatory Changes)

यह परिवर्तन वमन के बाद निर्जलीकरण और भुखमरी (Dehydration and starvation) के संयुक्त प्रभाव के कारण होता है।

चयापचयी परिवर्तन (Metabolic changes): आहार के अपर्याप्त अंतर्ग्रहण (Intake) के फलस्वरूप ग्लाइकोजेन (Glycogen) की कमी होती है। ऊर्जा की आपूर्ति के लिए वसा भण्डार का विघटन (Break down) होता है। कम कार्बोहाइड्रेट के कारण वसा (Fat) का अपूर्ण ऑक्सीकरण (Oxidation) तथा रक्त में कीटोन पिण्ड (Ketone bodies) का संचयन (Accumulation) होता है। ऐसीटोन (Aceton) अंततः वृक्क से होकर तथा श्वास से बाहर निकल जाता है। अंतस्तरीय ऊतक (Endogenous tissues) का प्रोटीन चयापचयी (Protein metabolism) में भी वृद्धि होती है जिसके फलस्वरूप मूत्र में अप्रोटीनी (Non-protein) नाइट्रोजन का अति उत्सर्जन (Excretion) होता है। जल और विद्युत् अपघट्य (Electrolytes) का चयापचय गंभीर रूप से प्रभावित होता है जो जीव रासायनिक तथा रक्त परिवहनी परिवर्तन की ओर अग्रसर होता है।

जीवरासायनिक परिवर्तन (Biochemical changes): वामक द्रव्य (Vomitus) में जल और लवण की क्षति से प्लाविका (Plasma) में सोडियम, पोटैशियम और क्लोराइड की कमी होती है। मूत्रीय क्लोराइड सामान्य 5 gm/liter से पर्याप्त कम या अनुपस्थित भी हो सकता है। यकृत की दुष्क्रिया (Hepatic dysfunction) के फलस्वरूप रक्त में यूरिया (Urea) और यूरिक अम्ल (Uric acid) के साथ अम्लरक्तता (Acidosis) तथा कीटोनता (Ketosis) होती है। इसके अतिरिक्त अल्प ग्लूकोस रक्तता (Hypoglycemia), अल्पप्रोटीनरक्तता (Hypoproteinemia), अल्पविटामिनता (Hypovitaminosis) तथा विरले ही अतिबिलिरूबिन रक्तता (Hyperbilirubinemia) भी होती है।

रक्तपरिवहनी परिवर्तन (Circulatory changes): रक्त में हीमोग्लोबिन का प्रतिशत (% of hemoglobin), लोहिताणु (RBC) की संख्या तथा लोहिताणु के आयतन (Hematocrit) में वृद्धि होती है। इओसिनोफिल (Eosinophils) की संख्या में वृद्धि के साथ श्वेताणु (White cells) की संख्या में अल्पवृद्धि (Slight increase) होती है।

नैदानिक प्रक्रम (Clinical Course)

प्रबंध और पूर्वानुमान के दृष्टिकोण से रोगी (Cases) को निम्न प्रकार से वर्गीकृत किया जाता है– (1) प्रारंभिक (Early) तथा (2) विलंबित (Late): सामान्य से तीव्र तक (Moderate to severe).

प्रारंभिक गर्भावस्था में रोगी प्रायः एक अप्रसवा (Nullipara) होती है।

प्रारंभिक (Early): सम्पूर्ण दिन में वमन होता है। सामान्य दैनिक क्रियाशीलन में कमी आती है। किसी निर्जलीकरण (Dehydration) या भुखमरी (Starvation) का प्रमाण नहीं होता है।

विलंबित (Late): (निर्जलीकरण और भूखमरी की उपस्थिति होती है)

लक्षण (Symptoms): ओकाई (Retching) के साथ वमन की आवृत्ति में वृद्धि होती है। मूत्र की मात्रा में कमी अल्पमूत्रता (Oliguria) की अवस्था तक होती है। अधिजठरीय पीड़ा (Epigastric pain) तथा कब्ज (Constipation) हो सकता है। यदि उपचार नहीं होता है तो जटिलता (Complications) (नीचे देखें) हो सकती है।

चिन्ह (Signs): निर्जलीकरण और कीटोन-अम्लरक्तता के लक्षण (Features of dehydration and ketoacidosis): शुष्क लेपित जिह्वा (Dry coated tongue), धँसा हुआ नेत्र (Sunked eyes), श्वास (Breath) में ऐसीटोन (Aceton) का गंध, हृदप्रवेग (Tachycardia), निम्नरक्तचाप (Hypotension), शरीर के तापक्रम में वृद्धि को लिखना चाहिए। बाद में पीलिया (Jaundice) का लक्षण प्रकट होता है। इस प्रकार के विलम्बित रोगी आजकल विरले ही देखे जाते है। गर्भावस्था के निदान की पुष्टि के लिए योनिक जाँच (Vaginal examination) तथा/या अतिस्वन चित्रण (Ultrasonography) किया जाता है।

जाँच-पड़ताल (Investigations)

(1) **मूत्र-विश्लेषण (Urinalysis):** (a) मात्रा (Quantity): अल्प (Small), (b) गहरा रंग (Dark color), (c) अम्लीय प्रतिक्रिया के साथ उच्च विशिष्ट घनत्व (High specific color), (d) ऐसीटोन की उपस्थिति कभी-कभी प्रोटीन की उपस्थिति और विरले ही पित्तरंजक (Bile pigments) (e) ह्रासित (Diminished) या अनुपस्थित क्लोराइड।

(2) **जीव-रासायनिक तथा रक्तपरिवहनी परिवर्तन (Biochemical and circulatory changes):** इस परिवर्तन का उल्लेख पहले किया गया है। रक्तोदी विद्युत अपघट्यों (Serum electrolytes) (सोडियम, पोटैशियम और क्लोराइड) का दिनचर्या (Routine) और नियतकालिक (Periodic) मूल्यांकन रोगी (Case) के प्रबंध में सहायक होता है।

(3) **नेत्र अंतर्दर्शीय जाँच (Ophthalmoscopic examination):** यदि रोगी गंभीर रूप से अस्वस्थ (Ill) है तो इसकी आवश्यकता होती है। सर्वाधिक प्रतिकूल चिन्ह है–दृष्टि पटल का रक्तश्राव (Retinal hemorrhage) तथा दृष्टिपटल का पृथक्करण (Detachment of the retina)।

(4) **विद्युतहृदलेख (ECG=Electrocardiogram):** जब रक्तोद (Serum) में पोटैशियम की असामान्य मात्रा (Abnormal leven) होती है तब ECG का उपयोग किया जाता है।

निदान (Diagnosis): सर्वप्रथम गर्भावस्था की पुष्टि (Confirm) की जाती है। तत्पश्चात् वमन के सभी सम्बद्ध कारणों (उपरोक्त उल्लिखित) को अलग किया जाता है। अतिस्वन चित्रण (Ultrasonography) न केवल गर्भावस्था की पुष्टि के लिए उपयोगी होता है बल्कि वमन के अन्य प्रासूतिक (Obstetric) [viz. जलपुटी मोल (Hydatidform mole), बहुलगर्भ (Multiple pregnancy)], स्त्रीरोगात्मक (Gynecological), शल्यक (Surgical) या चिकित्सीय (Medical) कारणों को भी अलग करता है।

जटिलता (Complications): अधिकतर लाक्षणिक (Clinical) प्रदर्शन कीटोन-अम्लरक्तता (Ketoacidosis) के साथ निर्जलीकरण (Dehydration) तथा भुखमरी (Starvation) के प्रभावों के कारण होते हैं। निम्नलिखित जटिलताएँ हो सकती हैं –

(A) **तंत्रिकात्मक (Neurological) जटिलताः** (1) थायामिन (Thiamine) अपर्याप्तता के कारण वर्निक-मस्तिष्क रोग (Wernicke's encephalopathy), (2) निसेतु मज्जा-क्षय (Pontine mylinolysis), (3) परिधीय तंत्रिका शोथ (Peripheral neuritis), (4) कोरसाकॉफ मनोरोग (Korsakoff's psychosis)

(B) उदर में दबाव व्रण (Stress ulcer in stomach)
(C) ग्रासनली का विदारण (Esophageal tear or rupture)
(D) पीलिया या पाण्डुरोग (Jaundice)

निवारण (Prevention): गर्भावस्था के सामान्य वमन का सुधार करने के लिए प्रभावी प्रबंध प्रदान करना एकमात्र निवारण है।

प्रबंध (Management)

प्रबंध में निम्नलिखित सिद्धान्त (Principles) होते हैं–

(1) वमन का नियंत्रण करना (To control vomiting)
(2) द्रव (Fluids), विद्युत अपघट्य (Electrolytes) तथा अन्य चयापचयी (Metabolic) बाधाओं का तत्काल और प्रभावी सुधार (Correct) करना
(3) प्रारंभ में ही जो अनिष्ट जटिलता (Ominous complications) उत्पन्न होती है, उसका निवारण (Prevent) करना या पता लगाना (Detect)।

चिकित्सालय में भर्ती (Hospitalization): जब कभी एक रोगी अनियंत्रणीय (अति) वमन से पीड़ित होता है तो उसे तत्काल चिकित्सालय में भर्ती करना चाहिए। आश्चर्य की बात यह है कि घर पर उपयोग किया गया समान आहार और औषधि से रोगी का चिकित्सालय में सुधार तेजी से होता है। संबंधी रोगी के लिए अति सहानुभूतिपूर्ण या अति उदासीन (Indifferent) हो सकते हैं।

द्रव (Fluids): वमन की समाप्ति के बाद न्यूनतम 24 घंटे तक मुखीय आहार (Oral feeding) रोक देना चाहिए। इस अवधि में अंतःशिरीय टपकन विधि (Intravenous drip method) से द्रव देना चाहिए। द्रव का परिमाण (Amount) जो 24 घंटे में टपकाया (या दिया) जाता है, वह इस प्रकार होता है – कुल द्रव 3 लीटर जिसमें आधा (1) लीटर 5% डेक्सट्रोस (Dextrose) तथा आधा (1) लीटर रिंजर-घोल (Ringer's solution) होता है। 24 घंटे में वामक द्रव्य (Vomitus) तथा मूत्र के आयतन के बराबर 5% डेक्सट्रोस का अतिरिक्त द्रव डाला जाता है। इस विधान (Regime) से निर्जलीकरण (डीहाइड्रेशन), कीटोन-अम्लरक्तता (Keto-acidosis), जल और विद्युत् अपघट्य (Electrolytes) असंतुलन में सुधार की संभावना होती है। रक्तोद (सीरम) में विद्युत् अपघट्य का मूल्यांकन करना चाहिए और यदि कोई अपसामान्यता (Abnormality) होती है तो उसका सुधार करना चाहिए। नासिका-जठरीय नली (Nasogastric tube) से होकर आंत्रीय पोषण (Enteral nutrition) भी दिया जा सकता है।

औषधि (Drugs)

(a) वमन-रोधी औषधि (Anti-emetic drugs): 25 mg प्रोमैथाजीन (Promethazine=Phenergan फेनरगन) या 5 mg प्रोक्लोरपेराजीन (Prochlorperazine-Stemetil स्टेमिटिल) या 10 mg ट्राइफ्लुप्रोमाजीन (Triflupromazine=Siquil सिक्विल) दैनिक दो या तीन बार अंतःपेशीयरूप से (Intramuscularly) दिया जा सकता है। ट्राइफ्लुओपेराजीन (Trifluoperazine=Espazine एस्पाजीन) 1 mg दैनिक दो बार अंतःपेशीयरूप से (IM) एक शक्तिशाली वमन-रोधी चिकित्सा है। मेटोक्लोप्रामाइड (Metoclopramide) से श्राव के उत्तेजन के बिना जठरीय और आंत्रीय गतिशीलता (Gastric and intestinal motility) उत्तेजित होती है। यह उपयोगी होता है।
(b) हाइड्रोकोर्टिसोन (Hydrocortisone) 100 mg अंतःशिरीय टपकन (Intravenous drip) से निम्नरक्तचाप के साथ रोगी में या उद्धत वमन (Intractable vomiting) में दिया जाता है। गंभीर रोगी (Severe cases) में मुखीय (Oral) प्रेड्निसोलोन (Prednisolone) भी उपयोगी है।
(c) पोषणात्मक समर्थन (Nutritional support): विटामिन B_1, विटामिन B_6, विटामिन C तथा विटामिन B_{12} के साथ दिया जाता है।

उपचर्या अवधान (Nursing care): रोगी की सहानुभूतिपूर्ण परन्तु दृढ़ व्यवस्था अनिवार्य होती है। सामाजिक और मनोवैज्ञानिक समर्थन का विस्तार करना चाहिए।

अतिवमन का प्रगति मानचित्र (Hyperemesis progress chart): यह रोगी के चिकित्सालय में प्रगति के मूल्यांकन में सहायक होता है। नब्ज (Pulse या स्पंद), तापक्रम, रक्तचाप का दैनिक न्यूनतम दो बार आलेखन करना चाहिए। अंतःग्रहण-वहिर्वेश (Input-output), ऐसीटोन के लिए मूत्र, प्रोटीन, पित्त (Bile), रक्त-रसायन (Blood chemistry) को भी अंकित करना चाहिए। जब रक्तोद (Serum) में पोटैशियम असामान्य होता है तो ECG उपयोगी होता है।

निम्नलिखित द्वारा लाक्षणिक रूप में सुधार का प्रमाण मिलता है – (1) वमन का कम होना (Subsidence), (2) भूख का अनुभव होना, (3) उत्तमरूपरंग (Better look), (4) श्वास और मूत्र से ऐसीटोन की अनुपस्थिति, (5) सामान्य नब्ज या स्पंद गति (Normal pulse) तथा सामान्य रक्तचाप तथा (6) सामान्य मूत्र-त्याग।

आहार (Diet): अंतःशिरीय द्रव को छोड़ने के पहले आहार को मुख से दिया जाता है। सर्वप्रथम कार्बोहाइड्रेट आहार जैसे–बिस्कुट, पावरोटी, टोस्ट आदि दिया जाता है। अल्प परन्तु बारम्बार आहार दिया जाता है। क्रमिकरूप से पूर्ण आहार देना चाहिए।

गर्भपात (Termination of pregnancy) का विरले ही सुझाव दिया जाता है। चिकित्सा के बावजूद उद्घत (Intractable) अति (या अनियंत्रणीय) वमन विरले ही होता है। सम्बद्ध वृक्कीय या तंत्रिकीय जटिलता (Associated renal or neurological complications) की स्थिति में गर्भपात पर विचार किया जा सकता है।

सारांश (Summary)

गर्भावस्था के अतिवमन से स्त्री दैनिक क्रियाशीलन में अक्षम हो जाती है तथा उसके स्वास्थ्य में भी ह्रास होता है। इस वमन को हाइपर-इमेसिस ग्रैविडेरम (Hyperemesis gravidarum = अनियंत्रणीय वमन) कहा जाता है। आजकल विरले ही (1000 में 1) होता है। यह प्रथम शिशु-जन्म में प्रायिक (Common) होता है जो प्रारंभिक गर्भावस्था (Early pregnancy) तक सीमित होता है। इसका वास्तविक कारण ज्ञात नहीं है परन्तु एक बार जब आरंभ हो जाता है, तब संभवतः तंत्रिका जनिक अवयव (Neurogenic elements) इस स्थिति को बढ़ाते हैं। रूग्न (Morbid) रोगात्मक (Pathological) परिवर्तन

भुखमरी (Starvation) के कारण होता है। निर्जलीकरण (Dehydration), भुखमरी तथा कीटोन-अम्रक्तता (Keto-acidosis) के प्रभाव के कारण लाक्षणिक प्रदर्शन (Clinical manifestation) होता है। यदि स्थिति में सुधार का तत्काल प्रयास न किया जाये तो स्थिति घातक (Fatal) हो सकती है। प्रबंध (Management) में चिकित्सालय-भर्ती (Hospitalization), सहानुभूतिपूर्ण परन्तु दृढ़ व्यवस्था (Firm handling), वमन-रोधी औषधि (Anti-emetic drugs), अंतःवेशन (Infusion) द्वारा द्रव का प्रतिस्थापन (Replacement), विद्युत्अपघट्य असंतुलन (Electrolyte imbalance) में सुधार करना तथा ग्लूकोस की आपूर्ति यकृत (Liver) को बचाने के लिए करना तथा पूरक विटामिन देने को शामिल किया जाता है।

आजकल चिकित्सा (Therapy) के बावजूद अतिवमन होना विरले ही देखा जाता है। गर्भपात का सुझाव भी इसमें विरले ही दिया जाता है।

अध्याय

15

प्रारम्भिक गर्भावस्था में रक्तश्राव
(Hemorrhage in Early Pregnancy)

प्रारंभिक गर्भावस्था में रक्तश्राव (Bleeding) के कारणों को मुख्यतः दो समूहों में वर्गीकरण किया जाता है –

(1) **गर्भवती स्थिति से संबंधित (Those related to the pregnant state):** यह समूह गर्भपात (Abortion) (95%), अस्थानिक गर्भ (Ectopic pregnancy), जलपुटी मोल (Hydatidiform mole) तथा रोपण रक्तश्राव (Implantation bleeding) से संबंधित होता है।

(2) **गर्भवती स्थिति के साथ संयुक्त (Those associated with the pregnant state):** क्षति (Lesions) गर्भावस्था से असंबद्ध (Unrelated) होती है जो पूर्व विद्यमान होती है या गर्भावस्था के दौरान वर्धित होती है। गर्भाशय-ग्रीवा की क्षति (Cervical lesions) जैसे संवहनी क्षय (Vascular erosion), अर्बुद या पौलिप (Polyp), विदारित स्फीत शिरा (Ruptured varicose veins) तथा विषालुता (Malignancy) इसके महत्त्वपूर्ण कारण हैं। गर्भावस्था के सापेक्ष इन स्त्री रोगात्मक (Gynaecological) क्षतियों की चर्चा अध्याय 20 में की गयी है।

स्वतः गर्भपात या गर्भश्राव
(Spontaneous Abortion or Miscarriage)

परिभाषा (Definition): विश्व स्वास्थ्य संगठन (WHO) के अनुसार 500 g या कम भार के एक भ्रूण के उसकी माता से निष्कासन को गर्भपात कहा जाता है जब भ्रूण स्वतंत्र जीवन के लिए लिए समर्थ नहीं होता है। ["Abortion is the expulsion or extraction from its mother of an embryo or fetus weighing 500 g or less when it is not capable of independent survival"]। भ्रूणीय विकास की 500 gm की प्राप्ति गर्भावस्था (Gestation) के 22 सप्ताह में होती है। निष्कासित भ्रूण को ऐबॉर्टस (Abortus=जीवन-अक्षम भ्रूण) कहा जाता है। स्वतः गर्भपात का पर्यायवाची शब्द मिसकैरेज (Miscarriage = गर्भश्राव) है।

प्रभाव (Incidence): गर्भपात के प्रभाव के संबंध में निष्कर्ष निकालना कठिन कार्य है परन्तु सभी चिकित्सालयी गर्भवतियों (Clinical pregnancies) में से संभवतः 10–20% का अंत गर्भश्राव (Miscarriage) में होता है तथा 10%

गर्भपात के प्रकार (Varieties of abortion)

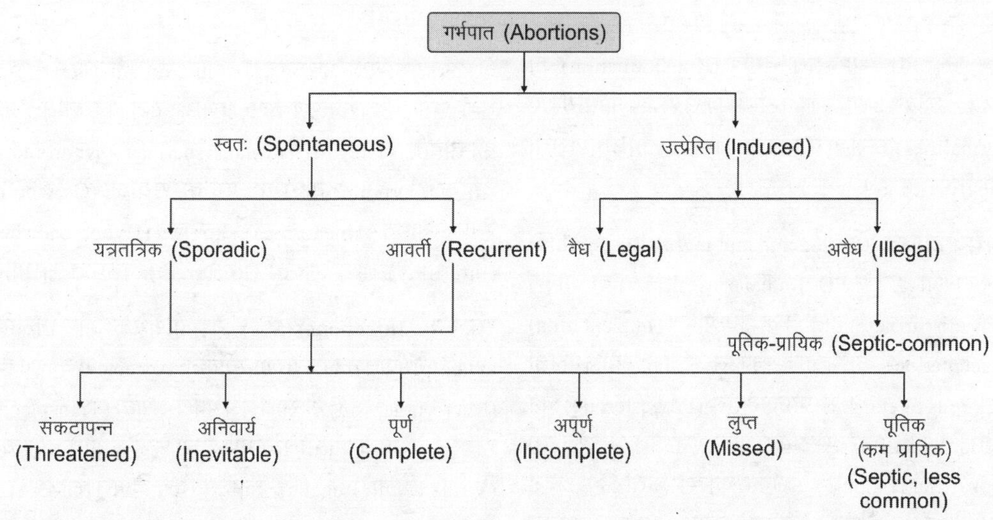

में अवैध रूप से गर्भपात उत्प्रेरित (Induced) किया जाता है। 75% गर्भपात (Abortions) 16वें सप्ताह के पहले होते हैं और इनमें से लगभग 75% गर्भपात गर्भावस्था के 8वें सप्ताह के पहले होते हैं।

कारणता (Etiology)

स्वतः गर्भपात के कारण प्रायः जटिल (Complex) तथा अस्पष्ट (Obscure) होते हैं। निम्नलिखित प्रभावी (या सम्भाव्य=Potential) कारण (Causes) होते हैं–

(1) आनुवांशिक कारक (Genetic factors)

(2) संक्रमण (Infection)

(3) अन्तःश्रावी और चयापचयी कारक (Endocrine and metabolic factors)

(4) प्रतिरक्षात्मक (Immunological)

(5) शरीरिक कारक (Anatomic factors)

(6) अन्य (Others)

आनुवांशिक कारक (Genetic factors): प्रारंभिक गर्भश्राव की बहुमत संख्या (50% या अधिक) गर्भधारण (Conceptus) में गुणसूत्रीय अपसामान्यता (Chromosomal abnormality) के कारण होती है। अलिंग सूत्री त्रिगुणसूत्री (Autosomal trisomy) सर्वाधिक सामान्य (50%) कोशिका-जनन (Cytogenic) अपसमान्यता होती है। गुणसूत्र (Chromosome) 1 को छोड़कर प्रत्येक गुणसूत्र के लिए त्रिगुणसूत्री (Trisomy) होने की सूचना मिली है। सर्वाधिक सामान्य त्रिगुणसूत्री में त्रिगुणसूत्री 16 (30%) होता है। लगभग 22% जीवनअक्षम भ्रूणों (Abortuses) में पॉलिपाभ (Polyploidy) का अवलोकन किया गया है। [पॉलिपाभी का उल्लेख गुणसूत्र की एक अगुणित संख्या (23) के तीन या अधिक गुणा की उपस्थिति, जैसे $3 \times 23 = 69$, $4 \times 23 = 92$ के लिए होता है। चतुर्गुणितता (Tetraploidy) की अपेक्षा त्रिगुणितता (Triploidy) अधिक प्रायिक (Common) होती है।] सभी जीवन-अक्षम भ्रूणों के 20% एक गुणसूत्री (Monosomy) होते हैं। सर्वाधिक सामान्य एक गुणसूत्री X (45X) होता है। 2–4% जीवन अक्षम भ्रूणों (Abortuses) में संरचनात्मक गुणसूत्री पुनर्व्यवस्थापन (Structural chromosomal rearrangement) का अवलोकन किया जाता है। इसमें स्थानांतरण (Translocation), विलोपन (Deletion), व्युत्क्रमण (Inversion= उलटाव) तथा वलय निर्माण (Ring formation) को शामिल किया जाता है। 4% जीवन अक्षम भ्रूणों में अन्य गुणसूत्री अपसामान्यताएँ (Chromosomal abnormalities) जैसे-पच्चीकारी (Mosaic), द्वित्रिगुणसूत्री (Double trisomy) पायी जाती है।

अंतःश्रावी और चयापचयी कारक (Endocrine and metabolic factors) (10–15%): पीतिका-अवस्था दोष (LPD=Luteal phase defect) के कारण प्रारंभिक गर्भश्राव (Early miscarriage) होता है क्योंकि रोपण (Implantation) तथा अपराकरण (Placentation) को पर्याप्त रूप से सहारा नहीं मिलता है। पीतिका पिण्ड (Corpus luteum) से प्रोजेस्टेरोन (Progesterone) का अपर्याप्त श्राव (Secretion) या प्रोजेस्टेरोन की अल्प गर्भाशय अंतःस्तरीय अनुक्रिया (Poor endometrial response) इसका कारण होती है। अवटु अपसामान्यता (Thyroid abnormalities) जैसे–प्रत्यक्ष (Overt) अवटु अल्पक्रियता (Hypothyroidism) या अवटु अतिक्रियता (Hyperthyroidism) का संबंध वर्धित भ्रूणीय क्षति (Increased fetal loss) के साथ होता है अवटु स्वप्रतिरक्षी (Thyroid autoantibodies) का वर्धन प्रायः होता है। जब मधुमेह (Diabetes mellitus) का अपर्याप्त नियंत्रत होता है तो यह वर्धित गर्भश्राव का कारण बनता है।

शारीरिक अपसामान्यता (Anatomical abnormalities) (10–15%): ग्रीवा-गर्भाशय कारक (Cervico-uterus factors): इन कारकों का संबंध अधिकांशतः द्वितीय त्रिमास गर्भपात (2nd trimester abortions) के साथ होता है।

(1) गर्भाशय-ग्रीवा की अक्षमता (Cervical incompetence), जन्मजात या अर्जित, मध्यत्रिमास या आवर्ती (Midtrimester and recurrent) गर्भपात के एक सर्वसामान्य कारण होती है। (2) गर्भाशय की जन्मजात कुरचना (Congenital malformation) जो द्विश्रृंगी (Bicornuate) या पटीय (Septate) गर्भाशय के रूप में होती है, वह मध्यत्रिमास आवर्ती गर्भपात के लिए उत्तरदायी हो सकती है।

भ्रूणीय क्षति के कारण (Causes of fetal loss) निम्नलिखित हैं–

(i) न्यूनीकृत अंतःगर्भाशयी आयतन (Reduced intrauterine volume)
(ii) गर्भाशय का न्यूनीकृत प्रसारणीय गुण (Reduced expansile property)
(iii) न्यूनीकृत अपरा-संवहनीयता (Reduced placental vascularity) जब पट (Septum) पर रोपित (Implanted) होता है।
(iv) वर्धित गर्भाशयी उत्तेजनशीलता तथा संकुचनशीलता (Increased uterine irritability and contractility)।

(3) गर्भाशयी रेशार्बुद (Uterine fibroid) विशेषकर अधोश्लेष्मल (Submucous) प्रकार का जो न केवल जनन-अक्षमता (Infertility) के लिए उत्तरदायी हो सकता है बल्कि गर्भपात के लिए भी उत्तरदायी (Responsible) होता है। यह गर्भाशयी कोटर (Uterine cavity) के विरूपण (Distortion) या आंशिक विलोपन (Partial obliteration) के कारण होता है। अन्य कारण (Causes) हैं –रोपण स्थल पर ह्रासित संवहनीयता (Decreased vascularity), रेशार्बुद का लाल अपक्षय (Red degeneration of fibroid) तथा वर्धित गर्भाशयी उत्तेजनशीलता।

(4) अंतःगर्भाशयी आसंजन (Intrauterine adhesions) (Synechia=संसक्ति): यह रोपण, अपराकरण तथा भ्रूणीय वृद्धि को बाधित करता है। आसंजन की तीव्रता, जैसे–सम्पूर्ण (Total, Asherman's syndrome=ऐशरमैन संलक्षण), दैहिक (Corporal) या गर्भाशयग्रीवा-संयोजी (Cervico-isthmic) पर निर्भर रोगी अनार्तव (Amenorrhea), अल्पार्तव (Hypomenorrhea), जनन-अक्षमता (Infertility) तथा आवर्ती (Recurrent) गर्भपात से पीड़ित होती है।

संक्रमण (Infections) (5%): यह प्रारंभिक और विलंबित (Early as well as late) गर्भपात का मान्य (या स्वीकृत=Accepted) कारण है। अधिक सूक्ष्मजीवों (Micro-organism) के साथ पराअपरा-भ्रूणीय (Transplacental fetal) संक्रमण होता है तथा किसी भी संक्रमण द्वारा भ्रूणीय क्षति हो सकती है - (i) **विषाणु** (Viral): रूबेला (Rubella), साइटोमेगैलो विषाणु (CMV=Cytomegalo virus), वैरिओला (Variola), वैक्सिनिया (Vaccinia) या हिव (HIV), (ii) **परजीवी** (Parasitic): टॉक्सोप्लाज्मा (Toxoplasma), मलेरिया (iii) **जीवाणु**

(Bacterial): यूरियाप्लाज्मा (Ureaplasma), क्लैमाइडिया (Chlamydia), ब्रुसेला (Brucella), स्पाइरोकीट (Spirochete) कठिनता से 20वें सप्ताह से पहले गर्भपात का कारण बनते हैं क्योंकि अपरा के अवरोधक (Placental barrier) की शक्तिशाली मोटाई होती है।

प्रतिरक्षात्मक व्यतिक्रम (Immunological disorders) (5–10%): स्वप्रतिरक्षात्मक तथा अन्य प्रतिरक्षात्मक कारक (Auto-immuno and allo-immuno factors): ये दोनों ही गर्भश्राव का कारण बन सकते हैं। (देखें अध्याय 38 का प्रासूतिकी में प्रतिरक्षा विज्ञान)।

स्वप्रतिरक्षित रोग (Autoimmune disease): यह गर्भश्राव के कारण हो सकता है प्रायः द्वितीय त्रिमास (2nd trimester) में। यह रोगी अपने ऊतक (Tissue) तथा अपरा (Placenta) के विरूद्ध प्रतिरक्षी (Antibody) का निर्माण करती है। यह प्रतिरक्षी अंततः प्रारंभिक गर्भ की अस्वीकृति का कारण बनता है। जो प्रतिरक्षी (Antibodies) गर्भश्राव के कारण होते हैं, वे हैं–

(i) केन्द्रक-रोधी प्रतिरक्षी (ANAs = Anti-nuclear antibodies),
(ii) फॉस्फोलिपिड-रोधी प्रतिरक्षी (Anti-phospholipid antibodies)

इसमें ल्यूपस स्कंदनरोधी (LAC=Lupus anti-coagulant) तथा कार्डियोलिपिन रोधी प्रतिरक्षी (aCL=Anticardiolipin) होते हैं। अपरा-घनास्त्रता (Placenta thrombosis), रोधगलन (Infarction) तथा भ्रूण में ऑक्सीक्षीणता (Fetal hypoxia) ऐसे रोग हैं जो गर्भपात के कारण बनते हैं।

अन्य प्रतिरक्षित रोग (Allo-immuno disease): पैतृक प्रतिजन (Paternal antigens) जो माता के लिए बाहरी होते हैं, वे प्रतिरक्षी अनुक्रिया (Antibody response) का संरक्षी अवरोधक (Protective blocking) होते हैं। ये अवरोधक प्रतिरक्षी एक बाहरी अस्तित्व (Foreign entity) के रूप में भ्रूण की पहचान से मातृक प्रतिरक्षित कोशिका को रोकते हैं। अतः बाहरी पैतृक प्रतिजनयुक्त भ्रूणीय अन्यरोपण (Fetal allograft) को माता द्वारा अस्वीकृत नहीं किया जाता है। माता के साथ साझेदारी पैतृक मानव श्वेताणु प्रतिजन (HLA=Human leukocyte antigen) ह्रासित (Diminished) भ्रूणीय-मातृक प्रतिरक्षात्मक अंतर्क्रिया की ओर अग्रसर होता है तथा अंततः (Ultimately) भ्रूणीय अस्वीकृति (या गर्भपात) होती है।

मातृक चिकित्सीय रोग (Maternal medical illness): नीलिमामय हृदय रोग (Cyanotic heart disease), हीमोग्लोबिन रोग (Hemoglobinopathy) का संबंध प्रारंभिक गर्भपात के साथ होता है।

भ्रूण-रोधी प्रतिरक्षी (Antifetal antibodies): T-सहायक (Helper) कोशिका तथा प्राकृतिक हन्ता (NK=Natural killer) कोशिका (Cells) जब Th-1 मार्ग द्वारा सक्रियित (Activated) होती है तब गर्भपातजनिक साइटोकाइन्स (Abortogenic cytokines) (IL-1, α-interferon) [IL=Interleukin=इन्टर ल्यूकिन] का उत्पादन होता है। परन्तु Th-2 कोशिका द्वारा साइटोकाइन्स (IL=3, 4, 10) का उत्पादन होता है जो प्रतिरक्षी (Antibody) निर्माण को प्रोत्साहित करता है जो NK कोशिका को अवरूद्ध (Block) करता है। सक्रियित NK कोशिका द्वारा अपरा की बीजपोषक कोशिका (Trophoblast cells) को क्षति पहुँचायी जाती है जिससे गर्भपात (Course abortion) होता है।

रक्त समूह असंगति (Blood Group Incompatibility)

असंगत् ABO समूह संगम (Group mating) प्रारंभिक गर्भ क्षति के लिए उत्तरदायी हो सकता है जो प्रायः आवर्ती (Recurrent) होता है। परन्तु 28 सप्ताह के पहले भ्रूण की मृत्यु का Rh-असंगति विरले ही कारण होती है। समूह A पति का समूह O पत्नी के साथ दम्पति (Couple) में गर्भपात की अति संभावना होती है।

झिल्ली का कालपूर्व विदार (Premature rupture of the membranes) अनिवार्यतः गर्भपात की ओर अग्रसर (Lead) होता है।

पैतृक कारक (Paternal factors): शुक्राणु गुणसूत्रीय असंगति (Sperm chromosomal anomaly) [स्थानांतरण (Translocation)] के कारण भी गर्भपात हो सकता है।

आनुवंशिक घनास्त्रप्रेमी (Inherited thrombophilia) यह भी दोनों प्रारंभिक और विलम्ब गर्भपात का कारण होता है जो अंतःसंवहनी स्कंदन (Intravascular coagulation) के कारण होता है। प्रोटीन C प्रतिरोध एक सर्वसामान्य (Most common) कारण है।

कुछ स्त्रियाँ जिनमें प्रायः गर्भपात होता है, वे यदि पृथक पुरुष के साथ विवाह करती हैं तो उनमें सामान्य गर्भावस्था हो सकती है।

पर्यावरणी कारक (Environmental factors): पर्यावरणी कारक के संबंध में निष्कर्ष को स्थापित (या प्रमाणित) करना कठिन होता है।

धूम्रपान (Cigarette smoking): धूम्रपान से कार्बोक्सी (Carboxy) हीमोग्लोबिन का निर्माण तथा भ्रूण में ऑक्सीजन के ह्रासित स्थानान्तरण के कारण गर्भपात की संभावना बढ़ती है। गर्भावस्था के दौरान मद्य (Alcohol) के उपभोग से परहेज या न्यूनतम करना चाहिए। एक्स-किरणन (X-Irradiation) तथा अर्बुदीय संवेदनमंदक (Neoplastic drugs) भी गर्भपात के कारण बनते हैं। 10 रेड (Rad) तक एक्स-किरण प्रभावन (Exposure) का अल्प खतरा होता है।

गर्भनिरोधक कर्मक (Contraceptive agents): सिटु (Situ) में IUF (अंतः गर्भाशयी उपाय) खतरे को बढ़ाता है जबकि मुखीय गोली (Oral pills) नहीं।

संवेदनमंदक (Drugs), रासायनिक पदार्थ (Chemicals), हानिकारक कर्मक (Noxious agents): संवेदनाहारी (Anesthetic) गैस, आर्सेनिक (Arsenic), लेड (Lead), फार्मेल्डिहाइड (Formaldehye) गर्भपात के खतरे को बढ़ाता है। विविध (Miscellaneous): विडियोप्रदर्शन सिरा (VDTs= Video display terminals) से विद्युत्-चुम्बकीय विकिरण (Electromagnetic radiation) के प्रभाव से खतरा नहीं बढ़ता है। गर्भवती महिलाएँ सुरक्षित रूप से केश-रंजक (Hair dyes) का उपयोग दूरदर्शन के अवलोकन (Television) तथा वायुयान (Aeroplane) में यात्रा कर सकती है।

अव्याख्यित (Unexplained) (40-60%): अनेक कारकों का उल्लेख करने के बावजूद वास्तव में बहुमत में यह कहना कठिन होता है कि गर्भपात का वास्तविक कारण क्या है। अधिक प्रायः एक से अधिक कारक उपस्थित

होते हैं। तथापि (However), गर्भपात का खतरा वर्धित मातृक आयु के साथ बढ़ता है। पूर्व के गर्भपातों की संख्या तथा कारणता भी महत्त्वूपर्ण होते हैं।

गर्भपात के सामान्य कारण (Common causes of abortion): प्रथम त्रिमास (First trimester): (1) आनुवंशिक कारक (Genetic factors) (50%), (2) अंतःश्रावी व्यतिक्रम (Endocrine disorders): LPD (Luteal phase defect=पीतिका-अवस्था दोष), अवटु अपसमान्यता (Thyroid abnormalities), मधुमेह (Diabetes), (3) प्रतिरक्षात्मक व्यतिक्रम (Immunological disorders): स्वप्रतिरक्षित (Autoimmune) तथा अन्य प्रतिरक्षित (Allo-immune) (4) संक्रमण (Infection) तथा (5) अव्याख्यित।

द्वितीय त्रिमास (Second trimester): (1) शारीरिक अपसामान्यता (Anatomic abnormalities): (a) जन्मजात या अर्जित गर्भाशय-ग्रीवा की अक्षमता (Congenital or acquired cervical incompetence), (b) मुलेरियन संलयन दोष (Mullerian fusion defects): द्विश्रृंगीय गर्भावस्था (Bicornuate uterus), पटीय गर्भावस्था (Septate uterus), (c) गर्भाशयी संसक्ति (Uterine synechiae), (d) गर्भाशयी रेशार्बुद (Uterine fibroid), (2) मातृक चिकित्सीय रोग (Maternal medical illness), (3) अव्याख्यित (Unexplained)

गर्भपात की क्रियाविधि
(Mechanism of Abortion)

प्रारंभिक सप्ताहों में सर्वप्रथम अण्डाणु (Ovum) की मृत्यु होती है और उसके बाद उसका निष्कासन होता है। बाद के सप्ताहों में मातृक वातावरणी कारक (Maternal environmental factors) शामिल होते हैं जिसके कारण भ्रूण का निष्कासन हो जाता है जिसमें जीवन के चिन्ह हो सकते हैं परन्तु वह इतना लघु होता है कि जीवित नहीं रहता है।

- **8 सप्ताह (Weeks) के पहले:** पतनिका के आच्छादन (Decidual coverings) के साथ रसांकुर (Villi) द्वारा घिरा हुआ अण्डाणु बिना किसी क्षति के बाहर निष्कासित होता है। कभी-कभी ग्रीवा का बाहरी मुख (OS) फैलने में विफल हो जाता है जिससे कि सम्पूर्ण पिण्ड विस्फारित (Dilated) गर्भाशयग्रीवा की नली (Cervical canal) में स्थापित हो जाता है जिसे गर्भाशय-ग्रीवा में गर्भपात (Cervical abortion) कहा जाता है। देखें चित्र 15.1।
- **8–15 सप्ताह:** भ्रूण का निष्कासन सामान्यतः होता है तथा अपरा (Placenta) और झिल्ली (Membranes) रह जाती है। इसका एक भाग आंशिकरूप से तीव्र रक्तश्राव के साथ पृथक हो सकता है या गर्भाशय दिवाल के साथ पूर्णतः संलग्न बना रहता है।
- **14 सप्ताह के बाद:** निष्कासन की प्रक्रिया एक "लघु प्रसव" (Small labor) के समान होती है। सर्वप्रथम भ्रूण (Fetus) निष्कासित होता है और उसके बाद परिवर्ती (Varying) समय के बाद अपरा का निष्कासन होता है।

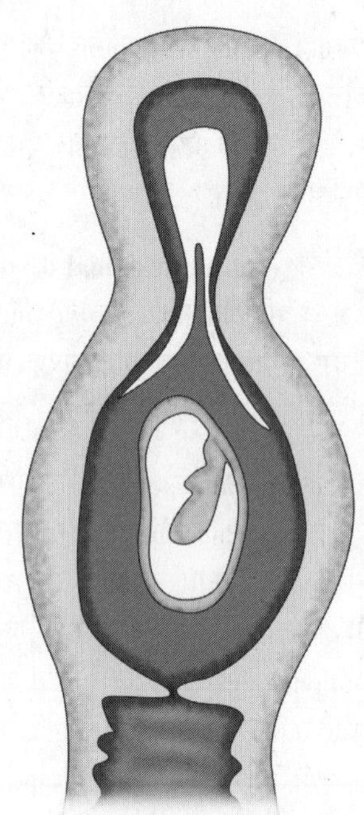

चित्र (Fig.) 15.1: गर्भाशय-ग्रीवा में गर्भपात (Cervical abortion)

संकटापन्न (या संकट में) गर्भपात
(Threatened Abortion)

परिभाषा (Definition): यह एक नैदानिक अस्तित्व (Clinical entity) है। जहाँ गर्भपात की प्रक्रिया आरंभ हो गयी है, परन्तु उसकी प्रगति उस स्थिति तक नहीं हुई है जिससे पुनः प्राप्ति (Recovery) असंभव होती है।

नैदानिक लक्षण (Clinical Features)

रोगी में गर्भावस्था का सांकेतिक लक्षण होता है जो निम्नलिखित की शिकायत करता है–

(1) **योनि से रक्तश्राव (Bleeding per vaginam):** रक्तश्राव प्रायः अल्प और चमकीले लाल रंग का होता है। कभी-कभी रक्तश्राव तीव्र होता है, विशेषकर विलम्बित (Late) द्वितीय त्रिमास में, जो अपरा (Placenta) का निम्न रोपण (Low implantation) का सांकेतिक (Suggestive) होता है। रक्तश्राव स्वतः रूक जाता है।

(2) **पीड़ा (Pain):** रक्तश्राव प्रायः पीड़ाहीन (Painless) होता है परन्तु हल्का पृष्ठ दर्द (Backache) हो सकता है या निचले उदर (Abdomen) में मंद पीड़ा हो सकती है। पीड़ा प्रायः रक्तश्राव के बाद प्रकट होती है। श्रोणीय जाँच (Pelvic examination) को यथा सम्भव धीरे से करना चाहिए। (a) यदि वीक्षण यंत्र (Speculum=स्पेकुलम) से किसी रक्तश्राव का पता चलता है तो वह बाहरी मुख (OS) से होकर निकल जाता है। गर्भाशय-ग्रीवा (Cervix) में स्थानीय क्षति (Lesion या घाव) सहवर्ती (Coexist) हो सकती है। (b) आंगुलिक (Digital) जाँच से मंद बाहरी मुख (देखें चित्र 15.3) का पता चलता है। गर्भाशय का आकार अनार्तव (Amenorrhea) काल के अनुरूप होता है। गर्भाशय और गर्भाशय-ग्रीवा को स्पर्श करने

पर कोमल लगता है। जब अतिस्वन चित्रण (Ultrasonography) की सुविधा उपलब्ध है तो श्रोणीय जाँच से बचना चाहिए।

जाँच-पड़ताल (Investigations)

दिनचर्या (Routine) जाँच-पड़ताल में निम्नलिखित को शामिल किया जाता है–

(1) रक्त (Blood): हीमोग्लोबिन (Hemoglobin), हीमैटोक्रिट (Hematocrit = रक्त में लोहिताणु = RBC का आयतन), ABO तथा Rh समूहन (Grouping) की जाँच होती है। यदि गर्भपात अनिवार्य हो जाता है तो रक्ताधान (Blood transfusion) की आवश्यकता हो सकती है। Rh-ऋणात्मक (Negative) अप्रतिरक्षित (Non-immunized) महिलाओं को D-गामा ग्लोबुलिन रोधी (Anti D-gamma globulin) देना पड़ता है। (2) मूत्र (Urine): गर्भावस्था का प्रतिरक्षात्मक परीक्षण (Immunological test) के लिए मूत्र उपयोगी नहीं होता है क्योंकि भ्रूणीय मृत्यु (Fetal death) के बाद भी परिवर्तनशील समय के लिए परीक्षण सकारात्मक बना रहता है।

अतिस्वन चित्रण (Ultrasonography) (Transvaginal sonography = परायोनिक अतिस्वन चित्रण): इसमें निम्नलिखित हो सकते हैं– (1) भ्रूण (Embryo) से केन्द्रीय प्रतिध्वनि (Echo) के साथ एक सुनिर्मित वलय (Ring) जिससे स्वस्थ भ्रूण का संकेत मिलता है। (2) भ्रूण की हृदय-गति का अवलोकन (Observation of cardiac motion)। इसके साथ गर्भावस्था की निरंतरता की 98% सम्भावना होती है। (3) गर्भ की थैली (Gestation sac) की स्पष्ट क्षति भ्रूणीय प्रतिध्वनि की अनुपस्थिति तथा भ्रूणीय हृदय-गति की अनुपस्थिति से एक अपक्षयित अण्डाणु (Blighted ovum) का प्रमाण मिलता है।

रक्तोद (Serum) में 25 ng/ml (n=nano=10^{-9}) या अधिक की प्रोजेस्टेरोन (Progesterone) मात्रा होने से लगभग 95% से एक जीवनक्षम (Viable) गर्भावस्था का संकेत मिलता है। भ्रूणीय स्वस्थता का मूल्यांकन करने में जरायु-रक्तोद (Chorionic serum) के क्रमिक गोनैडोट्रॉफिन (Serial gonadotrophin) (hCG) की मात्रा (Level) भी उपयोगी होती है। सामान्यतः hCG की मात्रा प्रत्येक 48 घंटे में दोगुनी हो जाती है।

उपचार (Treatment)

विश्राम (Rest): रोगी को कुछ दिनों तक शैय्या (Bed) पर विश्राम करना चाहिए। क्रियाशीलता की दीर्घकालिक रोक का कोई चिकित्सीय मूल्य नहीं है।

औषधि (Drugs): फिनोबार्बिटोन (Phenobarbitone) 30 mg या डायजिपैम (Diazepam) 5 mg की गोली दैनिक दो बार लेने से अवसादन (Sedation) तथा पीड़ा से राहत (Relief of pain) मिलती है।

इसका कोई प्रमाण नहीं है कि प्राकृतिक प्रोजेस्टेरोन या कृत्रिम प्रोजेस्टिन (Synthetic progestins) के साथ उपचार द्वारा पूर्वलक्षण (Prognosis) में सुधार होता है। इसके विपरीत लुप्त (Missed) गर्भपात की संभावना होती है। यहाँ तक कि प्रोजेस्टिन का कुछ संरचनात्मक रूप से टेस्टोस्टेरोन (Testosterone) से संबंधित होने से स्त्री के भ्रूण का पुंस्तीवकरण (Verilization) हो सकता है। प्रारंभिक अध्ययन से यह संकेत मिलता है कि hCG के उपयोग से गर्भावस्था के परिणाम में सुधार होता है।

सामान्य उपाय (General measures): (1) रोगी को भगीय गद्दी (Vulval pads) तथा योनि (Vagina) से कुछ भी निष्कासित को जाँच के लिए संरक्षित करने की सलाह दी जाती है। (2) यदि रक्तश्राव तथा/या पीड़ा में वृद्धि होती है तो इसकी सूचना देना। (3) स्पंद (Pulse या नब्ज), शरीर का तापक्रम और योनिक रक्तश्राव (Vaginal bleeding) का दिनचर्या संक्षिप्त विवरण (Routine note)।

श्राव पर सलाह (Advice on discharge): रोगी को दो सप्ताह (न्यूनतम) के लिए उसकी क्रियाशीलता को सीमित करना चाहिए तथा भारी कार्य से परहेज करना चाहिए। इस काल में संभोग (Coitus) से परहेज करना चाहिए। रोगी को एक महीने बाद भ्रूण के विकास का मूल्यांकन करने के लिए पुनः जाँच करानी चाहिए।

पूर्वानुमान (Prognosis): उपचार की किसी भी विधि का उपयोग घर पर या चिकित्सालय में किया जाये, उसका पूर्वानुमान (या पूर्वलक्षण) अत्यधिक अननुमेय (Unpredictable) है। पृथक स्वतः गर्भपात के खतरे (Isolated spontaneous threatened abortion) में निम्नलिखित घटनाएँ (Events) हो सकती हैं - (1) लगभग दो तिहाई रोगियों (66% cases) में गर्भावस्था 28 सप्ताह से अधिक बनी रहती है। (2) शेष (34%) में गर्भ का अंत अनिवार्य (Inevitable) या लुप्त (Missed) गर्भपात में होता है। यदि गर्भावस्था बनी रहती है तब कालपूर्व (Preterm) प्रसव, अपरा का निम्न स्थानभ्रंश (Placenta previa), भ्रूण के अंतःगर्भाशयी विकास का मंदन (Retardation) तथा भ्रूणीय अंसगति (Fetal anomalies) की वर्धित आवृत्ति (Increased frequency) होती है।

अपक्षयित अण्डाणु (Blighted ovum) (चित्र 15.2): यह एक अतिस्वन चित्रण निदान (Sonographic diagnosis) है 3 cm या अधिक व्यास के साथ एक गर्भथैली (Gestational bag) में भ्रूणीय सिरे (Fetal pole) की अनुपस्थिति होती है। एक बार निदान होने पर गर्भाशय (Fetus) को रिक्त करना है।

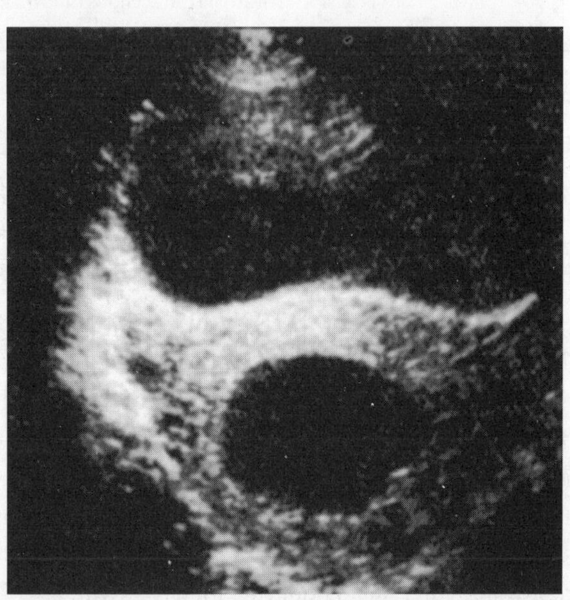

चित्र (Fig.) 15.2: अपक्षयित अण्डाणु का अतिस्वन चित्रण (Ultrasonograpic picture of blighted ovum)

अनिवार्य गर्भपात (Inevitable Abortion)

परिभाषा (Definition): यह गर्भपात का नैदानिक (Clinical) प्रकार है जहाँ परिवर्तन की प्रगति उस स्थिति तक हो गयी है जहाँ से गर्भावस्था की निरंतरता (Continuation) असंभव होती है।

नैदानिक लक्षण (Clinical features): संकट में गर्भपात के साथ रोगी में निम्नलिखित प्रदर्शन का विकास होता है– (1) वर्धित योनिक रक्तश्राव (Increased vaginal bleeding), (2) निचले उदर (Abdomen) में पीड़ा का वर्धन जो प्रकृति में उदरशूलकारी (Colicky) होती है। (3) रोगी की सामान्य स्थिति दृश्यमान रक्तक्षति के समानुपाती होती है। (4) आंतरिक जाँच से गर्भाशय ग्रीवा (Cervix) का विस्फारित (Dilated) आंतरिक मुख (Internal OS) का पता चलता है जिससे होकर गर्भाधारण के उत्पाद (Products of conception) का स्पर्श द्वारा अनुभव किया जाता है। (देखें चित्र 15.3)। समय पर संकटापन्न गर्भपात का पूर्व लाक्षणिक (Clinical) प्रमाण के बिना तेजी से लक्षण का विकास हो सकता है। तथापि (However), द्वितीय त्रिमास (2nd semester) में इस झिल्ली का विदार (Rupture of the membranes) या आंतरायिक (Intermittent) निचले उदरीय पीड़ा के साथ आरंभ हो सकता है (Mini labor)।

प्रबंध (Management): प्रबंध के सिद्धान्त (Principles) निम्नलिखित हैं-
(1) सामान्य स्थिति की देखभाल करने के लिए उचित उपाय करना
(2) निष्कासन (Expulsion) की प्रक्रिया को त्वरित (Accelerate) करना
(3) प्रसव के संचालन में निर्धारित अपूतिता (Asepsis) का सख्ती से पालन करना जिसका विस्तृत उल्लेख अध्याय 12 में किया गया है।

सामान्य उपाय (General measures): अति रक्तश्राव का तत्काल नियंत्रण 0.2 mg मेथर्जिन (Methergin) के अंतर्ग्रहण द्वारा किया जाना चाहिए यदि गर्भाशयग्रीवा (Cervix) विस्फारित (Dilated) है तथा गर्भाशय का आकार 12 सप्ताह से कम होता है। अंतःशिरीय द्रव चिकित्सा (Intravenous fluid therapy) तथा रक्ताधान (Blood transfusion) द्वारा प्रघात (Shock) में सुधार किया जाता है।

सक्रिय उपचार (Active Treatment)

- 12 सप्ताह के पहले: (1) विस्फारण और रिक्तिकरण (Dilation and evacuation) तथा भोथर खुरचनी (Blunt curette) द्वारा गर्भाशयी कोटर (Uterine cavity) का खुरचना जो सामान्य संवेदनाहरण (Anesthesia) के अधीन होता है।
- 12 सप्ताह के बाद: (1) ऑक्सिटोसिन टपकन (Oxytocin drip) (सामान्य सलाइन का 500 ml में 10 इकाई) प्रति मिनट 40–60 बूंद द्वारा गर्भाशयी संकुचन को त्वरित किया जाता है। यदि भ्रूण (Fetus) निष्कासित होता है तथा अपरा (Placenta) धारित रहता है तो इसे अण्डाणु चिमटी (Ovum forceps) द्वारा निष्कासित किया जाता है यदि अलग स्थित होती है। यदि अपरा निष्कासित (या अलग) नहीं होता है तो संवेदनाहरण के अधीन आंगुलिक (Digital) निष्कासन होता है तथा उसके बाद उसका रिक्तिकरण होता है। (2) यदि बंद गर्भाशय-ग्रीवा (Closed cervix) के साथ रक्तश्राव प्रचुर होता है (अपरा का निम्न रोपण का संकेतक) तब गर्भाशय का रिक्तिकरण उदरीय गर्भोच्छेदन (Abdominal hysterectomy) द्वारा किया जाता है।

पूर्ण गर्भपात (Complete Abortion)

परिभाषा (Definition): जब गर्भधारण के उत्पाद (Products of conception) एक साथ निष्कासित होते हैं तो इसे पूर्ण गर्भपात कहा जाता है।

नैदानिक लक्षण (Clinical features): योनि से एक मांसल पिण्ड (Fleshy mass) के निष्कासन का इतिहास होता है जिसके बाद निम्नलिखित होता है- (1) उदरीय पीड़ा में कमी, (2) योनिक (Vaginal) रक्तश्राव लेश (Trace) या अनुपस्थित होता है। (3) आंतरिक जाँच से पता चलता है कि (a) अनार्तव (Amenorrhea) काल की अपेक्षा गर्भाशय अधिक छोटा तथा दृढ़ (Firmer) होता है तथा (b) रक्तश्राव लेश होता है। (4) निष्कासित माँसल पिण्ड अक्षत (Intact) पाया जाता है।

प्रबंध (Management): यदि रक्त की क्षति होती है तो उसके प्रभाव का मूल्यांकन तथा उसके अनुसार उसका उपचार करना चाहिए। यदि उत्पाद के सम्पूर्ण निष्कासन के बारे में कोई संदेह होता है तो गर्भाशय का खुरचन (Curettage) करना चाहिए। अनावश्यक शल्यक कार्य से बचने के लिए परायोनिक अतिस्वन चित्रण (Transvaginal sonography) का उपयोग होता है।

Rh-ऋणात्मक (Negative) की स्त्री (Women): Rh-ऋणात्मक स्त्री (रोगी) जो बिना किसी प्रतिरक्षी (Antibody) के होती है, उसका संरक्षण अंतःपेशीयरूप से (Intramuscularly) 50 या 100 माइक्रोग्राम D-गामा ग्लोबुलिन रोधी (Anti-D gamma globulin) द्वारा प्रारंभिक (Early) गर्भपात या विलम्बित (Late) गर्भपात की स्थिति में 72 घंटे के अंदर करना चाहिए। तथापि (However), 12 सप्ताह के गर्भ के पहले उसके पूर्ण गर्भश्राव (Miscarriage) के साथ रोगी के लिए D-गामा ग्लोबुलिन रोधी की आवश्यकता नहीं भी हो सकती है जहाँ उपकरण-प्रयोग (Instrumentation) नहीं होता है।

अपूर्ण गर्भपात (Incomplete Abortion)

परिभाषा (Definition): जब गर्भधारण के सम्पूर्ण उत्पादों का निष्कासन नहीं होता है बल्कि इसका एक भाग गर्भाशयी कोटर (Uterine cavity) में रह जाता है तब इसे अपूर्ण गर्भपात कहा जाता है। यह एक सर्वसामान्य प्रकार होता है जिसका सामना गर्भपात जटिलता के लिए अस्पताल में भर्त्ती की गयी महिलाओं में होता है।

नैदानिक लक्षण (Clinical features): योनि से एक मांसल पिण्ड के निष्कासन के इतिवृत्त (History) के साथ इसमें निम्नलिखित का अवलोकन किया गया है–(1) निचले उदर (Abdomen) में पीड़ा की निरंतरता जिसकी प्रकृति शूलकारी (Cloicky) होती है यद्यपि इसका परिमाण (Magnitude) ह्रासित (Diminished) होता है। (2) परिवर्तनशील मात्रा में योनि (Vaginal) रक्तश्राव की निरंतरता (3) आंतरिक जाँच (Internal examination) से निम्नलिखित का पता चलता है–(a) अनार्तव (Amenorrhea) काल की तुलना में गर्भाशय का अधिक छोटा होना (b) गर्भाशय-ग्रीवा (Cervix)

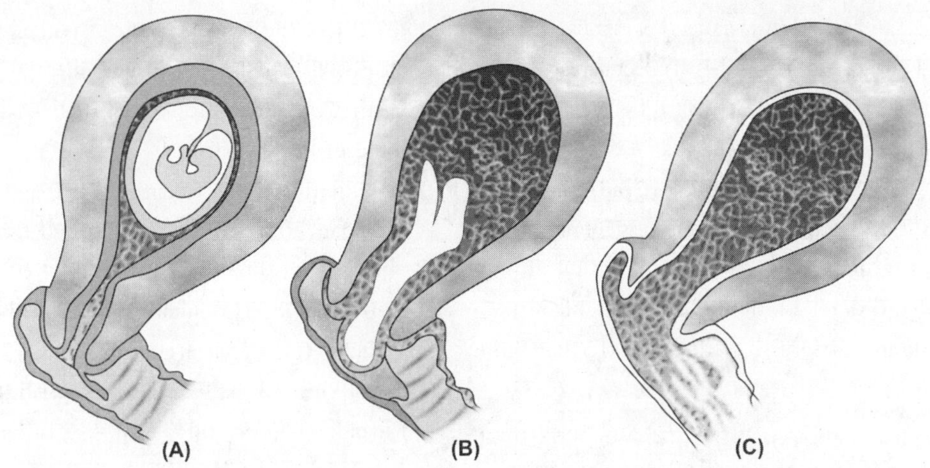

चित्र (Fig.) 15.3: (A) संकटापन्न गर्भपात (Threatened abortion), (B) अनिवार्य गर्भपात (Inevitable abortion), (C) अपूर्ण गर्भपात (Incomplete abortion)

का विस्तीर्ण मुख (Patulous os) जिसमें अंगुली का शीर्ष (Tip of the finger) का प्रवेश हो सकता है। (c) रक्तश्राव की परिवर्तनशील मात्रा। (4) जाँच करने पर निष्कासित पिण्ड अपूर्ण पाया जाता है। (चित्र 15.3)।

अंतभाग (Termination): गर्भधारण के उत्पाद जो गर्भाशय में रह जाते हैं वे निम्नलिखित की ओर अग्रसर हो सकते हैं - (a) प्रचुर रक्तश्राव (Profuse bleeding), (b) पूतिता (Sepsis), (c) अपरा का पॉलिप (Placental polyp) तथा (d) विरले ही जरायु-कर्कट रोग (Rarely choriocarcinoma)।

प्रबंध (Management): नवीन रोगियों में (In recent cases): इसमें अनिवार्य गर्भपात के समान सिद्धान्तों का पालन किया जाता है। यह ध्यान में रखा जाता है कि रक्त की क्षति के कारण रोगी दहशत (Shock) की स्थिति में रहती है। किसी भी सक्रिय उपचार करने के पहले रोगी का पुनर्जीवन (Resuscitation) प्रदान करना चाहिए।

- प्रारंभिक गर्भपात (Early abortion): सामान्य संवेदनाहरण (General anesthesia) के अधीन विस्फारण (Dilation) तथा रिक्तिकरण (Evacuation) करना चाहिए।
- विलम्बित गर्भपात (Late abortion): सामान्य संवेदनाहरण के अधीन गर्भाशय का रिक्तिकरण किया जाता है तथा उत्पादों को चिमटी (Ovum forceps) या भोथर खुरचनी (Blunt curette) द्वारा निष्कासित किया जाता है।

विलंबित रोगियों (Late cases) में शेष बचे ऊतकों के खण्डों (Bits of tissues) को निकालने के लिए विस्फारण और खुरचन की शल्यक्रिया की जाती है। निष्कासित सामग्री की ऊतकीय जाँच (Histological examination) की जाती है।

लुप्त गर्भपात या शांत गर्भपात (Missed Abortion or Silent Miscarriage)

परिभाषा (Definition): जब भ्रूण (Fetus) मृत (Dead) होता है तथा गर्भाशय (Uterus) के अदर एक परिवर्तनशील समय तक धारित (Retained) होता है तो उसे लुप्त या शांत गर्भपात या प्रारंभिक भ्रूणीय मृत्यु (Early fetal demise) कहा जाता है।

रोगविज्ञान (Pathology): गर्भाशय में मृत भ्रूण के दीर्घकालिक धारण के कारण स्पष्ट नहीं है। 12 सप्ताह से अधिक धारित भ्रूण मसृणीकृत (Macerated या गला हुआ) या ममीकृत (Mummified ढेला बना हुआ) होता है। उल्वीद्रव (Liquor amnii) अनशोषित हो जाता है तथा अपरा (Placenta) पीली तथा क्षीण (Pale and thin) हो जाती है तथा आसंजित (Adherent=चिपका हुआ) हो सकती है। 12 सप्ताह के पहले रोगात्मक प्रक्रिया (Pathological process) भिन्न होती है जब अण्डाणु (Ovum) लगभग पूर्णतः जरायु-रसांकुर (Chorionic villi) द्वारा घिरा रहता है।

मांसल मोल या रक्तमोल (Carneous mole or blood mole or fleshy mole): यह लुप्त गर्भ का रोगात्मक रूपान्तर (Pathological variant) है जो भ्रूण को 12 सप्ताह के पहले प्रभावित करता है। लघु पुनरावृत्त (Small repeated) रक्तश्राव जो जरायु-पतनिका स्थान पर होता है वह रसांकुर

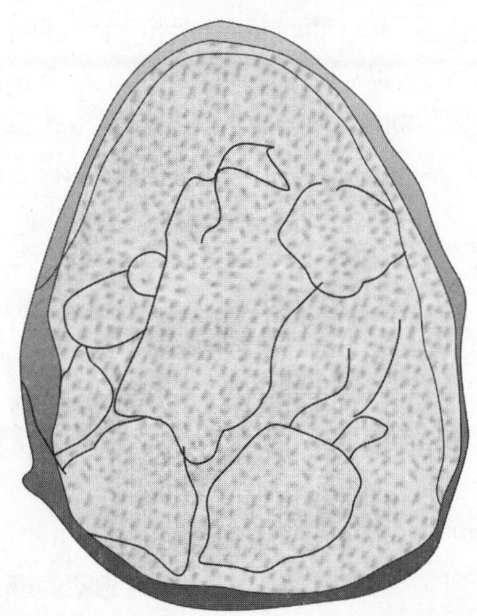

चित्र (Fig.) 15.4: मांसल मोल (Carneous mole)

(या Villus=दीर्घरोम) को उसके संलग्न (Attachment) से विच्छेद (Disrupt) करता है। रक्तस्राव अल्प होता है, अतः पतनिका-पुटी (Decidua capsularis) के विदार (Rupture=फटना) का कारण नहीं बनता है। अण्डाणु (Ovum) के साथ समाविष्ट (Contained) स्कंदित (Clotted) रक्त को रक्तमोल (Blood mole) कहा जाता है। इस समय तक अण्डाणु मृत (Dead) हो जाता है जो या तो पूर्णतः अवशोषित (Absorbed) हो जाता है या एक अल्पविकसित संरचना (Rudimentary structure) के रूप में बना रहता है। क्रमिक रूप से अण्डाणु के चारों ओर रक्त का द्रवीय भाग अवशोषित हो जाता है तथा दिवाल माँसल (Fleshy) हो जाती है, अतः इसे माँसल मोल कहा जाता है। देखें चित्र 15.4।

नैदानिक लक्षण (Clinical features): रोगी प्रायः एक संकटापन्न (Threatened) गर्भपात के साथ उपस्थित होती है जिसके बाद निम्नलिखित का अवलोकन किया गया है –

(1) योनि से भूरे रंग का श्राव (Brownish vaginal discharge) की निरंतरता (Persistence).

(2) गर्भवती के लक्षणों की न्यूनता (Subsidence of pregnancy symptoms)

(3) स्तन परिवर्तन का पश्चगमन या अवनति (Retrogression of breast changes)

(4) गर्भाशयी वर्धन का विराम (Cessation of uterine growth) जो वास्तव में आकार में छोटा हो जाता है।

(5) भ्रूण की हृदय-ध्वनि की अश्रव्यता (Non-audibility of the fetal heart sound), डॉप्लर हृदयदर्शी (Doppler cardioscope) से भी नहीं सुनाई पड़ती है, यदि यह पहले श्रव्य (Audible) रहा है।

(6) गर्भाशय ग्रीवा (Cervix) स्पर्श में दृढ़ (Firm) हो जाती है।

(7) गर्भावस्था के लिए प्रतिरक्षात्मक परीक्षण (Immunological test) नकारात्मक (Negative) होता है।

(8) यथार्थ (या मानक) अवधि के अतिस्वन चित्रण (Real time ultrasonography) से प्रारंभिक गर्भावस्था (Early pregnancy) की खाली थैली का पता चलता है या बाद की गर्भावस्था में भ्रूणीय गति या भ्रूणीय हृदय-गति (Heart movement) की अनुपस्थिति का संकेत मिलता है।

जटिलता (Complications): लुप्त (Missed) गर्भ की जटिलता अंतःगर्भाशयी भ्रूणीय मृत्यु (Intra-uterine fetal death) में उल्लिखित (Mentioned) जटिलता के समान होती है। (देखें अध्याय 21)। लुप्त गर्भपात में रक्त स्कंदन व्यतिक्रम (Blood coagulation disorders) की अल्प संभावना होती है।

प्रबंध (Management)

- गर्भाशय 12 सप्ताह से कम होता है (Uterus is less than 12 weeks)% बिना किसी विलंब के योनिक रिक्तिकरण (Vaginal evacuation) किया जाता इसका प्रभावीरूप से निष्पादन चूषण (Suction) रिक्तिकरण द्वारा या स्तरिका छीलन (Laminaria tent) द्वारा गर्भाशय-ग्रीवा (Cervix) के मंद विस्फारण (Slow dilation) द्वारा होता है। इसके बाद रोगी को सामान्य संवेदनाहरण (General anesthesia) के अधीन उसके गर्भाशय का विस्फारण और रिक्तिकरण (D&E) होता है। शल्यक्रिया (Operation) के दौरान गर्भाशयी दिवाल की क्षति तथा प्रचुर रक्तस्राव के खतरे को ध्यान में रखना चाहिए।
- गर्भाशय 12 सप्ताह से अधिक होता है (Uterus is more than 12 weeks): अंतःगर्भाशयी भ्रूणीय मृत्यु (देखें अध्याय 21) के प्रबंध के सिद्धान्त के समान इसमें पालन होता है। निम्नलिखित विधियों द्वारा इसे प्रेरित (Induce) किया जाता है–

  (1) ऑक्सिटोसिन (Oxytocin): सामान्य सलाइन (Normal saline) के 500 ml में ऑक्सिटोसिन की 10–20 इकाई (Units) प्रति मिनट 30 बूंद से आरम्भ करना है। यदि इसमें सफलता नहीं मिलती है तो परिवीक्षण (Monitoring) के साथ ऑक्सिटोसिन की अधिकतम खुराक (Dose) 200 ml U/minute का उपयोग किया जा सकता है।

  (2) इन रोगियों में ऑक्सिटोसिन की अपेक्षा प्रोस्टेग्लैन्डिन (Prostaglandins) अधिक प्रभावी होता है। इसके उपयोग की विधियाँ इस प्रकार हैं– (a) प्रोस्टेग्लैन्डिन E_1 तुल्य रूप (Analogue) [मिसोप्रोस्टॉल (Misoprostol)] 200 μg (μ=10^{-6}=म्यू) की गोली को पश्च योनिक चापिका (Posterior vaginal fornix) में निविष्ट (Insert) कराया जाता है तथा प्रत्येक चार घंटे में एक गोली अधिकतम 5 गोली डाली जाती हैं। (b) 15 मेथिल (Methyl) $PGF_{2\alpha}$ [कार्बोप्रोस्ट ट्रोमेथैमीन (Carboprost tromethamine)] 25 μg का अंतःपेशीय (Intramuscular) अंतर्ग्रहण 3 घंटे के अंतर पर अधिकतम 10 बार कराया जाता है।

पूतिक गर्भपात (Septic Abortion)

परिभाषा (Definition): कोई भी गर्भपात जिसका संबंध गर्भाशय और उसकी अंतर्वस्तु (Contents) के संक्रमण (Infection) के नैदानिक प्रमाणों (Clinical evidences) के साथ होता है उसे पूतिक (या सेप्टिक) गर्भपात कहा जाता है। यद्यपि नैदानिक मानकों (Clinical criteria) में भिन्नता होती है, गर्भपात को प्रायः पूतिक समझा (या माना) जाता है जब निम्नलिखित होते हैं–(1) जब शरीर का न्यूनतम तापक्रम 100.4°F (या 38°C) 24 घंटे या अधिक समय तक रहता है। (2) योनिक श्राव (Vaginal discharge) पूयमय या दुर्गन्धमय (Purulent or offensive) होता है तथा (3) श्रोणीय (Pelvic) संक्रमण के अन्य प्रमाण जैसे–निचले उदर में पीड़ा या कोमलता (Tenderness)।

प्रभाव (Incidence): पूतिक गर्भपात के सम्पूर्ण प्रभाव के सबंध में निष्कर्ष निकालना कठिन है। फिर भी चिकित्सालय में भर्ती सभी गर्भपातों का 10% (लगभग) पूतिक होता है। अधिकतर पूतिक गर्भपात का संबंध अपूर्ण गर्भपात के साथ होता है। यद्यपि अधिकतर रोगियों (Majority of cases) में संक्रमण अवैध प्रेरित गर्भपात (Illegal induced abortion) के बाद होता है परन्तु स्वतः गर्भपात के बाद भी संक्रमण हो सकता है।

संक्रमण का रूप (Mode of infection): पूतिता (Sepsis) में शामिल सूक्ष्मजीव (Micro-organisms) प्रायः योनि (Vagina) में होते हैं जो सामान्यतः योनिक अंतःस्तर (Vaginal endogenous) में उपस्थित रहते हैं। सूक्ष्मजीव हैं (a) अवायवीय (Anaerobic): जीवाणु-समूह (Bacteroides group) (Fragilis फ्रैजिलिस), अवायवीय स्ट्रैप्टोकॉकस (Anaerobic streptococci), क्लोस्ट्रिडियम परफ्रिन्जेन्स (*Clostridium perfringens*) तथा टिटेनस दण्डाणु (Tetanus bacillus) (b) वायवीय (Aerobic): एसेरिकिया कोली (*Escherichia coli or E.coli*), क्लेब्सियेला (*Klebsiella*), स्टेफिलोकॉकस (*Staphylococcus*),

स्यूडोमोनस (*Pseudomonas*) तथा रक्तक्षयी स्ट्रेप्टोकॉकस (*Haemolytic streptococcus* = usually exogenous वहिर्जनित).

मिश्रित संक्रमण प्रायः अधिक होता है। अवैध प्रेरित गर्भपात में पूतिता का वर्धित संबंध निम्नलिखित तथ्य (Facts) के कारण होता है– (1) उचित पूतिरोधी (Antiseptic) तथा अपूतिता (Asepsis) का पालन नहीं किया जाता है। (2) अपूर्ण रिक्तिकरण (Incomplete evacuation) तथा (3) जननांगों (Genitalia) तथा निकटवर्ती संरचना विशेषकर आंत्र (Gut) की असावधानी के कारण क्षति।

रोगविज्ञान (Pathology): बहुमत संख्या (80%) में सूक्ष्मजीव वहिर्जनित मूल (Exogenous origin) के होते हैं तथा संक्रमण गर्भधारण सामग्री (Conceptus) तक स्थानीयकृत होता है तथा गर्भाशय पेशीस्तरीय हिस्सेदारी (Myometrial involvement) नहीं होती है। लगभग 15% में संक्रमण या तो स्थानीयकृत गर्भाशय अंतःपेशीस्तर शोथ (Localized endomyometritis) उत्पन्न करता है जो एक संरक्षी श्वेताणु अवरोध (Protective leukocytic barrier) द्वारा घिरा होता है या गर्भाशय परास्तर (Parametrium), नली (Tubes), अंडाशय (Ovaries) या श्रोणीय उदरावरण (Pelvic peritoneum) तक प्रसरित होता है। लगभग 5% में सामान्यीकृत उदरावरण शोथ (Generalized peritonitis) तथा / या अंतःविषाक्त आघात (Endotoxic shock) होता है।

नैदानिक लक्षण (Clinical features): संक्रमण की तीव्रता और विस्तार पर निर्भर नैदानिक लक्षणों में व्यापक भिन्नता होती है। अनधिकृत (Unauthorized) व्यक्ति द्वारा अवैध गर्भपात के इतिवृत्त (History) को अधिकांशतः छिपाया जाता है। ये निम्नलिखित पाये जाते हैं–

- ज्वर (Pyrexia): यह एक महत्त्वपूर्ण नैदानिक प्रदर्शन (Clinical manifestation) है। सम्बद्ध कँपकँपी (Chills) तथा अकड़न (Rigors) से संक्रमण के रक्तप्रवाह में प्रसार का संकेत मिलता है। तथापि (However), यदि निम्न ज्वर (Hypothermia) उपस्थित होता है तो यह अंतःविषाक्त आघात का एक अनिष्ट लक्षण होता है।
- उदर में पीड़ा (Pain in abdomen): विभिन्न अंशों में उदरीय पीड़ा एक स्थिर (Constant) लक्षण है।
- स्पंद गति में वृद्धि (Rise in pulse rate): 100–120 स्पंद गति प्रति मिनट या अधिक होना ज्वर की अपेक्षा अधिक महत्त्वपूर्ण निष्कर्ष है। यह गर्भाशय से आगे तक संक्रमण के प्रसार की सूचना देती है।
- विभिन्न दैहिक और उदरीय निष्कर्ष (Variable systemic and abdominal findings): यह संक्रमण के प्रसार पर निर्भर करता है। (नीचे देखें)।
- आंतरिक जाँच (Internal examination): इससे दुर्गन्धमय पूयमय (Offensive purulent) योनिक श्राव (Vaginal discharge) या विस्तीर्ण मुख (Patulous os) के साथ कोमल गर्भाशय या संक्रमण के प्रसार पर निर्भर विभिन्न श्रोणीय परिणाम (Pelvic findings) के साथ सम्बद्ध पंकमय (Boggy) गर्भाशय का पता चलता है।

नैदानिक श्रेणीकरण (Clinical Grading): नैदानिकरूप से रोगियों (Cases या रोगों) का निम्नलिखित प्रकार से श्रेणीकरण किया जाता है–

श्रेणी (Grade) I: संक्रमण गर्भाशय (Uterus) तक सीमित है।

श्रेणी (Grade) II: संक्रमण (Infection) गर्भाशय से आगे गर्भाशय परास्तर (Parametrium), नली (Tubes) तथा अण्डाशय (Ovaries) या श्रोणीय उदरावरण (Pelvic peritoneum) तक प्रसारित है।

श्रेणी (Grade) III: सामान्यीकृत उदरावरण शोथ (Generalized peritonitis) और / या अंतःविषाक्त आघात (Endotoxic shock) या पाण्डुरोग (Jaundice= पीलिया) या तीव्र वृक्कीय विफलता (Acute renal failure)।

श्रेणी I: सर्वसामान्य होती है और प्रायः स्वतः गर्भपात के साथ सम्बद्ध होती है।

श्रेणी II: अवैध (Illegal) प्रेरित गर्भपात (Induced abortion) के साथ लगभग सर्वदा सम्बद्ध (Associated) होती है।

जाँच-पड़ताल (Investigation)

दिनचर्या जाँच-पड़ताल (Routine investigations): इसमें निम्नलिखित को शामिल किया जाता है– (1) गर्भाशय-ग्रीवा (Cervix) या उच्च योनि (High vagina) का फाहा (Swab) आंतरिक जाँच के पहले लिया जाता है। (a) प्रबल सूक्ष्मजीव का पता लगाने के लिए वायवीय तथा अवायवीय माध्यम (Aerobic and anaerobic media) में जीवाणु-वर्धन (Culture), (b) प्रतिजैविक (Antibiotics) के प्रति सूक्ष्मजीव की संवेदनशीलता (Sensitivity) तथा (c) ग्राम (जीवाणु) धब्बे के लिए स्नेहक (Smear for Gram stain)। ग्राम-ऋणात्मक सूक्ष्मजीव (Gram negative organisms) हैं– एशेरिकिया कोली (*E.coli*), स्यूडोमोनस (*Pseudomonas*), बैक्टीरॉइड (Bacteroides), आदि। ग्राम-धनात्मक सूक्ष्मजीव (Gram positive organisms) है–स्टैफिलोकॉकस (*Staphylococcus*), अवायवीय स्ट्रेप्टोकॉकस (Anaerobic Streptococcus), क्लोस्ट्रिडियम पर्फ्रिन्जेन्स या वेल्चाई (*Cl.welchii*), क्लोस्ट्रिडियम टिटेनस (*Cl.tetanus*) आदि। (2) हीमोग्लोबिन (Hemoglobin) का मूल्यांकन, श्वेताणु (White cells) की कुल तथा विभेदी गणना (Total and differential count), ABO तथा Rh समूहन (Grouping) के लिए रक्त (3) मूत्र का विश्लेषण (Urine analysis) जिसमें जीवाणु-वर्धन (Culture) को भी शामिल किया जाता है।

विशेष जाँच-पड़ताल (Special investigations):

(1) अतिस्वन चित्रण (Ultrasonography): गर्भधारण के अंतःगर्भाशयी धारित उत्पाद (Intrauterine retained products), गर्भाशयी वातस्फीति (Physometra), अंतःगर्भाशयी या अंतःउदरीय बाहरी वस्तु (Intrauterine or intra-abdominal foreign body), उदरावरणी कोटर (Peritoneal cavity) या डगलस-थैली (Pouch of Douglas) में स्वतंत्र द्रव का पता लगाने के लिए श्रोणि (Pelvis) और उदर (Abdomen) का अतिस्वन चित्रण किया जाता है।

(2) रक्त (Blood): (a) जीवाणु-वर्धन (Culture): यदि कँपकँपी (Chills) तथा अकड़न (Rigors) के दौर (Spell) के साथ संबंध होता है। (b) रक्तोदी विद्युत् अपघट्य (Serum electrolyte): अंतःविषाक्त आघात का प्रबंध विधान के एक अनुलग्न (Adjunct) के रूप में, (c) स्कंदन पार्श्वचित्र (Coagulation profile)।

जटिलता (Complications)

तत्काल (Immediate): अधिकतर घातक (Fatal) जटिलताओं का संबंध श्रेणी III प्रकार का अवैध रूप से प्रेरित (या उत्पन्न) गर्भपात के साथ होता है।

- रक्तश्राव (Hemorrhage): गर्भपात प्रक्रिया के दौरान या हस्तक्षेप के दौरान क्षति के कारण संबद्ध रक्तश्राव होता है।
- क्षति (Injury): गर्भाशय या निकटवर्ती संरचना विशेषकर आंत्र या आहार-नली (Gut) की क्षति हो सकती है।
- संक्रमण का प्रसार (Spread of infection) निम्नलिखित की ओर अग्रसर होता है–(a) सामान्य उदरावरण शोथ (Generalised periotonitis): संक्रमण (i) गर्भाशय (ii) गर्भाशय का छिद्रण (iii) गर्भाशय की दिवाल में सूक्ष्मव्रण (Micro-abscess) का फटना (Bursting) तथा (iv) आहार नली की क्षति (Injury to the gut) से होकर प्रसारित होता है। (b) अंतःविषाक्त आघात (Endotoxic shock): अधिकांशतः *E.coli* के या *Cl.welchii* के कारण। (c) तीव्र वृक्क विफलता (Acute renal failure): इसमें बहुल कारक शामिल होते हैं जो चकतीदार प्रान्तस्था-ऊतकक्षय (Patchy cortical necrosis) या तीव्र गुलिकीय ऊतकक्षय (Acute tubular necrosis) उत्पन्न करते हैं। यह क्लोस्ट्रिडियम वेल्चाई (*Cl.welchii*) का संक्रमण में प्रायः होती है। (d) रक्त स्कंद द्वारा शिरा-अवरोध (Thrombophlebitis थ्रॉम्बोफ्लेबाइटिस), ये सभी वर्धित मातृक मृत्यु की ओर अग्रसर होते हैं जिसकी विषालुता यह है कि चिकित्सालय सांख्यिकी के अनुसार इन रोगियों में लगभग 20–25% मृत्यु का शिकार होती हैं।

दूरवर्ती या दूरस्थ (Remote): दूरवर्ती जटिलताओं में निम्नलिखित शामिल होते हैं– (a) दीर्घकालिक अशक्तता (Chronic debility), (b) दीर्घकालिक श्रोणीय पीड़ा और पृष्ठदर्द (Chronic pelvic pain and backache), (c) पीड़ादायी संभोग (Dyspareunia), (d) अस्थानिक गर्भ (Ectopic pregnancy), (e) नलीय अवरोध के कारण द्वितीय जनन-अक्षमता (Secondary infertility) तथा (f) संवेगात्मक अवसाद (Emotional depression)।

निवारण (Prevention): (1) अनचाहे गर्भ को रोकने के लिए परिवार नियोजन स्वीकृति को प्रोत्साहित करना। (2) व्यवहार में वैध (Legalized) गर्भपात दृढ़ता से लागू करना तथा असुरक्षित गर्भपात (Unsafe abortion) को रोकना, इसके वास्तविक लाभ को प्राप्त करने के लिए शिक्षा, प्रेरणा तथा चिकित्सा सुविधा का विस्तार करना चाहिए। (3) आंतरिक जाँच के दौरान या स्वतः गर्भपात में शल्यक्रिया के दौरान पूतिरोधी तथा अपूतिक पूर्वविधान (Antiseptic and aseptic precautions) को अपनाना चाहिए। (देखें अध्याय 36)।

प्रबंध (Management)

सामान्य प्रबंध (General Management):

(1) अस्पताल-भर्ती (Hospitalization): पूतिक (Septic) गर्भपात के सभी रोगियों को चिकित्सालय में भर्ती कराना अनिवार्य होता है। रोगी को अलगाव (Isolation) में रखा जाता है।

(2) उच्च योनि या गर्भाशय-ग्रीवा का फाहा लेना (To take high vaginal or cervical swab): जीवाणु-वर्धन (Culture), औषधि संवेदनशीलता परीक्षा (Drug sensitivity test) तथा ग्राम-जीवाणु धब्बा (Grain stain) के लिए यह फाहा (Swab) लेना आवश्यक है।

(3) योनिक जाँच (Vaginal examination): गर्भपात प्रक्रिया और संक्रमण के प्रसार की स्थिति का उल्लेख करने के लिए योनिक जाँच होती है। यदि गर्भाशय-ग्रीवा (Cervix) में उत्पाद स्वतंत्र रूप से पड़े रहते हैं तो इसे अण्डाणु चिमटी (Ovum forceps) द्वारा निकाला जाता है।

(4) रोगी का सम्पूर्ण मूल्यांकन (Overall assessment of the case): किया जाता है तथा नैदानिक श्रेणीकरण (Clinical grading) के अनुसार उसके स्तर (Level) का निर्धारण किया जाता है।

(5) जाँच-पड़ताल का विधान (Investigation protocols) जैसाकि पहले उल्लेख किया गया है, को लागू किया जाता है।

(6) प्रबंध के सिद्धान्त (Principles of management) हैं -
(a) पूतिता (Sepsis) को नियंत्रित करना, (b) संक्रमण के श्रोत (Source of infection) को निष्कासित करना, (c) सामान्य समस्थैतिक और कोशिकीय चयापचय (Normal homeostatic and cellular metabolism) को वापस लाने के लिए समर्थक चिकित्सा (Supportive therapy) देना तथा (d) उपचार की अनुक्रिया (Response of treatment) का मूल्यांकन करना ।

श्रेणी (Grade) – I

औषधि (Drugs): (1) प्रतिजैविक औषधि (Antibiotics) (नीचे देखें) (2) यदि हस्तक्षेप का इतिवृत्त (History of interference) है तब 8000 इकाई (Units) का रोगरोधी (Prophylactic) गैस-विगलन रोधी रक्तोद (Anti-gas-gangrene serum) तथा टिटेनस-रोधी रक्तोद (Antitetanus serum) की 3000 इकाई अंतःपेशीयरूप से (Intramuscularly) दी जाती है। (3) आवश्यकता के अनुसार पीड़ाहर औषधि (Analgesics) तथा अवसादक (Sedatives) दिया जाता है।

रक्तक्षीणता (Anemia) तथा शरीर प्रतिरोध (Body resistance) में सुधार के लिए रक्ताधान (Blood transfusion) कराया जाता है।

गर्भाशय का रिक्तिकरण (Evacuation of the uterus): गर्भपात प्रायः अपूर्ण होता है, अतः रिक्तिकरण का निष्पादन प्रतिजैविक चिकित्सा (Antibiotic therapy) के बाद 24 घंटे के अंदर सुविधाजनक समय पर करना चाहिए। अति रक्तश्राव निस्संदेह रिक्तिकरण का एक तात्कालिक चिकित्सा-सुझाव (Indication) होता है। प्रारंभ में रिक्त करना न केवल रक्तश्राव के खतरे को कम करता है बल्कि संक्रमण का श्रोत (Nidus) भी निष्कासित होता है। गर्भाशय की क्षति से बचने के लिए क्रियाविधि (Procedure) को सौम्य (Gentle) होना चाहिए।

श्रेणी (Grade) – II

औषधि (Drugs): प्रतिजैविक (Antibiotics): ग्राम (जीवाणु) धनात्मक (Gram positive), ग्राम (जीवाणु) ऋणात्मक (Gram negative) तथा अवायवीय सूक्ष्मजीव (Anaerobic organisms) का मिश्रित संक्रमण प्रायः होता है। इन सभी के लिए मानक प्रतिजैविक औषधि विधान (Ideal antibiotic regimens) पर्याप्त होता है।

A. **ग्राम धनात्मक वायुजीवाणु के लिए** (For Gram positive aerobes):
   (a) प्रत्येक 6 घंटे में अंतःशिरीय (Intravenous, IV) जलीय पेनिसिलिन (Aqueous penicillin) G की 50 लाख इकाई (5 million units) या
   (b) ऐम्पिसिलिन (Ampicillin) 0.5–1.0 gm IV प्रत्येक 6 घंटे में।

B. **ग्राम ऋणात्मक वायुजीवाणु** (Gram negative aerobes):
   (a) जेन्टामाइसिन (Gentamicin) 1.5 mg/kg IV प्रत्येक 8 घंटे में [वृक्कीय असफलता के साथ रोगी (Case with renal failure) में रक्तोद की मात्रा (Serum level) का निरीक्षण करना चाहिए तथा उसके अनुसार खुराक (Dose) को समायोजित (Adjust) करना चाहिए।] या (b) सेफ्ट्रिऐक्सोन (Seftriaxone) IG, IV प्रत्येक 12 घंटे में।

(C) **अवायुजीवाणु के लिए** (For anaerobes): प्रत्येक 8 घंटे में अंतःशिरीय (IV) 500 mg मेट्रोनिडाजोल (Metronidazole) या प्रत्येक घंटे मे अंतःशिरीय 600 mg क्लिन्डामाइसिन (Clindamycin)।

बाद में प्राप्त जीवाणु-वर्धन (Culture) और संवेदनशीलता परीक्षण के अनुसार प्रतिजैविक औषधि के विधान में परिवर्तन किया जाता है। श्रेणी-I के अनुसार पीड़ाहारी औषधि (Analgesic), AGS (Antigas-gangrene serum) तथा ATS (Anti-tetanus serum) दिया जाता है। श्रेणी-I रोगी से अधिक और पर्याप्त आयतन में रक्ताधान (Blood transfusion) कराया जाता है।

नैदानिक परिवीक्षण (Clinical monitoring): स्पन्द (Pulse), श्वसन (Respiration), तापक्रम (Temperature), मूत्रत्याग (Urinary output), पीड़ा की प्रगति (Progress of the pain), निचला उदर (Abdomen) में कोमलता (Tenderness) और पिण्ड (Mass) के बारे में लिखना है।

शल्यक्रिया (Surgery): (1) गर्भाशय का रिक्तिकरण (Evacuation of the uterus): जब संक्रमण को नियंत्रित किया जाता है तब न्यूनतम 48 घंटे के लिए रिक्तिकरण को रोक देना चाहिए जिसका अपवाद अति रक्तश्राव (Excessive bleeding) में। (2) पश्च योनि का उच्छेदन (Posterior colpotomy): जब संक्रमण डगलस-थैली (Pouch of Douglas) तक सीमित होता है तब श्रोणीय व्रण (Pelvic abscess) का निर्माण होता है। यह तापक्रम की तीव्र वृद्धि, मलाशयी बारम्बार श्लेष्मा (Mucus) के साथ मिश्रित अतिसार (Loose motion) तथा पश्च योनि-चापिका (Posterior fornix) से होकर स्पर्श द्वारा अनुभव किया गया पंकमय पिण्ड (Boggy mass) द्वारा स्पष्ट होता है। पश्च योनि के उच्छेदन तथा पीव (Pus) के निकास से लक्षणों में कमी होती है तथा रोगी की सामान्य प्रत्याशा (General outlook) में सुधार होता है।

श्रेणी (Grade) – III

प्रतिजैविक औषधि की चर्चा ऊपर की जा चुकी है।

नैदानिक परिवीक्षण का संचालन श्रेणी-II के समान किया जाता है। समर्थक चिकित्सा (Supportive therapy) का संचालन जठरीय चूषण (Gastric suction) तथा अंतःशिरीय (Intravenous) सलाइन निवेशन (Saline infusion) द्वारा सामान्य उदरावरण शोथ (Peritonitis) के उपचार की ओर होता है। यदि अंतःविषाक्त प्रघात (Endotoxic shock) या वृक्कीय विफलता उपस्थित रहती है तो इसके प्रबंध का संचालन अध्याय 38 में वर्णन के अनुसार होता है। रोगी को "सघन परिचर्या कक्ष" (ICU = Intensive care unit) में रखने की आवश्यकता होती है। देखें अध्याय 38 का अंतःविषाक्त आघात (Endotoxic shock)।

सक्रिय शल्यक्रिया (Active Surgery)

चिकित्सा-सुझाव (Indications) निम्नलिखित हैं–

(1) गर्भाशय में क्षति (Injury to the uterus), (2) आंत्र (Bowel) में संदिग्ध क्षति, (3) अतिस्वन चित्रण (Sonography) या एक्सकिरण चित्रण (X-ray) या योनि-चापिका (Fornix) से होकर द्विहस्तीय (Bimanual) जाँच से प्रमाणित उदर (Abdomen) में बाहरी वस्तु की उपस्थिति, (4) अनुक्रियाहीन उदरावरण शोथ (Unresponsive peritonitis), (5) पूतिक आघात (Septic shock) या अल्पमूत्रता (Oliguria) जो सामान्य उपचार से अनुक्रिया नहीं करती है तथा (6) गर्भाशय इतना बड़ा है कि योनि से उसका सुरक्षित रिक्तिकरण नहीं हो सकता।

उदर-उच्छेदन (Laparotomy) एक कुशल निश्चेतक (Anesthetist) के साथ अनुभवी शल्यचिकित्सक (Surgeon) द्वारा किया जाना चाहिए। प्राप्त रोग (Pathology) के अनुसार संलग्न भाग (Adnexa) का निष्कासन या संरक्षण करना चाहिए। आहार-नली (Gut) तथा वपा (Omentum) का सम्पूर्ण अवलोकन किसी क्षति के प्रमाण के लिए करना अनिवार्य होता है। उदरोच्छेदन में जब कुछ नहीं पाया जाता है तो पीप (Pus) का सामान्य निकास प्रभावी होता है।

असुरक्षित गर्भपात (Unsafe abortion): आवश्यक कौशल की कमी के व्यक्ति या न्यूनतम स्तर के वातावरण की कमी या दोनों द्वारा अनचाहे गर्भ के गर्भपात कराने की क्रिया को असुरक्षित गर्भपात कहा जाता है। विश्व स्वास्थ्य संगठन (WHO) (1998) के अनुसार इस प्रकार के गर्भपातों का 90% विकासशील देशों (भारत इसमें शामिल है) में होता है जिसमें सभी मातृक मृत्यु की 13% मृत्यु होती है। ये सभी जटिलताएँ अनिवार्य (Preventable) होती हैं यदि इसका निष्पादन सुरक्षित तरीके से गर्भपात के बाद उचित देखभाल के साथ किया जाये।

आवर्ती गर्भश्राव (Recurrent Miscarriage)

परिभाषा (Definition): आवर्ती गर्भश्राव को 20 सप्ताह के पहले तीन या अधिक क्रमिक (या निरंतर=Consecutive) स्वतः गर्भपात की एक श्रृंखला (Sequence) के रूप में परिभाषित किया जाता है। तथापि (However), कुछ विशेषज्ञ दो या अधिक को एक मानक (Standard) के रूप में मानते हैं। यह प्रारंभिक (Primary) या माध्यमिक (Secondary) हो सकता है [जिसमें पिछला जीवनक्षम जनन (Viable birth) होता है]। एक स्त्री जो तीन क्रमिक प्रेरित (Induced) गर्भपात कराती है, वह एक आदतन गर्भश्रावक (Habitual aborter) नहीं होती है।

प्रभाव (Incidence): प्रजनन-आयु (Reproductive age) की सभी स्त्रियों का लगभग 1% इस समस्या से पीड़ित (या प्रभावित) हैं। प्रत्येक क्रमिक (Successive) गर्भपात के साथ खतरा बढ़ता है जो तीन क्रमिक (लगातार) क्षति के बाद गर्भपात का खतरा 30% तक पहुँच जाता है।

कारणता (Etiology)

आवर्ती गर्भश्राव के कारण (Causes) जटिल (Complex) तथा अधिक प्रायः अस्पष्ट (Obscure) होते हैं। एक रोगी (Case) में एक से अधिक कारक क्रियाशील होते हैं। कारक (Factors) आवर्ती (Recurrent) या अनावर्ती (Non-recurrent) हो सकते हैं। कुछ विशिष्ट कारक ज्ञात (Known) होते हैं जो प्रारंभिक (Early) या विलंबित (Late) गर्भपात के लिए उत्तरदायी होते हैं तथा तदनुसार (Accordingly) उनका वर्गीकरण (Grouping) किया जाता है जो निम्नलिखित हैं:

प्रथम त्रिमास में गर्भपात (First trimester abortion): इसमें निम्नलिखित कारण होते हैं:

(1) आनुवंशिक कारक (Genetic factors) (3–5%): पैतृक या मातृक गुणसूत्रीय अपसामान्यता (Parental chromosomal abnormalities) आवर्ती गर्भपात का एक प्रमाणित कारण है। सर्वसामान्य (Most common) अपसामान्यता एक संतुलित स्थानांतरण (Translocation) है। संतुलित स्थानांतरण के साथ दम्पत्ति (Couples) में गर्भश्राव का खतरा 25% से अधिक होता है। तथापि (However), उपचार के बिना भी सफल गर्भावस्था की संभावना 40–50% तक होती है।

(2) अंतःश्रावी और चयापचयी (Endocrine and metabolic):

(a) अल्प नियंत्रित मधुमेही (Poorly controlled diabetic) रोगियों में प्रारम्भिक गर्भ की विफलता का वर्धित प्रभाव होता है।

(b) अवटु स्वप्रतिरक्षी (Thyroid autoantibodies) की उपस्थिति का प्रायः संबंध वर्धित (Increased) खतरे के साथ होता है परन्तु यह निष्कर्ष सम्भवतः विशिष्ट अंतःश्रावी दुष्क्रिया (Endocrine dysfunction) की अपेक्षा सामान्य स्वप्रतिरक्षी अपसामान्यता का सहायक (Secondary) होता है। अवटु कार्य प्रायः सामान्य (Normal) होता है।

(c) पीतिका-अवस्था दोष (LPD=Luteal phase defect): प्रोजेस्टेरोन (Progesterone) के अल्प उत्पादन के साथ इस दोष का प्रायः संबंध होता है परन्तु क्या प्रोजेस्टेरोन की कम मात्रा कारण होती है या प्रभाव, यह स्पष्ट नहीं है।

(d) पीतिकाकरण हार्मोन का अतिश्राव (Hypersecretion of luteinizing hormone) जैसाकि PCOS (Polycystic ovarian syndrome= बहुपुटीय अण्डाशयी संलक्षण) के रोगियों में देखा जाता है, का संबंध अल्प जनन क्षमता (Subfertility) तथा अतिगर्भश्राव (Higher miscarriage) के साथ होता है। यह (i) अण्डाणु-कोशिका (Oocyte) तथा (ii) अति ऐन्ड्रोजेन श्राव से होकर गर्भाशय अंतःस्तर (Endometrium via excess androgen secretion) पर LH (Luteinizing hormone) के प्रतिकूल (Adverse) प्रभाव के कारण होता है। यह अल्प-अनुकूल रोपण (Suboptimal plantation) है क्योंकि गर्भाशय अंतःस्तर का प्रोस्टेग्लैन्डिन श्राव (Prostaglandin secretion) ($\downarrow PGI_2$, $\uparrow TXA_2$) भी परिवर्तित होता है।

(3) संक्रमण (Infection): जननांगी क्षेत्र (Genital tract) में संक्रमण यत्रतत्र (Sporadic) स्वतः गर्भपात के लिए उत्तरदायी हो सकता है परन्तु आवर्ती भ्रूणीय क्षति (Fetal wastage) के साथ इसका संबंध अनिश्चित होता है। पराअपरा-भ्रूणीय (Transplacental fetal) संक्रमण अधिकतर सूक्ष्मजीवों के साथ हो सकता है।

(4) आनुवंशिक घनास्त्रप्रेमी (Inherited thrombophilia): इसके कारण दोनों-प्रारंभिक (Early) तथा विलम्बित (Late) गर्भपात होता है जो अंतःसंवहनी (Intravascular) घनास्त्रता (Thrombosis) के कारण होता है। प्रोटीन C प्रतिरोध [कारक V लिडेन उत्परिवर्तन (Factor V Leiden mutation)] एक सर्वसामान्य कारण होता है। प्रोटीन C स्कंदन (Coagulation) का एक प्राकृतिक अवरोधक (Natural inhibitor) होता है। अतिसमसिस्टीन रक्तता (Hyperhomocystinemic) [अलिंग सूत्रीय अपगामी व्यतिक्रम (Autosomal recessive disorder)] भी आवर्ती गर्भश्राव के लिए एक संभाव्य (Risk) कारक है।

(5) प्रतिरक्षात्मक कारण (Immunological cause):

(a) **स्वप्रतिरक्षा (Autoimmunity):** स्वप्रतिरक्षी (Autoantibodies) की उपस्थिति के कारण प्रारंभिक गर्भावस्था की अस्वीकृति (15%) होती है। जो प्रतिरक्षी उत्तरदायी होते हैं, वे हैं– केन्द्रक-रोधी प्रतिरक्षी (Antinuclear antibodies) तथा फॉस्फोलिपिड-रोधी प्रतिरक्षी (Antiphospholipid antibodies) [ल्यूपस स्कंदरोधी (Lupus anticoagulant), कार्डियोलिपिन-रोधी प्रतिरक्षी (Anticardiolipin antibodies)]। फॉस्फोलिपिड-रोधी प्रतिरक्षी (APA) सकरात्मक की महिला में कम गर्भावधि में ही गर्भपात होने की प्रवृत्ति होती है। भ्रूणीय क्षति के लिए तात्कालिक रोग हैं– अपरा-संवहनी धमनी-कठिन्य (Placental vascular atherosis), अंतरा-रसांकुर घनास्त्रता (Intervillous thrombosis) तथा फाइब्रिनाभ ऊतकक्षय (Fibrinoid necrosis) के साथ पतनिका का वाहिका-रोग (Decidual vasculopathy)।

(b) **अन्य प्रतिरक्षा (Allo-immunity):** बीजपोषक लसीकाणु पारगामी प्रतिक्रियाशील प्रतिजन (Trophoblast lymphocyte cross-reactive antigen) (TLX) की मातृक स्वीकृति की विफलता होती है। फलतः माता द्वारा अवरोधन प्रतिरक्षा (Blocking antibodies) के उत्पादन में कमी होती है। यह संगियों (माता और पिता) के बीच मानव श्वेताणु प्रतिजन (HLA=Human leukocyte antigen) की साझेदारी (Sharing) के कारण होता है। देखें अध्याय 38 का प्रासूतिकी में प्रतिरक्षा विज्ञान।

(6) अव्याखित (Unexplained): बहुमत में कारण अज्ञात बने होते हैं।

द्वितीय त्रिमास में गर्भपात (Second trimester abortion): शारीरिक अपसामान्यता (Anatomic abnormalities): यह आवर्ती गर्भपात के 10–15% के लिए उत्तरदायी होती है। कारण जन्मजात (Congenital) या अर्जित (Acquired) हो सकते हैं। जन्मजात अपसामान्यता के कारण मुलेरियन नलिका संलयन (Mullerian duct fusion) या पुनःशोषण (Resorption) में दोष [जैसे– एकश्रृंगीय, द्विश्रृंगीय, पटीय या युग्म गर्भाशय (Unicornuate, bicornuate, septate or double uterus)] हो सकते हैं। गर्भाशय-ग्रीवा (Cervix) की जन्मजात अक्षमता (Incompetence) विरले ही होती है। अर्जित असंगति (Acquired anomalies) है– अंतःगर्भाशयी आसंजन (Intrauterine adhesions), गर्भाशयी रेशार्बुद (Uterine fibroids) तथा एन्डोमेट्रिओसिस (Endometriosis) तथा गर्भाशय-ग्रीवा की अक्षमता।

दोषपूर्ण मुलेरियन संलयन (Defective Mullerian fusion): जैसे–युग्म गर्भाशय (Double uterus), पुटीय या द्विश्रृंगीय गर्भाशय (Septate or bicornuate uterus) (देखें चित्र 15.5A और B)। यह संयोजन आवर्ती (Recurrent) गर्भपात के लगभग 12% रोगियों में होता है। 12 सप्ताह से अधिक में गर्भपात की पुनरावृत्ति होने की प्रवृत्ति होती है तथा क्रमिक गर्भावस्था का धारण अधिक दीर्घकालिक होता है। पट (Septum) पर रोपण होने पर दोषपूर्ण अपराकरण (Placentation) होता है। निदान (Diagnosis) की पुष्टि या तो गर्भाशय चित्रण (Hysterography) या गर्भाशय दर्शिकी (Hysteroscopy) द्वारा होती है जिसके साथ अगर्भस्थिति (Non-pregnant state) में उदरदर्शिकी (Laparoscopy) का भी उपयोग होता है या गर्भपात के बाद आंगुलिक छानबीन (Digital exploration) के दौरान होता है।

रोगी का इतिवृत्त (Case history) (चित्र 15.5B): रोगी के तीन क्रमिक मध्य त्रिमास गर्भपात (Three consecutive midtrimester abortions) हुये थे। गर्भाशय चित्रण से यह पता चला था कि द्विश्रृंगीय गर्भाशय था। गर्भाशय की प्लास्टिक शल्यक्रिया (Metroplasty) की गयी थी। एक वर्ष के बाद गर्भ का धारण हुआ था जिसका प्रसव 39 सप्ताह में शल्यक्रिया (Cesarean section) द्वारा कराया गया था।

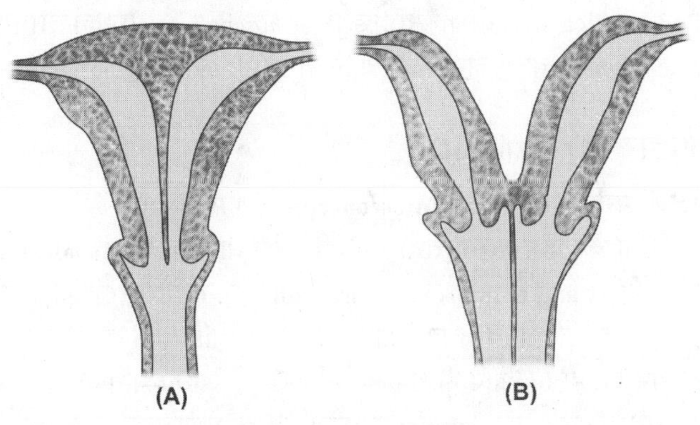

चित्र (Fig.) 15.5A: युग्म गर्भाशय-ग्रीवा (Double cervix) तथा पटीय योनि (Septate vagina) के साथ (A) पटीय गर्भाशय (Septate uterus) तथा (B) युग्म गर्भाशय (Double uterus) का आरेखीय प्रदर्शन (Diagrammatic representation)

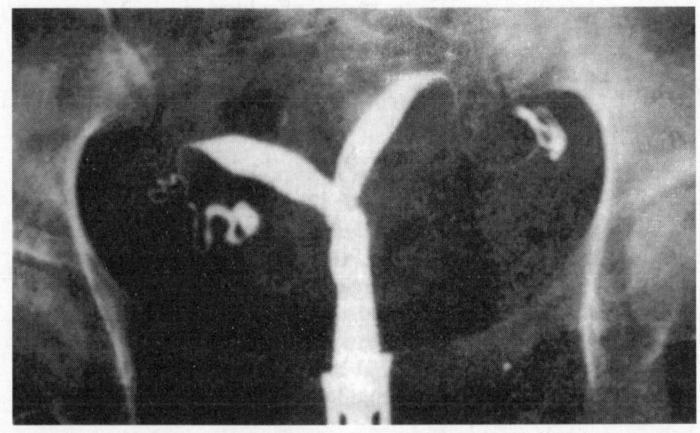

चित्र (Fig.) 15.5B: गर्भाशय-डिम्बवाहिनी चित्रण द्वारा द्विश्रृंगीय गर्भाशय का प्रदर्शन (Hysterosalpingography showing bicornuate uterus)

गर्भाशयग्रीवा की अक्षमता (Cervical Incompetence) 20%

कारण (Causes): कार्यात्मक रूप से गर्भाशय-ग्रीवा (Cervix) (आंतरिक मुख) की धारणशील क्षमता (Retentive power) में कमी हो सकती है और/या निम्नलिखित स्थितियों के कारण शारीरिक रूप से (Anatomically): (a) जन्मजात (Congenital): विरले ही (Rare), (b) अर्जित (Acquired) (औषधिजनिक=Iatrogenic): सामान्य (Common), निम्नलिखित के बाद (i) विस्फारण + खुरचन की शल्यक्रिया (D+C operation), (ii) विस्फारण और रिक्तिकरण की शल्यक्रिया (D+E operation) द्वारा उत्पन्न गर्भपात (10%), (iii) अविस्फारित गर्भाशयग्रीवा (Undilated cervix) से होकर योनिक शल्यक प्रसव (Vaginal surgical delivery) तथा (iv) गर्भाशय-ग्रीवा का विच्छेदन (Amputation) या गर्भाशय-ग्रीवा के शंक्वाकार खण्ड का निष्कासन (Cone biopsy)।

निम्नलिखित मानक (Criteria) पर आधारित निदान होता है–

(1) इतिवृत्त (History): उल्वीद्रव (Liquor amnii) के निकास के आरंभ के साथ बिना किसी स्पष्ट कारण के पुनरावृत्त (Repeated) मध्यत्रिमास (Mid-trimester) गर्भपात और उसके बाद गर्भधारण (Conception) के उत्पादों का निष्कासन अति सांकेतिक (Suggestive)।

(2) आंतरिक जाँच (Internal examination): (a) अंतरा गर्भधारण काल (Interconceptional period): द्विहस्तीय (Bimanual) जाँच से एक पार्श्विक या द्विपार्श्विक विदारण (Unilateral or bilateral tear) और/या आंतरिक मुख (OS) तथा गर्भाशय-ग्रीवा (Cervix) की रिक्ति (Gaping) का पता चलता है। (b) गर्भावस्था के दौरान (During pregnancy)- 10वें सप्ताह से गर्भाशय-ग्रीवा की साप्ताहिक जाँच वीक्षण यंत्र (Speculum) द्वारा करनी चाहिए। झिल्ली के वर्धन (Herniation of the membranes) के साथ आंतरिक मुख के विस्फारण (Dilation) की पहचान नैदानिक (Diagnostic) होती है।

(3) जाँच-पड़ताल (Investigations):
अंतरा गर्भधारण काल (Interconceptional period): निदान की पुष्टि के लिए निम्नलिखित कार्यविधि (Procedures) का पालन करना चाहिए–

(a) गमन संख्या 6–8 हेगर विस्फारक (Passage No. 6-8 Hegar dilator) बिना किसी प्रतिरोध और पीड़ा के आंतरिक मुख से आगे हेगर विस्फारक (No. 6-8) का प्रवेश तथा इसको निकालने पर आंतरिक मुख के चटाका (Snap) की अनुपस्थिति, विशेषकर पूर्व आर्तवकाल (Premenstrual period) में, अक्षमता (Incompetence) का संकेत मिलता है।

(b) पूर्वआर्तव काल में गर्भाशय और गर्भाशय-ग्रीवा का चित्रण (Premenstrual hystero-cervicography): इसमें कीपाकार छाया (Funnel shaped shadow) का प्रदर्शन होता है। (देखें चित्र 15.6)। आंतरिक मुख (OS) प्रोजेस्टेरोन (Progesteron) की क्रिया के कारण दृढ़ (Tight) आर्तव चक्र (Cycle) के दौरान होता है। इस प्रकार की कीपाकार छाया एक सक्षम गर्भाशय-ग्रीवा के साथ प्रचुरोद्भवन अवस्था (Proliferative phase) में भी गर्भाशय चित्रण (Hystergraphy) द्वारा प्राप्त की जा सकती है।

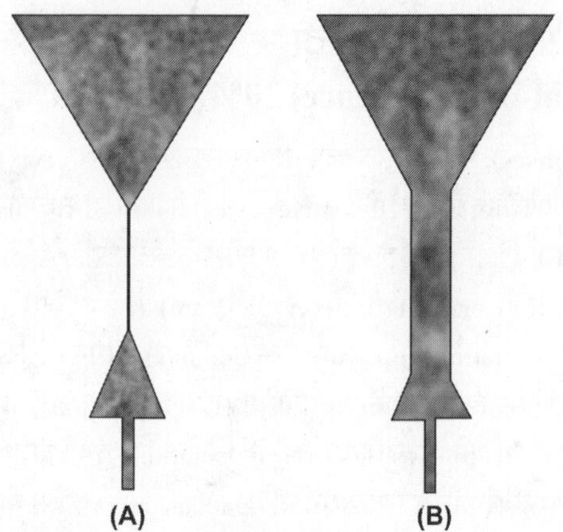

चित्र (Fig.) 15.6: पूर्व आर्तव अवस्था (Premenstrual phase) में प्राप्त गर्भाशय चित्र की छाया का आरेखीय प्रदर्शन (Diagrammatic representation): (A) सामान्य सक्षम गर्भाशय-ग्रीवा (Normal competent cervix), (B) अपूर्ण (Incomplete) गर्भाशय-ग्रीवा जिसमें कीपाकरण (Funneling) का प्रदर्शन है।

गर्भावस्था के दौरान (During pregnancy): अतिस्वन चित्रण (Ultrasonography) से गर्भाशय-ग्रीवा (Cervix) की लम्बाई 3 cm से कम, ऊपरी गर्भाशय-ग्रीवा का कीपाकरण (Funneling) तथा आंतरिक मुख 1.5 cm से अधिक प्रथम त्रिमास (First trimester) में प्राप्त होता है जिसमें झिल्ली के बाहर की ओर उभार (Bulging of the membrane) होता या नहीं भी होता है।

(4) दीर्घकालिक मातृक रोग (Chronic maternal illness): जैसे– धमनीदृढ़न परिवर्तन का हीमोग्लोबिन रोग (Arteriosclerotic changes hemoglobinopathies) के साथ अनियंत्रित मधुमेह (Diabetes), दीर्घकालिक वृक्कीय रोग (Chronic renal disease), प्रदाही आंत्र रोग (Inflammatory bowel disease), दैहिक त्वचा अतिरक्तिमा (Systemic lupus erythematous)।

(5) संक्रमण (Infection): आतशक (Syphilis=फिरंग रोग), प्लाविका विषाक्तता (Toxoplasmosis) तथा लिस्टेरिया-उत्पीड़न (Listeriosis) भी कुछ रोगियों में उत्तरदायी हो सकता है।

(6) अव्याख्यित (Unexplained).

जाँच-पड़ताल (Investigations)

अति सावधान (Meticulous) नैदानिक (Clinical) जाँच के साथ एक सम्पूर्ण चिकित्सीय (Medical), शल्यक (Surgical) तथा प्रासूतिक (Obstetric) इतिहास की जानकारी प्राप्त करनी चाहिए जिससे कि पूर्ण उल्लिखित (Mentioned) कारणों या सम्भावित कारणों का पता लगाया जा सके। इस इतिहास में निम्नलिखित को शामिल करना चाहिए– (i) पूर्व गर्भपात प्रक्रिया का रूप (ii) अपरा (Placenta) या गर्भधारण के उत्पाद (Conceptus) का गुणसूत्र विन्यास (Karyotyping) का इतिहास यदि उपलब्ध है तथा (iii) कोई दीर्घकालिक रोग (Chronic illness)।

नैदानिक परीक्षण (Diagnostic tests): (1) रक्त-ग्लूकोस (उपवास Fasting) तथा भोजन के बाद (Postprandial), VDRL (Venereal Disease Research Laboratory=रतिज रोग अनुसंधान प्रयोगशाला), अवटु कार्य परीक्षण (Thyroid function test), ABO तथा Rh समूहन (Grouping) (पति और पत्नी), टॉक्सोप्लाज्मा (Toxoplasma) प्रतिरक्षी (Antibodies) IgG तथा IgM। (2) स्वप्रतिरक्षित जाँच (Autoimmune screening): ल्यूपस स्कंदनरोधी (Lupus anticoagulant) तथा कार्डियोलिपिन-रोधी प्रतिरक्षी (Anticardiolipin antibodies) (3) आर्तवचक्र (Menstrual cycle) का दो / तीन दिन पर रक्तोद (Serum) का पीतिकाकरण हार्मोन (LH=Luteinizing hormone)। (4) अतिस्वन चित्रण (Ultrasonography): गर्भाशय की जन्मजात कुरचना (Congenital malformation), बहुपुटीय अण्डाशय (Polycystic ovaries), गर्भाशयी रेशार्बुद (Uterine fibroid) का पता लगाने में (5) गर्भाशय-डिम्बवाहिनी चित्रण (Hysterosalpingography): श्रावी अवस्था में गर्भाशय-ग्रीवा (Cervix) की अक्षमता, गर्भाशय संसक्ति (Uterine synechiae) तथा गर्भाशयी कुरचना का पता लगाने के लिए। (6) गुणसूत्र विन्यास (Karyotyping): पत्नी और पति का। (7) 5 के समर्थन के लिए गर्भाशय दर्शिकी (Hysteroscopy), उदरदर्शिकी (Laparoscopy)। (8) गर्भाशय-ग्रीवा के अंतःस्तर का फाहा (Endocervical swab): क्लैमाइडिया (*Chlamydia*), माइकोप्लाज्मा (*Mycoplasma*) तथा जीवाण्विक योनि रोग (Bacterial vaginosis)।

उपचार (Treatment)

अंतरा गर्भधारण काल (Interconceptional Period):

(1) **चिंता को कम करना तथा मनोवृत्ति में सुधार करना (To alleviate anxiety and to improve the psychology):** दम्पत्ति (Couple) को परामर्श देते समय उनको आश्वस्त करना चाहिए कि तीन लगातार गर्भपात होने के बाद भी सफल गर्भावस्था की अधिक संभावना (70%) होती है। तथापि (However), सफलता की दर अधोस्थित (Underlying) कारणता तथा स्त्री की आयु पर निर्भर करती है।

(2) **गर्भाशय दर्शीय उच्छेदन (Hysteroscopic resection):** गर्भाशयी पट (Uterine septa), संसक्ति (Synechiae), अघोश्लेश्मल पेशी-अर्बुद (Submucous myomas) का उच्छेदन करने से गर्भावस्था परिणाम में सुधार होता है। गर्भाशयी एकीकरण शल्यक्रिया (Uterine unification operation) (Metroplasty) का निष्पादन द्विश्रृंगीय (Bicornuate) गर्भाशय के साथ रोगियों (Cases) में किया जाता है।

(3) **गुणसूत्रीय असंगति (Chromosomal anomalies):** यदि दम्पत्ति (Couples) या जीवन-अक्षम भ्रूण (Abortus) में किसी गुणसूत्रीय अपसामान्यता (Chromosomal abnormality) का पता चलता है तो आनुवंशिक (Genetic) परामर्श दिया जाता है। भावी गर्भपात से गर्भधारण के उत्पादों का गुणसूत्रविन्यास (Karyotyping) अनिवार्य होता है। गुणसूत्रीय स्थानान्तर (Translocation) या व्युत्क्रमण (Inversion= उलटाव) के साथ दम्पत्ति को पूर्वरोपण आनुवंशिक निदान (Preimplantation genetic diagnosis) (देखें अध्याय 32 का जन्मजात कुरचना और प्रसवपूर्ण निदान) की सलाह दी जाती है या बाद के

गर्भ में प्रसवपूर्व निदान (Prenatal diagnosis) [उल्वछेदन (Amniocentesis) या CVS Cardiovascular status=हृदय संवहनी स्थिति] या दाता युग्मक (Donor gametes, sperm=शुक्राणु या Oocyte=अण्डाणु=कोशिका) के साथ गर्भ के लिए।

(4) **LH (Luteinizing hormone) का अतिश्राव (Hypersecretion):** इसे PCOS (Polycystic ovarian syndrome बहुपुटीय अण्डाशयी संलक्षण) के रोगियों में देखा जाता है जिसका दमन (या रोकना) GnRH (Gonadotrophin releasing hormone) समधर्मी चिकित्सा (Analogue therapy) द्वारा किया जाता है। फलतः गोनेडोट्रॉफिन के साथ अण्डोत्सर्ग उत्प्रेरण (Ovulation induction) से गर्भावस्था परिणाम में सुधार होता है।

(5) **अंतःश्रावी दुष्क्रिया (Endocrine dysfunction):** मधुमेह (Diabetes) तथा अवटु व्यतिक्रम (Thyroid disorders) को नियंत्रित किया जाता है। (देखें अध्याय 19 का प्रकट मधुमेह और प्रबंध)।

(6) **जननांगी क्षेत्र में संक्रमण (Genital tract infection):** इसका उपचार गर्भाशय-ग्रीवा (Cervix) और योनि (Vagina) श्राव का जीवाणु-वर्धन (Culture) के बाद किया जाता है। डॉक्सिसाइक्लिन (Doxycycline) या एरिथ्रोमाइसिन (Erythromycin) के साथ प्रयोगसिद्ध (Empirical) उपचार सस्ता होता है।

गर्भावस्था के दौरान (During Pregnancy)

(1) **आश्वासन** (Reassurance) तथा स्नेहमय परिचर्या (Loving care) अति उपयोगी होती है। यह संभवतः तनाव को दूर करती है तथा गर्भाशयी रक्त बहाव में वृद्धि होती है।

(2) **अतिस्वन चित्रण** (Ultrasound) का उपयोग प्रारभ में ही जीवनक्षम गर्भ (Viable pregnancy) का पता लगाने में करना चाहिए। यह और आगे के प्रबंध में सहायता करता है।

(3) **विश्राम** (Rest): रोगी को पर्याप्त आराम करना चाहिए तथा कठिन या भारी कार्य से परहेज करना चाहिए या संभोग या यात्रा का भी परहेज करना चाहिए।

(4) **पीतिका अवस्था में दोष** (LPD=Luteal phase defects): इस दोष के रोगी का उपचार 100 mg प्राकृतिक सूक्ष्मीकृत प्रोजेस्टेरोन (Natural micronised progesterone) दैनिक योनिक वर्तिका (Vaginal suppository) के रूप में किया जाता है। इसका आरंभ अंडोत्सर्ग (Ovulation) के दो दिन बाद किया जाता है। यदि आर्तव काल (Mense period) लुप्त (Missed) है तथा गर्भावस्था प्रमाणित है तब प्रोजेस्टेरोन अनुपूरण (Supplementation) को गर्भ के 10–12 सप्ताह तक देना चाहिए। LPD के साथ एक स्त्री में गर्भावस्था परिणाम को उन्नत बनाने के लिए HCG (Human chorionic gonadotrophin मानव-जरायु गोनैडोट्रॉफिन) चिकित्सा उपयोगी होती है। प्रोजेस्टेरोन का उत्पादन करने के लिए पीतिका पिण्ड (Corpus luteum) को HCG उत्तेजित करता है। तथापि (However), दोनों हार्मोनी उपचार का लाभ अनिश्चित होता है।

(5) **फास्फोलिपिड-रोधी प्रतिरक्षी संलक्षण** (APS= Antiphospholipid antibody syndrome): इस रोग की स्त्री का उपचार लघु खुराक (Low dose) ऐस्पिरिन (Aspirin) (500 mg दैनिक) या लघु खुराक ऐस्पिरिन तथा हेपारिन (Heparin) (5000 units SC दैनिक दो बाद) 34 सप्ताह तक या प्रेडनिसोन (Prednisone) (40–60 mg दैनिक) द्वारा किया जाता है। अंतशिरीय (IV=Intravenous) इम्यूनोग्लोबुलिन (Immunoglobulin, IG) [IVIG] का उपयोग भी उपचार के लिए किया जाता है।

(6) **''परिधीय सीवन स्थापन'' (या सर्क्लेज) शल्यक्रिया** (Cerclage operation): गर्भावस्था की अवधि में हाल में दो प्रकार की शल्यक्रियाओं का उपयोग हुआ है और दोनों में ही समान सफलता दर (80%) का दावा किया गया है। इस शल्यक्रिया का नामकरण शिरोडकर (Shirodkar, 1955) तथा मैकडोनाल्ड (Mac Donald, 1957) शल्यक्रिया के रूप में हुआ है। (इसका उल्लेख नीचे किया जायेगा)। इसके द्वारा गर्भाशय-ग्रीवा की अक्षमता (Cervical incompetence) को दूर किया जाता है।

(7) **गुणसूत्रीय असंगति** (Chromosomal anomaly): CVS या उल्व उच्छेदन (Amniocentesis) द्वारा प्रसवपूर्व निदान (Prenatal diagnosis) किया जाता है। कोरक खण्ड (Blastomere=ब्लास्टोमियर) अवस्था में आनुवंशिक अपसामान्यता (Genetic abnormality) का रोपण पूर्व निदान (Preimplantation diagnosis) एक अन्य विकल्प है।

(8) **अन्य प्रतिरक्षित व्यतिक्रम** (All-immune disorders): अंतःशिरीय प्रतिरक्षित इम्यूनोग्लोबुलिन (IVIG – Intravenous immunoglobulin) को देने से सफल गर्भावस्था होती है। यह अपने प्रतिरक्षा दमनात्मक (Immunosuppressive) गुण द्वारा प्राकृतिक किलर कोशिका (Natural Killer or NK cells) की कोशिका विषाक्त (Cytotoxic) क्रियाशीलता को कम करता है। माता में पैतृक श्वेताणु (Paternal leukocyte) की सुई (Injection) द्वारा श्वेताणु प्रतिरक्षण (Leukocyte immunization) से गर्भावस्था में सुधार होते पाया गया है। प्रोजेस्टेरोन (Progesterone) का उपयोग भी उसके प्रतिरक्षा दमनात्मक प्रभाव के लिए अंतःयोनिक रूप से (Intravaginally) किया जाता है।

(9) **आनुवांशिक घनास्त्रप्रेमी** (Inherited thrombophilias): घनास्त्र-रोधी चिकित्सा (Antithrombotic therapy) से गर्भावस्था का परिणाम में सुधार होता है। हेपारिन (Heparin) (5000 IU SC) दैनिक दो बार या कम अणुभार का हेपारिन SC (Subcutaneous=अधोत्वचीय) दैनिक एक बार (Preferred अधिमत) प्रभावी होता है। हेपारिन को 34 सप्ताह तक दिया जाता है।

(10) **गर्भावस्था में चिकित्सीय जटिलता** (Medical complications in pregnancy): हीमोग्लोबिन रोग (Hemoglobin pathies) दैहिक त्वचा अति रक्तिमा (SLE=Systemic lupus erythematus), नीलिमामय हृदय रोग (Cyanotic heart disease) की स्त्री को विलम्ब (या स्थगन) गर्भावस्था की सलाह दी जाती है जबतक कि इन रोगों का अनुकूल उपचार नहीं हो जाता है। गर्भावस्था के दौरान विशिष्ट प्रबंध को निरंतर रखा जाता है। (देखें अध्याय 19)।

(11) **अव्याख्यित** (Unexplained): विभिन्न जाँच-पड़तालों के बाद भी आवर्ती (Recurrent) गर्भपातों की 40–60% संख्या अव्याख्यित बनी रहती है। तथापि (However), संवेदनशील स्नेही परिचर्या (Tender loving

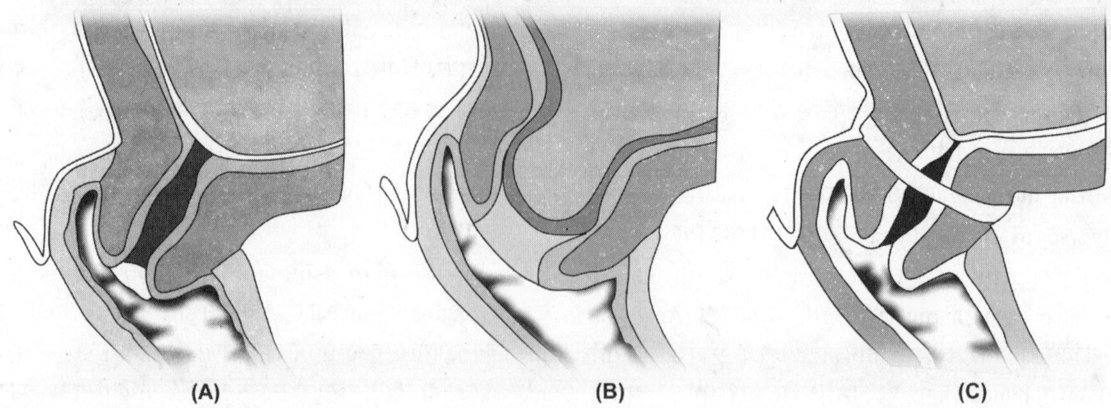

चित्र (Fig.) 15.7: सर्क्लेज शल्यक्रिया के सिद्धान्त (Principles of cerclage operation) - (A) सक्षम गर्भाशय-ग्रीवा (Competent cervix) (B) झिल्ली की वृद्धि के साथ अक्षम गर्भाशय-ग्रीवा (Incompetent cervix with herniation of the membranes) (C) सर्क्लेज (घिराव) शल्यक्रिया के बाद पुनःस्थापित क्षमता (Restored competency)

care, TLC) तथा कुछ समर्थक (Supportive) चिकित्सा से गर्भावस्था के परिणाम में 70% तक सुधार होता है।

सर्क्लेज शल्यक्रिया (Cerclage Operation)

सिद्धान्त (Principle): गर्भाशय-ग्रीवा (Cervix) के चारों ओर आंतरिक मुख (Internal os) के स्तर (Level) पर एक अनावशोष्य (Non-absorbable) घिराव (Encircling) सीवन (Suture) स्थापित किया जाता है। यह गर्भाशयी ध्रुवता (Uterine polarity) के हस्तक्षेप द्वारा परिचालित (Operate) होता है, आंतरिक मुख (Internal os) तथा निकटवर्ती निचले खण्ड को सोखने (Take up) से रोकता है (देखें चित्र 15.7)।

शल्यक्रिया की अवधि (Time of operation): प्रमाणित रोगी में शल्यक्रिया का निष्पादन गर्भ के 14 सप्ताह के आसपास करना चाहिए या पूर्व गर्भक्षति के न्यूनतम काल (Lowest period) के कम से कम दो सप्ताह पहले, 10वें सप्ताह में करना चाहिए। संदिग्ध रोगियों में उपरोक्त सिद्ध समय पर करना चाहिए या वीक्षण यंत्र (Speculum) द्वारा गर्भाशय-ग्रीवा (Cervix) के निरीक्षण द्वारा जैसे ही गर्भाशय-ग्रीवा का विस्फारण (Dilation) या झिल्ली का उभार (Bulging of the membranes) दृश्यमान् होता है, वैसे ही यह कार्य करना चाहिए। शल्यक्रिया के पहले अतिस्वन चित्रण (Sonography) द्वारा भ्रूणीय वृद्धि तथा संरचना (Anatomy) का मूल्यांकन करना चाहिए।

सर्क्लेज शल्यक्रिया का शिरोडकर (Shirodkar's cerclage operation): चरण (Steps) या सोपान (देखें चित्र 15.7A से C)।

सोपान (Step) I: रोगी को हल्का सामान्य संवेदनाहरण (Anesthesia) के प्रभाव में रखा जाता है तथा गर्भाशय-ग्रीवा (Cervix) के उत्तम प्रदर्शन के साथ अश्मरी उच्छेदन (Lithotomy) की स्थिति में रखकर पश्च योनिक वीक्षण यंत्र (Speculum) द्वारा अवलोकन किया जाता है। गर्भाशय-ग्रीवा के ओष्ठ (Lips) को एक चिमटी (Forceps) से नीचे की ओर खींचा जाता है।

सोपान (Step) II: योनिक (Vaginal) दिवाल और मूत्राशय (Bladder) के तल के नीचे अग्र रूप से एक अनुप्रस्थ उच्छेदन (Transverse incision) किया जाता है तथा आंतरिक मुख (Interval os) को प्रकट करने के लिए मूत्राशय को ऊपर की ओर खींचा जाता है। ग्रीवा और योनि के मिलन-स्थल (Junction) पर पश्च रूप से एक उदग्र (Vertical) उच्छेदन किया जाता है।

सोपान (Step) III: ग्रैव सुई (Cervical needle) की सहायता से अधोत्वचीय (Subcutaneous) रूप से एक अनावशोष्य (Nonabsorable) सीवन (Suture): संख्या 4 गूंथा हुआ (No.4 braided) नाइलोन या डैक्रोन को आगे बढ़ाया जाता है जिससे कि पश्च उच्छेदन से होकर सीवन छोरों को पहुँचाया जा सके।

सोपान (Step) IV: सीवन के छोरों को पीछे से एक छोटी गाँठ (Reef knot) से बाँधा जाता है। यदि उभरी हुई झिल्ली (Bulging membranes) उपस्थित होती है तब उसे गर्भाशय कोटर (Uterine cavity) में पहले से ही उसे कम करना चाहिए। अग्र और पश्च उच्छेदन को क्रोमिक कैटगट (Chromic catgut) का उपयोग करके अंतरायित टाँके (Interrupted stitches) द्वारा मरम्मत किया गया था।

मैक डोनाल्ड की सर्क्लेज शल्यक्रिया (Mc Donald's operation) (देखें चित्र 15.8): अनावशोश्य (Non-absorbable) सीवन के रूप में यथा-संभव ऊँचा शिकनदार योनिक उपकला (Rugose vaginal epithelium) तथा मूत्राशय (Bladder) का तल (Level) के नीचे गर्भाशय-ग्रीवा की अग्र दिवाल पर होता है। क्रमिक गहरा काटा हुआ अंश (4–5 स्थल=Sites) लेकर पार्श्विक (Lateral) और पश्च (Posterior) के चारों ओर तथा पुनः पीछे अग्र दिवाल तक ले जाया जाता है जहाँ सीवन के दोनों छोरों को बाँधा जाता है।

शल्यक्रिया में साधारण कम रक्त की क्षति होती है तथा इसकी सफलता-दर भी अधिक होती है। इसमें गर्भाशय-ग्रीवा का क्षतचिन्ह (Scar) का कम निर्माण होता है और अंतः प्रसव के दौरान गर्भाशय-ग्रीवा के कठिन शिशु-जनन (Cervical dystocia) की कम संभावना होती है।

शल्यकोत्तर (Postoperative): (1) रोगी को शैय्या पर न्यूनतम 2–3 दिन तक होना चाहिए। (2) गर्भाशयी उत्तेजनशीलता से बचने के लिए दैनिक

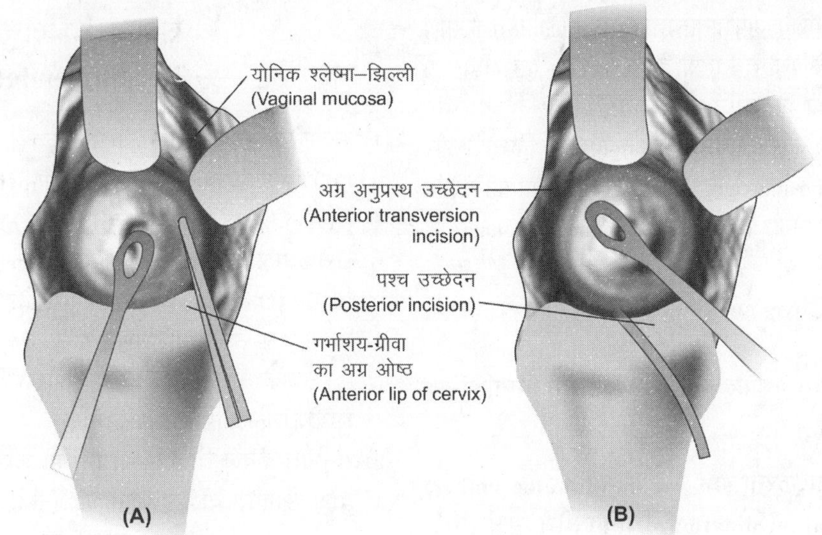

चित्र (Fig.) 15.8: सर्क्लेज शल्यक्रिया (Cerclage operation) - (A) मैक डोनाल्ड प्रविधि (Mc Donald technique), (B) शिरोडकर प्रविधि (Shirodkar's technique)

तीन बार 10 mg आइसोक्ससुप्रिन (Isoxsuprine) (Tacolytics प्रसूतिक्षयी) की गोली देनी चाहिए।

मुक्ति पर सलाह (Advice on discharge): (1) सामान्य प्रसवपूर्व (Antenatal) सलाह (2) यौन संबंध (Intercourse) से परहेज करना (3) कठिन यात्रा से बचना (4) यदि योनिक (Vaginal) रक्तश्राव या उदरीय (Abdominal) पीड़ा होती है तो उसकी सूचना देना (5) भ्रूण (Fetus) तथा गर्भाशय-ग्रीवा (Cervix) का नियतकालिक अतिस्वन चित्रण निरीक्षण (Periodic ultrasonography)।

टाँकों का निष्कासन (Removal of stitches): टाँकों को गर्भ के 38वें सप्ताह में या पहले निकालना चाहिए यदि प्रसव पीड़ा आरंभ होती है या गर्भपात के लक्षण प्रकट होते हैं। यदि टाँकों को समय पर नहीं काटा जाता है तो गर्भाशय या गर्भाशय-ग्रीवा का विदार (Rupture) हो सकता है। यदि टाँकों को प्रसव के आरंभ के पहले काटा जाता है तो इसे शल्यकक्ष (Operation theater) में काटना बेहतर होता है क्योंकि रज्जु स्थानभ्रंश (Cord prolapse) की वर्धित संभावना होती है विशेषकर प्लवन (Floating) सिर के साथ रोगियों (Cases) में।

परहेज या निषेध (Contraindications): (1) अंतःगर्भाशयी संक्रमण (Intrauterine infection), (2) विदारित झिल्ली (Ruptured membranes), (3) योनिक रक्तश्राव का इतिवृत्त (History of vaginal bleeding) (4) तीव्र गर्भाशयी उत्तेजनशीलता (Severe uterine irritability) तथा (5) गर्भाशय-ग्रीवा का विस्फारण (Cervical dilation) >4 cm।

जटिलता (Complications): (i) सीवन से होकर फिसलन या कटाई (Slipping or cutting through the suture), (ii) जरायु-उल्व शोथ (Chorio-amnionitis), (iii) झिल्ली का विदार (Rupture of the membranes) तथा (iv) गर्भपात / कालपूर्व प्रसव (Abortion/Preterm labor)।

आवर्ती गर्भपात का पूर्वानुमान (Prognosis of recurrent abortion): आवर्ती गर्भपात का पूर्वानुमान इतना अधिक निराशाजनक (Gloomy) नहीं है जैसा कि पहले सोचा जाता था। यह गणना की गयी है कि एक गर्भपात के बाद दूसरे गर्भपात का खतरा 20% होता है, दो गर्भपातों के बाद 25% तथा तीन गर्भपातों के बाद लगभग 30% खतरा होता है। इस प्रकार किसी भी उपचार का उपयोग हो, तीन गर्भपातों के बाद स्पष्ट रोगमुक्ति दर (Cure rate) का विस्तार 70 और 85% के बीच होता है। आश्वासन और संवेदनशील स्नेही परिचर्या (TLC=Tender loving care) अत्याधिक सहायक होती है।

गर्भपात का प्रेरण (Induction of Abortion)

भ्रूण (Fetus) की जीवनक्षमता (Viability) के पहले गर्भावस्था की सुविचारित (Deliberate) समाप्ति (या अंत=Termination) को गर्भपात का प्रेरण कहा जाता है। प्रेरित (Induced) गर्भपात वैध (Legal) या अवैध (या अपराधिक = Illegal or criminal) हो सकता है। विश्व के अनेक देशों में अभी भी गर्भपात को वैध नहीं बनाया गया है। भारत में चिकित्सीय गर्भपात अधिनियम (Medical Terminal of Pregnancy Act 1971) द्वारा गर्भपात को वैध बनाया गया था जिसे अप्रैल, 1972 से लागू किया गया था। इस अधिनियम का संशोधन (Revision) 1975 में किया गया था।

गर्भावस्था का चिकित्सीय गर्भपात (Medical Termination of Pregnancy, MTP)

भारत में गर्भपात के वैधीकरण (Legalization) के बाद पंजीकृत चिकित्सक द्वारा माता का स्वास्थ्य और जीवन के हित में गर्भपात के सुविचारित प्रेरण के संरक्षण चिकित्सीय गर्भपात अधिनियम, 1971 (MTP Act of 1971) के अधीन मिलता है। इस अधिनियम (Act) में निम्नलिखित प्रावधान (Provisions) हैं –

(1) गर्भावस्था की निरंतरता में गर्भवती महिला के जीवन के गंभीर खतरे या शारीरिक और मानसिक स्वास्थ्य की गंभीर क्षति शामिल होती है।

(2) गम्भीर शारीरिक और मानसिक अपसामान्यता (Abnormalities) के साथ जन्म लेने वाले शिशु को पर्याप्त खतरा है जिससे कि वह जीवन में अपंग (Handicapped) या विकलांग हो सकता है।

(3) जब बलात्कार (Rape) के कारण गर्भावस्था, अल्पवयस्क किशोरी और वयस्क महिला (Major and minor girl), दोनों में होती है या मानिसिक असंतुलित (विक्षिप्त) महिला (Mentally imbalanced woman) में होती है।

(4) गर्भनिरोधक (Contraceptive) की विफलता के कारण गर्भावस्था होती है।

MTP अधिनियम के अधीन गर्भपात के लिए व्यवहार में निम्नलिखित चिकित्सा-सुझाव (Indications) हैं–

(1) माता के जीवन की रक्षा करना (To save the life of the mother) (Therapeutic or medical termination=चिकित्सीय गर्भपात): आजकल चिकित्सा-संकेत सीमित और अपर्याप्त न्यायसंगत (Justifiable) है जिसका अपवाद निम्नलिखित है– (a) पूर्व गर्भावस्था में या गर्भों के बीच में क्षति-अपूरण (Decompensation) के इतिवृत्त (History) के साथ हृदय रोग (Cardiac disease) (Grade III & IV), (b) दीर्घकालिक पुंजित वृक्कशोथ (Chronic glomerulonephritis), (c) हानिकर उच्चरक्तचाप (Malignant hypertension), (d) असाध्य अति वमन गर्भावस्था (Intractable hyperemesis gravidarum), (e) गर्भाशय-ग्रीवा या स्तन की विषालुता (Cervical or breast malignancy), (f) दृष्टिपटल रोग के साथ मधुमेह (Diabetes mellitus with retinopathy), (g) मनोरोग विशेषज्ञ (Psychiatrist) की सलाह के साथ मिरगी (Epilepsy), विक्षिप्त रोग (Psychiatric illness)।

(2) सामाजिक संकेत (Social indications)**:** यह लगभग एक मात्र संकेतक है जिसे ''गर्भवर्ती महिला के शारीरिक और मानसिक स्वास्थ्य की गंभीर क्षति (Serious injury) को रोकने'' के प्रावधान (Provision) के अधीन शामिल किया जाता है। लगभग 80% यह जन्म दे चुकी महिलाओं (Parous women) तक सीमित होता है जिनका अनियोजित गर्भ होता है तथा वे निम्न सामाजिक-आर्थिक स्थिति में रहते हैं। बलात्कार के कारण गर्भपात, अनचाहे गर्भ का गर्भपात या गर्भनिरोधक की विफलता के कारण गर्भ का गर्भपात भी (20%) इसी श्रेणी में आते हैं।

(3) सुजननिक (Eugenic)**:** यह ''गंभीर शारीरिक और मानसिक अपसामान्यता (Abnormalities) के साथ जन्म लेने वाले शिशुओं को वास्तविक खतरे जो उन्हें विकलांग (Handicapped) बना सकता है'' के प्रावधान के अधीन होता है। यह संकेत विरले ही मिलता है।

(a) भ्रूण की संरचनात्मक (Structural) (Anencephaly=अमस्तिष्कता), गुणसूत्रीय (Chromosomal) (Down syndrome=डाउन संलक्षण), आनुवंशिक (Genetic) (Hemophilia=अधिरक्तश्राव) अपसामान्यता

(b) जब भ्रूण (Fetus) का विरूपोत्पादी संवेदनमंदक (Teratogenic drugs) (Warfarin) या प्रारंभिक गर्भावस्था में विकिरण प्रभावन (Radiation exposure >10 रेड) के कारण विकलांगता (Deformity) की संभावना होती है।

(c) रूबेला (Rubella=खसरा), एक विषाणुक संक्रमण (Viral infection) जो प्रथम त्रिमास (First trimester) को प्रभावित करता है, वह गर्भपात के लिए एक संकेत होता है।

सुझाव या अनुशंसा (Recommendations)

(1) संशोधित नियमावली में एक पंजीकृत (Registered) चिकित्सक गर्भपात (MTP) करा सकता है बशर्ते कि (Provided): (a) उसने एक प्राधिकृत (Authorized) केन्द्र पर न्यूनतम 25 MTP में सहयोग किया है तथा उसके पास एक प्रमाण-पत्र (Certificate) है। (b) उसके पास प्रसूति विज्ञान (Obstetrics) तथा स्त्रीरोग विज्ञान (Gynecology) में 6 महीने का हाउस-सर्जन प्रशिक्षण (House surgeon training) का अनुभव है। (c) उसके पास प्रसूति विज्ञान और स्त्री रोग विज्ञान में डिप्लोमा या डिग्री (Diploma or degree) है।

(2) गर्भपात केवल चिकित्सालय में ही कराया जा सकता है या सरकार द्वारा स्थापित या अनुरक्षित या अनुमोदित (Established, maintained or approved) केन्द्र या स्थानों पर।

(3) गर्भपात करने के लिए गर्भवती महिला की लिखित सहमति होनी चाहिए। पति की सहमति की आवश्यकता नहीं होती।

(4) किशोरी (Minor girl, 18 वर्ष से कम आयु) या विक्षिप्त स्त्री (Lunatic) में गर्भावस्था का अंत करने के लिए उसके माता-पिता या कानूनी अभिभावक की सहमति (Consent) आवश्यक है।

(5) गर्भ के 20 सप्ताह तक उसका गर्भपात करने की अनुमति दी जाती है। जब गर्भ 12 सप्ताह से अधिक का होता है तब दो चिकित्सकों के विचार की आवश्यकता होती है।

(6) गर्भपात का निष्पादन गोपनीय (Confidential) रूप से किया जाता है तथा उसकी सूचना निर्धारित प्रपत्र (Prescribed form) में राज्य की स्वास्थ्य सेवा के निर्देशक (Director of Health Services) को देनी पड़ती है।

प्रथम त्रिमास का गर्भपात (First Trimester Termination)

हस्तीय निर्वात चूषण (MVA=Manual Vacuum Aspiration): गर्भाशय-ग्रीवा के न्यूनतम विस्फारण (Minimal cervical dilation) के साथ 7 आर्तव (Menstrual) सप्ताह तक इस विधि का प्रयोग किया जाता है। इसका निष्पादन वहिरंग रोगी (Out patient) क्रियाविधि के रूप में एक लचीले निर्वात वीक्षण यंत्र (Vacuum cannula) (6 mm) तथा 50 ml के प्लास्टिक सिरिंज (देखें चित्र 36.3) का उपयोग करके किया जाता है। चूषण रिक्तिकरण (Suction evacuation) तथा खुरचन (Curettage) [विस्तार के लिए देखें अध्याय 36] की अपेक्षा यह अधिक सुरक्षित, अधिक शीघ्र तथा कम आघाती (Traumatic) होता है।

चूषण रिक्तिकरण और/या खुरचना (Suction Evacuation and/or Curettage)

कामचलाऊ (Improvised) विधि में प्लास्टिक (Karman) या धातु का एक वीक्षण यंत्र (Cannula कैनूला) संलग्न चूषण यंत्र (विभिन्न आकार का) होता है जिसका विस्तृत वर्णन अध्याय 36 में किया गया है।

गर्भपात की विधियाँ
(Methods of termination of pregnancy)

प्रथम त्रिमास (First trimester) 12 सप्ताह तक	द्वितीय (Second trimester) (13–20 सप्ताह तक)
शल्यक (Surgical)	
(1) हस्तीय निर्वात चूषण (Manual vacuum aspiration, MVA) (देखें अध्याय 36)	(1) विस्फारण और रिक्तिकरण (13-14 सप्ताह)
(2) चूषण रिक्तिकरण (Suction evacuation) और/या खुरचना (Curettage)	(2) अतिपरासरणी घोलों का अंतःगर्भाशयी स्थापन (Intra-uterine instillation of hyperosmotic solutions)
(3) विस्फारण (Dilation) और रिक्तकरण (Evacuation): (a) द्रुत विधि (Rapid method) (b) मंदविधि (Slow method)	(a) अंतःउल्वी अतितानिक यूरिया (Intra-amniotic hypertonic urea) (40%), सलाइन (20%) (b) उल्व-बाह्य (Extra-amniotic), इथैक्राइडिन लैक्टेट (Ethacrydine lactate), प्रोस्टेग्लैन्डिन (Prostaglandins) (PGE_2, $PGF_2\alpha$)
औषधीय (Medical)	
(1) मिफेप्रिस्टोन (Mifepristone)	(3) प्रोस्टेग्लैन्डिन PGE1 (मिसोप्रोस्टॉल), 15-मेथिल $PGF_2\alpha$ (कार्बोप्रोस्ट=Carboprost), PGE_2 (डिनप्रोस्टोन–Dinprostone) तथा उनका समधर्मी (Analogues) - इसका उपयोग अंतःयोनिक (Intravaginal), अंतःपेषीय (Intramuscular) या अंतःउल्वी (Intra-amniotic) रूप से होता है।
(2) मिफेप्रिस्टोन और मिसोप्रोस्टॉल (Misoprostol) (PGE1)	(4) उपरोक्त दो विधियों में किसी एक के साथ बड़ी खुराक (Dose) के ऑक्सिटोसिन को अंदर टपकाया (Infuse) जाता है।
(3) मेथोट्रिक्सेट और मिसोप्रोस्टॉल (Methotrexate and Misoprostol)	(5) गर्भाशय-उच्छेदन (Hysterotomy) (उदरीय=Abdominal) इसका सामान्यतः कम उपयोग होता है।
(4) टैमोक्सिफेन (Tamoxifen) और मिसोप्रोस्टॉल (Misoprostol)	

लाभ (Advantages): (1) इस वधि का उपयोग एक वहिरंग क्रियाविधि (Outdoor procedure) के रूप में किया जाता है। (2) इसमें सामान्य संवेदनाहरण (General anesthesia) का खतरा नहीं होता है क्योंकि इसमें परा-गर्भाशय-ग्रीवा खण्ड (Paracervical block) पर, अधिक से अधिक (At best), संवेदनाहरण का उपयोग होता है। (3) चिकित्सीय संकेत (Therapeutic indication) के गर्भपात के लिए यह एक उत्कृष्ट विधि है। (4) इसमें रक्त की क्षति (या हानि=Loss) न्यूनतम होती है। (5) गर्भाशय के छिद्रण की संभावना भी कम होती है, विशेषकर प्लास्टिक कैनूला से।

त्रुटि या दोष (Disadvantages): (1) यह विधि 10 सप्ताह से अधिक गर्भ के बड़े गर्भाशय (Uterus) के लिए उपयुक्त नहीं होती है क्योंकि इसमें धारित उत्पादों (Retained products) की अधिक संभावना होती है। (2) इसको परिचालित करने के लिए विद्युत् (Electricity) की आवश्यकता होती है तथा यंत्र महँगा होता है।

विस्फारण और रिक्तिकरण (Dilation and Evacuation)

(1) द्रुत विधि (Rapid method)
(2) मंद विधि (Slow method)

(1) द्रुत विधि (Rapid method): इसका निष्पादन वहिरंग क्रियाविधि (Outdoor procedure) के रूप में डॉयजिपैम अवसाद (Diazepam sedation) तथा परा-गर्भाशयी ग्रीवा खण्ड के संवेदनाहरण (Paracervical block anesthesia) के साथ किया जा सकता है।

लाभः (1) इसका निष्पादन एक वहिरंग क्रियाविधि के रूप में होता है अतः रोगी अवसाद का प्रभाव समाप्त होने के बाद घर जा सकती है। (2) इसमें पूतिता (Sepsis) की संभावना न्यूनतम होती है।

त्रुटि या दोषः (1) गर्भाशय-ग्रीवा की क्षति (Cervical injury) की संभावना अधिक होती है। (2) गर्भावस्था 6–8 सप्ताह से अधिक की नहीं होनी चाहिए। (3) विस्फारण और रिक्तिकरण के सभी दोष–देखें अध्याय 36 का चूषण रिक्तिकरण।

(2) मंद विधि (Slow method): गर्भाशय-ग्रीवा (Cervix) का मंद विस्फारण परतदार पटल (Laminaria tent) (Hygroscopic osmotic dilator = आर्द्रतादर्शीय परासरणी विस्फारक) को ग्रीवा-नली में निविष्ट (Insert) करके किया जाता है (इसमें कृत्रिम विस्फारक जैसे-Dilapen डाइलापैन, Lamicel=लैमिसेल का उपयोग भी हो सकता है)। इसके 12 घंटे बाद गर्भाशय (Uterus) का रिक्तिकरण किया जाता है। शल्यक्रिया के 3 घंटे पहले 400 μg (μ=म्यू=10^{-6}) योनिक मिसोप्रोस्टॉल (Vaginal misoprostol) (PGE1) भी समानरूप से प्रभावशाली होता है। विस्तार के लिए देखें अध्याय 36।

लाभ (Advantages): (1) गर्भाशय-ग्रीवा की क्षति की संभावना न्यूनतम होती है। (2) चिकित्सीय संकेत (Therapeutic indications) के रोगियों के लिए यह विधि उपयुक्त होती है।

प्रथम त्रिमास के गर्भपात की औषधीय विधि (Medical Methods of First Trimester Abortion)

मिफेप्रिस्टोन (Mifepristone) (RU-486) तथा मिसोप्रोस्ट्रॉल (Misoprostol): मिफेप्रिस्टोन जो प्रोजस्टिन (Progestin) (Norethindrone = नॉरएथिन्ड्रोन) का एक समधर्मी (Analog) है, एक प्रतिद्वन्द्वी (Antagonist) के रूप में कार्य करता है तथा प्राकृतिक प्रोजेस्टेरोन (Natural progesterone) के प्रभाव को रोकता है। अल्प खुराक के प्रोस्टेग्लेन्डिन (Prostaglandins, PGE1) 400 μg के संयोजन से प्रथम त्रिमास के गर्भपात की क्षमता में सुधार होता है। जब गर्भ के 50 दिन के अंदर इसका उपयोग होता है तो यह अत्यधिक सफल होता है।

विधान (Protocol): मुखीयरूप से (Orally) 600 μg मिफेप्रिस्टोन को 1 दिन पर दिया जाता है। 3 दिन पर मुखीय रूप से 400 μg मिसोप्रोस्टॉल (PGE1) दिया जाता है। रोगी को चिकित्सालय (Clinic) में 4 घंटे के लिए रहना है जिसके दौरान गर्भधारण के उत्पाद (Conceptus) का निष्कासन (90%) होता है। रोगी को 10–14 दिन बाद पुनः जाँच की जाती है। यदि यह विफल होता है तो गर्भपात की शल्यक (Surgical) विधि का उपयोग किया जाता है। 95% में पूर्ण गर्भपात का अवलोकन किया जाता है, लगभग 2% में अपूर्ण गर्भपात तथा 1% में कोई भी अनुक्रिया नहीं होती। योनिक (Vaginal) मिसोप्रोस्टॉल 800μg के साथ मुखीय (Oral) मिफेप्रिस्टोन का 200 mg समान रूप से प्रभावी होता है।

मेथोट्रिक्सेट (Methotrexate) तथा मिसोप्रोस्टॉल (Misoprostol): गर्भ के 56 दिन के अंदर अंतःपेशीय (Intramuscular, IM) मेथोप्रोस्टॉल 800 μg अत्यधिक प्रभावी होता है। यदि इसमें सफलता नहीं मिलती है तो 24 घंटे बाद मिसोप्रोस्टॉल को पुनः देना है। मेथोट्रिक्सेट तथा मिसोप्रोस्टॉल विधान कम महँगा है परन्तु इसमें मिफेप्रिस्टोन और मिसोप्रोस्टॉल की अपेक्षा अधिक समय लगता है। मिसोप्रोस्टॉल में कम पार्श्व-प्रभाव (Side effects) होता है तथा अन्य PGs के विपरीत यह कमरे के तापक्रम पर स्थिर (Stable) होता है। PGs को प्रशीतित (Refrigerate) करना चाहिए।

टैमोक्सिफेन (Tamoxifen) और मिसोप्रोस्टॉल (Misoprostol): दैनिक मुखीय टैमोक्सिफेन 200 mg चार (4) दिन के लिए और उसके बाद योनिक रूप से (Vaginally) मिसोप्रोस्टॉल 800 μg देने से 92% रोगियों (Cases) में पूर्ण गर्भपात होता है। गर्भ की अवधि 63 दिन से कम होनी चाहिए।

परहेज (Contraindications): 35 वर्ष से अधिक आयु की महिलाओं, अति धूमकारी (Smokers) तथा दीर्घ अवधि तक कॉर्टिकोस्टेरॉयड (Corticosteroid) का उपयोग करने वाली महिलाओं को मिफेप्रिस्टोन का उपयोग नहीं करना चाहिए।

मध्य त्रिमास का गर्भपात (Midtrimester Termination)

(1) 13-15 सप्ताह (Weeks) के बीच, तथा
(2) 16-20 सप्ताह के बीच

13-15 सप्ताह के बीच (Between 13 and 15 Weeks)

द्वितीय त्रिमास में पर्याप्त सुरक्षित रूप से गर्भपात करना प्रथम त्रिमास की अपेक्षा कठिन होता है। इसमें निम्नलिखित सिद्धान्तों (Principles) को नियोजित (Employ) किया जा सकता है–

(i) विस्फारण और रिक्तिकरण (D and E = Dilation and Evacuation): द्वितीय (या मध्य) त्रिमास में D/E का उपयोग सामान्यतः कम होता है। 13 से 14 आर्तव सप्ताह (Menstrual weeks) पर गर्भ का रिक्तिकरण (या निकालना) होता है। इसके पहले पटलदार स्तर (लैमिनेरिया टेन्ट = Laminaria tents) से या मिसोप्रोस्टॉल से (दो चरण की क्रियाविधि=Two-stage procedure) या द्रुत (Fast) विस्फारण (धातु के विस्फारक का उपयोग) (One stage procedure) से गर्भाशय-ग्रीवा (Cervix) का विस्फारण किया जाता है। देखें अध्याय 36 का D+E।

इस क्रियाविधि (Procedure) का निष्पादन अतिस्वन (Ultrasound) के मार्गदर्शन में करने की आवश्यकता हो सकती है। साथ में ऑक्सिटोसिन (Oxytocin) को अंदर गिराना भी उपयोगी होता है।

(ii) प्रोस्टेग्लैन्डिन (Prostaglandins): PGE_1 (Misoprostol), 15 मेथिल (Methyl) $PGF_{2\alpha}$ (Carboprost कार्बोप्रोस्ट), PGE_2 (Dinoprostone = डाइनोप्रोस्टोन) तथा उनके समधर्मी (Analogues) का उपयोग अंतःयोनिक (Intravaginal), अंतःपेशीय (Intra-muscular) या अंतःउल्वी (Intra-amniotic) रूप से होता है। इनका व्यापकरूप से उपयोग विशेषकर द्वितीय त्रिमास के गर्भपात के लिए होता है। वे गर्भाशय और गर्भाशय-ग्रीवा (Cervix) पर क्रिया करते हैं।

(iii) **0.1% एथैक्राइडिन लैक्टेट (Ethacrydine lactate)** का परागैव उल्व बाह्य स्थापन (Transcervical extra-amniotic instillation) या अतिबल्य सलाइन (Hypertonic saline) (20%) के टपकन को भी सीमित सफलता के साथ प्रयोग किया जा सकता है।

(iv) **गर्भावस्था को बने रहने देना (To allow the pregnancy to continue)** जिससे कि वह 16 सप्ताह का गर्भ बन सके तथा औषधि का उपयोग करके उपलब्ध अंतःगर्भाशयी स्थापन विधि (Intra-uterine instillation techniques) का नियोजन (Employ) किया जा सके।

(v) **गर्भाशय-उच्छेदन (Hysterotomy):** आजकल इसको कम उपयोग किया जाता है। सहवर्ती बंध्याकरण (Concurrent sterilization) लगभग अवश्य होना चाहिए।

16-20 सप्ताह के बीच (Between 16-20 weeks)

अतिबल्य घोल का अंतःगर्भाशयी स्थापन या टपकन (Intrauterine Instillation of Hypertonic Solution)

(1) अंतःउल्वी (Intra-amniotic)

(2) उल्व-बाह्य (Extra-amniotic)

(1) अंतःउल्वी (Intra-amniotic): आजकल अतिबल्य सलाइन (Hypertonic saline) का अंतःउल्वी स्थापन का उपयोग सामान्यतः कम होता है। इसका स्थापन (या टपकन) उदरीय (Abdominal) मार्ग से होकर किया जाता है।

क्रियाविधि (Procedure): 15 cm की 18 गेज सुई (Gauge needle) द्वारा प्रारंभिक उल्व-वेधन (Amniocentesis) किया जाता है। सुई से होकर पोलिथीन (Polythene) की पतली नली को आगे बढ़ाकर उल्वी थैली (Amniotic sac) में ले जाया जाता है तथा केवल सुई को निकाला जाता है। अब पोलिथीन नली के साथ एक टपकन-समूह (Drip set) को जोड़ दिया जाता है जिसमें आवश्यक अतिबल्य लवणीय घोल (Hypertonic saline) होता है। गर्भ के सप्ताहों की संख्या को 10 ml से गुणा करके सलाइन के आयतन की गणना होती है जिसे अंदर टपकाया जाता है। इसे 10 ml/minute की गति से धीरे-धीरे अंदर टपकाया जाता है।

परहेज (Contraindications): हृदय-संवहनी या वृक्कीय क्षति (Cardio-vascular or renal lesions) या तीव्र रक्तक्षीणता (Severe anemia) की उपस्थिति में सोडियम भारण (Sodium load) के कारण इसका उपयोग नहीं करना चाहिए।

पूर्वावधान या सावधानी (Precautions): (1) यह निश्चित करना है कि सुई का प्रवेश उल्वीकोटर (Amniotic cavity) में ही हो जिसका प्रमाण स्वच्छ उल्वीद्रव का बाहर निकलना है। यदि रक्तमय द्रव का निष्कासन होता है तो सुई को और आगे बढ़ाना या उसकी दिशा में परिवर्तन करना है जब तक कि स्वच्छ उल्वीद्रव (Liquor amnii) बाहर नहीं निकलता है। यदि यह विफल हो जाता है तो क्रियाविधि को छोड़ देना चाहिए (2) टपकन को एक मंद प्रक्रिया होनी चाहिए। (3) टपकन के बाद मुख्य लक्षणों की तत्काल जाँच करनी चाहिए तथा रोगी को न्यूनतम एक घंटे तक शैय्या (Bed) पर रहना चाहिए। (4) यदि अनुपर्युक्त (Untoward) लक्षण जैसे-तीव्र उदरीय (Abdominal) पीड़ा, सिरदर्द, प्यास (Thirst) या अंगुलियों में झुनझुनी (Tingling) [अतिबल्य सलाइन की अंतःसंवहनी सुई (Intravascular injection) के लक्षण] प्रकट होते हैं तब इस क्रियाविधि को रोक देना चाहिए। इस स्थिति में अंतःशिरीय मूत्रवर्धक (Intravenous diuretics) के साथ जल में 1000 ml डेक्ट्रोस (Dextrose) का द्रुत अंतःनिवेश (Rapid infusion) का सुझाव दिया जाता है। (5) टपकन के दौरान और उसके बाद रोगी की सतर्क निगरानी भ्रूण का निष्कासन होने तक करनी चाहिए।

क्रिया का रूप (Mode of action): उल्वी उपकला (Amniotic epithelium) और पतनिका (Decidua) के क्षय होने के बाद प्रोस्टेग्लैन्डिन की मुक्ति होती है जो गर्भाशयी संकुचन (Uterine contraction) को उत्तेजित करता है जिसके फलस्वरूप भ्रूण का निष्कासन (Explusion of the fetus) होता है।

सफलता दर (Success rate): यह विधि 90–95% रोगियों (गर्भपात) में प्रभावी होती है जिसके साथ प्रेरण-गर्भपात (Induction-abortion) अंतराल में लगभग 32 घंटे लगते हैं। जब 48 घंटे के अंदर गर्भपात नहीं होता है तो इस विधि को असफल माना जाता है। यदि यह विधि असफल होती है तो अन्य विधियों का प्रयोग किया जा सकता है।

जटिलता (Complications): जटिलता में निम्नलिखित को शामिल किया जाता है। (a) अल्प (Minor) शिकायत जैसे-ज्वर (Fcvcr), सिरदर्द (Headache), मिचली (Nausea), वमन (Vomiting), उदरीय पीड़ा (Abdominal pain), (b) गर्भाशय ग्रीवा का विदारण (Laceration of cervix) (c) धारित उत्पाद (Retained products) जिसके लिए जाँच-पड़ताल करनी है। (d) संक्रमण (Infection), (e) अतिसोडियम रक्तता (Hypernatremia), हृदय-संवहनी निपात (Cardiovascular collapse) जो अंतःसंवहनी संक्रमण (Intra-vascular infection) के कारण होता है। (f) फुफ्फुसीय तथा प्रमस्तिष्कीय शोथ (Pulmonary and cerebral edema), (g) वृक्कपात विफलता (Renal failure), (h) विसरित अंतःसंवहनीय स्कंदनरोग (Disseminated intravascular coagulopathy) मृत्यु दर का प्रभाव प्रति 1000 में 0.5 होता है।

अतिपरासरणी यूरिया का अंतःउल्वीस्थापन (Intra-amniotic instillation of hyperosmotic urea): 40% यूरिया घोल [200 ml आसवित (Distilled) जल में 80 ग्राम यूरिया] और उसके साथ सिन्टोसिनॉन टपकन (Syntocinon drip) कम जटिलता के साथ प्रभावी होता है। अंतः उल्वी अतिपरासरणी यूरिया तथा 15-मेथिल (Methyl) $PGF_{2\alpha}$ के संयोजन से प्रेरण गर्भपात अंतराल कम होकर 13 घंटे का हो जाता है। अतिबल्य (हाइपरटोनिक) सलाइन की तुलना में 15-मेथिल $PGF_{2\alpha}$ (Carboprost= कार्बोप्रोस्ट) के 2 mg तथा 80 gm यूरिया (Urea) के संयोजन को उल्वी थैली (Amniotic sac) में देने से 16 घंटे का प्रेरण-गर्भपात अंतराल के साथ रोगियों (Cases) के 80% में प्रभावी होता है।

उल्व-बाह्य (Extra-amniotic)

0.1% एथैक्राइडिन लैक्टेट (Ethacrydine lactate) का उल्व-बाह्य स्थापन (10 ml प्रतिसप्ताह का अनुमानित परिमाण) का निष्पादन एक संख्या 16 फोली-नालशलाका (No.16 Foley's catheter) से होकर परा-गर्भाशय ग्रीवा

रूप से (Transcervically) किया जाता है। नालाशलाका (या कैथीटर) को झिल्ली (Membranes) और गर्भाशय पेशीस्तर (Myometrium) के बीच आंतरिक मुख (Internal os) के लगभग 10 cm ऊपर गर्भाशयग्रीवा-नली (Cervical canal) में ले जाकर बैलून को सलाइन के साथ 10 ml फुलाया जाता है। 4 घंटे के बाद इसे हटा लिया जाता है। इसकी सफलता-दर सलाइन स्थापन (Saline instillation) के बराबर होती है परन्तु यह कम खतरनाक होता है। इसका उपयोग सलाइन स्थापन के लिए निषेधित (Contraindicated) रोगियों में भी किया जा सकता है। पतनिका (Decidua) से प्रोस्टेग्लैन्डिन की मुक्ति के साथ झिल्ली को अलग करना तथा नालशलाका द्वारा गर्भाशय-ग्रीवा का विस्फारण (Dilation of the cervix) गर्भपात के प्रारंभ (Initiation) के लिए कुछ कारक होते हैं।

प्रोस्टेग्लैन्डिन (Prostaglandins)

प्रोस्टेग्लैन्डिन और उसके समधर्मी (Analogues) अत्यधिक प्रभावी होते हैं। इसका व्यापक उपयोग द्वितीय त्रिमास के गर्भपात में किया जाता है। यह गर्भाशय (Uterus) तथा गर्भाशय-ग्रीवा (Cervix) पर क्रिया करता है।

औषधि-प्रयोग का मार्ग (Routes of administration): अंतःशिरीय (Intravenous) मार्ग को उसकी अधिक विषाक्तता (Toxicity) के कारण त्याग दिया गया है। औषधि-प्रयोग के अन्य मार्ग हैं–

(1) योनिक (Vaginal): (a) प्रत्येक 12 घंटे में 200 µg PGE_1 समधर्मी (Misoprostol=मिसोप्रोस्टॉल), (b) प्रत्येक 3 घंटे में 20 mg $PGF_{2\alpha}$ (डाइनोप्रोस्टोन= Dinoprostone) अत्यधिक प्रभावी होता है। मिसोप्रोस्टॉल में बहुत कम पार्श्व-प्रभाव (Side-effects) होता है तथा यह कम महँगा होता है। द्वितीय त्रिमास में मुखीय मिफेप्रोस्टोन (Oral mifeprostone) का अनुबद्ध (Adjunct) के रूप में मिसोप्रोस्टॉल का उपयोग किया जा सकता है।

(2) अंतःपेशीय (Intra-muscular): निम्नलिखित निर्मिति (Preparations) का उपयोग किया जाता है - (a) 3 घंटे पर 15-मेथिल $PGF_{2\alpha}$ (कार्बोप्रोस्ट ट्रोमेथामीन=Carboprost tromethamine) 250µg की अधिकतम 10 सुई (Injections) (b) प्रत्येक आठ घंटे पर सल्प्रोस्टोन (Sulprostone) (PGE_2 समधर्मी =Analogue) 500 µg को अंतः पेशीय रूप से दिया जाता है।

(3) अंतःउल्वी (Intra-amniotic): अतिबल्य (हाइपरटोनिक) सलाइन के समान अंतःउल्वी प्रोस्टेग्लैन्डिन की टपकन विधि (Instillation method): 15 मेथिल $PGF_{2\alpha}$ (Carboprost tromethamine) 2 mg का अंतःनिवेश (Instil) किया जाता है। रोगी को रात भर बहुल अंतःगर्भाशय-ग्रीवा पटलदार स्तर (Laminaria tents) के साथ पूर्व उपचार किया जाता है। कार्बोप्रोस्ट तथा अंतःउल्वी अतिपरासरणी (Hyperosmotic) यूरिया के संयोजन से औसत प्रेरण-गर्भपात अंतर का समय घटकर 13 घंटे हो जाता है।

(4) उल्व-बाह्य (Extra-amniotic): फोली-नालशलाका (Foley's Catheter) (No.14) से होकर परा-गर्भाशय-ग्रैव रूप से (Transcervically) प्रोस्टेग्लैन्डिन को प्रवेश कराया जाता है तथा 10 ml सलाइन के साथ फुलाया जाता है। नालशलाका (कैथीटर) गर्भपात के साथ उसका निष्कासन होने तक लगाये रखना चाहिए। निम्नलिखित निर्मिति का उपयोग किया जाता है-(i) 200–500 µg $PGF_{2\alpha}$ या (ii) 200 µg PGE_2 (µ=म्यू=10^{-6})

लाभ (Advantages): इसका उपयोग उन रोगियों (Cases) में भी किया जा सकता है जहाँ अतिबल्य सलाइन पूर्णतः निषिद्ध (या वर्जित) होता है। तथापि (However), श्वसनी दमा (Bronchial asthma) में दैहिक (Systemic) उपयोग वर्जित होता है। यदि संयोग से औषधि का प्रवेश रक्त-परिवहन (Circulation) में हो जाता है तब प्रोस्टेग्लैन्डिन का द्रुत चयापचय (Rapid metabolism of prostaglandins) के कारण पार्श्व-प्रभाव (Side-effects) तत्काल घट जाता है। इसकी सफलता-दर लगभग 90% होती है तथा प्रेरण से लेकर गर्भपात का समय 14–20 घंटे का होता है।

जटिलता (Complications): (1) तीव्र मिचली (Intense nausea), वमन (Vomiting), ज्वर (Fever), गर्भाशयी पीड़ा (Uterine pain) (Voilent contraction=तीव्र संकुचन) तथा अतिसार (Diarrhea डायरिया)। मेटोक्लोप्रामाइड (Metoclopramide) तथा ऐट्रोपिन सल्फेट (Atropine sulfate) (Lomotil) के साथ डाइफिनॉक्सिलेट हाइड्रोक्लोराइड (Diphenoxylate hydrochloride) का पूर्व औषधि प्रयोग (Premedication) से पार्श्व-प्रभाव कम होता है। (2) अपूर्ण निष्कासन (Incomplete expulsion) (3) तीव्र संकुचन के कारण गर्भाशय-ग्रीवा का विदारण (Cervical tear) या गर्भाशयी विदार (Uterine rupture)। परायोनिक (Transvaginal) उपयोग से कम जटिलता होती है।

त्रुटि या दोष (Drawbacks): (1) प्रोस्टेग्लैन्डिन महँगा होता है। (2) दैहिक (Systemic) उपयोग से प्रतिकूल (Adverse) पार्श्व-प्रभाव होता है। (3) जीवित भ्रूण (Living fetus) का प्रसव की पर्याप्त संख्या चिंता की बात है।

ऑक्सिटोसिन (Oxytocin)

गर्भपात प्रक्रिया का वर्धन करने के प्रयास में उल्व-बाह्य (Extra-amniotic) स्थान पर या अंतःउल्वी रूप से (Intra-amniotically) प्रयुक्त औषधि प्रयोग का किसी के साथ अंतःशिरीय टपकन विधि (Intravenous drip method) द्वारा ऑक्सिटोसिन (या Syntocinon सिन्टोसिनॉन) का अंतर्ग्रहण कराया जाता है। टपकन की गति (Drip rate) को 50 मिली इकाई (Milli unit) या अधिक प्रति मिनट तक बढ़ाया जा सकता है। हाल में 500 ml डेक्सट्रोस सलाइन (Dextrose saline) में 300 इकाई तक की बड़ी खुराक (Dose) का समर्थन किया गया है।

गर्भाशय-उच्छेदन (Hysterotomy): उदरीय मार्ग (Abdominal route) से होकर शल्यक्रिया का निष्पादन किया जाता है। इसके विभिन्न सोपानों (Steps) का वर्णन अध्याय 36 में किया गया है।

चिकित्सा सुझाव (Indications): गर्भाशय-उच्छेदन का आजकल कम उपयोग होता है। इस शल्यक्रिया के साथ बंध्याकरण (Sterilization) शल्यक्रिया को भी संयुक्त करना चाहिए। औषधीय प्रेरण (Medical indication) के द्वितीय त्रिमास (गर्भपात) की विफलता भी एक चिकित्सा-सुझाव हो सकता है।

खतरा (Hazards): तत्काल (Immediate) – (i) रक्तश्राव और आघात (Hemorrhage and shock), (ii) संवेदनाहारी जटिलता (Anesthetic complications) (iii) उदरावरण शोथ (Peritonitis) (iv) आंत्रीय रोध (Intestinal obstruction)

दूरस्थ (Remote): (i) आर्तव अपसामान्यता (Menstrual abnormalities) (ii) क्षतचिन्ह का गर्भाशय अंतःस्तर की अस्थानिक उपस्थिति (Scar endometriosis) (1%) (iii) उच्छेदनीय वृद्धि (Incisional hernia) तथा (iv) यदि गर्भावस्था होती है तब क्षतचिह्न विदार (Scar rupture) की संभावना होती है।

आर एच-ऋणात्मक स्त्री (Rh-Negative Women): अप्रतिरक्षित (Non-immunized) स्त्रियों में गर्भपात के बाद 72 घंटे के अंदर 100 μg D गामा ग्लोबुलिन-रोधी (Anti-D gamma globulin) का अंतःपेशीय अंतर्ग्रहण (Intramuscular administration) किया जाता है।

चिकित्सीय गर्भपात (MTP) की जटिलता (Complications of Medical Termination of Pregnancy)

विश्व में कोई भी सार्विक रूप से (Universally) सुरक्षित और प्रभावी विधि नहीं है जो सभी रोगियों (Cases) के लिए प्रयोज्य (Applicable) हो। तथापि (However), यदि गर्भपात 8 सप्ताह के पहले MVA (Manual vacuum aspiration=हस्तीय निर्वात चूषण) या चूषण रिक्तिकरण / खुरचनी (Currette) द्वारा कराया जाता है तो जटिलता बहुत कम (5%) होती है। द्वितीय त्रिमास में गर्भपात की जटिलता पाँच गुना अधिक होती है चाहे इसमें किसी भी विधि का उपयोग किया जाये। जटिलता या तो नियोजित विधि से संबंधित होती है या गर्भपात की प्रक्रिया के साथ।

तत्काल (Immediate): (1) गर्भाशय-ग्रीवा (Cervix) और गर्भाशय (Uterus) पर आघात से रक्तश्राव (Hemorrhage) और सदमा (Shock) होता है। (2) आघात (Trauma) अपूर्ण गर्भपात, अतानिक (Atonic) गर्भाशय और विरले ही स्कंदन (Coagulation) विफलता के कारण रक्तश्राव और सदमा होता है। (3) वाहिका रोध (Embolism) या घनास्त्रता (Thrombosis), (4) धारित स्कंद या उत्पाद (Retained clots or products) के कारण दर्द, रक्त्श्राव तथा अल्प ज्वर (Fever) का गर्भपात के बाद त्रिक (Triad)। प्रतिजैविक औषधि (Antibiotics) का निरंतर उपयोग करना चाहिए तथा पुनः रिक्तिकरण (Evacuation) की आवश्यकता हो सकती है। (5) नियोजित (Employed) विधियों से संबंधित जटिलता।

(a) **सलाइन या लवणीय घोल (Saline):** अतिसोडियम रक्तता (Hypernatremia), फुफ्फुस शोथ (Pulmonary edema), अंतःविषाक्त सदमा (Endotoxic shock), विसरित अंतःसंवहनी स्कंदन (DIC= Disseminated intravascular clotting), वृक्कीय विफलता (Renal failure), प्रमस्तिष्कीय (Cerebral) रक्तश्राव।

(b) **प्रोस्टेग्लैन्डिन (Prostaglandins):** असाध्य वमन (Intractable vomiting), अतिसार (Diarrhea), ज्वर (Fever), गर्भाशयी पीड़ा (Uterine pain), तथा गर्भाशय ग्रीवा और गर्भाशय की क्षति (Cervico-uterine injury)

(c) **ऑक्सिटोसिन (Oxytocin):** जल विषायन (Water intoxication) तथा ऐंठन (Convulsions)

(d) **गर्भाशय-उच्छेदन** (Hysterotomy) (Vide supra)

दूरस्थ (Remote): जटिलता को (i) स्त्रीरोगात्मक (Gynecological) तथा (ii) प्रासूतिक (Obstetrical) में वर्गीकृत किया जाता है।

(i) स्त्रीरोगात्मक जटिलता (Gynecological complications) में निम्नलिखित को शामिल किया जाता है– (a) आर्तव में बाधा (Menstrual disturbances) (b) दीर्घकालिक (या स्थायी) श्रोणीय प्रदाह (Chronic pelvic inflammation), (c) श्रृंगीय रोध (Cornual block) के कारण जनन-अक्षमता (Infertility), (d) क्षतचिन्ह का एन्डोमेट्रिओसिस (Scar endometriosis) (1%) तथा (e) गर्भाशय संसक्ति (Uterine synechiae) जो द्वितीय अनार्तव (Secondary amenorrhea) की ओर अग्रसर होती है।

(ii) प्रासूतिक जटिलता (Obstetrical complications) में निम्नलिखित शामिल होते हैं– (a) गर्भाशय-ग्रीवा (Cervix) की अक्षमता के कारण आवर्ती मध्यत्रिमास गर्भपात (Recurrent midtrimester abortion) (b) अस्थानिक (Ectopic) गर्भावस्था (Three fold increase तिगुनी वृद्धि) (c) कालपूर्व प्रसव (Preterm labor), (d) दुर्विकास (Dysmaturity) (e) वर्धित पेरिनैटल क्षति (Increased perinatal loss) (f) विदारित गर्भाशय (Rupture uterus) तथा (g) Rh-ऋणात्मक (Negative) महिलाओं में Rh-समप्रतिरक्षण (Iso-immunization) यदि उसे इम्यूनोग्लोबुलिन (Immunoglobulin) के साथ रोग-रोधीरूप से (Prophylactically) संरक्षित नहीं किया जाता है। (h) असफल गर्भपात तथा निरंतर गर्भावस्था।

असफल गर्भपात (Failed abortion), निरंतर गर्भावस्था (Continued pregnancy) तथा अस्थानिक गर्भावस्था (Ectopic pregnancy): हस्तीय निर्वात चूषण (MVA) के बाद [ऊतकीय रूप से प्रमाणित रसांकुर के बावजूद Inspite of histologically proven villi)] गर्भावस्था बनी रह सकती है। जब ऊतक (Tissue) जाँच से कोई जरायु-रसांकुर (Chorionic villi) नहीं पाया जाता है तो मात्रात्मक रक्तोदी (Quantitative serum) hCG (human chorionic gonadotrophin) तथा योनिक अतिस्वन (Vaginal ultrasound) द्वारा अस्थानिक गर्भ (Ectopic pregnancy) को निषिद्ध (Exclude) करने की आवश्यकता होती है।

मृत्यु-दर (Mortality): जबकि मातृक मृत्यु (Maternal deaths) की प्रकाशित संख्या में व्यापक भिन्नता होती है, उसका स्वरूप (Pattern) लगभग समान बना रहता है। प्रथम त्रिमास (First trimester) के गर्भपात में मातृक मृत्यु सबसे कम (1 लाख गर्भपात क्रियाविधि में लगभग 0.6) होती है विशेषकर MVA तथा चूषण रिक्तिकरण के साथ। सहवर्ती डिम्बवाहिनी नली उच्छेदन (Concurrent tubectomy), यहाँ तक कि उदरीय मार्ग (Abdominal route) द्वारा भी, में मृत्यु-दर दोगुनी होती है। द्वितीय त्रिमास (Midtrimester) के गर्भपात में मृत्यु दर 5–6 गुना अधिक होती है। विकसित देशों के परिणाम के विपरीत भारत में सलाइन विधि से मृत्यु की संख्या बहुत अधिक होती है जब हम डिम्बवाहिनी नली उच्छेदन के साथ **"उदरीय गर्भाशय- उच्छेदन"** (Abdominal hysterectomy) द्वारा गर्भपात की तुलना करते हैं।

अस्थानिक गर्भावस्था
(Ectopic Pregnancy)

मातृक मर्त्यता औररूग्नता (Maternal mortality and morbidity) के कारण के रूप में अस्थानिक गर्भ का अभी तक योगदान होता है। जबकि दो दशकों (Decades) से अधिक काल में इसके प्रभाव में चार गुना अधिक वर्धन हुआ है परन्तु मर्त्यता (या मृत्यु दर) में 80% तक की कमी हुई है। अतिस्वन चित्रण (Ultrasonography) का विकास, विशेषकर परायोनिक प्रतिबिम्बन (Transvaginal imaging) तथा संवेदनशील βhCG (Beta-human chorionic gonadotrophin) परीक्षण से नैदानिक (Diagnostic) क्षमता में पर्याप्त सुधार हुआ है जिससे प्रारंभिक अवस्था में ही उसका गर्भपात के पहले पता चल जाता है।

परिभाषा (Definition): अस्थानिक गर्भावस्था उसे कहते हैं जिसमें एक निषेचित अण्डाणु (Fertilized ovum) का रोपन (Implantation) तथा विकास सामान्य गर्भाशयी कोटर (Uterine cavity) के बाहर होता है।

रोपन के स्थल (Sites of implantation):

I. गर्भाशय-बाह्य (Extra-uterine):

(1) डिम्बवाहिनी नलीय (Tubal) (सर्वसामान्य, 97%): (a) कलशिका (Ampula, 55%), (b) संयोजक (Isthmus, 25%), (c) कीपाकार (Infundibulum, 18%) तथा (d) अंतरालीय (Interstitial, 20%)

(2) अंडाशयी

(3) उदरीय (Abdominal) (1%): (a) प्रारंभिक (Primary) (विरले ही=Rarely) (b) द्वितीयक (Secondary):- (i) अंतःउदरावरणी (Intraperitoneal) (Common=प्रायिक) (ii) उदरावरण-बाह्य के चौड़े बंधन पर (Extra-peritonial:Broad ligament) (विरले ही)

II. गर्भाशयी (Uterine):-

(a) गर्भाशय-ग्रीवा (Cervical)
(b) कोणीय (Angular)
(c) श्रृंगीय (Cornual)

नलीय गर्भावस्था
(Tubal Pregnancy)

आवृत्ति (Frequency): इसके प्रभाव में वृद्धि हुई है जिसके कारण हैं– (i) दीर्घकालिक श्रोणीय प्रदाही रोग (Chronic pelvic inflammatory disease) की वर्धित उपस्थिति, (ii) नलीय प्लास्टिक शल्यक्रिया (Tubal plastic operations), (iii) अंडोत्सर्ग प्रेरण (Ovulation induction) तथा (iv) अंतःगर्भाशयी गर्भनिरोधक उपाय का उपयोग (IUD use)

दूसरे प्रारम्भिक निदान से कुछ रोगियों में गर्भावस्था का पता लगाने में सहायता मिलती है, जबकि अतीत में यह स्वतः विघटित हो सकती थी। अस्थानिक गर्भावस्था के कारण मातृक मृत्यु को कम करने में प्रारंभिक निदान और चिकित्सा (Early diagnosis and therapy) से सहायता मिली है। इसका प्रभाव 300 में 1 प्रसव से लेकर 150 में 1 प्रसव तक परिवर्तित होता है।

कारणता (Etioloty): निषेचित अण्डाणु (Fertilized ovum) के नली में बने रहने के लिए उत्तरदायी कारक निम्नलिखित हैं– (1) वे कारक जो निषेचित अण्डाणु को गर्भाशयी कोटर में स्थानान्तरण रोकते या विलम्ब करते हैं। (2) वे कारक जो नलीय श्लेष्मा-झिल्ली (Tubal mucosa) में निषेचित अण्डाणु के रोपण (Nidation) में सहायता करते हैं।

स्थानांतरण को रोकने या विलम्ब करने वाले कारक (Factors Preventing or Delaying Migration)

(1) श्रोणीय प्रदाही रोग (PID=Pelvic inflammatory disease): यह रोग अस्थानिक गर्भ के खतरे को 6–10 गुना अधिक बनाता है। तथापि (However), लगभग 50% में PID का कोई प्रमाण नहीं होता है।

(a) स्तरण उपकला (Lining epithelium) के रोमकों (Cillia) की कमी तथा पेशीय क्रमाकुंचन (Muscular peristalsis) की क्षति (b) नलीय अवकाशिका (Tubal lumen) का संकीर्णन (c) झिल्ली (Mucosa) की परतों (Folds) के बीच आसंजन (Adhesions) के कारण कोटरिका (Pockets) का निर्माण (d) परिनलीय (Peritubal) आसंजन के फलस्वरूप नली की हल्की ऐंठन (Kinkling) तथा कोणीकरण (Angulation)।

क्लैमाइडिया ट्रैकोमेटिस (*Chlamydia trachomatis*) का संक्रमण एक सर्वसामान्य सम्भाव्य कारक होता है। सैल्पिन्जाइटिस इस्थमाइका नोडोस (Salpingitis isthmica nodosa) भी खतरे को बढ़ाता है।

(2) औषधिजनिक (Iatrogenic):-

(A) **गर्भनिरोध की विफलता** (Contraception failure): अस्थानिक गर्भावस्था की पूर्णसंख्या अक्षत होती है जो किसी गर्भनिरोधक के उपयोग से ह्रासित होती है क्योंकि गर्भावस्था प्रायः कम होती है। परन्तु चयनात्मक (Selective) गर्भनिरोध विफलता में अस्थानिक गर्भावस्था का वर्धित प्रभाव होता है।

(i) IUD (Intrauterine device=अंतःगर्भाशयी उपाय): यह प्रभावी रूप से अंतःगर्भाशयी गर्भावस्था को रोकता है, नलीय रोपन को कम सीमा तक रोकता है तथा अण्डाशयी गर्भावस्था को थोड़ा भी नहीं रोकता है। इस प्रकार नलीय गर्भावस्था में सापेक्ष वृद्धि (7 गुना अधिक) होती है यदि गर्भावस्था सिटु (Situ) में IUD के साथ होती है। Cu T 380A तथा लेवोनोजेस्ट्रील (Levenogestrel) उपाय में अस्थानिक गर्भ की निम्नतम (Lowest) दर होती है जबकि प्रोजेस्टासर्ट में अधिकतम (Highest) दर होती है। निषेचन (Fertilization) के बाद की अवधि में नलीय संक्रमण या अपसामान्य (Abnormal) नलीय गतिशीलता इसका कारण है, यह स्पष्ट नहीं है।

(ii) बंध्याकरण शल्यक्रिया (Sterilization operation): नलीय बंध्याकरण के बाद यदि गर्भावस्था होती है तो अस्थानिक की संभावना 15–50% तक होती है। नलीय उच्छेदन (Tubal resection) के बिना उदरदर्शीय स्फुरण (Laparoscopic fulguration) के बाद खतरा सर्वाधिक होता है।

(iii) प्रोजेस्टिन केवल गोली का उपयोग (Use of progestin only pill) या सम्भोगोत्तर इस्ट्रोजेन निर्मिति (Postcoital estrogen preparations) भी सम्भवतः क्षतिग्रस्त (Impaired) नलीय गतिशीलता द्वारा नलीय गर्भावस्था की संभावना को बढ़ाती है।

(B) **नलीय शल्यक्रिया (Tubal surgery):** जनन-क्षमता (Fertility) में सुधार के लिए नलीय निर्माणशील शल्यक्रिया से नलीय गर्भावस्था के खतरे में पर्याप्त वृद्धि होती है। पूर्व-विद्यमान (Pre-existing) नलीय विकृति (Pathology), क्षतिग्रस्त नलीय गतिशीलता, नली की अल्प ऐंठन (Kinkling) या छोर का निकोचन (Terminal stricture) भी योगदायी कारक होते हैं।

(C) श्रोणीय शल्यक्रिया के बाद अंतःश्रोणीय आसंजन (Intrapelvic adhesions)

(D) **समर्थित प्रजनन प्रविधि (ART=Associated reproductive technique):** अण्डोत्सर्ग प्रेरण (Ovulation induction) तथा परखनली में निषेचन (IVF=In vitro fertilization): अस्थानिक नलीय (ET=Ectopic tubal) और GIFT क्रिया विधि (Procedures) के बाद नलीय गर्भावस्था में वृद्धि होती है। अस्थानिक का खतरा 5–7% होता है तथा स्वतः गर्भावस्था में 5000 में 1 के विपरीत विषम-प्ररूपी (Heterotypic) गर्भावस्था 1% होती है। (GIFT=Gamete intrafallopian transfer=युग्मक अंतःडिम्बवाहिनी स्थानान्तरण)।

(E) **अन्य (Others):** (i) पूर्व अस्थानिक गर्भावस्था (Previous ectopic pregnancy): पुनरावृत्त (Repeat) अस्थानिक गर्भावस्था की संभावना 10–15% होती है। (ii) पूर्व प्रेरित गर्भपात (Prior induced abortion) भी खतरे को पर्याप्तरूप से बढ़ाता है। (iii) नली का विकासात्मक दोष (Developmental defects): (a) दीर्घीकरण (Elongation), (b) अंधवर्ध (Diverticulum), (c) अतिरिक्त या सहायक अपवाही रंध्र (Accessory ostia) (iv) अण्डाणु का परा-उदरावरणीय स्थानान्तरण (Transperitoneal migration of the ovum): पीतिका पिण्ड (Corpus luteum) की प्रतिपार्श्विक (Contralateral) उपस्थिति लगभग 10% रोगियों (Cases) में नलीय गर्भावस्था का अवलोकन किया जाता है।

कारक जो नली में रोपण में सहायता करते हैं (Factors Facilitating Nidation in the Tube)

(1) बीजपोषक (Trophoblastic) क्रियाशीलता का शीघ्र पुनः आरंभ सम्भवतः पारभासी क्षेत्र (Zona pellucida) के कालपूर्व अपक्षय (Premature degeneration) के कारण होता है। (2) पतनिका की वर्धित प्रतिक्रिया (Increased decidual reaction) तथा (3) गर्भाशय अंतःस्तर की नलीय (अस्थानिक) उपस्थिति (Tubal endometriosis)।

चाहे वर्धित प्रभाव आभासी (Apparent) है या वास्तविक (Real), यह विवादास्पद (Debatable) है परन्तु वास्तविकता यह है कि उन्नत नैदानिक परीक्षणों (Improved diagnostic tests) के कारण कुछ आभासी बने रहते हैं। इसके अतिरिक्त यह याद रखना चाहिए कि 18–20% नलीय गर्भावस्था का अंत स्वतः अवशोषण (Absorption) में हो सकता है। इन रोगियों को अतीत के लेखा-विवरण (Audit report) में शामिल नहीं किया गया था।

विकृत संरचना (Morbid Anatomy)

नली में परिवर्तन (Changes in the tube): (1) नली में रोपण (Implantation) अधिक प्रायः अंतरास्तम्भी (Intercolumnar) रूप में अर्थात् श्लेष्मल झिल्ली (Mucusa) की दो परतों के बीच में होता है। (2) रोपण के स्थल पर पतनिका (Decidua) में परिवर्तन न्यूनतम होता है। पेशियों (Muscles) में सीमित अतिवृद्धि (Hyperplasia and hypertrophy) होती है परन्तु अधिक तानन (Stretching) होता है। रक्तवाहिका (Blood vessels) अतिपूरित (Engorged) होती है। (3) श्लेष्मल झिल्ली से होकर अण्डाणु (Ovum) बिल में छिप जाता (Burrow) है तथा पेशी की गहरी परत में स्थित हो जाता है जिसे अंतःपेशीय (Intramuscular) रोपण कहा जाता है। (4) एक मिथ्या-संपुटिका (Pseudocapsularis) का निर्माण होता है जिसमें फाइब्रिन (Fibrin=तांत्विन), स्तरण उपकला (Lining epithelium) तथा कुछ पेशी-रेशे (Muscle fibers) होते हैं। (5) जरायु-रसांकुर (Chorionic villi) द्वारा रक्तवाहिका अपक्षयित (Eroded) होती है तथा अण्डाणु और मिथ्या-संपुटिका के बीच में रक्त का संग्रह होता है। (6) रोपण स्थल पर नली विस्फारित (Distended) होती है तथा दिवाल अधिक पतली हो जाती है। यह पतलापन वर्धमान अण्डाणु द्वारा विस्तार, रक्त का संग्रह तथा जरायु-रसांकुर के कारण होता है। (7) नली में और अधिक परिवर्तन विशेषकर रोपन के स्थल पर गर्भपात के प्रकार पर निर्भर करता है जो 6–8 सप्ताह के अंदर अपरिवर्तनीय रूप से होता है।

सारणी (Table) 15.1: अस्थानिक गर्भावस्था के सम्भाव्य कारक (Risk factors of ectopic pregnancy)

(1) श्रोणीय प्रदाही रोग का इतिवृत्त (History of PID)
(2) नलीय बंधन का इतिवृत्त (History of tubal ligament)
(3) गर्भनिरोध की विफलता (Contraception failure)
(4) पूर्ववर्ती अस्थानिक गर्भावस्था (Previous ectopic pregnancy)
(5) नलीय निर्माणशील शल्यक्रिया (Tubal reconstructive surgery)
(6) जनन-अक्षमता का इतिवृत्त (History of infertility)
(7) समर्थित प्रजनन प्रविधि (ART) विषेशकर यदि नली खुली परन्तु क्षतिग्रस्त (Patent but damaged) है।
(8) अंतः गर्भाशयी उपाय का उपयोग (Use of IUD)
(9) पूर्व प्रेरित गर्भपात (Previous induced abortion)

गर्भाशय में परिवर्तन (Changes in the uterus): इस्ट्रोजेन (Estrogen), प्रोजेस्टेरोन (Progesterone) तथा जरायु का गोनैडोट्रॉफिन (Chorionic gonadotrophins) के प्रभाव के अधीन वर्धित संवहनीयता (Increased vascularity) के साथ गर्भाशय के विभिन्न परिमाण (Varying amount) में वर्धन होता है। पतनिका (Decidua) में अंतःगर्भाशयी गर्भावस्था (Intrauterine pregnancy) की सभी विशेषताओं का विकास होता है, इसे छोड़कर कि इसमें जरायु-रसांकुर का कोई प्रमाण नहीं होता है। जब अण्डाणु मृत (Dead) हो जाता है तब वह या तो विघटित होकर खण्डों में बाहर निकल जाता है या एक खण्ड (Decidual cast) में आता है।

गर्भपात का रूप (Mode of Termination)

प्रतिकूल (Unfavorable) वातावरण के कारण गर्भपात की प्रारंभिक बाधा 6–8 सप्ताह में अनिवार्य होती है। यह अपेक्षा होती है कि यदि रोपण कलशिका (Ampulla) में प्रतिआंत्र-योजनी सीमा-रेखा (Anti-mesenteric

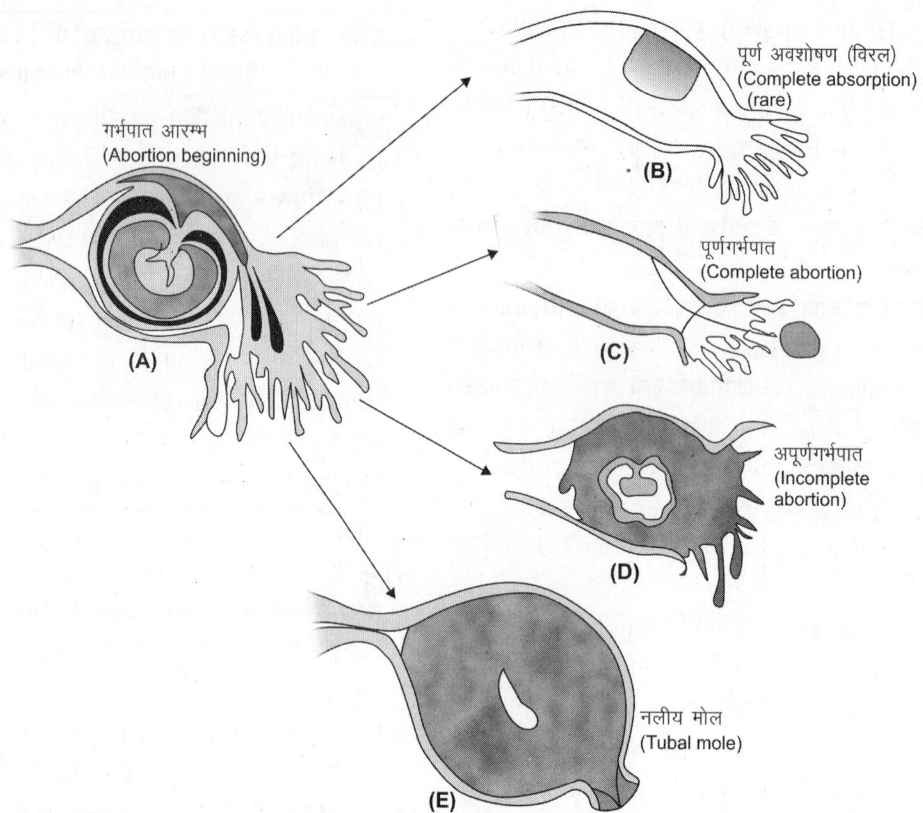

चित्र (Fig.) 15.9: नलीय गर्भपात का समापन का रूप (Mode of termination of tubal abortion)

border) पर होता है तो गर्भावस्था कुछ अधिक समय तक रहती है। सबसे पहले बाधा संयोजक (Isthmial) रोपण में होती है तथा अंतरालीय (Interstitial) रोपण में गर्भावस्था 3–4 महीने तक रह सकती है। तथापि (However), वास्तविक रोगियों (Genuine cases) में पूर्ण गर्भकाल का विवरण मिला है। गर्भपात के रूप (Modes) निम्नलिखित है–

नलीय मोल (Tubal mole) (चित्र 15.9): नलीय मोल का निर्माण गर्भाशयी गर्भावस्था (Uterine pregnancy) के निर्माण के समान होता है। जरायु- संपुटिका स्थान (Chorio-capsularis space) पर पुनरावृत्त (Repeated) अल्प रक्तश्राव होता है जो रसांकुर (Villi=दीर्घरोम) को उसके संलग्न (Attachments) से पृथक करता है। मोल की नियति (Fate) या तो सम्पूर्ण अवशोषण होती है या आंतरिक रक्तश्राव की परिवर्तनशील मात्रा के साथ नलीय गर्भपात के रूप में उदरीय रंध्र (Abdominal ostium) से होकर निष्कासित होती है। डगलस-थैली (Pouch of Douglas) में घिरे हुये रक्त को श्रोणीय रक्तसंग्रह शोथ (Pelvic hematocele) कहा जाता है।

नलीय गर्भपात (Tubal abortion) (देखें चित्र 15.9): यह गर्भपात का सामान्य रूप (या प्रकार) है, यदि रोपण कलशिका (Ampulla) या कीपाकार (Infundibulum) मे होता है। गर्भपात के पहले अण्डाणु के मोल में परिवर्तन हो सकता है या अन्य एक जीवित अण्डाणु (Living ovum) का गर्भपात होता है। अण्डाणु अपने संलग्न से पृथक होता है जिससे जरायु-संपुटिका स्थान (Chorio-capsularis space) में रक्तश्राव होता है। संपुटिका मार्ग देती है जिससे रक्त का पलायन नलीय अवकाशिका (Tubal lumen) में होता है जिसे अंतःनलीय विदार (Intra-tubal rupture) कहा जाता है। पेशीय (Muscular) संकुचन से अण्डाणु का और अधिक पृथक्करण होता है जिससे रंध्र से होकर निष्कासन में सहायता मिलती है। निष्कासन (Expulsion) पूर्ण या अपूर्ण हो सकता है। यदि यह अपूर्ण बना रहता है तब रोपण स्थल पर वाहिका (Vessels) प्रतिकर्षण (Retract) करने में विफल हो जाती है तथा रक्त की क्षति निरंतर होती रहती है।

नलीय विदार (Tubal rupture) (देखें चित्र 15.10A से D): नलीय विदार मुख्यतः संयोजी और अंतरालीय रोपन (Isthmic and interstitial implantation) में सामान्य होता है। चूँकि संयोजी भाग संकीर्ण होता है तथा दिवाल कम प्रसार्य (Distensible) होती है, अतः दिवाल के जरायु-रसांकुर (Chorionic villi) द्वारा आसानी से अपक्षारित (Eroded) किया जा सकता है। सामान्यतः अण्डाणु (Ovum) आंशिक रूप से दरार (Rent) से होकर निष्कासित हो जाता है जिससे कि रक्तश्राव अधिक और निरंतर होता है। संयोजी विदार (Isthmic rupture) प्रायः 6–8 सप्ताह पर होता है, कलशिका (Ampullary) विदार 8–12 सप्ताह पर तथा अंतरालीय विदार लगभग 3–4 महीने में होता है।

विदार के स्थल पर आधारित इसे निम्नरूप में जाना जाता है–

- अंतःउदरावरणी विदार (Intraperitoneal rupture): विदार का यह प्रकार प्रायिक (Common) होता है। नली के छत पर या किनारों पर दरार रहती है। रक्तश्राव अंतः उदरावरणी (Intraperitoneal) होता है।
- उदरावरण-बाह्य विदार (Extraperitoneal rupture) (Intraligamentary): विदार का यह प्रकार विरले ही होता है तथा वहाँ पाया जाता है जब

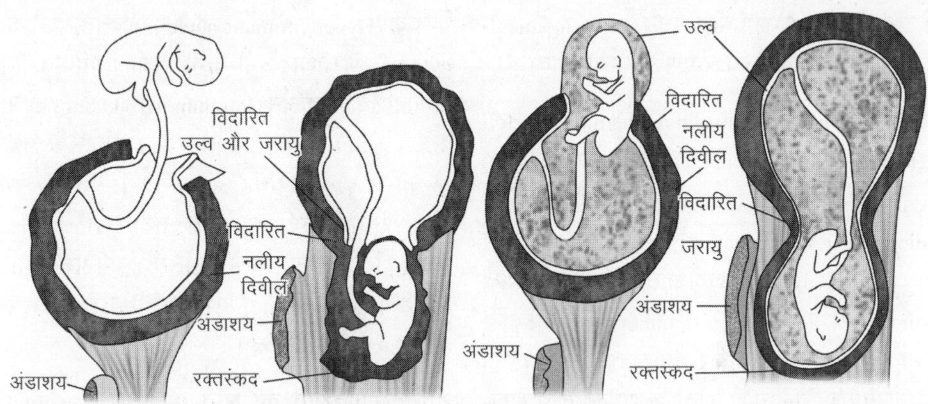

चित्र (Fig.) 15.10: नलीय विदार की नियति (Fate of tubla rupture):- (A) अंतःउदरावरणी (Intraperitoneal) (B) चौड़े बंधन हेमाटोमा के साथ उदरावरण-बाह्य (Extraperitoneal with broad ligament hematoma) (C) द्वितीय उदरीय (Secondary abdominal) (D) द्वितीय चौड़ा बंधन (Secondary broad ligament)

गर्भपात का रूप (Mode of termination)

(1) नलीय मोल (Tubal mole)	→ पूर्ण अवषोशण (Complete absorption)	
	→ गर्भपात (Abortion)	→ श्रोणीय रक्त संग्रह शोथ (Pelvic hematocele)
(2) नलीय गर्भपात (Tubal abortion)	→ पूर्ण (Complete)	→ श्रोणीय रक्तसंग्रह शोथ
	→ अपूर्ण (Incomplete)	→ विसरित अंतःउदरीय रक्तश्राव (Diffuse intraperitoneal hemorrhage)
(3) नलीय विदार (Tubal rupture)	→ छत (Roof)	→ विसरित अंतःउदरीय रक्तश्राव
	→ तल (Floor)	→ अंतःबंधनी रक्तस्कंद शोथ (Intraligamentary hematoma) द्वितीय उदरीय गर्भावस्था (Secondary abdominal pregnancy)
(4) नलीय छिद्रण (Tubal perforation)	→ छत (Roof)	→ द्वितीय उदरीय गर्भावस्था (Secondary abdominal pregnancy)
	→ तल (Floor)	→ द्वितीय अंतःबंधनी गर्भावस्था (Secondary intraligamentary pregnancy)
(5) गर्भावस्था की निरंतरता (Continuation of pregnancy)		→ विरलतम (Rarest)

दरार (Rent) नली के तल पर होती है जहाँ चौड़ा बंधन (Broad ligament) संलग्न होता है। यह सामान्यतः संयोजी रोपण में पाया जाता है।

द्वितीय उदरीय गर्भावस्था (Secondary abdominal pregnancy): नली के बाहर भ्रूणीय विकास की निरंतरता के लिए पूर्वापेक्षा (Requisites) निम्नलिखित हैं - (1) नलीय दिवाल के छिद्रण की एक मंद प्रक्रिया होनी चाहिए। (2) उल्व (Amnion) को अक्षत (Intact) होना चाहिए। (3) विदार (Rupture) से अपरा-जरायु (Placental chorion) की क्षति नहीं होनी चाहिए। (4) जीवित अण्डाणु (Ovum) के साथ उल्वी थैली (Amniotic sac) की वृद्धि तथा अपरा (Placenta) को दरार (Rent) से होकर उपस्थित होनी चाहिए। (5) अपरा निकटवर्ती संरचना के साथ संलग्न हो जाती है तथा नवीन वाहिका-संयोजन (Vascular connection) पुनःस्थापित होना चाहिए। प्रकट उल्व (Exposed amnion) पर फाइब्रिन जमा होता है तथा एक द्वितीय उल्वी थैली का निर्माण होना चाहिए। (6) द्वितीय थैली के साथ आंत्र (Intestine), वपा (Omentum) तथा निकटवर्ती संरचना (Adjacent structures) आसंजित (Adherent) हो जाती है।

द्वितीय चौड़ी बंधनी गर्भावस्था (Secondary broad ligament pregnancy): यह गर्भावस्था समान प्रक्रिया में निरंतर हो सकती है जैसा कि उदरीय गर्भावस्था में होता है। गर्भावस्था की वृद्धि उदरावरण (Peritoneum) की दो परतों के बीच सीमित होती है जो श्रोणीय तल (Pelvic floor) से अलग हो जाती है। कभी-कभी बाद की अवधि में थैली परोक्षरूप से फट सकती है तथा भ्रूण (Fetus) उदरावरणी कोटर (Peritoneal cavity) में बाहर निकला होता है तथा अपरा अपने मूल स्थान पर संलग्न रहती है तथा एक द्वितीय उदरीय गर्भावस्था का निर्माण होता है।

द्वितीय उदरीय गर्भावस्था की नियति या परिणाम (Fate of Secondary Abdominal Pregnancy)

(1) पूर्ण अवशोषण के साथ अण्डाणु की मृत्यु (Death of the ovum) (2) अपरा (Placenta) के पृथक्करण के कारण अनर्थ (Catastrophe=संकट) हो सकता है जिससे अति अंतःउदरावरणी (Intraperitoneal) रक्तश्राव के साथ अण्डाणु की मृत्यु हो जाती है। (3) गर्भ की थैली (Gestation sac) संक्रमित (Infected) हो सकती है तथा आंत्र (Intestine), मूत्राशय (Bladder), योनि (Vagina) या नाभि (Umbilicus) से होकर नालव्रण (Fistula) का संचार हो सकता है। (4) भ्रूण की मृत्यु (बहुमत) होती है तथा उसका ममीकरण (Mummification) या शवसिक्थ (Adipocere) का निर्माण होता है या कैल्सीकृत (Calcified) होकर भ्रूण अश्मरी (Lithopaedion) का निर्माण होता है। (5) विरले ही (Rarely) यह गर्भावस्था पूर्णकाल तक निरंतर रहती है। प्रतिकूल वातावरण अल्प उल्वीद्रव (Scanty liquor amnii) तथा दीर्घकालिक अपरा-अपर्याप्तता (Chronic placental insufficiency) के कारण भ्रूणीय कुरचना और विकृति (Fetal malformation and deformation) होने की अधिक संभावना रहती है।

एरियास-स्टेला प्रतिक्रिया (Arias-Stella reaction): इस प्रतिक्रिया में गर्भाशय अंतःस्तरीय ग्रन्थि (Endometrial glands) का एक विशिष्ट ग्रन्थि-अर्बुदीय (Adenomatous) परिवर्तन होता है। विशिष्टि कोशिका परिवर्तन [जैसे-कोशिका की ध्रुवता की क्षति (Loss of polarity of cells), अतिवर्णिक केन्द्रक (Hyperchromatic nuclei), रिक्ततायुक्त कोशिकाद्रव्य (Vacuolated cytoplasm) तथा कभी-कभी सूत्री विभाजन (Mitosis)] के साथ अंतः अवकाशिका-मुकुलन (Intraluminal budding) को सामूहिक रूप से एरियास-स्टेला प्रतिक्रिया कहते हैं। यह आश्चर्यजनक रूप से प्रोजेस्टेरोन के प्रभाव के कारण होती है। यह अस्थानिक (Ectopic) गर्भावस्था के लगभग 10-15% रोगियों में उपस्थित होती है। तथापि (However), यह अस्थानिक गर्भावस्था के लिए विशिष्ट नहीं होती है बल्कि अंतःगर्भाशयी (Intrauterine) या गर्भाशय-बाह्य (Extrauterine) गर्भधारणी उत्पाद (Conceptus) का अपक्षय (Blightening) होता है।

योनिक रक्तश्राव का श्रोत (Source of vaginal bleeding): अस्थानिक गर्भावस्था में योनिक रक्तश्राव प्रायः अण्डाणु (Ovum) की मृत्यु के बाद पतनिका (Decidua) के पृथक्करण के बाद होता है। विरल (Rare) अवसर पर अंतरालीय (Interstitial) गर्भावस्था में गर्भाशयी अपवाही रंध्र (Ostium) से होकर नलीय गर्भपात के कारण हो सकता है।

अस्थानिक गर्भावस्था के नैदानिक लक्षण (Clinical Features of Ectopic Pregnancy)

कुछ नैदानिक स्थितियों में ही बाधित नलीय गर्भावस्था के समान परिवर्तित लक्षणों का प्रदर्शन होता है। नैदानिक प्रकार रोपण (Implantation) के बाद रोगात्मक परिवर्तन तथा अंतःउदरावरणी रक्तश्राव की मात्रा के साथ सहसंबंधित (Correlated) होते हैं। तथापि, नैदानिक रूप से तीन विभिन्न प्रकारों का वर्णन किया जाता है– (1) तीव्र अस्थानिक (Acute ectopic) (2) अखंडित नलीय अस्थानिक (Unruptured tubal ectopic) तथा (3) दीर्घकालिक या पुराना या अनुतीव्र अस्थानिक (Chronic or old or subacute ectopic)।

तीव्र अस्थानिक (Acute Ectopic)

सौभाग्य से तीव्र अस्थानिक कम प्रायिक (Less common, लगभग 30%) होता है तथा यह नलीय विदार (Tubal rupture) या अति अंतःउदरावरणी (Intraperitoneal) रक्तश्राव के साथ नलीय गर्भपात के रोगियों के साथ संबंधित होता है।

रोगी का पार्श्वचित्र (Patient profile): (1) 10–30 वर्ष की आयु के बीच, जो जनन क्षमता की अधिकतम अवधि होती है, इसका प्रभाव अधिकतम (Maximum) होता है। (2) इसकी उपस्थिति अधिकांशतः बहुप्रसवता (Multiparity) तक या जनन-अक्षमता (Infertility) के दीर्घकाल के बाद तक सीमित होती है।

प्रारंभ का रूप (Mode of onset): प्रारंभ तीव्र होता है। तथापि (However), रोगियों की लगभग एक-तिहाई संख्या में तीव्र लक्षण प्रकट होने के पहले निरंतर (या स्थायी) एकपार्श्विक बेचैनी (Unilateral uneasiness) होती है।

लक्षण (Symptoms): बाधित नलीय गर्भावस्था के विशिष्ट त्रिक (Trial) लक्षण हैं– अनार्तव (Amenorrhoea) (75%), उसके बाद उदरीय पीड़ा (Abdominal pain) (100%) और अंत में योनिक रक्तश्राव (Vaginal hemorrhage) की उपस्थिति (70%)।

- 6–8 सप्ताह के अनार्तव की एक लघु अवधि (Short period of amenorrhea) या विलम्बित आर्तव काल (Delayed period) या आर्तव काल (Mense period) की अपेक्षित तिथि पर अल्प धब्बे (Spotting) की प्रायः उपस्थिति होती है। पर्याप्त संख्या के रोगियों में अनार्तव अनुपस्थित हो सकती है। तथापि, बाधित अंतरालीय (Interstitial) गर्भावस्था में अनार्तव प्रायः 10-12 सप्ताह से अधिक होता है।
- उदरीय पीड़ा त्रिक लक्षणों का सर्वाधिक निरंतर लक्षण होती है। पीड़ा तीव्र होती है या प्रकृति में शूलकारी (Colicky) या वेदनाप्रद (Agonising) होती है। शूलकारी पीड़ाओं के बीच में रोगी यंत्रणा (Agony) में रहती है, यह एक लक्षण है जो आंत्रीय शूल (Intestinal coal) से इसे भेद करता है। प्रारंभ में पीड़ा निचले उदर में एक किनारे पर होती है। परन्तु क्रमिक रूप से यह उदर के सम्पूर्ण क्षेत्र पर प्रसारित होती है। पीड़ा के कारण हैं– (1) रक्त द्वारा नली का प्रसार, (2) नलीय पेशियों का शूल (Colic of the tubal muscles) तथा (3) उदरावरणी उत्तेजन (Peritoneal irritation) मध्यपटीय (Diaphragmatic) उत्तेजन के कारण स्कंध (Shoulder) में भी पीड़ा हो सकती है।
- योनिक रक्तश्राव तीव्र अस्थानिक में एक महत्त्वपूर्ण लक्षण नहीं होता है। रक्तश्राव अल्प होता है या गहरा रंग का जो निरंतर होता है। पतनिका निक्षेप (Decidua cast) का निष्कासन वहाँ हो सकता है (5% में)
- मिचली (Nausea) की अनुभूति, वमन (Vomiting), मूर्च्छा (Fainting or syncope) की उपस्थिति हो सकती है। मूर्च्छा-आक्रमण (10%) अस्थानिक में विलक्षण (Peculiar) होता है जो सम्भवतः रक्त द्वारा उदरावरण (Peritoneum) के उत्तेजन के कारण प्रतिवर्ती वाहिका-प्रेरक (Reflex vasomotor) बाधा के कारण होता है।

जाँच पर (On Examination)

(1) तीव्र अस्थानिक का सामान्यरूप नैदानिक (Diagnostic) होता है। रोगी शाँत पड़ी रहती है तथा चेतना (Conscious) में रहती है स्वेदन (Perspiration) होता है तथा विवर्ण (Blenched पीला पड़ना) प्रतीत होता है।

(2) पीलापन (Pallor या पाण्डुरता) प्रायः तीव्र (Severe) होती है तथा आंतरिक गर्भश्राव पर निर्भर करता है तथा दृश्यमान् योनिक (Vaginal) रक्तश्राव के अनुपात से परे होता है।

(3) तीव्र और मंद स्पंद (Pulse या नब्ज), रक्त चाप की कमी तथा ठंड और चिपचिपे (Clammy) की पराकाष्ठा (Extremities) द्वारा सदमों (Shock) के लक्षणों का प्रमाण मिलता है।

(4) उदरीय जाँच (Abdominal examination) से उदर आतत (Tense=तना हुआ), स्फीत (Tumid=सूजा हुआ) तथा कोमल (Tender) होता है। कोमलता अधिकांशतः निचले उदर तक सीमित होती है। किसी पिण्ड (Mass) के स्पर्श द्वारा अनुभव नहीं किया जाता है। स्थानांतरण मंदता (Dullness) का प्रदर्शन हो सकता है। आहार-नली (Gut) विस्फारित (Distended) हो सकती है। पेशी-रक्षक (Muscle guard) प्रायः अनुपस्थित होती है जो तीव्र अंतःउदरावरणी (Intraperitoneal) संक्रामक स्थिति से विभेदी लक्षण होता है।

(5) द्विहस्तीय जाँच (Bimanual examination): अति कोमलता (Tenderness) के कारण यह जाँच न केवल अल्प सूचनात्मक होती है बल्कि हस्तचालन (Manipulation) के कारण अधिक अंतःउदरावरणी रक्तश्राव होता है। इस जाँच के निष्कर्ष हैं–
   (a) योनिक श्लेष्मा-झिल्ली (Vaginal mucosa) विवर्ण होकर श्वेत हो जाती है।
   (b) आकार में गर्भाशय (Uterus) सामान्य या थोड़ा स्थूल (Bulky) प्रतीत होता है।
   (c) चापिका का परिस्पर्शन (Fornix palpation) या गर्भाशय-ग्रीवा (Cervix) की गति पर अति कोमलता (75%)
   (d) चापिका से होकर किसी पिण्ड का स्पर्श अनुभव नहीं होता, तथा
   (e) गर्भाशय प्लवन (Float) करता है जैसे कि यह जल में है।

अखण्डित (या अविदारित) नलीय अस्थानिक (Unruptured Tubal Ectopic)

अति संदिग्ध और अस्थानिक चेतन (Ectopic conscious) का चिकित्सक ही इसकी विदारपूर्व (Pre-rupture) स्थिति का निदान कर सकता है। इसका निदान (Diagnosis) प्रायः संयोग से उदर दर्शिकी (Laparoscopy) या उदर-उच्छेदन (Laparotomy) के दौरान होता है। जब एक यौन रूप से (Sexually) सक्रिय स्त्री में अपसामान्य (Abnormal) रक्तश्राव (Bleeding) और/या उदरीय पीड़ा (Abdomina pain) होती है तो चिकित्सक को विभेदक (Differential) निदान में अस्थानिक गर्भावस्था को शामिल करना चाहिए।

लक्षण (Symptoms)

(1) विलम्बित आर्तवकाल (Delayed period) की उपस्थिति या लक्षण के साथ रक्त के धब्बे से गर्भावस्था का संकेत मिलता है।

(2) शरीर के पार्श्वभाग (Flank) के एक किनारे पर बेचैनी (Uneasiness) जो निरंतर होती है या कभी-कभी प्रकृति में शूलकारी (Colicky) होती है।

चिन्ह (Signs): द्विहस्तीय जाँच (Bimanual examination): (1) अनार्तव (Amenorrhea) काल की अपेक्षा गर्भाशय थोड़ा छोटा होता है जो प्रारम्भिक गर्भावस्था के प्रमाण का प्रदर्शन करता है। (2) गर्भाशय से पृथक एक चापिका (Fornix) से होकर एक स्पंदी (Pulsatile) लघु, पर्याप्त घेराकर कोमल पिण्ड (Tender mass) के स्पर्श द्वारा अनुभव किया जा सकता है परिस्पर्शन (Palpation) हल्के से होना चाहिए, अन्यथा विदार होने से अति अंतःउदरावरणी (Intraperitoneal) रक्तश्राव तथा सदमा (Shock) और निपात (Collapse) हो सकता है।

जाँच-पड़ताल (Investigations): परायोनिक अतिस्वन चित्रण (TVS= Transvaginal sonography), βhCG (Beta human chorionic gonadotrophin) अति संवेदी विकिरण-प्रतिरक्षा जाँच (Highly sensitive radioimmunoassay) तथा उदरदर्शिकी (Laparoscopy) का आविष्कार होने से अब अखण्डित स्थिति में अधिक-से-अधिक अस्थानिक गर्भों का निदान होता है।

दीर्घकालिक या पुराना या अनुतीव्र अस्थानिक (Chronic or Old or Subacute Ectopic)

प्रारंभ (Onset): प्रारंभ क्रमिक और हानिकारकरूप से (Insiduous) होते है। रोगी पर पहले तीव्र दर्द का आक्रमण हुआ था जिससे वह स्वास्थ्य-लाभ कर चुकी थी या उसमें आरंभ से ही दीर्घकालिक लक्षण हैं।

लक्षण (Symptoms):

(1) **6–8 सप्ताह के लघुकाल** का अनार्तव (Amenorrhea) प्रायः उपस्थित होता है।

(2) **निचले उदर में पीड़ा** (Lower abdominal pain) विभिन्न अंशों में उपस्थित होती है। यह तीव्र रूप में आरंभ होती है तथा क्रमिक रूप से मंद या प्रकृति में शूलकारी (Colicky) होती है।

(3) **योनिक रक्तश्राव** (Vaginal bleeding) देर-सवेर (Sooner or later) पीड़ा के बाद प्रकट होता है। यह अल्प (Scanty), रक्तरंजित या गहरे रंग का होता है तथा प्रकृति में निरंतर होता है। कभी-कभी एक माँसल पिण्ड (Fleshy mass) का निष्कासन होता है जो पतनिका का निक्षेप (Decidua cast) होता है। रोगियों (80%) में रक्तश्राव से पहले पीड़ा होती है।

(4) **अन्य लक्षण (Other symptoms): मूत्राशय की उत्तेजना (Bladder irritation):** कष्टमूत्रण (Dysuria या मूत्र कच्छ), बारम्बार (Frequency) या मूत्र का धारण भी। मलाशयी पेचिश (Rectal tenesmus=जोर लगाकर मल लाने का असफल प्रयास) उपस्थित हो सकता है विशेषकर संक्रमित रक्त संग्रह (Infected hematocele) के बाद। संक्रमण के कारण या उदर में संग्रहित अपक्षयित (Degenerated) रक्त के उत्पादों के अवशोषण के कारण शरीर के तापक्रम में वृद्धि हो सकती है।

जाँच पर (On examination): (1) रोगी अस्वस्थ (Ill) प्रतीत होती है। (2) विभिन्न अंशों में पाण्डुरता (Pallor) उपस्थित होती है जो निरंतर योनिक (Vaginal) रक्तश्राव के समानुपाती नहीं होती है। (3) स्पंद (Pulse) की निरंतर अधिक गति, विरामावस्था में भी, एक स्पष्ट निष्कर्ष (Finding) है। (4) सदमे का लक्षण (Features of shock) अनुपस्थित होता है। (5) शरीर का तापक्रम थोड़ा बढ़ा हुआ (38°C=100.4°F) होता है। (6) उदरीय जाँच (Abdominal examination): (a) निचले उदर पर कोमलता और पेशी-रक्षक (Muscle guard), विशेषकर प्रभावित भाग पर, एक आश्चर्यजनक लक्षण होता है। (b) निचले उदर पर एक पिण्ड (Mass) का अनुभव किया जा सकता है जो अनियमित और कोमल होता है। (c) कुलेन-चिन्ह (Cullen's sign) गहरे नीली-सी विवर्णता (Discoloration) जो नाभि (Umbilicus) के चारों ओर होती है, यदि पायी गयी है तो यह अंतःउदरावरणी रक्तश्राव का संकेतक होती है। (7) द्विहस्तीय (Bimanual) जाँच पीड़ादायी (Painful) होती है तथा इससे निम्नलिखित का पता चलता है– (a) योनिक श्लेष्मा-झिल्ली (Vaginal mucosa) पाण्डुर (Pale) होती है। (b) आकार में गर्भाशय (Uterus) सामान्य या स्थूल (Bulky) प्रतीत होता है तथा एक पिण्ड के रूप में श्रोणि (Pelvis) में समाविष्ट होता है। (c) गर्भाशय-ग्रीवा (Cervix) की गति पर अति कोमलता (Extreme tenderness), (d) पश्च-पार्श्विक चापिका (Posterolateral fornix) से होकर एक अस्पष्ट (Ill-defined), पंकमय (Boggy) तथा अतिकोमल पिण्ड (Mass) का अनुभव किया जा सकता है जो डगलस-थैली (Pouch of Douglas) तक विस्तारित होता है। यह पिण्ड गर्भाशय को दूसरे किनारे पर धकेलता है। (8) मलाशयी (Rectal) जाँच से श्रोणीय निष्कर्ष (Pelvic findings) की पुष्टि होती है। (9) संवेदनाहरण के अधीन जाँच (EUA= Examination under Anesthesia): यह श्रोणीय परिणाम (Findings) का मूल्यांकन करने में सहायक होती है परन्तु हस्तचालन (Manipulation) के दौरान नलीय विदार (Tubal rupture) उत्तेजित हो सकता है। इसके अतिरिक्त जाँच पर पीड़ा के नैदानिक (Diagnostic) लक्षण तथा गर्भाशय-ग्रीवा (Cervix) के गतिमान होने पर कोमलता की प्राप्ति नहीं होती है।

अस्थानिक गर्भावस्था का निदान (Diagnosis of Ectopic Pregnancy)

तीव्र अस्थानिक (Acute ectopic): शिशु-जनन आयु की एक स्त्री में अंतः उदरीय रक्श्राव के लक्षणों के साथ संबद्ध मूर्च्छा-आक्रमण और निपात (Collapse) के साथ तीव्र उदरीय अनर्थ (Catastrophe) का विशिष्ट इतिवृत्त (History) तीव्र अस्थानिक गर्भ के निश्चित निदान के लिए संकेत करता है।

हीमोग्लोबिन (Hemoglobin) के मूल्यांकन और रक्तसमूहन (ABO तथा Rh) के अलावा किसी जाँच-पड़ताल में समय का अपव्यय (Wastage) नहीं करना चाहिए। **संवेदनाहरण के अधीन जाँच** (EUA): योनिक (Vaginal) जाँच पर अति कोमलता (Tenderness), जो महत्त्व की होती है, EUA द्वारा प्रकाश में नहीं आती है। इसके अतिरिक्त कभी-कभी यह खतरनाक साबित हो सकती है क्योंकि हस्तचालन (Manipulation) से पुनः रक्तश्राव उत्तेजित हो सकता है। किसी भी स्थिति में उदर उच्छेदन (Laparotomy) का अपने गुण के कारण सुझाव दिया जा सकता है।

विभेदी निदान (Differential diagnosis): स्थितियाँ जो तीव्र अस्थानिक में पायी जाती हैं, वे हैं– (1) तीव्र उण्डुक पुच्छशोथ (Acute appendicitis), (2) छिद्रित पेप्टिक व्रण (Perforated peptic ulcer), (3) वक्र अण्डाशयी अर्बुद (Twisted ovarian tumor), (4) विदारित गर्भाशय अंतःस्तरीय पुटी (Ruptured endometrial cyst) तथा (5) विदारित पीतिका पिण्डीय पुटी (Ruptured corpus luteal cyst)। इस बात को ध्यान में रखकर कि सभी लाक्षणिक (Clinical या नैदानिक) स्थितियों में उदर-उच्छेदन (Laparotomy) की तत्काल आवश्यकता होती है, तीव्र अस्थानिक की उपेक्षा करने का कोई खतरा नहीं होता है।

अनुतीव्र या दीर्घकालिक अस्थानिक (Subacute or chronic ectopic): कभी-कभी पुराने अस्थानिक (गर्भ) का निदान (Diagnose) करना वास्तव में कठिन होता है जिसका कारण पूर्व उल्लिखित नैदानिक लक्षणों की लहरें (Vagaries) होती हैं। पुराने अस्थानिक के निदान (Diagnosis) में चिकित्सा का वर्धित ज्ञान-बोध (Increased awareness) मुख्य अवलम्ब होता है। संशयशील (Confusing) लक्षण हैं– (1) अनार्तव की अनुपस्थिति (Absence of amenorrhea), (2) योनिक रक्तश्राव (Vaginal bleeding) की अनुपस्थिति, (3) दर्द के बाद रक्तश्राव होना, (4) आभासी (या प्रत्यक्ष) रूप से सामान्य स्थिति, (5) आंतरिक जाँच पर द्विपार्श्विक पिण्ड (Bilateral mass) की उपस्थिति तथा (6) डिम्बवाहिनी नली के उच्छेदन (Tubectomy) का पूर्व इतिवृत्त (Previous history) या अंतःगर्भाशयी उपाय का अन्तर्वेश (Insertion of IUD) का पूर्व इतिहास।

नलीय अस्थानिक गर्भावस्था के निदान के लिए जाँच-पड़ताल (Investigation for the Diagnosis of Tubal Ectopic Pregnancy)

(1) रक्त की जाँच (Blood examination) एक दिनचर्या (Routine) केरूप में (i) हीमोग्लोबिन (Haemoglobin), (ii) ABO तथा Rh समूहन (Grouping), (iii) कुलश्वेताणु संख्या (Total white cell count) तथा विभेदी संख्या (Differential count), (iv) लोहिताणु तल छटन गति (ESR=Erythrocyte sedimentation rate) के लिए करना चाहिए।

(2) योनि-उच्छेदन (Culdocentesis) (Colpotomy) सरल और सुरक्षित होता है। जहाँ संवेदनशील परायोनिक अतिस्वन चित्रण (TVS = Transvaginal sonography) या उदरदर्शिकी (Laparoscopy) आसानी से सुलभ नहीं है, वहाँ अभी भी योनि-उच्छेदन एक नैदानिक विकल्प है। दुर्भाग्य से ऋणात्मक (Negative) योनि-उच्छेदन एक अस्थानिक गर्भावस्था को वर्जित (Rule out या खारिज) नहीं करता है और न ही एक धनात्मक (Positive) परिणाम अधिक विशिष्ट होता है। सिरिन्ज (Syringe) के साथ 18 गेज (Guage) की कटि-छेदन सुई (Lumbar-puncture needle) द्वारा डगलस-थैली (Pouch of Douglas) तक पहुँच के लिए पश्च चापिका (Posterior fornix) का छिद्रण किया जाता है। अस्कंदन (Non-clotting) रक्त के चूषण से अंतःउदरावरणी (Intraperitoneal) रक्त के संग्रह का संकेत मिलता है।

(3) **β hCG (Beta human chorionic gonadotrophin) का मूल्यांकन (Estimation):** मूत्र गर्भावस्था परीक्षण (Urine pregnancy test): 10–50 mIU/ml तक एलिसा (ELISA= Enzyme-linked immunosorbent assay) संवेदनशील होता है तथा अस्थानिक गर्भों के 95% में धनात्मक (Positive) होता है। रक्तोद (Serum) में या मूत्र (Urine) में β hCG की मात्रा (Level) के एक मूल्यांकन से गर्भावस्था की पुष्टि हो जाती है परन्तु इसके स्थान (Location) का पता नहीं चलता है। संशयकारी निष्कर्ष (Confusing findings) हैं– (a) सामान्य अंतःगर्भाशयी (Intrauterine) गर्भावस्था की तुलना β hCG की कम मात्रा तथा (b) प्लाविका (Plasma) में द्विगुणन समय (Doubling time) 2 दिन में प्राप्त होने में विफल होता है।

(4) **अतिस्वन चित्रण (Sonography):** परायोनिक अतिस्वन चित्रण (TVS) अधिक सूचनात्मक होता है। नैदानिक लक्षण (Diagnostic features) हैं- (a) धनात्मक (Positive) गर्भावस्था परीक्षण से अंतःगर्भाशयी गर्भावस्था की अनुपस्थिति (b) डगलस-थैली (Pouch of Douglas) में द्रव, (c) संलग्नी पिण्ड (Adnexal mass) स्पष्ट रूप से अण्डाशय (Ovary) से पृथक, (d) अभंजित (Unruptured) नलीय अस्थानिक गर्भावस्था में विरले ही (Rarely) हृदय की गति (Cardiac motion) देखी जा सकती है। रंगीन डॉप्लर अतिस्वन चित्रण (Color Doppler sonography) (TV-CDS): यह अपरा की आकृति (Placental shape) (Ring-of-fire pattern) तथा गर्भाशय-कोटर (Uterine cavity) के रक्तप्रवाह स्वरूप (Blood flow pattern) की पहचान गर्भाशय-कोटर (Uterine cavity) के बाहर कर सकता है।

(5) परिमाणात्मक (Quantitative) βhCG मान (Values) और अतिस्वन चित्रण (Sonography) का संयोजन (Combination): पिछले आर्तवकाल (Menstrual period) से 4–5 सप्ताह की सुनिर्मित अंतःगर्भाशयी गर्भ-थैली (Gestational sac) का अवलोकन TVS (Transvaginal sonography) द्वारा किया जाता है। इसमें सीरम (Serum=रक्तोद) की निम्नतम मात्रा (Lowest level) 1500 IU/L होती है। TAS (Trans-abdominal sonography) के लिए रक्तोद के βhCG की संगत मात्रा (Corresponding value) 6000 IU/L होती है। (a) जब βhCG का मान 1500 IU/L से अधिक होता है और गर्भाशयी कोटर (Uterine cavity) रिक्त होता है तब अस्थानिक गर्भावस्था की अधिक संभावना होती है। (b) रिक्त (Empty) गर्भाशय के साथ 48 घंटे में βhCG का मान दो गुना होने में विफलता अत्यधिक संकेतक होती है।

(6) उदरदर्शिकी (Laparoscopy): अन्य श्रोणीय क्षति या घाव (Pelvis lesions) के साथ भ्रम (Confusion) के रोगियों में यह लाभकारी होती है। इसका उपयोग तभी करना चाहिए जब रोगी रक्तगतिक रूप से (Hemodynamically) स्थिर होती है। इसके लाभ (Advantages) हैं- (a) निदान की पुष्टि (Confirmation of diagnosis), (b) समान समय पर शल्यक क्रियाविधि (Operative procedure) का उपयोग करके अस्थानिक पिण्ड (Ectopic mass) का निष्कासन (c) अस्थानिक पिण्ड में रसायन-चिकित्सीय कर्मक (Chemo-therapeutic agents) की प्रत्यक्ष सुई (Injection) लगाना जब चिकित्सा-प्रबंध का निर्णय होता है।

(7) विस्फारण और खुरचन (Dilation and curettage): रसांकुर (Villi) संरचना के विना पतनिका (Decidua) की पहचान अति सांकेतक होती है। जरायु रसांकुर (Chorionic villi) जो सामान्य सलाइन (Saline) में प्लवन (Float as lacy fronds) करता है, वह अंतःगर्भाशयी गर्भावस्था (Intra-uterine pregnancy) का नैदानिक (Diagnostic) होता है।

(8) रक्तोद प्रोजेस्टेरोन (Serum progesterone): यदि रक्तोद (सीरम) में प्रोजेस्टेरोन की मात्रा 25 ng/ml (n=nano=10^{-9}) से कम है तो यह जीवनक्षम (Viable) अंतःगर्भाशयी गर्भावस्था का सूचक होती है जबकि 5 ng/ml से कम मात्रा से एक अस्थानिक या अपसामान्य (Abnormal) अंतःगर्भाशयी गर्भावस्था का संकेत मिलता है।

(9) उदर-उच्छेदन (Laparotomy): संदेह की स्थिति में यह उपयोगी होता है। पुराना स्वयंसिद्ध तथ्य (Axion): ''खोलो और देखो'' (Open and see) सार्थक होता है जब रोगी रक्तगतिक (Haemodynamic) रूप से अस्थिर (Unstable) होती है। चिकित्सक को एक नकरात्मक उदरीय खोज के लिए लज्जित (Ashameet) होना नहीं चाहिए बल्कि संभावित घातकता (Fatality) के साथ निदान (Diagnosis) में भूल के लिए अपयश से यह बचाता है।

विभेदी निदान (Differential Diagnosis)

(1) **पश्चनमनित (Retroverted) गर्भाशय में अपूर्ण गर्भपात (Incomplete abortion):** (a) मूर्छा-आक्रमण (Fainting attack) की अनुपस्थिति (b) चमकीला लाल रक्तश्राव और कभी-कभी प्रचुर रक्तश्राव (c) दृश्यमान रक्तक्षति के समानुपाती सामान्य स्थिति (d) अंतःउदरावरणी (Intra-peritoneal) रक्तश्राव का लक्षण नहीं (e) चापिका (Fornix) के परिस्पर्शन (Palpation) से नकारात्मक (Negative) निष्कर्ष (f) दर्द के

पहले रक्तश्राव होता है और यह दर्द असहनीय नहीं होता है। (g) विस्फारण और खुरचन (D and C) से लक्षण में कमी होती है। (h) ऊतकीय (Histological) जाँच से रसांकुर (Villi) की उपस्थिति का पता चलता है। सम्पूर्ण गर्भाशयी खुरचन के बाद लक्षणों की निरंतरता से अस्थानिक गर्भावस्था का संकेत मिलता है।

(2) डिम्बवाहिनी शोथ (Salpingitis): (a) पीड़ा के समान आक्रमणों का पूर्व इतिहास (b) प्रकृति में पीड़ा तीव्र होती है। (c) अनार्तव (Amenorrhea) अनुपस्थित होता है यद्यपि अल्प रक्तश्राव हो सकता है। (d) तापक्रम की वृद्धि अधिक होती है। (e) शैय्या (Bed) पर रोगी हिलती-डुलती (Tossing) या उछलती रहती है। (f) पाण्डुरता (Pallor=पीलापन) अनुपस्थित होती है, इसके बजाय चेहरा लाल (Flushed) होता है। (g) श्रोणीय (Pelvic) जाँच से द्विपार्श्विक कोमलता या पिण्ड (Bilateral tenderness or mass) का पता चलता है। (h) श्वेताणु बहुलता (Leukocytosis)।

(3) उण्डुक पुच्छशोथ (Appendicitis=ऐपेन्डिसाइटिस): (a) मैकबर्नी बिंदु (Mc Burney's point) पर पीड़ा और कोमलता धीरे-धीरे कम हो जाती है। (b) पेशी-रक्षक (Muscle guard) और दृढ़ता (Rigidity = अनम्यता) की विशेषता होती है। (c) श्रोणीय निष्कर्ष (Pelvic findings) नकारात्मक (Negative)।

(4) वक्राकार अण्डाशयी अर्बुद (Twisted ovarian tumor): (a) सूजन की उपस्थिति का इतिवृत्त (History) (b) मूर्च्छा-आक्रमण अनुपस्थित होता है। (c) योनिक (Vaginal) रक्तश्राव से संशय की स्थिति (Confusing) होती है। (d) सामान्य स्थिति (General condition) अप्रभावित होती है। (e) आंतरिक जाँच से गर्भाशय (Uterus) से पृथक एक पुटीय पिण्ड (Cystic mass) का पता चलता है।

(5) विदारित चॉकलेट पुटी (Ruptured chocolate cyst).

अंतरालीय गर्भावस्था (Interstitial Pregnancy)

यह नलीय (Tubal) गर्भावस्था का विरलतम (Rarest) प्रकार है। अधिक प्रसार्यता (Distensibility) के साथ गर्भाशयी दिवाल का मोटा और वाहिका-पेशी विन्यास (Vascular musculature) के कारण गर्भपात होने के पहले दीर्घकाल (12–14 सप्ताह) तक भ्रूण (Fetus) पेशी-रेशे (Muslce fibers) को विच्छेदित करके विकसित होता है। सामान्य (Usual) गर्भपात विदारित (या खण्डित=Rupture) होता है। यह गर्भाशयी और अण्डाशयी धमनियों (Uterine and ovarian arteries) द्वारा उसके संयुक्त वाहिकाकरण (Vascularization) के कारण अति अंतःउदरावरणी (Intraperitoneal) रक्तश्राव के साथ संबद्ध होता है। विरले ही गर्भाशयी कोटर (Uterine cavity) से होकर गर्भपात होता है। विदार (Rupture) के पहले निदान (Diagnosis) अति कठिन होता है। गर्भाशय का असममित (Asymmetric या विषम) वर्धन, विशेष रूप से सक्रिय संकुचन के दौरान पता चलता है, एक स्पष्ट निष्कर्ष होता है। यह प्रायः एक सगर्भ (Gravid) गर्भाशय की पार्श्विक नति (Lateral flexion) के साथ या रेशार्बुद (Fibroid) के साथ संबद्ध गर्भावस्था या द्विश्रृंगीय (Bicornuate) गर्भाशय में गर्भावस्था या कोणीय गर्भावस्था के साथ भ्रमित (Confused) होता है। βhCG, उच्च वियोजन का अतिस्वन चित्रण (High resolution sonography) तथा उदरदर्शिकी (Laparoscopy) से प्रारम्भ में निदान हो सकता है। तथापि (However), विदार के रूप में गर्भपात के बाद उदर-उच्छेदन (Laparotomy) पर निदान प्रकट होता है। सामान्यतः गर्भाशय-उच्छेदन (Hysterectomy) किया जाता है।

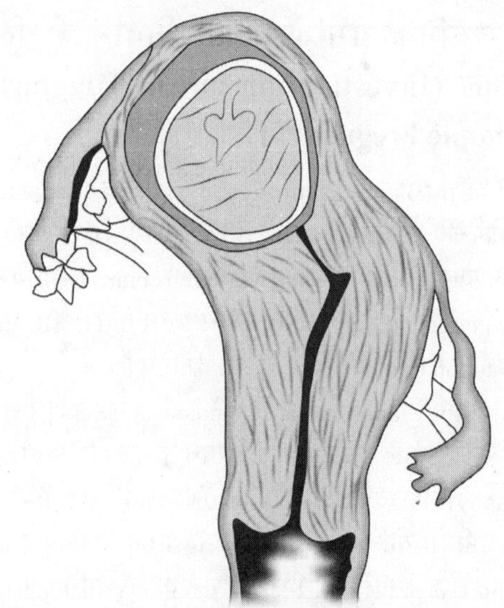

चित्र (Fig.) 15.11A: अंतरालीय गर्भावस्था (Interstitial pregnancy)

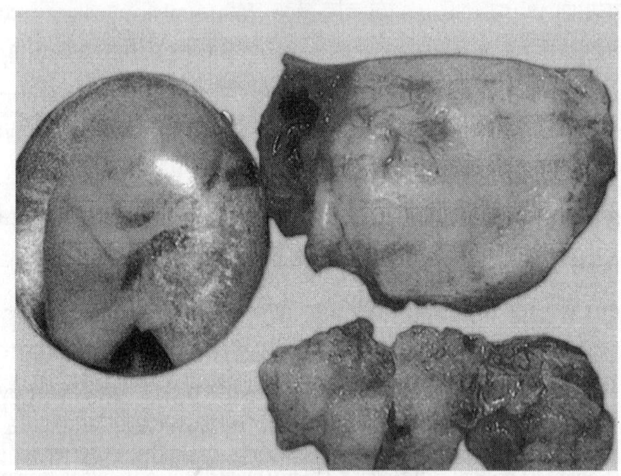

चित्र (Fig.) 15.11B: विदारित अंतरालीय गर्भावस्था (Ruptured interstitial pregnancy) - अवपूर्ण (Subtotal) गर्भाशय-उच्छेदन (Hysterectomy) किया गया है।

अस्थानिक गर्भावस्था का प्रबंध (Management of Ectopic Pregnancy)

पिछले दशकों (Decades) में अस्थानिक गर्भावस्था के प्रबंध में एक मौलिक शल्यक अभिगम (Surgical approach) (Salpingectomy = डिम्बवाहिनी - उच्छेदन) से एक अधिक अनुदार (Conservative) शल्यक या औषधीय उपचार में विकास हुआ है। यह प्रारम्भिक निदान (Early diagnosis), विकसित उदरदर्शीय प्रविधि (Laparoscopic technique) तथा अनुदार शल्यक या औषधीय उपचार के बाद रोगी के अवलोकन करने की क्षमता के कारण संभव हुआ है। तथापि (However), रोगी के उपचार को वैयक्तिक करने

(Individualize) की आवश्यकता होती है तथा नैदानिक तैयारी (Clinical preparation) पर अधिक निर्भर करता है।

तीव्र अस्थानिक
(Acute Ectopic)

सिद्धान्त (Principle): तीव्र अस्थानिक के प्रबंध में सिद्धान्त पुनर्जीवन (Resuscitation) तथा उदर-उच्छेदन (Laparotomy) होता है और उदरोच्छेदन के बाद पुनर्जीवन (Resuscitation followed by laparotomy) नहीं।

सदमा (या प्रघात)-रोधी उपचार (Anti-shock treatment): तत्काल उदर-उच्छेदन (Laparotomy) के लिए साथ-साथ तैयारी के साथ प्रघात-रोधी उपायों को अपनाना चाहिए। जैसे- (1) रिंजर-घोल (Ringer's solution) (Crystalloid) आरम्भ करना चाहिए, यदि आवश्यक है तो शिरावेधन (Venesection) के साथ, (2) रक्तधान (Blood transfusion) के लिए व्यवस्था करनी चाहिए। यदि रक्त सुलभ नहीं भी है तो भी बिना किसी परवाह के उदर-उच्छेदन करना है। जब रक्त सुलभ है तब उदर-उच्छेदन पर रक्तश्रावी वाहिकाओं को अवरूद्ध करने के लिए शिकंजा (Clamps) लगाने के बाद रक्त-आधान करना बेहतर होता है क्योंकि जब वाहिका (Vessels) खुली होती है तो रक्ताधान करना अल्पसहायक होता है। (3) समूहन (Grouping) तथा प्रतिकूल मिलान (Cross-matching) के लिए रक्त-नमूने लेने के बाद रक्तसंग्रह (Hemacele) (Colloids) के साथ आयतन प्रतिस्थापन (Replacement) करना है।

उदर-उच्छेदन (Laparotomy): इसके लिए संकेत (सुझाव=Indications) निम्नलिखित हैं - (i) रोगी को रक्तगतिक रूप से (Hemodynamically) अस्थिर होना चाहिए। (ii) उदरदर्शिकी (Laparoscopy) का निषेध होता है। (iii) विदार (Rupture) का प्रमाण-उदर-उच्छेदन में सिद्धान्त "जल्दी से बाहर करना" (Quick in quickout) है।

सोपान (Steps): (1) अंतःनाभीय लम्बवत् उच्छेदन (Intra-umbilical longitudinal incision) द्वारा उदर (Abdomen) को खोलना। (2) गर्भाशय (Uterus) को कसकर पकड़ना तथा अवलोकन के अधीन इसे ऊपर की ओर खींचना। (3) दोनों ओर की नलियों (Tubes) तथा अण्डाशयों (Ovaries) का अवलोकन करके आक्रान्त (Offending) स्थलों (Sites) का पता लगाना। (4) डिम्बवाहिनी उच्छेदन (Salpingectomy) (चित्र 15.12A) एक निश्चयात्मक शल्यक्रिया। काटी गयी नली को ऊतकीय (Histological) जाँच के लिए भेजना चाहिए। (5) समपार्श्विक अण्डाशय और उसकी वाहिका-संग्रह (Vascular supply) को संरक्षित (Preserve) किया जाता है। अण्डाशय की शल्यक्रिया (Oophorectomy) तभी करनी चाहिए जब वह सुधार से परे हो या रोगात्मक (Pathological) हो। (6) अवपूर्ण गर्भाशय-उच्छेदन का स्थान (Place of subtotal hysterectomy) (चित्र 15.12B): अंतरालीय (Interstitial) गर्भावस्था में विदार का कटाव (Rupture rent) इतना बड़ा होता है तथा सामान्य स्थिति इतनी निम्न (Low) होती है कि अधिक प्रायः शीघ्र अवपूर्ण (या अल्प) गर्भाशय-उच्छेदन किया जाता है। तथापि (However), यदि स्थिति अनुमति देती है तथा गर्भाशयी संरक्षण अनुकूल होता है तो गर्भाशय उच्छेदन का प्रयास किया जा सकता है।

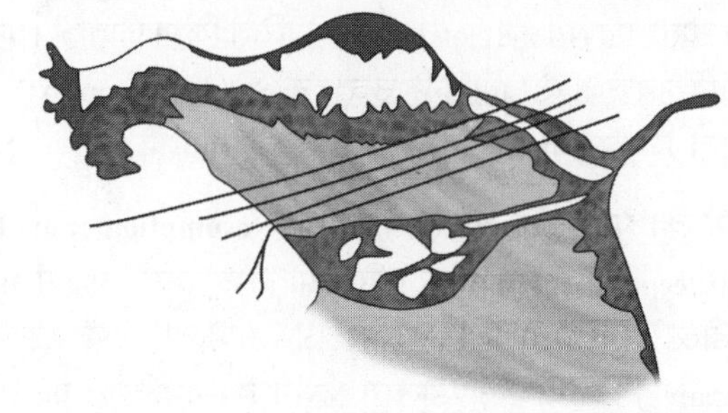

चित्र (Fig.) 15.12A: डिम्बवाहिनी उच्छेदन (Salpingectomy): शिकंजा (Clamps) की व्याख्या का उल्लेख करें।

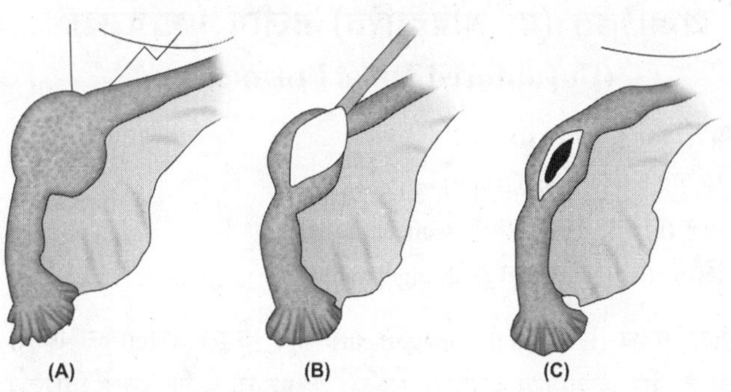

चित्र (Fig.) 15.12B: अविदारित (Unruptured) नलीय गर्भावस्था के लिए उदरदर्शीय रैखिक डिम्बवाहिनी उच्छेदन [Laparoscopic (Laser) linear salpingectomy]–(A) प्रतिआंत्र योजनी किनारे पर रैखिक उच्छेदन (Linear incision on the antimesenteric border), (B) गर्भ-थैली (Gestation sac) को निकाला जाता है। (C) उच्छेदन किनारा (Incision margins) को अरीवनित (Unsutured) छोड़ दिया जाता है।

स्वरक्ताधान का स्थान (Place of autotransfusion): इसके दिनचर्या उपयोग का समर्थन नहीं किया जाता है क्योंकि इसकी प्रतिकूल प्रतिक्रिया होती है। दानित (Donated) रक्त के सुलभ नहीं होने की स्थिति में उदरावरणी कोटर (Peritoneal cavity) से ताजे रक्त का संग्रह स्वरक्ताधान के लिए किया जाता है। छन्ना (Strainer या निस्यंदक) से होकर रक्त का संग्रह किया जाता है जिसमें गेज खण्डों (Sterile guage pieces) की चार-पाँच परतें (4–5 layers) एक बोतल में होती हैं। इस बोतल में साइट्रेट घोल (3.8%) रक्त के पाँच भाग तथा साइट्रेट घोल के एक भाग के अनुपात में होता है।

दीर्घकालिक (या पुराना) अस्थानिक
(Chronic Ectopic)

दीर्घकालिक या संदिग्ध अस्थानिक के सभी रोगियों को एक आपात (Emergency) केरूप में चिकित्सालय में भर्ती करना है। रोगी को अवलोकन के अधीन रखना चाहिए, उसकी जाँच-पड़ताल की जाती है तथा यथा-शीघ्र सुविधाजनक समय पर रोगी का उदर-उच्छेदन (Laparotomy) किया जाता है। प्रायः एक श्रोणीय रक्तसंग्रहशोथ (Pelvic hematocele) पाया

जाता है। रक्तस्कंद (Blood clots) को निष्कासित किया जाता है। प्रभावित नली की पहचान तथा डिम्बवाहिनी-उच्छेदन (Salpingectomy) सामान्यतः किया जाता है जैसाकि पहले वर्णन किया जा चुका है।

अण्डोत्सर्ग का पुनरारम्भ और गर्भनिरोध (Resumption of ovulation and contraception): अस्थानिक महिलाओं के लगभग 15% में 19 दिन तक अण्डोत्सर्ग होता है तथा लगभग 25% महिलाएँ 30वें शल्यकोत्तर (Postoperative) दिन तक अण्डोत्सर्ग करती हैं। गर्भनिरोध को उत्कृष्ट रूप से (Ideally) अस्पताल से मुक्त करने के समय पर लगाना (या आरम्भ करना) चाहिए।

अखण्डित (या अविदारित) नलीय गर्भावस्था (Unruptured Tubal Pregnancy)

प्रबंध (Management):

(1) प्रत्याशी प्रबंध (Expectant)

(2) अनुदार या संरक्षी प्रबंध (Conservative)

(3) डिम्बवाहिनी उच्छेदन (Salpingectomy)

प्रत्याशी प्रबंध (Expectant management): जब केवल अवलोकन किया जाता है और आशा (या प्रत्याशा=Hope) की जाती है कि स्वतः विघटन (Resolution) हो जायेगा। इसके चिकित्सा-सुझाव (Indications) हैं - (i) ह्रासमान (Falling) hCG अनुमाप (Titer), (ii) अस्थानिक पिण्ड (Ectopic mass) 4 cm से कम, (iii) रक्तश्राव या विदार (Bleeding or rupture) का प्रमाण नहीं। प्रारम्भिक रोगियों के 66% में स्वतः विघटन (Resolution) हो जाता है।

अनुदार या संरक्षी प्रबंध (Conservative management): यह या तो औषधीय (Medical) या शल्यक (Surgical) होता है। अन्यथा डिम्बवाहिनी का उच्छेदन किया जाता है।

अनुदार प्रबंध के लाभ (Advantages) **हैं -** (1) शल्यकरूग्नता (Morbidity) अस्पताल में प्रवास (Stay) तथा व्यय में पर्याप्त कमी (2) अनुवर्ती (या बाद का) अंतःगर्भाशयी गर्भावस्था (Intrauterine pregnancy) की अधिक संभावना (3) पुनरावृत्ति का कम खतरा

चिकित्सा (औषधीय) प्रबंध (Medical management): अनेक रसायन-चिकित्सीय कर्मक (Chemotherapeutic agents) का उपयोग या तो दैहिक (Systemic) या प्रत्यक्ष स्थानिक रूप से [अतिस्वन चित्रीय या उदरदर्शीय मार्गदर्शन (Sonographic or laparoscopic guidance) के अधीन] अस्थानिक गर्भावस्था के औषधीय प्रबंध में किया गया है। डिम्बवाहिनी वेधन (Salpingocentesis) के लिए जिन औषधियों (Drugs) का सामान्यतः उपयोग होता है, वे हैं– मेथेट्रिक्सेट (Methotrexate), पोटैशियम क्लोराइड (Potassium chloride), प्रोस्टेग्लैन्डिन (Prostaglandin) (PGF_2), हाइपरऑस्मोलर ग्लूकोस (Hyperosmolar glucose) या ऐक्टिनोमाइसिन (Actinomycin)। रोगी की निम्नलिखित स्थिति होनी चाहिए– (1) रक्तगतिक रूप से स्थिर (Hemodynamically stable), (2) किसी भ्रूणीय हृदयी क्रियाशीलता (Fetal cardiac activity) के बिना नलीय व्यास को 4 cm से कम होना चाहिए। (3) कोई अंतःउदरीय (Intra-abdominal) रक्तश्राव नहीं होना चाहिए।

दैहिक चिकित्सा (Systemic therapy) के लिए मेथोट्रिक्सेट (MTX) की एक खुराक (Dose) 50 mg/M^2 अंतःपेशीय रूप से (Intramuscularly) दी जाती है।

परिवीक्षण (Monitoring): 4 दिन (D_4) तथा 7 दिन (D_7) पर β hCG (Beta human chorionic gonadotrophin) का रक्तोद (Serum) में मापन द्वारा परिवीक्षण किया जाता है। यदि D_4 और D7 के बीच hCG में कमी ≥15% होती है तो रोगी को साप्ताहिक रक्तोद hCG तब तक दिया जाता है जब तक कि hCG <10 mIU/ml नहीं हो जाता है। यदि कमी <15% होती है तब मेथोट्रिक्सेट (MTX) 50 mg/M^2 की दूसरी खुराक (2nd dose) 7 दिन पर दी जाती है। मेथोट्रिक्सेंट की विभिन्न खुराक हैः $D_{1,3,5,7}$ पर 1 mg/kg अंतःपेशीय (IM) MTX तथा $D_{2,4,6}$ और 8 पर 0.1 mg/kg अंतःपेशीय (Intramuscular) ल्यूकोवोरिन (Leukovorin)। रक्तोद में β hCG का परिवीक्षण (या जाँच) तब तक करना चाहिए जब तक कि वह <5.0 mIU/ml नहीं होता।

अनुदार (या संतुलित) शल्यक्रिया (Conservative surgery): इसका निष्पादन या तो उदरदर्शीयरूप से (Laparoscopically) या सूक्ष्मशल्यक उदर-उच्छेदन (Microsurgical laparotomy) द्वारा किया जा सकता है।

(1) रैखिक डिम्बवाहिनी नली मुखा का उच्छेदन (Linear salpingostomy): अस्थानिक गर्भ के स्थल पर सीधे प्रतिआंत्रयोजनी (Antimesenteric) किनारे पर एक लम्बवत उच्छेदन (Longitudinal incision) किया जाता है। उत्पादों को निष्कासित करने [अंगुली या क्षुरिका (Scalpel) या चूषण (Suction) द्वारा] के बाद उच्छेदन रेखा को स्वास्थ्य लाभ (Healing) के लिए तथा बाद में द्वितीय उपचार-योजना (Intention) के लिए खुला रखा जाता है। विद्युत्प्रदाह यंत्र (Electrocautery) या लेजर (Laser) द्वारा रक्तस्तंभन (Hemostasis) प्राप्त किया जाता है। देखें चित्र 15.12A।

(2) रैखिक डिम्बवाहिनी नली में उच्छेदन (Linear salpingotomy): यह (1) के समान क्रियाविधि है। परन्तु उच्छेदन रेखा (Incision line) 7-0 बाधित वाइक्रिल सीवन (Vicryl suture) के साथ 2 परतों में बंद होती है। इसका उपयोग सामान्यतः नहीं होता है।

(3) खण्डीय विच्छेदन (Segmental resection): यह संयोजी (Isthmic) गर्भावस्था में होता है। छोर से छोर तक शाखा-मिलन (Anastomosis) तत्काल किया जा सकता है या बाद में किसी तिथि को रोगी के साथ परामर्श करने के बाद।

(4) दूरस्थ नली से खींचकर बाहर करना (Plucking out from distal tube): यह दूरस्थ कलशिका (Ampullary) (Fimbrial=झालरदार) गर्भावस्था के रोगियों के लिए उपयुक्त होती है।

डिम्बवाहिनी नली की शल्यक्रिया (Salpingectomy) की जाती है जब सम्पूर्ण नली क्षतिग्रस्त (Damaged) होती है। देखें प्रवाह चित्र 15.1।

संतुलित शल्यक्रिया या औषधीय उपचार के बाद β hCG का साप्ताहिक मूल्यांकन तबतक करना चाहिए जबतक कि यह 5.0 mIU/ml से कम नहीं हो जाता है। अतिरिक्त परिवीक्षण (Monitoring) परायोनिक अतिस्वन चित्रण (TVS) द्वारा करना बेहतर होता है। उदरदर्शीय डिम्बवाहिनी नलीमुख का

प्रवाह चित्र (Flow chart) 15.1: नलीय अस्थानिक गर्भावस्था का प्रबंध की रूपरेखा
(Scheme of management of tubal ectopic pregnancy)

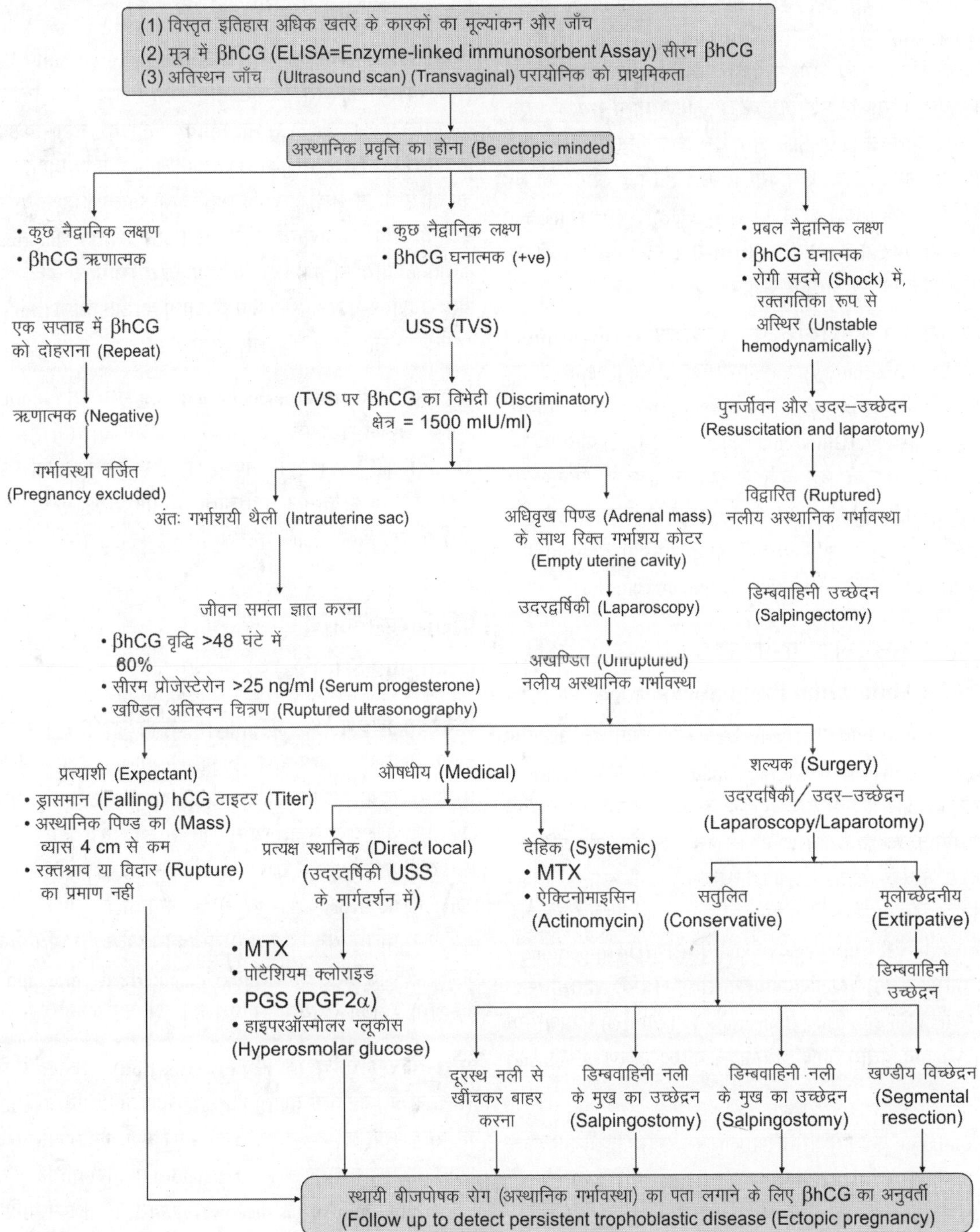

उच्छेदन (Laparoscopic salpingostomy) के बाद स्थायी अस्थानिक गर्भावस्था का विस्तार (Range) 3 और 20% के बीच होता है।

निरंतर अस्थानिक गर्भावस्था (Persistent ectopic pregnancy)**:** बीजपोषक (Trophoblast=ट्रोफोब्लास्ट) के अपूर्ण निष्कासन के कारण यह गर्भावस्था होती है। मेथोट्रिक्सेट (Methotrexate, MTX) की एक खुराक (1 mg/kg) अंतःपेशीय (IM) देने से समस्या को विघटित करने में सहायता मिलती है।

Rh-ऋणात्मक (Negative) **स्त्री** (Women)**:** Rh-ऋणात्मक स्त्री में जो अभी तक Rh-प्रतिजन (Antigen) के प्रति संवेदित (Sensitised) नहीं है उसे D-गामा ग्लोबुलिन-रोधी (Anti-D gamma globulin) 50 माइक्रोग्राम अंतःपेशीयरूप से शल्यक्रिया के बाद समप्रतिरक्षण (Isoimmunization) का निषेध करने के लिए दिया जाना चाहिए।

नलीय गर्भावस्था का पूर्वानुमान (Prognosis of tubal pregnancy): जहाँ तक मातृक मर्त्यता (Maternal mortality) का संबंध है वहाँ तत्काल

पूर्वानुमान से प्रारम्भिक निदान (Early diagnosis), पर्याप्त रक्त प्रतिस्थापन (Replacement) तथा शल्यक्रिया के कारण इसकी (मृत्यु-संख्या) उल्लेखनीय कमी करने में सफलता मिली है। परन्तु शल्यक्रिया के पहले पुनर्जीवन (Resuscitation) के प्रयास के कारण अस्थानिक (गर्भावस्था) से प्रायः परिहार्य (Avoidable=बचने योग्य) मृत्यु पायी गयी है। जहाँ तक विलम्बित (Late) पूर्वानुमान का संबंध है, यह निराशाजनक (Gloomy) पाया गया है। एक अस्थानिक माता में जीवनक्षम (Viable) जन्म देने की संभावना 3 में 1 होती है तथा अस्थानिक पुनरावृत्ति की संभावना 10 में 1 होती है। रोगी को यह सलाह दी जाती है कि यह आवर्त काल (Mense period) के लुप्त (Missing) होने के बाद नयी गर्भावस्था की पुष्टि करने तथा उसका स्थान-निर्धारण करने के लिए चिकित्सक से सम्पर्क स्थापित करें।

नलीय गर्भावस्था की पुनरावृत्ति का निवारण (Prevention of recurrence of tubal pregnancy): (a) प्राथमिक शल्यक्रिया के दौरान पूर्वावधान (Precautions during primary surgery): (i) जहाँ तक व्यवहार्य (Practicable) हो, रक्त-स्कंद (Blood clots) का निष्कासन, (ii) प्रतिपार्श्विक (Contralateral) नली से रक्त को चूसकर (या निचोड़कर) निकालना, (iii) समपार्श्विक (Ipsilateral) अण्डाशय (Ovary) का निष्कासन (b) नलीय बंध्याकरण (Sterilization) के बाद अस्थानिक गर्भावस्था में द्विपार्श्विक (Bilateral) डिम्बवाहिनी नली का निष्कासन (Salpingectomy)।

उदरीय गर्भावस्था (Abdominal Pregnancy)

प्राथमिक (Primary): उदरावरण (Peritoneum) पर निषेचित अण्डाणु (Fertilized ovum) का प्राथमिक रोपण (Implantation) इतना विरल (Rare) होता है कि इसका अस्तित्व संदिग्ध (Questionable) होता है। तथापि (However), प्राथमिक उदरीय गर्भावस्था का निदान करने के लिए स्टुडिफोर्ड (Studiford) द्वारा मानक (Criteria) का निर्धारण किया गया है, वे हैं- (1) नवीन गर्भावस्था के प्रमाण के बिना दोनों नलियाँ (Tubes) तथा अंडाशय (Ovaries) सामान्य हों। (2) गर्भाशय-उदरावरणी नालव्रण(Utero-peritoneal fistula) की अनुपस्थिति, (3) केवल उदरावरणी सतह से संबंधित गर्भावस्था की उपस्थिति तथा इतना अपरिपक्व (Immatured) हो कि नली में प्राथमिक रोपन (Nidation) के बाद द्वितीय रोपण की संभावना का निराकरण (Eliminate) हो सके।

द्वितीयक (Secondary): उदरीय गर्भावस्था लगभग सर्वदा द्वितीयक होती है प्राथमिक स्थल नली, अण्डाशय या गर्भाशय (Uterus) होते हैं - गर्भाशयी क्षतचिन्ह (Scar) में दरार (Rent) से होकर गर्भधारणी उत्पाद (Conceptus) निकल जाता है। विकृत रोगात्मक प्रक्रिया (Morbid pathological process) और गर्भावस्था की नियति (Fate) का वर्णन पहले किया गया है। औसत प्रभाव (Incidence) 3000 गर्भ में 1 (लगभग) होता है। समर्थित प्रजनन प्रविधि (ART=Assisted reproductive technique) के उपयोग से इस प्रभाव में वृद्धि हुई है।

लक्षण (Symptoms): (1) प्रारंभ के महीनों में उदर के निचले भाग में दर्द और योनिक रक्तश्राव (Vaginal bleeding) (2) सामान्य गर्भाशयी गर्भावस्था का अल्परोग (Minor ailments) जैसे–मिचली (Nausea), वमन (Vomiting), कब्ज (Constipation), उदर में दर्द तथा वर्धित भ्रूणीय गति (Increased fetal movements) में प्रायः वृद्धि होती है।

विकसित गर्भावस्था में चिन्ह (Signs in advanced pregnancy): (1) गर्भाशयी आकृति सुस्पष्ट नहीं होती है, यहाँ तक कि उदरीय दिवाल की मालिश (Massage) से भी नहीं क्योंकि उदरीय गर्भावस्था में ब्रेक्सटन-हिक्स संकुचन (Braxton-Hicks contraction) नहीं होता है। (2) भ्रूणीय भागों को आसानी से स्पर्श द्वारा अनुभव किया जाता है तथा पुनरावृत जाँच पर भ्रूण की स्थायी अपसामान्य अभिवृत्ति और स्थान (Abnormal attitude and position) प्रायः होता है। जबकि भ्रूण का अपसामान्य उच्च स्थान सामान्यतः अंतः उदरावरणी गर्भावस्था में पाया जाता है। अंतःवंधनी (Intra-ligamentary) गर्भावस्था में भ्रूण नीचे स्थित होता है।

आंतरिक जाँच (Internal examination): गर्भाशय (Uterus) को उदरीय पिण्ड (Mass) से पृथक करना कठिन होता है। यदि यह होता है तो यह वर्धित (Enlarged) (12-16 सप्ताह) होता है परन्तु गर्भाशय-ग्रीवा (Cervix) विशिष्ट रूप से कोमल नहीं होती है और प्रायः विस्थापित (Displaced) होती है जो थैली (Sac) के स्थापन पर निर्भर करती है।

प्रतिबिम्बन जाँच (Imaging Studies)

अतिस्वन चित्रण (Sonography): इसका उपयोग सामान्यतः होता है। इसके लिए संकेतक लक्षण (Suggestive features) हैं– भ्रूण के चारों ओर गर्भाशयी दिवाल की अनुपस्थिति, अपसामान्य अभिवृत्ति के साथ भ्रूण का अपसामान्यरूप से उच्च स्थान, मातृक उदरीय दिवाल के निकट भ्रूणीय भाग तथा पृथक रूप से गर्भाशय का दर्शन (Visualization)। नैदानिक भूल (Diagnostic error) 40% तक भी हो सकती है।

अन्य प्रतिबिम्बन विधियों में चुम्बकीय प्रतिध्वनि प्रतिबिम्बन (MRI) की अपेक्षा कम्प्यूटरीकृत टोमोग्राफी (Computerized tomography) बेहतर होती है। अभी इसका उपयोग सीमित है।

एक्स-किरण जाँच (X-ray examination): प्रत्यक्ष एक्स-किरण से निम्नलिखित का पता चलता है - (a) गर्भाशयी प्रतिबिम्ब (Uterine shadow) की बाह्यरेखा की अनुपस्थिति के साथ भ्रूण का अपसामान्यरूप से उच्च स्थान (b) भ्रूणीय कंकाल (Fetal skeleton) पर गैस प्रतिबिम्ब का अध्यारोपण (Superimposition of gas shadow) (c) खड़ी स्थिति में पार्श्विक (Lateral) एक्सकिरण में मातृक मेरूदण्ड-प्रतिबिम्ब के साथ भ्रूणीय कंकाल के अध्यारोपण का प्रदर्शन होता है।

निदान (Diagnosis): इसकी बिरलता (Rarity), रंग-बिरंगा नैदानिक चित्र (Variegate clinical pictures) तथा सम्भावना को ध्यान में नहीं रखते हुए भ्रमित निदान की ओर अग्रसर होती है। सकारात्मक (Positive) निदान देने के लिए चिकित्सक को अस्तित्व (Entity) की चेतना (Conscious) होना चाहिए।

अति संकेतक लक्षण (Highly suggestive features): (1) भ्रूण की अंतःगर्भाशयी (Intrauterine) मृत्यु के लिए पुनरावृत्त प्रेरण (Repeated induction) प्रसव की पहल करने में विफल होता है। (2) आक्सिटोसिन (Oxytocin) द्वारा प्रसव (Labor) के प्रेरण के दौरान गर्भाशय संकुचन को उत्तेजित नहीं किया जा सकता है।

विष्वस्त प्रमाण (Surest evidence): उदर-उच्छेदन (Laparotomy) पर।

प्रबंध (Management): एक बार जब निदान हो जाता है तब तत्काल उदर-उच्छेदन के पक्ष में विचार निश्चितरूप में धारण करता है चाहे गर्भ की अवधि कुछ भी हो। गर्भावस्था की निरंतरता का खतरा निम्नलिखित है - (1) अनर्थकारी रक्तश्राव (Catastrophic hemorrhage) (2) भ्रूणीय मृत्यु (Fetal death) (3) वर्धित भ्रूणीय कुरचना (Increased fetal malformation) (4) वर्धित नवजात शिशु की क्षति (Increased neonatal loss) (50%)।

इस प्रकार सप्ताहों के लिए शिशु को जीवित रहने की आशा से विकसित होने के लिए गर्भावस्था की निरंतरता बनाये रखना अपवाद परिस्थिति में ही उचित होता है। रोगी और उसके संबंधियों को संभाव्यता के बारे में बताना चाहिए। इस अवधि में रोगी को चिकित्सालय में ही होना चाहिए।

उदर-उच्छेदन (Laparotomy): मानक शल्यक्रिया में सम्पूर्ण थैली-भ्रूण (Sac-fetus), अपरा (Placenta) तथा झिल्ली (Membranes) का निष्कासन होता है। इसे तभी संपादित किया जाता है जब निष्कासनीय (Removable) अंग जैसे-गर्भाशय या चौड़े बंधन (Broad ligament) के साथ अपरा संलग्न होती है। तथापि (However), यदि जैव अंगों (Vital organs) के साथ अपरा संलग्न होती है तो यह उत्तम होता है कि भ्रूण को बाहर निकाला जाये तथा अपरा और थैली को उसके अपरा-संलग्न के साथ प्रवाहित रज्जु (Flushed cord) को काटकर और बाँधकर छोड़ देना चाहिए। इस स्थिति में अपरा की क्रियाशीलता को रक्तोदी (Serum) βhCG की मात्रा तथा अतिस्वन (Ultrasound) द्वारा परिवीक्षण (Monitoring) करना है। छोड़ी गयी अपरा का पूर्ण अवशोषण (Absorption) अपूतिक स्वलयन (Aseptic autolysis) द्वारा होता है। जटिलता (Complications) में द्वितीय रक्तश्राव, आंत्रीय (Intestinal) अवरोध तथा संक्रमण (Infection) को शामिल किया जाता है।

पूर्वानुमान (Prognosis): पूर्व उल्लिखित (Mentioned) खतरे के कारण मातृक मृत्यु (Maternal mortality) 5% से कम होती है परन्तु रूग्नता (Morbidity) अधिक होती है। पेरिनैटल मर्त्यता (Perinatal mortality) लगभग 90% होती है। भ्रूणीय कुरचना 50% में होती है। 10% रोगियों (Cases) में सामान्य शिशु होने की सूचना है।

अंडाशयी गर्भावस्था (Ovarian Pregnancy)

अंडाशयी गर्भावस्था के निदान में स्पिगेल-वर्ग के मानदण्ड (Spiegel-Berg's criteria) निम्नलिखित हैं- (1) प्रभावित पक्ष (Side) पर नली को अक्षत (Intact) होना चाहिए। (2) गर्भ-थैली (Gestation sac) को अण्डाशय (Ovary) के स्थान पर होना चाहिए। (3) अण्डाशयी बंधन (Ligament) द्वारा गर्भाशय के साथ गर्भ-थैली संयुक्त होनी चाहिए। (4) ऊतकीय (Histological) जाँच पर अण्डाशयी ऊतक (Tissue) को उसकी दिवाल पर रहना चाहिए।

स्थापन (Embedding) अंतःपुटकीय (Intra-follicular) या पुटक-बाह्य (Extrafollicular) हो सकता है। प्रत्येक में विदार (Rupture) होना एक अनिवार्य घटना है तथा डिम्बवाहिनी-अण्डाशय उच्छेदन (Salpingo-oophorectomy) निश्चित शल्यक्रिया है। अण्डाशयी विच्छेदन (Resection) तभी किया जाता है जब निदान प्रारंभ में हो जाता है।

श्रृंगीय गर्भावस्था (Cornual Pregnancy)

द्विश्रृंगीय गर्भाशय (Bicornuate uterus) के अल्पविकसित श्रृंग (Rudimentary horn) में होनेवाली गर्भावस्था को श्रृंगीय गर्भावस्था कहते हैं। (देखें चित्र 15.13)। श्रृंग प्रायः गर्भाशयी कोटर (Uterine cavity) के साथ संचार नहीं करता है। शक्राणु (Spermatozoa) द्वारा गर्भाधान (Impregnation) होता है जो गर्भाशय का सामान्य अर्ध (Normal half) तथा नली से होकर आगे बढ़ता है। तत्पश्चात् एक अण्डाणु (Ovum) के साथ उदरावरणी कोटर (Peritoneal cavity) या अल्पविकसित श्रृंग से संयुक्त नली में निषेचन (Fertilise) करता है। संबंधित अण्डाणु प्रायः अल्पविकसित श्रृंग के समान पक्ष (Side) पर अण्डाशय (Ovary) से घिरा रहता है।

इसमें सामान्य और स्थानिक प्रतिक्रिया नलीय गर्भावस्था के समान होती है। परन्तु ये अधिक तीव्र होते हैं तथा गर्भावस्था अधिक काल तक बनी रहती है। अति अंतःउदरावरणी (Intraperitoneal) रक्तश्राव के साथ 12–16 सप्ताह के बीच विदार (Rupture) द्वारा गर्भपात अनिवार्य होता है।

अनर्थ (Catastrophe या प्रपात) के पहले निदान (Diagnosis) कभी-कभी होता है। स्थिति का निदान सामान्यतः रेशार्बुद (Fibroid) या गर्भावस्था के साथ अण्डाशयी अर्बुद (Ovarian tumour) के रूप में होता है। यहाँ तक कि उदर-उच्छेदन (Laparotomy) पर भी अंतरालीय (Interstitial) गर्भावस्था के साथ वास्तविक स्थिति भ्रमित होती है। गोलबंधन (Round ligament) जो थैली (Sac) के साथ संलग्न रहता है तथा दीर्घ वृंतक (Long pedicle) जिसके द्वारा यह गर्भाशय के साथ संलग्न रहता है, की स्थिति (Position=स्थान) नैदानिक बिन्दु (Diagnostic points) होते हैं। शल्यक्रिया में अल्पविकसित (Rudimentary) श्रृंग का निष्कासन होता है। यदि वृंतक लघु (Short) होता है तथा संलग्न (Attachment) चौड़ा होता है तब गर्भाशय-उच्छेदन (Hysterectomy) करने की आवश्यकता हो सकती है।

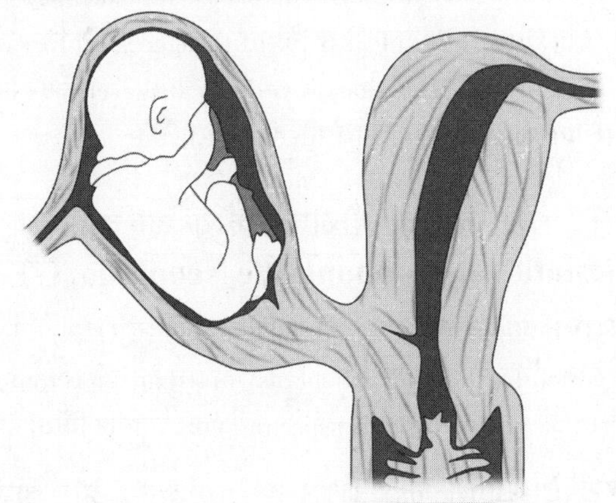

चित्र (Fig.) 15.13: श्रृंगीय गर्भावस्था (Cornual pregnancy)

ग्रैव गर्भावस्था (Cervical Pregnancy)

यह गर्भावस्था विरले ही (16,000 गर्भ में 1) ही होती है जब गर्भाशय-ग्रीवा की नली (Cervical canal) में आंतरिक मुख (OS) पर या नीचे रोपण (Implantation) होता है। बीजपोषक (Trophoblast) द्वारा दिवालों का अपक्षय (Erosion) होता है जिसके फलस्वरूप नली का पतलापन और विस्फारण होता है। यह स्थिति सामान्यतः ग्रैव गर्भपात के साथ भ्रमित (Confused) होती है। ग्रैव गर्भावस्था में रक्तश्राव पीड़ाहीन होता है तथा गर्भाशयी पिण्ड (Uterine body) विस्फारित (Distended) ग्रीवा के ऊपर स्थित होता है। उत्पादों के रिक्तिकरण या निष्कासन के बाद उद्धत (Intractable या अनियंत्रित) रक्तश्राव से संदेह उत्पन्न होता है। प्रचुर रक्तश्राव के कारणरून्नता (Morbidity) तथा मर्त्यता (Mortality) अधिक होती है। ग्रैव गर्भावस्था के लिए लाक्षणिक नैदानिक मानक (Clinical diagnostic criteria) (Rubin-1983) हैं - (1) कोमल और वर्धित गर्भाशय-ग्रीवा जो बुध्न (Fundus) के बराबर या बड़ी होती है। (2) ऐंठनयुक्त दर्द (Cramping pain) के बिना अनार्तव (Amenorrhoea) के बाद गर्भाशय रक्तश्राव, (3) गर्भधारण के उत्पाद (Products of conception) अंतः ग्रीवा (Endocervix) के अंदर कसकर संबंद्ध होता है। (4) एक बंद आंतरिक ग्रीवा-मुख और एक आंशिक खुला बाहरी मुख (External os)।

अतिस्वन चित्रण (Sonography) से ग्रीवा-नली में गर्भावस्था तथा एक रिक्त गर्भाशयी कोटर (Empty uterine cavity) का पता चलता है। रक्तश्राव को रोकने के लिए प्रायः गर्भाशय-उच्छेदन (Hysterectomy) की आवश्यकता होती है। अंतः ग्रीवा मुँहबन्दी (Cervical plugging) द्वारा गर्भाशय को संरक्षित करने का एक प्रयास किया जा सकता है। विकल्प केरूप में या गर्भाशय-उच्छेदन के सहायक के रूप में मेथोट्रिक्सेट (Methotrexate) चिकित्सा पर विचार दैहिक (Systemic) और प्रत्यक्ष स्थानिक (Local), दोनोंरूप में किया जा सकता है। ग्रैव पीठिका (Cervical stroma) के अंदर रसांकुर (Villi) की उपस्थिति के ऊतक-जाँच प्रमाण (Histological evidence) द्वारा पुष्टि की जाती है।

विषम प्रारूपी गर्भावस्था (Heterotypic pregnancy): गर्भवती पर इसका प्रभाव 7000 गर्भों में लगभग 1 होता है। नलीय के साथ या विरले ही ग्रैव या अण्डाशयी गर्भावस्था के साथ अंतःगर्भाशयी (Intrauterine) गर्भावस्था सहवर्ती (Coexistent) हो सकती है निदान (Diagnosis) कठिन होता है। असामान्यरूप से वर्धमान (Rising) hCG की मात्रा (Level) और अतिस्वन चेत्रण (Ultrasonography) उपयोगी हो सकता है।

गर्भावधिक बीजपोषकीय अर्बुदन (Gestational Trophoblastic Neoplasia, GTN)

परिभाषा (Definition): गर्भावधिक बीजपोषकीय अर्बुदन (GTN) में गर्भावस्था के साथ सम्बद्ध बीजपोषक (Trophoblasts) की प्रचुरोद्भवी (Proliferative) असामान्यताओं के एक वृहत क्षेत्र (Spectrum) को शामिल किया जाता है।

वर्गीकरण (Classification): GTN का वर्गीकरण और शब्दावली (Terminology) विस्तृत और कभी-कभी भ्रमकारी (Confusing) होती है। GTN का रूपात्मक (Morphologic) वर्गीकरण कम महत्त्वपूर्ण होता है क्योंकि वर्तमान प्रबंध मुख्यतः चिकित्सीय होता है, ऊतक जाँच (Histology) का ध्यान किये बिना। इसके अतिरिक्त GTN के साथ रोगियों का अनुवर्ती (Follow-up) कार्य ऊतकीय निदान (Histologic diagnosis) की अपेक्षा hCG (human chorionic gonadotrophin) पर निर्भर करता है। प्रतिरक्षा-ऊतक-रासायनिक (Immunohistochemical) तथा आण्विक (Molecular) अध्ययन को अधिक महत्त्वपूर्ण समझा जाता है।

पारम्परिक ऊतकीय वर्गीकरण (Conventional histological classification): इसमें निम्नलिखित को शामिल किया जाता है– पूर्ण और आंशिक जलपुटी रूप मोल (Hydatidiform mole), आक्रामक मोल (Invasive mole), जरायु का कर्कट रोग (Choriocarcinoma) तथा अपरा-स्थल पर बीजपोषकीय अर्बुद (PSTT=Placental site trophoblastic tumor)।

WHO (World Health Organization) का GTN पर संशोधित (Modified) वर्गीकरण (1998) सारणी 15.2 में दिया गया है। अर्बुद-स्थलान्तरण का रोग (Metastatic disease): A: निम्न खतरा (Low risk) या B: उच्च खतरा (High risk) का हो सकता है।

अगर्भावधिक बीजपोषकीय रोग (Non-gestational trophoblastic disease): यह रोग अण्डाशय (Ovary) के एक प्रारंभिक जरायु-कर्कट रोग (Primary choriocarcinoma) के रूप में पाया जाता है और संभवतः एक अर्बुद (Teratomatous tumor) होता है।

जलपुटी रूप मोल (Hydatidiform Mole)

इसे पुटकमय मोल (Vesicular mole) भी कहा जाता है।

प्रकार (Types): (1) पूर्ण (Complete) (2) अपूर्ण (Incomplete) या आंशिक (Partial) प्रकार का वर्गीकरण कुल आकृति (Morphology), ऊतक-रोग (Histopathology) तथा गुणसूत्र विन्यास (Karyotype) के आधार पर (सारणी 15.4) होता है। तथापि (However), जबतक विशेषीकृत (Specified) नहीं होता है, मोलीय गर्भावस्था एक पूर्ण मोल के साथ संबंधित होती है।

परिभाषा (Definition): यह अपरा (Placenta) की एक अपसामान्य (Abnormal) स्थिति है जहाँ अल्पविकसित रसांकुर (Young villi) में अंशतः अपक्षयी (Degenerative) और अंशतः प्रचुरोद्भवी (Proliferative) परिवर्तन होते हैं। इसके फलस्वरूप विभिन्न आकारों के लघु पुटियों (Small cysts) के पुंजों (Clusters=गुच्छों) का निर्माण होता है। जलपुटी (Hydatid cyst) की सतही समानता के कारण इसे जलपुटी रूप मोल (Hydatidiform mole) कहा जाता है। इसे उत्कृश्ट (वास्तविक) रूप से विषालु संभाव्य (Malignant potential) के साथ जरायु (Chorion) का अहानिकर अर्बुदन (Benign neoplasia) समझा जाता है।

प्रभाव (Incidence): इस स्थिति की उपस्थिति (Prevalence या व्यापकता) में भौगोलिक (Geographical) तथा प्रजातीय (Ethnic) आधार पर व्यापक भिन्नता पायी जाती है। पूर्वी (Oriental) देशों जैसे-फिलिपीन्स (Philippines), चीन (China), जापान (Japan), भारत (India), केन्द्रीय और लैटिन अमेरिका (Central and Latin America) तथा अफ्रीका (Africa) में मोलीय गर्भावस्था प्रायिक (Common) होती है। सर्वाधिक प्रभाव फिलिपीन्स में 80 गर्भों में 1 (एक) तथा न्यूनतम प्रभाव यूरोप के देशों (European countries) तथा संयुक्त

सारणी (Table) 15.2: WHO (1982) के अनुसार GTN का वर्गीकरण
(Classification of GTN by WHO)

(1) जलपुटीरूप मोल (Hydatidiform mole):- पूर्ण (Complete), आंशिक (Partial)
(2) आक्रामक मोल (Invasive mole)
(3) अपरा-स्थल पर बीजपोशकीय अर्बुद (Placental site trophoblastic tumor)
(4) जरायु का कर्कट रोगी (Choriocarcinoma=कोरिओकार्सिनोमा)
(5) अर्बुद का अस्थानान्तरणी रोग (Non-metastatic disease) (यह गर्भाशय तक सीमित होता है।)
(6) अर्बुद का स्थानांतरणी रोग (Metastatic disease)

A. निम्न खतरा (Low risk) [उत्तम पुर्वानुमान (Good prognosis)]
  i. रोग की उपस्थिति < 4 महीने की अवधि
  ii. रक्तोद (Serum) में hCG की प्रारंभिक मात्रा <40,000 m IU/ml
  iii. अर्बुद का स्थलांतरण (Metastatis) फुफ्फुस (Lung) तथा योनि (Vagina) तक सीमित
  iv. पहले रसायन-चिकित्सा नहीं (No prior chemotherapy)
  v. पूर्ववर्ती पूर्णकालिक प्रसव नहीं (No preceding term delivery)

B. उच्च खतरा (High risk) (अल्प पुर्वानुमान=Poor prognosis)
  i. रोग की दीर्घकालिक उपस्थिति >4 महीने
  ii. रक्तोद में प्रारम्भिक (Initial) hCG >40,000 m IU/ml.
  iii. मस्तिष्क (Brain) या यकृत (Liver) में अर्बुद का स्थलांतरण (Metastatis)
  iv. पूर्व (Prior) रसायन-चिकित्सा की विफलता
  v. पूर्णकालिक प्रसव के बाद (Following term pregnancy)

राज्य अमेरिका (USA) में 2000 गर्भों में 1 है। भारत में इसका प्रभाव 400 में 1 होता है।

कारणता (Etiology): कारण निश्चितरूप से ज्ञात नहीं है परन्तु इसका संबंध अण्डाणु-दोष (Ovular defect) के साथ होता है क्योंकि कभी-कभी यह यमज (Twin) गर्भावस्था के एक अण्डाणु (Ovum) को प्रभावित करता है। तथापि (However), निम्नलिखित कारकों तथा परिकल्पनाओं (Hypotheses) को अग्रसारित (Forward) किया गया है–

(1) इसकी उपस्थिति किशोरी (Teenage) गर्भावस्थाओं में सर्वाधिक होती है और 35 वर्षों से अधिक आयु की महिलाओं में।
(2) जाति और प्रजाति (Race and ethnic) मूल के साथ इसकी उपस्थिति में भिन्नता होती है।
(3) प्रोटीन और पशु-वसा (Animal fat) के अपर्याप्त अंतर्ग्रहण (Intake) के कारण दोषपूर्ण पोषण भी पूर्वी (Oriental) देशों में इसकी उपस्थिति की अंशतः व्याख्या करता है। वर्धित (Increased) खतरे के साथ कैरोटीन (Carotene) का निम्न (Low) आहारी अंतर्ग्रहण का संबंध होता है।
(4) बाधित मातृक प्रतिरक्षित रचनातंत्र (Disturbed maternal immune mechanism) का संकेत निम्नलिखित द्वारा प्राप्त होता है– (a) यकृत रोग (Hepatic disease) की अनुपस्थिति में गामा-ग्लोबुलिन की मात्रा (Gamma-globulin level) में वृद्धि, (b) AB रक्तसमूह का वर्धित संबंध जो ABO प्रतिरक्षी (Antibody) का धारण नहीं करता है।
(5) कोशिका-जननिक अपसामान्यता (Cytogenetic abnormality): सामान्य, सम्पूर्ण मोल में एक 46,XX गुणसूत्र विन्यास (Karyotype) (85%) होता है, मोलीय गुणसूत्र (Molar chromosomes) पूर्णतः पिता से प्राप्त होता है। अण्डाणु केन्द्रक (Ovum nucleus) या तो अनुपस्थित (रिक्त अण्डाणु) हो सकता है या निष्क्रिय हो सकता है जो एक अगुणित शुक्राणु (Haploid sperm) द्वारा निषेचित (Fertilised) हुआ है। उसके बाद यह अर्धसूत्री विभाजन (Meiosis) के बाद अपने गुणसूत्रों की अनुलिपि (Duplicate) बनाता है। इस घटना को पुंजनन (Androgenesis) कहा जाता है। कभी-कभी गुणसूत्रीय विन्यास (Chromosomal pattern) 46,XY या 45,X हो सकता है।
(6) पितृक और मातृक गुणसूत्रों का अनुपात (Ratior of P/M Chro.) जितना अधिक होगा, मोलीय परिवर्तन उतना ही अधिक होगा। पूर्ण मोलों (Moles) में 2:1 पितृक / मातृक अनुपात का प्रदर्शन होता है जबकि आंशिक मोलों में यह अनुपात 1:2 होता है।
(7) जलपुटी रूप मोल के पूर्व इतिहास से पुनरावृत्ति की संभावना में वृद्धि (1–7%) होती है।

रोग विज्ञान (Pathology)

जलपुटी रूप मोल मुख्यतः जरायु (Chorion) का एक रोग है। अण्डाणु (Ovum) की मृत्यु या भ्रूण (Embryo) के विकास की विफलता पूर्ण (या विशिष्ट = Classic) जलपुटी रूप मोल (Hydatidiform mole) के विकास के लिए अनिवार्य होती है।

अतिवर्धित कोशिका (Hyperplastic cells) से श्राव तथा मातृक रक्त से स्थानांतरित सामग्री का संग्रह रसांकुर की पीठिका (Stroma of the villi) में होता है जो रक्तवाहिका (Blood vessels) विहीन होती है। इसके कारण

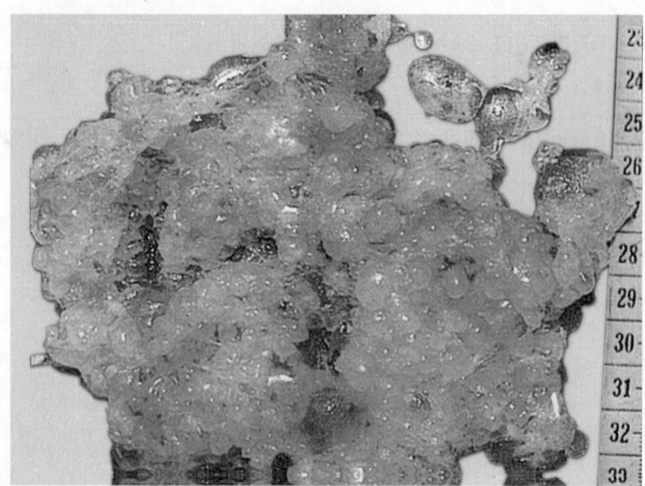

चित्र (Fig.) 15.14: जलपुटीरूप मोल (Hydatidiform mole) जिसमें विभिन्न आकारों के कोशों (Vesicles) का प्रदर्शन है।

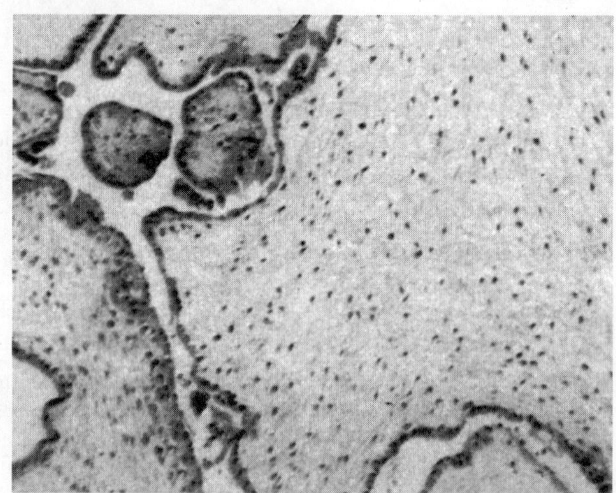

चित्र (Fig.) 15.15: जलपुटीरूप मोल का ऊतकीय खण्ड (Histological section of hydatidiform mole) जिसमें रक्तवाहिका की अनुपस्थिति के साथ रसांकुर-पीठिका (Villous stroma) का जलोदरीय अपक्षय (Hydropic degeneration) तथा बीजपोषकीय प्रचुर-उद्भव (Trophoblastic proliferation) का प्रदर्शन है।

रसांकुर (या दीर्घरोम=Villi) प्रसारित होते हैं तथा लघु आशयों (Small vesicles) का निर्माण होता है। शोथ (Oedema) तथा पीठिका के द्रवण (Liquefaction of stroma) के कारण भी प्रसार होता है। आशय (या पुटी या कोश=Vesicle) का द्रव अंतरालीय द्रव (Interstitial fluid) होता है तथा जलोदर (Ascitic) या शोथ के द्रव के लगभग समान होता है। परन्तु यह hCG से सम्पन्न (Rich) होता है।

नंगी आँख से दर्षन (Naked eye appearance) (देखें चित्र 15.14): द्रव्यमान (Mass) जो गर्भाशय को भरता है वह विभिन्न आकारों के पुटिओं (Cysts) की अनेक लड़ियों (Chains) और गुच्छों (Clusters) से निर्मित होता है। भ्रूण (Embryo) या उल्वी थैली (Amniotic sac) का कोई निशान (Trace) नहीं मिलता है। यदि रक्तश्राव होता है तो यह पतनिका (Decidua) में होता है।

सूक्ष्मदर्षीय अवलोकन (Microscopic appearance) (देखें चित्र 15.15): मूलभूत निष्कर्ष (Basic findings) निम्नलिखित हैं - (1) बहुकेन्द्रकी तथा कोशिका-बीजपोषकीय उपकला (Syncytial and cytotrophoblastic epithelium) का चिन्हित प्रचुरोद्भव (Marked proliferation) होता है। (2) जलोदरीय अपक्षय (Hydropic degeneration) पीठिका-ऊतक (Stromal tissue) का पर्याप्त विरलन (Thinning) (3) रसांकुर (Villi) में रक्तवाहिका की अनुपस्थिति जो दबाव क्षीणता के कारण की अपेक्षा मूलभूत होती है। (4) रसांकुर विन्यास (Villus pattern) पृथक रूप से बना रहता है।

अण्डाशयी परिवर्तन (Ovarian changes): द्विपार्श्विक (Bilateral) पीतिका पुटी (Lutein cysts) लगभग 50% में उपस्थित होती है। यह जरायु का गोनैडोट्रॉफिन (Chorionic gonadotropin) के अतिउत्पादन के कारण होती है जिसका अवलोकन बहुल (Multiple) गर्भावस्था में भी किया जा सकता है। मोल के निष्कासन के 2 महीने बाद ये स्वतः कम होने लगते हैं। अंतर्विष्ट (Contained) द्रव में जरायु-गोनैडोट्रॉफिन की प्रचुरता (Rich) होती है। इसमें इस्ट्रोजेन (Estrogen) और प्रोजेस्टेरोन (Progesterone) भी होता है।

नैदानिक लक्षण (Clinical Features)

आयु और गर्भ-संख्या (Age and parity): यह (जलपुटी रूप मोल) किशोरियों (Teenaged) तथा अधिक गर्भसंख्या के साथ प्रौढ़ महिला रोगियों (Elderly patients) में विद्यमान (या व्यापक) होता है। रोगी प्रारंभिक लक्षणों के साथ 8-12 सप्ताह का अनार्तव (Amenorrhea) का इतिवृत्त (History) बताती है जो सामान्य गर्भावस्था का संकेतक होता है परन्तु बाद में निम्नलिखित प्रदर्शन के साथ उपस्थित होता है [प्रायः गर्भपात के साथ भ्रमित (Confused with abortion)]:

लक्षण (Symptoms)

(1) योनिक रक्तश्राव (Vaginal bleeding): योनिक रक्तश्राव एक सर्वसामान्य प्रस्तुति (Presentation) (90%) है। विदारित पुटी (Ruptured cysts) से द्रव के साथ रक्त मिश्रित हो सकता है जो प्रभाव (Discharge) का रूप - "लाल किशमिश के रस में श्वेत किशमिश" (White currant in red currant juice) देता है।

(2) उदर के निचले भाग में विभिन्न अंश में दर्द (Varying degree of lower abdominal pain) जो (a) गर्भाशय का अतिप्रसार (Overdistension), (b) गुप्त रक्तश्राव (Concealed hemorrhage), (c) विरले ही आक्रामक मोल द्वारा गर्भाशय का छिद्रण (Perforation of the uterus), (d) संक्रमण (Infection) या (e) अंतर्वस्तु (Contents) को निष्कासित करने के लिए गर्भाशयी संकुचन (Uterine contraction) के कारण हो सकता है।

(3) शारीरिक लक्षण (Constitutional symptoms): (a) बिना किसी स्पष्ट कारण के रोगी (Patient) रुग्ण (Sick या अस्वस्थ) हो जाती है। (b)

15% रोगियों (Cases) में गर्भावस्था का वमन (Vomiting of pregnancy) अतिवमन (Hyperemesis) की अवस्था तक अत्यधिक हो जाता है। यह संभवतः जरायु (Chorion) का अति गोनैडोट्रॉफिन से संबंधित होता है। (c) बीजपोषक-कोशिका (Trophoblastic cells) का फुफ्फुसीय वाहिका-रोधन (Pulmonary embolisation) के कारण श्वसनाभाव (Breathlessness=साँस फूलना) (2%) (d) कभी-कभी कंपन (Tremors) या हृद्प्रवेग (Tachycardia) का अवटु-विषाक्त लक्षण (Thyrotoxic features) (2%)। यह सम्भवतः जरायु के थाइरोट्रॉफिन (Chorionic thyrotrophin) के कारण होता है।

(4) अंगूर के समान आशय (Vesicles) का योनि (Vagina) से निष्कासन आशयी (या पुटीय) मोल (Vesicular mole) का नैदानिक (Diagnostic) होता है। वास्तव में, लगभग 50% रोगियों में मोल संदिग्ध नहीं होता है जब तक कि अंश या पूर्ण में इसका निष्कासन नहीं होता है।

(5) गर्भस्पंदन का इतिवृत्त (History of quickening) अनुपस्थित होता है।

चिन्ह (Signs)

(1) गर्भावस्था के प्रारम्भिक महीनों के सांकेतिक लक्षण प्रकट होते हैं।

(2) रोगी अधिक अस्वस्थ (Ill) लगती है।

(3) पाण्डुरता (Pallor=पीलापन) असामान्य रूप से प्रत्यक्ष रक्त क्षति के अनुपात में अधिक स्पष्ट होती है। यह गुप्त रक्तश्राव के कारण हो सकता है। यह अधिकांशतः लौह (Iron) की कमी के कारण होती है परन्तु फोलिक अम्ल (Folic acid) की कमी के कारण वृहदाणुता (Megaloblastic) हो सकती है।

(4) प्राक् गर्भाक्षेपक के रूप (Features of pre-eclampsia) (उच्च रक्तचाप =Hypertension, शोथ=Edema और/या प्रोटीन-मूत्रता=Proteinuria) लगभग 50% में उपस्थित होते हैं। कभी-कभी मरोड़ (Convulsion) हो सकती है। गर्भाशय के अति प्रसार के कारण या अधिक सम्भवतः बीजपोषक-कोशिका (Trophoblastic cells) की अतिक्रियाशीलता के कारण प्राक्गर्भाक्षेपक (प्री-एक्लेम्पिसया) प्रक्रिया हो सकती है।

उदर से (Per Abdomen)

(1) गर्भाशय का आकार (Size of the uterus) 70% (रोगियों) में अनार्तव (Amenorrhea) के काल के लिए अपेक्षित से अधिक होता है, 20% में अनार्तव के काल के साथ अनुरूप (Corresponds with) होता है तथा 10% में अनार्तव के काल से छोटा होता है। गर्भाशय के असंगत वर्धन (Undue enlargement) के आवृत्त (Frequent) निष्कर्ष आशयों (Vesicles) की प्रचुर वृद्धि और गुप्त रक्तश्राव के कारण मिलते हैं।

(2) गर्भाशय का स्पर्श-अनुभव (Feel of the uterus) दृढ़ लचीला (Firm elastic) (Doughy=लोई जैसा) होता है। यह उल्वीद्रव थैली (Amniotic fluid sac) की अनुपस्थिति के कारण होता है।

(3) भ्रूणीय भागों या अंगों (Fetal parts) का न तो स्पर्श-अनुभव किया जाता है और न ही भ्रूणीय गति होती है। बाहरी बैलॉटमेन्ट (Ballotment) प्राप्त किया जा सकता है। [बैलॉटमेन शरीर के अंग की जाँच फीता बाँधकर करने की एक प्रविधि है, विशेषकर गर्भावस्था में]

(4) भ्रूण की हृदय ध्वनि की अनुपस्थिति (Absence of fetal heart sound) जिसका डॉप्लर प्रभाव हृदयदर्शी (Doppler effect cardioscope) द्वारा भी पता नहीं चलता है।

नकारात्मक (Negative) उदरीय चिन्ह महत्त्व के होते हैं जब इन चिन्हों को उपस्थित होना चाहिए था जो विशेष रोगी में प्रस्तुत गर्भाशय का आकार पर निर्भर होता है।

योनिक जाँच (Vaginal Examination)

(1) आंतरिक बैलॉटमेन्ट (Internal ballotment) को प्राप्त नहीं किया जा सकता है।

(2) अण्डाशय का एक पार्श्विक या द्विपार्श्विक वर्धन [Unilateral or bilateral enlargement (theca lutein cyst) of the ovary] रोगियों के 25–50% में स्पर्श-ग्राह्य (Palpable) हो सकता है। वर्धित गर्भाशय के कारण वर्धित (Enlarged) अण्डाशय स्पर्शग्राह्य (या स्पशर्य) नहीं भी हो सकता है।

(3) योनिक प्रश्राव (Discharge) में आशय (Vesicles) की उपस्थिति जलपुटी रूप मोल का रोगनैदानिक (Pathognomic of hydatidiform mole) होता है।

(4) यदि गर्भाशय-ग्रीवा (Cervix) का मुख खुला है, झिल्ली (Membranes) के बदले में, तब रक्त स्कंद (Clot) या आशय का स्पर्श-अनुभव किया जा सकता है।

जाँच पड़ताल (Investigations)

(i) पूर्ण रक्तगणना (Full blood count), ABO तथा Rh समूहन (Grouping)

(ii) यकृत, वृक्कीय तथा अवटु कार्य परीक्षण (Hepatic, renal and thyroid function tests) का निष्पादन किया जाता है।

(iii) अतिस्वन चित्रण (Sonography): मोलीय (Molar) गर्भावस्था के विशिष्ट प्रतिध्वनि चित्र (Echogram) में हिमझंझा (Sunstorm) के समान उपस्थिति होती है। (देखें चित्र 15.16)। कभी-कभी लुप्त गर्भपात

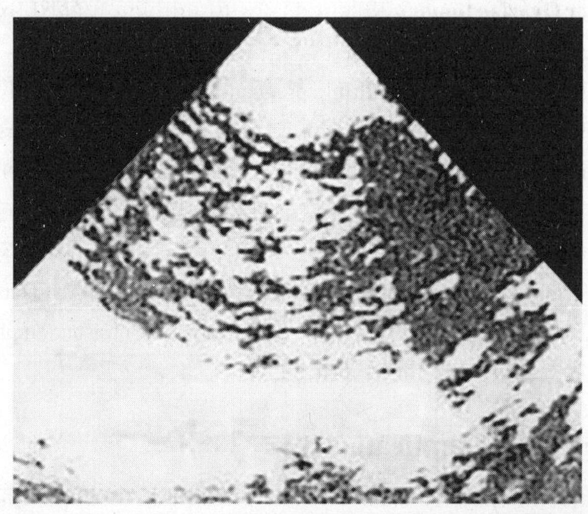

चित्र (Fig.) 15.16: जलपुटीरूप मोल की हिमझंझा उपस्थिति (Snow-storm appearance of hydatidiform mole)

(Missed abortion) या अपक्षयित रेशार्बुद (Degenerated fibroid) के साथ भ्रम (Confusion) होता है। यकृत वृक्क और प्लीहा का अतिस्वन चित्रण (Sonography of liver, kidney and spleen) भी होता है।

(iv) जरायु-गोनैडोट्रॉफिन का मात्रात्मक मूल्यांकन (Quantitative estimation of chorionic gonadotrophin): मूत्र में उच्च hCG टाइटर (Titer) सकारात्मक गर्भपरीक्षण (Positive pregnancy test), 200 में 1 से लेकर 500 में 1 तक तनुकृत (Diluted) 100 दिन से अधिक गर्भ में उत्तम संकेतक होता है। रक्तोद (Serum) में hCG का तेजी से वर्धमान मान (Increasing value) [hCG > 100,000 m IU/ml] प्रायः मोलीय (Molar) गर्भावस्था होती है। सामान्य गर्भावस्था का मान 60,000 m IU/ml से कम होता है।

(v) उदर का सरल एक्स-किरण चित्र (Straight X-ray abdomen): यदि गर्भाशय का आकार 16 सप्ताह (गर्भ) से अधिक है तब एक ऋणात्मक भ्रूणीय प्रतिबिम्ब (Negative fetal shadow=छाया) सहायक हो सकता है। वक्ष (Chest) का सरल एक्सकिरण चित्र मृदु (Benign) मोल में भी फुफ्फुस-वाहिका रोध (Pulmonary embolisation) के प्रमाण के लिए एक दिनचर्या (Routine) के रूप में लेना चाहिए।

(vi) CT (Computerized tomography) तथा MRI (Magnetic resonance imaging): कम्प्यूटरीकृत टोमोग्राफी (CT) या चुम्बकीय प्रतिध्वनि प्रतिबिम्बन (MRI) का दिनचर्या उपयोग निदान (Diagnosis) के लिए या अर्बुद-स्थलांतरण रोग (Metastatic disease) का पता लगाने के लिए नहीं करने का सुझाव दिया जाता है।

विभेदी निदान (Differential diagnosis): मोलीय (Molar) गर्भावस्था के साथ निम्नलिखित स्थितियाँ प्रायः भ्रमित (Confused) होती हैं-

(1) **संभावित गर्भपात (Threatened abortion):** गलत तिथि के साथ गहरे रंग के योनिक (Vaginal) रक्तश्राव की निरंतरता जो गर्भाशय के आकार में असंगत (Disproportionate) वृद्धि का प्रदर्शन करती है, वह नैदानिक (Clinical) जाँच में निश्चय ही भ्रमकारी (Confusing) होती है।

(2) **गर्भावस्था के साथ रेशार्बुद तथा अण्डाशयी अर्बुद (Fibroid or Ovarian tumor):** गर्भाशय का असंगत वर्धन एक भ्रमकारी प्रसंग (Confusing point) होता है।

(3) **बहुल गर्भावस्था** (Multiple pregnancy): प्रारम्भिक महीनों में प्राक्गर्भाक्षेपक (Pre-eclampsia), गर्भाशय का असंगत वर्धन (Enlargement) तथा मूत्र में असामान्य रूप से उच्च hCG टाइटर (Titer): ये सभी भ्रमकारी लक्षण होते हैं। एक सामान्य भ्रूण (Fetus) तथा अपरा (Placenta) तथा दूसरे पूर्ण मोल के साथ एक यमज (Twin) गर्भावस्था को आंशिक मोल (Partial mole) से भेदीकरण कोशिकाजनिक (Cytogenic) तथा विघटन का अतिस्वन चित्रण (High resolution ultrasonography) के अध्ययन द्वारा किया जाता है।

जटिलता (Complications)

जलपुटी रूप मोल (Hydatidiform mole) की जटिलता दो रूप (या प्रकार) में होती है–पहला तत्काल (Immediate) तथा दूसरा विलम्बित (Late)।

तत्काल (Immediate)

(1) **रक्तश्राव और सदमा (Hemorrhage and shock):** रक्तश्राव के कारण हैं - (a) आशय (Vesicles) का पतनिका (Decidua) के साथ संलग्न (Attachment) का पृथक्करण (Separation)। रक्तश्राव गुप्त या प्रकट हो सकता है। (b) अति अंतःउदरावरणी (Massive intraperitoneal) रक्तश्राव जो एक छिद्रण मोल का प्रथम लक्षण हो सकता है। (c) शक्तिहीन (Atonic) गर्भाशय या गर्भाशयी क्षति (Uterine injury) के कारण मोल के रिक्तिकरण के दौरान।

(2) **पूतिता या रोगाणुता (Sepsis):** निम्नलिखित के कारण पूतिता का वर्धित खतरा होता है: (a) चूँकि कोई सुरक्षात्मक झिल्ली (Membranes) नहीं होती है, अतः योनिक सूक्ष्मजीव (Vaginal organism) गर्भाशयी कोटर (Uterine cavity) में सरक कर चला जाता है। (b) अपक्षयित आशय (Degenerated vesicles), खुरंडन पतनिका (Sloughing deciduas) तथा पुराने रक्त की उपस्थिति जीवाणु-वर्धन के निवास को अनुकूल बनाते हैं। (c) वर्धित शल्यक (Surgical) हस्तक्षेप।

(3) **गर्भाशय का छिद्रण (Perforation of the uterus):** निम्नलिखित के कारण गर्भाशय क्षतिग्रस्त (Injured) हो सकता है: (a) छिद्रणशील (Perforating) मोल जो अति अंतःउदरावरणी रक्तश्राव उत्पन्न कर सकता है। (b) योनिक रिक्तिकरण (Vaginal evacuation) के दौरान, विशेषकर पारम्परिक विस्फारण और रिक्तिकरण (D and E) विधि द्वारा या चूषण (Suction) रिक्तिकरण के बाद खुरचन (Curettage) के दौरान।

(4) **विरले ही मरोड़ (Convulsion) के साथ प्राक् गर्भाक्षेपक (Pre-eclampsia)**

(5) **तीव्र फुफ्फुसीय अपर्याप्तता (Acute pulmonary insufficiency):** यह रसांकुर पीठिका (Villi stroma) के साथ या के बिना बीजपोषक-कोशिका (Trophoblastic cells) का फुफ्फुसीय वाहिका-रोध (Pulmonary embolization) के कारण होती है। लक्षण प्रायः रिक्तिकरण के 6 घंटे के अंदर आरंभ होते हैं।

(6) **स्कंदन विफलता (Coagulation failure):** यह बीजपोषक कोशिका का फुफ्फुसीय वाहिका रोध के कारण होती है क्योंकि इसके कारण वाहिका-पुंज (Vascular stree) के अंदर फाइब्रिन (Fibrin) और बिम्बाणु (Platelets) का जमाव होता है। (देखें अध्याय 38 का प्रासूतिकी में रक्तस्कंदन का व्यतिक्रम)।

विलम्बित (Late): जलपुटी रूप मोल के बाद जरायु-कर्कट रोग (Choriocarcinoma) का विकास 2-10% रोगियों (Cases) में होता है। ज्ञात सम्भाव्य कारकों (Known risk factors) का उल्लेख सारणी 15.3 में किया गया है जिसका संबंध संभवतः विषालु (Malignant) परिवर्तन के साथ होता है।

पूर्वानुमान (Prognosis): रक्तश्राव और पूतिता (सेप्सिस) से तत्काल खतरा प्रारम्भिक निदान (Early diagnosis), रक्ताधान (Blood transfusion) तथा उपचार के कारण पर्याप्त रूप से कम हो जाता है। पूर्ण मोल (Moles) के लगभग 15–20% में स्थायी गर्भावधिक बीजपोषक अर्बुदन (GTN) तक प्रगति होती है जहाँ एक अधित्यका (Plateau पठार) या hCG मात्रा (Level) का पुनः मूल्यांकन होता है। लगभग 5% रोगियों (Cases) में अर्बुद-स्थलांतरण

(Metastatic) रोग का विकास होता है। भविष्य में जलपुटी रूप मोल की पुनरावृत्ति (Recurrence) का खतरा लगभग 1 से लेकर 4% में होता है। तथापि (However), भ्रूणीय कुरचना (Fetal malformation) की संभावना में वृद्धि रसायन-चिकित्सा (Chemotherapy) के बाद नहीं होती है। सुधार (Improvement) तथा दीर्घकालिक पूर्वानुमान (Long-term prognosis) में निम्नलिखित कारकों (Factors) का श्रेय (Attribution) होता है। (1) जरायु-कर्कट रोग (Choriocarcinoma) से संबंधित अधिक संभाव्य कारकों (Risk factors) की पहचान करना, (2) रक्तोद (Serum) का hCG के साथ सावधान अनुवर्ती कार्य (Follow up action) तथा (3) अनुकूल समय पर सही रोगी में कोशिका-विषाक्त औषधि (Cytotoxic drug) का उपयोग करना।

प्रबंध (Management)

अतिस्वन चित्रण (USG=Ultrasonography) तथा संवेदी (Sensitive) hCG परीक्षण (Testing) के उपयोग से अधिकतर रोगियों (Cases) में प्रारम्भ में ही निदान (Early diagnosis) हो जाता है।

प्रबंध में निम्नलिखित सिद्धान्त (Principles) होते हैं-

(1) रक्त की क्षति (Blood loss) की पुनः प्राप्ति करने तथा संक्रमण (Infection) को रोकने के लिए समर्थक चिकित्सा (Supportive therapy)

(2) जैसे ही निदान होता है वैसे ही गर्भाशय (Uterus) को रिक्त (Evacuate) करना

(3) स्थायी बीजपोषक-रोग (Trophoblastic disease) की प्रारम्भिक पहचान के लिए नियमित अनुवर्ती कार्य (Regular follow up) करना

रोगियों को दो समूहों में विभाजित किया जाता है - समूह (Group) A: निष्कासन (Expulsion) की प्रकिया में मोल होता है। **समूह** (Group) B:- गर्भाशय निष्क्रिय (Inert) बना रहता है।

समर्थक चिकित्सा (Supportive Therapy)

समूह (Group) A: रोगी प्रायः रक्तश्राव की विभिन्न मात्राओं के साथ उपस्थित होती है। (i) रिंजर घोल (Ringer's solution) का अंतःशिरीय निवेशन (Intravenous infusion) आरम्भ करना (ii) रक्ताधान (Blood transfusion) की व्यवस्था करना। **समूह (Group) B:** गर्भाशय के चयनात्मक (Elective) रिक्तिकरण (Evacuation) के पहले रक्त को तैयार रखना चाहिए।

सारणी (Table) 15.3: विषालु परिवर्तन के लिए सम्भाव्य कारक (Risk factors for malignant change)

(1) गर्भ-संख्या पर विचार किये बिना 40 वर्ष से अधिक आयु के माता-पिता (Parents above the age of 40 years irrespective of parity)

(2) आयु पर ध्यान दिये बिना 3 या अधिक शिशु-जन्म (Births) के रोगी-स्त्री (Patients having previous 3 or more births irrespective of age) गर्भसंख्या (Parity) की अपेक्षा आयु अधिक महत्त्वपूर्ण होती है।

(3) रक्तोद (Serum) में प्रारंभिक (Initial) hCG > 100,000 m IU/ml.

(4) गर्भाशयी आकार (Uterine size) > 20 सप्ताह (Weeks)

(5) मोलीय गर्भावस्था का पूर्व इतिवृत्त (Previous history of molar pregnancy)

(6) वृहत (Large) (>6) वेस्टन पीतिका पुटी (Theca leutein cysts)

निश्चयात्मक प्रबंध (Definitive Management)

समूह (Group) A: समर्थक चिकित्सा (रक्ताधान) के साथ 500 ml रिंजर घोल के अंतःशिरीय निवेश की व्यवस्था की जाती है। रक्तश्राव के खतरे की पूर्वापेक्षा को ध्यान में रखकर, विशेषकर जब गर्भाशय वृहत (Large) होता है, 10–20 इकाई (Units) ऑक्सिटोसिन (Oxytocin) का अंतःनिवेश (Infusion) का संयोजन किया जा सकता है। यह मोल के निष्कासन में सहायता करता है तथा रक्त की क्षति (Loss) को कम करता है। निम्नलिखित विधियों में से किसी एक विधि का उपयोग मोल की निष्कासन प्रक्रिया को बढ़ाने में किया जा सकता है - (1) चूषण रिक्तिकरण सर्वोत्तम होता है (Suction evacuation is the best)→200–250 mmHg तक एक ऋणात्मक दबाव (Negative pressure) लगाया जाता है। इस क्रियाविधि (Procedure) का निष्पादन डायजिपैम अवसाद (Diazepam sedation) या सामान्य संवेदनाहरण (General anesthesia) के अधीन किया जाता है। 12 mm आकार की एक चूषण प्रवेशिनी (Suction cannula) प्रायः पर्याप्त होती है। (2) आंगुलिक छानबीन (Digital exploration) तथा सामान्य संवेदनाहरण के अधीन चिमटी (Ovum forceps) द्वारा मोल का निष्कासन एक विकल्प (Alternative) हो सकता है।

रिक्तिकरण को पूरा होने के बाद अंतःपेशीय रूप से (Intramuscularly) 0.2 mg मेथर्जिन (Methergin) दिया जाता है।

समूह (Group) B: जैसे ही रोगी का निदान (Diagnosis) हो जाता है, वैसे ही (तत्काल) गर्भाशय का रिक्तिकरण करना है।

(1) योनिक रिक्तिकरण (Vaginal evacuation): निम्नलिखित विधियों में से किसी भी एक विधि द्वारा रिक्तिकरण किया जा सकता है-

(i) गर्भाशय-ग्रीवा अनुकूल होती है (Cervix is favorable): (a) अधिमत विधि (Preferred method) चूषण (Suction) द्वारा रिक्तिकरण है। ऑक्सिटोसन अन्तर्वेश (Oxytocin infusion) [500 ml रिंजर-घोल (Ringer's solution) में ऑक्सिटोसिन की 20 इकाई (Units) को प्रतिमिनट 30 बूंद की गति से अंदर प्रवाह करना है] को देना है यदि रक्तश्राव (वृहत गर्भाशय) का खतरा होता है। इस क्रियाविधि का निष्पादन डायजिपैम अवसाद (Diazepam sedation) के अधीन किया जाता है। (b) विकल्पतः (Alternatively) रिक्तिकरण के बाद पारम्परिक विस्फारण (Conventional dilation) किया जाता है। रिक्तिकरण के दौरान रोगी का अवलोकन स्पंद ऑक्सीमापी (Pulse oximeter) (Oxygen saturation) द्वारा किया जाता है।

(ii) गर्भाशय-ग्रीवा नलिकाकार और बंद होती है (Cervix is tubular and closed): चूषण और रिक्तिकरण के बाद पटलदार स्तर (taminaria test) के प्रवेश द्वारा गर्भाशय-ग्रीवा का धीरे-धीरे विस्फारण (या विस्तार) किया जाता है। विकल्पतः शल्यक्रिया (Surgery) के तीन घंटे पहले योनि (Vagina) से 400 μg ($\mu = 10^{-6}$=म्यू) मिसोप्रोस्टॉल (Misoprostol) (PGE1) समान रूप से प्रभावी होता है। प्रोस्टेग्लैन्डिन (Prostaglandins) के उपयोग से बचना चाहिए।

योनिक रिक्तिकरण की जटिलताएँ (Complications of vaginal evacuations): गर्भाशय की क्षति (Injury), रक्तश्राव (Hemorrhage) तथा सदमे (Shock) के अतिरिक्त दो अधिक विरल (Rare) परन्तु घातक (Fatal) जटिलताएँ होती हैं -

(a) **तीव्र फुफ्फुसीय न्यूनता (Acute pulmonary insufficiency):** यह बीजपोषक-कोशिका (Trophoblastic cells) के फुफ्फुसीय वाहिका-रोध (Embolisation) के कारण होती है। रिक्तिकरण के लगभग 4-6 घंटे बाद तीव्र वक्ष पीड़ा (Acute chest pain), हृद्प्रवेग (Tachycardia) तथा श्वासक्षिप्रता (Tachypnea=तीव्रश्वसन) के लक्षण विकसित होते हैं। रिक्तिकरण के पहले औषधीय प्रेरण (Medical induction viz. oxytocin infusion) से खतरा और अधिक होता है।

(b) **अवटु आवेग (Thyroid storm):** अवटु अतिक्रियता (Hyperthyroid state) की स्थिति में सामान्य संवेदनाहरण (Anesthesia) के अधीन अब रिक्तिकरण होता है तो तीव्र लक्षण जैसे-उच्चज्वर (Hyperthermia), सन्निपात (Delirium), ऐंठन (Convulsions), मूर्छा (Coma) तथा हृदय-वाहिका निपात (Cardiovascular collapse) विकसित होते हैं। इस स्थिति को नियंत्रित (या कम) करने के लिए बीटा-ऐड्रिनर्जिक अवरोधन कर्मक (Beta adrenergic blocking agents) का अन्तर्ग्रहण किया जाता है।

(2) गर्भाशय-उच्छेदन (Hysterectomy): इस क्रियाविधि (Procedure) की आवश्यकता विरले ही (Rarely) होती है। चिकित्सा-सुझाव (Indications) निम्नलिखित हैं- (a) प्रचुर योनिक रक्तश्राव (Profuse vaginal bleeding) (b) तत्काल योनिक रिक्तिकरण के लिए गर्भाशय-ग्रीवा (Cervix) अनुकूल नहीं होती है।

(3) गर्भाशय-निष्कासन की शल्यक्रिया (Hysterectomy): यह निम्नलिखित के लिए सुझाव दिया जाता है - (a) 35 वर्ष से अधिक आयु के रोगी तथा (b) वह रोगी जो अपना परिवार (शिशु-जन्म) को पूर्ण कर चुकी है चाहे उसकी आयु कुछ भी हो। जहाँ तक भावी विषालुता (Malignancy) के विकास का संबंध है, ये निश्चित रूप से अधिक खतरे के रोगी होते हैं। मोल के स्वतः निष्कासन के साथ समान रोगी पार्श्वचित्र (Patient profile) के लिए शल्यक्रिया प्रयोज्य (Applicable=लागू) होती है तथा शल्यक्रिया 5 दिन के अंदर करनी चाहिए। देखें सारणी 15.3।

यह स्मरण करना चाहिए कि गर्भाशय-निष्कासन शल्यक्रिया (Hysterectomy) के बाद 3–5% रोगियों में निरंतर GTN (Gestational trophoblastic neoplasia) का अवलोकन किया जाता है। इस प्रकार अनुवर्ती कार्य (Follow up) की आवश्यकता को ध्यान में रखना चाहिए। वर्धित अण्डाशय (Enlarged ovaries) (Thecalutein cysts=वेष्टन पीतिका पुटी) जो शल्यक्रिया के दौरान पाया गया है उसे अबाधित छोड़ देना चाहिए क्योंकि मोल के निष्कासन के बाद वे स्वतः कम होने लगते हैं। परन्तु यदि जटिलता उत्पन्न होती है जैसे-मरोड़ (Torsion), विदार (Rupture) या व्यतिक्रम (Infraction) तब उनको निष्कासित करना चाहिए। गर्भाशय (Uterus) को ऊतक-रोगात्मक (Histopathological) जाँच के लिए भेजना चाहिए।

रिक्तिकरण (Evacuation) के बाद Rh-ऋणात्मक (Negative) अप्रतिरक्षित (Non-immunized) रोगी को D-इम्यूनोग्लोबुलिन-रोधी (Anti-D immunoglobulin) देना चाहिए।

योनिक रिक्तिकरण के बाद खुरचन का महत्त्व या स्थान (Place of Curettage after Vaginal Evacuation)

दिनचर्या (Routine) गर्भाशयी खुरचन का सुझाव नहीं दिया जाता है। प्रारम्भिक रिक्तिकरण के बाद स्थायी (Persistent) योनिक श्राव [स्थायी बीजपोषकीय अर्बुदन (Persistent trophoblastic neoplasia)] के साथ चयनित रोगियों में हल्का खुरचन किया जाता है। खुरचन का उद्देश्य क्षयित पतनिका (Necrosed deciduas) तथा संलग्न आशयों (Attached vesicles) को निष्कासित करना है जिससे कि प्रत्यावर्तन (Involution) त्वरित (Accelerate) हो सके तथा अनियमित रक्तश्राव कम हो सके। निष्कासित सामग्री (Materials) को ऊतक-अध्ययन या जाँच (Histology) के लिए भेजना चाहिए ताकि बीजपोषकीय अर्बुदन की मात्रा की जानकारी हो सके तथा यह देखा जा सके रसांकुर संरचना (Villus structure) उपस्थित है या नहीं।

रोगीरोधी रसायन-चिकित्सा (Prophylactic chemotherapy): रोगियों की 85% संख्या स्वतः कमी (या राहत=Remission) का अनुभव करती है। शेष रोगियों में विकसित विषालुता (Malignancy) की पहचान βhCG परीक्षण द्वारा होती है।

इसके अतिरिक्त प्रयुक्त (Used) औषधि (Drugs) विषाक्त होती है जो मृत्यु का कारण भी बन सकती है। अतः सभी रोगियों के लिए रोगरोधी रूप में (Prophylactically) उपचार करना उपयुक्त नहीं होता है। तथापि (However), निम्नलिखित परिस्थिति में इसका उपयोग लाभ (Advantages) के साथ किया जाता है - (i) यदि hCG की मात्रा (Level) अपेक्षित समय (4-6 सप्ताह) तक सामान्य (Normal) नहीं होती है या पुनः वर्धन (Re-elevation) (>20,000m I.U./ml) 4–6 सप्ताह पर होता है। (ii) hCG की मात्रा पर विचार किये बिना अर्बुद-स्थलांतरण (Metastates) का प्रमाण, (iii) उन रोगियों (Cases) में सम्भाव्य कारकों (Risk facts) (देखें सारणी 15.3) द्वारा निर्णयित विषालु परिणाम (Judged malignant sequelae) का अधिक होना और जहाँ अनुवर्ती सुविधाएँ (Follow-up facilities) सुलभ नहीं है। इन रोगियों में अनुवर्ती के नहीं होने की अपेक्षा रोगरोधी रसायन-चिकित्सा बेहतर होती है।

औषधि विधान (Regimes): मेथोट्रिक्सेट (Methotrexate) की 2.5 mg गोली-दैनिक 3 गोली तीन बार 5 दिन तक दी जाती है। 2 सप्ताह के अंतर पर कुल तीन प्रक्रम (Courses) में देना। अंतः पेशीय (Intramuscular) रूप से देना कम विषाक्त (Toxic) तथा बेहतर सह्य (Tolerated) होता है। मेथोट्रिक्सेट को 4–7 दिन तक लेने के बाद βhCG की मात्रा में न्यूनतम 15% की कमी होनी चाहिए। विकल्पः (Alternatively) अंतःशिरीय (Intravenous) ऐक्टिनोमाइसिन (Actinomycin) D 12 μg/Kg शरीर भार दैनिक 5 दिन के लिए दिया जा सकता है। मेथोट्रिक्सेट की अपेक्षा यह कम विषाक्त होता है।

अनुवर्ती (Follow up): सभी रोगियों के लिए न्यूनतम 6 महीने तक दिनचर्या (Routine) अनुवर्ती अनिवार्य होती है। इसका उद्देश्य स्थायी बीजपोषकीय (Trophoblastic) रोग का निदान करना है जिसे विषालु (Malignant) समझा जाता है। इस अवधि में ही जरायु-कर्कट रोग (Choriocarcinoma) की उत्पति अधिकांशतः सीमित होती है।

प्रवाह चित्र (Flow chart) 15.2: जलपुटी रूप मोल का प्रबंध की रूपरेखा (Scheme of management of hydatidiform mole)

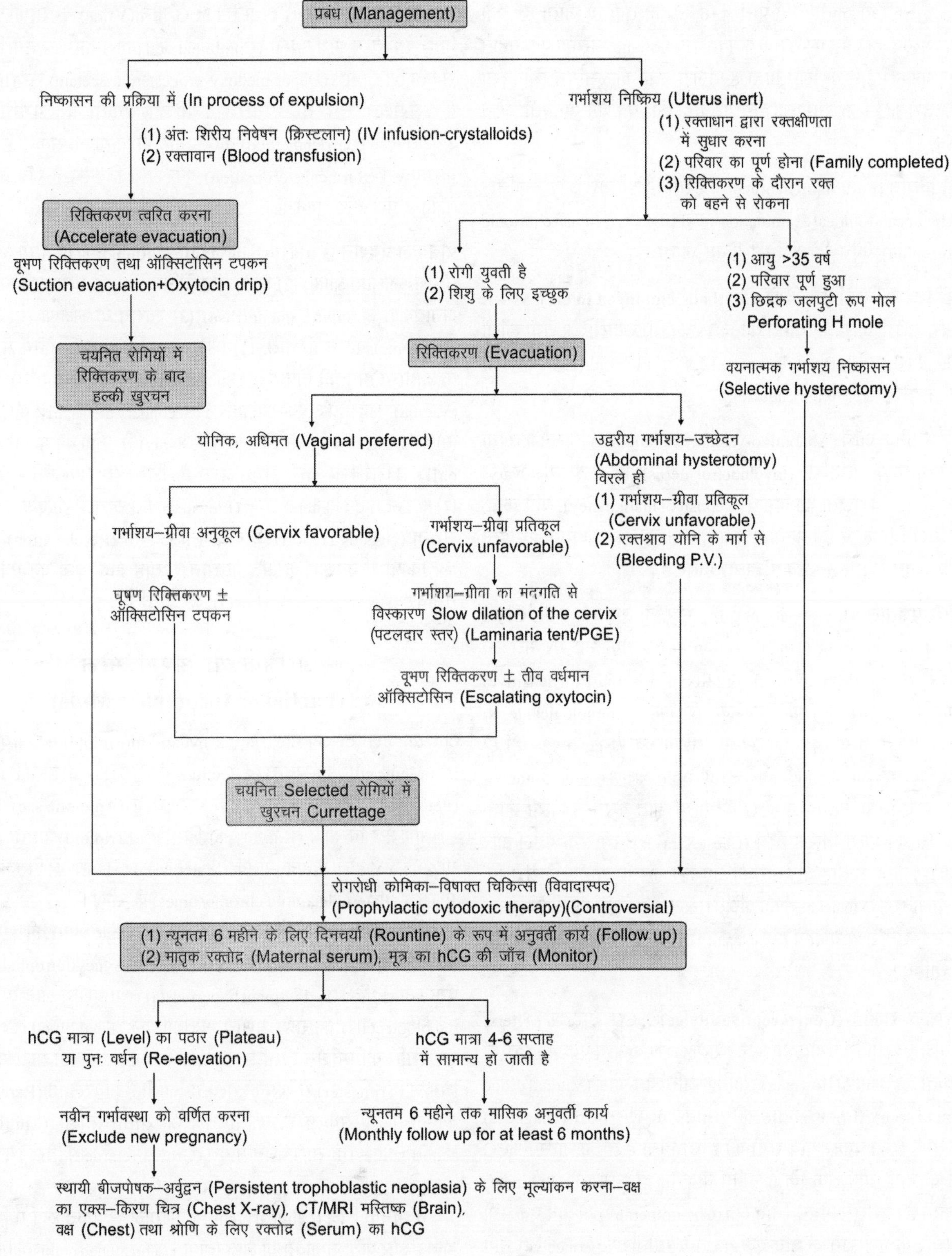

अंतराल (Intervals): प्रारंभ में एक सप्ताह के अंतर पर जाँच करनी चाहिए जब तक कि रक्तोद (Serum) में hCG की मात्रा (Level) नकारात्मक (Negative) नहीं हो जाती। यह प्रायः 4–6 सप्ताह तक हो जाती है। एक बार नकारात्मक हो जाने पर उसके अनुवर्ती (Follow-up) प्रत्येक एक महीने के अंतर पर 6 महीने के लिए होता है। जिस स्त्री की रसायन चिकित्सा होती है उसे hCG के सामान्य होने के बाद एक वर्ष की अनुवर्ती जाँच होती है।

अनुवर्ती विधान (Follow-up protocols): इसमें (i) इतिवृत्त और नैदानिक जाँच (History and clinical examination) तथा (ii) hCG (Human chorionic gonadotrophin) जाँच को शामिल किया जाता है।

प्रत्येक भेंट में नियोजित विधि (Methods employed in each visit): (1) सम्बद्ध लक्षणों जैसे-अनियमित योनिक (Vaginal) रक्तश्राव, स्थायी खाँसी (Cough), श्वसनाभाव (Breathlessness) या रक्त की खाँसी (Hamoptysis) के बारे में पूछताछ करना (Enquire)

(2) उदर-योनिक जाँच (Abdomino-vaginal examination) जिसमें लिखना है - (a) गर्भाशय का प्रत्यावर्तन (Involution of uterus), (b) अण्डाशय (Ovary) का आकार, (c) विषालुता का जमाव (Deposit of malignancy), यदि कोई, अग्र योनिक दिवाल में है। पीतिका पुटी (Lutein cysts) की प्रायः 2 महीने के अंदर अवनति (Regress कम होना) होती है।

(3) **जाँच-पड़ताल** (Investigations): (a) मूत्र या रक्तोद में hCG की पहचान (Detection of hCG in urine or serum): प्रत्येक भेंट पर मूत्र का रक्तोद (सीरम) की जाँच करनी चाहिए। प्रारम्भ में कम संवेदी (Sensitive) तथा कम महँगा (Costly) प्रतिरक्षात्मक परीक्षण (Immunological tests) किया जा सकता है जबतक कि परीक्षण ऋणात्मक (Negative) नहीं हो जाता। उसके बाद अधिक संवेदी विकिरण-प्रतिरक्षा परीक्षण (Radio-immuno-assay) का उपयोग रक्तोद में hCG की मात्रा ज्ञात करने में किया जाता है। (b) वक्ष का एक्स-किरण चित्र (Chest X-ray): उपचार के पहले और रिक्तिकरण के 4 सप्ताह बाद इसका उपयोग करना चाहिए जिससे कि अर्बुद-स्थलांतरण (Metastates) को वर्जित (Exclude) किया जा सके। इसके बाद तीसरे, छठे तथा बारहवें (3rd, 6th and 12th) महीने पर इसका उपयोग करना चाहिए।

गर्भनिरोधक सलाह (Contraceptive advice): hCG टाइटर (Titers) में एक वृद्धि एक नवीन गर्भावस्था और स्थायी GTN के बीच एक भ्रम उत्पन्न कर सकती है। तथापि (However), योनिक अतिस्वन जाँच (Vaginal probe ultrasound scan) से 5–6 सप्ताह की गर्भावस्था का निदान (Diagnose) हो सकता है। इस प्रकार यदि रोगी की इच्छा होती है तो ऋणात्मक hCG टाइटर के बाद, यहाँ तक कि 6 महीने बाद भी वह गर्भवती (Pregnant) बन सकती है। परन्तु रसायन-चिकित्सा (Chemotherapy) के बाद एक स्त्री को उपचार के पूर्ण होने के बाद एक वर्ष तक गर्भधारण (Conceive) नहीं करना चाहिए।

इस अवधि में गर्भनिरोधक का उपयोग एक उत्पीड़ित (Vexed) समस्या उत्पन्न करता है। अंतःगर्भाशयी साधन (IUD = Intrauterine device) का निषेध होता है क्योंकि इसका प्रायः संबंध अनियमित रक्तश्राव के साथ होता है जो एक लक्षण प्रायः जरायु कर्कट रोग (Chorio-carcinoma) के साथ प्रायः सहवर्ती (Coexist) होता है। hCG मान (Value) के सामान्य होने के बाद संयुक्त मुखीय गोली (Combined oral pills) का उपयोग किया जा सकता है। DMPA (Depot-medoxy-progesterone acetate) सुई (Injection) का सुरक्षित रूप से उपयोग किया जा सकता है। गर्भनिरोध की अवरोध विधि (Barrier method) का उपयोग भी किया जा सकता है। शल्यक बंध्याकरण (Surgical sterilization) एक अन्य विकल्प है जब वह अपना परिवार पूर्ण कर चुकी है।

प्रतिकूल प्रदर्शन (Unfavorbale manifestations): (1) स्थायी अस्वस्थता (Persistent ill-health) (2) अनियमित योनिक (Vaginal) रक्तश्राव या निरंतर अनार्तव (Continuing amenorrhea) (3) श्वसन के लक्षणों (Respiratory symptoms) की उपस्थिति, (4) शिशु-जनन के बाद 6 महीने में गर्भाशय के सामान्य होने की विफलता (Sub-involution=अवप्रत्यावर्तन), (5) योनि (Vagina) में द्वितीय अर्बुद-स्थलांतरण (Secondary metastatis) की उपस्थिति (6) वक्ष (Chest) का एक्स-किरण चित्र (X-ray) से "तोप का गोला" (Cannon ball) प्रतिबिम्ब का सकारात्मक निष्कर्ष (Positive finding), (7) hCG टाइटर (Titers) उच्च (Elevated) बना रहता है या एक नकारात्मक सूचना (Negative report) के बाद पुनः उच्चता (Re-elevation) होती है।

किसी गर्भावस्था के अंत के तीन सप्ताह बाद, बाद की एक मोलीय गर्भावस्था में, hCG मात्रा (Level) की जाँच करना चाहिए।

आंषिक या अपूर्ण मोल (Partial or Incomplete Mole)

आंशिक जलपुटी रूप मोल (Partial hydatidiform mole) में जरायु-रसांकुर (Chorionic villi) की प्रवृत्ति (Affection) केन्द्रीय (Focal) होती है। एक भ्रूण (Fetus) होता है या न्यूनतम एक उल्वीथैली (Amniotic sac) होती है।

गुणसूत्र विन्यास (Karyotype) त्रिगुणित (Triploid) या तो 69,XXY या 69,XYY होता है, एक मातृक (Maternal) परन्तु प्रायः दो पितृक अगुणित गुणसूत्र (Paternal haploid chromosomes) के साथ।

विस्फारित जरायु-रसांकुर (Dilated chorionic villi) की सूक्ष्मदर्शीय (Microscopic) जाँच में बहुकेन्द्रक-बीजपोषक (Syncytiotrophoblast) की प्रमुख अतिवृद्धि (Predominant hyperplasia) तथा भ्रूणीय लाहिताणु (Fetal red blood cells) के साथ भ्रूणीय रक्तवाहिका (Fetal blood vessels) की उपस्थिति का प्रदर्शन होता है। भ्रूण यदि उपस्थित है तो प्रारम्भिक प्रथम त्रिमास (Trimester) में उसकी मृत्यु हो जाती है। विरले ही (Rarely) शिशु का जन्म हो सकता है जो बहुतंत्र अपसामान्यताओं (Multisy-stem abnormalities) के साथ वर्धन मंदित (Growth retarded) (देखें चित्र 15.17) होता है।

नैदानिक चित्र (Clinical picture) पूर्णमोल से प्रकट रूप में भिन्न नहीं होता है और प्रायः संभावित या लुप्त गर्भपात (Threatened or missed abortion) के साथ भ्रमित होता है। hCG टाइटर (Titre) में भी पर्याप्त वृद्धि नहीं होती है। अतिस्वन चित्रण (Sonography) के व्यापक उपयोग से अधिक से अधिक रोगियों का रहस्य प्रकट होता है। आंशिक मोल में गर्भावस्था सामान्यतः

तिथि से बड़ी नहीं होती है तथा उसकी विषालु क्षमता (Malignant potential) अत्यल्प (Very low) होती है।

जब निदान हो जाता है तथा भ्रूण जीवित नहीं होता है तब गर्भपात करना होता है। यदि भ्रूण जीवित भी होता है तो रोगी को भ्रूण के लिए खतरे के बारे में रोगी को चेतावनी देनी चाहिए यदि गर्भावस्था बनी रहती है।

गर्भपात के बाद अनुवर्ती विधान (Follow-up protocol) पूर्ण मोल के समान होता है। चूँकि विषालुता की संभावना कम होती है अतः hCG मात्रा (Level) सामान्य होने के बाद 3–6 महीने तक अनुवर्ती को निरंतर रखना है।

अपरा-स्थल बीजपोषक अर्बुद (PSTT) (Placental Site Trophoblastic Tumor)

यह एक विरल ऊतकीय निदान (Histological diagnosis) है। अपरा-तल (Placental bed) का मध्यवर्ती बीजपोषक (Intermediate trophoblast) से अर्बुद (Tumour) उत्पन्न होता है जो मुख्यतः कोशिका-बीजपोषकीय (Cytotrophoblastic cells) द्वारा निर्मित होता है। मूत्र (Urine) या रक्तोद (Serum) में hCG की अल्प मात्रा (Low level) बनी रहती है। रोगी में योनिक रक्तश्राव (Vaginal bleeding) होता है। गर्भाशय का पेशीस्तर (Myometrium) तथा लसीका-तंत्र (Lymphatics) पर स्थानिक आक्रमण (Local invasion) होता है। इसमें (PSTT) रसायन-चिकित्सा की अनुक्रिया (Response) नहीं होती है। गर्भाशय-उच्छेदन (Hysterectomy) अभिमत (Preferred) उपचार होता है।

स्थायी गर्भावधिक बीजपोषकीय अर्बुदन (Persistent Gestational Trophoblastic Neoplasia)

परिभाषा (Definition): स्थायी GTN को वहाँ परिभाषित (या निर्धारित) किया जाता है जहाँ बीजपोषकीय क्रियाशीलता की निरंतरता (या स्थायीत्व =Persistence) होती है जैसा कि नैदानिक (Clinical), प्रतिबिम्बन (Imaging) तथा या हार्मोनी (Hormonal) अध्ययन द्वारा प्रारम्भिक उपचार के बाद संकेत मिलता है। जलपुटी रूप मोल (Hydatidiform mole), आक्रामक मोल (Invasive mole) जरायु-कर्कट रोग (Choriocarcinoma) या अपरा-स्थल का बीजपोषक अर्बुद (Placental site trophoblastic tumor) के उपचार के बाद यह हो सकता है। मोलोत्तर (Postmolar) GTN मृदु (Benign) या विषालु (Malignant) हो सकता है। परन्तु अमोलीय (Non-molar) गर्भावस्था के बाद एक GTN सर्वदा जरायु-कर्कट रोग (कोरिओकार्सिनोमा) होता है।

रोगियों (Cases) के लगभग 50% में जलपुटी रूप के बाद, 25% में गर्भपात के बाद तथा अन्य 25% में सामान्य गर्भावस्था के बाद यह विकसित होता है।

निदान (Diagnosis): रिक्तिकरण के बाद (Post-evacuation) अनुवर्ती काल (Follow-up period) के दौरान इस स्थिति का निदान होता है। नैदानिक लक्षण (Diagnostic features) हैं -

(1) निरंतर योनिक रक्तश्राव (Continued vaginal bleeding)

(2) स्थायी वेष्टन (या प्रावरण) पीतिका पुटी (Persistent theca lutein cysts)

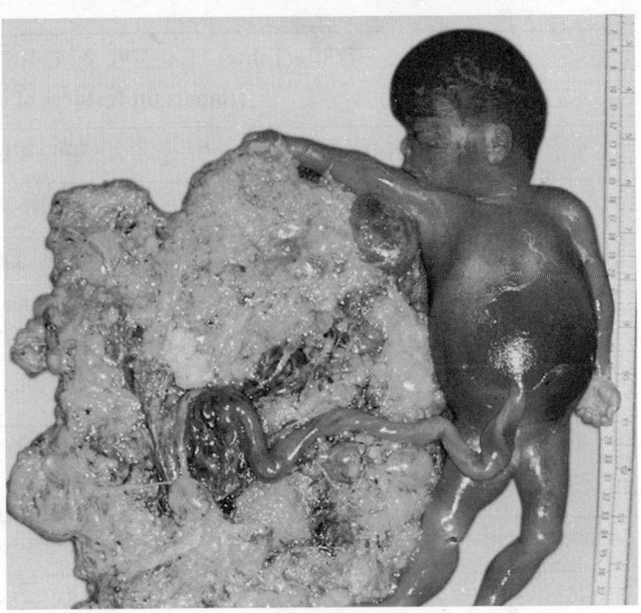

चित्र (Fig.) 15.17: मृत जन्मा शिशु के साथ आंशिक मोल

(3) स्थायीरूप से कोमल और वर्धित गर्भाशय (Persistently soft and enlargd uterus)

(4) hCG टाइटर (Titer) या तो ऋणात्मक (Negative) होने में विफल होता है या पठार (Plateau) बना रहता या रिक्तिकरण के 8 सप्ताह बाद प्रारम्भिक कमी (Initial fall) के बाद पुनः वर्धन (Re-elevation) होता है। स्थानिक या दैहिक अर्बुद स्थलांतरण (Local or systemic metastases) को सर्वदा वर्जित (Excluded) करना चाहिए।

(5) रोगात्मकरूप से (Pathologically) यह आक्रामक मोल, जरायु-कर्कट रोग या अपरा-स्थल के बीजपोषकीय अर्बुद (PSTT) के कारण होता है।

ऊतकीय (Histological) निदान पर ध्यान दिये बिना चिकित्सीय अभिगम (Therapeutic approach) लगभग समान होती है। पुर्वानुमान (Prognosis) उत्तम होता है।

उपचार (Treatment)

गर्भाशय-उच्छेदन (Hysterectomy): यह उन महिलाओं के लिए उचित होता है जिनकी आयु 40 वर्ष के आसपास होती है या जो अपना परिवार पूर्ण कर चुकी है।

रसायन चिकित्सा (Chemotherapy): इसका सुझाव उन युवतियों के लिए होता है जहाँ गर्भाशय को सुरक्षित रखना है या गर्भाशय-बाह्य अर्बुद-स्थलांतरण (Extrauterine metastases) के रोगियों में। सामान्य औषधि है - मेथोट्रिक्सेट (Methotrexate) या ऐक्टिनोमाइसिन (Actinomycin) D या तो एकल रूप से (Singly) या संयोजन (Combination) में।

गर्भाशय-उच्छेदन या रसायन-चिकित्सा के बाद नियमित अनुवर्ती (Regular follow-up) अनिवार्य होता है।

सारणी (Table) 15.4: पूर्ण और आंशिक मोल के महत्त्वपूर्ण लक्षण या रूप
(Important features of complete and partial moles)

	रूप (Features)	पूर्ण मोल (Complete mole)	अपूर्ण मोल (Partial mole)
(1)	भ्रूण (Embryo/Fetus)	अनुपस्थित (Absent)	उपस्थित (Present)
(2)	रसांकुर (दीर्घ रोम) का जलोदरी अपक्षय (Hydropic degeneration of villi)	स्पष्ट और विसरित (Pronounced and diffused)	परिवर्तनशील और केन्द्रीय (Variable and focal)
(3)	बीजपोशक अतिवृद्धि (Trophoblastic hyperplasia)	विसरित	केन्द्रीय (Focal)
(4)	गर्भाशय का आकार (Uterine size)	तिथि से 30–60% अधिक बड़ा	तिथि (Date) से छोटा
(5)	वेश्टन पीतिका पुटी (Theca lutein cysts)	सामान्य (Common) (25–50%)	असामान्य (Uncommon)
(6)	गुणसूत्र विन्यास (Karyotype)	46XX (85%) मूलतः पैतृक (Paternal in origin)	त्रिगुणित (Triploid) (90%) द्विगुणित (Diploid) (10%)
(7)	βhCG	50,000 से अधिक	अल्प अधिक (Slight elevation) (<50,000)
(8)	विशिष्ट नैदानिक लक्षण (Classical clinical symptoms)	सामान्य (Common)	विरल (Rare)
(9)	स्थायी (Persistent) GTN का खतरा	20%	<5%

अध्याय 16

बहुल गर्भ, अति उल्वीद्रव तथा अपरा और रज्जु की अपसामान्यता

(Multiple Pregnancy, Hydramnios and Abnormalities of Placenta and Cord)

जब गर्भाशय (Uterus) में एक साथ एक से अधिक भ्रूण (Fetus) विकसित होते हैं तो इसे बहुल गर्भ या गर्भावस्था कहते हैं। दो भ्रूण (या यमज=Twins) का एक साथ विकास सर्वसामान्य (Commonest) होता है, यद्यपि विरले ही (Rarely) तीन भ्रूण (त्रिक्=Triples), चार भ्रूण (चतुष्क=Quadruplets), पाँच भ्रूण (पंचक=Quintuplet) या छ भ्रूण (शटसमूह=Sextuplets) भी हो सकते हैं।

यमज या जुड़वाँ बच्चे (Twins)

गर्भाशय में दो भ्रूण (Fetuses) का समकालिक विकास बहुल (Multiple) गर्भावस्था का एक सर्वसामान्य प्रकार होता है।

प्रकार (Varieties): (1) द्वियुग्मजी (या द्विअंडज) यमज (Dizygotic twins): यह सर्वसामान्य (दो–तिहाई = 66%) होता है जो दो अण्डाणु (Ova) के निषेचन (Fertilisation) के फलस्वरूप होता है। (2) एक युग्मजी यमज (Monozygotic twins): यह एक-तिहाई (33%) होता है जो एक एकल (Single) अण्डाणु (Ovum) के निषेचन से होता है।

यमज की उत्पत्ति (Genesis of twins): द्वियुग्मजी यमज (Dizygotic twins) (Syn:Fraternal=भ्रात्रीय, Binovular=द्विअण्डज) की उत्पत्ति (Most probably) एक अण्डाशयी चक्र (Ovarian cycle) के दौरान समान (या पृथक) अण्डाशय के दो पृथक ग्राफियन पुटक (Graafian follicles) से भंजित (Ruptured) दो अण्डाणु (Ova) का दो शुक्राणु (Sperms) के साथ निषेचन के फलस्वरूप होती है। उनका अनुवर्ती रोपण (Subsequent implantation) और विकास एक एकल निषेचित अण्डाणु (Single fertilized ovum) से थोड़ा भिन्न होता है। शिशु (Babies) एक दूसरे के साथ भ्रातवृत (Fraternal=भाई जैसा) समानता (विभिन्न जनन से भाई और बहन का) धारण (या वहन) करता है और इसलिए भ्रात्रीय यमज (Fraternal twins) कहा जाता है।

एक युग्मजी यमज (Monozygotic twins) (Syn=पर्याय: Identical, Uniovular) में निषेचन के बाद युग्मन (Twinning) विभिन्न समय पर हो सकता है और यह रोपण की प्रक्रिया तथा भ्रूणीय झिल्ली (Fetal membranes) के निर्माण को पर्याप्त रूप से प्रभावित करता है।

विरले (Rare) अवसर (या समय) पर निम्नलिखित संभावना हो सकती है–

(1) यदि निषेचन (Fertilisation) के बाद 72 घंटे के अंदर विभाजन होता है [कलल अवस्था (Morula stage) के पहले] तब परिणामी भ्रूणों (Resulting embryos) में दो पृथक अपरा (Placenta), जरायु (Chorions) तथा उल्व (Amnions) [Diamniotic-dichorionic or D/D] होंगे।

(2) यदि विभाजन चतुर्थ और अष्टम (4th and 8th) दिन के बीच आंतरिक कोशिका पिण्ड (Inner cell mass) के निर्माण के बाद होता है जब जरायु का विकास हो चुका है, तब द्विउल्वी एकजरायु (Diamniotic monochorionic, D/M) यमज (Twins) विकसित होता है। (3) यदि विभाजन निषेचन के अष्टम दिन के बाद होता है, तब उल्वी कोटर (Amniotic cavity) का निर्माण हो चुका है तब एक एकउल्वी-एकजरायु (Monoamniotic-monochorionic, M/M) यमज विकसित होता है।

(4) अति विरल अवसर (Extremely rare occasions) पर भ्रूणीय चक्रिका (Embryonic disc) के निर्माण के 2 सप्ताह बाद जब विभाजन होता है जिसके कारण संयुक्त यमज (Conjoined twins) का निर्माण होता है जिसे स्यामी यमज (Siamese twins) कहा जाता है। संयोजन (Fusion) चार (4) प्रकार के होते हैं – (a) वक्षबद्ध (Thoracopagus) (Commonest = सर्वसामान्य), (b) पूयबद्ध (Pygopagus) (Posterior fusion=पश्च संयोजन), (c) कपालबद्ध (Craniopagus) (Cephalic=सिर का), (d) श्रोणिबद्ध (Ischiopagus) (Caudal=पुच्छीय)

युग्मजता का निर्धारण (Determination of zygosity): अंग के प्रतिरोपण (Transplantation) की खोज के साथ बहुल भ्रूणों (Multiple fetuses) की युग्मजता का महत्व अधिक हो गया है। (देखें सारणी 16.1)।

(1) अपरा और झिल्ली की जाँच (Examination of placenta & membranes): द्वियुग्मजी यमज (Dizygotic twins): (a) पूर्ण पृथक या अधिक सामान्यतः किनारे (Margin) पर संयोजित (Fused) दो अपरा होते हैं जो एक प्रतीत होते हैं (10 में 9)। दो भ्रूणीय वाहिका (Fetal vessels) के बीच शाखा-मिलन (Anastomosis) नहीं होता है। (b) प्रत्येक भ्रूण (Fetus) एक पृथक उल्व (Amnion) तथा जरायु (Chorio) से घिरा रहता है। (c) इस प्रकार मध्यवर्ती झिल्ली (Intervening membranes) में चार परतें – (Layers) होती हैं – उल्व, जरायु, जरायु तथा उल्व। वास्तव में प्रारंभिक गर्भावस्था में प्रत्येक थैली (Sac) की पतनिका-पुटी (Decidua capsularis) की पहचान जरायु-परतों के बीच सूक्ष्मदर्शी (Microscope) द्वारा की जाती है (चित्र 16.1)।

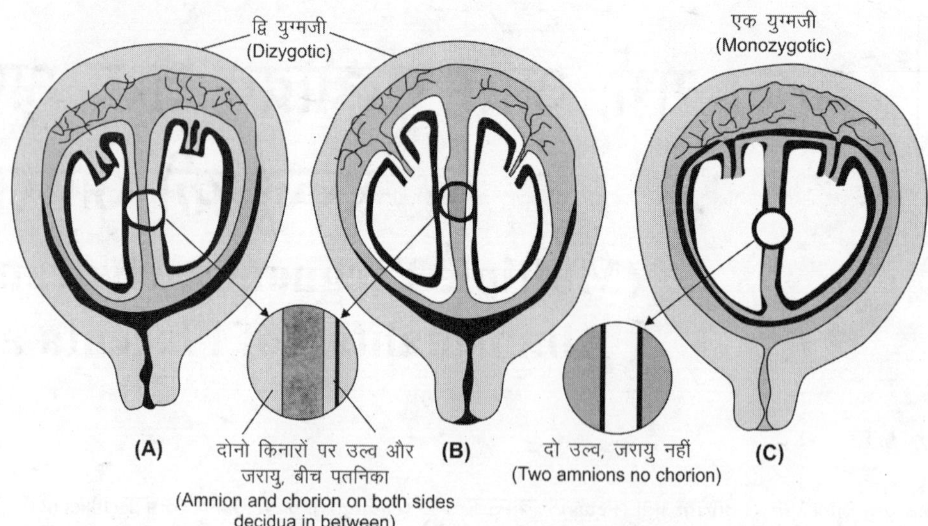

चित्र (Fig.) 16.1: यमज अपरा (Twins placenta) द्वियुग्मजी यमज (Dizygotic twins) (A, B) में दो अपरा हैं जो बिना किसी वाहिका-संचार (Vascular communications) के पृथक या संयोजित (Separate or fused) हो सकती हैं, मध्यवर्ती झिल्ली में चार परतें होती हैं। एक युग्मजी यमज (Monozygotic twins) (C) में स्वतंत्र आंतरिक वाहिका-शाखा मिलन (Vascular anastomosis) के साथ एक अपरा है।

सारणी (Table) 16.1: युग्मजता के निर्धारण का सारांश (Summary of determination of zygosity)

	अपरा (Placenta)	संचारी वाहिका (Communicating vessels)	मध्यवर्ती झिल्ली (Intervening membranes)	लिंग (Sex)	आनुवांशिक विशेषता (Genetic features) (मुख्य रक्त समूह) DNA अंगुलि छाप (Finger-printing)	त्वचा रोपण (Skin grafting) पारस्परिक (Reciprocal)	अनुवर्ती (Follow up)
एकयुग्मजी (Monozygotic)	एक	उपस्थित (Present)	दो (उल्व) (Amnions)	सर्वदा समान (Identical)	समान (Same)	स्वीकृति (Acceptance)	प्रायः समान (Identical)
द्वियुग्मजी (Dizygotic)	दो (प्रायः संयोजित)	अनुपस्थित (Absent)	चार (2 उल्व + 2 जरायु)	भिन्न हो सकता है	भिन्न (Differ)	अस्वीकृति (Rejection)	समान नहीं

एकयुग्मजी यमज (Monozygotic twins): (a) अपरा (Placenta) एक होती है। दो भ्रूणीय वाहिकाओं के बीच स्वतंत्र शाखा-मिलन (Anastomosis) की परिवर्तनशील अवस्था होती है। (b) प्रत्येक भ्रूण दोनों (Diamniotic-monochorionic=द्विउल्वी-एकजरायुवत्) में समान (Common) जरायु परत के साथ एक पृथक उल्वी थैली द्वारा घिरा रहता है। (c) इस प्रकार मध्यवर्ती झिल्ली में उल्व (Amnion) की केवल दो परतें होती हैं। (देखें चित्र 16.1)। तथापि (However), विरले (Rare) अवसर पर एकअंडज (Uniovular) यमज (Twins) द्विउल्वी द्विजरायुक्त (Diamniotic-dichorionic) या एकउल्वी-एकजरायुक्त (Monoamniotic-monochorionic) हो सकता है।

(2) लिंग (Sex): जबकि विषम (Opposite) लिंग के यमज (Twins) लगभग सर्वदा द्विअण्डज (Binovular) होते हैं तथा समान (Same) लिंग के यमज सर्वदा एक अंडज (Uniovular) नहीं होते है परन्तु एक अण्डज यमज (Uniovular twins) सर्वदा समान लिंग के होते हैं।

(3) यदि भ्रूण (Fetuses) समान लिंग के होते हैं तथा उनमें समान आनुवांशिक विशेषताएँ (Genetic features) (प्रमुख रक्तसमूह) होती हैं तब एक युग्मजता (Monozygosity) की संभावना होती है।

(4) त्वचा रोपण का परीक्षण (A test skin graft): पारस्परिक (Reciprocal) त्वचा रोपण की स्वीकृति एक युग्मजता (Monozygosity) का लगभग एक निश्चित प्रमाण होता है।

(5) DNA (Deoxyribonucleic acid) सूक्ष्म जाँच प्रविधि (Microprobe technique) सर्वाधिक निश्चयात्मक (Most definitive) होती है।

(6) 2–4 वर्ष के बीच अनुवर्ती अध्ययन (Follow up study between 2-4 years): इसमें लगभग समान शारीरिक और व्यवहारात्मक लक्षणों का प्रदर्शन होने से एक युग्मजता का संकेत मिलता है।

प्रभाव (Incidence): इसके प्रभाव में व्यापकरूप से भिन्नता होती है। नाइजीरिया (Nigeria अफ्रीका का एक देश) में इसका प्रभाव अधिकतम 20 में 1 गर्भ तथा पूर्वी एशिया के देशों (Far east countries viz. China, Japan) में न्यूनतम 200 गर्भों में 1 गर्भ है। भारत में इसका प्रभाव 80 गर्भ में 1 होता है। जबकि एकयुग्मजी यमज (Monozygotic twins) का प्रभाव सम्पूर्ण विश्व में संतोषजनक रूप से स्थिर 250 में बना हुआ है, ये द्वियुग्मजी यमज (Dizygotic twins) हैं जो प्रभाव की व्यापक भिन्नता के लिए उत्तरदायी होते हैं।

हेलिन की नियमावली (Hellin's rules) (1895) के अनुसार वहुल जनन (Multiple birth) की गणितीय आवृत्ति (Mathematical frequency) 80 गर्भ में 1 यमज (Twins), 802 (80x80) में एक त्रिकभ्रूण (Triplets), 803 (80x80x80) में एक चतुष्क भ्रूण (Quadruplets), इत्यादि।

कथित यमज गर्भधारण (Twin conception) का वास्तविक प्रभाव कथित या घोषित (Stated) से बहुत अधिक होता है। यह अतिस्वन (Ultrasound) तथा प्रारम्भ में पहचान, अण्डोत्सर्ग (Ovulation) के प्रेरण (Induction) का वर्धमान (Increasing) उपयोग तथा समर्थित प्रजनन प्रविधि (ART=Assisted reproductive techniques) के कारण होता है।

कारणता (Etiology): यमजन (Twinning) का कारण ज्ञात नहीं है। एकयुग्मजी यमज (Monozygotic twins) की आवृति सम्पूर्ण विश्व (या पृथ्वी=Globe) में स्थिर बनी हुई है और संभवतः मातृक (Maternal) पर्यावरणी कारकों के साथ संबंधित होती है। द्विअण्डज यमज (Binovular twins) की उपस्थिति में व्यापक भिन्नता होती है जो विभिन्न समुदायों में सम्पूर्ण प्रभाव में घट-बढ़ के लिए उत्तरदायी होती है।

द्वियुग्मजी यमज (Dizygotic twins) की उपस्थिति या व्यापकता का संबंध निम्नलिखित के साथ होता है–

प्रजाति (Race): नीग्रो (Negroes) में इसकी आवृत्ति अधिकतम, मंगोल प्रजाति (Mongoles) में न्यूनतम तथा काकेशसी (Caucasians= श्वेत नस्ल) में मध्यम होती है।

आनुवांशिक (Hereditary): आनुवांशिक प्रवृत्ति संभवतः महिला (मातृक पक्ष=Maternal side) से होकर अधिक संचारित होती है।

माता की बढ़ती उम्र (Advancing age): यमजन (Twinning) का वर्धित (Increased) प्रभाव माता की बढ़ती उम्र में देखा जाता है, अधिकतम प्रभाव 30–35 वर्ष की आयु में होता है। उसके बाद यमज (Twins) के प्रभाव में पर्याप्त रूप से कमी होती है।

गर्भसंख्या का प्रभाव (Influence of parity): गर्भ-संख्या के वृद्धि के साथ प्रभाव में वृद्धि होती है, विशेषकर 5वें गर्भ के बाद।

उपचारजनक (Iatrogenic): अण्डोत्सर्ग का प्रेरण (Induction of ovulation) के लिए प्रयुक्त औषधि से (गोनैडोट्रॉफिन चिकित्सा के बाद) 20-40% तक बहुल भ्रूण (Multiple fetuses) उत्पन्न हो सकता है। क्लोमिफेन साइट्रेट (Clomifen citrate) के बाद 5–6% तक बहुल भ्रूण उत्पन्न होता है।

- **बहुगर्भधारण (Super fecundation):** यह समान चक्र (Cycle) में मुक्त दो भिन्न अण्डाणु (Ova) का लघु (या अल्प) समय के अंतर पर संभोग (Coitus) की पृथक क्रियाओं में शुक्राणु (Sperms) के साथ निषेचन (Fertilization) है।
- **अधिगर्भधारण (Superfetation):** यह विभिन्न आर्तव चक्रों (Menstrual Cycles) में मुक्त दो अण्डाणु का निषेचन है। एक भ्रूण (Fetus) का दूसरे भ्रूण पर रोपण (Nidation) तथा विकास (Development) सैद्धान्तिकरूप से संभव है जब तक कि गर्भावस्था के 12 सप्ताह तक पतनिका-स्थान (Decidual space) विलुप्त (Obliterated) नहीं हो जाता है।
- **भ्रूण पटेरीय या संपीडन (Fetus papyraceous or compressus):** यह एक स्थिति है जो तब होती है जब भ्रूणों का एक भ्रूण प्रारंभ में ही मृत हो जाता है। जीवित भ्रूण की झिल्ली (Membranes) और गर्भाशयी (Uterine) दिवाल के बीच मृत भ्रूण चपटा और संपीडित (Flattened and compressed) हो जाता है। यह यमज (Twins) के दोनों प्रकार में हो सकता है परन्तु अधिक प्रायिक (Common) एकयुग्मजी यमज (Monozygotic twins) में होता है जिसका पता प्रसव के समय या प्रारंभ में सोनार (Sonar=जीवों में प्रतिध्वनि-ग्रहण व्यवस्था) द्वारा चलता है। देखें चित्र 16.2।
- **भ्रूण अहृदयी (Fetus acardiacus):** यह एक युग्मजी यमज में पाया जाता है। इसमें एक भ्रूण का भाग आकारहीन (Amorphous) बना रहता है तथा हृदय (Heart) के बिना पराश्रयी (Parasitic) हो जाता है।
- **जलपुटी रूप (Hydatidiform mole)** (एक Placenta=अपरा से) तथा एक सामान्य भ्रूण और अपरा (अन्य Conceptus= गर्भधारणी उत्पाद से) का अवलोकन अतिस्वन (Ultrasonography) द्वारा किया गया है।

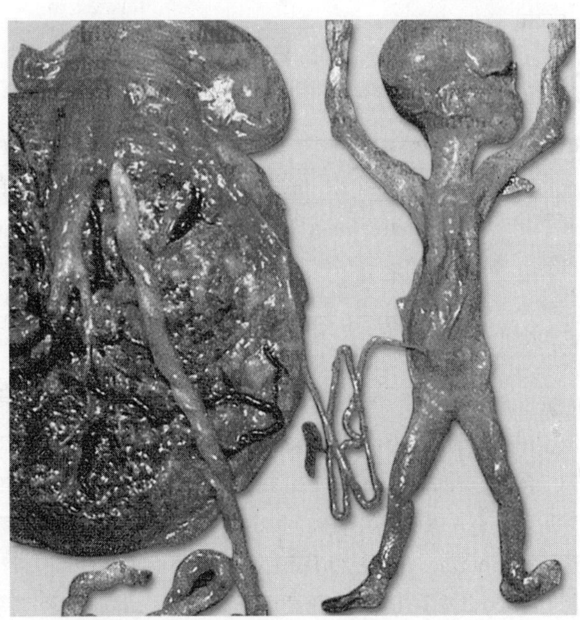

चित्र (Fig.) 16.2: भ्रूण पटेरीय या संपीडन (Fetus papyraceous or compressus)

- **लोपीयमज (Vanishing twin)** = प्रारम्भिक (Early) गर्भावस्था से बहुल गर्भावस्था (Multiple pregnancy) में क्रमिक अतिस्वन प्रतिबिम्बन (Serial ultrasound imaging) से एक भ्रूण की अवसरिक (Occasional) मृत्यु तथा दूसरे जीवित भ्रूण के साथ गर्भावस्था की निरन्तरता का पता चलता है। मृत भ्रूण (14 सप्ताह के अंदर) पुनः अवशोषण (Resorption) द्वारा सरलता से लुप्त (Vanish) हो जाता है। लुप्त होने की दर 40% (कुल का) तक हो सकती है।

मातृक शरीर-क्रियात्मक परिवर्तन (Maternal Physiological Changes)

माता पर एकल (Single) गर्भावस्था की अपेक्षा बहुल (Multiple) गर्भावस्था अधिक शारीरिक परिवर्तन करती है, वे हैं– (1) भार-अर्जन (Weight gain) तथा हृदयी वहिर्वेश (Cardiac output) में वृद्धि होती है। (2) प्लाविका (Plasma) के आयतन में अतिरिक्त 500 ml की वृद्धि होती है। लोहिताणु (RBC) के आयतन में अनुरूप (Corresponding) वृद्धि नहीं होती है जिसके कारण अति रक्ततनूकरण (Hemodilution) तथा रक्तक्षीणता (Anemia) होते हैं। (3) फीटोप्रोटीन (Fetoprotein) की मात्रा (Level), प्रवाहित (Tidal) आयतन तथा पुंजित निस्यंदन गति (Glomerular filtration rate) में वृद्धि होती है।

अवस्थिति और गर्भस्थिति (Lie and presentation): भ्रूण की सर्वसामान्य अवस्थिति लम्बवत (Longitudinal) (90%) होती है परन्तु अप्रकृत गर्भ स्थिति (Malpresentations) भी अधिक प्रायिक (Common) होती है। भ्रूण की गर्भस्थिति के संयोजन (Combinations) हैं– (1) दोनों शीर्ष (Both vertex) (60%) (2) प्रथम शीर्ष तथा दूसरा नितम्ब (Breech) (20%), (3) प्रथम नितम्ब और दूसरा शीर्ष (10%), (4) दोनों नितम्ब (10%), (5) प्रथम शीर्ष तथा दूसरा अनुप्रस्थ (Transverse), इत्यादि। परन्तु अतिविरल (Rarest) दोनों अनुप्रस्थ होते हैं जब संयुक्त यमज (Conjoined twins) की संभावना को वर्जित (Rule out) करना है।

निदान (Diagnosis)

इतिवृत्त (History): (1) अण्डोत्सर्ग प्रेरक औषधि (Ovulation inducing drugs) का इतिवृत्त, विशेषकर जनन-अक्षमता (Infertility) के लिए गौनैडोट्रॉफिन (Gonadotrophins) या ART (Associated reproductive technique) का उपयोग।

लक्षण (Symptoms): सामान्य गर्भावस्था के लघु रोग (Ailments) प्रायः तीव्र हो जाते हैं। कुछ लक्षण गर्भाशय (Uterus) के अनुपयुक्त वर्धन (Enlargement) के साथ संबंधित होते हैं। लक्षण हैं – (i) प्रारंभिक महीनों में वर्धित मिचली और वमन (Increased nausea and vomiting), (ii) हृदय-श्वसन बाधा (Cardiorespiratory embarrassment) जो बाद के महीनों में स्पष्ट होती है जैसे–अति स्पंदन (Palpitation, हृदय की धड़कन) या श्वसन की न्यूनता (Shortness of breath) (iii) पैर की सूजन (Swelling), शिरा-स्फीति (Varicosity) तथा अर्श या बवासीर (Haemorrhoids) की प्रवृत्ति अधिक होती है। (iv) उदरीय (Abdominal) वर्धन की असामान्य गति तथा भ्रूण (Fetuses) की अत्यधिक गतिशीलता जिसका अवलोकन एक अनुभवी प्रसवा (Parous) स्त्री कर सकती है।

सामान्य जाँच (General Examination)

(1) एकल भ्रूण की गर्भावस्था की तुलना में यमज (Twins) में रक्तक्षीणता (Anemia) की अधिक व्यापकता (या उपस्थिति=Prevalence) होती है। (2) असामान्य भार-अर्जन (Unusual weight gain) जो प्राक्गर्भाक्षेपक (Pre-eclampsia) या स्थूलता (Obesity) द्वारा व्याख्यित (Explained) नहीं होता है। (3) प्राक् गर्भाक्षेपक का प्रमाण (25%) एक सामान्य साहचर्य (Association) होता है।

उदरीय जाँच (Abdominal Examination)

(1) **अवलोकन (Inspection):** सामान्य गर्भवती (Pregnant) गर्भाशय की दीर्घित (Elongated) आकृति का परिवर्तन एक अधिक पीपाकार (Barrel-shape) में हो जाता है तथा उदर अतिवर्धित हो जाता है।

(2) **परिस्पर्शन (Palpation):** (a) गर्भाशय (Uterus) की ऊँचाई अनार्तव काल (Period of amenorrhea) से अधिक होती है। मध्य गर्भावस्था (Midpregnancy) के बाद विसंगति (Discrepancy) स्पष्ट होती है। (b) नाभि (Umbilicus) के स्तर पर उदर की परिधि (Girth of the abdomen) पूर्णकाल की सामान्य औसत गर्भावस्था से अधिक होती है (100 cm) (c) भ्रूणीय सिर (Fetal head) के आकार के सापेक्ष भ्रूणीय स्थूलता (Fetal bulk) असंगत रूप से वृहत (Larger) होती है। (d) अनेक भ्रूणीय अंगों (Fetal organs) का परिस्पर्शन, (e) दो भ्रूणीय सिर या तीन भ्रूणीय सिराओं (Poles) के निष्कर्ष से लाक्षणिक निदान (Clinical diagnosis) लगभग निश्चित है।

(3) **परिश्रवण (Auscultation):** दो प्रेक्षक (Observers) द्वारा पृथक स्थलों पर स्थित दो पृथक भ्रूणीय हृदय-ध्वनि (Fetal heart sound) का एक साथ सुनना तथा बीच में एक शांत क्षेत्र (Silent area in between) होने से यमज (Twins) का निदान का एक निश्चित संकेत (Clue) मिलता है वशर्ते कि हृदय की गतियों (Heart rates) में अंतर न्यूनतम 10 स्पंद (Beats) प्रति मिनट होता है।

उदरीय परिस्पर्शन और परिश्रवण का निष्पादन आसान नहीं होता है जिसका कारण अतिउल्वीद्रव (Hydramnios) की उपस्थिति है।

आंतरिक जाँच (Internal Examination)

कुछ उदाहरणों (Cases) में एक सिर को श्रोणि (Pelvis) में गहन अनुभव (Feel deep) किया जाता है जबकि दूसरे सिर का स्थान-निर्धारण (Locate) उदरीय जाँच द्वारा होता है।

कभी-कभी प्रथम शिशु का जनन (Delivery या प्रसव) के पहले नैदानिक विधि (Clinical methods) यमज (Twins) का पता लगाने में विफल होती है।

जाँच-पड़ताल (Investigations)

(1) **अतिस्वन चित्रण (Sonography):** बहुभ्रूणीय (Multifetal) गर्भावस्था में निम्नलिखित सूचना प्राप्त करने के लिए इसका निष्पादन किया जाता है– (a) गर्भावस्था के 10वें सप्ताह में निदान की पुष्टि (Confirmation of diagnosis), (b) भ्रूण की जीवनक्षमता (Viability of fetuses), द्वितीय त्रिमास (2nd Semester) में लोपी यमज (Vanishing twin), (c) जरायुता (Chorionicity) [लैम्डा

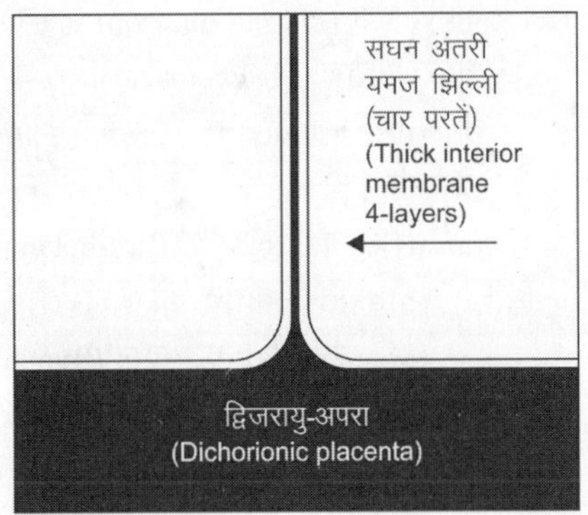

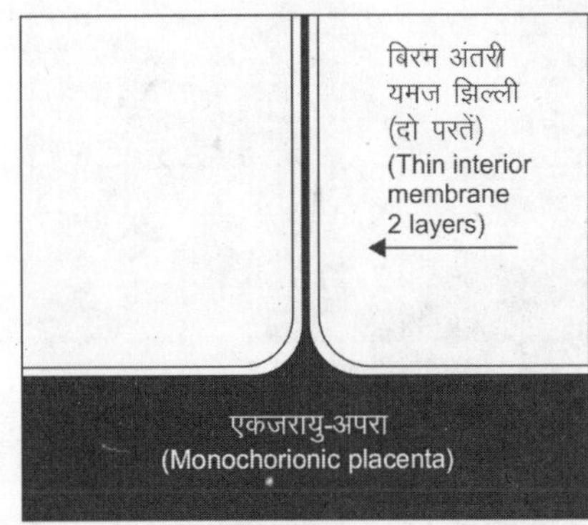

चित्र (Fig.) 16.3: (A) यमज पराकाष्ठा चिन्ह (Twin peak signs), द्विजरायु (Dichorionic) द्विउल्वी (Diamniotic) यमज गर्भावस्था (Twin gestation) में प्रत्येक यमज अंतरा यमज (Intertwin) झिल्ली (Membrane) का निर्माण करने के लिए संयुक्त अपरा (Fused placenta) से दूर होता है। अंतरा-यमज झिल्ली में एक संभावित अंतराल (Potential space) विद्यमान (Exist) होता है जिसे प्रचुर-उद्भवी (Proliferative) अपरा-रसांकुर (Placental villi) द्वारा भरा जाता है जिससे यमज शिखर चिन्ह (Twin peak sign) उत्पन्न होता है। यह चिन्ह एक त्रिभुज के रूप में प्रकट होता है जिसका आधार (Base) जरायु-सतह पर होता है तथा शीर्ष (Apex) अंतरा-यमज झिल्ली में होता है। (B) एक जरायु (Monochorionic), द्विउल्वी यमज में अंतरा यमज झिल्ली केवल दो उल्व (Two amnions) द्वारा निर्मित होती है। देखें चित्र 16.1।

(Lambda) या यमज पराकाष्ठा (Twin peak) चिन्ह, देखें चित्र 16.3 और 16.4 (d) गर्भावस्था का निर्धारण (Dating), (e) भ्रूणीय असंगति (Fetal anomalies), (f) भ्रूणीय विकास का परिवीक्षण (Monitoring) (प्रत्येक 3–4 सप्ताह के अंतर पर) IUGR के लिए। [IUGR=Intrauterine growth retardation], (g) भ्रूण की गर्भस्थिति और अवस्थिति (Presentation and lie of the fetuses) (h) यमज में रक्तसंचारण (Twin transfusion) (Doppler studies डॉप्लर जाँच) (i) अपरा का स्थान-निर्धारण (Placental localization) (h) उल्पीद्रव का आयतन (Amniotic fluid volume)।

अपरा की जरायुता (Chorionicity of the placenta) का उत्कृश्ट निदान अतिस्वन (Ultrasound) द्वारा गर्भावस्था का 6–9 सप्ताह में होता है। द्विजरायु–यमज (Dichorionic twins) में जरायु-कोषों (Chorionic sacs) के बीच एक मोटा पट (Septum) होता है। इसकी उत्कृश्ट पहचान झिल्ली (Membrane) के तल पर की जाती है जहाँ एक त्रिकोण प्रक्षेप (Projection) देखा जाता है। इसे लैम्डा या यमज शिखर चिन्ह की उपस्थिति द्विजरायु अपरा को सूचित करती है। (देखें चित्र 16.3 व 16.4)।

(2) एक्स-किरण चित्रण (Radiography) (चित्र 16.5): इसका आजकल कम उपयोग होता है। [चित्र 16.5 में] दो भ्रूणीय सिर (Heads) तथा मेरूदण्ड (Spines) देखे जा सकते हैं। संयोग से त्रिक भ्रूण या संयुक्त यमज (Triplets or conjoint twins) का निदान हो सकता है।

(3) जीव-रासायनिक परीक्षण (Biochemical tests): मातृक रक्तोद (Maternal serum) का जरायु-गोनैडोट्रॉफिन (Chorionic gonadotrophin), -फीटोप्रोटीन (Fetoprotein) असंयुक्त इस्ट्रिओल (Unconjugated estriol) की मात्रा एक भ्रूण गर्भावस्था से दोगुनी हो जाती है। परन्तु उसकी मात्रा (Values) स्पष्टतः एक भ्रूण से एक यमज (Twin) का निदान नहीं कर सकती है।

विभेदी निदान (Differential diagnosis): इसमें निम्नलिखित को शामिल किया जाता है – (1) अति उल्वीद्रव (Hydramnios), (2) वृहत शिशु (Big baby), (3) गर्भावस्था के साथ रेशार्बुद (Fibroid) या अण्डाशयी अर्बुद (Ovarian tumour), (4) गर्भावस्था के साथ जलोदर (Ascites=असिटेज)

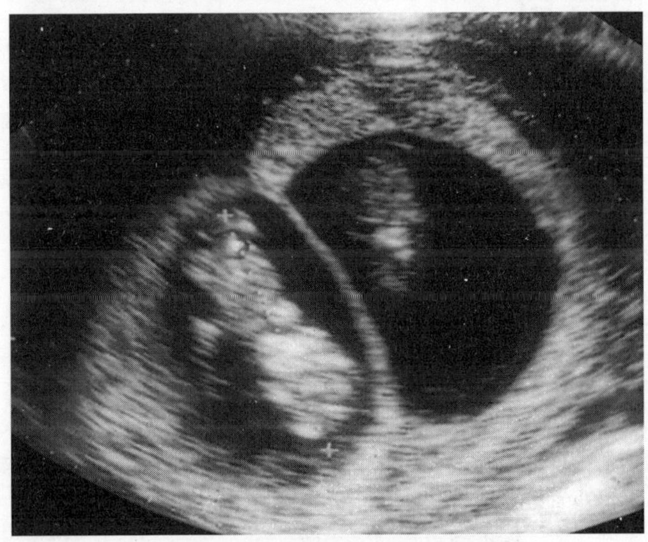

चित्र (Fig.) 16.4: रंगीन डॉप्लर जाँच (Color Doppler scan) (TVS=Transvaginal sonography) जिसमें यमज (Twin) गर्भावस्था का प्रदर्शन है। सघन अंतरा-यमज झिल्ली (Thick intertwine membrane) (Twin peak sign) जो द्विजरायु (Dichorionic), द्विउल्वी (Diamniotic) अपरा (Placenta) की होती है, उसे देखा जाता है।

जटिलता (Complications)

मातृक जटिलता (Maternal complications): (1) गर्भावस्था के दौरान (During pregnancy) (2) प्रसव के दौरान (During labor) तथा (3) प्रसवोत्तर काल (Puerperium)

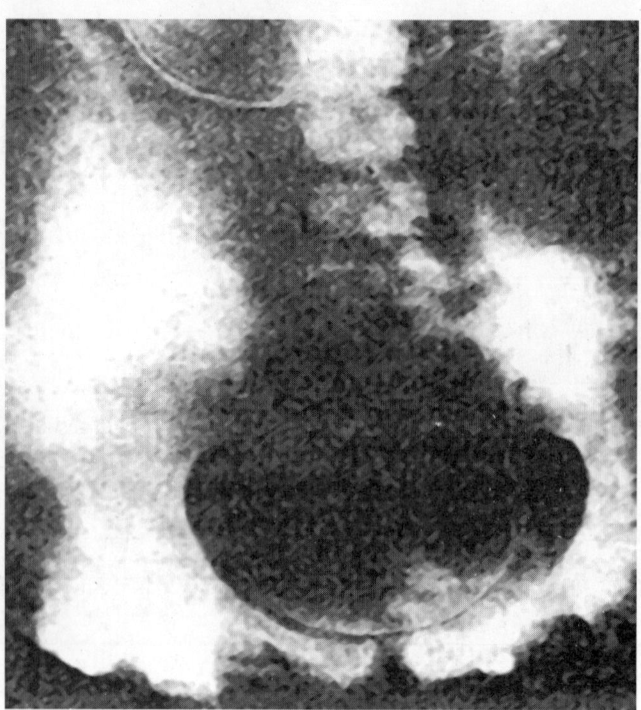

चित्र (Fig.) 16.5: उदर का सरल एक्स-किरण चित्र (Straight X-ray abdomen) जिसमें दो भ्रूणीय सिर (Heads) तथा दो मेरूदण्ड (Spines) का प्रदर्शन है। प्रथम भ्रूण की गर्भस्थिति (Presentation) शीर्ष (Vertex) द्वारा तथा दूसरे भ्रूण की नितम्ब (Breech) द्वारा होती है।

गर्भावस्था के दौरान (During Pregnancy)

(i) **मिचली और वमन (Nausea and vomiting):** यह वर्धित आवृत्ति और तीव्रता (Increased frequency and severity) के साथ होता है।

(ii) **रक्तक्षीणता (Anaemia):** दो भ्रूण की वर्धित लौह और फोलेट आवश्यकता के कारण अधिक रक्तक्षीणता होती है। फोलिक अम्ल की कमी से वृहदाणुक रक्तक्षीणता (Megaloblastic anemia) होती है।

(iii) **प्राक्-गर्भाक्षेपक (Pre-eclampsia) (25%):** एकल भ्रूण गर्भावस्था की तुलना में यमज (Twins) में यह तीन गुना अधिक होता है। इसकी सम्भाव्य व्याख्या गर्भाशय का अतिप्रसार (Overdistension) हो सकती है।

(iv) **अतिउल्वीद्रव (Hydramnios) (10%):** यह एकयुग्मजी यमज (Monozygotic twins) में अधिक प्रायिक (More common) होता है और प्रायः दूसरी उल्वी थैली (Amniotic sac) को शामिल करता है। यह सम्भवतः परिणामी वर्धित मूत्रीय त्याग (Consequent increased urinary output) के साथ वर्धित वृक्कीय द्रव-निवेशन (Renal perfusion) के कारण होता है जो वृहतर यमज (Larger twin) में ''परिवहनी रक्त आयतन में वृद्धि'' (Hypervolemia) के साथ हो सकता है।

(v) **प्रसवपूर्व रक्तश्राव (Antepartum hemorrhage):** यह अल्प वर्धित आवृत्ति (Slight increased frequency) के साथ हो सकता है। अपरा भ्रंश (Placenta praevia) का वर्धित प्रभाव निचले खण्ड तक अपरा अतिक्रमण (Encroachment) के वृहत आकार के कारण होता है। सामान्यतः स्थित अपरा का पृथक्करण निम्नलिखित के कारण होता है–

(a) प्राक्-गर्भाक्षेपक (Pre-eclampsia) का वर्धित प्रभाव? (b) अतिउल्वीद्रव की थैली (Hydramniotic sac) की झिल्ली (Membranes) के विदार (Rupture) के बाद द्रव का अचानक निकास (Escape), (c) फोलिक अम्ल (Folic acid) की अपर्याप्तता तथ (d) प्रथम शिशु के जनन (Delivery या प्रसव) के बाद अपरा-संलग्न (Attachment) के निकट गर्भाशयी दिवाल के अचानक संकुचन (Shrinkage) के कारण।

(vi) **अप्रकृत गर्भस्थिति (Malpresentation):** एकल भ्रूण गर्भावस्था की तुलना में यमज (Twins) गर्भावस्था में यह अधिक प्रायः पायी जाती है। लगभग 80% यमजों में प्रथम शिशु की गर्भस्थिति शीर्ष द्वारा तथा 60% में दोनों शिशु की गर्भस्थिति शीर्ष (Vertex) द्वारा प्रस्तुत होती है। इस प्रकार द्वितीय भ्रूण (या शिशु) में अप्रकृत गर्भस्थिति अधिक प्रायिक (Common) होती है। सौभाग्य से, शिशु का आकार छोटा होता है जिसके कारण प्रसव में अधिक समस्या उत्पन्न नहीं होती है।

(vii) **कालपूर्व प्रसव** (Pre-term labor) (50%)**:** यह यमज (Twins) में प्रायः होता है तथा औसत गर्भावधि 37 सप्ताह होती है। कालपूर्व प्रसव के लिए उत्तरदायी गर्भाशय का अतिप्रसार (Overdistension), अतिउल्वीद्रव (Hydramnios) तथा झिल्ली (Membranes) का कालपूर्व विदार (Premature rupture) होते हैं।

(viii) **यांत्रिक (या भौतिकीय) संकट** (Mechanical distress)**:** जैसे अतिस्पंदन (Palpitation), कष्टश्वास (Dyspnoea), शिरा-स्फीति (Varicosities) तथा अर्श या बवासीर (Haemorrhoids) में वृद्धि एकल भ्रूण गर्भावस्था की तुलना में हो सकती है।

प्रसव के दौरान (During Labor)

(1) झिल्ली के प्रारंभ में विदार और रज्जु का स्थानभ्रंश (Early rupture of the membranes and cord prolapse)**:** अप्रकृत गर्भस्थिति (Malrepresentation) की वर्धित उपस्थिति के कारण इसमें वर्धन की संभावना होती है। एकल भ्रूण गर्भावस्था की तुलना में यमज (Twins) में रज्जु का स्थानभ्रंश पाँच गुना अधिक होता है तथा द्वितीय शिशु के संबंध में अधिक प्रायिक (Common) होता है।

(2) दीर्घीकृत प्रसव (Prolonged labor)**:** यह सैद्धान्तिक रूप से अपेक्षित है परन्तु व्यावहारिकरूप से (Practically) इसका सामना नहीं होता है जिसका कारण लघु शिशुओं के साथ प्रसवा (Parous) स्त्री है।

(3) वर्धित शल्यक हस्तक्षेप (Increased operative interference): यह अप्रकृत गर्भस्थिति की व्यापकता और उससे संबंधित जटिलता के कारण होता है।

(4) प्रसवावधिक (या प्रसव की अवधि में) रक्तश्राव (Intrapartum bleeding): यमज (Twins) में प्रथम शिशु के जन्म के बाद यह रक्तश्राव होता है जो कभी-कभी खतरनाक होता है तथा अपरा-स्थल (Placental site) के न्यूनीकरण (Reduction) के बाद अपरा के पृथक्करण के साथ होता है।

(5) **प्रसवोत्तर रक्तश्राव (Postpartum bleeding):** यमज (Twins) में यह वास्तविक खतरा होता है जो निम्नलिखित के कारण होता है – (a) गर्भाशय के अतिप्रसार के कारण गर्भाशयी पेशी की शक्तिहीनता (Atony of uterine muscle), (b) बड़ी अपरा (Placenta) को अलग होने में अधिक समय लगना, (c) अपरा की बड़ी सतह-क्षेत्र होने से अधिक गर्भाशयी खातिकाएँ (Sinuses) खुलती (या प्रकट होती) हैं। (d) निचले खण्ड में अपरा के एक भाग का रोपण (Implantation) जो कम आकुंचनशील (Retractile) होता है।

प्रसवोत्तर काल के दौरान (During puerperium): निम्नलिखित का वर्धित प्रभाव (Increased incidence) होता है – (1) अवप्रत्यावर्तन (Subinvolution): गर्भाशय के बड़े आकार के कारण, (2) संक्रमण (Infection): वर्धित शल्यक हस्तक्षेप, पूर्व-विद्यमान रक्तक्षीणता (Pre-existing anemia) तथा प्रसव के दौरान रक्त की क्षति (Blood loss during delivery) के कारण, (3) दुग्धश्रवण की विफलता (Lactation failure): इसे आश्वासन (Reassurance) तथा अतिरिक्त समर्थन (Support) देकर न्यूनतम बनाया जाता है।

भ्रूणीय जटिलता (Fetal Complications)

(1) गर्भश्राव की दर में वृद्धि (Increase in miscarriage), विशेषकर एकयुग्मजी यमज (Monozygotic twins) के साथ।

(2) कालपूर्व प्रसव दर (Premature labor rate) (80%) में अतिवृद्धि होती है तथा शिशु (Babies) इसके खतरों (Hazards) से पीड़ित होते हैं।

(3) विकास की समस्या (Growth problem) (25%): द्वियुग्मजी यमज (Dizygotic twins) में विसंगत विकास (Discordant growth) का कुछ अंश सामान्य (Normal) होता है। रोगात्मक (Pathological) विसंगति के रोगियों (Cases) में अनुमानित भार अंतर 20% या अधिक होता है। यह यमज-यमज रक्ताधान संलक्षण (Twin-twin transfusion syndrome), अपरा-अपर्याप्तता (Placental insufficiency), अंतःगर्भाशयी विकास मंदन (IUGR=Intrauterine growth retardation) या एक शिशु में होनेवाली संरचनात्मक असंगति (Structural anomalies) के कारण हो सकता है।

(4) एक भ्रूण की अंतः गर्भाशयी मृत्यु (Intrauterine death of one fetus): यह एकयुग्मजी यमज (Monozygotic twins) में अधिक होती है। यदि प्रथम त्रिमास (Ist trimester) में एक क्षति (Loss) होती है तब प्रभावित भ्रूण सरलता से पुनः अवशोषण (Resorption) द्वारा लुप्त (Vanish) हो जाता है। यदि मृत्यु द्वितीय त्रिमास (2nd trimester) के दौरान होती है तब पटेरीय या संपीडन भ्रूण (Fetus papyraceous or compression) का निर्माण होता है। यदि मृत्यु विलम्बित गर्भावस्था (Late in pregnancy) में होती है तब वाहिका-शाखामिलन (Vascular anastomosis) की उपस्थिति में दूसरे भ्रूण की मृत्यु हो सकती है या वह विसरित अंतः वाहिका–स्कंदन (DIC=Disseminated intravascular clotting) के साथ माता को उलझा (Complicate) सकती है। रज्जु (Cord) के संपीडन, पोषण के लिए प्रतिस्पर्धा (Competition for nourishment) या जन्मजात कुरचना (Congenital malformation) के कारण मृत्यु (Deaths) होती है।

(5) भ्रूणीय असंगति (Fetal anomalies): एकल भ्रूण गर्भावस्था की अपेक्षा यमज (Twins) में भ्रूणीय असंगति दुगुनी अधिक होती है और यह एकयुग्मजी यमज (Monozygotic twins) में अधिक प्रायः होती है। ये अमस्तिष्कता (Anencephalus), जलकपाल या शिरशोथ (Hydrocephalus), हृदयी असंगति (Cardiac anamolies) या डाउन संलक्षण (Down's syndrome) के रूप में होते हैं।

(6) श्वास अवरोध और मृत-जन्म (Asphyxia and stillbirth): प्राक्गर्भाक्षेपक (Pre-eclampsia), अप्रकृत गर्भस्थिति (Malrepresentation), अपरा-अवखण्डन (Placental abruption) तथा वर्धित शल्यक हस्तक्षेप (Increased surgical interference) की अधिक उपस्थिति के कारण श्वास-अवरोध तथा मृत-जन्मे होते हैं। यमज (Twins) का द्वितीय शिशु अधिक खतरे पर होता है।

देखें सारणी (Table 16.2): एकजरायु-यमज गर्भावस्था (Monochorionic twin pregnancies) में जटिलता अधिक पायी जाती है।

पूर्वानुमान (Prognosis)

एकल भ्रूण गर्भावस्था की अपेक्षा यमज (Twins) में मातृक मर्त्यता (Maternal mortality) अधिक होती है। मृत्यु अधिकांशतः रक्तश्राव (प्रसव के पहले, के दौरान तथा प्रसव के बाद), प्राक्गर्भाक्षेपक (Pre-eclampsia) तथा रक्तक्षीणता (Anaemia) के कारण होती है। वर्धित (Increased) मातृक रूग्नता (Maternal mortality) वर्धित शल्यक हस्तक्षेप की उपस्थिति और जटिलता के कारण होती है।

पेरिनैटल (गर्भधारण के सातवें मास से लेकर प्रसव के एक सप्ताह बाद तक) मर्त्यता (Perinatal mortality) मुख्यतः अकालपक्वता (Prematurity) के कारण एकल भ्रूण गभावस्था की अपेक्षा यमज (Twins) में 4–5 गुना अधिक होती है। रज्जु गुत्थी (Cord entanglement) के कारण एक उल्वी एक युग्मजी यमज (Monoamniotic monozygotic twins) में यह अत्यधिक होती है। एक-तिहाई क्षति मृत-जन्म (Stillbirth) के कारण तथा दो-तिहाई क्षति नवजात शिशु की मृत्यु (Neonatal death) के कारण होती है। प्रसव (Delivery) के दौरान प्रथम शिशु की अपेक्षा द्वितीय शिशु अधिक खतरे (50%) पर होता है जिसके कारण हैं – (1) गर्भाशय का आकुंचन (Retraction या प्रतिकर्षण) जिसके कारण अपरा की अपर्याप्तता (Placental insufficiency), (2) वर्धित शल्यक हस्तक्षेप (Increased operative interference) तथा (3) रज्जु स्थानभ्रंश (Cord prolapse) के वर्धित प्रभाव। एक भ्रूण गर्भावस्था की तुलना में यमज (Twins) में दोनों-माता और शिशु के वर्धित खतरे के कारण प्रसव का निष्पादन चिकित्सालय में करना चाहिए।

एकजरायु के यमज की जटिलताएँ (Complications of Monochorionic Twins)

(1) यमज रक्ताधान संलक्षण (TTS= Twin transfusion syndrome): यह एक नैदानिक-रोगात्मक (Clinico=pathological) स्थिति है जिसका सामना केवल एकयुग्मजी यमज (Monozygotic twins) में किया जाता है जहाँ एक भ्रूण (Fetus) के अपरा-वाहिका-शाखा मिलन (Placental vascular anastomosis) से होकर दूसरे भ्रूण में रक्त का बहाव होता है। जब अदिशात्मक

सारणी (Table) 16.2: बहुभ्रूणीय गर्भावस्था की जटिलताएँ (Complications of multifetal pregnancy)

मातृक जटिलता (Maternal complications)	भ्रूणीय जटिलता (Fetal complications)
(1) मिचली (Nausea), वमन (Vomiting)	(1) गर्भपात (Abortion)
(2) रक्तक्षीणता (Anemia)	(2) लोपी यमज / भ्रूण पटेरीय (Vanishing twin/Fetus papyraceous)
(3) गर्भावस्था प्रेरित उच्चरक्तचाप (PIH= Pregnancy induced hypertension) तथा प्राक्-गर्भाक्षेपक (Pre-eclampsia)	(3) कालपूर्व जन्म (Preterm labor)
(4) अतिउल्वीद्रव / अल्प उल्वीद्रव (Polyhydramnios/Oligohydramnios)	(4) भ्रूणीय असंगति (Fetal anomalies)
(5) कालपूर्व प्रसव (Preterm labor)	(5) विसंगत विकास (Discordant growth)
(6) अप्रकृत गर्भस्थिति (Malpresentation)	(6) एक भ्रूण की अंतःगर्भाशयी मृत्यु (Intrauterine death of one fetus)
(7) प्रसवपूर्व रक्तश्राव (Antepartum hemorrhage)	(7) यमज रक्ताधान संलक्षण (Twin transfusion syndrome)
(8) यांत्रिक व्यथा (Mechanical distress) जैसे–कष्टश्वास (Dyspnea), अतिस्पंदन (Palpitation)	(8) रज्जु का स्थानभ्रंश (Cord prolapse)
(9) दीर्घीकृत प्रसव (Prolonged labor)	(9) संयुक्त यमज (Locked twins)
(10) शल्यक हस्तक्षेप (Operative interference)	(10) (↑) पेरिनैटल मर्त्यता (Perinatal mortality) – यह जटिलता एकयुग्मजी यमज (Monozygotic twins) में अधिक होती है।
(11) प्रसवोत्तर रक्तश्राव (Postpartum hemorrhage)	
(12) प्रसवोत्तर समर्थन (Postnatal support) (↑)	

(Undirectional) गहरे धमनी-शिरीय शाखा-मिलन (Deep arteria-venous anastomoses) के कारण रक्तगतिक (Haemodynamic) असंतुलन होता है तब यमज रक्ताधान संलक्षण (TSS) का नैदानिक प्रदर्शन होता है। इसके फलस्वरूप ग्राही यमज (Receptor twin) दाता यमज (Donor twin) की कीमत पर अतिउल्वीद्रव (Hydramnios), बहुलोहिताणु रक्तक (Polycythemic), उच्च रक्तचाप (Hypertensive) तथा परिवहन में रक्त आयतन की वृद्धि (Hypervolamic) के साथ वृहत (Larger) हो जाता है। दाता यमज अल्पउल्वीद्रव (Oligohydramnios), रक्तक्षीणता (Anemic), निम्न रक्तचाप (Hypotensive) तथा परिवहन में रक्तआयतन की अल्पता (Hypovolemic) के साथ लघु (Smaller) हो जाता है। दाता यमज तीव्र अल्प उल्वीद्रव के कारण छड़ी (Stick) के समान प्रतीत होता है। दो यमज (शिशु) के बीच हीमोग्लोबिन की मात्रा (Hemoglobin level) में अंतर प्रायः 5 gm% से अधिक होता है। उनके भार में अंतर 25% या अधिक का होता है।

प्रबंध (Management): अपरा के वाहिका-तल (Placental vascular bed) पर डॉप्लर (Doppler) रक्त बहाव जाँच के साथ अतिस्वन (Ultrasound) द्वारा प्रसवपूर्व निदान (Antenatal diagnosis) किया जाता है। प्रापक यमज (Recipient twin) में अतिउल्वीद्रव को नियंत्रित करने (या रोकने) के लिए पुनरावृत (या बारम्बार) उल्वीवेधन (Amniocentesis) किया जाता है। यह कालपूर्व प्रसव (Preterm labor) तथा अपरा-अवखण्डन (Placental abruption या पृथक्करण) को रोकेगा। जरायु-पट्ट (Chorionic plate) पर शाखामिलन वाहिका (Anastomotic vessels) को बाधित करने के लिए लेजर प्रकाश स्कंदन (Laser photocoagulation) उपयोगी होता है। जब दोनों भ्रूणों (Fetuses) का जीवन खतरे पर होता है तब एक भ्रूण को नष्ट किया जाता है। लघु यमज (भ्रूण) में सामान्यतः बेहतर परिणाम होता है। रक्त बहुल यमज (Plethoric twin) में संकुचनशील हृदपात (Congestive cardiac failure) तथा जलोदर (Hydrops) का खतरा होता है। TTS में पेरिनैटल मृत्यु-दर लगभग 70% होती है।

(2) मृत भ्रूण संलक्षण (Dead fetus syndrome): एक यमज (Twin) की मृत्यु (2.7%) का संबंध सह-यमज (Co-twin) के अल्प परिणाम (Poor outcome) (25%) के साथ होता है विशेषकर एकजरायु की अपरा (Monochorionic placenta) में। जीवित यमज (Surviving twin) को

प्रमस्तिष्कीय अंगघात (Cerebral palsy) लघुशिरस्कता (Microcephaly), वृक्कीय प्रांतस्था का ऊतकक्षय (Renal cortical necrosis) तथा विसरित अंतःवाहिका स्कंदन (Disseminated intravascular clotting, DIC) का खतरा होता है। यह थ्रोम्बोप्लास्टिन (Thromboplastin) के कारण होता है जिसे मृत यमज (Dead twin) मुक्त करता है जो अपरा शाखा-मिलन (Placental anastomosis) से होकर जीवित यमज में जाता है।

(3) यमज उत्क्रमित धमनीय रक्तनिवेशन (TRAP=Twin reversed arterial perfusion): इसका प्रदर्शन एक अहृदयी निवेशित यमज (A cardiac perfused twin) द्वारा होता है जिसमें रक्त की आपूर्ति वृहत धमनिका-धमनीय शाखा-मिलन (Large arterio-arterial anastomosis) के मार्ग से एक सामान्य सह-यमज (Normal co-twin) द्वारा होती है। अधिकतर सह-यमज अति वाहिर्वेश (Output) हृदपात (Cardiac failure) के कारण पेरिनैटल (Perinatal = सातवें मास से लेकर प्रसव के बीच) काल में सह-यमज की मृत्यु हो जाती है।

(4) एकउल्वता (Monoamniocity) [सभी यमजों (Twins) का 2%]: एकजरायु का यमज (Monochorionic twins) में एकउल्वता होने पर रज्जु (Cord) की समस्याओं (viz. entanglement=गुत्थी) के कारण पेरिनैटल मृत्यु-दर अधिक होती है। भ्रूणीय मूत्र-वहिर्वेश (Fetal urine output) को कम करने, अल्प-उल्वीद्रव (Oligohydramnios) को सीमा-रेखा पर करने तथा अतिगतिशीलता (Excessive movements) को करने के लिए एक प्रोस्टेग्लैन्डिन सिन्थेस रोधी (Prostaglandin synthase inhibitor): सुलिनडैक (Sulındac) का उपयोग किया गया है।

(5) संयुक्त यमज (Conjoint twin) [प्रति 100,000 जन्म में 1.3]: यह विरले ही होता है। पेरिनैटल जीवन संयोजन (Joint या जोड़) के प्रकार पर निर्भर करता है। मुख्य हृदय-वाहिका संयोजन (Major cardiovascular connection) से मृत्युदर अधिक होती है।

प्रसवपूर्व प्रबंध (Antenatal Management)

यमज गर्भावस्था (Twin pregnancy) के सफल परिणाम का अनिवार्य गुण एक प्रारम्भिक निदान (Early diagnosis) करना है। निदान की कुंजी (Key) लाक्षणिक संदेह (Clinical suspicion) की बड़ी सूची (Index) तथा अतिस्वन (Ultrasound) जाँच होती है।

सलाह (Advice)

- **आहार (Diet):** वर्धित आहारी पूरक की आवश्यकता वर्धित ऊर्जा आपूर्ति के लिए 300 कैलोरी (Kcal) दैनिक तक होती है जो एक भ्रूण गर्भावस्था की अपेक्षा अधिक होती है। वर्धित प्रोटीन (Increased protein) आवश्यकता की भी पूर्ति करनी चाहिए।
- **अधिक विश्राम (Increased rest)** घर पर तथा कार्य के प्रारंभ में ही विराम की सलाह कालपूर्व प्रसव (Preterm labor) और अन्य जटिलताओं को रोकने के लिए देनी चाहिए।
- **पूरक चिकित्सा (Supplement therapy):** (i) 60–100 mg दैनिक तक लौह (Iron) चिकित्सा बढ़ानी चाहिए। (ii) एकल भ्रूण गर्भावस्था की तुलना में यमज (Twins) की गर्भावस्था में अतिरिक्त विटामिन, कैल्शियम तथा फोलिक अम्ल (1 mg) देना चाहिए।
- **प्रसवपूर्व निरीक्षण का अंतर (Interval of antenatal visit):** प्रारम्भ में ही रक्तक्षीणता (Anaemia), कालपूर्व प्रसव या प्राक-गर्भाक्षेपक (Pre-eclampsia) का पता लगाने के लिए निरीक्षण की आवृत्ति में वृद्धि करना चाहिए।
- **भ्रूण की निगरानी (Fetal surveillance):** इसके लिए प्रत्येक 3–4 सप्ताह के अंतर पर क्रमिक अतिस्वन चित्रण (Sonography) लेना चाहिए। भ्रूणीय विकास, उल्वीद्रव (Amniotic fluid) का आयतन तथा AFI (Annual falciparum incidence=वार्षिक फैल्सिपेरम प्रभाव), अदबाव परीक्षण (Non-stress test) तथा डॉप्लर वेगमिति (Doppler velocimetry) का मूल्यांकन करना चाहिए।

चिकित्सालय में भर्ती (Hospitalization)

- दिनचर्या (Routine) चिकित्सालय प्रवेश (Hospital admission) केवल शैय्या-विश्राम (Bed rest) के लिए अनिवार्य नहीं होता है। तथापि (However), 24 सप्ताह के बाद केवल घर पर शैय्या-विश्राम न केवल शारीरिक और मानसिक आराम को निरापद (या सुरक्षित=Ensured) बनाता है बल्कि गर्भाशय-अपरा के रक्त परिवहन (Utero-placental circulation) में भी सुधार करता है। इसके परिणाम निम्नलिखित होते हैं–
  (1) शिशु का वर्धित जन्म भार (Increased birth weight),
  (2) प्राक्-गर्भाक्षेपक की कम आवृत्ति (Decreased frequency of pre-eclampsia),
  (3) गर्भावस्था की अवधि का दीर्घीकरण (Prolongation of the duration of pregnancy)।

  कालपूर्व प्रसव को रोकने के लिए वीटा रोग-अनुहरण (Betamimetics) या परिधीय शल्यक्रिया (Circlage सर्क्लेज operation) से लाभ नहीं मिलता है। भ्रूणीय फुफ्फुस परिपक्वन (Fetal lung maturation) को कॉर्टिकोस्टेरॉयड (Corticosteroids) द्वारा त्वरित करना भी संदिग्ध महत्व का होता है। एकल भ्रूण गर्भावस्था की अपेक्षा यमज (Twins) में श्वसन-परिपक्वता (Respiratory maturity) 3–4 सप्ताह पहले होती है।
- **आपात (Emergency):** जटिल कारकों (Complicating factors) का विकास होने से चिकित्सालय में तत्काल भर्ती करने की आवश्यकता होती है, चाहे गर्भावस्था की कोई भी अवधि क्यों न हो।

प्रसव के दौरान प्रबंध (Management during Labor)

प्रसव का स्थान (Place of delivery): चूँकि यमज गर्भावस्था (Twin pregnancy) को एक अधिक खतरे भरा समझा जाता है, अतः रोगी (गर्भवती) को एक साधन-सम्पन्न (Equipped) चिकित्सालय में सीमित (Confined भर्ती) रखना चाहिए, विशेषकर एक "सघन नवप्रसव परिचर्या कक्ष" (Intensive neonatal care unit) में, यदि उपलब्ध हो।

प्रथम अवस्था (First stage): प्रथम अवस्था के संचालन में एक भ्रूण गर्भावस्था में संचालित सभी रूपरेखाओं (Outlines) को अपनाने के अतिरिक्त

निम्नलिखित पूर्वावधानों (Precautions) का पालन करना चाहिए –

(1) एक कुशल प्रसूति विशेषज्ञ (Obstetrician) को उपस्थित रहना चाहिए। प्रसूति कक्ष (Labour ward) में एक अतिस्वन (Ultrasound) की अधिमानतः (Preferably) सुविधा होनी चाहिए। एक अनुभवी संवेदना–हरक (Anesthesist) को उपलब्ध होना चाहिए।

(2) झिल्ली (Membrane) के प्रारंभिक विदार (Early rupture) को रोकने के लिए रोगी को शैय्या (Bed) पर रहना चाहिए।

(3) पीड़ाहर औषधि का उपयोग (Use of analgesic drugs) सीमित करना है क्योंकि शिशु (Babies) लघु होते हैं तथा शीघ्र जनन (Delivery) हो सकता है। अधिदृढ़तानिका पीड़ाहरण (Epidural analgesia) बेहतर माना जाता है क्योंकि इसमें द्वितीय शिशु के हस्तकौशल (Manipulation) की सुविधा होती है यदि इसकी आवश्यकता होती है।

(4) उपलब्ध जुगत (Gadgets गैजिट) के साथ सावधानी से भ्रूण का अवलोकन (Careful fetal monitoring) करना है। (देखें अध्याय 38)।

(5) रज्जु का स्थानभ्रंश (Cord prolapse) का निषेध (Exclude) करने के लिए झिल्ली के विदार के बाद तत्काल आंतरिक जाँच (Internal examination) करनी चाहिए।

(6) रिंजर घोल (Ringer's solution) के साथ एक अंतःशिरीय रेखा (Intravenous line) किसी तत्काल अंतःशिरीय चिकित्सा के लिए खींचनी चाहिए, यदि इस चिकित्सा की आवश्यकता होती है।

(7) संगत (Compatible) तथा प्रतिकूल-मिलान रक्त (Cross-matched blood) की एक इकाई (Unit) को उपलब्ध रखना चाहिए।

(8) प्रसव या जनन के समय पर नवशिशु-विकार विशेषज्ञ (Neonatologist) को उपस्थित रहना चाहिए।

प्रथम शिशु का प्रसव या जनन (Delivery of First Baby)

इसके लिए उसी दिशा-निर्देश (Guidelines) का संचालन करना चाहिए जैसाकि सामान्य प्रसव (Normal labor) में उल्लेख किया गया है। चूँकि शिशु प्रायः लघु (Small) होता है, अतः प्रसव में प्रायः कोई समस्या उपस्थित नहीं होती है। इसमें कुछ उपायों को अपनाना चाहिए, वे हैं – (1) 1% लिग्नोकेन (Lignocaine=भगदर्द की औषधि) के साथ स्थानीय अंतःसंचरण (Local infiltration) के अधीन एक पर्याप्त भगउच्छेदन (Liberal episiotomy), (2) यदि आवश्यक है तब चिमटी प्रसव (Forceps delivery) का निष्पादन उपस्थीय खण्ड के संवेदनाहरण के अधीन (Under pudendal block anesthesia) किया जाता है। सामान्य संवेदनाहरण का परहेज करना बेहतर होता है क्योंकि दीर्घकालिक (Prolonged) संवेदनाहरण का प्रभाव द्वितीय शिशु पर हो सकता है। (3) प्रथम शिशु के अग्र स्कंध (Anterior shoulder) के प्रसव के साथ अंतःशिरीय अर्गोमेट्रिन (Ergometrine) नहीं देना चाहिए। (4) रज्जु (Cord) को दो स्थानों पर शिकंजे (Clamp) से कसकर बीच में काटा जाता है जिससे कि एकयुग्मजी यमज में संचारी अपरा रक्तपरिवहन (Placental circulation) से होकर द्वितीय शिशु की रक्तहीनता (Exsanguination) का निवारण (Prevent) किया जा सके (यह निश्चय ही एकलभ्रूण गर्भावस्था में भी प्रायिक क्रियाविधि होती है)। (5) न्यूनतम 8–10 cm रज्जु छोड़ दी जाती है जिसका उपयोग किसी औषधि या रक्ताधान (Drug or transfusion) के अंतःग्रहण के लिए किया जाता है यदि आवश्यक हुआ तब, (6) शिशु में संख्या 1 की नामपट्टी करके परिचारिका (Nurse) को हस्तान्तरित किया जाता है।

प्रथम शिशु के जनन के बाद प्रसव का संचालन (Conduction of Labor after the Delivery of First Baby)

सिद्धान्त (Principles): इसका सिद्धान्त द्वितीय शिशु के जनन को त्वरित करना है। प्रथम शिशु के जन्म के बाद गर्भाशयी आकुंचन (Uterine retraction) द्वारा अपरा की अपर्याप्तता (Placental insufficiency) के कारण द्वितीय शिशु दबाव के अधीन रखा जाता है।

प्रबंध के सोपान (Steps of Managements)

सोपान (Step) I: प्रथम शिशु के जन्म के बाद द्वितीय (2nd) शिशु की अवस्थिति (Lie), गर्भस्थिति (Presentation), आकार (Size) तथा हृदय-ध्वनि (FHS=Fetal heart sound) की उदरीय (Abdominal) जाँच द्वारा निश्चित पता लगाना चाहिए और / या यदि आवश्यक है तब अतिस्वन (Ultrasound) द्वारा। योनिक (Vaginal) जाँच भी करनी चाहिए जिससे न केवल उदरीय निष्कर्ष (Findings) की पुष्टि होती है बल्कि रज्जु स्थानभ्रंश (Cord prolapse) का भी निषेध (Exclude) होता है, यदि कोई है तथा झिल्ली (Membranes) की स्थिति का संकेत भी मिलता है।

लम्बवत् अवस्थिति (Lie Longitudinal)

सोपान (Step) I: किनारे (Brim) पर गर्भ के प्रस्तुत भाग (Presenting part) के स्थिरण (Fixing) के बाद झिल्ली का अल्प विदार (Low rupture) किया जाता है। इसे प्राप्त करने के लिए टपकन बोतल (Infusion bottle) में सिन्टोसिनॉन (Syntocinon) मिलाया जा सकता है। रज्जु के स्थानभ्रंश को निषिद्ध (Exclude) करने के लिए एक बार फिर आंतरिक जाँच की जाती है। भ्रूणीय (Fetal) स्थिति का अवलोकन करने के लिए अधिक सावधानी की आवश्यकता होती है।

सोपान (Step) II: यदि गर्भाशय संकुचन (Contraction) अल्प होता है तब टपकन बोतल (Infusion bottle) में ऑक्सिटोसिन की पाँच इकाई (5 units of oxytocin) मिलायी जाती हैं।

सोपान (Step) III: यदि अभी भी विलम्ब (Delay) (15 मिनट) तब हस्तक्षेप (Interference) करना है।

- शीर्ष (Vertex):- (i) अल्प नीचे (low down): चिमटी (Forceps) का उपयोग किया जाता है। (ii) अधिक ऊपर (High up): यदि प्रथम शिशु अधिक छोटा है तथा द्वितीय शिशु अधिक बड़ा लगता है तब शीर्ष-श्रोणीय असंगति (Cephalopelvic disproportion) को निषिद्ध (Rule out) करना चाहिए। जलकपाल-सिर (Hydrocephalic head) की संभावना को ध्यान में रखना चाहिए तथा अतिस्वन चित्रण (Ultrasonography) द्वारा निषिद्ध (Exclude) करना चाहिए। यदि ये निषिद्ध होते हैं तब सामान्य संवेदनाहरण (General anesthesia) के अधीन नितम्ब निष्कासन (Breech extraction) और उसके बाद आंतरिक गर्भवर्तन (Internal version) किया

जाता है। निर्वात निष्कासक (Ventouse=Vacuum extractor) एक प्रभावी विकल्प हो सकता है। ऊँची (High) चिमटी का उपयोग नहीं करना चाहिए।

- नितम्ब (Breech): इसका प्रसव नितम्ब निष्कासन द्वारा कराना चाहिए।

अनुप्रस्थ अवस्थिति (Lie transverse): यदि अवस्थिति अनुप्रस्थ है, तब बाहरी गर्भवर्तन (External) द्वारा सुधार किया जाता है तथा उसे लम्बवत् अवस्थिति में, अधिमानतः शीर्षीय (Cephalic) में और यदि यह असफल होता है तो पादीय (Podalic) में। यदि बाहरी गर्भवर्तन विफल होता है तब तत्काल सामान्य संवेदनाहरण के अधीन आंतरिक गर्भवर्तन किया जाता है। चूँकि भ्रूण (Fetus) छोटा होता है, अतः आंतरिक गर्भवर्तन के निष्पादन करने में कठिनाई नहीं होती है तथा वर्तमान काल के प्रासूतिक कार्य (Obstetric practice) में आंतरिक गर्भवर्तन एकमात्र स्वीकृत चिकित्सा-सुझाव (Indication) है।

द्वितीय शिशु का तत्काल जनन (या प्रसव) का चिकित्सा-सुझाव (Indications of urgent delivery of the second baby): (1) तीव्र (या प्रसव-अवधि) योनिक श्राव (Severe vaginal bleeding), (2) द्वितीय शिशु का रज्जु भ्रंश (Cord prolapse), (3) प्रथम शिशु के अग्रस्कंध (Anterior shoulder) के प्रसव के साथ अंतःशिरीय अर्गोमेट्रिन (Intravenous ergometrine) का असावधान उपयोग, (4) प्रथम शिशु का सामान्य संवेदनाहरण (Anesthesia) के अधीन प्रसव होना, (5) भ्रूणीय खतरे की उपस्थिति (Appearance of fetal distress)।

प्रबंध (Management): इन सभी स्थितियों में शिशु का जनन शीघ्रता से होना चाहिए। एक विवेकपूर्ण रूपरेखा (Rational scheme) का वर्णन यहाँ किया जायेगा जो अवस्थिति (Lie), गर्भस्थिति (Presentation) तथा सिर के स्थान (Station of the head) पर निर्भर करता है।

A. **सिर (Head):** (i) यदि अल्प नीचे (Low down) है, चिमटी (Forceps) द्वारा प्रसव (ii) यदि अधिक ऊपर (High up) है तब सामान्य संवेदनाहरण के अधीन आंतरिक गर्भवर्तन (Internal version) द्वारा प्रसव या जनन

B. **नितम्ब (Breech):** नितम्ब निष्कासन (Extraction) द्वारा प्रसव कराना चाहिए।

C. **अनुप्रस्थ अवस्थिति (Transverse lie):** सामान्य संवेदनाहरण के अधीन नितम्ब निष्कासन के बाद आंतरिक गर्भवर्तन करना चाहिए।

तथापि (However), यदि रोगी का रक्तश्राव प्रथम शिशु के जन्म के बाद प्रचुर होता है तब रक्त की क्षति को नियंत्रित करने के लिए तत्काल झिल्ली का अल्प विदार (Low rupture of the membranes) ही प्रायः उपयोगी होता है।

द्वितीय शिशु (Second twin) के विलम्बित प्रसव की सूचना (आलेख) 21 से लेकर 143 दिन तक है। कालपूर्व शिशु (Preterm baby) के जनन के बाद गर्भावस्था दीर्घकाल तक रहती है जब (जिसके बाद) द्वितीय शिशु का जन्म होता है।

तृतीय अवस्था का प्रबंध (Management of the third stage): प्रसवोत्तर (Postpartum) रक्तश्राव को द्वितीय शिशु के अग्रस्कंध (Anterior shoulder) के जनन (Delivery) के साथ अंतःशिरीयरूप से (Intravenously) 0.2 mg मेथर्जिन (Methergin) के दिनचर्या (Routine) अंतर्ग्रहण (Administration) द्वारा न्यूनतम किया जा सकता है। अपरा (Placenta) का जनन नियंत्रित रज्जु कर्षण (Cordt raction) द्वारा करना है। द्वितीय शिशु के जनन के बाद न्यूनतम एक घंटे के लिए ऑक्सिटोसिन टपकाना (Oxytocin drip) एक विवेकपूर्ण कार्य होता है। औसत से अधिक रक्त की क्षति की तत्काल पूर्ति रक्ताधान (Blood transfusion) द्वारा की जानी चाहिए जिसे उपलब्ध रखना है। प्रसव के बाद 2 घंटे तक रोगी को सावधानी से निगरानी में रखना चाहिए। बहुल शिशु का जन्म माता और परिवार के सदस्यों पर अतिरिक्त तनाव और दबाव उपस्थित करता है। दोनों शिशु की देखभाल घर पर करने के लिए माता को अतिरिक्त सहारे की आवश्यकता होती है।

शल्यक्रिया द्वारा प्रसव के चिकित्सा-सुझाव या संकेत (Indications of Cesarean section): चिकित्सा-सुझाव को मुख्यतः (1) प्रासूतिक कारण (Obstetric causes) तथा (2) यमज (Twins) के लिए, निम्न में वर्गीकृत किया जाता है–

प्रासूतिक चिकित्सा-सुझाव (Obstetric indications): (i) अपरा भ्रंश (Placenta pevia), (ii) तीव्र प्राक्-गर्भाक्षेपक (Severe pre-eclampsia), (iii) पूर्व शल्यक्रिया द्वारा प्रसव (Previous cesarean operation), (iv) प्रथम शिशु का रज्जु भ्रंश (Cord prolapse), (v) अपसामान्य गर्भाशयी संकुचन (Abnormal uterine contraction), (vi) संकुचित श्रोणि (Contracted pelvis).

यमज के लिए चिकित्सा-सुझाव (Indications for twins): (1) दोनों भ्रूण या अशीर्षीय [नितम्ब (Breech) या अनुप्रस्थ (Transverse)] गर्भस्थिति (Non-cephalic presentation) के साथ प्रथम भ्रूण (First fetus) भी, (2) जटिलता के साथ यमज (Twins with complications): IUGR (Intrauterine growth retardation), संयुक्त यमज (Conjoint twins), (3) एक उल्वी यमज (Monoamniotic twins), (4) TTS (Twin transfusion syndrome) के साथ एकजरायु यमज (Monochorionic twins), (5) किनारे (Brim) पर दोनों सिर की टक्कर (Collision) जिससे किसी भी सिर के श्रोणि में प्रवेश को बाधित होना। अशीर्षीय गर्भस्थिति के लिए द्वितीय यमज (2nd twins) के सभी गर्भवतियों (Cases) में शल्यक्रिया द्वारा प्रसव का निष्पादन करने का यथार्थ (Valid) कारण नहीं है।

यमज के कठिन रोगियों का प्रबंध (Management of Difficult Cases of Twins)

सौभाग्य से अपसामान्य (Abnormal) स्थिति जो कठिन प्रसव की ओर अग्रसर होती है, वह विरले ही (Rarely) होती है।

- **अंतःपाशन (Interlocking):** इसका सर्वसामान्य (Commonest) प्रकार प्रथम शिशु के पश्चगामी (Aftercoming) सिर के द्वितीय शिशु के अग्रगामी (Forecoming) सिर के साथ जुड़ जाना है। भ्रूणों के चिबुकों (Chins of the fetuses) को अलग करने के लिए योनिक हस्तचालन (Vaginal manipulation) किया जाता है। यदि इसमें सफलता नहीं मिलती है तब "शल्यक्रिया द्वारा प्रसव" (Caesarean section) आवश्यक हो जाता है। प्रथम शिशु का शीर्षोच्छेदन (Decapitation) यदि वह पहले से ही

सारणी (Table) 16.3: प्रसव के दौरान यमज के प्रबंध की रूपरेखा
(Scheme of management of twins during labor)

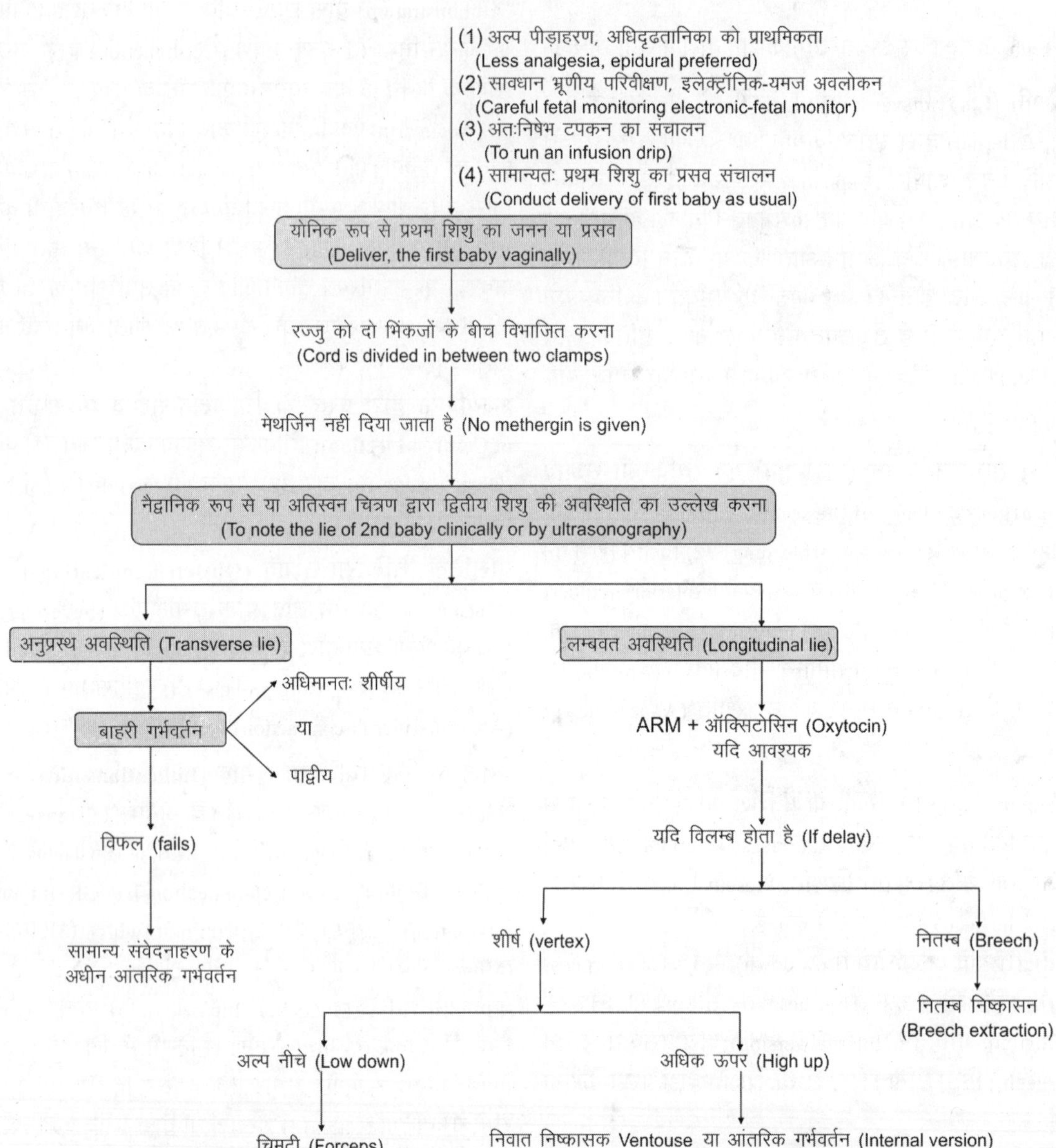

द्वितीय शिशु के लिए शल्यक्रिया द्वारा प्रसव (Cesarean section) का चिकित्सा-संकेत (Indications)
(1) अशीर्षीय गर्भस्थिति (Noncephalic) के साथ वृहत द्वितीय शिशु (Larger 2nd twin)
(2) प्रथम शिशु का जनन (Delivery) के बाद गर्भाश्य-ग्रीवा की तत्काल बंदी (Prompt closure of cervix)
*ARM=Administration of routine methergin

मृत है, द्वितीय शिशु के प्रसव के बाद शीर्षोच्छेदित (Decapitated) सिर को ऊपर धकेलता है और अंततः शीर्षोच्छेदित सिर के प्रसव से न्यूनतम एक शिशु को बचा लिया जाता है।

- कभी-कभी दोनों शीर्ष यमज (Vertex twins) श्रोणीय किनारे (Pelvic brim) पर अवरूद्ध (Locked) हो जाते हैं जिसके कारण किसी भी सिर का श्रोणि में प्रवेश (Engagement) बाधित होता है। इस संभावना को ध्यान में रखना चाहिए तथा निदान (Diagnosis) की पुष्टि प्रसवावधि (Intranatal) अतिस्वनचित्रण / विकिरण चित्रण (Sonography/Radiography) द्वारा की जाती है। ऊपर के सिर का भग से निर्गमन (Disengagement) सामान्य संवेदनाहरण (General anesthesia) के अधीन संभव हो सकता है। यदि विफल होता है तब भ्रूणीय हित (Fetal interest) में शल्यक्रिया द्वारा प्रसव (Caesarean section) विकल्प (Alternative) होता है।

संयुक्त यमज (Conjoined joints): यह अति विरले (Extremely rare) होता है। इसका प्रभाव एक लाख जन्म में 1 से लेकर 50 हजार जन्म में 1 के बीच परिवर्तित होता है। यमज गर्भावस्था (Twin pregnancies) में इसका प्रभाव 900 में 1 से लेकर 650 में 1 के बीच परिवर्तित होता है।

निदान (Diagnosis): दुर्भाग्य से संयुक्त यमज का निदान प्रायः प्रसव (या जनन) के समय होता है जब द्वितीय अवस्था (2nd stage) में अवरोध होता है। द्वितीय अवस्था में प्रथम यमज (First twin) के जनन के कर्षण (Traction=खींचना) की विफलता या द्वितीय यमज के गतिमान हुये बिना प्रथम यमज के गतिमान होने की असमर्थता से संयुक्त यमज के संकेत मिलता है। योनिक (Vaginal) जाँच पर भ्रूणों (Fetuses) के बीच ऊतक का सेतु (Bridge of tissue) की उपस्थिति से निदान की पुष्टि (Confirm) होती है।

प्रसवपूर्व निदान (Antenatal diagnosis) (देखें अध्याय 26 का संयुक्त यमज) उपयोगी होता है। इसके लाभ हैं– (1) इससे मातृक आघात और रुग्नता (Maternal trauma & morbidity) में कमी आती है। (2) भ्रूण के जीवित रहने की संभावना बढ़ती है। (3) प्रसव की विधि को नियोजित करने में सहायता मिलती है। (4) बाल-शल्यचिकित्सा के दल (Paediatric team) को संगठित करने का समय मिलता है।

प्रबंध (Management) (देखें अध्याय 26 का संयुक्त यमज) – यह (i) संयोजन का विस्तार और स्थल (Extent and site), (ii) शल्यक पृथक्करण (Surgical separation) की संभावना तथा (iii) भ्रूण का आकार तथा उसके जीवित रहने की संभावना पर निर्भर करता है।

त्रिक भ्रूण, चतुष्क भ्रूण, आदि (Triplets, Quadruplets, etc.)

एक अण्डाणु (Ovum) या दो अण्डाणु या तीन अण्डाणु (Three ova) भी, के निषेचन (Fertilization) से त्रिक भ्रूण का विकास हो सकता है। इसी प्रकार चतुष्क भ्रूण और पंचम भ्रूण (Quadruplets and quintuplets) का भी विकास हो सकता है। पुंजातीय भ्रूण (Male fetus) की अपेक्षा स्त्रीजातीय भ्रूण (Female fetus) की संख्या प्रायः अधिक होती है। अतिस्वन चित्रण (Sonography), विकिरण चित्रण (Radiography) के बाद या जन्म के दौरान निदान सांयोगिक होता है।

महिला ने छह बच्चों को जन्म दिया

जनगढ़। गुजरात के वेरावल जिले में एक 22 वर्षीय महिला ने छह बच्चों को जन्म दिया है। अस्पताल सूत्रों के अनुसार शांताबेन जाला ने वेरावल के अस्पताल में आपरेशन के बाद तीन जुड़वा लड़कों को सोमवार की शाम पौने सात बजे जन्म दिया लेकिन उसमें से दो बच्चों को जन्म लेने के बाद तुरंत मृत्यु हो गई। माँ और चार बच्चों का स्वास्थ्य ठीक है। सभी बच्चे 1.5 किलो के हैं। (हिन्दुस्तान, जमशेदपुर, बुधवार, 6 दिसंबर, 2006)।

यमज (Twins) की तुलना में नैदानिक प्रक्रम (Clinical course) तथा जटिलताएँ (Complication) तीव्र होती हैं। पेरिनैटल (Perinatal=सातवें महीने से लेकर प्रसव के एक सप्ताह तक) क्षति अपरिपक्वता (Prematurity या अकालपक्वता) के कारण पर्याप्तरूप से अधिक होती है। कालपूर्व जनन (Preterm delivery) प्रायिक (Common) (50%) होती है तथा प्रसव (Delivery) प्रायः 32–34 सप्ताह में होती है। यमज की अपेक्षा इसमें भ्रूणीय विकास की असंगति (Discordance) प्रायः अधिक होती है। पेरिनैटल क्षति जन्मभार

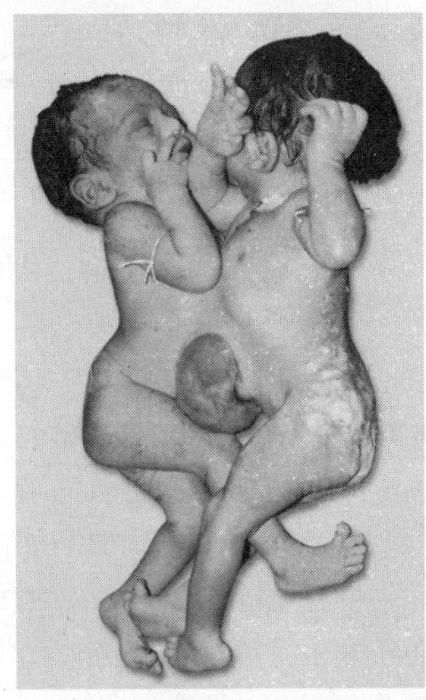

चित्र (Fig.) 16.6: बद्ध-उरोस्थि यमज (Xiphopagus) या नाभि-बद्ध भ्रूण (Omphalopagus fetused) जो नाभि (Umbilicus) के स्तर (Level) पर उदरीय (Abdominal) दिवाल पश्च उरोस्थि (Xiphisternum) से संयुक्त होता है।

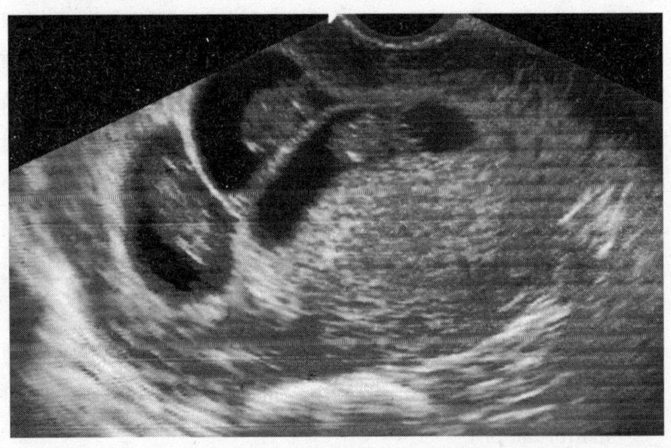

चित्र (Fig.) 16.7: त्रिक भ्रूण गर्भावस्था का अतिस्वन चित्रण द्वारा निदान (Ultrasonographic diagnosis of a triple pregnancy)।

से विलोमतः (Inversely) संबंधित होती है। इसका प्रबंध यमज के प्रबंध के समान होता है। चतुष्क भ्रूण के लिए औसत अवधि 30–31 सप्ताह होती है। भ्रूणीय बचाव में सुधार के लिए विशेषकर चतुष्क भ्रूण में पर्याप्त शल्यक्रिया द्वारा प्रसव (Liberal caesarean सीजेरियन operation) कराने की सलाह दी जाती है।

अति उल्वीद्रव (Polyhydramnios) (Syn: Hydramnios)

परिभाषा (Definition): संरचनात्मक (Anatomic) रूप से अतिउल्वीद्रव (Hydramnios) को एक स्थिति (State) के रूप में परिभाषित किया जाता है जहाँ उल्वीद्रव (Liquor amnii) 2000 ml से अधिक होता है।

नैदानिक परिभाषा (Clinical definition): उल्वीद्रव का वह अति संचय (Excess accumulation) जो रोगी के लिए संकट (Discomfort= असुविधा) का कारण बनता है और / या जब भ्रूण की अवस्थिति (Lie) और

गर्भस्थिति (Presentation) के रोगात्मक निदान को प्रमाणित करने के लिए एक प्रतिबिम्बन (Imaging) सहायता की आवश्यकता होती है। जब उल्वीद्रव सूचक (AFI=Amniotic fluid index) 25 cm से अधिक (गर्भावधि के लिए 95वाँ शतांश=Centile) होता है तब अतिस्वन चित्रण (Sonography) द्वारा निदान किया जाता है तथा एक एकल संचय (Single pool) 8 cm से अधिक होता है।

प्रभाव (Incidence): अतिउल्वीद्रव की परिभाषा में प्रयुक्त (Used) विभिन्न मानकों (Criteria) के कारण इसका प्रभाव रोगियों (Cases) के 1–2% के बीच होता है। पहली बार गर्भिणी स्त्री (Primigravidae) की अपेक्षा बहुप्रसवा (Multiparae) में यह अधिक प्रायः होता है। यद्यपि अतिउल्वीद्रव अल्पअंश में पर्याप्ततः प्रायः सभी गर्भों में पायी जाती है परन्तु यदि यह इतनी पर्याप्त हो कि रोगात्मक लक्षणों का निर्माण करे वह 1000 गर्भों में केवल एक गर्भ (Pregnancy) में होता है।

कारणता (Etiology)

उल्वीद्रव (Liquor amnii) की उत्पति और उत्सर्जन (Origin and excretion) के ज्ञान में व्यापक अंतराल (Interval) के कारण उल्वीद्रव के अति संचयन का वास्तविक कारण अभी तक अनुमानीय (Speculative) है। यह अपर्याप्त अवशोषण (Absorption) और अतिउत्पादन के कारण हो सकता है जो अल्पकालिक (Temporary) या स्थायी हो सकता है। जबकि अतिउल्वीद्रव के साथ निश्चित मातृक या भ्रूणीय (Maternal or fetal) कारक संबद्ध पाये जाते हैं, अभी तक लगभग 60% में कारण अज्ञात बना हुआ है। तथापि (However), उल्वीद्रव का संघटन (Composition) सामान्य (Normal) बना रहता है। अनुमानित कारण निम्नलिखित हैं–

I. **भ्रूणीय असंगति (Fetal anomalies):** लगभग 20% रोगियों (Cases) में अतिउल्वीद्रव के साथ जन्मजात (Congenital) भ्रूणीय कुरचना (Fetal malformation) का संबंध होता है।

   (a) **अमस्तिष्कता (Anencephaly):** लगभग 50% रोगियों (Cases) में अमस्तिष्कता के साथ अतिउल्वीद्रव का संबंध पाया जाता है। उल्वीद्रव का अत्यधिक उत्पादन निम्नलिखित कारणों से हो सकता है–(i) प्रभावित तानिका (Exposed meninges) से रिसाव (Transudation), (ii) भ्रूणीय निगलन प्रतिवर्त (Fetal swallowing reflex) की अनुपस्थिति तथा (iii) भ्रूणीय मूत्रल-रोधी (Anti-diuretic) हार्मोन का संभावित दमन (Suppression) जो अतिमूत्र-त्याग (Excessive urination) की ओर अग्रसर होता है।

   (b) **खुली जन्मजात मेरूदण्डीय दरार (Open spina bifida):** तानिका (Meninges) से वर्धित रिसाव या श्राव।

   (c) **ग्रासनली या ग्रहणी की अछिद्रता (Esophageal or duodenal atresia):** यह उल्वीद्रव के निगलने को रोकती है। तथापि, ग्रासनली की अछिद्रता के केवल लगभग 15% रोगियों में अतिउल्वीद्रव संबद्ध होता है।

   (d) **आननी (या मुखीय) दरार और ग्रीवापिण्ड (Facial cleft and neck masses):** सामान्य निगलन में हस्तक्षेप द्वारा।

   (e) **जलोदर भ्रूण (Hydrops fetalis):** रीसस समप्रतिरक्षण (Rhesus isoimmunization), हृदय-वक्षीय असंगति (Cardiothoracic anomalies) तथा भ्रूणीय सूत्रणरोग (Fetal cirrhosis=सिरोसिस) के कारण जलोदर भ्रूण का प्रायः संबंध अतिउल्वीद्रव के साथ होता है।

II. **अपरा (Placenta):** अपरा का जरायु-वाहिकार्बुद (Chorio-angioma of the placenta): रक्तवाहिका (Blood-vessels) और संयोजी ऊतक (Connective tissue) की अतिवृद्धि से युक्त एक एकल रसांकुर (Single villus या दीर्घ रोम) से विकासशील अर्बुद (Tumour) के कारण वर्धित (Increased) रिसाव होता है।

III. **बहुल गर्भावस्था (Multiple pregnancy):** सम्पूर्ण प्रभाव से लगभग 10 गुना अधिक प्रायिक (Common) बहुल गर्भावस्था में अतिउल्वीद्रव होता है। एक अण्डाणु यमज (Uniovular twins) में अतिउल्वीद्रव अधिक प्रायिक होता है जो द्वितीय थैली (Sac) को प्रभावित करता है।

IV. **मातृक (Maternal):** (a) मधुमेह (Diabetes): यह अतिउल्वीद्रव में अधिक प्रायिक होता है। लगभग 30% रोगियों (Cases) में मधुमेह के साथ अतिउल्वीद्रव संबंधित होता है। तथापि (However) पर्याप्त देखभाल के साथ अतिउल्वीद्रव के प्रभाव को कम किया जा सकता है। यह स्वीकार किया गया कि वर्धित मातृक रक्त-शर्करा (Blood usgar) → वर्धित भ्रूणीय (Raised fetal) रक्त–शर्करा → भ्रूणीय मूत्रता (Fetal diuresis) → अतिउल्वीद्रव (Hydramnios), (b) हृदयी (Cardiac) या वृक्कीय (Renal) रोग-अपरा का शोथ (Edema of the placenta) की ओर अग्रसर होता है जो रिसाव में वृद्धि की ओर बढ़ता है।

नैदानिक प्रकार (Clinical types): प्रारंभ की तेजी (Rapidity) पर निर्भर अति उल्वीद्रव का प्रकार हो सकता है– (1) दीर्घकालिक (Chronic): यह सर्वसामान्य (Commonest) पाया जाता है जिसमें प्रारंभ घातक (Insidious) होता है जिसमें कुछ सप्ताह लगते हैं। (2) तीव्र (Acute): यह विरले ही (Rarely) होता है जिसका प्रारंभ अचानक होता है, कुछ सप्ताहों के अंदर या पूर्व-विद्यमान (Pre-existing) दीर्घकालिक प्रकार पर तीव्रता से प्रकट हो सकता है। तीव्र प्रकार की अपेक्षा दीर्घकालिक प्रकार 10 गुना अधिक सामान्य होता है।

दीर्घकालिक अतिउल्वीद्रव (Chorionic Polyhydramnios)

बहुमत रोगियों में द्रव का संचय (Accumulation) धीरे-धीरे होता है और इसलिए रोगी बहुत असुविधाजनक (Incovenienced) नहीं होती है।

लक्षण (Symptoms): लक्षण मुख्यतः भौतिक (Mechanical) कारणों से होते हैं, वे हैं –

(1) श्वसनी (Respiratory): रोगी कष्टश्वास (Dyspnea) से पीड़ित हो सकती है या सुविधा के लिए बैठने की स्थिति में भी रह सकती है।
(2) अतिस्पंदन (Palpitation)
(3) शोथ (Oedema): पैर का शोथ
(4) पैर या भग (Vulva) में शिरास्फीति (Varicosities)
(5) बवासीर या अर्श (Hemorrhoids)

चिन्ह (Signs): (1) रोगी कष्टश्वास की स्थिति में नीचे झुकी हुई स्थिति में हो सकती है। (2) प्राक्गर्भाक्षेपक का संकेत (Evidence of pre-eclampsia),

जैसे–शोथ (Oedema), उच्चरक्तचाप (Hypertension), प्रोटीन-मूत्रता (Proteinuria) उपस्थित हो सकती है।

उदरीय जाँच (Abdominal Examination)

निरीक्षण (Inspection): (1) उदर पर्याप्त रूप से वर्धित (Enlarged) होता है जो पार्श्व भागों (Flanks) पर पूर्णता के साथ गोलाकार होता है। (2) त्वचा (Skin) दृढ़ (Tense), वृहत धारियों (Large striae) के साथ चमकदार होती है।

परिस्पर्शन (Palpation)

(1) **गर्भाशय की ऊँचाई (Height of the uterus):** यह अनार्तव (Amenorrhea) के काल से अधिक होती है।

(2) **उदर की परिधि (Girth of the abdomen):** नाभि के चारों ओर उदर की परिधि सामान्य से अधिक होती है। देखें चित्र 16.8।

(3) **द्रव का रोमांच (Fluid thrill):** इसे गर्भाशय पर सभी दिशाओं में अनुभव (या प्राप्त) किया जा सकता है।

(4) **भ्रूणीय भाग (Fetal parts):** इसे पर्याप्त स्पष्ट रूप से स्पर्श द्वारा अनुभव नहीं किया जा सकता है, अतः गर्भ-स्थिति (Presentation) भी। बाहरी बैलॉटमेंट (Ballottement) को अधिक आसानी से खींचा जा सकता है।

आंतरिक जाँच (Internal examination): गर्भाशय-ग्रीवा (Cervix) को आंशिकरूप से ऊपर खींचा जाता है या कभी-कभी एक अंगुली के सिरे को प्रवेश कराने के लिए उसको विस्फारित (Dilated) किया जाता है जिसके द्वारा दृढ़ शोथमय झिल्ली (Tense bulged membranes) का स्पर्श-अनुभव किया जाता है।

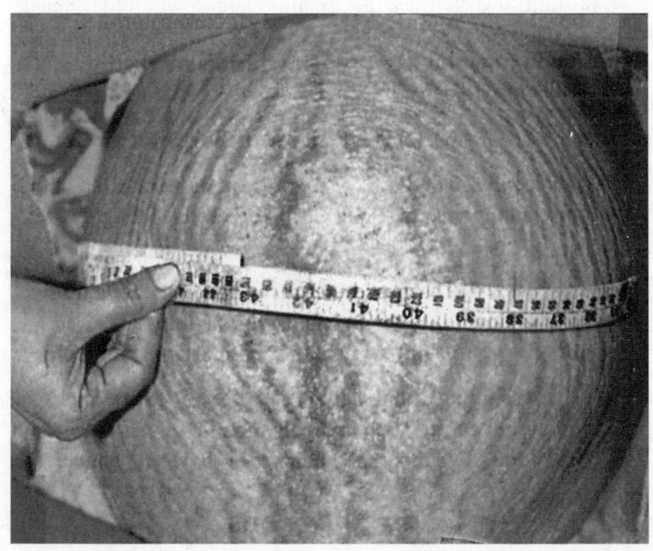

चित्र (Fig.) 16.8: नाभि (Umbilicus) के चारों ओर उदर की परिधि (Abdominal girth) सामान्य (Normal) से अधिक होती है।

जाँच-पड़ताल (Investigations)

(1) **अतिस्वन चित्रण (Sonography):** यह निम्नलिखित में सहायक सिद्ध होता है – (देखें चित्र 16.1) – (a) गर्भाशयी दिवाल और भ्रूण के बीच अपसामान्यरूप से प्रतिध्वनि मुक्त (Abnormally large echo-free) स्थान का पता लगाना (एकल संचय=Pool >8 cm) उल्वीद्रव सूचक (AFI= amniotic fluid index) 25 cm से अधिक होता है (b) बहुल भ्रूण का निषेध करना (To exclude multiple fetuses) (c) भ्रूण की अवस्थिति (Lie) और गर्भस्थिति (Presentation) का पता लगाना (d) किसी भ्रूणीय जन्मजात कुरचना (Congenital malformation) का निदान करना [विशेषकर केन्द्रीय तंत्रिका तंत्र (CNS=Central nervous system) जठरांत्रीय तंत्र (Gastrointestinal system) तथा पेशी-कंकाली तंत्र (Musculoskeletal system)]

(2) **विकिरण चित्रण (Radiography):** सामान्यतः इसका निष्पादन नहीं किया जाता है। एक्स-किरण प्लेट धुंधली (Hazy) हो सकती है तथा निश्चितता के साथ बहुल (Multiple) गर्भावस्था या भ्रूण का अस्थिमय (Bony) जन्मजात कुरचने का निदान संभव नहीं भी हो सकता है।

(3) **रक्त (Blood):** (i) ABO तथा Rh समूहन (Grouping): रीसस समप्रतिरक्षण (Rhesus isoimmunization) के कारण जलोदर भ्रूण (Fetal ascites) तथा भ्रूण के ऊतकों में द्रव का अतिसंचय (Hydrops fetalis) हो सकता है। (ii) भोजनोपरान्त शर्करा परीक्षण (Postprandial test) और यदि आवश्यक है तब शर्करा-सहनशीलता परीक्षण (Glucose tolerance test)।

(4) **उल्वीद्रव** (Amniotic fluid): ऐल्फा फीटोप्रोटीन (Alpha fetoprotein) का मूल्यांकन जो एक खुली तंत्रिका-नली दोष (Open neural tube defect) के साथ एक भ्रूण में पर्याप्त रूप से बढ़ा रहता है।

विभेदी निदान (Differential diagnosis): (1) यमज (Twins) (2) विशाल अण्डाशयी पुटी के साथ गर्भावस्था (Pregnancy with huge ovarian cyst)। (3) मातृक जलोदर (Maternal ascites)

(1) **यमज (Twins):** निदान प्रायः भ्रमित (Confused) तथा कठिन होता है क्योंकि इसका संबंध अतिउल्वीद्रव (Hydramnios) के साथ होता है। (i) उदर पर्याप्तरूप से वर्धित (Enlarged) होता है। (ii) अनेक भ्रूणीय भाग (Fetal parts) होते हैं। (iii) द्रव का रोमांच (Fluid thrill) अनुपस्थित (iv) सरल एक्स-किरण चित्रण (X-ray) या अतिस्वन चित्रण (Sonography) द्वारा निदान की पुष्टि होती है।

(2) **विशाल अण्डाशयी पुटी के साथ गर्भावस्था (Pregnancy with huge ovarian cyst):** (i) पुटी (Cyst) से पृथक सगर्भ गर्भाशय (Gravid uterus) का स्पर्श अनुभव किया जा सकता है। (ii) आंतरिक जाँच से श्रोणि (Pelvis) में गर्भाशय-ग्रीवा (Cervix) को नीचे की ओर धकेलने का संकेत मिलता है। अतिउल्वीद्रव में श्रोणीय किनारे (Pelvic brim) पर निचला खण्ड चढ़ा (Ride) रहता है जिससे कि गर्भाशय-ग्रीवा ऊपर की ओर खींची जाती है। (iii) उदर (Abdomen) का विकिरण चित्रण या अतिस्वन चित्रण उपयोगी होता है।

(3) मातृक जलोदर (Maternal ascites): (i) स्थानांतरण मंदता (Shifting dullness) की उपस्थिति, (ii) प्लावी आहार-नली (Floating gut) के कारण मध्यरेखा पर प्रतिध्वनि (Resonance) जबकि अतिउल्वीद्रव (Hydramnios) में यह मंद होती है। (iii) सामान्य आकार के गर्भाशय की आंतरिक जाँच और स्पर्श-परीक्षा (Palpation) यदि संभव है, तो यह सुराग (Clue या संकेत) दे सकती है। (iv) गर्भावस्था का निषेध (Exclude) करने में उदर का सरल एक्सकिरण चित्रण या अतिस्वन चित्रण सहायता करता है।

जटिलता (Complications)

अतिउल्वीद्रव (Hydramnios) की जटिलता को दो समूहों में वर्गीकृत किया जाता है–**(1) मातृक** (Maternal) **तथा (2) भ्रूणीय** (Fetal)।

मातृक (Maternal): गर्भावस्था के दौरान (During pregnancy): इसमें निम्नलिखित का वर्धित प्रभाव होता है – (i) प्राक्-गर्भाक्षेपक (Pre-eclampsia) (25%), (ii) अप्रकृत गर्भस्थिति (Malpresentation) तथा प्लावी (Floating) सिर की निरंतरता (Persistence), (iii) झिल्ली का कालपूर्व विदार (Premature rupture of the membranes), (iv) कालपूर्व प्रसव (Preterm labor), स्वतः या प्रेरित (Spontaneous or induced), (v) दुर्घटनीय (या सांयोगिक) रक्तश्राव (Accidental hemorrhage) जो उल्वीद्रव के अचानक निकास (Escape) के बाद अपरा (Placenta) के नीचे रिक्तिकरण गर्भाशय (Emptying uterus) की सतह-क्षेत्र (Surface area) में कमी के कारण होता है।

प्रसव के दौरान (During labor): (1) झिल्ली के आरंभ में विदार (Early rupture), (2) रज्जु का स्थानभ्रंश (Cord prolapse), (3) गर्भाशयी निष्क्रियता (Uterine inertia), (4) अप्रकृत गर्भस्थिति के कारण वर्धित शल्यक प्रसव (Increased operative delivery), (5) धारित अपरा (Retained placenta), प्रसव के बाद रक्तश्राव (Postpartum hemorrhage) तथा आघात (Shock): यह रक्तश्राव गर्भाशयी अतानता (Atone) के कारण होता है। प्रसवोत्तर काल (Puerperium) (प्रसव के बाद 6 सप्ताह तक) – (1) अवप्रत्यावर्तन (Sub-involution), (2) वर्धित प्रसवोत्तररूग्नता (Increased puerperal morbidity) जो वर्धित शल्यक हस्तक्षेप तथा रक्त की क्षति के फलस्वरूप संक्रमण (Infection) के कारण होती है।

भ्रूणीय (Fetal): लगभग 50% तक वर्धित पेरिनैटल मृत्यु-दर (Increased perinatal mortality) होती है। मृत्यु अधिकतर अकालपक्वता (Prematurity) तथा जन्मजात अपसामान्यता (Congenital abnormality) (20%) के कारण होती है। अन्य योगदायी (Contributing) कारक हैं – रज्जु का स्थानभ्रंश (Cord prolapse), जलोदर भ्रूण (Hydrops fetalis), वर्धित शल्यक (Surgical) प्रसव का प्रभाव तथा दुर्घटनीय रक्तश्राव (Accidental hemorrhage)।

प्रबंध (Management)

हाल में (Recently) तीव्र विस्तार के अतिउल्वीद्रव के प्रभाव में एक ह्रासमान प्रवृत्ति (Falling tendency) हुई है। इसके कारण (Causes) हैं – (1) आरम्भ में पहचान तथा मधुमेह (Diabetes) का नियंत्रण, (2) रीसस सामप्रतिरक्षण (Rhesus isoimmunization) अब निवार्य (Preventable) है। (3) प्रारंभिक (Early) महीनों में जननिक परामर्श (Genital counseling) तथा अतिस्वन (Ultrasound) द्वारा भ्रूण की जन्मजात अपसामान्यता (Congenital abnormalities) का पता लगाना तथा उनका गर्भपात, विलंबित (Late) गर्भावस्था की उनकी संख्या कम होना।

अल्प अवस्था का अतिउल्वीद्रव (Minor degree hydramnios): यह सामान्यतः द्वितीय त्रिमास (Midtrimester) में पाया जाता है जिसमें प्रायः उपचार की आवश्यकता नहीं होती है, इसके अलावा कि कुछ दिनों के लिए शैय्या-विश्राम (Bedrest) जैसे ही गर्भावस्था विकसित होती है वैसे ही अत्यधिक उल्वीद्रव में कमी आने लगती है।

तीव्र अवस्था का अतिउल्वीद्रव (Severe degree hydramnios): इसमें अधिक खतरा होने तथा पेरिनैटल मृत्यु की अधिक दर (Rate) होने के कारण रोगी को साधन सम्पन्न चिकित्सालय में भर्ती करना चाहिए।

सिद्धान्त (Principles): (1) लक्षणों से राहत पहुँचाना (To relieve the symptoms), (2) कारण का पता लगाना (3) जटिलता से परहेज करना तथा उस पर कार्य करना।

- **समर्थक चिकित्सा (Supportive therapy):** इसमें शैय्या-विश्राम (बेड रेस्ट), यदि सम्भव है तब एक पृष्ठ विश्राम (Back rest) के साथ, आवश्यकता के अनुसार पीड़ाहारी औषधि (Analgesics) तथा सम्बद्ध रोगावस्था जैसे–प्राक्-गर्भाक्षेपक (Pre-eclampsia) तथा मधुमेह (Diabetes) के सामान्य उपचार को शामिल किया जाता है। मूत्रवर्धक (Diuretic) उपयोग का अल्प मूल्य होता है। माता (रोगी) को प्रत्येक 6 घंटे पर 25 mg इन्डोमेथासिन (Indomethacin) मुँह से देना, रोग (अतिउल्वीद्रव) को कम करने में प्रभावी (Effective) पाया गया है।
- **जाँच-पड़ताल (Investigation):** उपलब्ध गैजिट (Gadget) की सहायता से जन्मजात भ्रूणीय कुरचना (Fetal malformation) को वर्जित (Exclude) करने तथा जटिलता, जैसे–मधुमेह या रीसस समप्रतिरक्षण का पता लगाने के लिए जाँच-पड़ताल होती है।
- **अतिरिक्त** (Further) **प्रबंध निम्नलिखित पर निर्भर करता है:** (i) उपचार की अनुक्रिया (Response), (ii) गर्भावस्था की अवधि (Period of gestation), (iii) भ्रूणीय कुरचना की उपस्थिति, (iv) संबद्ध (Associated) जटिल कारक (Complicating factors).

अजटिल रोगी (Uncomplicated cases): [प्रदर्शनीय भ्रूणीय कुरचना नहीं (No demonstrable fetal malformation)]

(1) उपचार की उत्तम अनुक्रिया (Response) होती है। गर्भावस्था को निरंतर रखना है तथा पूर्णकाल पर स्वतः प्रसव के लिए प्रतीक्षा करनी है।

(2) अनुक्रियाहीन (Unresponsive): [मातृक खतरे के साथ (With maternal distress)] (a) **37 सप्ताह से कम की गर्भावस्था (Pregnancy less than 37 weeks):** उल्व-वेधन (Amniocentesis) (Amniocentesis–देखें अध्याय 40) द्वारा गर्भावस्था के निरंतरता की आशा के साथ खतरे को कम करने का एक प्रयास किया जाता है।

लगभग 500 ml प्रतिघंटे की गति से मंद विसंपीडन (Slow decompression) किया जाता है तथा द्रव की मात्रा का निष्कासन इतना पर्याप्त हो कि वह भौतिक व्यथा या संकट को कम कर सके।

सारणी (Table) 16.4: दीर्घकालिक अतिउल्वीद्रव के प्रबंध की रूपरेखा (Scheme of management of chronic hydramnios)

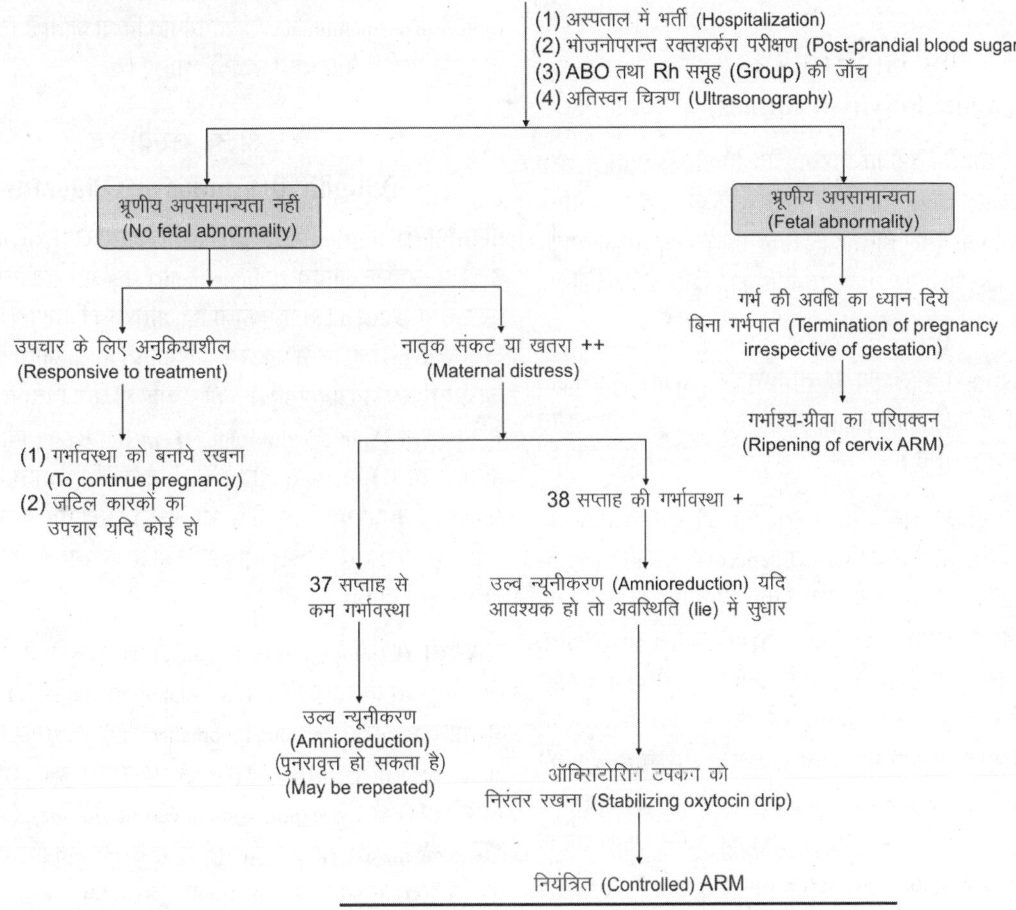

(Artificial rupture of the membrane) ARM = झिल्ली का कृत्रिम विदार

सामान्यतः इसे 1.5 लीटर से अधिक नहीं होना चाहिए। मंद विसंपीडन के कारण दुर्घटनीय रक्तश्राव की संभावना कम होती है परन्तु उल्वीद्रव (Liquor amnii) देर-सवेर (Sooner or later) पुनः जमा हो सकता है जिसके लिए क्रिया-विधि (Procedure) की पुनरावृत्ति की जा सकती है। तथापि (However), लगभग 50% रोगियों में उल्व-वेधन के बाद कालपूर्व प्रसव (Premature labor) आरंभ होता है। (b) **37 सप्ताह से अधिक की गर्भावस्था** (Pregnancy more than 37 weeks): प्रसव का प्रेरण किया जाता है। निम्नलिखित क्रिया-विधि सहायक सिद्ध हो सकती है–उल्ववेधन (Amniocentesis) → उल्वीद्रव की पर्याप्त मात्रा का निष्कासन → अनुकूल अवस्थिति (Lie) तथा गर्भस्थिति (Presentation) की जाँच करना → स्थिरण ऑक्सिटोसिन अंतःनिवेश (Stabilizing oxytocin infusion) का आरम्भ करना → जब गर्भ की अवस्थिति और प्रस्तुत भाग (Lie and presenting parts) श्रोणि (Pelvis) में स्थिर या बद्ध (Fixed) हो जाता है तब झिल्ली का अल्प विदार (Low rupture) किया जाता है। यह अपरा (Placenta) के पृथक्करण के साथ अचानक विसंपीडन, भ्रूण की अवस्थिति में परिवर्तन तथा रज्जु के स्थानभ्रंश (Cord prolapse) को न्यूनतम बनायेगा।

जन्मजात भ्रूणीय अपसामान्यता के साथ (With congenital fetal abnormality): गर्भावस्था की अवधि का विचार किये बिना गर्भपात कराना है। उल्वीद्रव की पर्याप्त मात्रा का निष्कासन उल्व-वेधन (Amniocentesis) द्वारा किया जाता है। इसके बाद झिल्ली (Membranes) के अल्प विदार (Low rupture) के बाद योनिक (Vaginal) PGE_2 का अंतःप्रवेश कराकर प्रेरण (Induction) किया जाता है। यदि संयोग से झिल्ली का अल्प विदार हो जाता है तब द्रव के प्रवाह को तत्काल नियंत्रित करने के लिए योनिद्वार पर हथेली को रखा जाता है जिससे कि दुर्घटनीय रक्तश्राव से बचा जा सके। भ्रूण की अवस्थिति (Lie) की जाँच करनी चाहिए और यदि लम्बवत् (Longitudinal) होती है तब ऑक्सिटोसिन का अंतःनिवेश करना चाहिए।

प्रसव के दौरान (During labor): यमज (Twin) गर्भावस्था के समान प्रबंध को अपनाना चाहिए। रज्जु के स्थान-भ्रंश (Cord prolapse) को वर्जित (Exclude) करने के लिए झिल्ली के विदार के तत्काल बाद आंतरिक जाँच करनी चाहिए। यदि गर्भाशयी संकुचन निष्क्रिय (Sluggish या मंद) हो जाता है तब ऑक्सिटोसिन अंतःनिवेश (Infusion) आरम्भ किया जा सकता है बशर्ते कि उसका परहेज न हो। प्रसवोत्तर रक्तश्राव (Postpartum hemorrhage) को रोकने के लिए अग्रस्कंध (Anterior shoulder) के प्रसव के साथ अंतःशिरीय (Intravenous) 0.2 mg मेथर्जिन (Methergin) देना चाहिए। शिशु के जनन के बाद धारित अपरा (Retained placenta), प्रसवोत्तर रक्तश्राव तथा आघात (Shock) के लिए चिकित्सक को सतर्क (Vigilant) रहना चाहिए। उदर में

रबर की नाल-शलाका (Catheter) के गमन द्वारा शिशु की ग्रासनली-अछिद्रता (Esophageal atresia) को निषिद्ध (Exclude) करना चाहिए।

तीव्र अतिउल्वीद्रव (Acute Polyhydramnios)

यह अति विरले ही होता है। इसका प्रारम्भ तीव्र (तेजी से) होता है तथा द्रव का संचय (Accumulation) दो दिन के अंदर हो जाता है। यह प्रायः गर्भावस्था के 20 सप्ताह के पहले होता है। इसका संबंध प्रायः एक अण्डाणु-यमज (Uniovular twins) या अपरा के जरायु-वाहिकार्बुद (Chorio-angioma of the placenta) के साथ होता है।

लक्षण (Symptoms): इसके लक्षण में तीव्र उदर (Acute abdomen) जैसे–उदरीय पीड़ा (Abdominal pain), मिचली (Nausea) और वमन (Vomiting) का प्रभुत्व होता है।

चिन्ह (Signs): (1) रोगी अस्वस्थ (Ill) लगती है। (2) आघात (Shock) के रूपों की अनुपस्थिति, (3) पैरों का शोथ (Edema of the legs) या प्राक्-गर्भाक्षेपक (Pre-eclampsia) के सम्बद्ध लक्षणों की उपस्थिति, (4) उदर का विशाल वर्धन होता है जो अनार्तव (Amenorrhea) के काल से अधिक होता है, दिवाल दृढ़ (या तना हुआ=Tense) होता है तथा त्वचा चमकदार होती है। (5) द्रव का रोमांच (Liquid thrill) उपस्थित होती है। (6) भ्रूणीय भागों (या अंगों) का न तो स्पर्श-अनुभव किया जा सकता है और न ही भ्रूण की हृदय-ध्वनि (Fetal heart sound) श्रव्य (Audible) होती है। (7) आंतरिक जाँच से पता चलता है – गर्भाशय-ग्रीवा (Cervix) को उठाने पर या उसके मुख (OS) के विस्फारण (Dilation) पर उससे होकर सूजी (या फूली) हुई झिल्ली का स्पर्श-अनुभव किया जाता है। (8) अतिस्वन चित्रण (Sonography) में बहुलभ्रूण (Multiple fetuses) या कभी-कभी भ्रूणीय अपसामान्यता (Fetal abnormalities) का प्रदर्शन होता है। विकिरण चित्रण (Radiography) में प्लेट अत्यधिक धुंधली (Hazy या अस्पष्ट) हो जाती है जिसकी व्याख्या नहीं की जा सकती।

विभेदी निदान (Differential diagnosis): इसमें निम्नलिखित शामिल होते हैं– (1) दुर्घटनीय रक्तश्राव (Accidental hemorrhage): गर्भावस्था के प्रथम अर्ध में विरले (Rare), पर्याप्त पाण्डुरता (Pallor), आघात (Shock) की उपस्थिति तथा योनि (Vagina) से रक्तश्राव की उपस्थिति। (2) पश्चनमनित सगर्भ गर्भाशय (Retroverted gravid uterus): नालशलाकाकरण (Catheterization) से संशय (या भ्रम) दूर होता है। (3) जलपुटीरूप मोल (Hydatidiform mole): गर्भाशय का लोई–जैसा (Doughy) स्पर्श-अनुभव, द्रव-रोमांच की अनुपस्थिति (Absence of fluid thrill), विकिरण चित्रण पर ऋणात्मक भ्रूणीय छाया तथा अतिस्वन चित्रण पर हिम-झंझावत (Snow-storm=वर्फानी तूफान)।

उपचार (Treatment): अधिक प्रायः स्वतः गर्भपात हो जाता है। व्यथा (Distress) को कम करने के लिए विसंपीडन (Decompression) अर्थात् संपीडन (दबाव) से मुक्त किया जाता है। विरले (Rare) अवसर पर जहाँ शिशु विशेष रूप से मूल्यवान होता है, वहाँ गर्भावस्था को निरंतर बनाने का एक प्रयास पुनरावृत्त (Repeated) उदरीय उल्व-वेधन (Amniocentesis) किया जा सकता है। अन्यथा (Otherwise) झिल्लियों का अल्प विदार (Low rupture of the membranes) द्वारा गर्भपात किया जाता है। द्रव के मंद निकास के लिए पर्याप्त सावधानी रखनी चाहिए।

अल्प उल्वीद्रव (Oligohydramnios or Oligoamnios)

परिभाषा (Definition): यह एक अत्यधिक विरल (Extremely rare) स्थिति होती है जहाँ उल्वीद्रव (Liquor amnii) का आयतन गर्भ की पूर्ण अवधि पर अपर्याप्त 200 ml से कम होता है। अतिस्वन चित्रण (Ultrasonography) के अनुसार इसको निम्न प्रकार से परिभाषित किया जाता है – जब उल्वीद्रव का अधिमतम उदग्रकुण्ड 2 cm की ऊँचाई से कम होता है या जब उल्वीद्रव सूचक (AFI=Amniotic fluid index) 5 cm से कम (<10वाँ शतांक=Centile) होता है तो उसे अल्प उल्वीद्रव कहा जाता है। नैदानिक कार्य (Clinical practice) में अपर्याप्त (Scanty या अल्प) उल्वीद्रव प्रायः उपस्थित होता है जिसे वास्तव में ओलिगोहाइड्रैम्निओस के रूप में नामित (Designate) नहीं करना चाहिए।

कारणता (Etiology): कारण (Cause) ज्ञात नहीं है। परन्तु यह प्रायः निम्नलिखित के साथ संबद्ध (Associated) होता है – (1) भ्रूणीय गुणसूत्रीय असंगति (Fetal chromosomal anomalies), (2) अंतःगर्भाशयी संक्रमण (Intra-uterine infection), (3) औषधि (Drugs): प्रोस्टेग्लैन्डिन-रोधी (PG inhibitors), ACE=रोधी (ACE=Angiotensin-converting enzyme), (4) वृक्कीय अविकास (Renal agenesis) या भ्रूण के मूत्रीय मार्ग का अवरोध [पुंजातीय (Male) भ्रूण में पश्च मूत्रमार्गीय कपाट] जो मूत्रण (Micturition) को रोकता है। (5) अपरा की अपर्याप्तता (Placental insufficiency) के साथ IUGR (Intrauterine growth retardation=अंतःगर्भाशयी विकास मंदन) का संबंध, (6) उल्व की अतिरिक्तमा (Amnion nodosum): अपरा को आच्छादित (Cover) करनेवाली उल्व की कोशिका द्वारा श्राव (Secretion) की विफलता तथा (7) कुपरिपक्वता (Postmaturity or dysmaturity)।

निदान (Diagnosis): (1) अनार्तव काल (Period of amenorrhea) की अपेक्षा गर्भाशयी आकार अधिक छोटा होता है। (2) भ्रूण की कम गतिशीलता (3) अल्प उल्वीद्रव के कारण गर्भाशय (Uterus) पूर्णतः भ्रूण से भरा होता है। (4) अप्रकृत गर्भस्थिति (Malpresentation) (Breech=नितम्ब) प्रायः होती है। (5) भ्रूण का IUGR का प्रमाण मिलता है। (6) जब वृहतम उल्वद्रव का कुण्ड (Largest liquor pool) 2 cm से कम होता है तो अतिस्वन चित्रण (Sonography) द्वारा निदान किया जाता है। (7) भ्रूणीय मूत्राशय (Fetal bladder) के सामान्य भराव (Filling) तथा रिक्तिकरण (Emptying) के अवलोकन से अनिवार्य रूप से मूत्रीय क्षेत्र की अपसामान्यता का निषेध (Rule out) होता है। (8) भ्रूणीय सममित (Symmetric) विकास मंदन (Growth retardation) के साथ अल्प उल्वीद्रव (Oligohydramnios) का संबंध वर्धित (Increased) गुणसूत्रीय अपसामान्यता (Chromosomal abnormality) के साथ होता है।

जटिलता (Complications)

भ्रूणीय (Fetal): (1) गर्भपात (Abortion), (2) अंतःउल्वी आसंजन (Intra-amniotic adhesions) के कारण या संपीडन (Compression) के कारण विरूपता (Deformity)। विरूपता से कपाल (Skull) के आकार में परिवर्तन, तिरछी ग्रीवा (Wry neck), फील पैर (Club foot) या पैर या हाथ के विच्छेदन (Amputation of the limb) को भी शामिल किया जाता है। (3) भ्रूणीय फुफ्फुस का अल्पविकास (Pulmonary hypoplasia) (कारण या प्रभाव हो सकता है), (4) रज्जु का संपीडन (Cord compression) तथा (5) अधिक मृत्युदर (High mortality)।

मातृक (Maternal): (1) अक्रियता के कारण दीर्घीकृत प्रसव (Prolonged labor due to inertia), (2) अप्रकृत गर्भस्थिति (Malpresentation) के कारण वर्धित शल्यक हस्तक्षेप (Increased surgical interference)। कुल प्रभाव वर्धित मातृक रूग्नता (Morbidity) की ओर अग्रसर होता है।

उपचार (Treatment): झिल्ली का कालपूर्व विदार (Premature rupture of the membranes) प्रायिक (Common) होता है। प्रसव दीर्घ (Protracted) होता है तथा संकुचन (Contractions) अधिक पीड़ादायी होता है। भ्रूणीय संकट प्रायः होता है। भ्रूणीय कुरचना (Fetal malformation) के प्रायः संबंध होने के कारण योनिक जनन (Vaginal delivery) अनुकूल होता है।

अपरा और रज्जु की अपसामान्यता (Abnormalities of Placenta and Cord)

रूप प्रक्रिया (Morphology) में पर्याप्त भिन्नता होती है जिसमें अपरा के आकार (Size), आकृति (Shape) तथा भार (Weight) को भी शामिल किया जाता है। रज्जु की भिन्नता (Variation) भी सर्वसामान्य होती है। यहाँ केवल नैदानिक महत्व (Clinical importance) की असामान्यताओं का वर्णन किया जायेगा।

अपरा उपांग (Placenta Succenturiata)

आकारिकी (Morphology): अपरा के एक (सामान्यतः) या अधिक लघु पिण्डक (Small lobes) जो एक स्तबक (Cotyledon=कॉटिलीडन) आकार के होते हैं तथा अपरा के मुख्य किनारे (Margin) से विभिन्न दूरियों पर स्थित होते हैं। मुख से लेकर झिल्ली (Membranes) से होकर लघु पिण्डक तक वाहिकाओं की एक नहर (Leash of vessels) संयोजित होती है (देखें चित्र 16.6)। चिकने जरायु (Chorionic leave) पर सक्रियित (Activated) रसांकुर (Villi) से उपांग पिण्डक (Acessory lobe) विकसित होता है। संचारी रक्तवाहिकाओं की अनुपस्थिति में इसे अपरा स्पुरिया (Placenta spuria=अपरा-ऊतक का पिण्ड जिसमें मुख्य अपरा के साथ वाहिका संयोजन नहीं होता है) कहा जाता है। अपरा उपांग का प्रभाव लगभग 3% होता है।

निदान (Diagnosis): अपरा के निष्कासन के बाद उसके अवलोकन के बाद निदान किया जाता है। (1) अक्षत (Intact) पिण्डक के साथ – इसके लक्षणों (Features) का पहले ही वर्णन किया जा चुका है। (2) लुप्त पिण्डक के साथ (With missing lobe): (a) जरायु (Chrorion) में एक अंतराल (Gap) होता है तथा (b) अंतराल के किनारे पर रक्तवाहिकाओं के विदीर्ण छोर (Torn ends) होते हैं।

नैदानिक महत्व (Clinical significance): यदि उपांग पिण्डक (Succenturiate lobe) धारित (Retained) होता है, अपरा के जनन के बाद तो यह निम्नलिखित की ओर अग्रसर हो सकता है – (1) प्रसवोत्तर (Postpartum) रक्तश्राव जो प्रारम्भिक या द्वितीयक (Primary or secondary) हो सकता है। (2) अवप्रत्यावर्तन (Subinvolution) (3) गर्भाशयी पूतिता (Uterine sepsis), (4) पॉलिप का निर्माण (Polyp formation)

उपचार (Treatment): जब कभी लुप्त पिण्डक का निदान होता है, तब सामान्य संवेदनाहरण (General anesthesia) के अधीन गर्भाशय की छानबीन (या खोज) तथा पिण्डक का निष्कासन किया जाता है।

अपरा जरायु-बाह्य (Placenta Extrachorialis)

दो प्रकार के अपरा का वर्णन किया जाता है – (1) प्याला-आकार अपरा (Placenta circumvallata) तथा (2) उत्थित किनारों की अपरा (Placenta marginata)।

विकास (Development): आधारिक (Basal) प्लेट की अपेक्षा लघु जरायु-प्लेट (Smaller chorionic plate) के कारण इस प्रकार की अपरा होती है। इसका कारण पुनरावृत्त सीमांतक रक्तश्राव (Recurrent marginal hemorrhage) होता है जिसका निदान अतिस्वन चित्रण (Ultrasonography) द्वारा होता है। जरायु-प्लेट का विस्तार अपरा के किनारे तक नहीं होता है। झिल्ली (Membranes) [उल्व और जरायु (Amnion and chorion)] तहित (Folded) होती है तथा पीछे की ओर घूमकर एक वलय (Ring) का निर्माण करती है जो केन्द्रीय रूप से प्रकट होती है। यह एक अरक्षित (Bare) अपरा-ऊतक (Placental tissue) (Extrachorion portion=जरायु-बाह्य खण्ड) छोड़ देती है। देखें चित्र 16.9C।

आकारिकी (Morphology): प्याला-आकार अपरा (Placenta circumvallata): (देखें चित्र 16.9C और D)

(1) भ्रूणीय सतह एक केन्द्रीय अवनमित (Depressed) क्षेत्र में विभाजित होती है जिसके चारों ओर से एक मोटा श्वेत वलय (Ring) का घेरा होता है। यह वलय प्रायः पूर्ण होता है। अपरा के किनारे (Margin) से विभिन्न दूरियों पर यह वलय स्थित होता है। यह वलय उल्व (Amnion) और जरायु (Chorion) की द्विपरत से निर्मित होता है जिसके बीच में अपक्षयित पतनिका (Degenerated deciduas vera) तथा फाइब्रिन (Fibrin तांत्विन) होते हैं। (2) रज्जु अंतर्वेशन (Cord insertion) से लेकर वलय तक वाहिका (Vessels) प्रसारित होती है और उसके बाद लुप्त हो जाती है। (3) वलय के बाहर परिधीय क्षेत्र मोटा होता है तथा किनारा उत्थित (Elevated) और गोलाकार (Rounded) होता है। (चित्र 16.9C और D)।

उत्थित किनारों की अपरा (Placenta marginata): जरायु पट्टिका (Chorionic plate) का किनारे पर एक पतला रेशामय (Fibrous) वलय रहता है जहाँ पर भ्रूणीय वाहिकाओं का अंत हो जाता है।

नैदानिक अभिप्राय (Clinical significance): निम्नलिखित की अधिक संभावना होती है– (1) गर्भपात (Abortion), (2) अति जलीय योनिक श्राव (Hydrorrhea gravidarum=Excessive watery vaginal discharge),

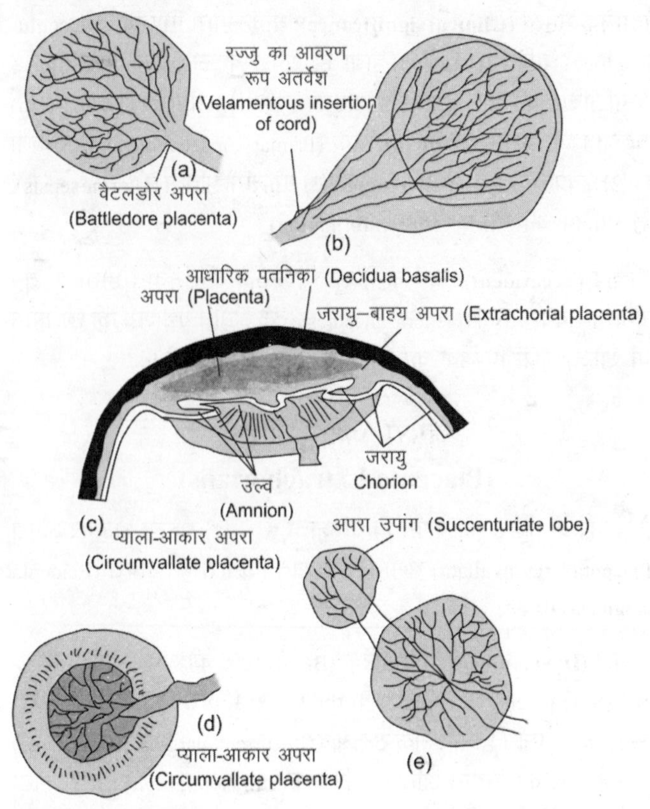

चित्र (Fig.) 16.9: प्रासूतिक महत्व की अपसामान्य अपरा के सामान्य प्रकार (Common types of abnormal placenta of obstetric significance)

(3) प्रसवपूर्व रक्तश्राव (Antepartum hemorrhage), (4) शिशु का विकास मंदन (Growth retardation of the baby), (5) कालपूर्व प्रसव (Preterm delivery), (6) धारित अपरा या झिल्ली (Retained placenta or membranes)।

अपसामान्य रूप से पतली और वृहत अपरा (Placenta membranacea): अपरा अत्यधिक वृहत और पतली होती है। अपरा न केवल दीर्घ रोगी जरायु (Chorion frondosum) से विकसित होती है बल्कि चिकने जरायु (Chorion leave) से भी विकसित होती है जिससे कि सम्पूर्ण अण्डाणु (Ovum) वास्तव में अपरा द्वारा आच्छादित (Covered) हो जाता है।

नैदानिक महत्व (Clinical importance): (1) निचले खण्ड पर कुछ भाग के अतिक्रमण (Encroachment) से अपरा का स्थानभ्रंश (Placenta previa) होता है। (2) तृतीय अवस्था (3rd stage) में अपूर्ण पृथक्करण से प्रसवोत्तर (Postpartum) रक्तश्राव होता है। (3) धारित (Retained) अपरा की संभावना अधिक होती है तथा हस्तचालन निष्कासन (Manual removal) कठिन हो जाता है।

रज्जु की अपसामान्यता (Cord Abnormalities)

बैटलडोर अपरा (Battledore placenta): इसमें अपरा के किनारे (Margin) के साथ रज्जु संलग्न रहती है। यदि अपरा निम्न रोपण (Low implantation) के साथ संबंधित होती है तो योनिक जनन (Vaginal delivery) में रज्जु के संपीडन (Compression=दबना) की संभावना होती है जो भ्रूणीय ऑक्सीक्षीणता (Fetal anoxia) या मृत्यु की ओर अग्रसर होती है, अन्यथा इसका अल्प नैदानिक महत्व है (चित्र 16.9A)।

आवरण रूप अपरा (Velamentous placenta): इसमें झिल्ली (Membranes) के साथ रज्जु (Cord) संलग्न (Attached) होती है। शाखन वाहिकाएँ (Branching vessels) पहुँचने के पहले एक परिवर्तनशील दूरी पर झिल्लियों के बीच अनुप्रस्थ (Transverse) होती हैं तथा अपरा में रक्त की आपूर्ति करती हैं। यदि रक्तवाहिकाओं की नहर (Leash) भ्रूण के प्रस्तुत भाग (Presenting part) के सामने आंतरिक मुख (OS) पर उपरिशायी (Overyling) झिल्ली से होकर अनुप्रस्थ होती है तो इस स्थिति को वैसा प्रीविया (Vasa previa) कहते हैं। झिल्ली का विदार (Rupture) जो उपरिशायी वाहिकाओं को शामिल करता है, वह योनिक (Vaginal) रक्तश्राव की ओर अग्रसर होता है। चूँकि यह पूर्णतः भ्रूणीय रक्त होता है, अतः इससे भ्रूणीय रक्तहीनता (Fetal sanguination) या मृत्यु भी हो सकती है। (चित्र 16.9B)।

प्रबंध (Management): भ्रूणीय रक्तश्राव की उपस्थिति में तत्काल प्रसव आवश्यक होता है, योनिकरूप से (Vaginally) या शल्यक्रिया द्वारा (By cesarean section) शिशु के हीमोग्लोबिन (Hemoglobin) का मूल्यांकन करना चाहिए और यदि आवश्यक है तो रक्ताधान (Blood transfusion) करना चाहिए। यदि शिशु मृत है तब योनिक प्रसव (Vaginal delivery) की प्रतीक्षा होती है।

अपसामान्य लम्बाई (Abnormal length): रज्जु अत्यधिक दीर्घ (Long) या लघु (Short) हो सकती है। लघु रज्जु (Short cord): यह अपूर्ण (True) (20 cm या 8" से कम) हो सकती है तथा किसी भ्रूणीय भाग के चारों ओर रज्जु के फँसने के कारण सामान्यतः सापेक्ष (Relative) होती है। रज्जु की अनुपस्थिति हो सकती है तथा यकृत (Liver) के साथ अपरा संलग्न हो सकती है जैसाकि नाभिका-अववृद्धि (Exomphalos) में होता है।

नैदानिक महत्व (Clinical significance): किसी भी प्रकार में यह निम्नलिखित का कारण बन सकती है: (1) बाह्य गर्भवर्तन (External version) की विफलता, (2) भ्रूण के प्रस्तुत भाग (Presenting part) के अवतरण (Descent) को रोकना, विशेषकर प्रसव (Labor) के दौरान, (3) सामान्य रूप से स्थित अपरा का पृथक्करण (4) अनुकूल अप्रकृत गर्भस्थिति (Favor malpresentation)।

दीर्घ रज्जु (Long cord): दीर्घ रज्जु की उपस्थिति के कारण नैदानिक महत्व यह है कि इसमें निम्नलिखित की अधिक संभावना होती है – (1) रज्जु का स्थानभ्रंश (Cord prolapse), (2) ग्रीवा (Neck) या शरीर (Body) के चारों ओर रज्जु का उलझना (Cord entanglement)। यह स्थिति रज्जु वाहिकाओं (Cord vessels) पर पर्याप्त संपीडन (Compression) उत्पन्न कर सकती है जिससे भ्रूण पर संकट आता है या विरले ही मृत्यु होती है। (3) लघु गाँठ (True knot) विरले (Rare) होती है। यहाँ तक कि वार्टन जेली (Wharton's jelly) द्वारा भ्रूणीय वाहिका को लघुगाँठ से संपीडन होने से बचाया जा सकता है। दीर्घ गाँठ (False knot) वार्टन जेली का संचय

का एक परिणाम है या शिरा स्फीति (Varices) के कारण होती है। देखें चित्र 16.10।

एकल नाभिका धमनी (Single umbilical artery): लगभग 1–2% रोगियों (Cases) में यह उपस्थित होती है। यह एक धमनी के विकास की विफलता के कारण या बाद के महीनों में उसकी क्षीणता (Atrophy) के कारण हो सकती है। यह यमज (Twins) में या मधुमेही (Diabetic) माता से जन्मे शिशुओं में या अतिउल्वीद्रव (Polyhydramnios) में अधिक प्रायिक (More common) होती है। यह भ्रूण की जन्मजात कुरचना (Malformation) के साथ प्रायः संबंधित (10–20%) होती है। वृक्कीय और जननांगी असंगतता (Renal and genital anomalies), त्रिगुणसूत्री (Trisomy) 18 प्रायिक होते हैं।

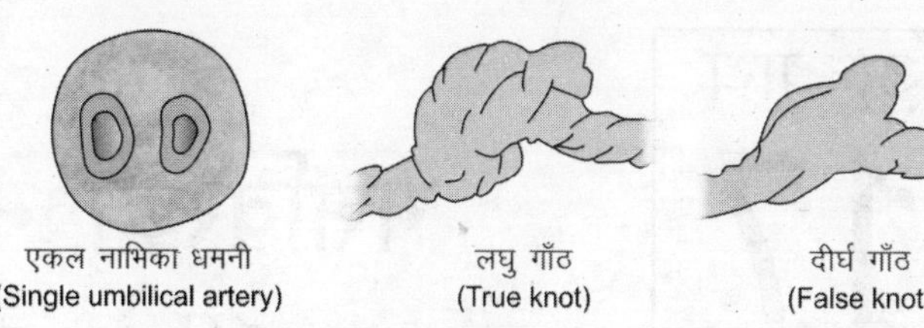

चित्र (Fig.) 16.10: नाभिका-रज्जु में अपसामान्यताएँ

गर्भपात, अकालपक्वता (Prematurity), IUGR (Intrauterine growth retardation=अंतःगर्भाशयी विकास मंदन) तथा पेरिनैटल मर्त्यता (Perinatal mortality) की अधिक संभावना होती है। (चित्र 16.10)।

अध्याय
17

गर्भावस्था में उच्चरक्तचाप के व्यतिक्रम (Hypertensive Disorders in Pregnancy)

उच्चरक्तचाप (Hypertension) एक सामान्य जटिलता (Complication) है जिसका सामना गर्भावस्था में होता है तथा मातृक (Maternal) तथा पेरिनैटल (Perinatal=गर्भ के सातवें महीने से लेकर प्रसव के एक सप्ताह की अवधि तक) रूग्नता और मर्त्यता (Morbidity and mortality) में पर्याप्त रूप से योगदान करता है। उच्चरक्तचाप अधोस्थित रोग (Underlying pathology) का एक चिन्ह है जो पूर्व-विद्यमान (Pre-existing) हो सकता है या गर्भावस्था के दौरान प्रथम बार प्रकट होता है। नैदानिक अस्तित्व (Clinical entity) की पहचान और प्रभावशाली प्रबंध गर्भावस्था का परिणाम, माता और शिशु दोनों के लिए, में महत्वपूर्ण भूमिका निभा सकते हैं। विकासशील देशों (जैसे–भारत) में उपेक्षित (Uncared) गर्भावस्था के साथ अनेक अवसरों पर यह अस्तित्व (नैदेानिक) अपहचानित (Undetected) बना रहता है जब तक कि वह जटिल नहीं हो जाता है।

गर्भावस्था में उच्चरक्तचाप का वर्गीकरण (Classification of Hypertension in Pregnancy)

I. **गर्भावधिक उच्चरक्तचाप (Gestational hypertension):** प्रोटीन मूत्रता (Proteinuria) या रोगात्मक शोथ (Pathological edema) के बिना

II. **प्राक्-गर्भाक्षेपक (Pre-eclampsia):** रोगात्मक शोथ के साथ या के बिना उच्चरक्तचाप तथा प्रोटीन मूत्रता

III. **गर्भाक्षेपक (Eclampsia):** ऐंठन (Convulsion) और / या मूर्छा (Coma) के साथ जटिल प्राक्-गर्भाक्षेपक

IV. **दीर्घकालिक उच्चरक्तचाप (Chronic hypertension)**
   - (a) अनिवार्य (Essential) उच्चरक्तचाप
   - (b) दीर्घकालिक वृक्कीय (वृक्क-वाहिका) रोग (Chronic renal disease)
   - (c) महाधमनी का संपीडन या संकोचन (Coarctation of aorta)
   - (d) कार्यात्मक क्रौमैफिन-अर्बुद (Pheochromocytoma फिओक्रोमोसाइटोमा)
   - (e) अबटु विषाक्तता (Thyrotoxicosis)
   - (f) संयोजी ऊतक रोग की दैहिक त्वचा अतिरक्तिमा (Connective tissue disease systemic lupus erythematous)

V. **दीर्घकालिक उच्चरक्तचाप पर अध्यारोपित** प्राक्-गर्भाक्षेपक या गर्भाक्षेपक (Pre-eclampsia or eclampsia superimposed on chronic hypertension)

प्राक्-गर्भाक्षेपक (Pre-eclampsia)

परिभाषा (Definition): प्राक् गर्भाक्षेपक अज्ञात कारणता (Etiology) का एक बहुतंत्रीय व्यतिक्रम (Multisystem disorder) है जिसमें एक पूर्व सामान्य रक्तचाप तथा प्रोटीन-मूत्रता विहीन (Non-proteinuric) रोगी में गर्भ के 20वें सप्ताह के बाद प्रोटीन-मूत्रता (Proteinuria) के साथ 140/90 mmHg (पारा) या अधिक के उच्चरक्तचाप (Hypertension) के विकास का प्रदर्शन होता है। सामान्य गर्भावस्था में शोथ (Oedema) की कुछ मात्रा प्रायः होती है। शोथ को नैदानिक मानक (Diagnostic criteria) से वर्जित (Exclude) किया जाता है जब तक कि वह रोगात्मक (Pathological) नहीं होता है। प्राक्-गर्भाक्षेपक के लक्षण 20वें सप्ताह के पहले भी प्रकट हो सकते हैं, जैसाकि जलपुटी रूप मोल (Hydatidiform mole) तथा तीव्र अतिउल्वीद्रव (Acute polyhydramnios) के रोगियों (Cases) में होता है।

गर्भावस्था प्रेरित उच्चरक्तचाप (PIH=Pregnancy induced hypertension): यह (PIH) वह उच्चरक्तचाप है जो सगर्भ (Gravid) स्थिति का प्रत्यक्ष परिणाम है, जिसमें – (1) गर्भावधिक (Gestational) उच्चरक्तचाप, (2) प्राक्-गर्भाक्षेपक (Pre-eclampsia) तथा (3) गर्भाक्षेपक (Eclampsia) शामिल होते हैं।

प्राक्-गर्भाक्षेपक का वर्गीकरण (Classification): प्राक्-गर्भाक्षेपक एक प्रारंभिक व्यतिक्रम (Primary disorder) के रूप में प्रकट हो सकता है या यह पूर्व विद्यमान (Pre-existing) रोगात्मक स्थिति (Pathology) जैसै–दीर्घकालिक (Chronic) उच्चरक्तचाप या दीर्घकालिक वृक्कशोथ (Nephritis) को जटिल बना सकता है। इन स्थितियों में कभी-कभी नैदानिक अस्तित्व (Clinical entity) में भेद (या अंतर) करना कठिन हो जाता है, विशेषकर जब रोगी को विलंबित (Late) गर्भावस्था में पहली बार देखा जाता है। इसके अतिरिक्त दो स्थितियों में प्रायः घटनाओं की समान प्रक्रिया (Course) होती है तथा वे एक अविभेदी (in distinguishable) स्वरूप (Pattern) का अनुगमन (Follow) होता है। अतः गर्भावस्था में उच्चरक्तचाप के वर्गीकरण में दो स्थितियों (Conditions) को प्रायः शामिल किया जाता है।

A. **प्रारम्भिक** (Primary): 70%
   - (i) प्राक्-गर्भाक्षेपक
   - (ii) गर्भाक्षेपक (ऐंठन=Convulsion के साथ)

B. **द्वितीयक (Secondary):** 30%

(i) दीर्घकालिक उच्चरक्तचाप पर अध्यारोपित (Superimposed) प्राक्-गर्भाक्षेपक-गर्भाक्षेपक (Pre-eclampsia-eclampsia) (25%)

(ii) दीर्घकालिक वृक्कीय रोग (Chronic renal disease) पर अध्यारोपित प्राक्-गर्भाक्षेपक-गर्भाक्षेपक (5%)

प्राक्-गर्भाक्षेपक का नैदानिक मानक या मानदण्ड (Diagnostic Criteria of Pre-eclampsia)

उच्चरक्तचाप (Hypertension): यदि पूर्वरक्तचाप (Blood pressure) ज्ञात नहीं है तब न्यूनतम रक्तचाप 140/90 mmHg या न्यूनतम 30 mmHg के प्रकुंचक दबाव (Systolic pressure) में वृद्धि या न्यूनतम 15 mmHg के अनुशिथिलन (Diastolic) दबाव में पूर्व ज्ञात रक्तचाप की अपेक्षा वृद्धि को गर्भावस्था प्रेरित उच्चरक्तचाप कहा जाता है।

पेज (Page) द्वारा प्रतिपादित (Advocated) मध्यमान धमनीय दबाव (MAP=Mean arterial pressure) पर आधारित परिकलन (Calculation या गणना):

$$\text{MAP} = \frac{\text{प्रकुंचक दबाव} + (2 \times \text{अनुशिथिलन दबाव})}{3} = \frac{\text{S.P.} + 2(\text{D.P.})}{3}$$

पूर्व रक्तचापक के पठन से MAP में 20 mmHg की वृद्धि या जब MAP=105 mmHg या इससे अधिक होता है तब इसे सार्थक (Significant) या महत्वपूर्ण माना जाता है।

रक्तचाप में वृद्धि का प्रमाण न्यूनतम 6 घंटे के अंतर पर दो अवसरों पर मिलना चाहिए। यह स्तर (Level) स्वेच्छाचारी (Arbitrary) होता है और इस अवलोकन पर आधारित होता है कि जटिलता इस स्तर से अधिक भी हो सकती है। ध्वनि का लोप (Disappearance) के बिंदु (Point) पर अनुशिथिलन (Diastolic) दबाव को लिखना है (Korotkoff-V)।

दाहिनी बाहु पर तथा रोगी को क्षितिज (Horizontal) से 30° पर उसके किनारे पर रोगी को रखकर रक्तचाप का मापन करना चाहिए। वहिरंग रोगी (Outpatient) रोगी में बैठने का आसन बेहतर होता है। किसी भी स्थिति में अवरूद्ध बाहु-धमनी (Occuluded brachial artery) को हृदय के स्तर (Level of the heart) पर रखना चाहिए।

शोथ (Edema): 12 घंटे तक शैय्या-विश्राम (Bed rest) के बाद टखने (Ankles) पर गर्तशील शोथ (pitting edema) का प्रदर्शन या एक सप्ताह में 1 पौण्ड (.454 kgm) से अधिक भार में वृद्धि तथा बाद के महीनों की गर्भावस्था में 1 महीने में 5 पौण्ड (2.27 kg) भार की वृद्धि प्राक्-गर्भाक्षेपक का प्रारंभिक प्रमाण हो सकता है। तथापि (However), एक सामान्य गर्भावस्था में शोथ की कुछ मात्रा प्रायिक (Common) होती है।

प्रोटीन मूत्रता (Proteinuria प्रोटीन्यूरिया): इसके लिए शब्दावली ऐल्बूमिनमूत्रता (Albuminuria) का उपयोग बेहतर है। मूत्र में ऐल्बूमिलन (Albumin=एकप्रोटीन) के अतिरिक्त प्रोटीन के अन्य खण्डों का रिसाव होता है। 24 घंटों के मूत्र में कुल प्रोटीन की उपस्थिति 0.3 gm से अधिक या ≥2+ (1.0 gm/litre) न्यूनतम दो मूत्र-नमूने के परीक्षण में ≥ मूत्रीय क्षेत्र संक्रमण (Urinary tract infection) की अनुपस्थिति में 4 घंटे अलग को सार्थक (Significant) समझा जाता है।

बहुल अभिकर्मक पट्टी (निमज्जन मापनी=Dipstick) द्वारा मूत्र में प्रोटीन के लिए परीक्षण (Test for protein in urine by multiple reagent strip): लेस (Trace) = 0.1 gm/liter;

1+ = 0.3 gm/liter; 2+ = 1.0 gm/liter; 3+ = 3.0 gm/liter; 4+ = 10.0 gm/liter.

प्रभाव (Incidence): चिकित्सालय का चिकित्सा-कार्य में प्राक्-गर्भाक्षेपक के प्रभाव में व्यापक भिन्नता 5 से 15% के बीच होती है। पहली बार गर्भिणी स्त्री (Primigravidae) में इसका प्रभाव 10% तथा बहुगर्भिणी स्त्री (Multigravidae) में 5% होता है। इसकी आवृत्ति (Frequency) की भिन्नता में उत्तरदायी कारक अपूर्ण प्रलेखन (Documentation) तथा नैदानिक मानक (Diagnostic criteria) में एकरूपता (Uniformity) का अभाव होता है। विकासशील देशों (जैसे–भारत) में इसके अधिक प्रभाव की अपेक्षा होती है। चिकित्सालय की सांख्यिकी (Statistics) की तुलनात्मक कम संख्या केवल संलक्षण (Syndrome) की गंभीर अवस्था को शामिल करने के कारण होती है तथा अल्प संलक्षण की उपेक्षा होती है।

सम्भाव्य कारक (Risk factors): निम्नलिखित के साथ प्राक्-गर्भाक्षेपक का अधिक संबंध होता है – (1) पहली बार गर्भिणी स्त्री (युवती और प्रौढ़, Young and elderly), (2) पारिवारिक इतिवृत्त (Familty history) (उच्चरक्तचाप, प्राक्-गर्भाक्षेपक तथा गर्भाक्षेपक), (3) अपरा की अपसामान्यता (Placental abnormalities): (a) अपर्याप्त अपरान्यास (Poor placentation): न्यूनीकृत बीजपोषक आक्रमण (Decreased trophoblast invasion), (b) अति-अपरा-रोग (Hyperplacentosis): बहुल गर्भावस्था (Multiple pregnancy), रीसस असंगति (Rhesus incompatibility), मधुमेह (Diabetes), (c) अपरा की स्थानिक-अरक्तता (Placental ischemia), (d) मोलीय (Molar) गर्भावस्था। (4) आनुवंशिक (बहुकारकीय) व्यतिक्रम (Genetic disorder) (5) प्रतिरक्षात्मक घटना (Immunologic phenomenon) (6) नवीन पितृत्व (New paternity), (7) पूर्व विद्यमान संवहनी या वृक्कीय रोग (Pre-existing vascular or renal disease), (8) घनास्त्रप्रेमी (Thrombophilias): फॉस्फोलिपिड-रोधी संलक्षण (Anti-phospholipids syndrome), प्रोटीन C, S की अपर्याप्तता, कारक V लिडेन (Leiden) (देखें अध्याय 29 का प्रासविक शिरीय घनास्त्रता और फुफ्फुसीय वाहिका रोग)।

प्राक्-गर्भाक्षेपक का कारणरोगजनन (Etiopathogenesis of Pre-eclampsia)

उच्चरक्तचाप (Hypertension): अधोस्थित (Underlying) मूलभूत रोगात्मक स्थिति (Pathology) वास्तव में अंतस्तरीय दुष्क्रिया (Endothelial dysfunction) तथा तीव्र वाहिका-आकुंचन (Vasospasm) है जो लगभग सभी वाहिकाओं, विशेषकर गर्भाशय, वृक्क (Kidney), मस्तिष्क (Brain) को प्रभावित करते हैं। दुष्क्रिया और वाहिका-आकुंचन के लिए उत्तरदायी कर्मक (Agent) को अभी तक शुद्धता के साथ पृथक नहीं किया गया है परन्तु ऐसा प्रतीत होता है कि यह मूलतः देहद्रवी (Humoral) है। निम्नलिखित की संभावना होती है–

(1) वर्धित परिवहनी (Circulating) उत्तेजक (Pressure) पदार्थ या नवीन उत्तेजक कर्मक (New pressor agent) (कारक X) की उपस्थिति

(2) संवहनी तंत्र (Vascular system) संवेदनशील (Sensitise) होता है जिससे कि सामान्य रक्तपरिवहनी उत्तेदक पदार्थ प्रतिकूल रूप से (Adversely) क्रिया करते हैं।

(3) ह्रासित (Diminished) संवहनी (या वाहिका) अनियंत्रण (Refractoriness) जो सामान्य परिवहनी उत्तेजक पदार्थ के लिए अनुकूल होता है।

अभी तक किसी नवीन उत्तेजक पदार्थ की उपस्थिति का न तो कोई प्रमाण (Proof) मिला है और न ही सामान्य परिवहनी उत्तेजक पदार्थ जैसे–रेनिन-ऐन्जिओटेन्सिन संकुल (Renin-angiotensin complex) या वैसोप्रेसिन (Vassopressin) या प्राक्-गर्भाक्षेपक में एपिनेफ्रिन (Epinephrine) की किसी वृद्धि का प्रमाण।

सामान्य गर्भावस्था में (In normal pregnancy): (1) ऐन्जिओटेन्सिनेस (Angiotensinase=एक एन्जाइम) द्वारा ऐन्जिओटेन्सिन-II (α_2 ग्लोबुलिन का भाग) का नाश होता है। यह किन्वक (Enzyme) अपरा (Placenta) से मुक्त होता है। इस प्रकार रक्तचाप स्थिर (Stabilise) बना रहता है। (2) वाहिका तंत्र (Vascular system) अनियंत्रित (Refractory=दुर्जेय) हो जाता है, चयनात्मकरूप से उत्तेजक कर्मक (Pressor agent) ऐन्जिओटेन्सिन-II के अनुकूल। यह संभवतः प्रोस्टेग्लैन्डिन (Prostaglandin) I_2 तथा नाइट्रिक ऑक्साइड (NO) के वाहिका-संश्लेषण (Vascular synthesis) द्वारा प्रकट होता है जिसमें वाहिका-विस्फारक (Vasodilator) प्रभाव होता है। दो तंत्रों के बीच अंतर्क्रिया (Interaction) से सामान्य गर्भावस्था में रक्तचाप स्थिर बना रहता है। वाहिका अंतःस्तरीय वर्धन कारक (Vascular endothelial growth factor, VEGF) [यह एक सूत्री-विभाजन जनक (Mitogenic) ग्लाइकोप्रोटीन (Glycoprotein) है] – गर्भाशय अपरा के रक्तप्रवाह के सामान्य स्तर में पुनःस्थापन वर्धित VEGF द्वारा होता है।

प्राक्-गर्भाक्षेपक (Pre-eclampsia) में–(1) प्रोस्टेग्लैन्डिन (Prostaglandins) के विभिन्न अवयवों (Components) में असंतुलन (Imbalance) होता है – वाहिका-अंतःस्तर (Vascular endothelium) से वाहिका-विस्फारक (Dilator) के सापेक्ष या पूर्ण अपर्याप्तता तथा बिम्बाणु (Platelets) में एक समर्थ वाहिका-संकीर्णक (Vasoconstrictor) थ्रॉम्बोक्सेन (Thromboxane) (TXA_2) का वर्धित संश्लेषण (Increased synthesis), (2)उत्तेजक कर्मक (Pressor agent) ऐन्जिओटेन्सिन (Angiotensin) के प्रति वर्धित वाहिका-संवेदनशीलता होती है। 2-ग्लोबुलिन (Globulin) के निष्कासन से प्रोटीन-मूत्रता (Proteinuria) के बाद ऐन्जिओटेन्सिनेस (Angiotensinase) की क्रियाशीलता कम हो जाती है। (3) नाइट्रिक ऑक्साइड (Nitric oxide NO): इसका संश्लेषण वाहिका-अंतःस्तर में तथा L-अर्गिनीन (Arginine) से बहुकेन्द्रक बीजपोषक (Syncytiotrophoblast) द्वारा होता है। यह पर्याप्तरूप से वाहिका की चिकनी पेशी (Smooth muscle) को शिथिल (Relax) करता है, बिम्बाणु के समूहन (Platelet aggregation) को रोकता है तथा अंतरा-रसांकुर (Intervillous) घनास्त्रता (Thrombosis) का प्रतिरोध करता है। उच्चरक्तचाप के विकास में नाइट्रिक ऑक्साइड की अपर्याप्तता योगदान करती है। (4) अंतःस्तरीय कोशिका (Endothelial cells) द्वारा एन्डोथीलिन (Endothelin)-I का संश्लेषण (Synthesis) होता है और यह एक समर्थ वाहिका-संकीर्णक है, ऐन्जिओटेन्सिन II की तुलना में। एन्डोथीलिन-I भी उच्चरक्तचाप के विकास में योगदान करता है। (5) प्रदाही मध्यस्त (Inflammatory mediators): साइटोकाइन्स (Cytokines) [अर्बुद ऊतक-क्षय कारक (Tumour necrosis factor, TNFα), इन्टर ल्यूकिन्स (Interleukins, IL-6) तथा अन्य] जो सक्रियित श्वेताणु (Activated leucocytes) से प्राप्त होता (या निकलता) है, अंतःस्तर की क्षति (Injury) का कारण बनता है। (6) अपसामान्य लिपिड चयापचय (Abnormal lipid metabolism): इसके कारण अधिक ऑक्सीकारक दबाव (Oxidative pressure) होता है। लिपिड पेरॉक्साइड (Lipid peroxides), प्रतिक्रियाशील ऑक्सीजन जाति (ROS=Reactive oxygen species) तथा सुपरऑक्साइड आयन मूलक (Superoxide anion radicals): ये सभी अंतःस्तरीय क्षति और दुष्क्रिया का कारण बनते हैं। बिम्बाणु और न्यूट्रोफिल सक्रियन (Platelet and neutrophil activation), साइटोकाइन्स, सुपरऑक्साइड मूलक उत्पादन तथा अंतःस्तरीय क्षति, ये सभी एक दुष्चक्र (Vicious cycle) में होते हैं। (7) अन्य (Others): कारक V लिडेन (Leiden) के उत्परिवर्तन (Mutation = म्यूटेशन) से खतरे में वृद्धि होती है।

अतः प्राक्-गर्भाक्षेपक का प्रदर्शन अंतःस्तरीय दुष्क्रिया (Endothelial dysfunction) तथा वाहिका-आकुंचन (Vasospasm) द्वारा होता है। अंतःस्तरीय दुष्क्रिया का कारण ऑक्सीकारक दबाव और प्रदाही मध्यस्त होता है। वाहिका आकुंचन का कारण वाहिका–विस्फारक (PGI2, NO) तथा वाहिका-संकीर्णक (ऐन्जिओटेन्सिन II, TXA_2 एन्डोथीलिन-1) के बीच असंतुलन होना है। ये दोनों एक दुष्चक्र में होते हैं।

शोथ (Oedema): कोशिका-बाह्य ऊतक स्थानों (Extracellular tissue spaces) में द्रवों के अति संचयन (Excess accumulation) के कारण स्पष्ट नहीं है। इसकी सम्भावित व्याख्या (Explanation) है – अधिक ऑक्सीकारक दबाव → अंतःस्तरीयक्षति → अधिक केशिकीय पारगम्यता (Increased capillary permeability)। इस आधार पर रिसावदार केशिका समूह (Leaky capillaries) तथा न्यूनीकृत (Decreased) रक्त परासरणी दबाव (Blood osmotic pressure) संभावित व्याख्या होते हैं।

प्रोटीनमूत्रता (Proteinuria): घटनाओं (Events) की संभावित श्रृंखला (Chain) निम्नलिखित है – अभिवाही पुंजित धमनिकाओं का आकुंचन (Spasm of the afferent glomerular arterioles) → पुंजित गुच्छा (Glomerular tuft) के अंतःस्तर (Endothelium) में ऑक्सीक्षीण (Anoxic) परिवर्तन → पुंजित अंतःस्तर की वृद्धि (Glomerular endotheliosis) → वर्धित (या अधिक) केशिकीय पारगम्यता → प्रोटीन का अधिक रिसाव (Increased leakage of protein)।

नलिकीय पुनः अवशोषण (Tubular reabsorption) में भी साथ-साथ कमी होती है। मूत्र (Urine) में कुल प्रोटीन का 50–60% ऐल्बूमिन (Albumin) तथा 10–15% ऐल्फा-ग्लोबुलिन (α-globulin) का उत्सर्जन (Excretion) होता है।

रोगक्रिया विज्ञान या रोगविज्ञान या विकृति (Pathophysiology or Pathology)

संलक्षण (Syndrome) क्यों होता है ? यह प्रश्न (या समस्या) अभी तक अनुत्तरित (Unsolved या अनसुलझा) बना हुआ है, फिर भी रोगात्मक (Pathological) परिवर्तनों का पर्याप्त विवरण (Documents या प्रलेख) उपलब्ध है, विशेषकर तीव्र प्राक्-गर्भाक्षेपक (Severe pre-eclampsia) में या गर्भाक्षेपक (Eclampsia) मे।

गर्भाशय-अपरा का तल (Uteroplacental bed): अपरा की कालपूर्व वयवस्था (Premature ageing) का प्रमाण मिलता है। अपरा की मातृक (Maternal) सतह पर कभी-कभी तीव्र लाल मृत ऊतक (Acute red infarcts) तथा श्वेत मृत ऊतक (White infarcts) का क्षेत्र दृश्यमान् (Visible) होता है।

रसांकुर (Villi=दीर्घ रोम): विभिन्न मात्रा (या अंश=Degree) में बहुकेन्द्रकी अपक्षय (Syncitial degeneration), वर्धित बहुकेन्द्र की गाँठ (Increased syncitial knots), कोशिका-बीजपोषक का प्रकटित प्रचुर-उद्भवन (Marked proliferation of cytotrophoblast), आधार परत की सघनता (Thickening of the basement layer) तथा प्रचुरोद्भवी धमनी-अंतःस्तरीय शोथ (Proliferative endarteritis) का प्रमाण मिलता है।

प्राक्-गर्भाक्षेपक में कोशिका-बीजपोषक (Cytotrophoblast) का सर्पिल धमनी (Spiral arteries) में सामान्य अंतःवाहिकीय (Endovascular) आक्रमण पतनिका-गर्भाशय पेशी स्तर के मिलन-स्थल (Decidua myometrial junction) से आगे होने में असफल होता है। इसके कारण गर्भाशय पेशीस्तर के खण्ड में पेशी-लचीले माध्यम (Musculo-elastic media) की अनुक्रिया वाहिका-संकीर्ण उत्तेजना (Vasoconstrictor stimuli) से नहीं होती है जो ह्रासित (Decreased) रक्तप्रवाह का कारण बनती है (देखें चित्र 17.1)। अवकाशिका (Lumen) के विलोपन के साथ सर्पिल धमनियों की दिवालों का तीव्र अपक्षय (Acute atherosis) होता है।

अंतरा-रसांकुरीय रक्त-परिवहन (Intervillous circulation): रक्तप्रवाह की क्षति (या हानि) लगभग एक तिहाई तक होती है जो मातृक रक्तवाहिका में परिवर्तन में द्वितीयक (Secondary) होती है। इसके कारण अपरा (Placenta) में संरचनात्मक और कार्यात्मक परिवर्तन होता है जो भ्रूणीय खतरा (Fetal jeopardy) के लिए उत्तरदायी होता है।

वृक्क (Kidney): वृक्क में केशिका-पुंज (Glomerulus) में परिवर्तन स्पष्ट होता है जो वर्धित (Glomerular endotheliosis पुंजीय अंतःस्तरीय वृद्धि) होती है। अंतःस्तरीय कोशिका (Endothelial cells) ऊपर फूल जाती है तथा आधार झिल्ली (Basement membrane) में फाइब्रिन (Fibrin) के समान जमाव (Deposits) होता है। अवकाशिका (Lumen) अवरूद्ध (Occluded) हो सकती है। केशिकाओं (Capillaries) के बीच अंतरालीय कोशिकाओं (Interstitial cells) का प्रचुर-उद्भव (Proliferate) होता है। अभिवाही (Afferent) पुंजीय धमनिकाओं (Glomerular arterioles) का सम्बद्ध आकुंचन (Spam=ऐंठन) होता है। आक्सीक्षीणता (Anoxia) के कारण नलिकीय उपकला (Tubular epithelium) की क्षति का चकत्तादार (Patchy) क्षेत्र होता है। कुल प्रभाव (Net effects) हैं– न्यूनीकृत (Reduced) वृक्कीय रक्तप्रवाह तथा पुंजीय निस्यंदन गति (Glomerular filtration rate), क्षतिग्रस्त नलिकीय पुनःअवशोषण (Impaired tubular re-absorption) या श्रावी कार्य में कमी। प्रसव के बाद स्वास्थ्य-लाभ (Recover या पुनःप्राप्ति) पूर्ण होने की संभावना होती है। गम्भीर स्थितियों (Severe cases) में तीव्र ऑक्सीक्षीणता से विस्तृत धमनीय घनास्त्रता (Arterial thrombosis) हो सकती है जो द्विपार्श्विक वृक्कीय प्रान्तस्था-ऊतकक्षय (Bilateral renal cortical necrosis) की ओर अग्रसर होती है।

रक्तवाहिका (Blood vessels): रक्तवाहिका का तीव्र आकुंचन (Intense vasospasm) होता है। वाहिका की लघु धमनिका-शिरा (Vasa vasorum) में रक्तपरिवहन (Circulation) क्षतिग्रस्त होता है जो वाहिका-दिवालों की क्षति की ओर अग्रसर होता है जिसमें अंतस्तर की अखण्डता (Endothelial integrity) की क्षति भी शामिल होती है।

यकृत (Liver): धमनिकाओं (Arterioles) की घनास्त्रता (Thrombosis) के कारण यकृत का परिनिवाहिका रक्तश्रावी ऊतकक्षय (Periportal hemorrhagic necrosis) होती है। पिण्डिका (Lobule) की परिधि पर ऊतक-क्षय आरम्भ होता है। अधोपुटीय (Subcapsular) रक्तश्राव हो सकता है। सुरक्षित धारिता (Reserve capacity) तथा यकृत कोशिकाओं की पुर्नजनक (Regenerative) क्षमता के कारण यकृती अपर्याप्तता कभी-कभी होती है। HELLP संलक्षण (Syndrome) के साथ महिलाओं में यकृत कार्य परीक्षण (Liver function test) विशेषरूप से अपसामान्य (Specially abnormal) होता है।

HELLP संलक्षण (Hemolysis, elevated liver enzyme and low platelet count-syndrome): यह रक्त-अपक्षय (Hemolysis, H), उत्थित यकृत किण्वक (Elevated liver enzyme, EL) तथा बिम्बाणु की कम संख्या (Low platelet count) (LP<100,000/mm^3) के लिए एक प्रथमाक्षरी नाम (Acronym) है। यह PIH (Pregnancy-induced hypertension = गर्भावस्था प्रेरित उच्चरक्तचाप) की एक विरल जटिलता (Rare complication) (10–15%) है। यह यहाँ तक कि हल्के (Mild) उच्चरक्तचाप और प्रोटीन-मूत्रता (Proteinuria) के साथ संबंधित हो सकता है। इस संलक्षण का प्रदर्शन मिचली (Nausea), वमन; Vomiting=उल्टी), अधिजठरीय या दाहिनी ऊपरी चतुष्क पीड़ा (Epigastric or right upper quadrant pain) तथा जीवरासायनिक और रक्तात्मक परिवर्तनों (Biochemical and hematological changes) के साथ प्रदर्शित होता है। यकृत में मृदु-ऊतक के क्षय (Parenchymal necrosis) के कारण यकृति किण्वक (Hepatic enzyme) में वृद्धि (AST तथा ALT>70 IU/litre, LDH>600 I.U./liter) होती है। अधोपुटीय रक्तस्कंदशोथ (Subcapsular hematoma) (इसमें CT स्कैनिंग की आवश्यकता हो सकती है) तथा अपसामान्य सतही चिकनाई (Abnormal peripheral smear) का निर्माण हो सकता है। अंततः यकृत का विदार (Rupture of the liver) जो रक्तउदरावरण (Hemoperitoneum) के कारण अचानक निम्नरक्तचाप (Hypotension) का कारण बनता है।

प्रबंध (Management): इसके प्रबंध का सिद्धान्त प्राक्-गर्भाक्षेपक और गर्भाक्षेपक के समान (देखें प्राक्-गर्भाक्षेपक का प्रबंध) होता है। मैग्नीशियम (Magnesium) के साथ आक्रमन-रोधी (Antiseizure) रोगरोधन (Prophylaxis) (देखें गर्भाक्षेपक का प्रबंध) का आरम्भ किया जाता है। प्रसव (Delivery) के बाद मातृक और भ्रूणीय स्थिति का सावधानी से मूल्यांकन किया जाता है। कॉर्टिकोस्टेरॉयड (Corticosteroids) के अंतर्ग्रहण (Administration) से मातृक [बिम्बाणु की संख्या (↑Thrombocyte count), मूत्रोत्सर्ग (Urinary output)] तथा पेरिनैटल [फुफ्फुसीय परिपक्वता (↑Pulmonary maturity), अंतःनिलयी रक्तश्राव (↓IVH) तथा अपक्षयी लध्वांत्र और वृहतांत्र शोथ (↓Necrotizing enterocolitis)] परिणाम (Maternal and perinatal outcome) में सुधार होता है। शल्यक्रिया द्वारा प्रसव (Cesarean section) जनन की सामान्य विधि होती है। यदि बिम्बाणु (Platelets) की संख्या >100,000/mm^3 होती है तब अधिदृढ़तानिका के संवेदनाहरण (Epidural anesthesia) का उपयोग सुरक्षित रूप से किया जा सकता है। यदि बिम्बाणु की संख्या

प्रवाह चित्र (Flow chart) 17.1: प्राक्-गर्भाक्षेपक का कारण (Etiopathology of pre-eclampsia)

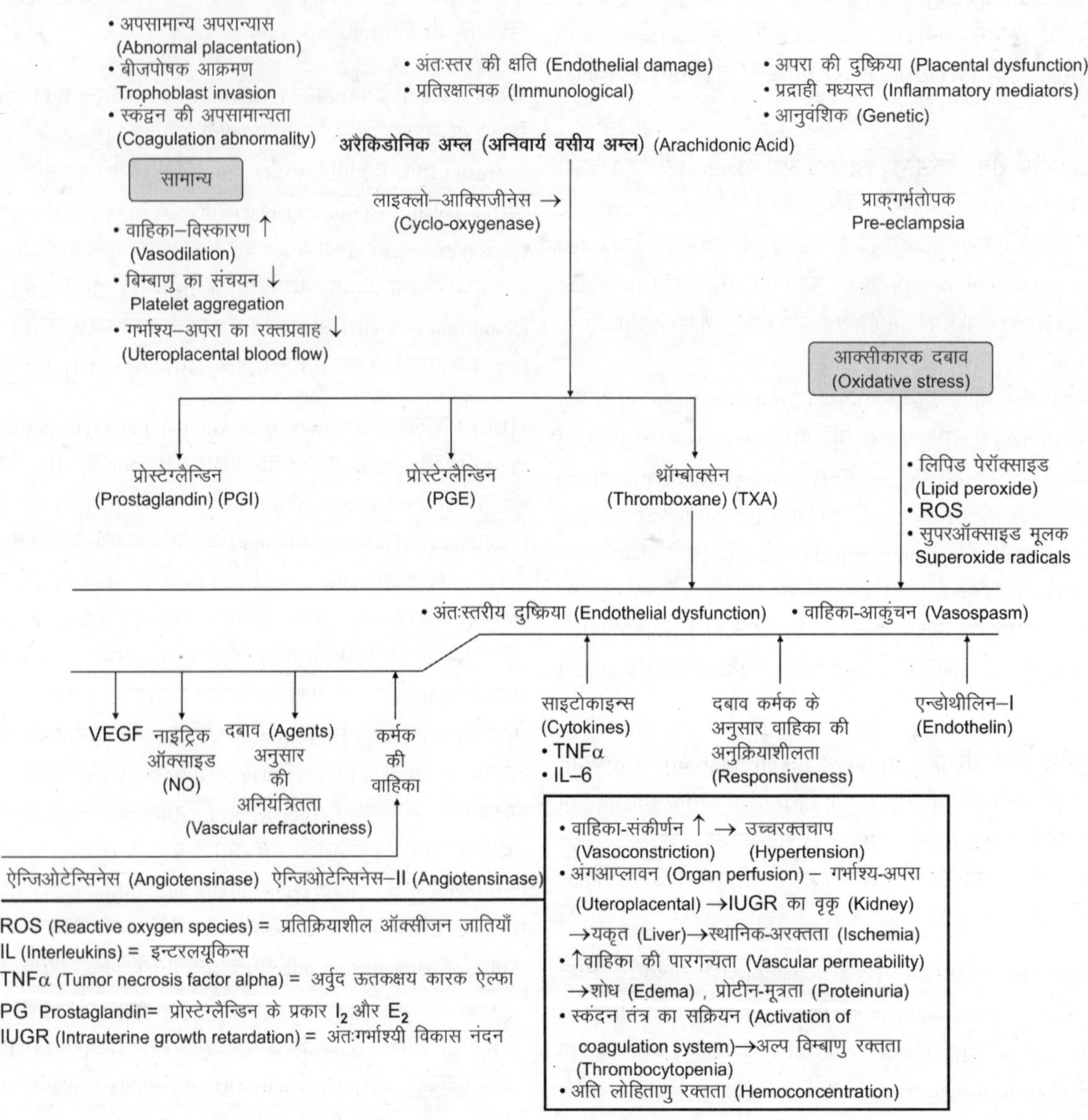

$<50{,}000/mm^3$ होती है तब बिम्बाणु रक्ताधान (Platelet transfusion) कराना चाहिए। रोगी को सघन परिचर्या कक्ष (ICU=Intensive care unit) में देखभाल करनी चाहिए जब तक कि बिम्बाणु की संख्या, मूत्र-त्याग, रक्तचाप तथा यकृत-किण्वक (Liver enzyme) में सुधार नहीं होता। HELLP संलक्षण की आवृत्ति का खतरा 3–10% तक होता है। प्रत्याशी प्रबंध (Expectant management) का निष्पादन शैय्या-विश्राम (Bed-rest), प्लाविका आयतन विस्तार (Plasma volume expansion) [5–25% ऐल्बूमिन का अन्तःनिवेश (Infusion)], घनास्त्र-रोधी कर्मक (Antithrombotic agents) (जैसे– डाइपिरिडामोल = Dipyridamole), प्रतिरक्षा-दमनात्मक कर्मक (Immunosuppressive agents, viz. steroids=स्टेरॉयड) तथा अन्य (Fresh frozen plasma=नवीन हिमीकृत प्लाविका) के साथ किया जाता है।

मस्तिष्क (Brain): CT (Computerized tomography) सूक्ष्मवीक्षण (Scanning) में निम्नलिखित निष्कर्ष (Findings) मिलते हैं – प्रमस्तिष्क-शोथ (Cerebral oedema), केशिकीय घनास्त्रता (Capillary thrombosis), रोधगलन (Infarction) अंतःनिलयी और मृदु-ऊतकीय रक्तश्राव (Intraventricular and parenchymal hemorrhage) और ऊतक-क्षय (Necrosis)। प्रमस्तिष्कीय कार्य में कमी नहीं होती है यद्यपि अधिक उत्तेजनशीलता होती है जैसाकि विद्युत्-प्रमस्तिलेख (EEG=Electro-encephalogram) से पता चलता है। यह जाँच पर अति परिवर्त (Excess reflexes) की व्याखा करता है।

हृदय (Heart): अधोअंतःस्तरीय (Sub-endothelial) रक्तश्राव हो सकता है। संचालन तंत्र को हृद्पेशी (Myocardium) में केन्द्रीय ऊतक-क्षय (Focal necrosis) तथा रक्तश्राव प्रभावित कर सकता है जो हष्द्पात (Heart failure) की ओर अग्रसर होता है।

फुफ्फुस (Lungs): शोथ (Edema) या रक्तश्रावी श्वसनी-फुफ्फुसदाह (Hemorrhagic bronchopneumonia) का प्रमाण होता है। यह निम्न अर्बुदीय

दबाव (Low oncotic pressure) तथा रंध्रमय केशिकाओं (Leaky capillaries) के कारण होता है।

अन्य अंग (Other organs): अधिवृक्क ग्रन्थि (Adrenal glands) में रक्तश्राव और शोथ का प्रदर्शन होता है। उदर (Stomach) में रक्तश्राव जठरशोथ (Hemorrhagic gastritis) का लक्षण होता है।

जल और विद्युत् अपघट्य संतुलन (Water and electrolyte balance): प्राक्-गर्भाक्षेपक (Pre-eclampsia) में जल और विद्युत् अपघट्य (इलेक्ट्रोलाइट) संतुलन में परिवर्तन के संबंध में अत्यधिक विवाद और भ्रान्ति (Controversy and confusion) है। लवण धारण की विभिन्न मात्रा पर सर्वसम्मति (Consensus) पायी जाती है। यथार्थ रचनातंत्र (Precise mechanism) स्पष्ट नहीं है। यह ऐल्डोस्टेरोन (Aldosterone) में वृद्धि के कारण नहीं होता है जो वास्तव में प्राक्-गर्भाक्षेपक में कम होता है। लवण का धारण संभवतः वृक्कीय वाहिका-संकीर्णन (Renal vasoconstriction) के कारण होता है जो पुंजित निस्यंदन गति (GMR=Glomerular filtration rate) में कमी की ओर अग्रसर होता है। लवण धारण (Salt retention) से कोशिका बाह्य (Extracellular) द्रव आयतन में वृद्धि होती है, ऐन्जिओटेन्सिन (Angiotension) II के प्रति संवेदनशीलता में वृद्धि होती है तथा धमनिकीय अंतस्तरीय सूजन (Arteriolar endothelial swelling) द्वारा सतही प्रतिरोध (Peripheral resistance) में वृद्धि हो सकती है। कुल प्रभाव अंतःवाहिका-निर्जलन (Intravascular dehydration) तथा वाहिका-बाह्य अतिजलयोजन (Extra-vascular overhydration) होता है। इस प्रकार अतिलोहिताणु रक्तता (Hemoconcentration) तथा हीमैटोक्रिट (Hematocrit=रक्त में लोहिताणु के आयतन) मान में वृद्धि होती है।

प्रसव के बाद तत्काल (Immediately following delivery) वाहिका-बाह्य कक्ष (Extra-vascular compartment) से सोडियम और जल का तेजी से संग्रहण (Mobilization) अंतःवाहिका स्थान (Intravascular space) पर होता है। यदि यह क्रियाविधि (Mechanism) विफल होती है तो रोगी में सदमे (Shock) का विकास हो सकता है जिसे प्रसवोत्तर वाहिका-निपात (Post-partum vascular collapse) कहा जाता है।

रक्तात्मक परिवर्तन (Hematological changes): रक्त आयतन (Blood volume): तीव्र प्राक्-गर्भाक्षेपक में सामान्य गर्भावस्था में रक्त आयतन में वृद्धि का क्षेत्र स्पष्ट नहीं होता है। वाहिका-गढ़न (Vasoplastic) स्थिति के कारण अंतःवाहिका द्रव को वाहिका-बाह्य स्थान पर धकेला जाता है। इस प्रकार वर्धित हीमैटोक्रिट मान के साथ अतिलोहिताणु रक्तता (Hemoconcentration) होती है। प्रसव के बाद हीमोग्लोबिन (Hemoglobin) तथा हीमैटोक्रिट मान में कमी के साथ प्लाविका (Plasma) के आयतन में वृद्धि होती है।

लोहिताणु नाशन (Erythrocyte destruction): गर्भाक्षेपक (Eclampsia) के बाद परिणामी प्लाविका में हीमोग्लोबिन तथा मूत्र में हीमोग्लोबिन (Resultant hemoglobinemia and hemoglobinuria) के साथ लोहिताणु के अधिक नाशन का प्रमाण मिलता है।

स्कंदन (Coagulation): विसरित अंतःवाहिका स्कंदरोग (DIC = Disseminated intravascular coagulopathy) का प्रमाण होता है जो शरीर के अंगों को व्यापक रूप से प्रभावित करता है, इसके विपरीत कि चयनात्मक (Selected) DIC सामान्य गर्भावस्था में केवल अपरा-स्थल (Placental site) को प्रभावित करता है। यह रक्त बिम्बाणु (Platelets) से उत्पन्न हो सकता है जैसाकि श्वार्टसमैन (Shwartzman) प्रतिक्रिया में होता है या बीजपोषक-खण्ड (Trophoblastic fragments) से मुक्त होकर गर्भाशयी रक्त-परिवहन (Uterine circulation) में जाने से होता है। बिम्बाणु, फाइब्रिनोजन (Fibrinogen), थ्रॉम्बिन-रोधी (Antithrombin) III तथा प्लाज्मिनोमिन की मात्रा की कमी रक्त में होती है। सूक्ष्मघनास्त्र (Microthrombi) अपरा (Placenta) के अतिरिक्त सभी मुख्य अंगों की धमनिकाओं (Arterioles of all vital organs) को प्रभावित करते हैं तथा विशिष्ट रोगात्मक परिवर्तन उत्पन्न करते हैं। अल्पबिम्बाणु रक्तता (Thrombocytopenia) की मात्रा रोगात्मक स्थिति की तीव्रता (या गंभीरता=Severity) को प्रकट (या प्रदर्शित) करती है। फाइब्रोनेक्टिन (Fibronectin), D=द्विलक (Dimer) तथा थ्रॉम्बिन (Thrombin) की मात्रा (Levels) में वृद्धि होती है।

हार्मोन (Hormones): प्राक्-गर्भाक्षेपक में हार्मोन की स्थिति के संबंध में विरोधाभास है। इस्ट्रोजन (Estrogen) और प्रोजेस्टेरोन (Progesterone) की मात्रा (Levels) में कमी होती है जबकि जरायु का गोनैडोट्रॉफिन (Chorionic gonadotrophin) की मात्रा में वृद्धि हो सकती है। रक्तोद (Serum) में HPL (Human placental lactogen) की मात्रा कम होती है।

जीवरासायनिक मूल्य (Biochemical values)% सामान्य गर्भावस्था का अ-प्रोटीन (Non-protein) नाइट्रोजन और यूरिया (Urea) की मात्रा 25 mg/dL तथा 20 mg/dl [dL=Deciliter=l/10] होती है जो हल्के (Mild) प्राक्-गर्भाक्षेपक (Pre-eclampsia) में बनी रहती है। तीव्र (Severe) प्राक्-गर्भाक्षेपक में इन दोनों मात्रा में वृद्धि होती है। रक्त में यूरिक अम्ल (Uric acid) की मात्रा में वृद्धि होती है, 4 mg/dL की सामान्य (Normal) मात्रा से अधिक। यूरिक अम्ल का श्राव दूरस्थ नलिकाओं (Distal tubules) द्वारा होता है। रक्तोद (Serum) में यूरिक अम्ल की वर्धित (Increased) मात्रा से वृक्कीय हिस्सेदारी (Renal involvement) तथा / या ह्रासित (Diminished) वृक्कीय रक्तबहाव (Renal blood glow) का संकेत मिलता है। प्राक्-गर्भाक्षेपक की तीव्रता, आयतन संकुचन तथा भ्रूणीय खतरे (Fetal jeopardy) के साथ रक्तोद में यूरिक अम्ल की अधिक मात्रा का सहसंबंध पाया जाता है। तीव्र प्राक्-गर्भाक्षेपक में रक्तोदी क्रिएटिनिन (Serum creatinine) की मात्रा बढ़ जाती है। सोडियम के श्राव (Secretion) में विलम्ब के कारण रक्त में क्लोराइड की मात्रा बढ़ती है। रक्तोद में प्रोटीन विशेषकर एल्बूमिन (Albumin) की मात्रा कम हो जाती है।

नैदानिक प्रकार (Clinical Types)

प्राक्-गर्भाक्षेपक (Pre-eclampsia) का नैदानिक वर्गीकरण स्वेच्छाचारी (Arbitrary) है जो मुख्यतः प्रबंध प्रयोजन (Purpose) के लिए रक्तचाप के स्तर (Level of BP) पर निर्भर होता है। परन्तु भ्रूणीय परिणाम की भविष्यवाणी (Prediction) करने के लिए रक्तचाप की अपेक्षा प्रोटीन-मूत्रता (Proteinuria) का अधिक महत्व होता है।

(1) हल्का (Mild): इसमें 140/90 mm Hg से अधिक रक्तचाप की धारित (या सतत sustained) वृद्धि परन्त 160 प्रकुंचन (Systolic) दबाव या

110 mm Hg अनुशिथिलन (Diastolic) दबाव से कम को शामिल किया जाता है, महत्वपूर्ण प्रोटीन-मूत्रता के बिना ही।

(2) तीव्र (Severe): (i) सतत प्रकुंचन दबाव (Systolic pressure) ≥ 160 mm Hg या अनुशिथिलन दबाव (Diastolic pressure) >110 mm Hg, (ii) सतत (या निरंतर=Persistent) तीव्र अधिजठरीय पीड़ा (Epigastric pain), (iii) प्रमस्तिष्कीय या दृश्यमान बाधा (Cerebral or visual disturbances), (iv) अल्पमूत्रता (Oliguria) (< 400 ml/24 hours), (v) प्रोटीन का उत्सर्जन (Protein excretion) >5 gm/day, (vi) बिम्बाणु की संख्या (Platelet count) <1000,000/mm³, (vii) HELLP संलक्षण (Syndrome), (viii) दृष्टिपटल का रक्तश्राव, रिसाव या अंकुरक शोथ (Retinal hemorrhages, exudates or papilledema), (ix) भ्रूण का अंतःगर्भाशयी विकास अवरोध (Intrauterine growth restriction of the fetus) तथा (x) फुफ्फुसीय शोथ (Pulmonary edema)।

पूर्वानुमानिक (Prognostic) दृष्टिकोण से प्रकुंचन दबाव की अपेक्षा रक्तचाप का अनुशिथिलन (Diastolic) दबाव अधिक महत्वपूर्ण होता है। इसके अतिरिक्त रक्तचाप की सामान्य वृद्धि से भी ऐंठन (Convulsions) हो सकती है, विलोमतः (Conversely) रक्तचाप की खतरनाक अतिवृद्धि से भी गर्भावस्था में घटनारहित (Uneventful) परिणाम हो सकता है। इसमें सावधान निगरानी की आवश्यकता होती है, जब कभी रक्तचाप प्राक्-गर्भाक्षेपक के स्तर तक बढ़ता है या उसके पहले भी।

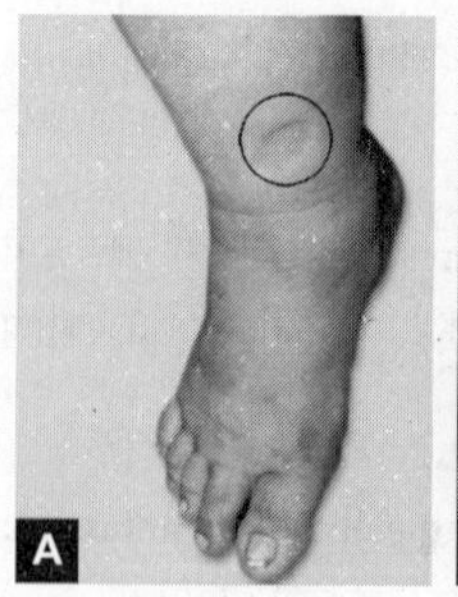

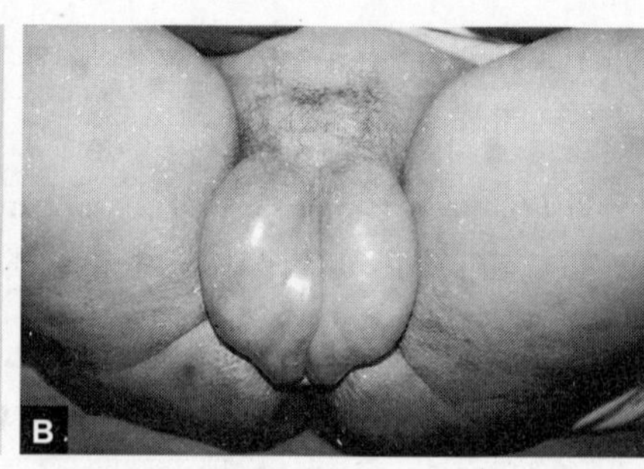

चित्र (Fig.) 17.1: (A) पर्याप्त पैर का शोथ (Pedal edema). (B) प्राक्-गर्भाक्षेपक में पर्याप्त भगीय शोथ (Marked vulval edema in pre-eclampsia)

नैदानिक लक्षण (Clinical Features)

प्रथम बार गर्भिणी स्त्री (Primigravidae) में प्राक्-गर्भाक्षेपक (Pre-eclampsia) प्रायः (70%) होता है। यह अधिक प्रायः प्रासूतिक-चिकित्सीय जटिलता (Obstetrical-medical complications) जैसे—बहुल गर्भावस्था (Multiple pregnancy), अतिउल्वीद्रव (Polyhydramnios), पूर्व-विद्यमान उच्च रक्तचाप, मधुमेह (Pre-existing hypertension, diabetes), आदि के साथ सम्बद्ध होता है। नैदानिक लक्षणों का प्रदर्शन प्रायः 20वें सप्ताह के बाद होता है।

प्रारम्भ (Onset): प्रारम्भ में सामान्यतः प्रच्छन्न (Insidious) होता है तथा संलक्षण (Syndrome) एक मंद प्रक्रिया में संचालित होता है। तथापि (However), विरल (Rare) अवसर पर प्रारम्भ तीव्र (Acute) होता है तथा तीव्र प्रक्रिया में चालित होता है।

लक्षण (Symptoms): प्राक्-गर्भाक्षेपक मुख्यतः चिन्हों (Signs) का एक संलक्षण (Syndrome) है और जब लक्षण प्रकट होता है तब यह प्रायः विलम्बित (Late) हो जाता है।

हल्के लक्षण (Mild symptoms): टखना (Ankles या घुटने) के ऊपर अल्प शोथ (Slight edema) जो सुबह में शैय्या से उठने पर बना रहता है या प्राक्-गर्भाक्षेपक के प्रारंभिक प्रदर्शन में अंगुली पर वलय (Ring) का कसाव (Tightness)। सूजन (Swelling) क्रमशः चेहरे (Face), उदरीय दिवाल (Abdominal wall), भग (Vulva) और यहाँ तक कि सम्पूर्ण शरीर में फैल जाती है (देखें चित्र 17.1A व B)।

खतरनाक लक्षण (Alarming symptoms): निम्नलिखित अनिष्ट-सूचक (Ominous) के तीव्र प्रारम्भ के साथ सम्बद्ध होते हैं। (1) सिरदर्द (Headache): या तो पश्च-कपाल (Occipital) या ललाट (Frontal) के क्षेत्र पर स्थित, (2) बाधित निद्रा (Disturbed sleep), (3) ह्रासित मूत्रोत्सर्ग (Diminished urinary output): 24 घंटे में 400 ml से कम मूत्रोत्सर्ग अधिक अनिष्ट-सूचक होता है। (4) अधिजठरीय पीड़ा (Epigastric pain): रक्तश्रावी जठरशोथ (Gastritis) के कारण या यकृत (Liver) में अधोपुटीय (Subcapsular) रक्तश्राव के कारण कभी-कभी कहवा (Coffee) रंग के वमन (Vomiting) के साथ अधिजठरीय क्षेत्र में तीव्र (Acute) पीड़ा, (5) नेत्र-लक्षण (Eye symptoms): दृष्टि (Vision) का धुंधलापन (Blurring) या कभी-कभी पूर्ण अंधता (Blindness) हो सकती है। दृष्टि की प्रायः पुनः प्राप्ति हो जाती है, प्रसव के 4–6 सप्ताह के अंदर। नेत्र के लक्षण नेत्रपटल-वाहिका (Retinal vessels) का आकुंचन (Spasm), पश्चकपाल के पिण्डक की क्षति (Damage of occipital lobe) तथा नेत्र पटल का पृथक्करण (Retinal detachment) के कारण होते हैं। प्रसव के बाद शोथ (Edema) के कम होने तथा रक्तचाप के सामान्य होने से नेत्रपटल (रेटिना) का पुनः संलग्न हो जाता है।

चिन्ह (Signs): (1) अपसामान्य भार-अर्जन (Abnormal weight gains): दृश्यमान शोथ के पहले भी सम्भवतः अल्पावधि (Short span of time) में अपसामान्य भारार्जन होता है। एक महीने में 5 पौण्ड (2.268 kg) से अधिक भार में वृद्धि तथा विलम्बित (Later) गर्भावस्था में एक सप्ताह में 1 पौण्ड (.454 kg) से अधिक भार में वृद्धि महत्वपूर्ण (या सार्थक) होती है। (2) रक्तचाप में वृद्धि (Rise in blood pressure): रक्तचाप में वृद्धि क्रमिक रूप से हानिकर तथा अचानक होती है। प्रकुंचन-दबाव (Systolic pressure) के बाद सर्वप्रथम अनुशिथिलन (Diastolic) दबाव में वृद्धि होती है। (3) शोथ (Edema): सुबह शैय्या (Bed) से उठने (सोकर) के बाद घुटने (Ankles) पर शोथ होना रोगात्मक (Pathological) होता है। उपेक्षा करनेवाले रोगियों में शोथ का प्रसार शरीर के अन्य भागों (देखें चित्र 17.1) में हो सकता है। अचानक और सामान्यीकृत (Sudden and generalized) शोथ से आसन्न (Imminent) गर्भाक्षेपक (Eclampsia) का संकेत मिलता है। (4) दीर्घकालिक हृदय-वाहिका या वृक्क के रोग (Chronic cardiovascular or renal pathology) का प्रदर्शन (Manifestation) नहीं होता है। (5) फुफ्फुस-शोथ (Pulmonary edema): यह केशिकाओं (Capillaries) के रिसाव (Leakage) तथा निम्न अर्बुदीय (Low ncotic) दबाव के कारण होता है। (6) उदरीय जाँच (Abdominal examination) से दीर्घकालिक अपरा-अपर्याप्तता (Chronic placental insufficiency) जैसे—अल्प

उल्वीद्रव (Scany liquor) या भ्रूण के विकास-मंदन (Growth retardation of the fetus) का प्रमाण मिलता है।

इस प्रकार प्राक्-गर्भाक्षेपक का प्रदर्शन प्रायः निम्नलिखित क्रम (Order) से होता है–भार का तीव्र अर्जन (Rapid) gain in weight) → दृश्यमान शोथ और / या उच्च रक्तचाप (Hypertension) → प्रोटीन-मूत्रता (Proteinuria)।

जाँच-पड़ताल (Investigations)

(1) मूत्र (Urine): प्राक्-गर्भाक्षेपक (Pre-eclampsia) का अंतिम प्रकट होने वाला लक्षण प्रोटीन-मूत्रता है। यह लेश (Trace) और कभी-कभी प्रचुर (Copious) हो सकता है जिससे कि उबालने पर ठोस (10–15 gm/liter) हो जाता है। इसमें कुछ काचाभ निक्षेप (Hyaline cast), उपकला की कोशिकाएँ (Epithelial cells) तथा यहाँ तक कि कुछ लोहिताणु (Red cells) भी हो सकते हैं।

(2) नेत्रपटलदर्शीय जाँच (Ophthalmoscopic examination): गम्भीर (Severe या तीव्र) रोगियों (Cases) में दृष्टिपटल शोथ (Retinal edema), धमनिकाओं का संकीर्णन (Constriction of arterioles), शिराः धमनिका (Vein:arteriole) व्यास के सामान्य अनुपात (Normal ratio) में 3:2 से 3:1 में परिवर्तन तथा शिराओं का खाँच बनना (Nicking of the veins) जहाँ से धमनिका पार करती है।

(3) रक्त का मूल्य (Blood values): रक्त में परिवर्तन विशिष्ट नहीं होता है और प्रायः अस्थायी (Inconsistent या असंगत) होता है। रक्तोद (Serum) में यूरिक अम्ल की मात्रा (Level) [प्राक्-गर्भाक्षेपक का जीवरासायनिक चिन्हक (Biochemical marker)] यदि 4.5 mg/dl (dl=deciliter=l/10) से कम होती है तो यह प्राक्-गर्भाक्षेपक को सूचित करता है। रक्त में यूरिया (Urea) की मात्रा सामान्य बनी रहती है या अल्पवृद्धि होती है। रक्तोद (सीरम) में क्रिएटिनिन (Creatinine) की मात्रा 1 mg/dl से अधिक हो सकती है। अल्पबिम्बाणु-रक्तता (Thrombocytopenia) तथा विभिन्न अंशों (Varying degrees) में अपसामान्य स्कंदन की रूपरेखा (Abnormal coagulation profile) हो सकती है। यकृत की किण्वक मात्रा (Hepatic enzyme levels) में वृद्धि हो सकती है।

(4) प्रसवपूर्व भ्रूण का परिवीक्षण (Antenatal fetal monitoring): नैदानिक (Clinical) जाँच, दैनिक भ्रूणीय ठोकर (Fetal kick) संख्या Count), भ्रूणीय विकास और उल्वीद्रव थैली (Liquor pocket) के लिए अतिस्वन चित्रण (Ultrasonography), हृदय-प्रसूति चित्रण (Cardiotocography), नाभि के धमनी प्रवाह (Umbilical artery flow) की वेगमिति (Velocimetry) तथा जीव-भौतिक रूपरेखा (Biophysical profile) (See Chapter 11) द्वारा प्रसवपूर्व भ्रूण की स्वस्थता का मूल्यांकन किया जाता है।

रोग का प्रक्रम (Course of the disease): प्राक्-गर्भाक्षेपक आरम्भ में प्रायः प्रच्छन्न (Insiduous) होता है तथा मंद प्रक्रिया होती है। विरले ही (Rarely) आरम्भ तीव्र होता है तथा घटनाओं (Events) की तेजी से प्रगति होती है। घटनाओं की निम्नलिखित प्रगति (या प्रक्रिया) हो सकती है–

यदि प्रारम्भ में पता चलता है (If detected early): प्राक्-गर्भाक्षेपक के तत्काल और प्रभावी उपचार द्वारा उसको पूर्णतः ठीक (या शांत) किया जा सकता है।

यदि अनुपचारित (Untreated) तथा उपेक्षित (Uncared) छोड़ दिया जाता है: (a) विभिन्न अंशों (Degrees) में गर्भावस्था तक प्राक्-गर्भाक्षेपक के लक्षण (Features) स्थिर (Stationary) रहते हैं। (b) तीव्र स्फूर्जक (Fulminating=अकस्मात बढ़नेवाला) प्राक्-गर्भाक्षेपक के लक्षणों की उपस्थिति के साथ (इसका उल्लेख किया जा चुका है) प्राक्-गर्भाक्षेपक के लक्षणों (या रूपों) की वृद्धि। यह अधिकतर तीव्र प्रारम्भ के रोगियों में देखा गया है। (c) गर्भाक्षेपक (Eclampsia): तीव्र स्फूर्जक प्राक्-गर्भाक्षेपक के बाद या इसके उपमार्ग से होकर गर्भाक्षेपक हो सकता है। वास्तव में गर्भाक्षेपक 140/90 mmHg का रक्तचाप में भी हो सकता है। (d) स्वतः कमी (Spontaneous remission): प्राक् गर्भाक्षेपक की स्वतः कमी होना एक विरल (Rare) और शुभ (Fortunate) घटना होती है।

जटिलता (Complications)

निम्नलिखित दृष्टिकोण से प्राक्-गर्भाक्षेपक की जटिलता पर विचार किया जा सकता है–

I : **तत्काल** (Immediate): **(1) मातृक** (Maternal) **(2) भ्रूणीय** (Fetal)
II: **दूरस्थ** (Remote)

I. तत्काल (Immediate)

मातृक (Maternal): यदि रोगी को अनुपचारित (Untreated) और उपेक्षित छोड़ दिया जाता है तो जटिलता की अधिक संभावना होती है।

गर्भावस्था के दौरान (During pregnancy): (a) गर्भाक्षेपक (Eclampsia) (2%): अनुतीव्र (Subacute) रोगियों (Cases) की अपेक्षा तीव्र (Acute) में यह अधिक होता है। (b) दुर्घटनीय रक्तश्राव (Accidental hemorrhage), (c) अल्पमूत्रता (Oliguria) तथा अमूत्रता (Anuria), (d) दृष्टि का धुंधलापन (Dimness of vision) तथा अंधता (blindness) भी, (e) कालपूर्व प्रसव (Preterm labor), (f) HELLP संलक्षण।

प्रसव के दौरान (During labor): (a) गर्भाक्षेपक (Eclampsia) (b) प्रसवोत्तर (Postpartum) रक्तश्राव जो स्कंदन (Coagulation) की विफलता के साथ संबंधित हो सकता है।

प्रसवोत्तर काल (Puerperium): (a) गर्भाक्षेपक-यह प्रायः प्रसव के बाद 48 घंटे के अंदर होता है। (b) सदमा या आघात (Shock): कॉर्टिकोस्टेरॉयड की मात्रा (Corticosteroid level) की अचानक कमी के कारण सोडियम और क्लोराइड की न्यूनीकृत मात्रा (Reduced concentration) के साथ संबंधित प्रसवोत्तर-वाहिका प्रेरक (Puerperal vasomotor) का निपात (Collapse) होता है। (c) पूतिता (Sepsis): यह प्रेरण (Induction) के वर्धित प्रभाव, शल्यक हस्तक्षेप तथा अल्प ओजस्विता (Low vitality) के कारण होती है।

भ्रूणीय (Fetal) जटिलता – भ्रूणीय खतरे का संबंध प्राक्-गर्भाक्षेपक की तीव्रता (Severity), रोग की अवधि (Duration of the disease), प्रोटीन-रक्तता

की मात्रा (Degree of proteinuria) के साथ होता है। निम्नलिखित खतरा (Hazards) उत्पन्न हो सकता है – (a) अंतःगर्भाशयी मृत्यु (Intrauterine death): यह गर्भाशय-अपरा का रक्तपरिवहन (Utero-placental circulation) के आकुंचन (Spasm) के कारण दुर्घटनीय रक्तश्राव या तीव्र लाल रोधगलन (Acute red infarction) से होती है। (b) अंतःगर्भाशयी विकास-अवरोध (Intrauterine growth restriction): यह अपरा की दीर्घकालिक अपर्याप्तता (Chronic placental insufficiency) के कारण होता है। (c) श्वास-अवरोध (Asphyxia), (d) अकालपक्वता (Prematurity): यह या तो प्रसव के स्वतः कालपूर्व आरम्भ (Preterm onset) के कारण या कालपूर्व प्रेरण (Preterm induction) के कारण होती है।

II. दूरस्थ (Remote)

(1) **अवशिष्ट उच्चरक्तचाप (Residual hypertension):** लगभग 50% रोगियों (Cases) में प्रसव (Delivery) के 6 महीने बाद तक उच्चरक्तचाप बना रह सकता है। यह पारिवारिक मनोवृत्ति (Familial diathesis) तथा अधोस्थित अल्पबिम्बाणु रक्तता (Underlying thrombophilias) [प्रोटीन C, प्रोटीन S की अपर्याप्तता, फॉस्फोलिपिड-रोधी संलक्षण-(Antiphospholipid syndrome)] के साथ संबंधित होता है।

(2) **पुनरावृत्त प्राक्-गर्भाक्षेपक** (Recurrent pre-eclampsia)**:** बाद की गर्भावस्था में प्राक्-गर्भाक्षेपक की पुनरावृत्ति होने की संभावना 25% होती है। यह भी पारिवारिक प्रवृत्ति, अधोस्थित अल्पबिम्बाणु रक्तता के साथ वैयक्तिक पूर्वानुकूलता (Personal predisposition) के साथ संबंधित होता है।

(3) **दीर्घकालिक वृक्कीय रोग** (Chronic renal disease)**:** पूर्णगर्भावधि (Term) से दूरस्थ प्राक्-गर्भाक्षेपक के साथ स्त्रियों में पुंजित वृक्क शोथ (Glomerulonephritis) का अत्यधिक प्रभाव होता है।

पूर्वानुमान (Prognosis)

प्राक-गर्भाक्षेपक (Pre-eclampsia) का पूर्वानुमान गर्भ की अवधि, रोग की तीव्रता (Severity) तथा उपचार की अनुक्रिया (Response) पर निर्भर करता है।

तत्काल (Immediate): यदि प्राक्-गर्भाक्षेपक की पहचान आरम्भ में हो जाती है, तब तत्काल और प्रभावी उपचार से वह पूर्णतः ठीक हो जाता है तथा पूर्वानुमान माता और शिशु, दोनों के लिए प्रतिकूल (Unfavourable) नहीं होता है। तथापि (However), यदि रोगी को उपेक्षित छोड़ दिया जाता है या तीव्र प्रारम्भ (Acute onset) के रोगियों के साथ तब गंभीर जटिलताओं की संभावना होती है। इंन स्थितियों में माता और शिशु, दोनों ही खतरे में होते हैं।

मातृक मर्त्यता या मृत्यु-दर (Maternal mortality): वर्धित (Increased) मातृक मृत्यु का संबंध मुख्यतः गर्भाक्षेपक (Eclampsia), दुर्घटनीय (Accidental) रक्तश्राव, तीव्र वृक्कपात (Acute renal failure), फुफ्फुस-शोथ (Pulmonary oedema), विसरित अंतःवाहिका स्कंदरोग (Disseminated intravascular coagulopathy) तथा HELLP संलक्षण (Syndrome) के साथ होता है। यद्यपि विकसित देशों में मृत्यु-दर में पर्याप्त कमी आयी है, विकासशील देशों (जैसे–भारत) में अभी तक अधिक मृत्यु-दर बनी हुयी है।

पेरिनैटल मर्त्यता (Perinatal mortality): यद्यपि मातृक मर्त्यता में पर्याप्तरूप से कमी आयी है, पेरिनैटल मर्त्यता अभी तक विकसित देशों में अधिक (7–10%)बनी हुई है। विकासशील देशों में पेरिनैटल मर्त्यता लगभग 20% तक बनी हुई है जिसमें 50% का मृतजन्मा शिशु (Stillborn) होता है।

दूरस्थ (Remote): प्राक्-गर्भाक्षेपक तीव्रता या उसकी अवधि का अवशिष्ट (Residual) उच्चरक्तचाप के विकास पर (50%) तथा बाद की गर्भावस्था में पुनरावृत्त (Recurrent) प्राक्-गर्भाक्षेपक (25%) पर प्रभाव होने का कोई प्रमाण नहीं है। स्थायी वृक्कीय क्षति (Renal damage) अभी तक अनिर्णायक (Inconclusive या अनिश्चित) बनी हुई है।

भविष्यकथन और निवारण (Prediction and Prevention)

प्राक्-गर्भाक्षेपक एक पूर्णतः निवार्य (Preventable) रोग नहीं है। यह कुछ सामाजिक रोगों (Social ills) जैसे–अपर्याप्त मातृक पोषण, सीमित या कोई नहीं प्रसवपूर्व देखभाल (Antenatal care) तथा अल्पजनन-शिक्षा (Poor reproductive education) की श्रृंखला (Chains) के साथ अधिक संबंधित होता है। तथापि (However), कुछ विशिष्ट "अधिक खतरे" (High risk) के कारकों की पहचान एक व्यक्ति (स्त्री) में की जा सकती है जो प्राक्-गर्भाक्षेपक की ओर अग्रसर होते हैं।

प्राक्-गर्भाक्षेपक का भविष्य कथन और निवारण के लिए छानबीन-परीक्षण (Screening tests) उपयोगी नहीं होता है।

100 से अधिक नैदानिक, जीव-भौतिक तथा जीव-रासायनिक परीक्षणों (Clinical, biophysical and biochemical tests) का प्रयोग रोग के प्रारम्भ की भविष्यवाणी (Predict) करने के लिए किया गया है। दुर्भाग्यवश कोई भी परीक्षण नैदानिक उपयोग के लिए विश्वसनीय प्रमाण नहीं दे सका है।

(1) अनुशिथिलन-खाँच की उपस्थिति (Presence of diastolic notch): गर्भाशायी धमनी (Uterine artery) में डॉप्लर वेगमिति (Doppler velocimetry) द्वारा 24 सप्ताह की गर्भावस्था पर 24 घंटे में अनुशिथिलन खाँच की उपस्थिति से प्राक्-गर्भाक्षेपक के सम्भाव्य विकास की भविष्यवाणी की जा सकती है।

(2) नाभि की धमनी (Umbilical artery) में अंतिम अनुशिथिल-आवृत्ति की अनुपस्थिति (Absence of end diastolic frequencies) या उल्टे अनुशिथिलन बहावस्वरूप (Reverse diastolic flow pattern) से अपर्याप्त पेरिनैटल परिणाम (Poor perinatal outcome) का संकेत मिलता है।

(3) यदि द्वितीय त्रिमास (2nd trimester) में औसत मध्यमान धमनीय दबाव (Average mean arterial pressure) ≤ 90 mm Hg होता है तब रोग के प्रारंभ की भविष्यवाणी की जा सकती है।

(4) 26–30 सप्ताह के गर्भ पर ऐन्जिओटेन्सिन अन्तःनिवेश परीक्षण (Angiotensin infusion test): अनुशिथिलन रक्तचाप (Diastolic BP) को 20 mg Hg या इससे अधिक बढ़ाने के लिए यदि महिला (गर्भवती)

को 8 ng/kg/minute (n=nano=10^{-9}) से कम ऐन्जिओटेन्सिन II के अंतःनिवेश की आवश्यकता होती है तब परीक्षण को सकारात्मक (Positive) कहा जाता है।

(5) घुमाकार परीक्षण (Roll over test): छानबीन (Screening) परीक्षण गर्भ के 28 और 32 सप्ताह के बीच किया जाता है। रोगी को सर्वप्रथम उसके किनारे पर रखकर रक्तचाप की माप की जाती है। उसके बाद रोगी को उसके पृष्ठ (Back पीठ) पर घूमने के लिए कहा जाता है तथा उसके रक्तचाप की पुनः जाँच (या माप) की जाती है। अनुशिथिलन दबाव (Diastolic pressure) में किनारे से पृष्ठ पर होने की स्थिति में यदि 20 mm Hg की वृद्धि होती है तो इससे सकारात्मक (Positive) परीक्षण का संकेत मिलता है।

प्राक्-गर्भाक्षेपक के निवारण (या रोकथाम) के लिए रोगियों के इस प्रकार के एक अधिक खतरे के समूह में निम्नलिखित विधान (Regime) को अपनाना (या पालन करना) चाहिए:

(1) **भार में तेजी से वृद्धि के आरम्भ में पहचान के लिए नियमित प्रसवपूर्व जाँच (Regular antenatal check up)** या रक्तचाप विशेषकर अनुशिथिलन में वृद्धि की प्रवृत्ति या रक्तोद (Serum) में यूरिक अम्ल की मात्रा (Level) में वृद्धि।

(2) **घनास्त्र-रोधी कर्मक (Antithrombotic agents):** संभावित अधिक खतरे के रोगियों में गर्भावस्था के आरंभ में दैनिक 60 mg ऐस्पिरिन (Aspirin) की लघु खुराक (Low dose) दी जाती है। यह चयनात्मक रूप से बिम्बाणु थ्रॉम्बोक्सेन (Platelet thromboxane) के उत्पादन को कम करता है। लघु खुराकों में ऐस्पिरिन बिम्बाणु में साइक्लो-ऑक्सिजीनेस (Cyclo-oxygenase) को रोकता है जिसके कारण प्रोस्टेसाइक्लिन (Prostacyclin) के उत्पादन के साथ हस्तक्षेप किये बिना थ्रॉम्बोक्सेन A_2 का निर्माण बाधित होता है।

(3) **कैल्सियम अनुपूरण (Calcium supplementation)** (दैनिक 2 gm) से प्राक-गर्भाक्षेपक का खतरा कम होता है।

(4) **ऑक्सीकर-रोधी (Antioxidants):** 16–22 सप्ताह के गर्भ से विटामिन E और C लेने पर प्राक्-गर्भाक्षेपक का खतरा कम होता है। स्त्री को प्रोटीन से समृद्ध पर्याप्त संतुलित आहार पर रखना चाहिए।

(5) **पोषणात्मक अनुपूरण (Nutritional supplementation):** मैग्नीशियम, जिंक, मछली का तेल, अधिक प्रोटीन तथा अल्प लवण युक्त आहार का प्रयोग किया जाता है। परन्तु इससे सीमित लाभ मिलता है।

प्रबंध (Management)

जब तक प्राक्-गर्भाक्षेपक की कारणता (Etiology) अस्पष्ट बनी रहती है तबतक उपचार मुख्यतः अनुभवजन्य (Empirical) तथा लाक्षणिक (Symptomatic) होता है। जबकि शोथ (Edema) तथा उच्चरक्तचाप (Hypertension) को कम करने के लिए उपाय निर्दिष्ट (Directed या संचालित) होते हैं, प्रोटीन-मूत्रता (Proteinuria) के लिए कोई विशिष्ट चिकित्सा नहीं है जो उच्चरक्तचाप के नियंत्रण के साथ स्वतः कम हो जाती है।

उद्देश्य (Objectives) निम्नलिखित होते हैं– (1) परिवर्तित कायिकी (Altered physiology) में सुधार / स्थिरीकरण (Correction/Stabilization) करना, (2) जटिलता (Complications) को रोकना, (3) गर्भाक्षेपक (Eclampsia) को रोकना तथा (4) न्यूनतम मातृक रूग्नता (Maternal morbidity) के साथ अनुकूलतम (Optimal) समय में एक स्वस्थ शिशु का प्रसव (या जनन = Delivery)।

चिकित्सालय या घर में उपचार (Hospital or home treatment): आदर्शतः प्राक्-गर्भाक्षेपक के सभी रोगियों को प्रभावी पर्यवेक्षण (Supervision) और उपचार के लिए चिकित्सालय में भर्ती करना है। प्राक्-गर्भाक्षेपक के एक प्रमाणित रोगी (Case) में आवासीय उपचार (Domiciliary treatment) का कोई स्थान (या महत्व) नहीं है। तथापि (However), कुछ स्वास्थ्यकेन्द्रों (Centers) में विशेषकर विकासशील, देशों में जहाँ चिकित्सालय की अल्प सुविधा है तथा प्राक्-गर्भक्षेपक की अधिक संख्या में विद्यमानता (Prevalence) है, वहाँ दिवा-परिचर्या कक्ष (Day care unit) (देखें अध्याय 39 की दिवापरिचर्या प्रासूतिकी) का प्रबंध किया जाता है या हल्का प्राक्-गर्भाक्षेपक की स्थिति में गृह-उपचार विधान को अपनाया जाता है। रोगी के लिए विश्राम (Rest), प्रोटीन-सम्पन्न आहार तथा सोने के समय पर हल्का अवसादक (Mild sedative) निर्धारित (Prescribe) किया जाता है तथा एक सप्ताह के बाद (या पहले भी) उसकी जाँच की जाती है। यदि उपचार विफल हो जाता है तो रोगी को चिकित्सालय में भर्ती करना है। यह आवश्यक है कि रोगी को अशुभ (Ominous) लक्षणों, जैसे–सिरदर्द (Headache), दृष्टिबाधा (Visual disturbances), वमन (Vomiting), अधिजठरीय पीड़ा (Epigastric pain) या अल्पमूत्र (Scanty urine) के विरूद्ध चेतावनी देना चाहिए।

उपचार की प्रकारता (Treatment Modalities)

विश्राम (Rest): रोगी के निरंतर मूल्यांकन और उपचार के लिए चिकित्सालय में भर्ती करना और विश्राग उपयोगी होता है। शैय्या (Bed) पर रोगी को महाशिरा संपीडन (Vena caval compression) के प्रभाव को कम करने के लिए यथा-संभव बायीं पार्श्विक स्थिति (Left lateral position) में रखना चाहिए। विश्राम – (1) वृक्कीय रक्त प्रवाह (Renal blood flood) को बढ़ाता है → मूत्रता (Diuresis); (2) गर्भाशयी रक्तप्रवाह (Uterine blood flow) को बढ़ाता है → अपरा के अंतःनिवेश (Placental infusion) को बढ़ाता है तथा (3) रक्तचाप (BP) को कम करता है।

आहार (Diet): आहार में प्रोटीन की पर्याप्त मात्रा (लगभग 100 ग्राम) होनी चाहिए। सामान्य लवण ग्रहण पर रोक नहीं लगाना चाहिए। द्रव के ग्रहण को भी सीमित करने की आवश्यकता नहीं होती है। कुल दैनिक कैलोरी लगभग 1600 होना चाहिए।

अवसादक (Sedative): सांवेगिक कारक (Emotional factor) को नियंत्रित करने के लिए हल्का (Mild) अवसादक जैसे–60 mg फिनोबार्बिटोन (Phenobarbitone) या 5 mg डायजिपैम (Diazepam) मुखीय रूप से (Orally) सोने के समय पर दिया जा सकता है।

मूत्रवर्धक (Diuretics): मूत्रवर्धक का उपयोग विवेकहीन रूप से नहीं करना चाहिए क्योंकि इससे अपरा में अंतःनिवेश की कमी तथा विद्युत अपघट्य (Electrolyte) में असंतुलन द्वारा शिशु को हानि हो सकती है। इसके उपयोग के लिए बाध्यकारी (Compelling) कारण हैं – (1) हृद्पात (Cardiac failure), (2) फुफ्फुस शोथ (Pulmonary edema), (3) चयनात्मक उच्चरक्तचाप-

रोधी औषधि चिकित्सा [डायजॉक्साइड समूह (Diazoxide group)] के साथ जहाँ रक्तचाप का न्यूनीकरण (Reduction) का संबंध द्रव-धारण (Fluid retention) के साथ होता है। (4) व्यापक शोथ (Massive edema) जो विश्राम से कम नहीं होता है तथा रोगी के लिए कष्ट उत्पन्न करता है। जिस सर्वाधिक शक्तिशाली मूत्रवर्धक का सामान्यतः उपयोग किया जाता है, वह है – 40 mg फ्रूसेमाइड (Frusemide) (Lasix) एक सप्ताह में 5 दिन के लिए नाश्ते के बाद मुखीयरूप से दिया जाता है। तीव्र अवस्था में अंतःशिरीय (Intravenous) मार्ग से देना बेहतर होता है। (इसके विस्तृत वर्णन के लिए देखें अध्याय 33)।

उच्चरक्तचाप-रोधी (Antihypertensive): प्राक्-गर्भाक्षेपक के कारण रक्तचाप के नियंत्रण में उच्चरक्तचाप-रोधी औषधि का सीमित महत्व होता है। इसके उपयोग का बाध्यकारी चिकित्सा-सुझाव (Compelling indication) है– (1) रक्तचाप की स्थायी वृद्धि विशेषकर जब अनुशिथिलन दबाव (Diastolic pressure) 100 mmHg से अधिक होता है। यदि यह प्रोटीन-मूत्रता (Proteinuria) के साथ सम्बद्ध है तब उपयोग तत्काल होता है। (2) तीव्र (Severe) प्राक्-गर्भाक्षेपक में निरंतर गर्भावस्था के दौरान तथा प्रसव के प्रेरण (Induction) के समय रक्तचाप को कम करना। प्रयुक्त (Used) सामान्य मुखीय औषधि (Common oral drugs) निम्नलिखित हैं –

उच्च रक्तचाप के संकट में (In hypertensive crisis): अनुशिथिलन दबाव (Diastolic pressure) को 110 mmHg से कम करने के लिए अंतःशिरीय निवेश (Intravenous infusion) द्वारा कोई भी औषधि (Drugs) उपयोगी होती है। (1) 20 mg प्रतिघंटे की दर से 200 ml सामान्य सलाइन (Normal saline) में 200 mg लेबिटालोल (Labetalol) जिसे प्रत्येक 30 मिनट पर दोगुना करना है। (2) 200 ml सामान्य सलाइन में 25 mg हाइड्रालेजिन (Hydralazine) के अंतःशिरीय निवेश 2.5 mg/hour की गति से किया जाता है तथा प्रति 30 मिनट पर उसकी गति दुगुनी की जाती है। (3) 5 μg/min IV (Intravenous) नाइट्रोग्लिसरीन (Nitroglycerin) या 0.25–5 μg/kg/min. IV सोडियम नाइट्रोप्रूसाइड (Sodium nitroprusside)। एक बार जब रक्तचाप नियंत्रित हो जाता है, तब मुखीय चिकित्सा (Oral therapy) निरंतर रखी जाती है।

प्रगति लेखा या चार्ट (Progress chart): उपचार के प्रभाव का मूल्यांकन एक चार्ट के अनुरक्षण द्वारा होता है जिसमें निम्नलिखित को अंकित (Record) किया जाता है– (1) रक्तचाप (Blood pressure): दैनिक 4 बार, (2) शोथ की स्थिति तथा दैनिक शरीर भार (State of edema and daily weight), (3) द्रव का अन्तर्ग्रहण और मूत्र का त्याग (Fluid intake and urinary output), (4) रक्त (Blood): हीमैटोक्रिट (Hematocrit =रक्त में लोहिताणु = RBC का आयतन), बिम्बाणु की संख्या (Platelet count), यूरिक अम्ल (Uric acid) तथा क्रिएटिनिन (Creatinine) के लिए रक्त की जाँच तथा सप्ताह में न्यूनतम एक बार यकृत कार्य परीक्षण (Liver function tests) (5) मूत्र (Urine): प्रोटीन के लिए दैनिक मूत्र की जाँच और यदि प्रोटीन उपस्थित है तब 24 घंटे के मूत्र में इसकी मात्रा का मूल्यांकन करना, (6) नेत्रपटल दर्शीय जाँच (Ophthalmoscopic examination): भर्ती करने पर नेत्र पटलदर्शी से जाँच करना और यदि आवश्यक है तो उसकी पुनः जाँच करना, (7) भ्रूणीय स्वस्थता (Fetal well-being) का मूल्यांकन (अध्याय 11 में जैसा उल्लेख है)।

अनुकूल चिन्ह (Favourable signs): अनुकूल रोगियों (Cases) में शोथ के कम होने के साथ रक्तचाप और शरीर-भार में कमी होती है। प्रोटीन-मूत्रता (Proteinuria), यदि उपस्थित है, की ह्रासमानता (Diminishing) से मूत्रोत्सर्ग में वृद्धि होती है।

उपचार की अवधि (Duration of treatment): प्राक्-गर्भावस्था का निश्चित उपचार ''गर्भावस्था की समाप्ति'' (या गर्भपात) (Termination of pregnancy) है। इस प्रकार उपरोक्त का उद्देश्य गर्भावस्था को निरंतर रखना है, यदि मातृक पूर्वलक्षण (Maternal prognosis) को प्रभावित किये बिना संभव है तथा तब तक रखना है जब तक कि भ्रूण गर्भाशय-बाह्य (Extra-uterine) वातावरण में जीवित रहने के लिए पर्याप्त विकसित (Mature) नहीं हो जाता। इस प्रकार उपचार की अवधि – (1) प्राक्-गर्भाक्षेपक की तीव्रता (Severity), (2) गर्भावस्था की अवधि तथा (3) उपचार की अनुक्रिया (Response) पर निर्भर करती है।

उपचार की अनुक्रिया पर आश्रित (Depending) रोगियों को निम्नलिखित समूहों में वर्गीकृत (Grouped) किया जाता है – (a) प्राक्-गर्भाक्षेपक के लक्षण (Pre-eclamptic features) पूर्णतः शांत (Subside या कम) हो जाते हैं। (b) प्राक्-गर्भाक्षेपक के लक्षणों का आंशिक नियंत्रण परन्तु रक्तचाप में एक स्थिर उच्च स्तर होता है। (c) उच्च रक्तचाप-रोधी औषधि का उपयोग के बावजूद निरंतररूप से उच्चरक्तचाप का बना रहना तथा / या अतिरिक्त गम्भीर लक्षण जैसे–सिरदर्द, अधिजठरीय पीड़ा (Epigastric pain), अल्पमूत्रता (Oliguria), नेत्र का धुंधलापन (Blurring of the eyes) या HELLP संलक्षण (Syndrome) होना।

औषधि (Drug)	क्रिया का रूप (Mode of action)	खुराक (Dose या मात्रा)
(1) मेथिल डोपा (Methyl dopa)	केन्द्रीय (Central) तथा परिधीय (Peripheral=सतही) ऐड्रिनर्जिक (Adrenergic) क्रिया	250–500 mg दिन में तीन बार (t.i.d) या दिन में चार बार (q.i.d).
(2) लेबिटालोल (Labetalol)	ऐड्रिनर्जिक ग्राही (Adrenoreceptor) (α और β रोधक = Blocker)	250 mg t.i.d या q.i.d.
(3) निफेडिपिन (Nifedipine)	कैल्सियम मार्ग रोधक (Calcium channel blocker)	10–20 mg दिन में दो बार (b.i.d)
(4) हाइड्रालेजिन (Hydralazine)	वाहिका-चिकनी पेशी शिथिल कारक (Vascular smooth muscle relaxant)	10–25 mg. b.i.d.

समूह (Group) A: यदि गर्भावस्था की अवधि पूर्णगर्भावधि (Term) से दूर (Remote) है तो रोगी को एक सप्ताह बाद प्रसवपूर्व निदानशाला (Antenatal clinic) में उपस्थित होने की सलाह देकर चिकित्सालय से मुक्त (Discharge) किया जा सकता है। यदि रोगी पूर्ण गर्भावधि के निकट है तब उसे 37वें सप्ताह के पूरा होने तक कुछ दिनों के लिए चिकित्सालय में रखना चाहिए। उसके बाद यह निर्णय लेना है कि या तो उसका गर्भपात (Termination of pregnancy) करना है या उचित समय पर प्रसव के स्वतः प्रारंभ होने के लिए प्रतीक्षा की जाये। रोगी को अपेक्षित तिथि (Expected date) के बाद भी गर्भावस्था को बने रहने की स्वीकृति देना विवेकपूर्ण (Wise) नहीं होता है।

समूह (Group) B: यदि गर्भावस्था 37 पूर्ण सप्ताह से अधिक है, तब बिना किसी विलम्ब के गर्भपात पर विचार करना है। यदि 37 सप्ताह से कम है तब न्यूनतम 34 सप्ताह तक प्रत्याशी (Expectant) उपचार को बढ़ाया जा सकता है। उपलब्ध प्राचल (Parameters) के साथ इस अवधि में सावधानी से मातृक और भ्रूणीय स्वस्थता (Maternal and fetal well-being) की निगरानी (Monitoring) करनी चाहिए। (देखें अध्याय 11).

समूह (Group) C: दम्पत्ति (Couple) को परामर्श (Counseling) देना चाहिए। गर्भ की अवधि का विचार किये बिना गर्भ का अंत (या गर्भपात) पर विचार किया जाता है। बंदी रोगरोधन (Seizure prophylaxis) (मैग्नीशियम सल्फेट) आरम्भ करना चाहिए। यदि गर्भावस्था की अवधि <34 सप्ताह तब स्टेरॉयड चिकित्सा (Steroid therapy) का विचार किया जाता है। यह नवप्रसवी (Neonatal) RDS (Respiratory distress syndrome = श्वसन कष्ट संलक्षण), IVH (Intraventricular hemorrhage = अंतःनिलयी रक्तश्राव) तथा मातृक अल्पबिम्बाणु रक्तता (Maternal thrombocytopenia) को रोकती है।

गर्भपात की विधि (Methods of Termination)

I. प्रेरण (Induction)

II. शल्यक्रिया द्वारा प्रसव (Cesarean section)

I. प्रसव का प्रेरण (Induction of labor) (देखें अध्याय 34 के प्रेरण के सुझाव और परहेज):

चिकित्सा-सुझाव (Indications): प्रेरण के चिकित्सा-सुझाव के लिए निश्चित नियमावली का निर्धारण करना वास्तव में कठिन होता है। (a) चिकित्सीय उपचार के बावजूद प्राक्-गर्भाक्षेपक के लक्षणों की वृद्धि तथा/या नवीन लक्षणों जैसे–अधिजठरीय पीड़ा (Epigastric pain) की उपस्थिति (b) उपचार के बावजूद 37 सप्ताह या अधिक की गर्भावस्था के साथ उच्चरक्तचाप की निरंतरता (Persistence) होती है। (c) गर्भ की अवधि का विचार किये बिना प्राक-गर्भाक्षेपक का तीव्र स्फूर्जन (Acute fulmination=विस्फोट), (d) अपेक्षित तिथि का अतिक्रमण (Overun) की प्रवृत्ति।

विधि (Methods): यदि गर्भाशय-ग्रीवा (Cervix) परिपक्व (Ripe) है, तब झिल्ली (Membranes) के निम्न विदार (Low rupture) द्वारा शल्यक प्रेरण पसंद की विधि होती है। चयनात्मक रोगियों (Cases) में प्रक्रिया को त्वरित (Accelerate) करने के लिए ऑक्सिटोसिन के निवेश (Oxytocin infusion) का योग किया जा सकता है। केवल वर्धित (Raised) रक्तचाप ऑक्सिटोसिन-निवेश का निषेध नहीं होता है। यदि गर्भाशय-ग्रीवा अपरिपक्व (Unripe) है तथा गर्भपात अत्यावश्यक (Urgent) नहीं है तब अंतःग्रैव (Intracervical) 500 µg प्रोस्टेग्लैन्डिन (Prostaglandin, PGE_2) का जेल (Gel=श्लिशि) या पश्चचापिका (Post fornix) में 1–2 mg का प्रवेश कराकर गर्भाशय-ग्रीवा को परिपक्व बनाया जाता है जब झिल्ली के निम्न विदार का निष्पादन होता है। तीव्र (Severe) प्राक्-गर्भाक्षेपक में प्रेरण के दौरान उच्च रक्तचाप-रोधी औषधि (Antihypertensive drugs) का उपयोग करना चाहिए।

II. शल्यक्रिया द्वारा प्रसव (Cesarean section):

चिकित्सा-सुझाव (Indications): (a) जब तत्काल गर्भपात का संकेत (Indicate) मिलता है परन्तु गर्भाशय-ग्रीवा (Cervix) प्रतिकूल (जैसे–अपरिपक्व तथा बंद) होती है तब शल्यक्रिया का सुझाव होता है। (b) प्रेरण के दीर्घ होने (Prolong) की प्रवृत्ति के साथ तीव्र प्राक्-गर्भाक्षेपक की स्थिति में, (c) सम्बद्ध जटिल (Complicating) कारक (Factors) जैसे–प्रौढ़ महिला की प्रथम बार गर्भिणी होना (Elderly primigravida), संकुचित श्रोणि (Contracted pelvis), अप्रकृत गर्भस्थिति (Malpresentation), आदि।

शल्यक्रिया का निष्पादन एक विशेषज्ञ संवेदनाहरक (Expert anesthetist) की सहायता के साथ एक अनुभवी शल्यचिकित्सक (Surgeon=सर्जन) द्वारा किया जाना चाहिए।

प्रसव के दौरान प्रबंध (Management during labor): प्रसव और आकुंचन (Convulsion) के दौरान रक्तचाप में वृद्धि होने की प्रवृत्ति हो सकती है [अंतःप्रसव गर्भाक्षेपक (Intrapartum eclampsia)]। रोगी को शैय्या (Bed) पर होना चाहिए। अंतःपेशीय रूप से (Intramuscularly) 75–100 mg पेथिडीन (Pethidine) के रूप में संतुलित अवसादक (Liberal sedatives) देना चाहिए तथा अंतरालों (Intervals) पर उसकी आवृत्ति (Repeat) करनी चाहिए। यदि रक्तचाप अधिक होता है तब उच्च रक्तचाप-रोधी औषधि (Antihypertensive drugs) दी जा सकती है। आसन्न (Imminent) गर्भाक्षेपक की पहचान के लिए रक्तचाप तथा मूत्रीय उत्पाद (Output) को नियमित रूप से लिखना चाहिए। भ्रूण की स्वस्थता की सतर्क निगरानी करना अनिवार्य होता है।

प्रथम अवस्था में झिल्लियों के अल्प विदार (Low rupture of the membranes) द्वारा तथा द्वितीय अवस्था (2nd stage) में चिमटी (Forceps) या निर्वात निष्कासक (Ventouse) द्वारा प्रसव की अवधि कम की जाती है। अग्र स्कंध (Anterior shoulder) के प्रसव के बाद अंतःशिरीय अर्गोमेट्रिन (Intravenous ergometrine) को रोका जाता है क्योंकि इससे रक्तचाप में पुनः वृद्धि हो सकती है। तथापि अंतःपेशीय अर्गोमेट्रिन का परहेज नहीं होता है। शिशु के जनन (Delivery) के बाद तत्काल रोगी को अवसाद में रखना (Sedate) चाहिए। इसके लिए अंतःपेशीय मॉरफिन (Morphine) 15 mg देना है जिससे प्रसवोत्तर (Postpartum) गर्भाक्षेपक को रोका जाता है। रोगी को कुछ घंटों तक अवलोकन में रखना चाहिए।

प्रसवोत्तर काल (Puerperium): रोगी की निगरानी न्यूनतम 48 घंटे तक की जाती है जिसके दौरान प्रायः आकुंचन (Convulsion या ऐंठन) होती है। 60 mg फिनोबार्बिटोन (Phenobarbitone) की पुनरावृत खुराक (Repeated doses) प्रभावी अवसादन (Sedation) उत्पन्न करती है। यदि अनुशिथिलन

(Diastolic) दबाव 100 mgHg से अधिक होता है तब निम्न रक्तचाप की औषधि (Hypotensive drug) देनी चाहिए। रोगी को चिकित्सालय में रखना है जब तक कि रक्तचाप सामान्य (Normal) तथा प्रोटीन-मूत्रता (Proteinuria) का लोप (Disappear) नहीं हो जाता।

तीव्र स्फूर्जक प्राक्-गर्भाक्षेपक (Acute Fulminant Pre-eclampsia) या प्राक्गर्भाक्षेपकीय स्थिति (Pre-eclamptic State)

यह एक नैदानिक अस्तित्व (Clinical entity) है जहाँ प्राक्-गर्भाक्षेपक के प्रारंभ का तीव्र प्रदर्शन होता है, नये सिरे से (De nova) होता है या अल्पावधि के बाद प्राक्-गर्भाक्षेपक को एक स्थापित रोगी (Established case) में तेजी से ह्रास (Deterioration) होता है। ऐंठन (Convulsion) या मूर्छा (Coma) का निरंतर खतरा बना रहता है।

उपचार (Treatment): घर पर पहचानित रोगी (Detected case at home) को 75–100 mg पैथिडीन (Pethidine) या 10 mg डायजिपैम (Diazepam) द्वारा अंतःपेशीय रूप से (Intramuscularly) अवसादित (Sedated) किया जाता है। चिकित्सालय जाने के दौरान उसे यथासंभव धीरे से एक परिचारिका (Nurse) या धात्री (Midwife) की सहायता से स्थानान्तरित करना चाहिए और यदि मूर्छा होती है तो उसकी उचित देखभाल होनी चाहिए।

चिकित्सालय (Hospital) में रोगी को गर्भाक्षेपक कक्ष (Eclampsia room) में सघन निगरानी (Intensive supervision) में रखना चाहिए। उसकी तत्काल रोगरोधी (Prophylactic) आकुंचन-रोधी चिकित्सा (Anticonvulsant therapy) करनी चाहिए। गर्भाक्षेपक के उपचार में उल्लिखित सुझाव (Mentioned recommendation) के समान (देखें अध्याय 17 की गर्भावस्था का उच्च रक्तचाप) एक खुराक अनुसूची (Dose schedule) में अंतःपेशीय (IM) या अंतःशिरीय (IV) रूप से मैग्नीशियम सल्फेट का अंतर्ग्रहण कराना चाहिए। रक्तचाप को स्थिर रखने के लिए आन्त्रेतररूप से (Parenterally) उच्च रक्तचाप-रोधी औषधी दी जाती है। उपचार की अनुक्रिया (Response) का सावधानी से अवलोकन करना चाहिए तथा रक्तचाप, मूत्र का उत्पाद, प्रोटीन-मूत्रता (Proteinuria) तथा रक्तीय अनुपात (Hematological parameter) को बारम्बार लिखना चाहिए।

प्रासूतिक प्रबंध (Obstetric management): चूँकि गर्भाक्षेपक (Eclampsia) का निरंतर खतरा होता है, अतः मातृक हित (Maternal interest) को सर्वदा ध्यान में रखना चाहिए। 37 सप्ताह से अधिक गर्भावस्था के रोगियों में या जहाँ उचित अवधि (जैसे– 6–8 सप्ताह)) के अंदर स्थिति में सुधार विफल होता है वहाँ प्रसव कराने पर गंभीरता से विचार करना चाहिए चाहे गर्भ की अवधि कुछ भी हो। झिल्ली के निम्न विदार (Low rupture of the membranes) द्वारा, ऑक्सिटोसिन के अन्तःनिवेश (Oxytocin infusion) द्वारा या शल्यक्रिया (Cesarean section) द्वारा गर्भपात कराया जाता है जो स्थिति की गम्भीरता या गर्भाशय-ग्रीवा (Cervix) की स्थिति पर निर्भर करता है। गर्भाशय-ग्रीवा के परिपक्वन (Ripening) में प्रोस्टेग्लैन्डिन (PGE_2) सहायता दे सकता है। 34 सप्ताह से कम की गर्भावस्था में कॉर्टिकोस्टेरॉयड (Corticosteroid) दिया जाता है।

गर्भाक्षेपक (Eclampsia)

एक्लेम्प्सिया (Eclampsia) एक यूनानी (Greek) शब्द "eklampsis" से उत्पन्न हुआ है, जिसका अर्थ "विद्युत् की दीप्ति के समान" (Like a flash of lightning) है। यह बिना किसी खतरे की सूचना या प्रदर्शन के अचानक रूप से होता है। तथापि (However) यह रोग तीव्र प्राक-गर्भाक्षेपक लक्षणों के बाद बहुमत में (80% से अधिक) होता है।

प्राक-गर्भाक्षेपक जब ऐंठन (Convulsion) और / या मूर्छा (Coma) के साथ होता है तो गर्भाक्षेपक कहा जाता है। इस प्रकार यह प्राक-गर्भाक्षेपक (Pre-eclampsia) के रोगियों में हो सकता है या उन रोगियों में जिनमें अनिवार्य उच्च रक्तचाप (Hypertension) या दीर्घकालिक वृक्कशोथ (Chronic nephritis) पर प्राक-गर्भाक्षेपक अध्यारोपित (Superimposed) होता है।

प्रभाव (Incidence): इसका प्रभाव देश-देश में व्यापक भिन्न होता है यहाँ तक कि एक देश के विभिन्न क्षेत्रों में प्रभाव में भिन्नता होती है। विकसित देशों में इसकी विद्यमानता (Prevalence) दूरस्थ और अल्पसंख्यक (Far and few=सीमित) होती है जबकि विकासशील देशों में, विशेषकर ग्रामीण क्षेत्रों में इसका अभी तक व्यापक प्रभाव है जो मातृक मृत्यु में पर्याप्तरूप से योगदान करता है। भारत में चिकित्सालय प्रभाव (संख्या) 500 में 1 से लेकर 30 में 1 तक पाया जाता है। यह प्रथम बार गर्भिणी स्त्री (Primigravidae) में अधिक प्रायिक (More common) (75%) होता है। एक भ्रूण गर्भावस्था (Singleton pregnancies) की अपेक्षा यमज (Twins) में इसका प्रभाव 5 गुना अधिक होता है। 50% से अधिक में 36 सप्ताह और पूर्णगर्भावधि (Term) के बीच यह होता है।

रोगक्रिया विज्ञान (Pathophysiology): चूँकि प्राक-गर्भाक्षेपक का एक तीव्र (या गम्भीर) रूप गर्भाक्षेपक होता है, अतः ऊतक-रोगात्मक (Histopathological) तथा जीव-रासायनिक (Biochemical) परिवर्तन समान होते हैं यद्यपि इसकी तीव्रता (Intensity) अधिक होती है।

ऐंठन या आक्षेप का कारण (Cause of convulsion): प्रमस्तिष्क-उत्तेजना (Cerebral irritation) का कारण जो आक्षेप की ओर अग्रसर होती है, स्पष्ट नहीं है। उत्तेजना निम्नलिखित द्वारा हो सकती है – (1) ऊतकों में ऑक्सीक्षीणता (Anoxia): उच्चरक्तचाप (Hypertension) के बाद प्रमस्तिष्क–वाहिका (Cerebral vessels) का आकुंचन (Spasm) वर्धित प्रमस्तिष्क-वाहिका प्रतिरोध (Resistance) प्रमस्तिष्क के ऑक्सीजन उपभोग (Consumption) में कमी ऊतकों में ऑक्सीक्षीणता (2) प्रमस्तिष्क शोथ (Cerebral edema): यह उत्तेजना में योगदान कर सकता है। (3) प्रमस्तिष्क का अपसामान्य स्पंदलय (Cerebral dysrhythmia): ऑक्सीक्षीणता या शोथ के बाद इसमें वृद्धि होती है।

मूर्छा का प्रारम्भ (Onset of fits): तृतीय त्रिमास (3rd trimester) में (50% से अधिक) मूर्च्छा अधिक सामान्यतः होती है। विरल (Rare) अवसरों पर प्रारंभिक महीनों में भी ऐंठन (Convulsion) हो सकती है जैसा कि जलपुटीरूप मोल (Hydatidiform mole) में होती है।

– **प्रसवपूर्व** (Antepartum) (50%): प्रसव के प्रारम्भ के पहले सर्वप्रथम मूर्च्छा होती है। अधिक प्रायः प्रसव का आरम्भ होने के तत्काल बाद

प्रवाह चित्र (Flow chart) 17.2: प्राक-गर्भाक्षेपक के प्रबंध की रूपरेखा (Scheme of management of pre-eclampsia)

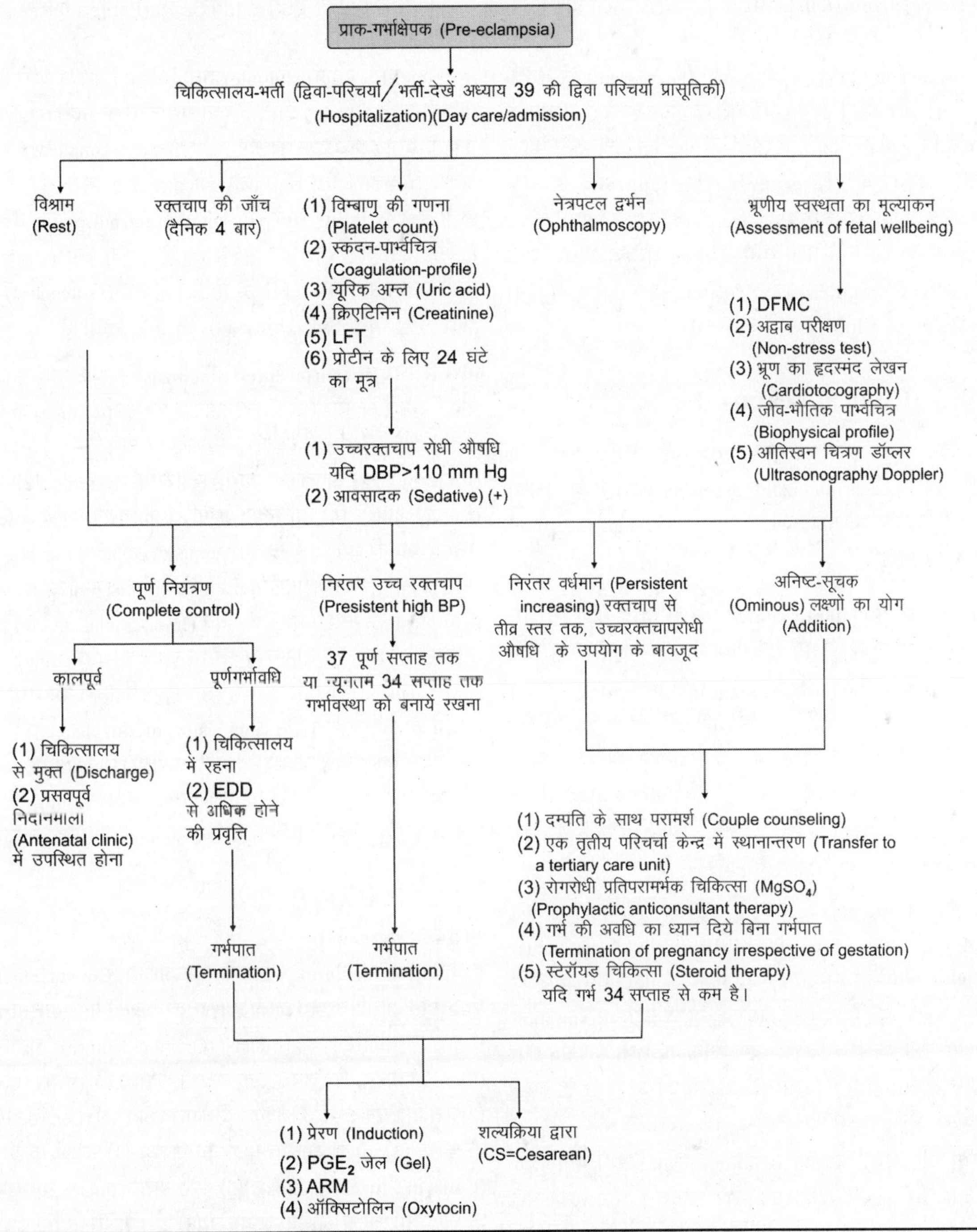

N.B.- DFMC = Daily fetal movement count दैनिक भ्रूणीय गति की गणना
LFT = Lung function test फुफ्फुस कार्य परीक्षण
DBP = Diastolic blood pressure अनुशिथिलन रक्तचाप
EDD = Expected date of delivery प्रसव (या जनन) की अपेक्षित तिथि
ARM = Artificial rupture of membrane झिल्ली का कृत्रिम (या यांत्रिक) विदार

होता है तथा कभी-कभी प्रसवावधि (Intrapartum) से इसका अंतर करना असम्भव होता है।

- **प्रसवावधि (Intrapartum) (30%):** प्रसव के दौरान पहली बार मूर्च्छा आती है।
- **प्रसवोत्तर (Postpartum) (20%):** प्रसवोत्तर काल (Puerperium) में सर्वप्रथम मूर्छा होती है जो प्रायः प्रसव के बाद 48 घंटे के अंदर होती है। प्रसव के 7 दिन बाद यदि मूर्छा आती है तो यह गर्भाक्षेपक नहीं होता है।
- **अंतरावर्ती जन्मपूर्व (Intercurrent Antenatal):** आक्षेप (Convulsions) से स्वास्थ्य लाभ (Recovery) के बाद जब रोगी चेतन (Conscious) में आ जाती है तथा गर्भावस्था 48 घंटे से अधिक बनी रहती है। यह समय-सीमा (7–10 दिन) स्वेच्छाचारी (या नियमेतर=Arbitrary) होती है।

नैदानिक लक्षण (Clinical Features)

विरल (Rare) अवसरों को छोड़कर एक गर्भाक्षेपकी रोगी सर्वदा तीव्र स्फूर्जक प्राक्गर्भाक्षेपक (Acute fulminating pre-eclampsia) के पूर्व लक्षणों का प्रदर्शन करती है जिसे पूर्वाभासी लक्षण (Premonitory symptoms) (पहले उल्लिखित) कहा जाता है।

गर्भाक्षेपी ऐंठन या मूर्छा (Eclamptic convulsion or fit): मूर्छा मिरगी-रूप (Epileptic form) होती है जिसमें चार अवस्थाएँ (4 Stages) होती हैं-

(1) **पूर्वाभासी अवस्था (Premonitory stage):** इसमें रोगी मूर्छित (Unconscious=बेहोश) हो जाती है। चेहरे की पेशियों का स्फुरण (या खिंचाव) (Twitching of the muscles of the face) होता है, जिह्वा (Tongue) तथा हाथ-पैर (Limbs) की पेशियों में भी तानन (खिंचाव) होता है। नेत्रगोलक (Eyeballs) एक किनारे पर जाकर स्थिर हो जाते हैं। यह अवस्था लगभग 30 सेकण्ड तक रहती है।

(2) **तानिक अवस्था (Tonic stage):** सम्पूर्ण शरीर तानिक ऐंठन (Tonic spasm) में हो जाता है। धड़ की पश्चतानना (Trunk-opisthotonus) होती है, हाथ-पैर नमनित हो जाते हैं (Limbs are flexed) तथा हाथ जकड़ (Clenched) जाते हैं। श्वसन अवरूद्ध हो जाता है (Respiration ceases) तथा दाँतों के बीच जिह्वा बाहर निकली होती है। नीलिमा (Cyanosis) उपस्थित होती है। नेत्र-गोलक (या कोया) स्थिर हो जाते हैं। यह अवस्था भी लगभग 30 सेकण्ड तक रहती है।

(3) **पुंजकीय (या क्लोनीय) अवस्था (Clonic stage):** सभी स्वैच्छिक पेशियों (Voluntary muscles) का एकान्तर संकुचन और शिथिलन (Contraction and relaxation) होता है। चेहरे पर स्फुरण (Twitching) आरम्भ हो जाता है जो अग्रांगों (Extremities) के एक किनारे को शामिल करता है तथा अंततः सम्पूर्ण शरीर की ऐंठन होती है। जिह्वा का कृंतन (Biting of the tongue) होता है। श्वसन खर्राटेदार (Stertorous breathing) होता है तथा मुँह में रक्तरंजित झाग (Blood stained froth) भर जाता है। नीलिमा (सायनोसिस) क्रमिक रूप से लुप्त हो जाती है। यह अवस्था 1–4 मिनट की रहती है।

(4) **मूर्छा की अवस्था (Stage of Coma):** इस अवस्था में रोगी मूर्च्छा में आ जाती है। यह संक्षिप्त (या लघु) काल तक रहती है या अन्य गहरी मूर्च्छा दूसरा आक्षेप (Convulsion) आने तक बनी रहती है। कभी-कभी रोगी भ्रम की स्थिति में होती है तथा बीती घटना का स्मरण करने में विफल होती है। विरले ही (Rarely) आक्षेप के पहले मूर्च्छा होती है।

मूर्छा प्रायः बहुल (Multiple) होती है तथा विभिन्न अंतरालों (Intervals) पर पुनरावृत्त (Recur) होती हैं जब यह शीघ्र अनुक्रम (Quick succession) में होती है तो इसे स्टेटस एक्लेम्प्टिकस (Status eclampticus = सतत गर्भाक्षेपक अवस्था) कहा जाता है। आक्षेप के बाद प्रायः शरीर के तापक्रम में वृद्धि होती है, श्वसन और नब्ज (Respiration and pulse) की गति में वृद्धि होती है और इसलिए रक्तचाप भी बढ़ता है। मूत्रोत्सर्ग (Urinary output) में पर्याप्त रूप से कमी आती है, प्रोटीन-मूत्रता (Proteinuria) होती है तथा रक्त में यूरिक अम्ल (Uric acid) की वृद्धि होती है।

विभेदी निदान (Differential diagnosis): गर्भाक्षेपक का निदान प्राप्त करते समय आक्षेप (या ऐंठन) और/या मूर्छा (Coma) के साथ जो रोग संबंधित होते हैं उसको ध्यान में रखना है। ये रोग हैं – (1) मिरगी या अपस्मार (Epilepsy), (2) अपतंत्रक या हिस्टीरिया (Hysteria), (3) मस्तिष्क शोथ (Encephalitis), (4) तानिका (या मस्तिष्का वरण) शोथ (Meningitis), (5) प्रसवोत्तर प्रमस्तिष्क-घनास्त्रता (Puerperal cerebral thrombosis), (6) विषायन (Poisoning), (7) उष्ण प्रदेशीय क्षेत्र में प्रमस्तिष्कीय मलेरिया (Cerebral malaria in tropics) (8) अंतःकपालीय अर्बुद (Intra-cranial tumors)। गर्भावस्था के तत्काल बाद या के दौरान मूर्च्छा के साथ शोथ (Edema), उच्चरक्तचाप (Hypertension) तथा प्रोटीन-मूत्रता (Proteinuria) की उपस्थिति के साथ आक्षेप का पूर्व इतिवृत्त (Previous history of convulsions) होने से गर्भाक्षेपक के निदान का संकेत करता है। संदिग्ध रोगों (Doubtful cases) में रोगी को तबतक अवलोकन के लिए प्रसूति-कक्ष (Obstetric unit) में रखा जाता है जब तक कि अंतिम निदान (Final diagnosis) नहीं हो जाता।

पूर्वानुमान (Prognosis)

मातृक (Maternal):

तत्काल (Immediate): जब एक बार आक्षेप (Convulsions) होता है तब पूर्वानुमान अनिश्चित हो जाता है। अनेक कारकों पर पूर्वानुमान निर्भर करता है तथा निम्नलिखित अशुभ लक्षण (Ominous features) होते हैं – (1) मूर्च्छा (Fits) का प्रारंभ और उपचार के आरम्भ के बीच दीर्घ अंतर (Long interval), (2) प्रसवपूर्व गर्भाक्षेपक, विशेषकर दीर्घ प्रसव अंतराल (Long delivery interval) के साथ, (3) 10 से अधिक मूर्छा की संख्या (4) मूर्च्छों के बीच में संमूर्च्छा (Coma in between the fits), (5) 120 स्पंद (Pulse) प्रतिमिनट की गति के साथ 102°F से अधिक तापक्रम (6) अनुशिथिलन (Systolic) रक्तचाप >200 mgHg, (7) प्रोटीन-मूत्रता (Proteinuria >5 mg/24 hours) के साथ अल्पमूत्रता (Oliguria <400 ml/24 hours), (8) उपचार की अनुक्रिया (Response) नहीं होना, (9) पीलिया या पाण्डुरोग (Juandice)।

मृत्यु-दर या मर्त्यता (Mortality): भारत में गर्भाक्षेपक में मातृक मर्त्यता अधिक होती है जो 2 से 30% के बीच परिवर्तित होती है। ग्रामीण चिकित्सालय में शहरी चिकित्सालय की अपेक्षा मर्त्यता अधिक होती है। तथापि (However), यदि प्रारंभ में पर्याप्त रूप से उपचार होता है तो मृत्यु-दर 2% से भी कम होना चाहिए।

सारणी (Table) 17.1: प्राक-गर्भाक्षेपक और गर्भाक्षेपक की अंग-दुश्क्रिया
(Organ dysfunction in pre-eclampsia & eclampsia)

हृदय वाहिका (Cardiovascular)	रक्तीय (Hematological)	वृक्कीय (Renal)	केन्द्रीय तंत्रिका तंत्र (Central nervous system)	यकृती (Hepatic)
(1) सामान्यीकृत वाहिका-आकुंचन (Generalized vasospasm)	(1) प्लाविका आयतन ↓ (Plasma volume)	(1) पुंजित निस्यंदन गति (Glomerular filtration rate, GFR) ↓	(1) प्रमस्तिष्क शोथ (Cerebral edema)	(1) यकृत कोशिका क्षति (Liver cell damage)
(2) परिधीय वाहिका प्रतिरोध (Peripheral vascular resistance) ↑	(2) लोहिताणु में वृद्धि (Hemoconcentration)	(2) वृक्कीय प्लाविका बहाव (Renal plasma flow)↓	(2) प्रमस्तिष्कीय रक्तश्राव (Cerebral hemorrhage)	(2) परिनिर्वाहिका ऊतकक्षय (Periportal necrosis)
(3) ↓हृदय-वाहिका दबाव (CVP=Cardiovascular pressure)	(3) स्कंदन व्यतिक्रम (Coagulation disorder)	(3) रक्तोद में यूरिक अम्ल (Serum uric acid) ↑		(3) अधोपुटीय रक्तस्कंदन शोथ (Subcapsular hematoma)
(4) ↓फुफ्फुस-फान दबाव (Pulmonary wedge pressure)	(4) रिक्त की विस्कासिता या लचीलापन (Blood viscosity)			

सारणी (Table) 17.2: गर्भाक्षेपक की मातृक जटिलता
(Maternal complications of eclampsia)

(1) क्षति (Injuries): दंतदंश (Tongue bite), शैय्या से गिरने के कारण क्षति (Injuries due to fall from bed)

(2) फुफ्फसीय जटिलता (Pulmonary complications):
  - (a) शोथ (Edema): रक्त केशिकाओं (Capillaries) के रिसाव के कारण
  - (b) फुफ्फुसदाह (Pneumonia): अधोस्थितिक (Hypostatic या संक्रामक (Infective) श्वसन के कारण
  - (c) ARDS (Adult respiratory distress syndrome वयस्क श्वसन संकट संलक्षण)
  - (d) वाहिकारोध (Embolism)

(3) उच्च ज्वर (Hyperpyrexia)

(4) हृदयी (Cardiac): बायें निलय की तीव्र असमर्थता (Acute left ventricular failure)

(5) वृक्कीय असमर्थता (Renal failure)

(6) यकृती (Hepatic): ऊतक-क्षय (Necrosis), अधोपुटीय रक्तस्कंदन शोथ (Subcapsular hematoma)

(7) प्रमस्तिष्कीय (Cerebral) शोथ (Edema), रक्तश्राव (Hemorrhage)

(8) बाधित दृष्टि (Disturbed vision): दृष्टिपटल का अलगाव (Retinal detachment) या पश्चकपाल-पिण्डक में स्थानिक-अरक्तता (Occipital lobe ischemia) के कारण

(9) रक्तीय (Hematological): अल्पबिम्बाणु रक्तता (Hemocytopenia), विसरित अन्तःवाहिकीय स्कंदरोग (Disseminated intravascular coagulopathy)

(10) प्रसवोत्तर (Postpartum): सदमा (Shock), पूतिता (Sepsis) मनोविक्षिप्ति (Psychosis)

मातृक मृत्यु के कारण (Causes of maternal deaths): (1) हृदपात (Cardiac failure), (2) फुफ्फुस शोथ (Pulmonary edema), (3) प्रश्वास और / या पूतिक फुफ्फुसदाह (Aspiration and/or septic pneumonia), (4) प्रमस्तिष्क रक्तश्राव (Cerebral hemorrhage), (5) अमूत्रता (Anuria), (6) फुफ्फुस वाहिका रोध (Pulmonary embolism), (7) प्रसवोत्तर सदमा या आघात (Postpartum shock), (8) प्रसवोत्तर काल की पूतिता (Puerperal sepsis).

दूरस्थ (Remote): यदि रोगी तीव्र रोग से स्वास्थ्य लाभ प्राप्त करती है तब 2–3 सप्ताह के अंदर वह स्वस्थ हो जाती है। गर्भाक्षेपक की पुनरावृति बाद की गर्भावस्था में अप्रायिक (Uncommon) होती है, यद्यपि प्राक-गर्भाक्षेपक की संभावना लगभग 30% होती है।

भ्रूणीय (Fetal): पेरिनैटल (Perinatal=गर्भधारण का सातवें मास से लेकर प्रसव के बाद एक सप्ताह तक की अवधि) मर्त्यता अत्यधिक लगभग 30% तक होती है। इसके कारण (Causes) हैं – (1) अकालपक्वता (Prematuriy): स्वतः या प्रेरित (Spontaneous or induced), (2) अंतःगर्भाशयी श्वासावरोध (Intrauterine asphyxia): रोधगलन (Infarction) या आक्षेप (Convulsion) से उत्पन्न अपरा (Placenta) के अपर्याप्तता के कारण यह होता है। (3) औषधि का प्रभाव (Effects of drugs): आक्षेप को नियंत्रित करने के लिए उपयोग की गयी औषधि के कारण, (4) शल्यक प्रसव (Operative delivery) के दौरान अभिघात (Trauma)।

भविष्यकथन और निवारण (Prediction and prevention): अधिकतर (या बहुमत=Majority) रोगियों में तीव्र प्राक्-गर्भाक्षपक के बाद गर्भाक्षेपक होता है। इस प्रकार गर्भाक्षेपक का निवारण प्राक्-गर्भाक्षेपक (Pre-eclampsia) के दौरान उसकी प्रारम्भिक पहचान (Early detection) तथा विवेकपूर्ण (Judicious) गर्भपात के साथ प्रभाव संस्थागत (Institutional) उपचार पर निर्भर करता है। तथापि (However), प्राक्-गर्भाक्षेपक के उपमार्ग (Bypassing) से होकर गर्भाक्षेपक हो सकता है। इस प्रकार यह सर्वदा निवार्य (Preventable) स्थिति में नहीं होता है। अप्रारूपिक (Atypical) अवस्थाओं में गर्भाक्षेपक प्रकट हो सकता है। अतः कभी-कभी इसकी भविष्यवाणी करना (या पूर्वानुमान लगाना) कठिन होता है। प्राक्-गर्भाक्षेपक में शिशु के प्रसव के तत्काल बाद पर्याप्त अवसाद (Sedation), उच्चरक्तचाप-रोधी चिकित्सा (Antihypertensive therapy) तथा / या आक्षेप-रोधी चिकित्सा (Anti-convulsant therapy) तथा रोगी का 24–48 घंटे के लिए अतिसावधानी से अवलोकन करना प्रसवोत्तर गर्भाक्षेपक (Postpartum eclampsia) के निवारण का निश्चित उपाय है।

प्रबंध (Management)

चिकित्सालय के बाहर प्राथमिक उपचार (First aid treatment outside the hospital): घर पर या परिधीय स्वास्थ्य केन्द्र के रोगियों को तत्काल प्रेषित (Referral) चिकित्सालय में स्थानांतरित करना चाहिए। इन स्थानों पर उपचार को निरंतर रखने का कोई महत्व नहीं है। रोगी को प्रेषित चिकित्सालय में भेजने के पहले अति अवसादित (Sedated) करना चाहिए। इसके लिए 50 mg लार्गेक्टिल (Largactil = Chlorpromazine) तथा 25 mg फेनर्गन (Phenergan) की अंतःपेशीय सुई (Intramuscular injection) या 10 mg डायजिपैम (Diazepam) अंतःशिरीय रूप से दिया जा सकता है। यदि एक प्रासूतिक ''द्रुतगामी दल'' (Obstetric flying squad) उपलब्ध है तो रोगी के स्थानान्तरण के लिए एक आदर्श साधन है। अन्यथा, रोगी के साथ एक प्रशिक्षित धात्री (Midwife) रहनी चाहिए जो यात्रा में क्षति (Injury) को रोकने के लिए तथा मूर्छा आने पर श्वसन-मार्ग को साफ करने के लिए साधन सम्पन्न हो।

चिकित्सालय (Hospital): प्रबंध के सिद्धान्त (Principles) निम्नलिखित हैं– (1) पुनर्जीवन (Resuscitation): श्वासनली का अनुरक्षण करना (Maintain airway) (2) ऑक्सीजन का अंतर्ग्रहण (Oxygen administration) (3) आक्षेप को रोकना (Arrest convulsions) (4) यदि आवश्यक हो तब संवातक सहायता (Ventilatory support) (5) रक्तगतिक स्थायीकरण (Hemodynamic stabilization) (Control of BP) (6) जाँच-पड़ताल का संगठन करना (Organize investigation) (7) 6–8 घंटे तक प्रसव कराना (Deliver by 6–8 hours) (8) प्रसवोत्तर सघन परिचर्या (Postpartum intensive care)

सामान्य प्रबंध (General management): चिकित्सा और उपचर्या (Medical and Nursing):

(1) रोगी को एक पृथक कक्ष (Room) में एक घेरेदार खाट (Railed cot) पर रखना चाहिए। उसे हानिकारक उत्तेजना से बचाना चाहिए जो पुनः मूर्छा को उत्तेजित कर सकती है। यदि रोगी बेहोश (Unconscious) है तब उसके आसन को समय के अंतर पर परिवर्तित करना चाहिए जिससे कि अधेस्थितिक फुफ्फुसदाह (Hypostatic pneumonia) तथा शैय्या-व्रण (Bedsore) होने से रोका जा सके। निरंतर पर्यवेक्षण (Supervision) के लिए रोगी के पास एक प्रशिक्षित धात्री (या दाई) होनी चाहिए।

(2) संबंधी (Relatives) से रोगी का विस्तृत इतिवृत्त (Detailed history) प्राप्त करना चाहिए जो गर्भाक्षेपक के निदान गर्भावस्था की अवधि, मूर्च्छा की संख्या तथा बाहर ग्रहण की गयी औषधि के संबंध में होता है।

(3) जब रोगी की अवस्था स्थिर (Stable) होती है तब एक पूर्ण परन्तु शीघ्र सामान्य, उदरीय (Abdominal) तथा योनिक (Vaginal) जाँच की जाती है। यदि रोगी बेहोश है तब एक नाला-शलाका (Catheter) का प्रवेश कराकर मूत्र प्राप्त किया जाता है जिसकी जाँच प्रोटीन के लिए की जाती है। मूत्र के निरंतर निकास (Drainage) से मूत्र-उत्पाद की माप होती है, नियतकालिक (Periodic) मूत्र का विश्लेषण होता है तथा असंयम (Incontinence) के कारण बिछावन को मूत्र से भींगने से बचाया जाता है जो मूर्छा के दौरान होता है।

(4) आधे घंटे पर स्पंद (Pulse), श्वसन (Respiration) की गति तथा रक्तचाप (BP) को अंकित करना है। आधा घंटे पर मूत्र-उत्पाद (Output) को लिखना है। यदि प्रसव नहीं हुआ है तब प्रसव की प्रगति का पता लगाने के लिए नियमित समयान्तरालों (Regular intervals) पर गर्भाशय का परिस्पर्श (Palpate) करना चाहिए तथा भ्रूण की हृदय-गति (Fetal heart rate) का निरीक्षण करना चाहिए। आक्षेप (Convulsion) के तत्काल बाद भ्रूण की हृदमंदता (Fetal bradycardia) प्रायः होती है जो सम्भवतः मातृक अम्लरक्तता (Maternal acidosis) तथा मूर्छा द्वारा उत्पन्न ऑक्सीक्षीणता (Hypoxia) के कारण होती है।

(5) द्रव संतुलन (Fluid balance): क्रिस्टलाभ घोल (Crystalloid solution) (Ringer's solution=रिंजर घोल) का आरम्भ प्रथम चयन के रूप में किया जाता है। कुल द्रव को पूर्व 24 घंटे का मूत्र-त्याग जोड़ 1000 ml (फुफ्फुस और त्वचा से होकर बेहोश में क्षति) से अधिक नहीं होना चाहिए। सामान्यतः यह 24 घंटे में 2 लीटर से अधिक नहीं होना चाहिए। संतुलित लवण घोल का अन्तर्वेशन (Infusion) 75-100 ml/hour की गति से होना चाहिए। प्राक्-गर्भाक्षेपक में यद्यपि रक्त-आयतन में कमी (Hypovolemia) होती है, ऊतक (Tissues) अतिभारित हो जाते हैं। डेक्सट्रोस (Dextrose) या क्रिस्टलाभ घोल का अधिक उपयोग नहीं करना चाहिए क्योंकि इससे अतिभारित (Overloaded) ऊतक उत्तेजित होगा जो फुफ्फुस शोथ (Pulmonary edema) तथा वयस्क श्वसन संकट संलक्षण (ARDS= Adult repiratory distress syndrome) की ओर अग्रसर होता है। कलिल (Colloids) (जैसे–ऐल्बूमिन या हेमेटोसील=Hematocele) वाहिका-पुंज (Vascular tree) में बना रहता है तथा वह (कलिल) अंतरालीय (Interstitial) स्थान से द्रव को निकालता है। जब तक कि सावधानी से उपयोग नहीं होता है, वह रक्तपरिवहन के अतिभार की ओर अग्रसर हो सकता है। तीव्र उच्चरक्तचाप तथा अल्प मूत्र-त्याग के एक रोगी के लिए हृदयवाहिका दबाव (CVS= Cardiovascular pressure) की निगरानी करने की आवश्यकता होती है। स्वान-गैन्ज नालशलाका (Swan-Ganz catheter) के साथ आक्रामक निरीक्षण (Invasive monitoring) का सुझाव-संकेत विरले ही होता है।

(6) प्रतिजैविक औषधि (Antibiotic): संक्रमण (Infection) को रोकने के लिए 6 घंटे के अंतर पर 500 mg ऐम्पिसिलिन (Ampicillin) IM या IV (Intramuscular=अंतःपेशीय or Intravenous=अंतःशिरीय) का अंतर्ग्रहण किया जाता है।

विशिष्ट प्रबंध (Specific management): आक्षेप-रोधी और अवसादक विधान (Anticonvulsant and sedative regime): इसका उद्देश्य मूर्छा (Fits) को नियंत्रित करना तथा पुनरावृत्ति (Recurrence) को रोकना है। उन क्षेत्रों में जहाँ गर्भाक्षेपक (Eclampsia) का सामना प्रायः होता है, वहाँ प्रासूतिक परिचर्या (Obstetric care) की स्पष्ट अपर्याप्तता होती है। इस परिस्थिति में कोई जटिल प्रवृति (Complicated regime) का उत्तम परिणाम देने की संभावना नहीं होती है।

(1) मैग्नीशियम सल्फेट उत्तम (या पसंद की) औषधि है (Magnesium sulfate is the drug of choice): यह ($MgSO_4$) ऐसीटिलकोलीन (Acetylcholine) के प्रति प्रेरक (या चालक) छोर पट्टिका संवेदनशीलता (Motor endplate sensitivity) को कम करता है जिसके कारण तंत्रिका-पेशीय उत्तेजनशीलता (Neuromuscular irritability) कम होती है। तंत्रिका-कोशिका के कैल्सियम अंतर्वहन (Neuronal calcium influx) को भी मैग्नीशियम रोकता है। यह प्रमस्तिष्क के वाहिका-विस्तार (Cerebral vasodilation) को प्रेरित करता है, गर्भाशय की धमनियों (Arteries) के विस्तार करता है, अंतःस्तरीय प्रोस्टेसाइक्लिन (Endothelial prostacyclin) के उत्पादन को बढ़ाता है तथा बिम्बाणु (Platelets) के सक्रियन को बाधित करता है। इसका नवजात शिशु (Neonate) पर चिकित्सीय स्तर के अंदर हानिकारक प्रभाव नहीं होता है। इसका उत्कृष्ट परिणाम होता है जिसमें मातृक मृत्यु-दर केवल 0.4% होती है।

पुनरावृत्त सुई (Repeat injections) तभी दी जाती है, जब जानु (या घुटना) क्षेप (Knee jerk) उपस्थित होता है, मूत्र-त्याग (Output) 30 ml/hour से अधिक होता है तथा श्वसन की गति (Respiration rate) 12 प्रतिमिनट से अधिक होती है। रक्तोद (Serum) में मैग्नीशियम की चिकित्सीय मात्रा (Therapeutic level) 4–7m EQ प्रतिलीटर होती है। अंतिम आक्रमण या दौरे (Seizure) के बाद 24 घंटे के लिए मैग्नीशियम सल्फेट देते रहना है। मूर्छा की पुनरावषत्ति होने पर पुनः उपरोक्त विधान के अनुसार 2 gm IV $MgSO_4$ की बड़ी गोली (Bolus) 5 मिनट से अधिक समय में देना चाहिए।

(2) अपक्षयी मिश्रित औषधि-विधान (Lytic cocktail regime): भारत में मेनन (Menon) (1961) ने क्लोरप्रोमैजीन (Chlorpromazine), फेनर्गन (Phenergan) तथा पैथिडीन (Pethidine) का उपयोग करके एक औषधि-विधान का प्रयोग किया था जिससे संतोषजनक परिणाम मिला था तथा मातृक मृत्युदर को 2.2% तक कम करने में सफलता मिली थी।

विधान का विवरण (Protocol): भर्ती करने पर (On admission): (a) 5% डेक्सट्रोस (Dextrose) का 20 ml में 25 mg क्लोरप्रोमैजीन तथा 100 mg पैथिडीन को अंतःशिरीयरूप से (IV) 50 mg क्लोरप्रोमाजिन तथा 25 mg प्रोमेथाजिन (Promethazine) के साथ अंतःपेशीयरूप से (IM) दिया जाता है। (b) उसके बाद पिछली मूर्छा (Last fit) के बाद 20 घंटे तक 4 घंटे के अंतर पर विकल्पतः (Alternatively) 25 mg प्रोमेथाजीन तथा 50 mg क्लोरप्रोमैजीन दिया जाता है। खुराक और समय की तालिका अपरिवर्तनीय (Rigid या स्थिर) नहीं होती तथा रोगी की आवश्यकता के अनुसार उसमे परिवर्तन किया जा सकता है। (c) आरम्भ में 100 mg पैथिडीन के साथ 10% डेक्सट्रोस का 500 ml अंतःशिरीय (Intravenous) रूप से दिया जाता है जिसकी टपकन गति (Drip rate) 20–30 बूंद प्रति मिनट होती है। 24 घंटे में 2 लीटर डेक्सट्रोस तथा कुल मिलाकर 300 mg पेथिडीन से अधिक नहीं देना है। पिछली मूर्छा के बाद 24 घंटे तक पैथिडीन टपकन (Pethidine drip) को निरंतर रखना चाहिए।

(3) डायजिपैम चिकित्सा (Diazepam therapy): 40 mg डायजिपैम की प्रारंभिक खुराक (Initial doses) अंतःशिरीय रूप से दी जाती है उसके बाद 5% डेक्सट्रोस का 500 ml में 40 mg डायजिपैम मिलाया जाता है जिसे 30 बूंद प्रतिमिनट पर या आवश्यकता के अनुसार समायोजित (Adjust) किया जाता है। इस विधान के उपयोग में मातृक मर्त्यता (Maternal mortality) 5.0% होती है।

(4) फेनिटोइन चिकित्सा (Phenytoin therapy): आक्षेप (Convulsions) के नियंत्रण में फेनिटोइन का भी उपयोग किया जाता है। ECG (Electro-cardiogram विद्युत् हृदलेख) की निगरानी में मंद (Slow) अंतःशिरीय मार्ग से इसे दिया जाता है। इसकी प्रारंभिक खुराक 10 mg/kg होती है। उसके 2 घंटे बाद 5 mg/kg होती है। तत्पश्चात् 12 घंटे बाद 200 mg मुखीयरूप से (Orally) दिया जाता है। प्रसव के बाद 48 घंटे तक इसे निरंतर दिया जाता है। इसके मुख्य पार्श्वप्रभाव (Side-effects) हैं – निम्नरक्तचाप (Hypotension), हृदय का अपसामान्य स्पंदलय (Cardiac dysrhythmias) तथा अंतःग्रहण के स्थान पर शिराशोथ (Phlebitis at the administration site)। फेनिटोइन के साथ अनुभव सीमित है।

सरणी (Table) 17.3: तीव्र प्राक-गर्भाक्षेपक और गर्भाक्षेपक के प्रबंध के लिए मैग्नीशियम सल्फेट का औषधि-विधान (Regimes of $MgSO_4$ for the management of severe pre-eclampsia and eclampsia)

विधान **(Regimen)**	बड़ी खुराक **(Loading dose)**	अनुरक्षण खुराक **(Maintenance dose)**
अंतःपेशीय (IM) (Intramuscular) (Pritchard)	10 gm गहरी अंतःपेशीय (प्रत्येक नितम्ब=Buttock में 5 gm) और उसके बाद 3–5 मिनट से अधिक समय में 4 gm अंतःशिरीय (Intravenous)	एकान्तर (Alternate) नितम्ब में प्रति 4 घंटे पर 5 gm अंतःपेशीय
अंतःशिरीय (IV=Intravenous) (Zuspan or Sibai)	15–20 मिनट से अधिक समय में 4–6 gm IV	अंतःशिरीय टपकन (IV infusion) द्वारा 1–2 gm/hour

उच्चरक्तचाप-रोधी औषधि और मूत्रवर्धक औषधि (Antihypertensives & diuretics): आक्षेप-रोधी और अवसाद विधान (Anticonvulsant and sedative regime) के बावजूद यदि रक्तचाप 160/110 mmHg से अधिक बना रहता है तब उच्चरक्तचाप-रोधी औषधि देनी चाहिए। सामान्यतः प्रयुक्त (Used) औषधि हैं – आत्रेन्तर (Parenteral) हाइड्रालेजीन (Hydralazine), लेबिटालॉल (Labetalol), कैल्सियम मार्ग अवरोधक (Calcium channel blockers) या नाइट्रोग्लिसरीन (Nitroglycerin)।

फुफ्फुस शोथ (Pulmonary edema) की उपस्थिति में मूत्रवर्धक औषधि (Diuretics) की आवश्यकता होती है। 20-40 mg फ्रूसेमाइड (Frusemide) की खुराकों को अंतःशिरीयरूप से (IV) अंतरालों (Intervals) पर पुनरावृत्त करना है।

मूर्छा के दौरान प्रबंध (Management during fit): (a) पूर्वाभासी अवस्था (Premonitory stage) में जिह्वदंश (Tongue bite) को रोकने के लिए दाँतों के बीच एक मुख-ठेपी (Mouth gag) रखी जाती है तथा पुंजकीय अवस्था (Clonic stage) की समाप्ति पर उसे अलग किया जाता है। (b) वायु-मार्ग (Air passage) को एक चूषक (Sucker) द्वारा श्लेष्मा(Mucous) को निकालकर साफ किया जाता है। रोगी के सिर को एक किनारे पर घुमाकर तकिया (Pillow) हटा दिया जाता है। शैय्या (Bed) का पाद-सिरा (Footend) को उठाकर ऊपरी श्वसन क्षेत्र (Upper respiratory tract) का आसनी-निकास (Postural drainage) को सुगम बनाया जाता है। (c) नीलिमा (Cyanosis) के लुप्त होने तक ऑक्सीजन दी जाती है।

सतत गर्भाक्षेपक अवस्था (Status eclampticus = स्टेसस एक्लेम्टिकस): 5% डेक्सट्रोस (Dextrose) के 20 ml में 0.5 gm थायोपेन्टोन (Thiopentone) को घोलकर अति मंद गति से अंतःशिरीयरूप से (Intravenously) दिया जाता है। इस क्रियाविधि (Procedure) का संचालन एक विशेषज्ञ संवेदना-हरक (Expert anesthetist) द्वारा होना चाहिए। यदि यह क्रियाविधि विफल होती है तब पूर्ण संवेदना-हरण (Complete anesthesia), पेशी-शिथिलक (Muscle relaxant) तथा समर्थित संवातन (Assisted ventilation) को नियोजित करना चाहिए। अनुक्रिया-हीन रोगियों (Unresponsive cases) में शल्यक्रिया द्वारा प्रसव (Csesarean section) एक जीवन-बचाव प्रयास हो सकता हैं।

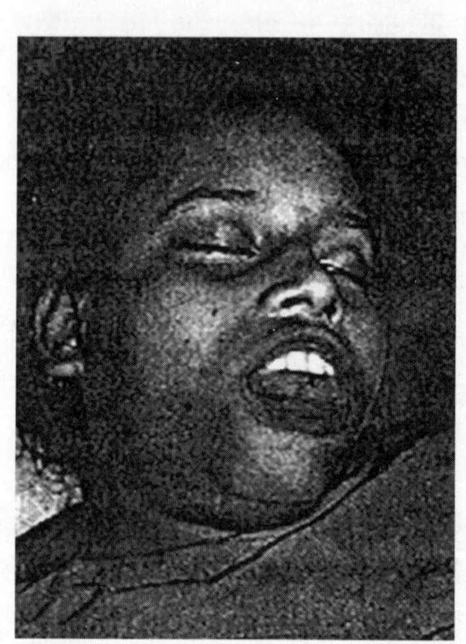

चित्र (Fig.) 17.2: मूर्छा की स्थिति में एक गर्भाक्षेपकी स्त्री (Eclamptic woman in the stage of coma) – जिह्वदंश (Tongue bite) का प्रदर्शन है। यह प्रायः पुंजकीय अवस्था (Clonic stage) में पायी जाती है।

जटिलता का उपचार (Treatment of complications): प्रतिजैविक औषधि (Antibiotics) का रोग-रोधी (Prophylactic) उपयोग से फुफ्फुस तथा प्रसवोत्तर संक्रमण (Pulmonary and puerperal infection) जैसी जटिलता को कम किया जा सकता है।

फुफ्फुस शोथ (Pulmonary edema): 20 gm मैनिटॉल (Mannitol) IV और उसके बाद 40 mg फ्रूसेमाइड (Frusemide) IV (Intravenously) देने से फुफ्फुस शोथ में कमी आती है तथा ARDS (Adult respiratory distress syndrome=वयस्क श्वसन-संकट संलक्षण) का भी निवारण (Prevention) होता है। इस प्रकार के एक रोगी के अवलोकन (या निगरानी) में स्पंद ऑक्सीजन-मापी (Pulse oximeter) अति उपयोगी होता है। चूषण यंत्र द्वारा श्वासनली-श्वसनी पुंज (Tracheo-bronchial tree) से श्लेष्मा का चूषण (Aspiration of the mucus) किया जाता है।

हृदपात (Heart failure): ऑक्सीजन का अन्तःश्वसन (Inhalation), आन्त्रेतर लैसिक्स (Parenteral laxis) तथा डिजिटैलिस (Digitalis=एक औषधि) का उपयोग किया जाता है।

अमूत्रता (Anuria): अध्याय 36 में अमूत्रता के उपचार के दिशा-निर्देश के समान इसका उपचार होना चाहिए। यह प्रायः आश्चर्यजनक है कि गर्भपात के बाद मूत्रोत्सर्ग (Urine output) सामान्य (Normal) हो जाता है।

उच्च ज्वर (Hyperpyrexia): तापक्रम को कम करना कठिन होता है क्योंकि यह मूलतः केन्द्रीय (Central) होता है। तथापि (However), शीतल स्पंजन (Cold sponging) तथा ज्वर-रोधी औषधि (Antipyretics) का प्रयोग किया जा सकता है।

मनोविक्षिप्ति (Psychosis): क्लोरप्रोमैजीन (Chlorpromazine) या एस्कैजीन (Eskazine) (Trifluoperazine ट्राइफ्लुओपेरैजीन) पूर्णतः प्रभावी होता है।

सघन परिचर्या परिवीक्षण (Intensive care monitoring): बहुल (Multiple) चिकित्सीय समस्याओं के रोगी को एक सघन परिचर्या कक्ष (ICU=Intensive care unit) में रखने की आवश्यकता होती है जहाँ उसे एक प्रसूति-विशेषज्ञ (Obstetrician), एक चिकित्सक (Physician) तथा एक विशेषज्ञ संवेदना-हरक (Expert anesthetist) के एक दल द्वारा देखभाल की जाती है। हृदयी (Cardiac), वृक्कीय (Renal) या फुफ्फुसीय (Pulmonary) जटिलता को प्रभावी रूप से नियंत्रित किया जाता है। ऑक्सीक्षीणता (Hypoxia) तथा अम्लरक्तता (Acidosis) का पता लगाने के लिए गैस विश्लेषक (Gas analyzer), स्पंद ऑक्सीमीटर (Pulse oximeter) तथा केन्द्रीय शिरीय दबाव परिवीक्षक (Central venous pressure monitor) का उपयोग किया जाता है जो रोगी की स्थिति पर निर्भर करता है (देखें अध्याय 38)। वर्धित अंतःकपालीय दबाव (Raised intracranial pressure) के साथ एक गहरी मूर्छित रोगी के लिए स्टेरॉयड (Steroid) और/या मूत्र-वर्धक (Diuretic) चिकित्सा की आवश्यकता होती है। निदान के लिए CT स्कैन या MRI (CT= Computerized tomography, MRI=Magnetic resonance imaging) की आवश्यकता होती है।

प्रासूतिक (या प्रासविक) प्रबंध (Obstetric Management)

गर्भावस्था के दौरान (During pregnancy): प्रसवपूर्वक गर्भाक्षेपक (Antepartum eclampsia) के साथ अधिकतर (या बहुमत=Majority) रोगियों में आक्षेप (Convulsions) ds तत्काल बाद प्रसव (Labour) आरम्भ होता है। परन्तु जब प्रसव का आरम्भ विफल हो जाता है तब प्रबंध निम्नलिखित पर निर्भर करता है –

(1) मूर्छा नियंत्रित है या नहीं (Whether fits are controlled or not)
(2) भ्रूण का पूर्ण विकास (Maturity of the fetus)

मूर्छा नियंत्रित (Fits Controlled):

– **शिशु पूर्ण विकसित (Baby mature):** गर्भपात कराना चाहिए। (a) यदि गर्भाशय-ग्रीवा (Cervix) अनुकूल है तथा योनिक जनन (Vaginal delivery) का परहेज (या निषेध=Contraindication) नहीं है तब झिल्ली के लघु विदार (Low rupture of the membranes) द्वारा शल्यक प्रेरण (Surgical induction) करना है। चयनात्मकरूप से ऑक्सिटोसिन (Oxytocin) टपकन (Drip) दिया जा सकता है। (b) यदि गर्भाशय-ग्रीवा अनुकूल नहीं है तब ARM (Artificial rupture of the membrane) के पहले PGE_2 (Prostaglandin) जेल या पेसरी (Gel or pessary) से ग्रीवा का परिपक्वन (Ripening) उपलब्ध किया जा सकता है। (c) यदि गर्भाशय-ग्रीवा प्रतिकूल है तथा/या योनिक जनन का प्रासविक (Obstetric) निषेध है तब शल्यक्रिया द्वारा प्रसव (Cesarean section) बेहतर होता है।
– **शिशु कालपूर्व (Baby premature):** प्रबंध एक कष्टदायी समस्या बन जाती है। कुछ और सप्ताहों तक गर्भावस्था की निरंतरता जो एक जीवनक्षम (Viable) शिशु की आशा के लिए होती है, वह शिशु के लिए खतरा उत्पन्न कर सकती है। अधोस्थित रोग किसी भी क्षण फैल सकता है तथा गर्भाशय में शिशु के मरने का खतरा होता है। अंतःगर्भाशयी विकास मंदन (IUGR=Intrauterine growth retardation) होता है या स्वतः कालपूर्व प्रसव हो सकता है। इस प्रकार केवल कुछ चयनित रोगियों में ही चिकित्सालय में रखकर गर्भावस्था को निरंतर रखना चाहिए तथा उनके लिए प्राक-गर्भाक्षेपक के सख्त प्रबंध-विधान का पालन करना चाहिए। भ्रूण (Fetal) की स्वस्थता की बारम्बार जाँच करनी चाहिए और जब शिशु जीवित रहने के लिए पर्याप्त विकसित हो जाता है तब गर्भपात करना चाहिए।
– **शिशु मृत (Baby dead):** प्राक्-गर्भाक्षेपक (Pre-eclampsial) प्रक्रिया क्रमिक रूप से कम होने लगती है तथा अंततः देर-सवेर शिशु का निष्कासन होता है।

मूर्छा अनियंत्रित (Fits not controlled): यदि मूर्छा नियंत्रित नहीं है, आक्षेप-रोधी औषधि द्वारा पर्याप्त समय (6–8 घंटे) के अंदर, तब गर्भपात कराना चाहिए। यदि योनिक (Vaginal) जाँच से प्रेरण (Induction) की तीव्र अनुक्रिया (Response) का संकेत मिलता है तब झिल्ली का लघु विदार (Low rupture of the membranes) किया जाता है। ऑक्सिटोसिन टपकन (Oxytocin influsion) का योग (या संयोजन) किया जा सकता है। इन रोगियों (Cases) में ऑक्सिटोसिन से गर्भाशय की पर्याप्त अनुक्रिया होती है। प्रतिकूल कारकों की उपस्थिति में शल्यक्रिया द्वारा प्रसव (Cesarean section) से शीघ्र परिणाम मिलता है।

प्रसव के दौरान (During labor): योनिक जनन (Vaginal delivery) का किसी निषेध (या परहेज=Contraindication) की अनुपस्थिति में ज्यों ही

प्रवाह चित्र (Flow chart) 17.3: गर्भाक्षेपक का प्रासूतिक प्रबंध की रूपरेखा (Scheme of obstetric management of eclampsia)

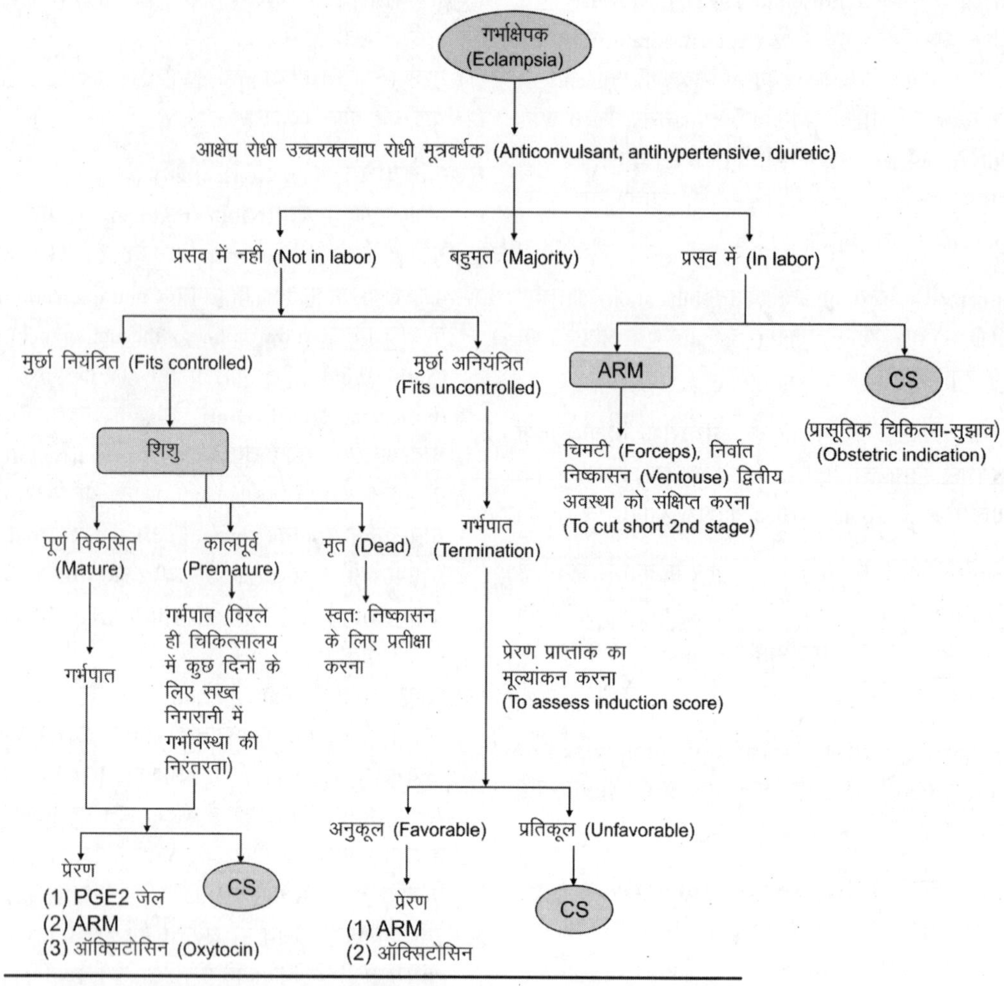

NB- CS = Cesarean section शल्यक्रिया द्वारा प्रसव
ARM = Artificial rupture of the membranes झिल्ली का कृत्रिम (या यांत्रिक) विदार
PGE_2 = Prostaglandin E_2

प्रसव सुस्थापित (Well established) हो जाता है, प्रसव को त्वरित (Accelerate) करने के लिए झिल्ली (Membranes) का लघु विदार (Low rupture) करना है। रोगी को शांत करने के लिए उच्चरक्तचाप-रोधी तथा आक्षेप-रोधी औषधि (Antihypertensive and anticonvulsant drugs) की खुराक (Dose या मात्रा) में वृद्धि की जाती है। यदि शिशु मृत है तब द्वितीय अवस्था (2nd stage) को संक्षिप्त बनाने के लिए चिमटी (Forceps), निर्वात निष्कासन (Ventouse) या कपाल-उच्छेदन (Craniotomy) का उपयोग किया जाता है। अग्रस्कंध (Anterior shoulder) के जनन के बाद रोगरोधी अंतःशिरीय अर्गोमेट्रिन (Prophylactic intravenous ergometrine) देना रोक दिया जाता है क्योंकि यह रक्तचाप को पुनः बढ़ा सकता है। तथापि (However), अंतःपेशीय (Intramuscular) अर्गोमेट्रिन का निषेध नहीं है। चिकित्सक को प्रसवोत्तर (Postpartum) रक्तश्राव तथा सदमे (Shock) के संबंध में सावधान रहना चाहिए।

शल्यक्रिया द्वारा प्रसव का चिकित्सा-सुझाव (Indication of Cesarean section): (1) चिकित्सा के बावजूद अनियंत्रित मूर्छा, (2) बेहोश (या मूर्छित) रोगी तथा योनिक जनन (Vaginal delivery) की अल्प संभावना, (3) अप्रकृत गर्भस्थिति (Malpresentation)।

अनुवर्ती कार्य और पूर्वानुमान (Follow-up and prognosis): 6 सप्ताह तक रोगी को प्रसवोत्तर निदानशाला (Postnatal clinic) में जाँच के लिए आना चाहिए। उच्च रक्तचाप की निरंतरता, प्रोटीन-मूत्रता (Proteinuria) तथा अपसामान्य रक्त-रसायन (Abnormal blood chemistry) होने से चिकित्सक से पुनः परमार्श और जाँच-पड़ताल की आवश्यकता होती है। इसका नियंत्रण होने तक पुनः गर्भावस्था को स्थगित किया जाता है।

पुनरावृत्ति (Recurrence) का खतरा 2 और 25% के बीच होता हैं गर्भाक्षेपक रोगी (माता) की पुत्री में प्राक-गर्भाक्षेपक (Pre-eclampsia) तथा गर्भाक्षेपक का खतरा क्रमशः लगभग 25% तथा 2% रहता है।

अप्रारूपिक गर्भाक्षेपक (Atypical eclampsia): जब गर्भाक्षेपक गर्भावस्था का 20वाँ सप्ताह के पहले या प्रसवोत्तर का 48 घंटे से अधिक समय पर होता है तब उसे अप्रारूपिक (या असामान्य) गर्भाक्षेपक कहा जाता है। रोगी का उपचार आन्त्रेतर (Parenteral) मैग्नीशियम सल्फेट ($MgSO_4$) से करना चाहिए।

गर्भावस्था का उच्चरक्तचाप (Gestational Hypertension)

गर्भावस्था के 20वें सप्ताह के बाद या एक पूर्व सामान्य रक्तचाप की स्त्री में प्रसव के बाद प्रथम 24 घंटे के दौरान 4 या अधिक घंटे के बीच न्यूनतम दो अवसर पर धारित रक्तचाप 140/90 mm Hg को गर्भावस्था का उच्चरक्तचाप कहा जाता है। इसका संबंध बाद के जीवन में प्राक्-गर्भाक्षेपक (Pre-eclampsia) की अपेक्षा अनिवार्य उच्चरक्तचाप के अधिक प्रभाव के साथ होता है। इस प्रकार दोनों ही समान व्यतिक्रम (Some disorder) की दो अवस्था (Phases) प्रतीत होते हैं। इसे निम्नलिखित मानदण्ड (Criteria) को पूरा करना चाहिए– (1) उच्चरक्तचाप के अधोस्थित कारण (Underlying cause) के लिए किसी प्रमाण की अनुपस्थिति, (2) प्राक्-गर्भाक्षेपक (जैसे–शोथ=Edema या प्रोटीन-मूत्रता=Proteinuria) के अन्य प्रमाणों के साथ असम्बद्ध (Unassociated) (3) अतिलोहिताणुता (Hemoconcentration), अल्पबिम्बाणु रक्तता (Thrombocytopenia), रक्तोद (Serum) में यूरिक अम्ल की अधिकता (Raised level) या यकृती दुष्क्रिया (Hepatic dysfunction) के साथ सम्बद्ध नहीं, (4) प्रसव के बाद 6 सप्ताह के अंदर रक्तचाप को कम नहीं होना चाहिए।

उच्चरक्तचाप का प्रभाव एक दबाव अनुक्रिया (Stress response) हो सकती है। पेरिनैटल मर्त्यता (Perinatal mortality) अप्रभावित बनी रहती है। इन रोगियों में मुखीय (Oral) गर्भनिरोधक गोली के उपयोग के साथ या बाद की गर्भावस्था में उच्चरक्तचाप के विकास की अधिक संभावना होती है। जब तक कि स्त्री में तीव्र उच्चरक्तचाप और/या प्राकगर्भाक्षेपक विकसित नहीं होता है तबतक गर्भावस्था को पूर्णकाल तक निरंतर रखा जा सकता है।

गर्भावस्था शोथ (Gestational edema): यह शैय्या पर 12 घंटे के बाद घुटना (Ankles) पर प्रदर्शनीय गर्तशील (Pitting) शोथ के साथ द्रव का अति संचय (Accumulation) है या गर्भावस्था के प्रभाव के कारण एक सप्ताह में 2 kg या अधिक के भार में अर्जन (Gain) है।

गर्भावस्था की प्रोटीन-मूत्रता (Gestational proteinuria): उच्चरक्तचाप (Hypertension), शोथ या वृक्कीय संक्रमण (Renal infection) की अनुपस्थिति में गर्भावस्था के दौरान या के प्रभाव में 24 घंटे के मूत्र में 0.3 gm प्रोटीन या अधिक की उपस्थिति को गर्भावस्था की प्रोटीन-मूत्रता कहते हैं। यह सीधी खड़ी अवस्था की प्रोटीन मूत्रता (Orthostatic proteinuria) हो सकती है।

गर्भावस्था में दीर्घकालिक उच्चरक्तचाप (Chronic Hypertension in Pregnancy)

दीर्घकालिक उच्चरक्तचाप का रोग (CHD=Chronic hypertensive disease): इसे पूर्वदिनांकित (Antedating) या गर्भावस्था के 20वें सप्ताह के पहले तथा प्रसव के बाद 42 दिन से अधिक तक किसी कारण के उच्चरक्तचाप की उपस्थिति केरूप में परिभाषित किया जाता है। गर्भावस्था के 20वें सप्ताह के बाद जब इसे प्रथम बार देखा जाता है तब निदान (Diagnosis) और प्रबंध के संबंध में यह कठिन समस्या की स्थिति प्रस्तुत करता है।

CHD के लिए अधिक खतरे के कारक (High risk factors) निम्नलिखित हैं –

(1) आयु (>40 वर्ष), (2) उच्च रक्तचाप की अवधि (Duration) (>15 वर्ष), (3) रक्तचाप का स्तर (Level of BP) (>160/110 mm Hg), (4) किसी कायिक व्यतिक्रम (वृक्क-वाहिका = Renovascular) की उपस्थिति, (5) घनास्त्र-प्रेमी (Thrombophilia) की उपस्थिति। CHD की अधिकतर महिलाओं में अल्प खतरा होता है तथा उनमें किसी उच्चरक्तचाप-रोधी चिकित्सा (Any hypertensive therapy) के बिना संतोषजनक मातृक और भ्रूणीय परिणाम (Maternal and fetal outcome) मिलते हैं।

गर्भावस्था में अनिवार्य उच्चरक्तचाप (Essential Hypertension in Pregnancy)

गर्भावस्था में विशिष्ट उच्च रक्तचाप व्यतिक्रम (Disorder) (PIH=Pregnancy induced hyptertension) के अतिरिक गर्भावस्था में अनिवार्य उच्च रक्तचाप की सामान्य स्थिति होती है इसका प्रभाव 1–3% तक होता है।

निदान (Diagnosis): अनिवार्य उच्चरक्तचाप के नैदानिक मानदण्ड (Diagnostic criteria) निम्नलिखित हैं – (1) 20वें सप्ताह के पहले गर्भावस्था में 140/90 mm Hg या अधिक रक्तचाप में वृद्धि (मोलर गर्भावस्था वर्जित), (2) वक्ष विकिरण-चित्र (Chest radiogram) या ECG (Electrocardiogram विद्युत् हृदलेख) पर हृदय का वर्धन (Cardiac enlargement), (3) कायिक व्यतिक्रम (Medical disorder) (4) प्रत्याशित अनुवर्ती (Prospective follow-up) से प्रसव के 42 दिन बाद भी रक्तचाप की निरंतर वृद्धि का प्रदर्शन होता है। तथापि (However), निदान में भ्रम तब उत्पन्न होता है जब रोगी (Case) को प्रथम बार गर्भावस्था के विलंबित महीनों (Later months) में देखा जाता है, विशेषकर जब पूर्व-गर्भावस्था का रक्तचाप अज्ञात होता है। प्राक्-गर्भाक्षेपक (Pre-eclampsia) तथा दीर्घकालिक वृक्क शोथ (Chronic nephritis) के साथ विभेदी (Differential) निदान के लिए प्रवाह चित्र 17.1 देखें।

रोग पर गर्भावस्था का प्रभाव (Effects of pregnancy on the disease): (1) लगभग 50% में रक्चाप की मध्य-गर्भावस्था अवनति (Fall) हो सकती है। तथापि (However), अंतिम त्रिमास (Last trimester) में रक्तचाप की वृद्धि की प्रवृत्ति होती है जो पूर्व स्तर में आ सकता या नहीं भी आ सकता है। (2) 50% में गर्भावस्था के विकास के साथ रक्तचाप में क्रमिक रूप से वृद्धि की प्रवृत्ति होती है। (3) लगभग 20% में 30 mm Hg प्रकुंचक (Systolic) तथा 15 mm Hg अनुशिथिलक (Diastolic) तक रक्तचाप की वृद्धि के प्रमाण द्वारा प्राक्-गर्भाक्षेपक (Pre-eclampsia) द्वारा यह अध्यारोपित (Superimposed) होता है जिसका संबंध शोथ (Oedema) और/या प्रोटीन-मूत्रता (Proteinuria) के साथ होता है। (4) विरले ही (Rarely), घातक (Malignant या विषालु) उच्च रक्तचाप बीच में आ जाता है।

गर्भावस्था पर रोग का प्रभाव (Effect of the disease on pregnancy): मातृक खतरा (Maternal risk): हल्के (Mild)रूप में मातृक खतरा अपरिवर्तित (Unaltered) बना रहता है परन्तु तीव्र (या गम्भीर) रूप (Severe form) में या जब प्राक्-गर्भाक्षेपक द्वारा अध्यारोपित होता है तब मातृक खतरा अधिक बढ़ जाता है।

भ्रूणीय खतरा (Fetal risk): अपरा (Placenta) की दीर्घकालिक (Chronic) अपर्याप्तता के कारण शिशु के मंदित (Retarded) विकास की संभावना होती है। कालपूर्व (Preterm) जन्म अधिक होता है। हल्के रूप में रक्तचाप <160/100 mmHg के साथ पेरिनैटल क्षति (Perinatal loss) लगभग 10% होती है। जब रक्तचाप >160/100 mmHg होता है तब पेरिनैटल क्षति दो गुनी अधिक (20%) होती है और जब प्राक्-गर्भाक्षेपक द्वारा जटिल (Complicated) हो जाती है तब क्षति तिगुनी हो जाती है। अपरा के अवखण्डन (Abruption) का खतरा भी अधिक (0.5–10%) होता है।

प्रबंध (Management)

प्रबंध के सिद्धान्त (Principles) निम्नलिखित हैं – (1) रक्तचाप को 160/100 mmHg से कम रखना (2) प्राक्-गर्भाक्षेपक के अध्यारोपण (Superimposition) को रोकना (3) मातृक और भ्रूणीय स्वस्थता का निरीक्षण (या निगरानी=Monitor) करना तथा (4) अनुकूल समय पर गर्भपात (Termination of pregnancy) करना।

कारणता (Etiology), उच्चरक्तचाप की तीव्रता (Severity of hypertension) तथा गर्भावस्था के संभावित परिणाम का मूल्यांकन करने के लिए पूर्व-गर्भधारण का मूल्यांकन और परामर्श (Evaluation and counseling) अनिवार्य होता है।

सामान्य प्रबंध (General management): हल्के रोग के रोगियों (Mild cases) में 160/100 mmHg से कम रक्तचाप (BP) के साथ, को पर्याप्त विश्राम (शारीरिक और मानसिक), अल्पलवण का आहार तथा एक अवसादक (Sedative) जैसे 60 mg फिनोबार्बिटोन (Phenobarbitone) की 1–3 गोली दैनिक की आवश्यकता होती है। गर्भावस्था के 28 सप्ताह तक 1–2 सप्ताह के अंतर पर और उसके बाद साप्ताहिक निरंतर जाँच करनी चाहिए।

गंभीर रोगियों (Severe cases) को या अध्यारोपित प्राक्-गर्भाक्षेपक (Superimposed pre-eclampsia) के रोगियों को चिकित्सालय में भर्ती करना चाहिए तथा प्राक-गर्भाक्षेपक के अधीन वर्णनित उपचार-विधान को अपनाना चाहिए।

उच्च रक्तचाप-रोधी औषधि (Antihypertensive drugs): उच्च रक्तचाप रोधी औषधि की दिनचर्या (Routine) औषधि का समर्थन नहीं किया जाता है। यह रक्तचाप को कम करके माता को लाभ पहुँचा सकती है परन्तु ह्रासित (Diminished कम) रक्तचाप से अपरा द्वारा अन्तर्वेश (Placental perfusion) कम हो सकता है जो भ्रूण (Fetal) के लिए हानिकर (Detrimental) हो सकता है। इस प्रकार उच्चरक्तचाप-रोधी औषधि का उपयोग तभी करना चाहिए जब रक्तचाप 160/100 mmHg से अधिक होता है। जिसका लक्ष्य अंग की क्षति को रोकना है। उन स्थितियों (या उदाहरणों=Cases) में जहाँ इन औषधियों का उपयोग गर्भावस्था के पहले किया गया है, वहाँ गर्भावस्था, विशेषकर द्वितीय त्रिमास (2nd trimester) में खुराक (Dose) का समायोजन (Adjust) करने के लिए सतर्क रहने की आवश्यकता होती है जब रक्तचाप कम होने की ओर प्रवृत्त (Tends to fall) होती है।

प्रासूतिक प्रबंध (Obstetric management): हल्के रोग की स्थिति में स्वतः प्रसव की प्रतीक्षा होती है परन्तु गर्भावस्था की प्रत्याशित तिथि (Expected date) की गर्भावस्था की प्रवृत्ति द्वारा अतिक्रमण करने को रोकने के लिए गर्भपात (Termination) कराया जाता है। जटिल (Complicated) या गम्भीर (Severe) रोगियों में गर्भावस्था को भ्रूण (Fetus) के पूर्ण विकास के लिए न्यूनतम 34 सप्ताह से लेकर 37वें सप्ताह तक निरंतर रखने का प्रयास किया जाता है। गर्भपात या तो ऑक्सिटोसिन टपकन (Oxytocin drip) के साथ/के बिना झिल्लियों (Membranes) के अल्प विदार (Low rupture) द्वारा या शल्यक्रिया (Cesarean operation) द्वारा कराया जाता है। झिल्ली के अल्प विदार के पहले गर्भाशय-ग्रीवा (Cervix) को अनुकूल बनाने के लिए PGE_2 (Prostaglandin) जेल (Gel) का उपयोग किया जाता है। प्रसव का प्रबंध प्राक-गर्भाक्षेपक (Pre-eclampsia) के प्रबंध के समान किया जाता है।

गर्भावस्था में दीर्घकालिक वृक्कीय रोग (Chronic Renal Diseases in Pregnancy)

दीर्घकालिक वृक्क-रोग का गर्भावस्था में प्रभाव विरल (Rare) (0.2%) होता है। हल्का संकटापन्न वृक्कीय कार्य (Mildy compromised renal function): [रक्तोदी क्रिएटिनिन (Serum creatinine) < 125 μmol/liter] – इसका सामान्यतः संबंध किसी प्रतिकूल (Adverse) मातृक या भ्रूणीय परिणाम (Maternal or fetal outcome) के साथ नहीं होता है। दीर्घकालिक वृक्कीय कार्य तथा वृक्कीय विफलता (Renal failure) की अंतिम अवस्था का विकास (Serum creatinine > 500 μmol/liter) पर गर्भावस्था के प्रभाव या अपोहन (Dialysis डायलिसिस) की आवश्यकता बहुत कम (5%) होती है। सामान्य या तीव्र संकटापन्न वृक्कीय कार्य (Moderately or severely compromised renal function) [रक्तोद में क्रिएटिनिन की अधिक मात्रा (High serum creatinine) > 125 μmol/liter)] – इसका संबंध प्रतिकूल गर्भावस्था परिणाम (50%) के साथ होता है क्योंकि वृक्कीय कार्य में ह्रास (Deterioration) होता है।

गर्भावस्था परिणाम (Pregnancy outcome) प्रतिकूल रूप से (Adversely) (1) प्रोटीन-मूत्रता (Proteinuria), (2) उच्चरक्तचाप (Hypertension) तथा (3) रक्तोद में क्रिएटिनिन (Serum creatinine) की वर्धमान मात्रा या स्तर (Rising level) द्वारा प्रभावित होता है।

गर्भावस्था पर वृक्कीय रोग का प्रभाव (Effects of renal disease on pregnancy): गर्भावस्था परिणाम – (1) उच्चरक्तचाप, (2) प्रोटीन-मूत्रता तथा (3) रक्तोद (सीरम) में क्रिएटिनिन की मात्रा पर निर्भर करता है। गर्भपात (Abortion), कालपूर्व प्रसव (Preterm labor), अंतःगर्भाशयी विकास मंदन (IUGR=Intrauterine growth retardation) तथा अंतःगर्भाशयी भ्रूणीय मृत्यु (IUFD=Intrauterine fetal death) ज्ञात भ्रूणीय खतरे होते हैं। तथापि (However), उन्नत गर्भावस्था निगरानी तथा नवप्रसव परिचर्या (Neonatal care) से इसमें सुधार किया गया है। अध्यारोपित (Superimposed) प्राक्-गर्भाक्षेपक से प्रक्रिया (Course) प्रतिकूल रूप से (Adversely) प्रभावित होती है तथा पेरिनैटल क्षति (Perinatal loss) 40-60% तक हो सकती है।

सारणी (Table) 17.4: प्राक्-गर्भाक्षेपक, अनिवार्य उच्चरक्तचाप और दीर्घकालिक वृक्क शोथ का विभेदी निदान (Differential diagnosis of pre-eclampsia, essential hypertension and chronic nephritis)

	प्राक-गर्भाक्षेपक (Pre-eclampsia)	अनिवार्य उच्चरक्तचाप (Essential hypertension)	दीर्घकालिक वृक्कशोथ (Chronic nephritis)
आयु (Age)	अधिकतर युवती (Young)	प्रायः प्रौढ़ा (Elderly)	असंबंधित (Unrelated)
गर्भसंख्या (Parity)	प्रथम बार गर्भिणी स्त्री-प्रायः (Primigravidae-common)	बहुप्रसवा-प्रायः (Multiparae-common)	असंबंधित
पिछला इतिवृत्त (Past history)	पिछली गर्भावस्था में प्राक्-गर्भाक्षेपक (Pre-eclampsia in previous pregnancy)	गर्भवती होने के पहले उच्च रक्तचाप उपस्थित था।	वृक्कीय क्षति (Renal lesions) का पूर्व इतिवृत्त (Previous history)
पारिवारिक इतिहास (Family history)	उपस्थित हो सकता है।	प्रायः उपस्थित (Often present)	असंबंधित
उच्च रक्तचाप का प्रारम्भ (Onset of hypertension)	गर्भावस्था (Pregnancy) के 20वें सप्ताह के बाद	गर्भावस्था के 20वें सप्ताह के पहले	परिवर्तनशील प्रारंभ (Variable onset)
प्रसव (Delivery) के बाद अनुवर्ती रक्तचाप (Follow-up BR)	पूर्णतः कम हो जाता है। (Subsides completely)	3 महीने के बाद भी बना रहता है।	बना रहता है (Persists)
मूत्र (Urine)	प्रोटीन-मूत्रता (Proteinuria)	प्रायः ऋणात्मक निष्कर्ष (Usually negative findings)	सकारात्मक (Positive) निष्कर्ष जैसे–अल्प विशिष्ट घनत्व (Low specific gravity), एल्बूमिन (Albumin) की उपस्थिति, कणिकामय निक्षेप (Granular casts)
नेत्र में परिवर्तन (Eye changes)	प्रायः कुछ भी नहीं, तीव्र रोगियों (Extreme cases) में दृष्टिपटल का शोथ (Retinal edema), धमनिकाओं का संकीर्णन (Constriction of arterioles), शिराओं का खाँचा बनना (Nicking of veins)	धमनिकाओं पर रजत का तार लगना (Silver wiring of arterioles), उच्चरक्तचाप का दृष्टिपटल रोग (Hypertensive retinopathy)	ऐल्बूमिन-मूत्रक दृष्टिपटल रोग (Albuminuric retinopathy), रूई का फाहा और ज्वाला के समान रक्तश्राव (Cotton-wool pathches and flame shaped hemorrhage)
विशिष्ट रक्त मूल्य (Specific blood values)	* अतिलोहिताणु रक्तता (Hemoconcentration) * अल्पबिम्बाणुरक्तता + (Hemocytopenia) * रक्तोद में यूरिक अम्ल > (Serum uric acid) 5 mg/dl * यकृत में वर्धित किण्वक (Raised liver enzymes)	महत्वपूर्ण नहीं (Not significant)	यूरिया (Urea) और क्रिएटिनिन (Creatinine) की वर्धित मात्रा

वृक्कीय रोग पर गर्भावस्था का प्रभाव (Effects of pregnancy on renal disease): यह वृक्कीय रोग की तीव्रता (या गम्भीरता=Severity) पर निर्भर करता है। जब वृक्कीय कार्य हल्के रूप से संकटापन्न होता है (Serum creatinine <125 μmol/liter) तब वृक्कीय विफलता की अंतिम अवस्था (End stage) का खतरा कम (5%) होता है। इसके विपरीत जब वृक्कीय कार्य सामान्य रूप से संकटापन्न (Compromised) होता है (Serum creatinine=125–250 μmol/liter) तब वृक्कीय विफलता 10% होती है। अध्यारोपित प्राक्–गर्भाक्षेपक पूर्वानुमान (Prognosis) को बदतर (Worsen) बनाता है। जब मूलभूत पुंजित वृक्क शोथ (Primary glomerulonephritis) से तुलना की जाती है तब झिल्ली–प्रचुरोद्भवी पुंजित वृक्क शोथ (Membrano-proliferative glomerulonephritis) (GN), केन्द्रीय पंजित ऊतक दृढ़न (Focal glomerulosclerosis) या प्रतिरक्षी वृक्करोग (Immunonephropathy) (IgA) का पूर्वानुमान अपर्याप्त (Poor) होता है।

प्रबंध (Management)

गर्भावस्था के पहले परामर्श (Pre-pregnancy counseling): तीव्र संकटापन्न वृक्कीय कार्य की महिलाओं को गर्भवती नहीं होने की सलाह दी जाती है क्योंकि इसमें वृक्कीय असफलता का अत्यधिक खतरा होता है।

प्रसवपूर्व परिचर्या और प्रसव (Antenatal care and delivery): इसका उद्देश्य वृक्कीय कार्य (Renal function) जैसे–प्रोटीन-मूत्रता (Proteinuria), क्रिएटिनिन निष्कासन (Creatinine clearance), मूत्र-मार्ग के संक्रमण (Urinary tract infection) का मूल्यांकन करना है। वृक्कीय कार्य का संरक्षण (Preserve) करने के लिए आरम्भ में ही उच्चरक्तचाप-रोधी औषधि देनी चाहिए। भ्रूण की निगरानी (Fetal surveillance) सावधानी से करनी चाहिए तथा प्राचल (Parameter) के मूल्यांकन के अनुसार प्रसव (या जनन=Delivery) के समय का निर्धारण करना चाहिए।

सारांशः प्राक्-गर्भाक्षेपक और गर्भाक्षेपक (Key Points: Pre-eclampsia & Eclampsia)

(1) **प्राक्-गर्भाक्षेपक (Pre-eclampsia):** यह बहुल अंग दुष्क्रिया (Multiple organ dysfunction) का एक संलक्षण (Syndrome) है। यह गर्भावस्था स्थिति में अनोखा (या विशिष्ट=Peculiar) होता है जिसका सर्वप्रथम प्रदर्शन 20वें सप्ताह के बाद होता है। इसमें उच्च रक्तचाप 140/90 mmHg या अधिक होता है तथा रोगात्मक शोथ (Pathological edema) के साथ या के बिना प्रोटीन-मूत्रता (Proteinuria) की उपस्थिति की विशेषता होती है।

(2) **कारण (Cause)** अस्पष्ट (Obscure) बना हुआ है, परन्तु मूलभूत रोग विज्ञान (Basic pathology) अंतःस्तरीय दुष्क्रिया (Endothelial dysfunction) तथा वाहिका-आकुंचन (Vasospasm) है।

(3) **प्राक-गर्भाक्षेपक का कारण रोगविज्ञान (Etiopathology):** इसमें प्रोस्टेग्लैन्डिन (PGI_2, PGE_2, TXA_2), नाइट्रिक ऑक्साइड (NO), VEGF (Vascular endothelial growth factor=वाहिका-अंतस्तरीय वर्धन कारक), ऑक्सीकारक दबाव कारक (Oxidative stress factors) [जैसे–लिपिड पेरॉक्साइड (Lipid peroxides), ROS (Reactive oxygen species=प्रतिक्रियाशील ऑक्सीजन जाति)] सुपरऑक्साइड मूलक (Superoxide radicals), साइटोकाइन्स (Cytokines) (TNFα, IL-6) तथा एन्डोथीलिन (Endothelin)-1 को शामिल किया जाता है।

(4) **गर्भावस्था प्रेरित उच्चरक्तचाप (PIH=Pregnancy induced hypertension):** इसमें (a) गर्भावस्था का उच्चरक्तचाप (b) प्राक-गर्भाक्षेपक तथा (c) गर्भाक्षेपक को शामिल किया जाता है।

(5) **अंगों में रोगात्मक परिवर्तन (Pathological organ changes):** गर्भाशय-अपरा तल (Uteroplacental bed) पर अधिक स्पष्ट → IUGR (Intrauterine growth retardation=अंतःगर्भाशयी विकास मंदन), अपरा का अवखण्डन (Placental abruption), वृक्क (Kidney) → प्रोटीन-मूत्रता (Proteinuria), अल्पमूत्रता (Oliguria), वृक्कीय विफलता (Renal failure), यकृत (Liver) → ऊतक–क्षय (Necrosis), अधोपुटीय रक्त-स्कंद शोथ (Subcapsular hematoma), AST और ALT (Hepatic enzymes) की वर्धित मात्रा (Raised level)। केन्द्रीय तंत्रिका तंत्र (CNS=Central nervous system) → बंदी (Seizure), प्रांतरस्था की अंधता (Cortical blindness). रक्त (Blood): अल्पबिम्बाणु रक्तता (Thrombocytopenia) तथा स्कंद-रोग (Coagulopathy)।

(6) **नैदानिक प्रदर्शन** (Clinical manifestations): यह रोगात्मक परिवर्तन जैसे–वाहिका-संकीणर्न (Vasoconstriction) पर आधारित होता है → उच्चरक्तचाप; अंग में ह्रासित अन्तर्वेश (Diminished organ perfusion) → अल्पमूत्रता, IUGR; वाहिका–पारगम्यता↑ (Vascular permeability) → शोथ (Edema) तथा प्रोटीन-मूत्रता; अन्तःस्तरीय क्षति (Endothelial damage) → अल्पबिम्बाणु रक्तता (थ्रॉम्बोसाइटोपीनिया) तथा HELLP संलक्षण (Syndrome)।

(7) **प्राक-गर्भाक्षेपक हल्का** (Mild) या तीव्र (Severe) हो सकता है और यदि अनुपचारित (Unreated) छोड़ दिया जाय तो इसकी जटिलता (Complications) दोनों, माता तथा भ्रूण (Fetus) को शामिल करती है।

(8) **भविष्य कथन तथा निवारण (Prediction and prevention):** कोई छानबीन परीक्षण (Screening tests) उपयोगी नहीं होता है परन्तु व्यक्ति की पहचान के लिए अधिक खतरे के कारकों (High risk factors) की उपस्थिति सहायता दे सकती है।

(9) **प्रबंधन के उद्देश्य (Management objectives) हैं:** रक्तचाप को नियंत्रित करना, जटिलता जैसे–गर्भाक्षेपक को रोकना तथा एक अनुकूल समय पर एक स्वस्थ शिशु को जन्म देना। रोगी की सावधानी से निगरानी की जाती है, भ्रूण (Fetus) की स्वस्थता का मूल्यांकन किया जाता है तथा कुछ चयनात्मक रोगियों (Selective cases) में उच्च रक्तचाप-रोध औषधि का उपयोग किया जाता है। गर्भपात का निर्णय (a) गर्भ की अवधि (Pregnancy duration) (> 37 सप्ताह) तथा / या (b) रक्तचाप की तीव्रता (Severity of BP) पर निर्भर करता है।

(10) **तीव्र स्फूर्जक प्राक्-गर्भाक्षेपक** (Acute fulminant pre-eclampsia) यह गर्भाक्षेपक के लिए अधिक खतरा होता है। आक्षेपक रोधी चिकित्सा (Anticonvulsant therapy) को स्थापित करना चाहिए।

(11) **गर्भाक्षेपक** (Eclampsia) जो प्राक्-गर्भाक्षेपक की एक जटिलता (Complication) है, वह मातृक (Maternal) मृत्यु का एक महत्वपूर्ण कारण होता है।

(12) **गर्भाक्षेपक में मरोड़** (Convulsion) की चार अवस्थाएँ (Stages) होती हैं– पूर्वाभासी (Premonitory) अवस्था, तानात्मक (Tonic) अवस्था, पुंजकीय (Clonic) अवस्था तथा मूर्छा (Coma) की अवस्था।

(13) **गर्भाक्षेपक की जटिलताएँ** (Complications) अनेक हैं। गर्भाक्षेपक का निवारण (Prevention) उसकी प्रारम्भ में पहचान और प्राक्-गर्भाक्षेपक का प्रबंध पर निर्भर करता है।

(14) **गर्भाक्षेपक का प्रबंध** (Management) एक तृतीयक (Tertiary) चिकित्सालय में करना चाहिए। इसके प्रबंध में रोगी की सामान्य परिचर्या (General care), मरोड़ को रोकना तथा जनन (Delivery) को त्वरित (Accelerate) करने को शामिल किया जाता है।

(15) **मैग्नीशियम सल्फेट** (Magnesium sulfate, $MgSO_4$) (IV or IM= अंतःशिरीय या अन्तःपेशीय) पसंद की औषधि है जो मूर्छा (Fits) को रोकती है। सामान्यतः रोगी का प्रसव (Delivery) 6–8 घंटे के अंदर कराना चाहिए, चाहे मूर्छा नियंत्रित होती है या नहीं।

(16) **गर्भावस्था का उच्चरक्तचाप** (Gestational hypertension)**:** इसका संबंध शोथ (Edema), प्रोटीन-मूत्रता (Proteinuria) तथा अन्य रक्तीय (Hematological) परिवर्तन के साथ नहीं होता है। प्रसव के 12 घंटे के अंदर रक्तचाप प्रायः कम होता है।

(17) **प्राक्-गर्भाक्षेपक** (Pre-eclampsia)**:** अनिवार्य उच्चरक्तचाप (Essential hypertension) तथा दीर्घकालिक वृक्कीय रोग (Chronic renal diseases) से प्राक्-गर्भाक्षेपक के विभेद (या अंतर) करने की आवश्यकता होती है। पूर्वानुमान (Prognosis) के दृष्टिकोण से प्रत्येक में विभिन्न गर्भावस्था परिणाम (Outcome) पाया गया है।

अध्याय

18

प्रसवपूर्व रक्तश्राव
(Antepartum Hemorrhage)

परिभाषा (Definition): इसे गर्भावस्था के 28वें सप्ताह के बाद परन्तु शिशु के जन्म के पहले (इस प्रकार प्रसव के प्रथम तथा द्वितीय चरण (Stage) को शामिल किया जाता है) जननांग क्षेत्र (Genital tract) से या में रक्तश्राव (Bleeding) के रूप में परिभाषित किया जाता है। 28वें सप्ताह को स्वेच्छा से (Arbitrarily) लिया जाता है क्योंकि यह भ्रूणीय जीवनक्षमता (Fetal viability) की निम्नतम सीमा (Lower limit) है। चिकित्सालय के प्रसव (Deliveries) में इसका प्रभाव (Incidence) 3% (लगभग) देखा गया है।

कारण (Causes): प्रसवपूर्व रक्तश्राव (APH) के कारणों को निम्नलिखित वर्गों (Categories) में लाया जाता है। चिकित्सालय की संख्या से विभिन्न प्रकारों के प्रभाव (या क्षेत्र) का वास्तविक चित्र का प्रदर्शन नहीं होता है। तथापि (However), औसत रूप से अपरा-भ्रंश (Placenta previa), अपरा का अवखण्डन (Abruptio placentae) तथा अनिश्चित समूह (Indeterminate group) का प्रभाव लगभग समान होता है।

अपरा भ्रंश (Placental Previa)

परिभाषा (Definition): जब अपरा का रोपण (Implantation) अंशतः या पूर्णतः गर्भाशय (Uterus) के निचले खण्ड (Lower segment) पर होता है तो इसे अपरा प्रीविया कहा जाता है। प्रीविया (Previa) एक लैटिन भाषा का शब्द है [जिसका अर्थ है– In front of = के सामने] जो गर्भस्थिति के प्रस्तुत भाग (Presenting part) के संबंध में अपरा की अवस्थिति (Position) को सूचित करता है।

प्रभाव (Incidence): प्रसवपूर्व रक्तश्राव के लगभग एक तिहाई (33%) रोगियों (Cases) में अपरा-प्रीविया का प्रभाव देखा जाता है। चिकित्सालय के प्रसवों (Deliveries) में अपरा-प्रीविया का प्रभाव 0.5–1% होता है। 80% बहुप्रसवा स्त्री (Multiparae) होती है। यह प्रभाव अधिक संतानों की 35 वर्ष से अधिक उम्र की माता में तथा बहुल भ्रूण गर्भावस्था (Multiple pregnancies) में अधिक पाया जाता है। परिवार नियोजन की वर्धित (Increased) स्वीकृति, जन्म के अंतर में पर्याप्त अवधि से इसका प्रभाव कम होता है।

कारणता (Etiology)

अपरा के निचले खण्ड (Lower segment) में रोपण का वास्तविक कारण ज्ञात नहीं है। निम्नलिखित सिद्धान्तों (Theories) को स्वयंसिद्ध (Postulate) माना जाता है–

(1) अवतरण का सिद्धान्त (Dropping down theory): निषेचित अण्डाणु (Fertilized ovum) का अवतरण होता है तथा निचले खण्ड में रोपित हो जाता है। ऊपरी गर्भाशयी खण्ड में पतनिका (Decidua) की अपर्याप्त प्रतिक्रिया भी कारण हो सकता है। पारभासी क्षेत्र (Zona pellucida) के समय पर लुप्त (Disappear) होने की विफलता एक परिकल्पित

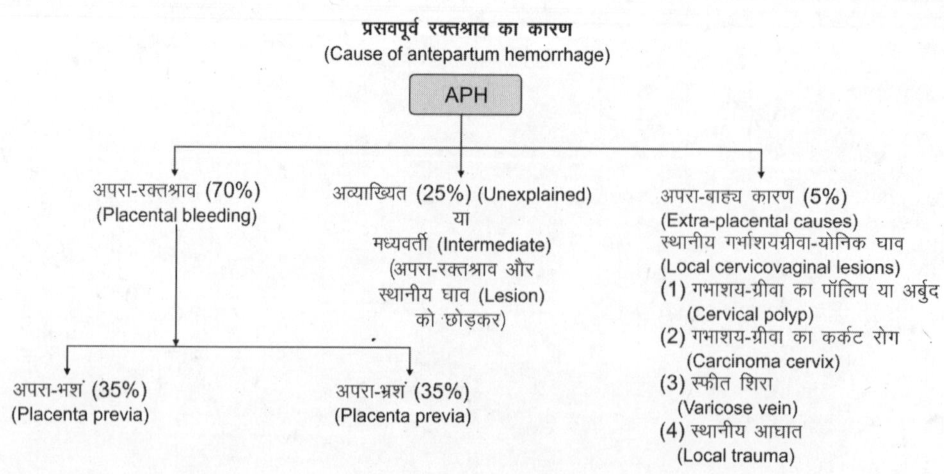

(Hypothetical) संभावना हो सकती है। यह केन्द्रीय अपरा प्रीविया के निर्माण की व्याख्या करता है।

(2) जरायु-क्रियाशीलता की निरंतरता (Persistence of chorionic activity): पतनिका की संपुटिका (Decidua capsularis) में जरायु-क्रियाशीलता की निरंतरता और उसके बाद में पुटीय अपरा (Capsular placenta) का विकास जो निचले खण्ड में पार्श्विक पतनिका (Decidua vera) के साथ संपर्क में आता है वह अपरा प्रीविया के कम अंश में निर्माण को स्पष्ट करता है।

(3) दोषपूर्ण पतनिका (Defective deciduas): इसके कारण पोषण (Nourishment) प्राप्त करने के लिए गर्भाशयी दिवाल पर वृहत क्षेत्र में जरायु-रसांकुर (Chorionic villi) फैल जाता है। इस प्रक्रिया में न केवल अपरा झिल्लीमय (Membranous) हो जाती है बल्कि निचले खण्ड का भी अतिक्रमण (Encroach) करती है। इस प्रकार का एक अपरा प्रीविया अधोस्थित (Underlying) पतनिका या गर्भाशयी पेशी स्तर (Myometrium) पर आक्रमण करता है जो अपरा ऐक्रीटा (Placenta accrete), इन्क्रीटा (Increta) या परक्रीटा (Percreta) का कारण बनता है।

(4) अपरा का वृहत सतह क्षेत्र (Big surface area of the placenta): जैसाकि यमज (Twins) में होता है जो निचले खण्ड का अतिक्रमण कर सकता है।

अपरा प्रीविया के लिए पूर्वानुकूलन कारक (Predisposing factors) हैं– (1) बहुप्रसवता (Multiparity), (2) माता की अधिक आयु (>35 वर्ष), (3) पूर्वशल्यक्रिया द्वारा प्रसव का इतिवृत्त (History of previous cesarean section) या गर्भाशय का उच्छेदन (Hysterotomy or Myomectomy) में कोई क्षतचिन्ह (Scar), (4) अपरा का आकार (उपरोक्त उल्लिखित=Mentioned above) तथा अपसामान्यता (Abnormality, viz. Succenturiate lobes=सहायक पिण्डक), (5) धूम्रपान (Smoking) कार्बनमोनोक्साइड (Carbon monoxide, CO) प्रेरित रक्त में ऑक्सीक्षणीता (Hypoxemia) की क्षतिपूर्ति करने के लिए अपरा की अतिवृद्धि (Hypertrophy) का कारण बनती है।

रोगात्मक संरचना (Pathological Anatomy)

अपरा (Placenta): अपरा वृहत और पतली हो सकती है। मुख्य अपरा-पिण्ड (Mass) से विस्तार प्रायः जिह्वा-आकार (Tongue shaped) के समान होता है। रोधगलन (Infarction) तथा कैल्सीकरण (Calcification) के साथ अपक्षय (Degeneration) का विस्तृत क्षेत्र स्पष्ट हो सकता है। निचले खण्ड में पतनिका (Decidua) के अपर्याप्त निर्माण के कारण अपरा विकृत रूप से आसंजित (Morbidly adherent) हो सकती है।

नाभिका-रज्जु (Umbilical cord): किनारे (Margin) के साथ या झिल्ली (Membranes) में आवरण-रूप (Velamentous) में रज्जु संलग्न रह सकती है। रज्जु का अन्तर्वेशन (Insertion) आंतरिक मुख (OS) के निकट हो सकता है या भ्रूणीय वाहिका (Fetal vessels) आवरण-रूप अन्तर्वेशन (Velamentous insertion) में आंतरिक मुख के आर पार हो सकती है जो वाहिका-भ्रंश (Vasa previa=umbilical vessels presenting in advance of the fetal head) की स्थिति उत्पन्न करती है तथा झिल्ली के विदार (Rupture) के साथ फट (Rupture) सकती है।

गर्भाशय का निचला खण्ड (Lower uterine segment): वर्धित वाहिकामयता (Increased vascularity) के कारण गर्भाशय का निचला खण्ड और गर्भाशय-ग्रीवा (Cervix) कोमल और अधिक भुरभुरे (Friable) हो जाते हैं।

अवस्था के प्रकार (Types of Degree) (देखें चित्र 18.1)

अपरा-प्रीविया के चार प्रकार होते हैं जो निचले खण्ड में अपरा के विस्तार की मात्रा (Degree of extension of placenta) पर निर्भर करते हैं।

प्रकार (Type) I: अधेस्थित (Low-lying): अपरा का वृहत भाग (Major part) ऊपरी खण्ड के साथ संलग्न होता है तथा केवल निचला किनारा ही गर्भाशय के निचले खण्ड का अतिक्रमण (Encroach) करता है परन्तु मुख (OS) तक नहीं।

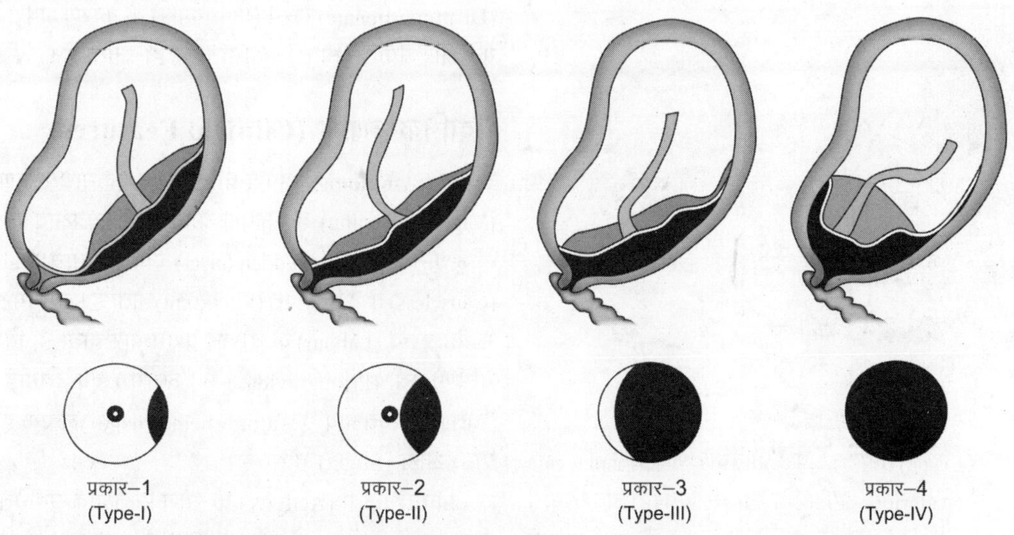

चित्र (Fig.) 18.1: योनिक जाँच से प्राप्त अपरा-प्रीविया की अवस्थाएँ
(Degrees of placenta previa with findings on vaginal examination)

प्रकार (Type) II: सीमान्त (Marginal): आंतरिक मुख (Internal os) के किनारे (Margin) तक अपरा पहुँचती है परन्तु इसे आच्छादित (Cover) नहीं करती है।

प्रकार (Type) III: अपूर्ण या आंशिक केन्द्रीय (Incomplete or partial central): आंतरिक मुख को आंशिक रूप से अपरा आच्छादित करती है (जब अपरा बंद = Closed होती है तब आंतरिक मुख को आच्छादित करती है परन्तु जब पूर्णतः विस्तारित होती है तब पूर्णतः ऐसा नहीं करती है)।

प्रकार (Type) IV: केन्द्रीय या पूर्ण (Central or total): अपरा पूर्ण रूप से आंतरिक मुख को आच्छादित करती है, पूर्ण विस्तारित (Dilated) होने के बाद भी।

बहुमत में अपरा या तो अग्र या पश्च दिवाल पर स्थित रहती है, पश्च दिवाल पर अधिक प्रायिक (Common) होती है। प्रकार III और IV रोगियों (Cases) की लगभग एक तिहाई संख्या में होते हैं। नैदानिक प्रयोजन (Clinical purpose) के लिए प्रकारों को मृदु अवस्था (Mild degree) (प्रकार-I तथा प्रकार-II अग्र) तथा वृहत अवस्था या मात्रा (Major degree) (Type-II पश्च, III तथा IV) में श्रेणीकरण किया जाता है। प्रकार-II पश्च (Posterior) अपरा-प्रीविया (देखें चित्र 18.2) को खतरनाक अपरा प्रीविया (Dangerous placenta previa) कहा जाता है।

(1) वक्राकार जनन नली (Curved birth canal) के कारण अपरा की वृहत मोटाई (लगभग 2.5 cm) त्रिक-प्रोत्तुंग (Sacral promontory) पर स्थित होती है जिसके कारण प्रवेश-मार्ग (Inlet या प्रवेशिका) का अग्र-पश्च व्यास कम हो जाता है तथा गर्भस्थिति [सिर का श्रोणि = pelvis में प्रवेश] का प्रस्तुतीकरण (Engagement of the presenting part) बाधित होता है। यह पृथक अपरा के प्रभावी संपीडन (Compression) के रक्तश्राव को रोकने में बाधा पहुँचाता है। (2) यदि योनिक प्रसव (Vaginal delivery) को होने दिया जाता है तब अपरा के संपीडित (Compressed) होने की अधिक संभावना होती है। (3) रज्जु (Cord) संपीडन (दबना) या रज्जु के स्थानभ्रंश (Cord prolapse) की अधिक संभावना होती है। अंतिम दो (2 और 3) से भ्रूणीय ऑक्सीक्षीणता (Fetal anoxia) या मृत्यु (Death) भी हो सकती है।

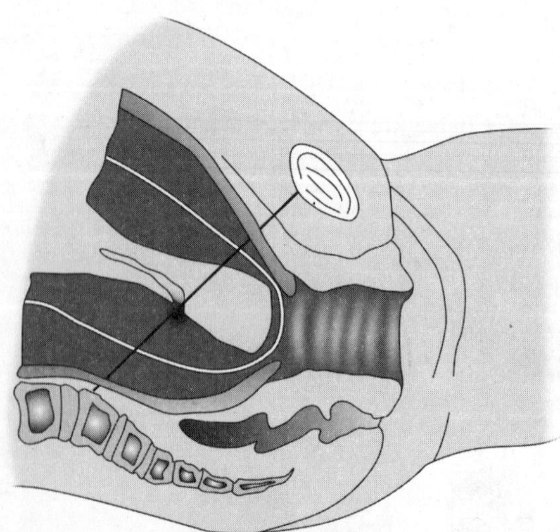

चित्र (Fig.) 18.2: प्रकार (Type) II पश्च अपरा प्रीविया (Posterior placenta previa), प्रकार II अग्र (Anterior) अपरा-प्रीविया के विपरीत प्रवेश-मार्ग (Inlet) के अग्र-पश्च व्यास (Anterior-posterior diameter) का प्रभावी न्यूनीकरण (Effective reduction) का उल्लेख करें।

रक्तश्राव का कारण (Cause of bleeding): चूँकि बाद के महीनों में अपरा का वर्धन (Growth) मंद (Slow) हो जाता है तथा गर्भाशय का निचला खण्ड क्रमिक रूप से विस्तारित होता है, अतः निचले खण्ड की दिवाल से अनम्य (Inelastic) अपरा फटकर अलग हो जाती है। इससे गर्भाशय-अपरा वाहिकाओं (Utero-placental vessels) के मुख खुल जाते हैं जिससे रक्तश्राव की घटना होती है। चूँकि यह एक क्रियात्मक (Physiological) घटना है जो अपरा के पृथक्करण की ओर अग्रसर होती है, अतः रक्तश्राव का होना अनिवार्य है। तथापि (However), आघात (Trauma) जिसमें योनिक जाँच (Vaginal examination), संभोग क्रिया (Coital act), बाहरी गर्भवर्तन (External version) या झिल्ली के लम्बे विदार (High rupture of the membranes) के दौरान को भी शामिल किया जाता है, द्वारा अपरा का पृथक्करण भी हो सकता है। रक्त लगभग सर्वदा मातृक (Maternal) होता है, यद्यपि फटे हुये रसांकुर (Villi) से भ्रूणीय रक्त का रिसाव हो सकता है, विशेषकर जब आघात के दौरान अपरा पृथक (या अलग) होती है।

रक्तश्राव का स्वतः नियंत्रण (Spontaneous control) की क्रियाविधि (Mechanism) निम्नलिखित है – (1) खुली खातिकाओं की घनास्त्रता (Thrombosis of the open sinuses), (2) गर्भ के प्रस्तुत भाग का यांत्रिक दबाव (Mechanical pressure by presenting part) तथा (3) अपरा का रोधगलन (Infarction)।

अपरा का स्थानांतरण (Placental migration): गर्भावस्था के 17 सप्ताह पर अतिस्वन चित्रण (Ultrasonography) से यह पता चलता है कि रोगियों (Cases) के लगभग 10% में आंतरिक मुख (OS) को अपरा आच्छादित (Cover) करती है। 37 सप्ताह पर पुनरावृत्त (Repeat) अतिस्वन चित्रण से यह ज्ञात होता है कि 90% से अधिक रोगियों में निचले खण्ड में अपरा नहीं होती है। तृतीय त्रिमास (3rd trimester) के दौरान अपरा की तुलना में गर्भाशय के निचले खण्ड का अतिविस्तार (दसगुना=Tenfold) होता है। इस असंगत (Disproportionate) वर्धन (या विकास) के कारण अपरा का बुघ्न (Fundus) की ओर प्रकट (स्पष्ट) स्थानांतरण हो जाता है।

नैदानिक लक्षण (Clinical Features)

लक्षण (Symptoms): अपरा प्रीविया का एकमात्र लक्षण योनिक रक्तश्राव (Vaginal bleeding) है। अपरा प्रीविया में रक्तश्राव के विशिष्ट लक्षण हैं – अचानक प्रारम्भ (Sudden onset) जो पीड़ाहीन (Painless), कारणहीन (Causeless) तथा पुनरावृत्त (Recurrent) होता है। लगभग 5% रोगियों (Cases) में यह प्रसव (Labour) के दौरान प्रथम बार होता है, विशेषकर पहली बार गर्भिणी स्त्री (Primigravidae) में। लगभग एक तिहाई (33%) रोगियों में ''चेतावनी रक्तश्राव'' (Warning hemorrhage) का एक इतिहास होता है जो प्रायः अल्प (Slight) होता है।

क्रियाशीलता (Activity) के साथ रक्तश्राव संबंधित नहीं होता है और प्रायः निद्रा (Sleep) के दौरान होता है तथा जब रोगी जागकर स्वयं में रक्त का भंडार (बहना) देखती है तब डर जाती है। पीड़ा (Pain) के

साथ रक्तश्राव असम्बद्ध (Unassociated) होता है जब तक कि समकालिक (Simultaneous) प्रसव आरम्भ नहीं होता है। अपरा (Placenta) के पृथक्करण के लिए स्पष्ट कारण जैसे–आघात (Trauma) या उच्च रक्तचाप (Hypertension) प्रायः अनुपस्थित होता है। तथापि (However), अपरा प्रीविया के एक रोगी को प्राक्-गर्भाक्षेपक (Pre-eclampsia) जटिल बना सकता है। रक्तश्राव की प्रथम पारी (Bout) प्रायः खतरनाक (Alarming) नहीं होती है परन्तु बाद की पारियों (Bouts) में अपरा के नवीन क्षेत्रों के पृथक्करण के कारण पहले की अपेक्षा रक्तश्राव अधिक होता है। बहुमत रोगियों (Majority cases) में रक्तश्राव 38 सप्ताह (गर्भ) के पहले होता है तथा पूर्व (Earlier) रक्तश्राव अधिक मात्रा में होता है। तथापि, केन्द्रीय अपरा-प्रीविया में कोई रक्तश्राव नहीं भी हो सकता है जब तक कि प्रसव आरम्भ नहीं होता है। अतिस्वन चित्रण (Sonography) द्वारा या शल्यक्रिया द्वारा प्रसव (Cesarean section) के समय पर अलाक्षणिक (Asymptomatic) रोगियों का पता लगाया जा सकता है।

चिन्ह (Signs): दृश्यमान् रक्तक्षति (Visible blood loss) रोगी की सामान्य स्थिति और रक्तक्षीणता (Anemia) के समानुपाती होती है। परन्तु उष्ण प्रदेश (Tropics) में पूर्व-विद्यमान (Pre-existing) रक्तक्षीणता के कारण चित्र (या रोगी की स्थिति=Picture) प्रायः भ्रमकारी (Confusing) होता है।

उदरीय जाँच (Abdominal Examination)

(1) गर्भाशग का आकार (Sizc of thc uterus) गर्भावरथा की अवधि (Period of gestation) के समानुपाती (Proportionate) होता है।

(2) गर्भाशय का परिस्पर्शन (Palpation): गर्भाशय बिना किसी संवेदनशील स्थायीकृत क्षेत्रों (Localized areas of tenderness) के शिथिल (Relaxed), कोमल (Soft) तथा लचीला (Elastic) होता है।

(3) अप्रकृत गर्भस्थिति की निरंतरता (Persistence of malpresentation) जैसे–नितम्ब गर्भस्थिति (Breech presentation) या अनुप्रस्थ (Transverse) या अस्थिर (Unstable) अवस्थिति (Lie) प्रायः अधिक होती है। यमज (Twin) गर्भावस्था की भी अधिक आवृत्ति (Frequency) होती है।

(4) सिर का प्लवन (Floating of the head): गर्भ की अवधि के विपरीत भ्रूण का सिर प्लवन करता है। भ्रूणीय सिर का निरंतर (या स्थायी) विस्थापन (Displacement) अपरा प्रीविया का संकेतक होता है। श्रोणि (Pelvis) में सिर को नीचे धकेला नहीं जा सकता है।

(5) भ्रूणीय हृदय ध्वनि (Fetal heart sound): यह प्रायः उपस्थित होती है जब तक कि रक्तहीनता (Exsanguination) की स्थिति में रोगी के साथ अपरा का वृहत पृथक्करण (Major separation of the placenta) नहीं होता है। सिर को श्रोणि में नीचे की ओर दबाने से भ्रूण की हृदयगति (Heart rate) मंद होती है जो दबाव के हटने पर तत्काल पुनः प्राप्त (Recover) कर लेती है जो अधोस्थित (Low-lying) अपरा का संकेतक होती है, विशेषकर पश्च प्रकार (Posterior type) (Stallworthy's sign) का। परन्तु यह चिन्ह सर्वदा सार्थक (Significant या महत्वपूर्ण) नहीं होता है क्योंकि यह भ्रूणीय सिर के दाब के कारण हो सकता है, यहाँ तक कि अन्यथा एक सामान्य स्थिति (Normal case) में भी।

भगीय निरीक्षण (Vulval inspection): यह लिखने के लिए केवल निरीक्षण करना है कि क्या रक्तश्राव अभी तक हो रहा है या बंद हो गया है, रक्त की प्रकृति चमकीले लाल या गहरे लाल, रक्तक्षति की मात्रा का मूल्यांकन रक्तरंजित वस्त्र से करना है। अपरा प्रीविया में रक्त का रंग चमकीला (Bright) लाल होता है क्योंकि गर्भाशय-ग्रीवा का मुख (Cervical opening) के निकट पृथक गर्भाशय-अपरा की खातिकाओं (Utero-placental sinuses) से रक्तश्राव होता है तथा तत्काल बाहर निकल जाता है।

चिकित्सालय में शल्य-कक्ष (Operation theater) से बाहर योनिक (Vaginal) जाँच करनी चाहिए क्योंकि वेगवान् (Torrential) रक्तश्राव के साथ अपरा के पुनः पृथक्ककरण को यह उत्तेजित कर सकती है जो घातक (Fatal) हो सकती है। संवेदनाहरण (Anesthesia) के अधीन शल्य-कक्ष में गर्भपात के पहले इसे करना चाहिए तथा शल्यक्रिया द्वारा प्रसव (Cesarean section) के लिए सभी साधनों को तैयार रखना चाहिए।

निदान की पुष्टि या प्रमाणीकरण (Confirmation of Diagnosis)

निदान (Diagnosis): गर्भावस्था के द्वितीय अर्ध (2nd half) में पीड़ाहीन और पुनरावृत्त योनिक (Vaginal) रक्तश्राव को अपरा-प्रीविया (Placental previa) के रूप में लेना चाहिए जब तक कि अन्यथा प्रमाणित नहीं होता है। अतिस्वन चित्रण (Ultrasonography) प्रारम्भिक क्रियाविधि (Procedure) है जो निदान की पुष्टि या निषेध (Rule out) करता है।

I. अपरा का स्थान-निर्धारण (Localization of Placenta):

अपरा चित्रण (Placentography):

(A) अतिस्वन चित्रण (Sonography): (i) पराउदरीय अतिस्वन चित्रण (TAS= Transabdominal ultrasonography), (ii) परायोनिक अतिस्वन चित्रण (TVS=Transvaginal ultrasonograph), (iii) परामूलाधारी अतिस्वन चित्रण (Transperineal ultrasound), (iv) वर्ण डॉप्लर प्रवाह जाँच (Color Doppler flow study)

B. चुम्बकीय प्रतिध्वनि प्रतिबिम्बन (MRI=Magnetic resonance imaging)

II. नैदानिक (Clinical):

(a) आन्तरिक जाँच द्वारा (By internal examination) (Double set up examination= द्विसंगठन जाँच)

(b) शल्यक्रिया द्वारा प्रसव के दौरान प्रत्यक्ष अवलोकन (Direct visualization during cesarean section)

(c) योनिक प्रसव के बाद अपरा की जाँच (Examination of the placenta following vaginal delivery)।

अपरा चित्रण (Placentography)

अतिस्वन चित्रण (Sonography): यह अपरा के स्थान-निर्धारण की सरल, शुद्धतम तथा सुरक्षित विधि है। यह आंतरिक मुख (Internal os) के सापेक्ष अपरा के किनारे (Margin) के विस्तार को शुद्धता के साथ निर्धारण कर सकती है। देखें चित्र 18.3।

इसके अतिरिक्त यह भ्रूण (Fetus) के आकार और स्थिति के मूल्यांकन करने में भी सहायक (या उपयोगी) होती है। प्रबंध का मार्गदर्शन

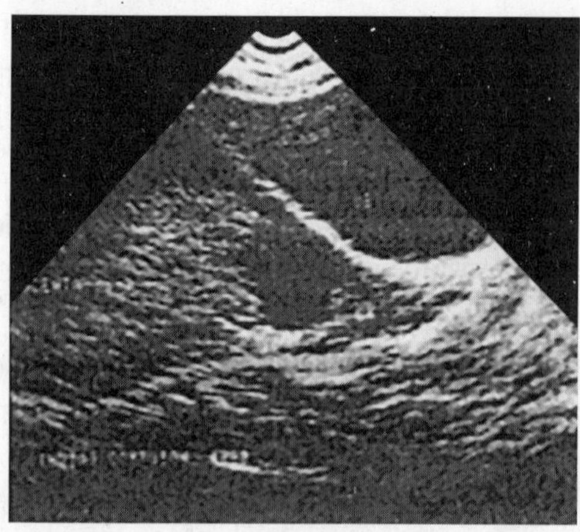

चित्र (Fig.) 18.3: केन्द्रीय अपरा प्रीविया का अतिस्वन चित्रण (Ultrasonography of central placenta previa)

करने के लिए भ्रूण का विकास और स्वस्थता के संबंध में सूचना प्रदान करता है।

(1) **पराउदरीय अतिस्वन चित्रण (TAS=Transabdominal sonography):** गर्भावस्था के 30वें सप्ताह के बाद शुद्धता (Accuracy) लगभग 98% होती है। मिथ्या सकारात्मक निष्कर्ष (False positive result) पूर्णभरा मूत्राशय (Bladder) या गर्भाशय पेशीस्तर (Myometrium) के संकुचन के कारण मिल सकता है। अपर्याप्त प्रतिबिम्बन (Poor imaging) माता की स्थूलता (Obesity) तथा पश्च रूप से स्थित अपरा के कारण हो सकती है। पश्च रूप से स्थित अपरा (Posteriorly situated placenta) में अपर्याप्त प्रतिबिम्बन के कारण (Causes) निम्नलिखित हैं – (a) भ्रूण के गर्भस्थिति के प्रस्तुत भाग (Fetal presenting part) की ध्वानिक छाया (Acoustic shadow) से अपरा का दर्शन अस्पष्ट (Obscure = धुंधला) हो सकता है। (b) पश्च रूप से [अग्ररूप से गर्भाशय मूत्रालय कोण (Anteriorly utero-vescial angle)] संरचनात्मक सीमाचिन्ह (Anatomical landmark) नहीं होता है जिसके नीचे अपरा के भ्रंश (Previa) के रूप में परिभाषित किया जाता है (आंतरिक मुख से 5 cm की स्वेच्छाचारी दूरी को निचला खण्ड माना जाता है)। इस प्रकार एक सकारात्मक रोगी (Positive case) की पुनरावृत्त जाँच (Scan) मूत्राशय को रिक्त करने के बाद होती है। प्रारम्भिक (Earlier) सप्ताहों में अपरा प्रीविया के रोगियों की पहचान के बाद 34 सप्ताह या उसके पहले अपरा के स्थानांतरण का पता लगाना चाहिए।

(2) **परायोनिक अतिस्वन चित्रण (TVS):** पारक्रमण यंत्र (Transducer) को योनिक में प्रवेश कराया जाता है तथा यह ध्यान में रखना चाहिए कि यह गर्भाशय-ग्रीवा (Cervix) को स्पर्श नहीं करे। एशणी (Probe=सुआ) को लक्ष्य क्षेत्र के निकट रखा जाता है तथा उच्च आवृत्ति (High frequencies) का उपयोग किया जाता है। यह सुरक्षित है, मूत्राशय को पूर्ण खाली करने की असुविधा से बचाता है तथा TAS की तुलना में अधिक शुद्ध (या प्रमाणिक=Accurate) होता है।

(3) **परामूलाधारी अतिस्वन चित्रण (TPS=Transperineal sonography):** इसे रोगी द्वारा पर्याप्त रूप से स्वीकार किया जाता है तथा 97–100% रोगियों में आंतरिक मुख (Internal os) का अवलोकन किया जाता है।

(4) **वर्ण डॉप्लर प्रवाह जाँच (Color Doppler flow study):** गर्भाशय-ग्रीवा (Cervix) के निकट अल्पप्रतिध्वनि (Hypoecho) के क्षेत्रों में प्रत्यक्ष शिरीय प्रवाह (Venous flow) अपरा प्रीविया के साथ संगत (Consistent) होता है।

चुम्बकीय प्रतिध्वनि प्रतिबिम्बन (MRI=Magnetic resonance imaging): आयतन विकिरण (Ionizing radiation) के खतरे के बिना यह एक आक्रमणहीन (Non-invasive) विधि है। अपरा के प्रतिबिम्बन की उत्कृष्ट गुणवत्ता (Excellent quality) होती है। इसकी त्रुटियाँ (Limitations) है – अधिक समय लगना (Time consuming), सुवाह्यता का अभाव (Lack of portability) तथा महँगा होना (Costly).

लाभ (Advantages): इन जाँच-पड़तालों (Investigations) के लाभ हैं– (i) रक्तश्राव के खतरे के साथ नैदानिक (Diagnostic) योनिक जाँच से बचा जा सकता है। (ii) चिकित्सालय में दीर्घकाल तक अनावश्यक प्रवास (Stay) कम होता है जहाँ रोगी को प्रत्याशी (Expectant) उपचार पर रखा जाता है। (iii) उन रोगियों में जहाँ संदेह उत्पन्न होता है, वहाँ रक्तश्राव के पहले भी अपरा-प्रीविया का निदान (Diagnose) किया जाता है।

नैदानिक पुष्टि
(Clinical Confirmation)

द्विसंगठन जाँच (Double set-up examination) (Vaginal examination): आजकल इसका कम उपयोग होता है। चिकित्सा सुझाव (Indications) हैं–

(i) अनिर्णायक अतिस्वनचित्रण विवरण (Inconclusive ultrasonography report)
(ii) अतिस्वन चित्रण (USG) से प्रकार I अपरा का पता चला है।
(iii) जहाँ अतिस्वन चित्रण की सुविधा उपलब्ध नहीं है।

निचले खण्ड पर अपरा के परिस्पर्शन (Palpation) से न केवल निदान की पुष्टि होती है बल्कि उसकी अवस्था (Degree) का भी पता चलता है।

सोपान (Steps): शल्यक्रिया द्वारा प्रसव (Cesarean section) के लिए तैयार रोगी को शल्यक्रिया मेज (Operation table) पर लेटाकर एक चौडे छिद्र की प्रवेशिनी (Cannula) के साथ अंतःशिरीय टपकन (Intravenous drip) आरम्भ किया जाता है। रक्ताधान (Transfusion) के लिए रक्त को उपलब्ध होना चाहिए। रोगी को सामान्य संवेदनाहरण (General anesthesia) के अधीन रखना चाहिए। ये सभी पूर्वावधान (Precautions) इसलिए लिये जाते हैं कि शल्यक्रिया तेजी से हो सके, यदि आंतरिक जाँच के बाद प्रवाही रक्तश्राव आरंभ होता है। गर्भाशय-ग्रीवा (Cervix) तथा योनि-चापिका (Fornix) का निरीक्षण करने के लिए कुस्को-वीक्षणयंत्र (Cusco's speculum) का प्रवेश कराया जाता है। वीक्षणयंत्र को निकालने के बाद योनि (Vagina) में हल्के से एक अंगुली (तर्जनी=Index) डाली जाती है। सर्वप्रथम किसी पंकमय पिण्ड (Boggy mass) का स्पर्श-अनुभव चापिका पर किया जाता है जो गर्भ का प्रस्तुत भाग (Presenting part) तथा अंगुली के बीच पड़ता है, ऊपर से सिर को नीचे की ओर धकेला जा रहा है। यदि सभी चापिकाओं (Fornices) से होकर सिर का स्पष्ट रूप से स्पर्श-अनुभव किया जा सकता है तब अंगुली को गर्भाशय-ग्रीवा की नली (Cervical canal) में प्रवेश कराया जाता है। उसके

बाद हल्के स्पर्श द्वारा अनुभव किया जाता है (देखें चित्र 18.1)। रक्तस्कंद (Blood clots) के कोमल और भुरभुरे (Soft and friable) स्पर्श-अनुभव के विपरीत अपरा का स्पर्श-अनुभव (Feel) दृढ़ (Firm) होता है। यदि अपरा के किनारे का स्पर्श-अनुभव किया जाता है तब जाँच रोक देनी चाहिए। अन्यथा किसी अपरा-ऊतक (Placental tissue) के नहीं होने की घोषणा करने के पहले आंतरिक मुख के चारों ओर अंगुली को 360° तक ले जाकर निचले खण्ड की खोज (या छानबीन) करनी चाहिए। इस स्थिति में प्रसव को प्रेरित (Induce) करने के लिए झिल्लियों का विदार (Rupture of the membranes) किया जा सकता है जो उसके प्रकार पर (नीचे देखें) निर्भर करता है।

अपरा के रोपण का अवलोकन (Visualization of the placental implantation): शल्यक्रिया द्वारा प्रसव के दौरान निचले खण्ड पर अपरा के रोपण की पुष्टि की जा सकती है। योनिक प्रसव (Vaginal delivery) के बाद जाँच से निम्नलिखित का पता चलता है–

(1) जिह्वा आकार के अपरा-ऊतक का अपेक्षाकृत पतला खण्ड जो मुख्य अपरापिण्ड (Mass) के आगे बाहर निकला होता है तथा अपक्षय (Degeneration) के प्रमाण के साथ होता है।

(2) अपरा के किनारे पर स्थित झिल्लियों पर दरार (Rent on the membranes) होती है।

(3) रज्जु का अपसामान्य संलग्न (Abnormal attachment of the cord) (Marginal or membranous) अधिक प्रायः होता है।

विभेदी निदान (Differential Diagnosis)

बाद के महीनों की गर्भावस्था में अन्य कारणों से होने वाला रक्तश्राव कभी-कभी अपरा-प्रीविया का भ्रम उत्पन्न करता है। जिस सर्वसामान्य रूप से अपरा-प्रीविया का भेद करना है वह है – सामान्य रूप से स्थिति अपरा (Placenta) का कालपूर्व पृथक्करण (Premature separation) (Abruptio placentae=खण्डित अपरा)। विभेदीकरण लक्षणों का वर्णन सारणी 18.1 में किया गया है।

वाहिका प्रीविया (Vasa previa) जो अपरा में निरवलम्ब (Unsupported असमर्थित) नाभि-वाहिका है, वह गर्भ के प्रस्तुत भाग (Presenting part) के नीचे रहती है तथा गर्भाशय-ग्रीवा के मुख (Cervical os) के पार तक चलती है। ये वाहिकाएँ या तो स्वतः फट जाती हैं या झिल्ली के विदार (Rupture of the membranes) के दौरान फटती हैं। डॉप्लर का वर्णप्रवाह (Color-flow Doppler) प्रसव पूर्व निदान (Antenatal diagnosis) में उपयोगी होता है। भ्रूणीय मर्त्यता (Fetal mortality) भ्रूण की रक्तहीनता (Exsanguination) के कारण अधिक (50%) होती है। केन्द्रकित लोहिताणु (Nucleated red blood cells) की पहचान होती है (Singer's alkali denaturation test=सिंगर का क्षार विकृतिकरण परीक्षण) या भ्रूण का हीमोग्लोबिन (Hemoglobin) नैदानिक (Diagnostic) होता है। भ्रूणीय संकट (जैसे–Tachycardia=हृदप्रवेग, Sinusoidal fetal heart rate विवरिका की भ्रूणीय हृदय-गति के Tracing= अंकन) के साथ संबंधित योनिक रक्तश्राव में शल्यक्रिया द्वारा तत्काल प्रसव (Urgent delivery by caesarean section) कराने की आवश्यकता है।

स्थानीय गर्भाशय-ग्रीवा की क्षति (Local cervical lesions) [जैसे–पॉलिप (Polyps=अर्बुद), कर्कट रोग (Carcinoma)] का विभेदीकरण एक वीक्षण यंत्र (Speculum) जाँच द्वारा आसानी से किया जा सकता है। तथापि (However), दोनों रोगावस्था एक साथ रह सकती हैं। परिभित्तिक अपरा (Circumvallate placenta) में रक्तश्राव अल्प होता है तथा निदान (Diagnosis) केवल प्रसव के बाद अपरा की जाँच करने के बाद ही होता है।

जटिलता (Complications)

(1) मातृक (Maternal)

(2) भ्रूणीय (Fetal)

मातृक (Maternal)

गर्भावस्था के दौरान (During pregnancy):

(i) आघात की परिवर्तनशील अवस्था (या मात्रा) के साथ प्रसवपूर्व रक्तश्राव (Antepartum hemorrhage with varying degrees): अपरा-प्रीविया की यह एक अनिवार्य जटिलता है। रक्तश्राव की प्रथम पारी (Bout) विरले ही तीव्र (Severe) होती है परन्तु चेतावनी रक्तश्राव के तत्काल बाद विवेकहीन (Injudicious) तथा दोषपूर्ण आंतरिक जाँच से प्रवेगी (Torrential) रक्तश्राव आसानी से उत्तेजित हो सकता है।

(ii) अप्रकृत गर्भस्थिति प्रायः होती है (Malpresentation is common)। नितम्ब गर्भस्थिति (Breech) तथा अनुप्रस्थ अवस्थिति (Transverse lic) का अधिक प्रभाव होता है तथा अपस्थिति (Lie) प्राय. अस्थिर (Unstable) होती है।

(iii) कालपूर्व प्रसव (Premature labor) या तो स्वतः या प्रेरित (Induced) होता है।

प्रसव के दौरान (During labor): इसमें निम्नलिखित जटिलता होती है –

(i) झिल्ली का प्रारंभ में विदार (Early rupture of the membranes)

(ii) रज्जु का स्थानभ्रंश (Cord prolapse): यह रज्जु के अपसामान्य संलग्न (Abnormal attachment) के कारण होता है।

(iii) गर्भाशय-ग्रीवा का मंद विस्फारण (Slow dilation of the cervix): यह निचले खण्ड पर अपरा के संलगन के कारण होता है।

(iv) प्रसवावधिक (या प्रसव की अवधि में) रक्तश्राव (Intrapartum hemorrhage): गर्भाशय-ग्रीवा (Cervix) के विस्फारण (या विस्तार) के साथ अपरा के और अधिक पृथक्करण (Separation) के कारण यह रक्तश्राव हो सकता है।

(v) शल्यक हस्तक्षेप का वर्धित प्रभाव (Increased incidence of surgical interference)

(vi) प्रसवोत्तर रक्तश्राव (Postpartum hemorrhage) निम्नलिखित के कारण होता है –

(a) निचले गर्भाशयी खण्ड पर अपूर्ण आकुंचन (Retraction) जिस पर अपरा रोपित (Implanted) होती है।

(b) पूर्वविद्यमान रक्तक्षीणता (Pre-existing anemia) के कारण अतानिक (Atonic) गर्भाशय के साथ अपरा का वृहत सतह-क्षेत्र (Large surface area)

सारणी (Table) 18.1: अपरा-प्रीविया और अपरा-अवखण्डन के विभेदी रूप
(Distinguishing features of placenta previa & abruptio placentae)

	अपरा-प्रीविया (Placenta previa)	अपरा-अवखण्डन (Abruptio placentae)
(1) नैदानिक लक्षण (Clinical features)		
(a) रक्तश्राव की प्रकृति (Nature of bleeding)	(a) पीड़ाहीन (Painless), कारणहीन (Causeless) तथा पुनरावृत्त (Recurrent) (b) रक्तश्राव (Bleeding) सर्वदा प्रकट होता है।	(a) पीड़ाहीन, प्रायः प्राक-गर्भाक्षेपक (Pre-eclampsia) या आघात (Trauma) द्वारा आरोपित (b) प्रकट (Revealed), गुप्त (Concealed) या प्रायः मिश्रित (Mixed)
(b) रक्त की विशेषता (Character of blood)	चमकीला लाल (Bright red)	गहरा लाल (Dark red)
(c) सामान्य स्थिति (General condition) तथा रक्तक्षीणता (Anemia)	दृश्यमान् (Visible) रक्तक्षति (Blood loss) का समानुपाती (Proportionate)	असमानुपाती (Disproportionate), गुप्त रूप में अधिक होना
(d) प्राक्-गर्भाक्षेपक के लक्षण (Features of pre-eclampsia)	असंगत (Not relevant)	एक तिहाई संख्या के रोगियों में उपस्थित
(2) उदरीय जाँच (Abdominal examination):		
(a) गर्भाशय की ऊँचाई (Height of uterus)	समानुपाती ऊँचाई	असमानुपाती रूप से गुप्त रूप में वर्धित (Enlarged) हो सकता है।
(b) गर्भाशय का स्पर्श-अनुभव (Feel of uterus)	कोमल (Soft) तथा शिथिल (Relaxed)	तना हुआ (Tense), कोमल (Tender) या दृढ़ (Rigid) हो सकता है।
(c) अप्रकृत गर्भस्थिति (Malpresentation)	यह प्रायिक (Common) होती है। सिर का उच्च प्लवन (High floating) होता है।	असम्बद्ध (Unrelated), सिर का योनि में प्रवेश (Engaged) हो सकता है।
(d) भ्रूण की हृदय ध्वनि (FHS=Fetal heart sound)	प्रायः उपस्थित (Usually present)	प्रायः अनुपस्थित (Absent) विषेशकर गुप्त रूप से
(3) अपराचित्रण (Placentography)	निचले खण्ड में अपरा (Placenta in lower segment)	ऊपरी खण्ड में अपरा (Placenta in upper segment)
अपरा-प्रीविया (Placenta previa)	**अपरा-अवखण्डन** (Abruptio placentae)	
(4) योनिक जाँच (Vaginal examination)	निचले खण्ड पर अपरा (Placenta) के स्पर्श द्वारा अनुभव (Feel) किया जाता है।	निचले खण्ड पर अपरा का स्पर्श द्वारा अनुभव नहीं। अपरा के साथ रक्त स्कंद (Clots) का भ्रम (Confusion) नही होना चाहिए।

(c) निचले खण्ड पर विकृतरूप से आसंजित (Morbidly adherent) अपरा [(जैसे– placenta accreta=आसंजित अपृथक्करणीय अपरा, Increta percreta)] का कभी-कभी संबंध (15%)

(d) अतिकोमलता तथा वाहिकामयता (Vascularity) के कारण गर्भाशय-ग्रीवा (Cervix) तथा निचले खण्ड पर आघात (Trauma)

यह याद (या स्मरण) रखना चाहिए कि प्रसवपूर्व रक्तक्षीण स्थिति के कारण अपेक्षाकृत रक्तक्षति की अल्पमात्रा से भी रोगी सदमे में (Shocked) आ सकती है।

(vii) धारित अपरा (Retained placenta) तथा हस्तचालित निष्कासन (Manual removal) के अधिक प्रभाव से प्रसवोत्तर सदमे (Postpartum shock) का अतिरिक्त खतरा होता है। धारित अपरा का अधिक प्रभाव निम्नलिखित के कारण होता है–

(a) वर्धित सतही क्षेत्र (Increased surface area), तथा
(b) विकृत आसंजन (Morbid adhesion)

प्रसवोत्तर काल (Puerperium)

(1) पूतिता (Sepsis) का वर्धन (Increase) निम्नलिखित कारण से होता है–
   (a) वर्धित शल्यक हस्तक्षेप (Increased operative interference)
   (b) योनि (Vagina) के निकट अपरा-स्थल (Placental site) का होना
   (c) रोगी की रक्तक्षीणता (Anemia) तथा ओजहीन (Devitalized) स्थिति

(2) अवप्रत्यावन (Sub-involution) (3) वाहिकारोध (Embolism)

भ्रूणीय (Fetal)

(1) शिशु का निम्न जन्म-भार (Low birth weight) सर्वसामान्य होता है जो स्वतः या प्रेरित (Spontaneous or induced) कालपूर्व प्रसव (Preterm delivery) का प्रभाव हो सकता है। प्रत्याशी उपचार के दौरान रक्तश्राव की पुनरावृत्त (Repeated) लघु पारी (Small bouts) के कारण अपरा की दीर्घकालिक अपर्याप्तता (Chronic insufficiency) तथा भ्रूण का विकास मंदन (Growth retardation) हो सकता है।

(2) श्वास-अवरोध (Asphyxia) प्रायिक (Common) होता है जो (a) अपरा का प्रारंभ में पृथक्करण (Early separation of the placenta), (b) अपरा का संपीडन (Compression) या (c) रज्जु का संपीडन (Compression of the cord) का प्रभाव हो सकता है।

(3) अंतःगर्भाशयी मृत्यु (Intrauterine death): इसका अधिक संबंध अपरा के पृथक्करण की तीव्र अवस्था (Severe degree) के साथ, माता का अल्परक्तप्रवाह (Hypovolcmia) तथा राघात (Shock या आघात) के साथ होता है। रज्जु की दुर्घटना के कारण मृत्यु भी होती है।

(4) जनन क्षति (Birth injuries): वर्धित शल्यक हस्तक्षेप के कारण जननक्षति अधिक प्रायः होती है।

(5) अपरा प्रीविया (Placenta previa) में जन्मजात कुरचना (Congenital malformation) तीन-गुना अधिक होती है।

पूर्वानुमान (Prognosis)

मातृक (Maternal): सम्पूर्ण विश्व में अपरा-प्रीविया में मातृक मृत्यु की पर्याप्त कमी हुई है। इसके योगदायी कारक (Contributing factors) हैं –

(i) प्रारम्भिक निदान (Early diagnosis) (रक्तश्राव के पहले भी निदान हो सकता है)
(ii) चिकित्सा के बाहर आंतरिक जाँच का त्याग (Omission of internal examination)
(iii) रक्ताधान (Blood transfusion) सुविधा की निःशुल्क उपलब्धता
(iv) समर्थ प्रतिजैविक औषधि (Potent antibiotics)
(v) विशेषज्ञ संवेदना-हरक (Anesthetic) के साथ शल्यक्रिया द्वारा प्रसव (Cesarean section) का व्यापक उपयोग होना
(vi) कौशल और विवेक (Skill and judgement) के साथ रोगी का प्रबंध करना।

इन सभी कारकों से अपरा-प्रीविया के कारण होनेवाली मृत्यु 1% से भी कम हो गयी है तथा कुछ स्वास्थ्य-केन्द्र में तो शून्य (0) मृत्यु भी है। परन्तु विकासशील देशों में चिकित्सा की सुविधा में व्यापक अंतर, तथा शहरी और विशाल ग्रामीण जनसंख्या (65%) के बीच रोगी के पार्श्व चित्र (Profile या रूपरेखा) में अंतर के कारण चिकित्सालय में अपरा-प्रीविया से मातृक मृत्यु 1% से कम से लेकर 5% तक होती है। पर्याप्त संख्या में रोगियों को योनिक (Vaginal) जाँच के इतिहास के साथ रक्तश्राव की पुनरावृत्त पारियों (Repeated bouts) के बाद प्रेषणीय (Referral) चिकित्सालय में तत्काल भेजा जाता है। अपर्याप्त प्रसवपूर्व परिचर्या (Inadequate antenatal care), प्रेषण में विलम्ब (Delay in referral), रोड और वाहन की कठिनाई – ये सभी मातृक मृत्यु में योगदान करते हैं। मृत्यु का अंतिम (या मूल) कारण रक्तश्राव (Hemorrhage) और आघात (Shock) है। रक्तश्राव और शल्यक प्रसव (Operative delivery) के कारण रुग्नता (Morbidity) में कुछ वृद्धि होती है।

भ्रूणीय (Fetal): मातृक मर्त्यता (Maternal mortality) की तुलना में पेरिनैटल (Perinatal=गर्भधारण के सातवें मास से लेकर प्रसव की एक सप्ताह की अवधि तक) मर्त्यता में कमी संतोषजनक नहीं है। मृत्यु की कमी मुख्यतः प्रत्याशी उपचार के विस्तार जिसके द्वारा अकालपक्वता (Prematurity) से क्षति में कमी होती है, शल्यक्रिया द्वारा प्रसव का पर्याप्त उपयोग जो ऑक्सीक्षीणता (Anoxia) से होनेवाली क्षति को कम करता है तथा नवप्रसव परिचर्या कक्ष (Neonatal care unit) के कारण होती है। परन्तु अभी भी पेरिनैटल मृत्यु-दर (Mortality) 10–25% तक है। मृत्यु के कारण (Causes of death) हैं–

(1) अकालपक्वता, (2) श्वास-अवरोध (Asphyxia) तथा (3) जन्मजात कुरचना (Congenital malformation)।

प्रबंध (Management)

निवारण (Prevention): बहुमत में अपरा-प्रीविया (Placenta previa) एक जन्मजात प्रासूतिक खतरा (Inherent obstetric hazard) है, जिसका कारण अज्ञात है। इस प्रकार खतरे को न्यूनतम बनाने के लिए निम्नलिखित दिशा-निर्देश (Guidelines) उपयोगी होते हैं –

(1) पर्याप्त प्रसवपूर्व परिचर्या (Adequate antenatal care): स्त्री की स्वास्थ्य स्थिति को उन्नत बनाने तथा रक्तक्षीणता (Anemia) के सुधार के लिए पर्याप्त प्रसवपूर्व परिचर्या की व्याख्या करना।

(2) दिनचर्या अतिस्वन (Routine ultrasound) के साथ 20 सप्ताह पर निम्न स्थित (Low lying) अपरा का प्रसवपूर्व निदान (Antenatal diagnosis) तथा निदान की पुष्टि (Confirmation) के लिए गर्भ के 34 सप्ताह पर पुनरावृत्त (Repeat) अतिस्वन जाँच की आवश्यकता होती है।

(3) "चेतावनी रक्तश्राव" (Warning hemorrhage) की उपेक्षा नहीं करनी चाहिए।

(4) परिवार नियोजन और जन्म-नियंत्रण (Family planning and birth limitation) से अपरा-प्रीविया का प्रभाव कम होता है।

घर पर (At Home):

(1) रोगी को तत्काल शैय्या (Bed) पर रखना है।

(2) रक्त की कमी (Blood loss) का मूल्यांकन करना – (a) रक्त से भीगे (Soaked) वस्त्र का निरीक्षण करना, (b) स्पंद-गति (Pulse), रक्तचाप तथा रक्तक्षीणता की अवस्था को लिखना ।

(3) गर्भाशय (Uterus) की ऊँचाई को चिन्हित करने के लिए भ्रूण की हृदय-गति (Fetal heart sound) का परिश्रवण (Ausculate) के लिए तथा गर्भाशय की कोमलता (Tenderness) को लिखने के लिए शीघ्र परन्तु हल्की सी उदरीय जाँच (Quick but gently abdominal examination) करना ।
(4) योनिक जाँच (Vaginal examination) अवश्य करनी चाहिए। यह देखने के लिए केवल निरीक्षण (Inspection) किया जाता है कि क्या रक्तश्राव उपस्थित है या अनुपस्थित तथा एक जीवाणुहीन (Sterile) भगीय गद्दी (Vulval pad) रखने के लिए।

चिकित्सालय में स्थानांतरित करना (Transfer to hospital): रोगी को एक साधन सम्पन्न चिकित्सालय में स्थानांतरित करने की व्यवस्था की जाती है जहाँ रक्ताधान (Blood transfusion), आपात शल्यक्रिया द्वारा प्रसव (Emergency cesarean section) तथा नवप्रसव परिचर्या कक्ष (Neonatal care unit) की सुविधा होती है। इस प्रकार के रोगियों के स्थानांतरण के लिए द्रुतगामी दल सेवा (Flying squad service) की आवश्यकता होती है। अंतःशिरीय (Intravenous) डेक्सट्रोस-सलाइन टपकन (Dextrose-saline drip) आरम्भ करना चाहिए तथा वहन (Transport) के दौरान इसे चालू रखना चाहिए। रोगी के साथ दो या तीन व्यक्तियों को तैयार रखना चाहिए जो रक्तदान के लिए उपयुक्त हों।

चिकित्सालय में भर्ती करना (Admission to hospital): APH (Antepartum hemorrhage=प्रसवपूर्व रक्तश्राव) के सभी रोगियों को, यहाँ तक कि रोगी को अस्पताल तक पहुँचने में रक्तश्राव अल्प (Slight) या अनुपस्थित (Absent) होता है, चिकित्सालय में भर्ती की जानी चाहिए। इसके कारण (Causes) हैं – (1) APH के सभी रोगियों को अपरा-प्रीविया के रूप में समझना चाहिए जब तक कि अन्यथा (Otherwise) सिद्ध नहीं होती है। (2) जल्दी या देर से रक्तश्राव हो सकता है और कोई भी यह नहीं कह सकता कि यह कब होता है तथा कितना होगा।

भर्ती करने पर उपचार (Treatment on Admission)

(1) तत्काल अवधान (Immediate attention)
(2) उपचार की सेवा का सूत्रीकरण (Formulation of the line of treatment)

तत्काल अवधान (Immediate Attention):
निम्नलिखित के संबंध में रोगी का तत्काल समग्र या पूर्ण मूल्यांकन होना चाहिए –

(i) रक्त क्षति की मात्रा (Amount of blood loss): सामान्य स्थिति, पाण्डुरता (Pallor), स्पंदगति (Pulse rate) तथा रक्तचाप (BP) को लिखना।
(ii) समूह (Group), मिलान (Cross-matching) तथा हीमोग्लोबिन (Hemoglobin) के मूल्यांकन के लिए रक्त का नमूना (Blood samples) लिया जाता है।
(iii) सामान्य सलाइन (Normal saline) का अंतर्वेशन (Infusion) आरम्भ किया जाता है तथा संगत (Compatible) मिलान रक्त के आधान (Blood transfusion) की व्यवस्था करनी चाहिए।
(iv) गर्भाशयी कोमलता (Uterine tenderness) का पता लगाने के लिए उदर का हल्का परिस्पर्शन (Gentle abdominal palpation) तथा भ्रूण की हृदय-गति (Fetal heart rate) को लिखने के लिए परिश्रवण (Auscultation)
(v) सक्रिय रक्तश्राव की उपस्थिति का पता लगाने के लिए भग का अवलोकन (Inspection of the vulva) करना ।

रोगी का इतिवृत्त (history), शारीरिक जाँच (Physical examination), अतिस्वन चित्रण (Sonography) द्वारा निदान (Diagnosis) की पुष्टि (Confirmation) होती है।

उपचार की रूपरेखा का निर्धारण (Formulation of the line of Treatment): निश्चित उपचार की निर्भरता गर्भ की अवधि (Duration of pregnancy), भ्रूणीय और मातृक स्थिति (Fetal and maternal status) तथा रक्तश्राव के परिमाण (Extent of hemorrhage) पर होती है। उपचार के दो प्रकार होते हैं–

(1) प्रत्याशी उपचार (Expectant treatment)
(2) सक्रिय हस्तक्षेप (Active interference)

प्रत्याशी उपचार (Expectant treatment):
माता के वर्धमान (Increasing) अनावश्यक (Undue) खतरों (Hazards) के बिना भ्रूणीय बचाव को उन्नत करने के लिए मैकेफी और जॉनसन (Macafee and Johnson) ने सन् 1945 ई0 में एक नीति (Policy) या प्रबंध कौशल का निर्माण किया था। इसका उद्देश्य (Aim) है – मातृक स्वास्थ्य को खतरे में डाले बिना भ्रूणीय पूर्ण विकास (Fetal maturity) के लिए गर्भावस्था को निरंतर बनाये रखना।

इसकी मुख्य आवश्यकताएँ (Vital-requisites) हैं – (1) रक्ताधान (Blood transfusion) की सुलभता, जब कभी आवश्यक होती है। (2) 24 घंटे शल्यक्रिया द्वारा प्रसव (Cesarean section) की सुलभता (Availability) या सुविधा होनी चाहिए, यदि इसकी आवश्यकता होती है।

रोगी का चयन (Selection of cases): प्रत्याशी प्रबंध के लिए उपयोगी रोगी हैं –

(1) माता के स्वास्थ्य की उत्तम स्थिति (Good health status) [हीमोग्लोबिन (Hemoglobin) $\geq$10 gm%, हीमैटोक्रिट (Hematocrit = लोहिताणु (RBC) का रक्त में आयतन >30%], (2) गर्भ की अवधि (Duration of pregnancy) <37 सप्ताह
(3) सक्रिय योनिक रक्तश्राव (Active vaginal bleeding) अनुपस्थित (Absent) है।
(4) भ्रूणीय स्वस्थता (Fetal well-being) आश्वस्त (Assured) (USG द्वारा) है।

प्रत्याशी उपचार का संचालन (Conduct of expectant treatment):-

(1) शैय्या-विश्राम (Bed-rest), स्नान-शौच गृह (Bathroom) सुविधा के साथ,
(2) जाँच-पड़ताल (Investigation): जैसे–हीमोग्लोबिन का मूल्यांकन, रक्त समूहन (Blood grouping) तथा प्रोटीन के लिए मूत्र की जाँच की जाती है।
(3) भगीय गद्दी (Vulval pads) की नियतकालिक जाँच (Periodic inspection) तथा 2–3 सप्ताह के अंतर पर अतिस्वन चित्रण (USG = Ultrasonography) द्वारा भ्रूण की निगरानी (Fetal surveillance)
(4) पूरक हीमेटिनीय औषधि (Supplementary hematinics) देनी चाहिए तथा रक्त-क्षति की पूर्ति मिलान रक्त का आधान (Transfusion) द्वारा की जाती है, यदि रोगी रक्तक्षीणक (Anemic) है।

(5) जब रोगी को शैय्या-विश्राम छोड़ने की अनुमति दी जाती है (रक्तश्राव बंद होने के 2–3 दिन बाद), तब रक्तश्राव के लिए गर्भाशय-ग्रीवा (Cervix) और योनि (Vagina) की स्थानीय क्षति या घाव (Local lesions) को वर्जित (Exclude) करने के लिए वीक्षण यंत्र (Speculum, Cusco's) द्वारा धीरे से जाँच की जाती है। तथापि (However), उनकी उपस्थिति से अपरा-प्रीविया (Placenta previa) को नकारा (Negate) नहीं जाता है। (6) प्रसूति-क्षयी कर्मक (Tocolytics) तथा गर्भाशय-ग्रीवा का परिधीय सीवन (Cervical circlage) उपयोगी नहीं है।

चिकित्सालय में या घर पर प्रत्याशी प्रबंध (Expectant management at hospital or at home): प्रत्याशी उपचार का निष्पादन गर्भ के 37 सप्ताह तक किया जाता है। इस समय तक शिशु पूर्ण विकसित हो जाता है।

तथापि (However), निम्नलिखित स्थितियों (Conditions) में कालपूर्व गर्भपात (Premature termination) किया जा सकता है:

(1) तीव्र रक्तश्राव की पुनरावृत्ति (Recurrence) तथा जो निरंतर हो रहा है।
(2) भ्रूण मृत है (Fetus is dead) तथा (3) भ्रूण जन्मजात रूप से (Congenitally) कुनिर्मित (Malformed) पाया जाता है।

रक्तश्राव का पुनरावृत्त लघु दौर (Repeated small bouts) प्रत्याशी उपचार को समाप्त करने का एक संकेत नहीं होता है। रक्त-क्षति की पूर्ति रक्ताधान (Blood transfusion) द्वारा की जा सकती है। तथापि, अंतःगर्भाशयी विकास मंदन (IUGR=Intrauterine growth retardation) का खतरा होता है।

स्टेरॉयड चिकित्सा (Steroid therapy): यदि गर्भ की अवधि 34 सप्ताह से कम होती है तब स्टेरॉयड चिकित्सा का संकेत होता है। जब कालपूर्व प्रसव (Pre-term delivery) पर विचार किया जाता है तब नवजात शिशु (Newborn) के श्वसन-संकट (Respiratory distress) को कम करने के लिए बीटामेथासोन (Betamethasone) दिया जाता है।

सक्रिय हस्तक्षेप (Active interference):

सक्रिय उपचार के चिकित्सा-संकेत (Indications of active treatment) हैं–

(1) जब गर्भावस्था के 37 सप्ताह पर या उसके बाद रक्तश्राव (Bleeding) होता है।
(2) रोगी प्रसव (Labor) में होती है। (3) रोगी भर्ती (Admission) के समय रक्तहीनता (Exsanguinated) की स्थिति में होती है। (4) सामान्य मात्रा में तथा निरंतर रक्तश्राव हो रहा है। तथा (5) शिशु मृत या जन्मजात रूप से कुनिर्मित (Deformed) है।

इस प्रत्याशी औषधि-विधान (या उपचार) पर रोगियों को रखने के निषेध (Contraindications) भी होते हैं। परिस्थिति की तत्काल आवश्यकता पर निर्भर इन रोगियों का यथा-संभव शीघ्र निश्चित उपचार करना चाहिए।

निश्चित उपचार (Definitive treatment)

निश्चित उपचार या तो चिकित्सालय में भर्ती करने के बाद तत्काल होता है या प्रत्याशी (Expectant) उपचार के बाद होता है जो निम्नलिखित है–(1) (a) झिल्ली का निम्न विदार (Low rupture of the membranes) या (b) शल्यक्रिया द्वारा प्रसव (Cesarean section) के बाद शल्यकक्ष (Operation theater) में योनिक जाँच (Vaginal examination)। (2) आंतरिक जाँच (Internal examination) के बिना शल्यक्रिया द्वारा प्रसव।

(1) योनिक जाँच (Vaginal examination): शल्यकक्ष में द्विसंगठन (Double set-up) जाँच करनी चाहिए तथा शल्यक्रिया द्वारा प्रसव के लिए प्रत्येक साधन को तैयार रखना है।

योनिक जाँच के लिए परहेज (Contraindication) निम्नलिखित हैं–
(i) रक्तहीनता की स्थिति (Exsanguinated state) में रोगी,
(ii) अतिस्वन चित्रण (Ultrasonography) द्वारा प्रमाणित (Previously mentioned) अपरा-प्रीविया (Placenta previa) की वृहत मात्रा (Major degree) का निदानित (Diagnosed) रोगी तथा (iii) सम्बद्ध जटिल कारक जैसे–अप्रकृत गर्भस्थिति (Malpresentation), प्रौढ़ महिला का पहली बार गर्भवती होना (Elderly primigravida), शल्यक्रिया द्वारा प्रसव का पूर्व इतिवृत्त (Previous history) के साथ गर्भावस्था, संकुचित श्रोणि (Contracted pelvis) जो स्वयं ही शल्यक्रिया द्वारा प्रसव के चिकित्सा-सुझाव (Indications) होते हैं।

(a) झिल्ली का निम्न विदार (Low rupture of the membranes): अपरा प्रीविया की कम मात्रा (Lesser degree) (प्रकार-I तथा प्रकार-II अग्र) के उपचार के लिए दीर्घ कोचर चिमटी (Long Kocher's forceps) का उपयोग करके झिल्ली के निम्न विदार द्वारा प्रसव को प्रेरित (Induce) करना है। रज्जु का स्थानभ्रंश (Cord prolapse) को वर्जित (Exclude) करने के लिए अंगुली को पुनः अंदर प्रवेश कराना है। उल्व-उच्छेदन (Amniotomy) से प्रसव की पहल करने में सहायता मिलती है जिसके कारण सिर का अवतरण (Descent of head) प्रोत्साहित होता है। यह क्रम से पृथक अपरा पर दबाव डालता है तथा रक्तश्राव को निगंत्रित करता है। अब ऑक्सिटोसिन टपकन (Oxytocin drip) का आरम्भ किया जा सकता है, यदि इसका परहेज नहीं है। यदि उल्व-उच्छेदन से रक्तश्राव नहीं रुकता है या प्रसव की पहल विफल हो जाती है तब शल्यक्रिया द्वारा प्रसव का निष्पादन होता है।

योनिक प्रसव के दौरान पूर्वावधान (Precautions during vaginal delivery) निम्नलिखित हैं– (1) रक्त के आयतन को पुनःस्थापित (Restore) करने के लिए सभी संभव उपाय करना चाहिए। (2) तृतीय अवस्था (3rd stage) में रक्त की क्षति को रोकने के लिए अग्र स्कंध (Anterior shoulder) के प्रसव के साथ अंतःशिरीय रूप से (Intravenously) 0.2 mg मेथर्जिन (Methergin) देना चाहिए। (3) प्रसव के तत्काल बाद किसी विदारण (Tear) का पता लगाने के लिए गर्भाशय-ग्रीवा (Cervix) की उचित जाँच करनी चाहिए। (4) शिशु के रक्त में हीमोग्लोबिन की मात्रा (Hemoglobin level) की जाँच करनी चाहिए और यदि आवश्यक हो तो रक्ताधान (Blood transfusion) की व्यवस्था करनी चाहिए।

(b) शल्यक्रिया द्वारा प्रसव (Cesarean section): हाल के वर्षों में शल्यक्रिया द्वारा प्रसव का व्यापक उपयोग हुआ है जिससे न केवल मातृक खतरे (Maternal risk) में कमी आयी है बल्कि भ्रूणीय सुरक्षा भी बढ़ी है।

शल्यक्रिया द्वारा प्रसव के चिकित्सा-संकेत (Indications) निम्नलिखित हैं–

(i) अपरा-प्रीविया की तीव्र अवस्था (Severe degree) (प्रकार–II पश्च, प्रकार-III तथा प्रकार-IV): यह चिकित्सा-संकेत माता के हित में है, यहाँ तक कि जहाँ भ्रूण (Fetus) मृत (Dead) होता है।
(ii) अपरा-प्रीविया की निम्न अवस्था (Lesser degree) जहाँ उल्व-उच्छेदन (Amniotomy) से रक्तश्राव होना नहीं रुकता है या भ्रूणीय खतरा उपस्थित होता है।

(iii) अपरा-प्रीविया की निम्न अवस्था के साथ सम्बद्ध जटिलता जहाँ योनिक प्रसव असुरक्षित (Unsafe) होता है।

(2) आंतरिक जाँच के बिना शल्यक्रिया द्वारा प्रसव (Cesarean section without internal examination): प्रतिध्वनि-ग्रहण व्यवस्था (Sonar=सोनार) का आविष्कार होने से अब लगभग सभी रोगियों (Cases) में अपरा का स्थान-निर्धारण (Location) का शुद्ध रूप से पता लगाया जा सकता है। इस प्रकार आंतरिक जाँच करने के पहले भी शल्यक्रिया द्वारा प्रसव का निष्पादन किया जाता है। अन्य स्थितियों में भी जहाँ योनिक जाँच करने का परहेज होता है वहाँ सीधे शल्यक्रिया द्वारा प्रसव कराया जाता है।

शल्यक्रिया द्वारा प्रसव पर सामान्य टिप्पणी (General Remarks on Cesarean Section)

(1) शल्यक्रिया का निष्पादन एक वरिष्ठ प्रसूति विज्ञानी (Senior obstetrician) द्वारा एक वरिष्ठ संवेदना-हरक (Anesthetist) की सहायता के साथ करना चाहिए।

(2) क्षेत्रीय संवेदना-हरण (Regional anesthesia) से सामान्यतः परहेज करना चाहिए।

(3) यदि रोगी सदमे (Shock) की स्थिति में है तथा रक्तश्राव निरंतर रहता है तब पुनर्स्थापक उपायों (Restorative measures) के साथ शल्यक्रिया तत्काल करनी चाहिए। तथापि (However), यदि रक्तश्राव होना रूक जाता है तब पुनर्स्थापक उपायों के साथ सामान्य स्थिति में सुधार होने तक शल्यक्रिया स्थगित रखनी चाहिए।

(4) निम्न अनुप्रस्थ (Low transverse) उदरीय उच्छेदन (Abdominal incision) से बचना चाहिए। इसके बदले एक अधोनाभिकीय अनुप्रस्थ (Infra-umbilical transverse) उच्छेदन करना बेहतर होता है जो न केवल समय को कम करता है बल्कि श्रेणीगत (Classical) शल्यक्रिया की सुविधा भी देता है, यदि आवश्यक है।

शल्यक्रिया का प्रकार (Type of operation): निचला खण्ड (Lower segment) या श्रेणीगत (Classical=स्थापित या मानक): इसका निर्णय शल्य चिकित्सक को लेना है।

निचले गर्भाशयी शल्यक्रिया द्वारा प्रसव (Lower uterine caesarean section):

निचले खण्ड अभिगम (Approach) के लाभ (Advantages) निम्नलिखित हैं– (1) कुशल प्रविधि (Conversant technique), (2) अपरा-स्थल (Placental site) पर रक्तश्रावी खातिका (Bleeding sinuses) के प्रत्यक्ष अवलोकन के अधीन कार्य किया जा सकता है और इस प्रकार गर्भाशय (Uterus) का संरक्षण करने या निष्कासन करने का निर्णय आसानी से किया जा सकता है। (3) यदि संयोग से ''आसंजित अपृथक्करणीय अपरा'' (Placenta accrete) मिलती है तो उसका प्रभावी रूप से सामना भी किया जा सकता है। इसके दोष (Disadvantages) निम्नलिखित हैं – (1) अग्र निम्नतर खण्ड पर, विशेषकर अग्र अपरा-प्रीविया (Anterior placenta previa) में अतिपूरित वाहिकाओं (Engorged vessels) से प्रचुर रक्तश्राव हो सकता है जब उसे काटा जाता है। (2) अग्र स्थित अपरा कट सकती या पृथक हो सकती है जब शिशु का जनन होता है। (3) इस प्रकार के जनन (Delivery या प्रसव) के दौरान भ्रूणीय रक्तहीनता (Fetal exsanguinations) की संभावना शिशु के लिए वास्तविक खतरा होता है। (4) कटा हुआ किनारा इतना अधिक वाहिकामय (Vascular) तथा भुरभुरा (Friable) हो जाता है कि सीवन (Suturing) के दौरान ऊतक (Tissues) कट सकता है।

मानक (या स्थापित) शल्यक्रिया द्वारा प्रसव (Classical cesarean section): इसके लाभ हैं– (1) शल्यक्रिया अधिक तेजी से की जा सकती है। (संदिग्ध–क्योंकि आज के प्रसूति-विशेषज्ञ इसमें कुशल नहीं होते हैं), (2) अपरा को बाधित किये बिना शिशु का प्रसव कराया जा सकता है और इस प्रकार भ्रूणीय रक्तहीनता की कोई समस्या नहीं होती है। इसके दोष हैं –(1) निचले खण्ड जिस पर अपरा रोपित होती है, को देखा नहीं जा सकता और इस प्रकार रक्तश्राव का नियंत्रण करना कठिन हो जाता है। (2) मानक शल्यक्रिया के सभी तत्काल और दूरस्थ खतरे (Immediate and remote hazards)।

निम्नतर खण्ड अभिगम में व्यावहारिक मार्गदर्शन (Practical Guide to Lower Segment Approach)

(1) अधोनाभिकीय अनुप्रस्थ उच्छेदन (Infra-umbilical longitudinal incision) करना

(2) अग्र गर्भाशयी दिवाल पर अतिपूरित (Engorged) वाहिकाओं का सामना करना (Tackle): अनुप्रस्थ उच्छेदन (Transverse incision) के दौरान दो बंधन (Ligatures) रखना है तथा मध्य में काटना है। तथापि (However), कुछ लोग वाहिका (Vessels) की उपेक्षा करते हैं जबकि अन्य उदग्र उच्छेदन (Vertical incision) करना बेहतर समझते हैं।

(3) उच्छेदन के नीचे स्थित अपरा का सामना करना (To tackle the placenta lying underneath the incision): निचला किनारा (Margin) प्राप्त करने के लिए हाथ से अपरा को अलग करना बेहतर होता है और उसके बाद झिल्ली (Membrane) को भंजित (Rupture) किया जाता है। विकल्पतः (Alternatively) शिशु का जनन (या प्रसव= Delivery) कराने में उल्वी थैली (Amniotic sac) में प्रवेश करने के लिए अपरा को तेजी से काटा जाता है। प्रत्येक स्थिति में (In either case) रज्जु (Cord) को शीघ्रता से शिकंजे (Clamp) में कसा जाता है जिससे कि भ्रूण (Fetus) की और अधिक रक्तहीनता (Exsanguination) नहीं हो। वास्तव में भ्रूण की रक्तक्षति अपरा को अलग करने या काटने के समय से ही आरम्भ हो जाती है।

(4) अपरा को बाहर निकालने के बाद (After the placenta is expelled out), किसी श्रावी स्थल (Oozing point) के लिए निचले खण्ड का अवलोकन (Inspection=निरीक्षण) करना चाहिए जहाँ अतिरिसाव (Over sewed) होता है, यदि आवश्यकता होती है।

(5) यदि सीवन (Suture) द्वारा रक्तस्म्भन (Hemostasis) विफल होता है तथा गर्भाशय का संरक्षण करना है – रिसाव क्षेत्र (Oozing area) पर अधिक दबाव देने के लिए दृढ़ अंतःगर्भाशयी पोटला (Tight intrauterine pack) रखना है, योनि (Vagina) से होकर डाट छोर (Plug

प्रवाह चित्र (Flow chart) 18.1: चिकित्सालय में अपरा-प्रीविया के प्रबंध की रूपरेखा
(Scheme of management of placenta previa in hospital)

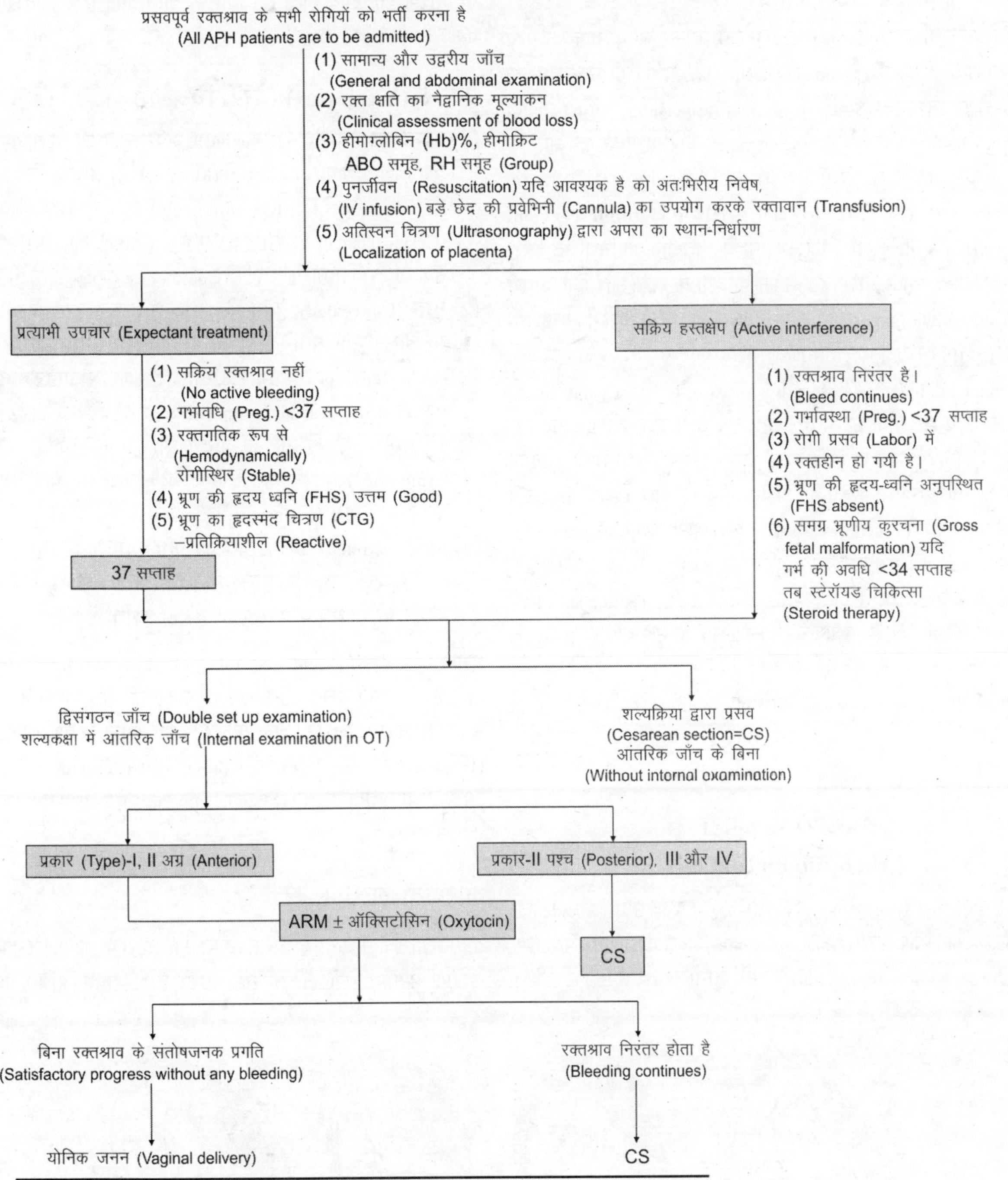

N.B.: CTG = Cardiotocography भ्रूण का हृदस्पंद चित्रण
FHS = Fetal heart sound भ्रूण की हृदय ध्वनि
ARM = Artificial rupture of membranes झिल्ली का कृत्रिम विदार
OT = Operation theater शल्यकक्ष

end) को लाना है तथा डाट पर गर्भाशयी उच्छेदन का सीवन करना (Suturing) है जो प्रायः उत्तम लाभ देता है। 48 घंटे के बाद योनि से डाट को निकाल दिया जाता है।

(6) **अतानिक गर्भाशय (Atonic uterus):** संवेदना–हरण के तल को नीचे करना (Lowering the plane of anaesthesia), गर्भाशयी उच्छेदन का तेजी से सीवन करना (Sutureing the uterine incision), ऑक्सिटोसिक (Oxytocics) तथा उष्ण पुचारा (Hot mops) द्वारा गर्भाशय की मालिश (Massage) करने से उसमें पुनः तानता (Tonicity) आ जाती है।

(7) **संयोजी-गर्भाशयग्रीवा का संगत सीवन (Isthmic-cervical apposition suture):** यह निचले खण्ड से रक्तश्राव को नियंत्रित करने में सहायता करता है, विशेषकर अपरा-प्रीविया या रूग्न आसंजित अपरा (Placenta previa or morbid adherent placenta) के रोगियों में। गर्भाशयी उच्छेदन का निचला पल्ला (Flap) [पार्श्विक किनारे से 2 cm मध्यवर्ती (2 cm medial to lateral border)] से होकर एक सीवन (Suture) को उसके पश्च क्षेत्र तक ले जाया जाता है। उसी सीवन को तत्पश्चात् पीछे से होकर (प्रथम से 1 cm मध्य) अग्र (Anterior) गर्भाशयी दीवाल तक ले जाया जाता है और तब अग्ररूप से बाँध दिया जाता है। इस क्रियाविधि (Procedure) की पुनरावृत्ति दूसरे पक्ष (Otherside) पर भी की जाती है। गर्भाशय-ग्रीवा की नली (Cervical canal) को खुला (Patent) रखा जाता है जबकि संगत सीवन (Apposition sutre) को कसकर रखा जाता है। मूत्राशय (Bladder) तथा मूत्र-वाहिनी (Ureter) की क्षति (Injury) से बचना चाहिए।

(8) जन्म के समय शिशु के रक्त के हीमोग्लोबिन की जाँच करनी चाहिए। यदि आवश्यक हुआ तो रक्ताधान (Blood transfusion) किया जाना चाहिए।

अवखण्डन अपरा (Abruptio Placentae)

इसे विभिन्न नामों (Synonyms) जैसे–दुर्घटनीय रक्तश्राव (Accidental hemorrhage), अपक्षरण अपरा (Ablatio placenta), अपरा का असमय पृथक्करण (Premature separation of placenta) से भी जाना जाता है।

परिभाषा (Definition): यह प्रसवपूर्व (Antepartum) रक्तश्राव का एक रूप है जहाँ सामान्य रूप से स्थित अपरा के असमय (या कालपूर्व) पृथक्करण के कारण रक्तश्राव होता है। विभिन्न शब्दावली में से अवखण्डन अपरा का नाम उपयुक्त प्रतीत होता है।

प्रकार (Varieties) (देखें चित्र 18.4)

(1) **प्रकट या प्रदर्शित (Revealed):** अपरा के पृथक्करण के बाद रक्त का प्रवेश नीचे की ओर झिल्ली (Membranes) और पतनिका (Decidua) के बीच होता है। अंततः (Ultimately) रक्त गर्भाशय-ग्रीवा की नली (Cervical canal) से बाहर आता है जो बाह्य रूप से दृश्यमान् होता है। यह सर्वसामान्य प्रकार (Commonest type) होता है।

(2) **गुप्त (Concealed):** रक्त का संग्रह पृथक अपरा के पीछे होता है या झिल्ली और पतनिका के बीच में रक्त का संग्रह होता है। संग्रहित (Collected) रक्त को गर्भाशय-ग्रीवा (Cervix) से बाहर होने में गर्भ का प्रस्तुत भाग (Presented part) रोकता है जो निचले खण्ड पर दबाता है। कभी-कभी झिल्ली के फटने (Rupturing) के बाद उल्वीथैली (Amniotic fluid) में रक्त टपकता है। किसी भी परिस्थिति में रक्त बाहर दृश्यमान् (Visible) नहीं होता है।

(3) **मिश्रित** (Mixed): इसमें रक्त का कुछ भाग अंदर (गुप्त) जमा होता है तथा एक भाग बाहर निष्कासित होता है। एक प्रकार प्रायः दूसरे प्रकार पर अधिपत्य (Predominance) रखता है।

प्रभाव और महत्व (Incidence and significance): सकल प्रभाव (Overall incidence) 150 प्रसव (Deliveries या जनन) में लगभग 1 (एक) होता है। विस्तार (Extent) (आंशिक या पूर्ण) तथा अपरा के पृथक्करण की तीव्रता (Intensity) पर निर्भर यह पेरिनैटल मर्त्यता (Perinatal mortality) (15–20%) तथा मातृक मर्त्यता (Maternal mortality) (2–5%) का एक महत्वपूर्ण कारण होती है।

कारणता (Etiology)

बहुमत रोगियों में सामान्य रूप से स्थित एक अपरा के पृथक्करण का वास्तविक कारण अस्पष्ट (Obscure) बना रहता है। इसकी अधिक विद्यमानता

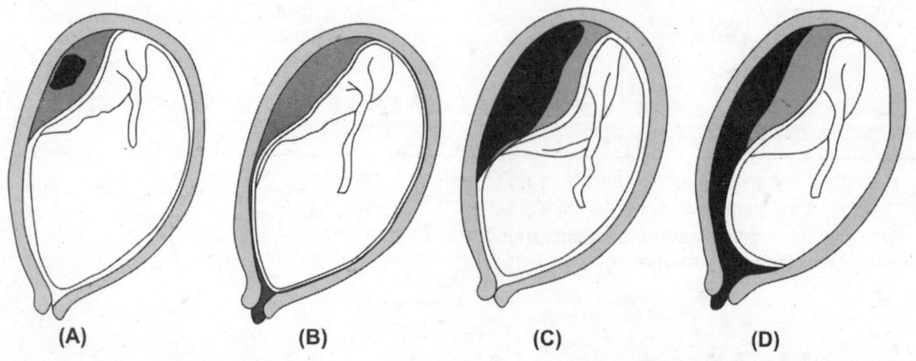

चित्र (Fig.) 18.4: अवखण्डन अपरा के प्रकार (Varieties of abruptio placenta) | (A) पश्च अपरा-हेमाटोमा (Retroplacental hematoma), (B) प्रकट (Revealed) (C) गुप्त (Concealed) (D) मिश्रित (Mixed)

(Prevalence) निम्नलिखित पायी जाती है – (i) 5 या अधिक गर्भयुक्तता (Gravida) के साथ अधिक जनन क्रम की गर्भवर्तियों (High birth order pregnancies) में – प्रथम जन्म की तुलना में 3 गुना अधिक (ii) माता की अधिक आयु में, (iii) निम्न सामाजिक-आर्थिक स्थिति (Poor socio-economic condition), (iv) कुपोषण (Malnutrition), (v) धूम्रपान (Smoking) तथा (vi) बाद की गर्भावस्था में पुनरावृत्ति (Recurrence) की प्रवृत्ति 10 गुना अधिक होती है।

गर्भावस्था में उच्चरक्तचाप (Hypertension) सर्वाधिक महत्वपूर्ण पूर्वानुकूलन कारक (Predisposing factor) होता है। अपरा अवखण्डन (Placenta abruption) के साथ प्राक्-गर्भाक्षेपक (Pre-eclampsia), गर्भावधिक (Gestational) उच्चरक्तचाप तथा अनिवार्य (Essential) उच्च रक्तचाप का संबंध होता है। अपरा अवखण्डन में प्राक्-गर्भाक्षेपक का संबंध 10 से लेकर 50% तक होता है। प्राक्-गर्भाक्षेपक में अपरा के पृथक्करण की क्रियाविधि (Mechanism) है – गर्भाशय-अपरा तल की वाहिकाओं की ऐंठन (Spasm of the vessels in the utero-placental bed) (Decidual spiral artery=पतनिका की सर्पिल धमनी)। ऑक्सीक्षीण अंतःस्तरीय क्षति (Anoxic endothelial damage)। पतनिका आधार (Decidua basalis) में वाहिकाओं का विदार (Rupture) या रक्त का वाहिका से निकलना (Extravasation) (या पश्च अपरा का हेमाटोमा=Retroplacental hematoma)।

आघात (Trauma): अपरा का आघाती (Traumatic=अभिघातज) पृथक्करण प्रायः रक्त के बाहर रिसाव के साथ उसके किनारे के पृथक्करण की ओर अग्रसर होता है। आघात निम्नलिखित कारणों (Causes) से हो सकता है –(i) बाहरी शिरस्य गर्भवर्तन (External cephalic version) का प्रयास विशेषकर संवेदनाहरण (Anesthesia) के अधीन अधिक बल का उपयोग करना, (ii) पथ यातायात (Road traffic) की दुर्घटना या उदर (Abdomen) पर आघात (Blow=मुक्का मारना), (iii) उल्वी वेधन (Amniocentesis) में सुई का छेदन (Needle puncture)

अचानक गर्भाशयी विसंपीडन (Sudden uterine decomposition): गर्भाशय के अचानक विसंपीडन से अपरा के संलग्न (Attachment) के निकट गर्भाशय का सतही क्षेत्र कम हो जाता है जिसके फलस्वरूप अपरा का पृथक्करण (Separation) होता है। यह निम्नलिखित के बाद हो सकता है – (1) यमज (Twins) के प्रथम शिशु का जनन, (2) अतिउल्वीद्रव (Hydramnios) में उल्वीद्रव (Liquor amnii) का अचानक निकास (Escape) तथा (3) झिल्ली का कालपूर्व विदार (Premature rupture of membranes)।

सापेक्ष (Relative) या पूर्ण (Absolute) लघु रज्जु (Short cord) होने से प्रसव के दौरान यांत्रिक खिंचाव द्वारा अपरा का पृथक्करण हो सकता है।

उत्तान (या चित्त) निम्न रक्तचाप संलक्षण (Supine hypotension syndrome): इस स्थिति में जो गर्भावस्था में पायी जाती है, गर्भाशय और अपरा की वाहिकाओं का निष्क्रिय अतिपूरण (Engorgement) होता है जिसके फलस्वरूप विदार और रक्त का परिश्रवण (Extravasation) होता है।

रूग्न अपरा (Sick placenta): अल्प अपराकरण (Poor placentation) तथा डॉप्लर तरंग-रूप (Doppler wave forms) का संबंध अपरा अवखण्डन के साथ होता है।

फोलिक अम्ल अपर्याप्तता (Folic acid deficiency): प्रत्यक्ष वृहत लोहितकोशिका जनन (Megaloblastic erythropoiesis) के प्रमाण के बिना फोलिक अम्ल की कमी को अपरा के पृथक्करण का कारण माना जाता है।

गर्भाशय की मरोड़ (Torsion of the uterus): इससे शिरीय (Venous) दबाव का वर्धन तथा शिराओं (Veins) का विदार और उसके साथ अपरा का पृथक्करण होता है।

कोकेन का व्यसन (Abuse of cocaine): इसका संबंध अस्थायी (Transient) उच्च रक्तचाप का अधिक खतरा तथा अपरा के अवखण्डन के साथ होता है। आनुवंशिक या अर्जित (Inherited or acquired) घनास्त्रप्रेमी (Thrombophilias) का संबंध अपरा के रोधगलन (Infarction) या अवखण्डन के साथ होता है।

रोगजनन (Pathogenesis)

कारणात्मक कारकों (Etiological factors) (ऊपर देखें) पर निर्भर अपरा के पृथक्करण की पहल पतनिका-तल (Decidual basalis) में रक्तश्राव द्वारा होती है। प्रारम्भिक अवस्था में संग्रहित रक्त (या पतनिका-हेमाटोमा) मुश्किल से गर्भाशयी दीवाल या अपरा में किसी रोगात्मक (या रूग्न=Morbid) परिवर्तन उत्पन्न करता है। तथापि (However), रोग के विस्तार पर निर्भर पतनिका-तल तथा इसके निकट अपरा का अपक्षय (Degeneration) हो सकता है।

आधारिक (Basal) प्लेट का विदार (Rupture) हो सकता है और इस प्रकार अंतरा-रसांकुर स्थान (Intervillous space) के साथ हेमाटोमा का संचार होता है। पतनिका का हेमाटोमा (Decidual hematoma) लघु तथा स्वसीमित (Self-limited) होता है। यह अस्तित्व (Entity) अपरा के निष्कासन के बाद ही स्पष्ट होता है (Retroplacental hematoma)। पश्चअपरा का हेमाटोमा (Retroplacental hematoma) की विशेषताएँ (Features) हैं – (1) एक स्कंद (Clot) के साथ अपरा की मातृक सतह पर गर्त (Depression) जो दृढ़ता के साथ क्षेत्र पर संलग्न होता है। (2) विभिन्न मात्रा में रोधगलन (Infarction) का क्षेत्र।

तथापि, यदि एक मुख्य सर्पिल धमनी (Spinal artery) फट जाती है तब एक वृहत हेमाटोमा का निर्माण होता है। चूँकि गर्भाशय का विस्तार गर्भधारणी उत्पाद (Conceptus) द्वारा बना रहता है, अतः यह संकुचित होने में विफल होता है तथा विदीर्ण (Torn) रक्तश्राव स्थल को दबाता है। इस प्रकार जो रक्त संग्रहित (Accumulated) होता है, वह निम्नलिखित दिशाओं में अपना मार्ग पाता है –

(1) अपरा के पीछे पूर्ण संचय (Complete accumulation behind the placenta). जो पूर्ण रूप से किनारे तक पृथक हो सकता है जहाँ यह (अपरा) गर्भाशयी दीवाल के साथ आसंजित (Adherent) होती है।
(2) झिल्ली (Membranes) और गर्भाशयी दीवाल के बीच रक्त नीचे की ओर विच्छेदित (Dissect) हो सकता है तथा अंततः गर्भाशय-ग्रीवा (Cervix) से होकर बाहर निकलता है या निचले गर्भाशयी खण्ड पर भ्रूणीय सिर (Fetal head) के दबाव द्वारा गुप्त (Concealed) बना रह सकता है।
(3) विदारण (Rupturing) के बाद झिल्ली से होकर उल्वीकोटर (Amniotic cavity) में रक्त की पहुँच हो सकती है।

यह स्मरण करना (या ध्यान में रखना) चाहिए कि लयबद्ध गर्भाशयी संकुचन (Rhythmic uterine contractions) की अनुपस्थिति रक्त को गुप्त रखने में एक महत्वपूर्ण भूमिका (Significant role) निभाती है।

कूविलेयर गर्भाशय (Couvelaire uterus) (गर्भाशय-अपरा का रक्ताघात = Utero-placental apoplexy) (देखें चित्र 18.5): यह एक रोगात्मक अस्तित्व (Pathological entity) है जिसका सर्वप्रथम उल्लेख कूविलेयर (Couvelaire-पेरिस का प्रसूति-विज्ञानी, 1873–1948) ने किया था जो गुप्त अपरा अवखण्डन के तीव्र रूप के साथ संबंधित था। गर्भाशयी पेशी विन्यास (Uterine musculature) से लेकर सीरमी आवरण (Serous coat) तक रक्त का व्यापक अंतःश्राव (Intravasation) होता है। इस स्थिति का निदान (Diagnosis) केवल उदर-उच्छेदन (Laparotomy) करने पर ही हो सकता है।

नंगी आँख का अवलोकन रूप (Naked eye features): गर्भाशय गहरे लाल रंग का होता है जो चित्तीदार (Patchy) या विसरित (Diffused) हो सकता है। आरम्भ में यह श्रृंग (Cornu) पर होता है जो बाद में अन्य क्षेत्रों पर, विशेषकर अपरा-स्थल पर फैल जाता है। गर्भाशयी उदरावरण (Uterine peritoneum) के नीचे अधोउदरावरणी रूधिरांकी रक्तश्राव (Subperitoneal petechial hemorrhage) पाया जाता है जिसका प्रसार चौड़े बंधन (Broad ligament) में हो सकता है। उदरावरणी कोटर (Peritoneal cavity) में मुक्त रक्त हो सकता है या चौड़े बंधन पर हेमाटोमा हो सकता है।

सूक्ष्मदर्शीय प्रदर्शन (Microscopic appearance): प्रभावित क्षेत्र पर गर्भाशयी पेशियाँ (Uterine muscles) क्षयित (Necrosed) होती हैं। पेशी के पुंजों (Muscle bundles) के बीच में द्रव और रक्त का अंतःस्यंदन (Infiltration=घुसपैठ) होता है। अधिकांश पेशीय वियोजन (Muscular dissociation) मध्य और बाहरी पेशी-परतों (Layers) में होता है। कभी-कभी लसीकला (Serosa=सिरोसा) खण्डित हो जाती है जिसमें उदरावरणी कोटर में रक्त का प्रवेश होता है। रक्तवाहिकाओं (Blood vessels) में घनास्त्रता (Thrombosis) के साथ तीव्र अपक्षयी (Degenerative) परिवर्तन होता है।

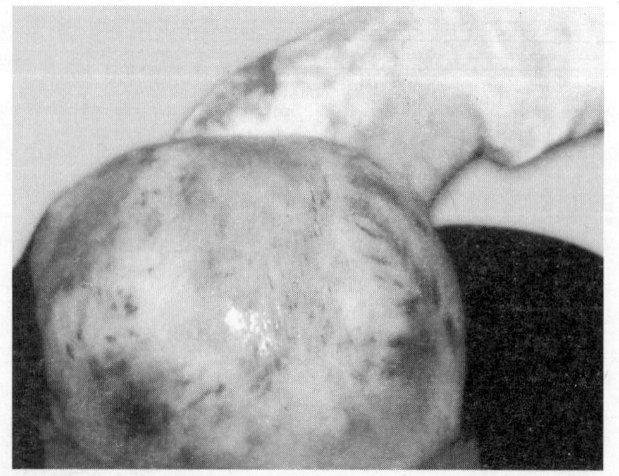

चित्र (Fig.) 18.5: कूविलेयर गर्भाशय (Couvelaire uterus) गर्भाशय संरक्षित था (Uterus was preserved)

प्रसव के बाद गर्भाशयी संकुचन के साथ गर्भाशयी पेशी-स्तर का हेमाटोमा (Myometrial hematoma) विरले ही हस्तक्षेप करता है। इस प्रकार शल्यक्रिया द्वारा प्रसव (Cesarean operation) के दौरान अवलोकित कूविलेयर गर्भाशय का एक संकेत गर्भाशय-उच्छेदन (Hysterectomy) के लिए अनिवार्यतः (per se) नहीं होता है।

अन्य अंगों में परिवर्तन (Changes in other organs): प्राक्-गर्भाक्षेपक (Pre-eclampsia) में पाये गये परिवर्तनों के अतिरिक्त यकृत (Liver) को विवरिकाओं (Sinusoids) में फाइब्रिन की गाँठों (Fibrin knots) की उपस्थिति एक महत्वपूर्ण खोज (या निष्कर्ष) है। वृक्क (Kidneys) में तीव्र प्रातंस्ता-क्षय (Cortical necrosis) या तीव्र नलिकीय क्षय (Tubular necrosis) का प्रदर्शन हो सकता है। विशुद्ध क्रियाविधि (Precise mechanism) स्पष्ट नहीं है परन्तु व्यापक रक्तश्राव के फलस्वरूप अंतःवृक्कीय वाहिका संकुचन (Intra-renal vasospasm) के कारण यह हो सकता है। वृक्कीय ऑक्सीक्षणीता (Renal anoxia) के कारण आघात प्रोटीन-मूत्रता (Shock proteinuria) हो सकती है जो प्रसव के 2 दिन बाद प्रायः लुप्त हो जाती है जबकि प्राक्-गर्भाक्षेपक के कारण प्रोटीन-मूत्रता अधिक समय तक रहती है।

रक्त स्कंदरोग (Blood coagulopathy): विसरित (Disseminated) अंतःवाहिका-स्कंदन (Intravascular coagulation) तथा पश्च अपरा के रक्तश्राव (Retroplacental bleeding) के कारण प्लाविका फाइब्रिनोजन (Plasma fibrinogen) की अति खपत (या उपभोग) के कारण रक्त का स्कंदरोग होता है। प्रकट अल्पफाइब्रिनोजन रक्तता (Overt hypofibrinogenemia) (<150 mg/dl) तथा फाइब्रिन अपक्षय के उत्पाद (Fibrin degradation products) तथा D-द्विलक (Dimer) की वर्धित मात्रा (Elevated level) होती है, देखें अध्याय 40 का रक्त प्रतिदर्श का संग्रहण।

नैदानिक वर्गीकरण (Clinical Classification)

अपरा का अवखण्डन (Abruption) तथा उसके लाक्षणिक प्रभावों की मात्रा पर निर्भर रोगियों का श्रेणीकरण निम्न प्रकार से किया जाता है –

श्रेणी (Grade) 0: नैदानिक लक्षण अनुपस्थित हो सकते हैं। प्रसव के बाद अपरा की जाँच द्वारा निदान (Diagnosis) किया जाता है।

श्रेणी (Grade) 1: (i) बाहरी रक्तश्राव अल्प (Slight) होता है, (ii) गर्भाशय-उत्तेजनशील होता है, कोमलता (Tenderness) हो या नहीं भी हो सकती है, (iii) आघात (Shock) अनुपस्थित होता है, (iv) भ्रूण की हृदय ध्वनि (FHS) पर्याप्त (Good) होती है।

श्रेणी (Grade) 2: (i) बाहरी रक्तश्राव अल्प से लेकर सामान्य (Moderate) होता है, (ii) गर्भाशयी कोमलता सदैव उपस्थित रहती है, (iii) आघात अनुपस्थित (Absent) होता है, (iv) भ्रूणीय संकट (Fetal distress) या भ्रूणीय मृत्यु (Death) भी होती है।

श्रेणी (Grade) 3: (i) रक्तश्राव सामान्य से लेकर तीव्र (Severe) होता है या गुप्त हो सकता है। (ii) गर्भाशयी कोमलता पर्याप्त (Marked) होती है। (iii) आघात (या सदमा) प्रबल (Pronounced) होता है। (iv) भ्रूणीय मृत्यु

एक विधान (Rule) होती है। (v) सम्बद्ध स्कंदन दोष (Coagulation defect) या अमूत्रता (Anuria) जटिल स्थिति उत्पन्न करती है।

नैदानिक लक्षण (Clinical Features)

नैदानिक लक्षण निम्नलिखित पर निर्भर करते हैं – (1) अपरा के पृथक्करण की मात्रा (Degree), (2) जिस गति (Speed) से पृथक्करण (Separation) होता है तथा (3) गर्भाशयी कोटर (Uterine cavity) के अंदर गुप्त रक्त की मात्रा (Amount of concealed blood)। परन्तु पश्च रूप से रोपित अपरा (Implanted placenta) अति भ्रामक (Deceptive) हो सकती है। प्रकट (Revealed) तथा मिश्रित (Mixed) प्रकार के नैदानिक लक्षणों का उल्लेख सारणी (Table) 18.2 में किया गया है।

जाँच-पड़ताल (Investigations): निदान (Diagnosis) के लिए अतिस्वन चित्रण (Ultrasonography) कम विश्वस्त (Reliable) होता है, यद्यपि कुछ रोगियों (Cases) में पश्च अपरा का पिण्ड (Retroplacental mass) देखा जा सकता है। तीव्र रक्तश्राव अतिप्रतिध्वनिक (Hyper-echoic) होता है परन्तु अपरा के साथ समप्रतिध्वनिक (Iso-echoic) हो सकता है जो निदान को कठिन बनाता है।

आघात (Shock): यह प्रायः रक्त की क्षति (Blood loss) तथा अल्पआयतन-रक्तता प्रवाह (Hypovolemia) के कारण होता है। अल्प रक्तश्राव (Mild hemorrhage) (रक्त आयतन की 15% की हानि) – इसका सामान्यतः संबंध मुख्य (Vital) चिन्हों का किसी परिवर्तन के साथ नहीं होता है। सामान्य रक्तश्राव (Moderate hemorrhage) (रक्त आयतन के 15–30% की हानि) – इसका संबंध हृदक्षिपता (Tachycardia), निम्नरक्तचाप (Hypertension),

सारणी (Table) 18.2: नैदानिक रूप (Clinical features)

	प्रकट (Revealed)	**मिश्रित (Mixed) गुप्त लक्षणों का आधिक्य (Predominance)**
लक्षण (Symptoms)	उदरीय कष्ट या पीड़ा (Abdominal discomfort or pain) जो योनिक (Vaginal) रक्तश्राव (प्रायः अल्प) के बाद होती है।	अल्प योनिक रक्तश्राव के बाद रोगी को तीव्र पीड़ा होती है। यह पीड़ा निरंतर होती है।
(1) रक्तश्राव की प्रकृति (Character of bleeding)	निरंतर गहरा रंग (Continuous dark color), अल्प से लेकर सामान्य तक (Slight to moderate)	निरंतर गहरा रंग, प्रायः अल्प या रक्तरंजित (Blood stained) रक्तोदी श्राव (Serous discharge)
(2) सामान्य स्थिति (General condition)	दृश्गमान् रक्त-क्षति के समानुपाती, आघात (Shock) प्रायः अनुपस्थित होता है।	आघात प्रबल (Pronounced) होता है जो दृश्यमान् रक्तक्षति के अनुपात से अधिक होता है।
(3) पाण्डुरता (Pallor)	दृष्यमान् रक्तक्षति (Blood loss) के साथ संबंधित।	पाण्डुरता प्रायः तीव्र होती है तथा दृश्यमान् रक्तक्षति के अनुपात से अधिक होती है। प्रायः संबंध, पूर्व-विद्यमान (Pre-existing) या प्रकट (Appear) होता है।
(4) प्राक्-गर्भाक्षेपक के लक्षण (Features of pre-eclampsia)	अनुपस्थित हो सकता है।	पाण्डुरता प्रायः तीव्र होती है तथा दृश्यमान् रक्तक्षति के अनुपात से अधिक होती है। प्रायः संबंध, पूर्व-विद्यमान (Pre-existing) या प्रकट (Appear) होता है।
(5) गर्भाशय की ऊँचाई (Uterine height)	गर्भ की अवधि का समानुपाती	असंगत रूप से (Disproportionately) वर्धित (Enlarged) तथा गोलाकार
(6) गर्भाशय का स्पर्श अनुभव (Uterine feel)	स्थानीय कोमलता (Tenderness) के साथ सामान्य स्पर्श-अनुभव, बारम्बार (Frequent) संकुचन तथा स्थानीय विस्तीर्णता (Amplitude)	गर्भाशय तना हुआ (Tense), कोमल (Tender) तथा दृढ़ (Firm) होता है।
(7) भ्रूणीय अंग (Fetal parts)	आसानी से पहचान की जा सकती है।	पहचान करना कठिन होता है।
(8) भ्रूणीय हृदय ध्वनि (FHS)	प्रायः उपस्थित (Present)	प्रायः अनुपस्थित (Absent)
(9) मूत्र-त्याग	सामान्य (Normal)	प्रायः कम (Diminished)

प्रयोगशाला (Laboratory)		
(i) रक्त (Blood) %	रक्तक्षति के अनुपात में निम्नमान (Low value), पर्याप्त कम, दृश्यमान् रक्त क्षति के अनुपात में Hb%	
(ii) स्कंदन की रूपरेखा (Coagulation profile)	प्रायः अपरिवर्तित (Unchanged)	विभिन्न परिवर्तन (Variable changes) : (i) स्कंदन में अधिक समय लगना (> 6 मिनट) (ii) फाइब्रिनोजन की कम मात्रा (Low level of fibrinogen) (< 150 mg/dl) (iii) बिम्बाणु (Platelets) की कम संख्या (iv) ↑ आंशिक थ्राम्बोप्लास्टिक समय (Partial thromboplastic time) (v) ↑ फाइब्रिन अपक्षय के उत्पाद (FDP) तथा D-द्विलक (Dimer)
(iii) प्रोटीन के लिए मूत्र (Urine for protein)	अनुपस्थित हो सकता है।	प्रायः उपस्थित होता है।
(iv) निदान में भ्रम (Confusion in diagnosis)	अपरा प्रीविया (Placenta previa) के साथ। इस प्रकार योनिक (Vaginal) जाँच स्थगित रहती है जब तक कि निदान में निश्चित रूप का पता नहीं चलता है।	तीव्र प्रासूतिक-स्त्रीरोगात्मक-शल्यक जटिलता (Acute obstetrical-gynecological-surgical complication) के साथ।

↓स्पंद का दबाव (Pulse pressure) तथा औसत धमनीय दबाव (Mean areterial pressure) के साथ होता हैं तीव्र रक्तश्राव (Acute hemorrhage) (रक्तक्षति >30–40%) – इसका संबंध आघात (या सदमा) के लक्षणों के साथ होता है।

विभेदी निदान (Differential Diagnosis)

(1) प्रकट प्रकार (Revealed type): अपरा प्रीविया (Placenta previa) के साथ कभी-कभी नैदानिक कठिनाई हो सकती हैं विभेदीकरण के रूपों (या लक्षणों) का उल्लेख सारणी 18.1 में किया गया है। प्रसवपूर्व रक्तश्राव (APH=Antepartum hemorrhage) के अनिर्धारणीय (Indeterminate) कारणों के साथ भ्रम का निराकरण (Eliminate) करना कठिन होता है।

(2) मिश्रित या गुप्त प्रकार (Mixed or concealed type): यह प्रकार प्रायः निम्नलिखित के साथ भ्रमित (Confused) होता है – (i) विदारित गर्भाशय (Rupture uterus), (ii) ऋजुपेशी आवरण का हेमाटोमा (Rectus sheath hematoma), (iii) वक्र अण्डाशयी अर्बुद (Twisted ovarian tumor), (iv) तीव्र अतिउल्वीद्रव (Acute hydramnios), (v) घुमावदार आंत्रीय अवरोध (Volvulus वॉल्वुलस), (vi) उण्डुक पुच्छीय या आंत्रीय छिद्रण (Appendicular or intestinal perforation) तथा (vii) तानिक गर्भाशयी संकुचन (Tonic uterine contraction)।

गुप्त प्रकार के निदान पर पहुँचने के लिए अनिवार्य बिन्दु (Points) निम्नलिखित हैं – (i) बाहरी रक्तश्राव के अनुपात से अधिक आघात (Shock), (ii) अव्याख्यित अति पाण्डुरता (Unexplained extreme pallor), (iii) प्राक्-गर्भाक्षेपक के लक्षणों (Pre-eclamptic features) की उपस्थिति, (iv) गर्भाशय तना हुआ (Tense), नाजुक (Tender) तथा काष्ठ के समान कड़ा (Woody hard) होता है, (v) भ्रूण की हृदय-ध्वनि (FHS) अनुपस्थित होती है, (vi) मूत्र-त्याग कम (Diminished urinary output) होता है तथा (vii) रक्त स्कंदन व्यतिक्रम (Blood coagulation disorders) की उपस्थिति।

पूर्वानुमान (Prognosis)

माता और शिशु का पूर्वानुमान (Prognosis) of the mother and the baby) निम्नलिखित पर निर्भर करता है – (i) नैदानिक प्रकार (Clinical types): प्रकट, गुप्त या मिश्रित; (ii) अपरा के पृथक्करण की मात्रा (Degree of placental separation), (iii) अपरा का पृथक्करण और शिशु के प्रसव (या जनन) के बीच अंतर (Interval)। अपरा के अवखण्डन (Abruption) में रक्तश्राव सर्वदा (लगभग) मातृक (Maternal) होता है। केवल अपरा-अवखण्डन के आघाती (Traumatic) प्रकार के साथ भ्रूणीय (Fetal) रक्तश्राव का अवलोकन किया जाता है।

मातृक (Maternal)

प्रकट प्रकार (Revealed type) में – दृश्यमान् (Visible) रक्त क्षति के समानुपात में मातृक खतरा (Risk) होता है तथा मातृक मृत्यु विरले (Rare) होती है।

गुप्त प्रकार (Concealed type) में – पूर्वानुमान अत्यधिक अनिश्चित होता है। निम्नलिखित जटिलताएँ (Complications) या तो एकल रूप से (Singly) या संयोजन (Combination) में होती हैं – (1) रक्तश्राव (Hemorrhage) जो गर्भाशय के अंदर या तो पूर्णतः गुप्त होता है या अधिक सामान्यतः उसका भाग बाहर की ओर प्रकट होता है। अंतःउदरावरणी (Intra-peritoneal) या चौड़े बंधन (Broad ligament) का हेमाटोमा (रक्तस्कंद शोथ) हो सकता है। (2) आघात (Shock) रक्तक्षति के अनुपात से अधिक हो सकता है मातृक रक्तपरिवहन (Circulation) में थ्रॉम्बोप्लास्टिन (Thromboplastin) की मुक्ति

से विसरित अंतःवाहिका-स्कंदन (DIC=Disseminated intravascular clotting) होता है या उल्वीद्रव (Amniotic fluid) के वाहिका रोध (Embolism) हो सकता है। (3) रक्त स्कंदन व्यतिक्रम (Blood coagulation disorders) (ऊपर देखें), (4) अल्पमूत्रता और अमूत्रता (Oliguria and anuria): यह (a) अल्प आयतन रक्तता (Hypovolemia), (b) क्षतिग्रस्त गर्भाशयी पेशी (Muscle) से मुक्त सिरोटोनिन (Serotonin) जो वृक्कीय स्थानिक-अरक्तता (Renal ischemia) का निर्माण करता है तथा (c) तीव्र नलिकीय क्षय (Acute tubular necrosis) के कारण होता है। तथापि (However), एक गम्भीर रोगी (d) प्रान्तस्था का ऊतक क्षय (Cortical necrosis) तथा वृक्कीय विफलता (Renal failure) की ओर अग्रसर हो सकती है। (5) प्रसवोत्तर रक्तश्राव (Postpartum hemorrhage): यह (a) गर्भाशयी की अतानता (Atony) तथा (b) रक्तोद (Serum) में फाइब्रिन अपक्षयी उत्पाद (FDP=Fibrin degradation products) की वृद्धि के कारण होता है। (6) प्रासविक पूतिता (Puerperal sepsis)।

जटिलकारी (Complicating) कारक जो मातृक मृत्यु की वृद्धि के लिए उत्तरदायी होते हैं वह 2–8% तक होते हैं। तथापि, आघात स्कंदन-विफलता तथा वृक्कीय विफलता का प्रबंध उत्तम समय पर होने से मातृक मृत्यु में पर्याप्त कमी आयी है। कुछ रोगी जो जीवित रहने के प्रबंध में सफल हो जाते है, उनमें "स्थानीय-अरक्तक पीयूष क्षय" (Ischemic pituitary necrosis) के लक्षणों का विकास हो सकता है। बाद में दुग्धश्राव (Lactation) की विफलता (Sheehan's syndrome) होती है।

भ्रूणीय (Fetal)

प्रकट (Revealed) प्रकार में भ्रूणीय मृत्यु (Death) 25 से 30% तक होती है। गुप्त (Concealed) प्रकार में तथापि, भ्रूणीय मृत्यु अत्यधिक 50 से लेकर 100% तक होती है। अपरा के पृथक्करण के कारण अकालपक्वता (Prematurity) तथा ऑक्सीक्षीणता (Anoxia) के कारण मृत्यु होती है। अपरा के पृथक्करण की समान मात्रा (Degree) के साथ अपरा-प्रीविया (Placenta previa) की अपेक्षा अपरा अवखण्डन (Abruption placenta) में भ्रूण अधिक खतरे में होता है। अपरा प्रीविया में अपरा के लगभग सामान्य (Normal) कार्य के विपरीत अपरा अवखण्डन में अपर्याप्त कार्यात्मक संचय के साथ पूर्व-विद्यमान अपरा-विकृति (Pre-existing placental pathology) की उपस्थिति के कारण यह मृत्यु होती है।

पेरिनैटल (Perinatal) मृत्यु-दर अधिक होने के साथ बाद की गर्भावस्था में पुनरावृत्ति का खतरा (Risk of recurrence) लगभग दस गुना अधिक होता है।

प्रबंध (Management)

निवारण (Prevention): इसके उद्देश्य निम्नलिखित हैं – (1) ज्ञात कारकों का उन्मूलन (Elimination) जो अपरा के पृथक्करण में योगदान कर सकते हैं। (2) प्रसवपूर्व (Antenatal) अवधि के दौरान रक्तक्षीणता (Anemia) को दूर करना जिससे कि रोगी रक्त की क्षति को बर्दाश्त (या सहन) कर सके तथा (3) अपरा के पृथक्करण से संभावित उत्पन्न जटिलता जैसे–सदमा (Shock), रक्त-स्कंदन का व्यतिक्रम (Blood coagulation disorders) तथा वृक्कीय विफलता (Renal failure) को न्यूनतम करने के लिए उसकी तत्काल पहचान और चिकित्सा (Therapy) की व्यवस्था करना।

निम्नलिखित दिशा-निर्देश (Guidelines) उपयोगी हो सकते हैं–

(1) प्राक्-गर्भाक्षेपक (Pre-eclampsia) तथा गर्भावस्था के अन्य उच्च रक्तचाप-व्यतिक्रमों (Hypertensive disorders) का निवारण, प्रारम्भिक पहचान (Early detection) तथा प्रभावी चिकित्सा (Effective therapy)।

(2) उल्वी वेधन (Amniocentesis) में सुई द्वारा छिद्रण (Need puncture) अतिस्वन का मार्गदर्शन (Ultrasound guidance) के अधीन होना चाहिए।

(3) आघात (या सदमा) का परिहार (Avoidance=बचना): विशेषकर संवेदनाहरण (Anesthesia) के अधीन बलपूर्वक बाहरी शिरस्य गर्भवर्तन (External cephalic version) से।

(4) गर्भाशय के अचानक विसंपीडन (Decompression) से बचना-तीव्र या दीर्घकालिक अतिउल्वीद्रव (Acute or chronic hydramnios) में उल्वीवेधन को झिल्ली के कृत्रिम विदार (Artificial rupture of the membranes) से बेहतर माना जाता है।

(5) उत्तान (या चित्त) निम्नरक्तचाप से बचना (To avoid supine hypotension): इसके लिए रोगी को सलाह दी जाती है कि बाद की गर्भावस्था (विकसित) में उसे बायीं पार्श्विक स्थिति (Left lateral position) में लेटना चाहिए।

(6) फोलिक अम्ल (Folic acid) का प्रारम्भिक गर्भावस्था से दिनचर्या (Routine) अंतर्ग्रहण – इसका महत्व संदिग्ध (Doubtful) है।

उपचार (Treatment)

घर पर (At home): अपरा प्रीविया (Placenta previa) में उल्लिखित (Outlined) उपचार के समान रोगी का उपचार करना है तथा यथा-संभव शीघ्र एक साधन सम्पन्न चिकित्सालय में रोगी को भर्ती करने की व्यवस्था करनी चाहिए।

चिकित्सालय में (In Hospital):

प्रकट प्रकार (Revealed type): निम्नलिखित के संबंध में रोगी (Case) का मूल्यांकन करना – (a) रक्तक्षति की मात्रा (Amount of blood loss), (b) भ्रूण की पूर्णता (Maturity of the fetus) तथा (c) क्या रोगी प्रसव (Labor) की अवस्था में है (प्रायः प्रसव आरम्भ होता है)।

प्रारम्भिक (Preliminaries): (1) रक्त को हीमोग्लोबिन (Hemoglobin) तथा हीमैटोक्रिट (Hematocrit=रक्त में लोहिताणु– RBC का आयतन) का मूल्यांकन करने, स्कंदन की रूपरेखा (Coagulation profile) [फाइब्रिनोजन की मात्रा (Fibrinogen level), फाइब्रिन अपक्षयी उत्पाद (FDP=Fibrin degradation products), प्रोथ्रॉम्बिन अवधि (Prothrombin time), सक्रियित आंशिक थ्रॉम्बोप्लास्टिन अवधि (Activated partial thromboplastin time) तथा बिम्बाणु (Platelets)], ABO तथा Rh समूहन (Grouping) तथा प्रोटीन की पहचान के लिए मूत्र को भेजा जाता है। (2) बड़े छिद्र की प्रवेशिनी (Cannul) से रिंजर-घोल टपकन (Ringer's solution drip) आरम्भ किया जाता है तथा रक्ताधान (Blood transfusion) की व्यवस्था की जाती है। माता तथा भ्रूण (Fetus) की स्थिति का ध्यानपूर्वक निरीक्षण किया जाता है।

निश्चित उपचार (Definitive treatment): रोगी प्रसव में होती है: झिल्ली (Membranes) के लघु विदार (Rupture) द्वारा प्रसव को त्वरित (Accelerate) किया जाता हैं उल्वीद्रव (Liquor amnii) के निकास के साथ झिल्ली के विदार से न केवल प्रसव (Labor) त्वरित होता है बल्कि यह गर्भाशयी तान (Uterine tone) को बढ़ाता है जिसके कारण भ्रूणीय स्थूलता (Fetal bulk) और गर्भाशयी दिवाल के बीच पृथक अपरा संपीडित (Compressed) होती हैं प्रसव को त्वरित करने के लिए ऑक्सिटोसिन टपकन (Oxytocin drip) आरम्भ किया जा सकता है।

रोगी प्रसव में नहीं होती है –

37 सप्ताह या अधिक की गर्भावस्था (Pregnancy): झिल्ली के लघु विदार तथा ऑक्सिटोसिन के साथ या के बिना प्रसव का प्रेरण (Induction) करना है।

शल्यक्रिया द्वारा प्रसव का सुझाव निम्नलिखित स्थिति में दिया जाता है – (1) भ्रूणीय संकट की उपस्थिति (2) उल्व का उच्छेदन (Amniotomy) नहीं किया जा सकता है या उल्व का उच्छेदन रक्तश्राव को रोकने में विफल हो जाता है तथा (3) सम्बद्ध जटिलकारी कारक (Associated complicating factors)। जब कभी अपरा-प्रीविया के साथ निदान (Diagnosis) में भ्रम होता है, तब आंतरिक जाँच करनी है (Double set-up examination in operation theater=शल्यकक्ष में द्विसंगठन जाँच)।

37 सप्ताह से कम की गर्भावस्था (Pregnancy <37 weeks): (1) सामान्य (Moderate) से तीव्र (Severe) रक्तश्राव तथा निरंतर (Continuing): झिल्ली का लघु विदार पूर्णतः सुरक्षित (या विश्वसनीय) होता है जिसमें ऑक्सिटोसिन टपकन (ड्रिप) का योग (Add) किया जा सकता है। प्रसव प्रायः शीघ्र आरम्भ होता है। शल्यक्रिया द्वारा प्रसव (Cesarean section) की आवश्यकता विरले ही होती है। (2) अल्प रक्तश्राव (Slight bleeding) या रक्तश्राव होना बंद हो गया है – अपरा-प्रीविया में निर्दिष्ट (Directed) उपचार के समान रोगी का सामान्य उपचार करना चाहिए। माता का निकट से अवलोकन तथा भ्रूण की सावधानी से निगरानी (Monitoring) करनी (Preferable CTG=Cardiotocography=हृदय स्पंद चित्रण) चाहिए।

मिश्रित या गुप्त प्रकार (Mixed or concealed type):

गुप्त प्रकार के प्रबंध में निम्नलिखित सिद्धान्त (Principles) होते हैं– (1) अल्प आयतन रक्तता (Hypovolemia) में सुधार करना तथा रक्त की क्षति को दूर (या पूर्ति) करना। सामान्य सलाइन (Normal saline) आरम्भ करना। (2) प्रभावशाली गर्भाशयी संकुचन (Contraction) उत्पन्न करना तथा पृथक्करण प्रक्रिया का अंत (Termination of the abruption process)। अपरा-प्रीविया के विपरीत अल्प आयतन रक्तता में सुधार (Correction) द्वारा समस्या का समाधान नहीं हो सकता जब तक कि एक साथ गर्भपात नहीं किया जाता है। अवखण्डन अपरा (Abruptio placentae) में रक्तश्राव को रोकने के लिए गर्भाशयी संकुचन की पहल करना एकमात्र उपाय है। (3) दो घंटे के अंतर पर रक्त-स्कंदन की रूपरेखा (Blood coagulation profile) का अवलोकन करना तथा (4) मातृक और भ्रूणीय स्थिति का सघन रूप से निरीक्षण करना ।

निश्चित उपचार (Definitive treatment): (1) रक्त का नमूना (Sample) लेना है [जैसाकि प्रकट प्रकार (Revealed type) में उल्लेख किया गया है] (2) अल्पआयतन रक्तता (Hypovolemia) में सुधार करना-एक बड़े छिद्र की प्रवेशिका (कैनूला) से सामान्य सलाइन का आरम्भ किया जाता है। रक्ताधान (Blood transfusion) की व्यवस्था की जाती है। आघात का मूल्यांकन करने के लिए रक्तचाप एक विश्वस्त मार्गदर्शन (Guide) नहीं है क्योंकि वाहिका-संकुचन (Vasospasm) की तीव्र अवस्था या केशिका-तल अवरोध (Capillary bed blockage) के कारण भ्रमोत्पादक (Deceptive) उच्चस्तर पर यह अनुरक्षित (Maintained) रह सकता है। यह एक स्वयंसिद्धि (Axiom) होनी चाहिए कि जब कभी अपरा-अवखण्डन (Placenta abruption) के गुप्त प्रकार का निदान (Diagnosis) किया गया है तब गुप्त रक्तक्षति की पूर्ति करने के लिए न्यूनतम एक लीटर रक्ताधान करना चाहिए। रक्तचाप के अनुरक्षण द्वारा स्थानिक अरक्तक (Ischemic) वृक्कीय क्षति (Renal damage) को रक्ताधान रोकता है, यह (रक्ताधान) रक्त-स्कंदन व्यतिक्रम (Blood coagulation disorders) को रोकता है तथा प्रसवोत्तर (Postpartum) रक्तश्राव का सामना करने के लिए रोगी को बेहतर स्थिति में रखता है। पर्याप्त रक्त प्रतिस्थापन (Replacement) का उत्तम मार्ग-दर्शन केन्द्रीय शिरीय (Venous) दबाव के उपयोग पर निर्भर करता है जो जल के लगभग 10 cm पर अनुरक्षित (Maintained) होना चाहिए। अंगो (Organs) में पर्याप्त निवेशन (Perfusion) के अनुरक्षण के लिए हेमोक्रिट (Hematocrit) को न्यूनतम 30% पर रखना तथा मूत्रत्याग को न्यूनतम 30 ml/liter पर रखना, पर्याप्त अंतःशिरीय (Intravenous) द्रव और रक्त पर रखना आवश्यक होता है। (देखें अध्याय 38)।

झिल्ली का कृत्रिम विदार (Artificial rupture of the membranes) तत्काल करना है यदि झिल्ली अक्षुण्ण (Intact=अक्षत) पायी जाती है। ऑक्सिटोसिन टपकन या ड्रिप (Oxytocin drip) का आरम्भ करना चाहिए, यदि यह निषिद्ध (Contraindicated) नहीं है।

उल्व-उच्छेदन (Amniotomy) के लाभ (Advantages) हैं – (i) प्रसव को त्वरित (Expedite) करना तथा, (ii) दो अन्य गंभीर जटिलताओं (Grave complications): वृक्कीय प्रांतस्था का क्षय (Renal cortical necrosis) तथा रक्त-स्कंदन व्यतिक्रम को न्यूनतम बनाना।

योनिक जनन या प्रसव (Vaginal delivery): ऑक्सिटोसिन के साथ या के बिना झिल्ली के विदार के बाद प्रसव प्रायः तेजी से (6 घंटे के अंदर) पूरा हो जाता है। शिशु के जनन के साथ विभिन्न मात्राओं में पश्चअपरा स्कंद (Retroplacental clot) के साथ अपरा निष्कासित हो जाती है। प्रसवोत्तर (Postpartum) रक्त-क्षति को कम करने के लिए अग्र स्कंध (Anterior shoulder) के प्रसव में अंतःशिरीय (Intravenous) 0.2 mg मेथर्जिन (Methergin) देना चाहिए। गर्भाशयी तानता (Tone) को बढ़ाने के लिए रक्ताधान (Blood transfusion) के साथ पर्याप्त आक्सिटोसिक (Oxytocics) का उपयोग करना चाहिए।

शल्यक्रिया द्वारा प्रसव (Cesarean section): गुप्त अपरा-अवखण्डन में शल्यक्रिया द्वारा प्रसव के स्थान (Place) को निर्धारित करना कठिन होता है। शिशु अनिवार्य रूप से गम्भीर रोगियों (Severe cases) में मृत और/या असमय (Premature) होता है तथा माता के लिए शल्यक्रिया द्वारा प्रसव की अपेक्षा योनिक प्रसव अधिक सुरक्षित होता है। इसका सुझाव रोगियों के दो चरम समूहों (Two extreme groups of case) में दिया जाता है, प्रारंभिक (Early) तथा विलम्बित (Late)।

प्रारम्भिक (Early): प्रारम्भिक रोगियों में प्रतिकूल गर्भाशय-ग्रीवा (Unfavorable cervix) के साथ जहाँ तत्काल योनिक प्रसव सम्भव नहीं होता है तथा भ्रूण के जीवित रहने की अधिक संभावना होती है।

विलम्बित (Late): उल्व-उच्छेदन (Amniotomy) तथा ऑक्सिटोसिन के बावजूद यदि प्रसव की अग्रगति विलम्बित (6–8 घंटे तक) होती है और जटिलकारी (Complicating) कारक जैसे–अल्पमूत्रता (Oliguria) या फाइब्रिनोजन की ह्रासमान मात्रा (Falling fibrinogen level) या भ्रूणीय संकट (Fetal distress) की उपस्थिति से माता की सामान्य स्थिति क्रमिकरूप से बिगड़ने लगती है तब शल्यक्रिया का सुझाव दिया जाता हैं जैसाकि पहले भी उल्लेख किया गया है कि कूवेलेयर गर्भाशय (Couvelaire uterus) की उपस्थिति में गर्भाशय-निष्कासन (Hysterectomy) का सुझाव नहीं होता है। आजकल शल्यक्रिया द्वारा प्रसव का प्रायः अधिक उपयोग हो रहा है।

रक्त स्कंदन व्यतिक्रम (Blood coagulation disorders): स्कंदन व्यतिक्रम के सुधार के लिए एक विवेकपूर्ण अभिगम (Rational approach) में किसी विशिष्ट चिकित्सा से बचना चाहिए जिसका अपवाद है– प्रत्यक्ष रक्तश्राव या नैदानिक रूप से (Clinically) मूल्यांकित घनास्त्रवाहिकारोधी प्रक्रिया (Thrombo-embolic process)। पर्याप्त रक्ताधान (Blood transfusion) द्वारा रक्त की क्षति को पूरा करने पर ध्यान केन्द्रित करना चाहिए तथा इसके साथ ही गर्भाशय (Uterus) को रिक्त करने का प्रयास करना चाहिए। पर्याप्त रक्ताधान का मुख्य उद्देश्य आयतन का प्रतिस्थापन (Replacement) तथा रक्तक्षीणता (Anemia) का सुधार करना है।

रक्त स्कंदन व्यतिक्रम से संबंधित कोई समस्या मुश्किल से (Hardly) होती है, विशेषकर योनिक प्रसव के दौरान। तथापि (However) यदि शल्यक्रिया द्वारा प्रसव की अपेक्षा होती है तथा फाइब्रिनोजन की मात्रा (Level) बहुत कम हो जाती है तब शल्यक्रिया के पहले फाइब्रिनोजन की मात्रा को न्यूनतम 150 mg% तक लाने के लिए पर्याप्त उपाय करना होता है। इसके और अधिक विस्तृत विवरण के लिए अध्याय 38 देखें। 500 ml (1 इकाई=Unit) ताजे रक्त में 0.5 gm (ग्राम) फाइब्रिनोजन होता है तथा फाइब्रिनोजन की मात्रा (शरीर में) 12.5 mg% तक बढ़ जाती है तथा बिम्बाणु (Platelets) की संख्या 10,000–15,000/cumm तक बढ़ती है।

अपरा अवखण्डन (Placental abruption) के आघाती (Traumatic) प्रकार के साथ भ्रूण-मातृक रक्तश्राव (Feto-maternal hemorrhage) प्रायिक (Common) होता है। इसका सामना करने के लिए सभी Rh-ऋणात्मक (Negative) महिलाओं को 500 μg (μ=म्यू=10^{-6}, g=ग्राम) प्रतिरक्षा ग्लोबुलिन–रोधी (Anti-D immunoglobulin) देना चाहिए। भ्रूण (Fetal) से माता में रक्त के श्राव (Maternal bleed) की मात्रा प्रायः 15ml से कम होती है।

तृतीय त्रिमास (3rd trimester) में भ्रूणीय रक्तश्राव कम (Rare) होता है जो भ्रूणीय वाहिका (Fetal vessels) के विदार (Rupture=फटना) के कारण हो सकता है। अतिस्वन (Ultrasound) जाँच तथा वर्ण डॉप्लर (Color Doppler) के उपयोग से इसका निदान हो सकता है। क्षार विकृतिकरण परीक्षण (Alkali denaturation test) द्वारा भ्रूणीय हीमोग्लोबिन (Hemoglobin) का पता लगाया जा सकता है। प्रबंध का उद्देश्य भ्रूणीय पूर्णता (Maturity) के मूल्यांकन के बाद शल्यक्रिया द्वारा भ्रूण का जनन करना है।

मध्यवर्ती रक्तश्राव (Intermediate Bleeding)

इसमें नैदानिक अतिस्वन (Clinical entities) के एक समूह को शामिल किया जाता है जहाँ अपरा प्रीविया (Placenta previa) या अपरा अवखण्डन (Abruption placentae) का विश्वस्त निदान (Diagnosis) नहीं किया जा सकता है और न ही रक्तश्राव के लिए किसी स्थानिक क्षति या घाव (Lesion) का विवरण होता है। तथापि (However), इनमें से कुछ उदारणों को बाद में अपरा प्रीविया की एक रोगी का पता चलता (या प्रमाण मिलता) है या अपरा की जाँच करने पर अपरा अवखण्डन की एक रोगी का प्रमाण मिलता है। रक्तश्राव का संभावित कारण किनारे की खातिका का रक्तश्राव (Margianl sinus hemorrhage), परिभित्तिक अपरा (Circumvallate placenta) का अतिप्रदर्शन (Excessive show) हो सकता है। अंतःगर्भाशयीग्रीवा (Endocervix) पर विदीर्ण वाहिका-प्रीविया (Ruptured vasa previa) या पर्याप्त पतनिका प्रतिक्रिया (Marked decidual reaction) की संभावना को ध्यान में रखना चाहिए।

प्रबंध (Management): रक्तश्राव प्रायः अल्प (Slight) होता है। यदि रोगी प्रसव (Labor) में नहीं होती है तथा गर्भावस्था (Pregnancy) 38 सप्ताह से कम होती है तब उसे अपरा-प्रीविया में निर्दिष्ट (Directed) प्रत्याशी (Expectant) उपचार पर रखा जाता है तथा उसकी आंतरिक जाँच की जाती है। यदि निचले खण्ड में अपरा के ऊतक (Placental tissue) का स्पर्श-अनुभव (Feel) नहीं किया जाता है तब झिल्लियों के अल्प विदार (Low rupture of the membranes) द्वारा प्रसव का प्रेरण (Induction) किया जाता है। यदि परहेज (Contraindication) नहीं है तो ऑक्सिटोसिन की टपकन (Oxytocin drip) का योग दिया जा सकता है। भ्रूण का ध्यानपूर्वक निरीक्षण (Close monitoring) करना होता है।

प्रसवपूर्व रक्तश्राव का सारांश (Summary of Antepartum Hemorrhage)

(1) प्रसवपूर्व रक्तश्राव को गर्भावस्था के 28वें सप्ताह के बाद परन्तु शिशु के जन्म के पहले जननांगी क्षेत्र (Genital tract) से या के अंदर रक्तश्राव केरूप में परिभाषित किया जाता है जिसका कारण अपरा (Placental), अपरा-बाह्य (Extra-placental) या अव्याख्यित (Unexplained) होता है।

(2) अपरा-प्रीविया (Placenta previa) चार प्रकार के होते हैं। अपरा-चित्रण (Placentography) (Ultrasonography) से निदान (Diagnosis) की पुष्टि होती है। अपरा-प्रीविया से अपरा-अवखण्डन (Abruptio placentae) को विभेद (Differentiate) करना चाहिए।

(3) अपरा-प्रीविया और अपरा-अवखण्डन की जटिलता से माता तथा शिशु, दोनों ही प्रभावित होते हैं।

(4) अपरा-प्रीविया और अपरा-अवखण्डन का प्रबंध (Management) समस्या की गम्भीरता (Severity) तथा गर्भ की अवधि (Duration of pregnancy) पर निर्भर करता है।

प्रवाह चित्र (Flow chart) 18.2: अपरा-अवखण्डन के प्रबंध की रूपरेखा (Scheme of management of abruptio placentae)

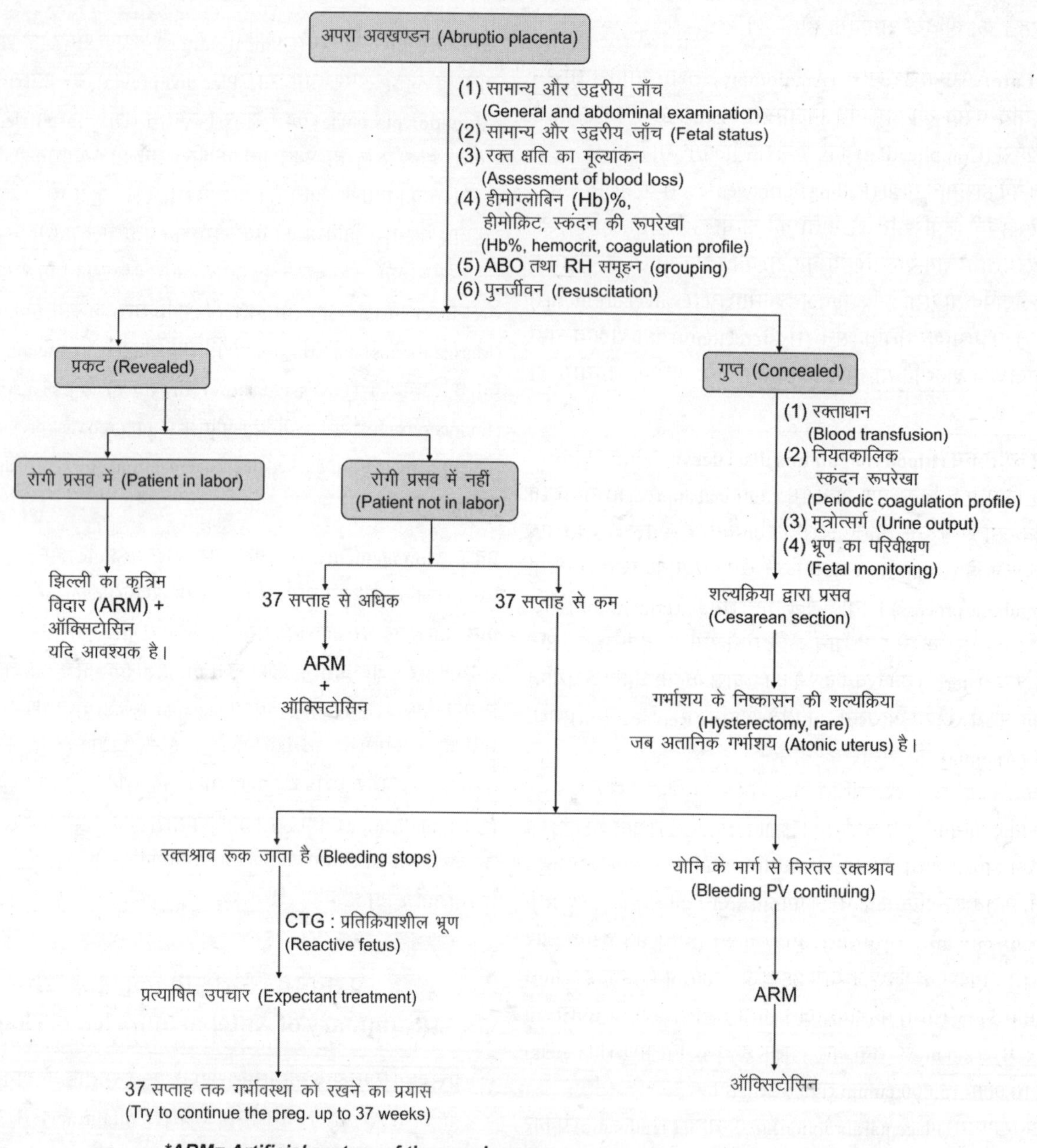

ARM= Artificial rupture of the membranes
PV=Per Vaginam

अध्याय
19

गर्भावस्था को जटिल बनाने वाले चिकित्सीय और शल्यक रोग (Medical and Surgical Illnesses Complicating Pregnancy)

गर्भावस्था में रक्तीय व्यतिक्रम (Hematological Disorders in Pregnancy)

रक्तीय व्यतिक्रम (या रोग) के अनेक रूप होते हैं जिसका यहाँ वर्णन किया जायेगा।

गर्भावस्था में रक्तक्षीणता (Anemia in Pregnancy)

रक्तक्षीणता एक सर्वसामान्य रक्तात्मक व्यतिक्रम (Commonest hematological disorder) है जो गर्भावस्था में पायी जा सकती है, अन्य व्यतिक्रम हैं – रीसस समप्रतिरक्षण (Rhesus isoimmunization) तथा रक्त-स्कंदन व्यतिक्रम (Blood coagulation disorders)।

प्रभाव या विस्तार (Incidence): विश्व स्वास्थ्य संगठन (WHO=World Health Organization) द्वारा निर्धारित मानक (Standard) के अनुसार यदि परिधीय रक्त में हीमोग्लोबिन (Hemoglobin) की मात्रा 11 gm/100 ml या इससे कम होती है, तो गर्भवती महिला में रक्तक्षीणता उपस्थित होती है। गर्भावस्था में प्लाविका (Plasma) आयतन में वृद्धि (32 सप्ताह के आस-पास) अधिकतम होती है जिसके कारण हीमोग्लोबिन का तनुकरण (Dilution) होता है। इस कारण से गर्भावस्था के दौरान किसी भी अवधि में 10 gm/dl [dl=deciliter=100 ml] से कम हीमोग्लोबिन की मात्रा को रक्तक्षीणता समझा जाता है। 9 gm/dl या इससे कम हीमोग्लोबिन (Hb) की मात्रा में विस्तृत जाँच-पड़ताल (Investigations) तथा उपयुक्त उपचार की आवश्यकता होती है। इस निम्नतर मात्रा या स्तर (Lower level) को अपनाकर गर्भावस्था में रक्तक्षीणता का प्रभाव उष्णप्रदेशों (Tropics) में 40–80% तक होता है जबकि विकसित देशों में यह प्रभाव 10–20% देखा गया है। तृतीय विश्व के देशों (3rd world countries) में मातृक (Maternal) मृत्यु के 20% के लिए रक्तक्षीणता उत्तरदायी होती है।

वर्गीकरण (Classification)

रक्तक्षीणता का वर्गीकरण विभिन्न प्रकारों में किया जा सकता है। व्यावहारिक प्रयोजन (Practical purposes) में एक सरल वर्गीकरण किया जाता है जिससे कि रोगियों (Cases) के प्रबंध में उपयोगी सिद्ध हो सके। यह असामान्य नहीं है, कि रक्तक्षीणता का एक अप्रारूपित (Atypical) प्रकार का सामना हो और इस स्थिति में रूधिर (या रक्त) विज्ञानी (Hematologist) का विचार जानना चाहिए। वर्गीकरण निम्नलिखित है –

I. गर्भावस्था की क्रियात्मक रक्तक्षीणता (Physiological anemia of pregnancy)

II. रोगात्मक (Pathological):

(i) अपर्याप्तता रक्तक्षीणता, पृथक या संयुक्त (Deficiency anemia, isolated or combined): (a) लौह अपर्याप्तता (Iron deficiency), (b) फोलिक अम्ल (Folic acid) अपर्याप्तता, (c) विटामिन B_{12} अपर्याप्तता (d) प्रोटीन अपर्याप्तता

(ii) रक्तश्रावी (Hemorrhagic)% (a) तीव्र (Acute): प्रारम्भिक (Early) महीनों में रक्तश्राव के बाद या प्रसवपूर्व रक्तश्राव (APH=Antepartum hemorrhage) (b) दीर्घकालिक (Chronic): अंकुशकृमि उत्पीड़न (Hookworm infestation), रक्तश्रावी बवासीर या अर्श (Bleeding pile), आदि।

(iii) आनुवांशिक (Heredity): (a) थैलेसीमिया (Thalassemias), (b) दात्री कोशिका हीमोग्लोबिन रोग (Sickle cell hemoglobinopathies), (c) अन्य हीमोग्लोबिन रोग या अपसामान्यता (Other hemoglobinopathies), (d) आनुवांशिक रक्तक्षयी रक्तक्षीणता (Heredity hemolytic anemias) [लोहिताणु झिल्ली दोष (RBC membrane defects), अपसामान्य गोल लाहिताणुता (Spherocytosis)]

(iv) अस्थि-मज्जा अपर्याप्तता (Bone-marrow insufficiency): विकिरण के कारण अल्पवृद्धि या अविकसन (Hypoplasia or aplasia due to radiation), औषधि (Drugs) जैसे–एस्पिरिन (Aspirin), इन्डोमेथासिन (Indomethacin)।

(v) संक्रमण की रक्तक्षीणता (Anemia of infection) [मलेरिया (Malaria), यक्ष्मा (TB)]।

(vi) दीर्घकालिक (वृक्कीय) रोग (Chronic renal disease) या अर्बुद (Neoplasm), तथापि (However), रक्तक्षीणता के दो साामन्य प्रकारों के साथ प्रसूति-विशेषज्ञों (Obstetricians) को अधिक सामाना करना पड़ता है, वे हैं – अपर्याप्तता रक्तक्षीणता तथा रक्तक्षावी रक्तक्षीणता। इसके विस्तृत विवरण के लिएरूधिर विज्ञान (Hematology) की किसी प्रामाणिक पुस्तक को देखें।

सारणी (Table) 19.1: अगर्भवती और गर्भवती स्थिति में सामान्य रक्त मान
(Normal blood value in non-pregnant and pregnant state)

	अगर्भवती (Nonpregnant)	द्वितीय अर्धकाल की गर्भावस्था (Second half/pregnancy)
हीमोग्लोबिन (Hb)	14.8 gm/100 ml	11.14 gm/100 ml
लेहिताणु (RBC)	50 लाख / Cube mm (mm^3)	44.5 लाख / mm^3
हीमैटोक्रिट (Hematocrit)	33–42%	32–36%
औसत कणिकीय हीमोग्लोबिन (MCH=Mean corpuscular Hb)	27–32 pg (Picogram)	26–31 pg ($p=10^{-12}$)
औसत कणिकीय आयतन (MCV=Mean corpuscular volume)	75–100 Cubic micron (μm^3)	75–95 μm^3 ($\mu=10^{-6}$)
औसत कणिकीय हीमोग्लोबिन मात्रा (MCHC=Mean corpuscular Hb concentration)	32–36%	30–35%
रक्तोद में लौह (Serum iron)	60–120 μg/100 ml	थोड़ा कम (65–75 μg/100 ml)
कुल लौह-बंधन क्षमता (TBC=Total iron binding capacity)	300–350 μg/100 ml	थोड़ा अधिक (300–400 μg/100 ml)
संतश्प्ति प्रतिशत (Saturation percentage) $\left(\text{अनुपात} = \frac{\text{रक्तोदी लौह}}{\text{TBC}}\right)$	30%	16% से कम
रक्तोद में फेरीटिन (Serum ferritin)	20–30 μg/liter (औसत)	15 μg/liter (औसत)

शरीर क्रियात्मक रक्तक्षीणता की धारणा (Concept of Physiological Anemia)

जैसा कि पहले उल्लेख किया गया है (अध्याय–5) कि गर्भावस्था में प्लाविका आयतन (Plasma volume), लोहिताणु (RBC) के आयतन तथा हीमोग्लोबिन (Hemoglobin) की मात्रा में असंगत (Dispropriate) वृद्धि होती है। इसके अतिरिक्त गर्भावस्था के दौरान, विशेषकर द्वितीय अर्धकाल में अतिक्ति लौह (Iron) की पर्याप्त आवश्यकता होती है। यहाँ तक कि एक पर्याप्त आहार भी लौह की अतिरिक्त आवश्यकता की पूर्ति नहीं करता है। इस प्रकार, गर्भावस्था के दौरान शरीर में सदैव क्रियात्मक लौह अपर्याप्तता की स्थिति बनी रहती है। इसके कारण गर्भावस्था के द्वितीय अर्धकाल में न केवल हीमोग्लोबिन की मात्रा तथा हीमैटोक्रिट का मान (Hematocrit value) में एक कमी आती है बल्कि सम्बद्ध रक्तोद (Serum) में लौह की अल्पमात्रा, वर्धित लौह-बंधन क्षमता (Increased iron binding capacity) तथा लौह अवशोषण (Absorption) की वर्धित गति (Rate) होती है जैसाकि लौह अपर्याप्तता रक्तक्षीणता में देखने को मिलता है।

इस प्रकार गर्भावस्था में हीमोग्लाबिन की मात्रा में कमी का कारण रक्त तनुता (Hemodilution) तथा ऋणात्मक लौह संतुलन (Negative iron balance) का संयुक्त प्रभाव होता है। रक्तक्षीणता सामान्य आकार के लोहिताणु (Normocytic) तथा हीमोग्लोबिन की सामान्य मात्रा के लोहिताणु (Normochromic) के प्रकार में [अर्थात् सामान्य आकार और सामान्य रंग के लोहिताणु के प्रकार में] होती है। अगर्भवती (Non-pregnant) तथा गर्भवती स्थिति में रक्त के सामान्य मान (Value) का उल्लेख सारणी 19.1 में किया गया है।

क्रियात्मक रक्तक्षीणता के मानदण्ड (Criteria of physiological anemia): गर्भावस्था मे द्विअर्धकाल में क्रियात्मक रक्तक्षीणता की निम्नतर सीमा (Lower limit) को निम्नलिखित रक्तात्मक मान (Hematological values) को पूर्ण करना चाहिए –(1) Hb=10 gm%, (2) लोहिताणु (RBC) = 32 लाख/mm^3, (3) हीमैटोक्रिट (PCV=Packed cell volume) = 30%, (4) सतही चिकनाई (Peripheral smear) में केन्द्रीय पाण्डुरता (Central pallor) के साथ लोहिताणु की सामान्य आकृति (Normal morphology) का प्रदर्शन होना चाहिए। पूर्णगर्भावधि (Term) पर अपेक्षित हीमोग्लोबिन मात्रा को मोटे तौर पर ज्ञात करने के लिए 12 सप्ताह के पहले गर्भ की हीमोग्लोबिन मात्रा में 2 gm% घटाना है।

लोहिताणु-जनन (Erythropoiesis)

वयस्कों (Adults) में लोहिताणु-जनन (एरिथ्रोपोयीसिस) अस्थि-मज्जा (Bone-marrow) तक सीमित होता है। लोहिताणु का निर्माण विभिन्न चरणों (Stages) में होता है:

प्रोनोर्मोब्लास्ट (Pronormoblasts) →नॉर्मोब्लास्ट (Normoblast) → रेटिक्यूलोसाइट (Reticulocytes) → पूर्ण विकसित अकेन्द्रकित लोहिताणु (Mature non-nucleated erythrocytes)। लाहिताणु (RBC) का औसत जीवन-काल (Life span) लगभग 120 दिन का होता है जिसके बाद उसका अपक्षय (Degeneration) होता है तथा हीमोग्लोबिन का विघटन (Breakdown) हीमोसिडरिन (Hemosiderin) तथा पित्त रंजक (Bile pigment) में हो जाता है। उचित लोहिताणु-जनन के लिए पर्याप्त पोषक पदार्थों (Nutrients) की आवश्यकता होती है, वे हैं – खनिज, विटामिन, प्रोटीन तथा हार्मोन (Minerals, Vitamins, proteins and hormones)। इन पदार्थों (या अवयवों= Constituents) का अपर्याप्त भंडार या वर्धित आवश्यकता या अपर्याप्त आपूर्ति से सामान्य लोहिताणु-जनन में हस्तक्षेप (या बाधा) होती हैं।

(A) खनिज (Minerals): (i) हीमोग्लोबिन के संश्लेषण (Synthesis) में लौह (Iron) एक अनिवार्य अवयव होता है। (ii) ताम्बा तथा कोबाल्ट लेश (Traces of copper and cobalt) की आवश्यकता भी संश्लेषण में होती है।

(B) विटामिन (Vitamins): पूर्णविकसन (Maturation) की प्रक्रिया में जिन विशिष्ट विटामिनों की आवश्यकता होती है, वे हैं – विटामिन B_{12}, फॉलिक अम्ल (Folic acid) तथा विटामिन "C"। केन्द्रक प्रोटीन (Nucleoprotein), विशेषकर लोहिताणु-जनक कोशिका (Erythropoietic cells) के संश्लेषण में फोलिक अम्ल तथा विटामिन B_{12} की आवश्यकता होती है। RNA (Ribonucleic acid=राइबोन्यूक्लीइक अम्ल) के संश्लेषण की प्रारंभिक अवस्था पर विटामिन B_{12} कार्य करता है परन्तु DNA (Deoxyribonucleic acid डिऑक्सीराइबोन्यूक्लीइक अम्ल) के संश्लेषण में बाद की अवस्था में फॉलिक अम्ल कार्य करता है। इस प्रकार विटामिन B_{12} की अपर्याप्तता (Deficiency) के कारण दोनों RNA तथा DNA का दोषपूर्ण (Defective) संश्लेषण होता है जबकि फॉलिक अम्ल की अपर्याप्तता से केवल DNA का दोषपूर्ण संश्लेषण होता है। फॉलिक अम्ल का फॉलिनिक अम्ल (Folinic acid) में परिवर्तन के लिए विटामिन C अनिवार्य होता है।

(C) प्रोटीन (Proteins): ग्लोबिन अर्धभाग (Globin moiety) के संश्लेषण के लिए ऐमीनो अम्ल (Amnio acid) की आपूर्ति प्रोटीन करता है।

(D) एरिथ्रोपोयीटिन (Erythropoietin): अस्थि-मज्जा (या बोनमैरो=Bone marrow) में वृंत-कोशिका (Stem cells) के उत्तेजन द्वारा लोहिताणु आयतन में वृद्धि के लिए हार्मोन (Hormone) उत्तरदायी होता है। अधिकांशतः अपरा के लैक्टोजेन (Placental lactogen) द्वारा या प्रोजेस्टेरोन (Progesterone) द्वारा भी एरिथ्रोपोयीटिन का वर्धित श्राव उत्पन्न किया जाता है। एरिथ्रोपोयीटिन का उत्पादन वृक्क द्वारा (90%) तथा यकृत (Liver) द्वारा (10%) किया जाता है।

उष्णप्रदेशों में रक्तक्षीणता की वर्धित विद्यमानता (या उपस्थिति) के कारण (Causes of Increased Prevalence of Anemia in Tropics)

उष्णकटिबंधी क्षेत्रों (Tropics) में, विशेषकर शिशु-जनन आयु की महिलाओं में लौह अपर्याप्तता (Iron deficiency) रक्तक्षीणता अत्यधिक विद्यमान (Prevalent) है, विशेषरूप से अल्पसुविधा प्राप्त क्षेत्र में। स्वस्थ व्यक्ति में 15 mg लौह के दैनिक आहारी अंतर्ग्रहण (Intake) से लगभग 1.5 mg लौह के दैनिक हानि की पूर्ति हो सकती है जिससे 10% की अवशोषण दर (Absorption rate) माना जाता है। परन्तु उष्णकटिबंधी देशों में विशेषकर निम्न (Low) सामाजिक-आर्थिक समूह के साथ दैनिक आवश्यकता अधिक होती है जिसके कारण निम्नलिखित हैं–

(1) दोषपूर्ण आहारी आदत (Faulty dietary habit): आहार में लौह में कमी नहीं होती है परन्तु आहार में प्रचुर कार्बोहाइड्रेट (Carbohydrate) होता है। आंत्र (Gut) में अधिक फॉस्फेट और फाइटिक अम्ल (Phosphate and phytic acid) से अघुलनशील लौह फास्फेट तथा फाइटेट (Iron phosphate and phytates) के निर्माण में सहायता मिलती है जिसके कारण लौह का अवशोषण (Absorption) कम होता है।

(2) दोषपूर्ण अवशोषण क्रियाविधि (Defective absorption mechanism): आंत्रीय उत्पीड़न (Intestinal infestation) की अतिविद्यमानता (High prevalence) के कारण आंत्रीय शीघ्रता (Intestinal hurry) होती है जो लौह अवशोषण को कम करती है। उदर (Abdomen) द्वारा हाइड्रोक्लोरिक अम्ल का ह्रासित श्राव (Reduced secretion) [हाइपोक्लोरहाइड्रिया (Hypochlorhydria)] जिसका प्रायः संबंध कुपोषण (Malnutrition) के साथ होता है, वह भी अवशोषण को रोकता है।

(3) लौह की क्षति या हानि (Iron loss): (i) स्वेद (Sweat) से होकर लौह की क्षति 15 mg प्रतिमहीना तक हो सकती है। (ii) कम अंतर पर पुनरावृत्त गर्भ (Repeated pregnancies) और उसके साथ दीर्घकाल तक स्तन्यश्राव (Lactation) से शरीर के लौह-भण्डार में कमी होती है। यह अनुमान लगाया गया है कि शिशु-जनन और स्तन्य (या दुग्ध) श्राव के दौरान लगभग 1000 mg की क्षति को पूरा करने में पर्याप्त आहार के साथ एक सामान्य स्वस्थ स्त्री को लगभग दो वर्ष का समय लगता है। (iii) आर्तव (या रजोश्राव) के दौरान लौह की अति क्षति (Excessive blood loss during menstruation) जिसे अनुपचारित (Untreated) तथा उपेक्षित छोड़ दिया जाता है। (iv) अंकुशकृमि उत्पीड़न (Hookworm infestation): इसमें दौनिक 0.5–2 mg तक लौह की क्षति हो सकती है (एक कृमि दैनिक 0.5 ml रक्त निष्कासित करता है)। (v) दीर्घकालिक मलेरिया (Chronic malaria), बवासीर का रक्तश्राव तथा रक्तातिसार (Bleeding piles and dysentery) भी लौह अपर्याप्तता रक्तक्षीणता का कारण बनता है।

गर्भावस्था के दौरान (During Pregnancy)

जिस स्त्री में पर्याप्त लौह भण्डार होता है तथा संतुलित आहार पर होती है उसमें लौह की वर्धित (Increased) आवश्यकता के बावजूद गर्भावस्था के दौरान रक्तक्षीणता होने की संभावना नहीं होती है। परन्तु यदि लौह-भण्डार (Iron reserve) अपर्याप्त या अनुपस्थित है तब जो कारक (Factors) गर्भावस्था के दौरान रक्तक्षीणता के विकास की ओर अग्रसर (Leading) होते हैं, वे हैं–

(1) लौह की अधिक आवश्यकता (Increased demands of iron): गर्भावस्था की अवधि में लौह की पर्याप्त वर्धित (Increased) आवश्यकता

होती है। पर्याप्त संतुलित आहार में 18–20 mg लौह से अधिक नहीं होता है और यह मान लिया जाता है कि अवशोषण की गति (Absorption rate) में दो गुनी अधिक वृद्धि होती है तब भी मुश्किल से आवश्यकता की पूर्ति होती है।

(2) लौह का ह्रासित अंतर्ग्रहण (Diminished intake of iron): सामाजिक–आर्थिक कारक (जैसे–निर्धनता, अशिक्षा आदि) के अतिरिक्त दोषपूर्ण आहारी आदत, क्षुधानाश (Loss of appetite) तथा गर्भावस्था में वमन (Vomiting) भी उत्तरदायी कारक होते हैं।

(3) बाधित चयापचय (Disturbed metabolism): उपरोक्त दोषपूर्ण अवशोषण क्रियाविधि के अलावा गर्भावस्था में अस्थिमज्जा (Bone marrow) का लोहिताणु जनन-कार्य कम होता है। संक्रमण (Infection) की उपस्थिति से लोहिताणु जनन (Erythropoiesis) बाधित होता है। चिकित्सक को लक्षणहीन जीवाणु-मूत्रता (Asymptomatic bacteriurea) की उपस्थिति की भी उपेक्षा नहीं करनी चाहिए।

(4) गर्भवती के पूर्व स्वास्थ्य की स्थिति (Pre-pregnant health status): उष्ण प्रदेश की अधिकतर स्त्रियों में गर्भावस्था पूर्व-विद्यमान (Pre-existing) रक्तक्षीण स्थिति में या अपर्याप्त लौह-भण्डार की स्थिति में आरम्भ होती हैं। यह संग्रहित लौह की स्थिति है जो अधिकांशतः यह निर्धारित करती है कि एक गर्भवर्ती स्त्री क्या रक्तक्षीण (Anemic) बनती है या नहीं तथा कितना शीघ्र बनती है।

(5) अत्यधिक आवश्यकता (Excess demand): (a) बहुल गर्भावस्था (Multiple pregnancy) में लौह की आवश्यकता दो गुनी अधिक होती है। (b) पिछले प्रसव के बाद दो वर्ष के अंदर आवर्ती (Recurring) गर्भावस्था में अपर्याप्त लौह भण्डार को पूरा करने के लिए अधिक लौह की आवश्यकता होती है। (c) 21 वर्ष से कम आयु की स्त्रियों में प्राकृतिक वर्धन (Natural growth) के लिए लौह की अधिक आवश्यकता को कम महत्व नहीं देना चाहिए विशेषकर जहाँ किशोरी (Teenage) गर्भावस्था विद्यमान होती है। 17 वर्ष की आयु में गर्भ की अवधि में लगभग 270 mg लौह की अतिरिक्त आवश्यकता होती है।

(6) गर्भावस्था में रक्तक्षीणता द्वारा प्रस्तुत एक अन्य महत्वपूर्ण समस्या है – उसकी बहुरूपता (Polymorphism)। उपलब्ध लौह के अतिरिक उपलब्ध कच्चामाल (Raw materials) जैसे–फोलिक अम्ल, विटामिन B_{12}, प्रोटीन के लिए प्रतिस्पर्धा (Competition) द्वारा मातृक लोहिताणु– जनन के साथ हस्तक्षेप करने की प्रवृत्ति गर्भावस्था में होती है।

लौह अपर्याप्तता रक्तक्षीणता
(Iron Deficiency Anemia)

नैदानिक रूप (Clinical features): नैदानिकरूप किसी अन्य की अपेक्षा रक्तक्षीणता की अवस्था (Degree) पर अधिक निर्भर करता है। बहुमत संख्या के रोगियों में कोई लक्षण नहीं होता है तथा उसके अस्तित्व की पहचान जाँच के दौरान संयोग से ही होती है। तथापि (However), निम्नलिखितरूपों (या लक्षणों) का विकास धीरे-धीरे होता है –

लक्षण (Symptoms): (1) शिथिलता (Lassitude) तथा निःशेषण (Exhaustion) या दुर्बलता (Weakness) का अनुभव प्रारम्भिक प्रदर्शन हो सकता है। (2) अन्य लक्षण हैं– क्षुधा-नाश (Anorexia) तथा अपच (Indigestion), अस्थानिक स्पंद (Ectopic beats) के कारण हृदय का असामान्य स्पंदन (Palpitation), कष्टश्वास (Dyspnea), सिर का चक्कर (Giddiness) तथा पैर की सूजन (Swelling of the legs)।

जाँच पर (On examination): (1) विभिन्न मात्रा (Degree) में पाण्डुरता (Pallor या पीलापन), जिह्वा शोथ (Glossitis) तथा मुख पाक (Stomatitis) का प्रमाण (2) अल्पप्रोटीन रक्तता (Hypoproteinaemia) या सम्बद्ध प्राक्-गर्भाक्षेपक (Pre-eclampsia) के कारण पैर का शोथ (Edema) (3) क्रियात्मक द्विकपर्द कपाट (Physiological mitral) की अक्षमता के कारण द्विकपर्द (मिट्रल) क्षेत्र में एक हल्की प्रकुंचक फुस-फुसाहट (Systolic murmur) सुनाई पड़ सकती है। (4) संकुलन (Congestion) के कारण फफ्फुस (Lungs) के तल पर खड़खड़ाहट (Crepitation) की ध्वनि सुनाई पड़ सकती है।

जाँच-पड़ताल (Investigations): रोगी में यदि हीमोग्लोबिन की मात्रा (Hemoglobin level) 9 gm% या इससे कम होती है तब उसकी पूर्ण रक्तीय जाँच-पड़ताल (Hematological investigations) की आवश्यकता होती है। जाँच-पड़ताल का उद्देश्य निम्नलिखित का निश्चित पता लगाना है–

(i) रक्तक्षीणता की अवस्था (Degree of anemia)
(ii) रक्तक्षीणता का प्रकार (Type of anemia)
(iii) रक्तक्षीणता का कारण (Cause of anemia)

रक्तक्षीणता की अवस्था को लिखना है (To note the degree of anemia): इसके लिए रक्त की जाँच की आवश्यकता होती है जिसमें (1) हीमोग्लोबिन (Hb), (2) लोहिताणु (RBC) की कुल संख्या (इस संख्या की गिनती तब तक अधिक महत्व की नहीं होती है जबतक की चरम सीमा तक परिवर्तित नहीं होती है) तथा (3) हीमैटोक्रिट (Hematocrit=PCV=Packed cell volume=रक्त में लोहिताणु के आयतन) के निर्धारण के मूल्यांकन को शामिल किया जाता है। ये सभी न केवल गर्भावस्था की क्रियात्मक रक्तक्षीणता का पता लगाने में सहायता करते हैं बल्कि रोगात्मक (Pathological) रक्तक्षीणता की मात्रा (Degree) बताने में सहायता करते हैं। हीमोग्लोबिन की मात्रा के अनुसार रोगात्मक रक्तक्षीणता का श्रेणीकरण (Grading) किया जाता है जो इसे प्रकार होता है –

8 से लेकर 10 gm%	– हल्का (Mild)
7 gm% से लेकर 8 gm% से कम	– मध्यम (Moderate)
7 gm% से कम	– तीव्र (Severe)

रक्तक्षीणता के प्रकार का निश्चित पता लगाना है (To ascertain):

(1) सतही रक्त स्नेहक (Peripheral blood smear): रक्तक्षीणता के प्रकार के बारे में उत्कृष्ट विचार जानने के लिए लिशमैन-धब्बे (Leishman stain) के साथ सतही रक्त स्नेहक के लोहिताणु रूप क्रिया (Morphology of red cells) की जाँच की जाती है। आकृति और आकार की विभिन्नता (Poikilocytosis and anisocytosis) के साथ लघु पीले रंग की कोशिकाओं की प्रचुर उपस्थिति से अल्पवर्णिक सूक्ष्म कोशिकीय रक्तक्षीणता (Hypochromic microcytic anemia) का संकेत मिलता है। लौह अपर्याप्तता रक्तक्षीणता में यह विशिष्ट होती है। इसमें अपूर्ण लोहिताणु (Reticulocytes) की संख्या कुछ अधिक होती है। देखें चित्र 19.1।

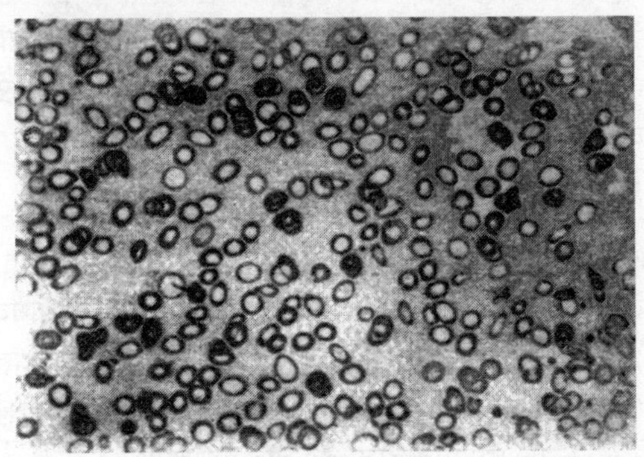

चित्र (Fig.) 19.1: अल्पवर्णिक सूक्ष्मकोशिकीय रक्तक्षीणता (Hypochromic microcytic anemia)

(2) रूधिरात्मक सूचकांक (Hematological indices): हीमोग्लोबिन का मूल्यांकन, लोहिताणु की कुल गणना (Count) तथा PCV के मूल्य (Values) पर MCHC (Mean corpuscular hemoglobin concentration), MCV तथा MCH की गणना आधारित होती है। MCV तथा MCH का मूल्य अधिक विश्वसनीय नहीं होता है क्योंकि लोहिताणु की गणना में अन्तर्निहित (या जन्मजात) अशुद्धता (Inherent accuracy) होती है जो उनकी गणना में शामिल होती है। लौह अपर्याप्तता रक्तक्षीणता का सर्वाधिक विश्वस्त सूचक (Index) MCHC है। यह ध्यान में रखना चाहिए कि रूधिर (या रक्त) का सूचकांक रक्तक्षीणता के प्रकार की सही जाँच के लिए पूरक होना चाहिए न कि रक्त स्नेहक जाँच के प्रतिस्थापन (Substition) के रूप में। एक विशिष्ट (Typical) लौह अपर्याप्तता रक्तक्षीणता में निम्नलिखित मूल्यों का प्रदर्शन होता है – हीमोग्लोबिन – 10 gm% से कम, लोहिताणु (RBC): 40 लाख/mm^3, PCV–30% से कम, MCHC–30% से कम, MCV–75 μm^3 (μ=म्यू= 10^{-6}) से कम तथा MCH–25 pg (p=पिको=10^{-12}) से कम।

(3) लौह अपर्याप्तता रक्तक्षीणता में महत्व के अन्य रक्त मूल्य (Blood values) हैं–

(a) रक्तोद (Serum) में लौह (Iron) प्रायः 30 μg/100 ml से कम होता है।
(b) लौह बंधन (Iron binding) की कुल क्षमता बढ़कर 400 μg/100 ml से अधिक होती है।
(c) प्रतिशत संतृप्ति (Percentage saturation) 10% या इससे कम होती है।
(d) रक्तोद में फेरीटिन (Serum ferritin) 15 μg/liter से कम होता है।
(e) रक्तोद में विलिरूबिन (Serum bilirubin) की वृद्धि नहीं होती है।

रक्तक्षीणता के कारण का पता लगाना है (To find out the Cause of Anemia)

रक्तक्षीणता के कारण का पता लगाने के लिए रोगी का इतिवृत्त (History) तथा नैदानिक (Clinical) जाँच के अनुसार उचित जाँच-पड़ताल (Investigation) करनी चाहिए। परन्तु दिनचर्या (Routine) के रूप में निम्नलिखित कार्य करना चाहिए –

(1) मल की जाँच (Examination of stool): कृमि-उत्पीड़न (Helminthic infestation) (विशेषकर अंकुश-कृमि=Hookworm) का पता लगाने के लिए एक दिनचर्या के रूप में मल की जाँच करना चाहिए, विशेषकर उष्ण क्षेत्रों (Tropics) में।

(2) मूत्र की जाँच (Examination of urine): मूत्र में प्रोटीन, शर्करा (Sugar) तथा पीव-कोशिका (Pus cells) की उपस्थिति के लिए मूत्र की जाँच करनी चाहिए। मूत्र का मध्य प्रवाह का स्वच्छ (Clean) नमूना लेकर उसका जीवाणु-वर्धन (Culture) करके जीवाणु-समूह की गणना (Colony count) की जाती है यदि यह गणना (या संख्या) 10^5/ml होती है तब इससे संक्रमण (Infection) का संकेत मिलता है।

जब उपरोक्त जाँच से रक्तक्षीणता के कारण का निश्चित निदान (Diagnosis) नहीं होता है तब अन्य जाँच-पड़ताल की जाती हैं। जैसे– (i) संदिग्ध फुफ्फुसीय यक्ष्मा (Pulmonary tuberculosis) के लिए वक्ष (Chest) का एक्स-किरण चित्र (X-ray) (ii) जठर-रस में अम्ल की कमी (Achlorhydria ऐक्लोरहाइड्रिया) का पता लगाने के लिए जठर-रस (Gastric-juice) के खण्डीय आहार का परीक्षण विश्लेषण (Fractional test meal analysis) घातक (Pernicious) रक्तक्षीणता में, (iii) अल्पप्रोटीन रक्तता (Hypoproteinemia) में रक्तोदी प्रोटीन (Serum protein) का मूल्यांकन या (iv) आनुवांशिक अपसामान्य गोल लोहिताणु की उपस्थिति (Spherocytosis स्फेरोसाइटोसिस) में परासरणी भंगुरता (Osmotic fragility) या (v) हीमोग्लोबिन रोग का व्यतिक्रम (Hemoglobinopathic disorders) का मूल्यांकन करने के लिए सीरम प्रोटीन का मूल्यांकन करना।

अस्थि-मज्जा के अध्ययन का महत्व (Place of bone marrow study): अस्थि मज्जा की जाँच दिनचर्या के रूप में नहीं करना चाहिए परन्तु निम्नलिखित स्थिति में इसकी जाँच का सुझाव दिया जाता है – (1) रूधिरात्मक वर्ग-निर्धारण (Hematological typing) के अनुसार रोगी पर चिकित्सा की अनुक्रिया नहीं होती है। (2) हाइपोप्लास्टिक (Hypoplastic) रक्तक्षीणता का निदान (Diagnosis) करना, (3) लिश्मैन-डॉनोबान पिण्ड (Leishman-Donovan or L-D bodies) की पहचान द्वारा काला-ज्वर (Kala-azar) का निदान करना।

लौह अपर्याप्तता रक्तक्षीणता में अस्थि-मज्जा प्रकृति में नॉर्मोब्लास्टिक (Normoblastic = लोहिताणु का प्रारम्भिकरूप) होती है। जब प्रूशियन नील (Prussian blue=Ferric ferrocyanide) के साथ रंजित (Stained या धब्बा) किया जाता है तब हीमोसिडरिन कणिकाओं (Hemosiderin granules) की अनुपस्थिति होती है।

विभेदी निदान (Differential diagnosis): अल्पवर्णिक (Hypochromic) रक्तक्षीणता के सभी कारणों का भेदीकरण (Differentiate) करना है। लौह अपर्याप्तता रक्तक्षीणता के अतिरिक्त अन्य कारण (Causes) हैं – (1) संक्रमण (Infection), (2) वृक्क शोथ (Nephritis) तथा प्राक्-गर्भाक्षेपक (Pre-eclampsia) (3) हीमोग्लोबिन विकृति (Hemoglobinopathies)।

तीव्र (या गम्भीर) रक्तक्षीणता की जटिलता (Complications of Severe Anemia)

गर्भावस्था के दौरान (During pregnancy): निम्नलिखित जटिलता के बढ़ने की संभावना होती है – (1) कुपोषण (Malnutrition) तथा अल्पप्रोटीन रक्तता (Hypoproteinemia) के साथ प्राक्-गर्भाक्षेपक (Pre-eclampsia)

संबंधित हो सकता है। (2) अंतरावर्ती संक्रमण (Intercurrent infection): रक्तक्षीणता न केवल संक्रमण के प्रतिरोध (Resistance) को कम करती है, बल्कि कोई पूर्व-विद्यमान क्षति या घाव (Pre-existing lesion) यदि उपस्थित है तो इसे उत्तेजित करती है यह लिखना चाहिए कि स्वयं संक्रमण भी लोहिताणु-जनन (Erythropoiesis) को अस्थि-मज्जा के मंदन (Bone marrow depression) द्वारा कम करता है। (3) गर्भावस्था के 30–32 सप्ताह पर हृदयपात (Heart failure) तथा (4) कालपूर्व प्रसव (Preterm labor).

प्रसव के दौरान (During labor): (1) गर्भाशयी अक्रियता (Uterine inertia) एक सामान्य सहकारी (Associate) नहीं होती है, इसके विपरीत एक लघु शिशु और बहुप्रसवता (Multiparity) के कारण प्रसव (Labor) अल्पकालिक (Short) होता है। (2) प्रसवोत्तर रक्तश्राव (Postpartum hemorrhage) एक वास्तविक खतरा होता है। रोगी रक्तक्षति की अल्पमात्रा में भी बुरी तरह से बर्दाश्त करती है। (3) त्वरित (Accelerated) हृदयी वर्हिवेश (Cardiac output) के कारण हृदपात (Cardiac failure) प्रसव के दौरान या प्रसव के तत्काल बाद हो सकता है। चूँकि गर्भाशयी रक्तपरिवहन (Circulation) में रक्त का संकुचन सामान्य रक्तपरिवहन में होता है, अतः दुर्बल हृदय पर अत्यधिक दबाव पड़ता है जो पहले से ही ऑक्सीक्षीणता (Hypoxia) द्वारा संकटापन्न (Compromised) होता है। (4) आघात या सदमा (Shock): रक्तश्राव के बिना एक अल्प आघाती (Minor traumatic) प्रसव भी सदमा या अल्प ऑक्सीक्षीणता उत्पन्न कर सकता है जो घातक (Lethal) हो सकता है।

प्रसवोत्तर काल (Puerperium): (1) प्रसवोत्तर पूतिता (Puerperal sepsis), (2) अवप्रत्यावर्तन (Sub-involution), (3) दुग्धश्राव की विफलता (Failing lactation), (4) प्रसवोत्तर शिरीय घनास्त्रता (Venous thrombosis) तथा (5) फुफ्फुसीय वाहिका-रोध (Pulmonary embolism) की अधिक संभावना होती है।

खतरे की अवधि (Risk periods): खतरे के काल निम्नलिखित होते हैं जब रोगी अचानक मर भी सकती है– (1) गर्भ के लगभग 30–32 सप्ताह में, (2) प्रसव के दौरान, (3) प्रसव के तत्काल बाद, (4) किसी भी प्रसवोत्तर काल में विशेषकर प्रसव के 7–10 दिन बाद फुफ्फुसीय वाहिका-रोध के कारण।

शिशु पर प्रभाव (Effects on baby): यदि माता लौह अपर्याप्तता रक्तक्षीणता से पीड़ित होती है तब भी भ्रूण (Fetus) में स्थानान्तरित लौह की मात्रा अप्रभावित होती है। अतः नवजात शिशु (Neonate) जन्म के समय रक्तक्षीणता से पीड़ित नहीं होता है। परन्तु (1) अनुवर्ती खतरों (Incidental hazards) के साथ शिशु के कम जन्म-भार (Birth weight) की अधिक घटनाएँ होती है। (2) तीव्र मातृक अल्पऑक्सीजन रक्तता (Anoxemia) के कारण शिशु की अंतःगर्भाशयी मृत्यु (Intrauterine death) हो जाती है। कुल प्रभाव में अधिक पेरिनैटल क्षति (Perinatal loss) होती है।

पूर्वानुमान (Prognosis)

मातृक (Maternal): यदि इसकी पहचान प्रारम्भ में हो जाती है तथा उसका उचित उपचार किया जाता है तब रक्तक्षीणता में सुधार तेजी से होता है। विरले (Rare) अवसरों पर यह दुर्दम्य (Refractory) बनी रह सकती है जबतक कि गर्भावस्था पूरी नहीं हो जाती है जब इसमें तेजी से सुधार होता है। कभी-कभी बाद की गर्भावस्था में रक्तक्षीणता की पुनरावृत्ति की प्रवृत्ति होती है। वास्तव में रक्तक्षीणता प्रत्यक्ष या परोक्ष रूप से तीसरी दुनिया के (या विकासशील) देशों में मातृक मृत्यु के लगभग 20% में योगदान करती है।

भ्रूणीय (Fetal): यदि इसकी पहचान प्रारम्भ में हो जाती है तथा उपचार की अनुक्रिया (Response) होती है तब भ्रूणीय पूर्वानुमान अधिक गलत (त्रुटिपूर्ण) नहीं होता है। गंभीर (या तीव्र=Severe) और उपेक्षित स्थिति में खतरा और अकालपक्वता (Prematurity) द्वारा भ्रूणीय पूर्वानुमान प्रतिकूल रूप से (Adversely) प्रभावित होता है। तीव्र रक्तक्षीण (Anemic) माता से पूर्णगर्भावधि (Term) पर जन्मे शिशु जन्म के समय रक्तक्षीण नहीं होगा, परन्तु चूँकि लौह भण्डार (Iron reserve) अल्प या नहीं होता है, अतः नवजात शिशु (Newborn) की प्रथम एक महीना की अवधि में रक्तक्षीणता विकसित हो जाती है। शिशु में रक्तोदी लौह (Serum iron), फेरीटिन (Ferritin), B_{12} तथा फोलेट (Folate) माता की अपेक्षा अधिक होते हैं। तथापि (However) शिशु में माता की अपेक्षा कुल लौह बंधन क्षमता (Total iron binding capacity) तथा रक्तोद (सीरम) में विटामिन E की मात्रा (Level) कम होती है।

उपचार (Treatment)

रोगरोधक (Prophylactic)

उष्णकटिबंधी क्षेत्रों (Tropics) की बहुमत संख्या की गर्भवती महिलाएँ जो लौह अपर्याप्तता रक्तक्षीणता से पीड़ित होती हैं वे निम्न सामाजिक-आर्थिक समूह की होती हैं। रक्तक्षीणता या तो पूर्व-विद्यमान (Pre-existing) होती है या गर्भावस्था के दौरान विकसित होती है।

रोगरोधन (Prophylaxis) में निम्नलिखित को शामिल किया जाता है–

(1) **बारम्बार (या बहुल) शिशु-जन्म का वर्जन (Avoidance of frequent child-births):** गर्भों के बीच न्यूनतम अंतर दो वर्ष का होना चाहिए जिसकी उपलब्धि उचित परिवार नियोजन मार्गदर्शन द्वारा की जा सकती है।

(2) **पूरक लौह चिकित्सा (Supplementary iron therapy):** संतुलित आहार के साथ भी रोगी को गर्भावस्था की मिचली (Nausea) से मुक्त होने के बाद पूरक लौह को दिनचर्या (Routine) के रूप में देना चाहिए। 200 mg फेरस सल्फेट (इसमें 60 mg लौह तत्व होता है) तथा 1 mg फोलिक अम्ल का दैनिक अंतर्ग्रहण एक पूर्ण प्रभावी रोगरोधी क्रियाविधि (Procedure) होती है। लौह की गोली (Tablet) का ग्रहण करने का एक घंटो तक चाय से परहेज करना चाहिए।

(3) **आहारी नुस्खा (Dietary prescription):** एक यथार्थवादी संतुलित आहार (Realistic balanced diet), लौह तथा प्रोटीन में सम्पन्न को रोगी के लिए निर्धारित करना चाहिए जो रोगी की पहुँच के अंदर हो तथा जिसका पाचन आसानी से हो। लौह में सम्पन्न (Rich) आहार हैं – कलेजी (Liver या जिगर), माँस (Meat), अण्डा (Egg), हरी सब्जी (Green vegetables), हरा मटर (Green peas), सेम (Beans बीन), अंजीर (Figs), सम्पूर्ण गेहूँ (Whole wheat) तथा हरा केला (Green plantains), सगहा प्याज (Onion stalkers), गुड़ (Jaggery) आदि। खाना पकाने

के लिए लोहे के बर्तनों (Utensils) का उपयोग करना बेहतर होता है। सब्जी और चावल पकाने के लिए उपयोग किये गये जल को फेंकना नहीं चाहिए।

(4) **पर्याप्त उपचार (Adequate treatment):** अंकुशकृमि उत्पीड़न (Hookworm infestation), पेचिश (Dysentery), मलेरिया (Malaria), रक्तस्रावी बवासीर (Bleeding pile) तथा मूत्रीय क्षेत्र के संक्रमण (Urinary tract infection) का उन्मूलन (Eradicate) करने के लिए उचित उपचार करना चाहिए।

(5) **हीमोग्लोबिन (Hb) की ह्रासमान मात्रा (Falling level)** का प्रारम्भ में ही पता लगाना चाहिए। हीमोग्लोबिन की मात्रा का मूल्यांकन 30वें सप्ताह तथा अंत में 36वें (गर्भ के) पर करना चाहिए।

रोगहर (Curative)

रक्तक्षीणता एक रोग नहीं है बल्कि शरीर में एक अधोस्थित व्यतिक्रम (Underlying disorder) का एक चिन्ह है। रक्तक्षीणता का कारण और रक्तक्षीणता के प्रकार का एक सही निदान (Diagnosis) के बाद उपचार होना चाहिए।

चिकित्सालय-भर्ती (Hospitalization): (1) आदर्शतः (Ideally) जिन रोगियों में हीमोग्लोबिन की मात्रा (Hemoglobin level) 9 gm/100 ml या इससे कम होती है, उन्हें जाँच-पड़ताल (या छानबीन) तथा उपचार के लिए चिकित्सालय में भर्ती करना चाहिए। परन्तु रक्तक्षीणता की व्यापकता और चिकित्सालय में अपर्याप्त शैय्याओं (Beds) के कारण 7.5 gm% हीमोग्लोबिन के रोगी को भर्त्ती करने का स्वैच्छिक आधार (Arbitrary basis) बनाया जा सकता है। (2) सामान्य रक्तक्षीणता के साथ सम्बद्ध प्रासूतिक-चिकित्सीय जटिलता (Obstetrical-medical complication) के रोगी को भर्ती करना।

सामान्य उपचार (General Treatment)

(1) आहार (Diet): प्रोटीन (Proteins), लौह (Iron) तथा विटामिन (Vitamins) में समृद्ध एक यथार्थवादी (Realistic) संतुलित आहार का निर्धारण करना (या नुस्खा लिखना) चाहिए जो आसानी से पच सके।

(2) क्षुधा को उन्नत करना (या जगाना) तथा पाचन को सुगम बनाना (To improve the appetite and facilitate digestion): इसके लिए दैनिक तीन बार भोजन के बाद अम्ल पेप्सिन (Acid pepsin) युक्त निर्मिति (Preparation) दी जा सकती है।

(3) उचित प्रतिजैविक चिकित्सा (Antibiotic therapy) द्वारा एक न्यूनतम पूतिक केन्द्र (Septic focus) का भी उन्मूलन (Eradicate) करना ।

(4) रक्तक्षीणता के कारण में योगदान करनेवाले रोग की मुक्ति के लिए प्रभावी चिकित्सा करना।

विशिष्ट चिकित्सा (Specific therapy)

सिद्धान्त (Principle): इसका सिद्धान्त हीमोग्लोबिन की मात्रा को यथा-सम्भव सामान्य बनाना है। इसके बाद रोगी को प्रसव में जाने के पहले उसके लौह भण्डार (Iron reserve) को पुनः प्राप्त करने का प्रयास करना है।

चिकित्सा का चयन (Choice of therapy) निम्नलिखित पर निर्भर करता है – (1) रक्तक्षीणता की तीव्रता (Severity of anemia), (2) गर्भावस्था की अवधि (Duration of pregnancy) (प्रसव के पहले उपलब्ध समय) तथा (3) सम्बद्ध जटिलकारी कारक (Associated complicating factors)।

लौह चिकित्सा (Iron therapy): इसके दो रूप होते हैं– (1) मुखीय चिकित्सा (Oral therapy) तथा (2) आन्त्रेतर चिकित्सा (Parenteral therapy)।

मुखीय मार्ग (Oral Route)

लौह का उत्कृष्ट अवशोषण (Absorption) फेरस (Ferrous) रूप में होता है और इस प्रकार गोली या कैप्सूल (Tablets or capsules) में फेरस बनने (Preparations) का नुस्खा लिखा जा सकता है। निर्मिति जो सुलभ हैं, वे हैं – फेरस ग्लूकोनेट (Ferrous gluconate), फेरस फ्यूमरेट (Ferrous fumerate) या फेरस सक्सिनेट (Ferrous succinate)। एक निर्मिति की दूसरी निर्मिति पर श्रेष्ठता (Superiority) के संबंध में दावा (Claims) करने के बावजूद फेरस सल्फेट (Ferrous sulfate) का व्यापकरूप से उपयोग किया जाता है। फर्सोलेट (Fersolate) गोली में 200 mg फेरस सल्फेट होता है जिसमें 60 mg लौह तत्व ताम्र (Copper) तथा मैंगनीज (Manganese) के लेश (Trace) होते हैं। प्रारंभिक खुराक (Initial dose) 1 गोली दैनिक तीन बार भोजन के साथ या के बाद दी जाती है। यदि वृहत (Larger) खुराक आवश्यक है (दैनिक अधिकतम 6 गोली) तब तीन-चार दिन में क्रमिक रूप से बढ़ानी चाहिए। यह उपचार तब तक करना चाहिए जब तक रक्त (हीमोग्लोबिन) की स्थिति सामान्य (Normal) नहीं हो जाती है। उसके बाद 1 गोली दैनिक एक अनुरक्षण (Maintenance) खुराक के रूप में प्रसव के बाद न्यूनतम 100 दिन तक देनी चाहिए जिससे कि माता का लौह भण्डार फिर से भर सके।

दोष या त्रुटि (Drawbacks): (1) असहनशीलता (Intolerance): इसका प्रमाण अधिजठरीय पीड़ा (Epigastric pain), मिचली (Nausea), वमन (Vomiting) तथा अतिसार (Diarrhoea) या कब्ज (Constipation) द्वारा मिलता है। यह लौह की वर्धित खुराक या कुछ निर्मिति के साथ संबंधित हो सकती है। असहनशीलता से बचने के लिए एक लघु खुराक से चिकित्सा आरम्भ करना चाहिए – जैसे एक गोली दैनिक और तब क्रमिक रूप से बढ़ाकर अधिकतम तीन गोली दैनिक। यदि इस क्रियाविधि (Procedure) से लक्षण को रोकने में सफलता नहीं मिलती है तब एक वैकल्पिक निर्मित का निर्धारण किया जा सकता है। (2) अननुमेय (या अप्राक्कथनीय) (unpredictable)

अवशोषण दर (Unpredictable absorption rate): विभिन्न अप्रत्याशित (Unforeseen=अदृष्ट) कारकों, जो लौह के अवशोषण और उसके उपयोग में शामिल होते हैं, के कारण विश्वास के साथ यह नहीं कहा जा सकता है कि लौह की गोली की पर्याप्त (या तेजी से) अनुक्रिया होगी। जैसे–प्रतिअम्ल या ऐन्टासिड (Antacids), ऑक्सलेट (Oxalates) तथा फॉस्फेट (Phosphates) अवशोषण को कम करते हैं जबकि ऐस्कॉर्बिक अम्ल (Ascorbic acid), लैक्टेट (Lactate) तथा विभिन्न ऐमीनोअम्ल (Various amino acids) लौह के अवशोषण को बढ़ाते हैं (3) चिकित्सीय खुराक (Therapeutic dose) से रक्तोदी लौह (Serum iron) की पुनःप्राप्ति की जा सकती है परन्तु लौह भण्डार को पुनः भरने में कठिनाई होती है।

मुखीय मार्ग से चिकित्सा की अनुक्रिया (Response of therapy): इसका प्रमाण निम्नलिखित द्वारा मिलता है – (1) स्वस्थता का बोध (Sense of well-being), (2) क्षुधा में वृद्धि (Increased appetite), (3) रोगी का उन्नत दृष्टिकोण (Improved outlook), (4) रक्त की जाँच (Hematological examination): (a) हीमोग्लोबिन की मात्रा में वृद्धि, (b) हीमैटोक्रिट के मान (Hematocrit value) की सामान्य की ओर वापसी, (c) 7–10 दिन के अंदर नवीन लोहिताणु का वर्धित उत्पादन (Reticulocytosis) । यदि नैदानिक रूप से (Clinically) तथा रक्तीय रूप से तीन सप्ताह के अंदर पर्याप्त सुधार का प्रमाण नहीं मिलता है तब नैदानिक पुनर्मूल्यांकन (Re-evaluation) की आवश्यकता होती है।

सुधार की गति (Rate of improvement): चिकित्सा के तीन सप्ताह के अंदर सुधार का प्रमाण मिलना चाहिए। कुछ दिनों के बाद हीमोग्लोबिन की मात्रा में प्रति सप्ताह लगभग 0.7 gm/100 ml की गति से वृद्धि की अपेक्षा होती है।

सुधार की विफलता के कारण (Causes of failure of improvement):
(1) रक्तक्षीणता का अनुचित प्रकार-निर्धारण (Improper typing),
(2) सम्बद्ध जठरांत्रीय व्यतिक्रम (Gastrointestinal disorders) के कारण दोषपूर्ण अवशोषण (Defective absorption), (3) रोगी लौह का ग्रहण नहीं करती है। (4) सहवर्ती रक्तक्षति (Concurrent blood loss) जैसा कि अंकुशकृमि के उत्पीड़न (Hookwork infestation) या बवासीर के रक्तश्राव (Bleeding piles) में होता है। (5) संक्रमण द्वारा लोहिताणु-जनन का अवरोधन (Inhibition of erythropoiesis by infection) तथा (6) सहवर्ती फोलेट अपर्याप्तता (Co-existent folate deciciency)।

मुखीय चिकित्सा का परहेज (Contraindications of oral therapy): निम्नलिखित स्थिति में मुखीय चिकित्सा से परहेज किया जाता है – (1) मुखीय लौह की असहनशीलता (Intolerance to oral iron), (2) विकसित (Advanced) गर्भावस्था में तीव्र (Severe) रक्तक्षीणता। अननुमेय (अनुमान से परे=Unpredictable) अवशोषण और उपयोग की स्थिति पर विचार करके मुखीय चिकित्सा के बाद आन्त्रेतर चिकित्सा (Parenteral therapy) अधिमत (Preferred) पसंद होती है।

आन्त्रेतर चिकित्सा (Parenteral therapy):
इसमें (A) अंतःशिरीय मार्ग (Intravenous route): (1) पुनरावृत्त सुई (Repeated injections), (2) कुल खुराक टपकन (TDI=Total dose infusion) तथा (B) अंतःपेशीय मार्ग (Intramuscular route) को शामिल किया जाता है।

आन्त्रेतर चिकित्सा का सुझाव (Indications of parenteral therapy):
(1) जब मुखीय चिकित्सा का परहेज होता है।
(2) रोगी लौह की गोली मुख से लेने में सहयोगी नहीं होती है।
(3) तीव्र रक्तक्षीणता के साथ पिछले 8–10 सप्ताह में रोगी को प्रथम बार देखा गया है।

आन्त्रेतर चिकित्सा के मुख्य लाभ (Main advantages) हैं–
(1) हीमोग्लोबिन की कमी को दूर करने के लिए अंतर्ग्रहण की निश्चितता (Certainly) तथा (2) लौह भण्डार व्यवस्थित करना (Fix up the iron store)। आन्त्रेतर चिकित्सा के बाद हीमोग्लोबिन मात्रा की अपेक्षित वृद्धि प्रति सप्ताह 0.7–1.0 gm/100 ml होती है।

(A) अंतःशिरीय मार्ग (Intravenous route):
कुल खुराक का अन्तर्वेशन (TDI = Total dose infusion): सर्वप्रथम लौह की कमी की गणना की जाती है तथा एक एकल सत्रावधि अंतःशिरीय निवेश (Single sitting intravenous infusion) द्वारा लौह की कुल आवश्यक मात्रा का अंतर्ग्रहण कराया जाता है। लौह डेक्सट्रान (Iron dextran), एक यौगिक (Compound) का उपयोग किया जाता है जिसके 1 ml में 60 mg लौह तत्व तथा एक कलशिका (Ampoule=ऐम्पूल) में 2 ml होता है। एक बहुल-खुराक शीशी (Multi-dose-vial) में 10 ml होते हैं।

लाभ (Advantages): (1) यह पुनरावृत्त तथा पीड़ादायी अंतःपेशीय सुई का निराकरण (Eliminate) करता है। (2) रोगी का उपचार एक दिन में पूरा हो जाता है तथा उसे चिकित्सालय से मुक्त (Discharge) किया जाता है। (3) पुनरावृत्त अंतःपेशीय चिकित्सा की अपेक्षा यह कम महँगा होता है।

सीमाएँ (Limitations): (1) चूँकि अधिकतम हीमोग्लोबिन अनुक्रिया (Response) 4–9 सप्ताह के पहले प्रकट नहीं होती है, अतः यह विधि अनुपयुक्त (Unsuitable) होती है यदि हीमोग्लोबिन को प्रसव के पहले सुरक्षित 10 gm% मात्रा तक बढ़ने के लिए न्यूनतम 4 सप्ताह की अवधि सुलभ नहीं होती है। इस प्रकार यह गर्भावस्था के 30–36 सप्ताह के दौरान अधिक उपयुक्त होती है। जब रोगी अंतःपेशीय सुई को पूरा करने में अनिच्छुक (Unwilling) या असमर्थ (Unable) होती है। (2) आन्त्रेतर चिकित्सा की प्रतिक्रिया का पूर्व इतिवृत्त (Previous history) इस उपयोग को निषिद्ध (Contraindicate) करता है।

कुल आवश्यकता का मूल्यांकन (Estimation of total requirement): निर्माता (Manufacturers) प्रायः यह सूचना देते हैं कि किस प्रकार कुल आवश्यकता की गणना (Calculations) की जाती है। एक सूत्र (Formula) निम्नलिखित है –

0.3xW (100-Hb%) mg लौह तत्व जहाँ W=रोगी का भार पौण्ड में (1पौण्ड = ·454 किलोग्राम), Hb%=प्रतिशत में अवलोकित (Observe) हीमोग्लोबिन की मात्रा। शरीर में लौह भण्डार की आंशिक पुनःपूर्ति (Replenishment) के लिए अतिरिक्त 50% का योग करना है।

उदाहरण (Example): 100 पौण्ड की एक रक्तक्षीण (Anaemic) रोगी में 50% हीमोग्लोबिन के साथ कुल लौह तत्व की आवश्यकता कितनी होगी?

हल→रोगी में लौह तत्व की आवश्यकता = 0.3 × 100(100–50) = 30 × 50 = 1500 mg

शरीर में लौह भण्डार की पुनःपूर्ति की आवश्यकता = 1500 का 50% = 750 mg

अतः रोगी के लिए कुल लौह तत्व की आवश्यकता = 1500+750 = 2250 mg

पूर्वापेक्षा (Pre-requisites): कुल खुराक अंतर्वेश (TDI) के लिए पूर्वापेक्षा (या पूर्वशर्त) निम्नलिखित होती है – (1) लौह अपर्याप्तता रक्तक्षीणता का सही निदान (Correct diagnosis), (2) पर्याप्त निरीक्षण (Adequate supervision) (3) तीव्रग्राही प्रतिक्रिया (Anaphylactic reaction) के प्रबंध के लिए सुविधा

क्रियाविधि (Procedure):

(1) रोगी को प्रातःकाल में अन्तर्वेशन (Infusion) के लिए भर्त्ती किया जाता है।

(2) आवश्यक लौह को 0.9% सलाइन (Saline) के 500 ml के साथ मिलाया जाता है। यदि लौह की आवश्यक मात्रा (Required amount) 50 ml (1 ml = 50 mg लौह तत्व) है तब कुल खुराक के अन्तर्वेशन दो क्रमिक दिनों में किया जाता है तथा प्रत्येक दिन कुल की आधी मात्रा का अन्तर्वेशन करना चाहिए।

(3) अंतर्वेश प्रक्रिया में और उसके पहले रक्ताधान (Blood transfusion) के समान पूर्वावधानों (Precautions) का पालन करना चाहिए।

(4) टपकन की गति (Drip rate) प्रथम 20 मिनट में 10 बूंद प्रति मिनट और उसके बाद गति को बढ़ाकर 40 बूंद (Drops) प्रति मिनट करना चाहिए।

(5) कोई प्रतिकूल (Adverse) प्रतिक्रिया जैसे–अकड़न (Rigor), वक्ष में दर्द (Chest pain) या निम्न रक्तचाप (Hypotension) होने से टपकन (या ड्रिप) को रोक देना चाहिए।

(B) अन्तःपेशीय चिकित्सा (Intramuscular therapy):

इसके लिए निम्नलिखित यौगिकों (Compounds) का उपयोग किया जाता है–

(1) लौह-डेक्स्ट्रान (Iron-dextran) या इम्फेरॉन (Imferon)

(2) डेक्सट्रिन में लौह-सॉर्बिटोल-साइट्रिक अम्ल संकुल (Iron-sorbitolcitric acid complex in dextrin) (Iron sorbitol complex-Jectofer)

इन दोनों निर्मिति (Preparations) में एक मिलीलीटर (ml) में 50 mg लौह तत्व होता है। अंतःशिरीय चिकित्सा में पूर्व उल्लिखित के समान कुल खुराक की गणना की जाती है। लौह-सॉर्बिटोल संकुल की कुल खुराक को उसके मूत्र में 30% उत्सर्जन (Excretion) के कारण समायोजित (Adjust) किया जाता है। प्रतिक्रिया से बचने के लिए इस चिकित्सा में न्यूनतम 24 घंटे पहले मुखीय लौह लेना स्थगित करना चाहिए।

सुई देने की क्रियाविधि (Procedure of injections): 1 ml की प्रारंभिक परीक्षण खुराक के बाद सुई दैनिक देनी चाहिए या दो दिन में 2 ml की खुराक अंतःपेशीय रूप से दी जाती है त्वचा पर सुई के काले धब्बे (Stain) से बचने तथा दर्द को न्यूनतम करने के लिए नितम्ब (Buttock) के ऊपरी बाहरी चतुर्थांश (Quadrant) की गहराई में दो ईंच की सुई देनी चाहिए जिसमें Z प्रविधि (Technique) [त्वचा तथा अधोत्वचीय ऊतक को एक किनारे पर खींचकर सुई को उसमें प्रवेश करना] का उपयोग किया जाता है। एक अतिरिक्त सावधानी है – सुई को खींचने के पहले उसके नीचे अल्प मात्रा में वायु या सलाइन को अंदर डालना है। इससे त्वचा की सतह के नीचे घोल की अल्प बूंद को भी रोका जाता है जिससे कि यह त्वचा को मलीन (Stain) न कर सके।

दोष या त्रुटि (Drawbacks): (1) सुई पीड़ादायी होती है, यद्यपि जेक्टोफर (Jectofer) से कम दर्द होता है। (2) व्रण (Abscess) का निर्माण तथा सुई देने के स्थल पर त्वचा की विवर्णता (Discoloration) की संभावना होती है, विशेषकर इम्फेरॉन (Imferon) के साथ। (3) प्रतिक्रिया दूरगामी तथा कुछ होती है। ज्वर (Pyrexia), लसीकाग्रन्थि रोग (Lymphadenopathy), सिरदर्द (Headache), मिचली (Nausea), वमन या उल्टी (Vomiting) तथा प्रत्यूर्ज (ऐलर्जिक=Allergic) प्रतिक्रिया विरले ही होती है।

रक्ताधान का महत्व (Place of Blood Transfusion):

रक्तक्षीणता में रक्ताधान का चिकित्सा सुझाव (Indication) बहुत सीमित होता है। इसका चिकित्सा-सुझाव निम्नलिखित स्थितियों में होता है–

(1) रक्त की हानि के कारण रक्तक्षीणता में सुधार करना।

(2) गर्भावस्था में बाद के महीनों में (36 सप्ताह के बाद) तीव्र रक्तक्षीणता के साथ रोगी के प्रसव में जाने के पहले रक्तक्षीण (Anemic) स्थिति तथा रक्त की ऑक्सीजन वहन (Carrying) क्षमता का सुधार करना। मुख्य चिंता न केवल रक्तक्षीणता में सुधार करना है बल्कि प्रसव के दबाव को सहन करना है तथा प्रसव के बाद रक्तक्षति को भी सहन करने के लिए अनुरूप बनाना है।

(3) दुर्जेय (या बेकाबू) रक्तक्षीणता (Refractory anemia): मुखीय या आन्त्रेतर चिकित्सा की अनुक्रिया नहीं होने पर रक्तक्षीणता में रक्ताधान का सुझाव दिया जाता है।

(4) सम्बद्ध संक्रमण (Associated infection) में।

रक्त की गुणवत्ता तथा परिमाण (Quality and quantity of blood):

जिस रक्त का आधान (Transfuse) करना है उसे अपेक्षाकृत ताजा, उचित प्ररूपित (Typed), वर्गीकृत (Grouped) तथा प्रतिसुमेल (Cross-matched) होना चाहिए। केवल बंद कोष्ठिका (Packed cell) के रक्त का आधान किया जाता है। एक समय पर 80 और 100 ml के बीच रक्त का परिमाण होना चाहिए। रक्त परिवहन (Circulation) में पुनः समायोजन (Readjustment) के लिए समय देने के लिए 24 घंटे के अंदर रक्ताधान की आवृत्ति (Repeat) नहीं होनी चाहिए।

रक्ताधान के लाभ (Advantages of blood transfusion): (1) इससे रक्त की ऑक्सीजन वहन (Carrying) क्षमता में वृद्धि होती है। (2) रक्तक्षयित लोहिताणु (Hemolyzed red cells) से हीमोग्लोबिन का उपयोग नवीन लोहिताणु के निर्माण में होता है। (3) यह लोहिताणु-जनन (Erythropoiesis) को उत्तेजित करता है। (4) यह रक्त के प्राकृतिक अवयव जैसे – प्रोटीन, प्रतिरक्षी (Antibodies) आदि की आपूर्ति करता है। (5) 3 दिन के बाद सुधार की अपेक्षा होती है।

पूर्वावधान (Precautions): प्रतिक्रिया तथा हृदय के अतिभारण (Overload of the heart) को न्यूनतम करने के लिए अति सावधान रहना चाहिए। (1) अंतपेशीयरूप से प्रतिहिस्टामिनीय (Antihistaminic) (25 mg फेनर्गन) दिया जाता है। (2) ऋणात्मक (Negative) द्रव संतुलन उत्पन्न करने के लिए रक्ताधान के न्यूनतम दो घंटे पहले अंतःपेशीय रूप से मूत्रवर्धक (Diuretics) जैसे – 20 mg फ्रूसेमाइड (Frusemide) दिया जाता है। (4) टपकन (ड्रिप) की गति लगभग 10 बूंद (Drops) प्रति मिनट होनी चाहिए। (5) फुफ्फुस (Lungs) के तल से स्पंद (Pulse), श्वसन (Respiration) तथा खड़खड़ाहट (Crepitation) का सावधानी से अवलोकन करना चाहिए।

त्रुटि (Drawbacks): (1) कालपूर्व प्रसव (Pre-term labor) आरम्भ हो सकता है जो रक्त प्रतिक्रिया से अधिक संबंधित होता है। (2) हृदय के अतिभारण के कारण फुफ्फुस शोथ (Pulmonary edema) के साथ हृदपात (Cardiac failure) की अधिक संभावना होती है। (3) रक्ताधान प्रतिक्रिया के लक्षण (Features) यदि होते हैं तो वे प्रायः अत्यधिक (Exaggerated) होते हैं।

विनिमय (या आदान-प्रदान) रक्ताधान (Exchange transfusion): विनिमय रक्ताधान की स्थिति (Place) अत्यधिक सीमित होती है जिसका अपवाद निराश रोगी (Desperate cases) हैं। इसके चिकित्सा-सुझाव (Indications) निम्नलिखित हैं–

(1) तीव्र रक्तक्षीणता के कारण हृदपात (Cardiac failure) में,

(2) तीव्र रक्तक्षीणता के रोगियों में जिसमें शल्यक्रिया (Surgery) की आवश्यकता होती है।

(3) सरल रक्ताधान के सुरक्षित विकल्प (Alternative) के रूप में पूर्ण गर्भावधि के निकट 13% से कम हीमैटोक्रिट (Hematocrit=Packed cells volume) के साथ तीव्र रक्तक्षीणता में। यह विधि पर्याप्त सह्य (Tolerated) है तथा 30 मिनट के अंदर रोगी की स्थिति में प्रभावशाली सुधार होता है इसके मुख्य दोष (Drawbacks) हैं – (1) ताजे रक्त के वृहत परिमाण की आवश्यकता होती है जिसके लिए कुछ दाताओं (Donors) से रक्त का संग्रह करना पड़ता है। (2) रक्तोद यकृतशोथ (Serum hepatitis) की अधिक संभावना होती है।

आधानित रक्त का परिमाण (Quantity of blood transfused): यह वास्तव में एक आंशिक विनिमय रक्ताधान (Partial exchange transfusion) है जब एक पूर्व कोहनी शिरा (Ante-cubital vein) से होकर दबाव के अधीन 1300 ml हीमैटोक्रिट का आधान (Transfuse) कराया जाता है और इसके साथ विपरीत उरू-शिरा (Opposite femoral vein) से 1500 ml रक्त निकाला जाता है। इस प्रकार रोगी के रक्त आयतन में कमी होती है यद्यपि लोहिताणु (Red cells) की ऑक्सीजन वहन क्षमता की पर्याप्त वृद्धि होती है।

प्रसव के दौरान प्रबंध (Management during labour):

प्रथम सोपान (First stage): जब एक रक्तक्षीण (Anemic) रोगी प्रसव में जाती है तब निम्नलिखित विशिष्ट पूर्वावधानों (Precautions) को अपनाना चाहिए– (1) रोगी को शैय्या (Bed) पर रहना चाहिए तथा उसको आरामदेह स्थिति में रखना चाहिए। (2) ऑक्सीजन अंतःश्वसन (Inhalation) के लिए व्यवस्था तैयार रखनी चाहिए जिससे कि मातृक रक्त के ऑक्सीजनीकरण में वृद्धि हो सके और इस प्रकार भ्रूणीय ऑक्सीक्षीणता (Fetal hypoxia) का खतरा कम हो सके। (3) प्रसवोत्तर संक्रमण (Puerperal infection) को न्यूनतम करने के लिए सख्त अपूर्ति (Strict asepsis) का अनुरक्षण (Maintain) करना चाहिए।

द्वितीय सोपान (Second stage): अपूर्ति (या एसेप्सिस) का अनुरक्षण किया जाता है। द्वितीय सोपान में प्रसव की अवधि को कम करने के लिए रोगरोधी निम्न चिमटी (Prophylactic low forceps) या निर्वात जनन (Vacuum delivery) का उपयोग किया जा सकता है। अग्र स्कंध (Anterior shoulder) के प्रसव (Delivery) के बाद अंतःशिरीय (Intravenous) मेथर्जिन (Methergin) 0.2mg देना चाहिए।

तृतीय सोपान या अवस्था (Third stage): तृतीय सोपान में प्रसूति-विशेषज्ञ को अति सतर्क (Vigilant=चौकस) रहना चाहिए। पूर्व में उल्लिखित (Mentioned) सामान्य पूर्वावधानों को अपनाने के बाद ताजे हीमैटोक्रिट (Hematocrit) के आधान (Transfusion) द्वारा प्रचुर रक्तक्षति की पुनः पूर्ति करनी चाहिए। हृदय (Heart) के प्रसवोत्तर अतिभारण (Postpartum overloading) के खतरे से बचना चाहिए।

प्रसवोत्तर काल (Puerperium): (1) संक्रमण को रोकने के लिए रोगरोधी प्रतिजैविक औषधि (Prophylactic antibiotics) दी जाती है। (2) प्रसव के पूर्व रक्तक्षीणता-रोधी चिकित्सा को तब तक निरंतर रखना चाहिए जब तक कि रक्त की स्थिति सामान्य नहीं हो जाती है। यहाँ तक कि सामान्य स्थिति में भी प्रसव के बाद न्यूनतम तीन महीने के लिए लौह चिकित्सा निरंतर रखनी चाहिए। (3) रोगी को बाद की गर्भावस्था में रक्तक्षीणता की पुनरावृत्ति के खतरे के लिए चेतावनी देनी चाहिए।

वृहदाणुक रक्तक्षीणता (Megaloblastic Anemia)

अपसामान्य पूर्ववर्ती (Abnormal precursors) की अस्थि-मज्जा (Bone marrow) में निर्माण के साथ लोहिताणु (Red cell) का पूर्ण विकसन (Maturation) में अव्यवस्था (Derangement) होती है, जिसके कारण वृहदाणुक रक्तक्षीणता होती है। इस अपसामान्य पूर्ववर्ती को वृहदाणु (Megaloblast=मेगैलोब्लास्ट) कहा जाता है जो क्षतिग्रस्त (Impaired) DNA संश्लेषण (Synthesis) के कारण होता है। इस प्रकार इसे एक अपर्याप्तता रोग माना जा सकता है जो विटामिन B_{12} या फोलेट (Folate) या दोनों की कमी के कारण होता है। गर्भावस्था में विटामिन B_{12} की कमी विरले ही (Rarely) होती है। सर्वप्रथम विटामिन B_{12} आंतरिक कारक (Intrinsic factor) के साथ बद्ध (Bound) होता है जिसका श्राव (Secretion) जठरीय भित्तिक कोशिका (Gastric parietal cells) द्वारा होता है। इसके बाद अवशोषण (Absorption) दूरस्थ शेषान्त्र (Distal ileum) में होता है। गर्भावस्था में वृहदाणुक रक्तक्षीणता लगभग सर्वदा फोलिक अम्ल (Folic acid) की कमी से होती है। अगर्भवती (Non-pregnant) स्थिति में विटामिन B_{12} की दैनिक आवश्यकता 2 μg (μ=म्यू= 10^{-6}) होती है तथा गर्भावस्था में 3 μg की दैनिक आवश्यकता होती है। इस मात्रा की पूर्ति किसी भी माँसाहार से होती है। केवल शाकाहारी (Vegetarians) गर्भवती को ही पूरक विटामिन B_{12} की आवश्यकता होती है। जठरोच्छेदन (Gastrectomy) या शेषान्त्र-उच्छेदन (Ileac resection) या घातक (Pernicious) रक्तक्षीणता के साथ महिलाओं में विटामिन B_{12} अपर्याप्त वृहदाणुक रक्तक्षीणता देखी जाती है।

कारण (Causes): गर्भावस्था में वृहदाणुक रक्तक्षीणता के कारण हैं–

(1) गर्भावस्था की वृहदाणुक रक्तक्षीणता-शीतोष्ण (Temperate) जलवायु में सामान्य

(2) पोषणात्मक (Nutritional) वृहदाणुक रक्तक्षीणता–उष्णक्षेत्रीय (Tropical)

(3) ऐडीसन-घातक (Addisonian pernicious) रक्तक्षीणता–गर्भावस्था में विरल (Rare)

(4) कुअवशोषण संलक्षण (Malabsorption syndrome) की वृहदाणुक रक्तक्षीणता

ऐडीसन-घातक रक्तक्षीणता (Addison's pernicious anemia): यह आंतरिक कारक के अभाव के कारण विटामिन B_{12} के अवशोषण की कमी के कारण होती है। यह गर्भावस्था में अतिविरल स्वप्रतिरक्षित (Autoimmune)

रोग है जो–(1) शिशु जनन काल के दौरान विरल उपस्थिति (Rare occurrence during child-bearing period) (इसका प्रदर्शन प्रायः 40 वर्ष से अधिक आयु में होता है), (2) प्रारम्भ में होकर जनन-अक्षमता (Infertility) उत्पन्न करता है, के कारण होती है।

फोलिक अम्ल अपर्याप्तता (Folic acid deficiency): गर्भावस्था के दौरान फोलिक अम्ल की कमी (Deficiency) निम्नलिखित के कारण होती है–

(1) अपर्याप्त अंतर्ग्रहण (Inadequate intake): यह निम्नलिखित के कारण होता है – (a) मिचली (Nausea), वमन (Vomiting) तथा क्षुधा की कमी (Loss of appetite) (b) आहारी अपर्याप्तता (Dietary insufficiency): फोलिक अम्ल के मुख्य श्रोत (Main sources) हैं – हरी पत्तेदार सब्जी (Green leafy vegetables), फूलगोभी (Cauliflower), पालक शाक (Spinach), कलेजी (Liver), गुर्दा (Kidney)। आहार में फोलेट (Folate) अधिक पकाने पर उसका अधिक भाग नष्ट हो जाता है।

(2) वर्धित आवश्यकता (Increased demand): यह निम्नलिखित के कारण होती है – (a) वर्धित मातृक ऊतक (Increased maternal tissue) जिसमें लोहिताणु (Red cell) आयतन भी शामिल है। (b) गर्भधारण का विकासशील उत्पाद (Developing product of conception)। एक अगर्भवती (Non-pregnant) स्त्री में फोलिक अम्ल की दैनिक आवश्यकता 50–100 μg ($\mu = 10^{-6}$) होती है जो गर्भावस्था में बढ़कर 400 μg प्रति दिन हो जाती है।

(3) ह्रासित (या कम) अवशोषण (Diminished absorption): बाद की गर्भावस्था में इसकी पुनरावृत्ति (Recurrence) के लिए आंत्रीय कुअवशोषण संलक्षण (Intestinal malabsorption syndrome) उत्तरदायी होता है।

(4) अपसामान्य आवश्यकता (Abnormal demand): (a) यमज (Twins) (b) संक्रमण (Infection): संक्रमण से लोहिताणु के जीवन-काल में कमी होती है और अतः लोहिताणु की पुनःपूर्ति के लिए फोलिक अम्ल की आवश्यकता बढ़ती है। (c) रक्तश्रावी स्थिति जैसे–पेप्टिक व्रण (Peptic ulcer), अंकुशकृमि का उत्पीड़न (Hookworm infestation), बवासीर या अर्श (Hemorrhoids) तथा रक्तक्षयी (Hemolytic) स्थिति जैसे–दीर्घकालिक मलेरिया (Chronic malaria), दात्री कोशिका (Sickle cell) रक्तक्षीणता या थैलेसीमिया (Thalassemia) से वर्धित लोहिताणु-जनन (Erythropoiesis) होता है तथा फोलिक अम्ल की उपलब्ध आपूर्ति का निःशेषण (Exhaustion) होता है जिसके कारण वृहदाणुक (Megaloblastic) लोहिताणु-जनन होता है।

(5) उपयोग की विफलता (Failure of utilization): इसका संबंध आक्षेप-रोधी (Anticonvulsant) औषधि के साथ होता है जिसका उपयोग मिरगी (Epilepsy) में किया जाता है या संक्रमण की उपस्थिति के साथ होता है।

(6) ह्रासित भण्डार (Diminished storage): इसका संबंध यकृती व्यतिक्रम (Hepatic disorder) या विटामिन C अपर्याप्तता के साथ होता है।

(7) लौह अपर्याप्तता रक्तक्षीणता (Iron deficiency anemia): निम्नलिखित प्रकार (या तरीका) से अधोस्थित (Underlying) फोलिक अम्ल अपर्याप्तता की स्थिति को केवल लौह चिकित्सा द्वारा रक्तक्षीणता में सुधार करके प्रकट किया जा सकता है– रक्तक्षीणता → कम सक्रिय अस्थिमज्जा (Depressed bone marrow) → लौह चिकित्सा (Iron therapy) → अतिवर्धित मज्जा (Hyperplastic marrow) → फोलिक अम्ल की वर्धित आवश्यकता (Increased need) → यदि अतिरिक फोलिक अम्ल द्वारा कमी की पूर्ति नहीं होती है → तब फोलिक अम्ल की पूर्व-विद्यमान (Pre-existing) कम मात्रा में और अधिक कमी होती है वृहदाणुक (Megaloblastic) लक्षणों (Features) के प्रमाण (Evidence) के साथ अप्रभावी लोहिताणु-जनन (Ineffective erythropoiesis) और उसके साथ-साथ रक्तक्षीण स्थिति (Anaemic state) जो केवल सरल लौह चिकित्सा से अनुक्रियाहीन (Non-responsive) होती है।

इस प्रकार जब लौह चिकित्सा से रक्तक्षीणता का सुधार करने में विफलता होती है तब इसके साथ फोलिक अम्ल को जोड़कर प्रयास किया जा सकता है, विस्तृत जाँच-पड़ताल करने के पहले।

प्रभाव (Incidence): वृहदाणुक रक्तक्षीणता के सही प्रभाव का मूल्यांकन करना अत्यधिक कठिन है क्योंकि निदान (Diagnosis) को स्थापित करने के लिए पूर्ण रक्तात्मक या अस्थिमज्जा की जाँच करना अनिवार्य होता है। 0.5 से लेकर 3.0% तक प्रभाव परिवर्तित (Vary) होता है। यह बहुप्रसवा (Multiparae) में अधिक प्रायः होती है (प्रथम बार गर्भिणी स्त्री = Primigravidae से 5 गुना अधिक) तथा एकल गर्भ (Singleton pregnancy) की तुलना में बहुल (Multiple) गर्भ में 8 गुना अधिक होती है।

नैदानिक लक्षण या रूप (Clinical features): (1) इसका प्रारम्भ (Onset) प्रायः छुपा (Insidious) होता है जिसका प्रथम प्रदर्शन अंतिम त्रिमास (Trimester) में होता है या प्रारंभिक प्रसवोत्तर काल (Early puerperium) में तीव्ररूप से प्रदर्शित हो सकती है। (2) क्षुधानाश (Anorexia) या दीर्घकालिक वमन (Protracted vomiting), (3) कभी-कभी अतिसार (Diarrhea), (4) शारीरिक लक्षण (Constitutional symptom) जैसे–अव्याख्यित ज्वर (Unexplained fever) प्रायः संबंधित होता है।

जाँच पर (On Examination):

(1) विभिन्न मात्रा में पाण्डुरता (Pallor of varying degrees), (2) मुँह और जिह्वा में व्रणोत्पत्ति (Ulceration) या जिह्वा शोथ (Glossitis) [33% रोगियों में], (3) त्वचा (Skin) के अंदर रक्तश्रावी चकत्ता (Hemorrhagic patches) तथा नेत्रश्लेष्मा (Conjunctiva), (4) वर्धित यकृत तथा प्लीहा (Enlarged liver and spleen) जिसे वर्धित सगर्भ गर्भाशय (Gravid uterus) के कारण स्पर्श-परीक्षा (Palpate) करना कठिन होता है। (5) प्राक्-गर्भाक्षेपक (Pre-eclampsia) के लक्षण (ढ़ाई गुना अधिक) उपस्थित हो सकते हैं।

रक्त की जाँच और अन्य रक्त मान (Hematological Examination and Other Blood Values)

(1) हीमोग्लोबिन की मात्रा (Hemoglobin level) प्रायः 10 gm% से कम होती है।

(2) रंजित रक्त परत (Stained blood film): परिधीय (Peripheral) रक्त में निम्नलिखित कोई दो लक्षणों की उपस्थिति होती है परन्तु अधिक प्रायः पाण्डु-आवरण निर्मिति (Buffy coat preparations) नैदानिक (Diagnostic) होती है: (a) न्यूट्रोफिल का अतिखण्डीकरण (Hyper-

segmentation of the neutrophils) (5 या अधिक पिण्डक=Lobes), (b) दीर्घ (या वृहत) लोहिताणु की रक्त में उपस्थिति (Macrocytosis) तथा लोहिताणु के आकार में व्यापक भिन्नता (Anisocytosis ऐनिसोसाइटोसिस), (c) विशाल बहुरूप (Giant polymorphs), (d) वृहदाणु (Megaloblast), (e) हॉवेल-जॉली पिण्ड (Howell-Jolly bodies)।

(3) MCV (Mean corpuscular volume औसत कणिका-आयतन) $>100\,\mu m^3$, ($\mu=10^{-6}$)

MCH (Mean corpuscular hemoglobin) अधिक >33 pg (p = pico = 10^{-12})

MCHC (Mean corpuscular hemoglobin concentration) सामान्य (Normal)

(4) सम्बद्ध श्वेताणु अल्पता (Associated leukopenia) तथा अल्पबिम्बाणु रक्तता (Thrombocytopenia)।

(5) रक्तोद में लौह (Serum iron) सामान्य या अधिक होता है तथा लौह बंधन क्षमता (Iron binding capacity) कम होती है।

(6) रक्तोद में फोलेट (Serum folate) <3 ng/ml (n=nano=10^{-9}) [सामान्य अगर्भवती महिला में यह 2.8-8.0 ng/ml होता है।]

(7) रक्तोद में विटामिन $B_{12} < 90$ pg/ml

(8) रक्तोद में विलिरूबिन (Serum bilirubin) अधिक हो सकता है।

(9) अस्थि-मज्जा (Bone marrow) से वृहदाणुक लोहिताणु-जनन प्रदर्शन होता है।

जटिलता (Complications): लौह अपर्याप्तता रक्तक्षीणता की जटिलता का उल्लेख पहले किया जा चुका है। वृहदाणुक रक्तक्षीणता में निम्नलिखित विशिष्ट जटिलता पायी जाती हैं – (1) गर्भपात (Abortion), (2) दुर्विकसन (Dysmaturity), (3) अकालपक्वता (Prematurity), (4) अवखण्डन अपरा (Abruptio placentae), (5) भ्रूणीय कुरचना (Fetal malformation) [Hare-lip=कटा ओष्ठ, Cleft plate=तालु में विदार, Neural tube defects=तंत्रिका नली में दोष]

पूर्व-गर्भधारण की फोलेट अपर्याप्तता (Pre-conceptional folate deficiency) तथा तंत्रिका नली दोष के बीच संबंध (Association) होता है।

रोगरोधी चिकित्सा (Prophylactic Therapy)

प्रजनन आयु (Reproductive age) के सभी महिलाओं को दैनिक 40 µg फोलिक अम्ल (Folic acid) देना चाहिए। अतिरिक्त मात्रा (4 mg) उस परिस्थिति में देनी चाहिए जहाँ अधिक आवश्यकता (Demand) होती है। यह परिस्थिति निम्नलिखित है – बहुल गर्भ (Multiple pregnancy), आक्षेप-रोधी चिकित्सा (Anti-convulsant therapy) प्राप्त रोगी, हीमोग्लोबिन-रोग (Hemoglobino-pathies) या सम्बद्ध दीर्घकालिक संक्रमण या रोग (Associated chronic infection or disease)। जिन महिलाओं को तंत्रिका-नली दोष के साथ शिशु है, उन्हें दैनिक 4 mg फोलिक अम्ल देना चाहिए जिसका आरम्भ गर्भधारण के एक महीने पहले करना चाहिए तथा गर्भावस्था (Pregnancy) के 12 सप्ताह तक इसे देना चाहिए।

रोगहर या उपचारात्मक (Curative)% विशिष्ट चिकित्सा (Specific therapy) में निम्नलिखित को शामिल किया जाता है– मुखीय रूप से (Orally) 4 mg फोलिक अम्ल का दैनिक अंतर्ग्रहण जो प्रसव के बाद न्यूनतम 4 सप्ताह तक लिया जाता है। गर्भावस्था प्रेरित वृहदाणुक रक्तक्षीणता को लौह और पौष्टिक आहार के साथ दैनिक 1 mg फोलिक अम्ल का अनुपूरण (Supplementation) द्वारा 7 से 10 दिन में सुधारा जा सकता है। इसकी अनुक्रिया (Response) निम्नलिखित द्वारा संकेत मिलता है – (1) स्वस्थता का बोध (Sense of well-being) तथा क्षुधा में वृद्धि (Increased appetite), (2) अपरिपक्व लोहिताणु (Reticulocyte), श्वेताणु (Leukocyte), बिम्बाणु (Thromocyte or platelet) की संख्या में वृद्धि (3) हीमोग्लोबिन की मात्रा (Hemoglobin level) में वृद्धि।

फोलिक अम्ल को पूरक लौह के बिना कभी नहीं देना चाहिए। जब अकेले फोलिक अम्ल की अनुक्रिया पर्याप्त नहीं होती है तब पूरक अंतःपेशीय (Supplementary intramuscular) विटामिन B_{12} 100 µg दैनिक या दो दिन में दिया जा सकता है। ऐस्कॉर्बिक अम्ल (Ascorbic acid) 100 mg की गोली दैनिक तीन बार देने से फोलिक अम्ल को फोलिनिक अम्ल (Folinic acid) में परिवर्तन द्वारा उसकी क्रिया में वृद्धि होती है।

द्विरूपीय रक्तक्षीणता (Dimorphic Anemia)

उष्णकटिबंधी क्षेत्रों (Tropics) में रक्तक्षीणता का यह सर्वसामान्य (Commonest) प्रकार है जिसका सामना किया जाता है। इसका संबंध आहारी अपर्याप्तता (Dietary inadequacy) या आंत्रीय कुअवशोषण (Intestinal malabsorption) के साथ होता है। इस प्रकार यह रक्तक्षीणता दोनों–लौह तथा फोलिक अम्ल या विटामिन B_{12} की कमी के कारण होती है। जबकि बहुअपर्याप्तता (Polydeficiency) की स्थिति होती है, रक्त की जाँच से अस्थि मज्जा (Bone-marrow) के रूप में प्रायः एक अपर्याप्तता की प्रधानता (Predominance) का संकेत मिलता है। लोहिताणु (Red cells) वृहदाणु (Macrocyte) या सामान्य अणु (Normocyte) या अल्पवर्णिक (Hypochromic) या सामान्य वर्णिक (Normochromic) हो जाता है। देखें चित्र 19.2। अस्थिमज्जा के रूप में वृहदाणुओं (Megaloblasts) की प्रधानता होती है क्योंकि लोहिताणु पूर्ववर्ती (Precursors) की संख्या का विकास के लिए फोलिक अम्ल की आवश्यकता होती है। उपचार में लौह तथा फोलिक अम्ल दोनों को चिकित्सीय खुराक (Therapeutic dose) में शामिल किया (या दिया) जाता है।

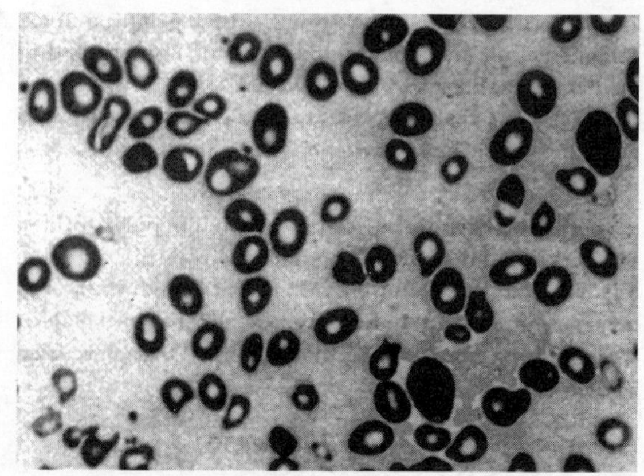

चित्र (Fig.) 19.2: द्विरूपीय रक्तक्षीणता (Bimorphic anemia)

अविकसनीय रक्तक्षीणता (Aplastic Anemia)

यह विरले ही गर्भावस्था में देखी जाती है। मज्जा वृंत कोशिकाओं (Marrow stem cells) में पर्याप्त कमी आती है। इसका वास्तविक कारण अज्ञात है। यह प्रतिरक्षात्मक रूप से (Immunologically) घटित हो सकती है या एक अलिंग सूत्रीय (Autosomal) अपगामी वंशानुक्रमण (Recessive inheritance) हो सकती है। लगभग 30% रोगियों (Cases) में गर्भावस्था का अंत होने के बाद रक्तक्षीणता में सुधार हो जाता है। गर्भावस्था में महत्वपूर्ण जटिलता (Complications) है– रक्तश्राव (Hemorrhage) तथा संक्रमण (Infection)।

निदान (Diagnosis): रक्त मूल्य (Blood values): रक्तक्षीणता, श्वेताणु–अल्पता (Leukopenia) तथा बिम्बाणु अल्पता (Thrombocytopenia)।

अस्थि-मज्जा (Bone-marrow): पर्याप्त अल्पकोशिकीय (Hypocellular)।

प्रबंध (Management): हीमैटोक्रिट (Hematocrit) स्तर (Level) को 20% से अधिक का अनुरक्षण करने के लिए पुनरावृत्त रक्ताधान (Repeated blood transfusion) कराया जाता है। संक्रमण को रोकने के लिए ग्रैन्यूलोसाइट या श्वेताणु (Granulocytes) का आधान (Transfusion) तथा रक्त रक्तश्राव को रोकने के लिए बिम्बाणु (Platelets) का आधान कराया जाता है। ग्लूकोकॉर्टिकॉयड (Glucocorticoid) चिकित्सा कुछ रोगियों में उपयोगी हो सकती है। गम्भीर स्थिति में अस्थि-मज्जा या वृंत कोशिका (Stem cells) का प्रतिरोपण प्रभावी होता है। इसमें योनिक जनन (Vaginal delivery) सर्वदा अभिमत (Preferred) होता है।

दीर्घकालिक रोग (Chronic diseases), संक्रमण (Infections) या अर्बुद (Neoplasm) के कारण रक्तक्षीणता अल्पवर्णिक (Hypochromic) लघु लोहिताणुक (Microcytic) प्रकार की होती है। रक्तोद (Serum) में लौह की मात्रा कम होती है, रक्तोद में फेरीटिन (Ferrtin) की मात्रा अधिक हो जाती है। लोहिताणु-जनन (Erythropoiesis) की कमी के कारण दीर्घकालिक वृक्क-रोग (Chronic renal disease) की रक्तक्षीणता होती है। दीर्घकालिक वृकरोग, संक्रमण या विषालुता (Malignancy) के रोगियों (Cases) में पुनर्संयोजन ऐरिथ्रोपोईटिन (Recombinant erythropoietin) चिकित्सा प्रभावी होती है ।

हीमोग्लोबिन रोग (Hemoglobinopathies)

हीमोग्लोबिन एक संयुक्त प्रोटीन है जिसमें एक ग्लोबिन खण्ड 4 रक्त अर्धांश के साथ बद्ध (Bount) होता है। ग्लोबिन खण्ड (Globin fraction) के अंदर 4 पॉलिपेप्टाइड लड़ी (Polypeptide chains): ऐल्फा (Alpha, α), बीटा (Beta, β), गामा (Gamma, γ) तथा डेल्टा (Delta, δ), होती हैं। सामान्य वयस्क कारक के हीमोग्लोबिन में उसके ग्लोबिन अणु के अंदर α-लड़ी का एक युग्म (Pair) तथा β-लड़ी का युग्म होता है ($\alpha_2\beta_2$) जिसका भेद विभिन्न ऐमीनोअम्ल (Amino acid) विन्यास (Configuration) द्वारा होता है जिसे HbA (95%) कहा जाता है। वयस्क हीमोग्लोबिन का एक सामान्य परिवर्त (Variant या रूपान्तर) भी होता है जिसे HbA_2 कहा जाता है जिसमें बीटा लड़ी को डेल्टा लड़ी द्वारा प्रतिस्थापित (Replace) किया जाता है ($\alpha_2\delta_2$)। सामान्य भ्रूणीय (Fetal) हीमोग्लोबिन में दो गामा लड़ियों द्वारा बीटा लड़ियों को प्रतिस्थापित किया जाता है ($\alpha_2\chi_2$)। अंतिम दो प्रकार ($\alpha_2\delta_2$,$\alpha_2\chi_2$) सामान्य वयस्क व्यक्ति में 5% से अधिक संघटित (Constitute) करता है।

ग्लोबिन खण्ड की पॉलिपेप्टाइड लड़ी (या श्रृंखला=Chains) कें अंदर वंशागत (Inherited) विशिष्ट जीवरासायनिक व्यतिक्रम (Specific biochemical disorders) को हीमोग्लोबिन रोग कहा जाता है। दो सामान्य प्रकार का सामना किया जाता है, वे हैं–(1) दात्री कोशिका (Sickle cells) हीमोग्लोबिन रोग जो वंशागत (Inherited) संरचनात्मक अपसामान्यता (Structural abnormality) है जिसमें मुख्यतः HbA की बीटा श्रृंखला (β Chain) शामिल होती है। (2) थैलेसीमिया (Thalassemia) जो अन्य प्रकार से सामान्य HbA में ग्लोबिन का संश्लेषण (Synthesis) और उत्पादन (Production) में वंशागत दोष होता है। यह समयुग्मजी (Homozygous) तथा विषमयुग्मजी (Heterozygous) रूप में पाया जाता है। समयुग्मजी में प्रत्येक माता और पिता (Each parent) से वंशागत अपसामान्य ग्लोबिन श्रृंखला (या लड़ी) होती है तथा विषमयुग्मजी में केवल माता (या पिता) (One parent) से वंशागत अपसामान्य ग्लोबिन श्रृंखला होती है। विषम युग्मजी रक्तक्षीण (Anaemic) नहीं होता है बल्कि दोष का वाहक (Carrier) होता है।

दात्रीकोशिका हीमोग्लोबिन रोग (Sickle-cell Hemoglobinopathies)

यह एक आनुवंशिक (या वंशागत) व्यतिक्रम (Hereditary disorder) है जिसमें लोहिताणु (Red cells) में Hb-S होता है। दात्री-कोशिका हीमोग्लोबिन (Hb-S) का उत्पादन (या निर्माण) सामान्य हीमोग्लोबिन की β-लड़ी के स्थान 6 पर ग्लूटैमिक अम्ल (Glutamic acid) के लिए वैलीन (Valine) के प्रतिस्थापन (Substitution) द्वारा होता है। जीन उत्परिवर्तन (Gene mutation): जब समयुग्मजी (Homozygous) होता है तब व्यक्ति में दात्री-कोशिका रक्तक्षीणता (HbSS) है। उसमें भ्रूणीय (Fetal) हीमोग्लोबिन (HbF) की अल्पमात्रा होती है परन्तु HbA नहीं होता है। दात्री-कोशिका हीमोग्लोबिन के लिए विषमयुग्मजी (Heterozygous) व्यक्ति में दात्री-कोशिका की विशेषता (Hbss) होती है। इस प्रकार के व्यक्ति में लगभग 55–60% HbA तथा 35–40% HbS होता है। अफ्रीका (Africa) में दात्री-कोशिका हीमोग्लोबिन रोग की विद्यमानता (Prevalence) सर्वाधिक है जो 20–50% तक होती है।

जब β-लड़ी का स्थान 6 पर ग्लूटैमिक अम्ल के लिए लाइसीन (Lycine) का प्रतिस्थापन होता है तब HbC का निर्माण होता है। HbA की तुलना में HbC कम घुलनशील (Soluble) होता है तथा रक्तक्षयी (Hemolytic) रक्तक्षीणता का कारण बन सकता है।

दात्री-कोशिका β थैलेसीमिया (Sickle cell-β thalassemia): इसका अवलोकन तभी किया जाता है जब एक β-लड़ी जीन दात्री-कोशिका उत्परिवर्तन (Mutation) का वहन (Carry) करती है तथा दूसरा जीन (Gene) मिट (Delete) जाता है। गर्भावस्था परिमाण दात्री-कोशिका रक्तक्षीणता के समान होता है।

दात्री-कोशिका की विशेषता (Sickle-cell trait): कुल हीमोग्लोबिन में 30–40% में Hbs तथा शेष में Hb-A, Hb-A_2 तथा HbF होते हैं। यदि पति वाहक (Carrier) है तब 25% संभावना होती है कि शिशु समयुग्मजी (Homozygous) दात्री-कोशिका रोग का होगा (या की होगी) तथा 50%

प्रवाह चित्र (Flow chart) 19.1: गर्भावस्था में रक्तक्षीणता (Hb ≤ 9 gm/100 ml) के लिए जाँच-पडताल और विशिष्ट चिकित्सा की रूपरेखा (Scheme of investigation and special therapy for anaemia in pregnancy)

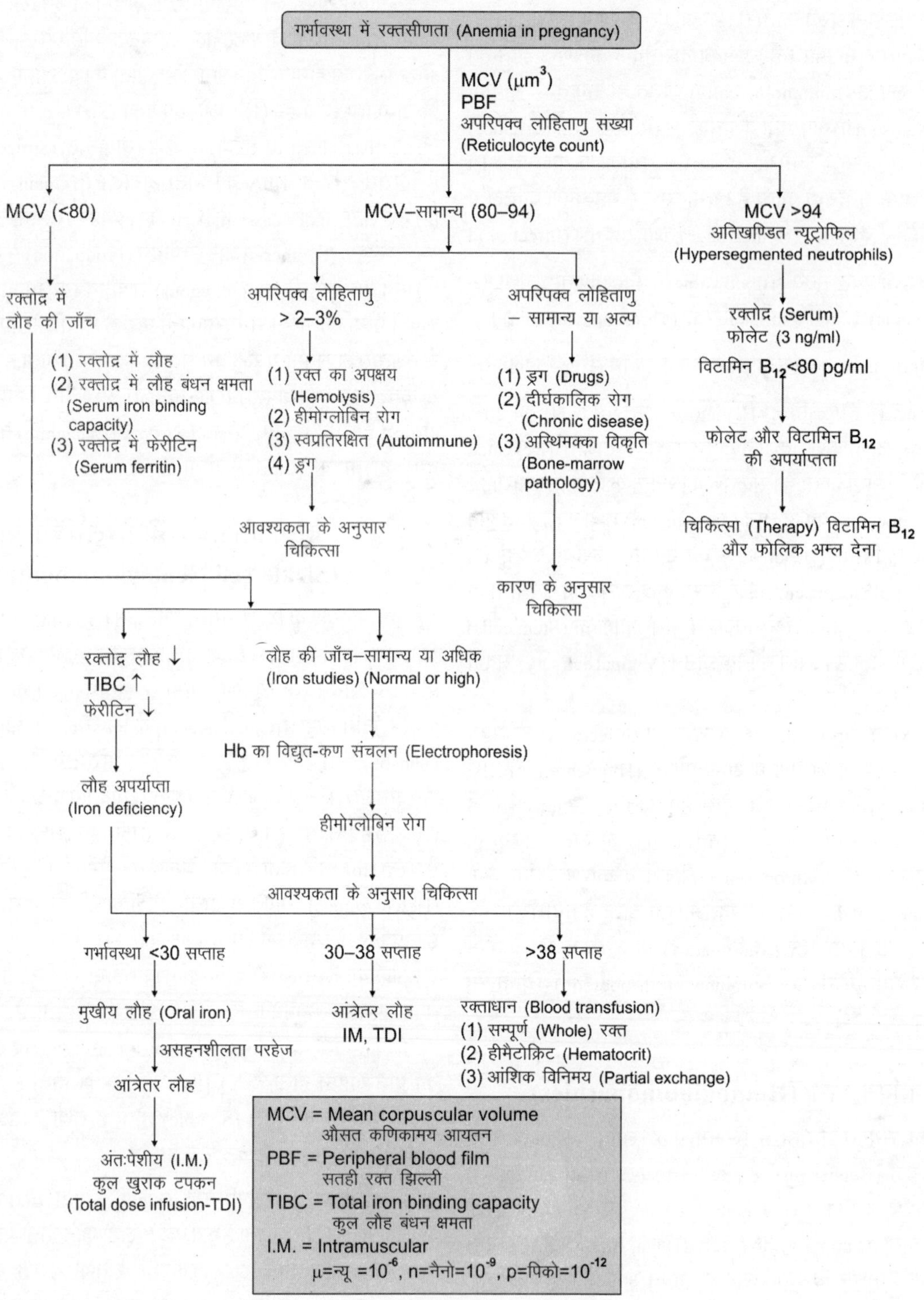

दात्री-कोशिका विशेषता (या लक्षण) का होगा। इस प्रकार यह जानने के लिए गर्भधारण के पूर्व यह परामर्श (Counselling) किया जाता है कि क्या पति भी इस विशेषता का वहन करता है। अभी तक प्रजनन-निष्पादन (Reproductive performance) के संबंध में कोई विशेष समस्या नहीं है। रोगी को लौह संपूरण (Iron supplementation) की आवश्यकता होती है। चूँकि Hb-S की मात्रा कम होती है, संकट (Crisis) विरल होता है परन्तु अति ऑक्सीक्षीणता (Extreme hypoxia) में हो सकता है। रक्तमूत्रता (Hematuria) तथा मूत्रीय संक्रमण (Urinary infection) सर्वसामान्य होते हैं।

दात्री-कोशिका रोग (Sickle cell disease): समयुग्मजी दात्री-कोशिका रोग (Hb-SS) जननिक रूप से (Genetically) एक आनुवंशिक व्यतिक्रम (Inherited disorder) है जिसका संचार समान रूप से पुरूष और महिला द्वारा होता है।

रोगक्रिया (Pathophysiology): HbS के साथ ऑक्सीजनीकृत (Oxygenated) स्थिति में लोहिताणु (Red cells) सामान्य रूप से व्यवहार करता है परन्तु विऑक्सीजनीकृत (Deoxygenated) स्थिति में यह लोहिताणु को दात्री (Sickle) में पुंज बनाता है (Aggregate), बहुभाजन करता है (Polymerise) तथा विकृत (Distort) करता है। ये दात्री आकार की कोशिकाएँ अपनी दृढ़ संरचना (Rigid structure) के कारण सूक्ष्म रक्तपरिवहन (Microcirculation) को अवरूद्ध करती है। संक्रमण (Infection), अम्लरक्तता (Acidosis), निर्जलन (Dehydration), आक्सीक्षीणता (Hypoxia) तथा शीतलन (Cooling) द्वारा दात्रीकरण घटना (Sickling phenomenon) घनीभूत (Precipitate) होती है। कोशिका का जीवन-काल (Life space) लघु (या कम) होता है तथा यह अधिक भंगुर (Fragile) होती है। वर्धित (Increased) नाशन रक्त अपक्षय (Haemolysis), रक्तक्षीणता तथा पीलिया (Jaundice) की ओर अग्रसर होता है।

निदान (Diagnosis): (1) दुर्जेय (या अनियंत्रणीय) अल्पवर्णिक रक्तक्षीणता (Refractory hypochromic anemia), (2) दात्रीकरण परीक्षण (Sickling test) द्वारा पहचान, (3) निरंतर अपरिपक्व लोहिताणु की वृद्धि (Persistent reticulocytosis) (10–20%), (4) उपवास से रक्तोद में लौह की अधिक मात्रा (High fasting serum iron level), (5) विद्युत्-कणसंचलन (Electrophoresis = इलैक्ट्रोफोरेसिस) द्वारा हीमोग्लोबिन रोग के प्रकार की पहचान (Identification)।

गर्भावस्था पर प्रभाव (Effects on pregnancy): गर्भपात (Abortion), अकालपक्वता (Immaturity), अंतःगर्भाशयी विकास मंदन (IUGR=Intra-uterine growth retardation) तथा भ्रूणीय क्षति (Fetal loss) का वर्धित प्रभाव होता है। पेरिनैटल (Perinatal) मृत्यु-दर भी अधिक होती है। प्राक्-गर्भाक्षेपक (Pre-eclampsia), प्रसवोत्तर रक्तश्राव (Postpartum hemorrhage) तथा संक्रमण (Infection) के प्रभाव में भी वृद्धि होती है। संक्रमण, प्रमस्तिष्क-वाहिका (Cerebrovascular) दुर्घटना तथा दात्री-कोशिका संकट के कारण मातृक रूग्नता (Maternal morbidity) में वृद्धि होती है। फुफ्फुसीय रोधगलन (Pulmonary infarction), संकुलनशील हृदपात (Congestive heart failure) तथा वाहिका रोध (Embolism) के कारण मातृक मृत्यु में 25% तक वृद्धि होती है।

रोग पर प्रभाव (Effects on the disease): दात्री-कोशिका संकट की संभावना होती है जो प्रायः अंतिम त्रिमास (Trimester) में पाया जाता है। दो प्रकार का सामना होता है– (1) रक्तअपक्षयी संकट (Hemolytic crisis) तथा (2) पीड़दायी संकट (Painful crisis)।

रक्तअपक्षयी संकट (Hemolytic crisis): तेजी से पीलिया (Jaundice) के साथ रक्तक्षीणता के विकास के कारण यह संकट उत्पन्न होता है। श्वेताणु बहुलता (Leukocytosis) तथा ज्वर (Fever) भी संबद्ध होता है।

पीड़ादायी संकट (Painful crisis): कोशिकीय घनास्त्रता (Capillary thrombosis) द्वारा विभिन्न अंगों के वाहिका-रोध के कारण यह संकट होता है जिसके फलस्वरूप रोधगलन (Infarction) होता है। वाहिका-रोध और रोधगलन के कारण जो अंग (Organs) सामान्यतः प्रभावित होते हैं, वे हैं – अस्थि [अस्थिक्षीणता (Osteonecrosis)], वृक्क-अंतस्था (Kidney medulla), यकृत-प्लीहा स्थूलता (Hepato-splenomegaly), फुफ्फुस रोधगलन (Lung infarction), हृदपात (Heart failure) तथा अतिसंक्रमण (Superadded infection) अधिक संयोजित होता है।

प्रबंध (Management)

पूर्वगर्भधारण परामर्श (Preconceptional counseling): व्यतिक्रम (Disorder) की समयुग्मजी (Homozygous) स्थिति की प्रसवपूर्व (Antenatal) पहचान से प्रारंभ में गर्भपात का चिकित्सा-सुझाव (Indication) होता है, यदि माता-पिता की इच्छा होती है। (नीचे देखें)।

गर्भावस्था के दौरान (During pregnancy): (1) सावधानी से प्रसवपूर्व पर्यवेक्षण (Antenatal supervision), (2) वायुयान की यात्रा से बचना (Avoidance of air travelling), (3) रोगरोधन (Prophylactically) फोलिक अम्ल की 1 mg गोली (Tablet) दैनिक देना, (4) लौह अपर्याप्तता (Iron deficiency) के केवल प्रमाणित रोगियों को लौह संपूरण (Supplementation) होना चाहिए। (5) लगभग 6 सप्ताह के अंतर पर नियमित रक्ताधान (Blood transfusion) करना चाहिए। रक्ताधान का उद्देश्य हीमैटोक्रिट (Hematocrit) मूल्य को 25% से अधिक पर रखना तथा HbS की मात्रा को 50% से कम पर रखना है। (6) संक्रमण या असामान्य लक्षणों की उपस्थिति से चिकित्सालय में भर्ती करने की आवश्यकता होती है। (7) हाइड्रॉक्सी यूरिया (Hydroxy urea) से HbF ($\alpha_2\chi_2$) में वृद्धि होती है तथा दात्रीकरण संकट (Sickling crisis) में कमी आती है।

प्रसव के दौरान (During labor): (1) रक्तक्षीणता की रूपरेखा के समान प्रसव का संचालन करना है। (2) नासिका-प्रवेशिनी (Nasal cannula) द्वारा निरंतर ऑक्सीजन-चिकित्सा (Therapy) उपयोगी होती है। (3) संवेदना-हरण (Anesthesia) के दौरान "ऊतकों में ऑक्सीक्षीणता" (Anoxia) से बचना है। अधिदृढ़तानिका संवेदनाहरण (Epidural anesthesia) बेहतर होता है। (4) निर्जलन (Dehydration) तथा अम्लरक्तता (Acidosis) से बचने के लिए पर्याप्त द्रव का टपकन (Infusion) करना है। (5) प्रासविक चिकित्सा-सुझाव (Obstetric indication) में ही शल्यक्रिया द्वारा प्रसव (Cesarean section) का निष्पादन करना चाहिए। (5) संक्रमण (Infection) को रोकने के लिए प्रसवोत्तर काल (Puerperium) में दिनचर्या प्रतिजैविक औषधि (Routine antibiotic) का उपयोग किया जाता है।

गर्भनिरोध (Contraception): (1) बंध्याकरण (Sterilization) पर विचार करना चाहिए, यहाँ तक कि कम गर्भसंख्या (Low parity) में भी क्योंकि रोगी का अल्पजीवनकाल होता है। (2) मुखीय गोली (Oral pill) का परहेज होता है क्योंकि यह घनास्त्र वाहिकारोध (Thromboembolism) के खतरे को बढ़ा सकती है। (3) संक्रमण का खतरा होने के कारण अंतःगर्भाशयी उपाय (Intrauterine device) का निषेध होता है। (4) गर्भनिरोधक की अवरोध विधि (Barrier method of contraceptive) जैसे–कंडोम (Condom) इसमें उत्कृष्ट होता है।

थैलेसीमिया संरक्षण (Thalassemia Syndromes)

थैलेसीमिया संलक्षण सामान्यतः रक्त के आनुवंशिक व्यतिक्रमत (Genetic disorder) में पाया जाता है। इसमें मूलभूत दोष ग्लोबिन लड़ी संश्लेषण (Global chain synthesis) की न्यूनीकृत गति (Reduced rate) होती है जिसके फलस्वरूप अपर्याप्त हीमोग्लोबिन मात्रा (Inadequate hemoglobin content) के साथ लोहिताणु (Red cells) का निर्माण होता है। अपर्याप्त लोहिताणु-जनन (Erythropoiesis), रक्त का अपक्षय (Hemolysis) और अंत में रक्तक्षीणता (Anemia) होती है। मुख्य संलक्षणों के दो समूह होते हैं– ऐल्फा (Alpha) या बीटा (Beta) थैलेसीमिया जो इस पर निर्भर करता है कि क्या ऐल्फा(α) या बीटा (β) ग्लोबिन लड़ी का संश्लेषण मंदित (Depressed) है। α तथा β थैलेसीमिया दोनों-समयुग्मजी (Homozygous) (Major=वृहत) तथा विषमयुग्मजी (Heterozygous) (Minor=लघु) स्थिति में विद्यमान (या उपस्थित) होते हैं। गर्भावस्था के दौरान कुल प्रभाव 300–500 में 1 होता है।

ऐल्फा थैलेसीमिया (Alpha thalassemia): यह दक्षिण-पूर्व एशिया (South-East Asia) तथा चीन (China) में पाया जाता है। ऐल्फा थैलेसीमिया वृहत (Major) जीवन के साथ असंगत (Incompatible) होता है। गुणसूत्र (Chromosome) 16 पर स्थित 4 जीन्स (Genes) [प्रत्येक प्रतिलिप (Copy) पर दो] द्वारा α-पेप्टाइड लड़ी (Peptide chain) का निर्माण नियंत्रित होता है। अपर्याप्त α-पेप्टाइड लड़ी संश्लेषण (Synthesis) की मात्रा (Degree) पर आश्रित संलक्षण के चार नैदानिक (Clinical) प्रकारों की पहचान की गयी है, वे हैं –

(1) **एक जीन का उत्परिवर्तन (Mutation of one gene):** इसमें कोई नैदानिक या प्रयोगशाला अपसामान्यता (Abnormalities) नहीं होती। स्त्री एक मूक वाहक (Silent carrier) बनी रहती है।

(2) **चार जीन्स में से दो का उत्परिवर्तन** (Mutation in two of the four genes)–α-थैलेसीमिया लघु (Minor) जो प्रायः अनभिज्ञात (Unrecognized या उपेक्षित) रहता है तथा गर्भावस्था पर्याप्त सह्य (Tolerated) होती है।

(3) **चारजीन्स में से तीन का उत्परिवर्तन** (Mutation in three of the four genes): हीमोग्लोबिन-H रोग – रोगी में कुछ HbA तथा वृहत प्रतिशत में HbH (चार बीटा लड़ी) तथा हीमोग्लोबिन बार्ट (Bart) (चार गामा लड़ी) होता है। हीमोग्लोबिन बार्ट जो जन्म के समय उपस्थित होता है उसे क्रमिक रूप से हीमोग्लोबिन-H द्वारा प्रतिस्थापित (Replace) किया जाता है। ये महिलाएँ रक्तक्षयी (Haemolytic) रक्तक्षीणता से पीड़ित होती हैं। गर्भावस्था के दौरान रक्तक्षीणता में और अधिक क्षीणता आती है।

(4) **सभी चार जीन्स का उत्परिवर्तन** (Mutation in all four genes)–α-थैलेसीमिया वृहत (Major): इसमें α-ग्लोबिन लड़ी नहीं होती है। हीमोग्लोबिन बार्ट (चार गामा लड़ी) तथा हीमोग्लोबिन-H (चार बीटा लड़ी) का निर्माण होता है। भ्रूण (Fetus) या तो गर्भाशय (Uterus) में मर जाता है या जन्म के बाद तत्काल मर जाता है। अप्रतिरक्षित भ्रूणीय जलशोथ (Non-immune fetal hydrops) तथा पेरिनैटल (Perinatal = गर्भधारण के सातवें मास से लेकर प्रसव के एक सप्ताह की अवधि तक) मृत्यु का यह एक महत्वपूर्ण कारण है।

मातृक निदान (Parental diagnosis): α-थैलेसीमिया के सभी रूपों का निदान जरायु-रसांकुर नमूने (CVS=Chorionic villus sampling) या उल्ववेधन (Amniocentesis) द्वारा किया जा सकता है।

उपचार (Treatment): थैलेसीमिया लघु (Thalassemia minor): α-थैलेसीमिया में जनन-निष्पादन (Reproductive performance) प्रायः सामान्य होता है। इसमें गर्भावस्था के दौरान मुखीय लौह तथा फोलेट सम्पूरण (Oral iron and folate supplementation) की आवश्यकता होती है। यदि हीमोग्लोबिन अल्प होता है तब रक्ताधान (Blood transfusion) का सुझाव दिया जाता है। आन्त्रेतर लौह चिकित्सा (Parenteral iron therapy) कभी भी नहीं देनी चाहिए।

बीटा थैलेसीमिया (Beta thalassemia): इसका अस्तित्व मुख्यतः भूमध्य सागरीय तट (Mediterranean coast), दक्षिण-पूर्व एशिया (South-East Asia) में विस्तारित है। सामान्य वयस्क हीमोग्लोबिन (HbA) दो α और β पेप्टाइड लड़ी ($\alpha_2\beta_2$) द्वारा निर्मित होता है। β लड़ी का निर्माण दो जीन्स (Genes) द्वारा संचालित होता है, प्रत्येक प्रतिलिपि गुणसूत्र (Copy chromosome) 11 पर एक 1 β ग्लोबिन जीन (Beta globin gene) में 150 बिन्दु उत्परिवर्तन (Point mutations) की पहचान की गयी है। β थैलेसीमिया के साथ β लड़ी (Chain) निर्माण में कमी होती है तथा α-लड़ियों की अधिकता के कारण लोहिताणु झिल्ली (Red cell membrane) की क्षति होती है।

बीटा थैलेसीमिया वृहत (Beta thalassemia major): कूली रक्तक्षीणता (Cooley anemia): जब उत्परिवर्तन (Mutation) दोनों जीन्स को प्रभावित करता है। लोहिताणु (Red cells) का नाशन होता है क्योंकि β-लड़ी का निर्माण नहीं होता है। लोहिताणु-जनन अप्रभावी (या व्यर्थ) होता है। इस प्रकार के शिशु को जीवित रखने के लिए पुनरावृत्त रक्ताधान (Repeated blood transfusion) की आवश्यकता होती है। क्रमिक यकृत-प्लीहा-अतिवृद्धि (Progressive hepatosplenomegaly), क्षतिग्रस्त विकास (Impaired growth), रक्तक्षीणता, संकुलनशील हृदपात (Congestive cardiac failure) तथा अंतरावर्ती संक्रमण (Intercurrent infection) होता है। किशोरावस्था से अधिक जीवित रहने की संभावना नहीं होती है। ये किशोरियाँ प्रायः बांझ (Sterile) होती हैं। जीवन के प्रथम दशक (First decade) से अधिक आयु में लौह अतिभार (Iron overload) की समस्या का अवलोकन किया गया है। डेस्फेरिऑक्सामीन (Desferrioxamine) के साथ लौह कीलाकरण

चिकित्सा (Iron chelation therapy) तथा रक्ताधान से परिणाम में सुधार हो सकता है।

पूर्वगर्भधारण परामर्श (Preconceptional counseling): भ्रूण (Fetus) के पिता को हीमोग्लोबिन का विद्युत्-कण संचलन (Electrophoresis) कराने की सलाही दी जाती है (यदि MCV=Mean corpuscular volume अपर्याप्त होता है)। जब पिता में सामान्य (Normal) हीमोग्लोबिन होता है तब भ्रूण में β थैलेसीमिया लघु (Minor) की 50% संभावना तथा सामान्य हीमोग्लोबिन की 25% संभावना होती है। जब पिता में β थैलेसीमिया लघु होता है तब भ्रूण में β थैलेसीमिया वृहत (Major) की संभावना 50% होती है। CVS (Chorionic villus sampling=जरायु का रसांकुर नमूना) के साथ प्रसवपूर्व निदान (Prenatal diagnosis) किया जा सकता है (β लड़ी उत्परिवर्तन का 20%)। प्रयोगशाला निषेचन (Vitro fertilization) के दौरान अप्रभावित भ्रूण (Embryos) का चयन करने के लिए परिरोपण (Peri-implantation) कोरक खण्ड (blastomere) की जीवोति-परीक्षा (Biopsy) तथा DNA (Deoxyribonucleic acid) की जाँच करना सम्भव है।

बीटा थैलेसीमिया लघु (Beta thalassemia minor): जब एक जीन का उत्परिवर्तन (Mutation or one gene) होता है तब β-पेप्टाइड लड़ी का निर्माण घटकर आधा हो जाता है। δ (डेल्टा) लड़ियों (Chains) के साथ अत्यधिक α (ऐल्फा)-लड़ियों के संयोजन से $HbA_2 (\alpha_2\beta_2)$ का निर्माण होता है या γ (गामा) लड़ियों के साथ α-लड़ियों के संयोजन से HbF $(\alpha_2\chi_2)$ (Fetal hemoglobin) का निर्माण होता है। थैलेसीमिया लघु के साथ दात्री-कोशिका की विशेषता (Sickle cell trait) सहवर्ती (Coexist) हो सकती है।

थैलेसीमिया में रक्तीय निष्कर्ष (Hematological finding in thalassemia): (1) MCV तथा MCH (Mean corpuscular hemoglobin) अपर्याप्त (Low या अल्प) परन्तु MCHC (Mean corpuscular hemoglobin concentration = औसत लोहिताणुक हीमोग्लोबिन मात्रा) सामान्य होती है (लौह अपर्याप्तता रक्तक्षीणता में ये सभी–MCV, MCH तथा MCHC अल्प होते हैं), (2) रक्तोद (Serum) में लौह तथा कुल लौह बंधन क्षमता सामान्य या वर्धित होते हैं। (3) हीमोग्लोबिन के विद्युत्-कण संचलन (Electrophoresis) से यह पता चलता है कि $HbA_2 (\alpha_2\delta_2)$ की वर्धित मात्रा सामान्य से 3.5% अधिक होती है या वर्धित Hb-F $(\alpha_2\chi_2)$ होती है। (4) रक्तोद में बिलिरूबिन (Bilirubin) की मात्रा बढ़कर लगभग 2–3 mg% हो जाती है।(5) रक्तक्षीणता प्रायः कम (Mild) होती है। जब रक्तक्षीणता में सुधार करने के लिए रोगी मुखीय (Oral) या आंत्रेतर (Parenteral) लौह चिकित्सा की अनुक्रिया में विफल हो जाती है तब निदान प्रायः विलंबित (Late) हो जाता है। इस प्रकार लौह अतिभार (Overload) से यकृत और हृदय का हीमोसिडरोसिस (Hepatic and cardiac hemosiderosis) की संभावना होती है।

उपचार (Treatment): बहुमत महिलाएँ उत्तम मातृक और भ्रूणीय परिणाम के साथ गर्भावस्था को पर्याप्त रूप से सहन करती हैं। मुखीय फोलिक अम्ल सम्पूरण (Oral folic acid supplementation) को निरंतर रखा जाता है जब लौह अपर्याप्तता (Iron deficiency) का निदान (Diagnosis) स्थापित होता है। रक्ताधान (Blood transfusion) का विरले ही सुझाव (Indication) होता है।

बिम्बाणु व्यतिक्रम या अव्यवस्था (Platelet Disorder)

अल्पबिम्बाणु रक्तता (Thrombocytopenia) का विचार होता है जब रक्त में बिम्बाणु (Platelets) की संख्या 1,50,000/mm³ (μL) [μ=10^{-6}, L=लीटर] से कम होती है गर्भावस्था के दौरान 97,000 से लेकर 1,50,000/μL तक की बिम्बाणु संख्या का संबंध मातृक या भ्रूणीयरूग्नता (Maternal or fetal morbidity) में किसी वृद्धि के साथ नहीं होता है। गर्भावस्था में अल्पबिम्बाणु रक्तता (थ्रॉम्बोसाइटोपीनिया) निम्नलिखित के कारण हो सकती है – (1) दोषपूर्ण उत्पादन (Defective production) या अस्थिमज्जा का रोग (Bone marrow pathology), (2) स्ववियोजन (Sequestration) (Enlarged spleen वर्धित प्लीहा) या (3) त्वरित नाशन (Accelerated destruction) जो (a) अप्रतिरक्षात्मक (Non-immunological): प्राक्-गर्भाक्षेपक (Pre-eclampsia), अवखण्डित अपरा (Abruptio placenta) या (b) प्रतिरक्षात्मक Immunological): अल्पबिम्बाणु रक्तक चित्तिता (Thrombocytopenia purpura) के कारण होते हैं।

गर्भावधिक अल्पबिम्बाणु रक्तता (Gestational thrombocytopenia): यह मुख्यतः एक शरीर क्रियात्मक पतन (Physiological fall) है जो सामान्य गर्भाशय का रक्ततनूकरण (Hemodilution) के कारण होता है।

प्रतिरक्षित (मूलरोगात्मक विकृति) अल्पबिम्बाणु रक्तक चित्तिता [Immune (Idiopathic) thrombocytopenia purpura, ITP)]: यह प्लीहा (Spleen) तथा अन्य जालिका-अंतःस्रीय तंत्र (Reticulo-endothelial system) में प्रतिरक्षी आवरणित बिम्बाणुओं (Antibody coated platelets) का त्वरित (Accelerated) नाशन है। प्रतिरक्षी हैं– IgG, IgM तथा IgA के प्रकार (Ig=Immunoglobulin=इम्यूनोग्लोबिन)। रोगी में त्वचा-विवर्णक्षय (Skin bruising) का प्रदर्शन हो सकता है। सामान्यतः केशिकीय (Capillary) रक्तश्राव या चित्तिता तब होती है जब बिम्बाणु की संख्या – 50,000/μL (μ = 10^{-6}, L=लीटर) से कम होती है। सामान्य रक्तश्राव अवधि के साथ– 50,000/μL से कम की लक्षणहीन (Asymptomatic) रोगी को सामान्यतः किसी उपचार की आवश्यकता नहीं होती है।

IgG प्रतिरक्षी का अपरा (Placenta) द्वारा वहन करने के कारण भ्रूण (Fetus) तथा नवजात शिशु (Neonate) प्रभावित हो सकता है। भ्रूण में अल्प बिम्बाणु रक्तता जब तीव्र (Severe) होती है तब अंतःकपालीय (Intracranial) रक्तश्राव का कारण बन सकती है, विशेषकर प्रसव (Labor) के दौरान।

प्रबंध (Management): प्रबंध का उद्देश्य 50,000/μL से अधिक बिम्बाणु की संख्या अनुरक्षण (Maintain) करना है।

गर्भावस्था के दौरान (During pregnancy): (1) जब बिम्बाणु की संख्या जब 50,000/μL से कम है तब प्रेडनिसोलोन (Prednisolone) या गामाग्लोबुलिन (Gammaglobulin) का अंतःशिरीय (Intravenous) निवेश करना। इससे बिम्बाणु की संख्या में वृद्धि होगी। (2) प्लीहा उच्छेदन (Splenectomy): क्योंकि यह प्रतिरक्षी (Antibody) उत्पादन या पृथक्करण (Sequestration) का स्थल हो सकता है। (3) बिम्बाणु का आधान (Platelet transfusion): यह एक अस्थायी (Temporary) उपाय है। (4) एजैथियोप्रिन (Azathioprin) तथा साइक्लोफॉस्फेमाइड (Cyclophosphamide) का उपयोग किया गया है। डैनाजोल (Danazol) का सुझाव गर्भावस्था में नहीं दिया जाता है।

प्रसव के दौरान (During labor): योनिक मार्ग (Vaginal route) एक अधिमत (Preferred) विधि है क्योंकि तीव्र अल्पबिम्बाणु रक्तता का सामना विरले ही (Rarely) होता है।

घनास्त्रप्रेमी (Thrombophilias): कुछ प्रोटीन सामान्यतः रक्त स्कंदन (Clotting) प्रक्रिया को बाधित (Inhibit) करते हैं तथा रक्त तरलता (Fluidity) का अनुरक्षण करते हैं। इस प्रकार के प्रोटीनों की वंशागत अपर्याप्तता (Inherited deficiency) से घनास्त्र-वाहिरोध (Thromboembolism) या घनास्त्रप्रेमी (Thrombophilias) की पुनरावृत्त (Recurrent) घटनाएँ होती हैं। महत्वपूर्ण अवरोधक प्रोटीन (Inhibitory proteins) हैं – प्रतिथ्रॉम्बिन (Antithrombin) III, प्रोटीन C तथा प्रोटीन S।

घनास्त्रप्रेमी के साथ संबंधित खतरे (Risks) हैं – गहरी शिरा की घनास्त्रता (Deep vein thrombosis), फुफ्फुसीय वाहिका रोध (Pulmonary embolism), वर्धित गर्भावस्था जटिलता जैसे–प्राक्-गर्भाक्षेपक (Pre-eclampsia), अपरा का अवखण्डन (Placental abruption), रोधगलन (Infarction), अंतःगर्भाशयी विकास मंदन (IUGR), अंतःगर्भाशयी उपाय (IUD), घनास्त्रवाहिका रोध तथा सममितार्धी खातिका घनास्त्रता (Sagittal sinus thrombosis)।

इन अवरोधक प्रोटीनों की अपर्याप्तता जीन्स के उत्परिवर्तन (Mutation) के कारण होती है जो उनके संश्लेषण (Synthesis) को व्यवस्थित (Regulate) करते हैं। कारक V लिडेन (Leiden) का उत्परिवर्तन, सक्रियित (Activated) प्रोटीन की प्रतिरोधी प्लाविका (Plasma resistance), अति होमोसिस्टीन रक्तता (Hyperhomocysteinemia) को भी घनास्त्रप्रेमी का कारण माना जाता है। वर्तमान काल में (या इस समय) घनास्त्रप्रेमी की दिनचर्या छानबीन या जाँच (Routine screening) का सुझाव नहीं दिया जाता है। गर्भावस्था की संपूर्ण अवधि में हेपारिन चिकित्सा (Heparin therapy) का सुझाव दिया जाता है।

गर्भावस्था में हृदय रोग (Heart Disease in Pregnancy)

प्रभाव (या विस्तार) और प्रकार (Incidence and types): चिकित्सालय प्रसव में हृदयीक्षति या घाव (Cardiac lesion) का प्रभाव 1% से कम होता हैं। सर्वसामान्य (Commonest) हृदयीक्षति जन्मजात (Congenital) होती है। जिसके बाद संधिवातीय (या गठिया ग्रस्त) मूल (Rheumatic origin) की होती है। इन दो के बीच अनुपात पिछले दो दशकों में 10:3 से घटकर 3:1 तक (विकसित देशों में 1:1) हो गया है। समूह A का β रक्तक्षयी स्ट्रेप्टोकॉकस-संक्रमण (Hemolytic streptococcal infection) का सामना करने के लिए उचित प्रतिजैविक औषधि (Antibiotics) द्वारा संधिवातीय ज्वर (Rheumatic fever) का उपचार तथा जन्मजात हृदयक्षति के सुधार के लिए हृदय की शल्यक्रिया की प्रगति के कारण इस अनुपात में कमी आयी है।

संधिवातीय कपाटिकी क्षति (Rheumtic vulvar lesion) में मुख्यतः द्विक्पर्द कपाट की संकीर्णता (Mitral stenosis) (80%) शामिल होती है। प्रमुख जन्मजात क्षति में निम्नलिखित होते हैं – खुली धमनीय नलिका (PDA=Patent ductus arteriosus) या निलयी पटीय दोष (Ventricular septal defect), फुफ्फुस की संकीर्णता (Pulmonary stenosis), महाधमनी का संपीडन (Coarctation of aorta) तथा फैलोट-चतुष्कृति (Fallot's tetralogy)। विरल कारण (Rare cuases) हैं – उच्च रक्तचाप (Hypertensive), अवटुविषाक्त (Thyrotoxic), फिरंग (Syphilitic) या परिहृदय (Coronary cardiac) का रोग।

हृदय क्षति पर हृदय-वाहिका की क्रिया का प्रभाव (Effect of Cardiovascular Physiology on Heart Lesion)

गर्भावस्था में पर्याप्त रक्तगतिक (Hemodynamic changes) परिवर्तन तथा विशेष रूप से हृदयी वहिर्वेश (Cardiac output) में परिवर्तन से हृदय रोग पर तीव्र प्रभाव होता है। सामान्य हृदय में पर्याप्त ऊर्जाभण्डार (reserve power) होता है जिससे कि अतिरिक्त भार का सामना किया जा सके। पर्याप्त भण्डार के साथ एक क्षतिग्रस्त (Damaged) हृदय भी दबाव (या भार) को सहन कर सकता है परन्तु यदि भण्डार अपर्याप्त (Poor) है तब जल्दी या देर से हृदय की विफलता (Cardial failure) होती है। गर्भ के 30 सप्ताह के आसपास, प्रसव के दौरान तथा अधिकांशतः प्रसव के तत्काल बाद हृदय की विफलता होती है। हृदय की विफलता के लिए उत्तरदायी कारक (Factors) निम्नलिखित हैं – (1) अधिक आयु (Advanced age), (2) हृदय के स्पंदलय में परिवर्तन (Cardiac arrhythmias) या बायें निलय की अतिवृद्धि (Left ventricular hypertrophy), (3) पूर्व हृदय विफलता का इतिवृत्त (History of previous heart failure), (4) गर्भावस्था में खतरे के कारकों जैसे–संक्रमण (Infection), रक्तक्षीणता (Anemia), उच्चरक्तचाप (Hypertension), अत्यधिक भारार्जन (Excessive weight gain) तथा बहुल गर्भावस्था (Multiple pregnancy), की उपस्थिति, (5) अपर्याप्त देखभाल (Inadequate supervision)।

गर्भावस्था पर हृदयक्षति का प्रभाव (Effects of heart lesion on pregnancy): कालपूर्व प्रसव (Preterm delivery) तथा अकालपक्वता (Prematurity), अंतःगर्भाशयी विकासमंदन (IUGR=Intrauterine growth retardation) की प्रवृत्ति श्याव (Cyanotic=नीलिमामय) हृदय रोग में सर्वसामान्य होती है।

पूर्वानुमान (Prognosis)

(1) मातृक (Maternal)
(2) भ्रूणीय (Fetal)

मातृक (Maternal): मातृक पूर्वानुमान निम्नलिखित पर निर्भर करता है– (i) क्षति की प्रकृति (Nature of lesion), (ii) हृदय की कार्यात्मक क्षमता (Functional capacity of the heart), (iii) गर्भावस्था, प्रसव तथा प्रसवोत्तर (Puerperium) के दौरान प्रदत्त (Given) चिकित्सीय देखभाल की गुणवत्ता (Quality of medical supervision) तथा (iv) पूर्व में उल्लिखित (Mentioned) खतरा के कारकों (Risk factors) की उपस्थिति।

संधिवातीय (रूमैटिक=Rheumatic) हृदय क्षति तथा हृदय रोगों का अश्याव (Acyanotic) समूह में मातृक मृत्यु-संख्या न्यूनतम होती है (1% से भी कम)। फुफ्फुस के वाहिका प्रतिरोध (Pulmonary vascular resistance) की वृद्धि के साथ विशेषकर श्याव (Cyanotic) हृदयक्षति के साथ मृत्यु संख्या 50% तक बढ़ सकती है। (Eisenmenger's syndrome आइसेनमेन्जर संलक्षण में)। अधिकतर (Most) मृत्यु हृदपात (Cardiac failure) के कारण होती है तथा अधिकतम मृत्यु (Maximum deaths) जन्म के बाद होती है। मृत्यु के कारण हैं – (a) फुफ्फुस शोथ (Pulmonary edema), (b) फुफ्फुसीय वाहिका रोध (Pulmonary embolism), (c) सक्रिय संधिवातज हृदय शोथ (Active rheumatic carditis), (d) अनुतीव्र जीवाण्विक अन्तहृदशोथ (Subacute bacterial endocarditis) तथा (e) महाधमनी का संपीडन (Coarctation of aorta) में प्रमस्तिक धमनी-विस्फारक का विदार (Rupture of cerebral aneurysm)।

तथापि (However), उन्नत चिकित्सीय देखभाल, जन्मजात क्षति का शल्यक सुधार (Surgical correction of congenital lesions) तथा उत्तम प्रासविक देखभाल (Better obstetric care) से मातृक मर्त्यता (Mortality) में पर्याप्त कमी आयी है। तथापि, संधिवातज हृदयक्षति की एक स्त्री का दीर्घकाल तक जीवित रहने में गर्भावस्था प्रभावित नहीं करती है वशर्ते कि वह स्वयं गर्भावस्था में जीवित रहती है ।

भ्रूणीय (Fetal): संधिवातज हृदयक्षति (Rheumatic heart lesions) में भ्रूणीय परिणाम प्रायः उत्तम होता है तथा किसी हृदयी क्षति के बिना रोगी से किसी भी रूप में कोई अंतर नहीं होता है। तथापि, हृदयक्षति का श्याव (Cyanotic) समूह में भ्रूण की वर्धितक्षति (Increased fetal loss) (45%) होती है जो गर्भपात (Abortion), अंतःगर्भाशयी विकास मंदन (IUGR) तथा अकालपक्वता (Prematurity) के कारण होती हैं। यदि माता या पिता में जन्मजात क्षति (Congenital lesions) होती है तब भ्रूणीय कुरचना (Malformation) में 3–10% तक वृद्धि होती है।

निदान (Diagnosis)

गर्भावस्था के दौरान रचनात्मक और क्रियात्मक परिवर्तन जो हृदय रोग का नकल करता है (Anatomic and physiologic changes during pregnancy that mimic heart disease)

(1) अतिगतिक रक्त परिवहन (Hyperdynamic circulation)
(2) बायाँ उरोस्थि-किनारा (Sternal border) पर प्रकुंचक (Systolic) निष्कासन कल-कल ध्वनि (Ejection murmur मर्मर) [जो महाधमनी और फुफ्फुस के कपाटों (Aortic and pulmonary valves) के पार वर्धित (Increased) रक्तप्रवाह के कारण होता है]
(3) कष्ट श्वास (Dyspnea), व्यायाम की कम सहनशीलता (Decrease exercise tolerance) थकान (Fatigue), मूर्छा (Syncope).
(4) हृदप्रवेग (Tachycardia), निलयी शिखर का स्थानांतरण (Shift of ventricular apex)
(5) द्वितीय से लेकर चतुर्थ अंतरापर्शुक (Intercoastal) स्थान पर निरंतर स्तनी मर्मर ध्वनि (Mammary soufflé)
(6) फटन के साथ जोर की प्रथम ध्वनि (Loud first sound with splitting) लक्षणों (Symptoms) का सावधानी के साथ मूल्यांकन करना चाहिए तथा निदान की पुष्टि करने के लिए जाँच-पड़ताल (Investigation) करनी चाहिए।

गर्भावस्था में हृदयरोग का निदान (Diagnosis of heart disease in pregnancy)

लक्षण (Symptoms): श्वसनाभाव (Breathlessness), मूर्छा (Syncope), वक्ष में दर्द (Chest pain)

चिन्ह (Signs): वक्ष मर्मर (Chest murmur)–सर्व प्रकुंचक (Pan systolic), विलम्बित प्रकुंचक (Late systolic), रोमांच (Thrill) के साथ जोर के साथ निष्कासन प्रकुंचक या अनुशिथिलनी (Ejection systolic or diastolic)।

हृदय-वर्धन (Cardiac-enlargement), हृदय का अपसामान्य स्पंदलय (Arrhythmia) वक्ष का विकिरण चित्रण (Chest radiography) (लेड परीक्षक या शील्ड का उपयोग करना): हृदस्थूलता (Cardiomegaly), वर्धित फुफ्फुस-वाहिका चिन्हन (Increased pulmonary vascular markings), फुफ्फुस-शिराओं (Pulmonary veins) का वर्धन।

विद्युत् हृदयचित्रण (Electrocardiography): T-तरंग व्युत्क्रम (Wave inversion), दोषपूर्ण स्पंदलय (Dysrrhythmias)

हृदय का अतिस्वन चित्रण (Echocardiography) (Color flow Doppler echocardiography): संरचनात्मक अपसामान्यता (Structural abnormalities – ASD, VSD), कपाट (Valve) की रचना, कपाट का क्षेत्रफल, बायें निलय (Ventricle) का निष्कासन खण्ड (Ejection fraction) फुफ्फुस-धमनी का प्रकुंचक दबाव (Pulmonary artery systolic pressure) का पता लगाता है।

ASD = A trial septum defects = अलिन्द का पटीय दोष

VSD = Ventricular septum defects = निलय का पटीय दोष

हृदय रोग का वर्गीकरण
(Classifiction of Heart Disease)
(NYHA = New York Heart Association)

यह शारीरिक क्रियाशीलता की हृदयी अनुक्रिया पर निर्भर है।
(Depending upon the cardiac response to physical activity)

श्रेणी (Grade) I: असंकटापन्न (Uncompromised), हृदय रोग के साथ रोगी परन्तु शारीरिक क्रियाशीलता की कोई सीमा (Limitation) नहीं।

श्रेणी (Grade) II : अल्प रूप से संकटापन्न (Slighly compromised), हृदय रोग के साथ रोगी के लिए क्रियाशीलता की अल्प सीमा। विश्राम पर रोगी सुखकर (Comfortable) होती है परन्तु सामान्य शारीरिक क्रियाशीलता कष्ट का कारण बनती है।

श्रेणी (Grade) III: प्रत्यक्ष रूप से संकटापन्न (Markedly compromised), हृदयरोग के साथ रोगी के लिए क्रियाशीलता की चिन्हित (Marked) सीमा, विश्राम पर रोगी सुखकर होती है परन्तु सामान्य से कम क्रियाशीलता में कष्ट होता है।

श्रेणी (Grade) IV: तीव्र रूप से संकटापन्न (Severely compromised), रोगी विश्राम में भी कष्ट का अनुभव करती है।

सीमा (Limitation): वर्गीकरण केवल लक्षणों (Symptoms) पर विचार किया है परन्तु संरचनात्मक प्रकार (Anatomical type) या रोग की तीव्रता (Severity of patholoty) पर नहीं।

सामान्य प्रबंध (General Management)

सिद्धान्त (Principles):

(1) रोगी का संरचनात्मक (Anatomical) प्रकार और क्रियात्मक श्रेणी (Functional grade) का प्रारम्भिक निदान और मूल्यांकन (Early diagnosis and evaluation)
(2) अधिक खतरे के कारकों का पता लगाना (To detect the hisk risk factors) तथा हृदपात को रोकना (To prevent cardiac failure)
(3) संयुक्त [प्रसूति विज्ञानी तथा हृदय विज्ञानी (Obstetrician and cardiologist)] परिचर्या (Combined care) तथा अनिवार्य चिकित्सालय प्रसव (Mandatory hospital delivery)।

चिकित्सीय गर्भपात का स्थान या महत्व (Place of therapeutic termination): अधिक मातृक मृत्यु-दर को ध्यान में रखते हुए निम्नलिखित स्थिति में पूर्ण चिकित्सा-सुझाव (Absolute indications) दिया जाता है – (a) मौलिक फुफ्फुसीय उच्चरक्तचाप (Primary pulmonary hypertension), (b) आइजेनमेन्जर संलक्षण (Eisenmenger's syndrome) तथा (c) फुफ्फुसीय शिरा-अवरोधक रोग (Pulmonary veno-occlusive disease)

सापेक्ष चिकित्सा-सुझाव (Relative indications) निम्नलिखित के लिए होता है – (a) श्रेणी (Grade) III तथा IV हृदयी क्षति (Cardiac lesions) के साथ प्रसवी स्त्री (Parous woman), (b) प्रारम्भिक (Early) महीने में या गर्भावस्था के बीच में हृदपात (Cardial failure) के पूर्व इतिवृत्त (Previous history) के साथ श्रेणी I तथा II हृदयी क्षति।

चूषण रिक्तिकरण (Suction evacuation) (MVA=Manual vacuum Aspiration) या पारम्परिक विस्फारण और खुरचन (Convention D and C, D=Dilation तथा C=Curettage) द्वारा 12 सप्ताह के अंदर गर्भपात किया जाना चाहिए।

प्रसवपूर्व परिचर्या (Antenatal Care): हृदय रोग के साथ रोगी की देखभाल एक तृतीय परिचर्या चिकित्सालय (Tertiary care hospital) में करनी चाहिए। हृदय विज्ञानी (Cardiologist) के साथ परामर्श करके रोगी का प्रारंभिक (Initial) मूल्यांकन करना चाहिए। पूर्वानुमान (Prognosis) तथा खतरे (Risk) के संबंध में रोगी को सलाह दी जाती है।

प्रत्येक प्रसवपूर्व मुलाकात (Visit) में उन सम्भाव्य कारकों (Risk factors) का पता लगाना तथा उपचार करना चाहिए जो गर्भावस्था में हृदपात (Cardiac failure) को प्रेरित (या उत्पन्न) करते हैं। संभाव्य (या खतरे के) कारक हैं– (1) संक्रमण (Infections): मूत्रीय मार्ग (Urinary tract), दंत्य और श्वसनी क्षेत्र (Dental and respiratory tract)।

पेनिड्यूर (Penidure) LA12 (बेन्जाथीन पेनिसिलिन (Benzathine penicillin) की सुई (Injection) 4 सप्ताह के अंतर पर सम्पूर्ण गर्भावधि में तथा संधिवातज ज्वर (Rheumatic fever) की पुनरावृत्ति को रोकने के लिए प्रसवोत्तर काल (Puerperium) में दी जाती है। (2) रक्तक्षीणता (Anemia), (3) स्थूलता (Obesity), (4) उच्च रक्तचाप (Hypertension), (5) हृदय स्पंदलय की अपसामान्यता (Arrhythmias), (6) अवटु अतिक्रियता (Hyperthyroidism) (7) औषधि (Drugs): बीटामिमेटिक्स (Betamimetics), (8) कैफीन (Caffeine), ऐल्कोहॉल (Alcohol) तथा अधिक कैलोरी के आहार (High calorie diet) का अतिग्रहण (Excess intake)।

प्रतिस्कंदक (या स्कंदनरोधी) की भूमिका (Role of Anticoagulants): जन्मजात (Congenital) हृदयरोग के रोगियों में, जिसमें फुफ्फुसीय उच्च रक्तचाप (Pulmonary hypertension), कृत्रिम कपाट प्रतिस्थापन (Artificial valve replacements) या अलिन्दी रेशाकरण (A trial fibrillation) होता है, प्रतिस्कंदक अनिवार्य होता है। वार्फेरिन (Warfarin) लेने वाली रोगी को इसे लेना रोक देना चाहिए जब गर्भावस्था का निदान (Diagnose) हो जाता है तथा इसके बदले में 5000 इकाई (Units) का हेपारिन (Heparin) गर्भावस्था के 12वें सप्ताह तक दैनिक दो बार अधोत्वचीयरूप से (Subcutaneously) लेना चाहिए। इसके बाद समान समय पर दैनिक 3 mg की बार्फेरिन गोली को 36 सप्ताह तक लेनी चाहिए। इसके बाद प्रसवोत्तर काल में 7 दिन तक हेपारिन लेना चाहिए। तत्पाश्चात् वार्फेरिन को निरंतर (Continue) रखना है।

गर्भावस्था में शल्यक्रिया का सुझाव (Indications for surgery in pregnancy) निम्नलिखित के लिए होता है – (1) असह्य लक्षण (Intolerable symptoms) तथा (2) असाध्य हृदपात (Intractable cardia failure) के लिए औषधीय उपचार (Medical treatment) की विफलता।

भर्ती (Admission)

चयनात्मक (Elective):

श्रेणी (Grade) I : प्रसव की प्रत्याशित तिथि (Expected date of delivery) के न्यूनतम दो सप्ताह पहले।

श्रेणी (Grade) II : 28वें सप्ताह पर विशेषकर प्रतिकूल सामाजिक परिवेश की रोगी को।

श्रेणी (Grade) III तथा IV: जैसे ही गर्भावस्था का निदान (Diagnose) होता है, वैसे ही रोग को सम्पूर्ण गर्भावधि में चिकित्सालय में रखनी चाहिए।

आपात (Emergency): (1) कार्यात्मक श्रेणीकरण का ह्रास (Deterioration of functional grading), (2) कष्ट श्वास (Dyspnoea) या खाँसी (Cough) या आधारिक खड़खड़ाहट (Basal crepitation) या हृदय के तीव्र स्पंदलय (Tachyarrhythmias) की उपस्थिति तथा (3) गर्भावस्था की कोई जटिलता (Complication) जैसे – रक्तक्षीणता (Anemia), प्राक्-गर्भाक्षेपक (Pre-eclampsia) की उपस्थिति।

प्रसव के दौरान प्रबंध (Management During Labor)

प्रेरण का महत्व (Place of induction): हृदय रोग के अधिकतर रोगी स्वतः प्रसव की ओर गतिशील होते हैं तथा बिना किसी कठिनाई के शिशु का जनन होता है। तथापि (However) कुछ चयनित रोगियों में प्रासविक सुझाव के आधार पर प्रेरण (योनिक=vaginal PGE_2) किया जा सकता है। द्रव के अतिभार (Fluid overload) के कारण संक्रमण (Infection) तथा फुफ्फुस-शोथ (Pulmonary oedema) के विरूद्ध विशेषज्ञ को चौकस (या सावधान = Vigilant) रहने की आवश्यकता होती है।

हृदय रोग से मातृक मृत्यु का खतरा (NYHA-1992)
(Risks of Maternal Mortality with Heart Disease)

समूह (Group) I: न्यूनतम खतरा (Minimal Risk):- ASD, VSD, PDA, फैलोट=चतुष्कृति (Fallot's tetralogy) (संशोधित), द्विकपर्द कपाट की संकीर्णता (Mitral stenosis) (NYHA-Grade I & II) — मृत्युदर 1%

समूह (Group) II: सामान्य खतरा (Moderate Risk):- MS (NYHA – Grade III & IV) AS, मार्फन संलक्षण (Marfan syndrome) (Normal aorta=सामान्य महाधमनी), फैलोट चतुष्कृति (Fallot's tetralogy) (Uncorrectd=असंशोधित), अलिन्दी रेशाकरण (A trial fibrillation) के साथ AS, कृत्रिम कपाट (Artifictal valve) | — मृत्युदर 5–15%

समूह (Group) III: अधिक खतरा (Major Risk):- फुफ्फुसीय उच्च रक्तचाप (Pulmonary hypertension), मार्फन संलक्षण (महाधमनी का उलझाव=Aortic involvement), कपाटीय उलझन (Vulvular involvement) के साथ महाधमनी का संपीडन (Aortic coarctation) — मृत्युदर 25–50%

ASD = Atrial septum defects = अलिन्दी पट दोष
VSD = Ventricular septum defects निलयी पट दोष
MS = Mitral stenosis = द्विक्पर्द कपाट की संकीर्णता
AS = Aortic stenosis = महाधमनी की संकीर्णता
PDA = Patent ductus arteriosus = खुली धमनीय नलिका

प्रसव (Labor)

प्रथम सोपान (First stage):

(1) अवस्थिति (Position): रोगी को शैय्या (Bed) पर होना चाहिए तथा महाधमनी-गुहा संपीडन (Aorto-caval compression) को न्यूनतम करने के लिए पार्श्विक (Lateral) शयान (या लेटी हुई) स्थिति (Recumbant position) में होना चाहिए।
(2) ऑक्सीजन (Oxygen) (5–6 L/min) का अन्तर्ग्रहण कराना है यदि आवश्यक हो।
(3) पीड़ा-हरण (Analgesia) औषधि को बहुमत रोगियों में अधिदृढ़ तानिका (Epidural) द्वारा देना चाहिए।
(4) फुफ्फुस शोथ (Pulmonary edema) को रोकने के लिए 75 ml/hour से अधिक द्रव का अन्तर्वेश (Infusion of fluid) नहीं करना चाहिए।
(5) स्पंद और श्वसन की गति (Pulse and respiration) को सावधानी से निगरानी (Carefull watch) करना चाहिए। गर्भाशयी संकुचनों (Uterine contractions) के बीच यदि स्पंद की गति 110 प्रतिमिनट है तब 0.5 mg अंतःशिरीय डिजॉक्सिन (Intravenous digoxin) द्वारा तीव्र डिजिटैलिसीकरण (Digitalization) किया जाता है।
(6) हृदय का परिवीक्षण और स्पंद (या नब्ज) की ऑक्सीजनमिति (Cardiac monitoring and pulse oxymetry) से प्रारम्भ में ही हृदय की असामान्य गति (Arrhythmias) तथा अल्पऑक्सीजन रक्तता (Hypoxemia) का पता चलता है।
(7) कुछ रोगियों में केन्द्रीय शिरीय दबाव के निरीक्षण (Central venous pressure monitoring) की आवश्यकता हो सकती है।

रोगरोधी प्रतिजैविक औषधि (Prophylactic antibiotics): प्रसव के दौरान तथा प्रसव के बाद 48 घंटे तक प्रतिजैविक रोगरोधन (Antibiotic prophylaxis) को उपयुक्त माना जाता है। इससे प्रसवोत्तर अंतर्हृदशोथ (Puerperal endocarditis) का निवारण (Prevention) होता है। अनुशंसित विधान (Recommended regimen) में 8 घंटे के अंतर पर अंतःशिरीय ऐम्पिसिलिन (Ampicillin) 2 mg तथा जेन्टामाइसिन (Gentamicin) 1.5 mg/kg (8 mg से अधिक नहीं) की आवृत्त खुराक (Repeated doses) तथा उसके बाद प्रसव के आरम्भ या प्रेरण पर देने को शामिल किया जाता है। **संरचनात्मक हृदय रोग** (Structural heart disease) [**द्विकपर्दी कपाट स्थानभ्रंश** (Mitral valve prolapse) **को छोड़कर**]।

जटिल श्याव जन्मजात हृदयरोग (Complex cyanotic congenital heart disease), कृत्रिम कपाट (Prosthetic valve) के साथ अधिक खतरे के सभी रोगियों को अंतर्हृदशोथ रोगरोधन की आवश्यकता होती है।

द्वितीय सोपान (Second stage):
प्रसव के द्वितीय चरण में विलम्ब की प्रवृत्ति को कम करने के लिए उपस्थीय (Pudendal) और/या मूलाधारी (Perineal) खण्ड के संवेदनाहरण (Anesthesia) के अधीन चिमटी (Forceps) या निर्वात निष्कासक (Ventouse) को उपयोग किया जाता है। चिमटी की अपेक्षा निर्वात निष्कासक बेहतर होता है क्योंकि इससे रोगी को पृष्ठीय त्रिकास्थि स्थिति (Lithotomy position) [पैर को उठाकर हृदयी बोझ को बढ़ाना] में रखने की आवश्यकता नहीं होती है। अग्रस्कंध (Anterior shoulder) के प्रसव के साथ हृदय के अचानक अतिभारण से बचने के लिए अंतःशिरीय अर्गोमेट्रीन (Intravenous ergometrine) देना रोकना चाहिए तथा गर्भाशय से अतिरिक्त रक्त को निचोड़ना (Squeeze) चाहिए।

तृतीय सोपान या अवस्था (Third stage):
पारम्परिक (Conventional या प्रचलित) प्रबंध का पालन करना है। रक्त

की अल्प (Slight) क्षति लाभदायक होती है परन्तु यदि अतिक्षति होती है तब टपकन (Infusion) द्वारा ऑक्सिटोसिन (Oxytocin) दिया जा सकता है। इसके साथ अंतःशिरीय फ्रूसेमाइड (Frusemide) दिया जा सकता है। तृतीय सोपान में हृदय रोग के सभी रोगियों में अर्गोमेट्रीन की अपेक्षा ऑक्सिटोसिन देना उत्तम होता है।

शल्यक्रिया द्वारा प्रसव का महत्व (Place of cesarean section): सामान्यतः हृदय रोग के लिए शल्यक्रिया द्वारा प्रसव का सुझाव नहीं होता है। इसे मुख्यतः प्रासूतिक चिकित्सा-सुझाव (Obstetric indication) के लिए किया जाता है। तथापि (However), महाधमनी का संपीडन (Coarctation of aorta) में चयनित शल्यक्रिया द्वारा प्रसव कराया जाता है जिससे कि महाधमनी का विदार (Rupture=फटना) या कवकता प्रमस्तिष्क शोथ (Mycotic cerebral aneurysm) को रोका जा सके। संवेदनाहरण (Anesthesia) को विशेषज्ञ संवेदनाहरक (Anesthetist) द्वारा अधिदृढ़तानिका (Epidural) से होकर देना बेहतर होता है।

प्रसवोत्तर काल (Puerperium):

(1) रोगी को प्रसव के बाद प्रथम 24 घंटे के लिए निगरानी में रखने की आवश्यकता होती है। उसे ऑक्सीजन का अंतर्ग्रहण कराया जाता है। स्पंद (Pulse या नब्ज), रक्तचाप तथा श्वसन (Repiration) का अंकन प्रतिघंटे पर किया जाता है।

(2) स्तनपान कराने (Breastfeeding) का परहेज (या निषेध) नहीं है जब तक कि विफलता (दूध होने की) नहीं होती है। प्रतिस्कंदक चिकित्सा (Anticoagulant therapy) भी स्तनपान का परहेज नहीं करती है।

गर्भनिरोध (Contraception): स्टेरॉयडी गर्भनिरोध (Steroidal contraception) का परहेज किया जाता है क्योंकि यह घनास्त्र वाहिका रोध (Thromo-embolism) को अचानक उत्पन्न कर सकता है। संक्रमण (Infection) का खतरा होने से अंतःगर्भाशयी उपाय (IUD = Intrauterine device) से भी बचना है। गर्भनिरोध के लिए अवरोधक विधि (Barrier method) (कंडोम=Condom) सर्वोत्तम होती है। परिवार के पूर्ण हो जाने के बाद प्रसव के बाद प्रथम सप्ताह में मिनिलैप प्रविधि (Minilap) द्वारा उदरीय मार्ग (Abdominal route) से होकर स्थानिक संवेदनाहरण के अधीन बंध्याकरण (Sterilization) पर विचार करना चाहिए। यदि हृदय की पर्याप्त क्षतिपूर्ति (Compensate) नहीं होती है तब पति को नसबंदी (Vasectomy = शुक्रवाहिकोच्छेदन) के लिए सलाह दी जाती है।

गर्भावस्था में हृदपात का प्रबंध (Management of Cardiac Failure in Pregnancy)

इसके प्रबंध के सिद्धान्त अगर्भवती (Non-pregnant) स्थिति में प्रबंध के सिद्धान्त के समान होते हैं। इसमें हृदयविज्ञानी (Cardiologist) को भी शामिल करना चाहिए। प्रबंध में निम्नलिखित होते हैं–

(1) स्थिति को सहारा देना (Propped up position)

(2) 15 mg मॉरफिन (Morphine) की अतपेशीय सुई (Intramuscular injection)

(3) ECG (Electrocardiogram विद्युत् हृदलेख) तथा स्पंद ऑक्सीजनमिति (Pulse oxymetry) के साथ निगरानी (Monitoring)

(4) मूत्रवर्धक (Diuretic)–फ्रूसेमाइड (Frusemide) (Loop) (40–80 mg) अंतःशिरीय (IV)

(5) ऑक्सीजन का अंतर्ग्रहण (Oxygen administration)

(6) डिजॉक्सिन (Digoxin) 0.25 गोली PO और उसके बाद डिजॉक्सिन 0.5 mg IM [डिजॉक्सिन अपरा (Placenta) को पार करता है तथा स्तन के दूध में उत्सर्जित होता है]

(7) दोषपूर्ण स्पंदलय (Dysrhythmias): क्विनिडीन (Quinidine) या ऐमिओडैरोन (Amiodarone)

(8) तीव्र स्पंदलय (Tachyarrhythmias): ऐडिनोसीन (Adenosine) 3–12 mg IV) या DC परिवर्तन (Conversion)।

गर्भावस्था में विशिष्ट हृदयरोग और प्रबंध (Specific Heart Disease during Pregnancy and the Management)

I. **संधिवातज हृदय रोग (Rheumatic Heart Disease)**

II. **जन्मजात हृदय रोग (Congenital Heart Disease)**

संधिवातज हृदय रोग (Rheumatic heart disease)

द्विकपर्दी कपाट की संकीर्णता (Mitral stenosis): यह एक सर्वसामान्य हृदय क्षति (Heart lesion) है जिसका सामना गर्भावस्था में होता है। द्विकपर्दीकपाट (Mitral valve) का सामान्य क्षेत्रफल (Normal area) 4 और 6 cm^2 के बीच होता है। जब संकीर्णता होती है तो यह क्षेत्रफल 2.5 cm^2 हो जाता है। लक्षणहीन रोगियों (Asymptomatic cases) में मृत्यु-संख्या (Mortality) 1% से कम होती है। परन्तु जब एक बार पर्याप्त रूप से लाक्षणिक (Symptomatic) हो जाती है तो मृत्युदर 5 और 15% के बीच हो जाती है।

निदान और प्रबंध का उल्लेख पहले किया जा चुका है। प्रसव के दौरान निरंतर अधिदृढ़तानिका का संवेदनाहरण (Epidural analgesia) उत्कृष्ट (Ideal) होता है तथा अंतःशिरीय (Intravenous) द्रव अतिभारण (Fluid overloading) से बचना है।

कपाट-उच्छेदन का महत्व (Place of valvotomy): गर्भावस्था के दौरान हृदय की शल्यक्रिया (Cardiac surgery) को रोकना उत्तम होता है। 12 सप्ताह से अधिक की गर्भावस्था के साथ अनुक्रियाहीन (Unresponsive) विफलता की स्थिति में शल्यक्रिया पर विचार करना चाहिए। शल्यक्रिया की उत्कृष्ट अवधि 14 और 18 सप्ताह के बीच होती है। कपाट का प्रतिस्थापन (Valve replacement), संधायी उच्छेदन (Commissurotomy), बैलून-कपाटछेदन (Balloon valvotomy) का निष्पादन द्वितीय त्रिमास (2nd semester) के प्रारम्भ में किया जा सकता है। अलिंदी रेशाकरण (Atrial fibrillation) एक जटिलता (Complication)। डिजॉक्सिन (Digoxin), β अवरोधक (Beta blockers) तथा स्कंदनरोधी (Anti-coagulation) (हेपारिन=Heparin) का उपयोग करना चाहिए।

महाधमनीय संकीर्णता (Aortic stenosis): महाधमनीय संकीर्णता अधिकतर मामलों मे रोगियों में जन्मजात होती है, तथा कुछ में मूल में

वातरोग ग्रस्त होती है। महाधमनी के कपाट (Valve) का क्षेत्रफल सामान्यतः 3–4 cm² होता है। परन्तु यह जब ≤1 cm² हो जाता है तब संकीर्णता महत्वपूर्ण होती है। महाधमनी की पर्याप्त (या महत्वपूर्ण) संकीर्णता की मातृक मर्त्यता (Maternal mortality) लगभग 15–20% तथा उसके साथ पेरिनैटल क्षति (Perinatal loss) लगभग 30% होती है। अधिदृढ़तानिका का संवेदनाहरण निषिद्ध (Contraindicated) होता है। प्रसव के दौरान द्रव चिकित्सा (Fluid therapy) (125–150) को नहीं रोकना चाहिए। भार (Load) के बाद बायें निलय (Left ventricular) में अधिक मात्रा (या दबाव) के कारण रोगी रक्तस्राव के लिए अतिसंवेदनशील हो जाती है।

जन्मजात हृदय रोग (Congenital heart disease): शैशवास्था (Infancy) से लेकर वयस्कावस्था (Adulthood) तक जन्मजात हृदयक्षति (Heart lesions) के शल्यक सुधार की वर्धमान (बढ़ती) संख्या से वर्तमान (दैनिक) चिकित्सा कार्य में जन्मजात क्षति के साथ अधिक संख्या में गर्भवती महिलाओं का सामना हो रहा है। ये रोगी प्रासविक कार्य में अल्प समस्या उत्पन्न करती हैं। परन्तु जब असुधारित (Uncorrected) जन्मजात क्षति में गर्भावस्था होती है, तब समस्या अधिक बढ़ जाती है। संतान (Offspring) में जन्मजात हृदय रोग का खतरा अधिक (3–10%) होता है। यहाँ गर्भावस्था के साथ असुधारित जन्मजात क्षति (Congenital lesions) के कुछ रूपों का संक्षिप्त विवरण दिया जा रहा है।

A. अश्याव (Acyanotic): बायें से दाहिना पार्श्वपथ (L to R shunt)

(i) **अलिन्दी पटीय दोष (ASD=Atrial septal defect):** यह (Ostium secundum type=अतरा-अलिंदी छिद्र भ्रूणीय जीवन के दूसरे महीने में) गर्भावस्था के दौरान सर्वसामान्य जन्मजात हृदयक्षति है। यहाँ तक कि असुधारित ASD भी गर्भावस्था और प्रसव को पर्याप्त रूप से सहन करता है। संकुलनशील हृदपात (Congestive cardiac failure) में औषधीय चिकित्सा (Medical therapy) की अनुक्रिया (Response) नहीं होती है तथा शल्यक सुधार (Surgical correction) की आवश्यकता होती है। पार्श्वपथ का उत्क्रमण (Shunt reversal) मुख्य खतरा है जिससे अल्पआयतन रक्तता (Hypovolemia) हो सकती है। इस प्रकार की स्थिति रक्तश्रावी में तथा अधिदृढ़तानिका के संवेदनाहरण (Epidural anesthesia) के अविवेकी (Injudicious) अंतर्ग्रहण के बाद हो सकती है। फुफ्फुसीय उच्चरक्तचाप (Pulmonary hypertension) सामान्यतः नहीं होता है।

(ii) **खुली धमनी-नलिका (PDA=Patent ductus arteriosus):** इसकी अधिकतर रोगी गर्भावस्था को पर्याप्त रूप से सहन करती है। फुंफ्फुसीय उच्चरक्तचाप (Pulmonary hypertension) के कारण माता की मृत्यु हो सकती है। गर्भावस्था के दौरान शल्यक सुधार किया जा सकता है बशर्ते कि फुफ्फुसीय उच्चरक्तचाप नहीं हो। दैहिक निम्नरक्तचाप (Systemic hypotension) के कारण पार्श्वपथ के उत्क्रमण (Shunt reversal) को न्यूनतम करने के लिए अधिदृढ़तानिका का संवेदनाहरण (Epidural analgesia) से बचना चाहिए। भ्रूणीय क्षति (Fetal loss) 7% तक हो सकती है तथा 4% संभावना यह होती है कि शिशु भी समान अपसामान्यता (Same abnormality) से पीड़ित होगा।

(iii) **निलयी पटीय दोष (VSD=Ventricular septal defect):** सामान्यतः यदि दोष (पटीय क्षेत्रफल) 1.25 cm² से कम होता है तब फुफ्फुसीय उच्च रक्तचाप तथा हृदपात का विकास नहीं होता है।

अल्प से लेकर सामान्य तक बायें से दाहिने पार्श्वपथ (L to R shunt) या सामान्य फुफ्फुसीय उच्चरक्तचाप के साथ गर्भावस्था को पर्याप्त रूप से सहन किया जाता है। मुख्य खतरा पार्श्वपथ का उत्क्रमण (या उलटाव = Reversal) होता है जो रक्तपरिवहन का निपात (Circulatory collapse) तथा श्यावता (Cyanosis या नीलिमा) की ओर अग्रसर होता है। निम्नरक्तचाप (Hypotension) से बचाना है। भ्रूणीय क्षति (Fetal loss) 20% तक हो सकती है।

B. श्याव (Cyanotic): दाहिने से बायें पार्श्वपथ (R to L shunt):

(i) **फैलोट-चतुष्कृति (Fallot's tetralogy):** यह श्याव हृदयक्षति (Cyanotic heart lesion) का एक सर्वसामान्यरूप है। यह निलयी पटीय दोष, फुफ्फुसीय कपाट संकीर्णता (Pulmonary valve stenosis), दाहिनी निलयी अतिवृद्धि (Right ventricular hypertrophy) तथा एक अतिभारण महाधमनी (Overloading aorta) का एक संयोजन है। शल्यक सुधार के बाद रोगी गर्भावस्था को पर्याप्त रूप से सहन करती है। शल्यक रूप से असुधारित रोगी वर्धित खतरे पर होती है। जटिलता (Complications) जैसे–जीवाण्विक अंतर्हृदयशोथ (Bacterial endocarditis), मस्तिष्क में व्रण (Brain abscess) तथा प्रमस्तिष्क वाहिका-रोध (Cerebral embolism) अधिक प्रायिक (Common) होते हैं। मातृक मर्त्यता (Maternal mortality) 5–10% तक होती तथा पेरिनैटल मृत्यु (Perinatal mortality) 30–40% तक होती है। अंतःगर्भाशयी विकास मंदन (IUGR=Intrauterine growth retardation) प्रायः होता है। दैहिक निम्नरक्तचाप (Systemic hypotension) खतरनाक होता है जो मृत्यु की ओर भी अग्रसर हो सकता है। गर्भ निरोध (Contraception): मुखीय (Oral) गर्भनिरोधक से बचकर रहना चाहिए। प्रोजेस्टिन (Progestins) या नलीय बंधन (Tubal ligation) बेहतर होता है।

(ii) **आइजेनमेन्गर संलक्षण (Eisenmenger's syndrome):** इस संलक्षण के रोगियों में खुली नलिका (Open ductus) से होकर पार्श्वपथ (Shunt) (R-L) के साथ फुफ्फुसीय उच्चरक्तचाप, अलिंदी या निलयी पटीय दोष होता है। मातृक मर्त्यता लगभग 50% होती है और अतः पेरिनैटल क्षति भी। गर्भपात (Abortion) के लिए गम्भीरता से विचार करना चाहिए। सम्पूर्ण गर्भावधि में हेपारिन (Heparin) का उपयोग करना चाहिए क्योंकि दैहिक और फुफ्फुसीय घनास्त्रवाहिका रोध (Systemic and pulmonary thromboembolism) का खतरा होता है। अधिदृढ़तानिका की संवेदनाहरण (Epidural anesthesia) का निषेध (या परहेज) होता है। वाहिका-विस्तारक (Vasodilator) के रूप में अंतःश्वसनित (Inhaled) नाइट्रिक ऑक्साइड या अंतःशिरीय प्रोस्टेसाइक्लिन (Intravenous prostacyclin) का उपयोग किया जाता है।

C. अन्य जन्मजात हृदयक्षति (Other congenital heart lesion)

(i) **महाधमनी का संपीडन (Coarction of aorta):** इससे मातृक खतरा है – महाधमनी का विच्छेदन (Aortic dissection), जीवाणु

का अंतर्हृदशोथ (Bacterial endocarditis) तथा विदारित अंतःकपालीय धमनी-विस्फार (Ruptured intracranial aneurysms) के कारण प्रमस्तिष्कीय रक्तस्राव (Cerebral hemorrhage) । इसमें माता की मृत्यु 3–8% तक होती है। भ्रूणीय क्षति भी अधिक (25% तक) होती है। गर्भावस्था के पहले शल्यक सुधार (Surgical correction) करना चाहिए। गर्भपात के लिए गम्भीरता से विचार करना चाहिए। प्रसव के साथ संबद्ध विच्छेदन (Dissection) को न्यूनतम करने के लिए शल्यक्रिया द्वारा प्रसव (Cesarean section) बेहतर होता है। गर्भनिरोध (Contraception) अवरोधक विधि (Barrier methods) (Condom=कंडोम) या प्रोजेस्टिन को बेहतर समझा जाता है।

(ii) **आद्य (या मूल) फुफ्फुसीय उच्चरक्तचाप (Primary pulmonary hypertension):** इसमें फुफ्फुस की धमनिकाओं (Arterioles) की पेशीय परत (Muscular layer) अधिक मोटी हो जाती है। इसका कारण अज्ञात (Unknown) बना हुआ है। इसमें मातृक मर्त्यता लगभग 50% होती है तथा भ्रूणीय प्रत्याशा भी निराशाजनक (Gloomy) है। गर्भपात का सुझाव दिया जाता है। गर्भावस्था के 20 सप्ताह से शैय्या-विश्राम (Bed rest) की सलाह दी जाती है। प्रतिस्कंदक (Anti-coagulation) जैसे–हेपारिन (Heparin) का अंतर्ग्रहण कराया जाता है। मुखीय निफेडिपिन (Oral nifedipine) या अंतःशिरीय प्रोस्टेसाइक्लिन (Intravenous prostacyclin) से फुफ्फुसीय वाहिका-विस्तारण (Pulmonary vasodilation) में सहायता मिलती है। अधिदृढ़तानिका में मॉरफीन (Epidural morphine) देना एक प्रभावी संवेदनाहरण (Analgesia) है जिसमें किसी रक्तगतिक (Hemodynamic) परिवर्तन का खतरा नहीं होता है।

(iii) **मारफन संलक्षण (Marfan's syndrome):** यह एक अलिंग सूत्रीय प्रबल स्थिति (Autosomal dominant condition) है जिसमें संतान (Offspring) में संचार की संभावना 50% होती है। 40 mm से अधिक महाधमनी का विस्तार (Dilation of arota) जिसका प्रमाण हृदय के अतिस्वनचित्रण (Echocardiography) से मिलता है, गर्भावस्था का एक निषेध (Contraindication) होता है। बीटा अवरोधक औषधि (Beta blocking drugs) का उपयोग करना चाहिए। महाधमनी का विच्छेदन (Aortic dissection) को रोकने के लिए उच्चरक्तचाप (Hypertension) से बचना चाहिए। द्वितीय अवस्था का लघुकरण (Shortening of second stage of labor) के साथ योनिक जनन (Vaginal delivery) अनुकूल होता है।

D. हृदयपेशी रोग (Cardiomyopathies):

पेरिनैटल हृदय-पेशी रोग (Peripartum or perinatal cardiomyopathy): निदान के लिए मानदण्ड (Criteria for diagnosis): गर्भावस्था के अंतिम महीने के अंदर या प्रसवोत्तर (Postpartum) के 5 महीने के अंदर हृदपात (Cardiac failure)। हृदपात के लिए कोई निश्चेय (determinable) कारण नहीं है [प्रतिरक्षात्मक (Immunological) या पोषणात्मक (Nutritional) हो सकता है]। पहले कोई हृदय रोग नहीं। बायीं निलयी दृक्रिया (Left ventricular dysfunction) जिसका प्रमाण निष्कासन खण्ड (Ejection fraction) <45% से मिलता है तथा बायाँ निलयी अंदर–अनुशिथिलन (Left ventricular endiastolic) आयाम (Dimension=लम्बाई–चौड़ाई) >2.7 cm/cm² । रोगी प्रायः बहुप्रसवा (Multiparous) युवती (20–25 वर्ष की आयु की) होती है जो दुर्बलता (Weakness), श्वास की लघुता (Shortness of breath), खाँसी (Cough), रात्रि-कष्टश्वास (Nocturnal dyspnea) तथा धड़कन (Palpitation) की शिकायत करती है। जाँच से हृदप्रवेग (Tachycardia), हृदय का अपसामान्य स्पंदलय (Arrhythmia) तथा सतही शोथ (Peripheral edema) तथा फुफ्फुसीय घुरघुराहट (Pulmonary rales) का पता चलता है।

इसका उपचार शैय्या-विश्राम (Bed rest), डिजिटैलिस (Digitalis), मूत्रवर्धक औषधि (Diuretics) (Preload reduction=पूर्वभार न्यूनीकरण), हाइड्रालैजीन (Hydralazine) (After load reduction=भार न्यूनीकरण के बाद) होता है। राइबोसोम (Ribosomal) DNA का प्रत्यक्ष प्रवर्धन (Amplication) परीक्षण तथा जीन जाँच (Gene probe) से एम. ट्यूबरकुलोसिस (*M. tuberculosis*) का अधिक संवेदनशीलता तथा विशिष्टता के साथ पता लगाया जा सकता है। β-अवरोधक (Blocker) तथा प्रतिस्कंदक चिकित्सा (Anticoagulant) की जाती है। योनिक जनन (Vaginal delivery) बेहतर होता है। अधिदृढ़तानिका का संवेदनाहरण (Epidural anesthesia) उत्कृष्ट (Ideal) होता है। स्तनपान (Breastfeeding) कराने का कोई परहेज नहीं होता है। मर्त्यता (या मृत्यु-संख्या) अधिक (20–25%) होती है जो फुफ्फुसीय वाहिका रोध (Pulmonary embolism) तथा प्रमस्तिष्क घनास्त्रता (Cerebral thrombosis) के कारण होती है। यह रोग बाद की गर्भावस्था में पुनः हो सकता है।

गर्भावस्था में हृदपेशीय रोधगलन (Myocardial infarction) विरले ही होता है। प्रबंध में अगर्भवती (Nonpregnant) स्थिति के प्रबंध को ही अधिकांशतः शामिल किया जाता है। प्रसव (Labor): मानक हृदयी परिचर्या (Standard cardiac care) के समान प्रबंध किया जाता है। रोधगलन का दो सप्ताह के अंदर चयनात्मक जनन (Elective delivery) से परहेज करना चाहिए। पीड़ा के लिए क्षेत्रीय पीड़ाहारी औषधि (Analgesia) तथा हृदप्रवेग (Tachycardia) के लिए β-अवरोधक (Blockers) का उपयोग किया जा सकता है। मातृक स्वत्वाग्रही (Maternal pushing) से बचना चाहिए तथा प्रसव की द्वितीय अवस्था को लघु करने (Shorten) करने के लिए चिमटी (Forceps) या निर्वात निष्कासक (Vacuum extractor) का उपयोग करना चाहिए।

गर्भावस्था में यक्ष्मा (Tuberculosis in Pregnancy)

प्रभाव या विस्तार (Incidence): उष्णप्रदेशीय क्षेत्रों (Tropics) में चिकित्सालय प्रसवों में इसका विस्तार 1 और 2% के बीच होता है जो मुख्यतः समाज के निर्धन क्षेत्रों तक सीमित होता है। हिव (HIV=Human immunodeficiency virus=मानव प्रतिरक्षा अपर्याप्तता विषाणु) संक्रमित रोगियों की व्यापकता के कारण यक्ष्मा के प्रभाव में विश्वव्यापी वृद्धि हो रही है। सन् 2000 ई0 में विश्व स्वास्थ्य संगठन (WHO) ने सम्पूर्ण विश्व में बहु-औषधि प्रतिरोधी यक्ष्मा (Multidrug resistance tuberculosis=MDR-TB) की उपस्थिति का प्रदर्शन किया था। इसे एक "विश्वव्यापी स्वास्थ्य आपात" (Global health emergency) माना जा रहा है।

यक्ष्मा के संभाव्य कारक (Risk factors for tuberculosis): (1) सकारात्मक पारिवारिक इतिहास (Positive family history) या पूर्व के इतिहास (Past history), (2) निम्न सामाजिक-आर्थिक स्थिति (Low socio-economic status), (3) यक्ष्मा की व्यापक उपस्थिति का क्षेत्र (Area with high prevalence of tuberculosis), (4) HIV का संक्रमण (Infection), (5) मद्य का व्यसन (Alcohol addiction), (6) अंतःशिरीय स्वापक का दुराचार (Intravenous drug abuse)।

निदान (Diagnosis): (1) शोधित प्रोटीन व्युत्पादक (PPD=Purified protein derivative) के साथ ट्यूबरकुलिन त्वचा परीक्षण (Tuberculin skin test) जब ≥10 mm को सकारात्मक (Positive) माना जाता है विशेषकर संभाव्य कारकों की उपस्थिति में, (2) वक्ष का एक्स-किरण चित्र (X-ray of chest) (12 सप्ताह के बाद) (3) प्रातःकालीन थूक (Early morning sputum) (तीन नमूने) अम्ल-स्थिर दण्डाणु (Acid-fast bacilli) के लिए, (4) जठरीय धावन (Gastric washings), (5) नैदानिक श्वसनी दर्शन (Diagnostic bronchoscopy), (6) फुफ्फुस-बाह्य स्थल (Extrapulmonary sites): लसीका गाँठ (Lymph nodes), अस्थि (Bones) (गर्भावस्था में विरले ही), (7) नमूने (Samples) से एम. (M=Mycobacterium) टयूबरकुलोसिस 16S राइबोसोमल DNA का पता लगाने के लिए प्रत्यक्ष प्रवर्धन परीक्षण (Direct amplification tests)।

जन्मजात यक्ष्मा (Congenital tuberculosis) का निदान निम्नलिखित द्वारा होता है – (1) जीवन के प्रथम सप्ताह में लिखित क्षति (Lesions), (2) माता के जननांगी क्षेत्र (Genital tract) या अपरा (Placenta) का संक्रमण (Infection) (3) जन्म पर त्वचीय यकृत की जीवोति-परीक्षा (Percutaneous liver biopsy) द्वारा निदानित छिद्रक यकृती कणिका-अर्बुद (Cavitating hepatic granuloma) (4) प्रसवोत्तर (Postnatal) संचार का प्रमाण नहीं।

जन्मजात यक्ष्मा विरल (Rare) होता है। यक्ष्मा के खतरे (Risk) को सहवर्ती (Concomitant) HIV संक्रमण बढ़ाता है।

पूर्वानुमान (Prognosis): यदि रोगी पर्याप्त उपचार के साथ चिकित्सीय देखभाल के अधीन रहती है तब गर्भावस्था में रोग (यक्ष्मा) की प्रक्रिया पर न तो कोई हानिकर प्रभाव (Deleterious effect) होता है और न ही गर्भावस्था की प्रक्रिया पर रोग में प्रतिकूल प्रभाव होता है। क्रियाशील (Active) रोग में परा-अपरा मार्ग (Transplacental route) द्वारा या उल्वीद्रव के चूषण या श्वसन (Aspiration of amniotic fluid) द्वारा भ्रूण (Fetus) प्रभावित हो सकता है। नवजात शिशु पर प्रभाव मुख्यतः प्रसवोत्तर मातृक सम्पर्क (Postpartum maternal contact) से होता है। अनुपचारित (Untreated) रोगियों में कालपूर्व प्रसव (Pre-term labor), अंतःगर्भाशयी विकास मंदन (IUGR) तथा पेरिनैटल मृत्यु (Perinatal mortality) अधिक होते हैं।

प्रबंध (Management)

औषधीय (Medical): निवारण (Prevention): सकारात्मक शोधित प्रोटीन व्युत्पादक (Positive PPD) के साथ स्त्रियों (आयु <35 वर्ष) में तथा क्रियाशील रोग (अलाक्षणिक=Asymptomatic) के प्रमाण के बिना स्त्रियों में प्रथम त्रिमास (Ist trimester) के बाद आइसोनियाजिड रोगरोधन (Isoniazid prophylaxis) 300 mg दैनिक आरम्भ किया जाता है जिसे 6–9 महीने तक निरंतर रखा जाता है। पिरिडॉक्सीन (Pyridoxin, Vit B_6) 500 mg दैनिक के सतही तंत्रिका-रोग (Peripheral neuropathy) के निवारण के लिए योग किया जाता है।

उपचार (Treatment): क्रियाशील (Active) यक्ष्मा के साथ स्त्रियों को मुखीय रूप से (Orally) दैनिक औषधि-विधान (Regimen) का पालन न्यूनतम 9 महीने तक करने की आवश्यकता होती है जिसका विवरण सारणी 19.3 में दिया गया है।

शल्यक (Surgical): जहाँ तक सम्भव हो, वृहत वक्षीय शल्यक्रिया (Major thoracic surgery) से बचना चाहिए, परन्तु यदि आवश्यक है तब 12 सप्ताह के बाद गर्भावस्था के प्रथम अर्ध (1st half) तक इसे सीमित रखना चाहिए।

प्रासूतिक प्रबंध (Obstetric Management)

चिकित्सीय गर्भपात का महत्व (Place of therapeutic termination): यक्ष्मा अनिवार्यतः गर्भपात के लिए चिकित्सा-सुझाव (Indication) नहीं है।

प्रासूतिक प्रबंध अन्य गर्भवती महिला से भिन्न नहीं होता है, जब यक्ष्मा का पर्याप्त प्रबंध हो जाता है।

स्तनपान (Breastfeeding): जब एक स्त्री यक्ष्मा-रोग औषध (Anti-tuberculosis drugs) का ग्रहण कर रही है तब स्तनपान कराना वर्जित (Contraindicated) नहीं है। यदि शिशु भी औषध का ग्रहण कर रहा है तब स्तनपान कराने से बचना चाहिए। तथापि (However), क्रियाशील क्षति (Lesion) में न केवल शिशु को स्तनपान कराने से परहेज करना (या बचना) चाहिए बल्कि शिशु को प्रसव के बाद माता से अलग रखना चाहिए। जब माता क्रियाशील रोग से पीड़ित है तब शिशु को रोगरोधी आइसोनियाजिड (Prophylactic isoniazid) 10–20 mg/kg/day देना चाहिए (3 महीने तक)। तथापि, यदि माता न्यूनतम दो सप्ताह के लिए प्रभावी रसायन-चिकित्सा (Chemotherapy) पर होती है तब शिशु को अलग करने की आवश्यकता नहीं होती है। यथा-सम्भव शीघ्र शिशु को BCG (Bacille Calmette-Guerin=यक्ष्मा का टीका) देना चाहिए।

गर्भनिरोध (Contraception): जब तक रोग की निष्क्रियता (Quiescence) सुनिश्चित (या आश्वस्त=Assured) नहीं हो जाती है तब तक गर्भावस्था से दो वर्ष के लिए परहेज करना चाहिए। गर्भावस्था के अंतराल (Spacing) के लिए दम्पति (Couple) के लिए स्वीकार्य किसी भी गर्भनिरोधक उपाय का उपयोग किया जा सकता है। जब रिम्फैम्पिसिन (Rifampicin) का उपयोग होता है तो मुखीय (Oral) गर्भनिरोधक गोली नहीं लेनी चाहिए। औषधि का त्वरित चयापचय (Accelerated metabolism) के कारण गर्भनिरोधक विफलता (Contraceptive failure) अधिक होती है। यदि परिवार पूर्ण हो जाता है तब प्रसवोत्तर बंध्याकरण (Puerperal sterilization) पर गम्भीरता से विचार करना चाहिए।

गर्भावस्था में मधुमेह (Diabetes Mellitus in Pregnancy)

मधुमेह (Diabetes mellitus) एक दीर्घकालिक चयापचयी व्यतिक्रम (Chronic metabolic disorder) है जो या तो इन्सुलिन अपर्याप्ता (Insulin deficiency) (Relative or absolute=सापेक्ष या पूर्ण) के कारण या इन्सुलिन की क्रिया

सारणी (Table) 19.2: यक्ष्मा का औषधि विधान (Medical regimen of tuberculosis)

	औषधि (Drug)	दैनिक खुराक (मुखीय गोली) (Daily dose-PO)	मुख्य पार्श्वप्रभाग (Major side effects)
(1)	आइसोनियाजिड (Isoniazid) पिरिडॉक्सीन (Pyridoxin)	5 mg/kg, 300 mg तक (दैनिक 50 mg)	यकृत शोथ (Hepatitis), सतही तंत्रिका रोग (Peripheral neuropathy), यकृती किण्वक में वृद्धि (Hepatic enzyme elevation), अतिसंवेदनशीलता (Hypersensitivity)
(2)	रिफैम्पिसिन (Rifampicin)	10 mg/kg, 600 mg तक	मिचली (Nausea), वमन (Vomiting), यकृत शोथ, मूत्र का संतरे (Orange) के रंग का होना तथा श्राव (Secretions), ज्वर संबंधी प्रतिक्रिया (Febrile reaction)
(3)	इथैम्बुटॉल (Ethambutol)	15 mg/Kg, 2.5 gm तक	त्वचा पर फुंसी (Skin rash), नेत्र-तंत्रिका शोथ (Optic neuritis), ह्रासित दृश्यात्मक क्रियाशीलता (Decreased visual activity)
(4)	पाइराजिनामाइड	15–30 mg/kg, 2 gm तक	यकृत विशाक्तता (Hepatotoxicity), त्वचा पर फुंसी या पित्तिका (Skin rash), संधि-पीड़ा (Arthralgia), अतियूरिक अम्लरक्तता (Hyperuricemia) जठरांत्रीय अव्यवस्था (Gastrointestinal upset)

के सतही ऊतक प्रतिरोध (Peripheral tissue resistance) के कारण होता है। अंततः प्रभाव अतिग्लूकोस रक्तता (Hyperglycemia) होती है। समान्यतः इसके दो प्रकारों (Types) का वर्णन किया गया जो निम्नलिखित हैं–

प्रकार (Type) – I (IDDM=insulin dependent diabetes mellitus): इसका प्रारम्भ बाल्यावस्था (Juvenile) में होता है तथा पूर्ण इन्सुलिन अपर्याप्तता (Absolute insulinopenia) होती है। उसमें स्वप्रतिरक्षी (Autoantibodies) की उपस्थिति के साथ आनुवंशिक पूर्ववृत्ति (Genetic disposition) होती है।

प्रकार (Type) – 2 (NIDDM=Non-insulin dependent diabetes mellitus): यह प्रौढ़ावस्था (Elderly) में आरम्भ होता है जिसमें स्थूलता (Obesity), सतही ऊतक [(जैसे–कंकाली पेशी (Skeletal muscle), यकृत (Liver)] का इन्सुलिन प्रतिरोध (Hyper insulinemia=अतिइन्सुलिन रक्तता) होता है। आनुवंशिक प्रवृत्ति (Predisposition) का भी अवलोकन किया गया है।

मधुमेह में वसा चयापचय का क्रमांतरण (Alternation in lipid metabolism in diabetes): HDL (High density lipoprotein) कालेस्ट्रॉल (Cholesterol) में कमी का अवलोकन किया जाता है, विशेषकर प्रकार–1 मधुमेह में। HDL में कमी जन्मजात कुरचना (Congenital malformation) के लिए एक कारण बन सकती है क्योंकि ऑक्सीकारक दबाव (Oxidative stress) एक समर्थ कारक (Potential factors) होता है।

सभी गर्भावस्थाओं (Pregnancies) का लगभग 1–14% मधुमेह द्वारा जटिल (Complicated) होता है तथा उनमें से 90% गर्भावधिक मधुमेह (GDM=Gestational diabetes mellitus) होते हैं। GDM की महिलाओं का लगभग 50%, प्रत्यक्ष (Overt) मधुमेह (प्रकार–2) से 5–20 वर्षों में पीड़ित हो जाती हैं।

गर्भावस्था में मधुमेहता या अतिशर्करा मूत्रता (Glycosuria in Pregnancy): सम्पूर्ण गर्भावस्था में पुनरावृत्त (Repeat) तथा अविचारित (Random) मूत्र नमूने की जाँच करने से लगभग 5–50% गर्भवतियों में मधुमेहता (ग्लाइकोस्यूरिया) पायी जाती है। गर्भावस्था के दौरान वर्धित पुंजित निस्यंदन (Glomerular filtration) तथा ग्लूकोस के क्षतिग्रस्त नलिकीय पुनःअवशोषण (Impaired tubular reabsorption) के संयुक्त प्रभाव के कारण वृक्कीय प्रभाव-सीमा (Renal threshold=थ्रेशोल्ड) में कमी होती है। यह अधिकतम सामान्यतः मध्य गर्भावस्था में उपस्थित होती है। यदि ग्लूकोस सहनशीलता परीक्षण (Glucose tolerance) किया जाता है तब रक्त की शर्करा-मात्रा (Sugar level) 180 mg/100 ml (Normal renal threshold) से कम होने के बावजूद मूत्र में शर्करा का रिसाव (Leakage) होता है। इसमें किसी उपचार की आवश्यकता नहीं होती है तथा प्रसव (Delivery) के बाद यह स्थिति लुप्त (Disappear) हो जाती है।

महत्व (Significance): मधुमेहता का विशेष रूप से मूत्र के द्वितीय उपवास सुबह के नमूने के परीक्षण द्वारा पता लगाया जाता है। इस मूत्र का संग्रह रातभर के मूत्र के उत्सर्जन (Excretion) करने के कुछ देर बाद (दूसरा मूत्र) किया जाता है। उपवास की मधुमेहता (या गलाइकोस्यूरिया) यदि उपस्थित है तो वह अशुभ (Ominous) होती है। 20 सप्ताह के पहले एक अवसर और उसके बाद दो या अधिक अवसरों पर मधुमेहता ग्लूकोस सहनशीलता परीक्षण का एक संकेत (या सुझाव=Indication) होता है। मधुमेह का वंश इतिहास या पूर्वइतिहास के साथ गर्भावस्था तथा 4 किलो या अधिक का शिशु होने में किसी भी समय में रहने वाली मधुमेहता की जाँच-पड़ताल समान रूप से करनी चाहिए।

ग्लूकोस सहनशीलता परीक्षण का सुझाव (Indications):

(1) 20 सप्ताह के पहले एक अवसर पर तथा उसके बाद दो या अधिक अवसरों पर उपवास मधुमेहता

(2) सकारात्मक छानबीन परीक्षण (Positive screening test) के बाद (देखिए GDM)

(3) यदि उपवास रक्तशर्करा > 95 mg/100 ml या 100 ग्राम (WHO में 75 gm) शर्करा के अंतर्ग्रहण (Ingestion) के 2 घंटे बाद 120 mg/100 ml से अधिक है।

(4) तथापि (However), यदि उपवास प्लाविका (Fasting plasma) शर्करा मान (Glucose value) ≥ 120 mg/dl (dl=l/10 L=100 ml) है और पुनरावृत्त परीक्षण द्वारा इसकी पुष्टि होती है तो GTT (Glucose tolerance test) करने की आवश्यकता नहीं है क्योंकि स्त्री मधुमेही (Diabetic) होती है।

गर्भावधिक मधुमेह (GDM)
(Gestational Diabetes Mellitus)

पारिभाषिकी (Nomenclature): गर्भावधिक मधुमेह में अपसामान्य (Abnormal) कार्बोहाइड्रेट सहनशीलता के साथ तथा वर्तमान गर्भावस्था में प्रथम बार पहचान या प्रारम्भ के साथ रोगियों (Cases) को शामिल किया जाता है।

इसका अस्तित्व प्रायः द्वितीय त्रिमास में बिलम्बित (Late in second semester) या तृतीय त्रिमास (3rd semester) की अवधि में प्रकट होता है। पूर्व में परिभाषा की यह शर्त थी कि GTT को प्रसव के बाद सामान्य तक कम होना चाहिए। इस प्रकार एक प्रतिस्थापित (Substitute) शब्दावली (Nomenclature):

"गर्भावस्था प्रेरित ग्लूकोस असहनशीलता" (Pregnancy-induced glucose intolerance) उपयुक्त प्रतीत होती है ।

GDM सम्भावित उम्मीदवार (Potential candidates) हैं–

(1) मधुमेह का सकारात्मक पारिवारिक इतिवृत्त (Positive family history) (माता-पिता या भाई या बहन=Parents or sibling): परिवार में चाचा, फुआ (Aunts), दादा-दादी, नाना-नानी को भी शामिल करना चाहिए। (2) 4 kg या अधिक के अतिभार (Overweight) के एक शिशु का पूर्व में जन्म होना, (3) शवपरीक्षा (Autopsy) से प्रदर्शित अग्न्याशयी द्वीपिका की अतिवृद्धि (Pancreatic islet hyperplasia) के साथ पूर्व में मृत शिशुजन्म (Previous stillbirth), (4) अव्याख्यित पेरिनैटल क्षति (Unexplained perinatal loss), (5) वर्तमान गर्भावस्था में अतिउल्वीद्रव (Polyhydramnios) की उपस्थिति या पुनरावृत्त योनिक कैंडिडा-संक्रमण (Recurrent vaginal candiasis), (6) स्थायी मधुमेहता (Persistent glycosuria), (7) 30 वर्ष से अधिक आयु, (8) स्थूलता (Obesity), (9) प्रजातीय समूह (Ethnic group) पूर्वी एशियायी, प्रशांत महासागर का द्वीपवासी (East Asian, Pacific island ancestry)।

जाँच-पड़ताल (Screening): जबकि कुछ विशेषज्ञ दिनचर्या रूप से (Routinely) सभी गर्भवती महिलाओं की जाँच-पड़ताल करने का समर्थन करते हैं, अन्य इसे केवल सम्भाव्य उम्मीदवारों के लिए सुरक्षित रखना चाहते हैं। GDM की पहचान करने के लिए जाँच की रणनीति (Strategy) निम्नलिखित है – (1) अल्प खतरा (Low risk): उपरोक्त उल्लिखित किसी सम्भाव्य (या खतरे के) कारक की अनुपस्थिति → रक्त ग्लूकोस परीक्षण की दिनचर्या रूप से आवश्यकता नहीं होती है। (2) सामान्य खतरा (Average risk): कुछ सम्भाव्य कारक (Some risk factors) → जाँच-समूह (नीचे देखें) का निष्पादन करना (3) अधिक खतरा (High risk): यथा-संभव शीघ्र रक्तग्लूकोस परीक्षण–इसमें गर्भावस्था के 24 और 28 दिन के बीच का समय या पिछले आहार पर विचार किये बिना 50 gm मुखीय ग्लूकोस सहनशीलता परीक्षण का उपयोग किया जाता है। 140 mg% का एक प्लाविका (Plasma) ग्लूकोस मूल्य या एक (1) घंटे पर 130 mg% के सम्पूर्ण रक्त के मान को 100 gm (WHO-75 gm) ग्लूकोस सहनशीलता परीक्षण (GTT) के विचार (Consideration) के लिए विच्छेदन विन्दु (Cut-off point) माना जाता है। देखें सारणी 19.3 और 19.4।

खतरा या संकट (Hazards): (1) उपवास अतिग्लूकोस रक्तता (Fasting hyperglycemia) के साथ वर्धित (Increased) पेरिनैटल क्षति (Perinatal loss) का संबंध होता है। तथापि (However), भ्रूणीय असंगति (Fetal anomalies) में वृद्धि नहीं होती है। यह अंगोत्पत्ति (Organogenesis) के दौरान चयापचयी (Metabolic) बाधा की अनुपस्थिति के कारण होती है। (2) अपसामान्य रूप से वृहदाकार का वर्धित प्रभाव (Increased incidence of macrosomia), (3) अतिउल्वद्रव (Polyhydramnios), (4) जन्म-आघात (Birth trauma), (5) बाद की गर्भावस्था में GDM की पुनरावृत्ति 50% (लगभग) होती है।

प्रबंध (Management): रोगी को उपवारा गें रक्त ग्लूकोरा की मात्रा की नियतकालिक (Periodic) जाँच के साथ अधिक बारम्बार प्रसवपूर्व (Antenatal) निरीक्षण की आवश्यकता होती है। उपवास में रक्तग्लूकोस की मात्रा को 95 mg% से कम होना चाहिए। आहार (Diet) का परिसीमन (Restriction), व्यायाम, इन्सुलिन (Insulin) के साथ या के बिना द्वारा रक्त की अधिक मात्रा को नियंत्रित किया जाता है। यदि उपवास में प्लाविका ग्लूकोस मात्रा 105mg/dl से अधिक होती है तथा भोजनरोपरांत (Postprandial) 2 घंटे में यह मात्रा 130 mg/dl से अधिक होती है, यहाँ तक कि आहार के नियंत्रण के बाद भी तब इन्सुलिन देना आरम्भ करना चाहिए। सामान्य भार की स्त्री के लिए 2000–2500 कैलोरी प्रतिदिन का आहार देना चाहिए परन्तु अतिभार (Overweight) की स्त्री के लिए 1200–1800 कैलोरी प्रतिदिन

सारणी (Table) 19.3: 100 gm मुखीय (Oral) ग्लूकोस के साथ गर्भावधिक मधुमेह (GDM) के निदान (Diagnosis) के लिए मानदण्ड (Criteria)

ग्लूकोस सहनशीलता परीक्षण (TTT):– शिरीय प्लाविका (Venous plasma) (mg/dl)

समय (Time)	mg/dL	mmol/L
उपवास (Fasting)	95	5.3
1 घंटा (Hour)	180	10
2 घंटे (Hours)	155	8.6
3 घंटे (Hours)	140	7.8

सारणी (Table) 19.4: 75 gm मुखीय ग्लूकोस के साथ क्षतिग्रस्त (Impaired) ग्लूकोस सहनशीलता और मधुमेह के निदान के लिए मानदण्ड (Criteria for diagnosis)

	प्लाविका (Plasama) (mg%)		
समय (Time)	सामान्य सहनशीलता (Normal tolerance)	क्षतिग्रस्त (Impaired) ग्लूकोस सहनशीलता	मधुमेह (Diabetes)
उपवास (Fasting)	<110	>110 तथा <126	>126
ग्लूकोस के बाद 2 घंटे	<140	>140 तथाा <200	>200

शिरीय (Venous) सम्पूर्ण रक्त मूल्य (Whole blood value) प्लाविका (Plasma) से 15% कम होता है।
mg mol/L=mg% × 0.0555, L=लीटर, dl =100 ml

आहार देना चाहिए। गर्भावस्था में व्यायाम (Exercise) जैसे–वायुजीवी (Aerobic), तेज चलना (Brisk walking) का कार्यक्रम सुरक्षित होता है तथा इससे इन्सुलिन चिकित्सा की आवश्यकता का निवारण (Obviate) होता है।

प्रासूतिक प्रबंध (Obstetric management): ग्लूकोस रक्तता के उत्तम नियंत्रण के साथ महिला तथा जिसे इन्सुलिन की आवश्यकता नहीं होती है, वह प्रसव के स्वतः प्रारम्भ के लिए प्रतीक्षा कर सकती है। तथापि, इन्सुलिन आवश्यकता के रोगियों में या लगभग 38 सप्ताह में जटिलता (Complications) (Macrosomia=वृहदाकार शिशु) की स्त्री में प्रेरण (Induction) या शल्यक्रिया द्वारा प्रसव (Cesarean section) कराने का विचार किया जाता है।

अनुवर्ती (Follo-up): GDM की लगभग 50% महिलाओं में 5–20 वर्ष के अनुवर्ती काल में प्रत्यक्ष मधुमेह (Over diabetes) का विकास होगा। उपवास की अतिग्लूकोस-रक्तता (हाइपरग्लाइकीमिया) के साथ महिलाओं में प्रकार–2 मधुमेह तथा हृदय-संवहनी (Cardiovascular) जटिलता विकसित होने का पूर्वानुमान (Prognosis) होता है। बाद की गर्भावस्था में पुनरावृत्ति का खतरा (Recurrence risk) 50% से अधिक होता है।

प्रत्यक्ष या प्रकट मधुमेह (Overt Diabetes)

मधुमेह के लक्षण तथा 200 mg/dl की अनियत (Casual) प्लाविका (Plasma) ग्लूकोस मात्रा या उससे अधिक मात्रा के साथ रोगी को प्रत्यक्ष मधुमेही (Diabetic) माना जाता है। यह स्थिति पूर्व-विद्यमान (Pre-existing) हो सकती है या वर्तमान गर्भावस्था में पहली बार पहचान हो सकती है। अमेरिका (USA) के मधुमेही संगठन (Diabetic Association) के अनुसार निदान (Diagnosis) सकारात्मक (Positive) होता है, यदि–

(a) उपवास में प्लाविका ग्लूकोस की मात्रा (Plasma glucose level) > 126 mg/dl,

(b) ग्लूकोस (75gm) लेने के दो घंटे बाद उसका मान (Value) > 200 mg/dl (देखें सारणी 19.4)।

गर्भवती मधुमेही स्त्री का वर्गीकरण (Classification of pregnant diabetic women): मधुमेही गर्भावस्था का भ्रूणीय (Fetal) तथा मातृक (Maternal) परिणाम रोग की तीव्रता (Severity) तथा उसकी अवधि (Duration) पर निर्भर करता है। प्रिसिला ह्वाइट का वर्गीकरण (Priscilla White's classification) (देखें सारणी 19.5) का मूलतः उपयोग पेरिनैटल परिणाम (Perinatal outcome) का मूल्यांकन करने तथा प्रासूतिक प्रबंध का सूत्रीकरण (Formulate) करने के लिए किया गया था। परन्तु अब इसका उपयोग मुख्यतः गर्भवती मधुमेह के विभिन्न प्रकारों के सांख्यिकीय सहसंबंध (Statistical correlation) के लिए होता है। परिणाम का अनुमान लगाने के लिए वाहिका-रोग (Vasculopathy) को अधिक महत्व दिया जाता है। अपर्याप्त ग्लूकोस-रक्तता नियंत्रण (Poor glycemic control) तथा वाहिका-रोग के साथ रोगी में जटिलता जैसे–अंतःगर्भाशयी साधन (IUD), अंतःगर्भाशयी विकास मंदन (IUGR), प्राक्-गर्भाक्षेपक (Pre-eclampsia) तथा कीटोन-अम्लरक्तता (Ketoacidosis) का अधिक खतरा होता है।

मधुमेह पर गर्भावस्था का प्रभाव (Effects of Pregnancy on Diabetes)

परिवर्तित कार्बोहाइड्रेट चयापचय (Metabolism) तथा इन्सुलिन की बाधित क्रिया (Impaired action) के कारण गर्भावस्था में रक्त शर्करा (Blood sugar) को स्थिर करना (Stabilize) कठिन होता है। इन्सुलिन का प्रतिरोध (Insulin antagonism) सम्भवतः अपरा (Placenta) का लैक्टोजेन (Lactogen), इस्ट्रोजेन (Oestrogen), प्रोजेस्टेरोन (Progesterone), स्वतंत्र कॉर्टिसोल (Free cortisol) तथा अपरा द्वारा इन्सुलिन के अपक्षय (Degradation) के संयुक्त प्रभाव के कारण होता है। गर्भावस्था के दौरान इसका विकास होने के साथ इन्सुलिन की आवश्यकता में वृद्धि होती है। चूँकि वृक्कीय मधुमेहता (Renal glycosuria) के कारण मूत्र में अधिक ग्लूकोस का रिसाव (Leak) होता है, अतः मूत्र परीक्षण द्वारा इन्सुलिन खुराक (Dose) का नियंत्रण नहीं किया जा सकता है तथा पुनरावृत्त (Repeated) रक्त ग्लूकोस मूल्यांकन अनिवार्य हो जाता है। ''त्वरित भुखमरी'' (Accelerated starvation) धारणा के साथ उपवास (Fasting) के लघुकाल मे वसा-अपक्षय (Lipolysis) का तेजी से सक्रियन होना है। कीटोन- अम्लरक्तता (Ketoacidosis) प्रारम्भिक गर्भावस्था संक्रमण (Infection) तथा प्रसव के उपवास में अतिवमन (Hyperemesis) के कारण घनीभूत (Precipitate) हो सकती है। इसे औषधिजनिक रूप से

सारणी (Table) 19.5: गर्भवती मधुमेही स्त्री का ह्वाइट का वर्गीकरण
(White's Classification of pregnant diabetic women)

वर्ग (Class)	प्रारम्भ की आयु (Age of onset), अवधि (Duration) (वर्ष में), वाहिका-रोग (Vascular disease), इन्सुलिन की आवश्यकता (Need of insulin)
A	गर्भावधिक मधुमेह (GDM), किसी भी आयु या अवधि में प्रारम्भ A1 मधुमेह-केवल आहार द्वारा प्रबंधित, A2 मधुमेह-इन्सुलिन की आवश्यकता
B	आयु में प्रारम्भ >20, अवधि <10, वाहिका रोग नहीं, इन्सुलिन की आवश्यकता
C	10–19 वर्ष की आयु में प्रारम्भ, अवधि–10–19 वर्ष, वाहिका-रोग नहीं, इन्सुलिन की आवश्यकता
D	प्रारम्भ की आयु <10 वर्ष, अवधि >20 वर्ष, वाहिका-रोग (उच्चरक्तचाप) उपस्थित, इन्सुलिन की आवश्यकता
F	किसी भी आयु में प्रारम्भ या अवधि कोई भी, वृक्क रोग (Nephropathy), इन्सुलिन की आवश्यकता
H	किसी भी आयु में प्रारम्भ या अवधि कोई भी, परिह्रद धमनी रोग (Coronary artery disease) (Heart), इन्सुलिन की आवश्यकता
R	किसी भी आयु में प्रारम्भ या कोई भी अवधि, प्रचुरोदभवी दृष्टिपटल रोग (Proliferative retinopathy), इन्सुलिन की आवश्यकता
T	किसी भी आयु में प्रारम्भ या कोई भी आयु (Any age onset or duration), वृक्कीय प्रतिरोपण (Renat transplant), इन्सुलिन की आवश्यकता (Insulin=needed)

(Iatrogenically) कालपूर्व प्रसव (Preterm labor) के प्रबंध में प्रयुक्त (Used) β-अनुकंपी-अनुकारी (Beta-sympathomimetics) तथा कॉर्टिकोस्टेरॉयड (Corticosteriods) द्वारा प्रेरित (Induce) किया जा सकता है। प्रसवोत्तरकाल (Puerperium) में इन्सुलिन की आवश्यकता पर्याप्तरूप से कम होती है। गर्भावस्था में वाहिका में परिवर्तन (Vascular changes), विशेषकर नेत्रपटल रोग (Retinopathy), वृक्करोग (Nephropathy), परिह्रद धमनी रोग (Coronary artery disease) तथा तंत्रिका रोग (Neuropathy) की स्थिति बदतर (Worsen) हो जाती है। (देखें सारणी 19.5)।

गर्भावस्था पर मधुमेह का प्रभाव (Effects of Diabetes on Pregnancy)

मधुमेह की जटिलता (Complications of diabetes):
(1) मातृक (Maternal) तथा (2) भ्रूणीय (Fetal)

मातृक (Maternal): गर्भावस्था के दौरान (During pregnancy):

(i) नियंत्रित मधुमेह के साथ गर्भपात (Abortion) असंबंधित होता है परन्तु अनियंत्रित (Uncontrolled) मधुमेह के साथ गर्भपात का संबंध हो सकता है।

(ii) संक्रमण (Infection) या अतिउल्वीद्रव (Polyhydramnios) के कारण कालपूर्व प्रसव (Preterm labor) (20%) हो सकता है।

(iii) संक्रमण (Infection) अधिक प्रायः होता है, विशेषकर मूत्रीय मार्ग में संक्रमण।

(iv) प्राक्-गर्भाक्षेपक का वर्धित प्रभाव (Increased incidence of pre-eclampsia) (25%) मधुमेह के साथ संबंधित होता है, यहाँ तक कि वाहिका की क्षति (Vascular lesion) की अनुपस्थिति में भी।

(v) अतिउल्वीद्रव (Polyhydramnios) (25–50%) एक सामान्य संबंध (Association) होता है। इसकी कुछ संभावनाएँ (Possibilities) हैं– वृहत शिशु (Large baby), वृहत अपरा (Large placenta), भ्रूणीय अतिग्लूकोस रक्तता (Fetal hyperglycemia) जो बहुलमूत्रता (Polyuria) की ओर अग्रसर होती है, उल्वीद्रव (Liquor amnii) में ग्लूकोस की वर्धित मात्रा जो उल्वीउपकला (Amniotic epithelium) को उत्तेजित करती है या वर्धित परासरण (Increased osmosis)।

(vi) मातृक व्यथा या कष्ट (Maternal distress) जो वृहदाकार (Oversized) भ्रूण तथा अतिउल्वीद्रव के संयुक्त प्रभाव के कारण होता है।

(vii) मधुमेही दृष्टिपटल रोग का सूक्ष्मधमनी-विस्फार (Diabetic retinopathy micro-aneurysms), रक्तश्राव (Hemorrhages) तथा प्रचुरोद्भवी दृष्टिपटल रोग (Proliferative retinopathy) का संबंध मधुमेह की अवधि तथा ग्लूकोस-रक्तता के नियंत्रण (Glycemic control) के साथ होता है (देखें सारणी 19.6)। लेजर किरण स्कंदन (Laser photocoagulation) एक बेहतर उपचार है।

(viii) मधुमेही वृक्करोग (Diabetic nephropathy): यह वृक्क असमर्थता (Renal failure) की ओर अग्रसर हो सकता है। (देखें सारणी 19.5)।

(ix) कीटोन-अम्लरक्तता (Ketoacidosis): देखें अध्याय 19 की मधुमेही कीटोन-रक्तता।

प्रसव के दौरान (During labor): निम्नलिखित का वर्धित प्रभाव होता है– (1) वृहत शिशु (Big baby) के कारण प्रसव का विलम्बन (Prolongation), (2) स्कंध कठिन शिशु-जनन (Shoulder dystocia) (देखें पृ0सं0 916) – यह वर्धित स्कंध / सिर अनुपात के साथ असंगत (Disproportionate) वृद्धि के कारण होता है। (3) पेरिनैटल क्षति (Perinatal injuries), (4) प्रसवोत्तर रक्तश्राव (Postpartum hemorrhage), (5) शल्यक हस्तक्षेप (Operative interference)।

प्रसवोत्तर काल (Puerperium): (1) प्रसवोत्तर पूतिता (Puerperal sepsis) (2) दुग्धश्रावी विफलता (Lactation failure)।

भ्रूणीय खतरा (Fetal hazards):

(1) भ्रूणीय वृहदाकार (Fetal macrosomia) (30–40%) निम्नलिखित के कारण होता है– (a) मातृक अतिग्लूकोस रक्तता (Maternal hyperglycemia) → भ्रूणीय लैंगरहैंस (कोशिका) की द्वीपिका की अतिवृद्धि (Hypertrophy and hyperplasia of the fetal islets of Langerhans) → भ्रूणीय इन्सुलिन का अधिक श्राव (Secretion)→ कार्बोहाइड्रेट का उपयोग तथा वसा का संचय (Accumulation of fat) उत्तेजित होता है। इन्सुलिन के समान वर्धन कारक (Growth factors) (IGF-I&II) भी भ्रूणीय वर्धन तथा स्थूलता (Adiposity) में शामिल होते हैं। मधुमेह के पर्याप्त नियंत्रण से वृहदाकार के प्रभाव में पर्याप्त कमी होती है। (b) मधुमेह में मातृक स्वतंत्र वसीय अम्ल की वृद्धि (Elevation of maternal free fatty acid) भ्रूण में उसके स्थानांतरण में वृद्धि करती है →ट्राइग्लिसराइड संश्लेषण का त्वरण (Acceleration of triglyceride synthesis) → स्थूलता या वसामयता (Adiposity)।

(2) जन्मजात कुरचना (Congenital malformation) (6–10%) का संबंध मधुमेह की तीव्रता (Severity या गम्भीरता) के साथ होता है जो प्रथम त्रिमास (1st trimester) में अंगोत्पत्ति (Organogenesis) को प्रभावित करती है। विकृतांग जनन (Teratogenesis) के साथ संबंधित प्रस्तावित कारक (Proposed factors) हैं–(a) आनुवंशिक संभाव्यता (Genetic susceptibility), (b) अतिग्लूकोस रक्तता (Hyperglycemia), (c) अरैकिडोनिक अम्ल अपर्याप्तता (Arachidonic acid deficiency), (d) कीटोन पिण्ड की अधिकता (Ketone body excess), (e) सोमैटोमेडिन अवरोधन (Somatomedin inhibition), (f) स्वतंत्र ऑक्सीजन मूलक (Radical) की अधिकता [सुपरऑक्साइड डाइमुटेस (Superoxide dimutase) एक ऑक्सीजन मूलक अपमार्जन किण्वक (Scavenging enzyme) है जो अति कुरचना को सुरक्षित रख सकता है] देखें सारणी 19.6।

भ्रूणीय असंगति का आरंभ में पता लगाना (Early Detection of Fetal Anomalies)

(1) ग्लाइकोसिलीकृत (Glycosylated) हीमोग्लोबिन A (HbA1c) के 4 सप्ताह के पहले मूल्यांकन से पूर्व 3 महीने की मधुमेह नियंत्रण की गुणवत्ता (Uality) का पता चलता है। जब HbA1c की मात्रा (Level) अधिक (सामान्य<8%) होती है तब भ्रूणीय कुरचना का समग्र खतरा (Overall risk) बढ़ जाता है। यदि यह मात्रा 9.5% तक या अधिक होती है तब वृहत जन्मजात कुरचना की संभावना अधिक होती है।

सारणी (Table) 19.6: मधुमेही माता के शिशु में मुख्य जन्मदोष (Major birth defects in infants of diabetic mothers)

केन्द्रीय तंत्रिका तंत्र और कंकाली (CNS and skeletal)	हृदय (Cardiac)	वृक्कीय (Renal)	जठरांत्रीय (Gastrointestinal)	अन्य (Others)
(1) तंत्रिका दोष (Neural tube defects)	(1) VSD, ASD	(1) वृक्क का अजनन (Renal agenesis)	(1) ग्रहणी की अछिद्रता (Duodenal atresia)	(1) एकल नाभि–धमनी (Single umbilical artery)
(2) अमस्तिष्कता (Anencephaly)	(2) महाधमनी का संपीडन (Coarctation of aorta)	(2) जलवृक्कता (Hydronephrosis)	(2) मलद्वार– मलाशय की अछिद्रता (Anorectal atresia)	
(3) लघुशिरस्कता (Microcephaly) (Transposition of great vessels)	(3) महावाहिका का स्थानांतरण (Ureteral duplication)	(3) मूत्रवाहिनी की द्विकृति		
(4) त्रिकास्थि अजनन (Sacral agenesis)	(4) वर्धित हृदय (Cardiomegaly)			

CNS=Central nervous system, VSD=Ventricular septal defect = निलयी पटीय दोष ASD = Atrial septal defect = अलिन्दी पटीय दोष

N.B. – पूर्व-गर्भधारण परामर्श (Preconceptional counseling) के साथ ग्लूकोस-रक्तता के पर्याप्त नियंत्रण से जन्मदोष के प्रभाव को 0.8–2% तक कम किया जा सकता है।

(2) 16 सप्ताह पर मातृक रक्तोद (Maternal serum) में ऐल्फा (α) फीटोप्रोटीन की मात्रा तथा 20–22 सप्ताह पर भ्रूण का विस्तृत अतिस्वन चित्रण (Ultrasonography) जिसमें भ्रूणीय हृदय प्रतिध्वनिचित्रण (Echocardiography) भी शामिल है, का समर्थन किया जाता है।

(3) जनन क्षति (Birth injuries) (Branchial plexus=बाहु-जालिका) का संबंध विलम्बित (Prolonged) प्रसव तथा स्कंध कठिन प्रसव (Shoulder dystocia) के साथ होता है जो वृहदाकार (Macrosomic) शिशु के कारण होता है।

(4) भ्रूणीय संकट (Fetal hazards): वर्धन अवरोध (Growth restriction) का सामान्यतः कम अवलोकन किया जाता है जिसका संबंध मातृक वाहिका-रोग (Maternal vasculopathy) के साथ होता है।

(5) अव्याख्यित भ्रूणीय मृत्यु (Unexplained fetal death): इसमें बहुकारकीय रोगोत्पति (Multifactorial pathogenesis) होती है परन्तु अंतिम घटना ऑक्सीक्षीणता (Hypoxia) तथा लैक्टिक अम्ल रक्तता (Lactic acidemia) होती है। इसका अधिक अवलोकन अपर्याप्त ग्लूकोस रक्तता-नियंत्रण (Poor glycemic control), वाहिका-रोग, प्राक्-गर्भाक्षेपक (Pre-eclampsia), कीटोन अम्लरक्तता (Ketoacidosis) तथा दीर्घाकार भ्रूण (Fetal macrosomia) के रोगियों में किया जाता है। भ्रूणीय अतिग्लूकोस रक्तता (Hyperglycemia) तथा अति इन्सुलिन रक्तता (Hyperinsulinemia) में भ्रूणीय ऑक्सीजन की आवश्यकता (या मांग) बढ़ जाती है। अन्य कारक जो शामिल होते हैं, वे हैं– भ्रूणीय बहुलोहिताणु रक्तता (Polycythemia) तथा अतिविस्कासिता (Hyperviscosity = लसलसाहट)। ग्लाइकोसिलीकृत (Glycosylated) हीमोग्लोबिन कम ऑक्सीजन अणु का वहन करना है। यह O_2 को अधिक लोलुप (या लालच) रूप से (Avidly) बाँधता है तथा O_2 को कम मुक्त (Release) करता है।

(6) नवप्रसव (शिशु) जटिलता (Neonatal complications) में निम्नलिखित शामिल होते हैं – (a) बहुलोहिताणु रक्तता (Polycythemia), (b) अल्पग्लूकोस रक्तता (Hypoglycemia), (c) अल्पकैल्सियम रक्तता (Hypocalcemia), (d) अल्पमैग्नीशियम रक्तता (Hypomagnesemia), (e) अतिबिलिरूबिन रक्तता (Hyperbilirubinemia), (f) हृदपेशी रोग (Cardiomyopathy), (g) श्वसन संकट संलक्षण (Respiratory distress syndrome)

पेरिनैटल मर्त्यता (Perinatal mortality): समग्र पेरिनैटल मृत्यु में 2–3 गुना अधिक वृद्धि होती है। यह मुख्यतः अल्पग्लूकोस रक्तता, श्वसन-संकट संलक्षण, बहुलोहिताणु रक्तता तथा पीलिया या पाण्डुरोग (Jaundice) के कारण होती है।

प्रबंध (Management)

गर्भधारण पूर्व परामर्श (Pre-conceptional counseling): इसका उद्देश्य गर्भावस्था के प्रारम्भ के पहले मधुमेह का नियंत्रण करना है। आदर्शतः (Ideally) एक मधुमेही (Diabetic) स्त्री को मधुमेह विज्ञानी (Diabetologist), प्रसूति विज्ञानी (Obstetrician) तथा आहारी विज्ञानी (Dietician) द्वारा संयुक्तरूप से अवलोकन करना चाहिए। जो महिलाएँ गर्भधारणपूर्व परामर्श प्राप्त करती हैं उनमें भ्रूणीय जन्मजात कुरचना (Fetal congenital malformation) पर्याप्त रूप से निम्न (Low) (0.8–2%) होती है। महिलाओं को स्वयं ग्लूकोस निरीक्षण (Monitoring) का शिक्षण देना चाहिए। आहार के संबंध में उचित सलाह तथा इन्सुलिन (Insulin) दी जाती है। यदि केवल पिता मधुमेही होता है तब संतान को मधुमेही होने की संभावना लगभग 6% होती है परन्तु यदि दोनों माता-पिता मधुमेही होते हैं तो यह संभावना बढ़कर 20% तक हो जाती है।

प्रबंध में सिद्धान्त (Principles) निम्नलिखित होते हैं –

(1) सावधानी से प्रसवपूर्व देखभाल (Antenatal supervision) तथा मधुमेह का नियंत्रण जिससे कि यथासम्भव क्रियात्मक स्तर पर ग्लूकोस की मात्रा (Level) का अनुरक्षण (Maintain) किया जा सके। (2) प्रसव का अनुकूल समय और विधि ज्ञात करना। (3) नवजात शिशु (Newborn) की परिचर्या (Care) के लिए व्यवस्था।

प्रसवपूर्व परिचर्या (Antenatal care): 20 सप्ताह तक मासिक अंतर पर प्रसवपूर्व निरीक्षण करना चाहिए और उसके बाद 2 सप्ताह के अंतर पर। कभी-कभी रोगी को रक्तग्लूकोस के स्थिरीकरण (Stabilization) के लिए तथा भ्रूण की निगरानी (Monitoring the fetus) के लिए चिकित्सालय में भर्ती करने की आवश्यकता होती है। कैलोरी की दैनिक आवश्यकता 30–35 कैलोरी प्रतिकिलोग्राम भार की होती है। आहार में 50% कार्बोहाइड्रेट, 20% प्रोटीन तथा 25–30% वसा (Fat) होना चाहिए। वसा कम हो सकती है, यदि रोगी स्थूल (Obese) है। रेशा (Fiber) युक्त आहार बढ़ाना चाहिए। प्रायः तीन आहार विधान (Regimen): नाश्ते (Breakfast) में कुल कैलोरी अंतर्ग्रहण (Calorie intake) के 25%, दिन के भोजन (Lunch) में 30% तथा रात्रि के भोजन में 30% कैलोरी तथा कुछ अल्पाहार या कलेवा (Snacks) अधिकतर रोगियों के लिए पूर्णतः उपयुक्त होता है। रक्तग्लूकोस के बारम्बार (Frequent) मूल्यांकन की आवश्यकता होती है क्योंकि शर्करा (Sugar) के लिए मूत्र की जाँच सूचनाप्रद (Informative) नहीं होती है। ग्लूकोसमापी (Glucose meter) द्वारा रक्तग्लूकोस के परिवीक्षण (Monitoring) से नियंत्रण के संबंध में सही विचार मिल सकता है। इसके अतिरिक्त प्रथम त्रिमास (First trimester) के अंत में तथा उसके बाद तीन मासिक (Three monthly) ग्लाइकोसिलीकृत (Glycosylated) हीमोग्लोबिन (HbAIc) को भी निर्धारित (या ज्ञात) करना चाहिए। HbAIc की मात्रा = 5–6% अनुकूल (Desireable) होती है। 4–6 सप्ताह के अंतर पर गर्भावस्था का अतिस्वन चित्रण (Sonography) द्वारा मूल्यांकन अति उपयोगी होता है जिससे न केवल भ्रूण की जन्मजात कुरचना (Malformation) के प्रकारों का निदान होता है बल्कि वृहदाकार (Macrosomic) भ्रूण या वर्धन अवरोध (विरल=Rare) का भी पता चलता है। 28 सप्ताह से भ्रूण की स्वस्थता (Well-being) का मूल्यांकन करना चाहिए (देखें अध्याय 11)। जब अपसामान्य (Abnormal) NST (Non-stress test) होती है तब साप्ताहिक दो बार (Twice weekly) जीवभौतिक पार्श्वचित्र (Biophysical profile) का निष्पादन (Perform) करना चाहिए। वाहिका रोग (Vasculopathy) के साथ रोगियों में डॉप्लर नाभिकी धमनी वेगमिति (Doppler umbilical artery velocimetry) उपयोगी होती है।

इन्सुलिन चिकित्सा (Insulin therapy): गर्भावस्था में जब पहली बार मधुमेह का पता चलता है तथा केवल आहार द्वारा इसे नियंत्रित नहीं किया जा सकता है तब इसका उपचार इन्सुलिन द्वारा करना चाहिए। भोजनोपरान्त

(Postprandial) प्लाविका (Plasma) में ग्लूकोस की मात्रा यदि 140 mg% से अधिक आहार नियंत्रण के बाद भी होती है तब इन्सुलिन चिकित्सा का संकेत (या सुझाव) होता है। गर्भावस्था के दौरान इन्सुलिन की आवश्यकता में बारम्बार परिवर्तन होता है तथा एक समय पर खुराक (Dose) में लघु वृद्धि करनी चाहिए। आहार के पहले ग्लूकोस-रक्तता (Glycemia) का लक्ष्य लगभग 90 mg/dl होना चाहिए तथा आहार के 2 घंटे बाद 120 mg/dl से अधिक नहीं होनी चाहिए। इन्सुलिन की खुराक की स्थिरीकरण (Stabilization) प्रक्रिया के दौरान रक्त शर्करा का बारम्बार (Frequent) मूल्यांकन विशेषकर रात्रि में करना आवश्यक हो सकता है जिसके लिए ग्लूकोसमापी का उपयोग किया जाता है [स्वयं निरीक्षण के लिए प्रयुक्त केशिकीय (Capillary) सम्पूर्ण रक्त=शिरीय प्लाविका (Venous plasma)]। तथापि (However), चूँकि गर्भावस्था विकसित होती है, अतः एक द्विमिश्रित विधान (Double mixed regime) का उपयोग किया जा सकता है। रोगी को एक नियमित (Human actrapid) दैनिक तीन-चार सुई (Injections) तथा एक मध्यवर्ती क्रियाशील (Intermediate acting) इन्सुलिन (Isofane आइसोफेन) (रात के भोजन के पहले) देना चाहिए। इसका उद्देश्य यथा-सम्भव रक्तशर्करा की मात्रा को सामान्य (Normal) बनाना है परन्तु कष्टप्रद अल्पग्लूकोस रक्तता (Troublesome hypoglycemia) से बचना चाहिए। इन्सुलिन पम्प द्वारा इन्सुलिन का अधोत्वचीय अंतर्वेशन (Subcutaneous infusion) बेहतर होता है क्योंकि यह अधिक शरीर-क्रियात्मक (Physiological) होता है। गर्भावस्था में मुखीय (Oral) मधुमेह-रोधी औषधि लेने से परहेज (Avoid) करना चाहिए। ये औषधि अपरा (Placenta) को पार करती है तथा विरूपोत्पादी (Teratogenic) प्रभाव हो सकता है या नवजात शिशु में अल्पग्लूकोस रक्तता (Hypoglycemia) उत्पन्न कर सकती है।

भर्ती (Admission): अजटिल (Uncomplicated) रोगों में रोगी को 34–36 सप्ताह पर रोगी को चिकित्सालय में भर्ती करना चाहिए। प्रारम्भ में भर्ती करने से निम्नलिखित सुविधायें होती हैं – (1) मधुमेह का स्थिरीकरण (Stabilization of diabetes), (2) प्राक्-गर्भाक्षेपक (Pre-eclampsia), अतिउल्वीद्रव (Polyhydramnios) तथा कालपूर्व प्रसव (Preterm labor) के प्रभाव में कमी होना, (3) प्रसव का उपयुक्त समय और विधि का चयन करना।

गर्भपात (Termination of pregnancy): एक सर्वनिष्ठ मार्गदर्शन (Universal guideline) का निर्माण नहीं किया जा सकता। परन्तु सच्चाई यह है कि भ्रूण (Fetus) की अंतःगर्भाशयी मृत्यु (Intrauterine death) गर्भावस्था के अंतिम दो सप्ताह में होती है, अतः 37 पूर्ण सप्ताह के बाद गर्भपात करना चाहिए। साधनसम्पन्न नवप्रसव (शिशु) परिचर्या कक्ष (Neonatal care unit) की सुविधा उपलब्ध होनी चाहिए। जब वाहिका की जटिलता (Vascular complication) (जैसे–उच्चरक्तचाप=Hypertension) या प्रसवपूर्व निरीक्षण (Antepartum monitoring) में भ्रूणीय संकट का प्रमाण होता है तब प्रारम्भिक प्रसव (Early delivery) पर विचार किया जा सकता है।

प्रसव का प्रेरण (Induction of labor): निम्नलिखित स्थितियों में इसका सुझाव दिया जाता है – (1) उत्तम प्रासूतिक इतिवृत्त (Good obstetric history) के साथ बहुप्रसवा स्त्री (Multiparae), (2) बिना किसी प्रासूतिक अपसामान्यता (Obstetric abnormality) की पहली बार गर्भिणी युवती (Young primigravidae), (3) भ्रूण की जन्मजात कुरचना (Congenital malformation) की उपस्थिति।

विधि (Methods): प्रसव के प्रेरण के दिन के पहले इन्सुलिन को सोने के समय की खुराक (Dose) में देना चाहिए। प्रेरण के दिन नाश्ता (Breakfast) और इन्सुलिन की प्रातःकालीन (Morning) खुराक नहीं दी जाती है। सामान्य सलाइन का अंतर्वेशन (Normal saline infusion) आरम्भ किया जाता है। झिल्ली का अल्प विदार (Low rupture of the membranes) द्वारा प्रेरण किया जाता है। समकालिक ऑक्सिटोसिन टपकन (Simultaneous oxytocin drip) आरम्भ किया जाता है, यदि इसका परहेज (Contraindication) नहीं है। घुलनशील इन्सुलिन की 10 इकाई (Units) के साथ 5% डेक्सट्रोस (Dextrose) के एक लीटर अंतःशिरीय टपकन का व्यवस्थापन होता है। 100–125 ml/hour (1–1.25 units/hour) की अन्तर्वेशन गति (Infusion rate) लगभग 100 mg/dl तक एक उत्तम (या पर्याप्त) ग्लूकोस नियंत्रण का अनुरक्षण करेगी। सिरिंज पम्प (Syringe pump) से इन्सुलिन का अन्तर्वेश (1.25–2 units/hour) भी किया जा सकता है। ग्लूकोसमापी से रक्त में ग्लूकोस की मात्रा का प्रतिघंटे मूल्यांकन किया जाता है तथा उसके अनुसार घुलनशील इन्सुलिन खुराक (Dose) को समंजित (Adjust) किया जाता है। पीड़ा से राहत के लिए अधिदृढ़तानिका पीड़ाहरण (Epidural analgesia) उत्कृष्ट होता है। यदि प्रसव का आरम्भ विफल होता है (6–8 घंटे के अंदर) या प्रसव का विकास संतोषजनक नहीं होता है तब शल्यक्रिया द्वारा प्रसव (Cesarean section) का निष्पादन करना चाहिए।

शल्यक्रिया द्वारा प्रसव (Cesarean section): इसका सुझाव निम्नलिखित के लिए दिया जाता है – (1) पहली बार गर्भिणी प्रौढ़ स्त्री (Elderly primigravidae), (2) अनुपयुक्त प्रासूतिक इतिवृत (या इतिहास) के साथ बहुप्रसवा स्त्री (Multigravidae with a bad obstetric history), (3) जटिलता या नियंत्रण में कठिनाई के साथ मधुमेह (Diabetes with complications or difficult to control), (4) प्रासूतिक जटिलता (Obstetric complications) जैसे–प्राक्-गर्भाक्षेपक (Pre-eclampsia), अतिउल्वीद्रव (Polyhydramnios), अप्रकृत गर्भस्थिति (Malpresentation), (5) वृहदाकार भ्रूण (Fetal macrosomia) (> 4 kg)। इस प्रकार मधुमेही माताओं की 50% संख्या का शिशु-जनन शल्यक्रिया द्वारा निष्पादित होता है।

कार्यविधि (Procedure): शल्यक्रिया द्वारा प्रसव का निष्पादन प्रातःकाल में होता है। शल्यक्रिया के दिन नाश्ता (Breakfast) तथा इन्सुलिन खुराक नहीं देनी चाहिए। 5% डेक्सट्रोस टपकन (Dextrose drip) आरम्भ किया जाता है। डेक्सट्रोस टपकन का अंतर्ग्रहण तथा इन्सुलिन की खुराक में संतुलन स्थापित करना चाहिए जैसा कि प्रेरण में उल्लिखित (Mentioned in induction) है। इसको तब तक बनाये रखना चाहिए जब तक कि रोगी मुँह से द्रवाहार लेना आरम्भ नहीं करती है। इन्सुलिन पम्प द्वारा इन्सुलिन का निरंतर अधोत्वचीय निवेशन (Subcutaneous infusion) बेहतर होता है क्योंकि यह अधिक क्रियात्मक (Physiological) होता है। प्रसव के बाद तथा टपकन के त्याग के बाद इन्सुलिन की आवश्यकता में अचानक कमी आती है, अतः इन्सुलिन की पूर्व-गर्भवती (Pre-pregnant) खुराक देनी चाहिए या

रक्त में ग्लूकोस की मात्रा (Blood glucose level) से समंजित किया जाता है। सामान्य संवेदनाहरण से अधिदृढ़तानिका या मेरूदण्ड का संवेदनाहरण (Epidural or spinal anesthesia) बेहतर होता है क्योंकि शल्यक्रिया के बाद मुखीय आहार (Oral feeding) आरम्भ किया जा सकता है।

रक्तशर्करा को नियंत्रित करना (To control blood sugar): (1) घुलनशील इन्सुलिन की 10 इकाई (Units) के साथ एक लीटर 5% डेक्सट्रोस टपकन (Dextrose drip) आरम्भ किया जाता है। (2) इन्सुलिन अन्तर्वेशन गति के लिए सामान्य दिशा-निर्देश (General guideline) 70–130 mg/dl के रक्त-ग्लूकोस के लिए 1 इकाई / घंटा, 130–160 mg/dl के रक्त-ग्लूकोस के लिए 2 इकाई / घंटा (Unit/hr) तथा 160–200 mg/dl (dl=100 ml) के रक्त-ग्लूकोस के लिए 3 इकाई / घंटा होता है। इन्सुलिन के अंतर्वेशन के लिए मोटरसज्जित सिरिंज पम्प (Motorised syringe pump) का उपयोग सुविधाजनक (Convenient) होता है। (3) ग्लूकोस मापी द्वारा रक्त में ग्लूकोस (या शर्करा) की मात्रा का प्रतिघंटा मूल्यांकन किया जाता है और इसके अनुसार इन्सुलिन की खुराक का समंजन (Adjustment) किया जाता है। रक्त में ग्लूकोस की मात्रा को 80 और 100 mg/100 ml के बीच अनुरक्षित करना चाहिए।

पूर्णगर्भावधि पर प्रसव के स्वतः प्रारम्भ का महत्व (Place of Awaiting Spontaneous Onset of Labor at Term)

निम्नलिखित स्थितियों में प्रसव का स्वतः प्रारम्भ और योनिक जनन (Vaginal delivery) के लिए गर्भावस्था की निरंतर प्रतीक्षा की जा सकती है–

(1) पहली बार गर्भिणी युवती (Young primigravidae) या उत्तम प्रासूतिक इतिवृत्त (Good obstetric history) के साथ बहुप्रसवता (Multiparae)

(2) आहार या इन्सुलिन द्वारा पर्याप्त नियंत्रित मधुमेह (Diabetes) तथा बिना किसी प्रासूतिक जटिलता (Obstetric complication) के।

तथापि (However), भ्रूणीय स्वस्थता के मूल्यांकन के लिए जुगत (Gadget=गैजिट) की अनुपस्थिति में EDD (Expected date of delivery = प्रसव की अपेक्षित तिथि) तक इन स्थितियों में गर्भावस्था को निरंतर रखना जोखिमी (Risky) होता है। **किसी भी स्थिति में गर्भावस्था को अपेक्षित तिथि का अतिक्रमण (Over-run) करने की अनुमति नहीं देनी चाहिए।**

भ्रूणीय निगरानी (Fetal monitoring): भ्रूण की स्थिति को लिखने के लिए निरंतर अवलोकन करना अनिवार्य होता है, अधिमानतः (Preferably) इलेक्ट्रॉनिक निगरानी। भ्रूणीय हृदय-स्पंद चित्रण (Cardiotocography=CTG) जिसमें एक उत्कीर्ण विद्युदग्र (Scalp electrode) का उपयोग होता है। भ्रूणीय शिरोवल्क (Fetal scalp) का रक्त pH नमूना भी लिया जाता है जब कभी इसका सुझाव होता है। भ्रूणीय अतिग्लूकोस रक्तता (Glycemia) तथा ऑक्सीक्षीणता (Anoxia) का संयोजन न केवल भ्रूणीय संकट में योगदान करता है बल्कि श्वसन-संकट संलक्षण (RDS=Respiratory distress syndrome) के लिए उत्तरदायी होता है। तथापि, प्रसव को एक स्वेच्छाचारी (Arbitrary) 12 घंटे से अधिक के लिए स्वीकृति नहीं देनी चाहिए तथा झिल्ली का अल्प विदार (Low ruptre of the membranes) तथा ऑक्सिटोसिन (Oxytocin) द्वारा प्रसव को प्रेरित करना चाहिए या शल्यक्रिया द्वारा प्रसव (Cesarean section) का निष्पादन करना चाहिए। स्कंध कठिन प्रसव (Shoulder dystocia) एक समस्या हो सकती है। अतिआयतन रक्तता (Hypervolemia) से बचने के लिए प्रसव के तत्काल बाद रज्जु (Cord) को शिकंजे (Clamp) में नहीं कसना चाहिए।

अपरा और रज्जु की जाँच (Examination of the placenta and cord): अपरा वृहत (Large) होती है, रज्जु मोटी (Thick) होती है तथा एक एकल नाभि-धमनी (Single umbilical artery) का वर्धित प्रभाव (या विस्तार) होता है। सूक्ष्मदर्शीय रूप से (Microscopically) रसांकुर (Villi=दीर्घरोम) में शोथ (Edema) तथा अति बहुकेन्द्रकी गाँठ (Cyncitial knots), असंख्य कोशिका-बीजपोषक (Cytotrophoblasts) तथा सघन आधार झिल्ली (Thickened basement membrane) का प्रदर्शन होता है। इसके लिए शब्द अपरा-रोग (Placentosis प्लैसेन्टोसिस) दिया जाता है।

मधुमेही कोटोन-अम्लरक्तता (Diabetic ketoacidosis): यह विकार (Pathology) इन्सुलिन प्रतिरोधक (Resistance) है $\rightarrow$ वसा–अपक्षय (Lipolysis) $\rightarrow$ वर्धित कीटोन–उत्पत्ति (Enhanced ketogenesis) $\rightarrow$ प्लाविका (Plasma) HCO_3 में कमी तथा $pH < 7.30$ । β-रोगानुहारी कर्मक (Mimetic agent) (Isoxuprine) तथा कॉर्टिकोस्टेरॉयड (Corticosteroids) के उपयोग से यह घनीभूत (Precipitate) हो सकती है।

प्रबंध (Management): एक संकट परिचर्याकक्ष (Acute care unit) में किया जाता है। मूल्यांकन के लिए प्राचल (Parameters) हैं – अम्लरक्तता की अवस्था (Degree of acidosis), धमनीय रक्त गैस, रक्त-ग्लूकोस, कीटोन तथा विद्युत् अपघट्य (Electrolytes) की मात्रा (Level)।

- **अंतःशिरीय (IV=Intravenous)** इन्सुलिन $\rightarrow$ 0.2–0.4 इकाई / किलोभार (Loading dose = भारण खुराक) $\rightarrow$ 2.0–10.0 इकाई / घंटा [बारम्बार केशिकीय (Capillary) ग्लूकोस मापन के साथ अनुरक्षण (Maintenance)]
- **द्रव (Fluid):** समपरासारी सोडियम क्लोराइड (Isotonic NaCl) 4–6 लीटर प्रथम 12 घंटे में। 5% डेक्सट्रोस (Dextrose) सामान्य सलाइन में जब रक्तग्लूकोस 200 mg/dl होता है।
- **पोटैशियम (Potassium):** यदि न्यूनीकृत (Reduced) या सामान्य (Normal) होता है तब 15–20 mEq/hour का निवेश (Infusion) किया जाता है।
- **बाइकार्बोनेट (HCO_3):** यदि $pH<7.10$ तब इसमें 0.45 सामान्य सलाइन के 1 लीटर में 44 mEq को मिलाना है।

प्रसवोत्तर काल (Puerperium): संक्रमण को न्यूनतम बनाने के लिए प्रतिजैविक औषधि (Antibiotics) दी जाती है। प्रसव के बाद इन्सुलिन की आवश्यकता में कमी आती है। अतः रोगी (स्त्री) को गर्भावस्था के पहले इन्सुलिन विधान (Regimen) की ओर वापस लाना है। 24 घंटे के बाद रक्त में ग्लूकोस की मात्रा का पता लगाने से इन्सुलिन की खुराक (Dose) को समंजित (Adjust) करने में सहायता मिलती है। जो स्त्री स्तनपान

(Breastfeeding) कराती है उसे आहार में अतिरिक्त दैनिक 500 कैलोरी देना चाहिए। स्तनश्रावी (Lactating) माता में इन्सुलिन की खुराक अल्प (Lower) होती है।

शिशु की परिचर्या (Care of the baby): प्रसव के समय एक नवशिशु विज्ञानी (New natologist) को उपस्थित रहना चाहिए। शिशु को अधिमानतः (Preferably) एक सघन नवशिशु परिचर्या कक्ष (Intesive neonatal care unit) में रखना चाहिए तथा न्यूनतम 48 घंटे के लिए निगरानी में रखना है जिससे कि जटिलता का पता लगाया जा सके तथा उसका प्रभावी उपचार किया जा सके।

(i) श्वास-अवरोध (Asphyxia) का पूर्वानुमान लगाना और उपचार करना है।

(ii) किसी जन्मजात कुरचना (Congenital marformation) की खोज करनी है।

(iii) जन्म के 2 घंटे प्रत्येक शिशु की रक्तशर्करा (Blood sugar) की जाँच करनी है।

(iv) सभी शिशुओं को अंतःपेशीय रूप से (Intramuscularly) 1 mg विटामिन K देना है।

(v) प्रारम्भ में स्तनपान (½ से 1 घंटे के अंदर) कराने की सलाह देनी है तथा 3–4 घंटे के अंतर पर इसकी आवृत्ति (Repeat) करनी है। इसके बाद अतिग्लूकोस रक्तता (Hyperglycemia) तथा अतिबिलिरूबिन रक्तता (Hyperbilirubinemia) को कम करना है।

गर्भावस्था में मधुमेह की देखभाल में सुधार से पेरिनैटल मृत्यु (Perinatal mortality) में पर्याप्त कमी (<5%) आयी है।

गर्भनिरोध (Contraception): गर्भनिरोधक की अवरोधक विधि (Barrier method) जन्मों का अंतराल (Spacing of births) के लिए उत्कृष्ट होती है। तृतीय पीढ़ी प्रोजेस्टिन (3rd generation progestins) युक्त मुखीय गोली (Oral pills) की लघु खुराक (Low dose) प्रभावी होती है तथा कार्बोहाइड्रेट चयापचय (Metabolism) पर इसका न्यूनतम प्रभाव होता है। मुख्य चिंता वाहिका रोग पर उसका प्रभाव है। विकल्पतः केवल प्रोजेस्टिन गोली उपयुक्त होती है। श्रोणीय संक्रमण (Pelvic infection) के खतरे के लिए अंतःगर्भाशयी गर्भनिरोधक उपाय (IUCD) का निषेध करना है।

गर्भावस्था के साथ अवटु दुष्क्रिया (Thyroid Dysfunction with Pregnancy)

अवटु अतिक्रियता (Hyperthyroidism): गर्भावस्था में शरीरक्रियात्मक (Physiological changes) जैसे–हृदयी वहिर्वेश (Cardiac output), ऑक्सीजन उपभोग (Consumption) तथा ताप उत्पादन (Heat production) में वृद्धि हल्की अवटु विषाक्तता (Mild thyrotoxicosis) का अनुहरण (Mimic= अनुकृति) कर सकती है (देखें अध्याय 5)। प्रति 1000 गर्भों में लगभग 2 में अवटु अतिक्रियता पायी जाती है। अवटु उत्तेजक प्रतिरक्षी (Thyroid stimulating antibodies) के कारण स्वप्रतिरक्षित (Autoimmune) अवटुअतिक्रियता एक सर्वसामान्य (Commonest) कारण है। अन्य कारण (Causes) हैं – विषाक्त ग्रंथिल घेघा (Toxic nodular goiter) तथा बीजपोषक रोग (Trophoblastic disease)। अवटु अतिक्रियता के साथ गर्भावस्था अतिवमन (Hyperemesis gravidarum) का संबंध हो सकता है।

माता को मुख्य खतरा (Major risk) वर्धित रक्तआयतन के साथ हृदयी पेशियों (Cardiac muscles) की दुष्क्रिया के कारण हृदपात (Cardiac failure) का होता है। भ्रूणीय खतरे (Fetal risks) में निम्नलिखित शामिल होते हैं:

वर्धित गर्भपात (Increased abortion), अंतःगर्भाशयी विकास मंदन (IUGR = Intrauterine growth retardation), मृत प्रसव (Stillbirth) तथा नवजात शिशु की मृत्यु (Neonatal death)। अवटु स्वप्रतिरक्षा (Thyroid auto-immunity) का संबंध गर्भपात तथा वर्धित भ्रूणीय क्षति (Loss) के साथ होता है। अपरा (Placenta) को अवटु उत्तेजक प्रतिरक्षी पार कर सकता है तथा वर्धित नवजात शिशु की मृत्यु के साथ नवजात शिशु में अवटु विषाक्तता उत्पन्न करता है। खतरा तब और बढ़ जाता हे जब विलम्बित (Late) गर्भावस्था में या शल्यक्रिया (Surgery) के बाद अवटु-रोधी (Antithyroid) औषधि देना रोक दिया जाता है। अवटु अतिक्रियता का लाक्षणिक निदान (Clinical diagnosis) की पुष्टि सर्वदा (TSH-Thyroid stimulating hormone = अवटु उत्तेजक हार्मोन) के साथ T_4 और T_3 की मात्रा (Levels) के मापन द्वारा करनी चाहिए। प्रतिअवटुग्लोबुलिन प्रतिमाइक्रोसोमीय प्रतिरक्षी (Antithyroglobulin antimicrosomal antibodies) तथा अवटु उत्तेजक प्रतिरक्षाग्लोबुलिन (Thyroid stimulating immunoglobulin) की माप करनी चाहिए। गर्भावस्था के दौरान रेडियोध र्मी आयोडीन उद्ग्रहण (Radioactive iodine intake) तथा क्रमवीक्षण (Scans) नहीं करना चाहिए क्योंकि यह अपरा को पार करेगा तथा भ्रूण की अवटुग्रन्थि (Thyroid gland) को स्थायी रूप से क्षति पहुँचाएगा।

उपचार का मुख्य सहारा अवटु-रोधी औषधि [जैसे–कार्बेमिजोल (Carbamizole), मेथिमाजोल (Methimazole) तथा प्रोपिलथायोयूरेसिल (Propylthiouracil)] का उपयोग है। 20–60 mg कार्बेमिजोल की दैनिक खुराक मुखीय रूप से (Orally) तब तक निरंतर दी जाती है जब तक कि रोगी सामान्य अवटु (Euthyroid) की नहीं हो जाती है। तत्पश्चात् इस खुराक को क्रमिक रूप से कम करके 5 और 15 mg के बीच दैनिक रूप से दिया जाता है। प्रोपिलथायोयूरेसिल की दैनिक खुराक 300–450 mg दी जाती है तथा इसे सामान्य अवटु होने तक निरंतर रखा जाता है और उसके बाद अनुरक्षण (Maintenance) दैनिक खुराक 50–150 mg है। दोनों औषधि के कारण भ्रूणीय घेघा (Feta goiter) तथा अवटुअल्पक्रियता (Hypothroidism) हो सकती है। कार्बेमिजोल का संबंध नवजात शिशु के त्वचा-अविकसन (Aplasia cutis) के साथ हो सकता है। हृदप्रवेग (Tachycardia) या हृदय के अपसामान्य स्पंदलय (Arrhythmia) के रोगी को प्रोप्रानोलॉल (Propranolol) (β-blocking agent=बीटा अवरोधन कर्मक) भी लेना चाहिए।

स्तनपान (Breastfeeding) कराने के दौरान औषधि का परहेज (या निषेध) नहीं होता है बशर्ते कि खुराक अपेक्षाकृत अल्प होती है तथा शिशु (Neonate) के अवटु कार्य की निगरानी होती है। TSH तथा स्वतंत्र T_4 के लिए रज्जु रक्त (Cord blood) को प्रसव के समय लेकर शिशु की अवटु अतिक्रियता का पता लगाना है।

जब दबाव लक्षणों से राहत की आवश्यकता होती है तब द्वितीय त्रिमास (2nd trimester) में पहले जीवरासायनिक (Biochemical) नियंत्रण करके अवटु-उच्छेदन (Thyroidectomy) सुरक्षित रूप से किया जा सकता है।

गर्भधारण के पूर्व परामर्श (Preconceptional counseling): गर्भावस्था के दौरान खतरे पर विचार करते हुए गर्भधारण के पहले परामर्श का महत्व होता है। अवटु कार्य को सामान्य बनाने के लिए पर्याप्त उपचार करना चाहिए। जो रोगी एक वर्ष के अंदर गर्भावस्था की इच्छा रखती है उसे रेडियोधर्मी आयोडीन चिकित्सा (Radioactive iodine therapy) नहीं देनी चाहिए। यदि गर्भावस्था असावधानी से होती है तब उसका गर्भपात कर देना चाहिए। त्वरित चयापचय (Accelerated metabolism) तथा बाधित यकृत कार्य (Disturbed liver function) के कारण मुखीय गोली (Oral pill) को रोक देना चाहिए।

अवटु अल्पक्रियता (Hypothyroidism): गर्भावस्था में जो मौलिक (Primary) अवटु अल्पक्रियता मिलती है वह अधिकांशतः अवटु स्वप्रतिरक्षा (Thyroid auto-immunity) के साथ संबंधित होती है। गर्भावस्था में विरले ही (Rarely) मिक्सिडीमा (Myxedema) उपस्थित होता है क्योंकि वह बाँझ (Infertile) की ओर प्रवृत्त होता है। प्रारम्भिक (Early) गर्भावस्था में अनुपचारित (Untreated) अवटुअल्पक्रियता में गर्भपात के रूप में भ्रूण की अत्यधिक क्षति होती है जिसमें मृतप्रसव (Still birth), अकालपक्वता (Prematurity), शिशु के अवसामान्य (Subnormal= सामान्य से कम) मानसिक विकास को भी शामिल किया जाता है। तथापि (However), गर्भावस्था जटिलता जैसे–प्राक्-गर्भाक्षेपक (Pre-eclampsia) तथा रक्तक्षीणता (Anaemia) भी अधिक होती है। यदि गर्भवती होने के पहले रोगी की प्रतिस्थापन चिकित्सा (Substitution therapy) हुई है तब लेवोथाइरॉक्सिन (Levo-thyroxine) की खुराक में गर्भावस्था के दौरान वृद्धि करने की आवश्यकता होती है। सामान्यतः चिकित्सा का आरम्भ 0.1 mg दैनिक से किया जाता है तथा 2 सप्ताह के अंतर पर 0.5 mg/day तक वृद्धि की जाती है जो स्वतंत्र T_4 तथा TSH की मात्रा (Levels) पर निर्भर करती है।

प्रसवोत्तर अवटुशोथ (Postpartum thyroiditis): स्वप्रतिरक्षित (Auto-immune) अवटु रोग के कारण 10–15% महिलाओं में इस स्थिति का विकास होता है। प्रतिमाइक्रोसोमीय प्रतिरक्षी (Antimicrosomal antibodies) का पता लगाया गया है। इसका प्रदर्शन प्रायः प्रसव के 6–12 सप्ताह बाद होता है। इनमें से अधिकतर क्षणिक (Transient) अतिअवटु (Hyperthyroid) के रूप में होती है जिसकी दो-तिहाई (Two-thirds) में अंततः सामान्य अवटु होता है तथा शेष एक-तिहाई में अल्पअवटु (Hypothyroid) बन जाती है। लाक्षणिक ऐड्रिनर्जिक (Adrenergic) अतिक्रियाशील स्थिति में प्रोप्रानोलॉल (Propranolol) (β-blockers) तथा अल्पअवटु स्थिति में लेवो-थाईरॉक्सिन (Levothyroxin) से उपचार की आवश्यकता हो सकती है।

गर्भावस्था में पाण्डु रोग (Jaundice in Pregnancy)

जब रक्तोद (Serum) में बिलिरूबिन की मात्रा (Bilirubin level) 2 mg % (सामान्य = 0.2–0.8 mg%) से अधिक हो जाती है तब ऊतक (Tissue जैसे–त्वचा) का दृश्यमान् पीला रंजन (Yellow staining) प्रकट होता है। अतः इसे पीलिया भी कहा जाता है। भारत में इसका प्रभाव (या विस्तार=Incidence) प्रति 100 प्रसव में 1–4 तक होता है। गर्भावस्था के दौरान पाण्डुरोग के कारणों का वर्गीकरण (Grouping) निम्नलिखित रूप में किया जाता है:

अंतःयकृती पित्त-अवरोध (Intrahepatic cholestasis): इसे प्रासूतिक यकृत रोग (Obstetric hepatosis) या गर्भावस्था का पीलिया (Icterus gravidarum) भी कहा जाता है। गर्भावस्था में पाण्डु रोग का यह दूसरा सर्वसामान्य कारण है, पहला कारण है – विषाणुक यकृतशोथ (Viral hepatitis)। युग्मित

गर्भवती स्थिति के लिए विशिष्ट पाण्डुरोग (Jaundice peculiar to the pregnant state)	गर्भवती स्थिति से असंबंधित पाण्डु रोग (Jaundice unrelated to pregnant state)	पाण्डु रोग जब दीर्घकालिक यकृत रोग पर गर्भावस्था अध्यारोपित होती है (Jaundice when pregnancy is superimposed on chronic liver disease)
(1) अंतःयकृती पित्त अवरोध (Intrahepatic cholestasis) या प्रासूतिक यकृत रोग (Obstetric hepatosis) – यह पुनरावृत्त (Recurrent) हो सकता है।	(1) विषाणुक यकृत शोथ (Viral hepatitis) – विषाणु (Virus) A-E, G-	(1) दीर्घकालिक यकृत शोथ (Chronic hepatitis)
(2) तीव्र प्राक्-गर्भाक्षेपक (Severe pre-eclampsia), गर्भाक्षेपक (Eclampsia), HELLP (Hemolysis, Elevated livery enzymes, Low platelet count)	(2) पित्त अश्मरी (Gallstone) अवरोधक पीलिया (Obstructive jaundice)	(2) सूत्रण रोग (Cirrhosis), अर्बुद (Tumors)
(3) तीव्र वसीय यकृत (Acute fatty liver) या यकृत का तीव्र पीला अपक्षय (Acute yellow atrophy of the liver)	(3) औषधि या संवेदन मंदक प्रेरित (Drug induced):– आइसोनियाजिड (Isoniazid), फिनोथायजीन (Phenothiazine)	
(4) गर्भावस्था का तीव्र अतिवमन (Severe hyperemesis gravidarum)	(4) रक्तअपक्षयी पीलिया (Hemolytic jaundice) वेमेल रक्ताधान (Mismatched blood transfusion), मलेरिया (Malaria), वेलची दण्डाणु (Welchi bacillus) का संक्रमण आदि।	
(5) अंतःविषाक्त आघात (Endotoxic shock) & DIC (Disseminated intravascular coagulopathy = विसरित अंतःवाहिका स्कंदनरोग)		

बिलिरूबिन (Conjugated bilirubin) में वृद्धि के साथ पित्त नलिका (Bile canaliculi) में पित्त का अवरोध (Statis) संभवतः अतिसंचारी इस्ट्रोजेन (Circulating estrogen) के कारण होता है। इस प्रकार प्रदर्शन का अवलोकन उन महिलाओं में भी किया जाता है जो गर्भनिरोधक गोली (Contraceptive pills) का उपयोग करती हैं।

प्रदर्शन प्रायः अंतिम त्रिमास (Last trimester) में होता है। प्रारम्भ कपटी (Insidious) होता है, सामान्य खुजली (Pruritus) मुख्य लक्षण है, दुर्बलता (Weakness) मिचली (Nausea) या वमन (Vomiting) भी हो सकता है पीलिया अल्प (Slight) होता है। AST (Hepatic enzyme), ALT (Hepatic enzyme) तथा रक्तोद क्षारीय फॉस्फैटेस (Serum alkaline phosphatase) की मात्रा (Levels) में वृद्धि होती है। बिलिरूबिन की मात्रा विरले ही (Rarely) 5 mg% से अधिक होती है। यकृत की जीवोति परीक्षा (Liver biopsy) से ऊतक-क्षय (Necrosis) का प्रमाण नहीं मिलता है परन्तु अंतःगर्भाशयी पित्त-अवरोध का पता चलता है।

कालपूर्व प्रसव (Preterm labour), अल्प भार का शिशु जनन (Low birth weight babies), नवविष्ठा रंजित उल्वीद्रव (Meconium stained liquor), अंतःगर्भाशयी उपाय सा साधन (IUD) तथा प्रसवोत्तर रक्तस्राव (Postpartum hemorrhage) का वर्धित प्रभाव (Increased incidence) होता है। प्रसव के बाद दो सप्ताह में लक्षण कम हो जाते हैं। तीव्र खुजली (Intense pruritus) के लिए डाइफेनहाइड्रामीन (Diphenhydramine) (Antihistamine) द्वारा उपचार होता है। खुजलाहट (Itching) के लिए कोलेस्टाइरामीन (Cholestyramine) प्रभावी होता है। इस स्थिति में रोगी को दैनिक 10 mg विटामिन K भी लेना चाहिए। प्रोथॉम्बिन (Prothombin) समय का अवलोकन करना चाहिए। अर्सोडिऑक्सी कोलिक अम्ल (UDCA=Ursodeoxycholic acid) भी उपयोगी होता है। पुनरावृत्ति दर (Recurrence rate) अधिक (50–60%) होती है।

विषाणुक यकृत शोथ (Viral Hepatitis)

उष्ण प्रदेशी क्षेत्रों (Tropics) में गर्भावस्था में पाण्डुरोग का एक सर्वसामान्य (Commonest) कारण विषाणुक यकृत शोथ (या वाइरल हेपाटाइटिस) है। यकृत शोथ अधिकांशतः अल्पपोषित (Ill-nourished) माताओं तक सीमित होता जो अस्वास्थ्यकर (Unhygienic) वातावरण में रहती हैं। उष्ण प्रदेशों में यह प्रायः एक महामारी (Epidemic) रूप में पाया जाता है। अगर्भवती (Nonpregnant) स्त्री की तुलना में गर्भवती स्त्री में इसका प्रभाव अधिक होता है। वर्तमान में अति संक्रामक यकृतशोथ विषाणु (Contagious hepatitis virus) के 6 पृथक प्रकारों की पहचान की गयी है। प्रत्येक प्रकार में गर्भवती महिला और उसके भ्रूण पर विभिन्न नैदानिक (Clinical या लाक्षणिक) प्रभाव होते हैं जो निम्नलिखित हैं –

(1) यकृतशोथ (Hepatitis)–A (RNA=Ribonucleic acid राइबोन्यूक्लीइक अम्ल)
(2) यकृतशोथ (Hepatitis)–B (DNA=Deoxyribonucleic acid= डिऑक्सीराइबोन्यूक्लीइक अम्ल)
(3) यकृतशोथ (Hepatitis): C (RNA)
(4) यकृतशोथ (Hepatitis): D (RNA)
(5) यकृतशोथ (Hepatitis): E (RNA)
(6) यकृतशोथ (Hepatitis): F (RNA)

यकृतशोथ A विषाणु (HAV=Hepatitis A virus): इस विषाणु के संक्रमण का प्रसार मलीय-मुखीय मार्ग (Faecal-oral route) द्वारा होता है। इसके निदान (Diagnosis) की पुष्टि IgM (Immunoglobulin M) प्रतिरक्षी (Antibody) की पहचान द्वारा होती है रोग प्रायः स्व-सीमित (Self-limited) होता है तथा स्फूर्जक (Fulfilant) यकृत शोथ विरल (Rare) होता है। पेरिनैटल (Perinatal=गर्भधारण के सातवें माह से लेकर प्रसव के एक सप्ताह की अवधि तक) संचार विरल होता है, दीर्घकालिक वाहक स्थिति (Chronic carrier state) विद्यमान नहीं होती है। विषाणु विरूपोत्पादी (Tetratogenic) नहीं होता है।

यकृतशोथ B विषाणु (HBV=Hepatitis B virus): यह एक वैश्विक (Global) स्वास्थ्य समस्या है। विषाणु का संचार आन्त्रेतर मार्ग (Parenteral route), यौन-संबंध (Sexual contact), उदग्र संचार (Vertical transmission) तथा स्तन-दूध (Breast milk) के द्वारा भी होता है। भ्रूण में संचार का खतरा प्रथम त्रिमास (First semester) में 10% से लेकर तृतीय (3rd) त्रिमास में 90% तक होता है। यह विशेष रूप से अधिकतम (90%) उन माताओं में होता है जो यकृतशोथ B सतह प्रतिजन (HBsAg=Hepatitis B surface antigen) तथा e-प्रतिजन (HBeAg) के लिए रक्तोद–सकारात्मक (Seropositive) होती हैं। संक्रमित रोगियों का लगभग 10% दीर्घकालिक (Chronic) स्थिति में चली जाती हैं। उनमें दीर्घकालिक क्रियाशील यकृतशोथ (Chronic active hepatitis), सूत्रण रोग (Cirrhosis=सिरोसिस) तथा यकृतकोशिकीय कर्कट रोग (Hepatocellular carcinoma) का विकास होने का अत्यधिक खतरा होता है।

नवप्रसव (शिशु) संचार (Neonatal transmission) मुख्यतः जन्म के समय मातृक रक्त (Maternal blood) तथा जननांगी श्राव (Genital secretion) के मिश्रण द्वारा होता है। वाहक नवजात शिशु (Neonate) का लगभग 10% विलम्बित (Late) बाल्यावस्था तथा प्रारम्भिक (Early) वयस्कावस्था (Adulthood) के बीच मर जायेंगे। HBV विरूपोत्पादी (टेरैटोजेनिक) नहीं होता है।

मातृक संक्रमण (Maternal infection): तीव्र संक्रमण का प्रदर्शन बेचैनी (Malaise), मिचली (Nausea) तथा वमन (Vomiting) के रूप में प्रतिश्याय (Influenza=इन्फ्लूएन्जा) के समान रोग द्वारा होता है। संधि-पीड़ा (Arthralgia) तथा त्वचा-फुंसी (Skin rash) हो सकती है। बहुसंख्यक (Majority) में यह लक्षणहीन (Asymptomatic) बना रहता है। पाण्डुरोग विरल (Rare) होता है तथा ज्वर भी अप्रायिक (Uncommon) होता है। 90% में विघटन (Resoultion) स्वतः हो जाता है तथा 1% रोगी स्फूर्जक यकृतशोथ (Fulminating hepatitis) से मृत्यु का शिकार हो जाती है।

निदान (Diagnosis) की पुष्टि रक्तोद (Serum) में HBsAg तथा HBeAg (अति संक्रामकता को सूचित करता है) तथा यकृतशोथ B कोर प्रतिजन (Core antigen) (HBcAg) के लिए प्रतिरक्षी (Antibody) की पहचान द्वारा होती है। दीर्घकालिक वाहक (Chronic carriers) का निदान प्रारम्भिक संक्रमण के 6 महीने बाद HBsAg या HBeAg तथा HBC रोधी प्रतिरक्षी (Anti-HBC antibody) की उपस्थिति द्वारा होता है। प्रारम्भिक अवस्था में यकृत किण्वकों (Liver enzymes) में वृद्धि होती है।

जाँच-पड़ताल (Screening): प्रथम प्रसवपूर्व मुलाकात (Antenatal visit) में सभी गर्भवती महिलाओं की जाँच HBV संक्रमण के लिए होनी चाहिए। इसकी पुनरावृत्ति तृतीय त्रिमास (3rd trimester) के दौरान उन सभी महिलाओं के लिए होनी चाहिए जो संवेदनमंदक का व्यसनी (Drug abusers), स्वच्छंद यौनाचारी (Sexual promiscuity), अधिक रक्तश्रावी (Hemophilics), रक्त-अपोहन (Haemodialysis) पर रोगी होती हैं।

यकृतशोथ C विषाणु (HCV=Hepatitis C virus): इसे A-विहीन (Non-A) तथा B-विहीन (Non-B) यकृतशोथ के मुख्य कारण के रूप में मान्यता प्राप्त है। संचार मुख्यतः रक्तवाहित (Blood borne) होता है तथा कम अंश में मलीय-मुखीय मार्ग (Fecal oral route) द्वारा संचार होता है। दीर्घकालिक क्रियाशील यकृतशोथ तथा यकृती विफलता (Hepatic failure) के लिए यह उत्तरदायी होता है। पेरिनैटल (Perinatal) संचारण अधिक (10–40%) होता है जब HIV तथा HBV के साथ सहसंक्रमित (Co-infected) होता है। EIA (Exercise-induced asthma) द्वारा HCV के लिए प्रतिरक्षी (Antibody) द्वारा इसकी पहचान होती है जो प्रायः संक्रमण में विलम्ब से (Late) विकसित होता है। पुनर्संयोजक प्रतिरक्षा-धब्बा परीक्षण (Recombinant immunoblot assay) (RIBA-3) द्वारा पुष्टि की जाती है। दीर्घकालिक वाहक स्थिति विद्यमान (Present) होती है।

यकृत शोथ D विषाणु (HDV=Hepatitis D virus): इसका अवलोकन उन रोगियों में किया जाता है जो एक सहसंक्रमण (Co-infection) या अधिसंक्रमण (Super infection) के रूप में HBV के साथ संक्रमिक (Infected) होती हैं।

पेरिनैटल संचार ज्ञात है। दीर्घकालिक वाहक स्थिति भी देखी जाती है। HBV के लिए नवप्रराव (Neonatal) प्रतिरक्षा-रोगरोधन (Immuno-prophylaxis) HDV के विरूद्ध प्रभावी होता है।

यकृत शोथ E विषाणु (HEV=Hepatitis E virus): यह यकृतशोथ A विषाणु के संक्रमण के समान आचरण करता है। इसका अवलोकन एशिया (काश्मीर) तथा दक्षिण अमेरिका में किया जाता है। यह स्फूर्जक (Fulminant) यकृत शोथ की ओर अग्रसर हो सकता है। HEV विशिष्ट IgG तथा IgM प्रतिरक्षी (Antibody) का पता एलिसा (ELISA=Enzyme-linked ImmunosorbertAssay=किण्वक-संबंधित प्रतिरक्षा-शोषक परीक्षा) द्वारा लगाया जा सकता है। दीर्घकालिक वाहक स्थिति उपस्थित होती है। पेरिनैटल संचार प्रायः नहीं होता है। मातृक मृत्यु अधिक (15–20%) होती है।

यकृत शोथ G विषाणु (HV=Hepatitis G virus): यह (HGV) यकृत शोथ C विषाणु के साथ संबंधित होता है। HCV की अपेक्षा यह अधिक व्यापक परन्तु कम विषाक्त (Virulent) होता है। यकृतशोथ A, B, C तथा हिव (HIB = Human immunodeficiency virus) के साथ सहसंक्रमण प्रायिक (Common) होता है। दीर्घकालिक वाहक स्थिति ज्ञात है तथा पेरिनैटल संचार की सूचना भी मिली है।

पूर्वानुमान (Prognosis): यकृतशोथ E में अधिक (More) प्रायिक, यकृतशोथ C में कम प्रायिक (Less common) तथा यकृतशोथ A में विरले ही (Rarely) स्फूर्जक (Fulminant) यकृतशोथ होता है। स्फूर्जक प्रकार में मृत्य-संख्या (Mortality) अत्यधिक होती है।

मातृक (Maternal)–प्रसवोत्तर रक्तश्राव (Postpartum hemorrhage), यकृती मूर्छा (Hepatic coma), स्कंदरोग (Coagulopathy), संक्रमण (Infection) तथा यकृत-वृक्कीय संलक्षण (Hepato-renal syndrome) का अधिक प्रभाव होता है। ये सभी मातृकरूग्नता (Morbidity) तथा मर्त्यता (Mortality) की ओर अग्रसर होते हैं। रोगी के पूर्वानुमान में चिकित्सीय गर्भपात (MTP=Medical termination of pregnancy) से कोई परिवर्तन नहीं होता है।

भ्रूणीय (Fetal): गर्भपात (Abortion), कालपूर्व जनन (Preterm birth) तथा अंतःगर्भाशयी मृत्यु (Intrauterine death) का अधिक प्रभाव होता है जिससे अधिक भ्रूणीय क्षति होती है। प्रारम्भिक (Early) गर्भावस्था में विषाणुक यकृत शोथ के बाद भ्रूणीय जन्मजात कुरचना (Congenital malformation) अनिश्चित होती है। पेरिनैटल मृत्यु लगभग 20–70% होती है।

प्रबंध (Management)

रोगरोधन (Prophylaxis): स्वच्छता (Sanitation) में सुधार, स्वच्छ पेयजल की आपूर्ति तथा वैयक्तिक स्वास्थ्य की पर्याप्त देखभाल अनिवार्य पूर्वापेक्षाएँ (Prerequisites) हैं। उपयोग के पहले सिरिंज को उबालना या प्रयोज्य (Disposable) सिरिन्ज (Syringe) के उपयोग निवारण (Prevention) के सकारात्मक सोपान (Positive steps) होते हैं। HBsAg (Hepatitis B surface antigen) के लिए रक्तदाताओं (Blood donors) की जाँच दिनचर्यारूप से (Routinely) करनी चाहिए।

रक्तोद-ऋणात्मक (Seronegative) महिला में प्रभाव (Exposure) के तत्काल बाद HB इम्यूनोग्लोबुलिन (HbIg) 0.06 ml/kg अंतःपेशीय (IM) होना चाहिए तथा एक महीने के बाद एक द्वितीय खुराक (2nd dose) देनी चाहिए। तत्पश्चात् उसे 0, 1 तथा 6 महीने पर 3 खुराक अंतःपेशीय रूप से 1 ml पुनर्संयोजक (Recombinant) DNA टीका (Vaccine) देना चाहिए। HBsAg सकारात्मक माता के सभी शिशुओं को 0.5 HbIg अंतःपेशीय जन्म के बाद 12 घंटे के अंतर में देना चाहिए। समान समय में एक दूसरे स्थल पर अंतःपेशीय रूप से 0.5 ml HB टीके के साथ सक्रिय प्रतिरक्षण (Immunization) भी करना चाहिए। HBV संक्रमण से शिशु को सुरक्षित करने में यह अतिप्रभावी (85–95%) होता है। स्तनपान (Breastfeeding) का कोई परहेज (Contraindication) नहीं है।

HAV संक्रमण से प्रभावित (Exposed) महिला को प्रभाव के 2 सप्ताह के अंदर 0.02 ml/kg इम्यूनोग्लोबुलिन ग्रहण करना चाहिए। उसे यकृतशोथ A के टीके की एक खुराक 0.06 ml IM देनी चाहिए। गर्भावस्था में यह विश्वस्त होता है।

स्वास्थ्य परिचर्या कार्यकर्ता (Health care workers) को यकृतशोथ B का टीका लेना चाहिए तथा उसे सुई छड़ी क्षति (Needle stick injury) तथा रक्त के सम्पर्क से बचना चाहिए।

(1) **विश्राम (Rest):** रोगी को शैय्या-विश्राम (Bed rest) में रखना चाहिए और यदि आवश्यक है तो चिकित्सालय में भर्ती द्वारा विश्राम की व्यवस्था हो।

(2) **पृथक्करण (Isolation):** रोगी को पृथक्करण में रखना चाहिए। दस्ताना सहित (Gloved) हाथ से रक्त के नमूने (Blood samples) का संग्रह करना चाहिए। प्रयोज्य (Disposable=उपयोग करके फेंक देना) सिरिंज का उपयोग करना चाहिए। मलमूत्र (Excreta) का निपटारा सावधानी से करना चाहिए।

(3) पोषण (Nutrition): कार्बोहाइड्रेट में प्रचुर तथा पर्याप्त प्रोटीन का आहार देना चाहिए। आरम्भ में ग्लूकोस पेय, फल का रस दिया जा सकता है। आहारी वसा रोकना अनिवार्य नहीं है। यदि रोगी मुखीय आहार को सहन नहीं कर सकती है तब 10% ग्लूकोस को अंतःशिरीय रूप से (Intravenously) दिया जा सकता है।

(4) औषधि (Drugs): आंत्र (Gut) से जीवाण्विक जीवन (Bacterial flora) से विषाक्त नाइट्रोजनी यौगिक का निर्माण रोकने के लिए 6 घंटे पर 1 gm मुखीय नियोमाइसिन (Oral neomycin) उपयोगी होता है। 15–30 ml लैक्टुलोस (Lactulose) दैनिक तीन बार देने से वृहदांत्रीय (Colonic) अमोनिया अवशोषण कम होता है तथा यह एक परासरणी मृदु विरेचक (Osmotic laxative) के रूप में कार्य करता है। यकृत विषाक्त औषधि (Hepatotoxic drugs) का उपयोग नहीं करना चाहिए। गर्भपात (Abortion) के लिए कोई महत्व (या स्थान=Place) नहीं होता है।

(5) जटिलता का निवारण (Prevention of complications): रक्त की नियमित जाँच द्वारा अल्पपोटैशियम रक्तता (Hypokalemia), अल्पग्लूकोस रक्तता (Hypoglycemia) तथा अल्पकैल्सियम रक्तता (Hypocalcemia) की स्थिति में सुधार किया जाता है। रक्त या ताजा हिमीकृत प्लाविका (Frozen plasma) देकर रक्तश्रावी जटिलता को दूर किया जाता है।

(6) प्रसव के दौरान (During labor): (a) यकृत-विषाक्त औषधि (Hepatotoxic drugs) से बचकर रहना चाहिए। (b) प्रोथ्रॉम्बिन मात्रा (Prothrombin level) को बढ़ाने के लिए अंतःपेशीय रूप से (IM) 5 mg विटामिन K का निवेश करना चाहिए। (c) रोगरोधी (Prophylactic) अर्गोमेट्रिन (Ergometrine) देना है।

गर्भावस्था में आतशक (Syphilis in Pregnancy)

आतशक (या सिफिलिस या फिरंग रोग या उपदंश) एक यौन-संचारित रोग (STD=Sexually transmitted disease) है जो ट्रेपोनेमा पैलिडम (*Treponema pallidum*=एक जीवाणु) के कारण होता है। इसका प्रभाव HIV संक्रमण की लहर (Surge) तथा अंतशिरीय (IV) संवेदनामंदक व्यसन (Drug abuse) के कारण बढ़ रहा है। उदग्र संचारण (Vertical transmission) (Congenital=जन्मजात syphilis) की कुल आवृत्ति (Frequency) प्रारम्भिक (Primary) (50%) तथा द्वितीय (Secondary) (50%) आतशक में अधिक होती है। तृतीयक (Tertiary) आतशक में यह लगभग 10% होती है। गर्भावस्था के दौरान इसके लक्षणों (Symptoms) का दमन (या नियंत्रण) हो सकता है।

गर्भावस्था पर प्रभाव (Effects on pregnancy):

माता (Mother): गर्भवती स्त्री में आतशक HIV की प्रक्रिया (Course) को त्वरित (Accelerate) करता है। शिशु (Baby): रसांकुर (Villi) में लैन्घन परत (Langhan's layer) (Cytotrophoblast=कोशिका बीजपोषक) की अनुपस्थिति से 20वें सप्ताह के बाद ट्रेपोनेमा पैलिडम (*T. pallidum*) भ्रूण के रक्तपरिवहन (Fetal circulation) में प्रवेश करता है। मूलभूत रोग विरूपणात्मक अंतःधमनी शोथ (Obliterative endarteritis) होता है। विकासशील भ्रूण के अंदर लसीकाणु (Lymphocytes) तथा प्लाविकाणु (Plasma cells) की परिवाहिका-घुसपैठ (Perivascular infiltration) होती है। अपरा (Placenta) वर्धित संयोजी ऊतक (Connective tissue) द्वारा स्थूल (Bulky) हो जाती है। रसांकुर (Villi) भी वर्धित कोशिकामयता (Increased cellularity) के कारण स्थूल हो जाते हैं, वाहिकामयता (Vascularity) कम होने लगती है। अपरा में मुश्किल से स्पाइरोकीट (Spirochaete-सर्पिल जीवाणु) पाया जा सकता है। तथापि (However), अपरा में विशिष्ट परिवर्तन के बिना शिशु प्रभावित हो सकता है।

घुसपैठ की उपस्थिति की तीव्रता और समय पर निर्भर, भ्रूण की नियति (Fate of the fetus) निम्नलिखित होगी–(1) गर्भपात (Abortion), (2) कालपूर्व जनन (Pre-term birth), (3) अंतःगर्भाशयी मृत्यु (Intrauterine death) जो या तो मसृणित (Macerated) या ताजे मृतजन्म (Still birth) की ओर अग्रसर होता है, (4) प्रारम्भिक नवप्रसव (Early neonatal death) मृत्यु के साथ एक अतिसंक्रमित (Infected) शिशु का जनन तथा (5) जन्मजात आतशक के साथ जीवित रहना (Survival with congenital syphilis)।

निदान (Diagnosis): माता (Mother)

(1) **बहुप्रसवा में प्रासूतिक इतिवृत्त (Obstetric history):** क्रमिक गर्भों के साथ क्रमशः उन्नत (Improved) प्रासूतिक निष्पादन होता है। विशिष्ट इतिवृत्त (Classic history) में प्रदर्शन होता है विलम्बित गर्भपात (Late abortion) ⟶ मसृणित (Macerated) मृतजनन ⟶ ताजा मृतजनन (Fresh stillbirth) ⟶ जन्मजात आतशकीय शिशु (Congenital syphilitic baby) ⟶ स्वस्थ शिशु (Healthy baby)।

(2) **आतशक की विभिन्न अवस्थाओं (Stages) का नैदानिक निष्कर्ष (Clinical findings):** गर्भावस्था के दौरान प्रायः दमित (Suppressed)

(3) **जाँच-पड़ताल (Investigations):** (a) रक्तोद की जाँच (Serological test): यह जाँच प्रथम प्रसवपूर्व (Antenatal) मुलाकात में एक दिनचर्या (Routine) केरूप में करनी चाहिए। VDRL (Venereal Disease Research Laboratory) (संक्रमण के 4 सप्ताह के अंदर सकारात्मक) सामान्यतः किया जाता है। (b) प्रतिदीप्त ट्रेपोनेमा-प्रतिरक्षी अवशोषण परीक्षण (Fluorescent treponemal antibody absorption=FTA-ABS) द्वारा VDRL परीक्षण की पुष्टि की जाती है जो एक विशिष्ट परीक्षण है। VDRL के लिए पति के रक्त की जाँच भी करनी चाहिए। (c) त्वचीय क्षति या घाव (Cutaneous lesion) से (यदि कोई है) स्पाइरोकीट (Spirochetes) की पहचान काला क्षेत्र जाँच (Dark field examination) द्वारा की जाती है। (d) उल्वीद्रव (Amniotic fluid), भ्रूणीय रक्तोद (Fetal serum) या मेरूद्रव (Spinal fluid) में ट्रेपोनेमा पैलिडम (*T.pallidum*) की पॉलिमरेस श्रृंखला प्रतिक्रिया (Polymerase chain-reaction) द्वारा भ्रूणीय संक्रमण (Infection) का निदान किया जा सकता है। भ्रूणीय यकृत (Liver) या प्लीहा (Spleenu) से भी स्पाइरोकीट का पता लगाया जा सकता है।

जन्मजात आतशक के नैदानिक लक्षण (Clinical Features of Congenital Syphilis)

प्रारम्भिक (Early): चित्ती-पित्ती (Maculopopular rash), यकृत-प्लीहा अपवृद्धि (Hepatosplenomegaly), पाण्डु रोग (Jaundice), लसीका ग्रन्थि रोग (Lymphadenopathy), रंजित दृष्टिपटल शोथ (Chorioretinitis) तथा फुफ्फुसदाह (Pneumonia=निमोनिया)

विलंबित (Late): हुचिंसन दाँत (Hutchinson teeth), बधिरता (Deafness), चपटी नासिका (Saddle nose), अग्ररूप से नुकीली उत्तल अंतर्जन्धिका (Saber shins), जलकपाल (Hydrocephalus), मानसिक मंदन (Mental retardation) क्लटन (सूजी हुई) संधि (Clutton joint), अंतरालीय श्वेतमंडल (नेत्र का) शोथ (Interstitial keratitis) तथा नेत्र तंत्रिका क्षीणता (Optic nerve atrophy)।

यदि शिशु मृत-जन्म (Stillborn) है तब उसके यकृत (Liver) या प्लीहा (spleen) या नाभिकी शिरा (Umbilical vein) के आंतरिक खुरचन (Scraping) से स्पाइरोकीट (Spirochaetes) का पता लगाया जा सकता है।

उपचार (Treatment)

माता (Mother): जैसे ही निदान स्थापित (या प्रमाणित) होता है, उपचार आरम्भ करना चाहिए। यदि उपचार गर्भावस्था में देर से आरम्भ किया जाता है तब भी शिशु में सुरक्षा की संभावना हो सकती है। प्रारम्भिक (Primary) या द्वितीयक (Secondary) या गुप्त (Latent) आतशक (या सिफिलस) (1 वर्ष से कम अवधि) के लिए – 24 लाख (2.4 million) इकाई का बेन्जाथीन पेनिसिलिन (Benzathine penicillin) की एक खुराक (Single dose) अंतःपेशीयरूप से (Intramuscularly) दी जाती है। यदि 1 वर्ष से अधिक अवधि का आतशक है तब साप्ताहिक (Weekly) तीन खुराकें दी जाती हैं। यदि रोगी पेनिसिलिन के लिए प्रत्यूर्ज (Altergic=ऐलर्जिक) है तब मुखीय (Oral) एरिथ्रोमाइसिन (Erythromycin) 2 gm दैनिक 15 दिन तक दिया जाता है। यदि उपचार गर्भावस्था के प्रारंभ में होता है तब इस उपचार की आवृत्ति विलम्बित गर्भावस्था में करनी चाहिए। रक्तोद (Serum) की जाँच का विचार किये बिना बाद की गर्भावस्थाओं (Subsequent pregnancies) में उपचार की पुनरावृत्ति (Repeat) करनी चाहिए।

शिशु (Baby):

(1) सकारात्मक रक्तोद प्रतिक्रिया (Positive serological reaction) के साथ संक्रमित (Infected) शिशु को माता से अलग रखने तथा दैनिक जलीय (Aqueous) प्रोकेन पेनिसिलिन (Procaine penicillin) G50,000 इकाई/kg शरीर भार 15 दिन तक देने की आवश्यकता होती है।
(2) रोग का नैदानिक प्रमाण (Clinical evidences) के बिना सकारात्मक रक्तोदी प्रतिक्रिया-शिशु को पेनिसिलिन G50,000 units/kg शरीर भार की एक अंतःपेशीय खुराक से उपचार करने की आवश्यकता होती है।
(3) ज्ञात आतशकीय माता (Known syphilitic mother) का एक स्वस्थ शिशुः प्रथम महीने में साप्ताहिक रक्तोदी प्रतिक्रिया की जाँच होनी चाहिए और उसके बाद 6 महीने तक मासिक जाँच होनी चाहिए।

गर्भावस्था में कुष्ठ (हैन्सन) रोग
[Leprosy (Hensen disease) in Pregnancy]

माइकोबैक्टीरियम लेप्री (*Mycobacterium leprae* = एक जीवाणु) द्वारा गुप्त संक्रमण (Latent infection) गर्भावस्था के दौरान या प्रसव के बाद कुछ महीनों के अंदर प्रथम बार प्रकट हो सकता है। प्रमाणित कुछ के साथ गर्भावस्था में क्षति (Lesions या घाव) के तीव्र होने की संभावना होती है। गर्भावस्था को रोगमुक्ति (Cure) एक परीक्षण केरूप में समझा जा सकता है। गर्भावस्था के दौरान या के बाद, रोग के चिन्हों की विफलता के पुनः प्रकट होने से यह सूचित होता है कि कुष्ठ को निश्चित रूप से रोक (Arrest) दिया गया है। यद्यपि अपरा (Placenta) और रज्जु (Cord) में एम.लेप्री (*M.leprae*) पाया गया है, शिशु का जन्मजात संक्रमण (Congenital infection) की संभावना नहीं होती है। तथापि (However), प्रसव (Delivery) के तत्काल बाद संक्रमित (Infected) माता से शिशु को अलग रखना चाहिए। जब रोग शांत (Quiescent या निष्क्रिय) तथा असंक्रामक (Non-infectious) हो जाता है तब शिशु को माता के पास रखना चाहिए। गर्भावस्था में डैप्सोन (Dapsone) तथा क्लोफैजिमीन (Clofazimine) विश्वस्त औषधि है। रिफैम्पिसिन (Rifampicin) का उपयोग भी किया जा सकता है। IUGR (Intrauterine growth retardation=अंतःगर्भाशयी विकास मंदन) एक सामान्य समस्या है।

गर्भावस्था में सूजाक
(Gonorrhea in Pregnancy)

अगर्भवती (Nonpregnant) स्थिति के समान रोग का प्रदर्शन होता है। यदि गर्भावस्था के दौरान संक्रमण होता है तो यह अधिक तीव्रता की ओर प्रवृत्त होता है। मूत्रमार्ग (Urethra) या गर्भाशय-ग्रीवा (Cervix) का स्नेहक (Smear) से अंतःकोशिकीय (Intracellular) ग्रामऋणात्मक डिप्लोकॉकस (Gram negative diplococcus) की जीवाण्विक (Bacteriological) पहचान द्वारा निदान (Diagnosis) की पुष्टि की जाती है। सहवर्ती (Concurrent) आतशक (सिफिलिस) संक्रमण का वर्जन (Exclude) करने के लिए रक्तोद (Serum) की जाँच की जाती है। कालपूर्व प्रसव (Pre-term labor), PROM [PROM= Preterm rupture of the membranes–झिल्ली का कालपूर्व विदार] प्रसवावधि और प्रसवोत्तर (Intrapartum and postpartum) संक्रमण के खतरे को यह संक्रमण बढ़ाता है। विसरित (Disseminated) संक्रमण में संधिशोथ (Arthritis), तानिका शोथ (Meningitis), अन्तर्हृदशोथ (Endocarditis) तथा परियकृतशोथ (Perihepatitis) (Fitz-Huge-Curtis Syndrome) को शामिल किया जाता है। प्रसव (Labour) के दौरान संक्रमित जनन नली से होकर आगे बढ़ते समय शिशु प्रभावित हो सकता है जिसके कारण शिशु का नेत्रप्रदाह (Ophthalmia neonatorum) होता है।

उपचार (Treatment): सेफ्ट्रिऐक्सोन (Ceftriazone) 125 IM की एक खुराक सुई (Single dose injection) या सेफिक्सिम (Sefixime) 400 mg PO (मुखीय) की एक खुराक या स्पेक्टिनोमाइसिन (Spectinomycin) 2 gm IM (अंतःपेशीय) की एक खुराक प्रभावी होती है। दोनों माता और पिता का उपचार किया जाता है। नवजात शिशु के नेत्रप्रदाह का उपचार सिल्वर नाइट्रेट या टेट्रसाइक्लिन निर्मिति (Silver nitrate or tetracycline preparation) द्वारा किया जाता है। संक्रमित नवजात शिशु का उपचार सेफ्ट्रिऐक्सोन 50 mg/kg शरीर भार की एक अंतःपेशीय (Intramuscular) खुराक से किया जाता है।

क्लेमाइडिया का संक्रमण
(Chlamydial Infections)

क्लेमाइडिया का संक्रमण एक सामान्य यौन संचारित रोगजनक (Sexually transmitted pathogen) बन रहा है। यह सूक्ष्मजीव (Organisms) मूत्रमार्ग (Urethra), गर्भाशय-ग्रीवा का अंतःस्तर (Endocervix) तथा मलाशय (Rectum)

में पाया जाता है। क्लेमाइडिया ट्रेकोमेटिस (*C. trachomatis*) एक बाध्य (Obligate) अंतःकोशिकीय जीवाणु (Intracellular bacteria) है। गर्भावस्था में प्रतिकूल (Adverse) प्रभाव होते हैं– कालपूर्व प्रसव (Preterm labor), PROM, जरायु-उल्व शोथ (Chorioamnionitis), मृतजनन (Stillbrith), परियकृत शोथ (Perihepatitis) (Fitz-Huge-Curtis syndrome)। प्रसवोत्तर अन्तगर्भाशय शोथ (Puerperal endometritis) या तीव्र डिम्बवाहिनी-अण्डाशय शोथ (Acute salpingo-oophoritis) विकसित हो सकता है। नवजात शिशु में नेत्र श्लेष्मा शोथ (Conjunctivitis) या फुफ्फुसदाह (Pneumonia) का विकास हो सकता है।

संक्रमण की पुष्टि (Confirmation) केवल ऊतक कोशिका-वर्धन विधि (Tissue culture methods) द्वारा होती है जो महँगी तथा समयनाशी (Expensive and time consuming) है। जीवाणु-वर्धन की सामग्री (Culture materials) दोनों-मूत्रमार्ग (Urethra) तथा गर्भाशय-ग्रीवा (Cervix) से ली जाती है। एलिसा (ELISA=Enzyme-linked immunosorbent assay) द्वारा एक किट (Kit) का उपयोग करके रक्तोद (Serum) में क्लेमाइडिया प्रतिजन (Chlamydial antigen) का पता लगाया जाता है। यह प्रतिजन है–लिपोपॉलिसैकैराइड (Lipopolysaccharide)। PCT (Polymerase chain reaction=पॉलिमरेस श्रृंखला प्रतिक्रिया) द्वारा DNA का प्रवर्धन (Amplication) अधिक विश्वस्त होता है।

उपचार (Treatment)**:** दैनिक चार बार एरिथ्रोमाइसिन (Erythromycin) 0.5gm (ग्राम) की खुराक (Dose) 7–10 दिन के लिए लेना अत्यधिक प्रभावी होता है। ऐजिथ्रोमाइसिन (Azithromycin) 1gm की एक खुराक भी दी जा सकती है। पति का उपचार भी साथ-साथ करना चाहिए। नवजात शिशु का नेत्रप्रदाह (Ophthalmia neonatorum) के रोगरोधन (Prophylaxis) के लिए जन्म के तत्काल बाद शिशु के नेत्रों पर 1% टेट्रासाइक्लिन (Tetracycline) या एरिथ्रोमाइसिन (Erythromycin) का मरहम (Ointment) लगाया जाता है। नवजात शिशु में संक्रमण (Neonatal infection) का उपचार 14–21 दिन के लिए दैनिक चार बार एरिथ्रोमाइसिन 50 mg/kg शरीर-भार द्वारा किया जाता है।

जीवाणु का संक्रमण (Bacterial Infections)

समूह B स्ट्रेप्टोकॉकस (GBS) का संक्रमण (Group B streptococcal infection): GBS के साथ मातृक (Maternal) संक्रमण अत्यधिक पेरिनैटल (Perinatal) मृत्यु का एक महत्वपूर्ण कारण है। GBC का योनिक (Vaginal) और मलद्वार-मलाशयी (Anorectal) निवासीकरण (Colonization) संक्रमण का मुख्य श्रोत (Source) होता है। नवप्रसव (Neonatal) संक्रमण के लिए खतरे के मुख्य कारक हैं– झिल्लियों का विलम्ब से विदार (Prolonged rupture of membranes), कालपूर्व प्रसव (Preterm labor), विलंबित प्रसव (Prolonged labor) तथा अल्प जन्मभार (Low birth weight)। नवप्रसव संक्रमण में होते हैं –

श्वसन संकट संलक्षण (RDS=Respiratory distress syndrome), फुफ्फुसदाह (Pneumonia=निमोनिया), पाण्डु रोग या पीलिया (Jaundice), निम्न रक्तचाप (Hypotension) तथा तानिका शोथ (Meningitis)। दिनचर्या प्रसवपूर्व जाँच (Routine antenatal screening) उपयोगी नहीं होती है जिसका अपवाद है – अधिक खतरे के रोगी।

संक्रमित महिलाओं में ऐम्पिसिलिन (Ampicillin) [1 ग्राम अंतःशिरीय (IV) की दो खुराकें (Two doses) 12 घंटे के अंतर पर] के साथ प्रसवावधि चिकित्सा (Intrapartum therapy), पूतिता (Sepsis) तथा GBS को कम करने में प्रभावी (Effective) होती है।

गर्भावस्था में परजीवी तथा प्रोटोजोआ का उत्पीड़न (Parasitic and Protozoal Infestation in Pregnancy)

मलेरिया (Malaria): मलेरिया मुख्यतः उष्णप्रदेशीय (Tropical) रोग है। भारत तथा अन्य दक्षिण पूर्व एशिया (South-east Asia) के देशों में मलेरिया का पुनरूत्थान (Resurgence) होता है। निदान (Diagnosis) की पुष्टि रक्त में मलेरिया परजीवी (Malaria parasites) की पहचान द्वारा होती है।

रोगविज्ञान (Pathology): संक्रमित लोहिताणु (Iunfected erythrocytes) दृढ़ (Rigid), अनियमित (Irregular) तथा चिपचिपे (Sticky) हो जाते हैं। पृथक कृत (Sequestrated) लोहिताणु के कारण सूक्ष्मरक्तपरिवहन (Microcirculation) का अवरोध होता है। संक्रमित लोहिताणु विघटित होते हैं (Hemolysis=रक्त का क्षय)। मातृक HIV या यक्ष्मा (Tuberculosis) के कारण अपरा (Placenta) का तीव्र परजीवीकरण (Intense parasitisation) होता है।

उच्चज्वर (High fever) के कारण या अपरा के परजीवीकरण (Placental parasitization) के कारण भ्रूण (Fetus) प्रभावित होता है। दीर्घ भक्षकाणु (Macrophases) तथा परजीवी से अंतरा-रसांकुर स्थान (Intervillous spaces) अवरूद्ध हो जाते हैं तथा अपरा का रक्तप्रवाह कम हो जाता है। यह अधिकांशतः प्लाज्मोडियम फैल्सिपेरम (Plasmodium or P. falciparum) संक्रमण के साथ तथा गर्भावस्था के द्वितीय अर्धकाल में देखा जाता है। जन्मजात (Congenital) मलेरिया विरल (<5%) होता है जब तक कि अपरा क्षतिग्रस्त (Damaged) नहीं होती है।

मलेरिया पर गर्भावस्था का प्रभाव (Effects of pregnancy on malaria):

(1) प्रतिरक्षा संकटापन्न स्थिति (Immunocompromised state) के कारण संक्रमण का खतरा और तीव्रता (Risk and severity) अधिक होती है।
(2) जटिलता भी अधिक हो जाती है।

प्रबंध (Management): निवारण (Prevention): मच्छरदानी (Mosquito nets) तथा प्रतिरोधी (Repellants) का उपयोग करके मच्छर दंश (Bites) का निवारण किया जाता है। जब एक गर्भवती स्त्री स्थानिक रोग (Endemic) के क्षेत्रों की यात्रा कर रही है तो रोगरोधन (Prophylaxis) के लिए एक सप्ताह में एक बार मुखीय रूप से (Orally) 300 mg क्लोरोक्विन (Chloroquin) देना चाहिए।

उपचार (Treatment): गर्भावस्था में मलेरिया का खतरा जीवन-संतर्जक (Life-threatening) होता है। अतः उपचार का लाभ मलेरिया-रोधी दवा के संभावित खतरे से भारी (या प्रभावशाली=Overweight) होता है। क्लोरोक्विन 10 mg/kg 24 घंटे पर तथा 5 mg/kg 48 घंटे पर देने के बाद 10 mg base/kg PO क्लारोक्विन दिया जाता है। सशक्त रोगमुक्ति या उपचार (Radical cure) के लिए प्राइमाक्विन (Primaquin) को गर्भावस्था के पूर्ण होने तक स्थगित (Postponed) रखना चाहिए। क्लोरोक्विन का परजीवी प्रतिरोधक

माता पर मलेरिया का प्रभाव (Effects of malaria on the mother)	भ्रूण पर प्रभाव (Effects on the fetus)
(1) रक्तक्षीणता (Anemia) (Megaloblastic= वृहदाणुक) जो रक्तअपक्षय (Hemolysis) तथा फोलिक अम्ल की कमी से होती हैं (2) अल्पग्लूकोस रक्तता (Hypoglycemia) जो मेजबान (Host) तथा परजीवी (Parasites), दोनों के द्वारा वर्धित ग्लूकोस उपभोग (Consumption) के कारण होती है। यकृती नवग्लूकोस-उत्पत्ति (↓Hepatic gluconeogenesis) होती है तथा औषधि (Drugs) (Quinine क्विनिन) द्वारा इन्सुलिन श्राव (↓ Insulin secretion) होता है। (3) चयापचयी अम्रक्तता (Metabolic acidosis) (4) पीलिया (Jaundice) जो यकृती दुष्क्रिया (Hepatic dysfunction) के कारण होता है। (5) वृक्कीय विफलता (Renal failure) जो वृक्कीय सूक्ष्मपरिचालन (Renal micro-circulation) के अवरोध के कारण होती है। (6) फुफ्फुस शोथ (Pulmonary oedema) तथा श्वसन संकट (Respiratory distress) (7) मरोड़ (Convulsions) तथा मूर्छा (Coma) – प्रमस्तिष्क मलेरिया (Cerebral malaria)	गर्भावस्था जटिलता (Pregnancy complications) में वृद्धि होती है। (1) गर्भपात (Abortion) (2) कालपूर्व प्रसव (Preterm labor) (3) अकालपक्वता (Prematurity) (4) अंतःगर्भाशयी विकासमंदन (IUGR = Intrauterine growth retardation) (5) अंतःगर्भाशयी भ्रूणीय मृत्यु (IUFD = Intrauterine fetal death)

(Parasite resistant) को क्विनिन (Quinine) [प्रति 8 घंटे पर 7 दिन तक 10 mg salt/kg PO] निरीक्षण के अधीन देना चाहिए। तीव्र रक्तक्षीणता (Severe anemia) के रोगियों को रक्ताधान (Blood transfusion) की आवश्यकता होती है। जब मलेरिया-रोधी औषधि की चिकित्सीय खुराक दी जाती है तब उसका कोई प्रभाव गर्भाशयी संकुचन (Uterine contraction) पर नहीं होता है जबतक कि गर्भाशय उत्तेजनशील (Irritable) नहीं होता है। वृहदाणुक (Megaloblastic) रक्तक्षीणता के निवारण के लिए दैनिक 10 mg फोलिक अम्ल (Folic acid) देना चाहिए।

प्लाविका-विषाक्तता (Toxoplasmosis): यह प्रोटोजोआ (Protozoa) का एक उत्पीड़न (Infestation) जो टॉक्सोप्लाज्मा गोन्डाई (*Toxoplasma gondii*) के कारण होता है। संक्रमित कच्चा माँस खाने से या संक्रमित बिल्ली की विष्ठा (Faeces) द्वारा पुटी भूत (Encysted) जीव (Organism) से होकर संक्रमण का संचार होता है। अपरा (Placenta) के पार भी इसे प्राप्त किया जा सकता है।

गर्भावस्था की अवधि (Duration) के साथ भ्रूण में संक्रमण का खतरा बढ़ता है तथा प्रथम, द्वितीय तथा तृतीय त्रिमास (Trimesters) में क्रमशः लगभग 15%, 30% तथा 60% होता है। भ्रूण (Fetus) खतरे पर तभी होता है जब माता रक्तोद-ऋणात्मक (Seronegative) होती है। भ्रूणीय क्षति (Damage) का खतरा प्रथम त्रिमास में 60% से गर्भावस्था के अंत में 0% (लगभग) तक कम हो जाता है। प्लाविका-विषाक्तता एक प्रतिरक्षा-सक्षम (Immuno-competent) वयस्क महिला स्वतः-सीमित (Self-limited) रोगी होती है जिसमें किसी उपचार की आवश्यकता नहीं होती है। गर्भपात (Abortion) मृतजनन (Still-birth) तथा अंतःगर्भाशयी विकास मंदन (IUGR=Intrauterine growth retardation) की संख्या में वृद्धि होती है।

परजीवी रक्तता (Parasitemia) के दौरान भ्रूण में अपरा के पार संक्रमण (Transplacental infection) होता है। प्रभावित शिशु में जलकपाल (Hydrocephalus) नेत्र का रंजित और श्वेतपटल शोथ (Chorioretinitis), प्रमस्तिष्क का कैल्सीकरण (Cerebral calcification), लघुशिरस्कता (Microcephaly) तथा मानसिक मंदन (Mental retardation) का विकास हो सकता है। नवजात शिशु (Neonate) में IgM प्रतिरक्षी (Antibody) की उपस्थिति से जन्मजात संक्रमण का संकेत मिलता है। माता से संचारित IgG अनेक वर्षों तक शिशु में बना रहता है।

मातृक संक्रमण का निदान (Diagnosis) लाक्षणिक रूप से (Clinically) विरले ही होता है। तीव्र संक्रमण (Acute infection) का निदान IgM विशिष्ट प्रतिरक्षी की पहचान, IgG प्रतिरक्षी टाइटर (Antibody titer) की अधिक मात्रा (High level) तथा IgG के लिए ऋणात्मक से धनात्मक में रक्तोद-परिवर्तन (Seroconversion) की पहचान द्वारा होता है। दिनचर्या जाँच-पड़ताल (Routine screening) प्रायः नहीं की जाती है। पुनरावृत्त गर्भपात (Recurrent abortion) का एक महत्वपूर्ण कारण दीर्घकालिक (Chronic) मातृक प्लाविका-विषाक्तता को नहीं माना जाता है क्योंकि बाद की गर्भावस्थाओं में परजीवी-रक्तता (Parasitemia) की पुनरावृत्ति (Repetition) नहीं होती है।

यदि वर्तमान संक्रमण की पुष्टि होती है तब निम्नलिखित परीक्षण (Tests) किये जाते है – (1) उल्वीद्रव (Amniotic fluid) तथा भ्रूणीय रक्त में IgM प्रतिरक्षी (Antibody) की पहचान के लिए उल्व-वेधन (Amniocentesis)

तथा रज्जु-वेधन (Cordocentesis)। टॉक्सोप्लाज्मा गोन्डाईजीन (*T.gondii gene*) केलिए PCR (Polymerase chain reactions) का निष्पादन भी किया जाता है। (2) निलयी विस्फारण (Ventricular dilation) के लिए 20–22 सप्ताह पर अतिस्वनचित्रण (Ultrasonography) यदि भ्रूण संक्रमित होता है तथा जलकपाल (या शिरशोथ=Hydrocephalus) उपस्थित होता है तब उपचार के लिए परामर्श (Counseling) देना है।

उपचार (Treatment): पिरिमिथैमांइन (Pyrimethamine) 25 mg मुखीय रूप से (Orally) दैनिक तथा सल्फाडायजीन (Sulphadiazine) 1 ग्राम दैनिक चार बार प्रभावी होता है। विषाक्तता (Toxicity) को कम करने के लिए इसमें लूकोवोरिन (Luekovorin) को जोड़ा जाता है। पिरिमिथैमीन को प्रथम त्रिमास (Ist trimester) में नहीं दिया जाता है। विकल्प के रूप में स्पाइरामाइसिन (Spiramycin) (दैनिक मुखीय रूप से 3 gm) का भी उपयोग किया जाता है। संक्रमण के उपचार के लिए एक प्रतिरक्षा-संकटापन्न (Immuno-compromised) में दवा की विस्तारित प्रक्रिया (Courses) की आवश्यकता होती है। माता के उपचार से शिशु में जन्मजात संक्रमण का खतरा तथा विलंबित रोगोत्तर लक्षणों (Sequelae) में कमी होती है।

निवारण (Prevention): कच्चा माँस (Uncooked meat), अपास्चरीकृत दूध (Unpasterurised milk), लावारिस (Stray) बिल्ली के सम्पर्क से बचना है।

आंत्रीय कृमि (Intestinal worms): अंकुश कृमि (Hookworms) (Ankylostoma), गोलकृमि (Round worms) (Ascarts lumbricoids) उष्ण प्रदेशों तथा उपउष्णीय क्षेत्रों (Tropics and subtropics) में सामान्य आंत्रीय उत्पीड़न होते हैं। इसका निदान मल की जाँच द्वारा होता है। उपचार में कृमि के उन्मूलन के साथ लौह चिकित्सा (Iron therapy) द्वारा रक्तक्षीणता (Anemia) का उपचार होता है। गर्भावस्था के दौरान (प्रथम त्रिमास को छोड़कर) विकृमिकरण (Deworming) का निषेध (या परहेज= Contraindication) नहीं है।

गर्भावस्था में वृक्क और गोणिका का शोथ (Pyelonephritis in Pregnancy)

पुरुष की अपेक्षा महिला में मूत्रीय मार्ग (Urinary tract) के संक्रमण की अधिक संभावना होती है जिसके कारण निम्नलिखित हैं–(1) लघु मूत्रमार्ग (Short urethra) (4 cm), (2) जीवाणु के साथ अति दूषित (Contaminated) क्षेत्रों [जैसे–भग (Vulva) तथा योनि (Vagina) का निचला तृतीय भाग] का बाहरी मूत्रमार्ग द्वार की निकटता, (3) नालशलाकाकरण (Catheterization) (4) यौनसंबंध (Sexual intercourse या संभोग)।

प्रभाव (Incidence): वृक्क (Kidney) और गोणिका (Renal pelvis) का शोथ (पाइएलोनेफ्राइटिस) का कुल प्रभाव गर्भावस्था में 1 और 3% के बीच है।

कारणता (Etiology): (1) यह बहुप्रसवा (Multiparae) की अपेक्षा प्रथम प्रसवा (Primigravidae) में अधिक प्रायिक (Common) होता है। (2) मूत्रीय मार्ग संक्रमण का पूर्व इतिवृत्त (Previous history) इसकी संभावना को 50% तक बढ़ा सकता है। (3) अलाक्षणिक जीवाणु-मूत्रता (Asymptomatic bacteriuria) की उपस्थिति इसकी संभावना को 25% तक बढ़ा सकती है। (4) लगभग 25% में वृक्कीय क्षेत्र (Renal tract) में अपसामान्यता (Abnormality) पायी जाती है।

रोगजनन (Pathogenesis): पूर्वानुकूलन कारक (Predisposing factors): मूत्रवाहिनी (Ureters) तथा वृक्कीय श्रोणी (Renal pelvis) का विस्फारण (या विस्तार=Dilation) और मूत्राशय (Bladder) और मूत्रवाहिनी में मूत्र का अवरोध (Statis): ये सभी गर्भावस्था के दौरान सामान्य शरीर-क्रियात्मक (Physiological) परिवर्तन होते हैं। जो सूक्ष्मजीव (Organism) उत्तरदायी होते हैं, वे हैं– एशेरिकिया कोली (*Escherichia or E.coli*), (70%), क्लेबसिएला न्यूमोनिया (*Klebsiella pneumoniae*) (10%), एन्टेरोबैक्टर (*Enterobacter*), प्रोटियस स्यूडोमोनस (*Proteus pseudomonals*), स्टैफिलोकॉकस ऑरियस समूह (*Staphylococcus aureus group*), तीव्र वृक्क और गोणिका शोथ के बाद लगभग 10% महिलाओं में जीवाणु-रक्तता (Bacteremia) विकसित होती है।

नैदानिक प्रकार (Clinical types): प्रारम्भ के रूप और प्रस्तुत लक्षणों पर निर्भर रोगियों को मुख्यतः दो समूह में वर्गीकृत किया जाता है –

(1) तीव्र प्रकार (Acute or severe type)

(2) दीर्घकालिक प्रकार (Chronic type)

तीव्र वृक्क और गोणिका शोथ (Acute Pyelonephritis):

नैदानिक लक्षण (Clinical features): प्रारम्भ तीव्र होता है तथा गर्भ के 16वें सप्ताह के बाद प्रकट होता है। इसकी हिस्सेदारी (Involvement) द्विपार्श्विक (Bilateral) होती है परन्तु यदि एकपार्श्विक (Unilateral) होती है तब यह (शोथ) अधिक प्रायः दाहिने किनारे पर होता है। नैदानिक लक्षण मुख्यतः अंतःजीवविष रक्तता (Endotoxemia) के कारण होते हैं। रासायनिक मध्यस्थ (Chemical mediators) जो मुक्त होते हैं, वे हैं– इन्टरल्यूकिन (Interleukin or IL)-1, TNF (Tumor necrosis factor=अर्बुद क्षय कारक) तथा अंतःस्तरीय ज्वरजनक (Endogenous pyrogen)। महत्वपूर्ण लक्षण (Symptoms) हैं – कटि (या कमर) में तीव्र दर्द (Acute pain in loin) जो वंक्षण (Groin=उरुमूल) तक प्रसारित होता है तथा पर्शुका-कशेरुकी कोण पर कोमलता (Costo-vertebral angle tenderness), कंपकंपी (Chills) के साथ ज्वर (Fever) (कष्टप्रद=Spiky 40°C=104°F) तथा निम्नज्वर (Hypothermia) (34°C=93.2°F) के बाद अकड़न (Rigor), क्षुधा-नाश (Anorexia=खाने की अरुचि), मिचली (Nausea), वमन (Vomiting) तथा पेश्यार्ति (Myalgia=पेशी में दर्द)। अंतःजीवविष (Endotoxin) प्रेरित कूपिका क्षति (Alveolar injury) के कारण श्वसन-संकट और फुफ्फुस शोथ (Respiratory distress and pulmonary edema) (ARDS=Acute respiratory distress syndrome) होता है।

जाँच-पड़ताल: दिनचर्या (Routine) जाँच के अतिरिक्त रक्तोद (Serum) में क्रिएटिनिन की मात्रा (Creatinine level), विद्युत् अपघट्य (Electrolytes) तथा मूत्र और रक्त के जीवाणु-वर्धन (Culture) का अध्ययन भी करना चाहिए।

विभेदी निदान (Differential diagnosis): इसमें शामिल होते हैं– (1) तीव्र उण्डुक पुच्छशोथ (Acute appendicitis=ऐपेन्डिसाइटिस), (2) अवखण्डन अपरा (Abruptio placentae), (3) रेशार्बुद का लाल अपक्षय (Red degenerationof fibroid), (4) तीव्र पित्ताशय शोथ (Acute cholecystitis) (5) प्रसव (Labor), (6) जरायु-उल्वशोथ (Chorioamnionitis)।

गर्भावस्था पर प्रभाव (Effect on pregnancy): गर्भपात (Aboriton), कालपूर्व प्रसव (Preterm labor), अतिज्वर (Hyperpyrexia) के कारण गर्भाशय में भ्रूण की मृत्यु (Fetal death), अल्प भार के शिशु का जन्म हो सकता है।

प्रबंध (Management): प्रबंध की रूपरेखा (Outlines) निम्नलिखित है –

(1) पर्याप्त जलयोजन (Hydration=उद्कन) के लिए अंतःशिरीय द्रव (Intravenous fluid) (Crystalloid=क्रिस्टलाभ)

(2) मूत्रोत्सर्ग (Urine output), तापक्रम तथा रक्तचाप का निरीक्षण (Monitoring)

(3) अंतःशिरीय प्रतिरक्षी (IV antibody): सिफैलोस्पोरिन (Cephalosporins), ऐमीनोग्लाइकोसाइड (Aminoglycosides) (Gentamicin=जेन्टामाइसिन) सेफाजोलीन (Cephazoline) या सेट्रिऐक्सोन (Cetriaxone) जब तक कि जीवाणु-वर्धन की जाँच का विवरण (Culture report) नहीं मिलता है और उसके बाद परिवर्तित करके मुखीय (Oral) औषधि दूसरे 7–10 दिन तक दी जाती है।

(4) रोगाणु-रोधी चिकित्सा (Antimicrobial=प्रतिरोगाणुक therapy) के 2 सप्ताह के बाद पुनरावृत्त (Repeat) मूत्र जीवाणु-वर्धन (Urine culture)

(5) इस चिकित्सा के साथ अनुक्रिया (Response) नहीं करनेवाले रोगियों का मूत्रीय मार्ग अवरोध (Urinary tract obstruction) के लिए मूल्यांकन (Ultrasonography=अतिस्वन चित्रण, Radiography=एक्सकिरण चित्रण द्वारा) करने की आवश्यकता होती है।

(6) गर्भावस्था की समाप्ति (End) तक पुनरावृत्ति (Recurrence) (30–40%) को रोकने के लिए सोने के समय पर दैनिक 100 mg नाइट्रोफुरैन्टोइन (Nitrofurantoin) की प्रतिरोणुक दमन चिकित्सा (Antimicrobial suppression therapy) को निरंतर रखना प्रभावी होती है।

अलाक्षणिक जीवाणु-मूत्रता (Asymptomatic Bacteriuria)

मूत्रीय संक्रमण के लक्षणों के बिना दो अवसर पर मूत्र प्रवाह के बीच लिये गये नमूने (Speciment) में जब समान जाति (Species) के जीवाणु (Bacteria) की संख्या 105/ml (एक मिलीलीटर में एक लाख) से अधिक होती है तब उसके लिए शब्दावली (Term) "अलाक्षणिक" (या लक्षणहीन) जीवाणु रक्तता का उपयोग होता है। यह मूत्रीय क्षेत्र (Urinary tract) के अंदर क्रियाशील रूप से जीवाणु का गुणन (Multiplying) को सूचित करती है। 104/ml से कम संख्या में मूत्रमार्ग (Urethra) या बाहरी जननांगों (External genitalia) से मूत्र का दूषण (Contamination) सूचित होता है। 90% रोगियों (Cases) में आक्रामक सूक्ष्मजीव एशेरिकिया कोली (*E.coli*) होता है। गर्भावस्था के दौरान इसका प्रभाव 2–10% तक होता है।

इसका अधिक प्रभाव (या विस्तार=Incidence) को ध्यान में रखने पर जाँच-प्रविधि (Screening technic) का विशेष महत्व होता है। इसके लिए नति स्लाइड (Dip slide) प्रविधि का उपयोग होता है जिससे जीवाणु-वर्धन घोल से लेपित (Coated with culture medium) एक सलाइड को मूत्र के प्रवाह से होकर ले जाया जाता है तब रात भर 37°C तापक्रम पर उष्मायण (Incubate) किया जाता है। यदि पर्याप्त जीवाणु-मूत्रता पायी जाती है तब पुनः मूत्र का मध्य प्रवाह (Midstream) का नमूना भेजा जाता है।

इन महिलाओं की 25% संख्या में तृतीय त्रिमास (3rd trimester) में तीव्र (Acute) वृक और गोणिका शोथ (Pyelonephritis) के विकास की संभावना होती है यदि इसे अनुपचारित (Untreated) छोड़ दिया जाता है। उच्च रक्तचाप (Hypertension) तथा रक्तक्षीणता (Anemia) का प्रभाव अधिक होता है। अधोस्थित (Underlying) दीर्घकालिक वृक्कीय क्षति (Chronic renal lesions) के साथ संबंधित कालपूर्व प्रसव (Premature labor) तथा विकास मंदित (Growth retarded) शिशु का वर्धित संबंध होता है।

यदि अलाक्षणिक जीवाणु-मूत्रता की पुनरावृत्ति होती है तो इसका संबंध मूत्रीय मार्ग अपसामान्यता (Urinary tract abnormality) के अधिक प्रभाव (20%) के साथ होता है। बाद के जीवन में दीर्घकालिक वृक्कीय क्षति के विकास होने का अधिक खतरा इसमें होता है। जब संक्रमण पुनरावृत्त (Recurrent) होता है तब प्रसवोत्तर (Postpartum) जाँच-पड़ताल का संकेत मिलता है।

उपचार (Treatment): इनमें से कोई एक औषधि दी जा सकती है –

500 mg ऐम्पिसिलिन (Ampicillin) दैनिक चार (q.i.d.),

100 mg नाइट्रोफुरैन्टोइन (Nitrofurantoin) दैनिक चार बार (q.i.d.),

500 mg सेफैलेक्सिन (Cephalexin) दैनिक तीन बार (t.i.d.) या 375 mg ऐमॉक्सिलिन– क्लैवुलेनिक अम्ल (Amoxicillin-clavulanic acid) दैनिक तीन बार (t.i.d.). 7–10 दिन की अवधि तक औषधि लेने से 70–100% रोगी रोग से मुक्त हो जाती है। 0.2 gm नाइट्रोफुरैन्टोइन की एक खुराक या 3 gm ऐमॉक्सिलिन की खुराक भी प्रभावी पायी गयी है। जब संक्रमण पुनरावृत्त होता है तब गर्भावस्था की पूर्ण अवधि तक रात में 50 mg नाइट्रोफुरैन्टोइन तथा 250 mg ऐमॉक्सिलिन के साथ रोगरोधन (Prophylaxis) निरंतर रखना चाहिए।

दैहिक त्वचा रक्तिमा (SLE) (Systemic Lupus Erythematosus)

SLE स्वप्रतिरक्षी (Auto-antibodies) के साथ एक स्वप्रतिरक्षित रोग (Auto-immune disease) है जिसके कारण विशिष्ट बहुतंत्रीय प्रभावन (Multisystem affection) होता है। गर्भावस्था के दौरान 10–30% रोगियों में इसका सर्वप्रथम निदान (Diagnose) होता है।

SLE पर गर्भावस्था का प्रभाव (Effects of pregnancy on SLE): दीर्घकालिक पूर्वानुमान (Long-term prognosis) अप्रभावित बना रहता है। प्रसार की संभावना बनी रहती है, विशेषकर प्रथम अर्धकाल की गर्भावस्था में तथा प्रसवोत्तर काल (Puerperium) में अधिकतम होती है। मातृक मृत्यु की बहुसंख्या (Majority) प्रसवोत्तर काल में होती है जिसका कारण फुफ्फुसीय रक्तश्राव (Pulmonary hemorrhage) तथा ल्यूपस फुफ्फुस शोथ (Lupus pneumonitis) है।

गर्भावस्था पर SLE का प्रभाव (Effects of SLE on pregnancy): रक्तक्षीणता (Anemia), अल्पश्वेताणु रक्तता (Leukopenia) तथा वृक्कीय विफलता (Renal failure) का खतरा बढ़ता है। प्रथम त्रिमास (Ist trimester) में गर्भपात, ल्यूपस वृकशोथ (Lupus nephritis), पुनरावृत्त गहरीशिरा घनास्त्रता (Recurrent deep vein thrombosis), गर्भावस्था प्रेरित उच्च रक्तचाप (PIH=Pregnancy induced hypertension) अकालपक्वता (Prematurity), अंतःगर्भाशयी विकासमंदन (IUGR=Intrauterine growth retardation), मृतजनन (Stillbirth) का वर्धित खतरा होता है। भ्रूण (Fetus) में मातृक ल्यूपस प्रतिरक्षी (Lupus antibodies) (Anti-SSa या Anti-SSb) के पारगमन के कारण नवजात शिशु (Neonate) में ल्यूपस संलक्षण (Syndrome) होता है जो रक्तक्षयी (Hemolytic) रक्तक्षीणता, अल्पश्वेताणु रक्तता का कारण बनता है। रोगियों की लगभग एक तिहाई संख्या में पृथक जन्मजात हृदय-अवरोध (Congenital heart block) उपस्थित होता है। जन्मजात हृदय-अवरोध की एक आभासी स्वस्थ महिला जो शिशु को जन्म दे रही है, उसका अवलोकन SLE के विकास के लिए किया जाना चाहिए।

जाँच-पड़ताल (Investigation): रोग की जाँच का मानक परीक्षण केन्द्रक-रोधी प्रतिरक्षी (Antinuclear antibodies) है। द्विलड़ित (Double-stranded) DNA में स्वप्रतिरक्षी (Auto-antibodies) की उपस्थिति निदान के लिए अतिविशिष्ट होती है। निदान (Diagnosis) के लिए अन्य प्रतिरक्षी हैं – ल्यूपस प्रतिस्कंदक (Lupus anticoagulant), प्रतिफॉस्फोलिपिड प्रतिरक्षी (Antiphospholipid antibodies), SSA-रोधी (Ro) तथा SSB-रोधी (La)।

प्रबंध (Management): गर्भधारण के पूर्व योजना (Preconception planning) का अति महत्व है क्योंकि निष्क्रियता (Quiescence=शांत) की अवधि में गर्भधारण होने से जीवित जनन (Livebirth) की संभावना अधिक होती है। इसका उपचार कॉर्टिकोस्टेरॉयड (Corticosteroids) है। पीड़ाहर औषध (Analgesic) के रूप में पैरासिटामौल (Paracetamol) उत्कृष्ट कर्मक होता है। अंतिम त्रिमास (Laster trimester) में स्टेरॉयड-रोधी तथा प्रदाह-रोधी कर्मक (Antisteroidal anti-inflammatory agent) से परहेज करना बेहतर होता है। लाभ (PIH और IUGR को कम करना) के साथ 80 mg ऐस्पिरिन (Aspirin) की लघु खुराक का नुस्खा (Prescription) लिखना चाहिए। 1–2 mg/kg/day प्रेडनिसोलोन (Prednisolone) से प्रारम्भ करना चाहिए तथा खुराक (Dose) को क्रमिक रूप से कम किया जाता है। SLE को नियंत्रित करने के लिए प्रतिरक्षा-दमनात्मक औषधि (Immunosuppressive drugs) (Azathioprine ऐजाथियोप्रिन) की आवश्यकता हो सकती है। प्रसव की विधि ।(Mode of delivery) का मार्गदर्शन प्रासूतिक व्यवहार (Obstetric behavior) द्वारा होता है। जन्मजात हृदय-अवरोध का प्रसव शल्यक्रिया (Cesarean section) द्वारा होता है। पेरिनैटल (Perinatal=सातवें माह से लेकर प्रसव की एक सप्ताह अवधि तक) काल में रोगी को कॉटिकोस्टेरॉयड देना चाहिए।

SLE को मुखीय गर्भ-निरोधक गोली (Oral contraceptive) प्रभावित कर सकती है तथा प्रतिरक्षा-संकटापन्न (Immunocompromised) रोगी में अंतःगर्भाशयी गर्भनिरोधक उपाय (IUCD) में संक्रमण की प्रवृत्ति होती है और इसलिए गर्भनिरोधक की अवरोध विधि (Barrier method) (Condom कंडोम) का सुझाव दिया जाता है। ल्यूपस (Lupus) को प्रोजेस्टिन (Progestin) उत्तेजित (Flare) नहीं करता है।

गर्भावस्था में अपस्मार या मिरगी (Epilepsy in Pregnancy)

अपस्मार पर गर्भावस्था का प्रभाव अनिश्चित होता है। बहुमत (50%) में ऐंठन या आक्षेप (Convulsions) की आवृत्ति अपरिवर्तित (Unchanged) तथा कुछ में वर्धित (Increased) होती है। इस्ट्रोजेन (Estrogen) सम्भवतः बंदी केन्द्र (Seizure foci) को उत्तेजित करता है। गर्भावस्था में आक्षेप-रोधी (Anti-convulsant) औषधि की वर्धित प्लाविका निकासी (Plasma clearance) होती है। माता पर प्रतिकूल (Adverse) प्रभाव तृतीय त्रिमास (3rd trimester) का रक्तश्राव है तथा वृहदाणुक (Megaloblastic) रक्तक्षीणता का संबंध आक्षेप-रोधी प्रेरित फोलेट अपर्याप्तता (Folate deficiency) के साथ हो सकता है।

गर्भावस्था पर अपस्मार का प्रभाव (Effects of epilepsy on pregnancy): भ्रूणीय कुरचना (Fetal malformation), अंतःगर्भाशयी विकासमंदन (IUGR), अल्पउल्वीद्रव (Oligohydramnios) तथा मृतप्रसव (Stillbirth) के प्रभाव में वृद्धि होती है। जन्म-दोष में दोगुनी वृद्धि होती है। यह रोग की तीव्रता और उसके जननिक अनुराग (Genetic predilection) के साथ संबंधित हो सकती है या प्रयुक्त आक्षेप-रोधी के खतरे के कारण। सभी औषधि अंतर्ग्रस्त (Implicated) होती हैं, फेनिटोइन (Phenytoin) के साथ अधिकतम तथा कार्बेमैजेपिन (Carbamazepine) के साथ न्यूनतम।

कुरचना में शामिल होते हैं – कटा ओंठ (Clef lip) और/या तालु में दरार (Cleft palate), मानसिक मंदन (Mental retardation), हृदयी अपसामान्यता (Cardiac abnormalities), हाथ या पैर में दोष (Limb defect) तथा अंतिम अंगुली का अल्पविकास (Hypoplasia of terminal phalanges)। सोडियम वैलप्रोएट (Sodium valproate) का संबंध तंत्रिका नली दोष (Neural tube defects) के साथ हो सकता है। नवप्रसव (Neonatal) रक्तश्राव की संभावना होती है जिसका संबंध आक्षेप-रोधी द्वारा प्रेरित विटामिन K आश्रित स्कंद रोग (Coagulopathy) के साथ होता है। अपस्मारी (Epileptic) माता की संतान में अपस्मार (या मिरगी) का विकास होने की संभावना चौगुनी (Fourfold) होती है।

गर्भधारण के पूर्व परामर्श में शामिल होते हैं – (1) बहुचिकित्सा (Polytherapy) को बदलकर एक चिकित्सा (Monotherapy) (यदि सम्भव हो) आरम्भ करना, (2) दैनिक 1 mg फोलिक अम्ल (Folic acid) देना (3) प्रसवपूर्व निदान (Prenatal diagnosis) के महत्व की चर्चा करना।

प्रबंध (Management): चयनित औषधि की खुराक (Dose) यथा-संभव अल्प होनी चाहिए तथा रक्तोद की मात्रा (Serum level) की नियमित रूप से निगरानी रखनी है। सामान्यतः प्रयुक्त (Used) औषधि (Used drugs) है – 60–180 mg फिनोबार्बिटोन दैनिक को दो या खुराकों में विभाजित करना, कार्बेमैजेपिन (Carbamazepine) 0.8–1.2 gm दैनिक को विभाजित खुराकों में। मूर्छा (Fits) को 10–20 mg अंतःशिरीय डायजिपैम (Intravenous diazepam) द्वारा नियंत्रित करना चाहिए। गर्भावस्था की संपूर्ण अवधि में फोलिक अम्ल 10–20 mg दैनिक निरंतर देना है। 16 सप्ताह पर रक्तोद (Serum) AFP के साथ प्रसवपूर्व

निदान तथा वास्तविक समय का अतिस्वन चित्रण (Ultrasonography) के साथ 18 सप्ताह पर विस्तृत भ्रूणीय संरचना (Fetal anatomy) की जाँच (Scan) करनी है। गर्भावस्था में अधिकतर आक्षेपरोधी की स्वतंत्र मात्रा में कमी होती है। यह न्यूनीकृत अवशोषण (Reduced absorption) और समान अवसर पर यकृती चयापचय (Hepatic metabolism) तथा वृक्कीय निकासी (Renal clearance) में वृद्धि के कारण होती है। अंतिम दो सप्ताह में विटामिन K 10 mg एक दिन मुखीय रूप से (Orally) देना है। तंत्रिका विज्ञानी (Neurologist) के साथ सलाह करके गर्भपात पर विचार करना चाहिए।

स्तनपान (Breastfeeding) कराने का परहेज (या निषेध) नहीं है। शिशु निद्रालु (Drowsy) हो सकता है। आक्षेप-रोधी खुराक का पुनः समायोजन (Readjustment) आवश्यक होता है। 4–6 सप्ताह प्रसवोत्तर (Postpartum) तक गर्भवती के पहले की स्थिति में खुराक को कम करना है। यकृती माइक्रोसोमीय किण्वक (Hepatic microsomal enzymes) के प्रेरण (Induction) के कारण स्टेरॉयड (Steroid) का गर्भनिरोधक से बचकर रहना बेहतर होता है।

गर्भावस्था में विषाणुक संक्रमण (Viral Infection in Pregnancy)

रूबेला या हल्का खसरा (Rubella): रूबेला (Germ an measles) (RNA virus) का संचार श्वसन के विन्दुक (Respiratory droplet) प्रभावन (Exposure) द्वारा होता है। सम्पूर्ण गर्भावधि में गराअगरा मार्ग (Transplacental route) द्वारा भ्रूणीय प्रभावित होता है। जब यह संक्रमण प्रथम, द्वितीय तथा तृतीय मास में होता है तब वृहत असंगति (Major anomalies) का खतरा लगभग 50%, 25% तथा 10% होता है। जन्मजात (Congenital) रूबेला सक्रमण के बाद बहुतत्रीय अपसामान्यता (Multisystem abnormalities) देखी जाती हैं। इसमें मुख्यतः कर्णावर्त (Cochlear (Sensorineural deafness = संवेदक-तंत्रिकीय बधिरता), ह्रदयी (Cardiac) [Septal defects=पटीय दोष, PDA=Patent ductus arteriosus=खुली धमनी नलिका], रक्तश्रावी [रक्तक्षीणता (Anemia), अल्पबिम्बाणु रक्तता (Thrombocytopenia)], यकृत और प्लीहा (Liver and spleen) [वर्धन (Enlargement), पीलिया (Jaundice)], नेत्रीय (Ophthalmic) [मोतियाबिन्द (Cataract), दृष्टिपटल रोग (Retinopathy), मलिन श्वेत मंडल (Cloudy corneal)], अस्थि (Bone) [अस्थिरोग (Osteopathy)] तथा गुणसूत्रीय अपसामान्यता (Chromosal abnormalities) को शामिल किया जाता है। विषाणु (Virus) मुख्यतः भ्रूण (Fetus) को प्रभावित करता है तथा अति विरूपोत्पादी (Teratogenic) होता है यदि प्रथम त्रिमास (Trimester) के अंदर संकुचित होता है। गर्भपात (Abortion), मृतजनन (Stillbirth) तथा जन्मजात रूप से कुनिर्मित (Malformed) शिशु की अधिक संभावना होती है। जन्मजात रूबेला के साथ जन्मे शिशु अपने अंदर विषाणु को अनेक महीनों तक रखता है तथा अन्य के लिए संक्रमण का श्रोत (Source of infection) होता है। यह जानने के लिए क्या रोगी प्रतिरक्षित (Immune) है या नहीं, रूबेला विशिष्ट प्रतिरक्षी (Antibody) (IgM) के लिए प्रभावन (Exposure) के 10 दिन के अंदर परीक्षण किया जाना चाहिए। प्राकृतिक संक्रमण या टीकाकरण (Vaccination) के बाद जीवनभर रूबेला विशिष्ट IgG प्रतिरक्षी उपस्थित रहता है। यदि रोगी प्रतिरक्षित नहीं है तब चिकित्सीय (Therapeutic) गर्भपात के लिए गम्भीरता से विचार करना चाहिए।

जीवित (Live) तनु (Attenuated) रूबेला विषाणु टीका (Rubella virus vaccine) देकर (Preferably=अधिमानतः 11–13 वर्ष के दौरान) अप्रतिरक्षित (Non-immune) व्यक्ति में सक्रिय प्रतिरक्षा (Immunity) दी जा सकती है। यह सुझाव गर्भवती स्त्रियों के लिए नहीं होता है। जब शिशु-जनन (Child bearing) आयु में टीका दिया जाता है तब इसे देने के बाद तीन महीने तक गर्भधारण को गर्भनिरोधक उपाय द्वारा रोकना चाहिए। तथापि (However), यदि इस अवधि में गर्भधारण (Conception) होता है तब गर्भपात कराने का कोई प्रबल कारण नहीं है।

खसरा या मीजल्स (Measles): विषाणु विरूपोत्पादी (Teratogenic) नहीं होता है। तथापि, इसकी तीव्रता से गर्भपात, मृतजनन या कालपूर्व (Premature) प्रसव हो सकता है। खसरे के सम्पर्क में अप्रतिरक्षित (Non-immunized) महिलाओं को आने पर प्रभावन (Exposure) का तीन दिन के अंदर प्रतिरक्षित रक्तोद ग्लोबुलिन (Serum globulin) 5 ml की अंतःपेशीय सुई (Intramuscular injection) दी जाती है। गर्भावस्था में क्रियाशील टीका नहीं दिया जाता है।

प्रतिश्याय या इन्फ्लूएन्जा (Influenza): गर्भावस्था की प्रक्रिया अप्रभावित बनी रहती है परन्तु संक्रमण प्रचण्ड (Virulent या उग्र) होता है तथा गर्भपात या कालपूर्व प्रसव का कारण बन सकता है। इसके विरूपोत्पादी का प्रमाण नहीं मिलता है यहाँ तक कि प्रथम त्रिमास में संकुचित होने पर भी। तथापि, एशिया के प्रतिश्याय के प्रकोप (Outbreak) में जन्मजात कुरचना (जैसे – अमस्तिष्कता=Anencephaly) का वर्धित प्रभाव देखा गया है जब संक्रमण प्रथम त्रिमास (First trimester) में हुआ है। प्रथम त्रिमास के बाद गर्भावस्था में इन्फ्लूएन्जा का टीका सुरक्षित होता है।

छोटी माता या छोटी मसूरिका (Small pox or Varicella): वैरिसेला जोस्टर विषाणु (Varicella zoster virus) अपरा को पार नहीं करता है तथा जन्मजात या नवप्रसव छोटी माता का कारण बन सकता है। वैरिसेला फुफ्फुसदाह (Pneumonia) के कारण मातृक मर्त्यता (Maternal mortality) अधिक होती है। प्रभावित अप्रतिरक्षित (Exposed non-immune) रोगियों को वैरिसेला जोस्टर प्रतिरक्षित ग्लोबुलिन (VZIG=Varicella zoster immune globulin) दिया जाना चाहिए क्योंकि यह रूग्नता (Morbidity) को कम करता है। प्रसव के 5 दिन के अंदर नवजात शिशु (Newborn) को भी VZIG दिया जाना चाहिए। भ्रूणीय जन्मजात कुरचनायें जो संबंधित पायी गयी हैं, वे हैं – हाथ या पैर की अल्पवृद्धि (Hypoplasia of limb), हाथ या पैर की विकलांगता (Limb deformity), रंजिटपटल-दृष्टिपटल का धब्बापन, मोतियाबिंद (Cataracts), लघुशिरस्कता (Microcephaly) तथा त्वचीय क्षणचिन्हन (Cutaneous scarring)। गर्भावस्था में वैरिसेला क टीके का सुझाव नहीं दिया जाता है।

साइटोमेगैलोवाइरस (CMV) का संक्रमण (Cytomegalovirus infection): यह एक DNA (Deoxyribonucleic acid) विषाणु (वाइरस) है जिसका संचार लैंगिक (Sexual), श्वसन-विन्दुक (Respiratory droplet) या अपरा से होकर (Transplacental) हो सकता है। विषाणु का उत्सर्जन मूत्र, गर्भाशय-ग्रीवा (Cervix) या स्तन के दूध (Breast mil) से भी होता है।

30–40% रोगियों (Cases) में अपरा मार्ग (Transplacental route) द्वारा भ्रूण प्रभावित होता है।रूबेला के विपरीत CMV सम्पूर्ण गर्भावधि (Gestation) में भ्रूणीय अंगों को क्षतिग्रस्त (Damaged) कर सकता है। सभी संक्रमित भ्रूणों में केवल 10% क्षति से पीड़ित होते हैं। संक्रमण के परिणाम होते हैं – गर्भपात, मृतजनन, अंतःगर्भाशयी विकास मंदन (IUGR), लघुशिरस्कता (Microcephaly) अंतःकपालीय कैल्सीकरण (Intracranial calcification), यकृत-प्लीहा की अतिवृद्धि (Hepato-splenomegaly), अल्पबिम्बाणु रक्तता (Thrombocytopenia), रंजितपटल-दृष्टिपटल शोथ (Choroidoretinitis), मानसिक मंदन (Mental retardation) तथा बधिरता (Deafness)। जन्मजात रूप से प्रभावित शिशु 5 से 7 वर्ष तक मूत्र, नासिका-ग्रसनी (Nasopharyx) द्वारा विषाणु का उत्सर्जन (Excretion) कर सकता है मूत्र तथा नासिका ग्रसनी श्राव (Secretion) के विषाणु-वर्धन (Viral culture) द्वारा संक्रमण की पुष्टि होती है। CMV विशिष्ट IgM की उपस्थिति 80% संक्रमित शिशुओं में होती है। रज्जु-वेधन (Cordocentesis) द्वारा प्रसवपूर्व निदान (Prenatal diagnosis) सम्भव होता है। सभी गर्भवती महिलाओं के लिए दिनचर्या छानबीन (Routine screening) महँगी नहीं होती है। आज तक CMV के लिए कोई टीका (Vaccine) सुलभ नहीं है।

पार्वो वाइरस (Parvo viruses): पार्वो विषाणु B_{19} का संबंध गर्भावस्था में मानव-संक्रमण के साथ होता है। अपरा (Placenta) से होकर भ्रूण प्रभावित होता है। यह मुख्यतः लोहिताणु पूर्ववर्ती (Erythroid precursor cells) को प्रभावित करता है जिसके कारण रक्तक्षीणता, अविकसनीय संकट (Aplastic crises), जन्मजात हृदयीअसमर्थता (Congenital heart failure) तथा जलोदर (Hydrops) होता है। यदि संक्रमण गर्भावस्था में प्रारम्भ में होता है तब भ्रूणीय क्षति (Fetal loss) अधिक होती है। विषाणु विशिष्ट IgM की पहचान द्वारा निदान (Diagnosis) किया जाता है। इसका कोई विशिष्ट प्रबंध (उपचार) नहीं है। भ्रूणीय जलोदर के लिए क्रमिक जाँच (Serial screening) की जाती है।

कर्णमूलशोथ या कनफेड़ा या गलसुआ (Mumps): मातृक (Maternal) कनफेड़ा में गर्भावस्था की प्रक्रिया पर कोई दुष्प्रभाव (Ill-effects) नहीं होता है। विषाणु विरूपोत्पादी (Teratogenic) नहीं होता है। खसरा-कनफेड़ा-रूबेला (MMR=Measles-Mumps-Rubella) टीके का बाल्यावस्था टीकाकरण कार्यक्रम का होने के कारण इसका प्रभाव कम हुआ है। MMR टीका (Live attenuate viruses=जीवित तनु विषाणु) का गर्भावस्था में निषेध होता है।

हर्पीज सिम्प्लेक्स वाइरस (HSV=Herpes simplex virus): HSV-2 के कारण जननांगी क्षेत्र में संक्रमण (Genital tract infection) होता है। संक्रमण प्रारम्भिक (Primary), अप्रारम्भिक (Non-primary) प्रथम घटना तथा पुनरावृत्त (Recurrent) हो सकता है। इसका संचार यौन सम्बंध (Sexual contact) द्वारा होता है। प्रारंभिक संक्रमण गर्भावस्था के दौरान हो सकता है या पुनःसक्रियन (Reactivation) या पुनरावृत्त संक्रमण होता है जिसके फलस्वरूप लाक्षणिक क्षति (Symptomatic lesions) के साथ या के बिना विषाणु का प्रसार (Shedding) होता है।

गर्भावस्था पर प्रभाव (Effects on pregnancy): गर्भपात का वर्धित खतरा अनिश्चित है। यदि अंतिम त्रिमास (Last trimester) में प्रारम्भिक संक्रमण पाया जाता है तब कालपूर्व प्रसव (Premature labor) या अंतःगर्भाशयी विकास मंदन (IUGR) की संभावना होती है। अपरा से होकर संक्रमण प्रायः नहीं होता है। योनिक प्रसव (Vaginal delivery) के दौरान गर्भाशय-ग्रीवा (Cervix) या निचला जननांगी क्षेत्र से विषाणु-प्रसार द्वारा भ्रूण (Fetus) प्रभावित हो जाता है। झिल्ली का विदार (Rupture of the membranes) के बाद दूषित उल्वीद्रव (Contaminated liquor) से गर्भाशय में शिशु प्रभावित हो सकता है। पुनरावृत्त संक्रमण की अपेक्षा विषाणु के अधिक प्रसार के कारण पूर्णगर्भावधि (Term) पर प्रारंभिक जननांगी (Genital) HSV में भ्रूणीय संक्रमण का खतरा अधिक होता है सक्रिय प्रारम्भिक जननांगी HSV संक्रमण में शल्यक्रिया द्वारा प्रसव (Cesarean section) का सुझाव होता है जहाँ झिल्ली अक्षत (Intact) होती है या हाल में (Recently) फटी है। जब विषाणु वर्धन (Virus culture) सकारात्मक (Positive) होता है तब पाँच दिन के लिए दैनिक पाँच बार 200 mg ऐसिक्लोविर (Aciclovir) पसंद की औषधि होती है।

नवप्रसव संक्रमण (Neonatal infection) विसरित (या विखरा हुआ) (Fatal=घातक) या स्थानीकृत (Localized) हो सकता है या यह अलाक्षणिक (लक्षणहीन) हो सकता है। पॉलिमरेस श्रृंखला प्रतिक्रिया (PCR=Polymerase chain reaction) द्वारा विषाणुक (Viral) DNA की पहचान द्वारा निदान (Diagnosis) किया जाता है। प्रारंभिक संक्रमण के बाद नवप्रसव संक्रमण अत्यधिक होता है। यह रंजित पटल-दृष्टिपटल शोथ (Chorioretinitis), लघुशिरस्कता (Microcephaly), मानसिक मंदन (Mental retardation), आक्रमण (Seizure) तथा मृत्यु (Death) द्वारा प्रदर्शित होता है। पुनरावृत्त संक्रमण के साथ महिलाओं के लिए, विशेषकर पूर्णगर्भावधि के निकट, रोगरोधी ऐसिक्लोविर (Prophylactic acyclovir) 400 mg दैनिक दो बार उपयुक्त होता है। स्तनपान कराना (Breastfeeding) की अनुमति दी जाती है बशर्ते कि माता अपनी क्षति या घाव (Lesions) से अपना हाथ और शिशु के बीच सम्पर्क से परहेज करती है।

मानव प्रतिरक्षा-अपर्याप्तता विषाणु संक्रमण (HIV) तथा अर्जित प्रतिरक्षा-अपर्याप्तता संलक्षण (AIDS) (Human Immunodeficiency Virus Infection and Acquired Immuno-deficiency Syndrome)

मानव प्रतिरक्षा-अपर्याप्तता विषाणु (HIV=Human immunodeficiency virus) एक असाध्य (Incurable) संक्रमण का कारण जो अन्ततः एक अंतिम (Terminal) रोग की ओर अग्रसर होता है जिसे एड्स (AIDS=Acquired immuno-deficiency syndrome=अर्जित प्रतिरक्षा-अपर्याप्तता संलक्षण) कहा जाता है। संक्रमित (Infected) रोगियों में विश्वव्यापी 25–30% महिलाएँ और उनमें से 90% महिलाएँ 20–49 वर्ष की आयु के होते हैं।

प्रभाव या विस्तार (Incidence): HIV और AIDS के विस्तार का मूल्यांकन करना कठिन है परन्तु यह एक तथ्य है कि रोग की अप्रत्याशित खतरनात्मक वृद्धि सम्पूर्ण विश्व में हो रही है। यहाँ तक कि विकसित अमेरिका (USA) की निम्न-खतरा (Low-risk) जनसंख्या में भी इसकी उपस्थिति 1000 में 1 है। अमेरिका की गर्भवती महिलाओं में रक्तोद सकारात्मकता (Seropositivity) प्रति 1000 में 1–2 पायी गयी है। अधिकतर एशियाई (Asian) देशों में संक्रमण दर (Infection rate) 0.5% से कम है।

विषाणु (Virus): HIV विषाणु (HIV-1 तथा HIV-2) RNA (Ribonucleic acid) रेट्रोवाइरस (Retrovirus) होता है जिसमें किन्वक प्रतिवर्ती ट्रैन्सक्रिप्टेस (Enzyme reverse transcriptase) होता है जो जिनोमीय (Genomic) RNA को द्विलड़ित (Double stranded) DNA में परिवर्तित होने की अनुमति देता है। T लसीकाणु (Lymphocytes) के साथ विषाणु संलग्न होते हैं जिसे CD_4^+ कोशिका (Cells) कहते हैं जिसका कार्य प्रतिरक्षित तंत्र (Immune system) में विषाणु से, जीवाणु से तथा निश्चित विषालुता (Malignancies) से संघर्ष करना है। जब एक बार विषाणु का मेजबान (Host) का जिनोम (Genome) में प्रवेश हो जाता है तब यह (विषाणु) अपनी अनेक प्रतिलिपि (Copies) का उत्पादन करता है जिसके कारण मेजबान (व्यक्ति) की कोशिका-क्षति होती है। CD_4^+ कोशिका की क्रमिक क्षीणता (Depletion) होती है। HIV के लिए प्रतिरक्षी (Antibodies) उत्पन्न करने में भी B लसीकाणु विफल होता है। ये घटनाएँ क्रमिक रूप से मेजबान के प्रतिरक्षित तंत्र (Immune system) की क्षति की ओर बढ़ती हैं तथा AIDS का निर्माण होता है। प्रारम्भिक संक्रमण (Primary infection) → 3–6 सप्ताह → तीव्र संलक्षण (Acute syndrome) (1 सप्ताह–3 महीने) → HIV की प्रतिरक्षित अनुक्रिया (Immune response) (1–2 सप्ताह) → लाक्षणिक प्रसुप्ति (Clinical latency) → लगभग 10 वर्ष → एड्स (AIDS)।

HIV के संचार के मुख्य प्रकार हैं – (1) यौन संबंध (Sexual contact) (Homosexual or heterosexual=समलिंगीय या विषमलिंगीय) (2) पराअपरा (Transplacental=अपरा से होकर), (3) संक्रमित रक्त या ऊतक द्रव (Infected blood or tissue fluids) का प्रभावन (Exposure) तथा (4) स्तन्य दुग्ध (Breast milk) से होकर या के द्वारा ।

HIV का पेरिनैटल संचारण (Perinatal transmission): नवजात शिशु (Neonates) में उदग्र (Vertical) संचारण लगभग 14–25% होता है। हिव (HIV)-2 (1–4% की अपेक्षा हिव (HIV)-1 (14–35%) अधिक प्रायिक (Frequency) होता है। प्रारंभिक गर्भावस्था (8–14 सप्ताह) में भी अपरा से होकर (Transplacental) संचारण हो सकता है यद्यपि बहुमत (40–80%) में हिव का संचारण प्रसव के दौरान होता है। कालपूर्व जनन (Preterm birth) तथा झिल्ली का विलम्बित विदार (Prolonged member rupture) के रोगियों में उदग्र संचारण अधिक होता है। उदग्र संचारण का खतरा मातृक विषाणुक भार (Maternal viral load) [measured by HIV RNA] के साथ सीधे (Directly) संबंधित होता है तथा मातृक प्रतिरक्षित स्थिति (Immune status) (CD_4^+ संख्या) के साथ विलोमतः (Inversely) संबंधित होता है। मातृक पश्चविषाणु-रोधी (Anti retroviral) चिकित्सा से उदग्र संचारण के खतरा में 70% तक कमी होती है। स्तनपान (Breast feeding) से हिव-1 संचारण 14% तक बढ़ सकता है।

स्त्री से पुरूष में संचारण की तुलना में पुरूष से स्त्री में संचारण लगभग दोगुना अधिक होता है। योनिक संबंध (Vaginal intercourse) की तुलना में गुदा संभोग (Rectal intercourse) अधिक खतरनाक होता है। आंत्रेतर (Parenteral) संचारण एक सर्वाधिक प्रभावशाली मार्ग (Potent route) है।

प्रतिरक्षा रोगजनन (Immunopathogenesis): अति कोशिका मध्यस्त प्रतिरक्षा-अपर्याप्तता (Profound cell mediated immunodeficiency) एक मूलभूत रोगात्मक स्थिति (Pathology) या विकृति होती है क्योंकि HIV का अग्र गमन T-कोशिका के मंद परन्तु वर्धमान (Progressive) नाशन की ओर होता है। उद्‌भवन काल (Incubation period) लगभग 1 से लेकर 3 सप्ताह का होता है। पराकाष्ठा विषाणुक भार (Peak viral load) के बाद क्रमिक पतन होता है जब तक कि विषाणु मात्रा की स्थायी स्थिति नहीं हो जाती हैं इसे एक निर्धारित विन्दु (Set-point) कहा जाता है जो प्रतिकृति बनाने (Replicate) की विषाणु क्षमता तथा विषाणु का निष्प्रभावन (Neutralization) तथा निष्कासन (Removal) द्वारा स्वयं को सुरक्षित करने की मेजबान (व्यक्ति) क्षमता (Host's ability) के बीच संतुलन की एक स्थिति है। जब निर्धारित विन्दु से विषाणुक भार अधिक होता है → मेजबान की CD_4^+ कोशिका (Cells) का अधिक नाशन (Destruction) → वर्धमान प्रतिरक्षा-दमन (Increasing immunosuppression) → समयानुवर्ती संक्रमण और कर्कट रोग (Opportunistic infections and cancers)।

प्रभाव (Effects): HIV सकारात्मक महिलाओं में रोग वर्धमान पर गर्भावस्था स्वतः कोई प्रभाव नहीं डालती है। HIV रक्तोद-सकारात्मक (Seropositive) महिलाओं में गर्भपात (Abortion), कालपूर्व प्रसवता (Prematurity), अंतःगर्भाशयी विकासमंदन (IUGR) तथा पेरिनैटल मृत्यु (Perinatal mortality) का वर्धित प्रभाव अभी तक अनिश्चित (Inconclusive) बना हुआ है। गर्भावस्था द्वारा मातृक रूग्नता तथा मर्त्यता (Maternal morbidity and mortality) की वृद्धि नहीं होती है।

लाक्षणिक प्रदर्शन (Clinical manifestation): संक्रमित रोगी के प्रारंभिक प्रदर्शन में ज्वर (Fever), बेचैनी (Malaise), सिरदर्द (Headache), गलशोथ (Sore throat), लसीका-ग्रँथि रोग (Lymphadenopathy) तथा चकत्तेदार फुंरी (Masculopapular rash) होते हैं। अलाक्षणिक (Asymptomatic) काल के बाद प्रारंभिक रोग हो सकता है। रोग की प्रगति से कैन्डिडा (Candida=एक फन्गास), यक्ष्मा (Tuberculosis) न्यूमोसिस्टिस (Pneumocystis) तथा अन्य के साथ बहुल अवसरदारी संक्रमण हो सकते हैं। रोगी में अर्बुद (Neoplasms) जैसे–गर्भाशय-ग्रीवा का कर्कटार्बुद (Cervical carcinoma), लसीकार्बुद (Lymphomas) (Hodgkin's and non-Hodgkin's) तथा कैपोसी मांसार्बुद (Kaposi's sarcoma) का प्रदर्शन हो सकता है। इसके साथ शरीर-गठन के लक्षण जैसे–भार में कमी (Weight loss), लसीका ग्रँथि रोग (Lymphadenopathy) या दीर्घकालिक अतिसार (Protracted diarrhea) सम्बद्ध हो सकते हैं। CD_4^+ की संख्या यदि 200 कोशिका/mm^3 से कम है तो यह एड्स का नैदानिक (Diagnostic of AIDS) है। संक्रमण से एड्स तक का मध्य समय (Median time) लगभग 10 वर्ष होता है।

निदान (Diagnosis): किण्वक प्रतिरक्षा-परीक्षण (EIA=Enzyme immunoassay) का उपयोग हिव प्रतिरक्षी (HIV antibodies) की जाँच के लिए होता है। यह अतिसंवेदनशील (99.5%) परन्तु कम विशिष्ट होता है। EIA का किट्स (Kits=उपकरण) व्यापारिक रूप से उपलब्ध है। प्रारंभिक निदान के लिए विषाणुक (Viral) DNA के प्रवर्धन (Amplification) की पॅलिमरेस श्रृंखला प्रतिक्रिया (PCR) प्रविधि (Technique) का भी उपयोग होता है। तत्पश्चात् इसकी पुष्टि (confirmation) वेस्टर्न धब्बा परीक्षण (Western blot test) या प्रतिरक्षा-प्रतिदीप्ति (IFA=Immunofluorescence) द्वारा की

जाती है। वेस्टर्न धब्बा की मिथ्या (False) सकारात्मक दर (Positive rate) 10,000 में 1 से कम होती है।

प्रबंध (Management)

प्रसवपूर्व परिचर्या (Prenatal care):

(1) प्रसवपूर्व निदानशाला (Clinic) में सभी गर्भवती महिलाओं को HIV संक्रमण के लिए स्वैच्छिक रक्तोद परीक्षण (Serologic testing) का प्रस्ताव रखना चाहिए।

(2) रक्तोद-सकारात्मक (Seropositive) रोगियों में निम्नलिखित अतिरिक्त परीक्षण किया जाना चाहिए – (a) अन्य यौन-संचारित रोगों (Other STDs) के लिए परीक्षण जैसे–यकृतशोथ B विषाणु (HBV), सूजाक (Gonorrhea), आतशक (Syphilis=सिफिलिस), क्लैमाइडिया (Chlamydia) तथा हर्पीज (Herpes), (b) साइटोमेगैलोवाइरस (Cytomegalovirus) तथा प्लाविका-विषाक्तता (Toxoplasmosis), (c) यक्ष्मा (Tuberculosis) (d) पति को HIV के लिए रक्तोद जाँच का प्रस्ताव देना चाहिए।

(3) परामर्श (Counseling): भ्रूण (Fetus) तथा नवजात शिशु (Neonates) में HIV संचारण के खतरे के संबंध में विचार-विमर्श करना चाहिए तथा गर्भपात के लिए प्रस्ताव देना चाहिए। AIDS की महिलाओं को गर्भवती बनने से रोकना चाहिए।

(4) निम्नलिखित द्वारा रोग के विकास का मूल्यांकन किया जाता है – (a) CD_4^+ T-लसीकाणु (Lymphocyte) की संख्या तथा (b) 3–4 महीने के अंतर पर HIV RNA (विषाणुक भार=Viral load) का मूल्यांकन किया जाता है। अल्प विषाणुक भार (<3000 copies/ml) तथा अधिक CD_4^+ संख्या (>750 cells mm^3) के साथ एक रोगी में 3 वर्ष के अंदर AIDS के बढ़ने की संभावना लगभग शून्य (Zero) होती है। (5) प्रत्येक त्रिमास (Trimester) में रोगी में T-लसीकाणु की संख्या की गिनती करनी चाहिए। यदि संख्या 200 cells/mm^3 से कम नहीं होती है तब न्यूमोसिस्टिस केरिनाई (*Pneumocystis carinii*) तथा अन्य अवसरवादी संक्रमण के विरूद्ध रोगी को रोगरोधन (Prophylaxis) लेना चाहिए।

(6) HIV-1 सकारात्मक महिला के लिए रेट्रोवाइरस-रोधी (Anti-retrovirus) चिकित्सा अतिप्रभावी होती है। इससे विषाणुक (HIV RNA) भार कम होता है। प्रथम पंक्ति सुरक्षा (First line defence) के रूप में त्रिक रसायन चिकित्सा (Triple chemotherapy) बेहतर होती है जिसका आरम्भ 14 और 34 सप्ताह के बीच किसी दिन में करना है और उसके बाद पूर्णगर्भावधि, प्रसव और प्रसवोत्तर (Postprtum) काल तक निरंतर रखना है।

हिव-रोधी औषधि (Anti-HIV drugs) को निम्नलिखित समूह (Groups) में वर्गीकृत किया जाता है – (a) न्यूक्लियोसाइड (Nucleoside) समधर्मी (Analogs) जैसे–जिडोवुडिन (Zidovudine), जैलसिटाबिन (Zalcitabine), लेमिवुडिन (Lamivudine), स्टैवुडिन (Stavudine), (b) प्रोटिएस रोधी (Protease inhibitors) जैसे–इन्डिनाविर (Indinavir) सैक्विनेविर (Saquinavir), रिटोनेविर (Ritonavir) तथा (c) अन्यूक्लियोसाइड समधर्मी (Non-nucleoside analogs) जैसे–नेविरेपिन (Navirapine), डेलाविर्डिन (Delavirdine)। उपचार विधान (Treatment regimen) में प्रायः परिवर्तन किया जाता है। तथापि (However), अनुशंसित (Recommended) विधान (CDC-1998) में होते हैं – समूह (a) से दो+(जोड) समूह (b) या समूह (c) से एक। जिडोवुडिन 100 mg दैनिक 5 बार मुँह से (PO) देने पर पेरिनैटल (Perinatal) संचारण को 25% से 7% तक कम किया जा सकता है।

गर्भावधि परिचर्या (Intrapartum Care):

(1) जिडोवुडिन अतःशिरीय निवेशन (Intravenous infusion) प्रसव (Labor) (योनिक जनन=Vaginal delivery) का आरम्भ होने पर किया जाता है या शल्यक्रिया द्वारा प्रसव (Cesarean section) के 4 घंटे पहले / भारण खुराक (Loading dose) 2 mg/kg/hour अनुरक्षण खुराक (Maintenance dose) 1 mg/kg/hr जबतक रज्जु शिकंजा (Cord clamping) में कसा रहता है।

(2) चयनात्मक शल्यक्रिया द्वारा प्रसव से उदग्र संचारण का खतरा लगभग 80% तक कम होता है। रेट्रोवाइरल-रोधी (Anti-retroviral) चिकित्सा के संयोजन से यह खतरा केवल 2% हो जाता है। रज्जु (Cord) को यथासंभव शीघ्र शिकंजे में कसना चाहिए। शिशु को तत्काल स्नान कराना (Bath) चाहिए।

(3) अधिक विषाणुक भार (High viral load) (>10,000 प्रतिलिपि/ml), CD_4 की कम संख्या, झिल्ली का विदार (Rupture of membranes) >4 घंटे तथा स्तनपान कराना (Breastfeeding) से MTCT का खतरा दो गुना अधिक हो जाता है। प्रसव (या जनन) के समय प्लाविका (Plasma) विषाणुक भार की जाँच के लिए मातृक नमूना (Maternal sample) लेना चाहिए।

(4) शिशु की त्वचा (Skin) या श्लेष्मल झिल्ली (Mucous membrane) के कटने या खण्डित होने की क्रियाविधि (Procedures) से परहेज करना चाहिए।

(5) टोपी (Cap), मुखौटा या नकाब (Mask) तथा द्विदस्ताना (Double gloves) पहनना चाहिए। सुरक्षात्मक नेत्र-आवरण (रंगीन चश्मा= Goggles) का उपयोग करना चाहिए।

(6) उल्व-उच्छेदन (Amniotomy), शिरोवल्क विद्युदग्र का संलग्न (Attachment of scalp electrode) तथा शिरोवल्क रक्त (Scalp blood) pH के निर्धारण से बचना चाहिए।

(7) नवजात शिशु का श्वसन मार्ग (Neonate airway) से श्राव (Secretion) के निष्कासन के लिए यांत्रिक चूषण साधन (Mechanical suction device) का उपयोग करना चाहिए।

(8) सुई क्षति (Needle stick injury) से बचने के लिए भोथर नोक (Blunt tipped) की सुई का उपयोग करना चाहिए तथा त्वचा पर से किसी दूषित (Contaminated) रक्त को तत्काल धोना चाहिए। उपकरणों तथा पोशों (Instruments and linens) का उचित रोगाणु-नाशन (Sterilization) करना चाहिए।

(9) स्वास्थ्य परिचर्या कार्यकर्ताओं (Health care workers) को सम्भाविक संक्रमित शरीर द्रवों (Infected body fluids) के सम्पर्क से सुरक्षित

रखना चाहिए। आन्त्रेतर (Parenteral) या श्लेष्मल झिल्ली प्रभावन (Mucous membrane exposure) के बाद संक्रमण का अनुमानित (Estimated) खतरा 0.36% होता है।

(10) 4 सप्ताह की त्रिक-चिकित्सा (Triple therapy) के साथ प्रभावन के बाद रोगरोधन (Prophylaxis) रक्तोद-परिवर्तन (Sero conversion) का खतरा 80% से अधिक कम होता है। इस रोगरोधन में ZDV (Zidovudine) 200 mg दैनिक 3 बार (t.i.d) + लैमिवुडिन (Lamivudin) 150 mg दैनिक दो बार (bid) + इंडिनेविर (Indinavir) 800 mg दैनिक 3 बार को शामिल किया गया है।

(11) निपटान (Disposable) सिरिंज तथा सुई का उपयोग करना चाहिए तथा इसे छिद्ररूद्ध (Puncture proof) पात्र या डिब्बे (Container) में संग्रह करना या फेंकना चाहिए।

(12) दीर्घकालिक सुरक्षा के लिए रेट्रोवाइरस-रोधी औषधि ज्ञात नहीं है। तंत्रिका रोग (Neuropathy), पेशीरोग (Myopathy), लैक्टिक अम्ल रक्तता (Lactic acidosis), अग्न्याशय शोथ (Pancreatitis), यकृतशोथ (Hepatitis) तथा सूत्रकणिका की विषाक्तता (Mitchondrial toxicity) का अवलोकन (Observation) किया गया है।

प्रसवोत्तर परिचर्या (Postpartum Care):

(1) स्तनपान (Breastfeeding) जहाँ शिशु का पोषण-आहार का वैकल्पिकरूप सुरक्षित नहीं है वहाँ स्तनपात से संबंधित अल्प खतरे को स्वीकार किया जा सकता है। माता के साथ खतरे और लाभ के संबंध में परामर्श किया जाता है।

(2) जिड़ोवुडिन (Zidovudine) शीरा (Syrup): नवजात शिशु (Neonates) को जीवन के प्रथम 6 दिन तक दैनिक 4 बार 2 mg/kg दिया जाता है।

गर्भनिरोध (Contraception): गर्भनिरोध की अवरोधक विधि [जैसे—कन्डोम या स्त्रैण कन्डोम (Female condom)] विषाणु के संचारण को रोकने में प्रभावी होती है। परामर्शदाता (Counselor) को आद्यतन (Up-to-day=आधुनिकतम) सूचना देनी चाहिए जिससे कि रोगी अपनी प्रसंद का गर्भनिरोध का उपयोग कर सके। औषधि या चिकित्सा के संबंध में सूचना पर चर्चा की गयी है।

गर्भावस्था में दमा (Asthma in Pregnancy)

गर्भावस्था के दौरान श्वसन-अभाव (Breathlessness) की कुछ मात्रा प्रायिक होती है जो प्रोजेस्टेरोन (Progesterone) के प्रभाव तथा धमनीय (Arterial) CO_2 तनाव (Tension) में कमी के कारण होती है। इस प्रकार के श्वसनाभाव को क्रियात्मक (Physiological) माना जाता है जहाँ ऑक्सीजन संतृप्ति (Saturation) 95% से अधिक होती है। कुछ उत्तेजकों (Irritants) के लिए श्वसन मार्ग की अतिअनुक्रियाशीलता (Hyper-responsiveness) के कारण दमा होता है। इसका प्रभाव सभी गर्भवती महिलाओं के लगभग 3–4% में होता है।

रोग (दमा) पर गर्भावस्था का प्रभाव (Effects of pregnancy on asthma): रोग की प्रक्रिया (Course) अत्यधिक अननुमेय (Unpredictable) होती है। लगभग 20% में स्थिति में सुधार होता है, 30% में ह्रास (Deterioration) होता है तथा 50% में अपरिवर्तित होता है। प्रोजेस्टेरोन और कॉर्टिसोल (Cortisol) के कारण श्वसनीविस्फारक (Bronchodilator) प्रभावित होता है। न्यूनीकृत अवशिष्ट आयतन (Reduced residual volume) तथा वर्धित PGF_2 तथा थ्रॉम्बोक्सेन (Thromboxane) के कारण श्वसनी संकीर्णक (Broncho-constrictor) प्रभावित होता है।

गर्भावस्था पर दमे का प्रभाव (Effects of asthma on pregnancy): कालपूर्व प्रसव (Preterm labor), PROM, प्राक्-गर्भाक्षेपक (Pre-eclampsia), अंतःगर्भाशयी विकास मंदन (IUGR) तथा नवप्रसव में ऑक्सीक्षीणता (Neonatal hypoxia) का वर्धित प्रभाव होता है। दमे के तीव्र आक्रमण (Status asthmatics) से मातृक खतरा बढ़ता है। जीवन-खतरे की जटिलता में न्यूमोथोरैक्स (Pneumothorax=वातवक्ष), हृदय के दाहिने निलय का वर्धन (Corpulmonale), हृदय का स्पंदलय की असामान्यता (Cardiac arrhythmias) तथा श्वसन की विफलता (Respiratory failure) होती है।

प्रबंध (Management)

गर्भधारण के पूर्व परामर्श (Preconception counseling): शिशु में दमा होने का कुल खतरा लगभग 4% होता है। यदि माता और पिता में से किसी एक में दमा होता है तब शिशु में दमा होने का खतरा 8–15% तक होता है। यदि दोनों (माता और पिता) में दमा और प्रत्यूर्जता (Allegy) होती है तो खतरा 30% तक होता है।

गर्भावस्था (Pregnancy): दमे के औषधीय प्रबंध के लिए निम्नलिखित सुझाव दिये जाते है –

(A) **हल्का दमा (Mild asthma):** अंतःश्वसनित (Inhaled) β_2 चालक (Agonists) जैसे—सल्बुटामोल (Salbutamol), ऐल्बूटेरॉल (Albuterol) तथा टरबुटालिन (Terbutaline): 4–6 घंटे के अंतर पर 2–3 कश (Puffs)।

(B) **साधरण (Moderate):** अंतःश्वसनित कॉर्टिकोस्टेरॉयड (Cortico-steroids) [बेक्लोमेथासोन (Beclomethasone), ट्राइऐम्सिनोलोन (Triamcinolone),] बुडेसोनाइड (Budesonide) के साथ अंतःश्वसनित β_2 चालक दैनिक 4 वार 2–4 कश (पफ) तथा रात्रिक दमा (Nocturnal asthma) के लिए थियोफिलीन (Theophylline)।

(C) **तीव्र दमा (Severe asthma)**: (B) के समान औषधि-प्रयोग (Medication) तथा दैहिक (Systemic) कॉर्टिकोस्टेरॉयड। रोगरोधी उपाय के रूप में डाइसोडियम क्रोमोग्लाइकेट अंतःश्वसन (Disodium chromoglycate inhalation) का सुझाव दिया जाता है।

दमे का तीव्र आक्रमण (Acute attacks of asthma or asthma exacerbation)

गर्भावस्था (Pregnancy):

(1) मुखौटे (Mask) का ऑक्सीजन अन्तःश्वसन (Oxygen inhalation)

(2) चयनात्मक (Selective) β_2 चालक (Agonist) औषधि (Drugs) जैसे एपिनेफ्रीन (Epinephrine): 1:1000 घोल का 0.3–0.5 ml अधोत्वचीय रूप से (Subcutaneously) 20 मिनट के अंतर पर तीन बार या टर्बुटेलिन 250 μg ($\mu=10^{-6}$ म्यू) अधोत्वचीय रूप से 15 मिनट के अंतर पर तीन बार

(3) कॉर्टिकोस्टेरॉयड (Corticosteroids): अंतःशिरीय (Intravenous) हाइड्रोकॉर्टिसोन (Hydrocortisone) 200 mg तत्काल (Stat) तथा 4 घंटे के बाद दूसरी बार क्रिया का देर से प्रारंभ होने के कारण कॉर्टिकोस्टेरॉयड को β_2-चालक (Agonist) के साथ देना चाहिए।

(4) ऑक्सीक्षीणता (Hypoxia) और कार्बनडाइऑक्साइड (CO_2) के धारण से बचने के लिए दमे का तीव्र (या दीर्घकालिक) आक्रमण (Status asthmaticus) में यांत्रिक संवातन (Mechanical ventilation) की आवश्यकता होती है।

प्रसव (Labor):

(1) प्रसव में रोगी का नैदानिक मूल्यांकन (Clinic evaluation) तीव्रता (Severity) का पूर्वानुमान लगाने में अशुद्व (या गलत) होता है।

(2) स्वापक (अफीम) वेदनाहर औषधि (Opiate analgesic) देने से परहेज करना चाहिए क्योंकि वह श्वसनी-संकीर्णक (Broncho-constrictor) तथा श्वसन अवसादक (Respiratory depressor) होती है। मातृक ऑक्सीजनीकरण (Maternal oxygenation) को पर्याप्त रूप से बनाये रखना चाहिए।

(3) यदि रोगी पहले 4 सप्ताह के अंदर स्टेरॉयड (Steroids) में थी तब प्रसव के दौरान हाइड्रोकॉर्टिसोन (Hydrocortisone) 100 mg IV (Intravenous) 8 घंटे के अंतर पर देना है। श्वसन-अतिअनुक्रियाशीलता (Bronchial hyper-responsiveness) से एलर्जन (Allergens=प्रत्यूर्जताजनक पदार्थ) में परिवर्तन को अंतःश्वसनित (Inhaled) कॉर्टिकोस्टेरॉयड [जैसे– बेक्लोमेथासोन (Beclomethasone), ट्राइऐम्सिनोलोन (Triamcinolone), बुडेसोनाइड (Budesonide)] रोकता है।

(4) अर्गोमेट्रीन (Ergometrine) से सिन्टोसिनॉन (Syntocinon) बेहतर होता है क्योंकि अर्गोमेट्रीन का श्वसनी-संकीर्णक प्रभाव होता है। $PGF_{2\alpha}$ का उपयोग नहीं करना चाहिए क्योंकि यह श्वसनी-आकुंचन (Broncho-spasm) को और अधिक बढ़ाता है। प्रसव या गर्भपात के प्रेरण (Induction) के लिए स्थानीय रूप से PGE_1 तथा PGE_2 यौगिक (Compounds) का उपयोग किया जा सकता है।

(5) सामान्य संवेदनाहरण (General anesthesia) की तुलना में अधिदृढ़ तानिका संवेदनाहरण (Epidural anesthesia) बेहतर होता है क्योंकि इसमें फुफ्फुस (लंग) प्रसार की असमर्थता (Atelectasis) तथा बाद में वक्ष संक्रमण का खतरा होता है। सामान्य संवेदनाहरण में हैलोथेन (Halothane) उत्तम होता है। तथापि (However) यह गर्भाशयी अतानता (Atony=शक्तिहीनता) उत्पन्न करता है।

(6) ऑक्सनीकरण, संवातन, अम्ल-क्षार स्थिति का मूल्यांकन करने के लिए धमनीय रक्त गैस का विश्लेषण (Analysis of arterial blood gas) करने की आवश्यकता हो सकती है। [$PCO_2 > 35$ mmHg, pH <7.5 से CO_2 के धारण (Retention) का संकेत मिलता है]।

(7) थियोफिलीन (Theophylline) [श्वसनी-विस्फारक=Bronchodilator] का उपयोग रात्रिक दमा (Noctural asthma) के लिए एक अनुलग्न (Adjunct) या सहायक के रूप में किया जाता है।

(8) प्रसवोत्तर भौतिक-चिकित्सा (Postnatal physiotherapy) करनी चाहिए तथा औषधि लेना निरंतर रखना चाहिए।

(9) स्तनपान (Breastfeeding) को प्रोत्साहित करना चाहिए क्योंकि इससे शिशु में प्रत्यूर्ज (Allergic ऐलर्जिक) समस्या का प्रारम्भ में विलम्ब होता है।

गर्भनिरोध (Contraception): अवरोधक (Barrier) विधि (जैसे–कन्डोम) उत्कृष्ट होती है। अंतिम (Terminal) गर्भनिरोध के लिए पति को नसबंदी या शुक्रवाहिकोच्छेदन (Vasectomy) के लिए प्रेरित करना चाहिए।

गर्भावस्था में प्रोटीन-मूत्रता (Proteinuria in Pregnancy)

ऐल्बूमिन-रक्तता (Albuminuria) शब्दावली की अपेक्षा प्रोटीन-मूत्रता बेहतर (Preferable) है क्योंकि ऐल्बूमिन के साथ ग्लोबुलिन (Globulin=एक प्रोटीन) खण्ड भी रिसकर बाहर (Leak out) निकलता है। सभी गर्भवतियों के लगभग 5% में मूत्र में प्रोटीन-मूत्रता उपस्थित होती है। इसके कारण (Causes) निम्नलिखित हैं–

(1) प्राक्-गर्भाक्षेपक और गर्भाक्षेपक (Pre-eclampsia and eclampsia) (2) दीर्घकालिक वृक्कशोथ (Chronic nephritis) तथा वृक्कशोथ-संलक्षण (Nephrotic syndrome), (3) मूत्रीय मार्ग का संक्रमण (Urinary tract infection), (4) अनिवार्य उच्चरक्तचाप (Essential hypertension), (5) ऋजु स्थैतिक (Orthostatic): वर्धितकटि (या कमर)-अग्रकुब्जता (Increased lumbar lordosis) के कारण गर्भाशय (Uterus) द्वारा निचली महाशिरा (Inferior vena cava) पर वर्धित दबाव होता है या महाधमनी (Aorta) द्वारा बायीं वृक्कीय शिरा (Renal vein) संपीडित (Compress) होती है। यह एक या दोनों वृक्क (Kidneys) की संकुलता (Congestion) की ओर अग्रसर होती है जिसके कारण प्रोटीन-मूत्रता होती है। विलम्बित (Late) गर्भावस्था में वर्धित गर्भाशय द्वारा बायीं वृक्कीय शिरा संपीडित हो सकती है जब रोगी चित्त अवस्थिति (Supine position) में होती है। पार्श्विक स्थिति (Lateral position) में लेटने से रोगी को दबाव और संकुलता से राहत मिलती है तथा प्रोटीन से मुक्त मूत्र बनता है।

जाँच-पड़ताल (Investigation): यदि इतिवृत्त (History, वर्तमान तथा पिछला) और नैदानिक (Clinical) जाँच से कारण का पता नहीं चलता है तब मूत्रीय मार्ग का संक्रमण तथा वृक्कीय मृदु-ऊत्तक की क्षति (Renal parenchymal lesions) को वर्जित (Rule out) करने के लिए जाँच-विवरण (Investigation protocol) तैयार किया जाता है। सूक्ष्मदर्शीय (Microscopic) जाँच [पीव कोशिका (Pus cells), निक्षेप (Cast), लोहिताणु (RBCs)], जीवाणु की जाँच (Bacteriological studies) [यक्ष्मा=(Tuberculosis) भी शामिल है] तथा वृक्कीय जीवोति-परीक्षा (Renal biopsy) की जाती है। कारणता (Etiology) पर प्रबंध (उपचार) निर्भर करता है।

जीवाणु-मूत्रता या उच्चरक्तचाप की अनुपस्थिति में ऋजु स्थैतिक प्रोटीन-मूत्रता (Orthostatic proteinuria) महत्वपूर्ण (सार्थक) नहीं होती है।

गर्भावस्था में रक्तमूत्रता (Hematuria in Pregnancy)

गर्भावस्था में मूत्र की दिनचर्या (Routine) सूक्ष्मदर्शीय (Microscopic) जाँच में लोहिताणु (Red cells) की कुछ संख्या उपस्थित रहती है जो अधिकांशतः

दूषण (Contamination) के कारण होता है। मूत्र की मध्य धारा से संग्रह नमूने की जाँच से दूषण का वर्जन (Rule out) होता है। रक्तमूत्रता के कारण अनेक हैं जिसे मुख्यतः दो समूहों में वर्गीकृत किया जाता है।

(1) गर्भवती स्थिति से संबंधित (Those related to the pregnant state)

(a) तीव्र मूत्राशय-वृक्कश्रोणि शोथ (Severe cystopyelitis), (b) मूत्राशय शिरा-स्फीति का विदार (Rupture of bladder varicosities), (c) पश्चनमनित (Retroverted) सगर्भ गर्भाशय (Gravid uterus) के साथ तीव्र धारण (Acute retention) में मूत्र का निकास, (d) निचले खण्ड का क्षरण विदार (Scar rupture) जो मूत्राशय को शामिल करता है। (e) संकुलन (Congestion) के कारण अवरूद्ध प्रसव के बाद शल्यक जनन (Operative delivery)। आघाती क्षति (Traumatic injury) की संभावना को वर्जित (Rule out) करना चाहिए।

(2) गर्भावस्था से असंबंधित (Those unrelated to pregnancy): मूत्रअश्मरी (Urinary calculi), वृक्कीय यक्ष्मा (Renal tuberculosis), वृक्कीय अर्बुद (Renal neoplasm), अंकुरक-अर्बुद मूत्राशय (Papilloma bladder)

उपचार (Treatment): (1) पर्याप्त द्रव के अन्तर्ग्रहण (Intake) द्वारा मूत्रोत्सर्ग (Urinary output) को बढ़ाना तथा (2) औषधीय या शल्यक (Medical or surgical) द्वारा रोग को कम करना।

मूत्र का अवरोधन (Retention of Urine)

गर्भावस्था के दौरान मूत्र का अवरोधन प्रायः होता है। इसके कारणों को वर्गीकृत किया जाता है –

(A) **प्रारम्भिक गर्भावस्था के दौरान (During early pregnancy):** (i) सीमाबद्ध (Incarcerated) पश्चनमनित (Retroverted) सगर्भ गर्भाशय (Gravid uterus), (ii) अंतर्घट्ट श्रोणीय अर्बुद (Impacted pelvis tumor)

(B) **प्रसव के दौरान (During labor):** (1) अपसामान्य (Abnormal) गर्भाशयी क्रियाशीलता के साथ संबंधित सामान्यतः असमन्वयी (Incoordinate) गर्भाशयी क्रिया के साथ, (2) अवरूद्ध (Obstructed) प्रसव

(C) **प्रसवोत्तर के दौरान (During puerperium):** (i) न्यूनीकृत मूत्राशय तान (Diminised bladder tone), (ii) भगीय क्षति से प्रतिवर्त क्रिया (Reflexed from vulval injuries), (iii) मूत्राशय ग्रीवा की खरोंच (या चोट) और शोथ (Bruising and edema of the bladder neck)।

गर्भावस्था के दौरान सामान्य शल्यक्रिया (General Surgery during Pregnancy)

गर्भावस्था के दौरान सामान्य शल्यक्रिया के सिद्धान्त (Principles in General Surgery during Pregnancy)

(1) वृहत चयनात्मक शल्यक्रिया से, विशेषकर उदरीय (Abdominal) से प्रसव होने तक परहेज करना, (2) यदि गर्भावस्था के दौरान उदरीय शल्यक्रिया करनी है तब द्वितीय त्रिमास (2nd trimester) का चयन करना, (3) गर्भावस्था के दौरान किसी भी समय पर आपात (Emergency) शल्यक्रिया की जा सकती है। (4) उदरीय शल्यक्रिया में निम्नलिखित पूर्वावधानों (Precautions) को अपनाना चाहिए – (i) निदान (Diagnosis) के बाद जितना शीघ्र शल्यक्रिया की जाती है, वह उतना ही अधिक उत्तम होती है। (ii) शल्यक्रिया का निष्पादन एक विशेषज्ञ संवेदनाहरक (Expert anesthetist) के साथ वरीय शल्य चिकित्सक (Senior surgeon) द्वारा करना बेहतर होता है। प्रसूति विज्ञानी (Obstetrician) को साथ में रहकर सहारा बनना है। (iii) गर्भाशय (Uterus) का न्यूनतम हस्तचालन (Handling) करना चाहिए। (iv) शल्यकोत्तर रूप से (Postoperatively) रोगी को 8 घंटे के अंतर पर 10 mg मॉरफीन (Morphine) की अंतःपेशीय सुई (Intramuscular injection) देकर 48 घंटे तक अवसाद (Sedation) में रखना चाहिए। प्रसूति-क्षयी (Tocolytics) का उपयोग सहायक (या उपयोगी) हो सकता है। (v) गर्भपात या कालपूर्व प्रसव (Abortion or premature labor) के संकेत के लिए निकट से अवलोकन करना अनिवार्य है।

तीव्र उण्डुक पुच्छशोथ (Acute appendicitis): इसका प्रभाव 2000 गर्भावस्था में लगभग 1 में होता है। निम्नलिखित के कारण गर्भावस्था में इसका निदान (Diagnosis) कठिन होता है – (1) सामान्य गर्भावस्था में मिचली (Nausea) तथा वमन (Vomiting) के साथ जो सामान्य लक्षण होते हैं वे (लक्षण) उण्डुक पुच्छशोथ (ऐपेन्डिसाइटिस) में भी होते हैं। (2) सामान्य गर्भावस्था में श्वेताणु बहुलता (Leukocytosis) प्रायिक (Common) होती है। (3) जैसे ही गर्भाशय वर्धित होता है वैसे ही उण्डुक पुच्छ (Appendix) ऊपर की ओर तथा बाहर की ओर जाता है। अतः दर्द और कोमलता (Pain and tenderness) दाहिने श्रोणीय खात (Right pelvic fossa) पर स्थित नहीं भी हो सकती है। (4) बाधिक अस्थानिक (Ectopic) गर्भावस्था, वृक्क और श्रोणि का शोथ (Pyelonephritis), मरोड़ी गयी अण्डाशयी पुटी (Twisted ovarian cyst), अवखण्डन अपरा (Abruptio placenta) तथा रेशार्बुद का लाल अपक्षय (Red degeneration of a fibroid)।

गर्भावस्था पर उण्डुक पुच्छशोथ का प्रभाव (Effect of appendicitis on pregnancy): गर्भपात, कालपूर्व जनन, वर्धित पेरिनैटल मर्त्यता (Increased perinatal mortality) तथा मातृक मर्त्यता (Maternal mortality)।

उण्डुक पुच्छशोथ पर गर्भावस्था का प्रभाव (Effect of pregnancy on appendicitis): प्रभाव पर्याप्त नहीं होता है जिसके कारण हैं – (1) विलंबित निदान (Late diagnosis), (2) अवस्थिति (Position) के विस्थापन के कारण स्थान-निर्धारण की विफलता और इस प्रकार (3) उदरावरण शोथ (Peritonitis) अधिक प्रायिक (Common) होता है, विशेषकर अंतिम त्रिमास (Trimester) में।

उपचार (Treatment): यथाशीघ्र उदर-उच्छेदन (Laparotomy) होता है। जब निदान एक बार संदिग्ध हो जाता है तब शल्यक्रिया करना बेहतर होता है, इसके बजाय कि सामान्यीकृत उदरावरण शोथ होने तक प्रतीक्षा की जाये। अधिकतम कोमलता (Tenderness) के स्थल पर उच्छेदन (Incision) करना चाहिए। स्थल पर पहुँच के लिए गर्भाशय का रिक्तिकरण (Evacuation) की आवश्यकता हो सकती है।

आंत्रीय अवरोध (Intestinal obstruction): गर्भावस्था के दौरान आंत्रावरोध का निदान करना कठिन होता है क्योंकि आंत्र के सामने

वर्धित (Enlarged) गर्भाशय स्थित होता है। विलंबित निदान, गर्भावस्था के दौरान शल्यक्रिया कराने की अनिच्छा (Reluctance) तथा अपर्याप्त शल्यक्रिया (सुविधा) के कारण अधिक मर्त्यता (Mortality) होती है।

तीव्र अग्न्याशय प्रदाह (Acute pancreatitis): गर्भावस्था के दौरान इसका निदान (diagnose) करना कठिन होता है क्योंकि द्वितीय और अंतिम त्रिमास (Trimester) के दौरान ऐमिलेस (Amylase) की मात्रा में क्रियात्मक वृद्धि होती है। रक्तोद (Serum) में ऐमिलेस 1000 IU/Liter) तक या अधिक हो जाता है तथा रक्तोद में कैल्सियम की मात्रा प्रायः कम होती है। अतिस्वन (Ultrasound) नैदानिक महत्व का होता है। कालपूर्व प्रसव (Preterm labor) अधिक प्रायः होता है। जब एक बार निदान हो जाता है तब उपचार शल्यक (Surgical) के बजाय सामान्य (औषधीय) होता है।

पेप्टिक व्रण या अल्सर (Peptic ulcer): गर्भावस्था के दौरान इसका प्रथम बार उपस्थित होना विरल (Rare) है। इस रोग की प्रक्रिया अननुमेय (Unpredictable) होती है। गर्भावधि में छिद्रण (Perforation) तथा रक्तस्राव (Hemorrhage) प्रायः नहीं होता है। हेलिकोबेक्टर पाइलोरी (*Helicobacter pylori*) के साथ संक्रमण रोगजनन (Pathogenesis) में एक महत्वपूर्ण भूमिका निभाता है।

उपचार (Treatment): अम्ल उत्पादन (H_2 blocker) को रोकने अम्ल के निष्क्रिय करना (Acid neutralization) (Antacid=प्रतिअम्ल) और हेलिकोबेक्टर पाइलोरी संक्रमण का उन्मूलन, उपचार होता है।

गर्भावस्था के दौरान उदर में तीव्र पीड़ा (Acute Pain in Abdomen during Pregnancy)

गर्भावधि में उदरीय पीड़ा की कुछ मात्रा प्रायिक (Common) है। व्यक्ति (चिकित्सक या विशेषज्ञ) को क्रियात्मक (Physiological) प्रकार से रोगात्मक (Pathological) प्रकार के अंतर करने के लिए अधिक सावधान रहना चाहिए।

सुव्यवस्थित और सम्पूर्ण जाँच [उदरीय (Abdominal), योनिक (Vaginal) तथा सामान्य (General)] के साथ पूर्ण इतिवृत्त (History) जानना वास्तविक स्थिति का निदान पर पहुँचने के लिए अनिवार्य होता है। कई बार अगर्भावधिक (Nongestational) कारण के निदान में विलम्ब होने का परिणाम घातक (Fatal) होता है। जब भी आवश्यक अनुभव हो तब एक सामान्य चिकित्सक (Physician) या शल्यचिकित्सक (Surgeon) से परामर्श (Consult) करना चाहिए। नैदानिक प्राचल (Diagnostic parameters) के लिए प्रयोगशाला परीक्षण (Laboratory tests), अतिस्वन चित्रण (Ultrasonography), एक्सकिरण चित्र (X-ray) उपयोगी होता है। तथापि (However), गर्भावस्था में उसकी सीमा और रोक (Limitations and restriction) को ध्यान में रखना चाहिए। चिकित्सक को प्रारम्भिक (Early) महीनो में बाधित नलीय गर्भावस्था और बाद के महीनों में गर्भाशय के विदार (Rupture) का अस्तित्व (Entity) के प्रति सचेत (Conscious) रहना चाहिए जब वह गर्भावस्था में तीव्र उदरीय पीड़ा के उपचार के लिए कार्य (या उपाय) करता है।

उदर में तीव्र दर्द के विभिन्न कारणों का वर्गीकरण किया जाता है जिसके लिए सारणी (Table) 19.7 देखें।

सारणी (Table) 19.7: तीव्र उदरीय पीड़ा के विभिन्न कारणों का वर्गीकरण
(Classification of various causes of acute abdominal pain)

I. प्रासूतिक (Obstetrical)			II. अप्रासूतिक (Non-obstetrical)	
प्रारंभिक (Early)	**विलंबित (Late)**	**चिकित्सीय (Medical)**	**शल्यक (Surgical)**	**स्त्रीरोगात्मक (Gynecological)**
(1) गर्भपात (Abortion)	(1) अवखण्डन अपरा (Abruptio placenta)	(1) गोणिका (वृक्कश्रोणीय) शोथ (Pyelitis)	(1) तीव्र उण्डुक पुच्छशोथ (Acute appendicitis)	(1) अण्डाशयी पुटी की मरोड़ (Torsion of ovarian cyst)
(2) बाधित अस्थानिक गर्भावस्था (Disturbed ectopic pregnancy)	(2) कालपूर्व प्रसव (Preterm labor)	(2) वृक्क और वृक्क श्रोणि का शोथ (Pyelonephritis)	(2) आंत्रीय या जठरीय छिद्रण (Intestinal or gastric perforation)	(2) रेशार्बुद का लाल अपक्षय (Red degeneration of fibroid)
(3) जलपुटी रूप मोल Hydatidiform mole)	प्रसव की पीड़ा (Labor pains)		(3) आंत्रीय अवरोध (Intestinal obstruction)	(3) पश्च नमनित गर्भाशय (Retroverted gravid uterus) अंतर्घट्ट रेशाबुर्द (Impacted fibroid) या अण्डाशयी अर्बुद (Ovarian tumor) के कारण मूत्र-अवरोध (Retention of urine)
(4) तीव्र अति उल्वीद्रव (Acute polyhydramnios)	(4) विदारित गर्भाशय (Ruptured uterus) (5) अतिउल्वीद्रव (Polyhydramnios) (6) तीव्र स्फूर्जक प्राक्–गर्भाक्षेपक (Acute fulminating pre-eclampsia) (7) गर्भाशय की मरोड (Torsion of the uterus)		(4) वाल्वुलस (Volvulus) (5) ऋजुपेशीय आवरण हेमाटोमा (Rectus sheath hematoma) (6) पित्ताशय शोथ (Cholecystitis) (7) वृक्कीय या मूत्र वाहिनी अश्मरी (Renal or ureteric calculi) (8) विशालु रोग (Malignant disease)	

अध्याय

20

गर्भावस्था में स्त्रीरोगात्मक व्यतिक्रम (Gynecological Disorders in Pregnancy)

अपसामान्य योनिक श्राव (Abnormal Vaginal Discharge)

गर्भावस्था में वर्धित वाहिकामयता (Vascularity) तथा अति इस्ट्रोजेनता (Hyperestrinism) के कारण योनि से अधिक श्राव (या रिसाव=Transudate) होता है। प्रकृति में श्राव श्लेष्माभ (Mucoid) तथा अनउत्तेजनशील (Non-irritating) होता है। सूक्ष्मदर्शीय (Microscopic) जाँच से कुछ पीव कोशिका (Pus cells) के साथ श्रृंगित शल्की कोशिकाओं (Cornified squamous cells) की प्रचुरता का प्रदर्शन होता है। व्यक्तिगत सफाई (Personal hygiene) की केवल आवश्यकता होती है तथा इसमें किसी उपचार की आवश्यकता नहीं होती है।

ट्राइकोमोनस योनि (Trichomonas vaginalis): गर्भावधि में ट्राइकोमोनस (एक परजीवी=Parasite) के संक्रमण में वृद्धि नहीं होती है। नैदानिक लक्षण (Clinical features) अगर्भवती (Non-pregnant) स्थिति के समान होते हैं। उपचार में 200 mg मेट्रोनिडाजोल (Metronidazole) (Flagyl = फ्लैजिल) दैनिक तीन बार सात दिन के लिए होता है। प्रथम त्रिमास (Trimester) में मेट्रोनिडाजोल से परहेज करना चाहिए। पति का भी साथ-साथ उपचार करना चाहिए।

मोनिलिआ योनि (Monilia Vaginalis): कैन्डिडा ऐल्बिकैन्स (*Candida albicans*) (Fungus=कवक) के कारण योनिशोथ (Vaginitis) अपेक्षाकृत ट्राइकोमोनस से अधिक प्रायः होता है। इसकी वृद्धि (Growth) को योनिक श्राव की अधिक pH अम्लता तथा गर्भावधि में मूत्र में शर्करा की उपस्थिति अनुकूल बनाती है। यह मधुमेही (Diabetic) गर्भावस्था में अधिक विद्यमान होता है। इसका उपचार योनिक के ऊपर माइकोनैजोल (Miconazole) की क्रीम सोने के समय सात दिन तक लगाने से होता है।

गर्भाशय-ग्रीवा की अस्थानिकता (Cervical ectopy) (Erosion=क्षय): हार्मोनी अस्थानिकता (Hormonal ectopy): गर्भावधि में अतिइस्ट्रोजेनता के कारण गर्भाशय-ग्रीवा के अंतःस्तर की श्लेष्मा-झिल्ली (Endocervical mucosa) की पर्याप्त वृद्धि (Hyperplasia) होती है। इसका परिणाम बाहरी मुख (OS) से आगे विभिन्न विस्तार तक स्तम्भी उपकला (Columnar epithelium) की वृद्धि नीचे की ओर होती है जो शल्की (Sqamous) को हटाकर अस्थानिक गर्भावस्था (Ectopic pregnancy) को उत्पन्न करती है। यह गर्भावधि में पहली बार प्रकट होती है, अवस्थिति में मुख के चारों ओर (Circumoral in position) होती है तथा स्पर्श करने से रक्त का श्राव (Bleed) नहीं होता है। यदि कोई लक्षण होता है तो वह केवल प्रचुर अनुउत्तेजक (Non-irritating) श्लेष्माभ श्राव (Mucoid discharge) होता है। प्रसवोत्तर (Postpartum) के 6–8 सप्ताह में प्रायः स्वतः कमी होने लगती है। इस प्रकार की क्षति (Lesions) का अवलोकन उन महिलाओं में किया जा सकता है जो मुखीय गर्भनिरोधक गोली (Oral contraceptive) लेती हैं।

गर्भाशय-ग्रीवा का पॉलिप या अर्बुद (Cervical polyp): गर्भावधि में वर्धित वाहिकामयता (या संवहनीयता=Vascularity) जिसके कारण किसी भी पूर्व-विद्यमान (Pre-existent) अर्बुद से रक्त का श्राव हो सकता है जो प्रारंभिक महीनों में संकट में गर्भपात के निदान के साथ भ्रमित (Confused) हो सकता है तथा बाद के महीनों में प्रसवपूर्व रक्तश्राव (APH=Antepartum hemorrhage) का अपरा-बाह्य कारण (Extra-placental cause) बनता है। वीक्षण यंत्र (Speculum) से जाँच द्वारा निदान (Diagnosis) की पुष्टि होती है। अगर्भवती (Nonpregnant) स्थिति के समान पॉलिप को निकाला जाता है तथा उसे ऊतकीय जाँच (Histological examination) के लिए भेजा जाता है।

गर्भाशय-ग्रीवा में अर्जित अपसामान्यता (Acquired abnormality in the cervix): स्थानभ्रंश (Prolapse) के लिए शल्यक्रिया का फोदरगिल (Fothergill's) प्रकार, गहरा दहनकर्म (Deep cauterization) या गर्भाशय-ग्रीवा शोथ (Cervicitis) के लिए उष्मापार्यन शक्वाकरण (Diathermy conization) के दौरान छेदन के बाद गर्भाशय-ग्रीवा क्षयित (Scarred) हो सकती है। गर्भाशय-ग्रीवा का प्रसार प्रसव के दौरान नहीं भी हो सकता है। इस स्थिति में शल्यक्रिया द्वारा प्रसव (Cesarean section) की आवश्यकता हो सकती है।

यौनिक वर्धन शल्यक्रिया का पूर्व इतिवृत्त (Previous history of vaginal plastic operation): योनिक वर्धन शल्यक्रिया के पूर्व इतिहास के रोगियों का प्रसव चिकित्सालय में कराना चाहिए। दबाव असंयम (Stress incontinence) या मूत्राशय-योनिक नालव्रण (Vesico-vaginal fistula) के लिए कठिन सुधार से भी चयनात्मक शल्यक्रिया द्वारा प्रसव का सुझाव होता है।

गर्भाशय और योनि की जन्मजात कुरचना (Congenital Malformation of the Uterus and Vagina)

गर्भाशय की जन्मजात कुरचना की तीव्र अवस्था (Severe degrees) प्रायः जनन अक्षमता (Infertility या बांझता) की ओर अग्रसर होती है।

अल्प (Minor) अंश में कुरचना के प्रासूतिक निष्पादन (Obstetric performance) पर अल्प प्रभाव होता है और प्रायः ध्यान नहीं जाता है। कुरचना का सामान्य अंश (Moderate degree) में होने से गर्भावस्था और प्रसव पर प्रतिकूल (Adverse) प्रभाव होता है। निदान (Diagnosis) निम्नलिखित के दौरान किया जाता है –

(1) उदर की जाँच (Abdominal inspection): बुध्नीय खाँचन (Fundal notching), (2) शल्यक्रिया द्वारा प्रसव (Cesarean operation), (3) हस्तचालन द्वारा निष्कासन (Manual removal) या रिक्तिकरण संचालन (Evacuation operation), (4) गर्भाशय-डिम्बवाहिनी चित्रण (Hysterosalpingography) या गर्भाशय दर्शन (Hysteroscopy) तथा (5) जनन-अक्षमता की जाँच के लिए उदरदर्शन (Laparoscopy for infertility investigation)। प्रतिकूल प्रासूतिक प्रभाव (Adverse obstetric effects) निम्नलिखित होते हैं – (1) पुनरावृत्त द्वितीय त्रिमास में गर्भपात (Recurrent mid-trimester abortion), (2) श्रृगीय गर्भावस्था (Cornual pregnancy or Rupture pregnant rudimentary horn), (3) अप्रकृत गर्भस्थिति (Malpresentation): अनुप्रस्थ (Transverse), नितम्ब गर्भस्थिति (Breech) (यह पुनरावृत्त अप्रकृत गर्भस्थिति का प्रायिक=Common कारण है), (4) अपसामान्य गर्भाशयी क्रिया (Abnormal uterine action): गर्भाशयी निष्क्रियता (Uterine inertia) या असममित (Asymmetrical) गर्भाशयी संकुचन, (5) अकालपक्वता (Prematurity), (6) दुष्परिपक्वता या दुर्विकसन (Dysmaturity), (7) प्रसवोत्तर रक्तश्राव (Postpartum hemorrhage), (8) अवरूद्ध अपरा (Retained placenta), (9) शल्यक हस्तक्षेप (Surgical interference) का वर्धित प्रभाव तथा (10) द्विश्रृंगीय (Bicornuate) गर्भाशय का अगर्भवती श्रृंग (Nonpregnant horn) द्वारा अवरूद्ध प्रसव (Obstructed labor)

कुरचना के सामान्य प्रकार (Common types of malformations) हैं–

(1) चापाकार (Arcuate)

(2) अवपटीय (Subseptate)

(3) द्विश्रृंगीय (Bicornuate) दो श्रृंग समान या असमान होते हैं।

पटीय योनि (Septate vagina) के प्रसव में कोई विशेष कठिनाई नहीं होती है परन्तु अनुप्रस्थ पट (Transverse septum) या आंशिक अछिद्रता (Partial atresia) में शल्यक्रिया द्वारा प्रसव (Cesarean section) कराने की आवश्यकता होती है।

सगर्भ गर्भाशय की मरोड़ (Torsion of Gravid Uterus): लम्बवत अक्ष (Longitudinal axis) पर कुछ अंश में मरोड़ होना सर्वसामान्य है जिसका शल्यक्रिया द्वारा प्रसव के दौरान पता चलता है। परन्तु अधिक अंश में सगर्भ की मरोड़ होना विरल (Rare) है जो लक्षण उत्पन्न करती है। इसका संबंध एक रेशार्बुद (Fibroid) या द्विश्रृंगीय गर्भाशय की उपस्थिति के साथ होता है। प्रारम्भिक महीनों में बाधित अस्थानिक गर्भावस्था (Ectopic pregnancy) या विलम्बित महीनों में अपरा अवखण्डन (Abruptio placenta) के साथ निदान (Diagnosis) भ्रमित होता है। प्रस्तुत लक्षण में आघात (Shock) के साथ तीव्र उदर दर्द (Acute abdomen) होता है। गर्भाशय तना हुआ (tense) तथा कोमल (tender) होता है तथा योनि (Vagina) का कुण्डलन (Spiraling) होता है। निदान की पुष्टि उदर-उच्छेदन (Laparotomy) द्वारा होती है।

गर्भावस्था के साथ गर्भाशय-ग्रीवा का कर्कटरोग (Carcinoma Cervix with Pregnancy)

प्रभाव (Incidence): गर्भाशय ग्रीवा का आक्रमणकारी कर्कट रोग का प्रभाव 2500 गर्भों (Pregnancies) में लगभग 1 (एक) होता है।

निदान (Diagnosis):

(1) अलाक्षणिक रोगी (Asymptomatic cases): संगठित क्षेत्र में प्रसव पूर्व (Antenatal) जाँच के दौरान सभी गर्भवती माताओं की कोशिकीय (Cytological) जाँच एक दिनचर्या (Routine) होती है। जिन रोगियों के स्नेहक मे कोशिका-केन्द्रक विषालुता (Dyskaryotic smear) का प्रदर्शन होता है, उनके निदान की पुष्टि के लिए संदिग्ध स्थल की जीवोतिपरीक्षा (Colposcopic directed biopsy) की जाती है। (2) लाक्षणिक रोगी (Symptomatic cases): गर्भावधि में रक्तश्राव के रोगियों में, या तो गर्भपात खतरे की प्रारंभिक महीनों में नकल करना या विलंबित महीनों में प्रसवपूर्व रक्तश्राव होना, उसकी गर्भाशय-ग्रीवा की जाँच वीक्षण यंत्र (Speculum) द्वारा की जाती है। यदि संदेह उत्पन्न होता है तो निदान की पुष्टि के लिए क्षति (Lesions) का स्थल से जीवोति परीक्षा होती है।

गर्भावधि में निदान का फंदा या संकट (Pitfalls in diagnosis): वर्धित वाहिकामयता (Vascularity), गर्भाशय-ग्रीवा की कोमलता (Softening) तथा गर्भाशय-ग्रीवा की झिल्ली (Mucosa) की गर्भावधिक अतिवृद्धि (Gestational hyperplasia) के कारण निदान में निम्नलिखित समस्याएँ (Problems) उदित (या उत्पन्न) होती हैं – (1) विषालुता (Malignancy) के दृढ़ीकरण का स्पष्ट अनुभव नहीं होता है। (2) स्पर्श करने पर मृदु क्षति या घाव (Benign lesions) जैसे–अस्थानिकता (Ectopy) तथा अर्बुद (Polyp) से रक्त का श्राव हो सकता है। (3) गर्भाशय परास्तर (Parametrium) का प्रसार स्पष्ट नहीं होता है और इस प्रकार रोग प्रायः अल्पप्रदर्शित होता है।

गर्भाशय-ग्रीवा के कर्कट रोग पर गर्भावस्था का प्रभाव (Effects of pregnancy on carcinoma cervix): विषालु (Malignant) प्रक्रिया अप्रभावित बनी रहती है। योनिक प्रसव (Vaginal delivery) और प्रेरित गर्भपात (Induced abortion) के बाद रोग का तीव्र प्रसार हो सकता है।

गर्भावस्था पर कर्कट रोग का प्रभाव (Effects of carcinoma on pregnancy): (1) गर्भपात (Abortion), (2) कालपूर्व प्रसव (Premature labor), (3) द्वितीय गर्भाशय-ग्रीवा का कठिन शिशु-जनन (Secondary cervical dystocia) (4) गर्भाशय-ग्रीवा और निचले खण्ड की क्षति (Injury) जो आघाती PPH (Postpartum hemorrhage=प्रसवोत्तर रक्तश्राव) की ओर अग्रसर होता है। (5) गर्भाशय का सूतिश्राव (Lochiometra) तथा गर्भाशय पीवता (Pyometra), (6) गर्भाशयी पूतिता (Uterine pepsis) का वर्धित प्रभाव होता है।

गर्भावस्था में गर्भाशय-ग्रीवा की अपसामान्य कोशिकीय क्रिया (Abnormal Cervical Cytology in Pregnancy)

गर्भावधि में गर्भाशय-ग्रीवा की उपकला (Epithelium) की तीव्र आधारिक कोशिका अतिक्रियता (Intense basal cell hyperactivity) होती है। प्रसवपूर्व (Antenatal) जाँच के दौरान दिनचर्या छानबीन (Routine screening) में

प्रवाह चित्र (Flow chart) 20.1: गर्भावस्था में गर्भाशय-ग्रीवा की अपसामान्य कोशिकीय क्रिया का मूल्यांकन विधान (Evaluation protocol of abnormal cytology in pregnancy)

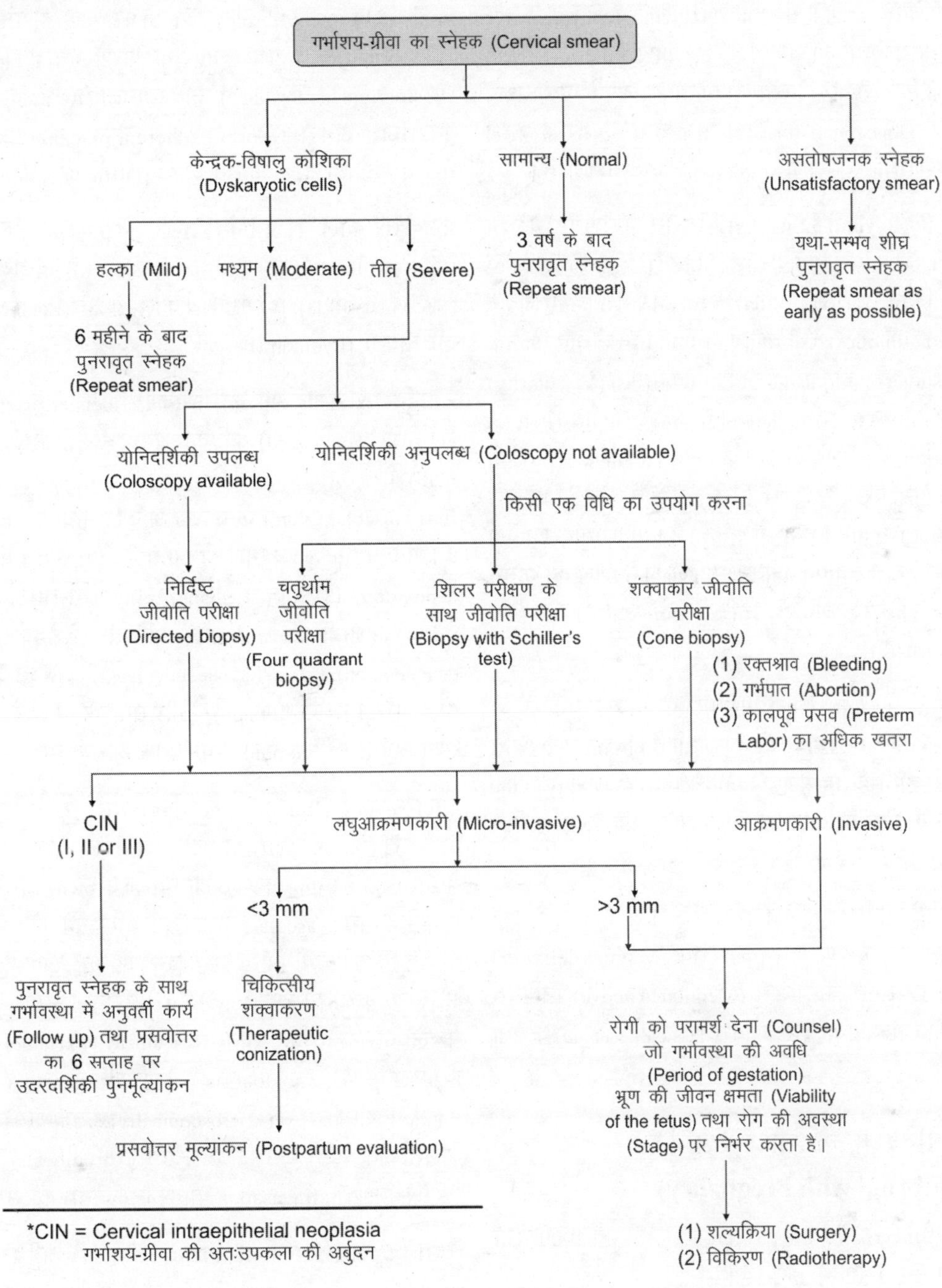

*CIN = Cervical intraepithelial neoplasia
गर्भाशय-ग्रीवा की अंतःउपकला की अर्बुदन

अपसामान्य कोशिका-क्रिया को निम्नलिखित मूल्यांकन विधान (Evaluation protocol) में रखा जाता है। देखें प्रवाह चित्र 20.1 में गर्भाशय-ग्रीवा का स्नेहक (Cervical smear) पर चार्ट देखें।

उपचार (Treatment)

कर्कट रोग की प्रारंभिक अवस्था (Carcino in situ): नियतकालिक कोशिकीय (Cytological) तथा योनिदर्शीय (Colposcopic) मूल्यांकन के साथ गर्भावस्था को सामान्य रूप से निरंतर रखना चाहिए। योनिक जनन (Vaginal delivery) का परहेज (Contraindication) नहीं होता है।

प्रारम्भिक आक्रमणकारी (Early invasive): अगर्भवती (Non-pregnant) स्थिति की समान शल्यक्रिया (Surgery) या विकिरण चिकित्सा (Radiotherapy) का उपयोग किया जा सकता है। यह जितना अधिक शीघ्र होगा उतना ही बेहतर होगा, गर्भावस्था की अवधि का विचार किए बिना।

प्रथम त्रिमास (First trimester): (1) मौलिक शल्यक्रिया (Radical surgery) प्रारंभिक भ्रूण (Fetus in situ) के साथ की जा सकती है यद्यपि विच्छेदन (Dissection) आसान हो सकता है परन्तु रक्तश्राव अधिक होता है जिसे अधिदृढ़तानिका का या निम्न रक्तचापी संवेदनाहरण (Epidural or hypotensive anesthesia) द्वारा न्यूनतम किया जा सकता है। (2) बाहरी श्रोणीय (Pelvic) क्षेत्र पर विकिरण द्वारा विकिरण चिकित्सा की जाती है जिसके फलस्वरूप गर्भधारण की सामग्री (Conceptus) का निष्कासन होता है। इसके पहले अंतःकोटर पर विकिरण (Intracavitary radiation) किया जाता है।

12 सप्ताह से अधिक (Beyond 12 weeks): उदरीय गर्भाशय-उच्छेदन (Abdominal hysterectomy) या प्रसव द्वारा शल्यक्रिया (Cesarean section) के द्वारा गर्भाशय का रिक्तिकरण (Evacuation) करना है। रोगरोधी प्रतिजैविक औषधि (Prophylactic antibiotics) देनी चाहिए। 10–14 दिन के बाद मौलिक शल्यक्रिया (Radical surgery) की जाती है जब वाहिकामयता (Vascularity) कम होने लगती है। विकल्पतः (Alternatively) बाहरी श्रोणीय (Pelvic) पर विकिरण (Radiation) देकर विकिरण चिकित्सा (Radiotherapy) की जाती है जिसका आरम्भ प्रसव के 3–4 दिन बाद अंतःकोटर विकिरण (Intracavitary radiation) के बाद किया जा सकता है। यदि गर्भावस्था पूर्ण गर्भावधि (Term) के निकट है तब एक जीवनक्षम (Viable) शिशु का जनन होने तक कुछ सप्ताहों के लिए विकिरण चिकित्सा को स्थगित करने पर विचार किया जा सकता है।

अशल्यक अवस्था (Inoperable stage): गर्भपात के बाद लघुकारी या उपशामक (Palliative) विकिरण चिकित्सा की जाती है। विशेष परिस्थिति में यदि रोगी की इच्छा होती है तब भ्रूण की जीवनक्षमता (Viability of the fetus) को प्राप्त करने के लिए चिकित्सा को कुछ सप्ताहों के लिए स्थगित करना उचित होता है।

प्रसव (Labor): गर्भाशय-ग्रीवा का कठिन प्रसव (Cervical dystocia) तथा क्षति (Injuries) होने के कारण योनिक प्रसव (Vaginal delivery) नहीं कराना चाहिए। उपरोक्त उल्लेखित (Mentioned above) निश्चित चिकित्सा के बाद विशिष्ट शल्यक्रिया द्वारा प्रसव (Classical cesarean) कराना चाहिए।

गर्भावस्था के साथ रेशार्बुद (Fibroid with Pregnancy)

प्रभाव (Incidence): गर्भावस्था में रेशार्बुद (Fibroid) का प्रभाव 1000 गर्भों (Pregnancies) में लगभग 1 (एक) होता है।

गर्भावस्था पर प्रभाव (Effects on pregnancy): (1) कुछ भी नहीं (None) हो सकता है। (2) दबाव लक्षण (Pressure symptoms) जो (a) मूत्राशय (Bladder) मूत्र का अवरोधन तथा (b) मलाशय (Rectum): मलावरोध (Constipation) के संघातन (Impaction) के कारण होता है। (3) गर्भपात (Abortion), (4) अप्रकृत गर्भस्थिति (Malpresentation), (5) भ्रूण के प्रस्तुत भाग का अनावरोहन (Non-engagement of the presenting part), (6) कालपूर्व प्रसव (Preterm labor) तथा अकालपक्वता (Prematurity) तथा (7) लालअपक्षय (Red degeneration)।

प्रसव पर प्रभाव (Effects on labor): (1) अप्रभावित (Unaffected) रह सकता है। (2) गर्भाशयी निष्क्रियता (Uterine inertia), (3) शिशु का कठिन जनन (Dystocia) जो (a) गर्भाशय ग्रीवा या चौड़े बंधन का रेशार्बुद (Cervical or broad ligament fibroid) तथा (b) प्रसव के दौरान भ्रूण के प्रस्तुत भाग के ऊपर नहीं खींचा गया रेशार्बुद के कारण होता है। (4) प्रसवोत्तर रक्तश्राव (Postpartum hemorrhage) जो अतानता (Atonicity) के कारण या रूग्न आसंजित अपरा (Morbid adherent placenta) के कारण होता है। (5) शल्यक्रिया द्वारा कठिन प्रसव (Difficult cesarean section)।

प्रसवोत्तर काल पर प्रभाव (Effects on puerperium): (1) अवप्रत्यावर्तन (Sub-involution), (2) पूतिता (Sepsis), (3) द्वितीय प्रसवोत्तर रक्तश्राव (Secondary PPH), (4) गर्भाशय का सूतिश्राव (Lochiometra) तथा गर्भाशय की पीवता (Pyometra)।

रेशार्बुद पर गर्भावस्था का प्रभाव (Effects of pregnancy on fibroid): (1) वर्धित (Increased) वाहिकामयता (Vascularity), शोथ (Edema) तथा रेशापेशीय ऊतकों की अतिवृद्धि (Hypertrophy and hyperplasia of the fibromuscular tissue) के कारण आकार में वृद्धि (Increase in size) होती है। अर्बुद (Tumor) कोमल हो जाता है। (2) स्थान में परिवर्तन (Changes in position), (3) आकृति (Shape) में परिवर्तन-चपटा (Flattened) हो जाता है। (4) अपक्षयी (Degenerative) परिवर्तन विशेषकर, लाल अपक्षय (Red degeneration), (5) वृंतयुक्त (Pedunculated) अधोरक्तोदी रेशार्बुद (Subserous fibroid) की मरोड़ (Torsion), (6) प्रसवोत्तर काल में संक्रमण (Infection) तथा अर्बुदीय (Polypoidal) परिवर्तन अधिक होता है।

लाल अपक्षय (Red degeneration): यह मुख्यतः गर्भावस्था के द्वितीय अर्धकाल (Second half) या प्रसवोत्तर काल में एक वृहत (Large) रेशाबुर्द में होता है। इसका कारण अज्ञात (Not known) है परन्तु संभवतः मूलरूप में वाहिकामय (Vascular) होता है, संक्रमण की कोई भूमिका नहीं होती है।

अर्बुद को नंगी आँख से देखने पर कटे खण्ड के साथ गहरा लाल क्षेत्र तथा कच्चे गौमांस (Raw beef) के समान लगता है। इसकी गंध प्रायः मछली जैसी होती है। रक्तक्षयित लोहिताणु (Hemolyzed red cells) तथा हीमोग्लोबिन (Hemoglobin) की उपस्थिति के कारण यह रंग (लाल) होता है। सूक्ष्मदर्शीय रूप से (Microscopically) ऊतक-क्षय (Necrosis) का प्रमाण मिलता है। वाहिकाओं में घनास्त्रता (Thrombosis) होती है परन्तु रक्त के परिश्रवण (Extravasation=बाहर निकलना) की संभावना नहीं होती है।

नैदानिक लक्षण (Clinical features): (1) अर्बुद पर पीड़ा का तीव्र प्रारम्भ (Acute onset of pain), (2) बेचैनी (Malaise) तथा शरीर के तापक्रम में वृद्धि, (3) शुष्क या लोमयुक्त जिह्वा (Dry of furred tongue), (4) नाड़ी का तेज चलना (Rapid pulse), (5) कब्ज (Constipation), (6) अर्बुद के ऊपर कोमलता और दृढ़ता (Tenderness and rigidity over the tumor), (7) रक्ताणु गणना (Blood count) में श्वेताणु की बहुलता (Leukocytosis) होती है। तीव्र उण्डुक पुच्छशोथ (Acute appendicitis) या वक्र अण्डाशयी (Twisted ovrian) अर्बुद के साथ इसका निदान (Diagnosis) भ्रमित (Confused) होता है। केवल उदर-उच्छेदन (Laparotomy) पर ही प्रायः निदान होता है।

उपचार (Treatment): सामान्य उपचार करना चाहिए तथा रोगी को शैय्या (Bed) पर रखना है। 7 दिन के लिए दैनिक तीन बार 500 mg ऐम्पिसिलिन का कैप्सूल (Ampicillin capsule) दिया जाता है। पीड़ाहर औषधि तथा अवसादक (Analgesic and sedative) की आवश्यकता प्रायः होती है। 10 दिन के अंदर लक्षण प्रायः समाप्त हो जाते हैं। जब गलत निदान के कारण उदर-उच्छेदन (Laparotomy) किया जाता है तब कुछ किये बिना उदर को बंद कर देना चाहिए। तथापि वृंतयुक्त अधोरक्तोदी अर्बुद (Pedunculated subserous fibroid) को निकाला जा सकता है।

निदान (Diagnosis): रेशार्बुद का लाक्षणिक रूप से (Clinically) गर्भावस्था की अवधि में उसकी विद्यमानता (Existence) के पूर्व ज्ञान के बिना निदान करना कठिन होता है। आकृति (चपटेपन) में पर्याप्त कोमलता और परिवर्तन से उसका गर्भवती गर्भाशय से अंतर करना कठिन हो जाता है। अजटिल अर्बुद (Uncomplicated tumor) में अण्डाशयी (Ovarian) अर्बुद, पश्चनमनित सगर्भ गर्भाशय (Retroverted gravid uterus), एक द्विगर्भाशय (Double uterus) का अगर्भ अर्ध (Non-gravid half) के साथ यह भ्रमित (Confused) होता है। प्रारंभिक (Early) महीनों में रेशार्बुद का निदान हो जाता है परन्तु गर्भावस्था लुप्त (Missed) हो जाती है जबकि विलम्बित (Later) महीनों में गर्भावस्था का निदान होता है परन्तु रेशार्बुद लुप्त हो जाता है। अतिस्वनचित्रण (Sonography) से निश्चितता के साथ निदान की पुष्टि होती है।

उपचार (Treatment)

रेशार्बुद द्वारा जटिल गर्भावस्था के प्रबंध (उपचार) में मूलभूत सिद्धान्त में जहाँ तक सम्भव है वहाँ रेशार्बुद के साथ कुछ भी नहीं करना है।

गर्भावधि में (During Pregnancy):

(1) **अजटिल (Uncomplicated):** सामान्य प्रसवपूर्व परिचर्या (Antenatal care) का पालन करना चाहिए। प्रसव की विधि का सूत्रीकरण (Formulate) करने के लिए 38 सप्ताह पर सभी रोगियों (Cases) का मूल्यांकन करना है।

(2) **मूत्र का अवरोध (Retention या धारण) के बाद प्रारम्भिक महीनों में संघातन (Impaction):** पश्चनमनित (Retroverted) सगर्भ गर्भाशय (Gravid uterus) में निर्धारित प्रबंध-विधान (Management protocol) के समान इसका प्रबंध करना है। यदि हस्तीय सुधार (Manual correction) विफल हो जाता है तब अबाधित गर्भावस्था को पीछे छोड़कर उदर-उच्छेदन (Laparotomy) तथा गर्भाशय पेशी-उच्छेदन (Myomectomy) का विरले ही (Rarely) सुझाव दिया जाता है।

(3) **लाल अपक्षय के बाद तीव्र पीड़ा (Acute pain following red degeneration):** इसका उल्लेख पहले किया जा चुका है।

चयनात्मक शल्यक्रिया द्वारा प्रसव का महत्व (Place of elective cesarean section): (1) गर्भाशय-ग्रीवा या चौड़े बंधन का रेशार्बुद (Cervical or broad ligament fibroid) तथा (2) संबद्ध जटिलशील कारक (Associated complicating factors): जैसे–प्रौढ़ महिला का प्रथम बार गर्भिणी बनना (Elderly primigravida) या अप्रकृत गर्भस्थिति (Malpresentation)।

प्रसव की अवधि में (During labor):

(1) भ्रूण के प्रस्तुत भाग के ऊपर स्थित रेशार्बुद (Fibroid situated above the presenting part) का परिणाम प्रायः शांत (Uneventful या घटनारहित) योनिक प्रसव के रूप में होता है।

(2) प्रस्तुत भाग के नीचे स्थित रेशार्बुद (Fibroid situated below the presenting part) का परिणाम स्वतः योनिक प्रसव या जनन (Vaginal delivery) में हो सकता है। यदि यह विफल होता है तब शल्यक्रिया द्वारा प्रसव कराया जाता है। शल्यक्रिया द्वारा प्रसव के दौरान गर्भाशय पेशी-उच्छेदन (Myomectomy) नहीं करना चाहिए। (3) प्रसवोत्तर (Postpartum) रक्तस्राव तथा धारित अपरा (Retained placenta) के लिए विशेषज्ञ को सतर्क (Alert) रहना चाहिए। प्रसवोत्तर काल (Puerperium) में रेशार्बुद लघु आकार में हो जाता है।

गर्भावस्था में अण्डाशयी अर्बुद (Ovarian Tumor in Pregnancy)

प्रभाव या विस्तार (Incidence): गर्भावस्था के साथ अण्डाशयी अर्बुद का प्रभाव 2000 गर्भो में लगभग 1 होता है। यद्यपि गर्भावधि में भी रक्तोदी पुटीय ग्रन्थि-अर्बुद (Serous cystadenoma) प्रायिक (Common) होता है परन्तु अगर्भवती (Nonpregnant) स्थिति की तुलना में गर्भवती स्थिति में त्वचार्बुद (Dermoid) का प्रभाव दो गुना अधिक होता है। शिशु-जनन काल में इसकी अधिक उपस्थिति तथा गर्भावधि में अधिक जटिलता के कारण इसकी पहचान के कारण यह होता है। गर्भावधि में विषालु अण्डाशय (Malignant ovary) अति विरल (Extremely rare) होता है।

अर्बुद का प्रभाव (Effects of Tumor):-

(1) **गर्भावस्था पर (On pregnancy):** निम्नलिखित की अधिक संभावना होती है–(1) संघातन (Impaction) जो मूत्र के अवरोध (या धारण = Retention) की ओर अग्रसर होता है। (2) वृहत अर्बुद की उपस्थिति में भौतिक कष्ट (Mechanical distress), (3) अप्रकृत गर्भस्थिति (Malpresentation), (4) पूर्णगर्भावधि पर सिर का अनावरोहन (Non-engagement of the head at term)।

(2) **प्रसव पर (On labor):** यदि अर्बुद की श्रोणि (Pelvis) में अन्तर्घट्टन (Impact) होता है तब प्रसव के अवरूद्ध होने की संभावना होती है।

अर्बुद पर प्रभाव (Effects on the tumor): सभी जटिलताएँ जो अगर्भवती स्थिति में होती हैं, उनकी वर्धित आवृत्ति (Increased frequency) के साथ होने की संभावना गर्भवती स्थिति में होती है जिसका अपवाद है – विषालुता (Malignancy)।

(1) **वृंतक की मरोड़ (Tortion of the pedicle):** यह प्रायः गर्भावस्था के 8–10 सप्ताह में होती है क्योंकि श्रोणि (Pelvis) से अर्बुद बाहर होता है तथा प्रारम्भिक प्रसवोत्तर काल (Early puerperium) में शिथिल (Lax) उदरीय (Abdominal) दिवाल के कारण।

(2) **अंतःपुटीय रक्तश्राव (Intracystic hemorrhage):** यह वर्धित वाहिकामयता (Vascularity) के कारण होता है।

(3) **अंतःपुटीय (Intracystic)** रक्तश्राव के बाद या प्रसव में संघात (Impact) के कारण विदार (Rupture)।

(4) **संक्रमण (Infection):** गर्भपात या प्रसव के बाद यह प्रायः अधिक होता है। घनास्त्रता (Thrombosis) की क्रियात्मक (Physiological) घटना से पूतिता (Sepsis) होती है।

निदान (Diagnosis): रोगी लक्षणहीन (Asymptomatic) बनी रह सकती है या (1) अर्बुद के संघात के कारण मूत्र-अवरोध, (2) वृहत पुटी (Large cyst) के कारण भौतिक कष्ट (Mechanical distress), (3) अर्बुद की जटिलता के कारण तीव्र उदर (Acute abdomen) के लक्षणों के साथ रोगी होती है। उदरीय जाँच से सगर्भ गर्भाशय (Gravid uterus) से अलग पुटीय सूजन (Cystic swelling) का पता चलता है। गर्भावस्था के विलिम्बत महीनों में भ्रम (Confusion) उत्पन्न हो सकता है। दो सूजन जैसे–सगर्भ गर्भाशय तथा अण्डाशयी अर्बुद (Hingorani sign) के बीच खाँच (Groove) को प्रकाशित करने के लिए योनिक रूप से रोगी की जाँच हेतु उसे सिर के नीचे ट्रेन्डिलेनबर्ग स्थिति (Head down Trendelenburg position) में रखा जाता है।

अतिस्वन चित्रण (Ultrasonography): गर्भावस्था और अण्डाशयी अर्बुद की विस्तृत जाँच के लिए अतिस्वन चित्रण उपयोगी होता है।

उपचार (Principle)

उपचार के सिद्धान्त रोग (अर्बुद) के निदान के बाद यथाशीघ्र उसका उन्मूलन (Eradication) करना है।

गर्भावधि में (During Pregnancy):

(1) **अजटिल (Uncomplicated):** चयनात्मक शल्यक्रिया (Elective surgery) का उत्कृष्ट काल 14 और 18 सप्ताह के बीच होता है क्योंकि गर्भपात (Abortion) की संभावना कम होती है तथा वृंतक (Pedicle) तक पहुँचना आसान होता है।

36 सप्ताह के बादः प्रसव (या जनन) होने तक शल्यक्रिया को स्थगित रखना बेहतर होता है तथा प्रसवोत्तर काल (Puerperium) में यथा-शीघ्र अर्बुद को निष्कासित करना चाहिए।

(2) **जटिल (Complicated):** गर्भावस्था की अवधि का विचार किये बिना अर्बुद का निष्कासन (Removal) करना चाहिए।

शल्यक्रिया के बाद 48 घंटे के लिए पर्याप्त अवसाद (Sedation) (रोगी का) सुनिश्चित करना है।

प्रसव की अवधि में (During Labor):

(1) यदि भ्रूण (Fetus या शिशु) के प्रस्तुत भाग (Presenting part) से अर्बुद पर्याप्त ऊपर है तब योनिक जनन (Vaginal delivery) की सतर्क प्रतीक्षा की जाती है। (2) यदि श्रोणि (Pelvis) में अर्बुद अंतर्घट्ट (Impacted) है जो अवरोध का कारण है तब समान सत्र (Sitting) में अर्बुद के निष्कासन के बाद शल्यक्रिया द्वारा प्रसव (Cesarean section) कराना चाहिए।

प्रसवोत्तर की अवधि में (During Puerperium):

कभी-कभी प्रसव के बाद निदान किया जाता है। प्रसवोत्तर काल में यथा-शीघ्र अर्बुद का निष्कासन करना चाहिए।

शल्यक्रिया के बाद नमूने (Specimen) को ऊतकीय (Histological) जाँच के लिए भेजा जाता है।

पश्चनमनित सगर्भ गर्भाशय (Retroverted Gravid Uteus)

पश्चनमनित (Retroverted) गर्भाशय या तो जन्मजात (Congenital) या अर्जित (Acquired) होता है। अर्जित को गर्भाशयी अवस्थिति (Uterine position) के एक सामान्य परिवर्तन (Normal variant) के रूप में माना जाता है। पश्चनमन (Retroversion) या तो पूर्व-विद्यमान (Pre-existing) होता है या गर्भावस्था के कारण हो सकता है। इसका प्रभाव (Incidence) गर्भावस्था के प्रथम त्रिमास (Trimester) में लगभग 10% होता है।

रूग्न संरचनात्मक परिवर्तन यदि उपेक्षित छोड़ा गया है (Morbid Anatomic Changes if Left Uncared for)

अनुकूल (Favorable): बहुमत (Majority) में सुधार स्वतः हो जाता है। जैसे ही गर्भाशय बढ़ता है वैसे ही 12 सप्ताह के बाद श्रोणि (Pelvis) से बुघ्न (Fundus) स्वतः ऊपर उठता है। उसके बाद बिना किसी घटना के गर्भावस्था निरंतर रहती है।

प्रतिकूल (Unfavorable): अल्पसंख्या (Minority) में 12 और 16 सप्ताह के बीच स्वतः सुधार होने में विफल हो जाता है। विकासशील गर्भाशय क्रमिक रूप से श्रोणीय कोटर (Pelvic cavity) को भर देता है तथा बंदी (Incarcerated) हो जाता है। बंदीकरण (Incarceration) के सम्भावित कारण (Causes) हैं–(1) प्रक्षेपित त्रिक-प्रोत्तुंग (Projected sacral promontory), (2) गर्भाशयी आसंजन (Uterine adhesions), (3) श्रोणीय अर्बुद (Pelvic tumor) तथा (4) मूलरोगात्मक विकृति (Idiopathy) (Majority= बहुसंख्या)।

बंदीकरण के बाद परिवर्तन (Changes following Incarceration)

गर्भाशय में परिवर्तन (Changes in the uterus): (1) गर्भाशय-ग्रीवा (Cervix) ऊपर की ओर तथा आगे की ओर प्रदर्शित होती है तथा जघनास्थि-संधानक (Symphysis pubis) के ऊपरी किनारे पर भी स्थित होती है। (2) विरले ही (Rarely) अग्र दिवाल के व्यय से गर्भाशय का बढ़ना निरंतर रहता है। इस दिवाल को कोशयुक्तता (Sacculation) कहते हैं। मोटी पश्च दिवाल त्रिकास्थि के विवर (Sacra hollow) में रहती है। [देखें चित्र 20.1(A) तथा (B)]।

मूत्रमार्ग तथा मूत्राशय में परिवर्तन (Changes in the urethra and bladder): निचले मूत्रीय क्षेत्र (Urinary tract) पर, मुख्यतः मूत्रमार्ग पर तथा गौणतः (Secondarily) मूत्राशय पर मुख्य बल (Major blunt) कम होता है।

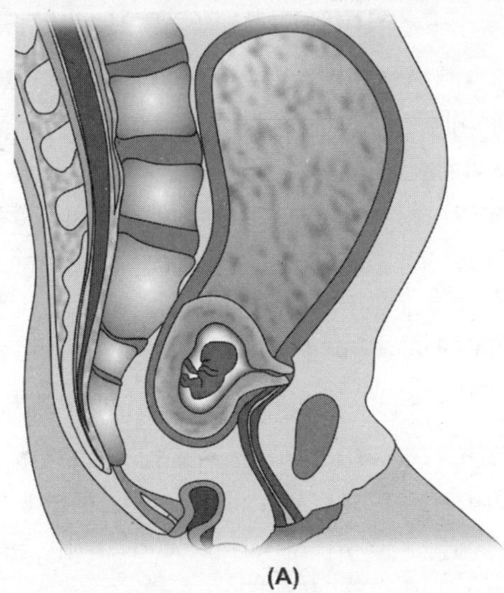

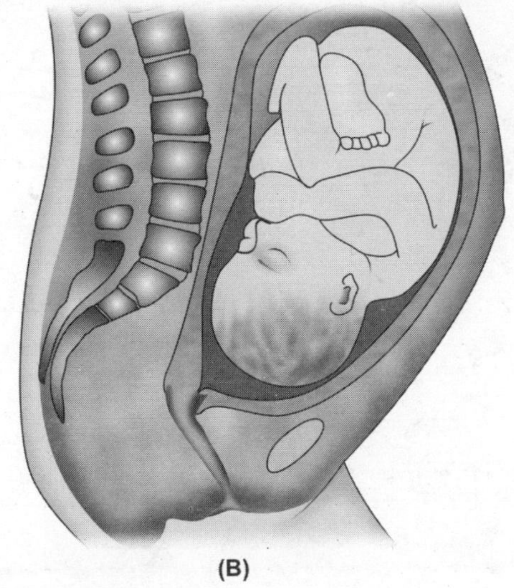

चित्र (Fig.) 20.1: (A) बंदीकरण के बाद गर्भाशय-ग्रीवा की दिशा (Direction of the cervix following incarceration) (B) अग्रकोशयुक्तता (Anterior sacculation)।

मूत्रमार्गीय परिवर्तन (Urethral changes) में गर्भाशय-ग्रीवा (Cervix) द्वारा अग्र योनिक दिवाल (Anterior vaginal wall) के तानन (Streching) के कारण मूत्राशय के साथ पर्याप्त दीर्घीकरण (Elongation) को शामिल किया जाता है। मूत्र का अवरोध (Retention) होता है। अवरोध के कारण (Causes) हैं– (1) गर्भाशय-ग्रीवा द्वारा मूत्रमार्ग का यांत्रिक संपीडन या दबाव (Compression), (2) मूत्रमार्ग का दीर्घीकरण के बाद तंत्रिका-पेशीय असंतुलन (Neuro-muscular imbalance), (3) मूत्राशय-ग्रीवा (Bladder neck) पर शोथ (Edema)।

मूत्राशय में परिवर्तन: मूत्र के अवरोध के फलस्वरूप मूत्राशय विस्फारित (Distended=फूला हुआ) हो जाता है तथा एक उदरीय अंग (Abdominal organ) बन जाता है तथा नाभि (Umbilicus) तक भी पहुँच सकता है।

यदि मूत्र के अवरोध में कमी नहीं होती है तो निम्नलिखित घटना हो सकती है– (1) शोथ के कारण मूत्राशय की दिवाल मोटी हो जाती है। (2) तीव्र मूत्राशय शोथ (Severe cystitis), मूत्ररक्तता (Uremia) के साथ वृक्क और वृक्क-श्रोणि का शोथ (Pyelonephritis) होता है। (3) पूर्ण रूप से उपेक्षित रोगियों (Cases) में अंतःउदरावरणी विदार (Intraperitoneal rupture) हो सकता है जिसके फलस्वरूप संक्रामक उदरावरण शोथ (Infective peritonitis) होता है।

गर्भावस्था पर प्रभाव (Effects on pregnancy): (1) गर्भपात (Abortion), (2) यदि अग्रकोशयुक्तता (Sacculation) के साथ गर्भावस्था निरंतर रहती है तब निम्नलिखित की अधिक संभावना होती है – (a) अप्रकृत गर्भस्थिति (Malpresentation), (b) सिर का अनावरोहरण (Non-engagement of the head) (c) कालपूर्व जनन (Preterm delivery) और अकालपक्वता (Prematurity) तथा (d) प्रसव के दौरान गर्भाशय का विदार (Rupture of the uterus)

विभेदी निदान (Differential diagnosis): स्थिति निम्नलिखित के साथ भ्रमित होती है– (1) तीव्र अतिउल्वीद्रव (Acute polyhydramnios) (2) अंतर्घट्ट (Impacted) अंडाशयी अर्बुद (Ovarian tumor) के साथ गर्भावस्था, (3) अंतर्घट्ट रेशार्बुद (Impacted fibroid) के साथ गर्भावस्था, (4) श्रोणीय रक्त-संग्रह शोथ (Pelvic hematocele)।

पश्चनमनित सगर्भ गर्भाशय के नैदानिक लक्षण (Clinical features) हैं– (1) मूत्र-कष्ट जो मूत्र-धारण (Retention of the urine) की ओर अग्रसर होता है, के साथ 12–16 सप्ताह का अनार्तव (Amenorrhea) का इतिवृत्त (History) अत्यधिक सूचक (Suggestive) होता है। आंतरिक जाँच के पहले नालशलाकाकरण किया जाना चाहिए, यद्यपि आवर्ती मूत्र-त्याग (Periodic urination) का इतिहास होता है (Overflow incontinence=बहाव असंयम)। (2) गर्भाशय-ग्रीवा (Cervix) की उसकी दिशा ऊपर की ओर तथा आगे की ओर के साथ असुगमता (Non-accessibility), अन्य स्थितियों (जैसे–रेशार्बुद, अण्डाशयी अर्बुद) के विपरीत जहाँ गर्भाशय-ग्रीवा की आसान सुगमता होती है तथा दिशा नीचे की ओर पीछे की ओर होती है (देखें चित्र 20.2)। (3) भरे हुये मूत्राशय के कारण सूजन (Swelling) जो नालशलाकाकरण के बाद लुप्त (या गायब=Disappear) हो जाती है।

उपचार (Treatment)

बंदीकरण के पहले (Before incarceration): (1) 12 सप्ताह तक नियतकालिक जाँच (Periodic check up) जब तक कि गर्भाशय (Uterus) एक उदरीय अंग (Abdominal organ) नहीं बन जाता है। (2) रोगी (स्त्री) को बारंबार मूत्राशय (Bladder) को खाली करने तथा यथा-संभव शयान (Prone) स्थिति में लेटने की सलाह दी जाती है।

बंदीकरण के बाद (After incarceration): (1) फोली नालशलाका (Foley's catheter) से निरंतर निष्कासन (Drainage) द्वारा मूत्राशय को धीरे-धीरे खाली

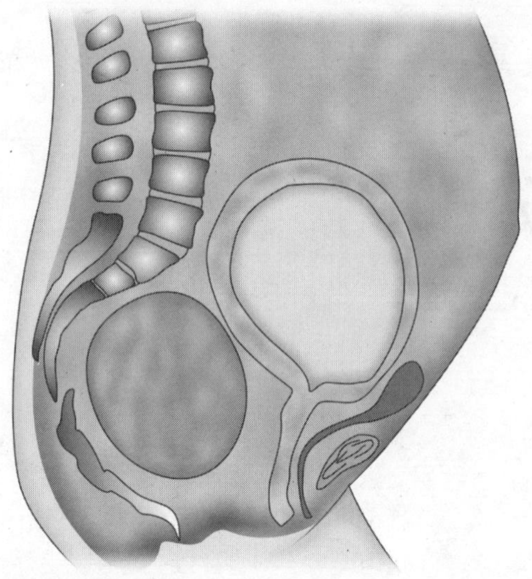

चित्र (Fig.) 20.2: गर्भाशय-ग्रीवा (Cervix) की दिशा को लिखें – गर्भावस्था के साथ श्रोणीय अर्बुद में (In pelvic tumor with pregnancy) तथा इसकी तुलना (Comparison) चित्र 20.1 (A) तथा (B) के साथ करें।

किया जाता है। (2) रोगी को शैय्या (Bed) पर रखना तथा उसे अपने चेहरे पर लेटने (Sim's position) की स्थिति में यथासम्भव (व्यावहारिक) रहने की सलाह दी जाती है। (3) मूत्र को जीवाणु-वर्धन (Culture) तथा संवेदनशीलता परीक्षण (Sensitivity test) के लिए भेजा जाता है और मूत्रीय प्रतिजैविक औषधि (Urinary antiseptics): 500 mg ऐम्पिसिलिन (Ampicillin) दैनिक 8 घंटे के अंतर पर दी जाती है। इस सरल औषधि-विधान (Regime) से गर्भाशय में स्वतः सुधार 48 घंटे के अंदर हो जाता है।

यदि स्वतः सुधार (Spontaneous corrections) नहीं होता है तब:

(1) ऐलिस चिमटे (Allis forceps) द्वारा गर्भाशय-ग्रीवा (Cervix) को पीछे से खींचते समय पश्च योनि-चापिका (Fornix) से होकर अंगुली से धकेलकर हस्तीय (Manual) सुधार किया जाता है। रोगी को सिम-अवस्थिति (Sim's position) या जानु (या घुटना) वक्ष अवस्थिति (Knee-chest position) में रखने के बाद यह क्रियाविधि (Procedure) निष्पादित होती है। कभी-कभी संवेदनाहरण (Anesthesia) की आवश्यकता हो सकती है। सुधार के बाद एक हॉज-स्मिथ पेसरी (Hodge-Smith pessary) को अंदर प्रविष्ट किया जाता है तथा उसे 18–20वें सप्ताह तक रखा जाता है।

(2) दुःसाध्य (Obstinate) रोगियों में जब उपरोक्त विधि – 1 आसंजन (Adhesions) के कारण विफल हो जाती है तब उदर-उच्छेदन (Laparotomy) किया जाता है। आसंजन-क्षय (Adhesiolysis) का प्रयास करना है तथा इसमें विफल होने पर गर्भपात का सुझाव दिया जाता है।

(3) गर्भाशय की अग्र कोशयुक्तता के निदानित रोगियों में (In diagnosed cases of anterior sacculation) शल्यक्रिया द्वारा प्रसव (Cesarean operation) पसंद की विधि होती है।

गर्भावस्था में जननांगी स्थानभ्रंश (Genital Prolapse in Pregnancy)

मूत्राशय-वहिर्क्षेपण (Cystocele) तथा मलाशय-वहिःक्षेपण (Rectocele) के साथ गर्भाशयी भ्रंश (Uterine prolapse) की प्रथम अवस्था (Degree) में गर्भावस्था असामान्य (Uncommon) नहीं है। तथापि (However), गर्भावस्था असम्भाव्य (Unlikely) होती है जब योनि-द्वार (Introitus) के बाहर गर्भाशय-ग्रीवा (Cervix) बनी रहती है तथा तृतीय अवस्था (3rd degree) का स्थानभ्रंश (Prolapse) में गर्भावस्था की निरंतरता एक अति विरल (Rare) घटना होती है। स्थानभ्रंश का प्रभाव 250 गर्भों (Pregnancies) में लगभग 1 (एक) होता है।

स्थानभ्रंश पर प्रभाव (Effects on prolapse): स्थान (या अंग) भ्रंश में रुग्न (Morbid) संरचनात्मक (Anatomical) परिवर्तन की वृद्धि (Aggravation) होती है, जैसे–गर्भाशय-ग्रीवा की प्रकट अतिवृद्धि (Hypertrophy) तथा शोथ (Edema), प्रथम अवस्था का परिवर्तन द्वितीय अवस्था (2nd degree) में होना, मूत्राशय-वहिःक्षेपण तथा मलाशय-वहिःक्षेपण स्पष्ट हो जाता है तथा दबाव असंयम (Stress incontinence) में वृद्धि होती है। प्रारम्भिक गर्भावधि में ये प्रकट होते हैं तथा गर्भाशय का भार तथा वर्धित वाहिकामयता (Increased vascularity) के कारण प्रभाव होते हैं। देखें चित्र 20.3।

(1) योनिक श्राव (Vaginal discharge) प्रचुर (Copious) हो सकता है तथा जब योनि-द्वार के बाहर गर्भाशय-ग्रीवा बनी रहती है तब शायी (Decubitus=लेटा हुआ) व्रण (Ulcer) विकसित हो सकता है।

(2) यदि गर्भावस्था के 16वें सप्ताह तक श्रोणि (Pelvis) के ऊपर गर्भाशय जाने में विफल हो जाता है तब बंदीकरण (Incarceration) की संभावना होती है।

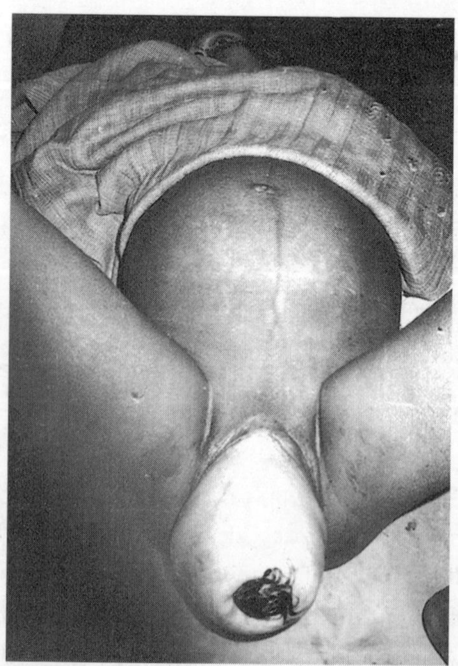

चित्र (Fig.) 20.3: शोथमय गर्भाशय-ग्रीवा (Edematous cervix) के साथ प्रसव (Labor) में गर्भाशय का स्थानभ्रंश (Uterine prolapse)

प्रभाव (Effects):

(1) गर्भावस्था पर (On pregnancy): निम्नलिखित की वर्धित संभावना होती है– (A) गर्भपात (Abortion), (B) वर्धित रोग (Ailments) के कारण कष्ट (Discomfort), (C) झिल्ली का कालपूर्व विदार (Premature rupture of the membranes) तथा (D) अंतःगर्भाशयी संक्रमण (Intrauterine infection)

(2) प्रसव की अवधि में (During labor): निम्नलिखित की वर्धित संभावना होती है–(a) झिल्ली का प्रारम्भिक विदार (Early rupture of the membranes), (b) गर्भाशय ग्रीवा का कठिन प्रसव (Cervical dystocia), (c) गर्भाशय-ग्रीवा का अप्रसार (Nondilation) तथा लटका हुआ मूत्राशय वहिःक्षेपण और मलाशय-वहिःक्षेपण (Sagging cystocele and rectocele) के अवरोध के कारण विलम्बित प्रसव (Prolonged labor) तथा (d) शल्यक हस्तक्षेप (Operative interference)।

(3) प्रसवोत्तर की अवधि में (During puerperium): (a) अवप्रत्यावर्तन (Sub-involution), (b) गर्भाशयी पूतिता (Uterine sepsis)।

उपचार (Treatment)

गर्भावधि में (During Pregnancy):

(1) यदि योनिद्वार (Introitus) के बाहर गर्भाशय-ग्रीवा होती है– गर्भाशय-ग्रीवा को योनि (Vagina) के अंदर पुरानी जगह पर रखना है तथा एक वलय पेसरी (Ring pessary) के द्वारा उसे सही स्थिति में रखना चाहिए। पेसरी को गर्भावस्था के 18–20वें सप्ताह तक रखना है जब गर्भाशय का पिण्ड (Body of the uterus) इतना बड़ा हो जायेगा कि वह श्रोणि (Pelvis) के किनारे (Brim) पर स्थित हो सके।

श्रोणीय तल (Pelvis floor) अतिशिथिल (Lax) होता है – रोगी को शैय्या (Bed) पर पाद छोर (Foot end) को लगभग 20 cm ऊपर उठाकर लेटाना है। शोथ (Edema) तथा भ्रंशित पिण्ड (Prolapsed mass) के संकुलन (Congestion) से राहत के लिए इसे ग्लिसरीन (Glycerine) तथा ऐक्रिफ्लेविन (Acriflavine) से सोखे गये जालीदार कपड़े (Soaked gauze) से ढका जाता है। उपचार को गर्भावस्था के 18–20वें सप्ताह तक निरंतर रखा जाता है जब तक कि भ्रंशित पिण्ड का आकार कम नहीं होता तथा उसे योनि के अंदर वापस रखा जाता है। उसके बाद रोगी को चलने की अनुमति दी जाती है।

(2) यदि पुनःस्थापन (Reposition) संभव नहीं है तथा बंदीकरण (Incarceration) होता है तब गर्भपात का चिकित्सा-सुझाव (Indication) होता है।

(3) यदि योनि-द्वार के बाहर गर्भाशय-ग्रीवा (Cervix) बाद के महीनों में भी बनी रहती है तब रोगी को 36वें सप्ताह पर चिकित्सालय में भर्ती करना बेहतर होता है।

प्रसव की अवधि में (During Labor):

(1) रोगी को शैय्या (बेड==Bed) पर होना चाहिए, न केवल झिल्ली के प्रारम्भिक विदार (Rupture) को रोकने के लिए बल्कि योनि के अंदर भ्रंशित गर्भाशय-ग्रीवा (Prolapsed cervix) के पुनःस्थापन को सुगम बनाने के लिए भी।

(2) ग्लिसरीन तथा ऐक्रिफ्लेविन में सोखे गये अंतःयोनिक डाटीकरण (Intravaginal plugging) से न केवल गर्भाशय-ग्रीवा के शोथ को कम किया जाता है बल्कि उसका विस्फारण (Dilation) भी सुगम हो जाता है।

(3) रोगरोधी प्रतिजैविक औषधि (Prophylactic antibiotic): झिल्ली (Membranes) के कालपूर्व विदार के रोगियों (Cases) में या जब गर्भावस्था-ग्रीवा (Cervix) बाहर रहती है तब प्रतिजैविक औषधि देनी चाहिए।

(4) गर्भाशय-ग्रीवा को हाथ से खींचने या गर्भाशयी संकुचन के दौरान भ्रूण के प्रस्तुत भाग (Presenting part) के पार मूत्राशय-वहिःक्षेपण (Cystocele) या मलाशय-वहिःक्षेपण को ऊपर की ओर धकेलने से सिर का क्रमिक अवरोहन (Descent) आसानी से होता है।

(5) यदि गर्भाशय-ग्रीवा जो पतली (Thin) तथा अविस्फारित (Undilated) बनी रहती है, के साथ सिर गहन रूप से अवरोहित (Deeply engaged) होता है तब निर्वात निष्कासन (Ventouse extraction) या चिमटी (Forceps) का उपयोग करके 2 तथा 10 बजे घड़ी की स्थिति (Position) पर डुहरेसन-उच्छेदन (Duhressen's incision) किया जाता है।

(6) यदि सिर ऊँचाई पर होता है तथा गर्भाशय-ग्रीवा शोथमय (Edematous), मोटी या अविस्फारित रहती है – शल्यक्रिया द्वारा प्रसव (Cesarean section) एक सुरक्षित क्रियाविधि (Procedure) है।

प्रसवोत्तर की अवधि में (During Puerperium):

(1) रोगी को शैय्या (Bed) पर चित्त लेटना चाहिए।

(2) यदि पिण्ड (Mass) बाहर बना हुआ है तो इसे ग्लिसरीन (Glycerine) तथा ऐक्रिफ्लेविन (Acriflavine) से तर-बतर (Soaked) कपड़े से ढ़ककर रखना चाहिए।

(3) यदि अवप्रत्यावर्तन (Sub-involution) स्पष्ट है तब प्रत्यावर्तन (Involution) के पूरा होने तक एक वलय-पेसरी (Ring pessary) लगाया जा सकता है।

(4) रोगरोधी प्रतिजैविक औषधि (Prophylatic antibiotic) देना चाहिए।

अध्याय 21

कालपूर्व प्रसव, झिल्ली का कालपूर्व विदार, पूर्णगर्भोत्तर गर्भावस्था, भ्रूण की अंत:गर्भाशयी मृत्यु

(Preterm Labor, Preterm Rupture of the Membranes, Postmaturity, Intrauterine Death of the Fetus)

कालपूर्व प्रसव
(Preterm Labor or Premature Labor)

परिभाषा (Definition): कालपूर्व प्रसव (PTL=Preterm labor) वह है जहाँ प्रसव 37वाँ सप्ताह पूर्ण (<259 दिन) होने के पहले आरम्भ होता है जिसकी गणना अंतिम (या पिछले) आर्तवकाल (Menstrual period) के प्रथम दिन से की जाती है। गर्भावधि (Gestation) की निम्नतर सीमा (Lower limit) समान रूप से निश्चित नहीं होती है, जबकि विकसित देशों में इसे कम करके 20 सप्ताह किया गया है, विकासशील देशों (जैसे–भारत) में यह 28 सप्ताह होती है। पेरिनैटल (Perinatal=गर्भधारण के सातवें मास से लेकर प्रसव के एक सप्ताह की अवधि) रूग्नता (Morbidity) तथा मर्त्यता (Mortality) का महत्वपूर्ण कारण कालपूर्व प्रसव होता है।

प्रभाव (Incidence): इसकी विद्यमानता (Prevalence) में व्यापक भिन्नता 5 और 10% के बीच होती है।

कारणता (Etiology)

लगभग 50% में कालपूर्व प्रसव का कारण ज्ञात (Known) नहीं है। यह प्रायः बहुकारकीय (Multifactorial) होता है। तथापि (However), निम्नलिखित का संबंध कालपूर्व प्रसव के वर्धित प्रभाव के साथ होता है–

अधिक खतरे के कारक (High-risk factors):

(1) **इतिवृत्त (History):** कालपूर्व प्रसव का वर्धित (Increased) प्रभाव निम्नलिखित उदाहरणों (Cases) में होता है – (a) प्रेरित (Induced) या स्वतः (Spontaneous) गर्भपात (Abortion) या कालपूर्व जनन (Preterm delivery) का पूर्व इतिहास, (b) अलाक्षणिक जीवाणु-मूत्रता (Asymptomatic bacteriuria) या आवर्ती (Recurrent) मूत्रीय क्षेत्र का संक्रमण (Urinary tract infection), (c) धूम्रपान की आदत (Smoking habits), (d) निम्न सामाजिक-आर्थिक-पोषण स्थिति (Low socio-economical-nutritional status).

(2) **वर्तमान गर्भावस्था में जटिलता (Complications in present pregnancy)**–जो मातृक (Maternal), भ्रूणीय (Fetal) या अपरा (Placental) के कारण हो सकती है।

मातृक (Maternal): (a) गर्भावस्था जटिलता जैसे–प्राक-गर्भाक्षेपक (Pre-eclampsia), प्रसवपूर्व रक्तश्राव (Antepartum hemorrhage) झिल्ली का कालपूर्व विदार (PROM=Premature rupture of the membranes), अति उल्वीद्रव (Polyhydramnios), (b) गर्भाशयी असंगति (Uterine anomalies) जैसे–गर्भाशयी-ग्रीवा की अक्षमता (Cervical incompetence), गर्भाशय की कुरचना (Malformation of uterus), (c) चिकित्सीय और शल्यक रोग (Medical and surgical illness): तीव्रज्वर (Acute fever), वृक्क और वृक्कश्रोणि (या गोणिका) का तीव्र शोथ (Acute pyelonephritis), अतिसार (Diarrhea), तीव्र उण्डुक पुच्छशोथ (Acute appendicitis), प्लाविका-विषाक्तता (Toxoplasmosis) तथा उदरीय शल्यक्रिया (Abdominal operation)। दीर्घकालिक (Chronic) रोग जैसे–उच्च रक्तचाप (Hypertension), वृक्कशोथ (Nephritis), मधुमेह (Diabetes), क्षतिअपूरित हृदय क्षति (Decompensated heart lesion), तीव्र रक्तक्षीणता (Severe anemia), निम्न शरीर पिण्ड सूचक (LBMI=Low body mass index), (d) जननांगी क्षेत्र का संक्रमण (Genital tract infection): जीवाण्विक योनि रोग (Bacterial vaginosis), बीटा-रक्तक्षयी स्ट्रेप्टोकॉकस (Beta-hemolytic streptococcus), जीवाणु के समान (Bacteroides)।

भ्रूणीय (Fetal): बहुल गर्भावस्था (Multiple pregnancy), जन्मजात कुरचना (Congenital malformation), अंतःगर्भाशयी मृत्यु (Intrauterine death)।

अपरा संबंधी (Placental): रोधगलन (Infarction), घनास्त्रता (Thrombosis), अवखण्डन अपरा (Placenta abruption) या अपरा का निम्न स्थान भ्रंश (Placenta previa)

(3) **औषधिजनिक (Iatrogenic):** गर्भ की अवधि के गलत मूल्यांकन के साथ चयनात्मक प्रेरण (Elective induction)

(4) **मूलरोगात्मक विकृति (Idiopathic) (Majority=बहुमत):** अति उत्तेजनीय गर्भाशय के साथ गर्भाशय-ग्रीवा (Cervix) का कालपूर्व विलोपन

प्रवाह चित्र (Flow chart) 21.1: कालपूर्व प्रसव का कारण-रोगजनन (Etiopathogenesis of preterm labor)

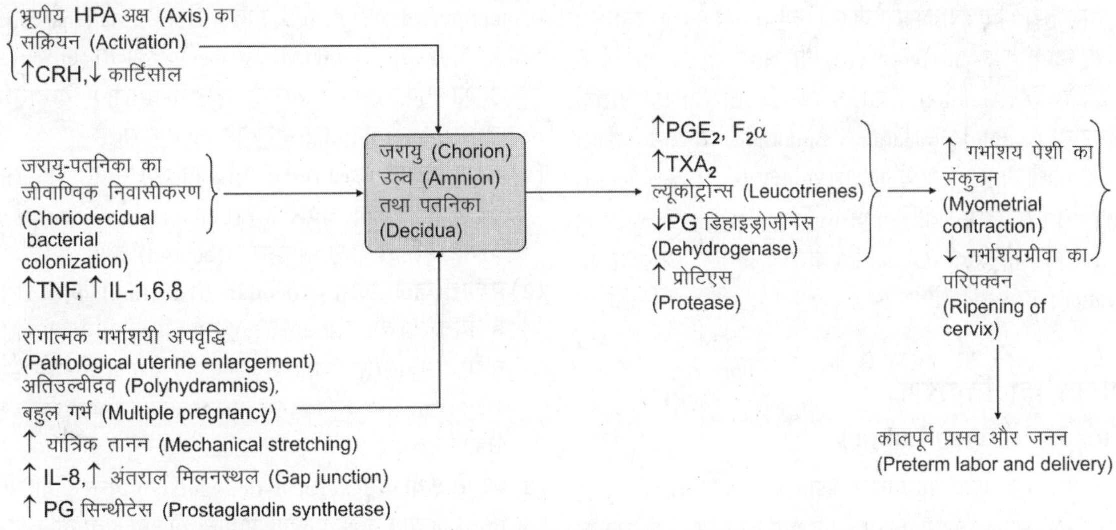

HPA = Hypothalamus-pituitary-anterior अवचेतक-पीयूष-अग्र
CRH = Corticotropin releasing hormone कॉर्टिकोट्रॉफिन मुक्तायान हार्मोन
IL = Interleukin इन्टरल्यूकिन
TNF = Tumor necrosis factor अर्बुद ऊतक-क्षय कारक

(Premature effacement) तथा सिर का शीघ्र श्रोणि (Pelvis) में प्रवेश (Early engagement of head) प्रायः संबंधित होता है। किसी जटिलकारी कारकों की अनुपस्थिति में यह परिकल्पना (Presume) की जाती है कि पूर्णगर्भावधि (Term) पर प्रसव का आरम्भ करने में समान तंत्रों (Systems) का कालपूर्व सक्रियन (Activation) होता है।

निदान (Diagnosis): (1) पीड़ा के साथ या इस के बिना गर्भाशय का नियमित संकुचन (Contractions) (प्रत्येक 10 मिनट में न्यूनतम एक बार) (2) गर्भाशय-ग्रीवा (Cervix) का विस्फारण (Dilation) (≥ 2 cm) तथा विलोपन (Effacement) (80%), (3) गर्भाशय-ग्रीवा की लम्बाई (TVS= Transvaginal sonography = परायोनिक अतिस्वन चित्रण द्वारा मापित) ≤ 2.5 cm तथा आंतरिक मुख (OS) का नलिकाकरण (Funnelling), (4) श्रोणीय (Pelvic) दबाव, पृष्ठ की पीड़ा (Backache) या योनिक श्राव (Vaginal discharge) या रक्तश्राव (Bleeding)। कालपूर्व प्रसव का उसकी उपस्थिति की संभावना की उपेक्षा करने की अपेक्षा अधिक निदान (Overdiagnose) करना बेहतर होता है।

कालपूर्व प्रसव का प्रबंध (Management of Preterm Labor)

प्रबंध में निम्नलिखित को शामिल किया जाता है –

(1) यदि सम्भव है तब प्रसव के कालपूर्व आरम्भ को रोकना (Prevent)
(2) यदि परहेज (Contraindication) नहीं है तब कालपूर्व प्रसव को अवरूद्ध (Arrest) करना
(3) प्रसव का उपयुक्त (Appropriate) प्रबंध, तथा
(4) प्रभावी नवप्रसव परिचर्या (Effective neonatal care)

कालपूर्व प्रसव का पूर्वकथन (Prediction of Preterm Labor): संयुक्तरूप से कुछ कारकों द्वारा अधिक सकारात्मक रूप से कालपूर्व प्रसव का पूर्वानुमान लगाया जा सकता है। महत्वपूर्ण कारक (Factors) हैं – (1) कालपूर्व प्रसव के लक्षण (Symptoms), (2) गर्भाशयी सकुचन ≥4 प्रतिघटा, (3) गर्भाशय-ग्रीवा की लम्बाई (Cervical length) ≤ 2.5 cm, (4) 24 और 36 सप्ताह के बीच गर्भाशयग्रीवा-योनिक श्राव (Cervico-vaginal discharge) में फाइब्रोनेक्टिन (Fibronectin) की उपस्थिति, (5) बिशप प्राप्तांक (Bishop score) ≥ 4, (6) योनिक रक्तश्राव (Vaginal bleeding), (7) पूर्ववर्ती कालपूर्व जन्म (Prior preterm birth)

फाइब्रोनेक्टिन एक प्रोटीन है जो पतनिका (Decidua) के साथ भ्रूणीय झिल्ली (Fetal membranes) को बांधता है। यह सामान्यतः गर्भावस्था के 22 सप्ताह के पहले तथा पुनः 37 सप्ताह के बाद गर्भाशयग्रीवा-योनिक श्राव में पाया जाता है जो कालपूर्व प्रसव का एक प्राग्वक्ता या प्राक्सूचक (Predictor) होता है। यदि परीक्षण नकारात्मक (Negative) है तब पुनः विश्वास दिलाया जाता है कि शिशु का जनन (Delivery) आगामी (Next) 7 दिन के अंदर नहीं होगा।

प्रमाणित कालपूर्व प्रसव के प्रबंध के सिद्धान्त (Principles of Management of an Established PTL)

(1) नवजात शिशु का RDS (Respiratory distress syndrome श्वसन-संकट संलक्षण) तथा IVH (Intraventricular hemorrhage=अंतःनिलयी रक्तश्राव) के खतरे को कम करने के लिए माता को कॉर्टिकोस्टेरॉयड (Corticosteroid) देना चाहिए। (2) जनन (Delivery) के लिए गर्भाशय में भ्रूण (Fetus in utero) के साथ माता को एक कक्ष (Unit) में स्थानांतरित करना चाहिए

जहाँ नवप्रसव परिचर्या (Neonatal care) की सुविधा दी जा सकती है। (3) प्रसूतिक्षयी औषधि (Tocolytic drugs) का उपयोग अल्पकाल के लिए किया जा सकता है बशर्ते कि इसका परहेज (या निषेध) नहीं है। (4) संक्रमण (β-रक्तक्षयी स्ट्रेप्टोकॉकस=Streptococcus) के साथ रोगियों (Cases) में प्रतिजैविक औषधि (Antibiotic) का आरम्भ करना है। (5) सतर्क प्रसवावधि निगरानी (Careful intrapartum monitoring), न्यूनतम आघात (Minimal trauma) तथा जनन के समय नवशिशु रोग विशेषज्ञ (Neonatologist) की उपस्थिति अनिवार्य है। (6) योनिक जनन (Vaginal delivery) बेहतर होता है जब तक कि प्रासूतिक (Obstetric) कारणों के लिए अन्यथा का सुझाव (Indication) नहीं होता है।

कालपूर्व प्रसव का निवारण (Prevention of Preterm Labor)

लगभग 80% में कालपूर्व प्रसव का कारण अज्ञात (Unknown) बना हुआ है। शेष जटिल समूहों में यह निर्णय करना है कि क्या गर्भावस्था को निरंतर बनाये रखना है या नहीं। निरंतर गर्भावस्था में भ्रूण (Fetus) तथा / या माता के खतरे के विरूद्ध एक निम्न भार के शिशु के जनन के खतरे को महत्व देना है। तथापि (However), निम्नलिखित दिशा-निर्देश (Guidelines) को अपनाया जाता है–

(1) प्रारम्भिक परिचर्या (Primary care) का उद्देश्य अधिक खतरे के कारकों (जैसे–संक्रमण=Infection आदि) को कम करके कालपूर्व प्रसव के प्रभाव को कम करना है।
(2) द्वितीय (या सहायक) परिचर्या (Secondary care) में प्रारम्भ में पहचान के लिए जाँच-परीक्षण (Screening tests) तथा रोगरोधी (Prophylactic) उपचार (जैसे–प्रसूति-क्षयी=Tocolytic) को शामिल किया जाता है।
(3) तृतीय परिचर्या (Tertiary care) का उद्देश्य निदान (Diagnosis) के बाद पेरिनैटल रूग्नता और मर्त्यता (Perinatal morbidity and mortality) को कम करना है, जैसे–कॉर्टिकोस्टेरॉयड (Corticosteroids) का उपयोग।

जाँच-पड़ताल (Investigation): (1) पूर्ण रक्त की गणना (Full blood count) (2) दिनचर्या विश्लेषण (Routine analysis), जीवाणु वर्धन (Culture) तथा संवेदनशीलता (Sensitivity) के लिए मूत्र, (3) जीवाणु-वर्धन तथा फाइब्रोनेक्टिन (Fibronectin) के लिए गर्भाशयीग्रीवा-योनिक फाहा (Cervico-vaginal swab), (4) भ्रूणीय हित (Fetal well-being), गर्भाशय-ग्रीवा की लम्बाई (Cervical length) तथा अपरा का स्थान-निर्धारण (Placental localization) के लिए अतिस्वन चित्रण (Ultrasonography), (5) जब प्रसूति-क्षयी कर्मक (Tocolytic agents) का उपयोग करना है तब रक्तोद विद्युत् अपघट्य (Serum electrolytes) तथा ग्लूकोस की मात्रा (Glucose levels) की जाँच करना।

कालपूर्व प्रसव को अवरूद्ध करने के उपाय (Measures to Arrest Preterm Labor)

कालपूर्व प्रसव को अवरूद्ध करने का कार्य-क्षेत्र (Scope) सीमित है क्योंकि बहुसंख्यक (Majority) का संबंध मातृक और / या भ्रूणीय जटिलकारी कारकों (Complicating factors) के साथ होता है जहाँ भ्रूण का प्रारम्भिक निष्कासन लाभदायक होता है। इन रोगियों में प्रसव के आरम्भ को रोकने का प्रयास वास्तव में अविवेकी (Unwise) होता है। इस प्रकार रोगियों (Cases) की केवल अल्पसंख्या (लगभग 10–20%) में जहाँ भ्रूण संकटापन्न (Compromised) नहीं होता है, मातृक स्थिति (Maternal condition) उत्तम बनी रहती है तथा झिल्ली (Membranes) भी अक्षत (Intact=अखण्ड) होती है, वहाँ कालपूर्व प्रसव को अवरूद्ध करने के प्रयास में निम्नलिखित उपचार-विधान (Regime) का आरम्भ किया जा सकता है–

(1) **शैय्या-विश्राम (Bed rest):** रोगी को अधिमानतः (Preferably) शैय्या पर बायीं पार्श्विक अवस्थिति (Left lateral position) में रहना चाहिए, यद्यपि इसका लाभ संदिग्ध (Doubtful) है।
(2) **पर्याप्त जलयोजन (Adequate hydration)** को बनाये रखा जाता है। दिनचर्या रूप से (Routinely) रोगरोधी प्रतिजैविक औषधि (Antibiotic) नहीं दी जाती है। जब संक्रमण का प्रमाण मिलता है या जीवाणु-वर्धन (Culture) का विवरण सकारात्मक होता है तब इस औषधि का सुझाव होता है।
(3) **प्रसूति-क्षयी कर्मक (Tocolytic agents):** विभिन्न औषधियों का उपयोग किया जाता है तथा प्रत्येक औषधि की सफलता का दावा किया जाता है। ये औषधियाँ गर्भाशयी संकुचन को रोकती हैं। इन औषधियों का वर्णन अध्याय 33 में किया जायेगा। प्रसूति-क्षयी कर्मक का उपयोग लघुकालिक (1–3 दिन तक) या दीर्घकालिक चिकित्सा (Long-term therapy) के रूप में किया जा सकता है। प्रसूति-क्षयी औषधि से परहेज करना बेहतर होता है क्योंकि इसका लाभ स्पष्ट नहीं है (RCOG-2002)।

लघुकालिक चिकित्सा (Short-term therapy): इसका उपयोग सफलता के साथ किया गया है। इसके उद्देश्य (Objectives) हैं – (1) भ्रूणीय फुफ्फुस (Fetal lung) के पूर्णविकसन (Maturation) के लिए माता को ग्लूकोकॉर्टिकॉयड (Glucocorticoid) चिकित्सा के लिए जनन (Delivery) को न्यूनतम 48 घंटे विलम्ब (Delay) करना है। (2) कालपूर्व नवशिशु (Nenonate) के बेहतर प्रबंध के लिए रोगी (माता) को विशेषकक्ष (Unit) में रखना चाहिए।

परहेज (Contraindications) है – (A) मातृक (Maternal): अनियंत्रित मधुमेह (Uncontrolled diabetes), अवटु-विषाक्तता (Thyrotoxicosis), तीव्र उच्च रक्तचाप (Severe hypertension), हृदयीरोग (Cardiac disease), गर्भावस्था में रक्तश्राव जैसे–अपरा अवखण्डन (Placenta abruption) या अपरा का निम्न भ्रंश (Placenta previa) (B) भ्रूणीय (Fetal): भ्रूणीय खतरा (Fetal distress), भ्रूणीय मृत्यु (Fetal death), जन्मजात कुरचना (Congenital malformation), 34 सप्ताह से अधिक की गर्भावस्था (C) अन्य (Others): झिल्ली का विदार (Rupture of membranes), जरायु-उल्वशोथ (Chorio-amnionitis) 4 cm से अधिक गर्भाशय-ग्रीवा का विस्फारण (Cervical dilation)

ग्लूकोकॉर्टिकॉयड चिकित्सा (Glucocorticoid therapy): जब गर्भावस्था 34 सप्ताह से कम होती है तब माता को ग्लूकोकॉर्टिकॉयड देने की वकालत की जाती है। इससे भ्रूण के फुफ्फुस (Lungs) के पूर्ण विकसन में सहायता मिलती है जिससे कि RDS (Respiratory distress syndrome) तथा IVH (Intraventricular hemorrhage) का प्रभाव न्यूनतम हो सके। जब प्रथम खुराक (Dose) का 48 घंटे से अधिक काल तक जनन में विलम्ब होता है तब यह लाभदायक होती है। लाभ 18 दिन तक रहता है। 6 mg IM (Intramuscular) डेक्सामेथासोन (Dexamethasone) 12 घंटे के अंतर

पर चार खुराक या 12 mg अंतःपेशीय (IM) बीटामेथासोन (Betamethasone) (Betnesone= बेटनिसोन) की दो खुराक 24 घंटे के अंतर पर दी जाता हैं। पसंद का स्टेरॉयड (Steroid) बीटामेथासोन है।

प्रसवपूर्व (Antenatal) कॉर्टिकोस्टेरॉयड (Corticosteroid) उपयोग का खतरा (Risks): (1) झिल्ली का कालपूर्व विदार (Premature rupture of the membranes) विशेषकर संक्रमण (Infection) के प्रमाण के साथ क्योंकि संक्रमण उत्तेजित होता है। (2) इन्सुलिन (Insulin) आधारित मधुमेह जहाँ रोगी को इन्सुलिन खुराक का पुनः समंजन (Dose readjustment) की आवश्यकता होती है।

कालपूर्व प्रसव का प्रबंध (Management of Preterm Labor)

कालपूर्व प्रसव के प्रबंध में निम्नलिखित सिद्धान्त (Principles) होते हैं – (1) जनन श्वास-अवरोध (Birth asphyxia) तथा श्वसन-संकट संलक्षण (RDS) के विकास को रोकना तथा (2) जन्म-आघात (Birth trauma) को रोकना। प्रसव की अवधि (Duration) प्रायः लघु (Short) होती है।

प्रथम सोपान (First Stage):

(1) झिल्ली के आरम्भ में विदार (Rupture) को रोकने के लिए रोगी को शैय्या (Bed) पर रखना है। (2) माता को मुखच्छद (Mask) द्वारा ऑक्सीजन देकर पर्याप्त भ्रूणीय ऑक्सीजनीकरण (Fetal oxygenation) सुनिश्चित (Ensure) करना, (3) शक्तिशाली अवसादक (Sedative) से बचना तथा अधिदृढ़तानिका संवेदनाहरण (Epidural analgesia) को पसंद किया जाता है। (4) सघन नैदानिक निगरानी (Intensive clinical monitoring) या निरंतर इलेक्ट्रॉनिक परिवीक्षण (Electronic monitoring) द्वारा प्रसव का अवलोकन करना चाहिए। (5) विलंब (Delay) या एक आघाती योनिक जनन (Traumatic vaginal delivery) की प्रत्याशित रोगियों (Anticipated cases) में शल्यक्रिया द्वारा प्रसव (Cesarean section) करना बेहतर होता है।

उदरीय जनन (Abdominal delivery) का उत्तम परिणाम प्राप्त करने के लिए साधन-सम्पन्न (Equipped) नवप्रसव परिचर्या कक्ष (Neonatal care unit) आवश्यक है।

द्वितीय चरण (Second Stage):

(1) सिर के तीव्र संपीडन (Compression) तथा विसंपीडन (Decompression) से बचने के लिए जनन हल्के से (Gently) मंद (Slow) होना चाहिए।
(2) यदि मूलाधारी प्रतिरोध (Perineal resitance) होता है तब सिर के संपीडन को न्यूनतम बनाने के लिए स्थानिक संवेदनाहरण (Local anesthesia) के अधीन योनि-द्वार उच्छेदन (Episiotomy) किया जा सकता है।
(3) निम्न चिमटी (Low forceps) द्वारा विलम्ब की प्रवृत्ति (Tendency to delay) को कम किया जा सकता है। इस प्रकार दिनचर्या (Routine) चिमटी का सुझाव नहीं होता है।
(4) अतिआयतन रक्तता (Hypervolemia), अतिबिलिरूबिन रक्तता (Hyperbilirubinemia) को रोकने के लिए जन्म के समय रज्जु (Cord) को तत्काल शिकंजे में कसना (Clamp) चाहिए।
(5) नवशिशु रोग विशेषज्ञ (Neonatologist) की देखभाल के अधीन शिशु को "सघन शिशु परिचर्या कक्ष" (Intensive neonatal care unit) में स्थानान्तरण (Transfer) करना चाहिए।

शल्यक्रिया द्वारा प्रसव का महत्व (Place of cesarean section): 34 सप्ताह के पहले कालपूर्व भ्रूण जिसकी नितम्ब गर्भस्थिति (Breech presentation) होती है उसका प्रसव सामान्यतः शल्यक्रिया द्वारा कराया जाता है। प्रसव के दौरान निचले खण्ड में उदग्र (Vertical) आकार के उच्छेदन (Incision) आघात (Trauma) को कम करने के लिए किया जाता है। यह निचले गर्भाशयी खण्ड का अपर्याप्त निर्माण के कारण होता है।

जन्म के बाद कालपूर्व (Preterm) शिशु का तत्काल प्रबंध– देखें अध्याय 31 का कालपूर्व शिशु।

पूर्वानुमान (Prognosis): निम्नभार के शिशु जन्म की कालपूर्व प्रसव के कारण पेरिनैटलरूग्नता मृत्यु और (Perinatal morbidity and mortality) अधिक होता है। तथापि (However), "सघन नवशिशु परिचर्या कक्ष" (Intensive neonatal care unit) के साथ 1000–1500 gm के बीच भार के शिशु की उत्तरजीविता दर (Survival rate) 90% से अधिक होती है। पृष्ठ सक्रियन (Surfactant) का उपयोग (देखें अध्याय 32 का नवविष्ठा श्वसन संलक्षण) से 26 सप्ताह पर जन्मे शिशु की उत्तरजीविता-दर लगभग 80% होती है।

झिल्ली का प्रसवपूर्व विदार (PROM) (Prelabor Rupture of the Membranes or Premature Rupture of Membranes)

परिभाषा (Definition): गर्भावस्था के 29वें सप्ताह से अधिक परन्तु प्रसव के आरम्भ के पहले किसी भी समय पर झिल्ली (Membranes) के स्वतः (Spontaneous) विदार को झिल्ली का प्रसवपूर्व विदार (PROM) कहा जाता है। जब झिल्ली का विदार 37 सप्ताह के बाद परन्तु प्रसव के आरम्भ के पहले होता है तब उसे पूर्णगर्भावधि (Term) का PROM कहा जाता है। यदि यह 37 पूर्ण सप्ताह के पहले होता है तब उसे पूर्णगर्भावधि पूर्व (Preterm) का PROM कहा जाता है। जनन (Delivery) के पहले झिल्ली का विदार यदि 24 घंटे से अधिक के दौरान होता है तब उसे झिल्ली का दीर्घीकृत विदार (Prolonged rupture of membranes) कहा जाता है।

प्रभाव या विस्तार (Incidence): सभी गर्भों (Pregnancies) के लगभग 10% में PROM पाया जाता है।

कारण (Causes): बहुमत में कारण ज्ञात नहीं है। सम्भाव्य कारण हैं– (1) झिल्ली का वर्धित भुरभुरापन (Increased friability), (2) झिल्ली की ह्रासित तनन क्षमता (Decreased tensile strength), (3) अतिउल्वीद्रव (Polyhydramnios), (4) गर्भाशय-ग्रीवा की अक्षमता (Cervical incompetence), (5) बहुल गर्भावस्था (Multiple pregnancy), (6) संक्रमण (Infection)-जरायु-उल्वशोथ (Chorio-amnionitis), मूत्रीय क्षेत्र का संक्रमण (Urinary tract infection) तथा निचले जननांगी क्षेत्र का संक्रमण (Lower genital tract infection)।

निदान (Diagnosis): केवल व्यक्तिनिष्ठ लक्षण (Subjective symptom) योनि (Vagina) से होकर जलीय श्राव (Watery discharge) जो या तो अधिक (Gush) या मंद रिसाव (Slow leakage) के रूप में होता है। यह प्रायः निम्नलिखित के साथ भ्रमित (Confused) होता है – (1) गर्भ का जलीयश्राव (Hydrorrhea gravidarum): यह एक अवस्था (या स्थिति) है जहाँ पतनिका (Decidua) के अति ग्रंथिल श्राव (Glandular secretion) के कारण कालिक (Periodic) जलीय श्राव होता है। (2) मूत्र-त्याग का असंयम (Incontinence of urine) विशेषकर विलम्बित (Later) महीनों में।

निदान का प्रमाणीकरण (Confirmation of Diagnosis):

(1) अपूतिक (Aseptic) सावधानी के साथ गर्भाशय-ग्रीवा (Cervix) से होकर (उल्वी) द्रव (Liquor) के रिसाव का अवलोकन करने के लिए वीक्षण यंत्र (Speculum स्पेकुलम) से जाँच की जाती है।

(2) योनि (Vagina) की पश्च चापिका (Posterior fornix) से संग्रहित द्रव की जाँच निम्नलिखित के लिए की जाती है – (a) लिटमस या नाइट्रोजीन पत्र (Litmus or Nitrozine paper) द्वारा pH का पता लगाना। pH का मान 6–6.2 हो जाता है (गर्भावस्था में सामान्य योनिक pH=4.5–5.5 होता है जबकि उल्वीद्रव=Amniotic fluid का pH=7–7.5 होता है)। pH >6 पर नाइट्रोजीन पत्र पीले से नीला हो जाता है। (b) विशिष्ट पर्णांगन प्रतिरूप (Characteristic ferning pattern) को लिखना जब एक सूक्ष्मदर्शी (Microscope) द्वारा स्नेहकयुक्त (Smeared) स्लाइड की जाँच की जाती है। (c) 0.1% नीला सल्फेट (Nile blue sulfate) से रंजित अपकेन्द्रित (Centrifuged) कोशिका में संतरी-नीले रंग का प्रदर्शन होता है [भ्रूण की वसामय ग्रन्थि से अपशल्कित वसायुक्त कोशिका (Exfoliated fat containing cells from sebaceous glands of the fetus)]।

(3) अतिस्वन चित्रण (Ultrasonography): इसे न केवल निदान का समर्थन (या प्रमाणीकरण) के लिए किया जाता है बल्कि भ्रूणीय कल्याण (Fetal well-being) का मूल्यांकन भी इससे होता है।

जाँच-पड़ताल (Investigations): (1) पूर्ण रक्त की गणना (Full blood count), (2) दिनचर्या विश्लेषण और जीवाणु-वर्धन (Routine analysis and culture) के लिए मूत्र, (3) जीवाणुवर्धन के लिए योनि के अंदर ऊपरी भाग का फाहा (High vaginal swab for culture), (4) फास्फेटाइडिल ग्लिसरॉल (Phosphatidyl glycerol) के मूल्यांकन के लिए योनिक संचय (Vaginal pool), (5) भ्रूणीय जीव-भौतिक रूपरेखा (Fetal biophysical profile) के लिए अतिस्वन चित्रण (Ultrasonography) (6) अदबाव परीक्षण (Non-stress tests) के लिए भ्रूण का हृदस्पंद चित्रण (Cardiotocography)

खतरा (Dangers): गर्भावस्था में प्रारम्भ की अपेक्षा पूर्णगर्भावधि (Term) के निकट विदार (Rupture) होता है तब उलझाव (Implications) कम गंभीर होता है। (1) पूर्णगर्भावधि (Term) के प्रोम (PROM) में रोगियों (Cases) के 80–90% में प्रसव 24 घंटे के अंदर आरम्भ होता है। कालपूर्व प्रसव (Preterm labor) तथा अकालपक्वता (Prematurity) का एक महत्वपूर्ण कारण प्रोम है। (2) यदि प्रसव 24 घंटे के अंदर आरम्भ नहीं होता है तब आरोही संक्रमण (Ascending infection) की संभावना अधिक होती है। उल्वीद्रव (Liquor) संक्रमित हो जाता है (Chorioamnionitis=जरायु-उल्वशोथ) तथा भ्रूणीय संक्रमण होता है। (3) रज्जु का स्थानभ्रंश (Cord prolapse) अधिक प्रभावित होता है विशेषकर जब अप्रकृत गर्भस्थिति (Malpresentation) के साथ संबंधित होता है। (4) दीर्घकाल तक उल्वीद्रव के निरंतर से शुष्क प्रसव (Dry labor) होता है। (5) भ्रूणीय फुफ्फुसीय अल्पवृद्धि (Fetal pulmonary hypoplasia), विशेषकर कालपूर्व प्रसव के प्रोम में, एक वास्तविक खतरा होता है जब अल्पउल्वीद्रव (Oligohydramnios) के साथ सम्बद्ध होता है। (6) श्वसन संकट संलक्षण (RDS=Respiratory distress syndrome)।

प्रबंध (Management)

प्रारंभिक (Preliminaries): (1) वीक्षणयंत्र (Speculum) से अपूतिक (Aseptic) जाँच न केवल निदान की पुष्टि करने के लिए होती है बल्कि गर्भाशय-ग्रीवा (Cervix) की स्थिति तथा रज्जु के स्थानभ्रंश (Cord prolapse) की पहचान के लिए भी होती है। (2) योनि (Vagina) की अंगुली से जाँच करने से बचना चाहिए। (3) रोगी को शैय्या-विश्राम (Bed rest) में रखा जाता है तथा जीवाणुहीन (Sterile) भगीय गद्दी (Vulval pad) का उपयोग करके पुनः रिसाव का अवलोकन करना है। जब एक बार निदान स्थापित हो जाता है तब प्रबंध निम्नलिखित पर निर्भर करता है – (a) भ्रूण की गर्भावधि (Gestational age of the fetus), (b) क्या रोगी प्रसव (Labor) में है या नहीं, (c) पूतिता (Sepsis) का कोई संकेत या प्रमाण, (d) यदि जनन (Delivery) होता है तब संस्थान (Institution) में भ्रूणीय उत्तरजीविता (Fetal survival) की प्रत्याशा या संभावना (Prospect)। 4 घंटे के अंतर पर माता का स्पंद (Pulse) तथा तापक्रम और भ्रूण की हृद्गति (Heart rate) का अवलोकन किया जाता है।

पूर्ण गर्भावधि का प्रोम (Term PROM): यदि रोगी प्रसव में नहीं है तथा संक्रमण (Infection) या भ्रूणीय संकट (Fetal distress) का संकेत नहीं है तथा चिकित्सालय में उसका सावधानी से अवलोकन किया जाता है। सामान्यतः रोगियों के 90% में 24 घंटे के अंदर स्वतः प्रसव होता है। यदि इस नियत समय पर प्रसव आरम्भ नहीं होता है या प्रतीक्षा करने का कोई कारण नहीं है तब आक्सिटोसिन (Oxytocin) से प्रसव प्रेरित (Induce) किया जाता है। प्रासूतिक (Obstetric) सुझाव के साथ शल्यक्रिया द्वारा प्रसव (Cesarean section) का निष्पादन किया जाता है।

पूर्व-पूर्णगर्भावधि का प्रोम (Preterm PROM): इसमें मुख्य उद्देश्य (या चिंता) है–सक्रिय हस्तक्षेप में कालपूर्वता (Prematurity) के खतरे के विरूद्ध निरंतर गर्भावस्था के प्रत्याशी (Expectant) प्रबंध में संक्रमण के खतरे को संतुलित करना है। आदर्शतः (Ideally) रोगी को गर्भाशय में भ्रूण (Fetus in utero) के साथ एक कक्ष (Unit) में स्थानांतरित करना है जहाँ कालपूर्व शिशु (Preterm neonates) का प्रभावी रूप से प्रबंध किया जाता है।

यदि गर्भावस्था की अवधि 34 सप्ताह या अधिक होती है तब संक्रमण की तुलना में कालपूर्वता (Prematurity) से पेरिनैटल मर्त्यता (Perinatal mortality) कम होती है। सिर की गर्भस्थिति (Cephalic presentation) से अन्य में शल्यक्रिया द्वारा प्रसव उपयुक्त होता है। सामान्यतः प्रसव 48 घंटे के अंदर स्वतः आरम्भ होता है अन्यथा ऑक्सिटोसिन से प्रसव को प्रेरित किया जाता है। जब गर्भ की अवधि 34 सप्ताह से कम होती है तब किसी

मातृक या भ्रूणीय संकेत की अनुपस्थिति में संरक्षी उपाय (Conservative attitude) का पालन किया जाता है। विरल (Rare) पर रिसाव स्वतः बन्द (Seal) होता है तथा गर्भावस्था बनी रहती है।

प्रतिजैविक औषधि का उपयोग (Use of Antibiotics): संक्रमण (Infection) के मातृक (Maternal) तथा पेरिनैटल (Perinatal) खतरे को न्यूनतम करने के लिए रोगरोधी (Prophylactic) प्रतिजैविक औषधि दी जाती है। मुखीय चिकित्सा (Oral therapy) 5 दिन तक करने के बाद 48 घंटे के लिए अंतःशिरीय (Intravenous) ऐम्पिसिलिन (Ampicillin) तथा एरिथ्रोमाइसिन (Erythromycin) दिया जाता है।

कालपूर्व नवजात शिशु (Preterm neonates) में श्वसन-संकट संलक्षण (RDS) के विरूद्ध पृष्ठसक्रियन संश्लेषण (Surfectant synthesis) को उत्तेजित करने के लिए कॉर्टिकोस्टेरॉयड (Corticosteroids) का उपयोग विवादास्पद (Controversial) है। इस प्रकार भ्रूणीय फुफ्फुस के विकासन (Fetal lung maturation) को केवल PROM त्वरित (Accelerate) कर सकता है। इसके अतिरिक्त (Moreover) कॉर्टिकोस्टेरॉयड के पुनरावृत्त (Repeated) उपयोग से संक्रमण का खतरा बढ़ता है। देखें प्रवाह चित्र 21.2।

पूर्णगर्भोत्तर गर्भावस्था
(Post-term Pregnancy or Postmaturity)

परिभाषा (Definition): पूर्णगर्भोत्तर गर्भावस्था की स्पष्ट परिभाषा के लिए समरूप मानक (Uniform criteria) का अभाव है। साहित्यिकरूप से (Literally) कोई गर्भावस्था जो जनन या प्रसव (Delivery) की प्रत्याशित तिथि (Expected date) को पार गयी है उसे दीर्घीकृत (Prolonged) या उत्तरदिनांकित (Postdated) गर्भावस्था कहते हैं। परन्तु नैदानिक प्रयोजन (Clinical purposes) के लिए एक गर्भावस्था जो जनन की प्रत्याशित तिथि के दो सप्ताह बाद निरंतर रहती है (> 294 दिन) तब उसे पूर्णगर्भोत्तर गर्भावस्था कहते हैं।

प्रभाव (Incidence): 42 पूर्ण सप्ताह से अधिक (> 294 दिन) निरंतर गर्भावस्था में इसका विस्तार (या प्रभाव) 4 और 14% के बीच होता है। औसत प्रभाव लगभग 10% होता है। अनेक संदिग्ध पूर्णगर्भोतर गर्भावस्थाओं की तिथि वास्तव में गलत दी जाती है। इन उदाहरणों (Cases) में गर्भ की अवधि का मूल्यांकन करने में अतिस्वन चित्रण (Ultrasonography) उपयोगी होता है।

प्रवाह चित्र (Flow chart) 21.2: प्रोम के प्रबंध की रूपरेखा (Scheme for management of PROM)

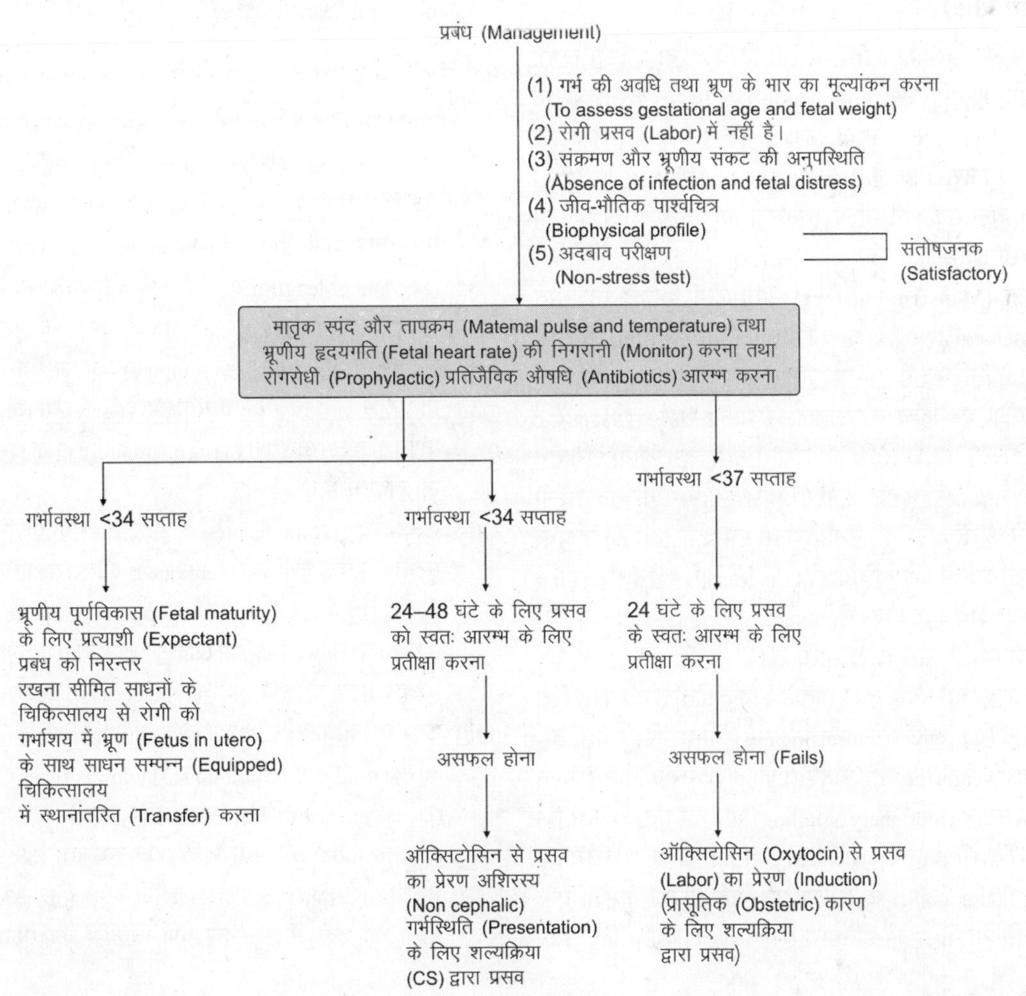

कारणता (Etiology): प्रसव के प्रारम्भ में जहाँ तक जटिल क्रियाविधि (Complex mechanism) का प्रसंग होता है, वह अज्ञात बनी हुई है, गर्भावस्था के दीर्घीकरण (या विलंबन=Prolongation) का कारण अस्पष्ट (Obscure) बना रहेगा। परन्तु पूर्णगर्भोत्तर (Postmaturity) के साथ निश्चित कारक संबंधित होते हैं जो निम्नलिखित हैं –

(1) अशुद्ध या त्रुटिपूर्ण या गलत तिथि (Wrong dates): अशुद्ध पिछला आर्तवकाल (Inaccurate last menstrual period) जो अधिक प्रायिक (Common) होता है।

(2) जैविक या आनुवंशिक परिवर्तनशीलता (Biologic or Hereditary variability) जिसे परिवार में में देखा जा सकता है।

(3) मातृक कारक (Maternal factors): प्रथम प्रसूतावस्था (Primiparity), पूर्व विलम्बित गर्भावस्था (Previous prolonged pregnancy), आसीन स्वभाव या आदत (Sedentary habit), प्रौढ़ बहुप्रसवा (Elderly multiparae)

(4) भ्रूणीय कारक (Fetal factors): जन्मजात असंगति (Congenital anomalies): अमस्तिष्कता (Anencephaly) → अपसामान्य (Abnormal) भ्रूणीय HPA अक्ष (Axis) तथा अधिवृक्क अल्पवृद्धि (Adrenal hypoplasia) → ह्रासित (Diminished) भ्रूणीय कॉर्टिसोल अनुक्रिया (Cortisol response).

(5) अपरा संबंधी कारक (Placental factors): सल्फैटेस अपर्याप्तता (Sulphatase deficiency) → अपर्याप्त इस्ट्रोजेन (Low estrogen)।

निदान (Diagnosis)

जब रोगी को प्रथम बार प्रत्याशित (Expected) तिथि के बाद देखा जाता है तब उसकी पूर्णगर्भोत्तर गर्भावस्था (Postmaturity) का निदान करना वास्तव में कठिन होता है। उपलब्ध साधनों के साथ प्रत्येक सम्भव प्रयास करके निदान करना चाहिए जिससे कि कम से कम भ्रूण (Fetal) के पूर्ण विकास (Maturity) का पता चल सके। निम्नलिखित नैदानिक मार्गदर्शन (Clinical guides) उपयोगी होता है–

(1) आर्तव इतिवृत्त (Menstrual history): यदि रोगी अपने नियमित आर्तव चक्र (Menstrual cycles) के पूर्व इतिवृत्त (या इतिहास) के साथ तिथि के संबंध में निश्चित है तब यह पर्याप्त रूप से गर्भ की अवधि की गणना करने के लिए एक विश्वस्त (Reliable) नैदानिक साधन (Diagnostic aid) होता है। परन्तु अशुद्ध तिथि की स्थिति में या दुग्धश्रावी अनार्तव (Lactating amenorrhea) में होनेवाली गर्भावस्था या गर्भनिरोधक गोली (Pill) बंद करने के तत्काल बाद गर्भावस्था में भ्रम (Confusion) उत्पन्न होता है। इन रोगियों में प्रथम त्रिमास (Trimester) में प्रथम भेंट (First visit) का लिखित प्रसवपूर्व विवरण (Antenatal records) यदि उपलबध ा है तब यह उपयोगी मार्गदर्शक होता है।

(2) जब गर्भावस्था प्रत्याशित तिथि से दो सप्ताह अधिक होती है तब प्रस्तावित (Suggested) नैदानिक खोज (Clinical findings) निम्नलिखित होती है– (i) भार आलेख (Weight record): नियमित कालिक भार की जाँच करने से स्थिर या ह्रासमान (Stationary or falling) भार का पता चलता है। (ii) उदर की परिधि (Girth of the abdomen): ह्रासमान (या घटता) उल्वीद्रव (Diminishing liquor amnii) के कारण उदर की परिधि क्रमशः कम होती है। (iii) मिथ्या पीड़ा का इतिहास (History of false pain): उदर की धसकन (Subsidence) के बाद मिथ्या पीड़ा की उपस्थिति संकेतक (Suggestive) होती है। (iv) प्रासविक स्पर्शन (Obstetric palpation): निम्नलिखित संयुक्त निष्कर्ष (Combined findings) उपयोगी होता है– गर्भाशय की ऊँचाई (Height of the uterus), भ्रूण का आकार (Size of the fetus) तथा कपाल अस्थियों का कड़ापन (Hardness of the skull bones)। जैसे ही उल्वीद्रव कम होने लगता है वैसे ही गर्भाशय ''भ्रूण से पूरा भरा'' (Full of uterus) का स्पर्श-अनुभव होता है। यह एक लक्षण है जो पूर्णगर्भोत्तर गर्भावस्था के साथ प्रायः संबंधित होता है। (v) आंतरिक जाँच (Internal examination): यद्यपि एक परिपक्व गर्भाशय-ग्रीवा (Ripe cervix) प्रायः भ्रूणीय पूर्ण विकास (Fetal maturity) का सूचक होती है, एक अपरिपक्व (Unripe) गर्भाशय-ग्रीवा से पूर्ण विकास को निषिद्ध (Exclude) नहीं किया जाता है। गर्भाशय-ग्रीवा से होकर या योनिक चापिका (Fornix) से होकर कड़ी (या सख्त) कपाल अस्थियों के स्पर्श-अनुभव (Feeling) से प्रायः पूर्ण विकास (Maturity) का संकेत मिलता है।

जाँच-पड़ताल (Investigations):

जाँच-पड़ताल निम्नलिखित की ओर निर्दिष्ट (Directed) होती है–

(1) भ्रूणीय पूर्णविकास की पुष्टि करना (To confirm the fetal maturity)

(2) अपरा की अपर्याप्तता के प्रमाणों का पता लगाना (To detect evidences of placental insufficiency)

भ्रूणीय पूर्ण विकास का मूल्यांकन (Assessment of fetal maturity):

(i) अतिस्वन चित्रण (Sonography): गर्भ की अवधि का शुद्ध (या सही) मूल्यांकन में अतिस्वन (Ultrasound) का सर्वाधिक उपयोगी योगदान है। शीर्ष-नितम्ब लम्बाई (CRL=Crown-rump length) कपाल का द्विभित्तीय व्यास (BPD=Biparietal diameter) तथा उर्वस्थि की लम्बाई (FL=Femur length): ये सभी गर्भ की अवधि के मूल्यांकन के लिए पसंद के मापन हैं। भ्रूण के पूर्ण विकास के मूल्यांकन में संयुक्त जीवमिति (Composite biometry) का अधिक महत्व होता है। प्रारम्भ में अतिस्वन का क्रमवीक्षण (Early ultrasound scan) से लघु पूर्णगर्भोत्तर गर्भावस्था (True postmaturity) के प्रभाव को कम किया जा सकता है।

(ii) उल्व-छेदन (Amniocentesis): अध्याय 11 के प्रारम्भिक गर्भावस्था के मूल्यांकन में उल्लेखित (Mentioned) जीवरासायनिक तथा कोशिकीय प्राचल (Biochemical and cytological parameters) उपयोगी होते हैं। तथापि (However), इस आक्रमणशील विधि का अधिकांशतः अतिस्वन चित्रण द्वारा प्रतिस्थापित (Replaced) किया गया है।

(iii) उदर का सीधा एक्सकिरण चित्र (Straight X-ray abdomen): कपाल अस्थि की छाया (Skull bone shadow) की मोटाई तथा सघनता (Density), अंतर्जघिका (Tibia) के ऊपरी छोर पर अस्थि विकास (Ossification) की उपस्थिति और सघनता (38–40 सप्ताह) तथा उर्वस्थि (Femur) के निचले छोर में भी (36–37 सपताह) – इन दोनों का एक साथ लेकर पूर्ण विकास का मूल्यांकन करना है।

अदबाव परीक्षण (Non-stress test) तथा जीव-भौतिक रूप रेखा (Biophysical profile) तथा उल्वीद्रव (Amniotic fluid) आयतन का अतिस्वन चित्रण मूल्यांकन सप्ताह में दो बार भ्रूणीय कल्याण (Fetal well-being) के मूल्यांकन (Assessment) द्वारा किया जाता है। संशोधित (Modified) जीव-भौतिक रूपरेखा (NST=Non-stress test=अदबाव परीक्षण तथा उल्वीद्रव आयतन) का ही सामान्यतः उपयोग किया जाता है। उल्वीद्रव का कोश (Pocket) < 2 cm तथा उल्वीद्रव सूचक (AFI=Amniotic fluid index) ≤ 5 cm होने से प्रसव का प्रेरण (Induction of labor or delivery) करने का संकेत मिलता है। नाभिकी धमनी की छोर–अनुशिथिलनी आवृत्ति (End-diastolic frequency of umbilical artery) से भ्रूणीय संकट का संकेत मिलता है। भ्रूणीय पूर्ण विकास के निर्धारण (Determination) के लिए देखें प्रवाह चित्र 21.3।

नैदानिक धारण (Clinical Concept): शिशु के जन्म के बाद पूर्णगर्भोत्तर गर्भावस्था (Postmaturity) का निदान स्थापित करने के लिए निम्नलिखित मानदण्ड (Criteria) का उपयोग किया गया है–

(1) शिशु (Baby): (a) सामान्य बाह्याकृति (General appearence): शिशु पतला तथा जीर्ण (Thin and old) प्रतीत होता है। उसकी त्वचा (Skin) झुर्रीदार (Wrinkled) होती है। आच्छादी चर्बीदार परत (Vernix caseosa) की अनुपस्थिति होती है। हरा-सा पीले रंग का शरीर और रज्जु (Body and cord) होती है। गढ़न (Moulding) के अधिक प्रमाण के बिना सिर (Head) कड़ा (Hard=सख्त) होता है। नाखुन तल (Nail beds) से आगे नाखुन (Nails) बाहर निकला होता है। (b) भार (Weight) प्रायः 3 kg. से अधिक तथा लम्बाई (Length) लगभग 54 cm होती है। ये दोनों परिवर्तनशील होते हैं तथा एक अंतःगर्भाशयी विकास मंदन (IUGR = Intrauterine growth retardation) शिशु का भी जन्म हो सकता है।

(2) उल्वीद्रव (Liquor amnii): अल्प (Scanty) तथा नवविष्ठा (Meconium) के साथ रंजित (Stained) हो सकता है।

(3) अपरा (Placenta): अपरा की जीर्णता (Aging) का प्रमाण मिलता है जिसका प्रदर्शन अतिरोधगलन (Infarction) तथा कैल्सीकरण (Calcification) द्वारा होता है।

(4) रज्जु (Cord): वार्टन जेली (Wharton's Jelly) की ह्रासित मात्रा (Diminished quantity) होती है जो रज्जु-संपीडन (Cord Compression) को उत्तेजित कर सकती है।

पूर्णगर्भोत्तर गर्भावस्था की जटिलता (Complications of Post-term Pregnancy)

जब गर्भावस्था प्रत्याशित तिथि (Expected date) से अधिक हो जाती है तब अपरा की जीर्णता (Placental aging) के कारण अपरा की अपर्याप्तता का खतरा होता है। इसका प्रदर्शन अपरा के रोधगलन (Infarction) तथा कैल्सीकरण (Calcification) द्वारा होता है। संबंधित जटिलता जैसे–उच्चरक्तचाप (Hypertension), मधुमेह (Diabetes) से रोग (Pathology) और अधिक गम्भीर हो जाता है।

जटिलता (Complications)

जटिलता शिशु और माता दोनों में ही होती है।

भ्रूणीय जटिलता (Fetal complications): गर्भावस्था के दौरान (During pregnancy): अपरा का ह्रासित कार्य (Diminished placental function), अल्पउल्वीद्रव (Oligohydramnios) तथा नवविष्ठा रंजित उल्वीद्रव (Meconium stained liquor) होते हैं जो भ्रूणीय ऑक्सीक्षीणता (Fetal hypoxia) तथा भ्रूणीय संकट (Fetal distress) की ओर अग्रसर होते हैं।

प्रसव के दौरान (During labor): (1) भ्रूणीय ऑक्सीक्षीणता तथा अम्लरक्तता (Fetal hypoxia and acidosis), (2) प्रसव दुष्क्रिया (Labor dysfunction), (3) नवविष्ठा श्वसन (Meconium aspiration), (4) अल्प उल्वीद्रव (Oligohydramnios) के कारण रज्जु संपीडन (Cord compression) का खतरा (5) स्कंध जनन की कठिनाई (Shoulder dystocia) (6) बड़े शिशु के कारण तथा कपाल अस्थियों (Skull bones) के कड़ेपन के कारण सिर के अगढ़न (Unmoulding) से जनन-आघात (Birth trauma) का वर्धित प्रभाव। पूर्णगर्भोत्तर गर्भावस्था (Post-term pregnancy) का मुख्य नैदानिक महत्व (Main clinical significance) दुष्पूर्णविकास (Dysmaturity) या अपसामान्य वृहदाकार शिशु (Macrosomia) है।

जन्म के बाद (Following birth): (1) नवविष्ठा श्वसन के कारण रासायनिक फुफ्फुरा शोथ (Chemical pneumonitis), फुफ्फुस-प्रसार की असमर्थता (Atelectasis) तथा फुफ्फुसीय उच्चरक्तचाप (Pulmonary hypertension) होता है। (2) ऑक्सीक्षीणता (Hypoxia) (Low Apgar scores) तथा श्वसन की विफलता (Respiratory failure)। (3) अल्प ग्लूकोस रक्तता (Hypoglycemia) तथा बहुलोहिताणु रक्तता (Polycythemia)।

37 सप्ताह (प्रति 1000 में 0.7) से 43 सप्ताह (प्रति 1000 में 5.8) तक पेरिनैटल रूग्नता और मर्त्यता (Perinatal morbidity and mortality) में 8 गुनी अधिक वृद्धि होती है।

मातृक जटिलता (Maternal complications): वर्धित रूग्नता (Increased morbidity), प्रेरण के घटनीय से लेकर दुर्घटना तक (Incidental to hazards of induction), उपकरणीय तथा शल्यक प्रसव (Instrumental and operative delivery) होती है। पूर्णगर्भोत्तर गर्भावस्था (Postmaturity) अनिवार्य रूप से माता को खतरे पर नहीं रखती है।

प्रबंध (Management)

प्रबंध का निर्माण करने के पहले भ्रूण का पूर्ण विकास (Maturity of the fetus) के बारे में निश्चित होना चाहिए। प्रबंध में रोगियों (Cases) को दो समूहों में वर्गीकृत किया जाता है– (1) अजटिल (Uncomplicated) तथा जटिल (Complicated)।

अजटिल समूह (Uncomplicated group):

(1) चयनात्मक प्रेरण (Selective induction): इस विधान (Regime) में गर्भावस्था को प्रसव के स्वतः प्रारम्भ होने तक निरंतर रखा जाता है। सप्ताह में दो बार संशोधित जीव-भौतिक पार्श्वचित्र (Modified

प्रवाह चित्र (Flow chart) 21.3: भ्रूणीय पूर्णविकास का निर्धारण (Determination of fetal maturity)

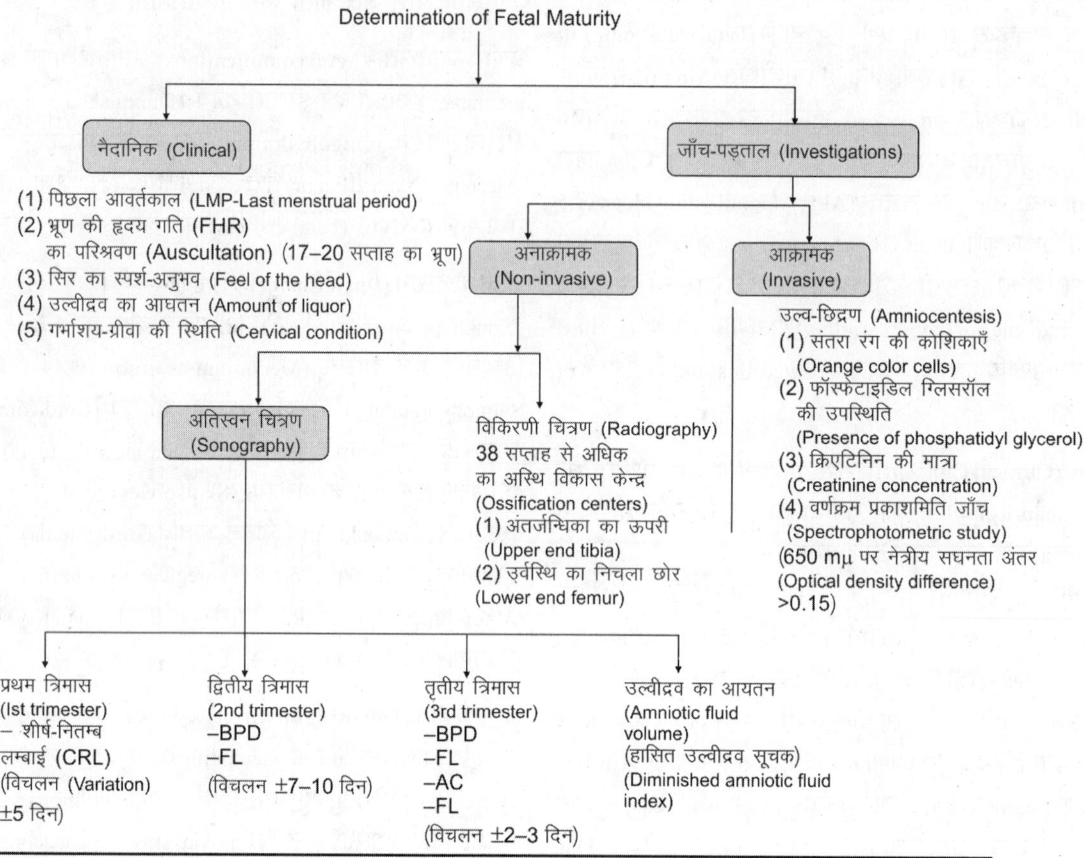

CRL = Crown rump length शीर्ष-नितम्ब लम्बाई
BPD = Biparietal diameter कपाल (Skull) का द्विभितीय व्यास
AC = Abdominal circumference उदरीय परिधि
HC = Head circumference सिर की परिधि
FL = Femur length उर्वस्थि की लम्बाई

biophysical profile) के साथ भ्रूणीय निगरानी (Fetal surveillance) की जाती है।

(2) दिनचर्या प्रेरण (Routine induction): प्रत्याशित तिथि (Expected date) के बाद 7–10 दिन के लिए प्रत्याशी अभिवृत्ति (Expectant attitude) बढ़ायी जाती है और उसके बाद प्रसव को प्रेरित (Induced) किया जाता है।

प्रेरण (Induction): 10 और 14 दिन के बीच प्रेरण करना बेहतर होता है। जब अनिश्चित (Non-assuring) NST (Non-stress test=अदबाव परीक्षण) होता है या अल्पउल्वीद्रव (Oligohydramnios) होता है तब प्रारम्भ में प्रेरण पर विचार किया जाता है।

यदि गर्भाशय-ग्रीवा अनुकूल (या परिपक्व=Ripe) होती है तब झिल्ली (Membranes) का आवरण हटाकर (Stripping) या झिल्ली का अल्प विदार (Low rupture) द्वारा प्रेरण करना है। यदि उल्वीद्रव (Liquor amnii) स्वच्छ है तब अधिक प्रभावी बनाने के लिए ऑक्सिटोसिन टपकन (Oxytocin drip) दिया जाता है। भ्रूण का सावधानी से अवलोकन करना अनिवार्य होता है। यदि उल्वीद्रव नवविष्ठा (Meconium) के साथ मिलकर गाढ़ा (Thick) हो जाता है तो यह दीर्घकालिक अपरा-अपर्याप्तता (Chronic placental insufficiency) का सूचक होता है तथा शल्यक्रिया द्वारा प्रसव (Cesarean section) करना उचित होता है।

यदि गर्भाशय-ग्रीवा प्रतिकूल (या अपरिपक्व=Unripe) होती है तो इसे अनुकूल (Favorbale) बनाने के लिए PGE_2 जेल (Gel) को योनि (Vagina) से अंतर्ग्रहण कराया जाता है। इसके पहले झिल्ली का अल्प विदार किया जाता है। जब आवश्यकता होती है तब ऑक्सिटोसिन का निवेश (Infusion) भी किया जाता है।

जटिल समूह (Complicated group):

यह जटिलकारी कारकों (Complicating factors) के साथ सम्बद्ध होता है।

(1) चयनात्मक शल्यक्रिया द्वारा प्रसव (Selective cesarean section): जब जटिलकारी कारकों जैसे–संकुचित श्रोणि (Contracted pelvis), शल्यक्रिया द्वारा प्रसव के बाद गर्भावस्था (Post cesarean pregnancy), अप्रकृत गर्भस्थिति (Malpresentation), प्रथम बार प्रौढ़ गर्भिणी (Elderly

प्रवाह चित्र (Flow chart) 21.4: पूर्ण गर्भोत्तर गर्भावस्था के प्रबंध की रूपरेखा (Scheme in the management of postmaturity)

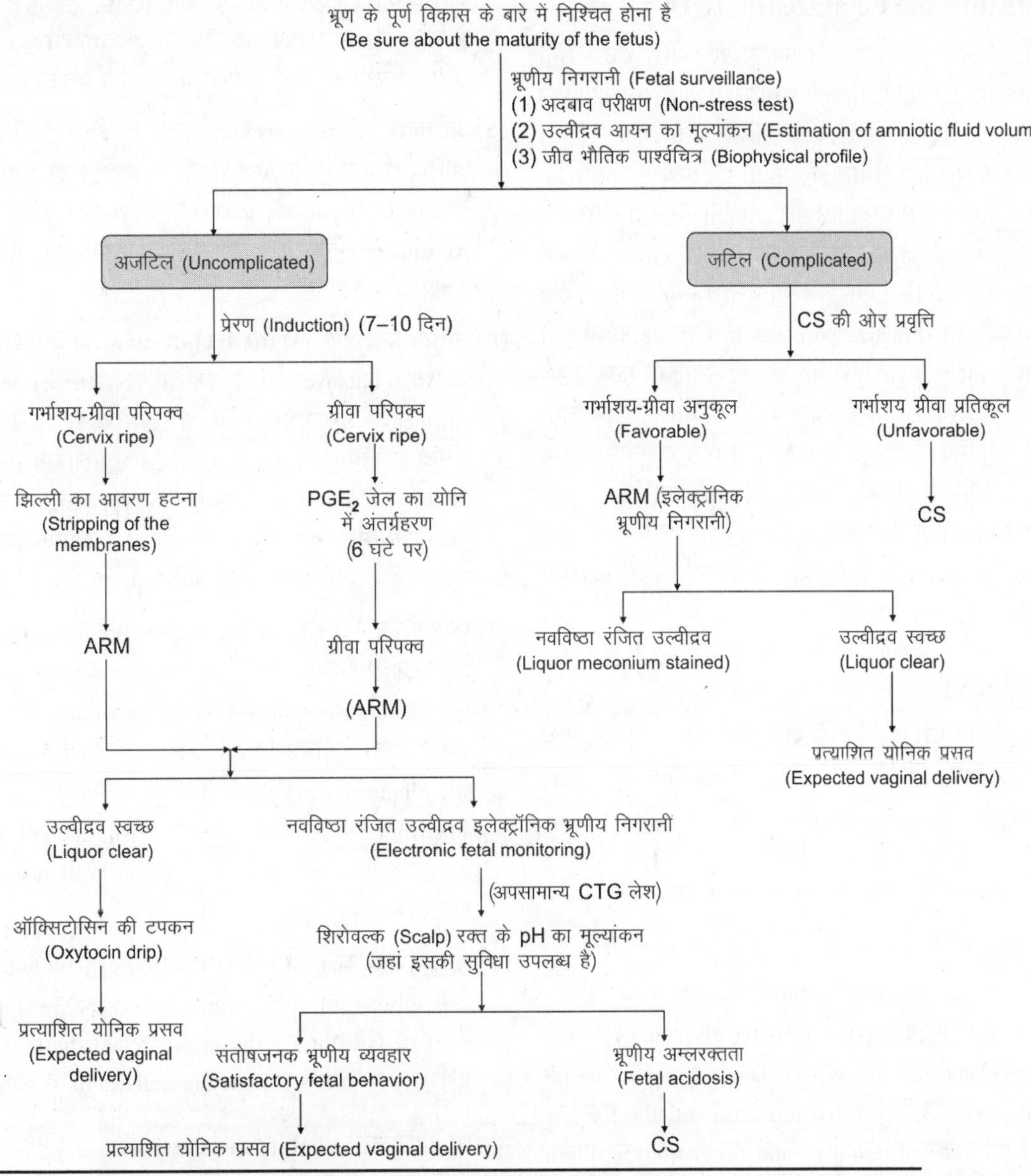

CS = Cesarean section शल्यक्रिया द्वारा प्रसव
ARM = Artificial rupture of membranes झिल्ली का कृत्रिम विदार
CTG = Cardiotocography भ्रूण का ह्रदय-स्पंद चित्रण
pH = Concentration of hydrogen ions हाइड्रोजन आयन की सान्द्रता या मात्रा

primigravidae), आदि के साथ पूर्णगर्भोत्तर गर्भावस्था (Postmaturity) संबंधित होती है तब शल्यक्रिया द्वारा प्रसव की सलाह दी जाती है।

(2) सम्बद्ध (Associated) जटिलता (Complications) से अपरा-अपर्याप्तता की संभावना होती है – जटिलता जैसे–प्राक-गर्भाक्षेपक (Pre-eclampsia), गर्भावस्था के दौरान रक्तश्राव का इतिवृत्त (History of bleeding), मधुमेह (Diabetes), Rh-ऋणात्मक (Negative) गर्भावस्था के साथ संबंध होने पर आदर्शतः (Ideally) गर्भावस्था को प्रत्याशित तिथि से आगे बढ़ने की अनुमति नहीं दी जाती है तथा विश्वस्त विधि (प्रेरण या शल्यक्रिया) द्वारा गर्भपात (Termination) कराया जाता है।

प्रसव के दौरान परिचर्या (Care during labor): प्रसव चाहे स्वतः हो या प्रेरित होता है, बडे शिशु तथा सिर के अपर्याप्त गढ़न (Poor moulding) के कारण विलम्बित (Prolonged) होने की अपेक्षा होती है। पीड़ा से राहत के लिए अधिक पीड़ाहरण (Analgesia) की आवश्यकता होती है। स्कंध की प्रसव कठिनाई (Shoulder dystocia) की संभावना को भी ध्यान में रखना चाहिए। उपलब्ध जुगत (Gadgets) के साथ सावधानी से भ्रूणीय अवलोकन करना है। यदि भ्रूणीय संकट उत्पन्न होता है तब शल्यक्रिया द्वारा या चिमटी / निर्वात निष्कासक (Forceps/Ventouse) द्वारा तत्काल प्रसव (या जनन=Delivery) कराना चाहिए।

अंतःगर्भाशयी भ्रूणीय मृत्यु (Intrauterine Fetal Death, IUD)

मूलार्थक रूप से (Literally) अंतःगर्भाशयी भ्रूणीय मृत्यु (IUD) उन सभी भ्रूणीय मृत्युओं को शामिल करती है जिससे गर्भावस्था के दौरान या प्रसव के दौरान होने वाले शिशु का भार 500 gm या अधिक होता है। परन्तु 500 gm से कम भार के एक भ्रूण (22 सप्ताह के पहले) की मृत्यु में एक पृथक कारणता (Etiology) है तथा उसे प्रायः गर्भपात (Abortion) कहा जाता है। प्रसव के दौरान मृत्यु एक ताजे मृत जन्मे शिशु (Still born) के रूप में प्राप्त होती है जिसमें प्रबंध के लिए एक समस्या प्रस्तुत नहीं होती है। इस प्रकार व्यावहारिक प्रयोजन (Practical purpose) के लिए 28 सप्ताह से अधिक की प्रसवपूर्व (Antepartum) मृत्यु को ही अंतःगर्भाशयी मृत्यु कहते हैं। यह प्रायः एक मसृणित (Macerated) भ्रूण के जनन का परिणाम होता है। IUD के प्रभाव में क्रमिक कमी हुई है जिसके कारण हैं – गर्भावस्था और प्रसव के दौरान देखभाल, प्रसवपूर्व निदान (Prenatal diagnosis) की व्यवस्था तथा जन्मजात असंगति की स्थिति में चयनात्मक गर्भपात (Selective termination in congenital anomalies) तथा गर्भधारण के पूर्व परिचर्या (Preconceptional care)।

कारणता (Etiology)

माता, अपरा (Placenta) या भ्रूण (Fetus) की जटिलता के साथ भ्रूणीय मृत्यु संबंधित होती है। इस प्रकार की जटिलता दीर्घकालिक (Chronic) (Usual=प्रायिक) या तीव्र (Acute) (Rare=विरल) हो सकती है जो अपरा-अपर्याप्तता (Placental insufficiency) उत्पन्न करती है। तथापि (However), रोगियों (Cases) का लगभग 25–30% में कारण अज्ञात (Unknown) बना हुआ है।

मातृक जटिलता (Maternal complications):

(1) **उच्च रक्तचाप का व्यतिक्रम (Hypertensive disorders)** [प्राक्–गर्भाक्षेपक (Pre-eclampsia), गर्भाक्षेपक (Eclampsia), उच्च रक्तचाप (Hypertension), दीर्घकालिक वृक्कशोथ (Chronic nephritis)] – गर्भाशय-अपरा का रक्तपरिवहन (Utero-placental circulation) में आक्षेप (Spasm=आकुंचन) से अपरा के रक्त प्रवाह में कमी होती है जिससे अपरा-अपर्याप्तता (Insufficiency) होती है।

(2) **प्रसवपूर्व रक्तश्राव (Antepartum hemorrhage):** अपरा अवखण्डन (Placenta abruption) तथा अपरा का निम्न स्थान भ्रंश (Placenta previa): ये दोनों ही तीव्र अपरा-अपर्याप्तता उत्पन्न करके भ्रूणीय मृत्यु का कारण बन सकते हैं।

(3) **मधुमेह (Diabetes):** मधुमेह में भ्रूणीय मृत्यु का कारण स्पष्ट नहीं है। संभावित स्पष्टीकरण (Explanations) होते हैं – अल्पग्लूकोस रक्तता (Hypoglycemia), ऑक्सीक्षीणता (Hypoxia) तथा अम्लरक्तता (Acidosis)। संबंधित प्राक्-गर्भाक्षेपक अतिउल्वीद्रव (Polyhydramnios), जन्मजात कुरचना (Congenital malformation), मातृक अतिकीटोनता (Maternal ketosis) जैसे कुछ कारक उत्तरदायी होते हैं।

(4) **तीव्र रक्तक्षीणता (Severe anemia):** विभिन्न कारणात्मक (Etiological) कारकों की तीव्र रक्तक्षीणता का सामना प्रायः उष्णप्रदेशीय क्षेत्रों (Tropics) में होता है। मातृक अल्पऑक्सीजन रक्तता (Hypoxemia) से होकर तीव्र रक्तक्षीणता भ्रूणीय मृत्यु का कारण बन सकती है।

(5) **अतिज्वर (Hyperpyrexia):** माता के 39.4°C (या 102.92°F) से अधिक तीव्र ज्वर से भी भ्रूण की सीधे मृत्यु हो सकती है। अतिज्वर के कारण मलेरिया (Malaria) से या अपरा के पराजीवीकरण (Placental parasitation) (जिसके कारण अपरा-अपर्याप्तता होती है) से भ्रूणीय मृत्यु हो सकती है।

(6) **मातृक संक्रमण (Maternal infection):** यकृत शोथ (Hepatitis), पोलियो (Poliomyelitis), हर्पीज सिम्प्लेक्स (Herpes simplex), प्रतिश्याय (Influenza=इन्फ्लुएन्जा), कर्णमूलशोथ या गलसुआ (Mumps), प्लाविका-विषाक्तता (Toxoplasmosis), मलेरिया महत्वपूर्ण होते हैं। आजकल आतशक या सिफिलिस (Syphilis) विरल (Rare) होता है जो भ्रूणीय मृत्यु का कारण बन सकता है क्योंकि अपरा और भ्रूण को स्पाइरोकीट (Spirochetes) प्रभावित करता है।

(7) **फॉस्फोलिपिड-रोधी संलक्षण (Anti-phospholipid syndrome):** ल्यूपस प्रतिस्कंदक (LA=Lupus anti-coagulant) तथा प्रतिकार्डियोलिपिन प्रतिरक्षी (ACA=Anticardiolipin antibodies) की उपस्थिति का संबंध वर्धित भ्रूणीय क्षति (Fetal loss) के साथ होता है। फाइब्रिन का क्षय (Fibrinoid necrosis), अपरा-वाहिका के आकुंचन (Placental vascular atherosis) तथा अंतरा-रसांकुर घनास्त्रता (Intervillus thrombosis) के साथ पतनिका का वाहिका रोग (Decidual vasculopathy) इसके रोगात्मक स्पष्टीकरण होते हैं।

(8) **आनुवंशिक घनास्त्रप्रेमी (Hereditary thrombophilias):** इसका संबंध अवखण्डन अपरा (Abruptio placenta), अंतःगर्भाशयी विकास मंदन (IUGR=Intrauterine growth retardation) तथा अंतःगर्भाशयी भ्रूणीय मृत्यु (IUD=Intrauterine fetal death) के साथ होता है।

भ्रूणीय जटिलता (Fetal complications):

(1) **भ्रूणीय गुणसूत्रीय अपसामान्यता और कुरचना (Fetal chromosomal abnormalities and malformations):** सभी मृतजनन (Still-births) के लगभग 25–30% में यह पायी जाती है।

(2) **भ्रूणीय संक्रमण (Fetal infections):** रूबेला (Rubella), साइटोमेगैलोवाइरस (CTV=Cytomegalovirus), पार्वोवाइरस (Parvovirus): B_{19} तथा जरायु-उल्वशोथ (Chorioamnionitis) के साथ संक्रमण महत्वपूर्ण होता है।

(3) **Rh-असंगति (Incompatibility):** माता में निर्मित प्रतिरक्षी (Antibody) द्वारा भ्रूणीय रक्त का अति रक्त-अपक्षय (Hemolysis) से भ्रूण में रक्तक्षीणता (Anemia), ऑक्सीक्षीणता (Anoxia) तथा हृदपात (Heart failure) होता है। अप्रतिरक्षित जलोदर (Nonimmune hydrops) भी महत्वपूर्ण होता है।

औषधजनक (Iatrogenic):

(1) बाह्य गर्भवर्तन (External version): यह रज्जु की लघु गाँठ (True knot of the cord) या भ्रूण के हाथ-पैर (Limbs) या ग्रीवा (Neck) के चारों ओर रज्जु के वर्धन (Enlargement) में हो सकता है। (2) पूर्णगर्भोत्तर गर्भावस्था (Post-term pregnancy), औषधि (Drugs) (Quinine क्विनिन=चिकित्सा की मात्रा से अधिक), अपरा के संक्रमण (मलेरिया) के महत्वपूर्ण कारण होते हैं।

मूलरोगात्मक (Idiopathic): रोगियों के लगभग 25–30% में पूर्ण नैदानिक (Clinical) जाँच से भी कारण अनिश्चित बना हुआ है।

कभी-कभी बाद की गर्भावस्थाओं (0–8%) में दुर्घटना (मृत्यु) होने की प्रवृत्ति होती है तब निम्नलिखित स्थितियों को ध्यान में रखना चाहिए– मधुमेह (Diabetes), Rh-असंगति, आतशक (Syphilis=सिफिलिस), फॉस्फोलिपिड-रोधी संलक्षण (Antiphospholipid syndrome), दीर्घकालिक वृक्कशोथ (Chronic nephritis), आनुवंशिक घनास्त्रप्रेमी (Hereditary thrombophilia) तथा अद्विगुणितता (Aneuploidy)।

रूग्न विकृति (Morbid pathology): मृत भ्रूण में अपूतिक अपक्षयी प्रक्रिया (Aseptic degenerative process) होती है जिसे मसष्णीकरण (Maceration) कहा जाता है। बाह्य त्वचा (Epidermis) सर्वप्रथम संरचना है जो इस प्रक्रिया में आती है जिसके कारण त्वचा का फफोलापन (Blistering) तथा विशल्कन (Peeling) होता है। यह मृत्यु के बाद 12 और 16 घंटे के बीच प्रकट होता है। भ्रूण फूला हुआ (Swollen) हो जाता है तथा धुंधला लाल (Dusky red) प्रतीत होता है। स्नायु-संरचना (Ligamentous structure) का अपूतिक स्वलयन (Autolysis) तथा मस्तिष्क का पदार्थ (Brain matter) तथा अन्य अंतरांगों (Viscera) का द्रवीकरण (Liquefaction) क्रमिकरूप से होने लगता है। परिवर्तन की मात्रा (Degree) में भिन्नता होती है जो विशिष्ट विकिरणात्मक चिन्हों (Radiological signs) के लिए उत्तरदायी होते हैं।

निदान (Diagnosis)

निदान की पुष्टि करने के लिए पुनरावृत्त (Repeated) जाँच की आवश्यकता होती है।

लक्षण (Symptoms): भ्रूणीय गति की अनुपस्थिति जिसे पूर्व में रोगी द्वारा सूचना दी गयी थी।

चिन्ह (Signs): स्तन का ह्रासी परिवर्तन (Retrogressive change) जो गर्भावस्था के दौरान होता है, वह भ्रूण की मृत्यु के बाद प्रमाण होता है।

उदर के अनुसार (Per abdomen):

बुघ्न (Fundus) की ऊँचाई का क्रमिक ह्रास (Gradual regression) तथा यह अनार्तव (Amenorrhea) के काल से लघुतर हो जाती है।

गर्भाशयी तान (Uterine tone) कम हो जाता है तथा गर्भाशय शिथिल (Flaccid) हो जाता है। ब्रैक्सटन-हिक्स संकुचन (Braxton-Hicks contraction) का आसानी से स्पर्श द्वारा अनुभव नहीं किया जाता है।

भ्रूणीय गति (Fetal movements) के स्पर्शन के दौरान अनुभव नहीं किया जाता है। भ्रूण की हृदय ध्वनि (Fetal heart sound) जो पहले श्रव्य (Audible) थी, वह अब अनुपस्थित होती है। परिश्रावक (Stethoscope= स्टेथोस्कोप) की अपेक्षा डॉप्लर अतिस्वन (Doppler ultrasound) बेहतर होता है।

भ्रूणीय हृदय का अण्डकवच (Egg shell) का चटचटाहट स्पर्श-अनुभव (Crackling feel) अतीत का एक लक्षण होता है।

जाँच-पड़ताल (Investigation):

(1) अतिस्वन चित्रण (Sonography): अतिस्वन चित्रण से प्रारम्भ में निदान संभव होता है। इससे निम्नलिखित का संकेत या प्रमाण (Evidence) मिलता है– (a) सभी भ्रूणीय गतियों (जिसमें हृदय की गति भी शामिल है) का 10 मिनट तक सावधानी से अवलोकन करने पर अभाव तथा इसके साथ वास्तविक समय के सोनार (Real-time sonar) से भ्रूणीय मृत्यु का एक प्रबल सम्भावित प्रमाण मिलता है। (b) क्रमिक रूप से अल्प उल्वीद्रव (Oligohydramnios) तथा पातित (Collapse) कपालीय अस्थि (Cranial bones) प्रमाण बनते हैं। देखें चित्र 21.1।

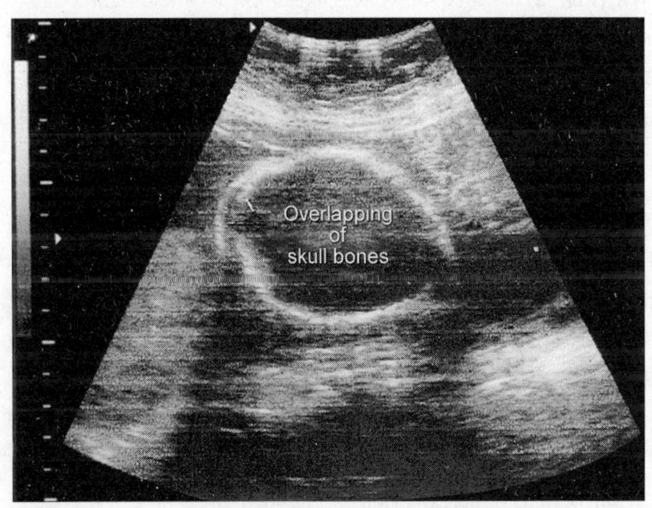

चित्र (Fig.) 21.1: अतिस्वन चित्र का प्लेट (Sonographic plate) जिसमें पातित (Collapsed) कपालीय अस्थियों (Cranial bones) का प्रदर्शन है जो अंतःगर्भाशयी भ्रूणीय मृत्यु (IUD) का एक विलम्बित लक्षण (Late feature) है।

(2) उदर सीधा या सरल एक्स-किरण चित्र (Straight X-ray abdomen): इसका आजकल विरले ही निष्पादन किया जाता है। एकल रूप से (Singly) या संयुक्त रूप से निम्नलिखित लक्षणों की विभिन्न अंशों में प्राप्ति होती है –

स्पैल्डिंग चिन्ह (Spalding sign) (देखें चित्र 21.2): कपाल की अस्थियों (Cranial bones) का एक दूसरे पर अनियमित अंशछादन (Irregular

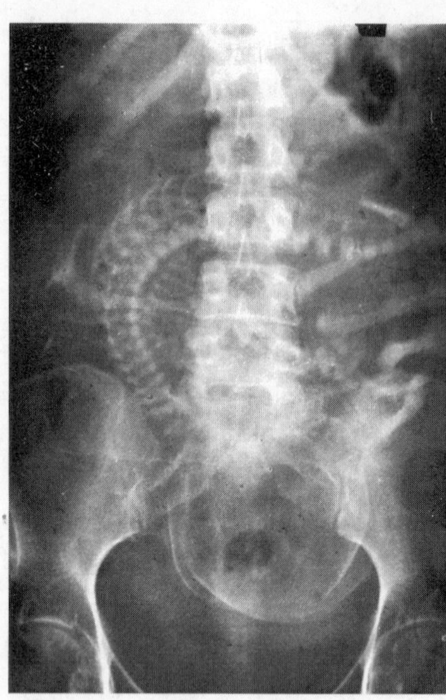

चित्र (Fig.) 21.2: उदर का सरल एक्स-किरण चित्र (Straight X-ray of abdomen) जिसमें कपाल अस्थियों (Skull bones) का चिन्हित अनियमित अतिछादन (Overlapping) (Spalding sign) तथा मेरूदण्ड की अतिनति (Hyperflexion of the spine) के साथ एक भ्रूण (Fetus) का प्रदर्शन है।

overlapping) मस्तिष्क पदार्थ (Brain matter) का द्रवीकरण (Liquefaction) तथा चापछत (Vault) को सहारा देनेवाली स्नायु-संरचनाओं (Ligamentous structures) के कारण होता है। यह भ्रूणीय मृत्यु के सात दिन बाद प्रकट होता है। इस प्रकार के रूप (Features) गर्भाशय-बाह्य (Extra-uterine) गर्भावस्था में जीवित भ्रूण में भी पाये जाते हैं।

(1) मेरूदण्ड की अतिनति (Hyperflexion of spine) अधिक प्रायिक (Common) होती है। कुछ उदाहरणों (Cases) में ग्रीवा (Neck) का अतिप्रसार (Hyperextension) देखा जाता है।
(2) सामान्य समानान्तरता (Normal parallelism) के साथ पर्शुका छाया का संकुलन (Crowding of the ribs shadow)
(3) गैस छाया (या प्रतिबिम्ब) की उपस्थिति (Apperance of gas shadow) (Robert's sign=रॉबर्ट चिन्ह) जो हृदय के कक्ष (Chambers of the heart) तथा बड़ी वाहिका में होती है, वह 12 घंटे में प्रकट हो सकती है परन्तु इसकी व्याख्या करना कठिन होता है। जब इसकी पहचान होती है तो यह निर्णायक प्रमाण होती है।

अंतःगर्भाशयी भ्रूणीय मृत्यु की जाँच-पड़ताल का विवरण (Investigations Protocol in IUD)

(1) अतिस्वन चित्रण द्वारा निदान की पुष्टि (Confirm) करना
(2) रक्त में फाइब्रिनोजन की मात्रा (Fibrinogen level) तथा आंशिक थ्रॉम्बोप्लास्टिन समय (Thromboplastin time) का नियतकालिक रूप से (Periodically) मूल्यांकन (Estimate) करना
(3) भ्रूण की मृत्यु के कारण का पता लगाना (to find out the cause of death)

रक्तीय जाँच (Hematological examination) में होते हैं– ABO तथा Rh समूहन (Grouping), VDRL (Venereal Disease Research Laboratory=रतिज रोग अनुसंधान प्रयोगशाला), भोजनोपरान्त रक्त शर्करा (Postprandial blood sugar), HbA1C, यूरिया (Ureal), क्रिएटिनिन (Creatinine) का मूल्यांकन, अवटु का पार्श्वचित्र (Thyroid profile), टॉर्क जाँच (TORCH screening), ल्यूपस प्रतिस्कंदक (Lupus anticoagulant) तथा प्रतिकार्डियोलिपिन प्रतिरक्षी (Anticardiolipin antibodies)।

निक्षेप (Casts) तथा पीव कोशिका (Pus cells) के लिए मूत्र की जाँच की जाती है। अपरा (Placenta) तथा रज्जु (Cord) की जाँच नंगी आँख (Naked eyes) से की जाती है जिसमें ऊतक का अध्ययन (Histology) तथा शिशु की शव-परीक्षा (Autopsy) भी शामिल होती है जिससे कि मृत्यु के कारण का कुछ सुराग (Clue) मिल सके।

शव-परीक्षा (Post-mortem) का अध्ययन सूचनाप्रद (Informative) नहीं भी हो सकता है जिसका अपवाद है – जन्मजात कुरचना (Congenital malformation) क्योंकि ऊतक (Tissues) कोमल और क्षयी (Necrotic) हो जाते हैं जिसके कारण उचित जाँच बाधित होती है।

शिशु का गुणसूत्र विन्यास (Karyotyping) द्वारा कोशिकाजनिक अध्ययन (Cytogenic study) जन्मजात कुरचना या अंतःगर्भाशयी विकास मंदन (IUGR=Intrauterine growth retardation) की उपस्थिति में उपयोगी होता है।

जटिलता (Complications):

(1) मानसिक (या मनोवैज्ञानिक) अशांति (Psychological upset) प्रायः एक समस्या बन जाती है जिससे रोगी व्याकुल (या बेचैन) हो जाती है।
(2) संक्रमण (Infection): जब तक झिल्ली (Membranes) अक्षत (Intact) रहती है तब तक संक्रमण की संभावना नहीं होती है। लेकिन झिल्ली का जब विदार (Rupture) होता है, विशेषकर गैस निर्माता सूक्ष्मजीव (Organism) जैसे क्लोस्ट्रिडियम (Cl.) द्वारा संक्रमण हो सकता है। मृत ऊतक उनकी वृद्धि के लिए अनुकूल होता है जिसका परिणाम अनर्थकारी (Disastrous) होता है।
(3) रक्त स्कंदन में व्यतिक्रम (Blood coagulation disorders): यदि भ्रूण (Fetus) 4 सप्ताह से अधिक धारित (Retained) होता है (जैसा कि 10–20% रोगियों में पाया जाता है) तब शांत विसरित अंतःसंवहनी स्कंदरोग (DIC=Disseminated intravascular coagulopathy) से विफाइब्रिनीकरण (Defibrination) की संभावना होती है। जबकि Rh-असंगति (Incompatibility) का धारित मृत भ्रूण में इसका अवलोकन मुख्यतः किया जाता है, इसकी संभावना को अन्य रोगियों में होने को भी ध्यान में रखना चाहिए। यह थ्रॉम्बोप्लास्टिन (Thromboplastin) के क्रमिक अवशोषण के कारण होता है जो मृत अपरा (Placenta) तथा पतनिका (Decidua) से मुक्त होकर मातृक रक्त परिवहन (Maternal circulation) में जाता है।
(4) प्रसव के दौरान (During labor): गर्भाशयी निष्क्रियता (Uterine inertia), धारित अपरा (Retained placenta) तथा प्रसवोत्तर रक्तश्राव (Postpartum hemorrhage)।

निवारण (Prevention): यद्यपि अंतःगर्भाशयी भ्रूणीय मृत्यु (IUD) का निवारण पूर्णतः नहीं किया जा सकता है, निम्नलिखित दिशानिर्देश (Guidelines)

का पालन करने से इसके विस्तार (या प्रभाव) को कम करने में सहायता मिल सकती है – (1) गर्भधारण पूर्व परिचर्या (Pre-conceptional care) (देखें पृ.सं. 228) – अधिक खतरे के समूह में उपस्थिति के निवारण के लिए यह अनिवार्य है। (2) नियमित प्रसवपूर्व परिचर्या (Regular antenatal care): प्रारम्भ में निवारण करने के लिए उसका पता लगाने तथा प्रभावी चिकित्सा करना आवश्यक होता है। (3) खतरे पर माता (At-risk mothers) की छानबीन (Screen) करना, भ्रूणीय कल्याण का मूल्यांकन करने के लिए निगरानी करना तथा भ्रूणीय संकट के प्रारम्भ में प्रमाण मिलने पर उसका गर्भपात (Termination) कराना चाहिए।

प्रबंध (Management)

प्रत्याशी मनोवृत्ति (Expectant attitude) (Non-interference= अहस्तक्षेप): रोगी और उसके संबंधी मनोवैज्ञानिक रूप से अशांत (Upset) हो सकते हैं परन्तु उन्हें अहस्तक्षेप की सुरक्षा का आश्वासन देना चाहिए। रोगियों (Cases) के 80% में मृत्यु के 2 सप्ताह के अंदर स्वतः निष्कासन होता है। यदि स्वतः निष्कासन 2 सप्ताह के अंदर नहीं होता है तब हस्तक्षेप किया जाना चाहिए। प्रत्येक सप्ताह फाइब्रिनोजन (Fibrinogen) का मूल्यांकन करना चाहिए, यदि नहीं तो एक सप्ताह में दो बार। रक्त में फाइब्रिनोजन की ह्रासमान मात्रा (Falling level) यदि 150 mg% के लगभग होती है तब नियंत्रित हेपारिन की टपकन (Heparin infusion) द्वारा इसे रोकना चाहिए।

हस्तक्षेप (Interference):

हस्तक्षेप का सुझाव (Indications) निम्नलिखित स्थिति में होता है –

(1) रोगी की मनोवैज्ञानिक अशांति (Psychological upset): प्रायिक (Common)

(2) गर्भाशयी संक्रमण (Uterine infection) का प्रदर्शन

(3) फाइब्रिनोजन की ह्रासमान मात्रा (Falling level): हस्तक्षेप के पहले फाइब्रिनोजन की मात्रा को संकटापन्न मात्रा (Critical level) में सुधार करना चाहिए।

(4) गर्भावस्था का दीर्घीकरण (Prolongation या विलम्बन) 2 सप्ताह से अधिक अब प्रारंभिक गर्भपात (Early termination) का समर्थन किया जाता है जैसे ही–(i) वास्तविक समय का अतिस्वन चित्रण (Ultrasonography) द्वारा विश्वस्त निदान होता है, (ii) प्रभावी प्रेरण (Induction) के लिए प्रोस्टेग्लेंडिन (Prostaglands) उपलबध होता है तथा (iii) जटिलता से बचा जा सकता है।

गर्भपात की विधि (Methods of Termination)

गर्भपात सर्वदा चिकित्सीय (या औषधीय) प्रेरण (Medical induction) द्वारा कराया जाना चाहिए।

(1) ऑक्सिटोसिन टपकन (Oxytocin infusion): इसका व्यापक रूप से व्यवहार (प्रयोग) किया जाता है और उन रोगियों में प्रभावी होता है जहाँ गर्भाशय-ग्रीवा (Cervix) अनुकूल (Favorable) होती है। 500 ml रिंजर घोल (Ringer's solution) में 5–10 इकाई (Units) ऑक्सिटोसिन को अंतःशिरीय निवेशन (Intravenous infusion) से आरम्भ किया जाता है। एक समय पर क्रमिक दो बोतल घोल का अंतर्ग्रहण कराया जा सकता है। विफलता की स्थिति में ऑक्सिटोसिन की बड़ी खुराक (Big dose) दूसरे दिन दी जाती है। 500 ml रिंजर घोल में 20 इकाई ऑक्सिटोसिन 30 बूंद प्रतिमिनट (80 mU/minute) की गति से दी जाती है। प्रथम बोतल के बाद द्वितीय बोतल में ऑक्सिटोसिन की मात्रा 40 इकाई की दी जाती है यदि संकुचन का आरम्भ असफल होता है। बडी खुराक का ऑक्सिटोसिन से मूत्रत्याग-रोधी (Antidiuretic) प्रभाव के खतरे को भी ध्यान में रखना चाहिए और इसलिए एक बार में दो बोतल से अधिक का निवेश नहीं करना चाहिए। यदि गर्भाशय (Uterus) अभी तक दुर्दम्य (Refractory या दुर्जेय) बना हुआ है तब योनि (Vagina) के अंदर प्रोस्टेग्लैन्डिन जेल (Prostaglandin gel) देकर समान क्रियाविधि (Procedure) को दोहराया जाता है। यदि पुनरावृत्त (Repeated) प्रयास में प्रसव का प्रारम्भ विफल हो जाता है तब द्वितीय उदरीय गर्भावस्था की संभावना को वर्जित (Exclude) करना चाहिए।

(2) प्रोस्टेग्लैन्डिन (Prostaglandins): प्रेरण के लिए प्रोस्टेग्लैन्डिन (PGE_2) जेल का योनि में अंतर्ग्रहण या योनि की पश्चचापिका के ऊपर लिपिड पेसरी (Lipid pessary) अत्यधिक प्रभावी होता है यदि गर्भाशय-ग्रीवा (Cervix) प्रतिकूल (Unfavorable) होती है। 6–8 घंटे के बाद इसकी पुनरातृत्ति होती है। मिसोप्रोस्टॉल (Misoprostol) (PGE_1) 50 μg (μ–10^{-6}, g=ग्राम) योनिक रूप से (Vaginally) या मुखीयरूप से (Orally) देना भी प्रभावी पाया जाता है। ऑक्सिटोसिन के टपकन के साथ इसे दिया जा सकता है।

अतःगर्भाशयी भ्रूणीय मृत्यु (IUD) के साथ एक रोगी में शल्यक्रिया द्वारा प्रसव (Cesarean section) का महत्व (Place) सीमित है। अपरा का नीचे की ओर स्थानभ्रंश (Placenta praevia) की अधिक अवस्था, पूर्व का दो शल्यक्रिया द्वारा प्रसव तथा अनुप्रस्थ स्थिति (Transverse lie) में शल्यक्रिया प्रायः होती है।

मृत्युशोक प्रबंध और प्रसवोत्तर काल (Bereavement Management and Puerperium)

शोक संतृप्त दम्पत्ति (Bereaved couple) को चिकित्सा-दल और उपचर्या कर्मचारीगण (Medical team and nursing staff) द्वारा सभी प्रकार का समर्थन और सहानुभूति प्रदान करना चाहिए। उन्हें भ्रूणीय मृत्यु के संभावित कारण को सरल भाषा में व्याख्या करना चाहिए। 6 सप्ताह के बाद दम्पति को प्रसवोत्तर निदानशाला (Postpartum clinic) में देखना चाहिए। जाँच विवरण का पुर्नविलोकन (Review) करना चहिए तथा भावी गर्भावस्था के लिए परामर्श (Counseling) दिया जाता है।

IUD के प्रबंध की रूपरेखा का संक्षिप्त वर्णन प्रवाह चित्र 21.5 में किया गया है।

प्रवाह चित्र (Flow chart) 21.5: अंतःगर्भाशयी भ्रूणीय मृत्यु के प्रबंध की रूपरेखा (Scheme of management of IUD)

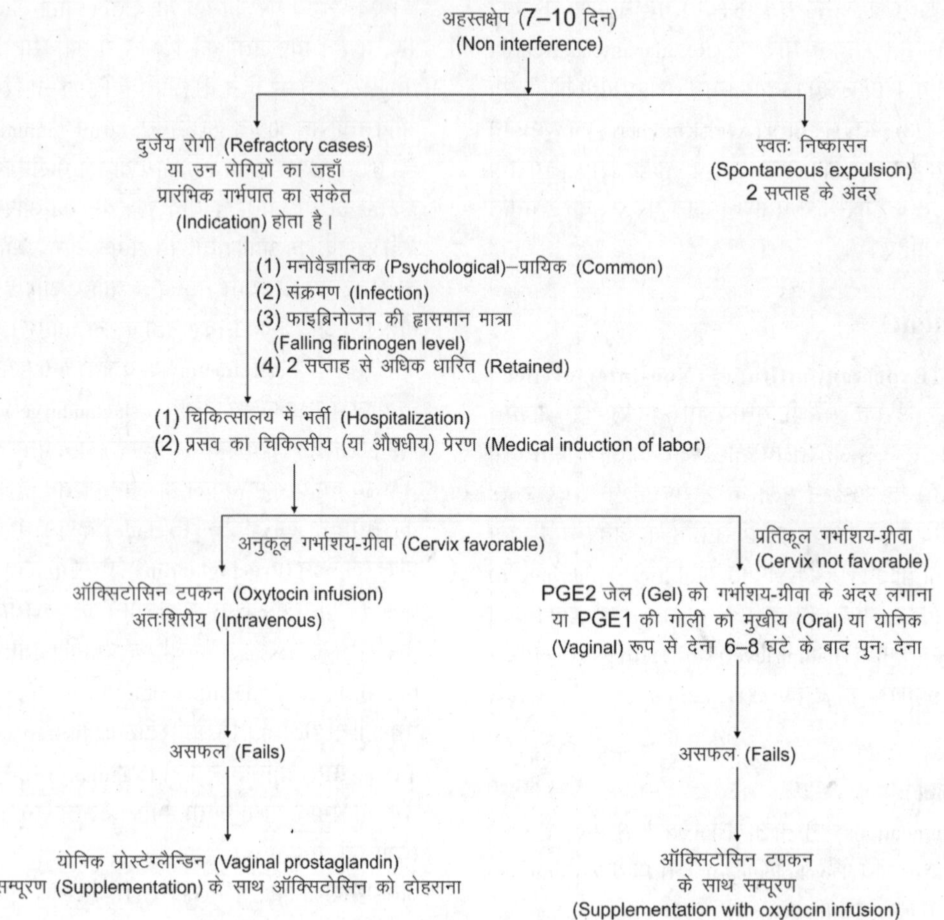

अध्याय 22

विशिष्ट रोगी (Special Cases)

विशिष्ट रोगियों में निम्नलिखित को शामिल किया जाता है –

I. पूर्ववर्ती शल्यक्रिया द्वारा प्रसव के इतिवृत्त के साथ गर्भावस्था (Pregnancy with history of previous cesarean section)
II. आर. एच. ऋणात्मक स्त्री में गर्भावस्था (Pregnancy in Rh-negative woman)
III. प्रौढ़ स्त्री की प्रथम बार गर्भावस्था (Elderly primigravida)
IV. बहुप्रसवा स्त्री (Grand multipara)
V. त्रुटिपूर्ण प्रासविक (या प्रासूतिक) इतिवृत्त (BOH = Bad obstetric history)

पूर्ववर्ती शल्यक्रिया द्वारा प्रसव के इतिवृत्त के साथ गर्भावस्था (Pregnancy with History of Previous Cesarean Section)

आजकल के प्रासूतिक कार्य (Obsteric practice) में पूर्ववर्ती शल्यक्रिया द्वारा प्रसव का इतिहास पूर्णरूप से विद्यमान है। यह मूलभूत शल्यक्रिया द्वारा प्रसव का उदारीकरण (Liberalization) के कारण होता है, विशेषकर अनावर्ती (Non recurrent) संकेत के कारण होता है। इन रोगियों (cases) को स्वतंत्र रूप से शल्यक प्रसवोत्तर गर्भावस्था (Post-cesarean pregnancy) की स्त्री कहते हैं।

गर्भावस्था और प्रसव पर प्रभाव (Effects on pregnancy and labor) = शल्यक्रिया द्वारा प्रसव (CS) के पूर्ववर्ती इतिवृत्त से गर्भावस्था और प्रसव की प्रक्रिया (course) पर्याप्त रूप से परिवर्तित नहीं होती है। तथापि (However), निम्नलिखित जटिलता को बढ़ने की संभावना होती है – (1) गर्भपात (Abortion), (2) कालपूर्व प्रसव (Pre-term labor), (3) सामान्य गर्भावस्था की अस्वस्थता या रोग (Normal pregnancy ailments), (4) शल्यक हस्तक्षेप और संलग्न रूग्नता (Operative interference and incidental morbidity), (5) धारित या आसंजित अपरा (Retained placenta or placenta accrete) तथा प्रसवोत्तर रक्तश्राव (Hemorrhage) तथा (6) पेरिनैटल (या पेरिपार्टम) गर्भाशय निष्कासन (Peripartum hysterectomy)।

क्षत-चिन्ह पर प्रभाव (Effects on the scar): क्षतचिन्ह के विदार (Rupture) की संभावना (या खतरा) अधिक होता है । जबकि प्रसव के दौरान निचले खण्ड का क्षतचिन्ह प्रायः विदारित होता है, विलंबित गर्भावस्था और प्रसव के दौरान गर्भाशय-उच्छेदन का क्षतचिन्ह (Hysterotomy scar) विदारित होता (या फट जाता) है । क्षतचिन्ह विदार का प्रभाव (Incidence या विस्तार) पहले (Former) में लगभग 0.2–1.5% होता है तथा बाद (Later) में प्रभाव लगभग 4.9% होता है ।

गर्भाशयी घाव का भरना (Healing of the uterine wound): यदि किनारे का स्तराधान (Apposition) पूर्ण है तब पेशी (Muscles) तथा संयोजी ऊतक (connective tissues) द्वारा गर्भाशयी घाव भर जाता है । गर्भाशयी घाव के क्षतिग्रस्त लाभ (Impaired healing) में मुख्य महत्व के कारक हैं – (1) कटे किनारों का अपूर्ण स्तराधान (Imperfect apposition of the cut margins), (2) पूतिता (Sepsis) की उपस्थिति, (3) घाव में हेमाटोमा (Hematoma = रक्तस्कंद शोथ) की उपस्थिति (4) अशक्त सामान्य स्थिति (Poor general condition), (5) निचले खण्ड (Lower segment) का अति तानन (Excessive stretching) जो पेशियों की ह्रासित वाहिकामयता (Diminished vascularity) की ओर अग्रसर होता है ।

स्वस्थ क्षतचिन्ह–निचला खण्ड या उदर-उच्छेदन? (Sound Scar – Lower Segment or Hysterotomy?)

भावी गर्भावस्था और प्रसव के दबाव को सहन करने की क्षमता द्वारा स्वस्थ क्षतचिन्ह की जाँच की जाती है। समान स्थितियों में उदर-उच्छेदन (या स्थापित = classical) के क्षतचिन्ह की अपेक्षा निचले खण्ड का क्षतचिन्ह अधिक स्वस्थ होता है जो निम्नलिखित कारकों (देखें सारणी 22.1) के कारण होता है।

क्षतचिन्ह की अखण्डता (Integerity of the Scar)

स्थापित या गर्भ – उच्छेदन का क्षतचिन्ह (Classical or Hysterotomy Scar) – जैसाकि उल्लेख किया जा चुका है कि उदर-उच्छेदन के बाद क्षतचिन्ह दुर्बल होता है । विलंबित गर्भ की अवधि और प्रसव के दौरान माता और भ्रूण (Fetus) के लिए अधिक खतरे के साथ क्षतचिन्ह टूट जाता है । इस प्रकार इसमें चयनात्मक (Elective) शल्यक्रिया द्वारा प्रसव (cesarean section) कराना चाहिए। निचले खण्ड का अनुप्रस्थ क्षतचिन्ह (Lower segment transverse scar) स्थापित क्षतचिन्ह की तुलना में निचले खण्ड के क्षतचिन्ह का बेहतर स्वास्थ्य-लाभ (Heal) होता है। प्रसव की प्रक्रिया (Course of labor) के दौरान क्षतचिन्ह की अखण्डता का मूल्यांकन करने की आवश्यकता होती है । वास्तव में शुद्वता के साथ पूर्वानुमान (Forecast) लगाना कठिन होता है कि अमुक (Particular) क्षतचिन्ह स्वस्थ है या नहीं । संदेह का उच्च सूचक (High index) अनिवार्य होता है । क्षतचिन्ह का मूल्यांकन करते समय

सारणी (Table) 22.1

	निचले खण्ड का क्षतचिन्ह (Lower segment scar)	स्थापित या गर्भाशय-उच्छेदन का क्षतचिन्ह (Classical or hysterotomy scar)
(1) स्तराधान (Apposition)	पतले कटे किनारों से बिना किसी गर्त (Pocket) के पूर्ण स्तराधान में सहायता मिलती है।	मोटी पेशी-परत का स्तराधान करना कठिन होता है। गर्त का निर्माण होता है जिसमें रक्त होता है जिसे बाद में रेशेमय ऊतक (Fibrous tissue) द्वारा प्रतिस्थापित (Replace) किया जाता है। आंतरिक सतह पर खाँचे (Gutter) का निर्माण होता है क्योंकि सीवन (suture) के दौरान पतनिका (Decidua) वर्जित (Exlude) नहीं होने की अपेक्षा अधिक प्रायः होती है। (देखें चित्र 22.1)
(2) घाव के भरने की अवधि में गर्भाशय की स्थिति (State of uterus during healing)	घाव के भरने की प्रक्रिया में गर्भाशय का भाग निष्क्रिय (Inert) बना रहता है।	गर्भाशय का भाग संकुचित (contract) होता तथा वापस आता (Retract) है जिसमें सीवन ढीला होता है जो अपूर्ण घाव भरने (Healing) की ओर अग्रसर होता है।
(3) तानन प्रभाव (Stretching effect)	भावी (future) गर्भावस्था और प्रसव के दौरान क्षतचिन्ह की रेखा से अधिक क्षतचिन्ह का तानन होता है।	क्षतचिन्ह से एक समकोण (90°) पर तानन होता है।
(4) भावी गर्भावस्था में अपरा का रोपण (Placental implantation in future pregnancy)	अपरा के संलग्न (Attachment) द्वारा क्षतचिन्ह के दुर्बल होने की संभावना नहीं होती है।	अपरा (Placenta) के क्षतचिन्ह पर रोपण होने की अधिक संभावना होती है तथा बीज पोषक (Trophoblast) की घुसपैठ द्वारा या खाँचे (Gutter) से होकर उल्वी थैली (Amniotic sac) के बहिःक्षेपण (Herniation) द्वारा क्षतचिन्ह दुर्बल होता है। (देखें चित्र 22.1)
(5) कुल प्रभाव (Net effect)	(a) क्षतचिन्ह स्वस्थ (Sound) या सुरक्षित होता है। (b) केवल प्रसव के दौरान विदार (Rupture) होता है (0–2 और 1–5%) विदार के बादः मातृक मृत्यु कम पेरिनैटल मृत्यु– 8 में 1।	(a) क्षतचिन्ह दुर्बल होता है। (b) गर्भावस्था तथा प्रसव, दोनों के दौरान विदार हो सकता है (4 और 9%)। विदार के बादः मातृक मृत्यु – 5% पेरिनैटल (Perinatal) मृत्यु – 8 में 6

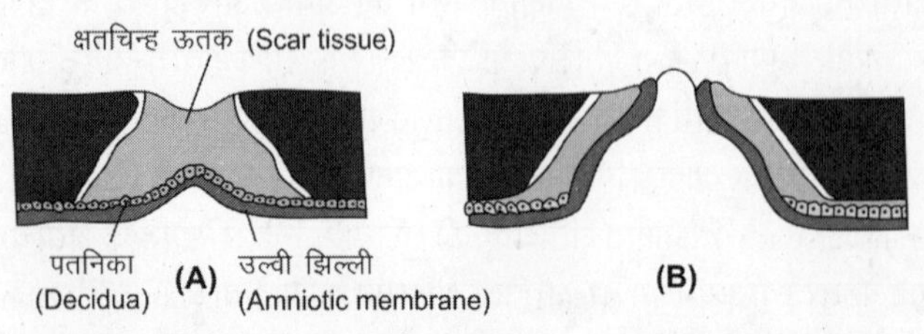

चित्र (Fig.) 22.1

जिन कारकों (Factors) पर विचार किया जाता है, वे हैं – प्रसव के दौरान क्षतचिन्ह स्फुटन (Dehiscence) (Impending rupture = आसन्न विदार) के प्रमाण। क्षतचिन्ह स्फुटन का अर्थ है – अलाक्षणिक (Asymptomatic) पृथक्करण या उदरावरणी परत (Peritoneal coat) के शामिल हुए बिना तथा किसी रक्तश्राव के बिना क्षतचिन्ह का पतलापन (Thinning)।

(1) पूर्ववर्ती शल्यक संक्षिप्त विवरण (Previous operative notes):

(a) शल्यचिकित्सक का प्राविधिक कौशल (Technical skill)

(b) शल्यक्रिया द्वारा प्रसव के लिए सुझाव (Indications for cesarean section) – (i) शीघ्र शल्यक्रिया के कारण अपूर्ण स्तराधान (Apposition) तथा अपरा की खातिकाओं की घनास्त्रता (Thrombosis of the placental sinuses) के कारण क्षतचिन्ह को अपरा के निम्न स्थान भ्रंश (Placenta pravia) दुर्बल बना देता है। (ii) विलंबित प्रसव (Prolonged labor) के बाद पूतिता (sepsis) की संभावना होती है।

(2) अंतरा-गर्भधारण काल में गर्भाशय चित्रण (Hysterography in inter-conceptional period) – शल्यक्रिया के 6 महीने बाद गर्भाशय चित्रण से क्षतचिन्ह पर त्रुटि (जैसे – 5 mm से अधिक की फान-नति (Wedge depression) का पता चलता है।

(3) **वर्तमान और पूर्ववर्ती गर्भावस्था (Present and post-pregnancy):**

(a) गर्भाशय का घाव भरने के पहले तथा शल्यक्रिया के कुछ देर बाद होनेवाली गर्भावस्था

(b) गर्भाशयी जटिलता (complication) जैसे–यमज (Twins) या अतिउल्वी द्रव (Polyhydramnios) से क्षतचिन्ह पर तानन प्रभाव होता है।

(c) शल्यक्रिया के बाद पूर्ववर्ती योनिक जनन (Previous vaginal delivery) के इतिवृत्त (History) से भी क्षतचिन्ह दुर्बल (Weaken) होता है।

(d) वर्तमान गर्भावस्था में अपरा का निम्न स्थानभ्रंश (प्लैसेन्टा प्रीविया) भी क्षतचिन्ह को दुर्बल बना सकता है ।

प्रसव के दौरान आसन्न विदार (या क्षतचिन्ह स्फुटन) के प्रमाण (Evidences of impending rupture or scar dehiscence during labor)

लक्षण (Symptoms)–

(1) जघन के ऊपरी भाग में दर्द (Suprapubic pain) – या मंद दर्द होता है जो गर्भाशय के संकुचनों (Contractions) के बीच होता है।

(2) अल्प योनिक रक्तश्राव (Slight vaginal bleeding)

(3) मूत्राशय टिनेस्मस (Bladder tenesmus) – बारम्बार मूत्र-त्याग की इच्छा होना।

चिन्ह (signs): (1) अव्याख्यित हृदप्रवेग (Unexplained tachycardia), (2) ह्रासमान रक्तचाप (Falling blood pressure), (3) भ्रूणीय संकट या खतरा (Fetal distress) – अपसामान्य (Abnormal) भ्रूणीय हृदय-गति (FHR) हृदमंदता (Bradycardia), परिवर्त्तनशील और विलंबित अत्वरण या मंदन (Variable and late deceleration) (सामान्य चिन्ह), (4) गर्भाशयी क्षतचिन्ह के ऊपर कोमलता (Tenderness), (5) बिना किसी प्रत्यक्ष कारण के प्रसव की प्रक्रिया की प्रगति में विफलता (Failure in the progress of the course of labor), (6) निचले गर्भाशयी खण्ड का गुब्बारे के समान फूलना (Ballooning)।

तथापि (However), ये सभी क्षतचिन्ह के निर्णायक (Conclusive) प्रमाण नहीं होते परन्तु इन रोगियों (cases) के साथ व्यवहार करते समय सावधान अभिवृत्ति (Attitude) रखने की आवश्यकता होती है।

पूर्वानुमान (Prognosis): शल्यक्रिया द्वारा प्रसव या गर्भाशय-उच्छेदन (Hysterotomy) का पूर्ववर्ती इतिवृत्त (History) भी स्त्री में गर्भाशय के अननुमेय विदार (Unpredictable rupture) की अतिसंवेदनशीलता (Vulnerability) होती है। यह या तो विलम्बित (Late) गर्भावस्था में होती है या प्रसव के दौरान और यदि यह होती है तब मातृक मर्त्यता (Maternal mortality) 5% तक तथा पेरिनैटल (7वें महीने से लेकर प्रसव के सात दिन तक की) मर्त्यता (Perinatal mortality) 75% तक होती है।

निचले खण्ड के क्षतचिन्ह विदार (Scar rupture) का खतरा अधिक नहीं होता है (0.2–1.5% तक) और यदि यह होता भी है तब मातृक मृत्यु बहुत कम होती है तथा पेरिनैटल मृत्यु 8 में लगभग 1 (लगभग 12%) होती है। प्रसव की विधि के अनुसार रोगियों (cases) का अतिसतर्क (scrupulous) चयन पर पूर्वानुमान निर्भर करता है। आदर्श परिस्थिति में स्थापित शल्यक्रिया द्वारा प्रसव के बाद योनिक जनन (VBAC = Vaginal birth after cesarean section) तथा पुनरावृत (Repeat) शल्यक्रिया द्वारा प्रसव समूह का पूर्वानुमान मातृक और पेरिनैटल मृत्यु के संदर्भ में समान होता है । तथापि, उस परिस्थिति में जहाँ प्रसव में अतिसावधान अवलोकन करना संभव नहीं होता है, वहाँ पर्याप्त पुनरावृत्त शल्यक्रिया द्वारा प्रसव के बेहतर पूर्वानुमान की संभावना होती है।

प्रबंध (Management)

रोगी को "अधिक खतरे" (High risk) के रूप में माना जाता है और इसलिए उसकी नियमित प्रसव पूर्व (Anternatal) जाँच करना अनिवार्य है। प्रत्येक भेंट (visit) में क्षतचिन्ह पर दर्द या कोमलता (tenderness) या कोई योनिक रक्तश्राव (Vaginal bleeding) के बारे में पूछताछ (Enquiry) करनी चाहिए।

चिकित्सालय में भर्ती करना (Hospitalization)% चयनात्मक (Elective)–

(1) निम्नलिखित के कारण 38वें सप्ताह पर निचले खण्ड की शल्यक्रिया का पूर्ववर्ती इतिहास के रोगियों (cases) को चिकित्सालय में भर्ती करना चाहिए –

(a) रोगी का मूल्यांकन (Evaluate) करना तथा उपचार की रूपरेखा का निर्धारण करना

(b) यदि प्रसव पीड़ा कुछ दिन पहले आरंभ होती है विशेषकर जहाँ चिकित्सा से संचार करना या संपर्क करना एक समस्या हो जाती है, तब रोगी की असुविधा का निवारण (Prevent) करना है ।

(2) शल्यक्रिया द्वारा प्रसव (CS = cesarean section) या गर्भाशय-उच्छेदन (Hysterotomy) का पूर्ववर्ती इतिहास के साथ रोगियों को 36वें सप्ताह पर भर्त्ती करनी चाहिए। गर्भावस्था के अंतिम कुछ दिनों के दौरान क्षतचिन्ह के विदार (Scar rupture) की संभावना इसमें अधिक होती है।

(3) निचले खण्ड के दुर्बल (weak) क्षतचिन्ह के सभी रोगियों को 36वें सप्ताह पर भर्त्ती करना चाहिए।

आपात (Emergency): (1) जब कभी भी प्रसव आरंभ होता है। (2) अप्रिय लक्षणों (Untoward symptoms) की उपस्थिति से क्षतचिन्ह विदार का संकेत होता है जैसे – उदर की तीव्र पीड़ा (Acute pain abdomen), योनि से होकर रक्तश्राव (Bleeding per vaginam) तथ क्षतचिन्ह के ऊपर कोमलता (Tenderness), (3) सम्बद्ध प्रासूतिक जटिलता (Associated obstetric complication)

प्रसव की विधि का निर्धारण-योनिक या उदरीय? (Formulation of the Method of Delivery Vaginal or Abdominal)

पूर्ववर्ती स्थापित शल्यक्रिया द्वारा प्रसव या गर्भाशयः उच्छेदन (Previous classical cesarean section or hysterotomy) – इसके विचार में मुश्किल से कोई असामानता होती है तथा ज्यों ही गर्भावस्था 38 सप्ताह की होती है वैसे ही चयनात्मक पुनरावृत्त शल्यक्रिया द्वारा प्रसव कराया जाता है। पूर्ववर्ती निचले खण्ड शल्यक्रिया (Previous lower segment section) उपचार की व्यवस्था की व्यापक स्वीकृति में अनिवार्यरूप से चिकित्सालय में प्रसव कराना तथा रोगी की व्यक्तिगत देखभाल करना है। निम्नलिखित उपयुक्त विचार के साथ रोगी का संपूर्ण मूल्यांकन (Assessment) करना है –

(1) प्रारंभिक शल्यक्रिया द्वारा प्रसव का संकेत (Indication) – आवर्ती (Recurrent) या अनावर्ती (Non-recurrent), (2) क्षतचिन्ह का सामर्थ्य (Strength of scar) जो इतिवृत्त (History) तथा नैदानिक जाँच (clinical examination) से पता चलता है। (3) सम्बद्ध प्रासूतिक जटिलकारी कारक (Associated obstetric complicating factors), (4) पूर्ववर्ती शल्यक्रिया द्वारा प्रसव की संख्या (Number of previous deliveries) (5) शिशु का अनुमानित भार (Estimated weight of the baby)।

पूर्ववर्ती शल्यक्रिया द्वारा प्रसव के बाद योनिक जनन (Vaginal Birth after Previous Cesarean VBAC)

VBAC–TOL (Trial of labor = प्रसव का प्रयत्न) रोगियों के 80% में सफल होता है। प्रसवोत्तर रूग्नता (Postpartum morbidity), संक्रमण (Infection)] रक्ताघान (Blood transfusion) तथा चिकित्सालय प्रवास (Hospital stay) के भार (Incidence) को सफल VBAC कम करता है। VBAC-TOL के बाद मातृक और पेरिनैटल मर्त्यता (Maternal and perinatal mortality) समान होती है जब चयनात्मक पुनरावृत्त (Selective repeat) शल्यक्रिया द्वारा प्रसव के जनन से तुलना की जाती है।

VBAC के लिए चयन का मानदण्ड (Selection criteria)

(1) पूर्ववर्ती निचले खण्ड का अनुप्रस्थ क्षतचिन्ह (Transverse scar)
(2) भ्रूण (Fetus) के लिए पर्याप्त श्रोणि (Pelvis)
(3) प्रसव की निरंतर निगरानी संभव (Continued labor monitoring possible)
(4) साधनों (Resources) जैसे – संवेदनाहरण (Anesthesia), रक्ताद्यान (Blood transfusion) तथा शल्यकक्ष (Theater) की उपलब्धता (Availability)–आपात (Emergency) शल्यक्रिया द्वारा प्रसव के लिए।
(5) रोगी की लिखित (या सूचित) सहमति (Informed consent of the patient)

VBAC-TOL के लिए परहेज (Contraindications)

(Indications for cesarean section) = शल्यक्रिया द्वारा प्रसव के सुझाव)

(1) पूर्ववर्ती स्थापित (classical) CS या उल्टे T-आकार का गर्भाशयी उच्छेदन (Incision)
(2) पूर्ववर्ती (previous) दो या दो से अधिक बार निचले खण्ड की शल्यक्रिया द्वारा प्रसव
(3) संकुचित श्रोणि (contracted pelvis) या संदिग्ध (suspected) सिर-श्रोणीय असंगति (CPD = Cephalopelvis disproportion)
(4) गर्भावस्था में अन्य जटिलताएँ (Complications) (a) प्रासूतिक (Obstetric) जैसे–प्राक्-र्भाक्षेपक (Preeclampsia), अप्रकृत गर्भ स्थिति (Malpresentation), अपरा का निम्न स्थान भ्रंश (Placenta previa) तथा (b) चिकित्सीय (Medical)
(5) आपात (Emergency) शल्यक्रिया द्वारा प्रसव का जनन (Cesarean delivery) के लिए सीमित साधन या रोगी की VBAC-TOL के लिए अस्वीकृति (Refusal)

चयनात्मक शल्यक्रिया द्वारा प्रसव (Elective CS) गर्भावस्था के अंतिम सप्ताह में किसी भी समय कराया जा सकता है बशर्ते कि रोगी अपने पिछले आर्तव काल (Last menstrual period) की तिथि (Date) के बारे में निश्चित होती है तथा शिशु के पूर्ण विकास (Maturity) के बारें में संदेह नहीं होता है। संदिग्ध (suspected) पूर्ण विकास में पीड़ा के आरम्भ होने या झिल्ली के विदार (Rupture of the membranes) होने तक (इसमें जो भी पहले होता है) प्रतीक्षा करना बेहतर होता है और उसके बाद शल्यक्रिया द्वारा प्रसव होता है।

योनिक जनन (Vaginal delivery): यदि पूर्ववर्ती शल्यक्रिया कुछ अनावर्त्ती चिकित्सा-सुझाव (Non-recurrent indications) के लिए की गयी थी तथा गर्भाशयी क्षतचिन्ह (Uterine scar) स्वस्थ पाया जाता है तो एक योनिक जनन का कार्यक्रम बनाना है। योनिक जनन का संचालन करना चाहिए → (1) प्रसव की प्रगति को लिखना, (2) मातृक और भ्रूणीय स्थिति का अवलोकन करना, (3) गर्भाशयी क्षतचिन्ह की अनुक्रिया लिखना (इसका पूर्व में वर्णन किया गया है)।

पूर्ववर्ती शल्यक्रिया के बाद सफल योनिक जनन (VBAC) का अवलोकन प्रायः उन स्त्रियों में किया जाता है जिनमें – (1) पूर्ववर्ती योनिक जनन हुआ है, (2) जहाँ शल्यक्रिया द्वारा प्रसव की चिकित्सा-सुझाव अनावर्त्ती (Non-recurrent), जैसे नितम्ब गर्भ स्थिति (Breech presentation), भ्रूणीय संकट (Fetal distress) या प्रसव की प्रगति में विफलता, था।

VBAC-TOL के लिए प्रसव (Labor) और जनन (Delivery) का प्रबंध –

(1) रिंजर घोल (Ringer's solution) से एक अंतः शिरीय व्यवस्था (Intravenous line) आरम्भ करना।
(2) Hb% (होमोग्लोबिन), रक्त-समूह (Blood group) तथा रक्त के प्रतिकूल मिलान (Cross-matching) के लिए रक्त का नमूना (Blood sample) भेजा जाता है।
(3) प्रसव की निगरानी (Monitoring)– क्षतचिन्ह स्फुटन (Scar dehiscence) के लिए नैदानिक रूप से (Clinically) तथा भ्रूण (Fetus) के लिए इलेक्ट्रॉनिक रूप से।
(4) पीड़ाहरण (Analgesia) – अधिदृढ़तानिका (Epidural) से होकर सुरक्षित माना जाता है। यह न तो प्रसव की प्रक्रिया को विलंबित (Delay) करता है और न ही क्षतचिन्ह विदार (Scar rupture) के निदान (Diagnosis) को विलंबित करता है।
(5) गर्भाशय-ग्रीवा के परिपक्वन (Cervical ripening) के लिए प्रोस्टेग्लैन्डिन शिलषि (Prostaglandin gel) का उपयोग किया जा सकता है।

प्रवाह चित्र (Flow chart) 22.1: शल्यक प्रसवोत्तर गर्भावस्था के प्रबंध की योजना

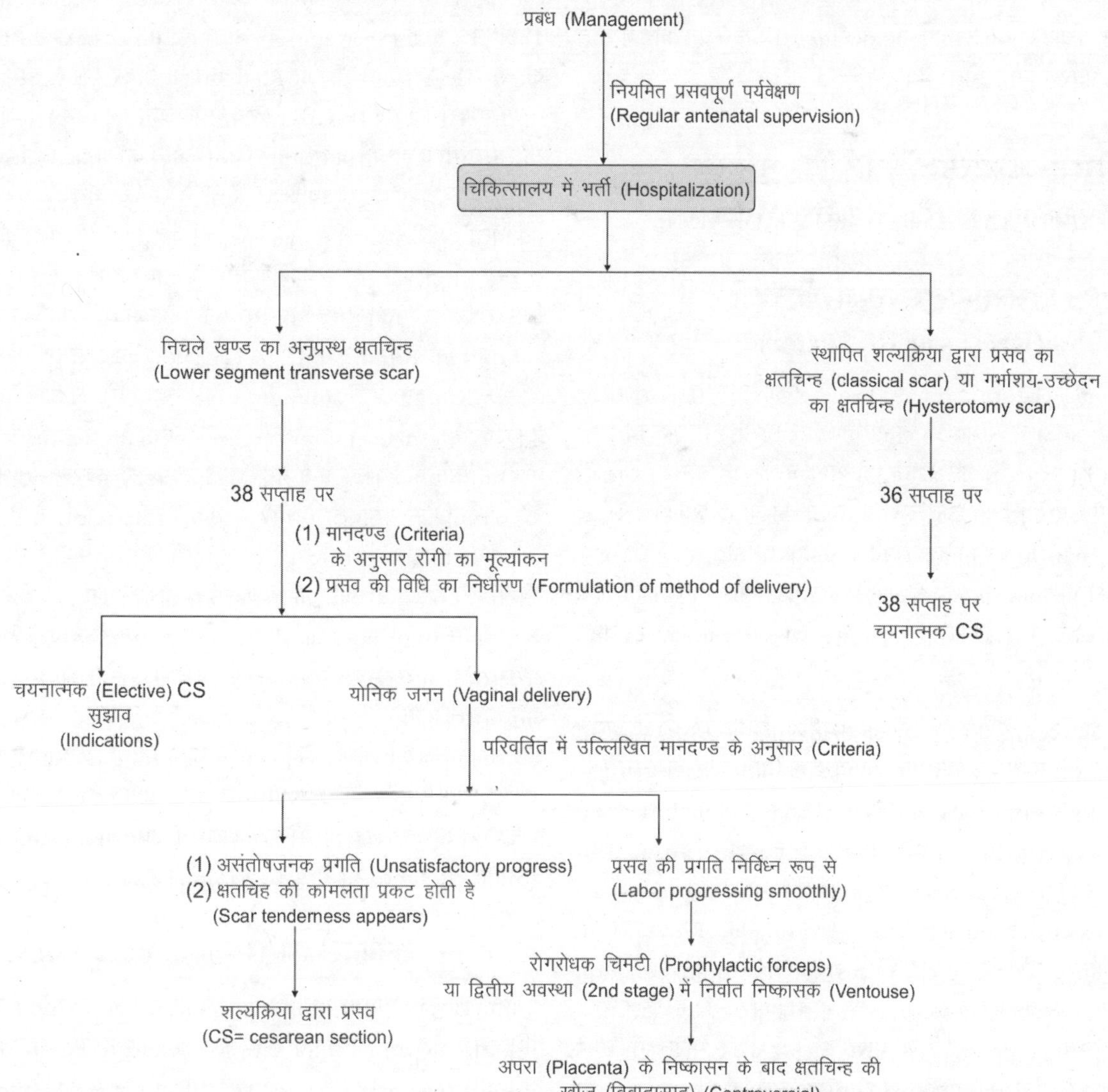

प्रसव का वर्धन (Augmentation) के लिए चयनात्मक रूप से (selectively) ऑक्सिटोसिन (Oxytocin) का उपयोग किया जा सकता है।

(6) प्रसव के दूसरे चरण (Second stage) की अवधि को कम करने के लिए रोगरोधक चिमटी या निर्वात निष्क्रासक (Prophylactic forceps or ventouse) का उपयोग किया जाता है।

(7) दिनचर्या गर्भाशयी छानबीन (Routine uterine exploration) – कुछ विशेषज्ञ अपरा (Placenta) के जनन के बाद इसे करना बेहतर समझते हैं जिसको क्षतचिन्ह विदार (Scar rupture) का पता लगाने के लिए दो अंगुलियों से स्पर्श करना है तथापि (However) अन्य विशेषज्ञ चयनित रोगियों जैसे – निरंतर अत्यधिक रक्त क्षति के लिए सुरक्षित रखते हैं, पर्याप्त संकुचित गभशिय के बाद भी।

VBAC-TOL का खतरा (Risks):

(1) असफल प्रयत्न (Unsuccessful trial) (20–50%) जिसमें शल्यक्रिया द्वारा प्रसव (Cesarean delivery) की आवश्यकता होती है।

(2) गर्भाशयी क्षतचिन्ह स्फुटन और विदार (Uterine scar dehiscence and rupture) (0.8–1.8%)।

(3) असफल TOL के साथ समूह के लिए मातृक रूग्नता (Maternal morbidity) में वृद्धि हो सकती है।

(4) मातृक मर्त्यता (Maternal mortality)–पुनरावृत्त शल्यक्रिया द्वारा प्रसव के समान।

(5) पेरिनैटल रूग्नता और मर्त्यता (Perinatal morbidity and mortality) अधिक होती है जब क्षतचिन्ह का विदार (scar rupture) होता है ।

बंध्याकरण (Sterilization): प्रत्येक शल्यक्रिया के बाद वर्धमान (Increasing) खतरा होता है। तीसरी बार शल्यक्रिया द्वारा प्रसव (CS) के दौरान बंध्याकरण पर विचार करना चाहिए जब तक कि इसे रोकने का कोई पर्याप्त रूप से प्रबल कारण नहीं होता है।

रीसस-ऋणात्मक स्त्री में गर्भावस्था (Pregnancy in Rh-Negative Woman)

रीसस या आरएच कारक (Rhesus or Rh Factor)

शब्दावली (Nomenclature): सन् 1940 ई० में लैन्डस्टिनर (Landsteiner) तथा विनर (Weiner) ने मानव के लोहिताणु (Red cells) में एक विशिष्ट अज्ञात प्रतिजन (Antigen) की खोज की थी। चूँकि यह बानर (Rhesus monkey) में भी उपस्थित था, अतः इस प्रतिजन का नाम रीसस (Rhesus, संक्षेप में Rh) रखा गया था। जिस व्यक्ति में प्रतिजन होता है उसे रीसस (या आरएच)-धनात्मक (Rh-positive) कहा जाता है और जिस व्यक्ति में यह उपस्थित नहीं होता है उसे आरएच-ऋणात्मक (Rh-negative) कहा जाता है।

विस्तार (Incidence): यूरोप (Europe) तथा अमेरिका (USA) के श्वेत व्यक्तियों (Whites) में Rh-ऋणातमक का विस्तार (या प्रभाव) लगभग 15–17% होता है । यह चीन (china) में अत्यल्प (1%) है तथा जापान (Japan) में इसका प्रभाव लगभग शून्य (Nil) है । आरएच-धनात्मक पुरुषों के लगभग 60% विषम युग्मजी (Heterozygous) तथा 40% समयुग्मजी (Homozygous) डी-स्थान (D-locks) पर होते हैं। समग्र रूप से (overall) Rh-ऋणात्मक स्त्री में Rh-धनात्मक भ्रूण (Rh-positive fetus) होने की संभावना 60% होती है चाहे पिता का जीन प्ररूप (Genotype) कुछ भी हो। भारत में Rh-ऋणात्मक का प्रभाव लगभग 5–10% (दक्षिण भारत में 5% उत्तर भारत में 10% चिकित्सालय की सांख्यिकी के अनुसार) पाया जाता है।

जीन-प्ररूप (Genotype): व्यक्ति का आरएच रक्त समूह (Rh blood group) की पूर्ण आनुवंशिक बनावट (Genetic makeup) उसका जीन-प्ररूप होती है। ऐन्टी-E तथा ऐन्टी-C के विरूद्ध उपयुक्त ऐन्टीसेरा (Antisera= प्रतिरक्तोद) की कमी के कारण और चूँकि D प्रतिजन (Antigen) सर्वाधिक शक्तिमान (potent) होता है तथा Rh रक्त समूह के कारण लगभग सभी क्षति (Damages) (95%) के लिए उत्तरदायी होता है। प्रतिजन की दोनों श्रंखला (sets) पर D का वहन करनेवाले व्यक्ति (DD) को समयुग्मजी (Homozygous) कहा जाता है और जब केवल D की एक श्रंखला में वहन करता है (Dd) तब उसे विषमयुग्मजी (Heterozygous) कहा जाता है, पहला (Former अर्थात् DD) 65% संघटित (Constitute) करता है तथा बाद का (Latter, DD) 35%। विषमयुग्मजी व्यक्ति को हमेशा Rh-धनात्मक के रूप में वर्गीकृत किया जाता है क्योंकि d पर D का प्रभुत्व होता है। सामान्य जीन-प्ररूप हैं – CDe/cde, CDe/CDe तथा CDe/cDE।

परिचर्चा (Discussion) में Rh-धनात्मक को D-धनात्मक समझना चाहिए तथा Rh-ऋणात्मक को उसकी अनुपस्थिति।

आनुवांशिक संकेत (Genetic expression) = Rh प्रतिजन संकुल (Antigen complex) के लिए आनुवांशिक स्थान (Locus) गुत्रसूत्र (Chromosome) 1 की लघु भुजा (Short arm) पर होता है। Rh Cc Ee तथा RhD दो पृथक जीन्स (Genes) होते हैं, जो Rh स्थान के अंदर स्थित होते हैं। एक या दोनों गुणसूत्र 1 पर D- प्रतिजन की उपस्थिति पर निर्भर यह विषमयुग्मजी या समयुग्मजी होगा। जब सामान्य RhD जीन की श्रृंखला (Gene sequence) दोनों गुणसूत्र 1 पर अनुपस्थित होती है तब व्यक्ति D-ऋणात्मक होता है। पिता के जीन-प्ररूप (Genotype) का परीक्षण (या जाँच) की जा सकती है, जब Rh-ऋणात्मक पत्नी गर्भवती हो जाती है यह पता लगाने के लिए क्या वह समयुग्मजी है या विषमयुग्मजी। इससे यह पूर्वानुमान लगाया जा सकता है कि सभी बाद के शिशुओं (Babies) की असंगत (Incompatible) होने की संभावना है तथा प्रभावित हो या नहीं होने की ओर प्रवृत्त (Liable) है। उपरोक्त (Above) योजना (Scheme) एक Rh-ऋणात्मक स्त्री के साथ एक Rh-धनात्मक पुरूष के युग्मन (Mating मेल) के कारण संतान (offspring) की आनुवंशिक बनावट के बारे में एक विचार (idea) देती है।

जब पिता का जीन-प्ररूप (जीनोटाइप) विषमयुग्मजी होता है तब उसके जीन्स की आधी संख्या Rh-ऋणात्मक होगी तथा Rh-ऋणात्मक माता के साथ संगत (compatible) होगा, अन्य आधी संख्या Rh-धनात्मक तथा असंगत होगी तथा बच्चे Rh-धनात्मक (Dd) होंगे तथा प्रभावित होने की ओर प्रवृत्त होंगे।

जब पिता का जीन-प्ररूप समयुग्मजी होता है तब Rh-ऋणात्मक माता के साथ पिता के सभी जीन्स असंगत होंगे और इस प्रकार उसकी सभी संतानें Rh-धनात्मक (Dd) होंगी तथा रक्त अपक्षयी (Hemolytic) रोग द्वारा प्रभावित हो सकते हैं। देखें चित्र (Fig.) 22.2।

समप्रतिरक्षण (Isoimmunization)

समप्रतिरक्षण को समान जाति (species) का अन्य व्यक्ति से प्राप्त एक प्रतिजन (antigen) की अनुक्रिया (response) में एक-एक व्यक्ति में प्रतिरक्षित प्रतिरक्षी (Immuned antibodies) के उत्पादन के रूप में परिभाषित (Define) किया जाता है बशर्ते कि प्रथम व्यक्ति में प्रतिजन की कमी होती है।

विधि (Methods)

(1) असंगत (या बेमेल) रक्त का आधान (Transfusion of mismatched blood) – ABO रक्त समूह असंगति (Incompatibility) में प्रकृति-प्रदत्त (Naturally occurring) प्रति– A तथा प्रति – B समसमूहनिन (Anti-A and Anti-B isoagglutinins) होते हैं जिसके फलस्वरूप तत्काल प्रतिकूल (Adverse) प्रतिक्रिया होती है। Rh समूह के व्यक्ति में इस प्रकार का प्रकृति-प्रदत्त प्रतिरक्षी (Antibody) नहीं होता है और इस स्थिति में कोई तत्काल प्रतिक्रिया नहीं होती है परन्तु Rh का वहन करने वाला लोहिताणु (Red cells) प्रतिरक्षात्मक रूप से (Immunologically) शरीर में समर्थ कोशिका को संवेदनशील करता है, बशर्ते कि उसकी मात्रा पर्याप्त रूप से अधिक हो।

प्रतिजन के प्रभावन (Exposure) के न्यूनमत एक सप्ताह बाद यह होता है, तथा कोशिका (cells) उत्तेजित होकर अधिक प्रति-D प्रतिरक्षी (Anti-D antibody) का उत्पादन करती है। बाद के बेमेल रक्ताधान से स्त्री में एक तीव्र रक्तक्षयी प्रतिक्रिया (Severe hemolytic reaction) होती है।

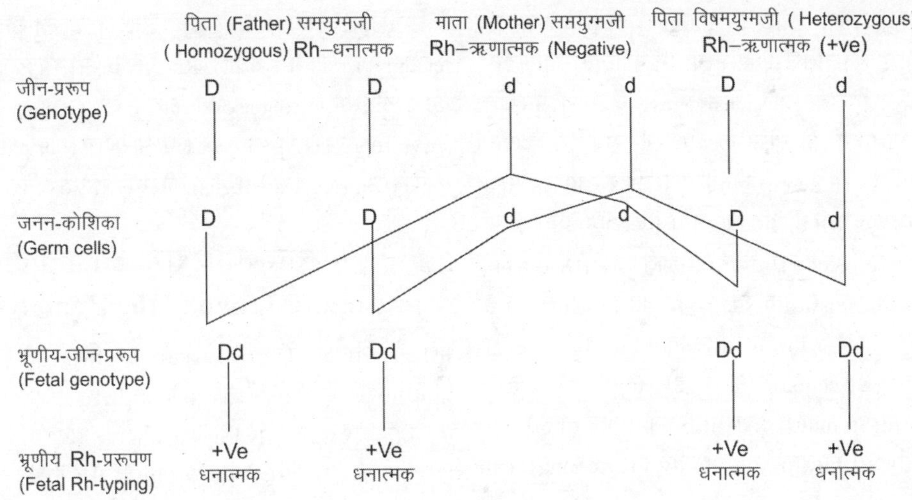

चित्र (Fig.) 22.2: Rh-ऋणात्मक माता के साथ Rh-धनात्मक पुरूष (या पिता) का युग्मन (Mating) तथा शिशु का परिणामी (Resultant) सम्भावित (Possible) Rh-समूह (Group)

(2) गर्भावस्था (Rh-धनात्मक भ्रूण धारक Rh-ऋणात्मक स्त्री) के फलस्वरूपः सामान्यतः भ्रूणीय लोहिताणु (Fetal cells) जिसमें Rh प्रतिजन (Antigen) होता है, वह मातृक (Maternal) रक्त के साथ मिश्रित नहीं होता है। परन्तु, निश्चित जटिलता या क्रियाविधि (Procedures) के साथ संयोजन में, जैसा कि गर्भपात (Abortion) CVS (Chorionic villus sampling = जरायुरसांकुर नमूना), उल्व छिद्रण (Amniocentesis), प्रसव पूर्व रक्तश्राव (Antepartum hemorrhage) या प्रयासित गर्भवर्तन (Attempted version) में विशेषकर संवेदनाहरण (Anesthesia) के अधीन होता है, भ्रूण-मातृक रक्तश्राव की संभावना होती है। इसके होने की अधिक संभावना (15–50%) प्रसव के तृतीय चरण (3rd Stage) या शल्यक्रिया द्वारा प्रसव (CS) के बाद या अपरा (Placenta) के हस्तीय (Manual) निष्कासन के बाद होता है। तथापि (However) हाल के अध्ययन से यह पता चला है कि सम्पूर्ण सामान्य गर्भावस्था (1%) में निरंतर भ्रूण-मातृक रक्तश्राव होता है।

जब तक मातृक रक्त परिवहन (Maternal circulation) में न्यूनतम 0.1 ml भ्रूणीय रक्त (Fetal blood) का प्रवेश नहीं होता है तब तक प्रतिरक्षण (Immunization) की संभावना नहीं होती है। खतरे पर सभी ऋणात्मक स्त्रियाँ समप्रतिरक्षित (Alloimmunized) नहीं होती हैं। लगभग 17% Rh-ऋणात्मक स्त्रियाँ एक Rh-असंगत (Incompatible) गर्भावस्था द्वारा समप्रतिरक्षित हो जाती हैं। प्रसवपूर्व (Antepartum) भ्रूण-मातृक रक्तश्राव के कारण Rh-सुग्राहीकरण (sensitization) लगभग 1–2% प्रसव (Delivery या जनन) के पहले होता है। गर्भधारण (Conception) 38वें सप्ताह तक भ्रूणीय Rh प्रतिजन (Antigens) उपस्थित रहता है। प्रथम त्रिमास (Trimester) में स्वतः गर्भपात होने का खतरा 3–4% होता है तथा प्रेरित (Induced) गर्भपात में सुग्राहीकरण का खतरा लगभग 5% होता है। इस प्रकार Rh-असंगति (Incompatibility) के कारण शिशु का प्रभावन (Affection) अल्प होता है जब हम Rh-ऋणातमक माताओं से जन्मे Rh-धनात्मक शिशुओं की अधिक संख्या पर विचार करते हैं। इसके कारण (Reasons) हैं–

(1) Rh-प्रतिजन उत्तेजना (Antigen stimulus) की अनुक्रिया (Respond) करने की जन्मजात असमर्थता (Inborn inability)।

(2) प्रतिरक्षात्मक अप्रतिक्रियक (Immunologic non-responder) जैसा कि Rh-ऋणात्मक स्त्रियों के 30% में पाया जाता है।

(3) ABO असंगति (Incompatibility) में Rh-सुग्राहीकरण के विकास के विरूद्ध सुरक्षात्मक प्रभाव होता है। यह सुरक्षात्मक प्रभाव महत्वपूर्ण होता है जब माता का रक्त O प्रकार का तथा पिता का रक्त समूह A, B या AB होता है। इसके कारण हैं – (i) ABO असंगत भ्रूणीय कोशिका शीघ्रता से मातृक रक्तपरिवहन (Maternal circulation) से प्लीहा (spleen) में फँसने (Trap) से पहले निकल जाती है। (ii) Rh-प्रतिजन को मातृक प्रति-A तथा प्रति-B प्रतिरक्षी (Anti-A and Anti-B antibodies) हानि पहुँचाते हैं जिससे कि ये अब प्रतिरक्षाजनक (Immunogenic) नहीं होते हैं।

(4) Rh-प्रतिजनीय उत्तेजना (Antigenic stimulus) की सामर्थ्य में भिन्नता (Variation in the strength) जो भ्रूणीय रक्त के Rh-जीन-प्ररूप (Genotype) पर निर्भर करती है – जैसे – CDe/cde जीन-प्ररूप

(5) भ्रूणीय रक्त का आयतन जो मातृक रक्त परिवहन में पहुँचता है (0.1 ml), उसे संकटापन्न (Critical) सुग्राही (Sensitizing) आयतन माना जाता है।

माता में प्रतिरक्षी निर्माण की क्रियाविधि (Mechanism of Antibody Formation in the Mother)

यदि ABO रक्त समूह संगत (Compatible) [माताओं और भ्रूण के समान ABO समूह या जब भ्रूण का समूह O होता है] तब Rh-धनात्मक भ्रूणीय लोहिताणु (Fetal red cells) का प्रवेश माता के रक्त में होता है जो आजीवन रक्त-परिवहन (Circulation) में बना रहता है। उसके बाद जालिका-अंतःस्तरीय ऊतकों (Reticuloendothelial tissues) द्वारा उसे रक्त परिवहन

से निष्कासित किया जाता है तथा प्रतिजन (Antigen) की मुक्ति से वह विघटित (Break-down) होता है। प्रतिरक्षी का उत्पादन न केवल जालिका-अंतःस्तरीय तंत्र की अनुक्रियाशीलता (Responsiveness) के साथ संबंधित होता है बल्कि मुक्त Rh-प्रतिजन की मात्रा के साथ भी संबंधित है और इसलिए मातृक रक्त में प्रविष्ट (Entered) लोहिताणु की संख्या के साथ भी। चूँकि इसमें अधिक समय लगता है, अतः प्रथम गर्भावस्था में प्रति रक्षण (Immunization) की संभावना नहीं होती है। पहचाननीय प्रतिरक्षियों (Detectable antibodies) का विकास प्रायः भ्रूण-मातृक रक्स्राव के वृहत आयतन के 6 महीने बाद होता है। परन्तु यदि भ्रूण-मातृक रक्तस्राव 0.1 ml से कम होता है तब प्रतिरक्षी की पहचान (Detection) नहीं भी हो सकती है जब तक कि और अधिक Rh-उत्तेजना (Stimulus) द्वारा सहारा नहीं मिलता है। जब एक बार प्रतिरक्षी का निर्माण हो जाता है, वह आजीवन (Life-long) बना रहता है।

प्रतिरक्षी के प्रकार
(Types of Antibodies)

प्रतिरक्षी के दो प्रकारों का निर्माण होता है –

(1) सलाइन एग्लुटिनिन या समूहनिन (Saline agglutinin) (IgM) – प्रतिरक्षी का यह प्रकार मातृ रक्त परिवहन (Maternal circulation) में सर्वप्रथम उपस्थित होता है तथा D- युक्त लोहिताणु (red cells) को समूहीकृत (Agglutinate) करता है जब सलाइन में लटकाया जाता है। सलाइन एग्लुटिनिन वृहत (larger) अणु होने के कारण अपरा-अवरोधक (Placental barrier) से होकर आगे नहीं बढ़ता है तथा भ्रूण के लिए हानिकारक (Harmful) नहीं होता है।

(2) **ऐल्बूमिन एग्लूटिनिन** (Albumin agglutinin) (IgG) – इसे अपूर्ण या अवरोधन प्रतिरक्षी (Incomplete or blocking antibody) भी कहा जाता है। यह D-युक्त लोहिताणु को समूहीकृत करता है जब इसे 20% ऐल्बूमिन में लटकाया जाता है। इसका लघु अणु (Small molecule) होने के कारण यह अपरा-अवरोधक से होकर आगे बढ़ सकता है तथा भ्रूण की क्षति (या हानि) का कारण बन सकता है। सलाइन प्रतिरक्षी की तुलना में यह विलम्ब से उपस्थित होता है। टाइटर की वास्तविक सान्द्रता (Level) की अपेक्षा प्रतिरक्षी का एक या दूसरे प्रकार की प्रचुरता (Preponderance) की पहचान करने में यह महत्वपूर्ण (या आवश्यक) होता है।

Rh प्रतिरक्षी (Antibody) द्वारा भ्रूणीय प्रभावन (Fetal affection)

मातृक तंत्र (Maternal system) में निर्मित प्रतिरक्षी (IgG) अपरा अवरोधक को पार करता है तथा भ्रूणीय रक्त परिवहन (Fetal circulation) में प्रवेश करता है। Rh-ऋणात्मक (Negative) भ्रूण पर प्रतिरक्षी का कोई प्रभाव नहीं होता है। यदि भ्रूण Rh-धनात्मक (Positive) है तब भ्रूणीय लोहिताणु (Erythrocytes) की सतह पर प्रतिजन स्थलों के साथ प्रतिरक्षी संलग्न (Attached) हो जाता है। प्रभावित कोशिका को तेजी से जालिका-अंतःस्तरीय तंत्र (Recticuloendothelial system) द्वारा रक्त परिवहन से निष्कासित किया जाता है। समूहन (Agglutination) की मात्रा (Degree) तथा भ्रूणीय लोहिताणु पर निर्भर भ्रूणीय रक्तक्षयी (Hemolytic) रोगों के अनेक प्रकार प्रकट होते हैं। इन्हें मोटे तौर पर (Loosely) नवजात शिशु का रक्तरोग (Erythroblastosis fetalis) कहा जाता है क्योंकि Rh-कारक से अन्य किसी कारण से रक्तक्षीणता की अनुक्रिया (Response) में क्षतिपूरक (Compensatory) लोहिताणुजनन (Erythropoiesis) के फलस्वरूप परिधीय (Peripheral) रक्त में केन्द्रकित कोशिकाओं (Nucleated cells) की प्रचुर संख्या अनेक शिशुओं में हो सकती है।

रक्तक्षयी रोग का प्रकटीकरण
(Manifestation of the Hemolytic Disease)

भ्रूण और नवजात शिशु (Neonates) के रक्तक्षयी रोग का नैदानिक (Clinical) प्रकटीकरण निम्नलिखितरूप में होता है –

(1) जलोदर भ्रूण (Hydrops fetalis)
(2) भ्रूण के रक्त रोग से संबंधित पाण्डु रोग या पीलिया (Icterus gravisneo natorum)
(3) नवजात शिशु की जन्मजात रक्तक्षीणता (Congenital anemia of the newborn)

जलोदर भ्रूण (Hydrops fetalis)–यह Rh-रक्तक्षयी रोग का सर्वाधिक गंभीर रूप है। भ्रूणीय लोहिताणु अतिनाशन से तीव्र रक्तक्षीणता (Severe anemia), ऊतक में अल्प ऑक्सीजन रक्तता (Tissue anoxemia) तथा चयापचयी अम्लरक्ता (Metabolic acidosis) होती है। भ्रूणीय हृदय (Fetal heart), मस्तिष्क (Brain) तथा अपरा (Placenta) पर इसका प्रतिकूल (Adverse) प्रभाव होता है। ऑक्सीजन के स्थानान्तरण को बढ़ाने के प्रयास से अपरा-ऊतक (Placental tissue) की अतिवृद्धि (Hyperplasia) होती है परन्तु उपलब्ध भ्रूणीय लोहिताणु जो ऑक्सीजन वाहक (Carrying) होता है वह क्रमिक रूप से रक्तक्षय (Hemolysis) के कारण कम होने लगता है। भ्रूणीय अल्प ऑक्सीजन-रक्तता (Anoxemia) के फलस्वरूप यकृत (liver) की क्षति होती है जो अल्पप्रोटीन रक्तता (Hypoproteinemia) की ओर बढ़ती है जो सामान्यीकृत शोथ (Generalized edema =Hydrops fetalis) जलोदर (Ascites = असिटेज) तथा जलवक्ष (Hydrothorax) के लिए उत्तरदायी होती है। हृदयपात (Cardiac failure) के कारण देर-सबेर (Sooner or Later) भ्रूण की मृत्यु हो जाती है। शिशु या तो मृत जन्मा (Stillborn) या मसृणित (Macerated) होता है और यदि जीवित जन्मा भी होता है तब जन्म लेने के बाद शीघ्र मर जाता है। जलोदर भ्रूण के अन्य अप्रतिरक्षित कारणों (Non-immune causes) की चर्चा आगे की जायेगी।

निम्नलिखित नैदानिक लक्षण (Clinical features) होते हैं –

(1) माता Rh-ऋणात्मक (Negative) होती है। (2) रक्तोदी (Serological) जाँच से Rh-प्रतिरक्षी (Antibody) की उपस्थिति का पता चलता है। (3) अतिउल्वीद्रव (Polyhydramnios) की उपस्थिति हो सकती है। (4) रक्तक्षयी रोग के कारण शिशु के संक्रमण (Ingfection) का पूर्ववर्ती इतिवृत्त (previous history), (5) अतिस्वन चित्रण (Sonography) [स्पंद डॉप्लर (pulse Doppler) के साथ संयुक्त वास्तविक समय (Real time)] – इससे त्वचा (skin), शिरोवल्क (scalp) तथा फुफ्फुसावरण (Pleural) का शोथ (Oedema) या परिहृदयी निस्सरण (Pericardial effusion) या प्रतिध्वनिजनक आंत्र (Echogenic bowel) का पता चलता है। (6) उदर का

सरल एक्स-किरण चित्र (Straight X-ray abdomen) से भ्रूण बुद्धा स्थिति (Buddha position) तथा शोथमय शिरोवल्क के कारण सिर के चारों ओर एक प्रभामंडल (Halo) का प्रदर्शन होता है। (7) जन्म के समय शिशु पाण्डुर (Pale = पीला) तथा जलोदर (Ascites) के कारण वर्धित उदर के साथ शोथमय (Edematous) प्रतीत होता है । यकृत (Liver) तथा प्लीहा (spleen) का वर्धन (Enlargement) होता है। (8) अपरा (Placenta) भी वृहत (Large), पाण्डुर तथा इससे द्रव के रिसाव के साथ शोथमय होती है। अपरा का भार बढ़कर भ्रूणीय भार का आधा या इसके बराबर भी हो सकता है। रसांकुर (villi) की पर्याप्त सूजन के साथ लैंघन-परत (Langhan's layer) बनी रहती है। यदि भ्रूण जलोदरीय (Hydropic) नहीं होता है तब अपरा प्रायः सामान्य (Normal) दिखती है।

भ्रूण का रक्तरोग से संबंधित पाण्डु रोग (Icterus Gravis Neonatorum): भ्रूणीय रक्तक्षय की अपेक्षा भ्रूण के पाण्डू रोग के नैदानिक लक्षणों का प्रभाव लघु रूप में होता है। शिशु जीवित जन्म लेता है जिसमें पाण्डु रोग (या पीलिया) का कोई संकेत नहीं होता है परन्तु जन्म के 24 घंटे के अंदर पीलिया का विकास होता है।

जबकि भ्रूण गर्भाशय (Uterus) में होता है, असंयुक्त बिलिरूबिन (Unconjugated bilirubin) की मुक्ति से भ्रूणीय लोहिताणु (Red cells) का नाशन होता है जिसका उत्सर्जन (Excretion) अधिकांशतः अपरा से होकर होता है जो मातृक तंत्र (Maternal system) में जाता है। बिलिरूबिन का एक भाग उल्वीद्रव (Amniotic fluid) में चला जाता है, सम्भवतः भ्रूणीय फुफ्फुस (Lung) से या त्वचा से होकर या अपरा (Placenta) या रज्जु (Cord) की सतह पार करके। यही कारण है कि पाण्डुरोग के साथ शिशु जन्म नहीं लेता है। परन्तु जैसे ही नाभिका-रज्जु (Umbilical cord) को शिकंजे (clamp) से कसा जाता है, निरंतर रक्तक्षय के साथ बिलिरूबिन की मात्रा (Concentration) बढ़ती है। शीघ्राशीघ्र (Sooner or later) शिशु पीलियाग्रस्त हो जाता है। यकृत विशेषकर कालपूर्व (Premature) शिशु का, अत्यधिक बिलिरूबिन को संयुक्त बनाने में विफल हो जाता है तथा वह घुलनशील ओर अविषाक्‌ (Nontoxic) नहीं बन पाता है।

यदि बिलिरूबिन की मात्रा 20 mg/100 ml (= 340 micromole/l) की संकटापन्न (Critical) स्थिति तक बढ़ जाती है (सामान्य मात्रा 30 micromole/l) तब बिलिरूबिन रक्त-मस्तिष्क अवरोधक (Blood-brain barrier) को पार करके मस्तिष्क के आधारिक केन्द्रक (Basal nuclei) को स्थायी रूप से हानि पहुँचाता है तथा कर्निक्टेरस (Kernicterus= नवजात शिशु में इक्टेरस = पीलिया के गम्भीर रूप) का लक्षण उत्पन्न होता है।

नवजात शिशु की जन्मजात रक्तक्षीणता (Congenital anemia of the Newborn): यह रोग का सर्वाधिक मृदु रूप (Mildest form) है जहाँ रक्त का अपक्षय (Hemolysis) धीरे-धीरे होता है । यद्यपि जीवन के प्रथम कुछ सप्ताहों के अंदर रक्त क्षीणता धीरे-धीरे विकसित होती है, पीलिया का संकेत प्रायः नहीं होता है। 6 सप्ताह तक लोहिताणु (Red cells) का नाशन निरंतर होता है जिसके बाद रक्तक्षय के लिए प्रतिरक्षी (Antibodies) उपलब्ध नहीं होते हैं। यकृत और प्लीहा (Liver and spleen) वर्धित होते हैं, मज्जका-बाह्य (Extramedullary) लोहिताणु जनन (Erythropoiesis) के स्थल (Sites) होते हैं।

माता का प्रभावन (Affection of the mother): आर एच असंगति (Rh-incompatibility) का प्रभाव मुख्यतः शिशु पर पड़ता है। कुछ-कुछ माता भी प्रभावित हो सकती है। निम्नलिखित का वर्धित प्रभाव (Increased incidence) होता है–(1) प्राक्-गर्भाक्षेपक (Pre-eclampsia), (2) अति उल्वीद्रव (Polyhydramnios), (3) खतरे के साथ वृहदाकार (Large size) शिशु, (4) गर्भाशय में विलंबित धारण (Prolonged retention) के कारण अल्प फाइब्रिनोजन रक्तता (Hypofibrinogenemia), (5) वृहत्त अपरा (Big placenta) के कारण प्रसवोत्तर रक्तश्राव (Postpartum hemorrhage) तथा रक्त स्कंद रोग (Blood coagulopathy) (6) मातृक संलक्षण (Maternal syndrome) – इसके मुख्य लक्षण हैं – सामान्यीकृत शोथ (Generalized edema), प्रोटीन-मूत्रता (Proteinuria) तथा पित्त स्थिरता (Cholestasis) के कारण खुजली (Pruritus)। ये लक्षण अशुभ (Ominous) होते हैं जो गर्भाशय में भ्रूणीय मृत्यु का संकेत देते हैं।

आरएच-प्रतिरक्षण का निवारण (Prevention of Rh-Immunization)

I. सक्रिय प्रतिरक्षण का निवारण करना (To prevent active immunization)

II. भ्रूण-मातृक रक्तश्राव को रोकना या न्यूनतम करना।

III. बेमेल रक्ताधान से बचना (To avoid mismatched transfusion)

सक्रिय (या क्रियाशील) प्रतिरक्षण को रोकना (To Prevent Active Immunization)

Rh-ऋणात्मक (Negative) अभी तक प्रतिरक्षित (Unimmunized) माता के क्रियाशील प्रतिरक्षण को रोकने के लिए शिशु का जन्म और गर्भपात (Abortion) के बाद माता को अंतःपेशीय रूप से (Intramuscularly) Rh D-रोधी इम्यूनोग्लोबुलिन (Immunoglobulin) (IgG) की सुई (Injection) दी जाती है। क्रिया का रूप (Mode of action) – प्रतिरक्षी मध्यस्त प्रतिरक्षित दमन (AIMS = Antibody mediated immune suppression) होता है। इसकी संभावित क्रियाविधि (Mechanisms) हैं – (i) जब D-रोधी प्रतिरक्षी (Anti-D antibody) की सुई दी जाती है तब यह भ्रूणीय कोशिका (Fetal cells) के Rh-प्रतिजन (Antigen) को अवरूद्ध (Block) करता है। (ii) अक्षत (Intact या सम्पूर्ण) प्रतिरक्षी लेपित (Antibody coated) भ्रूणीय कोशिका को प्लीहा (spleen) या लसीका गाँठ (Lymph nodes) द्वारा मातृक रक्त परिवहन (Maternal circulation) से निष्कासित किया जाता है। (iii) केन्द्रीय अवरोधन (central inhibition) – D-रोधी प्रतिरक्षी (Anti-D antibodies) से लेपित (coated) लोहिताणु (RBC) B-कोशिका से IgG के उत्पादन को बाधित करता है।

कब औषधि देनी है? (When to administer?): प्रसव या गर्भपात के बाद 72 घंटे के अंदर या प्रारंभ में देना बेहतर होता है। IgG देना चाहिए बशर्ते कि जन्मा शिशु Rh-धनात्मक (Positive) तथा प्रत्यक्ष कूम्ब परीक्षण (Coomb's test) ऋणात्मक होता है। उस स्थिति में जब विशिष्ट समय-सीमा अधिक (> 72 घंटे) होती है तब स्त्री को संवेदन ग्रहण (Sensitization) से बचाने के लिए प्रसव के बाद 14–28 दिन तक दिया जा सकता है।

इसी प्रकार जब भ्रूण का Rh-कारक का निर्धारण नहीं किया जा सकता है इसे बिना किसी हानि के दिया जा सकता है।

खुराक या मात्रा (Dose): माता को प्रसव के बाद अंतः पेशीय रूप से 300 μg) D-रोधी गामा-ग्लोबुलिन (Anti-D gammaglobulin) दिया जाता है। सभी Rh-ऋणात्मक (Negative) असंवेदनशील स्त्रियों को 50 μg Rh-इम्यूनोग्लोबुलिन अंतः पेशीय रूप से (IM) प्रेरित (Induced) गर्भपात, स्वतः गर्भपात, अस्थानिक गर्भावस्था (Ectopic pregnancy) के 72 घंटे के अंदर देना चाहिए या जरायु-रसांकुर की जीवोति परीक्षा (Chorion villus biopsy) प्रथम त्रिमास (Ist trimester) में करनी चाहिए। 12 सप्ताह से अधिक गर्भवती स्त्री को 300 μg की पूर्ण खुराक देना चाहिए।

खुराक का परिकलन या गणना (Calculation of the dose): अम्ल मार्जन प्रविधि (Acid elution technique) का उपयोग करके क्लिहॉवर-बेटके परीक्षण (Kleihauer-Betke test) द्वारा मातृक रक्तपरिवहन (Circulation) में भ्रूणीय रक्त के प्रविष्ट आयतन (Entered volume) का मूल्यांकन किया जाता है जिसमें प्रति 50 निम्न आवर्धन क्षेत्र (Low power fields) में भ्रूणीय लोहिताणु (Fetal RBC) (Dark refractile bodies = काले अपवर्त्तन पिण्ड) की संख्या (देखें चित्र 22.6) लिखी जाती है। यदि मातृक रक्त के 50 निम्न (या अल्प) आवर्धन क्षेत्रों में भ्रूणीय लोहिताणु की संख्या 80 होती है तब यह भ्रूणीय रक्त के 4 ml तक पराअपरा (Transplacental) रक्तश्राव का सूचक होता है। यदि भ्रूण-मातृक रक्तश्राव का आयतन 30 ml पूर्ण रक्त (Whole blood) से अधिक होता है तब परिकलित (calculated = गणना कृत) Rh-प्रतिरक्षित ग्लोबुलिन (Immune globulin) की खुराक भ्रूणीय पूर्ण रक्त के प्रति 1 ml के लिए 10 μg होती है।

गर्भ की अवधि में (During pregnancy): Rh-प्रतिरक्षित ग्लोबुलिन के रोगरोधन (Prophylaxis) के बावजूद विफलता-दर लगभग 1–2% होती है। यह प्रसवपूर्व (Antepartum) भ्रूण-मातृक रक्तश्राव तथा संवेदनाग्रहण (Sensitization) (1–2%) के कारण होती है। यदि स्त्री Rh-ऋणात्मक (Negative) होती है तथा उसमें प्रतिरक्षी (Antibody) नहीं होता है तो उसे 28 सप्ताह पर तथा 34 सप्ताह पर 100 μg Rh-प्रतिरक्षित ग्लोबुलिन की दो खुराक देनी चाहिए तथा प्रसव के बाद 72 घंटे के अंदर पुनः यह खुराक देनी चाहिए।

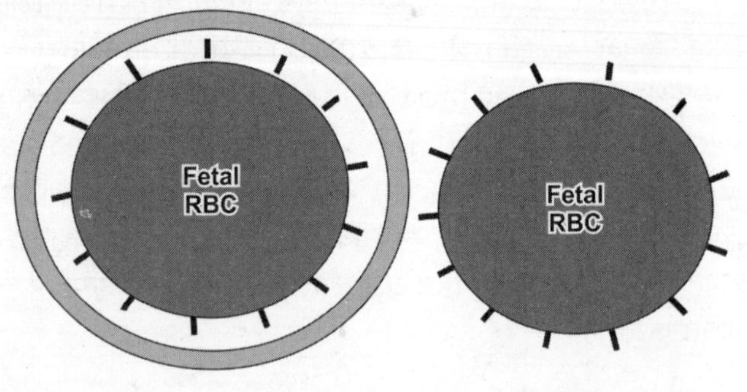

चित्र (Fig.) 22.3: D-रोधी इम्यूनोग्लोबुलिन (Anti-D immunoglobulin) की सुई माता को दी जाती है जो भ्रूणीय लोहिताणु (Fetal RBC) को घेरता है (काला चक्र) तथा प्रतिजन स्थलों (Antigen sites) (Spikes-कील) को रोककर प्रतिरक्षी (Antibody) का निर्माण करता है।

भ्रूण-मातृक रक्तश्राव को रोकना या न्यूनतम करना (To Prevent or Minimize Feto-maternal Bleed)

(1) शल्यक्रिया द्वारा प्रसव के दौरान पूर्वाधान (Precautions during cesarean section) – (a) उदरावरणी कोटर (Peritoneal cavity) में रक्त छलकन (Blood spilling) को रोकना तथा (b) दिनचर्या (Routine) के रूप में अपरा (Placenta) का हस्तीय (Manual) निष्कासन नहीं करना चाहिए।

(2) अग्र स्कंध (Anterior shoulder) के प्रसव (Delivery) के साथ रोगरोधी अर्गोमेट्रिन (Prophylactic ergometrine) को अधिमानतः (Preferably) हटा लेना चाहिए क्योंकि यह भ्रूण-मातृक रक्तश्राव को सुगम बनाता है।

(3) अपरा की क्षति (Injury) को रोकने के लिए अतिस्वन चित्रण (Sonography) द्वारा अपरा के स्थान-निर्धारण (Localization) के बाद उल्वछिद्रण (Amniocentesis) करना चाहिए।

(4) संवेदनाहरण (Anesthesia) के अधीन बाहरी गर्भवर्तन (Version) के बलपूर्व प्रयास (Forcible attempt) से बचना चाहिए।

(5) अपरा का हस्तीय निष्कासन (Manual removal of placenta) धीरे से करना चाहिए।

(6) अवखण्डन अपरा (Abruptio placentae) में यथा संभव उदरीय स्पर्शन (Abdominal palpation) से बचना चाहिए।

जन्म से लेकर रजोनिवृति (Menopause) तक Rh-ऋणात्मक स्त्री (Rh-negative female) को Rh-घनात्मक रक्त देने से परहेज करना है।

Rh-ऋणात्मक स्त्री की प्रसवपूर्व जाँच-पड़ताल का विधान (Antenatal Investigation Protocol of Rh-Negative Woman)

Rh तथा ABO समूहन (Grouping) के लिए रक्त की जाँच-पड़ताल प्रथम त्रिमास (First trimester) में प्रथम प्रसवपूर्व भेंट (Visit) के दौरान लगभग एक दिनचर्या (Routine) बन जाती है। यदि स्त्री Rh-ऋणात्मक पायी जाती है तब पति का Rh-समूहन भी करना है, यह जानने के लिए कि क्या असंगत (Incompatible) या संगत युग्मन (Mating) के फलस्वरूप यह गर्भावस्था हुई है। यदि पति Rh-ऋणात्मक है अर्थात् संगत युग्मन है तब Rh-कारक के संबंध में कोई समस्या नहीं होती है। परन्तु यदि पति में Rh-धनात्मक (Positive) पाया जाता है तब पुनः जाँच-पड़ताल की जाती है जिसका उद्देश्य निम्नलिखित होता है –

(1) पता लगाना (Detect) कि क्या स्त्री Rh-प्रतिजन (Antigen) से पहले ही प्रतिरक्षित (Immunised) हो चुकी है।

(2) पूर्वानुमान करना (Forecast) कि क्या शिशु का संभाव्य प्रभावन (Likely affection of the baby) होगा।

(3) सम्भाव्य प्रभावित शिशु के प्रबंध की व्यवस्था का पूर्वानुमान (Anticipate) तथा निर्माण (Formulate) करना।

प्रासूतिक (या प्रासविक) इतिवृत्त (Obstetric History):
(1) यदि स्त्री प्रथम बार गर्भिणी (Primigravida) हुई है जिसका रक्ताधान (Blood transfusion) का कोई पूर्ववर्ती (Previous) इतिहास नहीं है तब शिशु के प्रभावित होने की संभावना नहीं है। (2) बहुप्रसवा स्त्री (Parous woman) का एक विस्तृत इतिवृत्त प्राप्त करना है। एक या दो सामान्य जन्म (Uneventful births) के बाद तीव्र पाण्डु रोग (Severe jaundice) के कारण मृतजनन (Still-birth) या नवजात शिशु की मृत्यु (Neonatal death) के रूप में भ्रूणीय प्रभावन (Fetal affection) का स्थापित (Classic) इतिवृत्त पूर्णतया सूचक (Quite suggestive) होता है। कभी-कभी शिशु का प्रभावन अनिश्चित होता है तथा सूचक नहीं भी हो सकता है। गर्भपात (Abortion) या प्रसव के बाद D-रोधी इम्यूनोग्लोबुलिन (Anti-D immunoglobulin) के रोगरोधी अंतर्ग्रहण (Prophylactic administration) का इतिवृत्त की आवश्यकता होती हैं।

प्रतिरक्षी का पता लगाना (Antibody Detection)
रीसस-ऋणात्मक (Rh-negative) के सभी रोगियों में उनके रक्तसमूहन (Blood grouping) तथा गर्भ-संख्या (Parity) पर विचार किये बिना अप्रत्यक्ष कूम्ब परीक्षण (Indirect Coomb's test) द्वारा ऐल्बूमिन प्रतिरक्षी (Albumin antibody) का पता लगाया जाता है [अप्रत्यक्ष कूम्ब परीक्षण की अपेक्षा पपैन-अभिक्रियित लोहिताणु (Papain-treated red cells) का उपयोग करके किण्वक परीक्षण (Enzyme test) अधिक संवेदनशील (sensitive) होता है]।

(1) यदि परीक्षण गर्भ के 12वें सप्ताह पर ऋणात्मक होता है तब प्रथम बार गर्भिणी स्त्री (Primigravida) में 28वें तथा 36वें सप्ताह पर परीक्षण को दोहराना है। बहुप्रसवा स्त्री (Multigravida) में 24 सप्ताह के बाद मासिक अंतर पर परीक्षण की आवृत्ति (Repeat) करनी है।

(2) यदि परीक्षण सकारात्मक (Positive) पाया जाता है तब–

 (i) आरएच समस्या के रोगों (Cases) के साथ रोगी को साधन सम्पन्न स्वास्थ्य केन्द्र (Equipped centers) पर अवलोकन (Supervise) करना बेहतर होता है।

 (ii) पति का जीन-प्ररूप (Genotype) का पता लगाना है। यदि वह समयुग्मजी (Homozygous) है तब भ्रूण को प्रभावित होने की संभावना है तथा विषमयुग्मजी (Heterozygous) में 50% उदाहरणों (cases) में भ्रूण (Fetus) प्रभावित हो सकता है। इस स्थिति में भ्रूण का रक्त समूह ज्ञात करना है (नीचे देखें)। यदि भ्रूण Rh(D)-ऋणात्मक होता है तथा और अधिक परीक्षणों की आवश्यकता नहीं होती है तथा दिनचर्या देखभाल (Routine care) निरंतर की जाती है।

 (iii) साप्ताहिक अंतर पर ऐल्बूमिन प्रतिरक्षी का परिमाणात्मक मूल्यांकन (Quantitative estimation) करना चाहिए। 1:8 से 1:256 तक टाइटर (Titer) में अचानक वृद्धि से भ्रूणीय प्रभावन (Fetal affection) का संकेत मिलता है। कुछ केन्द्रों 1:16 या प्रतिरक्षी मात्रा (Antibody level) > 10 IU/ml को संकटापन्न (Critical) माना जाता है। विशेषज्ञ को टाइटर की वृद्धि या अवनति (Rise or fall) की व्याख्या करने में सावधान रहना चाहिए।

भ्रूणीय आरएच की स्थिति (Fetal Rh-Status)

उल्वीद्रव (Amniotic fluid) या जरायु रसांकुर (Chorionic villus) का नमूना लेना → अवर्धित उल्व-कोशिका या बीजपोषक (Uncultured amniocytes or trophoblasts) → भ्रूण के रक्त समूह का पता लगाने के लिए भ्रूणीय DNA परीक्षण के लिए PCR (Polymerase chain reaction = पॉलिमरेस की श्रृंखला प्रतिक्रिया)। उल्वछिद्रण (Amniocentesis) बेहतर होता है क्योंकि इसमें गर्भपात (Miscarriage) या भ्रूण-मातृक रक्तस्राव का अल्प खतरा होता है। मातृक प्लाविका (Maternal plasma) में उपस्थित भ्रूणीय DNA का जीन-प्ररूप (Genotype) भी ज्ञात किया जा सकता है।

प्रतिरक्षी (विशिष्ट D-रोधी) का स्वचालित मापन (Automated measurement) एक अधिक यथार्थ परीक्षण है। मातृक रक्तोद (serum) में प्रतिरक्षी की विश्वस्त मात्रा (Level) 4 IU/ml से कम होती है। इस मात्रा को ध्यान में रखकर प्रतिरक्षी का मासिक मापन करना चाहिए। 10 IU/ml की मात्रा से अधिक के साथ रोगियों में 450 nm (N = Nano = 10^{-9}) तरंगदैर्ध्य (wavelength) पर उल्वीद्रव की प्रकाश-सघनता (Optical density) का मापन करना चाहिए। 10 IU/ml की मात्रा से अधिक के रोगियों में भ्रूणीय जलोदर (Fetal hydrops) का पता लगाने के लिए अतिस्वन चित्रण (Ultrasonography) द्वारा साप्ताहिक मूल्यांकन करना चाहिए। भ्रूणीय प्रभावन (Fetal affection) के साथ प्रतिरक्षी की मात्रा का सहसंबंध (Correlation) सदैव नहीं होता है।

उल्व छिद्रण (Amniocentesis): वर्णक्रम प्रकाशमिति (Spectrophotometry) द्वारा उल्वीद्रव में बिलिरूबिन का मूल्यांकन करने के लिए उल्वछिद्रण किया जाता है जिसे निम्नलिखित का संकेत होने पर किया जाता है–

(1) प्रतिरक्षी टाइटर (Antibody titer) का 1:8 अनुपात का अधिक होना, यह ज्ञात करने के लिए कि क्या शिशु प्रभावित होगा या नहीं।
(2) तीव्र रूप से प्रभावित शिशु का पूर्ववर्ती इतिवृत्त (Previous history)
(3) पिता विषमयुग्मजी है (Father is heterozygous), यह ज्ञात करने के लिए क्या शिशु इससे प्रभावित होगा या नहीं।

इस प्रकार यदि वर्त्तमान गर्भावस्था में Rh-प्रतिरक्षी (Antibodies) पाया जाता है तब प्रबंध (उपचार) के मार्गदर्शन करने के लिए यह एक अनिवार्य क्रिया विधि (Essential procedure) है।

अवधि का चयन (Selection of time): (1) पूर्ववर्ती प्रभावित शिशु का इतिवृत्त नहीं (No history of previously affected baby) – इसमें प्रथम परीक्षण 30–32 सप्ताह पर तथा एक दूसरा परीक्षण 3–4 सप्ताह के बाद दोहराना चाहिए। (2) पूर्ववर्ती प्रभावित शिशु का धनात्मक (या सकारात्मक) इतिहास (Positive history of previous affected baby) – इसका निष्पादन पूर्ववर्ती मृतप्रसव (Still birth) या शिशु पर अन्य रक्तक्षयी (Hemolytic) प्रदर्शन की तिथि के न्यूनतम 10 दिन पहले करना चाहिए। तथापि (However) 20 सप्ताह पहले परीक्षण करना व्यर्थ (Useless) होता है।

अनुमिति या निष्कर्ष (Inference): बिलिरूबिन (Bilirubin pigment) युक्त उल्वीद्रव की प्रकाश-सघनता (Optical density) का अवलोकन 250–750

नैनोमीटर (Nanometer) (nm, n = 10^{-9}) तरंग दैर्ध्य (Wavelength) पर किया जाता है। 450 nm तरंग दैर्ध्य पर प्रकाश-सघनता अंतर (Difference) से भ्रूणीय रक्तक्षय (Fetal hemolysis) की तीव्रता का पूर्वानुमान (Prediction) प्राप्त होता है। बिलिरूबिन की उपस्थिति में 450 nm तरंगदैर्ध्य पर ''विचलनउभार'' (Deviation bulging) चरम-सीमा पर होती है (देखें चित्र 22.4)। जितना अधिक विचलन उभार होगा उतना ही अधिक शिशु का तीव्र प्रभावन (Affection) होगा। गर्भ की किसी प्रदत्त (given) अवधि के लिए 450 nm पर वर्णक्रम प्रकाशमितीय (Spectrophotometric) विचलन उभार की ऊँचाई तीन क्षेत्रों (Zones) की एक क्षेत्र पर पड़ती है यह लिली चार्ट (Liley's chart) पर आलेखित (Plot) किया जाता है (देखें चित्र 22.5)।

पूर्वनुमान या भविष्यकथन (Prediction) –

(1) लिली क्षेत्र I या निम्न क्षेत्र (Liley's zone I or Low zone) – भ्रूण (fetus) के प्रभावित होने की संभावना नहीं होती है तथा गर्भावस्था अपनी पूर्ण अवधि (Term) तक बनी रहती है।

(2) लिली क्षेत्र II या मध्य क्षेत्र (Liley's zone II or Mid Zone) – दो सप्ताह तक पुनरावृत्त उल्व छिद्रण (Repeat amniocentesis) → मूल्य ऊपर की ओर (Value upward) रज्जुछिद्रण (Cordocentesis) → रोगी के रक्त में लोहिताणु (RBC) का आयतन (Hematocrit) < 30% → हीमैटोक्रिट को 40–50% तक बढ़ाने के लिए अंतः गर्भाशयी रक्ताधान (Intrauterine transfusion) < 34 सप्ताह के बाद कालपूर्व प्रसव (Preterm delivery) की आवश्यकता हो सकती है।

(3) लिलि क्षेत्र III या उच्च क्षेत्र (Liley's zone III or High zone): भ्रूण तीव्र रूप से प्रभावित होता है तथा मृत्यु सन्निकट (Imminent) है। गर्भावस्था > 34 सप्ताह से अधिक → प्रसव (Delivery) गर्भावस्था < 34 सप्ताह से कम → रज्जु छिद्रण (Cordocentesis) → हीमैटोक्रिट (Hematocrit) < 30% → हेमैटोक्रिट को 40–50% तक बढ़ाने के लिए अंतः गर्भाशयी रक्ताधान (Intrauterine transfusion)। 34 सप्ताह के बाद कालपूर्व प्रसव (Preterm delivery) की आवश्यकता हो सकती है ।

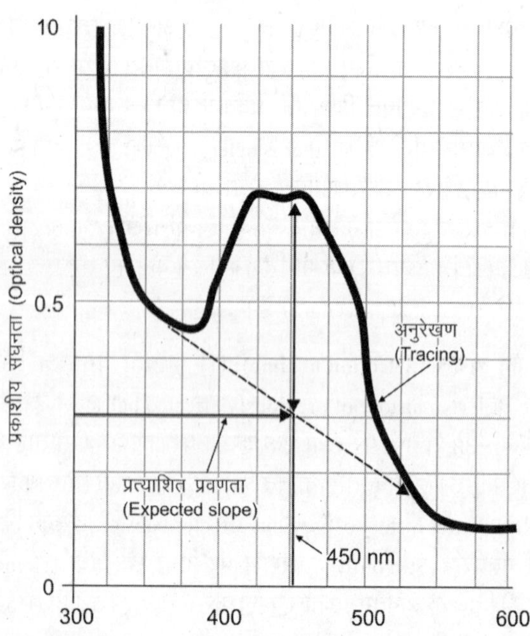

चित्र (Fig.) 22.4: उल्वीद्रव का वर्णक्रम प्रकाशमितीय विश्लेषण (Spectrophotometric analysis) जिसमें Rh-रक्तक्षयी (Hemolytic) रोग में विचलन उभार (Deviation bulge) के साथ 450 nm तरंगदैर्ध्य (Wavelength) पर प्रकाश की सघनता (Optical density) का प्रदर्शन है।

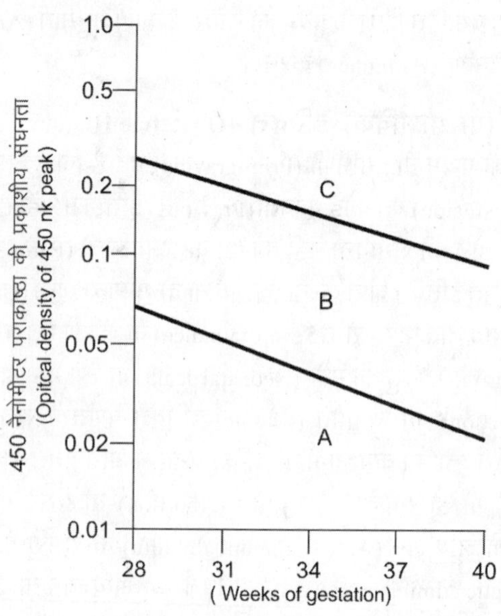

चित्र (Fig.) 22.5: गर्भावधि (Gestation) के विभिन्न सप्ताहों पर लिली–पूर्वानुमान चार्ट (Liley's prediction chart) में विचलन उभार (Deviation bulge) का आलेखन (Plotting)

लाभ (Advantages):

(1) वर्णक्रम प्रकाशमित्तीय विश्लेषण (Spectrophotometric analysis) द्वारा जब लिली क्षेत्र के संदर्भ में आलेखित (Plot) किया जाता है तब भ्रूण में रक्तक्षयी प्रक्रिया (Hemolytic process) की अवस्था (Degree) का पूर्वनुमान अधिक शुद्धता के साथ लगाया जा सकता है। यह संकेत (Indication) दे सकता है कि कब गर्भपात कराना तथा कब भ्रूण का अंतः गर्भाशयी रक्ताधान करना है।

(2) भ्रूण की रक्तक्षीणता का मूल्यांकन (Assessment of fetal anemia) उल्वछिद्रण (Amniocentesis) की अपेक्षा भ्रूणी नाभिका-रज्जु (Umbilical cord) का रक्तनमूना (Cordocentesis) द्वारा भ्रूण की रक्तक्षीणता का मूल्यांकन अधिक शुद्धता (Accuracy) के साथ किया जाता है।

भ्रूणीय स्वस्थता (Fetal well-being) का प्रसवपूर्व मूल्यांकन (Antenatal assessment) करने की अन्य विधियाँ (Other methods) हैं–

(1) क्रमिक अतिस्वन चित्रण (Serial ultrasonography) द्वारा भ्रूणीय जलोदर (Hydrops) तथा रक्तक्षीणता का पता लगाया जा सकता है। इसके महत्वपूर्ण लक्षण (Features) हैं – अतिउल्वीद्रव (Polyhydramnios), अपरा की मोटाई (Placental thickness) > 4 cm, हृदयावरणी या फुफ्फुसावरणी निस्सरण या बहाव (Pericardial or pleural effusion), प्रतिध्वनिजनक आँत्र (ecchogenic bowel), हृदय-कक्ष का विस्फारण

(Dilation of cardiac chamber) तथा प्लीहा और यकृत का वर्धन (Enlargement of spleen and liver).

(2) डॉप्लर प्रवाह वेग तरंग रूप (Doppler flow velocity waveforms)% जो नाभिका धमनी (Umbilical artery), शिरा की लघुनलिका (Ductus Venosus), मध्य प्रमस्तिष्क धमनी (Middle cerebral artery) में होते हैं वे भ्रूणीय रक्तक्षीणता तथा अम्लरक्त (Acidosis) का पता लगाने में उपयोगी होते हैं।

(3) भ्रूण का हृदयस्पंद चित्रण (Cardiotocography) – प्रभावित भ्रूण में विवरिका (Sinusoid) तथा अत्वरण (Deceleration) के स्वरूप (Pattern) का अवलोकन किया जाता है (देखें अध्याय 38 में)।

(4) रज्जुछिद्रण (Cordocentesis) द्वारा भ्रूण के हीमोग्लोबिन (Hemoglobin) तथा हीमैटोक्रिट (Hematrocrit) मान का मूल्यांकन किया जा सकता है।

प्रसव की योजना (Plan of Delivery)

(1) अप्रतिरक्षित माता (Unimmunized mothers)
(2) प्रतिरक्षित माता (Immunized mothers)

अप्रतिरक्षित माता (Unimmunized mothers): उन रोगियों में जहाँ गर्भावधि में पहचाननीय प्रतिरक्षी (Detectable antibody) नहीं पाया जाता है, एक प्रत्याशी अभिवृत्ति (Expectant attitude) का पालन पूर्णगर्भावधि (term) तक किया जाता है। गर्भावस्था की प्रत्याशित तिथि को पार करने की प्रवृत्ति को स्वीकार नहीं करना चाहिए।

प्रतिरक्षित माता (Immunized mothers): जैसाकि पहले उल्लेख किया जा चुका है, जब कभी गर्भाशयी भ्रूण में रक्तक्षयी (Hemolytic) प्रक्रिया का प्रमाण मिलता है तब रोगी को Rh-समस्या का निशेषीकृत साधन-सम्पन्न स्वास्थ्य-केन्द्र (या चिकित्सालय) में भर्त्ती करना चाहिए। प्रभावित शिशु का सामना करने के लिए सघन नवजात (शिशु) परिचर्या कक्ष (Intensive neonatal care unit), आदान-प्रदान रक्ताधान (Exchange transfusion) की व्यवस्था तथा एक नवजात शिशु रोग विज्ञानी (Neonatologist) की मूलभूत आवश्यकता होती है।

गर्भाशय में भ्रूण (In-utero) के रक्त-क्षय (Hemolysis) के प्रमाण के साथ सभी प्रतिरक्षित माताओं का गर्भपात कराना चाहिए। कब गर्भपात कराना है, इसके लिए निम्नलिखित कारकों पर विचार करना है – (1) पिता का समयुग्मजी (Homozygous) के साथ मृतप्रसव (Stillbirth) का पूर्ववर्त्ती इतिवृत्त (Previous history), (2) मातृक प्रतिरक्षी टाइटर (Maternal antibody titer) में अचानक वृद्धि, (3) लिली चार्ट (Liley's chart) पर आलेखित (Plotted) 450 nm तरंगदैर्ध्य (wavelength) पर प्रकाश-सघनता का अंतर (Optical density difference), (4) भ्रूणीय प्रभावन (Fetal affection) का अतिस्वन चित्रण (Ultrasonography) द्वारा प्रदर्शन।

हल्का प्रभावन (Mild affection) में गर्भावस्था 38 सप्ताह तक बनी रहती और उसके बाद गर्भपात कराना है।

तीव्र प्रभावन (severe affection) में या उन रोगियों (cases) में जहाँ रक्तक्षयी रोग के कारण मृतप्रसव का पूर्ववर्त्ती इतिवृत्त है और यदि पिता समयुग्मजी (Homozygous) है तब कालपूर्व गर्भपात वांछनीय (Desirable) हो जाता है। 34 सप्ताह के पहले अकाल गर्भपात (Premature termination) के प्रत्येक रोगी में उल्वीद्रव (Amniotic fluid) L:S अनुपात का मापन द्वारा भ्रूणीय फुफ्फुस (Lung) का पूर्ण विकास (Maturation) की पुष्टि करना अभीष्ट (Desirable) होता है। तथापि (However), रक्तक्षयी की तीव्र अवस्था में पूर्णगर्भावधि (Term) की ओर अनुपात में क्रमिक वृद्धि नहीं भी हो सकती है।

जहाँ उचित सुविधा (Proper facilities) उपलब्ध नहीं है वहाँ 34 सप्ताह पर अकाल गर्भपात तथा दो सप्ताह के लिए गर्भावस्था की निरंतरता के बीच एक संतुलित निर्णय लेना है जिससे कि गर्भाशय में भ्रूण के जीवित रहने की पर्याप्त संभावना बन सके।

गर्भपात की विधियाँ (Methods of termination):

(1) **उल्व-उच्छेदन (Amniotomy)** (Low rupture of the membranes) पूर्णतया प्रभावी होता है यदि गर्भपात पूर्णगर्भावधि के निकट होता है क्योंकि अधिकतर रोगी बहुप्रसव स्त्री (Multiparous women) होती हैं। गर्भाशय-ग्रीवा (Cervix) को परिपक्व (Ripe) करने के लिए योनिक (Vaginal) प्रोस्टेग्लैन्डिन श्लिषि (Prostaglandin gel) (PGE_2) का उपयोग किया जा सकता है। यदि आवश्यक है तो उसमें ऑक्सिटोसिन टपकन (Oxytocin drip) को भी साथ में दिया जा सकता है। इसमें विफल होने पर शल्यक्रिया द्वारा गर्भपात (Cesarean termination) कराया जाता है।

(2) **शल्यक्रिया द्वारा** (Cesarean section) – उन रोगियों में गर्भपात अकाल रूप से (जैसे–34–37 सप्ताह) कराना है जब गर्भाशय ग्रीवा (Cervix) प्रतिकूल है तथा प्रभावन (Affection) की तीव्रता और गर्भपात की अत्यावश्कता होती है। शल्यक्रिया द्वारा गर्भपात एक सुरक्षित क्रियाविधि (Procedure) हैं।

प्रसव के दौरान परिचर्या (Care during Delivery)

(1) **योनिक प्रसव (Vaginal delivery):** (a) प्रांरभ में संकट के प्रमाणों का पता लगाने के लिए सावधानी से भ्रूणीय निगरानी (fetal monitoring) करना, (b) प्रसव के दूसरे चरण (Stage) में रोगरोधी अर्गोमेट्रिन (Prophylactic/ergometrine) देना रोकना चाहिए। (c) तीसरे चरण में गर्भाशय का हल्का हस्तचालन (Gentle handling) करना है। (d) प्रसवोत्तर रक्तश्राव (Postpartum hemorrhage) को ध्यान में रखना।

(2) **शल्यक्रिया द्वारा प्रसव** (Cesarean section) – (a) उदरावरणी कोटर (Peritonial cavity) में रक्त का छलकना (Spillage) को रोकना, (b) अपरा (Placenta) का दिनचर्या हस्तीय निष्कासन (Routine manual removal) को रोकना ।

(3) **नाभिका** – रज्जु को शिकंजे में कसना (Clamping the umbilical cord) किसी भी विधि में यथा-संभव शीघ्र रज्जु को शिकंजे में कसना चाहिए जिससे कि माता से भ्रूण में प्रतिरक्षी (Antibody) की न्यूनतम मात्रा को भी पार करने से रोका जा सके। रज्जु को लम्बी (15–20 cm) रखना चाहिए जिससे कि आवश्यकता पड़ने पर रक्ताधान (transfusion) का आदान-प्रदान (Exchange) किया जा सके। जाँच-पड़ताल के लिए रज्जु-रक्त का संग्रह

(Collection of cord blood for investigation) – कटी रज्जु का अपरा-छोर (Placental end) से रज्जु-रक्त का नमूना लेना है। रज्जु को वार्टन जेली (Wharton's jelly) के साथ दूषण या मिलावट (Contamination) को रोकने के लिए निचोड़ना (Sqeeze) नहीं चाहिए। लगभग 5 ml रक्त [2 ml ऑक्सैलेटित (oxalated) तथा 3 ml स्कंदित (clotted)] का संग्रह निम्नलिखित परीक्षण के लिए करना चाहिए–

स्कंदित रक्त (Clotted blood): ABO तथा Rh समूहन (Grouping), प्रत्यक्ष कूम्ब परीक्षण (Direct Coomb's test) तथा रक्तोद का बिलिरूबिन (Serum bilirubin)।

ऑक्सैलेटित रक्त (Oxalated blood): हीमोग्लोबिन (Hemoglobin) का मूल्यांकन, अपूर्ण विकसित लोहिताणु (Immature RBC) की उपस्थिति के लिए रक्तस्नेहक (Smear)।

अंतः गर्भाशयी भ्रूणीय रक्ताधान (Intrauterine Fetal Transfusion): निदान (Diagnosis) [जैसे–रज्जुछिद्रण (Cordocentesis), वास्तविक समय का अतिस्वन चित्रण (Real time ultrasonography)] तथा रीसस समप्रतिरक्षण (Rh-isoimmunization) की चिकित्सा में पर्याप्त प्रगति हुई है। इसका निष्पादन क्षेत्रीय विशेषीकृत केन्द्र (Regional specialized center) में किया जा सकता है। कुछ चयनित रोगियों में इसका चिकित्सा-सुझाव (Indications) दिया जाता है। जहाँ 34 सप्ताह के पहले गर्भाशय में भ्रूण का तीव्र प्रभावन (Severe affection) होता है। इसके लाभ (Advantages) हैं –

(i) भ्रूण की रक्तक्षीणता में सुधार (Correction of fetal anemia) तथा ऑक्सीजनीकरण का सुधार (Improvement of oxygenation)
(ii) भ्रूण का उन्नत यकृत-कार्य (Improved fetal hepatic function)

A. अंतः उदरावणी रक्ताधान (Intraperitonial Transfusion)

सिद्धान्त (Principle): अतिस्वन (Ultrasound) मार्गदर्शन के अधीन भ्रूण का उदरावरणी कोटर (Fetal peritoneal cavity) में रक्ताधान कराया जाता है। जब रक्ताधानित लोहिताणु (Transfused erythrocytes) को अधोमध्यच्छदीय लसीका (Subdiaphragmatic lymphatics) द्वारा उठा लिया जाता है तब भ्रूणीय रक्तक्षीणता का सुधार किया जाता है। इसका आरंभ 18वें सप्ताह पर किया जा सकता है तथा 32–34 सप्ताह तक 1–3 सप्ताह के अंतर पर पुनरावृत्त (Repeat) किया जाता है। उसके बाद गर्भावस्था का अंत (या गर्भपात) किया जा सकता है। रक्त के प्रकार और परिमाण (Type and amount of blood) – रक्त समूह O (Rh-ऋणात्मक का हीमैटोक्रिट 80%) का माता के साथ प्रतिकूल मिलान (Crossed match) का रक्ताधान (transfusion) करना है। रक्त के परिमाण (या आयतन) की गणना गर्भावधि के सप्ताहों के अनुसार 20 सप्ताह से अधिक में 10 गुना करके (मि.ली. = ml) होती है। जैसे – 32 सप्ताह पर $(32–20) \times 10 = 12 \times 10 = 120$ mm रक्ताधान करना है। पुनरावृत्ति (Repetition) की स्थिति में एक सप्ताह का अंतर होना चाहिए। क्रियाविधि (Procedure) – अतिस्वन चित्र के मार्गदर्शन (Ultrasonic guidance) के अधीन भ्रूणीय उदर (fetal abdomen) में रक्त का निवेश (Infusion) धीरे-धीरे करना है (5–10 ml/minute)। नवजात शिशु (Neonate) के जीवित होने की संभावना अजलोदरी (Nonhydropic) शिशु के लिए लगभग 90–100% तक तथा जलोदरी (Hydropic) शिशु के लिए 50–70% तक होती है।

B. अंतःवाहिकीय रक्ताधान (Intravascular transfusion): प्रकाश–सघनता (OD = optical density) 450 मूल्य पर उल्वीद्रव (Amniotic fluid) और अतिस्वन का निष्कर्ष (Ultrasound findings) के बीच अल्प सहसंबंध होता है। भ्रूणीय प्रभावन (Affection) की तीव्रता का उत्कृष्ट मूल्यांकन हीमोग्लोबिन और हीमैटोक्रिट की मात्रा द्वारा होता है जैसा कि रज्जु-छिद्रण (Cordocentesis) द्वारा ज्ञात किया जाता है। सामान्यतः अनुरूप गर्भकाल के साथ सामान भ्रूण के औसत से हीमोग्लोबिन की 2 mg/100 ml या अधिक कमी होने तथा हीमैटोक्रिट के 30% से कम होने पर रक्ताधान कराना चाहिए। हीमैटोक्रिट <30% से कम होने पर रक्ताधान कराना चाहिए। जब हीमैटोक्रिट <30% तब जलोदरी (Hydropic) परिवर्तन का अवलोकन किया जाता है।

क्रियाविधि (Procedures): अतिस्वन के मार्गदर्शन के अधीन अपरा (Placenta) में उसके अंतर्वेश (Insertion) के निकट नाभिका-रज्जु (Umbilical cord) की वाहिका (Vein=शिरा) से होकर सामान्यतः रक्ताधान कराया जाता है। आधानित रक्त का प्रकार और परिमाण (Type and amount of blood transfused) – रक्त समूह Rh-ऋणात्मक से भरी कोशिका (हीमैटोक्रिट 90%) जो माता के रक्त के साथ संगत (Compatible) होता है, उसका रक्ताधान कराया जाता है। आयतन निर्धारण करने के लिए क्रिया के दौरान अंतरालों (Intervals) पर हीमैटोक्रिट के स्तर (Hematocrit level) की जाँच की जाती है। लक्ष्य है – 50% का हीमैटोक्रिट प्राप्त करना। दो सप्ताह के बाद पुनरावृत्त (repeat) रक्ताधान कराया जाता है। आयतन का अधिक होना (Volume overload), भ्रूणीय क्षति (Fetal injuries), कालपूर्व प्रसव (Preterm labor) भ्रूण-मातृक रक्तश्राव (Fetal-maternal hemorrhage)– ये सभी सामान्य जटिलतायें होती है। रक्ताधानोत्तर अवस्था (Post-transfusion phase) में अतिस्वन के साथ भ्रूणीय निगरानी (Fetal surveillance) तथा निरंतर इलेक्ट्रॉनिक भ्रूणीय अवलोकन (Monitoring) किया जाता है। 24 mg को तीन विभाजित खुराकों में बीटामेथासोन (Betamethasone) माता को 26 सप्ताह के बाद से रक्तधान के 24 घंटे पहले (फुफ्फुस के विकास को बढ़ाने के लिए) देना चाहिए यदि रक्ताधान के दौरान प्रसव कराना आवश्यक हो जाता है।

अन्य चिकित्सा (Other therapies): प्लाज्माफेरिसिस (Plasmapheresis = रक्त से प्लाविका की एक मात्रा का निष्कासन) का प्रयोग मातृक D-रोधी प्रतिरक्षी (Antibody) के साथ मातृक प्लाविका (Maternal plasma) के कुछ लीटर निष्कासित करने में किया गया है। इसके निश्चित लाभ के अभाव के कारण इसका उपयोग सामान्य रूप से नहीं किया जाता है।

अंतः शिरीय इम्यूनोग्लोबुलिन (IVIG) की बड़ी खुराक (High dose of intravenous immunoglobulin) को भी प्रतिरक्षी के अंपरा-वहन को रोकने में या भ्रूणीय प्लीहा (Spleen) और यकृत (Liver) में D-रोधी लेपित (Coated) लोहिताणु (Erythrocytes) को नष्ट करने में विचार किया जा सकता है। 100 mg/kg शरीर भार IVIG की साप्ताहिक खुराक दी जाती है। 34–36 सप्ताह के आस पास प्रसव कराने से नवजात शिशु (Neonate) के अल्प दीर्घकाल (Low long term) कीरूग्नता (Morbidity) के साथ उसके जीवित होने की संभावना 100% होती है।

नवजात (शिशु) में विनिमेय रक्ताधान (Exchange Transfusion in the Newborn)

नवजात शिशु के तीव्र रूप से प्रभावित रक्तक्षयी (Hemolytic) रोग में विनिमेय रक्ताधान एक जीवन-रक्षण क्रियावधि (Live-saving procedure) है। रोगरोधी (Prophylactic) D-रोधी इम्यूनोग्लोबुलिन के व्यापक उपयोग से कम समस्या का शिशु उत्पन्न होता है तथा विनिमेय रक्ताधान के द्वारा कर्निक्टेरस (Kernicterus) के प्रभाव को भी कम किया गया है।

सुझाव (Indications): उन Rh-धनात्मक (Positive) शिशुओं का प्रत्यक्ष कूम्ब परीक्षण (Coomb's test) जिनमें निम्नलिखित होते हैं –

(1) रज्जु (Cord) का रक्त में बिलिरूबिन की मात्रा (Bilirubin level) >4 mg/100 ml तथा हीमोग्लोबिन की मात्रा (Hemoglobin level) <11 gm/100 ml

(2) बिलिरूबिन की वर्धमांन गति (Rising rate) > 1 mg/100 ml/hour जो प्रकाश-चिकित्सा (Phototherapy) के बावजूद होती है।

(3) कुल बिलिरूबिन मात्रा 20 mg/100 ml या अधिक।

उद्देश्य (Objectives)

(1) शिशु की रक्तक्षीणता (Anemia) में सुधार करना तथा संकुलनशील (Congestive) हृदपात (Cardia failure) को सुधारना।

(2) रक्तपरिवहनी प्रतिरक्षी (Circulatory antibodies) को निष्कासित (Remove) करना।

(3) रक्तपरिवहन के बिलिरूबिन को निकाल बाहर (Eliminate) करना।

यद्यपि क्रियावधि (Procedure) या प्रक्रिया में लगभग 80–90% भ्रूणीय रक्त का रक्ताधान होता है, Rh-ऋणात्मक रक्त के रक्ताधान (transfusion) से शिशु के रक्त के Rh-कारक (Factor) में परिवर्त्तन (Alter) नहीं किया जा सकता है। प्रतिस्थापन (Replacement) से अस्थायीरूप से लगभग दो सप्ताह के लिए रक्तक्षीणता तथा अति बिलिरूबिन रक्तता (Hyperbilirubinemia) के संकट से बचने में सहायता मिलती है। उसके बाद शिशु अपना Rh-धनात्मक (Positive) रक्त के पर्याप्त रूप से उत्पादन द्वारा माता के प्रतिरक्षी (Antibody) से छुटकारा पाने में पूर्ण समर्थ होता है।

रक्ताधान की प्रकृति (या प्रकार) और परिमाण (या आयतन) (Nature and Amount of Blood Transfusion)

(1) विनिमय (Exchange) के लिए रक्त को शिशु के समान रक्त ABO समूहन (Grouping) के साथ Rh-ऋणात्मक अखण्ड (Whole) रक्त होना चाहिए। माता के रक्तोद (Serum) के साथ या शिशु के रक्तोद के साथ रक्त को बेमेल (Cross-matched) होना चाहिए। (2) रक्त को ताजे रूप से (freshly) संग्रह करना चाहिए। (3) रक्त का परिमाण लगभग 100 ml/kg शिशु के शरीर का भार होता है।

क्रियाविधि (Procedure) (देखें चित्र 22.7)

(1) क्रियाविधि का उत्कृष्ट निष्पादन एक नियमन-नियंत्रण (Servo-control) विकिरणी उष्मक (Radiant warmer) द्वारा किया जाता है।

(2) रक्ताधान का मार्ग (Route) अधिमानतः (Preferably) नाभिका-शिरा (Umbilical vein) से होकर होना चाहिए। 1 mm व्यास का एक प्लास्टिक नालशलाका की (Catheter) नाभिका से 7 cm पार किया जाता है जिससे कि इसे निचली महाशिरा (Inferior vena cava) में स्थापित किया जा सके। देर तक (Late) रक्ताधान में आभासी शिरा (Saphenous vein) से होकर उरू-मार्ग (Femoral route) का चयन होता है। सम्पूर्ण उपस्कर (set) वायुरूद्ध (Airtight) होना चाहिए तथा नियतकालिक रूप में (Periodically) हेपारिनीकृत सलाइन (Heparinized saline) (1000 units in 100 ml) के प्रवाह से धोना चाहिये जिससे कि स्कंदन (Clotting) को रोका जा सके।

(3) रक्त को 37°C तक गर्म करना है।

(4) 10 ml रक्त को धीरे-धीरे वापसी के लिए धकेला जाता है और उसके बाद 15 ml भ्रूणीय रक्त को निकाला जाता है (Push-pull method-

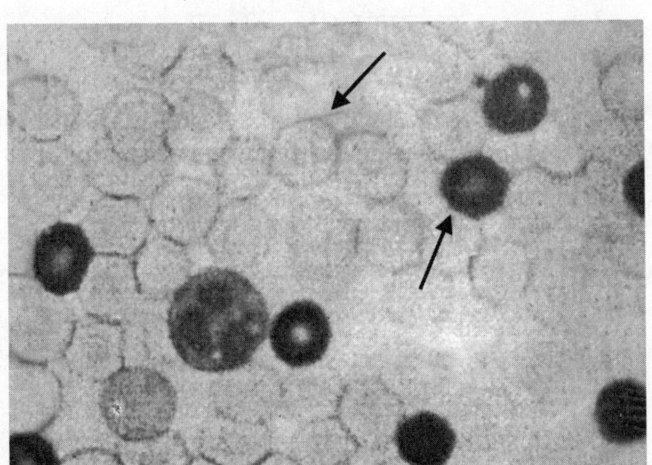

चित्र (Fig.) 22.6: परिधीय (या बाह्य) स्नेहक (Peripheral smear) का प्रदर्शन जिसमें काला भ्रूणीय लोहिताणु (Fetal-red cells) तथा हल्के रंग की मातृक कोशिकायें (Maternal cells) प्रदर्शित हैं। (Modified Kleihauer and Betke acid elution test)

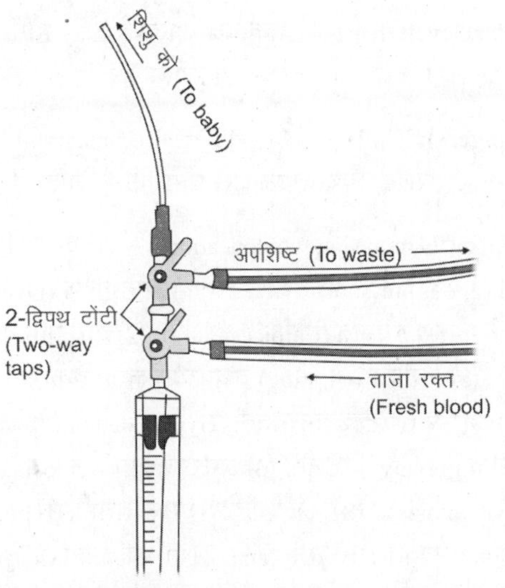

चित्र (Fig.) 22.7: विनिमेय रक्ताधान की प्रकृति (Techniques of exchange transfusion)

धकेलना-खींचना विधि) जिसमें न्यूनतम एक मिनट का समय लिया जाता है।

(5) रक्त आधानित (Blood transfused) के प्रत्येक 100 ml के लिए, सोडियम बाइकार्बोनेट (Sodium bicarbonate, $NaHCO_3$) का एक मिली समतुल्य (One milli equivalent) चयापचयी अम्लरक्तता (Metabolic acidosis) का विरोध करने के लिए दिया जाता है। इसी प्रकार प्रत्येक 100 ml रक्त के लिए साइट्रेटित (Citrated) रक्त के आधान के कारण पेशी तनाव (Tetany = टिटैनी) को रोकने के लिए 10% कैल्सियम ग्लूकोनेट (Calcium gluconate) का 1 ml दिया जाता है।

(6) रक्ताधान के विनिमय (Exchange) के पहले और पश्चात् हीमोग्लोबिन और बिलिरूबिन की (रक्त में) मात्रा (level) का मूल्यांकन करना है।

(7) क्रियाविधि का परिवीक्षण (Supervision) एक विशेषज्ञ दल कार्य (Expert team work) द्वारा किया जाना चाहिए।

रक्ताधानोत्तर परिचर्या (Post-transfusion Care):

(1) शिशु को एक विकिरणी उष्मक (Radiant warmer) में रखा जाता है।

(2) नाभिका (Umbilicus) को किसी रक्तश्राव के प्रमाण (या संकेत) के लिए बारम्बार अवलोकन किया जाता है।

(3) रक्ताधान का 4 घंटे बाद रक्तोद में बिलिरूबिन (Serum bilirubin) का मूल्यांकन किया जाता है और आवश्यकता के अनुसार इसकी आवृत्ति की जाती है। कभी-कभी संयुक्त (Conjugated या युग्मित) बिलिरूबिन की अधिक मात्रा बनी रह सकती है तथा प्रकाश चिकित्सा (Phototherapy) निरंतर रखनी चाहिए।

(4) अल्प ग्लूकोस रक्तता (Hypoglycemia) (यह वर्धित इन्सुलिन श्राव के कारण होती है) की जाँच रक्ताधान के बाद प्रति 4 घंटे पर रक्त ग्लूकोस मूल्यांकन (Blood glucose estimation) द्वारा की जाती है।

पुनरावृत्त विनिमय रक्ताधान का चिकित्सा-सुझाव (Indications of Repeat Exchange Transfusion)

(1) बिलिरूबिन की मात्रा (Bilirubin level) पुनः 20 mg% के संकटापन्न स्तर (Critical level) के निकट तक बढ़ जाती है। (2) हीमोग्लोबिन की मात्रा (Hb level) पुनः 11 gm% कम हो जाती है।

खतरा (Dangers): पर्याप्त प्राविधिक कौशल (Technical skill) से विनिमेय रक्ताधान के खतरों को पर्याप्त रूप से कम किया जाता है।

तत्काल जटिलता (Immediate complications) – (1) वर्धित शिरीय दबाव (Increased venous pressure) तथा हृदय का अतिभारण (Overloading of the heart) के कारण हृदपात (Cardiac failure), (2) वायु वाहिका-रोध (Air embolism), (3) स्कंदन (Clotting) तथा व्यापक वाहिका-रोध (Massive embolism), (4) अतिपोटेशियमरक्तता (Hyperkalemia), (5) धनुष-टंकार या पेशी तनाव (Tetany=टिटेनी), (6) अम्लरक्तता (Acidosis), (7) पूतिता या सेप्सिस (Sepsis), (8) अल्पकैल्सियमरक्तता (Hypocalcemia), (9) अल्पग्लूकोस रक्तता (Hypoglycemia), (10) स्कंद रोग Coagulopathies) जो अल्पबिम्बाणु रक्तता (Thrombocytopenia) के कारण होता है।

विलंबित जटिलता (Late complications) – (1) अपक्षयी लघ्वांत्र-वृहदांत्र शोथ (Nencrotizing enterocolitis), (2) निर्वाहिका शिरा (Portal vein) की घनास्त्रता (Thrombosis) के कारण यकृत-बाह्य (Extrahepatic) निर्वाहिका उच्च रक्तचाप (Portal hypertension), (3) अन्य जटिलताएँ, जैसे – कालपूर्वता (Prematurity), अतिबिलिरूबिन रक्तता (Hyperbilirubinemia) तथा ऑक्सीक्षीणता (Hypoxia)।

सह-औषधि चिकित्सा (Adjuvant therapy):

(1) विकिरण चिकित्सा (Phototherapy) – 24 घंटे के लिए निरंतर विकिरण चिकित्सा होती है। विकिरण (या प्रकाश) चिकित्सा [420-470 nm तरंग दैर्ध्य (wavelength) के नीले या नीले-हरे प्रकाश] से बिलिरूबिन का क्षय होता है तथा संरचनात्मक समावयवीकरण (Structural isomerization) होता है। बिलिरूबिन का परिवर्त्तन कम विषाक्त ध्रुवीय समावयव (Less toxic polar isomer) में होता है। ये उत्पाद जल में घुलनशील होते हैं, अतः पित्त (Bile) या मूत्र (Urine) में आसानी से उत्सर्जित हो जाते हैं। पराबैंगनी किरण (Ultraviolet rays) को बाहर प्रतिदीप्त (Screenout) करना चाहिए तथा शिशु के नेत्रों को काले रंग के शीशे चश्मे (Dark glass) द्वारा संरक्षित करना चाहिए।

(2) प्रकाश-रासायनिक (Photochemical) प्रतिक्रिया में बिलिरूबिन कम विषाक्त तथा जल में घुलनशील ध्रुवीय समावयव (आइसोमर) में या ल्यूमिरूबिन (Lumirubin) में परिवर्तित होता है।

(3) फिनोबार्बिटोन (Phenobarbitone): इसे अंतः पेशीय रूप से (Intramuscularly) दैनिक तीन बार 3–5 mg/kg/शरीर भार की खुराक दी जाती है। यह ग्लूक्यूरोनिल ट्रान्सफरेस (Glucuronyl transferase = एक एन्जाइम) की क्रियाशीलता को भ्रूणीय तथा नवजात शिशु के यकृत में बिलिरूबिन का युग्मन (conjugate) करने के लिए बढ़ाता है जिससे उसकी निकासी में शीघ्रता आती है।

(4) प्रतिजैविक औषधि (Antibiotics): 3–5 दिन के लिए प्रतिजैविक औषधि (ऐन्टीबायोटिक) दी जाती है।

पूर्वानुमान (Prognosis)

जब तक Rh D-ऋणात्मक माता Rh D-प्रतिजन (Antigen) के विरुद्ध अप्रतिरक्षित (Non-immunized) रहती है, तब तक भ्रूण (Fetus) किसी अपक्षयी प्रक्रिया (Hemolytic process) से अप्रभावित होता है। माता के समप्रतिरक्षण (Alloimmunization) के साथ शिशु का पूर्वानुमान निम्नलिखित पर निर्भर करता है – (1) पिता का जीन-प्ररूप (Genotype), (2) भ्रूण का जीन-प्ररूप, (3) माता की प्रतिरक्षी मात्रा (Antibody level), (4) अपक्षयी रोग के कारण शिशु का पूर्ववर्ती प्रभावन (Previous affection) का इतिवृत्त (History) (5) प्रभावित शिशु के लिए अतिआधुनिक नैदानिक (Diagnostic) और चिकित्सीय (Therapeutic) सुविधा की उपलब्धता (Availability)।

तथापि (However), सघन प्रबंध विधान (Intensive management protocols) जैसे – पुनरावृत्त उल्वछिद्रण (Repeated amniocentesis), रज्जु छिद्रण (Cordocentesis), अंतः गर्भाशयी भ्रूणीय रक्ताधान (Intrauterine fetal transfusion) (जब अनिवार्य हो) तथा कालपूर्व प्रेरण (Premature induction)

प्रवाह चित्र (Flow chart) 22.2: रीसस-ऋणात्मक माता के प्रबंध की रूपरेखा (Scheme of management of Rh-negative mother)

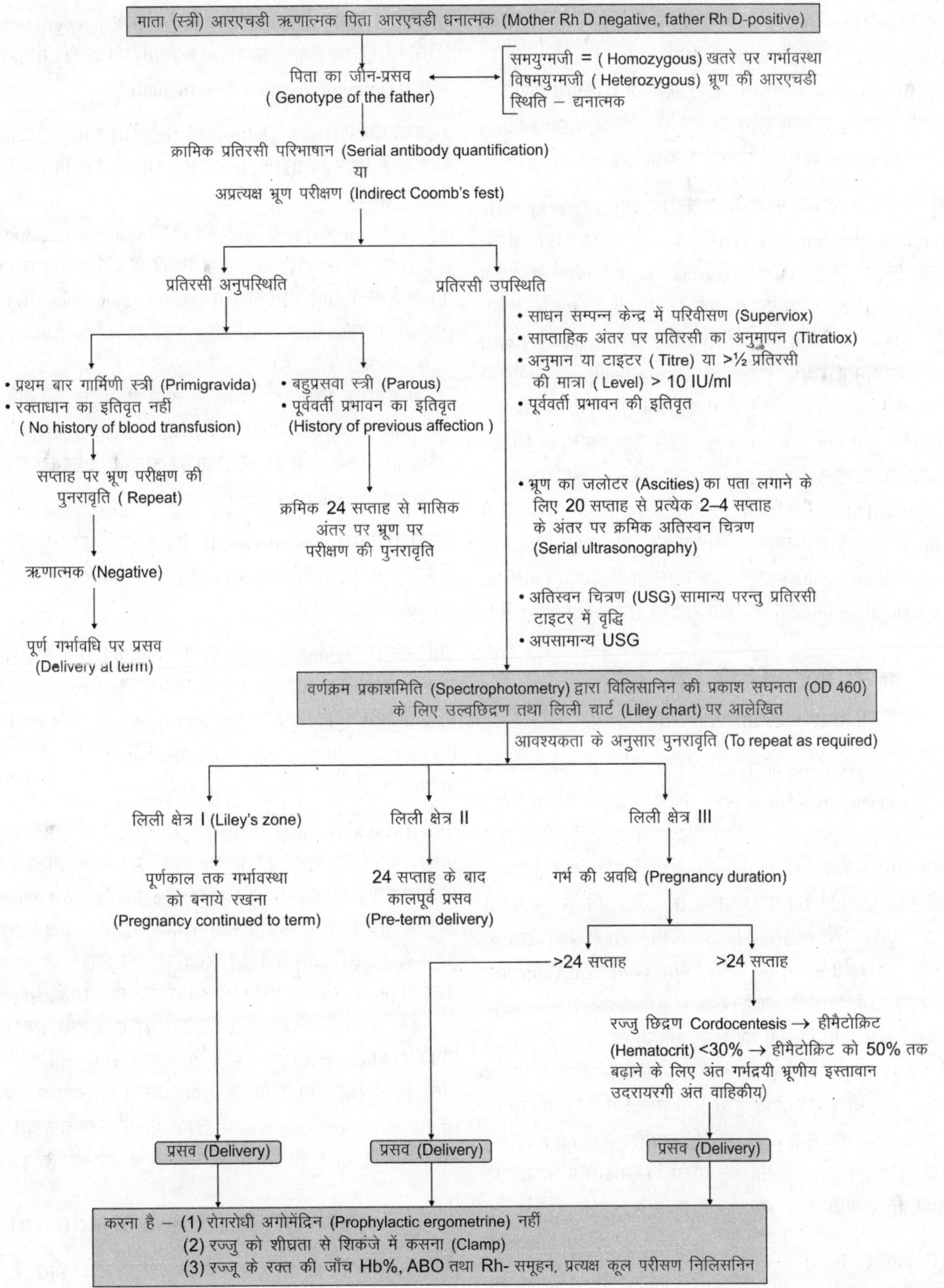

(जब इसका चिकित्सा-सुझाव हो) के उपयोग से पेरिनैटल मर्व्यता (Perinatal mortality) में पर्याप्त कमी आयी है। प्रतिरक्षित (Immunized) माता में यदि D-रोधी मात्रा (Anti-D level) 400 IU/L से अधिक होती है तो उसे D-रोधी दान (Donation) के लिए सलाह दी जाती है।

स्तनपान (Breastfeeding) – प्रतिरक्षित माता को स्तनपान कराने से कोई निषेध नहीं होता है, यद्यपि स्तन के दूध से प्रतिरक्षी (Antibodies) की लेश मात्रा (trace amount) का उत्सर्जन होता है।

चिकित्सीय गर्भपात तथा स्थायी बन्ध्याकरण (Therapeutic termination and permanent sterilization): बिना उत्तरजीवी (Survivors) के शिशु के पुनरावृत्त प्रभावन (Repeated affection) में भी स्थायी बंध्याकरण का कठोर निर्णय (या कदम) नहीं लेना चाहिए। Rh-धनात्मक (Positive) भ्रूण का चिकित्सीय गर्भपात भी एक विकल्प (Option) हो सकता है जो जरायु रसांकुर नमूना (CVS = Chorionic villus sampling) द्वारा भ्रूणीय जीन-प्ररूप (Fetal genotype) जानने के बाद होता है। रोगी (स्त्री) पुनः विवाह भविष्य में कर सकती है उस व्यक्ति से जो Rh-ऋणात्मक (Negative) होता है या वह रीसस-ऋणात्मक दाता (Rh-negative donor) से कृत्रिम शुक्राणु-सेचन (Insemination) द्वारा गर्भवती बन सकती है। भ्रूण की जीवोति-परीक्षा (Embryo biopsy) तथा रीसस-ऋणात्मक भ्रूण के स्थानान्तण (जब पति विषम युग्मजी = Heterozygous है) कृत्रिम प्रजनन प्रौद्योगिकी (Artificial reproductive technology) में एक अग्रवर्ती पद्धति (Forward way) है।

पहली बार गर्भिणी प्रौढ़ स्त्री (Elderly Primigravida)

30 वर्ष की आयु या उससे अधिक आयु (FIGO = International Federation of Gynecology and Obstetrics के अनुसार 35 वर्ष) की स्त्री जब प्रथम बार गर्भवती बनती है तो उसे पहली बार गर्भिणी प्रौढ़ स्त्री (एल्डरर्ली प्रिमिग्रैविडा) कहते हैं। आयु-सीमा स्वेच्छाचारी (Arbitrary) होती है तथा इस तथ्य पर आधारित होती है कि इस विशेषीकृत आयुसीमा से अधिक होने पर गर्भावस्था का परिणाम प्रतिकूलरूप से (Adversely) प्रभावित होता है। रोगियों के दो समूह होते हैं – (1) अधिक जनन-क्षमता के साथ (with high fecundity) तथा (2) अल्प जनन-क्षमता के साथ (with low fecundity).

अधिक जनन-क्षमता वाली स्त्री देर से विवाह करती है परन्तु विवाह के बाद शीघ्र गर्भधारण करती है। अल्प जनन-क्षमता वाली स्त्री शीघ्र विवाह करती है परन्तु विवाह के बाद विलम्ब से गर्भधारण करती है जो प्रासूतिक (Obstetric) दृष्टिकोण से पूर्वानुमान के लिए अधिक प्रतिकूल (Unfavorable) या नकरात्मक होता है। इसके अतिरिक्त अल्प जनन-क्षमता के कारण भावी गर्भावस्था की संभावन क्षीण (Remote) होती है।

जटिलता (Complications):

गर्भावस्था के दौरान (During pregnancy): निम्नलिखित का वर्धित (Increased) प्रभाव होता है – (1) गर्भपात (Abortion), (2) उच्च रक्तचाप (Hypertension) का वर्धित संबंध के कारण प्राक्-गर्भाक्षेपक (Pre-eclampsia), (3) प्राक्-गर्भाक्षेपक तथा फोलिक अम्ल अपर्याप्तता (Folic acid deficiency) के कारण अवखण्डन अपरा (Abruptio placentae), (4) गर्भाशयी रेशार्बुद (Uterine fibroid), (5) बढ़ती आयु के साथ चिकित्सीय जटिलता (Medical complications with advancing age) जैसे–उच्च रक्तचाप (High blood pressure), मधुमेह (Diabetes), आंगिक हृदयक्षति (Orgnanic heart lesions), (6) पूर्णगर्भोत्तर गर्भावस्था (Postmaturity) तथा (7) अंतःगर्भाशयी वर्धन अवरोध (Intra-uterine growth restriction)

प्रसव के दौरान (During labor): निम्नलिखित का वर्धित प्रभाव (Incidence) होता है – कालपूर्व प्रसव (Premature labor), विलंबित प्रसव (Prolonged labor) जो –

(a) चिंता (Anxiety) या कुस्थिति (Malposition) (Occipito-posterior = पश्चकपाल-पश्च) के कारण गर्भाशयी निष्क्रियता (Uterine inertia),
(b) क्षतिग्रस्त संधि गतिशीलता (Impaired joint mobility) तथा
(c) जनन-नली (Birth canal) के कोमल ऊतकों (Soft tissue) की अनम्यता के कारण होता है।

(3) गर्भाशयी अतानता (Atony) तथा रेशार्बुद (Fibroid) के वर्धित संबंध के कारण धारित अपरा (Retained placenta), (4) मातृक और भ्रूणीय संकट प्रारंभ में प्रकट होता है। (5) वर्धित शल्यक हस्तक्षेप (Increased operative interference)।

प्रसवोत्तर काल (Puerperium): (1) शल्यक हस्तक्षेप के कारण वर्धित रूग्नता (Increased morbidity), (2) दुग्ध (या स्तन) श्राव की विफलता (Failing lactation)।

पूर्वानुमान (Prognosis): मातृक रूग्नता अधिक होती है तथा वर्धित जटिलता और शल्यक हस्तक्षेप की मातृक मर्त्यता (Maternal mortality) में अल्प वृद्धि होती है। कालपूर्व प्रसवता (Prematurity), वर्धित जन्मजात कुरचना (Congenital malformation) (Trisomy = त्रिगुसूत्री 21) तथा शल्यक हस्तक्षेप के कारण पेरिनैटल मर्त्यता (Perinatal mortality) में वृद्धि होती है।

प्रबंध (Management): गर्भावस्था और प्रसव में शामिल जटिलता का विचार करते हुए रोगी को अधिक खतरे पर माना जाता है। उसके लिए अतिसावधान प्रसवपूर्व परिवीक्षण (Meticulous antenatal supervision) की आवश्यकता होती है तथा उसका चिकित्सालय में प्रसव कराना अनिवार्य होता है। इसमें निम्नलिखित सिद्धान्तों का पालन करना चाहिए – (1) प्रेरण (Induction) का परिणाम असंतोषजनक (Unsatisfactory) होता है और इसलिए शल्यक्रिया द्वारा प्रसव (CS = Cesarean section) एक उत्तम विकल्प (Alternative) होता है। (2) भ्रूण (Fetus) की अस्थिमय (Bony) जन्मजात कुरचना को वर्जित (Exclude) करने के लिए CS के पहले अतिस्वन चित्रण (Ultrasonography) या सरल एक्सरे करना होता है। (3) अन्य जटिलता के योग को चिन्ता के रूप में देखना चाहिए।

महाबहुप्रसवा (Grand Multipara)

महाबहुप्रसवा का संबंध उस गर्भवती स्त्री के साथ होता है जिसमें पहले चार या अधिक जीवनक्षम जन्म (Viable births) दे चुकी है। लघु परिवार मानक की स्वीकृति के कारण पिछले दो दशकों में इसके प्रभाव में क्रमिक रूप से कमी आयी है परन्तु यह अभी भी चिकित्सालय की रोगी जनसंख्या का लगभग 10% होती हे तथा विकासशील देशों (भारत भी इसमें शामिल है) में मातृक मृत्यु की एक-तिहाई (33%) संख्या के लिए उत्तरदायी होती है।

जटिलता (Complications)

गर्भावस्था (Pregnancy): इसमें निम्नलिखित का वर्धित प्रभाव (Incidence) होता है – (1) गर्भपात (Abortion) स्वतः – (Spontaneous) और प्रेरित (Induced), (2) निहित प्रासूतिक ख़तरा (Inherent obstetric hazards) जैसे– (a) निलंबी उदर (Pendulous abdomen) तथा संबंधित अग्रकुब्जता (Lordosis) के फलस्वरूप वर्धित श्रोणीय नति (Pelvic inclination) के कारण अप्रकृत गर्भ स्थिति (Malpresentation), (b) बहुल (Multiple) गर्भावस्था, (c) अपरा का निम्न स्थानभ्रंश (Placenta previa) (3) रोगात्मक व्यतिक्रम (Medical disorders) जैसे– रक्तक्षीणता (Anemia) [Both iron deficiency = लौह अपर्याप्ता and Megaloblastic = वृहदाणुक,] अध्यारोपित प्राक्-गर्भाक्षेपक (Superimposed pre-eclampsia) के साथ या के बिना उच्च रक्तचाप (Hypertension) हृदयी असमर्थता (Cardia disability), अर्श या बवासीर (Hemorrhoids) तथा स्फीत शिरा (Varicose veins) का अधिक प्रकटीकरण, प्रांतराल अंत्रवृद्धि (Hiatus hernia), आदि (etc) (4) गर्भ की अकालपक्वता (Prematurity)।

प्रसव (Labor): इसमें निम्नलिखित का वर्धित प्रभाव होता है–

(1) अप्रकृत गर्भस्थिति (malpresentation) तथा प्रसव के प्रारम्भ पर उच्च प्लावी सिर के कारण रज्जु का स्थान भ्रंश (Cord proplapse)।

(2) शीर्ष -श्रेणीय असंगति (Cephalopelvic disproportion = अनुपातहीनता) जो निम्नलिखित के कारण होता है – (a) गर्भाशय (Uterus) का वर्धमान (Increasing) आकार, (b) द्वितीयक संकुचित श्रोणि (Secondary contracted pelvis) जो अधिकत्तर कुपोषित (Ill-nourished) माताओं के साथ संबंधित होता है तथा (c) त्रिक-श्रोणीय संधियों (Sacroiliac joints) का अधोसंधि भ्रंश (Subluxation) के कारण त्रिकास्थित (Sacrum) का अग्र प्रक्षेप (Forward projection)।

(3) विदारित गर्भाशय (Rupture uterus), यदि अवरोध अपहचानित (Undetected) बना रहता है तथा उपेक्षित रहता है। (4) अप्रकृत गर्भस्थिति (CPD) के कारण अवरूद्ध प्रसव (Obstructed labor)। (5) अतानिक (Atonic) गर्भाशय या आसंजित अपरा (Adherent placenta) के कारण या पेशी रेशों (Muscle fibers) के बीच वर्धित कोलैजन निक्षेपण (Collage deposition) जमा होने के कारण प्रसवोत्तर रक्तश्राव (Postpartum hemorrhage) (6) अस्वस्थता (Ill-health), रक्तश्राव या अपहचानित गर्भाशयी विदार (Unrecognized uterine rupture) के कारण सदमा (Shock) (7) जटिलता के कारण शल्यक हस्तक्षेप (Operative interference)।

प्रसवोत्तर काल (Puerperium) – (1) प्रसवावधि (Intranatal) संकट के कारण वर्धितरूग्नता (Increased morbidity) (2) अवप्रत्यावर्त्तन (Sub-involution) (3) दुग्धश्रवण की विफलता (Failing lactation)

प्रबंध (Management): रोगी (Cases) को अधिक खतरे पर समझा जाता है। इसलिए उसके लिए पयाप्त प्रसवपूर्व परिचर्या (Atenatal care) की आवश्यकता होती है तथा अनिवार्यतः चिकित्सालय प्रसव कराना है।

प्रसव के दौरान निम्नलिखित दिशानिर्देश (Guidelines) निर्धारित किया गया है – (1) दिनचर्या (Routine) केरूप में श्रोणीय (Pelvic) मूल्यांकन करना चाहिए। (2) गर्भस्थिति (Presentation) और अवस्थिति (Position) की जाँच करनी है। (3) प्रगति में अनावश्यक विलम्ब चिंता की बात होती है। (4) प्रसवोत्तर रक्तश्राव (PPH) के विरूद्ध सतर्क (Vigilant) रहना है।

त्रुटिपूर्ण प्रासूतिक इतिवृत्त (BOH) (Bad Obstetric History)

परिभाषा (Definition): यह शब्दावली (BOH) उस गर्भवती स्त्री पर प्रयुक्त होती है जहाँ पूर्ववर्ती (Previous) प्रासूतिक संकटपूर्ण रूप (Nature of obstetric disaster) का प्रभाव वर्तमान प्रासूतिक परिणाम पर पड़ने की संभावना होती है। पूर्ववर्ती परिणामहीन गर्भधारण (Fruitless conception) को प्रासूतिक (या प्रासविक) रूप से संबंधित करना चाहिए और इस प्रकार अन्य कारणों से शिशु की विपत्ति (Mishaps) को BOH को कार्य-क्षेत्र (Purview) में शामिल नहीं किया जाना चाहिए।

जाँच-पड़ताल और प्रबंध (Investigation and Management)

सिद्धान्त (Principles): (1) अहितकारी कारकों (Offending factors) का पता लगाना, (2) यदि सम्भव है तो अहितकारी कारकों को दूर करना या सुधारना (Rectify) (3) प्रसव (शिशु का जनन) तक सतर्क या सावधान रहना है।

अहितकारी कारकों का पता लगाना (to find out the offending factors): प्रथम प्रसवपूर्व भेंट (Antenatal visit) पर गहनतम विस्तृत प्रासंगिक इतिवृत्त (Relevent history) लेना चाहिए जिससे कि विपत्ति (Mishaps) के कारण का पता चल सके।

यदि पूर्ववर्ती प्रासूतिक रोग का आलेख (Records) उपलब्ध है तब वह अधिक सहायक होता है। विकासशील देशों (भारत भी) में प्रायः विपत्ति का संबंध अपर्याप्त या उपेक्षित प्रसवपूर्व, प्रसवावधि (Intranatal) या नवप्रसव (Neonatal) परिचर्या (Care) के साथ होता है। तथापि (However), महत्वपूर्ण रोगियों (Cases) में कारण अनिश्चित बना रहता है। इन रोगियों में दिनचर्या (Routine) जाँच-पड़ताल के अतिरिक्त यदि आवश्यक होता है तब भोजनोपरान्त (Postprandial) रक्त-शर्करा की जाँच ग्लूकोस-सहनशीलता परीक्षण (Glucose tolerance test) द्वारा करनी चाहिए। जब मधुमेह (Diabetes) का प्रबल संदेह होता है तब 32–34 सप्ताह पर इस परीक्षण (GTT) की पुनरावृत्ति (Repeat) करनी चाहिए, यहाँ तक कि प्रारंभिक गर्भावस्था में GTT सामान्य (Normal) पाया गया है। शिशु की जन्मजात विरूपता (Congenital deformity) का पूर्ववर्त्ती इतिवृत्त, विशेषकर एक तंत्रिका नली दोष (Neural tube defect) को उपलब्ध जुगत (Gadget = गैजिट) द्वारा वर्जित (Exclude) करना चाहिए क्योंकि इसकी पुनरावृत्ति (Recurrence) की संभावना होती है।

प्रति-फॉस्फोलिपिड संलक्षण (Antiphospholipid syndrome)

प्रति-फॉस्फोलिपिड संलक्षण (Antiphospholip antibodies) जिसमें ल्यूपस प्रति स्कंदक (LA = Lupus anticoagulant) तथा प्रतिकार्डियोलिपिन प्रतिरक्षी (ACAS = Anticardiolipin antibodies) भी शामिल हैं, का मूल्यांकन करना है। वे प्रतिकूल (Adverse) गर्भावस्था परिणाम के चिन्हक (Markers) होते हैं। ये प्रतिरक्षी IgG या IgM या दोनों होते हैं तथा ऋणात्मक रूप से आवेशित (Negatively charged) फॉस्फोलिपिड के साथ बंध जाते हैं। वे पतनिका-वाहिकाओं (decidual vessels) में क्रियातमक परिवर्तनों को रोकते हैं।

प्रोस्टेसाइक्लिन (Prostacyclin) (Vasodilator=वाहिका-विस्फारक) की मुक्ति [वाहिका-उपकला (Vascular epithelium) से] में अवरोध होता है तथा बिम्बाणु (Platelets) से थ्रॉम्बोक्सेन (Thromboxane) [वाहिका-संकीर्णक (Vaso-constrictor)] की मात्रा में वृद्धि होती है।

अन्य रोगात्मक (Pathological) परिवर्त्तन जैसे–अपरा वाहिका की धमनीय दिवालों का अपक्षय (Placental vascular atherosclerosis), अंतरा-रसांकुर धनास्त्रता (Intervillous thrombosis) तथा रेशार्बुद क्षय (Fibroid necrosis) के साथ पतनिका-वाहिका रोग (Decidual vasculopathy) से भ्रूण में माता से अपर्याप्त रक्त की आपूर्त्ति होती है। प्रति-फॉस्फोलिपिड संलक्षण के साथ संबंधित सामान्य प्रासूतिक जटिलताएँ हैं – (1) पुनरावृत्त भ्रूणीय क्षति या हानि (Recurrent fetal loss) (2) अंतः गर्भाशयी विकास मंदन (IUGR) (3) गर्भावस्था प्रेरित उच्चरक्तचाप (Pregnancy induced hypertension) (4) अपरा का अवखण्डन (Placental abruption) (5) पुनरावृत्त धनास्त्री घटना (Recurrent thrombotic events) तथा (6) अल्पबिम्बाणु रक्ता (Thrombocytopenia)।

अहितकारी कारकों का सुधार या उपचार करना (To rectify or treat the offending factors) – जब उत्तरदायी कारकों का पता चल जाता है तब विपत्ति की पुनरावृत्ति को रोकने के लिए उपयुक्त चिकित्सा की जाती है। इसका एक उत्तम उदाहरण है – पुनरावृत्त मध्यत्रिमास गर्भपात (Midtrimester abortion) में परिवेष्टन शल्यक्रिया (Encirclage operation)। इस प्रकार की जाँच-पड़ताल में यदि एक मधुमेही लक्षण (Diabetic trait) का पता चलता है तब सम्पूर्ण गर्भावस्था में पर्याप्त परिवीक्षण (Supervision) करना चाहिए तथा इसके गर्भपात के लिए एक उपयुक्त समय का चयन किया जाता है। माता के रीसस-समप्रतिरक्षण (Rh-isoimmunization) के कारण भ्रूणीय क्षति (Wastage) के प्रमाणित रोगियों को Rh-समस्या पर कार्य करने वाले साधन-सम्पन्न चिकित्सा केन्द्र में भर्त्ती करना चाहिए।

क्लिहॉवर-बेटके परीक्षण (Kleihauer-Betke acid elution test) (देखें चित्र 22.6) द्वारा भ्रूण-मातृक रक्तश्राव के परिमाण (आयतन) का मूल्यांकन किया जाता है । यदि पर्यावरणी कारक शामिल होते हैं, पर्याप्त प्रसवपूर्व और प्रसवावधि परिचर्या का विस्तार विपत्ति की पुनरावृत्ति को रोकने के लिए पर्याप्त होती है। धनात्मक (Positive) प्रतिफॉस्फोलिपिड प्रतिरक्षी के साथ रोगियों की चिकित्सा के लिए ऐस्पिरिन (Aspirin) की लघु खुराक (एक दिन में 50 mg) होती है । जब पूर्ववर्ती घनास्त्री घटना (Previous thrombotic event) का इतिवृत्त (History) होता है तब पसंद की औषध (Drug) हेपारिन (Heparin) (त्वचीयरूप से दैनिक दो बार 5000 IU) होता है।

जब पूर्ववर्ती जनन में तंत्रिका नली दोष का कोई इतिवृत्त होता है तब गर्भावस्था के पूर्व फोलिक अम्ल 4 mg दैनिक दिया जाता है। इसका आरम्भ गर्भधारण के एक महीने पहले किया जाता है तथा प्रथम त्रिमास (First trimester) तक निरंतर रखा जाता है।

सतर्क (या सावधान) बना रहना है (To remain vigilant): प्रसूतिक में कोई ज्ञात या अज्ञात जटिलकारी (Complicating) कारक के होने की संभावना और यदि वह दो क्रमिक (Consecutive) गर्भो में पुनरावृत्ति होता है तब तीसरे गर्भ में उसी पुनरावृत्ति की अधिक संभावना होती है। जब कारण (cause) अज्ञात (unknown) बना रहता है तब चिकित्सालय में रोगी की भर्त्ती करने के बाद गर्भावस्था के प्रारंभिक (Early) या विलंबित (Later) महीनों में निरंतर सतर्कता (या निगरानी = Vigilance) की आवश्यकता होती है। अव्याख्यित (Unexplained) अंतःगर्भाशयी (Intrauterrine) मृत्यु का इतिवृत्त (संदिग्ध दीर्घकालिक अपरा अपर्याप्तता) का उपलब्ध जगुत (Gadgets) के मार्गदर्शन में विवेकपूर्ण रूप से (Judiciously) चयन करके एक समय पर गर्भपात कराना बेहतर होता है। यह एक उचित योजना है बशर्त्ते कि शिशु का गर्भाशय-बाह्य (Ex-utero) जीवित रहने की पर्याप्ता संभावना नहीं है।

स्थूलता (Obesity)

स्थलूता की परिभाषा (Definition) स्पष्ट और सर्वमान्य है। तथापि (However) 90 kg का मातृक भार को सामान्य (Normal) की ऊपरी सीमा समझी जाती है। शरीर भार सूचक (BMI = Body mass index) = $\frac{\text{भार (kg में)}}{\text{उचाई}^2}$ एक उत्तम मार्गदर्शक (Guide) होता है । मानक सूचक (BMI) 20 और 24 के बीच होता है। BMI >25 को अतिभार (Over weight) तथा BMI >30 को स्थूल (Obese) समझा जाता है। प्रासूतिक निष्पादन (Obstetric performances) पर स्थूलता का विपरीत प्रभाव होता है।

गर्भावस्था पर प्रभाव (Effects on pregnancy)

(1) रोगी व्याकुल या बेचैन (Uncomfortable) होती है तथा परिश्रम करने पर साँस लेने में कठिनाई होती है।
(2) रोगात्मक जटिलता (Medical complications) जैसे–उच्च रक्तचाप (Hypertension-Both essential and pregnancy induced) में वृद्धि होती है और अतः मधुमेह (Diabetes) में भी।
(3) गर्भस्थिति (Presentation) का निदान (Diagnosis) तथा भ्रूणीय हृदय ध्वनि (FHS = Fetal heart sound) के श्रवण (Hearing) में कठिनाई होती है।
(4) इस प्रकार और अधिक अतिस्वन चित्रण (Sonography) तथा विकिरण-चित्रण (Radiography) की आवयश्यकता होती है।
(5) भ्रूणीय कुरचना (Fetal malformations) विशेषकर तंत्रिका नली दोष (NTD = Neural tube defects) का अधिक खतरा होता है ।

प्रसव पर प्रभाव (Effects on labor): (1) अपसामान्य (Abnormal गर्भाशयी संकुचन तथा दीर्घ (Prolong) प्रसव का वर्धित प्रभाव (Increased incidence) होता है। (2) शल्यक हस्तक्षेप (Operative interference) अधिक होता है और अतः शल्यक्रिया द्वारा प्रसव (CS=Cesarean section) में भी कठिनाई होती है। (3) कठिन स्कंध प्रसव (Shoulder dystocia) की संभावना होती है। (4) संवेदनाहरण का खतरा (Anesthetic hazards) भी अधिक होता है।

प्रसवोत्तर काल (Puerperium): प्रासविक शिरीय घनस्त्रता (Puerperal venous thrombosis) तथा दुग्ध (या स्तन्य) श्राव की विफलता (Lactation failure) की अधिक संभावना होती है।

प्रबंध (Management): रोगी को "अधिक खतरा" (High risk) के रूप में समझा जाता है। उसको पर्याप्त प्रसवपूर्व परिवीक्षण (Antenatal supervision) तथा अनिवार्य चिकित्सालय प्रसव (Mandatory hospital delivery) की आवश्यकता होती है। उसके आहार में वसा और कार्बोहाइड्रेट की कमी

करनी चाहिए। प्रसव के दौरान शिशु का स्कंध जनन की कठिनाई (Shoulder dystocia) को ध्यान में रखना चाहिए । उदरीय जनन या प्रसव (Abdominal delivery) का वर्धित खतरा होता है।

सारांश (Key points)

पूर्ववर्ती शल्यक्रिया द्वारा प्रसव का इतिवृत्त के साथ गर्भावस्था (Pregnancy with History of Previous Cesarean Section)

(1) गर्भावस्था और प्रसव में जटिलता (Complications) बढ़ती है। निचले खण्ड में गर्भाशयी घाव का भरना अधिक परिपूर्ण (Perfect) होता है। स्थापित क्षतचिन्ह (Classical sear) की तुलना में निचले खण्ड के क्षतचिन्ह (sear) विदार (Rupture) का प्रभाव (Incidence) कम होता है।

(2) गर्भाशयी क्षतचिन्ह (Uterine sear) की अखण्डता (Integrity) का मूल्यांकन इतिवृत्त (History), जाँच-पड़ताल तथा निरीक्षण द्वारा होता है। क्षतचिन्ह विदार का निदान (Diagnosis) प्रसव के दौरान मुख्यतः रोगात्मक (clinical) होता है ओर कठिन होता है ।

(3) निचले खण्ड (Lower segment) के अनुप्रस्थ (Transverse) क्षतचिन्ह के साथ स्त्री को 38 सप्ताह पर चयनात्मकरूप से चिकित्सालय में भर्त्ती करना बेहतर होता है और स्थापित (Classical) क्षतचिन्ह के साथ स्त्री को गर्भावस्था के 36 सप्ताह पर भर्त्ती करना चाहिए।

(4) जनन की विधि (Method of delivery) का सूत्रीकरण (formulate) करने में प्रत्येक रोगी का मूल्यांकन वैयक्तिक आधार पर करना चाहिए। प्रसव (Labor) में निचले खण्ड के क्षतचिन्ह का विदार (Rupture) हो सकता है जबकि स्थापित क्षतचिन्ह का विदार गर्भावस्था तथा प्रसव, दोनों में हो सकता है।

(5) प्रसव का प्रबंध (Management of labor) सफल VBAC-TOL के लिए आवश्यक होता है, अन्यथा (Otherwise) खतरा अधिक होता है।

रीसस-ऋणात्मक महिला (या स्त्री) में गर्भावस्था (Pregnancy in Rh-Negative Woman)

(1) समप्रतिरक्षण (Allo-immunization) में, यह IgG (ऐल्बूमिन) प्रतिरक्षी (Antibodies) है जो अपरा को पार करता है तथा भ्रूण को हानि पहुँचाता है।

(2) भ्रूण (fetus) का प्रभावन की मात्रा (Degree of affection) प्रतिरक्षी (Antibodies) द्वारा भ्रूणीय लोहिताणु (RBC) के नाशन की मात्रा पर निर्भर करती है।

(3) D-रोधी रोगरोधन (Anti-D Prophylaxis) द्वारा समप्रतिरक्षण निवार्य (Preventable) होता है। इसे प्रसव के बाद 72 घंटे के अंदर या प्रारंभ में देना चाहिए।

(4) Rh(D) ऋणात्मक (Negative) स्त्रियों के लिए D-रोधी प्रतिरक्षा–रोगरोधन (Anti-D immunoprophylaxis) का चिकित्सा–सुझाव (Indications) निम्नलिखित है – (i) गर्भपात (Miscarriage) (ii) अस्थानिक गर्भावस्था (Ectopic pregnancy) (iii) चिकित्सीय गर्भपात (MTP = Medical termination of pregnancy) (iv) जरायु-रसांकुर का नमूना लेना (Chorionic villous sampling) (v) उल्वछिद्रण (Amniocentesis) (vi) भ्रूणीय रक्त का प्रतिदर्शन (Fetal blood sampling) (vii) प्रसवपूर्व रक्तश्राव (APH = Antepartum hemorrhage) (viii) बाहरी शिरस्य गर्भवर्त्तन (External cephalicversion) (ix) गर्भ के 28 और 34 सप्ताह पर दिनचर्या (Routine) जाँच तथा (x) प्रसव (Delivery) के बाद दिनचर्या जाँच।

(5) प्रसव पूर्व जाँच-पड़ताल (Antenatal investigation) – इसमें निम्नलिखित को शामिल किया जाता है – प्रतिरक्षी का पता लगाना (Detection of antibodies) (Indirect Coomb's test = कूम्ब परीक्षण), क्रमिक प्रतिरक्षी मापन (Serial antibody measurement), क्रमिक अतिस्वन चित्रण (Serial ultrasonography) अनाक्रामक (Non-invasive) होता है तथा उल्व छिद्रण की आवश्यकता को कम करता है तथा रज्जु-छिद्रण (Cordocentesis) द्वारा भ्रूणीय रक्त का नमूना लेने की आवश्यकता कम होती है।

(6) अतिस्वन चित्रण (Ultrasonography) – इससे प्रभावित भ्रूण और उसकी तीव्रता (Severity) की पहचान करने में सहायता मिलती है । 1–3 सप्ताह के अंतर पर इसका निष्पादन किया जाता है। भ्रूणीय रक्तक्षीणता (Fetal anemia) के निष्कर्ष संकेतक (Fidning suggestives) हैं – त्वचा का शोथ (Skin edema), जलोदर (Ascites=असिटेज), फुफ्फुसावरणी या हृदयावरणी निस्सरण (Pleural or pericardial effusions), अपरा की वर्धित मोटाई (Increased placental thickness) तथा अन्य। डॉप्लर अतिस्वन (Doppler ultrasound) तथा भ्रूण का हृदस्पंद चित्रण (Cardiotocography) भी सूचनाप्रद (Informative) होता है तथा अनाक्रामक (Non-invasive) विधि होती है।

(7) रीसस-ऋणात्मक स्त्री का प्रबंध (Management of a Rh-negative woman): एक तृतीयक (Tertiary) केन्द्र पर प्रबंध करना चाहिए जहाँ अंतः गर्भाशयी रक्ताधान (Intrauterine transfusion) तथा विनिमेय रक्ताधान (Exchange transfusion) की सुविधा उपलब्ध होती है।

अध्याय

23

संकुचित श्रोणि
(Contracted Pelvis)

परिभाषा (Definition): संकुचित श्रोणि को स्पष्ट रूप से परिभाषित करना कठिन होता है कि क्या यह संघटित (Constitute) करती है। रचनात्मक रूप से (Anatomically) संकुचित श्रोणि इस रूप में परिभाषित होती है जहाँ एक या दो तलों (Planes) के अनिवार्य व्यास (Diameters) 0.5 cm तक लघुतर (या कम) हो जाते हैं परन्तु अधिक महत्व की प्रासूतिक परिभाषा (Obstetric definition) है जिसके अनुसार-श्रोणि का आकार (Size) और / या आकृति (Shape) वह पर्याप्त परिवर्तन जो शिशु के औसत आकार में प्रसव (Labor) की सामान्य क्रियाविधि को परिवर्तित करती है उसे संकुचित श्रोणि कहते हैं। संकुचन की मात्रा पर निर्भर सिर का श्रोणि से होकर आगे बढ़ना असामान्य यंत्रावली (Abnormal mechanism) द्वारा होता है या पूर्ण अवरोध के कारण आगे बढ़ने में असफलता होती है।

स्त्री की श्रोणि में भिन्नता
(Variation of Female Pelvis)

स्त्री की श्रोणि के आकार और आकृति में रूपात्मक (Morphological) कारकों जैसे विकासात्मक (Developmental), लिंगीय (Sexual), प्रजातीय (Racial), क्रमविकासात्मक (Evolutionary), के कारण इतना विस्तृत अंतर होता है कि वास्तव में उसे परिभाषित करना कठिन होता है कि एक सामान्य श्रोणि का रूप क्या होता है। तथापि (However), प्रवेश-द्वार (Inlet) की आकृति (Shape) के आधार पर स्त्री की श्रोणि को चार मूल प्रकारों (Parent types) में विभाजित किया जाता है। (देखें चित्र 23.1)

(1) स्त्री-कल्प या गाइनिकॉयड (Gynecoid) (50%)

(2) मानव-कल्प या मानवाभ या ऐन्थ्रोपॉयड (Anthropoid) (25%)

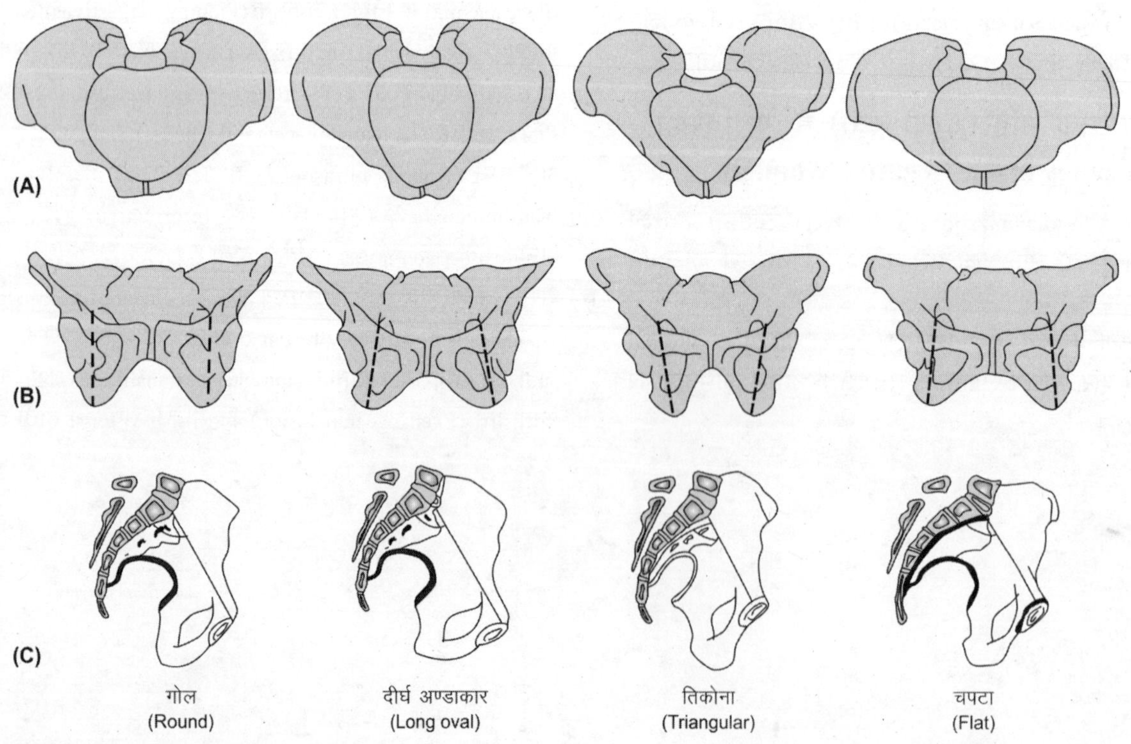

चित्र (Fig.) 23.1: मूलश्रोणीय प्रकारों का रचनातमक रूप (Anatomical features of parent pelvic types): (A) प्रवेश–द्वार (Inlet) (B) कोटर (Cavity) (C) निर्गम द्वार (Outlet)

(3) पुरूष-कल्प या पुरूषाभ या ऐन्ड्रॉयड (Android) (20%)

(4) चिपिट-श्रोणि या प्लेटीपेलॉयड (Platypelloid) (5%)

परन्तु अधिक सामान्यतःरूपों (Features) के संयोजन के साथ मध्यवर्त्ती रूपों (Intermediate forms) में श्रोणि पायी जाती है। उन्हें स्त्री-पुरूषाभ (Gyne-and-roid) या पुरुष-स्त्राभ (Andro-gynecoid), आदि के रूप में नाम दिया जाता है। नाम प्रणाली या नामावली (Nomenclature) के प्रथम भाग का संबंध पश्चखण्ड के रूपों के साथ होता है तथा द्वितीय भाग श्रोणि के अग्रभाग के साथ संबंधित होता है।

चिपिट (या चौड़ी): श्रोणि के साथ मानवाभ को छोड़कर संयोजन के सभी प्रकार संभव होते हैं। इस प्रकार मूल श्रोणी के 14 प्रकार अमिश्रित (Pure) या मिश्रित रूप में हो सकते हैं।

यह स्पष्ट होना चाहिए कि श्रोणि (Pelvis) जो प्रारूपिक (Typical) रूप से स्त्रैण (Female) नहीं होती है वह अनिवार्य रूप से संकुचित नहीं होती है, यद्यपि प्रसव की सामान्य क्रियाविधि (Normal mechanism) का विचलन (Deviation) हो सकता है। तथापि (However), यदि तीन अ-स्त्रैण श्रोणि (Non-gynecoid pelvis) का किसी एक के साथ अल्प संकुचन संबंधित होता है तो इसमें एक गंभीर परिणाम इसकी प्रतिकूल आकृति के कारण होता है।

संकुचित श्रोणि की कारणता (Etiology of contracted pelvis)

आजकल संकुचित श्रोणि की कुल अवस्था (Gross degree) एक दुर्लभता (rarity) बन गयी है। तीव्र कुपोषण (Severe malnutrition), सूखा रोग (Rickets), अस्थिमृदुता (Osteomalacia) तथा अस्थि यक्ष्मा (Bone tuberculosis) द्वारा पूर्ण रूप से प्रभावित श्रोणीय संरचना अब नैदानिक कार्य में विरले ही मिलती है। इसके बदले में श्रोणि का आकार (Size) और/या आकृति (Shape) में अल्प भिन्नता (Minor variation) सामान्यतः पायी जाती है जिसकी प्रायः उपेक्षा होती है जब तक कि जटिलता (Complication) प्रकट नहीं हो जाती है।

संकुचित श्रोणि के सामान्य कारण (Common causes) हैं –

(1) पोषणात्मक और पर्यावरणी दोष (Nutritional and environmental defects)–
   (a) अल्प भिन्नता (Minor variation) – प्रायिक (common)
   (b) वृहत भिन्नता (Major variation) – सूखा और अस्थिमृदु रोगी (Rachitic and osteomalacic) – विरल (rare)

(2) रोग या क्षति (Injuries) जो श्रोणि (Pelvis) की अस्थियों (Bones) को प्रभावित करते हैं – अस्थिभंग (Fracture), अर्बुद (Tumors), गुलिकीय संधिशोथ (Tubercular arthritis), मेरूदण्ड (Spine)-कुब्जता (Kyphosis), पार्श्वकुब्जता (Scoliosis), एक कटि-कशेरूका (Lumbar vertebra) का दूसरी कशेरूका पर अग्र खिसकन (Spondylolisthesis), अनुत्रिक विरूपता (Coccygeal deformity) निचला अंग, जैसे पैर (Lower limbs) – पोलियो (Poliomyelitis), नितम्ब संधि रोग (Hip joint disease)

(3) विकासात्मक दोष (Developmental defects)-निजेली श्रोणि (Naegele's pelvis), रॉबर्ट श्रोणि (Robert's pelvis), उच्च या निम्न आत्मसात्करण श्रोणि (High or low assimilation pelvis)

सूखे रोग की चिपटी श्रोणि (Rachitic flat pelvis): सूखा रोग (Rickets) मुख्यतः प्रारंभिक बाल्यावस्था का एक रोग है जब अस्थि कोमल बनी रहती है तथा अनस्थि भूत (Unossified) रहती है। इसी समय यदि बालक (या बालिका) शैय्या पर बैठता या लेटता है तब भार-धारण (Weight bearing) के कारण कोमल श्रोणि में परिवर्तन होता है। खड़े रहने की स्थिति के कारण भार-धारण का प्रभाव स्पष्ट (Evident) नहीं है।

श्रोणीय अस्थियों में विशिष्ट परिवर्तनों (Classic changes) का प्रदर्शन चित्र 23.2 में किया गया है।

प्रवेश-मार्ग (Inlet): त्रिक-प्रोत्तुंग (Sacral promontory) नीचे की ओर तथा आगे की ओर धकेला जाता है जिससे प्रवेश-मार्ग की एक वक्राकार आकृति (Reniform shape) तथा उसके साथ अग्र-पश्चव्यास (Antero-posterior diameter) का पर्याप्त लघुकरण का निर्माण होता है जिसमें अनुप्रस्थ (Transverse) व्यास पर प्रभाव नहीं होता है जो प्रायः वर्धित (Increased) होता है।

कोटर (Cavity): त्रिकास्थि (Sacrum) चपटी होती है तथा पीछे की ओर नमित (Tilt) होती है। त्रिक-अनुत्रिक संधि (Sacro-coccygeal joint) का तीक्ष्ण कोणीकरण (Short angulation) हो सकता है।

निर्गम-द्वार (Outlet): बैठने की स्थिति में श्रोणिखण्ड (Ischium) से संचारित शरीर भार के कारण निर्गम-द्वार अनुप्रस्थ व्यास तथा जघन-चाप (Pubic arch) का विस्तारण (Widening) होता है।

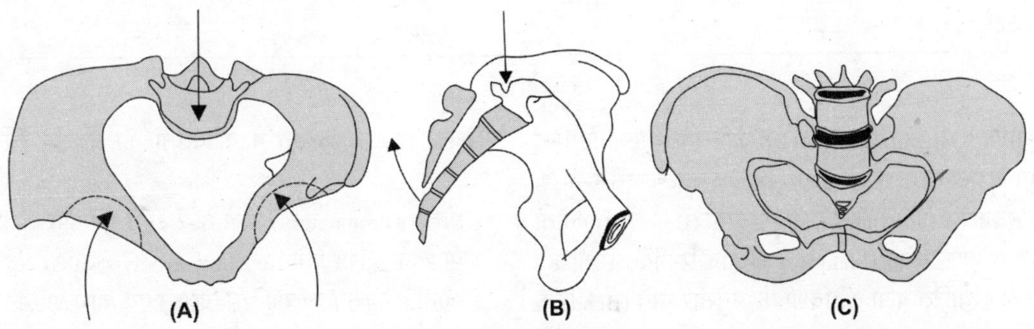

चित्र (Fig.) 23.2: सूखे रोग की श्रोणि (Rachitic pelvis) % (A) चलने का प्रभाव (effect of walking) (B) नीचे की ओर लेटने का प्रभाव (Effect on lying down) (C) प्रवेश-मार्ग की वृक्काकार आकृति (Reniform shape of the inlet)

सारणी (Table) 23.1: मूलश्रोणीय प्रकारों के रचनात्मक रूप (चित्र 23.1)
(Anatomical features of parent pelvic types)

		स्त्रैण (Gynecoid)	मानवाध (Anthropoid)	पुरूघाभ (Android)	चिपिट-श्रोणि (Platypelloid)
	आकृति (Shape)	गोल (Round)	अग्र-पश्चरूप से अण्डाकार (Antero-posteriorly oval)	त्रिभुजाकार (Triangular)	तिर्यक रूप से अण्डाकार (Transversely oval)
प्रवेशद्वार (Inlet)	अग्र-पश्चखण्ड (Anterior & posterior segment)	लगभग समान और विस्तृत (Equal and spacious)	अल्प (Slight) अग्र संकीर्णन (Narrowing) के साथ दोनों वर्धित (Increased)	पश्चखण्ड लघु (Short) तथा अग्र खण्ड संकीर्ण (Narrow)	दोनों न्यूनीकृत चिपटा (Both reduced flat)
	त्रिकास्थि (Sacrum)	त्रिक्-कोण (SA= sacral angle) 90° से अधिक पीछे की ओर नत (Inclined), ऊपर नीचे तथा किनारे से किनारे तक वक्राकार (Curved)	त्रिक्-कोण 90° से अधिक, पश्चरूप से नत, दीर्घ (Long) और संकीर्ण, प्रायः वक्र (Curve)	त्रिक्-कोण 90° से कम, आगे की ओर नत तथा सीधा (Inclined forwards and straight)	त्रिक्-कोण 90° से अधिक, पश्चरूप से नत, लघु तथा सीधा (Straight)
कोटर (Cavity)	त्रिक-नितंभी खाँचा (Sacro-sciatic notch)	विस्तृत और छिछला (Wide and shallow)	अधिक विस्तृत और छिछला	संकीर्ण और गहरा (Deep)	अल्प (Slightly) संकीर्ण तथा लघु (Narrow and small)
	पार्श्व दिवाल (Side walls)	सीधा और अल्प अपसारी (Divergent)	सीधा या अपसारी	अभिसारी (Convergent)	अपसारी (Divergent)
निर्गम द्वार (Outlet)	श्रोणीय मेरूदण्ड (Ischial spine)	अस्पष्ट (Not prominent)	अस्पष्ट	स्पष्ट (Prominent)	अस्पष्ट
	जघन चाप (Pubic angle)	वक्राकार (Curved)	दीर्घ (Long) तथा वक्राकार	दीर्घ और सीधा	लघु और वक्राकार
		विस्तृत (wide) (85°)	अल्प (Slightly) संकीर्ण	संकीर्ण (Narrow)	अधिक विस्तृत (90° से अधिक)
	बिटुबेरस व्यास (Bituberous diameter)	सामान्य (Normal)	सामान्य या लघु (Short)	लघु (Short)	विस्तृत (Wide)

अस्थिमृदुता की श्रोणि (Osteomalacic pelvis): कैल्सियम और विटामिन D की कमी तथा धूप के प्रभावन (Exposure) के अभाव के कारण जघन-अस्थि (Pubic bones) के मृदुकरण (Softening) द्वारा विरूपता (Deformity) होती है। यह प्रायः स्त्री के पूर्णविकास (Maturity) के बाद प्रभावित होती है। मृदुकृत अस्थियाँ की संचारित बलों की दिशा के अनुसार नति (Bend) के कारण विरूपता (Deformity) होती है। तथापि (However), इस प्रकार की विरूपता वयस्कों में भी तीव्र सूखा रोग उत्पन्न कर सकता है। श्रोणीय अस्थियों (Pelvis bones) में परिवर्तनों का प्रदर्शन चित्र 23.3 में किया गया है।

(1) प्रोत्तुंग (Promontory) नीचे और आगे की ओर धकेला जाता है तथा पार्श्विक श्रोणीय दिवाल (Lateral pelvis walls) अंदर की ओर धकेली जाती है जिसके कारण अग्र दिवाल एक चोंच (Beak) का निर्माण करती है। इस प्रकार प्रवेश मार्ग की आकृति (Shape) त्रिप्रसारणी (Triradiate) बन जाती है।

सारणी (Table) 23.2: मूल श्रोणीय प्रकारों में प्रासूतिक परिणाम
(Obstetric outcome in parent pelvic types)

प्रवेशद्वार (Inlet)	अवस्थिति (Position)	पश्चकपाल-पार्श्विक (Occipito-lateral) या तिर्यक पश्चकपाल अग्र (Oblique occipito-anterior)	सीधा (Direct) पश्चकपाल-अग्र या पश्च (Occipito-anterior or posterior)	पश्चकपाल-पार्श्विक या तिर्यक पश्चपाल-पश्च	पश्चपाल-पार्श्विक (Occipitolateral)
	भ्रूणीय सिर का अवरोहन का व्यास (Diameter of engagement)	अनुप्रस्थ या तिर्यक (Tranverse or oblique)	अग्र-पश्च (Antero-posterior)	अनुप्रस्थ या तिर्यक	अनुप्रस्थ (Transverse)
	अवरोहन (Engagement)	कोई कठिनाई नहीं प्रायः क्रियाविधि (Mechanism)	कोई कठिनाई नहीं परंतु नति (Flexion) में विलंब होता है।	विलंबित (Delayed) तथा कठिन (Difficult)	अति भित्तीय (Parietal) गर्भ स्थिति (Presentation) के कारण कठिन
कोटर (Cavity)	आंतरिक घूर्णन (Internal rotation)	आसान अग्र घूर्णन (Easy anterior rotation)	अघूर्णन (Non-rotation) प्रायिक (common)	श्रोणीय मेरूदण्ड (Ischial spines) के ऊपर प्रारंभ में कठिन अग्रघूर्णन नहीं होता है अवरोध की संभावना	अग्र घूर्णन प्रायः देर से मूलाधार (Perineum) में होता है।
निर्गम द्वार (Outlet)	प्रसव या जनन (Delivery)	कोई कठिनाई नहीं (No difficulty)	चेहरे से जघन के प्रसव का अधिक प्रभाव (More incidence of face to pubis delivery)	मूलाधारी क्षति (Perineal injury) की वर्धित (Increased) संभावना के साथ कठिन प्रसव (Difficult delivery)	कोई कठिनाई नहीं (No difficulty)

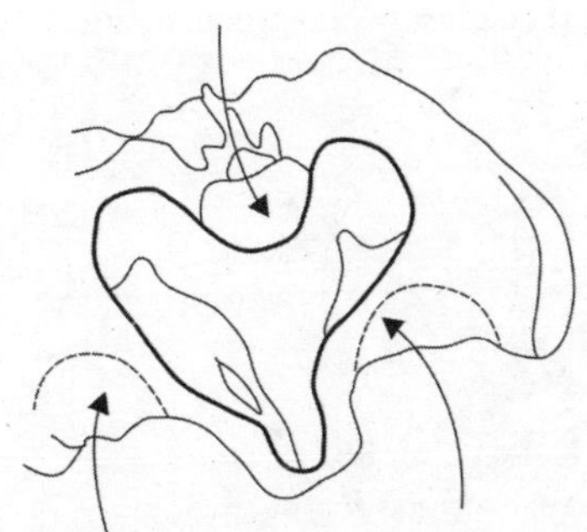

चित्र (Fig.) 23.3: अस्थि मृदुता की श्रोणि (Osteomalacic pelvis)

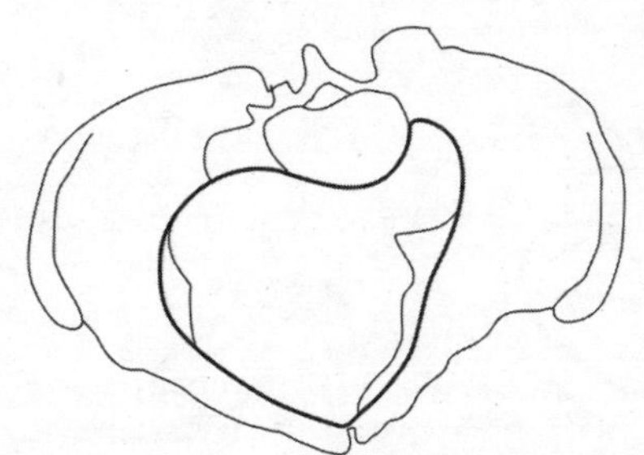

चित्र (Fig.) 23.4: निजेली श्रोणि (Naegele's pelvis)

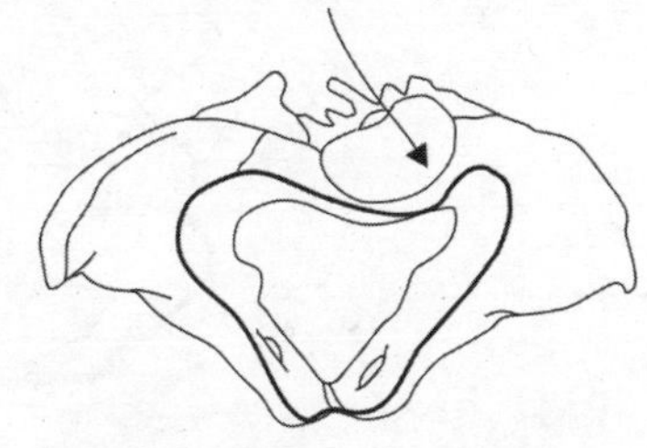

चित्र (Fig.) 23.5: पार्श्वकुब्जता की श्रोणि (Scoliotic pelvis)

(2) दो श्रोणीय अस्थि-प्रोत्थ (Ischial tuberosities) की निकटता तथा श्रोणीय चाप (Pelvic arch) का पर्याप्त संकीर्णन (Narrowing) होता है। त्रिकास्थि (Sacrum) पर्याप्त रूप से लघु हो जाती है। अनुत्रिक (Coccyx) आगे की ओर धकेला जाता है।

योनिक जनन (Vaginal delivery) असम्भाव्य (Unlikely) होता है जो अवरूद्ध प्रसव की ओर अग्रसर होता है और अतः शल्यक्रिया द्वारा प्रसव (CS) आवश्यक होता है।

असममित या तिर्यक रूप से संकुचित श्रोणि (Asymmetrical or Obliquely Contracted Pelvis)

इस श्रोणि को (1) निजेली श्रोणि (Naegele's pelvis) (2) पार्श्वकुब्ज श्रोणि (Scoliotic pelvis) (3) एक नितम्ब (Hip) या त्रिक्-श्रोणीय संधि (Sacroiliac joint) पर प्रभावित रोग के कारण तथा (4) वर्धमान (Growing) आयु के दौरान श्रोणीय अस्थियों (Pelvic bones) के एक पार्श्व (Side) को प्रभावित करने वाला अर्बुद (Tumors) या अस्थि-भंग (Fracture) में देखी जाती है।

निजेली श्रोणि (Naegele's pelvis): श्रोणि का यह प्रकार अति विरल (Extremely rare) होता है। यह त्रिकास्थि (Sacrum) के एक पक्षक (Ala) के अवरूद्ध विकास के कारण उत्पन्न होती है (देखें चित्र 23.5) जो जन्मजात (Congenital) या अर्जित (Acquired) (Osteitis of sacroiliac joint = त्रिक्-श्रोणीय संधि का शोथ) हो सकता है। मूत्रीय मार्ग (Urinary tract) के साथ जन्मजात प्रकार से संबंधित हो सकता है तथा एक तरफ (Side) पर हो सकता है। सभी स्तरों (Levels) पर श्रोणि तिर्यक रूप से संकुचित होती है परन्तु निर्गमद्वार (Outlet) पर अधिक संकुचित होती है। प्रभावित पार्श्व (Affected side) पर श्रोणि कंकत रेखा (Iliopectineal line) लगभग सीधी होती है। प्रसव की विधि शल्यक्रिया (CS=Cesarean section) होती है।

पार्श्वकुब्जता (Scoliosis) जो केवल कटि (या कमर)-क्षेत्र (Lumbar region) को शामिल करती है वह श्रोणि की विरूपता (Deformity) का कारण बनती है (देखें चित्र 23.5) / भार-धारण (Weight bearing) पार्श्व पर अंदर की ओर श्रोणि उलूखन (Acetabulum) धकेला जाता है। यदि रोग प्रारंभिक जीवन में होता है तब यह स्पष्ट (Pronounced) हो सकता है। तिर्यक व्यासों (Oblique diameters) के एक में संकुचन के कारण श्रोणि की तिर्यक विषमता (Asymmetry) होती है। यदि विरूपता स्पष्ट है तब शल्यक्रिया द्वारा प्रसव (CS) एकमात्र सुरक्षित विधि है।

रॉबर्ट श्रोणि (Robert's pelvis) (Transversely contracted pelvis = अनुप्रस्थ रूप से संकुचित श्रोणि): यह एक अति विरल अपसामान्यता (Abnormality) है। दोनों किनारों का पक्षक (Ala) अनुपस्थित होता है तथा अनाम अस्थियों (Innominate bones) के साथ त्रिकास्थि (या सेक्रम) जुड़ जाती है। इसमें में शल्यक्रिया द्वारा प्रसव कराया जाता है।

कुब्ज श्रोणि (Kyphotic pelvis): यक्ष्मा (Tuberculosis) या सूखे रोग (Rickets) के बाद मेरूदण्ड (Vertebral column) में कुब्ज परिवर्तनों के कारण श्रोणीय विरूपता होती है। कटि-कुब्जता (Lumbar kyphosis) के साथ अवलोकित विरूपता है।

ऊपरी भाग पर पीछे की ओर तथा निचले भाग पर आगे की ओर त्रिकास्थि (Sacrum) झुकी होती है। यह संकीर्ण तथा सीधी होती है। प्रवेशमार्ग (Inlet) के अग्र-पश्च व्यास में वृद्धि होती है परन्तु निर्गम-द्वार (Outlet) पर ह्रासित होती है। अधोजघन कोण (Subpubic angle) संकीर्ण होता है । इस प्रकार श्रोणि का रूप अति कीपाकर (Funnelled) होता है।

उदर (Abdomen) संधानक जघन (Symphysis pubis) तथा पश्च उरोस्थि (Xiphisternum = जिफिस्टर्नस) के बीच लघुकृत (Shortened) दूरी के कारण निलंबी (Pendulous) हो जाता है। अप्रकृत गर्भस्थिति (Malpresentation) प्रायः होती है। यांत्रिक (या भौतिक) खतरा (Mechanical distress) या संकट स्पष्ट होता है। शल्यक्रिया द्वारा प्रसव (CS) मानक होता है तथा निचले खण्ड के अपर्याप्त निर्माण के कारण विशिष्ट शल्यक्रिया की आवश्यकता हो सकती है।

शीर्ष गर्भस्थिति के साथ संकुचित श्रोणि में प्रसव की क्रियाविधि (Mechanism of Labor in Contracted Pelvis with Vertex Presentation)

चिपटी श्रोणि (Flat Pelvis) (देखें चित्र 23.6)

(a) त्रिक-शिशु के पश्चकपाल का पार्श्विकरण (Lateralization of occiput to the sacral baby) (b) और (c) – अत भित्तीय गर्भस्थिति द्वारा सिर का अवरोहण (Engagement of the head by exaggerated pariental presentation)

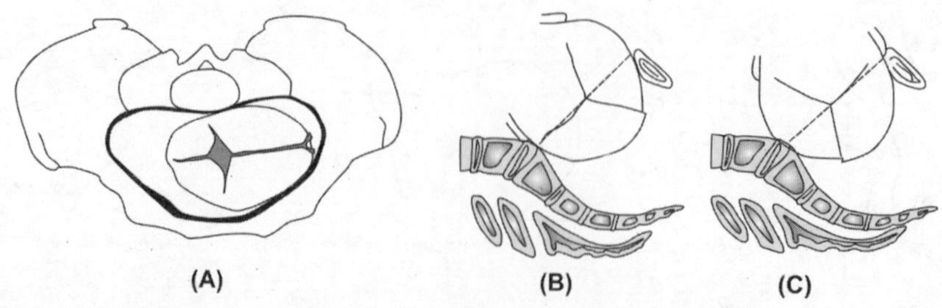

चित्र (Fig.) 23.6: चिपटी श्रोणि में प्रसव की क्रियाविधि (Mechanism of labor in flat pelvis): (A) त्रिक्-शिशु के पश्चकपाल का पार्श्विकरण (Lateralization of occiput to the sacral baby) (B) और (C) – अत भित्तीय गर्भस्थिति द्वारा सिर का अवरोहण (Engagement of the head by exaggerated parietal presentation)

चिपटी श्रोणि में सिर को किनारा (Brim) पार करने में कठिनाई होती है और जब एक बार किनारे से होकर पार कर जाता है तब कोटर (Cavity) या निर्गम द्वार (Outlet) में कठिनाई नहीं होती है। किनारे को पार करने में निम्नलिखित क्रियाविधि (Mechanism) होती है –

(1) अनुप्रस्थ (Transverse) व्यास में सममितार्घी संधिरेखा (Sagittal suture) के साथ सिर प्रविष्ट (Engaged) होता है ।

(2) सिर अभिनत (Deflexed) बना रहता है तथा अवरोहन (Engagement) में देर होती है ।

(3) यदि अग्र-पश्च व्यास बहुत छोटा होता है तब पश्चकपाल (Occiput) समान किनारे पर त्रिक्-शिशु (Sacral baby) को हस्तगत (Occupy) करने के लिए गतिशील होता है। इस प्रकार द्विभितीय (Biparietal) व्यास त्रिक्-श्रोणि उलूखन (Sacro-cotyloid) व्यास (9.5 cm = 3.8”) में स्थापित हो जाता है तथा संकीर्ण संयुग्मी (Conjugate) में संकीर्ण द्विशंखीय व्यास (Bitemporal diameter) स्थापित हो जाता है। यदि पार्श्विक (Lateral) गतिशीलन संभव नहीं होता है तब सिर के विस्तारण की संभावना होती है जो भृकुटि या मुख गर्भस्थिति (Brow or face presentation) की ओर अग्रसर होता है।

(4) यदि अति भित्तीय गर्भस्थिति (Exaggerated parietal presentation) द्वारा अवरोहन होता है जिससे कि द्विभित्तीय व्यास (9.5 cm) के बदले में ऊपरी अधोभित्तीय (Super subparietal) व्यास (8.5 cm) श्रोणीय किनारे से होकर आगे बढ़ता है।

(5) गढ़न (Moulding) चरम-सीमा पर हो सकता है और प्रायः एक दंतुरता (Indentation) या भित्तीय अस्थि एक भंजन (Fracture) होता है । तथापि (However), जिस मुंड या शीर्ष (Caput) का निर्माण होता है वह बड़ा नहीं होता है।

(6) जब एक बार सिर किनारे को पार कर जाता है तब कोटर या निर्गम द्वार में कठिनाई नहीं होती है तथा सामान्य क्रियाविधि का अनुगमन (Follow) या पालन होता है।

सामान्यतः संकुचित श्रोणि (Generally Contracted Pelvis): श्रोणि के इस प्रकार में आकृति (Shape) अपरिवर्तित बनी रहती है परन्तु सभी व्यास विभिन्न तलों (Planes) जैसे–प्रवेश-द्वार (Inlet), कोटर (Cavity) तथा निर्गमद्वार (Outlet) में लघुकृत (Shortened) हो जाते हैं। प्रारंभ से अंत तक कठिनाई होती है।

संकुचित श्रोणि का निदान (Diagnosis of Contracted Pelvis)

पिछले दो दशकों में संकुचित श्रोणि की तीव्र मात्रा के प्रभाव (Incidence of severe degree) में क्रमिक कमी आयी है। यह कमी जीवन के उन्नत स्तर विशेषकर पोषण के स्तर में सुधार के कारण हुई है। परन्तु महत्वपूर्ण है – भ्रूण-श्रोणि की असंगति (Feto-pelvic disproportion) जो अपर्याप्त श्रोणि या वृहत्त शिशु या अधिक सामान्यतः दोनों के एक संयोजन के कारण होती है।

पूर्ववर्ती इतिवृत्त (Past History)

रोगात्मक या चिकित्सीय (Medical): अस्थि भंग (Fracture), सूखा रोग (Rickets), अस्थिमृदुता (Osteomalacia), श्रोणीय संधि या मेरूदण्ड का यक्ष्मा (Tuberculosis of the pelvic joints or spines) और पोलियो (Poliomyelitis) का पूर्ववर्ती इतिहास की छानबीन होती है।

प्रासूतिक (Obstetrical): यद्यपि अजटिल (Uncomplicated), एक औसत आकार शिशु का पूर्ववर्ती सुरक्षित योनिक जनन (Vaginal delivery) पर्याप्त रूप से श्रोणीय संकुचन को निषिद्ध (Exclude) किया जाता है, स्वतः या कठिन उपकरणीय प्रसव के बाद दीर्घ और एक श्रमसाध्य (Tedious) प्रसव का पूर्ववर्त्ती इतिहास श्रोणीय संकुचन का संकेतक होता है। कठिन योनिक जनन जिसका अंत मृत जन्मा (Stillborn) या प्रारंभिक नवजात शिशु की मृत्यु या संकुचित श्रोणि की स्थिति में किसी अन्य कारणात्मक कारकों के बिना कठिन प्रसव के बाद विलंबित तंत्रिकीय विदार बिन्दु (Late neurological stigmata) में होता है । शिशु का भार, मातृक क्षति (Maternal injuries) जैसे संपूर्ण मूलाधारी विदारण (Perineal tear) के प्रमाण, मूत्राशय-योनिक या मलाशय-योनिक नालव्रण (Vesico-vaginal or recto-vaginal fistula) यदि उपलब्ध है, तो वे उपयोगी मार्गदर्श (Guide) होते हैं।

शारीरिक जाँच (Physical Examination)

ऊँचाई या कद (Stature): 5 फीट (60” =152 cm) से कम ऊँचाई की एक लघु स्त्री में एक लघु श्रोणि होने की संभावना होती है। उसमें एक लघु शिशु होने की भी संभावना होती है। तथापि (However), इसका यह अभिप्राय (या अर्थ) यह नहीं है कि लम्बी स्त्री में सर्वदा एक उत्तम श्रोणि होती है।

अपयश या कलंक (Stigma): श्रोणीय अस्थि (Pelvis bones), नितम्ब संधि (Hip joint) या मेरूदण्ड (Spine) की जन्मजात या अर्जित विरूपता (Deformities) कठिन शिशु-जनन दुर्विकास संलक्षण (Dystocia dystrophic syndrome) – इसमें निम्नलिखित लक्षण होते हैं – रोगी की मोटी ग्रीवा (Bull neck), चौड़ा स्कंध (Broad shoulder) तथा लघुजघन (Short thighs) के साथ गठीला रूप से निर्माण होता है। वह लोमों (Hairs) के एक पुरूष के समान वितरण के साथ स्थूल (Obese या मोटी) होती है। प्रायः उपजननक्षम (Subfertile) होती है तथा उसमें कष्ट-आर्तव (Dysmenorrhea), अल्प-आर्तव (Oligomenorrhea) या अनियमित आर्तव (Irregular periods) होता है । प्राक्-गर्भाक्षेपक (Pre-eclampsia) का वर्धित प्रभाव तथा पूर्णगर्भात्तर अवस्था (Postmaturity) की प्रवृत्ति होती है। श्रोणि का प्रकार पुरुषाभ (Android) होता है। पश्चकपाल-पश्च अवस्थिति (Occipito-posterior position) सामान्य होती है । प्रसव के दौरान निष्क्रियता (Inertia) भी प्रायिक (Common) होती है तथा गहरा अनुप्रस्थ अवरोध (Deep transverse arrest) या वहिर्गम कठिन शिशु जनन (Outlet dystocia) की प्रवृत्ति होती है जिसके कारण कठिन उपकरणीय प्रसव या शल्यक्रिया द्वारा प्रसव (CS = cesarean section) की आवश्यकता हो सकती है। दुग्धश्राव (Lactation) की विफलता की संभावना होती है।

उदरीय जाँच (Abdominal Examination)

अवलोकन (Inspection): निलंबी (Pendulous) उदर, विशेषकर पहली बार गर्भिणी स्त्री (Primigravidae) में, प्रवेशमार्ग (Inlet) संकुचन का संदेह होता है।

प्रासूतिक (Obstetrical): पहली बार गर्भिणी स्त्री में प्रसव के प्रारंभ होने के पहले सिर का श्रोणि में प्रवेश (Engagement) होता है। पहली बार गर्भिणी स्त्री में अप्रकृत गर्भस्थिति (Malpresentation) की उपस्थिति श्रोणीय संकुचन का संदेह उत्पन्न करती है।

श्रोणि का मूल्यांकन या श्रोणिमिति (Assessment of the pelvis or Pelvimetry): श्रोणि का मूल्यांकन द्विहस्तीय (Bimanual) जाँच द्वारा किया जाता है। नैदानिक श्रोणिमिति (Clinical pelvimetry) या प्रतिबिम्बन अध्ययन (Imaging studies) द्वारा – विकिरण श्रोणिमिति (Radio pelvimetry), कम्प्यूटरीकृत टोमोग्राफी (CT=Computerized tomography) तथा चुम्बकीय प्रतिध्वनि प्रतिबिम्बन (MRI = Magnetic resonance imaging)।

नैदानिक श्रोणिमिति (Clinical pelvimetry): यह हस्तीय रूप से (Manually) होती है।

अवधि (Time): शीर्ष गर्भस्थिति (Vertex presentation) में 37वें सप्ताह के बाद किसी भी समय पर मूल्यांकन किया जाता है परन्तु प्रसव के आरंभ होने पर बेहतर होता है। ऊतकों (Tissues) का मृदुकरण (Softening) के कारण इस समय में मूल्यांकन प्रभावी रूप से किया जा सकता है।

क्रियाविधि (Procedure): रोगी के मूत्राशय (Bladder) को रिक्त करना है। अपूतिक (Aseptic) तैयारी करके रोगी को पृष्ठीय अवस्थिति (Dorsal position) में रखकर उसकी श्रोणीय जाँच की जाती है। इसके साथ-साथ निम्नलिखित विशेषताओं (Features) को लिखा जाता है –(1) गर्भाशय-ग्रीवा (Cervix) की स्थिति, (2) श्रोणीय-कंटक (Ischial spines) के सापेक्ष गर्भ के प्रस्तुत भाग का स्थान (Station of the presenting part) को लिखना, (3) अनावरोहित (Non-engaged) सिर में शीर्ष-श्रोणीय असंगति (Cephalopelvic disproportion) के लिए परीक्षण करना (इसका वर्णन बाद में किया जायेगा), (4) मूलाधारी पेशियों (Perineal muscles) के लचीलेपन को लिखना।

सोपान (Steps): आंतरिक जाँच हल्के से (Gently), पूर्णतः, विधिवत् (Methodical) तथा उद्देश्यपूर्ण होनी चाहिए (देखें चित्र 23.7)। यह ध्यान में रखना चाहिए कि निष्कीटित (Sterilized) दस्ताना सहित अँगुलियों (Gloved fingers) को एक बार बाहर लाने के बाद उसे पुनः प्रविष्ठ नहीं करना चाहिए।

त्रिकास्थि (Sacrum): यह चिकनी, पर्याप्त वक्राकार (Curved) और प्रायः निचले तीन खण्डों से परे अगम्य (Inccessible) होती है। ऊपर से नीचे तथा किनारे से किनारे तक लम्बाई, चौड़ाई तथा वक्रता (Length, breadth and curvature) को लिखने की आवश्यकता होती है।

त्रिक्-नितम्बी खाँचा (Sacro-sciatic notch): खाँचा पर्याप्त रूप से चौड़ा होता है जिससे कि दो अंगुलियों को आसानी से खाँचे को आच्छादित करने वाला त्रिक्-शूलमय बंधन (Sacro-spinous ligament) पर रखी जा सके। खाँचे की आकृति (Configuration) श्रोणि का पश्चखण्ड तथा निचली श्रोणि की पार्श्व दिवालों (Side walls) की क्षमता को सूचित करती है।

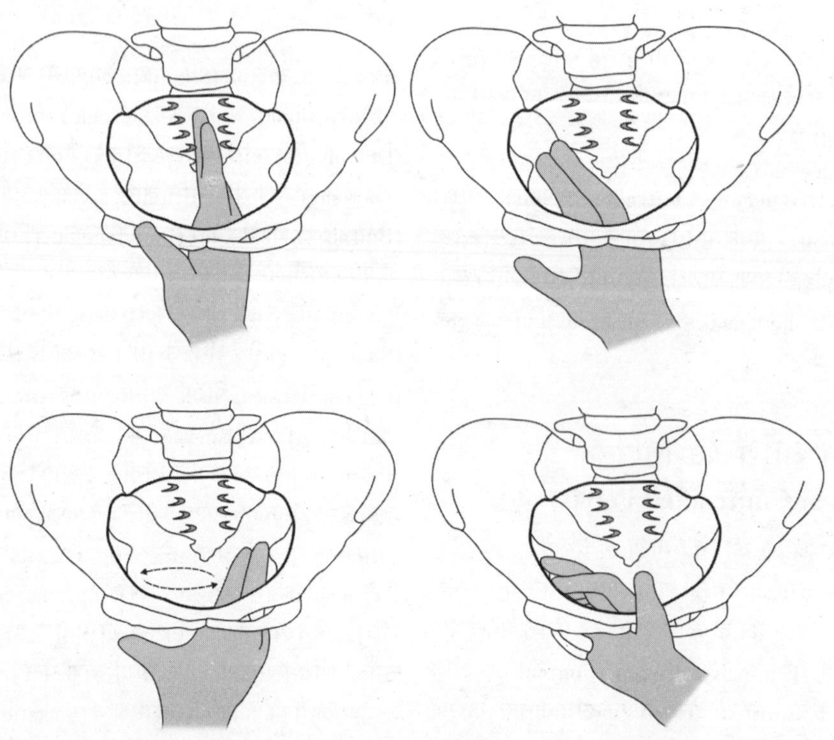

चित्र (Fig.) 23.7: श्रोणि का नैदानिक मूल्यांकन (Clinical assessment of the pelvis)

श्रोणिखण्ड कंटक (Ischial spines): कंटक प्रायः चिकने (वहिर्वलित = Everted) होते हैं तथा स्पर्शन कठिन (Difficult to palpate) होता है। वे प्रायः प्रत्यक्ष होते हैं तथा कोटर (Cavity) का अतिक्रमण करते हैं जिसके कारण मध्य श्रोणि का उपलब्ध स्थान कम हो जाता है।

श्रोणि-कंकतरेखा (Ilio-pectineal lines): किसी विभंजन (Breaking) के लिए लिखना है जो संकीर्ण पूर्वश्रोणि (Fore pelvis) (पुरुषाभ रूप = Android feature) का संकेतक (Suggestive) होता है।

पार्श्व दिवाल (Side walls): वे सामान्यतः गतिशील अंगुलियों द्वारा आसानी से स्पर्शग्राह्य (Palpable) होती हैं जब तक कि अभिसारी (Convergent) नहीं होते।

संधानक जघन की पश्च सतह (Posterior surface of symphysis pubis): यह सामान्यतः एक चिकनी गोल वक्र होती हैं। कोणीकरण (Angulation) या विभंजन की उपस्थिति से अपसामान्यता (Abnormality) का संकेत होता है।

जघन चाप (Pubic arch): सामान्यतः जघन-चाप गोल होता है तथा अंगुली का हथेलीय क्षेत्र (Palmar aspect) को समायोजित करना चाहिए। जघन कोण की अपेक्षा चाप की आकृति (Configuration = संस्थिति) अधिक महत्वपूर्ण होती है।

विकर्ण संयुग्मी (Diagonal conjugate) (देखें पृ.सं. 93): क्रियाविधि (Procedure) के बाद अंगुली को बाहर निकाले जाते है।

जघन कोण (Pubic angle): निचली जघन-शाखाओं (Inferior pubic rami) को सीमांकित किया जाता है तथा स्त्री में यह कोण लगभग पूर्णतः अपवर्तित अंगूठा (Abducted thumb) तथा तर्जनी अंगुली (Index finger) के अनुरूप होता है। संकीर्ण कोण में यह लगभग पूर्णतः अपवर्तित मध्य और तर्जनी अंगुली के अनुरूप होता है।

निर्गम द्वार का अनुप्रस्थ व्यास (Transverse diameter of the outlet TDO): इसका मापन प्रथम अंतरा-अंगुल्यस्थि संधियों (Interphalangeal joints) के पोरों (या गांठ) (Knuckles) पर या श्रोणीय अस्थिप्रोत्थों (Ischial tuberosities) के बीच स्थापित पुष्टि (Clinched fist) के पोरों पर रखकर किया जाता है। (देखें चित्र 23.8)

वहिर्गम का अग्रपश्च व्यास (Antero-posterior diameter of the pelvis): जघन संधानक (Symphysis pubis) का निचला किनारा तथा त्रिक-अनुत्रिक संधि पर त्वचा (Skin over the sacro-coccygeal joint) के बीच दूरी का मापन विकर्णी संयुग्मी (Diagonal conjugates) के लिए नियोजित विधि द्वारा या बाहरी कैलिपर्स (Calipers) द्वारा किया जाता है।

एक्स' किरण श्रोणिमिति (X-ray pelvimetry) का श्रोणीय संकुचन या शीर्ष-श्रोणीय असंगति (Cephalo-pelvic disproportion) के निदान (Diagnosis) में सीमित महत्व होता है। श्रोणीय क्षमता के अतिरिक्त कुछ अन्य कारक भी सफल योनिक जनन (Vaginal delivery) में शामिल होते हैं। ये हैं – भ्रूण का आकार (Fetal size), गर्भस्थिति (Presentation), गर्भाशयी संकुचन की अवस्थिति (position) और बल या शक्ति (Force)। अन्य कारकों का मूल्यांकन एक्स किरण श्रोणिमिति नहीं कर सकती है। यह योनिक जनन या प्रसव की संभावना का भी पूर्वानुमान विश्वस्तता के साथ नहीं लगा सकती है, न ही नितम्ब गर्भस्थिति (Breech presentation) में और न ही पूर्ववर्ती शल्यक्रिया द्वारा प्रसव (Previous cesarean section) के साथ रोगियों में। तथापि (However), भंजित श्रोणि (Fractured pelvis) के साथ रोगियों में तथा महत्वपूर्ण व्यासों के लिए जो नैदानिक (Clinical) जाँच के लिए अगम्य या असुलभ (Inaccessible) होते हैं, एक्सकिरण श्रोणिमिति उपयोगी होती है। (नीचे देखें)।

प्रविधि (Technique): श्रोणि के सम्पूर्ण मूल्यांकन के लिए तीन दृष्टिकोण (Views) होते हैं – अग्र-पश्च (Antero-posterior), पार्श्विक (Lateral) और वर्हिगम (Outlet)। परन्तु सामान्यतः, एक्स-किरण श्रोणिमिति केवल पार्श्विक अवलोकन (Lateral view) को सीधा करने (Erect) तक सीमित होती है [उरू–शीर्ष (Femoral head) तथा श्रोणि–उलूखन (Acetabulum) के किनारों को अध्यारोपित (Supermposed) होना चाहिए] जो अधिकतर उपयोगी सूचनाएँ देती है जैसे (देखें चित्र 23.1C)।

(1) श्रोणि की नति (Inclination of the pelvis), (2) त्रिक-कोण (Sacral angle) (3) दीर्घ प्रोतुंग (False promontory) की उपस्थिति, (4) सिर के अवरोहन की मात्रा या अंश (Degree of engagement of the head), (5) प्रवेश-मार्ग (Inlet या अंतर्गम) का सबसे छोटा अग्र-पश्च व्यास (A-P diameter), (6) त्रिक-नितम्ब खाँचे की आकृति और आकार (Shape and size of the

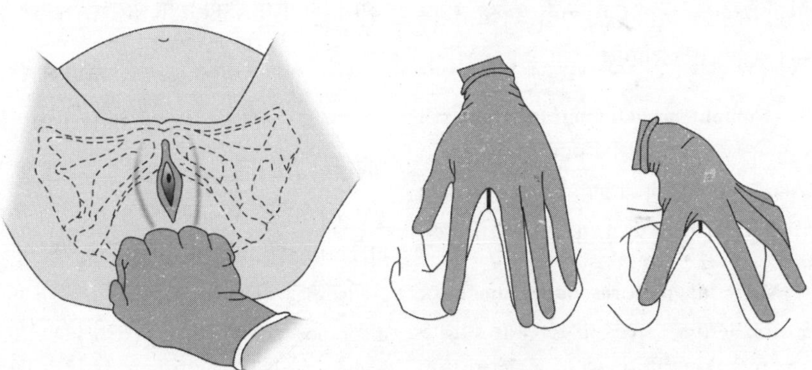

चित्र (Fig.) 23.8: निर्गमद्वार तथा अधोजघन कोण का अनुप्रस्थ व्यास का मापन
(Measurement of transverse diameter of the outlet and subpubic angle)

सारणी (Table) 23.3: किनारा (Brim), मध्यश्रोणिमित (Midpelvis) तथा वहिर्गम (Outlet) पर संकुचन (Contraction) का पता लगाने के लिए मुख्य रूपों (Salient features) को लिखना है।

किनारा (Brim)	मध्यश्रोणि (Midpelvis)	वहिर्गम (Outlet)
(1) विकर्ण संयुग्मी (Diagonal conjugate)	(1) त्रिकास्थि (Sacrum)	(1) पार्श्व दिवाल (Sidewlls)
(2) जघन-संधानक की पश्च सतह (Posterior surface of symphysis pubis)	(2) श्रोणिखण्ड कंटक (Ischial spines)	(2) त्रिक-अनुत्रिक संधि (Sacro-coccygeal joint)
(3) श्रोणि-कंकत रेखा (Ilio-pectineal line)	(3) त्रिक-नितम्ब खाँचा (Sacro-sciatic notch)	(3) अधोजघन चाप (Subpubic arch)
(4) त्रिक-नितृम्ब खाँचा (Sacro-sciatic notch)	(4) पार्श्व दिवाल (Sidewalls)	(4) अधोजघन कोण (Subpubic angle)
		(5) वहिर्गम का अनुप्रस्थ व्यास (TDO = Transverse diameter of outlet)

sacro-sciatic notch), (7) त्रिक-अनुत्रिक पठार (Sacro-coccygeal plateau), (8) वहिर्गम (Outlet) के अग्र-पश्च अवलोकन से प्रवेश-मार्ग और द्विकंटकीय (Bispinous) का अनुप्रस्थ व्यास (tranverse diameter) का सही मापन होता है।

एक्स-किरण श्रोणिमिति का महत्व (Values) – प्रसव का सफल परिणाम का पूर्वानुमानिक (Progonostic) महत्व निम्नलिखित हैं – (1) श्रोंणि का आकार और आकृति, (2) गर्भस्थिति (Presentation) और सिर की अवस्थिति (Position) (3) सिर का आकार, (4) सिर का गढ़न (Moulding), (5) श्रोणि का पीछे हटना (give way of the pelvis), (6) गर्भाशयी संकुचन का बल या शक्ति (Force)। इन अज्ञात कारणों में से केवल एक कारक –श्रोणि का आकार और आकृति की पहचान एक्सकिरण श्रोणिमिति कर सकती है। इस प्रकार यह (श्रोणिमिति) श्रोणि के नैदानिक मूल्यांकन (Clinical assessment) में केवल अनुपूरक (Supplementary) होती है तथा नैदानिक जाँच को प्रतिस्थापित (Replace) नहीं कर सकती है।

एक्सकिरण श्रोणिमिति का खतरा (Hazards): इसमें माता और भ्रूण का विकिरण प्रभावन (Radiation exposure) को शामिल किया जाता है। पारम्परिक (conventional) एक्सकिरण श्रोणिमिति में जननग्रन्थि (Gonads) पर विकिरण प्रभावन लगभग 885 मिलीरेड (Millirad) होता है। अतः यह कुछ चयनित रोगियों (Selected cases) तक सीमित होती है।

कम्प्यूटरीकृत टोमोग्राफी (CT = Computerized tomography): इसमें कम विकिरण प्रभावन (44-425 मिली रेड) होता है तथा निष्पादित (Perform) करना आसान होता है। पारम्परिक एक्सकिरण श्रोणिमिति की तुलना में इसकी शुद्धता भी अधिक होती है। देखें चित्र 23.9A।

चुम्बकीय प्रतिध्वनि प्रतिबिम्बन (MRI= Magnetic resonance imaging): अस्थिमय श्रोणि (Bony pelvis) का मूल्यांकन करने के लिए यह अधिक विश्वस्त (या सही) होता है। यह भ्रूणीय आकार (Fetal size) तथा मातृक कोमल ऊतकों (Maternal soft tissues) का मूल्यांकन करने में भी उपयोगी होता है जो कठिन शिशु-जनन (Dystocia) में शामिल होते हैं। इसमें विकिरण प्रभावन का कोई खतरा नहीं होता है, अतः जैविक रूप से (Biologically) यह सुरक्षित होता है। यह महँगा (Expensive) होता है, इसमें अधिक समय लगता है तथा इसकी सुलभता (Availability) सीमित होती है।

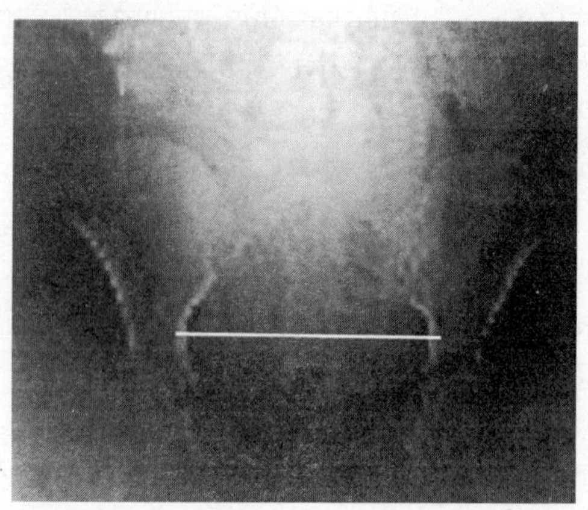

चित्र (Fig.) 23.9A: मातृक अस्थिमय श्रोणि (Maternal bony pelvis) का CT जिसमें किनारे-तट (Brim) का सर्वाधिक चौड़ा अनुप्रस्थ व्यास (Widest transverse diameter) का प्रदर्शन है।

असंगति
(Disproportion)

परिभाषा (Definition): श्रोणि के सापेक्ष असंगति एक स्थिति है जहाँ भ्रूण का आकार तथा श्रोणि के आकार के बीच समान्य अनुपात (Normal proportion) बाधित होता है। सिर और श्रोणि के बीच संबंध में असमानता (या विषमता = Disparity) को शीर्ष-श्रोणीय असंगति (CPD=Cephalopelvic disproportion) कहते हैं। असंगति (या विषमता) या तो लघु श्रोणि (Small pelvis) के साथ एक सामान्य आकार के शिशु के कारण या सामान्य आकार के श्रोणि के साथ एक वृहत (Large) शिशु [जलशीर्ष (Hydrocephalus)] के कारण या दोनों कारकों के संयोजन के कारण होती है।

चूँकि भ्रूण का वृहतम (Largest) भाग सिर होता है, अतः यह जानना आवश्यक होता है कि क्या सिर का अधिकतम व्यास श्रोणि के विभिन्न तलों (Planes) से होकर आगे बढ़ सकता है। इस प्रकार, नैदानिक (Clinical) दृष्टिकोण से एक प्रदत्त (Given) श्रोणि के मापन पर पूर्णतः केन्द्रित होने की अपेक्षा शीर्ष-श्रोणीय असंगति की पहचान करना अधिक तार्किक (Logical) होता है कयोंकि सिर एक उत्कृष्ट श्रोणिमापी (Pelvimeter) होता है। इस प्रकार असंगति एक या अधिक तलों तक सीमित हो सकती है। किनारा मुँह (Brim) पर शीर्ष-श्रोणीय असंगति की अनुपस्थिति मध्यश्रोणितल तक (Mid pelvic plane) पर उसकी उपस्थिति को प्रायः परन्तु सर्वदा नहीं नकारती है। दूसरी ओर पृथक वर्हिगम संकुचन (Isolated outlet contraction) मध्यश्रोणीय संकुचन के बिना एक दुर्लभता (Rarity) है। इस प्रकार संकुचित श्रोणि का मूल्यांकन करते समय श्रोणि का सम्पूर्ण मूल्यांकन तथा शीर्ष-श्रोणीय असंगति की उपस्थिति और मात्रा (degree) की पहचान को लिखना चाहिए।

मुँह (या किनारे) पर शीर्ष-श्रोणीय असंगति का निदान (Diagnosis of Cephalopelvic Disproportion at the Brim)

मुँह पर शीर्ष-श्रोणीय असंगति की उपस्थिति और मात्रा (Degree) का पता निम्नलिखित द्वारा लगाया जाता है –

(1) नैदानिक (Clinical) – (a) उदरीय विधि (Abdominal method) (b) उदर-योनिक (Abdominio-vaginal) (Muller-Munro kerr = मुलर-मुनरो केर)

(2) प्रतिबिंबन श्रोणिमिति (Imaging pelvimetry) – (ऊपर देखें)

(3) शीर्षगिति (Cephalometry) – (a) अतिरवन (Ultrasound), (b) चुम्बकीय प्रतिध्वनि प्रतिबिम्बन (MRI) तथा (c) एक्सकिरण (X-ray)।

नैदानिक (Clinical): बहुप्रसवा स्त्री (Multipara) में एक औसत आकार शिशु का स्वतः जनन का पूर्ववर्त्ती इतिवृत्त (Previous history), यथोचित रूप से (Reasonably) संकुचित श्रोणि को वर्जित (Rule out) करता है। परन्तु पहली बार गर्भिणी स्त्री (Primigravida) में प्रसव पर सिर का अनावरोहण (Non-engagement) असंगति को वर्जित करना चाहिए।

उदरीय विधि (Abdominal method): रोगी को पृष्ठीय अवस्थिति (Dorsal position) में जघन (Thighs) को अल्प अभिनत (Slightly flexed) के साथ रखा जाता है। सिर को बायें हाथ द्वारा कसकर पकड़ा जाता है। दाहिने हाथ की दो अँगुली (तर्जनी – Index तथा मध्य) को जघन संघानक (symphysis pubis) पर रखा जाता है जिसमें अंगुली की आंतरिक सतह जघन संघानक की अग्र (Anterior) सतह के साथ रेखा में होती है। जब सिर को नीचे की ओर तथा पीछे की ओर धकेला जाता है तब अंशछादन (Overlapping) की मात्रा (Degree) यदि कोई होती है तो उसे लिखना है। देखें चित्र 23.9B।

अनुमान या निष्कर्ष (Inferences):

(1) जघन संधानक पर भित्तीय अस्थि (Parietal bone) का अंशछादन के बिना श्रोणि में सिर को नीचे धकेला जाता है – असंगति नहीं,

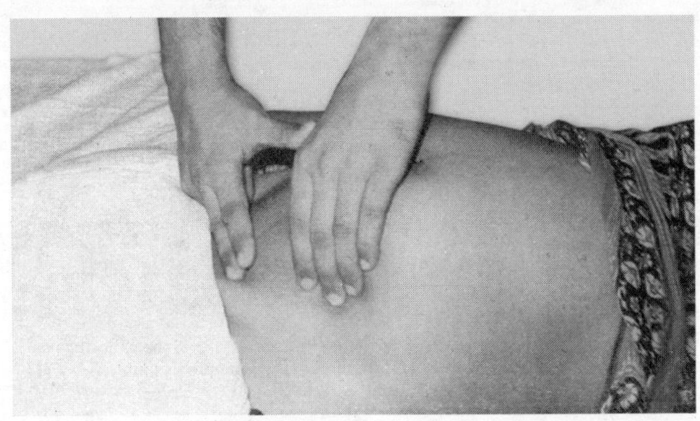

चित्र (Fig.) 23.9B: शीर्ष-श्रोणीय असंगति के परीक्षण की उदरीय विधि (Abdominal method of testing cephalopelvic disproportion)

(2) सिर को थोड़ा नीचे परन्तु भित्तीय अस्थि पर अल्प अंशछादन में धकेला जाता है जो अंगुलियों की अधोसतह (Undersurface) पर स्पर्श द्वारा पता चलता है (0.5 cm अंशछादन जो जघन संधानक की मोटाई होती है) – साधरण (Moderate) असंगति।

(3) सिर को नीचे धकेला नहीं जा सकता है ओर इसके बजाय भित्तीय अस्थि का भाग जघन संधानक के आगे निकला होता है (Parietal bone overhangs the symphysis pubis) जो अंगुली को विस्थापित करता है– तीव्र (Severe) असंगति।

उदरीय विधि को छानबीन क्रियाविधि (Screening procedure) के रूप में उपयोग किया जा सकता है। कभी-कभी अपनत (Deflexed = झुका हुआ) सिर, मोटी उदरीय दिवाल, उत्तेजनशील गर्भाशय तथा उच्च प्लावी (High floating) सिर के कारण असंगति को प्रकाश में लाना कठिन होता है।

उदर-योनिक विधि (Abdomino-vaginal method) (Muller Munro Kerr = मुलर-मुनरो केर) – उदरीय विधि की अपेक्षा यह द्विहस्तीय (Bimanual) विधि बेहतर होती है क्योंकि इसमें श्रोणीय मूल्यांकन भी साथ-साथ किया जाता है। सिर के अवरोहन (Descent) का उल्लेख करने के लिए श्रोणीय कंटक (Pelvis spines) के स्तर पर योनिक अंगुली नोंक (vaginal finger tips) को रखकर मुलर (Muller) ने इस विधि को प्रस्तुत किया था। मुनरो केर (Munro Kerr) ने अशछादन की मात्रा (Degree) को लिखने के लिए जघन-संधानक (Symphysis pubis) पर अंगूठे (thumb) के स्थापन (Placement) को इसमें जोड़ा (या योग किया) था। देखें चित्र 23.10।

निचली आंत्र (Lower bowel) को रिक्त किया जाता है, अधिमानतः (Preferably) गुदवस्ति या एनीमा (Enema) द्वारा। रोगी को मूत्राशय (Bladder) रिक्त करने के लिए कहा जाता है। रोगी को मूत्राशय अश्मरीहरण स्थिति (Lithotomy position) में रखकर उसकी आंतरिक जाँच की जाती है जिसमें सभी अपूतिक पूर्वावधानों (Aseptic precautions) का पालन किया जाता है। दाहिने हाथ की दो अंगुलियों को योनि (Vagina) में प्रवेश कराया जाता है जिसमें अंगुली के सिरों (finger tips) को श्रोणीय कंटकों (Ischial spines) के स्तर पर रखा जाता है तथा अंगूठे को जघन-संधानक के ऊपर रखा जाता है। सिर को बायाँ हाथ द्वारा पकड़ा जाता है तथा श्रोणि में नीचे और पीछे की दिशा में धकेला जाता है (देखें चित्र 23.10)।

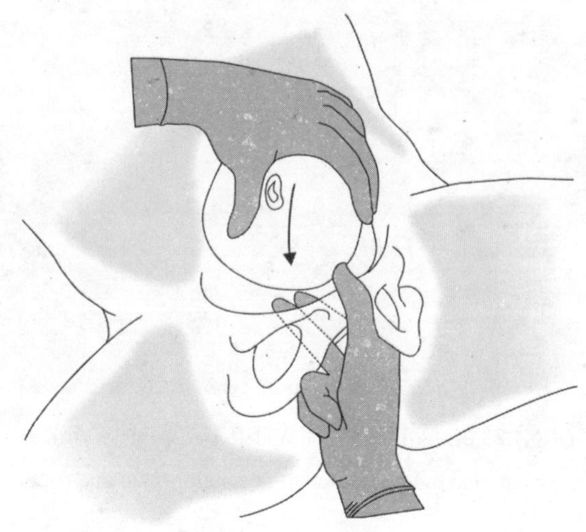

चित्र (Fig.) 23.10: शीर्ष-श्रोणीय असंगति (CPD) के परीक्षण की द्विहस्तीय विधि (Bimanual method) अंगुली का शीर्ष (Tips) कंटक (Spines) के स्तर (Level) पर है।

निष्कर्ष (Inferences):

(1) सिर को श्रोणिखण्ड के कंटक स्तर (Level of ischial spines) तक नीचे धकेला जाता है तथा जघन-संधानक पर भित्तीय अस्थि (Parietal bone) का अंशछादन (Overlapping) नहीं होता है – असंगति नहीं (No disproportion)।

(2) सिर को थोड़ा नीचे धकेला जा सकता है परन्तु श्रोणिखण्ड का कंटक स्तर नहीं तथा भित्तीय अस्थि का थोड़ा अंशछादन होता है – अल्प (Slight) या साधारण (Moderate) असंगति।

(3) सिर को नीचे धकेला नहीं जा सकता है और इसके बजाय भित्तीय अस्थि का भाग जघन-संधानक के आगे निकला होता है जो अंगूठे को विस्थापित कर देता है – तीव्र असंगति (Severe disproportion)।

नैदानिक मूल्यांकन की सीमाएँ (Limitations of clinical assessment): (1) यह विधि केवल मुँह (Brim या किनारा) पर असंगति की उपस्थिति या अनुपस्थिति की सूचना देने के लिए प्रयोज्य (Applicable) है न कि मध्यश्रोणीय या वहिर्गत संकुचन (Midpelvic or outlet contractions) का पता लगाने के लिए सर्वप्रयोज्य (All applicable) (2) भ्रूणीय सिर (Fetal head) का उपयोग एक श्रोणिमापी (Pelvimeter) के रूप में केवल अंतर्गत (Inlet) का अग्र-पश्च तल में संकुचन का पता लगाने में होता है परन्तु जब संकुचन अंतर्गम के अनुप्रस्थ व्यास (transverse diameter) को प्रभावित करता है तब यह अल्प (या न्यूनतर) उपयोग का होता है।

एक्स-किरण श्रोणिमिति (X-ray pelvimetry): खड़ी स्थिति में रोगी के साथ पार्श्विक (Lateral) एक्स-किरण अवलोकन (View) श्रोणि के सभी तलों (Planes) – अंतर्गम, मध्यश्रोणीय तथा वहिर्गम-में शीर्ष-श्रोणीय संगति (Cephalopelvic proportion) का मूल्यांकन करने में उपयोगी होता है।

शीर्षमिति (Cephalometry): यद्यपि सिर के आकार का लगभग मूल्यांकन नैदानिक रूप से (Clinically) किया जा सकता है, एक प्रदत्त (Given) श्रोणि के व्यासों के साथ संबंध को प्रकाशित करने के लिए द्विभित्तीय (Biparietal) व्यास का सही मापन मानक (Ideal) होता है। द्विभित्तीय व्यास का अतिस्वन चित्रण (Ultrasonography) द्वारा मापन या चुम्बकीय प्रतिध्वनि प्रतिबिम्बन (MRI = Magnetic reasonance imaging) से बेहतर सूचना मिलती है। पूर्णगर्भावधि (term) पर औसत द्विभित्तीय व्यास की माप 9–4–9.8 cm होती है।

चुम्बकीय प्रतिध्वनि प्रतिबिम्बन (MRI): विभिन्न तलों (Planes) पर श्रोणीय धारिता (Pelvic capacity) का मूल्यांकन करने के लिए यह (MRI) उपयोगी होता है। भ्रूणीय आकार (Fetal size), भ्रूणीय सिर का आयतन तथा श्रोणीय कोमल ऊतकों (Soft tissues) के मूल्यांकन में भी यह समान रूप से उपयोगी होता है जो सफल योनिक (Vaginal) प्रसव के लिए भी महत्वपूर्ण होता है।

असंगति की मात्रा और संकुचित श्रोणि (Degree of disproportion and contracted pelvis): नैदानिक (Clinical) पर आधारित तथा प्रतिबिम्बन श्रोणिमिति द्वारा अनुपूरित (Supplemented) मुँह (Brim) पर असंगति की निम्नलिखित मात्राओं (Degrees) का मूल्यांकन किया जाता है –

(1) तीव्र असंगति (Severe disproportion) – जहाँ प्रासूतिक संयुग्मी (Obstetric conjugate) 7.5 cm (=3") होता है। यह विरले ही देखा जाता है।

(2) सीमा रेखा (Borderline) – जहाँ प्रासूतिक सयुग्मी 9.5 cm और 10 cm के बीच होता है। जब अन्तर्गम (Inlet) का दोनों अग्रपश्च व्यास (Anteroposterior diameter) (<10 cm) तथा अनुप्रस्थ (Transverse) व्यास (<12 cm) न्यूनीकृत (Reduced) होता है तब कठिन प्रसव (Dystocia) का खतरा केवल एक व्यास का संकुचित (या कम) होने की अपेक्षा अधिक होता है।

गर्भावस्था और प्रसव पर संकुचित श्रोणि का प्रभाव (Effects of Contracted Pelvis on Pregnancy and Labor)

गर्भावस्था (Pregnancy): गर्भावस्था की समान्य प्रक्रिया (Course) अधिक प्रभावित नहीं होती है। तथापि (However), निम्नलिखित हो सकता है–

(1) चिपटी श्रोणि में पश्चनमनित (Retroverted) सगर्भ गर्भाशय (Gravid Uterus) का बंदीकरण (Incarceration) की अधिक संभावना होती है।

(2) उदर निलंबी (Pendulous) हो जाता है विशेषकर बहुप्रसवा (Multipara) में शिथिल (Lax) उदरीय दिवाल के साथ। (3) अप्रकृत गर्भस्थिति (Malpresentations), 3–4 गुना अधिक वर्धित होती है और इसलिए अस्थिर स्थिति (Unstable lie) की आवृत्ति भी बढ़ती है।

प्रसव (Labor): प्रसव में घटनाओं की प्रक्रिया अति परिवर्तित होती है जो श्रोणीय संकुचन और भ्रूण की गर्भस्थिति (Presentation of the uterus) पर निर्भर निम्नलिखित की संभावना होती है – (1) झिल्लियों (Membranes) का शीघ्र विदार (Rupture) का वर्धित प्रभाव होता है। (2) रज्जु का स्थानभ्रंश (Cord prolapse का प्रभाव बढ़ता है। (3) गर्भाशय-ग्रीवा का विस्फारण (Cervical dilation) मंद (Slow) गति से होता है। (4) विलंबित (Prolonged) प्रसव

की वर्धित प्रवृत्ति (Increased tendency) होती है तथा उपेक्षित रोगियों (Cases) में थकान (Exhaustion), निर्जलन (Dehydration) कीटीन-अम्लरक्ता (Keto-acidosis) तथा पूतिता (Sepsis) के साथ अवरूद्ध (Obstructed) प्रसव होता है। (5) शल्यक हस्तक्षेप (Surgical interference), सदमा (Shock या आघात), प्रसवोत्तर रक्तश्राव (Postpartum hemorrhage) तथा पूतिता (=सेप्सिस) का वर्धित प्रभाव होता है।

मातृक क्षति (Maternal injuries): शल्यक हस्तक्षेप के बाद या स्वतः जननांगी क्षेत्र (Genital tract) की क्षति हो सकती है। मातृकरूग्नता (Morbidity) तथा मर्त्यता (Mortality) में वृद्धि होती है।

भ्रूणीय खतरा (Fetal hazards): आघात (Trauma) तथा श्वास-अवरोध (Asphyxia) के कारण भ्रूणीय खतरा होता है। कुल प्रभाव से वर्धित पेरिनैटल मर्त्यता तथा रूग्नता (Increased perinatal mortality and morbidity) होती है।

संकुचित श्रोणि (अंतर्गम संकुचन) का प्रबंध (Management of Contracted Pelvis or Inlet Contraction)

संकुचित अंतर्ग्रम (या प्रवेशमार्ग) का प्रबंध का सूत्रीकरण में पूर्वापेक्षा (Perequisite) नैदानिक (Clinical) जाँच तथा प्रतिबिम्बन श्रोणिमिति (Imaging pelvimetry) द्वारा असंगति की मात्रा (Degree) का निश्चित पता लगाना है। इसमें सम्बद्ध जटिलकारी कारकों पर भी ध्यान देना है, यदि कोई होता है।

अंतर्गम संकुचन की अल्प मात्रा कोई समस्या उत्पन्न नहीं करती है तथा गर्भवती स्त्री को पूर्णगर्भावधि (Term) पर स्वतः योनिक जनन के लिए छोड़ दिया जाता है। सामान्य (Moderate) य तीव्र (Severe) मात्रा के संकुचन के लिए निम्नलिखित में से किसी एक द्वारा कार्य किया जाता है –

(1) प्रसव का कालपूर्व प्रेरण (Preterm induction of labor)

(2) पूर्ण गर्भावधि पर चयनात्मक शल्यक्रिया द्वारा प्रसव (Elective cesarean section at term)

(3) प्रयोगातमक प्रसव (Trial labor)

प्रसव का कालपूर्व प्रेरण (Preterm induction of labor): कालपूर्व प्रेरण केवल श्रोणीय संकुचन की सामान्य मात्रा (Moderate degrees) तक सीमित होता है। आजकल इसका समर्थन नहीं किया जाता है। तथापि (However), चयनित बहुप्रसवा महिलाओं (Multigravidae) में एक औसत आकार शिशु के कठिन योनिक जनन (Vaginal delivery) के पूर्ववर्त्ती इतिवृत्त (Previous history) के साथ इस विधि का उपयोग अपेक्षित तिथि के 2–3 सप्ताह पहले किया जा सकता है। परन्तु इसमें भ्रूणीय पूर्णविकास (Fetal maturity) के संबंध में निश्चित होना चाहिए।

पूर्ण गर्भावधि पर चयनात्मक शल्यक्रिया द्वारा प्रसव (Elective cesarean section at term): इसके लिए संकेत हैं – (1) अंतर्गम (Inlet) संकुचन की वृहत मात्रा (Major degrees) तथा (2) वहिर्गम (Outlet) संकुचन के साथ सम्बद्ध अंतर्गम संकुचन की सामान्य मात्रा में भी या जटिलकारी कारक (Complicating factors) जैसे – प्रथम बार गर्भिणी प्रौढ़ स्त्री (Elederly primigravida), अप्रकृत गर्भस्थिति (Malpresentation), शल्यक्रिया द्वारा प्रसव के बाद गर्भावस्था (Post-cesarean pregnancy), आदि। यदि भ्रूण के पूर्ण विकास के बारे में कोई संदेह नहीं है तब गर्भावस्था के अंतिम सप्ताह में किसी भी समय नियोजित रूप में शल्यक्रिया की जाती है। संदिग्ध पूर्ण विकास (Doubtful maturity) में दर्द आरंभ होने तक या झिल्ली का विदार (Rupture of membranes) होने तक, जो भी पहले होता है, शल्यक्रिया को स्थगित रखनी चाहिए।

प्रयोगात्मक प्रसव (Trial Labor)

परिभाषा (Definition): पर्यवेक्षण (supervision) के अधीन एक संस्थान (चिकित्सालय) में सतर्क प्रत्याशा (Expectancy) के साथ जिसमें योनिक जनन (Vaginal delivery) की आशा होती है, शीर्ष-श्रोणीय असंगति (Cephalopelvic disproportion) की एक सामान्य मात्रा (Moderate degree) में स्वतः प्रसव के संचालन को प्रयोगात्मक प्रसव कहा जाता है। योनिक या उदरीय शल्यक प्रसव (Operative delivery) के लिए प्रत्येक व्यवस्था सुलभ होनी चाहिए, यदि इसके लिए स्थिति उत्पन्न होती है।

उद्देश्य (Aims): प्रयोगात्मक का उद्देश्य अनावश्यक (Unnecessary) शल्यक्रिया द्वारा प्रसव से बचना है तथा एक स्वस्थ शिशु का जनन कराना है।

प्रयोग (Trial): शब्द का मूलतः उपयोग श्रोणीय पर्याप्तता (Pelvic adequacy) के परीक्षण (test) के लिए किया गया था परन्तु बाद में इसका उपयोग श्रोणीय धारिता (Capacity) के अलावा अनेक कारकों का परीक्षण करने में भी किया जाने लगा है। जैसे–शल्यक्रिया द्वारा प्रसव के बाद की गर्भावस्था (Post-cesarean pregnancy) के प्रसव में समस्या क्षतचिन्ह की अखण्डता (Integrity of scar) के साथ होती है तथा क्षतचिन्ह की अखण्डता का परीक्षण के लिए प्रयोग का संचालन किया जाता है।

परहेज (Contraindications): (1) सम्बद्ध मध्यश्रोणीय और वहिर्गम संकुचन (Associated midpelvic and outlet contraction), (2) जटिलकारी (complicating) कारकों जैसे– पहली बार प्रौढ़ स्त्री की गर्भावस्था (Elderely primigravida), अप्रकृत गर्भस्थिति (Malpresentation) पूर्ण गर्भोत्तर गर्भावस्था (Prematurity), शल्यक प्रसवोत्तर गर्भावस्था (Post-cesarean pregnancy), प्राक-गर्भाक्षेपक (Pre-eclampsia), चिकित्सीय (या रोगात्मक) व्यतिक्रम (Medical disorders) जैसे–हृदय रोग (Heart disease), मधुमेह (Diabetes), यक्ष्मा (Tuberculosis), आदि की उपस्थिति, (3) जहाँ रात-दिन शल्यक्रिया द्वारा प्रसव (CS=Cesarean section) के लिए सुविधा उपलब्ध नहीं है।

प्रयोगात्मक प्रसव का संचालन (Conduction of Trial Labor)

प्रयोगात्मक प्रसव के प्रबंध के लिए सतर्क पर्यवेक्षण (careful supervision) और अनुचिंतन या सोच-विचार (consideration) की आवश्यकता होती है। इसके लिए निम्नलिखित दिशा-निर्देश (guidelines) निर्धारित किये जाते हैं–

(1) प्रसव आदर्शतः (Ideally) प्रारम्भ में (In onset) स्वतः होना चाहिए। परन्तु उन रोगियों (Cases) में जहाँ प्रसव का प्रारंभ विफल होता है, प्रत्याशित तिथि (Expectant date) में भी, प्रसव का प्रेरण (Induction of labor) पर विचार किया जा सकता है।

(2) मुखीय आहार (Oral feeding) स्थगित रखना है तथा अंतः शिरीय निवेश या टपकन (Intravenous drip) द्वारा जलयोजन (Hydration) बनाये रखना है। पर्याप्त पीड़ाहर औषध (Analgesic) देना चाहिए।

(3) प्रसव की प्रगति (Progress of the labor) का अतिसावधानी से अवलोकन करना चाहिए जिसमें (a) भ्रूण का क्रमिक अवरोहन (Progressive descent of the fetus) तथा (b) गर्भाशय-ग्रीवा (cervix) का क्रमिक विस्फारण (dilation) [प्रसव क्रम का लेखाचित्र (Partography)] का कालिक रूप से (Periodically) उल्लेख करना है।

(4) यदि प्रगति की विफलता (Failure to progress) अपर्याप्त संकुचन के कारण होती है, तब कुछ चयनित रोगियों में ऑक्सिटोसिन निवेश (Oxytocin infusion) के साथ उल्व-उच्छेदन (Amniotomy) द्वारा प्रसव का संवर्धन (Augmentation) किया जा सकता है। गर्भाशय-ग्रीवा के न्यूनतम 3 cm विस्फारण के पहले किसी भी क्रियाविधि (Procedure) का नियोजन (Employ) नहीं करना चाहिए।

(5) मातृक और भ्रूणीय स्थिति का सावधानी से अवलोकन (Watch) करना चाहिए।

(6) झिल्ली के विदार (Rupture of the membranes) के बाद श्रोणि की जाँच करनी है – (i) रज्जु के स्थानभ्रंश को वर्जित करना (To exclude cord prolapse), (ii) उल्वीद्रव (Liquor amnio) का रंग लिखना, (iii) श्रोणि का पुनः एक बार मूल्यांकन करना, (iv) गर्भाशय-ग्रीवा की स्थिति के बारे में लिखना जिसमें गर्भाशय-ग्रीवा पर भ्रूण के प्रस्तुत भाग का दबाव (Pressure of the presenting part on the cervix) तथा सिर के अवरोहन की गति (Rate of descent) भी शामिल होती है।

सफल परिणाम (Successful outcome) निम्नलिखित पर निर्भर करता है: (1) श्रोणीय संकुचन की मात्रा (Degree), (2) श्रोणि की आकृति (Shape)- पुरूषाभ (Android) या सामान्यतः संकुचित श्रोणि की अपेक्षा समतल (Flat) श्रोणि बेहतर होती है। (3) अनुकूल शीर्ष गर्भस्थिति (Favorable vertex presentation) – अल्पभित्तीय (Less parietal) तिर्यकता (obliquity) के साथ अग्र (Anterior) भित्तीय गर्भस्थिति अनुकूल होती है । (4) गर्भाशय-ग्रीवा (Cervix) के पूर्ण विस्फारण (Dilation) तक अक्षत झिल्ली (Intact membranes) (5) प्रभावी गर्भाशयी संकुचन (effective uterine contractions) तथा (6) रोगी की सहनशीलता (Tolerance of the patient)।

प्रतिकूल लक्षण (Unfavorable features): (1) अपसामान्य (Abnormal) गर्भाशयी संकुचन की उपस्थिति (2) अति भित्तीय तिर्यकता के साथ पश्च (Posterior) भित्तीय गर्भस्थिति (Parietal presentation) (3) झिल्ली का मोटापन और शोथमय (thick and edematous) होना (5) शीर्ष (Caput) का निर्माण तथा सामान्य से अधिक के गढ़न (Moulding) का प्रमाण (Evidences) तथा (6) भ्रूणीय संकट (Fetal distress)।

प्रयोग को कितनी देर तक निरंतर रखना है? (How long the trial to be continued): स्वेच्छाचारी (Arbitrary) समय-सीमा का निर्धारणं करना वास्तव में कठिन होता है जो सभी रोगियों (Cases) पर लागू होता है। इसके वैयक्तिक आधार पर होना चाहिए। जब तक संतोषजनक प्रगति [सिर के अवरोहण (Descent) तथा गर्भाशय-ग्रीवा (Cervix) का क्रमिक विस्फारण (Dilation) द्वारा इसका संकेत मिलता है] और मातृक तथा भ्रूणीय स्थिति उत्तम बनी रहती है, प्रयोग को सुरक्षित रूप से जारी रखा जाता है। तथापि (However), यदि कोई अनिष्ट (Ominous) लक्षण प्रकट होता है तब प्रयोग को तत्काल रोक देना चाहिए। आजकल प्रयोग के समय को कम करने की प्रवृत्ति है। पर्याप्त गर्भाशयी संकुचन के बाद भी यदि अवरोहण (Descemt) या गर्भाशय-ग्रीवा का विस्फारण का अवरोध सक्रिय अवस्था में पर्याप्त समय (3–4 घंटे) तक होता है तब शल्यक्रिया द्वारा प्रसव (Cesarean section) कराया जाता है।

प्रयोगात्मक प्रसव का समापन (Termination of trial labor): निम्नलिखित में से किसी एक विधि द्वारा समापन किया जाता है –

(1) योनिद्वार उच्छेदन (Episiotomy) के साथ या के बिना स्वतः प्रसव (Spontaneous delivery) (30%)।

(2) चिमटी (Forceps) या निर्वात निष्कासक (Ventouse) (30%) – कठिन चिमटी प्रसव से परहेज करना (या बचना = Avoid) है।

(3) शल्यक्रिया द्वारा प्रसव (Cesarean section) (40%) – उदरीय प्रसव (Abdominal delivery) के लिए विवेकपूर्ण (Judicious) तथा सामयिक (Timely) निर्णय करना है। तथापि (However), महत्वपूर्ण रोगियों में गर्भाशयी निष्क्रियता (Uterine inertia) या भ्रूणीय खतरा का संकेत होने पर गर्भाशय-ग्रीवा (Cervix) का पूर्ण विस्फारण (dilation) के पहले भी शल्यक्रिया द्वारा प्रसव कराया जाता है।

सफल प्रयोग (Successful trial): प्रयोग को सफल तभी कहा जाता है जब योनिक रूप से (Vaginally) एक स्वस्थ शिशु का जन्म होता है, स्वतः या चिमटी द्वारा या निर्वात निष्कासक द्वारा उत्तम स्थिति में माता के साथ। शल्यक्रिया द्वारा प्रसव या मृत शिशु का स्वतः या कपाल-छेदन (Craniotomy) द्वारा जनन को प्रयोगात्मक प्रसव की विफलता कहा जाता है ।

प्रयोगात्मक प्रसव के लाभ (Advantages of trial labor):

(1) यह अनावश्यक शल्यक्रिया द्वारा प्रसव से बचाता है।

(2) यह प्रसव कालपूर्व प्रेरण (Premature induction) को उसका पूर्ववर्ती खतरे (Antecedent hazards) के साथ निराकरण (Eliminate) करता है।

(3) सफल प्रयोग से महिला को उत्तम भावी प्रसव के लिए निरापद (Ensure) बनाता है। हानि या दोष (Disadvantages): (1) असंगति (Disproportion) का परीक्षण अप्रमाणित (Unproven) बना रहता है जब भ्रूणीय संकट या गर्भाशयी दुष्क्रिया (Uterine dysfunction) के कारण शल्यक्रिया द्वारा प्रसव कराया जाता है। (2) वर्धित (Increased) पेरिनैटल रूग्नता या मर्व्यता (Perinatal morbidity or mortality) जो श्वास-अवरोध (Asphyxia) या अंतः कपालीय (Intracranial) रक्तश्राव के कारण होता है जब प्रयोग विलंबित (Prolonged) ओर / या कठिन प्रसव में समापन (End) होता है। (3) वर्धित मातृक रूग्नता (Increased maternal morbidity) जो विलंबित प्रसव और / या शल्यक प्रसव (Operative delivery) के प्रभाव के कारण होता है।

मध्यश्रोणि और वहिर्गम की असंगति (Midpelvic and Outlet Disproportion)

नैदानिक (clinical) मूल्यांकन में यह निर्धारित करना कठिन होता है कि क्या मध्यश्रोणि (Midpelvis) का अंत और वहिर्गम का प्रारम्भ कहाँ होता है। इसके अतिरिक्त मध्यश्रोणीय संकुचन के बिना वहिर्गम का संकुचन विरले ही होता है। इस प्रकार व्यवहार में दो समस्याओं को संयुक्त रूप से वहिर्गमी संकुचन (Outlet contraction) के रूप में विचार किया जाता है। वहिर्गम पर शीर्ष-श्रोणीय (Cephalopelvic) असंगति उसे कहा जाता है जहाँ वहिर्गम की द्विशूलमय और अग्र-पश्चतल (Bispinous and antero-posterior planes) से होकर आगे बढ़ने में द्विभित्तीय अधोपश्चपाल-ब्रह्मविन्दुकीय तल (Biparieta-suboccipito-bregmatic planes) विफल हो जाता है।

प्रबंध (Management): अन्तर्गम (Inlet) असंगति के विपरीत वहिर्गम असंगति का रोगात्मक निदान (Clinical diagnosis) केवल श्रोणि में सिर के पर्याप्त अवरोहण (Descent) के बाद किया जा सकता है। प्रासूतिक कारकों (Obstetric factors) से संबद्ध श्रोणि के सतर्क (Careful) मूल्यांकन पर उचित विचार के साथ प्रबंध विधान (Protocol) का सूत्रीकरण (या निर्माण) करना है।

(1) चयनातमक शल्यक्रिया द्वारा प्रसव (Selective cesarean section): मध्यश्रोणीय तल के दोनों अनुप्रस्थ (transverse) और अग्र-पश्च व्यास के संकुचन या अन्य जटिलकारी (complicating) कारकों के साथ अल्प (Minor) संकुचन में चयनात्मक शल्क्रिया द्वारा प्रसप का नियोजन किया जाता है।

(2) योनिक जनन का अवसर देना (To allow vaginal delivery): अल्प संकुचन के साथ अन्य प्रकार से जटिल रोगियों में सतर्क प्रत्याशा (Watchful expectancy) के साथ पर्यवेक्षण (Supervision) के अधीन योनिक जनन की अनुमति दी जाती है। सिर का गढ़न (Moulding) तथा अनुकूलन (Adaptation) तथा श्रोणि की नम्यता (या लचक) प्रायः संकुचित क्षेत्र से होकर सिर को आगे बढ़ने का अवसर देती है।

प्रसव का निष्पादन (Accomplishment) मूलाधारी क्षति (Perineal injuries) को रोकने के लिए गहरे यानिद्वार-उच्छेदन (Deep episiotomy) के साथ चिमटी (Forceps) या निर्वात निष्कासक (Ventouse=vaccum extractor) द्वारा होता है।

चिमटी का प्रयोग (Trial of forceps) या शल्यक्रिया द्वारा प्रसव (CS) पर विचार किया जा सकता है जो रोगी की स्थिति पर निर्भर होता है।

प्रसव में विलंब के रोगियों को देखना (Cases seen late in labor) विकासशील देशों (जैसे – भारत) में यह एक सामान्य समस्या है। प्रबंध का सिद्धान्त (Principles of Management) निम्नलिखित पर आधारित होता है –

(1) गहरा योनिद्वार उच्छेदन (Deep episiotomy) के साथ चिमटी (Forceps)
(2) कठिन चिमटी (Difficult forceps) से बचने के लिए शल्यक्रिया द्वारा प्रसव (Cesarean section)
(3) निर्वात निष्कासक (Ventouse) के बाद संधानोच्छेदन (Symphysiotomy)
(4) यदि भ्रूण (Fetus) मृत (Dead) है तब कपाल-उच्छेदन (Craniotomy)।

अध्याय

24

अपसामान्य गर्भाशयी क्रिया (Abnormal Uterine Action)

सामान्य प्रसव (Normal labor) में गर्भाशय-ग्रीवा (Cervix) क्रमिक विस्फारण (Dilation) और भ्रूणीय सिर (Fetal head) के अवरोहण (Descent) के साथ संबद्ध समन्वित गर्भाशयी संकुचन (Coordinated uterine contraction) [देखें चित्र 24.1] होता है। बहुप्रसवा स्त्री (Multiparous woman) में सामान्य प्रसव का संबंध गर्भाशय-ग्रीवा का विस्फारण ≥ 1 cm/hour होता है तथा उसका अंत सफल योनिक जनन (Vaginal delivery) में होता है। अप्रसवा (या बांझ) स्त्रियों (Nulliparous women) के लगभग 25% में प्रसव की अपसामान्यताएँ तथा बहुप्रसवा के 10% में ये अपसामान्यताएँ पायी जाती हैं। उन्नत प्रसव प्रबंध से अपसामान्य गर्भाशयी क्रिया के कारण कठिन प्रसवों (Dystocia) की संख्या में कमी की जा सकती है। गर्भाशयी संकुचन का समान्य स्वरूप (पैटर्न) का कोई भी विचलन (Deviation) जो प्रसव की प्रक्रिया (Course) को प्रभावित करता है, उसे अपसामान्य गर्भाशयी क्रिया कहते हैं।

अपसामान्य गर्भाशयी क्रिया के प्रकार (Types): इसका उल्लेख प्रवाह चित्र (Flow chart) 24.1 में किया गया है।

कारणता (Etiology): सामान्य गर्भाशयी संकुचन की क्रिया (Physiology) की पूर्णतः समझ के अभाव से उसके अव्यवस्थित (Disorder) क्रिया का कारण अस्पष्ट (Obscure) बना हुआ है। तथापि (However), निम्नलिखित नैदानिक स्थितियां (Clinical conditions) प्रायः सम्बद्ध होती हैं –

(1) विशेषकर माता की बढ़ती उम्र (Advancing age) के साथ प्रथम जनन में विद्यमान (Prevalent)
(2) विलंबित गर्भावस्था (Prolonged pregnancy)
(3) यमज (Twins) और / या अतिउल्वीद्रव (Hydramnios) के कारण गर्भाशय का अतिविस्तार (Over distension)
(4) मनोवैज्ञानिक कारक (Psychologic factor)

प्रवाह चित्र (Flow chart) 24.1: अपसामान्य गर्भाशयी क्रिया के प्रकार (Types of abnormal uterine action)

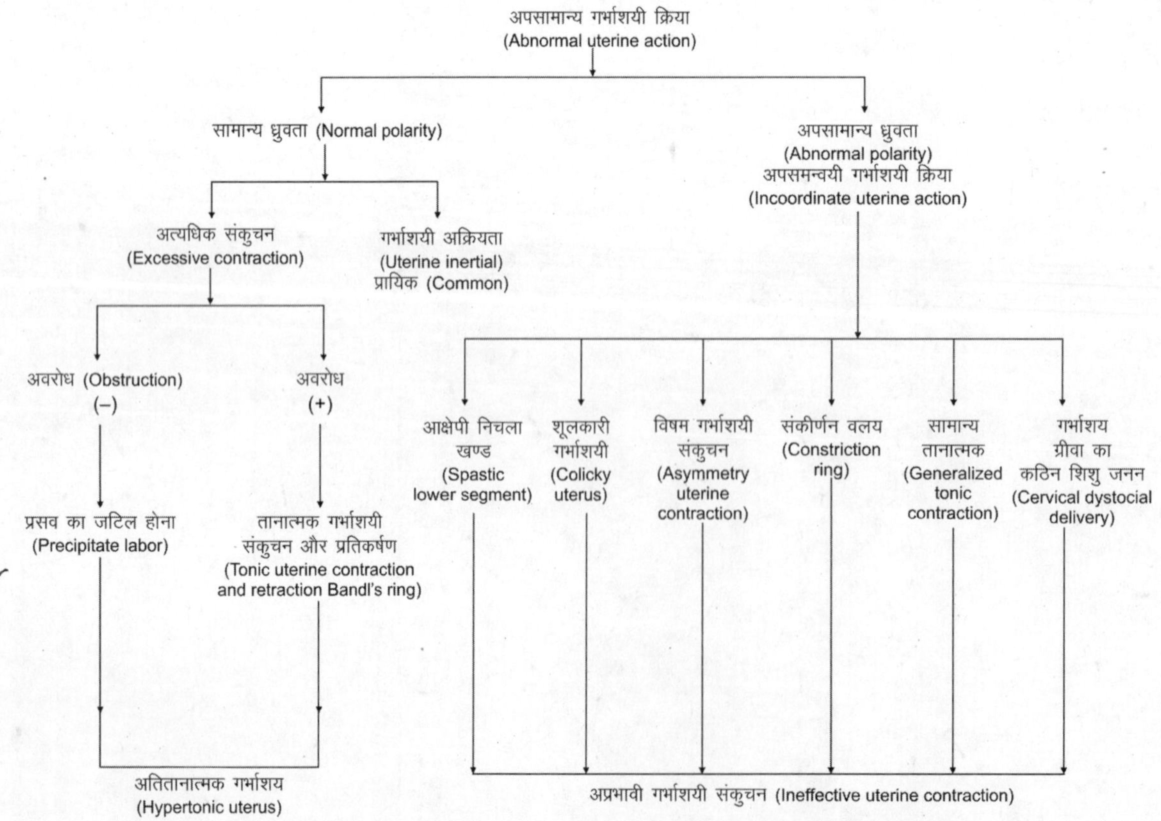

(5) संकुचित श्रोणि (Contracted pelvis), अप्रकृत गर्भस्थिति (Malpresentation), अभिनत सिर (Deflexed head), पूर्ण भरा मूत्राशय (Full bladder) भी प्रायः संबंधित होते हैं। ये सभी गर्भाशय के निचले खण्ड में भ्रूण (Fetus) के प्रस्तुत भाग के दोषपूर्ण अनुरूपन (Ill-fitting) की ओर अग्रसर होते हैं। यह संभवतः स्थानीय प्रतिवर्त क्रिया (Local reflex) के अवरोध के कारण होता है जिसकी आवश्यकता ऊपरी खण्ड के प्रभावी संकुचन को उत्पन्न करने में होती है।

(6) अवसादक औषध (Sedatives), पीड़ाहर औषध (Analgesics) तथा ऑक्सिटोसिक (Oxytocics) का विवेकपूर्ण अंतर्ग्रहण कराना चाहिए।

(7) हल्का संवेदनाहरण (Light anesthesia) के अधीन योनिक जनन या उपकरण द्वारा योनिक जनन का कालपूर्व (Premature) प्रयास करना।

गर्भाशयी अंतराल निर्माता (Uterine space maker) गर्भाशय का श्रृंग (Cornua) पर स्थित होता है और यह गर्भाशयी संकुचन को उत्पन्न करता है। प्रभावी गर्भाशयी संकुचन श्रृंग पर आरम्भ होता है तथा क्रमिक रूप से (Gradually) गर्भाशय पर नीचे की ओर इसका प्रवाह होता है (देखें चित्र 24.2)। प्रसव की प्रारम्भिक दुष्क्रिया (Primary dysfunction) में गर्भाशयी क्रियाशीलता एक प्रबल अंतराल निर्माता द्वारा संचालित होने के बदले में अन्य गति-चालक केन्द्रों (Pace maker foci) के कारण कम समर्थ संकुचन की ओर स्थानांतरित होती है। सर्वव्यापी (Global) और प्रभावी गर्भाशयी संकुचन को पुनः स्थापित करने के लिए आक्सिटोसिन चिकित्सा (Oxytocin therapy) प्रभावी (Effective) हो सकती है।

प्रारम्भिक दुष्क्रियात्मक प्रसव (Primary dysfunctional labor) उसे कहा जाता है जब प्रसव की एक सामान्य गुप्त अवस्था के बाद गर्भाशय-ग्रीवा का विस्फारण (Cervical dilation) < 1 सें.मीं. / घंटा (cm/hour) होता है (देखें चित्र 26.1)। यह एक सर्वसामान्य अपसामान्यता (Commonest abnormality) है जिसका अधिकतर सुधार उल्व-उच्छेदन (Amniotomy) तथा / या ऑक्सिटोसिन संवर्धन (Oxytocin augmentation) द्वारा किया जाता है। द्वितीय अवरोध (Second arrest) वह है जब गर्भाशय-ग्रीवा का विस्फारण रूक जाता है या प्रसव का सामान्य रूप से सक्रिय अवस्था का आरंभ होने के बाद विस्फारण मंद हो जाता है।

गर्भाशयी क्रियाशीलता या संकुचन (Uterine activity or contraction) का मापन निम्नलिखित द्वारा होता है – (1) आधारिक तान (Basal note), (2) क्रियाशील (या पराकाष्ठा=Peak) दबाव (Active pressure) तथा (3) आवृति (Frequency) । मूल्यांकन (assessment) निम्नलिखित द्वारा होता है – (1) नैदानिक स्पर्शन (Clinical palpation)–(Inaccurate = अशुद्ध) (2) बाहरी पारक्रमित्र (Transducer) के साथ प्रसूति-शक्तिमापी (Tocodynamometer) (3) अंतः गर्भाशयी दबाव नालशलाका (Intrauterine pressure catheter) का उपयोग-शुद्ध (Accurate) सामान्य आधार-रेखा तानता (Normal baseline tonus) 5 और 20 mm Hg के बीच होती है तथा पराकाष्ठा दबाव (Peak pressure) लगभग 60 mm Hg (8 Kpa) होता है।

गर्भाशयी अक्रियता या अल्पतानिक क्रिया (Uterine Inertia or Hypotonic Activity)

गर्भाशयी अक्रियता अव्यवस्थित (Disordered) गर्भाशयी संकुचन का एक सामान्य प्रकार है जो अपेक्षाकृत कम गंभीर (Serious) होती है। यह प्रसव की किसी भी अवस्था (Stage) को जटिल (complicate) बना सकती है। यह प्रसव के प्रारंभ से उपस्थित हो सकती है या प्रभावी संकुचनों के विभिन्न काल के बाद फलतः (Subsequently) विकसित हो सकती है।

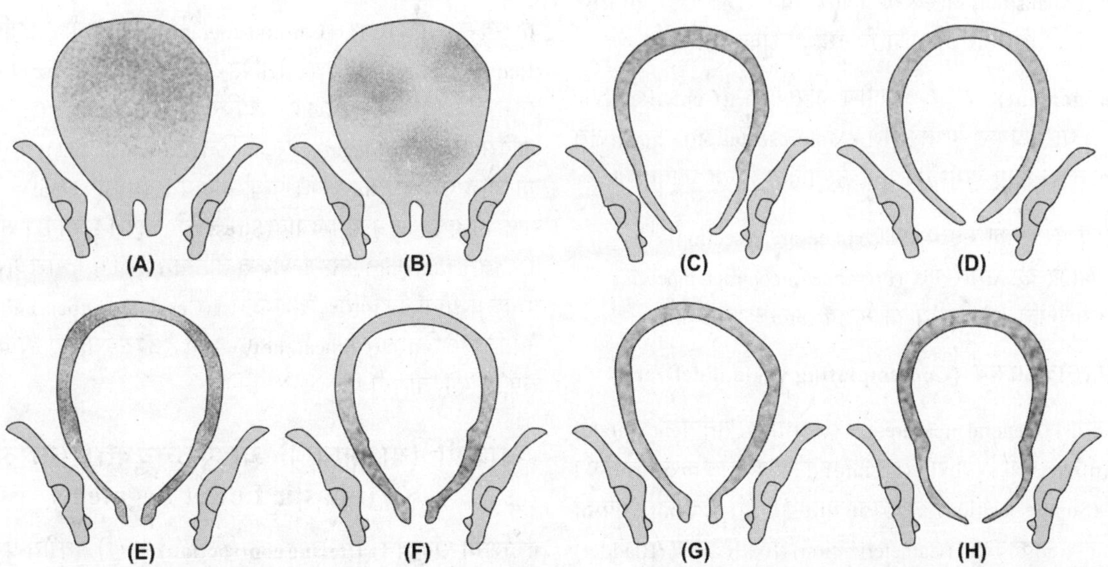

चित्र (Fig.) 24.1: गर्भाशयी संकुचन के सामान्य और अपसामान्य प्रतिरूप (Normal and abnormal patterns of uterine contractions) (गहरी छाया = Dark shade प्रबल संकुचन को सूचित करती है): (A) एक प्रबल गति चालक (Pacemaker) केन्द्र के साथ सामान्य गर्भाशयी संकुचन (B) तीन पृथक गतिचालक के साथ गर्भाशय जो श्रृंखला के रूप में (Sequentially) उत्तेजित होता है । (C) सांमान्य गर्भाशयी संकुचन (Normal uterine contraction) (D) गर्भाशयी अक्रियता (Uterine inertia) (E) शूलकारी गर्भाशय (Colicky uterus) (F) आक्षेपी निचला खण्ड (Spastic lower segment) (G) विषम संकुचन (Asymmetrical contraction) (H) गर्भाशय-ग्रीवा का कठिन शिशु-जनन (Cervical dystocia)

गर्भाशयी संकुचन (Uterine contractions): तीव्रता (Intensity) कम होती है, अवधि (Duration) भी कम होती है, संकुचनों के बीच पर्याप्त शिथिलन (Good relaxation) होता है तथा अंतरालों (Intervals) में भी वर्धन (Increase) होता है। प्रसव के गर्भाशयी संकुचनों का सामान्य स्वरूप (General pattern) बना रहता है [देखें चित्र 24.1] परन्तु संकुचन के दौरान अंतःगर्भाशयी (Intra-uterine) दबाव मुश्किल से 25 mm Hg से अधिक बढ़ता है।

निदान (Diagnosis): (1) गर्भाशयी संकुचन के दौरान रोगी कम पीड़ा का अनुभव करती है। (2) गर्भाशयी संकुचन के दौरान गर्भाशय (Uterus) पर हाथ रखने से कम दृढ़ीकरण (Less hardening) का पता चलता है। (3) पीड़ा के उत्फुल्लन स्थल (Acne) पर गर्भाशयी दिवाल आसानी से गर्तनीय (Indentable या दन्तुर) बन जाती है (4) संकुचन के बाद गर्भाशय शिथिल (Relaxed) हो जाता है, भ्रूणीय अंग पर्याप्त स्पर्शग्राह्य (Palpable) होते हैं, भ्रूणीय हृदयगति (Fetal heart rate) पर्याप्त (या उत्तम) बनी रहती है। (5) आंतरिक जाँच (Internal examination) से निम्नलिखित का पता चलता है – (i) गर्भाशय-ग्रीवा (Cervix) का अल्प विस्फारण (Poor dilation [पहली बार गर्भिणी स्त्री (Primigravida) में विस्फारण की सामान्य गति 1 cm/hour होनी चाहिए जो 3 cm विस्फारण के बाद होती है], (ii) संकुचित श्रोणि (Contracted pelvis), कुस्थिति (Malposition), अभिनत सिर (Deflexed head) या अप्रकृत गर्भस्थिति (Malpresentation) का संकेत मिल सकता है। (iii) झिल्ली (Membranes) प्रायः अक्षत (Intact) बनी रहती है।

माता और भ्रूण पर प्रभाव (Effects on the Mother and Fetus)

मातृक थकान (Exhaustion) और/या भ्रूणीय संकट (Distress) अप्रायिक (Unusual या विरले ही) होते हैं तथा विलम्ब से प्रकट होते हैं।

प्रबंध (Management): शीर्ष-श्रोणीय असंगति (Cephalopelvic disproportion) या अप्रकृत गर्भस्थिति (Malpresentation) को वर्जित (Exclude) करने के लिए रोगी का पुनः मूल्यांकन किया जाता है।

शल्यक्रिया द्वारा प्रसव का महत्व (Place of cesarean section)
(1) संकुचित श्रोणि की उपस्थिति (Presence of contracted pelvis)
2) अप्रकृत गर्भस्थिति (3) भ्रूणीय या मातृक संकट का प्रमाण

वेचारनीय योनिक प्रसव (Contemplating vaginal delivery):

(A) सामान्य उपाय (General measures) – (i) रोगी का मनोबल (Morale) को बनाये रखना, (ii) स्त्री के आसन (Posture) को परिवर्त्तित करना चाहिए। चित्त अवस्था (Supine position) से बचना चाहिए। (iii) यदि आवश्यकता होती है तब नालशलाकाकरण (Catheterization) द्वारा मूत्राशय (Bladder) को खाली कराना चाहिए। (iv) रिन्जर घोल (Ringer's solution) के अन्तर्वेश (Infusion) द्वारा जलयोजन (Hydration) को बनाये रखना चाहिए। (v) अंतः पेशीय (Intramuscular) पेथिडीन (Pethidine) 100 mg या स्पेरिन (Sparine) 500 mg तथा पेथिडीन 75 के संयुक्त रूप से देकर पीड़ा से पर्याप्त राहत देना।

(B) क्रियाशील उपाय (Active measures)-ऑक्सिटोसिन टपकन (Oxytocin drip) के बाद झिल्ली का निम्न विदार (Low rupture of the membranes) द्वारा गर्भाशयी संकुचन का त्वरण (Acceleration = गतिवर्धन) उत्पन्न किया जा सकता है। प्रभावी संकुचन के स्थापित होने तक टपकन गति (Drip rate) में क्रमिक रूप से वृद्धि की जाती है। (देखें अध्याय 34) प्रसव के बाद एक घंटे तक टपकन को निरंतर बनाये रखना चाहिए। यदि गर्भाशय-ग्रीवा (Cervix) का विस्फारण असंतोषजनक (Unsatisfactory) बना हुआ है तथा/या भ्रूणीय संकट प्रकट होता है तब शल्यक्रिया द्वारा प्रसव एक उत्कृष्ट विकल्प (Best alternative) होता है।

असमन्वयी गर्भाशयी क्रिया (Inco-ordinated Uterine Action)

यह प्रकार प्रायः प्रसव की सक्रिय अवस्था में प्रकट होती है। किसी भी स्थिति जैसे–आक्षेपी निचला गर्भाशयी खण्ड (Spastic lower uterine segment), शूलकारी गर्भाशय (Colicky uterus), विषम गर्भाशयी संकुचन (Asymmetrical uterine contraction), संकीर्णन वलय (Constriction ring) या गर्भाशय का सामान्यीकृत (Generalized) तानात्मक (Tonic) संकुचन से गर्भाशय का अतितानिक (Hypertonic) स्थिति उत्पन्न हो सकती है और इन सभी स्थितियों को सामूहिक रूप से असमन्वयी गर्भाशयी क्रिया कहते हैं । वर्धित आवृत्ति (Increased frequency) और/या गर्भाशयी संकुचनों की अवधि के कारण आधार-रेखा तान (Base-line tone) उत्पन्न होता है तथा उसके कारण अपरा के अंतरा-रसांकुर स्थान (Intervillous space) में रक्त परिवहन (Circulation) कम होता है।

प्रसव में यह भ्रूणीय ऑक्सीक्षीणता (Fetal hypoxia) का कारण बनता है। आधार-रेखा का अति तान (>25 mg Hg) के साथ अपरा का अवखण्डन (Placental abruption) प्रायः संबंधित होता है। भ्रूण की हृदयगति (FHR) का हृदस्पंदलेख (CTG=Cardiotocography) पर न्यूनीकृत परिवर्तनशीलता (Reduced variability) तथा विलंबित अत्वरण (Late deceleration) का प्रदर्शन होता है। (देखें चित्र 24.2) आक्सिटोसिक पदार्थ (Oxytocics) [जैसे आक्सिटोसिन (Oxytocin), प्रोस्टेग्लैंडिन (Prostaglandins)] के कारण गर्भाशय का अति उत्तेजन का संबंध प्रायः भ्रूणीय हृदप्रवेग (Fetal tachycardia) के साथ होता है जो भ्रूणीय दबाव (Stress) के कारण होता है। संकीर्णन वलय (Constriction ring), सामान्यीकृत तानिक (Tonic) गर्भाशयी संकुचन तथा गर्भाशय-ग्रीवा का कठिन शिशु-जनन (Cervical dystocia) का अपना पृथक नैदानिक अस्तित्व (Clinical entity) होता है और इसलिए इसकी चर्चा पृथक रूप से की जायेगी।

आक्षेपी (या आकर्षी या ऐंठनयुक्त) निचला खण्ड (Spastic Lower Segment)

गर्भाशयी संकुचन (Uterine contraction) – (1) बुघ्नीय प्रभुत्व (Fundal dominance) में कमी होती है और प्रायः उल्टी ध्रुवता (reversed polarity) होती है (देखें चित्र 24.1), (2) संकुचनों के बीच में अपर्याप्त शिथिलन (Inadequate relaxation), (3) 20 mm Hg का संकटापन्न स्तर (Critical level) से अधिक वर्धित (Raised) आधारिक तान (Basal tone) होता है। (देखें चित्र 24.2A)।

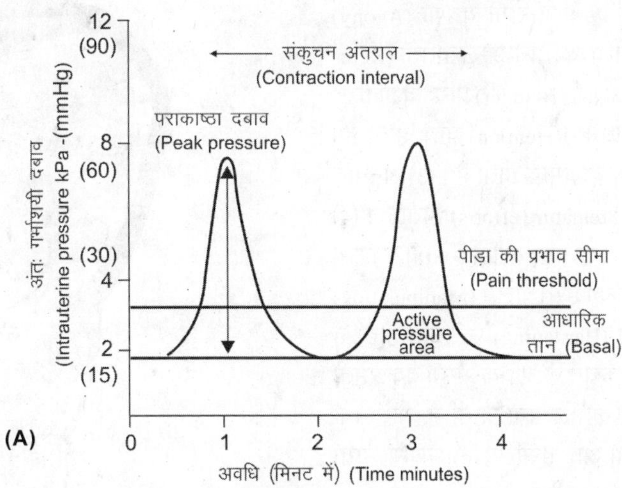

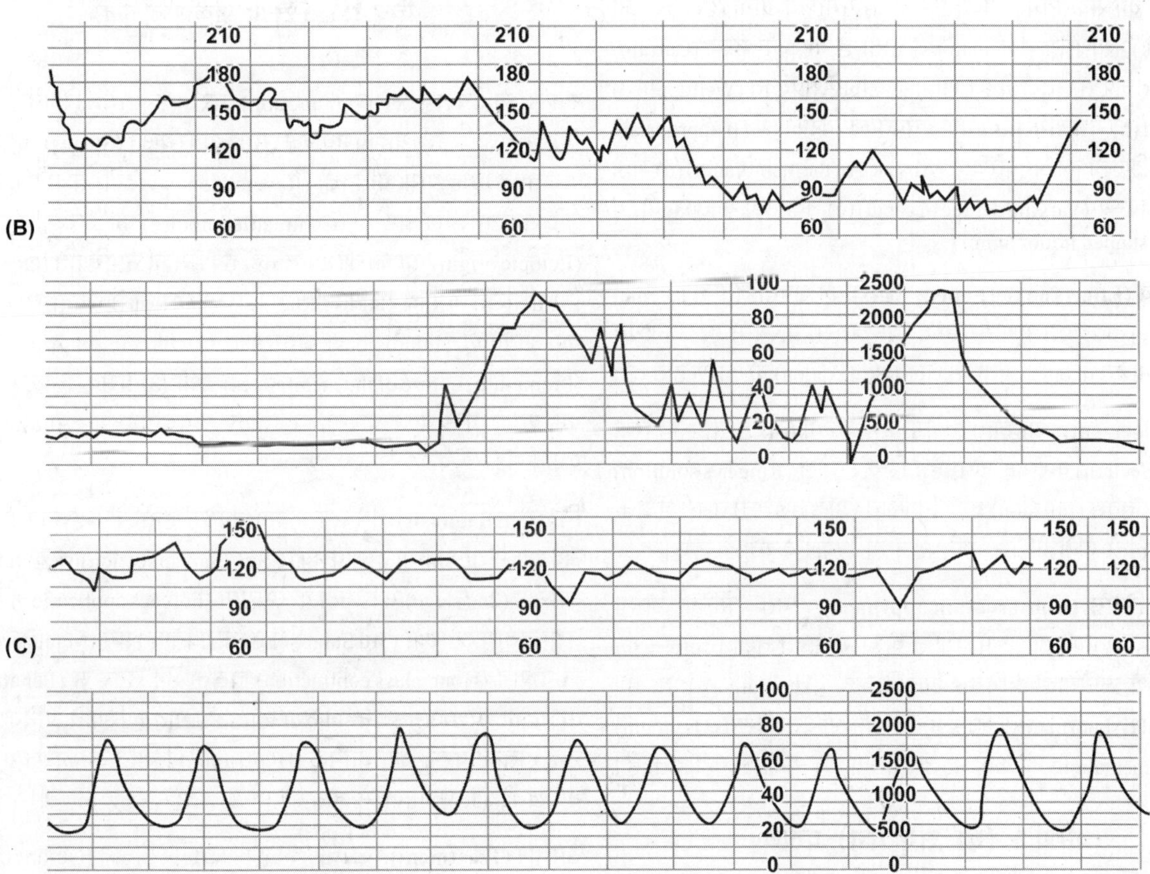

चित्र (Fig.) 24.2: (A) सामान्य गर्भाशयी संकुचन (Normal uterine contraction) जिसमें पराकाष्ठा (Peak) दबाव, संकुचन अंतराल (Contraction interval), पीड़ा की प्रभाव-सीमा (Pain threshold) तथा आधारिक तान की वृद्धि (Rise of basal tone) का प्रदर्शन है। (B) दीर्घ अवधि (Prolonged duration) के साथ अतितानिक संकुचन (Hypertonic contractions) तथा (C) वर्धित आवृत्ति (Increased frequency) के साथ अतितानिक संकुचन – (B) और (C), दोनों में हृदस्पंद लेखन (CTG) पर भ्रूणीय हृदयगति (FHR) में परिवर्तन (Deceleration=अत्वरण) का प्रदर्शन है।

निदान (Diagnosis): (1) असह्य पीड़ा के साथ रोगी यंत्रणा (Agony) में होती है। निर्जलन (Dehydration) तथा कोटीन-अम्लरक्तता (Keto-acidosis) का प्रमाण भी मिलता है। (2) मूत्राशय (Bladder) प्रायः विस्फारित (Distended) होता है तथा मूत्र का अवरोधन (Retention) प्रायः होता है। उदर (Stomach) और आंत्र का विस्फारण दृश्यमान होता है। (3) अनुवात करने (Bear down) का कालपूर्व प्रयास (Premature efforts) होता है। (4) उदर के स्पर्शन (Palpation) से निम्नलिखित का पता चलता है– (a) गर्भाशय (Uterus) कोमल (tender) होता है तथा हल्का हस्तचालन (Manipulation) से पीड़ा के साथ गर्भाशय का दृढ़ीकरण (Hardening) उत्तेजित होता है जो (पीड़ा) पहले होती है तथा गर्भाशयी संकुचन से अधिक समय तक रहती है। (b) गर्भाशय तना हुआ (Tense) और कोमल बना रहता है, यहाँ तक कि संकुचन के लुप्त हो जाने के बाद भी और इसलिए (c) भ्रूणीय भागों (Fetal parts) का स्पर्शन कठिन होता है। (5) भ्रूणीय संकट (Fetal distress) शीघ्र प्रकट होता है। (6) आंतरिक जाँच (Internal examination) से निम्नलिखित का संकेत मिल सकता है – (a) गर्भाशय-ग्रीवा (Cervix) जो सघन (Thick), शोथमय (Edematous) होती है वह एक परदे (Curtain) के समान मुक्तरूप से लटकती है तथा भ्रूण के लिए सुप्रयुक्त (Well applied) नहीं होती है। (b) गर्भाशय-ग्रीवा का अनुपयुक्त विस्फारण (Inappropriate dilation) (c) झिल्ली की अनुपस्थिति (Absence of the membranes) (d) शीर्ष की परिवर्ती अवस्था (Varying degree of caput) (e) नवविष्ठा युक्त उल्वीद्रव (Meconium stained liquor amnii)

भ्रूण पर प्रभाव (Effects on the Fetus): अपरा की अपर्याप्तता (Placental insufficiency) के कारण भ्रूणीय संकट (या खतरा) प्रारंभ में ही उपस्थित होता है जो गर्भाशय के अपर्याप्तता शिथिलन (Relaxation) के कारण होता है।

प्रबंध (Management): अधिकतर रोगियों में शल्यक्रिया द्वारा प्रसव (CS = Cesarean Section) कराया जाता है। रिन्जर घोल (Ringer's solution) का तेजी से अन्तर्वेश (Infusion) द्वारा निर्जलन (डी हाइड्रेशन) तथा कीटोन-अम्लरक्ता (कीटो-ऐसिडोसिस) का पहले ही सुधार करना चाहिए।

रूढ़िवादी अभिगम (Conservation approach): स्वतः योनिक जनन (Vaginal delivery) की आशा में पर्याप्त पीड़ा से राहत तथा निर्जलन का सुधार के साथ रूढ़िवादी अभिगम एक विकल्प (Alternative) होता है। अपसामान्यता (Abnormality) का इस प्रकार में ऑक्सिटोसिन (Oxytocin) संवर्धन (Augmentation) का कोई महत्व (या उपयोग = Place) नहीं होता है।

संकीर्णन (या संकुचन) वलय
(Constriction or Contraction Ring)

इसे श्रीडर वलय (Schroeder's ring) भी कहा जाता है । (Schroeder, Karl LE, German Gynecologist, 1838-1887)।

यह असमन्वयकारी गर्भाशयी क्रिया (Incoordinates uterine action) का एक रूप है, जहाँ गर्भाशय का गोलाकार पेशी-रेशों (Muscle fibers) के एक वलय का स्थानीयकृत (Localized) आकर्षी (Spastic) संकुचित होता है। शिरस्य गर्भस्थिति (Cephalic presentation) में ग्रीवा (Neck) के चारों ओर भ्रूण (Fetus) के संकीर्ण भाग के चारों ओर ऊपरी खण्ड और निचले खण्ड के मिलन स्थल (Junction) पर यह प्रायः स्थित होता है। (देखें चित्र 24.3) यह प्रसव की सभी अवस्थाओं (Stages) में प्रकट हो सकता है। यह प्रायः प्रतिवर्त्ती (Reversible = उलटवाँ) तथा पूर्ण होता है।

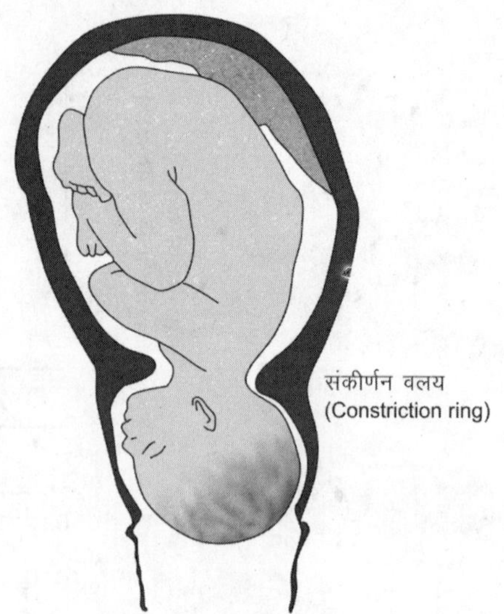

चित्र (Fig.) 24.3: संकीर्णन वलय

संकुचनशील प्रणोद (Contractile impulse) का अस्थानिक उद्गम (Ectopic origin) का कारण स्पष्ट नहीं है। इसकी उपस्थिति (Occurrence) निम्नलिखित के साथ संबंधित होती है – (1) आक्सिटोसिक पदार्थ (Oxytocics) का अविवेकी (Injudicious) अंतर्ग्रहण, (2) झिल्ली का कालपूर्व विदार (Premature rupture of the membranes) तथा (3) प्रसव के लिए उपकरणें का कालपूर्व प्रयास करना विशेषकर संवेदनाहरण (Anesthesia) के प्रभाव में।

निदान (Diagnosis): निदान करना कठिन होता है। इसका पता प्रथम अवस्था में शल्यक्रिया द्वारा प्रसव (CS=Cesarean section) के दौरान, द्वितीय अवस्था (2nd stage) में चिमटी के उपयोग (Forceps application) के दौरान तथा तृतीय अवस्था (3rd Stage) में हस्तीय निष्कासन (Manual removal) के दौरान (Hour-glass contraction) चलता है। उदर से (Per abdomen) वलय का स्पर्श-अनुभव नहीं किया जाता है। मातृक स्थिति अधिक प्रभावित नहीं होती है परन्तु अतितानिक (Hypertonic) स्थिति के कारण भ्रूण संकट या खतरे (Jeopardy) में होता है।

उपचार (Treatment): उपचार की रूप रेखा का विधान (Outline protocol) उस अवस्था (Stage) पर निर्भर होता है जिसमें निदान होता है, वे हैं –

(1) प्रथम अवस्था या सोपान (First stage): शल्यक्रिया प्रसव के दौरान गर्भाशय कोटर (Uterine cavity) को खोलने के बाद निदान (Diagnosis) किया जाता है। शिशु का जनन (Delivery) करने के लिए वलय को उदग्ररूप से (Vertically) काटा जा सकता है।

(2) द्वितीय अवस्था (Second stage): चिमटी (Forceps) का सही और विवेकित (Correct and judicious) उपयोग करने के बाद भी यदि सिर का जनन विफल हो जाता है तब संकीर्णन वलय का संदेह उत्पन्न

होता है। संदेह की पुष्टि चिमटी के निकालने के बाद वलय के स्पर्शन (Palpation) द्वारा की जाती है। इस अवस्था पर भी शल्यक्रिया द्वारा प्रसव का निष्पादन किया जा सकता है। सामान्य संवेदनाहरण (General anesthesia) का यह गहरांतल पर प्रभाव के द्वारा भी चिमटी प्रसव (Forceps delivery) संभव हो सकता है।

(3) तृतीय अवस्था (Third stage): प्रयासित हस्तीय निष्कासन के दौरान निदान किया जाता है। संवेदनाहरण के तल को गहरा करके यह प्रायः प्रभावी होता है।

गर्भाशय-ग्रीवा का कठिन शिशु-जनन (Cervical Dystocia)

गर्भाशय-ग्रीवा का कठिन शिशु-जनन (Cervical Dystocia): गर्भाशय ग्रीवा के क्रमिक विस्फारण (Dilation) में भ्रूण के प्रस्तुत भाग द्वारा एक प्रभावी तनन बल (Stretching force) की आवश्यकता होती है। गर्भाशय-ग्रीवा के विस्फारण की विफलता निम्नलिखित के कारण हो सकता है – (i) अक्षम (Inefficient) गर्भाशयी संकुचन, (ii) अप्रकृत गर्भस्थिति (Malpresentation), कुस्थिति (Malposition) [गर्भाशय-ग्रीवा और भ्रूण के प्रस्तुत भाग के बीच अपसामान्य (Abnormal) संबंध] तथा (iii) गर्भाशय-ग्रीवा का आकुंचन (Spasm=आकर्ष)। यह शिशु-जनन प्रारंभिक (Primary) या द्वितीयक (Secondary) हो सकता है।

प्रारंभिक (Primary): इसका अवलोकन सामान्यतः प्रथम जनन (Birth) के दौरान होता है जहाँ बाहरी मुख (OS) विस्फारित हो जाता है। गर्भाशयी संकुचन प्रायः अप्रभावी (Ineffective) होता है। कभी-कभी अग्र ओष्ठ (Anterior lip) का शोथ (Edema) हो सकता है तथा प्रसव (Delivery) के निष्पादन (Accomplishment) के साथ अग्र ओष्ठ का विदारण (Avulsion) हो सकता है या गर्भाशय-ग्रीवा का वलयी पृथक्करण (Annular detachment) द्वारा भी।

उपचार (Treatment): सम्बद्ध जटिलताओं (Associated complications) [जैसे–अप्रकृत गर्भस्थिति, कुस्थिति] की उपस्थिति में शल्यक्रिया द्वारा प्रसव (Cesarean section) बेहतर होता है।

यदि सिर पर्याप्त रूप से नीचे की ओर झुका होता है तथा उसके साथ गर्भाशय-ग्रीवा का केवल पतला मुख (thin rim) पीछे रह जाता है तब निर्वात निष्कासक (Ventouse) द्वारा संकुचन (Contraction) या कर्षण (Traction) देने के दौरान मुख (रिम) को हाथ से ऊपर की ओर धकेला जा सकता है। अन्य में कहीं पर गर्भाशय-ग्रीवा (Cervix) अत्यधिक पतली होकर बाहर होती है परन्तु केवल आधी विस्फारित होती है। चिमटी (Forceps) या निर्वात निष्कासक के बाद घड़ी का 2 और 10 बजे की स्थिति में डुहरेसन उच्छेदन (Duhressen incision) पूर्ण सुरक्षित और प्रभावी होता है।

द्वितीयक गर्भाशय-ग्रैव कठिन शिशु-जनन (Secondary cervical dystocia): अति क्षतचिन्हन (Scarring) या पूर्ववर्ती शल्यक्रिया या रोग के प्रभाव से गर्भाशय-ग्रीवा की दृढ़ता (Rigidity) के कारण इस प्रकार का शिशु-जनन होता है।

सामान्यीकृत तानिक संकुचन (Generalized Tonic Contraction)

इसे गर्भाशयी पेशी-तनाव या टिटैनी (Uterine tetany) भी कहा जाता है। इस स्थिति में प्रबल आकुंचन (Retraction=प्रतिकर्षण) होता है जो सम्पूर्ण गर्भाशय को आंतरिक मुख (OS) का स्तर (Level) तक को शामिल करता है। इस प्रकार गर्भाशय का सक्रिय ऊपरी खण्ड (Active upper segment) तथा निष्क्रिय (Passive) निचले खण्ड का क्रियात्मक विभेदन (Physiological differentiation) नहीं होता है। चूँकि निचले खण्ड का पतलापन (Thinking) नहीं होता है, अतः गर्भाशय का विदार (Rupture of the uterus) की संभावना नहीं होती है। गर्भाशयी संकुचन रूक जाता है तथा सम्पूर्ण गर्भाशय में एक प्रकार का तानिक पेशीय आकुंचन या आकर्ष (Tonic muscular spasm) होता। जो भ्रूण (Fetus) को आंतरिक भाग में रोककर रखता है। देखें चित्र 24.4।

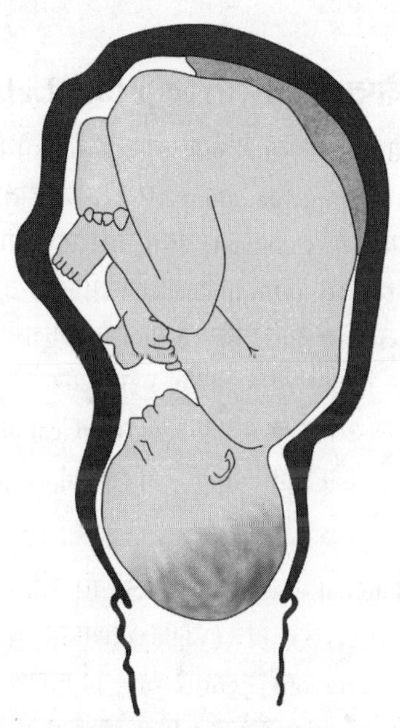

चित्र (Fig.) 24.4: गर्भाशय का सामान्यीकृत तानिक संकुचन (Generalized tonic contraction of the uterus)

कारण (Causes): (1) गर्भाशय का शक्तिशाली संकुचन द्वारा अवरोध को पार करने की विफलता, (2) ऑक्सिटोसिक पदार्थों (Oxytosics) का अविवेकी अंतर्ग्रहण (Injudicious administration)

नैदानिक लक्षण (Clinical features): विलंबित प्रसव (Prolonged labor) में रोगी तीव्र और निरंतर पीड़ा के साथ होती है। उदरीय (Abdominal) जाँच से गर्भाशय के आकार में थोड़ा छोटा, तना हुआ (Tense) तथा कोमल (tender) होने का पता चलता है। भ्रूणीय भाग (Fetal parts) न तो सुस्पष्ट होता है ओर न ही भ्रूणीय हृदय-ध्वनि (Fetal heart sound) श्रव्य (Audible) होती है। योनिक (Vaginal) जाँच से बड़े शीर्ष (Caput) के साथ अवरूद्ध सिर (Jammed head), शुष्क तथा शोथमय योनि (Dry and edematous vagina) का पता चलता है।

उपचार (Treatment): (1) रिंजर घोल (Ringer's solution) के तत्काल निवेश (Infusion) द्वारा निर्जलन (Dehydration) तथा कोटीन-अम्लरक्तता (Keto-acidosis) में सुधार (Correction) करना, (2) संक्रमण (Infection) को नियंत्रित करने के लिए प्रतिजैविक औषधि (Antiboitic) देना, (3) पर्याप्त पीड़ा राहत (Adequate pain relief)

अतिसंकुचनशीलता (Hypercontractility) (Tachysystole = गति= प्रकुंचक) जो ऑक्सिटोसिक पदार्थ द्वारा प्रेरित होता है, का प्रबंध (उपचार) प्रसूतिक्षयी (Tocolytics) जैसे– टर्बुटालिन (Terbutaline) 0.25 mg अधोत्वचीय (Subcutaneous = SC) द्वारा किया जाता है । ऑक्सिटोसिन (Oxytocin) के निवेश को रोक देना चाहिए।

शल्यक्रिया द्वारा प्रसव (Cesarean delivery) रोगियों की बहुमत संख्या में होता है विशेषकर जब अवरोध का संदेह होता है। जब भ्रूण मृत (Dead) होता है तब नाशक शल्यक्रिया (Destructive operation) एक विकल्प (Option) होता है।

अवक्षिप्त प्रसव (Precipitate Labor)

प्रसव को अवक्षिप्त कहा जाता है जब प्रथम और द्वितीय अवस्था (Stage) की संयुक्त अवधि (combined duration) 2 घंटे से कम होती है। यह बहुप्रसवा (Multiparae) में प्रायिक (Common) होता है तथा पुनरावृत्त (Repetitive) हो सकता है। ह्रासित (Diminished) कोमल ऊतक (Soft tissue) प्रतिरोध के साथ संबंधित अतिसक्रिय गर्भाशयी संकुचनों के संयुक्त प्रभाव के कारण तत्काल निष्कासन होता है। प्रसव अल्पावधिक (Short) होता है क्योंकि गर्भाशय-ग्रीवा के विस्फारण (Cervical dilation) की गति 5 cm/hour होती है तथा बहुप्रासविक स्त्री (Multiparous woman) में यह गति और अधिक होती है।

मातृक खतरे (Maternal risks) में निम्नलिखित शामिल होते हैं –
(1) गर्भाशय-ग्रीवा (Cervix), योनि (Vagina) तथा मूलाधार (Perineum) का विस्तृत विदारण (Laceration) [मूलाधार का पूर्ण विदारण तक], (2) गर्भाशय का अल्पतानता (Hypotonia) जो बाद में विकसित होती हैं, के कारण प्रसवोत्तर रक्तश्राव (PPH=Postpartum hemorrhage), (3) गर्भाशयी विदार (Uterine rupture), (4) संक्रमण (Infection), (6) उल्वीद्रव रोधन (Amniotic fluid embolism), भ्रूणीय खतरे (Fetal risks) में निम्नलिखित होते हैं – सिर का गढ़न (Moulding) के लिए समय के बिना तत्काल निष्कासन के कारण अंतः कपालीय दबाव (Intracranial stress) तथा रक्तश्राव। यदि जनन (Delivery) खड़ी स्थिति में होता है तब शिशु को गंभीर क्षति (Injuries) हो सकती है, विदारित रज्जु (Torn cord) से रक्तश्राव तथा कपाल (Skull) पर प्रत्यक्ष आघात (Direct hit) वास्तविक खतरे होते हैं।

उपचार (Treatment): अवक्षिप्त प्रसव के पूर्ववर्ती इतिवृत्त (Previous history) के रोगी को प्रसव के पूर्व चिकित्सालय में भर्त्ती करना चाहिए। प्रसव के दौरान ईथर (Ether) देने से या संकुचन के दौरान मैग्नीशियम सल्फेट (Magnesium sulfate, $MgSO_4$) देने से गर्भाशयी संकुचन का उन्मूलन (Suppress) किया जा सकता है। सिर के जनन को नियंत्रित करना चाहिए। संतुलित रूप से योनि द्वार उच्छेदन (Episiotomy) करना चाहिए। झिल्लियों (Membranes) का निम्न विदार (Low rupture) द्वारा प्रसव का चयनात्मक प्रेरण (Elective induction) तथा सावधानी के साथ नियंत्रित जनन (Controlled delivery) का संचालन उपयोगी हो सकता है। ऑक्सिटोसिन संवर्धन (Oxytocin augmentation) से परहेज करना चाहिए।

तानिक गर्भाशयी संकुचन और आकुंचन (Tonic Uterine Contraction & Retraction)

इसे बैन्डल वलय (Bandl's ring) या रोगात्मक आकुंचन वलय (Pathological retraction ring) भी कहा जाता है।

गर्भाशयी संकुचन का यह प्रकार मुख्यतः अवरूद्ध प्रसव के कारण होता है।

गर्भाशय की रोगात्मक संरचना (Pathologic anatomy of the uterus) – गर्भाशयी संकुचन की तीव्रता (Intensity), अवधि (Duration) तथा अवृत्ति (Frequency) में क्रमिक वृद्धि होती है। शिथिलन स्थिति कम से कमतर (Less and less) होने लगती है, अंततोगत्वा (Ultimately) तानिक संकुचन की एक स्थिति विकसित होती है। तथापि (However), आकुंचन (Retraction=प्रतिकर्षण या ऐंठन) बना रहता है। ऊपरी खण्ड से धकेले गये भ्रूण को समायोजित (Accommodate) करने के लिए निचला खण्ड (Lower segment) बढ़ता है तथा क्रमिकरूप से पतला होता है। देखें चित्र 24.5।

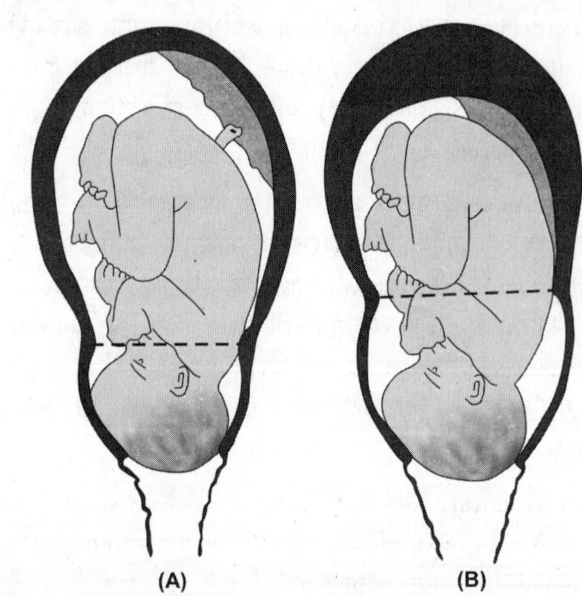

चित्र (Fig.) 24.5: आकुंचन वलय का रोगजनक (Pathogenesis of retraction or Bandl's ring): (A) सामान्य प्रसव (Normal labor), (B) विलंबित अवरोध (Late obstruction) अवरोधन के बाद निचला खण्ड का परिधीय विस्फारण (Circumferential dilation) तथा क्रमिक तानन (Stretching) और उसके साथ ऊपरी खण्ड की अनुरूपी सघनता (Corresponding thickening) तथा आकुंचन वलय के स्तर (Level) में वृद्धि को लिखना है।

गर्भाशय को घेरनेवाले एक गोलाकार खाँचे (Groove) का निर्माण सक्रिय ऊपरी खण्ड और विस्फारित (Distended) निचले खण्ड के बीच होता है जिसे रोगात्मक आकुंचन वलय या बैन्डल वलय (Pathological retraction ring or Bandl's ring) कहा जाता है। प्रबल (Pronounced) आकुंचन के कारण भ्रूणीय खतरा या मृत्यु भी होती है।

सारणी (Table) 24.1: संकीर्णन वलय और आकुंचन वलय में अंतर
(Difference between constriction ring and retraction ring)

	संकीर्णन वलय (Constriction ring)	आकुंचन वलय (Retraction ring)
प्रकृति (Nature)	यह स्थानीयकृत असमन्वयी गर्भाशयी संकुचन का एक संकेत होता है।	यह तानिक (Tonic) गर्भाशयी संकुचन और आकुंचन का एक अंतिम परिणाम है।
कारण (Causes)	गर्भाशय की अनावश्यक (Undue) उत्तेजनशीलता	अवरूद्ध (Obstructed) प्रसव के बाद
अवस्थिति (Situation)	प्रायः ऊपरी खण्ड और निचले खण्ड के मिलन-स्थल (Junction) पर परन्तु स्थानों पर हो सकता है। स्थिति (position) बदलती नहीं है।	सर्वदा ऊपरी खण्ड और निचले खण्ड के मिलन-स्थल पर स्थित होता है। स्थान (Position) क्रमिक रूप से ऊपर की ओर गतिशील होता है।
गर्भाशय (Uterus)	ऊपरी खण्ड से संकुचित और आकुंचित होता है तथा उसके बीच शिथिलन होता है। निचला खण्ड मोटा और ढीला (Loose) बना रहता है। देखें चित्र 24.3।	ऊपरी खण्ड शिथिलन (Relaxation) के बिना तानिक रूप से (Tonically) संकुचित होता है। दिवाल अधिक मोटी हो जाती है। निचला खण्ड विस्फारित (Distended) होता है तथा कुछ भी नहीं रहता है। देखें चित्र 24.5।
मातृक स्थिति (Maternal condition)	लगभग अप्रभावित जब तक कि प्रसव विलंबित नहीं होता है।	मातृक निःशेषण (Exhaustion) पूतिता (Sepsis) आरम्भ में प्रकट होती है।
उदरीय जाँच (Abdominal examination)	(1) गर्भाशय सामान्य तथा कोमल (Normal and tender) होता है। (2) भ्रूणीय भागों का आसानी से स्पर्श–अनुभव होता है। (3) श्लय का स्पर्श-अनुभव नहीं होता है। (4) गोल बंधन (Ligament) का अनुभव नही होता है। (5) भ्रूणीय हृदय ध्वनि (FHS) की प्रायः उपस्थिति होती है।	(1) गर्भाशय तना हुआ (Tense) तथा कोमल (2) भ्रूणीय भागों का स्पर्श-अनुभव आसानी से नहीं होता है। (3) वलय का स्पर्श-अनुभव एक खांचे (Groove) के रू५ में होता है जो तिर्यक रूप से स्थित होता है। (4) उलझा हुआ (taut) तथा कोमल गोल बंधन का स्पर्श-अनुभव होता है। (5) FHS प्रायः अनुपस्थित होता है।
योनिक जाँच (Vaginal examination)	(1) भ्रूण के प्रस्तुत भाग द्वारा निचला खण्ड दबाया नहीं जाता है। (2) वलय का स्पर्श-अनुभव प्रायः सिर के ऊपर किया जाता है। (3) अवरूद्ध प्रसव के लक्षण नहीं होते हैं।	(1) बलपूर्वक धकेला गया प्रस्तुत भाग द्वारा निचला खण्ड अत्यधिक दबता है। (2) योनिक रूप से वलय का स्पर्श-अनुभव नहीं किया जा सकता है। (3) अवरूद्ध प्रसव के लक्षण (Features) प्रकट होते है।
अंतिम परिणाम (End result)	(1) मातृक निःशेषण (Exhaustion) एक विलंबित (Late) लक्षण है। (2) भ्रूणीय ऑक्सीक्षीणता (Fetal anoxia) प्रायः देर से प्रकट होती है। (3) गर्भाशयी विदार (Rupture) की संभावना नहीं होती है।	(1) मातृक निःशेषण (या थकान) तथा पूतिता (Sepsis) आरंभ में प्रकट होती है। (2) प्रारंभ में ही भ्रूणीय ऑक्सीक्षीणता तथा मृत्यु भी होती है। (3) बहुप्रसवा (Multigravidae) में गर्भाशय का विदार प्रायिक होता है।
उपचार का सिद्धान्त (Principle of treatment)	शिशु के जनन के बाद वलय का शिथिल होना या शल्यक्रिया द्वारा प्रसव (Cesarean section) के दौरान वलय को काटना	विदारित गर्भाशय (Ruptured uterus) को वर्जित (Exclude) करने के बाद सुरक्षित क्रियाविधि (Procedure) द्वारा अवरोधन को हटाना ।

पहली बार गर्भिणी स्त्री (Primigravidae) में अवरोधन की अनुक्रिया (Response) में पुनः आकुंचन रूक जाता है तथा प्रसव में गतिरोध (Stand-still) होता है जो गर्भाशयी निःशेषण (Exhaustion=शक्तिहीनता) की एक स्थिति है। संक्षिप्त काल के विश्राम के बाद नयी उर्ज्वस्विता (Vigour=शक्ति) के साथ संकुचन पुनः आरंभ होता है। परन्तु बहुप्रसवा (Multigravidae) में निचले खण्ड का क्रमिक परिधीय विस्फारण (circumferential dilation) तथा पतलेकरण (Thinning) के साथ आकुंचन बना रहता है। ब्रान्डल-वलय (Brandl's ring) की क्रमिक वृद्धि होती है, नाभिका (Umbilicus) की ओर निकट से निकटतर चलता है और अंततोगत्वा निचला खण्ड फट (Rupture) जाता है। देखें चित्र 25.33।

नैदानिक लक्षण (Clinical features): (1) रोगी निरंतर पीड़ा और बेचैनी से यंत्रणा (Agony) में होती है। (2) निःशेषण (Exhaustion) तथा कीटोन

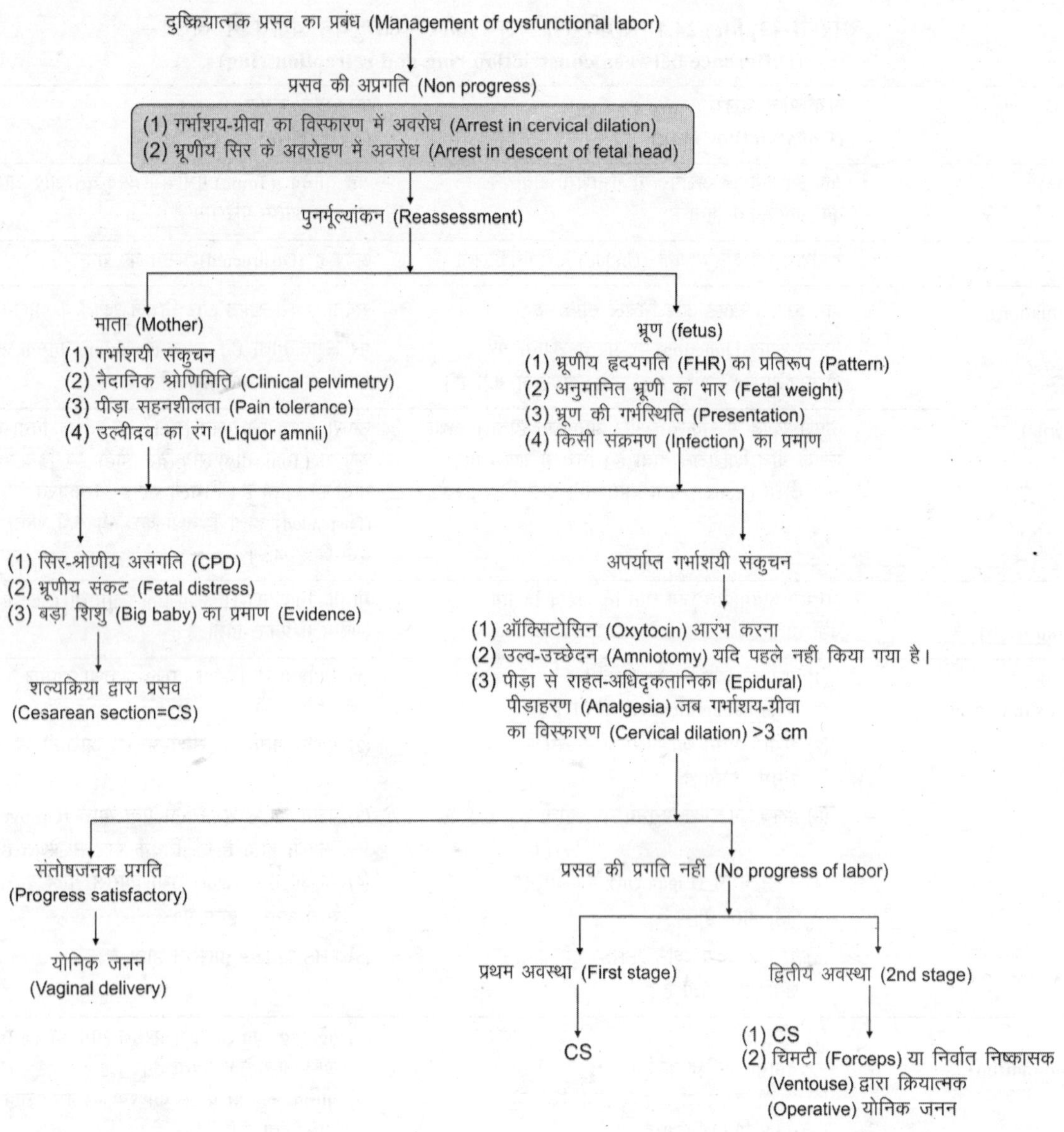

अम्लरक्तता (Ketoacidosis) का प्रमाण मिलता है। (3) उदरीय स्पर्शन (Abdominal palpation) से निम्नलिखित का पता चलता है– (a) ऊपरी खण्ड दृढ़ (Hard) और भंगुर (Tender या कोमल) होता है, निचला खण्ड विस्फारित और कोमल होता है। (b) नाभिका (Umbilicus) तथा जघन संधानक (Symphysis pubis) के बीच रोगात्मक आकुंचन वलय तिर्यक रूप से स्थापित होता है तथा समय के यथा-क्रम में (In course of time) ऊपर की ओर बढ़ता है। (c) प्रत्येक किनारे पर उलझा हुआ कोमल गोल स्नायु (Taut tender round ligaments) का स्पर्श-अनुभव किया जा सकता है। यह गोल स्नायु (या बंधन) का गर्भाशयी संलग्न (Uterine attachments) के कारण होता है जो उपरी खण्ड के लघुकरण (Shortening) तथा निचले खण्ड के विस्फारण द्वारा वर्धित हुआ है। (d) भ्रूणीय भाग (Fetal parts) सुस्पष्ट नहीं भी हो सकता है। (e) भ्रूणीय हृदय गति (FHS) प्रायः अनुपस्थित होती है। (4) आंतरिक जाँच (Internal examination) से पता चलता है– (a) शुष्क और उष्ण योनि (Dry and hot vagina) जिसका श्राव दुर्गन्धंमय होता है। (b) गर्भाशय-ग्रीवा (Cervix) पूर्णतः विस्फारित (c) झिल्ली (Membranes) अनुपस्थित होती है। (d) अवरूद्ध प्रसव का कारण प्रकट होता है।

निवारण (Prevention): यह एक निवार्य स्थिति (Preventable condition) है। मार्ग (Passage) (Bony or soft tissue = अस्थिमय या कोमल ऊतक) में या पराश्रयी (Passenger) [अप्रकृत गर्भस्थिति (Malpresentation) या भ्रूण की कुरचना(Malformation of the fetus)] में अपसामान्यता (Abnormality) का पता प्रसवपूर्व (Antenatal) या प्रारंभिक प्रसवाधिक (Early intranatal) काल में तथा शल्यक्रिया द्वारा प्रसव के दौरान लगाया जा सकता है। आजकल बैन्डल वलय (Bandl's ring) विरले ही देखा जाता है जिसका कारण प्रारंभिक पहचान तथा दीर्घ प्रसव के रोगियों में हस्तक्षेप होता है।

उपचार (Treatment)

(1) गर्भाशय के विदार (Rupture of uterus) को वर्जित (Exclude) करना है।
(2) आंतरिक गर्भवर्त्तन (Internal version) का परहेज किया जाता है।
(3) रिंजर घोल (Ringer's solution) का निवेश (Infusion) द्वारा निर्जलन (Dehydration) तथा कीटोन अम्लरक्तता (Keto-acidosis) का सुधार करना।
(4) आन्त्रेतर (Parenteral) प्रतिजैविक औषध (Antibiotic) जैसे–अंतःशिरीय (Intravenous) 1 gm. सेफ्ट्रिऐक्सोन (Ceftriaxone) दिया जाता है।
(5) पीड़ा से पर्याप्त राहत (Adequate pain relief)।
(6) रोगियों का बहुमत में शल्यक्रिया द्वारा प्रसव का निष्पादन होता है। नाशक शल्यक्रिया (Destructive operation) का प्रयास करने के पहले गर्भाशय के विदार को वर्जित करना आवश्यक होता है।

सारांश
(Key Points)

(1) अपसामान्य (Abnormal) प्रसव का एक महत्वपूर्ण कारण अपसामान्य गर्भाशयी क्रिया (Abnormal uterine action) है जो अनेक कारकों से होती है जिसके विभिन्न प्रकार होते हैं। प्रसव की मंद प्रगति सामान्यतः गर्भाशयी निष्क्रिया (Uterine inertia) के कारण होती है।
(2) प्रसव (Labor) में चित्त अवस्थिति (Supine position) से परहेज किया जाता है। बायीं पार्श्विक नति (Left lateral tilt) बेहतर होती है।
(3) अंतःगर्भाशयी (Intrauterine) दबाव के मापन द्वारा गर्भाशयी क्रियाशीलता का हस्तीय (Manual) मूल्यांकन अशुद्ध (Inaccurate) होता है। यह गर्भाशयी संकुचन का पराकाष्ठा (Peak) दबाव है जो प्रसव की प्रगति का कारण बनता है।
(4) संकुचन वलय (Contraction ring) का कठिन शिशु-जनन (Dystocia) मुख्यतः भ्रूण (Fetus) को प्रभावित करता है जबकि आकुंचन वलय का कठिन शिशु-जनन (Retraction ring dystocia) प्रतिकूल रूप से (Adversely) दोनों, भ्रूण और माता को प्रभावित करता है। बैन्डल (Bandl's) या आकुंचन वलय का कठिन शिशु-जन्म में गर्भाशय का विदार (Rupture) को वर्जित (Exclude) करना आवश्यक होता है।
(5) कठिन शिशु-जनन (Dystocia) के लिए तब तक शल्यक्रिया द्वारा प्रसव नहीं कराना चाहिए जब तक कि पर्याप्त गर्भाशयी संकुचन उपलब्ध नहीं हुआ है।

अध्याय

25

कुस्थिति, अप्रकृत गर्भस्थिति और रज्जु का भ्रंश (Malposition, Malpresentation and Cord Prolapse)

पश्चकपाल-पश्च अवस्थिति (Occipito-posterior Position)

शीर्ष गर्भस्थिति (Vertex presentation) में जहाँ त्रिक्-श्रोणीय संधि (Sacro-iliac joint) पर पश्च रूप से या सीधे त्रिकास्थि (Sacrum) पर पश्चकाल (Occiput) स्थिति होता है, उसे पश्चकपाल पश्च अवस्थित कहते हैं। जब दाहिने त्रिक्-श्रोणीय संधि पर पश्चकपाल स्थित होता है तब उस अवस्थिति को दाहिना पश्चकपाल-पश्च (ROP = Right Occipito-posterior) या परम्परागत रूप से शीर्ष की तृतीय अवस्थिति (3rd position of the vertex) कहते हैं। जब बायीं त्रिक्-श्रोणीय संधि पर पश्चकपाल स्थित होता है तो उसे बायीं पश्चकपाल-पश्च (LOP = Left Occipito-posterior) अवस्थिति या परम्परागत रूप से शीर्ष की चतुर्थ (4th) अवस्थिति कहते हैं (देखें चित्र 25.1)। जब यह (पश्चकपाल) त्रिकास्थि की ओर संकेत करता है तो इसे प्रत्यक्ष पश्चकपाल-पश्च (direct occipito-posterior) कहते हैं। ये सभी तीन अवस्थितियाँ प्रारम्भिक (Primary) (प्रसव के प्रारंभ के पहले उपस्थित) या द्वितीयक (Secondary) (प्रसव के प्रारम्भ के बाद विकासशील) हो सकती हैं।

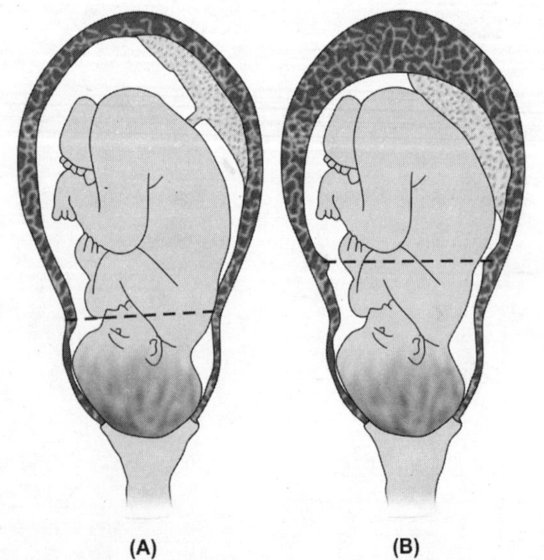

चित्र (Fig.) 25.1: (A) दाहिनी पृचकपाल पश्च अवस्थिति (Right occipito-posterior position) (B) बायीं पश्चकपाल पश्च अवस्थिति (Left occipito-posterior position)

अपसामान्य गर्भस्थिति (Abnormal presentation) की अपेक्षा पश्चकाल-पश्च एक अपसामान्य अवस्थिति (Abnormal position) होती है। रोगियों (Cases) का बहुसंख्यक (Majority) (90%) में पश्चपाल का अग्र घूर्णन (Anterior rotation) होता है तथा एक पश्चकपाल-अग्र के समान आचरण (Course) का पालन (या अनुकरण=Follow) होता है। इसके अतिरिक्त श्रोणि (Pelvis) का निश्चित प्रकार (जैसे मानवाभ=Anthropoid) में यह एक अनुकूल अवस्थिति होती है। परन्तु चूँकि पश्च अवस्थिति में कभी-कभी कठिन शिशु-जनन (Dystocia=डिस्टोसिया) की स्थिति उत्पन्न होती है, अतः इसका वर्णन अप्रकृत गर्भस्थिति (Malpresentation) के साथ किया जाता है।

प्रभाव (Incidence): प्रसव (Labor) के प्रारम्भ पर सभी शीर्ष गर्भस्थितियों (Vertex presentations) के लगभग 10% में इसका प्रभाव होता है। विलंबित गर्भावस्था के दौरान इसके अधिक प्रभाव होने की अपेक्षा की जाती है तथा प्रसव की विलंबित द्वितीय अवस्था (Late second stage) में प्रभाव अधिक कम होता है। बायाँ पश्चकपाल-पश्च की तुलना में दाहिना पश्चकपाल-पश्च में इसका प्रभाव 5 गुना अधिक प्रायिक (Common) होता है। गर्भाशय का दाहिनावर्ती घूर्णन (Dextro-rotation) तथा बायें पर सिग्माकार वृहदांत्र (Sigmoid colon) की उपस्थिति LOP अवस्थिति को प्रतिकूल (Disfavored) बनाती है।

कारण (Cause): बहुमत रोगियों में अपसामान्य अवस्थिति का कारण स्पष्ट नहीं है। निम्नलिखित उत्तरदायी कारक (Responsible factors) होते हैं –

(1) श्रोणीय प्रवेशद्वार की आकृति (Shape of the pelvic inlet): प्रवेशद्वार की आकृति पर्याप्त रूप से प्रसव के प्रारम्भ पर सिर की अवस्थिति का निर्धारण करती है। 50% से अधिक में पश्चकपाल-पश्च अवस्थिति का संबंध मानवाभ या पुरुषाभ श्रोणि (Anthropoid or android pelvis) के साथ होता है। श्रोणि का अधिक विस्तृत पश्चखण्ड में विस्तृत पश्चकपाल (Wide occiput) सुविधाजनक रूप से स्थापित हो सकता है।

(2) भ्रूणीय कारक (Fetal factors): भ्रूणीय सिर का पर्याप्त झुकाव भी प्रायः शीर्ष की पश्च अवस्थिति को अनुकूल बनाता है। झुकाव (Deflexion) के कारण हैं:– (a) उच्च श्रोणीय झुकाव या नति (High pelvic inclination)। (b) गर्भाशय की अग्र दिवाल पर अपरा (Placenta) का संलग्न (Attachment)

– यह पर्याप्त अभिनत (Flexed) भ्रूणीय अण्डाकार (Ovoid) के लिए अनुकूल होता है जो गर्भाशय की अग्र दिवाल की ओर अभिमुख (Looking) होता है अर्थात् पृष्ठ-पश्च अवस्थिति (Dorso-posterior position) में बना रहता है। इस प्रकार भ्रूणीय और मातृक कंटकों (Spines) की उत्तलताओं (Convexities) का सामना होता है जो सिर की निरंतर अभिनत (Deflexed) अभिवृत्ति (Attitude या मुद्रा) के प्रसार की प्रवृत्ति की ओर अग्रसर होती है। (c) प्रारंभिक लघु-शीर्ष (Primary brachycephaly) – यह ललाट से शीर्षधर-पश्चकपालीय संधि तक (From frontal to atlanto-occipital joint) उत्तोलक (Lever) की लंबाई को कम करता है जिसके कारण नति (Flexion) की प्रभावी गति कम होती है। (3) गर्भाशयी कारक (Uterine factor) – अपसामान्य गर्भाशयी संकुचन जो कारण या परिणाम हो सकता है, वह निंतर झुकाव और पश्चकपाल-पश्च अवस्थिति की ओर अग्रसर होता है।

निदान (Diagnosis)

उदरीय जाँच (Abdominal examination)

अवलोकन (Inspection): नाभिका (Umbilicus) के नीचे उदर सपाट (Flat या सममतल) दिखता है। देखें चित्र 25.2।

नाभिका-पकड़ (Umbilical grip) – निष्कर्ष (Findings) निम्नलिखित हैं – (1) प्रत्येक ओर भ्रूणीय अंगों (Fetal limbs) का स्पर्श-अनुभव मध्यरेखा के निकट आसानी से किया जाता है। (2) भ्रूणीय पृष्ठ (Fetal back) का स्पर्श-अनुभव पार्श्व-भाग (या बाजु=Flank) पर मध्यरेखा से दूर किया जाता है तथा वहिर्रेखा (Outline) का स्पष्ट रूप से निश्चित करना कठिन होता है। (3) स्कंध (Shoulder) को मध्यरेखा से दूर स्थित होना चाहिए।

श्रोणीय पकड़ (Pelvic grip) – निष्कर्ष निम्नलिखित होते हैं –(1) सिर का श्रोणि में प्रवेश (Engage) नहीं हुआ है। (2) ललाट (Sinciput) का सुस्पष्ट अनुभव नहीं किया जाता है जैसा कि पर्याप्त अभिनत (Flexed) पश्चकपाल अग्त्र (Occipito-anterior) में पाया गया है। प्रत्यक्ष (Direct) पश्चकपाल-पश्च (Occipito-posterior) में लघु ललाट प्रायः नितम्ब (Breech) के साथ भ्रमित (Confused) होता है।

परिश्रवण (Ausculation): भ्रूण की हृदय ध्वनि (FHS=Fetal heart sound) की अधिकतम तीव्रता (Intensity) को पार्श्व भाग (Flank) पर सुना जाता है तथा उसका स्थान निर्धारित करना कठिन होता है विशेषकर LOP (Left occipito-posterior) में। तथापि (However), प्रत्यक्ष पश्चकपाल-पश्च में FHS का अनुभव पृथक रूप से मध्यरेखा पर किया जाता है।

योनिक जाँच (Vaginal Examination)

प्रारंभिक प्रसव (Early labor) में निम्नलिखित निष्कर्ष होते हैं –(1) झिल्लियों (Membranes) की लम्बी थैली जिसका विदार (Rupture) होने की संभावना जाँच के दौरान होती है। (2) श्रोणि (Pelvis) का किसी भी तिर्यक व्यास (Oblique diameter) पर सममिताार्घी संधिरेखा (Sagittal suture) रहती है। (3) त्रिक्-श्रोणीय संधि (Sacro-iliac joint) के निकट पश्च शिशु करोटि (Posterior fontanelle) का स्पर्श-अनुभव किया जाता है। (4) सिर के झुकाव के कारण अग्र शिशु-करोटि का अधिक आसानी के साथ स्पर्श-अनुभव किया जाता है और कभी इसका अनुभव पश्च की अपेक्षा निचले तल पर किया जाता है। देखें चित्र 25.3। विलंबित प्रसव (Late labour) में शीर्ष या मुंड

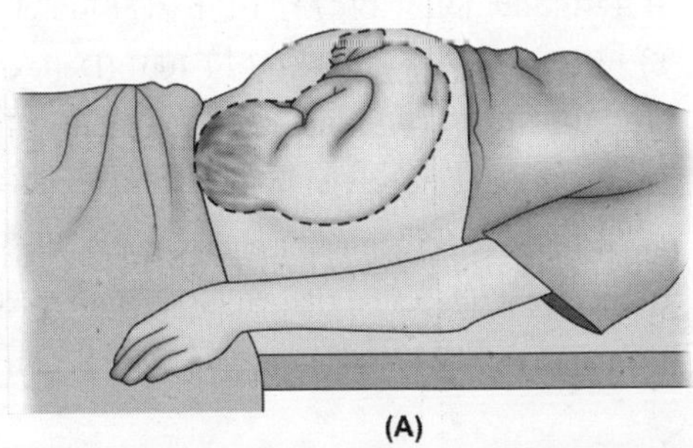
(A)

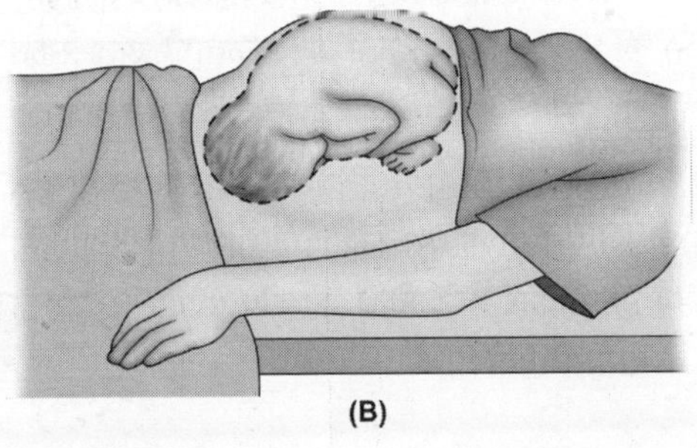
(B)

चित्र (Fig.) 25.2: (A) शीर्ष गर्भस्थिति की पश्च अवस्थिति (Posterior position of vertex presentation) तथा (B) अग्र अवस्थिति (Anterior position) में उदरीय आकृति (Abdominal contour)

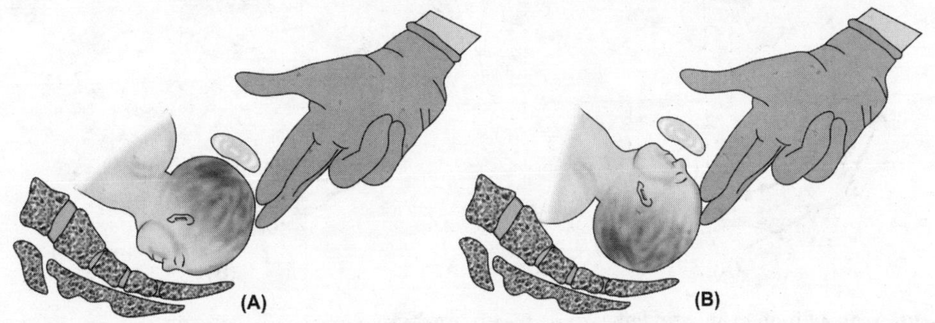
(A) (B)

चित्र (Fig.) 25.3: सिर की मुद्रा (या भंगिमा) का निदान (Diagnosis of the attitude of the head) – (A) पश्चकपाल-अग्र (Occipito-anterior) – पर्याप्त अभिमत (Flexed) सिर-पश्च शिशुकरोटी (Posterior fontanelle) का आसानी से स्पर्श-अनुभव किया जाता है। (B) पश्चकपाल-पश्च (Occipito-posterior) – झुका हुआ सिर-अग्र शिशु-करोटि (Anterior fontanelle) का आसानी से स्पर्श-अनुभव (Feel) किया जाता है।

(Caput) का निर्माण जो संधि रेखाओं (Sutures) तथा शिशु-करोटि (Fontanelle) को विलुप्त (Obliterate) करता है, के कारण निदान प्रायः कठिन होता है। इन स्थितियों (या उदाहरणों) में कर्ण (Ear) का स्थान निर्धारित (Locate) करना है तथा पश्चकपाल (Occiput) की ओर अतहित (Unfolded) कर्णपालि नोकों (Pinna points) का पता लगाना है। श्रोणि (Pelvis) का साथ-साथ मूल्यांकन करना चाहिए।

प्रसव की क्रियाविधि (Mechanism of Labor)

दाहिने पश्चकपाल-पश्च (ROP) मे दाहिना तिर्यक व्यास तथा बायाँ पश्चकपाल-पश्च (LOP) में बायें तिर्यक व्यास से होकर सिर का श्रोणि में प्रवेश (Engage) होता है। सिर का प्रविष्ठ अनुप्रस्थ व्यास (Transverse diameter) द्विभित्तीय (Biparietal) (9.5 cm) होता है तथा अग्र-पश्च (Antero-posterior) व्यास या तो अधोपश्चकपाल-अग्र कपालीय (Suboccipito-frontal) (10 cm) या पश्चकपाल अग्रकपालीय (Occipito-frontal) (11.5 cm) होता है। झुकाव (Deflexion) के कारण सिर का अवरोहन (Engagement) में विलंब होता है।

अनुकूल परिस्थिति में (In favorable circumstances) (90%):

(1) नति (Flexion): पर्याप्त गर्भाशयी संकुचन के कारण सिर की उत्तम नति होती है जब तक सिर श्रोणीय (Pelvic) तल पर नहीं पहुँचता है तब तक अवरोहन (Descent) होता है।

(2) सिर का आंतरिक घूर्णन (Internal rotation of the head): चूँकि पश्चकपाल (Occiput) अग्र भाग होता है, अतः यह एक वृत्त का $\frac{2}{8}$ वें भाग (135°) का घूर्णन अग्र रूप से जघन-संधानक (Symphysis pubis) के पीछे स्थित होने के लिए करता है। चूँकि ग्रीवा (Neck) इस प्रकार की ऐंठन (Torsion) की मात्रा को सहन नहीं कर सकती है, अतः स्कंध (Shoulder) वृत्त का $\frac{2}{8}$ वें भाग $\left(\frac{2}{8}\times 360° = 90°\right)$ का घूर्णन करता है तथा ROP में दाहिने तिर्यक व्यास तथा LOP में बायें तिर्यक व्यास के स्थान में रहता है परन्तु ग्रीवा की ऐंठन एक वृत्त के 1/8 वें भाग मे (45°) अभी तक बना रहता है। इस प्रकार क्रियाविधि का शेष ROP में दाहिना पश्चकपाल-अग्र के समान होता है।

(3) सिर का और अधिक अवरोहण (Further descent) तथा जनन (Delivery) पश्चकपाल: अग्र अवस्थिति (Occipito-anterior position) के समान होता है।

(4) प्रत्यावस्थापन या पुनःस्थापन (Restitution): सिर के आंतरिक घूर्णन की विपरीत दिशा में एक वृत्त का 1/8 वाँ भाग तक पुनः स्थापन की गति होती है।

(5) बाहरी घूर्णन (External rotation): सिर का बाहरी घूर्णन एक वृत्त के 1/8 वें भाग से होकर पुनः स्थापन की समान दिशा में होता है क्योंकि स्कंध (Shoulder) तिर्यक (Oblique) से लेकर श्रोणि (Pelvis) के अग्र-पश्च व्यास तक घूमता है। [देखें चित्र 25.4(A)]

(6) स्कंध और धड़ का जनन (Birth of shoulders and trunk): निष्कासन की प्रक्रिया पश्चकपाल-अग्र के समान होती है।

वैकल्पिक क्रियाविधि (Alternative mechanism) (Uncommon= अपसामान्य) [देखें चित्र 25.4(B)]: यदि पश्चकपाल (Occiput) के अग्र घूर्णन का अनुकरण (Follow) करने में स्कंध (Shoulders) विफल हो जाता है। तब ग्रीवा (Neck) एक वृत्त का 3/8 वाँ भाग (135°) ऐंठन (Torsion) सहन करती है तथा ROP में बायाँ तिर्यक व्यास में और LOP में दाहिना तिर्यक व्यास में स्कंध गतिहीन (Static) बना रहता है। इस स्थिति में पुनः स्थापन (Restitution) एक वृत्त का 3/8 वाँ भाग होता है तथा पुनः स्थापन की विपरीत दिशा में एक वृत्त का 1/8 वाँ भाग (45°) से होकर बाहरी घूर्णन होता है। तथापि (However) क्रियाविधि पूर्ण असंभाव्य (Unlikely) होती है।

प्रतिकूल परिस्थिति में (In unfavorable circumstances) [अघूर्णन (Nonrotation) या कुघूर्णन (Malrotation)] – (10%): निश्चित परिस्थिति में पश्चकपाल (ऑक्सिपुट) घूर्णन करने में विफल होता है (देखें चित्र 25. 5) जिसके कारण हैं – सिर का विचलन (Deflexion of the head), दुर्बल गर्भाशयी संकुचन (Weak uterine contraction), श्रोणि की दोषपूर्ण आकृति (Faulty shape of the pelvis) जैसे – चिपटी त्रिकास्थि (Flat sacrum), उदग्र श्रोणीय कंटक (Prominent ischial spines) या अभिसारी पार्श्व-दिवाल (Convergent side walls) तथा श्रोणीय तल की दुर्बल पेशियाँ (Weak pelvic floor muscles)। बड़ा शिशु तथा भ्रूणीय धड़ (Fetal trunk) की अगतिशीलता

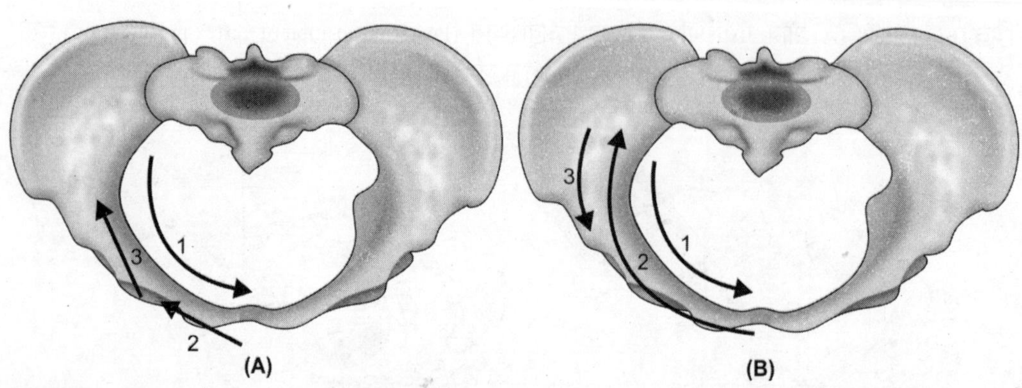

चित्र (Fig.) 25.4: ROP (3rd) अवस्थिति (Position) में पश्चकपाल (Occiput) का घूर्णन (Rotation) का एक उदाहरण का आरेख (Diagram): (A) सामान्य (Common) (B) असामान्य (Uncommon), 1 = आंतरिक घूर्णन (Internal rotation), 2 = पुनः स्थापन (Restitution), 3 = बाहरी घूर्णन (External rotation)

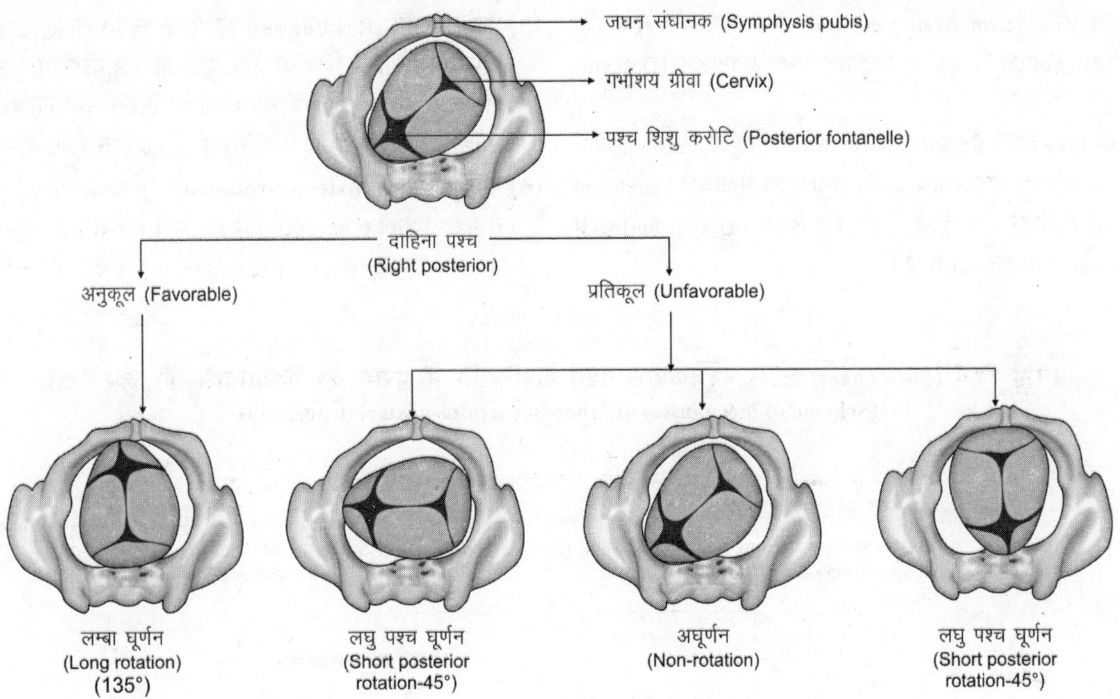

चित्र (Fig.) 25.5: पश्चकपाल-पश्च अवस्थिति (Occipito-posterior position) का अनुकूल और प्रतिकूल घूर्णन (Favorable and unfavorable rotation) का आरेखीय प्रदर्शन (Diagrammatic representation)

(Immobility) तथा उल्वीद्रव (Liquor amnii) का फलतः निष्कासन भी दोषपूर्ण घूर्णन में योगदान करते हैं।

(1) अपूर्ण अग्र घूर्णन (Incomplete forward rotation): इस स्थिति में पश्चकपाल (Occiput) अग्ररूप से 45° का घूर्णन करता है तथा सममितार्धी संधि रेखा (Sagittal suture) द्विकंटमय व्यास (Bispinous diameter) पर स्थित हो जाती है। उसके बाद और आगे अग्र घूर्णन की संभावना नहीं होती है तथा इस अवस्थिति (Position) में अवरोध को गहरा अनुप्रस्थ अवरोध (Deep transverse arrest) कहा जाता है।

(2) अघूर्णन (Non-rotation): दोनों-ललाट (Sinciput) और पश्चकपाल (Occiput) ही श्रोणीय तल (Pelvic floor) का एक साथ स्पर्श करते हैं जो पश्चकपाल के अघूर्णन के फलस्वरूप सिर के झुकाव (या विचलन=Deflexion) के कारण होता है। सममितार्घी संधिरेखा तिर्यक व्यास (Oblique diameter) पर स्थित होती है। इसके और आगे क्रियाविधि (Mechanism) असम्भाव्य होती है और इस स्थिति को तिर्यक पश्च अवरोध (Oblique posterior arrest) कहते हैं।

(3) कुघूर्णन (Malrotation): अति झुकाव में ललाट (sinciput) श्रोणीय तल का स्पर्श करता है जिसके फलस्वरूप सर्वप्रथम ललाट का 45° का अग्र (Anterior) घूर्णन होता है तथा पश्चकपाल (Occiput) त्रिकास्थि के गर्त (Sacral hollow) पर स्थित होता है। इस स्थिति को पश्चकपाल-त्रिक् अवस्थिति (Occipito-sacral position) कहते हैं। यह वास्तव में शीर्ष (vertex) की ''स्थायी पश्चकपाल-पश्च अवस्थिति'' (Persistent occipito-posterior postion, POP) होती है। अनुकूल परिस्थिति में अर्थात् एक औसत आकार का शिशु, पर्याप्त गर्भाशयी संकुचन तथा एक पर्याप्त श्रोणि जैसे मानवाभ (Anthropoid) या विस्तृत स्त्रैण (Spacious gynecoid) के साथ ''चेहरे से जघन'' (Face to pubis) के रूप में स्वतः जनन (Spontaneous delivery) हो सकता है। प्रतिकूल परिस्थिति में, जब अवरोध होता है तो इसे पश्चकपाल-त्रिक् अवरोध (Occipito-sacral arrest) कहा जाता है।

''चेहरे से जघन'' प्रसव की क्रियाविधि (Mechanism of face to pubis delivery) (देखें चित्र 25.6)।

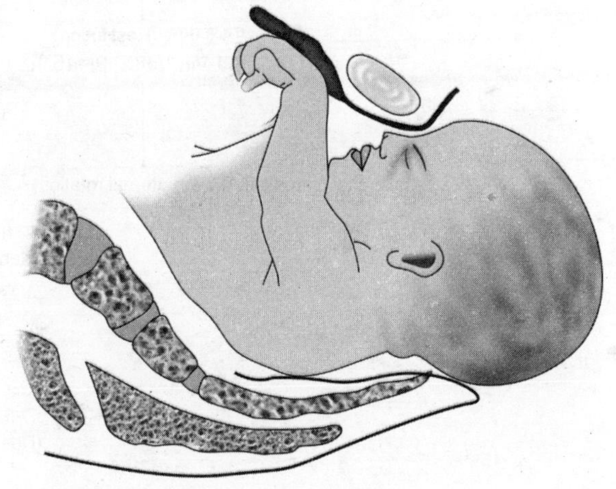

चित्र (Fig.) 25.6: भ्रूण-से-जघन प्रसव (Face-to-pelvis delivery) जिसके साथ पश्चकपाल-ललाट व्यास (Occipito frontal diameter) का योनिद्वार (Introitus) से बाहर उद्गमन (Emergence) होता है।

(1) जघन संधानक (Symphysis pubis) के नीचे तक नासिका के आधार (Root of the nose) के लटकने तक अवरोहन (Descent) होता है।

(2) नति (Flexion) होती है: इससे क्रमिकरूप से भृकुटि (Brow), शीर्ष (Vertex) तथा पश्चकपाल (Occiput) तना हुआ मूलाधार (Stretched perineum) से बाहर मुक्त होते हैं और तब विस्तार (Extension) द्वारा चेहरे (Face) का जन्म होता है।

(3) पुनः स्थापन (Restitution): आंतरिक घूर्णन (Internal rotation) की विपरीत दिशा में सिर के एक वृत्त का 1/8 वाँ भाग (45°) चलता है और इस प्रकार ROP में माता का बायाँ जघन (Thigh) तथा LOP में दाहिना जघन की ओर अभिमुख (Look) के लिए चेहरा घूमता है।

(4) बाहरी घूर्णन (External rotation): पुनःस्थापन की समान दिशा में पश्चकपाल (Occiput) 45° का घूर्णन करता है तथा अंत में ROP में बायाँ जघन तथा LOP में दाहिना जघन की ओर सीधे (Directly)

प्रवाह चित्र (Flow chart) 25.1: पश्चकपाल-पश्च अवस्थिति में प्रसव की क्रियाविधि की रूप रेखा
(Scheme of mechanism of labor in occipito-posterior position)

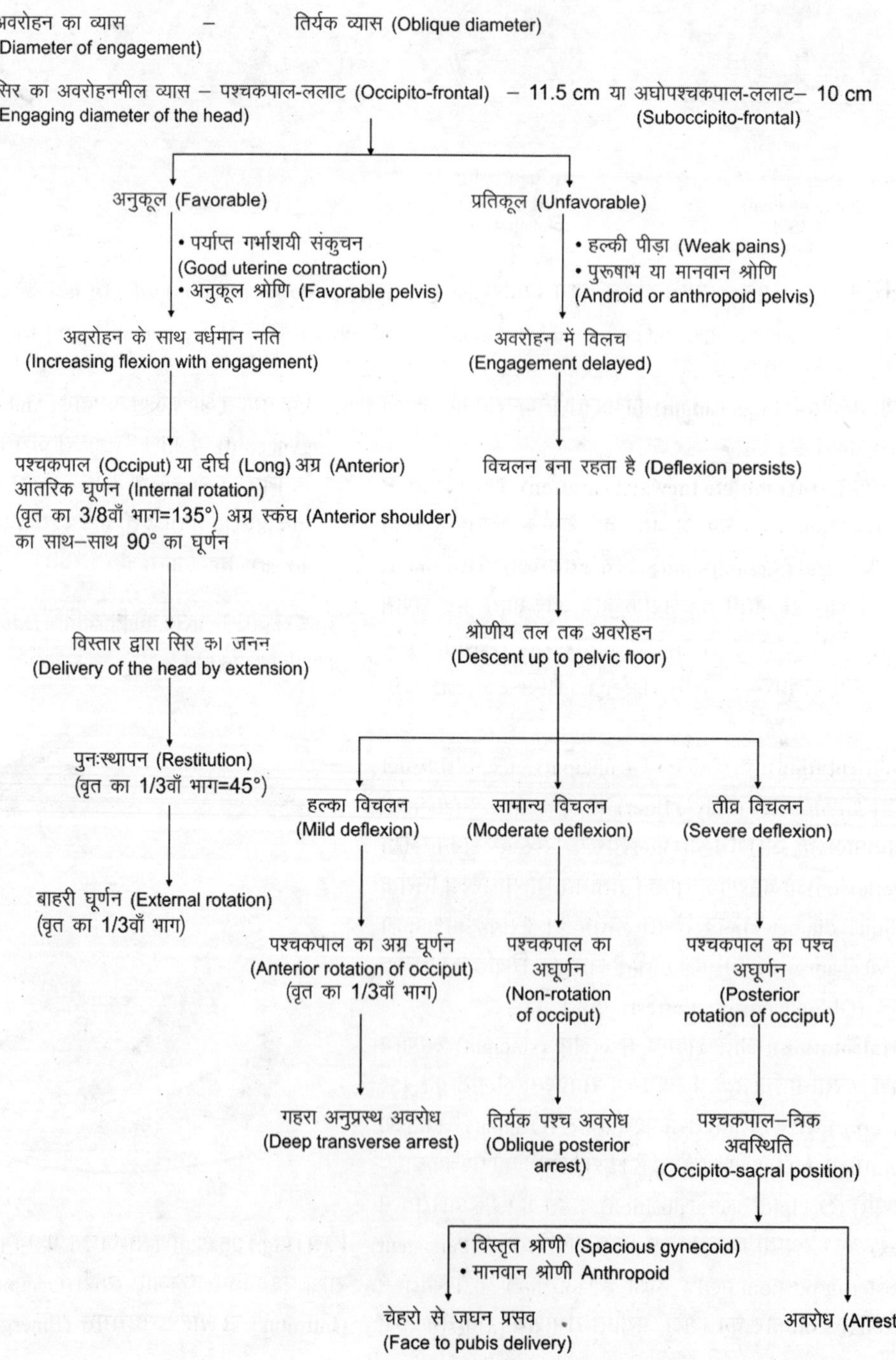

अभिमुख होकर स्थापित (Placed) होता है। निरंतर (या हठी) पश्चकपाल-पश्च (Persistent occipito-posterior) – वास्तव में यह पश्चकपाल-पश्च अवस्थिति (Position) की एक अपसामान्य (Abnormal) क्रियाविधि है जहाँ त्रिक्-गर्त (Sacral, hollow) (Occipito-sacral position) की ओर पश्चकपाल का पश्च रूप से कुघूर्णन (Malrotation) होता है। जैसा कि पहले उल्लेख किया गया है, चेहरे से जघन (Face-to-pubis) के रूप में स्वतः प्रसव (या जनन=Delivery) इस अवस्थिति में हो सकता है जिसे पश्चकपाल-त्रिक् अवरोध (Occipito-sacral arrest) कहा जाता है।

विस्तृत बोध (Wider sense) में यह पश्चकपाल-पश्च की दो अन्य अवरूद्ध अवस्थिति (Arrested positions) जैसे – गहरा अनुप्रस्थ अवरोध (Deep transverse arrest) तथा तिर्यक पश्च अवरोध (Oblique posterior arrest) को भी शामिल किया जाता है।

प्रसव की प्रक्रिया (Course of Labor)

पश्चकपाल-अग्र (Occipito-anterior) के विपरीत प्रसव में घटना की प्रक्रिया (Course of events) का पश्चकपाल-पश्च अवस्थिति (Occipito-posterior position) में परिवर्तित होने की संभावना होती है। प्रसव की प्रथम अवस्था (Ist stage) तथा द्वितीय अवस्था (2nd Stage) की औसत अवधि में वृद्धि होती है। प्रथम अवस्था (First stage) – निम्नलिखित में विलम्ब (Delay) होने की प्रवृत्ति (Tendency) होती है:–

(1) **अवरोहण या सिर का श्रोणि (Pelvis) में प्रवेश (Engagement):** अवरोहन के विलंब के कारण है – (a) सिर का निरंतर (या हठी) विचलन (Persistent deflexion) जिसके कारण अवरोहण के व्यास (Occipito-frontal=11.5 cm या 4.6") में वृद्धि होती है। (b) भ्रूणीय अक्ष (Fetal axis) से होकर चालक बल (Driving force) प्रवेशद्वार (Inlet) के अक्ष के साथ एकरेखण (Alignment या सीधे) में नहीं होता है।

(2) **झिल्ली की स्थिति (Membrane status):** झुका हुआ (Deflexed) सिर अण्डाकार (Ovoid) होता है जो गोलाकार निचले खण्ड के लिए अनुरुप (Fit) नहीं होता है → गर्भाशयी संकुचन (Uterine contraction) के दौरान बॉलकपाट (Ball valve) क्रिया की हानि (Loss) → झिल्ली का शीघ्र विदार (Early rupture of the membranes) तथा उल्वीद्रव का निकास (Drainage of liquor amnii)।

(3) **गर्भाशयी संकुचन (Uterine contraction):** निचले गर्भाशयी खण्ड में झुके हुये सिर की अपर्याप्त अनुरूपता (Ill-fitting) के कारण गर्भाशयी संकुचन के लिए उत्तेजना (Stimulus) का अभाव होता है। इसके फलस्वरूप गर्भाशय-ग्रीवा (Cervix) के मंद विस्फारण (Slow dilation) के साथ अपसामान्य (Abnormal) गर्भाशयी संकुचन होता है। विस्तृत पश्चकपाल (Wide occiput) द्वारा मलाशय (Rectum) पर दबाव के कारण प्रथम अवस्था में भी अनुवातन प्रयास (Bearing down effort) की कालपूर्व (Premature) इच्छा होती है। इसके फलस्वरूप रोगी थक जाती है। प्रथम अवस्था का दीर्घीकरण (Prolongation) होता है।

द्वितीय अवस्था (Second stage): दीर्घ (Long) आंतरिक घूर्णन (Internal rotation) या कुघूर्णन (Malrotation) के कारण द्वितीय अवस्था प्रायः विलंबित होती है तथा कभी-कभी सिर के अवरोध के साथ। यह पुरूषाभ श्रोणि (Android pelvis) में या मध्यश्रोणीय (Midpelvic) संकुचन में हो सकता है। यदि इसे उपेक्षित छोड़ दिया जाता है तो सिर के अवरोध से प्रसव अवरूद्ध हो सकता है।

तृतीय अवस्था (Third stage): प्रसवोत्तर (Postpartum) रक्तश्राव तथा जननांगी क्षेत्र (Genital tract) का आघात (Trauma) का वर्धित (Increased) प्रभाव होता है।

जनन की प्रणाली या रूप (Mode of delivery):

(1) पश्चकपाल का दीर्घ अग्रघूर्णन (Long anterior rotation of the occiput)– स्वतः या सहायता प्राप्त योनिक जनन (Vaginal delivery) प्रायः (90%) होता है।

(2) लघु पश्चघूर्णन (Short posterior rotation) – चेहरे-से-जघन (Face-to-pubis) के रूप में स्वतः (Spontaneous) या सहायता-प्राप्त (Aided) योनिक जनन होता है। अग्र शीर्ष (Anterior vertex) जनन की अपेक्षा इसमें मूलाधारी क्षति (Perineal injuries) की अधिक संभावना होती है जिसके कारण हैं – (a) विस्तृत द्विभित्तीय व्यास (Wide biparietal diameter) | 9.5 cm (3.8") मूलाधार (Perineum) का तानन (Stretching) होता है तथा (b) पश्चकपाल-ललाट (Occipito-frontal) व्यास 11.5 cm (4.6 ईंच) योनिद्वार (Introitus) से बाहर निकलता है। (देखें चित्र 25.6)।

(3) अघूर्णन (Non-rotation) या लघु अग्र घूर्णन (Short anterior rotation)– स्नतः योनिक जनन की रांगावना गहीं होती है, जिसका अपवाद अनुकूल (Favorable) परिस्थिति है। यदि उपेक्षित छोड़ दिया जाता है तब रोगी में दीर्घ (या विलंबित) तथा अवरूद्ध प्रसव के लक्षणों का प्रदर्शन होता है। इस प्रकार के रोगी में योनिक शल्यक जनन (Vaginal operative delivery) कभी-कभी खतरनाक (Risky) हो जाता है जो जननांगी क्षेत्र में आघात (पूर्ण मूलाधारी विदार= Complete perineal tear) या भ्रूणीय सिर (Fetal head) में क्षति (Injuries) उत्पन्न करता है।

गढ़न (Moulding) या संचन: सिर के विशिष्ट गढ़न का अवलोकन चेहरे-से-जघन (Face-to-pubis) के जनन में किया गया है जो चित्र 9.5 में प्रदर्शित है। पश्चकपाल-ललाट (Occipito-frontal) व्यास का संपीडन (Compression) होता है जो इसके एक समकोण (90°) पर चापछत (Vault) का दीर्घीकरण (Elongation) के साथ होता है। ललाट की अस्थियों (Frontal bones) का विस्थापन (Displacement) भित्तीय अस्थियों (Parietal bones) के नीचे होता है। इस प्रकार का गढ़न ''प्रमस्तिक के दृढ़-तानिका अंशों (Falx cerebri) का अतिउत्थापन (Elevation) के कारण मस्तिष्क छदि के विदार (Tentorial tear) में सहायक होता है।

पूर्वानुमान (Prognosis): सहवर्ती (Incidental) विलंबित प्रसव तथा शल्यक जनन के वर्धित प्रभाव में माता की वर्धित रूग्नता (Increased morbidity) (5 में 1 अर्थात् 20%) होती है। श्वास-अवरोध (Asphyxia) या योनिक शल्यक जनन के दौरान आघात (Trauma) के कारण वर्धित पेरिनैटलरूग्नता और मर्त्यता (Perinatal morbidity and mortality) (10%) भी होती है। तथापि (However), यह रूग्नता होती है यह माना जाता है कि 5 रोगियों (Cases) में से 4 में प्रायः कोई संकट नहीं होता है तथा भ्रूण (Fetus) का जनन स्वतः होता है।

प्रसव का प्रबंध (Management of Labor)

सिद्धान्त (Principles): पश्चकपाल-पश्च अवस्थिति (Occipito-posterior position) के प्रबंध में मूलभूत सिद्धान्त निम्नलिखित हैं– (1) प्रारम्भिक निदान (Early diagnosis), (2) अवरोहन (Descent) तथा पश्चकपाल (Occiput) के अग्र घूर्णन की सतर्क प्रत्याशी आशा (Expectant hope) के साथ सख्त निगरानी (Strict vigilance) तथा (3) विवेकपूर्ण (Judicious) तथा सामयिक (Timely) हस्तक्षेप, यदि आवश्यक हो।

निदान और मूल्यांकन (Diagnosis and evaluation): भ्रूणीय हृदय ध्वनि (FHS) जिसका आसानी से स्थान-निर्धारण (Locate) नहीं होता है, के साथ पार्श्व भाग (Flank) पर भ्रूणीय पृष्ठ (Fetal back), झिल्ली के प्रारम्भिक विदार (Early rupture of the membranes) में संदेह उत्पन्न होता है। आंतरिक जाँच से इसकी पुष्टि होती है।

रोगी (Case) का संपूर्ण मूल्यांकन नैदानिकरूप से (Clinically) किया जाता है। श्रोणि की नति (Inclination), प्रवेशद्वार की आकृति (Configuration of the inlet), त्रिकास्थि (Sacrum), श्रोणिखण्ड के कंटक (Ischial spines) तथा पार्श्व-दिवाल (Side walls) के संबंध में टिप्पणी लिखनी चाहिए।

प्रारम्भिक शल्यक्रिया द्वारा प्रसव (Early caesarean section): पश्चकपाल-पश्च अवस्थिति अनिवार्यततः शल्यक्रिया द्वारा प्रसव का संकेत (सुझाव) नहीं होती है। श्रोणीय अपर्याप्तता (Inadequacy) या उसकी प्रतिकूल (Unfavorable) आकृति, उसके साथ प्रासूतिक जटिलता (Obstetric complications) जैसे–प्राक-गर्भाक्षेपक (Pre-eclampsia), शल्यक प्रसवोत्तर गर्भावस्था (Post-caesarean pregnancy), बड़े शिशु (Big fetus) में प्रायः शल्यक्रिया द्वारा प्रसव (CS) की आवश्यकता होती है।

प्रथम अवस्था (First stage): अन्य अजटिल (Uncomplicated) रोगियों में प्रसव को सामान्य प्रसव के समान आगे बढ़ाना चाहिए। निम्नलिखित विशिष्ट अनुदेशन (Instructions) होते हैं –

- (i) पूर्वापेक्षी विलंबित प्रसव (Anticipating prolonged labor) में अंतःशिरीय निवेश (Intravenous infusion) की व्यवस्था करनी चाहिए तथा रिंजर घोल (Ringer's solution) का टपकन (Drip) आरम्भ किया जाता है।
- (ii) प्रसव की प्रगति (Progress of labor) का निर्धारण निम्नलिखित द्वारा किया जाता है – (a) सिर का क्रमिक अवरोहण (Progressive descent) (b) मध्यरेखा की ओर पृष्ठ (Back) तथा अग्र स्कंध (Anterior shoulder) घूर्णन (Rotation) (c) सिर की वर्धमान नति (Increasing inclination) (d) योनिक (Vaginal) जाँच पर सममितार्धी संधि रेखा की अवस्थिति (Position) of the sagittal suture) तथा (e) गर्भाशय ग्रीवा का विस्फारण (Cervical dilation)।
- (iii) हल्की पीड़ा (weak pain), विचलन की दृढ़ता (Persistence of deflexion) तथा पश्चकपाल का अघूर्णन (Non-rotation of the occiput) त्रिक् (Triad) होते है जो प्रायः सहवर्ती (Co-existent) होते हैं। इस प्रकार की परिस्थिति में प्रसव को बढ़ाने के लिए ऑक्सिटोसिन का अन्तर्वेश (Infusion of oxytocin) आरंभ किया जाता है।
- (iv) शल्यक्रिया द्वारा प्रसव का चिकित्सा-सुझाव (Indication of Cesarean section) – (a) प्रसव का अवरोध (Arrest of labor) (Failure of rotation = घूर्णन की विफलता), (b) अस-मन्वयी गर्भाशयी क्रिया (Incoordinated uterine action), (c) भ्रूणीय संकट (Fetal distress)।

द्वितीय अवस्था (Second stage): बहुसंख्यक (Majority) में पश्कपाल का घूर्णन सम्पन्न (या पूर्ण) होता है तथा जनन या तो स्वतः होता है या चिमटी (Low forceps) या निर्वात निष्कासक (Ventouse) द्वारा निष्पादन (Accomplish) किया जाता है।

अल्पसंख्यक में (In minority) (Unrotated = अघूर्णित तथा कुघूर्णित = Malrotated): बशर्ते कि भ्रूणीय और मातृक स्थिति (Fetal and maternal conditions) अनुमति देती है, विशेषज्ञ को पश्चकपाल का अग्र घूर्णन तथा सिर के अवरोहण के लिए सतर्क प्रत्याशा (Expectancy) करनी चाहिए। पश्चकपाल-त्रिक् अवस्थिति (Occiput-sacral position) में चेहरे-से-जघन (Face-to-pubis) के रूप में स्वतः जनन हो सकता है। इन रोगियों (Cases) में जनन (Delivery) का उचित संचालन तथा संतुलित योनिद्वार उच्छेदन (Liberal episiotomy) करना चाहिए जिससे कि मूलाधार का पूर्ण विदार (Complete perineal tear) को रोका जा सके।

तृतीय अवस्था (Third stage): प्रसव के विलंबन (Prolongation) के कारण अग्र स्कंध (Anterior shoulder) के साथ प्रसवोत्तर (Postpartum) रक्तश्राव की प्रवृत्ति को रोकने के लिए रोगरोधी (Prophylactic) अंतःशिरीय (Intravenous) अर्गोमेट्रिन (Ergometrine) 0-25 mg दिया जाता है। योनिक (Vaginal) शल्यक जनन (Operative delivery) के बाद किसी क्षति (Injury) का पता लगाने के लिए गर्भाशय-ग्रीवा (Cervix) तथा निचले जननांगी क्षेत्र (Lower genital tract) का अधिक सावधानी के साथ निरीक्षण किया जाता है।

अवरूद्ध पश्चकाल-पश्च अवस्थिति (Arrested Occipito-posterior Position)

गर्भाशय-ग्रीवा के पूर्ण विस्फारण (या विस्तार) के बाद पर्याप्त गर्भाशयी संकुचन के बावजूद यदि आधे से लेकर एक घंटे तक प्रसव की प्रगति में विफलता (या अवरोध=Arrest) होती है तो इससे हस्तक्षेप (Interference) करने का संकेत मिलता है। हस्तक्षेप की उचित विधि का सूत्रीकरण (Formulate) करने से पहले उदरीयरूप से (Abdominally) तथा योनिक रूप से (Vaginally) रोगी (Case) का एक बार और मूल्यांकन करना चाहिए।

उदर से (Per abdomen): निम्नलिखित स्थितियों (Conditions) का मूल्यांकन किया जाता है – (1) शिशु का आकार (Size) (2) सिर का श्रोणि में प्रवेश (Engagement of the head), (3) उल्वीद्रव की मात्रा (Amount of liquor) तथा (4) भ्रूणीय हृदय ध्वनि (FHS)

योनिक जाँच (Vaginal examination): निम्नलिखित स्थितियों का उल्लेख (Note) करना है – (1) सिर का ठहराव (Station of the head) (2) सममितार्धी संधिरेखा (Sagittal suture) और पश्चकपाल (Occiput) की अवस्थिति (Position) (3) सिर के विचलन का अंश (Degree of deflexion of the head) (4) गढ़न की अवस्था (Degree of moulding) तथा शीर्ष (या मुंड) का निर्माण (formation of caput) (5) अवरोधन जैसे– श्रोणीय कंटक (Ischial spines),

श्रोणि की पार्श्वदिवाल (Side walls of the pelvis), त्रिक्-अनुत्रिक पठार (Sacro-coccygeal plateau), जघन-चाप (Pubic arc) तथा वहिर्गम का अनुप्रस्थ व्यास (Transverse diameter of the outlet) के स्तर पर या इसके नीचे श्रोणि का मूल्यांकन।

I. पश्चकपाल-अनुप्रस्थ या तिर्यक पश्चकपाल-पश्च अवस्थिति में अवरोध (Arrest in Occipito-Transvere or Oblique OP Position)

(1) निर्वात निष्कासन (Ventouse or Vacuum extraction): यह उन रोगियों में उपयुक्त होता है जहाँ श्रोणि (Pelvis) पर्याप्त होती है तथा पश्चकपाल (Occiput) का अघूर्णन (Non-rotation) या तो दुर्बल संकुचन के कारण या श्रोणीय तल की पेशियों (Pelvic floor muscles) के तान (Tone) में कमी के कारण होता है। नति (Flexion) को प्रोत्साहित करने के लिए गर्त (Cup) पश्चकपाल की ओर अधिक स्थापित होता है तथा कर्षण (Traction) पर उसके अवरोहन (Descent) के दौरान घूर्णन की अपेक्षा की जाती है।

(2) वैकल्पिक विधि (Alternative method):

(a) चिमटी कर्षण (खींचना) के पहले हस्तीय घूर्णन (Manual rotation followed by forceps extraction): इसका उद्देश्य सर्वप्रथम (First) सिर को हस्तीय रूप से (Manually) घुमाना (या घूर्णन करना) है जबतक कि जघन संधानक (Symphysis pubis) के पीछे पश्चकपाल स्थित नहीं हो जाता है। उसके बाद इस अवस्थिति (Position) में चिमटी के ब्लेड (Blades) का उपयोग किया जाता है। श्रोणि को पर्याप्त, शिशु को औसत आकार का तथा उल्वीद्रव की पर्याप्त मात्रा (Good amount of liquor amnii) होनी चाहिए।

(b) चिमटी घूर्णन और निष्कासन (Forceps rotation and extraction): इसमें किलैन्ड चिमटी (Kielland forceps) का उपयोग किया जाता है। (देखें चित्र 36.8) हस्तीय घूर्णन की अपेक्षा चिमटी घूर्णन के लाभ हैं – (i) सिर का विस्थापन (Displacement) या स्थानान्तरण की संभावना नहीं, (ii) रज्जु का सांयोजिक भ्रंश (Accidental cord prolapse) नहीं तथा (iii) अवरोध के स्तर पर, ऊपर या नीचे घूर्णन किया जा सकता है जो श्रोणि (Pelvis) के प्रकार पर निर्भर करता है।

(c) शल्यक्रिया द्वारा प्रसव (Caesarean section): यदि रोगी (या स्थिति) हस्तीय घूर्णन के लिए अनुपयुक्त है, विशेषकर हल्के श्रोणीय संकुचन की उपस्थिति में, तब इस अवस्था में भी शल्यक्रिया द्वारा प्रसव अधिक सुरक्षित या विश्वस्त होता है।

(d) कपाल-उच्छेदन (Craniotomy): मृत शिशु का जनन या प्रसव कपाल-उच्छेदन द्वारा किया जाता है।

II. पश्चकपाल-त्रिक् अवरोध (Occipito-sacral Arrest)

यदि सिर (Head) श्रोणि में प्रविष्ट (Engaged) है तथा पश्चकपाल (Occiput) श्रोणिखण्ड के कंटकों (Ischial spines) के नीचे उतरता (या अवरोहण करता) है तब अघूर्णित (Unrotated) सिर में चिमटी का उपयोग और उसके बाद चेहरे-से-जघन (Face-to-pubis) के रूप में निष्कासन (Extraction) एक कारगर (या प्रभावशाली=effective) क्रियाविधि (Procedure) है। संतुलित मध्य पार्श्विक योनिद्वार उच्छेदन (Liberal mediolateral episotomy) करना चाहिए। यदि श्रोणिखण्ड के कंटकों के स्तर (Level) पर या इसके ऊपर पश्चकपाल बना रहता है तब शल्यक्रिया द्वारा प्रसव पर विचार करना चाहिए।

गहरा अनुप्रस्थ अवरोध (Deep Transverse Arrest)

कोटर (Cavity) में सिर गहराई पर होता है, अनुप्रस्थ द्विकंटकीय व्यास (Transverse bispinous diameter) पर सममितार्धी संधि-रेखा (Sagittal suture) स्थित होती है तथा गर्भाशय-ग्रीवा (Cervix) के पूर्ण विस्फारण (Dilation) के बाद ½-1 घंटे के बाद भी सिर का अवरोहण (Descent) में प्रगति नहीं होती है। तिर्यक पश्चकपाल-पश्च अवस्थिति (Oblique occipito-posterior position) का अपूर्ण अग्र घूर्णन (वृत्त का 1/8 वाँ भाग = 45°) का अंतिम परिणाम पश्चकपाल-अनुप्रस्थ अवस्थिति (Occipito-transverse position) में अवरोध हो सकता है या प्रसव की सामान्य कार्यविधि (Normal mechanism) की सामान्यतः प्रारंभिक पश्चकपाल-अनुप्रस्थ अवस्थिति का अघूर्णन (Non-rotation) के कारण यह अवरोध हो सकता है।

कारण (Causes): (i) दोषपूर्ण श्रोणीय (Pelvic) संरचना (Structure) जैसे – श्रोणिखण्ड के कंटकों का उभार (Prominent ischial spines), समतल त्रिकास्थि (Flat sacrum) तथा अभिसारी पार्श्व दिवाल (Convergent side walls) (ii) सिर का विचलन (Deflection of the head) (iii) दुर्बल गर्भाशयी संकुचन (Weak uterine contraction) (iv) श्रोणीय तल की पेशियों की शिथिलता (Laxity of the pelvic floor laxity)

निदान (Diagnosis): (1) सिर का श्रोणि में प्रवेश होता है (The head is engaged) (2) अनुप्रस्थ द्विकंटकमय व्यास (transverse bispinous diameter) पर सममितार्धी संधिरेखा (Sagittal suture) स्थित होती है। (3) अग्र शिश-करोटि (Anterior fontanelle) स्पर्शग्राह्य (Palpable) होती है। (4) दोषपूर्ण श्रोणीय संरचना का पता चल सकता है।

प्रबंध (Management): प्रबंध की व्यवस्था के लिए भ्रूणीय स्थिति (Fetal condition) तथा श्रोणीय मूल्यांकन मार्गदर्शक बन सकता है।

योनिक जनन सुरक्षित समझा (या पाया) जाता है (Vaginal delivery is found safe) – निम्नलिखित विधियों में से किसी को भी नियोजित (Employed) किया जा सकता है– (1) निर्वात निष्कासन (Ventouse) इन रोगियों के लिए यह उत्कृष्ट (Ideal) होता है (2) हस्तीय घूर्णन (Manual rotation) तथा चिमटी का प्रयोग (Application of forceps) (3) चिमटी घूर्णन (Forceps rotation) तथा विशेषज्ञ द्वारा किलैन्ड चिमटी (Kielland forceps) से जनन (delivery) (4) बड़ा शिशु तथा अपर्याप्त श्रोणि (Inadequate pelvis) में योनिक जनन सुरक्षित नहीं होता है – शल्यक्रिया द्वारा प्रसव (Cesarean section) (5) मष्त शिशु में कपाल-उच्छेदन (Craniotomy)।

हस्तीय घूर्णन (Manual Rotation)

पूर्ण हस्त विधि (Whole hand method) के साथ या अर्धहस्तीय विधि (Half hand method) के साथ हस्तीय घूर्णन का निष्पादन किया जाता है।

सोपान (Steps): रोगी को सामान्य संवेदनाहरण (General anesthesia) के अधीन पृष्ठ-त्रिक् अवस्थिति (Dorso-sacral or Lithotomy position) में रखा

जाता है। पूर्ण शल्यक अपूतिता (Full surgical asepsis) का अनुरक्षण (Maintain) किया जाता है। मूत्राशय (Bladder) का नालशलाकरण (Catheterization) होता है। पश्चकपाल (Occiput) की दिशा जानने के लिए योनिक (Vaginal) जाँच की जाती है। यदि एक बड़ा शीर्ष या मुंड (Caput) का निर्माण हुआ है तब कर्ण (Ear) की अतहित कर्णपालि (Unfolded pinna) की दिशा जो पश्चकपाल की ओर होती है, की सहायता ली जा सकती है।

पूर्ण हस्त विधि (Whole hand method): घूर्णन के लिए योनि (Vagina) में संपूर्ण हाथ को प्रवेश कराया जाता है।

सोपान (Step) I: सिर को पकड़ना (Gripping of the head) – ROP (Right occipito-posterior) या ROT (Right occipito-transverse) में बायाँ हाथ तथा LOP (Left occipito-posterior) या LOT (Left occipito-transverse) में दाहिने हाथ का प्रायः उपयोग किया जाता है। अनुरूप (corresponding) हाथ को एक शंक्वाकार (Cone shaped) रूप में योनि (Vagina) में प्रवेश कराया जाता जिसके लिए दूसरे हाथ की दो अंगुली द्वारा भगोष्ठों (Labia) को पृथक किया जाता है।

पश्चकपाल-अनुप्रस्थ अवस्थिति (Occipito-transverse position) में चार अंगुलियों को त्रिकगर्त (Sacral hollow) में पश्च भित्तीय अस्थि (Parietal bone) पर स्थित करने के लिए धकेला जाता है तथा अंगूठे (Thumb)) को अग्र भित्तीय अस्थि पर रखा जाता है।

तिर्यक पश्च अवस्थिति (Oblique posterior position) में आंशिक रूप से चित्त (Supinated) हाथ की चार अंगुलियों को पश्चकपाल (Occiput) पर रखा जाता है तथा अंगूठे को ललाट (Sinciput) पर रखा जाता है। देखें चित्र 25.7।

सोपान (Step)-II: सिर का घूर्णन (Rotation of the head) – उपयुक्त पकड़ (Good grip) के लिए हल्का असंघातन (Slight disimpaction) की आवश्यकता हो सकती है। सिर के अवतानन (Pronation) की गति द्वारा लघुतर मार्ग पर पश्चकपाल-पश्च (Occiput anterior) को लाने के सिर का घूर्णन किया जाता है। इसके साथ-साथ बाहरी हाथ द्वारा पार्श्वभाग (Flank) से लेकर मध्यरेखा तक भ्रूण के पृष्ठ (Back of the fetus) को घुमाया जाता है (देखें चित्र 25.8) सिर के अग्र घूर्णन के लिए यह एक अनिवार्य पूर्वपेक्षा (Requisite) होती है।

चिमटी (Forceps) का प्रयोग करने के पहले कुस्थिति (Malposition) की अल्प पुनरावृत्ति को रोकने के लिए थोड़ा अधिक घूर्णन करना चाहिए। वैकल्पिक विधि (Alternative method) में अघोवर्तित (Pronated उलटी हुई हथेली) दाहिने हाथ की चार अंगुलियों को ललाट (Sinciput) पर रखा जाता है तथा ROP में पश्चकपाल (Occiput) पर अंगूठा रखा जाता है (देखें चित्र 25.9)। हाथ की उत्तानन (Supination) गति द्वारा सिर का घूर्णन किया जाता है।

सोपान (Step) III: चिमटी का प्रयोग (Application of the forceps) – घूर्णन के बाद जब श्रोणि (Pelvis) के बायें किनारे पर दाहिना हाथ रखा जाता है, चिमटी के बायें फलक (Blade) को प्रवेश कराया जाता है। जब दाहिने हाथ का उपयोग किया जाता है तब घूर्णन के बाद इसे श्रोणि के दाहिने किनारे पर रखा जाता है और इसरूप में चिमटी के दाहिने फलक को सर्वप्रथम प्रवेश कराना है और इसके बाद बायें फलक को दाहिने फलक के नीचे प्रवेश करना है। फलकों का प्रवेश कराते समय प्रथम श्रोणीय पकड़ (Pelvic grip) के समान ऊपरी जघन दबाव (Suprapubic pressure) द्वारा सिर को एक सहायक (Assistant) की मदद से सिर को स्थिर (Fix) रखना बेहतर होता है। चूँकि इसमें एक मध्य चिमटी का प्रयोग होता है, अतः अक्ष कर्षण उपाय (Axis traction device) का उपयोग करना चाहिए।

कठिनाई और खतरा (Difficulties and dangers):

निम्नलिखित के कारण कठिनाई होती है – (1) स्थान के अभाव के कारण पर्याप्त रूप से सिर को पकड़ने में विफलता (2) अंतर्घट्ट अवस्थिति (Impacted

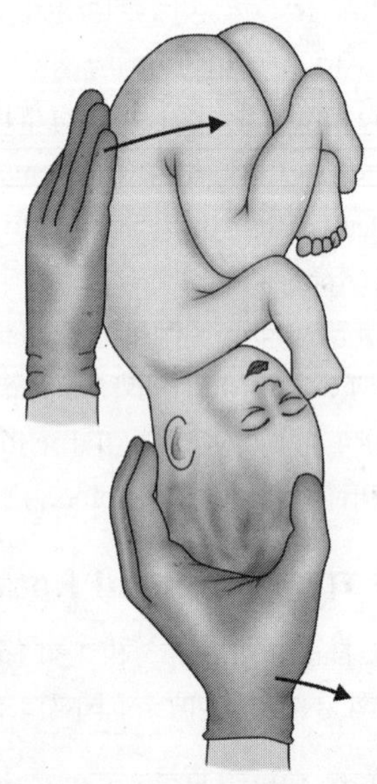

चित्र (Fig.) 25.7: बायाँ हाथ का उपयोग करके ROP में सिर को पकड़ना (Gripping of the head)

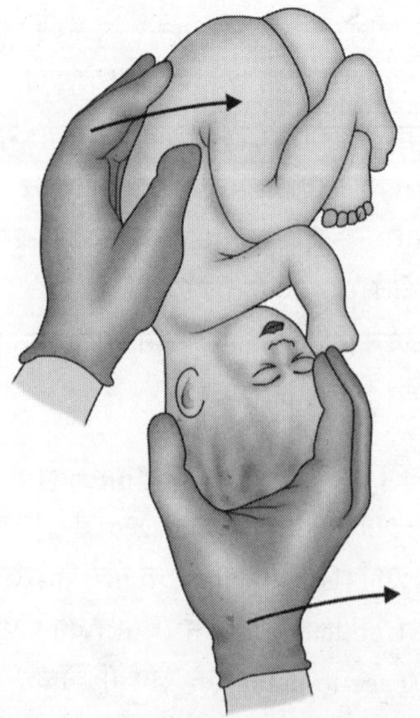

चित्र (Fig.) 25.8: सिर को पकड़ने की वैकल्पिक विधि (Alternative method of gripping the head)

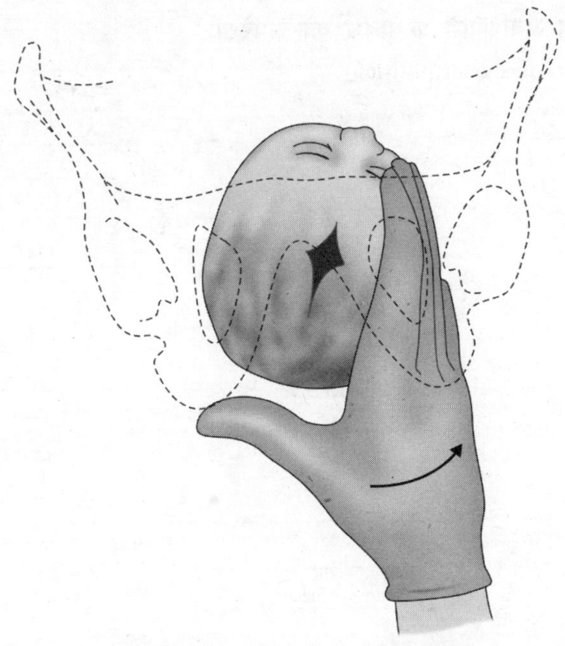

चित्र (Fig.) 25.9: हस्तीय घूर्णन की अर्धहस्त विधि (Half-hand method of manual rotation)

position) से सिर को हटाने की विफलता (3) अपर्याप्त संवेदनाहरण (Inadequate anesthesia) (4) गलत रोगी चयन (Wrong case selection)

खतरा (Dangers): मुख्य खतरा श्रोणीय मुख (Pelvic brim) के ऊपर सिर का सांयोगिक फिसलन (Accidental slipping) तथा रज्जु का भ्रंश (Prolapse of the cord) होता है। इस स्थिति में शल्यक्रिया द्वारा प्रसव (CA=Cesarean section) का निष्पादन करना उत्तम होता है।

अर्ध हस्त विधि (Half-hand Method): इस विधि में अंगूठे (Thumb) को छोड़कर चार अंगुली को योनि (Vagina) के अंदर प्रविष्ट कराया जाता है। पूर्ण हस्त विधि की अपेक्षा इसके लाभ (Advantages) हैं– (i) कम स्थान की आवश्यकता होती है। तथा (ii) सिर के विस्थापन (Displacement) की कम संभावना होती है।

सोपान (Steps): केवल दाहिने हाथ के उपयोग द्वारा घूर्णन किया जाता है। चार अंगुली को योनि में डाला जाता है तथा "सिर के श्रोणि में प्रवेश" (Engagement) के व्यास के स्तर (Level) पर सिर पर स्पर्शीय दबाव (Tangential pressure) डाला जाता है। इस प्रकार किनारे तथा सिर के भित्तीय उत्सेध (Parietal eminence) पर दबाव लगता है। ROP या ROT अवस्थिति (position) में सिर के अग्र पर अंगुली स्थित होती है तथा हाथ के अंतः प्रकोष्ठिक (Ulnar) किनारे द्वारा दबाव डाला जाता है। (देखें चित्र 25.9) LOP या LOT अवस्थिति में अंगुली को पश्चरूप से रखा जाता है तथा हाथ के वहिः प्रकोष्ठिक (Radial) किनारे द्वारा दबाव डाला जाता है। बल को आंतरायिक रूप से (Intermittently) तब तक लगाया जाता है जब तक कि जघन संधानक (Symphysis pubis) के पीछे पश्चकपाल (Occiput) नहीं आता है।

इस प्रकार का युक्तिचालन (Maneuver) केवल एक कुशल (Skilled) तथा अनुभवी प्रसूति-विज्ञानी (Obstetrician) द्वारा किया जाना चाहिए। इस कौशल (skill) को अर्जित (Aquire) करने के लिए एक अनुभवी प्रशिक्षक के साथ पंजर (या पुतला) और प्रतिमान (या नमूना) श्रोणि (Mannequins and model pelvis) का उपयोग करके अनुरूपी अधिगम (Simulated learning) की आवश्यकता होती है।

नितम्ब गर्भस्थिति (Breech Presentation)

नितम्ब गर्भस्थिति में अवस्थिति (Lie) लम्बवत (Longitudinal) होती है तथा श्रोणीय मुख (Pelvic brim) पर पादीय छोर (Podalic pole) उपस्थित होता है। यह एक सर्वसामान्य अप्रकृत गर्भस्थिति (Commonest malpresentation) होती है।

प्रभाव (Incidence): इसका प्रभाव (या विस्तार) 28वें सप्ताह पर 5 में लगभग 1 (20%) जो 34वें सप्ताह में कम होकर 5% तथा पूर्णगर्भावधि (Term) पर 3% तक हो जाता है। इस प्रकार 4 में से 3 में 34वें सप्ताह तक शीर्ष गर्भस्थिति (Vertex presentation) में स्वतः सुधार हो जाता हैं। चिकित्सालय में प्रभाव कम होता है जहाँ अधिक गर्भ संख्या (High parity) का जनन न्यूनतम होता है तथा प्रसवपूर्व काल (Antenatal period) में दिनचर्या (Routine) बाहरी शिरस्य गर्भवर्तन (External cephalic version) किया जाता है।

प्रकार (Varieties)

नितम्ब गर्भस्थिति के दो प्रकार होते हैं – (देखें चित्र 25.10)

(1) पूर्ण (Complete), तथा

(2) अपूर्ण (Incomplete)

पूर्ण (Complete) या अभिनत नितम्ब (Flexed breech)%– पूर्ण नति (Flexion) की सामान्य मुद्रा (Attitute) बनी रहती है। नितम्ब (Hips) पर जघन या जाँघ (Thighs) झुकी हुयी (Flexed) तथा जानु (या घुटना=Knees) पर पैर (Legs) अभिनत होता है। गर्भ के प्रस्तुत भाग (Presenting part) में दो नितम्ब (Two buttocks), बाहरी जननांग (External genitalia) तथा दो पाद

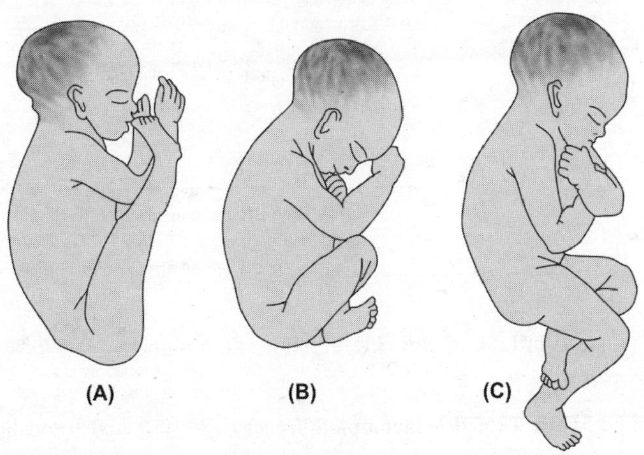

चित्र (Fig.) 25.10: नितम्ब गर्भस्थिति के प्रकार (Varieties of breech presentation): (A) विस्तारित पैर के साथ नितम्ब या स्पष्ट नितम्ब (Frank breech) (B) अभिनत नितम्ब (Flexed breech) या पूर्ण नितम्ब (Complete breech) (C) पादशील गर्भस्थिति (Footing presentation)

प्रवाह चित्र (Flow chart) 25.2: पश्चकपाल-पश्च अवस्थिति के प्रबंध की रूपरेखा (Scheme of management of occipito-posterior position)

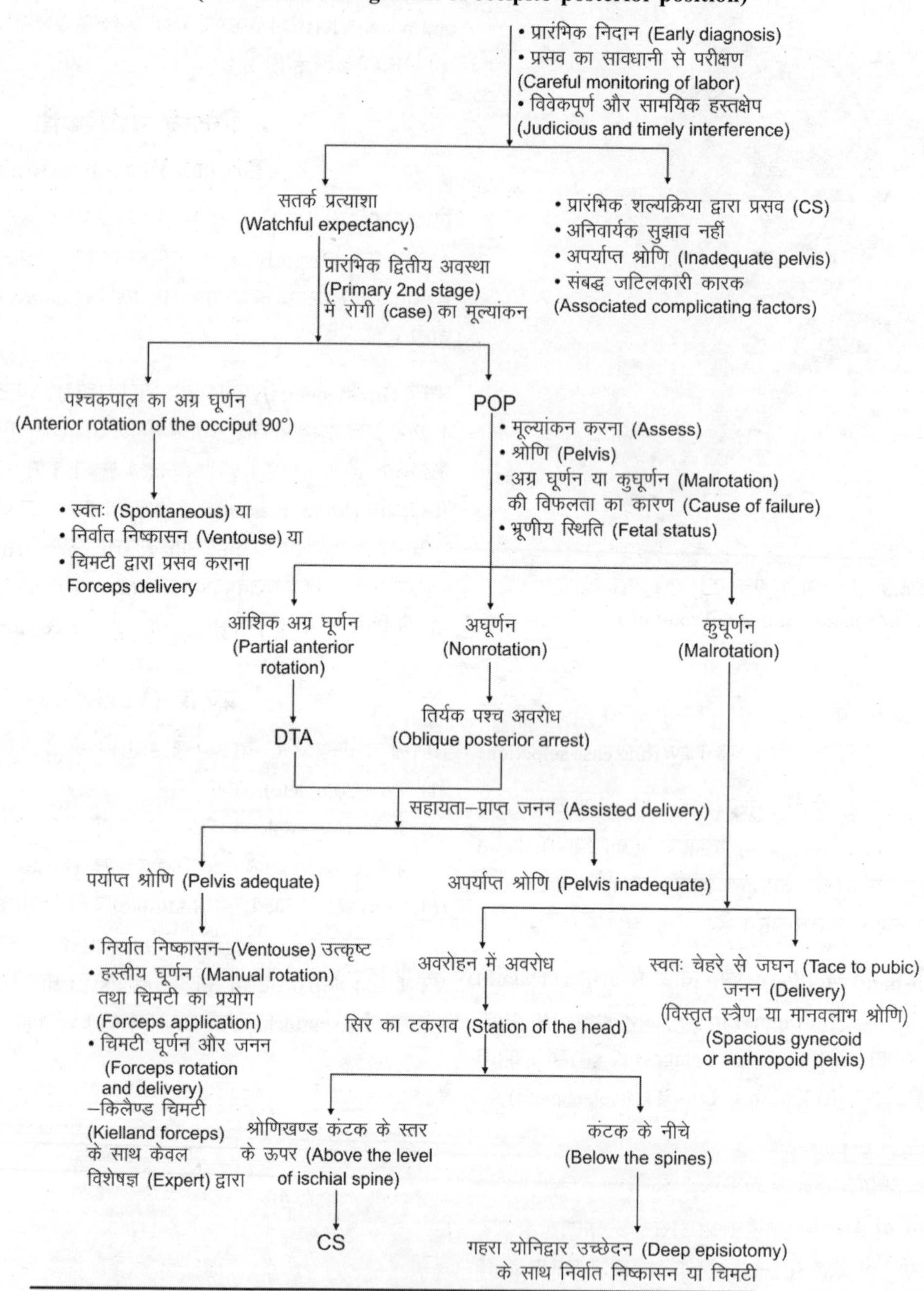

POP = Progestogen only pill केवल प्रोजेस्टोजेन की गोली
CS = Cesarean section शल्यक्रिया द्वारा प्रसव
DTA = Deep transverse arrest गहरा अनुप्रस्थ अवरोध

(Two feet) होते हैं। यह सामान्यतः बहुप्रसवा स्त्री (Multiparae) में उपस्थित होता है।

अपूर्ण नितम्ब गर्भस्थिति (Incomplete breech): यह पादीय छोर (Podalic pole) पर जाँघ या पैर के विस्तार की परिवर्ती मात्रा (Varying degree) के कारण होती है। इसमें तीन प्रकार की संभावनायें होती हैं –

(i) विस्तारित पैर के साथ नितम्ब गर्भस्थिति (Breech with extended legs) (Frank breech = स्पष्ट नितम्ब): इस स्थिति में धड़ (trunk) पर जाँघ अभिनत होता है तथा जानुसंधि (Knee joints) पर पैर विस्तारित होता है। प्रस्तुत भाग में दो नितम्ब तथा बाहरी जननांग होते हैं। यह सामान्यतः प्रथम गर्भिणी स्त्री (Primigravidae) में पायी जाती है (लगभग 70% में)। यह वर्धित प्रभाव (प्रथम गर्भिणी में) सख्त उदरीय दिवाल, पर्याप्त गर्भाशयी तान (Uterine tone) तथा नितम्ब के प्रारंभ में श्रोणि में प्रवेश (Early engagement of breech) के कारण होता है।

(ii) पाद गर्भस्थिति (Footling presentation): जाँघ और पैर, दोनों ही आंशिक रूप से विस्तारित होते हैं जिससे श्रोणि के मुख (Brim) पर पैर उपस्थित होता है।

(iii) जानु गर्भस्थिति (Knee presentation): जाँघ (Thighs) विस्तारित होता है परन्तु जानु (Knees) झुका हुये होता हैं जिससे मुख (Brim) पर जानु नीचे उपस्थित होता है । बाद के दो प्रकार (i) तथा (ii) प्रायिक (common) नहीं होते हैं।

नैदानिक विविधता (Clinical varieties): नितम्ब में अंतर्निहित (Inherent) खतरे का पता लगाने के प्रयास में नितम्ब गर्भस्थिति का नैदानिक रूप से वर्गीकरण किया जाता है –

(1) अजटिल (Uncomplicated): जब नितम्ब (Breech) के अतिरिक्त कोई अन्य सम्बद्ध प्रासूतिक जटिलता (Associated obstetric complications) नहीं होती है तब इसे अजटिल कहा जाता है। कालपूर्वता (Prematurity) वर्जित (Excluded) होती है।

(2) जटिल (Complicated): जब गर्भस्थिति (presentation) उन स्थितियों के साथ संबद्ध होती है जो पूर्वानुमान (Prognosis) जैसे– कालपूर्वता (Prematurity), यमज (Twins), संकुचित श्रोणि (Contracted pelvis), अपरा का भ्रंश (Placenta previa), आदि (etc) को प्रतिकूलरूप से प्रभावित करती हैं तब उसे जटिल नितम्ब गर्भस्थिति कहते हैं। विस्तारित पैर, विस्तारित बाहु (Extended arms), रज्जु भ्रंश (Cord prolapse) या अनुनितम्ब प्रसव (Breech delivery) के दौरान होनेवाली कठिनाई को जटिल नितम्ब गर्भस्थिति नहीं कहा जाता है परन्तु इसे जटिल या अपसामान्य (Abnormal) अनुनितम्ब प्रसव कहा जा सकता है।

कारणता (Etiology)

गर्भावस्था के प्रारंभ के सप्ताहों में नितम्ब का अधिक प्रभाव होता है। भ्रूण (Fetus) का लघु आकार तथा अपेक्षाकृत उल्वीद्रव (Amniotic fluid) के वृहत (Larger) आयतन से 36वें सप्ताह तक ठोकर की गति (Kicking movement) द्वारा स्वतः गर्भवर्तन (Version) का अवसर मिलता है जब इस समय (36वाँ सप्ताह) अवस्थिति (Position) स्थिर (Stabilise) हो जाती है। नितम्ब गर्भस्थिति के लिए उत्तरदायी (Responsible) ज्ञात कारक (Know factors) निम्नलिखित हैं। पर्याप्त संख्या के रोगियों में कारण अस्पष्ट (Obscure) बना हुआ है।

(1) कालपूर्वता (Prematurity): यह नितम्ब गर्भस्थिति का एक सर्वसामान्य (Commonest) कारण है।

(2) स्वतः गर्भवर्तन को रोकने वाले कारक (Factors preventing spontaneous version): (a) विस्तारित पैर के साथ नितम्ब (Breech with extended legs) (b) यमज (Twins) (c) अल्प उल्वीद्रव (Oligohydramnios) (d) गर्भाशय की जन्मजात कुरचना (Congenital malformation of the uterus) जैसे– पटीय (Septate) या द्विश्रृंगीय (Bicornuate) गर्भाशय (e) लघु रज्जु (Short cord), सापेक्ष (Relative) या पूर्ण (Absolute) (f) भ्रूण की अंतःगर्भाशयी मृत्यु (Intrauterine death of the fetus)।

(3) संतोषजनक अनुकुलन (Favorable adaptation): (a) जलकपाल या जलशीर्ष (Hydrocephalus) – वृहत सिर का विस्तृत बुध्न (Wide fundus) में सुसमायोजन (Well accommodation) हो सकता है। (b) अपरा का भ्रंश (Placenta previa) (c) संकुचित श्रोणि (Contracted pelvis) (d) अपरा का श्रृंग-बुध्नीय संलगन (Cornufundal attachment of the placenta) यह बुध्न के स्थान को न्यूनतम बनाता है जहाँ लघु सिर का आराम से स्थापन हो सकता है।

(4) भ्रूण की अति गतिशीलता (Undue mobility of the fetus): (a) अति उल्वीद्रव (Hydramnios), (b) शिथिल उदरीय दिवाल के साथ बहुप्रसवा (Multiparae with lax abdominal wall)।

(5) भ्रूणीय अपसामान्यता (Fetal abnormality): भ्रूणीय पेशी तान (Muscular tone) तथा गतिशीलता (Mobility) के परिवर्तन के कारण पेशीतानिक दुर्विकास (Myotonic dystrophy) तथा त्रिगुणसूत्रण (trisomy) 13, 18 तथा 21।

पुनरावृत्त या आदतन नितम्ब (Recurrent or habitual breech): कभी-कभी नितम्ब गर्भस्थिति क्रमिक (Successive) गर्भों में पुनः होती है। जब इसकी पुनरावृत्ति तीन या अधिक क्रमिक गर्भों (Pregnancies) में होती है तो इसे आदतन या पुनरावृत्त नितम्ब गर्भ स्थिति कहते हैं। इसके सम्भाव्य (Probable) कारण हैं – गर्भाशय की जन्मजात कुरचना-पटीय या श्रृंगीय (Septate or cornuate), अपरा का पुनरावृत्त श्रृंग-बुध्नीय संलग्न (Repeated cornu-fundal attachment of placenta)।

निदान (Diagnosis)

(1) नैदानिक या लाक्षणिक (Clinical)
(2) अतिस्वन चित्रण (Ultrasonography)
(3) एक्सकिरण चित्रण (Radiology)

लाक्षणिक (Clinical): पूर्ण नितम्ब (Complete breech) और स्पष्ट नितम्ब गर्भस्थिति (Frank breech) के नैदानिक लक्षणों का सारणीय रूप (tabular form) में उल्लेख निम्नलिखित है –

अतिस्वन चित्रण (Ultrasonography): यह सर्वाधिक सूचनाप्रद (Informative) होता है। (1) यह लाक्षणिक निदान (Clinical diagnosis) की पुष्टि (Confirm) करता है – विशेषकर अवरोहित (Engaged) स्पष्ट नितम्ब के साथ या तनन (tense) उदरीय तथा उत्तेजनीय गर्भाशय (Irritable uterus) के साथ प्रथमबार गर्भिणी स्त्री (Primigravidae) में, (2) इससे जन्मजात अपसामान्यता (Congenital abnormality) तथा गर्भाशय की जन्मजात अपसामान्यता (Congenital abnormality) तथा गर्भाशय की जन्मजात असंगति (Anomalies) का भी पता लगा सकता है। (3) द्विभित्तीय व्यास (Biparietal diameter), गर्भावस्था की अवधि (Gestational age) तथा भ्रूण (Fetus) का लगभग भार (weight) की माप भी यह करता है। (4) यह अपरा (Placenta) का स्थान निर्धारित करता है । (5) यह उल्वीद्रव (Liquor amnii) आयतन का मूल्यांकन करता है (ECV = External cephalic version के लिए महत्वपूर्ण),

	पूर्ण नितम्बगर्भस्थिति (Complete breech)	स्पष्ट नितम्बगर्भस्थिति (Frank breech)
उदर से (Per abdomen)	* सिर (Head)-दृढ़ (Hard) और गोलाकार पिंड (Globular mass)	* सिर (Head)
बुध्नीय पकड़ (Fundal grip)	* सिर बैलॉटेबल [Ballot table= तर्जनी (Forefinger) से मापनीय] होता है। * धड़ (Trunk) पर पैरों के खण्डन (Splinting action) के कारण सिर बैलॉटेबल नहीं होता है।	* सिर का किनारे (या पार्श्व = side) पर पैर के लघु और अनियमित भागों का स्पर्श-अनुभव किया जा सकता है।
पार्श्विक पकड़ (Lateral grip)	* एक तरफ (Side) भ्रूणीय पृष्ठ (Fetal back) तथा दूसरी तरफ अनियमित हाथ-पैर (Limbs)	किनारे (Side) पर अनियमित भागों का स्पर्श-अनुभव कम होता है।
श्रोणीय पकड़ (Pelvic grip)	* नितम्ब (Breech) – कोमल (Soft) विस्तृत (Broad या चौड़ा) और अनियमित (Irregular) पिण्ड * नितम्ब (Breech) का प्रायः गर्भावस्था के दौरान अवरोहण (Engagement) नहीं होता है।	* लघु, दृढ़ और एक शंक्वाकार पिण्ड (Conical mass) का स्पर्श अनुभव (Feel) किया जाता है। * नितम्ब प्रायः अवरोहित (Engaged) होता है।
भ्रूणीय हृदय ध्वनि (FHS)	* नाभिका (Umbilicus) के लगभग चारों ओर के ऊपर स्तर (Higher level) पर प्रायः स्थित होती है ।	* नितम्ब के प्रारंभिक (Early) अवरोहण के कारण मध्यरेखा में निचले स्तर (Lower level) पर स्थित होती है।
योनि से (Per vaginum) गर्भावस्था के दौरान (During pregnancy)	* चापिका (Fornix) से होकर कोमल और अनियमित भागों का स्पर्श-अनुभव किया जाता है।	* त्रिकास्थि (Sacrum) का दृढ़ (Haird) स्पर्श-अनुभव होता है जिसे प्रायः सिर समझने की भूल होती है।
प्रसव के दौरान (Druing labor)	* श्रोणीय गण्डक (Ischial tuberosities), त्रिकास्थि (Sacrum) तथा पाद (Feet) का स्पर्शन (Palpation) नितम्ब (Buttocks) के किनारों द्वारा। एड़ी का उत्सेध (Promince of the heel) तथा बड़ी पादांगुली (Great toe) की अल्प (Lesser) गतिशीलता द्वारा पाद (Feet) की पहचान होती है।	* श्रोणीय गण्डक, गुदा (या मूलद्वार) का मुख (Anal opening) तथा केवल त्रिकास्थि (Sacrum) का स्पर्शन।

(6) सिर की मुद्रा (attitude of the head) (देखें चित्र 25.13) – नति (Flexion) या अतिविस्तार (Hyperextension) (यह प्रसव के समय पर निर्णय लेने के लिए महत्वपूर्ण होता है)

एक्सकिरण चित्रण (radiology) सरल एक्स–किरण (Straight X-ray) विरले ही किया जाता है:–

(1) नैदानिक लक्षण की पुष्टि करना (देखें चित्र 25.11)।

(2) अस्थिमय जन्मजात कुरचना (Bony congenital malformation) जैसे जलशीर्ष (Hydrocephalus) को वर्जित (Exclude) करना (3) शिशु के आकार (Size of the baby) को लिखना (4) सिर और अंगो (हाथ-पैर) की अवस्थिति (Position of the lie and limbs) को लिखना।

अवस्थिति (Positions): नितम्ब गर्भस्थिति का अभिधानक (Denominator) त्रिकास्थि (Sacrum) होती है तथा इसमें चार अवस्थिति (Positions) होती हैं। अग्र (Anterior) अवस्थिति में श्रोणि-जघन उत्सेध (Iliopubic eminence) की ओर त्रिकास्थि निर्दिष्ट (Directed) होती है तथा पश्च (Posterior) अवस्थिति में त्रिक्-श्रोणीय संधि (sacro-iliac joints) की ओर त्रिकास्थि निर्दिष्ट होती है। अवस्थितियाँ (Positions) हैं – (1) प्रथम (first) अवस्थिति-बायाँ त्रिक्-अग्र (LSA = Left sacro-anterior) जो सर्वसामान्य (Commonest) होता है। (2) द्वितीय (Second) अवस्थिति-दाहिना त्रिक्-अग्र (RSA = Right sacro-interior) (3) तृतीय (Third) अवस्थिति-दाहिना त्रिक्-पश्च (RSP = Right sacro-posterior) (4) चतुर्थ (Fourth) अवस्थिति-बायाँ त्रिक्-पश्च (LSP= Left sacro-posterior)।

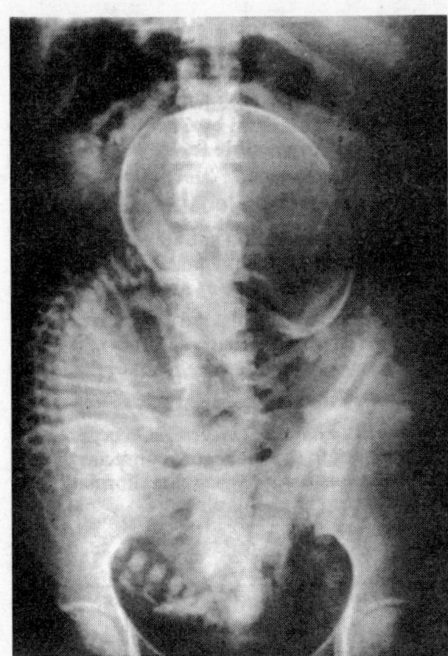

चित्र (Fig.) 25.11: उदर का सरल एक्सकिरण चित्र जिसमें नितम्ब गर्भस्थिति के साथ एक भ्रूण का प्रदर्शन है (Straight X-ray abdomen showing a single fetus with breech presentation) इसमें पैर विस्तारित है।

प्रसव की क्रियाविधि (Mechanism of Labor)

त्रिक्-अग्र अवस्थिति (Sacro-anterior position):

नितम्ब प्रसव (Breech delivery) की इस क्रियाविधि में मुख्य गति तीन स्थानों पर होती है – नितम्ब (Buttocks), स्कंध (Shoulders) तथा सिर (Head)। प्रथम दो क्रमिक भाग बड़े परन्तु अधिक संपीड्य (Compressible) होते हैं जबकि सिर तीव्र अवरोहण (Descent) से अगढ़न (Non-moulding) के कारण कठिनाई उपस्थित करता है। तीन अवयवों (या अंगों=components) का प्रत्येक में सामान्य क्रियाविधि की तरह मूलभूत (Cardinal या मुख्य) गति होती है।

नितम्ब (Buttocks) (देखें चित्र 25.12):

(1) नितम्ब का अवरोहण (श्रोणि में प्रवेश = Engagement) का व्यास प्रवेश द्वार (Inlet) के तिर्यक व्यासों (Oblique diameters) का एक (व्यास) होता है। अवरोही व्यास द्विशिखरक (Bi-trochanteric) (10 cm =4") होता है जिसके साथ त्रिकास्थि (Sacrum) श्रोणि-जघन उत्सेध (Ilio-pubic eminence) की ओर निर्दिष्ट (Directed) होती है। जब व्यास श्रोणीय मुख (Pelvic brim) से होकर आगे बढ़ता है तो नितम्ब अवरोहित होता है।

(2) श्रोणीय तल (Pelvic floor) को अग्र नितम्ब का स्पर्श होने तक नितम्ब का अवरोहण (Descent) होता है।

(3) अग्र नितम्ब का आंतरिक घूर्णन (Internal rotation of anterior buttock) 45° होता है जिससे वह जघन संधानक (Symphysis pubis) के पीछे स्थापित होता है।

(4) धड़ (trunk) की पार्श्विक नति (Lateral flexion) के साथ और अधिक अवरोहण (Descent) तब तक होता हे जबतक कि जघन संधानक के नीचे अग्र नितम्ब (Anterior hip) नहीं आ जाता है जो सर्वप्रथम मुक्त होता है और उसके बाद पश्च नितम्ब मुक्त (Release) होता है।

(5) इसके पश्चात् धड़ ओर निचले अंगों (Lower limbs जैसे पैर) का जनन (Delivery) होता है।

(6) पुनःस्थापन (restitution) होता है जिससे कि नितम्ब (Buttocks) मूल अवस्थिति (Original position) को प्राप्त कर सके।

स्कंध (Shoulders) (देखें चित्र 25.12):

(1) समान तिर्यक व्यास में द्विअंसकुटीय व्यास (Biacromial diameter) (12 cm = 4.8") का श्रोणि में प्रवेश (Engagement) होता है जैसा कि मुख (Brim) नितम्ब (Buttock) के जनन के तत्काल बाद नितम्ब द्वारा स्थान घेरा गया था।

(2) स्कंध (Shoulder) का आंतरिक घूर्णन के साथ अवरोहण (Descent) होता है जिससे श्रोणीय वहिर्गम (pelvic outlet) का अग्र-पश्च (Anterior posterior) व्यास पर स्कंध आता है। इसके साथ-साथ धड़ (trunk) भी बाह्य रूप से (Externally) 45° का घूर्णन करता है।

(3) जननित (Delivered) धड़ की अग्र नति द्वारा पश्च और अग्र स्कंध का जनन होता है।

(4) पुनर्स्थापन और बाहरी घूर्णन (Restitution and external rotation) – धड़ (Trunk) का अघूर्णन (Untwisting) होता है जो उसे LSA (Left Sacro-anterior=बायाँ त्रिक्-अग्र) में दाहिने जाँघ (Thigh) की ओर तथा RSA (Right sacro-anterior) में बायीं जाँघ की ओर रखता है। पश्चकपाल (Occiput) के अग्ररूप से 45° आंतरिक घूर्णन के कारण स्कंध (Shoulders) का बाहरी घूर्णन होता है। अब भ्रूणीय धड़ (fetal trunk) पष्ठ-अग्र (Dorso anterior) के रूप में स्थित होता है।

सिर (Head) (देखें चित्र 25.12):

(1) सिर का श्रोणि में प्रवेश (Engagement) या तो प्रतिमुख (Opposite) तिर्यक (Oblique) व्यास से होकर होता है क्योंकि वह नितम्ब (Buttocks) द्वारा घिरा हुआ होता है या अनुप्रस्थ (transverse) व्यास से होकर होता है। सिर का प्रवेशन (Engaging) व्यास अघोपश्चकपाल-ललाट (suboccipito-frontal) (10 cm) होता है।

(2) वर्धमान नति (Increasing flexion) के साथ अवरोहन (Descent) होता है।

(3) पश्चकपाल का आंतरिक घूर्णन (Internal rotation of the occiput) अग्ररूप से 45° या 90% होता है जिससे वह जघन-संधानक (Symphysis pubis) के पीछे स्थित होता है।

(4) जब तक अधो-पश्चकपाल (subocciput) जघन-संधानक के नीचे नहीं होता है तब तक और अधिक अवरोहण (Further descent) होता है।

(5) सिर का जनन नति (या झुकाव) द्वारा होता है (Head is born by flexion)– ठुड्डी (Chain), मुँह (Mouth), नासिका या नाक (Nose), ललाट (Forehead), शीर्ष (Vertex=शिखर) तथा पश्चकपाल (Occiput) क्रमिक रूप से उपस्थित (या प्रकट) होता है। सिर का श्रोणीय कोटर (Pelvic cavity) से निष्कासन पूर्णतः "अनुवातन प्रयास" (Bearing down effort) पर निर्भर करता है न कि गर्भाशयी संकुचन (Uterine contraction) द्वारा।

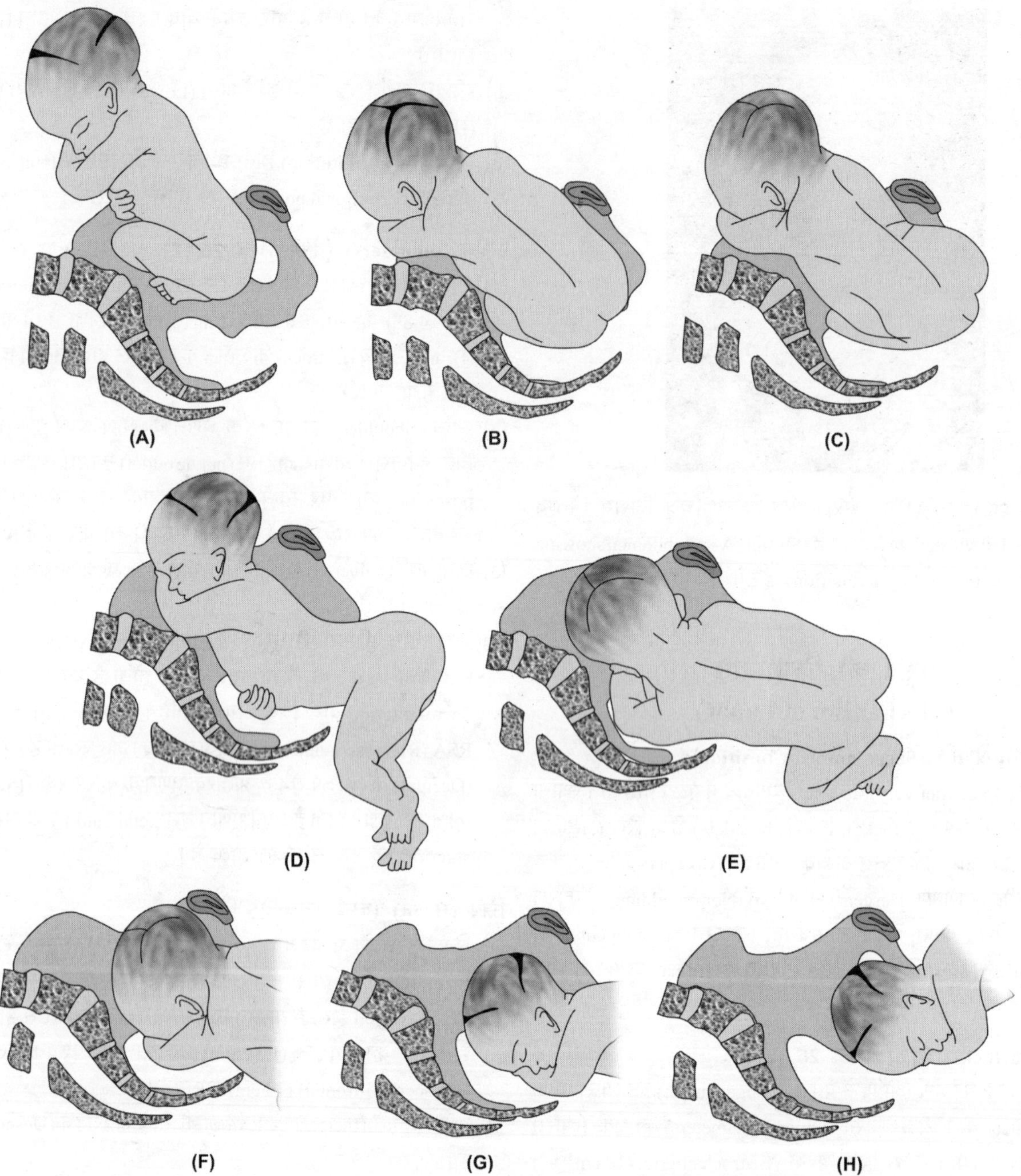

चित्र (Fig.) 25.12: नितम्ब गर्भ स्थिति में प्रसव की क्रियाविधि (दाहिना त्रिक्-अग्र) (Mechanism of labor in breech) (RSA)

त्रिक्-पश्च अवस्थिति (Sacro-posterior position): इस स्थिति में क्रियाविधि (Mechanism) पर्याप्तरूप से संशोधित (Modified) या परिवर्तित नहीं होती है। सिर को जघन-संधानक (symphysis pubic) के पीछे लाने के लिए उसे 135° का घूर्णन करना है।

पुर्वानुमान (Prognosis)

मातृक (Maternal): प्रसव (Labor) प्रायः विलंबित (Prolonged) नहीं होता है। परन्तु शल्यक जनन (Operative delivery) (इसमें शल्यक्रिया द्वारा प्रसव= Cesarean section) भी शामिल है) की वर्धित आवृत्ति (Frequency) के कारण मातृक रूग्नता (Morbidity) में वृद्धि होती है।

खतरा (Risks) में निम्नलिखित को शामिल किया जाता है – जननांगी क्षेत्र पर आघात (Trauma to the genital tract), योनिद्वार उच्छेदन (Episiotomy), चिमटी का योनि में प्रवेश (Forceps application), शल्यक्रिया द्वारा प्रसव (CS), पूतिता (Sepsis), संवेदनाहारी जटिलता (Anesthetic complications)। फलतः मातृक रूग्नता में थोड़ी वृद्धि होती है। स्पष्ट नितम्ब (Frank breech) एक प्रभावी गर्भाशय-ग्रीवा के विस्फारक (Cervical dilator)

के रूप में कार्य करता है। अभिनत नितम्ब (Flexed breech) यद्यपि सैद्धान्तिक रूप से प्रसव की प्रथम अवस्था में विलम्ब का कारण होता है परन्तु बहुप्रसवा (Multiparae) में इसकी विद्यमानता (Prevalence=प्रचलन) के कारण यह विरले ही होता है।

भ्रूणीय (Fetal): पेरिनैटल (Perinatal = गर्भधारण के सातवें मास का भ्रूण से लेकर प्रसव का एक सप्ताह तक का शिशु) मर्त्यता (Mortality) के रूप में भ्रूणीय खतरे को योनिक नितम्ब प्रसव (Vaginal breech delivery) में माना जाता है। वास्तविक खतरे की विशालता (Magnitude) का मूल्यांकन करना कठिन होता है क्योंकि इसमें जटिलकारी (Complicating) कारक जैसे–कालपूर्वता (Prematurity), जन्माघात (Birth trauma), भ्रूण की जन्मजात कुरचना (Congenital malformation) भी पर्याप्त रूप से भ्रूणीय खतरे में योगदान करते हैं। संशोधित (Corrected) [इसमें भ्रूणीय अपसामान्यता (Abnormality) शामिल नहीं है] पेरिनैटल मर्त्यता (या मृत्यु-संख्या) प्रति 1000 जन्म में 5–35 तक होती है। पेरिनैटल मृत्यु (इसमें जन्मजात अपसामान्यता शामिल नहीं है) अ-नितम्ब गर्भस्थिति (Non-breech presentation) की तुलना में 5 गुना अधिक होती है। जो कारक पर्याप्त रूप से भ्रूणीय खतरे को प्रभावित करते हैं, वे हैं – (a) प्रसूति-विशेषज्ञ का कौशल (Skill of the obstetrician), (b) शिशु का भार (Weight of the baby), (c) पैर की अवस्थिति (Position of the legs) तथा (d) श्रोणि का प्रकार (Type of pelvis)। स्पष्ट नितम्ब गर्भस्थिति (Frank breech) में भ्रूणीय मर्त्यता न्यूनतम (Least) होती है तथा पादशील गर्भस्थिति (Footing presentation) में अधिकतम (Maximum) मर्त्यता होती है, जहाँ रज्जु भ्रंश (Cord prolapse) की संभावना भी अधिक होती है। पश्चगामी सिर (After coming head) के लिए स्त्रैण और मानवाभ श्रोणि (Gynecoid and anthropoid pelvis) अनुकूल (Favorable) होती है। प्रथम बार गर्भिणी स्त्री (Primigravida) की तुलना में बहुप्रसवा (Multipara) में भ्रूणीय खतरा कम नहीं होता है। यह अभिनत नितम्ब (Flexed breech) के साथ सम्बद्ध रज्जु भ्रंश की वर्धित (Increased) संभावना के कारण होता है।

भ्रूणीय खतरा (Fetal Dangers)

योनिक नितम्ब प्रसव (Vaginal breech delivery) में भ्रूणीय खतरा निम्नलिखित है–

(1) **अंतःकपालीय रक्तश्राव** (Intracranial hemorrhage) – अनगढ़ा (Unmoulded) पश्चगामी (After-coming) सिर का जनन (या प्रसव) के दौरान संपीडन (Compression) के कारण मस्तिष्क छदि (Tentorium cerebelli) का विदारण (Tear) तथा अवजालतानिका (Subarachnoid) में रक्तश्राव होता है। यह खतरा कालपूर्व (Preterm) शिशु में अधिक होता है।

(2) **श्वास-अवरोध (Asphyxia):** इसके कारण निम्नलिखित हैं – (a) नितम्ब (Buttocks) के जनन के तत्काल बाद रज्जु का संपीडन (Cord compression) तथा सिर का श्रोणि (Pelvis) में प्रवेश करते समय भी। दस मिनट से अधिक समय से भी विभिन्न अंशों (Varying degrees) में श्वासावरोध उत्पन्न हो सकता है। (b) अपरा के स्थल का आकुंचन (Retraction of the placental site), (c) श्वसन (Respiration) पर कालपूर्व प्रयास (Premature attempt) जबकि सिर अभी तक अंदर में है। (d) सिर का विलंबित जनन (Delayed delivery of the head) तथा (e) रज्जु भ्रंश (Cord prolapse)।

(3) **क्षति (Injuries):** हस्तचालक प्रसव (Manipulative deliveries) के दौरान निम्नलिखित क्षति होती है – (a) हेमाटोमा (Hematoma = रक्तस्कंद शोध) – यह उरोस्थि-चुचुकाकार (Sterno-mastoid) या जाँघ (Thighs) पर होता है। (b) अस्थिभंग (Fractures) – इसके सामान्य स्थल (Common sites) हैं – उर्वस्थि (Femur), प्रगण्डिका (Humerus), जत्रुक (Clavicle), दंताभ प्रवर्ध (Odontoid process)। नितम्ब संधि (Hip joint), चिबुकास्थि या जबड़ा (Mandible) या 5वाँ या 6ठा गर्भाशय-ग्रीवा कशेरूका (Cervical vertebrae) का विस्थापन या अधिप्रवर्ध (epiphysis) का पृथक्करण हो सकता है। (c) अंतरांग की क्षति (Visceral injuries) – इसमें यकृत (Liver), वृक्क (Kidneys), अधिवृक्क ग्रंथि (Supra-renal glands), फुफ्फुस (Lung) का विदार (Rupture) या अण्डग्रंथि (Testicle या वृषण) में रक्तश्राव को शामिल किया जाता हैं। (d) तंत्रिका (Nerve) – अंतस्थ शंकुकरण (Medullary coning), मेरू-रज्जु की क्षति (Spinal cord injury), प्रगण्ड (या बाहु) जालिका का तानन (Stretching of the brachial plexus) के कारण अर्ब (Erb's=जर्मनी का एक तंत्रिका विज्ञानी) या क्लुम्ब के (Klumpke's = फ्रांस का तंत्रिका विज्ञानी) अंगघात (Palsy) होता है।

कुछ क्षति घातक (Fatal) सिद्ध हो सकती है तथा पेरिनैटल मर्त्यता (Perinatal mortality) में योगदान करती है। जीवित शिशु की दीर्घकालिक (Long term) (Neurological = तंत्रिकात्मक) रूग्नता (Morbidity) को कम महत्व नहीं देना चाहिए।

भ्रूणीय खतरे का निवारण (Prevention of Fetal Hazards)

(1) जहाँ तक सम्भव हो, बाहरी शिरस्य गर्भवर्तन (Cephalic version) द्वारा नितम्ब गर्भस्थिति (Breech) के प्रभाव को कम करना चाहिए।

(2) यदि गर्भवर्तन (version) असफल होता है या निषिद्ध (Contraindicated) होता है तब शल्यक्रिया द्वारा प्रसव (Cesarean section) का निष्पादन करना चाहिए।

(3) कुशल संवेदनाहरक (Anesthetist), सहायक (Assistant) तथा कुशल प्रसूति विज्ञानी (Obstetrician) के एक संगठित दल (team) द्वारा योनिक नितम्ब प्रसव (Vaginal breech delivery) का संचालन करना चाहिए।

(4) योनिक हस्तकौशल प्रसव (Vaginal manipulative delivery) का निष्पादन एक कुशल (Skilled) व्यक्ति द्वारा होना चाहिए तथा सिर के जनन के दौरान उसे धीरे से बाहर निकालना चाहिए ।

प्रसवपूर्व प्रबंध (Antenatal Management)

नितम्ब गर्भस्थिति (Breech presentation) के प्रसवपूर्व प्रबंध में निम्नलिखित होते हैं–

(1) नितम्ब गर्भस्थिति के साथ संबंधित जटिलकारी कारकों की पहचान
(2) बाहरी शिरस्य गर्भवर्तन, यदि निषिद्ध नहीं है।
(3) यदि गर्भवर्तन (Version) असफल होता है या परहेज होता है तो प्रबंध की रूपरेखा का सूत्रीकरण (Formulation of the line of management)।

जटिलकारी कारकों की पहचान (Identification of complicating factors): नैदानिक (Clinical) जाँच तथा अतिस्वन चित्रण (Sonography) द्वारा इसकी पहचान की सकती है। अतिस्वन चित्रण विशेष रूप से भ्रूण की जन्मजात कुरचना (Congenital malformation of the fetus), अपरा स्थल (Placental site) का सही स्थापन (Location) तथा गर्भाशय की जन्मजात असंगति (Congenital anomalies of the uterus) का पता लगाने में उपयोगी होता है।

बाहरी शिरस्य गर्भवर्तन (External cephalic version): बाहरी गर्भवर्तन के समर्थक (Protagonists) तथा विरोधी (Antagonists) होते हैं। अतः जिस संस्थान या व्यक्ति में योनिक नितम्ब प्रसव (Vaginal breech delivery) में पेरिनैटल मर्त्यता (Mortality) अधिक होती है वहाँ इसके उपयोग का पर्याप्त औचित्य (Justification) होता है। गर्भवर्तन की सफलता की दर (Rate) 60% होती है। इसकी प्रविधि के लिए देखें अध्याय 36। सफल गर्भवर्तन से शल्यक्रिया द्वारा प्रसव (Cesarean section) का खतरा पर्याप्त रूप से कम होता है। पहले अतिस्वन चित्रण लेना एक दिनचर्या (Routine) कार्य होना चाहिए। क्रियाविधि (Procedure) के पहले और पश्चात् भ्रूण का हृदस्पंद चित्रण (CTG = Cardiotocography) आदर्शतः लेना चाहिए।

गर्भवर्तन की अवधि (Time of version): ECV को 35–37 सप्ताह की गर्भावस्था में करने पर विचार किया जाता है। जबकि प्रारंभिक (Early) सप्ताहों में गर्भवर्तन करना आसान होता है, परन्तु पुनः गर्भवर्तन (reversion) की संभावना अधिक होती है। भ्रूण का वर्धमान (Increasing) आकार और उल्वीद्रव (Liquor amnii) का ह्रासमान (Decreasing) आयतन के कारण विलंबित (Late) गर्भवर्तन कठिन हो सकता है। तथापि (However), गर्भाशयी शिथिलक (Uterine relaxant) (Tocolysis) से विलंबित गर्भवर्तन कम कठिन हो गया है और इस प्रकार 35–37 सप्ताह में दिनचर्या (Routine) गर्भवर्तन का लाभ मिल सकता है। यह पुनः गर्भवर्तन की संभावना को न्यूनतम बनाता है। यदि भ्रूणीय जटिलता विकसित होती है तब इसका प्रभावी रूप से सामना शल्यक्रिया द्वारा प्रसव (CS = Cesarean section) का निष्पादन करके किया जा सकता है। प्रसूति-क्षयी औषध (Tocolytic drugs) के उपयोग द्वारा उत्तेजनशील (Irritable) या अतितानन (Hypertonic) गर्भाशय को नियंत्रित किया जा सकता है।

ECV के लाभ (Advantages) निम्नलिखित हैं–

(1) पूर्णगर्भावधि (Term) पर नितम्ब गर्भस्थिति (Breech presentation) के प्रभाव में कमी, (2) नितम्ब प्रसव (Breech delivery) [योनिक (Vaginal) या शल्यक्रिया (Cesarean)] तथा सम्बद्ध जटिलता (उपरोक्त देखिए) के प्रभाव में कमी तथा (3) शल्यक्रिया द्वारा प्रसव (Cesarean delivery) के प्रभाव में 5% तक कमी।

ECV का परहेज (Contraindications)

- प्रसवपूर्व रक्तश्राव (Antepartum hemorrhage) (Placenta previa or abruption = अपरा का भ्रंश या अवखण्डन) – अपरा के पृथक्करण का खतरा।
- भ्रूणीय कारण (Fetal causes) – जन्मजात अपसामान्यता (Congenital abnormalities) (Major=मुख्य), मृत भ्रूण, सिर का अतिविस्तारण (Hyperextension of the head, भ्रूणीय संकट (fetal compromise) (IUGR=Intrauterine growth retardation=अंतःगर्भाशयी विकास मंदन)
- बहुल गर्भावस्था (Multiple pregnancy)।
- भंजित झिल्ली (Ruptured membranes) – उल्वीद्रव (Liquor amnii) का निकास के साथ।
- गर्भाशय की ज्ञात जन्मजात कुरचना (Known congenital malformation of the uterus)
- संकुचित श्रोणि (Contracted pelvis)
- पूर्ववर्ती शल्यक्रिया द्वारा प्रसव (Previous Cesarean section) – क्षतचिन्ह (Scar) के विदार (Rupture) का खतरा।
- प्रासूतिक जटिलता (Obstetric complications) – तीव्र प्राक-गर्भाक्षेपक (Severe pre-eclampsia), स्थूलता (Obesity), प्रथम बार गर्भिणी प्रौढ़ स्त्री (Elderly primigravida), त्रुटिपूर्ण प्रासूतिक इतिवृत्त (BOH = Bad Obstetric History)

निम्नलिखित उदाहरणों (या रोगियों = cases) में सफल गर्भवर्तन (Successful version) की संभावना होती है – (1) पूर्ण नितम्ब गर्भस्थिति (Complete breech), (2) श्रोणि में अप्रविष्ट नितम्ब गर्भस्थिति (Non-engaged breech), (3) त्रिक्–अग्र अवस्थिति (Sacro-anterior position) (Fetal back anteriorly= अग्र रूप से भ्रूणीय पृष्ठ), (4) अस्थूल (Non-obese) रोगी।

गर्भवर्तन की विफलता के कारण (Causes of failure of version): (1) विस्तारित पैर (Extended legs) के साथ नितम्ब गर्भस्थिति (Breech) आरंभ में श्रोणि में प्रवेश (Early engagement) के कारण असंघट्टन (Disimpact) करने में कठिनाई तथा हाथ-पैर (Limbs) की पृथक्करण क्रिया (Splinting action) के कारण धड़ (Trunk) को झुकने की कठिनाई, (2) अल्प उल्वीद्रव (Scanty liquor amnii) या बड़े आकार का शिशु, (3) यांत्रिक (Mechanical) – स्थूलता (Obesity), उदरीय पेशियों का वर्धित तान (Increased tone of abdominal muscles) तथा उत्तेजनशील गर्भाशय (Irritable uterus), (4) लघु रज्जु (Short cord)– सापेक्ष (Relative (Common=प्रायिक) या पूर्ण (Absolute), (5) गर्भाशयी कुरचना (Uterine malformation) – पटीय (Septate) या द्विश्रृंगीय (Bicornuate)।

गर्भवर्तन का खतरा (Dangers of Version): (1) प्रसव का कालपूर्व प्रारंभ (Premature onset of labor), (2) झिल्ली का कालपूर्व विदार (Premature rupture of the membranes), (3) अपरा का पृथक्करण और रक्तश्राव (Placental separation and bleeding), (4) भ्रूणीय भाग (Fetal part) के चारों ओर रज्जु (Cord) का पाश (Entanglement = फंदा) या लघु गांठ (Knot) के निर्माण

से भ्रूणीय रक्त-परिवहन (circulation) की कमी और भ्रूणीय मृत्यु (Fetal death) होती है। (5) भ्रूण-मातृक (Feto-maternal) रक्तश्राव की अधिक संभावना, (6) उल्वीद्रव का अवरोध (amniotic fluid embolism) अप्रतिरक्षित (Non-immunised) रीसस-ऋणात्मक (Rh-negative) माता में डी-रोधी गामा ग्लोबुलिन (Anti-D gamma globulin) के साथ प्रतिरक्षारोग रोगधन (Immuno-prophylaxis) का अंतर्ग्रहण कराया जाता है (देखें अध्याय 22)। पेरिनैटल मर्त्यता (Mortality) को 1% से अधिक नहीं होना चाहिए। क्रियाविधि (Procedure) के बाद एक प्रतिक्रियाशील (reactive) भ्रूण के हृदस्पंद चित्र का संकेत (Cardiotocographic trace) प्राप्त करना चाहिए।

प्रबंध (Management), यदि गर्भवर्तन विफल या निषिद्ध (Contraindicated) होता है– प्रायिक जाँच (Usual check up) के साथ गर्भावस्था को निरंतर रखना है तथा अप्रत्याशितरूप से (Unexpectedly) स्वतः गर्भवर्तन होने का संकेत मिलता है। परन्तु यदि नितम्ब गर्भस्थिति बनी हुई है तब रोगी का मूल्यांकन निम्नलिखित के संबंध में करना है– (1) माता की आयु विशेषकर प्रथम बार गर्भिणी स्त्री (Primigravidae) में, (2) सम्बद्ध जटिलकारी कारक (Associated complicating factors), (3) शिशु का आकार तथा (4) श्रोणीय धारिता (Pelvic capacity)। सभी प्रथम बार गर्भिणी महिलाओं (All primigravidae) तथा पूर्ववर्ती इतिवृत्त (Previous history) के साथ चयनित बहुप्रसवा (Selected multigravidae) में श्रोणि के नैदानिक मूल्यांकन (Clinical assessment of the pelvis) से श्रोणीय अपर्याप्तता (Inadequacy) का संकेत मिलता है। एक्स-किरण श्रोणिमिति (X-ray pelvimetry) की सलाह नहीं दी जाती है। CT (Computerized tomography) या MRI (Magnetic reasonance imaging) एक बेहतर विकल्प (Alternative) है। अतिस्वन चित्रण (Ultrasonograph) की जाँच निर्णय करने का एक उत्कृष्ट मानक (Gold standard)।

प्रसव की दो विधियों का नियोजन (Plan) किया जा सकता है – (1) चयनात्मक शल्यक्रिया द्वारा प्रसव (Elective cesarean section) का निष्पादन करना तथा (2) स्वतः (Spontaneous) प्रसव आरंभ होने देना तथा योनिक नितम्ब प्रसव (Vaginal breech delivery) का अवसर देना।

चयनात्मक शल्यक्रिया द्वारा प्रसव (Elective cesarean section) – योनिक नितम्ब प्रसव में शामिल खतरे के कारण नितम्ब गर्भस्थिति में शल्यक्रिया द्वारा प्रसव का संतुलित उपयोग करने की प्रवृत्ति होती है। नितम्ब गर्भस्थिति (Breech) में CS (Cesarean section) के चिकित्सा-सुझाव (Indications) हैं– वृहत (Large) शिशु (भार >3.5 किलोग्राम), सिर का अति विस्तार (Hyperextension) (देखें चित्र 25.13), पादशील गर्भस्थिति (Footing presentation) [रज्जु भ्रंश (Cord prolapse) का खतरा], संदिग्ध श्रोणीय संकुचन (Suspected pelvic contraction)। कोई संबद्ध जटिलता (Obstetric = प्रासूतिक या Medical=चिकित्सीय) को नितम्ब गर्भस्थिति में CS के लिए प्रायः विचार किया जाता है। नितम्ब गर्भस्थिति (Breech) में CS का विस्तार (या प्रभाव=Incidence) 15–50% के बीच होता है जिसका 80% चयनात्मक (Elective) होता है। कालपूर्व नितम्ब प्रसव (Preterm breech delivery) (शिशु का भार <1500 gm) सामान्यतः शल्यक्रिया या (CS) द्वारा निष्पादित होता है परन्तु इसे चयनित केन्द्रों में आरक्षित (reserved) करना चाहिए जो गहन नवजात शिशु परिचर्या कक्ष (Intensive neonatal care unit) से सज्जित हो।

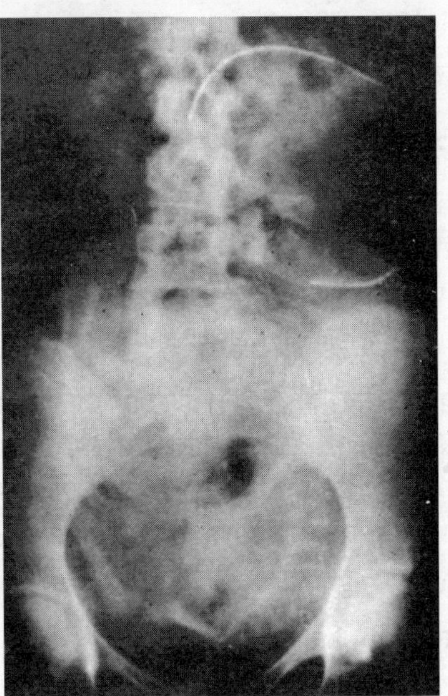

चित्र (Fig.) 25.13: उदर का सरल एक्सकिरण चित्र (Straight X-ray abdomen) जिसमें अतिविस्तारित सिर (Hyperextended head) के साथ नितम्ब गर्भस्थिति (Breech) का प्रदर्शन है।

पर्याप्त श्रोणि (Pelvis), औसत भ्रूणीय भार (Average fetal weight) (1.5 kg और 3.5 kg के बीच), अभिनत सिर (Flexed head) तथा बिना किसी अन्य जटिलताओं (Complications) के रोगियों (Cases) में योनिक नितम्ब प्रसव पर विचार किया जाता है। स्पष्ट नितम्ब गर्भस्थिति (Frank breach) बेहतर समझी जाती है। इन सभी रोगियों में प्रसव की उत्तम निगरानी तथा शल्यक्रिया द्वारा प्रसव (CS) के लिए तत्काल सुविधा की आवश्यकता होती है।

योनिक नितम्ब प्रसव का प्रबंध (Management of Vaginal Breech Delivery)

प्रथम अवस्था (First stage): सामान्य प्रसव में उल्लिखित (Mentioned) प्रबंध के समान इसका प्रबंध विधान (Protocol) होता है। प्रसव (Labor) का स्वतः प्रारंभ (Spontaneous onset) से सफल योनिक जनन (Vaginal delivery) की संभावन में वृद्धि होती है।

निम्नलिखित महत्वपूर्ण विचार (Considerations) होते हैं–

(1) योनिक जाँच (Vaginal examination) का सुझाव (Indication) –
   (a) प्रसव के प्रारंभ पर श्रोणीय मूल्यांकन (Pelvic assessment) के लिए
   (b) रज्जु भ्रंश (Cord prolapse) को वर्जित (Exclude) करने के लिए झिल्ली का विदार (Rupture of the membranes) के तत्काल बाद।

(2) रिन्जर घोल (Ringer's solution) से एक अंतःशिरीय व्यवस्था (Intravenous line) का स्थान निर्धारित होता है, मुखीय अंतर्ग्रहण (Oral intake) से परहेज किया जाता है तथा रक्त को समूह और प्रतिकूल मिलान (Group

and cross-matching) के लिए भेजा जाता है (CS की संभावना के विचार पर)

(3) समुचित पीड़ाहरण औषध (Adequate analgesia) दिया जाता है, अधिदृढ़तानिका (Epidural) बेहतर होती है।

(4) भ्रूणीय स्थिति (Fetal status) तथा प्रसव की प्रगति (Progress of labor) की निगरानी होती है।

(5) प्रसव को प्रेरित करने (या बढ़ाने) के लिए ऑक्सिटोसिन का अंतःशिरीय निवेश (Oxytocin infusion) किया जा सकता है।

शल्यक्रिया द्वारा प्रसव का चिकित्सा-सुझाव (Indications of CS = Caesarean section) – निम्नलिखित के लिए होता है –

(1) जटिलता के साथ प्रसव में पहली बार देखी गयी रोगी

(2) प्रसव की प्रगति में अवरोध (3) भ्रूणीय संकट (Fetal distress)

(4) रज्जु का प्रस्तुतीकरण या भ्रंश (Cord presentation or prolapse)

द्वितीय अवस्था (Sceond Stage):

योनिक नितम्ब प्रसव की तीन विधियाँ (Methods) होती हैं –

(1) स्वतः (Spontaneous) (10%): बहुत कम सहायता से भ्रूण का निष्कासन (Expulsion of the fetus) हो जाता है। यह विधि बेहतर नहीं है।

(2) सहायता-प्राप्त नितम्ब (Assisted breech): प्रारंभ से अंत तक भ्रूण का प्रसव (या जनन=Delivery) सहायता द्वारा निष्पादित होता है। इस विधि का उपयोग सभी रोगियों (Cases) में होता है। (नीचे देखें)

(3) **नितम्ब निष्कासन** (Breech extraction) – जब भ्रूण के सम्पूर्ण शरीर को प्रसूति-विशेषज्ञ (Obstetrician) द्वारा निष्कासित किया जाता है। आजकल इसका उपयोग विरले ही (Rarely) होता है क्यों कि यह भ्रूण और माता में आघात (Trauma) उत्पन्न करता है। इसके चिकित्सा सुझाव हैं – (a) IPV (Inactivated polio vaccine) के बाद द्वितीय यमज (2nd twin) का प्रसव, (b) रज्जु भ्रंश (Cord prolapse) (c) विस्तारित पैर कोटर (Cavity) पर या वहिर्गम (Outlet) पर अवरूद्ध।

सहायता-प्राप्त नितम्ब प्रसव (Assisted Breech Delivery)

नितम्ब प्रसव का संचालन एक कुशल प्रसूति-विशेषज्ञ द्वारा किया जाना चाहिए। सामान्य प्रसव के संचालन के लिए आवश्यकता के अतिरिक्त निम्नलिखित को पहले से ही तैयार रखना चाहिए – (1) संवेदनाहरक (Anesthetist) – जब और जैसी आवश्यकता होती है तब संवेदनाहरण (Anesthesia) दिया जाता है। (2) सहायक (Assistant) – संकुचन के दौरान बुध्न (Fundus) को नीचे धकेलने के लिए। (3) योनिद्वार उच्छेदन के लिए उपकरण और सीवन सामग्री (Instruments and suture materials), (4) दो प्रासूतिक चिमटी (A pair of obstetric forceps) – पश्चगामी (After-coming) सिर को बाहर निकालने के लिए यदि आवश्यकता होती है। (5) शिशु को जीवित रखने के लिए यंत्र (Appliances), यदि शिशु का श्वास अवरूद्ध (Asphyxiated) हुआ है।

संचालन में सिद्धान्त (Principles in conduction):

(1) कभी जल्दी (या वेग से) नहीं करना है (Never to rush)

(2) नीचे से कभी नहीं खींचना है (Never pull from below) बल्कि ऊपर से धकेलना है (Push from above) (देखें चित्र 25.15)

(3) भ्रूण को सर्वदा पृष्ठ (Back) के साथ अग्र रूप से रखना है (Always keep the fetus with the back anteriorly)

कभी जल्दी नहीं करना और कभी नहीं खींचना (Never to rush and never to pull):– आक्रमणशील (Aggressive) और शीघ्र खिंचाई (Hasty pull) से नितम्ब प्रसव निम्नलिखितरूप में प्रभावित होता है – (a) अपूर्ण रूप से विस्फारित गर्भाशय-ग्रीवा (Dilated cervix) से होकर पश्चगामी (After-coming) भ्रूणीय सिर (Fetal head) की पाशबद्धता (Entrapment). (b) नीचे से कर्षण (Traction) या खींचने से दीर्घ पश्चकपाल-अग्र व्यास (Longer occipito-frontal diameter) की मुद्रा (Posing) में सिर का विचलन (Deflection या झुकाव) होता है । [देखें चित्र 25.15]

सोपान (Steps):

(1) जब अग्र नितम्ब (anterior buttock) और भ्रूणीय गुदा (fetal anus) दृश्यमान होता है तो रोगी को मेज (Table) पर लाया जाता है। उसे पृष्ठ-त्रिक् अवस्थिति (Lithotomy position) में रखा जाता है जब पश्च नितम्ब (Posterior buttock) द्वारा मूलाधार (Perineum) प्रसारित (Distend) होता है।

(2) महाधमनी-गुहा संपीडन (Aortocaval compression) से बचने के लिए स्त्री को पृष्ठ (Back=पीठ) के नीचे एक फान (Wedge) का उपयोग करके पार्श्विक रूप से (Laterally) झुकाया जाता है।

(3) पूतिरोधी सफाई (Antiseptic cleaning) की जाती है, मूत्राशय (Bladder) को एक नालशलाका (Catherter) लगाकर खाली किया जाता है।

(4) मूलाधारी अंतःसंचरण (Perineal infiltration) के साथ उपस्थीय अवरोध (Pudendal block) किया जाता है यदि पहले अधिदृढ़तानिका (Epidural) का उपयोग नहीं किया गया है।

(5) योनिद्वार उच्छेदन (Episiotomy)– इसका निष्पादन प्रथम बार गर्भिणी स्त्री (Primigravidae) के सभी रोगियों तथा बहुप्रसवा (Multiparae) के चयनित रोगियों (Selected cases) में किया जाना चाहिए । इसके लाभ (Advantages) हैं – (a) जनन-नली (Birth canal) को सीधा करना जो विशेष रूप से विस्तारित पैर के साथ नितम्ब के प्रसव (Breech delivery) को सुगम (Facilitate) बनाता है जहाँ पार्श्विक नति (Lateral flexion) अपर्याप्त होती है। (b) अंतःयोनिक हस्तचालन (Intravaginal manipulation) तथा चिमटी (Forceps) प्रसव की सुविधा होती है। (c) पश्चगामी (After-coming) सिर के संपीडन (या दबाव = compression) को न्यूनतम करना (Minimise)। जब मूलाधार (Perineum) विस्तारित होता है तथा नितम्ब (Breech) द्वारा पतला किया जाता है तब योनिद्वार उच्छेदन (एपिसिओटोमि) के लिए उत्कृष्ट (Best) समय होता है।

(6) रोगी को अनुवात करने (Bear down) के लिए प्रोत्साहित किया जाता है क्योंकि ऊपर से निष्कासक बल (Expulsive force) से भ्रूणीय (Fetal) सिर की नति तथा अवरोहन (descent) सुरक्षित होता है। भ्रूण को स्पर्श करने (No touch of the fetus) की नीति तब तक अपनायी जाती है जबतक कि अभिनत नितम्ब (Flexed breech) में पैर के साथ नितम्ब (Buttocks)

प्रवाह चित्र (Flow chart) 25.3: नितम्ब गर्भस्थिति के प्रबंध की रूपरेखा (Scheme for management of breech presentation)

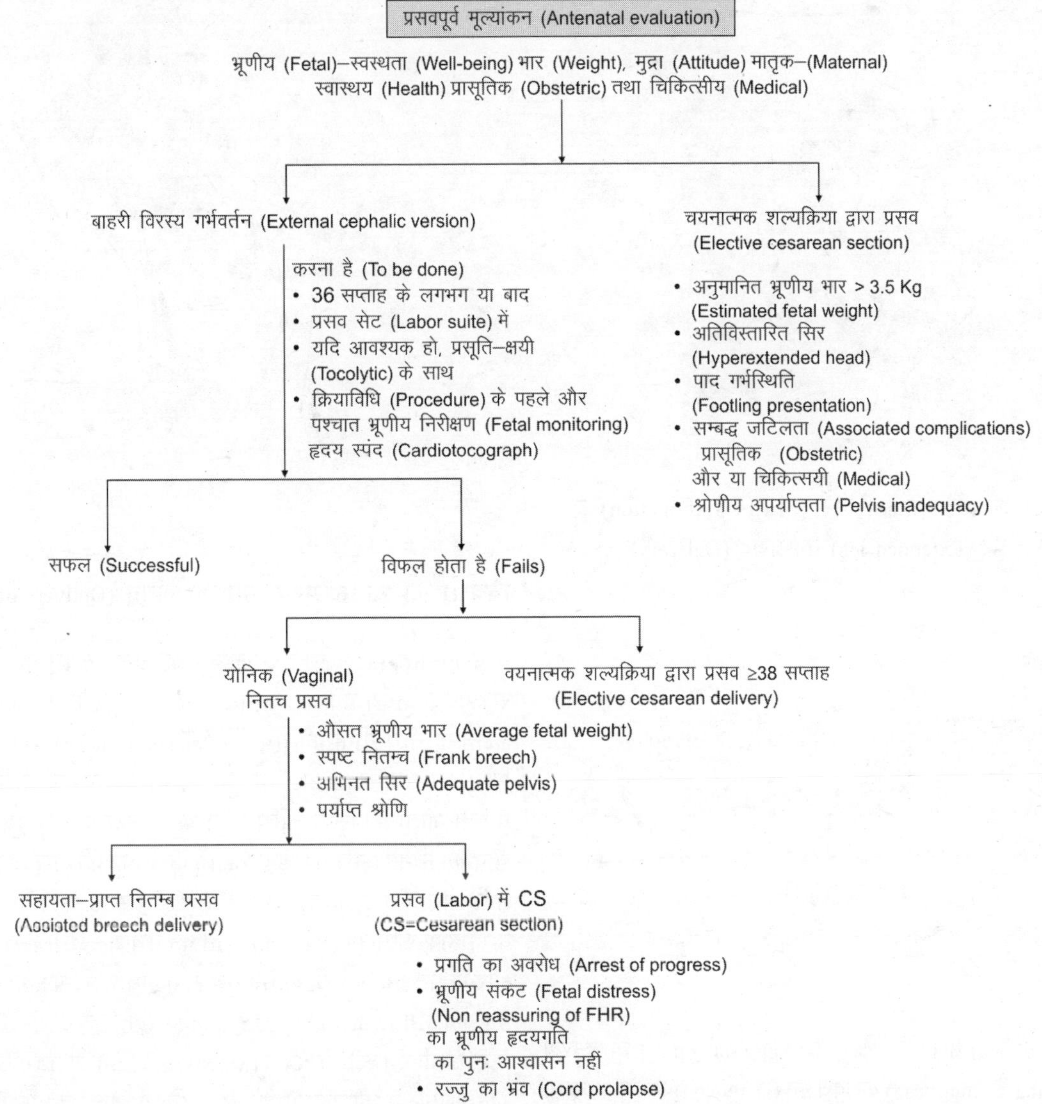

का जनन नहीं हो जाता तथा धड़ (trunk) का सरकना नाभिका (Umbilicus) तक नहीं हो जाता है।

(7) नाभिका तक धड़ का जनन के तत्काल बाद निम्नलिखित का निष्पादन करना है–(a) जानु (Knees) पर दबाव द्वारा विस्तारित (Extended) पैर [स्पष्ट नितम्ब (frank beech) में] को जघन (Thighs) का अपवर्तन (Abduction) और नति के समान वियोजित (Decompose) करना है (देखें चित्र 25.14) (b) नाभिका-रज्जु (Umbilical cord) को नीचे खींचना है तथा संपीडन को न्यूनतम बनाने के लिए त्रिक्-गर्त (Sacral bay) के एक किनारे पर गतिशील (Mobilized) करना है। इस अवस्था में रज्जु स्पंदन (Cord pulsation) में क्षणिक अपसामान्यता (Transient abnormality) हो सकती है जिसका कोई पूर्वानुमानिक महत्व (Prognostic significance) नहीं होता है। इस कारण से शीघ्र प्रसव के एक प्रयास से बचकर रहना (या प्रसव को छोड़ देना) चाहिए। (c) यदि पृष्ठ (Back या पीठ) पश्च रूप से (Posteriorly) बना रहता है, अगरूप से पृष्ठ को लाने के लिए धड़ (Trunk) को घुमाना है।

(8) बाहु का जनन (Delivery of the arms) – सहायक (Assistant) को अपना एक हाथ बुध्न (Fundus) पर रखना है तथा गर्भाशयी संकुचन के दौरान बाहु के विस्तार को रोकने के लिए एक स्थिर दबाव बनाये रखना है। शीघ्र ही अग्र अंसफलक (Anterior scapula = स्कैपुला) दृश्यमान् होता है। बाहुकी अवस्थिति (Position) के बारे में लिखना चाहिए। जब बाहु अभिनत (Flexed) होती है तब मेरूदण्ड (vertebral column) के समानान्तर अंसफल बना रहता है तथा जब विस्तारित (Extended) होती है तब अंसफलक का शाखन (Winging) होता है अर्थात् उसकी समानान्तरता (Parallelism) नष्ट हो जाती है। एक के बाद दूसरी बाहु का जनन (या प्रसव) तभी होता है जब एक अंगुली के साथ प्रत्येक कोहनी (Elbow) द्वारा सरल रूप से फंसाकर नीचे करने पर कक्ष (या काँख=Axilla) दृश्यमान् (Visible) होता है। यह सारहीन (Immaterial) होता है कि किसी बाहु का जनन पहले कराया जाये। बाहु का जब जनन कराया जाता है तब रोगाणुहीन (sterile) तौलिया पर पाद (Feet) द्वारा शिशु को पकड़े रहना चाहिए। (देखें चित्र 25.16)।

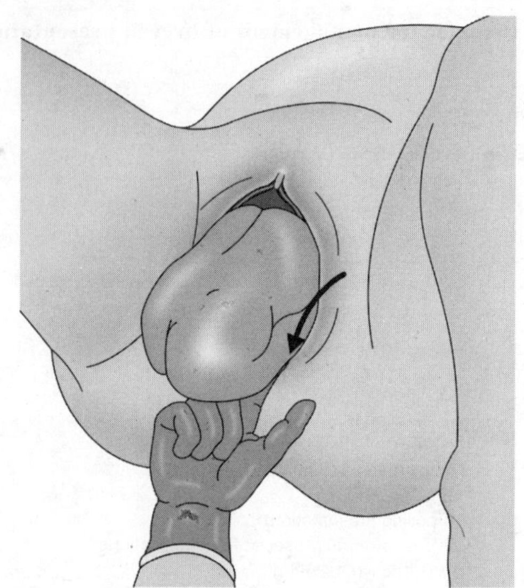

चित्र (Fig.) 25.14: जानु (Knees) पर अपवर्तन (Abduction) द्वारा विस्तारित पैर (Extended leg) का प्रसव (Delivery)

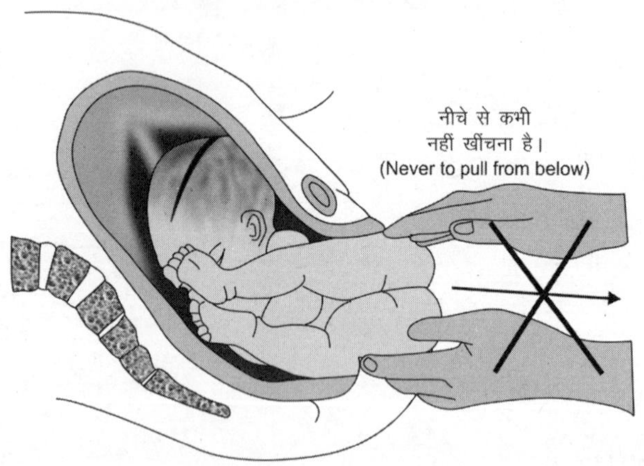

चित्र (Fig.) 25.15: आक्रमणशील खिंचाई (Aggressive pull) के कारण पश्चगामी सिर (After-coming head) का विचलन (Deflexion) और पाशबद्धता (Entrapment) होती है।

(9) पश्चगामी सिर का जनन (Delivery after coming head) – यह जनन की सर्वाधिक संकटापन्न अवस्था (Crucial stage) है । नाभिका (Umbilicus) के जनन से लेकर मुँह (Mouth) के जनन के बीच समय 5–10 मिनट तक लगता है। पश्चगामी सिर के जनन की अनेक विधियाँ हैं। एक विशेषज्ञ के हाथ में तथा विशिष्ट प्रविधि (Particular technique) से परिचित व्यक्ति के हाथ में प्रत्येक विधि सुरक्षित और कारगर (Safe and effective) होती है। निम्नलिखित सामान्य (Common) विधियों को नियोजित (Employ) करना चाहिए:

(i) बर्नस-मार्शल विधि (Burns Marshall method) (देखें चित्र 25.17): शिशु को अपने भार पर लटकने दिया जाता है। सहायक को कहा जाता है कि वह अपने हाथ का चौरस (Flat of the hand) से उपरिजघन (Suprapubic) पर नीचे की ओर तथा पीछे की ओर दिशा में दबाव डाले, यह दबाव ललाट (sinciput) की ओर अधिक देना है। इसका उद्देश्य सिर की नति (Flexion) को बढ़ाना है जिससे कि अनुकूल व्यास की श्रोणीय कोटर (Pelvic cavity) में उपस्थिति हो सके। इस उद्देश्य को प्राप्त करने के लिए 1–2 मिनट से अधिक समय की आवश्यकता नहीं होती है। जब जघन-चाप (Pubic arch) के नीचे ग्रीवा की गुद्दी (Nape of the neck) दृश्यमान् होती है तब शिशु को टखना (ankles या घुटना) द्वारा दोनों के बीच एक अंगुली से पकड़ा जाता है। स्थिर खींचनें को बनाये रखना तथा वृत का एक विस्तृत चाप का निर्माण करके धड़ (Trunk) को ऊपर की ओर तथा आगे की दिशा में हिलाया (या झुलाया) जाता है (देखें चित्र 25.18)। इस काल के दोरान बायाँ हाथ से मूलाधार (Perineum) को बचाये रखना है तथा चेहरा (Face) और भृकुटि (Brow) को क्रमिकरूप से मूलाधार से खिसका कर अलग करना है। जब भग (Vulva) से मुँह (Mouth) मुक्त हो जाता है तब जल्दी नहीं करनी चाहिए। श्लेष्मा चूषक (Mucus sucker) द्वारा मुँह और ग्रसनी (Mouth and pharynx) का श्लेष्मा को साफ किया जाता है। सिर के शेष भाग के जनन के लिए धड़ (Trunk) को झुकाया जाता है।

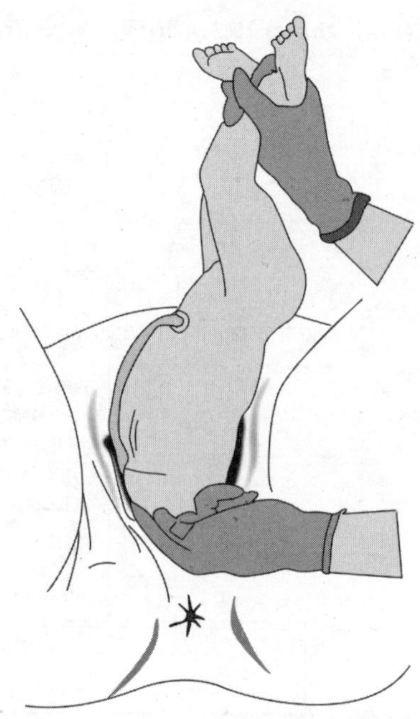

चित्र (Fig.) 25.16: पश्च बाहु का जनन (Delivery of posterior arm)

(ii) चिमटी द्वारा प्रसव (Forceps delivery) – दिनचर्या (Routine) के रूप में चिमटी का उपयोग किया जा सकता हैं। सिर को कोटर (Cavity) में रहना चाहिए। इसके लाभ (Advantages) हैं–(a) सिर पर सीधे दबाव देकर जनन (या प्रसव) को नियंत्रित किया जा सकता है तथा बल (Force) ग्रीवा (Neck) से होकर संचारित नहीं होता है। (b) नति (Flexion) का बेहतर अनुरक्षण (Maintain) होता है तथा (c) मुँह (Mouth) से श्लेष्मा (Mucus) का चूषण (Suction) अधिक प्रभावीरूप से किया जा सकता है। सिर को यथासंभव नीचे लाना चाहिए जिसके लिए शिशु को उसके अपने भार द्वारा लटकने का अवसर देना चाहिए तथा उपरिजघन (Suprapubic) दबाव द्वारा सहायता प्रदान करना है। जब जघन-संधानक (Symphysis pubis) का पृष्ठ (Back) के सम्मुख (Opposite) पश्चकपाल होता है, तब चिमटी के ब्लेड के प्रवेश को सुगम बनाने के लिए शिशु के पैरों (Legs) को नीचे से एक सहायक (व्यक्ति) उठाता है। धड़ (Trunk) को अत्यधिक ऊपर उठाने से सिर का विस्तारण (Extension) हो सकता है। चिमटी की खिंचाई (Pull) से एक चाप (Arch) का अनुरक्षण (Maintain) होता है जो जनन-

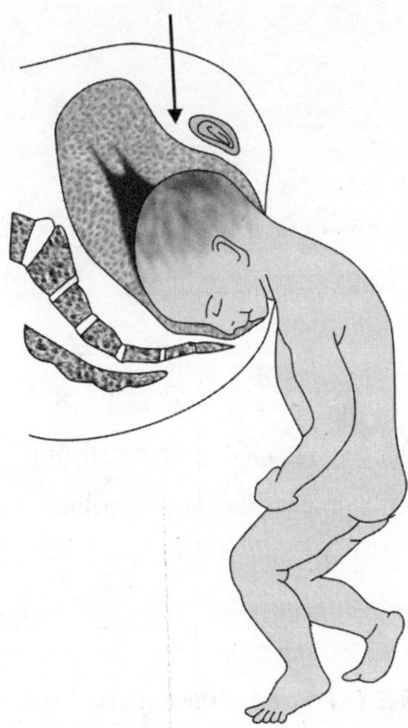

चित्र (Fig.) 25.17: बर्नस-मार्शल विधि द्वारा पश्चगामी सिर का जनन (Delivery of after-coming head by Burns-Marshall method)

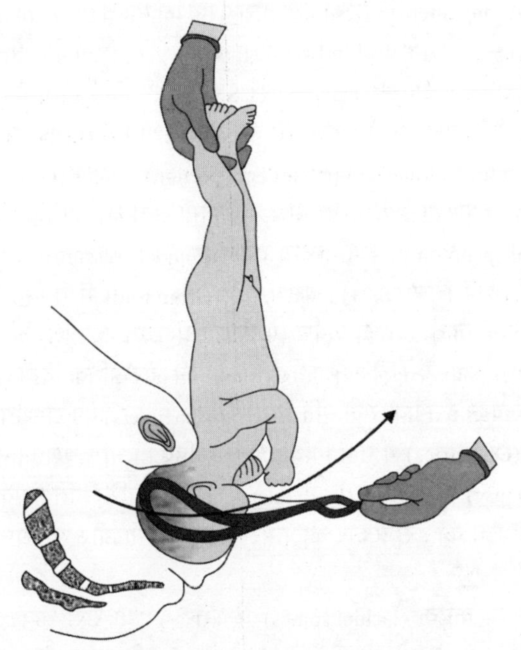

चित्र (Fig.) 25.18: बर्नस-मार्शल विधि की निरंतरता (Continuation of the Burns-Marshall method)

नली (Birth canal) के अक्ष (Axis) का अनुकरण (Follow) करता है। देखें चित्र 25.19। दास प्रकार (Das's variety) के दण्ड (Shank) की सामान्य लम्बाई की सामान्य चिमटी पूर्णतया प्रभावी होती है। इस स्थिति में उपयोग के लिए विशेषरूप से निर्मित (अनुपस्थित श्रोणीय वक्र=Absent pelvis curve) पाइपर चिमटी (Piper forceps) होती है। सिर का जनन (Delivery) धीरे-धीरे (एक मिनट से अधिक) करना चाहिए जिससे कि संपीडन-विसंपीडन बल (Compression-decompression forces) कम हो सके क्योंकि यह (बल) अंतःकपालीय रक्तश्राव (Intracranial bleeding) का कारण बन सकता है।

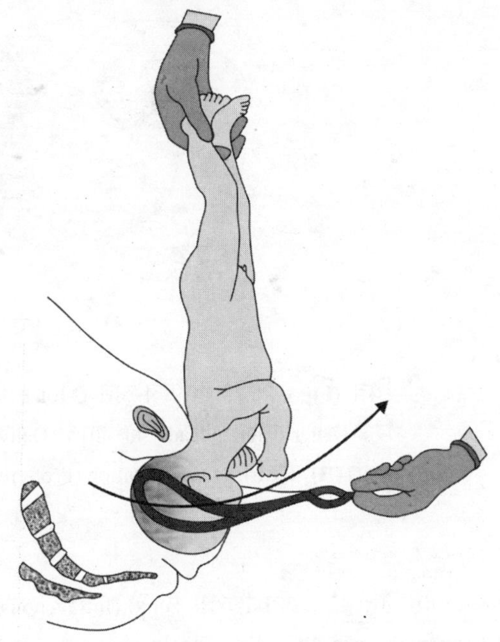

चित्र (Fig.) 25.19: चिमटी द्वारा पश्चगामी सिर का जनन (Delivery of the after-coming head by forceps)

(iii) कपोल नति और स्कंध कर्षण (Malar flexion and shoulder traction) या संशोधित मोरिसो-स्मेली-वेट प्रविधि (Modified Mauriceau-Smellie-Veit technique): यह प्रविधि तीन महान प्रसूति-विज्ञानी के नाम से बनी है जिन्होंने स्वतंत्र रूप से पकड़ (Grip) का वर्णन किया था। शिशु को हाथ-पैर (Limbs) के किसी किनारे पर लटकने के साथ चित (Supinated) बायीं प्रबाहु (Left forearm) पर रखा जाता है। बायें हाथ की मध्य और तर्जनी अंगुली (Middle and index fingers) को किसी किनारे पर कपोलास्थि (Molar bones) पर रखा जाता है (मूलविधि का संशोधन जहाँ तर्जनी अंगुली को मुँह के अंदर प्रवेश कराया गया था)। इससे सिर की नति (Flexion) बनी रहती है। अधोवर्तित (Pronated) दाहिने हाथ की अनामिका अंगुली (Ring finger) को शिशु के दाहिने स्कंध (Shoulder) पर रखा जाता है, तर्जनी अंगुली को बायें स्कंध पर रखा जाता है तथा मध्य अंगुली को अधोपश्चकपाल क्षेत्र (Suboccipital region) पर रखा जाता है (देखें चित्र 25.20)। अक कर्षण (Traction) नीचे की ओर तथा पीछे की ओर दिशा में तब तक दिया जाता है जबतक कि जघन चाप (Pubic arch) के नीचे ग्रीवा की गुद्दी (Nape of the neck) दृश्यमान नहीं होती है। नति के अनुरक्षण (Maintain) के लिए इस काल के दौरान सहायक (assistant) उपरिजघन दबाव (Suprapubic pressure) देता है। इसके बाद भ्रूण (Fetus) को माता का उदर (Abdomen) की ओर ऊपर और आगे की दिशा में ले जाया जाता है जिससे चेहरा (Face) और भृकुटि (Brow) मुक्त होती है तथा अंत में धड़ (Trunk) अवनत (Depress) होकर पश्चकपाल (Occiput) तथा शीर्ष (Vertex) को मुक्त करता है।

- शिशु का पुनर्जीवन (Resuscitation of the baby): शिशु श्वासरूद्ध (Asphyxiated) हो सकता है तथा उसके पुनर्जीवन की आवश्यकता हो सकती है।

तृतीय अवस्था (Third stage): तृतीय अवस्था प्रायः शांत (Uneventful या घटनारहित) होती है। सिर के जनन के तत्काल बाद अपरा (Placenta) प्रायः निष्कासित हो जाती है। यदि रोगरोधी (Prophylactic) अर्गोमेट्रिन

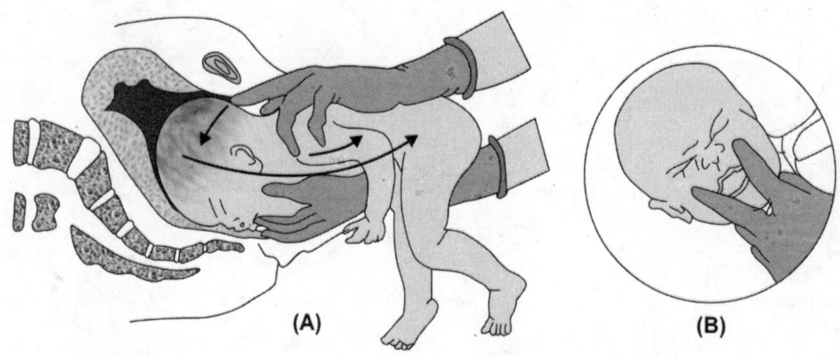

चित्र (Fig.) 25.20: कपोल-नति (Molar flexion) तथा स्कंध कर्षण (Shoulder traction) द्वारा पश्चगामी सिर (After-coming head) का जनन (Delivery)- (A) मूल मोरिसा-स्मेली-वेट (original Mauriceau-Smellie-Veit) (B) संशोधन (Modification (Preferred=अधिमत)

(Ergometrine) देना है तब इसे अंतः शिरीय रूप से (Intravenously) सिर के समापन (Crowning) के साथ देना चाहिए।

कालपूर्व नितम्ब (Preterm breech): कालपूर्व नितम्ब गर्भस्थिति (Preterm beech presentation) के साथ ECV (External cephalic version= बाह्य शिरस्य गर्भवर्तन) का सुझाव नहीं दिया जाता है। सामान्यतः शल्यक्रिया द्वारा प्रसव (CS) का निष्पादन किया जाता है जब भ्रूण का भार (Fetal weight) <1500 g तथापि (However), अभी तक यह ज्ञात नहीं है कि क्या CS के कारण बेहतर पेरिनैटल परिणाम (Perinatal outcome) है या प्रसवपूर्व स्टेरॉयड (Antenatal steroids) का अधिक उपयोग तथा उत्तम पेरिनैटल परिचर्या (Better perinatal care) के कारण है।

जटिल नितम्ब प्रसव का प्रबंध (Management of Complicated Breech Delivery)

जब एक गर्भवती स्त्री विकसित प्रसव (Advanced labor) में उपस्थित होती है तब यह निर्णय करना कठिन होता है कि जनन कराने की आदर्श (या उत्तम) विधि क्या होगी। तथापि (However), यदि मूलाधार (Perineum) पर नितम्ब (Breech) दश्यमान नहीं होता है तो शिशु का जनन शल्यक्रिया (Cesarean section = CS) द्वारा कराना संभव हो सकता है जब तक कि परिचारी कर्मचारीगण (attending staff) के पास योनिक नितम्ब प्रसव के लिए आवश्यक विशेषज्ञता नहीं होती है। अनुभवी प्रशिक्षक के साथ उद्दीपित शिक्षण (Stimulated teaching) जिसमें पंजर (Mannequins) और प्रतिमान श्रोणि (Model pelvis) का उपयोग होता है, से कौशल (Skill) तथा इस प्रकार युक्तिचालन (Maneuvers) के निष्पादन में उन्नति (Improve) हो सकती है।

नितंब का अवरोहन में विलंब (Delay in Descent of the Breech)

निम्नलिखित स्थान पर नितंब अवरूद्ध (Arrested) हो सकता है–

(1) वहिर्गम पर (At the outlet)

(2) कोटर में (In the cavity)

(3) श्रोणि के मुख पर (At the brim)

बर्हिगम पर अवरूद्ध (Arrested at the outlet): इसके कारण (Causes) है – (i) विस्तारित पेर के साथ बड़े आकार का शिशु – यह सर्वसामान्य (Commonest) होता है। (ii) दृढ़ (या अनम्य) मूलाधार (Rigid perineum) तथा (iii) वहिर्गम का संकुचन (Outlet contraction)।

प्रबंध (Management): शल्यक्रिया द्वारा प्रसव का महत्व (Place of cesarean section) – यदि वहिर्गम संकुचित होता है तथा / या शिशु का आकार बड़ा होता है तब इस अवस्था (Stage) पर CS पसंद की विधि होती है। वहिर्गम संकुचन तथा भ्रूण-श्रोणीय असंगति की अनुपस्थिति में (In the absence of outlet contraction and feto-pelvic disproportion) – वंक्षण (Groin) (एकल या दोनों) कर्षण (Traction) के साथ / के बिना संतुलित योनिद्वार उच्छेदन (Liberal episiotomy) तथा बुध्नीय दबाव (Fundal pressure) प्रायः प्रभावी होता है (देखें चित्र 25.21)। वंक्षण तह (Groin fold) में तर्जनी (Index) अंगुली रखी जाती है तथा कर्षण (गर्भाशयी संकुचन के साथ) को उर्वस्थि (Femur) की ओर देने की अपेक्षा धड़ (trunk) की ओर अधिक दिया जाता है।

आजकल इस प्रकार के युक्तिचालन (Maneuvers) का समर्थन प्रसूति-विज्ञान (Obstetrics) में नहीं किया जाना चाहिए। दुर्भाग्यवश जानबूझकर (Knowingly) या अनजाने (Inadvertenly) विपरीत परिस्थिति में एक व्यक्ति (या विशेषज्ञ) को इस प्रकार की समस्या का सामना और समाधान करना पड़ता है।

श्रोणीय कंटक (Ischial spines) के स्तर पर या उसे ऊपर अवरोध (Arrest):– अवरोध के कारण हैं – (1) संकुचित श्रोणि (Contracted pelvis) (2) दुर्बल गर्भाशयी संकुचन (Weak uterine contraction) तथा (3) वृहत आकार का शिशु (Big baby)।

प्रबंध (Management): इस प्रकार के रोगियों (cases) का उत्कृष्ट उपचार शल्यक्रिया द्वारा प्रसव (CS) है। गर्भाशय-ग्रीवा (cervix) का पूर्णतः विस्फारित (dilated) होने के समय तक नितम्ब (Breech) को मूलाधार (Perineum) तक नीचे उतरना (Descend) चाहिए। इसे नितम्ब का प्रयोग (Trial of breech) कहा जाता है इसके होने में यदि विफलता होती है तब भ्रूण-श्रोणीय असंगति (Fetopelvic disproportion) की संभावना होती है।

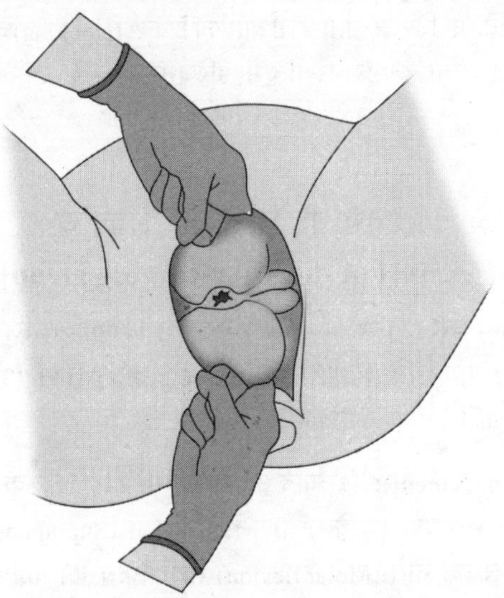

चित्र (Fig.) 25.21: दोनों वंक्षण का कर्षण (Both groin traction)

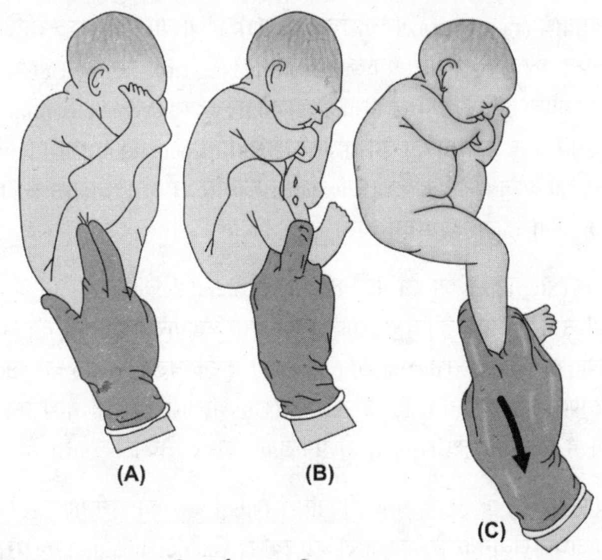

चित्र (Fig.) 25.22: पिनार्ड का युक्तिचालन (Pinard's maneuver) (A) जानुपश्च खात की नति और अपवर्तन (Flexion and abduction of popliteal fossa), (B) घुटनें को पकड़ना (To catch hold the ankle), (C) अपवर्तन की गति द्वारा नीचे खींचना (To pull down by movement of abduction)

स्पष्ट नितम्ब निष्कासन (Frank breech extraction) या पिनार्ड का युक्तिचालन (Pinard's maneuver): इसका निष्पादन अंतःगर्भाशयी हस्तचालन (Intrauterine manipulation) (Breech decomposition= नितम्ब वियोजन) द्वारा होता है जिसमें एक स्पष्ट नितम्ब को पाद नितम्ब (Footling breech) में परिवर्तित किया जाता है। यह तभी संभव होता है जब झिल्ली (Membranes) का विदार (Rupture) हाल में (Recently) हुआ है। पिनार्ड का युक्तिचापलन में मध्य और तर्जनी (Middle and index) अंगुली को (देखें चित्र 25.22) जानुपश्च खात (Popliteal fossa) तक ले जायी जाती है। इसके बाद इसे दबाया तथा अपवर्तन (Abduct) किया जाता है जिससे कि भ्रूणीय पैर (Fetal legs) अभिनत (Flexed) हो सके। इसके पश्चात् पाद (Foot) को घुटने पर पकड़कर नितम्ब का निष्कासन किया जाता है।

विस्तारित बाहु (Extended Arm): सिर के किनारे पर या ग्रीवा (Neck) के पीछे स्थित एक या दोनों बाहु पूर्णतः तानित (Stretched) हो सकती है (Nuchal displacement गुद्दी का विस्थापन)। यह प्रसव में दोषपूर्ण प्रविधि (Faulty techniques) जैसे–अनावश्यक कर्षण (Unnecessary traction) का उपयोग, ''कभी नहीं खीचना बल्कि ऊपर से धकेलना'' ("Never pull but push from above") के सिद्धान्त को भूलने के कारण प्रायः होता है। पर्शुका (Costa) के किनारों तक धड़ (trunk) के प्रसव के साथ अवरोध पाया जाता है। अंसफलक (Scapula) के शाखन (Winging) तथा वक्ष (Chest) के सामने अभिनत हाथ-पैर (Flexed limbs) की अनुपस्थिति के उल्लेख द्वारा निदान (Diagnosis) किया जाता है।

प्रबंध (Management): प्रबंध में बाहु (Arms) का तत्काल प्रसव, पहले पश्च और बाद में अग्रबाहु, आवश्यक होता है। बाहु के प्रसव का निष्पादन किसी एक विधि जैसे– (a) शास्त्रीय (Classical) या (b) लोवसेट का युक्तिचालन (Lovset maneuver) द्वारा किया जा सकता है।

शास्त्रीय (Classical): यह लोवसेट के युक्तिचालन के समान सिद्धान्त के साथ कार्य करता है। इसके अतिरिक्त अंतःगर्भाशयी हस्तचालन (Intrauterine manipulation) की आवश्यकता होती है जिसके दौरान रोगी सामान्य संवेदनाहरण (General anesthesia) के अधीन होती है। पहले पश्च (Posterior) बाहु का प्रसव होता है और उसके बाद अग्र (Anterior) बाहु का। बायें हाथ को त्रिकास्थि के वक्र (curve of the sacrum) के छोर पर प्रवेश कराया जाता है जबकि शिशु को हल्का सा ऊपर की ओर खींचा जाता है। प्रगंडिका (Humerus) पर दृढ़ (या प्रबल=Firm) दबाव के साथ पश्च बाहु के शिशु के चेहरे पर धकेला जाता है। समान रूप में दाहिने हाथ को प्रवेश कराकर अग्र क्षेत्र (Anterior aspect) से विस्तारित अग्र बाहु का प्रसव कराया जाता है जबकि शिशु के धड़ (Trunk) को मूलाधार (Perineum) की ओर झुकाया जाता है।

लोवसेट का युक्तिचालन (Lovset's maneuver)

शास्त्रीय विधि की अपेक्षा इसका व्यापकरूप से उपयोग बाहु को नीचे लाने में किया जाता है। इसके लाभ (Advantages) हैं – (1) वृहतर प्रयोज्यता (Wider applicability) – इसका उपयोग तब भी किया जा सकता है जब शास्त्रीय विधि कठिन हो जाती है। (2) इसमें अंतःगर्भाशयी हस्तचालन शून्य (Nil) होता है। (3) बाहु का विस्थापन (Displacement) के सभी प्रकारों के लिए एकल हस्तचालन (Single manipulation) कारगर होता है। (4) इसमें सामान्य संवेदनाहरण की आवश्यकता प्रायः नहीं होती है।

सिद्धान्त (Principles): वक्राकार जनन नली (Curved birth canal) के कारण जब जघन-संधानक (Symphysis pubis) के ऊपर अग्र स्कंध (shoulder) बना रहता है, तब त्रिक्-प्रोत्तुंग (Sacral promontory) के नीचे पश्च स्कंध होगा। यदि पृष्ठ (Back) को आगे रखकर तथा नीचे की ओर कर्षण (traction) का अनुरक्षण (Maintain) करके भ्रूणीय धड़ (Fetal trunk) का घूर्णन (Rotation) होता है तब जघन-संधानक के नीचे पश्च स्कंध प्रकट होगा।

क्रियाविधि (Procedure) (देखें चित्र 25.23): शिशु को गर्म शुष्क तौलिये में लपेट कर उरू-श्रोणीय पकड़ (Femoropelvic grip) द्वारा दोनों हाथों से पकड़ा जाता है जिसमें अंगूठे (Thumbs) को मेरू-दण्ड (Vertebral columm) के समानान्तर रखा जाता है। युक्तिचालन (Manoeuvre) का तभी आरंभ करना चाहिए जब श्रोणीय चाप (Pelvic arch) के नीचे अग्र अंसफलक (Scapula) का निचला कोण दृश्यमान् होता है।

सोपान (Step) 1: शिशु को पार्श्विक नति (Lateral flexion) के लिए थोड़ा ऊपर उठाया जाता है। पृष्ठ (Back) को आगे रखकर तथा नीचे की ओर कर्षण (या खींचना=Traction) का अनुरक्षण करके धड़ (Trunk) को 180° का घूर्णन कराया जाता है। इससे पश्चबाहु श्रोणीय चाप के नीचे प्रकट होती है जिसे अंकुश (Hook) से पकड़कर बाहर निकाला जाता है।

सोपान (Step) 2: इसके बाद विपरीत दिशा में धड़ को घुमाया जाता है तथा जघन-संधानक के नीचे पहले अग्र स्कंध (Anterior shoulder) का प्रसव कराया जाता है।

बाहु की गुद्दी का विस्थापन (Nuchal displacement of arm) वहाँ होता है जहाँ कोहनी (Elbow) पर बाहु अभिनत (Flexed) होती है तथा स्कंध (Shoulder) पर विस्तारित तथा भ्रूणीय (Fetal) सिर के पीछे स्थित होती है। त्रिकास्थि (Sacrum) के छोर पर अंगूठे (Thumb) के साथ श्रोणीय मेखला (Pelvic girdle) पर शिशु को पकड़ने के बाद धड़ को फँसी हुई (Trapped) बाहु के अंगुलाग्र (Finger tips) की ओर 180° घुमाया जाता है। इससे कोहनी का अग्र भार खींचा जाता है जो लोवसेट युक्तिचालन के लिए सहज बना देता है। यदि यह विफल होता है तो बाहु को अंकुश (Hooking) द्वारा बलपूर्वक खींच लिया जाता है। इस स्थिति में अस्थिभंग (Fracture) लगभग हमेशा होता है।

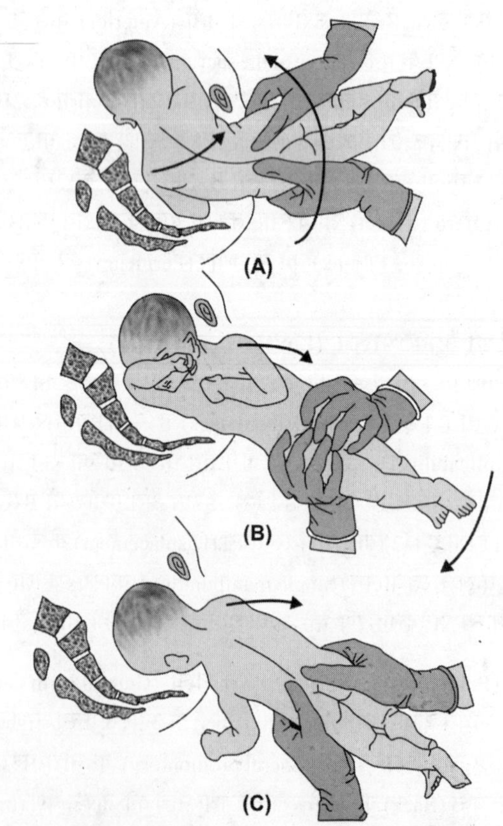

चित्र (Fig.) 25.23: लोवसेट का युक्तिचालन (Lovset's maneuver)

पश्चगामी सिर का अवरोध (Arrest of the after-coming Head)

मुख (Brim) पर: अवरोध के कारण हैं– (1) विस्थापित सिर (Deflexed head), (2) संकुचित श्रोणि (Contracted pelvis) तथा (3) जल शीर्ष (Hydrocephalus) या जलकपाल।

प्रबंध (Management): (1) यदि अवरोध विस्थापित सिर के कारण होता है तब एक सहायक (व्यक्ति) द्वारा उपरिजघन (Suprapubic) दबाव के साथ कपोल की नति (Molar flexion) तथा स्कंध का कर्षण (Shoulder traction) द्वारा प्रसव का निष्पादन करना है। अनुप्रस्थ व्यास (Transverse diameter) में मुख (Brim) से होकर तथा कोटर (Cavity) में घुमाकर सिर को पार करना है। उच्च सिर में चिमटी का उपयोग नहीं करना चाहिए। (2) यदि सिर का अवरोध संकुचित श्रोणि के कारण होता है या जलशीर्ष के कारण तब सिर का छिद्रण (Perforation) करना है।

कोटर में (In the cavity): सिर के कोटर में अवरोध के कारण हैं– (1) विस्थापित (Deflexed) सिर तथा (2) संकुचित श्रोणि सिर का प्रसव का उत्कृष्ट (Best) प्रबंध चिमटी (Forceps) द्वारा होता है जो दोनों अवस्था में कारगर होता है। कपोल की नति तथा स्कंध का कर्षण केवल विस्थापित सिर में कारगर (Effective) होता है।

वहिर्गम पर (At the outlet): अवरोध के कारण हैं–(1) दृढ़ मूलाधार (Rigid perineum) तथा (2) विस्थापित सिर

योनिद्वार उच्छेदन (Episiotomy) और उसके बाद चिमटी (Forceps) का उपयोग या कपोल की नति (Moler flexion) तथा स्कंध का कर्षण (Shoulder traction) पूर्ण कारगर होता है।

- अपूर्ण रूप से विस्फारित गर्भाशय-ग्रीवा से होकर सिर का प्रसव (Delivery of the head through an incompletely dilated cervix) – इसके सर्वसामान्य कारण (Commonest causes) हैं – (1) कालपूर्व शिशु (Premature baby), (2) मसृनित शिशु (Macerated baby), (3) पाद गर्भस्थिति (Footling presentation) तथा (4) गर्भाशय-ग्रीवा (Cervix) के पूर्णतः विस्फारण (Dilation) के पहले नितम्ब (Breech) का तीव्र गतिक प्रसव (Hasty delivery)।

प्रबंध (Management): यदि शिशु जीवित (Living) है, गर्भाशय-ग्रीवा को ऊपर की ओर धकेला जाता है जबकि कपोल की नति और स्कंध के कर्षण द्वारा भ्रूणीय धड़ (Fetal trunk) को खींचा जाता है (Shoe-horn method)। यदि आवश्यक है तब गर्भाशय-ग्रीवा पर 2 और 10 बजे (O'Clock) की स्थिति (Position) में डुहरेसन उच्छेदन (Duhressen's incision) किया जा सकता है। यदि शिशु मृत (Dead) है तब सतर्क प्रत्याशा (Watchful expectancy), जिसमें गर्भाशय-ग्रीवा का पूर्ण विस्फारण की आशा होती है, की अपेक्षा सिर का बेधन (Perforation) बेहतर होता है।

सिर की पश्चकपाल-पश्च अवस्थिति (Occipito-posterior position of the head): यह प्रायः स्वतः नितम्ब प्रसव (Spontaneous breech delivery) में होती है। भ्रूणीय धड़ (Fetal trunk) तथा सिर को अग्ररूप से लाने के लिए उसका घूर्णन (Rotate) किया जाता है। घूर्णन (Rotation) के लिए भ्रूणीय धड़ और सिर को पकड़ना है, हाथ और अंगुलियों को कपोल की नति (Molar flexion) तथा स्कंध के कर्षण (shoulder traction) के समान रखना चाहिए। कालपूर्व (Premature) शिशु में सिर का प्रसव उत्क्रमित (Reversed या उल्टा) कपोल-नति और स्कंध-कर्षण प्राग (Prague) विधि (Molar flexion and shoulder traction) या चिमटी (Forceps) द्वारा चेहरे से जघन (Face-to-pubis) के रूप में कराया जा सकता है।

आनन (या चेहरा) गर्भस्थिति (Face Presentation)

शिरस्य गर्भस्थिति (Cephalic presentation) का एक विरल (Rare) प्रकार आनन (या चेहरा या मुख=Face) होता है जहाँ भ्रूण का प्रस्तुत भाग (Presenting part) चेहरा होता है। भ्रूण (Fetus) की मुद्रा (Attitude) में मेरूदण्ड (Spine) के विस्तरण (Extension) के साथ अंगों (Limbs, जैसे-हाथ-पैर) की पूर्ण नति (या झुकाव) का प्रदर्शन होता है। सिर का पूर्ण विस्तरण होता है जिससे पृष्ठ (Back) के साथ पश्चकपाल (Occiput) सम्पर्क में रहता है। अभिधानक (Denominator) चिबुक (Mentum या ठोढ़ी) होती है।

अवस्थिति (Position): बायीं ओर दाहिनी त्रिक्-श्रोणीय संधि (Sacro-iliac joints) या दाहिना और बायाँ श्रोणि-जघन उत्सेघ (Iliopubic eminences) की ओर चिबुक (Chin) के संबंध के अनुसार आनन की चार अवस्थितियाँ (Positions) होती हैं। आनन गर्भस्थिति संभवतः एक शीर्ष गर्भस्थिति (Vertex presentation) का विस्थापित (Deflexed) सिर के पूर्ण विस्तरण के कारण होती है। आनन अवस्थिति (Face positions) का क्रमांकन (Numbering) इस प्रकार प्राप्त किया जाता है –

प्रथम शीर्ष प्रथम आनन बनाता है	→दाहिना चिबुक-पश्च (RMP)
[Ist Vertex (LOA) becomes Ist Face	→Right mento-posterior]
द्वितीय शीर्ष द्वितीय आनन बन जाता है	→बायाँ चिबुक-पश्च (LMP)
[Second vertex (ROA) becomes 2nd face	→Left mento-posterior]
तृतीय शीर्ष तृतीय आनन बन जाता है	→बायाँ चिबुक-अग्र (LMA)
[Third vertex(ROP) becomes 3rd face	→Left mento-anterior]
चतुर्थ शीर्ष चतुर्थ आनन बन जाता है	→दाहिना चिबुक-अग्र (RMA)
[4th vertex (LOP) becomes 4th face	→Right mento-anterior]

LOA = Left occipito-anterior = बायाँ पश्चकपाल-अग्र
ROA = Right occipito-anterior = दाहिना पश्चकपाल-अग्र
ROP = Right occipito-posterior = दाहिना पश्चकपाल-पश्च
LOP = Left occipito-posterior = बायाँ पश्चकपाल-पश्च

बायाँ चिबुक-अग्र (LMA = Left mento-anterior) एक सर्वसामान्य अवस्थिति (Commonest position) होती है – चूँकि LOP की अपेक्षा ROP अवस्थिति 5 गुना अधिक सामान्य Common) होती है तथा विस्थापित (Deflexed) पश्च कपाल-पश्च (Occipito-posterior) से आनन (Face) का परिवर्तन होता है, अतः LMA सर्वसामान्य होता है। सम्पूर्ण रूप से पश्च अवस्थिति की अपेक्षा अग्र अवस्थिति अधिक प्रायः होती है।

प्रभाव (Incidence): इसकी आवृत्ति (Frequency) 5000 जन्म (Births) में लगभग 1 (एक) होती है। गर्भावस्था के दौरान (Primary) आनन गर्भस्थिति (Face presentation) विरले ही होती है जबकि प्रसव (द्वितीयक=Secondary) के प्रारंभ (Onset) के बाद विकास प्रायिक (common) होता है। यह अधिक प्रायः बहुप्रसवा (Multiparae) (70%) में होती (या पायी जाती) है।

कारणता (Etiology): सभी रोगियों (Cases) में सिर का अति विस्तारण का कारण स्पष्ट नहीं है। निम्नलिखित कारकों (Factors) का संबंध प्रायः होता है–

मातृक (Maternal): (1) दोलायमान उदर के साथ बहुप्रसवता (Multiparity with pendulous abdomen), (2) गर्भाशय की पार्श्विक तिर्यकता (Lateral obliquity of the uterus), विशेषकर यदि यह उस दिशा की ओर संचालित (या निर्दिष्ट = Directed) होता है जहाँ पर पश्चकपाल (Occiput) स्थित होता है। (3) लगभग 40% रोगियों (Cases) में संकुचित श्रोणि (Contracted pelvis) संबंधित होती है। आनन गर्भस्थिति के लिए चपटी श्रोणि (Flat pelvis) अनुकूल होता है।

भ्रूणीय (Fetal): (1) जन्मजात कुरचना (Congenital malformations) (15%)– (a) सर्वसामान्य कुरचना अमस्तिष्कता (anencephaly) होती है। कपाल (Cranium) की अनुपस्थिति के साथ ग्रीवा (Neck) की लगभग अविद्यमानता (Non-existence) आननी (या मुखीय) संरचना (Facial structure) को अर्धविस्तारित (Semi-extended) सिर के साथ भी स्पर्श-अनुभव करना आसान होता है। (b) जन्मजात घेघा (Congenital goiter) – यह स्थानिक (Endemic) क्षेत्रों में विद्यमान (Prevalent) होता है। (c) अग्र-पश्च व्यास के साथ "दीर्घ शिरस्य सिर" (Dolichocephalic head) (d) जन्मजात आद्यग्रसनी शोथ (Bronchocele), (2) ग्रीवा (Neck) के चारों ओर रज्जु (Cord) के अनेक वक्र घुमाव (Twists of several rounds), (3) ग्रीवा पेशियों (Neck muscles) का प्रसरिणी समूह (Extensor group) का वर्धित तान (Increased tone)।

प्रसव की क्रियाविधि (Mechanism of Labor)

चिबुक-अग्र (Mento-Anterior) (LMA or RMA): मुख्य गति पश्चकपाल-अग्र अवस्थिति (Occipito-anterior position) के अनुरूप के समान होती है। अपवाद (Exceptions) है – नति (Flexion) के बदले में वर्धमान विस्तारण (Increasing extension) तथा सिर के विस्तारण के बदले में नति द्वारा प्रसव।

सिर का श्रोणि में प्रवेश (Engagement): सिर का श्रोणि (Pelvis) में प्रवेश का व्यास तिर्यम (Oblique) व्यास होता है तथा एक श्रोणि-जघन उत्सेघ (Ilio-pubic eminence) से संबंधित चिबुक (Mentum) तथा सम्मुख त्रिक्-श्रोणीय संधि (Opposite sacroiliac joint) से संबंधित भूमध्य (Glabella) के साथ LMA में दाहिना तथा RMA में बायाँ होता है। सिर का श्रोणि में प्रवेश का व्यास (Engaging diameter) पूर्णतः विस्तारित सिर में अधोचिबुक-ब्रह्मविन्दुक (submento-bregmatic) 9.5 cm (3.8") तथा अंशतः विस्तारित सिर में अधोचिबुक-शीर्ष (Submento-vertical) 11.5 cm (4.6 ईंच) होता हैं । चिबुक (Mentum) और द्विभित्तीय तल (Biparietal plane) के

बीच लम्बी दूरी (7"-2.8"इंच) के कारण सिर का श्रोणि में प्रवेश में विलम्ब होता है। चिबुक (या ठुड्डी = Chin) का श्रोणीय तल (Pelvic floor) का स्पर्श होने तक वर्धमान विस्तार (Increasing extension) के साथ अवरोहण (Descent) होता है।

आंतरिक घूर्णन (Internal rotation): चिबुक (Chin) का अग्र रूप से 45° का आंतरिक घूर्णन होता है जिससे वह जघन-संधानक (Symphysis pubis) के पीछे स्थित होता है। जघन-चाप (Pubic arc) के नीचे अधोचिबुक (Submentum) का लटकने तक और अधिक अवरोहण (Descent) होता है।

सिर का प्रसव या जनन (Delivery of the head): सिर का जनन नति (Flexion) द्वारा होता है जिससे चिबुक (Chin), आनन या चेहरा (Face) शीर्ष (Vertex) और अंत में पश्चकपाल (Occiput) का जन्म होता है। भगीय वर्हिगम (Vulvar oulet) का विस्तारक व्यास अधोचिबुक-शीर्ष (Submento-vertical) = 11.5 cm होता है। आंतरिक घूर्णन की दिशा के विपरीत 45° पर पुनःस्थापन (Restitution) होता है। पुनःस्थापन के समान पार्श्व (Side) पर पुनः 45° का बाहरी घूर्णन होता है जिससे कि चेहरा सीधे LMA में बायी जाँघ (Thighs) तथा RMA में दाहिनी जाँघ की ओर अभिमुख होता (Look) है। यह अग्र स्कंध (Anterior shoulder) का जनन का अनुगमन (Follow) करता है और उसके बाद पश्च स्कंध का जनन होता है तथा पार्श्विक नति (Lateral flexion) द्वारा धड़ (Trunk) का शेष भाग का जन्म होता है।

चिबुक-पश्च (Mento-posterior) (RMP or LMP): चिबुक-पश्च अवस्थिति (Position) की क्रियाविधि (Mechanism) में मूलभूत या मुख्य (Cardinal) गति पश्चकपाल-पश्च (Occipito-posterior) अवस्थिति के समान होती है। प्रमुख विभेदीरूप (Salient differentiating features) निम्नलिखित होते हैं–

(1) चिबुक-पश्च अवस्थिति में चिबुक (chin or mentum) का अग्र घूर्णन केवल 20–30% रोगियों (Cases) में होता है।

(2) शेष 70–80% में चिबुक का अपूर्ण अग्र घूर्णन, अघूर्णन (Non-rotation) या लघु पश्च घूर्णन होता है। औसत आकार की श्रोणि (Pelvis) तथा भ्रूणीय सिर (Fetal head) के साथ इन सभी स्थितियों में अवरोध होता है। निरंतर पश्चकपाल-पश्च के विपरीत जहाँ कभी-कभी चेहरा-जघन (Face to pubis) का जनन होता है वहाँ निरंतर चिबुक-पश्च के स्वतः जनन की संभावना नहीं होती हैं। इसका कारण यह है कि अपेक्षाकृत लघु ग्रीवा (Short neck) त्रिकास्थि (Sacrum) की कुल लम्बाई (12 cm) से मुक्त नहीं हो सकती है। इस प्रकार वक्ष (Thorax) दबाव (Thrust) में होता है जिसके फलस्वरूप ब्रह्मविन्दुक-उरोस्थि व्यास (Bregmatico-sternal diameter) जो 18 cm (7") का होता है, वह श्रोणि (Pelvis) में रूक जाता है। इसके कारण प्रसव अनिवार्यरूप से अवरूद्ध हो जाता है। देखें चित्र 25.24।

निदान (Diagnosis)

प्रसवपूर्व (Antenatal) निदान विरले ही (Rarely) होता है निदान केवल प्रसव के दौरान होता है परन्तु लगभग आधे (50%) में जन्म के समय पर ही पहचान होती है।

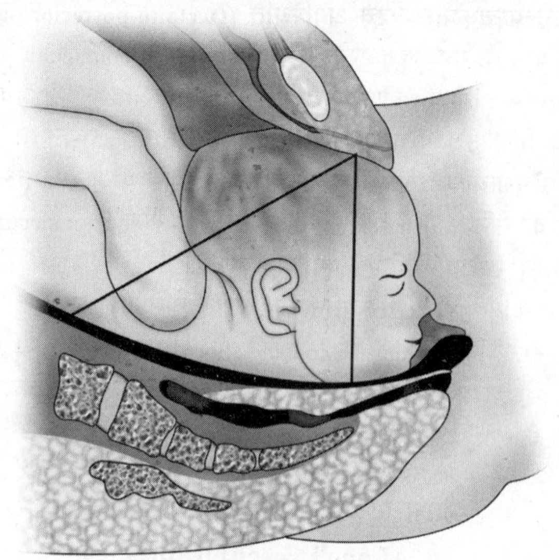

चित्र (Fig.) 25.24: सिर का और अधिक विस्तार (Extend) नहीं हो सकता और न ही नति (Flexion) संभव होती है। ब्रह्मविन्दुक-उरोस्थि व्यास (Bregmmatico-sternal diameter) (18 cm=7.2") का समायोजन (Accommodation=निवास) श्रोणि (Pelvis) में नहीं हो सकता, अतः प्रसव अवरूद्ध (Obstructed) हो जाता है।

उदरीय निष्कर्ष (Abdominal findings): जाँच (Inspection) – मेरूदण्ड (Spine) का एस (S) आकार के कारण पार्श्व भागों (Flanks) का उभार (Bulging) दश्यमान (Visible) नहीं होता है ।

स्पर्शन (Palpation) (चित्र 25.25): चिबुक-अग्र (Mentoanterior) तथा चिबुक-पश्च (Mento-posterior) में नैदानिक रूपों (Diagnostic features) का वर्णन सारणी 25.1 में किया जायेगा।

योनिक जाँच (Vaginal Examination)

नैदानिक रूप (Diagnostic features) हैं – दृढ़ कूपिकीय किनारा (Hard alveolar margins) के साथ मुँह (Mouth), नासिका (Nose), क़पोलीय उत्सेध (Malar eminences), उपरिनेत्रकोटरीय उत्सेध (Supraorbital ridge) तथा चिबुक (Mentum) का स्पर्शनीय होना । (देखें चित्र 25.25B) प्रारम्भिक (Early) प्रसव में उच्च सिर तथा झिल्लियों (Membranes) का गुलमा (Sausage) आकार की थैली के कारण भागों (Parts या अंगों) को स्पष्ट रूप से सीमांकित नहीं किया जाता है। विलंबित (Late) प्रसव में शोथ (Edema) के कारण अंग (Parts) प्रायः धूमिल (Obscured) होते हैं। यह प्रायः नितम्ब गर्भस्थिति (Breech presentation) के साथ भ्रमित (confused) होता हैं। विभेदी रूप (Distinguishing features) हैं – मुँह (Mouth) तथा कपोलीय उत्सेध (Molar eminences) एक रेखा में नहीं होते हैं परन्तु नितम्ब (Breech) में मलद्वार (Anus या गुदा) तथा श्रोणीय गण्डक (Ischial tuberosities) एक रेखा में होते हैं (2) मुँह का चूषण प्रभाव (sucking effect of mouth), (3) दृढ़ कूपिकीय

सारणी (Table) 25.1: चिबुक-अग्र और चिबुक-पश्च में नैदानिक रूप
(Diagnostic features in mento-anterior and mento-posterior)

	चिबुक-अग्र (Mento-anterior)	चिबुक-पश्च (Mento-posterior)
पार्श्विक पकड़ (Lateral grip)	(1) भ्रूणीय हाथ–पैर (Fetal limbs) का अग्र रूप से स्पर्श–अनुभव किया जाता है। (2) पार्श्व भाग (या बाजु=Flank) पर पृष्ठ (Back) होता है तथा स्पर्श करना कठिन होता है। (3) गर्भाशयी (Uterine) दिवाल के प्रतिकूल (Against) वक्ष (Chest) अग्र रूप से फेंका जाता है जिसे प्रायः भूल से पृष्ठ (Back) समझा जाता है।	(1) अग्रभाग (Front) पर पृष्ठ (Back) का अनुभव किया जाता है तथा मेरूदण्ड (Spine) के विस्तार के कारण पादीय छोर (Pedalic pole) की ओर ही बेहतर स्पर्श किया जाता है।
श्रोणीय पकड़ (Pelvic grip)	(1) सिर बड़ा प्रतीत होता है तथा श्रोणि (Pelvis) में प्रविष्ठ (Engaged) नहीं होता है। (2) शिरस्य उत्सेध (Cephalic eminence) किनारे की ओर होता हैं जिसकी ओर पृष्ठ (Back) स्थित होता है। (3) सिर और ग्रीवा (Neck) के बीच खाँचा (Groove) उतना अधिक उदग्र या प्रत्यक्ष (Prominent) नहीं होता है।	(1) समान (Same) (2) समान (3) खाँचा प्रत्यक्ष होता है।
परिश्रवण (Ausculation)	भ्रूणीय ह्रदय का ध्वनि (FHS) अग्र रूप से वक्ष की दिवाल (Chest wall) से होकर अंगों (Limbs जैसे–हाथ, पैर) का किनारा की ओर पृथक रूप से श्रव्य (Audible) होती है।	FHS (Fetal heart sound) उतना अधिक स्पष्ट (Distinct) नहीं होती है तथा अंगों के किनारे की ओर पाश्वभाग (Flank) पर श्रव्य होता है।

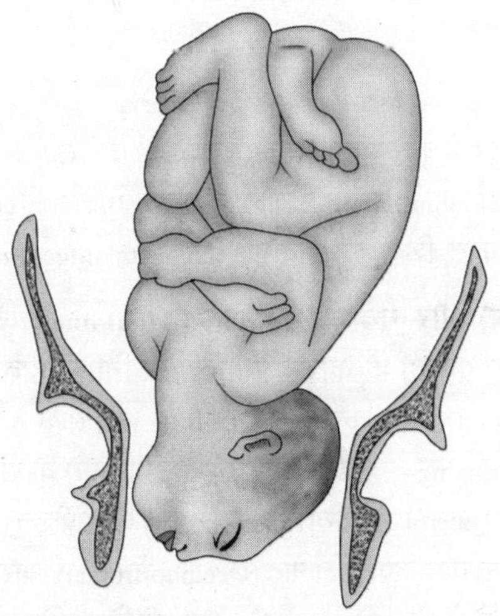

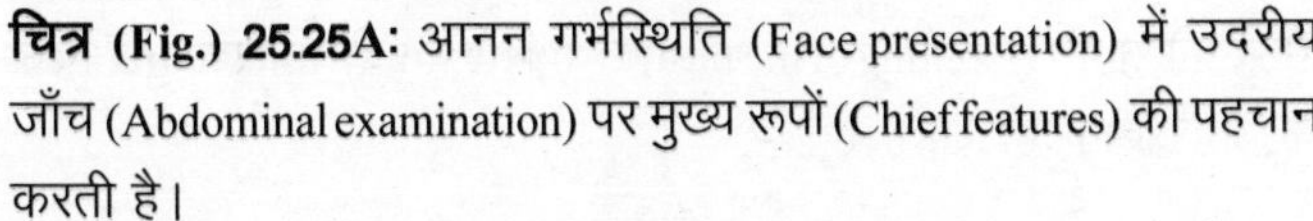

चित्र (Fig.) 25.25A: आनन गर्भस्थिति (Face presentation) में उदरीय जाँच (Abdominal examination) पर मुख्य रूपों (Chief features) की पहचान करती है।

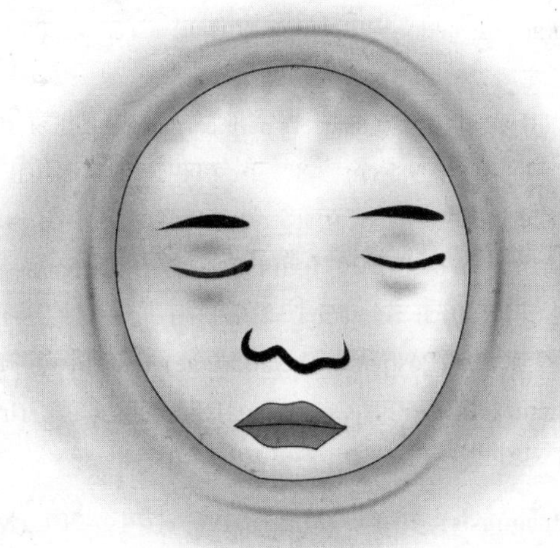

चित्र (Fig.) 25.25B: योनिक स्पर्श चित्र (Vaginal touch picture) जिसमें चिबुक-अग्र स्थिति (Mento-anterior position) में सीमा चिन्ह (Landmarks) का प्रदर्शन है।

किनारा (Hard alveolar margins) तथा (4) अंगुली से जाँच करने पर नवविष्ठा रंजन (Meconium staining) की अनुपस्थिति। भृकुटि गर्भस्थिति (Brow presentation) को वर्जित (Exclude) करने तथा अवस्थिति (Position) की पहचान करने के लिए चिबुक (Mentum) तथा मुँह (Mouth) की स्पष्टतः पहचान करनी चाहिए। जाँच हल्के से (Gently) करनी चाहिए क्योंकि नेत्र (Eyes) की क्षति की संभावना होती है। दिनचर्या (Routine) के रूप में श्रोणि (Pelvis) का मूल्यांकन करना चाहिए।

अतिस्वन चित्रण/विकिरण चित्रण (Sonography/Radiology)

इसका निष्पादन निदान की पुष्टि (confirm) करने, भ्रूण (Fetus) की अस्थिमय जन्मजात कुरचना (Bony congenital malformation) को निषिद्ध (Exclude) करने तथा शिशु के आकार को लिखने के लिए किया जाता है।

नैदानिक प्रक्रिया (Clinical course): इस तथ्य के बावजूद कि अभिनत शीर्ष (Flexed vertex) में सिर का श्रोणि में प्रवेश करने वाला व्यास (Engaging diameter) तथा विस्तारित आनन गर्भस्थिति (Extended face presentation) का व्यास समान (9.5 cm=3.8") होता है, बाद की (Latter) नैदानिक प्रक्रिया निम्नलिखित के कारण प्रतिकूल रूप से प्रभावित होती है –

(1) निचला गर्भाशयी खण्ड (Uterine segment) के साथ अनियमित चेहरा अनपयुक्त (Ill-fits) होता है। अल्प गोल कपाट क्रिया (Ball valve action) के फलस्वरूप झिल्ली (Membranes) की लम्बी थैली का निर्माण होता है जिसके प्रारम्भ में विदार (Rupture) की संभावना होती है।

(2) रज्जु भ्रंश (Cord prolapse) की संभावना अधिक होती है।

(3) प्रसव का विलंब (Delay of labor) – प्रसव की सभी अवस्थाओं (Stages) में विलम्ब प्रायिक (common) होता है। इसके कारण (causes) हैं – (a) दुर्बल गर्भाशयी संकुचन (Weak uterine contraction), (b) आननी (या मुखीय) अस्थियों का गढ़न की अनुपस्थिति (Absence of moulding of the facial bones), (c) विलंबित सिर का श्रोणि में प्रवेश (Delayed engagement) – द्विभित्तीय तल (Biparietal plane) से लेकर चिबुक (Chin) तक की दूरी 7 cm होती है तथा केवल 3 cm पर ही कब्जा करता है (देखें चित्र 25.26), (d) विलंबित आंतरिक घूर्णन (Late internal rotation), (e) अवरोध (Arrest) और कभी-कभी अजेय अवरोधन (Insuperable obstruction) यदि चिबुक-पश्च का अग्ररूप से घूर्णन विफल होता है।

(4) मूलाधारी क्षति की संभावना (Chance of perineal damage): चौड़ा द्विभित्तीय (Biparietal) व्यास (=9.5 cm=3.8") के कारण अधिक होती है जो मूलाधार (Perineum) का तानन (Stretch) करता है तथा योनिद्वार (Introitus) के बाहर अधोचिबुक-शीर्षीय व्यास (Submento-vertical diameter) प्रकट होता है। देखें चित्र 25.27।

(5) प्रसवोत्तर रक्तश्राव (Postpartum hemorrhage) – अतानिक गर्भाशय (Atonic uterus) तथा शल्यक (Operative) प्रसव के बाद आघात (trauma) के कारण रक्तश्राव की अधिक संभावना होती है।

पूर्वानुमान (Prognosis): मातृक (Maternal) – चिबुक-अग्र (Mento-anterior) में मातृक खतरा अधिक नहीं होता है। तथापि (However), शल्यक प्रसव और योनिक हस्तचालन (Operative delivery and vaginal manipulation) के कारण वर्धित रूग्नता (Increased morbidity) होती है। उपेक्षित रोगियों (Cases में संघदृ (Impacted) चिबुक-पश्च (Mento-posterior) के कारण अवरूद्ध प्रसव तथा विदारित गर्भाशय (Rupture uterus) का खतरा प्रायिक (Common) होता है।

भ्रूणीय (Fetal): भ्रूणीय पूर्वानुमान, तथापि, प्रतिकूलरूप से (Adversely) निम्नलिखित के कारण प्रभावित होता है – (a) रज्जु भ्रंश (Cord prolapse) (b) वर्धित शल्यक प्रसव (c) सिर और ग्रीवा (Head and neck) से अल्प शिरीय

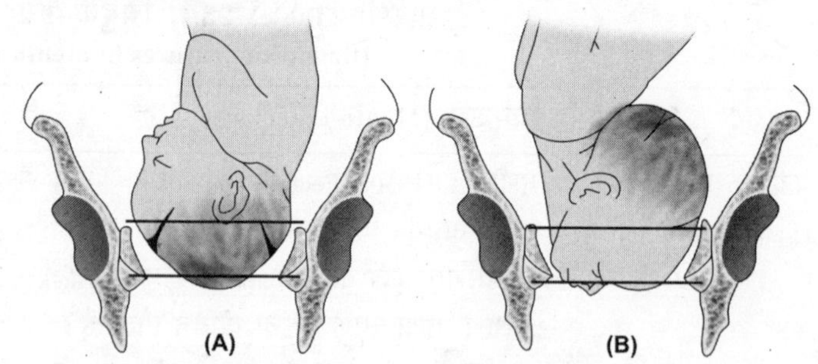

चित्र (Fig.) 25.26: (A) शीर्ष गर्भस्थिति (Vertex presentation) – सिर का श्रोणि में प्रवृष्ट (Head engaged) (B) आनन गर्भस्थिति (Face presentation) – सिर का श्रोणि में अभी तक प्रवेश नहीं हुआ है।

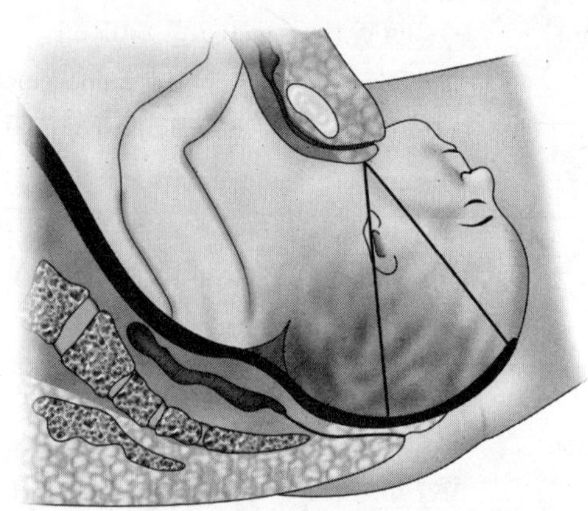

चित्र (Fig.) 25.27: अधोचिबुक शीर्षीय व्यास (Submento-vertical diameter) (11.5 cm या 4.6 inches) योनिद्वार (Introitus) से बाहर निकलता है।

(venous) वापसी के कारण प्रमस्तिष्की रक्तसंकुलता (Cerebral congestion) तथा (d) योनि (Vagina) के अंदर जीवाणु-दूषण (Bacterial contamination) के कारण नवजात शिशु का संक्रमण (Neonatal infection).

शीर्ष (या सिर) और गढ़न (Caput and Moulding): सिर और ग्रीवा से अल्प शिरीय वापसी के कारण पर्याप्त सिर निर्मित होता है जो सम्पूर्ण चेहरे को विकृत (Distort) कर देता है। होंठ (Lips) तथा नेत्र-पलक (Eye-lid) खरोंच (Bruising = चोटन) की पर्याप्त उपस्थिति के साथ पर्याप्त रूप से सूजा होता है। आननी अस्थियों (Facial bones) का संपीडन (Compression) नहीं होता है परन्तु पश्चकपाल-ललाट (Occipito-frontal) व्यास का दीर्घीकरण (Elongation) (देखें चित्र 9.5) होता है। सिर की विस्तारित मुद्रा (Attitude), चेहरे की सूजन (swelling of the face) तथा सिर का दीर्घीकरण कुछ दिनों के अंदर ठीक हो जाता है।

प्रबंध (Management)

रोगी का समग्र (Overall) मूल्यांकन (Assessment) करना है तथा उसे लिखना है – (1) श्रोणीय पर्याप्तता (Pelvic adequacy), (2) शिशु का आकार (Size of the baby), (3) सम्बद्ध जटिलकारी कारक (Asociated complicating factors), यदि कोई है, जैसे– पहली बार बनी गर्भिणी प्रौढ़ स्त्री (Elderly primigravidae), तीव्र प्राक-गर्भक्षेपक (Severe pre-eclampsia), (4) शल्यक प्रसवोत्तर गर्भावस्था (Post-cesarean pregnancy), (5) जन्मजात भ्रूणीय कुरचना (Congenital fetal malformation) तथा (6) चिबुक की अवस्थिति (Position of the mentum)।

चयनात्मक या आरम्भ में शल्यक्रिया द्वारा प्रसव का सुझाव (Indications of elective or early cesarean section): (1) संकुचित श्रोणि (Contracted pelvis), (2) बड़े आकार का शिशु (Big baby) तथा (3) सम्बद्ध जटिलकारी कारक

योनिक प्रसव (Vaginal Delivery)

चिबुक-अग्र (Mento-anterior)

प्रथम अवस्था (First stage): अजटिल रोगियों (Uncomplicated cases) में प्रतीक्षा और निगरानी (Wait and watch) की नीति अपनायी जाती है। प्रसव का संचालन सामान्य क्रियाविधि (Procedure) में होता है तथा पश्चकपाल पश्च अवस्थिति (Occipito-posterior positions) में निर्धारित विशेष निर्देश (Special instructions) का पालन करना है।

द्वितीय अवस्था (Second stage): स्वतः (Spontaneous) प्रसव होने के लिए प्रतीक्षा करनी चाहिए। संतुलित मध्य-पार्श्विक (Liberal mediolateral) योनिद्वार उच्छेदन (Episiotomy) करके मूलाधार (Perineum) को सुरक्षित रखना चाहिए। विलम्ब की स्थिति में चिमटी प्रसव (Forceps delivery) कराया जाता है।

चिबुक-पश्च (Mento-Posterior):

प्रथम अवस्था (Ist Stage): अजटिल रोगियों में निश्चित निगरानी के साथ योनिक प्रसव का अवसर दिया जाता है जिसमें चिबुक (Chin) का स्वतः अग्र घूर्णन (Rotation) के लिए प्रत्याशा (Hope) होती है।

द्वितीय अवस्था (2nd Stage): (1) यदि चिबुक का अग्र घूर्णन होता है तब योनिद्वार उच्छेदन (Episiotomy) के साथ चिमटी प्रसव (Forceps delivery) की आवश्यकता होती है। (2) अपूर्ण या अपघूर्णन (Incomplete or malrotation) में – गर्भाशय-ग्रीवा (Cervix) के पूर्ण विस्फारण (Dilation) के तत्काल बाद प्रसव की विधि का शीघ्र निर्णय करना है। प्रसव को त्वरित (Expedite) करने के लिए निम्नलिखित विधि का प्रयोग किया जा सकता है – (a) शल्यक्रिया द्वारा प्रसव (CS = Cesarean section) एक बेहतर विधि है जिसका आजकल सामान्यरूप से उपयोग होता है। (b) चिबुक (Chin) का अग्ररूप से हस्तीय घूर्णन (Manual rotation) और उसके बाद तत्काल चिमटी से निष्कासन आजकल विरले ही (Rarely) किया जाता है। इसका सिद्धान्त और विधि अघूर्णित (Unrotated) पश्चकपाल पश्च अवस्थिति (Occipito-posterior position) में प्रयुक्त सिद्धान्त और विधि के समान होते हैं।

भृकुटि गर्भस्थिति (Brow Presentation)

शिरस्य गर्भस्थिति (Cephalic presentation) का एक विरलतम (Rarest) प्रकार भृकुटि होती है तथा सिर की मुद्रा (Attitude of the head) आनन गर्भस्थिति (Face presentation) को उत्पन्न करने के लिए आवश्यक विस्तारण की मात्रा से कम होती है।

प्रभाव (Incidence): इसका प्रभाव अधिक विरल (Rare), 1000 जन्म में लगभग 1 होता है। तथापि (However), यह अस्थायीरूप से होता है जबकि एक विस्थापित (Deflexed) सिर में आनन गर्भस्थिति उत्पन्न करने के लिए विस्तारित (Extended) होने की प्रवृति होती है। यह विशेषकर चिपटी श्रोणि (Flat pelvis) में होती है जहाँ द्विभित्तीय व्यास (Biparietal diameter) त्रिक प्यालाकार (Sacro-cotyloid) व्यास में बना रहता है।

कारण (Causes): निरंतर (Persistent) भृकुटी गर्भस्थिति का कारण लगभग आनन (Face) गर्भस्थिति के कारण के समान होता है। अवस्थिति (Position) सामान्यतः अस्थिर (Unstable) होती है जो या तो शीर्ष (Vertex) या आनन (चेहरा) गर्भस्थिति में परिवर्तित हो जाती है।

निदान (Diagnosis): प्रसवपूर्व (antenatal) निदान विरले ही होता है। इसके निष्कर्ष (findings) आनन गर्भस्थिति के लगभग समान होते हैं। शिरस्य उत्सेध (Cephalic prominence) तथा इसका और पृष्ठ (Back) के बीच खाँचा (Groove) कम प्रत्यक्ष (Prominent या उन्नत) होता है (देखें चित्र 25.28)। स्पर्श करने से सिर बहुत बड़ा लगता है तथा श्रोणि (Pelvis) में अप्रविष्ट (Non engaged) होता है।

योनिक जाँच (Vaginal examination): ऊपरी नेत्रकोटर उत्सेध (Anterior fontanelle) का स्पर्शन (Palpation) द्वारा उदरीय जाँच पर अवस्थिति (Position) की पुष्टि होती है। विलंबित (Late) प्रसव में सिर (Caput) निर्माण द्वारा सीमा-चिन्ह (Landmarks) धूमिल (Obscured या अस्पष्ट) हो सकते हैं।

अतिस्वन चित्रण / एक्स-किरण चित्रण (Sonography/Radiography) (देखें चित्र 25.29): यह निदान को प्रमाणित करता है तथा भ्रूण (Fetus) का अस्थिमय जन्मजात कुरचना (Bony congenital malformation) को निषिद्ध (Exclude) करने में भी सहायता करता है।

प्रसव की क्रियाविधि (Mechanism of labor): भृकुटि अग्र या पश्च के साथ तिर्यक व्यास से होकर ''सिर में श्रोणि का प्रवेश'' (Engagement) का व्यास होता है। चूँकि सिर का प्रवेश व्यास (Engaging diameter) चिबुक शीर्षीय (mento-vertical) (14 cm=5.6") होता है, अतः सामान्य श्रोणि (Normal pelvis) के साथ एक औसत आकार शिशु में प्रसव की क्रियाविधि नहीं होती है। तथापि (However), यदि शिशु लघु (Small) होता है तथा पर्याप्त गर्भाशयी संकुचन के साथ श्रोणि विस्तृत (Roomy) तब प्रसव (या जनन) चिबुक-अग्र भृकुटि अवस्थिति (Mento-anterior brow position) में हो सकता है। भृकुटि का अवरोहण (descent) तब तक होता है जब तक कि यह श्रोणीय तल (Pelvic floor) का स्पर्श नहीं करती है। जघन-संधानक (Symphysis pubis) के नीचे नासिका के आधार (Root of the nose) के लटकने (Hinge) तक आंतरिक घूर्णन (Internal rotation) तथा अवरोहण होता है। भृकुटि (Brow) और शीर्ष (Vertex) का जनन नति (Flexion) द्वारा होता है और उसके बाद विस्तरण (Extension) द्वारा चेहरे का जनन होता है। इसकी क्रियाविधि चेहरे से जघन (Face-to-pubis) प्रसव की क्रियाविधि के समान होती है। सामान्य पुनःस्थापन (Usual restition) तथा बाहरी घूर्णन होता

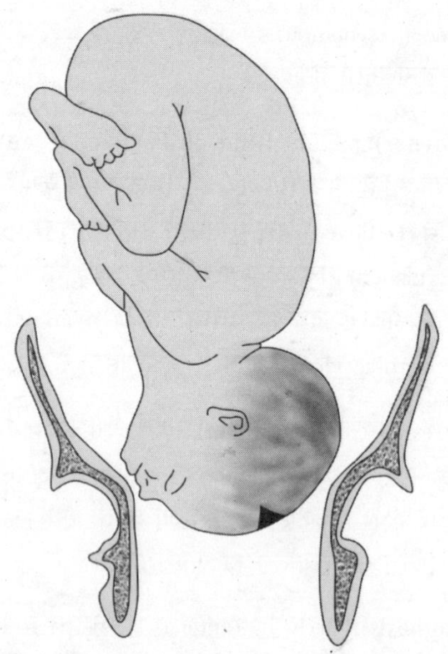

चित्र (Fig.) 25.28: भृकुटि गर्भस्थिति में (In brow presentation) उदरीय (Abdominal) जाँच को दौरान पहचाने गये मुख्य रूप (Chief features)

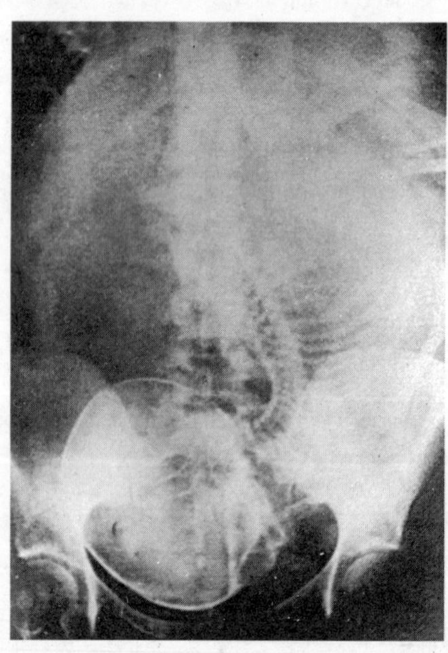

चित्र (Fig.) 25.29: उदर का सरल एक्सकिरण चित्र (Straight X-ray abdomen) जिसमें भृकुटि गर्भस्थिति (Brow presentation) का प्रदर्शन है। सिर का आकार बहुत बड़ा होता है। रोगी को शल्यक्रिया द्वारा प्रसव (Cesarean section) कराया जाता है।

है। पश्च भृकुटि अवस्थिति (Posterior brow position) में क्रियाविधि नहीं होती है।

प्रक्रिया और पूर्वानुमान (Course and prognosis): निरंतर भृकुटि गर्भस्थिति के रोगी में अवरूद्ध (Obstructed) प्रसव की सम्भावना होती है। बहुप्रसवा (Multiparae) में गर्भाशय का विदार (Rupture of the uterus) का यह एक महत्वपूर्ण कारण है। कभी-कभी (10%) भृकुटि का आनन या शीर्ष (Face or vertex) गर्भस्थिति में स्वतः परिवर्तन हो सकता है।

गढ़न (Moulding): यदि प्रसव दीर्घकाल तक रहता है तब अस्थियों (Bones) का पर्याप्त अंशछादन (Overlapping) होता है। पश्चकपाल-ललाट व्यास (Occipito-frontal diameter) का दीर्घीकरण (Elongation) के साथ अधोचिबुक-शीर्षीय (submento-vertical) व्यास का संपीडन (Compression) होता है (देखें चित्र 9.5)। शीर्ष (Caput) निर्माण के कारण ललाट (Forehead) का सम्बद्ध पर्याप्त उभार (Bulging) होता है।

प्रबंध (Management)

गर्भावस्था के दौरान (During pregnancy): यदि गर्भावस्था के दौरान गर्भस्थिति (Presentation) का निदान (Diagnose) हो जाता है तथा यदि योनिक (Vaginal) प्रसव का कोई अन्य परहेज (Contraindications) नहीं होता है तब कुछ नहीं करना है। संकुचित श्रोणि (Contracted pelvis) तथा भ्रूण की जन्मजात कुरचना (Congenital malformation of the fetus) को निषिद्ध (Exclude) करना है। चेहरे में स्वतः सुधार होने की संभावना होती है।

चयनात्मक शल्यक्रिया द्वारा प्रसव (Elective cesarean section) – निरंतर भृकुटि गर्भस्थिति के साथ रोगियों का चयनात्मक शल्यक्रिया द्वारा प्रसव कराया जाता है।

प्रसव के दौरान (During labor):

(1) अजटिल रोगियों (Uncomplicated cases) में यदि शीर्ष (vertex) या आनन (Face) में प्रसव के आरंभ में स्वतः परिवर्तन नहीं होता है तब उपचार की उत्कृष्ट विधि शल्यक्रिया द्वारा प्रसव (CS) होती है।

(2) आजकल गर्भाशय-ग्रीवा (Cervix) के पूर्ण विस्फारण (Dilation) के साथ आनन गर्भस्थिति (Face presentation) में हस्तीय सुधार (Manual correction) का कार्य विरल (Rare) होता है।

(3) कपाल उच्छेदन (Craniotomy): यदि प्रसव अवरूद्ध हो जाता है तथा शिशु मृत (Dead) है तब कपाल उच्छेदन किया जाता है। गर्भाशय का विदार (Rupture) को निषिद्ध (Exclude) करना चाहिए।

अनुप्रस्थ अवस्थिति (Transverse Lie)

जब भ्रूण (fetus) का दीर्घ अक्ष (Long axis) मातृक मेरूदण्ड (Maternal spine) या केन्द्रीकृत गर्भाशयी अक्ष (Centralized uterine axis) पर लम्बवत् स्थित होता है तब इसे अनुप्रस्थ अवस्थिति (Transverse lie) कहते हैं। परन्तु अधिक समान्यतः भ्रूणीय अक्ष मातृक मेरूदण्ड पर तिर्यक रूप से स्थित होता है और तब इसे तिर्यक अवस्थिति (Oblique lie) कहते हैं। इन स्थितियों का प्रत्येक में प्रसव के दौरान गर्भावस्था-ग्रीवा (Cervix) के मुख (Opening) पर प्रायः स्कंध (Shoulder) उपस्थित होता है और इस प्रकार सामूहिक रूप से स्कंध गर्भस्थिति (Shoulder presentation) कहलाती है।

अवस्थिति (Position): पृष्ठ (Back) की दिशा द्वारा अवस्थिति का निर्धारण होता है जो अभिधानक (Denominator या भिन्न का हर) होता है। अवस्थिति निम्नलिखित हो सकती है – (1) पृष्ठ-अग्र (Dorso-anterior) जो सर्वाधिक सामान्य (Commonest) (60%) होती है। भ्रूण की झुकी सतह मातृक मेरूदण्ड की उत्तलता (Convexity) के साथ बेहतर अनुकूल बनाती है (देखें चित्र 25.30), (2) पृष्ठ-पश्च (Dorso-posterior), (3) पृष्ठ-उर्ध्व

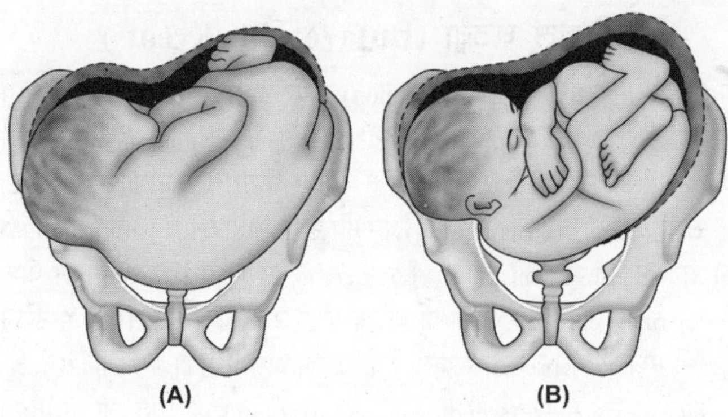

चित्र (Fig.) 25.30: अनुप्रस्थ स्थिति की अवस्थिति (Positions of transverse lie)–(A) पृष्ठ-अग्र (Dorso-anterior), (B) पृष्ठ-पश्च (Dorso-posterior)

(Dorso-superior) या (4) पृष्ठ-निम्न (Dorso-inferior)। अंतिम दो (3 और 4) विरल (Rare) होता है। पृष्ठ-पश्च में भ्रूण का विस्तरण (Fetal extension) की संभावना बाहु-भ्रंश (Arm prolapse) के साथ प्रायः होती है। सिर की अवस्थिति के अनुसार भ्रूणीय अवस्थिति को दाहिनी या बायीं अवस्थिति कहा जाता है। दाहिनी की अपेक्षा बायीं अवस्थिति अधिक सामान्य पायी जाती है।

प्रभाव (Incidence): इसका प्रभाव 100 जन्म में लगभग 1 (एक) होता है। यह कालपूर्व (Premature) या मसषणित (Macereated) भ्रूण में प्रायिक (common) है तथा प्रथम बार गर्भिणी स्त्री (Primigravidae) की अपेक्षा बहुप्रसवा (Multiparae) में अधिक होती है। यमज (Twin) गर्भावस्था में अनुप्रस्थ अवस्थिति 40% में पायी जाती है।

कारणता (Etiology): इसके कारण (Causes) हैं: (1) बहुप्रसवता (Multiparity) – शिथिल और दोलायमान उदर (Lax and pendulous abdomen), अपूर्ण गर्भाशयी तान (Imperfect uterine tone) तथा अति गर्भाशयी तिर्यकता (Extreme uterine obliquity) उत्तरदायी कारक होते हैं। (2) कालपूर्वता (Prematurity)-गुरुत्व केन्द्र (Center of gravity) लगभग शरीर (Body) के मध्य में स्थित होता है। (3) यमज (Twins) –यह प्रथम शिशु की द्वितीय शिशु के लिए अनुप्रस्थ स्थिति में अधिक होती है। (4) अति उल्वीद्रव (Hydramnios) (5) संकुचित श्रोणि (contracted pelvis) (6) अपरा का भ्रंश (Placenta previa) (7) श्रोणीय अर्बुद (Pelvic tumor) (8) भ्रूण की जन्मजात कुरचना (Congenital malformation of the fetus) – चापाकार (Arcuate) या अघोपटीय (Sub septate) तथा (9) अंतः गर्भाशयी मृत्यु (Intrauterine death)।

निदान (Diagnosis)

उदरीय जाँच (Abdominal examination):

अवलोकन (Inspection): गर्भाशय अधिक चौड़ा प्रतीत होता है तथा प्रायः असममित (Asymmetrical) होता है तथा तुंबीरूप (Pyriform) आकार का अनुरक्षण (Maintain) नहीं होता है।

स्पर्शन (Palpation): (i) बुध्नीय ऊँचाई (Fundal height) अनार्तव (Amenorrhea) की अवधि से कम होती है। (ii) बुध्नीय पकड़ (Fundal grip) – भ्रूणीय छोर (Fetal pole) [Breech = नितम्ब या Head – सिर] स्पर्शग्राह्य (Palpable) नहीं होता है। (iii) पार्श्विक पकड़ (Lateral grip) – (a) मध्यरेखा के एक किनारे पर कोमल, चौड़ा और अनियमित नितम्ब तथा दूसरे किनारे पर चिकने, दृढ़ (Hand) तथा गोल सिर का स्पर्श-अनुभव किया जाता है। सिर प्रायः एक श्रोणीय खात (Iliac fossa) पर निचले स्तर पर स्थित होता है। (b) पृष्ठ-अग्र (Dorso-anterior) में दीर्घ अक्ष के आर-पार पृष्ठ (Back) का अग्ररूप से स्पर्श-अनुभव किया जाता है या पृष्ठ-पश्च (Dorso-posterior) में लघु भागों का अग्ररूप से स्पर्श-अनुभव किया जाता है। (iv) श्रोणीय पकड़ (Pelvic grip) – गर्भाशय का निचला छोर खाली होता है। तथापि (However), यह केवल गर्भावस्था में सुस्पष्ट (Evident) होता है परन्तु प्रसव के दौरान इस पर स्कंध (Shoulder) का अधिकार (या स्थान) हो जाता है।

परिश्रवण (Auscultation): पृष्ठ-अग्र अवस्थिति में नाभिका (Umbilicus) के बहुत नीचे भ्रूणीय हृदय ध्वनि (FHS = Fetal heart sound) आसानी से सुनी जाती है। तथापि FHS उच्चतल (Higher level) पर अवस्थित (Located) होती है तथा पृष्ठ-पश्च अवस्थिति में प्रायः अस्पष्ट (Indistinct) होती है।

अतिस्वन चित्रण (Ultrasonograph) या एक्स-किरण चित्रण (Radiography) – देखें 25.31

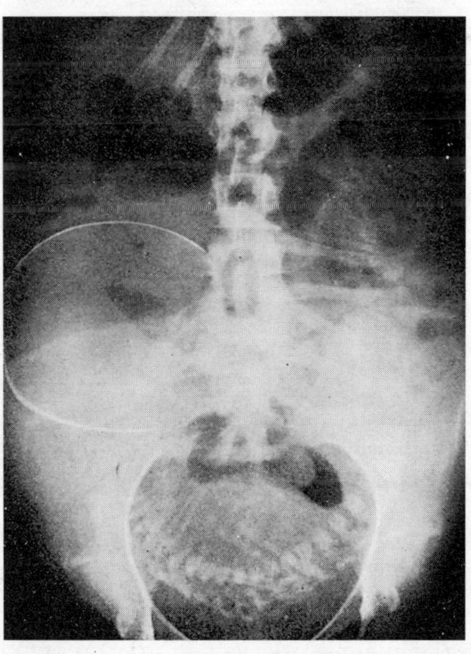

चित्र (Fig.) 25.31: उदर का सरल एक्सकिरण चित्र (Straight X-ray abdomen) जिसमें अनुप्रस्थ अवस्थिति (Transverse lie) के साथ एक भ्रूण (Fetus) का प्रदर्शन है।

योनिक जाँच (Vaginal Examination)

गर्भावस्था के दौरान (During pregnancy): भ्रूण का प्रस्तुत भाग इतना अधिक ऊँचा होता है कि उसकी पहचान उचित रूप से नहीं की जा सकती है तथा स्पर्श करने पर कुछ कोमल भागों का अनुभव किया जा सकता है।

प्रसव के दौरान (During labor): झिल्ली (Membranes) की लम्बी थैली का स्पर्श-अनुभव किया जा सकता है यदि यह समय से पूर्व विदारित (Rupture) नहीं होती है। निम्नलिखित भागों का स्पर्श करके स्कंध (Shoulder) की पहचान की जाती है– अंसकूट प्रवर्ध (Acromion process), अंसफलक (Scapula), जत्रुक (Clavicle) तथा कक्षा या काँख (Axilla) (देखें चित्र 25.32)। विशिष्ट महत्वपूर्ण घटना है – पर्शुका (Ribs) तथा अंतरापर्शुक स्थानों (Intracostal spaces) का स्पर्श-अनुभव। कभी-कभी बाहु (Arm) भ्रंशित (Prolapsed) पायी जाती है। यह स्मरण करना चाहिए कि एक भ्रंशित बाहु का निष्कर्ष न केवल अनुप्रस्थ अवस्थिति तक सीमित होता है बल्कि यह संयुक्त गर्भस्थिति (Compound and presentation) के साथ भी संबंधित होता है। विरले ही एक पैर का भ्रंश (Prolapse) होता है। बाहु के बगल में रज्जु का एक पाश (Loop of cord) प्रायः पाया जा सकता है।

अवस्थिति का निर्धारण (Determination of position): भ्रंशित हाथ की हथेली को जब ऊपर किया जाता है तब अंगूठा (Thumb) सिर की ओर अभिमुख (Point) होता है तथा हथेली (Palm) अधर क्षेत्र (Ventral aspect) के अनुरूप होती है। अंसफलक (या स्कैपूला) के कोण का यदि स्पर्श-अनुभव

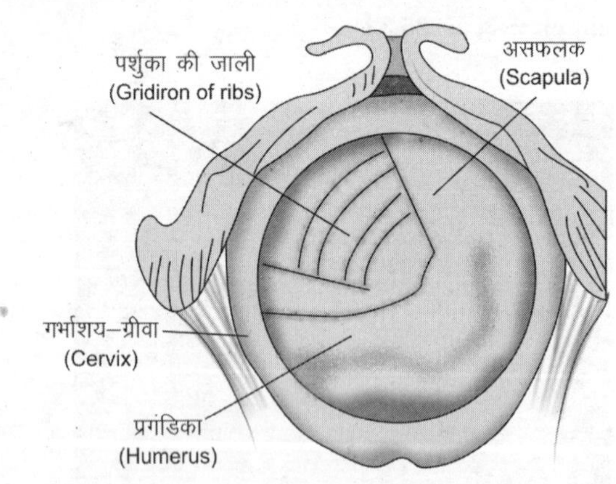

चित्र (Fig.) 25.32: योनिक स्पर्श चित्रण (Vaginal touch picture) जिसमें स्कंध प्रस्तुति (Shoulder presentation) में पहचाने गये सीमा-चिन्हों (Landmarks) का प्रदर्शन है।

किया जाये तो यह पृष्ठ (Back) की अवस्थिति का संकेत करता है। जिस पार्श्व (Side) पर भ्रंशित बाहु होती है, का निर्धारण भ्रूण (Fetus) के साथ हाथ हिलाकर किया जा सकता है। यदि इसके लिए दाहिने हाथ की आवश्यकता होती है तब भ्रंशित बाहु दाहिने पार्श्व पर होती है तथा विलोमतः (Vice=Versa)।

प्रसव की नैदानिक प्रक्रिया (Clinical Course of Labor)

अनुप्रस्थ अवस्थिति में प्रसव की क्रियाविधि (Mechanism) नहीं होती है तथा एक औसत आकार का शिशु एक औसत आकार की श्रोणि (Pelvis) से होकर आगे बढ़ने में विफल होता है। यदि अवस्थिति असंशोधित (Uncorrected) बनी रहती है तथा प्रसव उपेक्षित छोड़ दिया जाता है तब निम्नलिखित घटनाओं की श्रृंखला (Sequence) हो सकती है।

प्रतिकूल घटना (Unfavorable Events)

यह सर्वाधिक सामान्य (Most common) पायी जाती है। भ्रूण के प्रस्तुत भाग (Presenting part) की गोल कपाट क्रिया (Ball valve acwtion) की अनुपस्थिति के कारण उल्वीद्रव (Liquor amnii) के पर्याप्त आयतन के निकास (Escape) के साथ झिल्लियों (Membranes) का कालपूर्व विदार (Premature rupture) हो सकता है। अनुरूप स्कंध (Shoulder) के हाथ का भ्रंश रज्जु का पाश (Loop of the cord) के साथ या के बिना हो सकता है। अलगाव में रज्जु का भी भ्रंश (Prolapse) हो सकता है। निचले जननांगी क्षेत्र (Genital tract) से आरोही संक्रमण (Ascending infection) की अधिक संभावना होती है। वर्धमान (Increasing) गर्भाशयी संकुचन के साथ स्कंध फानयुक्त (Wedged) हो जाता है तथा श्रोणि (Pelvis) में अंतर्घट्ट (Impacted) हो जाता है और भ्रंशित बाहु सूजी हुई (Swollen) तथा नीलिमामय (Cyanosed) हो जाती है। क्रमिक रूप से अवरूद्ध प्रसव के लक्षण उपस्थित होते हैं।

गर्भाशय की रोगात्मक संरचना (Pathologic anatomy) तानिक (Tonic) गर्भाशयी संकुचन और आकुंचन (Uterine contraction and retraction) (देखें अध्याय 24) के समान होती है। रोगात्मक आकुंचन वलय (Pathological retraction ring) का निर्माण होता है। (देखं चित्र 25.33)।

माता अशक्त (Exhaust = निर्वात) हो जाती है तथा उसमें निर्जलन (Dehydration) तथा कीटोन-अम्लरक्तता (Ketone acidosis) के लक्षण विकसित होते हैं। पूतिता (Sepsis) भी प्रायः प्रकट होती है। प्रथम बार गर्भिणी स्त्री (Primigravidae) में, अवरोध की अनुक्रिया में, गर्भाशय (Uterus) निष्क्रिय (Inert) हो जाता है तथा निर्वातन (Exhaustion) तथा पूतिता के लक्षणों का केवल संकेत होता है। परन्तु बहुप्रसवा (Multiparae) में, अवरोध की अनुक्रिया (Response to obstruction) में गर्भाशय तीव्र रूप से प्रतिक्रिया करता है और अन्ततः निचला खण्ड अपनी दिवाल का पर्याप्त पतलेपन (Thinning) के फलस्वरूप भ्रूण के लिए रास्ता प्रदान करता है।

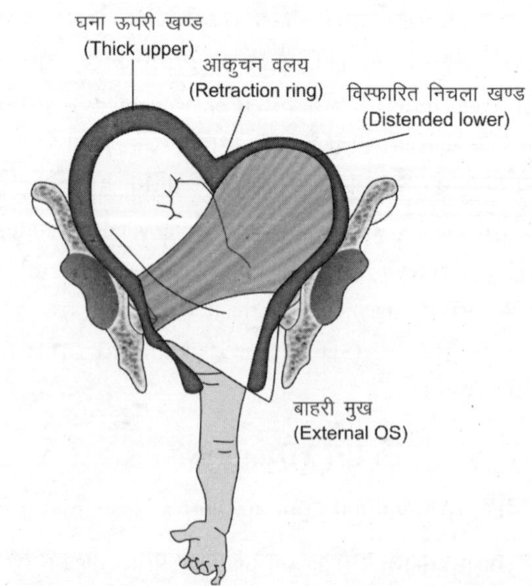

चित्र (Fig.) 25.33: उपेक्षित (Neglected) स्कंध गर्भस्थिति (Shoulder presentation) में गर्भाशय (Uterus) की रोगात्मक संरचना (Pathologic anatomy)

उपेक्षित स्कंध (Neglected shoulder): जब प्रसव को उपेक्षित (Uncared) छोड़ दिया जाता है तब स्कंध गर्भस्थिति (Shoulder presentation) से उत्पन्न जटिलताओं की श्रृंखला (Series of complications) को उपेक्षित स्कंध कहा जाता है। इस प्रकार की जटिलता अंतर्घट्ट (Impacted) स्कंध होता है →अवरूद्ध प्रसव (Obstructed labor) →निर्जलन कीटोन-अम्लरक्तता, सदमा (Shock या आघात) तथा पूतिता का प्रमाण के साथ गर्भाशय का विदार (Rupture of uterus)। इससे माता और भ्रूण, दोनों ही खतरा पर होते हैं। उपयुक्त गर्भावधिक परिचर्या (Intranatal care) से स्थिति वर्जनीय (Avoidable) हो सकती है परन्तु दुर्भाग्यवश विकासशील देशों (जैसे–भारत) के ग्रामीण क्षेत्रों में अभी तक स्थिति अनियंत्रित (Rampant या उग्र) बनी हुई है।

अनुकूल घटना (Favorable Events)
यह अति विरल (Very Rare) होती है।

निम्नलिखित अनुकूल घटनाएँ हैं जो हो सकती हैं–

(1) स्वतः सुधार या गर्भवर्तन (Spontaneous rectification or version), (2) स्वतः विकास (Spontaneous evolution) तथा (3) स्वतः निष्कासन (Spontaneous expulsion) (Conduplicato corpore)। ये घटनाएँ अति विरल होती हैं तथा तभी होती हैं जब शिशु कालपूर्व (Premature) या मासृनित (Macerated) होता है।

(1) **स्वतः सुधार या गर्भवर्तन (Spontaneous rectification or version):** यह प्रायः पर्याप्त आयतन में उल्वीद्रव (Liquor amnii) के साथ प्रारम्भिक प्रसव (Early labour) में होता है जब शिशु लघु आकार का तथा चल (Movable) होता है। संकुचनशील गर्भाशय श्रोणीय खात (Iliac fossa) में स्थित सिर (Head) या नितम्ब (Breech) को धकेलकर श्रोणीय मुख (Pelvic brim) के सीध में लाता है। इस प्रकार अवस्थिति (Lie) का तिर्यक (Oblique) से शीर्ष गर्भस्थिति (Vertex presentation) के साथ लम्बवत् (Longitudinal) में परिवर्तन होता है, जब इसे स्वतः सुधार कहा जाता है तथा नितम्ब गर्भस्थिति (Breech presentation) के साथ इसे गर्भवर्तन कहा जाता है। यह बहुप्रसवा (Multiparae) में प्रायः अधिक देखने को मिलता है।

(2) **स्वतः विकास या उद्गम (Spontaneous evolution):** इसमें बाहु (Arm) प्रायः भ्रंशित (Prolapsed) होती है, श्रोणीय खात (Iliac fossa) में सिर रहता है, कोटर (Cavity) में धड़ (Trunk) और नितम्ब (Breech) को धकेला जाता है तथा ग्रीवा (Neck) पर्याप्त रूप से दीर्घीकृत (Elongated) होती है। सर्वप्रथम नितम्ब और धड़ को निष्कासित (Expelled) किया जाता है और उसके बाद सिर निष्कासित होता है। इसमें अधिक प्रबल (Strong) गर्भाशय संकुचन (Uterine contractions) की आवश्यकता होती है।

(3) **स्वतः निष्कासन (Spontaneous explusion):** यह अति विरल (Extremely rare) होता है तथा केवल कालपूर्व (Premature) या मसृणित भ्रूण (Macerated fetus) में पाया जाता है। भ्रूण को वक्ष (Chest) और उदर (Abdomen) के साथ दोहरा करके (Doubled up) निष्कासित किया जाता है। अंत में सिर और पैर (Head and feet) का प्रसव (या जनन) होता है।

पूर्वानुमान (Prognosis): पर्याप्त निरीक्षण के अधीन एक गर्भावस्था तथा प्रसव में शल्यक्रिया द्वारा प्रसव (CS = Cesarean section) का विस्तृत उपयोग मातृक और भ्रूणीय (Maternal and fetal) प्रत्याशा अधिक प्रतिकूल नहीं होती है। तथापि (However), झिल्ली (Membranes) के आरंभ में विदार (Rupture) तथा वर्धित शल्यक प्रसव (Increased operative delivery) के बाद वर्धित मातृक रूग्नता (Morbidity) अनिवार्य होती है।

परन्तु उपेक्षित गर्भावस्था (Pregnancy) तथा प्रसव (Labor) में, माता और भ्रूण की प्रत्याशा (Outlook) बहुत अधिक अननुमेय (Unpredictable= अनुमान से परे) होती है। निर्जलन (Dehydration), कीटोन-अम्लरक्तता (Keto acidosis), पूतिजीव रक्तता (Septicemia), विदारित गर्भाशय (Rupture uterus), रक्तश्राव (Hemorrhage), आघात या सदमा (Shock) तथा उदरावरण शोथ (Peritonitis) के कारण मातृक खतरा बढ़ जाता है। रज्जु भ्रंश (Cord prolapse), गर्भाशय का तानिक संकुचन (Tonic contraction of the uterus) तथा विदारित गर्भाशय के कारण भ्रूणीय क्षति (Fetal loss) में पर्याप्त वृद्धि होती है। कुल पेरिनैटल मर्त्यता (Perinatal mortality) 25–50% तक होती है।

प्रबंध (Management)

प्रसवपूर्व (Antenatal): 35 सप्ताह से अधिक गर्भावस्था के सभी रोगियों (Cases) में बाहरी शिरस्य गर्भवर्तन (Cephalic version) करना चाहिए बशर्ते कि (Provided) परहेज (Contraindications) नहीं होता है जैसाकि नितम्ब गर्भस्थिति (Breech presentation) में उल्लिखित है। यदि 36वें सप्ताह में भी अवस्थिति (Lie) का स्थिरीकरण (Stabilise) होना विफल हो जाता है तब रोगी का प्रबंध अस्थिर अवस्थिति (Unstable lie) के समान करना है जिसकी चर्चा आगे की जायेगी।

यदि गर्भवर्तन (Version) विफल होता है या इसका परहेज होता है –

(1) रोगी को 37वाँ सप्ताह में अस्पताल में भर्ती कराना है, क्योंकि झिल्ली के आरंभ में विदार (Early rupture of the membranes) तथा रज्जु के भ्रंश (Cord prolapse) की अधिक संभावना होती है। प्रसव की अधिमत (Preferred) विधि चयनात्मक (Elective) शल्यक्रिया द्वारा प्रसव (CS) होती है।

(2) मृत या जन्मजातरूप से (congenitally) कुनिर्मित (Malformed) लघु आकार का भ्रूण को योनिक जनन (Vaginal delivery) का अवसर दिया जाता है। गर्भाशय-ग्रीवा (cervix) का पूर्ण विस्फारण (Dilation) तक निरीक्षण के अधीन प्रसव होने दिया जाता है, जब शिशु का आंतरिक गर्भवर्तन (Internal version) या नाशक शल्यक्रिया (Destructive operation) द्वारा शिशु का जनन कराया जा सकता है।

प्रसव में अवलोकित रोगी (Patient seen in labor):

प्रबंध का सिद्धान्त की रूपरेखा (Outline = विवरण) निम्नलिखित है (प्रवाह चित्र 25.4) –

I. आरम्भ में प्रसव (Early Labor):

(a) बाहरी शिरस्य गर्भवर्तन (ECV = External cephalic version) – बशर्ते कि उल्वीद्रव (Liquor amnii) का पर्याप्त आयतन होता है तथा कोई

प्रवाह चित्र (Flow chart) 25.4: उपेक्षित अनुप्रस्थ अवस्थिति में प्रसव की नैदानिक प्रक्रिया की रूपरेखा (Scheme of clinical course of labor in neglected transverse lie)

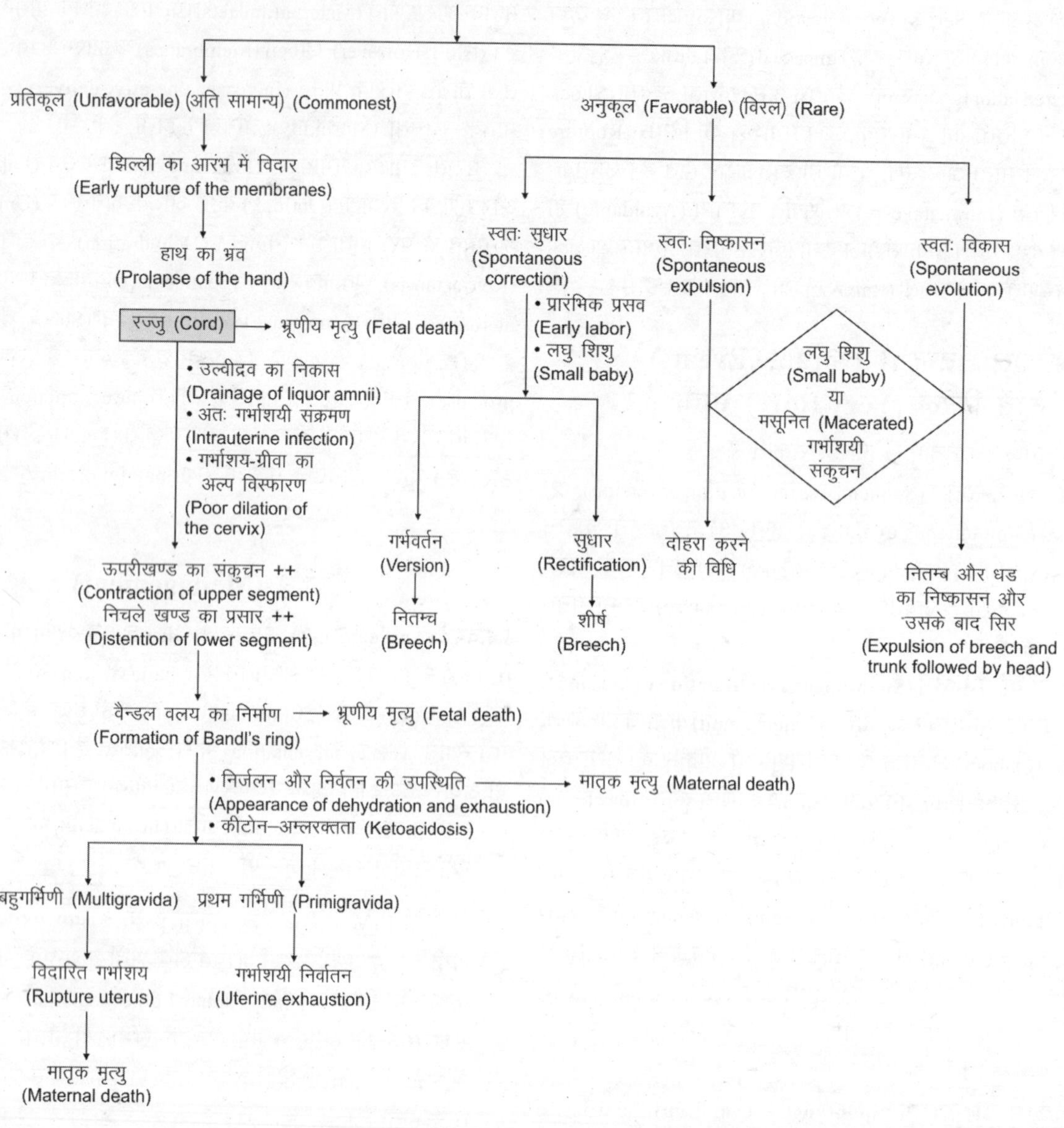

परहेज नहीं है। सभी रोगियों (Cases) में ECV का प्रयास किया जाना चाहिए।

(b) शल्यक्रिया द्वारा प्रसव (Cesarean section) – यह प्रसव की अधिमत (Preferred) विधि है, यदि गर्भवर्तन विफल होता है या इसका परहेज या निषेध (Contraindication) होता है।

II. विलम्ब से प्रसव (Late Labor):

(a) शिशु जीवित है (Baby is alive): विलंबित (Late) प्रसव में निरपवाद (Invariable) झिल्ली का विदार (Rupture of the membranes) तथा उल्वीद्रव का निकास के कारण बाहरी गर्भवर्तन की मुश्किल से गुंजाइश होती है। यदि शिशु पूर्णविकसित (Matured) है तथा भ्रूणीय (fetal) स्थिति उत्तम है तब सभी रोगियों में CS बेहतर होता है।

आंतरिक गर्भवर्तन (Internal version): एकल भ्रूण (Singleton fetus) में आंतरिक गर्भवर्तन का खतरा अधिक होता है। यह न केवल गर्भाशय को क्षतिग्रस्त (Rupture uterus) करता है बल्कि भ्रूणीय मर्त्यता (Fetal mortality) को लगभग 50% तक बढ़ाता है। आधुनिक प्रासूतिक चिकित्सा-कार्य (Obstetric practice) में आंतरिक गर्भवर्तन का सुझाव नहीं दिया जाता है जिसका अपवाद है – द्वितीय यमज (Second twin) का रोगी (Case) में।

(b) शिशु मृत है (Baby is dead): इसमें शल्यक्रिया द्वारा प्रसव (CS) अधिक सुरक्षित होता है, उनके लिए जो नाशक शल्यक्रिया (Destructive operations) से परिचित नहीं होते हैं। यदि प्रसूति-विज्ञानी (Obstetrician) नाशक शल्यक्रिया से परिचित (Conversant) होता है तब सिर उच्छेदन (Decapitation) या आंत्र निष्कासन (Evisceration) करना है। नाशक शल्यक्रिया

के बाद गर्भाशय का विदार (Rupture) को निषिद्ध (Exclude) करने के लिए गर्भाशयी कोटर (Uterine cavity) की खोज (Explore) करनी है। आंतरिक गर्भवर्तन नहीं किया जाना चाहिए।

अस्थिर अवस्थिति (Unstable Lie)

यह एक अवस्था (condition) है जहाँ भ्रूण की गर्भस्थिति (Presentation of the fetus) का निरंतर परिवर्तन होता रहता है, यहाँ तक कि गर्भावस्था (Pregnancy) के 36वें सप्ताह के बाद भी, जब इसे स्थिरीकृत (Stabilized) होना चाहिए।

कारण (Causes): कारण वे होते हैं जो गर्भाशय (Uters) के निचले छोर में भ्रूण के प्रस्तुत भाग (Presenting part) को स्थिर बने रहने को बाधित करते हैं। इस प्रकार की अवस्थाएँ (या स्थितियाँ) निम्नलिखित हैं–
(1) गर्भाशयी तान (Uterine tone) का अभाव तथा दोलायमान उदर (Pendulous abdomen) के साथ बहुप्रसवा (Multipara) यह सर्वसामान्य कारण है। (2) अति उल्वीद्रव (Hydramnios), (3) संकुचित श्रोणि (Contracted pelvis), (4) अपरा का भ्रंश (Placenta previa) तथा (5) श्रोणीय अर्बुद (Pelvic tumor)

प्रबंध (Management)

प्रसवपूर्व (Antenatal): प्रत्येक प्रसवपूर्व भेंट (Visit) करने पर गर्भस्थिति (Presentation) और अवस्थिति (Lie) की जाँच करनी चाहिए। यदि परहेज नहीं है तो अप्रकृत गर्भस्थिति (Malpresentation) में सुधार के लिए बाहरी गर्भवर्तन (version) करना चाहिए।

अस्पताल-भर्ती (Hospitalization): 37वें सप्ताह में रोगी को चिकित्सालय में भर्ती करना चाहिए। रज्जु भ्रंश (Cord prolapse) के साथ झिल्ली का कालूपर्व या प्रारम्भिक विदार (Premature or early rupture of the membranes) वास्तविक खतरा होता है जिसमें अवस्थिति (Lie) तिर्यक (Oblique) बनी रहती है। भर्ती करने के बाद अपरा-भ्रंश, संकुचित श्रोणि या भ्रूण की जन्मजात कुरचना (Congenital malformation of the fetus) को निषिद्ध (Exclude) करने के लिए जाँच-पड़ताल (Investigation) करनी चाहिए। अपरा का स्थान-निर्धारण (Localization of the placenta) करने तथा उपरोक्त जाँच में अतिस्वन चित्रण (Sonography) सहायक सिद्ध होता है।

उपचार की व्यवस्था का सूत्रीकरण (Formulation of the Line of Treatment)

(1) चयनात्मक शल्यक्रिया द्वारा प्रसव (Elective cesarean section) – रोगियों का बहुसंख्यक (Majority) में इसका उपयोग होता है, विशेषकर जटिलकारी कारकों (Complicating factors) जैसे– प्राक-गर्भक्षेपक (Pre-eclampsia), अपरा का भ्रंश (Placenta previa), संकुचित श्रोणि की उपस्थिति में।

(2) प्रसव का प्रेरण को सुदृढ़ बनाना (Stabilizing induction of labor) – 37 सप्ताह के बाद बाहरी शिरस्य गर्भवर्तन (ECV) किया जाता है (यदि परहेज नहीं होता है) तथा प्रभावी गर्भाशयी संकुचन की पहल के लिए ऑक्सिटोसिन का अंतःशिरीय निवेश (Oxytocin infusion) आरंभ किया जाता है। इसके बाद झिल्ली का लघु विदार (Low rupture of the membranes) (Amniotomy=उल्व उच्छेदन) किया जाता है। सफल योनिक प्रसव (Vaginal delivery) के लिए प्रसव का परिवीक्षण (Monitor) किया जाता है। इस क्रियाविधि या प्रक्रिया (Procedure) का निष्पादन प्रसव का स्वतः प्रारंभ होने के बाद भी किया जा सकता है।

क्रियाविधि (Procedure): गर्भस्थिति (Presentation) की जाँच करनी है और यदि आवश्यक है तब बाह्य शिरस्य गर्भवर्तन (ECV) किया जाता है। उसके बाद ऑक्सिटोसिन टपकन (Drip) तब तक दिया जाता है जब तक कि प्रभावी गर्भाशयी संकुचन नहीं होता है। लगभग एक घंटे के बाद रज्जु गर्भस्थिति (Cord presentation) को निषिद्ध (Exclude) करने के लिए आंतरिक जाँच की जाती है और उसके बाद झिल्ली का लघु विदार किया जाता है। अवस्थिति (Lie) के परिवर्तन की संभावना बहुत कम होती है तथा सामान्य प्रबंध के साथ प्रसव के होने की अपेक्षा होती है।

(3) प्रसव के स्वतः प्रारम्भ होने के लिए प्रतीक्षा करना (To wait for spontaneous onset of labor) → बाह्य शिरस्य गर्भवर्तन (ECV) → ऑक्सिटोसिन के साथ या के बिना झिल्ली का कृत्रिम (या यांत्रिक) विदार (ARM=Artificial rupture of the membranes)। यह कुछ चयनित रोगियों (Selected cases) में एक अन्य विकल्प (Option) होता है।

संयुक्त गर्भस्थिति (Compound Presentation)

इसे जटिल गर्भस्थिति (Complex presentation) भी कहते हैं। जब एक हाथ या एक पैर (Hand or foot) या सिर (Head) के अलग-बगल दोनों या नितम्ब (Breech) के किनारे पर एक या दोनों हाथ की उपस्थिति द्वारा शिरस्य गर्भस्थिति (Cephalic presentation) जटिल हो जाती है तब इसे संयुक्त गर्भस्थिति कहते हैं। सर्वाधिक सामान्य (Commonest) संयुक्त गर्भस्थिति हाथ के साथ सिर (Head with hand) (देखें चित्र 25.34) तथा सर्वाधिक विरल (Rarest) गर्भस्थिति सिर, हाथ और एक पैर का एक साथ होना होती है। संयुक्त गर्भस्थिति का प्रभाव (Incidence) 600 गर्भस्थिति में लगभग एक होता है।

कारणता (Etiology): सिर का श्रोणि में प्रवेश (Engagement of head) को रोकने की स्थिति में हाथ या पैर खिसककर सिर के किनारे पर आ जाते हैं। कालपूर्वता या अकालपक्वता (Prematurity) (Commonest), संकुचित श्रोणि (Contracted pelvis), श्रोणीय अर्बुद (Pelvic tumors), बहुल गर्भावस्था (Multiple pregnancy), मसृणित भ्रूण (Macerated fetus), कालपूर्व (Premature) या प्रारम्भिक (Early) झिल्ली का विदार (Rupture of the membranes) के साथ ऊँचा सिर (High head) तथा अति उल्वीद्रव (Hydramnios) – ये सभी ज्ञात कारणात्मक कारक (Etiological factors) होते हैं।

निदान (Diagnosis): निदान कठिन नहीं होता है जब गर्भाशय-ग्रीवा का मुख (Cervical OS) पर्याप्त रूप से विस्फारित (Dilated) होता है जिससे कि भ्रूण का प्रस्तुत भाग (Presenting part) के किनारे पर अंग (Limb=हाथ या पैर) का स्पर्श-अनुभव किया जाता है, विशेषकर झिल्ली के विदार (Rupture) के बाद। रोगियों (Cases) की लगभग एक तिहाई संख्या (33%) में झिल्ली का कालपूर्व या आरंभ में विदार होता है। रज्जु का भ्रंश (Cord prolapse)

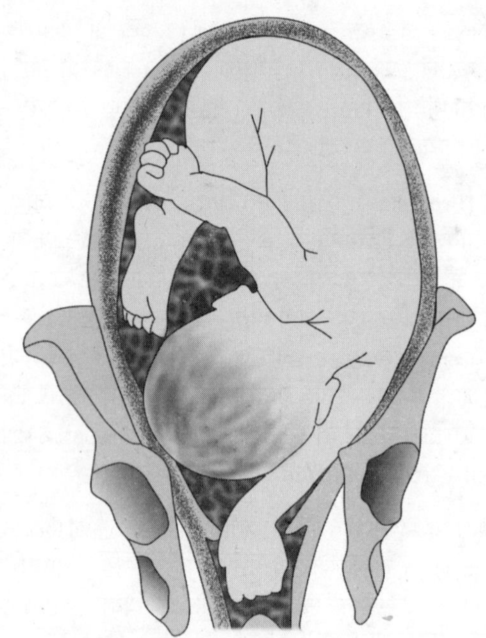

चित्र (Fig.) 25.34: हाथ के साथ सिर की संयुक्त गर्भस्थिति (Compound presentation – head with hand)

को उसका बारम्बार संबंध (10–15%) होने के कारण निषिद्ध (Exclude) करना है।

प्रबंध (Management): जिन कारकों पर विचार करना है, वे हैं – (1) प्रसव की अवस्था (Stage of labor), (2) भ्रूण का पूर्ण विकास (Maturity of the fetus), (3) एकल या यमज (Singleton or twins), (4) श्रोणीय पर्याप्तता (Pelvic adequacy) तथा (5) सम्बद्ध रज्जु भ्रंश (Associated cord prolapse).

शल्यक्रिया द्वारा प्रसव का चिकित्सा-सुझाव (Indication of cesarean Section): संकुचित श्रोणि के साथ सम्बद्ध पूर्ण विकसित (Mature) एकल भ्रूण या जीवित भ्रूण के साथ रज्जु भ्रंश में सुरक्षित रूप से शल्यक्रिया द्वारा प्रसव (CS) कराना चाहिए।

प्रत्याशी उपचार (Expectant treatment): अन्य प्रकार से अजटिल रोगियों (Uncomplicated cases) में प्रतीक्षा और निगरानी नीति की अभिवृत्ति (Attitude) बेहतर होती है। भ्रूण के प्रस्तुत भाग के अवरोहण (Descent) के साथ भ्रंशित हाथ या पैर (Prolapsed limb) का उन्नयन (Elevation) प्रायः स्वतः घटित होता है। गर्भाशय संकुचन के दौरान भ्रंशित हाथ या पैर का अल्प उन्नयन एक अनुकूल संकेत होता है। हाथ या पैर के आरंभ में स्थानांतरित करने के लिए परीक्षण (Temptation या लोभ) करना न केवल अनावश्यक (Unnecessary) होता है बल्कि इसमें मातृक और भ्रूणीय खतरा बढ़ जाता है।

रज्जु का भ्रंश
(Cord Prolapse)

भ्रूण का प्रस्तुत भाग (Presenting part) के किनारे के पास नाभिका-रज्जु (Umbilical cord) के अपसामान्य अवरोहण (Abnormal descent) के तीन नैदानिक प्रकार (Three clinical types) होते हैं। ये सभी शिरोभाग रज्जु भ्रंष (Heading cord prolapse) के नीचे स्थित होते हैं।

(1) गुप्त भ्रंश (Occult prolapse): भ्रूण के प्रस्तुत भाग के किनारे के पास रज्जु (Cord) स्थित होती हैं तथा आंतरिक जाँच पर अंगुली द्वारा स्पर्श-अनुभव नहीं होता है।

(2) रज्जु की प्रस्तुति (Cord presentation): भ्रूण के प्रस्तुत भाग के नीचे रज्जु खिसक जाती है तथा झिल्ली (Membrane) की अक्षत थैली (Intact bag) में स्थित उसका (रज्जु का) स्पर्श-अनुभव (Feel) किया जाता है।

(3) रज्जु का भ्रंष (Cord prolapse): झिल्ली के विदार (Rupture of the membrane) के बाद योनि (Vagina) के अंदर या भग (Vulva) के बाहर रज्जु रहती है। (देखें चित्र 25.35)।

प्रभाव (Incidence): रज्जु भ्रंश का प्रभाव 300 प्रसव (या जनन = Deliveries) में लगभग 1(एक) में होता है। यह अधिकतर बहुप्रसवा (Multiparous) महिलाओं तक सीमित होता है। अशिरस्य गर्भस्थिति (Non-cephalic presentation) में चयनात्मक शल्यक्रिया द्वारा प्रसव (Elective CS) का अधिक उपयोग होने से इसके प्रभाव में कमी आयी है।

कारणता (Etiology): कुछ भी जो गर्भाशय के निचले खण्ड के साथ भ्रूण के प्रस्तुत भाग (Presenting part) के पूर्ण अनुकूलन में हस्तक्षेप करता है तथा गोल कपाट क्रिया (Ball valve action) को बाधित करता है, वह रज्जु के भ्रंश का समर्थन करता है। प्रायः एक से अधिक कारक परिचालित (Operate) होते हैं। संबंधित कारक निम्नलिखित हैं –

(1) अप्रकृत गर्भस्थिति (Malpresentations): सर्वाधिक सामान्य (Commons) अनुप्रस्थ (Transverse) (5 में 1) तथा नितम्ब (Breech) विशेषकर अभिनत पैर (Flexed legs) के साथ (20 में 1) या पाद गर्भस्थिति (Footling presentation), (2) संकुचित श्रोणि (Contracted pelvis), (3) कालूपर्वता (Prematurity) (4) यमज (Twins), (5) अति उल्वीद्रव (Hydramnios), (6) अपरा

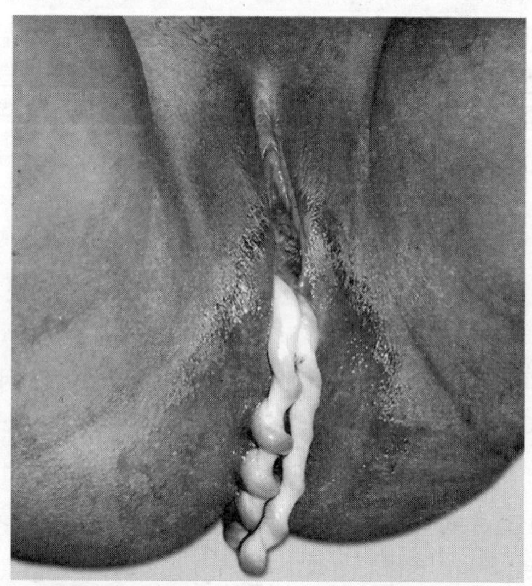

चित्र (Fig.) 25.35: लघु गाँठ के साथ रज्जु का स्थान भ्रंश (Cord prolapse with true knot)

संबंधी कारक (Placental factor) – रज्जु का सीमांतक अन्तर्वेश (Marginal insertion) के साथ अल्प रज्जु भ्रंश या लम्बी रज्जु, (7) चिकित्सा-जनक (Iatrogenic) जैसे– झिल्ली का लघु विदार (Low rupture of the membranes), सिर का हस्तीय घूर्णन (Manual rotation of the head) तथा गर्भवर्तन (version).

निदान (Diagnosis): गुप्त भ्रंश (Occult prolapse) – इसका निदान करना कठिन होता है। यदि निरंतर इलेक्ट्रॉनिक भ्रूणीय निगरानी (Continuous electronic fetal monitoring) से भ्रूणीय हृदयगति स्वरूप का परिवर्तनशील अत्वरण (Deceleration) की निरंतरता (Persistence) का पता चलता है तब संभावना का संदेह होना चाहिए। रज्जु की प्रस्तुति (Cord presentation) – अक्षत (Intact) झिल्ली से होकर रज्जु का स्पंदन (Pulsation) का स्पर्श-अनुभव द्वारा निदान किया जाता है। रज्जु का भ्रंश (Cord prolapse) – अंगुली द्वारा रज्जु का सीधे स्पर्श-अनुभव किया जाता है और यदि भ्रूण (Fetus) जीवित है तब उसके स्पंदन का अनुभव किया जा सकता है। गर्भाशयी संकुचन के दौरान रज्जु का स्पंदन नहीं होता है, तथापि (However) जो संकुचन के बाद वापस लौट आता है। अवलोकन के लिए पाश (Loop) को नीचे खींचने का लोभ या अनावश्यक हस्तचालन (Unnecessary handling) से बचना चाहिए क्योंकि इससे वाहिका-ऐंठन (Vaso-spasm) हो सकती है। रज्जु-स्पंदन की अनुपस्थिति में भी भ्रूण जीवित रह सकता है। अतः भ्रूणीय मृत्यु की घोषणा करने के पहले हृदय-गति के लिए तथा अतिस्वन चित्रण (USG = Ultrasonography) या भ्रूणीय हृदय ध्वनि (FHS = Fetal heart sound) के लिए परिश्रवण (Auscultation) करना है।

पूर्वानुमान (Prognosis)

भ्रूणीय (Fetal): रज्जु का भ्रंश होने से भ्रूण ऑक्सीक्षीणता (Anoxia) के खतरे पर होता है। भ्रूण के प्रस्तुत भाग द्वारा भौतिक दबाव (Mechanical compression) के कारण या ठण्ड के प्रभावन (Exposure to cold) या भग (Vulva) के बाहर प्रभावित उत्तेजना के कारण नाभिका-वाहिका (Umbilical cord) की ऐंठन के कारण या हस्तचालन (Handling) के कारण रक्त-प्रवाह अवरूद्ध (Occlude) होता है। शीर्ष गर्भस्थिति (Vertex presentation) में भ्रूण का खतरा अधिक होता है विशेषकर जब रज्जु श्रोणि (Pelvis) अग्र खण्ड से होकर भ्रंशित (Prolapsed) होती है या जब गर्भाशय-ग्रीवा (Cervix) आंशिक रूप से विस्फारित (Dilated) होती है। तथापि, पूर्वानुमान का संबंध शिशु की पहचान (Detection) और जनन (delivery) के बीच अंतराल (Interval) के साथ संबंधित होता है। यदि प्रसव (या जनन) आधा घंटा के अंदर हो जाता है तब भ्रूणीय मृत्यु को 10% तक की जा सकती है। कुल पेरिनैटल मर्त्यता या मृत्यु (Perinatal mortality) लगभग 50% होती है।

मातृक (Maternal): आपात शल्यक प्रसव (Emergency operative delivery) के कारण मातृक खतरा आकस्मिक (Incidental या घटनीय) होता है, विशेषकर योनिक मार्ग (Vaginal route) से होकर। शल्यक प्रसव में संवेदनाहरण (Anesthesia), रक्त की क्षति (Blood loss) तथा संक्रमण (Infection) का खतरा शामिल होता है।

पूर्वापेक्षा और पहचान (Anticipation and Detection)

(1) आंतरिक जाँच (Internal examination): अप्रकृत गर्भस्थिति (Mal presentation), यमज (Twins), अति उल्वीद्रव (Hydramnios) या शीर्ष गर्भस्थिति (Vertex presentation) जहाँ सिर का श्रोणि (Pelvis) में प्रवेश नहीं हुआ है, के सभी रोगियों में प्रसव के दौरान या जब झिल्ली का कालपूर्व (Premature) विदार (Rupture) होता है, आंतरिक जाँच करनी चाहिए।

(2) शल्यक प्रेरण (Surgical induction): इसका संचालन अधिमानतः (Preferably) शल्यकक्ष (OT= Operation theater) में करना चाहिए जहाँ शल्यक्रिया द्वारा प्रसव (CS= Cesarean section) के लिए सबकुछ तैयार रखना है। ऑक्सिटोसिन (Oxytocin) द्वारा गर्भाशयी संकुचन प्रारम्भ करना चाहिए, यदि झिल्ली का लघु विदार (Low rupture of the membranes) के पहले सिर का श्रोणि में प्रवेश (Engagement) नहीं हुआ है। रज्जु (Cord) दुर्घटना को ध्यान में रखकर उल्व उच्छेदन (Amniotomy) के पहले और बाद में आंतरिक जाँच करनी चाहिए। (3) प्रसव (Labor) के दौरान अव्याख्यित (Unexplained) भ्रूणीय संकट (Fetal distress) में रज्जु प्रस्तुति (Cord presentation) या गुप्त भ्रंश (Occult prolapse) को निषिद्ध (Exclude) करना चाहिए।

प्रबंध (Management)

रज्जु प्रस्तुति (Cord presentation): इस स्थिति में उद्देश्य है – झिल्ली का संरक्षण करना तथा प्रसव को त्वरित (Expedite) करना।

(1) एक बार जब निदान हो जाता है, रज्जु को प्रतिस्थापित (Replace) करने का प्रयास नहीं करना चाहिए क्योंकि यह न केवल अप्रभावी (Ineffective) होता है बल्कि झिल्ली अनिवार्यतः विदारित (Rupture) होती है जो रज्जु के भ्रंश (Prolapse of the cord) की ओर अग्रसर होती है।

(2) यदि तत्काल योनिक (Vaginal) प्रसव सम्भव नहीं है या परहेज है तब शल्यक्रिया द्वारा प्रसव (Cesarean section) एक उत्कृष्ट (Best) विधि है। शल्यक (Operative) प्रसव के लिए रोगी को तैयार करने की अवधि में रज्जु संपीड़न (Cord compression) को न्यूनतम करने के लिए उसे अति सिम्स-अवस्थिति (Sims position = Left sided knee-up position) में रखा जाता है।

(3) एक विरल (Rare) अवसर या समय होता है– भ्रूणीय संकट का किसी प्रमाण के बिना गर्भाशय-ग्रीवा (Cervix) का तीन-चौथाई (7–8 cm) विस्फारित (Dilated) के साथ पर्याप्त गर्भाशयी संकुचन में लम्बवत् स्थिति (Longitudinal lie) के साथ बहुप्रसवा (Multipara)। इसमें निगरानी के साथ प्रत्याशा (Expectancy) गर्भाशय-ग्रीवा के पूर्ण विस्फारण होने तक की जा सकती है, जब चिमटी (Forceps) या नितम्ब निष्कासन (Breech extraction) द्वारा प्रसव पूर्ण किया जा सकता है।

रज्जु भ्रंश का प्रबंध विधान (देखें प्रवाह चित्र 25.5) (Manage Protocol of Cord Prolapse)

प्रबंध विधान का मार्ग-दर्शन (Guidance) निम्नलिखित द्वारा होता है –

(1) शिशु जीवित या मृत (Baby living or dead),

(2) शिशु का पूर्ण विकास (Maturity of the baby),

(3) गर्भाशय-ग्रीवा का विस्फारण का अंश (Degree of dilation of the cervix)

शिशु जीवित (Baby Living)

I. तत्काल सुरक्षित योनिक प्रसव संभव नहीं है या परहेज है। (Immediate safe vaginal delivery is not possible or is contraindicated)

A. प्राथमिक उपचार प्रबंध (First aid management): इसका उद्देश्य (Aim) है – इसका उद्देश्य उस समय तक रज्जु पर दबाव को न्यूनतम रखना है जब तक कि रोगी सहायता-प्राप्त प्रसव के लिए तैयार नहीं होती है या उसे एक साधन-सम्पन्न चिकित्सालय में स्थानांतरित नहीं किया जाता । यदि ऑक्सिटोसिन का अन्तर्वेश (Oxytocin infusion) हो रहा है तो उसे रोक देना चाहिए। इस समय अंतःशिरीय द्रव (Intravenous fluid) तथा मुखच्छद (Face mask) द्वारा O_2 देना चाहिए। (i) रोग का प्रसव (CS द्वारा या योनि से) होने के समय तक संपीडित (Compressed) रज्जु पर भ्रूण का प्रस्तुत भाग (Presenting part) को अलग (या दूर) करने के लिए या ऊपर उठाने के लिए मूत्राशय (Bladder) को भरा जाना चाहिए। फोली नालशलाका (Foley's catheter) से सामान्य सलाइन (Saline) 750 ml को मूत्राशय में भरा जाता है। शल्यक्रिया (CS) के पहले मूत्राशय को खाली किया जाता है। (ii) रज्जु से अलग भ्रूण का प्रस्तुत भाग को उपर उठाना, योनि (Vagina) में दस्ताना युक्त (Gloves) अंगुली का प्रवेश करके जबतक कि निश्चित उपचार नहीं होता। (iii) आसन संबंधी उपचार (Postural treatment) – नितम्ब (Hip) के नीचे तकिया (Pillow) या फान (Wedge) रखकर रोगी को अति

प्रवाह चित्र (Flow chart) 25.5: रज्जु-भ्रंश के प्रबंध की रूपरेखा (Scheme of management of cord prolapse)

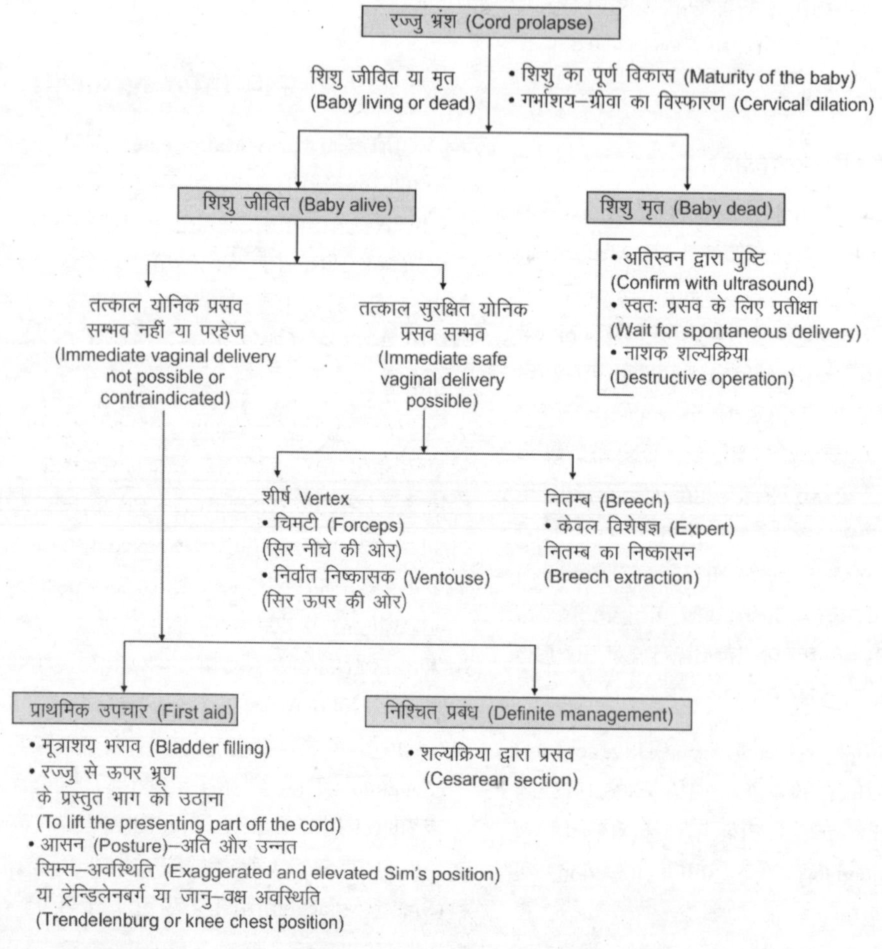

और उन्नत सिम्स अवस्थिति (Sim's position) में या ट्रेन्डेलेनबर्ग या जानु-वक्ष (Trendelenburg) अवस्थिति में रखी जाती है। यह पारम्परिक विधि है कि जिसमें रोगी बेचैनी (Irksome) और थकान (Tiresome) का अनुभव करती है। (iv) योनि में रज्जु का स्थानान्तरण करना (To replace the cord into the vagina) – उत्तेजन (Irritation) के कारण वाहिका-ऐंठन (Vasospasm) को न्यूनतम बनाने के लिए।

B. **निश्चित उपचार (Definitive treatment):** शल्यक्रिया द्वारा प्रसव (CS = Cesarean section) – जब शिशु जीवित रहने के लिए पर्याप्त विकसित हो जाता है तब यह एक उत्कृष्ट (Best) उपचार होता है। उदरीय उच्छेदन (Abdominal incision) के ठीक पहले एक मृत शिशु पर अनावश्यक शल्यक्रिया (CS) से बचने के लिए पुनः एक बार भ्रूणीय हृदय ध्वनि (FHS) का परिश्रवण परीक्षण (Auscultate) करना चाहिए। शिशु का प्रसव होने तक तेजी से शल्यक्रिया करनी चाहिए।

II. तत्काल सुरक्षित योनिक प्रसव सम्भव है
(Immediate safe vaginal delivery is possible)

(1) यदि सिर श्रोणि (Pelvis) में प्रविष्ट (Engaged) है, तब चिमटी (Forceps) द्वारा प्रसव का निष्पादन करना चाहिए। इस स्थिति में निर्वात निष्कासक (Ventouse) उपयोगी नहीं होता क्योंकि इसमें अधिक समय लगता है।

(2) यदि नितम्ब गर्भस्थिति (Breech presentation) है, तब नितम्ब निष्कासन (Extraction) द्वारा प्रसव सम्पन्न (पूर्ण) करना चाहिए। इसका प्रयोग उन रोगियों (Cases) में भी किया जाता है, जहाँ यमज (Twins) का द्वितीय शिशु में सिर का श्रोणि (Pelvis) में प्रवेश (Engagement) नहीं होता है।

शिशु मृत (Baby dead):

स्वतः प्रसव की प्रतीक्षा में प्रसव को आगे बढ़ने का अवसर दिया जाता है।

अध्याय
26

दीर्घ प्रसव, अवरूद्ध प्रसव, भ्रूणीय असंगति के कारण कठिन शिशु-जनन (Prolonged Labor, Obstructed Labor, Dystocia Caused by Fetal Anomalies)

दीर्घ या विलंबित प्रसव (Prolonged Labor)

परिभाषा (Definition): जब प्रसव की प्रथम अवस्था (Stage) और द्वितीय अवस्था की संयुक्त अवधि (Combined duration) 18 घंटा की समय-सीमा से अधिक होती है तब उस प्रसव को दीर्घ (या विलंबित) कहा जाता है। यह दीर्घीकरण (Prolongation) प्रथम अवस्था में गर्भाशय ग्रीवा (Cervix) के विलंबित (Protracted) विस्फारण (Dilation) और/या प्रसव की प्रथम या द्वितीय अवस्था में भ्रूण के प्रस्तुत भाग (Presenting part) के अपर्याप्त अवरोहण (Descent) के कारण हो सकता है। प्रसव को दीर्घ तब माना जाता है जब गर्भाशय-ग्रीवा के विस्फारण की गति 1 cm/hr से कम होती है तथा प्रस्तुत भाग का अवरोहण न्यूनतम 4 घंटे के अवलोकन के लिए 1 cm/hr से कम होता है (WHO–1994) ।अक्षम गर्भाशयी संकुचन (Inefficient uterine contraction) के साथ दीर्घ प्रसव समानार्थी (Synonymous) नहीं होता है। दीर्घ प्रसव का एक कारण अक्षम गर्भाशय संकुचन हो सकता है परन्तु श्रोणीय या भ्रूणीय कारक (Pelvic or fetal factor) के कारण भी प्रसव दीर्घ हो सकता है।

दीर्घ गुप्त अवस्था (Prolonged Latent Phase)

प्रसव के वास्तविक प्रारम्भ के पहले गर्भाशय और गर्भाशय-ग्रीवा (Uterus & cervix) की तैयारी (Preparatory) अवस्था को गुप्त अवस्था कहते हैं। प्रथम गर्भिणी स्त्री (Primigravida) में गुप्त अवस्था की सामान्य (Normal) अवधि लगभग 8 घंटे तथा बहुप्रसवा (Multipara) में 4 घंटे होती है। क्या माता या भ्रूण पर दीर्घ गुप्त अवस्था का कोई प्रतिकूल (Adverse) प्रभाव होता है, यह स्पष्टतः ज्ञात नहीं है। जब प्रथम गर्भिणी में गुप्त अवस्था 24 घंटे से अधिक या बहुप्रसवा में 14 घंटे से अधिक होती है तब उसे अपसामान्य (Abnormal) कहते हैं। कारण (Causes) निम्नलिखित होते हैं– (1) अपरिपक्व गर्भाशय-ग्रीवा (Unripe cervix), (2) कुस्थिति (Malposition) तथा अप्रकृत गर्भस्थिति (Malpresentation) (3) शीर्ष-श्रोणीय असंगति (Cephalo-pelvic disproportion) तथा (4) झिल्ली का कालपूर्व विदार (Premature rupture of the membranes)।

दीर्घ गुप्त अवस्था रोगी के लिए चिन्ताप्रद (Worrisome) हो सकती है परन्तु माता और भ्रूण को खतरे में नहीं डालती है।

प्रबंध (Management): जब तक भ्रूण या माता के लिए प्रसव को त्वरित (Expedite) करने का चिकित्सा-सुझाव (Indication) नहीं होता है तब तक प्रायः प्रत्याशी (Expectant) प्रबंध किया जाता है। विश्राम (Rest) तथा पीड़ा-हर औषध (Analgesic) प्रायः दिया जाता है। जब संवर्धन (Augmentation) का निर्णय किया जाता है तब चिकित्सा-विधियाँ (Medical methods) (Oxytocin=ऑक्सिटोसिन या Prostaglandin=प्रोस्टेग्लैन्डिन) बेहतर होती है। उल्व-उच्छेदन (Amniotomy) से प्रायः बचा जाता है। दीर्घ गुप्त अवस्था शल्यक्रिया द्वारा प्रसव (CS= Cesarean section) के लिए संकेत नहीं होती है।

दीर्घ प्रसव के कारण (Causes of prolonged labor): प्रसव में कोई एक कारक या कारकों का संयोजन इसके लिए उत्तरदायी हो सकता है।

प्रथम अवस्था (First stage): गर्भाशय-ग्रीवा (Cervix) के विस्फारित (Dilate) होने की विफलता निम्नलिखित के कारण होती है –

(1) क्षमता में दोष (Fault in power) – अपसामान्य (Abnormal) गर्भाशयी संकुचन जैसे–गर्भाशयी अक्रियता (Uterine inertia) (Common = प्रायिक) या असमन्वयी (Incoordinate) गर्भाशयी संकुचन (2) मार्ग में दोष (Fault in the passage) – संकुचित श्रोणि (Contracted pelvis), गर्भाशय-ग्रीवा का कठिन शिशु-जनन (Cervical dystocia), श्रोणीय अर्बुद (Pelvic tumor) या पूर्णभरा मूत्राशय (Full bladder) भी (3) यात्री (भ्रूण) में दोष (Fault in passenger): कुस्थिति (Malposition), अप्रकृत गर्भस्थिति (Malpresentation), भ्रूण की जन्मजात असंगति (Congenital anomalies of the fetus) (Hydrocephalus = जल शीर्ष) गर्भाशय-ग्रीवा (Cervix) का अविस्फारण (Non-dilation) के कारण में प्रायः विस्थापित (Deflexed) सिर, श्रोणीय संकुचन का अल्पांश (Minor degree of pelvic contraction) तथा गर्भाशयी संकुचन का व्यतिक्रम (Disorder) भी योगदान करते हैं। (4) अन्य (Others) – सक्रिय प्रसव के आरंभ होने के पहले अवसादक (Sedatives) तथा पीड़ा-हर औषध (Analgesics) का विवेकहीन (Injudicious) उपयोग भी इसका कारण बन सकता है।

द्वितीय अवस्था (Second stage): इस अवस्था में भ्रूण के प्रस्तुत भाग (Presenting part) का मंद (Sluggish) आरोहण (Descent) या अनारोहण (Nondescent) निम्नलिखित कारणों से होता है –

(1) **क्षमता में दोष (Fault in power):** (a) गर्भाशयी अक्रियता (Uterine inertia), (b) अनुवात करने की असमर्थता (Inability to bear down), (c) अधिदृढ़तानिका पीड़ाहरण (Epidural analgesia), (d) संकीर्णन वलय (Constriction ring)

(2) **मार्ग में दोष (Fault in passage):** (a) शीर्ष-श्रोणीय असंगति (Cephalopelvic disproportion), पुरूषाभ श्रोणि (Android pelvic), संकुचित श्रोणि (Contracted pelvis); (b) ऐंठन या पुराने क्षतचिन्हन (Scarring) के कारण श्रोणीय तल (Pelvic floor) या मूलाधार (Perineum) का अनावश्यक (या अत्यधिक) प्रतिरोध (Undue resistance), (c) कोमल ऊतक का श्रोणीय अर्बुद (Soft tissue pelvic tumor)।

(3) **यात्री (भ्रूण की स्थिति) में दोष (Fault in passenger):** (a) कुस्थिति (Malposition) (Occipito-posterior=पश्चकपाल-पश्च), (b) अप्रकृत गर्भस्थिति (Malpresentation), (c) वृहत शिशु (Big baby), (d) शिशु की जन्मजात कुरचना (Congenital malformation of the baby)।

निदान (Diagnosis): दीर्घ प्रसव एक निदान नहीं है बल्कि एक अपसामान्यता (Abnormality) के प्रदर्शन है जिसके कारण का उदरीय (Abdominal) और योनिक (Vaginal) जाँच द्वारा पता लगाना चाहिए। योनिक जाँच के दौरान यदि गर्भाशय-ग्रीवा (Cervix) और सिर (Head) के बीच गर्भाशय संकुचन के दौरान एक अंगुली का समंजन (या स्थापन) होता है तो श्रोणीय पर्याप्तता (Pelvic adequacy) का प्रमाण मिलता है। भ्रूणीय ठहराव (Fetal station) और स्थिति तथा श्रोणि (Pelvis) का आकार और आकृति (Size and shape) का निर्धारण करने में प्रसवावधिक प्रतिबिम्बन (Intranatal imaging) [जैसे–विकिरण चित्रण (Radiography)] कम्प्यूटरीकृत टोमोग्राफी (CT Computerized tomography) या चुम्बकीय प्रतिध्वनि प्रतिबिम्बन (MRI = Magnetic resonance imaging) सहायक होता है।

प्रथम अवस्था (First stage): प्रसव की प्रथम अवस्था को दीर्घ तब माना जाता है जब उसकी अवधि (duration) 12 घंटे से अधिक होती है। गर्भाशय-ग्रीवा के विस्फारण की गति (Rate of cervical dilation) प्रथम गर्भिणी (Primigravida) में 1 सेमी प्रतिघंटे (cm/hr) से कम तथा बहुप्रसवा (Multipara) में 1.5 cm/hr से कम होती है। भ्रूण के प्रस्तुत भाग (Presenting part) के अवरोहन की गति (Rate of descent) प्रथम गर्भिणी में <1 cm/hr तथा बहुप्रसवा में <2 cm/hr होती है। प्रसवक्रम लेखाचित्र (Partography) में (WHO–1994) प्रसव प्रक्रिया को निम्नलिखित में विभाजित किया जाता है–

(i) गुप्त अवस्था (Latent phase) जिसका अंत तब होता है जब गर्भाशय-ग्रीवा (Cervix) 3 cm विस्फारित (Dilated) होती है तथा (ii) सक्रिय अवस्था (Active phase) जिसमें गर्भाशय-ग्रीवा को न्यूनतम 1 cm/hr की गति से विस्फारित होना चाहिए। सतर्क रेखा (Alert line) तथा क्रिया रेखा (Action line) के सापेक्ष गर्भाशय ग्रीवा के विस्फारण की गति (Cervicography) का रेखाचित्र बनाया जाता है (देखें चित्र 26.2)। सतर्क रेखा का आरंभ गुप्ता अवस्था का अंत (3 cm विस्फारण) होने पर होता है तथा 7 घंटे में (1 cm/hr विस्फारण की गति) गर्भाशय ग्रीवा का पूर्ण विस्फारण (10 cm) के साथ अंत होता है। सतर्क रेखा के दाहिने में 4 घंटे से क्रिया रेखा खींची जाती है। सक्रिय अवस्था में विलम्ब (Delay) का निदान करने के लिए 4 घंटे का एक अंतराल (Interval) का अवसर दिया जाता है जिसके बाद उचित हस्तक्षेप किया जाता है। प्रसव को अपसामान्य (Abnormal) माना जाता है जब गर्भाशय-ग्रीवा का रेखाचित्र (Cervicograph) सचेत रेखा को पार कर जाता है तथा क्षेत्र (Zone) 2 पर आ जाता है और हस्तक्षेप (Intervention) की अवाश्यकता तब होती है जब यह क्रिया रेखा को पार कर जाता है तथा क्षेत्र (Zone) उपर आता है (देखें चित्र 26.2)।

द्वितीय अवरोध (Second stage) (देखें चित्र 26.1): जब प्रसव की सक्रिय अवस्था (Cervical dilation= गर्भाशय ग्रीवा का विस्फारण) सामान्य रूप से आरंभ होती है तथा 2 घंटे के लिए रूक गयी है या मंद हो जाती है या गर्भाशय-ग्रीवा के पूर्ण विफारण के बहुत पहले रूक जाती है तो इसे द्वितीय अवरोध कहते हैं। यह सामान्यतः कुस्थिति (Malposition) या सिर-श्रोणीय असंगति (CPD = Cephalopelvic disproportion) के कारण होता है।

द्वितीय अवस्था (Second stage): द्वितीय अवस्था को दीर्घ माना जाता है यदि यह प्रथम गर्भिणी (Primigravida) में 2 घंटे से अधिक तथा बहुप्रसवा (Multipara) में 1 घंटे से अधिक समय तक बनी रहती है। इसके नैदानिक लक्षण (Diagnostic features) हैं –

(1) गर्भाशय-ग्रीवा के पूर्ण विस्फारण के बाद भी भ्रूण के प्रस्तुत भाग का मंद आरोहण या अनारोहण (Non-descent) [पूर्ण विफारण के एक घंटे के अंदर सिर का अनारोहण (Descent) की विफलता को अवरोहण का दीर्घीकरण (Protraction) कहा जाता है],

(2) शिरस्य गर्भस्थिति (Cephalic presentation) में गढ़न (Moulding) की परिवर्तनशील मात्रा (Variable degree) तथा शीर्ष (Caput) निर्माण तथा

(3) दीर्घीकरण (या विलंबन=Prolongation) के कारण की पहचान ।

खतरा (Dangers):

भ्रूणीय (Fetal): निम्नलिखित संयुक्त प्रभाव के कारण भ्रूणीय खतरा बढ़ता है–

(1) ऑक्सीक्षीणता (Hypoxia) – गर्भाशय-अपरा (Utero-placenta) के ह्रासित रक्त-परिवहन (Diminished circulation) के कारण यह होती है, विशेषकर झिल्ली का विदार (Rupture of the membranes) के बाद

(2) अंतः गर्भाशयी संक्रमण (Intrauterine infection)

(3) मूलाधार (Perineum) में दीर्घकाल तक ठहराव (Stay=प्रवास) तथा / या सिर का अधिगढ़न (Supermoulding) के बाद अंतःकपालीय दबाव (Intracranial stress) और रक्तश्राव (Hemorrhage)।

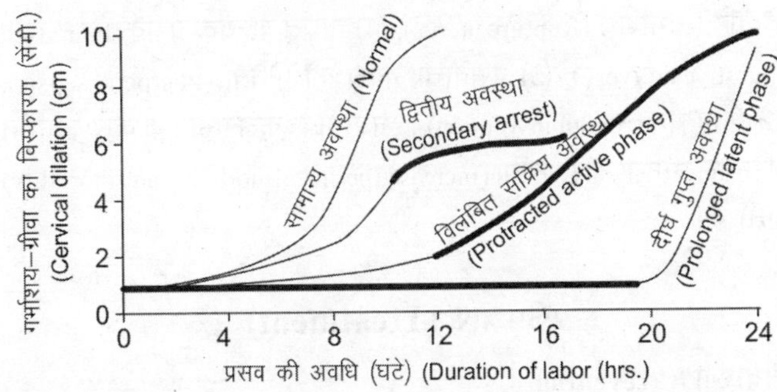

चित्र (Fig.) 26.1: दीर्घ प्रसव (Prolonged labor) के प्रकार का पता लगाने के लिए प्रसव क्रम के लेखाचित्रीय विश्लेषण (Partographic analysis) – विलंबित गुप्त अवस्था (Protracted latent phase), विलंबित सक्रिय अवस्था (Protracted active phase) तथा द्वितीय अवरोध (2nd arrest)।

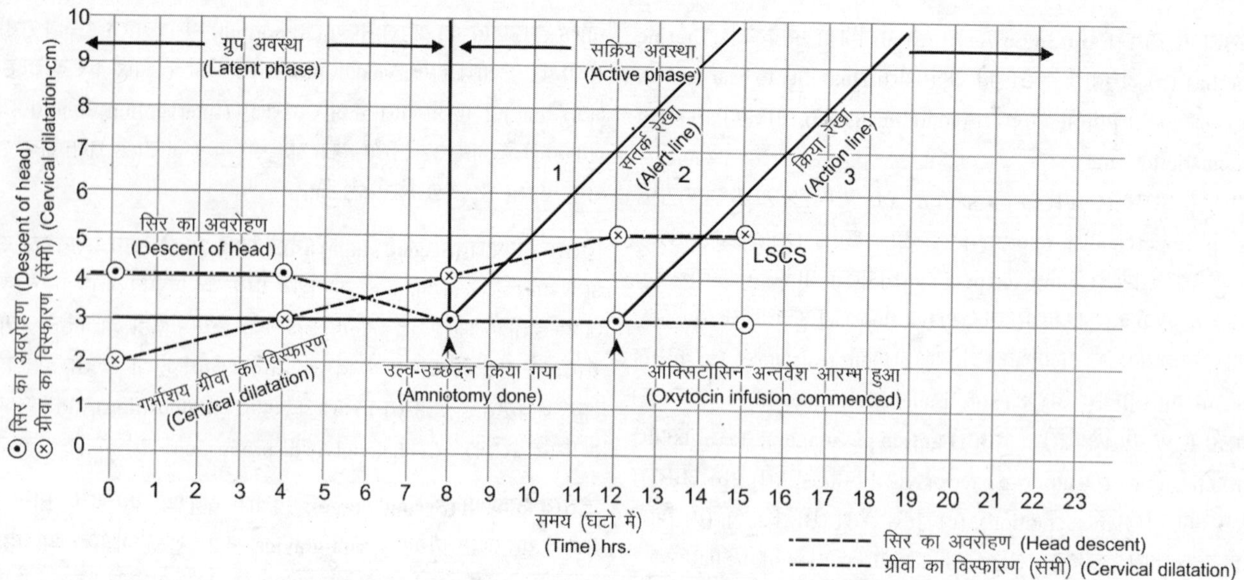

चित्र (Fig.) 26.2: गर्भाशय-ग्रीवा का रेखाचित्र (Cervicograph) जिसमें गर्भाशय-ग्रीवा का विस्फारण (Cervical dilation) तथा भ्रूण के प्रस्तुत भाग का अवरोहण (Descent of the presenting part) का प्रदर्शन है। उल्व-उच्छेदन (Amniotomy) के बाद ऑक्सिटोसिन का अन्तर्वेश (Oxytocin infusion) आरम्भ किया गया था। पर्याप्त संकुचन के बावजूद प्रगति में अवरोध का प्रदर्शन प्रसवक्रम रेखाचित्र (Partograph) में हुआ था। शल्यक्रिया द्वारा प्रसव (Cesarean section) का गर्भपात (Termination) किया गया था।

(4) वर्धित शल्यक प्रसव (Increased operative delivery): प्रसव की दीर्घ द्वितीय अवस्था का संबंध प्रायः परिवर्तनशील और दीर्घ अत्वरण (Prolonged Deceleration) के साथ होता है। शिरोवल्क (Scalp या खोपड़ी) का रक्त pH मूल्यांकन से भ्रूणीय अम्ल रक्तता (Fetal acidosis) का पता चलता है। इन सभी के कारण वर्धित पेरिनैटल रूग्नता और मर्त्यता (Perinatal morbidity and mortality) होती है।

मातृक (Maternal): निम्नलिखित का वर्धित प्रभाव (Increased incidence) होता है – (1) मातृक संकट (Maternal distress) (2) प्रसवोत्तर रक्तश्राव (Postpartum hemorrhage), (3) जननांगी क्षेत्र में आघात (Trauma to the genital tract) – गुप्त (Concealed) [मूलाधारी पेशियों (Perineal muscles) का अति तानन जो बाद की अवधि में भ्रंश (Prolapse) का कारण बन सकता है] या प्रकट (Revealed) जैसे–गर्भाशय-ग्रीवा का विदारण (Cervical tear), विदारित गर्भाशय (Rupture uterus), (4) वर्धित शल्यक प्रसव (Increased operative delivery), (5) प्रसवोत्तर काल की पूतिता (Puerperal sepsis), (6) अवप्रत्यावर्तन (Subinvolution)। इन सभी के कुल प्रभाव के कारण वर्धित पेरिनैटलरूग्नता और मर्त्यता (Increased perinatal morbidity and mortality) होती है।

उपचार (Treatment)

निवारण (Prevention):

(1) प्रसव पूर्व या आरम्भ में प्रसवावधि में उन कारकों की पहचान (Antenatal or early intranatal detection of the factors) जो दीर्घ प्रसव को उत्पन्न करते हैं जैसे–वृहत शिशु (Big baby), लघु स्त्री (Small women) अप्रकृत गर्भस्थिति (Malpresentation) कुस्थिति (Malposition)।

(2) प्रसवक्रम रेखाचित्र का उपयोग (Use of partograph) (देखें चित्र 26.2 तथा 34.4) से प्रारंभिक पहचान (Early detection) में सहायता मिलती है।

(3) प्रसव का चयनात्मक और विवेकपूर्ण संवर्धन (Selective and judicious augmentation) – यह ऑक्सिटोसिन का निवेश या टपकन (Oxytocin drip) तथा झिल्ली का लघु विदार (Low rupture of the membranes) द्वारा होता है। (4) गर्भाशयी संकुचन को बढ़ाने के लिए प्रसव में चित (Supine) अवस्थिति (Position) से अन्य आसन (Posture) में परिवर्तन, प्रसव में निर्जलन का वर्जन (Avoidance of dehydration) तथा पीड़ा से राहत के लिए पर्याप्त पीड़ाहरण (Analgesia) का उपयोग।

वास्तविक उपचार (Actual treatment): निम्नलिखित का पता लगाने के लिए सावधानी से मूल्यांकन (Evaluation) करना – (1) दीर्घ प्रसव का कारण, (2) माता पर प्रभाव तथा (3) भ्रूण (Fetus) पर प्रभाव। अप्रसवा (Nullipara) रेागी में प्रारंभिक दुष्क्रियात्मक प्रसव (Primary dysfunctional labor) का सर्वसामान्य (Most common) कारण अपर्याप्त गर्भाशयी क्रियाशीलता (Inadequate uterine activity) है, जबकि बहुप्रसवा (Multipara) रोगी में सर्वसामान्य कारण शीर्ष-श्रोणीय असंगति (Cephalopelvic disproportion) [दुस्थिति (Malposition) के कारण] है।

प्रारम्भिक उपचार (Preliminaries): साधन-संपन्न (Equipped) प्रसव कक्ष (Labor ward) में आधुनिक प्रासूतिक चिकित्सा-कार्य (Obstetric practice) में दीर्घ प्रसव की संभावना नहीं होती है। परन्तु निर्जलन (Dehydration) तथा कीटोन अम्लरक्तता (Keto-acidosis) के संकेत के साथ उपेक्षित दीर्घ प्रसव के रोगियों को प्रेषणीय (Referral) चिकित्सालय में भर्ती किया जाता है जिसे प्रायः विकासशील देशों (जैसे-भारत) में देखने को मिलता है। रिंजर

घोल (Ringer's solution) के तत्काल अंतःशिरीय निवेश (Intravenous infusion) द्वारा कीटोन-अम्लरक्तता का सुधार करना चाहिए।

निश्चित उपचार (Definitive treatment): प्रथम अवस्था में विलंब (First stage delay) – भ्रूणीय गर्भस्थिति (Fetal presentation), अवस्थिति (Position) तथा ठहराव (Station) का सत्यापन करने के लिए योनिक (Vaginal) जाँच की जाती है। नैदानिक श्रोणिमिति (Clinical pelvimetry) की जाती है। यदि केवल गर्भाशयी क्रियाशीलता अल्प-अनुकूल (Suboptimal) होती है। तब (1) उल्व-उच्छेदन (Amniotomy) तथा ऑक्सिटोसिन निवेश (Oxytocin infusion) पर्याप्त होता है। (2) पेथिडीन (Pethidine) को अंतःपेशीय रूप से (Intramuscularly) या क्षेत्रीय (Regional) (Epidural=अधिदृढ़तानिका) पीड़ाहार औषध (Analgesia) द्वारा पीड़ा से राहत दी जाती है। द्वितीय अवरोध (Secondary arrest) के प्रबंध के लिए, विशेषकर बहुप्रसवा (Multipara) में ऑक्सिटोसिन का उपयोग सावधानी से करना चाहिए। (3) जब योनिक प्रसव (Vaginal delivery) असुरक्षित हो [जैसे–अप्रकृत गर्भस्थिति (Malpresentation), कुस्थिति (Malposition), वृहत शिशु (Large baby) या सिर-श्रोणीय असंगति (CPD = Cephalo-pelvic disproportion)] तब शल्यक्रिया द्वारा प्रसव (CS=Cesarean section) का निष्पादन किया जाता है।

द्वितीय अवस्था में विलंब (Second stage delay): प्रत्याशी (Expectant) प्रबंध की लघु अवधि तर्कसंगत (Reasonable) होती है बशर्ते कि भ्रूणीय हृदय गति (FHR= Fetal heart rate) (Electronic monitoring) का आश्वासन होता है तथा योनि प्रसव (Vaginal delivery) सान्निकट (Imminent) है। अन्यथा उचित सहायता-प्राप्त योनिक प्रसव [जैसे–चिमटी (Forceps), निर्वात निष्कासक (Ventouse)] या उदरीय प्रसव (Abdominal) [शल्यक्रिया द्वारा प्रसव (Cesarean section)] का निष्पादन होता है।

अवरूद्ध प्रसव
(Obstructed Labor)

परिभाषा (Definition): अवरूद्ध प्रसव उसे कहा जाता है जहाँ पर्याप्त गर्भाशयी संकुचन के बावजूद यांत्रिक (Mechanical) अवरोध के कारण भ्रूण (Fetus) का प्रस्तुत भाग (Presenting part) का क्रमिक अवरोहण (Descent) रूक जाता है। यह या तो भ्रूण में दोष या जनन-नली (Birth canal) में या दोनों में दोष के कारण होता है जिससे कि और अधिक प्रगमन (Progress) सहायता के बिना लगभग असम्भव होता है।

प्रभाव (Incidence): प्रेषणीय (Referral) चिकित्सालय में विकासशील देशों (जैसे–भारत) में इसकी विद्यमानता (Prevalence) लगभग 1–2% होती है।

कारण (Causes):

(1) मार्ग में दोष (Fault in passage) – (a) अस्थिमय (Bony) – संकुचित श्रोणि (Contracted pelvis) तथा सिर-श्रोणीय असंगति (Cephalopelvic disproportion) सामान्य कारण होते हैं। बहुप्रसवा (Multiparous) महिलाओं में द्वितीय संकुचित श्रोणि का सामना हो सकता है। (b) कोमल ऊतक अवरोध (Soft tissue obstruction)– इसमें भ्रंश (Prolapse), पूर्ववर्ती शल्यक क्षतचिन्हन (Previous operative scarring) या चौड़े बंधन पर रेशाबुर्द (Broad ligament fibroid) या भ्रूण के प्रस्तुत भाग के नीचे द्विश्रृंगीय गर्भाशय (Bicornuate uterus) का अगर्भ श्रृंग (Non-gravid horn) या अंतर्घट्ट अंडाशयी अर्बुद (Impacted ovarian tumor) के कारण गर्भाशय-ग्रीवा का कठिन शिशु-जनन (Cervical dystocia) को शामिल किया जाता है।

(2) यात्री (भ्रूण) में दोष (Fault in passenger) – (a) अनुप्रस्थ अवस्थिति (Transverse lie), (b) भृकुटि गर्भस्थिति (Brow presentation), (c) भ्रूण की जन्मजात कुरचना (Congential malformation) जैसे– जलशीर्ष (Hydrocephalus) (सर्वसामान्य = Commonest) भ्रूणीय जलोदर (Fetal ascites= असिटेज), द्विविरूपित भ्रूण (double monsters), (d) वृहत शिशु (Big baby), पश्चकपाल-पश्च अवस्थिति (Occipito-posterior position), (e) संयुक्त गर्भस्थिति (Compound presentation) तथा (f) अवरूद्ध यमज (Locked twins)।

रुग्न संरचनात्मक परिवर्तन (Morbid anatomical changes): गर्भाशय (Uterus) – अवरोध की अनुक्रिया (Response) में रुग्न संरचनात्मक परिवर्तन का वर्णन रोगात्मक आकुंचन वलय (Retraction ring) या ब्रान्डल वलय (Brandl's ring) के निर्माण के सापेक्ष में चित्र 24.5 मे किया गया है।

मूत्राशय (Bladder): मूत्राशय एक उदरीय अंग (Abdominal organ) बन जाता है तथा प्रस्तुत भाग (Presenting part) और जघन-संधानक (Symphysis pubis) के बीच मूत्रमार्ग (Urethra) के संपीडन (Compression) के कारण रोगी मूत्राशय को खाली करने में विफल होती है। मूत्राशय का ऊपरी किनारा और विस्फारित (Distended) निचले खण्ड के मिलन-स्थल (Junction) पर अनुप्रस्थ अवनमन (Transverse depression) प्रायः ब्रान्डल वलय (Brandl's ring) के साथ भ्रमित (Confused) होता है। मूत्राशय की दिवाल आघातित (Traumatized) होती है जो रक्तरंजित मूत्र की ओर अग्रसर होती है जो अवरूद्ध प्रसव में एक सामान्य परिणाम होता है। मूत्राशय और मूत्रमार्ग का आधार जो भ्रूण का प्रस्तुत भाग और जघन-संधानक के बीच दब जाता है, वह दबाव ऊतक क्षय (Necrosis) के कारण बनता है। ओजहीन ऊतक (Devitalized tissue) संक्रमित (Infected) हो जाता है जिससे पपड़ी (Slough) बनती है जो जननांग-मूत्रक्षेत्र में व्रण (Genital-urinary fistula) के विकास का कारण बनता है।

माता पर प्रभाव (Effects on the Mother):

तत्काल (Immediate) (1) निरंतर असह्य पीड़ा और बेचैनी के कारण निर्वातन (Exhaustion), (2) द्रव के अपर्याप्त अंतर्ग्रहण (Intake) के बिना वर्धित (Increased) पेशीय (Muscular) क्रियाशीलता के कारण निर्जलन (Dehydration), (3) लैक्टिक अम्ल (Lactic acid) तथा कीटोन (Ketone) का संचयन (Accumulation) के कारण चयापचयी अम्लरक्तता (Metabolic acidosis), (4) जननांगी पूतिता (Genital sepsis), (5) जननांगी क्षेत्र की क्षति (Injury to genital tract) जैसे – गर्भाशय का विदार (Rupture of the uterus) जो बहुप्रसवा (Multiparae) में स्वतः होता है या उपकरण द्वारा प्रसव कराने के बाद आघाती (Traumatic) हो सकता है। (6) प्रसवोत्तर रक्तश्राव और सदमा या प्रघात (Postpartum hemorrhage and shock) – यह अतानिक (Atonic) गर्भाशय या जननांगी क्षेत्र आघात के एकल या संयुक्त प्रभाव के कारण हो सकता है। ये सभी मिलकर वर्धित मातृक रूग्नता (Morbidity) तथा मर्त्यता (Mortality) की ओर अग्रसर होते हैं। गर्भाशय के विदार

(Rupture) तथा चयापचयी परिवर्तन के साथ पूतिता (सेप्सिस) के कारण मृत्यु (Death) होती है।

भ्रूण पर प्रभाव (Effects on the Fetus):

(1) श्वास-अवरोध (Asphyxia) जो तानिक (Tonic) गर्भाशयी संकुचन के कारण होता है तथा रज्जु भ्रंश (Cord prolapse) के कारण, विशेषकार स्कंध गर्भस्थिति (Shoulder presentation) में या गर्भाशय-अपरा के रक्त परिवहन (Utero-placental circulation) के साथ हस्तक्षेप करता है। (2) अम्लरक्तता (Acidosis) जो भ्रूणीय ऑक्सीक्षता (Hypoxia) तथा मातृक अम्रक्तता के कारण होती है। (3) अंतःकपालीय रक्तश्राव (Intracranial hemorrhage) जो सिर के अधिगढ़न (Super moulding) के कारण होता है तथा मस्तिष्क छदि के विदारण (Tentorial tear) की ओर अग्रसर होता है या अभिघातक (Traumatic) प्रसव के कारण होता है। (4) संक्रमण (Infection) – इन सभी के कारण वर्धित पेरिनैटल हानि (Increased perinatal loss) होती है।

नैदानिक लक्षण (Clinical Features): ये लक्षण तानिक गर्भाशयी संकुचन और आकुंचन में उल्लेखित (Mentioned in tonic uterine contraction and retraction) लक्षणों के समान होते हैं।

निवारण (Prevention):

(1) कारकों की प्रसवपूर्व पहचान (Antenatal detection) जो दीर्घप्रसव को उत्पन्न करते हैं, जैसे–वृहत या बड़ा शिशु, लघुकद की स्त्री (Small women), अप्रकृत गर्भस्थिति (Malpresentation) तथा कुस्थिति (Malposition)

(2) गर्भावधिक (Intranatal): निरंतर निगरानी, प्रसवक्रम रेखाचित्र (Partography) का उपयोग तथा यांत्रिक (Mechanical) कारकों के कारण दीर्घ प्रसव के सामयिक (Timely) हस्तक्षेप से अवरूद्ध प्रसव का निवारण किया जा सकता है। पर्याप्त समय (2–4 घंटे) के लिए पर्याप्त गर्भाशयी संकुचन के बावजूद यदि प्रसव की प्रगति में विफलता होती है तो यह अवरूद्ध प्रसव का एक सन्निकट (Impending) संकेत होता है।

वास्तविक उपचार (Actual treatment): इसके सिद्धान्त हैं –

(1) सुरक्षित क्रियाविधि (Procedure) द्वारा यथा-शीघ्र अवरोध को दूर करना,
(2) निर्जलन (Dehydration) तथा कीटोन-अम्लरक्तता (Keto-acidosis) का मुकावला करना तथा (3) पूतिता (Sepsis) को नियंत्रित करना ।

प्रारंभिक उपचार (Preliminaries): (1) न्यूनतम एक लीटर रिंजर घोल (Ringer's solution) के शीघ्र निवेश (Infusion) द्वारा निर्जलन और कीटोन अम्ल-रक्तता में सुधार किया जाता है। नैदानिक (Clinical) निर्जलन को दूर करने के लिए न्यूनतम 3 लीटर द्रव की आवश्यकता होती है। (2) एक योनिक फाहा (Vaginal swab) लेकर उसे जीवाणु-वर्धन (Culture) तथा संवेदनशीलता परीक्षण (Sensitivity test) के लिए भेजा जाता है। (3) समूह और प्रतिकूल-मिलान (Group and cross-matching) के लिए रक्त का नमूना (Blood sample) भेजा जाता है तथा एक बोतल रक्त किसी भी शल्यक (Surgical) हस्तक्षेप के लिए तैयार रखा जाता है। (5) प्रतिजैविक औषधि (Antibiotic) सेफ्ट्रिऐक्सोन (Ceftriaxone) 1 gm अंतःशिरीकीयरूप से (Intravenously) दिया जाता है।

प्रासूतिक प्रबंध (Obstetric management): निश्चित शल्यक (Operative) उपचार के लिए कार्य करने के पहले गर्भाशय के विदार (Rupture of the uterus) को निषिद्ध (Exclude) करना चाहिए। माता के न्यूनतम खतरे के साथ अवरोध से राहत देने के लिए उत्तम विधि के संबंध में एक संतुलित निर्णय करना चाहिए। माता के लिए शामिल खतरे की उपेक्षा करके एक विधि द्वारा मरणासन्न (Moribund) शिशु का प्रसव कराने का प्रयत्न करना एक गलत प्रासूतिक व्यवस्था है। ''प्रतीक्षा और निगरानी'' (Wait and watch) तथा गर्भाशयी संकुचन (Uterine contraction) को उत्तेजित करने के लिए ऑक्सिटोसिन (Oxytocin) का उपयोग करने का कोई महत्व नहीं है।

योनिक प्रसव (Vaginal delivery): अधिकतर उपेक्षित रोगियों (Cases) में शिशु अनिवार्यतः मृत होता है तथा अवरोध को दूर करने के लिए उत्कृष्ट विधि नाशक शल्यक्रिया (Destructive operation) है। तथापि (However), यदि सिर नीचे की ओर है तथा योनिक प्रसव में खतरा नहीं है तब एक जीवित शिशु में चिमटी से निष्कासन (Forceps extraction) किया जा सकता है। अवरूद्ध प्रसव में आंतरिक गर्भवर्तन (Internal version) का कोई महत्व (Place) नहीं है। प्रसव का समापन (Completion) तथा अपरा (Placenta) के निष्कासन के बाद गर्भाशयी विदार (Rupture) को निषिद्ध (Exclude) करने के लिए गर्भाशय (Uterus) तथा निचले जननांगी क्षेत्र (Lower genital tract) की जाँच-पड़ताल (Exploration या खोज) करनी चाहिए ।

शल्यक्रिया द्वारा प्रसव (CS = Cesarean section): यदि रोगी (Case) की पहचान आरंभ में उत्तम भ्रूणीय (Fetal) स्थिति के साथ होती है तब शल्यक्रिया द्वारा प्रसव से उत्तम परिणाम मिलता है। परन्तु उपेक्षित रोगियों में यदि भ्रूणीय हृदय ध्वनि (Fetal heart sound) श्रव्य (Audible) भी होती है तब मरणासन्न (Moribund) शिशु को बचाने के लिए CS के निष्पादन का हताश (Desperate) प्रयास प्रायः विनाशपूर्ण (Disastrous) परिणाम की ओर अग्रसर होता है। या तो मृतजन्म शिशु (Stillborn) का प्रसव होता है या नवजात पूतिता (Neonatal sepsis) के कारण उसकी मृत्यु हो जाती है। माता की शल्यकोत्तर (Postoperative) अवधि भी संकटपूर्ण होती है और कभी-कभी मृत्यु का कारण बनती है।

संधानक उच्छेदन (Symphysiotomy): विकासशील देशों (जैसे – भारत) में संधानक उच्छेदन के महत्व का उचित रूप से विचार करना है – खतरनाक CS का एक विकल्प के रूप में। इसका निष्पादन शीर्ष गर्भस्थिति (Vertex presentation) के साथ वहिर्गम (Outlet) संकुचन के कारण प्रमाणित अवरोध के एक रोगी (Case) में पर्याप्त भ्रूणीय हृदय ध्वनि (FHS= Fetal heart sound) में किया जा सकता है।

भ्रूणीय असंगति के कारण कठिन शिशु-जनन (Dystocia Caused by Fetal Anomalies)

अपसामान्य वृहदाकार शरीर (Macrosomia=मैक्रोसोमिया=Generalized fetal enlargement) – अपसामान्य रूप से (Abnormally) वृहत आकार का शिशु जिसका भार 4 kg से अधिक होता है उसे वृहदाकार शिशु (Macrosomic) कहा जाता है। इसके कारण (Causes) हैं – आनुवंशिकता (Heredity), प्रजाति (Race), माता-पिता का आकार (Size) विशेषकर माता की (Obesity=स्थूलता), अल्प रूप से नियंत्रित मातृक मधुमेह (Maternal diabetes) तथा गर्भावधिक मधुमेह (Gestational diabetes) पूर्णगर्भोत्तर अवस्था (Postmaturity), बहुप्रसवता (Multiparity) और बालक भ्रूण (Male fetus)। निम्नलिखित के कारण निदान (Diagnosis) का संदेह होता है –

(1) गर्भाशय (Uterus) के आकार में असंगत वृद्धि (Disproportionate increase)
(2) नैदानिकरूप से (Clinically) वृहत शिशु का स्पर्श-अनुभव (Feel) होता है।
(3) भ्रूणीय भार का पूर्वानुमान लगाने के लिए अतिस्वन चित्रण (Ultrasonography) द्वारा भ्रूणीय कपाल का द्विभित्तीय व्यास (BPD = Biparietal diameter of the skull) सिर की परिधि (HC = Head circumference), उर्वस्थि की लम्बाई (FL = femur length) तथा उदरीय परिधि (AC = Abdominal circumference) ज्ञात की जाती है। इसमें दोनों, भ्रूण और माता, का खतरा शामिल होता है। भ्रूण के खतरे (Hazards of fetus) हैं – शीर्ष-श्रोणीय असंगति (Cephalo-pelvis disproportion) के कारण अकस्मात कठिन शिशु-जनन (Sudden dystocia), स्कंध का कठिन जनन (Shoulder dystocia), बाहु-जालिका की क्षति (Brachial plexus injury), श्वास-अवरोध (Asphyxia), जन्म-आघात (Birth trauma) तथा नवविष्ठा का अंतःश्वसन (Meconium inspiration)। कुल पेरिनैटल रूग्नता और मर्त्यता (Perinatal morbidity and mortality) अत्यधिक होती है। मातृक खतरे (Maternal dangers) होते हैं – कोमल ऊतकों (Soft tissues) [जैसे–योनि (Vagina), मूलाधार (Perineum)] में क्षति (Injury), प्रसवोत्तर रक्तश्राव (PPH = Postpartum hemorrhage) तथा प्रसवोत्तर काल की पूतिता (Puerperal sepsis)। मातृक रूग्नता अत्यधिक होती है।

प्रबंध (Management): (1) स्कंध के कठिन जनन (Shoulder dystocia) के खतरे को कम करने के लिए प्रसव का (कालपूर्व=Preterm) रोगरोधी प्रेरण (Prophylactic induction), (2) पेरिनैटल खतरों को कम करने के लिए वृहत (Large) शिशु के साथ मधुमेह (Diabetic) महिलाओं में विशेष रूप से चयनात्मक शल्यक्रिया द्वारा प्रसव (Elective Cesarean delivery)।

स्कंध कठिन शिशु-जनन (Shoulder Dystocia)

परिभाषा (Definition): स्कंध के प्रसव में होनेवाली कठिनाइयों के वृहत क्षेत्र का वर्णन करने के लिए "स्कंध डिस्टोसिया" शब्दावली का उपयोग होता है। इसका कुल प्रभाव (Incidence) 0.1 और 1.0% के बीच होता है।

यह समझना चाहिए कि समस्या श्रोणीय प्रवेशिका (Pelvic inlet) में होती है, सामान्यतः पश्च स्कंध (Posterior shoulder) त्रिक-गर्त (Sacral bay) में होता है परन्तु अग्र (Anterior) स्कंध जघन-संधानक (Symphysis pubis) के ऊपर (Unilateral = एक पार्श्विक) बना रहता है। विरले ही (Rarely), दोनों स्कंध श्रोणीय प्रवेशिका के ऊपर रहता है (Bilateral = द्विपार्श्विक)।

पूर्वानुकूलन कारक (Predisposing factors): (1) भ्रूणीय वृहदाकार शरीर (Fetal macrosomia) – तथापि (However), स्कंध कठिन शिशु-जनन के रोगियों (Cases) के 50% में सामान्य आकार का शिशु होता है। (2) स्थूलता (Obesity), (3) मधुमेह (Diabetes), (4) मध्यश्रोणीय (Midpelvic) औजार द्वारा प्रसव (Instrumental delivery) [चिमटी (Forceps) की अपेक्षा निर्वात निष्कासक (Ventouse) से अधिक होता है], (5) पूर्णगर्भोत्तर अवस्था (Postmaturity), (6) बहुप्रसवा (Multiparity), (7) अमस्तिष्कता (Anencephaly), (8) भ्रूणीय जलोदर (Fetal ascites)। भ्रूणीय खतरा (Fetal hazards) – भ्रूणीय श्वास-अवरोध (Fetal asphyxia), बाहु-जालिका में क्षति (Injury to brachial plexus), भंजित प्रगंडिका (Fracture humerus), गर्भावस्था के दौरान जत्रुक या उरोस्थि-चुचुकाकार हेमाटोमा (Clavicle or sterno-mastoid hematoma)। पेरिनैटल रूग्नता और मर्त्यता (Perinatal morbidity and mortality) अत्यधिक होती है। निवारण (Prevention)-स्कंध डिस्टोसिया का पूर्वानुमान (Prediction) लगाना संभव नहीं है। अतः सिर से लेकर शरीर तक का आंतरिक प्रसव कराने के समय को कम करने के लिए परिचर्या (care) की आवश्यकता होती है।

निदान (Diagnosis): (1) मूलाधार (Perineum) के विरूद्ध सिर पृष्ठ (Head back) का निश्चित प्रतिक्षेप (Recoil = पीछे हटना), (2) अपर्याप्त स्वतः पुनःस्थापन (Inadequate spontaneous restitution)।

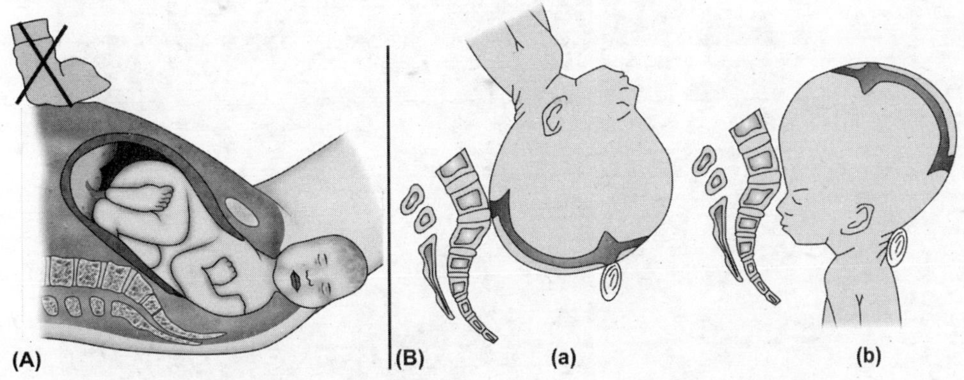

चित्र (Fig.) 26.3A: बुध्नीय दबाव (Fundal pressure) का उपयोग नहीं करना चाहिए क्योंकि यह और अधिक स्कंध अंतर्घट्टन (Shoulder impaction) का कारण बनता है।

चित्र (Fig.) 26.3B: जलशीर्ष (Hydrocephalus). (a) अग्रगामी सिर (Forecoming head), (b) पश्चगामी सिर (Aftercoming head)

निषेध (Do nots): (1) आतंकित (Panicky) नहीं होना (2) शिशु का सिर पर कर्षण (Traction) नहीं देना, (3) बुध्नीय दबाव (Fundal pressure) नहीं लगाना (देखें चित्र 26.3A and B)। करना (Dos)– (1) अतिरिक सहायता की माँग करना, (2) शिशु का मुँह और नाक साफ करना, (3) संवेदनाहरक (Anesthesist) तथा बाल-चिकित्सक (Pediatrician) को शामिल करना तथा (4) योनिद्वार का एक विस्तृत मध्य पार्श्विक उच्छेदन (Wide mediolateral episiotomy) करना, यदि पहले इसे नहीं किया गया है।

सोपान (Step) I: सिर और ग्रीवा (Head and neck) को हाथ से पकड़ा जाता है तथा पश्च रूप से ले जाना चाहिए जबकि एक सहायक (Assistant) द्वारा ऊपरी जघन (Suprapubis) पर भ्रूणीय वक्ष (Chest) के किनारे की ओर दबाव डाला जाता है। इससे द्विअंसकुटीय व्यास (Biacromial diameter) में कमी होती है तथा अग्र स्कंध (Anterior shoulder) को तिर्यक (Oblique) व्यास की ओर घुमाना है। यदि यह विधि असफल होती है तब अगले सोपान की ओर आगे बढ़ना है।

सोपान (Step) II: मैकरॉबर्ट की क्रियाविधि (Mc Robert's maneuver) – मातृक जघन (thighs) का अपवर्तन (Adjust) करना है तथा तेजी से माता के उदर (Abdomen) पर झुकाना है। जघन-संधानक (Symphysis pubis) का घूर्णन (Rotation) ऊपर की ओर होता है तथा श्रोणीय नति (Pelvic inclination) के कोण में कमी आती है।

सोपान (Step) III: वुड की क्रियाविधि (Wood's maneuver) – सामान्य संवेदनाहरण (General anesthesia) का अंतर्ग्रहण कराया जाता है। पश्च स्कंध (Posterior shoulder) को एक पेंचदार (Screwing) गति द्वारा अग्र स्थिति (anterior) में घुमाया (180) जाता है। इसे करने के लिए दो अंगुली को पश्च योनि (Vagina) में प्रवेश कराना है। इसके साथ-साथ ऊपरी जघन (Suprapubis) पर दबाव डालना है। इससे द्विअसंकूटीय (Bisacromial) व्यास को अग्र-पश्च व्यास से एक तिर्यक व्यास में धकेला जाता है। यह द्विअसंकुटीय व्यास को श्रोणीय प्रवेशिका (Pelvic inlet) में प्रवेश को आसान बनाता है। यदि यह विफल होता है तब अगले सोपान की ओर आगे बढ़ना है।

सोपान (Step) IV: पश्च बाहु को निष्कासन (Extraction of the posterior arm) – प्रचालक (Operator) के हाथ को योनि (Vagina) में भ्रूणीय पश्च प्रगंडिका (Humerus) के मार्ग पर प्रवेश कराया जाता है। तत्पश्चात् बाहु को वक्ष (Chest) के पार ले जाना है और उसके बाद हल्का कर्षण (Traction = खींचने) द्वारा प्रसव कराया जाता है। यदि यह विफल होता है तब इस समय तक शिशु की मृत्यु होने की संभावना होती है।

सोपान (Step) V: जत्रुक उच्छेदन (Cleidotomy) – स्कंध की परिधि (Clavicles) को काटा जा सकता है यह एक जीवित अमस्तिष्कीय (Anencephalic) शिशु के लिए प्रथम प्रसंद के रूप में या एक मृत शिशु में प्रयोज्य (Applicable) है।

जैवानेलाई की क्रियाविधि (Zavanelli maneuver): इसमें भ्रूणीय सिर (Fetal head) को झुकाया जाता है तथा गर्भाशय के अंदर प्रतिस्थापित (Replace) किया जाता है। उसके बाद आपात (Emergency) शल्यक्रिया (Cesarean) द्वारा शिशु को प्रसव कराया जाता है। इस क्रियाविधि का सामान्यतः प्रचलन नहीं है।

बुध्नीय दबाव से बचा जाता है क्योंकि स्कंध (shoulder) का और अधिक अंतर्घट्टन (Impaction) का कारण बनता है। इसके अतिरिक्त यह तंत्रिकीय तथा विकलांगीय क्षति (Neurological and orthopedic injury) का कारण बनता है। (देखें चित्र 26.4A)।

जलशीर्ष (Hydrocephalus) (देखें चित्र 26.4B): मस्तिष्क ऊतक (Brain tissue) के परिणामी पतलेपन और कपाल (Cranium) के वर्धन के साथ निलय (Ventricles) में प्रमस्तिष्क-मेरूद्रव (Cerebrospinal liquid) का अत्यधिक संग्रहण (0.5–1.5 लीटर) 2000 प्रसव में 1 में पाया जाता है। एक तिहाई रोगियों (Cases) में अन्य जन्मजात कुरचना (Congenital malformation) (Aneuploidy = अद्रिगुणितता) के साथ यह संबंधित होता

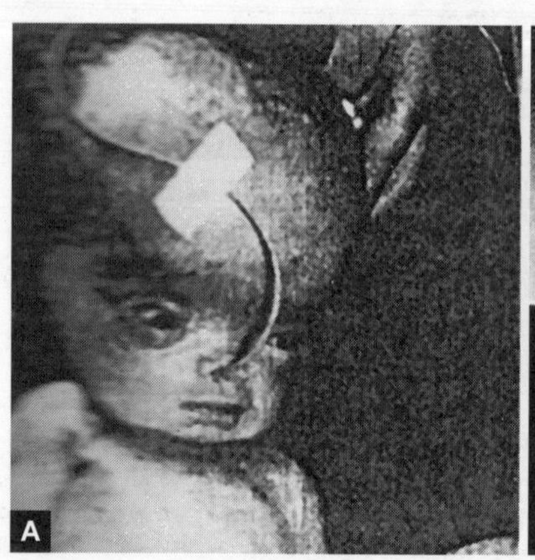

चित्र (Fig.) 26.4A: स्थापन आतप नेत्र के साथ जलशीर्ष (Hydrocephalus with setting sun eyes)

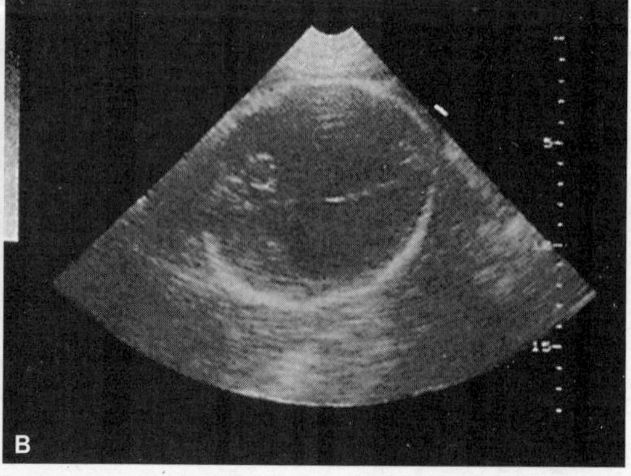

चित्र (Fig.) 26.4B: अतिस्वन चित्र में प्रदर्शित जलशीर्ष (Sonogram showing hydrocephalus)

है। इसकी पुनारावृत्ति दर (Recurrence rate) लगभग 5% होती है। नितम्ब गर्भस्थिति (Breech presentation) लगभग 30% रोगियों में होता है।

निदान (Diagnosis): प्रसवपूर्वीरूप से (Antenatally) अल्पांश (Minor degree) के अवधान (Attention) से बचकर निकल (छूट) जाता है परन्तु तीव्रांश (Severe degree) [या गंभीर अवस्था] में निम्नलिखित लक्षण (Features) उपस्थिति होते हैं – (1) सिर सामान्य सिर की अपेक्षा बहुत बड़ा गोलाकार तथा अधिक कोमल होता है, (2) सिर ऊपर ऊँचा होता है जिसे श्रोणि (Pelvis) में नीचे धकेलना असंभव होता है। (3) भ्रूणीय हृदय ध्वनि (FHS = Fetus heart sound) नाभिका (Umbilicus) के ऊपर बहुत ऊँचाई पर स्थित होती है। (4) एक्स-किरण चित्र (X-ray):– (a) कपालीय प्रतिबिम्ब (Cranical shadow) सामान्य अण्डाकार (Ovoid) की अपेक्षा गोलाकार होता है। (b) शिशु-करोटि (Fontanelles) तथा संधि रेखा (Sutures) चौड़ी होती है। (c) चापछत की अस्थियाँ (Vault bones) अधिक पतली (Thinner) होती हैं। नितम्ब गर्भस्थिति में, चूँकि सिर अपेक्षाकृत एक्स-किरण नली के निकट होता है, अतः कपाल (Skull) का सामान्य प्रतिबिम्ब (या छाया) असंगत रूप से (Disproportionately) वर्धित (Enlarged) हो सकता है तथा जलशीर्ष के साथ भ्रम (Confusion) का कारण बनता है। (5) अतिस्वन चित्रण (Sonography) – पार्श्विक निलय का विस्फारण (Dilation of lateral ventricles), लटकन रक्तक (मस्तिष्क) जालिका (Dangling choroids plexus), प्रमस्तिष्क-प्रांतस्था (Cerebral cortex) का कुछ भी नहीं रहना (Thinning out) (देखें चित्र 26.4A)। (6) प्रसव के दौरान आंतरिक जाँच से निम्नलिखित का पता चलता है – (a) संधिरेखा में रिक्ति (Gaping sutures) तथा शिशु-करोटि (Fontanelles) में रिक्ति, (7) सिर को दबाने पर चरचराहट का संवेदन (Crackling sensation)।

तथापि (However), नितम्ब गर्भस्थिति (Breech presentation) में निदान (Diagnosis) तक तब नहीं होता है जब तक कि पश्चगामी (After-coming) सिर श्रोणि-मुख (Pelvic brim) पर अवरूद्ध नहीं हो जाता। प्रकट मेरूदण्डीय दरार की उपस्थिति जलशीर्ष का प्रबल रूप से संकेत देती है।

पूर्वानुमान (Prognosis): भ्रूण की बाह्यकृति (Outlook) अत्यधिक दुर्बल होती है। भ्रूण का प्रसव या तो मृत जन्मा (Stillborn) होता है या नवजात काल (Neonatal period) में मृत्यु हो जाती है। जो शिशु जीवित रहता है, वह मानसिक रूप से त्रूटिपूर्ण (Mentally defective) होता है। निदानित रोगियों (Diagnosed cases) में पूर्वानुमान प्रतिकूल नहीं होता है परन्तु अनिदानित (Undiagnosed) रोगियों में तथा प्रसव के दौरान उपेक्षित रोगियों में अवरूद्ध प्रसव और उसके परिणाम पाये जा सकते हैं। गर्भाशय-ग्रीवा (Cervix) का पूर्णतः विस्फारित (Dilated) होने के पहले भी विदार (Rupture) हो सकता है जिसका कारण सिर द्वारा निचले खण्ड का अत्यधिक प्रसार है।

प्रबंध (Management): गर्भावस्था को उस अवस्था (प्रायः 36 सप्ताह से अधिक) तक निरंतर रखना है जब तक प्रेरण (Induction) को सफलतापूर्वक प्राप्त नहीं किया जाता है। झिल्ली का लघु विदार (Low rupture of the membranes) द्वारा प्रेरण किया जाता है। जैसे ही प्रसव स्थापित हो जाता है तथा गर्भाशय-ग्रीवा 3–4 cm विस्फारित हो जाती है वैसे ही तीव्र नोक वाली कैंची (Scissors) या एक चौड़े छिद्र (17 gauge) वाली लंबी सुई (Needle) द्वारा सिर का विसंपीडन (Decompression=संपीडन मुक्त) किया जाता है।

नितम्ब गर्भस्थिति में, अग्र योनिक (Anterior vaginal) दिवाल को सुरक्षित रखते हुए बायें हाथ की दो अंगुली के मार्गदर्शन में एक तेज नोंकी कैंची या सुई के उपयोग द्वारा अधोपश्चकपाल (Suboccipital) के छिद्रण द्वारा अवरूद्ध सिर को संपीड़न-मुक्त किया जा सकता है। सिर के प्रसव के बाद गर्भाशय (Uterus) की जाँच पड़ताल (Exploration या खोज) करनी चाहिए।

सिर का विसंपीडन (Cephalocentesis = शीर्षवेधन): उदरीय (Abdominal) मार्ग से होकर एक बड़े छिद्र (Bore) वाली सुई (Needle) का उपयोग अतिस्वन (Ultrasound) के मार्गदर्शन में करना चाहिए।

तंत्रिका-नली दोष (NTD = Neural tube defects): इसका 95% में अमस्तिष्कता (Anencephaly) तथा जन्मजात मेरूदण्डीय दरार (Spinabifida) होते हैं। शेष 5% में प्रमस्तिष्क गुहा (Encephalocele) होता है। यह निम्न सामाजिक-आर्थिक समूह (Lower social- economic group) में प्रायः अधिक होता है। एक प्रभावित शिशु के बाद पुनरावृत्ति का खतरा (Recurrence risk) 4% होता है।

अमस्तिष्कता (Anencephaly): अमस्तिष्कता का प्रभाव (Incidence) 1000 जन्म में लगभग 1 में होता है। यह असंगति (Anomaly) कपाल के चापछत (Vault of skull) तथा मस्तिष्क ऊतक (Brain tissue) के अपूर्ण विकास के कारण होते हैं परन्तु आननी (चेहरे का) भाग (Facial portion) सामान्य (देखें चित्र 26.5) होता है। पीयूष ग्रंथि (Pituitary gland) प्रायः अनुपस्थित या अल्पवर्धित (Hypoplastic) होती है। विशिष्ट रूप से अधिवृक्क ग्रंथि (Adrenal glands) के आकार का पर्याप्त ह्रास (Diminution या कमी) होता है, जो संभवतः पीयूष ग्रंथि की अनुपस्थिति का सहायक होता है।

अमस्तिष्कीय भ्रूणों (Anencephalic fetuses) का लगभग 70% बालिका (Females) होती है। प्रथम जन्म या युवती में या प्रौढ़ (Young and elderly) माताओं में यह अधिक देखने को मिलता है। इसमें सम्भवतः

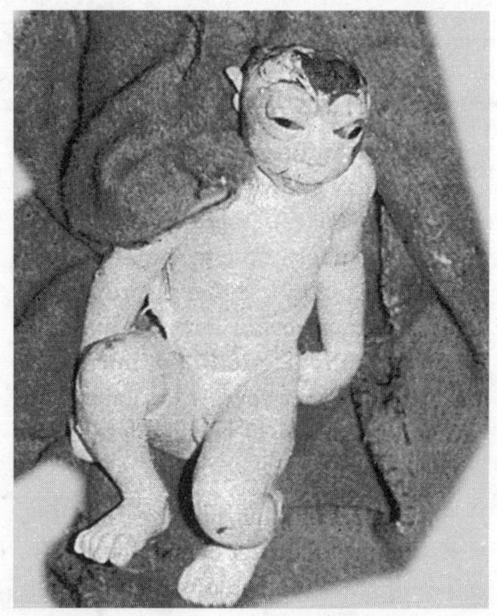

चित्र (Fig.) 26.5: अमस्तिष्कता (Anencephaly)

आनुवंशिक (Genetic) तथा पर्यावरणी (Environmental) कारक शामिल होते हैं।

निदान (Diagnosis): गर्भावस्था (Pregnancy) के प्रथम अर्घ में उल्वीद्रव (Amniotic fluid) में वर्धित (Elevated) ऐल्फा-फीटो (Alphafeto) प्रोटीन द्वारा निदान किया जाता है तथा इसकी पुष्टि (confirmation) अतिस्वन चित्रण (Sonography) (देखें अध्याय 11) द्वारा की जाती है। लगभग 13 सप्ताह में परिणाम (Findings) निम्नलिखित होते हैं– (1) कपालीय चापछत (Cranial vault) की अनुपस्थिति तथा (2) वाहिका अर्बुदीय (Angiomatous), मस्तिष्क ऊतक (Brain tissue)। गर्भावस्था के द्वितीय अर्घकाल में, निदान कठिन होता है, विशेषकर जब इसका संबंध अति उल्वीद्रव (Hydramnios) के साथ होता है। उदरीय स्पर्शन (Abdominal palpation) पर भ्रूणीय (Fetal) सिर के स्थान निर्धारण की असमर्थता से संदेह उत्पन्न होता है। यहाँ तक कि आंतरिक जाँच से आननी गर्भस्थिति (Face presentation) का निदान किया जाता है। अतिस्वन चित्रण (Sonography) या एक्स-किरण (X-ray) द्वारा पुष्टि की जाती है।

जटिलता (Complications): इसमें निम्नलिखित शामिल होते हैं–

(1) अतिउल्वीद्रव (Hydramnios) (70%), (2) अप्रकृत गर्भस्थिति (Malpresentation) – आनन (Face) या नितम्ब (Breech), (3) कालपूर्व (या अपूर्ण) प्रसव (Premature labor) – विशेषकर जब अति उल्वीद्रव के साथ संबंधित होता है। (4) पूर्णगर्भोत्तर अवस्था (Postmaturity) की प्रवृति (Tendency), (5) स्कंध का कठिन शिशु-जनन (Shoulder dystocia), (6) अवरूद्ध प्रसव (Obstructed labor), यदि लघु ग्रीवा (Short neck) के कारण सिर और स्कंध एक साथ श्रोणि में प्रवेश (Engage) करने के लिए प्रयास करते हैं।

प्रबंध (Management): यदि 20 सप्ताह के पहले पुष्टि होती है, उल्वीद्रव (Liquor amnii) में ऐल्फा-फीटो प्रोटीन का वर्धित मात्रा द्वारा तथा अतिस्वन चित्रण द्वारा, तब गर्भपात (Termination) कराना है, जब विलंबित (Late) गर्भावस्था में निदान होता है। प्रत्येक परिस्थिति में दम्पत्ति (Couple) से विचार-विमर्श (या परामर्श = Counsel) करना है। गर्भाशय (Uterus) प्रायः ऑक्सिटोसिन (Oxytocin) के लिए दुर्जेय (Refractory) होता है जिसका कारण भ्रूणीय अधिवृक्क ग्रंथि (Adrenals) से उसका पूर्ववर्ती कॉर्टिसोल (Precursor cortisol) के अल्प उत्पादन के कारण एस्ट्रिओल (Estriol) की अल्प मात्रा है। प्रतिरोधक (Resistant) रोगियों में प्रोस्टेग्लैन्डिन (Prostaglands) तथा योनिक जेल (Vaginal gel) PGE_2 का उपयोग प्रभावी होता है। प्रसव के दौरान, विलम्ब होने की प्रवृति होती है। जत्रुक उच्छेदन (Cleidotomy) द्वारा स्कंध कठिन शिशु-जनन (shoulder dystocia) का प्रबंध करना चाहिए।

निवारण (Prevention): पूर्व-गर्भावस्था परामर्श (Pre-pregnancy counseling) अनिवार्य होता है। गर्भधारण (Conception) से एक महीने पहले से आरंभ करके गर्भावस्था के तीन महीने तक फोलिक अम्ल देने से तंत्रिका नली दोष (NTD) का प्रभाव कम होता है। 4 mg की एक दैनिक खुराक (Dose) का सुझाव दिया जाता है। बाद की गर्भावस्था में पुनरावृत्ति का खतरा लगभग 2% होता है।

पश्चकुट मस्तिष्कता (Iniencephaly): यह ग्रैव और ऊपरी वक्षीय कशेरूका (Cervical and upper thoracic vertebrae) तथा कपाल के आधार (Base of the shell) के निर्माण की विफलता और उसके साथ अपसामान्य रूप से (Abnormally) निर्मित मस्तिष्क ऊतक (Brain tissue) होती है।

भ्रूणीय उदर का वर्धन
(Enlargement of Fetal Abdomen)

भ्रूणीय उदर का वर्धन इतना अधिक होता है कि उससे कठिन शिशु-जनन (Dystocia) होता है जो जलोदर (Ascites), विस्फारित मूत्राशय (Distended bladder) या एक अर्बुद (Tumor) या नाभिका-वृद्धि (Umbilical hernia) द्वारा वृक्क (Kidney) के वर्धन के कारण हो सकता है। प्रसव पूर्व (Antenatal) निदान संयोग से अतिस्वन चित्रण (sonography) द्वारा किया जा सकता हैं (देखें चित्र 26.6 तथा 26.7) जिसमें बुड्ढ़ी स्थिति के समान आकृति का प्रदर्शन होता है। सिर के जन्म के बाद धड़ के प्रसव (Delivery of the trunk) में जब कठिनाई होती है तब प्रायः निदान हो जाता है। हाथ का योनि

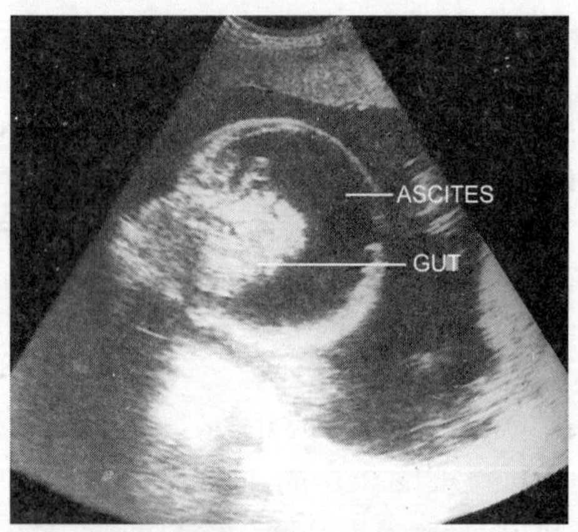

चित्र (Fig.) 26.6: अतिस्वन चित्रण में प्रदर्शित भ्रूणीय जलोदर (Sonography showing fetal ascites)

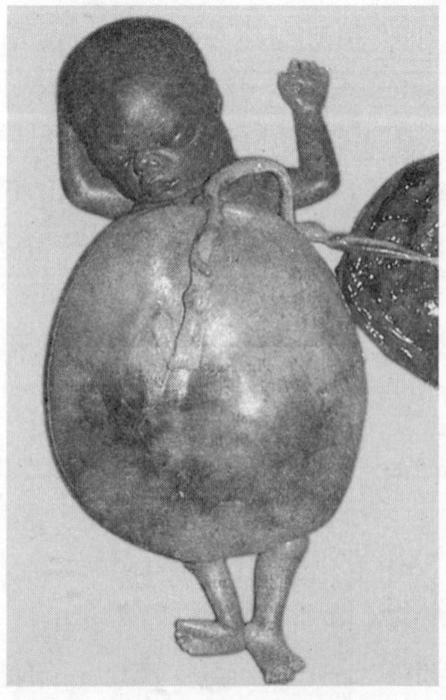

चित्र (Fig.) 26.7: जलोदर के कारण विशाल उदरीय वर्धन (Huge abdominal enlargement due to ascites)

(Vagina) में प्रवेश तथा अति विस्फारित उदर के स्पर्शन द्वारा इसकी पुष्टि की जाती है। एक चौड़ा छेद (Wide bore) या सुए (Needle) से एक सरल छिद्रण (Puncture) द्वारा उदर को संपीडन-मुक्त (Decompress) किया जाता है जिसके तत्काल बाद स्वतः प्रसव हो जाता है।

वृहदाकार विकृत भ्रूण (Monsters): अपूर्ण यमजन (Twinning) की विविधता (Varities) के कारण वृहदाकार विरूप भ्रूणों के समूहों का विकास होता है (देखें अध्याय 16 का यमज=Twins)। यह स्थिति अत्यधिक विरल (Rare) होती है तथा प्रायः अकस्मात् कठिन प्रसव (Surprise dystocia) का कारण बनता है (देखें चित्र 16.6)।

संयुक्त यमज (Conjoined Twins) (देखें चित्र 16.6)

निदान (Diagnosis): अतिस्वन चित्रण (Ultrasonography) में (i) बाहरी त्वचा आकृति (External skin contor), (ii) यमज का शरीर के भाग (Body parts of twins) (Heads = सिर) समानस्तर (Level) पर होते हैं। (iii) क्रमिक जाँच – (Scans) पर यमज की सापेक्ष अवस्थिति (Relative positions) में कोई परिवर्तन नहीं, (iv) मेरूदण्ड (Spines) निकटता की स्थिति में तथा विस्तारित होते हैं तथा (v) एकल अपरा (Single placenta) का प्रदर्शन होता है।

जब तक कि अस्थिमय संधि (Boney fusion) नहीं होती है तब तक विकिरण चित्र (Radiograph) का निदान अविश्वस्त (Unreliable) होता है।

प्रबंध (Management): कालपूर्व (Pre-term) प्रराव का परिणाम प्रायः योनिक जनन (Vaginal delivery) में होता है क्योंकि भ्रूण (Fetuses) लघु होता है तथा संयोजन का स्थल (Point of union) कुछ गतिशीलता की अनुमति देता है।

नाशक शल्यक्रिया (Destructive operation) [शरीर के भागों का आशय निष्कासन (Evisceration) और अंग विच्छेदन (Amputation] एक विकल्प है जब निदान से मृत भ्रूण का पता चलता है।

शल्यक्रिया द्वारा प्रसव (CS= Cesarean section): संयुक्त यमज के रूप में भ्रूण को जीवित रखने की उत्कृष्ट संभावना CS प्रदान करता है क्योंकि शल्यक रूप से इसे पृथक किया जा सकता है। इसका निष्पादन तभी किया जाता है जब गर्भावस्था के दौरान निदान किया जाता है।

सारांश (Key Points)

(1) दीर्घ प्रसव (Prolonged labor) वह होता है जब प्रसव की प्रथम और द्वितीय अवस्था (Stage) की संयुक्त अवधि 18 घंटे से अधिक होती है।

(2) दीर्घ गुप्त अवस्था (Prolonged latent phase) उसे कहते हैं जब एक प्रथम गर्भिणी स्त्री (Primigravida) में अवधि 20 घंटे से अधिक होती है। सामान्यतः एक प्रथम गर्भिणी स्त्री में 8 घंटे के लिए यह बनी रहती है। जब गर्भाशय-ग्रीवा (Cervix) 3 cm विस्फारित (dilated) होती है तब गुप्त अवस्था का अंत हो जाता है।

(3) दीर्घ प्रसव अपसामान्य रूप से (abnormally) एक या एक से अधिक संयुक्त कारकों जैसे–मार्ग (Passage) [श्रोणि (Pelvis), गर्भाशय-ग्रीवा (Cervix)], यात्री (Passenger) [भ्रूण का आकार (Fetal size), गर्भस्थिति (Presentation), अवस्थिति (Position), जन्मजात कुरचना (Congenital malformation)] तथा शक्ति (Power) [गर्भाशयी संकुचन की क्षमता (Efficiency of uterine contraction)] के कारण हो सकता है।

(4) अप्रकृत गर्भस्थिति (Malpresentation) और कुस्थिति (Malposition) का संबंध गर्भाशय-ग्रीवा (Cervix) के साथ भ्रूण के प्रस्तुत भाग (Presenting part) का अल्प अनुकूलन (Poor adaptation) के साथ होता है। इसके कारण प्रसव की अल्प (Poor) प्रगति होती है।

(5) दीर्घ प्रसव की पहचान (Detection) प्रसव की प्रथम अवस्था में या द्वितीय अवस्था में सावधानी से नैदानिक (Clinical) जाँच से या प्रसवक्रम रेखाचित्र (Partograph) के उपयोग से की जा सकती है।

(6) प्रसव को अपसामान्य माना जाता है (Labor is considered abnormal) जब गर्भाशय-ग्रीवा का रेखाचित्र (Cervicograph) सतर्क रेखा (Alertline) को पार करके क्षेत्र (Zone)2 में पड़ता है तथा जब यह क्रिया-रेखा (Action line) को पार करके क्षेत्र (Zone)3 में पड़ता है तब हस्तक्षेप की आवश्यकता होती है। (देखें चित्र 26.2)।

(7) प्रथम गर्भिणी स्त्री (Primigravida) में प्रारम्भिक दुष्क्रियात्मक प्रसव (Primary dysfunctional labor) का सर्वसामान्य (Most common) कारण अपर्याप्त (Inadequate) गर्भाशय संकुचन है। बहुप्रसवा (Multigravida) में सर्वसामान्य कारण-शीर्ष-श्रोणीय असंगति (Cephalopelvic disproportion) है।

(8) प्रसव की सक्रिय अवस्था (Active phase) में गर्भाशय-ग्रीवा को न्यूनतम 1 cm/hr की गति से विस्फारित (Dilate) होना चाहिए।

(9) दीर्घ प्रसव का खतरा दोनों–माता और भ्रूण के लिए होता है।

(10) प्रबंध का मुख्य उद्देश्य निवारण (Prevention), आरंभ में पहचान तथा उचित हस्तक्षेप होता है।

(11) प्रसव में मातृक उत्तान अवस्थिति और निर्जलन (Maternal supine position and dehydration) से बचना चाहिए। पीड़ा से पर्याप्त राहत देनी चाहिए।

(12) पर्याप्त गर्भाशयी संकुचन के बाद भी प्रसव का अवरोध (या अवरूद्ध प्रसव) का कारण यांत्रिक (Mechanical) अवरोध है। मार्ग (Passage) या यात्री (Passenger भ्रूण) का अवरोध भी कारण हो सकता है।

(13) अवरूद्ध (Obstructed) प्रसव का प्रभाव दोनों माता और भ्रूण पर होता है।

(14) इसके प्रबंध का मुख्य उद्देश्य निवारण है। वास्तविक प्रबंध में अवरोध को दूर करना तथा भ्रूण (Fetus) का सुरक्षित रूप से प्रसव कराना है।

(15) दीर्घाकार भ्रूण (Macrosomia) के कारण या भ्रूणीय असंगति (Fetal anomalies) [जैसे–जलशीर्ष (Hydrocephalus), अमस्तिष्कता (Anencephaly) या संयुक्त यमज (Conjoined twins)] के कारण कठिन शिशु-जनन (Dystocia) होता है।

(16) स्कंध कठिन शिशु-जनन (Shoulder dystocia) अनेक कारकों के कारण होता है। इसमें मुख्य खतरा भ्रूण को होता है। यदि प्रबंध के सिद्धान्तों का पालन किया जाता है तब खतरों को न्यूनतम किया जा सकता है।

अध्याय 27

प्रसव की तृतीय अवस्था की जटिलताएँ (Complications of the Third Stage of Labor)

माता के लिए प्रसव की सभी अवस्थाओं में तृतीय अवस्था सर्वाधिक महत्वपूर्ण या निर्णायक (Crucial) होती है। अन्य प्रकार से घटनारहित (Uneventful = शान्त) प्रथम या द्वितीय अवस्था में आकास्मिकरूप से घातक (Fatal) जटिलताएँ प्रकट हो सकती हैं। निम्नलिखित महत्वपूर्ण जटिलताएँ होती हैं – (1) प्रसवोत्तर रक्तश्राव (Postpartum hemorrhage), (2) अपरा का अवरोधन (Retention of placenta) (3) सदमा या आघात (shock): रक्तश्रावी या रक्तश्रावहीन, (4) फुफ्फुसीय वाहिकारोध (Pulmonary embolism) या तो उल्वद्रव (Amniotic fluid) द्वारा या वायु द्वारा, (5) गर्भाशयी उत्क्रमण या उलटाव (Uterine inversion) (Rare = विरल)।

प्रसवोत्तर रक्तश्राव (Postpartum Hemorrhage)

परिभाषा (Definition): परिमाणात्मक (Quantitative) परिभाषा नियमेतर या स्वेच्छाचारी (Arbitrary) होती है जिसका संबंध शिशु के जन्म के बाद 500 ml से अधिक रक्त की हानि के साथ होता है। यह सांख्यिक (Statistical) प्रयोजन के लिए उपयोगी हो सकती है। रक्त के परिमाण की हानि (या क्षति) की अपेक्षा रक्त की क्षति का प्रभाव महत्वपूर्ण होता है, अतः नैदानिक (Clinical) परिभाषा अधिक व्यावहारिक (Practical) होती है जिसके अनुसार– ''शिशु के जन्म के बाद से लेकर प्रसवोत्तर काल (Puerperium) के अंत तक जननांगी क्षेत्र (Genital tract) से या में रक्तश्राव का कोई परिमाण (या आयतन = Amount) जो रोगी की सामान्य स्थिति को प्रतिकूल रूप से (Adversely) प्रभावित करता है जिसका संकेत स्पंद की गति (Pulse rate) तथा ह्रासमान (Falling) रक्तचाप (BP = Blood Pressure) से मिलता है उसे प्रसवोत्तर रक्तश्राव कहा जाता है।''

प्रभाव-क्षेत्र या विस्तार (Incidence): विस्तार में व्यापक रूप से भिन्नता होती है जिसका मुख्य कारण परिभाषा में प्रयुक्त मानदण्ड (Used criteria in definition) तथा रोगरोधी अर्गोमेट्रिन (Ergometrine) के उपयोग का विस्तार। चिकित्सालय के प्रसवों में इसका विस्तार (Incidence) लगभग 1% होता है।

प्रकार (Types)– **(1) प्रारम्भिक (Primary),**
(2) द्वितीयक (Secondary)

प्रारम्भिक (Primary): यह रक्तश्राव शिशु के जन्म के बाद 24 घंटे के अंदर होता है। बहुमत में प्रसव के बाद 2 घंटे के अंदर रक्तश्राव होता है। इसके दो प्रकार होते हैं –

(i) तृतीय अवस्था का रक्तश्राव (Third stage hemorrhage): अपरा (Placenta) के निष्कासन के पहले रक्तश्राव होता है।

(ii) वास्तविक प्रसवोत्तर रक्तश्राव (True postpartum hemorrhage) अपरा के निष्कासन के बाद रक्तश्राव होता है। (Majority = बहुमत में)

द्वितीयक (Secondary): 24 घंटे के बाद तथा प्रसवोत्तर काल (Puerperium) के अंदर रक्तश्राव होता है।

प्रारम्भिक प्रसवोत्तर रक्तश्राव (Primary Postpartum Hemorrhage)

कारण (Causes)

(1) अतानिक (Atonic), (2) अभिघातज (Traumatic या आघाती) (3) मिश्रित (Mixed), (4) रक्त स्कंदरोग (Blood coagulopathy)।

(1) अतानिक गर्भाशय (Atonic uterus) (80%)

प्रसवोत्तर गर्भाश्राव का सर्वसामान्य कारण गर्भाशय की अतानता (Atonicity) जब तक अपरा (Placenta) अपृथक (Unseparated) रहता है तब तक रक्श्राव की संभावना नहीं होती है। अपरा का पृथक्करण (Separation) गर्भाशयी खातिका (Sinuses) जो विदारित (Torn या चीरी) जाती हैं, वे गर्भाशय का अपूर्ण संकुचन (Contraction) और आकुंचन (Retraction) के कारण प्रभावित रूप से संपीडित (Compressed) नहीं हो सकती हैं तथा रक्तश्राव निरंतर होता है। निम्नलिखित स्थितियाँ हैं जो प्रायः सम्पूर्ण रूप से गर्भाशय के आकुंचन तथा विशेष रूप से अपरा के स्थल (Site) के साथ हस्तक्षेप करती हैं–

(i) बहुप्रसवा (Grand multipara): अपर्याप्त आकुंचन तथा बारम्बार आसंजित (Adherent) अपरा इसमें योगदान करती है। सम्बद्ध रक्तक्षीणता (Anemia) भी संभवतः इसमें भूमिका निभा सकती है।

(ii) गर्भाशय का अतिप्रसार (Overdistension of the uterus) जैसाकि बहुल गर्भावस्था (Multiple pregnancy) में होता है, अतिउल्वीद्रव (Hydramnios) तथा वृहत शिशु, अपूर्ण आकुंचन तथा एक वृहत अपरा-स्थल– ये सभी अत्यधिक रक्तश्राव के लिए उत्तरदायी होते हैं।

(iii) कुपोषण और रक्तक्षीणता (Malnutrition and anemia): रक्तक्षति की अल्पमात्रा भी प्रसवोत्तर रक्तश्राव का नैदानिक (Clinical) प्रदर्शन का विकास कर सकती है।

(iv) प्रसवपूर्व रक्तश्राव (Antepartum hemorrhage): अत्यधिक रक्तश्राव के कारणों का उल्लेख अध्याय 18 में किया गया है।

(v) दीर्घ प्रसव (Prolonged labor): अल्प आकुंचन, संक्रमण (Amnionitis = उल्वशोथ), निर्जलन (Dehydration) तथा पीड़ाहर औषधि (Analgesic drugs) का उपयोग प्रसव के दौरान जो होता है – ये सभी उत्तरदायी कारक होते हैं।

(vi) संवेदनाहरण (Anesthesia): यह संवेदनाहरण की गहराई तथा संवेदनाहारी कर्मक (Anesthetic agents) [जैसे–ईथर (Ether), हैलोथेन (Halothane) या साइक्लोप्रोपेन (Cyclopropane)] भी है जो अतानता का कारण बनते हैं।

(vii) ऑक्सिटोसिन द्वारा प्रसव का प्रारंभ या वर्धन (Initiation or augmentation of delivery by oxytocin): प्रसवोत्तर गर्भाशयी अतानता की संभावना होती है जब तक कि प्रसव के बाद ऑक्सिटोसिन को न्यूनतम एक घंटे के लिए निरंतर नहीं रखा जाता है।

(viii) स्थायी गर्भाशयी प्रसार (Persistent uterine distension): आंशिक रूप से पृथक अपरा (Placenta) या अपरा के लघु खण्ड या रक्त स्कंद (Clots) का अवरोधन प्रभावी आकुंचन (Retraction) के साथ हस्तक्षेप करता है।

(ix) गर्भाशय की कुरचना (Malformation of the uterus): पृथक गर्भाशय के गर्भाशयी पट (Septum) में या द्विश्रृंगीय (Bicornuate) गर्भाशय के एक श्रृंगीय क्षेत्र (Cornual region) में अपरा के रोपण (Implantation) के कारण अत्यधिक रक्तश्राव हो सकता है।

(x) गर्भाशयी रेशार्बुद (Uterine fibroid): इसके कारण यांत्रिक रूप से (Mechanically) अपूर्ण आकुंचन होता है।

(xi) प्रसव की कुप्रबंधित तृतीय अवस्था (Mismanaged third stage of labor): इसमें निम्नलिखित होते हैं– (a) शिशु का अतिशीघ्र प्रसव जो गर्भाशयी दिवाल को ह्रासमान अंतर्वस्तु (Diminishing contents) के साथ अनुकूल करने से रोकता है। (b) अपरा को पृथक करने के पहले अपरा को मुक्त करने का कालपूर्व (Premature) प्रयास, (c) गर्भाशय का गूँधना (Kneading) तथा अधीर रूप से हस्ताचालन (Fiddling), (d) रज्जु को खींचना (Pulling the cord)। ये सभी अनियमित गर्भाशयी संकुचन उत्पन्न करते हैं जो अपरा के आंशिक पृथक्करण तथा रक्तश्राव की ओर अग्रसर होते है। (e) शल्यक्रिया द्वारा प्रसव (Cesarean section) के दौरान अपरा के हस्तीय पृथक्करण से रक्त की क्षति में वृद्धि होती है।

(xii) संकीर्णन वलय (Constriction ring): आंशिक रूप से पृथक अपरा के पार ऊपरी खण्ड में या ऊपरी खण्ड में फंसी हुई पृथक अपरा के साथ उपरी खण्ड और निचले खण्ड के मिलन-स्थल (Junction) पर निर्मित संकुचन (Hour-glass contraction) से अत्यधिक रक्तश्राव हो सकता है।

(xiii) प्रेरित या प्रवाही प्रसव (Precipitate labor): तीव्र (या शीघ्र) प्रसव में शिशु के जन्म के बाद अपरा का पृथक्करण होता है। गर्भाशयी आकुंचन (Retraction) के प्रारम्भ के पहले रक्तश्राव जारी रहता है। जननांगी क्षेत्र (genital tract) पर आघात (trauma) के कारण भी रक्तश्राव हो सकता है।

(xiv) अभिघातज या आघाती (traumatic) (2%): शल्यक (Operative) प्रसव के बाद तथा स्वतः प्रसव के बाद भी जननांगी क्षेत्र पर आघात होता है। योनि-द्वार उच्छेदन (Episiotomy) से रक्त की हानि का प्रायः अव-आंकलन (Under-estimate) किया जाता है। इसी प्रकार शल्यक्रिया द्वारा प्रसव (CS) में रक्त की हानि (800–1000 ml तक) की प्रायः उपेक्षा की जाती है। आघात प्रायः गर्भाशय-ग्रीवा (Cervix), योनि (Vagina), मूलाधार (Perineum) [योनि द्वार उच्छेदन का घाव (Episiotomy wound)) तथा विदारण (Lacerations)], सह-मूत्रमार्गीय क्षेत्र (Para-urethral region) तथा विरले ही (rarely) गर्भाशय के विदार (Rupture) को शामिल करता है। रक्तश्राव प्रायः प्रकट होता है तथा विरले ही गुप्त (Concealed) [भग-योनिक (Vulvo-vaginal) या चौड़े बंधन पर रक्तस्कंद शोथ (Broad ligament hematoma)] होता है।

(xv) अतानिक और अभिघातक कारणों का संयोजन (Combination of atonic and traumatic causes):

(xvi) रक्त स्कंदन व्यतिक्रम (Blood coagulation disorders) अर्जित (Acquired) या जन्मजात (or congenital): रक्त विकार (Dyscrasias) या रक्त स्कंदन व्यतिक्रम प्रसवोत्तर रक्तश्राव का कम प्रायिक (Less common) कारण होता है। ह्रासित स्कंदक-समर्थक (Diminished pro-coagulant) [प्रक्षलन घटना (Wash-out phenomenon)] या वर्धित फाइब्रिनक्षयी (Increased fibrinolytic) क्रियाशीलता के कारण रक्त स्कंद रोग (Blood coagulopathy) हो सकता है। दृढ़ता से आकुंचित (Retracted) गर्भाशय प्रायः रक्तश्राव को रोकता है, यहाँ तक कि स्कंदन क्रियाविधि (Clotting mechanism) के गम्भीर व्यतिक्रम की उपस्थिति में भी। जिन स्थितियों में इस प्रकार के व्यतिक्रम (Disorders) हो सकते हैं, वे हैं – अवखण्डित अपरा (Abruptio placentae), गर्भावस्था में पाण्डुरोग या पीलिया (Jaundice), अल्प बिम्बाणु रक्त चित्तिता (Thrombocytopenic purpura), HELLP (Hemolysis, Elevated liver enzymes, Low platelet count) संलक्षण (Syndrome) या IUD (Intrauterine device) में।

निदान और नैदानिक प्रभाव (Diagnosis and clinical effects): बहुमत में योनिक (Vaginal) रक्तश्राव एक मंद रिसाव (Trickle) के रूप में बाहर दृश्यमान् होता है। विरले ही रक्तश्राव पूर्णतः गुप्त [भग-योनिक (Vulvo-vaginal) या चौड़बंधन (Broad ligament) का हेमाटोमा के रूप] होता है।

रक्त की क्षति (Loss) का प्रभाव निम्नलिखित पर निर्भर करता है – (1) पूर्व प्रसव (Pre-delivery) में हीमोग्लोबिन की मात्रा (Hemoglobin level), (2) गर्भावस्था द्वारा प्रेरित (Induced) अतिआयतन रक्तता (Hypervolemia) की अवस्था (Degree) तथा (3) रक्त की क्षति होने की गति।

स्पंद (Pulse), रक्तचाप (BP) तथा स्पंद दबाव (Pulse pressure) का परिवर्तन केवल रक्त आयतन की श्रेणी (Class) का रक्तश्राव (रक्त आयतन की 20–25% कमी) के बाद प्रकट होता है। कभी-कभी रक्त की हानि इतनी तेजी से होती है कि रोगी की मृत्यु कुछ मिनटों में हो जाती है।

गर्भाशय की स्थिति जैसाकि उदर के स्पर्श-अनुभव से पता चलता है, वह रक्तश्राव के कारण के संबंध में विश्वस्त सुराग (Reliable clue) देती है। अभिघातज रक्तश्राव में, गर्भाशय पर्याप्त संकुचित पाया जाता है। अतानिक रक्तश्राव में, गर्भाशय पिलपिला (Flabby) होता है तथा मालिश करने (Massaging) पर दृढ़ हो जाता है। तथापि (However), दोनों तानिक और

अभिघातज कारण एक साथ हो सकते हैं। क्षतिग्रस्त क्षेत्र से प्रचुर रक्त-हानि के बाद सामान्य स्थिति निर्बल होने से भी गर्भाशय अतानिक (Atonic) हो सकता है।

पूर्वानुमान (Prognosis): प्रसवोत्तर रक्तश्राव एक जीवन के खतरे से पूर्ण आपात (Life-threatening emergency) है। लगभग 10% में यह मातृक मृत्यु के लिए उत्तरदायी होता है, विशेषकर तृतीय दुनिया (निर्धन) के देशों में। कुपोषण (Malnutrition) और रक्तक्षीणता (Anemia) की उपस्थिति, प्रसवपूर्व ओर गर्भावधिक परिचर्या (Antenatal and intranatal care) की अपर्याप्तता तथा रक्ताधान (Blood transfusion) की सुविधा का अभाव–ये सभी कुछ महत्वपूर्ण योगदायी (Contributing) कारक होते हैं। इसमें वर्धित रूग्नता (Increased morbidity) भी होती है। इसमें सदमा (Shock), रक्ताधान की प्रतिक्रिया, प्रसवोत्तर काल की पूतिता (Puerperal sepsis), दुग्धश्राव की विफलता (Failing lactation), फुफ्फुसीय वाहिकारोध (Pulmonary embolism), घनास्त्रता (Thrombosis) तथा शिरा-अवरोध (Thrombophlebitis) को शामिल किया जाता है। विलंबित रोग लक्षण (Late sequelae) में शीहन-संलक्षण या अल्प पीयूष क्रियता (Sheehan's syndrome or selective hypopituitarism) या विरले ही (Rarely) उदकमेह (Diabetes insipidus) को शामिल किया जाता है।

निवारण
(Prevention)

गर्भोत्तर रक्तश्राव का सर्वदा निवारण नहीं किया जा सकता है, तथापि (However), इसका प्रभाव (Incidence) विशेषकर परिमाण (Magnitude) को पर्याप्तरूप से कम किया जा सकता है, यदि निम्नलिखित दिशा निर्देश (Guidelines) का पालन किया जाता है –

I. प्रसवपूर्व (Antenatal):

(i) रोगी की स्वास्थ्य-स्थिति में सुधार (Improvement) किया जा सकता है, यदि निम्नलिखित दिशा-निर्देश (Guidelines) का पालन किया जाता है (Health status) तथा हीमोग्लोबिन मात्रा (Hemoglobin level) को सामान्य (>10 gm/100 cm) रखना जिससे कि रोगी रक्त की कुछ हानि को सहन कर सके।

(ii) अधिक खतरे के रोगी (High-risk patients) जिसमें प्रसवोत्तर रक्तश्राव का विकास होने की संभावना होती है [जैसे–यमज (Twins), अतिउल्वीद्रव (Hydramnios), महाबहुप्रसवा (Grand multipara), प्रसवपूर्व रक्तश्राव (APH = Antepartum hemorrhage), प्रसव की तृतीय अवस्था की जटिलता का पूर्ववर्ती इतिवृत्त (Previous history of third stage complications), तीव्र रक्तक्षीण्ता (Severe anemia)], उनकी छानबीन (screening) करनी चाहिए तथा उनका प्रसव एक साधन सम्पन्न (Well equipped) चिकित्सालय में कराना चाहिए।

(iii) सभी महिलाओं के लिए रक्त समूहन (Blood grouping) करना चाहिए जिससे कि आपात (Emergency) के दौरान कोई समय इसके लिए बर्बाद न हो सके।

II. गर्भावधिक (Intranatal):

(i) शिशु का मंद प्रसव (Slow delivery of the baby) कराया जाता है। शिशु को आकुंचित गर्भाशय (Retracted uterus) द्वारा बाहर धकेला जाना चाहिए न कि उसे बाहर खींचना है।

(ii) जब प्रसव का निष्पादन सामान्य संवेदनाहरण (General anesthesia) के अधीन होता है तब कुशल प्रासूतिक संवेदनाहरक (Expert obstetric anesthetist) की आवश्यकता होती है। सामान्य संवेदनाहरण की अपेक्षा स्थानिक संवेदनाहरण (Local anesthesia) बेहतर होता है, चिमटी (Forceps), निर्वात निष्कासन (Ventous) या नितम्ब प्रसव (Breech delivery) में।

(iii) शल्यक्रिया द्वारा प्रसव के दौरान (During cesarean section) अपरा (Placenta) के स्वतः पृथक्करण और मुक्ति से रक्त की हानि कम होती है।

(iv) तृतीय अवस्था का सक्रिय प्रबंध (Active management of the third stage) विशेषकर खतरे पर रोगियों का, एक दिनचर्या (Routine) के रूप में होना चाहिए।

(v) गर्भाशय के साथ अधीररूप से हस्तचालन (Fidding) या गूंधने (Kneading) का परीक्षण (Temptation) या रज्जु (Cord) को खींचने की चाहत से परहेज करना चाहिए, अतः क्रेडी निचोड़न (Crede's expression) से भी।

(vi) अपरा (Placenta) और झिल्ली (Membranes) की जाँच दिनचर्या केरूप में करनी चाहिए और किसी अप्राप्य भाग (Missing part) के प्रारंभ में ही पता लगाना चाहिए।

(vii) ऑक्सिटोसिन (Oxytocin) द्वारा प्रेरित (Induced) या त्वरित (Accelerated) प्रसव के सभी रोगियों (Cases) में प्रसव (Delivery) के बाद न्यूनतम एक घंटे तक ऑक्सिटोसिन का निवेश (Infusion) निरंतर रखना चाहिए।

(viii) कठिन प्रसव या उपकरण द्वारा प्रसव के बाद आघात (Trauma) के प्रमाण के लिए गर्भाशय-योनिक नली (Utero-vaginal tube) की जाँच-पड़ताल (Exploration) करनी चाहिए।

(ix) प्रसव के बाद लगभग 2 घंटे के लिए रोगी का अवलोकन करना चाहिए और यदि गर्भाशय (Uterus) दृढ़ (Hard) और संकुचित (Contracted) बना रहता है तभी उसे प्रसूति-कक्ष (Labor room) से रोगी-कक्ष (Ward) में भेजना चाहिए।

सभी कहा या किया परन्तु यह बुद्धिमानी प्रत्याशा (Intelligent anticipation), कुशल पर्यवेक्षण (skilled supervision), तत्काल पहचान (Prompt detection) तथा चिकित्सा का प्रभावी स्थापन (Effective institution of therapy) है जो सामान्य रोगी को संकटपूर्ण परिणाम में जाने से रोक सकता है।

तृतीय अवस्था के रक्तश्राव का प्रबंध
(Management of Third-stage Bleeding)

प्रबंध के सिद्धान्त (Principles) निम्नलिखित हैं–

(1) गर्भाशय (Uterus) को उसकी सामग्री (Contents) से रिक्त (Empty) करना तथा उसे संकुचित बनाना

(2) रक्त को प्रतिस्थापित (Replace) करना, कभी-कभी रोगी दहशत (Shock या स्तब्धता) में हो सकती है और इस स्थिति में सर्वप्रथम इसके निराकरण के लिए प्रबंध करना चाहिए।
(3) अभिघातक (Traumatic) रक्तश्राव में प्रभावी रक्तस्तंभन (Hemostasis) को सुरक्षित (Ensure) करना।

प्रबंध के सोपान (Steps of Management):

(1) अपरा के स्थल का रक्तश्राव (Placental site bleeding);
(2) अभिघातज रक्तश्राव (Traumatic bleeding);

अपरा के स्थल का रक्तश्राव (Placental site bleeding):

निम्नलिखित क्रियाविधि का पालन करना है –

(i) बुघ्न (Fundus) का स्पर्श (Palpate) करना तथा गर्भाशय को दृढ़ (Hard) बनाने के लिए मालिश (Massage=अभ्यंजन) करना है। मालिश करने के लिए चार अंगुली को गर्भाशय के पीछे तथा अंगूठे (Thumb) को आगे रखना है। तथापि (However), यदि गर्भाशय के दृढ़ होने के बाद भी रक्तश्राव बना रहता है तो इससे जननांगी क्षेत्र (Genital tract) की क्षति या चोट (Injury) की उपस्थिति का संकेत मिलता है।
(ii) अंतः शिरीयरूप से (Intravenously) 0.25 अर्गोमेट्रिन (Ergometrine) या 0.2 mg मेथर्जिन (Methergin) दिया जाता है।
(iii) डेक्स्ट्रोस सलाइन टपकन (Dextrose saline drip) आरम्भ करना है और यदि आवश्यक है तब रक्ताधान (Blood transfusion) की व्यवस्था करना।
(iv) यदि मूत्राशय (Bladder) पूरा भरा है तब नाल-शलाका (Catheter) लगाकर उसे खाली करना है।
(v) अंतः पेशीयरूप से (Intramuscularly) 15 mg मॉरफिन (Morphine) के साथ अवसाद (sedation) दिया जा सकता है।

क्रियाविधि (Procedure) के दौरान यदि अपरा का पृथक्करण स्पष्ट होता है तब अपरा का निचोड़न (Expression) या तो बुघ्नीय (Fundal) दबाव द्वारा या नियंत्रित रज्जु कर्षण विधि (Cord traction method) द्वारा किया जाता है। यदि अपरा पृथक नहीं है तब सामान्य संवेदनाहरण (General anesthesia) के अधीन अपरा का हस्तीय निष्कासन (Manual removal) करना है। तथापि (However), यदि रोगी दहशत में है उसे सर्वप्रथम पुनर्जीवन योग्य बनाना है और उसके बाद ही हस्तीय निष्कासन करना है। यदि रोगी का प्रसव सामान्य संवेदना में कराया जाता है तब अपरा के शीध्र हस्तीय निष्कासन से समस्या का समाधान हो जाता है। मेथर्जिन को अंतः शिरीय (IV) रूप से देने की स्थिति में तथा अग्रस्कंध (Anterior shoulder) के प्रसव के साथ अपरा का हस्तीय निष्कासन तत्काल किया जाता है जब नियंत्रित रज्जु कर्षण के दो प्रयास विफल हो जाते हैं। अपरा क्रेडी निचोड़न (Crede's expression) नहीं किया जाता है क्योंकि यह न केवल अप्रभावी (Ineffective) होता है बल्कि यह दहशत (या सदमा) तथा विरले ही उत्क्रमण (Inversion) उत्पन्न करता है।

अभिघातज रक्तश्राव का प्रबंध (Management of traumatic bleeding): गर्भाशय-योनि नली (Utero-vaginal canal) की खोज सामान्य संवेदनाहरण के अधीन अपरा के निष्कासन के बाद करनी चाहिए तथा आघाती स्थलों पर रक्त स्तंभक सीवनी (Hemostatic sutures) स्थापित की जाती है।

अपरा का हस्तीय निष्कासन (Manual Removal of Placenta)

सोपान (Step) I: सामान्य संवेदनाहरण में शल्यक्रिया की जाती है। अति आवश्यक स्थिति में यदि संवेदनाहरक (Anesthetist) उपलब्ध नहीं है तब अंतः शिरीयरूप से डायजिपैम (Diazepam) 10 mg के साथ गहन अवसादन (Deep sedation) के अधीन रोगी की शल्यक्रिया (Operation) की जाती है। रोगी को लिथोटोमी (Lithotomy) स्थिति (पृष्ठ-त्रिक अवस्थिति) में रखा जाता है। सभी अपूतिक उपायों (Aseptic measures) के साथ मूत्राशय (Bladder) का नालशलाकाकरण (Catheterize) किया जाता है।

सोपान (Step) II: एक हाथ को पूतिरोधी घोल (Antiseptic solution) के साथ चिकना करके शंक्वाकार (Cone-shaped) में गर्भाशय में प्रवेश कराया जाता है। यह कार्य दूसरे हाथ द्वारा निर्मित उलझी हुई नाभिका-रज्जु (Taut umbilical cord) के बाद होता है। (देखें चित्र 27.1) हाथ को प्रवेश कराते समय भगोष्ठों (Labia) को दूसरे हाथ की अंगुलियों द्वारा पृथक किया जाता है। गर्भाशयी हाथ की अंगुलियों द्वारा अपरा (Placenta) के किनारे का पता लगाया जाता है।

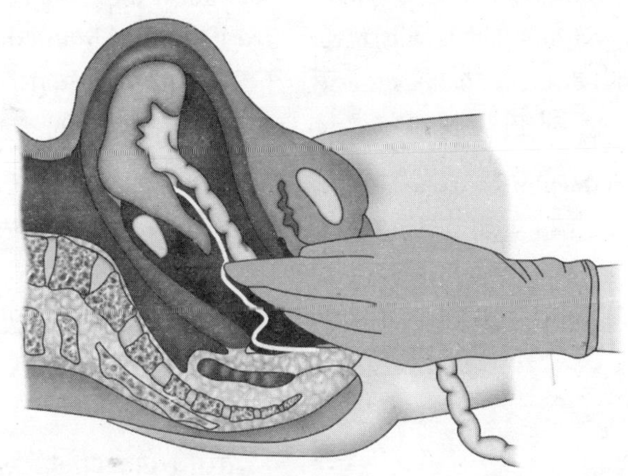

चित्र (Fig.) 27.1: शंक्वाकार रूप में हाथ को उलझी हुई नाभिका-रज्जु के बाद (Following the taut umbilical cord) गर्भाशय (Uterus) में प्रवेश कराना।

सोपान (Step) III: गर्भाशयी बुघ्न (Uterine fundus) पर विपरीत दाब उदर (Abdomen) पर स्थित दूसरे हाथ द्वारा लगाया जाता है। उदरीय हाथ को बुघ्न पर स्थिर करना है तथा गर्भाशयी कोटर (Uterine cavity) के अंदर अंगुलियों की गति का तब तक संचालन करना है जब तक कि अपरा पूर्णतः पृथक नहीं होती है।

सोपान (Step) IV: जैसे ही अपरा के किनारे पर अंगुली पहुँचती है, अंगुलियों (Fingers) को गर्भाशयी दिवाल के सम्पर्क में हाथ के पृष्ठ (Back) के साथ अपरा और गर्भाशयी दिवाल के बीच सर्पिल (Insinuated) बनाया जाता है। अंगुलियों का एक किनारा कर्तन (Slicing) गति से अपरा को क्रमिक रूप से तब तक पृथक करता है जबकि वह पूर्णतः पृथक नहीं हो जाती है। देखें चित्र 27.2।

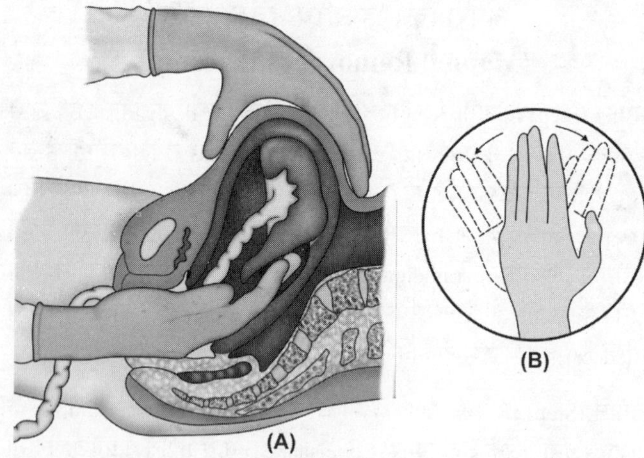

चित्र (Fig.) 27.2: (A) गर्भाशयी दिवाल के साथ सम्पर्क में हाथ का पृष्ठ (Back) रखकर (B) हथेली (Hand) की कर्तन (Slicing) गति द्वारा अपरा (Placenta) को पृथक किया जाता है।

सोपान (Step) V: जब अपरा पूर्णतः पृथक हो जाती है तब इसे दूसरे हाथ द्वारा रज्जु के कर्षण (Traction of cord) द्वारा निष्कासित किया जाता है। गर्भाशयी हाथ अभी तक कोटर (Cavity) की खोज के लिए गर्भाशय (Uterus) के अंदर है जिसमें यह आश्वस्त (Sure) होना है कि इसमें कुछ नहीं बचा है।

सोपान (Step) VI: अंतः शिरीय (Intravenous) अर्गोमेट्रिन (Ergometrine) 0.25 mg दिया जाता है तथा क्रमिक रूप से हाथ को निकाला जाता है जबकि बाहरी हाथ द्वारा गर्भाशय की मालिश (Massage) करके इसे दृढ़ (Hard) बनाया जाता है। हस्तीय निष्कासन (Manual removal) की पूर्णता के बाद किसी क्षति (Injury) का निषेध (Exclude) करने के लिए गर्भाशयग्रीवा-योनिनली (Cervico-vaginal canal) का अवलोकन (Inspection) किया जाता है।

सोपान (Step) VII: अपरा और झिल्ली (Membranes) को पूर्णता के लिए जाँच करनी है तथा यह आश्वस्त (या निश्चित) होना है कि गर्भाशय दृढ़ और संकुचित बना रहे।

कठिनाई (Difficulties): (1) ''गर्भाशय के मध्य भाग के संकुचन (Hour-glass contraction) के कारण हाथ को प्रवेश करने में कठिनाई होती है। (2) विकृत आसंजित अपरा (Morbid adherent placenta) जो अपरा के पृथक्करण को विभाजन (Cleavage) के तल तक प्राप्त करने में कठिनाई उत्पन्न कर सकती है।

जटिलता (Complications): (1) अपूर्ण निष्कासन के कारण रक्तश्राव (2) सदमा या आघात (Shock), (3) गर्भाशय में क्षति (Injury to the uterus), (4) संक्रमण (Infection), (5) उत्क्रमण (Inversion) (Rare=विरल), (6) अवप्रत्यावर्तन (Subinvolution), (7) शिरा-अवरोध (Thrombophlebitis) तथा (8) वाहिका रोध (Embolism)।

वास्तविक प्रसवोत्तर रक्तश्राव का प्रबंध (Management of True Postpartum Hemorrhage)

सिद्धान्त (Principles):

(1) रक्तश्राव के कारण का निदान (Diagnose) करना– अतानिक (Atonic) या अभिघातज (Traumatic), (2) रक्तश्राव को रोकने के लिए तत्काल और प्रभावीं उपाय करना तथा (3) अल्प आयतन रक्तता (Hypovolemia) में सुधार करना।

तृतीय अवस्था के रक्तश्राव के प्रबंध की रूपरेखा
(Scheme of management of third-stage hemorrhage

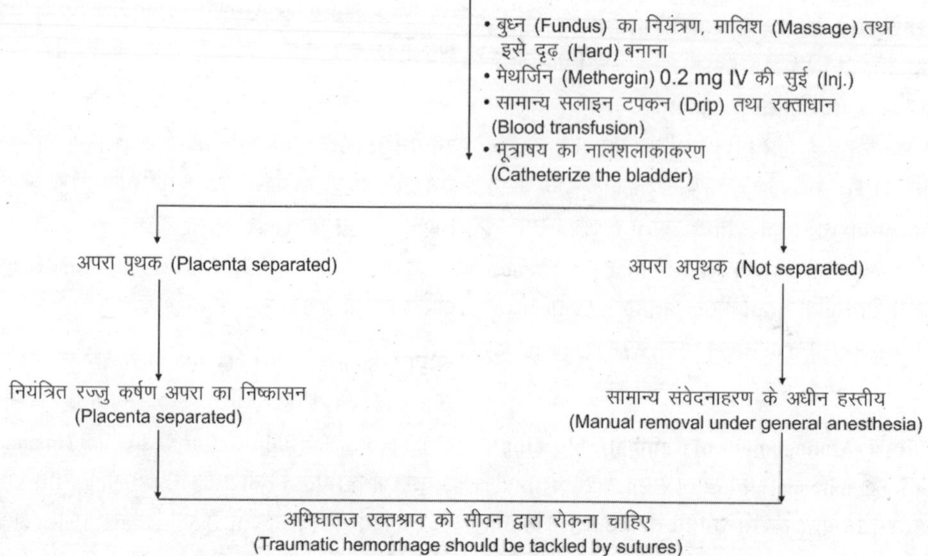

प्रबंध (Management):

तत्काल उपाय (Immediate Measures): परिचारी कक्ष अधिकारी (Attending House Officer) द्वारा निम्नलिखित तत्काल उपाय किया जाता है (जब रक्त की क्षति एक लीटर से अधिक होती है):

(1) अतिरिक्त सहायता के लिए माँग करना (Call for extra help): इसमें वरिष्ठ प्रसूति विशेषज्ञ (Senior obstetrician) को शामिल किया जाता है।

(2) दो वृहत छिद्र (Large bore) (14 gauge xst) की अंतःशिरीय प्रवेशिनी (Intra-venous cannula) रखना, (3) न्यूनतम 2 इकाई (Units) रक्त रखना।

(3) 2 लीटर सामान्य सलाइन (Crystalloids =क्रिस्टलाभ) या प्लाविका प्रतिस्थानिक (Plasma substitutes) जैसे– हेमैक्सील (Hemaccel) (Colloids=कलिल) का तेजी से अन्तर्वेश (Infuse) करना, वाहिका तल (Vascular bed) को पुनः प्रसारित करने के एक यूरिया संबंधित जिलेटिन (Urea linked gelatin)। हेमैक्सील में पोटैशियम और कैल्सियम प्रचुर होता है। यह रक्तता का प्रतिकूल-मिलान (Cross matching) के साथ हस्तक्षेप नहीं करता है।

(4) एक धात्री / परिभ्रमणी चिकित्सक (Midwife / Rotating house man) को निम्नलिखित के लिए निगरानी करनी चाहिए– (a) स्पंद या नब्ज (Pulse), (b) रक्तचाप (Blood pressure), (c) द्रव का प्रकार और परिमाण जिसे रोगी ने ग्रहण किया है। (d) मूत्र-त्याग (Urine output), (e) औषधि (Drugs): प्रकार, खुराक (Dose) और समय, (f) केन्द्रीय शिरीय दबाव (Central venouse pressure) (जब स्थित = sited होता है)

अतानिक गर्भाशय (Atonic Uterus)

सोपान (Step) I: (a) गर्भाशय को दृढ़ बनाने के लिए मालिश (Massage) करना तथा रक्त स्कंद (Blood clots) को निचोड़ना (Express), (b) अंतःशिरीय (IV) रूप से मेथर्जिन (Methergin) 0.2 mg दिया जाता है। (c) अंतःपेशीय (IM) रूप से मॉरफीन (Morphine) 15 mg दिया जा सकता है। (d) ऑक्सिटोसिन (Oxytocin) टपकन (Drip) का आरंभ (500 ml सलाइन में 10 इकाई) 30–40 बूंद प्रति मिनट की गति से किया जाता है (e) मूत्राशय (Bladder) को रिक्त (Empty) करना, यदि यह पूरा भरा होता है। (f) निष्कासित अपरा और झिल्ली (Placenta and membranes) की जाँच करना, यदि यह उपलब्ध है। यह जाँच लुप्त स्तंबक (Cotyledon) तक झिल्ली के खण्ड का पता लगाने के लिए होती है। यदि गर्भाशय संकुचित होने में विफल हो जाता है तब अगले चरण के लिए आगे बढ़ना है।

सोपान (Step) II: सामान्य संवेदनाहरण (GA= General anesthesia) के अधीन रोगी में गर्भाशय की खोज करनी है। इसके साथ-साथ गर्भाशय-ग्रीवा (Cervix), योनि (Vagina) विशेषकर सह-मूत्रमार्गी क्षेत्र (Para-urethral region) का निरीक्षण करना है तथा सह-विद्यमान (Co-existent) रक्तश्राव स्थलों का निषेध (Exclude) किया जाता हैं दुर्जेय (या अनियंत्रित) रोगियों (refractory cases) में –

- प्रत्येक 1–2 घंटे में कंधे की तिकोनी (डेल्टाकार) पेशी (Deltoid muscle) में मेथिल (Methyl) $PGF_2 \propto$ 250 μg IM (अधिकतम 5 खुराक = Doses तक) या मलाशय (Rectum) से मिसोप्रोस्टॉल (Misoprostol) (PGE1) 1000 μg ($\mu = 10^{-6}$, g = ग्राम) प्रभावी होता है।

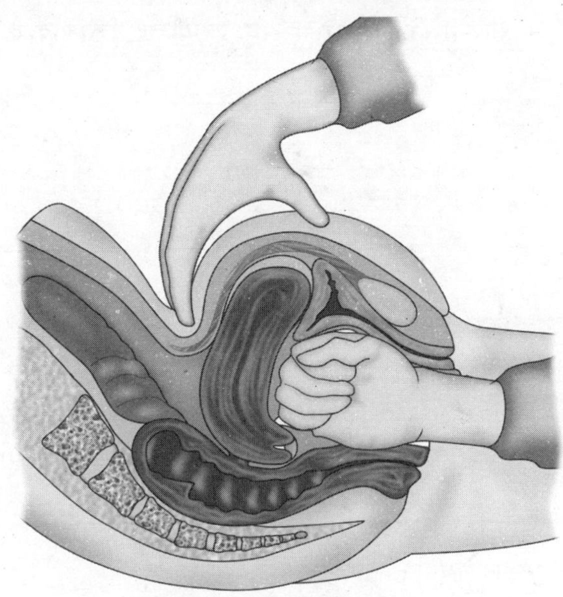

चित्र (Fig.) 27.3: गर्भाशय का द्विहस्तीय संपीडन (Bimanual compression of the uterus)

सोपान (Step) III: गर्भाशय की मालिश और द्विहस्तीय संपीडन (Uterine massage and bimanual compression)

क्रियाविधि (Procedures): (a) सम्पूर्ण हाथ को योनि (Vagina) में दूसरे हाथ की अंगुली से भगोष्ठों (Labia) को पृथक करने के बाद प्रवेश कराया जाता है। (b) योनिक हाथ की एक पुष्टि (Fist) बनायी जाती है जिसके साथ हाथ का पृष्ठ (Back) पश्च रूप से निर्दिष्ट (Directed) होता है तथा अग्र योनिक-चापिका (Fornix) में अंगुली की गाँठ (Knuckles) होती है। (c) दूसरे हाथ को गर्भाशय के पीछे उदर पर रखा जाता है तथा उसे अग्रनमनित (Anteverted) बनाया जाता है। (d) दो हाथ के बीच गर्भाशय को कसकर (या दृढ़ता से) निचोड़ा (या दबाया=squeeze) जाता है (देखें चित्र 27.3)। संपीडन (या दबाव) को।

उदरीय स्पर्शन द्वारा गर्भाशय का अनुभव करना (To Feel the Uterus by Abdominal Palpation)

दीर्घकाल के लिए बनाये रखना आवश्यक हो सकता है जब तक कि गर्भाशय के तान (Tone) की पुनः प्राप्ति नहीं होती है। इसका प्रमाण रक्तश्राव की अनुपस्थिति द्वारा मिलता है यदि संपीडन को मुक्त (Release) किया जाता है।

इस अवधि में पुनर्जीवनी (Resuscitative) उपायों को चिकित्सा के बावजूद निरंतर रखना है, गर्भाशय अनियंत्रणीय (या दुर्जेय-Refractory) बना रहता है तथ रक्तश्राव होता रहता है। रक्तस्कंदन व्यतिक्रम (Blood coagulation disorders) की संभावना को ध्यान में रखना चाहिए तथा प्रचूर ताजा रक्ताधान (Blood transfusion) तब तक कराना चाहिए जब तक कि विशिष्ट उपायों को नियोजित (Employ) नहीं किया जाता । तथापि (However), ऑक्सिटोसिक कर्मक (Oxytocic agents) तथा रक्ताधान से लगभग सभी रोगी पर्याप्त अनुक्रिया (Response) करती हैं। गर्भाशयी संकुचन (Contraction)

सारणी (Table) 27.1: लघु प्रसवोत्तर रक्तश्राव के प्रबंध की रूपरेखा (Scheme of management of true PPH)

तत्काल उपाय (Immediate measures)

* अतिरिक्त सहायता की माँग करना (Call for extra help)
* चौड़े छिद्र की प्रवेशिनी द्वारा अंतःशिरीय निवेश आरम्भ करना (Commence IV line with a wide bore cannula)
* प्रतिकूल मिलान के लिए रक्त भेजना तथा न्यूनतम दो इकाई रक्त की व्यवस्था करना (Send blood for cross-matching and ask for 2 units (Minimum) of blood)
* तेजी से सामान्य सलाइन/का निवेश करना (3 लीटर) जब तक कि रक्त उपलब्ध नहीं है (Rapidly infuse normal saline/Hemaccel 2 liters till blood is available) |

↓

उदरीय स्पर्शन द्वारा गर्भाशय का अनुभव करना
(To feel the uterus by abdominal palpation)

↓

गर्भाशय अतानिक (Uterus atonic)

* गर्भाशय को दृढ़ (Hard) बनाने के लिए मालिश करना
* 0.2 μg मेथर्जिन (Methergin) IV देना
* 500 ml सामान्य सलाइन में ऑक्सिटोसिन (Oxytocin) की 10 इकाई (Units) मिलाकर 10 बूंद प्रति मिनट की गति से देना
* निष्कासित अपरा (Placenta) की जाँच करना
* मूत्राशय का नालशलाकाकरण (Catheterization of the bladder)

↓

गर्भाशय अतानिक बना हुआ है

* गर्भाशयी की खोज करना (Exploration)
* रक्ताधान (Blood transfusion)
* ऑक्सिटोसिन टपकन (Drip) को बनाये रखना

↓

गर्भाशय अतानिक

* 15 मेथिल (Methyl) PGF_2 α 250 अंतःपेशीय (IM)/ Intramyometrial= अंतः गर्भाशयी पेशी या
* मलाशय (Rectum) से 1000 μg मिसोप्रोस्टॉल (Misoprostol)

↓

गर्भाशय अतानिक

↓

गर्भाशय में फाहे का प्रयोग (Uterine tamponade)

कोई विधि

* द्विहस्तीय संपीडन (Bimanual compression) (चित्र 27.3)
* संवेदनाहरण (Anesthesia) के अधीन कसकर अंतः गर्भाशयी (Intrauterine) संकुलन (Packing)
* सेन्गसटैकेन-ब्लेकमेार नली (Sengstaken-Blakemore tube) का अर्न्वेशन (Inertion) तथा फुलाव (Inflation)

↓

गर्भाशय अतानिक

↓

शल्यक विधि (Surgical methods)

कोई विधि

क्रमिक रूप से गर्भाशय का अवाहिकाकरण क्रियाविधि (Stepwise uterine devascularization procedure)

* गर्भाशयी धमनी (Uterine artery) और गर्भाशय-अण्डाशयी शाखा मिलनी वाहिकाओं (Uterovarian anastomosic vessels) का बन्धन (Ligation)एक पार्श्विक (Unilateral) या द्विपार्श्विक (Bilateral) (चित्र 27.4)
* आंतरिक श्रोणीय धमनी (Internal iliac artery) का अग्र (Anterior) विभाजन का बन्धन या बांधना (एक पार्श्विक या द्विपार्श्विक)
* B-लिन्च (Lynch) बंधनी टांका (Brace suture) (देखें चित्र 27.5)
* सरेस स्पंज (Gelatin sponge) के साथ वाहिका चित्रीय (Angiographic) धमनीय अवरोध (Arterial embolization)

↓

गर्भाशय निष्कासन की शल्यक्रिया (Hysterectomy) (Rarely=विरले ही)

गर्भाशय दृढ़ और संकुचित (Uterus hard and contracted) (Traumatic = अभिघातज)

↓

खोज या छानबीन (Exploration)

↓

विदारण के स्थलों पर रक्त स्तंभक सीवन
(Haemostatic sutures on the tear sites)

और आकुंचन (Retraction) पुनः प्राप्त होता है तथा रक्तश्राव भी रूक जाता है। परन्तु विरल रोगियों (Rare cases) में गर्भाशय को संकुचित करने में विफलता होती है तथा गर्भाशय-निष्कासन (Hysterectomy) का एक विकल्प (Alternative) के रूप में निम्नलिखित का निराशा में (Desperately) प्रयास किया जा सकता है।

सोपान (Step) IV: गर्भाशय में फाहे (टैम्पन) का प्रयोग (Uterine tamponade): (1) सामान्य संवेदनाहरण (General anesthesia) के अधीन समान रूप से कसा हुआ अन्तः गर्भाशयी वेष्टन (Tight intrauterine packing) किया जाता है।

क्रियाविधि (Procedures): इसमें 8 cm चौड़े द्वितहित (Twice folded) गेज (Gauge) की एक पाँच मीटर लम्बी पट्टी (Strip) की आवश्यकता होती है। गेज (या प्रमापी) को प्रवेश कराने के पहले एक पूतिरोधी (Antiseptic) क्रीम से तर-बतर (Soak) किया जाता है। गेज को बुघ्नीय (Fundal) क्षेत्र से ऊपर ऊँचाई पर रखा जाता है जब कि बाहरी हाथ द्वारा गर्भाशय को स्थिर किया जाता है। कोटर (Cavity) के शेष भाग को क्रमिक रूप से (Gradually) बंद (Pack) किया जाता है जिससे कि खाली स्थान पीछे रह जाये। योनि (Vagina) को भरने के लिए एक पृथक वेष्ठन (Package) का उपयोग किया जाता है। एक उदरीय बंधनी (Abdominal binder) स्थापित की जाती है। अंतः गर्भाशयी मुँहबंदी (Intra plugging) न केवल गर्भाशयी संकुचन (Uterine contraction) को उतेजित करती है बल्कि खुली गर्भाशयी खातिका (sinuses) पर प्रत्यक्ष रक्तस्तंभक (Hemostatic) दबाव भी डालती है। प्रतिजैविक औषधि (antibiotic) देनी चाहिए तथा मुँहबंदी (Plug) को 24 घंटे के बाद बाहर निकाला जाता है।

अनियंत्रित प्रसवोत्तर रक्तश्राव के एक रोगी में अंतःगर्भाशय वेष्टन उपयोगी होता है जहाँ अन्य विधियाँ विफल हो गयी हैं तथा रोगी को एक तृतीय परिचर्या केन्द्र (Tertiary care center) में ले जाने की तैयारी की जा रही हो। (2) गर्भाशयी कोटर (Uterine cavity) में सेन्गसटैकेन-ब्लेकमोर नली (Sengstaken Blakemore tube) को अंदर प्रवेश कराया जाता है और बैलून को 200 ml सामान्य सलाइन से फुलाया जाता है। इसकी क्रियाविधि (रक्तश्राव को नियंत्रित करने के लिए) भी अंतः गर्भाशयी मुँहबंदी (Plugging) के समान होती है।

सोपान (Step) V: प्रसवोत्तर रक्तश्राव (PPH) को नियंत्रित करने की शल्यक विधियाँ (Surgical methods) अनेक हैं। गर्भाशयी अवाहिकाकरण (Devascularization) की क्रमिक क्रियाविधि की रूपरेखा निम्नलिखित है–

(a) गर्भाशयी धमनी को बांधना (Ligation of uterine arteries): गर्भाशयी धमनी की आरोही शाखा (Ascending branch) को ऊपरी और निचले गर्भाशयी खण्ड के बीच पार्श्विक (Lateral) किनारे पर बाँधा जाता है। सीवन (Suture) (No.1 chromic) को धमनी (Artery) के 2 cm मध्य गर्भाशयी पेशीस्तर (Myometrium) में ले लाया जाता है। देखें चित्र 27.4। अतानिक (Atonic) रक्तश्राव में द्विपार्श्विक बंधन (Bilateral ligation) रोगियों (Cases) का लगभग 75% में प्रभावी होता है।

(b) अण्डाशयी और गर्भाशयी धमनी शाखामिलन को बांधना (Ligation of the ovarian and uterine artery anastomosis) यदि रक्तश्राव जारी रहता है – इसे अण्डाशयी बंधन के ठीक नीचे बाँधा जााता है (देखें चित्र 27.4)। विरले ही (Rarely) कीपाकार-श्रोणीय स्नायुबंध

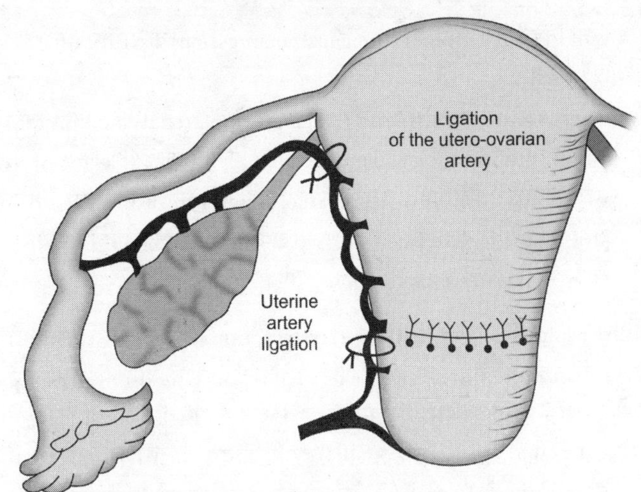

चित्र (Fig.) 27.4: गर्भाशय-अण्डाशयी धमनी का बंधन (Ligation of utero-ovarian artery)

(Infundibulopelvic ligament) पर अण्डाशयी वाहिकाओं (Ovarian vessels) का अस्थायी अवरोध रबर का बाजुवाला शिकंजा (Rubber sleeved clamps) द्वारा किया जाता है।

(c) आंतरिक श्रोणीय धमनी के अग्र खण्ड को बाँधना (Ligation of anterior division of internal iliac artery) [एक पार्श्विक (Unilateral) या द्विपार्श्विक (Bilateral)] – इससे दूरस्थ (Distal) रक्त बहाव कम होता है। यह स्पंद (Pulse) दबाव को 85% तक कम करके स्थायी स्कंद (Clot) निर्माण में सहायता करता है। विस्तृत शाखीय रक्तपरिवहन (Collateral circulation) के कारण श्रोणीय ऊतक क्षय (Pelvic tissue necrosis) नहीं होता है। द्विपार्श्विक बंधन (Not division) से रोगियों के लगभग 50% में गर्भाशय-उच्छेदन (Hysterectomy) से बचा जा सकता है।

(d) बी-लिंच बंघनी सीवन और रक्त स्तंभक टांका लगाना (B-Lynch brace suture and hemostatic suturing): इन दोनों शल्यक (Surgical) विधियों में गर्भाशय में फाहे (या टेम्पन) का प्रयोग (Tamponade) होता

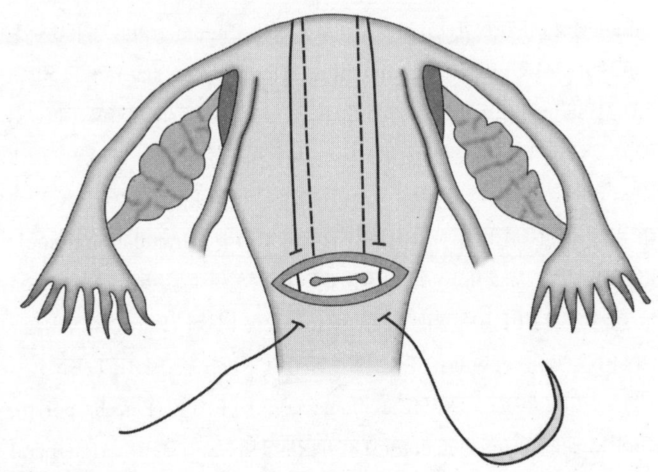

चित्र (Fig.) 27.5: अतानिक प्रसवोत्तर रक्तश्राव के नियंत्रण के लिए बी-लिंच बंधनी सीवन (B-Lynch brace suture for control of atonic PPH)

है जो द्विहस्तीय संपीडन (Bimanual compression) के समान होता है। देखें चित्र 27.5।

(e) वाहिका चित्रीय धमनीय रोधन (Angiographic arterial embolization) [रक्तश्रावी वाहिका (bleeding vessels] – श्लिषि झाग (Gel foam) के उपयोग द्वारा प्रतिदीप्ति दर्शन (Fluoroscopy) के अधीन इसे किया जाता है। इसकी सफलता-दर 90% से अधिक होती है और यह गर्भाशय-उच्छेदन (Hysterectomy) से बचाता है।

सोपान (Step) VI: उदर उच्छेदन (Hysterectomy): विरले ही गर्भाशय का संकुचित होना विफल होता है तथा उपरोक्त उपायों के बावजूद रक्तश्राव जारी रहता है। इस स्थिति में गर्भाशय उच्छेदन पर विचार करना है। एक बहुप्रसवा (Multiparous) महिला में उदर उच्छेदन का निर्णय आरम्भ में ही लेना चाहिए। रोगी की स्थिति पर यह पूर्ण या अपूर्ण उच्छेदन (Total or subtotal) हो सकता है।

अभिघातज प्रसवोत्तर रक्तश्राव (Traumatic PPH)

मूलाधार (Perineum), योनि (Vagina) तथा गर्भाशय-ग्रीवा (Cervix) में अभिघात (Trauma) की खोज पर्याप्त प्रकाश में वीक्षण यंत्र (Speculum=स्पेकुलम) से जाँच करनी है तथा रक्तस्तम्भन (Hemostasis) की प्राप्ति उचित कैटगट सीवन (Catgut sutures) द्वारा होती है। यदि आवश्यक है तब संवेदनाहरण (Anesthesia) अधीन मरम्मत (Repair) की जाती है। (देखें अध्याय 28)।

द्वितीयक (या सहायक) प्रसवोत्तर रक्तश्राव (Secondary Postpartum Hemorrhage)

कारण (Causes): रक्श्राव प्रायः प्रसव के 8वें और 14वें दिन के बीच होता है। विलंबित (Late) प्रसवोत्तर रक्तश्राव के कारण (Causes) हैं – (1) स्तबक (Cotyledon=कॉटिलीडन) या झिल्ली (Membranes) का अवरूद्ध लघुखण्ड [सर्वसामान्य (Commonest)] (2) संक्रमण (Infection) तथा गहरा गर्भाशय-ग्रीवा-योनि विदारण (Deep cervico-vaginal laceration) पर दलदल (Slough) का पृथक्करण, (3) अन्तःगर्भाशय शोथ (Endometritis) तथा अपरा-स्थल का अवप्रत्यावर्तन (Sub-involution of the placental size) जो विलंबित लाभ (Healing) प्रक्रिया के कारण होता है। (4) शल्यक्रिया द्वारा प्रसव (CS) के घाव से द्वितीय रक्तश्राव प्रायः 10–14 दिन के बीच होता है। यह सम्भवतः निम्नलिखित कारणों से होता है – (a) दलदल का पृथक्करण जिससे रक्तश्रावी वाहिका खुल जाती है या (b) कणिकायन ऊतक (Granulation tissue)। (5) दुग्धश्राव (Lactation) को रोकने के लिए इस्ट्रोजेन चिकित्सा (Estrogen therapy) के बाद निकासी रक्तश्राव (6) अन्य विरल (Rare) कारण है– त्वचार्बुद (Epithelioma): यह प्रसव के चार सप्ताह बाद प्रायः होता है, गर्भाशय-ग्रीवा का कर्कट रोग (Carcinoma cervix), अपरार्बुद (Placenta polyp), संक्रमित रेशार्बुद (Infected fibroid), गर्भाशय का प्रासविक उलटाव (Puerperal inversion)।

निदान (Diagnosis): रक्तश्राव चमकीला लाल तथा परिवर्तनशील परिमाण (Varying amount) में होता है। रक्तक्षीणता (Anemia) की परिवर्तनशील मात्रा तथा पूतिता (Sepsis) का प्रमाण होता है। आंतरिक जाँच से पूतिता, गर्भाशय का अवप्रत्यावर्तन (Sub-involution of the uterus) तथा प्रायः गर्भाशय-ग्रीवा (Cervix) का एक विस्तीर्ण मुख (Patulous os) का पता चलता है। गर्भाशयी कोटर (Uterine cavity) के अंदर अपरा (Placenta) के लघु खण्डों (Bits) का पता लगाने में अतिस्वनचित्रण (Ultrasonography) उपयोगी होती है।

प्रबंध (Management)

सिद्धान्त (Principles): (1) रक्त हानि के परिमाण का मूल्यांकन करना तथा रक्त की हानि की पूर्ति करना (2) कारण का पता लगाना तथा उसमें सुधार के लिए उचित उपायों को लागू करना।

समर्थनीय चिकित्सा (Supportive therapy): (1) रक्त-आघान (Blood transfusion), यदि आवश्यक हो। (2) अंतः पेशीय (IM = Intramuscular) रूप से 0.5 mg अर्गोमेट्रिन (Ergometrine) देना, यदि रक्त मूलतः गर्भाशयी होता है। (3) दिनचर्या (Routine) के लिए प्रतिजैविक औषधि (Antibiotics) देना।

सामान्य (Conservative): यदि रक्तश्राव अल्प होता है तथा किसी स्पष्ट कारण का पता नहीं चलता है तब 24 घंटे तक सतर्क अवलोकन घर या चिकित्सालय में किया जाता है।

सक्रिय उपचार (Active treatment): स्तबक (कॉटिलीडन) या झिल्ली का अवरूद्ध लघु खण्ड (Retained bits) चूँकि रक्तश्राव का एक सर्वसामान्य (Commonest) कारण है, अतः सामान्य संवेदनाहरण (General anesthesia) के अधीन गर्भाशय की तत्काल जाँच-पड़ताल (या खोज = Explore) करना बेहतर होता है। रक्तश्राव की अल्प मात्रा की उपेक्षा कभी नहीं करनी चाहिए क्यों कि देर-सवेर (Sooner or later) अप्रत्याशित खतरनाक (Unexpected alarming) रक्तश्राव हो सकता है। ओवम (अण्डाकार) चिमटी (Ovum forceps) द्वारा उत्पादों (Products) को गर्भाशय से बाहर निकाला जाता है। गर्भाशय में हलका सा खुरचन (Curettage) भी किया जाता है। अंतःपेशीय रूप से 0.5 mg अर्गोमेट्रिन दिया जाता है। निष्कासित सामग्री को ऊतकीय (Histological) जाँच के लिए भेजा जाता है।

गर्भाशयग्रीवा-योनि नली (Cervico-vaginal canal) के दलदला घाव (Sloughy wound) से रक्तश्राव की उपस्थिति को रक्तस्तम्भक सीवन (Hemostatic sutures) द्वारा नियंत्रित करना चाहिए। शल्यक्रिया द्वारा प्रसव (CS) के बाद द्वितीय रक्तश्राव में कभी-कभी उदर-उच्छेदन (Laparotomy) की आवश्यकता होती है। गर्भाशयी घाव (Uterine wound) से रक्तश्राव को रक्त स्तम्भक सीवन द्वारा नियंत्रित किया (या रोका जा) सकता है तथा इसमें विरले ही (Rarely) आंतरिक श्रोणीय धमनी (Iliac artery) को बाँधने की आवश्यकता होती है या इसका अंतिम उपाय गर्भाशय का निष्कासन (Hysterectomy) होता है।

अवरूद्ध (या धारित) अपर
(Retained Placenta)

परिभाषा (Definition): अपरा को अवरूद्ध (या धारित) तभी कहा जाता है जब शिशु का जन्म होने के 30 मिनट बाद भी अपरा का निष्कासन (Expulsion) नहीं होता है।

कारण (Causes): अपरा के सामान्य निष्कासन में तीन सोपान (Stages) होते हैं –(1) पतनिका (Decidua) की स्पंजी परत से पृथक्करण (2) निचला खण्ड और योनि में अवरोहन (Descent into the lower segment and vagina) तथा (3) अंततः अपरा का बाहर निष्कासन।

निम्न शरीर क्रियाओं का किसी में भी बाधा (या हस्तक्षेप) होने से अपरा का अवरोध (Retention या धारण) होता है –

(1) अपरा पूर्णतः पृथक होती है परन्तु अपर्याप्त स्वैच्छिक (Voluntary) निष्कासक प्रयास के कारण अवरूद्ध (Retained) होती है ।

(2) बहुप्रसवा (Grand multipara), गर्भाशय का अति प्रसार, दीर्घ (Prolonged) प्रसव, गर्भाशयी कुरचना (Uterine malformation) के रोगियों (Cases) में गर्भाशयी अतानता (Atonicity) के कारण या वृहत अपरा सतही क्षेत्र के कारण सरल आसंजित अपरा (Simple adherent placenta) । अपृथक (Non-separated) अपरा का अवरोध का सर्वसामान्य (Commonest) कारण अतानिक गर्भाशय (Atonic uterus) होता है।

(3) रूग्न (Morbid) आसंजित अपरा-आंशिक (Partial) या विरले ही, पूर्ण (Complete)

(4) संकीर्णन वलय (Constriction ring) (Hour-glass contraction) के कारण आंशिक या पूर्ण पृथक्करण के बाद अवरूद्ध अपरा, अपरा का पृथक होने के पहले इसका निष्कासन करने का कालपूर्व (Premature) प्रयास।

निदान (Diagnosis): शिशु के प्रसव (या जनन) के बाद अवरूद्ध अपरा के निदान में स्वेच्छाचारी (Arbitrary) समय लगाया जाता है। अपरा के पृथक्करण (Separation) के रूपों (Features) का मूल्यांकन किया जाता है। आसंजित अपरा की प्रकृति (सामान्य या रूग्न) का निदान केवल हस्तीय (Manual) निष्कासन के दौरान किया जा सकता है।

खतरा (Dangers): अपरा की दीर्घकालिक (Prolonged) अवरोध (Retention) में शामिल खतरे (Risks) हैं– (1) रक्तश्राव (2) रक्त की हानि के कारण सदमा या आघात (Shock) और कभी-कभी रक्त की हानि से असंबंधित, आघात, विशेषकर जब एक घंटे से अधिक समय तक अपरा अवरूद्ध होती है तथा अपरा को बाहर प्रकट करने के लिए उदरीय हस्तचालन (Abdominal manipulation) के बारम्बार प्रयास से आघात (3) प्रासूतिक पूतिता (Puerperal sepsis) (4) अगली गर्भावस्था में इसकी पुनरावृत्ति (Recurrence) का खतरा।

प्रबंध (Management)

सतर्क प्रत्याशा की अवधि (Period of watchful expectancy)

(1) आधे घंटे की स्वेच्छाचारी समय-सीमा में रोगी का सावधानी से किसी प्रकट या गुप्त रक्तश्राव के प्रमाण के लिए अवलोकन किया जाता है तथा अपरा के पृथक्करण के संकेतों को लिखा जाता है। (2) रबर के नालशलाका (Catheter) का उपयोग करके मूत्राशय (Bladder) को खाली करना चाहिए। (3) इस अवधि में किसी रक्तश्राव का प्रबंध तृतीय सोपान (Third stage) के रक्तश्राव के प्रबंध के समान करना चाहिए।

अवरूद्ध अपरा (Retained placenta)

(i) पृथक (Separated), (ii) अपृथक (Unseparated) (iii) जटिल (Complicated)

अपरा पृथक और अवरूद्ध है – नियंत्रित रज्जु कर्षण (cord traction) द्वारा अपरा को बाहर निकालना है।

अपृथक अवरूद्ध अपरा।स्पष्ट रूप से अजटिल = (Apparently uncomplicated)] – अपरा का हस्तीय निष्कासन (Manual removal) करना है जिसे रोगी को संवेदनाहरण (General anesthesia) में रखकर किया जाता है।

हस्तीय निष्कासन के दौरान अप्रत्याशित जटिलता का प्रबंध (Management of Unforeseen Complications during Manual Removal)

(1) गर्भाशय के मध्यभाग का संकुचन (Hour-glass contraction): अपरा या तो अपृथक या पृथक-अंशतः या पूर्णतः होती है तथा गर्भाशय की गोलपेशियों (Muscles) का स्थानीय संकुचन द्वारा फँस जाती है। यह गर्भाशय के निचले और ऊपरी खण्ड के मिलन-स्थल (Junction) पर स्थित हो सकती है या एक श्रृंग (Cornu) में स्थित हो सकती है। इसका मुख्य कारण तृतीय सोपान (गा अवस्था) का सक्रिय प्रबंध में ऑक्सिटोसिक (Oxytocic), विशेषकर अर्गोमेट्रिन (Ergometrine) का प्रयोग करना या अपरा को प्रकट करने के लिए कालपूर्व (Premature) प्रयास द्वारा गर्भाशय की अति (अनावश्यक) उत्तेजनशीलता है। प्रयासित (Attempted) हस्तीय निष्कासन के दौरान ही निदान (Diagnosis) किया जाता है।

प्रबंध (Management): वलय (Ring) को संवेदनाहरण (Anesthesia) [हैलोथेन (Halothane) उपयोगी होता है] के तल को गहरा करके शिथिल (Relax) बनाया जाता है और उसके बाद शंक्वाकार हाथ को प्रवेश कराया जाता है तथा रक्तश्राव को न्यूनतम बनाने के लिए अपरा का पृथक्करण ऊपर से नीचे की ओर करके किया जाता है।

(2) रूग्न आसंजित अपरा (Morbid adherent placenta): बहुमत में निदान केवल प्रयासित हस्तीय निष्कासन के दौरान होता है। विरल (Rare) अवसर पर, तथापि (However), गर्भाशयी दिवाल और अपरा के बीच विभाजन (Cleavage) सम्भव नहीं होता है तथा सम्पूर्ण आसंजित अपृथक्करणीय अपरा (Total placenta accrete) का निदान निश्चित होता है।

जटिल अवरूद्ध अपरा (Complicated retained placenta): रक्तश्राव, आघात (Shock) या पूतिता (Sepsis) द्वारा जटिल अवरूद्ध अपरा के प्रबंध के लिए निम्नलिखित दिशा-निर्देश (Guidelines) का सूत्रीकरण किया जाता है –

(1) **आघात के साथ अवरूद्ध अपरा परन्तु रक्तश्राव नहीं (Retained placenta with shock but no hemorrhage):** आघात या सदमे का उपचार करना और जब स्थिति में सुधार होता है तब अपरा का हस्तीय (Manual) निष्कासन करना है।

(2) **रक्तश्राव के साथ अवरूद्ध अपरा:** इसके प्रबंध की रूपरेखा प्रसव की तृतीय अवस्था का रक्तश्राव का प्रबंध के समान होता है।

(3) **पूतिता (या सेप्सिस) के साथ अवरूद्ध अपरा:** रोगी का प्रसव प्रायः घर के बाहर चिकित्सालय में कराया जाता है, यहाँ तक कि प्रसवावस्था (Confinement) के कुछ घंटे या कुछ दिनों के बाद भी।

जीवाणु-वर्धन (Culture) तथा संवेदनशीलता (Sensitivity) परीक्षण के लिए अंतःगर्भाशयी फाहा (Intrauterine swabs) लिया जाता है तथा वृहत स्तर पर प्रतिजैविक औषध (Antibiotic) दी जाती है। रक्ताधान (Blood transfusion) भी उपयोगी होता है। जैसे ही रोगी की सामान्य स्थिति में सुधार होता है, वैसे ही हस्तीय निष्कासन की व्यवस्था की जाती है। वरिष्ठ (Senior) चिकित्सक द्वारा शल्यक्रिया की जानी चाहिए क्योंकि एक आसंजित अपरा की उपस्थिति की संभावना होती है।

(4) **योनिद्वार उच्छेदन का घाव (Episiotomy wound) के साथ अवरूद्ध अपरा:** धमनी चिमटी (Artery forceps) द्वारा उदरद्वार उच्छेदन के घाव के रक्तश्राव स्थलों (Bleeding points) को सुरक्षित करना चाहिए। इस घाव का जीर्णोद्धार (Repair या मरम्मत) करने के बाद हस्तीय निष्कासन के लिए निर्णय लेना चाहिए।

रूग्न (या विकृत) आसंजित अपरा (Placenta Accreta) (Or Morbid Adherent Placenta)

रूग्न आसंजित अपरा एक अति विरल (Rare) रूप है जिससे अपरा सीधे अंशतः या पूर्णतः गर्भाशय के पेशीय ऊतक (Myometrium) के साथ बंध जाती है जिसमें मध्यवर्ती पतनिका (Intervening decidua) नहीं होती है। इसका सम्भाव्य कारण दोषपूर्ण पतनिका-निर्माण है। यह अवस्था प्रायः सम्बद्ध होती है जब अपरा का रोपण (Implantation) निचले खण्ड में होता है (Placenta previa अपरा भ्रंश) या पूर्व क्षतिग्रस्त (Injured) स्थलों पर होता है जैसाकि शल्यक्रिया द्वारा प्रसव (Caesarean section), विस्फारण और खुरचन की शल्यक्रिया (Dilation and curettage operation), हस्तीय निष्कासन (Manual removal), गर्भाशयी दिवाल का अर्बुद उच्छेदन (Myomectomy or synechiolysis) में होता है।

निदान (Diagnosis) केवल प्रयासित हस्तीय निष्कासन के दौरान होता है जब अपरा और गर्भाशयी दिवाल के बीच तल का विभाजन नहीं होता है। गर्भावस्था के दौरान अपरा ऐक्रीटा (Accreta), इन्क्रिटा (Increta) तथा पर्क्रिटा (Percreta) के निदान में अतिस्वन चित्रण (Ultrasonography), वर्ण डॉप्लर (Color Doppler) तथा चुम्बकीय प्रतिध्वनि प्रतिबिम्बन (MRI = Magnetic resonance imaging) उपयोगी पाया गया है। रोगात्मक पुष्टि (Pathological confirmation) में शामिल होते हैं – (i) पतनिका तल (Decidual basalis) की अनुपस्थिति (ii) निटाबुच फाइब्रिनाभ परत (Nitabuch's fibrinoid layer) की अनुपस्थिति तथा (iii) पेशी पुंज (Muscle bundles) में रसांकुर (Villi) के प्रवेश (Increta) या लसीकला (सिरोसा = Serosa) परत तक रसांकुर के प्रवेश (Percreta) की विभिन्न मात्रायें। खतरे (Risks) में शामिल होते हैं – रक्तश्राव, आघात या सदमा (Shock), संक्रमण (Infection) और विरले ही गर्भाशय का उत्क्रमण (उलटाव)।

प्रबंध (Management)

(1) **आंशिक अपरा ऐक्रीटा (Partial placenta accreta) में (Focal):** जितना संभव होता है उतना अपरा के ऊतक (Tissue) को निकालना। ऑक्सिटोसिक (Oxytocics) द्वारा गर्भाशयी संकुचन और रक्त स्तम्भन (Hemostasis) को प्राप्त किया जाता है और यदि आवश्यक होता है तब अंतः गर्भाशयी मुँहबंदी (Intrauterins plugging) द्वारा। शल्यक्रिया द्वारा प्रसव (Cesarean delivery) के बाद रोगियों में रक्तश्राव क्षेत्र अतिसीवन युक्त (Over sewed) होता है। यदि गर्भाशय संकुचन करने में विफल होता है तब उदर उच्छेदन (Hysterectomy) के आरम्भ में निर्णय लेना है और यह बहुप्रसवा (Multiparous) महिलाओं में बेहतर है।

(2) पूर्ण अपरा ऐक्रीटा (Total placenta accreta) में बहुप्रसवा (Multipara) में गर्भाशय निष्कासन (Hysterectomy) का सुझाव दिया जाता है जबकि एक शिशु की चाह रखनेवाली रोगियों (Cases) में सामान्य अभिवृत्ति (Conservative attitude) रखनी चाहिए। इसमें नाभिका-रज्जु (Umbilical cord) को उसके आधार के यथा-सम्भव निकट काटने तो अपरा को उसके पीछे स्वलयन (Autolysis) के लिए छोड़ देना शामिल होता है। उपयुक्त प्रतिजैविक औषधि (Antibiotics) देनी चाहिए। कुछ रोगियों में मेथोट्रिक्सेट (Methotrexate) का भी उपयोग किया गया है।

(3) विरल रोगी (Rare case) में मूत्राशय (Bladder) पर अपरा ऐक्रीटा आक्रमण कर सकता है। इस स्थिति में अपरा के निष्कासन से बचने का प्रयास करना है। इसमें गर्भाशय उच्छेदन (Hysterectomy) तथा आंशिक मूत्राशय-उच्छेदन (Cystectomy) की आवश्यकता हो सकती है। मेथोट्रिक्सेट (Methotrexate) दिया जा सकता है।

गर्भाशय का उत्क्रमण या उलटाव (Inversion of the Uterus)

प्रसव की तृतीय अवस्था में यह एक अति विरल (Rare) परन्तु जीवन को खतरे में डालने वाली जटिलता है जिसमें गर्भाशय अंशतः या पूर्णतः उल्टा घूम जाता है। इसका प्रभाव (Incidence) 20,000 प्रसव (Deliveries) में लगभग 1 होता है। प्रासूतिक उत्क्रमण (Obstetric inversion) लगभग सर्वदा गम्भीर (Acute = संकटापन्न) की ओर प्रायः पूर्ण होता है।

(1) प्रथम अवस्था (First degree): बुघ्न (Fundus) का गर्तिकाकरण (Dimpling) होता है जो आंतरिक मुख (Internal OS) के स्तर से अभी तक ऊपर बना रहता है। (2) द्वितीय अवस्था (Second degree): गर्भाशय-ग्रीवा (Cervix) से होकर बुघ्न (या फन्डस) आगे बढ़ता है परन्तु योनि (Vagina) के अंदर स्थित होता है। (3) तृतीय अवस्था (third degree) (Complete पूर्ण): संलग्न (Attached) अपरा (Placenta) के साथ या के बिना गर्भाशय के अंतःस्तर (Endometrium) भग (Vulva) के बाहर दृश्यमान (Visible) होता है इस प्रक्रिया में गर्भाशय-ग्रीवा और योनि का भाग भी शामिल हो सकता है। देखें चित्र 27.6।

कारणता (Etiology): उत्क्रमण स्वतः होता है या अधिक सामान्यतः प्रेरित (Induced) होता है। स्वतः (Spontaneous) (40%): यह अंतः उदरीय (Intrabdominal) दबाव, जैसे– खाँसना (Coughing) छींकना (Sneezing) या अनुवातन प्रयास (Bearing down effort), की तीव्र वृद्धि से संबद्ध बुघ्न

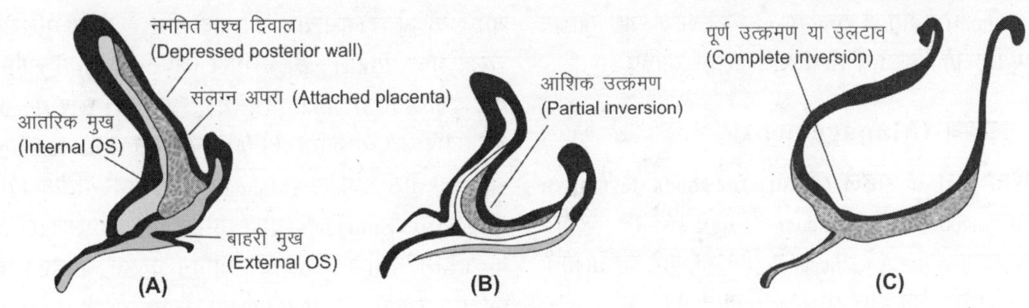

चित्र (Fig.) 27.6: गर्भाशय का उत्क्रमण (Inversion of the uterus) (A) प्रथम अवस्था (First degree) (B) द्वितीय अवस्था (Second degree) (C) तृतीय अवस्था (Third degree)

(Fundus) के ऊपर अपरा-स्थल (Placental site) पर स्थानीय अतानता (Atony) या शक्तिहीनता द्वारा उत्पन्न होता है। अपरा का बुघ्नीय संलग्न (Fundal attachment) (75%), लघु रज्जु (Short cord) तथा अपरा ऐक्रीटा (Placenta accreta) प्रायः संबंधित होता है।

औषधजनक (Iatrogenic): यह प्रसव की तृतीय अवस्था के कुप्रबंध (Mismanagement) के कारण होता है।

(1) रज्जु को खींचना (Pulling the cord) जब गर्भाशय अतानिक (Atonic) होता है विशेषकर जब बुघ्नीय दबाव के साथ संयुक्त होता है।

(2) क्रेडी-निचोड़न (Crede's expression) जबकि गर्भाशय शिथिल (Relaxed) होता है।

(3) हस्तीय निष्कासन में दोषपूर्ण प्रविधि (Faulty technique in manual removal)

खतरा (Dangers):

(1) आघात या सदमा (Shock) अति गंभीर होता है जो मुख्यतः तंत्रिका जनक मूल (Neurogenic origin) के निम्नलिखित के कारण होता है – (a) कीपाकार-श्रोणीय बंधन (Infundibulopelvic ligament) के तानन (Stretching) के कारण तंत्रिका (Nerves) पर तनाव, (b) अण्डाशय (Ovaries) पर दबाव क्योंकि गर्भाशय ग्रीवा के वलय (Cervical ring) से होकर बुघ्न (Fundus) के साथ यह भी खींचा जाता है। (c) उदरावरणी उत्तेजन (Peritoneal invitation)

(2) रक्तश्राव (Hemorrhage), विशेषकर अपरा के पृथक्करण के बाद।

(3) फुफ्फुसीय वाहिका रोध (Pulmonary embolism)।

(4) यदि उपेक्षित छोड़ा जाता है तब (a) संक्रमण (Infection), (b) गर्भाशयी खुरण्डन (Uterine sloughing) तथा (c) दीर्घकालिक (Chronic) हो सकता है।

निदान (Diagnosis)

लक्षण (Symptoms): अनुवातन संवेदन (Bearing down sensation) के साथ उदर (Abdomen) के निचले भाग में तीव्र पीड़ा (Acute pain)।

चिन्ह (Signs): (1) विभिन्न परिमाण का आघात (Shock) एक नियत (Constant) विशेषता है। (2) उदरीय (Abdominal) जाँच – (a) बुघ्नीय सतह का गर्तिकाकरण (Cupping or dimpling of the fundal surface)। (3) द्विहस्तीय (Bimanual) जाँच से न केवल निदान की पुष्टि करने में सहायता मिलती है बल्कि उसके परिणाम (Degree) जानने में भी। पूर्ण प्रकार में भग (Vulva) के बाहर एक चौड़ा छोर नीचे की ओर प्रक्षेपित तथा लाल-सा बैंगनी रंग के साथ नाशपाती (Pear) आकार का पिण्ड (Mass) दिखलाई पड़ता है। देखें चित्र 27.7।

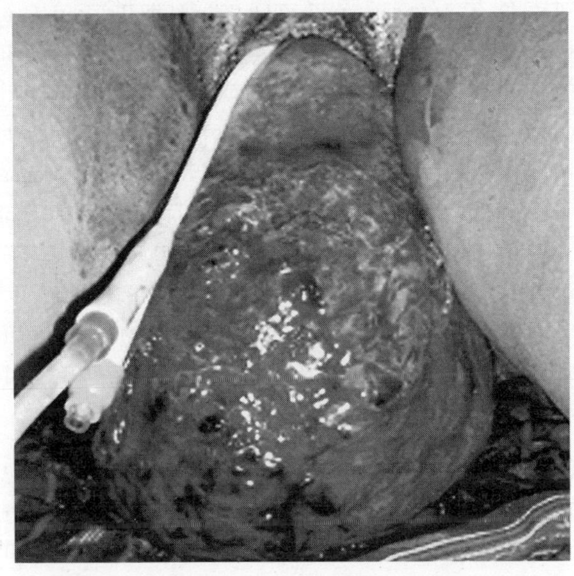

चित्र (Fig.) 27.7: स्वतः पूर्ण गर्भाशयी उत्क्रमण (Spontaneous complete uterine inversion)

पूर्वानुमान (Prognosis): यह सामान्यतः प्रतिकूल परिवेश (Unfavorable surroundings) में पाया जाता है, अतः इसका पूर्वानुमान अत्यधिक अस्पष्ट (या धुंधला=Gloomy) होता है। आघात, रक्तश्राव या वाहिका-रोध (Embolism) के कारण अचानक मृत्यु हो सकती है। यदि रोगी जीवित भी रहती है तब संक्रमण (Infection), गर्भाशय का खुरण्डन (Sloughing) तथा अस्वस्थता के साथ दीर्घकालिक उत्क्रमण (Chronic inversion) होता है।

निवारण (Prevention): जब गर्भाशय शिथिल (Relaxed) होता है तब अपरा (Placenta) को निष्कासित करने की किसी भी विधि का प्रयोग नहीं

करना है। बुध्नीय (Fundal) दबाव से रज्जु (Cord) को साथ-साथ खींचने से भी बचना चाहिए। इसका हस्तीय निष्कासन करना चाहिए।

प्रबंध (Management)

(I) आघात विकसित होने के पहले (Before the shock develops): कुशल प्रसव सहायक (Skilled accoucheur) के लिए तत्काल हस्तीय प्रतिस्थापन करना (संवेदनाहरण = Anesthesia के बिना भी, यदि यह आसानी से उपलब्ध नहीं है) उपचार का सार (Essence) होता है।

मुख्य सोपान (Main steps): (1) सर्वप्रथम उस भाग को प्रतिस्थापित (Replace) करना है जो गर्भाशय के साथ संलग्न अपरा के साथ अंत में उल्टा (Inverted) है। इसके लिए अंगुली द्वारा स्थिर और मजबूत दबाव डालना है। (2) उदर (Abdomen) पर दूसरा हाथ रखकर प्रतिदबाव (Counter pressure) डालना है। (3) प्रतिस्थापन के बाद हाथ को तब तक गर्भाशय के अंदर रखना चाहिए जब तक कि आन्त्रेतर (Parenteral) ऑक्सिटोसिन (Oxytocin) या $PGF_2\alpha$ द्वारा गर्भाशय संकुचित नहीं हो जाता है। (4) गर्भाशय के संकुचित होने के बाद ही अपरा को हस्तीय रूप से (Manually) निष्कासित किया जाता है। तथापि (However), प्रतिस्थापन के पहले अपरा को निकाला जा सकता है जिसके कारण हैं – (a) ढेर (Bulk) को कम करना जो प्रतिस्थापन (Replacement) को सुगम (या सरल) बनाता है या (b) यदि आंशिक रूप से पृथक होती है तब रक्तश्राव कम होता है। (5) आघात (Shock) का सामान्य उपचार जिसमें रक्ताधान (Blood transfusion) भी शामिल है, की व्यवस्था करनी चाहिए।

(II) आघात विकसित होने के बाद (After the shock develops):

मुख्य सोपान (Main steps): (1) डेक्सट्रोस सलाइन (Dextrose saline) के तत्काल टपकन (Drip) द्वारा आघात का उपचार करना चाहिए तथा रक्ताधान (Blood transfusion) करना चाहिए। (2) यदि संभव है.तब योनि के अंदर गर्भाशय को धकेलना है तथा पूतिरोधी (Antiseptic) रोलर गेज (Roller gaze = गोल लिपटी पट्टी) से योनि को भरकर बंद कर देना है। (3) शैय्या के निचले (या पाद) छोर (Foot end of the bed) को ऊपर उठाया जाता है। (4) पुनर्जीवन (Rususcitation) के उपायों के साथ हस्तीय रूप से (Manually) या द्रवस्थैतिक विधि (Hydrostatic method) (O'Sullivan's) द्वारा सामान्य संवेदनाहरण (General anesthesia) के अधीन गर्भाशय का प्रतिस्थापन करना चाहिए। द्रवस्थैतिक विधि पूर्णतया प्रभावी और अल्प-आघात उत्पादनकारी (Less shock producing) होती है।

द्रवस्थैतिक विधि (Hydrostatic method): उल्टे गर्भाशय को योनि (Vagina) में प्रतिस्थापित किया जाता है। टोंटी (Nozzle) की धारा (Douse) से रोगाणुहीन (Sterine) हल्का गर्म द्रव (5 लीटर तक) को क्रमिक रूप से योनिक में डालना है। योनि-मुख (Vaginal orifice) को प्रचालक की हथेली (Operator's palms) द्वारा एक सहायक (Assistant) की हथेली द्वारा भगोष्ठ स्तराधान (Labial apposition) को बंद किया जाता है। धारा (Douse) को गर्भाशय के 3 फीट (90 cm) ऊपर से दी जाती है। जल से योनि का प्रसार होता है तथा परिणामी (Consequent) वर्धित (Increased) अंतःयोनिक (Intra-vaginal) दबाव से गर्भाशय का प्रतिस्थापन होता है।

(III) अनुतीव्र अवस्था (Subacute stage):

(1) रक्ताधान द्वारा सामान्य स्थिति में सुधार करना, (2) पूतिता (Sepsis) को नियंत्रित करने के लिए प्रतिजैविक औषधि (Antibiotics) दी जाती है। (3) हस्तीय रूप से या द्रवस्थैतिक विधि द्वारा गर्भाशय के पुनः स्थापन (Reposition) का प्रयास किया जा सकता है। (4) यदि विफल होता है तब उदरीय शल्यक्रिया (Abdominal operation) [Haultain's operation] द्वारा गर्भाशय का पुनःस्थापन होता है।

अध्याय

28

जनन नली में क्षति

(Injuries to the Birth Canal)

शिशु-जन्म प्रक्रिया के बाद मातृक (Maternal) क्षति पूर्णतया सामान्य होती है तथा मातृक रूग्नता और मर्त्यता (Morbidity and mortality) में पर्याप्त रूप से योगदान (Contribute) करती है। वर्जन (Avoidance), आरम्भ में पता लगाना (Early detection), तत्काल और प्रभावी प्रबंध (Prompt and effective management) से न केवल रूग्नता में कमी की जा सकती है बल्कि अनेक स्त्रीरोगात्मक समस्याओं का समाधान होता है जो बाद के जीवन में विकसित होती हैं।

भग (Vulva)

भगीय त्वचा (Vulval skin) का पश्च रूप से विदारण (Lacerations) तथा लघु भगोष्ठ (Labia minora) का आंतरिक क्षेत्र पर परागूत्रभार्गीय विदारण (Para urethral tear) सामान्य स्थल (Common sites) होते हैं। परामूत्रमार्गीय विदारण का संबंध तीव्र (Brisk) रक्तश्राव (Hemorrhage) के साथ हो सकता है जिसकी मरम्मत बाधित तांत के सीवन (Catgut sutures) द्वारा की जानी चाहिए, अधिमानतः (Preferably) मूत्रमार्ग (Uretha) की क्षति को रोकने के लिए रबर की एक नालशलाका (Catheter=कैथीटर) के प्रवेश के बाद।

मूलाधार (Perineum)

मूलाधार में अल्प क्षति (Minor injury) सर्वसामान्य होती है, विशेषकर प्रथम जन्म के बाद। समग्र (Gross=भारी) क्षति सदैव प्रसव की द्वितीय अवस्था के कुप्रबंध (Mismanagement) के कारण होती है।

कारण (Causes):

(1) मूलाधार का अति तानन (Over-stretching of the perineum): यह वृहत (Large) शिशु, चेहरे-से-जघन या चेहरे के प्रसव (Face-to-pubis or face delivery), संकीर्ण चाप के साथ वहिर्गम संकुचन (Outlet contraction with narrow arch), स्कंध (Shoulder) प्रसव (पश्च= Posterior), चिमटी द्वारा प्रसव (Forceps delivery) के कारण होता है।

(2) मूलाधार का तीव्रतानन (Rapid stretching): यह गर्भाशयी संकुचन के दौरान सिर का द्रुत (Rapid) प्रसव, प्रवाही (Precipitate) प्रसव तथा नितम्ब गर्भस्थिति (Breech presentation) में पश्चगामी सिर (After-coming head) के प्रसव के कारण होता है।

(3) अनम्य मूलाधार (Inelastic perineum): जैसाकि प्रथम बार प्रौढ़ गर्भिणी स्त्री (Elderly primigravidae) में दृढ़ (Rigid) मूलाधार में, पूर्ववर्ती (Previous) शल्यक्रिया, जैसे–योनिद्वार उच्छेदन (Episiotomy), क्षतिग्रस्त मूलाधार (Perineorrhaphy पेरिनियोरैफी) या भगीय शोथ (Vulvar oedema), के बाद मूलाधार में क्षतचिन्ह (Sear) में होता है।

क्षति की मात्रा (Degrees of Injury)

- **प्रथम अवस्था (First degree):** इसमें योनिच्छद (Hymen), फोरशेट (Fourchette = पृष्ठ भाग पर त्वचा की तह), योनि (Vagina) का निचला भाग तथा मूलाधारी त्वचा (Perineal skins) के अंशो (Remnants) का विदारण शामिल होता है परन्तु मूलाधारी पिण्ड (Perineal body) अक्षत (Intact) बना रहता है।
- **द्वितीय अवस्था (Second degree):** इसमें योनि (Vagina) की पश्च दिवाल का निदारण तथा मूलाधारी पिण्ड की विभिन्न मात्राओं में विदारण शामिल होता है जिसमें गुदा अवरोधिनी (Anal sphincter) शामिल नहीं होती है।
- **तृतीय अवस्था (Third degree):** मूलाधार (Perineum) में क्षति से पश्च योनिक (Posterior vaginal) दिवाल तथा मूलाधारी पिण्ड की क्षति होती है जिसमें गुदा अवरोधिनी संकुल (Anal sphincter complex) [दोनों बाहरी और आंतरिक गुदा अवरोधिनी] शामिल होता है। परन्तु इसमें गुदा (या मलद्वार) नली (Anal canal) तथा मलाशय (Rectum) शामिल नहीं होते। देखें चित्र 28.1।

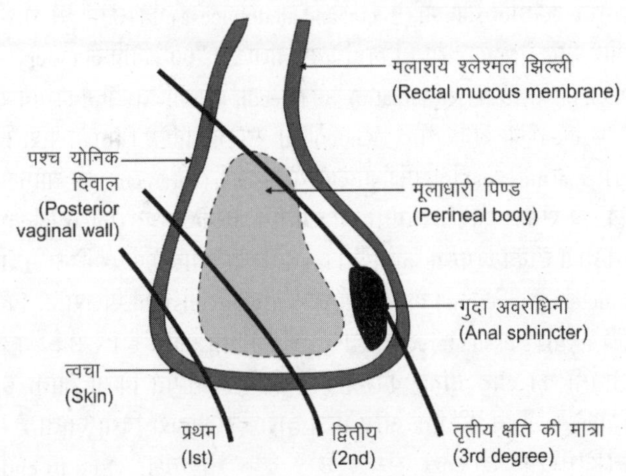

चित्र (Fig.) 28.1: मूलाधारी विदारण की विभिन्न मात्राओं का आरेखीय प्रदर्शन (Diagrammatic representation of different degrees of perineal tear)

- **चतुर्थ अवस्था (4th Stage) (Complete):** मूलाधार में क्षति से मलाशयी श्लेष्मल झिल्ली (Rectal mucosa) की क्षति के साथ गुदा अवरोधिनी संकुल (EAS= External anal sphincter तथा IAS = Internal anal sphincter) की क्षति होती है। इसके साथ संकीर्ण अघोजघन चाप (Subpubic arch) या अपसामान्यरूप से दीर्घ मूलाधार (Abnormally long perineum) या मूलाधार का क्षतचिन्हन (Scarring) प्रायः संबंधित होता है। योनि (Vagina) के निचले भाग के पार सामने ऊतक का एक सेतु (Bridge of tissue) बचा रहता है।

निवारण (Prevention): प्रसव की द्वितीय अवस्था में मूलाधार का पर्याप्त सावधानी के साथ उचित संचालन करना है जब इसकी क्षति की संभावना होती है। मूलाधारी क्षति के सामान्य प्रसव में निवारण का उल्लेख अध्याय 12 के मूलाधारी विदारण के निवारण में किया गया है।

प्रबंध (Management)

अपरा (Placenta) के प्रसव के बाद नवीन (Recent) विदारण की मरम्मत (Repair) तत्काल करनी चाहिए। इससे संक्रमण (Infection की संभावना कम होती है तथा रक्त की हानि भी न्यूनतम होती है। 24 घंटे से अधिक विलंब (Delay) होने की स्थिति में मरम्मत नहीं करनी चाहिए। संक्रमण को रोकने के लिए प्रतिजैविक औषधि देनी चाहिए। यदि 24 घंटे से अधिक विलंब होता है तब पूर्ण विदारण की मरम्मत 3 महीने के बाद करनी चाहिए।

सोपान (Step) I: रोगी को लिथोटोमी (Lithotomy) स्थिति में रखा जाता है तथा स्थानीय क्षेत्र की पूतिरोधी (Antiseptic) सफाई की जाती है। 1% लिग्नोकेन हाइड्रोक्लोराइड (Lignocaine hydrochloride) (10–15 ml) के स्थानीय अंतःसंचरण (Local infiltration) के साथ या उपस्थीय रोध (Pudendal block) के साथ या अधिमानतः (Preferably) सामान्य संवेदनाहरण (General anesthesia) के अधीन मरम्मत (या सुधार) की जाती है।

सोपान (Step) II: विच्छेदन (Dissection) की आवश्यकता नहीं होती है जैसा कि पुराना पूर्ण मूलाधारी विदारण में होता है। (a) सर्वप्रथम मलाशयी और गुदा श्लेष्मल झिल्ली (Rectal and anal mucosa) का ऊपर से नीचे की ओर सीवन (Suture या टाँका) किया जाता है। "00" विक्रिल (Vicryl) या PDS, आघातहीन (Atraumatic) सुई (Needle) से बाधित टाँका लगाकर पुटी (Lumen) के अंदर गांठ (Knots) को रखना चाहिए। (b) मलाशयी पेशी (Rectal muscles) जिसमें परामलाशयी प्रावरणी (Pararectal) भी शामिल है, को तब समान सीवन सामग्री का उपयोग करके बाधित (Interrupted) सीवन द्वारा टाँका लगाया जाता है। (c) तत्पश्चात् बाहरी अवरोधिनी गुदा (Sphincter ani externus) के विदीर्ण छोरों (Town ends) को ऐलिस ऊतक चिमटी (Allis's tissue forceps) द्वारा प्रकट किया जाता है। उसके बाद अवरोधिनी को आठ टाँका की आकृति से पुनः निर्मित किया जाता है तथा बाधित सीवन की एक अन्य परत द्वारा इसे सहारा दिया जाता है। अवरोधिनी के छोर से लेकर छोर तक निकटता (End to end sphincter appproximation) [अंशछादन (Overlapping) नहीं] बनायी जाती है।

सोपान (Step) III: '0' PDS या डेक्सॉन्स (Dexons) या क्रोमिक कैटगट (Chromic catgut) का उपयोग करके बाधित सीवन द्वारा मूलाधारी पेशी (Perineal muscle) का सुधार (Repair) किया जाता है।

सोपान (Step) IV: बाधित (या अंतरायित) सीवन (Interrupted sutures) द्वारा योनिक (Vaginal) दिवाल और मूलाधारी त्वचा (Perineal skin) को निकट रखा जाता है।

सीवन सामग्री (Suture material): कैटगट या पॉलिग्लैक्टिन (Polyglactin) की अपेक्षा पॉलिडाइऑक्सानोन सीवन (PDS = Polydioxanone suture) बेहतर होता है क्योंकि इसका संबंध गुदा अवरोधिनी संकुल के कम संक्रमण (Less infection) तथा बेहतर दीर्घकालिक कार्य के साथ होता है।

रोगोत्तर देखभाल (After-care): सुधारित (Repaired) मूलाधारी क्षति की रोगोत्तर देखभाल योनिद्वार उच्छेदन (Episiotomy) के बाद देखभाल (देखें अध्याय 36 का योनिद्वार-उच्छेदन की शल्यकोत्तर परिचर्या) के समान होती है। पूर्ण विदारण (Tear) के बाद विशिष्ट देखभाल निम्नलिखित है– (1) दूध, पावरोटी, अण्डा, बिस्कुट, मछली, मिठाई आदि का अल्पाहार दूसरे दिन के बाद दिया जाता है। (2) दैनिक दो बार लैक्टुलोस (Lactulose) 8 ml दूसरे दिन पर आरम्भ किया जाता है तथा तीसरे दिन से खुराक (Dose) को 15 ml तक बढ़ाया जाता है। यह एक संतोषजनक आहार–विधान (Regime) है जो मल (Stool) को कोमल बनाता है। (3) कोई भी प्रतिजैविक औषधि (Antibiotics) का उपयोग शल्यक-अवधि (Intraoperative) तथा शल्यकोत्तर (Postoperative) अवधि में किया जाता है। मलीय पदार्थ (Fecal matter) का अवायवीय दूषण (Anaerobic contamination) को बचाने के लिए निरंतर 5–7 दिन के लिए मेट्रोनिडाजोल (Metronidazole) 400 mg दैनिक तीन बार देना है।

योनि (Vagina)

मूलाधार (Perineum) या गर्भाशय-ग्रीवा (Cervix) को शामिल किये बिना पृथक योनिक विदारण (Vaginal lacerations) प्रायिक होता है। इसे प्रायः उपकरण द्वारा या हस्तचालन द्वारा प्रसव के बाद देखा जाता है। इन रोगियों में विदारण विस्तृत (Extensive) होता है तथा इसका संबंध प्रायः तीव्र (Brisk) रक्तश्राव के साथ होता है।

उपचार (Treatment): तीव्र रक्तश्राव के साथ संबंधित विदारण में सामान्य संवेदनाहरण (General anesthesia) के अधीन पर्याप्त प्रकाश में उसकी खोज करने की आवश्यकता होती है। क्रोमिक कैटगट संख्या '0' का उपयोग करके अंतरायित (Interrupted) या निरंतर (Continuous) सीवन (Sutures) द्वारा विदारण की मरम्मत की जाती है। विस्तृत विदारण की स्थिति में सीवन के अतिरिक्त रोलर गेज (Roller gauze) द्वारा अंतःयोनिक मुँहबंदी (Intra-vaginal plugging) द्वारा रक्तस्तम्भन (Hemostasis = रक्तश्राव रोकना) प्राप्त किया जा सकता है। इस गेज को ग्लिसरीन (Glycerine) तथा ऐक्रिफ्लेविन (Acriflavine) से तर-बतर किया (या भिगोया) जाता है। मुँह बंदी को 24 घंटे के बाद निष्काषित करना चाहिए।

योनि का विदार (Colporrhexis कॉल्पोरेक्सिस): योनि की गुफा (Vault) के विदार को कॉल्पोरेक्सिस कहा जाता है। यह प्रारंभिक (Primary) हो सकता है जब केवल गुफा (या चापछत) शामिल होता है या द्वितीयक या सहायक (Secondary) होता है जब गर्भाशय-ग्रीवा के विदारण के साथ सम्बद्ध होता है (Common)। इसे पूर्ण (Complete) कहा जाता है जब उदरावरण (Peritoneum) को खोला जाता है। तथापि (However), पश्च चापिका (Posterior fornix) प्रायः विदारित होती है तथा पार्श्विक चापिका (Lateral fornix) के विदारण के साथ गर्भाशय-ग्रीवा (Cervix) का विदारण प्रायः संबंधित होता है। विदारण अभिघातज (Traumatic) हो सकता है या स्वतः (spontaneous) विशेषकर बहुप्रसवा (Multiparae) में।

उपचार (Treatment): यदि विदारण चापछत (Vault) तक सीमित है तथा गर्भाशय-ग्रीवा (Cervix) का सुगम भाग इसमें शामिल है तब नीचे से मरम्मत की जाती है। तथापि (However), गर्भाशय-ग्रीवा के विदारण का विस्तार ऊपर निचले खण्ड तक होता है या गर्भाशयी वाहिकाओं (Uterine vessels) की वृहत (या मुख्य) शाखाएँ क्षतिग्रस्त होती हैं तब पुनर्जीवन (Rususcitation) के उपायों के साथ उदर-उच्छेदन (Laparotomy) भी करना है।

गर्भाशय-ग्रीवा (Cervix)

गर्भाशय-ग्रीवा के विदारण की अल्प मात्रा (Minor degree) प्रथम प्रसव के दौरान सदैव (Invariable = निरपवाद)होती है जिसमें उपचार की आवश्यकता होती है। गर्भाशय-ग्रीवा का विस्तृत विदारण विरले ही (Rarely) होता है। **अभिघातज प्रसवोत्तर रक्तश्राव (Traumatic postpartum hemorrhage) का यह एक सर्वसामान्य (Commonest) कारण है।**

कारण (Causes):

(1) उपचारजनक (Iatrogenic): प्रयासित (Attempted) चिमटी प्रसव (Forceps delivery) या नितम्ब निष्कासन (Breech extraction) जो अपूर्ण विस्तारित गर्भाशय-ग्रीवा से होकर किया जाता है।

(2) दृढ़ या अनम्य गर्भाशय-ग्रीवा (Rigid cervix): यह जन्मजात (Congenital) या अधिक प्रायः गर्भावस्था-ग्रीवा पर पूर्ववर्ती शल्यक्रिया से क्षतचिन्ह (Scar) [जैसे – अंगोच्छेदन (Amputation), शंकुकरण (Conization) या क्षति या घाव (Lesion) [जैसे–गर्भाशय-ग्रीवा का कर्कटार्बुद (Carcinoma cervix) की उपस्थिति] के बाद होती है।

(3) प्रबल गर्भाशयी संकुचन (Strong uterine contractions): यह प्रवाही प्रसव (Precipitate labor) या अत्यधिक संवहनी (Vascular) गर्भाशय-ग्रीवा (जैसे–अपरा भ्रंश = Placenta previa) में होता है।

(4) पृथक्करण (Detachment): गर्भाशय-ग्रीवा का पृथक्करण वलयाकार (Annular) हो सकता है जो गर्भाशय-ग्रीवा की सम्पूर्ण परिधि को शामिल करता है। यह प्रारंभिक गर्भाशय-ग्रीवा के कठिन प्रसव (Primary cervical dystocia) में दीर्घ (Prolonged) प्रसव के बाद होता है। तथापि (However), यह केवल अग्रखण्ड (Anterior nip) को शामिल कर सकता है जब यह त्रिक-मुख (Sacral OS) के संयोजन के साथ सिर (Head) और जघन संधानक (Symphysis pubis) के बीच यह अवरूद्ध (Nipped) हो जाता है। इन दोनों प्रकार में रक्तश्राव न्यूनतम होता है तथा सुधार (Healing) उपकलाकरण (Epithelialization) द्वारा होता है।

निदान (Diagnosis): दृढ़ और संकुचित गर्भाशय की उपस्थिति में प्रसव (Labor) के बाद तत्काल अत्यधिक रक्तश्राव से अभिघातज (Traumatic) रक्तश्राव का संदेह होता है। पर्याप्त प्रकाश में गर्भाशय-योनि नली (Utero-vaginal canal) की छानबीन (या जाँच-पड़ताल=Exploration) से न केवल निदान की पुष्टि होती है बल्कि विदारण (Tear) का विस्तार (या क्षेत्र) जानने में भी सहायता मिलती है।

खतरा (Dangers)

प्रारंभिक (Early):

(1) गर्भाशय-ग्रीवा का गहरा (Deep) विदारण जो मुख्य वाहिकाओं (Vessels) को शामिल करता है जिससे तीव्र (Severe) प्रसवोत्तर रक्तश्राव होता है।
(2) चौड़े अस्थिबंध पर हेमाटोमा (Broad ligament hematoma)
(3) श्रोणीय कोशिका-शोथ (Pelvic cellulitis),
(4) शिरा-शोथ (Thrombophlebitis)

विलंबित (Late):

(1) वहिवर्तन (Ectropion)
(2) मध्य (दूसरा) त्रिमास गर्भपात (Midtrimester abortion) के साथ गर्भाशय-ग्रीवा की अक्षमता (Incompetence)।

उपचार (Treatment): रक्तश्राव के साथ संबंधित केवल गर्भाशय-ग्रीवा के गहरे विदारण की मरम्मत अपरा (Placenta) के प्रसव के बाद शीघ्र करनी चाहिए। पर्याप्त प्रकाश में सामान्य संवेदनाहरण (General anesthesia) के अधीन रोगी को लिथेटोमी (Lithotomy) स्थिति में रखकर मरम्मत (Repair) करनी चाहिए। इसके लिए आवश्यकताएँ (Pre-requisites) हैं– सिम्स पश्च योनिक वीक्षण यंत्र (Sim's posterior vaginal speculum), योनिक दिवाल अपवर्तक (vaginal wall refractor), न्यूनतम स्पंज पकड़नेवाली दो चिमटी (Two sponge holding forceps) तथा एक सहायक (Assistant)।

क्रियाविधि (Procedure): विदीर्ण (Torn) गर्भाशय-ग्रीवा के अग्र और पश्च किनारे को चिमटी (Forceps) द्वारा पकड़ा जाता है। चिमटी द्वारा कर्षण (Traction) देने के बजाय सहायक (कर्मचारी) द्वारा हल्के से बुध्न (Fundus) को नीच धकेलना बेहतर होता है। यह विदारण को प्रभावी सीवन (Suture) के लिए अधिक सुगम बनाता है। **सर्वप्रथम शिखर (Apex) की पहचान करनी है तथा प्रथम उदग्र गद्दे का सीवन (Vertical mattress suture) स्थापित करना है जो शिखर के ठीक ऊपर हो।**

इसमें एक वक्र गोल पिण्ड की सुई (Needle) तथा क्रोमिक कैटगट (Chromic catgut) संख्या (No.) '0' गर्भाशय-ग्रीवा का सम्पूर्ण मोटाई के लिए लेना है (देखें चित्र 28.2)। रक्तश्राव तत्कालरूक जाता है। विदारण के शेष भाग की समान गद्दे की सीवन द्वारा मरम्मत की जाती है। गद्दे का सीवन बेहतर होती है क्योंकि यह किनारों के लुंठन (Rolling) को रोकता है। विदारित गर्भाशय (Rupture uterus) के प्रबंध के अनुसार चौड़ा स्नायुबंध का हेमाटोमा (Broad ligament hematoma) के साथ निचला खण्ड या चापछत (Vault) तक विस्तारित गर्भाशय-ग्रीवा के विदारण का प्रबंध (उपचार) करना चाहिए।

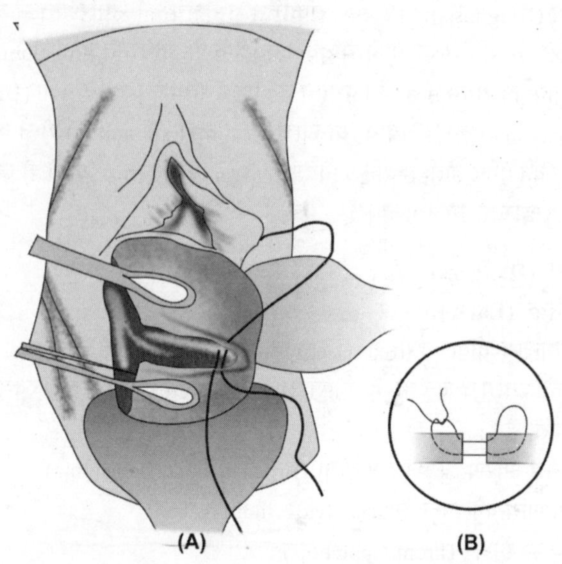

चित्र (Fig.) 28.2: उदग्र गद्दे के सीवन के साथ गर्भाशय-ग्रीवा के विदारण की मरम्मत की विधियाँ (Methods of repair of the cervical tear with vertical mattress suture)

श्रोणीय हेमाटोमा (Pelvic Hematoma)

परिभाषा (Definition): श्रोणीय उदरावरण (Pelvic peritoneum) और मूलाधारी त्वचा (Perineal skin) के बीच क्षेत्र में कहीं भी रक्त के संग्रहण (Collection) को श्रोणीय हेमाटोमा कहा जाता है।

संरचनात्मक प्रकार (Anatomical types): हेमाटोमा का स्थान (या स्थापन=Location) पर निर्भर तथा क्या वह उन्नायक गुदा (Levator ani) के नीचे या ऊपर है, इसे निम्नलिखित नाम से जाना जाता है –

- अधोउन्नायक हेमाटोमा (Infralevator hematoma): प्रायिक (Common)
- उपरिउन्नायक हेमाटोमा (Supralevator hematoma): विरल (Rare)

अधोउन्नायक हेमाटोमा (Infralevator Hematoma):
इसका सर्वसामान्यरूप भगीय हेमाटोमा (Vulva hematoma) है।

कारणता (Etiology): (1) योनिक (Vaginal) या मूलाधारी (Perineal) विदारण या योनिद्वार उच्छेदन की क्षति (Episiotomy wound) की मरम्मत के दौरान अनुपयुक्त रक्तस्तंभन (Improper hemostasis): (a) विदारण के शिखर के सीवन (Suture) करते समय पूर्वावधान (Precaution) लेने की विफलता (b) योनिक दिवाल का सीवन करते समय मृत (Dead) स्थान का विलोप (Obliterate) करने की विफलता (c) स्वतः या उपकरण द्वारा प्रसव के बाद परायोनिक शिरीय जालिका (Paravaginal venous plexus) का विदार (Rupture)।

लक्षण (Symptoms): (1) मूलाधारी क्षेत्र पर तीव्र पीड़ा (Severe pain) (2) जब विस्तारण श्रोणि-मलाशयी खात (Ischiorectal fossa) तक होता है तब मलाशयी टिनेस्मस (Rectal tenesmus = जोर लगाकर मल-त्याग करने का असफल प्रयास) या अनुवातन प्रयास (Bearing down efforts) हो सकता है।

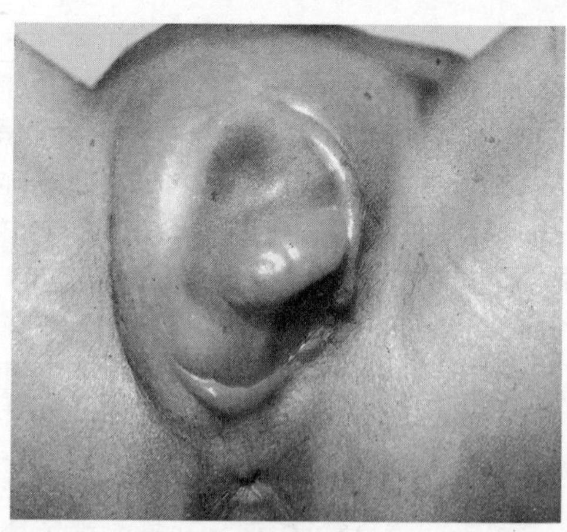

चित्र (Fig.) 28.3: स्वतः प्रसव (Spontaneous delivery) के बाद भगीय हेमाटोमा (Vulvar hematoma)

चिन्ह (Signs): (1) आघात (shock) की विभिन्न अवस्थाओं (Degree) का प्रमाण (या संकेत) मिल सकता है। (2) स्थानीय जाँच से भग (Vulva) पर एक आतत सूजन (Tense swelling) का पता चलता है जो धुंधला (Dusky) तथा रंग में बैंगनी (Purple) तथा स्पर्श में कोमल होता है। (देखें चित्र 28.3)।

उपचार (Treatment): लघु (Small) हेमाटोमा (<5 cm) का उपचार सामान्य रूप से शीतल संपीडन (Cold compress) द्वारा किया जा सकता है। वृहत (Large) हेमाटोमा की खोज शल्यकक्ष (OT = Operation theater) में सामान्य संवेदना (General anesthesia) के अधीन की जानी चाहिए। इसके साथ-साथ पुनर्जीवन (Resuscitation) के उपायों को भी लागू करना है। रक्त स्कंद (Blood clots) को प्रोत्खनित (Scooped out) करना (या निकालना) चाहिए तथा रक्तश्राव के स्थलों को सुरक्षित बनाना (या उपचार करना) है। प्रायः एक सामान्य श्रावी सतह दृश्यमान (Visible) होती है। गहरे गद्दे (Deep mattress) के सीवन द्वारा मृत स्थान (Dead space) का विलोप (Obliterate) करना है तथा 24 घंटे के लिए उस स्थान पर एक बंद चूषण नली (Closed suction drain) रखी जाती है। रोगरोधी (Prophylactic) प्रतिजैविक औषधि (Antibiotics) दी जाती है।

उपरिउन्नायक हेमाटोमा (Supra-elevator Hematoma)

कारण (Causes): (1) गर्भाशय ग्रीवा के विदारण का विस्तार (Extension of cervical laceration) या योनि चापछत का विदार (Vault rupture or colporrhexis) (2) गर्भाशय के निचले खण्ड का विदार (Rupture) (देखें चित्र 28.4) (3) चापछत (Vault) के निकट परायोनिक शिरीय जालिका (Paravaginal venous plexus) का स्वतः विदार (Spontaneous rupture)।

निदान (Diagnosis): निदान प्रायः विलम्ब से होता है क्योंकि पीड़ा की प्रकृति स्पष्ट नहीं होती है और इसलिए योनि का रक्तश्राव भी। अव्याख्यित आघात (Unexplained shock) तथा आंतरिक रक्तश्राव जो प्रसव के बाद होता है, वह संदेह उत्पन्न करता है। उदरीय (Abdominal) जाँच से वंक्षण बंधन (Inguinal ligament) के ऊपर सूजन (Swelling) का पता चलता है

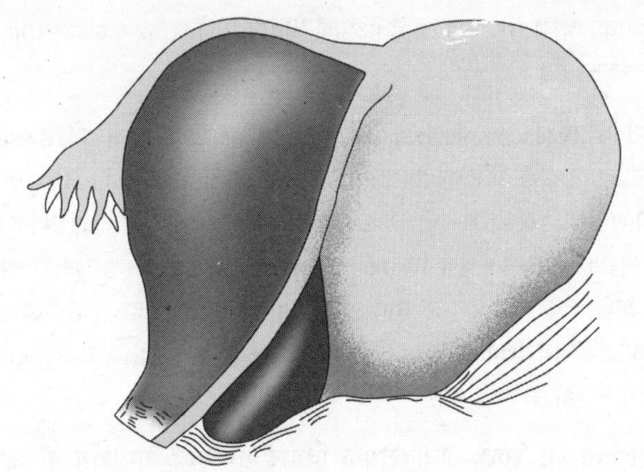

चित्र (Fig.) 28.4: ऊपरि-उन्नायक हेमाटोमा (Supra-levator hematoma)

जो गर्भाशय (Uterus) को प्रतिपार्श्विक (Contralateral) किनारे पर धकेलता है। योनिक जाँच (Vaginal examination) से पता चलता है – (a) सूजन (Bulge) द्वारा योनि की नली का अवरोध या (b) चापिका (Forix) पर एक दलदली (Boggy) सूजन। मलाशयी (Rectal) जाँच से एक दलदली पिण्ड (Boggy mass) की उपस्थिति की पुष्टि होती है। हेमाटोमा के सही स्थान-निर्धारण के लिए अतिस्वन चित्रण (Ultrasonography) की आवश्यकता हो सकती है।

प्रबंध (Management): आघात का सामान्य उपचार करना चाहिए तथा उदर-उच्छेदन (Laparotomy) की व्यवस्था करनी चाहिए। चौड़े बंधन उदारवरण (Broad ligament peritoneum) के अग्र पल्ले (Anterior leaf) का उच्छेदन करके रक्त स्कंद (Blood clot) को प्रोत्खनित (Scooped out = खोदकर बाहर निकालना) करना है। यदि रक्तश्राव का स्थल दृश्यमान् होता है तब उसे प्राप्त करके उसको बाँधना चाहिए। **मूत्रवाहिनी की क्षति** (Ureteric damage) **को रोकने के लिए अविचारी** (Random) **सीवन** (Suture) **स्थापित नहीं करना चाहिए।** यदि रिसाव (Oozing) निरंतर है तब आंतरिक श्रोणीय धमनी (Iliac artery) के अग्र विभाजन को बाँधना चाहिए। सम्बद्ध विदारित (Rupture) गर्भाशय की उपस्थिति में उपचार को संशोधित किया जा सकता है जिसका उल्लेख इसी अध्याय में बाद में किया जायेगा।

गर्भाशय का विदार (Rupture of the Uterus)

परिभाषा (Definition): गर्भावस्था के 28वें सप्ताह के बाद किसी भी समय गर्भाशयी दिवाल की निरंतरता (Continuity) के विघटन (Dissolution) को गर्भाशय का विदार कहा जाता है। प्रारंभिक (Early) महीनों में गर्भाशय की दिवाल में क्षति (Injury) को छिद्रण (Perforation) कहा जाता है जो या तो उपकरणीय (Instrumental) या छिद्रणीय जलपुटी मोल (Perforating hydatid form mole) द्वारा होता है। अल्पविकसित (Rudimentary) गर्भ-श्रृंग (Horn) का विशिष्ट नैदानिक अस्तित्व (Clinical entity) होता है तथा अस्थानिक गर्भावस्था (Ectopic pregnancy) में वर्गीकृत किया जाता है।

प्रभाव या विस्तार (Incidence): इसके प्रभाव में व्यापक भिन्नता 2000 प्रसव (Deliveries) में 1 से लेकर 200 प्रसव में 1 प्रसव तक होती है। पिछले कुछ दशकों (Decades) में इसकी विद्यमानता (Prevalence) लगभग स्थिर (Static) है। जबकि उन्नत प्रासूतिक परिचर्या (Improved obstetric care) के कारण अवरूद्ध (Obstructed) प्रसव से विदार को कम किया गया है परन्तु वर्षों से शल्यक्रिया द्वारा प्रसव (CS = Cesarean section) के वर्धित प्रभाव के बाद क्षतचिह्न के विदार (Scar rupture) की विद्यमानता में वृद्धि हुई है।

कारणता (Etiology)

(1) स्वतः (Spontaneous)

(2) क्षतचिन्ह विदार (Scar rupture)

(3) उपचार (या औषध) जनक (Iatrogenic).

स्वतः (Spontaneous):

गर्भावस्था के दौरान (During pregnancy): अक्षत (Uninjured) गर्भाशय के लिए गर्भावस्था के दौरान विदार होना वास्तव में विरले ही (Rare) होता है। इसके कारण (Causes) निम्नलिखित हैं– (1) पूर्ववर्ती (Previous) क्षति जिसके कारण विस्फारण और खुरचन (Dilation and curettage) की शल्यक्रिया या अपरा (Placenta) के हस्तीय (Manual) निष्कासन के बाद गर्भाशयी दिवालें कमजोर होती हैं। (2) कभी-कभी किसी प्रत्यक्ष कारण का पता नहीं चलता है और यह प्रायः बहुप्रसवा (Grand multiparae) को शामिल करता है। पूर्ववर्ती प्रसव में गर्भाशय पेशियों में चोट लगना (Bruising), तानन (Stretching), विदारण की रेशामयता (Fibrosis) के फलस्वरूप गर्भाशयी दिवालें कमजोर होती हैं। (3) द्विश्रृंगीय (Bicornuate) प्रकार के गर्भाशय की जन्मजात कुरचना (Congenital malformation) एक विरले (Rare) संभावना होती है। (4) कूवेलथर गर्भाशय (Couvelaire uterus = गर्भाशय-अपरा के रक्ताघात)।

गर्भावस्था के दौरान स्वतः विदार प्रायः पूर्ण होता है जिसमें ऊपरी खण्ड शामिल होता है और गर्भावस्था में बाद के महीनों में प्रायः होता है। विरले अवसर पर गर्भावस्था के प्रारंभिक महीनों में भी स्वतः विदार हो सकता है।

प्रसव के दौरान (During labor): प्रसव के दौरान एक अक्षत (Intact) गर्भाशय में अन्य प्रकार से स्वतः विदार हो सकता है।

(1) **अवरोधक विदार (Obstructive rupture):** यह अवरूद्ध (Obstructed) प्रसव का अंतिम परिणाम है। यह विदार निचले खण्ड को शामिल करता है तथा गर्भाशय के पार्श्विक (Lateral) किनारे से होकर ऊपरी खण्ड तक प्रायः विस्तारित होता है।

(2) **अनावरोधक विदार (Non-obstructive rupture):** महाबहुप्रसवा (Grand multiparae) प्रायः प्रभावित होती है तथा विदार प्रारंभिक प्रसव में होता है। पुनरावृत्त (Repeated) पूर्ववर्ती प्रसवों के कारण गर्भाशय की दिवालें कमजोर हो जाती हैं। विदार प्रायः बुघ्नीय क्षेत्र (Fundal area) को शामिल करता है तथा पूर्ण होता है।

क्षतचिन्ह का विदार (Scar rupture):

शल्यक्रिया द्वारा प्रसव (Cesarean section) के प्रचुर उपयोग से क्षतचिन्ह विदार के गर्भाशयी विदार के प्रभाव में पर्याप्त योगदान होता है। **निचले**

खण्ड का क्षतचिन्ह विदार का प्रभाव लगभग 1–2% तक होता है जबकि जो स्थापित क्षतचिह्न (Classical one) के बाद होता है उसका प्रभाव 5–10 गुना अधिक होता है। अगर्भ (Nonpregnant) गर्भाशय पर शल्यक्रिया जैसे– गर्भाशय की पेशीय दिवाल का अर्बुद उच्छेदन (Myomectomy) या गर्भाशय की प्लास्टिक शल्यक्रिया (Metroplasty) के बाद गर्भाशयी क्षतचिन्ह का विदार मुश्किल से होता है चूँकि घाव ठीक हो जाता है और क्योंकि गर्भाशय शांत रहता है। **गर्भाशय-उच्छेदन (Hysterotomy) के बाद गर्भाशयी क्षतचिन्ह का आचरण (Behavior) स्थापित क्षतचिन्ह के समान होता है** जो चिंता की बात होती है।

गर्भावस्था के दौरान (During pregnancy): गर्भावस्था में बाद के महीनों में स्थापित (Classical) या गर्भाशय-उच्छेदन क्षतचिन्ह का विदार होने की संभावना होती है। क्षतचिह्न पर अपरा के रोपन (Implantation of the placenta) के कारण यह क्षतचिह्न कमजोर होता है और परिणामी वर्धित वाहिकामयता (Increased vascularity) होती है। वर्धमान (Enlarging) गर्भाशय का वर्धित अनुप्रस्थ व्यास (Transverse diameter) द्वारा समकोण (90°) तानन से ऊपरी खण्ड के क्षतचिह्न के विदारण में अतिरिक्त दबाव पड़ता है। **गर्भावस्था के दौरान गर्भाशय का निचला खण्ड विरले ही विदारित (Ruptured) होता है।**

प्रसव के दौरान (During labor): प्रसव के दौरान स्थापित या गर्भाशय–उच्छेदन क्षतचिह्न के विदार के लिए संवेदनशीलता (Vulnerability) अधिक होती है। यद्यपि प्रसव के दौरान निचले खण्ड के क्षतचिन्ह का विदार विरले ही होता है।

उपचारजनक (Iatrogenic) या अभिघातज (Traumatic):
गर्भावस्था के दौरान (During pregnancy): (1) आक्सिटोसिन (Oxytocin) का अंविवेकी अंतर्ग्रहण (Injudicious intake), (2) गर्भपात (Abortion) या प्रसव (Labor) के प्रेरण (Induction) के लिए प्रोस्टेग्लैन्डिन (Prostaglandins) का उपयोग (3) प्रबल (Forcible) बाहरी गर्भवर्तन (External version) विशेषकर सामान्य संवेदनाहरण (General anesthesia) के अधीन (4) उदर पर गिरना या आघात (Fall or blow on abdomen)।

प्रसव के दौरान (During labor): (1) आंतरिक पादीय गर्भवर्तन (Internal podalic version), विशेषकर अवरूद्ध (Obstructed) प्रसव के बाद (2) नाशक शल्यक्रिया (Destructive operation) (3) अपरा का हस्तीय निष्कासन (Manual removal of placenta) (4) अपूर्णरूप से विस्फारित गर्भाशय-ग्रीवा (Dilated cervix) से होकर चिमटी (Forceps) का उपयोग या नितम्ब निष्कासन (Breech extraction) (5) प्रसव का आवर्धन (Augmentation) के लिए ऑक्सिटोसिन (Oxytocin) का अविवेकी (Injudicious) प्रयोग।

विकृति (Pathology) या रोगविज्ञान

प्रकार (Types): रोगात्मक रूप से गर्भाशय के पूर्ण तथा अपूर्ण विदार (Rupture) के बीच भेद (या अंतर) करना प्रथागत (Customary) है जो इस पर निर्भर करता है कि क्या इसमें उदरावरण की परत (Peritoneal coat) शामिल है या नहीं। उपचार के दृष्टिकोण से इसका अल्प महत्व होता है। अपूर्ण विदार में उदरावरण अक्षत (Intact) बना रहता है।

अपूर्ण विदार (Incomplete rupture) प्रायः निचले खण्ड के क्षतचिन्ह (Scar) के विदार या चौड़े बंधन पर हेमाटोमा (Broad ligament hematoma) के निर्माण के साथ निचले खण्ड में गर्भाशय-ग्रीवा के विदारण (Cervical tear) के विस्तार के कारण होता है। **पूर्ण विदार** (Complete rupture) प्रायः ऊपरी खण्ड में क्षतचिन्ह के विदारण के बाद होता है। यह स्वतः विदार [दोनों अवरोधक और अनावरोधक प्रकार (Obstructive and non-obstructive type)] के कारण भी हो सकता है।

स्थल (Sites): स्वतः अनावरोधक विदार समान्यतः गर्भाशय के ऊपरी खण्ड को शामिल करता है तथा प्रायः बुघ्न (Fundus) को शामिल करता है। अवरोधक प्रकार में विदार अनुप्रस्थ रूप से (Transversely) अग्र (Anterior) निचले खण्ड को शामिल करता है और प्रायः ऊपर की ओर पार्श्विक (Lateral) गर्भाशयी दिवाल तक विस्तारित होता है। किनारा (Margins) जीर्ण-शीर्ण (Ragged and necrosed) हो जाता है (देखें चित्र 28.5)। कभी-कभी त्रिक्-प्रोतुंग (Sacral promontory) के साथ घर्षण के कारण पश्च दिवाल भी शामिल हो सकती है। कभी-कभी विदारण (Tear) नीचे की ओर विस्तारित होता है तथा गर्भाशय-ग्रीवा (Cervix) और योनि (Vagina) की दिवाल (Colporrhexis) को शामिल करता है। कभी-कभी मूत्राशय (Bladder) शामिल हो सकता है। पूर्ववर्ती (Previous) क्षतचिन्ह (Scar) पर विदार लगभग सर्वदा क्षतचिन्ह के स्थल (Site) पर स्थित होता है। शल्यक्रिया द्वारा प्रसव (CS) के क्षतचिन्ह का विदारित किनारा प्रायः साफ तथा रेशामय (Clean and fibrosed)

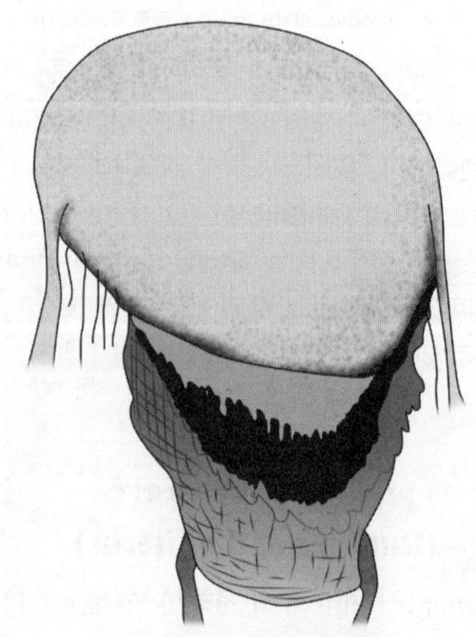

चित्र (Fig.) 28.5: गर्भाशय के निचले खण्ड में क्षतचिह्न का विदार (Lower segment scar rupture) जिसमें किनारा (Margins) साफ और क्षतचिन्हित (Clean and scarred) होता है। ऊपरी खण्ड पर वपा (Omentum) आसंजित (Adherent) होता है। गर्भाशय का सम्पूर्ण निष्कासन (Total hysterectomy) किया गया है।

प्रवाह चित्र (Flow chart) 28.1: विदारित गर्भाशय के कारणता की रूपरेखा (Scheme of etiology of ruptured uterus)

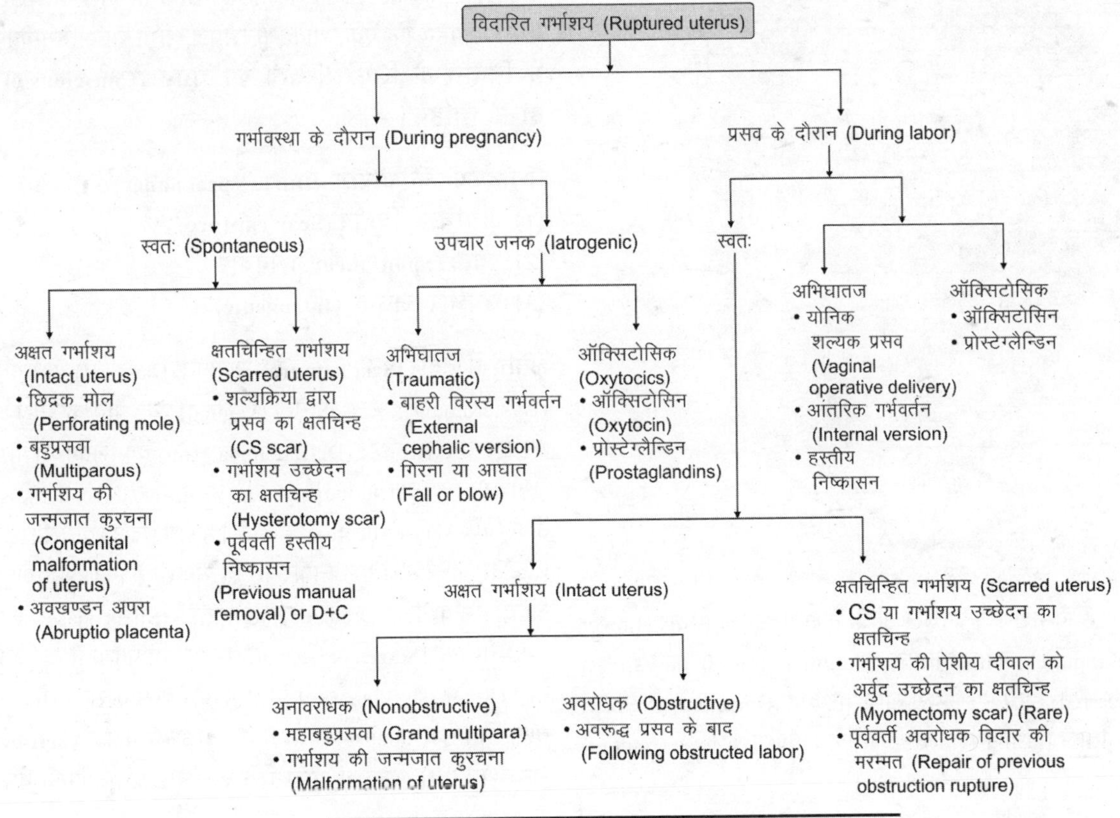

N.B. – D+C= Dilation + curettage विस्फारण और खुरचन
CS = Cesarean section शल्यक्रिया द्वारा प्रसव

प्रतीत होता है (देखें चित्र 28.6)। निचले खण्ड के क्षतचिन्ह पर विदारण (Rent) एक या दोनों किनारों तक विस्तारित हो सकता है तथा गर्भाशयी वाहिकाओं (Vessels) की वृहत (Major) शाखाओं को शामिल करता है।

नाशक शल्यक्रिया (Destructive) या आंतरिक गर्भवर्तन (Version) के बाद अभिघातज (Traumatic) विदार की रूग्न विकृति (Morbid pathology) लगभग स्वतः अवरोधक प्रकार के समान होती है। कभी-कभी यह अविभेदी (Indistinguishable) हो सकती है, (देखें चित्र 28.7)।

स्फुटन और क्षतचिन्ह विदार (Dehiscence and scar rupture)

स्फुटन है – (a) क्षतचिन्ह के एक भाग का विघटन (Disruption), न कि सम्पूर्ण लम्बाई का (b) भ्रूणीय झिल्ली (Fetal membranes) अक्षत (Intact) बनी रहती है। (c) रक्तश्राव लगभग कुछ नहीं (Nil) या न्यूनतम होता है।

विदार में होता है – (a) क्षतचिन्ह की सम्पूर्ण लम्बाई का विघटन (या विदारण), (b) झिल्ली का विदार और इसके साथ (c) किनारा या उसके विस्तार से रक्तश्राव की विभिन्न मात्रा (Amount)।

भ्रूण और अपरा (Fetus and placenta): अपूर्ण विदार में, दोनों–भ्रूण और अपरा गर्भाशयी कोटर (Uterine cavity) के अंदर रहती हैं या चौड़ा बंधन (Broad ligament) की परतों के बीच भ्रूण का एक भाग रहता है। पूर्ण विदार में, अपरा के साथ या के बिना भ्रूण प्रायः गर्भाशय से बाहर खिसक जाता है। गर्भाशय संकुचित (Contracted) बना रहता है। रक्त की हानि अधिक नहीं होती है जब तक कि वृहत वाहिकाएँ (Major vessels) प्रभावित नहीं होती हैं।

पूर्वानुमान (Prognosis): पूर्वानुमान निम्नलिखित पर निर्भर करता है– दुर्घटना के पहले प्रसव का प्रबंध करने के प्रकार या तरीके, विदार के प्रकार, विदार के स्थल (Site) पर रूग्न विकृतीय (Morbid pathological) परिवर्तन तथा प्रभावी प्रबंध। निचले खण्ड का क्षतचिन्ह विदार अपेक्षाकृत बेहतर पूर्वानुमान देता है। परन्तु अवरूद्ध प्रसव के बाद विदार, स्वतः या उपकरण प्रयोग के कारण, लगभग 20% या अधिक की मातृक मृत्यु दर का पूर्वानुमान होता है। मृत्यु के मुख्य कारण (Causes) हैं – रक्तश्राव (Hemorrhage), आघात या सदमा (Shock) तथा पूतिता (Sepsis)।

विलम्बित परिणाम (Late sequelae) में होते हैं–आंत्रीय अवरोध (Intestinal obstruction) तथा बाद की गर्भावस्था में क्षतचिह्न विदार (Scar rupture) यदि गर्भाशय विदारण (Rent) की मरम्मत (Repair) की गयी है।

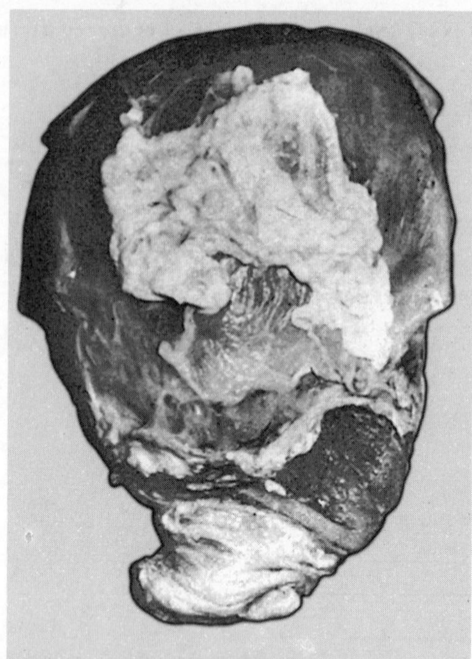

चित्र (Fig.) 28.6: गर्भाशय के निचले खण्ड में क्षतचिह्न का विदार (Lower segment scar rupture) जिसमें किनारा (Margins) साफ और क्षतचिन्हित (Clean and scarred) होता है। ऊपरी खण्ड पर वपा (Omentum) आसंजित (Adherent) होता है। गर्भाशय का सम्पूर्ण निष्कासन (Total hysterectomy) किया गया है।

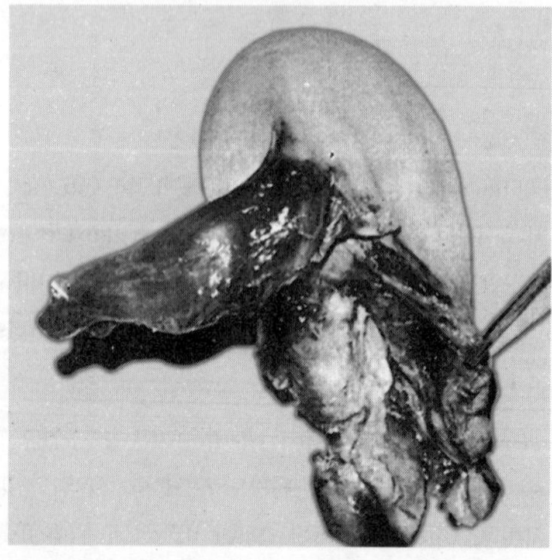

चित्र (Fig.) 28.7: अनुप्रस्थ स्थिति (Transverse lie) में आंतरिक गर्भवर्तन (Version) के बाद चौड़े बंधन पर हेमाटोमा (Broad ligament hematoma) के साथ गर्भाशय की पार्श्विक (Lateral) दिवाल पर विदार (Rupture)। इसमें दाहिना डिम्बवाहिनी-अंडाशय की शल्यक्रिया (Right salpingo-oophorectomy) के साथ पूर्णगर्भाशय निष्कासन (Total hysterectomy) किया गया है।

निदान (Diagnosis)

सर्वव्यापक (Universal) नैदानिक रूप का वर्गीकरण करना वास्तव में कठिन होता है जो गर्भाशयी विदार के सभी प्रकारों पर प्रयोज्य या लागू (Applicable) हो। तथापि (However), विभिन्न प्रकारों के मुख्य नैदानिक रूपों (Diagnostic features) का वर्णन किया जाता है परन्तु यह स्मरण करना चाहिए कि एक व्यक्ति (विशेषज्ञ, रोगी या अभिभावक) **को आरम्भ में निदान के लिए अस्तित्व का चेतन (Conscious of the entity) होना चाहिए।**

गर्भावस्था के दौरान (During pregnancy):

(1) क्षतचिन्ह विदार (Scar rupture)

(2) स्वतः (Spontaneous) विदार

(3) उपचार जनक (Iatrogenic)

क्षतचिन्ह विदार (Scar rupture): स्थापित (Classical) या गर्भाशय उच्छेदन (Hysterotomy): अल्प योनिक (Vaginal) रक्तश्राव के साथ क्षतचिन्ह क्षेत्र पर मंद उदरीय पीड़ा (Dull adominal pain) की शिकायत रोगी करती है। गर्भाशयी स्पर्शन (Uterine palpation) पर कोमलता (Tenderness) की विभिन्न अवस्थाएँ (Varying degrees) होती हैं। भ्रूणीय हृदय-ध्वनि (FHS = Fetal heart sound) अनियमित या अनुपस्थित हो सकती है। लक्षण या रूप की प्रकृति सर्वदा प्रभावशाली (Dramatic) नहीं होती है (Silent phase = शांत अवस्था)। कभी-न-कभी (Sooner or later) विदार पूर्ण हो जाता है। कुछ छोड़ देने का बोध (Sense of giving way) होता है और उसके साथ तीव्र उदरीय पीड़ा तथा निपात (Collapse) होता है। निदान स्वयंसिद्ध (Self-evident) होता है। तथापि (However) आरम्भ से एक तीव्र प्रभावशाली प्रारम्भ (Onset) हो सकता है।

अक्षत गर्भाशय में स्वतः विदार (Spontaneous rupture in uninjured uterus): विदार प्रायः बहुप्रसवा महिलाओं (Multiparous women) तक सीमित होता है। प्रारंभ प्रायः तीव्र (Acute) और कभी-कभी घातक (Insidious) होता है। तीव्र प्रकार में रोगी के उदर (abdomen) में तीव्र पीड़ा होती है तथा वह हल्की मूर्च्छा (Faint) में होता है। आघात (Shock) के लक्षणों की उपस्थिति उदरीय जाँच पर तीव्र कोमलता, सतही भ्रूणीय भागों (Fetal parts) के स्पर्शन (Palpation) यदि विदार पूर्ण होता है तथा भ्रूणीय हृदयगति (FHR) की उपस्थिति द्वारा निदान की पुष्टि होती है। **तथापि, घातक प्रारम्भ के साथ निदान प्रायः गुप्त (Concealed), दुर्घटनीय रक्तश्राव या ऋजुपेषी आवरणी हेमाटोमा (Rectus sheet hematoma) के साथ भ्रमित (Confused) हो जाता है।**

गिरना (या पतन), प्रहार (Blow) या बाहरी गर्भवर्तन (External version) या ऑक्सिटोसिक पदार्थ का उपयोग (Use of oxytocics) के बाद विदार–

इस प्रकार की दुर्घटना का इतिवृत्त (History) होता है जिसके बाद उदर में तीव्र पीड़ा होती है तथा अल्प योनिक रक्तश्राव (Slight vaginal bleeding) होता है। तीव्र स्पंद (Rapid pulse) तथा कोमल गर्भाशय (Tender uterus) से विदार का संदेह उत्पन्न होता है। उदर-उच्छेदन (Laparotomy) द्वारा संदेह की पुष्टि की जाती है।

यह अधिक प्रायः दुर्घटनीय (Accidental) रक्तश्राव के साथ भ्रमित होता है।

प्रसव के दौरान (During labor)

(1) क्षतचिन्ह विदार (Scar rupture)

(2) स्वतः अवरोधक (Spontaneous obstructive)

(3) स्वतः अनावरोधक (Spontaneous non-obstructive)

(4) उपचारजनक (Iatrogenic) विदार

क्षतचिन्ह विदार (Scar rupture)

स्थापित गर्भाशय-उच्छेदन क्षतचिन्ह विदार (Classical or hysterotomy scar rupture): गर्भावस्था के दौरान के समान इसके रूप (Features) होते हैं। इसका प्रारंभ (Onset) प्रायः तीव्र होता है।

निचले खण्ड का क्षतचिन्ह विदार (Lower segment scar rupture): प्रारंभ घातक (Insidious) होता है। निचले खण्ड का क्षतचिन्ह विदार का विशिष्ट रूप (Classical feature) नहीं होता है इसकी पुष्टि उदर-उच्छेदन (Laparotomy) द्वारा होती है। अवरूद्ध प्रसव के बाद विदार की तरह इसका क्षतचिन्ह विदार प्रभावशाली नहीं होता है, अतः इसे शांत विदार कहा जाता है।

स्वतः अवरोधक विदार (Spontaneous obstructive rupture): स्वतः विदार के इस प्रकार में विदार के पहले एक पृथक पूर्वाभासी (Premonitory) अवस्था होती है।

पूर्वाभासी अवस्था (Premonitory phase): रोगी प्रायः एक बहुप्रसवा (Multipara) होती है जो अवरोध के लक्षणों (Features) के साथ प्रसव में होती है। आरम्भ में अवरोध को अभिभूत (या पार) करने (Overcome the obstruction) के एक प्रयास में पीड़ा तीव्र हो जाती है तथा शीघ्र अंतरालों (Intervals) में आती है। क्रमिक रूप से पीड़ा निरंतर हो जाती है तथा ऊपरी जघन क्षेत्र (Suprapubic region) तक मुख्यतः सीमित होती है। जाँच पर रोगी के निर्जलित (Dehydrated) तथा निढाल (Exhausted या क्लांत) होती हैं, स्पंद की गति (Pulse rate) तथा शरीर के तापक्रम में वृद्धि होती है। उदरीय (Abdominal) जाँच से एक फूले हुये कोमल निचले खण्ड का पता चलता है। बैंडल (आकुंचन) वलय (Bandl's ring) दृश्यमान् (Visible) हो सकता है या भ्रूणीय संकट (Fetal distress) का संकेत होता है या भ्रूणीय हृदय ध्वनि (FHS) अनुपस्थित होती है। योनिक (Vaginal) जाँच पर भ्रूण का प्रस्तुत भाग (Presenting part) श्रोणि (Pelvis) में अवरूद्ध होता है तथा योनि शुष्क (Dry) और शोथमय (Edematous) हो जाती है।

विदार की अवस्था (Phase of rupture): (1) गर्भाशयी संकुचन की पराकाष्ठा (Peak) पर कुछ त्याग देने का बोध (Sense) होता है। (2) गर्भाशयी संकुचन की समाप्ति के साथ निरंतर पीड़ा का परिवर्तन मंद पीड़ा में हो जाता है। (3) सामान्य जाँच से निःशेषण (Exhaustion) और आघात (Shock) के लक्षणों का पता चलता है। (4) उदरीय जाँच से पता चलता है– (a) सतही भ्रूणीय भाग (Superficial fetal parts) (b) भ्रूणीय हृदय ध्वनि (FHS) की अनुपस्थिति (c) गर्भाशयी आकृति (Uterine contour) की अनुपस्थिति तथा (d) दो पृथक सूजन (Swelling), एक संकुचित गर्भाशय तथा एक भ्रूणीय अण्डाकार (Fetal ovoid) (5) योनिक जाँच से पता चलता है–(a) भ्रूण के प्रस्तुत भाग का अपसर्पण (Recession of the presenting part) तथा (b) रक्तश्राव की विभिन्न मात्रा (Varying degrees)।

स्वतः अनावरोधक विदार (Spontaneous non-obstructive rupture): यह विरल (Rare) होता है तथा केवल अति बहुप्रसवा महिला (High parous woman) तक सीमित होता है। गर्भाशयी संकुचन की पराकाष्ठा पर रोगी अचानक असह्य (Agonising) पीड़ा से पीड़ित हो जाती है तथा संकुचन की समाप्ति पर राहत मिलती है। महाविपत्ति के नैदानिक लक्षण (Diagnostic features of catastrophe) हैं – (1) सदमें (Shock) की उपस्थिति (2) आंतरिक रक्तश्राव का संकेत (3) गर्भाशय पर कोमलता (Tenderness) तथा (4) विभिन्न मात्रा में योनिक (Vaginal) रक्तश्राव।

हस्तचालन या उपकरण द्वारा प्रसव के बाद विदार (Rupture following Manipulative or Instrumental Delivery)

हस्तचालन या उपकरण द्वारा प्रसव के बाद योनिक रक्तश्राव की विभिन्न मात्रा के साथ रोगी की सामान्य स्थिति में अचानक ह्रास (Deterioration) से संदेह उत्पन्न होता है। विदारण (Rent) का स्पर्श-अनुभव करके गर्भाशय की खोज से निदान की पुष्टि होती है। निदान प्रायः तब तक नहीं होता है जबतक कि आघात या सदमा (Shock) या चौड़े बंधन का हेमाटोमा (Broad ligament hematoma) या उदरावरण शोथ (Peritonitis) का विकास नहीं हो जाता है। कठिन योनिक प्रसव के बाद तत्काल रज्जु (Cord) का लघुकरण (Shortening) गर्भाशयी विदार का रोग नैदानिक (Pathognomonic) होता है। गर्भाशय की दरार (Rent) से होकर उदरीय कोटर (Abdominal cavity) में अपरा (Placenta) वहिर्क्षेपित (Extruded) होती है।

रोगरोधन (Prophylaxis)

विदारित गर्भाशय (Rupture uterus) की घातक उपस्थिति को आरंभ में रोकने या उसका पता लगाने में निम्नलिखित दिशानिर्देश (Guidelines) सहायक (Helpful) सिद्ध हो सकते हैं –

(1) विदार (Rupture) की संभावना के खतरे पर माताओं का प्रसव अनिवार्य रूप से चिकित्सालय में कराना चाहिए। वे हैं– (a) संकुचित श्रोणि (Contracted pelvis), (b) शल्यक्रिया द्वारा प्रसव (Cesarean section), गर्भाशय-उच्छेदन (Hysterotomy) या गर्भाशय-पेशी उच्छेदन (Myomectomy) का पूर्ववर्ती इतिवृत्त (Previous history) (c) असुधारित अनुप्रस्थ अवस्थिति (Uncorrected transverse lie) (d) दोलायमान उदर के साथ बहुप्रसवता (Multiparity with pendulous abdomen) (e) महाबहुप्रसवता (Grand multiparity) (f) जलशीर्ष (Hydrocephalus) की ज्ञात रोगी

(2) बाहरी गर्भवर्तन (external version) में अत्यधिक बल लगाने के लिए सामान्य संवेदनाहरण (General anesthesia) का उपयोग नहीं करना चाहिए।

(3) पूर्ववर्ती शांत (Uneventful) प्रसव के साथ बहुप्रसवा (Multipara) में प्रसव की प्रगति में अनावश्यक (Undue) विलम्ब को चिन्ता के रूप में अवलोकन करना चाहिए तथा कारण का पता लगाना चाहिए।

(4) योनिक प्रसव (Vaginal delivery) के लिए शल्यक्रिया द्वारा प्रसव (CS) का पूर्ववर्ती इतिवृत्त के साथ रोगियों (Cases) का विवेकपूर्ण (Judicious) चयन, (देखें अध्याय 22 का VBAC)।

(5) प्रसव के प्रेरण (Induction) या त्वरण (Acceleration) के लिए आक्सिटोसिन के टपकन (Oxytocin infusion) के दौरान रोगियों का विवेकपूर्ण चयन तथा सतर्क निगरानी अनिवार्य है।

(6) वर्त्तमान प्रसूति विज्ञान में एकल भ्रूण (Single fetus) आंतरिक पादीय गर्भवर्तन (Internal podalic version) का मुश्किल से (Hardly) कोई महत्व है। अवरूद्ध प्रसव में नाशक शल्यक्रिया (Destructive operation) के एक विकल्प के रूप में इसका (गर्भवर्तन का) उपयोग नहीं करना चाहिए।

(7) अपूर्ण रूप से विस्फारित (Dilated) गर्भाशय-ग्रीवा (Cervix) से होकर प्रयासित चिमटी प्रसव (Attempted forceps delivery) या नितम्ब निष्कासन (Breech extraction) से परहेज (Avoid) करना चाहिए।

(8) नाशक योनिक शल्यक्रिया (Destructive vaginal operation) का निष्पादन (Performance) कुशल (Skilled) व्यक्ति द्वारा किया जाना चाहिए तथा प्रसव के बाद गर्भाशय की खोज (Exploration) एक दिनचर्या (Routine) के रूप में करनी चाहिए।

(9) विकृत (Morbid) आसंजित अपरा (Adherent placenta) में हस्तीय निष्कासन (Manual removal): एक वरिष्ठ विशेषज्ञ (Senior person) द्वारा किया जाना चाहिए।

उपचार (Treatment)

(1) पुनर्जीवन (Resuscitation)

(2) उदर उच्छेदन (Laparotomy)

नैदानिक स्थिति (Clinical condition) पर निर्भर या तो पुनर्जीवन का कार्य और उसके बाद उदर उच्छेदन करना है या गंभीर (Acute) स्थिति में पुनर्जीवन और उदर उच्छेदन साथ-साथ करना है।

उदर उच्छेदन (Laparotomy): उदर उच्छेदन के बाद निम्नलिखित तीन क्रियाविधियों में से किसी एक क्रियाविधि (Procedure) को अपनाया जाता है–

(1) **गर्भाशय निष्कासन (Hysterectomy): विदारित गर्भाशय के लिए गर्भाशय निष्कासन ही शल्यचिकित्सा है जबतक कि गर्भाशय के संरक्षण (Preserve) के लिए पर्याप्त कारण नहीं होता।** इसका सुझाव विशेषकर स्वतः अवरोधक विदार (Spontaneous obstructive rupture) में दिया जाता है जो विकासशील देशों (जैसे भारत) में प्रायः अधिक होता है। दुर्बल सामान्य स्थिति तथा गर्भाशय-ग्रीवा-योनि क्षेत्र (Cervical vaginal region) के निकट बाधित रूग्न (Morbid) संरचनात्मक (Anatomical) परिवर्तनों पर विचार करते हुए सम्पूर्ण गर्भाशय निष्कासन (Hysterectomy) की अपेक्षा तेजी से अवपूर्ण (Subtotal) गर्भाशय निष्कासन करना बेहतर होता है। मूत्रवाहिनी (Ureter) या मूत्राशय (Bladder) की क्षति (Injury) की संभावना इसके कारण न्यूनतम (या कम) होती है। तथापि (However) रोगी की स्थिति यदि अनुमति देती है तथा / या योनि का विदारण (Colporrhexis) होता है तब सम्पूर्ण गर्भाशय निष्कासन किया जा सकता है।

(2) **मरम्मत या सुधार (Repair):** यह अधिकांशतः क्षतचिन्ह विदार (Scar rupture) के लिए प्रयोज्य (Applicable) है जहाँ किनारा स्पष्ट होता है। किनारों पर रेशामय ऊतक (Fibrous tissue) के उत्कीर्णन (Incision) द्वारा मरम्मत की जाती है। यदि संभव है तब विषम परिस्थिति (शिशु की चाह की स्थिति) में एक स्वतः अवरोधक विदार की मरम्मत की जा सकती है। इन स्थितियों में, तथापि (However), उदरावरण शोथ (Peritonitis) तथा पूतिजीव रक्तता (Septicemia) की संभावना होती है। भावी गर्भावस्था के दौरान दूरस्थ पूर्वानुमान (Remote prognosis) अधिक प्रतिकूल (Unfavorable) होता है जिसका कारण क्षतचिन्ह विदार का अधिक खतरा है।

(3) **मरम्मत और बंध्याकरण (Repair and sterilization):** यह अधिकांशतः एक स्पष्ट काट का क्षतचिन्ह विदार के रोगियों में होता है जिनको अभिष्ट (Desired) संख्या में बच्चे होते हैं।

चौड़े बंधन पर हेमाटोमा (रक्त स्कंद शोथ) का सामाना करना (To tackle broad ligament hematoma): चौड़े बंधन का अग्र पल्ला (Anterior leaf) → रक्तस्कंद को बाहर निकालना (Scoop out the blood clot) → रक्तश्राव के स्थलों को निश्चित करना (Secure the bleeding points) → बंधन द्वारा प्रतिस्थापित करना (Replaced by ligature) **जिसमें यह ध्यान में रखना है कि मूत्रवाहिनी (Ureter) की क्षति (Injury) न हो।**

रक्तश्राव के स्थलों को निश्चित करने की विफलता में आंतरिक श्रोणीय धमनी (Pelvic artery) के अग्र विभाजन को बांधना है।

अंतरांगीय क्षति (Visceral Injuries)

मूत्राशय (Bladder): कारण (Causes): मूत्राशय में प्रासूतिक क्षति (Obstetric injury to the bladder) के कारण निम्नलिखित हैं –

(A) **अभिघातज (Traumatic):** (1) उपकरणीय योनिक प्रसव (Instrumental vaginal delivery) जैसे–नाशक शल्यक्रिया (Destructive operations) या चिमटी प्रसव (Forceps delivery) विशेषकर किलैण्ड (Kielland) के साथ, (2) उदरीय शल्यक्रिया (Abdominal operation) जैसे – विदारित गर्भाशय के लिए गर्भाशय-निष्कासन की शल्यक्रिया (Hysterectomy for rupture uterus), शल्यक्रिया द्वारा प्रसव (Cesarean section) विशेषकर पुनरावृत्ति (Repeat) में।

(B) **खुरण्डशील नालव्रण (Sloughing fistula):** आजकल यह विरले ही (Rarely) देखा जाता है। अवरूद्ध (Obstructed) प्रसव में सिर (Head) और जघन संधानक (Symphysis pubis) के बीच मूत्राशय पर दीर्घकालिक दबाव के प्रभाव के फलस्वरूप यह होता है।

निदान (Diagnosis): (A) **अभिघातज** (Traumatic): (1) शल्यक (Operative) प्रसव के बाद तत्काल मूत्र बूंद-बूंद कर टपकने लगता है। शल्यक्रिया द्वारा प्रसव (CS) या गर्भाशय निष्कासन या उच्छेदन

(Hysterectomy) के बाद रक्त रंजित (Blood stained) मूत्र का निकलना मूत्राशय की क्षति का संकेत होता है। (2) रिसाव की सतहों (Oozing surfaces) के साथ किनारे की स्पष्ट काट। (B) खुरण्डशील नालव्रण (Sloughing fistula): (1) दीर्घ प्रसव का इतिवृत्त (History of prolonged labor) (2) प्रसव (5–7) के बाद विभिन्न अंतराल (Varying interval) में बाद मूत्र बूंद-बूंद कर टपकता है। **(3) किनारा (Margins) ओजहीन (Devitalized) तथा क्षयित (Necrosed) हो जाते हैं** (4) ऊतक (Tissue) का एक लुप्त (Missing) खण्ड (Chunk)

प्रबंध (Management): अभिघातज नालव्रण (Traumatic fistula): तत्काल स्थानीय मरम्मत बेहतर होती है, यदि स्थानीय ऊतक की स्थिति स्वस्थ होती है। प्रतिकूल स्थिति (Unfavorable condition) में एक स्वधारित नालशलाका (Self-retaining catheter) का प्रवेश किया जाता है तथा 10–14 दिन या अधिक दिनों तक रखना है। मूत्रीय पूतिरोधी (Urinary antiseptics) भी निर्धारित (Prescribe) किया जाता है। अनुकूल (Favorable) स्थिति में नालव्रण की स्वतः बंदी (Closure) हो जाती है। **यदि यह विफल होती है तब 3 महीने के बाद मरम्मत करनी चाहिए।**

मलाशय (Rectum): पूर्ण मूलाधारी विदारण (Perienal tear) के साथ शामिल से अलग मलाशयी क्षति (Rectal injury) प्रसूति-विज्ञान में विरले ही होती है। इसका कारण है – मलाशय का मध्य-तीसरा भाग वक्राकार त्रिक-खोखला (Curved sacral hollow) द्वारा तथा ऊपरी-तीसरा भाग उदरावरणी स्तरण (Peritoneal lining) द्वारा संरक्षित होता है। चपटा त्रिकास्थि (Flat sacrum) के साथ मध्य श्रोणीय (Mid pelvic) संकुचन में सिर द्वारा मलाशय के दीर्घ दबाव (संपीड़न=Compression) से अग्र मलाशयी दिवाल के स्थानिक + अरक्तक (Ischemic) क्षय (Necrosis) होता है। इसके कारण मलाशय-योनिक (Rectovaginal) नालव्रण होता है। **इस स्थिति में मरम्मत (Repair) को न्यूनतम 3 महीने के लिए स्थगित (Postponed) कर देना चाहिए।**

मूत्रमार्ग (Urethra): मूत्रमार्ग की क्षति अभिघातज हो सकती है जो उपकरण द्वारा प्रसव के कारण होती है या जघन-उच्छेदन (Pubotomy) के दौरान स्थानिक+अरक्तक खुरण्डशील (Ischemic sloughing) हो सकता है जिसकी क्रियाविधि (Mechanism) मूत्राशय का ऊतक-क्षय (Necrosis) के समान होती है। प्रबध के सिद्धान्त मूत्राशय की क्षति के समान होते हैं।

सारांश
(Key Points)

(1) चतुर्थ अवस्था का मूलाधारी (पूर्ण) विदारण [Fourth degree perineal (Complete) tear] में पश्च योनिक (Vaginal) दिवाल, मूलाधारी पिण्ड (Perineal body), गुदा या मलाशय की श्लेष्मल झिल्ली (Anal or rectal mucosa) के विदारण के साथ अवरोधिनी संकुल (Sphincter complex) का विदारण (Tear) शामिल होता है। हाल के विदारण की मरम्मत तत्काल करनी चाहिए।

(2) श्रोणीय रक्तस्कंद शोथ (Pelvic hematoma) सामान्यतः भगीय (Vulval) हेमाटोमा (Infralevator) के कारण होता है। शल्यकक्ष (OT = Operation theater) में वृहत (Large) भगीय हेमोटोमा की खोज करनी चाहिए।

(3) गर्भाशय का विदार (Rupture of the uterus) हो सकता है – (a) स्वतः (Spontaneous), (b) क्षतचिन्ह विदार (Scar rupture) या (c) उपचार जनिक (Iatrogenic)। गर्भावस्था या प्रसव के दौरान का विदार हो सकता है। व्यक्ति को इसके प्रति चैतन्य (Conscious) होना चाहिए।

(4) विदारित गर्भाशय का प्रबंध (Management of rupture uterus) में पुनर्जीवन (Resuscitation) तथा उदर-उच्छेदन (Laparotomy) होता है। सामान्यतः अवपूर्ण (Subtotal) गर्भाशय-निष्कासन की शल्यक्रिया (Hysterectomy) होती है। उन रोगियों में मरम्मत (Repair या सुधार) की जा सकती है जहाँ किनारा (Margins) स्पष्ट होता है। जब एक स्त्री अपना परिवार (बच्चों की संख्या) पूर्ण कर लेती है तब मरम्मत और बंध्याकरण (Sterilization) किया जाता है।

अध्याय 29

प्रसवोत्तर काल की अपसामान्यता (Abnormalities of the Puerperium)

प्रसूति ज्वर (Puerperal Pyrexia)

परिभाषा (Definition): तापक्रम में एक वृद्धि जो 104°F (40°C) या इससे अधिक तक पहुँचती है जिसे 24 घंटे के अंतर पर दो बार मुँह में लगाकर मापा जाता है (प्रथम 24 घंटे को छोड़कर) और यह प्रसव के बाद 10 दिन के अंदर होता है तब इसे प्रसूति-ज्वर (प्यूरपैरल पाइरेक्सिया) कहा जाता है। कुछ देशों में गर्भश्रावोत्तर ज्वर (Postabortal fever) को भी शामिल किया जाता है।

कारण (Causes): ज्वर (Pyrexia) के कारण हैं–(1) प्रासूतिक (या प्रासविक) पूतिता (Puerperal sepsis), (2) मूत्रीय क्षेत्र का संक्रमण (Urinary tract infection) [मूत्राशय शोथ (Cystitis), वृक्कशोथ (Pyelonephritis)] (3) स्तनशोथ या थनैला (Mastitis), (4) शल्यक्रिया द्वारा प्रसव के घाव का संक्रमण (Infection of cesarean section wound), (5) फुफ्फुस का संक्रमण (Pulmonary infection), फुफ्फुस प्रसार की असमर्थता (Atelectasis) (6) पूतिक (Septic) श्रोणीय शिरावरोध (Pelvic thrombophlebitis), (7) मलेरिया का पुनः प्रकोप (Recrudescence) या फुफ्फुस यक्ष्मा (Pulmonary tuberculosis), (8) अज्ञात उद्‌गम (Unknown orgin)।

[शिशु-जनन ज्वर (Child birth fever or puerperal fevel) के रोगविज्ञान (Pathology) तथा निवारण (Prevention) को इग्नाज सिमेलविस (Ignaz Semmelweis) के कार्य से जाना जाता है जिसने विएना (Vienna) में 19वीं सदी-में इस पर कार्य किया था। उसे अपने सिद्धान्त को स्थापित करने में काफी कठिनाई हुई थी। दुर्भाग्य से एक शल्यक्रिया के दौरान, जिसे अनुबंधित (contracted) किया गया था, दाहिने हाथ पर संक्रमण से उसकी मृत्यु हो गयी।]

प्रसूति पूतिता (Puerperal Sepsis)

इसे प्रसूति का संक्रमण (Puerperal infection) भी कहते हैं।

परिभाषा (Definition): जननांगी क्षेत्र (Genital tract) का एक संक्रमण जो प्रसव की एक जटिलता (Complication) के रूप में होता है उसे प्रसूति-पूतिता कहते हैं। प्रसूति-ज्वर को जननांगी क्षेत्र संक्रमण का कारण माना जाता है जब तक कि अन्यथा (Otherwise) प्रमाणित नहीं होता है।

पिछले कुछ दशकों (Decades) में प्रसूति-पूतिता में **पर्याप्त कमी आयी है जिसके कारण निम्नलिखित हैं– (1) उत्तम प्रासूतिक परिचर्या** (Better obstetric care) (2) उन्नत (Improved) स्वास्थ्य जिसके कारण संक्रमण का मुकाबला करने के लिए वर्धित (Increased) सामान्य प्रतिरोध (Resistance) होता है। (3) प्रतिजैविक औषध (Antibiotics) की व्यापक उपलब्धता (4) स्ट्रेप्टोकॉकस बीटा हेमोलाइटिकस (Streptococcus beta haemolyticus) की ह्रासित विषाक्तता (Declined virulence)।

योनिक फ्लोरा (Vaginal flora): विलंबित (Late) गर्भावस्था में तथा प्रसव के प्रारंभ (Onset) पर निम्नलिखित सूक्ष्मजीव (Organisms) होते हैं–

(1) डोडरलिन दण्डाणु (Doderlein's bacillus) (60–70%), (2) कैन्डिडा ऐल्बिकैन्स (*Candida albicans*) की वर्धित उपस्थिति के साथ खमीर (Yeast) के समान कवक (Fungus) (25%), (3) स्टेफिलोकॉकस ऐल्बस या ऑरियस (*Staphylococcus albus or aureus*), (4) अवायवीय (Anaerobic) स्ट्रेप्टोकॉकस (Streptococus): प्रायिक (Common); बीटा हेमोलिटिकस (Beta haemolyticus): विरल (Rare) (5) एशेरिकिया कोली (*Escherichia or E.coli*) तथा जीवाणु-समूह (Bacteroides group) (6) कभी-कभी क्लोस्ट्रिडियन (*Clostridium*) वेलची (*Cl.welchi*)।

ये सूक्ष्मजीव निष्क्रिय (या प्रसुप्त = Dormant) और अहानिकर (Harmless) सामान्य प्रसव के अपूतिक (Aseptic) संचालन में बने रहे हैं, इस वास्तविकता (fact) के बावजूद कि (1) सामान्य प्रसव में भी विभिन्न विस्तार में गर्भाशय-ग्रीवा-योनिक श्लेमल झिल्ली (Cervico-vaginal mucous membrane) की क्षति होती है, (2) पतनिका (Decidua) के विदारण (Cleavage) द्वारा एक खुले घाव (Open wound) में गर्भाशयी सतह भी, विशेषकर अपरा-स्थल (Placental sites) परिवर्तित होती है जो प्रसव की तृतीय अवस्था में होता है तथा (3) जीवाणु के वर्धन के लिए अपरा-स्थल पर रक्त स्कंद (Blood clots) उत्कृष्ट माध्यम (Media या साधन) होते हैं।

प्रसूति-पूतिता के पूर्वानुकूलन कारक (Predisposing factors of puerperal sepsis): (1) मेजबान (या आतिथेय) प्रतिरोध (Host resistance) को कम करने वाली स्थिति (Conditions): सामान्य या स्थानीय (General or local) (2) ओजहीन ऊतक (Devitalized tissue) [अम्लीय माध्यम (Acidic media)] में जीवाणु (Organisms) की गुणन वृद्धि (Multiplication) प्रायः प्रसव के दो दिन बाद होती है (3) बाहर से सूक्ष्मजीव का प्रवेश (4) प्रतिजैविक औषध (Antibiotics) के प्रतिरोधक (Resistant) सूक्ष्मजीव की वर्धित उपस्थिति।

गर्भावधिक कारक (Intrapartum factors): (1) पुनरावृत्त (Repeated) योनिक जाँच (Vaginal examination), (2) झिल्ली का विलंबित विदार (Prolonged rupture of membranes) (>18 घंटे) (3) प्रसव के दौरान निर्जलन (Dehydration) तथा कीटोन-अम्लरक्तता (Keto-acidosis) (4) अभिघातज शल्यक प्रसव (Traumatic operative delivery) (5) रक्तश्राव (Hemorrhage): प्रसवपूर्व (Antepartum) या प्रसवोत्तर (Postpartum) (6) अपरा का ऊतक या झिल्ली के अवरूद्ध लघु खण्ड (Retained bits of placental tissue or membranes) (7) अपरा का भ्रंश (Placenta previa): अपरा-स्थल योनि के निकट स्थित होता है। (8) शल्यक्रिया द्वारा प्रसव (Cesarean delivery)

प्रसवपूर्व कारक (Antepartum factors): (1) कुपोषण और रक्तक्षीणता (Malnutrition and anemia) (2) कालपूर्व प्रसव (Preterm labor) (3) झिल्ली का कालपूर्व (या अपक्व) विदार (Premature rupture of membranes) (4) दीर्घकालिक (Chronic) दुर्बलता का रोग (Debilitating illness) (5) झिल्ली का विलंबित विदार (>18 घंटे)।

उपरोक्त उल्लेखित (Mentioned above) कारकों के कारण सूक्ष्मजीव या तो गर्भाशय-योनि नली (Uterovaginal canal) के आघातित ऊतकों (Traumatized tissues) या उघेड़ी हुई पतनिका (Raw decidua) में या रक्त स्कंद (Clots) में विशेषकर अपरा-स्थल पर स्थान प्राप्त करता है।

सूक्ष्मजीव जो प्रसूति-पूतिता तथा मुख्य रोग के लिए उत्तरदायी होते हैं–

(1) वायवीय (Aerobic): स्ट्रेप्टोकॉकस हेमोलाइटिकस समूह A (Streptococcus haemolyticus Group A (GAS): विषाक्त आघात संलक्षण (Toxic shock syndrome), योनिद्वार उच्छेदन (Episiotomy) या शल्यक्रिया द्वारा प्रसव (Cesarean section) के घाव (Wound) में क्षयकारी प्रावरणीशोथ (Necrotizing fascitis)।

स्ट्रेप्टोकॉकस हेमोलाइटिकस समूह (GBS): पूतिजीव रक्तता (Septicemia), श्वसन रोग (Respiratory disease) तथा तानिका शोथ (Meningitis) के कारण नवजात शिशु की मृत्यु (Neonatal deaths) का यह एक महत्वपूर्ण कारण है। इसमें मातृक खतरा भी अधिक होता है।

(2) अन्य (Others): स्टेफिलोकॉकस पायोजीन्स (*Staphylococcus pyogenes*), ऑरियस (*Aureus*), एशेरिकिया कोली (*E.coli*), क्लेबसिएला (*Klebsiella*), स्यूडोमोनस (*Pseudomonas*)।

(3) अवायवीय (Anaerobic): अवायवीय स्ट्रेप्टोकॉकस, जीवाणु-समूह (Bacteroides) [फ्रेजिलिस (Fragilis), वाइभिअस (Bivius), फ्यूसो बैक्टीरिया (Fuso bacteria)] तथा क्लोस्ट्रिडियम (*Clostridium*)।

जननांगी क्षेत्र (Genital tract) में अधिकतर संक्रमण (Infections) वायवीय और अवायवीय सूक्ष्मजीवों के एक मिश्रण के साथ बहुरोगाणुक (Polymicrobial) होते हैं।

संक्रमण का रूप या प्रकार (Mode of Infection): प्रसूति-पूतिता अनिवार्यतः एक घाव (Wound) या क्षति या चोट में संक्रमण होती है। अपरा-स्थल (Placental site) [जो एक उधेड़ी गयी सतह (Raw surface) होती है], जननांगी क्षेत्र का विदारण या शल्यक्रिया द्वारा प्रसव घाव में संक्रमण इस प्रकार हो सकता है –

- संक्रमण के श्रोत (Sources) अंतर्जनित (Endogenous) हो सकते हैं जहाँ प्रसव के पहले जननांगी क्षेत्र में सूक्ष्मजीव उपस्थित रहते हैं। अवायवीय स्ट्रेप्टोकॉकस एक प्रबल (या मुख्य) रोगाणु (Pathogen) होता है। संक्रमण स्वजनित (Autogenous) हो सकता है जहाँ सूक्ष्मजीव शरीर में अन्यत्र [जैसे-त्वचा (Skin), कंठ (throat)] उपस्थित रहते हैं तथा रक्त प्रवाह या स्वयं रोगी द्वारा जननांगों (Genital organs) में स्थानांतरित होते हैं। स्ट्रेप्टोकॉकस बीटा हेमोलाइटिकस, एशेरिकिया कोली (*E.coli*) तथा स्टेफिलोकॉकस महत्वपूर्ण होते हैं। वहिर्जनित (Exogenous): जहाँ बाहर के श्रोत [जैसे-चिकित्सालय, परिचारी (Attendants)] से रोगी संक्रमित होती है। स्ट्रेप्टोकॉकस बीटा (β) हेमोलाइटिकस, स्टेफिलोकॉकस तथा ई कोली इसमें महत्वपूर्ण (या प्रमुख) होते हैं।

रोगविज्ञान (Pathology)

संक्रमण के मुख्य स्थल (Sites) हैं– (1) मूलाधार (Perineum) (2) योनि (Vagina) (3) गर्भाशय-ग्रीवा (Uterus) (4) गर्भाशय (Uterus) संक्रमण या तो स्थानिक (Localized) होता है या दूरस्थ स्थलों तक प्रसारित होता है। मूलाधार, योनि तथा गर्भाशय-ग्रीवा पर विदारण (Lacerations) प्रायः रक्त स्कंद (Clots) या मृत स्थान (Dead space) की उपस्थिति के कारण सूक्ष्मजीव द्वारा संक्रमित होते हैं। घाव (Wounds) लाल, सूजा हुआ हो जाता है और इसके साथ लालपूयमय (Sangopurulent) श्राव होता है। संक्रमण के नियंत्रण के पहले यदि मरम्मत (Repair) की जाती है तब घाव (या चोट) का विघटन (Disruption) हो सकता है। घाव में संक्रमण के लिए अधिक खतरे के अन्य कारक हैं – मधुमेह (Diabetes), स्थूलता (Obesity या मोटापा), अल्प पोषणात्मक स्थिति (Low nutritional status)।

मूलाधार (Perineum): मूलाधार पर विदारण, चाहे उसकी मरम्मत हुई या नहीं, अल्प विषाक्तता (Low virulence) के सूक्ष्मजीव जैसे– स्टेफिलोकॉकस ऑरियस (*Staphylococcus aureus*) या अवायवीय स्ट्रेप्टोकॉकस द्वारा संक्रमित होने की संभावना होती है। घाव का किनारा लाल और सूजा हुआ (Swollen) हो जाता है। लाल पूयमय श्राव या पीव (Pus) का संग्रह हो सकता है जो घाव के पूर्ण विघटन (Disruption) के कारण होता है।

योनि (Vagina): योनि का विदारण सीधे संक्रमित होता है या मूलाधारी संक्रमण से विस्तार द्वारा संक्रमित होता है। श्लेष्मल झिल्ली (Mucosa) सूजी हुई तथा अतिरक्तक (Hyperemic) होती है जिसके फलस्वरूप ऊतक-क्षय (Necrosis) तथा खुरण्डन (Sloughing) होता है। कभी-कभी एक अवरूद्ध और विस्मृत (Retained and forgotten) रूई की डाट (Cotton plug) योनि के अंदर छूट जाती है जिससे दुर्गन्धमय योनिक श्राव (Vaginal discharge) होता है।

गर्भाशय-ग्रीवा (Cervix): गर्भाशय-ग्रीवा का संक्रमण अधिक प्रायिक (Common) होता है क्योंकि गर्भाशय-ग्रीवा का विदारण सामान्यतः होता है और यह एक सामूहिक स्थल है जहाँ रोगजनक सूक्ष्मजीव निवास करते हैं।

गर्भाशय (Uterus): गर्भाशय अंतःपेशी-स्तर का शोथ (Endomyometritis): इसका प्रभाव (Incidence) योनिक प्रसव के बाद 1–3% तथा शल्यक्रिया द्वारा प्रसव (CS = Cesarean section) के बाद लगभग 10% होता है। यह सामान्यतः बहुरोगाणुक (Polymicrobial) [समूह A और समूह B का स्ट्रेप्टोकॉकस (*Streptococci*), क्लोस्ट्रिडिया (*Clostridia*)] होता है। पतनिका

(Decidua) विशेषकर अपरा स्थल (Placental site), पर मुख्यतः प्रभावित होती है। गर्भाशय अंतः स्तर शोथ (Endometritis) के लिए खतरे के कारक (Risk factors) हैं– गर्भधारण (Conception) का अवरूद्ध उत्पाद, शल्यक्रिया द्वारा प्रसव (CS), जरायु-उल्व शोथ (Chorio-amnionitis), झिल्ली का विलंबित विदार (Prolonged rupture of membranes), कालपूर्व प्रसव (Preterm labor) तथा प्रसव में पुनरावृत्त (Repeated योनिक जाँच ।

क्षयित (Necrosed) पतनिका खुरण्ड (पपडी=Slough) बनकर बाहर निकलती है। श्राव बदबूदार होता है। गहरा गर्भाशय अंतः स्तर (Myometrium) में संक्रमण को श्वेताणुक अवरोधक (Leukocytic barrier) रोकता है। आजकल तीव्र (Severe) संक्रमण विरले ही (Rarely) होता है।

संक्रमण का प्रसार (Spread of Infection):

(1) **श्रोणीय कोशिका शोथ (Pelvic cellulitis) (Parametritis परा गर्भाशय शोथ):** यह प्रत्यक्ष (Direct) या लसीका-मार्ग (Lymphatic route) या रक्त जनन मार्ग (Hematogenous route) द्वारा श्रोणीय कोशिकीय ऊतक (Pelvic cellular tissue) में संक्रमण के प्रसार के कारण होता है। संक्रमण के कारण एक दृढ़ीकृत पिण्ड (Indurated mass) का रिसाव (Exudation) तथा निर्माण होता है जो प्रायः गर्भाशय के एक किनारे तक सीमित होता है। इस स्थिति में गर्भाशय प्रतिपार्श्विक (Contralateral) किनारे तक धकेला जाता है।

(2) **डिम्बवाहिनी शोथ (Salpingitis):** यह अंतरालीय (Interstitial) (लसीका के प्रसार के कारण) या परिडिम्बवाहिनी शोथ (Perisalpingitis) [श्रोणीय उदरावरण शोथ (Pelvic periotonitis) के बाद] हो सकता है। अंतः डिम्बवाहिनी शोथ (Endosalpingitis) (Tubal mucosa = नलीय श्लेष्मल झिल्ली) कभी-कभी होती है। श्रोणीय उदरावरण शोथ के बाद श्रोणीय व्रण (Pelvic abscess) संक्रमण के प्रसार के कारण होता है जो (a) सीधे नली से होकर (b) लसीका के प्रसार (Lymphatic spread) या (c) परागर्भाशय स्तर के व्रण (Parametrial abscess) के फटने से होता है। विरले ही सामान्यीकृत (Generalized) उदरावरण शोथ हो सकता है। प्रतिजैविक औषध (Antibiotics) के उपयोग से श्रोणीय व्रण विरल (Rare) (<1%) हो गया है।

(3) **पूतिक श्रोणीय शिरा दिवाल का शोथ (Septic pelvic thrombophlebitis):** यह अंडाशयी शिरा (Ovarian veins), गर्भाशयी शिरा (Uterine veins) श्रोणीय शिरा (Pelvic veins) तथा विरले ही आंतरिक महाशिरा (Internal vena cava) को शामिल कर सकता है। संक्रमित घनास्त्र (Infected thrombus) का पूर्ण विघटन (Resolution) या पूयन (Suppuration) हो सकता है। कभी-कभी वाहिका रोध (Emboli) प्राणाधार अंग (Vital organs) जैसे–फुफ्फुस (Lungs) या वृक्क (Kidney) के सूक्ष्म-परिसंचरण (Micro-circulation) को अवरूद्ध (Occlude) कर सकता है। इसमें सामान्यतः अवायवीय रोगाणु (Anaerobic pathogens) शामिल होते हैं।

(4) **पूतिजीव रक्तता तथा पूतिक आघात या सदमा (Septicemia and Septic Shock):** यह रक्तक्षयी स्ट्रेप्टोकॉकस (Haemolytic streptococcus) के कारण हो सकता है (Streptococcal toxic shock syndrome) या अवायवीय स्ट्रेप्टोकॉकरण के कारण। पूतिजीव रक्तता से फुफ्फुस व्रण (Lung abscess), तानिका शोथ (Meningitis), हृदयावरण शोथ (Pericarditis), अंतः हृदय शोथ (Endocarditis) या बहुअंग विफलता (Multi-organ failure) हो सकती है। लगभगा 30% रोगियों की मृत्यु हो जाती है।

नैदानिक रूप (Clinical Features)

इसके तीन रूप होते हैं–

(1) **स्थानीय संक्रमण (Local infection)**
(2) **गर्भाशयी संक्रमण (Uterine infection)**
(3) **प्रसारी संक्रमण (Spreading infection)**

स्थानीय (घाव) संक्रमण (Local or Wound Infection): (1) शरीर के तापक्रम में अल्पवृद्धि, सामान्य बेचैनी (Malaise) या सिरदर्द (Headache) (2) स्थानीय घाव (Wound) लाल और सूजा हुआ (Swollen) हो जाता है। (3) पीप या पूय (Pus) का निर्माण हो सकता है जो घाव के विघटन (Disruption) की ओर अग्रसर होता है जब संक्रमण तीव्र (Acute) होता है तब कँपकँपी (Chills) तथा अकड़न (Rigor) के साथ तापक्रम में अतिवृद्धि होती है।

गर्भाशयी संक्रमण (Uterine Infection):

मृदु या हल्का (Mild): (1) तापक्रम (Temperature) और स्पंद गति (Pulse rate) में वृद्धि (Rise) होती है। (2) सूतिश्राव (Lochial discharge) दुर्गन्धमय (Offensive) और प्रचुर (Copious) होता है। (3) गर्भाशय अवप्रत्यावर्तित (Subinvoluted) और कोमल (Tender) हो जाता है।

तीव्र (Severe): (1) प्रारंभ (Onset) तापक्रम में अतिवृद्धि के साथ तीव्र होता है, प्रायः कँपकँपी तथा अकड़न के साथ, (2) स्पंद की तीव्र गति होती है, तापक्रम के अनुपात से परे, (3) सूतिश्राव (Lochia) अल्प (Scanty) और गंधहीन (Odorless) हो सकता है। (4) गर्भाशय अवप्रत्यावर्तित और अधिक कोमल हो सकता है। संबंधित घाव संक्रमण [मूलाधार (Perineum), योनि या गर्भाशय-ग्रीवा (Cervix)] हो सकता है।

प्रसारी संक्रमण (Spreading infection) [गर्भाशय-बाह्य प्रसार (Extra-uterine spread)]: इसका संकेत (या प्रमाण = Evident) श्रोणीय कोमलता (Pelvic tenderness) (Pelvic peritonitis = उदरावरण शोथ), योनि-चापिका (fornix) की कोमला (Parametritis = Pelvic cellulitis = श्रोणीय कोशिका शोथ), डगलस की थैली में फूला हुआ घटता-बढ़ता पिण्ड (Bulging fluctuant mass in the pouch of Douglas) (Pelvic abscess = श्रोणीय फोड़ा) की उपस्थिति से मिलता है।

श्रोणीय कोशिका शोथ (Parametritis = Pelvic cellulitis): प्रारम्भ प्रायः प्रसवोत्तर काल (Puerperium) का लगभग 7–10वाँ दिन होता है। (1) निरंतर श्रोणीय पीड़ा (Constant pelvic pain), (2) अधोजठर (Hypogastrium) के प्रत्येक किनारे पर कोमलता (Tenderness), (3) योनिक (Vaginal) जाँच से एक पार्श्विक (Unilateral) कोमल दृढ़ीकृत (Tender indurated) पिण्ड (Mass) का पता चलता है जो गर्भाशय को प्रतिपार्श्विक (Contralateral) किनारे पर धकेलता है। (4) मलाशयी (Rectal) जाँच से

दृढ़ीकरण (Induration) की पुष्टि होती है जो विशेष रूप से गर्भाशय-त्रिकबंधन (Utero-sacral ligament) पर विस्तारित होता है। इसके पूर्ण रूप से विघटित (Resolute) होने में कुछ सप्ताह लगते हैं। तथापि (However), यदि पूयता (Suppuration) होती है तो इसमें निम्नलिखित लक्षण (Features) होते हैं – (a) कँपकँपी (Chills) और अकड़न (Rigor) के साथ कष्टप्रदज्वर (Spiky fever) में स्थायी वृद्धि, (b) तीव्र पीड़ा (Intense pain), (c) सामान्य स्थिति में क्रमिक ह्रास (Gradual deterioration of the general condition), (d) कोशिकीय (Cellular) तल पर प्रसार के अनुसार घटता-बढ़ता स्थल (Fluctuant point) का स्पर्श किया (Palpate) जा सकता है परन्तु प्रायः पौपार्ट (या वंक्षण) बंधन (Poupart's ligament) के मध्य क्षेत्र के ऊपर, (e) श्वेताणु बहुलता (Leukocytosis)।

श्रोणीय उदरावरण शोथ (Pelvic peritonitis): (1) स्पंद (या नब्ज) गति (Pulse rate) में वृद्धि के साथ ज्वर (Pyrexia) (2) उदर (Abdomen) के निचले भाग में पीड़ा और कोमलता। पेशी-रक्षक (Muscle guard) अनुपस्थित हो सकता है। (3) योनिक (Vaginal) जाँच से चापिका (Fornix) पर कोमलता (या भंगुरता = Tenderness) और गर्भाशय-ग्रीवा की गति (Movement of cervix) का पता चलता है। (4) उतार-चढ़ाव (Swinging) तापक्रम, अतिसार (Diarrhea) द्वारा डगलस की थैली (Pouch of Douglas) में पूय (Pus या पीव) के संग्रहण का संकेत मिलता है तथा पश्च चापिका (Posterior fornix) से होकर एक उभरा हुआ घटते-बढ़ते पिण्ड (Bulging fluctuant mass) का स्पर्श-अनुभव किया जा सकता है।

सामान्य उदरावरण शोथ (General peritonitis): (1) तीव्र स्पंद के साथ उच्च ज्वर (High fever with a rapid pulse), (2) वमन (Vomiting), (3) सामान्य उदरीय पीड़ा (Abdominal pain) (4) रोगी बहुत अस्वस्थ प्रतीत होती है तथा निर्जलित (Dehydrated या शुष्क) भी, (5) उदर कोमल (या भंगुर) तथा फूला हुआ (Distended) होता है। प्रतिक्षेप कोमलता (Rebound tenderness) प्रायः उपस्थित होती है।

शिरा-दिवाल का शोथ या शिरा-अवरोध (Thrombophlebitis): (1) श्रोणीय (Pelvic) शिरा-अवरोध के नैदानिक लक्षण (Clinical features) गर्भाशयी संक्रमण या श्रोणीय कोशिका-शोथ (Parametritis) के समान होते हैं। (2) कँपकँपी और अकड़न के साथ दीर्घकाल के लिए उतार-चढ़ाव तापक्रम (ज्वर) हो सकता है। (3) शामिल अंगों के अनुसार रक्त-पयूता (Pyemia) के लक्षण उपस्थित होते हैं। यह एक दीर्घकाल तक की प्रक्रिया है। इस प्रकार के रोगी सौभाग्य से विरले ही होते हैं जिसका कारण वृहत स्तर पर प्रतिजैविक औषधि (Antibiotics) का प्रयोग है। पैर (Leg) के शिरा-अवरोध की चर्चा इसी अध्याय में बाद में की जायगी।

पूतिजीव रक्तता (Septicemia): (1) तापक्रम (ज्वर) की अतिवृद्धि होती है जिसका संबंध प्रायः अकड़न (Rigor) के साथ होता है। स्पंद की गति (Pulse rate) प्रायः तीव्र होती है, यहाँ तक कि तापक्रम का सामान्य होने पर भी, (2) रक्त का जीवाणु-वर्धन (Blood culture) धनात्मक (Positive) होता है। (3) फुफ्फुस (Lungs), तानिका (या मस्तिष्कावरण) (Meninges) या संधि (Joints) में स्थलांतरणी (Metastatic) संक्रमण के लक्षण और चिन्ह (Symptoms and signs) प्रकट हो सकते हैं।

जीवाणु-रक्तता (Bacteremia), अंतःविषाक्त (Enotoxic) या पूतिक प्रघात (Septic shock): यह जीवाण्विक अंतःजीवविष (Bacterial endotoxin) की मुक्ति के कारण होता है जो रक्त-परिवहन की अपर्याप्तता (Circulatory inadequacy) तथा ऊतक (Tissue) में अल्प निवेशन (Hypoperfusion) का कारण बनता है। इसका प्रदर्शन निम्नरक्तचाप (Hypotension), अल्पमूत्रता (Oliguria) तथा वयस्क श्वसन-संकट संलक्षण (Adult respiratory distress syndrome) द्वारा होता है।

प्रासूतिक ज्वर की जाँच-पड़ताल (Investigation of Puerperal Pyrexia)

जाँच-पड़ताल में अधोस्थित सिद्धान्त (Underlying principles) होते हैं–

(1) संक्रमण का स्थल का पता लगाना (To locate the site of infection)
(2) जीव (या सूक्ष्मजीव) की पहचान करना (To identify the organisms)
(3) रोग की तीव्रता का मूल्यांकन करना (To assess the severity of the disease)।

प्रासूतिक ज्वर के एक रोगी को जननांगी पूतिता (Genital sepsis) के कारण तब तक माना जाता है जब तक अन्यथा (Otherwise) सिद्ध नहीं होता। जाँच-पड़ताल को भी ज्वर के लिए उत्तरदायी संक्रमण का जननांग-बाह्य श्रोत (Extragenital source) का पता लगाने के लिए संचालित होना चाहिए।

इतिवृत्त (History):

रक्तक्षीणता (Anemia), प्रसवपूर्व रक्तश्राव (Antepartum hemorrhage) दाँत (Teeth), मसूड़ा (Gums), गलतुंडिका (Tonsils टॉन्सिल) में पूतिक केन्द्र (Septic foci) की उपस्थिति, कोई दुर्बलता रोग (Debilitating disease) जैसे–हृदय रोग (Heart disease), मधुमेह (Diabetes), यक्ष्मा (Tuberculosis) और मूत्रीय मार्ग का संक्रमण (Urinary tract infection) या मलेरिया (Malaria) के जन्मपूर्व (Prenatal) इतिवृत्त की पूछताछ करनी चाहिए।

गर्भावधिक इतिवृत्त (Intranatal history) निम्नलिखित के संबंध में– (a) कालपूर्व प्रसव (Preterm labor), (b) झिल्ली के विदार (Rupture of the membranes) की अवधि, (c) चिकित्सालय के अंदर और बाहर की गयी आंतरिक जाँच की संख्या, (d) प्रसव की अवधि (Duration of labor) (e) प्रसव की विधि (Method of delivery) तथा (f) अंतः गर्भाशयी हस्तचालन की प्रकृति (Nature of intrauterine manipulation), यदि कोई किया गया है।

ज्वर की प्रकृति का प्रसवोत्तर (Postnatal) विवरण तथा घाव (Lesion) के स्थल के साथ संबंधित लक्षण, यदि उपस्थित है, उपयोगी होते हैं।

नैदानिक जाँच (Clinical examination): इसमें शामिल होते हैं– (1) स्पंद (Pulse) और तापक्रम (या ज्वर) का चार्ट, ग्रीवा की अकड़न (Stiffness of the neck) का अध्ययन (या जाँच), (2) दैहिक (Sytemic) जाँच जिसमें कंठ (Throat) स्तन (Breasts), फुफ्फुस (Lungs), हृदय (Heart), यकृत (Liver), प्लीहा (Spleen) तथा पैर (Legs) को शामिल किया जाता है। (3) उदरीय (Abdominal) जाँच जिससे गर्भाशय का प्रत्यावर्तन (Involution) और कोमलता (Tenderness), उदरावरण शोथ (Peritonitis) की उपस्थिति या श्रोणीय व्रण या फोड़े (Pelvic abscess) की उपस्थिति के बारे में लिखना है। (4) आंतरिक (Internal) जाँच जिसमें सूतिश्राव की प्रकृति (Character of lochia), मूलाधारी घाव (Perineal wound) की स्थिति, सुधारित या श्रोणीय व्रण (Repaired or pelvic abscess) तथा किसी श्रोणीय कोशिका शोथ (Pelvic cellulites) या व्रण का पता लगाने के लिए द्विहस्तीय (Bimanual) जाँच के बारें में लिखना है।

जाँच-पड़ताल (Investigations) में निम्नलिखित को शामिल किया जाता है – (1) वायवीय (Aerobic) और अवायवीय (Anaerobic) माध्यम (Media) में जीवाणु-वर्धन (culture) के लिए ऊँची योनि (High vagina) तथा गर्भाशय-ग्रीवा का अंतः स्तर (Endocervix) का फाहा (Swabs) लेना तथा प्रतिजैविक औषधि (Antibiotics) के लिए संवेदनशीलता परीक्षण (Sensitivity test); (2) विश्लेषण (Analysis) तथा जीवाणु-वर्धन (Culture) जिसमें संवेदनशीलता परीक्षण भी शामिल है, के लिए मूत्र की मध्य धारा का साफ (Clean) नमूना (Specimen) लेना, (3) कुल और विभेदी (Differential) श्वेताणु (white cells) की गिनती करने तथा हीमोग्लोबिन (Hemoglobin) का मूल्यांकन करने के लिए रक्त का नमूना लेना। बिम्बाणु (Platelet) की कम संख्या होने से पूतिजीव रक्तता (Septicemia) या DIC (Disseminated intravascular coagulation = विसरित अंतः वाहिकीय स्कंदन) का संकेत मिलता है। घनी रक्त झिल्ली (Thick blood film) की जाँच मलेरिया परजीवी (Malaria parasites) की उपस्थिति के लिए करनी चाहिए। (4) रक्त का जीवाणु-वर्धन (Blood culture) यदि ज्वर कँपकँपी और अकड़न (Chills and rigor) के साथ संबंधित होता है। नैदानिक स्थिति की आवश्यकता के अनुसार अन्य विशिष्ट जाँच-पड़ताल की जाती है। (5) निम्नलिखित के लिए श्रोणीय अतिस्वन (Pelvic ultrasound) उपयोगी होता है– (a) गर्भाशय (Uterus) के अंदर गर्भधारण (Conception) के कोई अवरूद्ध लघुखण्डों (Retained bits) का पता लगाना, (b) श्रोणि (Pelvis) के साथ किसी व्रण (Abscess या फोड़ा) के स्थान का पता लगाना, (c) जीवाणु-वर्धन (Culture) तथा संवेदनशीलता के लिए श्रोणी से द्रव या पीव (Pus) के नमूनों का संग्रह करना तथा (d) शिरा-घनास्त्रता (Vein thrombosis) का पता लगाने के लिए वर्ण प्रवाह डॉप्लर जाँच (Color flow Doppler study) करना। जब निदान (Diagnosis) संदिग्ध (Doubtful) है या श्रोणीय शिरा-घनास्त्रता होती है तब CT (Computerized tomography) या MRI (Magnetic resonance imaging) के उपयोग की विशेष रूप से आवश्यकता होती है। (6) वक्ष का एक्स-किरण चित्र (Chest X-ray): संदिग्ध फुफ्फुसीय कोच क्षति या घाव (Pulmonary Koch's lesion) के साथ रोगियों तथा किसी फुफ्फुस रोगी (Lung pathology) का पता लगाने के लिए वक्ष का एक्सकिरण चित्र लिया जाता है। (7) कुछ चयनित रोगियों में घटना आधार-रेखा आलेख (Base-line record) बनाने के लिए रक्तयूरिया तथा विद्युत अपघट्य (Blood urea and electrolytes) का निष्पादन किया जा सकता है क्योंकि रोग की प्रक्रिया बाद में वृक्कीय विफलता (Renal failure) में विकसित हो सकती है या उदर-उच्छेदन (Laparotomy) की आवश्यकता हो सकती है।

रोगरोधन (Prophylaxis)

व्यापक रूप में प्रासूतिक पूतिता (Puerperal sepsis) निवार्य (Preventable) होती है बशर्ते कि प्रसव के पहले, दौरान तथा पश्चात् निश्चित उपायों (Certain measures) का पालन किया जाये।

प्रसवपूर्व (Antenatal) रोगरोधन में गर्भवती महिला की पोषणात्मक (Nutritional) स्थिति में सुधार तथा किसी पूतिक केन्द्र (Septic focus) [जैसे–त्वचा (Skin) कण्ठ (Throat) तथा गलतुण्डिका (tonsil)] के उन्मूलन (Eradication) को शामिल किया जाता है। प्रसवावधिक (Intranatal = प्रसव की अवधि में) रोगरोधन में शामिल होते हैं–

(1) प्रसव के दौरान पूर्ण शल्यक अपूतिता (Full surgical asepsis)
(2) अधिक खतरे के रोगियों में समूह B स्ट्रेप्टोकॉकस (Group B Streptococcus) के लिए जाँच करना। दिनचर्या (Routine) के रूप में प्रतिजैविक औषधि (Antibiotics) का रोगरोधी (Prophylactic) उपयोग का सुझाव नहीं दिया जाता है।
(3) शल्यक्रिया प्रसव (Cesarean section) के समय पर प्रतिजैविक औषध का रोगरोधी उपयोग करने से घाव का संक्रमण (Wound infection), गर्भाशय-अंतःपेशीस्तर शोथ (Endometritis), मूत्रीय मार्ग का संक्रमण (Urinary tract infection) तथा अन्य गंभीर संक्रमणों के प्रभाव (Incidence) में पर्याप्त रूप से कमी हुई है। रज्जु (Cord) के शिकंजे (Clamp) में कसने के बाद तत्काल 1 gm अंतशिरीय (IV = Intravenous) सेफ्ट्रिऐक्सोन (Seftriaxone) तथा 8 घंटे बाद दूसरी खुराक (Dose) देने का सुझाव दिया जाता है।

प्रसवोत्तर रोगरोधन (Postpartum prophylaxis) में प्रसव के बाद न्यूनतम एक सप्ताह का अपूतिक पूर्वावधान (Aseptic precautions) को शामिल किया जाता है जब तक कि गर्भाशय, मूलाधार (Perineum) तथा योनि (Vagina) के खुले घाव (Open wounds) भर (Healed) नहीं जाते है। अनेक दर्शकों (Visitors) को आने से रोकना चाहिए। रोगाणुहीन स्वच्छ गद्दी (Sterilized sanitary pads) का उपयोग करना है। संक्रमित (Infected) शिशुओं और माताओं को पृथक कक्ष (Isolated room) में रखना चाहिए।

उपचार (Treatment)

सामान्य परिचर्या (General care): रोगी का पृथक्करण (Isolation) बेहतर समझा जाता है विशेषकर जब रक्तक्षयी स्ट्रेप्टोकॉकस (Hemolytic streptococcus) को जीवाणु-वर्धन (Culture) पर प्राप्त किया जाता है।

(1) पर्याप्त द्रव और कैलोरी (Adequate fluid and calorie) की आपूर्त्ति अंतःशिरीय निवेश (Intravenous infusion) द्वारा की जाती है।
(2) रक्तक्षीणता (Anemia) का सुधार मुखीय लौह (Oral iron) द्वारा किया जाता है और यदि आवश्यक हुआ तो रक्ताधान (Blood transfusion) द्वारा।
(3) पीड़ा (Pain) से राहत के लिए पीड़ाहरण औषध (Analgesics) दी जाती है।
(4) अन्तर्निवास नालशलाका (Indwelling catheter) का उपयोग श्रोणीय व्रण (Pelvic abscess) के कारण किसी मूत्र-अवरोध (Urine retention) को दूर करने के लिए किया जाता है। इससे मूत्र-उत्पाद (Urinary output) का आलेख (Record) बनाने में भी सहायता मिलती है।
(5) चार्ट या लेखा (Chart): स्पंद (Pulse), श्वसन (Respiration), तापक्रम या ज्वर (Temperature), सूक्तिश्राव (Lochia) तथा द्रव के अंतर्वेश और वहिर्वेश (Fluid intake and output) का अभिलेखन (Recording) द्वारा एक चार्ट बनाया जाता है।

प्रतिजैविक औषध (Antibiotics): आदर्श प्रतिजैविक औषध विधान (Antibiotic regimen) जीवाणु वर्धन (culture) और संवेदनशीलता (Sensitivity) की सूचना पर निर्भर करता है। सूचना के आने तक 2 mg/Kg IV जेन्टामाइसिन (Gentamycin) की खुराक और उसके बाद प्रति आठ घंटे के अंतर पर 1.5 mg/Kg IV दी जाती है। इसके साथ 1 gm अंतःशिरीय (IV=Intravenous) ऐम्पिसिलिन (Ampicillin) प्रत्येक 6 घंटे के अंतर पर या क्लिन्डामाइसिन (Clindamycin) की 900 mg खुराक IV 8 घंटे के अंतर पर दी जाती है। सेफोटैक्सिम (Sefotaxime) 1gm 8 घंटे के अंतर पर देना एक अन्य विकल्प (Alternative) है। आवायवीय समूह (Anaerabic group) का दमन करने के लिए 8 घंटे के अंतर पर अंतःशिरीय रूप से 0.5 gm मेट्रोनिडाजोल (Metronidazole) दिया जाता है। उपचार को संक्रमण का नियंत्रित (या दमन) करने तक न्यूनतम सात दिन तक निरंतर रखना है।

शल्यक उपचार (Surgical treatment): प्रासूतिक (या प्रासविक) पूतिता (Puerperal sepsis) के उपचार में वृहत शल्यक्रिया की अत्यल्प (Very little) भूमिका होती है।

(1) **मूलाधारी घाव (Perineal wound):** मूलाधारी घाव के टाँकों (Stitches) को निकालना चाहिए जिससे कि पीव (Pus) की निकासी हो सके तथा पीड़ा से राहत मिल सके। घाव पर पूतिरोधी (Antiseptic) मलहम (Ointment) या चूर्ण (Powder = पाउडर) लगाने के बाद मृदु पूतिरोधी घोल (Mild antiseptic solution) के साथ उष्ण संपीडन (Hot compress) करके पट्टी (Dressing) लगायी जाती है। संक्रमण को नियंत्रित करने के पश्चात बाद की किसी तिथि को दूसरा सीवन (Suture) या टाँका लगाया जाता है।

(2) **अवरूद्ध गर्भाशयी उत्पाद (Retained uterine products)** जो 3 cm या इससे कम व्यास का होता है उसकी उपेक्षा की जाती है तथा अकेला छोड़ दिया जाता है। अन्यथा 24 घंटे के लिए प्रतिजैविक व्याप्ति (Antibiotic coverage) के बाद शल्यक रिक्तिकरण (Evacuation) करना चाहिए क्योंकि इसमें पूतिजीव रक्तता (Septicemia) का खतरा हो सकता है। पूतिक श्रोणीय शिरा-अवरोध (Septic pelvic thrombophlebitis) के रोगियों का उपचार IV हेपारिन (Heparin) 7–10 दिन देकर किया जाता है।

(3) **श्रोणीय व्रण (Pelvic abscess)** को अतिस्वन मार्गदर्शन (Ultrasound guidance) के अधीन योनि-उच्छेदन (Colpotomy) द्वारा निकाला जाता है।

(4) **फोड़ा (Abscess)** जो पॉपार्ट बंधन (Poupart's ligament) के ऊपर नोकदार होता है, उसका उत्कर्तन (या उच्छेदन = Incision) करके पूय (Pus) को बाहर निकाला जाता है।

(5) **उदर-उच्छेदन (Laparotomy)** का सीमित चिकित्सा-सुझाव (Indications) होता है। उचित प्रतिजैविक औषध चिकित्सा (Antibiotic therapy) के साथ अंतःशिरीय द्रव (Intravenous fluids) द्वारा विद्युत्-अपघट्य (Electrolyte) संतुलन बनाये रखा जाता है। तथापि (However), अनुक्रियाहीन उदरावरण-शोथ (Unresponsive peritonitis) में उदर-उच्छेदन का चिकित्सा-सुझाव दिया जाता है। यदि स्पर्शग्राह्य (Palpable) रोगात्मक स्थिति नहीं भी होती है तब पूय (या Pus=पस) का निष्कासन प्रभावी होता है। विदार (rupture) या छिद्रण (Perforation), बहुल व्रण (Multiple abscesses), गला हुआ गर्भाशय (Gangerous uterus) या गैस विगलन संक्रमण (Gas gangrene infection) के साथ रोगियों में गर्भाशय-निष्कासन (Hysterectory) का सुझाव दिया जाता है। विदारित नली-अण्डाशयी व्रण (Ruptured tube-ovarian abscess) को बाहर निकालना (या अलग करना) चाहिए।

(6) **जीवाणु-रक्तक या पूतिक प्रघात का प्रबंध (Management of bacteremic or septic shock):** इसमें शामिल होते हैं – द्रव और विद्युत् अपघट्य (इलेक्ट्रोलाइट) संतुलन (To monitor CVP = हृदय वाहिका दबाव की निगरानी करना) धमनीय PO_2 (ऑक्सीजन) तथा PCO_2 (कार्बन डाइऑक्साइड) का अनुरक्षण (Maintenance) करने के लिए श्वसन को सहारा (Respiratory support), रक्त परिवहन को सहारा (Circulatory support) (Dopamine=डोपामीन या डोबूटामीन= Dobutamine), संक्रमण का दमन (Infection control) (Intensive antibiotic therapy=सघन प्रतिजैविक चिकित्सा), पूतिक केन्द्र का शल्यक निष्कासन (Surgical removal of septic foci) तथा विशिष्ट प्रबंध जैसे– वृक्कीय विफलता के लिए रक्त-अपोहन (Hemodialysis for renal failure)।

अवप्रत्यावर्तन (Sub-involution)

परिभाषा (Definiton): जब प्रत्यावर्तन (या अंतर्वलन – Involution) क्षीण (Impaired) या मंदित (Retarded) होता है तब इसे अव (या अधो) प्रत्यावर्तन कहा जाता है। गर्भाशय (Uterus) एक सर्वसामान्य अंग है जो अवप्रत्यावर्तन से प्रभावित होता है। चूँकि उदर (Abdomen) के द्वारा इसके मापन की पहुँच अधिक आसानी से होती है, अतः अवप्रत्यावर्तन का मूल्यांकन करने के लिए गर्भाशयी अवप्रत्यावर्तन (Uterine subinvolution) को नैदानिकरूप से (Clinically) एक सूचक (Index) के रूप में विचार किया जाता है।

कारण (Causes): पूर्वानुकूलन कारक हैं (Predisposing factors are) (1) महा बहुप्रसवता (Grand multiparity) (2) गर्भाशय का अतिविस्फारण (Over-distension) जैसाकि यमज (Twins) या अति उल्वीद्रव (Hydramnios) में होता है। (3) मातृक अस्वस्थता (Maternal ill-health) (4) शल्यक्रिया द्वारा प्रसव (Cesarean section) (5) गर्भाशय का भ्रंश (Prolapse of the uterus) (6) गर्भाशय का श्रोणीय अंग (Pelvic organ) बनने के बाद पश्चनमन (Retroversion) (7) गर्भाशयी रेशार्बुद (Uterine fibroid)।

वर्धनशील कारक (Aggravating factors) हैं – (1) गर्भधारण के अवरूद्ध उत्पाद (Retained products of conception) (2) गर्भाशयी पूतिता (Uterine sepsis) या अन्तः गर्भाशय शोथ (Endometritis)।

लक्षण (Symptoms): स्थिति अलाक्षणिक (Asymptomatic) हो सकती है। मुख्य लक्षण हैं– (1) अपसामान्य सूतिश्राव (Abnormal lochial discharge) या तो अत्यधिक (Excessive) या दीर्घकालिक (Prolonged) (2) अनियमित या कभी-कभी अत्यधिक रक्तश्राव (Bleeding) (3) अनियमित ऐंठन या उद्वेष्ट (Irregular cramp) जैसे–अवरूद्ध उत्पाद में पीड़ा (Pain) या पूतिता (Sepsis) में ज्वर (Fever) की वृद्धि।

चिन्ह (Signs): (1) प्रसवोत्तर काल (Puerperium) के विशिष्ट (या अमुक) दिन पर गर्भाशय की ऊँचाई सामान्य से अधिक होता है। पूर्ण भरा मूत्राशय (Bladder) या भरे हुये मलाशय द्वारा सामान्य प्रासूतिक गर्भाशय (Puerperal uterus) को विस्थापित (Displaced) किया जा सकता है। स्पर्श-अनुभव में यह पंकमय (Boggy) तथा अधिक कोमल लगता है। (2) अवप्रत्यावर्तन के लिए उत्तरदायी रूपों (Features) की उपस्थिति इसका प्रमाण (Evident) हो सकता है।

प्रबंध (Management): गर्भाशय का केवल आकार महत्वपूर्ण नहीं होता है तथा बशर्ते कि लक्षण (Features) जैसे– अत्यधिक सूतिश्राव (Lochia) या अनियमित रक्तश्राव या पूतिता (सेप्सिस), की अनुपस्थिति होती है, गर्भाशय के आकार की उपेक्षा निश्चित रूप से की जा सकती है। उचित चिकित्सा तभी करनी है जब अवप्रत्यावर्तन कुछ स्थानीय विकृति (Local pathology) का केवल एक चिन्ह पाया जाता है। (1) अन्तःगर्भाशय शोथ में प्रतिजैविक औषध (Antibiotics in endometritis) (2) अवरूद्ध उत्पादों में गर्भाशय की खोज (Exploration) (3) भ्रंश या पश्चनमन में पेसरी (Pessary in prolapse or retroversion)। रक्तप्रवाह को कम करके प्रत्यावर्तन (Involution) को बढ़ाने के लिए अर्गोमेट्रिन (Ergometrine) का अधिक प्रायः नुस्खा (Prescription) देने का रोगरोधन (Prophylaxis) में कोई उपयोग नहीं होता है।

प्रसवोत्तर काल में मूत्रतंत्रीय जटिलता (Urinary Complications in Puerperium)

मूत्रीय क्षेत्र का संक्रमण (Urinary Tract Infection):
यह प्रासूतिक ज्वर (Puerperal pyrexia) का एक सामान्य कारण है। इसका प्रभाव (Incidence) सभी प्रसवों का 1–5% होता है। निम्नलिखित का किसी एक परिणाम से संक्रमण हो सकता है – (1) पूर्ववर्ती (Previous) मूत्राशय शोथ (Cystitis) या वृक-श्रोणि (या गोणिका) शोथ (Pyelitis) की पुनरावृत्ति (Recurrence) (2) लक्षणहीन जीवाणु-मूत्रता (Asymptomatic bacteriuria) प्रकट होती है। (3) प्रसवोत्तर काल के दौरान पहली बार अनुबंधित (Contracted) संक्रमण निम्न कारणों से होता है– (a) मूत्र-अवरोध से राहत के लिए प्रसव के दौरान या प्रारम्भिक प्रसवोत्तर काल में बारम्बार नालशलाकाकरण (Frequent catheterization) का प्रभाव (b) मूत्राशय तान (Bladder tone) का अभाव या मूत्र-त्याग करने की कम इच्छा के कारण प्रारम्भिक (Early) प्रसवोत्तर काल में मूत्र का अवरोध (Stasis of urine)।

सूक्ष्मजीव (Organisms) जो उत्तरदायी (Responsible) होते हैं – एशेरिकिया कोली (*E.coli*), क्लेबसिएला (*Klebsiella*), प्रोटियस और स्टेफिलोकॉकस ऑरियस (*Proteus and Staphylococcus aureus*)। नैदानिक लक्षणों (Clinical features), निदान (Diagnosis) तथा प्रबंध (Management) का वर्णन अध्याय 19 में किया गया है।

मूत्र का अवरोधन (Retention of Urine):
प्रारम्भिक प्रसवोत्तर काल में यह एक सामान्य जटिलता है इसके कारण (Causes) हैं – (1) मूत्राशय-ग्रीवा की खरोंच या शोथ (Bruising and edema of the bladder neck) (2) मूलाधारी क्षति की प्रतिवर्ती क्रिया (Reflex of perineal injury) (3) अनभ्यस्त (या अप्रचलित) (Unaccustomed position)।

उपचार (treatment): मूत्रण (Micturition) का आरम्भ करने का यदि सरल उपाय विफल हो जाता है तब अन्तःनिवासी नालशलाका (Indwelling catheter) को लगभग 48 घंटे के लिए सिटु (Situ) में रखना है। यह न केवल मूत्राशय को रिक्त करता है बल्कि मूत्राशय को तान (Tone) तथा पूर्णता के संवेदन (Sensation) की पुनः प्राप्ति में भी सहायता करता है। नालशलाका को अलग करने के बाद शेष मूत्र के आयतन की माप करनी है। यदि यह 100 ml से अधिक होता है तब निरंतर निकास का पुनः आरम्भ किया जाता है। 5–7 दिन के लिए उचित मूत्रीय पूतिरोधी (Antiseptics) का प्रयोग करना चाहिए।

मूत्र का असंयम (Incontinence of Urine):
जन्म के बाद यह एक सामान्य लक्षण नहीं है। असंयम हो सकता है – (1) परिवाही असंयम (Overflow incontinence), (2) दबाव (Stress) असंयम (3) वास्तविक (True) असंयम। मूत्र के अवरोधन के बाद परिवाही असंयम को अन्य दो के बीच भेद (या अंतर) करने के पहले सर्वप्रथम निषेध (Exclude) करना है। दबाव असंयम प्रायः विलंबित (Late) प्रसवोत्तर काल में उपस्थित होता है जबकि, वास्तविक असंयम जननांग मूत्रीय नालव्रण (Genitourinary fistula) के रूप में प्रसव के तत्काल बाद या प्रसवोत्तर काल का प्रथम सप्ताह के अंदर उपस्थित होता है। दबाव असंयम का निदान दबाव के दौरान मूत्रमार्गीय मुख (Urethral opening) से होकर मूत्र के खिसकना को लिखकर होता है। मूत्रीय नालव्रण की सही प्रकृति का प्रमाणीकरण रोगी की जाँच द्वारा नालव्रण-स्थल को देखकर होता है। यह जाँच रोगी को सिम्स अवस्थिति (Sim's position) में रखकर सिम्स वीक्षण यंत्र (Sim's speculum) का उपयोग करके होती है या तीन फाहा परीक्षण (Three swabs test) द्वारा रोगी की जाँच होती है, यदि नालव्रण (फिस्टुला) बहुत छोटा है।

मूत्र का दमन (Suppression of Urine): मूत्र के अवरोधन (Retention) से मूत्र के दमन का भेद करना चाहिए। यदि 24 घंटे का मूत्र-त्याग 400 ml या इससे कम होता है तब मूत्र के दमन का निदान (Diagnose) करना चाहिए, कारण का पता लगाना है तथा उचित प्रबंध (उपचार) करना है।

स्तनी जटिलता (Breast Complications)

प्रसवोत्तर काल में सामान्य स्तनी जटिलताएँ निम्नलिखित हैं– (1) स्तन का अतिपूरण (Breast engorgement) (2) दरारित और आकुंचित चूचुक (Cracked and retracted nipple) जिसके कारण स्तनपान (Breast-feeding) कराने में कठिनाई होती है। (3) स्तनशोथ या थनेला (Mastitis) और स्तन-व्रण (Breast abscess) (4) दुग्धश्राव की विफलता (Lactation failure)।

प्रासूतिक ज्वर (Puerperal pyrexia) के लिए स्तन का अतिपूरण और संक्रमण (Infection) उत्तरदायी होते हैं।

स्तन का अतिपूरण (Breast Engorgement)

कारण (Causes): स्तन के अत्यधिक सामान्य शिरा और लसीका का अतिपूरण (Venous and lymphatic engorgement) के कारण स्तन-अतिपूरण होता है। यह क्रम से दुग्ध-तंत्र (Lacteal system) से दूध के पलायन (या निकास = Escape) को रोकता है। प्रथम बार प्रसवता की रोगी (Primiparous patient)

तथा अनम्य (Inelastic) स्तन के साथ रोगी में इसकी संभावना होती है। अतिपूरण एक संकेत होता है कि दुग्धश्राव (Lactation) की अवस्था से शिशु को सहायता (दुग्धपान के लिए) नहीं मिलती है।

प्रारम्भ (Onset): दूध के श्राव का आरम्भ होने के बाद (प्रसवोत्तर काल का तीसरा या चौथा दिन) यह प्रायः प्रदर्शित होता है।

लक्षण (Symptoms) में शामिल होते हैं – (1) पर्याप्त पीड़ा तथा दोनों स्तन में भारीपन (Heaviness) या तनाव (Tenseness) का अनुभव (2) सामान्य बेचैनी (Malaise) या ज्वर में क्षणिक (Transient) वृद्धि भी तथा (3) पीड़दायी स्तनपान (Painful breastfeeding)।

निवारण (Prevention) में शामिल होते हैं – (i) पूर्व दुग्धीय आहार से परहेज करना (To void prelacteal feeds), (ii) स्तनपान कराने की पहल आरम्भ में करना तथा अनियंत्रित स्तनपान कराना, (iii) शिशु की आवश्यकता पर केवल स्तनपान (Breastfeeding) कराना, (iv) सही अवस्थिति (Correct position) में स्तनपान कराना (देखें चित्र 30.2)।

उपचार (Treatment): (1) बंधनी (Binder) या अंगिया (Brassiere) से स्तन को थामकर रखना (Support), (2) प्रत्येक स्तनपान कराने के बाद शेष दूध को हस्तीय चालन (Manual expression) द्वारा निकालना, (3) पीड़ा से राहत के लिए पीड़ाहारी औषध (Analgesic) देना, (4) शिशु को नियमित रूप से कम समय-अंतराल (Interval) पर स्तनपान कराना, (5) गम्भीर रोगी में स्तन से पम्प द्वारा धीरे से दूध का निष्कासन करना उत्तम होता है। इससे अति दुग्ध-उत्पादन के कारण के बिना स्तन में तनाव कम होता है।

दरारित और आकुंचित चूचुक (Cracked and Retracted Nipple)

दरारित या दरारयुक्त चूचुक (Cracked nipple): चूचुक (या स्तनाग्र) निम्नलिखित के कारण पीड़ादायी (Painful) हो सकता है – (1) चूचुक पर एक उधेड़े हुये (Raw) क्षेत्र के निर्माण से सतही उपकला (Surface epithelium) की क्षति या (2) चूचुक का छोर (Tip) या आधार (Base) पर स्थित एक विदर (Fissure) का होना। ये दोनों स्थिति एक साथ प्रायः होती हैं जिसे दरारित चूचुक कहा जाता है। इसके कारण हैं– (a) सफाई के अभाव में चूचुक पर एक पपड़ी (Crust) का निर्माण (b) आकुंचित (Retracted) चूचुक तथा (c) स्तन (Breast) के साथ शिशु के मुख के दोषपूर्ण संलग्न (Incorrect attachment) के कारण आघात (Trauma)। स्थिति लक्षणहीन (Asymptomatic) बनी रह सकती है परन्तु पीड़ादायी होती है जब शिशु चूषण (Suction) करता है। जब संक्रमित (Infected) होता है तब संक्रमण का प्रसार गहरे ऊतक (Tissue) तक होता है जिसके कारण स्तन का शोथ (Mastitis) होता है। रोगरोधन (Prophylaxis) में शामिल होते हैं– गर्भावस्था (Pregnancy) के दौरान तथा प्रसवोत्तर काल (**Puerperium**) में स्तनपान (Feeding) कराने के पहले और पश्चात् स्थानीय सफाई से चूचुक पर पपड़ी (Crust) के निर्माण को रोका जा सकता है।

उपचार (Treatment): सही संलग्न द्वारा पीड़ा से राहत मिलती है तथा लाभ (Healing) तेजी से होता है। ताजा मानव-दुग्ध तथा लार (Saliva) में लाभ के गुण होते हैं। माता के दुग्ध (Milk) के साथ परिमार्जित लैनोनिन (Purified lanolin) को दैनिक 3 या 4 बार लगाने से लाभ में तेजी आती है। जब यह गम्भीर (Severe) है तब माता को एक स्तन-पम्प का उपयोग करके दूध निकालकर शिशु को पिलाना चाहिए। स्तन को दबाने (Thrush) से भी प्रदाही चूचुक और क्षेत्रिका (Inflamed nipple and areola) हो सकती है। यदि मुँह का दबाव (Oral thrus) है तो शिशु के मुँह में तथा चूचुक पर माइकोनैजोल लोशन (Miconazole lotion) लगाना चाहिए। यदि इससे लाभ नहीं मिलता है तब प्रभावित चूचुक को आराम देना चाहिए जिससे कि लाभ मिल सके तथा स्तन-पम्प का उपयोग कराना चाहिए। चूचुक आवरण (Nipple shields) का उपयोग किया जा सकता है। यदि इस चिकित्सा के बावजूद चूचुक व्रण (Ulcer) बना रहता है तब विषालुता (Malignancy) को निषिद्ध (Exclude) करने के लिए जीवोति-परीक्षा (Biopsy) करने की आवश्यकता होती है।

आकुंचित और चपटा चूचुक (Retracted and flat nipple): इसका सामना प्रायः प्रथम बार गर्भिणी स्त्री (Primigravidae) में होता है। यह प्रायः अर्जित (Acquired) होता है। शिशु सही रूप से अपने मुँह को स्तन के साथ संलग्न करने में समर्थ होता है तथा पर्याप्त रूप में दूध चूसने में भी समर्थ होता है। कठिन स्थिति में दूध के हस्तीय (Manual) निष्कासन से दुग्धश्राव (Lactation) की पहल हो सकती है। क्रमिकरूप से (Gradually) स्तन-ऊतक (Breast tissue) अधिक कोमल तथा अधिक प्रसरणीय (Protractile) होता है जिससे कि स्तनपान संभव होता है।

तीव्र स्तनशोथ (Acute Mastitis)

स्तनशोथ का प्रभाव (Incidence) दुग्धश्रावी (Lactating) महिलाओं में 2—5% तथा अदुग्धश्रावी (Non-lactating) महिलाओं में 1% से कम होता है। सामान्य सूक्ष्मजीव (Common organisms) जो इसमें शामिल होते हैं, वे हैं – स्ट्रेप्टोकॉकस औरियस (*Strophytococcus aureus*), एस.एपिडर्मिडिस (*S.epidermidis*) तथा स्ट्रेप्टोकॉकस (Streptococci)।

स्तनशोथ के लिए खतरे के कारक (Risk factors) हैं– अपर्याप्त उपचर्या (Poor nursing) तथा दरारित चूचुक (Cracked nipple)।

संक्रमण का रूप (Mode of infection): स्तनशोथ के दो प्रकार होते हैं जो संक्रमण के स्थल (Site) पर निर्भर करता है। (1) संक्रमण जो स्तन के मृदु ऊतक (Parenchymal tissue) में शामिल होता है तथा कोशिका शोथ (Cellulitis) की ओर अग्रसर होता है। दुग्धश्राव तंत्र (Lacteal system) अप्रभावित बना रहता है। (2) दुग्धवाही नलिका (Lactiferous duct) से होकर संक्रमण प्रवेश पाता है जो प्रारम्भिक स्तर ग्रन्थि शोथ (Primary mammary adenitis) के विकास की ओर अग्रसर होता है।

असंक्रामक स्तनशोथ (Non-infective mastitis): यह दुग्ध-अवरोध (Mild stasis) के कारण हो सकता है। प्रभावित स्तन से दूध पिलाने से समस्या का समाधान हो जाता है।

प्रारम्भ (Onset): सतही कोशिका शोथ में प्रसवोत्तर काल (Puerperium) का विलम्बित प्रथम सप्ताह में प्रारम्भ तीव्र होता है। जबकि स्तन ग्रन्थि शोथ में प्रारम्भ घातक (Insidious) होता है तथा प्रायः द्वितीय सप्ताह के अंत में (लगभग) होता है। तथापि (However), प्रसव के कुछ सप्ताह बाद भी स्तनशोथ हो सकता है।

नैदानिक लक्षण (Clinical features): लक्षण में शामिल हैं – (1) सामान्य बेचैनी (Malaise) तथा सिरदर्द (Headache), (2) ज्वर (Fever) 102°F या अधिक और उसके साथ कँपकँपी (Chills) तथा (3) तीव्र पीड़ा (Severe pain) तथा स्तन के एक चतुर्थांश (Quadrant) में कोमल सूजन (Tender swelling)। चिन्ह (Signs) में शामिल होते हैं – (1) विषाक्त रूपों की उपस्थिति (Presence of toxic features), (2) स्तन पर फानाकर (Wedge-shaped) सूजन जिसका छोर (Apex) चूचुक पर होता है। उपरिशायी त्वचा (Overlying skin) लाल, उष्ण (hot), आरक्त (Flushed) होती है तथा स्पर्श से तना हुआ (Tense) तथा कोमल (Tender) प्रतीत होता है।

जटिलता (Complications): यदि उचितरूप से उपचार नहीं किया जाता हैं तब यह एक स्तन फोड़े (Breast abscess) के निर्माण के साथ स्तन ऊतकों (Breast tissues) के परिवर्तनशील नाशन (Destruction) की ओर अग्रसर होता है।

रोगरोधन (Prophylaxis): प्रत्येक स्तनपान (Feeding) के बाद और पहले चूचुक (Nipple) को स्वच्छ हाथ से साफ करने तथा चूचुक को शुष्क रखने से चिकित्सालयी संक्रमण की दर (Rate of nosocomial infection) कम होती है।

प्रबंध (Management): (1) स्तन अवलम्ब (Breast support), (2) प्रचुर मुखीय द्रव (Plenty oral fluids), (3) उत्तम या पर्याप्त संलग्न (Attachment) के साथ स्तनपान को निरंतर रखना है। अवपातन (Let down) की स्थापना करने के लिए सर्वप्रथम असंक्रमित (Uninfected) किनारे पर उपचर्या (Nursing) प्रारम्भ की जाती है। (4) प्रत्येक स्तनपान (Feed) के साथ संक्रमित भाग को हाथ से निचोड़ कर रिक्त किया जाता है। (5) पसंद की औषधि फ्लुक्लोजैसिलिन (Flucloxacillin) (Penicillinase resistant penicillin) है जिसकी 500 mg की एक खुराक 6 घंटे के अंतर पर देना आरम्भ किया जाता है जब तक कि संवेदनशीलता परीक्षण का विवरण उपलब्ध नहीं होता है। एरिथ्रोमाइसिन (Erythromycin) उन रोगियों के लिए एक विकल्प (Alternative) है जो पेनिसिलिन (Penicillin) के लिए प्रत्यूर्ज (Allergic=ऐलर्जिक) होती हैं। प्रतिजैविक औषध चिकित्सा (Antibiotic therapy) न्यूनतम 7 दिन के लिए निरंतर रखना है। (6) पीड़ा से राहत के लिए पीड़ाहरण औषध (Analgesics) (Ibuprofen=इबुप्रोफेन) दी जाती है। (7) शिशु को स्तनपान कराकर दुग्ध प्रवाह (Milk flow) को बनाये रखा जाता है। इससे अवरूद्ध (Stagnant) दूध में स्टेफिकॉकस का प्रचुर-उद्भवन (Proliferation of staphylococcus) को रोका जाता है।

स्तनी फोड़ा या व्रण (Breast abscess): इसके लक्षण (रूप) (Features) हैं – (1) आरक्त स्तन (Flushed breasts) जो प्रतिजैविक औषध की तत्काल अनुक्रिया (Response) नहीं करता है। (2) उपरिशायी त्वचा का माँसल शोथ (Brawny edema of the overlying skin) (3) घटने-बढ़ने के साथ पर्याप्त कोमलता (Marked tenderness with fluctuation) (4) उतार-चढ़ाव (Swinging) ज्वर या तापक्रम।

यदि एक व्रण का विकास या निर्माण होता है तब इसे सामान्य संवेदनाहरण (General anesthesia) के अधीन एक गहरे अरीय उच्छेदन (Radial incision) द्वारा निकाला जाता है। दुग्धश्रावी नलिका (Lactiferous ducts) की क्षति को रोकने के लिए यह उच्छेदन क्षेत्रिका-किनारे (Areolar margin) के निकट तक विस्तारित होता है। दुग्धश्रावी नलिका का लम्ब (90°) पर उच्छेदन करने से नासूर (Fistula) निर्माण तथा नलिकीय अवरोध (Ductal occlusion) का खतरा बढ़ता है। कोष्ठक (Loculi) की दिवाल का विघटन करने के लिए अंगुली से खोज की जाती है। कोटर (Cavity) को गेज (Guaze) के साथ ढीले रूप से (Loosely) भरा जाता है जिसे 24 घंटे के बाद एक लघु गुद्दा (Packs) द्वारा प्रतिस्थापित (Replace) किया जाता है। इस प्रक्रिया को पूर्ण स्वास्थ्य-लाभ (Healing) होने तक बनाये रखना है। व्रण का निकास भी अतिस्वन मार्गदर्शन (Ultrasound guidances) में क्रमिक (Serial) त्वचीय सुई चूषण (Percutaneous needle aspiration) द्वारा किया जा सकता है। शल्यक निकास (Surgical drainage) सामान्यतः किया जाता है।

असंबद्ध पक्ष (Uninvolved side) पर स्तनपान निरंतर रखा जाता है। संक्रमित स्तन को प्रत्येक दो घंटे पर तथा प्रत्येक अवपातन (Let down) पर यांत्रिकरूप से खाली किया जाता है। पुनरावृत्ति (Recurrence) का खतरा लगभग 10% होता है। जब एक बार कोशिका शोथ (Cellulitis) विघटित हो गया है तब सम्बद्ध (Involved) पक्ष से स्तनपान (Feeding) कराना पुनः आरम्भ किया जा सकता है।

स्तनदर्द (Breast pain): स्तन में पीड़ा का एक सामान्य कारण कैन्डिडा ऐब्लिकैन्स (*Candida ablicans*) का संक्रमण है। खतरे के कारक (Risk factors) मधुमेह (Diabetes) तथा शिशु का मुखीय प्रघात (Oral thrush) होते हैं। 10% KOH (पोटैशियम हाईड्रोक्साइड) की एक बूंद के साथ दूध की एक बूंद (Drop) को मिलाकर एक सूक्ष्मदर्शी (Microscope) में जाँच की जाती है। कवक तंतु (Hyphae) तथा बीजाणु या स्पोर (Spores) की उपस्थिति से संक्रमण की पुष्टि होती है।

उपचार (Treatment): माइकोनिजोल (Miconizole) मुखीय लोशन या जेल को प्रत्येक स्तनपान के बाद दोनों चूचुक (Nipples) में तथा शिशु के मुँह में दो सप्ताह के लिए दैनिक तीन बार लगाया जाता है। गम्भीर (या तीव्र) स्थिति में मुखीय फ्लुकोनैजोल (Oral fluconazole) का उपयोग किया जाता है।

दुग्धश्राव की विफलता (Lactation failure) या अपर्याप्त दुग्ध उत्पादन (Inadequate milk production): इसके कारण हैं – (1) विरल चूषण (Infrequent sucking), (2) प्रसवोत्तर काल (Puerperium) में अवसाद (Depression) या चिंता (Anxiety) की स्थिति, (3) उपचर्या (Nursing) के प्रति अनिच्छा या अरूचि (Reluctance) या भय (Apprehension = आशंका), (4) चूचुक का अल्पविकास (Ill-development), (5) पीड़ादायी स्तन-घाव (Painful breast lesion), (6) प्रोलैक्टिन का अन्तःजनिक दमन (Endogenous suppression of prolactin) (Retained placental bits = अवरूद्ध अपरा-खण्ड) (7) प्रोलैक्टिन अवरोधन (Prolactin inhibition) [अर्गाट निर्मित्ति (Ergot preparations), मूत्रवर्धक (Diuretics), पिरिडॉक्सीन (Pyridoxine)]

उपचार (Treatment): स्वस्थ स्त्री में प्रभावी दुग्धश्राव (Effective-lactation) के अनुरक्षण (Maintenance) के लिए निम्नलिखित दिशा-निर्देश (Guidelines) उपयोगी होता है –

(1) **प्रसवपूर्व (Antenatal):** (a) माता को उसके स्तन-दुग्ध के साथ शिशु की उपचर्या (Nursing) के लाभों के संबंध में परामर्श देना (b) स्तन की किसी अपसामान्यता (Breast abnormality) विशेषकर आकुंचित चूचुक (Retracted nipple) की देखभाल करना तथा स्तन की पर्याप्त सफाई का अनुरक्षण करना।

(2) **प्रसवोत्तर काल (Puerperium):** (a) द्रव के पर्याप्त अंतर्ग्रहण (Intake) को प्रोत्साहित करना (b) शिशु की नियमित रूप से परिचर्या (Care or nurse) करना (c) उपचर्या (जैसे–दूध पिलाना) डर के विकास को रोकने के लिए पीड़ादायी स्थानीय घाव (Lession) के उपचार करना है। (d) दुग्ध श्राव को बढ़ाने के लिए मेटोक्लोप्रामाइड (Metoclopramide) तथा सल्पिराइड (Sulpiride) उपयोगी सिद्ध हुआ है। ये दोनों प्रोलैक्टिन श्राव (Prolactin secretion) को उत्तेजित करने की क्रिया करते हैं। 10 mg मेटोक्लोप्रामाइड की खुराक (Dose) दैनिक 3 बार देना उपयोगी पाया गया है।

प्रासविक शिरीय घनास्त्रता और फुफ्फुसीय वाहिकारोध (Puerperal Venous Thrombosis and Pulmonary Embolism)

प्रसवोत्तर काल में पैर की शिराओं (Leg veins) और श्रोणीय शिराओं (Pelvic veins) की घनास्त्रता (Thrombosis) एक सामान्य और महत्वपूर्ण जटिलता है, विशेषकर पश्चिमी देशों में। तथापि (However), एशिया और अफ्रीका (Asia and Africa) के देशों में इसकी विद्यमानता (Prevalence) या व्यापकता कम है।

शिरीय घनास्त्र-वाहिका रोधी रोग (Venous thrombo-embolic diseases) में निम्नलिखित को शामिल किया जाता है –

(1) गहरा शिरा घनास्त्रता (Deep vein thrombosis) (Iliofemoral= शेषान्त्र-उरू)

(2) शिरा-दिवाल का शोथ (Thrombophlebitis) [सतही और गहरी शिरा (Superficial and deep veins)], (3) पूतिक श्रोणीय शिरा-दिवाल का शोथ (Septic pelvic thrombophlebitis), (4) फुफ्फुसीय वाहिका-रोधी (Pulmonary embolus)।

कारण-रोगजनन (Etiopathogenesis):

(1) सामान्य गर्भावस्था (Normal pregnancy) में स्कंदन कारक (Coagulation factors) I, II, VII, VIII, IX, X, XII की मात्रा (Concentration) में वृद्धि होती है। अपरा (Placenta) द्वारा प्लाविका (Plasma) के फाइबिन-क्षयी अवरोधकों (Fibrinolytic inhibitors) का उत्पादन होता है तथा प्रोटीन S की मात्रा (Level) में पर्याप्त कमी होती है।

(2) **रक्त के अवयवों में परिवर्तन (Alteration in blood constituents):** अल्प वयस्क बिम्बाणु (Young platelets) की वर्धित (Increased) संख्या

(3) **शिरीय अवरोध (Venous statis)** में वृद्धि सगर्भ गर्भाशय (Gravid uterus) की निचली महाशिरा (Inferior vena cava) तथा श्रोणीय शिरा (Pelvis veins) पर दबाव के कारण होती है। अवरोध (Statis) से अंतस्तरीय कोशिकाओं (Endothelial cells) की क्षति होती है।

(4) **घनास्त्र प्रेमी (Thrombophilias):** गर्भावस्था में यह एक अतिस्कंदनीय (Hypercoaguable) अवस्था होती है जो शिरीय घनास्त्रता के खतरे को बढ़ाती है। यह अर्जित (Acquired) या आनुवंशिक (Inherited) हो सकती है। आनुवंशिक घनास्त्रप्रेमी (Inherited thrombophilias) एक जननिक (Genetic = आनुवंशिक) स्थिति है जिसका संबंध थ्रॉम्बिन-रोधी (Anti-thrombin) III, प्रोटीन C तथा प्रोटीन S के साथ होता है। अन्य हैं– कारक V लिडेन उत्परिवर्तन (Factor V Leiden mutation), अति होमोसिस्टीन-रक्तता (Hyperhomocysteinemia)। अर्जित घनास्त्रप्रेमी (Acquired thrombophilias) यह ल्यूपस प्रतिस्कंदक (Lupus anticoagulant) तथा फॉस्फोलिपिडरोधी प्रतिरक्षी (Antiphospholipid antibodies) के कारण होता है।

(5) **घनास्त्रता (Thrombosis) के लिए अन्य अर्जित खतरा–** कारक (Risk factors) हैं– (a) अधेड़ आयु और गर्भ-संख्या (Advanced aged and parity), (b) शल्यक प्रसव (Operative delivery) (10 गुना अधिक), (c) स्थूलता (Obesity), (d) रक्तक्षीणता (Anemia), (e) हृदय रोग (Heart disease), (f) संक्रमण (Infection): श्रोणीय कोशिका-शोथ (Pelvic cellulitis), (g) शिरीय दिवाल पर आघात (Trauma to the venous wall)।

गहरी शिरा घनास्त्रता (Deep Vein Thrombosis)

निदान (Diagnosis): लाक्षणिक (Clinical) निदान अविश्वस्त (Unreliable) होता है। बहुमत में यह लक्षणहीन (Asymptomatic) होता है।

लक्षण (Symptoms) में शामिल होते हैं – पिण्डली-पेशी (Calf muscles) में दर्द, शोथ-पैर (Edema legs) तथा त्वचा के तापक्रम में वृद्धि। जाँच पर एक सममित (Symmetric) पैर शोथ (प्रभावित और सामान्य पैर के बीच 2 cm से अधिक परिधि में अंतर) महत्वपूर्ण होता है। सकारात्मक होमन-चिन्ह (Positive Homan's sign): पाद (Foot) की पृष्ठनति (Dorsiflexion) पर पिण्डली (Calf) में दर्द हो सकता है।

जाँच-पड़ताल (Investigations): निदान की पुष्टि के लिए निम्नलिखित जीव-भौतिक परीक्षण (Bio-physical tests) किया जाता है (1) डॉप्लर अतिस्वन (Doppler ultrasound): विशिष्ट हुश ध्वनि (Whoosh sound) [यह रोगी की शिरा (Vein) से श्रव्य (Audible) होती है] में परिवर्तन का चिन्हन द्वारा उरू-शिरा (Femoral vein) में रक्त-प्रवाह की गति में परिवर्तन की पहचान इस अतिस्वन द्वारा होती है। आंशिक अवरोध (Occlusion) या वृहत संपार्श्विक रक्तपरिवहन (Big collateral circulation) की उपस्थिति से एक मिथ्या (False) सकारात्मक परिणाम मिल सकता है। यह एक अनाक्रामक (Non-invasive) विधि है जिसका निष्पादन एक सुवाह्य प्रकोष्ठ (Portable unit) से भी किया जा सकता है। डुप्लेक्स डॉप्लर अतिस्वन (Duplex Doppler Ultrasound) के साथ – एक अवरूद्ध शिरा (Occluded vein) एक डॉप्लर अन्तरण (Doppler shift) उत्पन्न नहीं करेगी। निकटस्थ (Proximal) [उरू (Femoral)] DVT (Deep vein thrombosis) के लिए यह अत्यधिक संवेदनशील (90%) तथा सुनिश्चित (Specific) (90%) होता है। यथार्थ-अवधि का अतिस्वन चित्रण

(Real time ultrasonography) से अंतःभित्तीय घनास्त्र (Intramural thrombus) का पता लगाया जा सकता है तथा शिरा से होकर रक्त के प्रवाह के अध्ययन में उपयोगी होता है। अतिस्वन के साथ DVT के लिए नैदानिक मानक (Diagnostic criteria) हैं– (a) शिरीय पुटी (Lumen) के अंदर ऊतक का कोमल पिण्ड (Soft tissue mass) तथा (b) शिरा की असंपीड्यता (Noncompressibility of the vein)।

(2) शिरा चित्रण (Venography) या शिरा का एक्स-किरण चित्रण-शिरीय पुटी (Venous lumen) में भराव (Filling) दोष को लिखने के लिए अआयनिक (Non-ionic) जल में घुलनशील विकिरण-अपारदर्शी रंजक (Radio-opaque dye) की सुई देकर शिरा चित्रण एक विश्वस्त विधि है। इसकी विवेचना (या व्याख्या) सावधानी से करनी चाहिए। गर्भावस्था में शिराचित्र लेना प्रतिबंधित है और यदि आवश्यकता होती है तब लेड के पल्ले (Lead aprons) के साथ श्रोणी और उदरीय कवच (Pelvic and abdominal shield) का उपयोग करके चित्र लिया जा सकता है।

(3) फाइब्रिनोजन क्रमवीक्षण (Fibrinogen scanning) I^{251} – गहरी शिरा घनास्त्रता (DVT) के निदान के लिए गर्भावस्था में भ्रूण का विकिरण-प्रभावन (Radiation exposure) [लगभग 2 रेड (Rads)] के खतरे के कारण इसका सुझाव नहीं दिया जाता है। विकिरण चिन्हित आयोडिन अपरा (Placenta) को पार करता है जिसे भ्रूणीय अवटु ग्रन्थि (Fetal thyroid gland) उठा लेती है। इसका श्राव (Secretion) स्तन-दुग्ध (Breast milk) में भी होता है।

श्रोणीय शिरा-अवरोध (Pelvic Thrombophlebitis)

प्रसवोत्तर (Postpartum) शिरा-अवरोध का आरम्भ (उत्पति) अपरा-स्थल (Placental site) पर सूक्ष्मजीव जैसे–अवायवीय स्ट्रेप्टोकॉकस (Anaerobic streptococcus) या बैक्टरॉइड (Bacteroides) (Fragilis फ्रैजिलिस) द्वारा घनास्त्रित शिराओं (Thrombosed veins) में होता है। जब यह श्रोणि (Pelvis) में स्थानीय होता है तो उसे श्रोणीय शिरा-अवरोध कहा जाता है। निकटवर्त्ती कोशिका-शोथ (Adjacent cellulitis) से उरू-शिरा (Femoral vein) सीधे प्रभावित हो सकती है। आजकल यह स्थिति कभी-कभी होती है।

नैदानिक लक्षण (Clinical features): (1) यह प्रायः प्रसवोत्तर काल के दूसरे सप्ताह में विकसित होता है। (2) प्रभावशाली स्थानीय प्रदर्शन के पहले हल्का ज्वर (Mild fever) होता है। कभी-कभी कँपकँपी (Chills) और अकड़न (Rigor) के साथ उच्च (High) ज्वर हो सकता है। (3) शरीर-गठनात्मक (Constitution) बाधा जैसे–सिरदर्द (Headache), बेचैनी (Malaise), स्पंद-गति (Pulse rate) की वृद्धि या विषरक्तता (Toxemia) के लक्षण के संकेत प्रकट हो सकते हैं । (4) प्रभावित पैर सूजा हुआ, पीड़ादायी, श्वेत और शीतल होता है। धमनीय ऐंठन (Arterial spasm) के कारण पीड़ा होती है जो निकटवर्ती घनास्त्रित (Thrombosed) शिरा से उत्तेजन के फलस्वरूप होती है। (5) रक्ताणु-गणना (Blood count) से बहुरूपकेन्द्रक-श्वेताणु बहुलता (Polymorphonuclear leukocytosis) का प्रदर्शन होता है।

निदान (Diagnosis): अतिस्वन (Ultrasound), कम्प्यूटरीकृत टोमोग्राफी (CT = Computerized tomography) या चुम्बकीय प्रतिध्वनि प्रतिबिम्बन (MRI = Magnetic resonance imaging) द्वारा निदान किया जा सकता है। हेपारिन चिकित्सा (Heparin therapy) के प्रयोग पर विचार किया जा सकता है। जब हेपारिन चिकित्सा से लक्षणों में सुधार होता है तब निदान की पुष्टि हो जाती है।

गर्भावस्था और प्रसवोत्तर काल में शिरीय घनास्त्र-अवरोध के लिए रोगरोधन (Prophylaxis for Venous Thromboembolism (VTE) in Pregnancy and Puerperium)

निवारक उपायों (Preventive measures) में निम्नलिखित को शामिल किया जाता है –

(1) आघात (Trauma), पूतिता (Sepsis) तथा रक्तक्षीणता (Anemia) का निवारण (Prevention)। प्रसव के दौरान निर्जलन (Dehydration) से बचना चाहिए।

(2) शल्यक्रिया के दौरान लचीला संपीडन संग्रहण (Compression stocking) तथा आंतरायिक वायवीय संपीडन (Intermittent pneumatic compression) का उपयोग।

(3) पैर का व्यायाम (Leg exercises), प्रारम्भिक चलना (Early ambulance) को शल्यक प्रसव के बाद प्रोत्साहित किया जाता है।

गर्भावस्था के दौरान शिरीय घनास्त्र-अवरोध (Venous thrombo-embolism) के खतरे पर महिलाओं को विभिन्न श्रेणियों (Categories) में वर्गीकृत किया गया है जो खतरे के कारकों (ऊपर देखें) की उपस्थिति पर निर्भर करती है। इस प्रकार की एक महिला में घनास्त्र रोगरोधन (Thrombo-prophylaxis) विशिष्ट खतरे का कारक तथा श्रेणी पर निर्भर करता है।

(1) अल्प खतरा (Low risk) की एक स्त्री में VTE (Venous thrombo-embolism) का वैयक्तिक और पारिवारिक इतिवृत्त (Personal and family history) नहीं होता है तथा कारक V लिडेन उत्परिवर्तन (Leiden mutation) के लिए विषमयुग्मजी (Heterozygous) होते हैं। इस प्रकार की एक स्त्री में घनास्त्र रोगरोधन की आवश्यकता नहीं होती है। (2) अधिक खतरा (High risk) की एक स्त्री वह होती है जिसमें पूर्ववर्ती (Previous) VTE या वर्तमान गर्भावस्था में VTE होता है या प्रतिथ्रॉम्बिन (Antithrombin)–III अपर्याप्तता (Deficiency) होती है। इस प्रकार एक स्त्री को सम्पूर्ण गर्भावस्था में तथा प्रसवोत्तर 6 सप्ताह तक कम अणुभार (Low molecular weight) के हेपारिन (Heparin) रोगरोधन की आवश्यकता होती है। प्रतिथ्रॉम्बिन III अपर्याप्तता के साथ स्त्रियों को प्रतिथ्रॉम्बिन-III सार (concentrate) के साथ रोगरोधी रूप से (Prophylactically) उपचार किया जा सकता है।

प्रबंध (Management): (1) रोगी को हृदय-स्तर (Heart level) के ऊपर पाद-छोर (Food end) को उत्थित करके शैय्या-विश्राम (Bed rest) पर रखा जाता है। (2) प्रभावित क्षेत्र पर पीड़ा को पीड़ा-हर औषध (Analgesics) से कम की जाती है। (3) उपयुक्त प्रतिजैविक औषध (Antibiotics) देना है। (4) प्रतिस्कंदक (Anticoagulants): (a) हेपारिन (Heparin) 15,000 इकाई का अंतः शिरीय रूप से (Intravenously) निवेश किया जाता है जिसके बाद 10,000 इकाई (Units) 4 से 6 घंटे के अंतर 4–6 सुई (Injection) दी जाती है। इससे रक्त स्कंदन (Coagulation) को चिकित्सा स्तर पर कम होने की संभावना होती है। यदि घनास्त्रता (Thrombosis) गम्भीर (या

सख्त=Severe) है तो हेपारिन को निरंतर न्यूनतम 7–10 तक या अधिक दिनों तक भी दिया जाता है। सक्रियित (Activated) आंशिक थ्रॉम्बोप्लास्टिन (Thromboplastin) समय (APTT) का 1.5–2.5 गुना दीर्घीकरण (Prolongation) से प्रभावी और सुरक्षित प्रतिस्कंदन (Anticoagulation) का संकेत मिलता है। गर्भावस्था में कम अणुभार का हेपारिन (LMWH=Low molecular weight heparin) का उपयोग सुरक्षित रूप से किया जा सकता है। 40 mg एनॉक्सेपैरिन (Enoxaparin) दैनिक दिया जाता है। यह अपरा (Placenta) को पार नहीं करता है। (b) कूमारिन श्रृंखला (Coumarin series) का एक औषध-वार्फेरिन (Warfarin) का सामान्यतः मुखीय (Oral) उपयोग हेपारिन के साथ न्यूनतम 3 दिन तक किया जाता है। प्रथम दो दिन के लिए प्रारम्भिक दैनिक 7 gm की एक खुराक (Dose) प्रेरण (Induction) के लिए पर्याप्त होती है। बाद में अनुरक्षण (Maintenance) खुराक अंतर्राष्ट्रीय सामान्य अनुपात (INR=International normalized ratio) पर निर्भर करती है जो 2.0–3.0 के विस्तार (Range) के अंदर होता है। वार्फेरिन (Warfarin) की दैनिक अनुरक्षण खुराक प्रायः 5–9 mg प्रतिदिन समान समय पर ली जाती है। प्रतिस्कंदक चिकित्सा तब तक निरंतर रखी जाती है जबतक कि रोग के सभी संकेत लुप्त नहीं हो जाते जो सामान्यतः 3–4 महीने का होता है। प्रतिस्कंदक (Anticoagulant) की स्थिति में माता को स्तनपान कराने से नहीं रोकना चाहिए। (5) जैसे ही पीड़ा कम होती है, प्रथम सप्ताह के अंत तक शैय्या (Bed) पर रोगी को हल्की गतिशीलता की अनुमति दी जाती है। (6) महाशिरा भराव (Vena cava fillers) का उपयोग उन रोगियों में किया जाता है जिनमें पुनरावृत्त (Recurrent) फुफ्फुसीय वाहिकारोध (Pulmonary embolism) होता है या जहाँ प्रतिस्कंदक चिकित्सा का निषेध (या परहेज) होता है। टैफ्लोप क्लिप (Teflon clips) द्वारा महाशिरा को पूर्णतः बाँधा जा सकता है। (7) फाइब्रिन क्षयी कर्मक (Fibrinolytic agents) जैसे– स्ट्रेप्टोकाइनेज (Streptokinase) तेजी से फुफ्फुस-वाहिका रोधी (Pulmonary emboli) को विघटित करता है (8) शिरीय घनास्त्र-उच्छेदन (Venous thrombectomy): इसकी आवश्यकता विस्तृत श्रोणि-उरू-घनास्त्रता (Iliofemoral thrombosis) के लिए या विस्तृत (Massive) फुफ्फुस-वाहिकारोधी के लिए होती है।

फुफ्फुसीय वाहिका-रोध (Pulmonary Embolism, PE)

अनेक केन्द्रों में विशेषकर विकसित देशों में मातृक मृत्यु (Maternal deaths) का मुख्य कारण फुफ्फुसीय वाहिका रोध (PE) है जहाँ रक्तश्राव, उच्चरक्तचाप तथा पूतिता (Sepsis) के कारण मातृक मृत्यु में तेजी से कमी आयी है। जबकि पैर (Leg) या श्रोणि (Pelvis) में गहरी शिरीय घनास्त्रता (Venous thrombosis) के कारण फुफ्फुसीय वाहिका रोध की अधिक संभावना, परन्तु लगभग 80–90% में यह गहरी शिरा-घनास्त्रता के किसी पूर्व प्रदर्शन के बिना होता है। पूर्वानुकूल (Predisposing factors) कारक वे ही होते हैं जिसका उल्लेख शिरीय घनास्त्रता में पहले किया जा चुका है। नैदानिक लक्षण (Clinical features) वाहिका रोधी (Embolus) तथा रोगी की पूर्ववर्ती (Preceding) स्वास्थ्य-स्थिति पर निर्भर करते हैं। विस्तृत फुफ्फुसीय वाहिका-रोध के विशिष्ट लक्षण तीव्र वक्ष-दर्द (Acute chest pain) तथा वायु-क्षुधा (air hunger) के साथ अचानक निपात (Collapse) होता है। मृत्यु प्रायः आघात (या सदमा = Shock) तथा वेगस (तंत्रिका) के अवरोधन (Vagal inhibition) से अल्प-अवधि (Short time) में हो जाती है।

फुफ्फुसीय वाहिका-रोध के मुख्य चिन्ह और लक्षण (Signs and symptoms) हैं-श्वसन का तीव्र अवरोध (Tachypnea), कष्टश्वास (Dyspnoea) फुफ्फुसावरण शोथ का वक्षदर्द (Pleuritic chest pain), खाँसी (Cough), हृदप्रवेग (Tachycardia), रक्त की खाँसी (Hemoptysis) तथा ज्वर में वृद्धि (>99.5°F या 37°C)।

निदान (Diagnosis): वक्ष के एक्स-किरण चित्र (Chest X-ray) में रोधगलन (Infarction) के क्षेत्र पर ह्रासित (Diminished) वाहिका-चिन्ह (Vascular marking) मध्यच्छद (Diaphragm) के गुम्बज (Dome) पर उत्सेध (Elevation) तथा प्रायः फुफ्फुसावरण के निःसरण (Pleural effusion) का प्रदर्शन होता है। फुफ्फुस-प्रदाह (Pneumonia = निमोनिया) तथा फुफ्फुस प्रसार की असमर्थता (Atelectasis = ऐटिलेक्टैसिस) को निषिद्ध (या खारिज = Rule out) करने के लिए यह उपयोगी होता है।

- **ECG (Electrocardiogram):** हृदप्रवेग (Tachycardia), दाहिने अक्ष का स्थानांतरण (Right axis shift)
- **धमनीय रक्त गैस (Arterial blood gas):** $PO_2 > 85$mmHg जो कक्ष वायु (Room air) के पुनःनिश्चित (Reassuring) करने पर है परन्तु PE को निषिद्ध नहीं किया जाता है। ऑक्सीजन संतृप्ति (Saturation) <90% कक्ष-वायु पर होने से पुनः जाँच-पड़ताल (Investigation) की आवश्यकता है।
- डॉप्लर अतिस्वन (Doppler ultrasound) से DVT (Deep vein thrombosis) का पता लगाया जा सकता है। जब DVT के लिए परीक्षण सकारात्मक (Positive) होता है तब स्कंदन चिकित्सा (Coagulation therapy) आरम्भ करना चाहिए।

फुफ्फुस की सूक्ष्म-जाँच (Lung scans) [संवातन / छिड़काव सूक्ष्म-जाँच (Ventilation/Perfusion scan)] — छिड़काव सूक्ष्म-जाँच से ह्रासित रक्त प्रवाह के क्षेत्रों का पता चलता है जबकि संवातन के अनुरक्षण (Maintenance) के साथ छिड़काव में कमी से फुफ्फुसीय वाहिकारोध का संकेत मिलता है। गर्भावस्था में चुम्बकीय प्रतिध्वनि प्रतिबिम्बन (MRI = Magnetic resonance imaging) का उपयोग किया जा सकता है क्योंकि इसमें आयनन विकिरण (Ionizing radiation) का खतरा नहीं होता है।

फुफ्फुस-वाहिकाचित्रण (Pulmonary angiography): इसे निदान का सर्वाधिक यथार्थ (Accurate) विधि माना जाता है।

प्रबंध (Management)

सक्रिय उपचार (Active treatment) में निम्नलिखित होते हैं–

(1) पुनर्जीवन (Resuscitation): हृदय की मालिश (Cardiac massage), आक्सीजन चिकित्सा (Oxygen therapy), 5000 IU की अंतःशिरीय (Intravenous) हेपारिन गोली (Heparin bolus) की खुराक तथा मॉरफीन (Morphine) 15 mg (IV) देना आरम्भ किया जाता है। हेपारिन चिकित्सा को दैनिक 40,000 IU तक निरंतर रखना है जिससे कि प्रथम 48 घंटे के लिए 12 मिनट से अधिक स्कंदन समय (Clotting time) को बनाया रखा

जा सके। हेपारिन मात्रा (Level) का 0.2–0.4 units/ml पर या सामान्य से लगभग दुगुना सक्रियित आंशिक थ्रॉम्बोप्लास्टिन समय (APTT = Activated partial thromboplastin time) को बनाये रखना है। (2) अंतःशिरीय द्रव समर्थन (IV Fluid support) को बनाये रखना है और यदि आवश्यकता होती है तब डोपामीन (Dopamine) या एड्रिनलिन (Adrenalin) द्वारा रक्तचाप का अनुरक्षण किया जाता है। (3) घनास्त्रक्षयी चिकित्सा (Thrombolytic therapy): 6000,000 IU की एक भारण खुराक (Loading dose) के साथ स्ट्रेप्टोकाइनेज (Streptokinase) दिया जा सकता है तथा प्रतिघंटा 1000,000 IU के साथ निरंतर रखना है। यह अपरा (Placenta) को पार नहीं करता है जब इसका उपयोग गर्भावस्था के दौरान किया जाता है। (4) हृदप्रवेग (Tachycardia) का प्रतिकार (या निवारण = Counteract) डिजिटैलिस (Digitalis = औषधि) द्वारा होता है (5) फुफ्फुसीय वाहिकारोध का पुनरावृत्त आक्रमण (Recurrent attack) में शल्यक (Surgical) उपचार जैसे–वाहिका-रोधी का उच्छेदन (Embolectomy), महाशिरीय निस्यंदक का स्थापन (Placement of caval filter) या निचला महाशिरा (Inferior vena cava) तथा अण्डाशयी शिराओं (Ovarian veins) को बाँधना। फुफ्फुसीय वाहिकाचित्रण (Pulmonary angiography) के बाद ही शल्यक उपचार किया जाता है।

प्रासूतिक अंगघात (Obstetric Palsies)

इसे प्रसवोत्तर अभिघातज तंत्रिकाशोथ (Postpartum traumatic neuritis) भी कहा जाता है।

प्रसवोत्तर काल में प्रासूतिक अंगघात (Palsy) का सर्वसामान्य रूप पाद की पृष्ठ आकुंचनी पेशी का अंगघात (Foot drop = पाद-पात) है। यह प्रायः एक पार्श्विक (Unilateral) होता है जो प्रसव के कुछ देर बाद या प्रसवोत्तर के प्रथम दिन प्रकट होता है। यह L5 तथा S1 के बीच भ्रंशित (Prolapsed) अंतरा-कशेरूकी चक्रिका (Intervertebral disc) द्वारा कटि-त्रिक-धड़ (Lumbosacral trunk) का तानन (Stretching) के कारण होता है। प्रसव के दौरान त्रिकास्थि (Sacrum) के पीछे की ओर घूर्णन (Rotation) भी एक योगदायी (Contributing) कारक हो सकता है।

स्थिति प्रायः मृदु (Mild) होती है, अतः उपेक्षित या अलक्षित (Unnoticed) हो सकती है जब तक कि शक्तिहीनता (Disability या विकलांगता) नहीं होती है। तंत्रिकीय (Neurological) जाँच से पेशियों की शिथिलता और क्षय (Flaccidity and wasting of the muscles) के साथ निचले चालक तंत्रिकाणु (Motor neurone) की क्षति (Lesion) का पता चलता है।

प्रबंध (Management): क्षतिग्रस्त कटि-त्रिक-तंत्रिका आधारों (Lumbo-sacral nerve roots) का प्रबंध भ्रंशित (Prolapse) अंतरा कशेरूकी चक्रिका के प्रबंध के समान होता है। (1) कड़ा तख्ता (जैसे–चौकी) पर उचित तोशक (Mattress) रखकर 6 सप्ताह के लिए विश्राम (Rest) करना, (2) अतितानित (Overstretched) अंगघातित (Paralysed) पेशियों की क्षति को रोकने के लिए खपची (Splint) का उपयोग किया जाता है। (3) यथा-सम्भव शीघ्र पेशियों की मालिश तथा विद्युत्-उत्तेजन (4) क्रियाशील व्यायाम (Active exercise) को प्रोत्साहित करना चाहिए। एक पार्श्विक पाद-पात (Unilateral foot drops) वहिर्जन्धिका-तंत्रिका अंगघात (Peroneal nerve palsy) के कारण होता है जो वहिर्जन्धिका (Fibula) के विरूद्ध सामान्य वहिर्जन्धिका-तंत्रिका (L_4, L_5, S_1, S_2) पर चोट (Bruising) के कारण होता है जब रोगी को लिथोटोमी अवस्थिति (Lithotomy position) में रखा जाता है।

अधरांगघात या पैरों की फ़ालिज (Paraplegia): क्षेत्रीय संवेदनाहरण (Anesthesia) के बाद अधितानिका हेमाटोमा या व्रण (Epidural hematoma or abscess) (Arachnoiditis = जाल तानिका शोथ) के कारण यह अति विरल (Extremely rare) होता है।

प्रसवोत्तर आपात (Puerperal Emergencies)

अनेक तीव्र जटिलताएँ (Acute complications) हैं जो प्रसवोत्तर काल में पायी जा सकती हैं। तथापि (However), बहुमत खतरनाक जटिलताएँ प्रसव के तत्काल बाद होती हैं जिसका अपवाद है – घनास्त्र वाहिका रोधी (Thromboembolic) घटना के फलस्वरूप फुफ्फुसीय वाहिकारोध (Pulmonary embolism)। विलंबित (Late) जटिलता अपेक्षाकृत कम खतरनाक होती है। जटिलताएँ हैं–

(1) तत्काल (Immediate): (a) प्रसवोत्तर रक्तश्राव (Postpartum hemorrhage) (b) आघात या सदमा (Shock): अल्पआयतन रक्तक (Hypovolemic), अन्तःजीवविषाक्त (Endotoxic) या स्वभावजन्य विकृत (Idiopathic) (c) प्रसवोत्तर गर्भाक्षेपक (Postpartum eclampsia) (d) फुफ्फुसीय वाहिकारोध (Pulmonary embolism): उल्वीद्रव या वायु (Liquor amnii or air) (e) उत्क्रमण या उलटाव (Inversion)।

(2) प्रारम्भिक (Early) (एक सप्ताह के अंदर): (a) मूत्र का तीव्र अवरोधन (Acute retention) (b) मूत्रीय क्षेत्र का संक्रमण (Urinary tract infection) (c) प्रासूतिक पूतिता (Puerperal sepsis) (d) स्तन का अतिपूरण (Breast engorgement) (e) स्तनशोथ (Mastitis) तथा स्तनव्रण (Breast abscess) (f) फुफ्फुस का संक्रमण (Pulmonary infection) (Atelectasis = फुफ्फुस-प्रसार की असमर्थता) (g) अवखण्डित अपरा (Abruptio placenta) के बाद अमूत्रता (Anuria), बेमेल रक्ताधान (Mismatched blood transfusion) या गर्भाक्षेपक (Eclampsia)।

(3) विलंबित (Delayed): (a) द्वितीय (Secondary) प्रसवोत्तर रक्तश्राव (b) घनास्त्र वाहिका रोधी प्रदर्शन (Thrombo-embolic manifestation): फुफ्फुसीय वाहिकारोध (Pulmonary embolism), शिरा-अवरोध (Thrombophlebitis) (c) मनोविक्षिप्ति (Psychosis) (d) प्रसवोत्तर हृदयपेशीयरोग (Cardiomyopathy) (e) प्रसवोत्तर रक्तक्षयी मूत्ररक्तक संलक्षण (Postpartum hemolytic uremic syndrome)।

प्रसवोत्तर काल में मनोविक्षिप्त व्यतिक्रम (Psychiatric Disorders during Puerperium)

प्रसव के बाद प्रथम तीन महीने में मानसिक रोग का प्रभाव (Incidence) अधिक होता है। सम्पूर्ण प्रभाव लगभग 15–20% होता है।

प्रसवोत्तर मानसिक रोग के लिए अधिक सम्भाव्य कारकः (High-risk Factors for Postpartum Mental Illness)

(1) पूर्व इतिवृत्त (Past history): मनोविक्षिप्त रोग (Psychiatric illness) प्रासविक मनोविक्षिप्त रोग (Puerperal psychiatric illness)।

(2) पारिवारिक (या वंशज) इतिवृत्त (Family history): वृहत या दीर्घ (Major) मनोविक्षिप्त रोग, दाम्पत्य संघर्ष (Marital conflict)।

(3) वर्त्तमान गर्भावस्था (Present pregnancy): शल्यक्रिया द्वारा प्रसव (Cesarean delivery), कठिन प्रसव (Difficult labor), नवजात शिशु की जटिलता (Neonatal complications)

(4) अन्य (Others): अपूर्ण प्रत्याशा या अपेक्षा (Unmet expectations)

प्रासविक उदासी या निराशा (Puerperal Blues):

(1) यह (अवसाद) मानसिक रोग की एक अस्थायी (Transient) स्थिति है जिसका अवलोकन प्रसव के 4–5 दिन बाद किया जाता है तथा कुछ दिनों के लिए रहती है।

(2) प्रसवोत्तर महिलाओं की लगभग 50% संख्या इस समस्या से पीड़ित होती है।

(3) लक्षणों की उपस्थिति (Manifestations) होती है-अवसाद (Depression), चिंता (Anxiety), अश्रुमुखता (Tear fullness), अनिद्र (Insomnia), निराश्रयता (Helplessness), शिशु की ओर नकारात्मक बोध (Negative feelings)।

(4) किसी विशिष्ट चयापचयी या अंतःश्रावी अपसामान्यता (Metabolic or endocrine abnormalities) का पता नहीं लगाया गया है। परन्तु ट्रिप्टोफैन (Tryptophan) की मात्रा में कमी का अवलोकन किया गया है। यह परिवर्तित तंत्रिका संचारी कार्य (Neurotransmitter function) का संकेत होता है।

(5) उपचार (Treatment): इसमें आत्मविश्वास का निर्माण करने तथा परिवार के सदस्यों द्वारा मनोवैज्ञानिक समर्थन (Psychological support) की आवश्यकता होती है।

प्रसवोत्तर अवसाद (Postpartum Depression):

(1) इसका अवलोकन माताओं के 10–20% में किया जाता है।

(2) प्रसव या गर्भपात (Delivery or abortion) के बाद प्रथम 4–6 महीने से अधिक काल तक प्रारम्भ (Onset) में अधिक क्रमिक (Gradual) होता है।

(3) इसका एक कारण (Cause) अवचेतक-पीयूष-अधिवृक्क अक्ष (Hypothalamopituitary-adrenal axis) में परिवर्तन हो सकता है।

(4) इसमें निम्नलिखित का प्रदर्शन हो सकता है – ऊर्जा और क्षुधा (या भूख) की कमी (Loss of energy and appetite), अनिद्रा (Insomnia), सामाजिक अन्यमनस्कता या अकर्मन्यता (Social withdrawn), चिड़चिड़ापन या उत्तेजनशीलता (Irritability) और आत्महत्या की मनोवृत्ति (Suicidal attitude) भी।

(5) पुनरावृत्ति (Recurrence) का खतरा (या संभावना) बाद की गर्भावस्थाओं (Subsequent pregnancies) में अधिक (50–100%) होती है।

उपचार (Treatment): आरम्भ में ही उपचार किया जाता है। फ्लुओक्सीटिन (Fluoxetine) या पैरोक्सीटिन (Paroxetine) [Serotonin uptake inhibitor = सीरोटोनिन उद्ग्रहण अवरोधक] प्रभावी होता है तथा इसमें पार्श्व प्रभाव (Side-effects) भी कुछ (Fewer) होते हैं। यह स्तनपान (Breastfeeding) के लिए भी सुरक्षित (Safe) होता है। इस्ट्रोजेन फाहा (Estrogen patch) का भी उपयोग किया गया है। प्रासविक उदासी (ब्लूज) के समान साथ सामान्य समर्थनकारी उपाय (Supportive measures) आवश्यक होता है। यदि औषधि-प्रयोग (या उपचार = Medication) से तत्काल अनुक्रिया (Response) नहीं होती है तब मनोरोगचिकित्सक (Psychiatrist) से सलाह ली जाती है। कुल पूर्वानुमान (Prognosis) उत्तम होता है।

प्रसवोत्तर मनोविक्षिप्ति (Postpartum Psychosis) (Schizophrenia = स्किजोफ्रीनिया = खण्डित मनस्कता):

(1) इसका अवलोकन 500–1000 माताओं में लगभग 1 माता में किया गया है। इसे सामान्यतः मनोविक्षिपि के पूर्व इतिवृत्त (Previous history) के साथ या सकारात्मक परिवार-इतिवृत्त (Positive family history) के साथ महिलाओं में देखा गया है।

(2) प्रारम्भ (Onset) अपेक्षाकृत अचानक होता है जो प्रायः प्रसव के बाद 4 दिन के अंदर होता है।

(3) इसमें निम्नलिखित लक्षणों का प्रदर्शन होता है – भय (Fear), बेचैनी (Restlessness), भ्रांति (Confusion) और निर्मून भ्रम (Hallucination), मिथ्या-विश्वास (Delusion) और दिशा-भ्रम (Disorientation)। [प्रायः उन्मादी (Maniac) या अवसादी (Depressive)]। आत्महत्या और शिशु हत्या का आवेग (Suicidal and infanticidal impulses) उपस्थित हो सकता है। इस स्थिति में अस्थायी पृथक्करण (Separation) और उपचर्या पर्यवेक्षण (Nuring supervision) की आवश्यकता होती है।

(4) बाद की गर्भावस्था में पुनरावृत्ति (Recurrence) का खतरा 20–25% होता है तथा गर्भावस्था के बाहर भी मनोविक्षिप्त रोग (Psychotic illness) का अधिक खतरा होता है।

प्रबंध (Management): मनोरोग चिकित्सक (Psychiatrist) से तत्काल परामर्श करना चाहिए। भर्त्ती (Admission) की आवश्यकता होती है। अघोजिहवा (Sublingual) पर इस्ट्राडिओल (Estradiol) [दैनिक 1 mg तीन बार] से स्थिति में पर्याप्त सुधार होता है। यदि यह अनुक्रिया नहीं करता है तब विद्युत-आक्षेप चिकित्सा (Electric convulsive therapy) के लिए विचार किया जाता है। उन्मादी या अवसादी मनोविक्षिप्ति (Manic or depressive psychosis) में लीथियम (Lithium) का चिकित्सा-सुझाव (Indication) होता है। इस स्थिति में स्तनपान (Breastfeeding) कराना निषिद्ध (Contraindicated) होता है।

पेरिनैटल मृत्यु की मनोवैज्ञानिक अनुक्रिया और प्रबंध (Psychological Response to Perinatal Deaths and Management)

अधिकतर पेरिनैटल (गर्भधारण के सातवें मास से लेकर प्रसव के एक सप्ताह तक) घटनाएँ हर्षमय (Joyful) होती हैं। परन्तु जब एक भ्रूण या नवजात शिशु की मृत्यु (Fetal or neonatal death) होती है तब शोकमय दुःखी रोगी और उसके परिवार पर विशेष ध्यान देना चाहिए। पेरिनैटल शोक (Grief) अप्रत्याशित गर्भाशयत-उच्छेदन (Unexpected hysterectomy) कुनिर्मित (Malformed) या संकटापन्न रूप से अस्वस्थ (Critically ill) शिशु के जन्म के कारण भी हो सकता है। चिकित्सक (Physician), परिचारिका (Nurse) तथा परिचारी कर्मचारीगण (Attending staff) में रोगी की प्रतिक्रिया की समझ होनी चाहिए।

प्रबंध (Management) में शामिल होते हैं: सहानुभूति (Sympathy) और सहारे के साथ शोकमय प्रक्रिया को सरल बनाना, मृत शिशु (या भ्रूण) को देखने, पकड़ने या फोटो लेने में दम्पत्ति (Couple) की सहायता करना, शव-परीक्षा आग्रह (Autopsy requests), जाँच-पड़ताल (Investigations) अनुवर्ती मुलाकात (Follow-up visit) तथा बाद की गर्भावस्था के लिए योजना में सहायता और समर्थन देना।

अध्याय
30

पूर्णगर्भावधि का नवजात शिशु (Term Newborn Baby)

परिभाषा (Definition): पूर्णगर्भावधि (Term) (38 और 42 सप्ताह के बीच) पर एक स्वस्थ शिशु उसे कहा जाता है जिसका जन्म के समय औसत भार (भारत के लिए) 2.5 किलो (5.5 lbs=पौण्ड) है, जन्म के बाद तत्काल चिल्लाता (Cry) है, स्वतंत्र लयबद्ध श्वसन (Rhythmic respiration) स्थापित करता है तथा तेजी से परिवर्तित वातावरण के साथ अपने को अनुकूल (Adapt) बनाता है।

देश-देश में शिशु के भार में अत्यधिक भिन्नता है परन्तु प्रायः 2.5 किलो (Kg) से अधिक होता है। भारत में 2.7 से लेकर 3.1 Kg तक (औसत=2.9 Kg) भिन्नता होती है। शिशु की लम्बाई 50–52 cm होती है। भार (Weight) की अपेक्षा लम्बाई (Length) गर्भ की आयु (Gestational age) का एक अधिक विश्वस्त (Reliable) मानक (Criterior) होती है सिर की परिधि (Head circumference) लगभग 35 cm तथा द्विभित्तीय व्यास (Biparietal diameter) लगभग 9.5 cm होता है चित्र 30.1।

नवजात (शिशु) का शारीरिक रूप (Physical Features of the Newborn)

जन्म के 24 घंटे के अंदर नवजात (शिशु) की जाँच पूर्ण रूप से करनी चाहिए। वास्तविक जाँच के पहले महत्वपूर्ण मातृक तथा पेरिनैटल इतिवृत्त (Maternal and perinatal history) का पुनरीक्षण (Review) [देखें अध्याय 10] करना चाहिए। मातृक इतिवृत्त [जैसे–आयु (Age), गर्भसंख्या (Parity), चिकित्सीय व्यतिक्रम (Medical disorders), आदि], गर्भावस्था समस्या- वर्तमान और पूर्व [औषधि (Drugs), अन्तःगर्भाशयी भ्रूणीय मृत्यु (IUFD = Intrauterine fetal death), प्राक-गर्भाक्षेपक (Pre-eclampsia), अंतःगर्भाशयी वर्धन मंदन (IUGR = Intrauterine growth retardation), कालपूर्वता (Prematurity)]

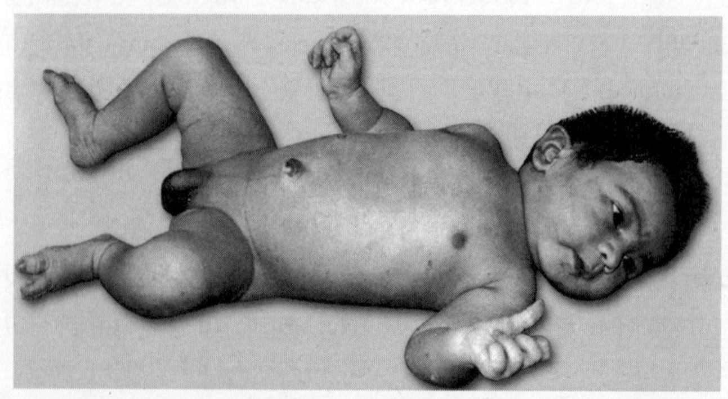

चित्र (Fig.) 30.1: 3.3 किलो (Kg) भार का एक स्वस्थ शिशु (A healthy baby weighing 3.3 Kg)

प्रसव और जनन का इतिवृत्त (Labor and delivery history) [अवधि (Duration), संवेदनाहरण (Anesthesia), झिल्ली का कालपूर्व विदार (PROM = Premature rupture of the membranes) की अवधि, अप्गर अंक (Apgar score) प्राप्त करना चाहिए।

(1) जैव चिन्हों की जाँच (Examination of Vital Signs):

(a) तापक्रम (Temperature) को अंकित किया जाता है तथा स्थल (Sites) [जैसे–मलाशयी (Rectal), मुखीय (Oral) या कक्षीय (Axillary=काँख का)] का उल्लेख किया जाता है।

(b) श्वसन (Respiration): सामान्य (Normal): 30–60 श्वास (Breaths) मिनट।

(c) स्पंद या नब्ज (Pulse): 100 स्पंद (Beats) प्रति मिनट (bpm) और जब नींद में (Asleep) हो तब यह लगभग 70–80 bpm होती है।

(d) रक्तचाप (Blood pressure): सामान्य विस्तार (Normal range) 45–60 / 25–40 mmHg होता है। रक्तचाप का सीधा संबंध गर्भ-आयु (Gestational age) तथा शिशु के जन्म के समय उसके भार (Weight) के साथ होता है।

(2) सामान्य जाँच (General Examination):

त्वचा का रंग (Skin color): यह हृदय-श्वसन कार्य (Cardiorespiratory function) का एक सर्वाधिक महत्वपूर्ण प्राचल (Parameter) है।

(a) रक्तक्षीणता (Anemia), जन्म श्वास-अवरोध (Birth asphyxia) या आघात (Shock) के कारण पाण्डुरता (Pallor=पीलापन) हो सकती है।

(b) नीलिमा (Cyanosis): (i) केन्द्रीय नीलिमा (Central cyanosis): यह ऑक्सीजन की अल्प संतृप्ति (Low saturation) के कारण होती है। यह जन्मजात हृदय या फुफ्फस रोग (Congenital heart or lung disease) के कारण भी हो सकता है। (ii) सतही या परिधीय नीलिमा (Peripheral cyanosis): यह औषधि या ड्रग (Drugs) (नाइट्रेट या नाइट्राइट) के कारण होती है। (iii) अग्र (हाथ-पैर) नीलिमा (Acrocyanosis): यह जन्म के बाद तत्काल सामान्य हो जाती है। यह शीतल दबाव (Cold stress) के कारण हो सकती है।

(c) अतिरक्त प्रवाह (Plethora): इसे सामान्यतः बहु लोहिताणु रक्तता (Polycythemia) के साथ शिशुओं (Infants) में देखा जाता है।

(d) पांडुरोग या पीलिया (Jaundice): बिलिरूबिन की मात्रा (Bilirubin level) > 5 mg/100 ml।

(e) विस्तृत चोट या खरोंच (Extensive bruising): यह कठिन या आघाती (Traumatic) प्रसव के कारण हो सकती है।

त्वचा पित्तिका (Skin Rashes)

(a) फुंसी (Milia): इसे नासिका (Nose), गाल या कपोल (Checks) तथा ललाट (Forehead) पर देखा जाता है जो अवरूद्ध स्वेद ग्रन्थि (Sweat glands) के कारण होता है। (b) काला-नीला धब्बा (Mongolian spots): इसे सामान्यतः पृष्ठया पीठ (Back), नितम्ब (Buttocks), जघन (या जाँघ= Thighs) पर देखा जाता है जो 4 वर्ष की आयु तक लुप्त (Disappear) हो जाता है। (c) विषाक्त पदार्थ की त्वचा रक्तिमा (Erythema toxicum): यह अतिरकृिम (Erythematous base) के साथ पिटिकीय क्षति (Papular lesions) है। इसे सामान्यतः जन्म के 48 घंटे बाद देखा जाता है यह पिटिका (Papula) स्वतः विघटित (या विलीन) हो जाती है।

(3) सिर (Head): शिशु करोटि या कलान्तराल (Fontanelles) (a) वृहत कलांतराल (Large fontanelles) का संबंध अवटु अल्पक्रियता (Hypothyroidism), इस्ट्रोजेन-जनन अपूर्णता (Estrogenesis imperfecta) या गुणसूत्रीय असंगति (Chromosomal anomalies) के साथ होता है। उत्थित (Bulging) कलांतराल के कारण वर्धित अंतःकपालीय (Increased intracranial) दबाव, तानिका शोथ (Meningitis) या जलशीर्ष (Hydrocephalus) हो सकता है। नमनित (Depressed) कलांतराल को निर्जलन (Dehydration) के साथ देखा जाता है। अवटु अतिक्रियता (Hyperthyroidism), लघुशिरस्कता (Microcephaly) या कपाल की अस्थियों के कालपूर्व संलयन (Craniosynostosis) के कारण एक लघु (Small) कलांतराल हो सकता है। (b) शीर्ष अनुकल्प (Caput succedaneum): इसका विभेद (Differentiate) शीर्ष हेमाटोमा (Cephalhematoma) से करना चाहिए। (c) गढ़न (Moulding)– इसे दीर्घ प्रसव (Prolonged labor) में देखा जाता है जो प्रायः 5 दिन के अंदर कम (Subside) हो जाता है। (d) शीर्ष रक्तस्कंद शोथ या हेमाटोमा (Cephalhematoma): यह अभिघातज (Traumatic) प्रसव के फलस्वरूप अघोपरिअस्थिक (subperiosteal) रक्तस्राव के कारण होता है (e) निम्नलिखित चिन्हों (Signs) द्वारा वर्धित है।

अंतःकपालीय दबाव (Raised intracranial pressure) का निदान (Diagnose) होता है – (i) उत्थित (Bulging) अग्र (Anterior) कलांतराल, (ii) संधि रेखाओं (Suture lines) का पृथक्करण (Separation), (iii) ऊपर की ओर टकटकी की गतिहीनता (Paralysis of upward gaze) (iv) शिरोवल्क (या सिर की खाल) की स्पष्ट (या प्रत्यक्ष) शिराएँ (Prominent veins of the scalp)।

क्रेनिओसिन्टोसिस (Craniosyntosis): यह कपाल (Skull) एक या एक से अधिक संधि रेखाओं (Sutures) का कालपूर्व संलयन या बंदी (Premature closure) है। स्पर्श करने पर (on palpation) संधि रेखा के ऊपर एक अस्थिमय कंटक (Bony ridge) का अनुभव किया जाता है तथा कपालीय अस्थिमय कंटक (Bony ridge) का अनुभव किया जाता है तथा कपालीय अस्थियों (Cranial bones) को गतिशील (Move) नहीं किया जा सकता है।

(4) ग्रीवा (Neck): गतिशीलता (Movement), घेघा (Goiter), अवटुजिहवा पुटी (Thyroglossal cyst), अधरक-चचुकाकार हेमाटोमा (Sterno-mastoid hematoma) या लघु ग्रीवा (Short neck) (Turner's syndrome=टर्नर संलक्षण) के लिए ग्रीवा की जाँच की जाती है।

(5) चेहरा और मुख (Face and mouth): अपसामान्य दूरी (Hypertelorism) (Eyes widely separated = नेत्रों के बीच की दूरी अधिक) या निम्न स्थापित कर्ण (Low set ears) [Trisomy 9, 18, Triploidy = त्रिगुणितता] या आननी तंत्रिका क्षति (Facial nerve injury) की खोज करनी चाहिए। विदर (Clefts) [तालु (Plate), ओष्ठ (Lips)], पाती दाँत (Deciduous teeth) जिह्वा के नीचे श्लेष्मल झिल्ली की तह (Lingual frenulum) (Tongue-tie = जिह्वा बंधन), अपसामान्य वृहत जिह्वा (Macroglossia) या मुखीय कैन्डिडा-संक्रमण (Oral thrush) के लिए मुख की जाँच की जाती है। मुखीय दबाव का उपचार निस्टैटिन निलंबन (Nystatin suspension) द्वारा किया जाता है।

(6) नेत्र (Eyes): जन्मजात मोतियाबिन्द (Congenital cataract), परितारिका (Iris) में ब्रैशफिल्ड-धब्बा (Brashfield spots) [डाउन संलक्षण (Down's syndrome)] या अधोनेत्रश्ले श्मलीय रक्तस्राव (Subconjunctival hemorrhage) (Traumatic delivery) के लिए नेत्र की जाँच की जाती है।

(7) वक्ष (Chest): कोई असममिति (Asymmetry) [Tension pneumothorax = तनाव वातवक्ष], श्वासक्षिप्तता (Tachypnea=श्वास-अवरोध), घुरघुराहट (Grunting), अंतरापर्शुक प्रतिकर्षण या आकुंचन (Intracostal retraction) (Respiratory distress = श्वसन-संकट), कीपाकार वक्ष (Funnel chest = Pectus excavatum) तथा श्वास-ध्वनि (Breath sound) के लिए वक्ष की जाँच की जाती है। मातृक इस्ट्रोजेन (Maternal estrogen) के कारण नवजात शिशु का स्तन (Breasts) वर्धित [सामान्य 1 cm व्यास] हो सकता है। चूचुक (Nipples) में श्वेतश्राव (Discharge) को सामान्यतः ''जादूगरनी का दूध'' (Witch's milk) कहा जाता है।

(8) हृदय (Heart): गति (Rate) [सामान्य 120–160 bpm=beat per minute], स्पंद-लय (Rhythm), हृदय ध्वनि की गुणवत्ता (Quality) तथा किसी कलकल ध्वनि (Murmur) के लिए हृदय की जाँच की जाती है। नवजात शिशु में कलकल ध्वनि (मर्मर) का महत्व कम होता है। संदेह की स्थिति में और अधिक मूल्यांकन के लिए वक्ष का एक्सकिरण चित्र (Chest X-ray) उपयोगी होता है।

(9) उदर (Abdomen): किसी दोष (Defects) जैसे–नाभि की वृद्धि (Omphalocele) वृहत यकृत (Hepatomegaly) (Sepsis = पूतिता), प्लीहा की अतिवृद्धि (Spleenomegaly) [साइटोमैगैलोवाइरस (CMV), रूबेला का संक्रमण (Rubella infection)] या कोई अन्य पिण्ड (Mass) के लिए उदर की जाँच।

(10) नाभिका या नाभि (Umbilicus): कोई श्राव (Discharge), लाली (Redness) या सक्रमण (Infection) की जाँच की जाती है। हरे-से-पीले रंग की रज्जु (Cord) से नवविष्ठा रंजन (Meconium staining) (Fetal distress) का संकेत मिलता है। एकल नाभि-धमनी (Single umbilical artery) [यमज जन्म (Twin birth) में अधिक] से आनुवंशिक (Genetic) [त्रिगुणसूत्रण (Trisomy) 18] तथा जन्मजात (Congenital) असंगति (Anomalies) का

संकेत मिलता है तथा अंतःगर्भाशयी वर्धन मंदन (IUGR = Intrauterine growth retardation) (देखें अध्याय 16 में) का भी ।

(11) जननांग (Genitalia): लिंग के कार्यभार (Gender aassignment) के पहले सावधानी से जननांगों की जाँच की जाती हैं पुर्लिंग शिशु (Male) की जाँच शिश्न (Penis) (सामान्य लम्बाई > 2 cm), अंडकोश (Scrotum) के अंदर अंडग्रंथि (Testes), कोई जलवृशण (Hydrocele = हाइड्रोसील), शिश्न मुंड (Penis glans) के अंदर मूत्रमार्ग के द्वार होने की जन्मजात अपसामान्यता (Hypospadias) के लिए की जाती है। शिश्नमुंडछद (Prepuce) सामान्यतः लम्बा होता है तथा शिश्नमुंड का संकीर्णन (Phimosis = फिमोसिस) उपस्थित होता है। स्त्री-शिशु (Female) की जाँच किसी भगशिश्न-अपवृद्धि (Clitorial enlargement) [मातृक औषधि या ड्रग], भगशिश्नीय अपवृद्धि के साथ संलयित भगोष्ठ (Fused labia) [अधिवृक्क अतिवृद्धि (Adernal hyperplasia)] के लिए की जाती है। मातृक इस्ट्रोजेन (Maternal estrogen) से हटा लेने के कारण रक्तरंजित योनिक श्राव (Blood stained vaginal discharge) हो सकता है। सामान्यतः लघु भगोष्ठ (Labia minora) तथा भगशिश्न (Clitoris) को दीर्घ भगोष्ठ (Labia majora) आच्छादित करता (ढंक लेता = cover) है।

(12) गुदा (या मलद्वार) तथा मलाशय (Anus and rectum): इसकी जाँच अछिद्रिण (Imperforation) तथा उसकी स्थिति को निषिद्ध करने (Rule out) के लिए की जाती है। जन्म के 48 घंटे के अंदर नवविष्ठा (Meconium) को निकलना चाहिए।

(13) अग्रांग (जैसे–हाथ-पैर, मेरूदण्ड और संधि) (Extremities, spine and joints): युक्तांगुली (Syndactyl), बहुअंगुली (Polydactyl), वानरीय तह (Simian crease) (Down syndrome), पाँवफिरा वक्रपाद (Talipes equinovarus), नितम्ब का स्थानभ्रंश (Hip dislocation) (Ortolani and Barlow maneuvers) के लिए इनकी जाँच की जाती है।

(14) तंत्रिका तंत्र (Nervous system) की जाँच कोई उत्तेजनशीलता (Irritability), अपसामान्य पेशीय तान (Abnormal muscle tone) और प्रतिवर्तक्रिया (Reflexes) कपालीय और सतही तंत्रिका (Cranial and peripheral nerves), के लिए होती है। तंत्रिकीय (Neurological) विकास गर्भ की अवधि पर निर्भर करता है। प्रतिवर्त (Reflexes) जिसमें मोरो प्रतिर्वत (Moro reflex) भी शामिल है, जन्म के समय उपस्थित होते हैं।

(A) सिर (Head) की परिधि (Circumference): औसत 33–38 cm होती है।

(B) लम्बाई (Length): शीर्ष-आधार (Crown-foot) की लम्बाई 48–53 cm होती है।

(C) गर्भ की अवधि (Gestational age): देखें सारणी 30.1।

रक्तात्मक जाँच-परिणाम (Hematological findings): जन्म के बाद तत्काल रक्त का आयतन 80 ml/Kg शरीर भार होता है, यदि तत्काल रज्जु (Cord) को शिकंजे (Clamp) में कसा जाता है। लोहिताणु (RBC) = 60–80 लाख प्रति घनमिलीमीटर (6–8 million/cumm), श्वेताणु (WBC) = 10–17 हजार/cumm, बिम्बाणु (Platelets) = 3,50,000 (3.5 लाख)/cumm, हीमोग्लोबिन (Hemoglobin) = 18–20 gm%, केन्द्रकित लोहिताणु (Nucleated red cells) = 500/cumm, तलछटन गति (Sedimentation rate) = पर्याप्त रूप से उत्थित (Elevated)। अपर्याप्त (Deficient) विटामिन K के कारण स्कंदन क्षमता (Clotting power) कम हो सकती है जो यकृत (Liver) से प्रोथ्रॉम्बिन (Prothrombin) के निर्माण के लिए अनवार्य होता है।

प्रथम सप्ताह की अवधि में परिवर्तन (Changes during the First Week)

जीवन के प्रथम सप्ताह के दौरान शिशु स्वयं गर्भाशय-बाह्य (Extra-uterine) वातावरण के साथ समायोजन (Adjustment) करना निरंतर रखता है।

सारणी (Table) 30.1: जन्म पर गर्भ की आयु का मूल्यांकन (Assessment of gestational age at birth)

स्वरूप (Character)	≤ 36 सप्ताह (Weeks)	37–38 सप्ताह	≥ 39 सप्ताह
तलवा चुनट Sole crease)	1–2 अनुप्रस्थ (transverse) चुनटः– तलवे का = 3/4 वाँ पश्च भाग चिकना (Smooth)	बहुल (Multiple) चुनट, ऐड़ी (Heal) का 2/3 वाँ भाग चिकना	चुनट के साथ सम्पूर्ण तलवा (Sole) आच्छादित (Covered) होता है।
स्तन ग्रंथिका (Breast nodule)	2 mm	4 mm	7 मिलीमीटर (mm)
शिरोवल्क लोम (Scalp hair)	पतला (Fine), ऊन जैसा (Woolly), रोएँदार (Fuzzy)	पतला (या कोमल), ऊन जैसा तथा रोएँदार	मोटा (Coarse=रूक्ष), रेशम–जैसा (Silky)
कर्णपालि (Ear lobe)	उपास्थि (Cartilage) नहीं	उपास्थि की सामान्य मात्रा (Moderate amount)	दृढ़ (Stiff) कर्ण पालि, सघन (Thick) उपास्थि
अण्डग्रन्थि (Testes) और अण्डकोश (Scrotum)	अण्डग्रन्थि अंशतः अवरोहित (Descended), लघु (Small) अण्डकोश तथा कुछ चुनट या वली (Few rugae)	–	अण्डग्रन्थि पूर्णतः अवरोहित सामान्य आकार का अण्डकोश, स्पष्ट (Prominent) चुनट या तह (Rugae)

अवस्थिति (Position): शिशु अंतःगर्भाशय (In-uterno) में अपनी अवस्थिति की तुलना में बेहतर शैशव (Infantile) अवस्थिति में रखना आरम्भ करता है। पाद (Feet) कम पृष्ठ नमनित (Dorsiflexed) तथा हाथ (Hands) कम मुड़ा हुआ (Less clenched) होता है।

भार (Weight): चतुर्थ-पंचम (4th-5th) दिन तक जन्म-भार की लगभग 10% कमी होती है जिसे क्रमिक रूप से 7वें से 10वें दिन तक पुनः प्राप्त किया जाता है। यह कमी त्वचा (Skin), फुफ्फुस (Lungs), मूत्र (Urine) तथा आंत्र (Bowel) से होकर जल की क्षति के कारण होती है जबकि बहुत कम आहार (दूध) लिया जाता है। जितना बड़ा (आकार का) शिशु होता है उतनी ही अधिक भार की कमी होती है। **उत्तरकालीन (Subsequent) भार-अर्जन (Weight gain) दैनिक 25–30 gm (ग्राम) की गति (या दर = Rate) से होता है।**

त्वचा (Skin): त्वचा का रंग हल्के गुलाबी (Pinkish) से हल्के (या फीके) भूरे (Pale brown) में परिवर्तित होता है। त्वचा शुष्क (Dry) तथा शल्की (Scaly) हो जाती है। सामान्य पित्तिका (Rash या ददोरा) प्रकट हो सकती है। नवजात शिशुओं के लगभग 60% में हल्की पीली-सी (Yellowish) आभा (Tinge या रंगत) प्रकट हो सकती है परन्तु 7वें दिन तक लुप्त (Disappear) हो जाती है। यह शरीर-क्रियात्मक पीलिया (Physiological jaundice) के कारण होता है। **मृदुलोम (Lanugo) क्रमिक रूप से लुप्त होता है जिसका सर्वप्रथम आरम्भ चेहरे (Face) से होता है।**

सिर (Head): गढ़न (Mouldin) क्रमिक रूप से 24 घंटे के अंदर लुप्त हो जाता है जैसा कि मुंड (Caput=शीर्ष) करता है।

तापक्रम (Temperature): शिशु क्रमिक रूप से कुछ घंटे के अंदर बाहरी ताप के साथ परिस्थिति अनुकूल (Acclimatise) बनाता है तथा मलाशयी (Rectal) तापक्रम में 97 से 99°F तक का दैनिक परिवर्तन होता है।

नवजात शिशु का स्तनशोथ या थनेला (Neonatal mastitis): प्रत्येक लिंग (Sex) के स्तन (Breasts) में सूजन हो सकती है तथा अतिपूरित (Engorged) हो जाता है। जबकि लसीले श्राव (Viscid secretion) (Witch's milk) का प्रदर्शन दूसरे या तीसरे दिन हो सकता है। स्तन में इस परिवर्तन के लिए उत्तरदायी अंतःगर्भाशय (In-utero) में संचारित मातृक स्टेरॉयड हार्मोन (Maternal steroid hormones) होता है।

उदर (Abdomen): रज्जु (Cord) शुष्क हो जाती है तथा 5वें दिन तक मुरझा (Shrivelled) जाती है तथा 7वें दिन तक अपूतिक (Aseptic) विगलन प्रक्रिया (Gangrenous process) द्वारा निकलकर गिर जाती है। लघु कणिकाशील क्षति (Granulating wound) जो बच जाती है उसकी क्षतिपूर्ति (Healing) आस पास की उपकला (Epithelium) के अंतवर्धन (Ingrowth) द्वारा होती है तथा एक संकुचित क्षतचिन्ह (Puckered scar) बच जाता है जिसे नाभि (Umbilicus) कहते हैं।

जननांग (Genitalia): भगीय अतिपूरण (Vulval engorgement), श्वेतप्रदर (या लिकोरिया = Leucorrhea) और कभी-कभी योनिक रक्तश्राव (Vaginal bleeding) प्रथम सप्ताह में हो सकते हैं जो 24–48 घंटे तक रहता है। यह नवजात शिशु से मातृक इस्ट्रोजेन के अलग होने के कारण होता है।

विष्ठा या मल (Stool): नवविष्ठा (Meconium मेकॉनियम) सामान्यतः 2–3 दिन तक दैनिक 3–4 बार बाहर निकलती है। नवविष्ठा प्रारम्भिक निकास में जन्म के बाद 12 घंटे से अधिक विलम्ब होने से अवलोकन (या सावधान होने) की आवश्यकता होती है। तीसरे या चतुर्थ दिन से परिवर्तशील विष्ठा बाहर निकलती है जो विजातीय (या विषम = Non-homogeneous), दुर्गन्धित (Sour smelling) तथा प्रतिक्रिया में अम्लीय (Acid) होती है। विष्ठा-त्याग संख्या 24 घंटे में प्रायः 2–3 बार होती है परन्तु यह संख्या 1 से लेकर 6 तक हो सकती है।

मूत्र (Urine): शिशु प्रायः जन्म के कुछ देर बाद मूत्र का त्याग करता है। प्रथम सप्ताह में मूत्र के उत्सर्जन (Output) की मात्रा बहुत कम होती है, यहाँ तक कि 24 घंटे में 60 ml तक मूत्रत्याग होता है। पहले मूत्र का रंग काला (Dark) होता है परन्तु बाद में कम विशिष्ट घनत्व (Special gravity) के साथ मूत्र रंगहीन हो जाता है। 7वें दिन तक मूत्र त्याग बढ़कर 200–300 ml/day हो जाता है।

तंत्रिकीय अनुक्रिया (Neurological response): जन्म के 24 घंटे बाद प्रतिवर्त व्यवहार (Reflex behavior) का पता लगाने के लिए तंत्रिकीय परीक्षण किया जाता है। सामान्य पूर्णगर्भावधि (Normal term) के एक शिशु में पर्याप्त विकसित "प्रेरक-प्रतिवर्त" (Motor reflex) होता है जैसे–चूषण (Sucking) या पकड़ने (Grasp), छोड़ने (Rooting) की अनुक्रिया।

रक्तीय निश्कर्ष (Hematological findings): हीमोग्लोबिन की मात्रा (Hb level) में क्रमिक रूप से कमी होने लगती है जो 13 gm% तक होती है और उसके साथ बिलिरूबिन की मात्रा (Bilirubin level) में वद्धि होती है। तृतीय और चतुर्थ दिन तक पीलिया-सूचक (Icteria index) में अल्पवृद्धि होती है। द्वितीय-तृतीय (2nd-3rd) दिन बिलिरूबिन की मात्रा अधिकतम (5–6 gm%) होती है और उसके बाद सप्तम (7th) दिन के अंत तक यह मात्रा कम होकर 2 gm% हो जाती है।

नवजात शिशु की तत्काल परिचर्या (Immediate Care of the Newborn)

(1) जन्म के समय परिचर्या (Care at Birth)
(2) शिशु-कक्ष में परिचर्या या देखभाल (Care in Nursery)

जन्म के समय परिचर्या (Care at Birth): इसका वर्णन अध्याय 12 में किया गया है।

शिशु-कक्ष में परिचर्या (Care in Nursery): अवलोकन (Observation): शिशु की जाँच व्यवस्थित रूप से सिर (Head) से आरम्भ करके सम्पूर्ण शरीर की जाँच करके किसी जन्मजात अपसामान्यता (Congenital abnormality) का पता लगाना है।

गर्भ की अवधि का मूल्यांकन करना (To estimate the gestational age): इसे प्रसव के बाद तत्काल किया जा सकता है। एक शिशु जिसका जन्म 39 सप्ताह पर या उससे अधिक समय पर होता है उसमें निम्नलिखित लक्षण (Features) होते हैं – (1) चुनटों (या तहों के निशान) से आच्छादित तलवा (Sole covered with creases) (2) स्तन की ग्रन्थि का व्यास (Breast nodule diameter) = 7 मिलीमीटर (mm) (3) शिरोवल्क लोम (Scalp hair) = मोटा(Coarse) और चिकना (Silky) (4) कर्णपालिका (Ear lobule): सघन उपास्थि (Thick cartilege) द्वारा दृढ़ (Stiffened) (5) पुलिंग शिशु (Male) में अण्डकोश (Scrotum) पूर्ण होता है तथा ''तह के विस्तृत निशानों'' या वलियों (Rugae) के साथ अण्डग्रंथि (Testes)।

सामान्य परिचर्या (General care): शिशु को एक खाट (Cot) पर रखा जाता है जहाँ निष्प्रभावित तापीय स्थिति (Neutral thermal condition) का अनुरक्षण (Maintain) किया जाता है। अवसामान्य ज्वर (Hypothermia) से बचने की आवश्यकता होती है। शिशु को खाट पर सिर को थोड़ा नीचे रखकर समतल (Flat) होना चाहिए। हस्तचालन (Handling) धीरे से होना चाहिए तथा न्यूनतम रखना चाहिए। तापक्रम को बारम्बार अंकित करना चाहिए जब तक कि वह स्थिर (Stabilize) नहीं हो जाता है।

अवसामान्य ज्वर (Hypothermia) [शीत दबाव (Cold stress)] → सतही वाहिका-संकीर्णन (Peripheral vasoconstriction) → वर्धित ऑक्सीजन खपत (Increased O_2 consumption) कँपकँपी या सिहरन (Shivering) → ऑक्सीक्षीण्ता (Hypoxia) → अल्पग्लूकोस रक्तता (Hypoglycemia) → अवायवीय चयापचय (Anaerobic metabolism) चयापचयी की अम्लरक्तता (Metabolic acidosis)।

ताप की हानि (Heat loss) को रोकने के उपाय (Measures) हैं– (1) प्रसव कक्ष (Delivery room) को हल्का गर्म (Warm) रखना (Thermoneutral zone = ताप निष्प्रभावित क्षेत्र 36.5°C) (2) जन्म के बाद तत्काल शिशु को शुष्क (Dry) रखना (3) पहले से गर्म तौलिये (Pre-warm towel) से शिशु (सिर भी) को ढकना (4) शिशु को माता के स्तन के निकट रखना (Kangaroo method) (5) माता और शिशु को एक साथ लपेटना या ढंकना (Wrap) (6) प्रारंभिक स्तनपान (Early breastfeeding) कराना।

शिशु का स्नान (Baby bath): शिशु के स्नान को विलंबित किया जाता है जब तक कि शिशु अपने शरीर के तापक्रम को बनाये रखने में समर्थ नहीं हो जाता है तथा स्तनपान करना आरम्भ नहीं करता। रोगाणु-हीन (Sterile) आर्द्र (Moist या गीला) फाहा (Swabs) का उपयोग करके त्वचा (Skin) से अतिरिक्त उण्डुक-पुच्छ (Vernix), रक्त या नवविष्ठा (Meconium) को पोछ दिया जाता है तथा कोमल तौलिये से त्वचा को शुष्क बनाया जाता है। शिशु के स्नान के लिए जल को शरीर के तापक्रम पर होना चाहिए। प्रत्येक शिशु के लिए एक पृथक स्नान-नाद (Bath tub) होना चाहिए।

भार (Weight): शिशु को स्नान कराने या सफाई करने के बाद उसे नंगे (Naked) रूप में उसका भार लेना चाहिए।

नाभि-रज्जु की परिचर्या (Care of the umbilical cord): बंधन (Ligature) के खिसकन के प्रमाण के लिए रज्जु की पुनः जाँच की जाती है। रज्जु वायु में अरक्षित (Exposed) छोड़ दी जाती है जो सूखकर गिर जाती है। स्पिरिट से दैनिक सफाई तथा प्रतिजैविक चूर्ण (Antibiotic powder) का उपयोग किया जाता है।

वस्त्रधारण (Clothing): जलवायु (Climate) के अनुसार उपयुक्त वस्त्र होना चाहिए अग्रांगों (Extremities) की गति के लिए स्वतंत्र रखना चाहिए। लंगोट या नैपकिन (Napkin) का उपयोग किया जाता है जिसका परिवर्तन नियत कालिकरूप से (Periodically) किया जाता है।

नेत्र की परिचर्या (Care of the eyes): रोगाणुहीन (Sterile) समतानिक (Isotonic) लवण-घोल (Saline सलाइन) में रूई (Cotton-wool) को भिगोकर नेत्र की सफाई करनी चाहिए। शैशव नेत्रश्लेष्मला शोथ (Ophthalmia neonatorum) तथा क्लैमाइडिया ट्रैकोमेटिस (Chlamydia trachomatis = STD का एक विषाणु) के रोगरोधन (Prophylaxis) के लिए जेन्टामाइसिन या एरिथ्रोमाइसिन (Erythromycin) (0.5%) नेत्र-मलहम (Gentamycin ophthalmic ointment) का प्रत्येक 6 घंटे पर उपयोग होता है।

उपचार या औषधि-प्रयोग (Medication): (a) रक्स्रावी रोग को कम करने के लिए 1 mg विटामिन K की अंतःपेशीय सुई (Intramuscular injection) दी जाती है। (b) रोगरोधी (Prophylactic) प्रतिजैविक औषधि (Antibiotics) दी जाती है जब (i) झिल्ली का कालपूर्व विदार (PROM = Premature rupture of the membranes) के बाद प्रसव होता है या (ii) उपकरण-प्रयोग (Instrumentation) [जैसे–ऑक्सीक्षीण (Asphyxiated) शिशुओं को जीवित रखने के लिए स्वरयंत्र दर्शीय नलिका निवेशन (Laryngoscopic intubation) की आवश्यकता होती है] के बाद।

न्यूनतम 4–8 घंटे के लिए सघन अवलोकन (Close observation) जिसमें यह लिखना है– (i) मुख (Mouth) से किसी अतिरिक्त श्लेष्मा का श्राव (Mucus secretion), (ii) नाभि-रज्जु का खण्ड (Umbilical cord stump) से कोई रक्तश्राव (Bleeding) तथा (iii) प्रति घंटा तापक्रम (Temperature) जब तक कि यह स्थिर नहीं होता तथा 36°C (96.8°F) से अधिक नहीं होता है।

दैनिक अवलोकन और परिचर्या (Daily Observation and Care)

प्रसव के बाद प्रथम 24 घंटे में अधिकतर (Majority) जटिलताएँ (Complications) होती हैं, अतः इस अवधि में सघन अवलोकन अनिवार्य होता है, विशेषकर ह्रदय-श्वसन कार्य (Cardiorespiratory function) को लिखने के लिए। शिशु का अवलोकन और परिचर्या का एक रूप निम्नलिखित है–

(1) **श्वसन** (Respiration): नियमित (Regular), निर्विघ्न (Smooth) और शांत (Quiet) तथा गति (Rate) 40 श्वास प्रति मिनट (Breaths/min)
(2) **तापक्रम (Temperature):** दैनिक (Daily) दो बार लेना।
(3) **भार (Weight):** प्रति 3 दिन पर लेना।
(4) **आहार (स्तनपान) कार्यक्रम (Feeding schedule):** इसका वर्णन आगे किया जायेगा (इसी अध्याय में) और यदि कोई कठिनाई होती है तो उसे लिखना है तथा उस कठिनाई को दूर करना है।
(5) **नेत्र (Eyes):** किसी प्रारंभिक संक्रमण (Early infection) का संकेत जैसे–नेत्र से श्राव (Discharge), चिपचिपे नेत्र (Sticky eyes) की जाँच करना है।

(6) **मुख (Mouth):** किसी कैन्डिडा-संक्रमण या मुंह में छाले (Thrush = Candidiasis) का पता लगाने के लिए मुख की दैनिक जाँच (अवलोकन) करनी चाहिए।

(7) **नाभि-रज्जु (Umbilical cord):** इसकी दैनिक जाँच और परिचर्या (Care) का वर्णन पहले किया जा चुका है।

(8) **स्नान (Bath):** त्वचा (Skin) की सफाई दैनिक बारम्बार की जाती है, विशेषकर नवविष्ठा (Meconium) को अलग करने के लिए नितम्ब (Buttocks) को धोना। स्त्री जब घर पर होती है तो शिशु के दैनिक स्नान की सलाह दी जाती है।

(9) **शिशु का निवास (Rooming-in):** यदि माता स्वस्थ (Fit) है तो शिशु को एक अलग खाट (Cot) पर माता की शैय्या-किनारे (Bed-side) के पास रखना चाहिए। इससे न केवल माता ओर शिशु के बीच संबंध स्थापित होता है बल्कि शिशु-परिचर्या कौशल से भी माता परिचित होती है जिससे कि वह घर पर इस परिचर्या का पालन करे।

(10) किसी अपसामान्य रूप या लक्षण और व्यवहार (abnormal features and behavior) का तत्काल पता लगाना और उसमें सुधार करना चाहिए।

(11) प्रतिवर्त क्रिया (Reflex behaviour): नवजात शिशु के लिए निम्नलिखित प्रतिवर्त क्रिया सामान्य (Normal) होती है– (a) मूलबद्ध प्रतिवर्त क्रिया (Rooting reflex): सामान्य शिशु के कपोल (Check) का जब स्पर्श किया जाता है तब उत्सुकता से उद्दीपक (Stimulus या उत्तेजक) की ओर घूमता है तथा आहार (स्तनपान = Feed) के लिए मुँह खोलता है। (b) मध्य ललाट की प्रतिवर्त क्रिया (Glabellar reflex): ललाट (Forehead) पर हल्के से स्पर्श करने से शिशु का नेत्र झपकता (Blink) है। (c) पकड़ की प्रतिवर्त क्रिया (Grasp reflex): जब शिशु की हथेली में एक अंगुली रखी जाती है तब शिशु उस अंगुली का पकड़ता है। (d) मोरो प्रतिवर्त (Moro's reflex): शिशु के ऊपरी पृष्ठ (पीठ = Back) को पीछे से एक हाथ के साथ सहारा देना है तथा 1 cm या अधिक गिराना है, परन्तु गद्दे (Mattress) पर नहीं। इससे दोनों बाहु (Arms) का अचानक अपवर्तन (Abduction) तथा अंगुलियों का प्रसार होता है। असममिति या विषमता (Asymmetry) से जत्रुक का अस्थिभंग (Fracture of the clavicle), पक्षाघात (Hemiparesis) या बाहु-जालिका की क्षति (Brachial plexus injury) का संकेत मिलता है। (e) चूषण और निगरण प्रतिवर्त (Sucking and swallowing reflex): जब शिशु के तालु (Palate) से कुछ चीज जैसे – चूचुक (Nipple) तथा क्षेत्रिका (Areola) का स्पर्श होता है तब वह चूसना (sucking) आरम्भ करता है। जब मुँह दूध से भर जाता है तब शिशु उसे निगलता है।

नवजात शिशु के अल्प व्यतिक्रम (Minor Disorders of the Newborn)

दमघोंट (या भरी हुई) नासिका (Stuffy nose): इसके कारण मुँह से साँस ली जाती है तथा वायु का अति निगरण होता है जिससे उदर (Abdomen) का प्रसार तथा वमन (Vomiting) होता है। नासिका-रंध्र (या नथुना = Nostrils) की सफाई सामान्य सलाइन (Saline) के साथ रूई (Cotton-wool) को भिगोकर की जा सकती है।

चिपचिपा नेत्र (Sticky eyes): यह रासायनिक उत्तेजक (Irritant) के कारण स्टेफिलोकॉकस के कारण जीवाणु-नेत्रश्लेष्मला शोथ (Bacterial conjunctivitis) के कारण हो सकता है। इसके उपचार के लिए एरिथ्रोमाइसिन (Erythromycin) (0.5%) का मलहम (Ointment) प्रति 6 घंटे के अंतर पर 7–10 दिन तक नेत्र पर लगाया जाता है।

त्वचा पित्तिका या ददोरा (Skin Rash):

(1) त्वचा पित्तिका का सामान्यरूप (या प्रकार) धब्बेदार अतिरिक्तम (Blotchy erythematous) है जो धड़ (Trunk), हाथ-पैर (Limbs) तथा चेहरे (Face) पर होता है। यह 1–2 दिन में लुप्त (Disappear) हो जाता है। पूय (या पस) युक्त फफोला (Pustule) विरल (Rare) होता है। किसी उपचार की आवश्यकता नहीं होती है।

(2) नैपकिन ददोरा (Napkin rash)) (Ammonia dermatitis = अमोनिया त्वचा शोथ): इसे कृत्रिम (Artificial) दूध पीनेवाले शिशु में अधिक प्रायः देखा जाता है। इसे बारम्बार देखभाल, नैपकिन क्षेत्र पर उचित अवधान (Attention) तथा प्रत्येक मल या मूत्र त्याग करने (Soiling) के बाद नैपकिन (या लंगोट) के तत्काल परिवर्तन द्वारा रोका जा सकता है।

(3) परिगुदा (या गुदावरण) त्वचाशोथ (Perianal dermatitis): यह शोथ गुदा (या मलद्वार) के मुख के चारों ओर होता है जो विष्ठा (Stool) की क्षारता (Alkalinity) के कारण होता है। यह कृत्रिम दूध (बोतल का दूध) पीनेवाले शिशु में अधिक देखने को मिलता है। ग्लूकोस (Glucose) के बदले में लैक्टोज (Lactose) के उपयोग द्वारा भी इस स्थिति को रोगमुक्त किया जाता है।

(4) मुँह में छाला (Thrush = Candidiasis = कैन्डिडा–संक्रमण): यह नैपकिन क्षेत्र में एक ददोरा उत्पन्न कर सकता है। नितम्ब (Buttocks) तथा जघन (जांघ=Thighs) का आंतरिक किनारा भी प्रभावित हो सकता है। 1% जेन्शन वायोलेट घोल (Gential violet solution) या निस्टैटिन निलंबन (Nystatin suspension) (100,000 units/ml) को रूई के फाहा (Cotton swab) में दैनिक 3–4 बार मुँह के प्रत्येक किनारे पर लगाने से उपचार प्रभावी होता है।

जन्मजात फाइमोसिस (Congenital phimosis):

सूच्यग्र (Pinpoint) शिश्नमुंडछद (Prepuce) जो मूत्रण (Micturition) क्रिया के दौरान शिशु को चिल्लाने के लिए बाध्य करता है, में अतिलघु चिमटी (Mosquito forceps) द्वारा विस्फारण (Dilation = विस्तार) करने की आवश्यकता होती है।

जननिक संकट (Genetic crisis):

नवजात शिशु का स्तनशोथ (Mastitis neonatorum), नवजात का जलवृशण (Hydrocele) जिसका विकास नवप्रसवकाल (Neonatal period) में हुआ है या प्रथम सप्ताह के दौरान योनिक (Vaginal) रक्तश्राव में किसी उपचार की आवश्यकता नहीं होती है बल्कि इसमें माता को इसके बारे में आश्वस्त (Assured) करने की आवश्यकता होती है।

शरीर-क्रियात्मक पाण्डुरोग या पीलिया (Physiological jaundice): इसका अवलोकन पूर्णगर्भावधि (Term) के 60% तथा कालपूर्व (Preterm) के 80% नवजात शिशुओं में किया जाता है।

कब्ज या मलावरोध (Constipation):
इसे सामान्यतः कृत्रिम (या बोतल) दूध पीनवाले शिशुओं में देखा गया है। आहार (दूध) में सुधार तथा अतिरिक्त जल प्रायः कारगर (Effective) सिद्ध होता है। यदि इससे लाभ नहीं होता है तब मुँह से 4 ml मिल्क ऑफ मैग्नेशिया (Milk of magnesia=यह मैग्नीशियम हाइड्रॉक्साइड और जल का एक घोल है) देना प्रभावी होता है। नालशलाका (Catheter) का अन्तर्वेश (Insertion) तथा मलाशय (Rectum) में वर्ति (Suppository) से परहेज करना (या बचना) चाहिए।

शिशु-आहार (Infant Feeding)

शिशु के विकास की गति उसके जीवन के प्रथम 6 महीने में जीवन की किसी अन्य अवधि की तुलना में अधिक तथा द्रुत (Faster) होती है। 5 महीने की आयु तक उसका भार दुगुना (Doubled) तथा एक वर्ष (या 12 महीने) के अंत तक तिगुना (Tripled) हो जाता है। इस बात को ध्यान में रखकर शिशु का पालन-पोषण (Nursing) उचित रूप से [दोनों- गुणात्मक और परिमाणात्मकरूप से (Both qualitatively and quantitatively)] करना चाहिए जिससे कि उसका पाचन और अवशोषन (Digestion and absorption) आसानी से हो सके।

सिद्धान्त (Principles): निम्नलिखित सिद्धान्तों का पालन करना चाहिए–

(1) शिशु को पर्याप्त द्रव (Fluid) देना चाहिए। द्रव का अंतर्ग्रहण (Intake) 175 ml/kg या 2.5 औंस (oz)/पौण्ड (lb)] शरीर भार दैनिक होना चाहिए।

(2) शिशु को उपयुक्त (या पर्याप्त=Adequate) आहार देना चाहिए। पूर्णगर्भावधि (Term) के एक स्वस्थ शिशु को दैनिक 100–110 कैलोरी / किलो शरीर भार की आवश्यकता होती है। निम्न जन्म-भार के शिशु को दैनिक 105–130 कैलोरी / किलो (Kg) शरीर (Body weight) की आवश्यकता होती है। स्तन के दूध (Breast milk) के 30 ml (1 oz) में 20 कैलारी (Calories) होता है तथा 1oz (28 gm) शर्करा (Sugar) 120 कैलोरी प्रदान करती है। कैलोरी की आवश्यकता ऑक्सीजन के उपभोग (Consumption या खपत) पर निर्भर करती है।

(3) आहार में प्रोटीन (Protein), वसा (Fat), कार्बोहाइड्रेट (Carbohydrate), खनिज (Minerals) तथा विटामिन (Vitamins) का संतुलित संयोजन (Balanced composition) होना चाहिए और इसे आसानी से पचना चाहिए।

आहार के प्रकार (Types of Feeding)
(i) स्तनपान (Breastfeeding) तथा (ii) कृत्रिम आहार (Artificial feeding)

स्तनपान (Breastfeeding)

उष्णकटिबंधी (Tropical) देशों में शिशुओं के लिए दो मुख्य विचार हैं – स्तनपान तथा संक्रमण का वर्जन या परहेज (Avoidance of infection)। जब कि कृत्रिम आहार का उपयोग अति विरल (Rare) परिस्थिति में किया जा सकता है, परन्तु जहाँ माता का कृत्रिम आहार का प्राविधिक विवरण (Technical details) का अपर्याप्त (या अल्प) ज्ञान होता है वहाँ नवजात शिशु को जठरांत्र शोथ (Gastroenteritis) तथा कुपोषण (Malnutrition) होना एक अनिवार्य परिणाम होता है। सभी शिशुओं को चाहे प्रसव का कोई प्रकार हो, 6 महीने की आयु तक आरम्भ में केवल स्तनपान कराना चाहिए। जिसमें नवदुग्ध (Colostrum) भी शामिल है।

स्तनपान के लाभ (Advantages of Breastfeeding)

(1) **उत्कृष्ट संघटन (Ideal composition):** कम परासरणी भार (Low osmotic load) के साथ आसान पाचन के लिए स्तनपान दूध एक सर्वोत्तम संघटन है। वसा (Fat) का पाचन उत्तम होता है जब पायसीकृत (Emulsified) होता है तथा प्रचुर लैक्टऐल्बूमिन (Lactalbumin) तथा लैक्टोग्लोबुलिन (Lactoglobulin) होते हैं जो आसानी से पचनीय (Digestible) होते हैं। कार्बोहाइड्रेट में मुख्यतः लैक्टोज (Lactose) होता है जो सूक्ष्मजीव के वर्धन (Growth of micro-organisms) को उत्तेजित करता है, कार्बनिक अम्ल (Carbonic acids) के उत्पादन में सहायता करता है जो विटामिन B के संश्लेषण (Synthesis) के लिए आवश्यक होता है। खनिज सामग्री (Mineral contents) में पोटैशियम, कैल्सियम, सोडियम तथा क्लोराइड होते हैं जो इसे कम परासरणी भार का बनाते हैं जिससे कार्यात्मक रूप से अपरिपक्व वृक्क (Immature kidneys) पर कम भार (या बोझ) पड़ता है।

(2) **संक्रमण और अपर्याप्तता स्थितियों के विरूद्ध सुरक्षा (Protection against infection and deficiency states):** (a) इसमें विटामिन D होता है जो शिशु को सूखे रोग (Rickets) के विरूद्ध सुरक्षा प्रदान करता है। (b) इसमें होते हैं – (i) लैक्टोफेरीन (Lactoferrin), लाइसोजाइम (Lysozyme), लैक्टोपैरॉक्सिडेस (Lactoperoxidase), पूरक (Complements) तथा श्वेताणु (Leukocytes) जो एशेरिकिया कोली (*E.coli*) की वृद्धि को बाधित करता है जिसमें जठरांत्र शोथ (Gastro-enteritis) को रोका जाता है। (ii) इसके लाइसोजाइम पदार्थ संक्रमण से सुरक्षा प्रदान करते हैं तथा इन्टरफेरॉन (Interferon) एक विषाणु–रोधी (Antiviral) पदार्थ होता है। (iii) दीर्घ श्रृंखला (Long chain) का w-3 वसीय अम्ल (Fatty acids) जो शिशु के तंत्रिकीय (Neurological) विकास के लिए महत्वपूर्ण (या उपयोगी) होता है। (c) यह (स्तन के दूध) शिशु को निष्क्रिय प्रतिरक्षा (Passive immunity) प्रदान करता है क्योंकि इस दूध में संरक्षक प्रतिरक्षी (Protective antibodies) होती है। श्रावी प्रतिरक्षी जैसे IgA (Immunoglobulin) अपनी संरक्षी क्रिया द्वारा उपकला-कोशिका (Epithelial cells) की सतह के साथ जीवाणु (Bacteria) के सम्पर्क को रोकता है। इस प्रकार जठरांत्रीय संक्रमण का निवारण (Prevention) होता है।]

(3) **स्तन का दूध आसानी से सुलभ (या सर्वसुलभ) है (Breast milk is easily available):** स्तन का दूध रोगाणुहीन होता है जिसे सीधे शरीर के तापक्रम पर दिया जाता है। व्यापारिक दृष्टिकोण से स्तन के दूध की आपूर्त्ति उत्पादक (माता) से उपभोक्ता (Consumer

= शिशु) को सीधे होती है जिसमें किसी विचौलिये (Middle man) का हस्तक्षेप नहीं होता है।

(4) यह अधिक सुविधाजनक होता है (Breast milk is more convenient) जिसमें किसी तैयारी की आवश्यकता नहीं होती है और न ही व्यय होता है।

(5) स्तनपान एक प्राकृतिक गर्भनिरोधक (Natural contraception) के रूप में कार्य करता है तथा विकासशील देशों (जैसे–भारत) में इसका जनसांख्यिकी (Demographic) महत्व है।

(6) अतिरिक्त लाभ (Additional advantages) हैं – (a) इसमें रेचक क्रिया (Laxative action) होती है। (b) इसमें प्रत्यूर्जता या ऐलर्जी (Allergy) का कोई खतरा नहीं है। (c) माता और शिशु के बीच स्वस्थ संबंध स्थापन द्वारा मनोवैज्ञानिक (Psychological) लाभ (d) दुग्ध (या स्तन्य) श्राव (Lactation) काल में गर्भधारण (Conception) की संभावना कम होती है। (e) गर्भाशय का प्रत्यावर्तन (Involution of uterus) में सहायता मिलती है। (f) प्रदाही (या शोथमय) नितम्ब (Sore buttocks), जठरांत्रीय संक्रमण (Gastrointestinal infection) तथा प्रत्यूर्ज (Atopic or allergic) छाजन (Eczema=एक्जिमा) के प्रभाव (Incidence) में कमी होती है। स्कर्वी (Scurvy) तथा सूखे रोग (Rickets) का प्रभाव भी पर्याप्त रूप से कम होता है।

स्तनपान की तैयारी (Preparations of Breastfeeding): स्तनपान की तैयारी वास्तव में गर्भावस्था के मध्यकाल से आरम्भ करनी चाहिए। चूचुक (Nipples) में किसी प्रकार की अपसामान्यता (Abnormality) जैसे–दरार (Crack) या नति (Depression) का उचित रूप से उपचार करना चाहिए। स्तन की मालिश (Massage) करना, नवदुग्ध को निचोड़ना (Expression of colostrums) तथा सफाई का अनुरक्षण गर्भावस्था के अंतिम चार सप्ताह में करना चाहिए। रोगी (माता) को स्तनपान के लाभ से परिचित कराना चाहिए स्तनपान कराने के लिए प्रोत्साहित करना है।

स्तनपान का प्रबंध (Management of Breastfeeding): आधुनिक कार्यप्रणाली में चूचुक की न्यूनतम सफाई तथा स्तन को दैनिक एक बार धोना है। स्वच्छ समर्थनीय अंगिया (Supporting brassiere) पहननी चाहिए। माता को स्तनपान कराने के पहले अपना हाथ धोना चाहिए। स्तनपान के दौरान माता और शिशु को एक आरामदायक (Comfortable) अवस्थिति (Position) में होना चाहिए।

प्रथम शिशु-आहार (First feed): संरचनात्मक (Anatomical) या रोगात्मक जटिलता की अनुपस्थिति में एक स्वस्थ शिशु को सामान्य प्रसव (जन्म) के बाद स्तन पर $\frac{1}{2}$–1 घंटा तक रखना चाहिए। शल्यक्रिया द्वारा प्रसव (Cesarean delivery) के बाद 4–6 घंटे माता के लिए उसके शिशु को स्तनपान (Feed) करना पर्याप्त होता है।

स्तनपान की आवृत्ति (Frequency of feeding):

(1) समय-सारणी (Time schedule): प्रथम 24 घंटे में माता द्वारा शिशु को 2–3 घंटे के अंतर पर स्तनपान कराना चाहिए। क्रमिकरूप से प्रथम सप्ताह के अंत तक नियमितता (Regularity) का स्वरूप 3–4 घंटे के अंतर पर स्थापित हो जाता है। शिशु के चाहने पर अधिक स्तनपान कराना चाहिए।

(2) आवश्यकता (या चाह) पर स्तनपान (Demand feeding): ज्योंहि शिशु भूखा हो जाता है, उसे स्तन पर ले जाना चाहिए। आहार या स्तनपान की संख्या और चूषण (Sucking) के समय की कोई सीमा (या पांबदी) नहीं होती है।

स्तनपान की अवधि (Duration of feed): प्रारम्भिक (Initial) स्तनपान का समय प्रत्येक स्तन पर 5–10 मिनट के लिए होता है। यह अवपातन प्रतिवर्त क्रिया (Let down reflex) की स्थिति में सहायता करता है। इसके बाद समय को क्रमशः बढ़ाना चाहिए। शिशु को एक स्तन (Breast) से पूर्णतः दूध पिलाया जाता है जिससे कि शिशु दोनों-अग्रदूध (Foremilk) तथा पश्चदूध (Hindmilk) प्राप्त करता है। यदि आवश्यकता होती है तो शिशु को दूसरे स्तन पर ले जाया जाता है। पश्चदूध वसा (Fat) से अधिक सम्पन्न (Richer) होता है तथा शिशु को अधिक कैलोरी की आपूर्ति करता है। दूसरी बार पिलाना दूसरे स्तन से आरम्भ करना चाहिए।

रात्रि का स्तनपान (Night feed): प्रारम्भिक काल में 5 घंटे से अधिक अंतर के स्तनपान से बचने की आवश्यकता होती है। इससे न केवल स्तन का अत्यधिक भराव (Filling) तथा दृढ़ीकरण (Hardening) का निराकरण (Elimnate) होता है बल्कि शिशु भी शांत होकर गहरी निद्रा में सोता है। तथापि (However), दिनों के आगे बढ़ने के साथ शिशु 3–4 घंटे में स्तनपान करने से संतुष्ट हो जाता है।

आहार (या दूध) की मात्रा (Amount of food): दूध की औसत आवश्यकता 24 घंटे में 100 ml/kg शरीर भार तीसरे दिन में होती है तथा दसवें दिन पर बढ़कर 150 ml/kg हो जाती है। तथापि, शिशु अपनी आवश्यकता या इच्छा के अनुसार अधिक या कम ले सकता है। शुष्क उष्ण कटिबंधी (Dry tropical) क्षेत्रों में, विशेषकर प्रथम कुछ दिनों के लिए निर्जलन (Dehydration) के सुधार के लिए उबले हुये (Boiled) जल के रूप में अतिरिक्त द्रव दिया जा सकता है।

प्रविधि (Techniques): माता और शिशु को आरामदायक स्थिति में होना चाहिए। बैठने की स्थिति में स्तनपान में माता अपनी गोद (Lap) में शिशु को एक अभिनत (या झुकी हुई = Inclined) सीधी स्थिति में पकड़ती है, शिशु का सिर उसके अग्रबाहु (Forearm) पर समान किनारे पर स्तन के निकट होता है तथा ग्रीवा (Neck) थोड़ी प्रसारित (Extended) होती है। उत्तम संलग्न (Good attachment) का अभिप्राय शिशु का मुँह अधिक खुला तथा ठुड्डी (Chin) के स्तन के साथ स्पर्शन (Touching) से होता है (देखें चित्र 30.2)। माता अपने चूचुक (Nipple) तथा क्षेत्रिका (Areola) को शिशु के मुँह में ले जाती है। दूध का शिशु के मुँह में स्थानांतरण जिह्वा (Tongue) के छोर (Tip) से लेकर तल (Base) तक संबद्धता की एक क्रमाकुंचक क्रिया (Peristaltic action) द्वारा होता है। दुग्ध स्थानांतरण के लिए उचित अवस्थितिकरण (Positioning) शिशु और माता के वक्ष से वक्ष (Chest to chest) के सम्पर्क (या स्पर्श) होना है। शिशु का कर्ण (Ear), स्कंध (Shoulder) तथा नितम्ब (Hip) एक रेखा (या पंक्ति = Line) में होते हैं (देखें चित्र 30.3)। क्षेत्रिका (Aerola) (Lactiferous sinuses = दुग्धवाही खातिका) तथा जिह्वा तथा तालु (Palate) के बीच पकड़े हुये चूचुक (Nipple) को शिशु चूसता है। शल्यक्रिया द्वारा प्रसव (Cesarean delivery) के बाद या पीड़ादायी मूलाधार (Painful perineum) के साथ माता को पार्श्विक अवस्थिति (Lateral

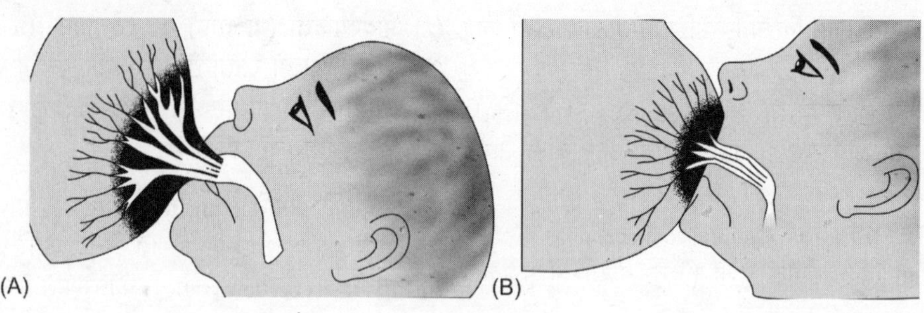

चित्र (Fig.) 30.2: स्तनपान की प्रणाली (Technique of breastfeeding): (A) अपर्याप्त संलगन (Poor attachment) (B) पर्याप्त संलगन (Good attachment)

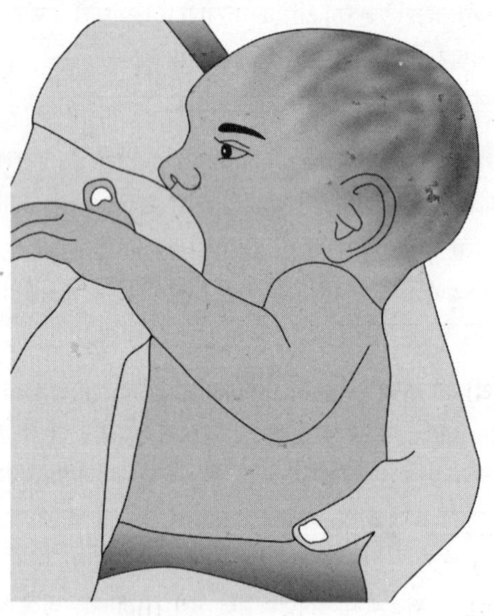

चित्र (Fig.) 30.3: स्तनपान की विधि (Technique of breastfeeding): शिशु को पकड़ने की उचित पद्धति (Proper way of holding the baby)

position) में धड़ (Trunk) और बाहु (Arm) के बीच में शिशु को रखकर स्तनपान कराना चाहिए।

चूचुक भ्रान्ति (Nipple confusion): शिशु एक कृत्रिम (Artificial) चूचुक को स्वीकार करता है परन्तु माता के स्तन के चूचुक को अस्वीकार (Refuse) करता है। इसका प्रबंध शिशु को किसी पूरक द्रव नहीं देकर किया जाता है तथा माता के चूचुक को अधि वर्धनीय (Protractile) बनाया जाता है।

वायुप्रवाह को रोकना (Breaking the wind) (Burping दूध पिलाने के बाद डकार दिलाना): सभी शिशुगण चूषण (दूध पीने) के दौरान वायु के विभिन्न परिमाण (Amount) का भी निगरण (Swallow) करता है। इस वायु प्रवाह को रोकने के लिए वक्ष (Chest) के विरूद्ध (या सामने) शिशु को सीधा पकड़ना चाहिए तथा पृष्ठ (या पीठ=Back) को हल्के से थपथपाना (Pat) चाहिए जब तक कि शिशु डकारकर (Belch) वायु नहीं निकालता है। चूषण के मध्य में यह करना बेहतर होता है जिससे कि उदर रिक्त हो सके तथा शिशु अधिक स्तनपान करने में समर्थ हो सके।

शिशु स्नेही (या दोस्ताना) चिकित्सालय पहल (Baby-friendly Hospital Initiative): सन् 1992 ई0 में ''संयुक्त राष्ट्र अंतर्राष्ट्रीय बाल-आपात कोश'' या यूनिसेफ (UNICEF = United Nations International Children's Emergency Fund) तथा विश्व स्वास्थ्य संगठन (WHO = World Health Organisation) द्वारा चिकित्सक (Doctors), परिचारिका (Nurses), स्वास्थ्य कार्यकर्ता (Health workers) तथा माता-पिता (Parents) के साथ मिलकर चिकित्सालय तथा प्रसूति केन्द्र (Maternity centers) में शिशु स्नेही पहल (Baby-friendly initiative) का सूत्रपात (Launch) किया गया था। इसका प्रायोजन स्तनपान को प्रोत्साहन देना, संरक्षण करना तथा समर्थन करना है। इसका मुख्य उद्देश्य शिशु स्नेही बनकर नवजात शिशु के स्वास्थ्य को सुरक्षा प्रदान करने के लिए स्तनपान की श्रेष्ठता (Superiority) को पुनः स्थापित करना है। इस पहल को कार्यान्वित करने के लिए यूनिसेफ तथा WHO द्वारा निम्नलिखित 10 उपायों को प्रस्तुत किया गया था, वे हैं–

(1) स्तनपान की एक लिखित नीति (Written breastfeeding policy) होनी चाहिए।
(2) स्वास्थ्य परिचर्या (Health care) के सभी कर्मचारीगण को इस नीति को कार्यान्वित (Implement) करने के लिए प्रशिक्षित करना चाहिए।
(3) सभी गर्भवती स्त्रियों को स्तनपान के लाभ के बारे में सूचित करना चाहिए।
(4) जन्म के बाद आधा घंटे के अंदर माताओं को स्तनपान कराने की पहल करने में सहायता देनी चाहिए।
(5) जब तक चिकित्सा-सुझाव (Indication) नहीं होता है तब तक नवजात शिशु को स्तन के दूध के अतिरिक्त कोई अन्य आहार या पेय पदार्थ (Food or drink) नहीं देना चाहिए।
(6) माता और शिशु को दैनिक 24 घंटे एक साथ रहने का अवसर देना
(7) माँग या चाह स्तनपान (Demand breastfeeding) को प्रोत्साहित (Encourage) करना
(8) शिशु को कोई कृत्रिम चूचुक (Artificial teats) नहीं देना चाहिए।
(9) स्तनपान समर्थक दल या संगठन (Breastfeeding supporter groups or organization) की स्थापना करनी चाहिए। माताओं को चिकित्सालय (या प्रसूति-केन्द्र) से मुक्त (Discharge) करने के बाद इसी दल के पास भेजना चाहिए।

शिशु-स्नेही चिकित्सालय को अन्य निवारक (Preventive) स्वास्थ्य परिचर्या जैसे– शिशु का प्रतिरक्षण (Immunization), अतिसार निर्जलन (Diarrhea dehydration) के विरूद्ध पुनर्जलयोजन (Rehydration), शिशु की वृद्धि (Growth) और विकास (Development) की निगरानी (Surveillance) का भी प्रबंध करना चाहिए।

स्तनपान में कठिनाई और प्रबंध (Difficulties in Breastfeeding and the Management): कभी-कभी स्तनपान समस्या उपस्थित करता है और यदि इसका तत्काल पता नहीं लगाया जाता है और सुधार नहीं किया जाता है तो इससे प्रतिकूल परिणाम मिलता है।

कारणों (Causes) का वर्गीकरण इस प्रकार किया जाता है–

(1) माता के कारण (Due to mother)

(2) शिशु के कारण (Due to infant)

माता के कारण (Due to mother):

(i) स्तनपान कराने की अनिच्छा (Reluctance to breastfeeding): माता की बात को ध्यानपूर्वक सुनना तथा बुद्धिमान परामर्श (Intelligent counseling) से समस्या का समाधान हो सकता है।

(ii) स्तन के साथ शिशु का संलग्न (Infant's attachment to breast) (देखें चित्र 30.2) – जब संलग्न अपर्याप्त (Poor) होता है तब मंद और गहन चूषण (Sucking) के बजाय तीव्र और छिछला (Shallow) या सतही होता है। क्षेत्रिका (Areola) ओष्ठ के बाहर रहती है। इससे चूचुक में पीड़ा (Pain) होती है। स्वास्थ्य परिचर्या प्रबंधक (Health care provider) की कुशल सहायता से स्तनपान की विधि में सुधार किया जा सकता है। पूर्वदुग्धीय आहार (Prelacteal feeds) [जैसे–मधु (Honey), दूध (Milk)] से दुग्धश्राव (Lactation या स्तनश्राव) बाधित होता है जिससे परहेज करना चाहिए।

(iii) चिंता (Anxiety) तथा तनाव (Stress), असफल दुग्धश्राव का पूर्व इतिवृत्त (Previous history) या प्रथम बार प्रौढ़ प्रसवा स्त्री (Elderly primipara): माता स्तनपान कराने के दौरान शिथिल (Relax) होने में विफल होती है और इस प्रकार शिशु चूषण करने से इनकार करता है पुनःआश्वासन (Reassurance) और प्रायोगिक समर्थन उपयोगी होता है।

(iv) शल्यक प्रसव के बाद (Following operative delivery), जैसे– शल्यक्रिया द्वारा प्रसव (CS = Cesarean section) या दीर्घ (Prolonged) और थकाऊ (Exhaustive) प्रसव के बाद दुग्धश्राव में विलम्ब (Delay) होता है। अतः माता को यथा संभव शीघ्र एक आरामदेह स्थिति में शिशु के स्तनपान कराने में सहायता करना चाहिए।

(v) **अपर्याप्त दुग्धश्राव (Inadequate milk secretion):** अनियंत्रित स्तनपान, उचित स्थिति निर्धारित (Well-positioned) शिशु , माता को व्यावहारिक और सांवेगिक (Practical and emotional) समर्थन ये सभी महत्वपूर्ण होते हैं। इसमें डोपामीन प्रतिरोधी (Dopamine antagonist) (Metoclopramide = मेटोक्लोप्रामाइड) उपयोगी हो सकता है।

(vi) स्तन रोग (Breast oilment): जैसे–स्तन का अतिपूरण (Engorgement), दरारयुक्त चूचुक (Cracked nipple), अभिनत (Depressed) चूचुक तथा स्तनशोथ (Mastitis) में उपचार की आवश्यकता होती है।

शिशु के कारण (Due to infant):

(1) निम्न जन्म-भार का शिशु (Low birth weight baby): शिशु अत्यधिक छोटा या चूसने में मंद या अशक्त (Feeble) होता है।

(2) अस्थायी रोग (Temporary illness) जैसे–श्वसन क्षेत्र का संक्रमण (Respiratory tract infection), संकुलन (Congestion) के कारण नासिका-अवरोध (Nasal obstruction), पाण्डुरोग या पीलिया (Jaundice) या मुँह में छाले (Oral thrush) के कारण निष्क्रियता (Lethargy): ये सभी अपूर्ण चूषण की ओर अग्रसर होते हैं जिसका उचित प्रबंध (उपचार) किया जाता है।

(3) निगली हुई वायु के कारण उदर का अति प्रसार (Overdistension of the stomach with swallowed air): इस समस्या का समाधान स्तनपान के दौरान अनेक बार शिशु की वायु को रोका और निकाला जाता है।

(4) जन्मजात कुरचना (Congenital malformation) जैसे–तालु में विदार (Cleft palate) में शल्यक (Surgical) सुधार की आवश्यकता होती है। स्तनपान में कठिनाई के कारणों के संक्षिप्त विवरण के लिए देखें सारणी 30.2।

स्तनपान का परहेज (Containdications of breastfeeding): निम्नलिखित मातृक (Maternal) और नवजात शैशव (Neonatal) स्थितियों में स्थायी या अस्थायी रूप से स्तनपान का परहेज (या निषेध) किया जाता है– अस्थायी (Temporary) परहेज के रोगियों (Cases) में जैसे ही स्थिति अनुमति देती है, शिशु को स्तन पर रखा जाना चाहिएं। हिव सकारात्मक (HIV Positive) (HIV = Human Immunodeficiency Virus = मानव प्रतिरक्षा-अपर्याप्तता विषाणु) माताओं को स्तनपान के खतरे और लाभ के संबंध में सलाह दी जाती है तथा उन्हें सूचित (Informed) चयन करने में सहायता दी जाती है।

दुग्धश्राव के दौरान मातृक आहार-विधान (Maternal regimen during lactation): स्वस्थ माता स्तनपान कराते समय प्रतिदिन लगभग 500–900 कैलोरी (Calories) व्यय (या उत्पन्न) करती है जिसमें शिशु को दैनिक 520 कैलोरी प्राप्त होती है। इसमें माता को अतिरिक्त 600 कैलोरी की आवश्यकता होती है। इसकी पूर्ति या तो उसके आहार से होती है या शरीर में भण्डार से होती है। पोषणात्मक कमी को पूर्ति के लिए सम्पूर्ण गर्भावस्था में 5 Kg वसा (Fat) भण्डार (Store) पर्याप्त होता है।

दुग्धश्रावी (Lactating) महिला के लिए दैनिक पोषणात्मक आवश्यकता का सुझाव दिया गया है जिसका विवरण सारणी में उल्लिखित है। गर्भावस्था में लौह (Iron), कैल्सियम और प्रोटीन की अतिरिक्त आवश्यकता होती है। स्तनपान कराने वाली महिलाओं में अस्थि खनिज सघनता (Bone mineral density) में कमी आती है और स्तनपान को रोकने के 12 महीने बाद सामान्य स्थिति में यह आती है।

शिशु की स्वस्थता का मूल्यांकन (Assessment of well-being of the infant): क्या शिशु स्तनपान का निर्धारित समय से सामान्यतः क्रमिक विकसित हो रहा है जिसका संकेत (या प्रमाण) निम्नलिखित द्वारा मिलता है– (1) **सामान्य स्थिति (General condition):** शिशु प्रसन्न (या खुश=Happy) है, दो शिशुपानों के बीच में तथा रात्रि को सोता है, वमन (Vomit) नहीं करता है तथा 24 घंटे में न्यूनतम 6 बार मूत्र-त्याग करता है। (2) पर्याप्त

सारणी (Table) 30.2: स्तनपान में कठिनाई के कारण
(Causes of difficulties in breastfeeding)

	अस्थायी (Temporary)	स्थायी (Permanent)
मातृक (Maternal)	(1) तीव्र प्रासूतिक रोग (Acute puerperal illness) (2) तीव्र स्तनी जटिलता (Acute breast complications) जैसे–दरारयुक्त चूचुक (Cracked nipple), स्तनशोथ (Mastitis) या स्तनी व्रण या फोड़ा (Breast abscess) (3) स्तन की हर्पीज सिम्पलेक्स क्षति (Herpes simplex lesion of the breast)	(1) दीर्घकालिक चिकित्सीय रोग (Chronic medical illness) जैसे– क्षति-अपूरित (Decompensated) आंगिक हृदयी क्षति (Organic heart lesion), फुफ्फुसीय यक्ष्मा (Active pulmonary tuberculosis) (2) प्रासविक मनोविक्षिप्ति (Puerperal psychosis) (3) मिरगी (या अपस्मार) – रोधी (Antiepileptic) की बड़ी खुराक (Doses) लेनेवाली रोगी या अवटु-रोघी औषधि (Anti-thyroid drugs) या कर्कट रोग रोधी (Anti-cancer) औषधि लेनेवाला रोगी
नवजात शिशु (Neonatal)	(1) अत्यल्प जन्म-भार का शिशु (Very low birth-weight baby) (2) श्वास-अवरोध (Asphyxia) तथा अंतःकपालीय दबाव (Intracranial stress) (3) तीव्र रोग (Acute illness)	(1) विदीर्ण तालु की गम्भीर अवस्था (Severe degree of cleft palate) (2) गैलेक्टोस-रक्तता (Galactosemia)

या उत्तम उर्जस्विता (Good vigor) जिसका प्रदर्शन हाथ-पैर (Limbs) की गति और चिल्लाने (Cry) द्वारा होता है। भार वक्र रेखा (Weight curve) का प्रत्याशित स्तर (Expected level)।

अपर्याप्त (या अल्प) पोषण या आहार (Underfeeding): यह सामान्यतः कृत्रिम दूध पीते शिशुओं में पाया जाता है । इसमें कुछ लक्षणों (Features) का अवलोकन किया गया है, वे हैं – (1) निर्धारित के अनुसार (Per schedule) शिशु के भार-अर्जन (Weight-gain) की विफलता जिसका प्रमाण भार-वक्ररेखा (Weight curve) से मिलता है। (2) आहार से शिशु असंतुष्ट (Dissatisfied) होता है जिसका प्रमाण दो आहारों (Feeds) के बीच उसके चिल्लाने तथा रात्रि को बाधित निद्रा (Disturbing sleep) द्वारा मिलता है। (3) शिशु को कब्ज या मलावरोध (Constipation) होता है। (4) मूत्रोत्सर्ग (Urinary output) [सामान्यतः दैनिक 6 बार से अधिक] अल्प (Scanty) होता है तथा अत्यधिक रंगीन होता है। (5) परीक्षण-आहार (Test feeding) एकमात्र निदान (Diagnosis) की विश्वस्त (Reliable) विधि है।

प्रबंध (Management): दूध की कम मात्रा की पूर्ति कृत्रिम (Artirficial) दूध द्वारा करनी चाहिए। परीक्षण-आहार से 24 घंटे की अपेक्षित कमी (Required deficit) ज्ञात की जाती है तथा 24 घंटे में आहारों की संख्या (जिसे देना है) से इसे विभाजित किया जाता है। प्रत्येक आहार की कम मात्रा ज्ञात करके इसे प्रत्येक आहार के साथ जोड़कर शिशु को दिया जाता है। जब स्तन में पर्याप्त दूध हो जाता है तो पूरक (Supplement) आहार को हटा लिया जाता है।

स्तन की परिचर्या या देखभाल (Care of the breasts): स्तन को दैनिक धोने की आवश्यक होती है। चूचुक (निपल) को रोगाणुहीन (Sterile) जल से प्रत्येक आहार (स्तनपान) के पहले और पश्चात् धोना चाहिए। स्तन को सहारा देने तथा आराम के लिए चोली (Brassiere) पहननी चाहिए।

चूचुक अपसामान्यता के कारण स्तनपान में कठिनाई (Feeding Difficulties due to Nipple Abnormalities)

(1) दीर्घ चूचुक (Long nipples): क्षेत्रिका (Areola) के बिना चूचुक पर अनुपयुक्त सम्बद्धता (Latch) के कारण दीर्घ चूचुक से अपर्याप्त स्तनपान होता है। शिशु को क्षेत्रिका खींचने में भी उसकी सहायता माता करती है।

(2) लघु चूचुक (Short nipples): यह प्रायः किसी समस्या का कारण नहीं होता है परन्तु माता को इसके लिए आश्वस्त (Assured) करने की आवश्यकता होती है।

(3) व्युत्क्रमित (या उलटा) और समतल (या चपटा) चूचुक (Inverted and flat nipples): इसमें शिशु का मातृक स्तन के साथ संलग्न (Attachment) सम्भव होता है तथा शिशु पर्याप्त स्तनपान करता है। कठिन स्थिति में दुग्धश्राव (Lactation) निचोड़न (Expression) द्वारा होता है। तत्पश्चात् स्तन के साथ शिशु को संलग्न (या सम्बद्ध) किया जाता है क्योंकि स्तन का ऊतक (Breast tissue) क्रमिक रूप से कोमल तथा वर्धनीय (Soft and protractile) हो जाता है।

(4) स्तनदुग्ध का निचोड़न (Expression of breast milk) या कृत्रिम निष्कासन की आवश्यकता सामान्यतः नहीं होती है जहाँ स्तनपान सामान्य (Normal) होता है। स्तनदुग्ध के निचोड़न का सुझाव निम्नलिखित स्थिति में होता है –

(a) जहाँ शिशु कालपूर्वता (Prematurity) या रोग के कारण माता से अलग रहता है।

(b) जहाँ शिशु को स्तनपान करने के लिए स्तन के साथ संलग्न होने में कठिनाई होती है। जैसे–विदारयुक्त तालु (Cleft palate)।

(c) हाँ कार्य (या रोजगार) के कारण माता अपने शिशु से अलग होती है।

(d) नवदुग्ध (Colostrum) को सर्वदा निचोड़कर शिशु को देना (या पिलाना) चाहिए।

दूध के निचोड़न की विधि (Methods of milk expression):

(i) यांत्रिक (Mechanical) पम्प द्वारा निचोड़न की अपेक्षा हस्तीय (Manual) निचोड़न अधिक लाभदायक होती है। यह प्रोलैक्टिन की मात्रा (Level of prolactin) को बढ़ाता है जो दीर्घकाल तक दुग्धश्राव (Lactation) को बनाये रखने में सहायता करती है। इसका व्यवहार कहीं भी किया जा सकता है जिसमें कोई व्यय (खर्च) नहीं होता है।

(ii) स्तन पम्प (Breast pump) वैद्युत् (Electrical) या हस्तीय (Manual) नियंत्रित हो सकता है।

स्तनश्राव के स्थापन की विधि (Methods of establishment of lactation): अस्थायी रूप से स्तन (या दुग्ध) श्राव का रोध होने के बाद उसे पुनः स्थापित करने के लिए विभिन्न परिमाण में सफलता के साथ निम्नलिखित विधियों का उपयोग किया जा सकता है–

शिशु के लिए (For the infant): (i) बोतल से दूध देना रोकना (ii) शिशु को कुछ समय के अंतर पर बारम्बार स्तन के पास ले जाना (iii) शिशु को स्तन के साथ पर्याप्त संलग्न में चूषण कराना चाहिए।

माता के लिए (For the mothers): (1) प्रचुर द्रव और दूध पीने के लिए माता को प्रोत्साहित करना (2) औषधि (Drugs) जैसे– मेटोक्लोप्रामाइड (Metoclopramide) या ऑक्सिटोसिन (Oxytocin) (Nasal spray नासिका में छिड़काव या फुहार) उपयोगी होता है।

कृत्रिम आहार (Artificial Feeding)

जब शिशु को माता का दूध अन्य किसी निर्मिति (Preparations) द्वारा पिलाया जाता है तो उसे कृत्रिम आहार कहा जाता है। कृत्रिम आहार (पिलाने) के लिए सामान्य रूप से एक बोतल का उपयोग होता है, अतः बोतल-आहार कहा जाता है। परन्तु कृत्रिम आहार एक बोतल के बिना भी (जैसे–चम्मच = Spoon द्वारा) दिया जा सकता है।

सुझाव (Indications): निम्नलिखित स्थिति में कृत्रिम आहार (या दूध) का सुझाव दिया जाता है –

(i) स्थायी या अस्थायी रूप से स्तनपान का परहेज (Contraindications of breastfeeding) जिसका उल्लेख पहले किया जा चुका है।

(ii) स्तन का दूध अपर्याप्त होना (Rare=विरल)

(iii) महिला की परिवर्तनशील (या आधुनिक) जीवन-शैली (Lifestyle)

प्रयुक्त आहार (Food used): स्तनदुग्ध (Breast milk) के लिए कोई पूर्ण विकल्प (Perfect substitute) नहीं है। बोतल से पीने वाले शिशु को अतिसार (Diarrhea) का अधिक खतरा होता है। स्तनपान को शिशु के अस्वस्थ होने पर भी कराया जा सकता है। सामान्यतः उबाला हुआ तनुकृत (Diluted) गाय का दूध, विभिन्न प्रकार के शुष्क दुग्ध सूत्र (Dry food formula) का उपयोग कृत्रिम आहार के रूप में किया जाता है।

दूध का संघटन (Composition of milk): माँ के दूध और गौ के दूध की मुख्य बनावट (Principal composition) का उल्लेख सारणी 30.3 में किया जाता है।

स्त्री और गाय के दूध में गुणात्मक अंतर (Qualitative differences): दोनों दूधों में शर्करा (Sugar) लैक्टोज (Lactose) होती हैं। स्त्री के दूध में लैक्टोज की अधिक मात्रा होने के कारण अधिक मीठा (Sweeter) होता है। गौ के दूध में वसा-गोलिका (Fat globules) अधिक रूक्ष (Coarser) होती है, अतः पाचन करना कठिन होता है। गौ के दूध में केसीनोजन (Casienogen) (Protein) के कारण अपच (Indigestion) होता है गाय के दूध का **मानवीकरण (या स्त्री के दूध के गुण के समान बनाना)** (Humanization of cow's milk)**:** गौ के दूध के संघटन को महिला के दूध में परिवर्तन करना वास्तव में असम्भव है चाहे प्रोटीन, वसा, कार्बोहाइड्रेट तथा खनिज की मात्रा में कितना भी परिवर्तन क्यों नहीं किया जाये। इस प्रकार गाय के दूध का मानवीकरण एक अनुपयुक्त प्रयोग या प्रचलन है।

(1) गौ के दूध के अवयवों (Constituents) में कुछ मिलाकर तनुकरण (Dilution) द्वारा परिमाणात्मक (Quantitative) परिवर्तन किया जा सकता है। दूध के एक भाग में पानी का एक भाग मिलाया जाता है। पुनःसमंजन (Readjustment) करने के लिए लगभग 4% शर्करा तथा 2% वसा [कुल दूध के तनुकृत (Diluted) गौ-दूध में मिलाया जाता है। आहार के प्रति औंस (oz) (1 औंस = 28 ग्राम) में (छोटा चम्मच (Teaspoon) शर्करा या ग्लूकोस मिलाया जाता है। वसा मलाई (Cream) (30–60%) के रूप में होती है। तथापि (However), मलाई का संयोजन छोड़ा जा सकता है।

सारणी (Table) 30.3: माँ और गौ के दूध का संगठन
(Composition of human and cow's milk)

	लैक्टोज (Lactose) g/100 ml	वसा (Fat) g/100ml	प्रोट्रीन (Protein) g/100ml	सोडियम mmol/liter	जल %	कैलोरी (Calories) प्रति ml
स्त्री(माँ) का	7	3.5	1.2	7	89	75
गौ का	4.5	3.5	3.4	22	88	67

(2) गुणात्मक परिवर्तन (Qualitative alterations) मुख्यतः केसीनोजन (Caseinogen) में परिवर्तन के लिए होता है जिसे उबालकर आसानी से पचनीय (Digestible) बनाया जाता है।

जीवाणुनाशन (Sterilization) या पाश्चरीकरण (Pasteurization): गौ के दूध का जीवाणुनाशन खौलाकर और उसके बाद तत्काल ठंढ़ा करके होता है या दूध को 20 मिनट तक 73°C (या 161°F) पर गर्म करके तथा तत्काल ठंढ़ा पास्चरीकरण द्वारा होता है।

गौ के दूध के मानवीकरण का एक सूत्र (Formula) इस प्रकार है – गौ का दूध = 250 मि.ली. (ml.), शर्करा (Sugar)=4 छोटे चम्मच (Tea = Spoons), क्रीम (Cream) (30%): 6 छोटे चम्मच, खौलाया (Boiled) जल = 250 ml.

पात्र (Container): शिशु को चम्मच द्वारा या कटोरी (Bowl) से या बोतल द्वारा दूध पिलाना चाहिए। बोतल तथा चूचुक (Treat) को प्रत्येक दूध पिलाने के पहले और पश्चात् साफ करना चाहिए। रबर के चूचुक और बोतल को दिन में एक बार खौलाना चाहिए ।

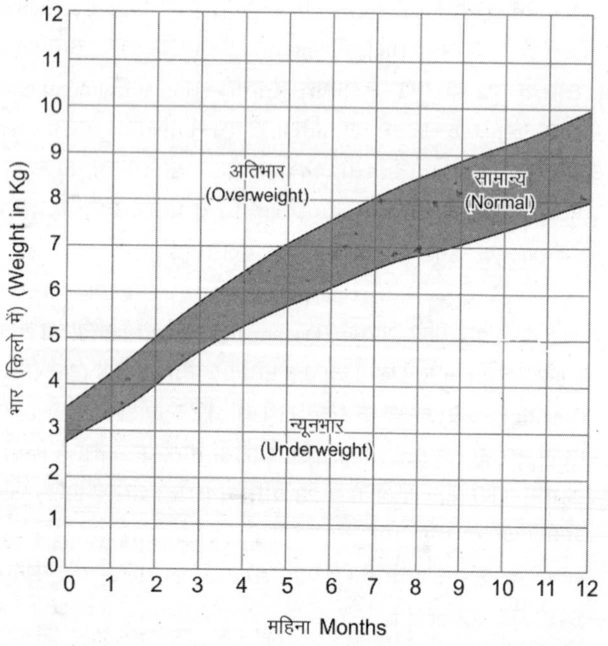

चित्र (Fig.) 30.4: सामान्य भार लेखाचित्र (Normal weight chart)

बोतल से दूध पिलाने में निम्नलिखित नियमों (Principles) का पालन करना चाहिए –

(1) दूध पिलाते समय शिशु को आरामदेह स्थिति में पकड़ना है।
(2) चूचुक (Teat) के छिद्र का आकार इस प्रकार हो कि शिशु प्रति मिनट दूध की 20–30 बूंद (Drops) का चूषण (Sucking) कर सके।
(3) प्रत्येक पिलाने (Feed) के मध्य और अंत में शिशु को डकार दिलाना (Burping) चाहिए।
(4) प्रत्येक दूध पिलाने में 20 मिनट से अधिक नहीं लगना चाहिए।
(5) सभी बर्तनों (Utensils) को, जिसमें बोतल और उसका चूचुक भी शामिल होता है, दूध पिलाने के पूर्व और पश्चात साफ करना तथा खौलाकर जीवाणुहीन (Sterilised) बनाना है।

सफल पोषणाहार (Successfulfeeding): इसका सर्वाधिक संतोषप्रद (या निर्णायक) मार्गदर्शक (Satisfactory guide) 10 दिन के बाद शिशु का नियमित भार-अर्जन (Weight gain) है जो 3 महीने तक दैनिक 25–30 ग्राम (gms) की वृद्धि होती है। साप्ताहिक तोलन (Weekly weighing) द्वारा यदि शिशु भार के अर्जन करने में विफल होता है तब दूध की मात्रा बढ़ायी जाती है जब तक कि शिशु द्वारा भार का अर्जन नहीं होता है।

स्तन्यमोचन या दूध छुड़ाना (Weaning): यह वह काल है जिसमें माता के दूध के अलावा अन्य आहार से शिशु को अभ्यस्त (Accustomed) बनाया जाता है। यह काल चतुर्थ (4th) महीने से लेकर एक वर्ष के बीच होता है। शिशु को दैनिक 110–125 कैलारी (Calories) / किलो (Kg) शरीर-भार की आवश्यकता होती है तथा उसकी द्रव आवश्यकता दैनिक 150–175 मि.ली. (ml) / किलो शरीर भार होती है। 3–4 महीने की अवधि में शिशु का भार 5–5.7 Kg हो जाता है और इस प्रकार उसकी आवश्यकता अधिक होती है (चित्र 30.4)। स्तन के दूध से शिशु की अनिवार्य आवश्यकता की आपूर्ति नहीं हो सकती है और इसलिए अतिरिक्त आहार की आवश्यकता होती है। अर्धठोस (Semisolid) आहार जैसे–दाल (Pulse), भात (Rice), उबाली हुई मछली (Boiled fish), अण्डे (Boiled egg) को क्रमिक रूप से समाविष्ट (Incorporate) करना चाहिए। इससे शिशु को रक्तक्षीण (Anemic) होने से भी रोका जाता है। स्तनपान (Breastfeeding) को 10 महीने और एक वर्ष के बीच पूर्णतः हटा लेना है। स्तन्य मोचन काल के खतरे (Dangers) हैं – (i) पोषणात्मक बाधा (Nutritional disturbances), (ii) आहार का परिवर्तित संघटन (Composition) या रोगाणु (Pathogens) से दूषित (Contaminated) आहार के कारण स्तन्यमोचन अतिसार (Diarrhea)- (iii) जब अचानक दूध छुड़ाया जाता है तब शिशु को मनोवैज्ञानिक आघात (Psychological trauma) होता है।

शैशव प्रतिरक्षण कार्यक्रम

(Childhood immunization program)

जन्म से लेकर 2 वर्ष तक की प्रतिरक्षण सूची

(Immunization schedule from birth to 2 years)

अवधि (Time)	टीका (Vaccine)
जन्म पर (At birth)	BCG, मुखीय पोलियो (Oral polio)-1, यकृत शोथ (Hepatitis) B-प्रथम
6–8 सप्ताह (Weeks)	DPT-1, मुखीय पोलियो–2, Hib टीका–1, यकृत शोथ B का टीका–2
10–12 सप्ताह	DPT-2, मुखीय पोलियो–3, Hib टीका–2
14–16 सप्ताह	DPT-3, मुखीय पोलियो–4, Hib टीका–3
6 महीने (Months)	यकृत शोथ B टीका (HBV)–3
9 महीने	खसरा (Measles) टीका, मुखीय पोलियो–5
15–24 महीने	MMR (15 महीने), DPT तथा मुखीय पेलियो की वर्धक खुराक (Booster dose)–(18 महीने) तथा आंत्रज्वर (Typhoid) का टीका (24 महीने)

DPT = Diphtheria (रोहिणी), Pertussis (कुकुर खाँसी), Tetanus (टिटेनस=घनुंस्तम्भ)

MMR = Mumps (कनपेड़ा), Measles (खसरा) तथा Rubella (रूबेला)

Hib = Haemophilus influenzae B Type = हेमोफिलस इन्फ्लूएन्जा B प्रकार

HBV = Hepatitis B virus = यकृत शोथ B विशाणु

BCG = Bacille Calmette-Guerin = बैसिल कैल्मिटेग्विरीन = यक्ष्मा (TB) का टीका

अध्याय

31

अल्प जन्म भार का शिशु (Low Birth Weight Baby)

पूर्वकाल में 2500 ग्राम (gm) या इससे कम भार के शिशु को कालपूर्वता का सूचक (Index of prematurity) माना जाता था जिसमें गर्भकाल (Gestation period) या किसी अन्य कारकों पर विचार नहीं होता था। परन्तु पूर्णगर्भावधि (Term) या पूर्णगर्भोत्तर काल (Post-term) पर जन्मा शिशु या कभी-कभी मधुमेही (Diabetic) माता का शिशु जो 37 सप्ताह से पहले जन्म लेता है, उसका भार 2500 gm भार से कम हो सकता है। इस प्रकार गर्भकाल पर उचित विचार किये बिना 2500 ग्राम से कम सभी शिशुओं को इसमें शामिल करना अनुपयुक्त (Inappropriate) प्रतीत होता है।

विश्व स्वास्थ्य संगठन (WHO – World Health Organization) द्वारा अल्प जन्म भार (Low birth weight) को परिभाषित किया गया है वह है – ''शिशु का जन्मभार जो 2500 gm से कम होता है चाहे गर्भ की अवधि कुछ भी होती है'' ["As one whose birth weight is less than 2500 gm irrespective of gestational age"]। 1500 gm या इससे कम भार के शिशु को अधिक-अल्प (Very-low) जन्म भार तथा 1000 gm या इससे कम भार के शिशु को अत्यधिक अल्प (Extremely-low) जन्मभार कहा जाता है।

अल्प जन्मभार के शिशुओं को पुनः जन्मभार और गर्भकाल के बीच सहसंबंधित करने के बाद दो समूहों में वर्गीकृत किया जाता है–

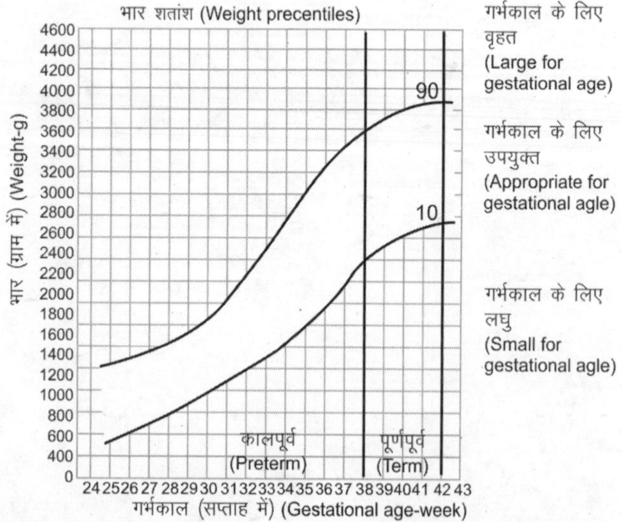

चित्र (Fig.) 31.1: रेखाचित्र जिसमें जन्म भार तथा गर्भकाल के बीच सहसंबंध को शतांश में दिखाया गया है (Graph showing the correlation of birth weight and gestational age inpercentile)

(1) कालपूर्व (Preterm): वर्धन क्षमता (Growth potential) सामान्य होती है तथा गर्भकाल के लिए उपयुक्त (10–90th percentile) होती है।

(2) गर्भकाल के लिए लघु (SGA=Small for gestational age): यह शब्दावली 10वें शतांश (10th percentile) से कम जन्मभार के नवजात शिशुओं (Newborns) या उनके गर्भकाल के लिए प्रामाणिक विचलनों (Standard deviations) से कम के लिए नामित होती है। SGA का एक शिशु शरीर-गठनात्मक (Constitutional) रूप से रोगात्मक (Pathologic) प्रक्रिया [भ्रूणीय वर्धन रोध (Fetal growth restriction)] के कारण लघु हो सकता है।

तीसरे, पांचवें, दसवें या पन्द्रहवें शतांश तक अंतःगर्भाशयी वर्धन मंदन (IGUR = Intrauterine growth retardation) के लिए विच्छेद भार (Cut-off weight) अभी तक विवादात्मक (Debatable) बना हुआ है।

दो पृथक नैदानिक अस्तित्व (Clinical entities) की पहचान दोनों- पूर्वानुमान और प्रबंध के दृष्टिकोण से महत्वपूर्ण होती है।

प्रभाव (Incidence): अल्प जन्मभार का प्रभाव सामान्यतः उन देशों में सर्वाधिक (Highest) होता है जहाँ औसत जन्म भार कम होता है और इस प्रकार जीवित-जन्म (Live-births) के लगभग 5% से ले कर 40% तक में इसका प्रभाव देखने को मिलता है। भारत में कुल शिशुओं की एक-तिहाई संख्या (33%) का भार 2500 gm से कम होता है। कारक (Factors) जो शिशु के अल्प जन्म भार को प्रभावित करते हैं, वे हैं – गर्भ के लघुकाल के अतिरिक्त सामाजिक-आर्थिक स्थिति (Socio-economic status), पोषणात्मक और अंतःगर्भाशयी वातावरण (Nutritional and intrauterine environment), प्रजातीय पृष्ठभूमि (Ethnic background), आनुवंशिक नियंत्रण (Genetic control)। इस प्रकार, देश या जनसंख्या-समूह (या समुदाय) के नवजात शिशुओं की रुग्नता (Morbidity) और मर्त्यता के खतरे के साथ जन्मभार तथा गर्भकाल के बीच सहसंबंधित (Correlate) करना तार्किक (Logical) होता है।

कालपूर्व शिशु (Preterm or Premature Baby)

परिभाषा (Definition): गर्भावस्था के 37 पूर्ण सप्ताह के पहले, जिसकी गणना (Counting) पिछले मासिक (या रजो) श्रावकाल (Menstrual period) के प्रथम दिन से की जाती है, जन्मे शिशु को कालपूर्व शिशु कहा जाता है। 37 पूर्ण सप्ताह के पहले जन्मे शिशुओं का भार प्रायः 2500 gm या

इससे कम होता है। तथापि (However), 5% शिशुओं का भार 2500 ग्राम (2.5 kg) से अधिक हो सकता है जब उनका जन्म 37 पूर्ण सप्ताह से भी कम होता है। कालपूर्व शिशु का भार उसके गर्भकाल (Gestational age) के लिए औसत भार दशम शतांश से अधिक (Above 10th percentile) के अनुरूप (Correspond) होता है।

प्रभाव (Incidence): अल्प जन्म भार के शिशुओं की दो-तिहाई संख्या (66%) में कालपूर्व शिशु होते हैं। विकासशील देशों में अल्प जन्म भार शिशु का प्रभाव लगभग 30–40% होता है और इस प्रकार कालपूर्व शिशु का प्रभाव (या विस्तार) लगभग 20–25% होता है। समृद्ध (Afflent) समाज तथा विकसित देशों में इसका (अल्पजन्म भार का) प्रभाव 10% से कम होता है।

कारणता (Etiology): इसकी चर्चा कालपूर्व प्रसव (अध्याय 21) में की गयी है। कालपूर्व शिशु का आविर्भाव (Manifestation of prematurity): कालपूर्व शिशु का नैदानिक प्रदर्शन (Clinical manifestations) उसकी अवस्था या मात्रा (Degree) के अनुसार भिन्न होता है, जो इस प्रकार है –

संरचनात्मक (Anatomical): भार 2500 gm या उससे कम होता है तथा लम्बाई प्रायः 44 cm से कम होती है। सिर (Head) और उदर (Abdomen) अपेक्षाकृत कड़ा होता है, कपाल की अस्थियाँ (Skull bones) संधि रेखा(Sutures) तथा पश्च कलान्तराल (Posterior fontanelle) के साथ कोमल होती हैं। सिर की परिधि (Circumference) असंगत रूप से वक्ष (Chest) से अधिक होती है।[जन्म के समय वक्ष की परिधि से सिर की परिधि बडी होती है तथा अंतर लगभग 1–4 cm होता है] कर्णपालि (Pinnae of ears) कोमल और चपटी (Soft and flat) होती है। नेत्र (Eyes) बंद रहता है। देखें चित्र 31.2।

त्वचा (Skin) पतली, लाल और चमकदार होती है जो अधोत्वचीय वसा (Subcutaneous fat) की कमी के कारण होती है तथा प्रचुर मृदु लोमों (Lanugo) तथा चर्बीदार परत (Vernix caseosa) द्वारा आच्छादित (Covered) होती है। पेशी का तान (Muscle tone) अपर्याप्त होता है। दीर्घ भगोष्ठ (Labia majora) के सम्पर्क में नहीं रहने के कारण लघु भगोष्ठ (Labia minora) प्रकट होता है। वहिःक्षेपन (Herniation) की प्रवृत्ति होती है। नख (Nails) का वर्धन अंगुलाग (Finger tips) तक सीधा नहीं होता है।

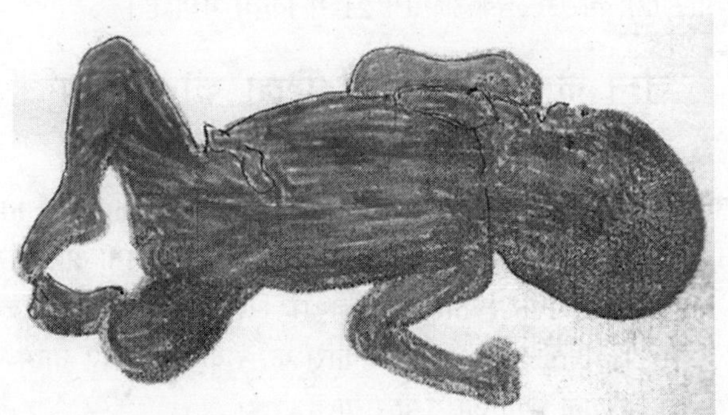

चित्र (Fig) 31.2: कालपूर्व शिशु (Preterm baby) जिसका जन्म 35 सप्ताह में हुआ था तथा उसका भार 1700 ग्राम था।

जटिलता (Complications)

(1) श्वास-अवरोध (Asphyxia): संरचनात्मक और कार्यात्मक अपूर्णता (Immaturity) के कारण शिशु श्वास का अवरोध होने की संभावना होती हैं। यहाँ तक कि अल्प मात्रा में ऑक्सीक्षीणता (Anoxia) से अधोलसीकला रक्तश्राव (Subserosal hemorrhage) उत्पन्न हो सकता है विशेषकर हृदय (Hear), फुफ्फुस (Lungs) तथा यकृत (Liver) में। इसके अतिरिक्त तीव्र संकुलन रक्तक जालिका (Intense congestion plexus) उत्पन्न हो सकती है जो अंतःनिलीय रक्तश्राव (IVH = Intraventricular hemorrhage) की ओर अग्रसर होती है।

(2) अवसामान्यज्वर (Hypothermia): अल्प जन्म-भार के एक शिशु में अधोत्वचीय तथा भूरी वसा (Subcutaneous as well as brown fat) की कमी होती है। नवजात शिशु (Newborn) अधिक प्रायः सामान्य तापक्रम को बनाये रखने में विफल होता है।

(3) फुफ्फुसीय संलक्षण (Pulmonary syndrome): इसमें निम्नलिखित को शामिल किया जाता है– (a) फुफ्फुस शोथ (Pulmonary edema), (b) अन्तः कूपिका रक्तश्राव (Intra-alveolar hemorrhage), (c) मूलरोगात्मक श्वसन संकट संलक्षण (Idiopathic respiratory distress syndrome)। प्रथम दो [(a) और (b)] में ऑक्सीक्षीणता (Hypoxia) के प्रभाव होते हैं। श्वसन संकट संलक्षण (RDS) 34 सप्ताह के पहले कालपूर्व शिशुअें में मृत्यु के मुख्य कारणों का एक कारण होता है। अपर्याप्त (Deficient) फुफ्फुस-पृष्ठ सक्रियन (Lung surfactant) फुफ्फुस प्रसार की असमर्थता (Atelectasis) के लिए उत्तरदायी मुख्य कारण होता है जो ऑक्सीक्षीणता तथा अम्लरक्तता (Acidosis) की ओर अग्रसर होता है। RDS को कम करने में पृष्ठ-सक्रियन चिकित्सा (Surfactant therapy) उपयोगी होती है।

(4) प्रमस्तिष्क-रक्तश्राव (Cerebral hemorrhage): इसके कारण हैं – (a) कोमल कपाल अस्थि (Soft skull bones) जो गढ़न (Moulding) की खतरनाक अवस्था की अनुमति देती है जिसके कारण अधोदृढ़तानिका (Subdural) या अधोजालतानिका (Subarachnoid) रक्तश्राव होता है। (b) ऑक्सीक्षीणता के अल्प अंश को भंगुर (Fragile) अधोअति पतली (Subependymal) कोशिकाएँ (Capillaries) बर्दाश्त नहीं कर सकती हैं तो अंतःनिलयी (Intraventricular) रक्तश्राव की ओर बढ़ती हैं। (c) सम्बद्ध अल्पप्रोथ्रॉम्बिन रक्तता (Associated hypoprothrombinemia)।

(5) भ्रूणीय आघात (Fetal shock): गर्भावस्था में धारित (Sustained) आघात के अतिरिक्त प्रथम या दूसरे दिन में अनुपयुक्त (Improper) पुनः जीवन के लिए हस्तचालन (Resuscitative manipulation) के बाद यह प्रकट हो सकता है।

(6) हृदपात (Heart failure): फुफ्फुस शोथ के द्रुत (Rapid) विकास के साथ श्वास-अवरोध द्वारा यह और अधिक प्रेरित होता है जो क्रमशः फुफ्फुस के वातन (Pulmonary aeration) को कम करता है तथा फुफ्फुस शोथ बढ़ाता है।

(7) अल्पमूत्रता (Oliguria), अमूत्रता (Anuria): अपूर्ण वृक्क (Immature kidneys) चूँकि जल, विलेय (Solute) तथा अम्ल बोझ (Acid loads) का संचालन नहीं करता है, अतः अल्पमूत्रता या अमूत्रता पायी जाती है।

(8) **संक्रमण (Infection):** गर्भावस्था में बाद के महीनों में माता से शिशु को संरक्षणात्मक (Protective) निष्क्रिय प्रतिरक्षा (Passive immunity) प्राप्त होती है। चूँकि माता से कालपूर्व शिशु में संरक्षणात्मक इम्यूनोग्लोबुलिन (Immunoglobulins) का स्थानांतरण कम होता है, अतः शिशु में संक्रमण का प्रभाव (या विस्तार=Incidence) 3 से लेकर 10 गुना अधिक होता है। दोनों-देहद्रवी तथा कोशिकीय प्रतिरक्षित अनुक्रिया (Humoral and cellular immune response) अपर्याप्त होती हैं। संक्रमण के सामान्य प्रकार हैं–श्वसनी-फुफ्फुस दाह (Bronchopneumonia), तानिका (या मस्तिष्क-आवरण) शोथ (Meningitis), जठरांत्र शोथ (Gastroenteritis)। अपर्याप्त खाँसी प्रतिवर्ती क्रिया (Cough reflex) न केवल संक्रमित श्लेष्मा (Infected mucus) को बाहर निकालने में विफल होती है बल्कि आहार के श्वसन (Aspiration) को भी अनुकूल बनाती है। कृत्रिम आहार (बोतल का दूध) लेने वाले नवजात शिशु के जठरांत्रीय क्षेत्र (Gastro-intestinal tract) में पूतिता (Sepsis) का प्रवेश अधिक प्रायिक (Common) होता है।

(9) **पाण्डु रोग या पीलिया (Jaundice):** यकृती अपर्याप्तता (Hepatic insufficiency) के कारण अत्यधिक रक्तक्षय (Hemolysis) द्वारा उत्पादित बिलिरूबिन (Bilirubin) के पर्याप्त रूप से पित्त (Bile) के साथ युग्मन (Conjugation) उत्सर्जन (Excretion) के लिए नहीं होता है। इससे शरीर में बिलिरूबिन की मात्रा में वृद्धि होती है जो शरीर-क्रियात्मक (Physiological) पीलिया के लिए उत्तरदायी होती है।

(10) **निर्जन और अम्लरक्तता (Dehydration and acidemia):** यह वृक्क की अपूर्ण क्रिया (Immature renal function) के कारण होती है जो अचानक होती है।

(11) **रक्तक्षीणता (Anemia):** शरीर के भण्डार में लौह (Iron) का अभाव, अस्थिमज्जा (Bone-marrow) की अल्पक्रिया (Hypofunction) तथा अत्यधिक रक्तक्षय (Hemolysis) ये सभी रक्तक्षीणता में योदान करते हैं।

(12) **अकालपक्वता का दृष्टिपटल रोग (Retinopathy of prematurity):** यह दृष्टिपटल (Retina) का एक बहुकारकीय व्यतिक्रम (Multi-factorial disorder) है जो नववाहिका वर्धन (Neovascularization) के कारण होता है। 6 वर्ष के अंदर बच्चों में अंधता (Blindness) का यह एक महत्वपूर्ण कारण होता है। यह कारण जन्म के बाद दीर्घकाल (1–2 दिन) के लिए 40% से अधिक ऑक्सीजन की अधिक सान्द्रता (Concentration) के अंतर्ग्रहण के साथ अधिकांशतः संबंधित होता है। अनेक अन्य कारणों जैसे – अति अर्पूणता (Extreme prematurity), ऑक्सीक्षीण्ता (Hypoxia), लैक्टिक अम्लरक्तता (Lactic acidosis), विटामिन E की अपर्याप्तता (Deficiency) तथा चमकीले प्रकाश (Bright light) का भी इसमें उलझाव होता है।

रोगविज्ञान (Pathology): दृष्टिपटल का वाहिका-वर्धन (Vascularization) जन्म के बाद कुछ देर तक निरंतर होता है। कालपूर्व नवजात शिशु (Premature neonates) में दीर्घकाल के लिए प्रयुक्त (Used) अधिसान्द्रित (Cone) ऑक्सीजन (40%) → वाहिका-संकीर्णन (Vasoconstriction) उत्पन्न करता है विशेषकर दृष्टिपटल के कपलास्थि भाग (Temporal portion) में जो वाहिकावर्धन के लिए अंतिम होता है → अंतः स्तर (Endothelium) में ऑक्सीक्षीण क्षति (Anoxic damage) जो पुटी (Lumen) के विलोपन (Obliteration) की ओर अग्रसर होती है → ऑक्सीजन चिकित्सा (Therapy) हटाने के बाद नवीन वाहिकाओं (Vessels) के पुनः जनन (Regeneration) → काचाभ (Vetreous) में दृष्टिपटल के पार नववाहिका वर्धन (Neovascularization) का प्रसार → विदारित (Rupture) (Vitreous or retina hemorrhage) तक वाहिकाओं के विस्तारण (Dilation) → रेशामयता (Fibrosis) → आसंजन (Adhesion) जो दृष्टिपटल (रेटिना) को अलग करता है → अंधता (Blindness)।

निवारण (Prevention): चूँकि कोई उपचार नहीं है, अतः एक बार रोग जाँच (Pathology) स्थापित हो जाती है तब निवारण में शामिल होते हैं – (a) निरंतर ऑक्सीजन चिकित्सा से बचना विशेषकर कालपूर्व शिशु में 40% से अधिसान्द्रता (Concentration) में (b) धमनीय (Arterial) PO_2 दबाव को 160 mm Hg के संकटापन्न स्तर (Critic level) से नीचे रखना (सामान्य PO_2 का स्तर 100 mmHg होता है)।

पूर्वानुमान (Prognosis): उत्तरजीविता (Survival) की संभावना का सीधा संबंध जन्म भार के साथ होता है। परन्तु जन्म पर जन्मभार (Birth weight) की अपेक्षा उर्जस्विता या जीवनशक्ति (Vigor) अधिक महत्वपूर्ण होती है। 1500 gm से अधिक भार के शिशु को जीवित रहने की अधिक संभावना (95%) होती है। नवजात शिशु की गहन परिचर्या (Intensive neonatal care) से 751–1000 gm के शिशु का उत्तरजीवता दर (Survival rate) 80% तक होती है। गर्भकाल <23 सप्ताह के साथ मर्त्यता (Mortality) 97% से अधिक होती है। मृत्यु का कारण जटिलता होती है जिसका उल्लेख पहले किया जा चुका है तथा जन्मजात कुरचना का प्रभाव (Incidence of congenital malformations) भी हो सकता है।

प्रबंध (Management)

प्रबंध में निम्नलिखित को शामिल किया जाता है –

(1) कालपूर्व शिशु का निवारण (Prevention of prematurity)
(2) कालपूर्व प्रसव का प्रबंध (Management of preterm labor)
(3) जन्म के बाद कालपूर्व शिशु की परिचर्या (Care of preterm baby after birth)

(1) और (2) का उल्लेख अध्याय 21 में किया गया है।

जन्म के बाद कालपूर्व शिशु की परिचर्या (Care of Preterm Neonate)

जन्म के बाद तत्काल प्रबंध (Immediate management after birth)

(i) रज्जु (Cord) को शीघ्रता से शिकंजे (Clamp) में कसना-अतिआयतन रक्तता (Hypervolemia) तथा अतिबिलिरूबिन रक्तता (Hyperbilirubinemia) के विकास को रोकने के लिए नाभि-रज्जु को तत्काल शिकंजा में कसना है।

(ii) रक्ताधान (Blood transfusion) की आवश्यकता को ध्यान में रखकर रज्जु की लम्बाई को दीर्घ (Long) लगभग 10–12 cm, रखा जाता है।

(iii) श्लेष्मा चूषक (Mucus sucker) का उपयोग करके श्वसन-मार्ग (Air passage) को श्लेष्मा से तत्काल तथा धीरे से मुक्त तथा साफ करना चाहिए।

(iv) मुखच्छद (Mask) या नासिका-नालशलाका (Nasal catheter) से होकर शिशु के पर्याप्त ऑक्सीजनीकरण [35% सान्द्रता या कम] करना चाहिए।

(v) शिशु को एक गर्म जीवाणुहीन (Sterile) तौलिये में सिर के साथ लपेटकर (Wrapped) रखना (सामान्य तापक्रम 36.5–37.5°6F) चाहिए।
अवसामान्यज्वर और उसका परिणाम (Hypothermia and its sequelae): आक्सीक्षीणता (Hypoxia) → अल्पग्लूकोस रक्तता (Hypoglycemia) → अवायवीय चयापचय (Anaerobic metabolism) → चयापचयी अम्लरक्तता (Metabolic acidosis)।

(vi) 1 mg विटामिन K के जलीय घोल (Aqueous solution) की अंतः पेशीय सुई (Intramuscular injection) रक्तस्रावी आविर्भाव या उपस्थिति (Hemorrhagic manifestations) को रोकने के लिए दी जाती है।

गहन परिचर्या विधान (Intensive Care Protocol):
कालपूर्व शिशु कार्यात्मक रूप से अपरिपक्व या अपूर्ण (Immature) होता है तथा उसकी उत्तरजीविता (Survival) के लिए विशेष परिचर्या की आवश्यकता होती है। यह आवश्यक विशेष परिचर्या (Special care) का निर्णय निम्नलिखित द्वारा किया जाता है – (1) स्तन (Breast) से दूध चूसने और निगलने की असमर्थता (२) तापक्रम को सीमित विस्तार 96°F-99°F (35.5-37.2°C) के अंदर व्यवस्थित करने की असमर्थता, (3) श्याव-आक्रमण (Cyanotic attach) के बिना हृदय-श्वसन कार्य (Cardio-repiratory function) को नियंत्रित करने की अक्षमता।

आवश्यक विशेष परिचर्या में निम्नलिखित सिद्धान्तों (Principles) को अपनाना (या पालन करना) चाहिए – (1) अपेक्षाकृत स्थिर ताप-तटस्त स्थिति (Stable thermoneutral condition या सामान्य तापक्रम) का अनुरक्षण करना-प्रसूति-कक्ष (Delivery room) को गर्म रखना, शिशु को शुष्क (Dry) करना तथा गर्म तौलिये से लपेटना, माता के साथ त्वचा से त्वचा के स्पर्श में शिशु को रखना । (2) वर्धित अचेतन (Increased insensible) जल क्षति को प्रतिसंतुलित (Counterbalance) करने के लिए पर्याप्त आर्द्रीकरण (या नमीकरण=Humidification), (3) ऑक्सीजन चिकित्सा तथा पर्याप्त संवातन (Adequate ventilation), (4) संक्रमण को रोकना (To prevent infection) तथा (5) पोषण और पर्याप्त देखभाल को बनाये रखना।

शरीर के तापक्रम के अनुरक्षण (Maintain) करना – चूँकि कालपूर्व शिशु अत्यधिक ताप-अस्थिर (Thermolabile) होता है, अतः उसमें आसानी से उच्चज्वर (Hyperpyrexia) या निम्नज्वर (Hypothermia) विकसित हो सकता है। मलाशयी (Rectal) तापक्रम को 96°–99°F (या 35.5–37.2°C) के बीच होना चाहिए।

लघु (Smaller) शिशु को उष्मायित्र (Incubator=इन्क्यूबेटर) में रखना उत्तम होता है– जहाँ तापक्रम और आर्द्रता (Humidity या नमी) का बेहतर स्थिरीकरण (Stabilization) किया जा सकता है। विकल्पतः (Alternatively), शिशु को सुरक्षात्मक प्लास्टिक आच्छादन (Covers) के साथ विकिरण उष्मक (Radiant warmer) के अधीन व्यवस्था की जा सकती है। शिशु को नंगा (Naked) रखा जाता है। त्वचा तापक्रम को 36–37°C (96.8–98.7°F) पर न्यूनतम 50% की प्रतिवेशी आर्द्रता (Surrounding humidity) के साथ बनाये रखना चाहिए।

यदि कमरे का तापक्रम और आर्द्रता का अनुरक्षण करना संभव नहीं है तब शिशु की खाट (Cot) को गर्म रखना चाहिए। इस प्रयोजन के लिए रबर की बोतल में गर्म (परन्तु खौला नहीं) जल का उपयोग किया जा सकता है। इस पर कपड़े से ढंकना चाहिए तथा सावधानी से काग (Stopper या डाट) लगाना चाहिए। खाट के तापक्रम की जाँच करनी चाहिए तथा 85°F (29.4°C) के आसपास तापक्रम को बनाये रखना है।

श्वसन को प्रोत्साहन (Respiratory support): प्रारम्भिक श्याव (Cyanotic) अवस्था को पार (या दूर) करने के लिए उपाय किये जाते हैं जिसमें श्वसन मार्ग को साफ करना तथा ऑक्सीजन का अंतर्ग्रहण (Intake) कराना है। शिशु को ऑक्सीजन संचालन के साथ उष्मायित्र (इन्क्यूबेटर) में रखा जाता है या विकल्पतः शिशु के सिर को दीर्घकालित (Prolonged) ऑक्सीजन चिकित्सा के लिए ऑक्सीजन के शीर्ष-कोष्ठ (Head box) में रखा जाता है। कुछ नवजात शिशु (Neonates) को आरम्भ में अंतःश्वासनलीकरण (Endotracheal intubation) तथा यांत्रिक संवातन (Ventilation) की आवश्यकता हो सकती है। नियमित अंतराल (Intervals) पर रक्तगैस नमूने द्वारा संवातक (Ventilatory) स्थिति का संचालन किया जाता है। स्पंद ऑक्सीजनमापी (Pulse oximeter) द्वारा ऑक्सीजन का निरंतर निरीक्षण किया जाता है। धमनीय (Arterial) रक्तगैस का मान (Values) होना चाहिए – (i) PaO_2=55–65 mmHg, (ii) $PaCO_2$=35–45 mmHg तथा (iii) PH – 7.35–7.45, स्पंद ऑक्सीजन मापी का पठन (Reading) = 90–92% ऑक्सीजन संतृप्ति (O_2 saturation) होना चाहिए। काचाभ झिल्ली रोग (HMD = Hyaline membrane disease) में पृष्ठसक्रियन (Surfactant) प्रतिस्थापन चिकित्सा (Replacement) का सुझाव दिया जाता है (देखें अध्याय 32)।

संक्रमण (Infection): संक्रमण के मुख्य स्थल (Sites) हैं – श्वसन मार्ग या क्षेत्र (Respiratory tract), जठरांत्रीय क्षेत्र (Gastrointestinal tract), त्वचा (Skin) तथा नाभि (Umbilicus)।

श्वेताणु (Leukocytes) की अल्प (या कम) संख्या तथा भक्षकाणु (Phagocytes) की अल्प क्रियाशीलता के साथ नवजात शिशु की अपर्याप्त रक्षात्मक क्षमता के कारण शिशु संक्रमण के लिए अधिक सुभेद्य (Vulnerable या असुरक्षित) होता है। संक्रमण को रोकने या कम करने के लिए प्रत्येक सावधानी लेनी चाहिए।

झिल्ली (Membranes) के कालपूर्व विदार (Rupture) के बाद जब शिशु का जन्म होता है तब रोगरोधी (Prophylactic) प्रतिजैविक चिकित्सा (Antibiotic therapy) करनी चाहिए। सामान्य प्रतिजैविक औषध (Common antibiotics) जिसका उपयोग होता है, वह है – ऐम्पिसिलिन (Ampicillin) दैनिक 100 mg/Kg शरीर भार या ऐमिकेसिन (Amikacin) 10 mg/Kg शरीर भार / दैनिक दो विभाजित खुराकों (Doses) में अन्तःपेशीय रूप से (Intramuscularly) 5–7 दिन के लिए दिया जाता है।

पोषण (Nutrition): कालपूर्व शिशु प्रायः स्तन का चूषण करने तथा दूध निगलने में असमर्थ होता है। आंत्रीय आहार (Enteral feeding) सम्भव हो सकता है जो गर्भ का काल (Gestational age) तथा जीवन-शक्ति (Vigor) पर निर्भर करता है। शिशु को अमाशय नली द्वारा पिलाना (Gavage feeding) या आन्त्रेतर पोषण (Parenteral nutrition) की आवश्यकता हो सकती है। अल्प जन्मभार के सभी शिशुओं के लिए पोषण की पहली पसंद माता का दूध है। शिशु के तेजी से विकास में नवदुग्ध (Colostrum), अग्र दुग्ध (Foremilk), पश्च दुग्ध (Hind milk) तथा कालपूर्व दूध (Preterm milk) सहायता करता है।

प्रारम्भ (Commencement): जन्म का 1–2 घंटे के बीच आरम्भ में आहार (दूध) देने का सुझाव दिया गया है। इससे अल्प ग्लूकोस रक्तता (Hypoglycemia) का निराकरण होता है, रक्तोद (Serum) में बिलिरूबिन (Bilirubin) तथा तंत्रिकीय रोगोत्तर लक्षणों (Neurological sequelae) की कमी होती है।

अंतराल (Intervals): जन्म भार पर निर्भर आहार (दूध पिलाना) का अंतराल 1 घंटे से लेकर अति कालपूर्व शिशु (Extremely prematurity) में 3 घंटे तक होता है जो 36 सप्ताह के बाद जन्म लेता है।

विधि (Methods): प्रयुक्त (Used) विधि शिशु का आकार और जीवन-शक्ति (Vigor) तथा चूसने और निगलने की क्षमता पर निर्भर करती है। इस प्रकार जबकि अपेक्षाकृत दीर्घ (Bigger) शिशु तथा जीवन-शक्ति के साथ शिशु को आरम्भ से ही स्तनपान (Breastfeeding) कराया जा सकता है, लघु (Smaller) शिशु को निम्नलिखित विधियों की किसी एक विधि द्वारा आहार देना चाहिए –

(i) नली (Tube or Gavage)
(ii) अंतः शिरीय (Intravenous)
(iii) पिपेट या नल्लिका (Pipette), विन्दुपाती या ड्रॉपर (Dropper), चम्मच (Spoon) तथा कटोरी (Katori), तथा
(iv) बोतल (Bottle)

सामान्य दिशा-निर्देश (General guidelines): शिशु का भार <1200 gm या <30 सप्ताह को अंतःशिरीय द्रव से आरम्भ करना चाहिए तथा 1–3 दिन बाद क्रमिक रूप से नली द्वारा दूध देना चाहिए तथा 2–4 सप्ताह बाद चम्मच से दूध पिलाना चाहिए तथा कुछ दिनों बाद स्तनपान कराना है। 1200–1800 gm भार या 30–34 सप्ताह के शिशु को आरम्भ में नली से आहार देना चाहिए और क्रमशः चम्मच द्वारा और उसके बाद स्तनपान कराना चाहिए। 1800 gm से अधिक भार (या >34 सप्ताह) के शिशु को स्तनपान कराने में (आरम्भ में) सामान्यतः कोई कठिनाई नहीं होती है।

(i) नली या गैवेज (Tube or gavage): लगभग 0.5 mm आंतरिक व्यास (Internal diameter) की एक पतली नली का उपयोग होता है। इस नली को नासिका (Nose) से होकर नीचे ग्रसिका (Esophagus) में ले जाया जाता है। स्तन से निचोड़े गये दूध का अल्प आयतन से आरम्भ किया जाता है तथा क्रमिकरूप से उसे बढ़ाया जाता है। इसे निरंतर लगभग 7 दिन के लिए सुरक्षित रूप से दिया जा सकता है। द्रव का परिकलित (Calculated) आयतन सिरिंज (Syringe) की सुई से गुरूत्वाकर्षण (Gravitation) द्वारा या दबाव द्वारा दिया जाता है।

(ii) अंतः शिरीय द्रव चिकित्सा (Intravenous fluid therapy): उष्मायित्र (Incubator) में या विकिरणी उष्मक (Radiant heater) के अधीन शिशु को वर्धित (Increased) द्रव की आवश्यकता होती है जिससे कि वर्धित अचेतन जल क्षति का प्रतिसंतुलन (Counterbalance) किया जा सके।

(iii) पिपेट, ड्रापर, कटोरी और चम्मच-इसका तभी उपयोग होता है जब शिशु चूषण करने में विफल होता है परन्तु दूध का निगरण (Swallow) कर सकता है।

(iv) बोतल (Bottle): जब शिशु स्तन से दूध पीने में सफल नहीं होता है, परन्तु चूसने और निगलने में समर्थ होता है तब बोतल का उपयोग दूध पिलाने में किया जाता है।

शिशु की द्रव आवश्यकता प्रथम दिन में 60–80 ml/kg/day डेक्स्ट्रोस जल (Dextrose water) होती है तथा उसे बाद 15 ml/kg/day तक की वृद्धि की जाती है। यदि प्रकाश-चिकित्सा (Phototherapy) होती है तो द्रव की और अधिक आवश्यकता होती है। शरीर का भार, मूत्र-त्याग, इसका विशिष्ट गुरूत्व (Specific gravity), रक्तोद-सोडियम (Serum sodium) के मापन द्वारा द्रव का परिवीक्षण (Monitor) किया जाता है।

अवस्थिति (Position): जब शिशु को खाट (Cot) पर दूध पिलाया जाता है तो उसे एक किनारे पर स्थित किया जाता है तथा प्रत्यावहन (Regurgitation = उगलना) को रोकने के लिए सिर को थोड़ा उठा हुआ रखा जाता है।

आहार का स्वरूप (Nature of the food): स्तन से निचोड़ा गया दूध सर्वोत्तम होता है। यदि यह उपलब्ध नहीं है तथा गौ (Cow) का तनुकृत (Diluted) दूध (आधा दूध और आधे पानी का अनुपात अर्थात् 1:1) प्रथम महीने में तथा 2:1 (दो भाग दूध और एक भाग पानी) के अनुपात में द्वितीय महीने में दिया जाता है। प्रथम 10 दिन में 50 ml तनुकृत दूध में एक छोटा चम्मच (One teaspoonful) शर्करा (Glucose) मिलायी जाती है। उसके बाद 100 ml दूध में एक छोटा चम्मच शर्करा (या ग्लूकोज) मिलायी जाती है। विकल्पतः (Alternatively) ग्लूकोस के साथ आधाक्रीम चूर्ण दूग्ध का उपयोग पूर्ण सामर्थ्य (Strength) के साथ किया जा सकता है।

कैलोरी की आवश्यकता (Calorie requirement): यह विरोधाभास (Paradox) है कि पूर्णविकसित (Matured) शिशु की अपेक्षा अल्पविकसित (Prematured) शिशु में अधिक कैलोरी की आवश्यकता होती है। 7वें (7th) दिन पर 60 कैलोरी / किलो / दिन कैलोरी के अंतर्ग्रहण (Intake) को क्रमिक रूप से (Gradually) बढ़ाकर 14वें दिन पर 100 कैलोरी तथा 21वें दिन पर लगभग 120–150 कैलोरी तक करना है।

आहार (दूध) का आयतन (Food volume): कैलोरी आवश्यकता की पूर्ति के लिए धीरे-धीरे तथा क्रमिक रूप से दूध के आयतन को बढ़ाना है जब तक कि शिशु 200 ml/Kg body weight/day दूध का ग्रहण नहीं करता है। इसकी उपलब्धि की अपेक्षा 2 सप्ताह में होती है। उदर की अल्पधारिता (Small stomach capacity), दुर्बल हृदय अवरोधिनी (Weak cardiac sphincter) तथा अल्पकास प्रतिवर्त (Poor cough reflex) के कारण आहार

को अल्प होना चाहिए तथा कम अंतरालों (Shorter intervals) पर देना चाहिए। इस प्रकार आरम्भ में अधिक कम आयतन का दूध (या आहार) की आवश्यकता होती है।

अतिरिक्त पूरक (Additional supplements): सभी कालपूर्व शिशुओं को विटामिन तथा खनिजों (Mineral) का अतिरिक्त पूरक देना चाहिए जिसका आरम्भ जन्म के दो सप्ताह बाद करना चाहिए। दैनिक आवश्यकता में विटामिन A की 25000 IU, विटामिन D की 600 IU, विटामिन C के 50 mg तथा फोलिक अम्ल (Folic acid) के 65 mg तथा विटामिन B1 के 0.5 mg होते हैं। कैल्सियम और फॉस्फेट का पूरण (Supplementation) की भी आवश्यक होती है। द्वितीय या तृतीय सप्ताह में लौह (Iron) का पूरक भी देना चाहिए। लौह तत्व युक्त (1–2 mg/kg/day) की एक द्रव निर्मिति (Liquid preparation) दो विभाजित खुराकों (Doses) में देना चाहिए। कुछ चयनित रोगियों (Selected cases) में संक्रमण (Infection) को रोकने के लिए अंतशिरीय (Intravenous) गामाग्लोबुलिन चिकित्सा (Gammaglobulin therapy) (400 mg/kg/dose) की जा सकती है। अत्यल्प (Very low) जन्मभार (>1200 gm) के शिशु को ऐमीनोअम्ल (Amino acids), डेक्सट्रोस (Dextrose) और बहुविटामिन (Multivitamins) के साथ वसा (Lipids) के साथ आन्त्रेतर (Parental) पोषण दिया जाता है।

पर्याप्त संरक्षण परिचर्या (Adequate nursing care): कालपूर्व शिशु के लिए सर्वाधिक महत्वपूर्ण एकल कारक (Single factor) है – संरक्षण (या पोषण या उपचर्या = Nursing) का उच्च स्तर (High standard)। इसके लिए एक प्रशिक्षित धात्री (Nurse) द्वारा दो या तीन शिशुओं की देखभाल उचितरूप से की जा सकती है। – (1) दैनिक दो बार तापक्रम का मापन करना चाहिए तथा शिशु का अति या अल्पजलयोजन (Over or under-hydration) जानने के लिए उसका दैनिक भार लिया जाता है। (2) निरंतर पर्यवेक्षण (Supervision) विशेषकर संकटकालीन (Crucial) प्रथम 48 घंटे में अनिवार्य होता है। (3) माता को शिशु-सदन (Nursery) में शिशु के पास जाने की अनुमति देनी चाहिए। (4) माता को शिशु की सामान्य देखभाल करने की शिक्षा देनी चाहिए तथा क्षेत्रिका (Areola) और चूचुक (Nipple) पर दबाव डालकर हाथ से दूध निचोड़ने का शिक्षण देना चाहिए। अनेक में बुद्धिमान अवलोकन (Intelligent observation), अपसामान्यता (Abnormality) की तत्काल पहचान तथा दोष को सुधारने के लिए उचित उपायों से जीवन की रक्षा की जा सकती है।

प्रगति के अनुकूल चिन्ह (Favorable signs of progress):
(1) त्वचा (Skin) का रंग हमेशा गुलाबी (Pink) बना रहता है। (2) निर्विघ्न (Smooth) और नियमित श्वसन (Breathing) (3) वर्धमान उर्जस्विता या जीवन-शक्ति (Increasing vigor) जिसका संकेत (a) हाथ-पैर (Limbs) की गतिशीलता तथा (b) चिल्लाना (Cry) से मिलता है। (4) भार में क्रमिक वृद्धि। प्रथम 5–7 दिन के लिए शिशु के भार में दैनिक 1–2% की कमी होती है। उसके बाद जन्मभार में दैनिक वृद्धि 1–1.5% होती है। 10–14 दिन तक शिशु जन्मभार पुनः प्राप्त कर लेता है।

चिकित्सालय से कब मुक्त करना है? (When to discharge?)
कालपूर्व शिशु को तभी मुक्त किया जाता है जब (1) वह पर्याप्त भार अर्जित कर लेता है, (2) पर्याप्त जीवन-क्षमता प्राप्त कर लेता है तथा (3) स्तन के सफलतापूर्वक चूषण (Sucking) में समर्थ हो जाता है।

मुक्त होने पर सलाह (Advices on discharge): यदि सम्भव हो तब घर पर लोक स्वास्थ्य परिचारिका (Public health nurses) या स्वास्थ्य पर्यवेक्षक (Health visitors) द्वारा पर्यवेक्षण (या देखभाल) निरंतर रखना है। मुक्त होने पर निम्नलिखित सलाह दी जाती है –

(1) दूध पिलाने की समय-सारणी (Feeding schedule) के बारे में सलाह
(2) उपयुक्त बहुविटामिन (Multivitamin) तथा मुखीय लौह निर्मिति (Oral iron preparation) का निर्धारण जैसा कि पहले उल्लेख किया जा चुका है।
(3) बाद की जाँच, प्रतिरक्षण (Immunization) तथा मार्गदर्शन (Guidance) के लिए शिशु कल्याण केन्द्र (Child welfare clinic) में उपस्थित होना।

अंतः गर्भाशयी वर्धन अवरोध (IUGR) (Intrauterine Growth Restriction)

इसे प्रसूति-विज्ञान (Obstetrics) में विभिन्न नामावली (Nomenclature) दी गयी है – (i) Intrauterine growth retardation (IUGR) = अंतःगर्भाशयी विकास मंदन (ii) Dysmaturity = दुर्विकास (iii) Small for date = गर्भकाल के लिए लघु तथा (iv) Chronic placental insufficiency = दीर्घकालिक अपरा अपर्याप्तता।

परिभाषा (Definition): जब शिशु का जन्मभार उसके गर्भकाल (Gestational age) के अनुसार औसत के दसवें शतांश (10th percentile) से कम होता है तो इस अवस्था को अन्तःगर्भाशयी वर्धन अवरोध (या मंदन) कहते हैं। यह कालपूर्व (Preterm), पूर्णगर्भकाल (Term) तथा पूर्णगर्भकालोत्तर (Post-term) के शिशुओं में पाया जा राकता है।

प्रभाव (Incidence): अल्प जन्मभार के शिशुओं की लगभग एक-तिहाई संख्या (33%) में दुर्विकसन (Dysmaturity) होता है। विकसित देशों में कुल प्रभाव (या विस्तार) 2–8% होता है। पूर्णगर्भावधि (Term) के शिशुओं में प्रभाव लगभग 5% तथा पूर्णगर्भकालोत्तर (Post-term) शिशुओं में प्रभाव लगभग 15% होता है।

गर्भकाल के लिए लघु (SGA = Small for gestational age) तथा IGUR का अधिक प्रायः समान अर्थ में उपयोग होता हैं यद्यपि कुछ मात्रा में अंशछादन (Overlapping) होता है। SGA भ्रूण का वर्धन अनिवार्यरूप से मंदित नहीं होता है। शिशु का शरीर-गठन (Constitution) लघु हो सकता है। ये नवजात शिशु अधिक खतरे पर नहीं होते हैं। इस प्रकार वर्धन (Growth) के रोगात्मक रोध (Pathological cessation) के विलम्बित प्रारम्भ (Late onset) से IUGR के विशिष्ट रूप (Features) के साथ एक शिशु उत्पन्न हो सकता है। इस समूह में वर्धित (Increased) पेरिनैटल (Perinatal) मर्त्यता और रूग्नता (Mortality and morbidity) होती है। सामान्य भ्रूणीय वर्धन (Fetal growth) में कोशिकीय अतिवृद्धि (Cellular hyperplasia) होती है जिसके बाद कोशिका की संख्या (Hyperplasia) और आकार (Hypertrophy) में वृद्धि होती है तथा अंत में केवल कोशिका आकार (Hypertrophy) में वृद्धि होती है। भ्रूणीय भार का अधिकांश अर्जन (Gain) [66%] गर्भावस्था के 24वें सप्ताह के बाद होता है।

प्रकार (types): नैदानिक (Clinical) मूल्यांकन तथा अतिस्वन (Ultrasound) जाँच पर आधारित लघु भ्रूण का वर्गीकरण इस प्रकार होता है –

(1) लघु और स्वस्थ भ्रूण (Small and healthy fetuses): गर्भकाल के लिए दसवाँ शतमक (10th percentile या दस प्रतिशत) से कम जन्म भार होता है। उसमें सामान्य भार सूचक (Ponderal index), सामान्य अधोत्वचीय वसा (Subcutaneous fat) तथा प्रायः शांत नवप्रसव प्रक्रिया (Uneventful neonatal course) होती है।

(2) वर्धन अवरूद्ध भ्रूण (Growth restricted fetuses) या सीमित वर्धन का भ्रूण-रोगात्मक प्रक्रिया द्वारा भ्रूण का विकास सीमित हो जाता है (True IUGR)। सिर (Head), उदर (Abdomen) और उर्वस्थि (Femur) का सापेक्ष (Relative) आकार पर निर्भर भ्रूण को (a) सममित (Symmetrical) या प्रकार I तथा (b) असममित (Asymmetrical) या प्रकार II में वर्गीकृत किया जाता है।

सममित भ्रूण (Symmetrical fetuses) (20%): कोशिकीय अतिवृद्धि (Cellular hyperplasia) की अवस्था (Phase) में बहुत आरम्भ में ही भ्रूण क्षतिकारी (Noxious) प्रभाव से प्रभावित होता है। कोशिका की कुल संख्या कम होती है। वर्धन मंदन का यह प्रकार अधिक प्रायः संरचनात्मक या गुणसूत्रीय अपसामान्यता (Structural or chromosomal abnormalities) या जन्मजात संक्रमण (Congenital infection) [TORCH] के कारण होता है। भ्रूण में रोगात्मक प्रक्रिया आंतरिक (Intrinsic) होती है जिसमें सभी अंग (सिर भी) शामिल होते हैं।

असममित भ्रूण (Asymmetrical fetuses) (80%): कोशिकीय अतिवृद्धि की अवस्था में बाद के महीनों में भ्रूण प्रभावित होता है। कोशिका की कुल संख्या समान रहती है परन्तु उसका आकार सामान्य (Normal) की अपेक्षा छोटा होता है। रोगात्मक प्रक्रिया जो अधिक प्रायः असममित वर्धन मंदन का कारण बनती है वह मातृक (Maternal) रोग होता है तथा भ्रूण के लिए बाहरी (Extrinsic) होता है। ये रोग गर्भाशय-अपरा (Utero-placental) रक्त प्रवाह को कम करके या ऑक्सीजन और पोषक स्थानान्तर को सीमित करके या अपरा के आकार को छोटा करके भ्रूणीय आकार को परिवर्तित करते हैं।

कारणता (Etiology): भ्रूणीय विकासमंदन के कारणों को चार समूहों (Groups) में वर्गीकृत (Divided) किया जाता है –

(1) मातृक (Maternal)
(2) भ्रूणीय (Fetal)
(3) अपरा संबंधी (Placental)
(4) अज्ञात (Unknown)

मातृक (Maternal):

(i) **शरीर-गठनात्मक (Constitutional):** लघु शिशुओं के साथ लघु महिला (Small women), मातृक जननिक (Genetic) तथा प्रजातीय (Racial) पृष्ठभूमि (Backgound) का संबंध होता है।

(ii) **गर्भावस्था के पहले और के दौरान मातृक पोषण (Maternal nutrition before and during pregnancy):** भ्रूणीय विकास के लिए संकटापन्न कार्व्यद्रव्य (Critical substrate) जैसे – ग्लूकोज (Glucose), ऐमीनोअम्ल (Amino acids) तथा ऑक्सीजन (O_2) की आवश्यकता होती है जो गर्भावस्था में अपर्याप्त होते हैं। अल्पपोषण (Undernutrition) के साथ महिलाओं में IUGR का यह एक महत्वपूर्ण कारण होता है।

सारणी (Table) 31.1: सममित और असममित भ्रूणों के अंतःगर्भाशयी विकासमंदन के लक्षण
(Features of symmetrical and asymmetrical intrauterine growth retardation fetuses)

सममित (Symmetrical)	असममित (Asymmetrical)
एक समान लघु (Uniformly small)	उदर (Abdomen) से बड़ा सिर (Head)
तौलनीय सूचक (Ponderal index): जन्मभार/शिखर-एड़ी लम्बाई[3] (Birth weight/crown-heel length[3]) – सामान्य (Normal)	निम्न (Low)
सिर की परिधि/उदर की परिधि (HC/AC) उर्वस्थि की लम्बाई/उदर की लम्बाई (FL/AC) का अनुपात (Ratio) – सामान्य (Normal)	उन्नत (Elevated)
कारणता (Etiology): आनुवंशिक रोग या संक्रमण (Genetic disease or infection) – भ्रूण के लिए आंतरिक (Intrinsic to fetal)	दीर्घकालिक अपरा अपर्याप्तता (Chronic placental insufficiency) – भ्रूण के लिए बाह्य (Extrinsic to fetus)
कोशिका की कुल संख्या (Total number of cells) – कम (Less)	सामान्य (Normal) संख्या
कोशिका का आकार (Size of cell) – सामान्य	लघु (Smaller) आकार
नवप्रसव प्रक्रिया (Neonatal course) – अल्प पूर्वानुमान (Poor prognosis) के साथ जटिल (Complicated)	प्रायः अजटिल (Uncomplicated) तथा पर्याप्त पूर्वानुमान (Good prognosis)

(iii) **मातृक रोग (Maternal diseases):** रक्तक्षीणता (Anemia), उच्चरक्तचाप (Hypertension), घनास्त्रप्रेमी (Thrombophilia), हृदय रोग (Heart disease), दीर्घकालिक वृक्क रोग (Chronic renal disease), कोलैजन वाहिका रोग (Collagen vascular disease) महत्वपूर्ण कारण होते हैं।

(iv) **जीवविष (Toxins):** ऐल्कोहॉल या शराब या मद्य (Alcohol), धूम्रपान (Smoking), कोकेन (Cocaine=$C_{17}H_{21}NO_4$), अहिफेनक या हेरोइन [Heroin=$C_{17}H_{17}(OC_2H_3O)_2$], स्वापक या ड्रग (Drugs = संवेदन मंदक)।

भ्रूणीय (Fetal): मातृक रक्त में पर्याप्त कार्यद्रव्य (Substrate) होता है जो अपरा (Placenta) को पार करके भ्रूण में भी प्रवेश करता है। परन्तु भ्रूण द्वारा इसका उपयोग नहीं किया जाता है। उपयोग नहीं करने की विफलता के कारण हैं – (1) संरचनात्मक असंगति (Structural anomalies): हृदय-वाहिका (Cardiovascular), वृक्कीय (Renal) या अन्य (Others) (2) गुणसूत्रीय अपसामान्यता (Chromosomal abnormality) का संबंध विकास मंदित (Growth retarded) शिशुओं के 8–12% के साथ होता है। सामान्य अपसामान्यताएँ हैं – त्रिगुणितता (Triploidy) तथा अद्विगुणिता (Aneuploidy)। त्रिगुणसूत्रण (Trisomies) (13, 18 तथा 21) तथा टर्नर संलक्षण (Turner's syndrome) का समान्यतः अवलोकन किया जाता है। (3) संक्रमण (Infection) TORCH कर्मक (Agents) [TO=Toxoplasmosis = टॉक्सोप्लाज्मोसिस R=Rubela=रूबेला, C=Cytomegalovirus = साइटोमेगैलोवाइरस, H=Herpes simplex (Herpes simplex)] तथा मलेरिया (Malaria) (4) बहुल गर्भावस्था (Multiple pregnancy): भ्रूण के विकास में यांत्रिक अवरोधन (Mechnical hindrance) होता है तथा भ्रूणों (Fetuses) की अत्यधिक आवश्यकता होती है।

अपरा संबंधी (Placental): दीर्घकाल के लिए अपरा-स्थल से गर्भाशय (Uterine) में अल्प रक्तप्रवाह के कारण IUGR होता है। इसमें कार्यद्रव्य (Substrate) के अल्प हस्तांतरण के साथ दीर्घकालिक अपरा अपर्याप्तता होती है। अपरा रोग में होते हैं – अपरा का भ्रंश (Placenta previa), अवखण्डित अपरा (Placenta abruption), परिभित्तिक अपरा (Placenta circumvallete), अपरा का रोधगलन (Placenta infarction) तथा कबुरित अपरा (Placenta mosaicism)।

अज्ञात (Unknown): 40% रोगियों (Cases) में कारण अज्ञात बना रहता है। रोगक्रियाविज्ञान (Pathophysiology): माता में पोषक की अल्प उपलब्धता या माता से भ्रूण (Fetus) में कम स्थानान्तरण के कारण गर्भकाल के लिए लघु (Small) शिशु में मूलभूत रोग होता है। भ्रूण द्वारा पोषक के कम उपयोग के कारण भी रोग (IUGR) हो सकता है। मस्तिष्क (Brain) की कोशिका का आकार (Asymmetric SGA) तथा कोशिका की संख्या (Cell numbers) (Symmetric – SGA) में भी कमी होती है। यकृत (Liver) में लैक्टोजेन की मात्रा भी कम होती है। अल्प उल्वीद्रव (Oligohydramnios) होता है क्योंकि वृक्कीय (Renal) तथा फुफ्फुसीय (Pulmonary) योगदान के कम होने से उल्वीद्रव कम होता है। SGA भ्रूण भी अंतः गर्भाशयी ऑक्सीक्षीणता (Intrauterine hypoxia) तथा अम्लरक्तता (Acidosis) के खतरे पर होता है जो यदि गम्भीर (Severe) होती है, तो गर्भाशय में भ्रूण की मृत्यु भी हो सकती है।

निदान (Diagnosis): वर्धन (या विकास) बाधित भ्रूण (Growth restricted fetus) की पहचान करने में नैदानिक (Clinical) और जीव भौतिक (Biophysical) विधियों में पर्याप्त प्रगति हुई है।

नैदानिक (Clinical):

(1) नैदानिक स्पर्शन (Clinical palpation): जाँच के लिए गर्भाशय के स्पर्शन के लिए बुध्नीय ऊँचाई (Fundal height), उल्व आयतन (Liquor volume) तथा भ्रूणीय पिण्ड (Fetal height) का उपयोग किया जा सकता है।

(2) संधानक बुध्नीय ऊँचाई (SFH = Symphysis fundal height): इसका मापन सेन्टीमीटर (cm) में होता है जो 24 सप्ताह के बाद गर्भकाल के साथ घनिष्ठ रूप से संबंधित होती है। 4 cm या अधिक की कमी से वर्धन के मंदन के संकेत मिलता है। यह एक पर्याप्त रूप से संवेदी प्राचल (Parameter) है (30–80%) तथा क्रमिक (Serial) मापन महत्वपूर्ण होता है।

(3) मातृक भार-अर्जन (Maternal weight gain): यह स्थिर बना रहता है या कभी-कभी गर्भावस्था के द्वितीय अर्घकाल में कम होता है।

(4) उदरीय परिधि का मापन (Measurement of the abdominal girth): इसमें स्थिरता या कभी-कभी कमी का प्रदर्शन होता है।

जीवभौतिक (Biophysical): प्रथम जाँच से गर्भकाल (Gestational age) के नैदानिक मूल्यांकन की पुष्टि (Confirm) होनी चाहिए। अतिस्वन चित्रण (Ultrasonography) न केवल वर्धन मंदन का निदान करने में उपयोगी होता है बल्कि सममित या असममित भ्रूण (Symmetrical or asymmetrical fetus) की पहचान करने में भी उपयोगी होता है। अतिस्वन चित्र में सामान्यतः जिन पूर्वानुमानी मूल्यों का उपयोग होता है, वे हैं –

(1) सिर की परिधि (HC) तथा उदरीय परिधि (AC) का अनुपात (Ratio of head circumference and abdominal circumference, HC/AC): सामान्य वर्धमान (Normal growing) भ्रूण में HC/AC अनुपात 32 सप्ताह के पहले 1.0 से अधिक होता है। 32 से 34 सप्ताह के बीच यह अनुपात लगभग 1.0 होता है। 34 सप्ताह के बाद इस अनुपात में कमी होती है यदि असममित IUGR द्वारा भ्रूण प्रभावित होता है, HC अधिक वृहत (Larger) बना रहता है। उसके बाद HC/AC में वृद्धि होती है। सममित IUGR में दोनों–HC तथा AC, कम होता है परन्तु HC/AC अनुपात सामान्य बना रहता है। HC/AC का उपयोग करके IUGR भ्रूणों के 80% की पहचान होती है। IUGR की पहचान करने के लिए AC एकल सर्वाधिक संवेदी प्राचल (या पैरामीटर) है। भ्रूणीय वर्धन अवरोध (Growth restriction) के लिए AC का क्रमिक मापन तथा भ्रूणीय भार का मूल्यांकन अधिक नैदानिक (Diagnostic) होता है।

(2) उर्वस्थि (उरू या जाँघ की अस्थि) की लम्बाई (FL = Length of the femur)**:** असममित IUGR में यह प्रभावित नहीं होती है। FL/AC अनुपात 21 सप्ताह से लेकर पूर्णगर्भावधि (Term) तक सभी गर्भावधि में 22 होता है। FL/AC अनुपात यदि 23.5 से अधिक होता है तब यह IUGR का संकेत देता है।

(3) उल्वीद्रव आयतन (Amniotic fluid volume)**:** न्यूनीकृत (Reduced) उल्वी द्रव आयतन का प्रायः संबंध असममित IUGR के साथ होता है। उल्वीद्रव की एक उदग्र थैली (Vertical bag) जब 2 cm से कम

होती है तो यह IUGR का संकेत होता है। चार चतुर्थांश प्रविधि (Four quadrant technique) में गर्भाशय (Uterus) के चार चतुर्थांश के प्रत्येक में पाये गये द्रव की वृहतम (Largest) थैलियों का उदग्र ब्यास (Diameter) का मापन होता है (देखें चित्र 3.12)। परिणामों का योग (Sum of the results) को उल्वीद्रव सूचक (AFI = Amniotic fluid index) कहा जाता है। जब AFI का मान (Value) 5 और 25 के बीच होता है तब इसे सामान्य (Normal) कहा जाता है तथा जब AFI<5 (5 से कम) होता है तो यह अल्पउल्वीद्रव (Oligohydramnios) को सूचित करता है।

(4) डॉप्लर वेगमिति (Doppler velocimetry): गर्भाशयी धमनी (Uterine artery) का वर्धित (Elevated) S/D अनुपात [S= Systolic = प्रकुंचक, D=Diastolic = अनशिथिलक] (>2.6) तथा/या अनुशिथिलक खाँच (Diastolic notch) की उपस्थिति का संबंध IUGR तथा अंतःगर्भाशयी (Intrauterine) भ्रूणीय मृत्यु (Fetal death) के साथ होता है।

गर्भाशय धमनी में अनुशिथिलक खाँच की उपस्थिति से गर्भाशय शुंडाकार धमनी (Spiral arteries) में अपरा के बीजपोषक (Trophoblasts) के अपूर्ण आक्रमण (Invasion) का संकेत मिलता है। यह प्राक गर्भाक्षेपक (Pre-eclampsia) के संभावित विकास की भी भविष्यवाणी करता है। सामान्यतः अनुशिथिलक प्रवाह में वृद्धि होती है जब गर्भावस्था में प्रगति होती है।

नाभि-धमनी (Umbilical artery) में न्यूनीकृत (Reduced) या अनुपस्थित या उल्टे अनुशिथिलक (Diastolic) प्रवाह से भ्रूणीय संकट या अल्प पेरिनैटल (Poor perinatal) परिणाम का संकेत मिलता है।

(5) अतिस्वन चित्र के (Sonographic) मूल्यांकन द्वारा भ्रूणीय संरचनात्मक अपसामान्यताओं (Fetal structural abnormalities) को निषिद्ध (Exclude) करना।

(6) भार सूचक (PI=Ponderal index): भ्रूणीय (Fetal) PI द्वारा भ्रूण के क्षय (Wasting) की मात्रा का निर्धारण होता है। इसका मूल्यांकन शिखर-एड़ी लम्बाई (Crown-heel length) की तृतीय घात (Third power) (3) द्वारा भ्रूणीय भार (Weight, w) के विभाजन से किया जाता है अर्थात् $PI = \frac{w}{l^3}$ । दसवाँ शतमक (10th percentile) के नीचे PI को IUGR के रूप में लिया जाता है। भ्रूणीय अतिस्वन चित्रण द्वारा PI का मूल्यांकन किया गया है। भ्रूण की आननी वसा (Facial fat) भंडार में कमी का संबंध IUGR के साथ होता है।

निदान की सहायता के लिए जीव-रासायनिक चिन्हक (Biochemical markers) का भी उपयोग किया गया है। IUGR भ्रूण (Fetuses) में रज्जु रक्त (Cord blood) में एरिथ्रोपोईटिन (Erythropoietin) की मात्रा (Level) अधिक होती है। यह ध्यान में रखना चाहिए कि अतिस्वन चित्रण (Sonography) के उपयोग द्वारा भ्रूणीय वर्धन अवरोध (Growth restriction) के सही पूर्वानुमान की उपलब्धि अभी तक नहीं हो पायी है। तथापि (However), ऋणात्मक भविष्यवाची मूल्य (Negative predictive value) का उच्चदर (High rate) से परीक्षण का महत्व सिद्ध होता है।

जन्म पर शारीरिक रूप (Physical Features at Birth):

(1) **भार में कमी (Weight deficit):** जन्म के समय शिशु का भार शतमक मानक (Percentile standard) में न्यूनतम से लगभग 600 gm कम होता है। प्रत्येक चिकित्सालय में अपना जन्मभार-गर्भकाल का चार्ट (Birth weight gestational age chart) होना चाहिए।

(2) लम्बाई (Length): यह अप्रभावित (Unaffected) होती है।

(3) सिर की परिधि (Head circumference) असममित (Asymmetric) प्रकार में अपेक्षाकृत शरीर (Body) से वृहतर (Larger) होती है।

(4) शारीरिक लक्षण (Physical features) में अल्प अघोत्वचीय वसा (Less subcutaneous fat) के कारण शुष्क और झुर्रीदार (Wrinkled) त्वचा (Skin), नौकाकार उदर (Staphoid abdomen), पतली नवविष्ठा (Thin meconium) जो चर्बीदार परत (Vernix caseosa) से आच्छादित होती है तथा पतली नाभि रज्जु (thin umbilical cord) का अवलोकन किया जाता है। ये सभी मिलकर शिशु को एक बुढ़ापे का रूप (Old man look) प्रदान करते हैं। कर्णपालि (Pinna of ear) में उपास्थिमय कंटक (Cartilaginous ridges) होते हैं। पादतल-चुन्नट (Plantar creases) सुस्पष्ट होते हैं। देखें चित्र 31.3।

(5) शिशु सजग (Alert), सक्रिय (Active) तथा उसमें सामान्य रूदन (Normal cry) होता है। उसके नेत्र खुले होते हैं। (Eyes are open)।

(6) प्रतिवर्त (Reflexes) सामान्य होते हैं जिरागें चालक प्रतिवर्त (Motor reflex) भी शामिल होता है।

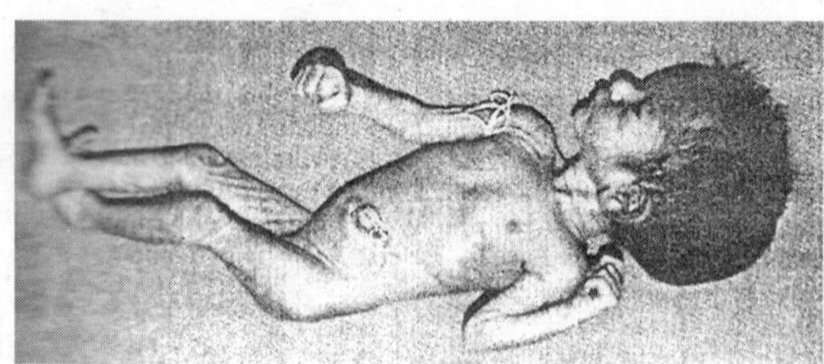

चित्र (Fig.) 31.3: दीर्घकालिक उच्च रक्तचाप (Chronic hypertension) के साथ जटिल गर्भावस्था जिसका 38 सप्ताह पर शल्यक्रिया द्वारा प्रसव (CS = Cesarean section) कराया गया है। असममित अंतःगर्भाशयी विकास मंदन (Asymmetric IUGR के रूपों (या लक्षण = Features) के साथ शिशु का भार 1.9 Kg है)। शारीरिक लक्षण (Physical features) जैसे-झुर्रीदार त्वचा (Wrinkled skin), नौकाकार उदर (Scaphoid abdomen) से शिशु का रूप एक बूढ़े के समान प्रतीत होता है।

जटिलताएँ (Complications):

भ्रूणीय (Fetal): (a) जन्मपूर्व (Antenatal): दीर्घकालिक भ्रूणीय संकट या खतरा (Chronic fetal distress), भ्रूणीय मृत्यु (Fetal death) (b) जन्मावधिक (Intranatal): ऑक्सीक्षीणता (Hypoxia) तथा अम्लरक्तता (Acidosis) (c) जन्मोत्तर (After birth):– तत्काल (Immediate):- (i) श्वास-अवरोध (Asphyxia) (Intrauterine = अंतःगर्भाशयी तथा Neonatal = नवजात शिशु में) तथा श्वसन कष्ट संलक्षण (RDS = Respiratory distress syndrome) (ii) दीर्घकालिक ऑक्सीक्षीणता के फलस्वरूप यकृत (Liver) में ग्लाइकोजेन भण्डार (Glycogen reserve) की कमी के कारण अल्पग्लूकोज

रक्तता (Hypoglycemia) (iii) नवविष्ठा श्वसन संलक्षण (Meconium aspiration syndrome) (iv) सूक्ष्मस्कंदन (Microcoagulation) जो जीवन के प्रथम दिन में विसरित अंतःवाहिका-स्कंदन (DIC = Disseminated intravascular coagulation) की ओर अग्रसर होता है। (v) अल्पसामान्य ज्वर (Hypothermia) (vi) फुफ्फुसीय रक्तस्राव (Pulmonary hemorrhage) (vii) बहुलोहिताणु रक्तता (Polycythemia) (viii) अतिविस्कासिता या अतिलसीलापन संलक्षण (Hyperviscosity syndrome) (ix) न्यूनीकृत (Reduced) आंत्रीय (Intestinal) रक्तप्रवाह के कारण क्षयकारी लघ्वांत्र-वृहदांत्र शोथ (Necrotizing enterocolitis) (x) अंतः निलयी रक्तस्राव (IVH = Intraventricular hemorrhage)।

विलंबित (Late): जन्म के बाद सममित (Symmetrical) विकास मंदित शिशु का वर्धन धीरे-धीरे होता है जबकि असममित (Asymmetrical) शिशु का प्रारंभिक (Early) शैशवकाल (Infancy) में वर्धन तेजी से होता है। जिस शिशु के वर्धन का मंदन (Retardation of growth) तृतीय त्रिमास (3rd trimester) के पहले होता है उसके शैशव काल में मंदित तंत्रिकीय (Neurological) तथा बौद्धिक (Intellectual) विकास की संभावना होती है। सबसे खराब पूर्वानुमान (Worst prognosis) IUGR के लिए होता है जो जन्मजात संक्रमण (Congenital infection), जन्मजात अपसामान्यता (Abnormalities) तथा गुणसूत्रीय दोष (Chromosomal defects) के कारण होता है। हाल में (Recently) IUGR तथा वयस्कावस्था में हृदय-वाहिका रोग (Cardiovascular disease), प्रकार–2 मधुमेह (Type 2 diabetes) तथा अतिवसारक्तता (Hyperlipidemia) के बीच संबंध का अवलोकन किया गया है।

मातृक (Maternal): वर्धन मंदन अनिवार्यतः माता को किसी प्रकार की हानि नहीं पहुँचाता है। परन्तु अघोस्थित (Underlying) रोग प्रक्रिया जैसे– प्राक्-गर्भाक्षेपक (Pre-eclampsia), हृदय रोग (Heart disease) तथा कुपोषण (Malnutrition) का खतरा हो सकता है। दुर्भाग्य से विकास मंदित शिशु के साथ एक स्त्री में दूसरे शिशु का यह खतरा दोगुना अधिक होता है।

मर्त्यता (Mortality) या मृत्युदर: शिशु की तत्काल मर्त्यता सामान्य नवजात शिशु की अपेक्षा या यहाँ तक कि लघु गर्भकाल के अनुकूल समानभार में भी मर्त्यता 6 गुना अधिक होती है। अधिकतर शिशु जन्म के बाद 24 घंटे के अंदर मर जाते हैं। रूग्नता (Morbidity) में वृद्धि 50% तक होती है।

प्रबंध (Management)

जब कभी गर्भकाल के लिए लघु (GSA) शिशु का संदेह होता है तब अतिस्वन चित्रण (Sonography) की सहायता से वर्धन मंदन की उपस्थिति का निर्धारण करने के लिए खोज करनी चाहिए। यदि यह उपस्थित होता है तब IUGR का प्रकार तथा सम्भाव्य कारण का पता लगाना चाहिए। यदि एक भ्रूण सममित रूप से विकास मंदित है तब असंगति का पता लगाने के लिए सावधानी के साथ खोज करनी चाहिए जिसमें रक्त का नमूना तथा एक कुनिर्मित शिशु (Malformed baby) में अनावश्यक शल्यक्रिया द्वारा प्रसव (CS = Cesarean section) से बचने के लिए गुणसूत्र विन्यास (Karyotyping) चित्रण भी शामिल होता है। TORCH जीव के लिए जाँच प्रायः लाभप्रद (या उपयोगी) नहीं होती है।

बहुमत भ्रूणों की मृत्यु गर्भ के 36वें सप्ताह के बाद होती है। अतः सही निदान और सामयिक (Timely) हस्तक्षेप अनिवार्य हो जाता है।

सामान्य (General): वर्त्तमान में विकास मंदन को पलटने (Reverse) के लिए कोई प्रमाणित चिकित्सा (Therapy) नहीं है। तथापि (However), कुछ सफलता के साथ निम्नलिखित का प्रयोग किया जा सकता है – (1) पर्याप्त शैय्या-विश्राम (Bed rest) विशेषकर बायीं पार्श्विक स्थिति (Left lateral position) में, (2) संतुलित आहार द्वारा कुपोषण (Malnutrition) का सुधार करना-दैनिक 300 कैलोरी अतिरिक्त लेना चाहिए। (3) सम्बद्ध (Associated) जटिल कारक जो संभावित विकास मंदन उत्पन्न करते हैं, के लिए उचित चिकित्सा की व्यवस्था करना, (4) धूम्रपान (Smoking) तथा शराब (या मद्य-Alcohol) से परहेज करना, (5) गर्भावस्था का लघु कालिक मातृक अति ऑक्सीजनीकरण (Short-term maternal hyperoxygenation) (55%), (6) ऐस्पिरिन (Aspirin) की दैनिक लघु खुराक (Low dose) (50 mg) भी पुनरावृत्ति के इतिवृत्त (History) के साथ कुछ रोगियों (Cases) में उपयोगी हो सकती है।

प्रसवपूर्व मूल्यांकन (Antepartum evaluation): जब एक बार निदान (Diagnosis) हो जाता है तब भ्रूणीय विकास और स्वस्थता का क्रमिक (Serial) मूल्यांकन करना चाहिए– (1) अतिस्वन जाँच (Ultrasound examination): जीव भौतिक पार्श्वचित्र (BPD=Biophysical profile), सिर की परिधि / उदर की परिधि (HC/AC), भ्रूण का भार (Fetal weight) तथा उल्वीद्रव सूचक (AFI = Amniotic fluid index) का मूल्यांकन करने के लिए 3–4 सप्ताह के अंतर पर यह जाँच करनी चाहिए। (2) भ्रूणीय स्वस्थता (Fetal well-being) का मूल्यांकन दबाव परीक्षा (Non-stress test = NST), जीव भौतिक पार्श्वचित्र द्वारा तथा रक्त गैस के लिए रज्जु-रक्त (Blood cord) द्वारा किया जाता है।

गर्भपात (Termination of pregnancy): जिन कारकों (Factors) पर विचार करना है, वे हैं– (1) भ्रूणीय अपसामान्यता (Abnormality) की उपस्थिति, (2) गर्भ की अवधि (Duration of pregnancy), (3) वर्धन मंदन की अवस्था या मात्रा (Degree of growth restriction), (4) सम्बद्ध जटिलकारी कारक (Associated complicating factors), (5) भ्रूणीय संकट की अवस्था (Degree of fetal compromise), (6) पूर्ववर्ती प्रासूतिक इतिवृत्त (Previous obstetric history) तथा (7) प्रसव (Delivery) के स्थान पर उपलब्ध सुविधाएँ (Facilities available)।

- **37 सप्ताह से पहले (Before 37 weeks):** (a) अजटिल (Uncomplicated) मृदु (Mild) IUGR–सौभाग्य से बहुसंख्यक (Majority) इसी समूह में आते हैं। अपरा के कार्य में सुधार के लिए सामान्य उपचार (जिसका उल्लेख ऊपर किया गया है) करना चाहिए। स्थिति प्रतिवर्ती (Reverse) हो सकती है और इन स्थितियों (या रोगियों = Case) में गर्भावस्था को निरंतर रखने की अनुमति दी जाती है। परन्तु प्रत्याशित (Expected) तिथि से अधिक होने की प्रवृति में गर्भपात कराया जाता है। (b) IUGR की तीव्र अवस्था (Severe degree): (i) यदि फुफ्फुस (Lungs) का पूर्ण विकसन हो जाता है जिसका संकेत फोस्फेटाइ-डिलग्लिसरॉल (Phosphatidyl glycerol) की उपस्थिति तथा न्यूनतम दो उल्वीद्रव जाँच (Amniotic fluid study) (Amniocentesis उल्व-वेधन) का L/S अनुपात (Ratio) द्वारा मिलता है तब गर्भपात किया जाता है।

- **37 सप्ताह के बाद (Beyond 37 weeks):** गर्भपात (Termination of pregnancy) करना चाहिए।

गर्भपात की विधियाँ (Methods of termination of pregnancy):

(1) ऑक्सिटोसिन देने के बाद झिल्ली का लघु विदार (Low rupture of the membranes followed by oxytocin): यदि गर्भावस्था अनुकूल (Favorable) गर्भावस्था-ग्रीवा (Cervix) तथा सिर श्रोणि में गहराई के साथ होती है तो इसका उपयोग किया जाता है। जब गर्भाशय-ग्रीवा प्रतिकूल (Unfavorable) होती है तब प्रोस्टेग्लैन्डिन (PGE_2= Prostaglandin) श्लिषि (Gel जेल) का उपयोग किया जा सकता है। अतिरिक्त प्रबंध के लिए उल्वीद्रव (Liquor amnii) का रंग एक मार्गदर्शक हो सकता है।

(2) प्रसवावधिक परिवीक्षण (Intrapartum monitoring): प्रसव की अवधि में नैदानिक (Clinical), निरंतर इलेक्ट्रॉनिक (Electronic) तथा शिरोवल्क (Scalp) के रक्त-नमूने की जाँच की आवश्यकता होती है क्योंकि इस अवधि में श्वास-अवरोध (Asphyxia) का खतरा अधिक होता है।

(3) इन रोगियों (Cases) में कालपूर्व प्रसव (Preterm delivery) तथा प्रतिकूल गर्भाशय-ग्रीवा पर विचार करके शल्यक्रिया द्वारा प्रसव (CS = Cesarean section) कराना बेहतर होता है।

योनिक प्रसव के दौरान परिचर्या (Care during vaginal delivery):

(1) प्रसव का निष्पादन एक साधन-सम्पन्न चिकित्सा-केन्द्र में होना चाहिए जहाँ (Intensive) प्रसवावधिक निरीक्षण (Intranatal monitoring) [Clinical and electronic] सम्भव हो तथा उसमें नवजात शिशु की गहन परिचर्या की सुविधा हो। अन्यथा शिशु का अंतःगर्भाशय (In-utero) स्थानान्तरण से लेकर एक साधन-सम्पन्न (Equipped) केन्द्र तक की व्यवस्था होनी चाहिए।

(2) प्रसव के दौरान पूर्वावधान (Precaution) कालपूर्व (Preterm) प्रसव के लिए आवश्यक प्रबंध के समान होना चाहिए।

जन्म के बाद शिशु की तत्काल परिचर्या (Immediate Care of the Baby after Birth)

(1) प्रसव के समय एक शिशु-रोग चिकित्सक (Pediatrician) की उपस्थिति होनी चाहिए। (2) कालपूर्व प्रसव के समान पूर्वावधान होना चाहिए। (3) शिशु को अधिमानतः (Preferably) एक गहन नवजात परिचर्या कक्ष (Intensive neonatal care unit) में रखना चाहिए।

गहन परिचर्या प्रलेख (Intensive care protocols): कालपूर्व-शिशु के प्रबंध में संचालित प्रलेख के समान इसमें अनुकरण (Follow) करना चाहिए। अल्पग्लूकोस रक्तता (Hypoglycemia) का निवारण और उपचार (Prevention and treatment) के लिए विशेष पूर्वावधानों का पालन करना चाहिए।

सारांश (Key Points)

(1) कालपूर्व प्रसव (Preterm labor) वह है जहाँ प्रसव गर्भावस्था के 259 दिन (या 37 पूर्ण सप्ताह) से कम (यह पहले) में आरम्भ होता है। अल्प जन्मभार (Low birth weight) का शिशु वह होता है जिसका जन्मभार 2500 gm से कम होता है। पेरिनैटल रूग्नता और मर्त्यता (Perinatal morbidity and mortality) का यह एक मुख्य कारण होता है।

(2) कालपूर्व प्रसव के लिए अधिक खतरे के कारक (High-risk factors) अनेक होते हैं। रोग का आरम्भ संक्रमण (Infection), गर्भाशयी वर्धन (Uterine enlargement) तथा / या भ्रूणीय दबाव (Fetal stress) द्वारा होता है।

(3) गर्भाशय-ग्रीवा (Cervix) की लम्बाई कम होने से (<2.5 cm) कालपूर्व प्रसव का खतरा (Risk) बढ़ता है।

(4) गर्भावस्था के 22 और 24 सप्ताह के बीच गर्भाशय-ग्रीवा-योनिक श्राव (Cervico-vaginal discharge) में भ्रूणीय फाइब्रोनेक्टिन की उपस्थिति कालपूर्व प्रसव का एक उत्तम प्राकसूचक (Predictor) है।

(5) कालपूर्व प्रसव के रोकने के लिए लघुकालिक रूप में प्रसूति-क्षयी (Tocolytics) का उपयोग किया जा सकता है। इसके उपयोग के लिए कुछ परहेज (Contraindications) होते हैं।

(6) कालपूर्व प्रसव के शिशु में अनेक जटिलताएँ (Complications) होती हैं जो वे गर्भकाल (Gestational age) तथा जन्मभार के साथ विलोमतः (Inversely) संबंधित होती हैं।

(7) PTL (Preterm labor) के प्रबंध के उद्देश्य (Aims) पेरिनैटल रूग्नता और मर्त्यता को कम करना है। प्रबंध के सिद्धान्त (Principles) हैं– (a) गर्भाशय में भ्रूण (Fetus in-utero) के साथ माता को चिकित्सालय में स्थानान्तरित (Transfer) करना जहाँ विशिष्ट परिचर्या शिशुकक्ष (Special care baby unit) उपलब्ध है। (b) शिशु का श्वसन-संकट संलक्षण (RDS = Respiratory distress syndrome) तथा अंतःनिलयी रक्श्राव (IVH=Intraventricular hemorrhage) को कम करने के लिए स्त्री (माता) को ग्लूकोकॉर्टिकॉयड (Glucocorticoid) देना चाहिए। (c) यदि संक्रमण (Infection) उपस्थित है तब स्त्री को प्रतिजैविक औषध (Antibiotics) देना आरम्भ करना चाहिए। (d) न्यूनतम 48 घंटे के लिए प्रसव को विलंबित करने के लिए प्रसूती-क्षयी औषध-प्रयोग (Medication) आरम्भ करना चाहिए।

(8) अंतःगर्भाशयी विकास मंदन (IUGR = Intrauterine growth retardation) पर विचार किया जाता है जब शिशु का जन्मभार गर्भकाल (Gestational age) के लिए औसत के दसवें शतमक (10th percentile) से कम होता है।

(9) IUGR के कारण (Etiology) अनेक होते हैं। सममित (Symmetrical) IUGR के शिशुओं में बहुत अधिक जटिलताएँ होती हैं तथा असममित (Asymmetrical) शिशुओं की अपेक्षा सममित में अल्पपूर्वानुमान (Poor prognosis) होता है।

(10) IUGR के निदान (Diagnosis) में विस्तृत लाक्षणिक जाँच (Detailed clinical examination) की आवश्यकता होती है। इसका सम्पूर्ण (Supplementation) जीवभौतिक (Biophysical) विधियों द्वारा होता है।

(11) नाभि-धमनी (Umbilical artery) की डॉप्लर प्रवाह जाँच (Doppler flow study) से भ्रूणीय संकट (Fetal jeopardy) का पता लगाया जा सकता है।

(12) IUGR का प्रबंध (Management) उसका प्रकार (Type), तीव्रता (Severity) और गर्भ की अवधि (Duration of pregnancy) पर निर्भर

प्रवाह चित्र (Flow chart) 31.1

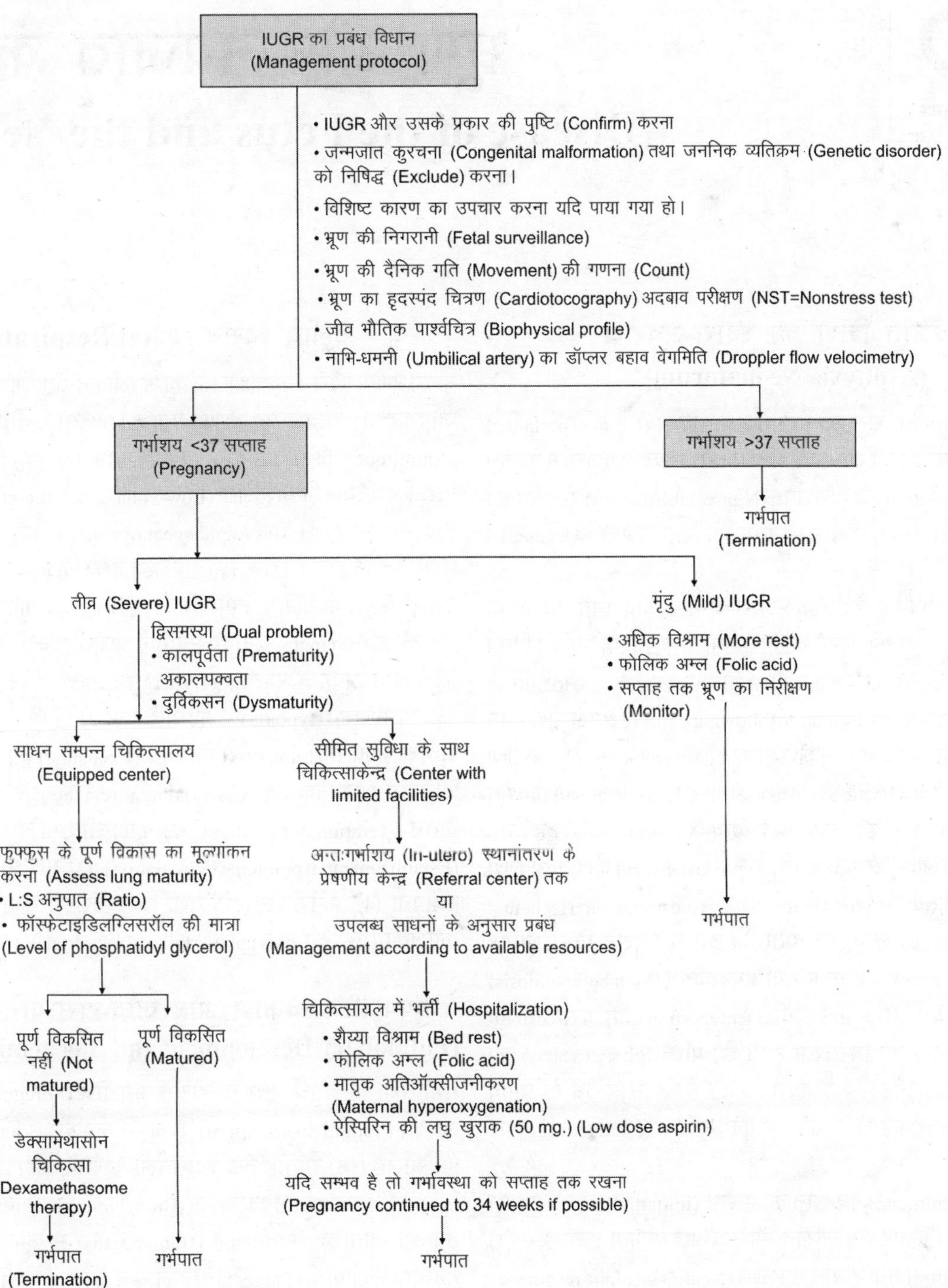

करता है। भ्रूणीय विकास और कल्याण (Fetal growth and well being) का क्रमिक (Serial) मूल्यांकन की आवश्यकता होती है। जब अंतःगर्भाशयी खतरा (Intra-uterine risk) गर्भाशय-बाह्य खतरा (Extra uterine risk) से अधिक होता है तब प्रसव का चिकित्सा-सुझाव (Indication) होता है।

(13) IUGR में नवजात (शिशु) रूग्नताएँ (Neonatal morbidities) हैं– जन्म श्वास-अवरोध (Birth asphyxia), नवविष्ठा का श्वसन (Meconium aspiration), अवसामान्यज्वर (Hypothermia) तथा अन्य।

(14) IUGR – यह लघुकालिक (Short-term) तथा दीर्घकालिक (Long-term): रूग्नता का कारण बन सकता है।

अध्याय

32

भ्रूण और नवजात का रोग (Disease of the Fetus and the Newborn)

नवजात शिशु का श्वास-अवरोध (Asphyxia Neonatorum)

परिभाषा (Definition): सामान्य नैदानिक वार्तालाप (Clinical parlance) में नवजात श्वासावरोध का अभिप्राय जन्म पर संतोषप्रद फुफ्फुसीस श्वसन (Pulmonary respiration) के अस्थापन (Non-establishment) से होता है। इराका शाब्दिक (Literal) अर्थ है – स्पंद की अनुपस्थिति (Absence of pulse)।

जन्म श्वासावरोध को नैदानिक रूप से जन्म के बाद स्वतः श्वसन के आरम्भ करने तथा अनुरक्षण करने की विफलता के रूप में परिभाषित किया जाता है। (Birth asphyxia is clinically defined as the failure to initiate and maintain spontaneous respiration following birth)। इसमें अल्पसंवातन (Hypoventilation), अवायवीय ग्लूकोज-अपक्षय (Anaerobic glycolysis) तथा लैक्टिक अम्लरक्तता (Lactic acidosis) होती है। पेरिनैटल श्वासावरोध (Perinatal asphyxia) अधिक उपयुक्त शब्दावली (Terminology) है। यह भ्रूण या नवजात के ऑक्सीक्षीणता प्रसव (Hypoxia delivery) की एक अवस्था है जो अपर्याप्त ऊतक निवेशन (Inadequate tissue perfusion) (Ischemia = स्थानिक-आरक्तता) के कारण होती है। इसका प्रदर्शन निम्न अपगर अंक (Low Apgar score) तथा चयापचयी अम्लरक्तता (Metabolic acidosis) द्वारा होता है। यह प्रायः प्रसवपूर्वी (Antepartum) या प्रसवावधिक (Intrapartum) घटना की निरंतरता होती है। पेरिनैटल मृत्यु (50%) का एक मुख्य कारण पेरिनैटल श्वासावरोध होता है। श्वासावरोध के प्रभाव (Incidence) में भिन्नता होती है जो गर्भ की अवधि (Gestational age) पर निर्भर होती है।

फुफ्फुसीय (Pulmonary) श्वसन का प्रारम्भ (Initiation) और अनुरक्षण (Maintenance) के लिए निम्नलिखित मौलिक आवश्यकता होती है – (1) अक्षत (Intact) तंत्रिकीय तथा श्वसन उपकरण (Neurological and respiratory apparatus) (2) स्वच्छ या निर्विघ्न श्वसन-मार्ग (Clear airway), (3) पर्याप्त कूपिका-क्षेत्र (Adequate alveolar area), (4) पृष्ठ सक्रियन (Surfactant) के साथ विस्तारित कूपिका या वायुकोष (Expanded alveoli), (5) पर्याप्त फुफ्फुसीय निवेशन (Adequate pulmonary perfusion), (6) संतोषप्रद लसीका निकास (Satisfactory lymphatic drainage), (7) ऑक्सीजन का विसरण या प्रसार (Diffusion) तथा वियोजन (Dissociation) की क्षमता तथा (8) रक्त की कार्बोनिक ऐन्हाइड्रेस क्रियाशीलता (Carbonic anhydrase activity)।

भ्रूणीय श्वसन (Fetal Respiration)

मानव भ्रूणीय श्वसन क्रियाशीलता का अवलोकन अंतःगर्भाशयी (Intrauterine) जीवन के 11 सप्ताह पर किया जाता है। आरम्भ में तीव्र और लघु विस्तार (Amplitude) की गति होती है (एक मिनट में 60–90)। निम्न-वोल्टेज की विद्युत्-कोर्टियल क्रियाशीलता (Low-voltage electrocortial activity) जैसे– तीव्र नेत्र गति (REM = Rapid eye movement) निद्रा (Sleep) के दौरान भ्रूणीय श्वसन होता है। उच्च (High)-वोल्टेज की विद्युत्-कोर्टियल क्रियाशीलता (Non-REM) के दौरान कभी-कभी श्वसन का अवलोकन किया जाता है। भ्रूण की वर्धित (Increased) श्वसन गति भ्रूणीय ऑक्सीजन के वर्धित तनाव और अतिग्लूकोज रक्तता (Hyperglycemia) के साथ होती है तथा ऑक्सीक्षीणता (Hypoxia) में यह गति कम हो जाती है। जन्म के बाद द्रव से भरा फुफ्फुस (Lung) गैस विनिमय (Exchange) का अंग बन जाता है। अनिवार्य आवश्यकताएँ (Essential requirements) हैं – (1) फुफ्फुस का वातन (Aeration of the lungs), (2) फुफ्फुसीय परिसंचालन की स्थापना (Establishment of pulmonary circulation), (3) संवातन (Ventillation) की स्थापना (4) ऑक्सीजन (O_2) तथा CO_2 विसरण (Diffusion): कूपिका-कोशिकीय झिल्ली (Alveolar-capillary membranes) से होकर।

फुफ्फुसीय विकास और जीव-रासायनिक परिवर्तन (Pulmonary Development and Biochemical Changes)

गर्भावस्था के चतुर्थ मास के दौरान अग्रआंत्र (Foregut) से एक उदरीय अंघवर्ध (Ventral diverticulum) के रूप में फुफ्फुस (Lungs) विकसित होते हैं। सोलह (16) सप्ताह तक श्वासनली-श्वसनी वृक्ष (Tracheo-bronchial tree) का विकास अंतिम श्वसनिका (Bronchiole) तथा संवहनी (Vasculature) तक हो जाता है। मानव-भ्रूण (Human fetus) में फुफ्फुस के विकास के महत्वपूर्ण सोपान (Stages) निम्नलिखित होते हैं– (1) अग्रांत्र उदरीय अंघवर्ध का निर्माण (Formation of ventral diverticulum): चतुर्थ (4th) सप्ताह, (2) आभासी ग्रन्थीयकाल (Pseudoglandular period): 8वें से 16वें सप्ताह तक, (3) नलिका (या खातिका) वर्धन काल (Canalicular period): 17वें सप्ताह से लेकर 27वें सप्ताह तक, (4) कोष या पुटी निर्माण काल (Saccular period): 28वें सप्ताह (28th week) से लेकर 35वें सप्ताह तक, (5) कूपिका निर्माणकाल (Alveolar period): 36 सप्ताह या उसके बाद।

कूपिका या वायुकोष (Alveoli) में श्वसन-उपकला कोशिका (Respiratory epithelial cells) दो प्रकार की होती हैं – प्रकार (Type) I कोशिका जिसमें

अल्प अघोकोशिकीय अंगक (Less subcellular organelles) होते हैं। प्रकार II कोशिका (Type II cells) में प्रचुर सूत्रकणिका (Mitochondria), अन्तःप्लाविका जालिका (Endoplasmic reticulum), गोल्गीतंत्र (Golgi apparatus) तथा पृष्ठ सक्रियन (Surfactant) युक्त ऑस्मिक अम्ल स्तरित पिण्ड (Osmiophilic lameller bodies) होते हैं। कूपिका (Alveolus) के पृष्ठ-तनाव (Surface tension) को पृष्ठ सक्रियन कम करता है। प्राकृतिक पृष्ठ सक्रियन (Natural surfactant) में 80% फॉस्फोलिपिड (Phospholipids), 10% निष्क्रिय वसा (Neutral lipids) तथा 10% प्रोटीन (Protein) होते हैं। महत्वपूर्ण फॉस्फोलिपिड का प्रदर्शन चित्र 32.1 में किया गया है। इन सभी का संश्लेषण (Synthesis) और श्राव (Secretion) प्रकार II कूपिका-कोशिका (Alveolar cells) करती है। हार्मोन (Hormones) तथा वर्धन कारक (Growth factors) जो पृष्ठसक्रियन संश्लेषण को बढ़ाते हैं, वे हैं – ग्लूकोकॉर्टिकॉइड (Glucocorticoids), अवटु (Thyroid) हार्मोन, थाइरोट्रॉफिन मुक्तायन हार्मोन (TRH= Thyrotrophin releasing hormone), प्रोलैक्टिन (Prolactin), चक्रीय ऐडिनोसीनमोनोफॉस्फेट (CAMP=Cylic adenosine monophosphate) तथा वहिःत्वचीय वर्धनकारक (Epidermal growth factor)।

गर्भकाल के 34 सप्ताह के पहले माता को ग्लूकोकॉर्टिकॉइड के प्रसवपूर्व (Antenatal) प्रयोग से नवजात शिशु (Neonates) में श्वसन-संकट संलक्षण (RDS) का प्रभाव (Incidence) पर्याप्त रूप से (70%) कम होता है। प्रभाव 24 घंटे के बाद आरम्भ होता है तथा 7 दिन तक बना रहता है। इसके अन्य लाभकारी प्रभाव हैं – भ्रूण का हृदय-संवहनी (Cardiovascular), जठरांत्रीय (Gastrointestinal) तथा केन्द्रीय तंत्रिका तंत्र (CNS=Central nervous system) का परिपक्वन (Maturation)। यह अंतःनिलीय रक्तश्राव (Intraventricular hemorrhage) तथा क्षयकारी (Necrotizing) लघ्वांत्र-वृहदांत्र शोथ (Enterocolitis) के खतरे को कम करता है।

श्वसन की पहल (Initiation of respiration): प्रथम श्वसन के साथ फुफ्फस (Lungs) के विस्तारण के लिए निम्नलिखित प्रतिरोध (Resistance) को दूर करने की आवश्यकता होती है – (1) फुफ्फुस ऊतक (Lung tissue) का प्रतिरोध तथा (3) वायु-द्रव अंतरा-पृष्ठ (Air-liquid interface) पर पृष्ठ-तनाव का बल (Forces of surface tension)। वक्ष (Chest) के प्रसव (Delivery) के दौरान योनि का संकुचन (Vagina squeeze) के कारण अंतःवक्षीय दबाव (Intrathoracic pressure) H_2O के 200 cm तक बढ़ता है। सिर (Head) के प्रसव (या जनन) के बाद श्वसन-नली (Trachea) के द्रव का लगभग 5–30 ml दबकर बाहर निकल जाता है। वक्ष (Thorax) के प्रसव के साथ वक्ष का लचीला कुण्डल (Coil) निष्क्रिय अंतःश्वसन (Passive inspiration) की पहल करता है। **प्रारंभिक श्वसन एक लघु अंतः श्वसन होता है जिसके बाद एक अधिक दीर्घ वहिः श्वसन** (Prolonged expiration) होता है। श्वसन-मार्ग (Airway) तथा कूपिका (Alveoli) के पृष्ठ-तनाव को पार (या दूर) करने के लिए 25 cm H_2O (जल) का दबाव अनिवार्य होता है। फुफ्फुस द्रव की विस्कासिता (Viscosity) नवजात शिशु के सामान्य फुफ्फुस विस्तारण (Lung expansion) तथा वातन (Aeration) के लिए एक मुख्य कारक होती है। मध्यच्छदी संकुचन (Diaphragmatic contraction) तथा वक्ष-दिवाल के विस्तारण द्वारा एक ऋणात्मक (Negative) अंतःवक्षीय (Intrathoracic) दबाव का निर्माण होता है। प्रथम श्वास (Breath) का आयतन 40–70 ml होता है।

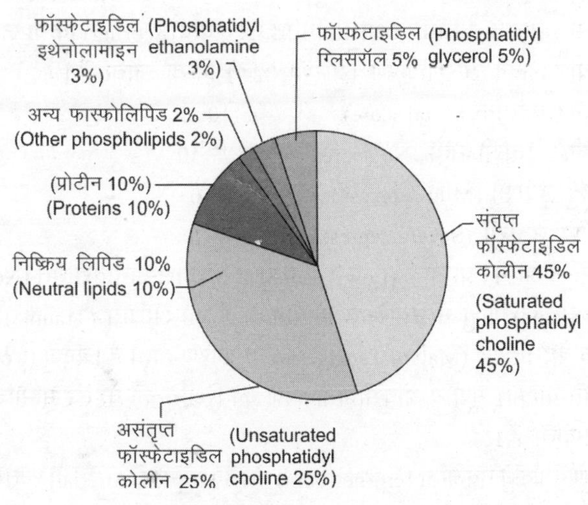

चित्र (Fig.) 32.1

प्रथम श्वसन (लघु अंतःश्वसन और उसके बाद दीर्घ वहिःश्वसन) एक कार्यात्मक अवशेष क्षमता (Functional residual cpacity) (16–20 ml) का स्थापन करता है तथा फुफ्फुसीय निवेशन (Pulmonary perfusion) में एक विशाल वृद्धि उत्पन्न करता है तथा बाद में श्वसन के एक सामान्य स्वरूप (Pattern) का निर्माण होता है। 15 cm जल की एक ऋणात्मक (Negative) अंतःवक्षीय दबाव की आवश्यकता नियमित श्वसन की स्थापना के लिए होती है। यह कूपिकीय उपकला (Alveolar epithelium) के द्रव अंतरा-पृष्ठ (Interface) पर 25 डाइन (Dynes)/cm^2 के पृष्ठ-तनाव को पार करने में भी पर्याप्त होती है जिसकी असीम (Immense) सहायता फुफ्फुसीय पृष्ठ सक्रियन (Pulmonary surfactant) द्वारा की जाती है जो इसे कम करके 4 Dynes/cm^2 करता है।

महत्वपूर्ण कारक जो फुफ्फुस प्रतिरोध को पार करने में परिचालित होते हैं (Important factors that operate to overcome the lung resistance)

(1) सामान्य जन्म के पहले कूपिका-कोशिका (Alveolar cells) द्वारा द्रव का वर्धित अवशोषण (Increased absorption) तथा द्रव का कम श्राव (Less secretion of the fluid)
(2) प्रसव के दौरान वक्ष का दबाना (Thoracic squeeze)
(3) फुफ्फुसीय लसीका बहाव (Pulmonary lymph flow) में पर्याप्त वृद्धि
(4) फुफ्फुसीय परिसंचालन (Pulmonary circulation) के मार्ग से द्रव का निष्कासन (Removal of fluid)

सामान्य जन्म में 6 घंटे के अंदर प्रक्रिया (Process) पूरी हो जाती है। शल्यक्रिया द्वारा प्रसव (Cesarean section) का शिशु या कालपूर्व (Premature) शिशु में विलंबित (Delayed) फुफ्फुस द्रव अवशोषण होता है।

पेरिनैटल श्वासावरोध का कारण (Etiopathology of Perinatal Asphyxia)

श्वास-अवरोध की घटनाओं (Events) के 90% में अपरा (Placenta) की अपर्याप्तता (Insufficiency) के फलस्वरूप प्रसवपूर्व (Antepartum) या प्रसवावधिक (Intrapartum) काल में होता है। शेष प्रसवोत्तर (Postnatal) में होता है। श्वासावरोध को व्यापक रूप से निम्नलिखित समूहों में वर्गीकृत (Classified) किया जा सकता है–

(A) अंतःगर्भाशयी ऑक्सीक्षीणता की निरंतरता (Continuation of intrauterine hypoxia) (Placental insufficiency)
(B) माता के लिए प्रसवपूर्व और प्रसव-अवधि में औषधि-प्रयोग (Prenatal and intranatal medication to the mother)
(C) नवजात (शिशु) को जन्म-आघात (Birth trauma to the neonate)
(D) प्रसवोत्तर कारक (Postnatal factors)

ये प्रायः अंशछादित (Overlapping) होते हैं जिसके कारण एक एकल कारणात्मक कारक (Single causative factor) का पता लगाना कठिन होता है।

A. अंतः गर्भाशयी ऑक्सीक्षीणता की निरंतरता (Continuation of intrauterine oxygenation)

(1) भ्रूण (Fetus) का एक श्वसन-अंग (Respiratory organ) के रूप में कार्य करने में अपरा (Placenta) विफल हो जाती है जो अपरा में संरचनात्मक (Anatomical) परिवर्तन के कारण या गर्भाशय-अपरा का रक्तपरिवहन (Uteroplacental circulation) की अपर्याप्तता के कारण होता है। अपरा का कालपूर्व पृथक्करण (Premature separation), परिभितिक अपरा (Circumvallate placenta), गर्भावस्था में उच्च रक्तचाप का व्यतिक्रम (Hypertensive disorders), अपसामान्य प्रसव (Abnormal labor), रज्जु का संपीडन (Cord compression), रज्जु में वाहिका की असंगति (Vascular anomalies): ये सभी कुछ महत्वपूर्ण कारण होते हैं।

(2) मातृक ऑक्सीक्षीण स्थिति (Maternal hypoxic states): मातृक रोग जैसे–रक्तक्षीणता (Anemia), गर्भक्षेपक (Eclampsia), श्याव हृदय-वाहिका व्यतिक्रम (Cyanotic cardiovascular disorders), दमा का तीव्र आक्रमण (Status asthmaticus), निर्जलन (Dehydration), निम्न रक्तचाप (Hypotension) भ्रूणीय तथा नवजात शिशु की ऑक्सीक्षीणता के लिए उत्तरदायी होते हैं।

B. औषधि प्रयोग (Medications): मॉरफीन (Morphine), पैथिडीन (Pethidine) तथा संवेदनाहारी कर्मक (Anesthetic agents) प्रत्यक्ष रूप से श्वसन-केन्द्र की सक्रियता को कम (Depress) करते है तथा ऑक्सीक्षीणता के विकास की संभावना को बढ़ाते हैं।

C. जन्माघात (Birth trauma): अप्रकृत गर्भस्थिति (Malpresentation) जैसे – नितम्ब (Breech), तिर्यक अवस्थिति (Oblique lie), पश्चकपाल पश्च (Occipito-posterior) में हस्तकौशल (Manipulative) तथा शल्यक (Operative) योनिक प्रसव (Vaginal delivery) [जैसे–चिमटी (Forceps) या निर्वात निष्कासक (Ventouse)] की आवश्यकता होती है। संकुचित श्रोणि (Contracted pelvis) में प्रसव की दीर्घ (Prolonged या विलंबित) द्वितीय अवस्था प्रायः श्वासावरोध का कारण बनती है। वर्धित अंतःकपालीय तनन (Increased intracranial tension) → प्रमस्तिष्क शोथ और रक्त संकुलन (Cerebral edema and congestion) → वर्धित अंतःकपालीय दबाव (Increased intracranial pressure) → श्वास-अवरोध (Asphyxia)।

D. प्रसवोत्तर कारक (Postnatal factors): नवजात शिशु की फुफ्फसीय (Pulmonary), हृदय-वाहिका (Cardiovascular) तथा तंत्रिकीय (Neurological) अपसामान्यताओं (Abnormalities) के लिए प्रसवोत्तर श्वास-अवरोध सहायक होता है।

नैदानिक लक्षण या रूप (Clinical Features)

नैदानिक लक्षण कारणता (Etiology), तीव्रता (Intensity) और ऑक्सीजन कमी की अवधि (Duration), प्लाविका (Plasma) में कार्बनडाइऑक्साइड (CO_2) की अधिकता तथा अनुवर्ती अम्लरक्तता (Subsequent acidosis) पर निर्भर करता है। नैदानिक रूप जन्म-आघात (Birth trauma) के कारण सहपाती (Coincidental) भ्रूणीय प्रघात (Fetal shock) द्वारा बिगड़ जाता है। नैदानिक रूप की तीव्रता के अनुसार इसे पूर्व में वर्गीकृत किया गया है – श्यावता या नीलिमा की अवस्था (Asphyxia livida=Stage of cyanosis) तथा प्रघात की अवस्था (Asphyxia pallida = Stage of shock)।

परन्तु वर्तमान में अपगर (Apgar) (Dr Virginia Apgar, 1953) द्वारा निर्धारित प्राचल (Parameteres) के अनुसार नैदानिक स्थिति की बेहतर समझ के लिए अंकन क्रियाविधि (Scoring procedure) का निर्माण किया गया है। यह परिणाम और प्रबंध की विधियों का मानकीकरण (Standardization) की तुलना में भी सहायता करती है। अपगर अंक (या प्राप्तांक=Score) का संबंध जन्म के समय पर या तत्काल बाद भ्रूण की ऑक्सीजनीकरण (Oxygenation of fetus) की स्थिति के साथ होता है। 5 मिनट के प्राप्तांक पर दीर्घकालिक तंत्रिकीय सहसंबंध (Long-term neurological correlation) उपलब्ध कराया जाता है जो अधिक महत्व का होता है। उन रोगियों (Cases) में जहाँ 5 मिनट पर प्राप्तांक सार्थक रूप से कम (Depressed) बना रहता है, वहाँ 15 मिनट के बाद उनका पुनः मूल्यांकन किया जाता है। नवजात शिशु में 1 मिनट, 5 मिनट तथा 15 मिनट पर अंकन (Scoring) किया जाता है तथा उसका सारणीकरण (सारणी 32.1) किया जाता है।

- कुल प्राप्तांक (Total score) = 10
- कोई उदासी नहीं (No depression) = 7–10
- मृदु उदासी (Mild depression) = 4–6
- तीव्र उदासी (Severe depression) = 0–3

निम्न अपगर प्राप्तांक (Low Apgar Score) श्वास-अनावरोधित (Non-asphyxiated) शिशु में उपस्थित हो सकता है जो आघात (Trauma) या मातृक वेदनाहरण (Maternal analgesia) के कारण होता है। रज्जु (Cord) के रक्त की pH भ्रूणीय ऑक्सीजनीकरण की स्थिति का बेहतर मूल्यांकन कर सकता है।

पूर्णगर्भावधि नवजात (Term newborn) के लिए धमनीय (Arterial) रक्तगैस का सामान्य विस्तार (Normal range) है–

P_aCO_2 का 30–35 mmHg, P_aO_2 का 80–85 mmHg,
HCO_3 का 24–26 mEq/L (लीटर) तथा PH = 7.32–7.38

सारणी (Table) 32.1: अपगर अंकन (Apgar scoring)

	प्राप्तांक (Score)		
चिन्ह (Signs)	0	1	2
श्वसन का प्रयास (Respiratory effort)	अनुपस्थित (Absent)	मंद, अनियमित (Slow, irregular)	उत्तम, चिल्लाना (Good, crying)
हृदय की गति (Heart rate)	अनुपस्थित	मंद (100 से कम)	100 से अधिक
पेशी-तान (Muscle tone)	शिथिल (Flaccid)	अग्रांग (जैसे–हाथ, पैर) की नति (Flexion of extremities)	शरीर की सक्रिय गति (Active body movement)
प्रतिवर्त उत्तेजनशीलता (Reflex irritability)	अनुक्रिया नहीं (No response)	मुख विकृति या बनाना (Grimace)	चिल्लाना (Cry)
रंग (Color)	नीला (Blue) पीला (Pale)	शरीर गुलाबी (Pink) अग्रांग नीला (Extremity blue)	पूर्ण गुलाबी (Complete pink)

जन्म श्वासावरोध का नैदानिक अनुक्रम (Clinical sequence of birth sequences): प्रारंभिक अनुक्रिया (Initial response) में श्वसन गति में वृद्धि (Hyperpnea) तथा उच्चरक्तचाप (Hypertension) होता है → प्रारंभिक अश्वसन (Primary apnea) → श्वास लेने का हाँफता हुआ प्रयास (Gasping attempt to breathe) → (यदि अनिराकरणीय = Unresolved) है → द्वितीयक अश्वसन (Secondary apnea) → हृदमंदता (Bradycardia) तथा प्रघात (Shock) → प्रमस्तिष्क का ह्रासित रक्तप्रवाह (Diminished cerebral blood flow) → प्रमस्तिष्क रक्तश्राव (Cerebral hemorrhage) → ऑक्सीक्षीण स्थानिक–अरक्तक प्रमस्तिष्क रोग (Hypoxic ischemic encephalopathy) → (यदि तीव्र = Severe) → मृत्यु (Death) या अपंगता (Handicap) यदि शिशु जीवित होता है।

प्रबंध (Management)

पेरिनैटल श्वासावरोध (Perinatal asphyxia) के प्रबंध को दो भागों में विभाजित किया जा सकता है – (1) रोगरोधी (Prophylactic) तथा (2) निश्चयात्मक या निश्चित (Definitive)।

रोगरोधी (Prophylactive): (i) अधिक खतरे पर रोगियों की प्रसव पूर्व पहचान (Antenatal detection), (ii) शंकालु भ्रूण का निरीक्षण (Scrupulous fetal monitoring) विशेषकर अधिक खतरे के गर्भ समूहों में भ्रूणीय संकट के आरम्भ में पता लगाने तथा समय पर गर्भपात (Termination) करने को निश्चित करना या/और प्रसव कराना। (iii) प्रसव की अवधि (Intrapartum) में भ्रूण की इलेक्ट्रॉनिक निगरानी तथा शिरोवल्क रक्त (Scalp blood) pH का मूल्यांकन। यदि pH <7.0 होता है तब यह दीर्घ अंतःगर्भाशयी श्वास-अवरोध (Prolonged intrauterine asphyxia) का वास्तविक प्रमाण होता है। (iv) प्रसव के दौरान संवेदनाहारी कर्मक (Anesthetic agents) तथा अवसादक (Sedatives) का विवेकी उपयोग करना।

निश्चित प्रबंध (Definitive management): अपगर मूल्य निर्धारण (Apgar rating): आदर्शतः (Classically) नवजात शिशु में हृदय-फुफ्फुसीय स्थिति (Cardiopulmonary status) का मूल्यांकन जन्म के 1 और 5 मिनट बाद अपगर मूल्य निर्धारण द्वारा किया गया है। परन्तु इस पर ध्यान देना चाहिए कि निश्चित परिस्थिति में जब तक 1 मिनट का अपगर प्राप्तांक उपलब्ध नहीं हो जाता तब तक पुनर्जीवन (Resuscitation) का प्रयास अनुचित (Inappropriate) होता है। तथापि (However), 7–10 के अपगर प्राप्तांक के साथ जन्मे अधिकतर शिशु अनिवार्यतः सामान्य (Normal) होते हैं।

अपगर प्राप्तांक (Apgar score) 7–10 के साथ शिशु (Infants): गुलाबी (Pink), श्वसन नियमित (Breathing normal), हृदय गति (HR=Heart rate) >100।

(1) चूषण (Suction) द्वारा किसी श्लेष्मा (Mucus) को मुख-ग्रसनी (Oropharynx) तथा नासिका-ग्रसनी (Nasopharynx) से निकालकर साफ करना।

(2) ऑक्सीजन का अंतर्ग्रहण (Intake) तभी कराया जाता है जब आवश्यक हो।

(3) 5 मिनट पर स्थिति का पुनः मूल्यांकन (Reassess) किया जाता है।

अपगर प्राप्तांक 4–6 के साथ शिशु: सतही श्यावता (Peripheral cyanosis), श्वसन अनियमित (Breathing irregular), HR >100।

(1) प्रारंभिक अश्वसन या श्वास-रोध (Primary apnea) का सामना शिशु करता है। (2) शिशु को एक विकिरणी उष्मक (Radiant heater) में रखना है, उसे शुष्क (Dry) रखना है। (3) शिशु को समतल (Flat) रखना है या श्वसन-मार्ग (Respiratory passage) से द्रव का गुरूत्वीय निकास (Gravitational drainage) को सुगम बनाने के लिए एक किनारे पर चेहरे के साथ सिर को अल्प अधोस्थिति (Down position) में रखना है। (4) श्लेष्मा चूषक (Sucker) या चूषणयंत्र द्वारा मुख ग्रसनी या नासिका-ग्रसनी का तत्काल चूषण किया जाता है। (5) पृष्ठ या पीठ (Back) और तलवे (Sole) को हल्के मर्दन (Gentle rubbing) द्वारा उत्तेजित करना है। (6) इसके साथ-साथ ऑक्सीजन (O_2) (100%) का अंतर्ग्रहण 25–30 cm H_2O का दबाव विस्तार (Pressure range) पर थैली या मुखच्छद (Bag or mask) द्वारा 5 लीटर (l)/मिनट (Minute) की गति से कराया जाता है।

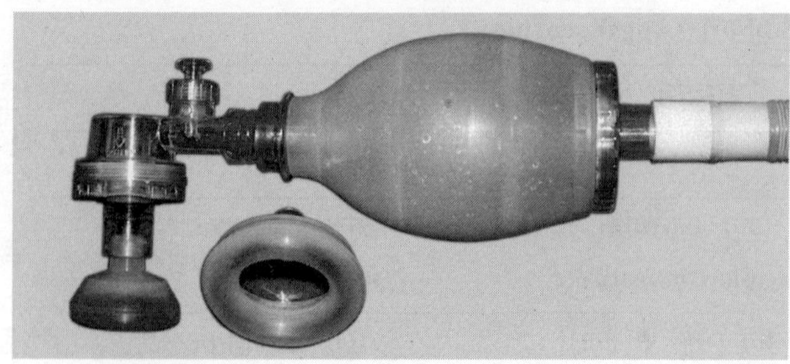

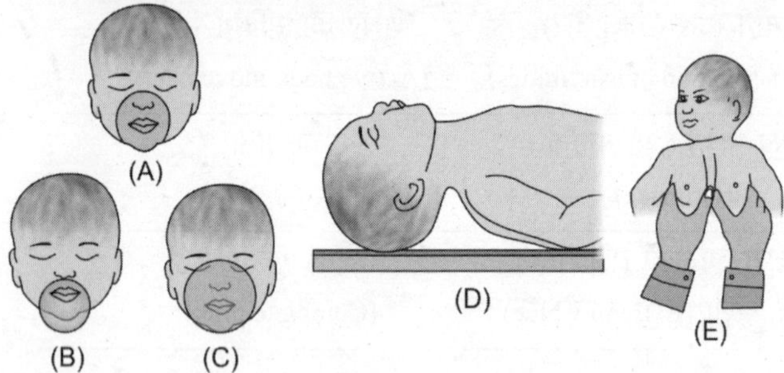

चित्र (Fig.) 32.2: शिखर (Top): शिशु की पुनर्जीवन थैली और मुखच्छद (Infant resuscitating bag and mask i.e. Ambu bag) नीचे या अधोभाग (Bottom): चेहरे पर मुखच्छ का उपयोग (Use of face mask): (A)-सही (Correct), (B) और C – दोषपूर्ण या गलत (Incorrect) D-सही स्थिति-निर्धारण (Correct positioning) ग्रीवा अल्प विस्तारित (Neck slightly extended), E-वक्ष संपीडन (Chest compression) (Thumb method=अंगुष्ठ विधि)

(देखें चित्र 32.2) (7) यदि आवश्यक है तब आंतरायिक धनात्मक दबाव संवातन (IPPV = Intermittent positive pressure ventilation) दिया जाता है। (8) सहारा तब तक निरंतर रखना चाहिए जब तक कि श्वसन स्वतः नहीं होता है तथा हृदयगति (Heart rate) 100 bpm (Breaths per minute) से अधिक नहीं होता है। इस प्रकार का शिशु अम्लरक्तक (Acidotic) होता है परन्तु श्वसन के स्थापन के बाद इसमें स्वतः सुधार हो जाता है।

रोगियों के बहुसंख्यक (Majority) में शिशु इन सरल उपायों से स्वतंत्र श्वसन लेता है। 5 मिनट पर अपगर मूल्य का निर्धारण (Apgar scoring) किया जाता है और यदि संतोषजनक पाया जाता है तो शिशु को माता के पास वापस भेज दिया जाता है।

यदि उपरोक्त उपाय (Above measures) विफल हो जाता है (द्वितीयक अश्वसन = Secondary apnea): श्वासनली के नलिकाकरण (Tracheal intubation) के बाद मुखीय चूषण (Oral suction) किया जाता है। श्वासनली की नलिका को पुनर्जीवन थैली (Resuscitation bag) के साथ जोड़कर 5–8 लीटर/मिनट की गति से ऑक्सीजन दी जाती है। आंतरायिक धनात्मक दबाव संवातन (IPPV) को 40–60 प्रति मिनट की गति का अनुरक्षण (Maintain) किया जाता है। बाहरी हृदय पर हलकी मालिश (Massage=मशाज) की जाती है यदि हृदय की गति (HR) प्रति मिनट 40 से कम होती है। (देखें चित्र 32.2 का E) जब माता के लिए प्रसव के तीन घंटे के अंदर एक अवसादक (Depressant) जैसे–पैथिडीन (Pethidine) या मॉरफीन (Morphine) के प्रयोग का इतिवृत्त (History) होता है तब उपयुक्त प्रतिकार (Antidote) जैसे–नैलोक्सोन हाइड्रोक्लोराइड (Naloxone hydrochloride) 100 μg/kg IM (अंतः पेशीय=Intramuscular) की एक खुराक दी जाती है तथा इसकी पुनरावृत्ति (Repeated) खुराक दी जा सकती है।

अपगर प्राप्तांक (Apgar score) <4 के साथ शिशु (Infants): केन्द्रीय श्यावता या नीलिमा (Central cyanosis), श्वसन नहीं (No breathing), हृदय गति (HR) <100

(1) श्वास-नली (Trachea) का नलिकाकरण तथा आंतरायिक घनात्मक दबाव संवातन (IPPV) का आरम्भ तत्काल करना चाहिए।
(2) जहाँ IPPV की व्यवस्था उपलब्ध नहीं है वहाँ हल्के (Gentle) से मुँह से मुँह का श्वसन जीवन-रक्षक (Life saving) होता है।
(3) रक्तपरिवहन (Circulation) को बनाये रखने के लिए हृदय (Heart) का मर्दन (Massage) किया जाता है यदि नलिकाकरण और संवातन (30 सेकण्ड के लिए 100% O_2) के बाद हृदय की गति ≤ 60 bpm बनी रहती है।

औषधि प्रयोग (Medication): यदि संवातन और हृदय-मर्दन या मालिश के बाद भी स्थिति में सुधार नहीं होता है तब औषधि का प्रयोग किया जाता है।

पूर्वानुमान (Prognosis): पूर्वानुमान (या प्राज्ञा) निम्नलिखित पर निर्भर करता है–(1) शिशु का पूर्णविकास (Maturity), (2) ऑक्सीक्षीणता की अवधि और तीव्रता (Duration and intensity of hypoxia) जिसका प्रमाण अपगर प्राप्तांक तथा रक्त के pH द्वारा मिलता है– जितना अधिक प्राप्तांक होता है, pH सामान्य (Normal) होता है, उतना बेहतर पूर्वानुमान होता है। (3) भ्रूणीय संकट (Fetal distress) की पहचान और उपचार (4) संकटापन्न शिशु (Compromised baby) का तत्काल और उचित प्रबंध (5) विरल जन्मजात असंगति (Rare congenital anomalies) की पहचान और उपचार।

वक्ष संपीडन (Chest compression): (देखें चित्र 32.2E) प्रत्येक तृतीय वक्ष संपीडन के बाद संवातन निरंतर रखना चाहिए। एक मिनट में 90 वक्ष संपीडन तथा 30 PPV का निष्पादन करना चाहिए (3:1 अनुपात)।

प्रसव कक्ष में नवजात का पुनर्जीवन (Resuscitation of the Newborn in the Delivery Room)

औषधि-प्रयोग (Medications): एपिनेफ्रीन (Epinephrine): 0.1–0.3 ml/kg 1:10,000 तनुकरण (Dilution) में अंतःशिरीय (IV) रूप से दिया जाता है। जब स्थायी हृद्‌मंदता (Bradycardia) होती है तब अंतःश्वासनली (Intra-tracheal) का भी उपयोग होता है। प्रत्येक 5 मिनट पर इसे दोबारा दिया जा सकता है। चयापचयी अम्लरक्तता (Metabolic acidosis) को दूर करने के लिए (जब pH<7.2) सोडियम बाइकार्बोनेट (Sodium bicarbonate) 4 ml/kg या 0.5m Eq/ml 4.2% घोल (Solution) IV रूप में दिया जाता है। जब माता को पैथिडीन (Pethidine) या मॉरफीन (Morphine) दिया गया है तब प्रसव का तीन घंटे के अंदर संवेदनमंदक (Narcotic) का निराकरण (Reversal) की आवश्यकता होती है। शिशु को IV या IM या अंतःश्वासनली द्वारा 100 µg/kg नैलोक्सोन (Naloxone) दिया जाता है। जब रक्तचाप (BP) कम तथा ऊतक निवेशन (Tissue perfusion) अल्प (Poor) होता है तब

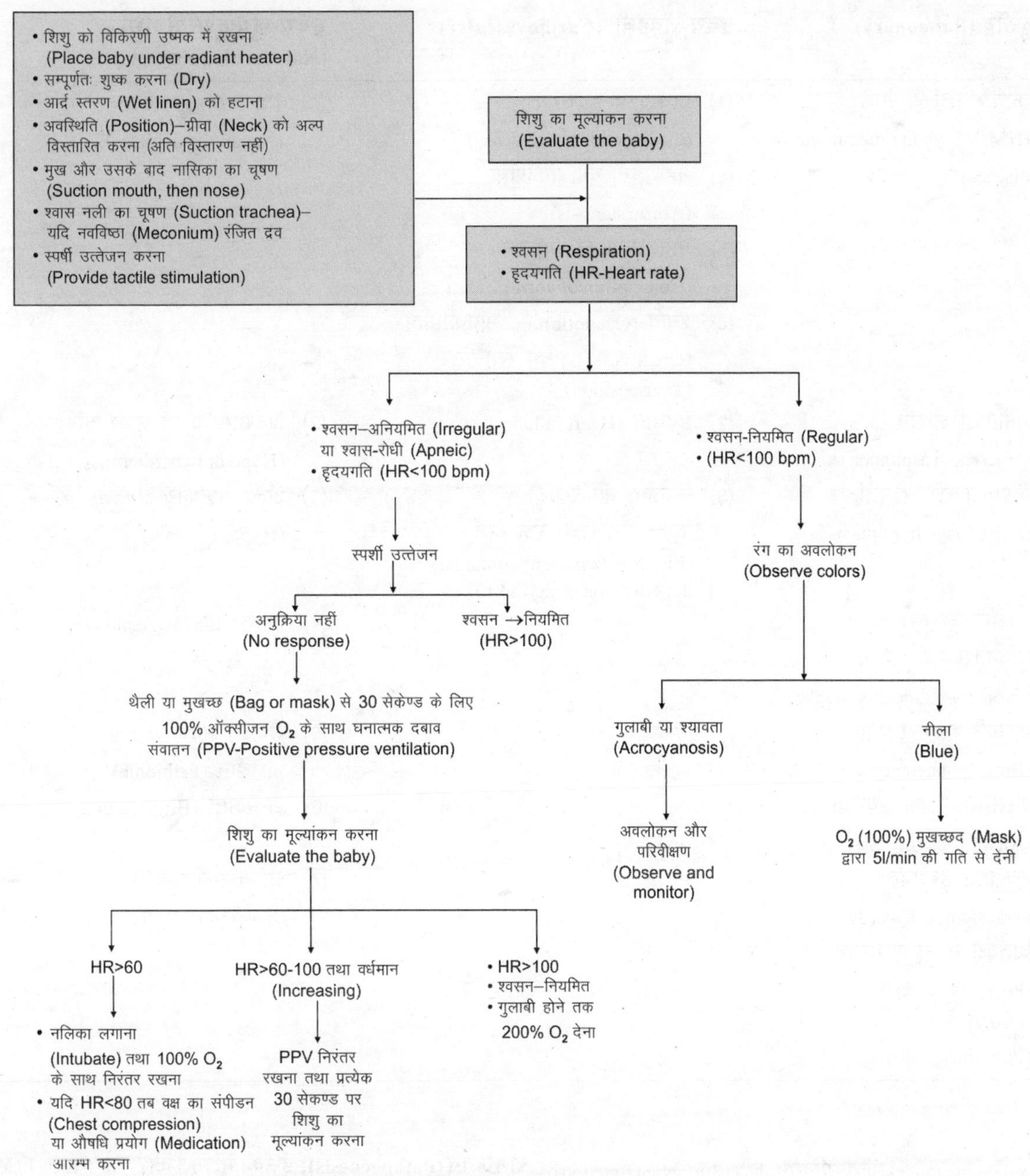

आयतन विस्तार (Volume expansion) की आवश्यकता होती है। सम्पूर्ण रक्त (Whole blood), 5% ऐल्बूमिन (Albumin) या पुंजित लोहिताणु (Packed red blood cells) 100 ml/kg IV = दिया जाता है। डोपामीन (Dopamine) का निवेशन (Infusion) निम्न रक्तचाप (Hypotension) के शिशु में दिया जा सकता है ।

इस पुनर्जीवन विधान (Protocol) का सुझाव भारत के राष्ट्रीय नवजात विज्ञान वाक्पीठ (NNF=National Neonatology Forum) द्वारा दिया गया है।

संकट में (Compromised), (a) जठरांत्रीय (Gastrointestinal)- व्रण (Ulcer) तथा ऊतकक्षयी लघ्वांत्र-वृहदांत्र शोथ (Necrotizing enterocolitis), (b) फुफ्फस (Lungs): स्थायी फुफ्फुसीय उच्चरक्तचाप (Persistent pulmonary hypertension) तथा (c) मस्तिष्क (Brain): प्रमस्तिष्क शोथ (Cerebral edema), दौरा (Seizures)।

विलंबित (Late): (a) मंदित (Retarded) मानसिक और शारीरिक विकास (b) मिरगी या अपस्मार (Epilepsy): तीव्र श्वास-अवरोध (Severe asphyxia) में 30% तक (c) न्यूनतम मस्तिष्क दुष्क्रिया (Brain dysfunction)।

नवजात में श्वसन का संकट या खतरा (Respiratory Distress in the Newborn)

श्वसन-संकट के लिए मूलभूत रोगावस्था (Basic pathology) है – कूपिका (Alveoli) में द्रव की वर्धित मात्रा, फुफ्फुस द्रव (Lung fluid) की अपर्याप्त

फुफ्फुसीय (Pulmonary)	हृदय-संवहनी (Cardiovascular)	हृदय-फुफ्फुस से भिन्न (Non-cardiopulmonary)
(1) काचाभ झिल्ली रोग (HMD=Hylaine membrane disease)	(1) जन्मजात हृदय रोग (Congenital heart disease) (a) महाधमनी की संकीर्णता (Aortic stenosis) (b) महाधमनी का संपीड़न (Coarctation of aorta) (c) श्याव (Cyanotic) – महावाहिका (Great vessels) का स्थानांतरण (Transposition)	(1) चयापचयी अम्लरक्तता (Metabolic acidosis)
(2) नवविष्ठा श्वसन (Meconium aspiration)	(2) हृदपात (Heart failure)	(2) अवसामान्य या उच्च ज्वर (Hypo or hyperthermia)
(3) फुफ्फुस की अल्पवृद्धि (Pulmonary hypoplasia)	(3) नवजात का स्थायी फुफ्फुसीय उच्च रक्तचाप (PPHN = Persistent pulmonary hypertension of newborn)	(3) अल्प गलूकोज रक्तता (Hypoglycemia)
(4) श्वसनी-फुफ्फुस का दुर्विकास (Broncho-pulmonary dysplasia)		(4) श्वास-अवरोध (Asphyxia)
(5) श्वसनी-फुफ्फुस प्रदाह (Broncho-pneumonia)		(5) संवेदन मंदक (Drugs) पैथिडीन (Pethidine)
(6) श्वसन-मार्ग का अवरोधन (Airway obstruction)		(6) जन्मजात (Birth trauma)
(7) अस्थायी हृदमंदता (Transient tachycardia)		(7) अंतःकपालीय क्षति (Intracranial injury)
(8) वातवक्ष या न्यूमोथोरैक्स (Pneumothorax)		
(9) फुफ्फुस शोथ (Pulmonary edema)		

निकासी (Inadequate clearance), पृष्ठ सक्रियन कार्य (Surfactant function) की कमी या अवरोधन (Inhibition) या गैस विनिमय (Exchange) के लिए न्यूनीकृत सतह (Reduced surface)।

मूल रोगात्मक श्वसन-कष्ट संलक्षण (Idiopathic Respiratory Distress Syndrome)

इसे काचाभ झिल्ली रोग (HMD=Hylaine membrane disease) या श्वसन संकट (या कष्ट) (RDS = Respiratory distress syndrome) भी कहा जाता है।

स्वभावजन्य रोगाात्मक श्वसन-कष्ट संलक्षण (IRDS) सामान्यतः कालपूर्व नवजात (Preterm neonates), मधुमेही (Diabetic) माता के शिशु तथा शल्यक्रिया द्वारा प्रसव (Cesarean section) के शिशु या नितम्ब प्रसव (Breech delivery) के बाद शिशुओं में पाया जाता है।

रोगजनन (Pathogenesis): इसका मूलभूत कारण अपर्याप्त (Inadequatic) फुफ्फुसीय पृष्ठ सक्रियन (Pulmonary surfactant) है। फुफ्फुस कूपिका (Alveoli) में पृष्ठ सक्रियन की अपर्याप्तता से कूपिका के पृष्ठ तनाव (Surface tension) में वृद्धि होती है। ला प्लेस का नियम (La Place's law) के अनुसार कूपिका (या वायुकोष) की प्रकटता (Patency = अनवरूद्धत्ता) का अनुरक्षण (Maintain) करने के लिए आवश्यक दबाव में इससे वृद्धि होती है। फुफ्फुस का अल्प अनुपालन (Poor compliance), संवातन में कमी होती है – निवेशन (Purfusion) तथा क्रमिक प्रसार की असमर्थता (Progressive atelectasis)। नवजात की दुर्बल श्वसन-पेशियों (Weak respiratory muscles) के कारण HMD की जटिलता और अधिक हो जाती है।

फुफ्फुस के प्रसार की व्यापक असमर्थता एक निरंतर परिणाम है। समरूप इओसिन प्रेमी झिल्ली (Homogeneous eosinophilic membrane) (Thyaline membrane = थायालिन झिल्ली) जो कूपिका-नलिका (Alveolar ducts) तथा

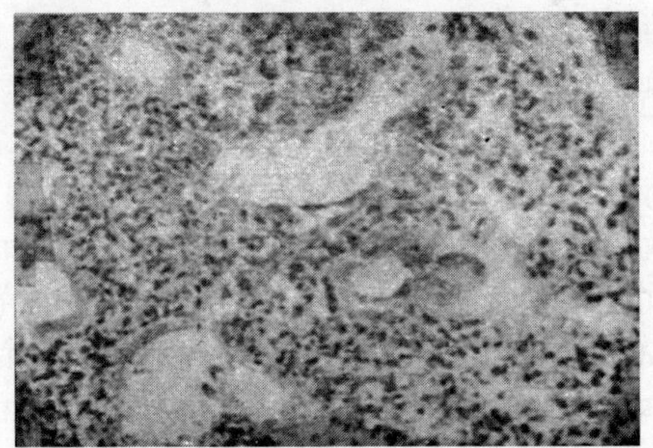

चित्र (Fig.) 32.3: काचाभ झिल्ली का कूपिका निपात (Hyaline membrane atelectasis)

सिरा-श्वसनिका (Terminal bronchioles) पर लेप चढ़ाती है, पायी जाती है। अन्य विशिष्ट रोगात्मक परिवर्तन होते हैं– इओसिनप्रेमी झिल्ली में रंजकप्रेमी (Basophilic) सामग्री के लघु खण्ड (Small fragments), कोशिकीय संकुलता (Capillary congestion) तथा लसीका का विस्फारण (Lymphatic dilation) [देखें चित्र 32.3]।

रक्त का जीव-रासायनिक परिवर्तन (Blood biochemical changes): शिशु में दोनों-चयापचयी तथा श्वसन अम्लरक्तता (Metabolic and respiratory acidosis) का विकास होता है। गम्भीर स्थिति (रोगी) में PCO_2 में 80 mmHg तक वृद्धि भी हो सकती है। जल का संरक्षण (Preservation) जिसके कारण शोथ (Edema) होता है। सोडियग के अधिक उत्सर्जन (Excretion) के कारण अल्प सोडियम रक्तता (Hyponatremia) होती है।

नैदानिक लक्षण (Clinical features): तीव्रता (Severity) के विस्तार के क्षेत्र में व्यापक भिन्नता पायी जाती है जो मृदु अस्थायी कष्ट (Mild transient distress) से लेकर घातक (Fatal) रोग तक प्रसारित होता है जिसके कारण कुछ घंटों में शिशु की मृत्यु हो जाती है।

नैदानिक (या लाक्षणिक) प्रदर्शन (Clinical manifestations) प्रायः जन्म के 4–5 घंटे बाद अचानक होता है। जाँच पर एक घंटे से अधिक यदि निम्नलिखित लक्षणों का दो या अधिक मिलने पर RDS का निदान पर्याप्त होता है – (1) श्वसन की गति (Respiratory rate) 60/मिनट से अधिक होना, (2) नासिका का फूलना (Nasal flaring), (3) पर्शुका आकुंचन (Retraction of the ribs), (4) वहिःश्वसन की घुरघुराहट (Expiratory grunt) तथा (5) श्यावता या नीलिमा (Cyanosis)।

एक्स-किरण चित्र (X-ray) में आधार काँच कर्बुरण (Base glass mottling) का प्रदर्शन होता है जो विस्तृत कूपिका-निपाती प्रक्रिया (Atelectatic process) के कारण होता है।

विभेदी निदान (Differential diagnosis): (1) श्वसन [उल्वीद्रव (Liquor amnii) या नवविष्ठा (Meconium) का] फुफ्फुस प्रदाह (Aspiration pneumonia), (2) वातवक्ष (Pneumothorax) (3) मध्यच्छदी वृद्धि (Diaphragmatic hernia), (4) जन्मजात हृदय रोग (Congenital heart disease)।

निवारण (Prevention): (1) कालपूर्व प्रसव (Preterm delivery) के रोगियों में, विशेषकर 34 सप्ताह के पहले, बीटामेथासोन (Betamethasone) दिया जाता है। फास्फोलिपिड संश्लेषण (Phospholipid synthesis) को उत्तेजित करने के लिए प्रकार II कूपिका (या वायुकोश) कोशिका (Pneumocytes) पर कॉर्टिसोल (Cortisol) क्रिया करता है। चिकित्सा (Therapy) के 24 घंटे बाद लाभ प्राप्त होता है तथा 7 दिनों के लिए बना रहता है। कॉर्टिसोल की क्रिया को भ्रूण की अतिइन्सुलिनता (Hyperinsulinism) बाधित करती है। (2) फुफ्फुस के पूर्णविकास के मूल्यांकन (Assessment of lung maturity): प्रसव का कालपूर्व प्रेरण (Premature induction) के पहले इसे किया जाता है तथा भ्रूण (Fetus) में बिना किसी खतरे के प्रेरण को यथासंभव विलम्बित (Delay) किया जाता है। (3) मधुमेही (Diabetic) माता में भ्रूणीय ऑक्सीक्षीणता (Hypoxia) को रोकना।

उपचार (Treatment):
काचाभ झिल्ली रोग (HMD=Hylaine membrane disease) में प्रबंध के सिद्धान्त (Principles of management) हैं – (1) ऑक्सीक्षीणता (Hypoxia)

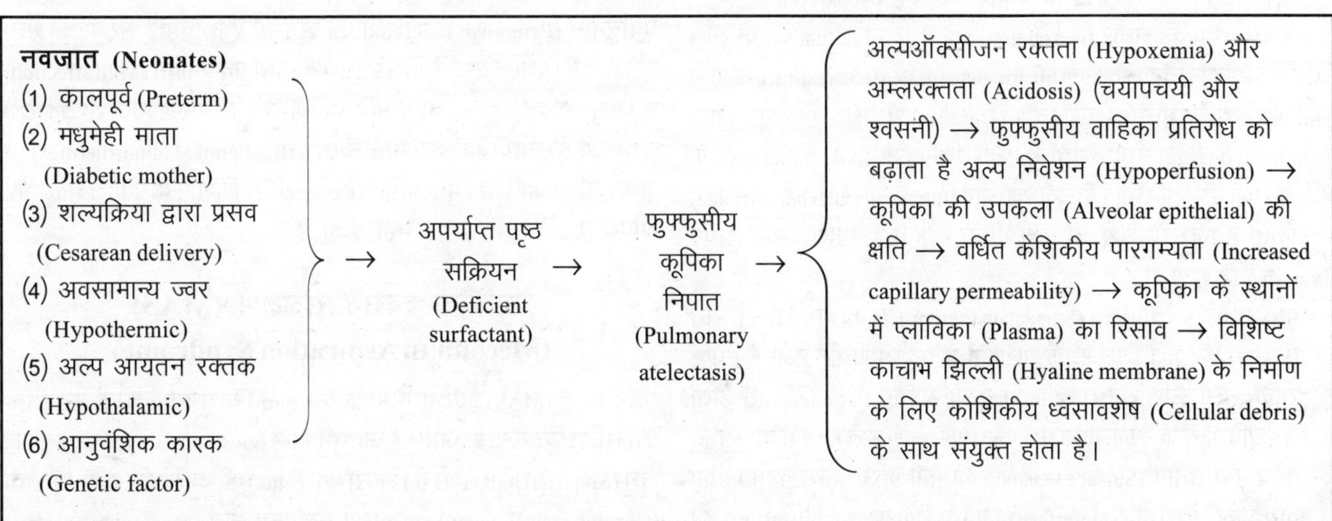

तथा अम्लरक्तता (Acidosis) का निवारण करना, (2) द्रव संतुलन का अनुरक्षण (Maintain) करना (3) फुफ्फुस का कूपिका-निपात (Atelectasis) तथा फुफ्फुस शोथ (Pulmonary edema) को रोकना तथा (4) फुफ्फुस-क्षति (Lung injury) (Barotrauma) तथा संक्रमण (Infection) से बचना।

- रोगी को गहन नवजात परिचर्याकक्ष (Intensive neonatal care unit) में रखना चाहिए तथा उच्च आर्द्रता (High humidity) के साथ गर्म उष्मायित्र (Incubator) में परिचर्या (या पालन-पोषण) करना चाहिए। श्वसन-मार्ग की सफाई नियतकालिक रूप से चूषण (Suction) द्वारा करनी चाहिए।
- ऑक्सीक्षीणता और अम्लरक्तता से राहत के लिए अंतःश्वासनली का नलिकाकरण (Endotracheal intubation) द्वारा धनात्मक (Positive) दबाव में 35–40% सान्द्रता (Concentration) की पर्याप्त गर्म और आर्द्र (Humidified) ऑक्सीजन चिकित्सा करनी चाहिए। यदि धमनीय (Arterial) ऑक्सीजन दबाव (PO_2) के अनुरक्षण 50 mm Hg से अधिक नहीं होता है तब जल के 8–10 cm पर निरंतर धनात्मक वायु-मार्ग दबाव (CPAP = Continuous positive airway pressure) के प्रयोग का सुझाव होता है।
- ऐल्बूमिन या अन्य कलिल-घोल (Albumin or other colloid solution) से अल्पआयत रक्तता (Hypovolemia) का सुधार करना चाहिए।
- रक्तक्षीणता (Anemia), विद्युत् अपघट्य असंतुलन (Electrolyte imbalance) का सुधार करना (यदि है) तथा संक्रमण (Infection) का निवारण।
- चयापचयी और श्वसनीय अम्लरक्तता (Metabolic and respiratory acidosis) का निदान करने के लिए PO_2, PCO_2, pH तथा आधार अतिरेक (Base excess) की बारम्बार जाँच करनी चाहिए। यदि कोई अपसामान्यता (Abnormality) होती है तब उसमें सुधार की आवश्यकता होती है तथा ऑक्सीजन चिकित्सा निरंतर रखी जाती है। आवश्यकता से अधिक FiO_2 से फुफ्फुस की क्षति (Lung injury) तथा कालपूर्वता का दृष्टिपटल रोग (Retinopathy of prematurity) हो सकता है। [FiO_2 =% O_2 in inspired air = अंतःश्वसनित वायु में O_2 का प्रतिशत]

अम्लरक्तता का सुधार (Correction) 5% ग्लूकोज (Glucose) के साथ सोडियमबाइकार्बोनेट (Sodium bicarbonate) 4.2% (0.5 mEq/ml) मात्रा में 1 mEq/Kg/शरीर भार 1:1 तनुकरण (Dilution) में तथा न्यूनतम खुराक (Minimum dosage) में दी जाती है। क्षार चिकित्सा (Alkali therapy) के अति उत्साही उपयोग से अंतःनिलयी रक्तश्राव (Intraventricular hemorrhage) हो सकता है जिससे शिशु की मृत्यु भी हो सकती है, विशेषकर कालपूर्व (Preterm) शिशुओं में।

- पृष्ठ सक्रियन चिकित्सा (Surfactant therapy) से काचाभ झिल्ली रोग (HMD) के साथ शिशुओं के परिणाम में पर्याप्त सुधार हुआ है। पृष्ठ सक्रियन में लैसिथिन (Lecithin) मुख्य अवयव (Component) होता है यद्यपि अन्य फॉस्फोलिपिड (Phospholipids) भी होते हैं। इसका मूलभूत कार्य पृष्ठ तनाव (Surface tension) को कम करना तथा कूपिका का वायु-जल अंतरा-पृष्ठ (Interface) का स्थिरीकरण (Stabilization) है। मानव, गाय (Survanta), शूकर (Porcine) या कृत्रिम (Synthetic) (Exosurf) निर्मिति (Preparations) के पृष्ठ सक्रियन (Surfactants) का उपयोग किया गया है। अधिक अपरिपक्व (Premature) शिशु को रोगरोधी चिकित्सा (Prophylactic therapy) दी जाती है। श्वासनली (Trachea) में प्रत्यक्ष रूप से टपकाया जाता है। ऑक्सीजन दबाव (PO_2) का पर्याप्त रूप से अनुरक्षण (Maintain) किया जाता है। यांत्रिक संवातन (Mechanical ventilation) की प्रायः कम आवश्यकता होती है तथा शैशवावस्था (Infancy) के दीर्घकालिक फुफ्फुस रोग (Chronic lung disease) में पर्याप्त कमी होती है। HMD के निदान के तत्काल बाद बचाव चिकित्सा (Rescue therapy) का आरम्भ करना चाहिए। पृष्ठ सक्रियन का प्रतिस्थापन (Replacement) से नवजात की मर्त्यता (Neonatal mortality) तथा फुफ्फुस की रूग्नता (Pulmonary morbidity) में कमी आयी है। जटिलता (Complications): फुफ्फुसीय रक्तश्राव पृष्ठ-संक्रियन चिकित्सा की एक विरल (Rare) जटिलता है।
- द्रव और पोषण (Fluid and nutrition): अन्तःजठरीय आहार (Intragastric feeding), यदि संभव है, अधिमत (Preferred) विधि है। यदि वमन (Vomiting) तथा श्वसन (Aspiration) का खतरा है तब एक नालशलाका (Catheter) को नाभि (Umbilicus) या सतह के शिरा (Vein) में प्रवेश कराकर 10% ग्लूकोस के दैनिक 70 ml/kg/शरीर भार का परिमाण (Amount) दिया जाता है।

जटिलता (Complications):

HMD की तीव्र (Acute) जटिलता में निम्नलिखित होते हैं:

(1) संक्रमण (Infection):

(2) वायु का रिसाव (Air leak) या वातवक्ष (Pneumathorax)

(3) स्थायी खुली धमनी नलिका (Persistent patent ductus arteriosus) अन्य जटिलताएँ हैं–(a) अंतःनिलयी रक्तश्राव (Intraventricular hemorrhage), (b) श्वसनी-फुफ्फुसीय अपवृद्धि (Bronchopulmonary dysplasia), (c) फुफ्फुसीय रक्तश्राव (d) वैरोट्रॉमा वातवक्ष (Barotrauma-pneumothorax) (e) नेत्र ताल के पीछे रेशामय ऊतक का प्रचुर-उद्भवन (Retrolental fibroplasias) जो अंधता (Blindness) की ओर अग्रसर होता है। (f) तंत्रिकीय अपसामान्यता (Neurological abnormalities)।

पूर्वानुमान (Prognosis): शिशुओं की लगभग एक-तिहाई संख्या की मृत्यु हो जाती है। पर्याप्त ऊर्जस्विता (Vigor) के साथ मृदु प्रभावन (Mild affection) में शिशु जीवित रह सकता है यदि प्रभावी रूप से अम्लरक्तता (Acidosis) तथा जीव-रायायनिक अपसामान्यता (Biochemical abnormalities) में सुधार किया जाता है। पुनर्लाभित (Recovered) शिशु में दीर्घकाल तक कोई अप्रिय (Untoward) प्रभाव नहीं होता है।

नवविष्ठा श्वसन संलक्षण (MAS) (Meconium Aspiration Syndrome)

यह संलक्षण (MAS) प्रायः पूर्णगर्भावधिक (Term) या पूर्णगर्भावधिकोत्तर (Post-term) शिशुओं में पाया जाता है जो गर्भकाल (Gestational age) के अनुसार लघु (Small) (IUGR) होते हैं। अपरा (Placenta) की दीर्घकालिक अपर्याप्तता (Chronic insufficiency) के कारण नवविष्ठा मार्ग (Meconium passage) के साथ अंतःगर्भाशयी ऑक्सीक्षीणता (Intrauterine hypoxia) होती है। गर्भाशय में भ्रूण द्वारा या प्रथम श्वास (Breathe) के दौरान नवविष्ठा रंजित (Stained)

सारणी (Table) 32.2: पेरिनैटल श्वासावरोध का परिणाम
(Sequelae of perinatal asphyxia)

तंत्र (System)	प्रदर्शन या आविर्भाव (Manifestations)	
	तीव्र (Acute)	दीर्घकालिक (Long term)
(1) हृदयी (Cardiac)	• हृदयजनिक प्रघात (Cardiogenic shock) • पैपिली पेशी दुष्क्रिया (Papillary muscle dysfunction)	
(2) केन्द्रीय तंत्रिका तंत्र (CNS = Central nervous system)	• प्रमस्तिष्क शोथ (Cerebral edema) • आक्रमण या दौरा (Seizure) • रक्तश्राव (Hemorrhage)	• प्रमस्तिष्क घात (CP= Cerebral palsy) • मिरगी या अपस्मार (Epilepsy) • मानसिक मंदन (Mental retardation) तथापि अधिकतर CP जन्म श्वासावरोध के साथ संबंधित नहीं होता है।
(3) फुफ्फुसीय (Pulmonary)	• श्वसन संलक्षण (Aspiration syndrome) • फुफ्फुसीय रक्तश्राव • काचाभ झिल्ली रोग (HMD)	दीर्घकालिक (Chronic) फुफ्फुस रोग (HMD के बाद)
(4) वृक्कीय (Renal)	• तीव्र नलिकीय क्षय (Acute tubular necrosis)	• अकालपक्वता का दृष्टिपटल रोग (Retinopathy of prematurity)
(5) अधिवृक्क (Adrenal)	रक्तश्राव	
(6) जठरांत्रीय तंत्र (GI system)	क्षयकारी लघ्वांत्र-वृहदांत्र शोथ (Necrotizing enterocolitis)	
(7) चयापचयी (Metabolic)	अल्पग्लूकोस रक्तता (Hypoglycemia)	
(8) रक्तात्मक (Hematologic)	विसरित अंतःवाहिकीय स्कंदन (DIC = Disseminated intra-vascular clotting)	

द्रव का चूषण होता है। लघु श्वसन (या वायु) मार्ग को नवविष्ठा अवरूद्ध कर सकती है या रासायनिक फुफ्फुस-शोथ (Pneumonitis) उत्पन्न कर सकती है। नवविष्ठा श्वसन के सभी शिशुओं में MAS का विकास नहीं होता है। जन्म के तत्काल बाद केवल 5–10% शिशुओं श्वसन-संकट के लक्षणों का विकास होता है।

निदान (Diagnosis) मुख्यतः निम्नलिखित पर आधारित होता है–
(1) जन्म पर श्वासनली (Trachea) से नवविष्ठा का श्वसन (Aspiration)
(2) श्वसन-संकट या कष्ट (Respiratory distress) के चिन्ह (Signs) तथा
(3) रूक्ष (Coarse) या थिगलीदार (Patchy) अंतः संचरण (Infiltration) के साथ फुफ्फुस क्षेत्रों में अतिसंवातन का विकिरण चित्रण (Radiography)।

प्रबंध (Management): (1) उपयुक्त प्रसवावधिक परिवीक्षण और परिचर्या (Proper intrapartum monitoring and care) (2) अल्पउल्वी द्रव में उल्व-द्रव का निवेशन (Amnio-infusion in oligohydramnios) से रज्जु-संपीडन (Cord compression), ग्रहण तथा प्रसवावधिक श्वसन में कमी हो सकती है। (3) सामान्य सलाइन (Normal saline) के साथ फुफ्फुस का धावन (Washing) तथा अंतःश्वासनली (Endotrachea) को नलिका द्वारा चूषण (Suction) (4) ऑक्सीजन की प्रचुर आपूर्ति (Liberal supply) (5) प्रतिजैविक औषधि (Antibiotics) देना क्योंकि नवविष्ठा में संक्रमण (Infection) का खतरा होता है। (6) गंभीर स्थिति में धमनीय (Arterial) रक्तगैस को सुव्यवस्थित करने की आवश्यकता होती है। यांत्रिक संवातन (Mechanical ventilation) की तब आवश्यकता होती है जब PO_2<50 mm Hg तथा PCO_2>50 mm Hg।

अम्लरक्तता (Acidosis) में सुधार करने की आवश्यकता होती है। पूर्वानुमान (Prognosis): गंभीर (Severe) स्थिति में मर्त्यता (Mortality) 50% तक हो सकती है।

नवजात का पाण्डु रोग या पीलिया (Jaundice of the Newborn)

ऊतक (Tissue) और प्लाविका (Plasma) में युग्मित (Conjugated) बिलिरूबिन (Bilirubin) का अधिक संचयन (बिलिरूबिन की मात्रा >2 mg/100 cm) के कारण त्वचा (Skin) का पीला रंजन होता है। 50 mg/100 cm की मात्रा को गंभीर स्थिति कहा जाता है। पूर्ण गर्भावधि (Term) के नवजात शिशुओं के लगभग 30–50% तथा कालपूर्व (Preterm) शिशुओं के और अधिक प्रतिशत (%) में नैदानिक (Clinical) पाण्डु रोग विकसित होता है।

बिलिरूबिन का श्रोत और चयापचय (Bilirubin source and metabolism): लोहिताणु हीमोग्लोबिन (RBC hemoglobin) → RES (Reticuloendothelial system = जालिका-अंतःस्तरीय तंत्र) विघटन (Break-down) → बिलिवर्डिन (Biliverdin), CO (Excreted by lungs = फुफ्फुस द्वारा उत्सर्जित) तथा लौह (Iron)(Reutilized)। किण्वक (Enzyme) बिलिवर्डिन रिडक्टेस (Biliverdin reductase) द्वारा बिलिवर्डिन को बिलिरूबिन में परिवर्तित किया जाता है। 1 ग्राम (gm) हीमोग्लोबिन द्वारा 35 mg बिलिरूबिन का उत्पादन होता है। रक्तोद ऐल्बूमिन (Serum albumin) में बंधा हुआ बिलिरूबिन का वहन (Transport) यकृत-कोशिका (Liver cells) में होता है → कोशिका द्रव्य का लिगैन्डिन (Cytoplasmic ligandin) (Y प्रोटीन) द्वारा इसे चिकनी अंतःप्लाविका-जालिका (Endoplasmic reticulum) में ले जाया जाता है। अयुग्मित (Unconjugated) [अप्रत्यक्ष] विलिरूबिन का परिवर्तन युग्मित (Conjugated) [प्रत्यक्ष] बिलिरूबिन में होता है [यह परिवर्तन एक एन्जाइम UDPG-T (Uridine Diphosphate Glucoronyl Transferase = यूरिडीन डाइफॉस्फेट ग्लूकोरोनिल ट्रान्सफरेस) द्वारा किया जाता है]। युग्मित बिलिरूबिन का उत्सर्जन (Excertion) जठरांत्रीय क्षेत्र (Gastrointestinal or GI tract) में होता है जिसे विष्ठा (Stool या मल) द्वारा बाहर निकाला जाता है। जब युग्मित बिलिरूबिन (CB) पर बीटा ग्लूकोरोनिडेस (Beta glucoronidase) द्वारा क्रिया होती है तब इसका परिवर्तन UCB (Uridine conjugated bilirubin) में होता है जिसका पुनः अवशोषण यकृत (Enterohepatic circulation = आंत्र-यकृती रक्त परिवहन) में पुनः युग्मन (Reconjugation) के लिए होता है। ऐल्बूमिन से बिलिरूबिन को सल्फोनामाइड (Sulphonamides) तथा स्वतंत्र वसीय अम्ल (Fatty acids) प्रतिस्थापित (Replace) कर सकता है। किण्वक (Enzyme) UDPG-T को फीनोबार्बिटोन (Phenobarbitone) प्रेरित (Induce) करता है तथा युग्मन प्रक्रिया को उत्प्रेरित (Catalyze) करता है। युग्मित (Conjugated) बिलिरूबिन जल में घुलनशील तथा अविषाक्त (Non-toxic) होता है। अयुग्मित (Unconjugated) बिलिरूबिन विषाक्त (Toxic) होता है जो तंत्रिका कोशिका की दुष्क्रिया (Neuronal dysfunction) और मृत्यु का कारण होता है।

नवजात शिशु के पाण्डु रोग के कारण (Causes of Neonatal Jaundice)

(1) शरीर क्रियात्मक (Physiological)
(2) रोगात्मक (Pathological)

शरीर-क्रियात्मक (Physiological):
पाण्डु रोग (या पीलिया) प्रायः जन्म के दूसरे या तीसरे दिन प्रकट होता है तथा 7वें–10वें दिन तक लुप्त (Disappear) हो जाता है, कालपूर्व (Premature) नवजात (Neonates) में कुछ दिन बाद। पूर्णगर्भावधि (Term) के शिशु में बिलिरूबिन की मात्रा (Level) तीसरे दिन पर 6–8 mg/100 ml होती है। रक्तोद (Serum) में अयुग्मित बिलिरूबिन की वृद्धि 12 mg/100 ml तक क्रियात्मक विस्तार (Range) में होती है। कालपूर्व शिशु में प्रथम सप्ताह में 12–15 mg/100 ml के पराकाष्ठा स्तर (Peak level) तक बिना किसी अपसामान्यता (Abnormality) के हो सकता है।

बिलिरूबिन के अति उत्पादन के कारण हैं – (1) लोहिताणु (RBC) का वर्धित (Increased) तथा नवजात में लोहिताणु का लघुजीवन-काल (Life span) [वयस्क में 120 दिन की तुलना में 90 दिन] के कारण लोहिताणु का वर्धित नाशन, (2) UDPG-D की ह्रासित (Decreased) क्रियाशीलता के कारण बिलिरूबिन का क्षणिक (Transient) ह्रासित युग्मन, (3) आंत्र (Gut) की ह्रासित गतिशीलता (Motility) के कारण वर्धित आंत्र-यकृति रक्त परिवहन (Enterohepatic circulation), (4) बिलिरूबिन का ह्रासित यकृती उत्सर्जन (Hepatic excretion), (5) ह्रासित लिगैन्डिन (Transport protein) के कारण बिलिरूबिन का यकृत-कोशिका द्वारा ह्रासित अन्तर्ग्रहण (Decreased liver cell uptake)।

उपचार (Treatment): किसी विशिष्ट उपचार की आवश्यकता नहीं होती है। शिशु को अधिक द्रव दिया जाता है। कालपूर्व (Premature) शिशुओं में सावधानी से अवलोकन की आवश्यकता होती है तथा बिलिरूबिन के संकटापन्न स्तर (Critical level) तक वृद्धि होने से रक्ताधान के विनिमय (Exchange transfusion) की आवश्यकता होती है।

रोगात्मक (Pathological):

रोगात्मक पाण्डु रोग के निश्चित (या पूर्ण) लक्षण या रूप (Absolute features of Pathological Jaundice)

(1) जन्म के 24 घंटे के अंदर पीलिया का प्रकट होना।
(2) अयुग्मित (Unconjugated) बिलिरूबिन की मात्रा (Level) पूर्ण गर्भावधिक (Term) शिशु में 12 mg/100 ml से अधिक होना।
(3) कालपूर्व (Preterm) शिशु में अयुग्मित बिलिरूबिन की मात्रा 15 mg/100 ml से अधिक होना।
(4) बिलिरूबिन की मात्रा में दैनिक वृद्धि की गति > 5 mg/dl=100 ml
(5) पूर्णगर्भावधिक के शिशु में नैदानिक (Clinical) पीलिया 1 सप्ताह से अधिक बना रहता है या कालपूर्व शिशु में 2 सप्ताह से अधिक रहता है।

रोगात्मक पाण्डु रोग (या कामला) के कारण (Causes of Pathological Jaundice)

A. लोहिताणु का अतिक्षय (Excess hemolysis of red cells)

(1) नवजात का रक्तक्षयी रोग (Hemolytic disease of the newborn):
- भ्रूण-मातृक रक्त समूह की असंगतता (Feto-maternal blood group incompatibilities): Rh असंगतता (सर्वसामान्य = Commonest), ABO असंगति (Incompatibility) (Rare = विरल), केल प्रतिजन (Kell antigen) के विरूद्ध प्रतिरक्षण (Immunization) (Rarest = सर्वाधिक विरल)
- लोहिताणु की वर्धित भंगुरता (Increased fragility of RBC): जन्मजात गोल लोहिताणु-बहुलता (Congenital spherocytosis) (Eliptocytosis)
- अपर्याप्त लोहिताणु किण्वक (Deficient red cell enzyme): ग्लूकोज-6-फॉस्फेट डीहाइड्रोजीनेस (Glucose-6-phosphate dehydrogenase)।

(2) नवजात शिशु की पूतिजीव-रक्तता (Neonatal septicemia), विशेषकर एशेरिकिया कोली (*E.coli*)।

(3) रक्त का परिश्रवण (Blood extravasation): शरीर के कोटर या गुहिका (Cavities) के अंदर रक्त का पृथक्करण (Sequestration) [शीर्ष हेमाटोमा (Cephalohematoma), अंतःनिलयी रक्तश्राव (Intraventricular hemorrhage)] के कारण वर्धित बिलिरूबिन होता है।

B. बिलिरूबिन का दोषपूर्ण युग्मन (Defective conjugation of bilirubin)

(1) ग्लूक्यूरोनिल ट्रान्सफरेस की जन्मजात अपर्याप्तता (Congenital deficiency of glucuronyl transferase): क्रिग्लर-नज्जर संलक्षण (Crigler-Najjar syndrome) (Autosomal recessive = अप्रबल अलिंग सूत्र), गिलबर्ट संलक्षण (Gilbert syndrome) (Autosomal dominant = प्रबल अलिंग सूत्र), क्षीण यकृत कार्य (Impaired liver function) के साथ कालपूर्व (Preterm) शिशु।

C. स्तनदुग्ध का पाण्डु रोग (Breast milk jaundice): विशिष्ट स्टेरॉयड (Steroid) 3α, 20β–प्रेगनेनिडिओल (Pregnanediol) तथा स्तनदुग्ध का वर्धित वसीय अम्ल (Increased fatty acids) द्वारा यकृत (Liver) का एक किण्वक (Enzyme) ग्लूक्यूरोनिल ट्रान्सफरेस (Glucuronyl transferase) की क्रियाशीलता बाधित होती है। जन्म के बाद चौथे (4th) दिन से बिलिरूबिन की मात्रा (Level) में वृद्धि होती है तथा 14वें दिन तक अधिकतम (20-30 mg/100 cm) हो जाती है। पाण्डु रोग प्रायः मृदु (Mild) होता है तथा लुप्त (Disappear) होने में दीर्घकाल (4–12 सप्ताह) लगता है। यह विरले ही (Rarely) कर्निक्टेरस (Kernicterus = Severe icterus = गम्भीर पीलिया) का कारण बनता है। इसमें उपचार की आवश्यकता नहीं होती है। यदि बिलिरूबिन की मात्रा अधिक होती है तब अस्थायी रूप से स्तनपान (Breastfeeding) कराना रोक देना चाहिए। भावी गर्भों (Future pregnancies) की 70% संख्या में स्तनदुग्ध पीलिया की पुनरावृत्ति (recurrence) हो सकती है।

D. चयापचयी व्यतिक्रम (Metabolic disorders): गैलेक्टोस रक्तता (Galactosemia), अवटु अल्पक्रियता (Hypothyroidism) का संबंध अयुग्मित (Unconjugated) अति बिलिरूबिन रक्तता (Hyperbilirubinemia) के साथ हो सकता है।

गैलेक्टोस रक्तता (Galactosemia): किण्वक (या एन्जाइम) – गैलेक्टोस-फॉस्फेट यूरिडिल ट्रान्सफरेस (Galactose-1-phosphate uridyl transferase) जो दूध से प्राप्त गैलेक्टोस को ग्लूकोस-1-फास्फेट में परिवर्तित करता है, उसकी आनुवंशिक अपर्याप्तता (Hereditary deficiency) होती है। इसके फलस्वरूप गैलेक्टोस का अधिक संग्रहण होता है जो परिनिर्वाहिका रेशामयता (Periportal fibrosis) तथा यकृत के सूत्रण रोग (Cirhosis of liver) की ओर अग्रसर होता है। घनीकृत (या सान्द्रित) पित्त (Inspissated bile) द्वारा पित्तीय नलिका (Biliary canaliculi) अवरूद्ध हो जाती है जिसके कारण पीलिया होता है। शिशु में पाण्डु रोग, यकृत की अतिवृद्धि (Hepatomegaly) तथा दुग्धपान असहनशीलता (Feeding intolerance) का विकास होता है। निदान-विशेषज्ञ (Clinician) द्वारा मूत्र में एक लघुकारी पदार्थ (Reducing substance) लैक्टोज (Lactose) का पता लगाया जाता है। लैक्टोज की अधिक मात्रा होने के कारण स्तनपान (Breastfeeding) का परहेज (Contraindicate) होता है। लैक्टोज मुक्त दूध देने का सुझाव होता है।

E. वर्धित आंत्र-यकृती रक्त-परिवहन (Increased enterohepatic circulation) के कारण पीलिया हो सकता है। इसे ग्रहणी-अविवरता (Duodenal atresia), जठर निर्गमी संकीर्णता (Pylonic stenosis) के साथ देखा जाता है।

F. बिलिरूबिन के ऐल्बूमिन में बंधन को प्रभावित करने वाले पदार्थ तथा व्यतिक्रम (Substances and disorders which affect the binding of bilirubin to albumin): ऐस्पिरिन (Aspirin), सल्फोनामाइड (Sulphonamides), वसीय अम्ल (Fatty acids) और श्वास-अवरोध (Asphyxia), अम्लरक्तता (Acidosis), पूतिता (Sepsis) या अवसामान्य ज्वर (Hypothermia) स्वतंत्र अयुग्मित बिलिरूबिन की मात्रा (Level) को बढ़ाता है।

G. विधि (Miscellaneous): जन्मजात अवरोधन (Congenital obstruction) [जैसे–अछिद्रता (Atresia) या पित्तीय नलिका का निकोचन (Stricture of biliary canaliculi), विषाणुक यकृत शोथ (Viral hepatitis)।

नवजात की अतिबिलिरूबिन रक्तता (Hyperbilirubinemia of the Newborn)

जब बिलिरूबिन (अयुग्मित) की मात्रा 10 mg% से अधिक होती है तब इस स्थिति को नवजात (शिशु) की अतिबिलिरूबिन रक्तता (हाइपरबिलिरूबिनीमिया) कहते हैं। शिशु की हथेली (Palms) तथा तलवे (Soles) प्रायः रक्तोद (Serum) के बिलिरूबिन के स्तर (Level) पर पीले रंजित होते है।

(1) अयुग्मित (Unconjuged): Rh (रीसस) (Common = प्रायिक) या ABO (Rare=विरल) असंगति (Incompatibility), लोहिताणु (Red cells) की वर्धित भंगुरता (Increased fragility) (Spherocytosis = गोल लोहिताणु की बहुलता), अकालपक्वता (Prematurity), ग्लूकोज-6-फॉस्फेट-डीहाइड्रोजीनेस (Glucose-6-phosphate) की अर्याप्तता, पूतिता (सेप्सिस) उपचार-जनक (Sepsis iatrogenic) (Drugs=औषधि), स्तन के दूध (Breast milk) से पीलिया, सिर का रक्तस्कंद शोथ (Cephalohematoma), मधुमेही (Diabetic) माता का शिशु, अवटुवामनता (Cretinism), मूलरोगात्मक (Idiopathic) आदि के कारण रक्तक्षयी (Hemolytic) रोग होता है।

(2) युग्मित (Conjugated): नवजात का यकृतशोथ (Neonatal hepatitis), जीवाणु का संक्रमण (Bacterial infection), अंतःगर्भाशयी टॉर्च संक्रमण [Intrauterine TORCH (Toxoplasmosis, rubella, cytomegalovirus and herpes simplex) infection], त्रिगुण सूत्रण (Trisomy) 21, 28; गैलेक्टोस रक्तता (Galactosemia), अवटु अल्पक्रियता (Hypo-thyroidism), पित्तीय अविवरता (Biliary atresia), आदि।

नवजात की अतिबिलिरूबिन रक्तता का निदान (Diagnosis of Neonatal Hyperbilirubinemia)

A. नैदानिक (Clinical): अंगुली के दबाव के साथ त्वचा की विवर्णता (Blanching) द्वारा पाण्डु रोग का मूल्यांकन किया जाता है। नवजात शिशु

सारणी (Table) 32.3

त्वचीय क्षेत्र (Dermal zone)		बिलिरूबिन (mg/dl)
1	–	5
2	–	10
3	–	12
4	–	15
5	–	>15

के रक्तोद (Serum) में यदि बिलिरूबिन की मात्रा 5 mg/dl (=100 ml) से अधिक होती है तो इससे नैदानिक पाण्डुरोग (या पीलिया) का संकेत मिलता है। त्वचीय पीलिया (Dermal icterus) का शीर्ष-पुच्छीय अनुक्रम (Cephalo-caudal progression) एक उपयोगी साधन (Tool) है। त्वचीय पीत क्षेत्र (Dermal icterus zone) तथा रक्तोद (Serum) में बिलिरूबिन (परोक्ष = Indirect) की मात्रा जो एक पूर्णगर्भावधिक (Term) शिशु में होती है (Kramer – 1969); उसका उल्लेख सारणी 32.3 में किया गया है।

B. प्रयोगशाला जाँच (Laboratory studies): यदि रक्तोद (या सीरम) में बिलिरूबिन की मात्रा 12 mg/dl होती है तब पुनः जाँच-पड़ताल (Investigation) की आवश्यकता होती है। – (1) कुल युग्मित बिलिरूबिन तथा अयुग्मित बिलिरूबिन (2) पूर्ण रक्तलेख (Complete hemogram) जिसमें अपूर्ण लोहिताणु (Reticulocytes) की गणना भी शामिल होती है – (a) रक्तक्षयी रक्तक्षीणता (Hemolytic anemia): ↓Hb% (हीमोग्लोबिन का प्रतिशत), ↑ अपूर्ण लोहिताणु की संख्या (Reticulocyte count), केन्द्रकित लोहिताणु (Nucleated red cells) की उपस्थिति (b) पूतिता (Sepsis): श्वेताणु की गणना (WBC count) [कुल (Total) तथा विभेदी (Differential)] ↑ (c) बहुलोहिताणुरक्तता (Polycythemia): हेमोक्रिट (Hemocrit) (>65%)↑ (d) आनुवंशिक गोल लोहिताणु बहुलता (Hereditary spherocytosis): सतही रक्त झिल्ली (Peripheral blood film) (3) रक्तसमूह (Blood group) (ABO, Rh) की स्थिति

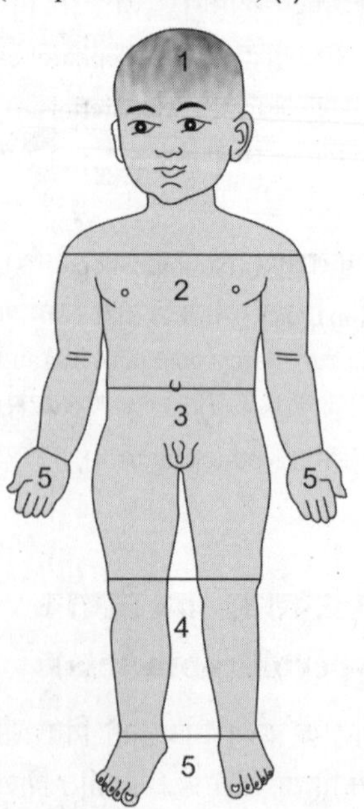

चित्र (Fig.) 32.4: त्वचीय पीत क्षेत्र (Dermal icterus zone) तथा रक्तोद–बिलिरूबिन (Serum bilirubin) (परोक्ष = Indirect) की मात्रा (Level) एक पूर्ण गर्भावधिक (Term) शिशु में

– ABO तथा Rh की असंगति (Incompatibility) के लिए माता और शिशु (4) प्रत्यक्ष कूम्ब परीक्षण (Direct Coomb's test): (शिशु = Infant का) समप्रतिरक्षण व्यतिक्रम (Isoimmunization disorder) के लिए (5) रक्तोदी ऐल्बूमिन (Serum albumin): बिलिरूबिन बंधन (Binding) के कुल स्थलों (Total sites) का पता लगाना तथा ऐल्बूमिन निवेशन (Infusion = टपकन) की आवश्यकता का मूल्यांकन करना (6) अन्य प्रयोगशाला परीक्षण (Other laboratory tests): (i) अवकारी पदार्थ (Reducing substance) (Galactosemia = गैलेक्टोस रक्तता) के लिए मूत्र (Urine), संक्रमण के लिए जीवाणु-वर्धन (Culture for infection) (ii) हीमोग्लोबिन का विद्युत-कण संचलन (Hemoglobin electrophoresis) (iii) परासरणी भंगुरता परीक्षण (Osmotic fragility tests) (iv) अवटु और यकृत कार्य परीक्षण (Thyroid and liver function tests)।

C. विकिरण-चित्रण तथा अतिस्वन चित्रण (Radiology and ultra-sonography): आंत्रीय अवरोध (Intestinal obstruction), अंतःनिलीय रक्तश्राव (Intraventricular hemorrhage) का पता लगाना जटिलता (Complication) (अयुग्मित = Unconjugated)-मस्तिष्क पीलिया (Kernicterus) एक महत्वपूर्ण जटिलता है जो अधिक प्रायः घातक (Fatal) होती है यदि उसकी तत्काल पहचान नहीं होती तथा उचितरूप से उपचार नहीं होता है।

मस्तिष्क पीलिया या कर्निक्टेरस (Kernicterus)

कर्निक्टेरस अयुग्मित बिलिरूबिन द्वारा मस्तिष्क के पीत रंजन (Yellow staining) की एक रोगात्मक (Pathological) स्थिति है जिसके कारण तंत्रिकाणु की क्षति (Neuronal injury) होती है। प्रमस्तिष्क का घूसर पदार्थ (Basal ganglia), कपालीय तंत्रिका केन्द्रक (Cranial nerve nuclei), हिप्पोकैम्पस [Hippocampus = मस्तिष्क के पार्श्विक निलय (Lateral ventricle) के तल मे सूजन], मस्तिष्क नली केन्द्रक (Brain stem nuclei) तथा मेरू रज्जु (Spinal cord) की अग्र श्रृंग कोशिका (Anterior horn cells) प्रभावित होते हैं। पूर्णगर्भावधि (Term) के एक शिशु में बिलिरूबिन की मात्रा 20 mg/dl (या 340 μmol/liter) होती है जो कर्निक्टेरस का कारण बनती है। स्वतंत्र रूप में बिलिरूबिन का प्रवेश मस्तिष्क (Brain) में होता है।

रोगजनन (Pathogenesis) को ऑक्सीक्षीणता (Hypoxia), अम्लरक्तता (Acidosis), अतिग्लूकोज रक्तता (Hyperglycemia) या पूतिता (Sepsis) बढ़ाती है जिसका प्रभावन (Affection) बिलिरूबिन की कम मात्रा में भी होता है। युग्मित (Conjugated) बिलिरूबिन की अतिवृद्धि से कर्निक्टेरस उत्पन्न नहीं होता है।

इसके लक्षण (Symptoms) हैं – आलसता या सुस्ती (Lethargy), अल्पपेशी तानता (Hypotonia), अल्प स्तनपान (Poor feeding) तथा चौंकना प्रतिवर्त (Moro or startle reflex)। क्रमिक रूप से अतिपेशी तानता (Hypertonia), तीव्र रोग का प्रदर्शन श्रांति या अवसन्नता (Prostration), श्वसन-कष्ट (Respiratory distress) और अंततः शरीर (सिर, ग्रीवा, मेरूदण्ड) की पश्चतानता (Opisthotonus), उच्च ज्वर (Hyperpyrexia), मरोड़ (Convulsion), वर्धित यकृत और प्लीहा (Enlarged liver and spleen) के कारण होती है। रक्तक्षयी (Hemolytic) रोग के शिशुओं में रक्तक्षीणता (Anemia)

के साथ पीलिया तीव्र (Intense) होता है परन्तु कालपूर्व (Premature) शिशु में पीलिया उतना अधिक प्रत्यक्ष (या प्रबल = Prominent) नहीं होता है।

निवारण और प्रबंध (Prevention and management): सुग्राही (Susceptible) शिशुओं के रक्त में बिलिरूबिन की मात्रा (Level) का नियमित तथा कालिक मूल्यांकन करना चाहिए तथा वृद्धि होने की प्रवृत्ति में विनिमय रक्ताधान (Exchange transfusion) करना चाहिए। बार्बिट्यूरेट (Barbiturate) तथा प्रकाश-चिकित्सा (Phototherapy) के उपयोग से उत्साहवर्धक परिणाम (नीचे देखें) मिलता है।

पूर्वानुमान (Prognosis): प्रत्यक्ष (Overt) तंत्रिकीय लक्षणों (Neurologic features) के साथ नवजात शिशुओं की प्रायः मृत्यु (75%) हो जाती है। जो शिशु जीवित रहते हैं, वे मानसिक मंदन (Mental retardation) तथा कोरिओऐथिटॉइड (Choreoathetoid = Chorea+Athetosis) प्रमस्तिष्क घात (Cerebral palsy) से प्रायः पीड़ित होते हैं।

प्रबंध (Management)

अयुग्मित बिलिरूबिन (Unconjugated bilirubin) की मात्रा (Level) को कम करने के लिए उपचार की तीन विधियों (Three methods of treatment) का उपयोग किया जाता है – (1) प्रकाश चिकित्सा (Phototherapy) (2) औषधि चिकित्सा (Pharmacologic therapy) तथा (3) रक्ताधान का विनिमय (Exchange transfusion)।

(1) प्रकाश चिकित्सा (Phototherapy): इराका उत्कृष्ट उपयोग सामान्य रोगियों (Moderate cases) में होता है जहाँ बिलिरूबिन का स्तर (Level=मात्रा) 12 mg% से अधिक होता है। त्वचा का रंग अनुक्रिया (Response) का मूल्यांकन करने के लिए एक विश्वसनीय मार्गदर्शक (Reliable guide) नहीं है और इसलिए बिलिरूबिन का नियतकालिक (Periodic) मूल्यांकन करना चाहिए। जब रक्तोद (Serum) में बिलिरूबिन की मात्रा लगभग 10 mg% होती है तब प्रकाश चिकित्सा रोक देनी चाहिए। जब प्रकाश-चिकित्सा रोक दी जाती है तब रक्तोद में बिलिरूबिन की मात्रा में पुनः वृद्धि होती है। नवजात शिशु में पर्याप्त जलयोजन (Hydration) का अनुरक्षण (Maintain) करना चाहिए। 420–470 nm (n=nano =10–9,m=मीटर) तरंगदैर्ध्य (Wave length) के उत्पाद के साथ विशिष्ट नीला दीप (Special blue lamp) सर्वाधिक प्रभावी होता है। बिलिरूबिन (Indirect = परोक्ष) प्रकाश को इस विस्तार (Range) पर अधिकतम अवशोषित (Absort) करता है तथा उसका प्रकाश-समावयवीकरण (Photo-isomerization) होता है तथा कम विषाक्त (Toxic) ध्रुवीय समावयव (Polar isomer) (42, 15E) में परिवर्तित होता है जिसका उत्सर्जन (Excretion) पित्त (Bile) में होता है। बिलिरूबिन को प्रकाश-चिकित्सा संरचनात्मक (Structural) समावयवीकरण द्वारा लुम्बिलिरूबिन (Lumbilirubin) में भी परिवर्तित करती है जिसका उत्सर्जन बिना किसी युग्मन (Conjugation) के पित्त और मूत्र में होता है।

प्रकाश-चिकित्सा का आरम्भ प्रारम्भ में (Early) ही करना चाहिए, अधिकतम सतह-क्षेत्र का उद्भासन (Exposure या प्रभावन) करना चाहिए तथा नेत्र (Eyes) का बचाव करना चाहिए। इसे निरंतर रखी जा सकती है या स्तनपान (Breastfeeding) कराने के लिए बीच में रोका जा सकता है। प्रकाश-चिकित्सा से नवजात शिशु (Neonate) में द्रव की अधिक हानि होती है। स्तन के दूध से मुखीय जलयोजन (Oral hydration) को प्रोत्साहित करना चाहिए। द्रवचिकित्सा (IV fluid therapy) की आवश्यकता हो सकती है। प्रकाश-चिकित्सा आवरण (Blankets) शिशु को सुरक्षा प्रदान करते हैं। प्रकाश-चिकित्सा की जटिलताएँ (Complications) हैं – जलीय अतिसार (Watery diarrhea), त्वचा पित्तिका (Skin rashes), कांस्यवर्ण शिशु संलक्षण (Bronze baby syndrome) (Dark brown discoloration of the skin = त्वचा का गहरा भूरा विरंजन) तथा दृष्टिपटल की क्षति (Retinal damage)।

(2) औषधि (फिनोबार्बिटोन) चिकित्सा (Phenobarbital therapy): इससे यकृती माइक्रोसोमीय किण्वक (Hepatic microsomal enzymes) प्रेरित (Induce) होता है तथा बिलिरूबिन युग्मन (Conjugation) तथा उत्सर्जन (Excretion) में वृद्धि होती है। प्रत्येक 24 घंटे पर 5–8 mg प्रति किलोग्राम शरीर भार की एक खुराक (Dose) दी जाती है। इसे प्रभावी होने में 3–7 दिन तक लगते हैं। तथापि (However), इसका उपयोग रोगरोधन (Prophylaxis) केरूप में माता में प्रसव के पहले दो सप्ताह के लिए दैनिक 90 mg की खुराक में किया जा सकता है। मेटैलोपॉर्फिरिन (Metalloporphyrins) (SnMP, ZnMP) यह हीम ऑक्सीजीनेस (Heme oxygenase) का अवरोध करके बिलिरूबिन के उत्पादन को कम करता है। आजकल टिन और जिंक मेटैलोपॉर्फिरिन का उपयोग होता है।

(3) विनिमेय रक्ताधान (Exchange transfusion): इसका उपयोग कर्निक्टेरस (Kernicterus) के निवारण (Prevention) के लिए होता है। द्वि-आयतन विनिमय (Double-volume exchange) से परिवाही लोहिताणु (Circulating red blood cells) का 8% प्रतिस्थापित (Replace) होता है तथा बिलिरूबिन की मात्रा को 50% तक कम किया जा सकता है।

विनिमेय रक्ताधान के चिकित्सा-सुझाव (Indications of exchange transfusion):

(1) जब प्रकाश-चिकित्सा के बावजूद बिलिरूबिन की क्रमिक (Progressive) वृद्धि (> 1 mg/dl/hour) होती है।
(2) नवजात शिशु (Neonate) की रक्तक्षीणता (Anemia) तथा संकुलनशील हृदपात (Congestive cardiac failure) में सुधार करना है।
(3) जब शिशु के रक्तोद (Serum) में बिलिरूबिन की मात्रा ≥20 mg/dl= 100 ml होती है।
(4) जब रज्जु (Cord) के रक्त में हीमोग्लोबिन (Hemoglobin) <12 gm/dl तथा बिलिरूबिन की मात्रा (Level) >5 mg/dl होती है।
(5) नवजात शिशु की वर्धमान (Progressive) रक्तक्षीणता होती है। अप्रतिरक्षित (Non-immune) अतिबिलिरूबिन रक्तता (Hyperbilirubinemia) के रक्त का वर्ग-निर्धारण (Type) किया जाता है तथा शिशु के साथ प्रतिमिलान (Cross match) किया जाता है। द्वि-आयतन विनिमय (Two-volume exchange) प्रायः किया जाता है। यदि नवजात (Newborn) का रक्त आयतन 80 ml/kg होता है तब विनिमेय रक्ताधान के लिए 160 ml/kg रक्त का उपयोग किया जाता है।

विनिमेय रक्ताधान की जटिलता (Complication of exchange transfusion): वायु (या श्वसन) वाहिका-रोध (Air embolism), घनास्त्रता (Thrombosis), अति आयतन रक्तता (Hypervolemia), श्वसन-संकट

संलक्षण (RDS= Respiratory distress syndrome), अवसामान्य ज्वर (Hypothermia), अम्लरक्तता (Acidosis), संक्रमण (Infection), अतिपोटैशियम रक्तता (Hyperkalemia), अल्पकैल्शियम रक्तता (Hypocalcemia), हृदस्पंद के लय में विभिन्नता (Cardiac arrhythmia), अल्पबिम्बाणु रक्तता Thrombocytopenia = Abnormally low number of platelets in the blood), स्कंद रोग (Coagulo-pathies), क्षयकारी लध्वांत्र-वृहदांत्रशोथ (Necrotizing enterocolitis)।

नवजात (शिशु) का रक्तक्षयी रोग (Hemolytic Disease of the Newborn)

नवजात के रक्तक्षयी रोग में निम्नलिखित को शामिल किया जाता है–

I. भ्रूण-मातृक रक्तसमूह असंगति (Feto-maternal blood group incompatibilies): रक्त का अपक्षय (Hemolysis) होने का यह एक सर्वसामान्य (Commonest) कारण है। भ्रूण में एक प्रतिजन (Antigen) अवश्य होना चाहिए जिसकी कमी माता में होती है तथा माता को इस प्रतिजन से प्रभावित (Exposed) होना चाहिए। इससे जो मातृक प्रतिरक्षी (Antibody) उत्पादित होता है उसे एक इम्यूनोग्लोबुलिन (Immunoglobulin) G अर्थात् IgG होना चाहिए जो अपरा-अवरोधक (Placental barrier) को पार करके भ्रूण में पहुँचता है तथा प्रतिजन-प्रतिरक्षी प्रतिक्रिया द्वारा लोहिताणु (Red cells) का अपक्षय होता है।
   (a) Rh असंगति (Incompatibility)
   (b) ABO रक्तसमूह असंगति (ABO blood group incompatibility)
   (c) अन्य विरल कारण (Other rare causes): केल प्रतिजन (Kell antigen) के विरूद्ध प्रतिरक्षण (Immunization) प्रायिक (Common) होता है।

II. लोहिताणु की वर्धित भंगुरता (Increased fragility of red cells): जन्मजात अपसामान्य गोल लोहिताणु बहुलता (Congenital spherocytosis), अपसामान्य अण्डाकार लोहिताणु बहुलता (Elliptocytosis)

III. लोहिताणु किण्वक की अपर्याप्तता (Deficiency of red cell enzyme): ग्लूकोज-6-फॉस्फेट डीहाइड्रोजीनेस (Glucose-6-phosphate dehydrogenase)

IV. हीमोग्लोबिन रोग (Hemoglobinopathy): थैलेसीमिया (Thalassemia).

V. अर्जित रक्तक्षय (Acquired hemolysis): जीवाणु (Bacteria) या विषाणु (Virus) का संक्रमण (Infection), विसरित अंतःसंवहनी स्कंदन (DIC=Disseminated intravascular clotting)।

ABO समूह की असंगति (ABO Group Incompatibility)

सिद्धान्त (Principle): रक्तसमूह O के साथ माता में प्राकृतिक रूप से A-रोधी तथा B-रोधी (Anti-A and Anti-B) ऐग्लुटिनिन (Agglutinins) होते हैं। ये प्रतिरक्षी (Antibodies) मुख्यतः IgM (Immunoglobulin) होते हैं जो अपरा (Placenta) को पार नहीं करते हैं। यदि भ्रूण (Fetus) पिता के अनुरूप रक्तसमूह (Blood group) A या B का होता है तब A या B प्रतिजन धारक (Antigen bearing) भ्रूणीय लोहिताणु (Fetal red cells) के प्रवेश की अनुक्रिया (Response) में माता के रक्तपरिवहन (Circulation) में प्रतिरक्षित प्रतिरक्षी (Immune antibodies) का निर्माण होता है। चूँकि ये मुख्यतः IgG होते हैं, अतः वे अपरा को पार करके भ्रूणीय रक्त-परिवहन (Fetal circulation) में पहुँचते हैं। इसके कारण विभिन्न मात्रा में रक्त का अपक्षय होता है जो प्रतिजन-प्रतिरक्षी प्रतिक्रिया (Antigen-antibody reaction) के कारण होता है। यद्यपि शिशुओं के 20% में ABO रक्तसमूह की असंगति पायी जाती है, केवल 5% में ही रक्त का अपक्षय होता है।

Rh-असंगति के विपरीत प्रथम शिशु प्रभावित हो सकता है। चूँकि A-रोधी तथा B-रोधी प्रतिरक्षी (Antibodies) का प्रसवावधिक (Intrapartum) वर्धन (Boosting) नहीं होता है अतः आनुक्रमिक (Successive) (बाद के) शिशुओं में प्रगतिशील तीव्र प्रभावन (Severe affection) की संभावना नहीं होती है। पाण्डु रोग (या पीलिया) प्रायः मृदु (Mild) होता है जो 24 घंटे के अंदर प्रकट होता है। प्रभावन कमतर (Less) होता है क्योंकि भ्रूणीय लोहिताणु के अतिरिक्त ऊतक (Tissue) के अन्य बंधन स्थलों (Binding sites) पर प्रतिरक्षी बंधे होते हैं। जन्म के बाद ही निदान (Diagnosis) होता है। शिशु या तो रक्त समूह A का या B का होता है जबकि माता समूह O की होती है। मातृक रक्तोद (Maternal serum) से विशिष्ट A-रोधी या B-रोधी प्रतिरक्षी का पता लगाया जा सकता है। शिशु का प्रत्यक्ष कूम्ब परीक्षण (Coomb's test) अनिर्णायक रूप से सकारात्मक (Weakly positive) होता है। दीर्घगोल लोहिताणु (Macrospherocytes) जो रक्त स्नेहक (Blood smear) पर होता है वह लाक्षणिक (Characteristic) होता है। अपूर्ण लोहिताणु (Reticulocytes) की संख्या में वृद्धि होती है। किसी उपचार की सामान्यतः आवश्यकता नहीं होती है। पर्याप्त जलयोजन (Hydration) का अनुरक्षण (Maintain) किया जाता है तथा पूतिता (Sepsis) से बचाव करना चाहिए। कुछ रोगियों (Cases) में प्रकाश-चिकित्सा (Phototherapy) की आवश्यकता हो सकती है। विनिमय रक्ताधान (Exchange transfusion) की आवश्यकता अतिविरल (Extremely rare) होती है। सम्पूर्ण पूर्वानुमान (Prognosis) उत्कृष्ट (Excellent) होता है।

नवजात का रक्तश्रावी रोग (Hemorrhagic Disease of the Newborn)

यह एक संलक्षण है जिसकी विशेषता स्वतः (Spontaneous) आंतरिक या बाहरी रक्तश्राव (Bleeding) होती है। कारणों में भिन्नता हो सकती है।

(A) स्कंदन कारकों की अपसामान्यता (Abnormalities of clotting factors): (i) विटामिन K पर निर्भर कारक – II, VII, IX, X की अपर्याप्तता (Deficiencies) जो प्रायः D_2 तथा D (Day) 5 के बीच प्रायः होती है तथा कालपूर्व (Preterm) तथा स्तनपान करता (Breastfed) शिशुओं में प्रायिक (Common) होती है। प्रोटीन C की अपर्याप्तता (या कमी) भी उत्तरदायी होती है। (ii) औषधि (Drugs): गर्भावस्था के दौरान माता द्वारा ग्रहण की गयी औषधि जैसे–फेनिटोइन (Phenytoin), कूमारिन यौगिक (Coumarin compounds), सैलिसिलेट (Salicylates जो विटामिन K के कार्य को प्रभावित करता है)।

(B) DIC (Disseminated intravascular clotting = विसरित अंतः संवहनी स्कंदन): यह संक्रमण (Infection), ऑक्सीक्षीणता (Anoxia), आघात (Shock या सदमा) के कारण होता है।

(C) रक्त स्कंदन की आनुवंशिक अपसामान्यता (Inherited abnormalities of blood coagulation): हीमोफीलिया (Hemophilia) वॉन विलीब्रान्ड रोग (Von Willebrand's disease)

(D) बिम्बाणु की दुष्क्रिया (Platelet dysfunction): गुणात्मक (Qualitative) (Thrombasthenia = घनास्त्रशिथिलता) या परिमाणात्मक (Quantitative) (Thrombocytopenia = अल्पबिम्बाणु रक्तता)

(E) आघात (Trauma): प्रासूतिक आघात (Obstetric trauma) जिसके कारण सिर का हेमाटोमा (Cephalohematoma), अंतरांगीय क्षति (Visceral injury) (Rupture of liver, spleen = यकृत, प्लीहा का विदार), नाभि-रज्जु का विदार (Umbilical cord rupture) या रज्जु बंधन का खिसकन (Slipping of cord ligature) होता है।

(F) अन्य (Others): यकृत की दुष्क्रिया (Liver dysfunction)।

निदान (Diagnosis): निम्नलिखित द्वारा मूल्यांकन किया जाता है – (i) नैदानिक जाँच (Clinical examination), रक्ताणु की पूर्ण गणना (Complete blood count), रक्त स्नेहक (Blood smear), बिम्बाणु की गणना (Platelet count), अपूर्ण लोहिताणु की गिनती करना (Reticulocyte count) (ii) प्रोथ्रॉम्बिन का समय (PT = Prothrombin time) आंशिक थ्रॉम्बोप्लास्टिन समय (PTT=Parital thromboplastin time), फाइब्रिनोजन, d-द्विलक परीक्षण (Dimer test) [सामान्य मात्रा (Level) <0.5 mg/ml तथा DIC में वर्धित मात्रा] तथा रक्तश्राव का समय।

उपचार (Treatment): यह अधोस्थित (Underlying) कारण पर निर्भर करता है –

(1) विटामिन K_1 (Aquamephyton=ऐक्वामेफिटॉन)-साप्ताहिक 1 mg IV (Intravenous = अंतःशिरीय) की पुनरावृत्ति की जा सकती है।

(2) ताजा हिमीकृत प्लाविका (Fresh frozen plasma) 10 ml/kg IV, आवृत्ति (Repeat) की जा सकती है।

(3) बिम्बाणु (Platelets) की संख्या 50,000–100,000/μl तक बढ़ाने के लिए सान्द्र (Concentrate) बिम्बाणु देना

(4) ताजा सम्पूर्ण रक्त (Fresh whole blood): 10 ml/kg का उपयोग एकल रक्ताधान (Single transfusion) के लिए किया जा सकता है।

(5) विशिष्ट समस्या (Problem) जैसे– DIC, पूतिता (Sepsis) का उपचार

पूर्वानुमान (Prognosis): यदि रक्त की हानि कम होती है तथा उपचार का प्रारंभ तत्काल किया जाता है तब पूर्वानुमान संतोषजनक होता है।

रज्जु के रक्तश्राव का प्रबंध (Management of cord bleeding): (1) पुनःबंधन (Religation) द्वारा खिसकन (Slipping) बंध (Ligature) को ठीक करना चाहिए। (2) यदि रज्जु के पृथक्करण के बाद रक्तश्राव होता है तब रक्तस्तंभन (Hemostatis) को दबाव द्वारा या एक युग्म चिमटी (One pair of forceps) के साथ रक्श्राव के स्थलों का पता लगाने के बाद बंधन द्वारा प्राप्त किया जा सकता है। रक्त हानि की अल्प मात्रा भी घातक (Lethal या प्राणहर) सिद्ध हो सकती है। यदि आवश्यक है तो इस हानि की पूर्त्ति रक्ताधान (Blood transfusion) द्वारा करनी चाहिए।

नवजात में रक्तक्षीणता (Anemia in the Newborn)

परिभाषा (Definition): 34 सप्ताह से अधिक गर्भकाल के शिशु में यदि केन्द्रीय शिरीय हीमोग्लोबिन की मात्रा (Central venous hemoglobin level) 13 gm/100 ml से कम होती है तो इसे रक्तक्षीणता कहते हैं।

कारण (Causes):

(1) नवजात का रक्तक्षयी (Hemolytic) रोग (Rh, ABO असंगति= Incompatibilities)
(2) नवजात का रक्तश्रावी (Hemorrhagic) रोग
(3) लोहिताणु का अल्पनिर्माण (Underproduction of RBC): अल्पवृद्धिकर (Hypoplastic) रक्तक्षीणता।
(4) अग्र अपरा भ्रंश (Anterior placenta previa) में अपरा से होकर काटने के बाद शल्यक्रिया द्वारा प्रसव (Cesarean section) द्वारा शिशु का जन्म।
(5) शल्यक्रिया द्वारा प्रसव के दौरान हुई अलक्षित (Unnoticed) शिरोवल्क क्षति (Scalp injury)
(6) विदीर्ण रज्जु (Torn cord) जैसा कि प्रपाती (Precipitate) प्रसव में होता है।
(7) विदारित वाहिका-भ्रंश (Ruptured vasa previa)
(8) एक युग्मजी यमज (Monozygotic twin) का एक शिशु (Twin transfusion syndrome यमज रक्ताधान संलक्षण)
(9) अति भ्रूण-मातृक रक्तश्राव (Excessive fetomaternal bleed)
(10) अकालपक्वता की रक्तक्षीणता (Anemia of prematurity)
(11) वृहत शिरस्य हेमाटोमा (Large cephalhematoma)
(12) अंतरांगीय क्षति (Visceral injury): विदारित यकृत, प्लीहा, अधिवृक्क (Ruptured liver, spleen, adrenal)
(13) लोहिताणु का आनुवंशिक व्यतिक्रम (Hereditary RBC disorders): हीमोग्लोबिन रोग (Hemoglobinopathies)।

निदान (Diagnosis): प्रासूतिक इतिवृत्त (Obstetric history), सम्पूर्ण रक्ताणु की गणना (Complete blood count), रक्त स्नेहक (Blood smear), अपूर्ण लोहिताणु की गणना (Reticulocyte count), क्लिहॉवर बेटके परीक्षण (Kleihauer Betke test) तथा उदर और सिर का अतिस्वन चित्र (Ultrasound of abdomen and head) का मूल्यांकन।

उपचार (Treatment):

(1) आपात (Emergency) में पुंजित कोशिका (Packed cell) (Hemocrit = हेमोक्रिट 60–90%) 10 ml/kg शरीर भार का रक्ताधान (Transfusion) करना चाहिए।
(2) 2–4 mg लौह/kg की मुखीय गोली तथा 50 mcg फोलिक अम्ल दैनिक देना चाहिए जिसे दीर्घ काल तक निरंतर देना है।
(3) अकालपक्वता (Prematurity) की रक्तक्षीणता के लिए पुनर्संयोजक (Recombinant) मानव-एरिथ्रोपोइटिन (Erythropoietin)।

अभिघातज (Traumatic)	चयापचयी (Metabolic)	संक्रामक (Infective)	औषधजनक (Iatrogenic)	अन्य (जन्मजात) Others (Congenital)
(1) ऑक्सीक्षीण (Hypoxic) स्थानिक–अरक्तक मस्तिष्क रोग (Ischemic encephalopathy) (2) अंतः कपालीय क्षति (Intracranial injury) (प्रसवपूर्व (Antepartum) / प्रसवावधिक (Intrapartum)	(1) अल्पग्लूकोस रक्तता (Hypoglycemia) (2) कर्निक्ट्रेस (Kernicterus) (3) अल्पकैल्शियम रक्तता (Hypocalcemia) (4) अतिकैल्शियम रक्तता (Hypercalcemia) (5) अल्पसोडियम रक्तता (Hyponatremia) (6) अल्पमैग्नीशियम रक्तता (Hypomagnesemia) (7) पिरिडॉक्सीन निर्भरता (Pyridoxin dependence)	(1) उच्च ज्वर (High fever) (2) तानिका शोथ (Meningitis) (3) टार्च संक्रमण (TORCH infection) (4) धनु स्तंभ (Tetanus)	(1) श्वसन-उत्तेजक (Respiratory stimulants) (2) संवेदनमंदक का प्रत्याहार (Narcotic withdrawal) (3) औषधि विशाक्तता (Drug toxicity) – थियोफिलीन (Theophylline)	प्रमस्तिष्क कुरचना (Cerebral malformation)

नवजात में आक्षेप या ऐंठन (Convulsion in Newborn)

कुछ अधोस्थित (Underlying) रोगात्मक स्थितियों में नवजात में प्रायः आक्षेप (या ऐंठन) का प्रदर्शन होता है। शिशु में विरले ही आक्षेप होता है जिसमें कारण का पता नहीं लगाया जा सकता है। आक्षेप के सामान्य कारण हैं–

निदान (Diagnosis): इतिवृत्त (History): प्रसव की विधि (Method of delivery), जन्म पर अपगर प्राप्तांक (Apgar score), स्तनपान (Breast-feeding) या नहीं, संजीवक (Analeptic) या श्वसन-उत्तेजक (Respiratory stimulant) का अंतर्ग्रहण या संवेदनमंदक (Narcotic) औषधि का प्रत्याहार (Withdrawal)।

जाँच-पड़ताल (Investigations): प्रयोगशाला जाँच (Laboratory studies)

(1) सम्पूर्ण रक्ताणु की गणना (Full blood count), (2) रक्त, मूत्र तथा प्रमस्तिष्क-मेरू द्रव (CSF = Cerebral spinal fluid) का जीवाणु वर्धन (Culture), (3) रक्तोद (Serum) का IgM तथा IgG-विशिष्ट टॉर्च अनुमाप (Specific TORCH titer) (TORCH = Toxoplasmosis, Rubella, Cytomegalovirus and Herpes simplex) (4) रक्त का जीवरासायनिक (Blood biochemical): ग्लूकोज, कैल्सियम, मैग्नीशियम, बिलिरूबिन तथा विद्युत अपघट्य (Electrolytes) का मूल्यांकन, यदि आवश्यकता हो। (5) रक्तगैस का आयतन (Blood gas level): अम्लरक्तता (Acidosis) तथा ऑक्सीक्षीणता (Hypoxia) का पता लगाने के लिए।

प्रतिबिम्बन जाँच (Imaging studies): अंतःनिलयी (Intraventricular और / या अवजालतानिका (Subarachnoid) रक्तश्राव का पता लगाने के लिए सिर का अतिस्वन चित्रण (Ultrasonograph) या CT स्कैन (Scan)। किसी जन्मजात कुरचना (Congenital malformation) का पता लगाने में भी ये उपयोगी होते हैं।

उपचार (Treatment): उपचार के सिद्धान्त (Principles) हैं – (1) आक्षेप (या ऐंठन) को नियंत्रित करना, (2) अधोस्थित रोग (Underlying pathology) का उपचार करना तथा (3) समर्थक चिकित्सा (Supportive therapy) देना जैसे–पोषण (Nutrition), संवातन (Ventillation), हृदयी निर्गत (Cardiac output), रक्तोद विद्युतअपघट्य (Serum electrolytes) तथा pH।

आक्षेप को नियंत्रित करना (To control convulsions): फिनोबार्बिटोन (Phenobarbitone) 10 mg/kg/शरीर भार को धीरे-धीरे 3–5 मिनट में अंतः-शिरीय रूप से (Intravenously) देना प्रभावी होता है। 5 mg/kg/शरीर भार की एक अनुरक्षण खुराक (Maintenance dose) अंतः पेशीय रूप से (Intra-muscularly) प्रतिदिन न्यूनतम चार सप्ताह (या अधिक समय) तक दी जाती है। प्रतिरोधक रोगियों (Resistant cases) में फेनिटोइन (Phenytoin) (Dilantin) 15 mg/kg/शरीर भार IV दिया जाता है जिसकी गति 0.5 mg/kg/minute होती है।

अधोस्थित रोग का उपचार करना (To treat underlying pathology). अल्पग्लूकोज रक्तता (Hypoglycemia): ग्लूकोज का निवेशन (Glucose infusion): 2–3 मिनट से अधिक अंतःशिरीय (IV): 10% ग्लूकोज का 2 ml/kg देना जिसे 6–8 mg/kg/min की गति से देना है। रक्त-ग्लूकोज का अनुरक्षण 70–100 mg/dl पर करना चाहिए। अल्पमैग्नीशियम रक्तता (Hypomagnesemia): मैग्नीशियम सल्फेट (Magnesium sulfate) (0.2 mEq/kg) अंतःशिरीयरूप से प्रत्येक 6 घंटे पर तब तक दिया जाता है जब तक कि मैग्नीशियम की मात्रा (Level) सामान्य (Normal) नहीं हो जाती है।

संक्रमण (Infection): पूतिक (Septic) सुधार कार्य के बाद उपयुक्त प्रतिजैविक चिकित्सा (Antibiotic therapy) (देखें सारणी 32.4) करनी चाहिए। अल्पकैल्सियम रक्तता (Hypocalcemia): 5 मिनट से अधिक 10% कैल्सियम ग्लूकोनेट (Calcium gluconate) के 2 ml/kg का अंतःशिरीय निवेशन किया जाता है। इसके बाद कुछ दिनों तक प्रत्येक आहार (Feed) के साथ

250 mg कैल्सियम क्लोराइड ($CaCl_2$) मुखीय रूप से (Orally) दिया जाता है। पिरिडॉक्सीन अपर्याप्तता (Pyridoxine deficiency): 50 mg पिरिडॉक्सीन का अंतःशिरीय निवेशन (Intravenous infusion) प्रभावी होता है। अंतःकपालीय तानता (Intracranial tension) को कम करना—30–60 मिनट से अधिक अंतःशिरीय रूप से 20% मैनिटॉल (Mannitol) का 10 ml दिया जाता है।

नवजात की जनन क्षति (Birth Injuries of the Newborn)

जनन क्षति को प्रसव के दौरान होनेवाली क्षति (या हानि या चोट) के रूप में परिभाषित किया जा सकता है जो इतनी तीव्र या गम्भीर हो सकती है कि मृत्यु का कारण बन सके या मृत जनन (Still birth) या रूग्नता (Morbidity) का कारण बने। अतः विश्व में जहाँ अभी भी प्रसव-पूर्व (Antenatal) तथा प्रसवावधिक (Intranatal) परिचर्या (Care) की सुविधा अपर्याप्त है, वहाँ यह पेरिनैटल मर्त्यता औररूग्नता (Perinatal mortality and morbidity) का एक महत्वपूर्ण कारण बनी हुई है। देखें सारणी 32.4।

सिर की क्षति (Injuries to the Head)

शीर्ष (या सिर) का रक्तस्कंद शोथ या हेमाटोमा (Cephalhematoma): यह परिकपाल (Pericranium) तथा कपाल की चपटी अस्थि (Flat bone of the skull) के बीच रक्त का संग्रह है जो प्रायः एकपार्श्विक (Unilateral) तथा भित्तीय अस्थि (Parietal bone) पर होता है (देखें चित्र 32.5)। यह कपाल से एक लघु वहिर्गम शिरा (Emissary vein) के विदार (Rupture)

सारणी (Table) 32.4: जनन क्षति (Birth injuries)

पूर्वानुकलन कारक (Predisposing factors)	क्षति का प्रकार (Type of injury)	प्रभावित अंग (Affected organs)
(1) दीर्घ या अवरूद्ध प्रसव (Prolonged or obstructed labor)	कोमल ऊतक (Soft tissue)	त्वचा (Skin)-विदारण (Lacerations), खरोंच (Abrasions), वसा का अपक्षय (Fat necrosis)
(2) भ्रूणीय वृहदाकारता (Fetal macrosomia)	तंत्रिका (Nerve)	आननी (Facial), बाहु जालिका (Brachial plexus), मेरू-रज्जु (Spinal cord) मध्यच्छद, हार्नर-संलक्षण (Horner's syndrome)
(3) सिर-श्रोणीय असंगति (Cephalopelvic disproportion)	नेत्र (Eye)	रक्तश्राव (Hemorrhages)-अधोनेत्रश्लेष्मला (Subconjunctiva) दृष्टिपटल (Retina)
(4) गर्भ की अपसामान्य स्थिति (Abnormal presentation) (Breech=नितम्ब)	अंतरांग (Viscera)	यकृत, अधिवृक्क ग्रन्थि, प्लीहा का विदार (Rupture of liver, adrenal gland, spleen)
(5) उपकरण [जैसे—चिमटी (Forceps निर्वात निष्कासक (ventous)] द्वारा प्रसव (Instrumental delivery)	शिरोवल्क (Scalp)	विदारण (Laceration), फोड़ा (Abscess), रक्तश्राव
(6) कठिन प्रसव (Difficult delivery)	विस्थापन (Dislocation)	नितम्ब (Hip), स्कंध (Shoulder), गर्भाशय-ग्रीवा की कशेरूका (Cervical vertebrae)
(7) स्कंध का कठिन प्रसव (Shoulder dystocia)	कपाल (Skull)	शिरस्य हेमाटोमा (Cephalohematoma), अधोसिरस्त्राणाभी (Subgaleal) हेमाटोमा, अस्थिभंग (Fractures)
(8) प्रपाती प्रसव (Precipitate labor)	अंतःकपालीय (Intracranial)	रक्तश्राव-अंतःनिलयी (Intraventricular), अधोदृढ़तानिका (Subdural), अवजालतानिका (Subarachnoid)
(9) हस्तचालक प्रसव (Manipulative delivery) (IPV)	अस्थि (Bones)	अस्थिभंग-जत्रुक (Clavicle), प्रगंडिका (Humerus), उरू-अस्थि (Femur)

NB → यह क्षति कोमल ऊतक (Soft tissues) (सर्वसामान्य) तथा / या अस्थि (Bones) (Rare=विरल) को शामिल कर सकती है।

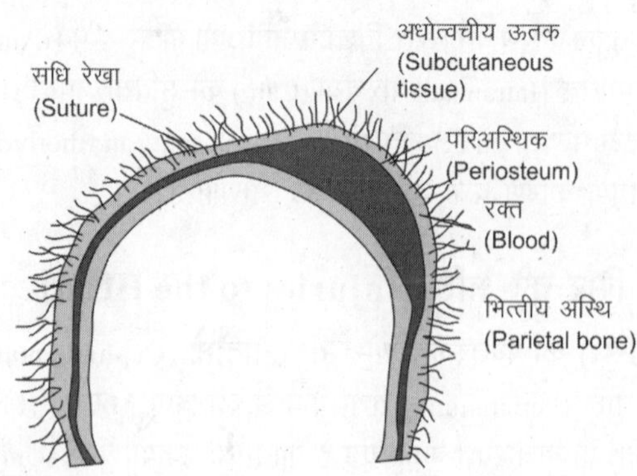

चित्र (Fig.) 32.5: सिर का हेमाटोमा (Cephalhematoma)

के कारण होता है तथा कपाल अस्थि के भंजन (Fracture) के साथ संबंधित हो सकता है। यह चिमटी प्रसव (Forceps delivery) के कारण होता है परन्तु सामान्य (Normal) प्रसव में भी यह हो सकता है। निर्वात निष्कासक (Ventouse) का उपयोग शीर्ष हेमाटोमा के प्रभाव (Incidence) को नहीं बढ़ाता है। यह जन्म पर उपस्थित नहीं होता है परन्तु 12–24 घंटे के बाद क्रमिक रूप से विकसित होता है। कपाल की संधि रेखाओं (Sutures) द्वारा सूजन (या शोथ) सीमित होती है क्योंकि अस्थि के किनारों (Margins) के साथ परिकपाल (Pericranial) के साथ बद्ध (Fixed या स्थिर) होता है। (देखें चित्र 32.5)।

यह घेराकार (Circumscribed), कोमल (Soft) तथा असंपीड्य (Incompressible) होता है। कपाल का अधोस्थित भंजन (Underlying fracture) हो सकता है। समय की प्रगति में शोथ के चारों ओर एक कठोर तीव्र छोर (Hard sharp edge) का स्पर्श अनुभव किया जा सकता है जो रक्त के स्थापन के कारण होता है। यह स्थिति शीर्ष अनुकल्प (Caput succedanum) या मस्तिष्क-आवरण (या तानिका) के वहिःक्षेप सर्वदा संधि रेखा या कलांतराल (Fontanelle) पर स्थित होती है तथा चिल्लाने (Crying) पर प्रणोद (Impulse या स्पंदन) होता है। पूर्वानुमान (Prognosis) उत्तम (Good) होता है। समय की प्रगति में (6–8 सप्ताह) रक्त का अवशोषण हो जाता है तथा कपाल पूर्णतः सामान्य हो जाता है। विरले ही (Rarely) पूयता (Suppuration) होती है। कोई उपचार की आवश्यकता नहीं होती है। संक्रमण का निवारण (Prevention of infection) तथा आघात (Trauma) से बचना आवश्यक होता है।

शिरोवल्क (या खोपड़ी) की क्षति (Scalp injuries): शिरोवल्क की अल्प क्षति जैसे–चिमटी प्रसव (ब्लेड की नोंक) में खरोंच (Abrasion), शल्यक्रिया द्वारा प्रसव (Cesarean section) में उत्कीर्ण क्षति (Incised wound), शिरोवल्क विधुदग्र (Electrode) का स्थापन या योनिद्वार उच्छेदन (Episiotomy) में हो सकती है। कभी-कभी उत्कीर्ण क्षति भी तीव्र रक्तश्राव का कारण बन सकती है तथा उसका सीवन (या टाँका) लगाने की आवश्यकता हो सकती है। क्षति या घाव को पूतिरोधी (Antiseptic) घोल जैसे 2% मर्क्यूरोक्रोम (Mercurochrome) के साथ मरहम-पट्टी करनी चाहिए।

भंजित कपाल (Fracture skull): कपाल का चापछत (Vault) [भित्तीय अस्थि का अग्र या ललाटीय भाग (Anterior or frontal part of parietal bone)] विदर (Fissure) का या नमनित (Depressed) प्रकार का हो सकता है। निम्नलिखित के कारण अस्थि भंग (Fractures) होते हैं –(1) असंगति (Disproportion) में कठिन चिमटी (Forceps) प्रसव का प्रभाव या चिमटी का दोषपूर्ण उपयोग [जैसे–ब्लेड को द्विभितीय व्यास (Biparietal diameter) पर नहीं रखने] के कारण (2) चपटी श्रोणि (Flat pelvis) का प्रक्षेपित त्रिक-प्रोत्तुंग (Sacral promontory) नमनित अस्थि भंग उत्पन्न कर सकता है, यद्यपि प्रसव स्वतः होता है।

अस्थि-भंग का संबंध सिर के हेमाटोमा, दृढतानिका-बाह्य (Extradural) या अधोदृढ़तानिका (Subdural) के रक्तश्राव या एक हेमाटोमा (Hematoma) या मस्तिष्क पर चोट (Brain contusions) के साथ होता है। विदर भंजन (Fissure fracture) यदि अजटिल (Uncomplicated) है तो यह प्रायः लक्षणहीन होता है। नमनित अस्थिभंग कभी-कभी दबाव प्रभाव का कारण बन सकता है। संपीड़न (Compression) प्रभाव के कारण बाद में तंत्रिकीय समस्या उत्पन्न हो सकती है। लक्षणहीन रोगियों में उपचार सामान्य होता है। लक्षणों की उपस्थिति में एक्सकिरण चित्रण या CT (Computerized tomography) जाँच की आवश्यकता होती है। नमनित अस्थि को उत्थित (Elevate) करना चाहिए या अधोदृढ़तानिका के हेमाटोमा को चूसकर बाहर करना है या शल्यकरूप से उच्छेदन करके निष्कासित करना है।

अंतःकपालीय रक्तश्राव (Intracranial Hemorrhage)

इसके विभिन्न कारण हैं – (1) अभिघातज (Traumatic) (2) ऑक्सीक्षीण (Anoxic) (3) प्रारम्भिक रक्तश्रावी रोग (Primary haemorrhagic disease)

अभिघातज या आघाती (Traumatic)

(i) **दृढ़तानिका-बाह्य रक्तश्राव (Extradural hemorrhage):** (a) कपालअस्थि का भंजन (Fracture of skull bone), (b) निचला सममितार्धी खातिका का विदार (Rupture of the inferior sagittal sinus) या (c) प्रांतस्था (Cortex) को छोड़ने वाली लघु शिराओं (Small veins) का विदार। इस प्रकार होनेवाला रक्तश्राव हेमाटोमा (Hematoma) उत्पन्न करता है जो स्थिर बना रहता है या आकार में बढ़ता है। तंत्रिकीय लक्षणों (Neurological symptoms) की उपस्थिति तीव्रता से होती है या उसका घातक (Insidious) प्रारम्भ (Onset) हो सकता है, जैसे–वमन (Vomiting), उत्तेजनशीलता (Irritability) तथा भार के अर्जन की विफलता (Failure to gain weight)। जलशीर्ष (Hydrocephalus = सिरशोथ) तथा मानसिक मंदन (Mental retardation) एक विलंबित परिणाम (Sequela) हो सकता है।

(ii) **अतिशय रक्तश्राव (Massive hemorrhage):** अधोदृढ़तानिका (Subdural) का अतिशय (या अत्यधिक) रक्तश्राव प्रायः निम्नलिखित के कारण होता है – (a) मस्तिष्क छदि का विदारण (Tear of the tentorium cerebelli) जिसके कारण खातिका (Sinus) खुल जाती है या गैलेन-शिरा (Vein of Galen) या उसकी उपशिराओं (Tributories) का विदार होता है। (b) ऊपरी सममितार्धी खातिका की क्षति (Injury to the superior sagittal sinus)।

मस्तिष्क छदि के विदारण की क्रियाविधि (Mechanism of tentorial tear): सामान्यतः मस्तिष्कछदि (Tentorium cerebelli) के साथ दृढ़तानिका की परत (Flax cerebri) संलग्न रहती है तथा दोनों कपालों (Skull) के तल से लेकर चापछत (Vault) तक स्थिरण (Anchoring) में सहायता प्रदान करते हैं। अति गढ़न (Moulding) के दौरान श्रोणि (Pelvis) में सिर-अवरोहन का व्यास (Diameter of engagement) (Occipito frontal in deflexed head) का संपीडन (Compression) होता है जिसके साथ व्यास का चिबुक उदग्र– (Mento-vertical) पर एक समकोण (90°) पर दीर्घीकरण (Elongation) होता है। इसके कारण तल (Base) से चापछत की ऊपर की ओर गति होती है। इसके फलस्वरूप मस्तिष्कछदि के उदग्ररेशों (Vertical fibers) पर अत्यधिक दबाव पड़ता है जिसे बलात्मक रेशे (Stress fibers) कहा जाता है। यदि गढ़न अत्यधिक होता है या अचानक प्रयुक्त (Applied) होता है तब ये रेशे विदीर्ण (Torn) हो जाते हैं। इसके फलस्वरूप चापछत का अति दीर्घीकरण तब तक होता है जब तक कि सीधी खातिका (Sinus) या गैलेन शिरा (Galen vein) या इसकी उपशिराओं (Tributaries) को शामिल करने के लिए विदारण (Tear) का विस्तार नहीं हो जाता। परिणामी रक्तश्राव अधिमस्तिष्कछदीय (Supratentorial) या अधोमस्तिष्क छदीय (Subtentorial) हो सकता है। (देखें चित्र 32.6)।

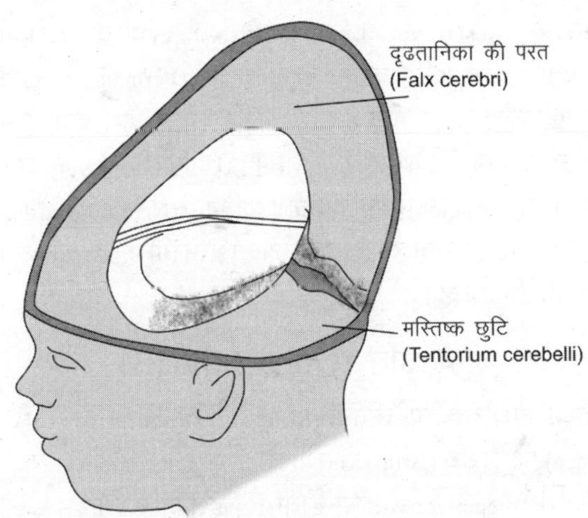

चित्र (Fig.) 32.6: चिबुक-उदग्र व्यास (Mentovertical diameter) के पर्याप्त दीर्घीकरण (Elongation) के साथ सिर का अतिगढ़न (Moulding) जिसके कारण मस्तिष्कछदि (Tentorium cerebelli) का विदारण (Tear) होता है।

कारण (Causes):

(1) कुल (या समग्र) असंगति (Disproportion) के साथ अभिनत शीर्ष (Deflexed vertex) का अतिगढ़न (Excessive moulding)

(2) नितब (Breech) का पश्चगामी सिर (After-coming head) के प्रसव के दौरान या प्रपाती प्रसव (Precipitate labor) में सिर का द्रुत संपीडन (Rapid compression)।

(3) ब्लेड का दोषपूर्ण उपयोग [द्विभित्तीय व्यास से अन्य (Other than biparietal diameter)] के बाद बलपूर्वक चिमटी द्वारा खींचना (Forceps traction)।

नैदानिक लक्षण (Clinical features): रक्तश्राव घातक (Fatal) हो सकता है तथा शिशु का जन्म मृतजात (Stillborn) के रूप में होता है या तीव्र श्वसन-न्यूनता (Severe respiratory depression) के साथ शिशु का जन्म (अपगर प्राप्तांक (Apgar score)=0–3) होता है। कमतर (Lesser) प्रभावन में शिशु श्वसन-न्यूनता की क्षतिपूर्ति करता है। क्रमिक रूप से (Gradually) प्रमस्तिष्क उत्तेजन (Cerebral irritation) के लक्षण जैसे बारम्बार जोर से चिल्लाना, ग्रीवा का आकुंचन (Neck retraction), नेत्र की असमन्वयी गति (Incoordinate ocular movements), आक्षेप या ऐंठन (Convulsion), वमन (Vomiting) तथा अग्र कलांतराल का उभार (Bulging of the anterior fontanelle)।

आक्सीक्षीण (Anoxic):

(1) अंतःनिलयी रक्तश्राव (IVH = Intraventricular hemorrhage): यह कालपूर्व (Premature) शिशुओं में अधिक प्रायिक (Common) होता है। आक्सीक्षीणता (Anoxia) के कारण भंगुर (Fragil) मस्तिष्क रक्तक जालिका (Choroidal plexus) के तीव्र संकुलन (Congestion) से रक्तश्राव होता है जो विदार (Rupture) की ओर अग्रसर होता है। प्रमस्तिष्क के उलझाव (Cerebral involvement) के लक्षण अचानक प्रकट होते है तथा उनका अंत घातक (Fatal) रूप में होता है।

(2) अवजालतानिका (Subarachnoid) रक्तश्राव: मस्तिष्क (Brain) से खातिका (sinus) में जानेवाली कुछ उपशिराओं (Tributary veins) के विदार के कारण यह रक्तश्राव होता है। लक्षण विलम्ब से (One week सप्ताह) प्रकट होते हैं। शिशु निरूत्साही (Listless) हो जाता है, अग्रांगों (Extremities) की ऐंठन (Twitching) होती है या नेत्र की असमन्वयी गति (Incoordinated eye movements) होती है।

(3) अंतःप्रमस्तिष्क (Intracerebral) रक्तश्राव: आक्सीक्षीणता के कारण मृदु-ऊतक (Parenchyma) में लघु रक्त चिन्हों (Petechia) का रक्तश्राव हो सकता है। यह प्रायः विलंबित (Prolonged) प्रसव के बाद पूर्णविकसित (Mature) शिशुओं में पाया जाता है। इसके लक्षण हैं – भार की कमी (Loss of weight), शिथिल हाथ-पैर (Flaccid limbs) या व्यग्र और आशंकित मुखमुद्रा (Anxious and worried expression)।

निवारण (Prevention): अंतःकपालीय क्षति (Intracranial injuries) के न्यूनीकरण (Reduction) में सफल होने की कुंजी (Key) समग्र प्रसवपूर्व तथा प्रसवावधि की परिचर्या (Antenatal and intranatal care) है। निवारण के लिए निम्नलिखित उपाय होते हैं –

(1) आरम्भ में निवारण करना या पता लगाना (To prevent or to detect earliest): गहन भ्रूणीय परिवीक्षण (Intensive fetal monitoring), नैदानिक (Clinical) और / या इलेक्ट्रॉनिक द्वारा अंतःगर्भाशीय भ्रूणीय ऑक्सीक्षीणता (Intrauterine fetal asphyxia) का निवारण करना या पता लगाना विशेषकर कालपूर्व (Premature) प्रसव का संचालन करते समय।

(2) अभिघातज योनिक प्रसव से बचना (To avoid traumatic vaginal delivery): कठिन चिमटी प्रसव (Forceps delivery) से बचना चाहिए। उचित शिरस्य (Cephalic) अनुप्रयोग (Application) के बाद ही कर्षण (Traction) करना चाहिए । इससे बचने के लिए शल्यक्रिया द्वारा प्रसव (CS = Cesarean section) कराया जा सकता है।

(3) **नितम्ब गर्भस्थिति में शल्यक्रिया द्वारा प्रसव कराना (To use cesarean section in breech presentation):** नितम्ब गर्भस्थिति में योनि से नितम्ब प्रसव कराने के लिए शल्यक्रिया का उपयोग यथा संभव धीरे-धीरे तथा सावधानी के साथ करना चाहिए। सिर के प्रसव के लिए विशेष रूप से जल्दबाजी नहीं करनी चाहिए। पश्चगामी (Aftercoming) सिर के प्रसव के लिए चिमटी (Forceps) का उपयोग बेहतर होता है।

(4) अतिसंवेदनशील (Susceptible) शिशुओं में जन्म के बाद तत्काल अंतःपेशीय रूप से (Intramuscularly) 1 mg विटामिन K देना चाहिए।

जाँच पड़ताल (Investigations):

(1) अंतःनिलयी (Intraventricular) रक्तश्राव का पता लगाने के लिए अतिस्वन चित्रण (Ultrasonography) का उपयोग किया जाता है।

(2) प्रमस्तिष्क रक्तपरिवहन (Cerebral circulation) में किसी परिवर्तन का पता लगाने के लिए डॉप्लर (Doppler) अतिस्वन चित्रण का उपयोग होता है।

(3) प्रान्तस्था की तंत्रिकाणु-क्षति (Cortical neuronal injury) का पता लगाने में CT क्रमवीक्षण (Computerized tomography scan) उपयोगी होता है।

(4) चुम्बकीय प्रतिध्वनि प्रतिबिम्बन (MRI = Magnetic resonance imaging) का उपयोग किसी भी ऑक्सीक्षीण (Hypoxic) स्थानिक-अरक्तक (Ischemic) मस्तिष्क क्षति (Brain injury) का मूल्यांकन करने में किया जाता है।

(5) प्रमस्तिष्क-मेरुद्रव (CSF = Cerebrospinal fluid): रक्तश्रावी (Hemorrhagic)।

उपचार (Treatment):

(1) शिशु की देखभाल शांत परिवेश (Quiet surrounding) में करना चाहिए।

(2) ऑक्सीजन की आपूर्ति करने तथा तापक्रम और आर्द्रता (Humidity) का अनुरक्षण (Maintain) करने की अपेक्षा उष्मायित्र उपचर्या (Incubatory nursery) बेहतर (Preferable=अधिमान्य) होती है।

(3) श्वसन-मार्ग (Air passage) की सफाई (Cleanliness) का अनुरक्षण करना।

(4) P_aCO_2 का सामान्य विस्तार (Normal range) का अनुरक्षण करना तथा अल्पऑक्सीजन रक्तता (Hypoxemia) से बचना।

(5) शिशु का हस्तचालन (Handling) को सीमित (Restrict) करना, इस प्रकार शिशु को स्नान कराना, तौलना तथा मापने पर रोक लगानी चाहिए।

(6) शिशु का दुग्धपान नासिका-जठरीय नली (Nasogastric tube) से कराना चाहिए। द्रव संतुलन का अनुरक्षण करना है और यदि आवश्यक है तब आन्त्रेतर (Parental) नली द्वारा।

(7) अल्पप्रोथ्रॉम्बिन रक्तता (Hypoprothrombinemia) के कारण पुनः रक्तश्राव को रोकने के लिए अंतपेशीयरूप से (IM) 1 mg विटामिन K देना है।

(8) रोगरोधी (Prophylactic) प्रतिजैविका औषधि (Antibiotic) देनी चाहिए।

(9) आक्षेपरोधी (Anticonvulsant): निम्नलिखित में से किसी एक का उपयोग किया जा सकता है – (a) फिनोबार्बिटोन (Phenobarbitone) 5–10 mg/kg/day को विभाजित खुराकों (Doses) में 6 घंटे के अंतर पर अंतःपेशीयरूप से (Intramuscularly), (b) फेनिटोइन (Phenytoin) 10–15 mg/kg अंतःशिरीय रूप से (Intravenously, IV) भारण खुराक (Loading dose) के रूप में 0.5 mg/kg/minute की गति से और उसके बाद हृदय की निगरानी (Cardiac monitoring) के साथ 5 mg/kg/day की अनुरक्षण खुराक (Maintenance dose) देना, (c) डायजिपैम (Diazepam) 0.1 mg/kg दैनिक तीन बार अंतःपेशीय रूप से देना।

(10) **अधोदृढ़तानिका का हेमाटोमा (Subdural hematoma):** (a) अधोदृढ़तानिका का अंशनिष्कासन (Subdural tap): अग्र कलांतराल (Anterior fontanelle) का पार्श्विक (Lateral) कोणों से होकर रक्त के चूषण (Aspiration) की आवश्यकता हो सकती है जिसकी पुनरावृत्ति (Repeat) करना है। (b) तंत्रिकीय रोगोत्तर लक्षणों (Neurological sequelae) के विकास को रोकने के लिए स्कंद (Clot) का (इसमें पुटी = capsule भी शामिल है) शल्यक निष्कासन (Surgical removal) करना पड़ सकता है। (c) विरले ही (Rarely) अधोदृढ़तानिका–उदरावरणी पार्श्वपथन (Subdural-peritoneal shunting) की आवश्यकता होती है। तंत्रिका शल्यचिकित्सक (Neurosurgeon) की सलाह ली जाती है।

पूर्वानुमान (Prognosis): रक्तश्राव की प्रकृति (Nature) पर तत्काल पूर्वानुमान निर्भर करता है और अभी तक पेरिनैटल मर्त्यता (Perinatal mortality) का यह एक महत्वपूर्ण कारण बना हुआ है। जीवित शिशु प्रायः बाद के जीवन-काल में सामान्य रूप से व्यवहार करता है। तथापि (However), मानसिक मंदन (Mental retardation) तथा तंत्रिकीय व्यतिक्रम (Neurological disorder) के बीच कुछ सहसबंध होता है या बाद के जीवन में मिरगी (Epilepsy=अपस्मार) विकसित हो सकती है।

अन्य क्षति (Other Injuries)

त्वचा तथा अधोत्वचीय ऊतक (Skin and subcutaneous tissues): चेहरे (Face) पर खरोंच (Bruises) तथा विदारण (Lacerations) प्रायः चिमटी के फलक (Forcep blades) द्वारा होता है। इसका उपचार 1% लोटिओ मरक्यूरोक्रोम (Lotio mercurochrome) को लगाने से होता है। शिरोवल्क (Scalp) शोथमय (Edematous) तथा चोटिल (Bruised या खरोंचदार) हो सकता है, यदि दीर्घकाल तक मूलाधार (Perineum) पर बने रहना छोड़ दिया जाता है। नितम्ब गर्भस्थिति (Breech presentation) में नितम्ब (Buttock) या आननी गर्भस्थिति (Face presentation) में नेत्र-पलक (Eyelids), ओष्ठ (Lips) या नासिका (Nose = नाक) समान रूप से शोथमय तथा संकुलित (Congested) हो जाते हैं।

पेशी (Muscles): (1) उरोस्थि-स्तनाभ हेमाटोमा या अर्बुद (Sternomastoid hematoma or tumor): यह जन्म के लगभग 7–10 दिन बाद प्रकट होता है और उरोस्थि-स्तनाभ पेशी (Sternomastoid muscle) के ऊपरी तथा मध्यतृतीय (Middle third) भाग के मिलन-स्थल (Junction) पर प्रायः स्थित होता है। यह पेशी-रेशे (Muscle fibers) तथा रक्तवाहिका (Blood vessels) के विदार (Rupture) के कारण होता है जिसके बाद हेमाटोमा तथा क्षतचिन्हीय संकुचन (Cicatricial contraction) होता है। इसका संबंध कठिन नितम्ब

प्रसव (Breech delivery) या स्कंध के कठिन प्रसव (Shoulder dystocia) या सामान्य प्रसव के दौरान भी ग्रीवा (Neck) की अतिनति (Excessive flexion) के साथ होता है। क्षणिक (या अस्थायी) मन्यास्तंभ या मुड़ी हुई गर्दन (Transient torticollis) होती है और यह विवेकी (Wise) है कि इस पर मालिश (Massage) नहीं करनी चाहिए। आहार देने (दुग्ध पान कराने) के बाद ग्रीवा पेशियों के तानन (Stretching) के साथ अल्प हल्की गति (Gentle movements) देना उपयोगी होता है। **6 महीने की आयु होने पर शिशु की यह सूजन (Swelling) स्वतः लुप्त (Disappear) हो जाती है।** (2) अधोत्वचीय ऊतक का अपक्षय (Necrosis) हो सकता है जबकि सतही त्वचा (Superficial skin) अक्षत (Intact) बनी रहती है। कुछ दिनों के बाद एक लघु दृढ़ (Hard) अधोत्वचीय ग्रंथिका (Subcutaneous nodule) प्रकट होती है। यह दबाव के कारण वसा अपक्षय (Fat necrosis) का परिणाम है जिसको लुप्त (Disappear) होने में अनेक सप्ताह लगते हैं। किसी उपचार की आवश्यकता नहीं होती है और इसका कोई नैदानिक (Clinical) महत्व नहीं होता है।

तंत्रिका की क्षति (Nerve injuries):

(1) **आननी घात (Facial palsy):** आननी (या चेहरे की) तंत्रिका की असुरक्षा प्रशुक-स्तनाभ विवर (Stylomastoid foramen) से होकर उसके निर्गमन (Exit) के बाद बनी रहती है। यह चिमटी का फलक (Forcep blades) के दबाव द्वारा या तंत्रिका के आसपास रक्तश्राव और शोथ (Edema around the nerve) द्वारा उलझन में शामिल होती है। यह (तंत्रिका) स्वतः प्रसव में भी शामिल हो सकती है जब चिबुकास्थि (Mandible) की प्रशाखा (Ramus) पर अत्यधिक दबाव डाला जाता है जहाँ सतही रूप से तंत्रिका पार करती है। प्रभावित पार्श्व (Side) पर नेत्र के बारे में लिखकर निदान (Diagnosis) किया जाता है जो खुला तथा निश्चल (Open and immobile) बना रहता है। शिशु के चिल्लाने पर मुँह का कोण अप्रभावित पार्श्व पर खींचा जाता है। चूषण (Sucking) अप्रभावित (Unaffected) होता है। उपचार का उद्देश्य नेत्र को सुरखित करना है जो सोने के दौरान भी खुला रहता है जिसके लिए पूतिरोधी मलहम (Antiseptic ointment) का उपयोग किया जाता है। यह स्थिति प्रायः कुछ सप्ताहों में ही ठीक हो जाती है जब तक कि अंतःकपालीय क्षति (Intrancranial damage) द्वारा जटिल नहीं होती है। देखें चित्र 32.7।

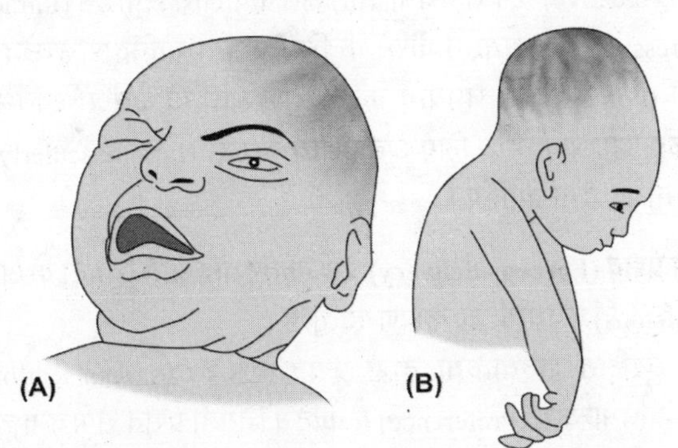

चित्र (Fig.) 32.7: (A) आननीघात (Facial palsy), (B) अर्ब अंगघात (Erb's palsy)

(2) **बाहु का अंगघात (Brachial palsy):** इसमें तंत्रिका मूल या बाहु-जालिका (Brachial plexus) का मुख्य मार्ग (Trunk) शामिल होता है। तानन (Stretching) (प्रायिक = Common) या निःसरण (या बहाव) (Effusion) या आवरण (Sheeth) के अंदर रक्तश्राव के कारण तंत्रिका की क्षति होती है। रेशे का विदारण (Tearing of the fibers) विरले ही (Rarely) होता है।

स्कंध का कठिन प्रसव (Shoulder dystocial) कराने के प्रयास में या समान्य प्रसव में भी ग्रीवा (Neck) पर अत्यधिक कर्षण (Traction) इसका कारण (Cause) होता है। बलपूर्वक आंगुलिक विस्तार के साथ एक किनारे पर ग्रीवा का अतितानन (Hypertension) तथा स्कंध का प्रसव कराने के प्रयास में बाहु (Arm) के अपवर्तन (Abduction) के कारण प्रभाव होता है। एकपार्श्विक उलझाव (Unilateral involvement) प्रायिक (Common) होती है। दो नैदानिकरूपों (Clinical types) का सामना होता है जो शामिल तंत्रिका मूल (Nerve roots) पर निर्भर करता है। विरले ही दोनोंरूप (या प्रकार) एक साथ उपस्थित होते हैं। ये दो हैं –

अर्बअंगघात (Erb's palsy): यह सर्वसामान्य प्रकार (Commonest type) है जब 5वें तथा 6ठे गर्भाशय-ग्रीवा तंत्रिका मूल (5th–6th cervical nerve roots) शामिल होते हैं। परिणामी अंगघात (Resulting paralysis) के कारण बाहु एक किनारे पर कोहनी (Elbow) के विस्तारण प्रबाहु (Forearm) का अधोवर्तन (Pronation या अवतानन) तथा कलाई की नति (Flexion of the wrist) (Waiter's tip) के साथ बनी रहती है। अंसफलक (Scapula) का शाखन (Winging) प्रायिक होता है। समपार्श्विक (Ipsilateral) मध्यच्छदी तंत्रिका (phrenic nerve) अंगघात ($C_{3,4,5}$) सम्बद्ध हो सकता है। उपचार (Treatment) में एक खपची (Splint-स्प्लिन्ट) का उपयोग होता जिससे कि बाहु को एक समकोण (90°) पर अपवर्तित (Abducted) करके तथा बाह्य रूप से घुमाकर रखा जा सके। प्रबाहु को एक समकोण पर झुकाया जाता है तथा हथेली (Palm) ऊपर की जाती है (Supinate) और हाथ (Hand) को पश्चनमनित (Dorsiflexed) किया जाता है। मालिश और निष्क्रिय गति (Passive movements) की सलाह दी जाती है। पूर्णतः ठीक होने में कुछ सप्ताह या महीने लगते हैं। तीव्र क्षति से स्थायी विकलांगता (Disability) हो सकती है, देखें चित्र 32.7।

क्लूम्पके अंगघात (Klumpke's palsy): गर्भाशय-ग्रीवा के 7वें और 8वें तंत्रिका मूल को या प्रथम वक्षीय (Thoracic) तंत्रिका मूल को भी शामिल करनेवाली जालिका (Plexus) की निचली रज्जु (Cord) के प्रभावन के कारण यह अंगघात होता है। प्रबाहु (Forearm) की पेशियों का अंगघात (या गतिहीनता) होती है। कोहनी (Elbow) पर बाहु (Arm) झुकी होती है, कलाई (Wrist) विस्तारित होती है। प्रबाहु ऊपर की ओर होती है तथा हाथ की एक पंजे के समान (Clawlike) विरूपता (Deformity) होती है। जब वक्ष की प्रथम तंत्रिका शामिल होती है तब अनुकम्पी तंत्रिका (Sympathetic nerve) के शामिल होने के कारण लघु पुतली (Pupil) के साथ समपार्श्विक वर्त्मपात (Homolateral ptosis) हो सकता है (Horner's syndrome)। उपचार में अधोवर्धित (Pronated) प्रबाहु तथा विस्तारित अंगुलियों के साथ बाहु में खपची बाँधना होता है।

पूर्वानुमान (Prognosis): उत्तम होता है यदि यह तानन (Stretching) के कारण होता है। परन्तु यदि यह रक्तश्राव या विदारण (Tear) के कारण होता है तो विरूपता (Deformity) स्थायी हो सकती है।

अस्थि भंग (Fracture):

(1) **कपाल अस्थि (Skull bone):** इसकी चर्चा पहले की जा चुकी है।

(2) **मेरूदण्ड (Spines):** पश्चगामी (After-coming) सिर का प्रसव कराते समय मेरुदण्ड के तीव्र झुकाव के कारण दंताभ प्रवर्ध (Odonoid process) का भंजन (Fracture) या गर्भाशय-ग्रीवा का पंचम-शष्ठ (5th–6th) कशेरूका (Vertebrae) का भंजन-विस्थापन (Dislocation) हो सकता है। इसका परिणाम अंतस्था पर संपीड़न (Compression on the medulla) के कारण शिशु की तत्काल मृत्यु होती है।

(3) **दीर्घअस्थि (Long bones):** अस्थिभंग में सामान्यतः दीर्घ अस्थि शामिल होती है जैसे–प्रगण्डिका (Humerus), जत्रुक (Clavicle) तथा उर्वस्थि (Femur)। ये प्रायः नितम्ब प्रसव (Breech delivery) में होते हैं जिसके प्रकार अपूर्ण या कच्ची टूट (Greenstick) होते हैं परन्तु पूर्ण टूट भी हो सकती है। कैलस (Callus) के निर्माण के साथ शीघ्र संयोजन होता है। विकलांगता (Deformity) विरले ही होती है यहाँ तक कि अस्थि छोरों पर उत्तम पंक्तिबद्धता (Alignment) नहीं होने पर भी।

उपचार (Treatment): खपचीकरण (Splinting) द्वारा भंजित उर्वस्थि और प्रगण्डि का उपचार किया जाता है। एक्स-किरण चित्र लिया जाता है। जब अस्थि विस्थापित (Displaced) हो जाती है तब बंद लघुकरण और व्यवस्थापन (Closed reduction and casting) की आवश्यकता होती है। अंग (हाथ पैर) की गति सीमित की (या रोकी) जाती है। 2–4 सप्ताह में कैलस का निर्माण होने पर अंग (Limb हाथ या पैर) ठीक हो जाते हैं।

विस्थापन (Dislocation): संधि (Joints) के विस्थापन के सामान्य स्थल (Sites) होते हैं – स्कंध (Shoulder), नितम्ब (Hip), हनु या जबड़ा (Jaw) तथा गर्भाशय-ग्रीवा (Cervix) की पंचम-शष्ठ कशेरूका (5th–6th vertebrae)। विकिरण-चित्र (Radiology) या अतिस्वन चित्रण (Ultrasonography) द्वारा विस्थापन की पुष्टि (Confirm) की जाती है। इसमें एक विकलांग-शल्य चिकित्सक (Orthopedic surgeon) की सहायता लेनी चाहिए।

अंतरांगीय क्षति (Visceral injuries): यकृत (Liver), वृक्क (Kidneys) या फुफ्फुस (Lungs) की सामान्यतः क्षति होती है जो मुख्यतः नितम्ब (Breech) प्रसव के दौरान होती है। क्षति का सर्वसामान्य परिणाम रक्तश्राव होता है। तीव्र (Severe) रक्तश्राव घातक (Fatal) होता है। अल्प (Minor) रक्तश्राव में रक्त-हानि के लक्षणों के अतिरिक्त प्रभावित (या शामिल) अंगों के कार्य भी बाधित होते हैं। उपचार (Treatment) में होते है। – (1) अल्पआयतन रक्तता (Hypovolemia) तथा रक्तक्षीणता (Anemia) में सुधार करना (2) क्षतिग्रस्त अंतरांगों (Injured viscera) के लिए शल्यक (Surgical) या अन्य प्रबंध करना।

नवजात में क्षति का निवारण
(Prevention of Injuries in the Newborn)

जन्माघात (Birth trauma) का न्यूनीकरण (Reduction) तथा फलतः (Consequently) पेरिनैटल मर्त्यता (Perinatal mortality) तथा नवजात शिशु कीरुग्नता (Morbidity) के न्यूनीकरण में सफलता की कुंजी (Key) समग्र प्रसवपूर्व तथा प्रसवावधि की परिचर्या (Antenatal and intranatal care) होती है।

प्रसव-पूर्व काल (Antenatal period): योनिक प्रसव (Vaginal delivery) के दौरान आघात (Trauma) के लिए खतरे पर होने के संभावित शिशुओं की जाँच करनी चाहिए तथा चयनात्मक शल्यक्रिया द्वारा प्रसव (Elective cesarean section) का पर्याप्त उपयोग करना चाहिए। इस सूची (List) में संकुचित श्रोणि (Contracted pelvis) तथा सिर-श्रोणीय असंगति (Cephalopelvic disproportion) या अप्रकृत गर्भस्थिति (Malpresentation) जैसे–नितम्ब या अनुप्रस्थ अवस्थिति (Breech or transverse lie) को शामिल करने की आवश्यकता होती है।

प्रसवावधिक काल (Intranatal period): (1) सामान्य (Normal) (2) कालपूर्व प्रसव (Preterm labor) (3) चिमटी प्रसव (Forceps delivery) (4) निर्वात निष्कासक प्रसव (Ventouse delivery)।

सामान्य प्रसव (Normal delivery):

(i) **निरंतर भ्रूणीय परिवीक्षण (Continuous fetal monitoring):** यदि यह उपलब्ध है तो इससे भ्रूणीय संकट (Fetal distress) के आरम्भ में पता लगाया जा सकता है। भ्रूण के रक्त-नमूने से pH ज्ञात करके किसी आपात (Emergency) का पता लगाकर शिशु को संकटापन्न होने के पहले उसका शीघ्रता से प्रसव कराया जा सकता है। इससे अभिघातज (Traumatic) प्रमस्तिष्क ऑक्सीक्षीणता (Cerebral anoxia) का निवारण (Prevention) हो सकता है।

(ii) **योनिद्वार उच्छेदन (Episiotomy):** शिरोवल्क (Scalp) की क्षति को रोकने के लिए सिर और तना हुआ मूलाधार (Stretched perineum) के बीच में दो अंगुली रखने के बाद सावधानी से योनिद्वार का उच्छेदन करना है।

(iii) **बाहु-जालिका (Brachial plexus)** या उरोस्थि-स्तनाभ (Sternomastoid) की क्षति को **न्यूनतम करने** के लिए स्कंध (Shoulders) का प्रसव कराते समय ग्रीवा (Neck) को अनुचित (या अत्यधिक) रूप से खींचना नहीं चाहिए।

कालपूर्व प्रसव में विशिष्ट परिचर्या (Special care in preterm delivery): (i) ऑक्सीक्षीणता को रोकना (To prevent anoxia), (ii) शक्तिशाली अवसादक (Strong sedative) देने से बचना, (iii) अंतःकपालीय संपीड़न (Intracranial compression) को न्यूनतम करने के लिए पर्याप्त योनिद्वार उच्छेदन तथा चिमटी (Forceps) का उपयोग करना, (iv) आघाती क्षेत्र से रक्तश्राव को कम करने या रोकने के लिए अंतःपेशीय रूप से (Intramuscularly) 1 mg विटामिन K देना चाहिए।

चिमटी प्रसव (Forceps delivery): अधिकतर तीव्र क्षति चिमटी के अविवेकी (Injudicious) उपयोग के कारण होती है।

(i) सुरक्षित शल्यक्रिया द्वारा प्रसव (CS = Cesarean section) की अधिमान्यता (Preference) में कठिन चिमटी प्रसव से बचना चाहिए।

(ii) जब तक सही उपयोग [चिमटी की पत्ती के फलक को द्विभित्तीय तल (Biparietal plane) पर रखना] नहीं आता है तब तक तंत्रिका पर कर्षण प्रयोग (Traction application on nerve) कभी नहीं करना चाहिए।

निर्वात निष्कासक प्रसव (Ventouse delivery): यह अपेक्षाकृत कम अभिघातज (Traumatic) है। परन्तु कालपूर्व शिशुओं में इससे बचना चाहिए।

योनिक नितम्ब प्रसव (Vaginal breech delivery): इसका निष्पादन करते समय अत्यधिक सावधानी तथा रोगियों (Cases) का उचित चयन करना चाहिए। क्षतियों के सभी प्रकार जिनका उल्लेख किया गया है वे विविध प्रविधियों (Various techniques) में कौशल के अभाव के कारण होते हैं न कि प्रविधि में किसी दोष के कारण।

क्षति का निवारण करना (To prevent injuries): नितम्ब (Breech) प्रसव में संकट का काल पश्चगामी सिर (After-coming head) का प्रसव के दौरान होता है। इसमें सभी पूर्वावधानों (Precautions) [देखें अध्याय 25] का पालन करना चाहिए।

पेरिनैटल संक्रमण (Perinatal Infections)

विकासशील देशों (जैसे–भारत) में नवजात शिशु की मृत्यु (Neonatal death) का एक महत्वपूर्ण कारण अभी तक संक्रमण (Infection) है। संक्रमण के लिए नवजात शिशु अधिक सुग्राही (Susceptible) होते हैं क्योंकि उनमें प्राकृतिक प्रतिरक्षा (Natural immunity) तथा अर्जित (Acquired) प्रतिरक्षा अपर्याप्त होती है।

नवजात में संक्रमण के लिए खतरे के कारक (Risk Factors for Neonatal Infection)

(1) 24 घंटे से अधिक समय तक झिल्ली का विदार (Rupture of membranes)
(2) जरायु-उल्वशोथ (Chorioamnionitis)
(3) माता की प्रसव-अवधि में ज्वर (Intrapartum fever) >100.4°F
(4) समूह B का β-रक्तक्षयी स्ट्रेप्टोकोकस का संक्रमण (Group B β-hemolytic streptococcal, i.e. GBS infection) के साथ माता
(5) निम्न जन्मभार का शिशु (Low-birth weight infant)
(6) प्रसव में पुनरावृत्त (Repeated) योनिक जाँच (Vaginal examination)

संक्रमण का रूप (Mode of Infection)

(1) प्रसवपूर्व (Antenatal)
(2) प्रसवावधिक (Intranatal)
(3) प्रसवोत्तर (Postnatal)

प्रसवपूर्व (Antenatal):

पराअपरा (Transplacental): मातृक संक्रमण जो पराअपरा-मार्ग से होकर भ्रूण (Fetus) को प्रभावित कर सकता है, वे मुख्यतः विषाणु (Viruses) होते हैं। जैसे–रूबेला (Rubella), साइटोमेगैलोवाइरस (Cytomegalovirus), हर्पीजवाइरस (Herpes virus), HIV (Human immunodeficiency virus), छोटीमाता (Chicken pox), यकृतशोथ-B विषाणु (Hepatitis-B virus) (देखें अध्याय 19)। अन्य संक्रमण हैं – आतशक (Syphilis = सिफिलिस), प्लाविका विषाक्तता (Toxoplasmosis) तथा यक्ष्मा (Tuberculosis-देखें अध्याय 19)।

उल्वशोथ (Amnionitis): झिल्ली (Membranes) का कालपूर्व विदार (Premature rupture) के बाद उल्वशोथ शिशु को संक्रमित उल्वीद्रव (Infected amniotic fluid) के अंतःश्वसन (Aspiration) या अन्तर्ग्रहण (Ingestion) के बाद प्रभावित कर सकता है।

प्रसवावधिक (Intranatal): शिशु में प्रसवावधिक संक्रमण के रूप निम्नलिखित हैं–

(1) झिल्ली के आरम्भ में विदार के बाद संक्रमित उल्वीद्रव या नवविष्ठा (Meconium) का श्वसन या पुनरावृत्त (Repeated) आंतरिक जाँच। यह नवजात में पूतिता (Sepsis), फुफ्फुस दाह (Pneumonia=निमोनिया) तथा तानिकाशोथ (Meningitis) का कारण बनता है।
(2) शिशु का संक्रमित योनि से होकर निकलते समय उसका नेत्र (Eyes) संक्रमित होता है जिससे नेत्रप्रदाह (Ophthalmia) होता है या कैन्डिडा ऐल्बिकैन्स (*Candida albicans*) के साथ मुखीय छाले (Oral thrush) होते हैं। (3) नाभि-रज्जु (Umbilical cord) की देखभाल करते समय अनुचित अपूतिता (Improper asepsis)।

प्रसवोत्तर (Postnatal): चिकित्सालयी संक्रमण (Nosocomial infection): (1) मानव-सम्पर्क के कारण संचारण (Transmission): संक्रमित माता, संबंधी या देखभाल करनेवाले कर्मचारीगण (Staff), (2) शिशु-कक्ष (Nursery) में एक संक्रमित शिशु से संचारण (3) दुग्धपान (Feeding) स्नान, वस्त्र या वायुवाहित (Air-borne) द्वारा संक्रमण।

सामान्य विचार (General remark): नवजात शिशु में संक्रमण का प्रारम्भ (Onset) अधिक प्रायः शांत (Quiet) तथा हानिकर (Insidious) होता है। एकल (Single) सर्वाधिक महत्वपूर्ण कारक शिशु का अल्पजन्मभार (Low birth weight) है। आरम्भ में पहचान से उपचार की उत्तम (या पर्याप्त) अनुक्रिया (Good response) होती है तथा उत्तम पूर्वानुमान (Good prognosis) होता है।

सूक्ष्मजीव (Organisms) या रोगाणु (Pathogens):

जन्म के तत्काल बाद माता से प्राप्त जीवाणु जैसे– त्वचा पर स्टैफिलोकोकस (Staphylococcus on the skin), श्वसन क्षेत्र में स्ट्रेप्टोकोकस (Streptococcus in the respiratory tract) (GBS) तथा जठरांत्रय क्षेत्र में एशेरिकिया कोली (*E.coli* in the gastrointestinal tract) का निवास शिशु के शरीर पर होता है। यह निवास विशेषकर अधिक खतरे की परिस्थिति में होता है जहाँ प्रासूतिक परिचर्या (Obstetric care) का संतोषजनक वातावरण नहीं होता है। नवजात में अवायवीय (Anaerobic) संक्रमण सामान्यतः नहीं होता है। सामान्य रोगाणु (Common pathogens) हैं–बैक्टीरॉइड्स फ्रैजिलिस (*Bacteroides fragilis*), पेप्टो स्ट्रेप्टोकोकस (Peptostreptococcus) तथा फ्यूसोबैक्टीरिया जाति (Fusobacteria species)।

नवजात में संक्रमण का निवारण (Prevention of neonatal infection): इसका उल्लेख अध्याय 12 में किया गया है। GBS (Group B Streptococcal infection) के सकारात्मक रोगियों (Positive cases) के लिए संक्रमण को कम करने में प्रसव-अवधि में ऐम्पिसिलिन (Ampicillin) कारगर (Effective) होता है (देखें अध्याय 19)।

सारणी (Table) 32.5: नवजात शिशु में संक्रमण का मुकाबला करने के लिए प्रयुक्त प्रतिजैविक औषधि (Antibiotics used to combat neonatal infection)

औषधि (Drug)	स्वरूप या प्रकृति (Nature)	जीवाणु-विस्तार (Bacterial coverage)	दैनिक खुराक (Daily dose) (Per kg body weight)	मार्ग (Route) IM/IV
ऐम्पिसिलिन (Ampicillin)	जीवाणुनाशी (Bactericidal)	ग्राम धनात्मक (Gram positives) तथा ग्राम ऋणात्मक (Gram negatives)	100 mg	IM/IV (Intramuscular/ Intravascular)
ऐमिकेसिन (Amikacin)	जीवाणुनाशी	मुख्यतः ग्राम ऋणात्मक	15 mg	"
जेन्टामाइसिन (Gentamycin)	जीवाणुनाशी	मुख्यतः (Primarily) ग्राम ऋणात्मक	5 mg	"
सिफोटैक्सीम (Cefotaxime)	जीवाणुनाशी	मुख्यतः ग्राम ऋणात्मक	100 mg	"
सेफ्ट्रिऐक्सोन (Ceftriaxone)	जीवाणुनाशी	दोनों–ग्राम धनात्मक और ग्राम ऋणात्मक	25-50 mg	"
जलीय पेनिसिलिन (Aqueous penicillin)	जीवाणुनाशी	मुख्यतः ग्राम धनात्मक	1 लाख इकाई (Lac units)	"
प्रोकेन पेनिसिलिन (Procaine penicillin)	जीवाणुनाशी (Bactericidal)	मुख्यतः ग्राम धनात्मक (Mainly Gram positives)	50,000 इकाई	"

उपचार (Treatment): इसमें निम्नलिखित होते हैं –

(1) शिशु को पृथक (Isolate) रखना चाहिए।

(2) संक्रमण को नियंत्रित करना (To control infection): पर्याप्त तथा उपयुक्त प्रतिजैविक औषधि (Antibiotics) [देखें सारणी 32.5] देना

(3) सामान्य स्थिति का अनुरक्षण करना (To maintain the general condition), यदि आवश्यक है। तब आहार-मार्ग (Feeding route) में परिवर्तन द्वारा

(4) पर्याप्त ऑक्सीजनीकरण (Adequate oxygenation) को सुनिश्चित करना है।

संक्रमण के सामान्य स्थल (Common sites of infection):

(1) नेत्र (Eyes): नेत्रप्रदाह (Ophthalmia), (2) त्वचा (Skin) (3) नाभि (Umbilicus) (4) मुँह में छाले (Oral thrush): ये सभी तुच्छ (Trivial) होते हैं परन्तु गम्भीर (Serious) हो सकते है। गम्भीर (या तीव्र) दैहिक (Severe systemic): (1) श्वसनी क्षेत्र (Respiratory tract) (2) तानिका शोथ (Meningitis) (3) अंतःउदरीय संक्रमण (Intra-abdominal infection)।

नवजात शिशु का नेत्रप्रदाह (Ophthalmia Neonatorum)

ओपथैल्मिया नीओनैटोरम को जीवन के प्रथम तीन सप्ताह के दौरान नेत्रश्लेष्मला (Conjuctiva) के प्रदाह (Inflammation) के रूप में परिभाषित किया जाता है।

कारण (Causes): यह नेत्रप्रदाह एक जीवाणु गोनोकोकस (Gonococcus) के संक्रमण के कारण होता है जो आजकल विरले ही (Rarely) होता है। इसका सर्वसामान्य (Most common) कारण क्लैमाइडिया ट्रेकोमेटिस (Chlamydia trachomatis) (Oculogenitalis) है। अन्य कारण होते हैं – (a) जीवाण्विक (Bacterial): स्टैफिलोकोकल (Staphylococcal), स्यूडोमोनल (Pseudomonal), न्यूमोकोकल (Pneumococcal) (b) रासायनिक (Chemical): सिल्वर नाइट्रेट (Silver nitrate) (c) विषाणुक (Viral): हर्पीज सिम्प्लेक्स (Herpes simplex) (Type II)।

संक्रमण विधि या तरीका (Mode of infection): संक्रमण अधिकांशतः प्रसव के दौरान दूषित (Contaminated) योनिक श्राव (Vaginal discharge) द्वारा होता है। यह आनन या नितम्ब प्रसव (Face or breech delivery) में अधिक सम्भाव्य होता है। नवप्रसवकाल (Neonatal period) में संक्रमण के अन्य स्थलों (Sites) से या रासायनिक पदार्थ द्वारा प्रत्यक्ष दूषण हो सकता है।

नैदानिक रूप (Clinical picture) परिवर्तित होता है तथा एक या दोनों नेत्रों में श्राव (Discharge) जलीय, श्लेष्मा-पीवमय (Mucoprulent) से लेकर स्पष्ट पीवमय तक हो सकता है। नेत्र-पलक (Eyelids) चिपचिपा (Sticky) या पर्याप्त सूजा हुआ (Swollen) हो सकता है। गंभीर स्थिति में श्वेतमंडल (Cornea कॉर्निया) शामिल हो सकता है।

पूर्वानुमान (Prognosis): अधिकतर रोगियों में पूर्वानुमान अनुकूल या संतोषजनक होता है जिसका अपवाद है – विरल (Rare) गोनोकोकस के संक्रमण के साथ उपेक्षित रोगी। सौभाग्य से रोगरोधन (Prophylaxis) और उपचार की विधियों से अंधता (Blindness) के खतरे का लगभग निराकरण (Elimination) हो गया है।

निवारण (Prevention): प्रसवपूर्व (Antenatal) काल में किसी संदिग्ध योनिक श्राव का उपचार करना चाहिए तथा जन्म के समय सर्वाधिक सतर्क प्रासूतिक अपूतिता (Obstetric asepsis) को बनाये रखना है। नवजात शिशु का बूंद नेत्र को पूर्णरूप से साफ करना तथा शुष्क (Dry) रखना चाहिए। टेट्रासाइक्लिन (Tetracycline) (1%) या 1% सिल्वर नाइट्रेट का नेत्र-बूंद (Eye-drop) प्रत्येक नेत्र में कुछ दिनों तक डालना चाहिए।

जाँच-पड़ताल (Investigations): (i) ग्राम रंजन स्नेहक (Gram stain smear), (ii) जीवाणु-वर्धन और संवेदनशीलता (Culture and sensitivity), (iii) संदिग्ध क्लैमाइडिया-संक्रमण में जिएम्सा रंजन (Giemsa staining) तथा जीवाणु-वर्धन के लिए निचला नेत्रश्लेष्मला (Conjunctiva) से खण्डीय पदार्थ (Scraping material) तथा (iv) संदिग्ध हर्पीज सिम्प्लेक्स के संक्रमण के लिए विशिष्ट विषाणुक माध्यम (Viral media) में जीवाणु वर्धन (Culture) के लिए श्राव (Discharge) लिया जाता है।

उपचार (Treatment): विशिष्ट कारणता (Etiology) पर उपचार निर्भर करता है –

(a) गोनोकोकल (Gonococcal): प्रत्येक 1–2 घंटे पर रोगाणुहीन (Sterile) समपरासारी (Isotonic) सलाइन (Saline) के साथ नेत्र (Eyes) को तब तक धोया जाता है जब तक कि स्वच्छ (Clear) नहीं हो जाता। 7 दिन तक दैनिक चार बार जेन्टामाइसिन (Gentamycin) के नेत्र-बूंद (Eye-drops) को नेत्र में डाला जाता है। तीव्र (Severe) तथा सकारात्मक जीवाणु वर्धन (Positive culture) के शिशुओं में 50 mg/kg दैहिक सेफ्ट्रिऐक्सोन (Systemic ceftriaxone) या 100 mg/kg सेफोटैक्सीम (Cephotaxime) दैनिक 7 दिन के लिए अंतःपेशीय / अंतःशिरीय (IM/IV) रूप से दिया जाता है।

(b) क्लैमाइडिया (Chlamydia): दैहिक (Systemic) संक्रमण के निवारण के लिए मुखीय रूप से (Orally) 2–3 सप्ताह के लिए दैनिक एरिथ्रोमाइसिन निलम्बन (Erythromycin suspension) 50 mg/kg दिया जाता है। एरिथ्रोमाइसिन का मलहम (Erythromycin ointment) नेत्र पर दैनिक चार बार 2–3 सप्ताह तक लगाया जाता है।

(c) हर्पीज सिम्प्लेक्स (Herpes simplex): 2 सप्ताह के लिए दैनिक 30 mg/kg IV ऐसिक्लोविर (Acyclovir) के साथ दैहिक चिकित्सा (Systemic therapy) की जाती है। नेत्र पर 1% आइडॉक्सयूरिडीन का मलहम (Iodoxuridin ointment) 5 दिन तक दैनिक 5 बार लगाया जाता है। किसी तीव्र (या गंभीर=Severe) संक्रमण के लिए नेत्र-चिकित्सक (Ophthalmologist) के साथ परामर्श (Consult) करना चाहिए।

त्वचा संक्रमण (Skin Infection)

त्वचा-संक्रमण मुख्यतः स्टैफिलोकोकस ऑरियस (*Staphylococcus aureus*) के कारण होता है। संक्रमण के श्रोत (Sources of infection) हैं – अस्वास्थ्यकर वातावरण (Unhygienic environment), पारगामी (Cross) संक्रमण या वाहक (Carriers)।

मृदु रूप में (In mild form): एकल (Single) या छितरायी हुई सतही फुंसी (*Superficial pustules*) का निर्माण चेहरे (Face) पर, काँख (Axilla) में या शिरोवल्क (Scalp) पर होता है। प्रतिजैविक मलहम (Antibiotic ointment) या स्पिरिट में 1% बैंगनी जेंशन (Gentian violet) का लेप लगाने के बाद तेजी से रोग से मुक्ति मिलती है।

नवजात शिशु में पेम्फीगस (Pemphigus neonatorum): नवजात में त्वचा संक्रमण का यह एक गंभीर रूप है जो मुख्यतः स्टैफिलोकोकस ऑरियस (*Staphylococcus aureus*) के कारण होता है। यह संक्रामक रोग या महामारी (Epidemic) बन सकती है जो पूतिजीव रक्तता (Septicemia) या रक्तपूयता (Pyemia) का कारण बन सकता है। त्वचा का किसी भाग पर सतही फफोला (Blisters) प्रकट होता है जो फुंसी बनती है तथा उसके बाद फट जाती है। यह भाग दूसरा संक्रामक (Infective) बन सकता है। इसके समूहों (Crops) में प्रकट होने की प्रवृत्ति होती है। यह प्रायः दैहिक रोग (Systemic illness) के साथ संबंधित होता है।

निवारण (Prevention): (1) शिशु को चिकित्सालय प्रसव में स्नान कराने से बचना बेहतर होता है। (2) संक्रमित (Infected) शिशु को एक पृथक शिशु-कक्ष में रखना चाहिए। (3) संक्रमण का वाहक या श्रोत को खोजना चाहिए तथा उसके विरूद्ध उचित उपाय अपनाना चाहिए।

उपचारात्मक (Curative): (1) शिशु को अलगाव (Isolation) में रखना है। (2) फफोले को एक रोगाणुहीन सुई (Sterile needle) द्वारा छिद्रित करके मृत त्वचा (Dead skin) को अलग करके उस क्षेत्र पर प्रतिजैविक (Antibiotic) मलहम या स्पिरिट में 1% बैंगनी जेंशन (Gention) का लेप लगाया जाता है। (3) तीव्र (Severe) रोग में 25 mg/kg/day एरिथ्रोमाइसिन (Erythromycin) या 50 mg/kg/day क्लोक्सासिलिन (Cloxacillin) का दैहिक अंतर्ग्रहण 3–4 विभाजित खुराकों (Doses) में।

जब फफोला (Blisters) की उपस्थिति हथेली (Palms), तलवा (Soles) या धड़ (Trunk) पर होती है तब पेम्फीगस का कारण जन्मजात आतशक (Congenital syphilis) हो सकता है। जन्मजात आतशक (सिफिलिस) के अन्य लक्षण उपस्थित होते हैं। आतशक-रोधी उपचार (देखें अध्याय 19) करने की आवश्यकता होती है।

नाभि की पूतिता या नाभिशोथ (Umbilical Sepsis or Omphalitis)

नाभि की मृदु पूतिता (Mild sepsis) होना असामान्य नहीं है। कारणात्मक जीव (Causative organisms) है। – स्टैफिलोकोकस (Staphylococcus), एशेरिकिया कोली (*E.coli*) या कोई पूयजनक (Pyogenic) जीव। नाभि से होकर क्लोस्ट्रिडियम टिटेनी (*Cl. tetani*) की पहुँच शिशु तक हो सकती है जिसके कारण शिशु में धनुषस्तंभ (Tetanus=टिटेनस) उत्पन्न होता है जिसका वर्णन अलग से (नीचे) किया जाता है। संक्रमण का प्रदर्शन नाभि का रक्तोदी (Serous) या रक्तोद-पीवमय (Seropurulent) श्राव (Discharge) द्वारा होता है जो दुर्गंधमय (Offensive) हो सकता है। रज्जु स्थूलक (Cord stump) का आधार आर्द्र (Moist) होता है तथा परिनाभिकीय त्वचा (Periumbilical skin) लाल और सूजी हुई (Swollen) हो जाती है। रज्जु को नीचे गिरने में देर होती है। दैहिक (Systemic) प्रदर्शन में ज्वर (Pyrexia) तथा विषरक्तता (Toxemia) के लक्षण या तीव्र (Severe) संक्रमण में पाण्डु रोग (Jaundice) या पीलिया होता है।

संक्रमण का प्रसार (Spread of Infection):

(1) पूयता (Suppuration) के साथ परिनाभिकीय कोशिका शोथ (Periumbilical cellulitis)।

(2) यकृत (Liver) में संक्रमण के विस्तार के साथ नाभिका-शिरा (Umbilical vein) की दिवाल का शोथ (Thrombophlebitis) जो यकृत शोथ (Hepatitis) या पूयरक्तक (Pyemic) यकृतव्रण (Liver abcess) उत्पन्न करता है।

(3) उदरावण (या पर्युदर्या) शोथ (Peritonitis)

निवारण (Prevention): रज्जु (Cord) को काटने से लेकर रज्जु के गिरने के बाद क्षेत्र का पूर्ण उपकलाकरण (Epithelialization) का समय तक पूतिरोधी (Antiseptic) तथा अपूतित (Aseptic) सावधानी लेनी चाहिए। नाभिका-रज्जु (Umbilical cord) की परिचर्या (Care) का जो उल्लेख अध्याय 30 में किया गया है उसका पालन करना चाहिए।

उपचारात्मक (Curative): घाव को स्पिरिट और पूतिरोधी चूर्ण के साथ मरहम-पट्टी (Dressing) करनी चाहिए। जीवाणु का पता लगाने के लिए फाहा (Swab) का जीवाणु वर्धन (Culture) तथा औषधि की संवेदनशीलता (Drug sensitivities) उपयोगी होती है। तीव्र संक्रमण में दैहिक प्रतिजैविक औषधि (Systemic antibiotic) देना चाहिए।

नवजात शिशु में धनुष-स्तंभ या टिटेनस (Tetanus neonatorum): आजकल यह विरले ही होता है। परन्तु उष्ण कटिबंधी (Tropical) देशों में यह चिंता का कारण हो सकता है। क्लोस्ट्रिडियम टिटेनी (*Clostridium tenani*) द्वारा संक्रमण होता है तथा नाभिका-रज्जु से होकर निर्वाहिका-उपतंत्र (Portal system) में इसका प्रवेश होता है। जन्म के बाद 5–15 दिन के अंदर लक्षण प्रकट होते हैं। इसके लक्षण हैं – पर्याप्त हनुस्तंभ (Trismus= ट्रिसमस) के साथ सम्बद्ध दुग्धचूषण (Sucking) की असमर्थता और उसके बाद शरीर [सिर (Head), ग्रीवा (Neck) और मेरूदण्ड (Spine)] की पश्चतानता (Opisthotonus), ज्वर (Pyrexia) तथा आक्षेप (Convulsions=ऐंठन) के साथ शरीर की दृढ़ता (Rigidity)।

निवारण (Prevention) में गर्भावस्था के दौरान माता को टिटेनस विषाभ (Tetanus toxoid) की सुई देकर प्रतिरक्षण (Immunization) को शामिल किया जाता है। माता की पूर्व प्रतिरक्षण के बिना अस्वास्थकर (Unhygienic) स्थिति में जन्मे शिशु को अंतःपेशीय रूप से (Intramuscularly) टिटनेस-रोधी सीरम (Antitetanus serum) की 1500 IU देनी (जन्म के बाद) चाहिए।

उपचार (Treatment) में शामिल होते हैं – (1) शिशु को संक्रामक रोग चिकित्सालय में पृथक रखना चाहिए। (2) अंतपेशीय रूप से टिटेनस प्रतिरक्षित (Immune) ग्लोबुलिन (Human globulin) की 6000 IU देनी चाहिए। (3) शिशु को अंतःपेशीय रूप से (IM) या अंतःशिरीयरूप से (IV) ATS (Antitetanus serum) 50,000–1000,000 इकाई को खुराकों (Doses) में देना चाहिए। 12 घंटे के बाद समान खुराक को दोबारा देना चाहिए। (4) बड़ी खुराकों में प्रतिजैविक औषधि (Antibiotics) विशेषकर पेनिसिलिन (Penicillin) देना चाहिए। (5) अवसादक (Sedatives) जैसे–क्लोरप्रोमाजीन (Chlorpromazine) 5–10 mg/kg/day या फिनोबार्बिटोन (Phenobarbitone) 15 mg/kg/day को विभाजित खुराकों में अंतःपेशीय रूप से देना चाहिए। प्रभावी बनाने के लिए इन दोनों को संयुक्त रूप से दिया जा सकता है। (5) अंतःजठरीय दुग्धाहार (Feeding through intragastric) द्वारा पोषण (Nutrition) को बनाये रखना है।

पूर्वानुमान (Prognosis): मर्त्यता (Mortality) 60–80% तक होती है।

ऊतक क्षयी लध्वांत्र-वृहदांत्र शोथ (Necrotizing Enterocolitis)

यह जीवन को संकट में डालनेवाली स्थिति है जिसका संबंध अपेक्षाकृत अपरिपक्व आंत्र (Immature intestine) की गंभीर संवहनी तथा श्लेष्मल झिल्ली की क्षति (Vascular and mucosal injury) के साथ होता है। रोगजनन (Pathogenesis) बहुकारकीय (Multifactorial) होता है। किसी जीवविष (Toxin) की भूमिका (Role) अभी तक प्रमाणित नहीं है।

खतरे के कारक (Risk factors): (1) कालपूर्व शिशु (Premature infants), (2) पेरिनैटल श्वास-अवरोध (Perinatal asphyxia), (3) निम्न रक्तचाप (Hypotension), (4) बहुलोहिताणु रक्तता (Polycythemia), (5) नाभिका-रज्जु नालशलाका (Umbilical cord catheter) संबंधित घनास्त्र-वाहिका रोध (Thrombo-embolism), (6) ई.कोली (*E.coli*), क्लेबसिएला (*Klebsiella*) तथा स्यूडोमोनस (*Pseudomonas*) के कारण पूति-रक्तता (*Septicemia*).

रोग क्रियाविज्ञान (Pathophysiology): शेषान्त्र-उण्डुक (Ileo-cecal) क्षेत्र में आंत्र (Gut) की श्लेष्मल झिल्ली (Mucous membrane) को स्थानिक-अरक्तक (Ischemic) और/या विषाक्त (Toxic) क्षति होती है। इसका संबंध जीवाणुओं का प्रचुर उद्भवन (Bacterial proliferation) तथा गैस निर्माण के साथ होता है। क्रमिक रूप से आंत्र की पेशीय दिवाल का स्थानिक-अरक्तक क्षय (Ischemic necrosis) होता है जो अंततोगत्वा (Ultimately) छिद्रण (Perforation) तथा उदरावरण शोथ (Peritonitis) की ओर अग्रसर होता है।

निदान (Diagnosis): नैदानिक लक्षण (Clinical features) जैसे–वमन (Vomiting), दुग्धपान की असहनशीलता (Feeding intolerance), उदर का फुलाव (Abdominal distension), आंत्रावरोध (Ileus), पूतिता (Sepsis) तथा जठरांत्रीय रक्तश्राव (Gastrointestinal bleeding) का संकेत मिलता है। आंत्रीय (Intestinal) दिवाल में गैस तथा आँत (Bowel) में छिद्रण का प्रमाण विकिरण जाँच (Radiology) से मिलता है। निदान की पुष्टि के लिए तीन चिन्ह-अल्पबिम्बाणु रक्तता (Thrombocytopenia), चयापचयी अम्लरक्तता (Metabolic acidosis) तथा अल्पसोडियम रक्तता (Hyponatremia) होते है।

उपचार (Treatment): (i) मुँह से दुग्धपान (Oral feeding) को रोकना तथा नासिका-जठरीय चूषण (Nasogastric suction) आरम्भ करना, (ii) सम्पूर्ण आन्त्रेतर पोषण (Total parenteral nutrition), (iii) बिम्बाणु की गणना (Platelet count), पोटैशियम की मात्रा (Level) तथा पूतिक के सुधार के लिए प्रयोगशाला

निरीक्षण, (iv) प्रतिजैविक औषधि (Antibiotics): सेफोटैक्सीम (Cefotaxime), ऐमिकेसिन (Amikacin) तथा मेट्रोनिडाजोल (Metronidazole); (v) अम्लरक्तता का सुधार (Correction of acidosis), (vi) छिद्रण (Perforation) की घटना में आँत का उच्छेदन (Resection of the bowel) । पूर्वानुमान (Prognosis): जब छिद्रण के साथ संबंधित होता है तब मर्त्यता (Mortality) या मृत्युदर 40% तक होता है।

मुँह पकना या मुखपाक या मुँह के छाले (Oral Thrush=ओरल थ्रस)

कवक (Fungus) कैन्डिडा ऐब्लिकैन्स (*Candida ablicans*) द्वारा कपोल की श्लेष्मल झिल्ली (Buccal mucous membranes) तथा जिह्वा (Tongue) का संक्रमण असामान्य नहीं है विशेषकर बोतल का दूध पिये शिशुओं में। दूध की बोतल, चूचुक (Teats), परिचारिका का हाथ (Nurse's hand), माता का चूचुक या स्तनाग्र (Mother's nipple) तथा संक्रमित योनि (Vagina) से जीव (Organism) द्वारा दूषण (Contamination) होता है।

श्लेष्मल झिल्ली पर कवक (फंगस) बढ़ता है जो दूधिया (Mildy) श्वेत उत्थित थिगली (Elevated patches) उत्पन्न करता है जो दही (Curd) के समान होता है। इसे गेज (Gauge) द्वारा आसानी से मिटाया (या पोछा) नहीं जा सकता है। विरले ही (Rarely) कवक के संक्रमण का प्रसार जठरांत्रीय या श्वसनी क्षेत्र (Gastrointestinal or respiratory tract) में होता है।

मुखपाक प्रायः विलंबित (Late) प्रथम सप्ताह में या द्वितीय सप्ताह के दौरान प्रकट होता है। शिशु दूध पीने से इनकार करता है। शरीर-गठनात्मक व्यतिक्रम (Constitutional upset) प्रायः नहीं होता है परन्तु मुख बाह्य प्रसार (Extra-oral spread) श्वसन मार्ग तक होने का संकेत मिलता है। विशिष्ट थिगली (Patches) मुँह में दृश्यमान् होते हैं तथा थिगली को अलग करने के प्रयास में एक छीली हुई श्रावी सतह (Raw oozing surface) रह जाती है। जिह्वा (Tongue) के किनारों पर धब्बे (5 plots) नैदानिक (Diagnostic) होते हैं, क्योंकि क्षेत्र से दही के समान थिगली को चूषण अलग करता है।

पूर्वानुमान (Prognosis): यदि प्रभावी रूप से उपचार होता है तब रोगमुक्ति (Cure) शीघ्र होती है परन्तु उपेक्षित रोगियों (Cases) में आहारी (Alimentary) या श्वसनी (Respiratory) मार्ग संक्रमण से प्रभावित होता है तथा स्थिति में तेजी से ह्रास (Deterioration) होता है।

निवारण (Prevention): प्रसव के पहले माता की योनि (Vagina) में कवक के संक्रमण का पर्याप्त (या उचित) रूप से उपचार करना चाहिए। दुग्धपान (Feed) के पहले और पश्चात दुग्धबोतल और उसके चूचुक को उचित रूप से धोना (या साफ करना) चाहिए। शिशु के मुख (Mouth) को जन्म के तत्काल बाद गेज (Gauze) से कसकर रगड़कर साफ नहीं करना चाहिए। इससे जो क्षति (Injury) होती है वह संक्रमण का स्थल (Site of infection) हो सकता है।

उपचार (Treatment): कपोल की श्लेष्मल झिल्ली पर जेन्शन बैंगनी (Gentian violet) के 1% जलीय घोल को दुग्धपान के बाद दैनिक दो बार 3 दिन तक लगाना पूर्णतः प्रभावी होता है। विकल्पतः (Alternatively), 1 ml निस्टैटिन मुखीय निलम्बन (Nystatin oral suspension) (Mycostatin= माइकोस्टैटिन) में एक लाख इकाई (100,000 Units) के बूंद को जिह्वा के नीचे दैनिक चार बार देना भी समान रूप से प्रभावी होता है। कोमलीकरण या मृदुकरण (Soothing) के लिए बोरोग्लिसरीन (Boroglycerine) लगाया जाता है।

जन्मजात कुरचना और प्रसवपूर्व निदान (Congenital Malformations & Prenatal Diagnosis)

सार्थक जन्मजात कुरचना का प्रभाव (Incidence) जन्म के समय लगभग 2–5% होता है। तथापि (However), भारत की चिकित्सालय सांख्यिकी (Statistics) से 50 जन्म में 1 के प्रभाव की सूचना है। पश्चिमी देशों में, तथापि, पेरिनैटल मृत्यु (Deaths) के लगभग 20% के लिए मुख्य भ्रूणीय अपसामान्यता (Fetal abnormalities) उत्तरदायी होती है तथा अनेक उत्तरजीवी (Survivors) शारीरिक और/या मानसिक रूप से अपंग (Handicapped या अक्षम) होते हैं। कुरचना के लगभग 50% के लिए केन्द्रीय तंत्रिका तंत्र (CNS=Central nervous system) में दोष उत्तरदायी होते हैं।

कारणता (Etiology)

कारणों की पूर्णतः जानकारी प्राप्त नहीं हुई है तथा उन्हें निम्नलिखितरूप में वर्गीकृत किया जाता है (देखें प्रवाह चित्र 32.1)।

जब एक भ्रूण (Fetus) एक विरूपोत्पादी कर्मक (Teratogenic agent) से प्रभावित होता है तब परिणामी प्रभाव गर्भ की अवधि (Duration) तथा भ्रूण की आनुवंशिक सुग्राहिता (Genetic susceptibility) पर निर्भर करता है।

आनुवंशिकी (Genetics): अण्डाणु (Ovum) या शुक्राणु (Sperm) में जीन्स (Genes) से होकर दोष (Defect) को उत्तराधिकार में पाया जाता है (Inherited)। अलिंग सूत्रीय (Autosomal) या X-संयोजित (Linked) एकल जीन व्यतिक्रम (Single gene disorder) जो प्रबल (Dominant) या अप्रबल (Recessive) होता है, पाया जा सकता है।

वातावरणी (Environmental): प्रदत्त (Given) विरूपोत्पाद (Teratogen) के कारण भ्रूणीय प्रभावन अंतर्ग्रहित खुराक (Administered dose), प्रभाव पर गर्भकाल तथा कर्मक (Agent) की मातृक और भ्रूणीय अनुक्रिया (Response) पर निर्भर करेगा। वास्तव में संरचना विकास (Morphogenesis) की पूर्णता के बाद भी कुछ विरूपोत्पादी प्रभाव के लिए भ्रूण संभवतः सुग्राही (Susceptible) होता है। कुल प्रभाव में मृत्यु, कुरचना, विकास मंदन (Growth retardation) या कार्यात्मक विघ्न हो सकता है।

(1) **माता की बढ़ती उम्र (Advancing maternal age):** यह डाउन-संलक्षण (Down syndrome) (Mongolism) के प्रभाव को 100 जन्म में 1 तक (40 वर्ष की आयु में) बढ़ा सकती है। कुरचना के अत्यधिक प्रभाव के साथ वर्धमान गर्भ-संख्या (Increasing parity) का संबंध होता है जिसका अपवाद है – अमस्तिष्कता (Anencephaly) या जन्मजात मेरूदण्डीय दरार (Spina bifida) जो अपेक्षाकृत प्रथम जन्म में प्रायिक (Common) होती है।

(2) **औषधि का प्रतिकूल प्रभाव (Adverse effects of drugs)** [देखें चित्र 33.3] रोपणपूर्व (Pre-implantation) और रोपणोतर (Post-implantation) प्रारंभिक अण्डाणु (Early ovum) पर औषधि का प्रतिकूल प्रभाव अननुमेय

प्रवाह चित्र (Flow chart) 32.1: जन्मजात अपसामान्यता के कारण (Causes of congenital abnormalities)

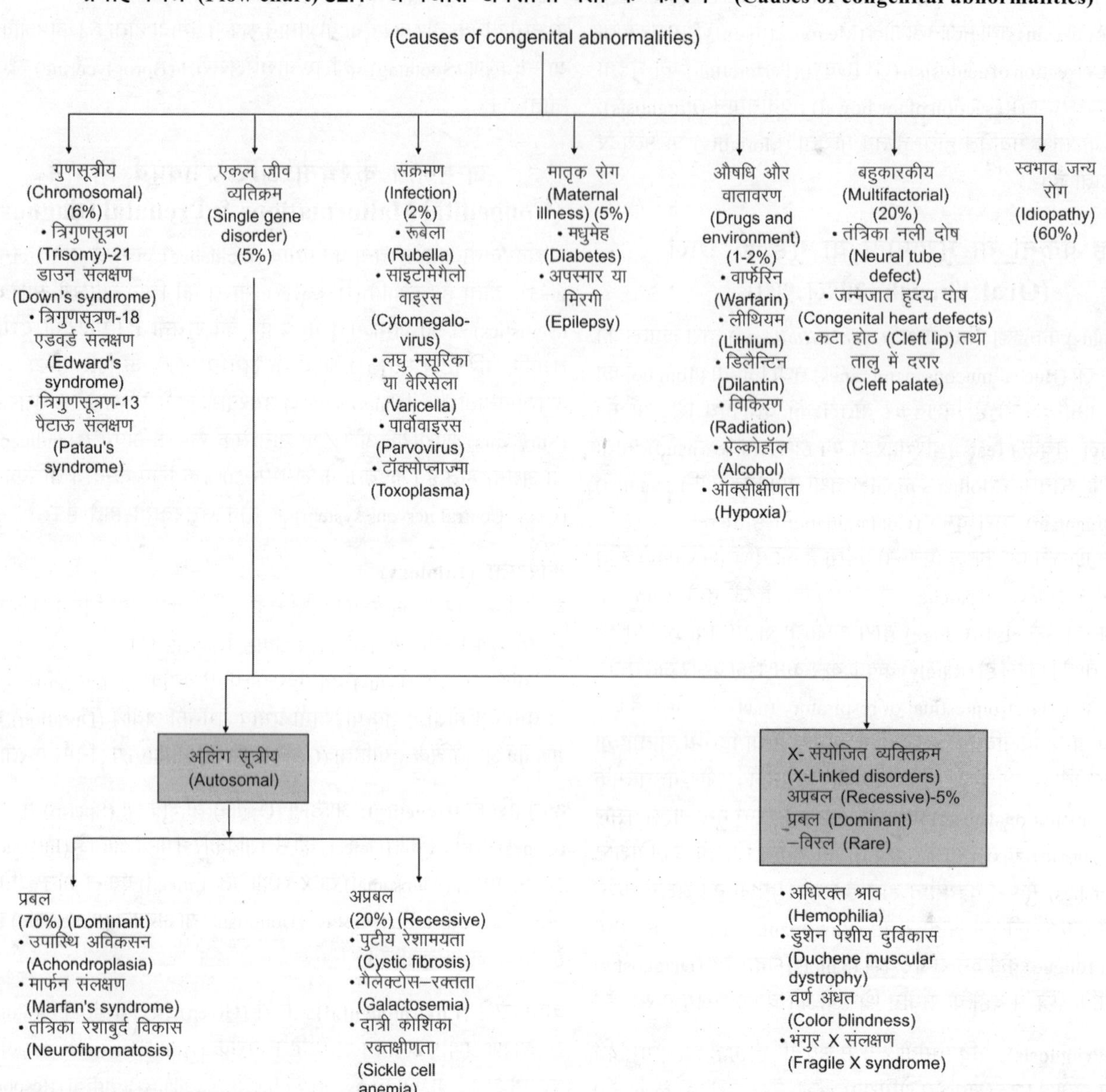

(Unpredictable = अनुमान से परे) बना रहता है। तथापि (However), वार्फेरिन (Warfarin) डिलैटिन (Dilatin), लीथियम (Lithium) तथा औषधि का फोलिक अम्ल रोधी (Antifolic acid) समूह का वर्धमान गर्भधारिणी उत्पाद (Growing conceptus) का उल्लेख अध्याय 33वें में किया गया है।

(3) संक्रमण (Infection): माता के रूबेला (Rubella), साइटोमेगैलोवाइरस (Cytomegalovirus), ट्रॉक्सोप्लाज्मा (Toxoplasma) के प्रथम त्रिमास (First trimester) में गुप्त या प्रत्येक्ष संक्रमण से भ्रूण की कुरचना होती है। अन्य मातृक संक्रमण के साथ सह संबंध (Correlation) का वर्णन अध्याय 19 में किया गया है।

(4) किरणन (Irradiation): भ्रूण को किरणन का खतरा होता है, विशेषकर प्रारंभिक अवस्था में। माता या पिता की जनन ग्रन्थि (Gonads) का किरणन के फलस्वरूप जीन्स का उत्परिवर्तन (Mutation of genes) होता है जिसकी प्रकृति अप्रबल (Recessive = अप्रभावी) होती है। यद्यपि हाल में 10 रेड (Rads) के अधिकतम आयनन विकिरण (Ionizing radiation) को मानव-भ्रूण के लिए तथा गर्भावस्था की किसी भी अवधि के लिए अपेक्षाकृत सुरक्षित (National committee on Radiation Protection के अनुसार) समझा जाता है, फिर भी प्रथम त्रिमास के दौरान इसके उपयोग को सीमित करना अधिक सुरक्षित होता है।

(5) मातृक कुपोषण (Maternal malnutrition) चयापचयी तथा अंतःश्रावी व्यतिक्रम (Metabolic and endocrine disorders) जैसे–अनियंत्रित मधुमेह (Diabetes) या अपस्मार (Epilepsy = मिरगी) का संबंध भ्रूणीय कुरचना के वर्धित प्रभाव के साथ होता है।

बहुकारकीय (Multifactorial): अधिकतर कुरचनाएँ आनुवंशिक पूर्वानुकूलता (Genetic predisposition) और परिवर्तित वातावरणीय कारकों के बीच जटिल और संवेदनशील अंतर्क्रिया (Interaction) के फलस्वरूप होती हैं। इसकी प्रकृति अधिकतर रोगियों (Cases) में अस्पष्ट बनी रहती है। एकल अंग (Single organ) तथा एक विशिष्ट लिंग (Sex) (Male or female) को कुरचना प्रभावित कर सकती है।

निदान (Diagnosis)

प्रसवपूर्व (Antenatal or Prenatal):

आनुवंशिक परामर्श (Genetic counseling): आनुवंशिक अपसामान्यता (Abnormalities) के साथ एक संतान को उत्पन्न करने के अधिक खतरे पर माता की पहचान के लिए निर्मित जाँच क्रियाविधि (Screening procedure) को आनुवंशिक परामर्श कहते हैं। परिवार और प्रजनक इतिवृत्त (Reproductive history) तथा पर्यावरणी कारकों के सम्भाव्य प्रभावों के विश्लेषण (Analysis) से खतरे पर रोगियों की पहचान (Identification of cases) की जाती है। जन्मजात, कुनिर्मित (Malformed) शिशु का जन्म से उसकी पुनरावृत्ति की संभावना छ गुनी (Six folds) तक होती है तथा दो क्रमिक शिशुओं के बाद संभावना सामान्य महिला की अपेक्षा 70% अधिक होती है। परमार्श का उद्देश्य गर्भावस्था के भावी प्रबंध के बारे में रोगी और पति को एक संयुक्त निर्णन लेने का अवसर प्रदान करना है। इसमें दम्पत्ति (Couple) को सभी प्रकार की सूचना देना, समस्या के साथ समायोजन (Adjustment) करने में सहायता देना तथा दोषपूर्ण शिशुओं के जन्म के प्रभाव को कम करने को शामिल किया जाता है।

पेरिनैटल आनुवंशिक जाँच के लिए सुझाव
(Indications for perinatal genetic screening)

मातृक सम्भाव्य कारक (Maternal risk factors)	पेरिनैटल सम्भाव्य कारक (Perinatal risk factors)
(1) मातृक आयु (Age) $\geq$ 35 वर्षः आयु की वृद्धि के साथ त्रिगुणसूत्रण (Trisomy) 21, 18, 13 तथा 47XXX	(1) अल्पउल्वीद्रव (Oligohydramnios)
(2) तंत्रिका-नली दोष (Neural tube defects) का पारिवारिक इतिवृत्त (Family history)	(2) अति उल्वीद्रव (Polyhydramnios)
(3) तंत्रिका-नली दोष के साथ जन्मा पूर्ववर्ती (Previous) शिशु	(3) तीव्र सममित भ्रूणीय वर्धन अवरोध (Severe symmetrical fetal growth restrictions)
(4) गुणसूत्रीय असंगति (Chromosomal anomaly) के साथ पूर्ववर्ती शिशु मातृक सम्भाव्य कारक (Maternal risk factors)	(4) भ्रूण की ह्रासित क्रियाशीलता (Decreased fetal activity) पेरिनैटल सम्भाव्य कारक (Perinatal risk factors)
(5) एक (माता या पिता) या दोनों माता-पिता-लिंग संबंधित (Sex-linked) या अलिंग सूत्रीय विषेशता (Autosomal traits) या वाहक (Carriers)	(5) गर्भधारण काल के आसपास (Periconceptional period) अनियंत्रित मधुमेह (Uncontrolled diabetes mellitus)
(6) संतुलित स्थानान्तरण (Translocation) का वहन (Carry) करने वाली माता या पिता	(6) संक्रमण (Infection) जैसे–रूबेला के साथ संपर्क (Tetratogenic=विरूपोत्पादी) या विरूपोत्पादी औषधि (Drugs) का अंतर्ग्रहण (Intake)
(7) असंतुलित स्थानान्तरण (Umbalanced translocation) के साथ जन्मा शिशु	(7) गुणसूत्रीय असंगति (Chromosomal anomaly) का कोमल ऊतक (Soft tissue) चिन्हक की उपस्थिति-अतिस्वन चित्रण (Ultrasonograph) पर
(8) आवर्ती गर्भश्राव का इतिवृत्त (History of recurrent miscarriage)	(8) माता के रक्तोद (Serum) की अपसामान्य छानबीन (Abnormal screening)

भ्रूणीय (i) आनुवंशिक (ii) गुणसूत्रीय तथा (iii) संरचनात्मक अपसामान्यता की प्रारंभिक पहचान के लिए कार्यविधि [Procedures for Early Detection of Fetal (i) Genetic (ii) Chromosomal and (iii) Structural Abnormalities]

- मातृक सीरम ऐल्फा फीटो-प्रोटीन (MSAFP=Maternal serum alpha fetoprotein)
- जरायु रसांकुर की जीवोत परीक्षा (Chorion villus biopsy)
- उच्च वियोजन का अतिस्वन चित्रण (High resolution ultrasonography)
- उल्वी छिद्रण (Amniocentesis)
- मातृक रक्त से भ्रूणीय कोशिका का पृथक्करण (Fetal cell isolation): पृथक भ्रूणीय केन्द्रकित लोहिताणु (Nucleated red blood cells) या बीजपोषक कोशिका (Trophoblast cells) से आनुवंशिक विश्लेषण (Genetic analysis)।
- त्रिक (या संयुक्त) परीक्षण (Triple or combined test): MSAFP, अयुग्मित एस्ट्रिओल (Unconjugated estriol) (E_3) तथा hCG (Human chorionic-gonadotropin)
- रज्जु छिद्रण (Cordocentesis)
- भ्रूण दर्शन (Fetoscopy)
- परिरोपण (Peri-implantation) आनुवंशिक निदान (Genetic diagnosis)
- वर्धित वियोजन (Increased resolution) के साथ 3-D या 4-D अतिस्वन (Ultrasound)

प्रसवपूर्व निदान की आक्रामक विधि (Invasive methods of prenatal diagnosis)**:** जरायु रसांकुर (Chorion villus) का नमूना लेना, उल्वछिद्रण

प्रसवपूर्व निदान (Prenatal diagnosis): जीव-रासायनिक तथा जीव-भौतिक जाँच के परीक्षण (Biochemical and Biophysical screening tests)

	MSAFP	**MSAFP, hCG, UE3 (Triple test)**	**BhCG+PAPP-A**	**कोमल ऊतक चिन्हक (Soft tissue marker) (Nuchal translucency= गुद्दी की पारभासकता)**
अवधि (सप्ताह) (Time in weeks)	15–18	15–18	10–14	11–14
अवलोकन (Observation)	MSAFP (↑)	MSAFP (↓), UE3↓, hCG (↑)	BhCG (↑) PAPP-AC(↓)	गुद्दी की मोटाई >3 mm
असंगति (Anomaly) का पता लगाना	खुली तंत्रिका-नली दोष (Open neural tube defects)	डाउन-संलक्षण (Down's syndrome)	डाउन-संलक्षण	डाउन संलक्षण, टर्नर (Turner's) संलक्षण तथा अन्य
टिप्पणी (Comment)	2.5 MOM का विच्छेद (Cut-off level) से अमस्तिष्कता (Anencephaly) का 90% तथा मेरूदण्ड की खुली दरार (Open spina bifida) का 80% का पता चल सकता है।	200 में 1 का विच्छेद मूल्य (Cut-off value) जाँच–सकारात्मक (Screen positive) होता है।	300 में 1 का विच्छेद मूल्य जाँच–सकारात्मक होता है।	
परीक्षण की संवेदनशीलता-दर (Test sensitivity rate)	65%	60%	65%	70-80%
मिथ्या सकारात्मक दर (False positive rate)	3-5%	5%	5%	5-6%

जो स्त्री जाँच-सकारात्मक (Screen positive) होती है, उसे आक्रामक विधि (Invasive methods) द्वारा भ्रूणीय गुणसूत्र विन्यास (Fetal karyotyping) का प्रस्ताव दिया जाता है। MOM = Multiple of median

(Amniocentesis), रज्जु छिद्रण (Condocentesis) की चर्चा अध्याय 11 में की गयी है। भ्रूण की बाहरी संरचना के अवलोकन के लिए 16–20 सप्ताह पर भ्रूण दर्शन (Fetoscopy) का निष्पादन किया जाता है। आनुवंशिक व्यतिक्रम (Genetic disorders) (Mechiel Gruber Syndrome=मेकल-ग्रुबर संलक्षण) के निदान के लिए भ्रूणीय त्वचा या पेशी की जीवोति परीक्षा (Biopsy) की जाती है।

अनाक्रामाक (Nonivasive) अतिस्वन चित्रण (Ultrasonography): किसी संरचनात्मक अपसामान्यता (Abnormality) के लिए भ्रूणीय संरचना (Fetal anatomy) के अवलोकन के लिए 16–22 सप्ताह पर अतिस्वन चित्रण किया जाता है। गुणसूत्रीय असंगति (Chromosomal anomalies) के कोमल ऊतक चिन्हक (Soft tissue markers) का वर्णन अध्याय 11 में किया जाता है। 3-D या 4-D (Four dimensional) अतिस्वन चित्रण अधिक महत्व का होता है।

परिरोपण आनुवंशिक निदान (PGD = Peri-implantation genetic diagnosis): यह निदान (1) अण्डाणु-कोशिका की जीवोति परीक्षा (Polar body biopsy), (2) कोरक खण्ड (ब्लास्टोमियर) जीवोति परीक्षा (Blastomere biopsy) [6–8 कोशिका भ्रूण (Cell embryo) से] (3) पोशबाह्यजनस्तर जीवोति परीक्षा (Trophectoderm biopsy) [5–6 दिन की कोरकपुटी (blastocyst)] द्वारा की जाती है। गर्भधारण पूर्व अवस्था (Preconceptional phase) में प्रथम या द्वितीय अण्डाणु कोशिका (Polar body) का निष्कासन करके इसकी जीवोति परीक्षा (बायोप्सि) की जाती है। यहाँ पैतृक जीन-प्ररूप (Paternal genotype) का मूल्यांकन नहीं किया जाता है। कोरक खण्ड का जीवोति परीक्षण (Blastomere biopsy) करने के लिए यांत्रिक, लेजर (Laser) या रासायनिक साधान द्वारा पारभासी क्षेत्र (Zona pellucida) में एक छिद्र से होकर एक या दो कोशिका (Cells) का चूषण किया जाता है। इससे सामान्य भ्रूणीय (Embryonic) विकास प्रभावित नहीं होता है। गर्भावस्था में प्रसवपूर्व (Prenatal) निदान के लिए मातृक (Maternal) रक्त से भ्रूणीय कोशिका पृथक की जा सकती है। भ्रूण (Fetus) का बीजपोषक (Trophoblasts), लसीकाणु (Lymphocytes), कणिका श्वेताणु (Granulocytes) तथा केन्द्रकित लोहिताणु (Nucleated RBC's) की जाँच की जाती है। मातृक रक्त के 1 ml में सामान्यतः एक भ्रूणीय कोशिका होती है। भ्रूणीय कोश्कि का किसी भी प्रकार से DNA (Deoxyribonucleic acid) प्राप्त करने में PCR (Polymerase chain reaction) उपयोगी होता है।

प्रसवोत्तर (Postnatal)

(1) जन्म पर नैदानिक मूल्यांकन (Clinical evaluation at birth): यद्यपि जन्म के समय जन्मजात कुरचना के स्पर्शन से आसानी से उसका प्रमाण मिलता है, गम्भीर परिमाण (Magnitude) की गुप्त अपसामान्यता (Concealed abnormalities) प्रायः लुप्त (Missed) होती है जबतक कि उसका अस्तित्व के प्रति सचेत नहीं होता। इस **कुरचना** (Malformations) में अछिद्री मलद्वार (Imperforate anus) **या श्वासनली-ग्रासनली** व्रण (Tracheo-esophagus fistula) होते हैं।

(2) अतिस्वन चित्रण (Ultrasonography): जठरांत्रीय क्षेत्र (Gastrointestinal tract) में अपसामान्यता जैसे–ग्रासनली (Esophagus) या ग्रहणी (Duodenum) की अछिद्रता (Atresia), अछिद्री मल (या गुदा) द्वार तथा उसका क्षेत्र, हृदयी (Cardiac) अपसमान्यता, अंतःकपालीय (Intracranial) अपसामान्यता का पता लगाने में अतिस्वन चित्रण सहायक होता है। कुल कंकाली (Gross skeletal) अपसामान्यता का निदान भी हो सकता है।

(3) चुम्बकीय प्रतिध्वनि प्रतिबिम्बन (Magnetic resonance imaging) अतिस्वन चित्रण के समान सूचना प्राप्त की जा सकती है ।

(4) विकिरण चित्रण (Radiography): इससे कुल कंकाली अपसामान्यताओं (Gross skeletal abnormalities) का निदान किया जा सकता है।

खतरे पर दम्पत्ति का प्रबंध (Management of the couple at risk): प्रबंध में गर्भधारण के पूर्व परामर्श (Pre-conceptional counseling) एक महत्वपूर्ण कदम है जिसमें कि पहले से ही दम्पति पर्याप्त सूचना प्राप्त कर लेता है। यदि गंभीर आनुवंशिक (Genetic), गुणसूत्रीय (Chromosomal) या संरचनात्मक (Structural) अपसामान्यता के साथ भ्रूण (Fetus) प्रभावित होता है तब गर्भपात का विकल्प (Option) का प्रस्ताव रखा जाता है। इससे परिनैटल मर्त्यता (Perinatal mortality) की सांख्यिकी (Statistics) में कमी होती है। कुछ चयनित रोगियों (Cases) में अंतःगर्भाशयी भ्रूणीय शल्यक्रिया (Intrauterine fetal surgery) का प्रयास किया गया है।

डाउन-संलक्षण, त्रिगुणसूत्रण 21
(Down's Syndrome, Trisomy 21)

त्रिगुणसूत्रण (Trisomy) 21 एक सर्वाधिक बारम्बार आलिंग सूत्रीय (Autosomal) संलक्षण है। यह दोष निम्नलिखित के कारण होता है –

(1) एक अतिरिक्त गुणसूत्र (Chromosome) का समावेश (Inclusion), त्रिगुण सूत्रण (Trisomy) 21 (95%): 46 गुणसूत्र के बजाय 47।

(2) गुणसूत्रीय स्थानान्तरण दोष (Chromosomal translocation defect) (14:21) (Rare=विरल): विशेषकर युवा (Young) माताओं में पाया जाता है। एक गुणसूत्र के एक खण्ड के स्थानांतरण समान गुणसूत्र या भिन्न गुणसूत्र के एक पृथक स्थल पर होता है। स्थानान्तरण दोष में पुनरावृति (Recurrence) की संभावना 30% होती है।

प्रभाव (Incidence): कुल प्रभाव 600 में 1 (एक) होता है। माता की बढ़ती आयु के साथ प्रभाव में वृद्धि होती है जो 45 वर्ष की आयु तक 25 में 1 होता है।

प्रभावित शिशु का निदान (Diagnosis of the affected baby):

(1) सामान्य रूप (General appearance): कपाल-आननी अपसामान्यता (Craniofacial abnormalities) जिसमें लघुसिर (Brachycephaly), दोहरी त्वचा की परतों (Epicanthic folds) के साथ नेत्र (Eyes) का ऊपर की ओर बाहर की ओर झुका हुआ (Slanting), लघु मुख (Short mouth) तथा वृहत् जिहवा (Microglossia) के साथ लघु ऊपरी ओष्ठ (Lip) को शामिल किया जाता हैं। हथेली (Palm) की एकल चुन्नट (Single crease) के साथ लघु और चौड़े हाथ होते हैं (30%)। शिशु का चेहरा (या आनन=Face) मंगोली प्रजाति (Mongolian race) के समान (देखें चित्र 32.8) प्रतीत होता है। इसके साथ जन्मजात हृदय रोग [जैसे–निलयी पटीय दोष (VSD = Ventricular septal defects)], नाभि-प्रक्षेप

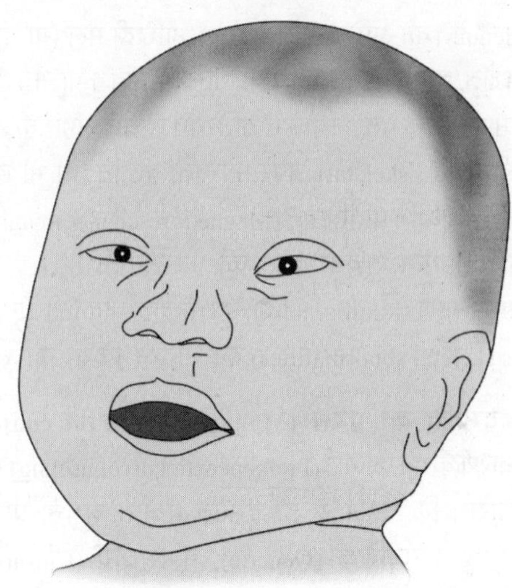

चित्र (Fig.) 32.8: डाउन-संलक्षण के साथ शिशु (Baby with Down's syndrome)

(Omphalocele), मोतियाबिन्द (Cataract) तथा ग्रहणी की अछिद्रता (Duodenal atresia) का वर्धित संबंध होता है। प्रभावित शिशु मानसिक रूप से मंदित (Mentally retarded) होता है।

जीवन की प्रत्याशा (Life expectancy) में कमी होती है। वयस्क मंगोल में अधिश्वेत रक्तता (Leukemia = ल्यूकीमिया) की संभावना होती है। जनन-क्षमता (Fertility) नहीं होती है। महिला में तारूण्य (Puberty) बिलम्बित हो सकती है तथा जननक्षम (Fertile) हो सकती है।

(2) अस्थि-मज्जा (Bone marrow) का चूषण या श्वेताणु का वर्धन (Leukocyte culture) का उपयोग करके गुणसूत्रीय विश्लेषण (Chromosomal analysis) (Karyo type=गुणसूत्र विन्यास) द्वारा पुष्टि की जाती है।

उत्तरवर्ती (या बाद की) गर्भावस्था में आनुवंशिक परामर्श (Genetic counseling in subsequent pregnancy): त्रिगुणसूत्रण (Trisomy) 21 के कारण पुनरावृत्ति का खतरा 1% होता है। यदि अपशल्कित (Exfoliated) कोशिकाओं के गुणसूत्रविन्यास (Karyotyping) में अपसामान्य (Abnormal) गुणसूत्र का प्रदर्शन होता है तब गर्भपात (Abortion) कराने पर गंभीरता से विचार करना चाहिए।

नवजात में जन्मजात कुरचना और शल्यक आपात (Congenital Malformations in Newborn and the Surgical Emergencies)

नवजात में जन्मजात कुरचना के प्रकार (या रूप) निम्नलिखित हैं –

(1) अछिद्री मलद्वार (Imperforate anus)

(2) नाभिकीय अंत्रवृद्धि (Exomphalos=Umbilical hernia)

(3) ग्रासनली (या ग्रसिका) की अछिद्रता (Esophageal atresia)

(4) मध्यमच्छदी आंत्रवृद्धि (Diaphragmatic hernia)

(5) नवविष्ठा-आंत्रावरोध (Meconium ileus)

(6) ग्रहणी की अछिद्रता (Duodenal atresia)

अछिद्री मल (या गुदा) द्वार (Imperforate anus):
स्त्री की अपेक्षा पुरूष में यह कुरचना अधिक विद्यमान (Prevalent) होती है। इसके दो प्रकार होते हैं – (a) अधिक अछिद्री गुदा (High imperforate anus) जहाँ जघन-मलाशय पेशी प्रक्षेप (Pubo-rectalis sling) के ऊपर मलाशय का छोर होता है। पुरूष में मलाशय-मूत्रीय क्षेत्र का नालव्रण (Rectourinary fistula) तथा स्त्री में मलाशय योनिक नालव्रण (Rectovaginal fistula) के साथ इसका संबंध हो सकता है। (b) कम (Low) अछिद्री गुदा जहाँ जघन-मलाशय पेशी प्रक्षेप को मलाशय (Rectum) पार करता है। निदान (Diagnosis) निम्नलिखित द्वारा किया जाता है –

(i) नवविष्ठा मार्ग की अनुपस्थिति (Absence of meconium passage)
(ii) गुदा-छिद्र (Anal opening) की अनुपस्थिति
(iii) रबर की नालशलाका (Catheter) या तेल से चिकनी कनिष्ठ अंगुली को गुदा-छिद्र में ले जाने की विफलता
(iv) अछिद्रता (Atresia) का विस्तार या क्षेत्र का पता लगाने में विकिरण चित्रण (Radiology) उपयोगी होता है। गुदा गर्त (Anal pit) पर एक सिक्का (Coin) रखकर पैर को पकड़कर तथा शिशु को उल्टा रखकर विकिरण चित्र लिया जाता है। आंत्रीय (Intestinal) गैस के उच्चतम स्तर और सिक्के की छाया के बीच की दूरी अछिद्रता (Atresia) का क्षेत्र बताती है।
(v) इस क्षेत्र में किसी अन्य अपसामान्यता को वर्जित (Exclude) करने के लिए कटि-त्रिक कंटक (Lumbo-sacral spine) तथा मूत्रीय क्षेत्र (Urinary tract) का एक्स-किरण चित्र (X-ray) लेना चाहिए।

प्रबंध (Management): (1) सरल झिल्लीमय (Membranous) अवरोध की स्थिति में, जिसका संकेत शिशु के चिल्लाने पर गुदा-गर्त के पर्याप्त उभार से मिलता है, क्रूसाकार उच्छेदन (Cruciate incision) (Perineal anoplasty = मूलाधारी गुदा की प्लास्टिक शल्यक्रिया) किया जाता है। (2) अधिक अछिद्री गुदा में वृहदांत्र उच्छेदन (Colostomy) किया जाता है तथा बाद की तिथि में शल्यक्रिया द्वारा खींची जाती है।

नाभिकीय अंत्रवृद्धि (Exomphalos or Omphalocele):
यह नाभि (Umbilicus) पर उदरीय (Abdominal) दिवाल में दोष द्वारा उदरीय सामग्री (Contents) (प्रायः लघ्वांत्र = Small gut) का जन्मजात वृद्धिकरण (Congenital herniation) है। अग्र (Anterior) उदरीय दिवाल अपनी सम्पूर्ण मोटाई में दोषपूर्ण होती है। गुणसूत्रीय (Chromosomal) तथा अन्य जन्मजात असंगति (Anomalies) प्रायः होती है तथा उसे वर्जित (Exclude) करना चाहिए। यह जठर-विदर (Gastroschisis=गैस्ट्रोस्किसिस) से निम्नलिखित संरचनात्मक रूप में भिन्न होता है – (a) इसमें उदरीय सामग्री को सुरक्षात्मक झिल्ली (Membrane) परिबद्ध (Enclose) करती है। (b) नाभि रज्जु की सामग्री थैली (Sac) के ऊपर होती है तथा शीर्ष पर प्रकट होती है। झिल्ली को विदार (Rupture) से रोकने के लिए प्रत्येक प्रयास किया जाना चाहिए। एक आर्द्र (Moist) सलाइन पट्टी (Saline dressing) उस पर लगाकर उसकी तत्काल शल्यक बंदी (Surgical closure) करनी चाहिए। अतिस्वन (Ultrasound) से प्रसवपूर्व (Antenatal) निदान संभव होता है।

ग्रासनली की अछिद्रता (Esophageal atresia):
नासारंध्र या नथुने (Nares) से लगभग 12 cm पर ग्रासनली (Esophagus) का छोर अवरूद्ध होता है। अतिउल्वीद्रव (Hydramnios) की माता से जन्मे शिशु को जन्म पर किसी अपसामान्यता (Abnormality) को वर्जित (Exclude) करने के लिए सावधानी से जाँच करनी चाहिए। श्वासनली-ग्रासनली का व्रण (Tracheo-esophageal fistula) भी साथ में प्रायः (65%) रहता है। इसके अस्तित्व का प्रदर्शन अति लालाश्रवण (Salivation), वर्धमान श्वसन कष्ट (Increasing respiratory distress) तथा मुँह से द्रव की अल्प मात्रा के कारण खाँसी (Cough) और श्यावता (Cyanosis) द्वारा होता है। ग्रासनली में एक विकिरण-अपारदर्शी (Radio-opaque) नालाशलाका (Catheter) का प्रवेश करने के बाद विकिरण-चित्रण (Radiography) द्वारा इसकी पुष्टि (Confirmation) की जाती है।

प्रबंध (Management): (1) मुँह से द्रव निकलना रोकना है। (2) फुफ्फुस (Lung) में संक्रमण (Infection) को रोकने के लिए बारम्बार चूषण करना (Frequent suctioning), (3) प्रतिजैविक औषधि (Antibiotics) देना (4) जठर-मार्ग निर्माण की नली का स्थापन (Placement of gastrostomy tube) (5) श्वासनली-ग्रासनली व्रण को बाँधना (Ligation of tracheo-esophageal fistula) तथा ग्रासनली का शाखा-मिलन (Esophageal anastomosis) शल्यक्रिया के मुख्य सोपान (Steps) हैं।

मध्यच्छदी अंत्रवृद्धि (CDH=Congenital diaphragmatic hernia):
जन्मजात मध्यच्छदी अंत्रवृद्धि तव होती है जब मध्यच्छद (या डायाफ्राम) में एक दोष (Patent pleuro-peritoneal canal = खुली फुफ्फुसावरण–उदरावरणी नली) से होकर उदरीय सामग्री की अंत्रवृद्धि (Herniate) वक्ष (Thorax) में होती है। यह प्रायः (70%) बोकडलेक-छिद्र (Foramen of Bockdalek) से होकर बायें पार्श्व (Left side) पर होता है। इसमें लक्षण (Symptoms) होते हैं–तीव्र श्वसनी संकट (Acute respiratory distress) जिसके साथ पर्याप्त श्यावता (Cyanosis) या नीलिमा होती है जिसमें शिशु को सीधा (खड़ा) रखने पर राहत मिलती है। चिन्ह (Signs) में वक्ष (Thorax) की असमान गति, नौकाकार (Scaphoid) उदर के साथ प्रभावित पार्श्व पर श्वसन-ध्वनि (Breath sounds) की अनुपस्थिति होती है। शिखाग्र प्रणोद (Apical impulses) का स्थानांतरण दाहिने पक्ष पर हो जाता है तथा हृदय की ध्वनि को दाहिने परिहृद (Pericardium) पर बेहतर रूप से सुना जाता है। वक्ष (Chest) का एक्सकिरण (X-ray) से लघ्वांत्र (Small bowel) की गैस-छाया तथा प्रभावित पार्श्व से दूर मध्यस्थानिका (Mediastium) के स्थानान्तरण का पता चलता है (देखें चित्र 32.9)। इसका संबंध त्रिगुणसूत्रण (Trisomies) (13, 18) तथा 450 के साथ हो सकता है। इसका प्रसवपूर्व निदान (Prenatal diagnosis) अतिस्वन (Ultrasound) द्वारा सम्भव है।

प्रबंध: (1) आंत्र (Bowel) के गैसीय फुलाव को रोकने के लिए उदर (Stomoach) में खुले वृहत छिद्र की एक नासा जठरीय नली (Nasogastric tube) को प्रवेश कराना, (2) अंतःश्वासनली (Endotrachea) में एक नली को प्रवेश कराना तथा 30 mm Hg से कम धनात्मक (Positive) दबाव ऑक्सीजन देना, (3) अम्लरक्तता को दूर करना (Correct acidosis), (4) अंतःनिवासी धमनीय नालशलाका (Indwelling arterial catheter) द्वारा रक्तगैस के आयतन (Blood gas levels) का निरीक्षण करना, (5) फुफ्फुसीय अल्पविकसन (Pulmonary

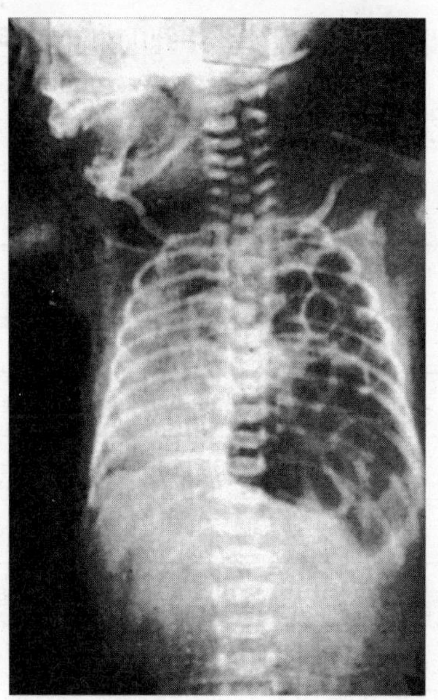

चित्र (Fig.) 32.9: मध्यच्छद-वृद्धि (Diaphragmatic hernia).

hypoplasia) के कारण श्वसन-विफलता के साथ नवजात शिशु (Neonates) के लिए दैहिक झिल्ली-बाह्य (Extra-corporeal membrane) ऑक्सीजनीकरण (Oxygenation) का उपयोग किया जाता है। (6) नाइट्रिक ऑक्साइड की अंतःश्वसन चिकित्सा (Inhalation therapy) से उत्तरजीविता (Survival) में सुधार होता है। (7) उदरीय अभिगम (Approach) से होकर अंत्रवृद्धि (Hernia) की तत्काल शल्यक्रिया द्वारा मरम्मत की जाती है। (8) कुछ रोगियों (Cases) में अंतःगर्भाशयी (Intrauterine) भ्रूणीय शल्यक्रिया (Fetal surgery) की गयी है।

पूर्वानुमान (Prognosis): जन्मजात मध्यच्छदी अंत्रवृद्धि (CDH) में मृत्युदर (Mortality rate) 40% तक होता है।

नवविष्ठा-आंत्रावरोध (Meconium ileus):
यह अग्न्याश्य (Pancreas) का रेशापुटीय (Fibrocystic) रोग का एक प्रदर्शन है। अग्न्याशयी किण्वक (Enzymes) की कमी से आंत्र (Intestine) में नवविष्ठा घनीकृत (Inspissated) हो जाती है जिसके कारण निचले शेषान्त्र (Ileum) की अवकाशिका (Lumen ल्यूमेन) अवरूद्ध हो जाती है। निदान लघ्वांत्र (Small gut) अवरोध का लाक्षणिक प्रदर्शन (Clinical manifestations) पर आधारित होता है। स्वेद परीक्षण (Sweat test): पुटीय रेशामयता (Cystic fibrosis) के रोगी के स्वेद (पसीना) में सोडियम की अधिक मात्रा पायी जाती है। इसकी पुष्टि उदर के विकिरण चित्रण (Radiography) द्वारा होती है जिसमें कणिकामय ठोसरूप की नवविष्ठा का प्रदर्शन होता है। हिर्शस्प्रंग रोग (Hirschsprung's disease) के लिए गुच्छिका कोशिका (Ganglion cells) की अनुपस्थिति की जाँच के लिए मलाशयी श्लेष्मल झिल्ली (Rectal mucosa) की जीवोति परीक्षा (Biopsy) की जा सकती है। वैषम्य गुदवस्ति (Contrast enema) (Gastrografin) दोनों-नैदानिक (Diagnostic) तथा चिकित्सीय (Therapeutic) होती हैं। शल्यक्रिया (Surgery) में घनीकृत नवविष्ठा युक्त आंत्र का उच्छेदन (Resection) तथा शाखामिलन (Anastomosis) होता है जिसके बाद अग्न्याशयी किण्वक तथा विटामिन से उपचार किया जाता

सारणी (Table) 32.6: चयनात्मक शल्यकक्रियाविधि के लिए आयु
(Age for elective surgical procedures)

कुरचना (Malformation)	अनुकूलतम आयु (Optimal age)
कटा होंठ (Cleft lip)	6–12 सप्ताह (Weeks)
कटा तालु (Cleft palate)	9–12 महीने (Months)
नाभिकीय अंत्रवृद्धि (Umbilical hernia)	1 वर्ष के बाद, यदि आवश्यक हो
वंक्षण अंत्रवृद्धि (Inguinal hernia)	शिशु की सामान्य स्थिति के अनुसार यथा शीघ्र
जलवृशण या हाइड्रोसील (Hydrocele)	1 वर्ष (Year) के बाद
अनावरोहित अण्डग्रन्थि (Undescended testicle)	1 और 2 वर्ष की आयु के बीच
खुली धमनीय नालिका (Patent ductus arteriosus)	जन्म पर (At birth)
महाधमनी का संकोचन (Coarctation of aorta)	3–4 वर्ष
अघोमूत्रमार्ग (योनि या शिश्न के अंदर) का जन्मजात दोष (Hypospadias) [ग्रंथिल (Glandular) से पृथक]	1–1½ वर्ष

है। जरायु के रसांकुर (Chorionic villus) के नमूने से DNA की जाँच द्वारा प्रसवपूर्व निदान (Prenatal diagnosis) संभव होता है।

ग्रहणी की अछिद्रता (Duodenal atresia):
अतिउल्वीद्रव (Hydramnios) के साथ, अंतःगर्भाशयी विकास मंदन (IUGR=Intrauterine growth retardation) के साथ या डाउन-संलक्षण (Down's syndrome) की माता से जन्म शिशु में यह (अछिद्रता) प्रायः देखने को मिलती है। वमन (Vomiting) इसका प्रमुख लक्षण है। वमन किया गया पदार्थ (Vomit) प्रचुर तथा पित्त रंजित (Copious and bile stained) होता है। अछिद्रता प्रायः वेटर-कलशिका (Ampulla of Vater) के नीचे होती है। ऊपरी उदर फूला हुआ हो सकता है तथा नवविष्ठा (Meconium) (प्रायः श्वेत) के गमन के बाद पुनः कोई विष्ठा (Stool) का गमन (Passing) नहीं होता है।

सीधी (या खड़ी) अवस्थिति (Upright position) में उदर का सरल एक्स-किरण चित्र (X-ray) में विशिष्ट द्विबुलबुला रूप गैस के प्रदर्शन उदर के बुघ्न (Fundus of abdomen) में तथा ग्रहणी (Duodenum) के निकटवर्ती अर्ध के चापछत (Vault) में होता है। अतिस्वन से प्रसवपूर्व निदान किया जाता है।

प्रबंध – (1) मुँह द्वारा द्रव को रोकना, (2) द्रव और विद्युतअपघट्य (Electrolytes) का आन्त्रेतर प्रतिस्थापन (Parenteral replacement), (3) ग्रहणी मध्यांत्र मार्ग की तत्काल सुधारात्मक शल्यक्रिया (Duodenojejunostomy)।

प्रतिरक्षित भ्रूणीय जलशोथ या जलोदर (Non-immune Fetal Hydrops=NIFH)

अप्रतिरक्षित भ्रूणीय जलशोथ (NIFH) को ऊतकों (tissues) तथा रक्तोदी कोटर (Serious cavities) में कोशिका-बाह्य (Extracellular) द्रव के संग्रहण के रूप में परिभाषित किया जाता है जो Rh-असंगति (Incompatibility) (देखें प.0सं. 368) से अन्य स्थितियों में होता है। यह प्रायः वर्धित त्वचा मोटाई (>5 mm), अपरा का वर्धन (Placental enlargement), परिहृद का निःसरण (Pericardial effusion) तथा / या जलोदर (Ascites) के साथ संबंधित होता है। Rh (Rhesus रीसस) समस्या के पूर्ण निवारण (Prevention) के साथ भ्रूणीय जलशोथ के 75% से अधिक का संबंध NIFH के साथ होता है।

कारण (Causes): इसके निम्नलिखित कारण होते हैं –

(1) **गुणसूत्रीय अपसामान्यता (Chromosomal abnormality):** त्रिगुणसूत्रण (Trisomies) (Down's syndrome=डाउन संलक्षण), टर्नर (Turner) संलक्षण, त्रिगुणिता (Triploidy), अद्विगुणितता (Aneuploidy)।

(2) **जन्मजात हृदयी क्षति (Congenital cardiac lesion):** जन्मजात हृदय अवरोध (Heart block), ऊपरी निलयी हृदप्रवेग (Supraventricular tachycardia), संरचनात्मक (Structural) हृदयी अपसामान्यता

(3) **जन्मजात अपसामान्यता (Congenital abnormalities):** मध्यच्छदी अंत्रवृद्धि (Diaphragmatic hernia), वृक्कीय (Renal) अपसामान्यता

(4) **रक्तात्मक (Hematological):** बीटा-थैलेसीमिया (Beta-thalassaemia), ग्लूकोज-6-फॉस्फेट डीहाइड्रोजीनेस (G6PD = Glucoe-6-phosphate dehydrogenase) की अपर्याप्तता (Deficiency)।

(5) **संक्रमण (Infection):** पर्वोवाइरस (Parvovirus),रूबेला (Rubella), टॉक्सोप्लाज्मा (Toxoplasma), सिफिलिस (Syphilis) साइटोमेगैलोवाइरस (Cytomegalovirus)

(6) **अपरा और नाभि की रज्जु की विकृति (Placental and umbilical cord pathology):** यमज से यमज का रक्ताधान (Twin to twin transfusion), जरायु-वाहिकार्बुद (Chorioangioma), नाभि-शिरा की घनास्त्रता (Umbilical vein thrombosis)

(7) **मातृक रोग (Maternal diseases):** अनियंत्रित मधुमेह (Diabetes), तीव्र रक्तक्षीणता (Severe anemia), अवटुविषाक्तता (Thyrotoxicosis)

(8) स्वभावजन्य रोग (Idiopathy): 20%

रोगविज्ञान या विकृति (Pathology): प्रजातीय कारकों (Ethnological factors) पर विकृति निर्भर करती है। तथापि (However), अंतिम विकृति में तीव्र रक्तक्षीणता, अल्पप्रोटीन रक्तता (Hypoproteinemia), वर्धित केशिकीय पारगम्यता (Increased capillary permeability) तथा हृदपात (Hear failure) का विकास होता है।

जाँच-पड़ताल (Investigations): उच्च विघटन (High resolution) की अतिस्वन जाँच (Ultrasound scan), डॉप्लर प्रवाह जाँच (Doppler flow study), रज्जु-छेदन (Cordocentesis) की सुलभता के कारण आजकल प्रसवपूर्व निदान संभव हो गया है।

(1) **मातृक रक्त (Maternal blood):** हीमोग्लोबिन (Hb), ABO तथा Rh समूह, VDRL (Venereal Disease Research Laboratory), क्लिहॉवर परीक्षण (Kleihauer test), ग्लूकोस सहनशील परीक्षण (Glucose tolerance test), थैलेसीमिया के लिए परीक्षण और ग्लूकोस-6-फॉस्फेट डीहाइड्रोजीनेस अपर्याप्तता के लिए परीक्षण तथा संक्रमण के लिए रक्तोदी (Serological) परीक्षण

(2) **अतिस्वन (Ultrasound):** हृदय प्रतिध्वनि चित्रण (Echocardiography) तथा ड्रॉप्लर प्रवाह जाँच के लिए भ्रूण (Fetus) का अतिस्वन निदान और अनुवर्ती कार्य (Diagnosis and follow-up) के लिए उपयोगी होता है।

(3) **उल्वछिद्रण (Amniocentesis):** गुणसूत्रीय (Chromosomal), जीवरासायनिक (Biochemical) तथा किण्वक (Enzyme) अध्ययन के लिए

(4) **रज्जु छिद्रण (Cordocentesis):** गुणसूत्रीय तथा एकल जीन व्यतिक्रम (Single gene disorders), किण्वक (एन्जाइम), प्लाविका प्रोटीन (Plasma proteins), रक्त गैस तथा प्रतिरक्षी (Antibodies) की जाँच के लिए।

प्रबंध (Management): रोग का कारण और तीव्रता (Severity) के अनुसार। जब माता-पिता की इच्छा होती है, विशेषकर गुणसूत्रीय या संरचनात्मक अपसामान्यता की उपस्थिति में, तब गर्भपात (Termination of pregnancy) एक विकल्प (Option) हो सकता है। भ्रूणीय दोषपूर्ण स्पंदलय (Fetal dysrhythmias) की पराअपरा चिकित्सा (Transplacental therapy) के लिए माता को मुखीय रूप से डाइजॉक्सीन (Digoxin, $C_{41}H_{64}O_{14}$) दी जाती है।

अंतः उदरावरणी (Intraperitoneal), अंतः पेशीय (Intramuscular) या अंतःसंवहनी (Intravascular Umbilical vein=नाभि-शिरा) मार्ग द्वारा प्रत्यक्ष भ्रूणीय चिकित्सा (Direct fetal therapy) की जा सकती है। रक्तक्षीणता (Anemia) के सुधार के लिए नाभि-शिरा या उदरावरणी कोटर (Peritoneal cavity) से होकर भ्रूण में रक्ताधान (Fetal transfusion) कराया जा सकता है। अतिस्वन (Ultrasound) के मार्गदर्शन में फुफ्फुसावरणी द्रव (Pleural fluid) या हृदयावरणी (Pericardial) द्रव के निकास (Drainage) की आवश्यकता होती है।

प्रासूतिक प्रबंध (Obstetric management): (1) प्रसव के पहले अंतःगर्भाशयी पारछिद्रण या वक्षछिद्रण (Intrauterine paracentesis orthoracentesis) करना प्रसव के लिए तथा नवजात के पुनर्जीवन (Neonatal resuscitation) के लिए सहायक होता है। (2) प्रासूतिक कारण पर शल्यक्रिया द्वारा प्रसव (Cesarean section) का उपयोग निर्भर करता है। (3) नवजात की गहन परिचर्या (Intensive care) की आवश्यकता होती है जिसमें संवातक समर्थन (Ventilator support) भी शामिल होता है।

पूर्वानुमान (Prognosis): पेरिनैटल मर्त्यता (Perinatal mortality) अधिक (50–100%) होती है विशेषकर संरचनात्मक अपसामान्यता (Structural abnormality) की उपस्थिति में।

अध्याय 33

प्रसूति में औषध-चिकित्सा (Pharmacotherapeutics in Obstetrics)

प्रसूति में प्रसव उत्तेजक कर्मक (Oxytocics in Obstetrics)

परिभाषा (Definition): विभिन्न रासायनिक प्रकृति के औषध (Drugs) जिनमें गर्भाशयी पेशियों (Uterine muscles) के संकुचन को उत्तेजित करने की शक्ति होती है उन्हें प्रसव उत्तेजक कर्मक (या ऑक्सिटोसिक) कहा जाता है। इस समूह की वृहत संख्या के तीन प्रमुख ऑक्सिटोसिक हैं जिनका व्यापक उपयोग चिकित्सालय कार्य में किया जाता है, वे हैं–

(1) आक्सिटोसिन (Oxytocin)

(2) अर्गाट व्युत्पत्तिक (Ergot derivatives)

(3) प्रोस्टेग्लैन्डिन (Prostaglandins)

ऑक्सिटोसिन (Oxytocin)

औषध गुण (Pharmacology): यह एक पौलिपेप्टाइड (Polypeptide) हार्मोन है जिसमें ल्यूसीन (Leucine), आइसोल्यूसीन (Isoleucine), टाइरोसिन (Tyrosine) प्रोलिन (Proline), ग्लूटैमिक अम्ल (Glutamic acid), ऐस्पार्टिक अम्ल (Aspartic acid), ग्लिसिन (Glycine), सिस्टिन (Cystine) तथा अमोनिया (Ammonia) होते हैं। सन् 1950 ई0 में इसकी संरचना (Structure) का आविष्कार करने पर डी विग्नेऑड और सहयोगी (De Vigneaud and coworkers) को नोबल पुरस्कार (Nobel prize) मिला था। इसका संश्लेषण अवचेतक (Hypothalamus) के ऊपरीनेत्रीय (Supra-optic) तथा परानिलयी केन्द्रक (Paraventricular nuclei) में होता है। तंत्रिका के अक्षतंतु (Nerve axon) द्वारा इसका वहन अवचेतक पश्च पीयूष ग्रन्थि (Posterior pituitary gland) में होता है जहाँ इसका संग्रहण होता है तथा अंततः मुक्त (Release) होता है।

ऑक्सिटोसिन में 3–4 मिनट का अर्धजीवन (Half-life) होता है तथा क्रिया की अवधि (Duration of action) लगभग 20 मिनट की होती है। इसका तेजी से चयापचय (Metabolize) होता है तथा एक किण्वक (Enzyme) ऑक्सिटोसिनेस (Oxytocinase) द्वारा अपक्षय (Degrade) होता है।

क्रिया की विधि (Mode of action): प्रसव (Delivery) के दौरान गर्भाशय की पेशी (Myometrium) के ऑक्सिटोसिन ग्राही (Receptor) की मात्रा (Concentration) में अधिकतम (100–200 गुना) वृद्धि होती है। गर्भाशय-पेशीय संकुचन की पहल करने के लिए ग्राही तथा वोल्टेज मध्यस्त कैल्सियम मार्ग (Channel) से होकर ऑक्सिटोसिन क्रिया करता है। यह उल्वी (Amniotic) तथा पतनिका (Decidual) के प्रोस्टेग्लैन्डिन उत्पादन को उत्तेजित करता है। बंधा हुआ अंतःकोशिकीय (Intracellular) कैल्सियम अंततः संकुचनशील (Contractile) प्रोटीन को सक्रिय बनाने के लिए पेशी-प्लाविका जालिका (Sarcoplasmic reticulum) से संगठित (Mobilize) होता है। गर्भाशयी संकुचन क्रियात्मक (Physiological) होता है अर्थात् गर्भाशय-ग्रीवा (Cervix) के शिथिलन के साथ बुघ्नीय संकुचन (Fundal contraction) का कारण बनता है।

प्रयुक्त निर्मिति (Preparations used)

(1) कृत्रिम ऑक्सिटोसिन (Synthetic oxytocin) (Syntocinon-Sandoz= सिन्टोसिनॉन-सैन्डोज या Pitocin-Parke-Davis=पिटोसिन पार्क डैविस) का व्यापक उपयोग किया जाता है। इसमें वाहिका-संकीर्णक (Vasopressor) क्रिया के बिना केवल ऑक्सिटोसिक प्रभाव होता है। सिन्टोसिनॉन तुम्बिका (Ampoules-ऐम्पूल) में उपलब्ध होता है जिसमें 5 IU/ml (पिटोसिन 5 IU/ml) होता है।

(2) सिन्टोमेट्रीन (Syntometrine) (Sandoz): यह 5 इकाई (Units) सिन्टोसिनॉन और 0.5 mg आर्गेमेट्रीन (Ergometrine) का एक संयोजन है।

(3) डेसैमीनो ऑक्सिटोसिन (Desamino oxytocin): इसे ऑक्सिटोसिनेस (Oxytocinase= an enzyme) निष्क्रिय (Inactivate) नहीं बनाता है तथा ऑक्सिटोसिन की अपेक्षा यह 50–100% अधिक प्रभावी होता है। इसका उपयोग मुखीय गोली (Buccal tablets) केरूप में होता है जिसमें 50 IU होता है।

(4) ऑक्सिटोसिन घोल (Oxytocin solution) 40 Units/ml का उपयोग नासिका (Nose) से होकर किया जाता है।

प्रभाविता (Effectiveness): प्रथम त्रिमास (Ist trimester) में ऑक्सिटोसिन का गर्भाशय (Uterus) पर प्रभाव लगभग अनियंत्रिणीय (Refractory) होता है। द्वितीय त्रिमास में सापेक्ष अनियंत्रणीयता बनी रहती है और इस प्रकार गर्भपात के प्रेरण (Induction of abortion) में यह अन्य गर्भपातकारी कर्मक (Abortifacient agents) का केवल पूरक (Supplement) होता है। गर्भावस्था के बाद के महीनों में तथा विशेषतः प्रसव (Labor) के दौरान यह ऑक्सिटोसिन के लिए अतिसंवेदनशील होता है, यहाँ तक कि लघु खुराकों (Doses) में भी। सही तापक्रम (28°C) पर नहीं रखने से ऑक्सिटोसिन की प्रभाविता कम हो जाती है।

चिकित्सा-सुझाव (Indications): ऑक्सिटोसिन का सुविधाजनकरूप से उपयोग गर्भावस्था, प्रसव या प्रसवोत्तर काल (Puerperium) में किया जा सकता है। सुझाव को निम्नलिखितरूप में वर्गीकृत किया जाता है–

(1) चिकित्सीय (Therapeutic)

(2) नैदानिक (Diagnostic)

चिकित्सीय (Therapeutic):

(i) गर्भावस्था (Pregnancy)

(ii) प्रसव (Labor)

(iii) प्रसवोत्तर काल (Puerperium)

गर्भावस्था (Pregnancy):

प्रारंभिक (Early): (1) गर्भपात को त्वरित (Accelerate) करना – अनिवार्य (Inevitable), लुप्त (Missed) या जलपुटीयरूप मोल (Hydatidiform mole) के निष्कासन को त्वरित (शीघ्र) करना (2) गर्भाशय के रिक्तीकरण (Evacuation of uterus) के बाद रक्तश्राव (Bleeding) को रोकना (3) अन्य गर्भपातकारी कर्मक (Agents) (PGE_1 या PGE_2) के साथ गर्भपात के प्रेरण के लिए एक अनुलग्न (Adjunct) केरूप में उपयोग करना।

विलंबित (Late): (1) प्रसव को प्रेरित (Induce) करना।
(2) प्रभावी प्रेरण (Induction) के लिए गर्भाशय-ग्रीवा (Cervix) के परिपक्वन (Ripening) को सरल बनाना

प्रसव (Labor): (3) प्रसव की वृद्धि (Augmentation)
(4) गर्भाशयी निष्क्रियता (Uterine inertia)
(5) तृतीय अवस्था (3rd stage) के प्रबंध में ऑक्सिटोसिन का उपयोग अर्गोमेट्रीन (Ergometrine) (Syntometrine) के साथ किया जाता है।
(6) अपरा का निष्कासन (Explusion of placenta) के बाद अर्गोमेट्रीन के एक विकल्प (Alternative) के रूप में ऑक्सिटोसिन का उपयोग होता है।

प्रसवोत्तर काल (Puerperium): (1) रक्त की क्षति (Blood loss) को कम करना (2) प्रसवोत्तर रक्तश्राव (Postpartum hemorrhage) को नियंत्रित करना।

नैदानिक (Diagnostic):

(1) संकुचन दबाव परीक्षण (CST-Contraction stress test): इसके उल्लेख के लिए देखें पृ0सं0 561।

(2) ऑक्सिटोसिन संवेदनशीलता परीक्षण (OST=Oxytocin sensitivity test): इसकी चर्चा आगे इसी अध्याय में की जायेगी।

ऑक्सिटोसिन का खतरा (Dangers of Oxytocin)

खतरे का विशेष रूप से अवलोकन किया जाता है जब ऑक्सिटोसिन को गर्भावस्था में या प्रसव के दौरान विलम्ब से दिया जाता है। यह खतरा दोनों– (1) मातृक (Maternal) तथा (2) भ्रूणीय (Fetal), के लिए होता है।

मातृक (Maternal):

(i) **गर्भाशय का अतिउत्तेजन (Uterine hyperstimulation):** यह एक प्रायः अवलोकित पार्श्व-प्रभाव (Observed side-effect) होता है। गर्भाशयी संकुचन की अत्यधिक अवधि (Hypertonia=अतितानता) या वर्धित आवृत्ति (Increased frequency) (10 मिनट में 6 से अधिक बार) के संकुचन (Polysystole=बहुप्रकुंचन) हो सकता है। इसका प्रायः संबंध अपसामान्य भ्रूणीय हृदयगति (Abnormal FHR) (देखें चित्र 24.4) के साथ होता है।

(ii) **गर्भाशय का विदार (Uterine rupture):** इसका अवलोकन तीव्र गर्भाशगी संकुचन में प्रायः किया जाता है। अधिक खतरे पर रोगी (स्त्री) हैं – महाबहुप्रसवा (Grand multipara), अप्रकृत गर्भस्थिति (Malpresentation), संकुचित श्रोणि (Contracted pelvis), पूर्व गर्भाशयी क्षतचिन्ह (Prior uterine scars) (Hysterotomy = गर्भाशय-उच्छेदन) तथा ऑक्सिटोसिन का अत्यधिक उपयोग (Excessive use)।

सारणी (Table) 33.1: ऑक्सिटोसिन का परहेज (Contraindications of oxytocin)

गर्भावस्था (Pregnancy)	प्रसव (Labor)	कोई भी समय (Any time)
(1) महाबहुप्रसवा (Grand multipara)	(1) गर्भावस्था में सभी परहेज (All the contraindication in pregnancy)	(1) अल्पआयतन रक्तता की स्थिति (Hypovolemic state)
(2) संकुचित श्रोणि (Contracted pelvis)	(2) अवरूद्ध प्रसव (Obstructed labor)	(2) हृदय रोग (Cardiac disease)
(3) शल्यक्रिया द्वारा प्रसव या गर्भाशय-उच्छेदन का इतिवृत्त (History of cesarean section or hysterotomy)	(3) असमन्वयी (Inco-ordinate) गर्भाशयी संकुचन (Uterine contraction)	
(4) अप्रकृत गर्भस्थिति (Malpresentation)	(4) भ्रूणीय संकट (Fetal distress)	

(iii) **जल विषायन (Water intoxication):** यह उसके मूत्रल-रोधी कार्य (Antidiuretic function) के कारण होता है जब ऑक्सिटोसिन की बड़ी खुराक (High dose) (30–40 mIU/min) का उपयोग होता है। जल विषायन का प्रदर्शन अल्पसोडियम रक्तता (Hyponatremia), संशय या भ्रम (Confusion), मूर्छा (Coma) ऐंठन (Convulsions) संकुलनशील हृदपात (Congestive cardiac failure) तथा मृत्यु (Death) द्वारा होता है। इसका निवारण (Prevention) निर्धारित द्रव के अंतर्ग्रहण (Intake) तथा वहिर्वेश आलेख (Output record), लवण घोल का उपयोग तथा ऑक्सिटोसिन की दीर्घकालीन बड़ी खुराक से बचकर रहने (Avoiding) द्वारा होता है।

(iv) **निम्न रक्त-चाप (Hypotension):** ऑक्सिटोसिन की बड़ी गोली (Bolus) की अंतःशिरीय (IV) सुई (Injection) देने से निम्न रक्तचाप होता है, विशेषकर जब रोगी में अल्प आयतन रक्तता (Hypovolemia) या हृदय रोग (Heart disease) होता है। कभी-कभी ऑक्सिटोसिन हृदशूल-पीड़ा (Anginal pain) उत्पन्न कर सकता है।

(v) **मूत्रता-रोधी (Antidiuresis):** जब ऑक्सिटोसिन का निवेशन (Infusion) अधिक मात्रा (40-50 mIU/minute) में तथा दीर्घकाल तक होता है तब मूत्रता-रोधी प्रभाव देखा जाता है।

भ्रूणीय (Fetal): गर्भाशय के अति उत्तेजन के कारण भ्रूणीय ऑक्सीक्षीणता (Hypoxia) या भ्रूणीय मृत्यु (Fetal death) भी हो सकती है।

प्रयोग का मार्ग (Routes of Administration):
(1) नियंत्रित अंतःशिरीय निवेश (Intravenous infusion) व्यापक रूप से प्रयुक्त (Used) विधि है। (2) अंतःशिरीय (IV) या अंतःपेशीय (IM) रूप से बड़ी गोली (Bolus): शिशु के जन्म के बाद 5–10 इकाई (Units) अर्गोमेट्रीन (Ergometrine) के विकल्प (Alternative) के रूप में (3) अंतःपेशीय (Intramuscular): सिन्टोमेट्रीन (Syntometrine) निर्मिति (Preparations) का उपयोग किया जाता है। (4) मुखीय गोली (Buccal tablets) या नासिका में छिड़काव (Nasal spray): परीक्षण (Trial) आधार पर सीमित उपयोग।

प्रयोग की विधियाँ (Methods of Administration)

(1) नियंत्रित अंतःशिरीय टपकन (Controlled intravenous infusion)
2) अंतःपेशीय (Intramuscular)।

नियंत्रित अंतःशिरीय टपकन-निषेक पम्प (Infusion pump) द्वारा ऑक्सिटोसिन का टपकन एक उत्कृष्ट (Ideal) विधि है। द्रव भारण (Fluid load) न्यूनतम होना चाहिए तथा कम गति (1–4 m/u/min) से आरम्भ किया जाता है तथा क्रमिक रूप से गति बढ़ायी जाती है।

- प्रसव के प्रेरण के लिए (For induction of labor)
- प्रसव में उपयोग (Use in labor)

प्रसव के प्रेरण के लिए (For induction of labor):

सिद्धान्त (Principles): (1) विशेष खुराक (Particular dose) के लिए गर्भाशय (Uterus) की अनिश्चित अनुक्रिया (Erratic response) के कारण ऑक्सिटोसिन का आरम्भ एक लघु खुराक (Low dose) के साथ करना चाहिए परन्तु अनुक्रिया नहीं होने पर उस खुराक में तेजी से वृद्धि करनी चाहिए। जब अनुकूलतम (Optimal) अनुक्रिया प्राप्त की जाती है (45 सेकण्ड के लिए गर्भाशयी संकुचन बना रहता है तथा 10 मिनट में संकुचन (Contractions) की संख्या 3 होती है। तब m/u/min की विशेष मात्रा का प्रयोग निरंतर रखना है। इसे ऑक्सिटोसिन अनुमान प्रविधि (Oxytocin titration technique) कहते हैं। (2) ऑक्सिटोसिन प्रयोग का उद्देश्य (Objectives) न केवल प्रभावी गर्भाशयी संकुचन का प्रारम्भ करना है बल्कि जन्म होने तक गर्भाशयी क्रियाशीलता के सामान्य स्वरूप (पैटर्न=Pattern) को बनाये रखना भी है तथा उससे अधिक न्यूनतम 30–60 मिनट तक।

निवेशित खुराक की गणना (Calculation of the infused dose): आजकल टपकन या निषेक (Infusion) को मिली इकाई प्रति मिनट (Milli units per minute) के रूप में व्यक्त किया जाता है। इससे प्रयुक्त प्रति मिनट की सही मात्रा का सही विचार मिलता है, घोल की सान्द्रता (Concentration of solution) पर ध्यान दिये बिना (सारणी 33.2)।

टपकन का नियंत्रण या व्यवस्थापन (Regulation of the drip): टपकन की व्यवस्था (1) सामान्यतः हस्तीयरूप से (Manually), प्रति मिनट बूंद (Drops) की गिनती द्वारा (2) ऑक्सिटोसिन निषेक (Infusion) पम्प द्वारा होती है जो स्वतः टपकन के द्रव के परिमाण (Amount) को नियंत्रित करता है।

सुविधाजनक विधान (Convenient regime): अनुक्रिया की व्यापक भिन्नता के कारण लघु खुराक (Low dose) (4 mU/min) के साथ आरम्भ करना एक उचित चिकित्सा कार्य है जिसे प्रत्येक 20 मिनट के अंतर पर बढ़ाना है, यदि अनुक्रिया (Response) नहीं होती है, रोगी को अधिमानतः (Preferably) महाशिरा के संपीड़न (Vena caval compression) को कम करने के लिए एक किनारे पर या अर्ध-फाउलर स्थिति (Semi-Fowler's position) में रखना (या लेटाना) चाहिए।

बहुमत रोगियों (Cases) में 16 मिली इकाई (Milliunits, mU) प्रतिमिनट से कम खुराक [500 ml रिंजर घोल (Ringer's solution) में 12 इकाई (Units) को 60 बूंद (Drops) प्रतिमिनट की गति से] के उद्देश्य को प्राप्त करने के लिए पर्याप्त होती है। उन स्थितियों में अधिक सांद्रता (Concentration) के

सारणी (Table) 33.2: मिली इकाई (mU) में वितरित खुराक (Delivered doses) की गणना तथा प्रतिमिनट बूंद की गति (Drop rate) के साथ उसका सहसंबंध (Correlation)

500 ml रिन्जर घोल में मिश्रित (Mixed) आक्सिटोसिन की इकाई 1 इकाई=1000 मिली इकाई (mU)	प्रति मिनट बूंद की संख्या (Drops/min) 15 बूंद=1 मि.ली. (ml)		
	15	30	60
	mU/min में		
1	2	4	8
2	4	8	16
8	16	32	64

सारणी (Table) 33.3: सुविधाजनक विधान का प्रदर्शन (Showing the convenient regime)

ऑक्सिटोसिन की खुराक (Dose of oxytocin)	प्रयुक्त घोल (Solution used)	20–30 मिनट के अंतर पर बूंद की गति को बढ़ाना
1 इकाई (Unit) के साथ आरंभ करना	रेन्जर घोल (Ranger solution) का 500 ml में	15–30–60
यदि अनुक्रिया (Response) नहीं होती है 2 इकाई (Units)	3 (Same)	3
यदि अभी तक अनुक्रिया नहीं है– 8 इकाई	3	3

साथ टपकन (Infusion) तथा कम बूंद गति से देना बेहतर होता है जहाँ द्रव के अतिभारण (Overload) से बचने की आवश्यकता होती है। (देखें सारणी 33.2 और 33.3) तथापि (However), अनुक्रियाहीन (Unresponsive) स्थिति में बड़ी खुराक की आवश्यकता होती है, विशेषकर जब गर्भावस्था के कम सप्ताहों में या अंतःगर्भाशयी (Intrauterine) भ्रूणीय मृत्यु (Fetal death) के रोगियों में प्रेरण (Induction) किया जाता है। सामान्यतः 16–31 mU/मिनट की मात्रा से पर्याप्त गर्भाशयी संकुचन सम्पादित (या प्राप्त) होता है।

प्रसव में उपयोग (Use in labor): प्रसव के दौरान गर्भाशयी निष्क्रियता (Uterine inertia) में या प्रसव के वर्धन (Augmentation) के लिए या प्रसव के सक्रिय प्रबंध में ऑक्सिटोसिन टपकन का उपयोग होता है। क्रियाविधि (Procedures) में झिल्ली का अल्प विदार (Low rupture of the membranes) और उसके बाद ऑक्सिटोसिन का टपकन (Infusion) होता है जब उल्वीद्रव (Liquor amnii) स्वच्छ (Clear) होता है। इसके पहले भ्रूण-श्रोणीय असंगति (Feto-pelvic disproportion) को वर्जित (Rule out) करने की आवश्यकता होती है।

ऑक्सिटोसिन निषेक (या टपकन) के दौरान अवलोकन (Observation during Oxytocin Infusion)

(1) प्रति मिनट बूंद की संख्या की गिनती द्वारा या पम्प के निरीक्षण (Monitoring) द्वारा टपकन के प्रवाह की गति (Rate of flow of infusion)।

(2) गर्भाशयी संकुचन (Uterine contractions): प्रति 10 मिनट पर संकुचन की संख्या, संकुचन की अवधि (Duration) तथा शिथिलन (Relation) के समय को लिखा जाता है। संकुचनों के बीच गर्भाशय की तानता (Tonus of the uterus) के लिए अंगुलाग्र (Finger tip) स्पर्शन (Palpation) [देखें चित्र 33.1] किया जा सकता है जहाँ जुगत (Gadgets गैजिट) उपलब्ध नहीं होता है।

(3) जब अंतःगर्भाशयी (Intrauterine) दबाव संचालन का उपयोग किया जाता है तब विश्रामी तान (Resting tone) 10–15 mm Hg के साथ 50–60 mm Hg का पराकाष्ठा (Peak) अंतः गर्भाशयी दबाव अनुकूलतम (Optimum) होता है।

(4) प्रत्येक 15 मिनट के अंतर पर परिश्रवण (Auscultation) द्वारा या निरंतर इलेक्ट्रॉनिक भ्रूणीय परिवीक्षण (EFM=Electronic fetal monitoring) द्वारा भ्रूणीय हृदयगति (FHR = Fetal heart rate) की निगरानी (Monitoring) की जाती है।

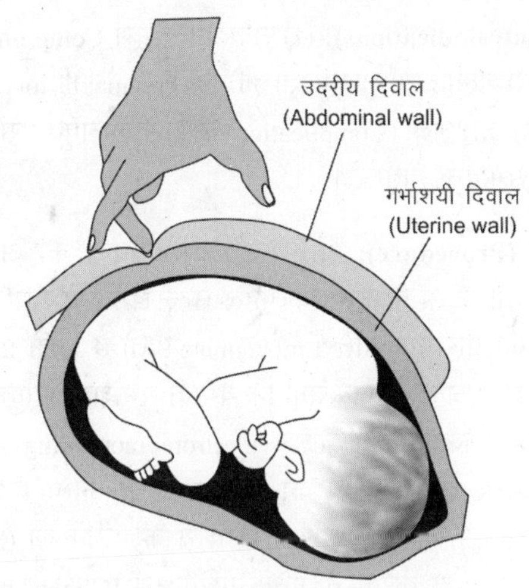

चित्र (Fig.) 33.1: गर्भाशयी तानता को लिखना (To note the uterine tonus)

(5) प्रसव की प्रगति का मूल्यांकन (Assessment of the progress of labor) [सिर का अवरोहन (Descent) तथा गर्भाशय-ग्रीवा के विस्फारण (Cervical dilation) की गति]

ऑक्सिटोसिन टपकन (Infusion) रोकने का सुझाव (Indications): (1) गर्भाशयी संकुचन की प्रकृति (Nature of uterine contractions): (a) जब बारम्बार (प्रत्येक 2 मिनट पर या उससे कम समय पर) अपसामान्य (Abnormal) गर्भाशयी संकुचन होता है या 60 सेकण्ड से अधिक समय तक होता है (अति उत्तेजन=Hyperstimulation), (b) जब दो संकुचनों के बीच वर्धित तानता (Increased tonus) होती है। (2) भ्रूणीय संकट (Fetal distress) का संकेत मिलता है, (3) अप्रिय (Untoward) मातृक लक्षणों (Maternal symptoms) की उपस्थिति।

नैदानिक (Diagnostic)

(1) संकुचन दबाव परीक्षण (CST=Contraction stress test)

(2) ऑक्सिटोसिन संवेदनशीलता परीक्षण (OST=Oxytocin sensitivity test)

संकुचन दबाव परीक्षण (CST): इसे ऑक्सिटोसिन चुनौती परीक्षण (Oxytocin challenge test) भी कहा जाता है। यह गर्भावस्था के दौरान भ्रूणीय कल्याण (Fetal well-being) का मूल्यांकन करने की एक आक्रामक (Invasive) विधि है। जब गर्भाशयी संकुचन की अनुक्रिया (Response) में भ्रूणीय हृदयगति (FHR) में परिवर्तन होता है तब यह भ्रूणीय ऑक्सीक्षीणता (Hypoxia) को सूचित करता है।

सिद्धान्त (Principles): (1) यह परीक्षण प्रेरित (Induced) संकुचन के दौरान भ्रूण अपरा इकाई (Feto-placental unit) के श्वसन-कार्य के निर्धारण पर आधारित होता है जब इकाई से होकर रक्त-प्रवाह में कमी होती है। इसका उद्देश्य भ्रूणीय संकट की अवस्था का पता लगाना है जिससे कि गर्भपात कराने के लिए उपयुक्त समय का चयन किया जा सके।

CST के लिए प्रत्याशी (Candidates): (1) अंतःगर्भाशयी विकास अवरोध (Intrauterine growth restriction), (2) पूर्णगभोत्तर अवस्था (Postmaturity), (3) गर्भावस्था के उच्चरक्तचाप का व्यतिक्रम (Hypertensive disorders of pregnancy) (4) मधुमेह (Diabetes)।

परहेज (Contraindications): (1) संकटापन्न भ्रूण; Compromised fetus) (2) प्रसव द्वारा शल्यक्रिया का पूर्ववर्ती इतिवृत (Previous history of cesarean section), (3) जटिलता (Complication) जिससे कालपूर्व प्रसव (Preterm labor) की संभावना होती है।

क्रियाविधि (Procedure): ऑक्सिटोसिन टपकन का आरम्भ उसी प्रकार से किया जाता है जैसा कि पहले उल्लेख किया गया है। टपकन (Infusion) की प्रारंभिक गति 1 mU/minute होती है जिसे 20 मिनट के अंतर पर बढ़ाया जाता है जब तक कि प्रभावी गर्भाशयी संकुचन स्थापित नहीं हो जाता। इलेक्ट्रॉनिक परिवीक्षण (Electronic monitoring) द्वारा संकुचन के दौरान FHR के परिवर्तन को अंकित किया जाता है। विकल्पतः (Alternatively), संकुचन के दौरान गर्भाशय के दृढ़ीकरण (Hardening) को हाथ द्वारा स्पर्श करके नैदानिक परिवीक्षण (Clinical monitoring) का प्रभावीरूप से निष्पादन (Perform) किया जाता है तथा संकुचन के दौरान FHR का परिश्रवण भी किया जाता है। परीक्षण का निष्पादन (या पूरा) करने में न्यूनतम 1–2 घंटे लगता है।

CST की व्याख्या (Interpretation)

- सकारात्मक (Positive): गर्भाशयी संकुचन के 50% या अधिक होने के बाद FHR का निरंतर विलंबित मंदन (Late deceleration)
- नकारात्मक (Negative): विलंबित मंदन या महत्वपूर्ण परिवर्तनशील मंदन (या अत्वरण) नहीं
- संदिग्ध (Suspicious): अस्थिर (Inconsistent) परन्तु अधिकतर गर्भाशयी संकुचनों के साथ निश्चित मंदन बना नहीं रहता है।
- असंतोषजनक (Unsatisfactory): अभिलेखन (Recording) की अपर्याप्त गुणवत्ता (Poor quality) या पर्याप्त गर्भाशयी संकुचन की प्राप्ति नहीं होती है।
- अतिउत्तेजन (Hyperstimulation): 90 सेंकण्ड से अधिक समय के गर्भाशयी संकुचन के प्रत्येक 2 मिनट से अधिक बारम्बार होनेवाले संकुचन के साथ भ्रूणीय हृदय गति (FHR) का मंदन

महत्व (Importance): नकारात्मक या ऋणात्मक परीक्षण (Negative test) का संबंध उत्तम भ्रूणीय परिणाम के साथ होता है जबकि सकारात्मक (या घनात्मक=Positive) CST का संबंध IUD (Intrauterine device = अंतःगर्भाशयी उपाय), प्रसव में भ्रूणीय संकट (Fetal distress) तथा कम अपगर प्राप्तांक (Low Apgar score) के साथ होता है। परन्तु मिथ्या (False) सकारात्मक परिणाम की 50% संभावना होती है और इस प्रकार सकारात्मक परीक्षण के रोगियों (Cases) के लिए भ्रूण के कल्याण (या स्वस्थता=Well-being) के मूल्यांकन के लिए अन्य विधियों का उपयोग करने की आवश्यकता होती है।

चूचुक उत्तेजन परीक्षण (Nipple stimulation test): CST के लिए महिला अपने वस्त्र से होकर चूचुक (या स्तनाग्र) को 10 मिनट के लिए मर्दन (Rubbing) द्वारा गर्भाशयी संकुचन को उत्तेजित (या उद्दीपित= Stimulate) करती है। CST की तुलना में इसमें कम समय लगता है।

ऑक्सिटोसिन संवेदनशीलता परीक्षण (OST): ऑक्सिटोसिन के अंतर्ग्रहण के बाद गर्भाशय की उत्तेजनशीलता (Irritability) का मूल्यांकन करने के लिए इस परीक्षण का निर्माण निक्सन और स्मिथ (Nixon and Smith) द्वारा किया गया था।

क्रियाविधि (Procedure): ऑक्सिटोसिन की 0.01 इकाई (Unit) की अंतःशिरीय सुई (Intravenous injection) स्वतः गर्भाशयी संकुचन के अंत में दी जाती है। 1 मिनट के अंतर पर सुई तबतक देनी है जब तक कि प्रेरित (Induced) संकुचन आरम्भ नहीं होता है। इसका संकेत उदरीय स्पर्शन (Abdominal palpation) पर गर्भाशय के दृढ़ीकरण (Hardening of the uterus) द्वारा मिलता है।

निश्कर्ष या अनुमान (Inference): यदि 4 सुई (Injections) देने के बाद भी संकुचन नहीं होता है तब प्रेरण (Induction) की अनुक्रिया (Response) करने की संभावना गर्भाशय में नहीं होती है। इस परीक्षण का उपयोग करके भ्रूण का पूर्ण विकास (Maturity of the fetus) का पूर्वानुमान (Prediction) विश्वस्त (Reliable) नहीं होता है।

अर्गाट व्युत्पत्तिक (Ergot Derivatives)

अनेक अर्गाट व्युत्पत्तिकों में दो व्युत्पतिक का व्यापक उपयोग प्रसव उत्तेजक (Oxytocics=ऑक्सिटोसिक) के रूप में किया जाता है, वे हैं –

(1) अर्गोमेट्रीन (Ergometrine) (Ergonovine= अर्गोनोविन in USA)
(2) मेथर्जिन (Methergine) (Methyl ergonovine = मेथिल अर्गोनोविन USA में)

रसायन (Chemistry): अर्गोमेट्रीन एक क्षाराभ (Alkaloid) है जिसे डडले और मॉइर (Dudley and Moir) द्वारा सन् 1935 में अर्गाट से पृथक किया गया था। अर्गाट एक कवक (Fungus): क्लेविसेप्स परप्यूरिया (Claviceps purpurea) है जिसका विकास सामान्यतः खाद्यान्न (Cerals) जैसे–राई (Rye=राई), गेहूँ (Wheat), आदि में होता है। क्षाराभ का यकृत (liver) में निर्विशीकरण (Detoxification) होता है तथा मूत्र में निष्कासन हो जाता

है। मेथर्जिन एक अर्धकृत्रिम उत्पाद (Semi-synthetic product) है जिसे लाइसर्जिक अम्ल (Lysergic acid) से प्राप्त किया गया है।

क्रिया का रूप (Mode of action): अर्गोमेट्रीन सीधे गर्भाशय के पेशीय स्तर (Myometrium) पर क्रिया करता है। यह गर्भाशयी संकुचन को उत्तेजित करता है जो बारम्बार एक के बाद दूसरी वर्धमान तीव्रता (Increasing intensity) के साथ होता है जो उनके बीच किसी शिथिलन (Relaxation) के बिना गर्भाशय आकर्ष (Spasm) की स्थिति में हो जाता है।

प्रभाविता (Effectiveness): शरीर-क्रियातमक (Physiological) कार्य को ध्यान में रखकर इसका उपयोग गर्भपात (Abortion) या प्रसव (Labor) के प्रेरण (Induction) में नहीं करना चाहिए। इसके विपरीत या रक्तस्तंभन (Hemostasis): प्रसव या गर्भपात के बाद गर्भाशयी खातिकाओं (Uterine sinuses) से रक्तश्राव (Bleeding) को रोकने के लिए अत्यधिक प्रभावी होता है। गर्भाशयी अनुक्रिया (Response) को उत्पन्न करने में मेथर्जिन कुछ अधिक मंद होता है तथा 96 सेकेण्ड का समय लगता है जबकि अर्गोमेट्रीन को अंतशिरीय रूप से (Intravenously) देने पर 55 सेकेण्ड लगते हैं।

प्रयोग की विधि (Mode of administration): अर्गोमेट्रीन या मेथर्जिन का उपयोग आन्त्रेतर रूप से (Parenterally) या मुखीय रूप से (Orally) किया जा सकता है। चूँकि यह धनुर्वातीय (Tetanic) गर्भाशयी संकुचन उत्पन्न करता है, अतः निर्मिति (Preparation) का केवल उपयोग या तो प्रसव की विलंबित द्वितीय अवस्था (Late second stage) [अग्र स्कंध (Anterior shoulder) का प्रसव के बाद] में या शिशु के जनन के बाद करना चाहिए। सिन्टोमेट्रीन (Syntometrine) को सर्वदा अंतःपेशीय रूप से (Intramuscularly) देना चाहिए।

चिकित्सा-सुझाव (Indications):

(1) चिकित्सीय (Therapeutic) (2) रोगरोधी (Prophylactic)

चिकित्सीय (Therpeutic): अर्गोमेट्रीन या मेथर्जिन का चिकित्सा सुझाव है– प्रसव, गर्भपात या जलपुटी रूप मोल (Hydatidiform mole) के निष्कासन के बाद अतानिक (Atonic) गर्भाशयी रक्तश्राव को रोकना।

रोगरोधी (Prophylactic): प्रसव के बाद अत्यधिक रक्तश्राव के विरूद्ध एक रोगरोधन (Prophylaxis) के रूप में इसका उपयोग अग्र स्कंध (Anterior shoulder) के जनन के बाद किया जा सकता है।

परहेज (Contraindications): इसके उपयोग में निम्नलिखित परहेज (या निषेध) होते हैं–

रोगरोधी (Prophylactic):

(1) संदिग्ध बहुल (या अनेक) गर्भावस्था (Suspected plural pregnancy): यदि प्रथम शिशु के जनन के साथ गलती या संयोग से इसे दिया जाता

सारणी (Table) 33.4: विभिन्न अगार्ट निर्मिति का संघटन
(Composition of different Ergot preparations)

निर्मिति (Preparations)	तुम्बिका (Ampoules=ऐम्पुल)	गोली (Tablets)
अर्गोमेट्रीन या अर्गोनोविन (Ergometrine or Ergonovine)	0.25 mg या 0.5 mg	0.5–1.0 mg
मेथर्जिन या मेथिलअर्गोनोविन (Methergin or Methyl ergonovine)	0.2 mg	0.5–1.0 mg
सिन्टोमेट्रीन (सिन्डैज) Syntometrine (Sandoz)	0.5 mg अर्गोमेट्रीन + 5 इकाई (Units) सिन्टोसिनॉन (Syntocinon)	

सारणी (Table) 33.5: विभिन्न ऑक्सिटोसिक की क्रिया का प्रारंभ और अवधि का तुलनात्मक अध्ययन
(Comparative study of onset and duration of action of different oxytocics)

	क्रिया का प्रारंभ (Onset of action)			
मार्ग (Routes)	अर्गोमेट्रीन	मेथर्जिन	सिन्टोमेट्रीन	प्रसवोत्तर (Puerperal) गर्भाशय पर सिन्टोसिनॉन
अंतःशिरीय (IV)	45–50 सेकण्ड (Sec.)	1½ मिनट	उपयोग नहीं करना है।	30 सेकण्ड
अंतःपेशीय (IM)	6–7 मिनट (Min.)	7 मिनट	2 मिनट	2 मिनट
मुखीय (Oral)	10 मिनट	10 मिनट	–	–
क्रिया की अवधि (Duration of action)	3 घंटे (Hours)	3 घंटे	3 घंटे	8 मिनट (Minutes)

है तब गर्भाशय का धनुर्वातीय (Tetanic टिटेनिक) संकुचन द्वारा दूसरे शिशु के संकटापन्न (Compromised) होने की संभावना रहती है।

(2) अंगीय हृदयी रोग (Organic cardiac disease): इसके कारण गर्भाशय के रक्तपरिवहन (Uterine circulation) के सामान्य रक्तपरिवहन में रक्त का अचानक निचोड़न (Squeezing) हो सकता है जिससे दाहिने हृदय (Heart) का अतिभारण (Overloading) होता है और वह हृदपात (heart failure) की ओर अग्रसर होता है।

(3) तीव्र प्राक्-गर्भाक्षेपक और गर्भाक्षेपक (Severe pre-eclampsia and eclampsia): रक्तचाप की अचानक वृद्धि हो सकती है।

(4) रीसस-ऋणात्मक माता (Rh-negative mother): भ्रूण-मातृक सूक्ष्म-रक्ताधान (Feto-maternal micro-transfusion) की अधिक संभावना होती है।

चिकित्सीय (Therapeutic): (5) हृदय रोग या उच्च रक्तचाप की तीव्र व्यतिक्रम (Heart disease or severe hypertensive disorders): अर्गोमेट्रीन या मेथर्जिन का वाहिका-संकीर्णक (Vaso-constrictive) प्रभाव के कारण यह अस्थायी (transient) उच्च रक्तचाप का कारण बन सकता है, विशेषकर जब अंतःशिरीय रूप से दिया जाता है। इन रोगियों (Cases) में ऑक्सिटोसिन (Oxytocin) एक बेहतर विकल्प (Substitute) होता है।

खतरे या जोखिम या संकट (Hazards): (1) इसके सामान्य पार्श्व-प्रभाव (Common side-effects) हैं– मिचली (Nausea) और वमन (Vomiting)। (2) रक्तचाप में वृद्धि (Increase in blood pressure), हृदपेशी रोधगलन (Myocardial infarction) हृदयाघात (Stroke) तथा श्वसनी-आकर्ष (Bronchospasms) हो सकता है। (3) दीघकालिक (Prolonged) उपयोग से पादंगुलियों का विगलन (Gangrene of the toes) वाहिका संकीर्णक (Vasoconstrictive) के प्रभाव के कारण होता है। लघु चिकित्सा के बाद विरले ही (Rarely) विगलन हो सकता है। (4) प्रसवोत्तर काल (Puerperium) में दीर्घकालिक उपयोग से प्रोलैक्टिन (Prolactin) की मात्रा में कमी के कारण दुग्धश्राव (Lactation) के साथ हस्तक्षेप हो सकता है।

सावधानी (Cautions) या चेतावनी: गर्भावस्था, प्रसव की प्रथम अवस्था, सिर के योनिक दर्शन (Crowning of the head) के पहले प्रसव की द्वितीय अवस्था (Second stage of labor) तथा सिर के योनिक दर्शन के पहले नितम्ब प्रसव (Breech delivery) में अर्गोमेट्रीन का उपयोग नहीं करना चाहिए।

सारणी (Table) 33.6: अर्गाट व्युत्पत्तिक और ऑक्सिटोसिन का तुलनात्मक अध्ययन
(Comparative study of Ergot derivatives and oxytocin)

	अर्गाट व्युत्पत्तिक (Ergot derivatives)	ऑक्सिटोसिन (Oxytocin)
क्रिया का रूप (Mode of action)	गर्भाशयी पेशी-स्तर (Myometrium) पर सीधे क्रिया करता है तथा अण्डाणु पिण्ड (Polarity) की पूर्ण क्षति के साथ धनुर्वातीय (Tetanic) संकुचन उत्पन्न करता है।	क्रियात्मक गर्भाशयी संकुचनशील तंत्र (Contractile system) पर क्रिया करता है। ध्रुवता का नियम (Law of polarity) का अनुरक्षण (Maintain) होता है।
क्रिया का प्रारंभ (Onset of action)	अपेक्षाकृत अधिक मंदगति (Comparatively slower)	क्रिया में अधिक द्रुत (Faster)
अवधि (Duration)	**दीर्घकालिक (Long sustained)**	**लघुकालिक (Short-lived)**
नैदानिक उपयोग (Clinical uses)	• प्रसव, गर्भपात या जलपुटी रूप मोल (Hydatidiform mole) के निश्कासन के बाद रक्तश्राव को रोकना। • विलंबित द्वितीय या तृतीय अवस्था में रोगरोधी (Prophylactic) उपयोग या अपरा (Placenta) के पृथक्करण की शीघ्रता करना तथा रक्त क्षति को कम करना	• प्रसव के प्रेरण (Induction) में • प्रसव के दौरान गर्भाशय संकुचन को त्वरित (Accelerate) करना • अर्गोमेट्रीन के साथ या पृथक रूप में प्रसवोत्तर (Postpartum), गर्भोत्तर (Postabortal) रक्तश्राव को रोकना
खतरा या संकट (Hazards)	• मिचली (Nausea), वमन (Vomiting) • रक्तचाप में वृद्धि, आघात (Stroke) • विरले ही पादांगुलियों का विगलन (Rarely gangrene of the toes)	• गर्भाशय का अतिउत्तेजन (Uterine hyperstimulation) • मूत्रल-रोधी प्रभावी (Antidiuretic effect), गर्भाशय का विदार (Rupture) • हृदशूल की पीड़ा (Anginal pain) या विरले ही निम्न रक्तचाप (Hypotension)
परहेज (Contraindication)	देखें पृष्ठ 563।	देखें सारणी 33.1

समीक्षा (Comments): गर्भावस्था की अवधि का विचार किये बिना भ्रूण (Fetus) के निष्कासन के बाद गर्भाशयी रक्तश्राव में एक रक्तस्तंभक (Hemostatic) के रूप में अर्गोमेट्रीन या मेथर्जिन पसंद की औषधि है। इसके विपरीत ऑक्सिटोसिन का मुख्यतः उपयोग गर्भाशयी संकुचन के प्रारम्भ (या प्रेरण) करने तथा प्रसव में गर्भाशयी संकुचन को त्वरित (Accelerate) करने में होता है।

प्रोस्टेग्लैन्डिन (PGs) (Prostaglandins)

प्रोस्टेग्लैन्डिन प्रोस्टेनोइक अम्ल (Prostanoic acid) (देखें चित्र 33.2) का एक व्युत्पत्तिक (Derivative) है जिससे उसे नाम प्राप्त हुआ है। इसमें स्थानीय हार्मोन (Hormone) केरूप में क्रिया करने का गुण होता है। इसका सर्वप्रथम उल्लेख सन् 1953 ई. में वॉन यूलर (Von Euler) द्वारा किया गया था।

रसायन (Chemistry): यह (PG) साइक्लोपेन्टेन (Cyclopentane= Pentamethylene) वलय (Ring) के साथ 20 कार्बन का कार्बोक्सिलिक अम्ल (Carboxylic acid) है जिसका निर्माण बहुअसंतृप्त वसीय अम्ल (Polyunsaturated fatty acid) से होता है। प्रोस्टेग्लैन्डिन के अनेक प्रकारों में से केवल PGE_2 तथा $PGF_{2\alpha}$ का उपयोग नैदानिक कार्य (Clinical practices) में होता है। इसका निष्क्रियण (Inactivation) फुफ्फस (Lungs) तथा यकृत (Liver) में होता है।

श्रोत (Sources): प्रोस्टेग्लैन्डिन का संश्लेषण (Synthesis) एक अनिवार्य वसीय अम्ल-अरैकिडोनिक अम्ल (Arachidonic acid) ($C_{19}H_{31}COOH= C_{20}H_{32}O_2$) से होता है जिसके विस्तृत रूप से शरीर में वितरण होता है। महिलाओं में इसकी पहचान रजो-श्राव (Menstrual fluid), गर्भाशय अंतःस्तर (Endometrium), पतनिका (Decidua) तथा उल्वी झिल्ली (Amniotic membrane) में की जाती है।

प्रोस्टेग्लैन्डिन (PGs): गर्भाशय (Uterus) में E और F श्रृंखला (Series) के PGs का वर्धित जीवसंश्लेषण (Increased biosynthesis) दोनों-पूर्ण गर्भावधि (term) और कालपूर्व (Preterm) प्रसव के लिए एक आवश्यक शर्त है। प्रोस्टेग्लैन्डिन पराश्रावी/स्वश्रावी (Paracrine/autocrine) हार्मोन (Hormones) होते हैं क्योंकि वे स्थानीय रूप से अपने निर्माण के स्थल (Site) पर क्रिया करते हैं। परिधीय रक्तपरिवहन (Peripheral circulation) में उनका अर्धजीवन (Half-life) लगभग 1–2 मिनट का होता है। $PGF_{2\alpha}$ का मुख्य श्रोत पतनिका (Decidua) है, भ्रूणीय झिल्ली (Fetal membranes) (Amnion= उल्व) PGE_2 उत्पन्न करती है तथा गर्भाशय पेशी-स्तर (Mymetrium) मुख्यतः PGI_2 का उत्पादन करता है। अंतर्जीव (In-vivo=जीवित ऊतक) में $PGF_{2\alpha}$ गर्भाशय पेशी-स्तर की संकुचनशीलता को

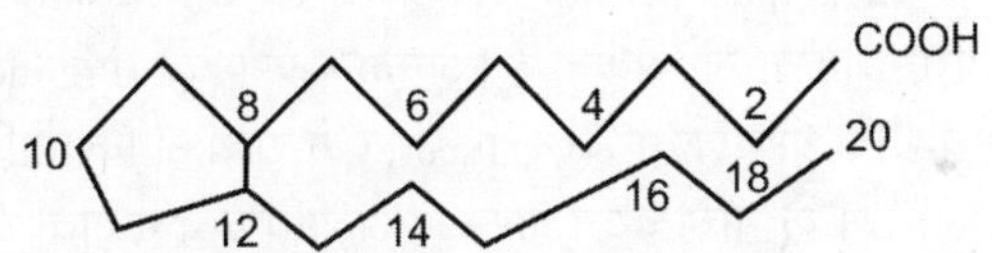

चित्र (Fig.) 33.2: प्रोस्टेनोइक अम्ल (Prostanoic acid)

बढ़ाता है। PGE_2 गर्भाशय-ग्रीवा का परिपक्वन (Cervical ripening) में सहायता करता है। गर्भाशय पेशी-स्तर के संकुचन को PGs बढ़ाते हैं या प्रोत्साहित करते है, चाहे गर्भावस्था की कोई अवधि हो। इसके विपरीत ऑक्सिटोसिन मुख्यतः गर्भाशय पर पूर्णगर्भावधि (Term) में या प्रसव में क्रिया करता है। इस प्रकार प्रथम त्रिमास (Ist trimester) का चिकित्सीय गर्भपात (MTP=Medical termination of pregnancy) तथा पूर्णगर्भावधि पर प्रसव के प्रेरण (Induction) के लिए PGs का व्यापक उपयोग होता है। PGs को जब योनिक रूप से (Vaginally) उपयोग किया जाता है तब पार्श्व प्रभाव (Side-effects) भी कम होता है। गर्भाशय-ग्रीवा के परिपक्वन के लिए PGE_2 का श्लिषि या जेल (Gel) का स्थानीय उपयोग सर्वोत्तम मानक होता है।

प्रसूति में उपयोग (Use in Obstetrics):

(1) गर्भपात (Abortion=MTP and missed abortion) का प्रेरण
(2) मोलीय (Molar) गर्भावस्था का गर्भपात
(3) प्रसव का प्रेरण
(4) गर्भपात या प्रसव (Labor) के प्रेरण के पहले गर्भाशय-ग्रीवा का परिपक्वन (Ripening of the cervix)
(5) प्रसव का त्वरण (Acceleration)
(6) अतानिक (Atonic) प्रसवोत्तर रक्तश्राव (Postpartum hemorrhage) का प्रबंध (Refractory cases)
(7) नलीय अस्थानिक गर्भावस्था (Tubal ectopic pregnancy) का चिकित्सीय प्रबंध (Medical management)

परहेज (Contraindications): (1) अतिसंवेदनशीलता (Hypersensitivity to the compound) (2) गर्भाशयी क्षतचिन्ह (Uterine scar)।

क्रिया का रचनातंत्र (Mechanism of action): गर्भवती का गर्भाशय (Pregnant uterus) पर दोनों–PGE_2 तथा $PGF_{2\alpha}$ में ही ऑक्सिटोसिक (प्रसव उत्तेजक) प्रभाव होता है जब उसका उपयोग उचित खुराक (Dose) में होता है। क्रिया के रचनातंत्र में गर्भाशय पेशी-स्तर की कोशिका-झिल्ली (Myometrial cell membrane) में परिवर्तन तथा/या झिल्ली-बद्ध (Membrane-bound) Ca^{++} का रूपान्तरण (Alteration) होता है। ऑक्सिटोसिन के लिए गर्भाशय पेशी-स्तर को भी PGs संवेदनशील करता (या सुग्राही बनाता = Sensitize) है। $PGF_{2\alpha}$ की अपेक्षा PGE_2 न्यूनतम 5 गुना अधिक शक्तिशाली (Potent) होता है। $PG_{2\alpha}$ मुख्यतः गर्भाशय पेशी-स्तर (Myometrium) पर क्रिया करता है जबकि PGE_2 अपने कोलैजन-क्षयी (Collagenolytic) गुण के कारण मुख्यतः गर्भाशय-ग्रीवा (Cervix) पर क्रिया करता है।

लाभ (Advantages):

(1) इसमें शक्तिशाली ऑक्सिटोसिक प्रभाव होता है, चाहे गर्भावस्था का कोई भी काल हो। इस प्रकार इसका अकेला उपयोग सफलता के साथ किया जा सकता है, विशेषकर गर्भपात का प्रेरण (Induction of abortion) (PGE_1 का) में।
(2) बाद के महीने में जहाँ पूर्व प्रेरण प्राप्तांक (Preinduction score) अपर्याप्त (Low) होता है या अंतःगर्भाशयी भ्रूण की मृत्यु (Intrauterine death) में ऑक्सिटोसिन की अपेक्षा यह अधिक प्रभावी होता है। इस प्रकार

यह न केवल प्रेरण (Induction) के लिए उपयोगी औषध (Drug) है, बल्कि प्रसव के त्वरण (Acceleration) के लिए भी होता है।

(3) इसमें मूत्ररोधी (Antidiuretic) प्रभाव नहीं होता है।

त्रुटि (Disadvantages):

(1) यह महँगा (Costly) है।

(2) दैहिक उपयोग (Systemic use) पर अप्रिय पार्श्व-प्रभाव (Unpleasant side effects) होते हैं – मिचली (Nausea), वमन (Vomiting), अतिसार (Diarrhea डायरिया), ज्वर (Pyrexia) तथा श्वसनी-आकर्ष (Bronchospasm)। परन्तु प्रोस्टेग्लैन्डिन के शीघ्र चयापचय (Metabolism) के कारण लक्षणों में तत्काल कमी आने लगी है।

(3) जब इसका उपयोग एक गर्भश्रावकारी (Abortifacient) के रूप में होता है तब गर्भाशय-ग्रीवा का विस्तृत विदारण (Extensive cervical laceration) हो सकता है।

(4) प्रेरण के दौरान प्रकुंचन-प्रवेग (Tachysystole) (Hyperstimulation=अति उत्तेजन) हो सकता है तथा भिन्न समय तक रह सकता है।

निर्मिति (Peparations):

प्रोस्टेग्लैन्डिन E_2 (PGE_2) का व्यापक उपयोग होता है क्योंकि यह कम विषाक्त (Toxic) तथा $PGF_{2\alpha}$ की अपेक्षा अधिक कारगर (Effective) होता है। तथापि (However), यह अधिक महँगा होता है।

गोली (Tablets): इसमें 0.5 mg डाइनोप्रोस्टोन (Dinoprostone) (Prostin E_2) होता है।

योनिक वर्ति (Vaginal suppository)**:** इसमें 20 mg PGE_2 या 50 mg $PGF_{2\alpha}$ एक वसा आधार (Lipid base) में होता है। योनिक पेसरी (Vaginal pessary): इसमें 3 mg PGE_2 होता है। प्रोस्टिन (Prostin) E_2 या डाइनोप्रोस्टोन (Dinoprostone) श्लिषि (Gel=जेल)-गर्भाशय-ग्रीवा की नली (Cervical canal) में आंतरिक मुख (Internal OS) के नीचे 500 μ (μ=10.6,g=ग्राम) या पश्च चापिका (Posterior fornix) में 1–2 mg जेल लगाया जाता है। (देखें चित्र 33.3)।

आन्त्रेतर (Parental):

(1) PGE_2 – प्रोस्टिन E_2 जिसमें 1 mg/ml होता है।

(2) $PGF_{2\alpha}$ – प्रोस्टिन $F_{2\alpha}$ (Dinoprost tromethamine = डाइनोप्रोस्ट ट्रोमेथैमीन) जिसमें 5 mg/ml होता है।

(3) $PGF_{2\alpha}$ का मेथिल समघर्मी (Methyl analogue): कार्बोप्रोस्ट (Carboprost) की शीशी (Vial) जिसमें 2.5 mg/10 ml होता है।

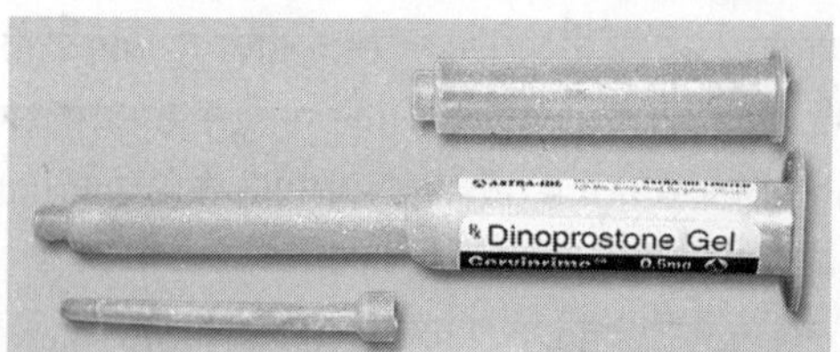

चित्र (Fig.) 33.3: नालशलाका के साथ प्रयोज्य सिरिंज में डाइनोप्रोस्टोन श्लिषि या जेल (Dinoprostone gel in disposable syringe with catheter)

PGE_1 का मेथिल एस्टर (Methyl ester) (Misoprostol = मिसोप्रोस्टॉल): इसका तेजी से अवशोषण होता है तथा प्रसव के प्रेरण (Induction) के लिए ऑक्सिटोसिन या डाइनोप्रोस्टोन की अपेक्षा अधिक प्रभावी (Effective) होता है। मिसोप्रोस्टॉल (Misoprostol) (PGE_1) का उपयोग गर्भाशय-ग्रीवा के परिपक्वन (Cervical ripening) के लिए किया गया है। मूलतः (Primarily) इसका उपयोग पेप्टिक व्रण (Peptic ulcer) रोग में किया गया है। प्रसव का प्रेरण (Induction) के लिए परायोनिक (Transvaginal) मिसोप्रोस्टॉल का उपयोग किया जाता है। प्रत्येक 3 घंटे में 50 μg की एक खुराक (Dose) अधिकतम 6 खुराक तक या प्रत्येक तीन घंटे में 25 μg अधिकतम 8 खुराक तक या प्रत्येक 4 घंटे में मुखीय रूप से (Orally) 50 μg का प्रयोग किया गया है। गर्भाशय-ग्रीवा का परिपक्वन तथा प्रसव के प्रेरण के लिए PGE_2 के समान मिसोप्रोस्टॉल प्रभावी पाया गया है। मिसोप्रोस्टॉल की अनुकूलतम खुराक (Optimal dose) अभी निर्धारित करनी है। आज की तिथि तक इसका विरूपोत्पादी (Teratogenic) या कर्कट रोगीय (Carcinomic) प्रभाव का अवलोकन नहीं किया गया है।

PGE_1 और PGE_2 के लाभ (Advantages): मिसोप्रोस्ट्रॉल सस्ता, कमरे के तापक्रम पर स्थिर या स्थायी (Stable), दीर्घ अलमारी-जीवन (Long shelf life) तथा आसान उपयोग [मुखीय (Oral), योनिक (Vaginal) या मलाशयी (Rectal)] होता है। इसके कम पार्श्व-प्रभाव (Side effects) होते हैं तथा प्रेरण प्रसव अंतर (Interval) भी अल्प (Short) होता है। ऑक्सिटोसिन वर्धन (Augmentation) की आवश्यकता कम होती है। प्रेरण की विफलता भी कम होती है।

खतरा (Risks): प्रकुंचन-प्रवेग (Tachysystole) (Hyperstimulation=अति उत्तेजन) का प्रभाव तथा नवविष्ठा का पारगमन (Meconium passage) अधिक होता है। गर्भाशय का विदार (Rupture of uterus) यद्यपि विरल (Rare) होता है, का अवलोकन किया गया है। इसका उपयोग पूर्ववर्ती (Previous) शल्यक्रिया द्वारा प्रसव के रोगियों (Cases) के साथ नहीं करना चाहिए क्योंकि विदार का खतरा अधिक होता है। FDA द्वारा गर्भावस्था में उपयोग के लिए अभी तक मिसोप्रोस्ट्रॉल का अनुमोदन (Approval) नहीं किया गया है। गर्भपात (Abortion) के प्रेरण के लिए मिसोप्रोस्ट्रॉल के उपयोग की चर्चा अध्याय 15 में की गयी है।

ऑक्सिटोसिक के बारे में टिप्पणी (Remarks):

समस्त ऑक्सिटोसिक का प्रसूति में अपना महत्व होता है, वे हैं–

(1) प्रसव के बाद रक्तश्राव (PPH = Postpartum hemorrhage) या गर्भपात के बाद रक्तश्राव को रोकने के लिए अर्गाट निर्मिति (मेथर्जिन, अर्गोमेट्रीन) जीवन रक्षक औषधि (Life-saving drug) है। अतानिक (Atonic) PPH के अनियंत्रणीय रोगियों (Refractory cases) में $PGF_{2\alpha}$ [अंतःपेशीय (IM), गर्भाशय पेशी का अंतःस्तरीय (Intramyometrial)] या PGE_1 (मिसोप्रोस्ट्रॉल) 1000 μg (मलाशयी) एक प्रभावी चयन (Choice) है।

(2) प्रसव के प्रेरण (Induction) के लिए-प्रोस्टेग्लैन्डिन या ऑक्सिटोसिन का उपयोग किया जा सकता है। अनुकूल प्रेरणपूर्व (Pre-induction) गर्भाशय-ग्रीवा प्राप्तांक (Cervical score) के साथ ऑक्सिटोसिन और प्रोस्टेग्लैन्डिन के बीच चयन करने में अत्यधिक कम अंतर होता है। परन्तु जब प्राप्तांक प्रतिकूल होता है जैसाकि IUD (Intrauterine device), गर्भावस्था का लघुकाल, प्रथम बार गर्भिणी प्रौढ़ महिला

(Elderly primigravida) में पाया जाता है तब ऑक्सिटोसिन की अपेक्षा प्रोस्टेग्लैन्डिन में अधिक लाभ होता है। PGE_2 की अपेक्षा मिसोप्रोस्टॉल अधिक लाभकारी होता है।

(3) प्रसव का वर्धन या त्वरण (Augmentation or acceleration) में ऑक्सिटोसिन की लोकप्रियता अधिक है यद्यपि प्रोस्टेग्लैन्डिन समान रूप से प्रभावी होता है।

(4) गर्भपात के प्रेरण के लिए (For induction of abortion): प्रोस्टेग्लैन्डिन (PGE_1) में विशिष्ट लाभ ऑक्सिटोसिन की तुलना में होता है। प्रक्रिया में प्रोस्टेग्लैन्डिन (PGs) के प्रभाव को अनुपूरित (Supplement) करने के लिए ऑक्सिटोसिन का उपयोग किया जा सकता है।

उच्चरक्तचाप-रोधी चिकित्सा (Antihypertensive Therapy)

जब रक्तचाप (BP) 160/110 mm Hg होता है तब माता को हृदपात (Cardiac failure), प्रमस्तिक रक्तश्राव (Cerebral hemorrhage) अपरा का अवखण्डन (Placental abruption) से बचाने के लिए उच्चरक्तचाप रोधी (Antihypertensive) औषधि की आवश्यकता होती है। इसका उद्देश्य BP को औसत 125 mmHg से कम करना है। इनका लाभ कम या सामान्य (Mild or moderate) उच्चरक्तचाप में अभी तक ज्ञात नहीं है। औषधि (Drug) एक दूसरे से बेहतर नहीं होती है। चिकित्सा के प्रथम चरण (Ist line therapy) में मेथिलडोपा (Methyldopa) या लेबिटैलोल (Labetalol) होता है। औषधि की द्वितीय पंक्ति में निफेडाइपिन (Nifedipine) होता है। गर्भावस्था में ACE (angiotension-converting enzyme) अवरोधक (Inhibitors) से बचना चाहिए।

औषधीय गुण और नैदानिक (Clinical) उपयोग के साथ औषधि (Drugs) हैं –

(1) प्राक्‌गर्भाक्षेपक और गर्भाक्षेपक में (In pre-eclampsia and eclampsia): देखें अध्याय 17 का प्राक गर्भाक्षेपक और गर्भाक्षेपक

(2) दीर्घकालिक उच्च रक्तचाप (Chronic hypertension): देखें अध्याय 17

मूत्रल या मूत्रवर्धक औषधि (Diuretics)

गर्भावस्था की अवधि में निम्नलिखित स्थितियों में मूत्रल औषधि का उपयोग होता है – (1) रोगात्मक शोथ (Pathological edema) के साथ गर्भावस्था प्रेरित (Induced) उच्चरक्तचाप, (2) फुफ्फुस शोथ (Pulmonary edema) के साथ गर्भाक्षेपक (Eclampsia) में, (3) हृदपात (Heart failure) के साथ गर्भावस्था में तीव्र रक्तक्षीणता (Severe anemia), (4) रक्ताधान (Blood transfusion) के पहले तीव्र रक्तक्षीणता में तथा (5) निश्चित उच्चरक्तचाप–रोधी औषधि जैसे–हाइड्रालेजीन (Hydralazine), डायजॉक्साइड (Diazoxide) के एक अनुलग्न (Adjunct) केरूप में।

प्रयुक्त सामान्य निर्मिति (Common preparations used):

फुसेमाइड (Frusemide) (Loop diuretic): जलपान (Breakfast = नाश्ता) के बाद दैनिक 40 mg की गोली (Tablet) एक सप्ताह में 5 दिन के लिए। तीव्र स्थिति में 40–120 mg की दैनिक खुराकों (Doses) में आन्त्रेतर (Parenteral) रूप से दी जाती है। क्रिया का रूप (Mode of action): यह सीधे (Directly) पोटैशियम तथा सोडियम के पुनः अवशोषण (Reabsorption) को रोकता है, मुख्यतः हेनले-पाश (Loop of Henle) से।

खतरा (Hazards)**:** (a) मातृक जटिलता (Maternal complications) में, होते हैं–दुर्बलता (Weakness), थकान या क्लांति (Fatigue), पेशी-मरोड़ (Muscle cramps)। अल्पपोटैशियम पूरक (Supplement) द्वारा इसमें सुधार किया जा सकता है। (b) भ्रूणीय (Fetal): प्राक्-गर्भाक्षेपक (Pre-eclampsia) में इसके दिनचर्या (Routine) उपयोग को रोकना चाहिए क्योंकि मातृक प्लाविका (Plasma) आयतन में और अधिक कमी का कारण यह बन सकता है जो पहले से ही कम है। इससे अपरा (Placenta) का ह्रासित निवेशन (Diminished perfusion) हो सकता है जो भ्रूणीय संकटापन्न (Fetal compromise) की ओर अग्रसर होता है। अन्य खतरे हैं – अल्पबिम्बाणु रक्तता (Thrombocytopenia) तथा अल्पसोडियम रक्तता (Hyponatremia)।

सामान्यतः प्रयुक्त (Used) औषधियों का वर्गीकरण निम्नलिखित है –

I. अनुकपी तंत्रिका क्षयी (Sympatholytic)	II. ऐड्रिनर्जिक ग्राही रोधक कर्मक (Adrenergic receptor blocking agents)	III. वाहिका–विस्फारक (Vasodilators)	IV. कैल्सियम मार्ग अवरोधक (Calcium channel blockers)	V. ऐन्जियोटेन्सिन परिवर्तक किण्वक (ACE = Angiotensin converting enzyme) अवरोधक (Inhibitors)
• मेथिल-डोपा (Methyl-dopa) • रिसर्पिन (Reserpine)	• लेबिटैलोल (Labetalol) • प्रोप्रानोलोल (Propranolol)	• हाइड्रालेजीन (Hydralazine) • प्रेजोसिन (Prazocin) • सोडियम नाइट्रोप्रूसाइड (Sodium nitroprusside)	• नाइफ डाइपिन (Nifedipine) • निकार्डिपिन (Nicardipine)	• कैप्टोपिरिल (Captopril) • लिसिनोप्रिल (Lisinopril)

सारणी (Table) 33.7: उच्चरक्तचाप-रोधी औषधि (Hypertensive Drugs)

औषधि (Drugs)	क्रिया का रचनातंत्र (Mechanism of action)	खुराक (Dose)	पार्श्व-प्रभाव (Side effects)	परहेज और सावधानी (Contraindications and precautions)
मेथिल-डोपा (Methyldopa)	प्रथम पसंद की औषधि केन्द्रीय और परिधीय प्रतिऐड्रिनर्जिक (Antiadrenergic) क्रिया दोनों-माता और शिशु (भ्रूण) के लिए प्रभावी और सुरक्षित	मुखीय रूप से (Orally). 250 mg दैनिक दो बार जिसे बढ़ाकर 1 gm दैनिक तीन बार किया जा सकता है जो अनुक्रिया पर निर्भर करता है। अंतशिरीय (IV) 250-500 mg	'मातृक (Maternal)– आसनी निम्न रक्तचाप (Postural hypotension) रक्तक्षयी रक्तक्षीणता (Hemolytic anemia), अति अवसाद (Sedation) कूम्ब परीक्षण (Coomb's test) सकारात्मक (Positive) हो सकता है। भ्रूणीय (Fetal) – आंत्रावरोध (Ileus)	यकृत का व्यतिक्रम (Hepatic disorders) मनोरोगी (Psychic patients) संकुनशील हृदपाती (Congestive cardiac failure).
लेबिटैलोल (Labetalol)	संयुक्त α और β ऐड्रिनर्जिक अवरोधन कर्मक (Adrenergic blocking agent)	मुखीय–100 mg दैनिक तीन बार जिसे बढ़ाकर 800 mg दैनिक किया जा सकता है। अंतशिरीय (IV) (उच्च रक्तचाप के संकट में) 1–2 mg/min. अपेक्षित प्रभाव तक	• मेथिल-डोपा की तुलना में कम • मेथिल डोपा के समान प्रभाव और सुरक्षा लघुकालिक (Short-term) उपयोग के साथ	यकृत का व्यतिक्रम
प्रोप्रानोलॉल (Propranolol) (Inderal= इन्डरल)	β ऐड्रिनर्जिक ग्राही रोधक (Receptor blocker)	मुखीय–80–240 mg विभाजित खुराकों (Divided doses) में	• मातृक-गंभीर निम्न रक्तचाप, सोडियम का अवरोधन (Retention) हृदमंदता (Bradycardia), श्वसनी-आकर्श (Bronchospasm), हृदपात (Cardiac failure), अल्पग्लूकोस-रक्तता (Hypoglycemia). • भ्रूणीय (Fetal) – हृदमंदता, ऑक्सीक्षीणता (Hypoxia) के लिए क्षतिग्रस्त भ्रूणीय अनुक्रिया, प्रथम/द्वितीय त्रिमास (Trimester) में देने पर विकास मंदन (IUGR) • नवजात शिशु में अल्पग्लूकोस रक्तता (Neonatal hypoglycemia)	श्वसनी-दमा (Bronchial asthma), वृक्कीय अपर्याप्तता (Renal insufficiency), मधुमेह (Diabetes)। गर्भावस्था के दौरान दीर्घकालिक (Long-term) चिकित्सा से बचना चाहिए।
प्रैजोसिन (Prazosin)	• चयनात्मक सूत्रयुग्मनोतर (Post-synaptic) रोधक (Blocker)। प्लाविका की रेनिन क्रियाशीलता (Plasma rennin activity कम होती है। • हृदयी (Cardiac) पूर्वभारण (Preload) तथा भारणोत्तर (Post-load) कम होता है।	मुखीय (Oral)– 1 mg दैनिक दो बार जिसे 20 mg/day तक बढ़ाया जा सकता है।	• निम्न रक्तचाप (Hypotension) • नासिका-संकुलन (Nasal congestion) • द्रव अवरोधन (Fluid retention)	सावधानी – निम्न रक्तचाप तथा मूर्च्छा (Syncope) से बचने के लिए प्रथम लघु खुराक (Low first dose)

सारणी (Table) 33.8

हाइड्रालेजीन (Hydralazine)	परिधीय (Peripheral) वाहिका-विस्फारण (Vasodilation) द्वारा क्रिया करता है क्योंकि यह धमनीय (Arterial) चिकनी पेशी को शिथिल (Relax) करता है।	मुखीय रूप से 100 mg/day चार विभाजित खुराकों में अंतःशिरीय (IV) जैसा कि गर्भाक्षेपक (Eclampsia) में दिया जाता है	मातृक-निम्न रक्तचाप हृदप्रवेग (Tachycardia) हृदय के स्पंद लय की अपसामान्यता (Arrhythmia) अति स्पंदन (Palpitation) ल्यूपस (Lupus) जैसा लक्षण • भ्रूणीय-सुरक्षित • नवजात शिशु (Neonatal) में अल्पबिम्बाणु रक्तता (Thrombocytopenia) की सूचना मिली है।	परिवर्ती (Variable) सोडियम अवरोधन के कारण मूत्रल औषधि (Diuretics) का उपयोग किया जाना चाहिए। ऐरिथ्मिया को नियंत्रित करने के लिए अंतःशिरीय रूप से प्रोप्रानोलॉल (Propranolol) देना चाहिए।
निफेडाइपिन (Nifedipine)	संवहनी (Vascular) चिकनी पेशी में मंद आंतरिक कैल्सियम मार्ग (Channel) में अवरोधन द्वारा प्रत्यक्ष धमनिकीय (Arteriolar) वाहिका विस्फारण (Vasodilation)	मुखीय 5–10 mg दैनिक तीन बार	लालिमा (Flushing) निम्न रक्तचाप, हृदप्रवेग, प्रसव का अवरोधन	मैग्नीशयम सल्फेट का एक साथ उपयोग खतरनाक हो सकता है।
नाइट्रोग्लिसरीन (Nitroglycerin)	शिरीय (Venous) मुख्यतः शिथिल होता है परन्तु धमनीय (Arterial) चिकनी पेशी भी	अंतःशिरीय (IV) रूप से 5 μg/min जिसे प्रत्येक 3–5 मिनट (min) पर बढ़ाकर 100 μg तक करना है।	हृदप्रवेग (Tachycardia), सिरदर्द, मेथीमोग्लोबिन रक्तता (Methemoglobinemia)	केवल अल्प काल के लिए उच्चरक्तचाप के संकट में उपयोग किया जाता है।
सोडियम नाइट्रोप्रूसाइड (Sodium nitroprusside)	प्रत्यक्ष वाहिका विस्फारक (Direct vasodilator)	अंतःपेशीय रूप से 0.25 μg/kg प्रति मिनट देना	• मातृक-मिचली (Nausea), वमन (Vomiting), गंभीर निम्नरक्तचाप • भ्रूणीय विशाक्तता उचित मेटाबोलाइट (Due metabolites) – सायनाइड (Cyanide) तथा थायोसायनाइड (Thiocyanide)	अत्यल्प (Very short) समय के लिए संकटापन्न परिचर्या कक्ष (Critical care unit) तीव्र उच्च रक्तचाप के लिए अंतिम उपाय के रूप में उपयोग किया जाता है।
कैप्टोप्रिल (Captopril)	ऐन्जियोटेन्सिन (Angiotensin) I से ऐन्जियोटेन्सिन II के निर्माण को बाधित करता है।	मुखीय रूप से (Orally) 6.25 mg दैनिक दो बार (b.i.d.)	मातृक (Maternal) निम्नरक्तचाप (Hypotension), सिरदर्द (Headache), हृदय का स्पंदलय की असामान्यता (Arrhythmias)। भ्रूणीय (Fetal) – अल्पउल्वीद्रव (Oligohydramnios), अंतःगर्भाशयी विकास मंदन (IUGR) वृक्कीय विफलता (Renal failure) नवजात (Neonate) – वृक्कीय विफलता	गर्भावस्था में परहेज अगर्भवती (Nonpregnant) स्थिति में दीर्घकालिक (Chronic) उच्चरक्तचाप (Hypertension) के लिए उपयुक्त होता है।

सारणी (Table) 33.9: प्रसूति-क्षयी कर्म (Tocolytic agents)

औषधि (Drugs)	क्रिया का रचनातंत्र (Mechanism of action)	खुराक या मात्रा (Doses)	पार्श्व-प्रभाव (Side effects) और पूर्वावधान
बीटामिमेटिकस (Betamimetics) • टर्बुटालीन (Terbutalin) • रिटोड्रिन (Ritodrine) • आइसॉक्ससुप्रिन (Isoxsuprine) स्टेरॉयड और ऐन्टीबायोटिक को कार्य करने का अवसर देने के लिए 48 घंटे के लिए प्रभावी	अंतःकोशिकीय किण्वक (Intracellular enzymes) जैसे–ऐडिनिलेट साइक्लेस (Adenylate cyclase), CAMPase (Cylic adenosin monophosphatase), प्रोटीन काइनेज (Protein kinase) के सक्रियन से अंतःकोशिकीय स्वतंत्र कैल्सियम ($Ca^{++}\downarrow\downarrow$) में कमी होती है तथा MLCK ($\downarrow\downarrow$) के सक्रियन को रोकता है → एक्टिन (Actin) तथा मायोसिन (Myosin) की न्यूनीकृत (Reduced) अंतर्क्रिया चिकनी पेशी का शिथिलन। β (β_2) ग्राही (Receptor) उत्तेजन के कारण चिकनी पेशी का शिथिलन होता है।	अंतःशिरीय (IV) द्वारा 25 μg/min रिटोड्रिन दिया जाता है, तथा प्रत्येक 10 मिनट के अंतर पर 50 μg तक बढ़ाया जाता है जब तक कि संकुचन होना रूक नहीं जाता है। 350 μg की अधिकतम खुराक दी जा सकती है। सकुंचन के रूकने के बाद लगभग 12 घंटे तक टपकन (Infusion) कराना है। टर्बुटालीन में अधिक अर्धजीवन (Half-life) होती है तथा कम पार्श्व–प्रभाव होते हैं। प्रत्येक 3–4 घंटे में 0.25 mg की अधोत्वचीय सुई (Subcutaneous injection) दी जाती है।	आंत्रेतर (Parenteral) रूप से β-मिमेटिक्स का उपयोग करने पर पार्श्व-प्रभाव अधिक होता है। मातृक (Maternal)" सिरदर्द, धड़कन (Palpitation), हृदप्रवेग (Tachycardia), फुफ्फुस शोथ (Pulmonary edema) उच्चरक्तचाप, हृदपात (Cardiac failure), अतिग्लूकोस रक्तता (Hyperglycemia), श्वसन-संकट (ARDS) अतिइन्सुलिन रक्तता (Hyperinsulinemia) लैक्टिक अम्ल रक्तता (Lactic acidemia) अल्प पोटैशियम रक्तता (Hypokalemia) और मृत्यु भी। भ्रूणीय (Fetal)–हृदप्रवेग हृदपात, विकासमंदन (IUGR) नवजात (Neonatal) अल्पग्लूकोस रक्तता, अंतःनिलयी (Intraventricular) रक्तश्राव
इन्डोमेथासीन (Indomethacin) [साइक्लोऑक्सिजीनेस रोधक (Cyclo-oxygenase inhibitor)] [एक अन्य NSAID औषधि सुलेन्डैक (Sulindac) का उपयोग किया जाता है क्योंकि इसमें अपरा (Placenta) का कम स्थानांतरण होता है।	PGs का संश्लेषण (Synthesis) कम होता है जिसके कारण अंतःकोशिकीय स्वतंत्र Ca^{++} (MLCK का) सक्रियन कम होता है तथा गर्भाशयी संकुचन भी कम होते हैं।	भारण (Loading) खुराक 50 mg PO या PR और उसके बाद प्रत्येक 6 घंटे पर 25 mg 48 घंटे के लिए	मातृक-हुदय की जलन (Heart burn), जठरांत्रीय रक्तश्राव (Gastro-intestinal hemorrhage) वृक्कीय क्षति (Renal injury)
कैल्सियम मार्ग रोधक (Calcium channel inhibitors) निफेडाइपिन (Nifedipine) निकाडीपिन (Nicardipine)	कोशिका (Cell) के अंदर कैल्सियम के प्रवेश को निफेडाइपिन रोकता है। बीटामिमेटिक्स की तुलना में इसका प्रभाव कम होता है। यह $MgSO_4$ के समान प्रभावी होता है।	मुखीय (Oral) (अघोजिह्वा = Sublingual नहीं) – प्रत्येक 6–8 घंटे पर 10–20 mg	मातृक–निम्न रक्तचाप (Hypotension), सिरदर्द, लालिमा (Flushing) तथा मिचली (Nausea)। बीटामिमेटिक्स या $MgSO_4$ के साथ संयुक्त चिकित्सा से परहेज करना
मैग्नीशियम सल्फेट (Magnesium sulfate=$MgSO_4$)	प्रेरक छोर (Motal end) प्लेट पर या कोशिका झिल्ली (Cell membrane) पर कैल्सियम आयन (Ion) का प्रतिद्वन्द्वी अवरोधन द्वारा यह क्रिया करता है तथा कैल्सियम अंतर्वहन (Influx) को कम करता है। ऐसीटिलकोलीन (Acetylcholine) की मुक्ति तथा प्रेरक छोर प्लेट पर उसकी सुग्राहिता (Sensitivity) को कम करता है। "गर्भाशयी पेशी (Muscle) पर" प्रत्यक्ष अवसादक (Direct depressant) क्रिया	भारण खुराक 4–6 gm अंतः पेशीय (IV) (10-20% घोल) 20–30 मिनट से अधिक समय तक देना और उसके बाद 1–2 gm/hour टपकन (Infusion) → प्रसूतिक्षय (Tocolysis) का संकुचन रूकने के बाद 12 घंटे तक निरंतर रखना है।	$MgSO_4$ अपेक्षाकृत सुरक्षित होता है। सामान्य मातृक पार्श्व प्रभाव हैं–लालिमा (Flushing) स्वेदन (Perspiration), सिरदर्द, पेशीय दुर्बलता (Muscle weakness), विरले ही फुफ्फुस-शोथ (Rarely pulmonary edema). नवजात शिशु में पार्श्व प्रभाव होते हैं– निश्क्रियता या सुस्ती (Lethargy), अल्पतानता (Hypotonia), विरले ही श्वसन-मंदन (Respiratory depression) परहेज-पेशी की दुर्बलता दुश्क्रियता (Myasthenia) तथा क्षतिग्रस्त वृक्कीय कार्य (Renal function) के रोगी।
ऑक्सिटोसिन प्रतिरोधी (Oxytocin antagonist) ऐटोसिबैन (Atosiban)	ऑक्सिटोसिन समधर्मी (Analogue) (Antagonist) जो गर्भपेशी-स्तर (Myometrium) का ऑक्सिटोसिन ग्राही (Receptors) को रोकता है। यह अंतःकोशिकीय कैल्सियम मुक्ति को बाधित करता है, PGs को रोकता है जिसके कारण गर्भाशय पेशी-स्तर का संकुचन नहीं होता है।	अंतःशिरीय (Intravenous) टपकन (Infusion) – 300 μg/minute प्रारंभ में गोली (Bolus) की आवश्यकता हो सकती है।	मिचली (Nausea), वमन (Vomiting), वक्ष में दर्द (Chest pain) (Rarely=विरले ही)
नाइट्रिक ऑक्साइड (NO) दाता (Donors) ग्लिसरिल ट्राइनाइट्रेट (Glyceryl trinitrate)	चिकनी पेशी शिथिलकारक (Smooth muscle relaxant)	फाहा (Patches)	देखें पृ.सं. 568

प्रसूतिक्षयी कर्मक
(Tocolytic Agents)

पेरिनैटल (Perinatal) परिणाम में सुधार करने के लिए औषधि (Drugs) द्वारा कालपूर्व (Preterm) प्रसव तथा शिशु के जनन को विलंबित (Delayed) किया जा सकता है। 48 घंटे के लघुकालिक (Short-term) विलंब से कॉर्टिकोस्टेरॉयड (Corticosteroids) के उपयोग का अवसर मिलता है जो पेरिनैटल मर्त्यता (Mortality) तथा गम्भीररूग्नता (Morbidity) को पर्याप्त रूप से कम कर सकता है। सामान्यतः प्रयुक्त (Used)औषधि हैं– बीटामिमेटिक्स (Betamimetics), प्रोस्टेग्लैन्डिन सिन्थीटेस अवरोधक (Prostaglandin synthetase inhibitors), मैग्नीशियम सल्फेट (Magnesium sulfate), कैल्सियम मार्गरोधक (Calcium channel blockers), ऑक्सिटोसिनग्राही प्रतिरोधी (Oxytocin receptor antagonists), नाइट्रिक ऑक्साइड दाता (Nitric oxide donors) तथा प्रतिजैविक औषधि (Antibiotics)।

औषधि (Drugs): सामान्यतः उपयोग में आनेवाली औषधियों का विवरण सारणी (Table) 33.9 में दिया गया है।

आक्षेपी-रोधी
(Anticonvulsants)

गर्भावस्था में आक्षेप या मरोड़ (Convulsion) मुख्यतः गर्भाक्षेपक (Eclampsia) के कारण होता है। अन्य कारण हैं – मिरगी या अपस्मार (Epilepsy), तानिका शोथ (Meningitis), प्रमस्तिष्क मलेरिया (Cerebral malaria) तथा प्रमस्तिष्क-अर्बुद (Cerebral tumor)। गर्भाक्षेपक पर सर्वप्रथम विचार करना चाहिए जब तक कि इतिवृत्त (History), परीक्षण (Examination) तथा जाँच-पड़ताल (Investigations) द्वारा अन्यथा (Otherwise) सिद्ध नहीं होता।

सामान्य रूप से उपयोग में आनेवाली औषधियों (Drugs) का विवरण सारणी-बद्धरूप (Tabulated form) में दिया जाता है। देखें सारणी 33.10।

स्कंदनरोधी (Anticoagulants)

स्कंदनरोधी (औषधि) का उपयोग सामान्यतः गर्भावस्था में नहीं किया जाता है। हृदय रोग (Cardiac disease), शिरीय घनास्त्रता (Venous thrombosis), फॉस्फोलिपिड-रोधी संलक्षण (Antiphospholipid syndrome) इसके कुछ चिकित्सा-सुझाव (Indications) हैं। सामान्यतः प्रयुक्त (Used) औषधियों की चर्चा सारणी 33.11 में की गयी है।

मातृक औषधि अंतर्ग्रहण और स्तनपान
(Maternal Drug Intake and Breastfeeding)

उपचर्या (Nursing) के दौरान माता का औषधि-अंतर्ग्रहण से न केवल दुग्धश्राव (Lactation) पर प्रतिकूल (Adverse) प्रभाव पड़ता है बल्कि शिशु पर भी यह प्रभाव होता है जो अंतर्ग्रहित (Ingested) स्तन-दुग्ध के कारण होता है। कोई भी औषधि जो स्तन्यदा माता (Nursing mother) द्वारा अंतर्ग्रहित होती है, वह (औषधि) स्तन के दूध (Breast milk) में उपस्थित हो सकती है। परन्तु माता के रक्त में उसकी मात्रा (Level) की तुलना में स्तन-दूध में उसकी मात्रा कम होती है।

तथापि (However), कुछ औषधियों [जैसे–आयोडाइड (Iodides)] की दूध में मात्रा (या सान्द्रता=Concentrations) मातृक प्लाविका (Maternal plasma) में औषधि की मात्रा से अधिक हो सकती है जिससे चिकित्सीय खुराक (Therapeutic doses) शिशु में विषाक्तता (Toxicity) का कारण बन सकती है। (देखें सारणी 33.11)। इसके अतिरिक्त स्तन के दूध में औषधि शिशु में अतिसंवेदनशीलता (Hypersensitivity) का कारण बन सकती है, यहाँ तक कि जब चिकित्सीय खुराक का उपयोग होता है।

स्थानान्तरण (Transfer) में जो कारक (Factors) शामिल होते हैं, वे हैं –

(1) औषधि के रासायनिक गुण (Chemical properties of the drug), (2) वसा घुलनशीलता (Fat solubility), (3) अणु भार (Molecular weight), (4) ऊतक (Tissue) का pH, (5) प्रोटीन बंधन की मात्रा (Degree of protein binding), (6) औषधि की सान्द्रता (Drug concentration), (7) आयनिक वियोजन (Ionic dissociation) तथा (8) प्रभावन का समय (Exposure time)। अआयनित (Non-ionized), कम अणुभार का तथा वसा में घुलनशील योगिकों (Compounds) का उत्सर्जन (Excretion) स्तन के दूध से होकर होता है।

स्तनपान के लाभों से सभी परिचित है। नवजात (Neonate) में औषधि प्रभावन के खतरे को इन लाभों के विरूद्ध संतुलित करने की आवश्यकता होती है। यदि माता की औषधि मात्रा का 1–2% तक शिशु में हैं तब प्रतिकूल (Adverse) प्रभाव को लिखने की आवश्यकता प्रायः नहीं होती है।

गर्भावस्था में मातृक औषधि-प्रयोग पर भ्रूणीय खतरा
(Fetal Hazards on Maternal Medication during Pregnancy)

गर्भावस्था में विरूपोत्पादन और औषध-निर्देशन (नुस्खा लिखना)
(Teratology and Prescribing in Pregnancy)

शब्दावली (Term): ''अपरा-अवरोधक'' (Placental barrier) एक परहेज या निषेध (Contraindication) है क्योंकि अनेक औषध (Drugs) अवरोधक को पार करते हैं जिसका अपवाद दीर्घ कार्बनिक आयन (Large organic ions) जैसे हेपारिन (Heparin) तथा इन्सुलिन (Insulin) है। मानव विकास दोष का लगभग 25% मूलतः आनुवंशिक (Genetic) होते हैं, 2–3% औषधि प्रभावन (Exposure) के कारण तथा लगभग 65% अज्ञात या आनुवंशिक और पर्यावरणी कारकों के संयोजन से होता है।

विरूपोत्पादिता का रचना-तंत्र (Mechanism of Teratogenicity): वास्तविक रचनातंत्र (या क्रिया-विधि) अज्ञात है परन्तु निम्नलिखित प्रकार (या रूप) से विरूपोत्पाद (Teratogens) प्रभावित हो सकते हैं–

(1) **फोलिक अम्ल अपर्याप्तता (Folic acid deficiency):** इससे मेथिओनीन (Methionine) का उत्पादन तथा RNA, DNA संश्लेषण (Synthesis) में कमी होती है। गर्भावस्था की फोलेट अपर्याप्तता से डिम्बवाहिनी नली दोष (Tube defects), कटा होंठ और तालु (Cleft lips and palate) हो सकता है।

सारणी (Table) 33.10: आक्षेप-रोधी (Anticovulsants)

औषधि (Drugs)	क्रिया का रचनातंत्र (Mechanism of action)	खुराक या मात्रा (Doses)	पार्श्व-प्रभाव (Side effects) और पूर्वावधान
मैग्नीशियम सल्फेट (Magnesium sulfate)	यह तंत्रिका (Nerve) छोरों से ऐसीटिलकोलीन (Acetylcholine) मुक्ति को कम करता है तथा ऐसीटिलकोलीन के लिए प्रेरक (Motor) छोर प्लेट की सुग्राहिता (Sensitivity) को कम करता है। यह कैल्सियम मार्ग (Channel) को अवरूद्ध करता है। यह वाहिका विस्फारण (Vasodilation) का कारण बनता है तथा प्रमस्तिष्कीय (Cerebral), गर्भाशयी (Uterine) तथा वृक्कीय (Renal) रक्त-प्रवाह को बढ़ाता है। यह अंतःकपालीय शोथ (Intracranial edema) को कम करता है।	अंतपेशीय (IM) – भारण (Loading) खुराक : 4 gm IV (20% घोल) 3–4 मिनट से अधिक। उसके बाद 10 gm (50% घोल) गहरा अंतःपेशीय, प्रत्येक नितम्ब (Buttock) में 5 gm अनुरक्षण (Maintenance) खुराक–5 gm (50%घोल) नितम्ब में 4 घंटे पर पहले के बाद दूसरे नितम्ब में देना अंतःशिरीय (IV)–भारण खुराक 4–6 gm IV 15–20 मिनट से अधिक समय में देना। अनुरक्षण खुराक–1–2 gm/hr IV निवेष (Infusion) पुनरावृत्त सुई (Repeat injections) तभी दी जाती है जब जानु-क्षेप (Knee jerk) उपस्थित होता है। मूत्रोत्सर्ग (Urine output) > 30 ml/hr तथा श्वसन-गति (Respiration rate) >12/min. रक्तोद (Serum) में Mg की चिकित्सीय मात्रा (Level)= 4-7 m Eq प्रति लीटर होती है।	$MgSO_4$ अपेक्षाकृत (Relatively) सुरक्षित (Safe) होता है तथा पसंद की औषधि है। पेशीय आंशिक घात (Muscular paresis) (Diminished knee jerks) श्वसनीपात (Respiratory failure)। वृक्कीय (Renal) कार्य का परिवीक्षण (Monitoring) करना। प्रतिकारक (Antidote) – कैल्सियमग्लूकोनेट (Calcium gluconate) 10% 10 ml IV भ्रूणीय (Fetal) प्रभाव प्रायः अनुपस्थित होता है। पेशीय दुर्बलता-भंगुरता (Myasthenia) के रोगियों में $MgSO_4$ का परहेज होता है।
डायजिपैम (Diazepam)	केन्द्रीय पेशी-शिथिल कारक (Central muscle relaxant) तथा आक्षेप-रोधी (Anticonvulsant)	आरम्भ में 20–40 mg IV उसके बाद 500 ml डेक्सट्रोस (Dextrose) में 40 mg डायजिपैम का निवेश (Infusion) करना है जिसकी टपकन गति 30 बूंद प्रति मिनट होती है या आवश्यकता के अनुसार समायोजित (Adjusted)	माता (Mother)-निम्न रक्तचाप (Hypotension) भ्रूण (Fetus)–श्वसन-मंदक (Respiratory depressant) प्रभाव जो जन्म के बाद तीन सप्ताह तक रह सकता है। अल्पतानता (Hypotonia), ताप-व्यवस्थापन समस्या (Thermoregulatory problem) नवजात (Newborn) में
फेनिटोइन (Phenytoin)	मुख्यतः (Centrally) क्रियाशील आक्षेपरोधी	गर्भाक्षेपक (Eclampsia)-10 mg/kg IV, 50 mg/min. की गति से अधिक नहीं और उसके दो घंटे बाद 5 mg/kg। मिरगी (Epilepsy) 300-400 mg दैनिक मुखीय रूप से (Orally) विभाजित खुराकों (Divided doses) में।	मातृक (Maternal) निम्न रक्तचाप, हृदयी स्पंदलय की अपसामान्यता (Cardiac arrhythmias) तथा सुई देने के स्थान पर शिराशोथ (Phlebitis) भ्रूणीय हाइडैन्टोइन संलक्षण (Fetal hydantoin syndrome) – [जब प्रथम त्रिमास (1st trimester) में उपयोग होता है] का अवलोकन 5–10% में किया जाता है (संतान में) । यह आनुवंशिक पूर्वानुकूलता (Genetic predisposition) के साथ स्वयं रोग के कारण या औषधि चयापचय (Metabolism) के कारण तथा अपर्याप्त फोलेट मात्रा (Level) के कारण होता है।
हेपारिन (Heparin)	थ्रॉम्बिन (Thrombin) की क्रिया को रोकता है। यह प्रतिथ्रॉम्बिन (Antithrombin) III की क्रियाशीलता को भी बढ़ाता है। • कम अणुभार का हेपारिन (Low molecular weight heparin) (Fragmin फ्रैग्मिन)	5000–1000 IU को आन्त्रेतर (Parenteral) रूप से (SC or IV) दिया जाता है। 2500 IU अधोत्वचीय (SC = Subcutaneous) या IV प्रत्येक 24 घंटे मे	मातृक (Maternal) – दीर्घकालिक (Long term) उपयोग से रक्तश्राव यूरिकेरिया (Urticaria) अल्पबिम्बाणु रक्तता (Thrombocytopenia) तथा अस्थिक्षीणता (Osteopenia) भ्रूणीय (Fetal) – यह अपरा (Placenta) को पार नहीं करता है।
वार्फेरिन (Warfarin)	यह विटामिन K कारक (Factors) (II, VII, IX, X) का संश्लेषण (Synthesis) को बाधित करता है।	आरम्भ में 2 दिन के लिए मुखीय रूप (Orally) दैनिक 10 mg और उसके बाद 3–9 mg प्रत्येक दिन एक समय पर दिया जाता है जो प्रोथ्रॉम्बिन (Prothrombin) समय पर निर्भर करता है (INR= International Normalized ratio)	मातृक-रक्तश्राव (Hemorrhage) भ्रूणीय-कॉन्ट्राडी संलक्षण (Contradi's syndrome) (Skeletal and Facial anomalies = कंकाली और आननी असंगति), दृष्टिक्षीणता (Optic atrophy), लघुशिरस्कता (Microcephaly), उपास्थि का अपसामान्य विकास (Chondrodysplasia punctata)

सारणी (Table) 33.11: मातृक औषधि-प्रयोग और उसका दुग्धश्राव तथा नवजात पर प्रभाव
(Maternal medication and its effects on lactation and the neonates)

मातृक औषधि-प्रयोग (Maternal medication)	दुग्धश्राव और नवजात शिशु पर प्रभाव (Effects on lactation and the neonates)
मुखीय गर्भनिरोधक गोली (Oral pill combined)	दुग्धश्राव का निग्रह या दमन (Suppression)
ब्रोमोक्रिप्टिन (Bromocriptine)	दुग्धश्राव का निग्रह
अर्गाट (Ergot)	दुग्धश्राव का निग्रह
मेट्रोनिडाजोल (Metronidazole) एकल खुराक का विधान (Single dose regimen)	क्षुधानाश (Anorexia), रक्त विकृति (Dyscrasias), उत्तेजनशीलता (Irritability)
थाइरॉयड-रोधी औषधि (Antithyroid drugs), रेडियोधर्मी आयोडीन (Radioactive iodine),	अवटु अल्पक्रियता (Hypothyroidism), घेघा (Goitre) कणिकाणु (श्वेताणु) की अल्पता (Agranulocytosis)
वार्फेरिन (Warfarin)	चिकित्सीय खुराक (Therapeutic doses) में सुरक्षित (Safe)
कोशिका-विषाक्त कर्मक (Cytotoxic agents)	प्रतिरक्षा-दमन (Immune-suppression) के खतरे की तुलना में लाभ अधिक महत्वपूर्ण होता है जो विशिष्ट औषधि पर निर्भर करता है।
लीथियम (Lithium)	अकर्मण्यता या सुस्ती (Lethargy), अल्पतानता (Hypotonia), लीथियम विषाक्तता (Lithium toxicity)
संवेदन मंदक (Narcotics), अवसादक (Sedatives) तथा आक्षेप-रोधी (Anticonvulsants)	अल्प चूशण प्रतिवर्त (Poor sucking reflex) के साथ अवसादन (Sedation)
टेट्रासाइक्लिन (Tetracycline)	दाँत में धब्बा (Tooth staining), अस्थि का विलंबित विकास (Delayed bone growth)
कॉर्टिकोस्टेरॉयड (Corticosteroids)	महत्वपूर्ण प्रभाव नहीं (No significant effect)
हेपारिन (Heparin)	दूध में पार नहीं करता है (Does not cross into milk)

(2) एपॉक्साइड (Epoxides) या ऐरीना ऑक्साइड (Arena oxides)-ये अनेक औषधियों जैसे–हाइडैन्टोइन (Hydantoin) तथा कार्बेमैजेपिन (Carbamazepine) के ऑक्सीकारक अंतरामेटाबोलाइट (Oxidative intermetabolites) होते हैं। इन मध्यवर्ती मेटाबोलाइट में कार्सिनोजनक (Carcinogenic) तथा विरूपोत्वादी (Tetragenic) प्रभाव होते हैं जब तक कि वे भ्रूणीय (Fetal) एपॉक्साइड हाइड्रोलेस (Epoxide hydrolase) द्वारा निर्विशीकृत (Detoxified) नहीं हो जाते। (3) पर्यावरण और जीन्स (Environment and genes): अपसामान्यता (Abnormalities) जो बहुकारकीय (Multifactorial) होती हैं वे अंततः पर्यावरण और भ्रूणीय जीन उत्परिवर्तन (Gene mutation) के बीच अंतर्क्रिया पर निर्भर करती हैं। समयुग्मजी (Homozygous) जीन उत्परिवर्तन का संबंध अधिक असंगति (Anomalies=अनियमितता) के साथ होता है।

(4) मातृक रोग (Maternal disease) औषधि (Drugs) [मिरगी (Epilepsy) तथा आक्षेप-रोधी (Anticonvulsants)] – इसमें भ्रूणीय असंगति का अधिक खतरा होता है। औषधि या उत्परिवर्तनजन (म्यूटाजेन = Mutagen) (Polycyclic hydrocarbon = बहुचक्रीय हाइड्रोकार्बन) से प्रभावित पिता भी शुक्राणु (Sperm) में जीन उत्परिवर्तन तथा गुणसूत्रीय (Chromosomal) अपसामान्यता का कारण बन सकता है।

(5) होमियोबॉक्स जीन्स (Homeobox genes): ये नियामक (Regulatory) जीन्स के समूह होते हैं जो अन्य जीन्स की अभिव्यक्ति (Expression) को नियंत्रित करते हैं जो वर्धन (Growth) तथा विभेदन (Differentiation) के सामान्य विकास में शामिल होते हैं। विरूपोत्पादजन (Teratogens) जैसे–रेटिनोइक अम्ल (Retinoic acid) इन जीन्स को अपसामान्य जीन अभिव्यक्ति के लिए सक्रिय कर सकते हैं।

मातृक-भ्रूणीय औषध स्थानान्तरण और खतरा (Maternal-Fetal Drug Transfer and the Hazards)

- दिन 31 (D31) के पहले-विरूपोत्पादजन (टेरेटोजेन) समस्त (All) या कुछ भी नहीं प्रभाव उत्पन्न करता है। गर्भधारिणी उत्पाद (Conceptus) या तो जीवित नहीं रहता है या असंगति (Anomalies) के बिना जीवित (या बना) रहता है। प्रारंभिक गर्भधारण (Early conception) में केवल कुछ कोशिकाएँ (Cells) वहाँ होती हैं। अतः कोई भी क्षति (Damage) असुधार्य (Irreparable) होती है तथा घातक (Lethal) सिद्ध होती है।

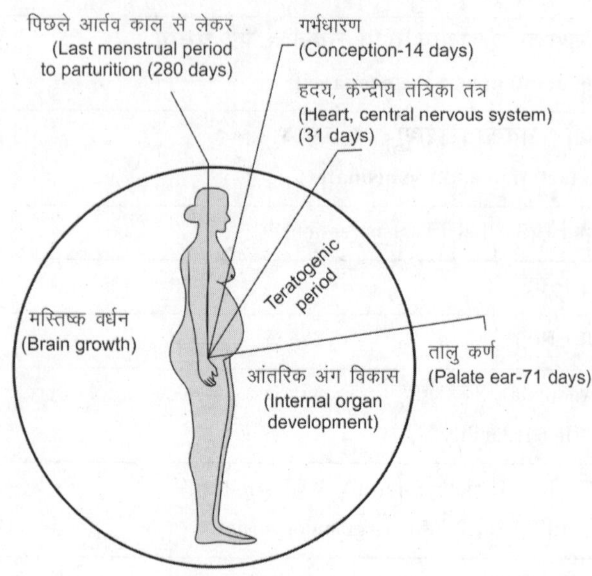

चित्र (Fig.) 33.4: गर्भावस्था घड़ी और विरूपोत्पादकता (Gestational clock and teratogenicity)

- दिन 31 – 71 (D31-D71): अंग (Organ) निर्माण के लिए यह क्रांतिक (Critical) काल है। टेरैटोजेन का प्रभाव निम्नलिखित कारकों (Factors) पर निर्भर करता है – (1) औषधि की मात्रा जो भ्रूण में पहुँचती है, (2) प्रभावन (Exposure) के समय पर गर्भ की आयु (Gestational age) तथा (3) प्रभावन की अवधि (Duration)
- दिन 71 के बाद (After D71) अन्य अंगों का विकास निरंतर होता है। डाइएथिल स्टिलबेस्ट्रॉल (DES=Diethylstilbestrol) संबंधित गर्भाशयी असंगति (Uterine anomalies) 20 सप्ताह के आसपास प्रभावन से होती है। देखें चित्र 33.4।

गर्भावस्था के सम्पूर्ण काल तक मस्तिष्क (Brain) का विकास होता रहता है। विलंबित (Late) गर्भावस्था में भ्रूणीय ऐल्कोहॉल संलक्षण (Fetal alcohol syndrome) होता है।

औषधि का अपरा-स्थानान्तरण (Placental transfer of drugs): अधिकतर औषधियाँ सरल विसरण (Diffusion) द्वारा अपरा-अवरोधक को पार कर जाती हैं। स्थानान्तरण के लिए जो कारण उत्तरदायी होते हैं, वे हैं – (1) अणुभार (Molecular weight) [1000 Da से अधिक अणुभार की औषधि अपरा को पार नहीं करती] (2) गर्भाशय-अपरा के रक्त प्रवाह (Utero-placental blood flow), तथा (5) अपरा का सतह-क्षेत्र (Placental surface area)। औषधि स्थानान्तरण की अपरा को पार करने की गति विलंबित गर्भावस्था में अधिक होती है।

यह निम्नलिखित के कारण होता है– (1) स्थानान्तरण के लिए उपलब्ध वर्धित (Increased) अबद्ध (Unbound) औषधि, (2) वर्धित गर्भाशय-अपरा का रक्तप्रवाह, (3) अपरा का वर्धित सतह-क्षेत्र तथा (4) अपरा की झिल्ली (Placental membranes) की ह्रासित सघनता (Decreased thickness)।

इनको ध्यान में रखकर निम्नलिखित दिशानिर्देश (Guidelines) का सूत्रीकरण (Formulate) किया गया है –

(1) यदि सम्भाव्य खतरे से लाभ का अधिक महत्व होता है तब विशिष्ट औषधि के उपयोग के पहले परामर्श (Counseling) करना चाहिए।
(2) केवल पर्याप्त परीक्षित (या प्रमाणित=Tested) तथा प्रसिद्ध (Reputed) औषधि को ही नुस्खे (Prescription) में लिखना चाहिए तथा न्यूनतम चिकित्सीय खुराक का उपयोग यथा संभव कम समय के लिए करना चाहिए। औषधिकृत पिता की संतान पर प्रभाव (Medicated father affecting human progeny): जब पिता लेड (Lead, Pb), संवेदनाहारी (या निश्चेतक) कर्मक (Anesthetic agents), धूम्रपान (Smoking) या केफीन अंतर्ग्रहण

औषधि और औषधि-प्रयोग के लिए FDA की खतरा श्रेणी (Risk categories for drugs and medications) [Food and Drug Administration = खाद्य और औषधि FDA ड्रग बुलेटिन (Drug bulletin) 1980 से साभार (Taken from)]

श्रेणी (Category)	परिभाषा (Definition)
A	मानव-समूह का नियंत्रित अध्ययन (जाँच) में एक भ्रूणीय खतरे (Fetal risk) को प्रदर्शित करने में असफलता हुई है।
B	पशु (Animal) अध्ययन से भ्रूणीय खतरा सूचित नहीं होता है परन्तु मानव का नियंत्रित अध्ययन अस्तित्व में नहीं है या पशु में प्रतिकूल प्रभाव का प्रदर्शन किया गया है परन्तु पर्याप्त नियंत्रित मानव-अध्ययन में नहीं।
C	पशु-अध्ययन में प्रतिकूल (Adverse) प्रभाव का प्रदर्शन किया गया है परन्तु मानव में नियंत्रित अध्ययन विद्यमान (Exist) नहीं है या पशु और मानव में पर्याप्त अध्ययन का कोई अस्तित्व (Existence) नहीं है।
D	भ्रूणीय खतरे का प्रमाण है परन्तु खतरे से अधिक महत्व लाभों में मिलता है।
X	किसी लाभ से अधिक महत्व स्पष्टतः सिद्ध (Proven) भ्रूणीय खतरे का होता है। उन महिलाओं में जो गर्भवती हैं या गर्भवती हो सकती हैं, औषधियों का परहेज (Contraindication) पर विचार किया जाना चाहिए। इस समूह में औषधि (परहेज के लिए) हैं – ऐल्कोहॉल, ऐन्जिओटेन्सिल-परिवर्तक किण्वक (ACE=Angiotensin-converting enzyme) अवरोधक (Inhibitor), लीथियम (Lithium), मेथोट्रिक्सेट (Methotrexate), वैल्प्रोइक अम्ल (Valproic acid), मिफेप्रिस्टोन (Mifepristone), डैनाजॉल (Danazol) आइसोट्रेटिनोइन (Isotretinoin), रेडियोधर्मी (Radioactive) आयोडीन तथा अन्य।

सारणी (Table) 33.12: मातृक औषधि-प्रयोग और उसका भ्रूण या शिशु पर प्रभावन
(Maternal medication and its fetal or neonatal affection and comment)

मातृक औषधि-प्रयोग (Maternal medication)	भ्रूण या नवजात शिशु पर प्रभाव तथा टिप्पणी (Fetal or neonatal affection and comment)
कोशिका-विषाक्त औषधि (Cytotoxic drugs)	बहुल भ्रूणीय कुरचना (Multiple fetal malformations) तथा गर्भपात (Abortion)
डाइएथिलस्टिलबेस्ट्राल (Diethylstilbestrol)	योनिक संकीर्णता (Vaginal stenosis), गर्भाशय-ग्रीवा का आच्छादन (Cervical hoods), बालिका संतान (Female offspring) के गर्भाशय (Uterus) की अल्पवृद्धि (Hypoplasia)
ऐन्ड्रोजेनिक स्टेरॉयड (Androgenic steroids)	बालिका संतान का पुंजातीयकरण (Mascularization of female offspring)
लीथियम (Litheum)	हृदय-वाहिका (एब्सटीन) असंगति [Cardiovascular (Ebsteins) anomalies], नवजात में घेघा (Neonatal goiter), अल्पतानता (Hypotonia) तथा श्यावता (Cyanosis)
आक्षेप-रोधी (Anticonvulsants)	भ्रूण में खतरे की अपेक्षा उपचार (औषधि) के लाभ का अधिक महत्व होता है। बहुचिकित्सा (Polytherapy) से बचने की आवश्यकता होती है।
फेनिटोइन (Phenytoin)	(अध्याय 19)
वैल्प्रोएट (Valproate)	तंत्रिका नली दोष (Neural tube defects) का अधिक खतरा, नवजात का रक्तश्राव (Neonatal breeding)
ऐस्पिरिन (Aspirin)	अंतिम कुछ सप्ताहों में बड़ी खुराकों (High doses) से धमनीय नली (Ductus arteriosus) की कालपूर्व बंदी (Premature closure) होती है, नवजात में स्थायी उच्च रक्तचाप (Hypertension) तथा गंभीर पीलिया (Kernicterus)
पैरासिटामॉल (Paracetamol)	मात्रा इतनी कम होती है कि वह हानिकर (Harmful) नहीं होती।
मलेरिया-रोधी (Antimalarials)	क्लोरोक्विन (Chloroquine), क्विनिन (Quinine) – चिकित्सीय खुराकों (Therapeutic doses) में भ्रूणीय विषाक्तता का प्रमाण नहीं, खतरे से अधिक लाभ का महत्व होता है (Benefits outweigh the risk)
कॉर्टिकोस्टेरॉयड (Corticosteroids)	बड़ी खुराक (10 mg दैनिक से अधिक प्रेडनिसोलोन = Prednisolone) से भ्रूण तशा शिशु का अधिवृक्क अवरोध (Adrenal suppression) होता है।
ऐमिनोग्लाइकोसाइड (Aminoglycosides)	श्रव्यात्मक तथा प्रघानीय क्षति (Auditory or vestibular damage)
क्लोरैमफेनिकॉल (Chloramphenicol)	परिधीय वाहिनीपात (Peripheral vascular collapse) –घूसर शिशु संलक्षण (Grey baby syndrome)
टेट्रासाइक्लिन (Tetracycline)	दंत्य विवर्णता (Dental discoloration) (पीलापन) तथा विरूपता (Deformity) अस्थिविकास का अवरोधन। इस औषधि से परहेज करना।
क्विनोलोन (Quinolones)	पशु-अध्ययन में संधि रोग (Arthropathy)
दीर्घक्रियाशील सल्फोनामाइड (Long-acting sulphonamides)	नवजात शिशु का रक्तक्षय (Hemolysis), पीलिया (Jaundice) तथा गंभीर पीलिया (Kernicterus)
नाइट्रोफ्यूरैन्टोइन (Nitrofurantoin)	यदि पूर्णगर्भावधि (Term) पर उपयोग होता है तब G_6PD अपर्याप्तता (Deficiency) के साथ नवजात शिशु का रक्तक्षय (Hemolysis)
मेट्रोनिडाजोल (Metronidazole)	भ्रूणीय या नवजात शिशु की विषाक्तता (Toxicity) का प्रमाण नहीं। बड़ी खुराक से परहेज करना ।
ACE अवरोधक (Inhibitors)	परहेज करना
विटामिन K (बड़ी खुराक)	अति बिलिरूबिन रक्तता (Hyperbilirubinemia), गंभीर पीलिया (Kernicterus)
सभी जीवित (Live) विषाणुक (Viral) टीका (Vaccines)	भ्रूण के लिए सम्भवतः खतरनाक (Potentially dangerous)
स्वापक या नार्कोटिक (Narcotics)	केन्द्रीय तंत्रिका तंत्र (CNS) का अवसाद (Depression) – श्वासरोध (Apnea), ह्रदमंदता (Bradycardia), अवसामान्य ज्वर (Hypothermia)
निश्चेतक कर्मक (Anesthetic agents)	आक्षेप (Convulsion), ह्रदमंदता (Bradycardia), अम्लरक्तता (Acidosis), ऑक्सीक्षीणता (Hypoxia), अतितानता (Hypertonia)
स्कंदन रोधी (Anticoagulant)	उच्चरक्तचाप-रोधी (Antihypertensive)
मूत्रवर्धक औषधि (Diuretics)	बीटा-अवरोधक (Beta-blockers)
गर्भनिरोधक गोली (Oral contraceptives)	

(Caffeine ingestion) से प्रभावित हुआ है तब मानव-संतान पर गर्भपात (Abortion), जन्मजात कुरचना (Congenital malformation), निम्न जन्म-भार (Low birth weight) या वर्धित पेरिनैटल क्षति (Increased perinatal loss) के रूप में अवलोकन किया गया है। ये कर्मक सम्भवतः शुक्राणु (Spermatozoa) की रूप प्रक्रिया (Morphology) को परिवर्तित करते हैं या वीर्य (Semer) के संघटन (Composition) में कुछ परिवर्तन का कारण बनते हैं।

प्रसूति में पीड़ाहरण और संवेदनाहरण (Analgesia & Anesthesia in Obstetrics)

संरचनात्मक और क्रियात्मक विचार या पीड़ा की रचना और क्रिया (Anatomical and Physiological Considerations or Anatomy and Physiology of Pain)

जननांगीय क्षेत्र की तंत्रिका-आपूर्त्ति (Nerve supply of genital tract): गर्भाशय (Uterus) दोनों-तंत्रिका और हार्मोनी नियंत्रण के अधीन होता है। जालिका (Reticulation) निर्माण से होकर गर्भाशयी क्रियाशीलता को अवचेतक (Hypothalamus) नियंत्रित करता है जो दो स्वचालित भाग (Autonomic divisions) के प्रभावों को संतुलित करता है।

प्रेरक (या चालक) तंत्रिका आपूर्त्ति (Motor nerve supply): दोनों – अनुकम्पी (Sympathetic) तथा परानुकम्पी (Parasympathetic) तंत्रिका रेशे (Nerve fibers) को गर्भाशय ग्रहण (या प्राप्त) करता है। मेरू-रज्जु (Spinal cord) के निचले वक्षीय (Thoracic) तथा ऊपरी कटि (Lumbar) खण्डों से अनुकम्पी तंत्रिका रेशे उत्पन्न होते हैं। मेरू-रज्जु की त्रिकास्थि (Sacrum) के 2, 3 तथा 4 खण्डों (Segments) से परानुकम्पी तंत्रिका रेशे उत्पन्न होते हैं। (देखें चित्र 33.5)।

मेरू-रज्जु से उत्पन्न अनुकम्पी तंत्रिका के पूर्वगुच्छिक रेशे (Preganglionic fibers) अनुकम्पी तने (Sympathetic trunk) की गुच्छिका से होकर महाधमनी वृक्कीय जालिका (Aortico-renal plexus) तक जाते हैं जहाँ वे अंतर्ग्रन्थन (Synapse) करते हैं। ऊपरी अधोजठरीय जालिका (Hypogastric plexus) या पूर्वत्रिक-तंत्रिका (Presacral nerve) केरूप में महाधमनी-वृक्कीय जालिका बनी रहती है तथा महाधमनी (Aorta) के द्विशाखन से आगे बढ़ती है तथा दाहिनी और बायीं अधोजठरीय तंत्रिकाओं में विभाजित करती है। प्रत्येक अधोजठरीय तंत्रिका अनुरूप किनारे के श्रोणीय (Pelvic) परानुकंपी तंत्रिका (Parasympathetic nerves) के साथ मिल जाती है तथा श्रोणीय जालिका (Pelvic plexus) (दाहिनी और बायीं) या निचली अधोजठरीय जालिका का निर्माण करती है। उसके बाद गर्भाशय-ग्रीवा (Cervix) के प्रत्येक किनारे पर परा गर्भाशय-ग्रीवा जालिका (Paracervical plexus) केरूप में गर्भाशयी धमनी (Uterine artery) के मार्ग तक श्रोणीय जालिका बनी रहती है।

संवेदी मार्ग (Sensory pathway): गर्भाशयी पिण्ड (Uterine body) से संवेदी उत्तेजक (Sensory stimuli) का संचार श्रोणीय, ऊपरी अधोजठरीय तथा महाधमनी-वृक्कीय जालिका से होकर मेरू-रज्जु के 11वें तथा 12वें पृष्ठीय (Dorsal) तथा प्रथम कटि (Lumbar) खण्डों तक होता है। गर्भाशय-ग्रीवा (Cervix) से संवेदी उत्तेजक (या उद्दीपक) श्रोणीय परानुकंपी तंत्रिका के मार्ग पर श्रोणीय जालिका से होकर मेरू-रज्जु के त्रिक-खण्ड (Sacral segments) 2, 3 तथा 4 तक जाता है। ऊपरी योनि (Vagina) से संवेदी उद्दीपक 2, 3 तथा 4 त्रिक-परानुकंपी खण्डों में जाता है तथा निचली योनि से संवेदी उद्दीपक उपस्थीय (Pudendal) तंत्रिका से होकर आगे बढ़ता है। उपस्थीय तंत्रिका से होकर त्रिक-आधार (Sacral roots) से दोनों चालक (Motor) तथा

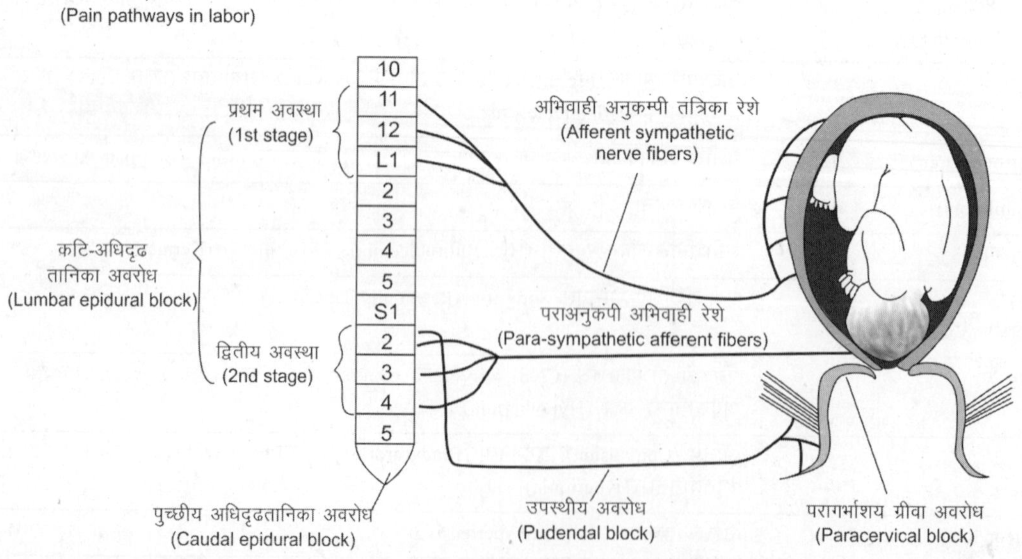

चित्र (Fig.) 33.5: प्रसव के दौरान पीड़ा-मार्ग का आरेखीय प्रदर्शन (Diagrammatic presentation) तथा उनके अवरोध (Interruption) की विधि।

संवेदी (Sensory) तंत्रिकोत्तेजन (Innervation) को मूलाधार ग्रहण (या प्राप्त) करता है। जननांग-उरू (Genito-femoral) तंत्रिका की जननांगी शाखा तथा श्रोणि-वंक्षण (Ilioinguinal) की शाखाएँ दीर्घ भगोष्ठ (Labia major) को आपूर्ति करती हैं तथा मूलाधार से प्रणोद (Impulses) का वहन (Carry) भी करती हैं।

गर्भाशयी क्रियाशीलता का तंत्रिका-नियंत्रण (Nervous control of uterine activity): यह विवादास्पद या विवाद है कि गर्भाशय दोनों-परानुकंपी तथा अनुकंपी तंत्रिका को ग्रहण करता है या क्या इसमें केवल एक अनुकंपी अवयव (Component) होता है। गर्भाशय का चालक तंत्रिकोत्तेजन (Motor innervation) के संबंध में विचार या मत (Opinion) परानुकंपी के बजाय अनुकंपी तंत्रिका का समर्थन करता है जो गर्भाशय पर प्रभाव डालती है।

हार्मोनी नियंत्रण (Hormonal control): इस पर सामान्यतः सहमत होते हैं कि प्रसव का प्रारम्भ और प्रगति के लिए अक्षत (Intact) तंत्रिका आपूर्ति आवश्यक नहीं है। सम्पूर्ण मेरू-खण्ड (Spinal block) गर्भाशयी क्रियाशीलता को बाधित नहीं करता है बशर्ते कि रक्तचाप को कम होने नहीं दिया जाता है तथा अधरांगघाती (Paraplegic) रोगी में सामान्य योनिक प्रसव (Vaginal delivery) हो सकती है। यह माना जाता है कि गर्भाशयी क्रियाशीलता के नियंत्रण के लिए कुछ हार्मोनों (Hormones) की आवश्यकता होती है। ऑक्सिटोसिन (Oxytocin) एक हार्मोन है जो पश्च पीयूष (Posterior pituitary) से प्राप्त होता है, वह प्रसव के दौरान गर्भाशयी क्रियाशीलता को बनाये रखता है। प्रोजेस्टेरोन (Progesterone) एक गर्भावस्था-स्थिरण (Stabilizing) हार्मोन है। जब इसे हटा लिया जाता है तब प्रसव आरम्भ होता है। ऐड्रिनलिन (Adrenaline) अपनी बीटा क्रियाशीलता के साथ गर्भाशय के संकुचन को रोकता है जबकि इसकी ऐल्फा क्रियाशीलता संकुचन को उत्तेजित करती है।

सामान्य प्रसव में पीड़ाहरण (Analgesia in Normal Delivery)

अनेक स्त्रियों के लिए सामान्य प्रसव आसान और संकट-मुक्त हो सकता है बशर्ते कि गर्भावस्था के आरम्भ से एक विवेकपूर्ण अभिगम (Rational approach) अपनाया जाता है। प्रसव की पीड़ा का अनुभव सफल प्रसव के अंत पर संतुष्टि के साथ किया जाता है। जन्मपूर्व (Antenatal) (Mothercraft = मातृकला) कक्षाएँ, सहानुभूति के साथ परिचर्या (Care) तथा प्रोत्साहक (Encouraging) वातावरण से प्रसव के दौरान पीड़ाहरण की कम आवश्यकता हो सकती है। प्रसव में पीड़ा से राहत में औषधि की एक महत्वपूर्ण भूमिका होती है परन्तु यह नहीं समझना चाहिए कि शिशु-जन्म के लिए उचित तैयारी और परीक्षण की अपेक्षा पीड़ाहरण औषधि का अधिक महत्व होता है। गर्भाशयी संकुचन की तीव्रता (Intensity) और अवधि, गर्भाशय-ग्रीवा के विस्फारण की अवस्था (Degree of cervical dilation), मूलाधारी ऊतक का प्रसार (Distension of perineal tissue), गर्भ-संख्या (Parity) तथा महिला की पीड़ा-प्रभावसीमा (Pain threshold) पर प्रसव पीड़ा की तीव्रता निर्भर करती है। सम्पूर्ण प्रसव के दौरान सर्वाधिक संकटपूर्ण अवधि (Distressing time) गर्भाशय-ग्रीवा के पूर्ण विस्फारण (Dilation) के ठीक पहले होती है।

आदर्श क्रियाविधि (Ideal procedure) में पीड़ा की प्रभावी राहत होती है परन्तु इसमें भ्रूण (Fetus) का श्वसन (Respiration) मंदित (Depress) नहीं होना चाहिए और न ही गर्भाशयी क्रियाशीलता कम होनी चाहिए जो दीर्घ (Prolonged) प्रसव के कारण बन सकती है। औषधि (Drug) को दोनों-माता और भ्रूण के लिए अविषाक्त (Non-toxic) तथा सुरक्षित होना चाहिए। परन्तु खेद (Regret) की बात यह है कि वर्तमान में कोई भी अभिकर्मक (Agent) इन शर्तों को पूरा नहीं करता है। प्रसव की प्रत्येक स्त्री (गर्भवर्ती) को पीड़ाहरण की आवश्यकता नहीं होती है तथा केवल सहानुभूति से समझना है जो इस आवश्यकता की पूर्ति कर सकती है।

पीड़ा से राहत की विधियाँ (Methods of Pain Relief)

(1) अवसादक तथा पीड़ाहर औषधि (Sedatives and analgesics)
(2) अंतःश्वसन कर्मक (Inhalation agents)
(3) क्षेत्रीय पीड़ाहरण (Regional analgesia)
(4) सहनशील (रोगी) नियंत्रित पीड़ाहरण (PCA= Patient controlled analgesia)
(5) परात्वचीय विद्युत् तंत्रिका उत्तेजन (TENS = Transcutaneous electric nerve stimulation)
(6) मनोरोगरोधन (Psychoprophylaxis)
(7) सम्मोहन (Hypnosis): यह विधि विश्वस्त (Reliable) नहीं है, अंतः सामान्य उपयोग के लिए लोकप्रिय (Popular) सिद्ध नहीं हुयी है।

अवसादक और पीड़ाहर औषधि (Sedatives and Analgesics)

अवसादक और पीड़ाहर औषधि की खुराक या मात्रा (Dose) को नियंत्रित करने के लिए निम्नलिखित कारक (Factors) महत्वपूर्ण होते हैं – (1) पीड़ा की प्रभाव-सीमा (Threshold of pain): रोगी से रोगी में पीड़ा की प्रभाव-सीमा भिन्न होती है, अतः प्रत्येक माता के वैयक्तिकरूप में मूल्यांकन की आवश्यकता होती है। कुछ रोगी तीव्र पीड़ा का अनुभव करती हैं यद्यपि गर्भाशयी संकुचन अपेक्षाकृत दुर्बल होते हैं। इस प्रकार के रोगियों में उचित रूप से पीड़ा को नियंत्रित करना बेहतर होता है, यदि यह गर्भाशयी क्रियाशीलता के अस्थायी मंदन (Depression) में शामिल भी होता है। (2) प्रथम बार गर्भिणी स्त्री (Primigravidae) या बहुप्रसवा स्त्री (Multiparae): जनन-नली (Birth canal) अतिरिक्त शिथिलन (Relaxation) तथा द्रुत (Rapid) प्रसव के कारण बहुप्रसवता (Multiparity) में कम पीड़हरण की आवश्यकता होती है। (3) गर्भाशय की परिपक्वता (Maturity of the uterus): नवजात में ऑक्सीक्षीणता के खतरे से बचने के लिए यदि गर्भाशय को अपक्व (Premature) समझा जाता है तब औषधि की न्यूनतम खुराकों का सुझाव दिया जाता है।

पीड़ाहर औषधि का चयन करने के लिए प्रसव को दो अवस्थाओं (Phases) में विभाजित किया जाता है। प्रथम अवस्था में प्रथम बार गर्भिणी स्त्री की गर्भाशय-ग्रीवा का विस्फारण (Cervical dilation) 8 cm तक तथा बहुप्रसवा स्त्री की स्थिति में 6 cm संगत होता है। द्वितीय अवस्था में गर्भाशय-ग्रीवा

का विस्फारण उपरोक्त सीमा से अधिक से लेकर प्रसव होने तक को शामिल किया जाता है। प्रथम अवस्था का नियंत्रण अवसादक पीड़ाहर औषधि द्वारा होता है तथा द्वितीय अवस्था का नियंत्रण अंतःश्वसन कर्मक (Inhalation agents) द्वारा होता है।

अफीमाभ पीड़ाहर औषधि (Opioid analgesics): पैथिडीन (Pethidine): पैथिडीन के प्रसव में दीर्घकाल तक उपयोग एक पीड़ाहर औषधि के रूप में किया गया है। इसमें प्रबल अवसादक गुण होता है परन्तु कम पीड़ाहर प्रभाव होता है। पैथिडीन का उपयोग सामान्यतः प्रसव की प्रथम अवस्था में होता है तथा जब प्रसव का कष्ट (Discomfort) नियमित बारम्बार (Frequent) तथा पीड़ादायी संकुचन के साथ मिल जाता है तब इसका सुझाव दिया जाता है। इसकी प्रारंभिक खुराक 100 mg (1.5 mg/kg शरीर-भार) अंतःपेशीय (IM) होती है तथा इसके प्रभाव के कम होने के साथ दूसरी खुराक दी जाती है जिसमें प्रसव पीड़ा के पुनःस्थापन की प्रतीक्षा नहीं की जाती है।

माता पर पैथिडीन के पार्श्व-प्रभाव (Side-effects) हैं – मिचली (Nausea), वमन (Vomiting), विलंबित जठरीय रिक्तिकरण (Delayed gastric emptying)। जठरीय अम्ल उत्पादन को रोकने के लिए पैथिडीन देना चाहिए तथा मेटोक्लोप्रमाइड (Metoclopramide) द्वारा वमनकारी (Emetic) प्रभाव का प्रतिकार (व्यर्थ) किया जाता है। पैथिडीन अपरा (Placenta) को पार करता है तथा भ्रूणीय ऊतक (Fetal tissue) में जमा होता है। पैथिडीन को जब प्रसव के पहले दिया जाता है तब नवजात (Newborn) की श्वसन (Respiration) तथा चूषण शक्ति (Sucking) में कमी होती है।

मेप्टाजिनॉल (Meptazinol): इसमें भी पैथिडीन के समान पीड़ाहारी तथा अवसादक गुण होते हैं परन्तु यह नवजात शिशु के कम श्वसन मंदन का कारण बनता है।

पेन्टाजोसिन (Pentazocin)(Fortwin फोर्टविन): इसे 30–40 mg की खुराक में अंतःपेशीय रूप से (Intramuscularly) (IM) दिया जाता है तथा यह समान श्वसन-मंदन (Respiratory depression) का कारण बनता है।

स्वापक (Narcotics) के प्रभाव का प्रतिरोध करने के लिए माता को अंतःशिरीय रूप से (Intravenously) (IV) नैलोक्सोन (Naloxone) की 0.4 mg खुराक दी जाती है तथा 3 मिनट के अंतर पर इसकी पुनरावृत्ति (Repeat) तब तक होती है जब तक कि अपेक्षित प्रभाव प्राप्त नहीं हो जाता है। जब शिशु स्वापक मंदन (Narcotic depression) के साथ उत्पन्न होता है तब उसे 10 mg/kg की खुराक IM या IV रूप से दी जाती है तथा यदि आवश्यक हुआ तो उसकी पुनरावृति होती है।

प्रशांतक (Tranquilizers): डायजिपैम (Diazepam): इसे रोगी पर्याप्त रूप से सहन करती है। यह वमन (Vomiting) उत्पन्न नहीं करता है तथा गर्भाशय-ग्रीवा के विस्फारण (Cervical dilation) में भी सहायता करता है। इसका चयापचय (Metabolize) यकृत (Liver) में होता है। इसकी सामान्य खुराक (Dose) 5–10 mg होती है। प्राक्-गर्भाक्षेपक (Pre-eclampsia) के प्रबंध में इसकी बड़ी खुराक का उपयोग किया जा सकता है। तथापि (However), प्रसव में इसके उपयोग से परहेज करना चाहिए क्योंकि इससे नवजात शिशु में अल्पतानता (Hypotonia) तथा अवसामान्य ज्वर (Hypothermia) हो सकता है। इसमें दीर्घ अर्धजीवन (Prolonged half-life) नवजात में पाया गया है। डायजिपैम को विशेष रूप से कालपूर्व प्रसव (Preterm labor) में नहीं दिया जाना चाहिए।

मिडाजोलम (Midazolam): यह डायजिपैम की तुलना में अधिक शक्तिशाली (Potent) होता है तथा नवजात में इसका पार्श्व-प्रभाव (Side effects) भी कम होता है। इसमें पर्याप्त व्यग्रक्षयी (Anxiolytic) गुण होता है। ऊतकों से इसकी निकासी (Clearance from the tissues) भी तेजी से होती है। 0.05 mg/kg की खुराक अंतःशिरीय रूप से (IV) दी जाती है।

स्वापक और प्रशांतक का संयोजन (Combination of narcotics and tranquilizers): स्वापक (या संवेदन मंदक) का उपयोग प्रोमेथाजीन (Promethazine), क्लोप्रोमाजीन (Chlopromazine) या प्रोमाजीन के साथ संयोजन में किया जा सकता है। इसमें लाभों का दावा किया गया है कि संयोजन से स्वापक की अधिक क्षमता होती है, श्वसन मंदन कम होता है तथा वमन (Vomit) का भी निवारण (Prevent) होता है। परन्तु हानि (Disadvantage) जैसे–निम्न रक्तचाप (Hypotension) तथा प्रसव की द्वितीय अवस्था का विलंब (Delay in second stage of labor) भी इसमें होता है। पैथिडीन के पीड़ाहारी प्रभाव को भी यह संयोजन प्रतिरोध करता है।

अन्तःश्वसन की विधियाँ (Inhalation Methods)

नाइट्रस ऑक्साइड और वायु (Nitrous oxide and air): भ्रूण (Fetus) पर नाइट्रस ऑक्साइड का न्यूनतम प्रभाव होता है तथा गर्भाशयी संकुचन में बाधा भी नहीं डालता है। इस कर्मक (Agent) का उपयोग प्रसव की द्वितीय अवस्था में गर्भाशयग्रीवा (Cervix) के तीन चतुर्थांश (Three quarter) विस्फारण (Dilation) से लेकर शिशु के जनन तक किया जाता है। आजकल नाइट्रस ऑक्साइड और वायु का उपयोग नहीं किया जाता है क्योंकि इसका मिश्रण ऑक्सीक्षीणता (Hypoxia) उत्पन्न करता है।

पूर्वमिश्रित (Premixed) नाइट्रस ऑक्साइड और वायु: सिलिन्डर (Cylinder) में 50% नाइट्रिक ऑक्साइड तथा 50% वायु का मिश्रण होता है। धात्री द्वारा उपयोग के लिए एन्टोनॉक्स उपकरण (Entonox apparatus) का अनुमोदन (Approve) किया गया है। इसका स्वयं प्रयोग भी किया जा सकता है। ब्रिटेन (UK) में प्रसव के दौरान अंतःश्वसन कर्मक (Inhalation agent) केरूप में एन्टोनॉक्स का सर्वाधिक उपयोग किया जाता है। इसके पार्श्व-प्रभाव (Side-effects) हैं – अतिसंवातन (Hyperventilation), सिर चक्कर (Dizziness या घूमि), अल्प CO_2 रक्तता (Hypocapnia)।

ट्राइक्लोरोएथिलीन (Trichloroethylene) (Trilene-ट्राइलीन): यह प्रसव में अधिक पीड़ाहर प्रभाव के साथ एक उपयोगी औषधि है। आंशकी (Nervous) और अधिक उत्तेजित (Strung) महिलाओं में नाइट्रस ऑक्साइड की अपेक्षा यह बेहतर परिणाम देता है। आजकल इसका उपयोग नहीं किया जाता है।

मेथॉक्सिफ्लुरेन (Methoxyflurane), आइसोफ्लुरेन (Isoflurane), एनफ्लुरेन (Enflurane): इनका उपयोग उत्तम पीड़ाहर कर्मक (Agents) के रूप में होता है तथा ट्राइक्लोएथिलीन की अपेक्षा अधिक प्रभावी होते हैं। तथापि (However), नाइट्रस ऑक्साइड के लाभ की तुलना में ये कम लाभ के होते हैं।

क्षेत्रीय संवेदनाहरण (Regional Anesthesia)

अब तक जिन विधियों पर विचार किया जा चुका है, उनसे एक पीड़ाहीन प्रसव को निरापद (Ensure) नहीं बनाया जा सकता है और न ही प्रसव को सहनीय (Tolerable) बनाया जा सकता जब पीड़ा अति तीव्र होती है। जब प्रसव की सम्पूर्ण अवधि में पीड़ा से पूर्ण राहत की आवश्यकता होती है तब अधिदृढ़तानिका का संवेदनाहरण (Epidural analgesia) इसे प्राप्त करने के लिए सर्वाधिक सुरक्षित और सरल विधि है। परन्तु सामान्य और अपसामान्य (Normal and abnormal) प्रसव में इस महत्वपूर्ण विधि के उपयोगी बनाने के लिए निश्चेतक (Anesthetists) को कुछ समय लगाना है।

निरंतर कटि-अधिदृढ़तानिका सुई (Continuous lumbar-epidural block): अधिदृढ़तानिका सुई (Epidural needle) से L2 और L3 के बीच एक कटि-छिद्र (Lumbar puncture) बनाया जाता है। रोगी को बायें किनारे पर रखकर उसके पृष्ठ (Back) को सुई (Injection) देने के पहले गूतिरोधी (Antiseptics) से साफ करना चाहिए। जब अधिदृढ़तानिका का अंतराल (Space) सुनिश्चित हो जाता है तब निरंतर अधिदृढ़तानिका-पीड़हरण (Epidural analgesia) के लिए अधिदृढ़तानिका– सुई से होकर एक प्लास्टिक नालशलाका (Catheter) को आगे बढ़ाया जाता है। 0.5% बुपिवैकेन (Bupivacaine) के 4.5 ml या 1% लिग्नोकेन (Lignocaine) की पुनरावृत्त (Repeated) खुराक (Topups) का उपयोग पीड़हरण (Analgesia) को बनाये रखने के लिए किया जाता है। सामान्य नियम के अनुसार अधिदृढ़तानिका-पीड़ाहरण तभी दिया जाता है जब प्रसव सुस्थापित (Well-established) हो जाता है। सामान्य सलाइन (Saline) या हर्टमैन-घोल (Hart mann's solution) के साथ पर्याप्त मातृक जलयोजन (Maternal hydration) करना चाहिए जो अवरोध आरंभ करने के पहले होना चाहिए । पीड़ाहरण के प्रेरण (Induction) के बाद 15 मिनट के अंतर पर रोग के रक्तचाप (BP), स्पंद (Pulse या नब्ज) तथा भ्रूण की हृदयगति (Fetal heart rate) को अंकित करना चाहिए और यदि रोगी का निम्न रक्तचाप (Hypotension) होता है तब उसका तत्काल उपचार करना चाहिए।

अधिदृढ़तानिका का पीड़ाहरण विशेषरूप से निम्नलिखित रोगियों (Cases) में लाभदायक होता है – गर्भावस्था प्रेरित उच्चरक्तचाप (Pregnancy induced hypertension), नितम्ब गर्भस्थिति (Breech presentation), यमज (Twin) गर्भावस्था तथा कालपूर्व प्रसव (Preterm labor) । पूर्ववर्ती शल्यक्रिया द्वारा प्रसव (Previous cesarean section) एक परहेज नहीं होता है। जब अधिदृढ़तानिका का उपयोग होता है तब प्रसव की प्रथम अवस्था की अवधि में परिवर्तन नहीं होता है। परन्तु प्रसव की द्वितीय अवस्था दीर्घकालिक (Prolonged) होती है। इसमें उपकरणीय (Instrumental) प्रसव जैसे–चिमटी

अधिदृढ़तानिका-पीड़ाहरण का परहेज (Contraindications of epidural analgesia)	अधिदृढ़तानिका-पीड़ाहरण की जटिलता (Complications of epidural analgesia)
(1) सुई (Injection) के स्थल पर पूतिता (Sepsis)	(1) अनुकम्पी अवरोध (Sympathetic blockade) के कारण निम्न रक्तचाप। पहले से ही क्रिस्टलाभ (Crystalloid) घोल के साथ प्रसवी (Parturient) का पर्याप्त जलयोजन (Hydrate) करना चाहिए।
(2) रक्तश्रावी रोग या स्कंदन-रोधी चिकित्सा (Anticoagulant therapy)	(2) अंतर्वेश (Insertion) के स्थल (Site) पर दर्द
(3) उत्तान (या चित्त अवस्थिति) का निम्न रक्तचाप (Supine hypotension)	(3) दृढ़तानिका (Dura mater) में सुई के छिद्र से होकर प्रमस्तिष्क-मेरूद्रव (Cerebrospinal fluid) के कारण बाद में मेरूदण्ड का सिरदर्द (Post-spinal headache)
(4) अल्पआयतन रक्तता (Hypovolemia)	(4) अवजालतानिका (Subarachnoid) स्थान में औषधि का असावधान (Inadvertent) प्रयोग के कारण सम्पूर्ण मेरूदण्डीय (Spinal) जटिलता
(5) तंत्रिका-रोग (Neurological disease)	(5) तंत्रिका को क्षति (Injury to nerves)
(6) मेरू-विरूपता (Spinal deformity) या निचला पृष्ठ (या पीठ) में दीर्घकालिक पीड़ा (Chronic low back pain)।	

(Forceps) या निर्वात निष्कासक (Ventouse) की बारम्बार (Frequent) आवश्यकता हो सकती है।

पुच्छीय अधिदृढ़तानिका का पीड़ाहरण (Caudal epidural anesthesia)

बायीं पार्श्विक (Lateral) स्थिति में रोगी के साथ तथा पूर्ण अपूतिक (Aseptic) सावधानी के साथ त्रिकास्थि रिक्ति (Sacral hiatus) की पहचान की जाती है तथा इससे होकर एक आघात-वर्धनीय सुई (Malleable needle) धकेली जाती है, सर्वप्रथम त्वचा (Skin) तथा त्रिकास्थि अनुत्रिक बंधन (Sacro-coccygeal ligament) को एक समकोण (90°) पर छेदित किया जाता है और उसके बाद नितम्ब के विदर (Natal cleft) की ओर सुई को झुकाया जाता है जिससे कि वह त्वचा पर 40° के कोण पर स्थित हो। सुई को धीरे से त्रिक-नली (Sacral canal) में आगे बढ़ाया जाता है। शूकिका (Stylet) को बाहर निकाला जाता है तथा चूषण परीक्षण (Aspiration test) किया जाता है यह निश्चित करने के लिए कि दृढ़तानिका (Dura) या शिरा (Vein) छिद्रित नहीं हुई है। एक अधिदृढ़तानिका (या नाइलोन) नालशलाका (Epidural or nylon catheter) सुई से होकर आगे बढ़ाया जाता है और उसके बाद सुई निकाल ली जाती है। 1% लिग्नोकेन (Lignocaine) के 16 ml–20 ml को अंदर भेजा जाता है तथा 10–20 मिनट के अंदर पीड़ा से राहत मिलती है। दीर्घकालिक (Prolonged) पीड़ाहरण के लिए 0.5% बुपि वैकेन (Bupivacaine) का उपयोग किया जाता है। पुच्छीय पीड़ाहरण का आजकल कम उपयोग होता है क्योंकि यह कठिन, अधिक गंदा तथा प्रायः असफल होता है।

परागर्भाशय-ग्रीवा की तंत्रिका का अवरोध (Paracervical nerve block): समान्य पूतिरोधी (Antiseptic) सुरक्षा के बाद एक लम्बी सुई (15 cm या अधिक) को पार्श्विक योनिक चापिका (Lateral vaginal fornix) में 3 और 9 बजे (घड़ी का समय) की स्थिति में ले जाते हैं। ऐड्रिनलिन (Adrenaline) के साथ 1% लिग्नोकेन (Lignocaine) के 4.5 ml की सुई गर्भाशय-ग्रीवा के स्थल (Site of the cervix) पर दी जाती है तथा दूसरी तरफ यह क्रियाविधि (Procedure) दोहरायी जाती है। यह खुराक 1 से लेकर 2 घंटे तक पीड़ा से राहत देने के लिए पर्याप्त होती है तथा यदि आवश्यक है तो एक और सुई दी जा सकती है। बुपिवैकेन (Bupivacaine) (0.25%) का उपयोग भी किया जा सकता है क्योंकि इसका प्रभाव लगभग 3 घंटे तक रहता है। जटिलता से बचने के लिए एक विशेष रूप से निर्मित एक रक्षक नली (Guard tube) का उपयोग किया जाता है। इस नली से होकर एक सुई को प्रवेश कराया जाता है तथा यह इस लम्बाई की होती है कि सुई के शीर्ष से 7 mm अधिक बाहर निकली होती है। देखें चित्र 33.6।

यद्यपि गर्भाशय-ग्रीवा (Cervix) के 5 cm विस्फारण (Dilation) से परागर्भाशय ग्रीवा अवरोध (Paracervical block) का उपयोग किया जा सकता है, यह प्रसव की प्रथम अवस्था के अंत की दशा में सर्वाधिक उपयोगी होता है, आरम्भ में अनुवातन प्रयास (Bearing down effect) की इच्छा से बचने हेतु।

परागर्भाशयीग्रीवा-रोध केवल गर्भाशयी संकुचन (Uterine contractions) की पीड़ा से राहत पहुँचाता है तथा उपस्थीय तंत्रिका अवरोध (Pudendal nerve block) द्वारा मूलाधारी (Perineal) कष्ट दूर किया जाता है। रोग में

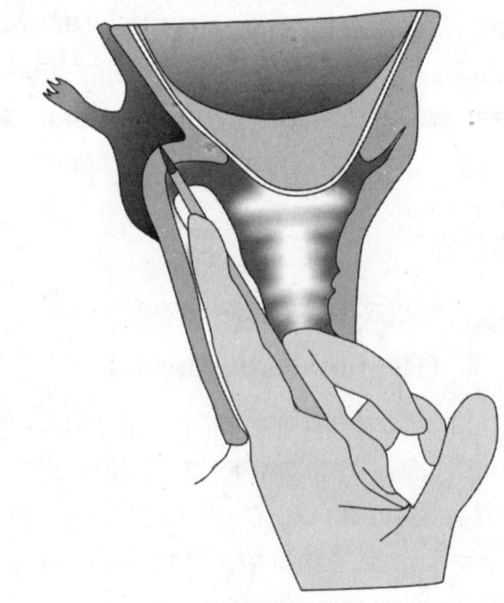

चित्र (Fig.) 33.6: परागर्भाशयग्रीवा के अवरोध की विधि (Methods of paracervical block)

अल्पावधि (Short lived) प्रभाव तथा द्रुत (Rapid) प्रदर्शन के कारण निरंतर अधिदृढ़तानिका (Epidural) पीड़ाहरण में इसका विशेष महत्व होता है।

मूलाधारी अंतःस्यंदन या घुसपैठ (Perineal infiltration): योनिद्वार उच्छेदन (Episiotomy) के पहले मूलाधारी अंतःसरण (Infiltration) संवेदनाहरण का व्यापक उपयोग किया जाता है। उत्तम (या पतली) सुई (Needle) के साथ 10 ml के सिरिन्ज (Syringe) से 10 ml 1% लिग्नोकेन हाइड्रोक्लोराइड (Lignocaine hydrochloride) (Xylocaine जाइलोकेन) की आवश्यकता होती है। प्रस्तावित योनिद्वार-उच्छेदन का स्थल (Site या स्थान) पर मूलाधार (Perineum) में एक पंखाक्रम (Fan-wise) विधि (देखें चित्र 33.7) इसका (जैसे–जाइलोकेन) अंतःसरण किया जाता है जिसे फोरशेट भग के पीछे त्वचा की तह के मध्य भाग से आरम्भ किया जाता है। अंतःस्यंदन के पहले प्रत्येक बार रक्त को बाहर करने के लिए चूषण (Aspiration) अनिवार्य होता है। अंतःस्पंदन के 2–3 मिनट बाद योनिद्वार का उच्छेदन करना चाहिए।

वहिर्गम (या निर्गम) चिमटी या निर्वात निष्कासक के लिए (For outlet forceps or Ventouse): (मूलाधारी और भगोष्ठीय अंतःस्यंदन = Perineal and labial infiltration): वहिर्गम चिमटी या निर्वात निष्कासक के लिए संयुक्त मूलाधारी और भगोष्ठीय अंतःस्यंदन प्रभावी होता है। लम्बी पतली सुई (Needle) के साथ 20 ml का सिरिंज तथा 1% लिग्नोकेन हाइड्रोक्लोराइड (Lignocaine hydrochloride) की आवश्यकता होती है। योनिद्वार (Introitus) के ठीक पीछे सुई प्रवेश करायी जाती है। योनिद्वार उच्छेदन (Episiotomy) मध्यरेखा के दोनों किनारों पर पंखा-क्रम (Fan-wise) विधि से लगभग 10 ml घोल का अंतःसरण किया जाता है। उसके बाद जननांग-उरू और श्रोणि वंक्षण तंत्रिका (Genitofemoral and ilio-inguinal nerve) की जननांगी शाखाओं को अवरूद्ध करने के लिए भग (Vulva) के

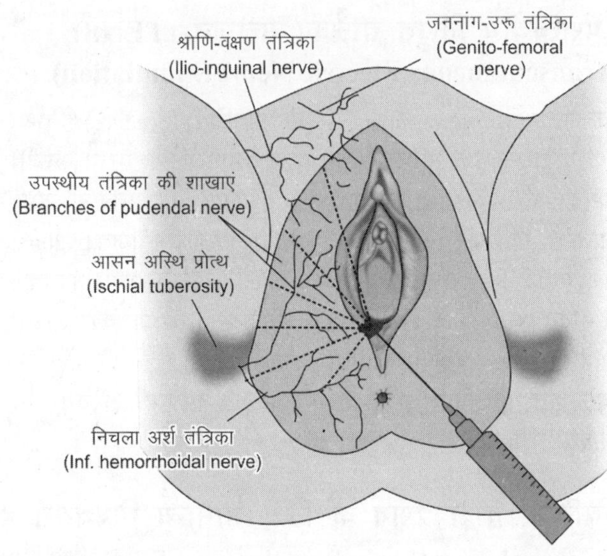

चित्र (Fig.) 33.7: निर्गम चिमटी शल्यक्रिया के लिए भगोष्ठ-मूलाधारी खण्ड की विधि (Methods of labial-perineal block for outlet forceps operation)

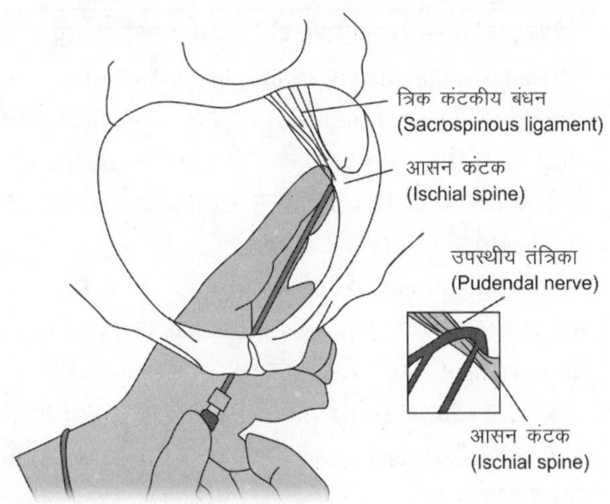

चित्र (Fig.) 33.8: परायोनिक उपस्थीय अवरोध के लिए संवेदनाहरण की विधि (Methods of transvaginal pudendal block)। अन्तर्निवेश में आसन-कंटक के साथ उपस्थीय तंत्रिका का संबंध (Relation of the pudendal nerve to the ischial spine) को लिखें।

प्रत्येक किनारे पर अग्र तीसरे (Anterior-third) भाग तक अग्ररूप से सुई को ले जाना है। प्रत्येक किनारे को अवरूद्ध करने के लिए 5 ml की आवश्यकता होती है।

उपस्थीय तंत्रिका का अवरोध (Pudendal nerve block): इसमें प्रसव की पीड़ा से राहत नहीं मिलती है परन्तु मूलाधारी (Perineal) वेदनाहरण तथा शिथिलन (Relaxation) में यह समर्थ होता है। उपस्थीय तंत्रिका अवरोध का अधिकांशतः उपयोग चिमटी और योनिक नितम्ब प्रसव (Forceps and vaginal breech delivery) के लिए होता है। इसके साथ-साथ उरू या जघन (Thigh) की पश्च त्वचीय तंत्रिका (Cutaneous nerve) की मूलाधारी शाखा तथा श्रोणि-वंक्षण (Ilio-inguignal) तथा जननांग-उरू (Genitofemoral) तंत्रिका की भगोष्ठीय (Labial) शाखाओं को अवरूद्ध (Block) करने के लिए मूलाधारी तथा भगीय (Vulval) अंतःस्यंदन की आवश्यकता होती है। पीड़ाहरण की यह विधि सामान्य संवेदनाहरण (General anesthesia) की अपेक्षा माता और शिशु, दोनों के लिए कम खतरे की होती है।

प्रविधि (Technique): परायोनिक (Transvaginal) या परामूलाधारी (Transperineal) मार्ग द्वारा उपस्थीय तंत्रिका का अवरोध किया जाता है।

परायोनिक मार्ग (Transvaginal route): इस मार्ग को सामान्यतः बेहतर माना जाता है। 20 ml का सिरिन्ज, 15 cm (6 ईंच) की 17–20 गेज (Gauge) मेरू-सुई (Spinal needle) तथा 1% लिग्नोकेन हाइड्रोक्लोराइड के 20 ml की आवश्यकता होती है। एक हाथ की तर्जनी और मध्य अंगुली (Index and middle fingers) को योनि (Vagina) में प्रवेश कराया जाता है, अंगलाग्र (Finger tips) को एक किनारे पर आसन-कंटक (Ischial spine) के शीर्ष पर रखा जाता है। सुई को अंगुलियों की खाँचे (Groove) से होकर आगे बढ़ाना है तथा आसन कंटक के शीर्ष पर योनिक दिवाल को छिद्रित करना है। इसके बाद आसन कंटक के शीर्ष के ठीक ऊपर त्रिकास्थि-कंटक बंधन (Sacro-spinous ligament) को छिद्रित करने के लिए सुई को थोड़ा धकेलना है। रक्त को निकालने के लिए चूषण के बाद 10 ml घोल की सुई देनी है। हाथ को बदलकर दूसरे किनारे की तंत्रिका अवरूद्ध करने के लिए समान क्रियाविधि (Procedure) को अपनाया जाता है। देखें चित्र 33.8।

कंटक (या मेरूदण्ड) का संवेदनाहरण (Spinal anesthesia): प्रसव की पीड़ा को कम करने के लिए तथा प्रसव की तृतीय अवस्था के दौरान मेरूदण्ड के संवेदनाहरण नियोजित किया जा सकता है। सामान्य प्रसव के लिए या योनिद्वार उच्छेदन (Episiotomy) के साथ वहिर्गम चिमटी (Outlet forceps) प्रसव के लिए अवरोध के विस्तार S1 तक करना चाहिए। दीर्घ (Prolonged) मेरूदण्डीय (Spinal) संवेदनाहरण की अपेक्षा संक्षिप्त (Brief) या न्यूनतम (Minimal) मेरूदण्डीय संवेदनाहरण अधिक सुरक्षित होता है। मेरूदण्डीय संवेदनाहरण के लाभ कम भ्रूणीय ऑक्सीक्षीणता हैं जब तक कि निम्न रक्तचाप (Hypotension) तथा न्यूनतम रक्तक्षति (Blood loss) नहीं होती है। प्रविधि (Technique) कठिन नहीं है तथा अंतःश्वसन (Inhalation) संवेदनाहरण की आवश्यकता नहीं होती है, परन्तु रोगियों के 5–10% में मेरूदण्डोत्तर (Postspinal) सिरदर्द होता है।

मेरूदण्डीय संवेदनाहरण के लिए 5% हाइपरबेरिक (Hyperbaric= वायुमंडल दबाव से अधिक दबाव का) लिग्नोकेन (Lignocaine) की 1 ml की सुई रोगी के तृतीय या चतुर्थ कटि-अंतराल (Lumbar interspace) की अवजालतानिका (Subarachnoid) में दी जाती है। प्रथम 10 मिनट के लिए प्रत्येक 3 मिनट पर और उसके बाद प्रत्येक 5 मिनट पर रोगी का रक्तचाप (BP) तथा श्वसन-गति (RT = Respiratory rate) अंकित करना चाहिए। कभी-कभी वाहिका संकीर्णक औषधि (Vasopressor drugs) की आवश्यकता हो सकती है जब रक्तचाप में पर्याप्त कमी होती है।

मेरूदण्डीय संवेदनाहरण के अप्रिय पार्श्व-प्रभाव
(Undesirable side-effects of spinal anesthesia)

(1) अनुकंपी रेशे (Sympathetic fibers) का अवरोधन के कारण निम्न रक्तचाप (Hypotension) जो वाहिका-विस्फारण (Vasodilation) तथा अपर्याप्त (Low) ह्रदयी वहिर्वेश (Cardiac output) की ओर अग्रसर होता है।
(2) श्वसन-मंदन (Respiratory depression) हो सकता है।
(3) मेरूदण्डोत्तर सिरदर्द (Postspinal headache) जो निम्न (Low) या उच्च (High) प्रमस्तिष्क-मेरूद्रव (CSF=Cerebrospinal fluid) दबाव तथा CSF के रिसाव (Leakage) के कारण होता है।
(4) तानिका शोथ (Meningitis) जो दोषपूर्ण अपूतिता (Asepsis) के कारण होता है।
(5) अस्थायी या स्थायी अंगघात (Transient or permanent paralysis)
(6) स्थानीय संवेदनाहारी (या निश्चेतक) औषधि (Local anesthetic drugs) की विषाक्त (Toxic) प्रतिक्रिया
(7) मिचली (Nausea) और वमन (Vomiting)
(8) मूत्र-अवरोध (Urinary retention)

रोगी नियंत्रित निश्चेतन (PCA) (Patient-controlled Anesthesia)

स्वयं रोगी (माता) द्वारा एक पम्प से अंतःशिरीय (Intravenous) मार्ग से होकर निरंतर या आंतरायिक (Intermittent) आवश्यकता दर पर स्वापक (Narcotics) का प्रयोग (या अंतर्गहण) किया जाता है। धात्री (Midwives) द्वारा दीर्घ अंतर पर बड़ी खुराक देने की अपेक्षा यह बेहतर पीड़ा-नियंत्रक होता है। इस विधि में मातृक संतुष्टि भी अधिक होती है। सामान्यतः उपयोग में आने वाली औषधि है – पैथिडीन (Pethidine), मेपेरिडीन (Meperidine), फेन्टानिल (Fentanyl)।

मनोरोगरोधन (Psychoprophylaxis)

इसे स्वाभाविक शिशु-जनन (Natural child birth) भी कहा जाता है। यह प्रसवपूर्व (Antenatal) तैयारी की एक मनोवैज्ञानिक विधि है जिसका उद्देश्य प्रसव के दौरान पीड़ा और कठिनाई को कम करना है। अधिकतर महिलाओं के लिए प्रसव आशंका (Apprehension), डर (Fear) और यंत्रणा (Agony=असहय पीड़ा) का समय होता है। उचित प्रसवपूर्व तैयारी के फलस्वरूप बहुमत महिलाओं में प्रसव आसान और पीड़ाहीन होता है।

शिथिलन और प्रेरणा (Relaxation and motivation) से डर और आशंका को अधिक सीमा तक कम किया जा सकता है। रोगी को प्रसवपूर्व कक्षा में गर्भावस्था और प्रसव के क्रियाविज्ञान (Physiology) के बारे में शिक्षा दी जाती है। इस प्रबंध में पति को भी शामिल किया जाता है। पति के प्रसव में उपस्थिति से पत्नी (प्रसूति) को अनुवातन प्रयास (Bearing down efforts) में प्रोत्साहन मिलता है तथा पीड़ाहरण (Analgesia) की कम आवश्यकता होती है।

परात्वचीय विद्युत तंत्रिका उत्तेजन (TENS) (Transcutaneous Electric Nerve Stimulation)

यह एक अनाक्रामक (Non-invasive) क्रियाविधि (Procedure) है तथा प्रसव के दौरान अनेक महिलाएँ इसे बेहतर मानती (या पसंद करती) हैं। विद्युदग्र (Electrodes) को T10-L1 तथा S2-4 के स्तर से ऊपर रखा जाता है। पीड़ा के अनुसार विद्युत-धारा (Current) समंजित (Adjust) की जा सकती है। अंतरा तंत्रिकाणु स्तर (Inter-neurone level) से होकर संचारी मुक्ति (Transmitter release) के अवरोधन द्वारा यह कार्य करता है। तथापि (However), पीड़ा प्राप्तांक (Pain score) में किसी परिवर्तन का अवलोकन नहीं किया गया था जब TENS का बटन (स्विच) बंद (Off) किया गया था।

शल्यक्रिया द्वारा प्रसव के लिए सामान्य निश्चेतन (General Anesthesia for Cesarean Section)

शल्यक्रिया द्वारा प्रसव के लिए सामान्य निश्चेतन के महत्वपूर्ण विचार या महत्व निम्नलिखित हैं – (1) चयनात्मक या आपात क्रियाविधि (Selective or emergency procedure) के रूप में, (2) माता में पूर्ण उदर (Full stomach) हो सकता है जिसमें शिशु का अंतःश्वसन (Aspiration) की संभावना बढ़ती है। (3) औषधियों की अधिक संख्या का अपरा-अवरोधक से पारगमन होता है जिससे शिशु मंदित (Depressed) हो सकता है। (4) वाष्पशील (Volatile) निश्चेतक कर्मक (Anesthetic agents) जैसे-ईथर (Ether), हैलोथेन (Halothane) द्वारा गर्भाशयी संकुचनशीलता (Uterine contractility) कम हो सकती है। (5) ऑक्सीक्षीणता (Hypoxia) तथा अति CO_2 रक्तता (Hypercapnia) हो सकती है। (6) गर्भाशयी उच्छेदन (Incision) से जनन (Delivery) तक समयान्तर (Time interval) का सीधा संबंध भ्रूणीय अम्लरक्तता (Fetal acidosis) तथा ऑक्सीक्षीणता के साथ होता है। (7) प्रसव (या जनन) के पहले सामान्य निश्चेतक के शिशु पर प्रभावन (Exposure) जितना अधिक समय तक होगा, उतना ही अधिक कम अपगर प्राप्तांक (Apgar score) होगा। [अपगर प्राप्तांक = शिशु के जन्म के तत्काल बाद उसकी सामान्य स्थिति के मूल्यांकन की एक विधि, अपगर एक अमेरिकी संवेदनाहरक (Anesthetist) – 1909–1974 था]

सामान्य निश्चेतन (General anesthesia): अवसादक (Sedatives) या स्वापक (Narcotics) के साथ पूर्वशल्यक (Preoperative) औषधि-प्रयोग (Medication) की इसमें आवश्यकता नहीं होती है क्योंकि वे भ्रूण (Fetus) के श्वसन-मंदन (Respiratory depression) का कारण बन सकते हैं।

कसकर बंधे मुखच्छद (Mask) द्वारा 3 मिनट से अधिक 100% ऑक्सीजन का अंतर्ग्रहण कराया जाता है। निश्चेतन (या संवेदनाहरण) का प्रेरण (Induction) 200–250 mg (या 4 mg/kg) थायोपेन्टोन सोडियम (Thiopentone sodium) की अन्तःशिरीय (IV) सुई द्वारा 2.5% घोल के रूप में किया जाता है जिसके बाद 100 mg प्रशीतित (Refrigerated) सुक्सामेथोनियम (Suxamethonium) द्वारा सहायक (Assistant) को वलयाकार (Cricoid) दबाव लगाना चाहिए क्योंकि चेतना (Consciousness) खो जाती है। रोगी के एक बंधित (Cuffed) अंतःश्वासनली (Endotracheal tube) के साथ नलिकाकरण किया जाता है तथा बंध (कफ) को फुलाया जाता है। निश्चेतन का अनुरक्षण (Maintain)

50% नाइट्रस ऑक्साइड, 50% ऑक्सीजन तथा हैलोथेन (Halothane) के लेश (Trace) (0.5%) के साथ किया जाता है। शिथिलन (Relaxation) का अनुरक्षण ध्रुवण पेशी-शिथिलकारक (Nondepolarizing relaxant) [बेकुरोनियम ब्रोमाइड (Vecuronium bromide) 4 mg या ऐट्राकुरियम (Atracurium) 25 mg] के साथ किया जाता है। शिशु के जनन के बाद नाइट्रस ऑक्साइड की सान्द्रता (Concentration) को बढ़ाकर 70% किया जाता है तथा निश्चेतन के पूरक के लिए स्वापक (Narcotics = संवेदनमंदक) की अंतःशिरीय सुई दी जाती है।

सामान्य निश्चेतन की जटिलता (Complications): जठरीय सामग्री (Gastric contents) का अंतःश्वसन (Aspiration) [मेनडेलसन संलक्षण (Mendelson's syndrome)] एक गंभीर तथा जीवन के खतरे से पूर्ण होता है। प्रसव के दौरान रक्तोद में प्रोजेस्टेरोन (Serum progesterone) की अधिक मात्रा (High level) होने के कारण विलंबित जठरीय रिक्तिकरण, ह्रासित मोटिलिन (Decreased motilin) तथा मातृक आशंका (Maternal apprehension) पूर्वानुकूलन (Predisposing) कारक होते हैं। रासायनिक फुफ्फुस शोथ (Pneumonitis) तथा श्वसनी-फुफ्फुस दाह (Broncho-pneumonia) के विकास के साथ जठरीय अम्ल के पदार्थों ($pH<2.5$) के अंतःश्वसन के कारण जटिलता होती है। रोगी में हृदप्रवेग (Tachycardia), निम्नरक्तचाप (Hypotension), श्यावता या नीलिमा (Cyanosis), श्वसनी–आक्षेप (Bronchospasm) होता है।

निवारण (Prevention): जटिलता को रोकने के लिए निम्नलिखित सुरक्षात्मक उपायों (Measures) को अपनाना चाहिए –

(1) प्रसव के दौरान रोगी को खाने (बाहर) की अनुमति नहीं देनी चाहिए।
(2) पूर्व रात्रि (Before night) (संवेदनाहरण देने के पहले) को H_2–रोधक (Blocker) [मुखीय रूप से (Orally) 150 mg रैनिटिडीन (Ranitidine)] देना चाहिए तथा सामान्य निश्चेतन के प्रयोग के एक घंटा पहले 50 mg IM (अंतःपेशीय) IV (अंतः शिरीय 50 mg रैमिटिडीन की आवृत्ति करनी है जो जठरीय (Gastric) pH को बढ़ाने के लिए है।
(3) जठरीय (Gastric) आयतन को कम करने तथा निचली ग्रसिका-अवरोधिनी (Esophageal sphincter) के तान (Tone) को बढ़ाने के लिए पूर्व-ऑक्सीजनीकरण (Preoxygenation) के न्यूनतम 3 मिनट के बाद मेटोक्लोप्रामाइड (10 mg IV) दिया जाता है।
(4) विद्यमान (Existing) जठरीय अम्ल को उदासीन (Neutralize) करने के लिए रोगी को शल्यशाला (OT) में स्थानांतरित करने के पहले मुखीय रूप से (Orally) अकणाकार प्रति अम्ल (Non-particulate antacid) (0.3% मोलीय सोडियम साइट्रेट 30 ml) दिया जाता है।
(5) प्रेरण (Induction) के बाद पर्याप्त वलयाकार (Cricoid) दबाव के साथ नलिकाकरण (Intubation), (6) जाग्रत नलिका-निष्कासन (Awake extubation) एक दिनचर्या (Routine) होनी चाहिए।

प्रबंध (Management): अन्तःश्वसनित (Inhaled) द्रव को निष्कासित करने के लिए मुख-ग्रसनी (Oropharynx) तथा नासिका-ग्रसिका (Nasopharynx) का तत्काल चूषण (Suction) किया जाता है। यदि कोई बड़ा पदार्थ रहता है तब श्वसनी दर्शन (Bronchoscopy) की आवश्यकता हो सकती है। धमनीय (Arterial) ऑक्सीजन संतृप्ति (Saturation) 95% का अनुरक्षण (Maintain) करने के लिए निरंतर सकारात्मक दबाव का संवातन (Ventilation) किया जाता है। स्पंद रक्त ऑक्सीजन मापी (Pulse oximeter) उपयोगी होता है। जब संक्रमण (Infection) का संकेत होता है तब प्रतिजैविक औषधि (Antibiotics) दी जाती है। कॉर्टिकोस्टेरॉयड (Corticosteroid) की भूमिका (Role) संदिग्ध (Doubtful) होती है।

सामान्य संवेदनाहरण (Anesthesia) की अन्य जटिलताएँ (Complications) हैं– (i) नलिका-निवेशन (Intubation) तथा संवातन की विफलता (ii) मिचली (Nausea), वमन (Vomiting) तथा गलशोथ (Sorethroat)।

सारांश (Key Points)

(1) ऑक्सिटोसिक (Oxytocics) औषधि है जिसका उपयोग गर्भाशय के संकुचन (Uterine contractions) को उत्तेजित करने के लिए होता है।
(2) ऑक्सिटोसिन (Oxytocin) का उपयोग गर्भावस्था (Pregnancy), प्रसव (Labor) तथा प्रसवोत्तर काल (Puerperium) में किया जा सकता है। ऑक्सिटोसिन का परहेज (Contraindications) तथा खतरे (Dangers) का मूल्यांकन सावधानी से करने की आवश्यकता होती है।
(3) नियंत्रित अंतःशिरीय निवेश या टपकन (Intravenous infusion) द्वारा ऑक्सिटोसिन दिया जाता है। टपकन के दौरान महिला का सावधानी के साथ अवलोकन करना आवश्यक होता है।
(4) मेथर्जिन (Methergin) [अर्गाट व्युत्पतिक (Ergot derivative)] का उपयोग मुखीय रूप से (Orally) या आंत्रेत्तर रूप से (Parenterally) किया जा सकता है। क्रिया में यह ऑक्सिटोसिन से भिन्न होता है। अर्गाट व्युत्पतिकों के चिकित्सा सुझावों (Indications), परहेजों तथा खतरों का मूल्यांकन सावधानी के साथ करना चाहिए।
(5) प्रोस्टेग्लैन्डिन (Prostaglandins) का व्यापक उपयोग प्रासूतिक कार्य (Obstetrics) में किया जाता है। इसके अनेक लाभ होते हैं। विभिन्न निर्मितियों (Preparations) में से PFE_2 PGF_2 तथा PGE_1 का सामान्यतः उपयोग किया जाता है। प्रसव के चिकित्सीय प्रेरण (Medical induction) में ऑक्सिटोसिन की तुलना में प्रोस्टेग्लैन्डिन में अधिक लाभ होते हैं।
(6) गर्भाशय में सामान्यतः प्रयुक्त उच्चरक्तचाप-रोधी औषधि (Commonly used antihypertensives) हैं – मेथिलडोपा (Methyldopa), लेबिटालॉल (Labetalol), हाइड्रालेजीन (Hydralazine) तथा निफेडाइपिन (Nifedipine)। उच्चरक्तचाप के संकट (Crisis) में नाइट्रोग्लिसरीन (Nitroglycerin) तथा नाइट्रोप्रूसाइड (Nitro-prusside) का उपयोग किया जाता है। गर्भावस्था में कैप्टोप्रिल (Captopril) से बचना चाहिए।
(7) सामान्यतः प्रयुक्त प्रसूति-क्षयी औषधि (Tocolytics) हैं–बीटामिमेटिक्स (Betamimetics) [टर्बुटालीन (Terbutaline), रिटोड्रिन (Ritodrine), आइसोसुप्रिन (Isoxsuprine)], इन्डोमेथासीन (Indomethacin), कैल्सियम मार्ग रोधक (Calcium channel blockers), मैग्नीशियम सल्फेट (Magnesium sulfate) ऑक्सिटोसिन प्रतिरोधी (Antagonists) तथा नाइट्रिक ऑक्साइड दाता (Donors)।

(8) आक्षेपीरोधी (Anticonvulsants) जैसे–मैग्नीशियम सल्फेट ($MgSO_4$), डायजिपैम (Diazepam) तथा फेनिटोइन (Phenytoin) का उपयोग गर्भावस्था में किया जाता है परन्तु पसंद की औषधि (Drug of choice) $MgSO_4$ है।

(9) नवजात शिशु (Neonate) में औषधि प्रभावन (Exposure) के खतरे के विरूद्ध स्तनपान (Breastfeeding) के लाभ को अधिक महत्व देना चाहिए। इसके संबंध में कुछ सामान्यतः प्रयुक्त औषधियों की सूचना [देखें सारणी 33.12] उपलब्ध है।

(10) विरूपोत्पादजन या टेरैटोजेन (Teratogens) अपना प्रभाव विभिन्न क्रियाविधियों (Mechanisms) द्वारा डालता है। औषधि का खतरा औषधि के अपरा-स्थानांतरण (Placental transfer) पर तथा गर्भकाल पर निर्भर करता है। इस प्रकार की सामान्यतः प्रयुक्त औषधियों की सूचना (देखें सारणी 33.13) उपलब्ध (Available) है।

(11) अफीम की पीड़ाहर औषधि (Opioid analgesics) का उपयोग सामान्यतः प्रसव में किया जाता है। अंतःश्वसन (Inhalation) विधियों में सामान्यः पूर्वमिश्रित (Premixed) नाइट्रसऑक्साइड तथा ऑक्सीजन का उपयोग होता है।

(12) अधिदृढ़तानिका का पीड़ाहरण (Epidural analgesia): यह क्षेत्रीय पीड़ाहरण की सर्वाधिक सुरक्षित और सरलतम विधि है। इसके उपयोग का परहेज और जटिलता का ज्ञान होना चाहिए। कुछ उदाहरणों या रोगियों (Cases) में यह विशेष रूप से लाभदायक होता है।

(13) उपस्थीय खण्ड (Pudendal block): मूलाधारी (Perineal) पीड़ाहरण के लिए यह उत्तम होता है तथा इसका उपयोग चिमटी (Forceps) तथा योनिक नितम्ब प्रसव (Vaginal breech delivery) के लिए किया जाता है।

(14) मेरूदण्ड का निश्चेतन या संवेदनाहरण (Spinal anesthesia): इसमें कुछ लाभ होते हैं परन्तु इसके पार्श्व-प्रभाव (Side-effects) से बचने के लिए इसका उपयोग पूर्वावधान के साथ (Carefully) करना चाहिए।

(15) मेन्डेलसन संलक्षण (Mendelson's syndrome): यह सामान्य निश्चेतन (General anesthesia) की एक गंभीर जटिलता (Complication) है। जब सुरक्षात्मक उपायों (Safety measures) को पहले से ही अपनाया जाता है तब इसका निवारण (Prevention) किया जा सकता है।

अध्याय

34

प्रसव का प्रेरण
(Induction of Labor)

परिभाषा (Definition)

प्रसव के प्रेरण का अर्थ है: योनिक प्रसव (Vaginal delivery) के प्रयोजन के लिए किसी विधि (Method): चिकित्सीय (Medical), शल्यक (Surgical) या संयुक्त (Combined) विधि द्वारा गर्भाशयी संकुचन (Uterine contractions) का प्रारंभ [जीवन क्षमता (Viability) की अवधि (Period) के बाद]

रोगी और परिवार के सदस्यों को इसके लाभ, संभावित जटिलता तथा शल्यक्रिया द्वारा प्रसव (Cesarean section) की सम्भावना के बारे में सूचित करना चाहिए।

आवर्धन (Augmentation) गर्भाशयी संकुचन के उत्तेजन की प्रक्रिया है जो संकुचन पहले से ही उपस्थित है परन्तु अपर्याप्त (Inadequate) पाया जाता है।

प्रसव के प्रेरण का प्रायोजन (Purpose): जब माता या भ्रूण (Fetus) के लिए गर्भावस्था की निरंतरता का खतरा अधिक होता है तब प्रेरण (Indication) का चिकित्सा-सुझाव दिया जाता है। प्रेरण के पहले गर्भ का काल (Gestational age) तथा भ्रूण के फुफ्फुस के पूर्ण विकास (Pulmonary maturity) के संबंध में चिकित्सक को सुनिश्चित होना चाहिए। विरले ही (Rarely) कालपूर्व (Preterm) प्रेरण करना पड़ता है।

प्रसव का चयनात्मक प्रेरण (Elective induction of labor): इसका अर्थ बिना किसी स्वीकार्य चिकित्सा सुझाव के गर्भावस्था का अंत (या गर्भपात) कराना या करना है। यह रोगी, प्रसूति विज्ञानी (Obstetrician) या चिकित्सालय की सुविधा के लिए होता है जब तक कि एक चयनात्मक रोगी [जैसे–तीव्र प्रसव के इतिहास के रोगी] नहीं होता है तब तक सामाजिक चिकित्सा-सुझाव (Social indications) को स्वीकार नहीं करना चाहिए। मुख्य खतरे (Dangers) हैं – औषधजनक कालपूर्वता (Iatrogenic prematurity), विफल प्रेरण के लिए वर्धित (Increased) शल्यक्रिया द्वारा प्रसव (Cesarean delivery)।

प्रसव का प्रेरण (IOL = Induction of labor) के सामान्य चिकित्सा–सुझाव (Common indications): (1) पूर्णगर्भोत्तर अवस्था (Postmaturity) (2) प्राकगर्भाक्षेपक तथा गर्भाक्षेपक (Pre-eclampsia – Eclampsia), (3) अंतःगर्भाशयी भ्रूणीय मृत्यु (Intrauterine fetal death) (4) प्रसवपूर्व रक्स्राव (Antepartum hemorrhage), (5) झिल्ली का कालपूर्व विदार (Premature rupture of the membranes) (6) दीर्घकालिक अतिउल्वीद्रव (Chronic hydramnios) (7) भ्रूण की जन्मजात कुरचना (Congenital malformation of the fetus)।

प्रसव के प्रेरण के पहले मूल्यांकन करने के लिए प्राचल (Parameters to be Assessed Prior to Induction of Labor)

जब भ्रूणीय हित के लिए प्रेरण पर विचार किया जाता है तब एक विशेषज्ञ या चिकित्सक को भ्रूण की आयु तथा फुफ्फुसीय परिपक्वता (Gestational age and pulmonary maturity of the fetus) के बारे में सुनिश्चित होना चाहिए। तथापि (However), मातृक हित (Maternal interest) के लिए प्रेरण भ्रूण की उपेक्षा के लिए बाध्य हो सकता है। फिर भी निम्नलिखित प्राचलों (पैरामीटर) का मूल्यांकन करना है–

(1) प्रेरण के सुझाव के बारें में निश्चित होना (Be sure)
(2) गर्भ (या भ्रूण) की आयु तथा अनुमानित (भ्रूण) भार को निश्चित करना (Ensure fetal gestational age and the estimated weight)
(3) प्रसव के प्रेरण (IOL) के परहेजों को निषिद्ध (Exclude) करना
(4) बिशॉप प्राप्तांक (Bishop score) का मूल्यांकन (Assess) करना।
(5) भ्रूण के कल्याण (Well-being) को सुनिश्चित करना।

गर्भाशय-ग्रीवा का परिपक्वन (Cervical ripening): यह गर्भाशय-ग्रीवा (Cervix) में जटिल (Complex) जीव-रासायनिक (Biochemical) परिवर्तनों की एक श्रृंखला (Series) है जिसके मध्यस्त हार्मोन होते हैं। गर्भाशय-ग्रीवा का कोलेजन (Collagen) तथा आधार-सामग्री (Gound substance), दोनों में परिवर्तन होता है। अंततः गर्भाशय-ग्रीवा कोमल तथा लचीली हो जाती है।

प्रसव के प्रेरण की विधियाँ (Methods of Induction of Labor)

I. औषधीय (Medical)
II. शल्यक (Surgical)
III. संयुक्त या मिश्रित (Mixed)

औषधीय प्रेरण (Medical Induction)

प्रयुक्त औषधि (Drugs used): (1) प्रोस्टेग्लैन्डिन (= PGE_2, PGE_1, $PGF_{2\alpha}$), (2) ऑक्सिटोसिन (3) मिफेप्रिस्टोन (Mifepristone)

सारणी (Table) 34.1: प्रसव के प्रेरण के सुझाव और परहेज
(Indications and contraindications of induction of labor)

प्रसव के प्रेरण के चिकित्सा सुझाव (Indications of IOL)	**प्रसव के प्रेरण के परहेज (Contraindications of IOL)**
• प्राक्-गर्भाक्षेपक (Pre-eclampsia) गर्भाक्षेपक (Eclampsia)	(1) संकुचित श्रोणि (Contracted pelvis) तथा सिर-श्रोणीय असंगति (Cephalopelvic disproportion)
• मातृक चिकित्सीय जटिलता (Maternal medical complications): – मधुमेह (Diabetes mellitus) – दीर्घकालिक वृक्क रोग (Chronic renal disease)	(2) अप्रकृत गर्भस्थिति (Malpresentation) [अनुप्रस्थ (Transvere) या तिर्यक अवस्थिति (Oblique lie)]
• पूर्णगर्भोत्तर अवस्था (Postmaturity)	(3) पूर्ववर्ती विशिष्ट शल्यक्रिया द्वारा प्रसव (Previous classical cesarean section) या गर्भाषय-उच्छेदन (Hysterotomy)
• अवखण्डित अपरा (Abruptio placenta)	(4) गर्भाशय-अपरा कारक (Uteroplacental factors) अव्याख्यित योनिक रक्तश्राव (Unexplained vaginal bleeding), वाहिनी-भ्रंश (Vasaprevia), अपरा-भ्रंश (Placenta previa)
• अंतःगर्भाशयी विकास मंदन (IUGR = Intrauterine Growth Retardation)	(5) सक्रिय जननांगी हर्पीज संक्रमण (Active genital herpes infection)
• रीसस-समप्रतिरक्षण (Rh-Isoimmunization)	(6) भ्रूणीय संकटापन्न (Fetal compromise) के साथ गर्भावस्था का अत्यधिक खतरा
• झिल्ली का कालपूर्व विदार (Premature rupture of membranes)	(7) हृदय रोग (Heart disease)
• वृहत जन्मजात असंगति के साथ भ्रूण (Fetus with a major congenital anomaly)	(8) श्रोणीय अर्बुद (Pelvic tumor)
• भ्रूण की अंतःगर्भाशयी मृत्यु (Intrauterine death of the fetus)	(9) प्रासूतिक या चिकित्सीय जटिलता (Obstetric or medical complications) के साथ प्रथम बार प्रौढ़ स्त्री की गर्भावस्था (Elderly primigravida)
• अल्पउल्वीद्रव (Oligohydramnios) अतिउल्वीद्रव (Polyhydramnios)	
• लम्बवत अवस्थिति (Longitudinal lie) सुधार के बाद अस्थिर अवस्थिति (Unstable lie)	

प्रोस्टेग्लैन्डिन (देखें सारणी 34.5): यह स्थानीय रूप से निकटस्थ कोशिका पर क्रिया करता है [स्वश्रावी तथा पराश्रावी हार्मोन (Autocrine and paracrine hormones)], PGE_2 तथा $PGF_{2\alpha}$ दोनों ही गर्भाशय पेशी-स्तर के संकुचन (Myometrial contraction) का कारण बनते हैं। परन्तु PGE_2

प्रसव के प्रेरण के खतरे (Dangers of ILO):

खतरे माता तथा भ्रूण, दोनों के लिए होते हैं जो निम्नलिखित हैं –

मातृक (Maternal)	**भ्रूणीय (Fetal)**
(1) मनोवैज्ञानिक अशांति (Psychological upset), इसके अतिरिक्त जब प्रेरण विफल हो जाता है तब शल्यक्रिया द्वारा प्रसव (Cesarean section) की आवश्यकता होती है।	(1) औषधिजनक कालपूर्वता (Iatrogenic prematurity)
(2) अपसामान्य (Abnormal) गर्भाशयी क्रियाशीलता के कारण दीर्घ (Prolonged) प्रसव की प्रवृत्ति	(2) अव्यवस्थित (Disordered) गर्भाशयी क्रियाशीलता के कारण आक्सीक्षीणता (Hypoxia), दीर्घप्रसव तथा शल्यक हस्तक्षेप (Surgical interference)
(3) प्रसव के दौरान पीड़ाहरण (Analgesia) की अधिक आवश्यकता (Increased need)	
(4) अधिक रुग्नता (Increased morbidity)	

सारणी (Table) 34.2: प्रसव के सफल प्रेरण के लिए कारक (Factors for successful induction of labor)

(1) गर्भावस्था की अवधि (Period of gestation)	गर्भावस्था लगभग पूर्णअवधि (Term) या पूर्णगर्भोत्तर काल (Post-term) – अधिक सफल (More successful)
(2) प्रेरणपूर्व प्राप्तांक (Preinduction score)	विशॉप प्राप्तांक (Bishop score) ≥ 6 अनुकूल होता है। गर्भाशय-ग्रीवा का विस्फारण (Cervical dilation) सर्वाधिक महत्वपूर्ण होता है।
(3) गर्भाशय की संवेदनशीलता (Sensitivity of the uterus)	सकारात्मक ऑक्सिटोसिन संवेदनशीलता परीक्षण अनुकूल (Favorable) होता है।
(4) रोगी का पार्श्व-चित्र (Case profile)	प्रसवा महिला (Parous woman) में तथा PROM (Premature rupture of membranes) के साथ रोगियों में अनुकूल। प्रथम बार गर्भिणी प्रौढ़ महिला (Elderly primigravida) में कम अनुक्रियाशील (Less responsive) या मृत भ्रूण का दीर्घकाल तक धारण करने वाली महिला में कम अनुक्रियाशील

सारणी (Table) 34.3: विशॉप के प्रेरण पूर्व गर्भाशय-ग्रीवा की प्राप्तांकन व्यवस्था (संशोधित)
Bishop's pre-induction cervical scoring system (modified)

प्राचल या पैरामीटर (Parameters)	प्राप्तांक (Score) 0	1	2	3
गर्भाशय-ग्रीवा (Cervix)				
विस्फारण (Dilation) (cm)	बंद (Closed)	1–2	3–4	5+
गर्भाशय-ग्रीवा की लम्बाई (cm)	3	2	1	0
अनुरूपता (Consistency)	दृढ़ (Firm)	सामान्य (Medium)	कोमल (Soft)	–
अवस्थिति (Position)	पश्च (Posterior)	गध्य रेखा (Midline)	अग्र (Anterior)	–
सिर (Head): ठहराव (Station)	–3	–2	–1,0	+1, +2

कुल प्राप्तांक = 13, अनुकूल प्राप्तांक = 6–13, प्रतिकूल प्राप्तांक = 0–5
(Total score) (Favorable score) (Unfavorable score)

गर्भाशय-ग्रीवा के परिपक्वन की विधियाँ (Methods of cervical ripening): इन्हें दो समूहों–औषधीय (Pharmacological) तथा अनौषधीय (Non-pharmacological) विधियों में वर्गीकृत किया गया है–

औषधीय विधि (Pharmacological methods)	**अनौषधीय विधि (Non-pharmacological methods)**
(1) प्रोस्टेग्लैन्डिन (PGS=Prostaglandins) डिनो प्रोस्टोन (Dinoprostone, PGE_2) मिसोप्रोस्टॉल (Misoprostol, PGE_1) डिनोप्रोस्ट (Dinoprost, PGF_2)	(1) झिल्ली का आवरण हटाना (Stripping the membranes)
(2) ऑक्सिटोसिन (Oxytocin)	(2) उल्व-उच्छेदन (Amniotomy) (Artificial rupture of the membranes = झिल्ली का कृत्रिम विदार)
(3) स्टेरॉयड ग्राही प्रतिरोधी (Steroid receptor antagonists) (Balloon catheter) – मिफेप्रिस्टोन (Mifepristone) (RU486) – ओनाप्रिस्टोन (Onapristone) (ZK98299)	(3) यांत्रिक विस्फारक (Mechanical dilator), परासरणी विस्फारक (Osmatic dilators) (Laminaria), बैलून (या गुब्बारा) नालशलाका
(4) रिलैक्सिन (Relaxin)	

मुख्यतः गर्भाशय-ग्रीवा के परिपक्वन (Cervical ripening) के लिए आवश्यक (या महत्वपूर्ण) होता है जबकि $PGF_{2\alpha}$ गर्भाशय पेशीस्तर के संकुचन के लिए। PGE_2 में अधिक कोलैजन-क्षयी (Collagenolytic) गुण होता है तथा ऑक्सिटोसिन के लिए गर्भाशय पेशीस्तर (Myometrium) को संवेदनशील (या सुग्राही) भी करता है। डिनोप्रोस्टोन (Dinoprostone) (PGE_2=0.5 mg) श्लिषि (Gel=जेल) के अंतःगर्भाशयी ग्रीवा उपयोग (Intracervical application) को गर्भाशय-ग्रीवा के परिपक्वन के लिए स्वर्णमानक (Gold standard) माना जाता है। 3–4 खुराक (Doses) की पुनरावृत्ति (Repeat) 6 घंटे के बाद की जा सकती है, यदि आवश्यक है। उपयोग के बाद महिला को 30 मिनट के लिए शैय्या (Bed) पर होना चाहिए तथा गर्भाशयी क्रियाशीलता तथा भ्रूणीय हृदयगति (FHR = Fetal heart rate) के लिए परिवीक्षण (Monitoring) किया जाता है।

मिसोप्रोस्टॉल (Misoprostol) (PGE1) का उपयोग आजकल परायोनिक रूप से (Transvaginally) या मुखीय रूप से (Orally) प्रसव के प्रेरण के लिए किया जाता है। 25 μg ($\mu=10^{-6}$) की एक खुराक (Dose) परायोनिकरूप से प्रत्येक 3 घंटे पर अधिकतम 3 या 4 खुराक या मुखीय रूप से प्रत्येक 4 घंटे पर 50 μg की खुराक प्रभावी होती है क्योंकि PGE_2 ग्रीवा-परिपक्वन तथा प्रसव-प्रेरण दोनों के लिए होता है। इसके पार्श्व-प्रभाव (Side-effects) हैं – वेग-प्रकुंचन (Tachysystole), नवविष्ठा का पारगमन (Meconium passage) तथा संभवतः गर्भाशयी विदार (Uterine rupture)। पूर्ववर्ती शल्यक्रिया द्वारा प्रसव (Cesarean birth) की महिलाओं में इसका परहेज (या निषेध) होता है।

ऑक्सिटोसिन (Oxytocin) एक अंतःशिरीय (Endogenous) गर्भाशय-तानिक (Uterotonic) है जो गर्भाशयी संकुचन को उत्तेजित करता है। ऑक्सिटोसिन ग्राही (Receptors) जो गर्भाशयी पेशीस्तर में उपस्थित होते हैं, वे गर्भाशय-ग्रीवा (Cervix) की अपेक्षा बुघ्न (Fundus) में अधिक होते हैं। गर्भावस्था के दौरान तथा प्रसव में ग्राही की मात्रा (Concentrations) में वृद्धि होती है। ग्राही मध्यस्ता (Receptor mediation), वोल्टेज मध्यस्त (Voltage mediated) कैल्सियम मार्ग (Channels) तथा प्रोस्टेग्लैन्डिन उत्पादन द्वारा ऑक्सिटोसिन क्रिया करता है। लघु (या अल्प) अर्धजीवन (Short half-life) (3–4 मिनट) के कारण प्लाविका मात्रा (Plasma level) में तेजी से कमी होती है जब अंतःशिरीय निवेश (Intravenous infusion) को रोका जाता है।

मिफेप्रिस्टोन (Mifepristone) प्रोजेस्टेरोन ग्राहीप्रतिरोधी (Progesterone receptor antagonists) दोनों-प्रोजेस्टेरोन और ग्लूकोकॉर्टिकॉयड (Glucocorticoid) ग्राहियों को अवरूद्ध करता है। गर्भाशय-ग्रीवा (Cervix) को परिपक्व करने (Ripen) तथा प्रसव को प्रेरित करने (Induce) के लिए योनिक रूप से (Vaginally) दैनिक RU486, 200 mg दो दिन तक देना प्रभावी होता है।

ओनाप्रिस्टोन (Onapristone): यह एक अधिक चयनात्मक प्रोजेस्टरोन ग्राही पूतिरोधी (More selective progesterone receptor antagonists) होता है।

देखें सारणी (Tables) 34.4 और 34.5।

शल्यक प्रेरण (Surgical Induction)

विधियाँ (Methods): I. झिल्ली का कृत्रिम (या यांत्रिक) विदार (ARM = Artificial rupture of the membranes): (A) झिल्ली का निम्न विदार (LRM=Low rupture of the membranes) तथा (B) झिल्ली का उच्च विदार (HRM= High rupture of the membranes) जो अप्रचलित (Obsolete) है। II. झिल्ली का निरावृतीकरण या आवरण हटाना (Stripping the membranes)

प्रसव के प्रारम्भ का रचनातंत्र (Mechanism of onset of labor): इसका संबंध (1) गर्भाशय-ग्रीवा के तानन (Stretching of the cervix) (2) झिल्ली का पृथक्करण (Separation of the membranes) (Liberation of the prostaglandins = प्रोस्टेग्लैन्डिन की मुक्ति) तथा (3) उल्वीद्रव के आयतन में कमी (Reduction of amniotic fluid volume) के साथ होता है। प्रभाविता (Effectiveness) निर्भर करती है – (1) गर्भाशय-ग्रीवा की स्थिति तथा (2) भ्रूण के प्रस्तुत भाग का स्थान (Station of the presenting part)। जब उल्व-उच्छेदन (Amniotomy) ऑक्सिटोसिन के साथ संयुक्त होता है तब इन दोनों के एकल रूप से किसी भी एक विधि की अपेक्षा प्रेरण और जनन के बीच समय कम होता है।

सारणी (Table) 34.4: नैदानिक स्थिति और प्रसव के प्रेरण की विधि
(Clinical conditions and methods of induction of labor)

औषधीय सुझाव (Medical indications)	शल्यक सुझाव (Surgical indications)	संयुक्त सुझाव (Combined indications)
• अंतःगर्भाशयी भ्रूणीय मृत्यु (Intrauterine fetal death) • झिल्ली का कालपूर्व विदार (Premature rupture of membranes) • शल्यक प्रेरण (Surgical induction) (ARM =Artificial rupture of membranes = झिल्ली का कृत्रिम विदार)	• अवखण्डित अपरा (Abruptio placenta) • दीर्घकालिक अतिउल्वीद्रव (Chronic hydramnios) • तीव्र प्राक्-गर्भाक्षेपक, गर्भाक्षेपक (Severe pre-eclampsia, eclampsia) • औषधीय प्रेरण के साथ संयुक्त • इलेक्ट्रॉनिक भ्रूणीय परिवीक्षण (Monitoring) के लिए शिरोवल्क विद्युदग्र (Scalp electrode) रखना।	• प्रेरण-जनन (Induction delivery) के अंतर को कम करने के लिए औषधीय विधि के बाद शल्यक विधि या शल्यक विधि के बाद औषधीय विधि अपनाना।

सारणी (Table) 34.5: प्रसव के औषधीय प्रेरण में ऑक्सिटोसिन तथा प्रोस्टेग्लैन्डिन के गुण-दोष (Merits and demerits)

	ऑक्सिटोसिन (Oxytocin)	प्रोस्टेग्लैन्डिन (PGE_2, PGE_1)
व्यय (Cost)	सस्ता (Cheaper)	PGE_2 – महँगा (Costly) PGE_1 – कम महँगा (Less costly)
स्थिरता (Stability)	प्रशीतन (Refrigeration) की आवश्यकता होती है (एक महीने के लिए 30°C पर रखा जा सकता है)।	PGE_2 के लिए प्रशीतन की आवश्यकता होती है। PGE_1 कमरे के तापक्रम (Room temperature) पर स्थिर (Stable) होता है।
प्रयोग या उपयोग (Administration)	अंतशिरीय (IV) निवेश (Infusion)	अंतःयोनिक रूप से (Intravaginally) या मुखीय रूप से (Orally)
प्रभाविता (Effectiveness)	• कम विशॉप प्राप्तांक (Low Bishop score) • अंतगर्भाशयी भ्रूणीय मृत्यु (IUFD) • गर्भावस्था के कमतर (Lesser) सप्ताहों–के साथ कम प्रभावी	उन रोगियों (Cases) में अधिक प्रभावी होता है क्योंकि इसमें अधिक कोलैजन-क्षयी (Collagenolytic) गुण होता है। यह ऑक्सिटोसिन के लिए गर्भाशयी पेशी स्तर (Myometrium) को अधिक संवेदनशील बनाता है।
पार्श्व-प्रभाव (Side-effects)	गर्भाशय का अतिउत्तेजन (Uterine stimulation) (निवेश या टपकन बंद करने के बाद यह उत्तेजन समाप्त हो जाता है)	वेग-प्रकुंचन (Tachy-systole) अधिक समय तक रह सकता है। 0.2 mg टर्बुलैटोन (Terbulatone) अंतःत्वचीय (SC=Subcutaneous) सुई (Injection) की आवश्यकता हो सकती है।
दैहिक पार्श्व-प्रभाव (Systemic side-effects)	कम होता है, जल उन्माद (Water intoxication)	कष्टप्रद (Troublesome) हो सकता है, विषेशकर मुखीय (Oral) या अंतःशिरीय (IV) निवेश के साथ। योनिक (Vaginal) मार्ग के उपयोग में न्यूनतम पार्श्व-प्रभाव होता है।
मूत्रल-रोधी प्रभाव (Antidiuretic effect)	बड़ी खुराक में (In high dose) (ADH प्रभाव)	इस प्रकार का नहीं (No such) (ADH = Antidiuretic hormone)

टिप्पणी (Comments) – अनुकूल प्रेरणपूर्व गर्भाशय-ग्रीवा प्राप्तांक के साथ चयन करना कम होता है परन्तु प्राप्तांक (Score) के अपर्याप्त होने से ऑक्सिटोसिन की अपेक्षा प्रोस्टेग्लैन्डिन में विशेष लाभ होता है।

उल्व-उच्छेदन के लाभ (Advantages of amniotomy) हैं– (1) सफलता का उच्चदर (High success rate), (2) रक्त या नवविष्ठा (Meconium) के लिए उल्वीद्रव का अवलोकन करने की संभावना (3) भ्रूणीय शिरोवल्क विधुदग्र (Fetal scalp electrode) या अंतःगर्भाशयी दबाव नालशलाका (Intrauterine pressure catheter) का उपयोग करने की पहुँच या भ्रूण के शिरोवल्क के रक्त नमूने लेने की सुगमता।

सीमा (Limitation): इसका उपयोग प्रतिकूल गर्भाशय-ग्रीवा [दीर्घ, दृढ़ तथा बंद मुख की गर्भाशय-ग्रीवा] में नहीं किया जा सकता है। गर्भाशय ग्रीवा (Cervix) को न्यूनतम एक अंगुली तक विस्फारित (Dilated) होना चाहिए।

चिकित्सा-सुझाव (Indications): देखें सारणी 34.4।

परहेज (Contraindications): अंतःगर्भाशयी भ्रूणीय मृत्यु (IUFD = Intra-uterine fetal death), मातृक एड्स (Maternal AIDS) (AIDS= Acquired Immuno-deficiency Syndrome = अर्जित प्रतिरक्षा-अपर्याप्तता संलक्षण) जननांगी सक्रिय हर्पीज संक्रमण (Genital active herpes infection)।

झिल्ली के कृत्रिम विदार का तात्कालिक लाभदायक प्रभाव (Immediate Beneficial Effects of ARM)

(1) प्राक् गर्भाक्षेपक-गर्भाक्षेपक (Pre-eclampsia-eclampsia) में रक्तचाप का न्यूनीकरण (Lowering of BP)
(2) अतिउल्वीद्रव (Hydramnios) में मातृक संकट या कष्ट से राहत
(3) प्रसव पूर्व रक्तश्राव में रक्तश्राव का नियंत्रण (Control of bleeding in APH)
(4) अवखण्डित अपरा (Abruptio placenta) में तनाव की राहत तथा प्रसव के प्रारंभ इन लाभों को सम्मिलित खतरों के विरूद्ध महत्व देना चाहिए।

झिल्ली के कृत्रिम विदार का खतरा (Hazards of ARM):

(1) जब एक बार क्रियाविधि (Procedure) अपनायी जाती है तब गर्भपात (Termination) के निर्णय से वापस होने का कोई क्षेत्र (या अवसर) नहीं बचता है।

(2) नाभि-रज्जु भ्रंश की संभावना (Chance of umbilical cord prolapse): अवरोहित सिर (Engaged head) या मुख (Brim) के साथ बद्ध (Fixed) सिर के साथ रोगियों (Cases) में इसकी संभावना कम होती है।

(3) उल्वशोथ (Amnionitis): अनुकूल प्रेरणापूर्व प्राप्तांक (Preinduction score) के साथ रोगियों के सावधान चयन से प्रेरण-जनन (Induction-delivery) अंतर कम होगा। क्रियाविधि के दौरान अतिसावधान अपूतिता (Meticulous asepsis) अपनाने की आवश्यकता होती है।

(4) दुर्घटनीय (या सांयोगिक) क्षति (Accidental injury): अपरा (Placenta), गर्भाशय-ग्रीवा (Cervix) या गर्भाशय (Uterus), भ्रूणीय अंग (Fetal parts) या वाहिनी-भ्रंश (Vasa-previa) की संयोग से क्षति हो सकती है। झिल्ली का विदार (Rupture of the membranes) के दौरान ली गयी सावधानी से समस्या कम होती है। भ्रूणीय रक्त की उपस्थिति का परीक्षण [क्षार विकृतिकरण परीक्षा (Alkali denaturation test)] द्वारा वाहिनी-भ्रंश के विदार की पहचान आरम्भ में ही की जा सकती है।

(5) उल्वीद्रव द्वारा वाहिका-रोध (Liquor amnii embolism)।

झिल्ली का निम्न विदार (LRM) (Low Rupture of the Membranes)

आजकल पर्याप्त सफलता के साथ इसका व्यापक रूप से उपयोग किया जाता है। भ्रूण के प्रस्तुत भाग (Presenting part) के नीचे झिल्ली जो आंतरिक मुख (Internal OS) पर उपरिशायी (Overlying) होती है उसे उल्वीद्रव (Amniotic fluid) की कुछ मात्रा के निकास के लिए विदारित (Rupture) किया जाता है। यह विधि लोकप्रिय है क्योंकि प्रसव के दौरान गर्भाशय-ग्रीवा (Cervix) के प्रभावी विस्फारण (Dilation) के लिए अग्रजल (Forewaters) की उपस्थिति की आवश्यकता नहीं होती है। परहेज (Contraindication): दीर्घकालिक अति उल्वीद्रव (Chronic hydramnios) में इससे बचना बेहतर होता है क्योंकि अचानक अत्यधिक उल्वीद्रव (Amniotic fluid) की कुछ मात्रा के निकास के लिए इसे विदारित (Rupture) किया जाता है। यह विधि लोकप्रियता अर्जित करती है क्योंकि प्रसव के दौरान गर्भाशय-ग्रीवा (Cervix) के प्रभावी विस्फारण (Dilation) के लिए अग्रजल (Forewaters) की उपस्थिति की आवश्यकता नहीं होती है। परहेज (Contraindication): दीर्घकालिक अति उल्वीद्रव (Chronic hydramnios) में इससे बचना बेहतर होता है क्योंकि अचानक अत्यधिक उल्वीद्रव के निकास (Drainage) का खतरा होता है। गर्भाशय की अचानक संपीडन मुक्ति (Decompression या विसंपीडन) से अपरा (Placenta) का आरंभ में ही पृथक्करण (Separation) हो सकता है। इस प्रकार के रोगी में नियंत्रित ARM (Artificial rupture of membranes) किया जाता है।

क्रियाविधि (Procedures):

प्रारंभिक (Preliminaries): यह एक अंतःशाल (Indoor या भीतरी) क्रियाविधि है। रोगी से यह कहा जाता है कि वह अपना मूत्राशय (Bladder) खाली करे। इस क्रिया विधि का संचालन प्रसव रोगी-कक्ष (Labor ward) या शल्यकक्ष (OT = Operation theater) में किया जा सकता है यदि रज्जु-भ्रंश (Cord prolapse) का खतरा अधिक होता है।

वास्तविक सोपान (Actual steps) (देखें चित्र 34.2)

(1) रोगी को लिथोटोमी स्थिति (Lithotomy position) में रखा जाता है।

(2) सभी शल्यक अपूतिता (Surgical asepsis) अपनायी जाती है।

(3) दो अंगुलियों को पूतिरोधी मलहम (Antiseptic ointment) के साथ चिकनी योनि (Smeared vagina) में डाला जाता है। तर्जनी अंगुली (Index) को गर्भाशय-ग्रीवा नली (Cervical canal) से होकर आंतरिक मुख (OS) के पार ले जाया जाता है। जहाँ तक अंगुली पहुँचती है, वहाँ तक निचले खण्ड से मुक्त झिल्ली की सफाई (Sweep) होती (या हटायी जाती) है।

(4) अभी तक ग्रीवा-नली में एक या दो अंगुलियों के साथ हथेली (या करतलीय) सतह से ऊपर की ओर बंदपत्ती (Closed blades) के साथ एक लम्बी कोचर-चिमटी (Kocher's forceps) या एक उल्व अंकुशी (Amnion hook) को झिल्ली तक ले जाया जाता है (चित्र 34.1)।

(5) झिल्ली को पकड़ने के लिए पत्ती खोली जाती है तथा घुमावदार (Twisting) गति से झिल्ली को विदारित (Torn) किया जाता है। उल्वांकुश (Amnion hook) का उपयोग झिल्ली को खुरचने (Scratch) के लिए किया जाता है। इसके बाद उल्वीद्रव (Amniotic fluid) का दृश्यमान (Visible) निकास होता है।

यदि सिर अवरोहित (Engaged) नहीं है तब रज्जु-भ्रंश (Cord prolapse) को रोकने के लिए श्रोणि के मुख (Pelvis brim) के साथ बद्ध (Fix) होने के लिए एक सहायक कर्मचारी (Assistant) द्वारा सिर को धकेलना चाहिए।

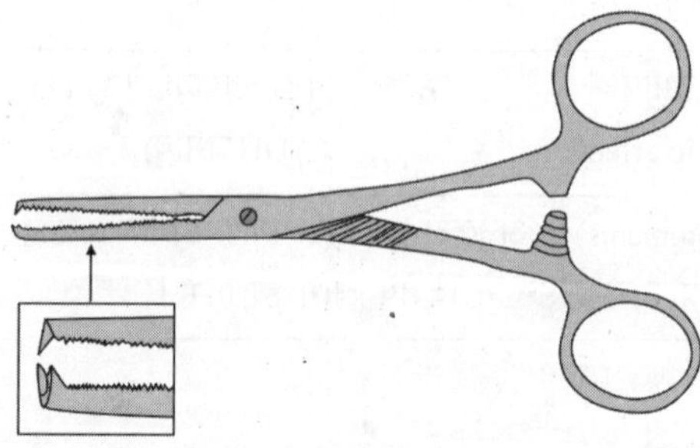

चित्र (Fig.) 34.1: (a) कोचर धमनी चिमटी (Kocher's artery forceps) (b) चिमटी की नोक का प्रदर्शन (Showing the tip of the Kocher's forceps)

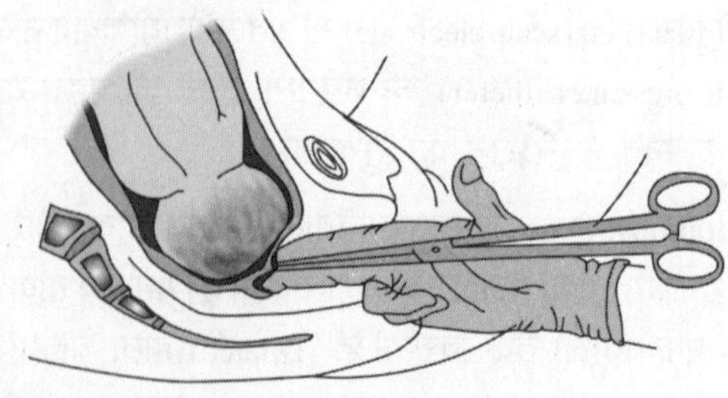

चित्र (Fig.) 34.2: कोचर धमनी चिमटी द्वारा झिल्ली के निम्न विदार की विधि (Methods of low rupture of membranes by Kocher's artery forceps)

यदि सिर अवरोहित है तथा उल्वीद्रव का निकास अपर्याप्त है तब सिर को हल्के से ऊपर की ओर धकेलना है जिससे कि उल्वीद्रव का निकास सुगम (Facilitate) हो सके।

झिल्ली के विदार (Rupture) के बाद निम्नलिखित का मूल्यांकन (Assess) करना है– (1) उल्वीद्रव का रंग (Color), (2) गर्भाशय-ग्रीवा की स्थिति, (3) सिर का ठहराव या स्थान (Station of the head), (4) रज्जु-भ्रंश यदि कोई होता है, (5) भ्रूणीय हृदय गति की गुणवत्ता (Quality of FHR)। अधिक खतरे के रोगियों में भ्रूणीय परिवीक्षण (Fetal monitoring) के लिए शिरोवल्क विधुदग्र (Scalp electrode) का उपयोग किया जाता है।

- रोगाणुहीन (Sterile) भगीय गद्दी (Vulvular pad) रखी जाती है।

रोगरोधन प्रतिजैविक औषधि (Prophylatic antibiotic) दी जाती है।

खतरा (Hazards): (1) रज्जु भ्रंश (Cord prolapse), (2) उल्वीद्रव का अनियंत्रित निकास (Uncontrolled escape) तथा अपरा का अवखण्डन (Placental abruption), (3) गर्भाशय-ग्रीवा (Cervix) या भ्रूण का प्रस्तुत भाग (Presenting part) की क्षति (Injury), (4) वाहिका-भ्रंश का विदार (Rupture of Vasa-previa) जो भ्रूणीय रक्त-हानि (Fetal blood loss) की ओर अग्रसर होता है। (5) उल्वशोथ (Amnionitis)।

झिल्ली का निरावृतीकरण (Stripping the Membranes)

झिल्ली का निरावृतीकरण (आवरण हटाना) का अभिप्राय गर्भाशय-ग्रीवा (Cervix) की दिवाल तथा निचले गर्भाशयी खण्ड (Lower uterine segment) से जरायु-उल्वी (Chorio-amniotic) झिल्ली का आंगुलिक पृथक्करण (Digital separation) है। यह झिल्ली और पतनिका (Decidua) से अंतःस्तरीय प्रोस्टेग्लैन्डिन (Endogenous prostaglandins) की मुक्ति द्वारा कार्य करता है। गर्भाशय-ग्रीवा की हस्तीय खोज (Manual exploration) फेरगुसन प्रतिवर्त (Ferguson reflex) को प्रेरित करती है जो मातृक पीयूष (Maternal pituitary) से ऑक्सिटोसिन की मुक्ति (Release of oxytocin) को प्रोत्साहित करता

सारणी (Table) 34.6: ऑक्सिटोसिन तथा झिल्ली के निम्न विदार (उल्व-उच्छेदन) के गुण-दोष (Merits and demerits of oxytocin and low rupture of the membranes or amniotomy) (As isolated method = पृथक विधि के रूप में)

	ऑक्सिटोसिन (Oxytocin)	झिल्ली का निम्न विदार या उल्व-उच्छेदन (Amniotomy or LRM)
एकमात्र सुझाव (Exclusive indications)	अंतःगर्भाशयी साधन (IUD = Intrauterine device)	प्रसवपूर्व रक्तश्राव (APH = Antepartum hemorrhage), अतिउल्वीद्रव (Hydramnios), तीव्र प्राक् गर्भाक्षेपक-गर्भाक्षेपक (Severe pre-eclampsia-eclampsia)
पूर्वापेक्षा (Prerequisites)	गर्भाशय-ग्रीवा (Cervix) की स्थिति तथा सिर के ठहराव (Station) का विचार किये बिना प्रयोग किया जा सकता है।	गर्भाशय-ग्रीवा की नली (Cervical canal) को न्यूनतम एक अंगुली विस्फारित (Dilated) होनी चाहिए तथा सिर को अधिमानतः (Preferably) अवरोहित (Engaged) होना चाहिए।
प्रभाविता (Effectiveness)	पूर्णतया या संतोषजनक तथा अंतरालों (Intervals) पर पुनरावृत्ति (Repeat) की जा सकती है।	यदि 4 घंटे के अंदर प्रसव का प्रारंभ करने में क्रियाविधि (Procedure) असफल हो जाती है तब ऑक्सिटोसिन द्वारा अनुपूरित (Supplement) करना चाहिए, यदि आवश्यक हो।
विशेष लाभ (Special benefits)	निर्णय की प्रतिवर्त्यता (Reversibility of the decision)	(a) रक्त या नवविष्ठा (Meconium) के रंजन (Stain) के लिए उल्वीद्रव (Liquor amnii) का अवलोकन (Observation) (b) (i) भ्रूणीय शिरोवल्क विधुदग्र (Fetal scalp electrode) – इलेक्ट्रॉनिक परिवीक्षण (Electronic monitoring), (ii) भ्रूणीय शिरोवल्क का रक्त नमूना (iii) अंतःगर्भाशयी दबाव नालशलाका (Intrauterine pressure catheter) के उपयोग के लिए गर्भाशयी कोटर (Uterine cavity) तक पहुँच (Access)
खतरा (Hazards)	इसकी चर्चा पूर्व में की जा चुकी है।	

(या बढ़ाता) है। झिल्ली के कृत्रिम विदार (ARM = Artificial rupture of the membrane) के पहले झिल्ली की सफाई (Sweeping) की जाती है। प्रसव के प्रेरण (Induction) के लिए यह सरल, सुरक्षित तथा लाभदायक होता है।

पृथक क्रियाविधि (Procedure) के रूप में झिल्ली के निचले गर्भाशयी खण्ड से उसके संलग्न (Attachment) से निरावृतीकरण (Stripping) प्रेरण के लिए एक प्रभावी क्रियाविधि है बशर्ते कि गर्भाशय-ग्रीवा का प्राप्तांक (Cervical score) अनुकूल होता है। झिल्ली के विदार के पहले एक प्रारंभिक सोपान (Preliminary step) के रूप में इसका उपयोग किया जाता है। इसका उपयोग गर्भाशय-ग्रीवा के परिपक्व (Ripe) करने में भी होता है।

टिप्पणी (Comments): प्रत्येक विधि की अपनी सीमाएँ (Limitations) तथा खतरे होते हैं। प्रत्येक रोगी (Case) के प्रसव के प्रेरण (Induction of labor) के लिए निर्णय वैयक्तिक (Individual) आधार पर लेना चाहिए।

यांत्रिक (Mechanical): विस्फारक (Dilators): यह प्रसव को प्रेरित करने तथा गर्भाशय-ग्रीवा (Cervix) को परिपक्व (Ripening) करने के लिए झिल्ली तथा मातृक पतनिका (Decidua) से अन्तःस्तरीय (Endogenous) प्रोस्टेग्लैन्डिन की मुक्ति द्वारा क्रिया करता है। आर्द्रता दर्शीय (Hygroscopic) विस्फारक जैसे–लैमिनेरिया (Desiccated seaweed = शुष्क समुद्री शैवाल), लैमिसेल (Lamicel) पौलिवाइनिल अम्ल में मैग्नीशियम सल्फेट ($MgSO_4$ in Polyvinyl acid) जल के अवशोषण द्वारा क्रिया करता है। वे फूलते (Swell) हैं तथा बलपूर्वक गर्भाशय-ग्रीवा को विस्फारित (Dilate) करते हैं। गर्भाशय-ग्रीवा के परिपक्वन में PGE_2 के समान यांत्रिक विस्फारक प्रभावी होता है।

संयुक्त विधि (Combined Method)

प्रेरण-जनन (Induction-delivery) के अंतर के न्यूनीकरण (Reducing) द्वारा प्रेरण की क्षमता को बढ़ाने के लिए सामान्यतः संयुक्त औषधीय और शल्यक विधि का उपयोग किया जाता है। झिल्ली के विदार के पहले या पश्चात् ऑक्सिटोसिन का टपकन (Infusion) आरम्भ किया जाता है जो मुख्यतः गर्भाशय-ग्रीवा की स्थिति तथा सिर और श्रोणीय मुख (Pelvic brim) के बीच संबंध पर निर्भर करता है। सिर का अनावरोहित (Non-engaged) के साथ प्रोस्टेग्लैन्डिन शिलषि (Gel=जेल) से प्रेरित करना या झिल्ली के कृत्रिम विदार (ARM) के बाद ऑक्सिटोसिन की टपकन (Oxytocin infusion) आरम्भ करना बेहतर होता है। संयुक्त विधि के लाभ (Advantages) हैं – (1) कोई एकल विधि की अपेक्षा अधिक प्रभावी, (2) प्रेरण और जनन के बीच समय अंतर कम होता है जिसके कारण (a) संक्रमण (Infection) का खतरा कम होता है तथा (b) अवलोकन काल (Observation period) भी कम होता है।

प्रसव का सक्रिय प्रबंध (AMOL) (Active Management of Labor)

इसे प्रसव का आवर्धन (Augmentation of labor) भी कहा जाता है। प्रसव के सक्रिय प्रबंध के जन्मदाताओ' ड्रिसकॉल और उनके सहयोगी

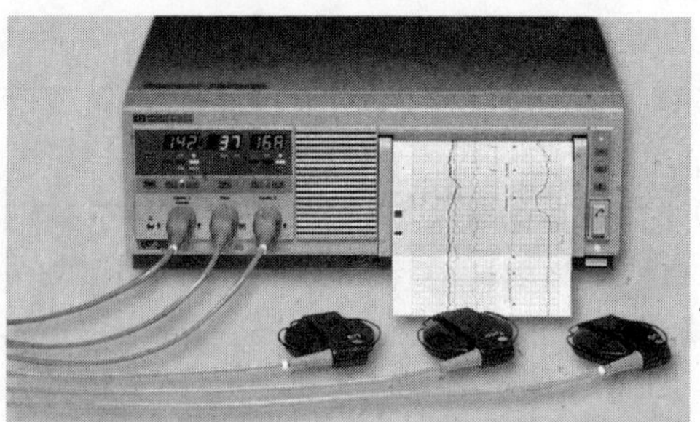

चित्र (Fig.) 34.3: उदर पारक्रमण यंत्र के साथ इलेक्ट्रॉनिक भ्रूणीय परिवीक्षक (Electronic fetal monitor with abdominal transducers)

(O' Driscoll and his colleagues) हैं जिन्होंने सर्वप्रथम सन् 1968 ई. में राष्ट्रीय मातृत्व चिकित्सालय, डब्लिन (National Maternity Hospital, Dublin) में इसका प्रयोग किया था। शब्द "सक्रिय" (Active) का अर्थ है– प्रथम बार गर्भिणी स्त्री के प्रसव (Primigravid labor) के प्रबंध में परामर्शदाता प्रसूति-विज्ञानी (Consultant obstetrician) की सक्रिय हिस्सेदारी।

सक्रिय प्रबंध (Active management) केवल एकल (Single) गर्भावस्था और शिरस्य गर्भस्थिति (Cephalic presentation) के साथ प्रथम बार गर्भिणी स्थिति (प्रिमिग्रैविडा) पर लागू होता है जो स्वतः (Spontaneous) प्रसव में स्वच्छ उल्वीद्रव (Clear liquor amnii) के साथ होती है। प्रसव की प्रगति को अंकित (Record) करने के लिए प्रसवक्रम का लेखाचित्र (Partograph=पार्टोग्राफ) का अनुरक्षण (Maintain) किया जाता है। देखें चित्र 34.4।

प्रसव का सक्रिय प्रबंध (AMOL) के अनिवार्य अवयव (Essential components):

(1) प्रसवपूर्व शिक्षा (Antenatal education): AMOL का प्रयोजन (Purpose) तथा क्रियाविधि (Procedure) की व्याख्या करने के लिए प्रसव पूर्ण कक्षा (Classes)
(2) प्रसव का निदान (Diagnosis) [गर्भाशय-ग्रीवा के विलोपन (Cervical effacement) के साथ नियमित पीड़ादायी गर्भाशयी संकुचन] के बाद प्रसवरोगी-कक्ष (Labor ward) में स्त्री को भर्ती किया जाता है।
(3) प्रसव का पार्टोग्राफीय निरिक्षण (Partographic monitoring) के साथ एक-एक करके उपचार परिचर्या (Nursing care)
(4) प्रसव की पुष्टि (Confirmation) के साथ उल्व-उच्छेदन (Amniotomy) (ARM)
(5) यदि गर्भाशय-ग्रीवा का विस्फारण (Cervical dilation) < 1 cm/hr (घंटा) है तब ऑक्सिटोसिन आवर्धन (Oxytocin augmentation) (खुराक में तेजी से वृद्धि करना)
(6) भर्ती (Admission) के 12 घंटे के अंदर प्रसव पूर्ण हो जाता है।
(7) यदि आवश्यक हो तब अधिदृढ़तानिका पीड़ाहरण (Epidural analgesia)
(8) आंतरायिक परिश्रवण (Intermittent auscultation) द्वारा भ्रूण का परिवीक्षण (Fetal monitoring) या निरंतर इलेक्ट्रॉनिक परिवीक्षण द्वारा (देखें चित्र 34.3)।
(9) परामर्शदाता प्रसूति विज्ञानी (Consultant obstetrician) की सक्रिय हिस्सेदारी (Active involvement)।

प्रवाह चित्र (Table) 34.1: प्रसव प्रेरण विधान की रूपरेखा
(Scheme of Induction Protocol)

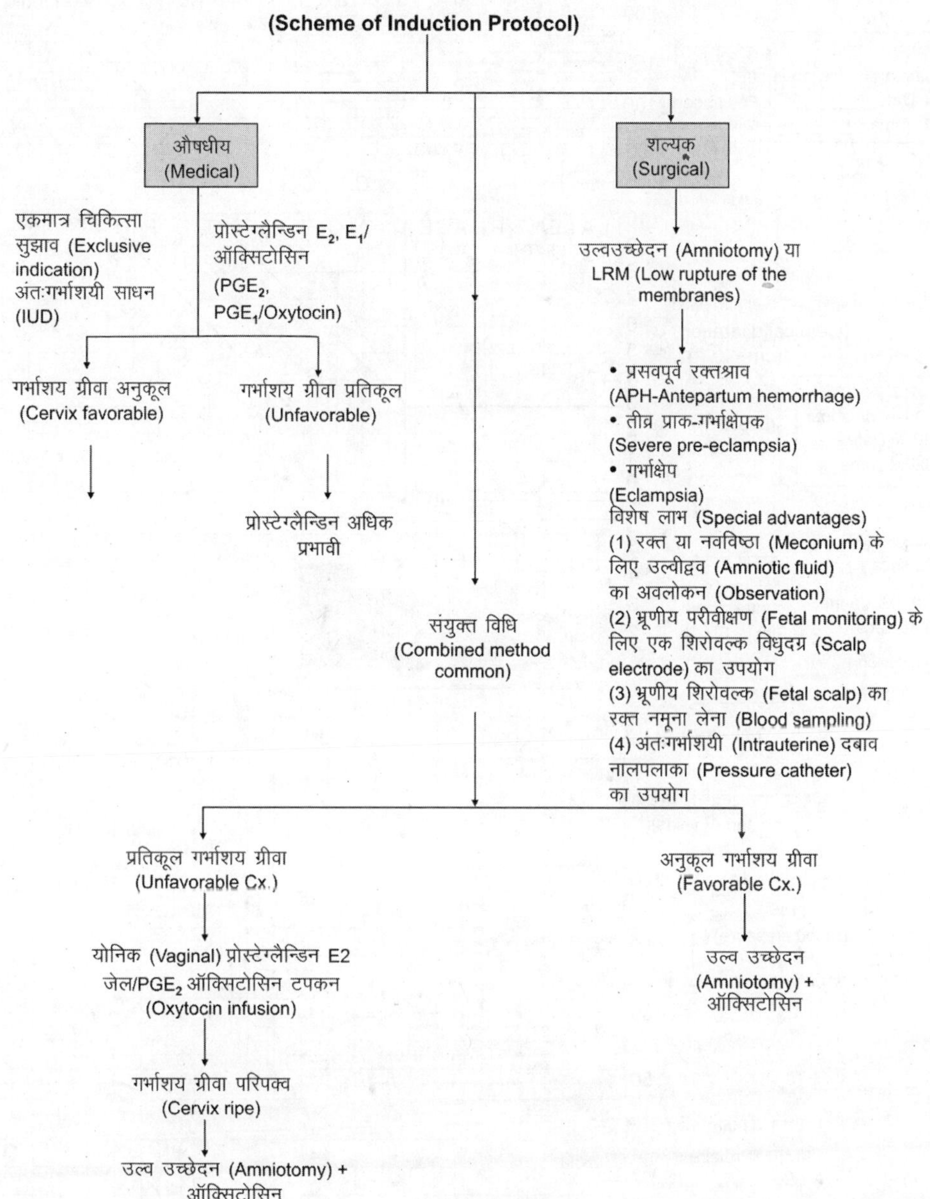

सक्रिय प्रबंध के मूल सिद्धान्त (Key) हैं – सही (या सख्त) निगरानी (Strict vigilance) (One to one care = एक-एक करके परिचर्या), समय पर सक्रिय और सूचित हस्तक्षेप। शल्यक प्रसव का प्रभाव (Incidence) नहीं बढ़ता है, अतः कम पीड़ाहरण की आवश्यकता होती है।

उद्देश्य (Aim): प्रसव को 12 घंटे के अंदर त्वरित **(Expedite)** करना जो मातृक रुग्नता (Maternal mortality) तथा **पेरिनैटल खतरा** (Perinatal hazards) बढ़े बिना होना चाहिए।

परहेज (Contraindications) हैं –

(1) प्रासूतिक जटिलता (Obstetric complication) की उपस्थिति

(2) भ्रूणीय संकटापन्न (Fetal compromise) की उपस्थिति

(3) बहुगर्भिणी स्त्री (Multigravida) (Not a routine)

इसके लाभ (Advantages) हैं–

(1) दुष्क्रियात्मक प्रसव की कम संभावना (Less chance of dysfunctional labor)

(2) प्रसव की अवधि (Duration) कम (12 घंटे से कम) होती है।

(3) शल्यक्रिया द्वारा प्रसव (या जनन) की कम घटना (Low incidence of cesarean birth)

(4) भ्रूणीय ऑक्सीक्षीणता (Hypoxia) का पता आरम्भ में लगाया जा सकता है।

(5) कम पीड़ाहरण (Less analgesia) की आवश्यकता होती है।

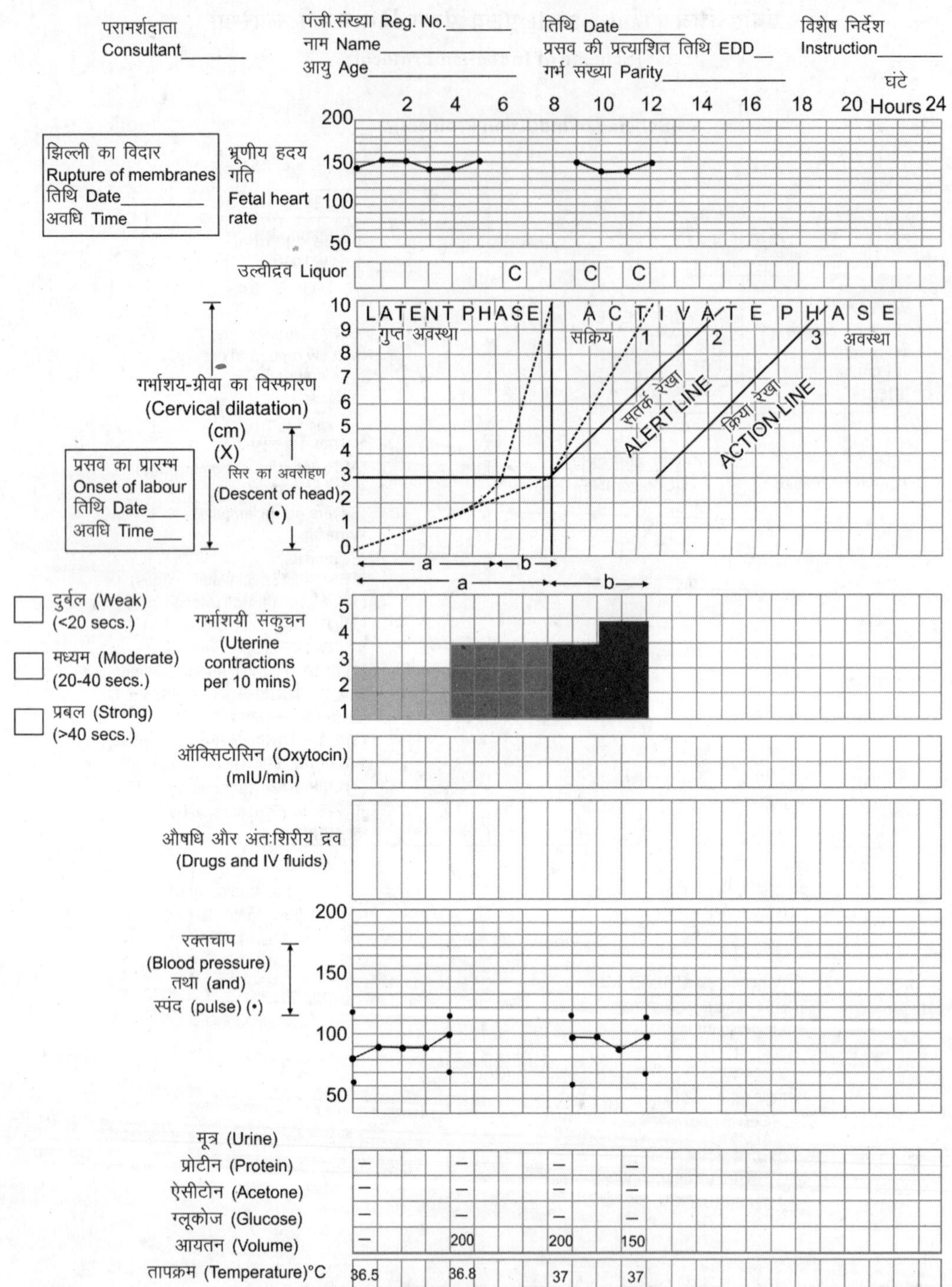

चित्र (Fig.) 34.4: प्रसव में महत्वपूर्ण अवलोकनों के प्रदर्शित प्रसवक्रम का लेखाचित्र (Partograph representing graphically the important observations in labor) खण्डित रेखाएँ (Broken lines) बहुप्रसवा (Multiparous) (बायाँ=left) तथा प्रथम प्रसवा (Primiparous) (दाहिना=Right) स्त्रियों में गर्भाशय-ग्रीवा के विस्फारण की गति (Rate of cervical dilation) को सूचित करती है। प्रसव की गुप्त (Latent) (a) तथा सक्रिय (Active) (b) अवस्थाओं का प्रदर्शन किया जाता है। छाया (Shades) से संकुचन की तीव्रता और अवधि (Intensity and duration of contraction) को प्रदर्शित किया जाता है। सतर्क रेखा (Alert line) तथा क्रिया रेखा (Action line) का भी प्रदर्शन किया गया है (देखें चित्र 26.2)।

(6) परिचर्या-दाता (Caregiver) का सहारा तथा प्रसवपूर्व शिक्षा के कारण कम मातृक चिंता।

प्रसव में संवेगात्मक समर्थन (Emotional support in labor): प्रसव के दौरान तनाव और चिंता (Stress and anxiety) से प्रसव दीर्घीकृत या विलंबित (Prolonged) होता है। प्रसव के दौरान एक समर्थक साथी [जैसे–पति या पसंद की महिला संबंधी] की उपस्थिति से प्रसव की अवधि कम होती है तथा पीड़ाहर औषधि (Analgesics) तथा ऑक्सिटोसिन आवर्धन (Oxytocin augmentation) की भी कम आवश्यकता होती है। इस प्रकार का सामाजिक समर्थन एक अल्प व्ययी उपयोगी हस्तक्षेप (Low cost useful interference) होता है। अंतःस्तरीय ऐड्रिनलिन (Endogenous adrenaline) की तनाव प्रेरित अति मात्रा (High level) से गर्भाशयी संकुचन बाधित होता है।

प्रसव के सक्रिय प्रबंध की सीमाएँ (Limitations): इसका नियोजन (या उपयोग=Employ) केवल चयनित रोगियों (Selected cases) तथा चयनित चिकित्सा केन्द्रों में किया जाता है जहाँ प्रशिक्षित कार्मिक (Trained personnel) द्वारा प्रसवावधिक परिवीक्षण (Intrapartum monitoring) सम्भव होता है। इसमें प्रसव-पूर्व निदानशाला (Antenatal clinic) तथा प्रसव रोगी-कक्ष (Labor ward) में अधिक संख्या में कर्मचारीगण (Staff) को शामिल करने की आवश्यकता होती है।

प्रसवक्रम का लेखाचित्र
(Partograph=पार्टोग्राफ)

यह एक संघटित आलेखी विवरण (Composite graphical record) है जिसमें प्रसव की अवधि (Duration of labor) (घंटों = Hours में) की तुलना में गर्भाशय-ग्रीवा का विस्फारण (Cervical dilation) और सिर के अवरोहण (Pescent of the head) का प्रदर्शन होता है। यह कागज के एक ही पृष्ठ (Sheet of paper) पर मातृक और भ्रूणीय (Maternal and fetal) स्थिति की भी सूचना देता है। देखें चित्र 34.4।

गर्भाशय-ग्रीवा का लेखाचित्र (Cervicograph) (Philpott and Caste 1972) में सतर्क रेखा (Alert line) गर्भाशय-ग्रीवा के 3 cm विस्फारण से आरम्भ होती है तथा 1 cm/hour की गति से 10 cm विस्फारण (Dilation) पर अंत हो जाता है। सतर्क रेखा की 3–4 घंटे दाहिनी ओर तथा समानान्तर क्रिया रेखा (Action line) खींची जाती है। सामान्य प्रसव (Normal labor) में ग्रीवा का लेखाचित्र (Cervicograph) (Cervical dilation) या तो सतर्क रेखा पर होता है या इसके बायीं ओर होता है। जब यह क्षेत्र (Zone) 2 (देखें चित्र 26.2) में पड़ता है तक यह अपसामान्य (Abnormal) होता है तथा समीक्षात्मक रूप से (Critically) मूल्यांकन करने की आवश्यकता होती है। जब यह क्षेत्र 3 पर पड़ता है तब एकवरीय विशेषज्ञ (Senior expert) द्वारा पुनः मूल्यांकन कराना चाहिए। प्रसव का अंत (Termination of labor) (Cesarean section) या प्रसव का आवर्धन (Augmentation) [उल्व-उच्छेदन (Amniotomy) तथा/या आक्सिटोसिन (Oxytocin)] का निर्णय करना है।

प्रसवक्रम का लेखाचित्र (पार्टोग्राफ) के अवयव (Components) हैं–

(1) रोगी की पहचान (Patient identification)

(2) अवधि (Time): प्रतिघंटे के अंतर पर अंकित (Recorded)। स्वतः प्रसव के लिए शून्य घंटे (Zero hour) प्रसव-कक्ष (Labor ward) में भर्ती की अवधि होती है तथा प्रेरित (Induced) प्रसव के लिए प्रेरण की अवधि (Time of induction) होती है।

(3) भ्रूणीय हृदयगति (FHR= Fetal heart rate): इसका अंकन प्रतिघंटे पर किया जाता है।

(4) झिल्ली की स्थिति (State of membrane) तथा उल्वीद्रव का रंग (Color of liquor amnii): अक्षत (Intact) झिल्ली के लिए, स्वच्छ (Clear) द्रव के लिए C तथा नवविष्ठा रंजित (Meconium stained) द्रव के लिए M द्वारा व्यक्त किया जाता है।

(5) गर्भाशय-ग्रीवा का विस्फारण (Cervical dilation) तथा सिर का अवरोहन (Descent of the head) (देखें अध्याय 12)

(6) **गर्भाशयी संकुचन** (Uterine contractions): उदग्र स्तम्भ (Vertical column) में वर्गों (Squares) का छायाकरण (Shading) संकुचन की अवधि और तीव्रता (Intensity) के अनुसार होता है।

(7) औषधि और द्रव (Drugs and fluids)

(8) **रक्तचाप** (Blood pressure): इसका अंकन उदग्र रेखा में प्रत्येक 2 घंटे पर तथा स्पंद (Pulse) का अंकन प्रति 30 मिनट पर होता है।

(9) ऑक्सिटोरिन की सान्द्रता (Oxytocin concertration) को ऊपरी बॉक्स में तथा खुराक (Dose) (mIU/minute) निचले बॉक्स में।

(10) मूत्र का विश्लेषण (Urine analysis)

(11) तापक्रम का विवरण (Temperature record)

प्रसवक्रम के लेखाचित्र के लाभ (Advantages):

(1) एक पृष्ठ का पत्रक (Sheet of paper) एक झलक में ही विस्तृत आवश्यक सूचना प्रदान करता है।

(2) प्रसव घटनाओं के बार-बार अंकन करने (या लिखने) की आवश्यकता नहीं होती है।

(3) यह आरम्भ में प्रसव की सामान्य अवधि से विचलन (Deviation) का पूर्वानुमान (Predict) लगा सकता है। अतः समय पर उपयुक्त उपाय किया जा सकता है (देखें चित्र 26.2)।

(4) यह हस्तांतरण क्रियाविधि (Handover procedure) की सुविधा प्रदान करता है।

(5) प्रसव के प्रबंध पार्टोग्राफ के आगमन (WHO-1994) से विलंबित (Prolonged) प्रसव का प्रभाव तथा शल्यक्रिया द्वारा प्रसव (Cesarean section) की दर में कमी आयी है। मातृक रूग्नता (Maternal morbidity), पेरिनैटल (Perinatal) रूग्नता और मर्त्यता (Mortality) में भी कमी आयी है।

सारांश (Key Points)

(1) **प्रसव का प्रेरण (Induction of labor):** इसका अर्थ योनिक जनन (Vaginal delivery) के प्रयोजन के लिए गर्भाशयी संकुचन की पहल करना है।

आवर्धन (Augmentation): यह गर्भाशयी संकुचन के उत्तेजन की प्रक्रिया है जो पहले से ही उपस्थित है परन्तु वह अपर्याप्त होती है।

(2) चिकित्सा-सुझाव (Indications) और परहेज (Contraindications): प्रसव के प्रेरण के खतरों से बचने के लिए इनका सावधानी से पालन करना चाहिए।

(3) गर्भाशय-ग्रीवा के परिपक्वन की विधियाँ (Methods of cervical ripening): अनेक हैं। प्रेरण की सफलता का पूर्वानुमान (Prediction) विशॉप प्रेरणपूर्व गर्भाशय-ग्रीवा का प्राप्तांक (Bishop's preinduction cervical score) (देखें सारणी 34.3) लगा सकता है।

(4) प्रेरण की विधियाँ (Methods of induction): औषधीय (Medical), शल्यक (Surgical) या संयुक्त (Combined) हो सकती हैं जो वैयक्तिक रोगी (Case) पर निर्भर करती है। प्रत्येक विधि के अपने गुण और दोष होते हैं। देखें सारणी 34.4 से 34.7।

(5) प्रसव का सक्रिय प्रबंध (Active management of labor): इसमें कुछ मानदण्डों (Criteria) को पूरा करना आवश्यक होता है। इसके अनेक लाभ होते हैं।

(6) प्रसवक्रम का लेखाचित्र (Partograph = पार्टोग्राफ): यह अवधि (Time) के सापेक्ष प्रसव की घटनाओं का एक संघटित (Composite) आलेखी विवरण (Graphical record) है तथा इसके अनेक लाभ (Advantages) होते हैं।

अध्याय
35

जनसंख्या गतिकी और गर्भधारण का नियंत्रण (Population Dynamics and Control of Conception)

जनसंख्या गतिकी (Population Dynamics)

जनसांख्यिकी या डेमोग्राफी (Demography) [(Demos= Population = जनसंख्या तथा Graphy = to study = अध्ययन करना], विज्ञान की वह शाखा है जो जनसंख्या के संबंध में अध्ययन करती है। जैव (Vital) घटनाएँ जैसे–मृत्यु-दर, जन्म-दर तथा जनसंख्या का परिवर्तनशील स्वरूप (Changing pattern) किसी भी राष्ट्र (Nation) के लिए एक सर्वोपरि (Paramount) महत्व का होता है। इन सूचनाओं से राष्ट्रीय योजना का प्रारूप (Outlay) बनता है तथा एक प्रदत्त (Given) अवधि में स्वास्थ्य परिचर्या (Health care) की प्रसव व्यवस्था के प्रभाव का मूल्यांकन किया जाता है।

जनसंख्या गतिकी (Population dynamics): जनसंख्या स्थिर (Static) नहीं होती है बल्कि सर्वदा गतिशील अवस्था (Dynamic state) में होती है। जनसंख्या गतिकी में जो कारक (Factors) शामिल होते हैं, वे हैं – (1) मृत्यु (Deaths), (2) जन्म (Births) तथा (3) प्रवास या स्थानांतरण (Migration) | 20वीं सदी (20th Century) के द्वितीय अर्ध (2nd half) से सभी विकासशील देशों (जैसे – भारत) में मृत्यु-दर में पर्याप्त कमी आयी है। महामारी रोगों (Epidemics) जैसे– चेचक (Small pox), प्लेग (Plague), कालाजार (Kala-azar) तथा मलेरिया (Malaria) का उन्मूलन (Eradication) तथा स्वास्थ्य परिचर्या की प्रसव व्यवस्था में सुधार से मृत्यु-दर का न्यूनीकरण (Reduction=कमी) हुआ है। इसके विपरीत जन्मदर में सम्पूर्ण वर्षों में न्यूनतम कमी नहीं आयी है। मृत्यु-दर तथा जन्मदर के बीच यह विषमता (Disparity) है जो जनसंख्या की तीव्र वृद्धि का कारण बनती है। यह विशेष रूप से विकासशील देशों में सुस्पष्ट है जहाँ विश्व की कुल जनसंख्या के 70% लोग निवास करते हैं। यह समस्या एक राज्य से दूसरे राज्यों में तथा एक राज्य की ग्रामीण (Rural) जनसंख्या का शहरी (Urban) क्षेत्रों में स्थानान्तरण से और अधिक तीव्र (Intensify) या गंभीर हो जाती है।

समस्या का विस्तार (Magnitude of the problem): पिछली सदी में विश्व की कुल जनसंख्या (आबादी) लगभग 600 करोड़ (6 billions) थी। पिछली सदी (20वीं सदी) के आरंभ में जनसंख्या की वार्षिक वृद्धि 1 करोड़ (10 millions) थी। अभी यह वृद्धि (वार्षिक) लगभग 10 करोड़ (Crores) (100 millions) हो रही है। यदि इसी गति से वृद्धि निरंतर होती है तब सन् 2025 ई० में अनुमानित (Projected) जनसंख्या 800 करोड़ हो जायेगी।

भारत में विश्व की कुल भूमि का 2.5% क्षेत्रफल के साथ विश्व की कुल जनसंख्या के लगभग 10% को स्थान देना होगा। विश्व में भारत (चीन के बाद) दूसरी सर्वाधिक जनसंख्या वाला देश है। इसके अतिरिक्त सम्पूर्ण भारत में जनसंख्या का वितरण या विस्तार (Distribution) समान रूप से नहीं है। भारत में जनसंख्या की सघनता (Density) प्रतिवर्ग किलोमीटर (Per sq.km) 300 है। सन् 2003 के मध्य में मृत्यु-दर प्रति 1000 पर 8 तथा जन्मदर प्रति 1000 पर 25 है। इन दोनों दर के बीच विस्तृत अंतराल (Wide gap) के कारण जनसंख्या में तेजी से वृद्धि हो रही है। भारत में 1991–2001 ई० के काल में जनसंख्या में वृद्धि 16 करोड़ हुई थी। इस प्रकार भारत में जनसंख्या की वार्षिक वृद्धि 1.6 करोड़ (16 millions) है। भारत की जनसंख्या की वार्षिक वृद्धि औस्ट्रेलिया (Australia) की कुल जनसंख्या के लगभग बराबर होती है जबकि आस्ट्रेलिया की भूमि का क्षेत्रफल भारत के क्षेत्रफल का 2.5 गुना अधिक है। सन् 2001 ई0 में भारत की कुल जनसंख्या 102.7 करोड़ थी और यदि वृद्धि अक्षुण्ण (Unabated) या अनियंत्रित रहती है, तब 2025 ई0 में अनुमानित जनसंख्या 136.3 करोड़ (1363 millions) होगी। सन् 2050 ई0 में यह जनसंख्या 162.8 करोड़ हो जायेगी और भारत विश्व की सर्वाधिक जनसंख्या का देश बन जायेगा।

जनसंख्या-वृद्धि का प्रभाव (Impact of population increase): जनसंख्या की तीव्र वृद्धि का प्रतिकूल (Adverse) प्रभाव राष्ट्रीय अर्थ-व्यवस्था (National economy) पर होता है तथा चूँकि यह वृद्धि केवल विकासशील देशों तक सीमित होती है, अतः समस्या गम्भीर हो जाती है। विभिन्न क्षेत्रों में प्रगति का फल या लाभ वर्धमान (Increasing population) जनसंख्या द्वारा खा लिया जाता है। इसके अतिरिक्त जन्म की अधिक संख्या का हानिकारक प्रभाव माता और शिशु के स्वास्थ्य पर पड़ता है तथा परिवार की सामाजिक तथा आर्थिक उन्नति भी बाधित होती है। अधिक गर्भसंख्या (Parity) का संबंध वर्धित (Increased) मातृक, पेरिनैटल (Perinatal) तथा शिशु मृत्यु के साथ होता है तथा विभिन्न प्रासूतिक (Obstetric) तथा स्त्री रोगात्मक जटिलताओं (Gynecological complications) तथा पोषणात्मक (Nutritional) समस्या के साथ संबंधित होती है। इन कारणों से ही उपयुक्त परिवार कल्याण कार्यक्रम को निवारक और सामुदायिक चिकित्सा-शास्त्र

की एक शाखा (Branch of preventive and community medicine) माना जाता है। समस्या की विशालता को ध्यान में रखकर अनेक देशों में, विशेषकर भारत में, इसे जैव (या मुख्य) महत्व के एक राष्ट्रीय कार्यक्रम के रूप में शामिल किया गया है।

गर्भधारण का नियंत्रण (Control of Conception)

परिवार कल्याण (Family Welfare)

उद्देश्य (Aims): (1) जनसंख्या वृद्धि को कम करना जिससे कि बेहतर जीवन-स्तर (Standard of living) सुनिश्चित हो सके। (2) आर्थिक और सामाजिक दृष्टिकोण से लगभग 90 करोड़ लोग आहार, जल, सफाई, वस्त्र, निवास, शिक्षा और स्वास्थ्य सेवा की मूलभूत आवश्यकता में अपर्याप्त होते हैं। जन्म का अंतराल (Spacing), लघु परिवार मानक (Small family norm) से माताओं और उनकी संतानों के स्वास्थ्य में सुधार होगा जिससे एक स्वस्थ समाज का निर्माण हो सकेगा। (3) मातृक और शैशव मृत्यु-दर को कम करना (To reduce maternal and infant mortality rates): सम्पूर्ण विश्व में प्रत्येक वर्ष लगभग 6 लाख मातृक मृत्यु होती है। जिसका 99% विकासशील देशों में होती हैं। गर्भनिरोध (Contraception) के प्रभावी उपयोग द्वारा मातृक मर्त्यता और रूग्नता (Maternal mortality and morbidity) को पर्याप्त रूप से कम किया जा सकता है, यदि 18–35 वर्ष की आयु-वर्ग की महिलाओं में सभी गर्भावस्थाएँ होती हैं। यदि दो गर्भों (या गर्भावस्थाओं) के बीच न्यूनतम दो वर्ष का अंतर होता है और यदि किसी स्त्री को 4 संतान से अधिक नहीं होती है तब लगभग 60 लाख (Six millions) शिशुओं को मृत्यु से बचाया जा सकता हैं। (4) आरम्भ में, बारम्बार तथा अनेक गर्भावस्थाओं और असुरक्षित गर्भपात (Unsafe abortion) की संख्या को रोकना।

लक्ष्य (Objectives):

I. गर्भधारण नियंत्रण या निग्रह (Conception control): (a) जन्मदर को कम करना एक निश्चित अवधि में व्यावहारिक न्यूनतम बनाना। सन् 2001 जनगणना (Census) के अनुसार भारत में 16.8 करोड़ (168 millions) योग्य दम्पति (Couples) थे। योग्य दम्पति का अभिप्राय 15–45 वर्ष की आयु वर्ग में प्रजननकाल (Reproductive age) की पत्नियों के साथ दम्पति (पति) से है जिन्हें परिवार नियोजन (या कल्याण) विधि का कुछ प्रकार की आवश्यकता होती है हाल के प्रतिवेदन (Report) से यह पता चला है कि भारत में योग्य दम्पत्तियों का लगभग 44% गर्भनिरोधक का उपयोग कर रहें हैं। (b) निश्चित सामाजिक परिवर्तन निष्पादित करना (To bring out certain social changes) जैसे– (i) यौनरूप से सक्रिय (Sexually active) तथा जनन क्षम (Fertile) दम्पत्ति को लघु परिवार मानक स्वीकार करने के लिए शिक्षित तथा प्रेरित (Educate and motivate) करना, (ii) साक्षरता दर (Literacy rate) बढ़ाना, विशेषरूप से ग्रामीण क्षेत्रों की महिलाओं में, (iii) बालक और बालिका या किशोर तथा किशोरियों (Adolescents) की वैवाहिक आयु (Marriageable age) में वृद्धि करना। कम आयु में विवाह से न केवल जन्म दर में वृद्धि होती है बल्कि महिला (या किशोरी) के स्वास्थ्य पर प्रतिकूल प्रभाव पड़ता है। सन् 1978 ई० में भारत की संसद (Parliament) द्वारा एक विधेयक (Bill) पारित करके एक अधिनियम (Act) बनाया गया था जिसमें पुरूष के लिए विवाह की न्यूनतम आयु 21 वर्ष तथा स्त्री के लिए 18 वर्ष निर्धारित की गयी है। (iv) परिवार कल्याण सेवा के विभिन्न प्रकारों (जैसे–गर्भनिरोधक उपाय) की पहुँच को अधिकतम बनाना।

II. मातृत्व और शिशु स्वास्थ्य सेवा (Maternity and child health services)

(a) घनुस्तंभ या टिटेनस (Tetanus) के विरूद्ध प्रतिरक्षण (Immunization) तथा रक्तक्षीणता (Anemia) का निवारण (Prevention) तथा सुधार (Correction) के साथ प्रसवपूर्व (Antenatal), प्रसवावधिक (Intranatal) तथा प्रसवोत्तर (Postnatal) परिचर्या (Care) द्वारा मातृत्व सेवा (Maternity services) का विस्तार करना (b) बच्चों को प्रतिरक्षण योजना (Immunization schedule) तथा विटामिन अनुपूरण (Supplementation) कार्यक्रम द्वारा सुरक्षित करना।

III. अन्य सेवाएँ (Other services): इसमें शामिल होती हैं –

(a) यौन शिक्षा (Sex education) तथा विवाह मार्गदर्शन (Marriage guidance)
(b) अनुसंधान (Research) तथा कार्यक्रम का मूल्यांकन (Evaluation)
(c) सामान्य प्रजनन (Reproduction) के संबंध में अनुसंधान
(d) जनन-अक्षमता (Infertility) तथा पुनरावृत्त गर्भपात (Recurrent abortion) की जाँच-पड़ताल तथा उपचार
(e) सुरक्षित गर्भपात का मूल्यांकन परिवार नियंत्रण की एक विधि के रूप में करना।

गर्भनिरोध (Contraception)

गर्भनिरोध तथा जनन-क्षमता नियंत्रण (Fertility control) समानार्थी (Synonymous) नहीं है। जनन-क्षमता नियंत्रण में दोनों-जनन क्षमता अवरोधन (Fertility inhibition) (Contraception) तथा जनन-क्षमता का उत्तेजन (Stimulation) होते हैं। जबकि जनन-क्षमता का उत्तेजन जनन-अक्षम दम्पत्ति (Infertile couples) की समस्या के संबंध में होता है, गर्भनिरोध में सभी स्थायी या अस्थायी साधनों या उपायों (Measures) को शामिल किया जाता है जिसका निर्माण संभोग-क्रिया (Coitus act) के कारण गर्भावस्था को रोकने के लिए किया जाता है।

आदर्श गर्भनिरोधक विधियों (Contraceptive methods) को निम्नलिखित मानकों का पालन करना चाहिए –

(1) व्यापक रूप से स्वीकार्य, सस्ता, उपयोग में आसान
(2) अत्यधिक प्रभावी (Highly effective)
(3) न्यूनतम प्रेरणा (Motivation) की आवश्यकता
(4) न्यूनतम अनुरक्षण (Maintenance) तथा पर्यवेक्षण (Supervision)

कोई भी एक सार्विकरूप से स्वीकार्य (Universally acceptable) विधि की खोज अभी तक नहीं हुई है।

गर्भनिरोधक की प्रभाविता (Contraceptive Effectiveness)

कोई गर्भनिरोधक की विफलता-दर की गणना (Calculation) गर्भावस्था दर (Pregnancy rate) प्रति सौ स्त्री वर्ष (HWY = Per hundred women years)

के रूप में की जाती है। इसकी गणना के लिए निम्नलिखित सूत्र (Formula) (Pearl index=पर्लसूचक) का उपयोग किया जाता है।

$$\text{गर्भावस्था विफलता दर/HWY (Pregnancy failure rate)} = \frac{\text{सांयोगिक गर्भों की संख्या} \times 1200^{*} \text{ (Number of accidental pregnancies)}}{\text{अवलोकित रोगियों की संख्या} \times \text{उपयोग के महीने (No. of patient observed months of use)}}$$

* 1200=100 वर्षों में महीनों की संख्या (No. of months in 100 years)

उदाहरण (Example): यदि 200 दम्पत्ति ने एक गर्भनिरोधक विधि का उपयोग 2 वर्ष (= 24 महीने) के लिए किया है जिसके फलस्वरूप 20 गर्भावस्थाएँ हुई हैं। इसमें गर्भावस्था की विफलता दर ज्ञात करें।

$$\text{गर्भावस्था की विफलता दर} = \frac{20 \times 1200}{200 \times 24} = 5$$

यदि गर्भावस्था की विफलता दर 10 से कम होती है तब अमुक (Particular) विधि की प्रभाविता अत्यधिक मानी जाती है। यदि यह 20 से अधिक होती है तो प्रभाविता कम (Low) होती है।

अस्थायी (Temporary)

अस्थायी विधियों का सामान्यतः उपयोग जन्म को स्थगित (Postpone) करने या अंतर पर रखने (Space) के लिए किया जाता है। तथापि (However), इन विधियों का उपयोग प्रायः उन दम्पत्तियों (Couples) द्वारा भी किया जाता है जिनकी प्रबल इच्छा और अधिक संतानों (या बच्चों) की नहीं होती है।

अवरोधक विधियाँ (Barrier Methods)

इन विधियों में योनि (Vagina) में शुक्राणु (Sperm) के वितरण को रोका जाता है या गर्भाशय-ग्रीवा की नली (Cervical canal) से होकर शुक्राणु के

सारणी (Table) 35.1: उपयोग के प्रथम 12 महीने में गर्भनिरोधक विधियों की विफलता-दर
(Failure rate of contraceptive methods in first 12 months)

विधि (Methods)	प्रति 100 स्त्री वर्ष गर्भावस्था दर (लगभग=Approx)	विधि (Methods)	प्रति 100 स्त्री वर्ष गर्भावस्था दर (लगभग=Approx)
कोई विधि नहीं (No method)	80	संयुक्त मुखीय गर्भनिरोधक गोली (Combined oral pill)	0.1
सामंजस्य (Rhythm)	24	केवल प्रोजेस्टिन गर्भनिरोधक गोली (Progestin only pill)	1
संभोग अवरोध (Coitus interruption)		DMPA तथा NET सुई (Injectable)	0.3
दुग्ध श्रवण का अनार्तव (Lactational amenorrhea)	2	नॉरप्लान्ट (Norplant)	0.1
कन्डोम (Condom) (पुरुष)	14	वाहिका-उच्छेदन (Vasectomy)	0.15
मध्यच्छद (Diaphragm)	20	नली-उच्छेदन (Tubectomy)	0.5
अंतःगर्भाशयी गर्भनिरोधक उपाय (IUCD)			

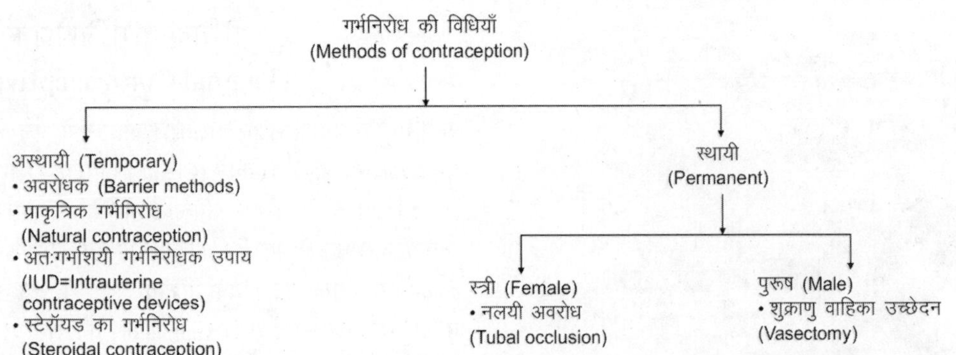

प्रवेश को रोका जाता है। इस उद्देश्य को यांत्रिक साधन (Mechanical devices) या रासायनिक साधन (Chemical means) द्वारा प्राप्त किया जाता है या संयुक्त (Combined) साधन द्वारा प्राप्त होता है। निम्नलिखित अवरोधकों का उपयोग किया जाता है –

(1) यांत्रिक (Mechanical)
   – पुरूष (Male): कंडोम (Condom)
   – स्त्री (Female): कंडोम, मध्यच्छद (Diaphragm), गर्भाशय-ग्रीवा का आच्छद (Cervical cap)

(2) रासायनिक (Chemical) – योनिक गर्भनिरोधक (Vaginal contraceptives)
   – क्रीम (Cream) – डेल्फेन (Delfen)
   – अवलेह (Jelly): प्रेसिपिटिन (Precipitin), वोल्पर लेप (Volpar paste)
   – झाग गोली (Foam tablets): ऐरोसोल झाग (Aerosole foams), क्लोरिमिन (Chloramine) T या कॉन्टैब (Contab)
   स्पंज (Sponge) (TODAY)

(3) **संयोजन (Combination):** यांत्रिक तथा रासायनिक का संयुक्त उपयोग

कन्डोम (Condom) (Male = परूष): कंडोम का निर्माण पॉलियूरिथेन (Polyurethane) या रबड़ क्षीर (Latex=लेटेक्स) द्वारा होता है। रबड़ क्षीर का सामान्यतः उपयोग होता है। पॉलियूरिथेन कन्डोम अधिक पतला (0.010–0.020 mm) होता है तथा यह उनके लिए उपयुक्त होता है जो रबड़ क्षीर (Latex rubber = वनस्पति दूध का रबर) के लिए संवेदनशील (Sensitive) होते हैं। पुरूष द्वारा कन्डोम का व्यापक रूप से उपयोग किया जाता है। भारत में एक विशिष्ट व्यापर चिन्ह (Brand) ''निरोध'' के रूप में प्रचलित है। कंडोम की प्रभाविता (Effectiveness) को बढ़ाने के लिए उत्पाद (Products) की गुणवत्ता (Quality) में सुधार तथा उसके उपयोग के समय शुक्राणुनाशक क्रीम (Spermicidal cream) लगायी जाती है। यौन-संचार रोग (STD = Sexually transmitted disease) से सुरक्षा एक अतिरिक्त लाभ होता है। कभी-कभी संगी (Partner) रबड़क्षीर (लेटेक्स) के लिए प्रत्यूर्ज (Allergic) हो सकती है।

यह विधि उन दम्पत्तियों (Couples) के लिए उपयुक्त होती है जो संतानों के जन्म के बीच अधिक अंतर रखना चाहते हैं तथा पत्नी मुखीय गर्भनिरोधक गोली (Oral pill) या अंतःगर्भाशयी गर्भनिरोधक साधन (IUCD = Intrauterine contraceptive device) से परहेज करना चाहती है।

कन्डोम का उपयोग (Use of condom): (1) चयनात्मक (Elective) गर्भ-निरोधक विधि केरूप में, (2) शुक्राणु-वाहिका उच्छेदन (Vasectomy) के बाद गर्भनिरोधक गोली (Pill) के उपयोग के दौरान तथा यदि IUD की क्षति के दौरान एक नवीन IUD को लगाने के पहले तक गर्भनिरोध के एक अंतरिम (Interim) प्रकार के रूप में, (3) पत्नी का ट्राइकोमोनस (एक परजीवी = Parasite) के योनिक शोथ (Trichomonal vaginitis) के उपचार के दौरान पति को इसका उपयोग करना चाहिए। (4) प्रतिरक्षात्मक जनन-अक्षमता (Immunological infertility): पुरूष संगी (Male partner) को तीन महीने के लिए उपयोग करना। अन्य अगर्भनिरोधक लाभ (Non-contraceptive benefits) या सुविधा तथा असुविधा (Disadvantages) के लिए देखें सारणी 35.2।

पूर्वावधान (Precaution): (1) अतिक्रांत तिथि (Expired date) के बाद उपयोग नहीं करना है, यदि यह प्रदर्शित है। (2) स्त्री के जननांगी स्पर्श के पहले शिश्न (Penis) को कंडोम से आच्छादित (Covered) करना है। (3) शिश्न की निकासी के दौरान कंडोम के खुले छोर को पकड़ना है तथा उसे स्थापित (Inplace) रखना है।

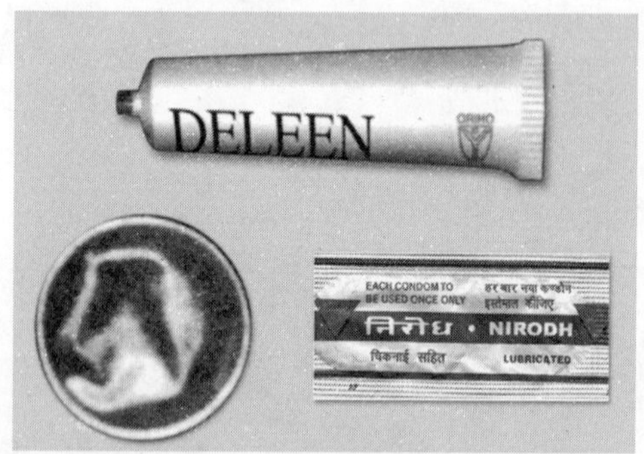

चित्र (Fig.) 35.1: सामान्यतः प्रयुक्त परम्परागत गर्भनिरोधक (Commonly used conventional contraceptives)

मध्यच्छद (Diaphragm = डायफ्राम)

यह एक अंतःयोनिक साधन (Intravaginal device) है जो नम्य धातु (Flexible metal) या किनारे पर कमानीदार वलय (Spring ring) के साथ रबर का निर्मित होता है। इसका व्यास (Diameter) 5–10 cm के बीच होता है। यह एक लोकप्रिय (Popular) विधि नहीं है। इसमें साधन के आकार की माप के लिए चिकित्सीय कर्मचारी (Medical or paramedical personnel) की आवश्यकता होती है। पश्च चापिका (Posterior fornix) में स्थित मध्य अंगुली के सिरे (Tip) तथा जघन संधानक (Symphysis pubis) के नीचे अंगुली पर नोंक (Point over the finger) के बीच दूरी मध्यच्छद का व्यास बताती है। चूँकि यह साधन के किनारे पर शुक्राणु (Sperms) के आरोहन (Ascent=चढ़ान) को प्रभावी रूप से रोक नहीं सकता है, अतः साधन की ऊपरी सतह पर निवेश (Insertion) के दौरान रासायनिक शुक्राणु-नाशी कर्मक (Spermicidal agent) स्थापित किया जाता है जिससे कि गर्भाशय-ग्रीवा (Cervix) के सम्पर्क में बना रह सके। इस साधन को संभोग (Intercourse) करने के तीन घंटे पहले प्रवेश (योनि में) कराया जाता है तथा इसे संभोग के 6 घंटे बाद तक रखा जाता है। उचित रूप से स्थापित नहीं होना (Ill-fitting) तथा संभोग के दौरान सांयोगिक विस्थापन (Accidental displacement) से विफलता दर (Failure rate) में वृद्धि होती है। इसके गुण-दोष के लिए सारणी 35.3 देखें।

योनिक गर्भनिरोधक (Vaginal Contraceptives)

रासायनिक पदार्थ (Chemicals): बाजार में अनेक शुक्राणुनाशक कर्मक (Spermicidal agents) क्रीम (Cream), अवलेह (Jelly जेली) या झागगोली (Foam tablets) के रूप में उपलब्ध होते हैं। ये कर्मक अधिकांशतः शुक्राणु कर्मक के सम्पर्क में आते हैं तथा कुछ सीमा तक गर्भाशय-ग्रीवा नली (Cervical canal) में इनके प्रवेश को यांत्रिक रूप से रोकते हैं। संभोग के ठीक पहले प्रयोजक उपकरण (Applicator) की सहायता से योनि में क्रीम या जेली का प्रवेश कराया जाता है। फोम गोली (Foam tablets) (1 या 2) को योनि के अंदर (ऊपर में) संभोग के 5 मिनट पहले डाला जाता है। एकाकी (Isolation) रूप में यह (गोली, क्रीम या जेली) प्रभावी नहीं होती

सारणी (Table) 35.2: कंडोम के गुण (लाभ) और दोष
(Advantages-Disadvantages of Condom)

लाभ (Advantages)	दोष (Disadvantages)
(1) बिना किसी परहेज के साथ सस्ता (Cheaper)	(1) संभोग से फट सकता है तथा वीर्य (Semen) का रिसाव योनि (Vagina) में (संभोग के दौरान) हो सकता है।
(2) कोई पार्श्व-प्रभाव (Side effects) नहीं	(2) यौन-आनन्द की अपर्याप्तता
(3) वहन (Carry) में आसान, उपयोग में सरल (Simple to use) तथा प्रयोज्य (Disposable = उपयोग करके फेंक देना)	(3) एक संभोग-क्रिया के बाद फेंक देना
(4) यौन-संचार रोग (STD) जैसे–सूजाक (Gonorrhea), क्लैमाइडिया (Chlamydia), HPV (Human papilloma virus) तथा HIV (Human immunodeficiency virus) के विरूद्ध सुरक्षा (Protection)	(4) विफलता (Failure rate) – 14 (HWY) तथा जब सही रूप में उपयोग करने पर 3 (HWY)
(5) श्रोणीय प्रदाही रोग (PID = Pelvic inflammatory disease) के विरूद्ध सुरक्षा।	
(6) नलीय जनन-अक्षमता (Tubal infertility) तथा अस्थानिक गर्भावस्था (Ectopic pregnancy) के प्रभाव को कम करना है।	
(7) गर्भाशय-ग्रीवा की कोशिका अपसामान्यता (Cervical cell abnormalities) के विरूद्ध सुरक्षा।	
(8) जब संभोग की क्रिया (Coital act) अप्रायिक (Infrequent) तथा अनियमित (Irregular) होती है तब कंडोम उपयोगी होता है।	

सारणी (Table) 35.3: मध्यच्छद के गुण-दोष
(Advantages and Disadvantages of Diaphragm)

लाभ या गुण (Advantages)	दोष (Disadvantages)
(1) सस्ता (Cheap)	(1) अपेक्षित (Required) आकार की माप के लिए चिकित्सीय कर्मचारी की सहायता की आवश्यकता होती है ।
(2) दीर्घकाल (Long duration) के लिए बार-बार उपयोग किया जा सकता है।	(2) योनिक उत्तेजन (Vaginal irritation) तथा मूत्र-मार्ग (Urinary tract) के संक्रमण (Infection) का खतरा वहाँ पर होता है।
(3) शुक्राणु-नाशी (Spermicide) के साथ उपयोग करने से PID/ STD के प्रभाव को कुछ सीमा तक कम किया जा सकता है।	(3) गर्भाशयी भ्रंश (Uterine prolapse) के साथ महिलाओं के लिए (अनुपयुक्त (Not suitable)
	(4) विफलता दर (Failure rate) = 20 (HWY)

है (विफलता दर 26 HWY), परन्तु कन्डोम या मध्यच्छद (डायाफ्राम) के साथ उपयोग से प्रभाव की वृद्धि होती है। कभी-कभी योनि या भग (Vagina or vulva) में स्थानीय प्रत्यूर्ज (Allergic) प्रदर्शन हो सकता है।

योनिक गर्भनिरोधक स्पंज (Vaginal contraceptive sponge) (Today): यह पॉलियूरिथेन (Polyurethane) द्वारा निर्मित होता है तथा एक शुक्राणु-नाशी (Spermicide) केरूप में 1 gm नोनॉक्सिनॉल (Nonoxynol)-9 के साथ संसिक्त (Impregnated) होता है। नोनॉक्सिनॉल-9 एक पृष्ठ सक्रियन (Surfactant) के रूप में कार्य करता है जो या तो शुक्राणु को गतिहीन बनाता है या मृत (Dead) बना देता है। संभोग (Coitus) के दौरान यह शुक्राणु-नाशी को मुक्त करता है, स्खलन (Ejaculate) को अवशोषित (Absorb) करता है तथा गर्भाशय-ग्रीवा की नली (Cervical canal) में प्रवेश को रोकता है। संभोग के बाद 6 घंटे तक इसे निकालना नहीं चाहिए / इसकी विफलता दर 10/HWY होती है। हाल में यह अवलोकन किया गया है कि सूजाक (Gonorrhea), क्लैमाइडिया (Chlamydia) या हिव संक्रमण (HIV Infection) के निवारण (Prevention) में नोनॉक्सिनॉल-9 प्रभावी नहीं होता है। इसके अतिरिक्ति इसका बारम्बार उपयोग करने से घाव (Lesions) उत्पन्न होता है। इन घावों का संबंध HIV संचार के अधिक खतरे के साथ होता है।

स्त्री का कन्डोम (Female condom) (Femshield) (देखें चित्र 35.2): यह पॉलियूरिथेन (Polyurethane) द्वारा निर्मित थैली है जो योनि (Vagina) को स्तरित (Line) करती है तथा बाहरी जननांगों (Genitalia) को भी। प्रत्येक छोर (End) पर एक लचीले पॉलियूरिथेन वलय (रिंग) के साथ इसकी लम्बाई 15 cm होती है। बाहरी वलय की अपेक्षा बंद छोर पर आंतरिक वलय छोटा होता है। यह यौन-संचार रोग (STD = Sexually transmitted disease) तथा श्रोणीय प्रदाही रोग (PID = Pelvic inflammatory disease) के विरूद्ध सुरक्षा प्रदान करता है। इसकी विफलता-दर लगभग 21/HWY है।

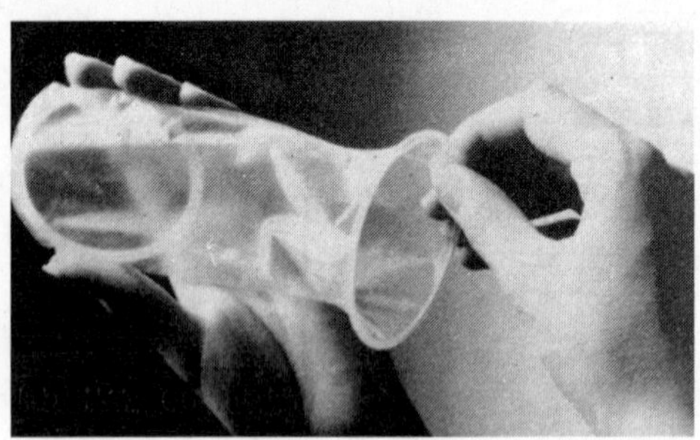

चित्र (Fig.) 35.2: स्त्री के लिए कन्डोम (Female condom) (Femshield)

प्राकृतिक गर्भनिरोध (Natural Contraception)

सामंजस्य (या रिद्म) विधि (Rhythm Method): यह एकमात्र विधि है जिसे रोमन कैथोलिक चर्च (Roman Catholic Church) द्वारा अनुमोदित (Approved) किया गया है। यह विधि आर्तव चक्र (Menstrual cycle) की जनन-क्षमता (Fertile) काल की पहचान करती है तथा इसके दौरान संभोग से परहेज करती है। अण्डोत्सर्ग (Ovulation) की उचित अवधि तथा जनन-क्षमता काल के निर्धारण करने की विधियों में निम्नलिखित शामिल होते हैं – (1) पिछले आर्तव काल का अभिलेखन (Recording of previous menstrual period) (Calendar rhythm), (2) आधारिक शरीर का तापक्रम चार्ट (Basal body temperature chart) (Temperature rhythm) को लिखना तथा (3) अत्यधिक श्लेष्माभ योनिक श्राव (Excessive mucoid vaginal discharge) को लिखना। तिथिपत्र का प्रयोक्ता (Users of Calendar) पिछले 12 आर्तव चक्र आलेख (Records) पर आधारित गणना (Calculations) से परहेज (Abstinence) का समय ज्ञात करता है। सबसे छोटे चक्र की लम्बाई से 20 घटाकर प्रथम असुरक्षित (Unsafe) दिन तथा सबसे बड़े चक्र से 10 घटाकर अंतिम असुरक्षित दिन (Last unsafe day) प्राप्त किया जाता है। तापक्रम चार्ट का प्रयोक्ता (Users of temperature rhythm) को तापक्रम की वृद्धि के तीसरे दिन तक परहेज करने की आवश्यकता होती है। श्लेष्माभ योनिक श्राव प्रयोक्ता (Users of mucus rhythm) को दर्शनीय श्लेष्मा (Mucus) के सभी दिनों में तथा उसके 3 दिन बाद तक परहेज (या संयम) की आवश्यकता होती है। देखें सारणी 35.4।

संभोग क्रमभंगता (Coitus interruptus):
यह एक प्राचीनतम (Oldest) और संभवतः सर्वाधिक स्वीकृत गर्भनिरोधक विधि है जिसका उपयोग पुरूष द्वारा किया जाता है। इसमें वीर्य के स्खलन (Ejaculation) के ठीक पहले शिश्न (Penis) को योनि (Vagina) से बाहर निकाला जाता है। इसमें पुरूष को पर्याप्त आत्म-नियंत्रण (Self-control) की आवश्यकता होती है जिससे कि स्खलन के पहले शिश्न को बाहर निकाला जा सके।

लाभ (या गुण=Advantages): (1) किसी भी बाहरी साधन या युक्ति या उपकरण (Appliance) की आवश्यकता नहीं होती है। (2) इसमें कोई व्यय नहीं (No cost) होता है। (3) यह सरल और सुविधाजनक (Convenient) भी है।

दोष (Disadvantages or Demerits): (1) इसमें पुरूष को पर्याप्त आत्मनियंत्रण की आवश्यकता होती है। (2) स्त्री में चिंता (Anxiety), तंत्रिकाताप (Neurosis), योनि-आकर्ष (Vaginismus) या श्रोणीय संकुलन

सारणी (Table) 35.4: सामंजस्य विधि (Rhythm method) के गुण-दोष (Advantages and Disadvantages)

गुण (Advantages)	दोष (Disadvantages)
(1) कोई व्यय नहीं (No cost)	(1) सुरक्षित काल (Safe period) की गणना करना कठिन होता है।
(2) पार्श्व-प्रभाव का अभाव (Lack of side-effects)	(2) निश्चित काल तक यौन-संबंध (Sexual act) से अनिवार्य परहेज करना।
	(3) दुग्धश्रावी अनार्तव (Lactational amenorrhea) में अप्रयोज्य (Not applicable) या जब आर्तव काल (Menstrual periods) अनियमित होता है, में प्रयोज्य नहीं।
	(4) कालप्रभावन (Aging) शुक्राणु (Sperm) और अण्डाणु (Ovum) के संयोजन की संभावना के कारण अस्थानिक (Ectopic) गर्भावस्था या भ्रूण (Fetus) की जन्मजात अपसामान्यता (Congenital abnormalities) की अधिक दर (High rate)।

(Pelvic congestion) विकसित हो सकता है। (3) गर्भावस्था की संभावना अधिक होती है क्योंकि (a) पूर्वसंभोग श्राव (Pre-coitus secretion) में शुक्राणु (Sperm) हो सकता है। (b) शुक्राणु का योनि में जमा होने की सांयोगिक सम्भावना (Accidental chance) होती है।

इसकी विफलता-दर (Failure rate) = 20 HWY होती है।

स्तनपान (Breastfeeding):
दीर्घकालिक (Prolonged) तथा सतत (या निरंतर = Sustained) स्तनपान एक प्राकृतिक गर्भनिरोधक होता है। यह आर्तवी (Menstruating) महिला की अपेक्षा अनार्तवी (Amenorrheic) महिलाओं में अधिक प्रभावी होता है। जो महिला पूर्ण रूप से स्तनपान कराती है तथा अनार्तवी होती है, उसे प्रथम 6 महीने में गर्भावस्था का खतरा 2% से कम होता है। अन्यथा विफलता दर अधिक (10%) होती है। अतः स्तनपान के दौरान अतिरिक्त गर्भनिरोधक समर्थन कन्डोम, IUCD (Intrauterine contraceptive device) या स्टेरॉयड (Steroid) (यदि उपलब्ध है) की सुई (Injection) द्वारा पूर्ण गर्भनिरोध प्रदान करना है।

जननक्षमता चेतना (Fertility awareness) आधारित विधियाँ हैं –
(1) प्राकृतिक गर्भनिरोध [सामंजस्य विधि (Rhythm method), संभोग क्रम-भंगता (Coitus interruptus) तथा दुग्धश्रावी अनार्तव विधि (Lactational amenorrhea)]
(2) अवरोधक विधि (Barrier method): कंडोम (Condom), मध्यच्छद (Diaphragm डायाफ्राम) तथा शुक्राणु-नाशी (Spermicides)

अन्तःगर्भाशयी गर्भनिरोधक उपाय (IUCD या IUD) (Intrauterine Contraceptive Devices)

अंतःगर्भाशयी उपाय (या साधन) का उपयोग सम्पूर्ण विश्व में किया गया है। पिछले तीन दशकों (Decades) में, तथापि (However), इसकी रूपरेखा (Design) तथा धारिता (Content) में पर्याप्त सुधार हुआ है। इसका उद्देश्य वर्धमान प्रतिकूल प्रभाव (Increasing adverse effects) के बिना अधिकतम प्रभाविता (Efficacy) प्राप्त करना है। साधन (Devices) को खुला (Open) तथा बंद (Closed), औषधयुक्त (Medicated) तथा औषधहीन (Non-medicated) केरूप में वर्गीकृत (Classified) किया जाता है। जब साधन में 5 mm से अधिक घेराकार द्वार (Circumscribed aperture) नहीं होता है जिससे कि आंत्र या वपा का पाश (Loop of intestine or omentum) प्रवेश नहीं कर सकता है तथा यदि संयोग से गर्भाशय से होकर उदरावरणी कोटर (Peritoneal cavity) में साधन छेदित (Perforate) होता है तब यह अवरूद्ध (Strangulated) हो जाता है तो इसे खुला साधन (Open device) कहा जाता है। बंद साधन (Closed devices) जैसे–ग्रेफेनबर्ग वलय (Grafenberg ring), बिर्नवर्ग चाप (Birngberg bow)। यदि संयोग से उदरीय कोटर (Abdominal cavity) में प्रवेश करता है तब उसमें आंत्र (Gut) का अवरोधन (Strangulation) करने की क्षमता होती है और इसलिए लुप्त प्रयोग (Obsolete) होता है। औषधहीन (Non-medicated) साधन लिप्पीज पाश (Lippes loop) होता है। औषधयुक्त (Medicated) साधन में ताम्र धातु (Copper metal) लगी होती है जैसे– CuT-200, CuT-380A, मल्टिलोड (Multiload)-250, मल्टिलोड–375 (देखें चित्र 35.3) हार्मोन युक्त IUD जो प्रोजेस्टेरोन (Progesterone) (Progestasert प्रोजेस्टासर्ट) या लेबोनॉरजेस्ट्रील (Levonorgestrel) (LNG-IUS) को मुक्त करता है, उसे भी प्रवेश किया गया है। आजकल निम्नलिखित औषधयुक्त अंतःगर्भाशयी गर्भनिरोधक उपाय उपयोग में आते हैं – CuT200, CUT380A, मल्टिलोड 250, मल्टिलोड 375, प्रोजेस्टासर्ट, लेवोनॉरजेस्ट्रील (LNG-IUS)।

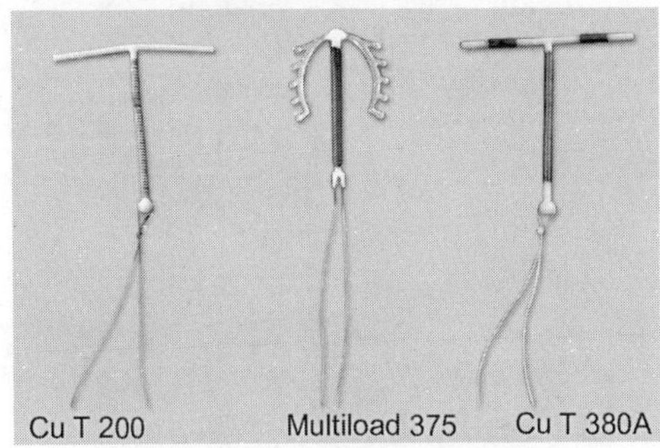

चित्र (Fig.) 35.3: सामान्यतः प्रयुक्त अंतःगर्भाशयी गर्भनिरोधक साधन (Commonly used IUD)

IUD का वर्णन (Description):
कॉपर T200 – CuT200β का व्यापकरूप से उपयोग किया जाता है। यह ताम्र (Copper) के पतले तार के 215 वर्ग मिलीमीटर (Sq mm) सतह-क्षेत्र का वहन करता है जो साधन (Device) के उदग्रवृंत (Vertical stem) के चारों ओर लपेटा रहता है। T-आकार का वृंत (दण्ड) साधन पॉलिएथिलीन (Polyethylene) फ्रेम द्वारा निर्मित होता है। इसमें एक पॉलिएथिलीन का रेशा गा सूत्र (Filament) होता है जो उदग्र वृंत के छोर पर बंधा होता है। ये दोनों सूत्र [या धागे (Threads)] पहचान और निष्कासन के लिए उपयोगी होते हैं। ताम्र का विकिरण-अपारदर्शी (Radiopaque) होने के बावजूद अतिरिक्त बेरियम सल्फेट के साधन में समाविष्ट (Incorporate) किया जाता है। साधन में 124 mg ताम्र होता है। ताम्र की क्षति एक वर्ष में 50 μgm (μ=म्यू=10^{-6}) प्रति 24 घंटे की गति से होती है। इसकी आपूर्ति एक निष्कीटित (Sterilized) बंद पैकेट (Sealed packet) में की जाती है। साधन को 4 वर्ष के बाद बाहर निकाला जाता है। CuT200 के सूत्र (Wire) में 200 वर्ग मि0मी0 सतह-क्षेत्र का वहन होता है जिसमें 120 mg ताम्र होता है तथा 3 वर्ष के बाद इसे बाहर निकाला जाता है। कॉपर टी (CuT) का गर्भनिरोधक के रूप में उपयोग के अतिरिक्त इसका उपयोग संधि-अपक्षय (Synechiolysis) के बाद किया जाता है।

CuT380A – इसमें ताम्र सूत्र या तार का 380 mm^2 सतह-क्षेत्र होता है जिसे वृंत (Stem) (176 mg) के चारों ओर लपेटा जाता है तथा क्षैतिज भुजा (Horizontal arms) (66.5 mg) का ताम्र का आस्तीन (Copper sleeves) होता है। फ्रेम (Frame) में बेरियम सल्फेट होता है जो विकिरण-अपारदर्शी (Radiopaque) होता है। इसका निष्कासन प्रत्येक 10 वर्ष के बाद होता है।

मल्टिलोड (Multiload) Cu250 – यह साधन एक निष्कीटित बंद पैकेट में एक प्रयोजक उपकरण (Application) के साथ बाजार में उपलब्ध है। इसमें कोई प्रविष्टक (Introducer) तथा मज्जक (Plunger) की आवश्यकता

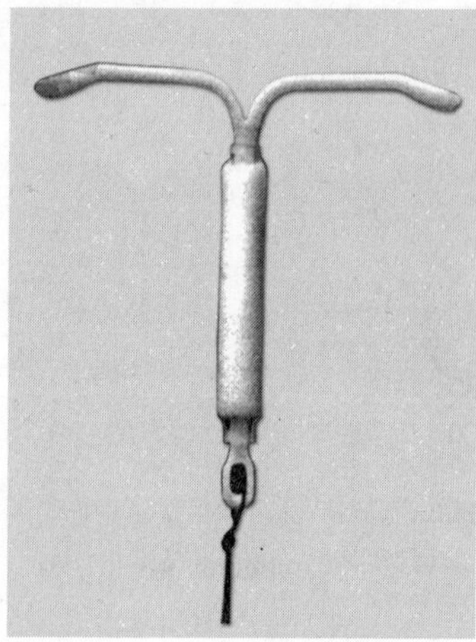

चित्र (Fig.) 35.4: लेवोनीरजेस्ट्रील युक्त अंतःगर्भाशयी व्यवस्था (Levonorgestrel containing intrauterine system)

नहीं होती है। यह साधन एक वर्ष की अवधि में प्रतिदिन 100 μg ताम्र उत्सर्जित (Emit) करती है। इसका प्रतिस्थापन प्रत्येक 3 वर्ष के बाद होता है। लेवोनॉरजेस्ट्रील अंतःगर्भाशयी व्यवस्था (Levonorgestrel intrauterine system=LNG-IUS) (देखें चित्र 35.4)–यह एक T (टी)-आकार का साधन (Device) है जिसमें वृंत (Stem) के चारों ओर पॉलिडाइमेथिलसिलॉक्सेन की झिल्ली (Polydimethylsiloxane membrane) होती है जो एक स्टेरॉयड भण्डार (Steroid reservoir) के रूप में कार्य करती है। लेवोनॉरजेस्ट्रील (LNG) की कुल मात्रा 52 mg होती है तथा इसे 20 μg प्रतिदिन की गति से मुक्त करती है। 5 वर्ष के बाद इस साधन का प्रतिस्थापन (Replacement) किया जाता है। इसकी प्रभाविता (Efficacy) की तुलना बंध्याकरण (Sterilization) के साथ की जाती है। इसमें गर्भनिरोधक के अतिरिक्त अन्य लाभ भी होते हैं।

प्रोजेस्टासर्ट (Progestasert): यह एक प्रोजेस्टेरोन (Progesterone, 38 mg) युक्त IUD है जो गर्भाशयी कोटर (Uterine cavity) में 65 μ/day की गति से प्रोजेस्टेरोन को मुक्त करती है। इसे एक वर्ष के बाद निष्कासित किया जाता है। अब प्रोजेस्टासर्ट का उत्पादन नहीं किया जाता है।

लिप्पीज पाश (Lippes Loop): यह एक औषधहीन (Non-medicated) खुला अंतःगर्भाशयी साधन (Open intrauterine device) है। भारत में अभी इसका उपयोग नहीं किया जाता है।

क्रिया की विधि या रूप (Mode of action):

सभी साधनों (IUDs) की जनन-क्षमता रोधी (Antifertility) क्रियाविधि (Mechanism) अभी तक स्पष्ट नहीं है। वे मुख्यतः गर्भाशयी कोटर (Cavity) में क्रिया करते हैं तथा अण्डोत्सर्ग (Ovulation) को बाधित नहीं करते हैं।

सम्भाव्य कारक (Probable factors) निम्नलिखित हैं –

(1) गर्भाशय अंतःस्तर में जीवरासायनिक तथा ऊतकीय परिवर्तन (Biochemical and histological changes in the endometrium): गर्भाशय अंतःस्तर में जीवरासायनिक परिवर्तन के साथ अविशिष्ट (Non-specific) प्रदाही (Inflammatory) प्रतिक्रिया होती है जिसमें युग्मक विषाक्त (Gametotoxic) तथा शुक्राणु-क्षयी (Spermolytic) प्रभाव होता है। प्रोस्टेग्लैन्डिन (Prostaglandin) की मुक्ति के साथ साधन के साथ संलग्न दीर्घभक्षकाणु (Macrophases) से लाइसोसोम के विघटन (Lysosomal disintegration) में भी जनन-क्षमता रोधी (Antifertility) प्रभाव होता है।

(2) वर्धित नलीय गतिशीलता (Increased tubal motility) हो सकती है जिसके कारण निषेचित अण्डाणु (Fertilized ovum) का तत्काल स्थानांतरण गर्भाशय कोटर (Uterine cavity) में होता है जबकि गर्भाशय अंतःस्तर ग्रहणशील (Receptive) नहीं होता है।

(3) अपक्षयित शुक्राणु का आरोहण (Impaired sperm ascent) हो सकता है जो सम्भवतः स्थानीय रासायनिक प्रभाव के कारण होता है जो शुक्राणु की जीवन-शक्ति (Vitality) और स्थानांतरण (Migration) को प्रभावित करता है।

(4) **ताम्र साधन (Copper devices):** किण्वकीय (Enzymatic) हस्तक्षेप द्वारा रोपण (Implantation) का निवारण (Preventing) द्वारा आयनित (Ionized) ताम्र में अतिरिक्त स्थानीय जननक्षमता-रोधी (Antifertility) प्रभाव होता है। साइटोकाइन्स (Cytokines) की मुक्ति की पहल ताम्र करता है जो कोशिका विषाक्त (Cytotoxic) होता है। रक्तोद (Serum) की ताम्र मात्रा में वृद्धि नहीं होती है। ऐसा प्रतीत होता है कि साधन में कैल्सियम का क्रमिक संग्रहण भी ताम्र के विसरण (Diffusion=प्रसार) को रोकता है यदि इसे दीर्घकाल तक रखा जाता है।

(5) **लेवोनॉरजेस्ट्रील अंतःगर्भाशयी व्यवस्था (LNG-IUS):** यह गर्भाशय अंतःस्तर का प्रबल और एक समान दमन (Suppression) प्रेरित करता है। गर्भाशय-ग्रीवा का श्लेष्मा (Cervical mucus) अल्प (Scanty) हो जाता है। अण्डानुत्सर्ग (Anovulation) तथा पीतिका-अवस्था (Luteal phase) की अपर्याप्त क्रियाशीलता का भी उल्लेख किया गया है। रक्तोद (या सीरम) में प्रोजेस्टेरोन की मात्रा (Level of progesterone) नहीं बढ़ती है।

(6) अन्तर्वेशन के लिए परहेज (Contraindication for insertion): (1) श्रोणीय संक्रमण (Pelvic infection) की उपस्थिति, (2) दुष्क्रियात्मक गर्भाशय रक्तस्राव (Dysfunctional uterine bleeding), (3) संदिग्ध गर्भावस्था, (4) भ्रंशित गर्भाशय (Prolapse uterus) क्योंकि इसमें आरोही (Ascending) संक्रमण की संभावना होती है। (5) गर्भाशयी कोटर (Uterine cavity) के आकार का विरूपण (Distortion) जैसा कि रेशाभ या जन्मजात कुरचना (Fibroid or congenital malformation) में होता है। अन्तर्वेशन में कठिनाई होती है तथा गर्भनिरोधक प्रभाविता (Efficacy) में कमी होती है। (6) गम्भीर कष्ट आर्तव (Severe dysmenorrhea), (7) अपसामान्य कोशिका के साथ संदिग्ध गर्भाशय-ग्रीवा (Suspicious cervix with abnormal cytology), (8) अस्थानिक गर्भवस्था का पूर्ण इतिवृत्त (Past history of ectopic pregnancy), (9) शल्यक्रिया द्वारा प्रसव (Cesarean section) के बाद 6 महीने के अंदर, (10) बहुप्रसवा (Multipara), (11) HIV/STD सकारात्मक की महिला (STD=Sexually transmitted diseases) HIV= Human immunodeficiency virus=मानव प्रतिरक्षा-अपर्याप्तता विषाणु)।

अंतर्वेशन की अवधि (Time of insertion):

(1) **अंतराल (Interval):** [जब शिशु-जन्म के 6 सप्ताह से अधिक बाद अंतरा-गर्भाधारण काल (Interconceptional period) में साधन का अन्तर्वेशन किया जाता है] – काल के पूर्ण होने के 2–3 दिन बाद अन्तर्वेशन

करना बेहतर होता है। परन्तु आर्तव काल (Menstrual period) के दौरान किसी भी अवधि में साधन (Device) का अंतर्वेश किया जा सकता है जिसमें निश्चित लाभ [जैसे–गर्भाशय-ग्रीवा की खुली नली (Open cervical canal), विस्फारित गर्भाशयी कोटर (Distended uterine cavity), कम ऐंठन (Less cramps)] होते हैं। तथापि (However), दुग्धश्रावी अनार्तव (Lactational amenorrhea) के दौरान किसी भी अवधि में साधन का अन्तर्वेश (Insert) किया जा सकता है।

(2) **गर्भपातोत्तर (Post-abortal):** चूषण रिक्तिकरण (Suction evacuation) या विस्फारण और खुरचन (Dilation and curettage i.e. D&E) द्वारा गर्भपात के बाद या स्वतः गर्भपात (Spontaneous abortion) के बाद साधन (IUD) का अंतर्वेश किया जा सकता है। गर्भाशयी संधि-पीड़ा (Synechia) के निवारण के अतिरिक्त लाभ से अंतर्वेश के लिए प्रेरित करने में सहायता मिलती है।

(3) **प्रसवोत्तर (Postpartum):** रोगी को प्रसव के बाद चिकित्सालय से मुक्त (Discharge) करने से पहले साधन का अंतर्वेश किया जा सकता है। वहिष्करण (Expulsion) की अधिक संभावना को ध्यान में रखकर वहिर्वेशन को 6 सप्ताह तक रोका जाता है जब तक गर्भाशय अन्तर्वलित (Involuted) होकर सामान्य आकार का नहीं हो जाता है।

(4) **अपरा-प्रसव के बाद (Post-placental delivery):** अपरा के प्रसव के तत्काल बाद साधन का अन्तर्विष्ट किया जा सकता है। परन्तु इसकी वहिष्करण दर (Expulsion rate) अधिक होता है ।

अन्तर्वेशन की विधियाँ (Methods of Insertion):

* Cu T200   * Cu T380 A

(A) प्रारंभिक (Preliminaries):

(1) अन्तर्वेश का किसी परहेज को वर्जित (Exclude) करने के लिए इतिवृत्त (History) लेना तथा सामान्य (General) तथा श्रोणीय (Pelvic)जाँच करना

(2) साधन (Device) को दिखाना और उसकी विभिन्न समस्याओं के बारे में बताना तथा रोगी की सहमति (Consent) लेना

(3) अवसाद (Sedation) या संवेदनाहरण (Anesthesia) के बिना पूतिक पूर्वावधान (Septic precautions) के साथ वहिरंग रोगी विभाग (OPD= Outpatient department) में अन्तर्वेश किया जाता है। ऐंठन (Cramp) की पीड़ा को कम करने के लिए अन्तर्वेश के 30 मिनट पहले आइबुप्रोफेन (Ibuprofen) (NSAID) दिया जा सकता है।

(4) अन्तर्वेशक के अंदर साधन का स्थापन (Placement of the device inside the inserter): बंद पैकेट से साधन को बाहर निकाला जाता है। सूत्र (Thread), उदग्र वृंत (Vertical stem) और उसके बाद क्षैतिज (Horizontal stem) को उदग्र वृंत के साथ मोड़ करके अंतर्वेशक के दूरस्थ छोर से होकर प्रवेश कराया जाता है। अब प्रवेश के लिए साधन तैयार है। ''अस्पर्श'' (No-touch) अंतर्वेशन विधि (Insertion method) बेहतर होती है (नीचे देखें)।

(B) वास्तविक सोपान (Actual steps):

(1) रोगी अपना मूत्राशय (Bladder) रिक्त (या खाली) करती है तथा उसे लिथोटोमी अवस्थिति (Lithotomy position) में रखा जाता है। श्रोणीय (Pelvic) जाँच द्वारा गर्भाशय का आकार और स्थिति का निश्चित पता लगाया जाता है।

(2) पश्च योनि (Posterior vagina) में वीक्षण यंत्र (Speculum) का प्रवेश किया जाता है तथा पूतिरोधी लोशन (Antiseptic lotion) द्वारा योनि तथा गर्भाशय-ग्रीवा (Cervix) को साफ किया जाता है।

(3) गर्भाशय-ग्रीवा के किनारा को ऐलिस चिमटी (Allis forceps) से पकड़कर गर्भाशय-ग्रीवा की नली (Cervical canal) से होकर एक ध्वनि भेजी जाती है तथा गर्भाशय की अवस्थिति (Position of the uterus) तथा गर्भाशयी कोटर (Uterine cavity) की लम्बाई लिखी जाती है। गर्भाशय कोटर की लम्बाई के अनुसार अर्न्वेशक की लम्बाई का समायोजन (Adjust) किया जाता है।

(4) साधन के साथ अन्तर्वेशक (Inserter with the device) को गर्भाशय-ग्रीवा की नली से होकर बुघ्न (Fundus) तक प्रवेश कराया जाता है तथा रक्षक (Guard) द्वारा स्थापन के बाद मेज्जक (Plunger) को स्थान पर रखकर अन्तर्वेशक को बाहर निकाला जाता है। इस प्रकार नली से साधन को बाहर धकेला नहीं जाता है बल्कि अंतर्वेशक को निकालते समय मज्जक द्वारा साधन को स्थान पर रखा जाता है। देखें चित्र 35.5।

(5) बाहरी मुख (External OS) से 2–3 cm. से अधिक नाइलॉन सूत्र (Nylon thread) को काटा जाता है।

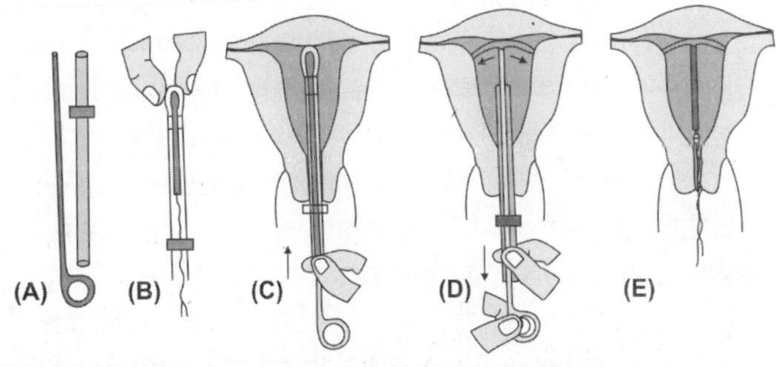

चित्र (Fig.) 35.5: Cu-T अन्तर्वेशन की निकासी प्रविधि (Withdrawal technique of insertion of Cu-T)

''अस्पर्श'' अन्तर्वेशन प्रविधि (No-touch insertion technique):

इसमें शामिल होते हैं – (1) साधन (IUD) का बंद पैकेट खोले बिना अन्तर्वेशक में IUD को भरना या रखना, (2) भरे हुआ अन्तर्वेशक को गर्भाशय-ग्रीवा की नली से होकर अंदर ले जाना परन्तु योनिक दिवाल को स्पर्श नहीं करना और न ही वीक्षण यंत्र (स्पेकुलम) का स्पर्श करना, (3) पैकेट को दूरस्थ छोर (Distal end) को भी स्पर्श नहीं करना।

मल्टिलोड (Multiload) Cu 250, मल्टिलोड (चित्र 35.6)

साधन के साथ प्रयोजक (Applicator with device) को बंद पैकेट से अस्पर्श विधि द्वारा बाहर करना है तथा इसे गर्भाशय के बुघ्न (Fundus) तक गर्भाशय-ग्रीवा की नली से होकर धकेलना है। उसके बाद प्रयोजक को बाहर निकाल लिया जाता है।

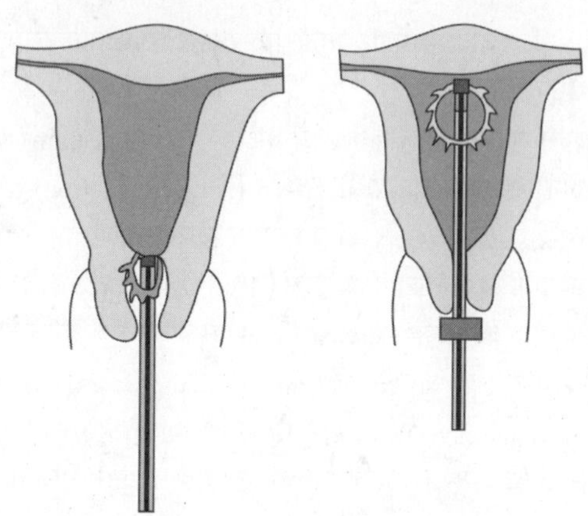

चित्र (Fig.) 35.6: मल्टिलोड (Multiload) IUDs की अन्तर्वेशन प्रविधि (Insertion technique)

रोगी को निर्देश (Instruction to the patient):
पीड़ा के संभावित लक्षण तथा अल्प (Slight) योनिक (Vaginal) रक्तश्राव की व्याख्या करनी चाहिए। रोगी को यह भी बताना चाहिए कि वह अपनी अंगुली से सूत्र (या धागे) का स्पर्श-अनुभव नियमित अवधि पर कर सकता है। रोगी की जाँच एक महीने के बाद और तत्पश्चात वार्षिक रूप से की जाती है।

जटिलता (Complications):

(1) **तत्काल (Immediate):** (a) उद्वेष्ट या ऐंठन के समान पीड़ा (Cramp like pain): यह एक क्षणिक (Transient) पीड़ा है परन्तु कभी-कभी गंभीर हो जाती है तथा ½ से 1 घंटे तक रहती है। इससे राहत के लिए पीड़ाहर या उद्वेष्ट रोधी औषधि (Analgesic or antispasmodic drugs) दी जाती है। (b) मूर्च्छा का आक्रमण या दौरा (Syncopal attack): पीड़ा और मूर्च्छा-आक्रमण अधिक प्रायः बहुप्रसवा (Multiparous) में होता है या जब साधन इतना अधिक विस्तृत (Large) होता है कि गर्भाशय कोटर (Cavity) तक पहुँचता है। (c) आंशिक या पूर्ण छिद्रण (Partial or full perforation): यह अन्तर्वेशन की दोषपूर्ण प्रविधि (Defective technique of insertion) के कारण होता है परन्तु जब गर्भाशय लघु और कोमल बना रहता है तब दुग्धश्रावी (Lactational) काल में इसकी (छिद्रण की) संभावना होती है।

(2) **दूरस्थ (Remote):** (a) **पीड़ा (Pain):** पीड़ा न्यूनाधिक (More or less) गर्भाशय अंतस्तर (Myometrium) के विस्तारण की मात्रा के समानुपाती (Proportionate) होती है। उचित आकार के साधन (Device) से पीड़ा कम हो सकती है। (b) **अपसामान्य आर्तव (या मासिक) रक्तश्राव** (Abnormal menstrual bleeding): अति रक्तश्राव से वर्धित आर्तव रक्तक्षति, आतर्व काल का दीर्घीकरण (Prolongation) तथा अंतरा-आर्तव (Intermenstrual) रक्तश्राव होता है। रोगी रक्तक्षीण (Anemic) हो जाती है तथा उस रोगी के लिए चिन्ता की बात होती है जो पहले से ही रक्तक्षीण रहती है। इसमें लौहपूरक (Iron supplement) का सुझाव दिया जाता है। तीसरी पीढ़ी (3rd generation) IUD के उपयोग के साथ आर्तव क्षति कम होती है।

(3) **श्रोणीय संक्रमण (PID = Pelvic inflammatory disease):** साधन (IUD) के प्रयोक्ता (Users) में श्रोणीय प्रदाही रोग (PID) विकसित होने का खतरा अन्य की अपेक्षा 2–10 गुना अधिक होता है। बहुप्रसवा (Multipara) में इसकी सम्भावना अधिक होती है। ऐक्टिनोमाइसीज (Actinomyces = एक फंगस) के साथ संक्रमण (Infection) अधिक होता है नवीनतम (Newer) IUDs खतरे को कम करता है। पीड़ा, अपसामान्य गर्भाशय रक्तश्राव तथा PID मुख्य कारक होते हैं। जो इसकी असततता (Discontinuation) के साथ संबंधित होते हैं।

(4) **स्वतः निष्कासन (Spontaneous expulsion):** अन्तर्वेशन (Insertion) के बाद कुछ महीनों के अंदर साधन का प्रायः स्वतः निष्कासन होता है अधिक सामान्यतः आर्तव काल के दौरान, कभी-कभी रोगी द्वारा अनदेखी होती है। सूत्र के स्पर्श-अनुभव की विफलता (जिसे पहले स्पर्श-अनुभव किया जाता था) से रोगी को तत्काल चिकित्सक के पास जाकर सूचना देनी चाहिए। निष्कासन दर लगभग 5% होती है। तथापि (However), यह दर गर्भपातोत्तर (Postabortal) या प्रसवोत्तर (Puerperal) अंतर्वेशन (Insertion) के बाद अधिक होती है। बाद के वर्षों में निष्कासन दर में पर्याप्त कमी आती है। उचित आकार के दूसरे साधन (Device) का प्रवेश कराया जा सकता है जिसके धारित (Retained) होने की संभावना होती है।

(5) **गर्भाशय का छिद्रण (Perforation of the uterus):** गर्भाशयी छिद्रण के प्रभाव का मूल्यांकन करना कठिन होता है तथा 1000 अंतर्वेशों में 1 से अधिक नहीं होता है। अधिकतर छिद्रण अन्तर्वेश (Insertion) के समय पर होता है परन्तु बाद के गर्भाशय पेशी-स्तर (Myometrium) के संकुचन से प्रारंभिक आंशिक छिद्रण के बाद साधन का स्थानान्तरण

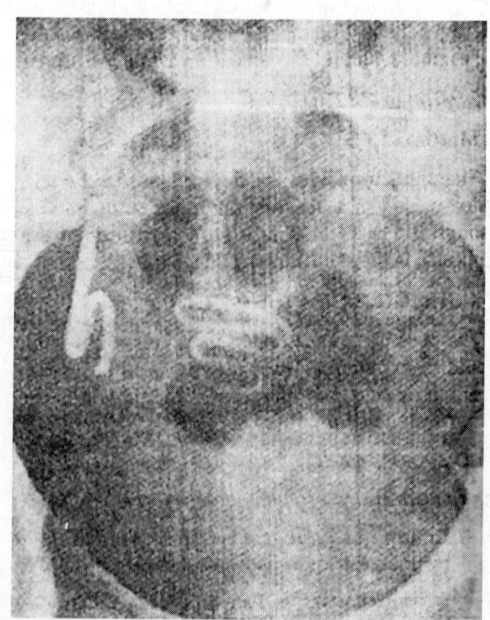

चित्र (Fig.) 35.7: लिप्पीज साधन (Lippes device) के अन्तर्वेशन (Insertion) के बाद श्रोणि (Pelvis) का सरल एक्स-किरण चित्र (X-ray) जिसमें मौलिक लिप्पीज पाश (Loop) का प्रदर्शन है जो गर्भाशयी कोटर (Uterine cavity) के बाहर विस्थापित (Displaced) है।

(Migration) हो सकता है। तथापि, जब साधन का प्रवेश निकासी प्रविधि (Withdrawal technique) द्वारा होता है तब यह प्रायः कम होता है।

निदान (Diagnosis): गर्भाशय-ग्रीवा नली (Cervical canal) का बाहरी मुख (OS) से होकर सूत्र की अदृश्यमानता (Non-visibility of the thread) तथा दीर्घ अलाक्षणिक (Long asymptomatic) काल के बाद श्रोणीय लक्षणों (Pelvic symptoms) की उपस्थिति संदिग्ध होती है। एषणी (Probe) द्वारा गर्भाशयी कोटर (Uterine cavity) की जाँच-पड़ताल (Exploration) पर नकारात्मक परिणाम (Negative findings) सूचक (Suggestive) होता है।

अतिस्वन चित्रण (Ultrasonography): इससे विकिरण-चित्रण (Radiography) की अपेक्षा उदरीय कोटर (Abdominal cavity) में IUD की पहचान बेहतर रूप से की जा सकती है। सरल एक्स-किरण (Simplex X-ray) द्वारा अन्य साधन (Device) के अन्तर्वेश के बाद या विकिरण-अपारदर्शी एषणी (Radiopopaque probe) के गर्भाशयी कोटर (Cavity) में प्रवेश के बाद अग्र-पश्च तथा पार्श्विक दृश्य (Anterior-posterior and lateral view) निर्णायक (Conclusive) होता है। यदि यह (Device) गर्भाशय दिवाल को छिद्रित करती है तब गर्भाशयी कोटर में स्थित अपारदर्शी छाया (Opaque shadow) से दूर साधन (Device) पाया जाता है। देखें चित्र 35.7।

प्रबंध (Management):

लिप्पीज पाश (Lippes loop): चूँकि यह अक्रिय पदार्थ (Inertmaterial) द्वारा निर्मित एक खुला साधन (Device) होता है, अतः इससे कोई हानि नहीं होती है यदि यह उदरावरणी कोटर (Peritoneal cavity) में रखा होता है। आसंजन (Adhesions) तथा आंत्रीय क्षति (Intestinal injury) की संभावना नहीं होती है परन्तु मनोवैज्ञानिक कारण या अन्य दृष्टि से (Otherwise) उदरदर्शिकी (Laparoscopy) द्वारा या उदर-उच्छेदन (Laparotomy) द्वारा निष्कासित करना बेहतर होता है।

ताम्र साधन (Copper device): यह एक ताम्रधारक साधन (या उपाय) है जो प्रतिवेशी संरचना (Surrounding structure) के साथ आसंजित होकर (या चिपककर) तीव्र स्थानीय प्रदाही प्रतिक्रिया उत्पन्न करता है। इस प्रकार जैसे ही निदान (Diagnosis) होता है वैसे ही इसे उदरदर्शिकी या उदर-उच्छेदन द्वारा निष्कासित करना है।

गर्भावस्था (Pregnancy): सिटु (Situ) में साधन की गर्भावस्था दर उपयोग के प्रति 100 स्त्री वर्ष (HWY) में लगभग 2 होती है। CuT380A के साथ गर्भावस्था होती है तब अस्थानिक (Ectopic) गर्भावस्था का खतरा 1–2% तक होता है। इस प्रकार साधन (IUD) गर्भाशयी गर्भावस्था का निवारण (Prevent) कर सकता है परन्तु अस्थानिक गर्भावस्था का नहीं। अंडाशयी (Ovarian) गर्भावस्था का सापेक्ष (Relative) वर्धित प्रभाव होता है विशेषकर प्रोजेस्टासर्ट (Progestasert) साधन के साथ। IUDs की तृतीय पीढ़ी (3rd generation) जैसे – CuT380A तथा LNG-IUS अस्थानिक गर्भावस्था के विरूद्ध कुछ सुरक्षा देता है।

प्रबंध (Management): यदि सूत्र (Thread) गर्भाशय-ग्रीवा की नली (Cervical canal) से होकर दश्यमान (Visible) होता है तब साधन को निष्कासित करना सर्वोत्तम होता है। यह कुछ जटिलताओं जैसे–गर्भपात (Abortion), पूतिता (Sepsis) तथा निम्न जन्म-भार के शिशु (Low birth weight infant) को न्यूनतम करेगा। तथापि (However), यदि सूत्र दृश्यमान नहीं है तब रोगी को अनवरत (Continuing) गर्भावस्था में शामिल खतरों के बारें में बताकर उसे छोड़ दिया जाता है। जन्म के बाद प्रसव के साथ साधन स्वतः निष्कासित हो जाता है। ताम्र साधन के साथ भ्रूणीय असंगति (Fetal anomalies) के वर्धित खतरे का कोई निश्चित प्रमाण (Conclusive evidence) नहीं है।

निष्कासन के लिए सुझाव (Indications for removal):

(1) निरंतर अत्यधिक नियमित या अनियमित गर्भाशयी रक्तस्राव (Uterine bleeding)
(2) डिम्बवाहिनी शोथ (Salpingitis) का प्रदाह (Flaring up)
(3) गर्भाशय का छिद्रण (Perforation of the uterus)
(4) IUD का आंशिक निष्कासन (Partial expulsion)
(5) सिटु (Situ A) में साधन (Device) के साथ होनेवाली गर्भावस्था
(6) रोगी को एक शिशु की इच्छा होना (Patient desirous of a baby)
(7) लुप्त सूत्र (Missing thread)
(8) रजोनिवृति (Menopause) के एक वर्ष बाद
(9) जब साधन का प्रभावी जीवन-काल (Lifespan) पूर्ण (Over) हो जाता है।

IUD का निष्कासन सरल होता है तथा किसी भी समय IUD को निकाला जा सकता है। चिमटी (Forceps) से धीरे से रज्जु या सूत्र को पकड़कर IUD को बाहर खींचा जाता है।

लुप्त सूत्र (Missiging thread): गर्भाशय-ग्रीवा के मुख (Cervical OS) से होकर सूत्र का दृश्यमान (Visible) नहीं होने के कारण निम्नलिखित हैं–

(1) सूत्र का अंदर कुंडलित (Coiled) होना
(2) सूत्र का विदीर्ण (Torn) होना
(3) रोगी द्वारा अनावलोकित (Unnoticed by the patient) साधन का निष्कासित (Expelled) होना
(4) साधन द्वारा गर्भाशयी दिवाल को छिद्रित करना तथा उदरावरणी कोटर (Peritoneal cavity) में स्थित होना
(5) गर्भावस्था में वर्धमान (Growing) गर्भाशय द्वारा साधन (Device) को ऊपर खींचना।

पहचान की विधियाँ (Methods of Identification)

सर्वप्रथम गर्भावस्था को निषिद्ध (Exclude) करना है।

(1) एषणी (Probe) द्वारा गर्भाशयी कोटर (Cavity) का ध्वनन (Sounding)।
(2) यदि गर्भाशयी कोटर में विकिरण अपारदर्शी एषणी (Radiopaque probe) के प्रवेश करने के बाद सरल एक्सकिरण चित्र (Simplex X-ray) नकारात्मक है तब यह न केवल साधन (Device) की उपस्थिति या अनुपस्थिति का पता लगाता है बल्कि यह भी पता चलता है कि इसकी उपस्थिति गर्भाशयी कोटर के बाहर है या नहीं। देखें चित्र 35.10।
(3) अतिस्वन चित्रण (Ultrasonography) द्वारा IUD को या तो गर्भाशयी कोटर के अंदर या छिद्रित होने से उदरावरणी कोटर में पता लगाया जा सकता है। विकिरण-चित्रण (Radiography) की तुलना में यह (USG) बेहतर होता है। देखें चित्र 35.9।
(4) गर्भाशयी दर्शिकी (Hysteroscopy) का उपयोग गर्भाशयी कोटर के प्रत्यक्ष दर्शन के लिए किया जा सकता है और इसे साथ-साथ निष्कासित किया जा सकता है। देखें चित्र 35.8।

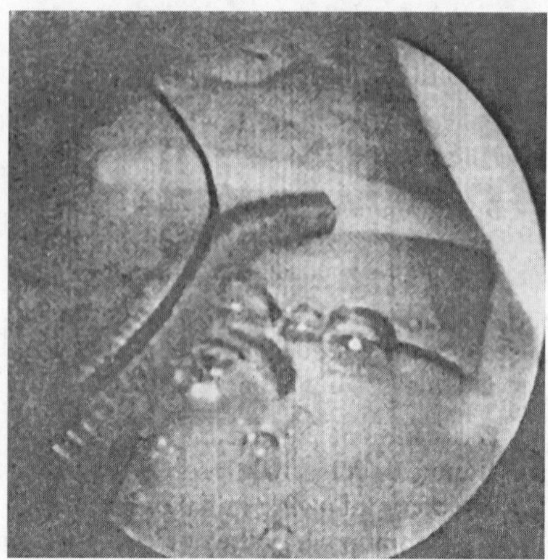

चित्र (Fig.) 35.8: गर्भाशयी कोटर (Uterine cavity) में IUD का गर्भाशय दर्शीय अवलोकन (Hysteroscopic view) सूत्र अंदर में कुन्डलित है (Threads are coiled inside)

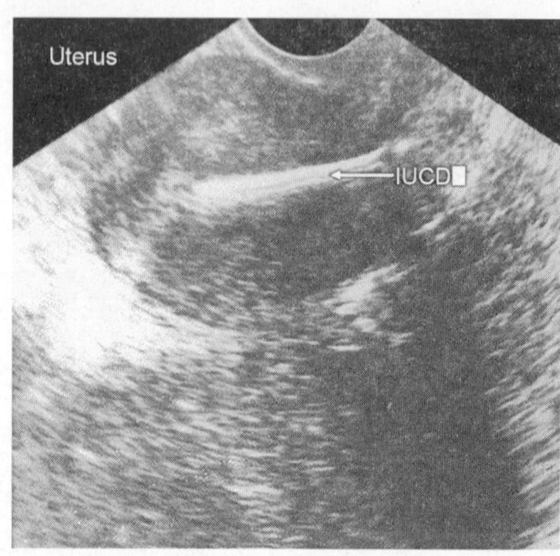

चित्र (Fig.) 35.9: अतिस्वन चित्र (Ultrasonogram) जिसमें CuT के गर्भाशयी कोटर के अंदर प्रदर्शन है जो एक लुप्त सूत्र (Missing thread) का एक उदाहरण है।

निष्कासन (Removal): यदि यह गर्भाशय के अंदर बना रहता है तब साधन (Device) को एक विशेष रूप से निर्मित अंकुश (Hook) द्वारा या एक धमनी-चिमटी (Artery forceps) द्वारा या गर्भाशयी खुरचन (Uterine curette) द्वारा निष्कासित किया जा सकता है। गर्भाशयी दर्शिकी (Hysteroscopic) अवलोकन के अधीन निष्कासन एक सर्वोत्तम क्रियाविधि (Best procedure) है।

अन्य की अपेक्षा IUDs की तीसरी पीढ़ी (3rd generation) [जैसे– CuT-380A, मल्टिलोड 375 तथा लेवोनॉरजेस्ट्रील- IUS)] के लाभ (Advantages):

(1) निम्नतम (Lowest) गर्भावस्था-दर (<1 HWY) के साथ अधिक प्रभाविता (Efficacy)
(2) क्रिया की दीर्घ अवधि (Longer duration) (5–10 वर्ष तक)
(3) निम्न वहिष्करण-दर (Low expulsion rate) तथा चिकित्सीय निष्कासन (Medical removal) के लिए कमतर (Lower) सुझाव।

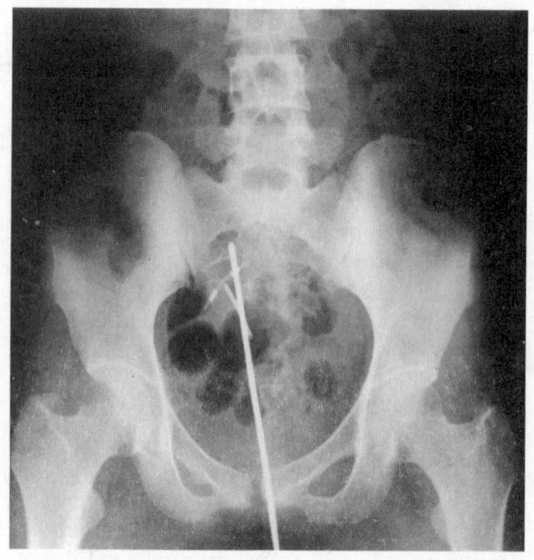

चित्र (Fig.) 35.10: गर्भाशयी कोटर में स्थित एक गर्भाशयी ध्वनि के साथ श्रोणि (Pelvis) का सरल एक्सकिरण चित्र-अग्र-पश्च दृश्य (A-P view) के साथ विस्थापित पाश (Displaced loop) गर्भाशयी कोटर के बाहर प्रतीत होता है। पुष्टि के लिए पार्श्विक (Lateral) दृश्य की आवश्यकता होती है।

अगर्भनिरोधक लाभ (Non-contraceptive benefits):

(4) अस्थानिक गर्भावस्था (Ecotopic pregnancy) का खतरा अत्यल्प (Very little) होता है। [CuT-380। तथा LNG-IUS में 0.02 HWY]
(5) श्रोणीय प्रदाही रोगी (PID = Pelvic inflammatory disease) का खतरा कम होता है तथा रक्तक्षीणता (Anemia) में भी सुधार होता है।
(6) अगर्भनिरोधक लाभ विशेषकर LNG-IUS के साथ – (i) आर्तव रक्तक्षति (Menstrual blood loss), अतिआर्तव (Menorrhagia), कष्टआर्तव (Dysmenorrhea) तथा पूर्वआर्तव तनाव संलक्षण (PMS = Premenstrual tension syndrome) में पर्याप्त कमी (Significant reduction), (ii) इसका उपयोग गर्भाशय अंतःस्तर की अतिवृद्धि (Endometrial hyperplasia), गर्भाशय अंतःस्तर की अस्थानिक उपस्थिति (Adenomyosis ऐडिनोमायोसिस), गर्भाशयी पेशी का मृदु अर्बुद (Uterine leiomyomas) तथा गर्भाशय अंतःस्तर का कर्कट रोग (Endometrial cancer) के उपचार (Treatment) में किया जा सकता है। (iii) इसका उपयोग अतिआर्तव के लिए गर्भाशय-निष्कासन की शल्यक्रिया (Hysterectomy हिस्टेरेक्टोमी) के एक विकल्प (Alternative) केरूप में किया जा सकता है। (iv) हार्मोन प्रतिस्थापन चिकित्सा (HRT = Hormone replacement therapy) का उत्कृश्ट लाभ यह प्रदान करता है जब इसका उपयोग प्रजनन (Reproduction) से लेकर परिरजोनिवृत्ति (Permenopause) तक के संक्रमण वर्षों (Transition years) में किया जाता है।

IUDs की तृतीय पीढ़ी (3rd generation) के दोष (Disadvantages): (1) महँगा (Expensive), (2) भारत में सरकारी (या राजकीय) माध्यम (Government channel) से LNG-IUDs उपलब्ध नहीं है। (3) दीर्घकालिक (Prolonged) उपयोग करने पर साधन (Device) पर कैल्सियम लवण (Calcium salts) के जमा होने से सक्रिय कर्मक (Agent) का विसरण (Diffusion या फैलना) बाधित हो सकता है।

IUD का संक्षेप (Summary): जन्म के अंतराल (Spacing) को बढ़ाने के लिए अंतः गर्भाशयी गर्भनिरोधक साधन (IUD) गर्भनिरोध (Contraception) की व्यापक रूप से एक स्वीकार्य प्रतिवर्ती (Reversible) विधि है। अनेक साधनों में से ताम्रयुक्त साधन जैसे–CuT, मल्टिलोड (Multiload) या हार्मोनमुक्तायन युक्ति (Hormone releasing device) जैसे– LNG-IUS का उपयोग सामान्यतः किया जाता है। इसकी क्रिया कारूप (Mode of action) स्पष्ट नहीं है। संभवतः यह गर्भाशय अंतःस्तर में यह अविशिष्ट (Non-specific) जीव-रासायनिक और ऊतकीय (Histological) परिवर्तन करता है तथा आयनित ताम्र (Ionized copper) में शुक्राणु-क्षयी (Spermolytic) तथा युग्मक-विषाक्त (Gametotoxic) प्रभाव होता है। LNG-IUS गर्भाशय अंतःस्तर (Endometrium) के दमन (Suppression) उत्पन्न करता है तथा गर्भाशय-ग्रीवा (Cervix) का अत्यल्प श्लेष्मा (Very scanty mucous) उत्पन्न होता है। इसका उपयोग नव-विवाहित (Newly married) महिलाओं में या किसी श्रोणीय रोग (Pelvic pathology) की उपस्थिति में नहीं करना चाहिए। साधन के प्रवेश अंतराल की अवधि (Interval period) में या गर्भपात (Abortion) के बाद या शिशु-जन्म के बाद कराया जा सकता है। यह (प्रवेश) वहिरंग रोगी विभाग (OPD) की एक क्रियाविधि (Procedure) है परन्तु इसे एक प्रशिक्षित सहचिकित्सीय कर्मचारी (Trained paramedical personnel) भी निष्पादित कर सकता (सकती) है जिसमें संवेदनाहरण (Anesthesia) की आवश्यकता नहीं होती है। प्रविधि (Technique) या तो लिप्पीज पाश (Lippes loop) में धकेलना या CuT की निकासी प्रविधि (Withdrawal technique of insertion) होती है। अस्पर्श अन्तर्वेशन विधि (No touch insertion method) में संक्रमण (Infection) का खतरा कम होता है। तत्काल जटिलता (Immediate complications) में शामिल होते हैं – ऐंठन के समान पीड़ा (Cramp like pains) या मूर्च्छा-आक्रमण (Syncopal attack)।

विलंबित जटिलता (Delayed complications) में श्रोणीय पीड़ा (Pelvic pain), आर्तव (या मासिक) अनियमितता (Menstrual irregularities), IUD का वहिष्करण (Explusion) तथा गर्भाशय का छिद्रण (Perforation of the uterus) होते हैं। IUDs की तृतीय पीढ़ी (3rd generation) में बहुत कम जटिलता होती है। IUD के निष्कासन (Removal) के चिकित्सा-सुझाव (Indications) हैं– लुप्त सूत्र या धागा या तार (Missing threads), निरंतर (Persistent) श्रोणीय पीड़ा, अत्यार्तव (Menorrhagia), गर्भावस्था (Pregnancy), साधन का विस्थापन (Displacement of the the device) तथा श्रोणीय संक्रमण का प्रदाह (Flaring up of pelvic infection) | CuT-200 का निष्कासन 3–4 वर्ष के बाद, मल्टिलोड–375 का प्रतिस्थापन (Replacement of multiload – 375) 5 वर्ष के बाद, CuT-300A का प्रतिस्थापन 10 वर्ष के बाद तथा LNG-IUS का प्रतिस्थापन 5 वर्ष के बाद किया जाता है। विफलता-दर (Failure rate): लगभग 0.5–2 प्रति 100 स्त्री वर्ष (HWY) होता है। ताम्र साधन (Copper device) का उपयोग संभोगोत्तर गर्भनिरोध (Post-coital contraception) के रूप में तथा संधि-क्षय (Synechiolysis) के बाद भी किया जा सकता है। सारणी (Table) 35.5 देखें।

स्टेरॉयड का गर्भनिरोध
(Steroid Contraceptions)

पिंकस और सहयोगी (Pincus and his colleagues) द्वारा सन् 1956 ई० में प्यूर्टोरिको (Puerto Rico) में प्रथम गर्भनिरोधक क्षेत्र प्रगोग (Field trial) के रूप में इनोविड (Enovid) [10 mg नॉरएथिनोड्रील (Norethynodrel) तथा 0.15 मेन्स्ट्रानॉल (Mestranol)] का उपयोग किया गया था। इसके बाद के वर्षों में गर्भनिरोधक प्रभाविता (Contraceptive efficacy) को कम किये बिना इस्ट्रोजेन (Estrogen) के प्रतिकूल (Adverse) प्रभावों को न्यूनतम बनाने

सारणी (Table) 35.5: IUD (Cu devices – Hormone-releasing IUDs) के गुण-दोष (Advantages and Disadvantages)

लाभ (Advantages)	त्रुटि (Disadvantages)
(1) सस्ता (Inexpensive) – सरकारी माध्यम (Government channel) से CuT का वितरण निःशुल्क (Free of cost) होता है।	(1) प्रेरणा (Motivation) की आवश्यकता होती है।
(2) अंतर्वेशन (Insertion) की सरल प्रविधि (Simple technique)	(2) इसके उपयोग में सीमाबद्धता (Limitation in its use)
(3) अंतर्वेशन के बाद दीर्घकालिक (Prolonged) गर्भनिरोधक सुरक्षा तथा विकासशील देशों (जैसे–भारत) की ग्रामीण जनता के लिए अधिक उपयुक्त होता है।	(3) प्रतिकूल (Adverse) स्थानीय प्रतिक्रिया जिसका प्रदर्शन आर्तव अपसामान्यता (Menstrual abnormalities), श्रोणीय प्रदाही रोग (PID = Pelvic inflammatory disease), श्रोणीय पीड़ा (Pelvic pain) तथा कश्टकर रजोधर्म (Heavy periods) द्वारा होता है। IUDs की तृतीय पीढ़ी के साथ प्रभाव कम होते हैं।
(4) दैहिक पार्श्व-प्रभाव (Systemic side effects शून्य (Nil) या कुछ नहीं होता है। उच्चरक्तचाप तथा मिरगी की महिलाओं (Hypertensives and epileptics) के लिए उपयुक्त होता है।	(4) अस्थानिक गर्भावस्था का खतरा (Risk of ectopic pregnancy)
(5) जनन क्षमता (Fertility) के लिए प्रतिवर्तिता (Reversibility) तत्काल होती है।	(5) विफलता दर = 0.1–2.0 HWY

प्रवाह चित्र (Flow chart) 35.1: स्टेरॉयडी गर्भनिरोधक का उपयोग (Use of steroidal contraceptives)

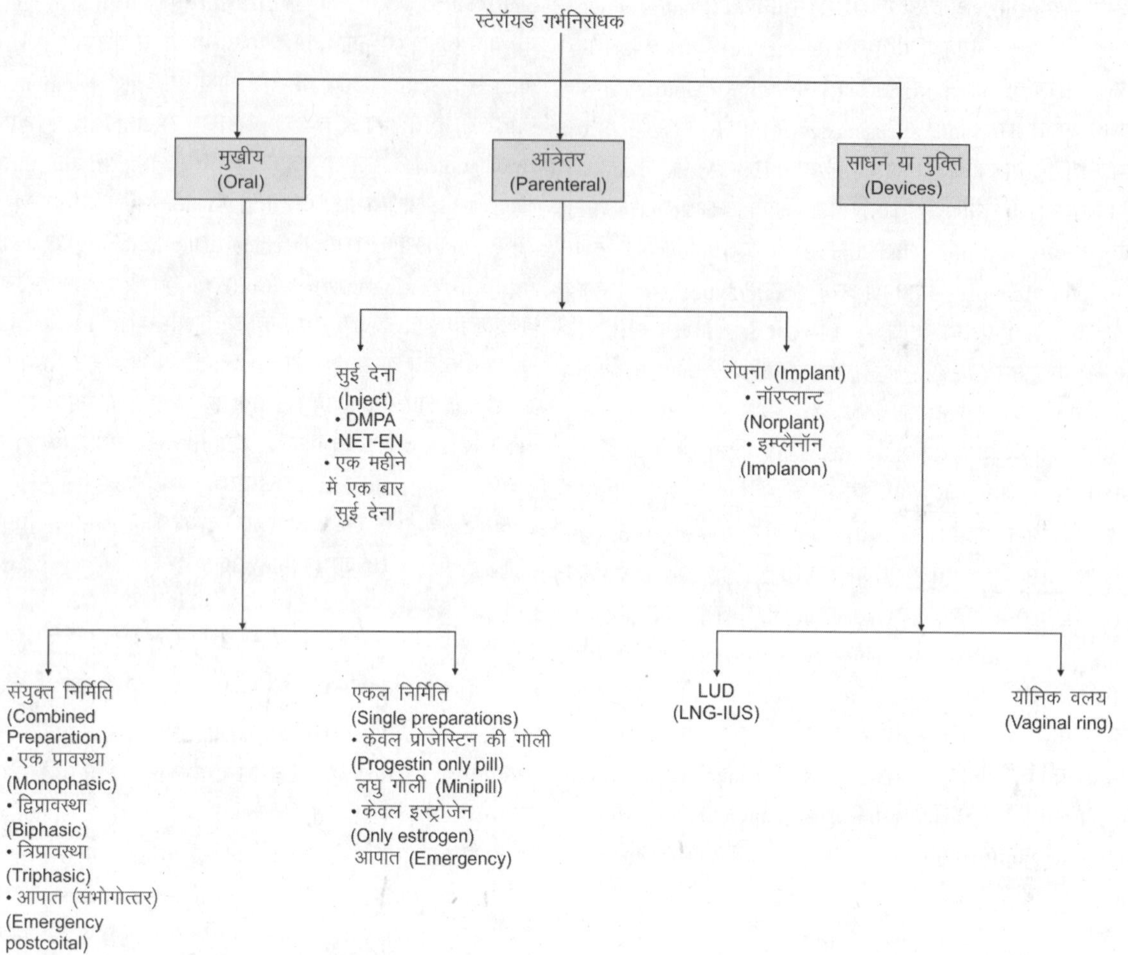

सारणी (Table) 35.6: मुखीय गर्भनिरोधक गोली और उसका संघटन (Oral contraceptive pills and their composition)

व्यापारिक नाम (Commercial names)	संघटन (Composition) प्रोजेस्टिन (Progestins)	इस्ट्रोजन (Estrogen) (mg)	गोली की संख्या (No. of tablets)
(1) माला–एन (Mala- N) (Govt. of India)	नॉरजेस्ट्रील –0.30 (Norgestrel)	एथिनाइल इस्ट्राडिओल (Ethinyl estradiol) 30	21+7 लौह गोली (Iron Tablets)
(2) माला–डी (Mala-D)	D-नॉरजेस्ट्रील-0.30 (D-Norgestrel)	"	21+7 लौह गोली
(3) फेमिलॉन (इन्फार) [Femilon (Infar)]	डेसोजेस्ट्रील-0.15 (Desogestrel)	एथिनाइल इस्ट्राडिओल (Ethinyl estradiol)	21 गोली
(4) लोएटी (वाइएथ) [Loette (Wyeth)]	लेवोनॉरजेस्ट्रील-0.1 (Levonorgestrel)	एथिनाइल इस्ट्राडिओल (Ethinyl estradiol)	21 गोली (Tablets)

N.B. एथिनाइल इस्ट्राडिओल (E) की मात्रा तथा प्रोजेस्टिन (P) के प्रकार पर निर्भर गर्भनिरोधक गोली (Pills) परिभाषित (Defined) होती है – प्रथम पीढ़ी (Ist generation): E=50 μg या अधिक के साथ द्वितीय पीढ़ी (2nd generation): E=30-35 μg (μ=10-6) तथा P=लेवोनॉरजेस्ट्रील या नॉरजेस्टिमेट (Norgestimate) के साथ तृतीय पीढ़ी (3rd generation) – E=20-30 μg तथा P= डेसोजेस्ट्रील या जेस्टोडीन (Gestodene) के साथ। लघु खुराक की गोली (Low dose pills) में E<50 μg।

के लिए गहन (Intensive) औषधीय अनुसंधान (Pharmocological research) तथा नैदानिक प्रयोगों (Clinical trials) का संचालन किया गया था। इसके फलस्वरूप इस्ट्रोजेन की खुराक को गोली (Tablet या टिकिया) में न्यूनतम 20 μg या 15 μg तक किया गया है जिसका आजकल उपयोग हो रहा है। [इस्ट्रोजेन– यह स्टेरॉयड हार्मोन समूह का एक सदस्य है जिसका उपयोग गर्भनिरोधक (गोली) के रूप में होता है, स्टेरॉयड के गर्भनिरोधक केरूप में उपयोग के विवरण के लिए सारणी प्रवाह चित्र 35.1 देखें।

संयुक्त मुखीय गर्भनिरोधक गोली (COC) (Combined Oral Contraceptive Pills)

संयुक्त मुखीय स्टेरॉयडी गर्भनिरोधक गर्भनिरोध की एक सर्वाधिक प्रभावी प्रतिवर्ती (Reversible) विधि है। संयोजन गोली (Combination pill) में सामान्यतः प्रयुक्त (Used) प्रोजेस्टिन (Progestins) या तो लेवोनॉरजेस्ट्रील (Levonorgestrel) या नॉरएथिस्टेरोन (Norethisterone) या डेसोजेस्ट्रील (Desogestrel) होता है तथा इस्ट्रोजेन (Estrogens) मुख्यतः एथिनाइल-इस्ट्राडिओल (Ethinyl estradiol) या मेस्ट्रानॉल (Mestranol) (3 methyl-ether of ethinyl-estradiol) तक सीमित होता है। हाल में वसा प्रेमी (Lipid friendly) प्रोजेस्टिन की तृतीय पीढ़ी जैसे–डेसोजेस्ट्रील (Dcsogestrel), जेस्टोडीन (Gestodene) तथा नॉरजेस्टिमेट (Norgestimate) उपलब्ध है। कुछ निर्मिति (Preparations) जो बाजार में उपलब्ध है उसका उल्लेख सारणी 35.6 में किया जाता है। सरकारी माध्यम (Govt channel) से केवल माला-एन (Mala-N) का वितरण निःशुल्क (Free of cost) किया जाता है।

क्रिया का रूप (Mode of action): गर्भनिरोध की सम्भावित क्रियाविधि (Probable mechanism) है –

(1) **अण्डोत्सर्ग का अवरोधन (Inhibition of ovulation): दोनों हार्मोन (P और E) योगवाही रूप से (Synergistically) अवचेतक-पीयूष अक्ष** (Hypothalamo-pituitary axis) पर क्रिया करते हैं। ऋणात्मक पुनर्निवेशन (Negative feedback) क्रियाविधि द्वारा अवचेतक (Hypothalamus) से गोनैडोट्रॉफिक मुक्तायन हार्मोन (Gonadotropic-releasing hormones) की मुक्ति बाधित होती है। इस प्रकार अग्र पीयूष (Anterior pituitary) से FSH (Follicle stimulating hormone = पुटक उत्तेजक हार्मोन) तथा LH (Luteinizing hormone=पीतिकाकरण हार्मोन) की मुक्ति नहीं होती है। अतः पुटकीय विकास (Follicular growth) की पहल या तो नहीं होती है या यदि पहल होती भी है तब उसका क्रम विकास (Recruitment या नियोजन) नहीं होता है।

(2) गतिहीन गर्भाशय अंतःस्तरीय अल्पविकास होता है (Producing static endometrial hypoplasia): पीठिका शोथ (Stromal edema), पतनिका की प्रतिक्रिया (Decidual reaction) तथा ग्रन्थि की अवनति या अघोपतन (Regression of the glands) होता है।

सारणी (Table) 35.7: संयुक्त मुखीय गर्भनिरोधक गोली का परहेज
(Contraindications of combined oral pills)

पूर्ण (Absolute)			सापेक्ष (Relative)
(A) रक्तपरिवहन का रोग (Circulatory diseases) [पूर्व या वर्तमान (Present or past)]	(B) यकृत का रोग (Disease of the liver)	(C) अन्य (Others)	(1) स्थूलता (Obesity) (2) शिरा स्फीति (Varicosities) (3) मिरगी या अपस्मार (Epilepsy) (4) श्वसनी-दमा (Bronchial asthma)
• धमनीय या शिरीय घनास्त्रता (Arterial or Venous thrombosis) • तीव्र उच्चरक्तचाप (Severe hypertension) • कपाटिकीय हृदय रोग (Vulvular heart disease), स्थानिक ± अरक्तक (Ischemic) हृदय रोग, हृदशूल (Angina) • अति वसा रक्तता (Hyperlipidemia) • केन्द्रीय अर्धशीर्षी या अधकपारी (Focal migraine)	• सक्रिय (Active) यकृत रोग • गर्भावस्था में पित्तअवरोध का पाण्डु रोग या पीलिया का इतिवृत्त (History of cholestatic jaundice) • यकृत का ग्रंथि अर्बुद, कर्कट रोग (Liver adenoma carcinoma)	• गर्भावस्था (Pregnancy) • अनिदानित (Undiagnosed) जननांगी क्षेत्र का रक्तश्राव (Genital tract bleeding) • इस्ट्रोजेन आश्रित अर्बुद (Neoplasm) जैसे– स्तन का कर्कट रोग (Breast cancer)	(5) अवसाद (Depression) तथा मनोदशा की अस्थिरता (Fluctuation of the mood) (6) 35 वर्ष की आयु से अधिक (7) प्रथम 6 महीने से स्तन्यदा माता (Nursing mothers) (8) धूम्रपान (Smoking) (9) पित्ताशय का रोग (Gallbladder disease)

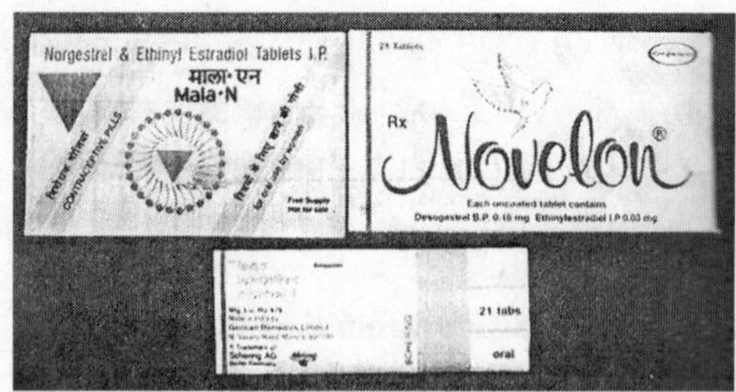

चित्र (Fig.) 35.11: कुछ सामान्यतः प्रयुक्त मुखीय गर्भनिरोधक (Some commonly used oral contraceptives)

(3) गर्भाशय-ग्रीवा के श्लेष्मा की प्रकृति का परिवर्तन (Alteration of the character of the cervical mucus): सघन (Thick), चिपचिपा (Viscid) तथा अल्प (Scanty) होता है जिसके कारण शुक्राणु (Sperm) का प्रवेश गर्भाशय-ग्रीवा के अंदर नहीं होता है।

(4) डिम्बवाहिनी नली में गतिशीलता तथा श्राव (Motility and secretions of the Fallopian tubes) के साथ सम्भवतः हस्तक्षेप (Interference) होता है। इस प्रकार यदि संयोग से अण्डोत्सर्ग (Ovulation) होता भी है तब अन्य क्रियाविधि गर्भधारण (Conception) को रोकती है।

इस्ट्रोजेन (Estrogen) अण्डानुत्सर्ग (Anovulatory) प्रभाव के अतिरिक्त यह FSH की वृद्धि का सम्भवतः अधिक अवरोध करता है जो आर्तवचक्र का नियंत्रण (Control of cycle) तथा भेदन रक्तश्राव (Breakthrough bleeding) के निवारण (Prevention) के लिए बेहतर होता है।

प्रोजेस्टिन (Progestin): अण्डानुत्सर्ग (अण्डा+अनुत्सर्ग) प्रभाव के अतिरिक्त यह FSH की वृद्धि को सम्भवतः अधिक अवरोध द्वारा प्रभाव डालता है। गर्भाशय अंतःस्तर (Endometrium) पर इस्ट्रोजन के प्रतिकूल प्रभाव को यह प्रतिकार (Counteract) करता है। यह गर्भाशय-ग्रीवा के श्लेष्मा (Cervical mucus) में परिवर्तन के लिए भी उत्तरदायी होता है।

रोगी का चयन (Selection of the patient): परहेज के लिए रोगियों (Cases) की छानबीन (Screen) के लिए विशेष सावधानी के साथ रोगी का इतिवृत्त (History) लेना तथा सामान्य जाँच पूर्ण रूप से करनी चाहिए। किसी ग्रन्थिका (Nodules) के लिए स्तन (Breasts) की जाँच करनी चाहिए तथा रोगी का भार और रक्तचाप लिखना चाहिए। रेशार्बुद (Fibroid) या गर्भाशय ग्रीवा के रोग (Cervical pathology) को वर्जित (या निषिद्ध = Exclude) करने के लिए श्रोणीय जाँच (Pelvic examination) अनिवार्य है। गर्भावस्था को भी वर्जित करना आवश्यक है। यदि सुविधा (Facilities) उपलब्ध है तब अपसामान्य कोशिका (Abnormal cells) को निषिद्ध करने के लिए गर्भाशय-ग्रीवा की कोशिका जाँच (Cervical cytology) उपयोगी होती है। इस प्रकार प्रजनन-आयु समूह (Reproductive age group) की कोई महिला जिसमें कोई दैहिक (Systemic) रोगी नहीं होती है परहेज की सूची (देखें सारणी 35.7) के अनुसार उपयुक्त है तब महिला संयुक्त मुखीय गर्भनिरोधक गोली के उपयोग करने का एक उपयुक्त प्रत्याशी (Candidate) बनती है। गोली के उपयोग द्वारा यौन रूप से सक्रिय (Sexually active) युवती की विकास-वृद्धि प्रभावित नहीं होती है।

गोली का किस प्रकार नुस्खा लिखना है? (How to Prescribe a Pill ?)

निर्देश (Instructions): नवीन प्रयोक्ता (New users) को सामान्यतः उनके आर्तव चक्र (Menstrual cycle) के प्रथम दिन से गोली के पैकेट से गोली लेना आरम्भ करनी चाहिए। दैनिक एक गोली सोने के समय (Bed-time at night) पर निरंतर 21 दिन तक लेनी (या खानी) चाहिए। इसके बाद सात दिन तक रोक देना चाहिए। इससे प्रथम दिन से गर्भनिरोधक सुरक्षा मिलती है। 8वें दिन से दूसरा पैकेट आरम्भ करना है चाहे रक्तश्राव (Bleeding) होता है या नहीं। इस प्रकार 3 सप्ताह तक गोली लेना तथा 1 सप्ताह तक लेना बंद करना एक सरल औषधि-विधान (Drug regime) है। एक पैकेट में 29 गोली (Tablets) होती हैं जिसमें से 21 गर्भनिरोधक गोली तथा 7 लौह या विटामिन की गोली होती हैं। सात दिन के रोक में इन सात लौह या विटामिन की गोली लेनी है। इस प्रकार दो पैकेट के बीच में कोई रोक नहीं लगती है। तथापि (However), एक स्त्री रक्तश्राव के पाँचवें दिन से भी गोली लेना आरम्भ कर सकती है। इस स्थिति में स्त्री को दूसरे 7 दिन के लिए एक कंडोम (Condom) का उपयोग करने की सलाह दी जाती है। गोली को गर्भपात (Abortion) के बाद उसी दिन से लेना आरंभ करना चाहिए। शिशु के जन्म के बाद दुग्ध-अश्रावी स्त्री (Non-lactating woman) में 3 सप्ताह के बाद गोली देनी चाहिए। दुग्ध (या स्तन) श्रावी (Lactating) स्त्री में शिशु-जन्म के बाद 6 महीने तक गोली नहीं देनी चाहिए।

अनुवर्ती कार्य (Follow-up action): रोगी की 3 महीने के बाद जाँच करनी चाहिए, तत्पश्चात् 6 महीने के बाद और तब वार्षिक रूप से। 35 वर्ष से अधिक आयु के रोगी की जाँच प्रायः अधिक होनी चाहिए। प्रत्येक भेंट (Visit) पर किसी प्रतिकूल प्रभाव को लिखना चाहिए। स्तन (Breast), शरीर का भार (Body weight), रक्तचाप (Blood pressure), श्रोणीय जाँच (Pelvic examination) जिसमें गर्भाशय-ग्रीवा की कोशिका-अध्ययन (Cervical cytology) भी शामिल है, को लिखकर उसके पूर्व आलेख (Previous record) के साथ तुलना की जाती है।

लुप्त गोली (Missed pills): गोली के लुप्त होने की सर्वाधिक संकटापन्न अवधि (Critical period) गोली का स्वतंत्र कार्य के प्रत्येक अंत (End) पर होता है। अंतिम गोली लेने के 10 दिन बाद इस्ट्राडिओल (Estradiol) की मात्रा अत्यधिक होने के कारण अण्डोत्सर्ग (Ovulation) हो सकता है और इसलिए गर्भावस्था (Pregnancy) की संभावना होती है।

प्रबंध (Management): जब एक स्त्री एक गर्भनिरोधक गोली (Pill) लेना भूल जाती है तब उसे गोली को तत्काल (स्मृति के बाद) लेना चाहिए तथा शेष को उसके निश्चित समय पर निरंतर रखना है। इसमें चिंता की कोई बात नहीं है।

यदि एक स्त्री (Woman) प्रथम 2 सप्ताह में 2 गोली लेना भूल जाती है तब उसे आगामी 2 दिन में एक-एक गोली लेनी चाहिए तब शेष के साथ निरंतर रखनी है। आगामी (Next) 7 दिन के लिए अतिरिक्त पूर्वावधान (Extra precaution) जैसे—कंडोम द्वारा या यौन-संयम (Sex avoidance) लेना चाहिए। यदि तृतीय सप्ताह (3rd week) में 2 गोली लेना

या किसी भी अवधि में 2 से अधिक गोली लेना वह भूल जाती है तब आगामी 7 दिन के लिए गर्भनिरोध के किसी अन्य प्रकार का उपयोग करना चाहिए।

औषधि की अंतक्रिया (Drug interaction): कुछ औषधियों [जैसे – मेथिलडोपा (Methyldopa), मुखीय प्रतिस्कंदक (Oral anticoagulants), मुखीय अल्पग्लूकोज रक्तक (Oral hypoglycemic)] की प्रभाविता (Effectiveness) कम होती है तथा कुछ अन्य औषधियों [जैसे–बीटारोधक (Beta blockers) कॉर्टिकोस्टेरॉयड (Corticosteroids), डायजिपैम (Diazepam), ऐमिनोफाइलीन (Aminophylline), ऐल्कोहॉल (Alcohol)] की प्रभाविता को मुखीय गर्भनिरोधक गोली बढ़ाती है।

अतिरिक्त गर्भनिरोध (Additional contraception): पूर्णतः या शत-प्रतिशत (Cent percent) प्रभाविता को सुनिश्चित करने के लिए अतिरिक्त यांत्रिक (Mechanical) गर्भनिरोधक (प्रायः कंडोम) का उपयोग निम्नलिखित परिस्थिति (Circumstances) में करना है– (1) जब वृहत क्षेत्र की प्रतिजैविक औषधियों (Broad spectrum antibiotics) जैसे– ऐम्पिसिलिन (Ampicillin), सेफैलोस्पोरिन (Cephalosporins) का उपयोग किया जाता है क्योंकि ये एथिनाइल इस्ट्राडिओल (Ethinyl estradiol) के अवशोषण (Absorption) को कम करते हैं। (2) जब किण्वक प्रेरक औषधि (Enzyme inducing drugs) का उपयोग किया जाता है, जैसे – (i) फिनोबार्बिटोन (Phenobarbitone), (ii) सोडियम वैल्प्रोएट (Sodium valproate) तथा क्लोनाजिपैम (Clonazepam) को छोड़कर सभी मिरगी-रोधी औषध (All anti-epileptic drugs), (iii) रिफैम्पिसिन (Rifampicin), (iv) ग्रिजिओफुल्विन (Griseofulvin), (v) स्पाइरोनोलैक्टोन (Spironolactone) तथा (vi) मेप्रोबैमेट (Meprobamate) (viii) कीटोकोना-जोल (Ketoconazole): इस परिस्थिति में 50 μg या इससे अधिक का एथिनाइल इस्ट्राडिओल की बड़ी खुराक (Dose) की निर्मिति (Preparations) का उपयोग यकृत (Liver) के वर्धित चयापचय (Increased metabolism) के निराकरण (Counteract) करने के लिए होता है।

प्रत्याहार के लिए चिकित्सा-सुझाव (Indications for withdrawal): यद्यपि (While) अधिकतर महिलाएँ संयुक्त गर्भनिरोधक गोली को सहन करती हैं, कुछ अतिसंवेदनशील (Susceptible) महिलाओं में स्पष्ट प्रतिकूल लक्षणों (Adverse symptoms) का विकास होता है जिसमें इसकी निकासी की आवश्यकता होती है। गोली का प्रत्याहार (उपयोग रोक देना) के लिए सुझाव निम्नलिखित परिस्थिति में दिया जाता है– (1) तीव्र अर्धशीर्षी या अधकपारी (Severe migraine), (2) प्रत्यक्ष व्याकुलता (Visual disturbances), (3) वक्ष में अचानक पीड़ा (Sudden chest pain), (4) पैर में तीव्र ऐंठन तथा दर्द (Severe cramps and pains in legs), (5) भार का अति अर्जन (Excessive weight gain), (6) तीव्र अवसाद (Severe depression), (7) शल्यक्रिया के पहले (Prior to surgery) [शल्यकोत्तर संवहनी जटिलता (Postoperative vascular complications) को न्यूनतम बनाने के लिए] कम से कम 6 सप्ताह के लिए गोली देना बंद करना चाहिए, (8) गर्भावस्था के चाह के रोगी (Patient wanting pregnancy)।

कितनी अवधि तक गोली को निरंतर लिया जा सकता है? (How long can the pill be continued?): सुचयनित (Well-selected) स्त्री में गोली के संभावित लाभ उसके खतरे की तुलना में अधिक होते हैं। जो स्त्री धूम्रपान (Smoking) नहीं करती है तथा उसमें हृदय-संवहनीरोग (Cardiovascular disease) के लिए खतरे के अन्य कारक (Other risk factors) नहीं होते हैं, वह 50 वर्ष की आयु तक (पर्याप्त निगरानी के साथ) गर्भनिरोधक गोली का उपयोग निरंतर कर सकती है। इसमें दो लाभ– प्रभावी गर्भनिरोध तथा हार्मोन प्रतिस्थापन चिकित्सा (Hormone replacement therapy) होते हैं। तथापि (However), जन्मों का अंतराल (Spacing of births) के लिए 3–5 वर्ष के उपयोग को पर्याप्त और सुरक्षित समझा जाता है।

संयुक्त मुखीय गर्भनिरोधक गोली के सामान्य और चयापचयी प्रभाव (General and metabolic effects of combined oral contraceptive pills): संयुक्त निर्मिति (Combined preparations) जिसमें इस्ट्रोजेन (Estrogen) तथा प्रोजेस्टिन (Progestin) होते हैं, उनमें चयापचयी क्रियाशीलता (Metabolic activities) का व्यापक क्षेत्र होता है जो शरीर के लगभग सभी तंत्रों (Systems) को प्रभावित करती है। परिवर्तन गर्भावस्था के लगभग सभी परिवर्तनों में समान होते हैं तथा लगभग पूर्णतः सामान्य की ओर लौट जाते हैं जब औषधि को लेना रोक दिया जाता है। प्रभाव या तो इस्ट्रोजेन (OGN) के साथ या प्रोजेस्टिन (PGN) या दोनों (OGN+PGN) के साथ संबंधित होते हैं।

लाभदायक प्रभाव (Beneficial effects):

I. सर्वाधिक महत्वपूर्ण लाभ है– अनचाहा (Unwanted) गर्भावस्था का निवारण (Prevention) [विफलता दर = 0.1 प्रति 100 स्त्री वर्ष (HWY)] इससे मातृक और शिशु के स्वास्थ्य की देखभाल में सुधार होता है।

II. अगर्भनिरोधक लाभ (Non-contraceptive benefits): आर्तव (या मासिक) अपसामान्यता में सुधार (Improvement of menstrual abnormalities): (1) आर्तवचक्र का नियमितकरण (Regularization of menstrual cycle), (2) कष्ट-आर्तव का न्यूनीकरण (Reduction of dysmenorrhea) (40%), (3) अति-आर्तव (Menorrhagia) का न्यूनीकरण (50%), (4) आर्तवपूर्व तनाव संलक्षण (PMS=Premenstrual tension syndrome) का न्यूनीकरण या कमी, (5) मिटेलस्कमार्ज संलक्षण (Mittleschmerz syndrome) (अण्डोत्सर्ग के समय उदरीय पीड़ा) में कमी (6) लौह-अपर्याप्तता रक्तक्षीणता (Iron-deficiency anemia) से सुरक्षा। स्वास्थ्य विकार के विरूद्ध संरक्षण या सुरक्षा (Protection against health disorders)–(7) श्रोणीय प्रदाही रोग (PID = Pelvic inflammatory disease) गर्भाशय-ग्रीवा का सघन श्लेष्मा (Thick cervical mucus), (8) अस्थानिक गर्भावस्था (Ectopic pregnancy), (9) गर्भाशय अंतःस्तर की अस्थानिक उपस्थिति (Endometriosis = एन्डोमेट्रिओसिस), (10) रेशेदार गर्भाशय (Fibroid uterus), (11) मुँहासा तथा लोमशता (Acne and Hirsutism), (12) कार्यात्मक अण्डाशयीपुटी (Functional ovarian cysts), (13) मृदु स्तन रोग (Benign breast disease), (14) अस्थि में खनिज की कमी (Osteopenia ओस्टियो-पीनिया) तथा रजोनिवृतोतर अस्थिक्षीण अस्थिभंग (Postmenopausal osteoporotic fractures), (15) अवटु का स्वप्रतिरक्षित व्यतिक्रम (Autoimmune disorders of thyroid) (16) संधिशोथ (Rheumatoid arthritis) विषालुता का निवारण (Prevention of malignancies), (17) गर्भाशय अंतःस्तर का कर्कट रोग (Endometrial cancer) (18) अंडाशयी कर्कट रोगी (Ovarian cancer) (40%), (19) वृहदांत्र-मलाशयी कर्कट रोग (Colorectal cancer) (40%)।

प्रतिकूल प्रभाव (Adverse effects):

लघु (या अल्प) जटिलता या अस्वस्थता (Minor ailments) होती हैं –

(1) **मिचली (Nausea), वमन (Vomiting), सिरदर्द (Headache) (OGN से संबंधित) तथा पैर की ऐंठन (Leg cramps) (PGN से संबंधित):** ये अस्थायी (Transient) होते हैं तथा 2–3 आर्तव चक्र (Menstrual cycles) के बाद प्रायः कम हो जाते हैं।

(2) **स्तन में पीड़ा (Mastalgia) (OGN+PGN):** स्तन में भारीपन (Heaviness) या कोमलता (Tenderness) भी प्रायः अस्थायी होती है।

(3) **भारार्जन (Weight gain) (PGN=प्रोजेस्टिन से संबंधित):** टेस्टोस्टेरोन (Testosterone) के साथ रासायनिक संबंध के कारण प्रोजेस्टिन में उपचयी (Anabolic) प्रभाव होता है जिसके कारण सकारात्मक नाइट्रोजन संतुलन (Positive nitrogen balance) तथा वसा का जमाव (Fat deposition) होता है। सोडियम के अवरोध के कारण शोथ पैर (Edema legs) कॉर्टिसोल (Cortisol) (OGN) में वृद्धि के कारण होता है।

(4) **प्रसाधक्त (Cosmetic या श्रृंगारिक)** कारण के लिए त्वचारोग (Chloasma) (OGN) तथा मुँहासा (Acne) (PGN) क्लेशकारी (Annoying) होता है। मुँहासे का निवारण इस्ट्रोजेन प्रचुरता के यौगिक (Compounds with estrogen preponderance) द्वारा होता है जो वसामय ग्रन्थिओं (Sebaceous glands) की क्रियाशीलता का दमन (Suppress) करता है।

(5) **आर्तव की अपसामान्यता (Menstrual abnormalities):**

(a) भेदन रक्तश्राव (BTB= Breakthrough bleeding) सामान्यतः रक्त में हार्मोन की अधोप्रभावसीमा मात्रा (Subthreshold level) के कारण होता है। गोली खानेवाली महिलाओं में भेदन रक्तश्राव के अन्य कारण हैं– (i) औषध अवशोषण की बाधा (Disturbance of drug absorption) जैसे–अतिसार (Diarrhea = डायरिया), वमन (Vomiting), (ii) किण्वक प्रेरक (Enzyme inducing) औषध, लुप्त गोली (Missing pills), गोली की लघुखुराक (Low-dose pills), रोग-गर्भाशय-ग्रीवा की अस्थानिकता या कर्कट रोग (Cervical ectopy or carcinoma)। यह प्रायः 3–4 आर्तव चक्र (Cycles) के बाद ठीक हो जाता है जब BTB के लिए कोई अन्य विशिष्ट कारण नहीं होता है। इस्ट्रोजेन की अधिक मात्रा तथा असमान प्रोजेस्टिन की गोली उपयोगी हो सकती है।

(b) अल्प-आर्तव (Hypomenorrhea) (PGN): यह अल्प महत्व का होता है यद्यपि रोगी के लिए व्याकुलकारी (Disturbing) होता है। यह गर्भाशय अंतःस्तर (Endometrium) के स्थानीय परिवर्तन के कारण होता है।

(c) अति-आर्तव = अत्यार्तव (Menorrhagia) (OGN): यह प्रायः पूर्व-विद्यमान (Pre-existing) होता है तथा प्रोजेस्टिन प्रचुरता के साथ यौगिकों (Compounds) के उपयोग से लाभ मिलता है।

(d) अनार्तव (Amenorrhea) (OGN या PGN): 1% से कम रोगियों (Cases) में 6 महीने से अधिक गोली का उपयोग करने के बाद अनार्तव होता है। इसका संबंध आकस्मिक (Causal) होता है न कि कारणात्मक (Causal)। यह प्रायः उन महिलाओं में अधिक होता है जिनमें पहले से ही आर्तव की कार्यात्मक बाधा (Functional menstrual disorders) उपस्थित रहती है। अधिकतर रोगियों में आर्तव का स्वतः पुनरारम्भ (Spontaneous resumption) होता है। द्वितीय अनार्तव का किसी अन्य रोग के रूप में एक अनियंत्रणीय (Refractory) रोग (Case) की जाँच-पड़ताल करनी चाहिए।

(6) **कामवासना (Libido लिबिडो):** कामवासना में कमी आ सकती है (PGN) जो सम्भवतः योनि (Vagina) की शुष्कता (Dryness) के कारण होती है। अधिक प्रायः यह स्थिर (Static) बनी रहती है या कभी-कभी गर्भावस्था के डर की कमी के कारण इसमें वृद्धि भी हो सकती है।

(7) **श्वेतप्रदर (Leukorrhea = लिकोरिया):** यह गर्भाशय-ग्रीवा (Cervix) के अतिश्लेष्मा श्राव (Excessive mucus secretion) के कारण (OGN) या मोनिलिया (एक कवक=Fungus) के संक्रमण (Monilial infection) की प्रबलता (Preponderancy) के कारण (OGN+PGN) हो सकता है।

मुख्य जटिलताएँ (Major Complications):

(1) **अवसाद (Depression), मनोदशा का परिवर्तन (Change of mood) तथा मनोविक्षिप्ति का प्रदर्शन (Psychotic manifestation) (OGN):** ट्रिप्टोफैन का चयापचय (Tryptophan metabolism) के परिवर्तन के कारण अवसाद होता है। 50 mg पिरिडॉक्सीन (Pyridoxine) दैनिक के प्रयोग से लक्षण में कमी होती है।

(2) **उच्च रक्तचाप (Hypertension) (OGN=इस्ट्रोजेन):** सामान्य रक्तचाप की एक स्त्री यदि 1 वर्ष तक गोली का अंतर्ग्रहण करती है तो 1% से कम रोगियों (Cases) में उच्चरक्तचाप पाया जाता है। पूर्व-विद्यमान (Pre-existing) उच्च रक्तचाप में और अधिक वृद्धि होती है। रक्तचाप पर प्रभाव के बारे में यह माना जाता है कि इसमें रेनिन-ऐन्जिओटेन्सिन तंत्र (Renin-angiotensin system) शामिल होता है। प्लाविका (Plasma) में ऐन्जिओटेन्सिनोजन (Angiotensinogen) की पर्याप्त वृद्धि होती है। गोली की लघु खुराक या मात्रा (Low dose pill) में कम खतरा होता है। तथापि (However), गोली लेना रोकने के 3–4 महीने बाद सभी परिवर्तन सामान्य हो जाते हैं।

(3) **संवहनी जटिलता (Vascular complications) (OGN):**

(a) शिरीय घनास्त्र-वाहिका रोध (Venous thromboembolism=VTE) अप्रयोक्ता (Non-users) की तुलना में प्रयोक्ता (Users) में कुल खतरा 4–6 गुना अधिक होता है। खतरे के महत्वपूर्ण कारक (Factors) हैं – पूर्व-विद्यमान उच्च रक्तचाप, मधुमेह (Diabetes), स्थूलता (Obesity) तथा प्रौढ़ (Elderly) रोगी (35 वर्ष से अधिक आयु की) विशेषकर धूम्रपान करनेवाली। मेस्ट्रानॉल (Mestranol) की अपेक्षा एथिनाइल–इस्ट्राडिओल (Ethinyl estradiol) तथा इस्ट्रोजेन यौगिक (Estrogen compound) की खुराक (Dose) को गोली में कम करके 20 mg से इसके (VTE का) प्रभाव में पर्याप्त कमी आती है। हाल के अध्ययन में प्रति 100,000 (एक लाख) प्रयोक्ता में अघातक (Non-fatal) VTE की वार्षिक संख्या का मूल्यांकन किया गया है–

COC (Combined oral contraceptives) का उपयोग नहीं = 5,
द्वितीय पीढ़ी (Second generation) का COC = 15,
डेसोजेस्ट्रील (Desogestrel) तथा जेस्टोडीन (Gestodene) युक्त COC = 30,
गर्भावस्था (Pregnancy) = 60

गर्भावस्था की तुलना में पूर्ण खतरा बहुत कम होता है। कारक V लिडेन उत्परिवर्तन (Factor V Leiden mutation) का वाहक (Carriers) में अधिक खतरा (8 गुना अधिक) होता है तथा COC का उपयोग खतरे को चार गुना अधिक बढ़ाता है।

(b) धमनीय घनास्त्रता (Arterial thrombosis): हृदपेशीय रोधगलन (Myocardial infarction) तथा स्थानिक-अरक्तक तथा रक्तश्रावी आघात (Ischemic and hemorrhagic stroke) के लिए अधिक खतरे के कारक हैं–उच्च रक्तचाप (Hypertension), धूम्रपान की लत (Smoking habits), 35 वर्ष से अधिक की आयु, अधिक मात्रा की गोली (High-dose pills)। 50 mg से कम एथिनाइल इस्ट्राडिओल (Ethinyl estradiol) युक्त COC में धमनीय घनास्त्रता का खतरा नहीं बढ़ता है।

तीसरी दुनिया के देशों में विशेषकर ग्रामीण क्षेत्रों में ह्रदय-संवहनी (Cardiovascular) के खतरे कारकों जैसे–धूम्रपान तथा रक्त में कोलेस्ट्रॉल की अधिक मात्रा (High blood cholesterol) की कम उपस्थिति होती है। इस प्रकार संवहनी जटिलता अपेक्षाकृत महत्वपूर्ण (या उल्लेखनीय) नहीं होती है।

(4) पित्त-अवरोधी पाण्डु रोग (Cholestatic jaundice): गर्भावस्था या यकृत शोथ (Hepatitis) में पुनरावृत्त पीलिया (Recurrent jaundice) का पूर्व इतिवृत्त (History) के साथ स्त्रियों में इसकी सुग्राहिता (Susceptibility) अधिक होती है। (5) अर्बुदन (Neoplasia) (OGN): अण्डाशयी कर्कट रोग (Ovarian carcinoma) (40%↓), गर्भाशय अंतःस्तर का कर्कट रोग (Endometrial carcinoma) (50%↓) के खतरे को संयुक्त मुखीय गर्भनिरोधक (COC) कम करता है। यह सुरक्षात्मक प्रभाव 6 महीने से लेकर 1 वर्ष तक गर्भनिरोधक गोली के उपयोग के बाद गोली लेना रोक देने के बाद भी 10–15 वर्ष तक रहता है। स्तन का कर्कट रोग (Breast carcinoma) तथा COC के बीच कोई मुख्य संबंध स्थापित नहीं हुआ है। गर्भाशय-ग्रीवा का कर्कट रोग (Cervical carcinoma) तथा COC के संबंध के बारे में निष्कर्ष (Conclusions) निश्चित (या स्पष्ट) नहीं है। तथापि (However), गोली का उपयोग करने वाली स्त्रियों को नियमितरूप से गर्भाशय-ग्रीवा की कोशिका-जाँच (Cervical cytology screening) करानी चाहिए। दीर्घकाल तक बड़ी खुराक (या अधिक मात्रा) की गोली का उपयोग करने वाली स्त्रियों में यकृत-कोशिकीय ग्रन्थि-अर्बुद (Hepatocellular adenomas) पाया गया है। यह अतिविरल (Very rare) [प्रति 100,000 प्रयोक्ता (Users) में संभवतः 1 या 2] होता है। यह (COC) मृदु (Benign) पुटीय स्तन रोग (Cystic breast disease) तथा पुटीय अंडाशय (Cystic ovaries) के विरूद्ध सुरक्षा देता है।

सामान्य चयापचयी प्रभाव (General metabolic effects):

(1) कार्बोहाइड्रेट (Carbohydrate) (PGN=प्रोजेस्टिन): ग्लूकोज सहनशीलता को प्रोजेस्टिन (Progestins) हानि पहुँचाता है, इन्सुलिन प्रतिरोध (Insulin resistance) तथा अतिग्लूकोज रक्तता (Hyperglycemia) को प्रोत्साहित करता है। यह विशेष रूप से 150 mg या इससे अधिक लेवोनॉरजेस्ट्रील (Levonorgestrel) या 1 mg नॉरएथिस्टेरोन (Norethisterone) युक्त निर्मिति (Preparations) में देखा जाता है।

(2) प्रोटीन (Protein) (OGN): इस्ट्रोजेन (Estrogen) में अनेक प्रोटीनों का यकृती श्राव (Hepatic secretion) पर कुछ उत्तेजक प्रभाव होता है। यौन हार्मोन बंधन ग्लोबुलिन (Sex hormone binding globulin) की मात्रा (Level) में वृद्धि होती है।

(3) वसा (Lipid) (OGN): प्लाविका (Plasma) वसा तथा लिपोप्रोटीन (Lipoprotein) में वृद्धि होती है। कुल कोलेस्ट्रॉल (Cholesterol) तथा ट्राइग्लिसराइड (Triglycerides) में वृद्धि होती है। इस्ट्रोजेन की लघु खुराक (Low dose) से HDL (High density lipoprotein) कोलेस्ट्रॉल बढ़ता है तथा LDL (Low density lipoprotein) कोलेस्ट्रॉल कम होता है जिसके कारण धमनीय अवरोध (Atherosclerosis) के विरूद्ध इसका सुरक्षात्मक प्रभाव पड़ता है। तथापि (However) प्रोजेस्टिन HDL कोलेस्ट्रॉल को कम करता है तथा LDL कोलेस्ट्रॉल को बढ़ाता है जिसके कारण ह्रदय रोग (Heart disease) प्रोत्साहित होता है। अधिक चयनात्मक (Selective), वसाप्रेमी (Lipid friendly) तथा तृतीय पीढ़ी का प्रोजेस्टिन जैसे–डेसोजेस्ट्रील (Desogestrel), जेस्टोडीन (Gestodene), नॉरजेस्टिमेट (Norgestimate) के साथ निर्मिति से HDL मात्रा में कुछ वृद्धि होती है। इस प्रकार उनमें धमनीय अवरोध का बहुत कम खतरा होता है।

(4) विटामिन और खनिज (Vitamins and minerals): विटामिन B_6, B_{12}, फोलिक अम्ल (Folic acid), कैल्सियम, मैंगनीज, जिंक तथा ऐस्कॉर्बिक अम्ल (Ascorbic acid) की मात्रा (Levels) में कमी होती है जबकि विटामिन A और K की मात्रा में वृद्धि होती है।

अंगों पर प्रभाव (Effects on Organs):

(1) अवचेतक-पीयूष अक्ष (Hypothalamopituitary axis): FSH (Follicle stimulating hormone) तथा LH (Luteinizing = पीतिकारण hormone) की मात्रा कम होती है जैसाकि प्रारंभिक प्रचुर-उद्‌भवी अवस्था (Early proliferative phase) में पायी जाती है तथा यह स्थिर कम मात्रा सम्पूर्ण आर्तव चक्र (Menstrual cycle) में बनी रहती है।

(2) अण्डाशय (Ovary): अण्डाशयी कार्य निष्क्रिय (Quiescent) बना रहता है जिसके साथ कभी-कभी भेदन अण्डोत्सर्ग (Breakthrough ovulation) का प्रमाण मिलता है। रेशामयता (Fibrosis), बढ़ती उम्र (Advancing age) के साथ पीतिका पिण्ड (Corpus luteum) के संकेत के बिना अपरिपक्व अण्डाणु (Unripe ova) की क्रमिक क्षति का प्रमाण होता है। अल्प मात्रा (Low level) में अंतःस्तरीय (Endogenous) हार्मोन स्थिर रहता है।

(3) गर्भाशय अंतःस्तर (Endometrium) (PGN): पीठिका का शोथ (Stromal edema), पतनिका की प्रतिक्रिया (Decidual reaction), ग्लाइकोजेन की कमी के कारण ग्रन्थिल निःशेषण (Glandular exhaustion)। न्यूनाधिक (More or less) स्थिर निष्कर्ष (या परिणाम) होते हैं।

(4) गर्भाशय-ग्रीवा (Cervix) (PGN+OGN): वर्धित ग्रन्थिल अतिवृद्धि (Increased glandular hyperplasia) तथा गर्भाशय ग्रीवा के अंतःस्तर की उपकला (Endocervical epithelium) का शल्क-स्तंभी मिलन-स्थल (Squamocolumnar junction) से आगे तक अधोवृद्धि (Downgrowth) जो अस्थानिकता (Ectopy) का रूप प्रदान करती है। गर्भाशय-ग्रीवा की उपकला का दुर्विकास (Cervical epithelial dysplasia) या सिटु

में कर्कट रोग (Carcinoma in-situ) के प्रति स्त्री में सुग्राहिता (Susceptibility) (OGN) का भी प्रमाण मिलता है। गर्भाशय-ग्रीवा का श्लेष्मा (Cervical mucus) सघन (Thick), लसीला (Viscid) तथा अल्प (Scanty) हो जाता है (PGN)।

(5) योनि (Vagina) (PGN): कोशिका-हार्मोन की जाँच (Cytohormonal study) से प्रारंभिक पीतिका-अवस्था (Early luteal phase) का पता चलता है।

(6) गर्भाशय (Uterus): गर्भाशय थोड़ा वर्धित (Enlarged) होता है। यदि कोई सम्बद्ध रेशेदार (Fibroid) होता है तो यह गर्भावस्था में अवलोकित परिवर्तनों के समान इसमें परिवर्तन होता है।

(7) अन्य अंग (Other organs): (i) यकृत (Liver): यकृत का कार्य मंदित (Depressed) होता है। (ii) जठरांत्रीय क्षेत्र (Gastrointestinal tract)- आंत्र-योजनी शिरा घनास्त्रता (Mesenteric vein thrombosis) तथा व्रणीय वृहदांत्रशोथ (Ulcerative colitis) का वर्धित प्रभाव होता है। (iii) मूत्रीय मार्ग (Urinary tract): मूत्रीय मार्ग में संक्रमण (Infection) का वर्धित प्रभाव (Increased incidence) होता है जो संभवत: यौन-संबंध (Sexually activity) में वृद्धि के साथ संबंधित होता है।

प्रजनन पर प्रभाव (Effects on Reproduction):

(1) 90% रोगियों (Cases) में औषधि को रोकने के बाद 3 महीने के अंदर अण्डोत्सर्ग (Ovulation) वापस आता है।

(2) भ्रूण को खतरा (Risk to fetus): जब प्रारंभिक गर्भावस्था में असावधानी से संयुक्त मुखीय गर्भनिरोधक (COC) लिया जाता है तब भ्रूण में पर्याप्त जन्मजात असंगति (Congenital anomaly) का बड़ा खतरा नहीं होता है। सामान्यतः जन्मजात अपसामान्यता (Abnormality) का खतरा 2–3% होता है।

(3) दुग्धश्राव (Lactation) (OGN+PGN): दुग्धश्राव सम्भवतः दुग्धनिर्माण में कमी द्वारा तथा दूध की गुणवत्ता (Quality) में परिवर्तन (जैसे प्रोटीन और वसा की मात्रा की कमी) द्वारा प्रभावित होता है। इसके अतिरिक्त स्टेरॉयड (Steroids) की पर्याप्त मात्रा का अंतर्ग्रहण (Ingestion) शिशु द्वारा होता है जिसका प्रभाव अभी तक अज्ञात (Unknown) है। स्तनपान करानेवाली स्त्रियों के लिए लघुगोली (Minipill) एक बेहतर विकल्प (Alternative) है।

संयुक्त मुखीय गर्भनिरोधक गोली का त्रिप्रावस्थिक सूत्रीकरण (Triphasic Formulations of Combined Oral Pills)

संयुक्त गोली के निर्माण में आर्तवचक्र के अनुक्रम (Course of the cycle) के अनुसार प्रत्येक यौगिक (Compound) की हार्मोनी मात्रा या खुराक (Hormonal dose) परिवर्तित होती है। चक्र के प्रारंभिक भाग में गर्भनिरोधक प्रभाव के लिए न्यूनतम खुराक (Minium doses) तथा बाद के भाग में भेदन रक्तश्राव (Breakthrough bleeding) के निवारण के लिए थोड़ी बड़ी खुराक दी जाती है। वसा के चयापचय (Lipid metabolism) पर अप्रिय पार्श्वप्रभाव (Undesirable side-effects) को न्यूनतम बनाने का यह एक प्रयास है। यह स्टेरॉयड की कुल अल्प मात्रा तथा संतुलित इस्ट्रोजेन-प्रोजेस्टेरोन संबंध के कारण होता है।

ट्राइक्विलर गोली (Triquilar tablets) (Shering-AG/German Remedies Ltd): प्रथम 6 गोली में 0.05 mg लेवोनॉरजेस्ट्रील (Levonorgestrel = LNG) तथा 30 mg एथिनाइल इस्ट्राडिओल (Ethinyl estradiol) होता है तथा द्वितीय 5 गोली में 0.075 mg लेवोनॉरजेस्ट्रील तथा 40 mg एथिनाइल इस्ट्राडिओल होता है तथा अंतिम 10 गोली में 0.12 mg लेवोनॉरजेस्ट्रील

सारणी (Table) 35.8: संयुक्त निर्मिति (गोली) के गुणदोष
(Advantages and disadvantages of combined preparations

गुण या लाभ (Advantages)	दोष (Disadvantages) या त्रुटि
(1) अत्यधिक प्रभावी (Highly effective)	(1) शिक्षा और प्रेरणा (Motivation) की आवश्यकता होती है।
(2) आर्तव-चक्र का उत्तम नियंत्रण (Good cycle control)	(2) इसके उपयोग में परिसीमन (Limitation)
(3) अधिकतर स्त्रियों में पर्याप्त सह्य (Well-tolerated in minority)	(3) इसमें प्रारंभिक जाँच और नियतकालिक (Periodic) निरीक्षण की आवश्यकता होती है।
(4) अतिरिक्त अगर्भनिरोधक (Additional non-contraceptives) – अनेक लाभ होते हैं।	(4) इसके उपयोग में दैनिक कार्यक्रम (Daily schedule) की असुविधा (Inconvenience)
(5) अल्प मात्रा (Low dose) की गोली वसाप्रेमी (Lipid friendly) प्रोजेस्टिन के साथ देने से खतरे में पुनः कमी होती है।	(5) औषध अंतर्क्रिया (Drug interaction) का खतरा (Risk)
(6) उत्क्रमणीयता (या उलटवाँ) दर (Reversibility rate) तत्काल होता है।	(6) महँगा (Costly) परन्तु सरकारी माध्यम (Government channel) से निःशुल्क आपूर्ति जैसे–माला-एन (Mala-N)

विफलता दर (Failure rate) = .01 HWY

तथा 30 mg एथिनाइल इस्ट्राडिओल होता है। इसे परम्परागत गोली (Conventional pills) के समान लिया जाता है।

केवल प्रोजेस्टिन की गोली (Progestin only pill) (Mini pill=लघु गोली): लघुगोली में इस्ट्रोजेन यौगिक (Estrogen compound) नहीं होता है। इसमें प्रोजेस्टिन की बहुत कम मात्रा निम्नलिखित में से किसी एक रूप में होती है–75 μg (μ=10-6) लेवोनॉरजेस्ट्रील, 350 μg नॉरएथिस्टेरोन (Norethisterone), 75 μg (μ=म्यू) डेसोजेस्ट्रील (Desogestrel), 500 μg लिनेस्ट्रीनॉल (Lynestrenol) या 30 μg नॉरजेस्ट्रील (Norgestrel)। इसे दैनिक रूप से आर्तव चक्र (Menstrual cycle) के प्रथम दिन से लेना चाहिए।

क्रिया का रचनातंत्र (Mechanism of action): यह मुख्यतः गर्भाशय-ग्रीवा के श्लेष्मा (Cervical mucus) को सघन (Thick) और लसीला (Viscous) बनाती है जिसके कारण शुक्राणु (Sperm) का गर्भाशय में प्रवेश नहीं होता है। गर्भाशय अंतःस्तर (Endometrium) भी क्षीण (Atrophic) हो जाता है, अतः कोरकपुटी (Blastocyst) भी बाधित होती है। रोगियों (Cases) के लगभग 2% में अण्डोत्सर्ग (Ovulation) भी बाधित होता है।

लघुगोली का किस प्रकार औषध-निर्देश (या नुस्खा) देना है (How to prescribe minipil): आर्तव चक्र के प्रथम दिन में प्रथम गोली लेनी है और उसके बाद निरंतर रूप से और नियमितरूप से प्रत्येक दिन में समान (एक) समय पर लेनी है। पैकों (Packs) के बीच कोई क्रम भंग (Break) नहीं होना चाहिए।

लाभ (Advantages): (1) संयुक्त गर्भनिरोधक गोली में इस्ट्रोजेन के पार्श्व प्रभाव (Side-effects) का पूर्णतः निराकरण (Eliminate) होता है। (2) दुग्धश्राव (Lactation) पर प्रतिकूल (Adverse) प्रभाव नहीं होता है, अतः दुग्धश्रावी (Lactating) महिला को इस गोली का नुस्खा लिखा जा सकता है और इस प्रकार इसे प्रायः दुग्धश्राव गोली (Lactation pill) कहते हैं। (3) इसे लेना आसान है क्योंकि इसमें "लेना और छोड़ना" विधान ("On and Off" regime) नहीं होता है। (4) उच्च रक्तचाप (Hypertension), रेशार्बुद (Fibroid), मधुमेह (Diabetes), मिरगी या अपस्मार (Epilepsy), धूम्रपान (Smoking) तथा धनास्त्र-वाहिका रोध का इतिवृत्त (Thromboembolism) के रोगी में इसका औषधि-निर्देश दिया जा सकता है। (5) श्रोणीय प्रदाही रोग (PID = Pelvic inflammatory disease) तथा गर्भाशय अंतःस्तर के कर्कट रोग (Endometrial cancer) के खतरे को यह (गोली) कम करती है।

त्रुटिय दोष (Disadvantages): (1) मुँहासा (Acne), भेदन रक्तश्राव (Breakthrough bleeding) तथा कभी-कभी लगभग 20–30% रोगियों (Cases) में अनार्तव या मासिक श्राव रोध (Amenorrhea) हो सकता है। (2) प्रोजेस्टिन के सभी पार्श्व-प्रभाव (Side-effects) प्रत्यक्ष (Evident) हो सकते हैं। (3) अण्डाशय (Ovary) के सरल पुटी (Cysts) को देखा जा सकता है परन्तु उसके लिए शल्यक्रिया (Surgery) की आवश्यकता नहीं होती है। (4) विफलता दर (Failure rate) लगभग 0.5–0.2 HWY होती है।

अंतःक्षेपणीय स्टेरॉयड (Injectable steroids): निम्नलिखित निर्मिति (Preparations) का सामान्यतः उपयोग होता है – डीपोमेड्रॉक्सी (Depomedroxy) प्रोजेस्टेरोन ऐसीटेट (Progesterone acetate) (DMPA) तथा नॉरएथिस्टेरोन इनैन्थेट (Norethisterone enanthate = NET-EN) जिसका अंतर्ग्रहण अंतःपेशीय रूप से (Intramuscularly) कराया जाता है। 150 mg DMPA की एक खुराक प्रत्येक 3 महीने पर या 300 g प्रत्येक 6 महीने पर दी जाती है। 200 mg NET-EN की एक खुराक दो महीने के अंतर पर दी जाती है। क्रिया का रचनातंत्र (Mechanism of action): (1) मध्य चक्र (Mid cycle) LH पराकाष्ठा (Peak) का दमन (Suppression) द्वारा अण्डोत्सर्ग का अवरोधन (Inhibition of ovulation), (2) गर्भाशय-ग्रीवा का श्लेष्मा (Mucus) सघन तथा लसीला हो जाता है जिसके कारण शुक्राणु (Sperm) का प्रवेश अवरूद्ध होता है। (3) गर्भाशय अंतःस्तर (Endometrium) क्षीण हो जाता है जिसके कारण कोरकपुटी (Blastocyst=ब्लास्टोसिस्ट) का रोपण (Implantation) बाधित होता है।

लाभ (Advantages): (1) यह नियमित मुखीय गोली के औषधि-प्रयोग (Medication) से निराकरण (Eliminate) करता है। (2) इसका उपयोग दुग्ध (या स्तन) श्राव (Lactation) के दौरान सुरक्षितरूप से किया जा सकता है। यह संभवतः दुग्धश्राव को उसके अवयवों (Components) को परिवर्तित किये बिना बढ़ाता है। (3) इस्ट्रोजेन संबंधित कोई पार्श्व-प्रभाव (Side-effects) नहीं होता है। (4) आर्तव लक्षण (Menstrual symptoms) जैसे– अतिआर्तव (Menorrhagia), कष्टार्तव (Dysmenorrhea) में कमी होती है। (5) गर्भाशय अंतःस्तर के कर्कट रोग (Endometrial cancer) से सुरक्षा मिलती है। (6) नसबंदी या शुक्रवाहिका-उच्छेदन (Vasectomy) के प्रभावी होने के पहले अंतरिम (Interim) गर्भनिरोध के रूप में इसका उपयोग किया जा सकता है। (7) श्रोणीय प्रदाही रोग (PID), गर्भाशय अंतःस्तर की अस्थानिक उपस्थिति (Endometriosis=एन्डोमेट्रिओसिस), अस्थानिक गर्भावस्था (Ectopic pregnancy) तथा अण्डाशयी कर्कट रोग (Ovarian cancer) में कमी।

दोष या त्रुटि (Disadvantages): DMPA के लिए विफलता दर (Failure rate) = 0–0.3 HWY होता है। अनियमित रक्तश्राव तथा कभी-कभी अनार्तव अवस्था (Phase of amenorrhea) की संभावना होती है। इसको रोकने के बाद जनन-क्षमता (Fertility) की वापसी में विलम्ब होता है (कुछ महीने = 4–8 महीने)। तथापि (However), नॉरएथिस्टेरोन इनैन्थेट (NET-EN) के आगमन से जनन-क्षमता की वापसी शीघ्र होती है।

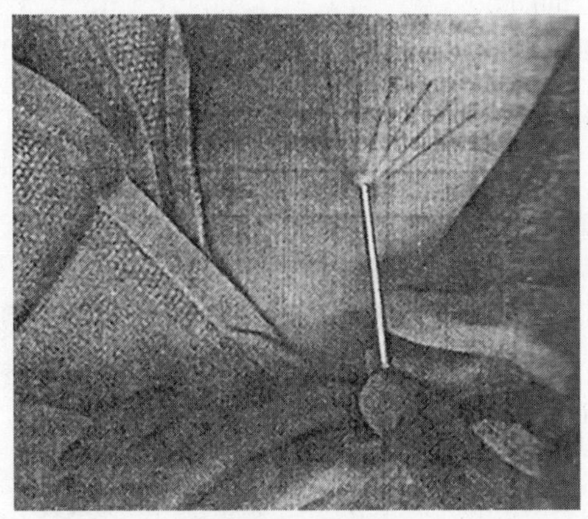

चित्र (Fig.) 35.12: नॉरप्लान्ट का अन्तर्वेश (Insertion of norplant)

रोपण (Implant = इम्प्लान्ट): नॉरप्लान्ट (Norplant=Trade name of Levonorgestrel) एक केवल पोस्जेस्टिन की एक वितरण व्यवस्था है जिसमें लेवोनॉरजेस्ट्रील होता है। यह एक दीर्घकाल (5 वर्ष तक) का उत्क्रमणीय (या उलटवाँ) गर्भनिरोध (Reversible contraception) है। इसमें 6 लचीले पॉलिडाइमेथिल सिलॉक्सेन द्वारा निर्मित संपुटिका (Capsules made of polydimethyl siloxane) (36 mm x 2.4 mm) होती है तथा प्रत्येक संपुटिका (या कैप्सूल) में 36 mg लेवोनॉरजेस्ट्रील होता है। यह आरम्भ में दैनिक 85 μg तथा बाद में 30 μg ($\mu = 10^{-6}$, g=gram) लेवोनॉरजेस्ट्रील 5 वर्ष तक (या अधिक) मुक्त करती है। देखें चित्र 35.12।

क्रिया का रचनातंत्र (Mechanism of action): प्रथम वर्ष के लिए आर्तव चक्रों (Mens cycles) के 90% में अण्डोत्सर्ग (Ovulation) को यह बाधित करता है। इसमें गर्भाशय अंतःस्तर पर क्षीणता (Endometrium atrophy) तथा गर्भाशय-ग्रीवा के श्लेष्मा (Cervical mucus) को सघन तथा लसीला बनाने का प्रभाव होता है।

अन्तर्वेशन (Insertion): संपुटिका प्रवेश (या अन्तर्वेश) अघोत्वचीयरूप से (Subdermally) कोहनी (Elbow) तह के 6–8 cm ऊपर बाहु (Arm) के आतंरिक क्षेत्र में किया जाता है। इसे संवेदनाहरण (Anesthesia) के अधीन निष्पादित किया जाता है। इसे आदर्शतः (Ideally) आर्तवचक्र के प्रथम दिन या गर्भपात के तत्काल बाद या प्रसव के 3 सप्ताह बाद निष्पादित करना चाहिए।

निष्कासन (Removal): प्रवेश करने के बाद 5 वर्ष के अंदर नॉरप्लान्ट का निष्कासन करना चाहिए। गर्भनिरोधक क्रिया की तत्काल कमी होती है।

लाभ (Advantages): इसमें लाभ DMPA के समान होते हैं। अन्य लाभ है – (i) दीर्घकाल तक उपयोग के लिए अत्यधिक प्रभावी तथा शीघ्रता से उत्क्रमणीय (Rapidly reversible), (ii) उन महिलाओं के लिए यह उपयुक्त होता है – जो अपना परिवार पूर्ण कर चुकी हैं परन्तु स्थायी बंध्याकरण (Sterilization) की इच्छा नहीं है। इसकी प्रभाविता (Efficacy) संयुक्त मुखीय गर्भनिरोधक (COC) के समान होती है। इस सुरक्षित और प्रभावी विधि को एक उत्क्रमणीय बंध्याकरण के रूप में मान्यता मिलती है।

त्रृटि (Drawbacks): बारम्बार अनियमित (Irregular) आर्तव रक्तश्राव (Menstrual bleeding), चकत्ता होना (Spotting) तथा अनार्तव (Amenorrhea) प्रायिक (Common) है। कभी-कभी इसके निष्कासन में कठिनाई होती है इसकी विफलता-दर (Failure rate) = 0.1 HWY होती है।

इम्प्लानॉन (Implanon): 4 cm लम्बा एक इम्प्लान्ट (या रोपण) दण्ड (Implant rod) जिसमें 60 mg 3-कीटो-डेसोजेस्ट्रील (3-Keto-desogestrel) होता है, का उपयोग गर्भनिरोधक के रूप में होता है। यह दैनिक लगभग 60 μg हार्मोन तीस वर्ष तक या उससे अधिक समय तक मुक्त (Release) करता है। प्रवेश के लिए दण्ड का रोपण और निष्कासन करना अधिक आसान होता है। इसकी प्रभाविता और पार्श्व-प्रभाव (Efficacy and side-effects) नॉर्प्लान्ट (Norplant) के समान होते हैं।

आपात गर्भनिरोध (Emergency Contraception)

इसे संभोगोत्तर गर्भनिरोध (Postcoital contraception) कहा जाता है। इसके अनेक प्रकार (या रूप = Forms) होते हैं –

(1) हार्मोन (Hormones)
(2) अंतःगर्भाशयी गर्भनिरोधक साधन (IUD)
(3) प्रोजेस्टेरोन-रोधी (Antiprogesterone)
(4) अन्य (Others)

आपात गर्भनिरोध के सुझाव (Indications of emergency contraception): असुरक्षित संभोग (Unprotected intercourse), कन्डोम का विदार (Condom rupture), लुप्त गर्भनिरोधक गोली (Missed pill= गोली का लेना भूल जाना), यौन-प्रहार या बलात्कार (Sexual assault or rape) तथा प्रथम बार यौन संबंध स्थापित करना। अण्डोत्सर्ग (Ovulation) के निकट समय पर असुरक्षित संभोग की एक क्रिया के बाद गर्भावस्था का खतरा (Risk of pregnancy) 8% होता है।

हार्मोन (Hormones):

प्रातःकाल-पश्चात् गोली (Morning-after pill): यह वास्तव में गर्भनिरोध नहीं है बल्कि इसे सही रूप में अपहरण (Interception= पकड़-रोधन) कहा गया है जो अण्डोत्सर्ग (Ovulation) के निकट समय पर असुरक्षित प्रभावन (Explosure) से रोकती है। निम्नलिखित में किसी भी औषध (Drug) का उपयोग किया जाता है – 2.5 mg एथिनाइल इस्ट्राडिओल (Ethinyl-estradiol), 15 mg प्रीमेरिन (Premarin) [युग्मित इस्ट्रोजेन (Conjugated estrogen)] प्रभावन के तत्काल बाद औषध को दैनिक दो बार 5 दिन के लिए मुख से (Orally) ग्रहण किया जाता है, परन्तु 72 घंटे के बाद नहीं।

संयुक्त होर्मोनी विधान (Combined hormonal regimen) (Yuzpe method) समान रूप से प्रभावी होता है। ओवरल (Ovral) (0.25 लेवोनॉरजेस्ट्रील 50 μg एथिनाइल इस्ट्राडिओल) की दो गोली संभोग (Coitus) के बाद यथा संभव शीघ्र तथा दो गोली 12 घंटे के बाद दी जाती है। लेवोनॉरजेस्ट्रील (केवल प्रोजेस्टिन की गोली) 0.75mg की दो खुराक (Doses) 12 घंटे के अंतर पर देना [ECee 2-German Remedies] अत्यधिक सफल होती है जिसमें कोई पार्श्व-प्रभाव (Side-effects) नहीं होता है। पहली खुराक संभोग के बाद 72 घंटे के अंदर देनी चाहिए।

जब आपात गर्भनिरोध की विफलता (Failure) होती है तब गर्भधारण में भ्रूण (Fetus) पर किसी प्रतिकूल (Adverse) प्रभाव का अवलोकन नहीं किया गया है। तथापि (However), यदि विधि विफल होती है तब रोगी को प्रेरित गर्भपात (Induced abortion) का प्रस्ताव देना चाहिए।

क्रिया का रूप (Mode of action): हार्मोन निर्मिति (Preparations) की क्रिया का सही रचनातंत्र (Mechanism) अस्पष्ट बना हुआ है। निम्नलिखित संभावनाएँ (Possibilities) होती है –

(1) जब औषध को आर्तव चक्र (Menstrual cycle) के आरम्भ में लिया जाता है तब अण्डोत्सर्ग या तो बाधित होता है या विलंबित (Delayed) होता है।
(2) निषेचन (Fertilization) में हस्तक्षेप (या बाधा) होती है।

सारणी (Table) 35.9: संभोगोत्तर गर्भनिरोधक
(Postcoital contraceptives)

औषध (Drug)	खुराक या मात्रा (Dose)	गर्भावस्था दर (%) (Pregnancy rate)
एथिनाइल इस्ट्राडिओल (Ethinyl estradiol)	2.5 mg BD × 5 दिन	0–0.6
युग्मित इस्ट्रोजेन (Conjugated estrogen)	15 mg BD × 5 दिन	0–0.6
एथिनाइल इस्ट्राडिओल 50 μg+नॉजेस्ट्रील 0.25 mg	आरम्भ में 2 गोली तथा 12 घंटे के बाद 2 गोली (Tab)	0–2
लेवोनॉरजेस्ट्रील (Levonorgestrel)	0.75mg से आरम्भ तथा 12 घंटे के बाद पुनरावृत्ति	0–1
मिफेप्रिस्टोन (Mifepristone)	600 mg (तीन गोली) की एक खुराक	0–1.6
ताम्र (Copper) IUDs	संभोग के बाद 5 दिन के अंदर अंतर्वेश (Insertion)	0–1

(3) रोपण (Implantation) का निषेध (Prevent) होता है क्योंकि गर्भाशय अंतःस्तर (Endometrium) प्रतिकूल (Unfavorable) होता है।

(4) पीतिका पिण्ड (Corpus luteum) के कार्य के साथ हस्तक्षेप होता है या पीतिका-क्षय (Luteolysis) के कारण गर्भनिरोध होता है।

त्रुटि या दोष (Drawbacks): इस्ट्रोजेन के उपयोग से मिचली (Nausea), तमन (Vomiting) अधिक तीव्र (Intense) होता है। इसके लिए वमनरोधी औषध (Antiemetic) जैसे–मेक्लिजाइन (Meclizine) दी जाती है।

अंतःगर्भाशयी गर्भनिरोधक साधन (IUD): सांयोगिक (Accidental) असुरक्षित प्रभावन के बाद गर्भधारण (Conception) को रोकने के लिए अधिकतम 5 दिन के अंदर IUD को स्थापित करना है। इससे रोपण (Implantation) को रोका जाता है। इसकी विफलता-दर (Failure rate) लगभग 0–1% होती है। संभोगोत्तर गर्भनिरोध को केवल एक आपात उपाय के रूप में उपयोग किया जाता है तथा प्रभावी नहीं होता है यदि इसे गर्भनिरोध की एक नियमित विधि के रूप में उपयोग में लाया जाता है।

प्रोजेस्टेरोन-रोधी (Anti-progesterone): प्रोजेस्टेरोन-रोधी (RU486-Mifepristone=मिफेप्रिस्टोन) प्रतिद्विन्द्वी के रूप में (Competitively) प्रोजेस्टेरोन ग्राही (Receptors) को बांधता है तथा अंतःस्तरीय (Endogenous) प्रोजेस्टेरोन के प्रभाव को समाप्त कर देता है। खुराक (Dose): आर्तव चक्र (Mens cycle) के 27वें दिन के अंदर 600 mg (3 गोली) की एक खुराक लेनी है जिसमें दिन और संभोग की संख्या पर कोई विचार नहीं करना है। इसमें गर्भावस्था की दर (Pregnancy rate) 0–1.6% होती है।

मुखीय गर्भनिरोधक का सारांश (Summary of Oral Contraceptives)

(1) संयुक्त गोली (Combined pills)

(2) त्रिप्रावस्थिक गोली (Triphasic pills)

(3) आपात (संभोगोत्तर) गर्भनिरोध (Emergency postcoital contraception)

(4) लघु (प्रोजेस्टिन) गोली (Mini pill)

(1) पारम्परिक संयुक्त (गोली) निर्मिति (Conventional combined preparations): यह व्यापक रूप से उपयोग में आने वाली मुखीय गर्भनिरोधक गोली है जिसमें इस्ट्रोजेन (Estrogen) तथा प्रोजेस्टिन (Progestin) के यौगिक (Compounds) होते हैं। यह गर्भनिरोध की सर्वाधिक प्रभावी और प्रतिवर्ती (Reversible = उलटने योग्य) विधि है। प्रत्येक गोली में 30 μg एथिनाइल इस्ट्राडिओल (Ethinyl estradiol) तथा 1 mg नॉरएथिस्टेरोन (Norethisterone) या 0.3 mg नॉरजेस्ट्रील (Norgestrel) होता है। इसमें प्रेरण क्रिया (Trigger action) होती है – (a) अण्डोत्सर्ग अवरोधन (Inhibition of ovulation), (b) गर्भाशय अंतःस्तर की गतिहीन अल्पवृद्धि का उत्पादन (Production of static endometrial hypoplasia) तथा (c) गर्भाशय-ग्रीवा के श्लेष्मा (Cervical mucus) के रूप का परिवर्तन (सघन और लसीला होना)। इसके उपयोग पूर्णतः निम्न रोगों (या रोगियों = Cases) में निषिद्ध (Contraindicated = परहेज) है – रक्तपरिवहन का रोग (Circulatory diseases), यकृत रोग (Liver diseases), तीव्र अर्धशीर्षी या अधकपारी (Severe migraine), इस्ट्रोजेन आधारित अर्बुद (Estrogen dependent tumor)। आर्तव चक्र (Menstrual cycle) के प्रथम दिन से गोली लेना आरम्भ करना है तथा "तीन सप्ताह लेना और एक सप्ताह छोड़ना" विधान ("Three weeks on and one week off" regime) का पालन करना है। नियतकालिक (Periodic) जाँच आवश्यक होती है विशेषकर 35 वर्ष से अधिक आयु की महिलाओं में। यदि जटिलता (Complications) जैसे–तीव्र अर्धशीर्षी, वक्ष में पीड़ा (Chest pain), दृष्टि में बाधा (Visual disturbances), आदि तब गोली लेना स्थगित करना है।

लाभकारी प्रभाव (Beneficial effects) हैं – कष्टार्तव से राहत (Relief of dysmenorrhea), आर्तवपूर्व तनाव (Premenstrual tension), गर्भाशय अंतःस्तर की अस्थानिक उपस्थिति (Endometriosis), मुँहासा (Acne) तथा लोमशता (Hirsutism) से राहत अस्थानिक गर्भावस्था (Ectopic pregnancy) तथा श्रोणीय प्रदाही रोग (PID = Pelvic inflammatory disease) की संभावना में कमी। यह अण्डाशयी और गर्भाशयी अंतःस्तर के कर्कट रोग (Ovarian and endometrial carcinoma) के विरूद्ध सुरक्षा प्रदान करती है।

अल्प पार्श्व-प्रभाव (Minor side-effects) हैं–मिचली (Nausea), वमन (Vomiting), भेदन रक्तश्राव (Breakthrough bleeding), स्तन में पीड़ा (Mastalgia), पैर में ऐंठन (Leg cramp), भार-अर्जन (Weight gain), अल्पार्तव (Hypomenorrhea) या अनार्तव (Amenorrhea = मासिक श्राव रोध) । वृहत जटिलताएँ (Major complications) विरले ही (Rarely) होती हैं जिसमें अवसाद (Depression), उच्च रक्तचाप (Hypertension) तथा घनास्त्र वाहिका रोध (Thromboembolism) को शामिल किया जाता है। विफलता दर (Failure rate) = 0.1 HWY ।

(2) त्रिप्रावस्थिक गोली (Triphasic pill): इसमें पारम्परिक एक प्रावस्थिक (Conventional monophasic) गोली की अपेक्षा स्टेरॉयड (Steroid) की कम मात्रा होती है। वसा चयापचय (Lipid metabolism) पर कम प्रभाव होता है।

(3) आपात गर्भनिरोध (Emergency contraception): बलात्कार के बाद, सांयोजिक प्रभावन (Accidental exposure) में 12 घंटे के अंतर पर दो खुराक लेवोनॉरजेस्ट्रील (Levonorgestrel) 0.75 mg या संयुक्त मुखीय गर्भनिरोधक (COC) की दो गोली संभोग (Coitus) के तत्काल बाद तथा उसके 12 घंटे बाद और दो गोली लेना चाहिए जो गर्भनिरोध के निवारण (Prevention) के लिए पूर्णतः प्रभावी होती है। पहली खुराक संभोग के बाद 72 घंटे के अंदर लेनी चाहिए।

(4) लघु (या प्रोजेस्टिन) गोली (Minipill): गोली में प्रोजेस्टिन की अल्प मात्रा होती है –30 mg नॉरजेस्ट्रील (Norgestrel), 75 μg लेवोनॉरजेस्ट्रील (Levonorgestrel) या 75 μg डेसोजेस्ट्रील (Desogestrel) । इसे दैनिक लेना चाहिए तथा दुग्धश्राव (Lactation) के दौरान भी ली जा सकती है। यह उन महिलाओं के लिए अधिक उपयुक्त होती है जहाँ इस्ट्रोजेन का परहेज होता है।

बंध्याकरण (Sterilization)

स्थायी शल्यक गर्भनिरोध जिसे स्वैच्छिक (Voluntary) बंध्याकरण भी कहा जाता है, एक शल्यक विधि (Surgical method) है जिसमें पुरुष या स्त्री का प्रजनन-कार्य (Reproductive function) स्थायी रूप से जानबूझकर नष्ट किया जाता है। पुरुष पर निष्पादित शल्यक्रिया को नसबंदी या शुक्रवाहिका-उच्छेदन (Vasectomy = वैसेक्टोमि) कहा जाता है जबकि स्त्री पर निष्पादित शल्यक्रिया को डिम्बवाहिनी नलीय अवरोध (Tubal occlusion) या नली-उच्छेदन (Tubectomy = टयूबेक्टोमि) कहा जाता है।

दम्पति के साथ परामर्श (Couple counseling): किसी भी स्थायी क्रियाविधि (Procedure) के पहले दम्पति (पति और पत्नी) के साथ विचार-विमर्श करना चाहिए तथा बंध्याकरण के संबंध में जैसे–लाभ, खतरा, पार्श्व-प्रभाव (Side-effects), विफलता दर (Failure rate), उत्क्रमणीयता (Reversibility) पर परिचर्चा करनी चाहिए।

शुक्रवाहिकोच्छेदन या नसबंदी (Vasectomy = वैसेक्टोमि)

यह पुरुष में एक स्थायी बंध्याकरण शल्यक्रिया (Sterilization operation) है जहाँ दोनों किनारों की शुक्रवाहिका (Vas deferens) के एक खण्ड का उच्छेदन (Resect) किया (या काटा) जाता है तथा कटे छोरों (Cut ends) को बाँधा जाता है।

लाभ (Advantages): (1) शल्यक प्रविधि (Operative technique) सरल है तथा न्यूनतम प्रशिक्षण के साथ एक व्यक्ति इस कार्य को कर सकता है। (2) शल्यक्रिया का निष्पादन बहिरंग क्रियाविधि (Outdoor procedure) के रूप में या जनता शिविर (Mass camp) में और यहाँ तक कि दूरस्थ गाँव (Remove village) में भी किया जा सकता है। (3) जटिलता (Complications): तत्काल या विलंबित, कम होती है। (4) विफलता दर (Failure rate) न्यूनतम = 0.15% होती है तथा उत्क्रमण (Reversal) शाखा-मिलन (Anastomosis) शल्यक्रिया की सफलता की पर्याप्त संभावना (50%) होती है। (5) सामग्री (Equipment), चिकित्सालय में रहना तथा चिकित्सक प्रशिक्षण के संबंध में पूर्णव्यय (Expenditure) न्यूनतम होता है।

त्रुटि (Disadvantages): (1) शल्यक्रिया के बाद लगभग 2–3 महीने तक [अर्थात् जब तक वीर्य (Semen) शुक्राणु (Sperm) से मुक्त नहीं हो जाता] अतिरिक्त गर्भनिरोधक सुरक्षा की आवश्यकता होती है। (2) मंदकामता (Frigidity) या नपुंसकता (Impotency) जब होती है तो यह अधिकांशतः मनोवैज्ञानिक (Psychological) होती है।

उम्मीदवार या अभ्यार्थी का चयन (Selection of candidates): यौन रूप से (Sexually) सक्रिय तथा मनोवैज्ञानिक रूप से समायोजित (Psychologically adjusted) और बच्चों की इच्छित (Desired) संख्या रखनेवाला पति एक आदर्श (Ideal) उम्मीदवार होता है। बधियाकरण (Castration) का भय, हार्मोन की क्षति तथा नपुंसकता के बारे में किसी भी मिथ्या-धारणा (या गलतफहमी = Misconception) को सहानुभूतिपूर्ण बातचीत से दूर करना चाहिए। अंडकोशीय (Scrotal) क्षेत्र में छाजन (Eczema = एक्जिमा) या खाज (Scabies = स्वैबीज) एक अस्थायी परहेज है। जलअण्ड (Hydrocele) या वंक्षण वृद्धि (Inguinal hernia) की उपस्थिति में इन स्थितियों में शल्यक सुधार के साथ शुक्रवाहिका-उच्छेदन करना चाहिए।

प्रविधि (Technique)

व्यक्ति की लिखित सहमति आवश्यक है तथा शल्यचिकित्सक (Surgeon) को दम्पत्ति (Couple) की परिवार-संरचना के बारे में आश्वस्त (Convinced) होना चाहिए। शल्यक्रिया को एक वहिरंग क्रियाविधि (Outdoor procedure) के रूप में या शिविर (Camp) में करनी चाहिए। पूर्व औषधि प्रयोग (Premedication) प्रायः आवश्यक नहीं होता है। स्थानीय क्षेत्र का लोम को सफाचट (Shave) करके सेवलॉन (Savlon) (एक पूतिरोधी = Antiseptic) से सफाई करनी चाहिए। शल्यक्रिया (Operation) के दौरान पूर्ण शल्यक अपूतिता (Full surgical asepsis) का अनुरक्षण (Maintain) करना है।

अण्डकोश (Scrotum) के आधार पर शुक्रवाहिका (Vas deferens) का स्पर्श करके बायें हाथ के अंगूठे (Thumb) तथा तर्जनी (Index) अंगुली से ऊपर उठायी जाती है। वाहिका तथा निकटस्थ क्षेत्र पर 1% लिग्नोकेन (Lignocaine) (5–10c.c) का अंतःस्यंदन (Infiltrate) किया जाता है। वाहिका पर लघु उदग्र उच्छेदन (Vertical incision) $\frac{1''}{2} - \frac{3''}{4}$ (1.25–3.75 cm) किया जाता है। अण्डकोश की आवरण-पेशी (Dartos muscle) को काटने (या छीलने)

के बाद वाहिका (Vas) पर पहुँचता है तथा उसकी प्रतिवेशी (Surrounding) संरचना को अलग करके एक ऐलिस चिमटी (Allis forceps) द्वारा ऊपर उठाना है। वाहिका को 1 cm की दूरी पर दो स्थानों पर बांधा जाता है जिसमें बाँधने के लिए संख्या 00 का क्रोमिक कैटगट (Chromic catgut) का उपयोग किया जाता है। इन दो बंधनो के बीच में वाहिका का खण्ड काटा जाता है। रक्तस्तंभन (Hemostasis) को निरापद (Secured) बनाया जाता है तथा बाधित (Interrupted) कैटगट द्वारा त्वचा में टाँका (Suture) लगाया जाता है। दूसरे किनारे पर समान क्रियाविधि (Procedure) अपनायी जाती है। एक अंडकोशीय निलंबक पट्टी (Scrotal suspensory bandage) पहनायी (या लगायी) जाती है। आधे घंटे के बाद रोगी को घर जाने की अनुमति दी जाती है। यदि सुविधा उपलब्ध है तब पुष्टि के लिए वाहिका के कटे हुये खण्ड की ऊतकीय (Histological) जाँच की जाती है। देखें चित्र 35.13।

सलाह (Advices): दिनचर्या (Routine) के रूप में प्रतिजैविक औषधि (Antibiotic): पेनिड्यूर (Penidure) LA6 की अंतःपेशीय सुई (Intramuscular injection) तथा पीड़ाहर औषधि (Analgesic) दी जाती है। दो सप्ताह तक भारी कार्य, भारोत्तोलन (Weight lifting), साइकिल चलाना (Cycling) आदि का निषेध होता है। सामान्य कार्य किया जा सकता है। एक सप्ताह के बाद जाँच के लिए रोगी को चिकित्सा-केन्द्र जाना चाहिए तथा चिकित्सक से सलाह लेनी चाहिए, यदि जटिलता होती है। 2–3 महीने तक अतिरिक्त गर्भनिरोधक का उपयोग करना चाहिए।

पूर्वावधान (Precautions): शल्यक्रिया के बाद तुरंत पुरूष बंध्य या अप्रजायी (Sterile) नहीं होता है क्योंकि लगभग 2–3 महीने तक वाहिका माध्यम के दूरस्थ भाग में वीर्य (Semen) संग्रहित होता है। संग्रहित वीर्य को रिक्त होने के लिए लगभग 20 बार स्खलन (Ejaculations) की आवश्यकता होती है। महीने में एक बार वीर्य की जाँच होनी चाहिए और पुनः दो महीने के बाद। यदि दो क्रमिक वीर्य के विश्लेषण से शुक्राणु (Spermatozoa) की अनुपस्थिति का प्रदर्शन होता है तो पुरूष को अप्रजायी घोषित किया जाता है। उसके बाद उसे किसी अतिरिक्त गर्भनिरोधक (जैसे–कन्डोम, DMPA) की आवश्यकता नहीं होती है।

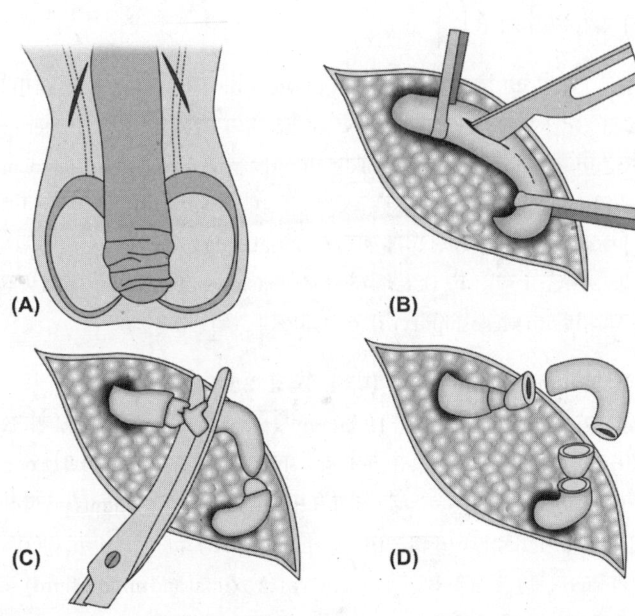

चित्र (Fig.) 35.13: शुक्रवाहिका-उच्छेदन के विभिन्न सोपान (Various steps of vasectomy operation)

जटिलता (Complications):

(1) तत्काल (Immediate): (a) पूतिता (Sepsis) जो अण्डकोश के कोशिका-शोथ (Scrotal cellulites) या व्रण (Abscess या फोड़ा) की ओर अग्रसर हो सकती है। (b) अंडकोश का रक्तस्कंदशोथ या हेमाटोमा (Scrotal hematoma)।

(2) विलंबित या दूरस्थ (Remote): (a) काममंदता (Frigidity) या नपुंसकता (Impotency): यह मूलतः मनोवैज्ञानिक (Psychological) (Mostly = अधिकांशतः) होता है। (b) शुक्राणु रिसाव (Sperm leakage) की प्रदाही (Inflammatory) प्रतिक्रिया के कारण शुक्राणु का कणिकाबुर्द (Sperm granuloma) होता है। इसे कटे छोरों के दहन (Cauterization) या स्फुरण (Fulguration) द्वारा रोका जा सकता है। (c) रक्तपरिवहन (Circulation) में शुक्राणु एग्लुटिनिन (Sperm agglutinin) में वृद्धि, (d) स्वतः पुनःनलिकाकरण (Spontaneous recanalization)।

काटना (या क्षुरिका) के बिना नसबंदी (No-scalpel vasectomy): इसका निष्पादन स्थानीय संवेदनाहरण (Local anesthesia) के अधीन किया जाता है। वाहिका के ऊपर तानित त्वचा (Stretched skin) पर क्षुरिका (Scalpel) का उपयोग करने के बदले में चिमटी (Forceps) की तीक्ष्ण नोक (Sharp point) से छिद्र किया जाता है। उसके बाद इस छिद्र को बड़ा करके चिमटी के शीर्ष (Tips) द्वारा शुक्रवाहिका का विच्छेदन (Dissect) किया जाता है। शेष कार्य उपरोक्त प्रविधि के समान होता है।

त्वचीय वाहिका अवरोध (Percutaneous vas occlusion): यह चीन में लोकप्रिय है जो एक प्रभावी और प्रतिवर्ती (Reversible) विधि है। शुक्रवाहिका में पॉलियूरिथेन एलास्टोमीयर (Polyurethane elastomere) की सुई (Injection) दी जाती है। यह ठोस होकर डाट (Plug) बन जाता है तथा शुक्राणु का मार्ग अवरूद्ध हो जाता है। इस डाट को कभी भी अपनी इच्छा के अनुसार स्थानीय निश्चेतन (Anesthesia) के अधीन निकाला जा सकता है।

खुले छोर वाला शुक्रवाहिका-उच्छेदन (Open ended vasectomy): काटी गयी वाहिका (Resected vas) के उदरीय छोर (Abdominal end) को स्कंदित (Coagulated) किया जाता है। अण्डग्रन्थि के छोर (Testicular end) को खुला छोड़ दिया जाता है। यह संकलनशील अधिद्विपरतनलिका (Congestive epididymitis = एपिडाइडिमाइटिस) को रोकेगा।

स्त्री का बंध्याकरण (Female Sterilization)

डिम्बवाहिनी नली (Fallopian tubes) का अवरोध कुछ रूप में स्त्री का बंध्याकरण करने का मूलभूत सिद्धान्त है। सम्पूर्ण विश्व में अंतिम गर्भनिरोध की सर्वाधिक लोकप्रिय विधि स्त्री का बंध्याकरण है।

सुझाव (Indications):

(1) **परिवार कल्याण प्रयोजन (Family welfare purposes):** अधिकतर विकासशील देशों (जैसे–भारत) में यह मुख्य चिकित्सा-सुझाव है। इसके लिए जनता को अधिक प्रेरित करने की आवश्यकता है तथा कार्यक्रम को बढ़ावा देने के लिए प्रोत्साहक (या प्रेरक=Incentives) [जैसे–आर्थिक सहायता] की व्यवस्था है।

(2) **सामाजिक-आर्थिक (Socio-economic):** व्यक्ति (स्त्री या पुरूष) को बच्चों की इच्छित (Desired) संख्या रखने के बाद सलाह दी जाती है कि व इस विधि को स्वीकार करें।

(3) **चिकित्सा-शल्यक सुझाव (Medical-surgical indications):** चिकित्सीय रोग जैसे–हृदय रोग (Heart disease), मधुमेह (Diabetes), दीर्घकालिक वृक्कीय रोग (Chronic renal disease) उच्च रक्तचाप (Hypertension) की स्थिति बदतर (Worsen) हो जाती है यदि पुनरावृत्त (Repeated) गर्भावस्था होती है और इसलिए बंध्याकरण की सलाह दी जाती है। तीसरी बार शल्यक्रिया द्वारा प्रसव या भ्रंश (Prolapse) के शल्यक सुधार के दौरान भावी शिशु-जन्म प्रक्रिया में शामिल खतरों (Risks) से बचने के लिए बंध्याकरण शल्यक्रिया के लिए गंभीरता से विचार करना चाहिए।

शल्यक्रिया की अवधि (Time of operation):

शल्यक्रिया का निष्पादन निम्नलिखित समय पर किया जा सकता है–

(1) **प्रसूतावस्था या प्रसवावस्था में (During puerperium):** यदि रोगी अन्य प्रकार से स्वस्थ है तब प्रसव (Delivery) के बाद 24 घंटे में बंध्याकरण की शल्यक्रिया की जा सकती है। इसका मुख्य लाभ प्राविधिक सरलता (Technical simplicity) है। प्रसव के बाद चिकित्सालय प्रवास (Stay) तथा घर पर विश्राम रोगी को दो घटनाओं–प्रसव और शल्यक्रिया–से एक साथ स्वास्थ्य-लाभ (Recovery) पर्याप्त होता है।

(2) **अंतराल (Interval):** प्रसव या गर्भपात (Abortion) के 3 महीने बाद शल्यक्रिया की जाती है। शल्यक्रिया का उत्कृष्ट (Ideal) समय प्रचुरोद्भवी अवस्था (Proliferative phase) में आर्तवकाल (Menstrual period) के बाद होता है।

(3) **चिकित्सीय गर्भपात (MTP = Medical termination of pregnancy) के साथ सहवर्ती (Concurrent):** गर्भपात के साथ बंध्याकरण का निष्पादन किया जाता है। यह अधिकांशतः विशेष रूप से शहरी केन्द्रों में होता है।

स्त्री के बंध्याकरण की विधि (Methods of female sterilization):

दोनों डिम्बवाहिनी नलियों के एक खण्ड के विच्छेदन (Resection) द्वारा अवरोध (Occlusion), जिसे सामान्यतः नली-उच्छेदन (Tubectomy) कहा जाता है, व्यापक रूप से स्वीकृत क्रियाविधि (Procedure) है। हाल के वर्षों में क्लिप (Clips) या वलय (Rings) के साथ नली (Tubes) का अवरोध लोकप्रिय हो रहा है।

जनन काल के दौरान गर्भाशय-उच्छेदन (Hysterectomy) में बंध्याकरण प्रभाव होता है परन्तु बंध्याकरण प्रयोजन के लिए इसका निष्पादन नहीं करना चाहिए।

डिम्बवाहिनी नली का उच्छेदन (Tubectomy)

यह एक शल्यक्रिया है जहाँ स्थायी बंध्याकरण को प्राप्त करने के लिए दोनों डिम्बवाहिनी नली (Fallopian tubes) का एक खण्ड काटा जाता है। अभिगम या पहुँच (Approach) (i) उदरीय (Abdominal) या (ii) योनिक (Vaginal) होती है।

उदरीय (Abdominal):

(1) पारम्परिक (Conventional (Laparotomy = उदर-उच्छेदन)

(2) लघु उदर-उच्छेदन (Minilaparotomy)

पारम्परिक उदर-उच्छेदन (Conventional Laparotomy):

सोपान (Steps):

(i) निश्चेतन (Anaesthesia): शल्यक्रिया का निष्पादन सामान्य या मेरूदण्डीय (Spinal) या स्थानीय (Local) निश्चेतन के अधीन किया जाता है। जनसमूह शिविर (Mass camp) में स्थानीय निश्चेतन बेहतर होता है। स्थानीय निश्चेतन की स्थिति में 15 mg मॉरफीन (Morphine) की सुई (Injection) के साथ पूर्व औषधि प्रयोग (Premedication) या 500 mg फेनर्गन (Phenergan) IM के साथ 100 mg पैथिडीन (Pethidine) की सुई शल्यक्रिया के न्यूनतम 30–45 मिनट पहले दी जाती है। उच्छेदन के क्षेत्र को 1% लिग्नोकेन (Lignocaine) के साथ पारगमन (Infiltrate) किया जाता है।

(ii) उच्छेदन (Incision): प्रासविक या प्रासूतिक रोगियों (Puerperal cases) में जहाँ गर्भाशय (Uterus) को उदर से स्पर्श-अनुभव किया जाता है, वहाँ पर बुघ्नीय (Fundal) ऊँचाई से नीचे 1'' (2.5 cm) चौड़ा उच्छेदन किया जाता है। अंतराल रोगियों (Interval cases) में जघन संधानक (Symphysis pubis) के ऊपर 2.5 cm चौड़ा (दो अंगुली की चौड़ाई) उच्छेदन किया जाता है। उच्छेदन या तो मध्यरेखा पर या मध्यरेखा के निकट या अनुप्रस्थ (Transverse) हो सकता है। सामान्य क्रियाविधि (Procedure) द्वारा उदर को खोला जाता है।

(iii) नली का वितरण (Delivery of the tube): तर्जनी (Index) अंगुली को उच्छेदन से होकर प्रवेश कराया जाता है तथा गर्भाशय की पश्च (Posterior) सतह के पार ले जायी जाती है और उसके बाद चौड़े बंधन (Broad ligament) के पश्च पटल (Leaf) तक जहाँ से नली को फँसाकर बाहर किया जाता है। नली की पहचान झालरदार छोर (Fimbrial end) तथा गर्भाशय-अण्डाशयी शाखा-मिलनी वाहिका (Utero-ovarian anastomotic vessels) युक्त मध्य डिम्बवाहिनी (Mesosalpinx) द्वारा होती है।

(iv) प्रविधि (Techniques) (देखें चित्र 35.14)

(a) पोमरॉय प्रविधि या विधि (Pomeroy's technique or method)**:** ऐलिस चिमटी (Allis forceps) द्वारा नली को पकड़कर इस प्रकार पाश (Loop) बनाया जाता है कि पाश के वृहत भाग में मुख्यतः संयोजक (Isthmus = संकीर्ण भाग) तथा नली का तुम्बिका-भाग (Ampullary part) का अंश निकटस्थ तथा मध्य-तीसरे का मिलन-स्थल (Junction of proximal and middle third) पर होते हैं। मध्यडिम्बवाहिनी (Mesosalpinx) में एक असंवहनी (Avascular) क्षेत्र

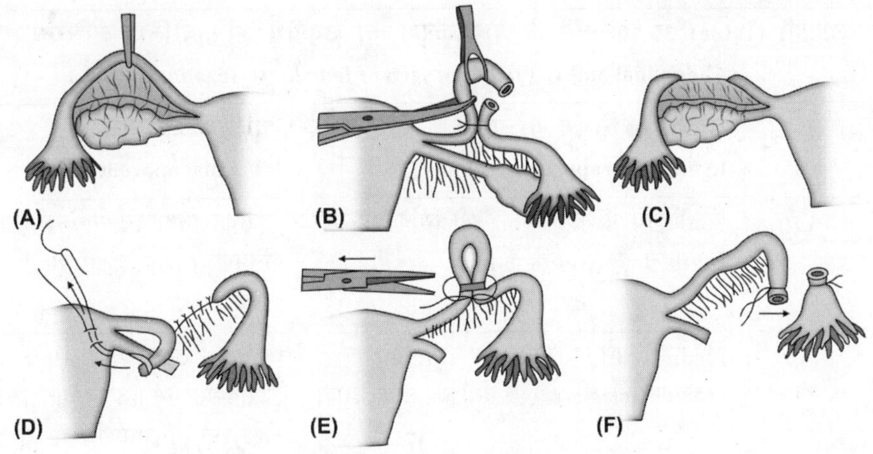

चित्र (Fig.) 35.14: पोमेरॉय विधि (Pomeroy's method) द्वारा डिम्बवाहिनी नली के उच्छेदन के सोपान (Steps of tubectomy): (A) डिम्बवाहिनी नली के एक खण्ड (Segment) को ऊपर उठाना (B) क्रोमिक कैटगट (Chromic catgut) से पाश (Loop) को बाँधना तथा लगभग 1.5 cm काटना (Resect), (C) शल्यक्रिया का अंतिम परिणाम (End result of the operation): विस्तृत पृथक्करण को लिखना (Note wide separation) (D) इरविन क्रियाविधि (Irwin procedure): मध्य कटे हुये छोर (Medical cut end) को पश्च रूप से गर्भाशय पेशीस्तर (Myometrium) में गाड़ना है तथा दूरस्थ (Distal) कटे हुये छोर को मध्यडिम्बवाहिनी नली (Mesosalpinx) में गाड़ना है। (E) मैडलेनर क्रियाविधि (Madlener procedure), (F) क्रोएनर क्रियाविधि (Kroener procedure): नली के तुम्बिका-छोर (Ampullary end) को बाँधना और काटना है।

से होकर संख्या 0 का क्रोमिक कैटगट की धागायुक्त सुई ले जायी जाती है तथा पाश (लूप) के दोनों अवयवों (Limbs) को कसकर एक साथ बाँधा जाता है। बंधन से दूर पाश का एक 1.5 cm खण्ड काटा जाता है। नली को इस प्रकार काटा जाता है कि गर्भाशय के निकट अक्षत (Intact) नली का 1.5 cm भाग पीछे रह जाता है। पाश के निष्कासित (Removed) खण्ड का अवलोकन करके यह सुनिश्चित करना है कि दिवाल का आंशिक रूप से उच्छेदन (Resect) नहीं हुआ है तथा इसे ऊतक-जाँच (Histology) के लिए प्रयोगशाला भेजा जाता है। दूसरे किनारे पर भी समान क्रियाविधि (Procedure) दोहरायी जाती है। बंधन के अवशोषण (Absorption of the ligament) के कारण कटे हुए छोर (Cut ends) स्वतंत्र रूप से बंद (Sealed) हो जाते हैं तथा कुछ सप्ताह के बाद पृथक हो जाते हैं।

लाभ (Advantages): यह प्रविधि की सरलता के बावजूद आसान, असुरक्षित तथा अधिक प्रभावी होती है। इसकी विफलता-दर (Failure rate) 0.1–0.5% होती है। कटे छोर भी स्वतंत्र रूप से बंद हो जाते हैं तथा एक दूसरे से विस्तृत रूप से पृथक हो जाते हैं। जिसका प्रदर्शन चित्र 35.14(C) में किया गया है।

(b) मेडलेनर प्रविधि (Medlener's techniques) [देखें चित्र 35.14(E)]: यह सबसे आसान विधि है। नली के पाश (या लूप) को एक धमनी-चिमटी (Artery forceps) से कुचला जाता है। कुचले (Crushed) क्षेत्र को एक काले सिल्क (Silk रेशम) से बाँधा जाता है। पश्च को काटा नहीं जाता है। इसकी विफलता दर अधिक (3% तक) होती है अतः पोमेरॉय प्रविधि की तुलना में इस प्रविधि का उपयोग नहीं होता है।

उदर (Abdomen) परतों में बंद होता है। शल्यकोत्तर (Postoperative) काल में प्रतिजैविक औषधि (Antibiotics) दिनचर्या रूप से (Routinely) दी जाती है। पंचम (5th) दिन उदरीय टाँका (Stitches) निकाला जाता है तथा रोगी को चिकित्सालय से मुक्त (Discharged) किया जाता है। तथापि (However), यदि रोगी सामान्य है, आंत्रीय गैस (Flatus) और मूत्र सामान्यरूप से निकलता है तो उसे 48 घंटे के बाद मुक्त किया जा सकता है तथा बाद में वहिरंग रोगी विभाग (OPD = Outpatient department) में टाँका निकाला जा सकता है।

लघु उदर-उच्छेदन (Minilaparotomy = Mini-lap)

जब कुछ साधन (Device) के साथ एक लघु उदरीय उच्छेदन से होकर नलीय उच्छेदन (Tubectomy) किया जाता है तो इसे लघु उदर-उच्छेदन (Mini-lap) कहा जाता है। इसे जापान (Japan) की उचिदा (Uchida) द्वारा सन् 1961 ई० से लोकप्रिय बनाया गया है।

सोपान (Steps): (1) निश्चेतन (Anesthesia): सर्वदा स्थानीय (Local) निश्चेतन के अधीन, (2) उच्छेदन की योजना (Plan of incision): जैसा कि पारम्परिक विधि में वर्णन किया गया है परन्तु उच्छेदन $\frac{1"}{2} - \frac{3"}{4}$ (1.25–1.9 cm) होता है। (3) विशेष रूप से निर्मित आकुंचक (Retractor) को उदर खोलने के बाद प्रवेश कराया जाता है। (4) गर्भाशय को ऊपर उठाया जाता है या उत्थापक (Elevator) द्वारा एक किनारे या दूसरे किनारे की ओर धकेला जाता है। यह उत्थापक गर्भाशयी कोटर (Uterine cavity)

सारणी (Table) 35.10: स्त्री के बंध्याकरण का उदरीय और योनिक अभिगम
(Abdominal and vaginal approach of female sterilization)

	उदरीय अभिगम या पहुँच (Abdominal approach)	योनिक अभिगम (Vaginal approach)
शल्यचिकित्सक (Surgeon)	शल्यक्रिया में निपुण कोई भी व्यक्ति इसका निष्पादन कर सकता है।	इसका निष्पादन योनिक प्लास्टिक शल्यक्रिया में निपुण (Conversant) शल्यचिकित्सक ही कर सकता है।
शल्यक्रिया की अवधि (Time of operation)	किसी भी समय-प्रासविक (Puerperal) या अंतराल (Interval) पर किया जा सकता है।	केवल अंतराल काल (Interval period) या प्रसव या गर्भपात के बाद निश्पादन किया जाता है बशर्ते कि गर्भाशय 12 सप्ताह से छोटा होता है।
परहेज (Contraindication)	व्यावहारिक रूप से कुछ नहीं (Practically nil)	12 सप्ताह से अधिक गर्भाशय, संबद्ध TO पिण्ड (Mass)
निश्चेतन (Anesthesia)	स्थानीय (Local) निश्चेतन के अधीन किया जा सकता है।	सामान्य (General) या मेरूदण्ड का (Spinal) निश्चेतन की प्रायः आवश्यकता होती है।
शल्यक्रिया (Operation) के दौरान जटिलता (Complication)	रोकना या सामना करना आसान होता है (Easy to tackle)	कभी-कभी कठिन होता है तथा उदर उच्छेदन (Laparotomy) आवश्यक होता है।
शल्यक्रिया की अवधि (Duration)	कम समय लगता है (Shorter time)	अधिक समय लगता है (Longer time)
जटिलता (Complications)	कुछ (Few)	कुछ (Few)
तत्काल (Immediate)	घाव में संक्रमण (Wound infection) तथा विरले ही (Rarely) उदरावरण शोथ (Peritonitis)	रक्तश्राव (Hemorrhage), चौड़े बंधन (Broad ligament) में हेमाटोमा (Hematoma), मलाशय की क्षति (Injury to rectum)
विलंबित (Late)	उच्छेदनीय अंत्रवृद्धि (Incisional hernia)	पीड़ादायी यौनक्रिया (Dyspareunia)
विफलता दर (Failure rate)	कम (Less)	अधिक (More)
चिकित्सालय में प्रवास (Stay in hospital)	दीर्घकाल (Longer): 3 से 6 दिन तक लघु उदर-उच्छेदन (Mini-lap) में कम समय–24–48 घंटे	कम समय (Shorter)-24-48 घंटे या 1–2 दिन

ं परायोनिक रूप से (Transvaginally) पहले से ही प्रविष्ट (Introduced) हता है। इससे नली को उच्छेदन का क्षेत्र के निकट लाने में सहायता मेलती है जब इसे धमनी-चिमटी (Artery forceps) से कसकर पकड़ा जाता है। (5) एक किनारे पर नली-उच्छेदन की उपयुक्त प्रविधि (Technique) का निष्पादन किया जाता है और उसके बाद दूसरे किनारे पर पुनरावृत्ति (Repeat) होती है। (6) पर्स बाँधने की डोरी का सीवन (Purse string suture) द्वारा उदरावरण (Peritoneum) बंद किया जाता है। एक बार जब इस प्रविधि के साथ परिचित (या निपुण) होने पर इसके रोगी पर संतोषजनकरूप से निष्पादन (Perform) किया जा सकता है। इसमें संगठन को भी लाभ मिलता है क्योंकि पारम्परिक उदर-उच्छेदन विधि की अपेक्षा प्रति शैय्या (Per bed) पर रोगी का हस्तान्तरण (या आवृति = Turn over) अधिक होता है। रोगी को प्रायः 24–48 घंटे में मुक्त किया जाता है।

योनिक बंधन (Vaginal ligation): योनिक मार्ग से होकर भी नली का उच्छेदन (Tubectomy) पृथक रूप में या योनिक प्लास्टिक शल्यक्रिया के साथ किया जा सकता है। पृथक रूप में करने के लिए पश्च योनि-उच्छेदन (Posterior colpotomy) का अभिगम (Approach) होता है। उदरीय अभिगम की तुलना में इसकी सीमा (Limitation) और सापेक्ष (Relative) लाभ का उल्लेख सारणी 35.10 में किया गया है।

उदरदर्शीय बंध्याकरण (Laparoscopic Sterilization):

उदरदर्शिकी (Laparoscopy) का उपयोग सामान्यतः अंतःदर्शीय (Endoscopic) बंध्याकरण की एक विधि के रूप में होता है (देखें चित्र 35.15) जो क्रमिक रूप से (Gradually) लोकप्रिय हो रहा है, विशेषकर शिविर (Camps) में।

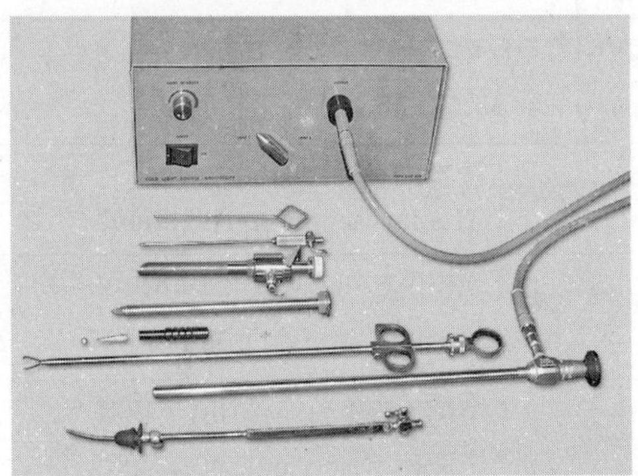

चित्र (Fig.) 35.15: नलीय बंध्याकरण के लिए उदरदर्शिकी उपकरण (Laparoscopic instruments for tubal sterilization)

क्रियाविधि (Procedure) अधिकांशतः स्थानीय निश्चेतन (Anesthesia) के अधीन निष्पादित होती है। योनिक (Vaginal) गर्भपात या प्रसव के 6 सप्ताह बाद के साथ सहवर्ती, अंतराल काल (Interval period) में शल्यक्रिया की जाती है। इसे प्रसव के बाद 6 महीने के अंदर नहीं करना चाहिए।

क्रियाविधि का निष्पादन एक छिद्रण प्रविधि (Single puncture technique) या द्विछिद्रण प्रविधि से किया जा सकता है। नली को सिलैस्टिक वलय (Sylastic ring) [5% बेरियम सल्फेट के साथ सिलिकोन (Silicone) रबर] द्वारा अवरूद्ध किया जाता है जिसे फैलोप (Falope) द्वारा निर्मित किया गया था। सिलिकोन रबर से स्तरित टाइटेनियम (Titanium) द्वारा निर्मित फिल्शी क्लिप (Filshie clip) द्वारा भी नली को अवरूद्ध किया जा सकता है। विफलता दर अधिक होने के कारण आजकल अंतःतापीय स्कंदन (Endothermic coagulation) का उपयोग नहीं होता है। एक छोरीय प्रदाहन (Unipolar cautery) की अपेक्षा द्विछोरीय (Bipolar) प्रदाहन अधिक सुरक्षित होता है।

मुख्य सोपान (Principal steps): (एक छिद्रण प्रविधि)

(1) **पूर्व औषधि प्रयोग (Premedication):** 25 mg फेनर्गन (Phenergan) तथा 0.65 mg ऐट्रोपिन सल्फेट (Atropin sulfate) के साथ 75–100 mg पैथिडीन हाइड्रोक्लोराइड (Pethidine hydrochloride) अंतःपेशीय रूप से (Intramuscularly) शल्यक्रिया के आधा घंटा पहले दिया जाता है।

(2) **स्थानीय निश्चेतन (Local anesthesia):** स्थानिक (Local) निश्चेतन के ठीक पहले अपूतिक पूर्वावधान (Aseptic precaution) लेना है। फिर छिद्रण के स्थल (Site) पर (नाभि = Umbilicus के ठीक नीचे) से लेकर उदरावरण (Peritoneum) तक 1% लिग्नोकेन (Lignocaine) के 10 ml का अंतःस्यंदन (Infiltrate) किया जाता है। [यदि आवश्यक है तब स्थानिक निश्चेतन के ठीक पहले अंतःशिरीयरूप से (Intravenously) धीरे-धीरे 10 mg डायजिपैम (Diazepam) दिया जाता है।]

(3) **रोगी की अवस्थिति (Position of the patient):** रोगी को लिथोटोमी स्थिति (Lithotomy position) में रखा जाता है। परिचालन मेज (Operating table) को ट्रेंन्डिलेनबर्ग स्थिति (Trendelenburg position) के 15° कोण पर झुकाया जाता है। उदरीय और योनिक शल्यक्रिया के समान अपूतिक पूर्वावधान (Aseptic precaution) लिया जाता है। धातु की एक नालशलाका (Metal catheter) द्वारा मूत्राशय (Bladder) को पूर्णतः रिक्त कराना चाहिए। विधिवतरूप से (Methodically) श्रोणीय (Pelvic) जाँच की जाती है। बाद में गर्भाशय (Uterus) तथा डिम्बवाहिनी नली (Tubes) का अवलोकन करने के लिए तथा व्यवस्थित करने के लिए गर्भाशय-ग्रीवा की नली (Cervical canal) से होकर एक गर्भाशयी परिचालक (Uterine manipulator) को प्रवेश कराया जाता है।

वात उदरावरण उत्पन्न करना (Producing pneumoperitoneum): नाभि (Umbilicus) के ठीक नीचे 1.25 cm का त्वचा-उच्छेदन (Skin incision) किया जाता है। उदरावरणी कोटर (Peritoneal cavity) में 45° कोणीकरण (Angulation) के साथ उच्छेदन से होकर एक वेरीस सुई (Veress needle) प्रविष्ट करायी जाती है। उदर (Abdomen) को 2 लीटर गैस (CO_2 या O_2 या कमरे की वायु या नाइट्रस ऑक्साइड) से फुलाया जाता है।

ट्रोकार तथा वलय से भरे हुये प्रयोजक के साथ उदरदर्शी का प्रवेश (Introducing of the trocar and laparoscope with ring loaded applicator): भरने वाले तथा धकेलने वाले (Loader and pusher) की सहायता से प्रयोजक (Applicator) पर एक के बाद दूसरा दो सिलैस्टिक वलय (Silastic rings) भरे जाते हैं। पूर्व निर्मित उच्छेदन से होकर प्रवेशिनी (Cannula) के साथ ट्रोकार को प्रवेश कराया जाता है। ट्रोकार को निकाल लिया जाता है तथा प्रवेशिनी से होकर वलय प्रयोजक के साथ उदरदर्शी को निविष्ट (Insert) कराया जाता है। नली के एक किनारे पर वलय से भरा हुआ प्रयोजक को निकट लाया जाता है तथा गर्भाशय और नली के मिलन-स्थल (Utero-tubal junction) से 2–3 cm पर नली को कसकर पकड़ा जाता है (देखें चित्र 35.16)। नली (2.5 cm) का एक पाश (Loop) को ऊपर उठाया जाता है, प्रयोजक का बेलन (Cylinder) में खींचा जाता है तथा प्रत्यक्ष दर्शन के अधीन पाश के आधार पर वलय (Ring) को खिसकाया जाता है। इस क्रियाविधि की आवृत्ति दूसरे किनारे पर भी होती है। इसे चित्र 35.17 में प्रदर्शित किया गया है।

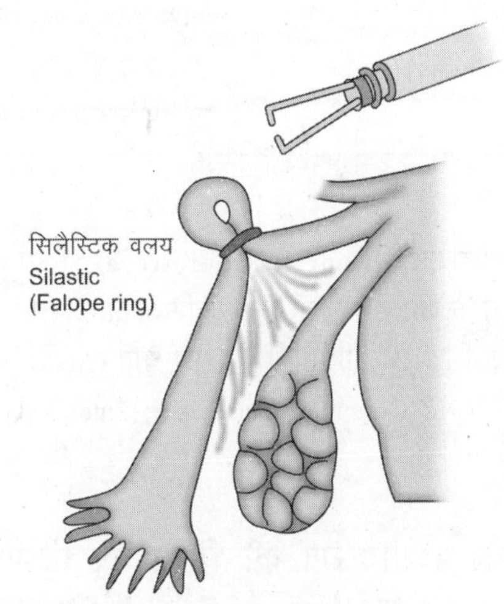

चित्र (Fig.) 35.16: सिलैस्टिक वलय द्वारा उदरदर्शिकी नलीय बंध्याकरण (Laparoscopic tubal sterilization by silastic ring)

सारणी (Table) 35.11: लघु उदर-उच्छेदन तथा उदरदर्शिकी बंध्याकरण की तुलना (Minilap vis-à-vis laparoscopic sterilization) (चित्र 35.14–35.17)

	लघुउदर-उच्छेदन (Mini-lap)	उदरदर्शिकी बंध्याकरण (Laparoscopic sterilization)
(1) व्यय (Cost)	न्यूनतम (Minimum)	महँगा उपकरण तथा पर्याप्त अनुरक्षण (Maintenance) की आवश्यकता
(2) कार्मिक (Personnel)	अल्प शल्यक कौशल (Little surgical skill) के साथ कोई चिकित्सा-कर्मचारी (Medical personnel)	विशेष रूप से प्रशिक्षित व्यक्ति ही इसका निश्पादन (Performance) करते हैं।
(3) सहयोग (Assistance)	न्यूनतम (Minimal) या कुछ नहीं (Nil)	कार्यदल (Team work) की आवश्यकता होती है जिसमें चिकित्सीय तथा सहचिकित्सीय (Medical-paramedical) कार्मिक होते हैं।
(4) अवधि का चयन (Selection of time)	किसी भी समय (Any time) – प्रसवोत्तर काल (Puerperium), गर्भपात (MTP) के साथ अंतराल (Interval) में	प्रसव के बाद 6 महीने के अंदर या वर्धित (Enlarged) गर्भाशय (Uterus) के साथ नहीं करना चाहिए।
(5) परहेज (Contraindication)	व्यावहारिक रूप से कुछ भी नहीं/उदरदर्शन (Laparoscopy) के लिए निशिद्ध स्थितियों में किया जा सकता है।	फुफ्फुस घाव (Lung lesions), हृदय रोग (Organic heart disease), प्रत्याशित अंतःउदरीय आसंजन (Anticipated intra-abdominal adhesions), अतिस्थूलता (Extreme obesity)
(6) जटिलता (Complication)	न्यूनतम परन्तु जीवन के लिए खतरनाक नहीं	न्यूनतम परन्तु कभी-कभी घातक (Fatal), आंत्र (Bowels), रक्त वाहिका (Blood vessel) की क्षति, शल्यक वातस्फीति (Surgical emphysema)
(7) चिकित्सालय-प्रवास (Hospital stay)	3–5 दिन (Days)	3–4 घंटे (Hours)
(8) विफलता-दर (Failure rate)	0.1–0.3%	0.2–0.6%
(9) उत्क्रमणीयता (Reversibility)	आसंजन (Adhesion) निर्माण के कारण कठिन उच्छेदन के बाद छोड़ी गयी नली की लम्बाई पर सफलता निर्भर करती है।	आसान (Easy) और प्रभावी (Effective) फिल्शी क्लिप (Filshie clip) के साथ नली की केवल 4 mm लम्बाई नष्ट होती है।

उदरदर्शी का निष्कासन (Removal of laparoscope): वलय के उचितरूप से स्थापित देखने के बाद उदरदर्शी निकाल लिया जाता है। उदरीय कोटर (Cavity) से गैस निकाली जाती है। उदरीय घाव (Abdominal wound) को एक क्रोमिक कैटगट (Chromic catguts) सीवन (Suture) से टाँका लगाया जाता है।

स्त्री के बंध्याकरण की विधि पर टिप्पणी (Comments on Methods of Female Sterilization)

तीसरी दुनिया के देशों में (भारत भी) लघुउदर-उच्छेदन (Mini-laparotomy) राष्ट्रीय परिवार कल्याण कार्यक्रम में स्थायी बंध्याकरण की एक विधि केरूप में मुख्य सहारा (Mainstay) बना हुआ है। यह सुरक्षित है, इसकी व्यापक प्रयोज्यता (Applicability) है, इसमें कम व्यय (या खर्च) होता है तथा उदरदर्शिकी बंध्याकरण की अपेक्षा इसकी विफलता-दर कम है। तथापि (However), शीघ्र और संगठित सामूहिक शिविर (Mass camp) में उदरदर्शिकी (Laparoscopic) बंध्याकरण विश्वसनीय सफलता के साथ सेवा अर्पित कर रहा है।

नलीय बंध्याकरण के खतरे (Hazards of tubal sterilization): तत्काल (Immediate): इसका संबंध सामान्य निश्चेतन (General anesthesia) तथा बंध्याकरण में उपयोग की गयी विशेष विधि के साथ होता है। सम्बद्ध जटिलता की चर्चा पहले ही सारणी 35.10 और 35.11 में की गयी है।

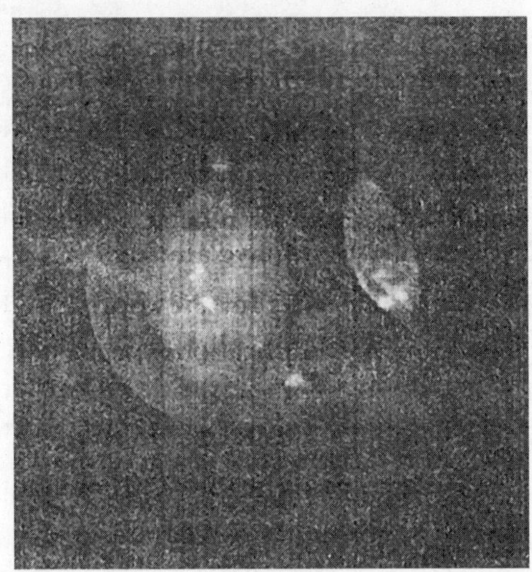

चित्र (Fig.) 35.17: उदरदर्शिकी अवलोकन (Laparoscopic view) जिसमें सिलैस्टिक वलय (Silastic ring) द्वारा नलीय बंध्याकरण का प्रदर्शन है।

दूरस्थ (Remote): (1) अभिगम के लिए विशिष्ट (Specific for the approach) तथा (2) बंध्याकरण से संबंधित (Related to the sterilization) शल्यक्रिया, उदरीय या योनिक (Abdominal or vaginal) अभिगम का वर्णन पहले किया जा चुका है।

बंध्याकरण से संबंधित जटिलता (Complications) को मुख्यतः दो समूहों में वर्गीकृत किया जाता है –

सामान्य जटिलता (General complications): स्थूलता (Obesity), मनोवैज्ञानिक अशांति (Psychological upset)।

स्त्री रोगात्मक जटिलता (Gynecological complications): (1) दीर्घकालिक श्रोणीय पीड़ा (Chronic pelvic pain), (2) संकुलनशील कष्ट- आर्तव (Congestive dysmenorrhea), (3) अति-आर्तव (Menorrhagia), अल्प-आर्तव (Hypomenorrhea) या अनियमित आर्तव-काल (Irregular periods) केरूप में आर्तव की अपसामान्यता (Menstrual abnormalities) (4) काम-वासना में परिवर्तन (Alteration in libido)।

विफलता-दर (Failure rate): नलीय बंध्याकरण में सम्पूर्ण विफला दर लगभग 0.7% होती है। पोमेरॉय प्रविधि (Pomeroy's technique) में न्यूनतम 0.1–0.5% होती है जबकि मैडलेनर प्रविधि (Madlener's technique) में अधिकतम 1.5–3.0% होती है। जब बंध्याकरण गर्भाशय-उच्छेदन (Hysterotomy) के दौरान या शल्यक्रिया द्वारा प्रसव (Cesarean section) के दौरान होता है तब विफलता-दर में वृद्धि होती है। योनिक मार्ग (Vaginal route) से होने पर भी विफलता-दर बढ़ती है। नालव्रण (Fistula) निर्माण के कारण या स्वतः पुनर्शाखामिलन (Reanastomosis) के कारण विफलता हो सकती है।

सभी विधियों के लिए नलीय बंध्याकरण के बाद मर्त्यता (Mortality) प्रति 100,000 (एक लाख) में 72 होती है। उदरदर्शिकी (Laparoscopic) विधि में मृत्यु-दर (Mortality rate) प्रति एक लाख बंध्याकरण में 5–10 होती है जबकि प्रासविक बंधन (Puerperal ligations) में प्रति एक लाख में 7 होती है।

उत्क्रमणीयता (Reversibility): पर्याप्त परामर्श (Counseling) के बाद सूचित सहमति (Informed consent) लेनी चाहिए। दम्पत्ति (Couple) को क्रियाविधि (Procedure) का स्थायित्व (Permanency) इसकी सांयोगिक (Occasional) विफलता-दर और इसका विकल्प (Alternative) जानना आवश्यक होता है। दुर्भाग्यवश पश्चताप (Regret) असामान्य (या विशिष्ट= Uncommon) नहीं है। नलीय पुनर्शाखा मिलन (Tubal reanastomosis) के लिए सूक्ष्मशल्यक प्रविधि (Microsurgical techniques) उत्कृष्ट परिणाम देती है। उत्क्रमण (Reversal या उलटाव) के बाद गर्भावस्था-दर (Pregnancy rate) उच्चतर (High) (80%) होती है। वाहिका अनवरूद्धता (Vas patency) के पुनःस्थापन (Restoration) के साथ शुक्रवाहिका-उच्छेदन (Vasectomy) का उत्क्रमण लगभग 90% रोगियों (Cases) तक में संभव होता है परन्तु गर्भावस्था-दर कम (50%) होती है।

गर्भनिरोधक निर्देशन या नुस्खा (Contraceptive Prescription)

विकासशील देशों (जैसे–भारत) में गर्भावस्था प्रति 100,000 कुल जन्म पर लगभग 400 मातृक मर्त्यता (Maternal mortality) होती है जबकि विकसित देशों (जैसे–अमेरिका, ब्रिटेन, जर्मनी आदि) में यह मर्त्यता (माता की मृत्यु) 10 से कम होती है। गर्भनिरोधक गोली (Pill) से प्रभावित प्रति 100,000 स्त्री में वार्षिक मृत्यु संख्या केवल 1.3 तथा अंतःगर्भाशयी गर्भनिरोधक साधन (IUDs) में मृत्यु संख्या 1 होती है। मोटरकार चालन (Automobile driving) से मृत्यु का खतरा प्रतिवर्ष 6000 में 1 होता है। अतः गर्भनिरोधक के उपयोग के लाभ उसके खतरों (Risks) से अधिक महत्वपूर्ण होते हैं।

गर्भनिरोध की किसी एक विधि को अभी तक विश्वव्यापी रूप से (Universally) स्वीकृति नहीं मिली है। व्यक्ति (महिला) हाल में उपलब्ध पर्याप्त परीक्षित (Tested) विधियों में से एक विधि का चयन कर सकती है जो उसके प्रजनन (Reproductive) जीवन में प्रत्येक अवस्था (Phase) पर भी परिवर्तित होती है। यदि किसी गर्भनिरोधक का खतरा और लाभ की तुलना की जाती है तो यह निष्कर्ष निकाला जाता है कि आधुनिक गर्भनिरोधक विधि के खतरे की अपेक्षा अनियोजित (Unplanned) गर्भों (Pregnancies) के फलस्वरूप अधिक मृत्यु होती है।

विधि का चयन करते समय यह विचार करना चाहिए कि क्या दम्पति (Couple) और अधिक गर्भावस्था रोकना (Prevent) चाहता है या आगामी (Next) गर्भावस्था में विलम्ब (Delay) करना। अधिक प्रभावी विधि का चयन ही पर्याप्त नहीं होता है बल्कि इसका सही और निरंतर रूप से उपयोग भी आवश्यक होता है। गर्भनिरोधक विधि की प्रभाविता में स्वीकार्यता (Acceptability) सम्भवतः एक मुख्य कारक होता है। दम्पति (या ग्राहक =Client) को गर्भनिरोधक विधि का चयन करने में सहायता देनी चाहिए।

निर्देशन या नुस्खा (Prescription):
यदि दम्पति (Couple) को गर्भनिरोधक गोली या IUD का परहेज या अस्वीकार्य है तब इसका एक विकल्प (Alternative) केरूप में सम्पूर्ण प्रजनन-काल (Reproductive period) में चयनात्मक पसंद के रूप में पारम्परिक (Conventional) गर्भनिरोधक का सुरक्षित रूप से नुस्खा लिखा जा सकता है। गोली (Pill) या IUD के बारे में इस प्रकार केवल सलाह की चर्चा की जा सकती है।

किशोरी (Teenage girls): यौन रूप से (Sexually) सक्रिय किशोरियों (Adolescents) के लिए अल्पमात्रा (Low dose) की गोली (जैसे–प्रोजेस्टिन) अधिक प्रभावी होती है। यह पसंद का गर्भनिरोधक है। तथापि (However), जहाँ उपलब्ध है वहाँ DMPA या नॉप्लान्ट (Norplant) एक विकल्प हो सकता है।

नवविवाहित दम्पति (Newly married couple): यदि आरम्भ में शिशु को जन्म देने का पर्याप्त औचित्य (Justification) नहीं है तब एक अति प्रभावी और स्वीकार्य गर्भनिरोधक का नुस्खा लिखना चाहिए। श्रोणीय प्रदाही रोग (PID) के साथ वर्धित संबंध के कारण IUD की सलाह नहीं देनी चाहिए। इस प्रकार गर्भनिरोधक गोली लेने का निर्देश देना चाहिए बशर्ते कि इसका परहेज (या निषेध) नहीं है। प्रभावी गर्भनिरोध के अतिरिक्त गोली में अनेक अगर्भनिरोधक (Noncontraceptive) लाभ या गुण होते हैं।

जन्मों के बीच अंतराल (Spacing of births): (1) गर्भपातोत्तर (Post-abortal), (2) प्रसवोत्तर (Postpartum), (3) अंतर (Interval)

गर्भपातोत्तर (Post-abortal): गर्भपात प्रक्रिया के पूर्ण होने के तत्काल बाद गर्भनिरोधक उपाय आरम्भ करना चाहिए। गर्भनिरोधक गोली उत्तम होती है। IUD एक विकल्प है।

प्रसवोत्तर (Post-partum): अदुग्धश्रावी (Nonlactating) तथा दुग्धश्रावी (Lactating) **अदुग्धश्रावी** (Nonlactating)**:** प्रसव के तीन सप्ताह बाद गर्भनिरोधक आरम्भ करना चाहिए। इसमें गोली उत्तम होती है तथा IUD भी समान रूप से एक प्रभावी विकल्प (Effective alternative) है। DMPA (Depot medoxy progesterone acetate) की सुई भी दी जा सकती है क्यों कि इसमें इस्ट्रोजेन (Estrogen) संबंधित पार्श्व-प्रभाव (Side-effects) नहीं होता है। यदि उपलब्ध है तब नॉरप्लान्ट (Norplant) (Levonorgestrel implant = लेवोनॉरजेस्ट्रील रोपण) का नुस्खा लिखा जा सकता है।

दुग्धश्रावी (Lactating): पूर्णतः दुग्धश्रावी स्त्री (5–6 बार दूध पिलाना 24 घंटे में लगभग 60 मिनट तक) में प्रसव के बाद 10 सप्ताह तक किसी भी गर्भनिरोधक की आवश्यकता नहीं होती है। दुग्धश्राव (Lactation) पर या अंतग्रहित (Ingested) दूध से होकर शिशु पर स्टेरॉयड (Steroids) के संदिग्ध प्रतिकूल (Adverse) प्रभाव के कारण गर्भनिरोधक गोली (Pill) न लेना बेहतर होता है। लघुगोली (Minipill) या स्टेरॉयड की सुई (Injectable steroids) यदि उपलब्ध है तो यह उत्तम है। विकल्पतः (Alternatively) IUD को निविष्ट (Insert) किया जा सकता है।

अंतर (Interval): 35 वर्ष से कम आयु की स्त्री में पर्याप्त परामर्श (Counseling) के बाद गोली या IUD का चयन करने की स्वतंत्रता होती है। परन्तु 35 वर्ष से अधिक आयु की महिला में, विशेषकर धूमकारी (Smokers) को गोली की अपेक्षा IUD का अंतर्वेश (Insertion) उत्तम होता है। यदि उपलब्ध है तब DMPA की सुई या नॉरप्लान्ट एक अन्य विकल्प है।

भावी गर्भावस्था का निवारण करना (To prevent future pregnancies): अल्पसुविधा प्राप्त (Underprivileged) महिलाओं में पेरिनैटल (Perinatal) तथा शिशु की अधिक मृत्यु-दर को ध्यान में रखकर स्थायी बंध्याकरण (Sterilization) के लिए विवेकपूर्ण (Judicious) सलाह देनी चाहिए। दो बच्चे का सुझाव प्रायः दिया जाता है और इस प्रकार जिस दम्पत्ति (Couple) के दो बच्चे पूर्णतः प्रतिरक्षित (Immunized) हैं, वे (पति या पत्नी) स्थायी बंध्याकरण करा सकते हैं। यदि दम्पति को बंध्याकरण के लिए प्रेरित नहीं किया जा सकता है तब प्रजनन काल (Reproductive period) तक पत्नी को गर्भनिरोधक की अस्थायी विधि अपनाने के लिए सलाह देनी चाहिए। जिन दम्पतियों ने अपना परिवार पूर्ण कर लिया है तथा स्थायी बंध्याकरण नहीं चाहते हैं, तब पत्नी को IUD (CuT-380A) या नॉरप्लान्ट का उपयोग करना चाहिए।

प्रौढ़ महिला (Older women): अनियोजित (Unplanned) गर्भावस्था से बचने के लिए गर्भनिरोध की सलाह प्रौढ़ महिला को देनी चाहिए। रजोनिवृत्ति (Menopause) तक लघुमात्रा की गोली (Low dose pills) को नियमित परिवीक्षण (Monitoring) में लेना चाहिए। केवल प्रोजेस्टिन की गोली (Progestin only pill), LNG-IUS (Levonorgestrel-Intrauterine system) या नॉप्लान्ट (Norplant) जहाँ उपलब्ध है, वे अन्य विकल्प (Alternatives) बन सकते हैं। यौन संचारित रोग (STD = Sexually transmitted disease) के खतरे पर महिलाओं को कन्डोम (Condoms) तथा शुक्राणु-नाशी (Spermicides) का उपयोग अनिवार्य रूप से करना चाहिए, यद्यपि वे अन्य परिवार कल्याण विधि का उपयोग भी करती हैं।

अग्रगमन प्रयोग-परीक्षण और चयनात्मक उपलब्धता (Ongoing Trials and Selective Availability)

निम्नलिखित का उपयोग प्रयोग-परीक्षण आधार पर किया जाता है या कुछ देशों में ये उपलब्ध है –

पुरूष (Male):

(1) गोसिपॉल (Gossypol): इसका अविष्कार चीन (China) में किया गया है। यह बिनौला (Cotton seed) का सार (Extract) है। इसकी 10–20 mg गोली मुखीय रूप से (Orally) प्रतिदिन 3 महीने के लिए और उसके बाद 20 mg सप्ताह में दो बार ली जाती है। यह सीधे वीर्यवाहक नलिका (Seminiferous tubules) पर क्रिया करता है तथा शुक्राणु-जनन (Spermatogenesis) को रोकता है। इसके पार्श्व-प्रभाव (Side effects) है – थकान (Fatigue), ह्रासित काम-वासना (Decreased libido) तथा शुक्राणु गणना की विलंबित पुनः प्राप्ति (Delayed recovery of sperm count)। गम्भीर पार्श्व-प्रभाव हैं – रक्त में पोटैशियम की अपर्याप्तता (Hypokalemia), अंगघात या लकवा (Paralysis) तथा ह्रदय स्पंदलय की अपसामान्यता (Cardiac arrhythmias)

(2) GnRH (Gonadotropin relesing hormone = गोनैडोट्रॉपिन मुक्तायन हार्मोन) समघर्मी (Analogues): यह शुक्राणु की सघनता (Sperm density), शुक्राणु की गतिशीलता (Sperm mobility) तथा टेस्टोस्टेरोन की मात्रा (Testosterone level) को कम करता है। कामवासना (Libido) की पर्याप्त कमी होने से इसे अस्वीकार्य बनाता है। इसके पार्श्व-प्रभाव को दूर करने के लिए पृष्ठ-योजन चिकित्सा (Add-back therapy) (टेस्टोस्टेरोन) का उपयोग होता है।

(2) सेन्टक्रोमन (Centchroman) (Saheli सहेली): केन्द्रीय औषधि अनुसंधान संस्थान (Central Drug Research Institute), लखनउ (Lucknow) (India) का एक अनुसंधान उत्पाद (Product) ओरमेलॉक्सिफीन (Ormeloxifene) है। यह एक अस्टेरॉयडी यौगिक (Non-steroidal compound) है जिसमें प्रबल इस्ट्रोजेन-रोधी (Anti-estrogenic) तथा दुर्बल इस्ट्रोजेनीय (Weak estrogenic) गुण होते हैं। इसे मुखीय रूप से 30 mg सप्ताह में दो बार तीन महीने के लिए तथा उसके बाद सप्ताह में एक बार लिया जाता है। यह मुख्यतः निषेचित अण्डाणु (Fetilized ovum) के रोपण (Implantation) को रोकने का कार्य करता है। यह अण्डोत्सर्ग (Ovulation) को बाधित नहीं करता है।

पार्श्व प्रभाव कम होते हैं। बहुपुटीय अण्डाशयी रोग (Polycystic ovarian disease) में इसका परहेज होता है, यकृत तथा वृक्क रोग (Liver and kidney diseases) तथा यक्ष्मा (Tuberculosis) में भी इससे बचकर रहना है। इसमें अल्प-आर्तव (Oligomenorrhea) की प्रवृत्ति होती है। इसकी विफलता दर 1–4 HWY होती है परन्तु इसकी वर्धित खुराक (Increased dose) में विफलता-दर (Failure rate) और कम होती है। किसी पर्याप्त प्रतिकूल चयापचयी प्रभाव (Adverse metabolic effect) से यह मुक्त होता है। इसकी बिक्री (Sale) केवल चिकित्सक के नुस्खा (Prescription of doctor) पर होती है तथा खुले बाजार में यह उपलब्ध नहीं है।

अगर्भनिरोधक उपयोग (Non-contraceptive use): सेन्टक्रोमन में इस्ट्रोजेन रोधी की प्रबल क्रियाशीलता के कारण इसका उपयोग हाल में दुष्क्रियात्मक (Dysfunctional) गर्भाशयी रक्तश्राव, गर्भाशय अंतःस्तर की अतिवृद्धि (Endometrial hyperplasia), गर्भाशय अंतःस्तर की अस्थानिक उपस्थिति (Endometriosis) तथा स्तन के कर्कट रोग (Breast cancer) के प्रबंध (उपचार) में किया गया है। इसके दुर्बल इस्ट्रोजेनीय गुण के कारण इसका उपयोग हार्मोन प्रतिस्थापन चिकित्सा (HRT-Hormone replacement therapy) के रूप में किया जाता है।

(2) संयुक्त अंतःक्षेपीय गर्भनिरोधक (CICS= Combined injectable contraception)– इस मासिक सुई (Monthly injection) में इस्ट्रोजेन और प्रोजेस्टिन (OGN+PGN) संयुक्त होता है। जो निर्मिति (Preparations) उपलब्ध हैं – (a) 5 mg इस्ट्राडिओल साइपिओनेट (Estradiol cypionate) के साथ 25 mg DMPA तथा (b) 25 mg इस्ट्राडिओल वैलिरेट (Estradiol valerate) के साथ 50 mg NET-EN।

आर्तव चक्र (Menstrual cycle) में सुधार के लिए इस्ट्रोजेन को मिलाया जाता है। CIC में "प्राकृतिक" (Natural) इस्ट्रोजेन में कृत्रिम (Synthetic) इस्ट्रोजेन प्रयुक्त सुई CIC की तुलना में वसा चयापचय (Lipid metabolism) पर प्रभाव तथा हृदय-संवहनी प्रभाव (Cardiovascular effects) अनुकूल नहीं होता है। इसे आर्तव (मासिक श्राव) के प्रथम 5 दिन के अंदर दिया जाता है। प्रत्येक महीने (4 सप्ताह की अवधि) की समान तिथि पर दूसरी सूई देनी चाहिए।

दोष (Drawbacks): (a) अनियमित या दीर्घ आर्तव रक्तश्राव (Irregular or prolonged menstrual bleeding), (b) स्तन्यदा माता के लिए अनुपयुक्त (Not suitable for nursing mothers)।

(3) परात्वचीय वितरण व्यवस्था (Transdermal delivery system): नेस्ट्रोन (Nestrone (Newer Progestin) = नवीन प्रोजेस्टिन): जब त्वचा पर इसकी क्रीम लगायी जाती है तो यह एक प्रभावी गर्भनिरोधक होता है। संयुक्त गर्भनिरोधक परात्वचीय चकती (Transdermal patches) भी अधिक प्रभावी होती है। चकती को गोली (Pills) के समान तीन सप्ताह लगाना तथा एक सप्ताह छोड़ना है।

(4) योनिक वलय (Vaginal rings): सिलैस्टिक नलिका के द्वारा आच्छादित (Covered by silasting tubing) लेवोनॉरजेस्ट्रील (Levonorgestrel) युक्त वलय को योनि में प्रवेश कराया जाता है। नॉरप्लान्ट (Norplant) के समान योनिक वलय (5 या 6 cm व्यास) 20μg दैनिक लेवोनॉरजेस्ट्रील का वितरण (Deliver) करता है। 90 दिन में इसको प्रतिस्थापित (Replace) किया जाता है। इसकी गर्भावस्था-दर 3 HWY (Per 100 woman years) होती है। यह विधि स्त्री के नियंत्रण में होती है तथा इसे लगाने के लिए विशेषज्ञ की सहायता की आवश्यकता नहीं होती है।

(5) संयुक्त वलय (Combined ring): यह कोमल, पारदर्शी (Transparant) एथिलीन वाइनिल वलय (Ethylene vinyl ring) (Nuva ring नुवा वलय) है जो 21 दिन से अधिक समय तक दैनिक 15μg एथिनाइल इस्ट्राडिओल (Ethinyl estradiol) तथा इटोनोजेस्ट्रील (Etonogestrel) [0.12 mg डेसोजेस्ट्रील का मेटाबोलाइट (Metabolite of desogestrel)] मुक्त करता है। इसके बाद इसे हटा लिया जाता है तथा हटाने के एक सप्ताह बाद नवीन वलय को योनि में प्रवेश कराया जाता है। कणिका सूचक (Pearl index) 0.65 होता है तथा आर्तव-चक्र (Cycle) का नियंत्रण उत्तम होता है। वलय का व्यास 5 cm होता है। इसके पार्श्व-प्रभाव (Side effects) हैं – सिरदर्द (Headache), श्वेत प्रदर या लिकोरिया (Leukorrhea) तथा योनि शोथ (Vaginitis)।

(6) लेवोनॉरजेस्ट्रील दण्ड (LNG rod): यह हाल में विकसित एक रोपण है (Implant) जिसमें कुल 150 mg लेवोनॉरजेस्ट्रील (75 mg/rod) होता है तथा 5 वर्ष के लिए यह अतिप्रभावी पाया गया है।

(7) एकरोपण या यूनिप्लान्ट (Uniplant): यह एक दण्ड रोपण (Rod implant) है जिसमें 30 mg नोमेजेस्ट्रॉल (Nomegestrol) (नवीन प्रोजेस्टिन) होता है। यह दैनिक 100μg (μ=म्यू=10^{-6}, g=gram) (=.001 mg) नोमेजेस्ट्रॉल मुक्त करता है तथा एक वर्ष के लिए गर्भनिरोध प्रदान करता है।

(8) जीवक्षयी रोपण (Biodegradable implants): यह अभी जाँच या अध्ययन के अधीन है। कैप्रोनॉर (Capronor) (एक कैप्सूल = Single capsule) सिलैस्टिक (Silastic) की अपेक्षा 10 गुना अधिक गति (या दर) से बहुलक (Polymer) E-कैप्रोलैक्टोन (Caprolactone) से लेवोनॉरजेस्ट्रील (LNG) मुक्त करता है। इस बड़े कैप्सूल में 20 mg LNG होता है तथा चक्रों (Mens cycles) के लगभग 50% में अण्डोत्सर्ग (Ovulation) को रोकता है। इसकी गर्भनिरोधक प्रभाविता (Efficacy) नॉरप्लान्ट (Norplant) के समान होती है। 12 महीने के बाद कैप्सूल का लुप्त होना (Disappear) आरम्भ होता है।

(9) अंतःक्षेपीय जीवक्षयी गर्भनिरोधक (Injectable biodegradable contraceptive): यह सूक्ष्मगोला (Miscrospheres) के रूप में होता है जिसमें सहबहुलक (Copolymer) (Lactideglycolide= लैक्टिडीग्लाइ कोलाइड) का उपयोग किया जाता है, का परीक्षण किया गया है। हाल में सूक्ष्मगोला

(0.06–0.1 mm व्यास का) में हार्मोन नॉरएथिन्ड्रोन (Norethindrone) या एथिनाइल इस्ट्राडिओल के साथ संयुक्त नॉरएथिन्ड्रोन (Norethindrone combined with ethinyl estradiol) का उपयोग किया गया है। इसकी सुई (Injection) नितम्ब-पेशी (Gluteal muscle) में दी जाती है। रोपण के विपरीत सूक्ष्म गोले को एक बार अंतःक्षेपण (Inject) करने के बाद उसे निकाला नहीं जा सकता है।

(10) LHRH (Luteinizing hormones releasing hormones) समर्थक (Agonist) [बुसेरिलिन (Buserelin)] तथा प्रतिरोधी (Antagonist) [सेट्रोरेलिक्स (Cetrorelix)]: ये दानों ही अंतःस्तरीय (Endogenous) GnRH Gonadotropin releasing hormone) की पीयूष अनुक्रिया (Pituitary response) को रोकते हैं। इनमें पुटकीय (Follicular) विकास तथा गर्भाशय अंतःस्तर (Endometrium) के विकास को रोकने की क्षमता होती है। पृष्ठयोजन चिकित्सा (Add-back therapy) का उपयोग करके अवांछित पार्श्व-प्रभाव (Unwanted side-effects) जैसे–कामवासना की कमी (Loss of libido), लालिमा (Hot flushes) से बचा जा सकता है। अभी तक दीर्घकालिक प्रभाव अज्ञात है।

(11) क्विनेक्राइन गोली (Quinacrine pellet): प्रचुर-उद्‌भवी अवस्था (Proliferative phase) के दौरान इस गोली को गर्भाशयदर्शी (Hysteroscope) की सहायता से गर्भाशय-ग्रीवा (Cervix) से होकर गर्भाशय कोटर (Uterine cavity) में प्रवेश कराया जाता है। इसकी आवृत्ति दूसरे आर्तव चक्र (Next mens cycle) में की जाती है। यह एक दृढ़पटलीकरण कर्मक (Sclerosing agent) के रूप में क्रिया करती है। इसकी गर्भावस्था-दर 2–3 HWY होती है। इसके दीर्घकालिक प्रभाव को जानने के लिए कार्य हो रहे हैं।

(12) नवीन (Newer) IUDs: फ्रेमहीन (Frameless) IUD (GyneFix गाइनी-फिक्स) का निर्माण किया गया है जिसमें ताम्बे के छेदने (330 mm² of copper) एक तंतु पॉलिप्रोपिलीन सूत्र (Monofilament polypropylene thread) में पिरोया रहता है। बुघ्नीय गर्भाशय पेशीस्तर (Fundal myometrium) में 1 cm की गहराई में सूत्र के एक छोर (End) की गाँठ जड़ी रहती है। बुघ्न का यह साधन (Device) स्थिरक (Anchor) होता है। फ्रेम के साधन की तुलना में इस साधन (Frameless device) (देखें चित्र 35.18) के लाभ हैं – निष्कासन (Explusion) के खतरे में पर्याप्त कमी, कष्टार्तव (Dysmenorrhea), रक्तश्राव (Bleeding) तथा संक्रमण (Infection) की कमी। यह बहुप्रसवा स्त्री (Multiparous women) के लिए उपयुक्त होती है। सूत्रहीन (Threadless) (Butterfly =तितलीनुमा) IUD भी प्रभावी सिद्ध हो रहा है जिसमें पार्श्व-प्रभाव (Side-effects) का खतरा जैसे–संक्रमणद्ध कम होता है। आवश्यकता होने पर एक अंकुश (Hook) से इसे निकाला जा सकता है।

hCG-रोधी टीका (Anti-human chorionic gonadotropin vaccine): hCG टीके का उद्देश्य प्रतिरक्षी (Antibody) को उत्पन्न करता है जो अण्डाशय (Ovaries) पर hCG की क्रिया को अवरुद्ध करता है और इसलिए प्रोजेस्टेरोन (Progesterone) का निर्माण नहीं होता है। प्रतिरक्षित अभिगम (Immune approaches) पर परीक्षण हो रहा है तथा भविष्य ही बतायेगा कि इसकी सार्थकता (या उपयुक्तता) क्या होगी?

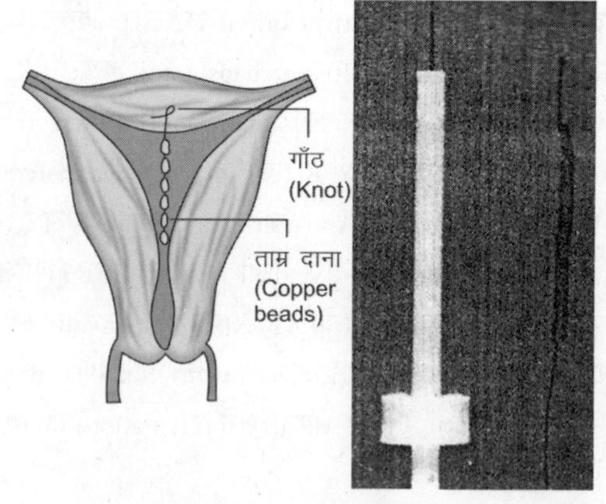

चित्र (Fig.) 35.18: परिवर्तित निविष्टक (Modified inserter) के साथ फ्रेम के बिना (Frameless) IUD-गाइनीफिक्स (GyneFix)।

सारांश (Key Points)

(1) गर्भधारण की अवरोधक विधि (Barrier methods) में कन्डोम (Condom), मध्यच्छद (Diaphragm) तथा योनिक (Vaginal) गर्भनिरोधक [जैसे– रासायनिक पदार्थ (Chemical) तथा स्पंज टुडे (Sponge today)] होते हैं।

(2) प्राकृतिक गर्भनिरोधक (Natural contraceptives) में सामंजस्य (या संयम) विधि (Rhythm method), संभोग क्रमभंगता (Coitus interruptus), स्तनपान (Breastfeeding) को शामिल किया जाता है।

(3) **पारम्परिक गर्भनिरोधक विधियों (Conventional contraceptive methods):** इसमें कन्डोम, योनिक मध्यच्छद (Vaginal diaphragm), शुक्राणुनाशी (Spermicide) तथा सामांजस्य (Rhythm) विधि शामिल होती है।

(4) **जनन-क्षमता बोध आधारित विधियों (Fertility awareness based methods):** इसमें प्राकृतिक (Nature) गर्भनिरोध तथा अवरोधक विधि होती है।

(5) **अंतःगर्भाशयी गर्भनिरोधक उपाय (या साधन) (IUD) का प्रवेश (Introduction):** यह वहिरंग रोगी विभाग (OPD=Outdoor patient department) की एक क्रियाविधि (Procedure) है जिसमें निश्चेतन (Anesthesia) का उपयोग नहीं होता है तथा पूर्ण अपूतिक (Aseptic) पूर्वावधान (Precautions) का पालन किया जाता है। "अस्पर्श अंतर्वेश" प्रविधि ("No touch insertion" technique) बेहतर होती है।

(6) **IUD का अन्तर्वेश का परहेज (Contraindication):** बहुप्रसवता (Multiparity), श्रोणीय प्रदाही रोग (PID = Pelvic inflammatory disease), संदिग्ध गर्भावस्था (Suspected pregnancy) या संदिग्ध गर्भाशय-ग्रीवा (Suspicious cervix) । गर्भाशय दर (Pregnancy rate) 0.5–0.2 HWY होता है। अस्थानिक गर्भावस्था (Ectopic pregnancy) का खतरा (Risk) 1–2% होता है। तृतीय पीढ़ी (3rd generation) के IUDs में न्यूनतम पार्श्व-प्रभाव (Minimal side-effects) होते हैं

तथा न्यूनतम गर्भावस्था-दर होती है। तत्काल जटिलता (Immediate complications) में पीड़ा (Pain), मूर्च्छा (Syncopal attack) तथा गर्भाशयी छिद्रण (Uterine perforation) को शामिल किया जाता है। दूरस्थ जटिलता (Remote complications) में पीड़ा, अपसामान्य गर्भाशयी रक्तश्राव (Abnormal uterine bleeding), श्रोणीय संक्रमण (Pelvic infection), स्वतः निष्कासन (Spontaneous expulsion of IUD) या गर्भाशय के छिद्रण को शामिल किया जाता है।

(7) **IUD के निष्कासन का सुझाव (Indications of removal):** अत्यधिक (Excessive) गर्भाशयी रक्तश्राव, श्रोणीय संक्रमण का प्रदाहन (Flaring up of pelvic infection), गर्भाशयी छिद्रण, गर्भावस्था, लुप्त सूत्र (Missing thread) तथा शिशु की चाह में IUD को निकाला जाता है।

(8) **IUD का उपयोग आपात (Emergency)** गर्भनिरोध के लिए तथा संसक्ति-क्षय (Synechiolysis) के बाद उसकी आवृति (Recurrence) को रोकने में भी किया जा सकता है।

(9) **CuT200B के लिए प्रतिस्थापन की अवधि (Replacement time)** 4 वर्ष होती है, मल्टिलोड (Multiload) 250 के लिए 3 वर्ष, CuT380A के लिए 10 वर्ष, मल्टिलोड 375 के लिए 5 वर्ष तथा LNG-IUS के लिए 5 वर्ष।

(10) **LNG-IUS (Levonorgestrel-Intrauterine system)** में अनेक स्वास्थ्य लाभ (Health benefits) होते हैं। दीर्घकालिक (Prolonged) उपयोग के लिए यह एक अधिक सुरक्षित और प्रभावी विधि है।

(11) **संयुक्त मुखीय गर्भनिरोध (COC = Combined oral contraceptives):** इसके अनेक अन्य स्वास्थ्य लाभ के अतिरिक्त यह अत्यधिक विश्वस्त (Reliable) होता है।

(12) **मुखीय गर्भनिरोधक गोली (Oral pills)** का पूर्ण परहेज मुख्य पार्श्व प्रभाव (Side-effects) तथा गोली लेना रोकने के सुझाव की चर्चा (Discussion) की गयी है।

(13) **प्रोजेस्टिन की लघु मात्रा की नवीन गोली (Newer low dose pills of progestin)** में स्वास्थ्य खतरा तथा पार्श्व-प्रभाव को न्यूनतम बनाया गया है।

(14) **एक महिला (Woman)** जो धूम्रपान (Smoking) नहीं करती है तथा हृदय संवहनी (Cardiovascular) रोग के लिए उसमें अन्य खतरे के कारक नहीं है, वह 50 वर्ष की आयु तक गर्भनिरोधक गोली का उपयोग कर सकती है।

(15) **प्रोजेस्टिन की लघुगोली (Minipill)** दुग्धश्रावी (Lactating) महिला में लाभदायक होती है क्योंकि स्तन (Breast) के दूध पर इसका हानिकारक (Adverse) प्रभाव नहीं होता है। जहाँ इस्ट्रोजेन (Estrogen) का परहेज होता है वहाँ इसका उपयोग एक उपयुक्त विकल्प (Alternative) के रूप में किया जा सकता है।

(16) **COC की अपेक्षा DMPA (Depot medoxy progesterone acetate)** अधिक सुरक्षित होता है। नॉरप्लान्ट (Norplant) दीर्घकालिक उपयोग (Long-term use) के लिए सुरक्षित और प्रभावी होता है। नॉरप्लान्ट को उत्क्रमणीय (या उलटवाँ-Reversible) बंध्याकरण (Sterilization) कहा जाता है।

(17) **नॉरप्लान्ट (Implant रोपण)** के दीर्घकालिक उपयोग (5 वर्ष) के लिए अधोत्वचीयरूप से (Subdermally) निविष्ट (Insert) किया जाता है। यह सुरक्षित, प्रभावी होता है तथा इसे उलटवाँ बंध्याकरण माना जाता है। एक दण्ड (Rod) का रोपण किया जाता है।

(18) **आपात गर्भनिरोध (Emergency contraception)** में हार्मोन (Hormones), IUD, प्रोजेस्टेरोन-रोधी (Antiprogesterone) (RU-486) को शामिल किया जाता है। आर्तव चक्र (Mens cycle) का 72 घंटे के अंदर हार्मोन की निर्मिति (Preparations) प्रभावी होती है, 5 दिन के अंदर IUD प्रभावी (Effective) होता है, तथा RU-486 को चक्र के दिन 27 के अंदर लेना चाहिए, जिसमें संभोग (Coitus) का दिन और संख्या को ध्यान में रखने की कोई आवश्यकता नहीं होती है।

(19) **अस्टेरॉयडी (Nonsteroidal)** इस्ट्रोजेन-रोधी (Anti-estrogenic) यौगिक (Compound) के रूप में सेन्टक्रोमन (Centochroman) का उपयोग सप्ताह में एक बार गर्भनिरोधक गोली के रूप में होता है। यह निषेचित अण्डाणु (Fertilized ovum) के रोपण को रोकने का कार्य करता है।

(20) **पुरुष (Man)** का शुक्रवाहिकोच्छेदन (Vasectomy) के बाद तत्काल बंध्याकरण नहीं होता है। अतः न्यूनतम 20 वीर्य-स्खलन (Ejaculations) तक अतिरिक्त कन्डोम का उपयोग करने की सलाह देनी चाहिए।

(21) **काटना (या क्षुरिका) के बिना नसबंदी (No-scalpel vasectomy):** इसका निष्पादन स्थानीय निश्चेतन (Anesthesia) के अधीन वाहिका (Vas) की तानित (Stretched) त्वचा पर एक लघु (Tiny) छिद्र बनाकर किया जाता है।

(22) **प्रसवोत्तर काल (Puerperium)** के दौरान, अंतराल काल (Interval period) में या चिकित्सीय गर्भपात (MTP = Medical termination of pregnancy) के साथ स्त्री का बंध्याकरण (Female sterilization) की शल्यक्रिया (Operation) की जा सकती है।

(23) **पारम्परिक (Conventional laparotomy उदर-उच्छेदन)** या लघु उदर उच्छेदन (Minilap) की विधि के अतिरिक्त उदर दर्शीय बंध्याकरण (Laparoscopic sterilization) अधिक लोकप्रिय (Popular) तथा प्रभावी (Effective) होता है।

(24) **गर्भनिरोधक का नुस्खा (Contraceptive prescription)** वैयक्तिक आधार पर होना चाहिए। एक स्त्री में प्रजनन-जीवन (Reproductive life) की उसकी अवस्था (Phase) के अनुसार विधि में परिवर्तन होता है। किशोरी (Teenage girls), प्रौढ़ महिला (Older women) तथा यौन कर्मक (Sexworkers या वेश्या) को सुरक्षा देनी चाहिए।

(25) **तत्काल भविष्य में गर्भनिरोध प्रवृत्ति (Trends)** की भविष्यवाणी (Predict) करना कठिन है क्योंकि गर्भनिरोधक अनुसंधान के खतरे और लाभ के बारे में परिणाम (या निष्कर्ष) अभी तक स्पष्ट नहीं है।

अध्याय

36

शल्यक प्रासूतिकी (Operative Obstetrics)

शल्यक प्रासूतिकी एक शल्यक क्रियाविधि (Surgical procedure) जिसमें अपूतिक (Aseptic) तथा पूतिरोधी (Antiseptic) पूर्वावधान (Precautions) के साथ वृहत (Major) तथा लघु (Minor) शल्यक्रिया की जाती है। शल्यक्रिया क्षेत्र मूत्राशय (Bladder) तथा मलाशय (Rectum) की निकटता से शल्यक्रिया के पहले इस पर ध्यान रखने की आवश्यकता होती है।

योनिक (Vaginal) शल्यक या हस्तचालित प्रासूतिक (Manipulative obstetric) की ओर अग्रसर होने के पहले कुछ विधानों (Protocols) का पालन करना है। यद्यपि (While) एकसमान दिशा-निर्देश (Uniform guidelines) का निर्माण करना कठिन होता है, कुछ संयोजन या परिवर्तन के साथ (आवश्यकता के अनुसार)।

निम्नलिखित प्रारंभिक कार्य करने की आवश्यकता होती है –

(1) निश्चेतन (Anesthesia): स्थानिक (Local) या सामान्य (General) निश्चेतन का उपयोग किया जाता है। कुछ उदाहरणों (Cases) में अंतःशिरीय (Intravenous) डायजिपैम अवसाद (Diazepam sedation) के साथ शल्यक्रिया का निष्पादन (Perform) किया जाता है।

(2) रोगी को लिथोटोमी स्थिति (Lithotomy position) में रखना है। (Lithotomy position = Dorsal-sacral position = पृष्ठीय त्रिक्-अवस्थिति)

(3) पूर्ण शल्यक अपूतिता (Full surgical asepsis) का अनुरक्षण (Maintain) करना है।

(a) शल्यक चिकित्सक (Surgeon) को निष्कीटित (Sterile) मुखच्छद (Mask), चोंगा या गाउन (Gown) तथा दस्ताना (Gloves) पहनना है।

(b) भग (Vulva) या योनि (Vagina) को पूतिरोधी घोल (Antiseptic solution) से साफ करना है।

(c) मूलाधार (Perineum) को निष्कीटित तौलिये से ढकना है तथा पैर (Legs) को चर्मनिर्मित टंगावरण (Leggings) से ढकना है।

(4) मूलाशय को रिक्त करना (To empty the bladder): यदि रोगी चलती है तो उसे मेज पर रखने के पहले मूत्राशय को खाली करने को कहा जाता है, अन्यथा नालशलाकाकरण (Catheterization) करना पड़ेगा।

(5) योनिक जाँच (Vaginal examination): शल्यक्रिया (Operation) करने के पहले योनि की जाँच की जाती है।

विस्फारण और रिक्तीकरण (D+E) (Dilation and Evacuation)

शल्यक्रिया में गर्भाशय-ग्रीवा (Cervix) का विस्फारण तथा गर्भाशयी कोटर (Uterine cavity) से गर्भधारण (Conception) के उत्पादों का रिक्तीकरण होता है। शल्यक्रिया का निष्पादन निम्नलिखित प्रक्रम (Stage या चरण) में किया जा सकता है –

I. एक चरण में शल्यक्रिया (One stage operation): समान बैठक या सत्र (Sitting) में गर्भाशय-ग्रीवा का विस्फारण तथा गर्भाशय का रिक्तीकरण होता है।

II. दो चरणों में शल्यक्रिया (Two-stage operation):

(a) प्रथम चरण में गर्भाशय-ग्रीवा का मंदगति (Slow) से विस्फारण

(b) द्वितीय चरण में गर्भाशय-ग्रीवा का द्रुतगति (Rapid) से विस्फारण तथा गर्भाशय का रिक्तीकरण शामिल होता है।

एक चरण में शल्यक्रिया (One-stage Operation)

चिकित्सा-सुझाव (Indications): (1) जब गर्भपात (Abortion) अपूर्ण (Incomplete) होता है (Commonest = सर्वसामान्य), (2) जब गर्भपात की अनिवार्यता होती है। (3) चिकित्सीय गर्भपात (MTP=Medical termination of pregnancy) (6-8 सप्ताह का गर्भ), (4) निष्कासन (Explusion) की प्रक्रिया में जलपुटी रूप मोल (Hydatidiform mole)।

क्रियाविधि (Procedures):

प्रारंभिक (Preliminaries): इसका उल्लेख पहले इसी पृष्ठ पर किया गया है। रोगी को सामान्य निश्चेतन (General anesthesia) के अधीन रखा जाता है। गर्भाशय के आकार और स्थिति तथा गर्भाशय-ग्रीवा के विस्फारण की स्थिति को जानने के लिए आंतरिक जाँच की जाती है।

सोपान (Steps): (हाल के अपूर्ण गर्भपात = Recent incomplete abortion)

(1) यदि तर्जनी अंगुली (Index finger) के प्रवेश के लिए गर्भाशय-ग्रीवा (Cervix) पर्याप्त विस्फारित (Dilated) नहीं है तब इसका विस्फारण करना चाहिए।

(2) पश्च योनि (Posterior vagina) में वीक्षण यंत्र (Speculum = स्पेकुलन) को प्रवेश कराना है तथा एक सहायक (Assistant) से इसे पकड़े रहने के लिए कहा जाता है। एक ऐलिस चिमटी (Allis forceps) द्वारा

गर्भाशय-ग्रीवा के अग्रओष्ठ (Anterior lip) को कसकर पकड़कर स्थिर रखा जाता है। गर्भाशयी कोटर (Uterine cavity) की लम्बाई तथा गर्भाशय की स्थिति को जानने या लिखने के लिए गर्भाशयी ध्वनि (Sound) भेजी जाती है।

(3) धातु के अंशांकित विस्फारक (Graduated metal dilators) द्वारा इच्छित सीमा (Desired extent) तक विस्फारित किया जाता है।

(4) अण्डा चिमटी (Ovum forceps) द्वारा उत्पादों को निष्कासित किया जाता है। अंत में एक भोथर खुरचन (Blunt curette) द्वारा हल्के से गर्भाशयी कोटर को खुरचा जाता है। इस क्रियाविधि के दौरान 0.2 mg मेथर्जिन (Methergin) की अंतःशिरीय (IV= Intravenous) सुई (Injection) दी जाती है।

(5) वीक्षणयंत्र (Speculum) तथा ऐलिस चिमटी को बाहर निकाला जाता है। योनि के अंदर स्थित अंगुलियों तथा बाहरी हाथ की सहायता से द्विहस्तीय रूप से (Bimanually) गर्भाशय की मालिश (Massage) की जाती है।

(6) गर्भाशय (Uterus) के दृढ़ (Firm) हाने की संतुष्टि के बाद तथा रक्तश्राव के न्यूनतम होने के बाद योनि और मूलाधार (Vagina and perineum) की सफाई की जाती है। उस पर एक निष्कीटित भगीय गद्दी (Sterile vulval pad) रखकर रोगी को शैय्या (Bed) पर भेज दिया जाता है।

गर्भपातोत्तर परिचर्या (Post-abortal care): इसमें शामिल होते हैं– (i) किसी स्वतः या प्रेरित (Spontaneous or induced) गर्भपात की जटिलताओं Complications) का आपात (Emergency) उपचार, (ii) परिवार कल्याण का परामर्श (Counseling) तथा प्रेषण सेवा (Referral services), (iii) अन्य अप्रजनन (Unproductive) स्वास्थ्य सेवा से संबंधित। इन सभी में पुरूष संगी (Male partner) को शामिल करना चाहिए।

दो चरणों में शल्यक्रिया (Two-stage Operation)

चिकित्सा सुझाव (Indications): (1) प्रथम त्रिमास (First trimester) के गर्भपात (Abortion) का प्रेरण (Induction commonest), (2) लुप्त (Missed) गर्भपात (8–10 सप्ताह का गर्भाशय), (3) प्रतिकूल गर्भाशय-ग्रीवा (Unfavourable cervix) (Long = दीर्घ, Firm = दृढ़ तथा closed OS = बंद मुख) के साथ जलपुटी रूप मोल (Hydatidiform mole)। द्रुतगति (Rapid) से विस्फारण (या विस्तार) के दौरान गर्भाशय-ग्रीवा की क्षति को रोकने के लिए दो चरणों में शल्यक्रिया इन स्थितियों (Cases = रोगियों) में बेहतर होती है।

क्रियाविधि (Procedures)

(A) प्रथम चरण (First phase): इसमें मंदगति (Slow) से विस्फारण (Dilation) के लिए गर्भाशय-ग्रीवा की नली (Cervical canal) में पटलदार स्तरिका (Laminaria tents) या समदाब की स्तरिका या पटल (Isobgul tents) का प्रवेश होता है। शल्यक्रिया के तीन (3) घंटे पहले 400 μg मिसोप्रोस्टॉल (Misoprostol = PGE1) को योनि के अंदर प्रवेश से भी समान प्रभाव होता है। इसमें कम पार्श्व-प्रभाव (Side effects) होते हैं।

पटलदार स्तरिका के प्रवेश के सोपान (Steps of introduction of tents): प्रारंभिक कार्य (Preliminaries) को पूर्व उल्लिखित के समान अपनाना है। (a) रोगी को पहले अपना मूत्राशय (Bladder) रिक्त करना है। (b) निश्चेतन (Anesthesia) की आवश्यकता नहीं होती है। (c) स्तरिका (Tent) का उचित आकार और संख्या का चयन (Selection) किया जाता है। एक छोर पर संबद्ध (Attached) सूत्र (Threads) को बेलन धारिता (Roller gauge) के साथ बाँधा जाता है।

सोपान (Steps):

(1) गर्भाशय के आकार और स्थिति तथा गर्भाशय-ग्रीवा (Cervix) की स्थिति को जानने के लिए आंतरिक जाँच की जाती है।

(2) पश्चयोनि (Posterior vagina) में वीक्षण यंत्र (Speculum) का प्रवेश कराया जाता है तथा एक सहायक कार्मिक (Assistant) को इसे पकड़ने के लिए कहा जाता है। गर्भाशय-ग्रीवा के अग्र ओष्ठ (Lip) को ऐलिस चिमटी (Allis forceps) से कसकर पकड़कर गर्भाशय-ग्रीवा को स्थिर (Steady) किया जाता है।

(3) स्तरिका (Tents) को एक के बाद दूसरी को चिमटी से पकड़कर गर्भाशय-ग्रीवा की नली के अंदर प्रवेश कराया जाता है। (देखें चित्र 36.1C) स्तरिका को न्यूनतम 4 cm (1.5") तक प्रवेश करना है जिससे

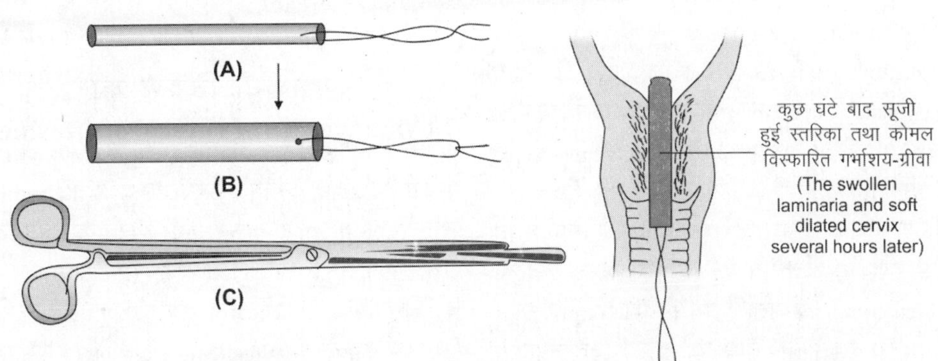

चित्र (Fig.) 36.1: पटलदार स्तरिका (Laminaria tent): (A) प्रवेश के पहले (Before introduction)। (B) आर्द्रता ग्राही; क्रिया (Hygroscopic action) के कारण पर्याप्त फुलाव (Swelling) जब गर्भाशय-ग्रीवा की नली (Cervical canal) में रखी गयी। (C) स्तरिका (Tent) को प्रवेश करानेवाली चिमटी (Forceps) द्वारा स्तरिका को पकड़ना।

कि उसका अग्रभाग आंतरिक मुख (Internal os) को पार कर सके। हस्तीय रूप से (Manually) भी स्तरिका का प्रवेश कराया जा सकता है। स्तरिका के प्रवेश को सुगम बनाने के लिए, विशेष कर प्रथम बार गर्भिणी स्त्री (Primigravida) में, गर्भाशय-ग्रीवा की नली (Cervical canal) में एक या दो लघु धातु विस्फारक (Smatter metal dilators) (Hawkin Amber size $\frac{3}{6}$ or $\frac{4}{7}$) द्वारा विस्फारित किया जा सकता है।

(4) स्तरिका (Tents) के विस्थापन (Displacement) को रोकने के लिए ऊपरी योनि (Upper vagina) को बंद करने के लिए बेलन गेज (Roller gauze) का उपयोग होता है।

(5) रोगी को शैय्या (Bed) पर भेज दिया जाता है।

(6) रोगी को प्रतिजैविक औषधि (Antibiotics) दी जाती है।

(B) द्वितीय चरण (Second phase):

रोगी को प्रायः 12 घंटे बाद शल्यकक्ष (OT = Operation theater) में लाया जाता है। रोगी को अपना मूत्राशय रिक्त करने के लिए कहा जाता है। पूर्व उल्लेखित के समान प्रारंभिक कार्य (Preliminaries) किया जाता है। शल्यक्रिया का संचालन अंतःशिरीय डायजिपैम अवसाद (Intravenous diazepam sedation), स्थानिक परागर्भाशय ग्रीवा-अवरोध (Local paracervical block) या सामान्य निश्चेतन (General anesthesia) के अधीन किया जा सकता है।

सोपान (Steps): [8 सप्ताह का चिकित्सीय गर्भपात (MTP-8 weeks)]

(1) वेलन गेज को निकालने के बाद पश्च योनि में वीक्षण यंत्र (स्पेकुलम) का प्रवेश कराया जाता है। स्पंजी चिमटी (Sponge forceps) की सहायता से स्तरिका (Tents) निकाली जाती है। योनि (Vagina) तथा गर्भाशय-ग्रीवा (Cervix) को पूतिरोधी घोल (Antiseptic solution) से साफ किया जाता है। पश्च योनि से वीक्षण यंत्र को निकाल लिया जाता है।

(2) गर्भाशय (Uterus) का आकार और स्थिति तथा गर्भाशय-ग्रीवा के विस्फारण की स्थिति को जानने के लिए योनि की जाँच की जाती है।

(3) पश्च योनिक वीक्षण यंत्र को पुनः प्रवेश कराया जाता है तथा एक सहायक (Assistant) उसे पकड़े रखता है। गर्भाशय-ग्रीवा को स्थिर रखने के लिए ऐलिस चिमटी (Allis forceps) द्वारा गर्भाशय-ग्रीवा के अग्र ओष्ठ (Anterior lip) को कसकर पकड़ा जाता है। गर्भाशयी कोटर (Cavity) की लम्बाई तथा गर्भाशय की स्थिति (Position) का पता लगाने के लिए गर्भाशयी ध्वनि का प्रवेश करना है।

(4) इच्छित सीमा (Described extent) (10/13-12/15) तक धातु के अंशांकित विस्फारक (Graduated metal dilator) द्वारा गर्भाशय-ग्रीवा को विस्फारित (Dilated) किया जाता है जिससे कि अण्डा चिमटी (Ovum forceps) का प्रवेश सुगम हो सके।

(5) अण्डा चिमटी को प्रवेश कराकर गर्भाशय से उतपादों को निष्कासित किया जाता है। इस चरण में रक्तक्षति को न्यूनतम करने के लिए 0.2 mg मेथर्जिन (Methergin) का अंतःशिरीय निवेश (Intravenous insertion) किया जाता है। दृढ़ (Firm) तथा पर्याप्त संकुचित गर्भाशय में खुरचन (Curettage) अधिक आसान होता है। देखें चित्र 36.2।

(6) भोथर खुरचन (Flush curette) से गर्भाशय कोटर को पूर्ण रूप से खुरचा जाता है।

(7) पश्च योनिक वीक्षण यंत्र और ऐलिस चिमटी बाहर निकाली जाती है। द्विहस्तीय रूप से (Bimanually) गर्भाशय की मालिश की जाती है तथा पूर्ण संतुष्ट हो जाने के बाद कि गर्भाशय रिक्त है (जिसका संकेत पर्याप्त संकुचित गर्भाशय तथा न्यूनतम रक्तश्राव से मिलता है) रोगी को भग पर एक गद्दी (Pad) स्थापित करने के बाद शैय्या (Bed) पर भेज दिया जाता है।

(8) अंतपेशीय 0.2 mg मेथर्जिन (Methergin) की पुनरावृत्ति होती है तथा प्रतिजैविक औषधि (Antibiotic) रोगी को दी जाती है।

विस्फारण और रिक्तीकरण (D+E) शल्यक्रिया (Operation) के खतरे (Dangers) तत्काल (Immediate): (1) अति रक्तश्राव (Excessive hemorrhage) जो (a) अपूर्ण (Incomplete) रिक्तीकरण या (b) अतानिक गर्भाशय (Atonic uterus) के कारण हो सकता है। (2) क्षति (Injury): (a) विभिन्न मात्रा में गर्भाशय-ग्रीवा का विदारण (Cervical lacerations of varying degree) जो चौड़े बंधन (Broad ligament) का हेमाटोमा (Hematoma = रक्तस्कंद शोथ) निर्माण की ओर अग्रसर हो सकता है। (b) गर्भाशय का छिद्रण (Uterine perforation), (3) सदमा या आघात (Shock) जो (a) स्थानिक निश्चेतन (Local anesthesia): आक्षेप या ऐंठन (Convulsions), हृदय-संवहनी अवरोध (Cardiovascular arrest), अंतःसंवहनी सुई (Intravascular injury) या बड़ी खुराक (Overdose) के कारण मृत्यु (b) रक्त की अति क्षति (Excessive blood loss), (c) गर्भाशय-ग्रीवा का सदमा (Cervical shock) गर्भाशय-ग्रीवा का उत्तेजन के कारण वैसोवेगल मूर्च्छा (Vasovagal syncope)। (4) छिद्रण (Perforation): मुख्य रक्तवाहिका (Major blood vessels), आंत्र (Bowel) या मूत्राशय (Bladder) को क्षति (Injury)। विकसित गर्भावस्था (Advanced gestation) के साथ अधिक खतरा होता है। (5) पूतिता (Sepsis): अंतगर्भाशय शोथ (Endometritis), गर्भाशय-पेशीशोथ (Myometritis) तथा श्रोणीय उदरावरण शोथ (Pelvic peritonitis), (6) गर्भाशय में आर्तव रक्त (Menstrual blood) का संचय (Hematometra = हीमैटोमेट्रा): यह पीड़ा का कारण बन सकता है। (7) वर्धितरूग्नता (Increased morbidity)।

विलंबित (Late): (1) श्रोणीय प्रदाह (Pelvic inflammation), (2) बांझपन या बंध्यता (Infertility) या जनन-अक्षमता, (3) गर्भाशय-ग्रीवा की अक्षमता (Cervical incompetence), (4) गर्भाशयी संसक्ति (Uterine synechia)।

गर्भाशयी छिद्रण का प्रबंध विधान (Management Protocol of Uterine Perforation)

गर्भाशयी छिद्रण के प्रबंध उपकरण या यंत्र (Instrument) का स्थापन या स्थल (Location), आकार (Size) और प्रकृति या रूप (Nature) पर निर्भर करता है। इसमें निम्नलिखित विधान (Protocol) का पालन किया जाता है–

(1) क्रियाविधि (Procedure) रोक दी जाती है।

(2) लघु उपकरणों (Smaller instruments) जैसे–ध्वनि (Sound) या लघु आकार के विस्फारक (Dilator) द्वारा निर्मित छिद्रण-स्पंद (Pulse) तथा रक्तचाप (BP) के अवलोकन के साथ प्रत्याशित उपचार (Expectant treatment)। प्रतिजैविक औषध (Antibiotic) देना है।

(3) बड़े आकार का विस्फारक (Dilator) या अण्डा या वलय चिमटी (Ovum or ring forceps) या चूषण प्रवेशिनी (Suction cannula) के कारण छिद्रण-छिद्रण का आकार और स्थल (Size and site) और रक्तश्राव की मात्रा (Amount) का मूल्यांकन करने में नैदानिक उदरदर्शी (Diagnostic laparoscope) उपयोगी होता है। स्थिति का सामना करने के लिए उदर-उच्छेदन (Laparotomy) की आवश्यकता होती है। क्षति का प्रमाण (Evidence of injury) के लिए आंत्र (Intestine) या वपा (Omentum = ओमेन्टम) की जाँच करना नहीं भूलना है।

(4) चौड़े बंधन पर हेमाटोमा (Broad ligament hematoma) के साथ गर्भाशय-ग्रीवा का पार्श्विक विदारण (Lateral cervical tear) या गर्भाशयी धमनी का विदारण (Laceration of uterine artery): उदर-उच्छेदन के बाद संतुलित शल्यक्रिया द्वारा मरम्मत या गर्भाशय का निष्कासन (Hysterectomy)।

(5) पूर्ण रिक्तीकरण के पहले छिद्रण (Perforation prior to complete evacuation): निम्नलिखित में से किसी का पालन किया जा सकता है–
  (a) रिक्तीकरण को रोकना है। उदरदर्शीय अवलोकन (Laparoscopic visualization) के अधीन योनिक (Vaginal) रिक्तीकरण किया जा सकता है।
  (b) यदि उदर-उच्छेदन (Lapartomy) का निर्णय लिया जाता है – (i) स्तरिका (Rent) या अग्र गर्भाशय-उच्छेदन (Anterior hysterotomy) द्वारा पूर्ण रिक्तीकरण, यदि गर्भाशय का संरक्षण आवश्यक होता है। (ii) गर्भाशय के निष्कासन की शल्यक्रिया (Hysterectomy), यदि परिवार पूर्ण हो गया है।

निश्चित शल्यक्रिया (Surgery) के साथ पुनरुज्जीवक (Resuscitative) क्रियाविधि तथा प्रतिजैविक औषधि (Antibiotic) अनिवार्य होती है।

चूषण रिक्तीकरण (Suction Evacuation)

यह एक क्रियाविधि (Procedure) है जिसमें गर्भधारण के उत्पादों (Products of conception) को गर्भाशय (Uterus) से एक चूषण उपकरण में संलग्न प्रवेशिनी (Cannula) की सहायता से चूसकर बाहर निकाला जाता है।

चिकित्सा सुझाव (Indications): (1) प्रथम त्रिमास (First trimester) के दौरान चिकित्सीय गर्भपात (MTP=Medical termination of pregnancy) (Commonest = सर्वसामान्य), (2) अनिवार्य गर्भपात (Inevitable abortion), (3) हाल का अपूर्ण गर्भपात (Recent incomplete abortion) (4) जलपुटी रूप मोल (Hydatidiform mole)।

क्रियाविधि (Procedures): जिन सोपानों (Steps) को लागू करना है, उसका उल्लेख पृ0सं0 632 में किया गया है। सामान्य निश्चेतन (General anesthesia) की प्रायः आवश्यकता नहीं होती है। यदि रोगी आशंकित (Apprehensive या भयभीत) है तब अंतःशिरीय (Intravenous) रूप से 5–10 mg डायजिपैम (Diazepam) तथा परागर्भाशय-ग्रीवा खण्ड का निश्चेतन (Paracervical block anesthesia) पूर्ण प्रभावी होता है। रोगी को मूत्राशय खाली कराकर मेज (Table) पर रखा जाता है।

सोपान (Steps) (चित्र 36.2):

(1) गर्भाशय के आकार और स्थिति को लिखने के लिए तथा गर्भाशय-ग्रीवा (Cervix) की अवस्था को जानने के लिए योनिक जाँच (Vaginal examination) की जाती है।

(2) पश्च योनि (Posterior vagina) में वीक्षण यंत्र (Speculum) का प्रवेश कराया जाता है तथा एक सहायक कार्मिक (Assistant) को इसे पकड़ने के लिए कहा जाता है।

(3) ऐलिस चिमटी (Allis forceps) द्वारा गर्भाशय-ग्रीवा के अग्रओष्ठ (Anterior lip) को कसकर पकड़ा जाता है। गर्भाशयी कोटर (Uterine cavity) की लम्बाई तथा गर्भाशय की स्थिति (Position) जानने के लिए गर्भाशय ध्वनि (Sound) का प्रवेश करना है।

(4) चूषण प्रवेशिनी (Suction cannula) के आकार से एक कम आकार तक धातु (Metal) के लघु आकार के अंशांकित विस्फारक (Graduated dilators) से गर्भाशय-ग्रीवा का विस्फारण किया जा सकता है। स्तरिका पटल (Laminaria tent) के बदले में परासरणी विस्फारक (Osmotic dilator) के 12 घंटे पहले या शल्यक्रिया के 3 घंटे पहले योनिक रूप से (Vaginally) 400 μg (μ=म्यू=10^{-6}, g=ग्राम) मिसोप्रोस्टॉल (Misoprostol) (PGE1) देने से प्रभावी विस्फारण उत्पन्न होता है।

(5) अंतःशिरीय (Intravenous) मेथर्जिन (Methergin) 0.2 mg दिया जाता है।

(6) चूषण उपकरण के साथ एक उपयुक्त चूषण प्रवेशिनी को संलग्न करके इसे गर्भाशयी कोटर (Uterine cavity) में प्रवेश कराया जाता है तथा इसके शीर्ष (Tip) को गर्भाशयी कोटर के मध्य में स्थित किया जाता है।

(7) चूषण (Suction) का दबाव 400–600 mmHg तक बढ़ाया जाता है। प्रवेशिनी (या कैनूला) के ऊपर और नीचे तथा गर्भाशयी कोटर के अंदर इस दबाव पर घुमाना और चलाना है। चूषण बोतल का अवलोकन गर्भधारण के उत्पादों और रक्त की क्षति के लिए किया जाता है। प्रवेशिनी के आधार पर एक छिद्र (Hole) के ऊपर एक अंगुली रखकर चूषण को नियंत्रित या सामंजित (Regulate) किया जाता है।

चूषण के अंतिम बिन्दू (End point) को निम्नलिखित द्वारा सूचित (Denote) किया जाता है – (a) और अधिक पदार्थ का चूषण नहीं हो रहा है। (b) संकुचनशील लघु आकार के गर्भाशय द्वारा प्रवेशिनी की पकड़न (Gripping), (c) अप्रिय संवेदन (Grating sensation), (d) प्रवेशिनी या पारदर्शी नली में बुलबुले (Bubbles) की उपस्थिति

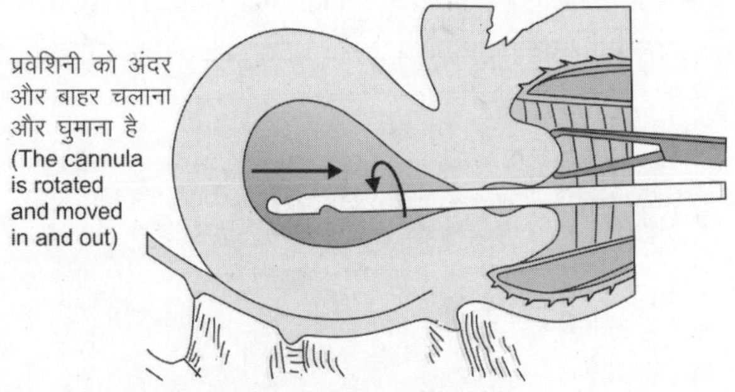

चित्र (Fig.) 36.2: चूषण द्वारा रिक्तीकरण (Suction evacuation)

(8) आंतरिक मुख (Internal os) को क्षति से रोकने के लिए गर्भाशय-ग्रीवा की नली (Cervical canal) से होकर प्रवेशिनी को निकालने के पहले निर्वात (Vacuum) को भंग (Break) करना चाहिए।
(9) चूषण के अंत में एक लघु भोथर खुरचन (Small flushing curette) द्वारा गर्भाशयी कोटर को खुरचना बेहतर होता है तथा प्रवेशिनी को पुनः प्रवेश कराकर किसी अवशेष (Remnant) का चूषण करना चाहिए।
(10) गर्भाशय के दृढ़ (Firm) बने रहने से संतुष्ट होने के बाद तथा न्यूनतम रक्तश्राव को देखने के बाद रोगी को एक निष्कीटित (Sterile) भगीय गद्दी (Vulval pad) स्थापित करने के बाद में (Table) से नीचे लाया जाता है।

जटिलताएँ (Complications): विस्फारण और रिक्तीकरण (D+E) शल्यक्रिया के समान जटिलताएँ हो सकती हैं। प्लास्टिक की प्रवेशिनी का उपयोग करने से गर्भाशयी छिद्रण कम होता है। 8 सप्ताह या कम की गर्भावस्था के साथ रक्त की क्षति तथा अपूर्ण रिक्तीकरण की संभावना कम होती है।

हस्तीय निर्वात चूषण (Manual Vacuum Aspiration)

यह पूर्ववर्ती (Previous) सामान्य आर्तव चक्र (Mens cycle) के साथ एक स्त्री में लुप्त (Missed) आर्तव काल के 7वें सप्ताह के अंदर गर्भाशय अंतः स्तर के कोटर (Endometrial cavity) के निर्वात चूषण की हस्तीय क्रियाविधि (Manual procedure) है। (देखें चित्र 36.3)।

शल्यक्रिया (Operation) का निष्पादन एक वहिरंग रोगी (Outpatient) या एक कार्यालय क्रियाविधि (Office procedure) के रूप में होता है। सख्त अपूतिक पूर्वाविधान (Strict aseptic precaution) लेना चाहिए तथा आशंकित रोगियों को परा-गर्भाशयीग्रीवा-खण्ड का निश्चेतन (Paracervical block anesthesia) किया जा सकता है। पश्च योनि (Vagina) में वीक्षण यंत्र (Speculum) के प्रवेश कराने के बाद ऐलिस चिमटी (Allis forceps) द्वारा गर्भाशय-ग्रीवा (Cervix) को कसकर पकड़कर स्थिर किया जाता है। 4–5 cm आकार के विसफारक द्वारा गर्भाशय-ग्रीवा को हल्के से विस्फारित किया जाता है। उसके बाद चूषण के लिए 50 ml सिरिंज (Syringe) के साथ 6 mm प्रवेशिनी (Cannula) को संलग्न करके उसे गभाशय में प्रवेश किया जाता है। प्रवेशिनी को हल्के घात (Strokes) के साथ अंदर और बाहर घुमाया या धकेला जाता है।

प्रचालक (Operator) को चूसे हुये ऊतक (Tissue) को एक तश्तरी (Dish) पर रखकर प्रकाश में जाँच करनी चाहिए। इससे अपर्याप्त (Falied abortion) मोलीय गर्भावस्था (Molar pregnancy) या अस्थानिक (Ectopic) गर्भावस्था का पता लगाने में सहायता मिलती है। सिरिंज के द्विकपाट घुमाव (Double-valve version) के साथ तथा 10 mm की प्रवेशिनी का उपयोग करके 12 सप्ताह तक की गर्भावस्था के गर्भाशय को हस्तीय निर्वाण चूषण द्वारा रिक्त करना संभव हो सकता है। इस क्रियाविधि का परहेज (Contraindication) 7 सप्ताह से अधिक की गर्भावस्था में तथा स्थायी श्रोणीय प्रदाह (Pelvic inflammation) की उपस्थिति में होता है। गर्भावस्था की निरंतरता (0.5%) तथा अस्थानिक गर्भावस्था का खतरा होता है। ऊतक की जाँच से जब जरायु-रसांकुर (Chorionic villi) नहीं पाया जाता है तब hCG (Human chorionic gonadotropin) की मात्रा (Levels) का मूल्यांकन तथा योनिक अतिस्वन चित्रण (Vaginal ultrasonography) द्वारा अस्थानिक गर्भावस्था को वर्जित (Exclude) करना चाहिए।

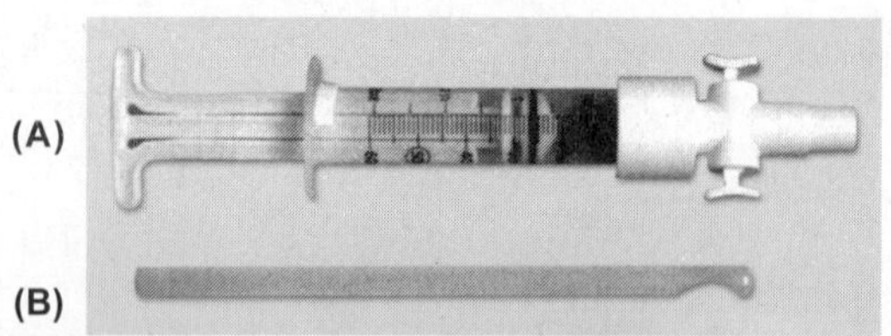

चित्र (Fig.) 36.3: हस्तीय निर्वात चूषण उपकरण (Manual vacuum aspiration equipment): (A) सिरिन्ज (Syringe) (B) चूषण रिक्तीकरण में प्रयुक्त (Used) सीटी शीर्ष (Whistle tip) के साथ प्लास्टिक की प्रवेशिनी (Plastic cannula)

गर्भाशय उच्छेदन (Hysterotomy)

गर्भाशयी-उच्छेदन (Hysterotomy) एक शल्यक क्रियाविधि (Surgical procedure) है जिसमें 28 सप्ताह के पहले गर्भावस्था के उत्पादों (Products of conception) को गर्भाशय (Uterus) की अग्र दिवाल को काटकर निकाला जाता है। यह शल्यक्रिया प्रायः उदरीय मार्ग (Abdominal route) से की जाती है परन्तु इसका निष्पादन योनि मार्ग (Vaginal route) से भी किया जा सकता है।

चिकित्सा-सुझाव (Indications):

(1) चिकित्सीय गर्भपात (MTP = Medical termination of pregnancy) (द्वितीय त्रिमास = Mid-trimester): जहाँ गर्भपात की अन्य विधियाँ विफल हो जाती हैं या उनका परहेज होता है शिशुओं को जन्म दे चुकी महिलाओं (Parous women) में केवल सहवर्ती बंध्याकरण (Concurrent sterilization) के लिए शल्यक्रिया नहीं करनी चाहिए।
(2) मोलीय गर्भावस्था का रिक्तीकरण (Evacuation of a molar pregnancy)
(3) गर्भाशय-ग्रीवा (Cervix) का प्रतिकूल (Unfavorable) बने रहने के साथ द्वितीय त्रिमास (Mid-trimester) की गर्भावस्था में पीड़ाहीन रक्तश्राव (Painless bleeding)। यह रक्तश्राव अधिकांशतः अपरा के नीचे रहने के कारण होता है।

सोपान (Steps) [उदरीय गर्भाशय-उच्छेदन (Abdominal Hysterotomy)]

इसकी तैयारी किसी अन्य बड़ी शल्यक्रिया के समान होती है। निश्चेतन (Anesthesia) या तो सामान्य (General) या अधिदृढ़तानिका (Subdural) होती है। उदर को या तो निचले अनुप्रस्थ (Low transverse) से होकर या जघन संधानक (Symphysis pubis) के ऊपर अधोनाभीय (Infra-umbilical) उदग्र उच्छेदन (Vertical incision) द्वारा खोला जाता है। यह इतना वृहत खोला जाता है कि उदर के बाहर गर्भाशय को निकाला जा सके।

सोपान (Step) I: गर्भाशय को उच्छेदन से बाहर खींचा जाता है। गर्भधारण (Conception) के उत्पादों (Products) द्वारा दूषण (Contamination) को रोकने के लिए उदरीय कोटर (Abdominal cavity) तथा उदरीय दिवाल को ठीक से भर देना (Pack) चाहिए (क्षतचिन्ह एन्डोमेट्रिओसिस को न्यूनतम

करने के लिए)। यदि गर्भाशय को उदर से होकर बाहर करने में कोई कठिनाई होती है तब गर्भाशयी उच्छेदन से होकर अंगुली को टेढ़ा करके (या फंसा करके) बाहर निकाला जाता है।

सोपान (Step) II: अंतःशिरीय रूप से (Intravenously) 0.2 mg मेथर्जिन (Methergin) दिया जाता है। गर्भाशय-मूत्राशय थैली (Utero-vesical pouch) श्लथ उदरावरण (Loose perineum) को अनुप्रस्थरूप (Transversely) काटा जाता है तथा ऊपर और नीचे धकेला जाता है (देखें चित्र 36.4)। गर्भाशयी पेशीस्तर (Myometrium) को लगभग 5 cm (2") उदग्र रूप से (Vertically) इतना गहरा काटा जाता है कि झिल्ली (Membranes) दृश्यमान् (Visible) हो सके। विकल्पतः (Alternatively) गर्भाशयी उच्छेदन (Incision) यथा संभव नीचे गर्भाशय के पिण्ड (Body of the uterus) के मध्य में उदग्र हो सकता है।

सोपान (Steps) III: गर्भधारण के उत्पादों को हल्के से (Gently) बाहर निकाला जाता है तथा गेज (Gauge) आच्छादित (Covered) अंगुली से कोटर (Cavity) को साफ किया जाता है।

सोपान (Step) IV: तीन परतों (Layers) में गर्भाशयी उच्छेदन को अंदर किया जाता है। (a) पतनिका (Decidua) को छोड़कर गहरे गर्भाशय पेशीस्तर (Deeper myometrium) (पतनिका को छोड़ना कठिन होता है) की संख्या 0 कैटगट (Catgut=तांत) तथा गोल पिण्ड की सुई (Round bodied needle) का उपयोग करके निरंतर सीवन (Sutures) करना है। (b) सीवन की प्रामि परत के नीचे पेशी (Muscle) की सम्पूर्ण मोटाई को लेकर निरंतर सीवन के समान दूसरी परत लगाना है। (c) निरंतर सीवन का उपयोग करके अनुप्रस्थ रूप से उदरावरण (Peritoneum) को नत्थी (Appose) किया जाता है।

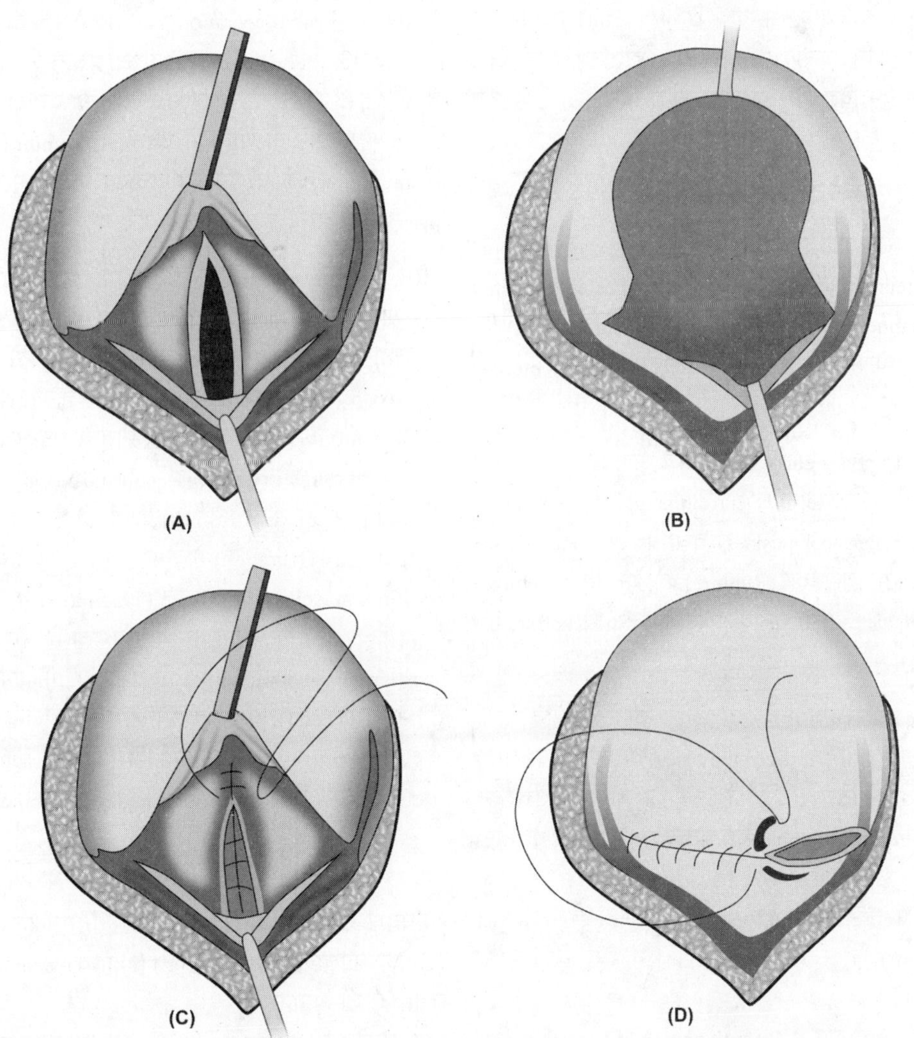

चित्र (Fig.) 36.4: उदरीय गर्भाशय-उच्छेदन के सोपान (Steps of abdominal hysterotomy): (A) गर्भाशय-मूत्राशय थैली (Utero-vesical pouch) का शिथिल उदरावरण (Loose peritoneum) को पलटने के बाद निचले खण्ड का उदग्र (Vertical) उच्छेदन, (B) गर्भाशयी उच्छेदन (Uterine incision) से होकर गर्भणरण के उत्पादों (Products of conception) को निकालना, (C) पेशियों (Muscles) को गोल पिण्ड की सुई तथा संख्या 0 का कैटगट (Catgut) का उपयोग करके निरंतर सीवन (Sutures) की प्रथम और द्वितीय परत लगाना। (D) निरंतर सीवन (Continuous suture) द्वारा उदरावरण को बंद करना।

सोपान (Step) V: भरा हुआ (Packs) को निकाला जाता है, उदरावरण की सफाई होती है, अंतपेशीय रूप से (Intramuscularly) 0.2 mg मेथर्जिन की दूसरी खुराक (Dose) दी जाती है तथा उदरावरण की दिवाल को परतों में बंद किया जाता है।

जटिलता (Complications): तत्काल और दूरस्थः (1) गर्भाशय रक्तश्राव (Uterine bleeding), (2) उदरावरण (या पयु दर्या) शोथ (Peritonitis), (3) आंत्रीय अवरोध (Intestinal obstruction), (4) निश्चेतन का खतरा (Anesthetic hazards): ये सभी वर्धितरुग्नता (Increased morbidity) की ओर अग्रसर होते हैं और कभी-कभी मृत्यु होती है। दूरस्थ (Remote): (1) आर्तव (मासिक श्राव) की अपसामान्यता (Menstrual abnormality): अतिआर्तव (Menorrhagic) या अनियमित आर्तवकाल (Irregular mens periods) (2) गर्भाशय अंतःस्तर की अस्थानिक उपस्थिति (Endometriosis) का क्षतचिन्ह (Scar) (1%)। (3) बाद की गर्भावस्था में क्षतचिन्ह का विदार (Scar rupture in subsequent pregnancy)। जबकि सहवर्ती (Concurrent) बंध्याकरण (Sterilization) से खतरे का निराकरण (Elimination) होता है, परन्तु जिसे भावी गर्भावस्था के लिए प्रभावित होने के लिए छोड़ दिया जाता है, वह वर्धमान (Growing) चिंता की बात हो जाती है।

योनिद्वार उच्छेदन (Episiotomy)

परिभाषा (Definition): प्रसव की द्वितीय अवस्था (Second stage of labor) के दौरान मूलाधार (Perineum) तथा पश्च योनिक दिवाल (Posterior vaginal wall) पर नियोजित (Planned) शल्यक उच्छेदन (Surgical incision) को योनि द्वार उच्छेदन या एपिसिओटोमी या पेरिनीओटोमी (Perineotomy) कहा जाता है।

उद्देश्य (Objectives): (1) भ्रूण (Fetus) के आसान और सुरक्षित जनन (Delivery) को सुगम बनाने के लिए योनिद्वार (Introitus) को विस्तृत (Enlarge) करना (2) मूलाधारी पेशी (Perineal muscles) तथा प्रवरणी (Fascia) का अतितानन (Overstretching) तथा विदार (Rupture) को न्यूनतम (Minimize) बनाना (3) भ्रूणीय सिर (Fetal head) पर तनाव और दबाव (Stress and strain) को कम (Reduce) करना।

चिकित्सा सुझाव (Indications): योनिद्वार उच्छेदन का सुझाव दिनचर्या (Routine) की अपेक्षा चयनित रोगियों (Selected cases) के लिए दिया जाता है। प्रसव की द्वितीय अवस्था में निरंतर परिचर्या (Care) से योनिद्वार उच्छेदन तथा मूलाधारी आघात (Perineal trauma) का प्रभाव (Incidence या भार) कम होता है।

(1) लचीले दृढ़ मूलाधार में (In elastic rigid perineum): इसमें भ्रूण के प्रस्तुत भाग (Presenting part) के अवरोहण (Descent) में रोक या विलम्ब होता है।

(2) मूलाधारी विदारण के पूर्वाभास में (In anticipation of perineal tear): (a) वृहदाकार (Big infant) (b) आनन (या चेहरे) से जघन का प्रसव (Face to pubis delivery), (c) नितम्ब प्रसव (Breech delivery), (d) स्कंध का कठिन प्रसव (Shoulder dystocia)।

(3) शल्यक प्रसव (Operative delivery): चिमटी प्रसव (Forceps delivery), निर्वात निष्कासक प्रसव (Ventouse delivery)।

(4) पूर्ववर्ती मूलाधारी शल्यक्रिया (Previous perienal surgery): श्रोणीय तल की मरम्मत (Pelvic floor repair), मूलाधारी पुनर्निमाणकारी शल्यक्रिया (Perineal reconstructive surgery)।

सामान्य चिकित्सा सुझाव (Common indications) हैं – (1) प्रथम बार गर्भिणी स्त्री (Primigravidae) में मूलाधारी क्षति का संकट (Threatened perineal injury), (2) दृढ़ (या अनम्य) मूलाधार (Rigid perineum), (3) चिमटी, नितम्ब, पश्चकपाल-पश्च या आनन प्रसव (Forceps, breech, occipito-posterior or face delivery)।

योनिद्वार उच्छेदन का समय-निर्धारण (Timing of the episiotomy): योनिद्वार उच्छेदन के निष्पादन के लिए समय-निर्धारण में निर्णयन (या विवेक = Judgment) की आवश्यकता होती है। यदि आरम्भ में करने का निर्णय किया जाता है तब रक्त की क्षति (Loss of blood) अधिक होती है। यदि विलम्ब से निर्णय किया जाता है तब मूलाधारी पिण्ड (Perineal body) का अदृश्य विदारण (Invisible lacerations) को रोकने में विफलता होती है जिसके कारण श्रोणीय तल (Pelvic floor) को सुरक्षा प्रदान करने में सफलता नहीं मिलती है और इस प्रकार योनिद्वार उच्छेदन का प्रयोजन सिद्ध नहीं होता है।

भ्रूणीय सिर के योनि में दर्शन (Crowning) के ठीक पहले संकुचन (Contraction) के दौरान उभरा हुआ पतला मूलाधार (Bulging thinned perineum) होना इसका (उच्छेदन का) उचित समय होता है।

लाभ (Advantages):

(1) मातृक (Maternal): यह विवादास्पद (Controversial) है कि क्या दिनचर्या योनिद्वार उच्छेदन (Routine episiotomy) में कोई मुख्य लाभ होते हैं। प्रस्तावित लाभ (Suggested benefits) हैं – (a) विदारित घाव (Lacerated wound) की अपेक्षा स्पष्ट और नियंत्रित उच्छेदन (Incision) की मरम्मत करना तथा ठीक करना (Repair and healing) आसान होता है जो अन्य प्रकार से हो सकता है। (b) प्रसव की द्वितीय अवस्था (Second phase) की अवधि (Duration) में कमी होना, (c) श्रोणीय तल की पेशियों (Pelvic floor muscles) का आघात (Trauma) में कमी होना – यह अंग भ्रंश (Prolapse) के प्रभाव को कम करता है और संभवतः मूत्रीय असंयम (Urinary incontinence) के प्रभाव में भी कमी होती है।

(2) भ्रूणीय (Fetal): यह अंतःकपालीय क्षति (Intracranial injuries) को कम करता है विशेषकर कालपूर्व शिशुओं (Premature babies) में या नितम्ब पश्चगामी सिर (After-coming head of breech) में।

प्रकार (Types)

योनिद्वार उच्छेदन के विभिन्न प्रकार निम्नलिखित हैं –

(1) मध्य-पार्श्विक (Mediolateral) (2) मध्य (Median) (3) पार्श्विक (Lateral) तथा (4) टी-आकार

मध्य-पार्श्विक (Mediolateral): उच्छेदन दाहिना या बायाँ फोरशेट (Fourchette = भग के पीछे त्वचा की परत) के मध्य बिन्दु से नीचे की ओर या ऊपर की ओर किया जाता है। यह विकर्ण रूप से (Diagonally) सरल रेखा में संचालित होता है जो मलद्वार (Anus या गुदा) से 2.5 cm दूर [गुदा और श्रोणीय अस्थिप्रोत्थ (Ischial tuberosity) के बीच मध्यबिन्दु] तक चलता है।

मध्य (Median): फोरशेट के केन्द्र से उच्छेदन आरम्भ होता है तथा पश्च रूप से (Posteriorly) मध्यरेखा पर लगभग 2.5 cm तक विस्तारित होता है।

पार्श्विक (Lateral): फोरशेट के केन्द्र से 1 cm दूर उच्छेदन आरम्भ होता है तथा पार्श्विकरूप से (Laterally) विस्तारित (Extend) होता है। इसमें अनेक त्रुटियाँ (Drawbacks) होती हैं जिसमें बार्थोलिन नलिका की क्षति (Injury to the bartholin's duct) की संभावना भी शामिल होती है। यह पूर्णतः दोषपूर्ण है।

टी-आकार (T-shaped): फोरशेट का केन्द्र में उच्छेदन आरम्भ होता है तथा पश्चरूप से मध्यरेखा पर 1.5 cm संचालित (Directed) होता है तथा गुदा अवरोधिनी (Anus sphincter) से बचने के लिए घड़ी के 5 या 7 बजे की स्थिति में ऊपर की ओर तथा नीचे की ओर संचालित होता है। पार्श्वस्थापन (Apposition या स्तराधान) पूर्ण नहीं होता है तथा सुधारित घाव (Repaired wound) में सिकुड़न (Packered) हाने की प्रवृत्ति होती है। अतः इसका उपयोग भी व्यापक रूप से नहीं होता है।

इस प्रकार सामान्यतः मध्य-पार्श्विक या मध्य योनिद्वार-उच्छेदन (Episiotomy) किया जाता है। इसके तुलनात्मक गुण और दोष का उल्लेख सारणीबद्ध रूप में किया जाता है जिसके लिए देखें सारणी (Table) 36.1।

मध्य-पार्श्विक योनिद्वार उच्छेदन के सोपान (Steps of Mediolateral Episiotomy)

सोपान (Step) I: प्रारंभिक (Preliminaries): मूलाधार (Perineum) को सम्पूर्ण रूप से पूतिरोधी लोशन (Antiseptic lotion) से साफ (Swab) किया जाता है तथा वस्त्र से आच्छादित (Draped) किया जाता है। स्थानिक निश्चेतन (Local anesthesia) लिग्नोकेन (Lignocaine) का 1% घोल (Solution) के 10 ml प्रस्तावित उच्छेदन की रेखा में दिया जाता है।

सोपान (Step) II: उच्छेदन (Incision): भ्रूण का प्रस्तुत भाग (Presenting part) और पश्च योनिक दिवाल (Posterior vaginal wall) के बीच योनि (Vagina) में दो अंगुलियां रखी जाती हैं। वक्राकार (Curved) या सीधा तीव्र नोकदार भोथर कैंची (Scissors) [क्षुरिका (Scalpel) का भी उपयोग] द्वारा उच्छेदन किया जाता है, एक ब्लेड को अंदर अंगुली और पश्चयोनिक दिवाल के बीच रखा जाता है तथा दूसरे ब्लेड को त्वचा पर। उच्छेदन गर्भाशयी संकुचन की ऊँचाई (Height) पर करना चाहिए जब तानित मूलाधार (Stretched perineum) से उच्छेदन के विस्तार (Extent) के एक सही विचार का बेहतर निर्णय किया जा सकता है। फोरशेट (Fourchette) के केन्द्र से सुविचारित काटना (Deliberate cut) आरम्भ करना चाहिए जिसका पार्श्विक रूप से (Laterally) विस्तार दाहिनी या बायीं ओर करना है। यह सीधे विकर्ण रूप से (Diagonally) एक सरल रेखा में संचालित होता है जो गुदा (Anus) से लगभग 2.5 cm दूर चलता है। उच्छेदन आवश्यकता के अनुसार पर्याप्त होना चाहिए। रक्तश्राव प्रायः इतना अधिक नहीं होता है कि धमनी चिमटी (Artery forceps) का उपयोग हो जब तक कि शल्यक्रिया आरम्भ (Too early) में नहीं की जाती या मूलाधार सघन (Thick) नहीं होता है (देखें चित्र 36.5)। जो संरचनाएँ (Structures) काटी जाती है, वे हैं–(1) पश्च योनिक दिवाल, (2) सतही और गहरी अनुप्रस्थ मूलाधारी पेशी (Superficial and deep transverse perineal muscles) गोलस्पंजी पेशी (Bulbospongiosus muscle) तथा उन्नायक गुदा का भाग (Part of levator ani), (3) इन पेशियों को आच्छादित (Cover) करने वाली प्रावरणी (Fascia) (4) उपस्थीय वाहिकाओं

सारणी (Table) 36.1: मध्य और मध्य-पार्श्विक योनिद्वार उच्छेदन के तुलनात्मक गुण और दोष (Relative merits and demerits of median and medio-lateral episiotomy)

	मध्य (Median)	मध्य-पार्श्विक (Medio-lateral)
गुण (Merits)	(1) पेशी (Muscles) नहीं काटी जाती हैं। (2) रक्त की क्षति (Blood loss) न्यूनतम होती है। (3) मरम्मत (Repair) आसान होती है। (4) शल्यकोत्तर आराम (Operative comfort) अधिकतम होता है। (5) स्वास्थ्य-लाभ (Healing) उत्तम होता है। (6) घाव (Wound) या क्षति का विघटन (Diruption) विरल (Rare) होता है। (7) पीड़ादायी यौन क्रिया (Dyspareunia) विरले ही होती है।	(1) विस्तारण (Extension) से मलाशय (Rectum) का उलझना नहीं होता है। (2) यदि आवश्यक हुआ तो उच्छेदन का विस्तार किया जा सकता है।
दोश (Demerits)	(1) विस्तार (Extension) यदि होता है तब मलाशय (Rectum) का उलझना (Involve) हो सकता है। (2) हस्ताचालन-प्रसव (Manipulative delivery) या अपसामान्य गर्भस्थिति (Abnormal presentation) के लिए उपयुक्त नहीं। इस प्रकार उपयोग चयनात्मक (Selective) होता है।	(1) ऊतक का पार्श्वस्थापन (Apposition of the tissues) उत्तम नहीं होता है। (2) रक्त की क्षति कुछ अधिक होती है। (3) शल्यकोत्तर असुविधा या कष्ट (Postoperative discomfort) अधिक होता है। (4) क्षति या घाव का विघटन अधिक होता है।

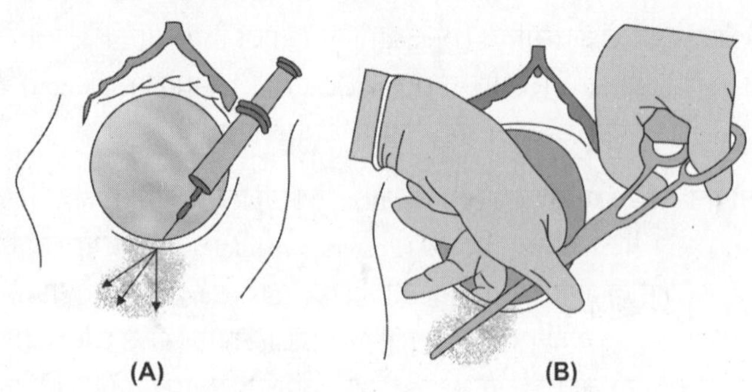

चित्र (Fig.) 36.5: मध्य-पार्श्विक योनिद्वार उच्छेदन के सोपान (Steps of mediolateral episiotomy): (A) मूलाधार का अंतःस्यंदन (Perineal infiltration) (B) मूलाधार को काटना (Cutting the perineum)

और तंत्रिकाओं की अनुप्रस्थ मूलाधारी शाखाएँ (Transverse perineal branches of pudendal vessels and nerves), (5) अघोत्वचीय ऊतक और त्वचा (Subcutaneous tissue and skin) (देखें चित्र 36.6)।

सोपान (Step) III: मरम्मत या सुधार (Repair)

मरम्मत का समय-निर्धारण (Timing of repair): अपरा (Placenta) के निष्कासन के तत्काल बाद मरम्मत की जाती है। यदि इसके पहले मरम्मत की जाती है तब घाव (Wound) का विघटन (Disruption) अनिवार्य हो जाता है, यदि बाद में जननांगी क्षेत्र (Genital tract) का हस्तीय निष्कासन (Manual removal) या खोज (Exploration) की आवश्यकता होती है। इस अवधि में रिसाव (Oozing) का नियंत्रण एक निष्कीटित गेज (Sterile gauge) के दबाव द्वारा तथा रक्तश्राव का नियंत्रण धमनी-चिमटी (Artery forceps) द्वारा होता है। आरंभ में मरम्मत करने से पूतिता (Sepsis) का निवारण (Prevention) होता है तथा रोगी को टाँका लगाने (Stitch) की चिंता दूर हो जाती है।

प्रारंभिक कार्य (Preliminaries): रोगी को लिथोटोमी स्थिति (Lithotomy position) में रखा जाता है। पीछे से एक पर्याप्त प्रकाश श्रोत (Light source) की आवश्यकता होती है। स्कंद (Clots) को हटाया जाता है। रोगी को उचित रूप से वस्त्र से आच्छादित (Drape) किया जाता है तथा अपूतिक पूर्वावधान (Aseptic precautions) के अधीन मरम्मत की जाती है।

यदि मरम्मत का क्षेत्र ऊपर से रक्त के रिसाव द्वारा धूमिल (Obscured) हो जाता है तथा एक योनिक गद्दी (Vaginal pack) को योनि में प्रवेश कराकर उच्च स्थान पर रखा जाता है। मरम्मत के पूर्ण होने के बाद गद्दी (पैक) को निकालना नहीं भूलें। मरम्मत (Repair) (देखें चित्र 36.7) – मरम्मत तीन परतों (Layers) में की जाती है। जिन सिद्धान्तों (Principles) का पालन करना है, वे हैं – (1) पूर्ण रक्त-स्तम्भन (Perfect hemostasis), (2) मृत स्थान का विलोपन करना (To obliterate the dead space) (3) तानन के बिना सीवन (Suture without tension)। निम्नलिखित क्रम (Order) में मरम्मत (Repair) की जाती है – (1) योनिक श्लेष्मा-झिल्ली तथा अघोश्लेष्मल ऊतक (Vaginal mucosa and submucosal tissues) (2) मूलाधारी पेशियाँ (Perineal muscles) (3) त्वचा और अधोत्वचीय ऊतक (Skin and subcutaneous tissues) सर्वप्रथम योनि की श्लेष्मा-झिल्ली (Mucosa) का सीवन किया (या टाँके लगाया = Suture) जाता है। प्रथम टाँका, विदारण (Tear) के शीर्ष (Apex) के ठीक ऊपर लगाया जाता है। उसके बाद पॉलिग्लाइकोलिक अम्ल का सीवन (Polyglycolic acid suture) (Dexon) या संख्या क्रोमिक कैटगट से क्रमभंग सीवन (या टाँकों) द्वारा योनिक दिवालों का ऊपर से नीचे की ओर फोरशेट (Fourchette) एक टाँका लगाया जाता है। निर्जीव स्थान (Dead space) का विलोप (Obliterate) करने के लिए टाँका लगाने में गहरे ऊतक (Deep tissues) को शामिल करना चाहिए। निरंतर सीवन से पश्च (Posterior) योनिक दिवाल (Vaginal wall) का सिकुड़न (Puck erring) तथा लघुकरण (Shortening) हो सकता है।

शल्यकोत्तर परिचर्या (Post-operative Care)

मरहमपट्टी या ड्रेसिंग (Dressing): घाव या विदारण (Wound) की मरहमपट्टी रोगी का प्रत्येक मूत्रत्याग (Urination) तथा मलत्याग (Defecation)

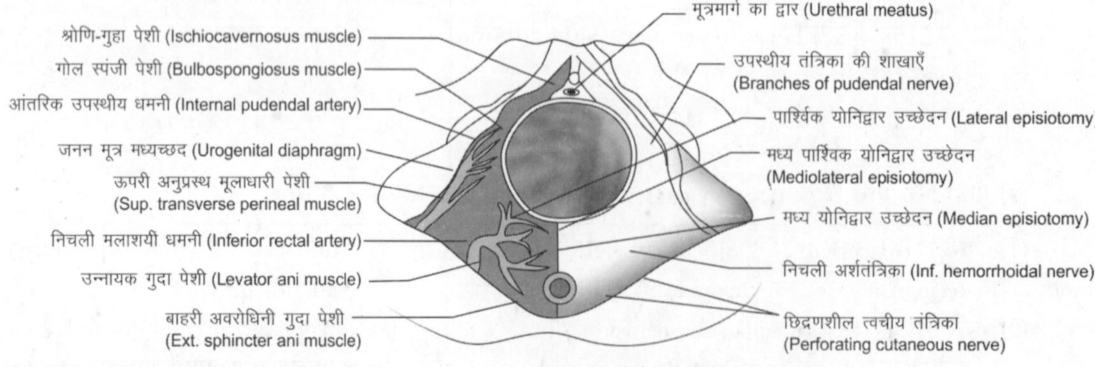

चित्र (Fig.) 36.6: योनिद्वार उच्छेदन के विभिन्न प्रकारों में काटनेवाली संरचनाओं का आरेखीय प्रदर्शन (Diagrammatic representation of the structures to be cut in different types of episiotomy)

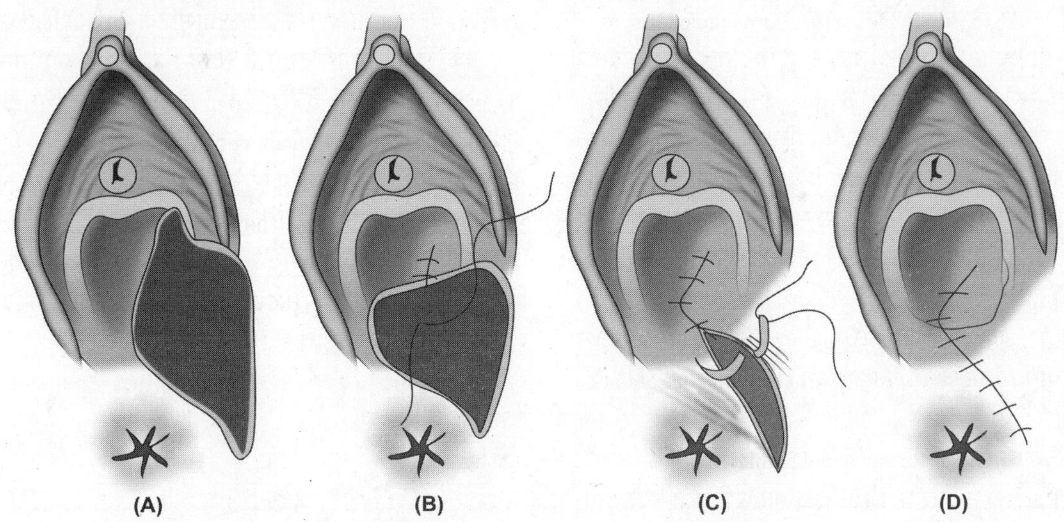

चित्र (Fig.) 36.7: योनिद्वार उच्छेदन की मरम्मत के सोपान (Steps of repair of episiotomy): (A) अवलोकन करने पर घाव (Wound on inspection) (B) क्रम भंग सीवन द्वारा योनिक श्लेष्मा-झिल्ली तथा मूलाधारी पेशियों की मरम्मत (Repair of vaginal mucosa and perineal muscles by interrupted sutures) । (C) त्वचा के किनारों का पार्श्वस्थापन (Apposition of the skin margins) । (D) अवलोकन करने पर मरम्मत किया हुआ घाव या क्षत (Repaired wound on inspection)

के बाद करनी चाहिए जिससे कि क्षेत्र (Area) साफ और शुष्क रह सके। घाव को पूतिरोधी चूर्ण या मरहम (Antiseptic powder or ointment) (Furacin = फुरासिन या Neosporin = नीओस्पोरिन) लगाया जाता है जिसके बाद पट्टी लगायी जाती है। इसके पहले उस क्षेत्र को पूतिरोधी घोल में फाहे (Swabs) का कोतर (Soak) करके साफ करना चाहिए। इस कार्य को करनेवाला कर्मचारी या परिचारिका (Attendant or nurse) को एम मुखच्छद (Mask) पहनना चाहिए।

आराम (Comfort): क्षेत्र में पीड़ा से राहत के लिए मैग्नीशियम सल्फेट की पट्टी (Magnesium sulfate compress) या अवरक्त ताप (Infra-red heat) का उपयोग किया जा सकता है। पीड़ाहर औषधि (Analgesic drug) (Aspirin) भी आवश्यकता के अनुसार दी जा सकती है।

चलना-फिरना (Ambulation): रोगी को 24 घंटे के बाद चलने की अनुमति दी जाती है। इसके पहले रोगी को शैय्या (Bed) पर उसके किनारे को लुढ़काने या बैठने की अनुमति दी जाती है परन्तु केवल जाँघ के साथ-साथ (With thighs apposed)।

टाँका निकालना (Removing the stitches): जब घाव को कैटगट (या ताँत) या डेक्सॉन द्वारा टाँका लगाया जाता है तब वह अवशोषित हो जायेगा तथा टाँके को निकालने की आवश्यकता नहीं होती है। परन्तु जब अनावशेष्य (Non-absorbable) पदार्थ जैसे–सिल्क (Silk) या नाइलोन (Nylon) के टाँके का उपयोग होता है तब टाँके को 6ठें (6th) दिन काटकर निकाला जाता है। टाँकों की संख्या की जाँच करनी चाहिए तथा लगाये गये टाँके के साथ उस संख्या को अंकित करना जिससे यह पता चल सके कि कोई टाँका छूट तो नहीं गया है।

जटिलता (Complications)

(1) तत्काल (Immediate) तथा (2) दूरस्थ (Remove)

तत्काल जटिलता (Immediate complications):

(1) उच्छेदन का विस्तार (Extension of the incision) मलाशय (Rectum) को शामिल करता है। मध्य योनिद्वार उच्छेदन (Medin episiotomy) में या लघु मध्य-पार्श्विक (Small medio-lateral) योनिद्वार उच्छेदन में या अनिदानित पश्चकपाल-पश्च के प्रसव (Delivery of undiagnosed occipito-posterior) में इसकी संभावना होती है।

(2) भगीय रक्तस्कंद शोथ या हेमाटोमा (Vulval hematoma)।

(3) संक्रमण (Infection): नैदानिक लक्षण (Clinical features) होते हैं – (a) मूलाधार पर स्पंदन पीड़ा (Throbbing pain on the perineum), (b) शरीर के तापक्रम में वृद्धि (Temperature rise), (c) घाव या क्षत (Wound) का क्षेत्र आर्द्र (Moist), लाल और फूला हुआ (Red and swollen) (d) घाव के किनारों से होकर दुर्गंधमय श्राव (Offensive discharge) होता है।
उपचार (Treatment): (a) एक या दो टाँकों को काटकर पीप (Pus) को निकालना, (b) पूतिरोधी (या ऐन्टिसेप्टिक) चूर्ण या मरहम देकर पट्टी लगाना (Dressing), (c) मैग्नीशियम सल्फेट की पट्टी लगाना या क्षेत्र पर अवरक्त ताप (Infra-red heat) का उपयोग करना जिससे कि शोथ (Edema) और पीड़ा कम हो सके। (d) प्रतिजैविक औषधि (Antibiotic drug) का उपयोग करना।

(4) घाव का स्फुटन (Wound dehiscence): यह प्रायः संक्रमण, हेमाटोमा के निर्माण या दोषपूर्ण मरम्मत के कारण होता है। घाव की मरहम-पट्टी प्रतिदिन करनी चाहिए जब तक कि स्थानिक संक्रमण कम नहीं हो

जाता तथा किनारों पर कणिकायन ऊतक (Granulation tissues) का निर्माण नहीं हो जाता है। इसके बाद सुई और नाइलॉन सीवन का उपयोग करके स्थानीय निश्चेतन (Local anesthesia) के अधीन द्वितीय टाँका लगाना चाहिए। किनारों को काटकर छिछला अवनमन (या तश्तरी के समान = Saucerize) बनाना है। इसके बाद पूर्णतया सीवन के घाव के तल तक ले जाया जाता है। सामान्य शल्यकोत्तर मरहम-पट्टी की जाती है। दैहिक प्रतिजैविक औषधि (Systemic antibiotic) दी जाती है।

(5) गुदा (या मलद्वार) अवरोधिनी की क्षति (Injury to anal sphincter) जिसके कारण गंदी वायु या मलत्याग का असंयम (Incontinence of flatus or feces) होता है।
(6) मलाशय-योनिक नालव्रण (Rectovaginal fistula) तथा
(7) विरले ही (Rarely) मधुमेही (Diabetic) या प्रतिरक्षा-संकटापन्न (Immunocompromised) महिला में ऊतक क्षयी प्रावरणी शोथ (Necrotizing fasciitis)।

दूरस्थ जटिलता (Remote complications): (1) पीड़दायी यौनक्रिया (Dyspareunia=संभोग में कष्ट होना): यह योनिद्वार (Introitus) के संकीर्ण (Narrow) होने के कारण होता है जो मरम्मत की दोषपूर्ण प्रविधि (Faulty technique) के कारण या पीड़ादायी मूलाधारी क्षतचिन्ह (Painful perineal scar) के कारण होता है। (2) बाद के प्रसव (Subsequent labor) में मूलाधारी विदारण की संभावना (Chance of perineal lacerations) तथा (3) विरले ही क्षतचिन्ह का गर्भाशय अंतःस्तर की अस्थानिक उपस्थिति (Scar endometriosis)।

शल्यक योनिक प्रसव या जनन (Operative Vaginal Delivery)

शल्यक योनिक प्रसव का अर्थ किसी भी प्रसव या जनन की प्रक्रिया है जिसमें योनि की शल्यक्रिया द्वारा शिशु का जनन कराया जाता है। इसमें सामान्यतः चिमटी प्रसव (Forceps delivery), निर्वात निष्कासक प्रसव (Ventouse delivery) तथा नाशक शल्यक्रिया (Destructive operation) को शामिल किया जाता है। प्रासूतिक क्रियाविधि (Obstetric maneuver) (Shoulder dystocial = स्कंध का कठिन प्रसव – देखें अध्याय 26) का वर्णन समर्थित योनिक जनन (Assisted vaginal delivery) के अन्तर्गत् किया जाता है।

चिमटी (Forceps) या फोरसेप्स या संदंश

प्रासूतिक चिमटी (Obstetric forceps) उपकरणों का एक युग्म (Pair of instruments) है जिसका निर्माण विशेष रूप से भ्रूणीय सिर (Fetal head) के योनि से निष्कासन के लिए किया जाता है और इसके कारण भ्रूण का जनन निष्पादित होता है।

प्रासूतिक चिमटी के प्रकार (Varieties of Obstetric Forceps)

पीटर (Peter) I या पीटर II जो चैम्बरलेन परिवार (Chamberlen family) के थे, उनके द्वारा सन् 1600 ई0 (AD) में चिमटी (Forceps) का अविष्कार (Invent) किया गया था। आजकल प्रासूतिक कार्य के लिए सामान्यतः केवल तीन प्रकारों का प्रयोग होता है (देखें चित्र 36.8) जो निम्नलिखित हैं –

(1) अक्ष कर्षण उपाय के साथ या के बिना दीर्घ वक्र चिमटी (Long curved forceps with or without axis traction device)
(2) लघु वक्र चिमटी या फोरसेप्स (Short curved forceps)
(3) कीलैन्ड चिमटी (Kielland forceps)

इन चिमटियों की मूलभूत संरचना इस रूप में समान होती है कि प्रत्येक चिमटी में दो अर्घफलक (Halves) (Blades=फलक) होते हैं जो एक अवरोध (Lock) द्वारा जुड़े होते हैं।

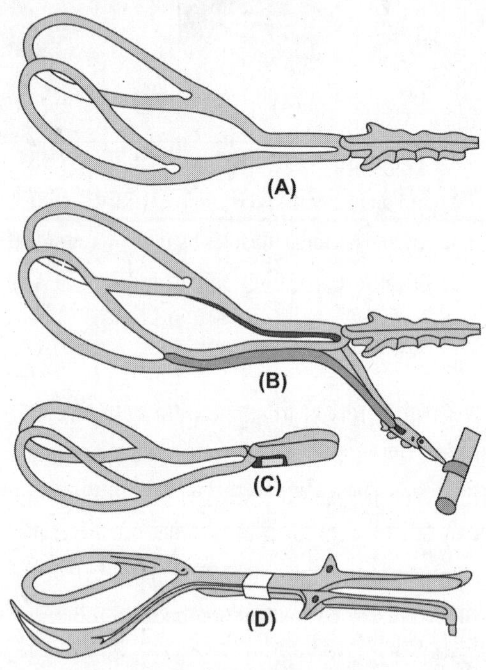

चित्र (Fig.) 36.8: वर्त्तमान में प्रयुक्त प्रासूतिक चिमटी के विभिन्न प्रकार (Different types of currently used obstetric forceps) – (A) अक्ष कर्षण उपाय के साथ दीघ्र वक्र चिमटी (Long-curved forceps with axis traction device) (B) संलग्न (Attached) अक्ष कर्षण उपाय के साथ (C) रिग्ले चिमटी (Wrigley's forceps) | (D) कीलैन्ड चिमटी (Kielland's forceps)

दीर्घ वक्र प्रासूतिक चिमटी (Long Curved Obstetric Forceps)

यह चिमटी अपेक्षाकृत भारी तथा 37 cm (15") लम्बी (या दीर्घ) होती है। भारत में दास के प्रकार (Das's variety) (केदार नाथ दास द्वारा निर्माण के कारण इसका नाम पड़ा) का उपयोग सामान्यतः किया जाता है। पश्चिमी देशों की चिमटी की तुलना में यह हल्की और छोटी होती है परन्तु लघुश्रोणि (Small pelvis) तथा भारतीय स्त्री की लघु शिशु के लिए यह पूर्णतया उपयुक्त है।

माप (Measurement): लम्बाई 37 cm होती है, दो अग्र छोरों (Tips) के बीच दूरी 2.5 cm होती है तथा दो फलकों (Blades) के बीच दूरी = 9 cm फलक (Blades)–चिमटी में दो फलक या ब्लेड होते हैं तथा मातृक

श्रोणि (Maternal pelvis) के अनुसार उन्हें दाहिना या बायाँ नाम दिया जाता है। प्रत्येक फलक में निम्नलिखित भाग (Parts) होते हैं – (1) ब्लेड (2) दण्ड (Shank) (3) अवरोध या ताला (Lock) (4) पेंच (Screw) के साथ या के बिना हत्था (Handle)।

फलक (Blade): भ्रूणीय सिर (Fetal head) की पर्याप्त पकड़ (Grip) को सुगम (या आसान) बनाने के लिए फलक को गवाक्षित (Fenestrated) बनाया जाता है। अक्ष कर्षण छड़ (Axis traction rod) के ऊपरी छोर को कार्य करने के लिए गवाक्ष (Fenestrum) के निचले भाग में प्रायः एक खाँचा (Slot) होता है।

फलक में दो वक्रता (Curves) होती हैं (देखें चित्र 36.9), वे हैं –

(1) **श्रोणीय वक्रता (Pelvic curve):** किनारे पर जो वक्रता होती है वह जनन नली (Birth canal) (Curve of carus) के अक्ष की वक्रता के लगभग (न्यूनाधिक More or less) उपयुक्त (Fit) होती है। यह एक वृत्त (Circle) का निर्माण करती है जिसकी त्रिज्या (Radius) 17.5 cm (7 ईंच) होती है। चिमटी का अग्रभाग (Front) श्रोणीय वक्रता (Pelvic curve) का अवतल किनारा (Cancave side) होता है।

(2) **शिरस्थ (या सिर की) वक्रता (Cephalic curve):** यह समतल सतह (Flat surface) पर वक्रता है जो बिना किसी संपीड़न (Compression) के भ्रूणीय सिर को पकड़ती है। वक्रता की त्रिज्या 11.5 cm या 4.5" होती है।

दण्ड (Shank): यह फलक और अवरोध (Lock) के बीच का भाग है जिसकी लम्बाई 6.25 cm या 2.5" (इंच) होती है। यह उपकरण की लम्बाई बढ़ाता है जिसके कारण भग (Vulva) के बाहर फलकों का अवरोध (या बंद करना = Locking) सुगम हो जाता है। जब फलकों का जोड़ बिठाया

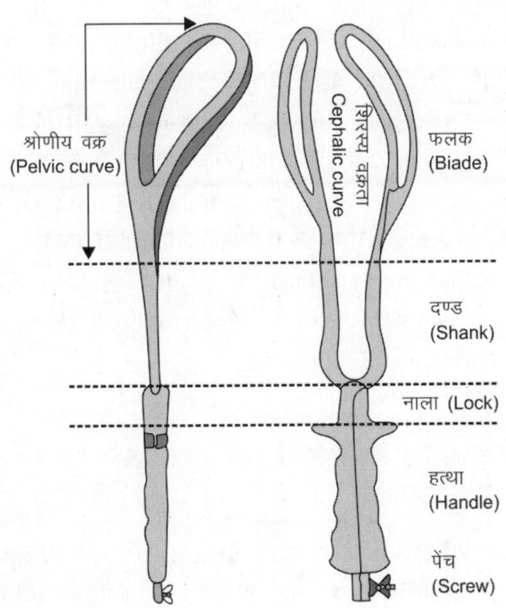

चित्र (Fig.) 36.9: दीघ्र वक्र प्रासूतिक चिमटी (Long-curved obstetric forceps) के विभिन्न भाग (Parts).

(Articulate) जाता है तब दण्ड (Shanks) एक साथ पार्श्व स्थापित (Apposed) नहीं होते हैं।

अवरोध या ताला (Lock): योजन (Articulation) की सामान्य विधि में दण्ड (Shank) पर हत्थे (Handle) के साथ उसके मिलन-स्थल (Junction) पर एक गर्त-व्यवस्था (Socket system) (English lock) होती है। ताले के इस प्रकार में सर्वप्रथम बायें फलक (Left blade) के प्रवेश (Introduction) की आवश्यकता होती है।

हत्था (Handle): जब फलकों का जोड़ बैठाया (Articulate) जाता है तब हत्था (Handles) लगाया जाता (Appose) है। इसकी लम्बाई 12.5 cm या 5" होती है। इसमें एक अंगुली का खाना (Finger guard) होता है जिस पर कर्षण के दौरान अंगुली रखी जाती है। फलक (सामान्यतः बायाँ) के छोर (End) या आधार (Base) पर एक पेंच (Screw) संलग्न होता है जो फलक के स्थापन में सहायता करता है।

अक्ष कर्षण उपाय (Axis traction device): इसका प्रयोग मध्यचिमटी शल्यक्रिया (Midforceps operation) में विशेषकर सिर के हस्तीय घूर्णन (Manual rotation of the head) के बाद किया जा सकता है। यह श्रोणीय वक्रता (Pelvic curve) का सही अक्ष में कर्षण प्रदान करता है और इस प्रकार सिर के जनन में कम बल की आवश्यकता होती है। इसमें (i) दो (दाहिना और बायाँ) कर्षण दण्ड (Two traction rods), (ii) कर्षण हत्था (Traction handle) होते हैं।

कर्षण दण्ड की पहचान (Identification of traction rods): दाहिना या बायाँ (Right or left)? – अंदर की ओर निर्दिष्ट (Pointing) घुंडी (Knob) को पकड़कर दण्ड को लटकाना है। तल (Bottom) पर लघु अनुप्रस्थ दण्ड (Small transverse bar) को आगे की ओर संचालित करना है। दण्ड के साथ संलग्न खाँचा (Groove) किनारे की ओर (मातृक श्रोणि के सापेक्ष) निर्दिष्ट (Pointing) हो रहा है जिसमें कर्षण दण्ड होता है और अतः चिमटी का अनुरूप दण्ड (Corresponding blade of the forceps) के साथ यह (समान) संलग्न होता है।

फलक की पहचान किस प्रकार करनी है? (How to identify the blades?) जब जुड़ा हुआ होता है (When articulated): फलक के शीर्ष (Tip) को ऊपर की ओर तथा श्रोणीय वक्रता (Pelvic curve) का अवतल क्षेत्र (Concave side) को आगे की ओर करके श्रोणि (Pelvis) के सामने उपकरण को रखना है। फलक (या ब्लेड) जो मातृक श्रोणि के बायें के अनुरूप (Correspond to the left of the maternal pelvis) होता है, वह बायाँ फलक होता है तथा दाहिने के अनुरूप दाहिना फलक होता है।

कब पृथक होता है? (When isolated): (1) शीर्ष (Tip) को ऊपर की ओर निर्दिष्ट (Point) करना चाहिए । (2) शिरस्य वक्रता (Cephalic curve) को अंदर की ओर संचालित करना है तथा श्रोणीय वक्रता (Pelvic curve) को आगे की ओर।

लघु वक्र प्रासूतिक चिमटी (रिग्ले) (Wrigley's Short-curved Obstetric Forceps)

यह उपकरण एक सामान्य दीघ्र वक्र चिमटी की अपेक्षा भार का एक तिहाई (One third) होता है। उपकरण दण्ड (Shanks) और हत्थे (Handles) की

ठहराव और घूर्णन के अनुसार चिमटी प्रसव (या जनन) का वर्गीकरण (Classification of forceps delivery according to station and rotation)	
क्रियाविधि का प्रकार (Type of Procedure)	मानदण्ड (Criteria)
उच्च चिमटी (High forceps)	सिर का श्रोणि (Pelvis) में प्रवेश नहीं होता है। इस प्रकार को वर्गीकरण में शामिल नहीं किया जाता है।
मध्य चिमटी (Mid forceps)	श्रोणि में सिर का प्रवेश होता है परन्तु भ्रूण का प्रस्तुत भाग (Presenting part) +2 ठहराव (Station) के ऊपर होता है। देखें चित्र 12.21 तथा 36.10।
निम्न चिमटी (Low forceps)	भ्रूणीय कपाल (Fetal skull) का अग्रभार +2 अधिक ठहराव पर होता परन्तु अभी तक श्रोणीय तल (Pelvic floor) पर नहीं पहुँचा है–(1) घूर्णन 45° कोण से कम होता है। (2) घूर्णन 45° से अधिक होता है।
वहिर्गम चिमटी (Outlet forceps)	(1) भगोष्ठ (Labia) को अलग किये बिना योनिद्वार (Introitus) पर शिरोवल्क (Scalp) दृश्यमान (Visible) होता है। (2) श्रोणीय तल के स्तर (Leve) पर भ्रूणीय कपाल पहुँच चुका है। (3) प्रत्यक्ष अग्र-पश्च व्यास (Direct anterior-posterior diameter) में सममिताार्धी संधिरेखा (Sagittal suture) होती है या दाहिना या बायाँ पश्चकपाल (Occiput) अग्र या पश्च स्थिति में सममिताार्धी संधिरेखा होती है। (4) मूलाधार (Preineum) पर भ्रूणीय सिर होता है (चित्र 36.9) (5) घूर्णन (Rotation) 45° से कम होता है।

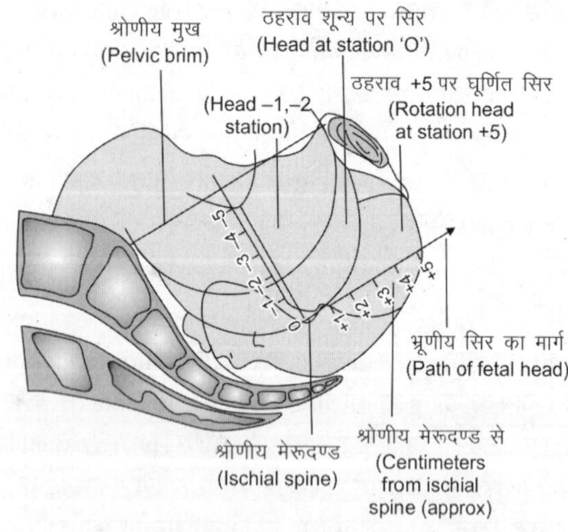

चित्र (Fig.) 36.10: चिमटी शल्यक्रिया के विभिन्न प्रकार (Different types of forceps operations)

लम्बाई में कमी के कारण लघु होता है। इसमें एक अल्प (Slight) श्रोणीय वक्रता होती है।

कीलैन्ड चिमटी (Kielland's Forceps)

यह एक दीर्घ (या लम्बी) लगभग सीधी (अत्यल्प श्रोणीय वक्रता = very slight pelvic curve) प्रासूतिक चिमटी (Obstetric forceps) है जिसमें कोई अक्षकर्षण उपाय या साधन नहीं होता है। इसमें एक सरकन ताला (Sliding lock) होता है जो सिर की तिर्यकता (Asynclitism) के सुधार को सुगम बनाता है। प्रत्येक फलक (या ब्लेड) पर एक लघु घुण्डी (Knob) होती है जो पश्चकपाल (Occiput) की ओर निर्दिष्ट होती है।

चिमटी शल्यक्रिया का चयन (Choice of forceps operation): मध्य चिमटी (Mid-forceps) (10%): जब सिर का ठहराव (Station) श्रोणीय मेरूदण्ड (Ischial spine) पर या इसके समीप होता है तब इस चिमटी का उपयोग होता है सिर का आंतरिक घूर्णन (Internal rotation) प्रायः अपूर्ण होता है। कर्षण (Traction) के पहले हस्तीय (Manual) घूर्णन की आवश्यकता हो सकती है। विशेषज्ञ द्वारा घूर्णी (Rotational) चिमटी से चयनात्मक रोगियों (Selective cases) का प्रसव सुरक्षित होता है। अन्यथा (Otherwise) सिर का अवरोहण (Descent) तथा पूर्ण घूर्णन के लिए प्रतीक्षा करना बेहतर होता है। यदि परहेज (Contraindication) नहीं है तब ऑक्सिटोसिन का टपकन (Oxytocin drip) उपयोगी होता है। निर्वात निष्कासक (Ventouse) एक विकल्प (Alternative) हो सकता है।

निम्न चिमटी (Low forceps) (90%): जब सिर श्रोणीय तल (Pelvic floor) के निकट होता है या योनिद्वार (Introitus) पर दृश्यमान् (Visible) है तब इसका उपयोग आजकल सामान्यतः लाभ के साथ किया जाता है।

वहिर्गम चिमटी (Outlet forceps): यह निम्न चिमटी का एक प्रकार है। जब सिर मूलाधार (Perineum) पर होता है तब यह चिमटी उपयुक्त होती है। इस प्रकार सभी वहिर्गम चिमटी निम्न चिमटी होती हैं परन्तु सभी निम्न चिमटी शल्यक्रिया वहिर्गम चिमटी शल्यक्रिया नहीं होती हैं।

चिमटी फलक (या ब्लेड) के उपयोग के प्रकार (Types of Application of the Forceps Blades)

शिरस्य उपयोग (Cephalic application): फलकों का सर्वाधिक चौड़े भाग के बीच में सिर के द्विभितीय व्यास (Biparietal diameter) को किनारों से पकड़कर फलक का उपयोग होता है। फलकों का दीर्घ अक्ष (Long axis) न्यूनाधिक (More or less) भ्रूणीय (Fetal) सिर का पश्चकपाल-मस्तिष्क तल (Occipito-mental plane) के अनुरूप (Correpond) होता है। उपयोग की यह एक उत्कृष्ट (Ideal) विधि है क्योंकि इसमें कपाल (Cranium) पर संपीडन (Compression) का नगण्य (Negligible) प्रभाव होता है।

श्रोणीय उपयोग का अनुप्रयोग (Pelvic application): जब चिमटी के फलकों (Blades) को पार्श्विक (Lateral) श्रोणीय दिवालों पर लगाया जाता है जिसमें सिर की स्थिति की उपेक्षा होती है तब इसे श्रोणीय प्रयोग (Pelvic application) कहा जाता है। यदि सिर अघूर्णित (Unrotated) बना रहता है तब इस प्रकार का अनुप्रयोग कपाल पर गंभीर संपीडन प्रभाव डालता है, अतः इसके उपयोग से बचना चाहिए।

कार्य (Functions):

(1) चिमटी का सर्वाधिक महत्वपूर्ण कार्य कर्षण (Traction) है। प्रथम बार गर्भिणी स्त्री (Primigravidae) में लगभग 18 kg तथा बहुप्रसवा स्त्री (Multiparae) में लगभग 13 kg कर्षण (या खींचने) की आवश्यकता होती है ।

(2) कपाल (Cranium) पर इसका संपीडन प्रभाव (Compression effect) न्यूनतम होता है जब द्विभित्तीय तल (Biparietal plane) पर सही रूप में लागू किया जाता है तथा भ्रूणीय (Fetal) सिर को पकड़ने के लिए आवश्यकता से अधिक दबाव नहीं लगाया जाता है।

(3) कीलैन्ड चिमटी (Kielland's forceps) द्वारा सिर का घूर्णन (Rotation of the head) हो सकता है। तथापि (However), निम्न चिमटी प्रचालन (Operation) में सममिताार्धी संधिरेखा (Sagittal suture) को तिर्यक रूप से (Obliquely) स्थित करके घड़ी की 2 या 10 बजे की स्थिति में स्थित पश्चकपाल (Occiput) के साथ सामान्य चिमटी के फलकों (Blades) का शिरस्य प्रयोग (Cephalic application) तथा कर्षण से सममिताार्धी संध्यारेखा का घूर्णन होता है। यह वहिर्गम (Outlet या निकास) का अग्र-पश्च व्यास (Anterior posterior diameter) में लाने के लिए होता है।

(4) जनन नली (Birth canal) के दबाव से सिर के लिए सुरक्षात्मक पिंजरा (Protective cage) प्रदान करना जैसा कि कालपूर्व शिशु (Premature baby) में होता है, या अचानक विसंपीडन (Decompression = संपीडन–

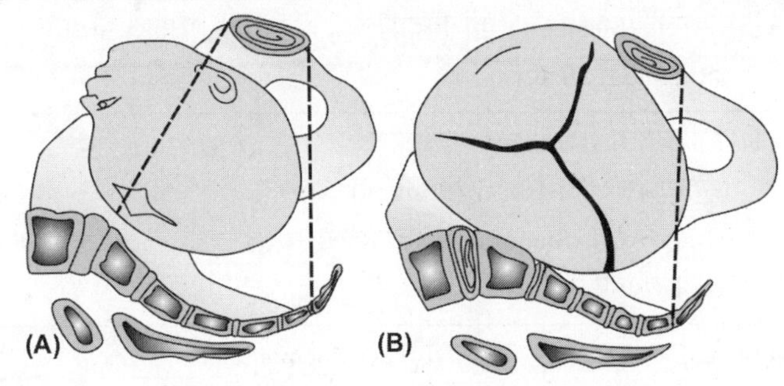

चित्र (Fig.) 36.11: (A) श्रोणी मेरूदण्ड का स्तर (Level of ischial spine) के नीचे निचले छोर (Lower pole) के साथ प्रविष्ट सिर (Engaged head) (B) अभी तक अप्रविष्ट (Not engaged) श्रोणीय मेरूदण्ड के नीचे निचले छोर के साथ मुख (Brim) के संकुचन (Contraction) के कारण सिर का अतिगढ़न (Supermoulding)

चिमटी शल्यक्रिया या प्रचालन का चिकित्सा-सुझाव (Indications of forceps operation)

मातृक (Maternal)	भ्रूणीय (Fetal)	अन्य (Others)
(1) अपर्याप्त निष्कासक प्रयास (Inadequate expulsive efforts)	(1) अविश्वसनीय (Nonreassuring) भ्रूणीय हृदय गति (FHR= Fetal heart rate) – भ्रूणीय संकट (Fetal distress) जैसे–अल्प भार का शिशु-जनन (Low-birth weight baby) तथा पूर्ण गर्भावधिकोत्तर (Postmaturity)	(1) प्रसव की दीर्घकालिक द्वितीय अवस्था (Prolonged second stage of labor) > 2 घंटे बहुप्रसवा (Multipara) >1 घंटा
(2) मातृक निःशेषण या संकट (Maternal exhaustion or distress)	(2) पृचगामी सिर (After coming head) या नितम्ब गर्भावस्था (Breech)	(2) प्रसव की द्वितीय अवस्था की अवधि (Time) को कम करना, जैसे–तीव्र प्राक-गर्भाक्षेपक (Severe pre-eclampsia), हृदय रोग शल्यक्रिया द्वारा प्रसव के बाद गर्भावस्था (Post-cesarean pregnancy)
(3) जहाँ निष्कासक प्रयास से बचना है जैसे–हृदय रोग (Cardiac disease), गर्भाक्षेपक (Eclampsia), प्रमस्तिष्क–संवहनी रोग (Cerebro-vascular disease)		

चिमटी प्रचालन के पहले शर्तों (या मानदण्ड) को पूर्ण करना है (Conditions or criteria to be fulfilled before forceps operation)		
A. भ्रूणीय और गर्भाशय-अपरा मानदण्ड (Fetal and utero-placental criteria)	**B. मातृक मानदण्ड (Maternal criteria)**	**C. अन्य (Others)**
(1) भ्रूणीय सिर (Fetal head) को श्रोणि में प्रविष्ट (Engaged) करना है।	(1) नैदानिक श्रोणीमिति (Clinical pelvimetry) द्वारा वृहत, सिर-श्रोणीय असंगति (Major cephalopelvic disproportion) नहीं हो।	(1) अनुभवी प्रचालक
(2) गर्भाशय-ग्रीवा (Cervix) को पूर्णतः विस्फारित (Dilated) होना चाहिए।	(2) मूत्राशय (Bladder) को रिक्त (Empty) होना चाहिए।	(2) मौखिक या लिखित सहमति (Verbal or written consent)
(3) झिल्ली (Members) को विदारित (Ruptured) होना है।	(3) पर्याप्त पीड़ाहरण (Adequate analgesia)	
(4) निश्चितता (Certainty) के साथ भ्रूणीय सिर की स्थिति (Position) तथा ठहराव (Station) की जानकारी होनी चाहिए।		

F-O-R-C-E-P-S के लिए स्मरण विद्या (Mnemonic):

F = Favorable head position and station
= सिर की अनुकूल स्थिति और ठहराव
O = खुला मुख = open os = गर्भाशय-ग्रीवा पूर्णतः विस्फारित (Fully dilated cervix)
R = Ruptured membranes = विदारित झिल्ली
C = Contractions present and consent = उपस्थित संकुचन और सहमति
E = Engaged head, empty bladder = प्रविष्ट सिर, रिक्त मूत्राशय
P = Pelvimetry श्रोणिमिति-कोई वृहत (Major) सिर-श्रोणीय असंगति (CPD = Cephalopelvic disproportion) नहीं
S = Stirrups, lithotomy postion = पदाधान, लिथोटोमी स्थिति (Lithotomy = Dorsal sacral = पृष्ठीय त्रिकास्थि)

मुक्ति) के खतरे को कम करने के लिए पश्चगामी सिर (After-coming head) के प्रसव को नियंत्रित करना।

(5) शल्यक्रिया द्वारा प्रसव (Cesarean section) में सिर के प्रसव को सहायता देने के लिए एक वेक्टिस (Vectis=एक वक्र शल्यक उपकरण जिसका उपयोग शिशु-जनन में होता है) के रूप में चिमटी के एक फलक (या ब्लेड) का उपयोग किया जा सकता है।

निम्न चिमटी प्रचालन (Low Forceps Operation)

प्रारंभिक (Preliminaries): पृ0सं0 632 में प्रारंभिक कार्य का उल्लेख अध्याय 36 के प्रथम पृष्ठ पर किया गया है। निम्नलिखित को विशेष रूप से महत्व दिया जाता है –

(1) निश्चेतन (Anesthesia): उपस्थीय खण्ड (Pudendal block) का निश्चेतन करना है। इसके साथ 1% लिग्नोकेन हाइड्रोक्लोराइड (Lignocaine hydrochloride) को मूलाधार (Perienum) तथा भगोष्ठ (Labium) में अंतःस्पंदन (Infiltration) से स्थानीय निश्चेतन होता है।

(2) नालशलाकाकरण (Catheterization)

(3) निम्नलिखित के मूल्यांकन के लिए आंतरिक जाँच (Internal examination): (a) गर्भाशय-ग्रीवा (Cervix) की स्थिति (b) झिल्ली (Membranes) की स्थिति (c) सिर की गर्भस्थिति और स्थान (Presentation and position of the head) (d) श्रोणीय वहिर्गम (Pelvic outlet) [Sacro-coccygeal plateau=त्रिकास्थि-अनुत्रिक पठार वहिर्गम का अनुप्रस्थ व्यास (TDO = Transverse diameter of outlet) तथा अधोजघन चाप (Subpubic arc)] का मूल्यांकन

(4) योनिद्वार उच्छेदन (Episiotomy): कर्षण (Traction) के दौरान इसे किया जा सकता है जब प्रगामी (Advancing) सिर द्वारा मूलाधार (Perineum) उभरा हुआ (Bulged) तथा पतला हो जाता है।

सोपान (Steps): चिमटी के प्रचालन में निम्नलिखित सोपान होते हैं–

(1) फलक (या ब्लेड) की पहचान और उसका प्रयोग (Identification of the blades and their application)
(2) फलक को कस देना (Locking the blades)
(3) कर्षण का खींचना (Traction)
(4) फलक का निष्कासन (Removal of the blades)

सोपान (Step) I: फलक की पहचान और प्रयोग (Identification and application of blades): फलकों के योजन (Articulation) के बाद पहचान करनी है (देखें चित्र 36.12)। बायें या निचले (Low) फलक को सर्वप्रथम योनि (Vagina) में प्रवेश कराना है। अर्धचित्त (Semisupinated) दाहिने हाथ की चार अंगुलियों को बायीं पार्श्विक (Lateral) योनिक (Vaginal) दिवाल में प्रवेश कराया जाता है, अंगुली की करतलीय सतह (Palmar surface) सिर के किनारे के समाने होती है (चित्र 36.13)। प्रयोग के दौरान फलक (Blade) का मार्गदर्शन अंगुली करती है तथा योनिक दिवाल की रक्षा करती है। बायें फलक के हत्थे (Handle) को बायें हाथ की तीन अंगुलियों [तर्जनी (Index) मध्य अंगुली और अंगूठे (Thumb)] द्वारा हल्के से पकड़ा जाता है तथा दाहिने वंक्षण बंधन (Inguinal ligament) के लगभग समानन्तर उदग्ररूप से (Vertically) रखा जाता है। फलक के गवाक्षित (Fenestrated) भाग को दाहिनी हथेली (या करतल=Palm) पर ऊपर की ओर नोंक (या शीर्ष = Tip) करके रखा जाता है। फलक (Blade) और दण्ड (Shank) के मिलन-स्थल (Junction) पर दाहिने अंगूठे को रखा जाता है।

फलक का प्रवेश मार्गदर्शक आंतरिक अंगुली (Guiding internal fingers) और भ्रूणीय सिर (Fetal head) के बीच कराया जाता है तथा अंगूठे (Thumb) द्वारा चालन (Manipulate) किया जाता है। चूँकि फलक को ऊपर और

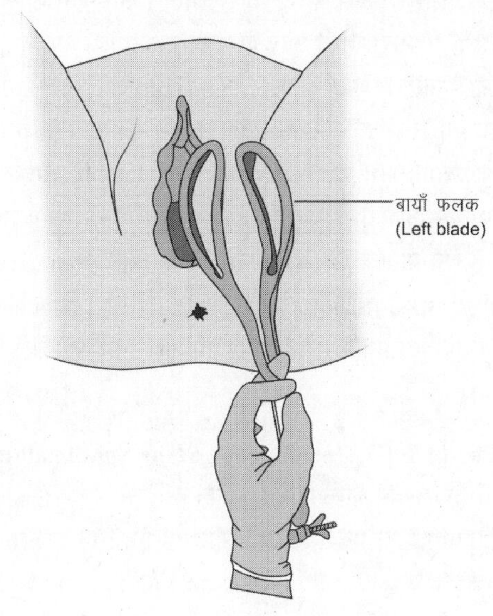

चित्र (Fig.) 36.12: चिमटी के फलकों की पहचान (Identification of forceps blades)

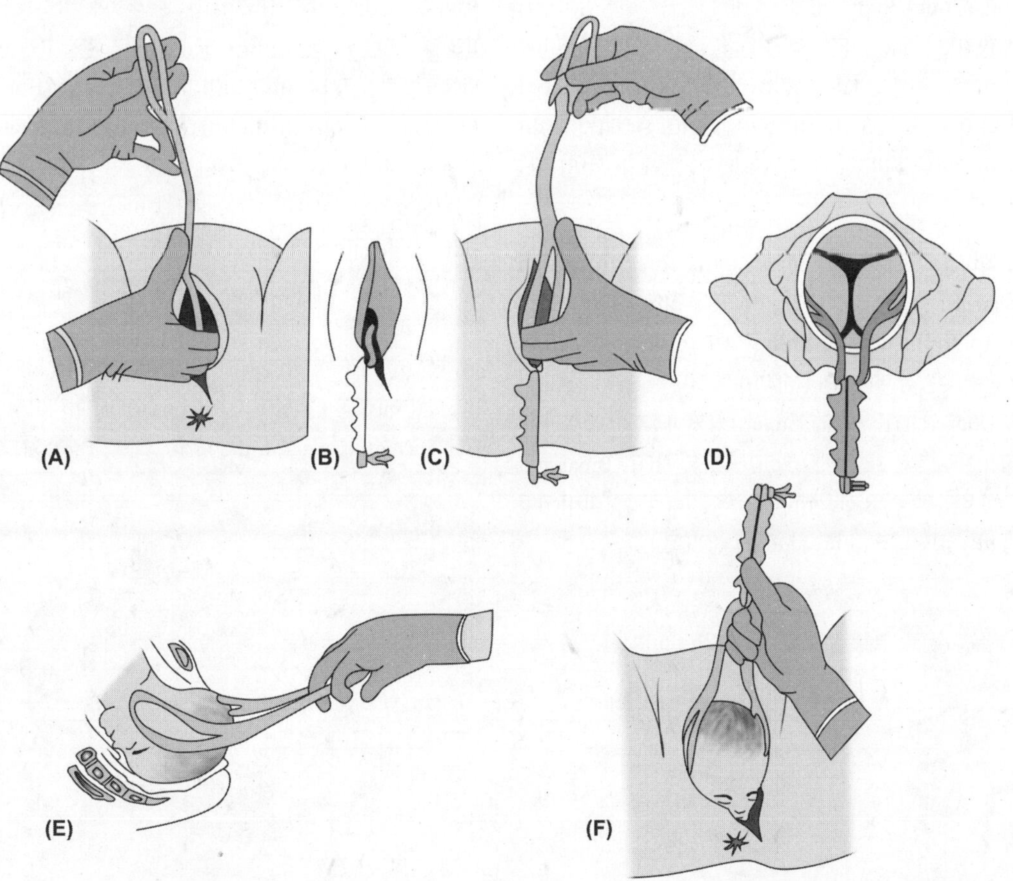

चित्र (Fig.) 36.13: निम्न चिमटी प्रचालन के सोपान (Steps of low forceps operation) – (A) बायें फलक का प्रवेश (Introduction of left blade) (B) प्रवेश के बाद मूलाधार (Perineum) पर चपटा (Flat) स्थित (रखा गया) हत्था (Handle), (C) दाहिना फलक (ब्लेड) का प्रवेश (D) पूर्ण पार्श्व-स्थापन (Apposition) तथा फलक का लगना (Locking of the blade) का प्रदर्शन (E) कर्षण (Traction) के दौरान अंगुलियों की स्थिति (F) प्रसव की अंतिम अवस्था (Final stage) में पकड़ (Grip) में परिवर्तन।

ऊपर धकेला जाता है, अतः हत्थे का संचालन नीचे की ओर तथा पीछे की ओर होता है जिससे बायीं ओर वृत्त का एक चौड़ा चाप (Wide arc of a circle) बनता है जब तक कि मूलाधार (Perineum) पर दण्ड सीधा (Straight) नहीं हो जाता। फलक को धीरे से प्रवेश कराने की आवश्यकता होती है। निम्न चिमटी प्रचालन में हत्थे को पकड़ने के लिए किसी सहायक (या व्यक्ति) की आवश्यकता प्रायः नहीं होती है। जब सही रूप से प्रयोग (Apply) किया जाता है तब फलक (ब्लेड) को भित्तीय उत्सेध (Parietal eminence) पर होना चाहिए, दण्ड (Shank) को मूलाधार के स्पर्श (Contact) में होना चाहिए तथा हत्थे की ऊपरी सतह ऊपर की ओर निर्दिष्ट (Directed) होना चाहिए।

दाहिने फलक का प्रवेश (Introduction of the right blade): अब बायें हाथ की दो अंगुलियों को योनि (Vagina) की दाहिनी पार्श्व (Lateral) दिवाल में शिशु के सिर के पास प्रवेश कराया जाता है। दाहिने फलक को समान प्रकार से प्रवेश कराया जाता है जैसाकि बायें फलक के साथ हुआ है परन्तु इसे दाहिना हाथ से पकड़ा जाता है।

सोपान (Step) II: फलकों को बंद करना या लगाना (Locking of the blades): जब सही रूप में प्रयोग (Apply) किया जाता है तब फलकों (Blades) का संधियोजन (Articulation) आसानी से हो जाता है। इसमें अल्प (Minor) कठिनाई को मूलाधार (Perineum) पर हत्थे (Handles) को थोड़ा झुकाकर दूर किया जा सकता है। बड़ी (Major) कठिनाई की स्थिति में फलकों को बाहर निकाला जाता है, कारण का पता लगाया जाता है तथा फलकों को पुनः प्रवेश कराया जाता है। फलकों को लगाने में हत्थे पर कभी बल नहीं लगाना चाहिए।

सोपान (Step) III और IV: कर्षण और फलक का निष्कासन (Traction and removal of blades): कर्षण के प्रयोग के पहले फलकों को सही लगाने को सुनिश्चित करना चाहिए। सही प्रयोग (लगाने) का प्रमाण निम्नलिखित द्वारा मिलता है–(a) फलकों का आसानी से लगना (Easy locking) (b) लैम्डा-आकार की संधि रेखा (Lambdoid suture) से समान दूरी पर फलकों (Blades) का होना (देखें चित्र 36.14)। (c) द्विभित्तीय व्यास (Biparietal diameter) पर सिर की दृढ़ पकड़ (Rigid gripping) जैसाकि कुछ प्रयोगात्मक कर्षण (Tentative pull) द्वारा मूल्यांकित (Judge) होता है।

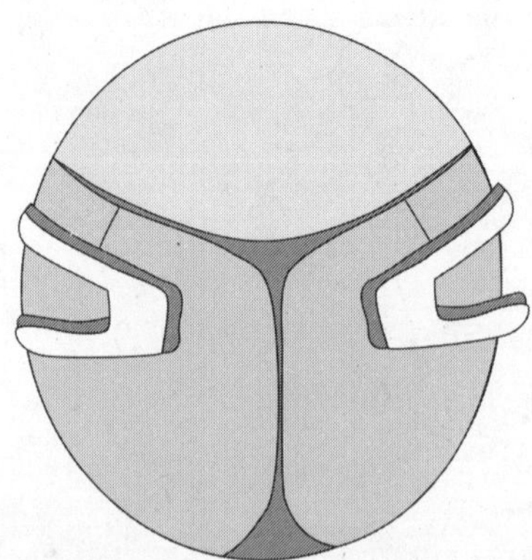

चित्र (Fig.) 36.14: लैम्डा आकार की संधिरेखा (Lambdoid suture) से समान दूरी पर फलक (Blades) होते हैं जिससे सही प्रयोग (Correct application) का संकेत मिलता है।

सिद्धान्त (Principles): संकुचन (Contraction) के दौरान यदि संभव है तब सतत (Steady) परन्तु आन्तरायिक (Intermittent) कर्षण (Traction) करना (या देना) चाहिए। तथापि (However), वहिर्गम चिमटी (Outlet forceps) में कर्षण निरंतर होना चाहिए। प्रबल (Strong) कर्षण की आवश्यकता नहीं होती है क्योंकि केवल मूलाधार (Perineum) तथा अनुत्रिक (Coccyx) के प्रतिरोध का सामाना करना पड़ता है।

कर्षण के दौरान संधियोजित चिमटी का पकड़न (Gripping of the articulated forceps during traction): हत्थे (Handle) के पकड़न द्वारा कर्षण देना चाहिए जिसमें दण्डों (Shanks) के बीच में मध्य अंगुली रखी जाती है तथा अंगुली खाने (Finger guard) के किसी भी किनारे पर अनामिका और तर्जनी अंगुली (Ring and index fingers) रखी जाती है। कर्षण के अंतिम चरण (Final stage) में दण्डों के बीच चार अंगुली रखी जाती हैं तथा अँगूठा (Thumb) जो हत्थे की अघोसतह (Under surface) पर होता है, वह आवश्यक बल डालता है।

कर्षण की दिशा (Direction of the pull): कर्षण (या खींचने) की दिशा जनन-नली के अक्ष (Axis of the birth canal) के अनुरूप (देखें चित्र 36.15) होती है। निम्न चिमटी प्रचालन (Low forceps operation) में जो सिर के ठहराव (Station) पर निर्भर करता है, कर्षण की दिशा नीचे की ओर तथा पीछे की ओर होती है जब तक कि सिर मूलाधार (Perineum) पर नहीं आ जाता है। उसके बाद सीधा क्षैतिज रूप से (Horizontally) प्रचालक (Operator) की ओर संचालित (Directed) होता है जब तक कि सिर का योनिक दर्शन (Crowning) नहीं होता है। कर्षण की दिशा क्रमिक रूप से ऊपर की ओर तथा आगे की ओर (Upwards and forwards) तथा विस्तार द्वारा सिर के जनन के लिए माता के उदर (Abdomen) की ओर परिवर्तित होता है। फलकों (Blades) एक के बाद दूसरा सर्वप्रथम दाहिने फलक को निकाल लिया जाता है।

सिर के जनन के बाद सामान्य प्रसव के समान क्रियाविधि (Procedures) अपनायी जाती है। दिनचर्या (Routine) 0.2 mg मेथर्जिन (Methergin) अग्र स्कंध (Anterior shoulder) के जनन के साथ दी जाती है।

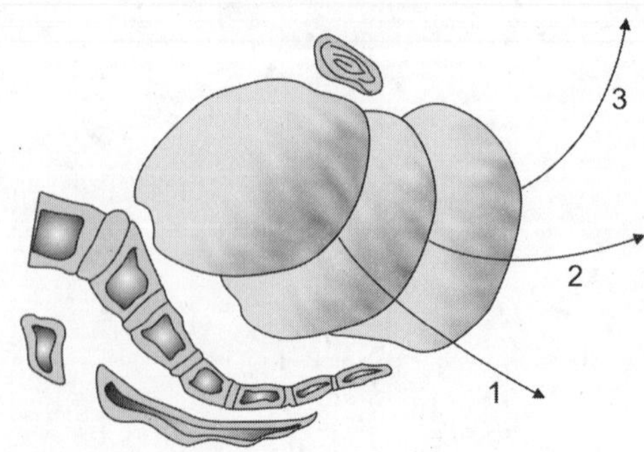

चित्र (Fig.) 36.15: जनन-नली की अक्ष पर कर्षण की दिशा (Direction of traction along the axis of the birth canal) का प्रदर्शन – (1) नीचे की ओर तथा पीछे की ओर (Downwards and backwards) (2) सीधा क्षैतिज कर्षण (Straight horizontal pull) (3) ऊपर की ओर तथा आगे की ओर (Upwards and forwards)

सामान्य विधि से योनिद्वार उच्छेदन (Episiotomy) की मरम्मत (Repair) की जाती है। योनिक (Vaginal) दिवाल या मूलाधार (Perineum) के विदारण (Lacerations) को वर्जित (Exclude) करना है।

वहिर्गम चिमटी प्रचालन (Outlet Forceps Operation)

वहिर्गम चिमटी प्रचालन में केवल रिग्ले चिमटी (Wrigley's forceps) का उपयोग किया जाता है। 1% लिग्नोकेन (Lignocaine) का मूलाधार और भग (Perineum and vulva) का अंतःस्यंदन (Infiltration) स्थानिक निश्चेतन (Local anesthesia) के लिए पर्याप्त होता है। बायें फलक (Blade) के प्रयोग के लिए योनि (Vagina) में दीर्घ (Long) वक्र (Curved) चिमटी के साथ निम्न (Low) चिमटी प्रचालन के समान फलकों का प्रवेश कराया जाता है। दण्डों (Shanks) तथा हत्थों (Handles) की अघोसतह (Under surface) पर स्थित अँगूठे (Thumb) के बीच में अंगुलियों को रखकर तथा संधियोजित (Articulated) चिमटी को पकड़कर कर्षण (Traction) दिया जाता है। कर्षण की दिशा सीधा क्षैतिज (Horizontal) और उसके बाद ऊपर की ओर तथा आगे की ओर (Upwards and forwards) होती है।

मध्य चिमटी प्रचालन (Mid-forceps Operation)

मध्य चिमटी प्रचालन का सर्वसामान्य (Commonest) चिकित्सा सुझाव (Indications) कुघूर्णित (Malrotated) पश्चकपाल-पश्च स्थिति (Occipito-posterior position) में सिर के हस्तीय घूर्णन (Manual rotation) के बाद दिया जाता है। सामान्यतः प्रयुक्त (Used) चिमटी दीर्घवक्र होती है जो अक्षकर्षण उपाय (Axis traction device) के साथ या के बिना होती है।

क्रियाविधि (Procedures)

(1) सामान्य निश्चेतन (General anesthesia) बेहतर होता है।

(2) फलकों का प्रवेश (Introduction of the blades): कुघूर्णन (Malrotation) के पहले सुधार के बाद फलकों का प्रवेश कराना है।

(3) अक्ष-कर्षण उपाय के बिना (Without axis-traction device)। निम्न (Low) चिमटी प्रचालन के समान फलकों का प्रवेश कराया जाता है। प्रवेश के बाद बायें हत्थे (Handle) को पकड़ने के लिए एक सहायक कर्मचारी (Assistant) की आवश्यकता होती है।

(4) अक्ष-कर्षण उपाय के साथ (With axis-traction device)। बायें फलक का प्रयोग करते समय फलक के साथ पहले से संलग्न (Attached) कर्षण-दण्ड (Traction rod) को पीछे की ओर पकड़ना है। दाहिने फलक (Blade) के प्रवेश के दौरान कर्षण-दण्ड को आगे की ओर पकड़ना आवश्यक होता है, अन्यथा यह ब्लेड को लगाने (Locking) में रोकेगा।

(5) कर्षण (Traction):(a) अक्ष-कर्षण उपाय (या साधन) के बिना-कर्षण की दिशा सर्वप्रथम नीचे की ओर तथा पीछे की ओर होती है, उसके बाद क्षैतिज (Horizontal) या सीधा (Straight) कर्षण और अंत में ऊपर की ओर तथा आगे की ओर होती है। (b) अक्ष-कर्षण उपाय के साथ कर्षण दण्ड (Rods) के साथ कर्षण हत्थे (Handle) को संलग्न किया जाता है। कर्षण के दौरान दण्ड (Shanks) के साथ कर्षण-दण्ड (Rods) के साथ कर्षण हत्थे (Handle) को संलग्न किया जाता है। कर्षण के दौरान दण्ड (Shanks) के साथ कर्षण-दण्ड (Traction rods) को समानान्तर बना रहना चाहिए। जब पश्चकपाल (Occiput) का आधार जघन संधानक (Symphysis pubis) के नीचे आता है तब कर्षण-दण्ड को हटा लेना चाहिए।

चिमटी प्रचालन में कठिनाई (Difficulties in Forceps Operation)

शल्यक (Operative) प्रसव के पहले रोगी (Case) के दोषपूर्ण मूल्यांकन के कारण मुख्यतः कठिनाइयों का सामना होता है तथापि (However), निम्न (Low) चिमटी प्रचालन में विरले ही (Rarely) कोई कठिनाई होती है।

फलक के प्रयोग के दौरान (During application of the blades): कठिनाई के कारण हैं– (1) अपूर्ण विस्फारित गर्भाशय-ग्रीवा (Incomplete dilated cervix)। (2) अघूर्णित (Unrotated) या श्रोणि में अप्रविष्ट (Non-engaged) सिर फलक (या ब्लेड) को लगाने में कठिनाई (Difficulty in locking)। इसके कारण (Causes) हैं – (1) अघूर्णित सिर (Unrotated head) की स्थिति में प्रयोग (2) फलक का अपर्याप्त प्रवेश (Insufficient insertion of the blade) (3) मूलाधार (Perineum) के सामने हत्थे (Handle) को दबाने की विफलता (4) रज्जु का उलझाव (Entanglement of the cord) या फलक के अंदर भ्रूणीय भागों या अंगों (Fetal parts) का उलझना।

कर्षण में कठिनाई (Difficulty in traction): कर्षण के साथ प्रसव (Delivery) कराने की विफलता के कारण हैं–(1) अनिदानित पश्चकपाल-पश्च-स्थिति (Undiagnosed occipito-posterior position)। (2) दोषपूर्ण शिरस्य प्रयोग (Faulty cephalic application)। (3) कर्षण की गलत दिशा (Wrong direction)। (4) हल्का श्रोणीय संकुचन (Mild pelvic contraction) (5) संकीर्णन वलय (Constriction ring)।

फलक का फिसलन (Slipping of the blades): इसके कारण हैं – (1) फलक का पर्याप्त अंदर प्रवेश नहीं कराना (2) पश्चकपाल-पश्च स्थिति में दोषपूर्ण प्रयोग (Faulty application)। ललाट (Sinciput) तथा पश्चकपाल (Occiput) से फलकों को समान दूरी पर होना चाहिए।

पश्चकपाल-त्रिकास्थि स्थिति में चिमटी (Forceps in occipito-sacral position): पश्चकपाल-अग्र (Occipito-anterior) स्थिति के समान फलकों (Blades) का प्रयोग किया जाता है। फलकों को ललाट और पश्चकपाल से समान दूरी पर होना चाहिए, अन्यथा कर्षण (Traction) के दौरान फलक को फिसलने की संभावना होती है। क्षैतिज (Horizontal) कर्षण दिया जाता है जब तक कि जघन संधानक (Symphysis pubis) के नीचे नासिका का आधार (Root of the nose) नहीं आ जाता। पश्चकपाल का जनन (Delivery) करने के लिए कर्षण की दिशा को ऊपर की ओर तथा आगे की ओर परिवर्तित करना चाहिए। उपकरण की एक नीचे की ओर गति से नासिका और चिबुक (Nose and chin) का जनन होता है।

आनन (या चेहरा) की गर्भस्थिति में चिमटी (Forceps in face presentation): चिमटी प्रसव केवल चिबुक (या ठुड्डी) – अग्र स्थिति (Mento-anterior position) के लिए आरक्षित (Reserved) होता है। फलक (Blades) का प्रयोग पश्चकपाल-अग्र (Occipito-anterior) स्थिति के समान करना चाहिए। परन्तु हत्थे (Handles) को फलक के शीर्ष (Tips) द्वारा ग्रीवा (Neck) को पकड़ने से बचाव के लिए पर्याप्त आगे रखना चाहिए। चिबुक (Chin) को पर्याप्त नीचे लाने तथा उसके बाद जघन-संधानक (Symphysis pubis) के निकट लाने के लिए पश्चकपाल-अग्र के समान कर्षण (Traction) दिया जाता है।

पश्चगामी सिर के लिए चिमटी का प्रयोग (Application of forceps to the after-coming head): इसका वर्णन "चिमटी द्वारा प्रसव" के अंतर्गत किया गया है।

कीलैण्ड चिमटी (Kielland's Forceps)

इस चिमटी की रूपरेखा (Design) का निर्माण नॉर्वे (Norway) के कीलैण्ड द्वारा सन् 1916 ई० (AD) में किया गया था, अतः इसे कीलैण्ड चिमटी कहते हैं। विशेषज्ञ (Expert) के हाथों में यह एक उपयोगी और बेहतर उपकरण है। व्यापक रूप से प्रयुक्त (Used) दीर्घवक्र चिमटी (Long-curved forceps) की अपेक्षा इसके लाभ (Advantages) निम्नलिखित हैं – (1) इसका उपयोग बेहतर रूप से अघूर्णित शीर्ष (Unrotated vertex) या आनन गर्भस्थिति (Face presentation) में किया जा सकता है। (2) यह पकड़ (Grasping) को आसान बनाती है तथा तिर्यक सिर (Asynclitic head) में सुधार करती है।

फलकों की पहचान (Identification of the blades): जब सिर के लिए इसका प्रयोग किया जाता है तो योजित फलकों (Articulated blades) को भग (Vulva) के सामने रखा जाता है। अल्प श्रोणीय वक्रता (Slight pelvic curve) की अवतलता (Concavity) को स्थित (पड़ा हुआ) पश्चकपाल (Occiput) के किनारे के अनुरूप इसे रखना चाहिए। फलक (Blades) को अग्र और पश्च (Anterior and posterior) नाम दिया जाता है। देखें चित्र 36.15।

प्रयोग की विधियाँ (Methods of application): तीन विधियाँ हैं – (1) शास्त्रीय या अप्रचलित (Classical or obsolete) (2) विचरणशील (Wandering) तथा (3) प्रत्यक्ष (Direct) घूर्णी (Rotational) चिमटी के चिकित्सा-सुझाव (Indications) कम संख्या (Few) में होते हैं। इसका उपयोग सामान्यतः भ्रूणीय (Fetal) सिर की तिर्यकता (Asynclitism) के साथ गहरा अनुप्रस्थ अवरोध (Deep transverse arrest) में किया जाता है। विचरणशील विधि (Wandering method) लोकप्रिय है। अग्र (या ऊपरी) फलक (Blade) का सर्वप्रथम प्रयोग किया जाता है। फलक को श्रोणि (Pelvis) के पार्श्व (Side) दिवाल के मार्ग पर प्रवेश कराया जाता है तथा उसके बाद भ्रूणीय आनन (Fetal face) का उसकी अग्र सतह के आसपास प्लवन (Swimming) द्वारा घुमाया (Wander) जाता है। पश्च फलक (Posterior blade) को सीधे सिर और त्रिकास्थि (Sacrum) के गर्त (Hollow) के बीच स्थित दाहिने हाथ के मार्गदर्शन (Guidance) में प्रवेश कराया जाता है। चिमटी के हत्थे (Handles) को नीचे झुकाया जाता है तथा हत्थे के शीर्ष (Tips) को तिर्यकता में सुधार के लिए एकरेखण (Alignment) में लाया जाता है। पश्चकपाल (Occiput) को अग्ररूप से (Anteriorly) घुमाया (Rotate) जाता है। सिर के अल्प स्थान-परिवर्तन (Dislodgement) से घूर्णन (Rotation) आसान हो जाता है। स्थिति की पुनः जाँच होती है तथा कर्षण (Traction) का प्रयोग किया जाता है। लघु पैर की मेज (Low foot stool) पर बैठना या घुटने के बल झुकना (Kneeling) प्रचालक (Operator) के लिए सुविधाजनक (Convenient) होता है।

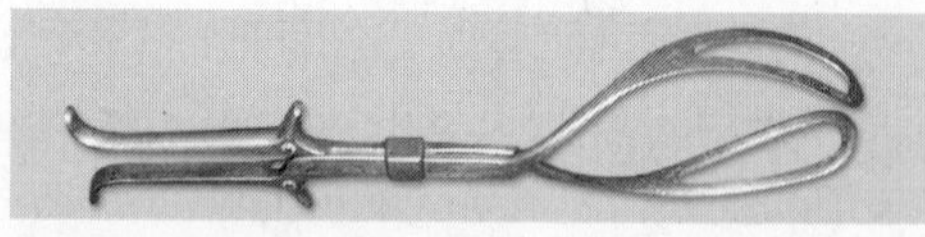

चित्र (Fig.) 36.16: कीलैण्ड चिमटी (Kielland's forceps)

सीमा (Limitations): इस उपकरण की प्रविधि (Technique) में जटिलता (Complexity) के कारण एक व्यक्ति को इसके स्वतंत्र रूप से उपयोग करने के पहले पर्याप्त रूप से प्रशिक्षित होना चाहिए।

खतरा (Hazards): भ्रूणीय (Fetal): आननी खरोंच (Facial bruising), विदारण (Laceration), भ्रूणीय तंत्रिका-घात (Fetal nerve palsy), कपाल का अस्थिभंग (Skull fractures), अंतःकपालीय रक्तश्राव (Intracranial hemorrhage).

मातृक (Maternal): मूलाधारी परिखा का विदारण (Perineum sulcus tear), पूर्ण मूलाधारी विदारण (Complete perineal tear)।

गहरा मध्य-पार्श्विक (Deep mediolateral) योनिद्वार उच्छेदन (Episiotomy) अनिवार्य (Mandatory) होता है।

चिमटी प्रचालन के खतरे (Dangers of Forceps Operation)

चिमटी प्रचालन की जटिलताओं (Complications) का संबंध अधिकांशतः दोषपूर्ण प्रविधि (Faulty technique) के साथ होता है तथा चिकित्सा-सुझाव (Indication) में होता है जिसके लिए चिमटी का उपयोग होता है, इसके बजाय कि उपकरण (चिमटी) का दोष होता है। खतरों को दो समूहों – (1) मातृक (Maternal) (2) भ्रूणीय (Fetal) में वर्गीकृत किया जाता है जिसका वर्णन अगले पृष्ठ पर है।

रोगरोधी चिमटी (Prophylactic forceps) (Selective = चयनात्मक): इस प्रकार की चिमटी को डेली चिमटी (De Lee forceps) कहते हैं। इसका उपयोग मातृक और/या भ्रूणीय जटिलता के पूर्वानुमान में प्रसव की द्वितीय अवस्था (2nd stage of labor) की अवधि को कम करने के लिए किया जाता है। इसका चिकित्सा-सुझाव (Indication) निम्न स्थिति में होता है – (1) गर्भाक्षेपक (Eclampsia) (2) हृदय रोग (Heart disease) (3) शल्यक्रिया द्वारा प्रसव का पूर्व इतिवृत्त (Previous history of Cesarean section)। (4) पूर्ण गर्भोत्तर अवस्था (Postmaturity)। (5) अल्प जन्मभार का शिशु (Low-birth weight baby)। (6) प्रसव की पीड़ादायी द्वितीय अवस्था को संक्षिप्त (Curtail) करना। (7) अधिदृढ़तानिका निश्चेतन (Epidural anesthesia) के अधीन रोगी।

मातृक (Maternal)	भ्रूणीय (Fetal)
तत्काल (Immediate): (1) क्षति (Injury) – योनिक विदारण (Vaginal lacertion) या परिखा का विदारण (Sulcus tear), गर्भाशय-ग्रीवा (Cervix) का विदारण, योनिद्वार उच्छेदन का विस्तरण (Extension of episiotomy) जो योनिक चापछत (Vaginal vault) को शामिल करता है, मूलाधार का पूर्ण विदारण (Complete perineal tear)। (2) तंत्रिका की क्षति (Nerve injury) – उरू (Femoral (L2,3,4), कटि-त्रिक-धड़ (Lumbosacral trunk) (L4,5) जो मध्य चिमटी प्रसव (Mid-forceps delivery) के साथ होता है। (3) प्रसवोत्तर रक्तश्राव (Postpartum hemorrhage) हो सकता है – (a) अभिघातज (Traumatic) या (b) अतानिक (Atonic) जिसमें रक्ताधान (Blood transfusion) की आवश्यकता होती है। या ये दोनों सदमे (Shock) का कारण बन सकते हैं। (4) निश्चेतक जटिलता (Anesthetic complications) (स्थानीय या सामान्य निश्चेतन=Anesthesia के बाद) – देखें अध्याय 33। (5) प्रासविक पूतिता (Puerperal sepsis) तथा मातृक रूग्नता (Maternal morbidity)। **दूरस्थ (Remote) :** पीड़ादायी मूलाधारी क्षतचिन्ह (Painful perineal scars), पीड़ादायी यौनक्रिया (Dyspareunia), पीठ के निचले भाग में दर्द (Low backache), जननांगी भ्रंश (Genital prolapse), मूत्र का असंयम (Urinary incontinence), अवरोधिनी की दुष्क्रिया (Sphincter-dysfunction)	**तत्काल (Immediate):** श्वासावरोध (Asphyxia), आननी खरोंच (Facial bruising), अंतःकपालीय रक्तश्राव (Intracranial hemorrhage) (Rupture of the great vein of Galen), सिर का हेमाटोमा (Cephalhematoma), आननी घात (Facial palsy), कपाल का अस्थिभंग (Skull fracture), गर्भाशय-ग्रीवा के मेरूदण्ड की क्षति (Cervical spinal injury) (Rotational forceps)। **दूरस्थ (Remote):** प्रमस्तिष्कीय या आकर्शी घात (Cerebral or spastic palsy) जो अवशिष्ट प्रमस्तिष्कीय क्षति (Residual cerebral injury) के कारण (Rare विरल) होता है।

यह मूलाधार (Perineum) पर दबाव के कारण सम्भाव्य (Possible) भ्रूण की प्रमस्तिष्क क्षति (Fetal cerebral injury) को रोकती है तथा माता को अनुवातन प्रयास (Bearing down effort) के दबाव से बचाती है। रोगरोधी चिमटी का प्रयोग तब तक नहीं करना चाहिए जब तक कि निम्न (Low) चिमटी प्रचालन (Forceps operation) का मानदण्ड (Criteria) पूरा नहीं होता है।

प्रयोग-परीक्षण चिमटी (Trial forceps): यदि सामान्य कर्षण (Traction) प्रतिरोध (Resistance) को पार करने में विफल हो जाता है तब शल्यक्रिया द्वारा प्रसव (Cesarean section) के परित्याग (Abandoned) के प्रस्ताव की घोषणा के साथ संदिग्ध मध्यश्रोणीय (Midpelvic) संकुचन के एक रोगी (Case) में यह चिमटी प्रसव का एक सुझाव है। क्रियाविधि (Procedure) का संचालन एक शल्यकक्ष (OT=Operation theater) में करना चाहिए तथा शल्यक्रिया द्वारा प्रसव (CS) के लिए सभी साधनों को तैयार रखना चाहिए। परीक्षण (Trial) चिमटी के संचालन में उत्तम कौशल (Skill) तथा विवेक (Judgement) की आवश्यकता होती है। यदि सामान्य कर्षण से भ्रूणीय सिर (Fetal head) का क्रमिक अवरोहण (Descent) होता है तब प्रसव (या जनन=Delivery) पूर्णतः योनिक रूप से (Vaginally) होता है, यदि शल्यक्रिया द्वारा प्रसव तत्काल नहीं कराया जाता है। इस प्रकार अनेक अनावश्यक (Unnecessary) शल्यक्रिया द्वारा प्रसवों या कठिन योनिक प्रसवों से बचा जा सकता है।

असफल चिमटी (Failed forceps): यदि चिमटी के साथ योनिक प्रसव में सुविचारित (Deliberate) प्रयास प्रसव की प्रक्रिया को शीघ्र करने में विफल हो जाता है तो इसे असफल चिमटी कहते हैं। यह मुख्यतः अपर्याप्त नैदानिक (Poor clinical) विवेक के साथ प्रासविक कौशल (Obstetric skill) की कमी के कारण होता है। प्रचालन-प्रसव (Operative delivery) की विफलता अनुपयुक्त प्रयोग (Improper application) के कारण भी हो सकती है।

कारण (Causes): सामान्य कारण निम्नलिखित हैं– (1) अपूर्ण रूप से विस्फारित गर्भाशय-ग्रीवा (Incompletely dilated cervix)। (2) अघूर्णित पश्चकपाल पश्च स्थिति (Unrotated occipito-posterior position)। (3) अनभिज्ञात (Unrecognized) अप्रकृत गर्भस्थिति (Malrepresentation) या जलशीर्ष (Hydrocephalus)। (4) संकीर्णन वलय (Constriction ring)। (5) शीर्ष-श्रोणीय असंगति (Cephalopelvic disproportion)। (6) श्रोणि-मुख (Brim) पर अंतर्घट्ट स्कंध (Impacted shoulder) के साथ वृहत (Large) शिशु।

पूर्वावधान (Precaution): यह एक निवार्य (Preventable) स्थिति है। केवल कौशल और विवेक द्वारा चिमटी के लिए उचित रोगी का उपयुक्त चयन किया जा सकता है। इसका यदि गलत रोगी पर प्रयोग होता है तब गलती को छिपाने के लिए प्रबल कर्षण के एक प्रयास में परीक्षण के लोभ (Temptation) का त्याग करना चाहिए।

प्रबंध (Management): (1) माता और भ्रूण (Fetus) पर प्रभाव का मूल्यांकन करना (2) यदि आवश्यक है तब रक्ताधान (Blood transfusion) की व्यवस्था करना तथा रिंजर घोल का टपकन (Drip of Ringer's solution) आरंभ करना (3) आन्त्रेतर (Parenteral) प्रतिजैविक औषधि (Antibiotic) देना (4) गर्भाशय के विदार (Rupture of the uterus) को निषिद्ध (Exclude) करना (5) मृत भ्रूण (Dead fetus) के लिए कपाल उच्छेदन (Craniotomy) किया जाता है।

निर्वात निष्कासक (Ventouse)

यह एक उपकरणीय उपाय है जिसका निर्माण प्रसव की सहायता के लिए किया गया है। इसमें इसके और भ्रूणीय शिरोवल्क (Fetal scalp) के बीच एक निर्वात (Vacuum) का निर्माण किया जाता है। कपाल (Cranium) को कर्षण बल (Pulling force) खींचता है जबकि चिमटी (Forceps) में कर्षण बल सीधे कपाल के आधार पर संचारित होता है।

उपकरण (Instruments): इसका अविष्कार मैल्मस्ट्रोम (Malmstrom) ने किया था जिसे सन् 1956 में पुनःस्थापित किया गया था तथा उसके उपयोग को लोकप्रिय बनाया गया है। इसके बाद इस उपकरण के अनेक रूप अब उपलब्ध हैं। तथापि इसमें निम्नलिखित मूलभूत अवयव (Basic components) (देखें चित्र 36.17) होते हैं।

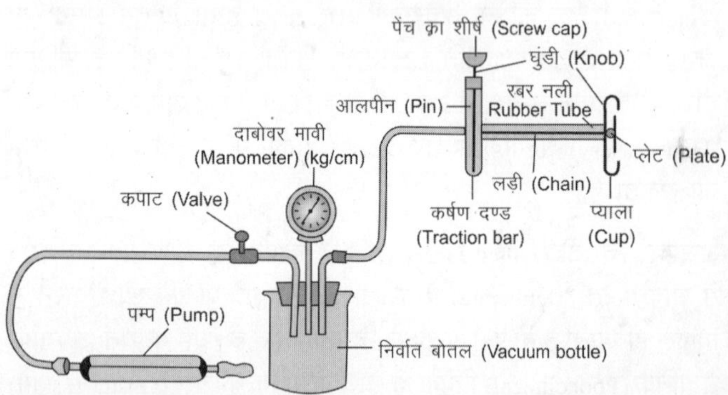

चित्र (Fig.) 36.17: निर्वात निष्कासक (Ventouse or vacuum extractor)

आरम्भ में धातु (Metal) के प्याले (Cups) का उपयोग होता था। कोमल प्याला, सिल्क (Silc) (Silicone rubber) प्याला या प्रयोज्य (Disposable) प्लास्टिक का प्याला भ्रूणीय शिरोवल्क (Fetal scalp) के लिए बेहतर आसंजन (Adherence) सिद्ध हुआ है। इन प्यालों को तह (Fold) करके योनि (Vagina) में बिना किसी असुविधा के प्रवेश कराया जा सकता है। इस प्याले को एक मोटी दिवाल की रबर नली से जोड़ा जाता है जिसके द्वारा वायु को खाली किया जाता है। हस्त पम्प (Hand pump) या विद्युत पम्प (Electric pump) द्वारा निर्वात (Vaccum) का निर्माण किया जाता है। उपाय (Device) के भाग (Parts) हैं – (1) चार आकारों (30, 40, 50 तथा 60 mm) के चूर्षण प्याले (Suction cups), (2) एक निर्वात जनित्र (Vacuum generator), (3) कर्षण नलतंत्र (Traction tubing) (चित्र 36.17)।

चिकित्सा-सुझाव (Indications): (1) चिमटी प्रचालन (Forceps operation) के एक विकल्प (Alternative) केरूप में (2) घूर्णन चिमटी (Rotational forceps) का एक विकल्प केरूप में जैसा कि पश्चकपाल अनुप्रस्थ या पश्च (Occipito transverse or posterior) स्थिति में होता है। (3) यमज (Twins) का दूसरे शिशु की स्थिति में सिर के अवरोहण (Descent) में विलम्ब (Delay), (4) प्रसव की विलंबित (Late) प्रथम अवस्था में विलम्ब (Delay in late first stage of labor) अर्थात् गर्भाशय निष्क्रियता (Uterine inertia)।

परहेज (Contraindications): (1) शीर्ष (Vertex) से अन्य कोई भी गर्भस्थिति (Presentation) जैसे– आनन (Face), भृकुटी (Brow) या नितम्ब (Breech) (2) कालपूर्व भ्रूण (Preterm fetus) (<34 सप्ताह)। (3) संदिग्ध भ्रूणीय स्कंदन व्यतिक्रम (Suspected fetal coagulation disorder) (4) संदिग्ध भ्रूणीय वृहदाकारता (Suspected fetal macrosomia)।

निम्नलिखित शर्तो (Conditions) को पूर्ण करने की आवश्यकता होती है – (1) सिर के नीचे अल्पतम अस्थिमय प्रतिरोध (Slightest bony resistance) नहीं होना चाहिए। (2) एकल (Singleton) शिशु का सिर श्रोणि (Pelvis) में प्रविष्ट (Engaged) होना चाहिए। (3) गर्भाशय-ग्रीवा (Cervix) को न्यूनतम 6cm विस्फारित (Dilated) होना चाहिए [अधिमानतः (Preferably) केवल गर्भाशय-ग्रीवा का मुख (Cervical brim) को पीछे छूटना चाहिए।

क्रियाविधि (Procedure):

प्रारंभिक (Preliminaries): 1% लिग्नोकेन (Lignocaine) से उपस्थीय खण्ड (Pudendal block) या मूलाधार (Perineum) में अंतःस्यंदन (Infiltration) करके स्थानीय निश्चेतन (Local anesthesia) दिया जाता है। इसका उपयोग निश्चेतन के बिना भी किया जा सकता है, विशेषकर बहुप्रसवा (Multipara) में। उपकरण को जोड़ना चाहिए तथा प्रयोग के पहले जाँच (Test) करनी चाहिए।

सोपान (Step) I: प्याले का प्रयोग (Application of the cup): गर्भाशय-ग्रीवा (Cervix) के विस्फारण (Dilation) के अनुसार वृहतम (Largest) सम्भाव्य प्याले का चयन करना है। अन्य हाथ की दो अंगुलियों के साथ मूलाधार (Perineum) के आकुंचन (Retraction) के बाद प्याले को प्रवेश कराना है। प्याले के मुख को पश्चकपाल (Occiput) की ओर निर्दिष्ट (Pointed) तथा निकट रखा जाता है। पम्प द्वारा धीरे-धीरे 0.2 kg/cm^2 का निर्वात (Vacuum) उत्पन्न किया जाता है जिसमें न्यूनतम 2 मिनट लगना चाहिए। प्याले के

चिमटी की अपेक्षा निर्वात निष्कासक बेहतर (Advantages of ventouse over forceps)	निर्वात निष्कासक की अपेक्षा चिमटी बेहतर (Advantages of forceps over ventouse)
(1) इसका (Ventouse) उपयोग सिर की अघूर्णित (Unrotated) तथा कुघूर्णित (Malrotated) पश्चकपाल-पश्च (Occipito-posterior) स्थिति में किया जा सकता है।	(1) संदिग्ध श्रोणीय संकुचन (Suspected pelvic contraction) में जहाँ सामान्य कर्षण (Traction) की आवश्यकता होती है वहाँ निर्वात निष्कासक अप्रभावी (Ineffective) होता है।
(2) इसका प्रयोग अपूर्ण रूप से विस्फारित गर्भाशय-ग्रीवा (Incompletely dilated cervix) से होकर भी किया जा सकता है।	(2) भ्रूणीय संकट (Fetal distress) के रोगी (Case) में प्रसव को चिमटी प्रचालन (Forceps operation) शीघ्र करा सकता है जहाँ निर्वात निष्कासक अनुपयुक्त होता है क्योंकि इसमें अधिक समय लगता है।
(3) यह स्थान घेरने वाला साधन (Device) जैसे–चिमटी फलक (ब्लेड) नहीं है।	(3) कालपूर्व (Premature) शिशु में यह (चिमटी) अधिक सुरक्षित होती है। सुरक्षात्मक घेरे (Protective cage) में भ्रूणीय सिर होता है।
(4) इसमें कम कर्षण बल (Traction force) (10 Kg) की आवश्यकता होती है।	(4) चिमटी का प्रयोग अग्र आनन (Anterior face) या नितम्ब (Breech) के पश्चगामी (After coming) सिर की स्थिति में किया जा सकता है।
(5) इसका उपयोग सुरक्षित रूप से किया जा सकता है जब सिर उच्च स्तर (High level) पर रहता है तथा सही स्थिति अनिश्चित होती है।	(5) निर्वात निष्कासक की तुलना में सिर का हेमाटोमा (Cephalhematoma) कम होता है।
(6) यह सुखद (Comfortable) होता है तथा माता को इसमें क्षति (Injuries) कम होती है।	(6) उपकरण की सरलता (Simplicity) के कारण चिमटी कम महँगी (Costly) होती है तथा सुविधाजनक (Handy) होती है।
(7) इसमें भ्रूणीय जटिलता (Fetal complications) कम होती है।	(7) चिमटी की विफलता-दर (Failure rate) निर्वात निष्कासक की तुलना में कम होती है।
(8) इसमें कम प्राविधिक कौशल (Less technical skill) की आवश्यकता होती है। यह प्रशिक्षित धात्री (Trained midwives) के लिए उपयुक्त होता है।	

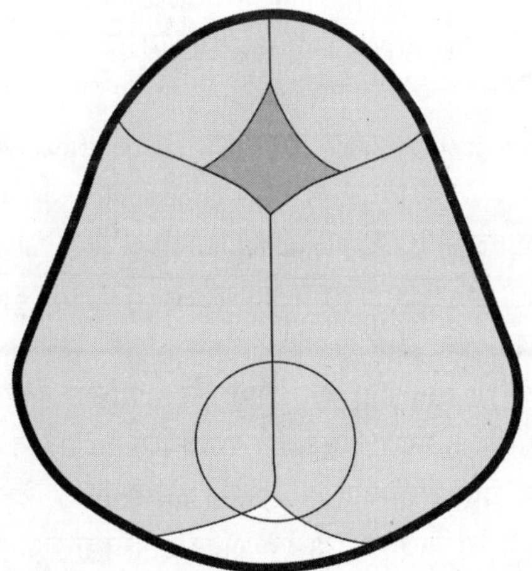

चित्र (Fig.) 36.18: निर्वात निष्कासक प्याला (Ventouse cup) को पश्चकपाल (Occiput) के निकट रखना चाहिए।

आस पास अंगुलियों का उपयोग करके जाँच की जाती है तथा यह सुनिश्चित करना चाहिए कि प्याले के अंदर गर्भाशय-ग्रीवा या योनि (Vagina) का कोई ऊतक (Tissue) फँस (Trap) नहीं जाये। दबाव को क्रमिक रूप से 0.1 gm/cm²/minute की गति से बढ़ाया जाता है जब तक कि 10 मिनट में 0.8 kg/cm² के प्रभावी निर्वात की प्राप्ति नहीं हो जाती है। प्याले में शिरोवल्क (Scalp) खींचा जाता है तथा एक कृत्रिम शीर्ष अनुकल्प या जुड़ा (Caput succedaneum or chignon शिन्यों) का निर्माण होता है। जुड़ा प्रायः कुछ मिनटों में लुप्त (Disappear) हो जाता है।

सोपान (Step -I): कर्षण (Traction) (प्रायोगिक मार्गदर्शन के लिए देखें चित्र 36.19)।

(1) प्याले से एक समकोण (90°) पर कर्षण देना चाहिए।
(2) गर्भाशयी संकुचन के साथ कर्षण समकालिक (Synchronous) होता है।
3) जनन-नली (Birth canal) के अक्ष (Axis) पर एक हाथ का उपयोग करके कर्षण देना चाहिए। दूसरे हाथ की अंगुलियों को प्याले के सामने रखकर कर्षण का कोण, घूर्णन (Rotation) तथा सिर की प्रगति (Advancement) के बारें में उल्लेख करना है।
(4) चार क्रमिक (Successive) कर्षण में यदि कोई प्रगति नहीं होती है तो इसको छोड़ देना है। किसी भी स्थिति में कर्षण 30 मिनट से अधिक नहीं होना चाहिए।
(5) ज्योंही सिर का जनन होता है, पेंच (Screw) को खोलकर निर्वात कम किया जाता है, कपाट (Valve) को मुक्त किया जाता है तथा प्याले को अलग किया जाता है। उसके बाद सामान्य प्रकार से प्रसव को पूरा किया जाता है।

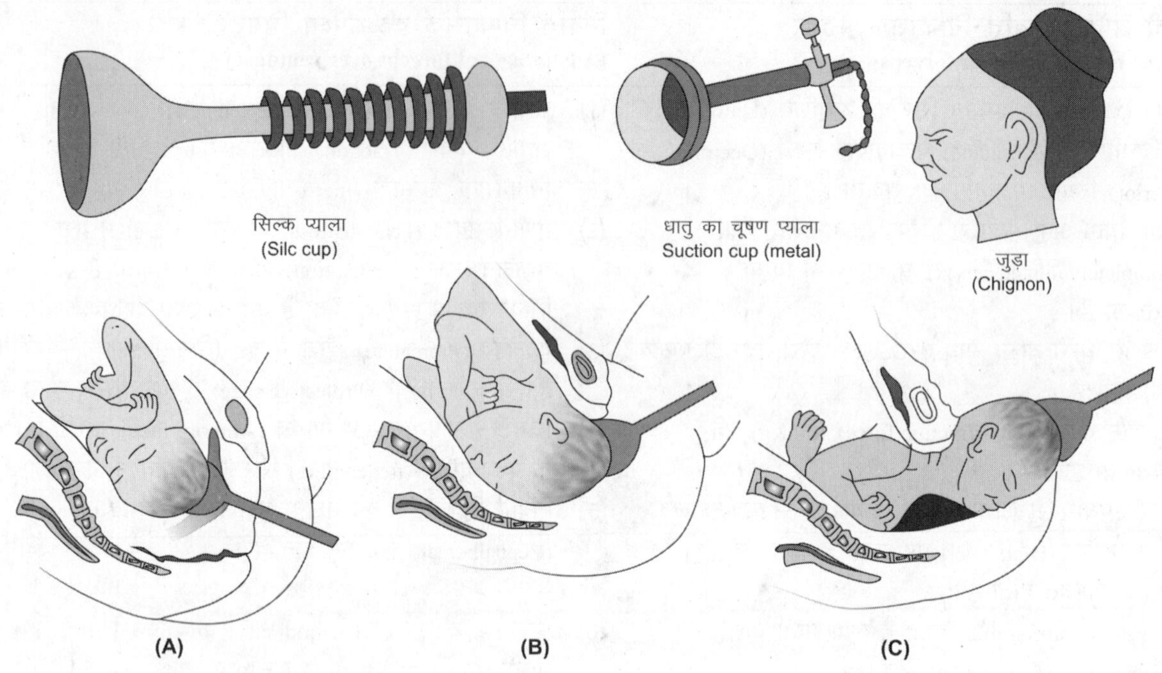

चित्र (Fig.) 36.19: निर्वात निष्कासक का प्रयोग (Application of vacuum extractor): (A), (B) और (C) में भ्रूणीय सिर (Fetal head) के विभिन्न स्थानों (Stations) पर कर्षण की दिशा का प्रदर्शन है।

जटिलता (Complications):

भ्रूणीय (Fetal): (1) शिरोवल्क की सतही खरोंच (Superficial abrasion of the scalp) (2) शिरोवल्क का पपड़ीकरण(Sloughing)। (3) सिर का हेमाटोमा (Cephlhematoma) जो परिअस्थिक (Periosteum) के नीचे वहिर्गम शिरा (Emissary veins) के विदार (Rupture) के कारण होता है जो प्रायः एक या दो सप्ताह में विघटित (Resolve) हो जाता है। (4) अघोसिर स्त्राणाभी रक्तश्राव (Subgaleal hemorrhage)। (5) अंतःकपालीय (Intracranial) रक्तश्राव यह विरले ही (Rare) होता है। (6) दृष्टिपटल (Retina) का रक्तश्राव दीर्घकाल प्रभाव नहीं (No long-term effect)।

मातृक (Maternal): क्षति (Injuries) सामान्यतः नहीं होती है परन्तु कोमल ऊतक (Soft tissues) जैसे–गर्भाशय-ग्रीवा (Cervix) या योनिक (Vaginal) दिवाल के प्याले में फँसने के कारण क्षति हो सकती है।

सारांश (Summary): निर्वात निष्कासक एक उपकरण है जिसका निर्माण इसके और भ्रूणीय शिरोवल्क (Fetal scalp) के बीच निर्वात के प्रयोग द्वारा प्रसव में सहायता के लिए किया गया है। इस उपकरण का अविष्कार मैल्मस्ट्रोम (Malmstrom) द्वारा किया गया था। इसमें (1) चूषण प्याला (Suction cup) (2) निर्वात जनित्र (Vacuum generator) (3) कर्षण नलतंत्र उपाय (Suction tubing device) होते हैं। सिल्क प्याला (Silc cups) अधिक सुविधाजनक सिद्ध होता है। इसके चिकित्सा सुझाव (Indications) चिमटी के चिकित्सा-सुझाव के समान होते हैं, इसे छोड़कर कि इसका प्रयोग आनन (Face) गर्भस्थिति या नितम्ब (Breach) के पश्चगामी सिर (After coming head) की गर्भस्थिति (Presentation) में नहीं किया जा सकता है।

निम्नलिखित के उपयोग में यह बेहतर सिद्ध होता है – (1) कुघूर्णित (Malrotated) पश्चकपाल-पश्च (Occipito-posterior) का जनन (Delivery), (2) सिर का ऊपर ऊँचा होना (High-up head) तथा स्थिति या स्थान का अनिश्चित होना (Unsure position), (3) गर्भाशय-ग्रीवा का मुख (Cervical brim) से होकर प्रसव को त्वरित (Expedite) करना (4) हृदय-श्वसनी रोग (Cardio-respiratory disease) की रोगी। शर्तों (Conditions) को पूरा करना है – (1) सिर के नीचे किसी अस्थिल (Bony) प्रतिरोध का नहीं होना चाहिए। (2) एकल भ्रूण (Singleton fetus) को श्रोणि (Pelvis) में प्रविष्ट (Engaged) होना चाहिए (3) गर्भाशय-ग्रीवा (Cervix) न्यूनतम 6 cm विस्फारित (Dilated) हो।

शल्यक्रिया (Operation) का निष्पादन स्थानिक निश्चेतन (Local anesthesia) में किया जाता है। प्याले का प्रयोग 20 मिनट में अधिकतम 0.8 kg/cm^2 की गति से निर्वात (Vacuum) को उत्पन्न करके पश्चकपाल की ओर करके किया जाता है। प्याले के अंदर उत्पन्न शीर्ष अनुकल्प (Caput succedaneum) को जुड़ा (Chignon=शिन्यों) कहा जाता है। कर्षण (Traction) श्रोणीय अक्ष (Pelvis axis) पर गर्भाशय संकुचन के दौरान दिया जाता है जो प्रसव तक होता है। इस क्रियाविधि (Procedure) में 30 मिनट से अधिक समय नहीं लगना चाहिए।

भ्रूणीय खतरे (Fetal hazards) में होते हैं – (1) शिरोवल्क का पपड़ीकरण (Sloughing of the scalp) सिर का "रक्त स्कंद शोथ" यह हेमाटोमा (Cephalhematoma) तथा अघोसिर स्त्राणाभी या अघोगैलिअल (Subgaleal) रक्तश्राव। मातृक क्षति (Maternal injuries) में गर्भाशय-ग्रीवा या योनिक दिवाल (Cervix or vaginal walls) का विदारण (Lacerations) होता है।

गर्भवर्तन (Version)

परिभाषा (Definition): यह एक हस्तकौशल क्रियाविधि (Manipulative procedure) है जिसका निर्माण गर्भ की अवस्थिति (lie) का परिवर्तन करने के लिए या गर्भाशय (Uterus) के निचले छोर को अपेक्षाकृत अनुकूल बनाने के लिए किया जाता है।

प्रकार (Types): नियोजित (Employed) विधियों के अनुसार इसके निम्नलिखित प्रकार होते हैं – (1) बाह्य (External) (2) आंतरिक (Internal) (3) द्विछोरीय (Bipolar)

बाह्य (External): युक्तिचालन (Maneuver) केवल बाहरी हस्तकौशल (External manipulation) द्वारा होता है।

आंतरिक (Internal): परिवर्तन मुख्यतः गर्भाशय में एक हाथ के प्रवेश द्वारा तथा उदर पर दूसरा हाथ रखकर किया जाता है।

द्विछोरीय (Bipolar) (Braxton-Hicks=ब्रैक्सटन-हिक्स): एक या दो अंगुली को गर्भाशय-ग्रीवा (Cervix) से होकर प्रवेश द्वारा तथा दूसरे हाथ को उदर (Abdomen) पर रखकर परिवर्तन (Conversion) किया जाता है।

जब सिर के छोर (Cephalic pole) को गर्भाशय के निचले छोर तक नीचे लाया जाता है तो इसे शिरस्य (या सिर का) गर्भवर्तन (Cephalic version) कहा जाता है। जब पादीय (Podalic) छोर को नीचे लाया जाता है तब उसे पादीय गर्भवर्तन (Podalic version) कहा जाता है।

बाह्य शिरस्य गर्भवर्तन (External Cephalic Version)

गर्भाशय के निचले छोर में अनुकूल सिर की छोर (Cephalic pole) लाने के लिए बाह्य शिरस्य गर्भवर्तन किया जाता है।

चिकित्सा सुझाव (Indications): (1) नितम्ब गर्भस्थिति (Breech presentation) (2) अनुप्रस्थ अवस्थिति (Transverse lie) अवधि का चयन (Selection of time), परहेज (Contraindication) कठिनाई और जटिलता (Difficulties and complications) वर्णन अध्याय 26 में "कठिन शिशुजनन" (असंगति और स्कंध) में किया गया है।

क्रियाविधि (Procedures): नितम्ब गर्भस्थिति (Breech presentation) में – प्रसव-जनन उलझन (Labor-delivery complex) में 35 सप्ताह के बाद युक्तिचालन (Maneuver) का निष्पादन किया जाता है। यदि आवश्यक है तो प्रसूतिक्षयी औषधि (Tocolytic drug) जैसे– 0.25 टर्बुटालीन (Terbutaline) अधोत्वचीय (Subcutaneous) रूप से या 50–100 μg आइसोसुप्रीन (Isosuprine) अंतःशिरीय (Intravenous) रूप से दी जा सकती है। निदान (Diagnosis) तथा उल्वीद्रव (Amniotic fluid) के आयतन की पर्याप्तता की पुष्टि के लिए वास्तविक समय का अतिस्वन (Ultrasound) किया जाता है। युक्तिचालन से पहले प्रतिक्रियाशील अदबाव परीक्षण (NST = Non-stress test) करना चाहिए।

प्रारंभिक (Preliminaries): रोगी को मूत्राशय खाली करने के लिए कहा जाता है। रोगी के स्कंध (Shoulders) को थोड़ा ऊपर करके तथा जघन (Thighs) को थोड़ा झुकाकर उसके पृष्ठ (Back) पर लेटाना है। उदर (Abdomen) को पूर्णतः प्रकट (Expose) करना है। पृष्ठ की गर्भस्थिति का स्थान (Presentation position) तथा अंगों (Limbs=हाथ-पैर) की जाँच करनी है तथा भ्रूणीय हृदयगति (FHR = Fetal heart rate) का परिश्रवण (Auscultate) करना है।

वास्तविक सोपान (Actual Steps): अग्र काया पलट गति (Forward Somersault Movement)

सोपान (Step) 1: (चित्र 36.20) – नितम्ब (Breech) को दोनों हाथों से एक श्रोणीय खाल (Iliac fossa) पर गतिशील करना है जिसकी ओर भ्रूण का पृष्ठ (Back of the fetus) स्थित होता है। दाहिने हाथ से पावलिक-पकड़ (Pawlik's grip) के समान पादीय छोर (Podalic pole) को पकड़ा जाता है जबकि भ्रूणीय सिर (Fetal head) से पकड़ा जाता है।

सोपान (Step) II: अब सिर पर और नितम्ब पर विपरीत दिशा में दबाव डाला जाता है जिससे कि धड़ (Trunk) पर्याप्त अभिनत (Flexed) हो सके। इससे गर्भवर्तन सुगम हो जाता है। श्रोणि (Pelvis) की ओर सिर को नीचे तथा बुघ्न (Fundus) की ओर नितम्ब को धकेलने के लिए आंतरायिक (Intermittent) दबाव होना चाहिए जबतक कि अवस्थिति (Lie) अनुप्रस्थ (Transverse) नहीं हो जाती है। एक बार फिर FHR की जाँच की जाती है।

सोपान (Step) III: सिर के पारगमन (Crossing) को रोकने के लिए भ्रूणीय छोरों को पकड़ने हेतु हाथ को एक के बाद दूसरे हाथ को परिवर्तित किया जाता है। सिर को गर्भाशय के निचले छोर तक लाने के लिए आंतरायिक दबाव डाला जाता है।

क्रियाविधि के समापन के बाद एक प्रतिक्रियाशील (Reactive) अदबाव परीक्षण (NST=Non-stress test) किया जाता है। सिर का संपीडन या दबाव (Compression) के कारण असंगत हदमंदता (Undue bradycardia) हो सकती है जिसके 10 मिनट में सामान्य होने की अपेक्षा होती है। तथापि (However), यदि हदमंदता बनी रहती है तब रज्जु के वर्धन (Cord enlargement) की संभावना को ध्यान में रखना चाहिए और इस प्रकार के रोगियों (Cases) में पुनः गर्भवर्तन पर विचार किया जा सकता है। रोगी को लगभग 30 मिनट के लिए अवलोकन (Observation) करना है – (1) FHR को सामान्य होने के लिए (2) किसी योनिक रक्तस्राव (Vaginal bleeding) या झिल्ली (Membranes) के कालपूर्व विदार (Premature rupture) के प्रमाण के लिखने के लिए।

निर्देश (Instructions): (1) रोगी को सुधारित स्थिति (Corrected position) की जाँच के लिए अनुवर्ती (Follow-up) कार्य की सलाह करना (2) यदि योनिक रक्तस्राव होता है या उल्वीद्रव (Amniotic fluid) का रिसाव (या निकास) होता है या प्रसव आरम्भ होता है तब चिकित्सक को इसकी सूचना देनी चाहिए। (3) रीसस-ऋणात्मक (Rh-negative) अप्रतिरक्षित (Non-immunized) महिलाओं को 100 μg प्रति-D गामा ग्लोबुलिन (Anti-D gamma globulin) अंतःपेशीय (Intramuscular) रूप से देकर सुरक्षित बनाना चाहिए।

अनुप्रस्थ अवस्थिति में बाह्य गर्भवर्तन (External version in transverse lie): नितम्ब (Breech) की अपेक्षा यह गर्भवर्तन अधिक आसान होता है।

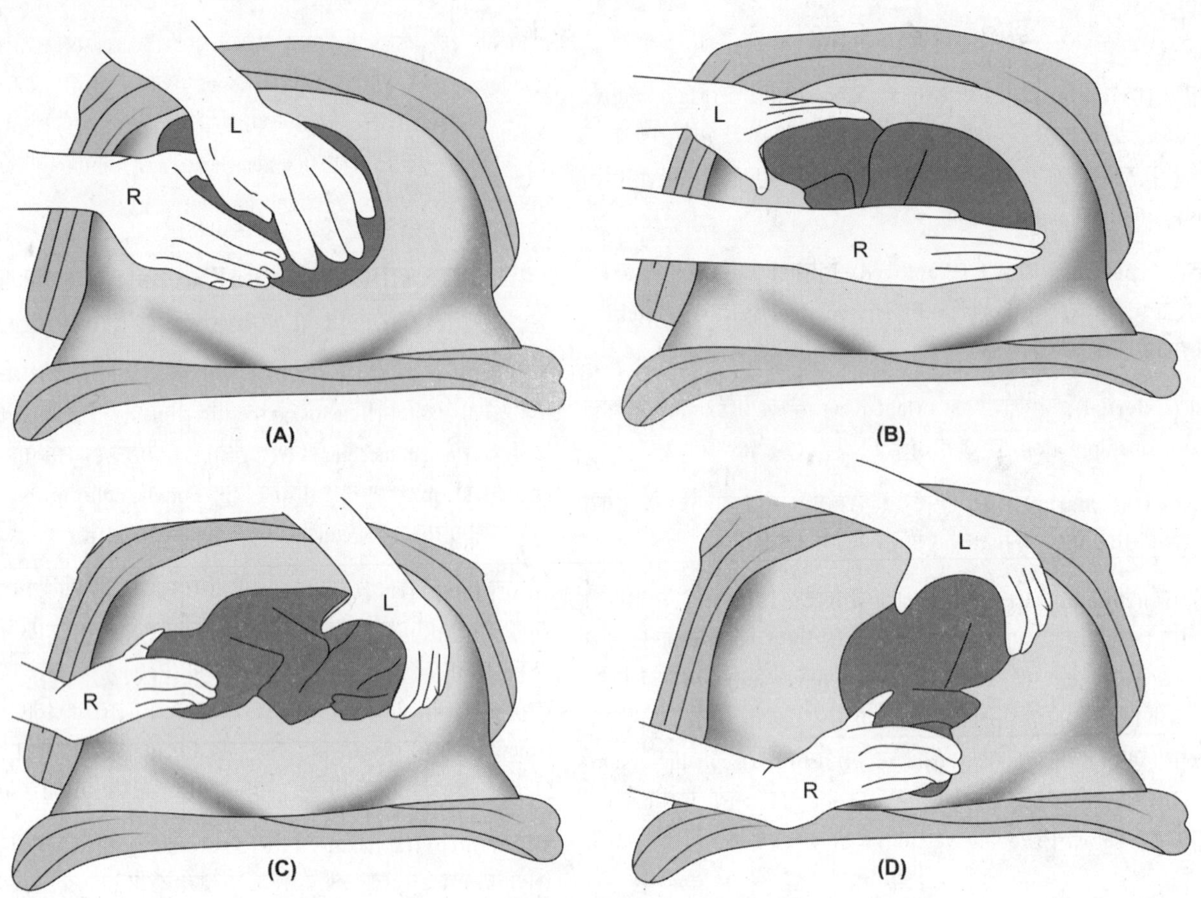

चित्र (Fig.) 36.20: बाह्य शिरस्य गर्भवर्तन के सोपान (Steps of external cephalic version): (नितम्ब गर्भस्थिति=Breech) (LSA=Left sacral anterior=बायाँ त्रिकास्थि-अग्र): (A) श्रोणीय खात (Iliac fossa) पर नितम्ब (Buttock) को पृष्ठ (Back) की ओर दोनों हाथों से गतिशील करना है। (B) छोरों (Poles) को पकड़कर धड़ (Trunk) का घूर्णन (Rotation) करना है तथा धड़ की नति (Flexion) का अनुरक्षण (Maintain) करना है। (C) अवस्थिति (Lie) के अनुप्रस्थ (Transverse) हो जाने के बाद पारगमन (Crossing) को रोकने के लिए हाथों का परिवर्तन (Change of hands) (D) शिरस्य छोर (Cephalic pole) को गर्भाशय (Uterus) के निचले छोर तक लाने के साथ अवस्थिति (Lie) लम्बवत् (Longitudinal) हो जाती है।

अपरा भ्रंश (Placenta previa) या गर्भाशयी का जन्मजात कुरचना (Congenital malformation of the uterus) के संबंध को निषिद्ध (Exclude) करना चाहिए।

बाह्य पादीय गर्भवर्तन (External podalic version) – उन रोगियों में बाह्य पादीय गर्भवर्तन किया जाता है जहाँ यमज (Twins) के द्वितीय शिशु में बाहरी शिरस्य (Cephalic) गर्भवर्तन को अनुप्रस्थ अवस्थिति में लाना असफल हो जाता है।

आन्तरिक गर्भवर्तन (Internal Version)

आंतरिक गर्भवर्तन सर्वदा एक पादीय (Podalic) गर्भवर्तन होता है तथा भ्रूण (Fetus) के जन्म (या निष्कासन=Extraction) के साथ लगभग सर्वदा पूर्ण हो जाता है।

चिकित्सा-सुझाव (Indications): वर्तमान प्रासूतिक (Obstetric) कार्य में एक शिशु की गर्भावस्था में आंतरिक गर्भवर्तन का चिकित्सा-सुझाव विरले ही (Hardly) होता है। इसका सुझाव यमज (Twins) के द्वितीय शिशु की केवल अनुप्रस्थ अवस्थिति (Transverse lie) के लिए होता है। तथापि (However), एक शिशु की गर्भावस्था में इसका नियोजन (Employ) प्रतिकूल (Adverse) स्थितियों में जनन को त्वरित (Expedite) करने में किया जा सकता है जब शल्यक्रिया द्वारा प्रसव (Cesarean section) की सुविधा का अभाव होता है। ये स्थितियाँ हैं – (1) पूर्णतः विस्फारित गर्भाशय-ग्रीवा (Fully dilated cervix) (2) अनुप्रस्थ अवस्थिति या सिर का ऊँचा ऊपर और जीवित शिशु के साथ पूर्ण विस्फारित गर्भाशय-ग्रीवा की स्थिति में रज्जुभ्रंश।

शर्तों को पूर्ण करना (Conditions to be fulfilled): आंतरिक गर्भवर्तन के पहले निम्नलिखित शर्तों को पूरा करना है – (1) गर्भाशय-ग्रीवा (Cervix) पूर्णतः विस्फारित (Dilate) होनी चाहिए। (2) अंतःगर्भाशयी भ्रूणीय हस्तचालन

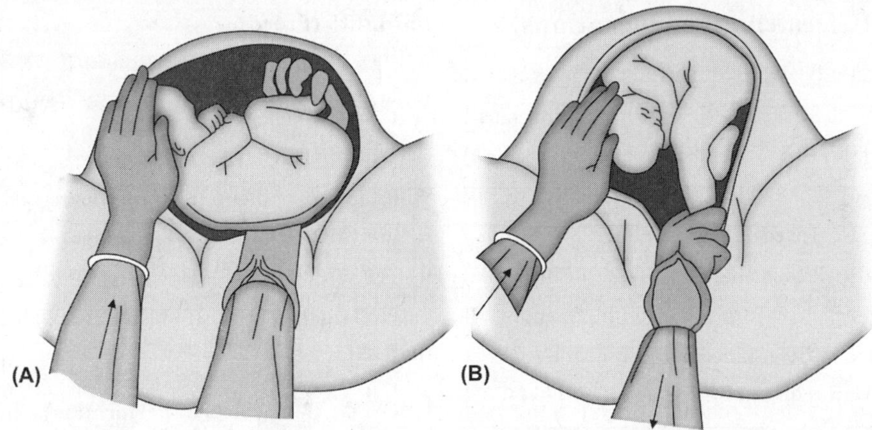

चित्र (Fig.) 36.21: आंतरिक पादीय गर्भवर्तन के मुख्य सोपान (Main steps of internal podalic version): (A) दाहिने श्रोणीय खात (Iliac fossa) पर स्थित सिर के साथ पश्च-अग्र स्थिति (Dorso-anterior position) में ऊपरी पैर को पकड़ने के लिए दाहिने हाथ को प्रवेश कराना है। (B) सिगरेट पकड़ने के समान पैर को पकड़कर खींचना (या कर्षण देना) है, दूसरे हाथ से बाहरी रूप से सिर को ऊपर की ओर धकेलना है।

(Intrauterine fetal manipulation) के लिए उल्वीद्रव (Liquor amnii) को पर्याप्त होना चाहिए। (3) भ्रूण (Fetus) को जीवित होना चाहिए।

परहेज (Contraindication): इसका प्रयास उपेक्षित अवरूद्ध प्रसव (Obstructed labor) में नहीं करना चाहिए, यहाँ तक कि शिशु के जीवित (Alive) रहने के बाद भी।

क्रियाविधि (Procedures):

प्रारंभिक (Preliminaries): (देखें इस अध्याय के प्रथम पृष्ठ पर) – गर्भाशय को शिथिल (Relaxed) बनाने के लिए रोगी को निश्चेतन (Anesthesia) दिया जाता है।

वास्तविक सोपान (Actual steps) (देखें चित्र 36.21):

सोपान (Step) I: हाथ का प्रवेश (Introduction of the hand): यदि भ्रूण (Fetus) का पादीय छोर (Podalic pole) माता के बायें पार्श्व (Side) पर होता है तब दाहिने हाथ को प्रवेश कराया जाता है और विलोमतः (Vice-versa)। हाथ को शंक्वाकार (Cone-shaped) रूप में प्रवेश कराया जाता है। इसके बाद इसे गर्भाशय कोटर (Uterine cavity) में ऊपर की ओर धकेला जाता है जब तक कि सिर पादीय छोर तक नहीं पहुँचता है।

सोपान (Step) II: सिर को नितम्ब (Breech) तक आगे बढ़ाया जाता है और उसके बाद जघन (Thigh) के मार्ग पर जबतक कि पाद (Foot) नहीं पकड़ा जाता है। पाद की पहचान ऐड़ी (Heel) के स्पर्शन (Palpation) द्वारा होती है। प्रथम पाद को पकड़ना बेहतर होता है।

सोपान (Step) III: जबकि पैर (Leg) को एक निरंतर कर्षण (Steady traction) द्वारा नीचे लाया जाता है, बाहरी हाथ का उपयोग करके शिरस्य छोर (Cephalic pole) को ऊपर धकेला जाता है।

सोपान (Step) IV: एक पैर को नीचे लाने के बाद दूसरे पैर का जनन कराने (Deliver) में कोई कठिनाई नहीं होती है। नितम्ब के निष्कासन (Extraction) के साथ जनन या प्रसव प्रायः पूरा हो जाता है।

सोपान (Step) V: गर्भाशय का विदार (Rupture of the uterus) या किसी अन्य क्षति (Injury) को निषिद्ध (Exclude) करने के लिए गर्भाशय-योनिक नली (Uterovaginal canal) की दिनचर्या जाँच-पड़ताल (Routine exploration) की जाती है।

द्विछोरीय गर्भवर्तन (Bipolar Version)

द्विछोरीय गर्भवर्तन की सर्वप्रथम खोज ब्रैक्सटन-हिक्स (Braxton-Hicks) द्वारा की गयी है। यह वर्तमान प्रासूतिक (Obstetric) कार्य में एक अप्रचलित युक्तिचालन (Obsolete maneuver) है। तथापि (However), उन स्थानों पर यह एक जीवन-रक्षण क्रियाविधि (Life-saving procedure) है जैसे–विकासशील देशों (भारत) के ग्रामीण क्षेत्रों में जहाँ अपरा भ्रंश (Placenta previa) के साथ रोगियों को एक साधन सम्पन्न (Equipped) चिकित्सा केन्द्र ले जाना संभव नहीं होता है। इसका मुख्य चिकित्सा-सुझाव (Indication) अपरा भ्रंश की कम मात्रा (Lesser degree) है जब शिशु मृत (Dead), विरूपित (Deformed) या प्राकजीवनक्षम (Previable) होता है। गर्भाशय-ग्रीवा (Cervix) को न्यूनतम दो अंगुली विस्फारित (Dilated) होना चाहिए जिससे कि सिर को एक श्रोणीय खात (Iliac fossa) तक ऊपर धकेलना तथा गुल्फ या टखने (Ankle) पर एक पैर को पकड़ना सुगम हो सके। इसके साथ-साथ बाहरी हाथ द्वारा हस्तकौशल (Manipulation) से भी क्रियाविधि में सहायता मिलती है। एक पैर को नीचे लाने से अपरा (Placenta) पर दबाव पड़ता है जिसके कारण रक्तश्राव बंद हो (या रूक) जाता है।

योनिक जनन (Vaginal delivery) की प्रक्रिया (Process) में सहायता के लिए बुघ्नीय दबाव (Fundal pressure) का उपयोग नहीं करना चाहिए। यह श्रोणीय रक्तस्कंदशोथ (Pelvic hematoma) निर्माण, विकलांगीय तथा तंत्रिकीय जटिलता (Orthopedic and neurological complication) का कारण बनता है।

नाशक शल्यक्रिया (Destructive Operations)

नाशक शल्यक्रिया का निर्माण भ्रूण की स्थूलता (Bulk of the fetus) को कम करने के लिए किया जाता है जिससे कि जनन-नली (Birth canal) से होकर आसान प्रसव की सुविधा हो सके। आधुनिक प्रासूतिक (Obstetric) कार्य में नाशक शल्यक्रिया का कोई महत्व मुश्किल से (Hardly) वास्तव में होता है। उपेक्षित प्रसूति (Neglected obstetrics) में नाशक शल्यक्रिया की आवश्यकता पूर्णतः निवार्य (Preventable) है। यह क्रियाविधि कठिन है तथा खतरनाक भी हो सकती है जबतक कि प्रचालक (Operator) या शल्यचिकित्सक पर्याप्त रूप से कुशल (Skilled) नहीं हो जाता है। दुर्भाग्य से असंगठित (Unorganized) क्षेत्र में कार्यरत व्यक्ति (अल्पकुशल) इस प्रकार की शल्यक्रिया का निष्पादन करते हैं। कुछ सामान्यतः निष्पादित शल्यक्रियाओं की चर्चा यहाँ पर की जायेगी। शल्यक्रिया के चार प्रकार (Four types) होते हैं –

(1) कपाल उच्छेदन (Craniotomy)
(2) आंत्र निष्कासन (Evisceration)
(3) शीर्ष विच्छेदन (Decapitation)
(4) जत्रुक (Clavicle) उच्छेदन (Cleidotomy)

कपाल उच्छेदन (Craniotomy)

परिभाषा (Definition): यह भ्रूणीय सिर (Fetal head) पर एक छिद्र (Perforation) बनाने की एक शल्यक्रिया (Operation) है जिसमें उसकी सामग्री रिक्त करके भ्रूण का निष्कासन (Extraction) किया जाता है।

चिकित्सा सुझाव (Indication): निम्नलिखित स्थितियों में इसका सुझाव दिया जाता है – (1) शिरस्य गर्भस्थिति (Cephalic presentations) जो मृत भ्रूण (Dead fetus) के साथ अवरूद्ध (Obstructed) प्रसव का निर्माण करता है – विकासशील देशों (जैसे–भारत) के निर्दिष्ट (Referred) चिकित्सालय में यह कपाल उच्छेदन एक सर्वसामान्य सुझाव होता है। (2) जलशीर्ष (Hydrocephalus), यहाँ तक कि जीवित शिशु में भी–यह दोनों-अग्रग्रामी और पश्चगामी सिर (Forecoming and after-coming head) के लिए प्रयोज्य (Applicable) होता है। (3) यमज का अंतःपाशन सिर (Interlocking head of twins):

जिन शर्तों को पूर्ण करना है (Conditions to be fulfilled):

(1) गर्भाशय-ग्रीवा (Cervix) पूर्णतः विस्फारित (Dilated) होनी चाहिए।
(2) शिशु को मृत होना चाहिए [जलशीर्ष को निषिद्ध (Exclude) किया जाता है]।

परहेज (Contraindication):

(1) जब श्रोणि (Pelvis) तीव्र रूप से (Severely) संकुचित होती है तब यह शल्यक्रिया नहीं करनी चाहिए क्योंकि इसमें वास्तविक संयुग्मी (True conjugate) लघु (Shorter) होकर 7.5 cm या 3" से कम हो जाता है। इस स्थिति में शिशु का जनन नहीं कराया जा सकता है क्योंकि कपाल का आधार 7.5 cm होता है जिसे संपीडित (Compress) नहीं किया जा सकता है।
(2) गर्भाशय का विदार (Rupture of the uterus) जहाँ उदर उच्छेदन (Laparotomy) अनिवार्य होता है।

क्रियाविधि (Procedures):

प्रारंभिक (Preliminaries): इसकी चर्चा इस अध्याय के प्रथम पृष्ठ पर की गयी है। शल्यक्रिया का निष्पादन निश्चेतन के अधीन करना है।

वास्तविक सोपान (Actual steps):

सोपान (Step) I: दो अंगुली [तर्जनी (Index) और मध्य)] को योनि (Vagina) में प्रवेश कराकर अंगुलाग्र (Finger tips) को छिद्रण के प्रस्तावित स्थल पर रखा जाता है। तथापि (However) जब दीर्घ मुण्ड (Big caput) के कारण संधिरेखा (Suture) स्पष्ट नहीं होती है तब आश्रित भाग से होकर छिद्र किया जाता है।

छिद्रण के स्थल (Sites of perforation): शीर्ष (Vertex)-सममितार्धी संधिरेखा (Sagittal suture) के किसी भी किनारे (या पार्श्व = side) की भित्तीय अस्थि (Parietal bone) पर। अस्थि के निपात (Collapse) को रोकने के लिए संधिरेखा से बचना चाहिए क्योंकि इसके द्वारा मस्तिष्क पदार्थ (Brain matter) के बाहर निकलने को रोका जाता है। आनन या चेहरे (Face)-नेत्र-कोटर (Orbit) या कठोर तालु (Hard palate) से होकर। भृकुटी (Brow): ललाट की अस्थि (Frontal bone) से होकर।

सोपान (Step) II: ओल्घम छिद्रक (Oldham's perforatory) (देखें चित्र 41.25) – बंद फलक (Close blades) के इस छिद्रक को अंदर अंगुलियों के हथेलीय क्षेत्र (Palmar aspect) के अधीन प्रवेश कराया जाता है जिसमें अग्र योनिक (Anterior vaginal) दिवाल तथा निकटवर्ती मूत्राशय (Bladder) को सुरक्षित रखना है (देखें चित्र 36.22) इसे प्रस्तावित छिद्रण के स्थल तक ले जाया जाता है। (देखें चित्र 36.22)।

सोपान (Step) III: घूर्णन गति (Rotational movements) द्वारा कपाल (Skull) का छिद्रण किया जाता है। इस सोपान के दौरान एक सहायक व्यक्ति को उदर से (Per abdomen) सिर को स्थिर (Steady) रखने के लिए कहा जाता है। कपाल को छिद्रित करने के बाद उपकरण को स्कंध (Shoulders) तक धकेला जाता है तथा हत्थे को पकड़कर तेज धार के

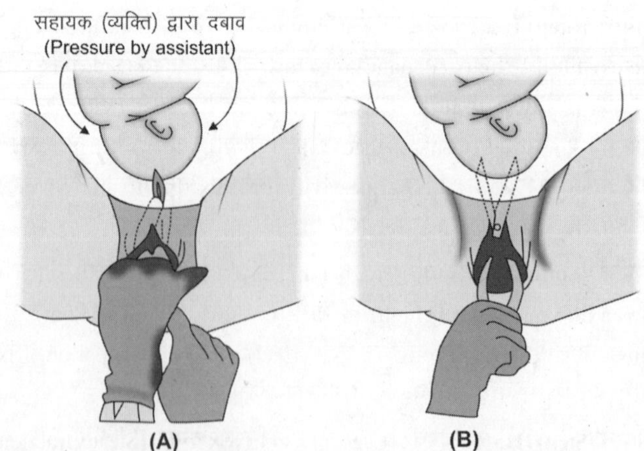

चित्र (Fig.) 36.22: (A) सिर का छिद्रण (Perforation of the head) जबकि एक सहायक (व्यक्ति) सतहीरूप से सिर को स्थिर (Fix) रखता है। (B) हत्थे (Handle) के संपीडन (Compression) द्वारा फलकों का पृथक्करण (Separation of the blades) (बेहतर प्रदर्शन के लिए बायें हाथ की अंगुलियाँ हटा ली जाती हैं)

फलकों (Blades) का पुनः स्तराधान (Apposition) किया जाता है। फलकों का शीर्ष जो अभी तक कपाल के अंदर है, के साथ उपकरण को बाहर लाया जाता है। उपकरण को एक समकोण (90°) पर घुमाया जाता है और उसके बाद पुनः स्कंध (Shoulder) तक धकेला जाता है। हत्थे को एक बार और दबाना है जिससे कि फलक लगभग 2.5 cm अलग हो सके। अब छिद्रित क्षेत्र एक क्रॉस (Cross) के समान प्रतीत होता है। उसके बाद बंद फलकों (Closed blades) के साथ उपकरण को मस्तिष्क पदार्थ (Brain matter) को अलोड़ित करने (Churn = चलाना) के लिए रोक (Guard) से आगे तक धकेला (या घुसेड़ा = Thrust) जाता है। बंद फलकों के साथ उपकरण को दो अंगुलियों जो अभी तक योनि (Vagina) के अंदर हैं, के मार्गदशर्न में बाहर निकाला जाता है।

ओल्घम छिद्रक का विकल्प (Alternative to Oldham's perforator) के रूप में एक तीव्र नोक (Sharp pointed) की मायोकैंची (Mayo's scissors) का उपयोग किया जाता है।

सोपान (Step) IV: अंगुली के साथ मस्तिष्क पदार्थ को निकाला (या खाली किया) जाता है। इसका उद्देश्य कपाल को यथासंभव अधिक गिराना है।

सोपान (Step) V: जब कपाल पर्याप्त रूप से संपीडित (Compressed) हो जाता है तब कपालखण्डक (Cranioclast) (देखें चित्र 41.26) द्वारा या दो वृहत वोलसेला (Giant volsella) (देखें चित्र 41.28) द्वारा भ्रूण का निष्कासन किया जाता है। वृहत वोल्सेला का उपयोग उच्छेदित कपाल और शिरोवल्क (Scalp) के किनारों को पकड़ने के लिए होता है।

सोपान (Step) VI: अब चिमटी प्रचालन (Forceps operation) में उल्लिखित (Mentioned) के समान कर्षण (Traction) समान दिशा में दिया जाता है।

सोपान (Step) VII: अपरा का प्रसव (Delivery of the placenta) के बाद दिनचर्या (Routine) के रूप में गर्भाशय का विदार (Rupture of the uterus) या किसी विदारण (Tear) के प्रमाण (Evidence) के लिए गर्भाशय-योनिक नली (Uterovaginal canal) की जाँच-पड़ताल (Explore) करनी चाहिए।

अंतःशिरीय रूप से (Intravenously) 0.2 mg मेथर्जिन (Methergin) की सुई (Injection) दी जाती है जो अग्र स्कंध (Anterior shoulder) के जनन के साथ दी जाती है। सामान्य प्रसव के समान शेष प्रसव पूरा किया जाता है।

मृत शिशु में चिमटी बनाम कपाल-उच्छेदन (Forceps vs craniotomy in a dead fetus): यदि असंपीडित सिर (Uncompressed head) के जनन बिना अधिक बल के माता की उत्तरवर्ती क्षति (Consequent injuries) के साथ होता है तब चिमटी प्रसव बेहतर होता है। परन्तु यदि यह कठिन पाया जाता (या होता) है तथा माता के लिए हानिकारक (Damaging) होता है तब कपाल-उच्छेदन अधिक सुरक्षित होता है।

शीर्ष या सिर विच्छेदन (Decapitation)

परिभाषा (Definition): यह एक नाशक शल्यक्रिया (Destructive operation) है जिसमें धड़ (Trunk) से सिर को काटकर पृथक किया जाता है तथा योनि से (Per vaginam) धड़ तथा विच्छेदित सिर के निष्कासन से प्रसव का समापन (Completion) होता है।

चिकित्सा-सुझाव (Indication): (1) मृत भ्रूण (Dead fetus) के साथ उपेक्षित स्कंध गर्भस्थिति (Shoulder presentation) जहाँ ग्रीवा (Neck) आसानी से सुलभ (Accessible या सुगम) है। (2) यमज का अंतःपाशन सिर (Interlocking head of twins)।

क्रियाविधि (Procedures): प्रारंभिक (Preliminaries): इसका उल्लेख पहले किया जा चुका है। शल्यक्रिया का निष्पादन निश्चेतन के अधीन किया जाता है।

वास्तविक सोपान (Actual steps):

सोपान (Step) I: यदि भ्रूणीय हाथ का भ्रंश (Prolapse) नहीं हुआ है तब हाथ को नीचे लाना है। भ्रूणीय कलाई (Fetal wrist) पर एक बेलन की जाली (Roller gauze) से बाँधकर एक सहायक (Assistant) से कहा जाता है कि वह ग्रीवा को अधिक सुगम बनाने के लिए भ्रूणीय सिर से किनारे के दूर की ओर कर्षण (Traction) लगाये।

सोपान (Step) II: बायें हाथ की दो अंगुलियों (मध्य तथा तर्जनी = Index) को हथेली-सतह (Palmar surface) नीचे की ओर करके योनि में प्रवेश करायी जाती है तथा अंगुलाग्र (Finger tips) को ग्रीवा (सिर विच्छेदन के प्रस्तावित स्थल) की ऊपरी सतह पर रखा जाता है।

सोपान (Step) III: चाकू (Knife) के साथ सिर-विच्छेदन अंकुश (Hook) को प्रवेश कराना है तथा योनि में स्थित अंगुली के मार्गदर्शन में ग्रीवा के ऊपर लगाना है। अंकुश को 90° घुमाना है जिससे कि चाकू ग्रीवा के सामने कसकर लग जाये। इसी बीच आंतरिक अंगुली को ग्रीवा की अघोसतह पर अंकुश के शीर्ष को बनाये रखने के लिए रखा जाता है। (देखें चित्र 41.30)

सोपान (Step) IV: चाकू के साथ अंकुश की ऊपर की ओर तथा नीचे की ओर गति द्वारा मेरुदण्ड (Vertebral column) का विच्छेद (Severe) किया जाता है (इसका प्रमाण प्रतिरोध की अचानक कमी से मिलता है)। कोमल ऊतक (Soft tissue) का शेष समान उपकरण से काटा जाता है या भ्रूण-उच्छेदन कैंची (Embryotomy scissors) द्वारा। सिरविच्छेदन अंकुश को निकालते समय इसे ऊपर की ओर धकेलना है, 90^0 घुमाना है और उसके बाद बाहर निकालना है। विच्छेदित सिर को ऊपर की ओर धकेला जाता है तथा भ्रंशित बाहु (Prolapsed arm) पर कर्षण (या खींचना) द्वारा धड़ (Trunk) का जनन (Deliver) कराया जाता है।

सोपान (Step) V: विच्छेदित सिर का जनन (Delivery of the decapitated head): निम्नलिखित विधियों में से कोई भी एक विधि प्रायः प्रभावी होती है – (1) मुँह (Mouth) में तर्जनी (Index) अंगुली को फँसाना (2) कटी हुई ग्रीवा (Severe neck) की वृहत वल्सेलम (Giant vulsellum) (देखें चित्र 41.28) से पकड़कर तथा नितम्ब गर्भस्थिति (Breech) में पश्चगामी (After coming) सिर का जनन (3) चिमटी (Forceps) का उपयोग करना।

सोपान (Step) VI: गर्भाशय के विदार (Rupture) की कोई अन्य क्षति (Injury) को निषिद्ध (Exclude) करने के लिए गर्भाशय-योनिक नली (Utero-vaginal canal) की दिनचर्या (Routine) जाँच।

अंत्र निष्कासन (Evisceration)

इस शल्यक्रिया में सर्वाधिक सुलभ स्थान पर वक्षीय या उदरीय कोटर (Thoracic or abdominal cavity) पर एक मुख (Opening) से होकर वक्षीय या उदरीय सामग्री (Contents) का खण्डों में निष्कासन होता है। इसका उद्देश्य भ्रूण का स्थूल (Bulk of the fetus) को कम करना है जो उसके निष्कासन को सुगम बनाता है। यदि कठिनाई होती है तब मेरूदण्ड (Spine) को भ्रूण-उच्छेदन कैंची (Embryotomy scissors) से खण्डित (कशेरूका-उच्छेदन= Spondylotomy) किया जाता है।

चिकित्सा-सुझाव (Indications): (1) मृत भ्रूण (Dead fetus) के साथ उपेक्षित स्कंध गर्भस्थिति (Shoulder presentation), ग्रीवा (Neck) आसानी से सुलभ (Accessible) नहीं होती है। (2) भ्रूणीय कुरचना (Fetal formations) जैसे–भ्रूणीय जलोदर (Fetal ascites) या दीर्घ विस्तारित मूत्राशय या अतिविरूप भ्रूण (Bladder or monsters)।

जत्रुक उच्छेदन (Cleidotomy)

इस शल्यक्रिया में एक या दोनों जत्रुक (Clavicles) का विभाजन (या खण्ड) द्वारा स्कंध मेखला (Shoulder girdle) के ढेर (Bulk) को कम करना शामिल होता है। शल्यक्रिया केवल मृत शिशु में की जाती है जिसमें अमस्तिष्कता (Anencephaly) निषिद्ध (Excluded) होती है। यह स्कंध के कठिन प्रसव (Shoulder dystocial) के साथ होता है। भ्रूण-उच्छेदन कैंची (Embryotomy scissors) या दीर्घ सीधी कैंची से योनि (Vagina) के अंदर स्थित दो अंगुलियों के मार्गदशर्न में जत्रुक का विच्छेदन किया जाता है।

नाशक शल्यक्रिया के बाद शल्यकोत्तर परिचर्या (Postoperative Care Following Destructive Operation)

(1) गर्भाशय का विदार (Rupture of the uterus) या योनि पर विदारण (Lacerations on the vagina) या किसी जननांगी क्षति (Genital injury) को निषिद्ध (Exclude) करने के लिए गर्भाशय-योनि नली (Utero-vaginal canal) की जाँच-पड़ताल (Explore) की जाती है।

(2) एक स्वधारक (या फोली = Foley's) नालशलाका (Self-retaining catheter) को शल्यक्रिया के 3–4 दिन बाद तक लगाकर रखा जाता है या तब तक रखा जाता है जबतक कि मूत्राशय-तान (Bladder tone) की पुनः प्राप्ति नहीं होती है।

(3) निर्जलन (Dehydration) का सुधार होने तक डेक्स्ट्रोस-सलाइन का टपकन (Dextrose-saline drip) दिया जाता है। यदि आवश्यकता होती है तो रक्ताधान (Blood transfusion) कराया जा सकता है।

(4) दैनिक दो बार 1 gm सेफ्ट्रिऐक्सोन (Ceftriaxone) का अंतःशिरीय निवेश (Intravenous infusion)।

जटिलता (Complications):

(1) गर्भाशय-योनि नली की क्षति (Injury) (2) गर्भाशय का विदार (Rupture) (3) प्रसवोत्तर रक्तश्राव (Postpartum hemorrhage): अतानिक (Atonic) या अभिघातज (Traumatic)। (4) सदमा (Shock) जो रक्त की कमी और / या निर्जलन (Dehydration) के कारण होता है। (5) प्रासविक पूतिता (Puerperal sepsis)। (6) अघोप्रत्यावर्तन (Sub-involution)। (7) निकटवर्ती अंतरांगो की क्षति (Injury to the adjacent viscera): मूत्राशय (Bladder), मूत्राशय-योनिक नालव्रण (Vesico-vaginal fistula) या विरले ही (Rarely) मलाशयी दिवाल (Rectal wall) की क्षति जो मलाशय-योनिक नालव्रण (Recto-vaginal fistula) की ओर अग्रसर होती है। (8) दीर्घकालिक अस्वस्थता (Prolonged ill-health)।

शल्यक्रिया द्वारा प्रसव (Cesarean Section)

परिभाषा (Definition): यह एक शल्यक क्रियाविधि है जिसमें भ्रूण के 28वें सप्ताह के अंत के बाद उदरीय (Abdominal) तथा गर्भाशयी (Uterine) दिवालों पर उच्छेदन (Incision) द्वारा प्रसव (Delivery) कराया जाता है। इसमें गर्भाशयी विदार (Rupture) के बाद उदरीय कोटर (Abdominal cavity) में अवस्थित (Lying) स्वतंत्र भ्रूण (Free fetus) या द्वितीय उदरीय गर्भावस्था का उदरीय उच्छेदन द्वारा प्रसव को शामिल नहीं किया जाता है। रोगी पर प्रथम निष्पादित (Performed) शल्यक्रिया को प्राथमिक (Primary) शल्यक्रिया द्वारा प्रसव (CS) केरूप में उल्लेख किया जाता है। जब बाद के गर्भों (Subsequent pregnancies) में शल्यक्रिया का निष्पादन होता है तो इसे पुनरावृत्त शल्यक्रिया द्वारा प्रसव (Repeat CS) कहा जाता है।

नामावली और इतिहास (Nomenclature and history): विवाद के बीच यह प्रकट होता है कि इस शल्यक्रिया के उपाय का नाम सन 715 ई० पू० (BC) में एक रोमन अधिनियम (Roman Law)– "Lex cesarea" (लेक्स सीजेरिया) के लागू होने से हुआ था जो सीजर शासन (Caesar's reign) के दौरान निरंतर था। इस अधिनियम (या कानून) में एक मरणासन्न (Dying) महिला में जीवित शिशु की आशा में उदरीय प्रसव (Abdominal delivery) की शल्यक्रिया का प्रावधान था या मरणोपरान्त (Postmortem) उदरीय प्रसव का निष्पादन करना था जिससे कि माता और शिशु की पृथक शवाधान (Burial या दफन) किया जा सके। सीजर के जन्म से शल्यक्रिया का नामकरण नहीं हुआ है क्योंकि उसकी माता दीर्घ काल तक जन्म के बाद जीवित रही थी। दूसरी व्याख्या (Explanation) यह है कि सीजेरियन (Cesarean) शब्द लैटिन क्रिया (Latin verb) – "Caedere = सीडियर" से उत्पन्न हुआ है जिसका अर्थ काटना (to cut) है। फ्रॉस (France) के प्रसूति-विज्ञानी (Obstetrician) फ्रैन्कोइस मॉरिसो (Francois Mauriceau) (1637–1709) ने सर्वप्रथम 1668 ई० में सीजेरियन सेक्सन (Cesarean section) का विवरण प्रस्तुत किया था। सन् 1876 ई० में पोरो (Porro) (Milan obstetrician) (1842–1902) ने अवपूर्ण (Subtotal) गर्भाशय उच्छेदन (Hysterectomy) का कार्य किया था। सन् 1882 ई० में सर्वप्रथम मैक्स सैन्गर (Max Sanger) ने गर्भाशयी दिवाल का सीवन (Suture) किया था। 1907 ई० में फ्रैन्क (Frank) ने उदरावरण-बाह्य (Extraperitoneal) की शल्यक्रिया का वर्णन किया था। सन् 1912 ई० में क्रोनिग (Kronig) ने निचले खण्ड का उदग्र उच्छेदन (Vertical incision) किया था जिसे डेली (De Lee) द्वारा सन् 1922 में लोकप्रिय बनाया गया था। यद्यपि केहरेर (Kehrer) ने 1881 ई० में सर्वप्रथम निचले खण्ड की अनुप्रस्थ शल्यक्रिया (Transverse lower segment operation) की थी, मुनरो केर (Munro Kerr) ने सन् 1926 ई० में निचले खण्ड की शल्यक्रिया की वर्तमान प्रविधि (Present technique) को न केवल पुनः प्रस्तुत किया बल्कि उसे लोकप्रिय भी बनाया था।

प्रभाव या विस्तार (Incidence): शल्यक्रिया द्वारा प्रसव (CS) का प्रभाव निरंतर बढ़ रहा है। पिछले दशक (Decade) इसका विस्तार दो-तीन गुना अधिक हुआ है। उन्नत निश्चेतन (Improved anesthesia), रक्ताधान सुलभता (Blood transfusion availability) तथा प्रतिजैविक औषधि (Antibiotics) के कारण शल्यक्रिया की वर्धित (Increased) सुरक्षा के अतिरिक्त अन्य उत्तरदायी कारक हैं, जो इसका विस्तार कर रहे हैं।

शल्यक्रिया द्वारा प्रसव की वर्धमान दर के लिए कारक (Factors for Increasing Cesarean Section Rate)

(1) पूर्ण गर्भावधि (Term) के पहले खतरे पर भ्रूणों (Fetues) की पहचान
(2) खतरे पर माताओं (Mothers) की पहचान (Identification)
(3) पूर्ववर्त्ती (Previous) शल्यक्रिया प्रसव (CS) के साथ रोगियों में पुनरावृत्त (Repeat) CS का व्यापक उपयोग (Wider use)
(4) प्रौढ़ावस्था (Elderly) में प्रथम बार गर्भिणी स्त्री (Primigravidae) का वर्धमान प्रभाव (Rising incidence)।
(5) कठिन शल्यक (Operative) या हस्तकौशल (Manipulative) योनिक प्रसव (Vaginal deliveries) में कमी (Decline)।
(6) योनिक नितम्ब प्रसव (Vaginal breech delivery) में कमी
(7) भ्रूणीय संकट (Fetal distress) तथा मुकदमेबाजी का खतरा (Fear of litigation) का वर्धित निदान (Increased diagnosis)।
(8) लघु परिवार आदर्श (Small family norm) का ग्रहण (Adoption)- न ही प्रसूति-विज्ञानी (Obstetrician) और न ही रोगी (गर्भवती) अपसामान्य प्रसव (Abnormal labor) का अल्प खतरा लेने को तैयार होते हैं।

चिकित्सा-सुझाव (Indications)

शल्यक्रिया द्वारा प्रसव के लिए चिकित्सा-सुझाव (Indication for Cesarean delivery): शल्यक्रिया द्वारा प्रसव तभी कराया जाता है जब प्रसव का परहेज (Contraindication) होता है [केन्द्रीय अपरा भ्रंश (Central placenta previa)] तथा/या योनिक जनन (Vaginal delivery) भ्रूण (Fetus) और/या माता के लिए असुरक्षित (Unsafe) पाया जाता है। चिकित्सा-सुझाव को मुख्यतः दो श्रेणी (Categories) में विभाजित किया जाता है–

(1) निरपेक्ष या पूर्ण (Absolute),
(2) सापेक्ष (Relative)

निरपेक्ष चिकित्सा-सुझाव **(Absolute Indications)**	**सापेक्ष चिकित्सा-सुझाव** **(Relative Indications)**
योनिक जनन या प्रसव (Vaginal delivery) संभव नहीं होती है। शल्यक्रिया द्वारा प्रसव (CS) की आवश्यकता एक मृत शिशु के लिए भी होती है।	सहायता (Aids) के साथ/के बिना योनिक जनन संभव हो सकता है परन्तु माता और/या शिशु को खतरा अधिक होता है। इसके लिए अनेक कारक उत्तरदायी होते हैं। पूर्ण की अपेक्षा सापेक्ष चिकित्सा-सुझाव अधिक प्रायिक (Common) होते हैं।
(1) केन्द्रीय अपरा भ्रंश (Central placenta previa)	(1) सिर-श्रोणि (Cephalo-pelvis) की सापेक्ष असंगति
(2) संकुचित श्रोणि (Contracted pelvis) या सिर-श्रोणीय असंगति (Cephalopelvic disproportion) (Complete = पूर्ण)	(2) पूर्ववर्ती शल्यक्रिया द्वारा प्रसव (Previous CS) (a) जब प्राथमिक (Primary) CS पुनरावर्ती (Recurrent) चिकित्सा-सुझाव का कारण था (संकुचित श्रोणि)
(3) श्रोणीय पिण्ड (Pelvic mass) अवरोध का कारण बनता है [गर्भाशय-ग्रीवा का= (Cervical) या चौड़े बंधन का रेशार्बुद = Broad ligament fibroid)]।	(3) अनिश्चित भ्रूणीय हृदयगति (Nonassurring FHR) या भ्रूणीय संकट (Fetal distress)।
(4) गर्भाशय-ग्रीवा का विकसित कर्कट रोग (Advanced carcinoma of cervix)	(4) अपेक्षाकृत 3P (P=Passenger=वृहतभ्रूण, P=Passage=लघुश्रोणि, P=Power=अपर्याप्त गर्भाशयी संकुचन) के कारण
(5) योनिक अवरोध (Vaginal obstruction)	(5) प्रसवपूर्व रक्तश्राव (Antepartum hemorrhage) (a) अपरा का भ्रंश (Placenta previa), तथा (b) अपरा का अवखण्डन (Abruptio placenta)
	(6) अप्रकृत गर्भस्थिति (Malpresentation)। नितम्ब (Breech), स्कंध (Shoulder) (Transverse lie = अनुप्रस्थ अवस्थिति), भृकुटी (Brow)

निरपेक्ष चिकित्सा-सुझाव (Absolute Indications)	सापेक्ष चिकित्सा-सुझाव (Relative Indications)
	(7) प्रसव का असफल शल्यक प्रेरण (Failed surgical induction), प्रसव में प्रगति की असफलता (Failure)
	(8) त्रुटिपूर्ण प्रासूतिक इतिवृत्त (Bad obstetric history) – पुनरावृत भ्रूणीयक्षय (Fetal wastage) के साथ
	(9) उच्च रक्तचाप का व्यतिक्रम (Hypertensive disorders)– (a) तीव्र प्राक्-गर्भाक्षेपक (Severe pre-eclampsia), (b) गर्भाक्षेपक (Eclampsia) – आक्षेप-रोधी चिकित्सा (Anti-seizure therapy) के बाद भी अनियंत्रित मूर्च्छा (Fits)
सामान्य चिकित्सा-सुझाव (Common Indications) प्रथम बार गर्भिणी स्त्री : (Primigravida) (1) सिर-श्रोणीय असंगति (2) भ्रूणीय संकट (अनिश्चित भ्रूणीय हृदयगति = FHR) (3) कठिन प्रसव (Dystocia) (3Ps) **बहुगर्भिणी** (Multigravida) (1) पूर्ववर्ती (Previous) CS (2) प्रसवपूर्व रक्तश्राव (अपरा का भ्रंश या अवखण्डन) (3) अप्रकृत गर्भस्थिति (Malpresentation) (Breech = नितम्ब)	(10) चिकित्सीय-स्त्रीरोगात्मक व्यतिक्रम (Medical gynecological disorders): (a) अनियंत्रित मधुमेह (Untrolled diabetes), हृदय रोग (Heart disease) (Coarctation of aorta = महाधमनी का संकोचन), मार्फन संलक्षण (Marfan's syndrome) (b) यांत्रिक अवरोधन (Mechanical obstruction) जो मृदु (Benign) या विशाक्त (Malignant) श्रोणीय अर्बुद (Pelvic tumors), गर्भाशय-ग्रीवा का कर्कट रोग (Carcinoma cervix) के कारण होता है या मूत्राशय-योनिक नालव्रण (Vesico-vaginal fistula) की मरम्मत (Repair) के बाद होता है।

शल्यक्रिया की अवधि (Time of Operation):
(1) चयनात्मक (Elective) और (2) आपात (Emergency)

चयनात्मक (Elective): गर्भावस्था के दौरान उत्कृष्ट प्रसूति-कार्य (Obstetrics), निश्चेतन (Anesthesia), नवजात का पुनर्जीवन (Neonatal resuscitation) तथा उपचर्या सेवा (Nursing service) की पूर्व व्यवस्था शल्यक्रिया के समय करनी चाहिए।

अवधि (Time): (a) जब गर्भ का पूर्ण विकास निश्चित हो (When maturity is certain): प्रसूतावस्था (Confinement) की प्रत्याशित तिथि (Expected date) के लगभग एक सप्ताह पहले शल्यक्रिया की जाती है। (b) जब गर्भ का पूर्ण विकास अनिश्चित है (When maturity is uncertain): प्रथम या द्वितीय त्रिमास (Trimesters) में अतिस्वन (Ultrasound) द्वारा (यदि उपलब्ध हो) मूल्यांकन द्वारा पुष्टि की जाती है। L:S (L=Lecithin=लैसिथिन, S=Sphingomyelin=स्फिंगोमायलिन) अनुपात (Ratio) के लिए उल्वछिद्रण (Amniocentesis) किया जाता है जिससे भ्रूण का पूर्वविकास (Maturity) का पता चलता है। अन्यथा (Otherwise) प्रसव के स्वतः प्रारंभ (Spontaneous onset) की प्रतीक्षा की जाती है और उसके बाद CS किया जाता है।

आपात (Emergency): जब अप्रत्याशित (Unforeseen) या तीव्र (Acute) प्रासूतिक आपात (Obstetric emergencies) के कारण शल्यक्रिया का निष्पादन किया जाता है तब क्रियाविधि (Procedure) का आरम्भ करने के लिए निर्णय के समय से 30 मिनट की समय-सीमा (जो Arbitrary=ऐच्छिक) के अंदर शल्यक्रिया करनी चाहिए।

शल्यक्रिया के प्रकार (Types of Operation)

(1) निचला खण्ड (Lower segment)
(2) शास्त्रीय या ऊपरी खण्ड (Classical or upper segment)

निचले खण्ड की शल्यक्रिया द्वारा प्रसव (LSCS): (Lower Segment Cesarean Section)

इस शल्यक्रिया में एक पराउदरावरणी अभिगम (Transperitoneal approach) द्वारा निचले खण्ड में उच्छेदन करके शिशु का निष्कासन (Extraction) किया जाता है। वर्तमान प्रासूतिक कार्य में केवल इसी विधि का उपयोग

किया जाता है, जबतक कि कोई विशिष्ट स्थिति उत्पन्न नहीं हो जाती। CS का अर्थ निचले खण्ड की शल्यक्रिया (द्वारा प्रसव कराना) है। संक्रमित रोगियों (Infected cases) में उदरावरण-बाह्य अभिगम (Extra-peritoneal approach) से होकर निचले खण्ड की शल्यक्रिया अप्रचलित (Obsolete) हो गयी है।

शास्त्रीय या ऊपरी खण्ड (Classical Segment)

इस शल्यक्रिया में गर्भाशय (Uterus) के ऊपरी खण्ड में एक उच्छेदन (Incision) द्वारा शिशु का निष्कासन होता है। वर्तमान प्रासूतिक कार्य में इसका सुझाव सीमित होता है तथा शल्यक्रिया का निष्पादन केवल बाध्य परिस्थिति (Forced situations) में किया जाता है, जैसे –

(1) निचला खण्ड अभिगम कठिन है (Lower segment approach is difficult): (a) पूर्ववर्ती (Previous) उदरीय (Abdominal) शल्यक्रिया के कारण सघन आसंजन (Dense adhesions), (b) तीव्र संकुचित श्रोणि (Severe contracted pelvis) तथा उसके साथ दोलायमान उदर (Pendulous abdomen)।

(2) निचला खण्ड अभिगम खतरे का या जोखिमी (Risky) होता है – (a) निचले खण्ड पर एक बड़ा रेशाबुर्द (Big fibroid): रक्त की हानि अधिक होती है तथा अपेक्षित गर्भाशय पेशीस्तर का उच्छेदन (Contemplating myomectomy) का अंतःगर्भाशय-निष्कासन (Hysterectomy) में होता है। (b) गर्भाशय-ग्रीवा का कर्कट रोग (Carcinoma cervix): इसके छितराव (Dissemination) को रोकने के लिए तथा शल्यकोत्तर पूतिता (Post-operative sepsis) के निवारण के लिए। (c) मूत्राशय-योनिक नालव्रण (VVF = Vesico-vaginal fistula) की मरम्मत (Repair) या सुधार (d) अपरा भ्रंश की तीव्र अवस्था (Severe degree of placenta previa) और उसके साथ निचले खण्ड में अतिपूरित वाहिकाएँ (Engorged vessels)। जब पर्याप्त रक्त उपलब्ध नहीं हैं तथा रोगी खतरे की चरम सीमा पर होती है तब रक्त की हानि को न्यूनतम बनाना चाहिए।

(3) मरणोपरान्त शल्यक्रिया (Postmortem section): जीवित शिशु की प्रत्याशा (Contemplating) में स्त्री की मरणोपरान्त शल्यक्रिया की जाती है।

निचले खण्ड की शल्यक्रिया द्वारा प्रसव (LSCS) (Lower Segment Cesarean Section)

शल्यकपूर्व निर्मिति (Pre-operative Preparation): क्रियाविधि (Procedure), निश्चेतन (Anesthesia) तथा रक्ताधान (Blood transfusion) की सूचित लिखित अनुमति प्राप्त की जाती है।

(1) उदर (Abdomen) को साबुन (Soap) तथा अकार्बनिक आयोडाइड लोशन (Nonorganic iodide lotion) से मार्जन (Scrub) किया जाता है। रोम (Hair) को काटा (Clip) जाता है।

(2) पूर्व औषधीय अवसादक (Premedicative sedative) नहीं देना चाहिए।

(3) अकणिकीय (Non-particulate) प्रतिअम्ल (Antacid) [0.3 मोलर सोडियम साइट्रेट, 30 ml) मुखीय रूप से (Orally) रोगी को शल्यकक्ष (OT = Operation theater) में स्थानान्तरण (Transfer) करने के पहले दिया जाता है। विद्यमान जठरीय अम्ल (Existing gastric acid) को निष्क्रिय (Neutralize) बनाने के लिए इसे (प्रतिअम्ल) दिया जाता है।

(4) शल्यक्रिया के पहले रात्रि में मुखीय रूप से 150 mg रैन्टिडीन (Ranitidine) H_2 blocker) दिया जाता है तथा शल्यक्रिया के एक घंटे पहले इसे (50 mg) पुनः (IM या IV) दिया जाता है। इसे जठरीय (Gastric) pH को बढ़ाने के लिए दिया जाता है।

(5) निचली ग्रासनली-अवरोधिनी (Esophageal sphincter) के तान (Tone) को बढ़ाने तथा अमाशय (Stomach या उदर) की सामग्री (Contents) को कम करने के लिए 10 mg मेटोक्लोप्रामाइड (Metoclopramide) अंतःशिरीय (IV) रूप से दिया जाता है। इसे शल्यकक्ष में पूर्व ऑक्सीजनीकरण; Pre-oxygenation) के लगभग 3 मिनट बाद दिया जाता है।

(6) अमाशय को रिक्त करना चाहिए और यदि आवश्यक है तब अमाशय-नली (Stomach tube) के द्वारा (Emergency procedure=आपात क्रियाविधि)

(7) मूत्राशय (Bladder) को एक कोमल रबर की नालशलाका (Catheter = कैथीटर) द्वारा रिक्त करना चाहिए तथा इसे शल्यक्रिया के अंत तक स्थापित रखा जाता है।

(8) इस अवस्था में भ्रूणीय हृदय गति (FHR) की एक बार और जाँच की जाती है।

(9) नवजात शिशु विशेषज्ञ (Neonatologist) को उपलब्ध रखना चाहिए।

निश्चेतन (Anesthesia): यह अधिदृढ़तानिका (Epidural) या सामान्य (General) हो सकता है। तथापि (However), रोगी की पसंद तथा प्रसव की तात्कालिकता (Urgency) पर भी विचार किया जाता है।

रोगी की अवस्थिति (Position of the patient): रोगी को पृष्ठीय स्थिति (Dorsal position) में रखा जाता है। अतिसंवेदनशील रोगियों (Susceptible cases) में महाशिरा का संपीडन (Venacaval compression) के प्रतिकूल (Adverse) प्रभाव को न्यूनतम करने के लिए रोगी को शिशु के जनन होने तक एक फान (Wedge = वेज) का उपयोग करके उसके बायें पक्ष पर 15^0 झुकाना लाभदायक होता है।

पूतिरोधी लेपन (Antiseptic painting): उदर (Abdomen) पर 7.5% पोविडोन आयोडीन घोल (Povidone iodine solution) या सैवलॉन लोशन (Savlon lotion) के घोल का लेप लगाना चाहिए। इसके बाद स्पिरिट लगाकर निष्कीटित (Sterile) तौलिये से ढंक देना चाहिए।

उदर पर उच्छेदन (Incision on abdomen): शल्यचिकित्सक (Surgeon= सर्जन) एक उदग्र (Vertical) या अनुप्रस्थ (Transverse) त्वचा उच्छेदन (Skin incision) का चयन कर सकता है। अवनाभीय मध्यरेखा (Infra-umbilical midline) या परामध्य (Paramedian) पर उदग्र उच्छेदन हो सकता है। जघन संधानक (Symphysis pubis) के तीन 3 cm ऊपर अनुप्रस्थ उच्छेदन संशोधित फैनेनस्टेल (Modified Pfannenstiel) किया जाता है।

अनुप्रस्थ उच्छेदन के गुण-दोष (Advantages and disadvantages of transverse incison): गुण या लाभ (Advantages): (1) शल्कोत्तर सुख (Postoperative comfort) अधिक होता है। (2) तत्काल शल्यकोत्तर काल

में गर्भाशय के बुघ्न (Fundus) को बेहतर स्पर्श-अनुभव (Palpate) किया जा सकता है। (3) चोट या क्षत के स्फुटन (Wound dehiscence) की संभावना कम होती है (4) श्रृंगारिक मूल्य (Cosmetic value)। (5) उच्छेदनी अंत्रवृद्धि की कम संभावना (Less chance of incisional hernia)।

त्रुटियाँ दोष (Disadvantages): (1) इसमें कुछ अधिक समय लगता है और इसलिए तीव्र आपात शल्यक्रिया (Acute emergency operation) के लिए अनुपयुक्त (Unsuitable) होता है। (2) इसमें रक्त की हानि (Blood loss) कुछ अधिक होती है। (3) पुनरावृत्त शल्यक्रिया द्वारा प्रसव (Repeat LSCS) में अधिक दक्षता (Competency) की आवश्यकता होती है। (4) शास्त्रीय या विशिष्ट (Classical) शल्यक्रिया के लिए अनुपयुक्त होता है।

वेश्टन (Packing): डोएन-अपवर्तक (Doyen's refractor) (देखें चित्र 41.11) को प्रवेश कराया जाता है। दो बड़े बंधे हुये फाहे (Taped swabs) द्वारा अब उदरावरणी कोटर (Peritoneal cavity) को बंद (Pack) कर दिया जाता है। फाहे की पट्टी के छोर को धमनी चिमटी (Artery forceps) के साथ संलग्न किया जाता है। इससे गर्भाशयी सामग्री (Uterine contents) का सामान्य उदरावरणी कोटर में छलकना (Spilling) न्यूनतम होता है।

गर्भाशयी उच्छेदन (Uterine incision) (देखें चित्र 36.23):

(a) उदरावरणी उच्छेदन (Peritoneal incision): गर्भाशय-मूत्राशय थैली (Utero-vesical pouch) के शिथिल उदरावरण (Loose peritoneum) को तिर्यकरूप से निचले खण्ड के पार गर्भाशय से उसके दृढ़ संलग्न (Firm attachment) के 1.25 cm या 0.5" नीचे की ओर उत्तलता (Convexity) के साथ काटा जाता है। उदरावरण के निचले पल्ले (Flap) को थोड़ा नीचे धकेला जाता है।

(b) पेशी का उच्छेदन (Muscle incision) (चित्र 36.23) – सर्वसामान्यरूप से उपयोग किया जानेवाला उच्छेदन (90%) निचला अनुप्रस्थ (Low transverse) है। इसके लाभ (Advantages) हैं – शल्यक्रिया की आसानी (Ease of operation), मूत्राशय का कम विच्छेदन (Less bladder dissection), रक्त की कम हानि, मरम्मत (Repair) की आसानी, पूर्ण पुनः उदरावरणकरण (Complete reperitonization), आसंजन का कम निर्माण (Less adhesion formation), क्षतचिन्ह विदार का कम खतरा (Less risk of scar rupture) जब बाद के प्रसव के लिए प्रयोग-परीक्षण (Trial) दिया जाता है।

गर्भाशयी उच्छेदन के अन्य प्रकार (देखें चित्र 36.24) हैं –

(i) (a) निचला उदग्र (Lower vertical): इसका विस्तार ऊपर की ओर हो सकता है जब आवश्यकता होती है। (b) विशिष्ट (Classical) या ऊपरी खण्ड (Upper segment) का उच्छेदन (c) T-उच्छेदन (Incision): प्रारंभिक अनुप्रस्थ उच्छेदन का ऊपर की ओर उदग्र विस्तार (Vertical extension) (d) उल्टा T-उच्छेदन-मध्य अनुप्रस्थ (Mid-transverse) उच्छेदन से ऊपर की ओर विस्तार।

(ii) (a) निचला अनुप्रस्थ उच्छेदन (Low-transverse incision): क्षुरिका (Scalpel) द्वारा उदरावरणी उच्छेदन के थोड़ा नीचे मध्यरेखा में एक लघु (Small) अनुप्रस्थ उच्छेदन किया जाता है जब तक कि गर्भावस्था की झिल्ली (Membranes of the gestation) प्रकट नहीं हो जाती है। लघु उच्छेदन से होकर दो तर्जनी अंगुली (Two index fingers) को झिल्ली के नीचे प्रवेश कराया जाता है तथा निचले खण्ड की पेशियों (Muscles) को अनुप्रस्थरूप से रेशों (Fibers) के आर-पार खंडित किया जाता है। यह विधि रक्त की हानि को कम (न्यूनतम) करती है परन्तु इसमें अनुभव (Experience) की आवश्यकता होती है। विकल्पतः (Alternatively) किसी भी किनारे पर एक वक्र कैंची के एक युग्म (Pair of a scissors) द्वारा लगभग 10 cm या 4" लम्बाई का एक वक्राकार (Curved) बनाना है जो ऊपर की ओर निर्दिष्ट (Directed upwards) अवतलता (Concavity) होती है।

सिर का जनन (Delivery of the head) (देखें चित्र 36.25): यदि अभी तक झिल्ली (Membranes) अक्षत (Intact) है तब इसका विदार (Rupture) किया जाता है। रक्त मिश्रित उल्वीद्रव (Amniotic fluid) का

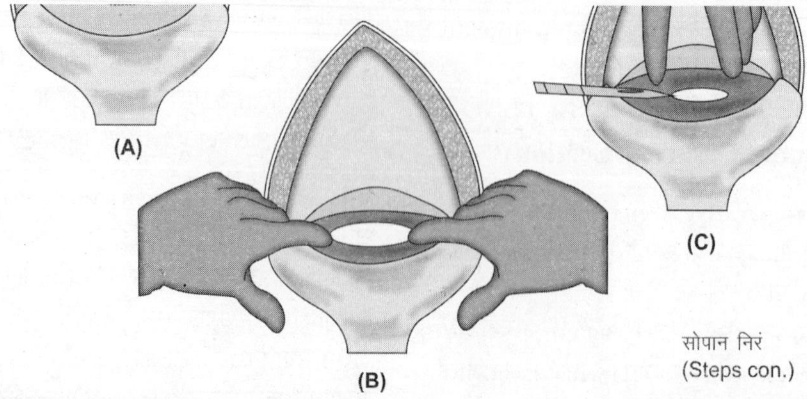

चित्र (Fig.) 36.23: निचले खण्ड की शल्यक्रिया द्वारा प्रसव के सोपान (Steps of LSCS) % (A) निचले खण्ड पर शिथिल उदरावरण (Loose peritoneum) को तिर्यक रूप से (Transversely) काटा जाता है। (B) झल्ली (Membranes) तक नीचे मध्य रेखा में एक लघु (Short) उच्छेदन (Incision) किया जाता है। (C) दोनों हाथ की तर्जनी (Index) अंगुली का उपयोग करके निचले खण्ड के उच्छेदन को विस्तृत (Enlarge) किया जा रहा है।

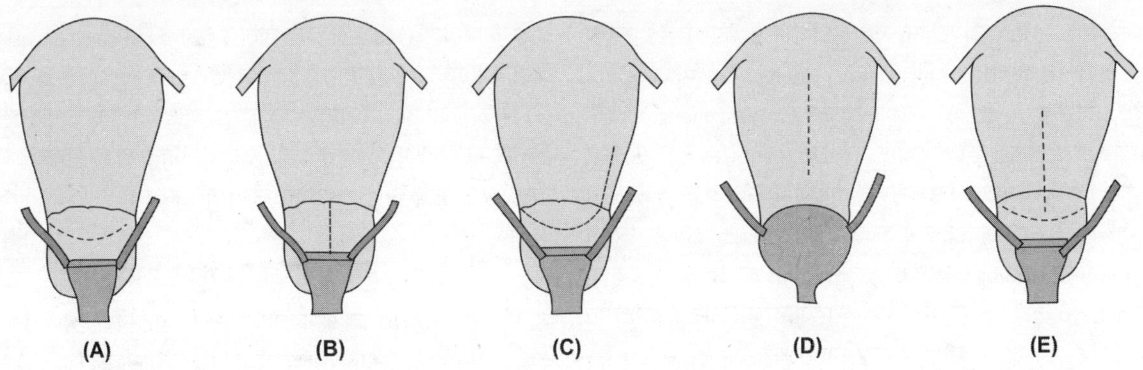

चित्र (Fig.) 36.24: शल्यक्रिया द्वारा प्रसव के लिए गर्भाशय का उच्छेदन (Uterine incisions for Cesarean section): (A) निचला खण्ड अनुप्रस्थ (Lower segments transverse) | (B) निचला खण्ड उदग्र (Lower segment vertical) | (C) T-उच्छेदन (Incision) (D) विशिष्ट उच्छेदन (Classical incision) | (E) उल्टा (Inverted) T-उच्छेदन |

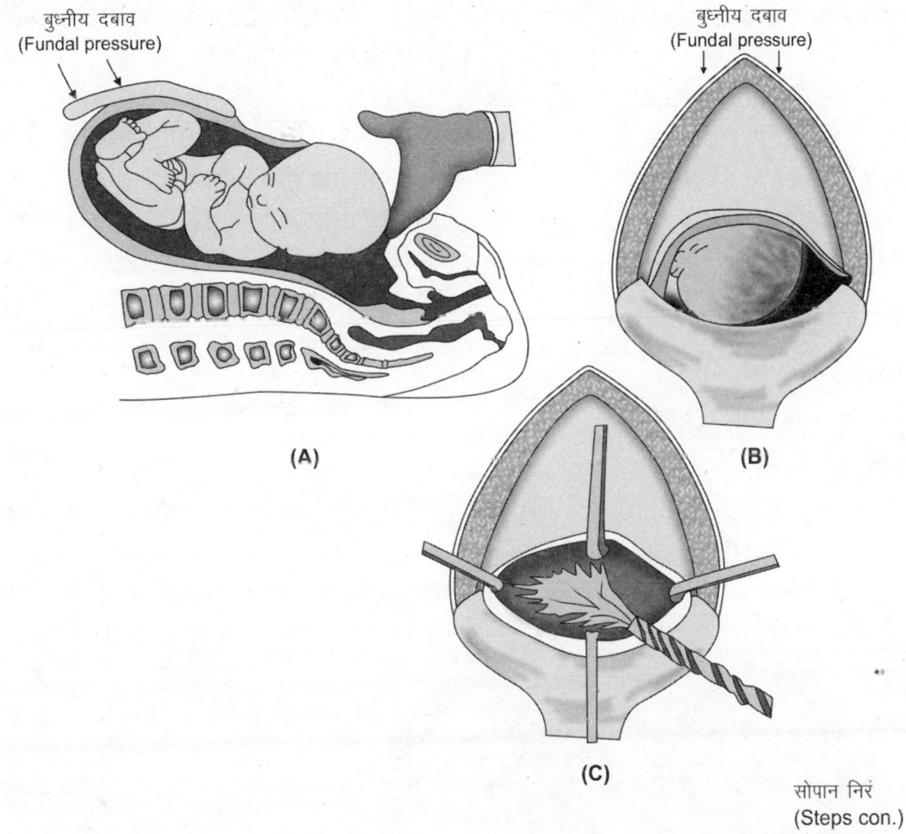

चित्र (Fig.) 36.25: LSCS के सोपान (Steps) (Contd.): (A) सममितार्धी खण्ड (Sagittal section) जिसमें निचला गर्भाशयी पल्ला (Flap) और भ्रूणीय सिर (Fetal head) के बीच अंगुलियों का परोक्ष संकेत (Insinuation) का प्रदर्शन है जब तक वे पश्च सतह तक नहीं पहुँचती हैं। (B) सिर के जनन (Delivery) की विधि (C) अपरा (Placenta) का जनन हो रहा है।

निरंतर चूषण किया जाता है। डोएन आकुंचक (Doyen's retractor) को हटा लिया जाता है। सिर को अंगुलियों से अंकुश की तरह पकड़कर जनन कराया जाता है। चूँकि सिर उच्छेदन रेखा की ओर खींचा जाता है, अतः एक सहायक (व्यक्ति) को बुध्न (Fundus) पर दबाव डालने के लिए कहा जाता है। यदि सिर अवरूद्ध है तब सहायक को दस्ताना सहित अंगुलियों को योनि (Vagina) में प्रवेश कराकर सिर को ऊपर की ओर धकेलने के लिए कहा जाता है। रिग्ले या बार्टन चिमटी (Wrigley's or Bartons' forceps) का उपयोग करके भी सिर का जनन हो सकता है।

धड़ का जनन (Delivery of the Trunk)

जैसे ही सिर का जनन होता है वैसे ही विद्युत् चूषक (Electric sucker) के साथ नालशलाका (Catheter) को संलग्न करके मुँह (Mouth), ग्रसनी (Pharynx)

तथा नासारंध्र (Nostrils) से श्लेष्मा को चूस लिया जाता है। स्कंध (Shoulders) के जनन के बाद 0.2 mg मेथर्जिन (Methergin) या 20 इकाई (Units) ऑक्सिटोसिन(Oxytocin) अंतःशिरीय रूप से (Intravenously) दिया जाता है। शरीर के शेष भाग को धीरे-धीरे जनन कराया जाता है तथा शिशु को एक थाली ट्रे (Tray) में रखकर उसे गुरूत्वाकर्षण निकास (Gravitational drainage) के लिए सिर को झुकाकर माता के जघनों (Thighs) के बीच रखा जाता है। दो शिकंजों (Clamps) के बीच रज्जु (Cord) काटी जाती है तथा परिचारिका (Nurse) को शिशु हस्तांतरित किया जाता है। डोएन आकुंचक (Doyen's retractor) को पुनः प्रवेश कराया जाता है।

अपरा और झिल्ली को अलग करना (Removal of the Placenta and Membranes)

इस समय तक अपरा को अलग करने की संभावना होती है। अपरा को रज्जु पर कर्षण (Traction) द्वारा निष्कासित किया जाता है। दिनचर्या हस्तीय निष्कासन (Routine manual extraction) नहीं करना चाहिए। झिल्ली को सावधानी के साथ निकाला जाता है, अधिमानतः (Preferably) अक्षत (Intact) और यदि इसका एक लघु खण्ड भी पतनिका (Decidua) के साथ संलग्न है तो उसे एक शुष्क जाली (Dry gauze) का उपयोग करके निकाल लेना चाहिए। आंतरिक मुख (Internal os) के विस्फारण (Dilation) की आवश्यकता नहीं होती है। गर्भाशयी कोटर (Uterine cavity) की खोज (Exploration) अभीष्ट (Desirable) होती है।

गर्भाशयी क्षति का सीवन (Suture of the Uterine Wound) (देखें चित्र 36.26)

उदर (Abdomen) में गर्भाशय (Uterus) को रखकर गर्भाशय की क्षति का सीवन किया (टाँका लगाया) जाता है। तथापि (However) कुछ लोग सीवन के पहले गर्भाशय के निस्सरण (Eventration) करना बेहतर समझते हैं। क्षति के किनारों (Margins) को ऐलिस ऊतक चिमटी (Allis tissue forceps) या ग्रीन आर्मिटेज रक्त स्तंभक शिकंजे (Green Armytage hemostatic clamps) (4) शिकंजे की आवश्यकता होती है (प्रत्येक कोने के लिए एक तथा प्रत्येक किनारे के लिए एक) द्वारा ऊपर उठाया जाता है। गर्भाशयी उच्छेदन को तीन परतों (Layers) में टाँका लगाया जाता है।

प्रथम परत (First Layer)

प्रथम टाँके (Stitch) को गर्भाशयी-उच्छेदन पार्श्विक कोण (Lateral angle) के दूर किंनारे पर लगाकर बाँध दिया जाता है। सीवन (या टाँके) की सामग्री – "O" संख्या का क्रोमिक कैटगट (Chromic catgut) या वाइक्रिल (Vicryl) तथा गोल पिण्ड की सुई (Round bodied needle)। पतनिका (Decidua) को छोड़कर (इसे छोड़ना अति कठिन होता है) गहरी पेशियों को लेकर एक निरंतर सीवन किया जाता है तथा इसके कोने के अंत तक ले जाकर बाँध दिया जाता है। इसमें प्रभावी स्तराधान (Apposition) या पार्श्व-स्थापन सुनिश्चित किया जाता है।

द्वितीय परत (Second Layer)

सतही पेशी तथा सीवन की प्रथम परत को अंशछादन (Overlapping) करने वाली निकटवर्ती प्रावरणी (Fascia) को लेकर निरंतर समान सीवन किया जाता है। एक (Single) परत के सीवन (या टाँके) का उपयोग करके गर्भाशयी पेशियों को बंद (Closed) किया जा सकता है। यह गर्भाशयी क्षतचिन्ह विदार (Uterine scar rupture) के खतरे को नहीं बढ़ाता है।

तृतीय परत (Third Layer) (Peritoneum = उदरावरणी)

किसी खुरदरी या उधेड़ी सतह (Raw surface) के निवारण के लिए निरंतर उल्टे सीवन (Continuous inverting suture) द्वारा उदरीय पल्ले (Abdominal flaps) का पार्श्व-स्थापन (Apposition) किया जाता है।

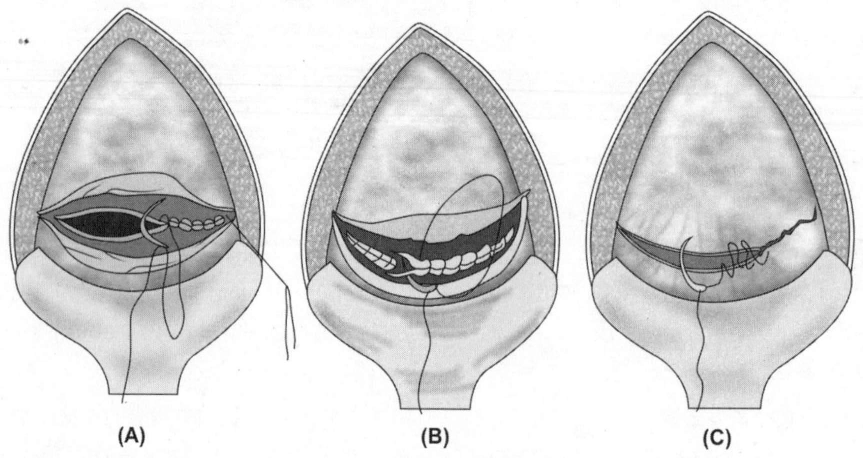

चित्र (Fig.) 36.26: निचले खण्ड की शल्यक्रिया द्वारा प्रसव के सोपान (Steps of LSCS)% (A) निचले खण्ड पर शिथिल उदरावरण (Loose peritoneum) को तिर्यक रूप से (Transversely) काटा जाता है। (B) झिल्ली (Membranes) तक नीचे मध्य रेखा में एक लघु (Short) उच्छेदन (Incision) किया जाता है। (C) दोनों हाथ की तर्जनी (Index) अंगुली का उपयोग करके निचले खण्ड के उच्छेदन को विस्तृत (Enlarge) किया जा रहा है।

यदि अंतरांगी (Visceral) तथा भित्तीय उदरावरणी (Parietal peritoneal) परतों का पार्श्वस्थापन नहीं भी किया जाता है तब भी शल्यकोत्तर स्वास्थ्य–लाभ (Postoperative recovery) और परिणाम में कोई अंतर नहीं आता (या होता) है।

अंतिम भाग (Concluding part): अंदर स्थित गुच्छों (Mops) को बाहर निकाला जाता है तथा संख्या का सत्यापन (Verification) होता है। उदरावरणी मलमूत्र त्याग (Peritoneal toileting) कराया जाता है तथा रक्तस्कंद (Blood clots) को सावधानी के साथ निकाला जाता है। नलियों (Tubes जैसे–डिम्बवाहिनी नली = Fallopian tube, आदि) तथा अण्डाशयों (Ovaries) की जाँच की जाती है। डोएन आकुंचक (Doyen's retractor) को निष्कासित किया जाता है। पूर्ण संतुष्ट हो जाने के बाद कि गर्भाशय पर्याप्त संकुचित है, उदर (Abdomen) को परतों में बंद किया जाता है। योनि (Vagina) में रक्तस्कंदों की सफाई की जाती है तथा एक निष्कीटित (Sterile) भगीय गद्दी (Vulval pad) योनि में रखी जाती है।

शल्यकोत्तर परिचर्या (Postoperative Care)

प्रथम 24 घंटे (दिन=Day 0) (First 24 hours):

(1) न्यूनतम 6–8 घंटे तक रोगी का सावधानी के साथ अवलोकन करना चाहिए। नियतकालिक (Periodic) स्पंद (Pulse), रक्तचाप (BP), योनिक रक्तश्राव की मात्रा (Amount of vaginal bleeding) तथा गर्भाशय की अनुक्रिया (Behavior of the uterus) (निचला अनुप्रस्थ उदरीय उच्छेदन में) की जाँच करना अनिवार्य है।

(2) द्रव (Fluid): सोडियम क्लोराइड (0.9%) या रिन्जर लैक्टेट का टपकन (Ringer's lactate drip) न्यूनतग 2 3 लीटर घोल का होना चाहिए। रक्तक्षीण (Anemic) माताओं में तेजी से स्वास्थ्य-लाभ (Recovery) के लिए रक्ताधान (Blood transfusion) कराना चाहिए। रक्ताधान करने की आवश्यकता तब होती है जब शल्यक्रिया के दौरान रक्त की हानि लगभग आधा ½–1 लीटर होती है।

(3) अंतःपेशीय रूप से (Intramuscularly) 0.2 mg मेथर्जिन (Methergin) की सुई (Injection) पुनः दी जा सकती है।

(4) प्रथम 48 घंटे के लिए आन्त्रेतर रूप से (Parenterally) प्रतिजैविक औषधि (Antibiotic) दी जाती है।

(5) पीड़ाहर औषध (Analgesic) जैसे–पेथिडीन हाइड्रोक्लोराइड (Pethidine hydrochloride) 75–100 mg दिया जाता है तथा इसको दोबारा भी दिया जा सकता है।

(6) चलन (Ambulation): रोगी शैय्या (Bed) पर बैठ सकती है या मूत्र-त्याग के लिए शैय्या से उठकर मूत्रालय (Urinal) जा सकती है बशर्ते कि उसकी सामान्य स्थिति इसकी अनुमति देती है। उसे उसके पैर और घुटने (Legs and ankles) को गतिशील करने के लिए प्रोत्साहित किया जाता है। गहरी साँस लेने से शिरा-घनास्त्रता (Vein thrombosis) तथा फुफ्फुसीय वाहिकारोध (Pulmonary embolism) कम होता है, अतः गहरी सांस लेने और छोड़ने के लिए प्रोत्साहित करना चाहिए।

(7) शिशु को स्तन (Breast) पर रखना चाहिए।

दिन (Day) 1:

सादा या विद्युत् अपघट्य (Electrolyte) जल या बिना दूध की चाय (Raw tea) मुँह से दी जा सकती है। दिन का अंत होने तक आंत्र की सक्रिय ध्वनि (Active bowel sounds) का अवलोकन (Observe) किया जाता है।

दिन 2:

रोगी की पसंद का हल्का ठोस आहार (Light solid diet) दिया जाता है। यदि आंत्र स्वतः गतिशील नहीं होती है तब 3–4 चाय के चम्मच लैक्टूलोस (Lactulose) सोने के समय पर दिये जा सकते हैं।

दिन 5 या दिन 6:

उदरीय त्वचा के टाँके को दिन–5 (अनुप्रस्थ=Transverse) पर या दिन–6 पर (लम्बवत् = Longitudinal) निकाला जाता है।

चिकित्सालय से मुक्ति (Discharge): रोगी को टाँका काटने के बाद उसी दिन चिकित्सालय से मुक्त किया जाता है, यदि वह अन्यथा स्वस्थ (Otherwise fit) होती है। योनिक जनन (Vaginal delivery) के बाद सामान्य सलाहें दी जाती हैं। शल्यकोत्तर स्वास्थ्य-लाभ तथा घर पर उपलब्ध परिचर्या (Care) पर निर्भर रोगी को शल्यक्रिया के बाद तृतीय दिन से लेकर सप्तम (7th) दिन तक मुक्त किया जा सकता है।

विशिष्ट (या ऊपरी खण्ड की) शल्यक्रिया द्वारा प्रसव (Classical or Upper Segment Cesarean Section)

उदरीय उच्छेदन (Abdominal incision) सर्वदा लम्बवत् (Longitudinal) या परामध्यवर्ती (Paramedian) होता है तथा उसकी लम्बाई 15 cm (6′′) होती है। जिसकी एक तिहाई (5 cm) नाभि (Umbilicus) के ऊपर तक विस्तारित होती है। उदरावरणी कोटर (Peritoneal cavity) खोलने के बाद गर्भाशय (Uterus) का केन्द्रीकरण (Centralize) किया जाता है तथा प्रत्येक किनारों पर पोटली (Packs) रखी जाती है। गर्भाशय की अग्र (Anterior) दिवाल की मध्यरेखा पर लगभग 12.5 cm (5") का एक लम्बवत उच्छेदन किया जाता है जिसका आरम्भ बुघ्न (Fundus) के नीचे से किया जाता है। इसकी सम्पूर्ण लम्बाई पर उच्छेदन गहरा किया जाता है जबतक कि झिल्ली (Membranes) प्रकट नहीं होती है जिसमें छेद किया जाता है। लगभग 40% रोगियों (Cases) में अपरा (Placenta) का सामना होता है। इन स्थितियों में अंगुलियों को अपरा और गर्भाशयी दिवाल के बीच ले जाया जाता है जब तक कि झिल्ली तक पहुँच नहीं होती है। शिशु का प्रसव (या जनन) सामान्यतः नितम्ब निष्कासन या जन्म (Breech extraction) के रूप में होता है। शिशु के जनन (Delivery) के बाद अंतःशिरीय (Intravenous) 0.2 mg मेथर्जिन (Methergin) दिया जाता है। गर्भाशय का निस्सरण (Eventration = रिक्तिकरण) किया जाता है। हाथ से या कर्षण (Traction) द्वारा अपरा को बाहर निकाला जाता है। गर्भाशयी उच्छेदन का सीवन (Suture of the uterine incision):– सीवन (या टाँका) तीन परतों में लगाया जाता है–

(1) लघु गोल पिण्ड की सुई तथा क्रोमिक कैटगट संख्या 0 (धागे) का उपयोग करके गहरी पेशियों (Muscles) को लेकर (पतनिका = Decidua को छोड़कर) एक निरंतर टाँका लगाया जाता है। (2) गोल पिण्ड (Body) की सुई तथा क्रोमिक कैटगट संख्या 1 (धागा) का उपयोग करके टाँके की पहली परत

सारणी (Table) 36.2: ऊपरी खण्ड की तुलना में निचले खण्ड की शल्यक्रिया के गुण-दोष
(Merits and demerits of lower segment operation)

	निचले खण्ड की शल्यक्रिया (Lower segment operation)	ऊपरी खण्ड की शल्यक्रिया (Upper segment operation)
प्रविधि (Techniques)	प्राविधिक रूप से (Technically) कुछ कठिन रक्तहानि कम होती है। दिवाल पतली होती है और इसलिए पार्श्व-स्थापन (Apposition) पूर्ण होता है। पूर्ण उदरावरणकरण (Perfect peritonization) सम्भव होता है। अपरा भ्रंश (Placenta previa) या अनुप्रस्थ अवस्थिति (Transverse lie) में प्राविधिक रूप से कठिनाई होती है।	प्राविधिक रूप से आसान होता है। रक्त हानि अधिक होती है। दिवाल मोटी होती है और इसलिए पार्श्व-स्थापन (किनारों का) पूर्ण नहीं होता है। पूर्ण उदरावरणकरण संभव नहीं है। अपरा भ्रंश या अनुप्रस्थ अवस्थिति में तुलनात्मक रूप से अधिक सुरक्षित
शल्यकोत्तर (Postoperative)	रक्तश्राव (Hemorrhage) और आघात (Shock)- कम (Less) उदरावरण शोथ (Peritonitis) कम होता है, संक्रमित (Infected) गर्भाशय में भी क्योंकि पूर्ण उदरावरण-करण होता है और यदि होता तो यह श्रोणि (Pelvis) तक सीमित होता है। उदरावरणी आसंजन (Peritoneal adhesions) और आंत्रीय अवरोध (Intestinal obstruction) कम होता है। स्वास्थ्य-लाभ (Convalescene) बेहतर होता है। रूग्नता (Morbidity) तथा मर्त्यता (Mortality) कम होता है।	अधिक (More) उदरावरणशोथ की संभावना गर्भाशयी पूतिता (Uterine sepsis) में अधिक होती है। अपूर्ण उदरावरणकरण के कारण अधिक होता है। स्वास्थ्य-लाभ अपर्याप्त होता है। रूग्नता और मर्त्यता अधिक होती है।
क्षति का कल्याण (Healing of wound)	क्षतचिन्ह का बेहतर कल्याण (Better healing of scar) होता है क्योंकि (1) पतले किनारे (Thin margins) के कारण पेशी (Muscle) का पूर्ण स्तराधान (Apposition) होता है। (2) क्षति का न्यूनतम रक्तस्कंद शोथ (Minimal wound hematoma) (3) कल्याण प्रक्रिया में क्षति (या घाव) शांत (Quiescent) बनी रहती है। (4) गर्तिका (Gutter) निर्माण की संभावना नहीं होती है।	क्षतचिन्ह का अल्प कल्याण (Poor healing) होता है क्योंकि (1) मोटे किनारे के कारण पेशी का अपूर्ण स्तराधान। (2) क्षति का अधिक रक्तस्कंद शोथ निर्माण (More wound hematoma formation)। (3) ऊपरी खण्ड के संकुचन और शिथिलन के कारण क्षति तानन (Tension) की स्थिति में रहती है जिसके कारण गाँठ (Knots) खिसक सकती है तथा टाँका ढीला (Loose) हो सकता है। (4) आंतरिक क्षेत्र पर गर्तिका निर्माण
भावी गर्भावस्था में (During future pregnancy)	क्षतचिन्ह का विदार (Scar rupture) कम (0.5–1.5%) होता है।	क्षतचिन्ह का विदार अधिक (4–9%) होता है।

के नीचे सतही पेशियों की सम्पूर्ण गहराई के क्रम बाधित टाँके की द्वितीय परत लगायी जाती है। (3) गोल पिण्ड की सुई तथा क्रोमिक कैटगट संख्या 0 का उपयोग करके निकटवर्ती पेशियों के साथ उदरावरण को लेकर निरंतर टाँके की तीसरी परत (3rd layer) लगायी जाती है।

गर्भाशयी को उदरीय कोटर में वापस लाया जाता है, पोटली हटायी जाती है, उदरावरणी मलमूत्र-त्याग होता है तो उदर को परतों में बंद किया जाता है।

शल्यक्रिया द्वारा प्रसव की जटिलताएँ (Complications of Cesarean Section)

जटिलता या तो शल्यक्रिया के साथ संबंधित होती है या निश्चेतन (Anesthesia) के कारण होती है। जटिलता को मुख्यतः दो समूहों में वर्गीकृत किया जाता है–

(1) मातृक (Maternal), तथा

(2) भ्रूणीय (Fetal)

सारणी (Table) 36.3: उदग्र उच्छेदन की अपेक्षा निचले खण्ड के अनुप्रस्थ उच्छेदन के गुण और दोष
(Merits and demerits of lower segment transverse over vertical incision)

	निचले खण्ड का अनुप्रस्थ उच्छेदन (Lower segment transverse incision)	निचले खण्ड का उदग्र उच्छेदन (Lower segment vertical incision)
(1) उच्छेदन का विस्तार (Extension of incision)	हो सकता है तथा गर्भाशयी वाहिका (Uterine vessels) को शामिल कर सकता है।	ऊपरी खण्ड तक विस्तार हो सकता है तथा इसे शामिल भी करता है।
(2) मूत्राशय का विच्छेदन (Dissection of bladder)	न्यूनतम (Minimal)	जब नीचे तक विस्तार होता है तब अधिक विच्छेदित होता है।
(3) गर्भाशयी बंदी (Uterine closure)	आसान (Easy)	कठिन (Difficult)
(4) पेशी का पार्श्व-स्थापन (Muscle apposition)	उत्तम (Good)	पेशी का पार्श्व-स्थापन पूर्ण (Perfect) नहीं भी हो सकता है।
(5) पुनः पर्युदर्याकरण (Reperitonization)	पूर्ण (Complete)	प्रायः अपूर्ण (Imperfect)
(6) अंतःशल्यक रक्तश्राव (Intraoperative bleeding)	कम (Less)	अधिक (More)
(7) अनुवर्त्ती आसंजन (Subsequent adhesions)	कम (Less)	अधिक (More)
(8) क्षति का कल्याण (Wound healing)	क्षतचिन्ह (Scar) प्रबल (Sound) होता है जिसके कारण हैं–(i) पेशी का पूर्ण पार्श्व-स्थापन (ii) गर्तिका (Gutter) का कम निर्माण (iii) क्षति या घाव का अल्प हेमाटोमा (Less wound hematoma) (iv) क्षति (Wound) शांत (Quicscent) बनी रहती है।	क्षतचिह्न (Scar) दुर्बल (Weak) जिसके कारण हैं – (i) पेशी का (सघन होने से) अपूर्ण पार्श्व-स्थापन (ii) हेमाटोमा और गर्तिका का अधिक निर्माण
(9) क्षतचिन्ह के विदार का खतरा (Risk of scar rupture)	कम (Less) (0.2–1.5%)	अधिक (More) (1 – 7%)

जटिलता (Complications):

(i) अंतःशल्यक, तथा
(ii) शल्यकोत्तर (Postoperative) हो सकती है।

अंतःशल्यक जटिलता (Intraoperative Complications):

(1) एक या दोनों किनारों पर गर्भाशयी उच्छेदन का विस्तार (Extension of uterine incision): यह गर्भाशयी वाहिकाओं (Vessels) को शामिल कर सकता है जिसके कारण तीव्र रक्तश्राव (Severe hemorrhage) होता है जो चौड़े बंधन (Broad ligament) के हेमाटोमा (Hematoma) निर्माण की ओर अग्रसर हो सकता है।
(2) निचले गर्भाशयी उच्छेदन पर गर्भाशयी विदारण (Uterine lacerations): इसका विस्तार पार्श्विक रूप से (Laterally) या निम्न रूप से (Inferiorly) योनि (Vagina) में हो सकता है।
(3) मूत्राशय को क्षति (Bladder injury): प्राथमिक शल्यक्रिया द्वारा प्रसव (Primary CS) में यह विरले ही (Rare) होती है परन्तु पुनरावृत्त CS में हो सकती है। यदि मूत्राशय की क्षति होती है तब क्रोमिक कैटगट (धागा) से दो परतों का टाँका लगाकर मरम्मत की जाती है। उसके बाद 7 से 10 दिन के लिए मूत्राशय से निरंतर निकास की व्यवस्था की जाती है।
(4) मूत्रवाहिनी की क्षति (Ureteral injury): यह विरले ही (1000 CS में 1) होती है जो पार्श्विक विस्तार से रक्तश्राव के नियंत्रण के दौरान होती है।
(5) जठरांत्रीय क्षेत्र की क्षति (Gastrointestinal tract injury): यह विरले ही होती है जबतक कि पूर्व श्रोणीय / उदरीय आसंजन (Prior pelvic/abdominal adhesions) नहीं होता है।
(6) गर्भाशय अतानता (Uterine atony) तथा प्राथमिक प्रसवोत्तर रक्तश्राव (Primary postpartum hemorrhage): इसमें औषधि-उपचार करना चाहिए और इससे लाभ नहीं होने पर शल्यक उपचार करना चाहिए।
(7) रुग्न आसंजित अपरा (Morbid adherent placenta) (Placenta accreta): इसे सामान्यतः आसंजित अपृथक्करणीय अपरा (Placenta accreta) के साथ उन रोगियों (Cases) में देखा जाता है जिनका पहले शल्यक्रिया द्वारा प्रसव (Cesarean delivery) हुआ है। इस प्रकार के रोगी में गर्भाशय के पूर्ण निष्कासन (Total hysterectomy) की आवश्यकता प्रायः होती है।

शल्यकोत्तर जटिलता (Postoperative Complications)

I. **मातृक (Maternal)**
II. **भ्रूणीय (Fetal)**

मातृक (Maternal): तत्काल (Immediate) तथा दूरस्थ (Remote)

तत्काल (Immediate):

(1) **प्रसवोत्तर रक्तश्राव (Postpartum hemorrhage):** शल्यक्रिया द्वारा प्रसव (CS) में रक्त की हानि का प्रायः अल्प-अनुमान (Under-estimation) होता है। यह अधिकांशतः गर्भाशयी अतानता (Uterine atony) के साथ संबंधित होता है परन्तु रक्त स्कंदन व्यतिक्रम (Blood coagulation disorders) कभी-कभी हो सकता है।

(2) **आघात या सदमा (Shock):** यह यद्यपि रक्त की हानि के साथ संबंधित होता है, यह तब भी हो सकता है जब पूर्व-विद्यमान (Pre-existing) निर्जलन और कीटोन-अम्लरक्तता (Dehydration and keto-acidosis) का सुधार किये बिना दीर्घ प्रसव (Prolonged labor) के बाद शल्यक्रिया की जाती है।

(3) **निश्चेतक खतरा (Anesthetic hazards):** इसका अधिकांशतः (Mostly) संबंध आपात (Emergency) शल्यक्रिया के साथ होता है। जठरीय सामग्री (Gastric contents) के श्वसन (Aspiration या चूषण) के साथ खतरे का संबंध होता है। इसका परिणाम फुफ्फुस-प्रसार की असमर्थता (Atelectasis) या फुफ्फुस शोथ (Pneumonitis) (Mendelson's syndrome) होता है।

(4) **संक्रमण (Infections):** संक्रमण के सामान्य स्थल (Common sites) हैं – गर्भाशय (Uterus) (Endomyometritis = गर्भाशय का अंतःपेशी शोथ), मूत्रमार्ग का क्षेत्र (Urinary tract), उदरीय क्षति (Abdominal wound), उदरावरणी कोटर (Peritoneal cavity) (Peritonitis = उदरावरण शोथ) तथा फुफ्फुस (Lungs)। संक्रमण के लिए खतरे के कारक (Risk factors) हैं – प्रसव की अवधि (Duration of labor) तथा झिल्ली का विदार (Rupture of membranes), योनिक जाँच की संख्या (Number of vaginal examinations)। संक्रमण के खतरे को रोगरोधी (Prophylactic) प्रतिजैविक औषधि (Antibiotics) पर्याप्त रूप से काम करती है।

(5) **आंत्रीय अवरोध (Intestinal obstruction):** आसंजन (Adhesions) या पट्टी (Bands) के कारण अवरोध यांत्रिक (Mechanical) हो सकता है या फुफ्फसावरण (या पर्युदर्या) शोथ (Peritonitis) के बाद अंगघाती (Paralytic) हो सकता है।

(6) **घनास्त्र वाहिका रोधी व्यतिक्रम (Thrombo-embolic disorders):** यह योनिक प्रसव (Vaginal delivery) के बाद की अपेक्षा शल्यक्रिया द्वारा प्रसव (CS = Cesarean section) के बाद अधिक प्रायः होता है। पूतिक (Septic) शिरीय दिवाल का शोथ (Thrombophlebitis) भी एक ज्ञात जटिलता है।

(7) **घाव या क्षति की जटिलता (Wound complications):** उदरीय क्षति की पूतिता (Sepsis) सर्वविदित (Well-known) है। त्वचा के टाँकों (Stitches) को निकालने पर जिन जटिलताओं की पहचान की गयी हैं, वे हैं – (i) रक्तयुक्त या स्पष्ट पीव (Sanguineous or frank pus), (ii) रक्तस्कंद शोथ या हेमाटोमा (Hematoma), (iii) स्फुटन (Dehiscence) (Peritoneal coat intact = उदरावरणी परत अक्षत) (iv) उदर का फटन (Burst abdomen) जो उदरावरणी परत को शामिल करता है।

(8) **द्वितीय प्रसवोत्तर रक्तश्राव (Secondary postpartum hemorrhage)**

दूरस्थ (Remote):

(1) **स्त्री रोगात्मक (Gynecological):** आर्तव की अधिकता या अनियमितता (Menstrual excess or irregularities)। दीर्घकालिक श्रोणीय पीड़ा या पृष्ठ-पीड़ा (Chronic pelvic pain or Backache)।

(2) **सामान्य शल्यक (General surgical):** उच्छेदनी अंत्रवृद्धि (Incisional hernia), आसंजन (Adhesions) तथा पट्टी (Bands) के कारण आंत्रीय अवरोध। (3) भावी गर्भावस्था (Future pregnancy): क्षतचिन्ह (Scar) का विदार (Rupture) का खतरा होता है।

भ्रूणीय (Fetal): शल्यक्रिया द्वारा प्रसव (CS) के बाद औषधजनक भ्रूण का कालपूर्व विकास (Iatrogenic prematurity) तथा श्वसनकष्ट संलक्षण (RDS = Respiratory distress syndrome) प्रायिक (Common) है। जब भ्रूण का पूर्ण विकास (Fetal maturity) अनिश्चित होता है तब इसे देखा जाता है।

मातृक और पेरिनैटल मर्त्यता (Maternal and perinatal mortality)

मातृक (Maternal): कुल मातृक मर्त्यता प्रति 10,00,000 क्रियाविधि (Procedures of CS) में 6 और 12 के बीच होती है। परन्तु प्रतिकूल रोगी पार्श्व-चित्र (Adverse patient profile) तथा अल्प अनुकूल (Suboptimal) परिस्थिति के साथ जो प्रायः परस्पर संबंधित होते हैं, मातृक मर्त्यता 0.1–1% होती है।

मृत्यु के कारण (Causes of death) हैं – (1) रक्तश्राव और आघात (Hemorrhage and shock) (2) निश्चेतक (Anesthetic hazards) (3) संक्रमण (Infection) (4) घनास्त्र वाहिका रोधी व्यतिक्रम (Thrombo-embolic disorder)।

भ्रूणीय मर्त्यता (Fetal mortality)**:** पेरिनैटल मर्त्यता 5–10% के बीच होती है तथा मृत्यु का अधिकांशतः संबंध आपात (Emergency) शल्यक्रिया के साथ तथा उन जटिलकारी कारकों के साथ होता है जिसके लिए शल्यक्रिया की जाती है। मृत्यु के कारण हैं – (1) श्वास-अवरोध (Asphyxia), (2) श्वसन कष्ट संलक्षण (RDS) (3) शिशु का कालपूर्व विकास (Prematurity), (4) संक्रमण (5) अंतःकपालीय रक्तश्राव-लघु उच्छेदन से होकर नितम्ब प्रसव (Breech delivery) का प्रयास करने के कारण।

शल्यक्रिया द्वारा प्रसव के पश्चात गर्भाशय का निष्कासन (Cesarean Hysterectomy)

यह एक शल्यक्रिया है जिसमें शल्यक्रिया द्वारा प्रसव (Cesarean section) के बाद गर्भाशय (Uterus) को स्थायी रूप से निष्कासित किया जाता है। सामान्य शर्तें हैं–

शल्यक्रिया द्वारा प्रसव के जन्म को कम करने के उपाय
(Measures to Reduce Cesarean Section)

A नितम्ब गर्भस्थिति (Breech presentation)	B कठिन प्रसव (Dystocia)	C भ्रूणीय संकट (Fetal distress) शल्यक्रिया द्वारा प्रसव के बाद योनिक जन्म (Vaginal birth)	D उल्वनिवेश (Amnio-infusion)	E संधानोच्छेदन (Symphysiotomy)	F नाशक शल्यक्रिया (Destructive operations)
(1) चयनित रोगियों में बाहरी शिरस्य गर्भवर्तन (External cephalic version) (2) चयनित (Selected) रोगियों (Cases) में नितम्ब की सहायता-प्राप्त (Assisted) योनिक जनन (Vaginal delivery)	(1) प्रसव प्रबंध में प्रसवक्रम का लेखाचित्रीय परिवीक्षण (Partographic monitoring) (2) प्रसव का सक्रिय प्रबंध (Active management of labor)	(1) भ्रूण का रक्त नमूने द्वारा भ्रूणीय अम्ल रक्तता (Acidosis) की पुष्टि करना (Confirm) (2) चयनित रोगियों में VBAC (Vaginal birth after previous cesarean) सफल होता है।	अल्प उल्वीद्रव (Oligohydramnios), नवविष्ठा रंजित (Meconium) उल्वीद्रव (Liquor) के कारण प्रारंभिक भ्रूणीय हृदय गति (FHR) का अत्वरण (Deceleration) या अस्थिर (Variable) के साथ रोगियों का प्रबंध	जीवित शिशु के साथ अवरूद्ध प्रसव के चयनित रोगी (Selected cases of obstructed labor with live fetus)	मृत (Dead) या मृतप्राय (Moribund) भ्रूण के साथ अवरूद्ध प्रसव के चयनित रोगियों में कपाल-उच्छेदन (Craniotomy) द्वारा जनन (Delivery)

(1) रून्ग आसंजित अपरा (Morbid adherent placenta)
(2) अतानिक गर्भाशय (Atonic uterus) तथा अनियंत्रित प्रसवोत्तर रक्तश्राव (Uncontrolled postpartum hemorrhage)
(3) वृहत रेशार्बुद (Big fibroid) (Parous = बहुप्रसवा स्त्री)
(4) चौड़े बंधन के रक्तस्कंद शोथ (Broad ligament hematoma) के साथ विदारण (Tears) के विस्तार के कारण विस्तृत विदारण (Extensive lacerations)
(5) समग्र रूप से (Grossly) संक्रमित गर्भाशय (Infected uterus)
(6) विदारित गर्भाशय (Ruptured uterus)।

प्रसवावधिक (प्रसव की अवधि में) गर्भाशय निष्कासन (Peripartum hysterectomy = पेरिपार्टम हिस्टेरेक्टोमी): यह गर्भाशय का शल्यक (Surgical) निष्कासन है जो शिशु के जन्म के समय-शल्यक्रिया द्वारा प्रसव (CS) या योनिक जनन के तत्काल बाद होता है। अवपूर्ण गर्भाशय-निष्कासन (Subtotal hysterectomy) सामान्यतः एक आपात क्रियाविधि (Emergency procedure) है। अवपूर्ण गर्भाशय-निष्कासन के लाभ (Benefits) है – शल्यक्रिया में कम समय लगना तथा रक्त की हानि कम होना, अन्य अंगों जैसे– मूत्राशय (Bladder), मूत्रवाहिनी (या गवीनी = Ureter) की क्षति (Injury) का कम खतरा तथा कम शल्यकोत्तर रून्गता (Less postoperative morbidity)।

उदरावरण-बाह्य शल्यक्रिया द्वारा प्रसव (Extra-peritoneal cesarean section): इसका प्रयोग अतीत (Past) में तीव्र संक्रमण (Infection) के साथ रोगियों में किया जाता था। रेटजियस स्थान (Retzius space) से होकर विच्छेदन (Dissecting) द्वारा उदरावरण-बाह्य रूप से निचले खण्ड तक पहुँचा जाता है। हाल में शक्तिशाली रोगाणु-रोधी कर्मक (Antimicrobial agents) की सुलभता होने के कारण इस शल्यक्रिया का निष्पादन विरले ही (Rarely) किया जाता है।

संधानोच्छेदन (Symphysiotomy)

संधानोच्छेदन एक शल्यक्रिया (Operation) है जिसका निर्माण विशेषकर उष्णक्षेत्र के देशों (Tropical countries) में जघन संधानक (Symphysis pubis) के विभाजन द्वारा श्रोणीय धारिता या क्षमता (Pelvic capacity) के वर्धन (Enlarge) करने के लिए किया जाता है। इन देशों में अवरूद्ध प्रसव (Obstructed labor) के रोगियों की विशाल संख्या की उपस्थिति के कारण इसका विशेष महत्व होता है क्योंकि उन्हें गंभीर स्थिति में निर्दिष्ट (Referred) चिकित्सालय में ले जाने की आवश्यकता होती है।

रोगियों (Cases) का चयन विवेकपूर्ण रूप से (Judiciously) करना चाहिए तथा जोखिम भरे (Risky) शल्यक्रिया द्वारा प्रसव (CS) का एक विकल्प केरूप में संधानोच्छेदन का निष्पादन करना चाहिए। CS में बाद की गर्भावस्था में क्षतचिह्न के विदार (Scar rupture) की संभावना होती है। इसके अतिरिक्त संधानोच्छेदन में श्रोणि (Pelvis) का स्थायी वर्धन (Permanent enlargement) होता है जिसके कारण भविष्य में कठिन शिशु-जनन (Dystocia) की संभावना नहीं होती है। शल्यक्रिया (संधानोच्छेदन) का निष्पादन स्थापित (Established)

अवरोध (Obstruction) में ही करना चाहिए न कि केवल प्रत्याशित (Anticipated) में। जिन शर्तों को पूर्ण करना है (Conditions to be fulfilled): (1) श्रोणि (Pelvis) को तीव्ररूप से संकुचित (Severely contracted) नहीं होना चाहिए, पृथक वहिर्गम संकुचन (Isolated outlet contraction) उत्कृष्ट (Ideal) होता है। (2) शीर्ष (Vertex) की गर्भस्थिति (Presentation) होनी चाहिए। (3) भ्रूणीय हृदय ध्वनि (FHS = Fetal heart sound) की उपस्थिति होनी चाहिए।

इसमें जघन संधानक (Symphysis pubis) को मध्यरेखा में ऊपर से नीचे की ओर विभाजित किया जाता है जब तक कि चापाकर बंधन (Arcuate ligament) नहीं कटता है। योनि (Vagina) में बायें हाथ की अँगुली से मूत्रमार्ग (Urethra) को एक किनारे तक स्थानांतरित किया जाता है।

संतुलित योनिद्वार उच्छेदन (Episiotomy) के साथ स्वतः या कर्षण (Traction): निर्वात निष्कासक (Ventouse) (Preferable=बेहतर) या चिमटी (Forceps) द्वारा शिशु का जनन होता है।

जटिलता (Complications): पश्च जघन-पीड़ा (Retropelvic pain), जघन का अस्थिशोथ (Osteitis pubis), दबाव मूत्रीय असंयम (Stress urinary incontinence) और विरले ही (Rarely) मूत्राशय-योनिक नालव्रण (Vesico-vaginal fistula)।

अध्याय

37

सुरक्षित मातृत्व, प्रसूति का महामारी विज्ञान

(Safe Motherhood, Epidemiology of Obstetrics)

सुरक्षित मातृत्व
(Safe Motherhood)

विकासशील देशों (जैसे–भारत) में मातृक मृत्यु (Maternal deaths) की विशाल संख्या पर विचार करते हुए सन् 1987 ई० में विश्व स्वास्थ्य संगठन (WHO=World Health Organization) द्वारा केन्या के नैरोबी (Nairobi in Kenya) के सम्मेलन (Conference) में "सुरक्षित मातृत्व पहल शक्ति" (Safe Motherhood Initiative) पर विचार किया गया था। सन् 2000 ई० तक मातृक मृत्यु की संख्या को न्यूनतम आधी करने का यह एक विश्वव्यापी (Global) प्रयास या जिसे सन् 2010 ई० तक बढ़ाया गया था इसका उद्देश्य (Objectives) स्वास्थ्य तथा अन्य रणनीति (Strategier) के संयोजन द्वारा बालिकाओं और महिलाओं के जीवन की गुणवत्ता (Quality) तथा सुरक्षा (Safety) को बढ़ाना है।

WHO के संविधान (Constitution) में मातृक और बाल स्वास्थ्य का उन्नयन (Maternal and child health promotion) एक महत्वपूर्ण (या मुख्य) वचन बद्धता (Key commitment) है।

मातृक मृत्यु (Maternal death): यह न केवल व्यक्तिक (Individual) महिला की त्रासदी (Tragedy) है बल्कि सम्पूर्ण परिवार और समुदाय का दुखांतक (Tragedy) होता है। गर्भावस्था और शिशु-जन्म से उत्पन्न जटिलता (Complications) के कारण प्रत्येक वर्ष 15–49 आयु वर्ग की लगभग 6 लाख महिलाओं की मृत्यु सम्पूर्ण विश्व में होती है। इसका अभिप्राय यह है कि प्रत्येक वर्ष के प्रत्येक मिनट में एक (1) मातृक मृत्यु होती है जिसमें से 99% मृत्यु विकासशील देशों में होती हैं। इनमें से अधिकतर (80%) मृत्यु निवार्य (Preventable) होती हैं।

विकसित देशों में मातृक मर्त्यता (Mortality) अनुपात (Ratio) प्रति एक लाख (100,000) जीवित जन्म (Live births) में लगभग 27 होता है जबकि विकासशील देशों (Developing countries) में यह अनुपात 20 गुना अधिक होता है। यह प्रति लाख जीवित जन्म में 480 और 1000 के बीच होता है जो क्षेत्र (Region) पर निर्भर करता है। विकासशील देश की एक महिला के लिए गर्भावस्था से संबंधित जटिलता से जीवनकाल में मरने का खतरा 11 में 1 होता है जब औद्योगिक (Industrialized) देशों में यह खतरा 5000 में 1 होता है। यह राष्ट्रीय वचन बद्धता (National commitment) में विशाल अंतर को प्रदर्शित करता है।

सुरक्षित मातृत्व पहलशक्ति (SMI) एक वैश्विक (Global) प्रयास है जिसका संचालन विभिन्न संगठनों के सहयोग से किया जाता है, वे हैं – राजकीय संगठन (Government Agencies), अराजकीय (Non-government) संगठन तथा अन्य समूह (Groups) और वैयक्तिक संगठन (Individuals)। SMI का उद्देश्य सामाजिक (Social), सामुदायिक (Community) और आर्थिक (Economic) हस्तक्षेप (Interventions) द्वारा महिला के स्वास्थ्य में सुधार लाना है। [SMI=Safe maternal initiative]

उल्लेखनीय मातृक मृत्यु (Adverting maternal death) के बारे में जो विश्वव्यापी ज्ञात है वह देश के लिए समग्र आर्थिक सम्पत्ति ही केवल महत्वपूर्ण निर्धारक कारक नहीं है। WHO, UNFPA (United Nations Fund for Population activities), UNICEF (United Nations Children's Emergency Fund) विश्वबैंक (World Bank), जनसंख्या परिषद् (Population council) तथा सुरक्षित मातृत्व के संबंध में अन्य राष्ट्रीय और अंतराष्ट्रीय संगठन के विशेषज्ञों का यह निष्कर्ष (या विचार) है कि सीमित पूँजी निवेशन (Investment) तथा प्रभावी नीति हस्तक्षेप (Policy intervention) के साथ मातृक मर्त्यता (Maternal mortality) पर्याप्त रूप से कम की जा सकती है। राष्ट्रीय और अंतर्राष्ट्रीय मानव अधिकार संधिपत्र (Human rights treaties) (1948) के अनुसार सुरक्षित मातृत्व को एक मानव अधिकार विषय (Human rights issue) माना जाता है। अतः यह माना जाता है कि मातृक मृत्यु न केवल एक स्वास्थ्य क्षति (Health disadvantage) है बल्कि सामाजिक क्षति का प्रतिबिम्बन (Reflexion of social disadvantage) भी है।

मातृक मृत्यु के नैदानिक कारण (Clinical causes) के मूलभूत तथ्य (Basic facts) निम्नलिखित हैं –

(1) **किशोरी और स्त्री की निम्न सामाजिक स्थिति (Low social status of girls and women):** मातृक मृत्यु का यह एक मौलिक निर्धारक है। विकासशील देशों (जैसे–भारत) में किशोरियों (या बालिकाओं) तथा स्त्रियों को निम्नलिखित कठिनाइयों का सामना करना पड़ता है – (a) आर्थिक साधनों की सीमित पहुँच (b) मूलभूत शिक्षा के लिए कम अवसर (c) अत्यधिक शारीरिक कार्य और अपर्याप्त आहार (Poor diet), (d) निर्णय लेने की कम क्षमता (Less ability to take decisions), (e) अनियोजित शिशु-जन्म (Unplanned child birth) जो या तो बहुत पहले (Too early) या अधिक बारम्बार (Too frequently) या अतिविलंबित (Too late) होता है। (f) अनिवार्य प्रासूतिक सेवा (Obstetric services) का कम उपयोग।

(2) **अपर्याप्त पोषण (Poor nutrition):** यह अपर्याप्त मातृक स्वास्थ्य में योगदान करता है जिसके कारण अपर्याप्त गर्भावस्था परिणाम प्राप्त होता है।

सारणी (Table) 37.1: 2010 ई० के लिए राष्ट्रीय सामाजिक-जनसांख्यिकीय लक्ष्य (राष्ट्रीय जनसंख्या नीति, 2000 ई०)
[National Socio-demographic goals (National population policy 2000)]

प्राचल (Parameters)	वर्तमान स्तर (Current level)	2010 ई०
कुल जननक्षमता दर (Total fertility rate)	2.9	2.1
मातृक मर्त्यता अनुपात (Maternal mortality ratio) (प्रति 100,000 जीवित शिशु-जन्म = Live births)	400	<100
शिशु-मर्त्यता (Infant mortality)	69	<30
प्रसवपूर्व परिचर्या (Antenatal care) (%)	44	100
संस्थागत प्रसव (Institutional deliveries) (%)	34	80
कुशल कार्मिक द्वारा प्रसव (Deliveries by skilled) (%) Personnel	42	100

(3) कुशल परिचारी का अभाव (Lack of skilled attendants): प्रसव के समय कुशल परिचारी, उचित प्रेषण-तंत्र (Appropriate referral system), यौन शिक्षा (Sex education), परिवार कल्याण (Family welfare) तथा सुरक्षित गर्भपात सेवा (Safe abortion services) का अभाव – ये सभी महत्वपूर्ण क्षेत्र हैं जो मातृक मृत्यु के कारण बनते हैं।

मातृक तथा नवजात स्वास्थ्य के लिए अंतर्राष्ट्रीय वचनबद्धता (International Commitment to Maternal and Newborn Health) (WHO, UNICEF, World Bank, Other Organizations, 2001)

(1) सन् 1990 और 2015 ई० के बीच मातृक मर्त्यता अनुपात (Maternity mortality ratio) को 75% तक कम करना।

(2) सन् 2015 ई० तक प्रति 1000 जीवित जन्म (Live birth) में शिशु मर्त्यता (Infant mortality) को 35 से कम करना।

(3) सन् 2015 ई० तक सभी शिशु-जन्मों के 90% को कुशल परिचारियों (Skilled attendants) द्वारा सहायता देना।

(4) सन् 2015 ई० तक उन सभी तक प्रजनक स्वास्थ्य सेवा (Reproductive health services) को उपलब्ध कराना जिनको इसकी आवश्यकता है।

(5) अन्य लक्ष्य (Other goals): लिंग साम्यता (Gender equity), निर्धनता का न्यूनीकरण (Reduction of poverty), बालिकाओं और स्त्रियों की शिक्षा (Education of girls and women)।

प्रासूतिक परिचर्या और समाज (Obstetrical Care and the Society)

प्रासूतिक परिचर्या सामान्यतः एक निवारक चिकित्सा (Preventive medicine) है। सामाजिक प्रसूति विज्ञान (Social obstetrics) को एक समुदाय या समाज की प्रासूतिक परिचर्या के रूप में परिभाषित किया जाता है जिसे उसकी सामाजिक, आर्थिक, पर्यावरणी और सांस्कृतिक पृष्ठभूमि (Background) में प्रदान किया जाता है। यह समुदाय के अनेक पहलुओं (Aspects) को शामिल करती है। मातृक और पेरिनैटल (Perinatal=गर्भधारण के सातवें मास और प्रसव के एक सप्ताह की अवधि) परिणाम को उन्नत बनाने के लिए इन कारकों का अध्ययन अनिवार्य होता है। विकासशील देश की प्रसूतिक समस्या (Obstetric problem) जैसे–अधिक मातृक और पेरिनैटल मर्त्यता (Mortality) और रूग्नता (Morbidity), विकसित देश की समस्या जैसे–जन्मजात कुरचना (Congenital malformation) तथा आनुवंशिक समस्या (Genetic problems) से पूर्णतः भिन्न होती है।

प्रजनक और शिशु स्वास्थ्य परिचर्या (Reproductive and Child Health Care)

प्रजनक और शिशु स्वास्थ्य (RCH) परिचर्या भारत में महिलाओं और बच्चों की स्वास्थ्य स्थिति को उन्नत करने की एक एकीकृत (Integrated) और संयुक्त (Composite) पहुँच है। यह भारत सरकार का निवेश (Inputs) तथा दाता संगठन (Donor agencies) जैसे–विश्वबैंक (World Bank), विश्व स्वास्थ्य संगठन (WHO), यूरोपीय आयोग (European Commission) तथा अन्य की सहायता को शामिल करती है।

प्रजनक और शिशु स्वास्थ्य परिचर्या का उद्देश्य (Aims) कुपोषण (Malnutrition), संक्रमण (Infection) तथा अनियमित जनन-क्षमता (Unregulated fertility) को रोकना है। जब उपरोक्त उल्लिखित (Above mentioned triad) की देखभाल होती है तब प्रासूतिक जटिलता (Obstetric complications) जैसे–रक्तक्षीणता (Anemia), प्राक्-गर्भाक्षेपक (Pre-eclampsia), अंतः गर्भाशयी विकास मंदन (IUGR=Intrauterine growth retardation), कालपूर्व जनन (Pre-term birth), प्रसवोत्तर रक्तश्राव (PPH=Postpartum hemorrhage), गर्भाशय का विदार (Rupture of the uterus) आदि का निवारण अधिकांशतः किया जा सकता है। इसके मुख्य प्राप्य उद्देश्य (Objectives) या लक्ष्य हैं – (1) मातृक और पेरिनैटल मर्त्यता और रूग्नता का न्यूनीकरण (Reduction of perinatal mortality and morbidity) तथा (2) माता, शिशु और किशोरियों (Adolescents) के लिए स्वास्थ्य को उन्नत (Promote) बनाना।

प्रजनन और शिशु स्वास्थ्य हस्तक्षेप (RCH Interventions)

A. सुरक्षित मातृत्व (Safe Motherhood)

प्रसवपूर्व परिचर्या (Antenatal care)	प्रसवावधिक परिचर्या (Intranatal care)	प्रसवोत्तर परिचर्या (Postnatal care)
(1) गर्भावस्था का आरम्भ में पंजीकरण (Early registration of pregnancy)	(1) 80% रोगियों (Cases) का संस्थागत प्रसव (Institutional deliveries) तथा 100% प्रसव कुशल कार्मिक (Skilled personnel) द्वारा	(1) माता का स्वास्थ्य तथा नवजात (Newborn) की परिचर्या के लिए सहायता देना
(2) न्यूनतम (Minimum) 4 बार प्रसवपूर्व निरीक्षण (Antenatal visits): प्रथम 16 सप्ताह पर, द्वितीय 24–28 सप्ताह पर, तृतीय 32 सप्ताह पर तथा चतुर्थ 36 सप्ताह पर निरीक्षण करना चाहिए। गर्भावस्था, प्रसव (Labor) तथा प्रसवोतर काल (Puerperium) में अधिक खतरे के रोगियों (High-risk cases) की पहचान के लिए संभाव्य अभिगम (Risk approach) तथा दक्ष प्रेषण व्यवस्था (Efficient referral system) द्वारा एक साधन-सम्पन्न चिकित्सालय (Equipped center) में रोगी को भेजना।	(2) तीन [हाथ, मूलाधारी (Perineal) क्षेत्र तथा नाभि-क्षेत्र (Umbilical area)] की स्वच्छता (Cleanness) का अनुरक्षण (Maintain) करना चाहिए।	(2) स्तनपान (Breastfeeding) – आरम्भ में तथा एकमात्र (Early and exclusive)। दस शिशु-स्नेही (Baby friendly) चिकित्सालयी पहल (Hospital initiatives) (देखें अध्याय 30)
(3) टिटनेस विषाभ (Tetanus toxoid) से दिनचर्या प्रतिरक्षण (Routine immunization) तथा प्रथम त्रिमास (First trimester) के बाद न्यूनतम 100 दिन के लिए दैनिक पूरक लौह-फोलिक अम्ल (Supplementary iron-folic acid) चिकित्सा।		(3) परिवार कल्याण सेवा (Family Welfare Services) – अनियोजित (Unplanned) गर्भावस्था तथा असुरक्षित गर्भपात (Unsafe abortion) को रोकने के लिए।

B. किशोरी और प्रजनन स्वास्थ्य (Adolescent and Reproductive Health): भारत में कुल जनसंख्या के 20% किशोर-किशोरी (Adolescents) 10–19 वर्ष के आयु-समूह में होते हैं जिनकी आधी संख्या या तो यौन रूप से (Sexually) सक्रिय होती है या विवाहित। जिस समस्या का सामना करना होता है वे हैं –(1) आद्य (या प्रारंभिक) मातृत्व (Early motherhood): माता और उसके नवजात (Newborn) का खतरा (2) अल्पपोषण (Undernutrition) तथा रक्तक्षीणता (Anemia) (3) मनोवैज्ञानिक अपरिपक्वता (Psychological immaturity) तथा अतिसंवेदनशीलता (Vulnerability) (4) असुरक्षित यौन-संबंध का परिणाम (Consequences of unprotected sex): अवांछित गर्भावस्था (Unwanted pregnancy), असुरक्षित गर्भपात (Unsafe abortion), यौन-संचारित संक्रमण (STIs = Sexually transmitted infections), प्रजनन-मार्ग का संक्रमण (RTIs = Reproductive tract infections)।

C. प्रजनन-मार्ग संक्रमण (RTIs) तथा यौन-संचारित संक्रमण (STIs): प्रजनन क्षेत्र का संक्रमण (RTIs) मुख्यतः असुरक्षित गर्भपात, अस्वच्छ (Uncleaned) प्रसव तथा IUD (Intrauterine device) का अस्वास्थ्यकर अंतर्वेशन (Unhygienic insertion) तथा अपर्याप्त आर्तव सफाई (Poor menstrual hygiene) के कारण होता है। ये सभी प्रजनन और शिशु स्वास्थ्य (RCH) कार्यक्रम के अधीन प्रथम प्रेषण कक्ष (FRU = First referral unit) में उचित निवारक (Preventive) तथा उपचारात्मक (Curative) साधनों द्वारा वर्जनीय (Avoidable) होते हैं।

D. लिंग प्रकरण या समस्या (Gender issues): सामाजिक विकास का एक महत्वपूर्ण अवरोधन (Hinderance) लिंग असमानता है जो बालिका और महिला के लिए प्रतिकूल होती है। यह आहार, शिक्षा, चिकित्सा, आर्थिक साधनों तक पहुँच तथा निर्णय करने के संबंध में परावर्तित होता है। लिंग असमानता को दूर करने की आवश्यकता समय की पुकार है।

E. अन्य (Others): सुरक्षित गर्भपात (Safe abortion), शिशु स्वास्थ्य परिचर्या (Child health care) तथा शिशुओं के लिए सार्विक प्रतिरक्षण (Universal immunization to children)

प्रजनन और शिशु स्वास्थ्य परिचर्या के स्तर (Levels of RCH-care): भारत में ''सभी के लिए स्वास्थ्य'' ("Health for all") के लक्ष्य तक पहुँचने के लिए RCH-परिचर्या की सेवा तीन स्तरों (Three levels) पर सुलभ होती है। प्रत्येक स्तर पर निश्चित सीमा तक परिचर्या (Care) प्रदान की जाती है–

स्तर (Level) I: प्राथमिक परिचर्या (Primary care): यह अल्प खतरे (Low risk) की माता तथा नवजात शिशु (Neonate) के लिए अनिवार्य स्वास्थ्य परिचर्या होती है। प्राथमिक स्वास्थ्य केन्द्र (Primary health centers), उपकेन्द्र (Subcenters) तथा नगरपालिका चिकित्सालय (Municipality hospitals) इस प्रकार की परिचर्या प्रदान करते हैं।

स्तर (Level) II: द्वितीयक परिचर्या (Secondary care): यह दूसरे उच्च स्तर की परिचर्या होती है जहाँ अधिक खतरे की माता और नवजात शिशु (20%) के लिए उपचार का प्रबंध किया जाता है। जिला तथा अनुमंडल चिकित्सालय (District and Subdivisional hospitals) तथा ग्रामीण चिकित्सालय (Rural hospitals) प्रासूतिक (Obstetric), निश्चेतक

(Anesthetic) तथा बाल चिकित्सीय (Pediatric) विशेषज्ञता के साथ इस प्रकार की परिचर्या उपलब्ध करता है।

स्तर (Level) III: तृतीयक परिचर्या (Tertiary care): यह तीसरे क्रम के उच्च स्तर की परिचर्या है जहाँ अधिक खतरे पर माता और शिशु (5%) के लिए अधिक विशेषीकृत (Highly specialized) परिचर्या प्रदान की जाती है। चिकित्सा महाविद्यालय (Medical college) का चिकित्सालय, क्षेत्रीय स्वास्थ्य केन्द्र (Regional health centers) तथा अखिल भारतीय चिकित्सा संस्थान (All India Medical Institute) द्वारा इस परिचर्या की सुलभता होती है। इन केन्द्रों में आयुर्विज्ञान (Medical Sciences) के सभी विषयों से संबंधित अत्यधिक विशेषीकृत साधन और उपकरण उपलब्ध होते हैं।

प्रसूति का महामारी विज्ञान (Epidemiology of Obstetrics)

किसी देश की प्रसव व्यवस्था की स्वास्थ्य परिचर्या (Health care) की गुणवत्ता (Quality) का संवेदनशील सूचक (Sensitive index) पूर्णतः या अंशतः उसका मातृक और पेरिनैटल (Maternal and perinatal) मृत्यु-दर द्वारा परावर्तित होता है। विश्व की जनसंख्या के 16% के साथ भारत में विश्व की कुल मातृक मृत्यु की 20% से अधिक होती है। सन् 2005 ई० में विश्व में गर्भावस्था के दौरान या शिशु-जन्म के बाद 5.36 लाख महिलाओं की मृत्यु हुई थी जिसमें से भारत में 1.17 लाख मातृक मृत्यु हुई थीं। किसी भी देश की तुलना में भारत में शिशु-जन्म के दौरान अधिक संख्या में महिलाओं की मृत्यु होती है।

भारत में मातृक मृत्यु अनुपात (MMR=Maternal Mortality Raio) प्रति 10,00,00 जीवित शिशु-जन्म (Live births) में 450 मृत्यु है जबकि कांगो (Congo) में 740, नाइजीरिया (Nigeria) में 1100 तथा अफगानिस्तान (Afghanistan) में 1800 है।

जबकि बांग्लादेश (Bangladesh) 570 के MMR के साथ कुल मातृक मृत्यु 21,000 हुई थी, पाकिस्तान (Pakistan) में 15,000 मृत्यु के साथ 320 MMR था, चीन (China) में 7,000 मृत्यु के साथ 45 MMR था तथा श्रीलंका (Sri Lanka) में 190 मृत्यु के साथ 58 MMR की सूचना थी।

वास्तविक जैव सांख्यिकी के आलेख (Vital statistics record) जैसे– जन्म और मृत्यु की घटनाओं का अनुरक्षण (Maintenance), उनका समीक्षात्मक विश्लेषण (Critical analysis) तथा निवारक उपायों (Preventive measures) के निर्धारण से विकासशील (Developing countries) देशों (भारत इसमें शामिल है) में अधिक संख्या में मातृक और पेरिनैटल मृत्यु (Maternal and perinatal deaths) के लिए उत्तरदायी (Responsible) कारक हैं – अनियंत्रित जननक्षमता (Unregulated fertility), असुरक्षित गर्भपात (Unsafe abortion), अपर्याप्त प्रसवपूर्व परिचर्या (Inadequate antenatal care) तथा प्रशिक्षित जनन-परिचारी का अभाव (Lack of trained birth attendants)। यहाँ यह उल्लेख करना प्रासंगिक (Relevant) होगा कि भारत में केवल 48% जनन (Births) कुशल (या प्रशिक्षित) (Skilled) परिचारी (Attendants) द्वारा कराये जाते हैं। पिछले आठ वर्षों (2007 ई० के पहले) में लगभग एक चौथाई संख्या (23%) की महिलाएँ जिन्होंने शिशु को जन्म दिया है, वे प्रसवपूर्व परिचर्या से वंचित रही हैं जिनमें सर्वाधिक संख्या (66%) बिहार में है तथा न्यूनतम संख्या (1%) केरल और तमिलनाडु में है। झारखण्ड में 40% गर्भवती महिलाएँ प्रसवपूर्व परिचर्या नहीं प्राप्त करती हैं। (NFHS-III Report, 2007)।

सम्पूर्ण विश्व में गर्भावस्था और शिशु-जन्म के दौरान दैनिक प्रति मिनट एक स्त्री की मृत्यु होती है।

भारत में घर पर शिशु का जन्म कुल का लगभग 60% होता है जिसमें 37% प्रसव (Deliveries) पारम्परिक धात्री (Traditional attendants) द्वारा कराये जाते हैं। (NFHS-III)।

विकसित देशों में मातृक मर्त्यता अनुपात (Maternal mortality ratios in developed countries)

स्वीडेन (Sweden)	अमेरिका (USA)	नीदरलैण्ड (Netherlands)	ब्रिटेन (United Kingdom)	जापान (Japan)
5	7.7	8	9	8

एशिया में मातृक मर्त्यता अनुपात (Maternal mortality ratios in Asia)

श्रीलंका (Sri Lanka)	थाइलैण्ड (Thailand)	भारत (India)	चीन (China)	बांग्लादेश (Bangladesh)	नेपाल Nepal)
24	200	407	115	850	1500

मातृक मर्त्यता अनुपात का अंतर्राज्यीय अंतर (MMR Interstate Difference, Govt. of India, 2000)

तमिलनाडु (Tamil Nadu)	पश्चिम बंगाल (West Bengal)	बिहार (Bihar)	मध्यप्रदेश (MP)	राजस्थान (Rajasthan)	उत्तरप्रदेश (UP)	उड़ीसा (Orissa)
76	264	451	498	677	707	739

मातृक मर्त्यता या मृत्यु (Maternal Mortality)

मातृक मृत्यु की परिभाषा (Definition of Maternal Deaths): महिला की मृत्यु जबकि वह गर्भवती होती है या उसके गर्भपात (Abortion) के 42 दिन के अंदर होती है चाहे गर्भावस्था की कोई भी अवधि या स्थल होता है तथा गर्भावस्था तथा उसके प्रबंध द्वारा उत्तेजित किसी भी कारणसे होती है परन्तु दुर्घटनीय (Accidental) या घटनीय (Incidental) कारणों से नहीं होती है तब उसे मातृक मृत्यु कहते हैं।

मातृक मर्त्यता अनुपात (MMR=Maternal mortality ratio): प्रति 100,000 (एक लाख) जीवित जन्म (Live births) में इस प्रकार की मातृक मृत्यु को MMR कहा जाता है। विकिसति देशों में MMR 4 और 40 के बीच होता है जबकि विकासशील देशों मे यह भिन्नता 100–700 तक होती है तथा भारत में MMR लगभग 407 होता है। विकासशील देशों में यह आँकड़ा (Data) चिकित्सा महाविद्यालय या संस्थान के चिकित्सालयों से प्राप्त हुआ है तथा अधिक प्रायः सम्पूर्ण देश से आँकड़े उपलब्ध नहीं होते हैं। अतः यह अनुमान लगाया जा सकता है कि विकासशील देशों (जैसे–भारत) में MMR और अधिक होती है।

मातृक मृत्यु दर (Maternal mortality rate): यह मातृक मृत्यु की संख्या को प्रजनन-आयु (Reproductive age) (15–19 वर्ष) की महिलाओं की संख्या द्वारा भाग देने को सूचित करता है। इसे प्रति वर्ष प्रजनन-आयु की प्रति 100,000 महिलाओं में व्यक्त किया जाता है। भारत में यह लगभग 120 है जबकि अमेरिका में यह 0.5 होती है।

हाल में गर्भनिरोधक (Contraceptives) के उपयोग सें मर्त्यता तथा मातृक गर्त्यता को शामिल करके प्रजनन मर्त्यता (Reproductive mortality) शब्दावली का उपयोग किया जाता है।

समस्या की विशालता (Magnitude of the problem): सम्पूर्ण विश्व में प्रतिवर्ष लगभग 80 लाख (8 Millions) महिलाएँ गर्भावस्था-संबंधित जटिलताओं (Complications) से पीड़ित होती हैं जिसके फलस्वरूप 5 लाख से अधिक महिलाओं की मृत्यु हो जाती है। विकासशील देशों (भारत भी) में निर्धन महिलाओं के लिए मातृक मर्त्यता और रूग्नता (Maternal mortality and morbidity) की समस्याएँ अधिकतम होती है। 11 में एक महिला विकासशील देशों में गर्भावस्था-संबंधित जटिलताओं के कारण मृत्यु का शिकार हो जाती

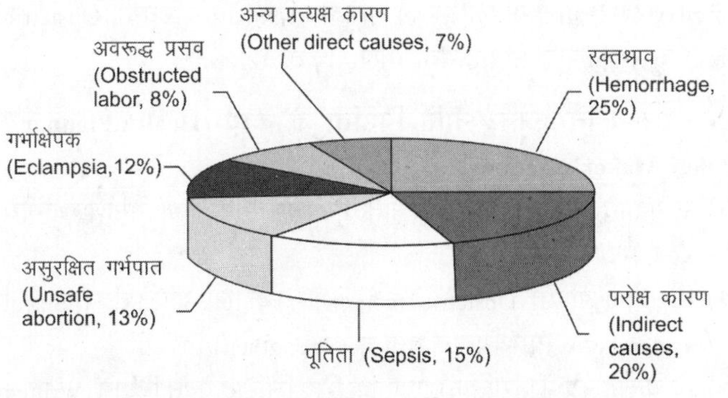

चित्र (Fig.) 37.1: मातृक मृत्यु के महत्वपूर्ण कारण

है जबकि विकसित देशों में 5000 में एक महिला की मृत्यु होती है। यह वैश्विक (Global) स्वास्थ्य की विसंगति (Discrepancies) को दर्शाती है। पुनः यह अनुमान लगाया जाता है कि एक मातृक मृत्यु के लिए न्यूतम 16 व्यक्ति (बच्चे भी) गम्भीर रूग्नता (Severe morbidities) से पीड़ित होते हैं।

वर्गीकरण (Classification): मातृक मृत्यु के कारणों (Causes) का वर्गीकरण इस प्रकार किया जा सकता है –

(1) प्रत्यक्ष (Direct)
(2) परोक्ष (Indirect)
(3) अप्रासूतिक (Non-obstetric)

(1) प्रत्यक्ष प्रासूतिक मृत्यु (Direct obstetric deaths): 75% मृत्यु गर्भावस्था, प्रसव (Delivery) या उनके प्रबंध की जटिलता के कारण होती है। ये स्थितियाँ हैं – गर्भपात (Abortion), अस्थानिक गर्भधारण (Ectopic gestation), प्राक्-गर्भाक्षेपक (Pre-eclampsia), गर्भाक्षेपक (Eclampsia), प्रसवपूर्व और प्रसवोत्तर रक्तश्राव (Antepartum and postpartum hemorrhage) तथा प्रासूति पूतिता (Puerperal sepsis)।

(2) परोक्ष मृत्यु (Indirect deaths) (25%): इसमें गर्भावस्था के दौरान या पहले विकसित स्थितियाँ उपस्थित होती हैं परन्तु गर्भावस्था तथा प्रसव के दबाव के क्रियात्मक (Physiological) प्रभावों द्वारा उत्तेजित होती हैं। ये स्थितियाँ हैं – रक्तक्षीणता (Anemia), हृदयरोग (Cardiac disease), मधुमेह (Diabetes), अवटु रोग (Thyroid disease), आदि जिसमें रक्तक्षीणता विकासशील देशों में एक सर्वाधिक महत्वपूर्ण कारण है। विषाणुक यकृत शोथ (Viral hepatitis) जब स्थानिक (Endemic) होता है तब यह मातृक मृत्यु में पर्याप्त योगदान करता है।

(3) अप्रासूतिक या आपातिक मृत्यु (Non-obstetric or fortuitous deaths): दुर्घटना (Accident), तंद्रिक ज्वर (Typhoid) या अन्य संक्रामक रोग (Infectious diseases)।

मातृक मृत्यु के साथ सम्बद्ध कारक (Factors Associated with Maternal Mortality)

(1) आयु (Age): अनुकूलतम (Optimum) प्रजनन-क्षमता (Reproductive efficiency) 20–25 वर्ष के आयु-समूह में होती है। किशोरियों (Adolescents) की गर्भावस्था में प्राक्-गर्भाक्षेपक (Pre-eclampsia), सिर-श्रोणीय असंगति (Cephalo-pelvic disproportion) तथा गर्भाशय निष्क्रियता (Uterine inertia) के कारण अधिक खतरा होता है। 35 वर्ष या इससे अधिक आयु की महिलाओं में यह खतरा 3–4 गुना अधिक होता है (चित्र 37.1 और सारणी 37.2)।

(2) गर्भसंख्या (Parity): प्रथम बार गर्भिणी स्त्री (Primigravida) में खतरा कुछ अधिक होता है परन्तु गर्भ संख्या 5 या अधिक में जहाँ प्रसवोत्तर (Postpartum) रक्तश्राव, अप्रकृत गर्भस्थिति (Malpresentation) तथा विदारित गर्भाशय (Ruptured uterus) होता है वहाँ यह खतरा 3 गुना अधिक होता है। द्वितीय गर्भावस्था में खतरा न्यूनतम होता है।

(3) सामाजिक-आर्थिक स्तर (Socio-economic strata): निम्न (Low) सामाजिक-आर्थिक स्तर (या स्थिति) की महिलाओं में मर्त्यता अनुपात (Mortality ratios) अधिक होता है क्योंकि पोषण, आवास, शिक्षा और प्रसवपूर्व परिचर्या (Antenatal care) की अल्प सुविधा होती है।

(4) प्रसवपूर्व परिचर्या (Antenatal care): दुर्भाग्य से जिन महिलाओं जैसे–बहुप्रसवा (Grand multipara) या निम्नतर (Lower) सामाजिक-आर्थिक स्थिति की महिलाओं में अधिकतम मर्त्यता होती है, वे प्रायः प्रसवपूर्व परिचर्या का लाभ पाने में प्रायः सफल नहीं होती हैं या ये लाभ उनके पास नहीं पहुँचते हैं।

(5) अवमानक परिचर्या (Substandard care): जब परिचर्या (या देखभाल) सामान्य स्वीकृत स्तर से नीचे या कम होती है तो इसमें खतरे की संभावना बढ़ जाती है। साधनों जैसे–मानशक्ति (Manpower), उपकरण (Equipment), प्रयोगशाला (Laboratory), औषधि (Medicines) तथा शल्यकक्ष (Operation theater) की कमी से रोगी की उचित परिचर्या नहीं होती है जिसके कारण मातृक मर्त्यता होती है।

विकासशील देशों में वर्जनीय (Avoidable) सामाजिक कारक स्पष्ट रूप से दृश्यमान् होते हैं जो निम्नलिखित के साथ संबंधित होते हैं – (1) सामाजिक बुराई (Social evils) जैसे –निरक्षरता (Illiteracy), आरंभ में गर्भावस्था (Early pregnancy), अनभिज्ञता (Ignorance) या पूर्वाग्रह (Prejudice) की उपस्थिति (2) अनियंत्रित जनन क्षमता (Unregulated fertility) तथा असुरक्षित गर्भपात (Unsafe abortion), (3) निम्न सामाजिक-आर्थिक स्थिति (Poor socio-economic condition), (4) अपर्याप्त प्रसूति-सेवा (Inadequate maternity services) (5) विद्यमान (Existing) सेवा का अल्प उपयोग (Under-utilization) (6) संचार का अभाव (Lack of communication) तथा प्रेषण-सुविधा (Referral facilities) का अभाव। ये सभी प्रायः अंतर्संबंधित (Inter-related) होते हैं तथा वर्जनीय मृत्यु की वर्धित (Increased) संख्या के लिए उत्तरदायी होते हैं।

मातृक मृत्यु के मुख्य कारण (Important causes of maternal deaths): विकासशील देशों (जैसे–भारत) में मातृक मृत्यु के मुख्य कारण-रक्तश्राव, पूतिता (Sepsis), प्राक्-गर्भाक्षेपक (Pre-eclampsia), गर्भाक्षेपक (Eclampsia) तथा असुरक्षित गर्भपात होते हैं जबकि विकसित देशों में उच्च रक्तचाप का व्यतिक्रम (Hypertensive disorders), रक्तश्राव (Hemorrhage) तथा फुफ्फुस का वाहिका-रोध (Pulmonary embolism) मृत्यु के मुख्य कारण होते हैं।

मातृक मर्त्यता को कम करने के लिए या सुरक्षित मातृत्व के लिए कार्य (Steps to Reduce Maternal Mortality)

परिवारों, समुदायों तथा स्वास्थ्य व्यवस्थाओं के अंदर यह एक समन्वित तथा दीर्घकालिक प्रयास है। यह राष्ट्रीय विधान (Legislation) और नीति (Policy) को भी शामिल करता है। देश-देश में कार्यों की भिन्नता हो सकती है। सरकार को एक प्राथमिकता लोक स्वास्थ्य समस्या के रूप में मातृक मर्त्यता को लेने की आवश्यकता होती है। मातृक मृत्यु को रोकने या कम करने के एक प्रयास में कार्यक्रम का नियमित रूप से मूल्यांकन करना चाहिए। निम्नलिखित समूहों में कार्यों (Actions) पर विचार किया जाता है–

A. स्वास्थ्य क्षेत्र कार्य (Health Sector Actions)

(1) मूलभूत प्रसवपूर्व (Antenatal), प्रसवावधिक (Intranatal) तथा प्रसवोत्तर (Post-natal) परिचर्या (Care) (देखें RCH हस्तक्षेप)। खतरे का मूल्यांकन सम्पूर्णरूप से एक निरंतर प्रक्रिया है तथा केवल एक बार नहीं होता है।

(2) प्रत्येक जन्म के समय पर एक कुशल परिचारी (Attendant) होनी चाहिए। आवासीय तथा संस्थागत (चिकित्सालयी) सेवाओं के एकीकरण के लिए कार्यशील प्रेषण व्यवस्था (Referral system) अनिवार्य होती है।

(3) गर्भवती महिला को दहलीज की सीढी (Door step) पर क्षेत्र कर्मचारी (Field staff) द्वारा या अधिमानतः (Preferably) प्रथम प्रेषण कक्ष (FRU) में आपात प्रासूतिक परिचर्या (EmOC=Emergency obstetric care) उपलब्ध कराना है।

(4) प्रेषण केन्द्र (Referral center) पर उत्तम गुणवत्ता की प्रासूतिक सेवा (Good quality obstetric services) सुनिश्चित करना है। प्रथम प्रेषण केन्द्र (FRU) में रक्ताधान (Blood transfusion), उदर-उच्छेदन (Laparotomy) तथा शल्यक्रिया द्वारा प्रसव (Cesarean section) की सुविधा उपलब्ध करना आवश्यक है।

(5) अवांछित (Unwanted) गर्भावस्था तथा असुरक्षित गर्भपात (Unsafe abortion) का निवारण (Prevention)। सभी दम्पत्तियों (Couples) तथा सभी व्यक्तियों की पहुँच प्रभावी, रोगी-उन्मुख (Client oriented) तथा गोपनीय (Confidential) परिवार कल्याण सेवा (Family Welfare Services) तक होनी चाहिए।

(6) गर्भावस्था में रोगात्मक व्यतिक्रम (Medical disorders) जैसे–रक्तक्षीणता (Anemia), मधुमेह (Diabetes), हृदयरोग (Cardiac disease), विषाणुक यकृत शोथ (Viral hepatitis) तथा उच्च रक्तचाप (Hypertension) के प्रबंध में विशेषज्ञों के बीच बारम्बार संयुक्त परामर्श (Joint consultation)

(7) मृत्यु का कारण वर्जनीय (Avoidable) कारकों के मूल्यांकन के लिए मातृक मर्व्यता सम्मेलन (Maternal Mortality Conferences)।

(8) प्रसूतिज्ञ (Obstetricians), सामान्य चिकित्सज्ञ (GP = General Physicians), धात्री (Midwives) तथा सहायक कर्मचारीगण (Ancillary staff) की अनवरत शिक्षा (Continuing education) के लिए नियतकालिक पुनश्चर्या पाठ्यक्रम (Periodic refresher courses) का आयोजन (Organise) करना।

B. समुदाय, समाज और परिवार कार्य (Community, Society and Family Actions)

सुरक्षित मातृत्व के लिए ये कार्य अनिवार्य होते हैं। समूहों का विस्तृत क्षेत्र जैसे महिला समूह या संगठन, स्वास्थ्य परिचर्या विशेषज्ञ (Health care professionals)।

मातृत्व संरक्षण समिति (Safe motherhood committee) (क्षेत्रीय और जिलास्तर पर) द्वारा महिलाओं को अनिवार्य प्रासूतिक परिचर्या (Obstetric care) सुलभ कराने में सहायता मिल सकती है।

C. स्वास्थ्य नियोजन/नीति निर्माता के कार्य (Health Planners/Policy Maker's Actions)

(1) सामुदायिक शिक्षा, प्रेरणा और मातृत्व संरक्षण समिति का निर्माण स्थानीय स्तर पर करना

(2) प्रासूतिक आपात (Obstetric emergencies) के लिए प्रेषित तंत्र (referral system) को सामर्थयवान बनाना (Strengthen)

(3) चिकित्सालय में प्रासूतिक आपात के लिए लिखित प्रबंध विधान (Written management protocol) का निर्माण करना।

सारणी (Table) 37.2: मातृक मृत्यु के महत्वपूर्ण कारण और मुख्य हस्तक्षेप (Important causes of maternal deaths and main interventions)

कारण (Causes)	प्रतिशत (%)	प्रमाणित हस्तक्षेप (Proven interventions)
रक्तश्राव (Hemorrhage) – अधिकतर प्रसवोत्तर (Postpartum) रक्तश्राव के कारण अन्य कारण हैं– (i) प्रसवपूर्ण (Antepartum)– अवखिण्डत अपरा (Abruptio placenta), अपरा भ्रंश (Placenta previa) (ii) अवरूद्ध अपरा (Retained placenta) (iii) गर्भपात जटिलता (Abortion complications) तथा अस्थानिक गर्भावस्था (Ectopic pregnancy)। जब महिला रक्तक्षीण (Anemic) होती है तब रक्तश्राव अधिक खतरनाक होता है।	20–25	(i) गर्भावस्था में रक्तक्षीणता (Anemia) का उपचार करना (ii) जन्म के समय कुशल परिचारी (Skilled attendant at birth) (iii) रक्तश्राव को रोकना तथा उपचार (iv) समय पर आक्सिटोसिक (Oxytocics) का उपयोग (v) द्रव की कमी की पूर्ति करना (vi) यदि तीव्र (Severe) रक्तश्राव होता है तो रक्ताधान (Blood transfusion) करना।
संक्रमण (Infection) – यह प्रसव और प्रसवोत्तर काल (Labor and puerperium) के साथ संबंधित होता है। विकासशील देशों (जैसे–भारत) में झिल्ली का कालपूर्व विदार (Premature rupture of membranes), दीर्घ (Prolonged) तथा अवरूद्ध (Obstructed) प्रसव से संक्रमण अभी तक बारम्बार (Frequent) होता है।	15–20	(i) जन्म के समय कुशल परिचारी (ii) गर्भावस्था के दौरान स्वच्छ कार्य (Three cleans= स्वच्छ हाथ, स्वच्छ सतह तथा स्वच्छ काटना और रज्जु को बाँधना) (iii) प्रतिजैविक औषधि (Antibiotics) देना-यदि संक्रमण का प्रमाण होता है।
गर्भावस्था के दौरान उच्च रक्तचाप (Hypertension during pregnancy) : प्राक्-गर्भाक्षेपक (Pre-eclampsia), गर्भाक्षेपक (Eclampsia)	12–15	(i) प्रारंभ में पहचान (Early detection) (ii) उचित प्रेषण (Referral) (iii) $MgSO_4$ के साथ आक्रमण रोधी रोगरोधन / उपचार (Anti-seizure prophylaxis/Treatment)
असुरक्षित गर्भपात (Unsafe abortion)	10–13	(i) कुशल परिचारी (Attendant) (ii) परिवार कल्याण तथा सुरक्षित गर्भपात सेवा तक पहुँच (Access) (iii) रिक्तिकरण (Evacuation) के बाद प्रतिजैविक औषधि (Antibiotics) (iv) गर्भपात के बाद परिचर्या (Care)
अवरूद्ध प्रसव (Obstructed labor) – यह सिर-श्रोणीय असंगति (Cephalopelvic disproportion), अपसामान्य अवस्थिति (Abnormal lie) या अप्रकृत गर्भस्थिति (Malpresentation) के कारण होता है।	8	(i) प्रसवक्रम के लेखाचित्र का उपयोग (Use of partograph) (ii) समय पर पता लगाना (iii) शल्यक प्रसव के लिए प्रेषित करना (Refer for operative delivery)
रक्तक्षीणता (Anemia) – मृत्यु का यह एक परोक्ष (Indirect) कारण है। विश्व की गर्भवती महिलाओं की लगभग 50% जनसंख्या रक्तक्षीणता से पीड़ित होती है। भारत में यह 58% है। यह मुख्यतः आहारी अपर्याप्तता (पोषण, लौह, फोलिक अम्ल, आयोडीन या अन्य सूक्ष्मपोशक की कमी) या संक्रमण के कारण होती है।	15–20	(i) दिनचर्या (Routine) लौह-फोलिक अम्ल का सम्पुरण (Iron-folic acid supplementation) (ii) अंकुशकृमि (Hookworm), मलेरिया, HIV, आदि का उपचार करना (iii) जब हीमोग्लोबिन (Hb) ≤7 gm/dl होता है तो रोगी को चिकित्सालय में भर्ती (Admit) करना।
अन्य परोक्ष कारण (Other indirect causes) – अधिक मर्त्यता (Mortality) के साथ भारत में विषाणुक यकृत शोथ (Viral hepatitis) एक स्थानिक रोग (Endemic) है। यकृती मूर्च्छा, स्कंदन की विफलता तथा प्रसवोत्तर रक्तश्राव के कारण अंतिम त्रिमास (Trimester) में अधिकतर की मृत्यु हो जाती है।	5–10	(i) स्वच्छ पेय जल (Safe drinking water) (ii) प्रतिरक्षण (Immunization) (iii) उचित प्रेषणीय तथा समर्थनीय परिचर्या (Appropriate referral and supportive care)।

WHO, UNICEF तथा UNFPA, 2001 का यह मत है कि विकासशील देशों के व्यवस्थापन (Setting) में कार्य (Actions) द्वारा इन मृत्युओं के 80% को रोकना संभव हो सकता है।

(4) स्वास्थ्य परिचर्या कार्मिक (Health care personnel) के लिए पुनश्चर्या पाठ्यक्रम (Refresher courses) के संगठन द्वारा परिचर्या का स्तर और गुणवत्ता (Standard and quality of care) को उन्नत बनाना।
(5) विद्यमान (Existing) स्वास्थ्य परिचर्या प्रसव व्यवस्था की नियतकालिक अंकेक्षण (Periodic audit) तथा आवश्यकता के अनुसार परिवर्तन को लागू करना।

D. वैधानिक और नीति के कार्य (Legislative and Policy Actions)

(1) बालिका और किशोरियों (Girl children and adolescents) को उत्तम पोषण, शिक्षा और आर्थिक अवसर देना चाहिए। उन्हें यौन-आयु (Sex age) तथा असुरक्षित यौन-संबंध (Unprotected sex) के बारे में शिक्षा देनी चाहिए।
(2) स्वास्थ्य परिचर्या की सुविधा के अवरोधकों (Barriers) को दूर करना चाहिए। नीति में महिलाओं के स्वास्थ्य और प्रजनन (Reproduction) के संबंध में महिलाओं की निर्णय लेने की क्षमता में वृद्धि करना चाहिए।
(3) सेवाओं का विकेन्द्रीकरण (Decentralization) करना जिससे कि सभी महिलाओं को सेवा उपलब्ध हो सके।
(4) राष्ट्रीय नीति द्वारा सुरक्षित गर्भपात सेवा तथा गर्भपातोत्तर परिचर्या (Safe abortion services and post-abortion care) सुनिश्चित होना चाहिए।
(5) लिंग (Gender), आयु (Age) तथा वैवाहिक स्थिति (Marital status) के आधार पर सामाजिक असमानता तथा भेदभाव (Social inequalities and discrimination) दूर करना है।

मातृक रूग्नता (Maternal Morbidity)

मातृक मर्त्यता (Mortality) पर यद्यपि पर्याप्त ध्यान दिया गया है, मातृक रूग्नता पर बहुत कम चिंता व्यक्त की गयी है। यह अनुमान लगाया गया है कि एक मातृक मृत्यु से न्यूनतम 15 (सभी आयु वर्ग के) तीव्र रूग्नता से पीड़ित होते हैं। इस प्रकार लगभग 50–70 लाख लोग (Optimistic) लघुकालिक और दीर्घकालिक (Short-term and Long-term) अक्षमता के फलस्वरूप जीवन की क्षतिग्रस्त गुणवत्ता (Impaired quality) से तीव्ररूप से पीड़ित होते हैं।

परिभाषा (Definition): प्रासूतिक रूग्नता (Obstetric morbidity): यह गर्भावस्था से संबंधित या प्रसवपूर्व (Antepartum), प्रसवावधिक (Intrapartum) या प्रसवावस्था (Confinement) के 42 दिन बाद तक प्रसवोत्तर (Postpartum) काल के दौरान किसी भी समय के प्रबंध के कारण उत्पन्न होती है। मातृक रूग्नता के प्राचल (Parameters) हैं –

(1) 104°F या 40°C से अधिक ज्वर (Fever) तथा 24 घंटे से अधिक निरंतर रहना।
(2) 140/90 mmHg से अधिक रक्तचाप (BP)
(3) आवर्ती योनिक रक्तस्राव (Recurrent vaginal bleeding)
(4) हीमोग्लोबिन (Hb)% < 10.5 gm चाहे किसी भी गर्भकाल का हो, तथा
(5) गर्भावस्था का अलाक्षणिक जीवाणु-मूत्रता (Asymptomatic bacteriuria of pregnancy)

वर्गीकरण (Classification): प्रासूतिक रूग्नता का निम्नलिखित रूप से वर्गीकरण किया जाता है– I. प्रत्यक्ष प्रासूतिक रूग्नता (Direct obstetric morbidity): (a) अस्थायी (Temporary): प्रसवपूर्व रक्तस्राव (APH), प्रसवोत्तर रक्तस्राव (PPH), गर्भाक्षेपक (Eclampsia), अवरूद्ध प्रसव (Obstructed labor), विदारित गर्भाशय (Ruptured uterus), पूतिता (Sepsis), अस्थानिक गर्भावस्था (Ectopic pregnancy), मोलीय (Molar) गर्भावस्थाएँ आदि (etc.)। (b) स्थायी (Permanent) या दीर्घकालिक (Chronic): मूत्राशय-योनिक नालव्रण (VVF= Vesico-vaginal fistula), मलाशय-योनिक नालव्रण (RVF= Rectovaginal fistula), पीड़ादायी संभोग (Dyspareunia), CPT अंगभ्रंश (Prolapse), द्वितीयक जनन-अक्षमता (Secondary infertility), प्रासूतिक अंगघात (Obstetric palsy), शीहन संलक्षण (Sheehan's syndrome), आदि। II. अप्रत्यक्ष या परोक्ष प्रासूतिक रूग्नता (Indirect obstetric morbidity): ये स्थितियाँ केवल पूर्व विद्यमान रोग जैसे–मलेरिया (Malaria), यकृत शोथ (Hepatitis), यक्ष्मा (Tuberculosis), रक्तक्षीणता (Anemia) आदि का प्रदर्शन होती हैं जो गर्भावस्था के दौरान विभिन्न तंत्रों (Systems) में परिवर्तन द्वारा गंभीर हो जाते हैं। प्रजनन रूग्नता (Reproductive morbidity) का उपयोग व्यापक बोध (Sense) में किया जाता है जिसमें (1) प्रासूतिक रूग्नता (Obstetric morbidity), (2) स्त्रीरोगात्मक रूग्नता (Gynecological morbidity) तथा (3) गर्भनिरोधक रूग्नता (Contraceptive morbidity) शामिल होती हैं।

पैरिनैटल मर्त्यता (Perinatal Mortality)

पेरिनैटल मर्त्यता उन भ्रूणों (Fetuses) की मृत्यु के रूप में परिभाषित होती हैं जिसका भार 1000 gm या अधिक जन्म के समय (28 सप्ताह की गर्भावस्था में) होता है जो प्रसव के पहले या के दौरान या जन्म के प्रथम सात दिन के अंदर मर जाते हैं। पेरिनैटल मृत्यु-दर दोनों – (i) चिकित्सा-परिचर्या के स्तर (Medical care standard) तथा (ii) सामाजिक और लोक स्वास्थ्य परिणाम की प्रभाविता को प्रकट करता है। तथापि (However), जीवनक्षमता (Viability) की सीमा की अंतर्राष्ट्रीय स्वीकृति 500 gm भ्रूण-भार (22 सप्ताह की गर्भावस्था) या अधिक की होती है।

विश्वव्यापी लगभग 40 लाख (4 millions) नवजात (Newborns) अपने जीवन के प्रथम सप्ताह के अंदर मर जाते हैं तथा 30 लाख मृत जन्मा (Born dead) होते हैं। यदि नवजात के लिए आवश्यक हस्तक्षेप का उपयोग किया जाये तो विश्व में पेरिनैटल मृत्यु को न्यूनतम 50% (कुल मृत्यु की आधी संख्या) कम की जा सकती है। विकासशील देशों में पेरिनैटल मर्त्यता बहुत अधिक (भारत में 1000 जन्मों में 160) होती है। राष्ट्रीय लक्ष्य 30 और 35 के बीच है जिसकी प्राप्ति वर्तमान आर्थिक-सामाजिक-राजनैतिक व्यवस्था में लगभग असंभव प्रतीत होती है। विकासशील देशों में मुख्य स्वास्थ्य समस्या कुपोषण (Malnutrition), संक्रमण (Infection), अपर्याप्त (Inadequate) प्रासूतिक परिचर्या (Obstetric care), अनियंत्रित जनन-क्षमता (Unregulated fertility) के सहयोगी (Synergistic) प्रभाव से उत्पन्न होती है।

पेरिनैटल मर्त्यता के पूर्वानुकूलन कारक (Predisposing Factors of Perinatal Mortality)

पेरिनैटल उत्तरजीविता (Survival) को अनेक कारक प्रभावित करते हैं जिसकी चर्चा यहाँ संक्षेप में की जायेगी (सारणी 37.3)।

(1) **महामारिता (Epidemiological):** 30 वर्ष से अधिक आयु, 5 से अधिक गर्भसंख्या (Parity), निम्न (Low) सामाजिक-आर्थिक स्थिति,

माता की अपर्याप्त (Poor) पोषणात्मक (Nutritional) स्थिति– ये सभी गर्भावस्था परिणाम को प्रतिकूल रूप से (Adversely) प्रभावित करते हैं।

(2) रोगात्मक व्यतिक्रम (Medical disorders): रक्तक्षीणता (Anemia) (Hb < 8 mg/100 ml), गर्भावस्था का उच्चरक्तचाप (Hypertension) के व्यतिक्रम, मधुमेह (Diabetes mellitus), आतशक या सिफिलिस (Syphilis), तीव्र ज्वर (Acute fever) (Malaria=मलेरिया) तथा संक्रमण (Infection) (HIV) प्रायः संबंधित होते हैं। ऑक्सीक्षीणता (Hypoxia), अंतःगर्भाशयी विकासमंदन (IUGR=Intrauterine growth restriction), कालपूर्व परिपक्वता (Prematurity) तथा संक्रमण के कारण पेरिनैटल मृत्यु में वृद्धि होती है।

(3) प्रासूतिक जटिलता (Obstetric complications): (a) प्रसवपूर्व रक्तश्राव (Antepartum hemorrhage=APH) विशेषकर अपरा अवखण्डन (Abruptio placenta) पेरिनैटन मृत्यु-संख्या के 10% के लिए उत्तरदायी होता है जो तीव्र ऑक्सीक्षीणता के कारण होती है। (b) प्राक गर्भाक्षेपक-गर्भाक्षेपक (Pre-eclampsia-eclampsia): इसका संबंध अपरा-अपर्याप्तता (Placental insufficiency) या कालपूर्व परिपक्वता (Prematurity) के कारण अधिक पेरिनैटल क्षति के साथ होता है। (c) गर्भाशय-ग्रीवा की अक्षमता (Cervical incompetence): 24 और 26 सप्ताह के बीच गर्भाशय-ग्रीवा का कालपूर्व विलोपन और विस्फारण (Premature effacement and dilation) से पर्याप्त संख्या में पेरिनैटल मृत्यु (कालपूर्व परिपक्वता के कारण) होती है।

(4) प्रसव की जटिलता (Complications of labor): असंगति से कठिन शिशु जनन (Dystocia from disproportion), अप्रकृत गर्भस्थिति (Malpresentation), गर्भाशय की अपसामान्य क्रिया (Abnormal uterine action), झिल्ली का कालपूर्व विदार (Pre-mature rupture of membranes) के कारण श्वासावरोध (Asphyxia), उल्वशोथ (Amnionitis) तथा जनन क्षति (Birth injuries) होती है जो पेरिनैटल मृत्यु में योगदान करते हैं।

(5) भ्रूण-अपरा कारक (Feto-placental factors):

(a) बहुल गर्भावस्था (Multiple pregnancy) प्रायः कालपूर्व (Pre-term) प्रसव तथा सामान्य जटिलता की ओर अग्रसर होती है।

(b) जन्मजात कुरचना (Congenital malformation): यह पेरिनैटल मृत्यु के 10% के लिए उत्तरदायी होती है। घातक (Lethal) कुरचना का अधिकांशतः संबंध तंत्रिका, हृदय-संवहनी या जठरांत्रीय तंत्र (Nervous, cardiovascular or gastrointestinal system) के साथ होता है।

(c) अंतःगर्भाशयी विकास मंदन तथा निम्न जन्म-भार का शिशु (Intra-uterine growth restriction and low birth weight babies): कालपूर्व प्रसव के अतिरिक्त अंतःगर्भाशयी पोषण अपर्याप्तता निम्न भार के शिशुओं के लिए उत्तरदायी हो सकती है जो (शिशु) जीवरासायनिक (Biochemical), तंत्रिकीय (Neurological) तथा श्वसनीय (Respiratory) जटिलता के लिए अतिसंवेदनशील (Vulnerable) होते हैं। इसके कारण (निम्न भार < 2 kg) अधिक संख्या (लगभग 50%) में पेरिनैटल मृत्यु होती है।

सारणी (Table) 37.3: पेरिनैटल मर्त्यता के महत्वपूर्ण कारण और मुख्य हस्तक्षेप
(Important causes of perinatal mortality and main interventions)

कारण (Causes)	प्रतिशत (%)	प्रमाणित हस्तक्षेप (Proven interventions)
संक्रमण (Infections): पूतिता (Sepsis), तानिका शोथ (Meningitis), फुफ्फुसदाह (Pneumonia), नवजात का धनुष-टंकार (Neonatal tetanus), जन्मजात आतशक या सिफिलिस (Congenital syphilis)।	33	(i) मातृक प्रतिरक्षण (Maternal immunization) टिटनेस के विरूद्ध (ii) स्वच्छ प्रसव (Clean delivery) (Three cleans) (iii) उष्णता (Warmth) (iv) आरम्भ में तथा केवल स्तनपान कराना (Early and exclusive breastfeeding) (v) संक्रमण की जाँच (Screening for infections) (vi) संक्रमण की आरम्भ में पहचान (Early recognition) तथा संक्रमण का उपचार (Management)।
जन्म श्वासावरोध और अभिघात (Birth asphyxia and trauma)	28	(i) जन्म के समय कुशल परिचारी (Skilled attendant) (ii) प्रासूतिक जटिलता की पहचान और प्रबंध (Detection and management of obstetric complications)
कालपूर्व जन्म और/या निम्न जन्म-भार (Preterm birth and/or low birth weight)	24	(i) प्रासूतिक जटिलता का निवारण (Prevention) तथा प्रबंध (ii) संक्रमण का नियंत्रण (Infection control) (iii) स्तनपान (Breastfeeding) (iv) उष्णता (Warmth) (v) विशेष परिचर्या केन्द्र को प्रेषित (Referral to special care unit)
जन्मजात कुरचना और अन्य (Congenital malformations and others)	15	प्रसवपूर्व निदान (Prenatal diagnosis), आनुवंशिक परामर्श (Genetic counseling)

d) कालपूर्व प्रसव (Pre-term labor) तथा झिल्ली का कालपूर्व विदार (Pre-term rupture of the membranes): ये दोनों ही अकालपक्वता (Prematurity) के मुख्य ज्ञात कारण हैं जो पेरिनैटल मृत्यु की ओर अग्रसर हो सकते हैं।

निवारण (Prevention):
प्रत्येक माता को यह अधिकार (Right) होता है कि उसकी गर्भावस्था का सुरक्षित परिणाम मिले तथा जीवित और स्वस्थ शिशु का जन्म हो। इस प्रकार प्रासूतिक सेवा (Obstetric service) को केवल प्रसव का सुधार करने से पेरिनैटल मृत्यु पर्याप्त रूप से न्यूनतम नहीं हो सकती है। इसमें साथ-साथ जनसांख्यिकीय (Demographic) तथा सामाजिक परिवर्तन करने की आवश्यकता होती है। पेरिनैटल मर्त्यता को कम करने में निम्नलिखित उपाय (Measures) सहायक सिद्ध होते हैं –

(1) पूर्व-गर्भावस्था स्वास्थ्य परिचर्या और परामर्श (Pre-pregnancy health care and counseling)
(2) अधिक खतरे के रोगियों को आनुवंशिक परामर्श (Genetic counseling) तथा आनुवंशिक, गुणसूत्रीय (Chromosomal) या संरचनात्मक (Structural) अपसामान्यताओं (Abnormalities) का पता लगाने के लिए प्रसवपूर्व निदान (Prenatal diagnosis) करना अनिवार्य होता है। जन्मजात कुरचना के कारण मृत्यु को कम करने में प्रभावित भ्रूण (Fetus) का गर्भपात एक सकारात्मक उपाय है।
(3) स्वास्थ्य, आहार तथा विश्राम के संबंध में सलाह के साथ नियमित प्रसवपूर्व परिचर्या (Regular antenatal care)।
(4) रक्तक्षीणता (Anemia) का पता लगाना और सुधार करना तथा प्राक्-गर्भाक्षेपक (Pre-eclampsia), गर्भाक्षेप (Eclampsia) का निवारण (Prevention)। दिनचर्या (Routine) के रूप में धनुष-टंकार (Tetanus = टिटेनस) के विरूद्ध प्रतिरक्षण (Immunization)।
(5) अधिक खतरे पर रोगियों की जाँच (Screening) करना जो निम्न (Low) सामाजिक-आर्थिक स्थिति या अधिक गर्भसंख्या (High parity), अधिकतम आयु के तथा यमज (Twins) आदि की होती हैं तथा उनके लिए अनिवार्य रूप से चिकित्सालय में प्रसव कराना। प्रजनन और शिशु स्वास्थ्य (RCH) परिचर्या (Care) के लिए खतरा अभिगम (Risk approach) अनिवार्य होता है।
(6) प्रसव (Labor) में सावधान परिवीक्षण (Careful monitoring) तथा अभिघातज योनिक जनन का वर्जन (Avoidance of traumatic vaginal delivery)।
(7) कुशल जनन परिचारी (Skilled birth attendant): पूतिता (Sepsis) को न्यूनतम करने के लिए तीन स्वच्छ (Three cleans): हाथ को स्वच्छ रखना, सतह को स्वच्छ रखना जहाँ पर प्रसव (Delivery) या जनन होता है तथा रज्जु (Cord) को स्वच्छ काटना—का अनुरक्षण (Maintain) करना है।
(8) प्रेषण नवजात सेवा की व्यवस्था (Referral neonatal provision) विशेषकर कालपूर्व (Pre-term) शिशुओं की देखभाल करने के लिए।
(9) नवजात की परिचर्या (Care of the newborn) के बारे में माता की स्वास्थ्य परिचर्या शिक्षा। आरम्भ में तथा केवल स्तनपात (Breast-feeding), अवसामान्य ज्वर (Hypothermia) का निवारण (Prevention)
(10) परिवार कल्याण सेवा का उपयोग करने तथा उपलब्ध प्रसूति तथा शिशु स्वास्थ्य परिचर्या सेवा का उपयोग करने के लिए समुदाय को शिक्षा देना। परिवार कल्याण सेवा (Family welfare services) से अवांछित (Unwanted) गर्भों को रोका जा सकता है।
(11) सभी पेरिनैटल मृत्यु की शव-परीक्षा (Autopsy) का अध्ययन करना।
(12) जनसांख्यिकी अध्ययन (Demographic studies), नैदानिक रूप से (Clinically) सम्बद्ध अंतर्विभागीय (Interdepartmental) बैठक तथा रोगात्मक अनुसंधान (Pathological research) द्वारा पेरिनैटल मर्त्यता समस्याओं (Perinatal mortality problems) का निरंतर अध्ययन करना।

पेरिनैटल रूग्नता (Perinatal morbidity): इसका अर्थ है – जन्म से लेकर जीवन के प्रथम चार सप्ताह के शिशु (Neonate) का मुख्य रोग या अस्वस्थता। रूग्नता के महत्वपूर्ण कारण हैं – (i) अकालपक्वता (Prematurity) तथा विकास का मंदन (Growth restriction), (ii) जन्म श्वासावरोध (Birth asphyxia) तथा जनन-आघात (Birth trauma), (iii) जन्मजात कुरचना (Congenital malformations)।

मृत जन्म (Still-birth)

जब 28वें पूर्ण सप्ताह के बाद 1000 gm भार के नवजात (Newborn) शिशु का जन्म होता है जो श्वास (Breathe) नहीं लेता है या जनन के बाद जीवन के किसी चिन्ह का प्रदर्शन उसमें नहीं होता है तो उसे मृतजन्म कहा जाता है। इस प्रकार की मृत्यु में प्रसव पूर्व मृत्यु (Antepartum deaths) (Macerated = मसृनिज) तथा प्रसवावधिक मृत्यु (Intrapartum deaths) (Fresh still births=ताजा मृत जन्म) को शामिल किया जाता है। मृत जन्म दर (Still births rate) प्रति 1000 कुल जन्म (Live and still births=जीवित और मृत जन्म) में इस प्रकार की मृत्यु की संख्या द्वारा व्यक्त होता है (चित्र 37.2)।

नवजात शिशु की मृत्यु (Neonatal Deaths)

जन्म के बाद 28 दिन के अंदर शिशु की मृत्यु को नवजात शिशु की मृत्यु कहते हैं। नवजात मृत्युदर (Neonatal mortality rate) प्रति 1000 जीवित (Live) जन्म में इस मृत्यु की संख्या होती है। अधिकतर मौतें (Deaths) जन्म के 48 घंटे के अंदर हो जाती हैं।

कारण (Causes): 7 दिन के अंदर मृत्यु के कारण लगभग हमेशा प्रासूतिक संबंधित (Obstetric related) होते हैं और इस प्रकार मृतजन्म और नवजात मृत्यु (Still births and neonatal deaths) को एक साथ पेरिनैटल मृत्यु के रूप में वर्गीकृत किया जाता है। नवजात मृत्यु की लगभग दो-तिहाई संख्या (66%) अकालपक्वता (Prematurity) के साथ संबंधित होती है।

सारांश (Key Points)

(1) सुरक्षित मातृक (Safe motherhood): यह एक वैश्विक (Global) प्रयास है जिसके द्वारा मातृक (Maternal) मृत्यु की संख्या को कम करके न्यूनतम आधी (50%) करने की योजना है।
(2) विकासशील देशों (भारत इसमें शामिल है) में एक महिला के लिए गर्भावस्था से संबंधित जटिलता से उसके जीवनकाल में मरने का खतरा

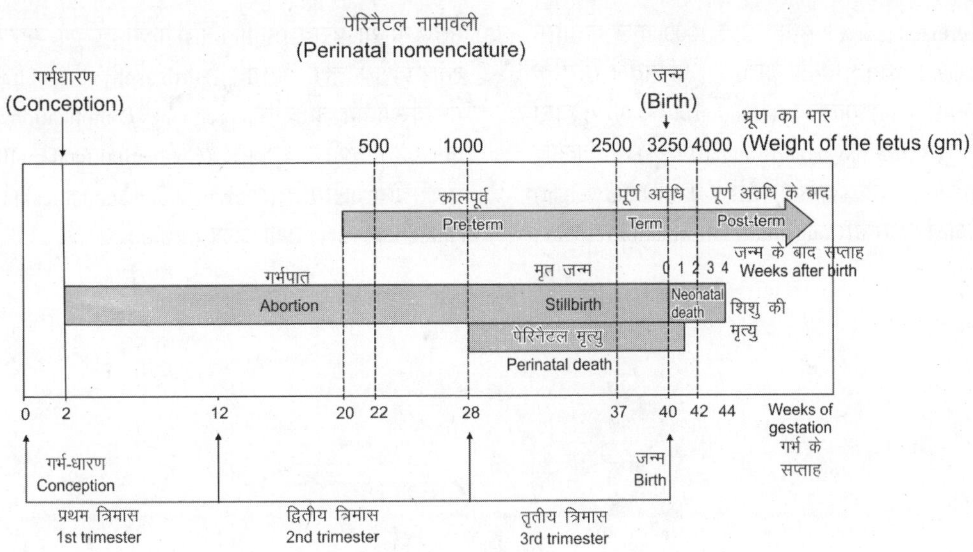

चित्र (Fig.) 37.2: पैरिनैटल शब्दावली (Perinatal nomenclature)

सारणी (Table) 37.4: मृत जन्म के महत्वपूर्ण कारण और मुख्य हस्तक्षेप
(Important causes of stillbirths and main interventions)

कारण (Causes)	प्रतिशत (%)	प्रमाणित हस्तक्षेप (Proven intervention)
जन्म श्वासावरोध और आघात (Birth asphyxia and trauma)	30	जन्म के समय कुशल परिचारी (Skilled attendant) प्रासूतिक जटिलता (Obstetric complications) का प्रभावी (Effective) प्रबंध
गर्भावस्था की जटिलता (Pregnancy complications): अपरा-अवखण्डन (Placental abruption), प्राक-गर्भाक्षेपक (Pre-eclampsia), मधुमेह (Diabetes)	30	पूर्व-गर्भावस्था परिचर्या (Pre-pregnancy care), गर्भावस्था की जटिलता का प्रभावी प्रबंध (Effective management)
भ्रूणीय जन्मजात कुरचना (Fetal congenital malformations) और गुणसूत्री असंगति (Chromosomal anomalies)	15	गर्भधारण के पूर्व आनुवंशिक परामर्श (Pre-conceptional genetic counseling), प्रसवपूर्व निदान (Prenatal diagnosis)
संक्रमण (Infection)	5	गर्भावस्था और प्रसव के दौरान विशेष परिचर्या
अज्ञात कारण (Causes unknown)	20	कारण और स्थिति के अनुसार

100 में 11 (9%) होता है जबकि विकसित या उद्योगीकृत (Industrialized) देशों में यह खतरा 5000 में 1 (0.02%) होता है।

(3) राष्ट्रीय सामाजिक-जनसांख्यिकीय लक्ष्य (National sociodemographic goals) तथा अंतर्राष्ट्रीय वचनबद्धता (International commitment) मातृक और नवजात (Newborn) स्वास्थ्य में सुधार करना है। भारत में महिलाओं और शिशुओं या बच्चों के स्वास्थ्य में सुधार करने के लिए प्रजनन और शिशु स्वास्थ्य परिचर्या (RCH care) एक एकीकृत (Integrated) तथा संघटित (Composite) अभिगम (Approach) है।

(4) मातृक मृत्यु (Maternal death) को प्रति 100,000 (एक लाख) जीवित जन्मों में MMR (Maternal mortality ratio) के रूप में सूचित किया जाता है। मातृक मृत्यु को (a) प्रत्यक्ष (Direct), (b) परोक्ष (Indirect) तथा (c) अप्रासूतिक (Non-obstetric) या आपातिक (Fortuitous) मृत्यु के रूप में वर्गीकृत किया जाता है।

(5) मातृक मृत्यु के महत्वपूर्ण कारण (Causes) हैं – (a) रक्तश्राव (Hemorrhage) (20–25%) (b) संक्रमण (Infection) (15–20%), (c) उच्चरक्तचाप (Hypertension) (12–15%) (d) असुरक्षित गर्भपात (Unsafe abortion) (10–13%), (e) अवरूद्ध प्रसव (Obstructed labor) (8%), (f) रक्तक्षीणता (Anemia) (15–20%) तथा (g) अन्य प्रत्यक्ष (Direct) (Viral hepatitis = विषाणुक यकृत शोथ) के कारण (5–10%)।

(6) कुछ प्रमाणित हस्तक्षेप (Several proved interventions) होते हैं जो मातृक मृत्यु का निवारण (Prevention) कर सकते हैं। मातृक मर्त्यता के उपाय (Steps) एक समन्वित दीर्घकालिक (Long-term) प्रयास होता है।

(7) पेरिनैटल मर्त्यता (Perinatal mortality) को प्रति 1000 कुल जन्मों में मृत्यु की संख्या के रूप में व्यक्त किया जाता है। पेरिनैटल मृत्यु के मुख्य कारण (Causes) हैं – (a) संक्रमण (Infection) (33%), (b) जन्म श्वासावरोध और आघात (Birth asphyxia and trauma) (28%), (c) कालपूर्व जन्म (Preterm birth) तथा / या निम्न जन्मभार (LBW=Low-birth weight) (24%) तथा (d) जन्मजात कुरचना (Congenital malformation) (15%)।

(8) मृतजन्म या प्रसव (Stillbirths) के महत्वपूर्ण कारण हैं – (a) जन्म श्वासावरोध तथा आघात (Birth asphyxia and trauma) (30%), (b) गर्भावस्था की जटिलता (Pregnancy complications) (30%), तथा (c) जन्मजात भ्रूणीय कुरचना (Congenital fetal malformations) तथा गुणसूत्रीय असंगति (Chromosomal anomalies) (15%) (d) संक्रमण (Infection) (5%) तथा अन्य (20%)।

अध्याय 38

प्रसूति विज्ञान में विशिष्ट प्रकरण (Special Topics in Obstetrics)

प्रसवावधिक भ्रूणीय परिवीक्षण (Intrapartum Fetal Monitoring)

परिभाषा (Definition): प्रसवावधिक भ्रूणीय परिवीक्षण (IFM) को प्रसव के दौरान भ्रूणीय व्यवहार के अवलोकन के रूप में परिभाषित किया जा सकता है। इसका उद्देश्य प्रसव (Labor) में ऑक्सीक्षीणता (Hypoxia) का पता लगाना है तथा उचित प्रबंध का प्रारंभ करना है जब चयापचयी अम्लरक्तता (Metabolic acidosis) के साथ सम्बद्ध अंग की क्षति (Organ damage) का कारण बन सकता है।

संकुचनों (Contractions) के बीच में सर्पिल धमनी (Spiral artery) के अंदर अंतःपुटीय दबाव (Intraluminar pressure) (85 mmHg) गर्भाशय-अपरा (Uteroplacenta) के रक्तप्रवाह को बनाये रखने के लिए अंतःगर्भाशय पेशीस्तर (Intramyometrium) का दबाव (10 mmHg) से अधिक होता है जिसके कारण अपरा (Placenta) से होकर भ्रूण (Fetus) में ऑक्सीजन (O_2) का वितरण अस्थायी रूप से रूक जाता है। संकुचन की तीव्रता (Intensity) तथा अवधि (Duration) पर निर्भर भ्रूणीय ऑक्सीक्षीणता का विकास हो सकता है।

सामान्य प्रसव में भी निम्नलिखित कारणों से भ्रूण दबाव के अधीन होता है– (1) गर्भाशयी संकुचन अस्थायी रूप से (Temporarily) गर्भाशय-अपरा के रक्त-परिवहन (Circulation) को कम करता है। (2) सिर का संपीडन (Compression) होने से मस्तिष्क (Brain) के जैव केन्द्रों (Vital centers) का कार्य प्रभावित होता है। शरीर-क्रियात्मक (Physiological) सीमा के अंदर प्रसव के दबाव (Stress) को एक स्वस्थ भ्रूण सहन कर सकता है। परन्तु एक संकटापन्न (Compromised) भ्रूण और / या प्रसव की एक रोगात्मक (Pathologic) स्थिति का खतरा अचानक प्रकट हो सकता है। ''भ्रूणीय खतरा या संकट'' (Fetal distress) के बदले में अधिक उपयुक्त शब्दावली – ''अनाश्वस्त भ्रूणीय स्थिति'' (Non-reassuring fetal status) का उपयोग होता है।

भ्रूणीय परिवीक्षण की विधियाँ (Methods of Fetal Monitoring)

(1) नैदानिक (Clinical)
(2) जीव भौतिक (Biophysical)
(3) जीवनरासायनिक (Biochemical)

नैदानिक (Clinical):

भ्रूणीय हृदय गति को लिखना (To note the FHR=Fetal heart rate) | सामान्य परिश्रावक (Stethoscope) का उपयोग करके FHR का नियतकालिक परिश्रवण (Periodic stethoscope) या उसकी गति (Rate), स्पंदलय (Rhythm) तथा तीव्रता (Intensity) को अंकित करने के लिए भ्रूणदर्शी (Fetoscope) एक परम्परागत तथा महत्वपूर्ण साधन है। प्रारंभ में प्रत्येक 30 मिनट के अंतर पर FHR अंकित करना चाहिए, उसके बाद प्रसव की प्रथम अवस्था (First stage) में 15 दिन के अंतर पर तथा द्वितीय अवस्था (2nd stage) में 5 मिनट के अंतर पर। गर्भाशयी संकुचन के तत्काल बाद 60 सेकण्ड के लिए परिश्रवण किया जाना चाहिए।

संकुचनों के बीच में सामान्य भ्रूणीय हृदयगति औसत 140 स्पंद (Beats) प्रति मिनट होती है जिसमें 120 और 160 स्पंद प्रति मिनट के बीच परिवर्तन (Variation) होता है (FIGO=Federation of International Gyaecology and Obstetrics के अनुसार 110–150 bpm)। एक संकुचन (Contraction) के दौरान FHR मद हो सकती है जो, तथापि (However), संकुचन समाप्त होने पर पुनः सामान्य हो जाती है।

सीमाएँ (Limitations): (1) चूँकि यह एक कालिक अवलोकन (Periodic observation) होता है, अत: किन्हीं क्षणिक या अस्थायी (Transient) महत्वपूर्ण अपसामान्यताएँ जो अवलोकनों के बीच होती है, उसकी उपेक्षा की संभावना होती है। (2) सहज मानवीय मूल या त्रुटि (Inherent human error), (3) कभी-कभी गर्भाशयी संकुचनों के दौरान या स्थूलता (Obesity) या अति उल्वीद्रव (Hydramnios) की स्थिति में FHR की गणना या गिनती करना कठिन होता है।

खतरे के प्रमाण या संकेत (Evidences of distress): (1) FHR 160 bpm (Beats per minute) से अधिक या 120 bpm से कम होना (2) संकुचन के समाप्त या लुप्त होने (Pass off) के बाद FHR का सामान्य (Normal) होने में दीर्घ अवधि लगना।

भ्रूणीय हृदप्रवेग (Fetal tachycardia) (FHR>160 bpm) के कारण (Causes):

(1) माता को दी गयी औषधि (Drugs to mother) जैसे–कालपूर्व प्रसव (Preterm labor) को रोकने के लिए बीटा-ऐड्रिनर्जिक कर्मक (β-adrenergic agents) [Isoxsuprine=आइसोक्ससुप्रिन, Titodrine=रिटोड्रिन] का उपयोग।
(2) माता तथा भ्रूण, दोनों का संक्रमण (Infection)
(3) मातृक तथा भ्रूणीय रक्तक्षीणता (Maternal and fetal anemia)
(4) भ्रूणीय संकट (Fetal distress)

भ्रूणीय हृदमंदता (Fetal bradycardia) (FHR<120 bpm) के कारण –

(1) भ्रूणीय ऑक्सीक्षीणता, अम्लरक्तता (Fetal hypoxia, acidosis)

(2) स्थानिक निश्चेतक औषधि, अधिदृढ़तानिका-निश्चेतन का उपयोग (Use of local anesthetic drugs, epidural analgesia)

(3) माता को औषधि देना जैसे–पैथिडीन (Pethidine), उच्चरक्तचाप-रोधी (Antihypertensives) (मेथिलडोपा = Methyldopa, प्रोप्रानोलॉल= Propranol), $MgSO_4$

(4) भ्रूणीय हृदय संचालन दोष (Fetal heart conduction defect) (SLE= Systemic lupus erythematosus = दैहिक त्वचा रिक्तिमा)

उल्वीद्रव में नवविष्ठा (Meconium in the liquor amnii): झिल्ली के विदार (Rupture of the membranes) के बाद उल्वीद्रव के नवविष्ठा द्वारा रंजन (Staining) अंतःगर्भाशयी (Intrauterine) भ्रूणीय संकट का एक अशोधित (Crude) विचार देता है। नितम्ब गर्भस्थिति (Breech presentation) में इसकी उपस्थिति का कोई महत्व नहीं हो सकता है। कालपूर्व (Premature) शिशु में Rh-असंगति (Incompatibility) तथा अछिद्रित मलद्वार या गुदा (Imperforated anus) के साथ यह अनुपस्थित भी हो सकता है, फिर भी वह गर्भाशय में संकट में रहता है। उल्वीद्रव में नवविष्ठा होना भ्रूणीय ऑक्सीक्षीणता का एक प्रबल संकेत होता है। यदि भ्रूण इसकी श्वास लेता है तब यह (नवविष्ठा) एक जीविष (Toxin) के रूप में प्रभाव डालती है।

ऑक्सीक्षीणता (Hypoxia) →(↑) वेगस (तंत्रिका) की अनुक्रिया (Vagal response) →(↑) क्रमाकुंचन क्रियाशीलता (Peristaltic activity) तथा मलद्वार की अवरोधिनी का शिथिलन (Relaxation of the anal sphincter) → नवविष्ठा का पारगमन (Passage of meconium)।

घना (Thick) नवविष्ठा का संबंध अल्पउल्वीद्रव (Oligohydramnios), अपरा की अपर्याप्तता (Placental insufficiency), रज्जु संपीड़न (Cord compression) के वर्धित (Increased) खतरे तथा नवविष्ठा के श्वसन के साथ होता है।

नवविष्ठा की उपस्थिति तथा भ्रूणीय हृदयगति (FHR) स्वरूप के अनाश्वस्त (Non-reassuring) में तत्काल हस्तक्षेप की आवश्यकता होती है। दूसरी ओर आश्वस्त (Reassuring) FHR स्वरूप (Pattern) तथा पतला (Thin) नवविष्ठा का प्रबंध आशान्वित रूप से (Expectantly) किया जा सकता है।

जीवभौतिक (Biophysical): अतिस्वन (Ultrasound): मुख्य भ्रूणीय वाहिकाओं (Fetal vessels) से भ्रूणीय स्पंद (Pulse) गति का पता लगाने के लिए डॉप्लर प्रभाव (Doppler effect) का उपयोग किया जाता है। जब अपसामान्यता (Abnormality) का पता चलता है तब इस अवलोकन की पुनः जाँच करनी है।

निरंतर इलेक्ट्रॉनिक भ्रूणीय परिवीक्षण (Continuous electronic fetal monitoring): भारत के कुछ चिकित्सा केन्द्रों में ही निरंतर इलेक्ट्रॉनिक भ्रूणीय परिवीक्षण (EFM) की सुविधा उपलब्ध है। यद्यपि सभी प्रसवों का परिवीक्षण निरंतर रूप से होना चाहिए, केवल अधिक खतरे के रोगी समूह को ही इलेक्ट्रॉनिक रूप से परिवीक्षण की आवश्यकता होती है। इस समूह में अंतःगर्भाशयी विकास मंदन (IUGR), गर्भावस्था में उच्च रक्तचाप (Hypertension), नवविष्ठा रंजित उल्वीद्रव (Meconium stained liquor), अपसामान्य भ्रूणीय हृदयगति (Abnormal FHR) तथा प्रसव के सक्रिय प्रबंध के दौरान भी, को शामिल किया जाता है। इसमें दो विधियों का प्रयोग किया जाता है – (1) बाह्य (External) [मातृक उदरीय दिवाल से अनाक्रामक (Non-invasive)] तथा (2) आंतरिक (Internal) [भ्रूण से सीधे (Directly)–आक्रामक (Invasive)]

बाह्य (External) (देखें चित्र 34.4) – FHR के निरंतर अनुरेखण (Tracing) को अतिस्वन डॉप्लर प्रभाव द्वारा प्राप्त किया जा सकता है। मातृक उदर (Abdomen) पर पारक्रमित्र (Transducers) रखा जाता है। बुघ्न (Fundus) पर एक पारक्रमित्र तथा दूसरा पारक्रमित्र उस स्थान (Site) पर जहाँ भ्रूणीय हृदय ध्वनि (FHS = Fetal heart sound) उत्कृष्ट श्रव्य (Best audible) होती है। इसके साथ-साथ प्रसूति-शक्तिमापी (Tocodynamometer= टोकोडायनेमोमीटर) द्वारा गर्भाशय संकुचनों को अंकित किया जाता है।

आंतरिक (Internal) (देखें चित्र 38.1) झिल्ली के विदार (Rupture) के बाद भ्रूणीय शिरोवल्क (Fetal scalp) पर एक सर्पिल नोकदार (Spiral pointed) एक शिरोवल्क विद्युदग्र रखकर भ्रूणीय विद्युतहृदचित्र (ECG = Electrocardiogram) का अनुरेखण (Tracing) किया जाता है। इसके साथ-साथ गर्भाशयी कोटर (Uterine cavity) में एक नालशलाका (Catheter) का प्रवेश कराकर अंतःगर्भाशयी दबाव (Intrauterine pressure) की माप की जाती है।

नैदानिक परिवीक्षण की तुलना में इलेक्ट्रॉनिक परिवीक्षण के लाभ (Advantages of EFM Over Clinical Monitoring)

(1) EFM से पेरिनैटल मृत्यु-दर को कम करने में सहायता मिलती है।

(2) यह प्रारंभ में (Early) ऑक्सीक्षीणता (Hypoxia) का पता लगा सकता है तथा ऑक्सीक्षीणता के रचना-तंत्र (Mechanism) तथा उसके विशेष उपचार को स्पष्ट कर सकता है।

(3) प्रसवावधिक भ्रूणीय मृत्यु (Intrapartum fetal death) का तीन गुना सुधार (Three-fold improvement) हो सकता है।

(4) चिकित्सा-विधिक प्रयोजन (Medico-legal purpose) के लिए यह एक महत्वपूर्ण आलेख (Record) होता है।

त्रुटि या दोष (Disadvantages): (1) EFM का उपकरण महँगा (Expensive) होता है तथा एक अनुरेखण (Trace) की व्याख्या करने के लिए प्रशिक्षित कार्मिक (Trained personnel) की आवश्यकता होती है।

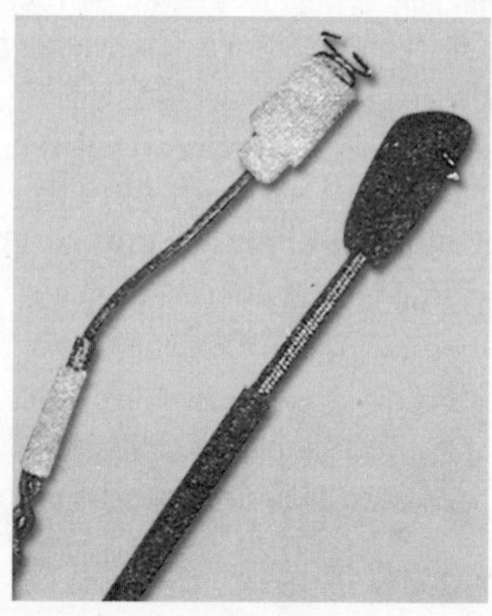

चित्र (Fig.) 38.1: शिरोवल्क विद्युदग्र (Scalp electrodes)

सारणी (Table) 38.1: गर्भावधिक भ्रूणीय हृदस्पंद चित्र की व्याख्या (Interpretation of an intrapartum cardiotocograph)

प्रकृति (Character)	सामान्य (Normal)	संदिग्ध (Suspicious)	अपसामान्य (Abnormal)
आधार रेखा (Baseline) FHR	110 और 150 bpm	<110 bpm या >150 bpm	>150 bpm या <110 bpm, अत्वरण (Deceleration) या परिवर्तनशीलता (Variability) < 5 bpm के साथ
आधार-रेखा परिवर्तनशीलता (Baseline variability)	10–25 bpm	<5 bpm 40 मिनट (min) से अधिक के लिए	40 मिनट से अधिक के लिए <5 bpm या विवरिका स्वरूप (Sinusoidal pattern) के लिए
त्वरण (Acceleration)	20 मिनट में 2	40 मिनट में 1 भी नहीं	40 मिनट में 1 भी नहीं (None in 40 min)
अत्वरण या मंदन (Deceleration)	कोई भी नहीं (None) या प्रारंभिक (Early)	विचलन (Variable) <60 bpm 60 सेकण्ड (Sec) से कम के लिए	60 सेकण्ड से अधिक के लिए विचलन >60 bpm या 3 मिनट से अधिक के लिए पुनरावृत्त (Repetitive) विलंबित हृदमंदता (Bradycardia)

(2) माता को शैय्या (Bed) में सीमित (Confined) करना पड़ता है। (3) मिथ्या पूर्वानुमान (False prediction) से शल्यक्रिया द्वारा प्रसव की संख्या (Cesarean section rate) अधिक हो सकती है।

भ्रूणीय हृदस्पंदचित्रण (CTG = Cardiotocography) की व्याख्या करते समय महत्वपूर्ण लक्षणों (Features) को लिखना –

(1) त्वरण या सामान्य आधार-रेखा परिवर्तनशीलता (10–25 bpm) एक स्वस्थ भ्रूण (Healthy fetus) को सूचित करती है।

(2) त्वरण की अनुपस्थिति प्रथम लक्षण है जो क्रमिक ऑक्सीक्षीणता के प्रारंभ (Onset of gradual hypoxia) को सूचित करता है।

(3) त्वरण की अनुपस्थिति, 90 मिनट से अधिक के लिए न्यूनीकृत (Reduced) आधार-रेखा विचलनशीलता (Baseline variability) यदि 5 bpm से कम होती है तो यह ऑक्सीक्षीण भ्रूण (Hypoxic fetus) का संकेत देती है।

(4) भ्रूणीय निद्र (Fetal sleep), संक्रमण (Infection), ऑक्सीक्षीणता के कारण या मातृक औषधि-प्रयोग (Maternal medication) के कारण ह्रासित (Decreased) आधार-रेखा विचलनशीलता हो सकती है।

(5) CTG की व्याख्या सर्वदा नैदानिक (Clinical) स्थिति के संदर्भ में होनी चाहिए। भ्रूणीय हृदयगति (FHR) की आधार-रेखा या निर्देश-रेखा (Baseline): यह शिखर (Peaks) और अवनमन (Depression) के बीच स्पंद प्रति मिनट (bpm = beats per minute) में FHR का औसत स्तर (Mean level) होती है।

त्वरण (Acceleration): यह FHR में 15 bpm या अधिक की वृद्धि है जो न्यूनतम 15 सेकण्ड तक रहती है। त्वरण एक अक्षत (Intact) तंत्रिका-हार्मोनी (Neuro-hormonal) तथा हृदय-संवहनी (Cardiovascular) क्रियाशीलता को सूचित करता है और इसलिए एक स्वस्थ भ्रूण को (देखें चित्र 38.4)।

अत्वरण या मंदन (Deceleration): यह आधार-रेखा के नीचे 15 bpm या अधिक FHR में कमी को सूचित करता है (चित्र 38.2)।

आधार-रेखा विचलनशीलता (Base line variability)**:** यह आधार-रेखा FHR का घट-बढ़ (Oscillation) है जिसमें त्वरण और अत्वरण को अलग (Exclude) किया जाता है। 5–25 bpm की एक आधार-रेखा विचलनशीलता भ्रूणीय कल्याण (Fetal wellbeing) का एक चिन्ह होती है। भ्रूणीय ऑक्सीक्षीणता (Hypoxia), निद्र-अवस्था तथा जन्मजात कुरचना (Congenital malformation) में ह्रासित (Reduced) आधार-रेखा विचलनशीलता का अवलोकन किया जाता है। माता को दी गयी औषधि जैसे अवसादक (Sedatives), मैग्नीशियम सल्फेट ($MgSO_4$), उच्चरक्तचाप रोधी दवा, मातृक अम्लरक्तता (Acidemia) भी ह्रासित आधार-रेखा विचलनशीलता का कारण बनती है। देखें चित्र 38.3।

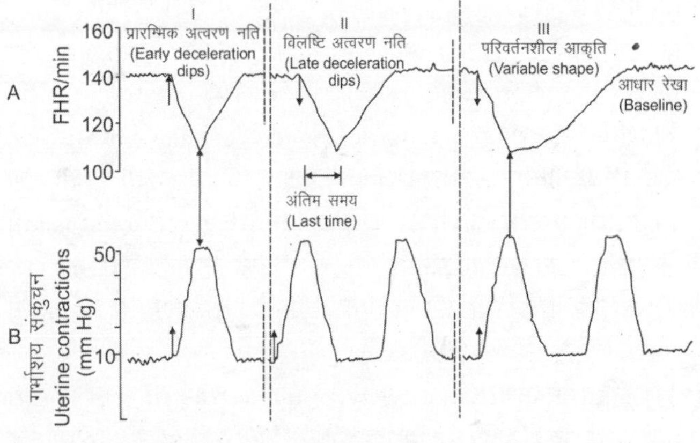

चित्र (Fig.) 38.2: आलेखी प्रदर्शन (Graphical representation) जिसमें गर्भाशयी संकुचन के संबंध में अत्वरण या मंदन (Deceleration) के विभिन्न प्रकारों को दिखाया गया है।

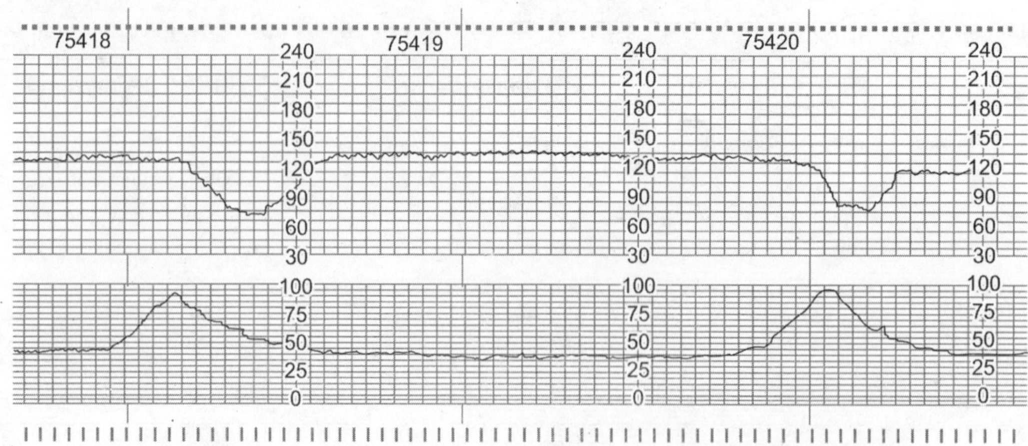

चित्र (Fig.) 38.3: विचलनशीलता (Variability) की कमी के साथ निरंतर (Persistent) विलंबित मंदन या अत्वरण (Late deceleration)

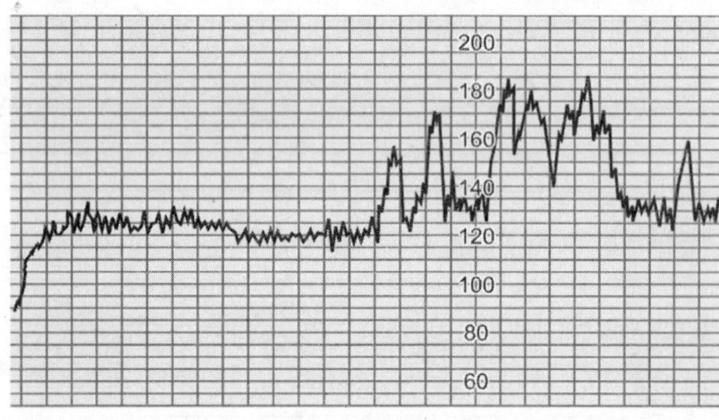

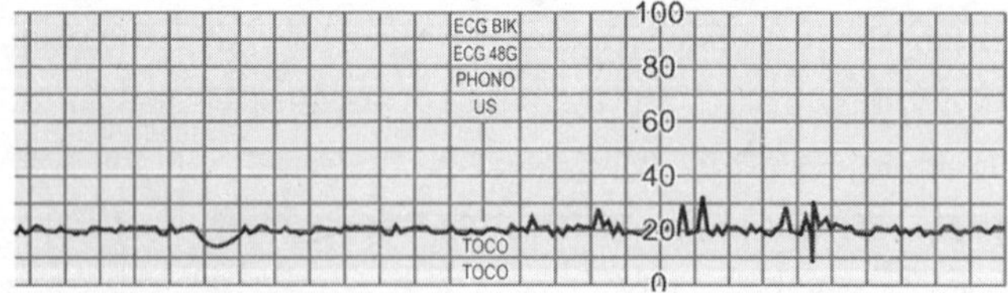

चित्र (Fig.) 38.4: त्वरण के साथ प्रतिक्रियाशील अनुरेख (Reactive trace with acceleration)

अत्वरण स्वरूप (Deceleration pattern): अत्वरण के तीन मूलभूत (Basic) प्रकार होते हैं जिसे प्रारंभिक, विलंबित तथा परिवर्तनशील (Early, late and variable) अत्वरण कहा जाता है। देखें चित्र 38.2।

(1) **प्रारंभिक अत्वरण (Early deceleration) (Type I dips = नति):** इसमें गर्भाशयी संकुचन का आरंभ पर FHR मंद होना आरम्भ होती है। अत्वरण का अधोबिन्दु (Nadir) [FHR नति का निम्नतम बिन्दु (Lowest point)] गर्भाशयी संकुचन का शिखर (Apex) के साथ मिल जाता (Coincide) है तथा संकुचन का समाप्त होने के पहले FHR सामान्य (Normal) हो जाती है। (देखें चित्र 38.2)।

(2) **विलंबित अत्वरण (Late deceleration) (Type II dips):** इसमें संकुचन के प्रारंभ होने के बाद FHR का मंदन आरम्भ होता है। अत्वरण का अधोबिन्दु (Nadir) संकुचन के शिखर के बाद पाया जाता है तथा संकुचन के लुप्त (Pass off) के बाद एक परिवर्तनशील समय के अंदर FHR सामान्य में लौट आती है परन्तु दूसरा गर्भाशय संकुचन के पहले। यह गर्भाशय-अपरा की अपर्याप्तता (Utero-placental insufficiency) तथा भ्रूणीय ऑक्सीक्षीणता (50%) का सूचक होता है (देखें चित्र 38.3)।

(3) **परिवर्तनशील अत्वरण (Variable deceleration):** इसमें FHR का अस्थायी विलंबन के सभी स्वरूपों (Patterns) को शामिल किया जाता है (Vagally mediated = वेग सतंत्रिका द्वारा मध्यस्त) जो अनिवार्य रूप से गर्भाशयी संकुचनों के साथ संबंधित नहीं होते हैं (देखें चित्र 38.2)। यह माना जाता है कि रज्जु संपीडन (Cord compression) को सूचित करता है तथा रोगी की स्थिति (Position) में परिवर्तन के साथ यह लुप्त (Disappear) हो जाता है। यह एक सर्वसामान्य प्रकार होता है। गर्भाशय संकुचनों का आकार (Size), आकृति (Shape), गहनता (Depth), अवधि (Duration) तथा काल-संयोजन (Timing) के सभी संदर्भ में अत्वरण परिवर्तनशील होता है। त्वरण (Accelerations) प्रायः अत्वरण (Decelerations) के पहले तथा के बाद होता है।

दीर्घ अत्वरण (Prolonged decelerations): यह 120 सेकण्ड से अधिक समय तक विद्यमान (Exist) रहता है।

अंत्यावधि (Lag time): यह FHR के लिए वह समय होता है जब वह पूर्ववर्ती (Preceding) गर्भाशयी संकुचन का शिखर (Apex) से अधोबिन्दु (Nadir) (Lowest point of the FHR dip) तक पहुँचती है। (देखें चित्र 38.2)।

विवरिका प्रतिरूप (Sinusoidal pattern): यह बिना किसी त्वरण के स्थिर आधार-रेखा विचलनशीलता के साथ एक स्थिर आधार-रेखा FHR है। यह प्रायः भ्रूणीय रक्तक्षीणता (Fetal anemia), भ्रूण-मातृक रक्तश्राव (Fetomaternal hemorrhage), भ्रूणीय ऑक्सीक्षीणता (Hypoxia) (Acidosis= अम्लरक्तता) के साथ संबंधित होता है तथा जब माता को स्वापक या संवेदनमंदक (Narcotics) दिया जाता है। देखें चित्र 38.5।

प्रेरित भ्रूणीय उत्तेजन (Induced fetal stimulation) तथा FHR त्वरण (Acceleration): किसी भी स्वतः (Spontaneous) या प्रेरित FHR त्वरण भ्रूणीय अम्लरक्तता (ऐसिडोसिस) की अनुपस्थिति को सूचित करता है।

भ्रूणीय शिरोवल्क उत्तेजन (Fetal scalp stimulation): शिरोवल्क का रक्त pH परीक्षण के पहले ऐलिस चिमटी (Allis forceps) से चुभन (Pinching)

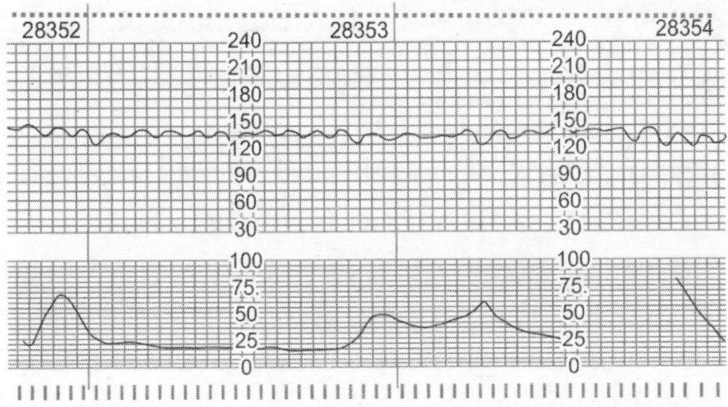

चित्र (Fig.) 38.5: विवरिका प्रतिरूप (Sinusoidal pattern) जिसमें स्पंद-स्पंद की विचलनशीलता (Beat to beat variability) का प्रदर्शन है।

द्वारा यह उत्तेजन किया जाता है। FHR त्वरण की उपस्थिति का संबंध शिरोवल्क के सामान्य (Normal) रक्त pH के साथ होता है।

कंप-ध्वनिक उत्तेजन (VAS=Vibro-accoustic stimulation): माता के उदर (Abdomen) पर इलेक्ट्रॉनिक स्वर यंत्र (Electronic larynx) रखकर भ्रूण (Fetus) का VAS किया जाता है। FHR त्वरण की उपस्थिति सामान्य रक्त pH को सूचित करती है।

निरंतर रूप से अनाश्वस्त (Persistently non-assuring) FHR प्रति रूप के साथ CTG (Cardiotocography) के बाद भ्रूण का मूल्यांकन (Evaluation) उद्देश्य या लक्ष्य (Goal): भ्रूणीय चयापचयी अम्लरक्तता (Metabolic acidosis) का पता लगाना (Detection)।

जीवरासायनिक (Biochemical):

भ्रूणीय शिरोवल्क रक्त का नमूना लेना (Fetal scalp blood sampling) (SBS): ऑक्सीक्षीणता (Hypoxia) के कारण भ्रूणीय CTG अपसामान्यता (abnormality) के महत्व को प्रमाणित करने के लिए सैलिन्ग (Saling) ने सन् 1962 ई० में शिरोवल्क (Scalp) से भ्रूणीय रक्त का नमूना प्राप्त करने के लिए एक सरल तथा शीघ्र विधि बतायी थी जिससे भ्रूणीय रक्त pH का पता लगाया गया था। यदि भ्रूणीय शिरोवल्क रक्त का pH<7.20 होता है तब यह भ्रूणीय अम्लरक्तता को सूचित करता है तथा तत्काल हस्तक्षेप की आवश्यकता होती है। यदि pH=7.20 या 7.25 के बीच होता है तो यह सीमा-रेखा (Border line) है तथा 30 मिनट के अंदर पुनरावृत (Repeat) (नमूना लेना) करने की आवश्यकता होती है। यदि pH>7.25 तब यह आश्वस्त (Reassuring) होने की स्थिति होती है तथा प्रसव की प्रगति का संचालन किया जाता है।

क्रियाविधि (Procedure): भ्रूणीय सिर के सामने विस्फारित (Dilated) गर्भाशय-ग्रीवा (Cervix) से होकर एक प्रदीप्त (Illuminated) प्लास्टिक शंकु (Cone) को प्रवेश कराया जाता है। क्षुरिका (Lancet) से 2 mm गहराई का उच्छेदन (Incision) किया जाता है। pH तथा PCO_2 का मूल्यांकन करने के लिए एक लम्बी केशिका-नली (Capillary tube) से रक्त का संग्रह (100 μL, $\mu=10^{-6}$, L=लीटर) किया जाता है।

चिकित्सा सुझाव (Indications): (1) प्रसव में अपसामान्य (Abnormal) CTG, (2) भ्रूणीय ऑक्सीक्षीणता का जीवरासायनिक मूल्यांकन

परहेज (Contraindication): (1) जब प्रसव का तत्काल संकेत होता है या स्वतः प्रसव सन्निकट (Imminent) होता है। (2) HIV या यकृत शोथ (Hepatitis) B सकारात्मक (Positive) की माता, (3) भ्रूणीय स्कंदन व्यतिक्रम (Fetal coagulation disorder) | खतरा (Risks) जो होता है – उच्छेदन के स्थान से भ्रूणीय रक्तश्राव तथा मातृक क्षति (Maternal injury)।

CTG की तुलना में शिरोवल्क (Scalp) रक्त के pH के संकटापन्न भ्रूण (Compromised fetus) के पूर्वानुमान के लिए बेहतर होता है। मिथ्या पूर्वानुमान (False prediction) लगभग 10% होता है।

भ्रूणीय स्पंद की ऑक्सीहीमोग्लोबिन मिति (Fetal pulse oximetry): यह भ्रूण के ऑक्सीहीमोग्लोबिन की संतृप्ति (Saturation) की माप करती है। प्रसव में एक सामान्य भ्रूण के लिए ऑक्सीजन संतृप्ति ($SaSO_2$) 40 और 70% के बीच होती है। 30% की संतृप्ति (Cut off value) शिरोवल्क के pH=7.20 के साथ सहसंबंधित (Correlated) होती है। 30% से अधिक ऑक्सीजन संतृप्ति यहाँ तक कि अनाश्वस्त (Non-reassuring) FHR अनुरेखण (Tracing) की उपस्थिति में भी सामान्य भ्रूणीय ऑक्सीजनीकरण (Oxygenation) को सूचित करती है।

क्रियाविधि (Procedure): जब झिल्ली (Membranes) का विदार (Rupture) होता है तब परागर्भाशय-ग्रैवरूप से (Transcervically) सेन्सोर यंत्र (Sensor) को भ्रूणीय कपोल (Cheek) के सामने रखा जाता है। pH<7 तथा आधार-रेखा की हानि ≥ 2 के साथ नवजात शिशु के (Neonatal) रक्तनमूने के लिए नाभीय धमनीय रक्त (Umbilical arterial blood) तीव्र चयापचयी अम्लरक्तता (Metabolic acidemia) को सूचित करता है।

अनाश्वस्त भ्रूणीय स्थिति (भ्रूणीय संकट) (Non-reassuring Fetal Status)

परिभाषा (Definition): भ्रूणीय संकट एक अस्पष्ट (Ill-defined) शब्दावली है जिसका उपयोग अंतःगर्भाशयी ऑक्सीक्षीणता (Intrauterine hypoxia) के फलस्वरूप अंतःगर्भाशयी भ्रूणीय खतरे (Fetal jeopardy) को व्यक्त करने के लिए किया जाता है। अनाश्वस्त (Non-reassuring) भ्रूणीय स्थिति में हृदप्रवेग (Tachycardia) या हृदमंदता (Bradycardia), न्यूनीकृत भ्रूणीय हृदय गति (Reduced FHR = Feta heart rate) परिवर्तनशीलता, अत्वरण या मंदन (Deceleration) तथा त्वरण (Acceleration) की अनुपस्थिति (स्वतः या प्रेरित) का गुण-लक्षण होता है। इस पर विशेष ध्यान रखना चाहिए कि अंतःगर्भाशयी भ्रूणीय संकट के अनेक कारणों का अंतिम परिणाम ऑक्सीक्षीणता और अम्लरक्तता (Acidosis) है।

प्रसव में FHR प्रतिरूप (Patterns) सक्रिय (Dynamic) होता है तथा उसमें तेजी से सामान्य से अपसामान्य तक (From normal to abnormal) परिवर्तन होता है तथा विलोमतः (Vice-versa)। ''भ्रूणीय संकट'' के निदान (Diagnosis) के संबंध में इस अनिश्चितता के कारण इसके लिए ''आश्वस्त'' (Reassuring) तथा ''अनाश्वस्त'' (Non-reassuring) प्रतिरूप शब्दावली का उपयोग होता है।

रोगक्रिया विज्ञान (Pathophysiology): सामान्य स्थिति में जब ऑक्सीजन की आपूर्ति पर्याप्त होती है तब भ्रूण में वायवीय ग्लूकोस-अपक्षय (Aerobic glycolysis) होता है तथा ग्लाइकोजेन (Glycogen) का पाइरूविक अम्ल

(Pyruvic acid) में परिवर्तन होता है जिसका अंततः क्रेब-चक्र (Kreb's cycle) के मार्ग से ऑक्सीकरण (Oxidize) होता है। जब ऑक्सीजन संतृप्ति (O_2 Saturation) 40% से कम हो जाती है तब ऑक्सीक्षीणता के दौरान अवायवीय ग्लूकोस-अपक्षय (Anaerobic glycolysis) होता है जिसके कारण लैक्टिक अम्ल (Lactic acid) तथा पाइरूविक अम्ल का संग्रह होता है जो चयापचयी अम्लरक्तता (Metabolic acidosis) की ओर अग्रसर होता है। सर्वप्रथम हाइड्रोजन आयन (H-ions) उत्तेजित होता है और उसके बाद अलिंद-खातिका की ग्रन्थि (Sino-auricular node) का मंदन (Depression) होता है जो क्रमशः हृदप्रवेग (टैकिकार्डिया) तथा हृदमंदता (ब्रैडिकार्डिया) की ओर अग्रसर होता है। यह परानुकम्पी (Parasympathetic) उत्तेजन का कारण भी बनता है जो अतिक्रमाकुंचन (Hyperperistalsis) तथा नवविष्ठा (Meconium) के पारगमन (Passage) के साथ गुदा अवरोधिनी (Anal sphincter) के शिथिलन की ओर अग्रसर होता है।

प्रसव में भ्रूण का ह्रासित ऑक्सीजनीकरण (Reduced oxygenation) → ऑक्सीक्षीणता (Hypoxia) → चयापचयी अम्लरक्ता (Metabolic acidosis) → श्वास–अवरोध (Asphyxia) → ऊतक क्षति / भ्रूणीय मृत्यु (Tissue damage/ Fetal death)

कारणता (Etiology):- I. तीव्र (Acute) II. दीर्घकालिक (Chronic)

A. तीव्र (Acute):

I. गर्भावस्था के दौरान (During pregnancy) कम प्रायिक (Less common) होता है। यह – (a) अपरा का पृथक्करण (Placental separation), (b) रज्जु के वर्धन (Cord enlargement) के बाहरी शिरस्य गर्भवर्तन (Cephalic version) होता है। (c) ऑक्सिटोसिन प्रेरण (Oxytocin induction) में यह होता है।

II. प्रसव के दौरान (During labor): प्रायिक (Common)

(a) प्रसव का आवर्धन (Augmentation) के लिए ऑक्सिटोसिन देने के बाद गर्भाशय का अतिउत्तेजन (Uterine hyperstimulation)।
(b) गर्भाशयी विदार (Uterine rupture) या क्षतचिन्ह का स्फुटन (Scar dehiscence)।
(c) रज्जु का भ्रंश (Cord prolapse)।
(d) निश्चेतक (Anesthetics) का विवेकहीन प्रयोग तथा निश्चेतक कर्मक (Anesthetic agents)।
(e) मातृक निम्न रक्तचाप (Maternal hypotension): जैसा कि अधिदृढ़तानिका का निश्चेतन (Epidural analgesia) में होता है।
(f) अपरा का अवखण्डन (Placental abruption)।

B. दीर्घकालिक (Chronic): अनेक नैदानिक (Clinical) स्थितियाँ जो दीर्घकालिक अपरा-अपर्याप्तता (Placental insufficiency) तथा अंत-गर्भाशयी विकास मंदन (IUGR=Intrauterine growth retardation) के लिए उत्तरदायी होती हैं उनका संबंध दीर्घकालिक भ्रूणीय संकट के साथ भी होता है।

जन्म पर भ्रूणीय स्थिति का मूल्यांकन नाभि-धमनी (Umbilical artery) के रक्त गैस मूल्यों (Values) द्वारा होता है। सामान्य (या औसत) मूल्य या मान है। – pH7.25, $PCO_2$50, $HCO_3$23, आधार अतिरेक (Base excess) -3.6 FHR और दीर्घकालिक तंत्रिकीय परिणाम (Long-term neurologic sequelae) अपर्याप्त (Poor) होता है। अनेक रोगियों में प्रसव के पहले श्वास-अवरोध (Asphyxia) होता है।

अनाश्वस्त भ्रूणीय स्थिति (भ्रूणीय संकट) का प्रबंध (Management of Non-reassuring Fetal Status)

अशल्यक (Non-surgical):

(1) सगर्भ गर्भाशय (Gravid uterus) द्वारा महाशिरा और महाधमनी के संपीडन (Compression of vena-cava and aorta) से पार्श्विक स्थापन (Lateral positioning) बचाता है। यह हृदय-वहिर्वेश (Cardiac output) तथा गर्भाशय-अपरा निवेशन (Utero-placental perfusion) को बढ़ाता है।
(2) मुखच्छद (Mask) के साथ माता को ऑक्सीजन (6–8 लीटर प्रति मिनट) देने से भ्रूणीय $SaSO_2$ में सुधार होता है।
(3) अंतःशिरीय (IV = Intravenous) द्रव (Crystalloids=क्रिस्टलाभ) द्वारा निर्जलन के सुधार (Correction of dehydration) से अंतःसंवहनी (Intravascular) आयतन तथा गर्भाशयी निवेशन में वृद्धि होती है।
(4) मातृक निम्न रक्तचाप (Maternal hypotension) [अधिदृढ़तानिका के निश्चेतन (Epidural anesthesia) के बाद] का सुधार एक लीटर रिंजर घोल (Ringer's solution) के तत्काल निवेशन द्वारा होता है।
(5) भ्रूणीय ऑक्सीजनीकरण (Oxgenation) में सुधार के लिए ऑक्सिटोसिन (Oxytocin) उपयोग को रोकना। भ्रूण की ऑक्सीक्षीणता (Hypoxia) सतत और शक्तिशाली संकुचनों के कारण हो सकती है। FHR के आश्वस्त के साथ तथा भ्रूणीय अम्लरक्तता (Acidemia) की अनुपस्थिति में ऑक्सिटोसिन उपयोग का पुनःआरंभ किया जा सकता है।
(6) जब गर्भाशय (Uterus) अतितानन (Hypertonus) होता है तथा अनाश्वस्त (Non-reassuring) FHR होती है तब प्रसूति-क्षयी (Tocolytic) [0.025 टर्बुटालीन (Terbutaline) की सुई अधोत्वचीयरूप से (Subcutaneous), दी जाती है।
(7) उल्व-निवेशन (Amnio-infusion) वह प्रक्रिया है जिसमें उष्ण (Warm) सामान्य सलाइन (Normal saline) (500 cc) के साथ अंतःगर्भाशयी (Intrauterine) द्रव आयतन को बढ़ाया जाता है। चिकित्सा-सुझाव (Indications) निम्नलिखित स्थितियों में होता है – (a) अल्पउल्वीद्रव (Oligohydramnios) तथा रज्जु संपीडन (Cord compression), (b) नवविष्ठा (Meconium) को तनु करना (Dilute) या बहा देना, (c) परिवर्तनशील या दीर्घ (Prolonged) अत्वरण (Deceleration) में सुधार करना। लाभ (Advantages): रज्जु संपीडन तथा नवविष्ठा का श्वसन (Aspiration) कम होता है तथा अपगर प्राप्तांक (Apgar score) में सुधार होता है।

यदि भ्रूणीय हृदय गति (Fetal heart rate = FHR) का प्रति रूप (Pattern) अनाश्वस्त बना रहता है, तब चयापचयी अम्लरक्तता (Metabolic acidosis) को वर्जित या खारिज (Rule out) करने के लिए पुनः परीक्षणों का निष्पादन किया जाता है। परीक्षण (Tests) हैं – (i) CTG (Cardiotocography=भ्रूण का हृदस्पंद चित्रण): FHR तवरण (Accelerations) का पता लगाना (स्वतः या प्रेरित त्वरण), (ii) शिरोवल्क (Scalp) के रक्त का pH ज्ञात करना, (iii) भ्रूणीय स्पंद ऑक्सीहीमोग्लोबिनमिति (Fetal pulse)।

यदि अम्लरक्तता वर्जित (Excluded) है → अम्लरक्तता (Acidosis) को वर्जित करने के लिए प्रत्येक 30 मिनट पर पुनरावृत्त (Repeat) परीक्षण के साथ प्रसव का परिवीक्षण (Monitor) किया जाता है। यदि भ्रूण अम्लरक्तक (Acidemic) है, तो सुरक्षित विधि (योनिक = Vaginal या उदरीय=Abdominal)

द्वारा तत्काल प्रसव कराना जो वैयक्तिक रोगी (Individual case) पर निर्भर करता है।

शल्यक (Surgical):

शल्यक्रिया द्वारा प्रसव (Cesarean delivery): शिशु के जन्म होने तक रोगी को 15° पार्श्विक नति (Lateral tilt) के साथ शल्यक्रिया द्वारा प्रसव कराया जाता है। इस समय बाल-चिकित्सक (Pediatrician) को भी उपलब्ध रखना चाहिए।

प्रासूतिकी में प्रघात (Shock in Obstetrics)

परिभाषा (Definition): प्रघात (Shock) को सामान्यीकृत कोशिकीय अल्प ऑक्सीयता (Cellular hypoxia) के कारण अपर्याप्त ऊतक निवेशन (Poor tissue perfusion) के साथ रक्तपरिवहन (Ciuculation) की अपर्याप्त स्थिति के रूप में परिभाषित किया जाता है। परिसंचारी रक्त (Circulating blood) का आयतन तथा परिसंचारी तल (Circulatory bed) की धारिता (Capacity) के बीच असंगति के कारण रक्तपरिवहन (या परिसंचरण) की अपर्याप्तता होती है। इस असंगति (Disparity) का कुल प्रभाव अंत:संवहनी (Intra-vascular) तथा संवहनी-बाह्य (Extravascular) कक्षों के बीच ऑक्सीजन और कार्बनडाइऑक्साइड (O_2 and CO_2) का अपर्याप्त आदान-प्रदान (Exchange) होता है। ऊतक (Tissue) में CO_2 तथा अन्य मेटाबोलाइट (Metabolites) की गतिहीनता (Stagnation) या स्थिरता से चयापचय अम्लरक्तता (Metabolic acidosis) तथा कोशिकीय मृत्यु (Cellular death) होती है। अतः प्रघात में अवलोकित (Observed) परिवर्तनों की श्रृंखला (Series) और उनका लाक्षणिक प्रदर्शन (Clinical manifestations) परिवर्तनों के दो समूह पर निर्भर करता है – (1) निस्यंदन (Filtration) स्तर (Microvascular compartment) पर परिसंचरण की रचना (Anatomy of microvascular circulation): सूक्ष्मसंवहनी परिसंचरण में निवेशन धमनिका (Feeding arteriole) तथा केशिका तल (Capillary bed) के प्रत्येक छोर पर एक निकास शिरिका (Draining venule) के साथ केशिकाओं के एक गुच्छे (Tuft) से होकर रक्त का परिसंचरण होता है। केशिकीय तल में रक्त का प्रवाह दो अवरोधिनी (Sphincters)–एक धमनिकीय छोर (Arteriolar end) पर तथा दूसरा शिरिकीय छोर (Venular end) पर, नियंत्रित होता है।

उन्हें पूर्व और पश्चात् (Pre and Post) केशिका-अवरोधिनी (Capillary sphincters) कहते हैं। केशिकाओं के गुच्छे के अतिरिक्त धमनिका और शिरिका के बीच प्रत्यक्ष संचार होता है और यह संचारी महावाहिनी (Communicating trunk) केशिकीय तल के बाहर उपमार्ग से निकलती है। इसे मध्यमधमनिकीय पार्श्वपथ (Meta-arteriolar shunt) या सार्वजनिक पथ (Thoroughfare channel) कहा जाता है। जब अवरोधिनी बंद होती है तब जैव अंगों (Vital organs) जैसे–मस्तिष्क (Brain), हृदय (Heart) तथा वृक्क (Kidney) को रक्त की आपूर्ति को दूसरे मार्ग से ले जाने के लिए मध्य धमनिकीय पार्श्वपथ परिचालित (Operate) होता है। सूक्ष्मपरिसंचरण का मूलभूत प्रतिरूप (Basic pattern) का आरेखीय (Diagrammatic) प्रदर्शन चित्र 38.6 में किया गया है।

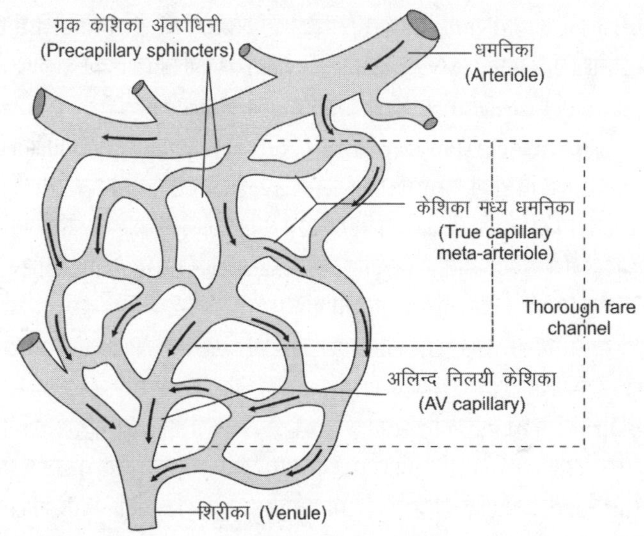

चित्र (Fig.) 38.6: सूक्ष्म परिसंचारी कक्ष (Microcirculatory unit) का योजित आरेख (Schematic diagram)

प्रघात का रोग-क्रियाविज्ञान (Pathophysiology of Shock)

प्रासूतिक प्रघात (Obstetric shock) में रोगक्रियात्मक (Pathophysiological) परिवर्तन मुख्यतः (1) अल्पआयतन रक्तता (Hypovolemia) के कारण सामान्य परिवर्तन तथा (2) अंतःजीविष (Endotoxin) की मुक्ति के कारण विशिष्ट परिवर्तनों के साथ संबंधित होते हैं।

निम्न रक्तचाप (Hypotension) तंत्रिका-अंतश्रावी मध्यस्त (Neuro-endocrine mediators) जैसे–ACTH (Adeno-cortico-trophic hormone), वर्धन हार्मोन (Growth hormone), बीटा एन्डोमॉर्फिन (β-Endomorphin), कॉर्टिसोल (Cortisol) तथा ग्लूकागॉन (Glucagon) की मुक्ति को उत्तेजित करता है। इसके साथ ही अनुकंपी-अधिवृक्क अनुक्रिया (Sympatho-adrenal response) होती है। पूतिक (Septic) प्रघात में अंतः जीव विष (Toxin) (Lipopolysaccharide = लिपोपॉलिसैकैराइड) की उपस्थिति पूरक तंत्र (Complement system) से होकर श्वेताणु (Leukocytes) को सक्रिय बनाती है। इससे प्रदाही (Inflammatory) मध्यस्त जैसे प्रोटिएस (Proteases), सुपरऑक्साइड (Superoxide) O_2^-), हाइड्रॉक्सिल (OH^-) मूलक (Hydroxyl radicals), साइटोकाइन (Cytokines), प्रोस्टेग्लैन्डिन (Prostaglandins) तथा अनेक कोशिका-विषाक्त किण्वक (Cytotoxic enzymes) की मुक्ति (Release) होती है। ये कुछ किण्वक तंत्रों (Enzyme systems) के साथ हस्तक्षेप करते हैं तथा केशिका की पारगम्यता (Capillary permeability) को बढ़ाते हैं। साइटोकाइन्स जैसे–इन्टरल्यूकिन (Interleukins) तथा अर्बुद ऊतकक्षय कारक (TNF = Tumor necrosis factor) की अंतर्क्रिया स्वश्रावी (Autocrine = ऑटोक्राइन) तथा पराश्रवी (Paracrine) रचनातंत्र (Mechanism) के साथ होती है जिसके कारण कोशिकीय या अंग दुष्क्रिया (Cellular or organ dysfunction) होती है। ऑक्सीक्षीणता (Hypoxia), पूतिता (Sepsis) तथा अम्लरक्तता (Acidosis) की उपस्थिति में लाइसोसोमीय किण्वक (Lysosomal enzymes) जो कोशिका-विषाक्त (साइटोटॉक्सिक) होते हैं, मुक्त होते हैं। ये हृदपेशी का अवपात (Myocardial depression) तथा परिहृदवाहिका-संकीर्णन (Coronary vasoconstriction) का कारण बन सकते हैं।

प्रोस्टेसाइक्लिन (Prostacyclin) एक वाहिका-विस्फारक (Vasodilator) होता है तथा बिम्बाणु समूहन (Platelet aggregation) को बाधित करता है। थ्रॉम्बोक्सेन (Thromboxane) से फुफ्फसीय (Pulmonary) वाहिका-संकीर्णन तथा बिम्बाणु-समूहन होता है। ल्यूकोट्रिन (Leukotrienes) से वाहिका-संकीर्णन, बिम्बाणु सक्रियन तथा वर्धित संवहनी पारगम्यता होती है। अंतःस्तर-उत्पन्न शिथिलन कारक (EDRG = Endothelium-derived relaxing factor) जिसे नाइट्रिक ऑक्साइड (NO) के रूप में पहचान की जाती है, वह सतत (Sustained या दीर्घकालिक) वाहिका-विस्फारण तथा निम्न रक्तचाप उत्पन्न करता है। थ्रॉम्बिनरोधी (Antithrombin) III के अवरोधन के कारण घनास्त्रता (Thrombosis) में वृद्धि होती है। अल्पबिम्बाणु रक्तता (Thrombocytopenia) प्रायः होती है।

चयापचयी परिवर्तन (Metabolic changes): ग्लूकागॉन (Glucagon), कैटिकोलैमीन (Catecholamine) तथा कॉर्टिसोल (Cortisol) की वर्धित मात्रा (Level) के कारण यकृती (Hepatic) ग्लाइकोजेन-क्षय (Glycogenolysis) होता है जो अतिग्लूकोस रक्तता (Hyperglycemia) की ओर अग्रसर होता है। इन्सुलिन-विरोधी जैसे–कॉटिसोल, वर्धन हार्मोन की वर्धित मात्रा के कारण ग्लूकोस का परिधीय उपयोग कम होता है। ऊतक (Tissue) में ऑक्सीजन की अपर्याप्त आपूर्ति से अवायवीय चयापचय (Anaerobic metabolism) का प्रारंभ होता है। फलतः चयापचयी अम्लरक्तता (Acidosis), लैक्टिक अम्ल तथा हाइड्रोजन आयन (H^+ ions) का उत्पादन होता है। सोडियम पम्प का परिचालन (Operation) विफल हो जाता है। अंततः लाइसोसोमीय किण्वक (Lysosomal enzymes) मुक्त हो जाता है। ये सभी कोशिकायें-मृत्यु की ओर अग्रसर होती हैं।

प्रघात में सामान्य परिवर्तन (General Changes in Shock)

[अल्पआयन रक्त के प्रघात के विशेष संदर्भ में (With special reference to hypervolemic shock)] परिवर्तन के चार चरण (Phases) होते हैं। प्रथम दो चरण प्रतिवर्ती (Reversible) होते हैं, तीसरा सम्भवतः सुधारने योग्य (Correctable) तथा चतुर्थ चरण अप्रतिवर्ती (Irreversible) होता है।

प्रथम चरण या अवस्था (First phase): अल्पआयतन रक्तता (Hypovolemia) की अनुक्रिया (Response) [हृदयजनिक (Cardiogenic) या तंत्रिकाजनिक (Neurogenic) उद्दीपक] में अनुकंपी प्रणोद (Sympathetic impulses) तथा परिसंचारी कैटिकोलैमीन (Circulating catecholamines) की मात्रा (Level) में वृद्धि होती है। तानित ग्राही (Stretch receptors) जो ग्रीवा-धमनी की खतिका (Carotid sinus) तथा महाधमनीय चाप (Aortic arch) में रक्तचाप का परिवीक्षण (Monitoring) करते हैं, वे 9वें तथा 10वें कपालीय तंत्रिका (Cranial nerves) के मार्ग से वाहिका-चालक केन्द्र (Vasomotor center) को सूचना की आपूर्ति करते हैं। अनुकम्पी तंत्रिका-तंत्र (Sympathetic nervous system) से होकर वाहिका-चालक केन्द्र अपवाही प्रणोद (Efferent impulses) को भेजकर अनुक्रिया करता है।

द्वितीय चरण (Second phase): अत्यधिक अनुकम्पी उद्दीपक (Sympathetic stimulus) के फलस्वरूप पूर्व-केशिका तथा केशिकोत्तर अवरोधिनी (Pre-and Post-capillary sphincters) का संकीर्णन होता है जिसके कारण अपर्याप्त शिरीय वापसी (Inadequate venous return) होती है जो ह्रदय के ह्रासित उत्पाद (Diminished cardiac output) की ओर अग्रसर होती है। इसके नैदानिक लक्षण हैं – निम्नरक्तचाप (Hypotension) तथा हृदप्रवेग (Tachycardia)। इस चरण में रक्तचाप को बनाये रखने के लिए जो क्षतिपूरक रचनातंत्र (Compensatory) परिचालित (Oberate) होता है उसकी चर्चा प्रवाह चित्र 38.1 में की गयी है।

ये रचनातंत्र अल्प आयतन रक्तता में सुधार करने, ह्रदयी वहिर्वेश को बढ़ाने तथा जैव अंगों के निवेशन को बढ़ाने का प्रयास करते हैं। इस चरण (या अवस्था) में सामान्य परिसंचारी संतुलन (Circulatory balance) तथा ऊतक निवेशन को पुनः प्राप्त करने में रक्ताधान (Blood transfusion) तथा रक्तश्राव का नियंत्रण प्रायः प्रभावी होता है। दूसरी ओर यदि रक्तश्राव बना रहता है तथा उपचार में देर होती है तब सूक्ष्म परिसंचारी कक्ष में परिवर्तन बना रहेगा तथा वह प्रघात के तीसरे तथा चौथे चरण में चला जायेगा।

तृतीय चरण (Third phase): ऊतकों (Tissues) की दीर्घकालिक ऑक्सीक्षीणता लैक्टिक अमल के अत्यधिक उत्पादन (अम्लरक्तता=Acidosis) होता है। पूर्व-केशिकीय अवरोधिनी के शिथिलन के कारण ऑक्सीक्षीणता और लैक्टिक अम्ल बनता है परन्तु केशिकोत्तर अवरोधिनी का शिथिलन नहीं होता है। इसके अतिरिक्त थ्रॉम्बोक्सेन (Thromboxane) तथा ल्यूकोट्रिन्स (Leukotrienes) [Endogenous mediators = अंतःस्तरीय मध्यस्त] से सूक्ष्म परिसंचारी तल की अंतःस्तरीय कोशिकाओं की क्षति होती है। इन सभी केशिकाओं (Capillaries) के अंदर घनास्त्र (Thrombus) का निर्माण तथा वर्धित केशिका-पारगम्यता (Permeability) की ओर अग्रसर होते है।

चतुर्थ चरण (Fourth phase): कोशिकोत्तर अवरोधिनी के निरंतर संकीर्णन के बाद रक्त केशिका-तल पर स्थित रहता है। केशिकाओं (Capillaries) से द्रव का रिसाव वर्धित पारगम्यता के कारण ऊतक (Tissue) के स्थानों पर होता है। सभी द्रव जिसका अंतःशिरीय रूप से (Intravenously) निवेश होता है, वह ऊतक स्थानों पर जाता है तथा परिसंचारी (Circulatory) रक्त आयतन को पुनःस्थापित (Restore) नहीं किया जा सकता है। नैदानिक रूप से (Clinically) यह अपरिवर्ती प्रघात (Irreversible) की अवस्था है। दैहिक संवहनीप्रतिरोध (Systemic vascular resistance) की तीव्र कमी, तीव्र ह्रदपेशीय अवपात (Severe myocardial depression) (↓Cardiac output = ह्रदयी उत्पाद), अनुक्रियाहीन निम्न रक्तचाप (Unresponsive hypotension) तथा अंततः अंगतंत्र विफला (Organ system failure) होती है।

अंतः विषाक्त प्रघात में परिवर्तन (Changes in Endotoxic Shock)

अंतःविषाक्त प्रघात प्रायः ग्राम ऋणात्मक सूक्ष्मजीव (Gram-negative organisms) के संक्रमण (Infection) के बाद होता है (75–80%) जिसमें सर्वसामान्य सूक्ष्मजीव इशेरिकिया कोली (*Escherichia coli*) (50%) होता है। अन्य सूक्ष्मजीव कभी-कभी अंतः विषाक्त प्रघात के लिए उत्तरदायी होते हैं, वे हैं – स्यूडोमोनस एरूगिनोसा (*Pseudomonas aeruginosa*), क्लेवसिएला

प्रवाह चित्र (Flow chart) 38.1: अल्पआयतन रक्तता के प्रघात का रोग जनन (Pathogenesis of Hypovolemia Shock)

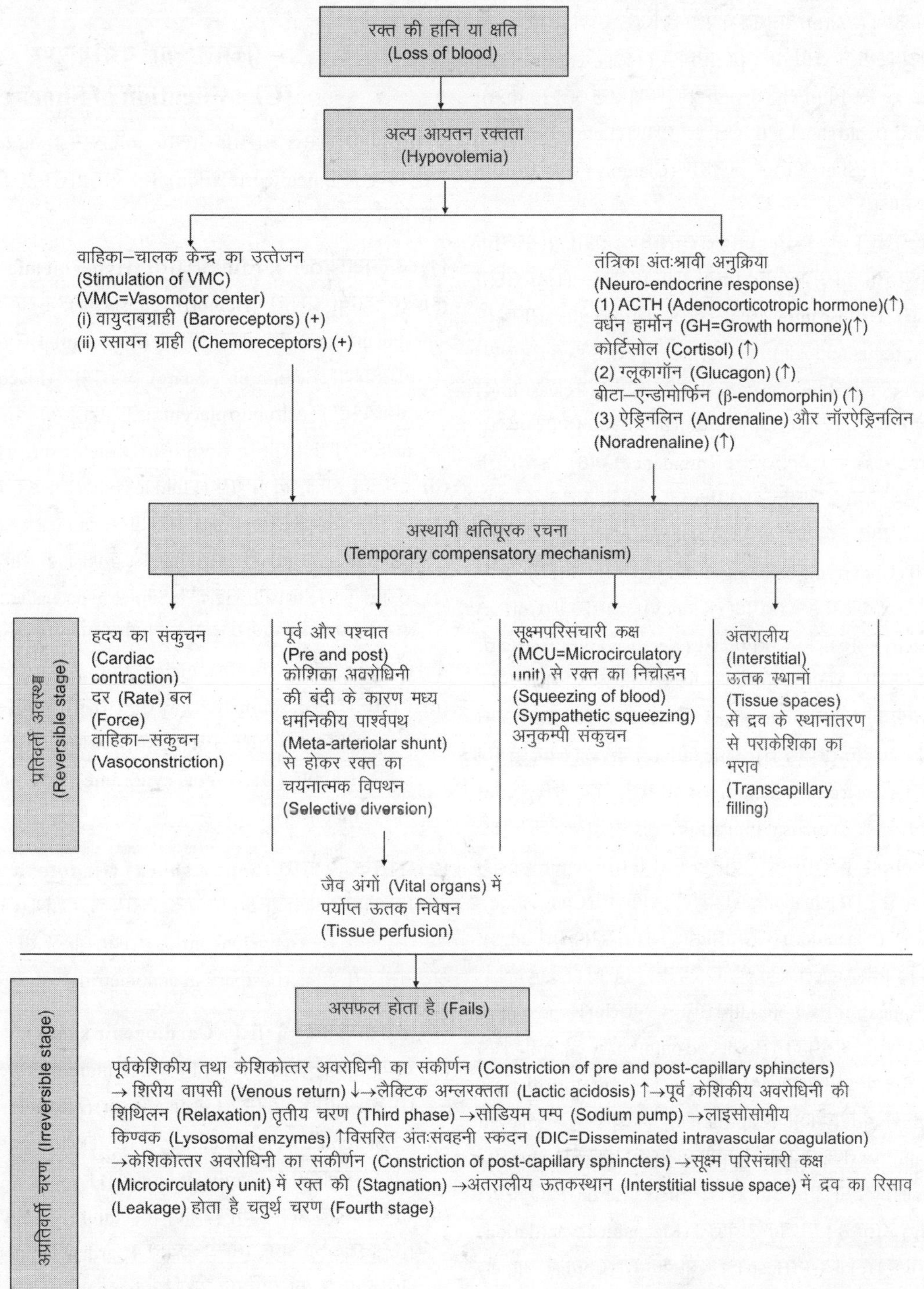

(*Klebsiella*), प्रोटियस (*Proteus*), बैक्टिरॉयड्स (*Bacteroides*) तथा एरोबैक्टर एरोजीन्स (*Aerobacter aerogenes*)। ग्राम धनात्मक सूक्ष्मजीव (Gram positive organisms) [जैसे–स्टेफिलोकोकस (Staphylococcus), स्ट्रेप्टोकोकस (Streptococcus)] अवायुजीव (Anaerobes) [जैसे–बैक्टिरॉयडस फ्रेजिलिस (*Bacteroides fragilis*)], क्लोस्ट्रिडियम समूह (*Clostridium group*) कम प्रायिक (20%) होते हैं।

अंतःविषाक्त (या पूतिक) प्रघात के रोगक्रियाविज्ञान (Pathophysiology) की चर्चा प्रवाह चित्र 38.2 में की गयी है। जीवाण्विक अंतःजीविष (Bacterial endotoxin) के कारण कोशिकोत्तर छोर (Post-capillary end) पर चयनात्मक वाहिका-आकुंचन (Selective vaso-spasm) होता है। रक्त का संग्रह केशिका-तल (Capillary bed) पर होता है। हृदपेशीय कार्य (Myocardial function) का अवरोध तथा जटिल जीवरासायनिक (Biochemical) परिवर्तनों से होकर कोशिकीय क्षति (Cellular damage) होती है।

प्रारंभिक पूतिक (Early septic) प्रघात में रोगी वाहिका-विस्फारण (Vaso-dilation) के कारण उष्ण (Warm) अनुभव करती है जिसे उष्ण प्रघात कहा जाता है। बाद की अवस्था में रोगी वाहिका-संकीर्णन (Vaso-constriction) (Sympathetic squeeze=अनुकंपी संकुचन) के कारण शीतल अनुभव करती है जिसे शीतल प्रघात (Cold shock) या विलंबित प्रघात (Late shock) कहा जाता है। रोगी की त्वचा (Skin) शीतल, लसदार (Clammy) तथा भृमवर्णी (Ashen grey) हो जाती है।

अन्तःविषाक्त प्रघात में अनेक जीवरासायनिक तथा रोगात्मक (Pathological) परिवर्तनों का अवलोकन किया गया है, वे हैं– (1) विसरित अंतःवाहिकीय स्कंदन (Diffuse intravascular coagulation), (2) चयपचयी अम्लरक्तता (Metabolic acidosis), (3) सुपर ऑक्साइड (O_2) तथा हाइड्रॉक्सिल (OH-) मूलक (Hydroxyl radicals) की मुक्ति (Release), (4) सोडियम पम्प संचालन (Operation) की विफलता, (5) जल और विद्युत् अपघट्य (Electrolytes) का असंतुलन (Imbalance), (6) अत्यधिक और अनियंत्रित दैहिक प्रदाही अनुक्रिया (SIR) जो अंग परिवर्तन की ओर अग्रसर होती है। अपर्याप्त निवेशन की मात्रा (Degree of hypoperfusion) तथा अघोस्थित रोग (Underlying pathology) के विस्तार पर अंग परिवर्तन (Organ changes) निर्भर करता है– (a) वृक्क (Kidney) – प्रांतस्था (Cortex) का चकत्तादार (Patchy) अत्यधिक ऊतक-क्षय (Necrosis) जो अल्पमूत्रता (Oliguria) तथा अमूत्रता (Anuria) की ओर अग्रसर होता है। (b) यकृत (Liver): यकृत-कोशिकीय (Hepatocellular) ऊतक क्षय तथा अपह्रासन (Degeneration) क्रमशः यकृत-पात (Hepatic failure) की ओर बढ़ता है। (c) जठरांत्रीय क्षेत्र (Gastrointestinal tract): ऑक्सीक्षीण (Hypoxic) श्लेष्मा-झिल्ली की क्षति (Mucosal injury) को अंतःपुटीय रोगाणुओं (Intraluminal microbes) के स्थानान्तर दैहिक पूतिता (Systemic sepsis) को बढ़ाता है। रक्त के वमन (Hematemesis) के लिए संकुलन (Congestion), रक्तस्राव तथा व्रणीकरण (Ulceration) उत्तरदायी होते हैं। (d) फुफ्फुस (Lungs): संकुलन या कूपिका निपात (Atelectasis) से तीव्र श्वसन-अवरोध (Tachypnea) या कष्टश्वास (Dyspnea), क्रमिक अल्पऑक्सीजन रक्तता (Hypoxemia) तथा न्यूनीकृत फुफ्फुसीय अनुपालन (Reduced pulmonary compliance) होता है। तीव्र श्वसन संकट संलक्षण (ARDS=Acute respiratory distress syndrome) के कारण केशिकाओं (Capillaries) की वर्धित पारगम्यता (Increased permeability) तथा कूपिकीय केशिकाओं की झिल्ली (Alveolar capillary membranes) का मोटापन होता है। धमनीय (Arterial) PaO_2 निम्न (Low) (<65 mmHg) होता है। यांत्रिक संवातन (Mechanical ventilation) की आवश्यकता होती है। (e) हृदय (Heart): हृदयी वहिर्वेश (Cardiac output) में कमी होती है जो निम्नरक्तचाप (Hypotension), अपर्याप्त निवेशन (Hypoperfusion) तथा वाहिका-संकीर्णन (Vasoconstriction) की अवस्था (Degree=परिमाण) पर निर्भर करती है। हृदपेशी की स्थानिक-अरक्तता (Myocardial ischemia) → हृदय की दुष्क्रिया (Cardiac dysfunction) → दोषपूर्ण स्पंदलय (Dysrhythmia) → हृदपात (Cardiac failure) →↑ बायें निलयी छोर का अनुशिथिलन-दबाव (LVEDP=Left ventricular diastolic pressure) → फुफ्फुस शोथ (Pulmonary edema) → ऊतक की ऑक्सीक्षीणता (Tissue hypoxia)। (f) अंततः बहुल अंगपात (Multiple organ failure) विकसित होता है। वृक्क और फुफ्फुस के लिए अंतःजीविष (Endotoxins) में विशेष आकर्षण (Affinity) होता है जिसके कारण स्पष्ट नहीं होते हैं।

प्रघात का वर्गीकरण (Classification of Shock)

प्रघात के मूलभूत रोगक्रियात्मक की समझ और उसके नैदानिक सहसंबंध (Clinical correlation) पर आधारित प्रघात का वर्गीकरण निम्नलिखित है –

(1) अल्पआयतन रक्तक प्रघात (Hypovolemic shock):

(a) रक्तश्रावी प्रघात (Hemorrhagic shock): इसका संबंध प्रसवोत्तर (Postpartum) या गर्भपातोत्तर (Post-abortal) रक्तश्राव, अस्थानिक गर्भावस्था (Ectopic pregnancy), अपरा भ्रंश (Placenta previa), अपरा अवखण्डण (Abruptio placenta), गर्भाशय का विदार (Rupture of the uterus) तथा प्रासूतिक शल्यक्रिया (Obstetric surgery) के साथ होता है।

(b) द्रव की हानि का प्रघात (Fluid loss shock): इसका संबंध अत्यधिक वमन (Excessive vomiting), अतिसार (Diarrhea = डायरिया) या उल्वीद्रव (Amniotic fluid) के अतिशीघ्र निष्कासन के साथ होता है।

(c) उत्तान निम्न रक्तचाप संलक्षण (Supine hypotensive syndrome): इसका संबंध गर्भवती गर्भाशय द्वारा निचली महाशिरा (Vena cava) के संपीडन (Compression) के साथ होता है।

(d) विसरित (Disseminated) अंतःसंवहनी स्कंदन (Intravascular coagulation) के साथ सम्बद्ध प्रघात-अंतःगर्भाशयी (Intrauterine) मृत भ्रूण संलक्षण (Dead fetus syndrome) तथा उल्वीद्रव वाहिका-रोध (Embolism)

(2) पूतिक प्रघात (Septic shock) (Endotoxic shock): इसका संबंध विशिष्ट रूप से पूतिक गर्भपात, जरायु-उल्वशोथ (Chorio-amnionitis), वृक्क-श्रोणिक शोथ (Pyelonephritis) तथा विरले ही (Rarely) प्रसवोत्तर अंतःगर्भाशय शोथ (Postpartum endometritis) के साथ होता है।

(3) हृदयजनिक प्रघात (Cardiogenic shock):

(a) बायें निलयी निष्कासन की विफलता (Failure of left ventricular ejection)

(i) हृदय गति अवरोध (Cardiac arrest) (Asystole = अप्रकुंचनशीलता or Ventrical or fibrillation = निलयी रेशकीकरण), (ii) हृदपेशी का रोधगलन (Myocardial infarction)।

(b) बायें निलीय भराव की विफलता (Failure of left ventricular fitting)

(i) हृदय का अपसामान्य दबाव (Cardiac tamponade)

(ii) फुफ्फुस का वाहिका-रोध (Pulmonary embolism)

इस विफलता में प्रकुंचन-दबाव ↓ (Systolic pressure) <80 mmHg, हृदयी सूचक ↓ (Cardiac index) <1.8 L (लीटर)/min मिनट/m^2 तथा बायाँ निलयी भराव दबाव >18 mmHg होता है।

(4) तंत्रिका जनिक प्रघात (Neurogenic Shock):

(i) रासायनिक क्षति (Chemical injury): इसका संबंध सामान्य निश्चेतन (General anesthesia) के दौरान जठरांत्रीय सामग्री (Gastrointestinal

प्रवाह चित्र (Flow chart) 38.3: पूतिक प्रघात का रोगजनन (Pathogenesis of Septic Shock)

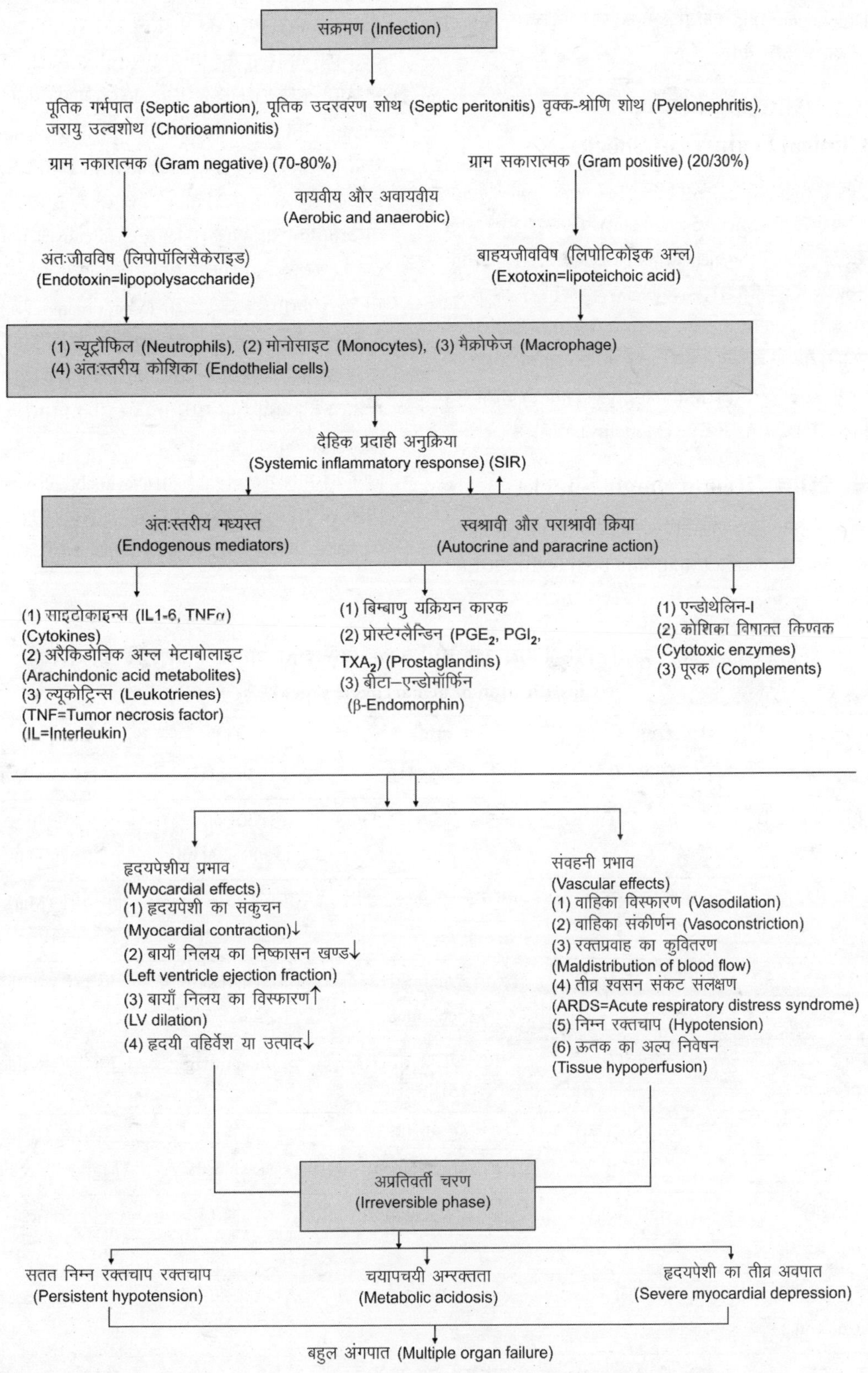

contents) के श्वसन (Aspiration) के साथ होता है, विशेषकर शल्यक्रिया द्वारा प्रसव (Cesarean section) में (Mendelson's syndrome मेन्डेलसन-संलक्षण)

(ii) औषधि-प्रेरित (Drug-induced): इसका संबंध मेरूदण्ड के निश्चेतन (Spinal anesthesia) के साथ होता है।

प्रघात के नैदानिक (Clinical Features of Shock)

ये मूलभूत कारणात्मक (Etiological) कारकों पर निर्भर करते हैं और फलतः (Consequently) सूक्ष्मसंवहनी (Microvascular unit) के अंदर होने वाले रोगात्मक परिवर्तनों की श्रृंखला (Sequence) पर निर्भर करते हैं। प्रारंभिक अवस्थाओं में अल्प-आयतन रक्तता (Hypovolemia) तथा पूतिता (Sepsis) के प्रघात के रूप (या लक्षण) अलग होते हैं। विलंबित (Late) या अप्रतिवर्ती (Irreversible) अवस्था में नैदानिक रूप समान होते हैं क्योंकि अंतिम रोगात्मक स्थिति (Pathology) में बहुल अंगपात (Multiple organ failure) होता है। इसमें 30% से लेकर 100% तक मर्त्यता (Mortality) होती है।

रक्तश्रावी प्रघात (Hemorrhagic Shock)

(1) प्रारंभिक अवस्था (Early phase) या क्षतिपूरक अवस्था (Compensatory phase): प्रारंभिक अवस्था में अल्प (Mild) वाहिका-संकीर्णन होता है। इसके साथ क्षतिपूरक रचनातंत्र प्रचालन में रोगी में अपेक्षाकृत सामान्य रक्तचाप, हृदप्रवेग (Tachycardia) तथा स्वेदन (Diaphoresis) होते हैं। अग्रांग (Extremities) उष्ण बने रहते हैं। रोगी व्यग्र और चिन्तित (Restless and anxious) लगती है। आयतन प्रतिस्थापन (Volume replacement) द्वारा इस अवस्था का प्रबंध आसानी से किया जा सकता है।

(2) मध्यवर्ती अवस्था (Intermediate phase) या प्रतिवर्ती अवस्था (Reversible phase): यदि प्रारंभिक अवस्था अनुपचारित (Untreated) होती है तब रोगी निम्नरक्तचाप (Hypotension) की स्थिति में आ जाती है। रोगी क्रमिक रूप से पांडुर (Pole) हो जाती है, हृदप्रवेग बना रहता है तथा तीव्र वाहिका-संकीर्णन (Intense vaso-constriction) के कारण बाहरी सतह (Periphery) शीतल (Cold) हो जाती है तथा स्वेदन (Sweating) भी हो सकता है। जैव अंगों (Vital organs) (जैसे–हृदय, मस्तिष्क, फुफ्फुस) के लिए रक्त के विपथन (Diversion) के कारण रोगी चेतन (Conscious) अवस्था में बनी रहती है। मूत्र-त्याग भी सामान्य सीमा में होता है। अभी तक उचित प्रबंध द्वारा प्रघात की स्थिति प्रतिवर्तित (Reverse) की जा सकती है।

(3) विलंबित अवस्था (Late phase) (Irreversible phase=अप्रतिवर्ती अवस्था): निम्न रक्तचाप बना रहता है तथा सूक्ष्मसंवहनी (Microvascular) स्तर पर रक्त की स्थिरता (Stagnation) के कारण द्रव प्रतिस्थापन द्वारा प्रतिवर्तित

सारणी (Table) 38.2: रक्तश्रावी प्रघात का वर्गीकरण (कुलरक्त आयतन 6L पर आधारित)
(Classification of hemorrhagic shock)

प्राचल (Parameter)	श्रेणी I (Class I)	श्रेणी (Class II)	श्रेणी (Class III)	श्रेणी (Class IV)
रक्त आयतन की हानि (ml)	≤ 15 (< 750 ml)	15–30 (750–1500 ml)	30–40 (1500–200 ml)	≥49 (> 2000 ml)
हृदय गति (Heart rate) (bpm)	परिवर्तन नहीं	हृदवेग (Tachycardia)	सामान्य (Moderate) हृदप्रवेग	पर्याप्त (Marked) हृदप्रवेग
श्वसन (Respiration)	सामान्य (Normal)	तीव्र श्वास-अवरोध (Tachypnea)	तीव्र श्वास-अवरोध	पर्याप्त श्वासावरोध
औसत धमनी-दबाव (Mean arterial pressure)	सामान्य	मंद रूप से ह्रासित (Mildy)	<60 mmHg	ह्रासित (Reduced)
हृदयी उत्पाद (Cardiac output)	सामान्य (Normal)	अल्प न्यूनीकृत (Mildy reduced)	न्यूनीकृत (Reduced)	पर्याप्त न्यूनीकृत (Markedly reduced)
दैहिक संवहनी प्रतिरोध (Systemic vascular resitance)	सामान्य	वर्धित (Increased)	वर्धित	वर्धित
अमूत्रक (Anuric) (Urine output) (ml/hour)	मूत्रत्याग	>30 ml	20–30	8–15
मानसिक स्थिति (Mental status)	सामान्य (Normal)	चिन्तित या व्याकुल (Anxious)	भ्रमित (Confused)	कुंठित या निस्तेज (Obtunded)

नहीं किया जा सकता है। अग्रांग शीतल (Cold) तथा चिपचिपे (Clammy) हो जाते हैं जो अनुकंपी उत्तेजन (Sympathetic stimulation) से वाहिका-संकीर्णन के कारण होता है। समान कारण से त्वचा का रंग भस्मवर्णी (Ashen grey) हो जाता है। चयापपचयी अम्लरक्तता (Metabolic acidosis), स्कंदन रोग (Coagulopathy) तथा अल्प बिम्बाणु रक्तता (Thrombocytopenia) सम्बद्ध होते हैं। व्यवहारिक रूप से परिसंचारी (Circulatory) विफलता और अवायवीय चयापचय (Anaerobic metabolism) संयुक्त परिणाम अप्रत्यक्ष अल्प आयतन का स्पंद (Low volume pulse), अल्प-मूत्रता (Oliguria), मानसिक भ्रम (Mental confusion) (बहुल अंगपात=Multiple organ failure) होता है। इस अवस्था में व्यवहारिकरूप से (Practically) किसी प्रकार का उपयोग व्यर्थ (Useless) होता है तथा मर्त्यता (Mortality) 3% और 100% के बीच परिवर्तित (Vary) होती है।

तंत्रिकाजनिक प्रघात (Neurogenic Shock)

रक्तश्रावी तथा तंत्रिका जनिक, दोनों, प्रघातों में मूलभूत रोगात्मक कारक न्यूनाधिक (More or less) समान होते हैं, इसे छोड़कर कि रक्तश्रावी प्रघात अल्पआयतन रक्तक (Hypovolemic) होती है तथा प्रारंभ में तंत्रिकाजनिक प्रघात सामान्य आयतन रक्तक (Normovolemic) होता है। यद्यपि यह भी बाद में सूक्ष्मसंवहनी केशिकाओं (Micro-vascular capillaries) में रक्त की स्थिरता और भण्डारण (Stagnation and pooling) के कारण अल्पआयतन रक्तक हो जाता है। तथापि (However), तंत्रिकाजनिक प्रघात में क्षतिपूरक (Compensatory) अवस्था अत्यधिक अस्थायी (Transient) होती है। अल्पआयतन रक्तक आघात के विपरीत प्रतिवर्ती (Reversible) अवस्था में पाण्डुरता (Pallor) नहीं होती है बल्कि चेहरा (Face) लाल (Flushed) हो जाता है। इसके अतिरिक्त तंत्रिका जनिक प्रघात में आयतन प्रतिस्थापन (Volume replacement) की अपेक्षित अनुक्रिया (Response) का प्रदर्शन नहीं होता है।

अंतःविषाक्त प्रघात (Endotoxic Shock)

प्रारंभिक (Initial) अवस्था में मध्यधमनिका-पार्श्वपथ (Meta-arteriolar shunt) से होकर रक्त का विपथन (Diversion) तथा पूर्व-कोशिकीय विस्फारण (Precapillary dilation) के कारण रोगी चेतन (Alert) में बनी रहती है। चेहरे पर पर्याप्त लालिमा (Flushing) होती है त्वचा उष्ण (Warm) हो जाती है। तापक्रम में परिवर्तन होता है >38°C (104°F) या <36°C (96.8°F), हृदय की गति (Heart rate) >100 bpm, श्वसन की गति (Respiratory rate) >20/min मिनट, WBC (श्वेताणु) >12000/ml³ होती है।

तथापि (However), जब प्रघातक स्थिति बनी रहती है, तब केशिका-तल (Capillary bed) का प्रत्येक छोर पर अवरोधिनी (Sphincter) का तीव्र संकीर्णन होता है। रोगी पाण्डुर (Pale) हो जाती है तथा प्रचुरस्वेदन (Sweating) होता है। अग्रांग (Extremities) शीतल और लसलसे (Clammy) हो जाते हैं। मूत्र-त्याग (Urine output) में पर्याप्त कमी होती है।

यदि प्रघात की स्थिति में सुधार नहीं होता है तब वह नैदानिक रूप से (Clinically) अपरिवर्ती (Irreversible) प्रघात में पहुँच जाती है। वह भस्मवर्णी (Ashen grey) श्याव रूप (Cyanotic appearance) के साथ शीतल और लसलसी बनी रहती है। निम्नरक्तचाप (Hypotension) (Systolic = प्रकुंचक < 90 mmHg) → अंग का अल्पनिवेशन (Hypoperfusion) तथा दुष्क्रिया (Dysfunction) → लैक्टिक अम्लरक्तता (Lactic acidosis) → अल्पमूत्रता (Oliguria), वृकपात (Renal failure), ARDS (Acute respiratory distress syndrome=तीव्र श्वसन संकट संलक्षण) → बहुल अंग दुष्क्रिया संलक्षण (Multiple organ dysfunction syndrome) के साथ तीव्र पूतिता (Severe sepsis) संबंधित होती है।

प्रबंध (Management)

रक्तश्रावी प्रघात (Hemorrhagic Shock)

रक्तश्रावी प्रघात का मूलभूत प्रबंध रक्तश्राव (Bleeding) को रोकना है तथा क्षति के आयतन की पूर्ति करना है। इसमें शीघ्र निदान (Diagnosis) तथा तत्काल पुनर्जीवन (Rususcitation) अनिवार्य होता है जिसके नहीं होने से बहुल अंगपात (Multiple organ failure) विकसित होता है।

(1) द्रव-निवेशन और रक्त-आधान (Infusion and transfusion): रक्त का आधान करना चाहिए। प्रारंभ में सामान्य सलाइन (Normal saline crystalloids) का निवेशन तत्काल आयतन प्रतिस्थापन (Volume replacement) के लिए करना चाहिए। कलिल (Colloids): पॉलिजिलेटिन घोल (Polygelatin solutions) (Hemaccel, Gelofusion) प्लाविका (Plasma) के साथ सम-परासरणी (Iso-osmit) होता है जो स्कंदन-तंत्र (Coagulation system) के साथ हस्तक्षेप नहीं करता है। इसके वृहत आयतन का अंतर्ग्रहण (Intake) कराना चाहिए। इससे परासरणी मूत्रता (Osmotic diuresis) में वृद्धि होती है। डेक्सट्रान (Dextrans): यह बहुआण्विक पॉलिसैकैराइड (Polymolecular polysaccharides) होता है जो प्रतिमिलान (Cross-matching) के साथ हस्तक्षेप करता है तथा इससे बचना (Avoid) चाहिए। मानव ऐल्बूमिन घोल (Human albumin solutions) (4.5%) का सामान्यतः उपयोग आयतन प्रतिस्थापन के लिए नहीं किया जाता है।

(2) हृदयी क्षमता का अनुरक्षण (Maintenance of cardiac efficiency): जब वृहत आयतन में द्रव या रक्त के अन्तर्ग्रहण कराया जाता है तब हृदयी क्षमता का निश्चित पता लगाना चाहिए-अन्यथा रक्त-परिवहन (Circulation) का अतिभारण (Overloading) तथा हृदपात (Cardiac failure) का खतरा होता है। प्लाविका आयतन के एक लीटर की क्षति के लिए 6 लीटर सलाइन (Crystalloids) की आवश्यकता हो सकती हैं रक्त-गतिक परिवीक्षण (Hemodynamic monitoring) के उद्देश्य निम्नलिखित को बनाये रखना है – प्रकुंचक (Systolic) रक्तचाप (BP) > 90 mmHg, औसत धमनीय दबाव (Mean arterial pressure) ≥ 60 mmNg, हृदय-संवहनी दबाव (CVP = Cardiovascular pressure) = 12–15 H_2O तथा फुफ्फुस-केशिका-फान दबाव (Pulmonary capillary wedge pressure) = 14–18 mmHg।

(3) **चयापचयी अम्लरक्तता से बचने के लिए ऑक्सीजन का अन्तर्ग्रहण कराना (Administration of oxygen to avoid metabolic acidosis):** प्रारंभिक अवस्था में आनन-मुखच्छद (Face mask) द्वारा 6–8 लीटर प्रति मिनट ऑक्सीजन का अंतर्ग्रहण कराना पर्याप्त होता है। परन्तु बाद की अवस्थाओं में अंतःश्वास नली (Intratracheal) द्वारा संवातन (Ventilation) की आवश्यकता पड़ सकती है। ऑक्सीजन संतृप्ति (Saturation)>92%, PaO_2=80–100 mmHg, $PaCO_2$=30–35 mmHg तथा pH>7.35 को बनाये रखने के लिए ऑक्सीजन का वितरण निरंतर रखना है।

(4) **औषधीय कर्मक (Pharmacologic agents):** वाहिका-संकीर्णन औषधि (Vasopressor drugs) का उपयोग न्यूनतम करना चाहिए क्योंकि परिधीय (Peripheral) वाहिका-संकीर्णन पहले से ही उपस्थित है। प्रघात में वाहिका-सक्रिय (Vasoactive) औषधि जैसे–इनोट्रॉप (Inotropes) तथा कॉर्टिकोस्टेरॉयड (Corticosteroids) का विस्तृत वर्णन आगे (अंतः विषाक्त प्रघात के प्रबंध में) किया जायेगा।

(5) **रक्तश्राव का नियंत्रण (Control of hemorrhage):** प्रघात के सामान्य प्रबंध के साथ रक्तश्राव के नियंत्रण के लिए विशिष्ट शल्यक (Surgical) तथा औषधीय (Medical) उपचार आरंभ करना चाहिए। प्रासूतिक (Obstetric) रक्तश्राव के प्रत्येक प्रकार का विशिष्ट प्रबंध का उल्लेख सम्बद्ध अध्यायों में किया गया है।

परिवीक्षण (Monitoring): नैदानिक प्रचाल (Clinical parameters) जैसे–त्वचा का तापक्रम, दृश्यमान् सतही शिरा (Visible veins) ऊतक निवेशन (Issue perfusion) की मात्रा के मूल्यांकन में उपयोगी हो सकते हैं। मूत्रत्योग (>30 ml प्रति घंटा) एक उपयोगी मार्गदर्शक (Guide) होता है। ऊतक निवेशन का मूल्यांकन करने में धमनीय (Arterial) रक्तचाप एक अपर्याप्त सूचक होता है। सरल रोगी में आक्रामक (Invasive) परिवीक्षण की आवश्यकता नहीं भी हो सकती है। गंभीर रूप से पीड़ित रोगी में परिसंचारी (Circulating) आयतन की पर्याप्तता तथा हृदपेशी (Myocardium) की संकुचनशील (Contractile) स्थिति के मूल्यांकन के लिए केन्द्रीय शिरीय दबाव (Central venous pressure = CVP) के मापन अनिवार्य होता है। ऊतक निवेशन का मूल्यांकन करने के लिए स्पंद ऑक्सी हीमोग्लोबिन मापी (Pulse oximeter) तथा रक्तगैस विश्लेषण (Analysis) उपयोगी होता है। बायें अलिंदी (Atrial) दबाव (Pulmonary artery occlusion pressure = फुफ्फसीय धमनी अवरोध दबाव) का मापन चयनित रोगियों (Selected cases) में स्वान-गन्ज नालाशलाका (Swan-Ganz catheters) द्वारा किया जा सकता है।

अन्तःविषाक्त प्रघात (Endotoxic Shock)

प्रबंध का सिद्धान्त (Principles of management): अंतःजीविष रक्तता (Endotoxemia) द्वारा उत्पन्न रोगात्मक परिवर्तनों के आधार पर अंतःविषाक्त प्रघात के प्रबंध के लिए एक विवेकी अभिगम (Rational approach) का निर्माण किया जा सकता है। इसमें प्रतिजैविक औषधि (Antibiotics) का प्रयोग अंतःशिरीय द्रव (Intravenous fluids), अम्ल-क्षार संतुलन का समायोजन (Adjustment of acid-base balance), स्टेरॉयड (Steroids), इनोट्रॉप (Inotropes), अंतःसंवहनी स्कंदन (Intravascular coagulation) का तथा विषाक्त हृदपेशी शोथ (Myocarditis) निवारण (Prevention) तथा उपचार, ऑक्सीजन का अंतर्ग्रहण तथा संक्रमण के श्रोत का उन्मूलन (Elimination of the source of infection) को शामिल किया जाता है।

(1) **प्रतिजैविक औषधि (Antibiotics):** अंतःविषाक्त प्रघात सामान्यतः ग्राम-ऋणात्मक (Gram-negative) सूक्ष्मजीव (Organisms) के कारण होता है, अतः पर्याप्त मात्रा (Doses) में उचित प्रतिजैविक औषधि देनी चाहिए। प्रतिजैविक औषधि का चयन संवेदनशीलता परीक्षण (Sensibility test) पर आधारित होता है परन्तु इसका विवरण उपलब्ध होने के पहले सामान्य प्रतिजैविक औषधि (सूक्ष्मजीव के विरूद्ध) आरम्भ की जानी चाहिए। ऐम्पिसिलिन (Ampicillin) [प्रत्येक 6 घंटे पर 1 ग्राम (gm) अंतःशिरीयरूप से (IV)], जेन्टामाइसिन (Gentamicin) (2 mg/kg IV भारण खुराक = Loading dose और उसके बाद प्रत्येक 8 घंटे पर 1.5 mg/kg IV) तथा मेट्रोनिडाजोल (Metronidazole) (प्रत्येक 8 घंटे पर 500 mg IV) एक उत्तम संयोजन है जिसे आरम्भ करना है। इसका विकल्प विधान (Alternative regimen) है–जेन्टामाइसिन के साथ प्रत्येक 8 घंटे पर 1 gm सेफ्टाइजीन (Ceftadizine) IV। मेट्रोनिडाजोल का एक विकल्प 600 mg क्लिंडा माइसिन (Clindamycin) IV निवेशन (Infusion) (Single dose = एक खुराक) है।

(2) **अंतःशिरीय द्रव और विद्युत अपघट्य (Intravenous fluids & electrolytes):** रक्तश्रावी निम्नरक्तचाप (Hemorrhagic hypotension) के साथ सम्बद्ध पूतिक (Septic) प्रघात का उपचार प्रचुर द्रव-निवेशन (Infusion) तथा रक्ताधान (Blood transfusion) द्वारा किया जाना चाहिए। केन्द्रीय शिरीय दबाव (CVP) का आलेखन (Recording) द्वारा द्रव की दी जानेवाली मात्रा का मूल्यांकन किया जाता है। विकल्पतः (Alternatively) मूत्रत्याग का आयतन और उसके विशिष्ट गुरूत्व (Specific gravity) के मूल्यांकन द्वारा दिये जानेवाले द्रव के आयतन का निर्धारण (लगभग) किया जा सकता है। अधिक विशिष्ट गुरूत्व के साथ अल्पमूत्रता (Oliguria) प्रचुर द्रव निवेशन के लिए एक संकेतक होती है जबकि कम विशिष्ट गुरूत्व से द्रव रोक का संकेत मिलता है। वृक्क-कार्य (Renal function) की क्षति विद्युत् अपघट्यों (Electrolytes) के प्रयोग के परहेज को सूचित करती है। रक्त विद्युत् अपघट्य (जैसे–सोडियम, पोटैशियम, बाइकार्बोनेट) का मूल्यांकन एक सहायक मार्गदर्शक होता है।

(3) **अम्लरक्तता का सुधार (Correction of acidosis):** हृदपेशी की संकुचनशीलता (Myocardial contractility) को अम्लरक्तता तथा अल्प ऑक्सीजन रक्तता (Hypoxemia) कम (Depress) करती है। निरंतर चयपचयी (Metabolic) अम्लरक्तता (pH<7.2) का सुधार करने के लिए केवल बाइकार्बोनेट (HCO_3^-) का प्रयोग करना चाहिए। सोडियम बाईकार्बोनेट ($NaHCO_3$=Sodium bicarbonate) घोल (7.5%) की प्रथम खुराक (First dose) 50–100 mEq या 60–110 ml होती है। अतिरिक्त (या दूसरी) खुराक रोगी की नैदानिक (Clinical) स्थिति तथा रक्तगैस विश्लेषण के परिणाम पर निर्भर करेगी।

(4) **रक्तचाप का अनुरक्षण (Maintenance of blood pressure):**

(a) **इनोट्रॉपिक कर्मक (Inotropic agents):** गंभीर रोगी में जब निम्नरक्तचाप (Hypotension) (MAP=Mean arterial pressure <60 mmHg) होता है तथा पर्याप्त आयतन प्रतिस्थापन (Replacement) के बाद भी जैव अंगों (Vital organs) का क्षतिग्रस्त (Impaired) निवेशन

होता है तब इनोट्रोप्स (Inotropes) का उपयोग किया जाना चाहिए। ऐड्रिनलिन (Adrenaline), नॉरऐड्रिनलिन (Noradrenaline), डोपामीन (Dopamine), डोबूटामीन (Dobutamine) में दोनों-इनोट्रॉपिक तथा वाहिका-संकीर्णक (Vasoconstrictive) प्रभाव होते हैं। अभी भी पसंद की औषधि डोपामीन है। इसकी मुख्य क्रिया बीटा (β)-अधिवृक्क ग्राही (Adrenoreceptors) पर होती है तथा हृदय-गति में परिवर्तन के बिना हृदय की संकुचनशीलता में वृद्धि होती है।

1–3 μ/kg/min की एक खुराक (Dose) में यह वृक्कीय प्लाविका प्रवाह (Renal plasma flow) तथा पुंजित निस्यंदन (Glomerular filtration) को बढ़ाता है। 3–10 μ/kg/min खुराकों के साथ इनोट्रॉपिक प्रभाव का अवलोकन (Observation) किया जाता है। ऐड्रिनलिन एक अतिशक्तिशाली α (Alpha) और β (Beta) संचालक (Agonist) है जिसका उपयोग कभी-कभी उन रोगियों में किया जाता है जो डोपामीन यो डोबूटामीन के साथ अनुक्रिया नहीं करती हैं विशेषकर पूतिक (Septic) प्रघात में।

(b) **वाहिका-विस्फारक चिकित्सा (Vasodilator therapy):** चयनित (Selected) रोगियों (MAP>70 mmHg) में भार न्यूनीकरण (Load reduction) के बाद आघात (Stroke) आयतन में सुधार तथा निलयी (Ventricular) दिवाल तानन (Tension) में कमी हो सकती है। इस प्रयोजन के लिए सोडियम नाइट्रोप्रूसाइड (Sodium nitroprusside) तथा नाइट्रोग्लिसरीन (Nitroglycerine) का उपयोग किया जाता है। इसे निरंतर रक्तागतिक परिवीक्षण (Hemodynamic monitoring) के अधीन किया जाता है।

(c) **मूत्रवर्धक चिकित्सा (Diuretic therapy):** द्रव के अतिभार (Overload) और फुफ्फुस शोथ (Pulmonary edema) को कम करने के लिए मूत्रवर्धक औषधि (Diuretics) का उपयोग करना चाहिए। पसंद की औषधि फ्रूसेमाइड (Frusemide) है।

(5) **कॉर्टिकोस्टेरॉयड (Corticosteroids):** स्टेरॉयड का कार्य केवल विशिष्ट स्थिति में होता है। पूतिक प्रघात (Septic shock) में अनुशंसित खुराक (Recommended dose) 50 mg हाइड्रोकॉर्टिसोन (Hydrocortisone) प्रति किलोग्राम शरीर भार होती है। इसमें लाभ (Advantages) होते हैं – (a) परिधीय रक्त-परिवहन (Peripheral circulation) पर अन्तः जीवविष-रोधी (Anti-endotoxin) प्रभाव डालना, (b) लाइसोसोमीय झिल्ली (Lyososomal membranes) को दृढ़ करना (Stabilize) (c) अवायवीय (Anaerobic) ऑक्सीकारक रचना-तंत्र (Oxidative mechanism) का निराकरण (Counter-act) करना (d) क्षेत्रीय रक्तप्रवाह (Micro-circulation=सूक्ष्म परिवहन) को उन्नत बनाना तथा उसके द्वारा चयापचयी अम्लरक्तता (Metabolic acidosis) को व्यर्थ (या रद्द) बनाना तथा (e) कुछ सकारात्मक (Positive) इनोट्रॉपिक (Inotropic) प्रभाव से संभवतः हृदयी क्षमता (Cardiac efficiency) को उन्नत (Improve) बनाने में सहायता मिलती है।

(6) **हृदपेशीशोथ का उपचार (Treatment of myocarditis):** हृदपेशी शोथ का संबंध प्रायः पूतिक निम्न रक्तचाप (Septic hypotension) के साथ होता है। अंतःजीवविष रक्तता (Endotoxemia) के उपचार से अलग इसका विशिष्ट उपचार नहीं होता है। अपवादिक (Exceptional) परिस्थिति में जब संकुचनशील हृदपात (Cardiac failure) या अलिंदी रेशकीकरण या स्फुरण (Atrial fibrillation or flutter) के रूपों के प्रमाण (या संकेत = Evidence) मिलते हैं तब डिजिटैलिस (Digitalis) औषधि का प्रयोग किया जा सकता है।

(7) **विसरित (Diffused) अंतःसंवहनी स्कंदन (Intravascular coagulation) का उपचार** – जब फाइब्रिनोजन (Fibrinogen) की अपर्याप्त मात्रा, न्यूनीकृत बिम्बाणु संख्या (Reduced platelet count) तथा वर्धित फाइब्रिन (Increased fibrin) अपक्षयी उत्पाद (Degradation products) होते हैं तब हेपारिन चिकित्सा (Heparin therapy) पर विचार करना चाहिए। रोगरोधी (Prophylactic) उपाय के रूप में अधोत्वचीय (SC = Subcutaneous) या अंतःशिरीय (IV = Intravenous) मार्ग से 8 घंटे के अंतर पर 5000 IU का हेपारिन सुरक्षित रूप से दिया जा सकता है। विकल्पतः (Alternatively) ताजा हिमीकृत प्लाविका (Frozen plasma) या पूर्ण रक्त (Whole blood) का आधान (Tranfusion) कराया जा सकता है।

(8) **संक्रमण के श्रोत के निराकरण (Elimination of source of infection):** यद्यपि विवादास्पद (Controversial) है, परन्तु असाद्ध (Intractable) रोगियों में जहाँ प्रघात (Shock) का सुधार करने में सरल संतुलित उपाय विफल हो जाता है, कभी-कभी चयनित रोगियों में क्रियाशील (Active) उपचार लाभप्रद (Rewarding) होता है। पूतिक गर्भपात (Septic abortion) या प्रासूतिक पूतिता (Puerperal sepsis) के बाद अनुक्रियाहीन (Unresponsive) अंतःविषाक्त प्रघात में गर्भाशय-निष्कासन (Hysterectomy) का सुझाव दिया जाता है।

(9) **H_2—अवरोधक (Blockers):** दबाव-प्रेरित (Stress induced) रक्तश्राव तथा जठरीय श्लेष्मल झिल्ली के व्रणीकरण (Ulceration of the gastric mucosa) को रोकने के लिए रैनिटिडीन (Ranitidine) (H_2-blocker) अंतःपेशीयरूग से (IV) दिया जाता है। पोषणात्मक समर्थन (Nutritional support): वसा (Fat) तथा कार्बोहाइड्रेट (प्रोटीनहीन) के साथ 30 कैलोरी/kg/day का मुखीय (Oral) या आन्त्रेतर (Parenteral) पोषण रोगी को दिया जाता है।

तंत्रिका जनिक प्रघात (Neurogenic Shock)

(1) **द्रव का प्रतिस्थापन (Fluid replacement):** यद्यपि रक्त के कुल आयतन में कमी नहीं होती है, फिर भी द्रव या रक्त के वृहत (Large) आयतन कोशिका तल (Capillary bed) पर वाहिका-संकीर्णन (Vasoconstriction) या वाहिका-विस्फारण (Vasodilation) के कारण फँस (Trapped) जाता है। निवेशन (Infusion) के लिए द्रव का आयतन हृदय-संवहनी दबाव (CVP=Cardiovascular pressure), मूत्र-त्याग तथा मूत्र के विशिष्ट गुरुत्व (Specific gravity) पर निर्भर करेगा।

(2) **वाहिका-क्रियाशील औषधि (Vasoactive drugs) और कॉर्टिकोस्टेरॉयड (Corticosteroids):** प्रघात के अन्य प्रकारों के समान वाहिका-क्रियाशील औषधि का मुश्किल से कोई स्थान या महत्व है। तथापि (However), 75 mm Hg से कम प्रकुंचन-दबाव (Systolic pressure) के साथ या वाहिका-विस्फारण के नैदानिक प्रमाण के साथ वाहिका-क्रियाशील औषधि जैसे–फेनिलेफ्रीन (Phenylephrine) (1-5 μg/kg/min) का उपयोग किया जा सकता है। तथापि (However), चयनित रोगियों में कॉर्टिकोस्टेरॉयड का उपयोग किया जा सकता है।

(3) अम्लरक्तता का सुधार (Correction of acidosis) तथा संवातन (Ventilation): इसके प्रबंध की रूपरेखा अंतःविषाक्त या रक्तश्रावी प्रघात के समान होती है।

(4) तंत्रिकाजनिक उद्दीपन या उत्तेजन श्रोत का निराकरण और सुधार (Elimination and correction of neurogenic stimulus): [गर्भाशय का व्युत्क्रमण (Inversion of uterus), हृदपेशी का रोधगलन (Myocardial infarction) तथा फुफ्फसीय वाहिका-रोध (Pulmonary embolism) के समान-प्रघात के उपचार के साथ तंत्रिकाजनिक प्रघात के लिए इन मूलभूत कारणात्मक (Etiological) कारकों पर प्राथमिकता (Priority) के साथ ध्यान देना चाहिए।

प्रासूतिकी में तीव्र वृक्कीय विफलता या वृक्कपात (Acute Renal Failure in Obstetrics)

वृक्क (Kidney) के महत्वपूर्ण कार्य (Functions) निम्नलिखित हैं –

(1) शरीर से अपशिष्ट उत्पादों (Waste products) को उत्सर्जित (Excrete) करना।

(2) चयनात्मक रूप से अम्ल और क्षार के उत्सर्जन द्वारा अम्ल-क्षार संतुलन का अनुरक्षण करना (To maintain acid-base equilibrium)।

ये कार्य उचित रूप से अनुरक्षित हो सकते हैं बशर्ते कि अंगों को रक्त-आपूर्ति तथा नेफ्रॉन (Nephrons= Unit of kidney = वृक्क की संरचनात्मक इकाई) की कार्यात्मक अखण्डता (Integrity) पर्याप्त बनी रहे।

परिभाषा (Definition): तीव्र वृक्कीय विफलता (ARF) वह स्थिति है जिसमें 24 घंटे में मूत्र-त्याग का आयतन (Urine volume) 400 ml से कम होता है। यह न्यूनतम परिमाण (Amount) सामान्य विलेयभार (Normal solute load) के उत्सर्जन के लिए आवश्यक होता है। नैदानिक (Clinical condition) स्थिति में इसके लिए अल्पमूत्रता (Oliguria = ओलिग्यूरिया) शब्द का उपयोग होता है। 12 घंटे में मूत्रोत्सर्जन (Excretion of urine) की अनुपस्थिति (Absence) को अमूत्रता (Anuria ऐन्यूरिया) कहते हैं।

प्रभाव या विस्तार (Incidence): हाल के वर्षों के दौरान प्रासूतिकी में तीव्र वृक्कीय विफलता में पर्याप्त रूप से कमी आयी है। इसके सम्भाव्य कारक (Probable factors) हैं –

(1) गर्भपात अधिनियम (Abortion law) का उदारीकरण (Liberalization) के साथ अपराधिक (Criminal) गर्भपात की ह्रासित (Decreased) संख्या, (2) गंभीर प्राक-गर्भाक्षेपक (Severe pre-eclampsia) में विवेकपूर्ण तरिके (Judicious) तथा आरंभ में गर्भपात, (3) प्रघात का रोगक्रिया विज्ञान (Pathophysiology) और प्रबंध की बेहतर समझ, (4) अपरा अवखण्डन (Abrupio placenta) का उचित प्रबंध (उपचार) तथा (5) रक्त-आधान की सुविधा (Facilities of blood transfusion)।

तीव्र वृक्कीय विफलता के कारण (Causes of Acute Renal Failure)

प्रसूति में तीव्र वृक्कीय विफलता (या वृक्कपात) के कारणों को दो समूहों में वर्गीकृत किया जा सकता है – (1) गर्भवती अवस्था से असम्बद्ध (Unrelated) कारण तथा (2) गर्भवती अवस्था में संबद्ध विशिष्ट कारण (Related peculiar causes)।

प्रसूति विज्ञानी (Obstetricians) दूसरे समूह के साथ अधिक आलिप्त (Concerned) होते हैं। इस समूह के कारणों को पारम्परिकरूप से तीन उपसमूहों में वर्गीकृत किया जाता है – (i) वृक्कपूर्व (Pre-renal), (ii) वृक्कीय (Renal) तथा (iii) वृक्कोत्तर (Post-renal)

वृक्कपूर्व कारण (Pre-renal causes):

कोई भी स्थिति जो अल्पआयतन रक्तता (Hypovolemia), निम्न रक्तचाप (Hypotension) तथा अल्प ह्रदयी उत्पाद (Low cardiac output) को प्रेरित करती है, उसे वृक्कपूर्व कारण में शामिल किया जाता है।

(1) प्रारंभिक गर्भावस्था में कारण (Causes in early pregnancy): (a) गर्भपात (Abortion), अस्थानिक गर्भावस्था (Ectopic pregnancy) तथा जलपुटीरूप मोल (Hydatidiform mole) के बार रक्त की तीव्र और वृहत क्षति (Acute and massive blood loss) (b) गर्भावस्था का अतिवमन (Hyperemesis gravidarum), वृक्क श्रोणि शोथ (Pyelonephritis) में तीव्र निर्जलन (Severe dehydration) (c) पूतिक गर्भपात (Septic abortion): (i) ग्राम-ऋणात्मक सूक्ष्मजीव (Gram negative organisms) जैसे–एशेरिकिया कोली (*E.coli*) अंतःविषाक्त प्रघात उत्पन्न करता है तथा विसरित अंतःसंवहनी स्कंद रोग (DIC = Disseminated intra-vascular coagulopathy) को प्रेरित करता है। (ii) क्लोस्ट्रिडियम वेलचाई (*Cl. welchii*): यह वृक्क जीवविष (Nephrotoxin) उत्पन्न करता है जो निकटवर्ती नलिकाओं (Tubules) को हानि पहुँचाता है। यह (Welchii) अंतःसंवहनी रक्तक्षय (Intravascular hemolysis) तथा दूरस्थ (Distal) कुंडलित (Convoluted) नलिकाओं में अवक्षेप (Precipitate) संग्रहण के साथ हीमोग्लोबिन-मूत्रता (Hemoglobinuria) उत्पन्न करता है। (d) गर्भपातकारी कर्मक (Abortifacient agents): (i) साबुनजल या लाइसोल (Lysol) का उपयोग अंतःसंवहनी रक्तक्षय उत्पन्न करता है जो वृक्कीय नलिकाओं को घनीभूत (Precipitate) करता है। (ii) अतिबल्य सलाइन (Hypertonic saline) के अंतःगर्भाशयी (Intrauterine) निवेशन से DIC उत्पन्न होता है।

(2) विलंबित गर्भावस्था और प्रसव में कारण (Causes in late pregnancy and labor)

(a) प्रसवपूर्व रक्तश्राव (Antepartum hemorrhage) (Placenta previa=अपरा का भ्रंश), अभिघातज प्रसव (Traumatic delivery), प्रसवोत्तर (Postpartum) रक्तश्राव तथा प्रासूतिक प्रघात (Obstetric shock) में रक्त की तीव्र और वृहत क्षति

(b) अपरा का अवखण्डन (Abruptio placenta): तीव्र वृक्कपात (Renal failure) में शामिल रचनातंत्र (Mechanisms) हैं – (i) अल्पआयतन रक्तता (Hypovolemia), (ii) विसरित अंतःसंवहनी स्कंदरोग (DIC), (iii) सम्भवतः पृथकित (या अलग) अपरा (Placenta) से मुक्त जीविष (Toxin) के कारण अंतःवृक्कीय धमनियों की ऐंठन (Spasm of intra-renal arteries)

(c) तीव्र (Severe) प्राक्-गर्भाक्षेपक (Pre-eclampsia), गर्भाक्षेपक (Eclampsia) तथा HELLP [Hemolysis elevated liver enzymes, low platelet count] संलक्षण (Syndrome): इसके कारण हैं – (i) आयतन का संकुचन (ii) अंतःगर्भाशयी धमनियों की ऐंठन, (iii) DIC।

(d) गर्भाशय का तीव्र संक्रमण (Severe uterine infection): संक्रमण के बाद जरायु-उल्वशोथ (Chorio-amnionitis), भ्रूण (Fetus) की अंतःगर्भाशयी

मृत्यु (Intrauterine death) होती है। इसका रचनातंत्र (Mechanism) पूतिक गर्भपात (Septic abortion) के समान होता है।

(3) गर्भावस्था के दौरान किसी समय (Any time during pregnancy state): बेमेल रक्ताधान (Mismatched transfusion), अपक्षयी (Hemolyzed) रक्ताधान

वृक्कीय कारण (Renal causes):

वृक्करोग (Renal disease), DIC, स्थानिक-अरक्तता (Ischemia), जीवविष (Toxins), पूर्व-विद्यमान (Pre-existing) दीर्घकालिक (Chronic) वृक्क-रोग पर गर्भावस्था में अध्यारोपित (Superimposed) तीव्र वृक्कशोथ (Nephritis) द्वारा वृक्कपात प्रेरित (या उत्पन्न) हो सकता है।

वृक्कोत्तर कारण (Post-renal causes):

शल्यक्रिया द्वारा प्रसव (Cesarean section) के दौरान गर्भाशय का सांयोगिक बंधन (Accidental ligature), विदारित गर्भाशय (Rupture uterus) के लिए गर्भाशय निष्कासन (Hysterectomy) एक विरल (Rare) संभावना होती है।

रोगविज्ञान (Pathology) (Prerenal पूर्ववृक्क)

तीव्र नलिकीय क्षय (Acute tubular necrosis): प्रासूतिकी (Obstetrics) में यह एक सर्वसामान्य रोग है। क्षति (Lesion) का आरंभ हेन्ले-पाश (Henle's loop) में होता है विशेषकर मध्यवर्ती क्षेत्र में, विशेष रूप से आरोही अंग (Ascending limb) और दूरस्थ कुंडलित नलिकाओं (Convoluted tubules) को शामिल करती है तथा 48 घंटे के बाद पूर्णतः विकसित हो जाती है।

नंगी आँखों (Nake eyes) से देखने पर परिवर्तन: पाण्डुर प्रांतस्था (Pale cortex) के साथ वर्धित वृक्क (Enlarged kidneys), अंतस्था (Medula) काले रंग की। सूक्ष्मदर्शी रो देखने पर वृक्कीय नलिकाओं में स्थानिक-अरक्तक अपक्षय (Ischemic degeneration) तथा ऊतक-क्षय (Necrosis) होता है तथा निक्षेप और रंजक (Casts and pigments) द्वारा अवरूद्ध हो जाती है। अंतरालीय ऊतक (Interstitial tissues) शोथमय (Edematous) हो जाते हैं। बशर्ते कि (Provided) नलिकाओं में रक्त की पर्याप्त आपूर्ति होती है, उपकला (Epithelium) धीरे-धीरे पुनःस्थापित होती हैं तथा वृक्कीय कार्य 1–2 सप्ताह में सामान्य हो जाता है यदि समय पर देखभाल होती है।

प्रांतस्था का तीव्र ऊतकक्षय (Acute cortical necrosis): यह अपेक्षाकृत अप्रायिक (Uncommon) होता है तथा अवखण्डित अपरा (Abruptio placenta) में और ग्राम-ऋणात्मक पूतिजीव रक्तता (Gram-negative septicemia) के बाद अंतःविषाक्त प्रघात (Endotoxic shock) में देखा जाता है। सामान्यतः सम्पूर्ण प्रान्तस्था (Cortex) पर विसरित (Diffused) स्थानिक-अरक्तक (Ischemic) ऊतकक्षय होता है। संपुटिका (Capsule) के ठीक नीचे प्रांतस्था की एक संकीर्ण पट्टी (Band) तथा प्रान्तस्था और अंतस्था के मिलन-स्थान (Junction) के क्षेत्र में एक भाग ही बना रहता है। ये भाग सामान्य अभिवाही (Afferent) पुंजित वाहिकाओं (Glomerular vessel) से अन्य श्रोतों (Sources) से अपनी रक्त-आपूर्ति प्राप्त करते हैं। इन वाहिकाओं में काचाभ अपक्षय (Hyaline degenerations) होता है जो सिरे धमनियाँ (End arteries) होती हैं। इस प्रकार जो क्षति होती है वह नेफ्रोन (Nephron) के खण्ड में पहुँचती हैं तथा वह अपरिवर्ती (Irreversible) होती हैं जिसका अंतिम परिणाम नश्वरता (Fatality) होती है।

नैदानिक रूप (Clinical Features)

जब अमूत्रता (Anuria) परिवर्ती (Reversible) होती है तब नैदानिक स्थिति को चार चरणों या अवस्थाओं (Phases) में वर्गीकृत किया जाता है –

(1) आरम्भिक अवस्था (Incipient phase)
(2) अमूत्रता की अवस्था (Phase of anuria)
(3) प्रारम्भिक मूत्रता की अवस्था (Phase of early diuresis), तथा
(4) स्वास्थ्य लाभ की अवस्था (Phase of recovery)

(1) आरम्भिक अवस्था (Incipient phase): यह अवस्था अल्पस्थायी (Short lasting) होती है जिसमें मूत्र-त्याग में पर्याप्त कमी होती है।

(2) अमूत्रता की अवस्था (Phase of anuria): यह अवस्था कुछ घंटे से लेकर तीन सप्ताह तक की होती है। मूत्र-त्याग 24 घंटे में 400 ml से कम होती है। प्रारम्भ में रोगी सचेत और स्वस्थ रहती है परन्तु क्रमिक रूप क्षुधानाश (Anorexia), वमन (Vomiting) तथा अतिसार (Diarrhea) हो सकता है। रोगी विषाक्त (Toxic) हो जाती है, उसका रक्तचाप (BP) बढ़ जाता है तथा उदर (Abdomen) फूला हुआ हो जाता है। यदि अभी तक अनुपचारित (Untreated) है तब वह निद्रालु (Drowsy) हो जाती है तथा उसमें शुष्क लोमीय जिह्वा (Furry tongue), पेशियों का तनाव (Twitching of muscles) तथा मानसिक भ्रम (Mental confusion) के साथ चेयनी-स्टोक्स श्वसन (Cheyne-stokes respiration= अनियमित कभी तीव्र तो कभी रूककर मंद साँस चलना) होता है। सन्निपात (Delirium) और उसके बाद मूर्च्छा (Coma) अंतिम परिणाम है।

रक्त का जीवरासायनिक परिवर्तन (Blood biochemical changes): प्लाविका यूरिया (Plasma urea), पोटेशियम (Potassium), क्रिएटिनिन (Creatinine) तथा फॉस्फेट (Phosphate) की मात्रा में अंतःस्तरीय (Endogenous) प्रोटीन अपचय (Protein catabolism) के कारण क्रमिक वृद्धि होती है। हाइड्रोजन आयन (Ions) के धारण (Retention) द्वारा प्लाविका-पोटैशियम वर्धित होता है जिसे अंतःकोशिकीय (Intracellular) पोटैशियम आयन के विनिमय (Exchange) में कोशिकाओं (Cells) में धकेला जाता है। अम्लरक्तता (Acidosis) के होने पर प्लाविका में बाइकार्बोनेट (Bicarbonate) की मात्रा कम होती है जो अंतःकोशिकीय रूप से हाइड्रोजन आयन के स्थानान्तरण (Shifting) के कारण होता है। इसके साथ-साथ फॉस्फेट की वृद्धि होती है जिसके कारण प्लाविका में कैल्सियम की मात्रा कम होती है। कॅल्सियम की कमी और फॉस्फेट की वृद्धि का संयुक्त प्रतिकूल (Adverse) प्रभाव हृदयी कार्य (Cardiac function) पर होता है जो मृत्यु का कारण बन सकता है। इसके साथ-साथ प्लाविका में मैग्नीशियम (Magnesium) के शक्ति-प्रदान से वर्धमान (Rising) प्लाविका-पोटैशियम के हानिकारक प्रभाव में वृद्धि होती है। देखें प्रवाह चित्र (Flow chart) 38.3।

जाँच-पड़ताल (Investigations):

- **मूत्र (Urine):** भौतिक जाँच से अपूर्ण (Scanty या अल्प) काले रंग के मूत्र का पता चलता है। वृक्कपूर्व (Pre-renal) कारणों में मूत्र का विशिष्ट गुरूत्व (Specific gravity) 1020 या अधिक तथा वृक्कीय (Renal) कारणों में 1010 या कम होता है। प्रोटीन की मात्रा परिवर्ती (Varying)

या घटती-बढ़ती है। सूक्ष्मदर्शीय (Microscopic) जाँच से पदार्थों का निक्षेप (Casts) तथा लोहिताणु (Red cells) का पता चलता है।

जीवरासायनिक (Biochemical): मूत्र में सोडियम की मात्रा वृक्कपूर्व (Pre-renal) कारण में <10 mmol/liter तथा वृक्कीय (Renal) कारणों में >20 mmol/liter लीटर होती है। मूत्र की परासरणी मात्रा (Osmolality) वृक्कपूर्व कारण में >500 m osmol/L तथा वृक्कीय कारणों में < 350 m osmol (ऑस्मॉल)/L होती हैं मूत्र और प्लाविका (Urine: Plasma) में क्रिएटिनिन अनुपात (Creatinine ratio) वृक्कपूर्व ARF (Acute renal failure) में >40 तथा आन्तरिक वृक्कीय ARF में < 20 होता है।

- **रक्त (Blood):** श्वेताणु बहुलता (Leukocytosis) का संकेत या प्रमाण मिल सकता है और यह तापक्रम वृद्धि की अपेक्षा संक्रमण (Infection) का एक बेहतर सूचक (Index) है। रक्त का जीवरासायनिक जाँच-परिणाम (Blood biochemical findings): रक्त में वर्धित (Raised) सोडियम (सामान्य 136–145 mEq/L), पोटैशियम (सामान्य 3.5–5 mEq/L), क्लोराइड (सामान्य = 100–106 mEq/L) तथा यूरिया मात्रा (सामान्य=Normal 20–25 mg%) होती है। बाइकार्बोनेट की मानक (Standard) मात्रा में कमी होती है जिसके कारण अम्लरक्तता (Acidosis) (सामान्य 24–32 mEq/L) होती है।
- विद्युत हृदलेख (ECG=Electrocardiogram): प्लाविका प्रोटीन में वृद्धि के प्रमाण के लिए-क्रमिक विद्युत् हृदय चित्रण (Serial electrocardiography) आवश्यक होता है। इसके निष्कर्ष (Findings) हैं – (a) T तरंगों (Waves) का स्पष्ट शिखर (Gross peak), (b) P तरंगों की अनुपस्थिति (Absence of "P" waves), (c) दीर्घकालिक (Prolonged) QRS संकुल (Complex) से 0.2 सेकण्ड तक।

(3) प्रारंभिक मूत्रता की अवस्था (Phase of early diuresis): इस अवस्था में नलिकीय पुनः अवशोषण (Tubular re-absorption) उस काल तक स्थगित (या विलम्ब) होता है जो प्रायः अमूत्रता (Anuria) के काल के समानुपाती (Proportionate) होता है। केवल अनुकूल लक्षण मूत्र का वर्धित उत्सर्जन (Excretion) होता है। परन्तु पोटैशियम, सोडियम और क्लोराइड का धारण (Retention) बना रहता है तथा अभी भी मूत्र का विशिष्ट गुरुत्व (Specific gravity) कम (Low) होता है।

विलंबित मूत्र की अवस्था (Phase of late diuresis): पूर्व अवस्था के समान यह अवस्था खतरनाक (Hazardous) होती है। मूत्रता के कारण हैं–

(a) रक्त में अधिक यूरिया (Urea) के कारण परासरणी (Osmotic) मूत्रता
(b) नलिकीय पुनःअवशोषण की कार्यात्मक अपर्याप्तता (Functional inadequacy)
(c) अतिरिक्त या अधिक द्रव तथा विद्युत् अपघट्य (Electrolytes) विशेषकर सोडियम और पोटैशियम की मुक्ति (Release)

प्रवाह चित्र (Flow chart) 38.3: रक्त के जीवरासायनिक परिवर्तनों पर तीव्र वृक्कीय कामबंदी का प्रभाव
(Effects of acute renal shut-down on blood biochemical changes)

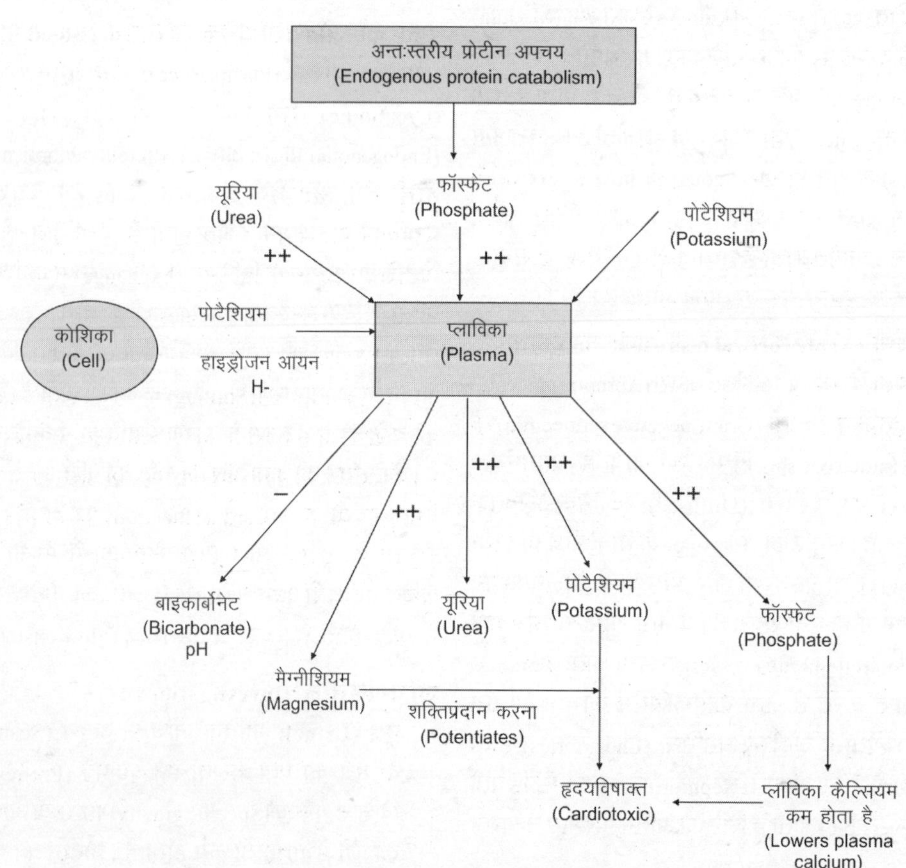

(4) स्वास्थ्य लाभ की अवस्था (Phase of recovery): तहदार उपकला (Tubular epithelium) का पुनःस्थापन होता है तथा पुंजित (Glomerular) क्रियाशीलता के साथ नलिकीय (Tubular) कार्य पुनःस्थापित होता है। प्लाविका में या मूत्र में विद्युत अपघट्य की मात्रा क्रमिक रूप से सामान्य मूल्य की ओर लौटती है और इसलिए मूत्र का विशिष्ट गुरूत्व भी। पूर्ण कार्य की पुनःप्राप्ति में लगभग एक वर्ष का समय लग सकता है।

प्रबंध (Management) (वृक्कपूर्व = Pre-renal)

निवारक (Preventive): तीव्र वृक्कपात (ARF) के निवारण के उपायों का पहले वर्णन किया जा चुका है तथा इसका न्यूनीकरण (Reduction) और प्रभाव (Incidence) के बारे में भी।

वास्तविक उपचार (Actual treatment): इसमें पहला कार्य मूत्र के धारण (Return) को वर्जित (Exclude) करना है। सुग्राही रोगियों (Susceptible cases) में गर्भाशय (Uterus) की असावधानी से क्षति की संभावना को भी वर्जित करना चाहिए।

आरंभिक अवस्था में (In incipient phase): कलिल या क्रिस्टलाभ (Colloid or crystalloid) रक्ताधान (Transfusion) द्वारा अंतःसंवहनी (Intravascular) आयतन को पुनःप्राप्त (Restore) करना है।

बलकृत मूत्रता (Forced diuresis): वास्तविक वृक्कीय क्षति (Renal damage) होने के पहले कार्यात्मक (Functional) वृक्कपात की अवस्था के दौरान मैनिटॉल (Mannitol) का देना अधिकांशतः प्रभावी होता है।

क्रियाविधि (Mechanism): (1) रक्त की विस्कासिता या लसीलापन (Viscosity) तथा वृक्कीय संवहनी प्रतिरोध (Resistance) कम होता है। (2) अंतःस्तरीय कोशिका (Endothelial cells) की सूजन का न्यूनीकरण द्वारा अभिवाही (Afferent) पूंजित धमनिकाओं (Glomerular arterioles) का विस्फारण (Dilation) होता है तथा (3) परासरणी (Osmotic) मूत्रता का कारण बनता है जो बलपूर्वक वृक्कीय नलिकाओं (Tubules) को धो देती है।

प्रयोग (Administration): 20% मैनिटॉल (Mannitol) के 100 ml के अंतः शिरीय रूप से (IV) धीरे-धीरे न्यूनतम 10 मिनट में दिया जाता है। मूत्रता की अपेक्षा एक घंटा के अंदर होती है। यदि यह विफल होती है तब 2 घंटे के बाद इसकी पुनरावृत्ति (Repeat) होती है।

- **फ्रूसेमाइड (Frusemide):** कुछ लोग फ्रूसेमाइड (Lasix) के उपयोग का समर्थन करते हैं जिसे 2 घंटे के अंतर पर 80–120 mg (Intravenously) की दो खुराक (Doses) दी जाती हैं।

अमूत्रता की अवस्था में (In the phase of anuria): रोगी की एक साधन-सम्पन्न (Equipped) चिकित्सा-केन्द्र में स्थानांतरित की जाती है जहाँ सभी प्रकार की जीवरासायनिक (Biochemical) जाँच की जाती हैं।

प्रबंध में निम्नलिखित सिद्धान्त (Principles) होते हैं – (1) द्रव संतुलन का नियंत्रण (Control) करना, (2) कैलोरी आवश्यकता का अनुरक्षण (Maintain) करना, (3) विद्युत् अपघट्य असंतुलन (Electrolyte imbalance) को व्यवस्थित (Regulate) करना (4) उचित समर्थक चिकित्सा (Supportive therapy) प्रदान करना, (5) जटिलता (Complications) जैसे–अतिपोटैशियम रक्तता (Hyperkalemia), अतिफॉस्फेट रक्तता (Hyperphosphatemia), अतिकैल्शियम रक्तता (Hypercalcemia), चयपचयी अम्लरक्तता (Metabolic acidosis) को रोकना।

- **द्रव संतुलन (Fluid balance):** अमूत्रक (Anuric) अवस्था में जल का निष्कासन वृक्केतर (Extra-renal) मार्गों जैसे–फुफ्फुस (Lungs) (लगभग 400 ml), त्वचा (Skin लगभग 600 ml) तथा मल (Stool) से होता है। इस प्रकार द्रव की क्षति दैनिक 1000 ml (लगभग) होती है। उष्ण और आर्द्र जलवायु (Hot and humid climate) में द्रव की क्षति थोड़ी अधिक होती है। प्रोटीन और वसा (Fat) के अंतःस्तरीय ऑक्सीकरण (Endogenous oxidation) द्वारा भी जल का उत्पादन दैनिक 400–500 ml तक होता है। इसे ऑक्सीकरण का जल कहा जाता है जिसमें विद्युत अपघट्य (Electrolyte) नहीं होते हैं।

इस प्रकार उचित द्रव-संतुलन को बनाये रखने के लिए अनुमानित 500 ml तथा 1000 ml से अधिक द्रव का दैनिक अंतर्ग्रहण (Intake) कराना चाहिए। इसमें स्वेदन (Sweating), अतिसार (Diarrhea), मूत्रत्याग, जवर (Pyrexia) वमन (Vomit) से होने वाले द्रव की कमी के आयतन को जोड़ना चाहिए। इस पर विशेष ध्यान रखना चाहिए कि अल्प अतिजलयोजन (Slight overhydration) से भी अल्प निर्जलन (Slight dehydration) का खतरा कम होता है। पर्याप्त जलयोजन (Hydration) का संकेत प्यास (Thrust) की अनुपस्थिति, तर जिह्वा (Moist tongue) तथा दीप्त त्वचा (Lustrous skin) द्वारा मिलता है। अपेक्षित या आवश्यक (Required) द्रव के आयतन का संवेदी सूचक (Sensitive index) का उत्कृष्ट निर्णय चार्ट पर खींची गयी भार–कमी वक्ररेखा (Weight loss curve) द्वारा लिया जाता है।

- **पोषण (Nutrition):** चयापचयी (Metabolic) आवश्यकता की पूर्ति के लिए रोगी को लगभग 1500 कैलोरी दैनिक की आवश्यकता होती है। प्रोटीन और लवण का परहेज होता है अंतःस्तरीय (Endogenous) प्रोटीन अपचय (Catabolism) को न्यूनतम पर रखा जाता है। प्रोटीन के दो सर्वाधिक महत्वपूर्ण मेटाबोलाइट (Metabolites): यूरिया और पोटैशियम होते हैं। जबकि यूरिया (Urea) कम विषाक्त (Toxic) होता है, पोटैशियम अत्यधिक विषाक्त होता है जब इसकी मात्रा में वृद्धि होती है।

ऊर्जा (Energy) मुख्यतः कार्बोहाइड्रेट आहार से ग्लूकोज (Glucose), भात (Rice) या पावरोटी (Bread) के रूप में प्राप्त की जाती है। प्रत्येक 100 gm ग्लूकोज से 400 कैलोरी मिलता है। ग्लूकोस न केवल आवश्यक कैलोरी की आपूर्ति करता है बल्कि यह प्रोटीन अपचय का निवारण भी करता है और इस प्रकार पोटैशियम और यूरिया के उत्पादन को भी न्यूनतम करता है। दैनिक 100 gm कार्बोहाइड्रेट प्रोटीन-विघटन (Breakdown) को 50% तक कम करता है। उच्च जैविक मूल्य (High biologic value) का प्रोटीन (अनिवार्य ऐमीनोअम्ल) 0.6 gm/kg शरीर भार के अनुसार दिया जाता है। अनल्पमूत्रक (Non-oliguric) रोगी में पोषणात्मक प्रबंध अधिक आसान होता है तथा अपोहन (Dialysis) के रोगी में भी।

प्रयोग का मार्ग (Routes of administration): (1) यदि रोगी मुख से (Orally) ले सकती है – उबाला हुआ आलू, पावरोटी (Bread) तथा मुरब्बा (Jam) जिसमें 400 gm कार्बोहाइड्रेट हो तथा 2000 कैलोरी का अल्प वसा आहार दिया जाता है। (2) यदि मुख से निगल (Swallow) नहीं सकती है – 20% फ्रूक्टोस (Fructose) का 500 ml एक टपकन (Drip) द्वारा अंतःशिरीय

रूप से दिया जाता है यदि मिचली (Nausea) और वमन (Vomiting) की उपस्थिति होती है। इसकी अनुपस्थिति में अंतःजठरीय टपकन (Intragastric drip) को प्लास्टिक नली से होकर 40% लैक्टोज (Lactose) या डेक्सट्रोस (Dextrose) के 500 ml दिये जा सकते हैं। (3) विद्युत-अपघट्य असंतुलन (Electrolyte imbalance) का सुधार करना – रक्तोद (Serum) में विद्युत् अपघट्यों की माप प्रतिदिन की जाती है। अमूत्रक (Anuric) अवस्था में किसी भी विद्युत् अपघट्य का प्रयोग नहीं करना (या नहीं देना) है।

अतिपोटैशियम रक्तता (Hyperkalemia): इस स्थिति का तत्काल मूल्यांकन प्लाविका (Plasma) तथा क्रमिक विद्युत हृदलेख (Serial ECG) द्वारा हृदय (Heart) पर इसके प्रभाव लिखकर करना चाहिए। पर्याप्त कार्बोहाइड्रेट न केवल अंतः स्तरीय प्रोटीन अपचय (Catabolism) को रोकता है तथा पोटैशियम के अंतःकोशिकीय (Intracellular) से कोशिका-बाह्य (Extracellular) स्थान पर स्थानान्तरण को कम करता है बल्कि यह कोशिका में पोटैशियम की वापसी में भी सहायता करता है। पोटैशियम की मात्रा (Level) को 7 mEq/Liter से अधिक नहीं होना चाहिए। यदि कृत्रिम वृक्क (Artificial kidney) के लिए सुविधा उपलब्ध नहीं है तब पोटैशियम की मात्रा को कम करने के लिए निम्नलिखित उपायों (Measures) को अपनाया जा सकता है– (1) कार्बोहाइड्रेट अंतर्ग्रहण (Intake) को बढ़ाना चाहिए तथा फल का रस देना कम करना आवश्यक है। (2) घुलनशील इन्सुलिन (Soluble insulin) की 10 इकाई (Units) अघोत्वचीय (Subcutaneous = SC) रूप से देना, कोशिका-बाह्य से कोशिका में पोटैशियम के स्थानान्तरण को प्रोत्साहित करना। इसे 2–4 घंटे के बाद पुनरावृत्त (Repeat) किया जा सकता है। (3) 10 ml 10% कैल्सियम ग्लूकोनेट (Calcium gluconate) IV धीरे-धीरे दिया जाता है। यह पोटैशियम के हृदय-विषाक्त (Cardiotoxic) प्रभाव को कम करता है। (4) पोटैशियम बंधन (Binding) आयन (Ion) राल (Resins रेजिन) एक या दो दिन के लिए दिया जा सकता है। यह आंत्र (Intestine) में रक्त तथा आंत्रीय श्राव से पोटैशियम का अवशोषण (Absorption) करता है और इसे निष्कासित करता है।

चयापचयी अम्लरक्तता (Metabolic Acidosis)

आहारी प्रोटीन का निषेध (या परहेज) करना है। सोडियम बाइकार्बोनेट IV दिया जाता है जब रक्तोद (Serum) में बाइकार्बोनेट (HCO_3^-) <15 mmol/L या धमनीय (Arterial) pH<7.2 होता है। रक्तअपोहन (Hemodialysis) (कृत्रिम वृक्क=Artificial kidney): कृत्रिम वृक्क का सिद्धान्त अर्धपारगम्य (Semipermeable) (Cellulose based = सेलुलोज-आधारित) झिल्ली (Membrane) के पार अपोहन का होता है जो क्रिस्टलाभ (Crystalloids) को उसके मात्रा-अनुपात (Concentration gradient) को विसरित (Diffuse) होने का अवसर देता है परन्तु कलिल (Colloids) को नहीं। रोगी का रक्त झिल्ली के एक किनारे पर होता है तथा दूसरे किनारे पर अपोहन होता है। क्रिस्टलाभ जैसे–पोटैशियम रक्त को छोड़ता है तथा कुण्ड (Bath) में प्रवेश करता है जो निरंतर विपरीत (Counter) धारा-प्रवाह (Current flow) में होता है। अधिक विलम्ब की अपेक्षा आरंभ में ही अपोहन (Dialyse) करना बेहतर होता है। जब यह विधि अपनायी जाती है तब प्रोटीन, द्रव और ऊर्जा के अंतर्ग्रहण के संबंध में थोड़ा निषेध किया जाता है। क्षतिग्रस्त नेफ्रॉन (Damaged nephrons) की मरम्मत के लिए यह आवश्यक है। अपोहन अब अंतिम उपाय नहीं है तथा निम्नलिखित स्वीकृत चिकित्सा-सुझाव (Indications) है –

(1) मूत्र-रक्तता का नैदानिक प्रमाण (Clinical evidence of uremia)
(2) अतिपोटैशियम रक्तता (Hyperkalemia) (रक्तोद = Serum में K^+ > 6.5 mEq/liter)
(3) तीव्र अम्लरक्तता (Severe acidosis) [रक्तोद में बाइकार्बोनेट (HCO_3^- <13 mEq/liter]
(4) रक्त यूरिया नाइट्रोजन (Blood urea nitrogen) >120 mg/100 ml या रक्त में यूरिया (Blood urea) >300 mg/100 ml or dl
(5) असाध्य (Intractable) अंतःसंवहनी आयतन का अतिभार (Intravascular volume overload)
(6) रोगरोधी अपोहन (Prophylactic dialysis) [यूरिया >100 mg/dl, क्रिएटिनिन (Creatinine) >8 mg/dl]

रक्त-निस्यंदन (Haemofiltration) का उपायोग शरीर से विद्युत अपघट्य (Electrolytes) (Across a high flux semi-permeable membrane = अधिक प्रवाह की अर्धपारगम्य झिल्ली को पार) तथा अत्यधिक जल के निष्कासन के लिए किया जाता है। इसका उपयोग दोनों-तीव्र (Acute) तथा दीर्घकालिक (Chronic) रोगियों के लिए होता है।

उदरावरणी अपोहन (Peritoneal dialysis): यह विद्युत अपघट्य असंतुलन (Electrolyte imbalance) में सुधार कर सकता है तथा समानरूप से रक्त-अपोहन की तरह प्रभावी होता है। इसका निष्पादन विशेष वृक्कीय निपुणता और सुविधा (Nephrologic expertise and facilities) के साथ चिकित्सा केन्द्रों में किया जा सकता है। उदरावरण (या पर्युदर्या=Peritoneum) एक अर्ध-पारगम्य झिल्ली केरूप में कार्य करता है। ट्रोकार (Trocar=छिद्रक यंत्र) और प्रवेशिनी (Cannula) के द्वारा उदरावरणी कोटर (Cavity) में एक पोलिथीन नली का प्रवेश कराया जाता है। अतिबल्य घोल (Hypertonic solution) [प्रतिलीटर 6 ग्राम सोडियम क्लोराइड के साथ 20% डेक्सट्रोस=Dextrose] का 2 लीटर तेजी से 10 मिनट के अंदर प्रवेश कराना चाहिए तथा दो घंटे के लिए उदरावरणी कोटर में रखा जाता है तथा फर्श (Floor) पर रखा गया खाली बोतल में बहकर बाहर निकलने का अवसर दिया जाता है। यह प्रक्रिया 48 घंटे के लिए निरंतर रखी जाती है। उदरावरण शोथ (Peritonitis) को रोकने के लिए अपोहन द्रव (Dialysing fluid) में प्रतिजैविक औषधि (Antibiotic) (जैसे–ऐम्पिसिलिन = Ampicillin) मिलायी जाती है। यह प्रक्रिया अंगघाती आंत्रावरोध (Paralytic ileus) में तथा गर्भावस्था में खतरनाक (Hazardous) होती है। उदरावरण अपोहन आंतरायिक (Intermittent) (IPD=Intermittent peritoneal dialysis) या निरंतर चलनक्षम (Continuous ambulatory) (CAPD=Continuous amulatory peritoneal dialysis) हो सकता है।

- समर्थक चिकित्सा (Supportive therapy) में निम्नलिखित को शामिल किया जाता है – (1) संक्रमण को नियंत्रित करना (To control infection): अमूत्रक (Anuric) रोगी संक्रमण की ओर प्रवृत्त होती है। न्यूनीकृत खुराकों (Reduced doses) में पेनिसिलिन (Penicillins), सेफैलोस्पोरिन (Cephalosporins) तथा मेट्रोजिल (Metrogyl) का सुरक्षित रूप से सुझाव

दिया जा सकता है। जब संक्रमण का निश्चित संकेत या प्रमाण नहीं है तब प्रतिजैविक औषधि का उपयोग नहीं करना चाहिए। औषधियों की मात्रा (Dose) का मार्गदर्शन उसकी रक्तोद मात्रा (Serum level) करती है। (2) विटामिन (Vitamins): अमूत्रक अवस्था में ऐस्कॉर्बिक अम्ल (Ascorbic acid) (विटामिन C) तथा विटामिन B समष्टि (Complex) का 500 mg देना उपयोगी होता है। (3) रक्ताधान (Blood transfusion): यदि किसी भी समय हीमोग्लोबिन (Hemoglobin) की मात्रा 70% से कम होती है तब समूहित कोशिकाओं (Packed cells) का रक्ताधान (Transfusion) कराया जाता है क्योंकि स्वयं रक्तक्षीणता (Anemia) वृक्कीय निवेशन (Renal perfusion) को कम कर सकती है। 200 इकाई (Units) मानव का पुनर्संयोजक एरिथ्रोपोइटिन (Human recombinant erythropoietin) अधोत्वचीयरूप से (Subcutaneously) दिया जा सकता है। (4) अतिफास्फेट रक्तता (Hyperphosphatemia) का नियंत्रण फॉस्फेट बंधन कर्मक (Agents) जैसे–कैल्सियम कार्बोनेट ($CaCO_3$) या ऐलुमिनियम हाइड्रॉक्साइड (Aluminium hydroxide) द्वारा किया जाता है।

मूत्रता की अवस्था (Phase of diuresis):
इस अवस्था में अन्तर्ग्रहण और वहिर्वेश चार्ट (Intake and output chart) का अनुरक्षण (Maintian) करना चाहिए तथा विद्युत अपघट्य (Electrolyte) की माप की जाती है। (1) द्रव का संतुलन (Fluid balance): आरम्भ में द्रव का अंतर्ग्रहण की गणना पिछले 24 घंटे में मूत्र-त्याग के आयतन जोड़ 500 ml के आधार पर की जाती है। जब मूत्र-त्याग का आयतन 1000 ml (24 घंटे में) से अधिक होता है तब अधिक कैलोरी तथा कम प्रोटीन का मुखीय आहार तथा फल का रस देना आरंभ किया जाता है। (2) विद्युत् अपघट्य का संतुलन (Electrolyte balance): इस समय तक संचयित (Accumulated) पोटैशियम का उत्सर्जन (Excretion) होने से पोटैशियम की कमी होती है। अतः इस अवस्था में पोटैशियम अनुपूरण (Supplementation) की आवश्यकता होती है। वर्धित मूत्रीय हानि की क्षतिपूर्ति के लिए मूत्रल (Diuretic) अवस्था में प्रायः लवण पूरक (Salt supplements) की आवश्यकता होती है। प्रत्येक लीटर के मूत्र-त्याग के लिए औसत लगभग 5 ग्राम सोडियम क्लोराइड (NaCl) या लवण दिया जाता है।

स्वास्थ्य-लाभ की अवस्था (Phase of Recovery):
इस अवस्था की पहचान नैदानिक (Clinical) सुधार के सामान्य लक्षणों तथा मूत्र के वर्धित आयतन तथा 1002 और 1020 के बीच विशिष्ट गुरूत्व (Specific gravity) के दैनिक या दिनचर परिवर्तन (Diurnal variation) द्वारा प्रमाणित अधिक से अधिक एकाग्र क्षमता (Concentrating power) द्वारा होती है। जब इस अवस्था पर रोगी पहुँच जाती है तब आहार का कोई प्रतिबंध नहीं होना चाहिए तथा द्रव का अंतर्ग्रहण पूर्णतः रोगी की प्यास (Thirst) द्वारा निर्दिष्ट (Guided) होता है।

पूर्वानुमान (Prognosis): तीव्र नलिकीय ऊतकक्षय (Tubular necrosis) सामान्यतः कुछ दिनों से लेकर दो सप्ताह तक बना रहता है। यदि इस अवधि से अधिक स्वास्थ्य-लाभ में विलम्ब (Delay) तब प्रान्तस्था (Cortex) के ऊतकक्षय की संभावना का संदेह करना चाहिए तथा निदान (Diagnosis) की पुष्टि करने के लिए वृक्कीय जीवोति परीक्षण (Renal biopsy test) किया जा सकता है।

तीव्र नलिकीय ऊतकक्षय का पूर्वानुमान औषधीय (Medical) या शल्यक (Surgical) स्थिति द्वारा उत्पन्न जटिलता की अपेक्षा गर्भावस्था में बेहतर होता है। रोगी प्रायः प्रारंभिक रोग के परिणाम (Sequelae) से मृत्यु का शिकार होती है न कि तीव्र रक्तपात (ARF)। अल्पमूत्रता (Oliguria) (<400 ml/दैनिक) तथा रक्तोद (Serum) में वर्धित क्रिएटिनिन (Increased creatinine) (>3 mg/100 ml) से गंभीर वृक्कीय क्षति (Renal damage) का संकेत मिलता है। रोगियों की लगभग 5% कमी ठीक नहीं हो पाती है तथा उसके लिए दीर्घकाल तक अपोहन (या डायलिसिस) की आवश्यकता होती है या फिर प्रतिरोपण (Transplantation) की। भ्रूण (Fetus) का पूर्वानुमान प्रतिकूल (Unfavorable) होता है तथा लगभग 50% मर्त्यता (Mortality) होती है।

प्रसवोत्तर वृक्कपात (Postpartum renal failure):
इसे प्रसवोत्तर रक्तक्षयी (Hemolytic) मूत्ररक्तक संलक्षण (Uemic syndrome) भी कहा जाता है। यह प्रसवोत्तर काल का प्रथम 6 सप्ताह के अंदर होनेवाला तीव्र अपरिवर्ती (Irreversible) वृक्कपात की एक नैदानिक (Clinical) स्थिति है। इसका सही कारण अभी तक अस्पष्ट (Obscure) है। यह निम्नलिखित के कारण हो सकता है –

(1) औषधि की संवेदनशीलता (Drug sensitivity) (अर्गाट=Ergot के समान)
(2) विनाशकारी स्कंदरोग (Consumptive coagulopathy) या
(3) परिधीय प्रतिरक्षात्मक रचनातंत्र (Peripheral immunologic mechanism) का परिणाम चिकित्सा (Therapy) में हेपारिन (Heparin) के साथ या के बिना रक्तअपोहन (Hemodialysis) को शामिल किया जाता है।

अवरोधक वृक्कपात (Obstructive renal failure):
मूत्रवाहिनी का बंधन (Ureteric ligation) के कारण अवरोधक अमूत्रता (Anuria) का तत्काल उपचार करना चाहिए। यदि रोगी की सामान्य स्थिति अनुमति देती है तब मूत्राशय दर्शन (Cystoscopy) तथा मूत्रवाहिनी का नालशलाकाकरण (Catheterization) द्वारा पूर्व पुष्टि के बाद मूत्राशय (Bladder) में मूत्रवाहिनी के बन्धन या रोपण (Implantation) का निष्पादन किया जा सकता है। यदि सामान्य स्थिति अत्यधिक खराब है तब द्विपार्श्विक (Bilateral) वृक्क-उच्छेदन (Nephrostomy) एकमात्र जीवन-रक्षण का उपाय होता है।

प्रासूतिकी में रक्त स्कंदन का व्यतिक्रम (Blood Coagulation Disorders in Obstetrics)

वहिका (Vessels) से रक्त-हानि का नियंत्रण निम्नलिखित पर निर्भर करता है–

(1) पेशीय संकुचन (Muscular contraction): (a) वाहिका का संकुचन या संकीर्णन (Vasoconstriction or Vascular contraction), (b) गर्भाशय पेशी-स्तर का संकुचन (Myometrial contraction) (Adjacent to the vessels)
(2) ऊतक दबाव (Tissue pressure)
(3) बिम्बाणु का कार्य (Platelet functions)
(4) रक्त स्कंदन का रचना-तंत्र (Mechanism of blood coagulation)

क्रियात्मक परिवर्तन (Physiological changes): गर्भावस्था में समर्थक स्कंदक कारकों (Procoagulant factors) I, VII, VIII, IX तथा X में पर्याप्त रूप से वृद्धि होती है। जो कारक अपरिवर्तित या अल्पवर्धित (Mild increased)

होते हैं, वे हैं – II, V तथा XII. जिन कारकों का ह्रास (Decline) होता है, वे हैं – XI तथा XIII।

सामान्य रक्त स्कंदन
(Normal Blood Coagulation)

सामान्य अंतःसंवहनी (Intravascular) रक्त स्कंदन का संबंध तीन विभिन्न अन्तर्संबंधित तंत्र (Inter-related systems) के साथ है, वे हैं –

(1) स्कंदन तंत्र (Coagulation system)

(2) स्कंदन रोधी तंत्र (Coagulation inhibitory system)

(3) तांत्विन (या फाइब्रिन) क्षयी तंत्र (Fibrinolytic system)

एक या एक से अधिक तंत्रों का रोगात्मक (Pathologic) विघ्न (Disturbances) अंतःसंवहनी-स्कंदन या रक्तश्राव की प्रवृत्ति की ओर अग्रसर होता है।

स्कंदन का रचनातंत्र (Mechanism of coagulation):
रक्त स्कंदन के जटिल (Complex) तंत्र, **''किण्वक प्रपाती सिद्धान्त''** (Enzyme cascade theory) में दो विभिन्न मार्ग-आंतरिक (Intrinsic) तथा बाहरी (Extrinsic) मार्ग शामिल होते हैं। दोनों मार्ग का आरंभ विभिन्न उद्दीपकों (Stimuli) द्वारा किया जाता है और अंततः वे निष्क्रिय प्रोथ्रॉम्बिन (Inert prothrombin) का थ्रॉम्बिन (Thrombin) में अंतिम परिवर्तन के लिए एक समान (Common) मार्ग में पराकाष्ठा पर पहुँचते (Culminate) हैं।

स्कंदन रोधी तंत्र (Coagulation inhibitory system):
गर्भावस्था में अतिस्कंदनीय (Hypercoagulable) स्थिति का प्रतिसंतुलन (Counter balance) करने के लिए रक्त में कुछ (संख्या में) प्रकृति प्रदत्त प्रतिस्कंदक (Naturally occurring anticoagulants) होते हैं। प्रतिथ्रॉम्बिन (Antithrombin III) (AT III) थ्रॉम्बिन तथा कारक Xa का एक मुख्य क्रियात्मक रोधी है। प्रोटीन S तथा थ्रॅम्बोमोडुलिन (Thrombomodulin) के साथ मिलकर प्रोटीन C कारक V और VIII को निष्क्रिय बना देता है। इनकी अपर्याप्तता (Deficiency) का संबंध पुनरावृत (Recurrent) घनास्त्र वाहिका रोध (Thrombo-embolism) के साथ होता है।

प्लाविका तांत्विन-क्षयी तंत्र (Plasma fibrinolytic system):
तांत्विन (या फाइब्रिन) – क्षयी किण्वक प्लाज्मिन (Enzyme plasmin) जो तांत्विन तथा अन्य उत्पादों (Products) को विघटित (Dissolve) करने के लिए कार्य करता है, वह प्रायः रक्त में नहीं पाया जाता है क्योंकि इसे शीघ्रता से रक्तपरिवहन का प्रतिप्लाज्मिन (Antiplasmin) द्वारा निष्क्रिय बनाया जाता है। तथापि (However), सक्रियकों (Activators) का पर्याप्त उत्पादन प्रतिप्लाज्मिन (या प्लाज्मिन-रोधी) क्रियाशीलता को दबाकर प्लाज्मिनोजन (Plasminogen) को उत्तेजित करके प्लाज्मिन में परिवर्तित करता है। देखें प्रवाह चित्र 38.4।

सक्रियक उत्पादन (Activator production) के स्थल (Sites) निम्नलिखित हैं–

(1) गर्भाशय (Uterus), फुफ्फुस (Lungs) तथा अधिवृक्क ग्रन्थि (Adrenals) में ऊतक सक्रियक (Tissue activators) प्रचुर (Rich) होते हैं। स्थानिक-अरक्तता (Ischemia) तथा वाहिका-सक्रिय औषधि (Vasoactive drugs) की अनुक्रिया (Response) में वे (सक्रियक) मुक्त होते हैं।

(2) अन्य सक्रियक प्लाविका (Plasma) (Streptokinase=स्ट्रेप्टोकाइनेज) तथा वृक्क (Kidney) (Urokinase = यूरोकाइनेज) में उपस्थित होते हैं।

प्लाज्मिनोजन रोधक (Plasminogen inhibitors) ऐस्प्लिोनऐमीनोकैप्रोइक अम्ल (Epsilon-amnio-caproic acid = EACA) तथा ट्रैनेक्सैमिक अम्ल होते हैं।

जब फाइब्रिनोजन या फाइब्रिन या विघटन प्लाज्मिन द्वारा होता है तब FDP (Fibrin degradation products=फाइब्रिन अवक्रमण उत्पाद) का निर्माण रक्तस्तंभन (Hemostasis) तथा सूक्ष्म-परिसंचरण (Micro-circulation) का अनुरक्षण करने के लिए रक्त-स्कंदन (Blood coagulation) तथा फाइब्रिन-अपक्षय (Fibrinolysis) पास-पास (Side by side) कार्य करते हैं।

गर्भावस्था में क्रियात्मक परिवर्तन
(Physiological Changes in Pregnancy)

गर्भावस्था के दौरान स्कंदन कारक (Clotting factors) II, V, VII, VIII, IX, X तथा XII की मात्रा में वृद्धि होती है। प्लाविका (Plasma) में फाइब्रिनोजन की मात्रा (Level of fibrinogen) में पर्याप्तरूप से वृद्धि होती है। निम्नश्रेणी (Low grade) अंतःसंवहनी (Intravascular) स्कंदन के कारण बिम्बाणु (Platelets) की संख्या में थोड़ी कमी होती है। प्लाविका फाइब्रिन-क्षयी (Fibrinolytic) क्रियाशीलता का दमन (Suppression) गर्भावस्था और प्रसव (Labor) के दौरान होता है। अपरा (Placenta) के जनन (Delivery) के एक घंटे के अंदर यह सामान्य (Normal) हो जाता है। यह अपरा से प्लाज्मिनोजम रोधक (Plasminogen inhibitor) की मुक्ति (Liberation) के कारण होता है।

अर्जित स्कंदनरोग की रोगात्मक स्थिति
(Pathological Conditions of Acquired Coagulopathy)

DIC (Disseminated intravascular coagulopathy=विसरित अंतःसंवहनी स्कंदन रोग) के लिए प्रासूतिक जटिलता (Obstetric complications) और प्रेरक कारक।

ये सभी नैदानिक (Clinical) स्थितियाँ ''संवेदनशील रक्तस्तंभक रचनातंत्र'' (Delicate hemostatic mechanism) को प्रेरित या संचालित (Trigger) कर सकती हैं जो या तो अंतःस्तरीय क्षति द्वारा या थ्रॉम्बोप्लास्टिन और फॉस्फोलिपिड की मुक्ति द्वारा प्रेरित होती हैं। यह सर्वदा सहायक (Secondary) तथा कभी नहीं मूलभूत (Primary) होती है। गर्भावस्था में अतिस्कंदनीय (Hypercoagulable) स्थिति के कारण किसी उत्तेजनशील (Provocative) कारक की उपस्थिति सामान्य संतुलन को आसानी से बाधित कर सकती है तथा विसरित अंतःसंवहनी स्कंदनरोग (DIC) को पराकाष्ठा पर पहुँचा (Culminate) सकती है। इसे कभी-कभी ''फाइब्रिनहरण संलक्षण'' (Defibrination syndrome) कहा जाता है। परन्तु चूँकि अन्य अवयवी कारकों (Constituent factors) (फाइब्रिन के अतिरिक्त) का भी उपभोग (Consume) होता है अतः इसके लिए बेहतर शब्दावली (या नामावली=Nomenclature) ''विनाशकारी स्कंदनरोग'' (Consumptive coagulopathy) है। रक्त में

प्रवाह चित्र (Flow chart) 38.4: प्लाविका फाइब्रिन-क्षयी तंत्र की रूपरेखा (Scheme showing plasma fibrinolytic system)

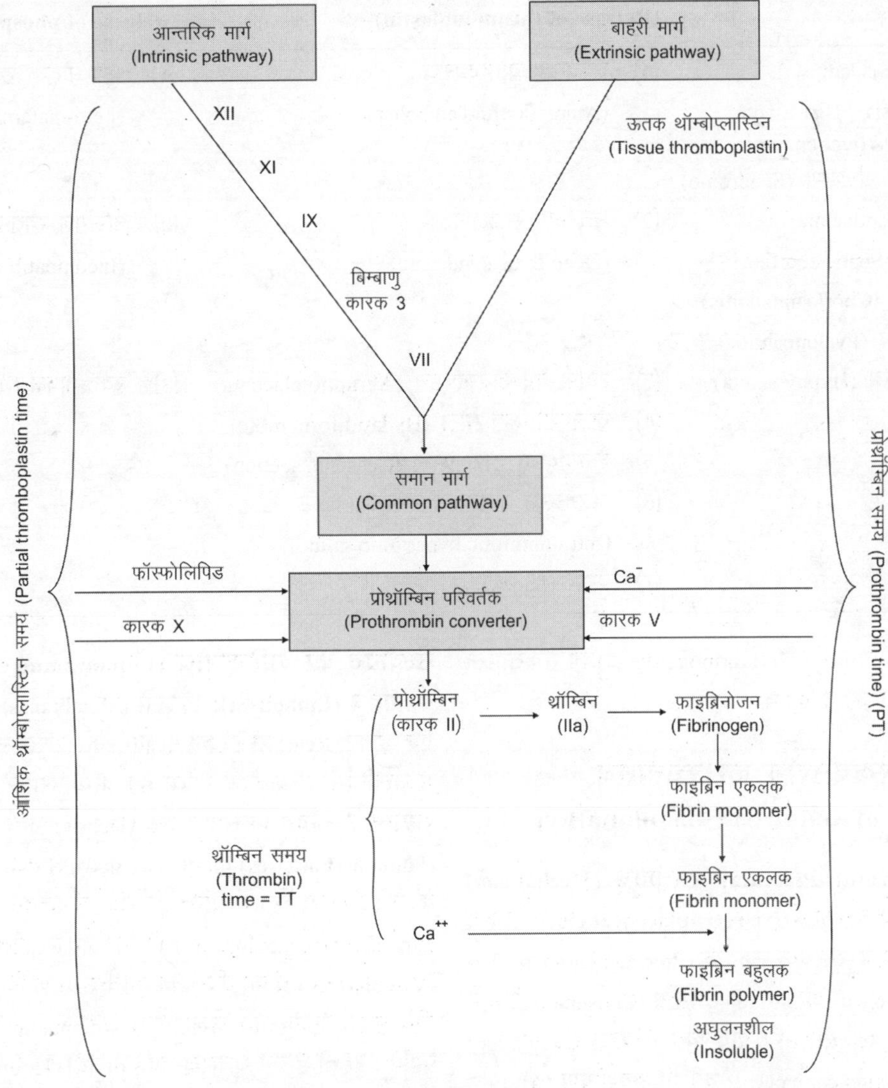

प्रवाह चित्र (Flow chart) 38.5: प्लाविका फाइब्रिन-क्षयी तंत्र की रूपरेखा (Scheme showing plasma fibrinolytic system)

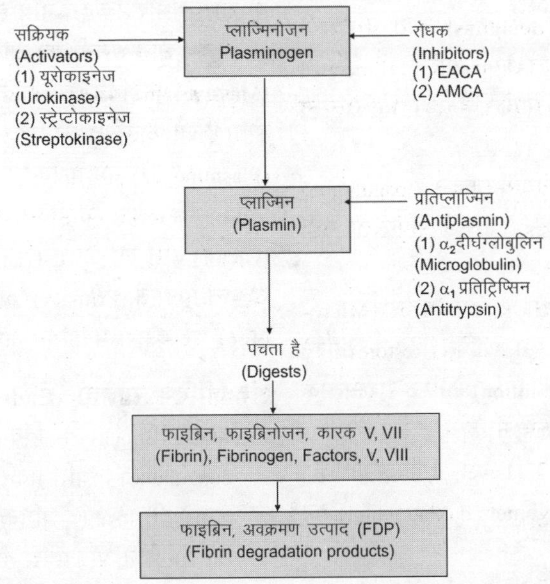

अंतःस्तरीय क्षति (Endothelial injury)	थ्रॉम्बोप्लास्टिन की मुक्ति (Release of thromboplastin)	फॉस्फोलिपिड की मुक्ति (Release of phospholipids)
(1) प्राक्-गर्भाक्षेपक (Pre-eclampsia), गर्भाक्षेपक (Eclampsia), HELLP (Hemolysis elevated liver enzymes, low platelet count) संलक्षण (Syndrome)	(1) उल्वीद्रव वाहिकारोध (Amniotic fluid embolism)	(1) भ्रूण-मातृक रक्तश्राव (Feto-maternal blood)
(2) पूतिजीव रक्तता (Septicemia) (a) पूतिक गर्भपात (Septic abortion) (b) जरायु-उल्वशोथ (Chorioamnionitis) (c) वृक्क-श्रोणीय शोथ (Pyelonephritis)	(2) मृत भ्रूण संलक्षण (Dead fetus syndrome)	(2) असंगत रक्त-आधान (Incompatible blood transfusion)
(3) अल्प आयतन रक्तता (Hypovolemia)	(3) अपरा का अवखण्डन (Abruptio placenta) (4) जलपुटी रूप मोल (Hydatidiform mole) (5) शल्यक्रिया द्वारा प्रसव (Cesarean section) (6) अंतःउल्वी अतिवल्य सलाइन (Intra-amniotic hypertonic saline) (7) प्रघात (Shock)	(3) रक्त-अपक्षय (Hemolysis)

100 mg/100 ml की फाइब्रिनोजन मात्रा (Fibrinogen level) को संकटापन्न स्तर (Critical level) माना जाता है।

अर्जित स्कंदनरोग का रचनातंत्र (Mechanism of Acquired Coagulopathy)

अवखण्डित अपरा (Abruptio Placenta): रचनातंत्र (Mechanism)

(1) **वृहत पश्चअपरा-स्कंद (Massive retroplacental clot):** स्कंद (Clot) में न केवल अन्य समर्थक स्कंदक (Procoagulants) के साथ फाइब्रिनोजन (Fibrinogen) का क्षय या उपभोग (Consume) होता है बल्कि स्कंद आकुंचन (Retraction) के बाद रक्त परिवहन (Circulation) में रक्तोद अवयव (Serum component) का भी अवशोषण (Absorb) होता है जिसके कारण रक्तपरिवहन में समर्थक स्कंदक की कमी होने लगती है।

(2) **स्कंद, क्षतिग्रस्त पतनिका (Damaged deciduas)** तथा गर्भाशयी पेशी-विन्यास (Uterine musculature) से मुक्त थ्रॉम्बोप्लास्टिन (Liberated thromboplastin) का प्रवेश रक्त-परिवहन में होता है तथा DIC उत्पन्न होता है।

(3) **प्रघात (Shock)** के प्रेरित होने के कारण अनिवार्य स्कंदन (Coagulation) कारकों का तत्काल संश्लेषण (Synthesis) होने में सफलता नहीं मिलती है।

(4) **फाइब्रिन-अपक्षय (Fibrinolysis):** सूक्ष्म रक्तपरिवहन (Micro-circulation) में अनवरूद्धता (Patency) को पुनःस्थापित (Restore) करने के लिए फाइब्रिन स्कंद के विघटन (Dissolution) के एक सुरक्षात्मक रचनातंत्र (Protective mechanism) के रूप में कार्य करता है।

(5) फाइब्रिन अवक्रमण उत्पाद (FDP) की मात्रा (Level) में वृद्धि होती है। यह गर्भाशय पेशी-स्तर का संकुचन (Myometrial contraction) को बाधित करती है।

उल्वीद्रव का वाहिकारोध (Liquor amnii embolism):

रचनातंत्र (Embolism): झिल्ली (Membranes) या अपरा (Placenta) में एक दरार (Rent) से होकर मातृक रक्त-परिवहन (Maternal circulation) में उल्वीद्रव को धकेला जाता है। थ्रॉम्बोप्लास्टिन (Thromboplastin) से सम्पन्न उल्वीद्रव जिसमें कचरा (Debris) होता है वह फुफ्फुसीय धमनी (Pulmonary arteries) को अवरूद्ध करता है तथा जटिल स्कंदन रचनातंत्र को प्रेरित करता है जो विसरित अंतःसंवहनी स्कंदन रोग (DIC=Disseminated intravascular coagulopathy) की ओर अग्रसर होता है। सम्पूर्ण संवहनी-वृक्ष (Vascular tree) में फाइब्रिन का वृहत संग्रहण वितरित होता है। यदि रोगी तीव्र हृदय-फुफ्फुसीय उलझन (Cardiopulmonary embarrassment) से जीवित रहती है जो घनास्त्र-वाहिकारोधी (Thrombo-embolic) घटना को उत्तेजित करता है, तब योनि (Vagina) से होकर या विनाशकारी या स्कंदन कारकों के कारण शिरीय छिद्र (Venipuncture) से होकर प्रचुर रक्तश्राव के साथ गंभीर स्कंदन दोष होगा।

फुफ्फुसीय धमनी का क्षतिग्रस्त अंतःस्तर (Endogenous) से व्यापक (Massive) फाइब्रिन-क्षयी सक्रियकों (Fibrinolytic activators) का उत्पादन होता है जो फाइब्रिन-क्षयी तंत्र को उत्तेजित करते हैं जिससे प्लाज्मिनोजन (Plasminogen) का परिवर्तन प्लाज्मिन (Plasmin) में होता है जो क्रमशः फाइब्रिन (Fibrin), फाइब्रिनोजन (Fibrinogen) तथा कारक V और कारक (Factor) VIII का अपक्षय (Lysis) उत्पन्न करता है। इस प्रकार DIC से उत्पन्न मूलभूत (Primary) फाइब्रिनोजन निःशेषण (Depletion) के शिखर (Top) पर दूसरा फाइब्रिन-अपक्षय (Fibrinolysis) होता है।

अंतःजीविष रक्तता (Endotoxemia): रचनातंत्र (Mechanism):

(1) प्रघात (Shock) के विकास के पहले एक अतिस्कंदनीय (Hyper-coagulable) स्थिति प्रकट होती है जो अंतःजीविष (Endotoxin) की उपस्थिति के साथ प्रतिकूल रूप से (Adversely) प्रतिक्रिया करती है जो DIC की ओर प्रवृत्त होती है। यह घटना सामान्यीकृत श्वार्ट्जमैन

(Schwartzman) प्रतिक्रिया के साथ तुलनीय है, अंतर यह है कि दो के बदले में केवल एक उद्दीपक (Stimulus) गर्भावस्था के दौरान प्रतिक्रिया को उत्पन्न करने के लिए पर्याप्त होता है। इसमें विस्तृत DIC होता है जिसमें वृक्कीय संवहनी तंत्र (Renal vascular system) में फाइब्रिन का जमाव भी शामिल होता है।

(2) प्रघात अवस्था (Shock stage) में सूक्ष्म रक्तपरिवहन (Microcirculation) में केशिकाओं (Capillaries) का अंतःस्तर (Endothelium) ऑक्सीक्षीणता (Anoxia) के कारण क्षतिग्रस्त हो जाता है जिसका संबंध रक्त की गतिहीनता (Statis) के साथ होता है जो DIC के लिए अनुकूल होता है।

(3) क्षतिग्रस्त (Damaged) केशिकीय अंतःस्तर से सक्रियकों (Activators) का वर्धित (Increased) उत्पादन फाइब्रिन-क्षयी क्रियाशीलता को प्रेरित करता है तथा फाइब्रिनहरण (Defibrination) का कारण बनता है।

अवरूद्ध (या धारित) मृत भ्रूण (Retained dead fetus): फाइब्रिनोजन की मात्रा (Level) में कमी क्रमिक (Gradual) रूप से होती है तथा 4 सप्ताह से अधिक के लिए मृत भ्रूण के धारण (या अवरोधन=Retention) के बाद प्रत्यक्ष (Evident) हो जाता है। Rh-असंगति (Incompatibility) के कारण मृत भ्रूण के अवरोधन के बाद फाइब्रिनहरण की अधिक संभावना होती है। अपरा (Placenta) या उल्वीद्रव (Amniotic fluid) या पतनिका (Decidua) से मुक्त थ्रॉम्बोप्लास्टिन (Thromboplastin) का क्रमिक अवशोषण (Absorption) होता है। इसके कारण न केवल फाइब्रिनोजन की कमी होती है बल्कि कारक VIII और बिम्बाणु (Platelets) की भी कमी होती है। DIC की अनुक्रिया (Response) में फाइब्रिन-क्षयी क्रियाशीलता बढ़ती है जो फाइब्रिनोजन की मात्रा को और अधिक कम करती है। जीवित यमज (Twin) के साथ एक मृत भ्रूण माता के लिए खतरे के बजाय जीवित (भ्रूण) के लिए खतरा होता है।

अंतःउल्वी अतिबल्य सलाइन का निवेशन या टपकन (Instillation of Intra-amniotic Hypertonic Saline): मृतजैव (Neco-biotic) के कारण अपरा, भ्रूण और पतनिका से थ्रॉम्बोप्लास्टिन की पहुँच रक्त-परिहवन (Circulation) में होती है। जो फाइब्रिनहरण का कारण बनते हैं।

शल्यक्रिया द्वारा प्रसव (Cesarean Section):
शल्यक्रिया द्वारा प्रसव (CS) के बाद मूलभूत (Primary) फाइब्रिनहरण (Defibrination) निम्नलिखित के कारण हो सकता है –

(1) गर्भाशयी घाव या क्षति (Uterine wound) पर खुली वाहिकाओं (Vessels) से होकर रक्त-परिवहन (Circulation) में थ्रॉम्बोप्लास्टिन या उल्वीद्रव का प्रवेश

(2) क्षतिग्रस्त गर्भाशयी स्थल (Site) से प्लाज्मिनोजन सक्रियक (Plasminogen activators) का अत्यधिक उत्पादन।

नैदानिक प्रदर्शन (Clinical Manifestations)
विभिन्न स्थलों (या स्थानों = sites) से रक्तश्राव द्वारा रक्त स्कंदन व्यतिक्रम (Coagulation disorders) का प्रदर्शन होता है।

प्रसव या जनन के पहले (Before delivery): खरोंच; Bruising), सुई देने के स्थलों पर दीर्घ (Prolonged) रक्तश्राव, मसूड़ों से रक्तश्राव (Gum bleeding) या जठरात्रीय क्षेत्र (Gastrointestinal tract) से रक्तश्राव के चिन्ह।

प्रसव के पश्चात (After delivery): कठोर और पर्याप्त संकुचित गर्भाशयी (Uterus) के बावजूद [अभिघातज (Traumatic) रक्तश्राव को छोड़कर] प्रसवोत्तर (Postpartum) रक्तश्राव होता है। रक्तश्राव प्रायः प्रसव के 1–2 घंटे बाद होता है। बंधन के स्थलों [योनिद्वार उच्छेदन का घाव या क्षति (Episiotomy wound)] से या शल्यक्रिया द्वारा प्रसव (CS = Cesarean section) के बाद उदरीय घाव (Abdominal wound) में हेमाटोमा (Hematoma) के निर्माण से या योनिक प्रसव (Vaginal delivery) से भगीय (Vulval) हेमाटोमा के निर्माण से रक्तश्राव हो सकता है।

जाँच-पड़ताल (Investigations)

रक्त स्कंदन व्यतिक्रम (Blood coagulation disorders) का मूल्यांकन करने के लिए शैय्या-पार्श्व (Bed-side) परीक्षण उपयोगी सूचना देता है जो संकट (Crisis) का सामना करने में सहायता करती है। विस्तृत प्रयोगशाला जाँच-पड़ताल में 24 घंटे की सेवा देने के लिए एक साधन-सम्पन्न संगठन (Equipped set-up) की आवश्यकता होती है।

शैय्या-पार्श्व परीक्षण जिसे किया जा सकता है, वे हैं – (1) रक्तश्राव की अवधि (Bleeding time)। (2) स्कंदन की अवधि (Coagulation time)। (3) स्कंद अवलोकन परीक्षण (Clot observation test)। (4) सतही स्नेहक (Peripheral smear)। (5) परिवहनी फाइब्रिन-अपक्षय परीक्षण (Circulatory fibrinolysis test)।

स्कंद अवलोकन परीक्षण (Clot observation test) (Weiner = वीनर): यह एक उपयोगी शैय्या-पार्श्व परीक्षण है जिसे अन्तरालों (Intervals) पर दोहराया जा सकता है। 5 ml शिरीय (Venous) रक्त को 15 ml की एक शुष्क परख-नली में 37°C पर रखा जाता है। सामान्यतः 6–12 मिनट के अंदर रक्त-स्कंद (Clot) का निर्माण हो जाता है। यह रक्त में फाइब्रिनोजन (Fibrinogen) मात्रा का लगभग विचार देता है। यदि स्कंदन की अवधि 6 मिनट से कम होती है, तब फाइब्रिनोजन की मात्रा संभवतः 100 mg% से कम होती है।

सतही रक्त स्नेहक (Peripheral blood smear): राइट रंजक (Wright's stain) के साथ रंजित (Stained) सतही रक्त स्नेहक उपयोगी हो सकता है – (1) यदि प्रति अधिक विद्युत प्रकाश का क्षेत्र (High power field) में 4 बिम्बाणु (Platelets) देखे जाते हैं तब अल्पबिम्बाणु रक्तता (Thrombocytopenia) का निदान (Diagnose) होता है। DIC का एक लक्षण अल्पबिम्बाणु रक्तता है परन्तु फाइब्रिन-क्षयी प्रक्रिया का नहीं। (2) लाहिताणु कीरूपप्रक्रिया (RBC morphology): DIC में कोशिका की आकृति (Cell shape) शिरस्त्राण (Helmet) आकार की या खण्डित होती है जबकि फाइब्रिन-क्षयी प्रक्रिया में कोशिका का रूप सामान्य (Normal) होगा।

स्कंदन रचनातंत्र (Mechanism) में विशिष्ट दोषों को जानने के लिए जिन अनिवार्य (Essential) प्रयोगशाला परीक्षणों (Laboratory tests) का निष्पादन करना चाहिए, वे हैं – (1) बिम्बाणु गणना (Platelet count)। (2) थ्रॉम्बोप्लास्टिन की आंशिक अवधि (Partial thromboplastin time) (Intrinsic coagulation = आंतरिक स्कंदन)। (3) प्रोथ्रॉम्बिन की अवधि (Prothrombin time) (Extrinsic coagulation = बाहरी स्कंदन)। (4) थ्रॉम्बिन की अवधि (Thrombin time)। (5) फाइब्रिनोजन का मूल्यांकन (Fibrinogen estimation)

(6) फाइब्रिन अवक्रमण उत्पाद (FDP=Fibrin degradation products),
(7) D-द्विलक (Dimer)।

FDP का मापन फाइब्रिन-अपक्षय (Fibrinolysis) का एक परोक्ष प्रमाण (Indirect evidence) है। फाइब्रिन-अपक्षय संख्या को ज्ञात करना अधिक नैदानिक महत्व (Diagnostic significance) का होता है। थ्रॉम्बिन की अवधि सर्वाधिक महत्वपूर्ण तथा तत्काल स्कंदन जाँच है जहाँ सिट्रेटित प्लाविका (Citrated plasma) में थ्रॉम्बिन मिलाया जाता है। सामान्य प्लाविका में थ्रॉम्बिन की अवधि 10–15 सेकण्ड होती है।

रक्त स्कंद की रूपरेखा (Profile) के सामान्य मूल्यों का वर्णन सारणी 40.4 और उसके पृष्ठ पर गया है।

उपचार (Treatment)

निवारक (Preventive): पर्याप्त विस्तार का प्रासविकी (Obstetrics) में रक्त स्कंदन व्यतिक्रम (Coagulation disorders) जो रक्त-स्तंभन (Hemostasis) विफलता का कारण बनता है, का व्यापक न्यूनीकरण (Reduction) हुआ है। निवारण (Prevention) में उत्तरदायी कारक (Responsible factors) निम्नलिखित के प्रबंध में परिवर्तनशील प्रवृत्ति (Changing trends) हैं –

(1) अवखण्डित अपरा (Abruptio placenta): (a) व्यापक रक्ताधान (Massive blood transfusion)। (b) झिल्ली का अल्प विदार (Low rupture of the membranes) और उसके साथ ऑक्सिटोसिन टपकन (Oxytocin drip) द्वारा प्रारंभिक प्रसव को त्वरित (Expedite) करना (c) शल्यक्रिया द्वारा प्रसव का उदारीकरण (Liberalization of CS)

(2) अंतःगर्भाशयी मृत्यु (Intrauterine death): (a) आशान्वित विचार (Expectant attitude) को 4 सप्ताह के बदले में कम करके 2 सप्ताह करना (b) गर्भाशय को रिक्त करने के लिए शक्तिशाली ऑक्सिटोसिक (Oxytocics) जैसे–प्रोस्टेग्लैन्डिन (Prostaglandins) की सुलभता (Availability)

(3) प्रघात (Shock) का रोगक्रियाविज्ञान (Pathophysiology) की बेहतर समझ तथा उचित चिकित्सा के आरंभ में स्थापन

(4) तीव्र स्फूर्जक (Acute fulminating) प्राक-गर्भाक्षेपक (Pre-eclampsia), गर्भाक्षेपक तथा HELLP संलक्षण को प्रभावी प्रसवपूर्व परिचर्या (Antenatal care) तथा गंभीर प्राक-गर्भाक्षेपक में गर्भवती का विवेकपूर्ण तथा सामयिक गर्भपात

(5) प्रसव का प्रेरण (Induction) के लिए अतिबल्य सलाइन का अन्तःस्थापन का परिहार (Avoidance of instilling hypertonic saline)

(6) बहुआण्विक जिलेटिन (या श्लेष) का अन्तःस्थापन (Infusion of polymolecular gelatin) (Hemaccel हेमैक्सिल या Gelofusion= श्लेषसंलयन): प्लाविका विस्तारक (Plasma expander) के रूप में डेक्ट्रॉन का परिहार (Avoidance of dextran)

(7) गर्भाशय का रिक्तिकरण (Emptying the uterus) तथा प्रतिजैविक औषधि (Antibiotics) से आरंभ में संक्रमण का नियंत्रण (Controlling the infection early)।

उपचारात्मक (Curative): एक अवस्था (Phase) से दूसरी अवस्था में व्यतिक्रम (Disorders) के शीघ्र परिवर्तन होने के कारण आधुनिक प्रयोगशाला की सुविधा के बावजूद विशिष्ट व्यतिक्रम या रोग का मूल्यांकन करना वास्तव में कठिन होता है। आयतन प्रतिस्थापन (Replacement) के लिए तथा रक्तस्तंभक (Hemostatic) क्षमता की पुनःप्राप्ति के लिए पूर्ण रक्त का आधान (Whole blood transfusion) उत्कृष्ट (Ideal) होता है। यदि विनाशकारी (Consumptive) अवस्था में फाइब्रिनोजन (Fibrinogen) दिया जाता है तो उसका परिवर्तन फाइब्रिन में जो जायेगा और सम्भवतः केशिकाओं (Capillaries) के अधिक अवरोध (Blockage) की ओर प्रवृत्त होगा। इस अवस्था में देना आग में घी देने के समान होगा।

यदि दूसरी ओर फाइब्रिनक्षयी-रोधी कर्मक (Anti-fibrinolytic agents) दूसरी अवस्था में दिया जाता है जब सुरक्षात्मक फाइब्रिन-अपक्षय (Fibrinolysis) हो रहा है [सूक्ष्मरक्तपरिवहन (Microcirculation) की अनवरूद्धता (Patency) को पुनःस्थापित (Restore) करने के लिए] तब यह विनाशक परिणाम की ओर प्रवृत्त हो सकता है। व्यतिक्रम का सुधार करने के लिए निम्नलिखित का उपयोग किया जाता है – (i) आयतन प्रतिस्थापन (Volume replacement), (ii) रक्त और रक्त के उत्पाद (Products) (iii) हेपारिन (Heparin) तथा (iv) फाइब्रिनक्षयी अवरोधन (Fibrinolytic inhibition)।

(1) क्रिस्टलाभ (Crystalloids) (Ringer's solution=रिंजर घोल) द्वारा कलिल (Colloids) [हेमैक्सिल (Hemaccel), श्लेष-संलयन (Gelofusion) या मानव-ऐल्बूमिन (Human albumin) 5%] द्वारा आयतन प्रतिस्थापन से पूर्ण रक्त की आवश्यकता कम होगी। कलिल की तुलना में संवहनी (Vascular) कक्ष में क्रिस्टलाभ कम बने रहते हैं। डेक्स्ट्रान (Dextran) का परिहार (Avoid) करना चाहिए क्योंकि इससे बिम्बाणु कार्य (Platelet function) तथा रक्त-समूह-मिलान परीक्षण (Blood cross-matching tests) पर प्रतिकूल (Advere) प्रभाव पड़ता है।

(2) वृहत (Massive) पूर्ण रक्त का आधान (Whole blood transfusion) न केवल फाइब्रिनोजन का पुनःभरण (Replenish) के लिए अवलम्ब आश्राय (Sheet-anchor) होता है बल्कि अन्य स्कंदन-समर्थक (Pro-coagulants) भी होता है। इसका सुझाव अधिकांशतः प्रासविकी (Obstetrics) में दिया जाता है तथा इसका उपयोग सुरक्षित रूप से बिना किसी जीव-रासायनिक मार्गदर्शन के भी किया जा सकता है। 500 ml रक्त से फाइब्रिनोजन की मात्रा (Fibrinogen level) को 12.5 mg/100 ml तक बिम्बाणु (Platelets) की संख्या 10,000–15,000 per cu mm (प्रतिघन मिलीमीटर) तक बढ़ायी जा सकती है। वर्तमान में जाँच क्रियाविधि (Screening procedure) के कारण ताजापूर्ण रक्त उपलब्ध नहीं है।

(3) नवीन हिमीकृत प्लाविका (FFP = Fresh frozen plasma) में फाइबिनोजन तथा अन्य स्कंदन कारक होते हैं जिसमें कारक V और VIII भी होते हैं। FFP में प्रतिथ्रॉम्बिन (Antithrombin) III भी होता है जो अंतःसंवहनी (Intravascular) स्कंदन को रोकता है। सभी कारकों को संरक्षित (Preserve) करने के लिए FFP को – 30°C पर रखा जाता है। यह दोनों -आयतन प्रतिस्थापन के लिए तथा स्कंदन कारकों (Coagulations factors) के लिए उपयोगी होते हैं। विलायक (Solvent) तथा प्रक्षालक (Detergent) के साथ विशेष उपचार से वसा-आवरण के बिम्बाणु (Viruses) (HIV, HBV तथा HCV=Hepatitis C virus) नष्ट हो जाते हैं। FFP को रक्त-समूह ABO-संगत (Compatible) होना चाहिए तथा Rh-संगत होने की आवश्यकता नहीं होती है।

(4) **हिमद्रवण अवक्षेप (Cryoprecipitate)** जिसमें प्रचुर फाइब्रिनोजन तथा कारक VIII, XIII तथा वान विलेब्रान्ड कारक (van Willebrand factor) होते हैं, यकृतशोथ (Hepatitis) की कम संभावना होती है। इसमें प्रतिथ्रॉम्बिन III (AT III) में कमी होती है। 20 ml की एक इकाई (Unit) में 200 mg फाइब्रिनोजन होता है। हिमद्रवण अवक्षेप की प्रतिथैली से फाइब्रिनोजन में 5 mg/100 ml=dl की वृद्धि होती है। Rh-संगत (Compatible) हिमद्रवण अवक्षेप का उपयोग अन्य प्रकार से किया जाना चाहिए। Rh-इम्यूनोग्लोबुलिन (Immunoglobulin) दिया जाता है।

(5) **बिम्बाणु सान्द्र (Platelet concentrates)** उस रोगी को दिया जाता है जिसमें बिम्बाणु की बहुत कम संख्या होती है (<50,000/ml) तथा निरंतर रक्तश्राव होता है। बिम्बाणु तेजी से 10 मिनट से अधिक समय में दिया जाना चाहिए। बिम्बाणुओं की एक एकल इकाई (Single unit) का आधान (Transfuse) कराने से 5,000 तथा 10,000 बिम्बाणु/ml के बीच बढ़ने की अपेक्षा होती है। सुग्राहीकरण (Sensitization) की स्थिति में 30 μg (μ=म्यू=10^{-6}, g=ग्राम) आरएच-इमयूनोग्लोबुलिन दिया जाता है।

(6) **पुंजित (बंद) लोहिताणु (Packed RBC = Red blood cells):** यह ऑक्सीजन की वहन-क्षमता (Carrying capacity) को बढ़ाने में प्रभावी होता है। जब हीमोग्लोबिन की मात्रा (Hemoglobin level) < 7 gm/100 ml होती है, यहाँ तक कि सामान्य आयतन रक्तता की एक रोगी (Euvolemic patient) में भी, तब ऑक्सीजन वहन क्षमता में कमी होती है।

(7) **हेपारिन (Heparin):** इसका उपयोग तभी करना चाहिए जब संवहनी कक्ष अक्षत (Intact) बना रहता है। तीव्र स्थिति जैसे–उल्वीद्रव वाहिका-रोध (Amniotic fluid embolism) में अंतःशिरीय (Intravenous) 500 इकाई (Units) हेपारिन 4–5 घंटे के अंतर पर पुनरावृत्त (Repeated) DIC को रोकने में उपयोगी होता है। (DIC=Disseminated intravascular coagulopathy=विसरित अंतसंवहनी स्कंदन रोग) यह जीवन-रक्षण भी हो सकता है। अवरूद्ध (Retained) मृत भ्रूण (Dead fetus) में DIC के कारण क्रमिक परन्तु मंद फाइब्रिनहरण (Defibrination) होता है। इन रोगियों (Cases) में अंतशिरीय हेपारिन द्वारा इस प्रक्रिया को रोकना संभव होता है।

(8) **फाइब्रिन-क्षयी रोधक (Fibrinolytic inhibitors):** इसका महत्व या क्षेत्र बहुत सीमित है। फाइब्रिन-अपक्षय (Fibrinolysis) एक सुरक्षात्मक घटना हो सकती है। सामान्यतः उपलब्ध फाइब्रिन–क्षयी रोधी कर्मक (Antifibrinolytic agents) हैं – (i) EACA-यह प्लाज्मिनोजन (Plasminogen) तथा प्लाज्मिन (Plasmin) को रोकता है। (ii) ट्रेसिलोल (Trasylol): यह प्लाज्मिन को रोकता है। (iii) ऐप्रोटिनिन (Aprotinin): यह अपूतिक (Non-septic) किण्वक रोधक (Enzyme inhibitor) है।

फाइब्रिन–क्षयी रोधक का मुख्यतः चिकित्सा–सुझाव अपरा अवखण्डन (Abruptio placenta) के बाद प्रसवोत्तर (Postpartum) रक्तश्राव में [दृढ़ और संकुचित गर्भाशय होने के बावजूद] दिया जाता है तथा जब रक्त में फाइब्रिनोजन की मात्रा 20 mg% या अधिक होती है।

निष्कर्ष (Conclusion): रक्त आयतन तथा स्कंदन कारकों का तत्काल प्रतिस्थापन (Replacement) प्रासविकी (Obstetrics) में स्कंदन विकार (Disorders) के प्रबंध में एक महत्वपूर्ण उपाय है। प्रेरक कारक (Triggering factor) का प्रबंध [जैसे–अपरा अवखंडन (Abruptio placenta) के रोगी (Case) में तत्काल प्रसव (Immediate delivery), को इसके साथ ही नियोजित करना चाहिए। इससे रोगियों की विशाल संख्या में रक्तस्तंभक क्षमता (Hemostatic competence) में वृद्धि होगी। जब अंगों (Vital organs) [जैसे–हृदय (Heart), मस्तिष्क (Brain), फुफ्फुस (Lungs) आदि, में पर्याप्त अंतःवेशन (Infusion) से न केवल स्कंदन कारक सक्रिय होते हैं तथा जालिका-अंतःस्तरीय तंत्र (Reticulo-endothelial system) से फाइब्रिन-अपक्षय उतपादों (FDP=Fibrin degradation products) का निष्कासन होता है बल्कि स्कंदन समर्थकों (Procoagulants) का त्वरित संश्लेषण (Accelerated synthesis) होता है विशेषकर यकृत (Liver) द्वारा।

अति खतरे की गर्भावस्था (High-risk Pregnancy)

परिभाषा (Definition): अति खतरे की गर्भावस्था वह है जिसे एक या एक से अधिक कारकों द्वारा जटिल (Complicated) बनाया जाता है तथा मातृक (Maternal) या पैरिनैटल (Perinatal) या दोनों के परिणाम को प्रतिकूल रूप से (Adversely) प्रभावित करती है।

सभी गर्भावस्थाएँ तथा प्रसव प्रबल रूप से खतरे पर होते हैं। तथापि (However), गर्भों (Pregnancies) की निश्चित श्रेणियाँ (Categories) होती हैं जहाँ माता, भ्रूण (Fetus) या नवजात शिशु (Neonate) वर्धित संकट (Increased jeopardy) की स्थिति में होते है। लगभग 20–30% गर्भ इस श्रेणी में होते हैं। यदि प्रासविक (Obstetric) परिणाम में सुधार करना है तब इस समूह की पहचान करना तथा परिचर्या (Care) की व्यवस्था करना आवश्यक होगा। यहाँ तक कि पर्याप्त प्रसपूर्व (Antenatal) तथा प्रसवावधिक (Intranatal) परिचर्या के साथ भी यह समूह पेरिनैटल मर्त्यता तथा रूग्नता (Perinatal mortality and morbidity) के 70–80% के लिए उत्तरदायी होती है।

विकसित देशों में मातृक मृत्यु को न्यूनतम बनाना संभव हुआ है और इस प्रकार अति खतरे के रोगियों (Cases) की पहचान करने में केवल पेरिनैटल (गर्भधारण के सातवें मास से लेकर प्रसव के एक सप्ताह की अवधि) रूग्नता और मर्त्यता पर विचार करना विवेकपूर्ण (Prudent) हो सकता है। परन्तु विकासशील देशों (जैसे–भारत) में मातृक और पेरिनैटल मर्त्यता की अत्यधिकता (अति + अधिकता) के कारण मातृक कारणों पर भी विचार करना चाहिए। खतरे के कारक पूर्व-विद्यमान (Pre-existing) हो सकते हैं या गर्भावस्था की अवधि में विकसित हो सकते हैं या प्रसवोत्तरकाल (Puerperium) में। यह स्मरण करना चाहिए कि समस्त मातृक जटिलताओं के 50% से अधिक तथा सभी मूलभूत शल्यक्रिया द्वारा प्रसवों (Cesarean sections) के 60% अति खतरे गर्भों से ही उदित (Arise) होते हैं।

अति खतरे के रोगियों की जाँच-पड़ताल (Screening of High-risk Cases)

रोगियों का मूल्यांकन प्रारंभिक प्रसवपूर्व (Initial antenatal) जाँच के समय किया जाता है, अधिमानतः (Preferably) गर्भावस्था के प्रथम त्रिमास (Trimester) में। जाँच का निष्पादन एक वृहत संस्थान (Big institution) (Teaching or nonteaching = शिक्षण या अशिक्षण) में या एक बाह्य (Peripheral) स्वास्थ्य केन्द्र (Health center) में किया जा सकता है। ग्रामीण क्षेत्रों में प्रारंभिक जाँच-पड़ताल

उचित रूप से प्रशिक्षित पराचिकित्सीय कार्मिक (Trained paramedical personnel) द्वारा की जा सकती है। बाहरी क्षेत्रों से अति खतरे के रोगियों को अनुमण्डल (Subdivisional) या जिला (Districts) या नगर (Cities) के निर्दिष्ट (Referred) चिकित्सालयों में विशेषज्ञों (Specialists) द्वारा प्रबंध के लिए भेजी जाती है। खतरे के कुछ कारक बाद में प्रकट हो सकते हैं तथा उत्तरवर्ती मुलाकात (Subsequent visits) में उसका पता लगाया जाता है। पूर्णगर्भावधि (Term) के लगभग तथा प्रसव (Labor) के समय पर खतरे के किसी नवीन कारकों के लिए रोगी का पुनःमूल्यांकन किया जाता है। प्रसव के तत्काल बाद नवजात शिशु (Neonates) का मूल्यांकन भी अतिखतरे के कारक के लिए किया जाता है। यह स्पष्ट है कि सभी अपसामान्यताओं (Abnormalities) में समान खतरा नहीं होता है, कुछ में कम खतरा तो अन्य में माता और भ्रूण के लिए अत्यधिक खतरा होता है।

प्रारंभिक जाँच-पड़ताल (Initial Screening):

इतिवृत्त (History):

(1) मातृक आयु (Maternal age): 17 वर्ष से कम आयु में या 35 वर्ष से अधिक आयु में गर्भावस्था। 30 वर्ष से अधिक आयु में पहली बार गर्भिणी स्त्री (Primigravidae) | 20 से 29 वर्ष तक की आयु के बीच गर्भावस्था सर्वाधिक सुरक्षित (Safest) होती है। जनन-अक्षमता (Infertility) के दीर्घकाल के बाद तथा अंडोत्सर्ग (Ovulation) के प्रेरण (Induction) के बाद गर्भावस्था।

(2) प्रजनन का इतिवृत्त (Reproductive history): सामान्य प्रथम प्रसव या जनन (First delivery) के बाद द्वितीय और तृतीय गर्भावस्था में कम खतरा होता है।

प्रजनन के इतिवृत्त में अतिखतरे के कारक (High-risk factors) निम्नलिखित होते हैं– (i) दो या अधिक पूर्ववर्ती गर्भपात (Previous abortions) या पूर्ववर्ती प्रेरित (Induced) गर्भपात। इसमें पुनःगर्भपात का कालपूर्व (Pre-term) प्रसव का खतरा बना रहता है। (ii) पूर्ववर्ती मृतप्रसव (Still-birth), नवजात शिशु की मृत्यु (Neonatal death) या जन्मजात अपसामान्यता (Congenital abnormality) के साथ शिशु का जन्म, (iii) पूर्ववर्ती कालपूर्व प्रसव या तिथि-शिशु (Date baby) के लिए लघु शिशु का जन्म या 3.5 kg या अधिक भार का शिशु, (iv) महाबहुप्रसवता (Grand multiparity), (v) पूर्ववर्ती शल्यक्रिया द्वारा प्रसव या गर्भाशय-उच्छेदन (Previous cesarean section or hysterotomy), (vi) प्राक्-गर्भाक्षेपक (Pre-eclampsia), गर्भाक्षेपक (Eclampsia), (vii) रक्तक्षीणता (Anemia), (viii) प्रसव की तृतीय अवस्था की अपसामान्यताएँ (Third stage abnormalities): इसमें दुबारा होने की विशिष्ट प्रवृति होती है। (ix) आरएच-समप्रतिरक्षण (Rh-isoimmunization) तथा ABO-असंगति (Incompatibility) के साथ पूर्ववर्ती शिशु (X) औषधीय या शल्यक व्यतिक्रम (Medical or surgical disorders)।

(3) रोग (Diseases): (a) फुफ्फुस-रोग (Pulmonary disease): यक्ष्मा (Tuberculosis), (b) वृक्क रोग (Renal disease) (Pyelonephritis=वृक्क-श्रोणि शोथ) (c) अवटु रोग (Thyroid disorders), (d) हृदय रोग (Cardiac disease) (e) मनोविकृत रोग (Psychiatric illness), (f) मिरगी या अपस्मार (Epilepsy), (g) विषाणुक यकृतशोथ (Viral hepatitis)।

(4) पूर्ववर्ती शल्यक्रिया (Previous operations): (a) गर्भाशयी पेश्यर्बुद (पेशी-अर्बुद) का शल्यक निष्कासन, (b) सम्पूर्ण मूलाधारी विदारण की मरम्मत (Repair of complete perineal tear), (c) मूत्राशय-योनिक नालव्रण का सुधार (Repair of vesico-vaginal fistula), (d) दबाव असंयम का सुधार (Repair of stress incontinence) इन सभी स्थितियों में भ्रूणीय (Fetal) या मातृक परिणाम या दोनों प्रभावित हो सकते हैं।

(5) पारिवारिक इतिवृत्त (Family history): (i) सामाजिक-आर्थिक स्थिति (Social-economic status): निर्धन परिवारों के रोगियों में रक्तक्षीणता (Anemia), कालपूर्व प्रसव (Preterm labor), विकास मंदित (Growth retarded) शिशु आदि का अधिक प्रभाव होता है। श्रमिक महिलाएँ जो काम के लिए लम्बी दूरी पैदल चलती हैं उनमें पुनरावृत्त गर्भपात (Recurrent abortion) या कालपूर्व प्रसव का प्रभाव या विस्तार अधिक होता है। (ii) मधुमेह (Diabetes), उच्च रक्तचाप (Hypertension) बहुल गर्भावस्था (मातृक पक्ष), जन्मजात कुरचना (Congenital malformation) का पारिवारिक इतिवृत्त।

WHO (World Health Organization = विश्व स्वास्थ्य संगठन 1978) के अनुसार माता और शिशु स्वास्थ्य (MCH=Mother and child) परिचर्या (Care) के लिए सम्भाव्य अभिगम (Risk approach) है – प्रसवपूर्व (Antenatal) माताओं के एक वृहत समूह से अतिखतरे पर रोगियों की पहचान करना जो निम्नलिखित है –

गर्भावस्था के दौरान (During pregnancy): (1) प्रौढ़ प्रथमबार गर्भिणी प्रौढ़ स्त्री (Elderely primigravidae) (≥30 वर्ष), (2) प्रथम बार लघुकद की गर्भिणी स्त्री (Short statured primigravidae) (≤140 cm), (3) आशंकित गर्भपात (Threatened abortion) तथा प्रसवपूर्व रक्तश्राव (APH=Antepartum hemorrhage), (4) अप्रकृत गर्भस्थिति (Malpresentation), (5) प्राक्-गर्भाक्षेपक और गर्भाक्षेपक (Pre-eclampsia and eclampsia), (6) रक्तक्षीणता (Anemia) (7) प्रौढ़ महाबहुप्रसूता (Elderly grand multipara), (8) यमज और अति उल्वीद्रव (Twins and hydramnios), (9) पूर्ववर्ती मृतप्रसव (Previous still-birth), IUD (Intrauterine device), अपरा का हस्तीय निष्कासन (Manual removal of placenta), (10) दीर्घ या विलंबित गर्भावस्था (Prolonged pregnancy), (11) पूर्ववर्ती शल्यक्रिया द्वारा प्रसव तथा उपकरणीय प्रसव (Previous cesarean section and instrumental delivery) का इतिवृत्त, (12) शारीरिक रोगों (Medical diseases) के साथ सम्बद्ध गर्भावस्था।

प्रसव के दौरान (During labor): (1) PROM (Premature rupture of the membranes = झिल्ली का कालपूर्व विदार), (2) विलंबित प्रसव (Prolonged labor), (3) हाथ, चरण या रज्जु का भ्रंश (Hand, feet or cord prolapse), (4) आधा घंटे से अधिक समय तक अवरूद्ध अपरा (Retained placenta), (5) प्रसवोत्तर रक्तश्राव (PPH = Postpartum hemorrhage), (6) प्रासविक ज्वर (Puerperal fever) और पूतिता (Sepsis)।

वर्त्तमान गर्भावस्था का प्रक्रम (Course of present pregnancy): प्रारंभिक निरीक्षण (Visit) के बाद रोगी का मूल्यांकन प्रत्येक प्रसवपूर्व (Antenatal) मुलाकात में करना चाहिए जिसमें यह पता लगाना है कि क्या किसी अपसामान्यता (Abnormality) का विकास बाद में हुआ है या नहीं। जैसे–प्राक-गर्भाक्षेपक (Pre-eclampsia), रक्तक्षीणता (Anemia),

आरएच-समप्रतिरक्षण (Rh-isoimunization), उच्चज्वर (High fever), वृक्क-श्रोणि शोथ (Pyelonephritis), रक्तश्राव (Hemorrhage), मधुमेह (Diabetes mellitus), वृहत गर्भाशय (Large uterus), गर्भाशय वृद्धि का अभाव (Lack of uterine growth), पूर्वगर्भावधिकोतरत्ता (Postmaturity = परिपक्वोत्तरता) (इन दो स्थितियों का संबंध अपरा के अपर्याप्त कार्य के साथ होता है), अपसामान्य गर्भस्थिति (Abnormal presentation), यमज (Twin) तथा ड्रग या विकिरण (Radiation) के प्रभावन (Exposure) पर इतिवृत्त (History) तीव्र शल्यक समस्या (Acute surgical problems)।

प्रसव की जटिलताएँ (Complications of labor):

विलंबित (Late) गर्भावस्था और प्रसव के दौरान रोगियों का पुनः मूल्यांकन करना चाहिए। उन खतरों का पता लगाने के लिए अवधान (Attention) होता है जो प्रसव के दौरान विकसित हो सकते हैं। कुछ महत्वपूर्ण प्रसंगों (Points) पर विचार करना है, वे हैं –

(1) रोगी जिसकी प्रसपूर्व परिचर्या (Antenatal care) नहीं हुई है।
(2) रक्तक्षीणता (Anemia), प्राक-गर्भाक्षेपक (Pre-eclampsia), गर्भाक्षेपक
(3) झिल्ली का कालपूर्व या विलंबित विदार (Premature or prolonged rupture of membranes)
(4) उल्वशोथ (Amnionitis)
(5) नवविष्ठा रंजित उल्वीद्रव (Meconium stained liquor amnii)
(6) अपसामान्य गर्भस्थिति और अंगस्थिति (Abnormal presentation and position)
(7) प्रसव में असंगति, प्लावी सिर (Disproportion, floating head in labor)
(8) बहुल गर्भावस्था (Multiple pregnancy)
(9) कालपूर्व प्रसव (Premature labor)
(10) अपसामान्य भ्रूणीय हृदय गति (Abnormal fetal heart rate)
(11) विलंबित या अवरूद्ध प्रसव के साथ प्रविष्ट रोगी (Patients admitted with prolonged or obstructed labor)
(12) विदारित गर्भाशय (Ruptured uterus)
(13) प्रसव का प्रेरण (Induction) या त्वरण (Acceleration) में रोगी

प्रसव के दौरान निश्चित जटिलताएँ उत्पन्न हो सकती है जिससे माता और शिशु अति खतरे पर होते हैं जिसके उदाहरण (Examples) हैं–

(i) प्रसवावधिक भ्रूणीय संकट (Intrapartum fetal distress)
(ii) सामान्य निश्चेतन के अधीन प्रसव (Delivery under general anesthesia)
(iii) कठिन चिमटी या नितम्ब प्रसव (Difficult forceps or breech delivery)
(iv) विफल चिमटी जनन (Failed forceps)
(v) भ्रूणीय संकट का निदान (Diagnosis) से जनन (Delivery) तक के बीच दीर्घ काल का अंतर (Prolonged interval)। यदि भ्रूणीय संकट की पहचान से लेकर जनन तक का समय 30 मिनट से अधिक होता है तब मर्त्यता (Mortality) में तिगुनी वृद्धि होती है।
(vi) प्रसवोत्तर रक्तश्राव (Postpartum hemorrhage = PPH) या अवरूद्ध अपरा (Retained placenta)।

प्रसवोत्तर जटिलताएँ (Postpartum complications):

एक शांत (Uneventful) प्रसव अचानक PPH के रूप में परिवर्तित हो सकता है। अवरूद्ध अपरा, प्रघात (Shock) या उत्क्रमण (Inversion) या पूतिता (Sepsis) बाद में विकसित हो सकती है। नवजात शिशु (Neonate) की स्थिति का मूल्यांकन जनन (Delivery) के बाद करना चाहिए।

नवजात शिशु की निम्नलिखित श्रेणियाँ (Categories) अति खतरे पर होती हैं –

(1) अपगर प्राप्तांक (Apgar Score) <7
(2) जन्मभार (Birth weight) <2.5 kg या >4 kg
(3) अल्प ग्लूकोस रक्तता (Hypoglycemia)
(4) रक्तक्षीणता (Anemia)

जाँच (Examination) :

सामान्य शरीरिक जाँच (General physical examination)	श्रोणीय जाँच (Pelvic examination)
(1) ऊँचाई या कद (Height) – विषेशतः 150 cm से कम भारत में 145 cm (4′10″)।	(1) गर्भाशय का आकार (Uterine size)-असंगत रूप से (Disproportionately) छोटा या बड़ा
(2) भार (Weight) – अतिभार (Overweight) या न्यूनभार (Underweight) शरीर-भार सूचक (BMI=Body Mass Index):– भार / (ऊँचाई)^3 $\frac{w}{h^3} = 20-24$ = को सामान्य (Normal) माना जाता है।	(2) जननांगी भ्रंश (Genital prolapse)
(3) उच्च रक्तचाप (Hypertension)	(3) गर्भाशय-ग्रीवा (Cervix) का विदारण (Lacerations) या विस्फारण (Dilation)
(4) रक्तक्षीणता (Anemia)	(4) सम्बद्ध अर्बुद (Associated tumours)
(5) हृदय-रोग (Cardiac disease) या फुफ्फुस-रोग (Pulmonary disease)	(5) श्रोणीय अपर्याप्तता (Pelvic inadequacy)
(6) विकलांगी समस्या (Orthopedic problems)	

(5) वृहत जन्मजात अपसामान्यताएँ (Major congenital abnormalities)
(6) आक्षेप या ऐंठन (Convulsions)
(7) भ्रूणीय संक्रमण (Fetal infection)
(8) पाण्डु रोग या पीलिया (Jaundice)
(9) सतत श्यावता (Persistent cyanosis)
(10) रक्तश्रावी प्रवृत्ति (Hemorrhagic diathesis)
(11) श्वसन-संकट संलक्षण (Respiratory distress syndrome)

अति खतरे के रोगियों की छानबीन(Screen) करने के लिए कुछ कार्यकर्ताओं (Workers) ने अंकन प्रणाली (Scoring system) को समाविष्ट (Introduce) किया है जो अनिवार्य नहीं है। तथापि (However), यदि एक व्यक्ति अंकन प्रणाली को प्रारंभ करना चाहता है तब स्थानीय कारकों तथा पूर्ववर्ती प्रबंध के अनुभव पर भी किसी अपसामान्यता (Abnormality) के लिए एक विशिष्ट प्राप्तांक को संलग्न करने के पहले विचार करना चाहिए।

अति खतरे पर रोगियों का प्रबंध (Management of High-risk Cases)

यदि प्रासूतिक (Obstetric) या प्रासविक परिणाम सुधार करना है तो इसके लिए अतिखतरे पर रोगियों की पहचान करनी होगी तथा उनके लिए उचित प्रसवपूर्व, प्रसवावधिक तथा नवजात शिशु की परिचर्या (Antenatal, intranatal and neonatal care) की व्यवस्था करनी होगी। इसका अर्थ यह नहीं है कि स्वस्थ तथा अजटिल (Uncomplicated) रोगियों (Cases) पर उचित ध्यान नहीं देना चाहिए। परन्तु सामान्यतः इन्हें विशेषकृत (Specialized) स्वास्थ्य या चिकित्सा केन्द्र में भर्ती करने की आवश्यकता नहीं होती है तथा उचितरूप से प्रशिक्षित धात्री(Midwives) या चिकित्सक के अधीन ही उनकी परिचर्या की जा सकती है। यह आवश्यक है कि सभी प्रत्याशी (Expectant) माताओं को एक क्षेत्र की प्रासूतिक सेवा के अधीन किया जाये। ग्रामीण क्षेत्रों तथा शहरी और अर्धशहरी (Semiurban) आन्तर निवासों (Pockets) में प्राथमिक परिचर्या तथा जाँच की व्यवस्था के लिए प्रशिक्षित सामुदायिक स्वास्थ्य कार्यकर्ता, स्वास्थ्य केन्द्र की परिचारिका (Nurse), धात्री तथा अन्य कर्मचारियों की सेवा का उपयोग किया जाना चाहिए। उनके लिए एक सरल जाँच-सूची (Simple checklist) तैयार करनी चाहिए तथा स्वास्थ्य केन्द्र में स्वास्थ्य केन्द्र के चिकित्सा पदाधिकारी (Medical officer) द्वारा अतिखतरे पर रोगियों की प्रारंभिक जाँच की व्यवस्था की जानी चाहिए। विभिन्न ग्रामीण क्षेत्रों में स्थापित लघु सामुदायिक प्रसवपूर्व निदानगृह (Antenatal clinics) के कार्यकर्ताओं और कुशल कर्मचारियों की सेवा भी ली जानी चाहिए। इन केन्द्रों में शिक्षण और अशिक्षण (Teaching and non-teaching) चिकित्सालयों के विशेषज्ञों की नियतकालिक सेवा की सुविधा होनी चाहिए। इन विशेषज्ञों के साथ सहयोग में स्वास्थ्य केन्द्र के चिकित्सा पदाधिकारी यह निर्णय करेंगे कि रोगियों के किस प्रकार का प्रबंध उनके घर पर या स्वास्थ्य केन्द्र पर किया जा सकता है। अधिक खतरे के रोगियों को विशेषीकृत निर्दिष्ट चिकित्सा केन्द्रों (Specialized referred hospitals) में भेजा जाना चाहिए। ग्रामीण क्षेत्रों से रोगियों को प्रेषण (Referral) चिकित्सालय के निकट मातृत्व प्रतीक्षागृह (Maternity waiting homes) में रखा जा सकता है। संगठनात्मक पहलू (Organizational aspects) को निम्नलिखित रूप में संक्षिप्त किया जा सकता है –

(1) धात्री विद्या कौशल (Midwifery skills), सामुदायिक सहभागिता (Community participation), प्रेषण व्यवस्था (Referral system) को समर्थ बनाना।
(2) स्थानीय निवासी (Resident), उपचर्याकार्मिक (Nursing personnel) तथा सामुदायिक स्वास्थ्य कार्यकर्ता (Community health workers) का उचित प्रशिक्षण।
(3) इन रोगियों की परिचर्या (Care) में शामिल कार्यकर्त्ताओं की सहभागिता के साथ नियतकालिक (Periodic) गोष्ठी (Seminars), पुनश्चर्या (Refresher course) का आयोजन (Organise) करना।
(4) प्रबंध के लिए विशेषीकृत केन्द्रों (Specialized centers) में रोगियों का केन्द्रीकरण।
(5) सामुदायिक भागीदारी (या सहभागिता), स्वास्थ्य परिचर्या मानवशक्ति (Health care manpower) तथा वित्तीय साधनों (Financial resources) का उचित उपयोग जहाँ इसकी अधिकांशतः आवश्यकता होती है।
(6) आवश्यक जाँच-पड़ताल (Investigations) के लिए पेरिनैटल प्रयोगशाला (Perinatal laboratory) की सुलभता (Availability) तथा नवजात शिशुओं (Neonates) के लिए एक उत्तम बाल-चिकित्सीय सेवा (Pediatric service) की सुलभता।
(7) अंत में समुदाय की आर्थिक स्थिति साहित्यिक (Literary) तथा स्वास्थ्य चेतन (Awareness) का सुधार (Improvement)।

पूर्ववर्ती विफल गर्भावस्था के रोगियों का अवलोकन करना चाहिए तथा दूसरे गर्भधारण (Conception) करने के पहले जाँच-पड़ताल जैसे–गर्भाशय-चित्रण (Hysterography) गर्भाशय-दर्शन (Hysteroscopy) उदर-दर्शन (Laparoscopy) या परायोनिक अतिस्वन-चित्रण (Transvaginal ultrasonography) का निष्पादन करना चाहिए। इससे मुलेरियन अपसामान्यता (Hypertension) मधुमेह, (Diabetes), वृक्क रोग (Kidney disease) या अवटु रोग (Thyroid disorders) के लिए पूर्ण जाँच करनी चाहिए तथा दूसरा गर्भधारण करने के पहले इसका उपचार करना चाहिए। यौन-संचारित रोग (STD = Sexually transmitted diseases) का उपचार तथा गर्भाशय-ग्रीवा के विदारण (Cervical tear) की मरम्मत गर्भधारण करने के पहले करनी चाहिए। विष-प्लाविका (Toxoplasma), इम्यूनोग्लोबुलिन(Immunoglobulin, IgG, IgM) तथा फॉस्फोलिपिड-रोधी प्रतिरक्षी (Antiphospholipid antibodies) के लिए रक्तोद-जाँच (Serology) करनी चाहिए तथा इसके सकारात्मक (Positive) होने पर उचित उपचार करना।

गर्भवती स्थिति में फोलिक अम्ल (4 mg दैनिक) चिकित्सा (Folic acid therapy) आरंभ करनी चाहिए तथा सम्पूर्ण गर्भावस्था में इसे निरंतर रखना चाहिए। प्रारंभिक नैदानिक (Clinical) जाँच के बाद गर्भावस्था में प्रारंभिक दिनचर्या (Routine) तथा विशेष प्रयोशाला जाँच-पड़ताल (Investigations) करनी चाहिए। आहार (Diet), क्रियाशीलता (Activities), विश्राम (Rest) तथा औषधि (Medicines) के संबंध में आवश्यक सलाह देनी चाहिए। न्यूनतम औषधि लेने की सलाह गर्भावस्था के दौरान देनी चाहिए, विशेषकर प्रारंभिक महीनों में।

मातृक और भ्रूणीय कल्याण का मूल्यांकन (Assessment of maternal and fetal well-being): उचित निर्देशक-सिद्धान्त (Guidelines) के अनुसार प्रत्येक प्रसवपूर्ण मुकालात (Antenatal visit) में इसे करना चाहिए। इसमें

मातृक जटिलता (Complications) का अवलोकन करना चाहिए और यदि आवश्यक हुआ तो उसका उपचार करना चाहिए।

प्रथम त्रिमास (Trimester) में पूर्ववर्ती गर्भपात (Previous abortion) के इतिवृत्त (History) के रोगियों को विश्राम करने तथा यौन-संबंध (Sexual intercourse) से परहेज करने की सलाह देनी चाहिए। इन रोगियों में प्रथम त्रिमास में योनिक (Vaginal) जाँच से बचकर रहना चाहिए। जिन रोगियों में गर्भाशय-ग्रीवा की अक्षमता (Cervical incompetence) का संदेह होता है, उनका द्वितीय त्रिमास में अतिस्वन चित्रण (Sonography) द्वारा मूल्यांकन करना चाहिए। आवश्यकता पड़ने पर उचित समय पर गर्भाशय-ग्रीवा का परिवेष्टन (Encirclage) शल्यक्रिया की जा सकती है। कालपूर्व (Premature) प्रसव, अव्याख्यित मृत प्रसव (Unexplained still-birth), अंतःगर्भाशयी विकास मंदन (IUGR=Intrauterine growth retardation) तथा अनेक अन्य जटिलताओं के साथ रोगी-गण चिकित्सालय में निरीक्षण के साथ दीर्घकाल के विश्राम द्वारा लाभान्वित हो सकती है।

प्रसव का प्रबंध (Management of labor): यह सुस्पष्ट (Evident) है कि चयनात्मक (Elective) शल्यक्रिया द्वारा प्रसव (CS = Cesarean section) कराना अति खतरे पर रोगियों के लिए आवश्यक होता है। कुछ रोगियों (Cases) में गर्भावस्था के 37—38 पूर्ण सप्ताह के बाद प्रसव के प्रेरण (Induction) की आवश्यकता हो सकती है। स्वतः प्रसव या प्रेरित प्रसव के रोगियों के प्रसव के दौरान पर्याप्त परिवीक्षण (Monitoring) की आवश्यकता होती है जिससे कि प्रसव की प्रगति का मूल्यांकन या भ्रूणीय ऑक्सीक्षीणता (Fetal hypoxia) का अवलोकन किया जा सके।

भ्रूण (Fetus) की स्थिति का मूल्यांकन (Assessment) निम्नलिखित द्वारा होता है —

(1) भ्रूणीय हृदय गति (FHR) का निरंतर इलेक्ट्रॉनिक परिवीक्षण (Continuous electronic monitoring): परिश्रावक या स्टेथोस्कोप (Stethoscope), भ्रूणदर्शी (Fetoscope) या डॉप्लर (Doppler) द्वारा
(2) उल्वीद्रव (Liquor amnii) में नवविष्ठा का पारगमन (Passage of meconium)
(3) pH मूल्य (Values) के लिए भ्रूणीय शिरोवल्क (Fetal scalp) के रक्त की जाँच

यदि प्रसव की प्रथम अवस्था में भ्रूणीय ऑक्सीक्षीणता (Hypoxia) का कोई प्रमाण या संकेत मिलता है या प्रसव की प्रगति में विफलता होती है तब शल्यक्रिया द्वारा प्रसव (CS) आवश्यक होता है। जनन (Delivery) के तत्काल बाद नवजात शिशु (Neonate) की स्थिति का मूल्यांकन किया जाता है। इन शिशुओं मे अनेक को विशेषज्ञ की परिचर्या (Expert care) की आवश्यकता होती है। प्रसव का संचालन एक साधन-सम्पन्न (Equipped) शिशु-परिचर्या कक्ष (Neonatal care unit) के साथ चिकित्सा-केन्द्र में किया जाता है।

प्रासूतिकी में प्रतिरक्षा विज्ञान (Immunology in Obstetrics)

वर्तमान में अनेक प्रासविक (Obstetric) समस्याओं की व्याख्या प्रतिरक्षात्मक जटिलता (Complexity of immunology) से की जाती है। इस प्रकरण (Topic) में चयनित क्षेत्रों का संक्षिप्त पुनरीक्षण (Review) किया जायेगा जिसमें प्रतिरक्षात्मक व्याख्या (Immunological explanation) पर विशेष ध्यान दिया जायेगा।

गर्भावस्था का मौलिक प्रतिरक्षा विज्ञान (Basic immunology of pregnancy): वह ऊतक (Tissue) जिसको बारम्बार रोपण (Grafting) तथा बारम्बार सहन (Tolerate) किया जाता है, वह भ्रूण (Fetus) होता है। भ्रूण की अस्वीकृति की रहस्मय कमी (Mysterious lack of rejection) प्रतिरक्षा विज्ञानी (Immunologists) के लिए एक पहेली (Puzzle) बन गयी है।

भ्रूणीय भिन्न रोपण (Feta allograft) जो पिता से अपना ऊतक-संगति प्रतिजन (Histocompatibility antigens) का अर्ध (Half) प्राप्त करता है वह क्यों नहीं अस्वीकृत होता है? भ्रूण और उसकी माता के बीच प्रतिजन की असंगति (Antigen incompatibility) होती है। सफल गर्भावस्था स्वयं एक प्रतिरक्षात्मक विरोधाभास (Immunological paradox) है। गर्भावस्था में कुछ जटिलताओं (Complications) का संबंध अधोस्थित (Underlying) प्रतिरक्षात्मक कारणता (Etiology) के साथ होता है। बेहतर समझ के लिए मूलभूत प्रतिरक्षा विज्ञान के कुछ क्षेत्रों की चर्चा सर्वप्रथम की जायेगी।

अन्तर्निहित (या जन्मजात) प्रतिरक्षित सुरक्षा (Innate immune defence): इसमें योगदान मुख्यतः कोशिकाओं (Cells) के दो प्रकार द्वारा होता है। वे हैं — भक्षक-कोशिका (Phagocytes) [न्यूट्रोफिल (Neutrophils), मोनोसाइट (Monocytes) तथा मैक्रोफेज (Macrophages) या वृहत भक्षकाणु, तथा प्राकृतिक हत्यारा कोशिका (Natural killer or NK cells)। लाइसोसोमीय किण्वक (Lysosomal enzymes) के साथ सूक्ष्मजीवों (Micro-organisms) को भक्षकाणु (Phagocytes) अंतर्ग्रहण करते हैं तथा अपने में पचा लेते हैं। NK कोशिका उन कोशिकाओं को नष्ट करती है जो HLA (Human leukocyte antigen = मानव श्वेताणु-प्रतिजन) श्रेणी I अणुओं (Class I molecules) में अपर्याप्त (Deficient) होती है।

अर्जित प्रतिरक्षित सुरक्षा (Acquired immune defence): इससे भी कोशिकाओं के मुख्यतः दो प्रकारों द्वारा योगदान किया जाता है वे हैं — लसीकाणु (Lymphocytes) B और T तथा प्रतिजन प्रस्तुतक कोशिका (APC=Antigen presenting cells)। T लसीकाणु को T-मददगार (Helper) (Th) तथा T कोशिका-विषाक्त (Cytotoxic) (Tc) के रूप में वर्गीकृत किया जाता है। Th कोशिका के दो प्रकार — Th1 तथा Th2 होते हैं। Th1 कोशिका मैक्रोफेज (या वृहत भक्षकाणु) को सक्रिय बनाती है जो कोशिका मध्यस्त प्रतिरक्षा (Cell mediated immunity) में शामिल होती है। Th2 कोशिका द्वारा B कोशिका विभेदन (Differentiation) सक्रिय होता है जो द्रवीय प्रतिरक्षा (Humoral immunity) में शामिल होता है।

वृहत ऊतक-संगति संकुल (MHC=Major histocompatibility complex): वह बहुल स्थलों (Multiple loci) के साथ जीन्स (Genes) का एक संकुल (Complex) जो गुणसूत्र (Chromosome) 6 पर स्थित होता है। MHC झिल्ली (Membrane) प्रोटीन के दो प्रकारों को कूटबद्ध (Encode) करता है जिसे मानव श्वेताणु प्रतिजन (HLA = Human leukocyte antigens) श्रेणी I और II के रूप में जाना जाता है।

(1) गर्भावस्था में प्रतिरक्षा विज्ञान (Immunology in Pregnancy)

(i) गर्भावस्था एक प्रतिरक्षा-अपर्याप्त (Immunodeficient) स्थिति नहीं है। पैतृक प्रतिजन (Paternal antigen) के विरूद्ध दोनों-द्रवीय और कोशिका-मध्यस्त प्रतिरक्षा (Humoral and cell-mediated immunity) के लिए अनुक्रिया (Respond) करने में महिला समर्थ होती है।

(ii) NK कोशिकाओं का एक विशिष्ट प्रकार (Large granular lymphocytes = वृहत कणिकामय लसीकाणु) पतनिका (Decidua) में उपस्थिति होते हैं, मुख्यतः रोपण (Implantation) के स्थल (Site) पर। ये NK (Natural killer) कोशिकाएँ रक्त की NK कोशिकाओं से भिन्न होती हैं। ये NK कोशिकाएँ बीजपोषक (Trophoblast) आक्रमण को नियंत्रित करती (या रोकती) हैं जब वे बीजपोषक HLA श्रेणी I अणु के साथ अंतर्क्रिया (Interact) करती हैं।

(iii) भ्रूणीय ऊतक (Fetal tissue) से बीजपोषक कोशिकाओं (Trophoblast cells) की उत्पत्ति होती है तथा पतनिका (Decidua) पर आक्रमण करती हैं। माता और भ्रूण (Fetus) के बीच अंतः-फलक (Interface) का निर्माण बीजपोषक कोशिकाओं (Placenta = अपरा) द्वारा होता है। इस प्रकार भ्रूण और माता के बीच कोशिकाओं के संचारण के विरूद्ध एक समर्थ अवरोधक (Barrier) का निर्माण अपरा करती है।

(iv) बीजपोषक जो जरायु उदवर्ध (Chorionic villi) को आच्छादित (Cover) करता है अर्थात् उदवर्धी बीजपोषक (Villous trophoblasts) आंतर उदवर्धी स्थान (Intervillous space) पर मातृक रक्त के साथ संपर्क में आते हैं तथा मातृक दैहिक प्रतिरक्षित अनुक्रिया (Maternal systemic immune response) के साथ अंतर्क्रिया करते हैं। यह HLA श्रेणी I और श्रेणी II अणु (Molecules) को प्रकट (Express) या व्यक्त नहीं करता है।

(v) पतनिका के साथ संपर्क में बीजपोषक (अर्थात् उदवर्धी बीजपोषक-बाह्य = Extra villous trophoblast) HLA श्रेणी I अणु को प्रकट करता है परन्तु HLA श्रेणी II अणु को प्रकट नहीं करता। यह (श्रेणी I अणु) मातृक स्थानिक गर्भाशयी प्रतिरक्षित अनुक्रिया (Local uterine immune response) के साथ अंतर्क्रिया करता है।

(vi) HLA प्रतिजन की कमी के कारण अपरा (Placenta) प्रतिरक्षा-समर्थ कोशिकाओं (Immuno-competent cells) को उपस्थित नहीं करती है। अपरा एक समर्थ प्रतिरक्षात्मक अवरोधक (Efficient immunological barrier) के रूप में कार्य करती है।

(vii) गर्भावस्था के दौरान मातृक प्रतिरक्षित अनुक्रिया का स्थानान्तरण (Immunodeviation=प्रतिरक्षा-विचलन) Th1 (Cell mediated) से Th2 (Humoral mediated) में हो जाता है। साइटोकाइन्स (Cytokines) के उत्पादन के कारण Th2 प्रकार की अनुक्रिया लाभदायक होती है। प्रतिरक्षा विचलन के कारण गर्भावस्था में संधिशोथ (Rheumatoid arthritis) के साथ महिला का सुधार होता है।

(viii) गर्भावस्था के दौरान मातृ-पित्रीय प्रतिजन (Paternal antigens) के प्रतिरक्षी (Antibodies) का उत्पादन होता है। ये हैं – HLA–रोधी प्रतिरक्षी तथा संवेदीकृत (Sensitised) T कोशिका के विरूद्ध प्रतिरक्षी (Antibodies)। इन प्रतिरक्षियों का वृहत प्रभाव गर्भावस्था परिणाम पर होता है।

(ix) गर्भावस्था में शामिल प्रतिरक्षात्मक रचनातंत्र (Immunological mechanism) अंग प्रतिरोपण (Organ transplantation) के रचनातंत्र के समान नहीं होता है।

अन्य अभिधारणाएँ (Postulations) हैं –

प्रतिरक्षी: दमनकारी कारक (Immuno-suppressive factors) जो गर्भावस्था में परिचालित (या सक्रिय) होते हैं – इस्ट्राडिओल (Estradiol), प्रोजेस्टेरोन (Progesterone), hCG (Human chorionic gonadotropin) तथा प्रोलैक्टिन (Prolactin)। भ्रूणीय सहनशीलता (Tolerance) संभवतः ऐल्फा-फीटोप्रोटीन (Alpha or α-fetoprotein) की उपस्थिति के कारण होती है। कुछ (संख्या में) गर्भावस्था संबंधित ग्लाइको प्रोटीन (Glycoproteins) जैसे 2-मैक्रोग्लोबुलिन (Macroglobulin) तथा अपरा का इन्टरफेरॉन (Placental interferon) में प्रतिरक्षा-दमनकारी गुण होते हैं। उल्वीद्रव (Amniotic fluid) में प्रचुर प्रतिरक्षा-दमनकारी फॉस्फोलिपिड (Phospholipid) होता है।

भ्रूणीय अन्यरोपण (Allograft) को बने रहने के लिए प्रतिरक्षात्मकरूप से (Immunologically) विशिष्ट अवरोधी प्रतिरक्षी (Blocking antibodies) अनिवार्य होते हैं। ये (अवरोधी प्रतिरक्षी) लक्ष्य कोशिकाओं के सतही प्रतिजन (Surface antigens of target cells) (Graft = रोपण) के साथ संयुक्त होते हैं जो तब मेजबान (Host) [माता का विषाक्त लसिकाणु (Cytotoxic lymphocytes of mother)] के ग्राही के लिए अब सुलभ (Accessible) नहीं होते हैं। अपरा की कोशिकाओं पर अवरोधी प्रतिरक्षी आवरण (Coat) चढ़ाते हैं और इस प्रकार मातृक लसिकाणु (Maternal lymphocytes) द्वारा उनके नाशन को रोका जाता है। पुनरावृत्त गर्भपात (Recurrent miscarriage) में बीजपोषक लसीकाणु के प्रतिकूल प्रतिक्रियाशील प्रतिजन (Trophoblast lymphocyte cross-reactive antigen) (TLX) की मातृक पहचान की विफलता होती है। अतः अवरोधी प्रतिरक्षी का उत्पादन नहीं होता है। जोड़ियों (Partners) के बीच HLA की साझेदारी (Sharing) के कारण यह होता है।

(2) नवजात (शिशु) का ABO रक्तक्षयी रोग (ABO Hemolytic disease of the newborn)

जन्म के 24 घंटे के अंदर नवजात शिशु में पाण्डुरोग (Jaundice) माता के ABO समप्रतिरक्षण (Iso-immunization) के कारण हो सकता है। समूह A1 भ्रूण (Fetus) का वहन करनेवाली समूह O की माता में प्रभाव (Incidence) अधिक होता है। इसका अपवाद है – A1 प्रतिजन का शक्तिशाली होना। यह स्पष्ट रूप से ज्ञात नहीं हुआ है कि अधिकतर A1 भ्रूण क्यों इसका शिकार होता है। यह अभिधारणा (Postulation) है कि समूह O की माताओं में IgG (Immunoglobulin) A-रोधी/B-रोधी का निर्माण सामान्यतः अधिक होता है। IgM A-रोधी/B-रोधी मातृक प्रतिरक्षी (Maternal antibodies) भी नवजात के ABO रक्तक्षयी रोग को उत्पन्न करने में योगदान करता है।

(3) रीसस-समप्रतिरक्षण (Rhesus or Rh-Isoimmunization)

गर्भावस्था के दौरान कभी भी मातृक रक्त-परिवहन (Maternal circulation) में भ्रूणीय रक्त (Fetal blood) का यद्यपि प्रवेश हो सकता है, तृतीय त्रिमास (3rd trimester) में, विशेषकर अपरा (Placenta) के पृथक्करण (Separation) के दौरान भ्रूण-मातृक रक्तश्राव प्रायिक (Common) होता है। Rh-ऋणात्मक (Negative) माता में प्रतिरक्षण (Immunization) उत्पन्न करने के लिए Rh-सकारात्मक (Positive) भ्रूणीय रक्त का 0.1 ml पर्याप्त होता है। Rh-D

प्रतिजन (Antigen) के विरूद्ध प्रतिरक्षण अधिक प्रायः होता है क्योंकि Rh-प्रतिजन जैसे–C, E, आदि की अपेक्षा D अधिक समर्थ प्रतिजनीय (Antigenic) होता है। Rh-D से भिन्न तथा अन्य रक्त समूह प्रतिजन जैसे ''केल'' (Kell), ''डुफी'' (Duffy) के विरूद्ध मातृक प्रतिरक्षण भी आलेख (Record) में है। भ्रूणीय Rh-D सकारात्मक लोहिताणु (Positive red cells) जो Rh-ऋणात्मक (Negative) माता के रक्त-परिवहन (Circulation) में प्रवेश करते हैं वे माता को प्रतिरक्षित (Immunize) करने में कुछ सप्ताह लेते हैं। इस परिस्थिति में Rh-D समूहिका (Agglutinin=ऐग्लुटिनिन) का निर्माण माता करती है जो पुनः अपरा-अवरोधक (Placental barrier) से होकर भ्रूण में जाती है जिससे समूहन (Agglutination) उत्पन्न होता है या भ्रूणीय लोहिताणु (Fetal erythrocytes) का अपक्षय होता है। यह खतरनाक स्थिति जैसे–भ्रूण का जलोदर (Hydrops fetalis), गर्भावस्था का पाण्डु रोग (Icterus gravis neonatorum) या गंभीर पीलिया (Kernicterus) की ओर प्रवृत्त होता है।

(4) प्राक्-गर्भाक्षेपक (Pre-eclampsia)/गर्भाक्षेपक (Eclampsia)

इस स्थिति में माता के रक्तोद (Serum) में बीजपोषक प्रतिरक्षी (Trophoblast antibodies) पाया जाता है। यह ज्ञात है कि अपरा तथा वृक्क के प्रतिजन (Placental and renal antigens) पारगामी-प्रतिक्रिया (Cross-react) करते हैं। गर्भावस्था रोग (Gestosis) में वृक्कीय क्षति (Renal lesions) प्रायिक (Common) होती है। इम्यूनोग्लोबुलिन (Immunoglobulin) विशेषकर IgG तथा IgM, तांत्विन (Fibrin=फाइब्रिन) और पूरक (Complement) का अधोअंतःस्तरीय संग्रह (Subendothelial deposits) होता है जो यह संकेत करता है कि प्रतिरक्षित जटिल व्यतिक्रम (Immune complex disorder) उपस्थित है। पुनः निम्नलिखित अवलोकन (Observation) किया जाता है – (a) प्रजन-संगी (Reproductive partner) से शुक्राणु (Sperm) का प्रभावन (Exposure) या अपरा या भ्रूण की कोशिकाओं (Placental or fetal cells) का प्रभावन सुरक्षात्मक होता है। (b) शुक्राणु दान (Sperm donation) या अण्डाणु-कोशिका (Oocyte) दान के साथ गर्भावस्था में प्राक-गर्भाक्षेपक अधिक होता है क्योंकि स्व-प्रतिजन साझेदारी (Self-antigen sharing) होती है। (c) पतनिका की NK (Natural killer) कोशिका (Decidual NK cells) के साथ उदवध-बाह्य बीजपोषक (Extravillous trophoblast) से HLA (Human leukocyte antigen) श्रेणी I अणु की अन्तर्क्रिया (Interaction) से बीजपोषक आक्रमण नियमित (Regulate या नियंत्रित) होता है।

गर्भावस्था-रोग (Gestosis) में अपरा की वाहिकाओं (Placental vessels) में भी अपसामान्यताएँ (Abnormalities) देखी जाती हैं। सामान्यतः अपरा के तल (Bed) में सर्पिल धमनियों (Spiral arteries) की अवकोशिकाएँ (Lumina या पुटी) होती हैं जो बीजपोषक आक्रमण के कारण अधिक वर्धित (Enlarged) हो जाती हैं और यह रूप गर्भावस्था के 12 सप्ताह तक गर्भाशय-पेशीस्तर (Myometrium) की एक तिहाई आंतरिक भाग में उपस्थित होता है। इसमें आंतर उदवर्धी स्थान (Intervillous space) से होकर रक्त-प्रवाह की सुविधा होती है। तथापि (However), प्राक्-गर्भाक्षेपक में संवहनी विस्फारण (Vascular dilation) केवल पतनिका (Decidua) में होता है और आगे नहीं। इस प्रकार पेशीय आवरण (Muscular coat) का धारण (Retention) तथा आंतर उदवर्धी स्थान में ह्रासित (Decreased) रक्तप्रवाह (Blood flow) के कारण सतही संवहनी प्रतिरोध (Peripheral vascular resistance) में वृद्धि होती है। यह अपरा (Placenta) में परिवर्तन की पहल कर सकती है जो रक्तपरिवहन (Circulation) में परिवर्तित अपरा-ऊतक (Placental tissue) के अवयवों की मुक्ति की ओर प्रवृत्त होती है। अंततः स्वप्रतिरक्षित स्थिति (Auto-immune state) का पतन (Precipitation) होता है जो वृक्कीय संवहनी-विन्यास (Renal vasculature) को शामिल करता है।

(5) स्वतः और पुनरावृत्त गर्भपात (Spontaneous and recurrent abortion)

स्वतः और पुनरावृत्त गर्भपात के रोगियों में एक प्रतिरक्षात्मक अंतक्रिया (Immunological interaction) का संकेत कुछ अवलोकनों (Observations) में मिलता है। – (a) सामान्यतः माता का ABO समूह भ्रूण (Fetus) के रक्तसमूह से भिन्न होता है। गर्भपात का प्रभाव (Incidence) अधिक होता है जब भ्रूण समूह माता O समूह का तथा पिता समूह का होता है। (b) असम्बद्ध पुरूष की अपेक्षा स्त्री के पति से त्वचा-रोपण (Skin graft) को पुनरावृत्त गर्भश्रावक (Recurrent aborters) पहले अस्वीकृत करता है। पति के परिवर्तन के बाद पुनरावृत्त गर्भश्रावक में सफल गर्भावस्था होती है। (c) सफल गर्भावस्था में आनुवंशिकरूप से (Genetically या जननिकरूप से) असमान गर्भधारणी उत्पाद (Conceptus) तथा पर्याप्त Th2 (T-helper 2) मातृक प्रतिरक्षित अनुक्रिया (Maternal immune responses) की आवश्यकता होती है। (d) Th2 प्रतिरक्षित अनुक्रिया को उत्पन्न करने के लिए माता से भ्रूणीय HLA फीनोटाइप (Phenotype) को भिन्न होना चाहिए। (e) पुनरावृत्त गर्भश्राव (Miscarriage या गर्भपात) की महिला Th2 साइटोकान्स (Cytokines) (IL-4 तथा IL-2, IL=Interleukin=इन्टरल्यूकि) की अल्प मात्रा (Low level) का उत्पादन करती है। (f) सफल गर्भावस्था के दम्पत्ति (Couples) की तुलना में अपने पति के साथ पुनरावृत्त गर्भपात की महिला (पत्नी) अधिक HLA (Human leukocyte antigens) की साझेदार (Share) होती है। (g) पुनरावृत्त गर्भपात की स्त्री की पतनिका (Decidua) में NK (Natural killer) कोशिका की कम संख्या होती है। यह पतनिका के अंदर परिवर्तित प्रतिरक्षित वातावरण का संकेत होता है। (h) पुनरावृत्त गर्भश्राव की महिलाओं के लिए प्रतिरक्षा-चिकित्सा (Immunotherapy) का विधान (Regimen) उसके गर्भधारणी उत्पाद (Conceptus) के विरूद्ध प्रतिरक्षित अनुक्रिया के उत्तेजन के विचार पर आधारित होता है। पति का लसीकाणु (Lymphocytes) के साथ सुई (Injection) देने का प्रयोग किया गया है परन्तु उसके लाभ का निर्णायक प्रमाण (Conclusive evidence) नहीं है।

(6) फास्फोलिपिड-रोधी संलक्षण (Anti-phospholipid syndrome) [देखें अध्याय 22 का त्रुटिपूर्ण प्रासूतिक इतिवृत्त (Bad Obstetric History)]

दैहिक त्वचा रक्तिमा (SLE= Systemic lupus erythematosus) में दो फॉस्फोलिपिड-रोधी प्रतिरक्षी (Antibodies): ल्यूपस प्रतिस्कंदक (Lupus anticoagulant) तथा प्रतिकार्डियोलिपिन (Anticardiolipin) महत्वपूर्ण होते हैं। ये प्रतिरक्षी स्कंदन मार्गों का दुर्व्यवस्थापन (Dysregulation of coagulation pathways) द्वारा क्रिया करते हैं। इसके कारण गर्भाशय-अपरा वाहिकाओं की घनास्त्रता (Thrombosis of utero-placental vessels) तथा अपरा का अल्प निवेशन (Poor placental perfusion) होता है।

(7) मातृक स्वप्रतिरक्षित रोग और भ्रूण (Maternal auto-immune disease and fetus)

(a) अवटु-विषाक्त (Thyrotoxic) माता से जन्मे शिशुओं में अवटु-विषाक्त रोग (Thyrotoxicosis) का प्रभाव अधिक होता है। (b) मूल रोगात्मक अल्पबिम्बाणु रक्तक रक्तचित्तता (Idiopathic thrombocytopenic purpura) की माता से जन्मे शिशु सम्भवतः समान रोग से पीड़ित होता है। (c) पेशी दुर्बलता (Myo-asthenia) सगभर्ता (Gravis) में भी कुछ इसी प्रकार का संबंध होता है।

दैहिक त्वचारिक्तमा (SLE) से पीड़ित माता से जन्मे शिशु में प्रायः जन्मजात हृदय-अवरोध (Congenital heart block) का विकास होता है जो RO-रोधी (Anti SS-A तथा Anti SS-B) प्रतिरक्षी (Anti-RO antibodies) का परा-अपरा संचारण (Transplacental transmission) के कारण होता है। SLE के रोगियों में गर्भावस्था के दौरान या प्रारंभिक प्रसवोत्तर अवस्था (Early postpartum phase) में प्रायः रोग की क्रियाशीलता उत्तेजित होती है। इस समूह में सूचीबद्ध सभी रोग नवजात (Newborn) में अस्थायीरूप से (Transiently) प्रदर्शित होते हैं।

(8) जनन-क्षमता का प्रतिरक्षात्मक नियंत्रण (Immunologic control of fertility)

(i) अपरा का हार्मोन (Placental hormones): मानव जरायु-गोनैडोट्रॉफिन (hCG=human chorionic gonadotropin) जो पीतिकाकरण हार्मोन (LH=Luteinizing hormone), अवटु उत्तेजक हार्मोन (TSH=Thyroid stimulating hormone) तथा पुटक उत्तेजक हार्मोन (FSH=Follicle stimulating hormones) के साथ पारगामी प्रतिक्रिया (Cross-react) करता है, उसमें β-उपइकाई (Subunit) होती है अर्थात् अप्रतिरक्षाजनक (Non-immunogenic) होता है जो प्रतिरक्षी (Antibody) के उत्पादन के लिए हैप्टेन (Hapten= Antigenic) के साथ युग्मित (Coupled) होता है। रोपण (Implantation) के पहले कोरक पुटी (Blastocyst) अवस्था में पोषबाह्यजनस्तर (Trophoectoderm) पर hCG का पता लगाया जा सकता है। इस प्रकार अपरा-प्रतिजन रोधी (Antiplacental antigen) को hCG-रोधी टीके (Vaccine) पर केन्द्रित किया गया है। hCG-रोगी टीके का अनेक में वही प्रभावी होता है जो hCG की इ(बीटा)-उपइकाई (Subunit) पर C-सीमावर्ती पेप्टाइड (Terminal peptide) के विरूद्ध संचालित होता है। यह प्रतिरक्षी LH के साथ प्रतिकूल प्रतिक्रिया (Cross-react) करता है जो 12 महीने तक प्रभावी माना जाता है।

(ii) अ-हार्मोनी बीजपोषक-प्रतिजन (Non-hormonal trophoblastic antigens): दो बीजपोषक प्रोटीन SP1 तथा PP5 के विरूद्ध रक्तोद–रोधी (Antisera) का निर्माण प्रयोगात्मक पशुओं में किया जा रहा है।

(iii) मानव-शुक्राणु प्रतिजन (Human sperm antigen): LDH-X (LDH= Lactate dehydrogenase=लेक्टेट डीहाइड्रोजीनेस) के विरूद्ध अनेक शुक्राणु प्रतिजन प्रतिरक्षियों (Sperm antigens antibodies) का हाल में मूल्यांकन किया गया है। जब LDH-X प्रतिरक्षी रोधी की सुई (Injection) प्रयोगात्मक पशुओं में दी जाती है तब जीवनक्षम शुक्राणुओं (Viable sperms) तथा अण्डाणु का अनुपयुक्त रोपण (Improper implantation of ovum) का पर्याप्त न्यूनीकरण (Reduction) होता है।

(iv) पारभासी क्षेत्र (Zona pellucida=ZP): यह सर्वाधिक विस्तृत नियोजित सम्भवतः अण्डाणु-कोशिका का लक्ष्य प्रतिजन (Oocyte target antigen) है। पारभासी क्षेत्र (AP) की ओर रक्तोद-रोधी (Antisera) शुक्राणु (Sperm) के प्रवेश को रोकता है क्योंकि यह क्षेत्र की सतह पर आवरण (Coat) लगाता है। ZP रोधी प्रतिरक्षी (Antibody) के साथ जनन-अक्षम (Infertile) महिलाओं से रक्तोद (Sera, यह Serum का बहुवचन है) कृत्रिम निषेचन (Vitro fertilization) को रोकता है। केवल B कोशिका एपिटोप (Cell epitopes) के साथ एक ZP प्रतिरक्षा-जन (Immunogen) के विकास करने पर प्रयास को केन्द्रित किया गया है। प्रयोगात्मक (Experimental) पशु में दीर्घकालिक (Long term) परन्तु प्रतिवर्ती (Reversible) जनन क्षमता-रोधी (Anti-fertility) प्रभाव को उत्पन्न करने में अभिगम (Approach) सफल हुआ है।

(v) जननांगी क्षेत्र की स्थानिक प्रतिरक्षित अनुक्रिया (Local immune response of the genital tract): यह ज्ञात है कि गर्भाशय अंतःस्तर (Endometrium) तथा योनि की श्लेष्मल झिल्ली (Vaginal mucosa) IgA का श्राव (Secrete) नहीं करती है। श्रावी IgA के उत्पादन के उत्तेजन द्वारा शुक्राणु प्रतिजन (Sperm antigens) के विरूद्ध गर्भाशय-ग्रीवा (Cervix) में स्थानिक प्रतिरक्षा (Immunity) उत्पन्न करने का प्रयास किया जा रहा है।

(vi) शुक्राणु-रोधी प्रतिरक्षी (Antisperm antibodies) (IgG, IgM या IgA): ये या तो रक्तोद (Serum) में या जनन-क्षेत्र (Reproductive tract) में उपस्थित होते हैं। महिला के जनन-क्षेत्र में जो प्रतिरक्षी (Antibodies) उपस्थित होते हैं, वे शुक्राणु-सतह (Sperm surface) के प्रतिजनों को बांधते हैं तथा शुक्राणु की गतिशीलता को प्रभावित करते हैं जो जनन-अक्षमता (Infertility) का कारण बन सकते हैं।

अध्याय 39

प्रसूति विज्ञान में सामयिक प्रकरण (Current Topics in Obstetrics)

प्रासूतिकी में अंकेक्षण या लेखा-परीक्षा (Audit in Obstetrics)

नैदानिक परिचर्या (Clinical care) में प्रगति एक परिवर्तन के बिना प्राप्त नहीं की जा सकती है। उन्नति या सुधार के लिए नैदानिक चिकित्सा (Clinical medicine) में अनेक पुराने कार्यों को हटाना होगा। अंकेक्षण (Audit)(Clinical review=नैदानिक पुनर्विलोकन) एक प्रभावी साधन है जो यह सूचित करता है कि परिवर्तन अनिवार्य है।

परिभाषा (Definition): अंकेक्षण को चिकित्सा-परिचर्या (Medical care) की गुणवत्ता (Quality) के सुव्यवस्थित और समालोचनात्मक विश्लेषण (Systematic and critical analysis) के रूप में परिभाषित किया जाता है। अंकेक्षण का निष्पादन करने का उद्देश्य नैदानिक परिचर्या की गुणवत्ता में सुधार करना है। चिकित्सालय कार्य और प्रशासन के अनेक पहलुओं या क्षेत्रों (Aspects) के परिवर्तन तथा शक्तिकरण द्वारा इसे किया जाता है। अंकेक्षण को अनुसंधान (Research) के साथ भ्रमित (Confused) नहीं करना चाहिए जिसमें नवीन प्रयोग, जाँच या उपचार शामिल होते हैं।

अंकेक्षण चिकित्सीय (Medical) हो सकता है जहाँ चिकित्सकों द्वारा चिकित्सीय पहलू या क्षेत्र के संबंध में छानबीन या संवीक्षण (Scrutining) का कार्य किया जाता है। यह नैदानिक (Clinical) हो सकता है जहाँ सभी स्वास्थ्य व्यवसायी-गण (Health professionals) जिसमें चिकित्सक भी शामिल होते हैं, के द्वारा संवीक्षण कार्य किया जाता है।

अंकेक्षण का संरचनाकरण (Structuring an audit): अंकेक्षण की पहले से तैयारी की जाती है। यह उपलब्ध संसाधन (Resources) पर आधारित होता है जिसमें कार्मिक (Personnel) तथा वित्त (Finance) को भी शामिल किया जाता है। प्रासूतिक अंकेक्षण (Obstetric audit) का संगठन करने का महत्वपूर्ण पहलू सभी चिकित्सकों (Doctors), धात्रियों (Midwives) तथा व्यवसायीगण (Professionals या पेशेवर) को प्रेरित करना है। तथ्यों (Facts) तथा आँकडों (Data) का उचित प्रलेखन (Documentation) वहाँ होना या रखना आवश्यक है। अंकेक्षण को गोपनीय (Confidential) होना चाहिए जिसे एक शैक्षिक साधन (Educational tool) माना जाता है।

उदाहरण (Example): विषयी (Subject): ''उच्च रक्तचाप की गर्भवती स्त्री के रक्तचाप की जाँच या माप न्यूनतम 6 घंटे के अंतर पर करना चाहिए।'' इस विषय के साथ एक मानक (Standard) [उत्कृष्ट कार्य = Best practice)] को अपनाना है। सूचक (Indicators) हैं – रक्तचाप का मापन, उच्च रक्तचाप (Hypertension) की गर्भवती स्त्री तथा अवधि (Time)। अतः कर्मचारी-गण (Staff) तथा उपस्कर (Equipment= उपकरण तथा अन्य साधन) को उपलब्ध कराना है। अध्ययन या जाँच (Study) में रोगियों की अधिकतम संख्या को शामिल करने के लिए एक लक्ष्य (Target) (95%) का निर्धारण किया जाता है। परिवीक्षण विधियों (Monitoring methods) का पालन सख्ती से करना चाहिए। इसमें अवयव (Components) हैं – प्रलेखन और आँकड़ों का संग्रहण (Documentation and data collection)। अंकेक्षण का निष्पादन करने के लिए एक व्यक्ति जैसे–प्राध्यापक (Lecturer)। पंजीकार (Registrar) होता है अंत में विद्यमान कार्य (Existing practice) का समालोचनात्मक विश्लेषण किया जाता है तथा तुलना मानक के साथ की जाती है। आँकड़ों का संसाधन (Processing) करने में कम्प्यूटर या परिकलित्र (Computer) का उपयोग सहायक होता है। जब समस्याओं की पहचान और समाधान होता है तब बेहर नैदानिक उपचर्या (Clinical care) का आविर्भाव (Emergence) होता है।

अंकेक्षण चक्र (Audit cycle): देखें चित्र 39.1

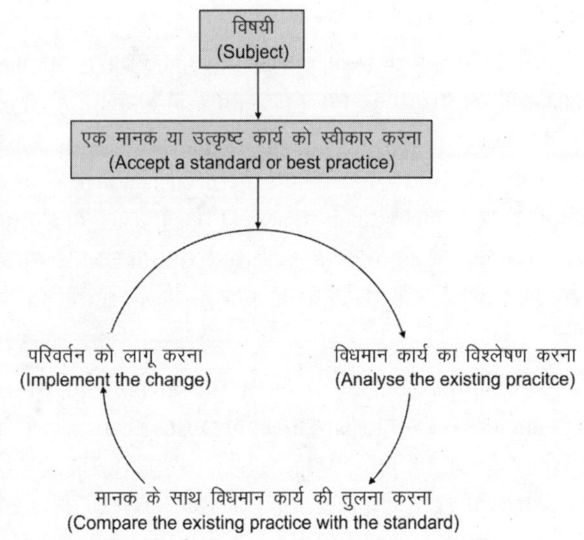

चित्र (Fig.) 39.1: अंकेक्षण चक्र (Audit cycle)

अंकेक्षण का निष्पादन करने का महत्व (Importance of Carrying out an Audit)

(1) एक पर्याप्त रूप से निर्मित और कार्यक्षम (Efficient) अंकेक्षण को तथ्यों और आँकड़ों के साथ वैज्ञानिक प्रमाणों (Scientific evidences) पर आधारित होना चाहिए।
(2) यह पुराने नैदानिक कार्य (Clinical practice) को बेहतर कार्य द्वारा प्रतिस्थापित (Replace) करना है।
(3) यह चिकित्सालय प्रबंध और व्यवसायी (Professionals) के बीच तथा व्यवसायी-गण के बीच अविश्वासी और संघर्षी अभिवृत्ति (Disbelieving and agonizing attitude) को दूर कर सकता है।
(4) यह चिकित्सकों और रोगियों के बीच चेतना (Awareness) को उन्नत (Improve) करता है।

सीमाएँ (Limitations): अंकेक्षण में अधिक समय लगता है, कर्मचारीगण की वचनबद्धता (Commitment) तथा प्रौद्योगिकी (Technology) की आवश्यकता होती है।

प्रासूतिक कार्य के चिकित्सा-विधिक पहलू (Medicolegal Aspects of Obstetric Practice)

आजकल परिचर्या-दाता (Care-giver) (चिकित्सक) और परिचर्या-प्रापक (Care receiver) (Client=ग्राहक) के बीच संबंध में वर्धमान चिंता (Growing concern) की बात हो गयी है, विशेषकर परस्पर विश्वास और समझ के संबंध मे अतः प्रासूतिक कार्य में चिकित्सा-विधिक समस्याओं (Medico-legal problems) की वृद्धि सम्पूर्ण विश्व (विकासशील तथा विकसित देशों) में हो रही है।

चिकित्सक को अपने रोगी की परिचर्या के कार्य का दायित्व समझना और निभाना चाहिए। परिचर्या और अवधान (Care and attention) को स्थापित मानक (Norms) के अनुसार समय और स्थान पर सुलभ (या उपलब्ध =Available) होना चाहिए। जब एक चिकित्सक उचित रूप से कार्य का प्रयोग करने में (या कर्त्तव्य का पालन करने में) विफल होता है तो उसे अनवधान (या लापरवाह=Negligent) कहा जाता है। चिकित्सक की अक्षमता (Incompetence) या कदाचार (Malpractice) या केवल उपेक्षा (Negligence) के कारण रोगी की उचित परिचर्या का निष्पादन की विफलता हो सकती है। इसी प्रकार मानक (Standard) परिचर्या प्रदान करने की विफलता अनाचार कार्य (Act of omission) या दलाली कार्य (Act of commission) के कारण हो सकती है। जब न्यायालय (Court of law) में उपेक्षा, कदाचार (या अनाचार) या अक्षमता के कारण अवमानक (Substandard) या निकृश्ट परिचर्या का कार्य प्रमाणित हो जाता है तब वादी या मुद्दई (Plantiff) (पीड़ित) को क्षतिपूर्ति की जाती है।

प्रासूतिकी में विधिक (या कानूनी) खतरा (या आशंका) का सामान्य क्षेत्र (Common Areas of Legal Threat in Obstetrics)

कुछ निश्चित क्षेत्र होते हैं जहाँ दावा (Claims) बारम्बार (Frequent) होते हैं और कभी-कभी बहुत अधिक होता है। ये दावा – (a) पेरिनैटल क्षति (Perinatal injury) (b) मातृक क्षति (Maternal injury) या (c) दोनों के क्षेत्र में होते हैं।

(1) पेरिनैटल क्षति (Perinatal injury):– (i) मृतजनन (Stillbirth) तथा नवजात शिशु की मृत्यु (Neonatal death), (ii) शिशु के मस्तिष्क की क्षति (Brain damage to a baby) तथा (iii) नितम्ब प्रसव के बाद (Following breech delivery) (देखें अध्याय 32)।
(2) मातृक क्षति (Maternal injury): (i) मातृक आघात (Maternal trauma), (ii) मातृक मृत्यु (Maternal death), (iii) योनिद्वार उच्छेदन (Episiotomy), (iv) उदरीय कोटर या योनि में भूल से छूट गया पैक या कोई अन्य सामान (Forgotten packs or materials in abdominal cavity or within vagina)
(3) दोनों (Both): (i) उपकरणीय प्रसव (Instrumental delivery), (ii) शल्यक प्रसव (Operative) तथा (iii) निश्चेतन (Anaesthesia)

चिकित्सा-विधिक समस्याओं को न्यूनतम करने के उपाय (Measures to Minimize the Medicolegal Problems)

(1) **संचार (Communication):** प्रबंध का निर्णय के बारे में रोगी (Client) और उसके संबंधी के साथ स्पष्ट और विवेकपूर्ण संचार होना आवश्यक है।
(2) **सूचित और लिखित सहमति (Informed and written consent):** किसी सहमत प्रबंध निर्णय के पहले उसकी सूचित और लिखित सहमति होनी चाहिए।
(3) **उचित प्रलेखन (Proper documentation):** रोगी की संचिका (File) में तथ्यों (Facts) तथा विवरणों (Particulars) की उचित प्रलेखन तिथि और अवधि के संबंध में स्पष्ट और विधिक रूप होना चाहिए।
(4) **प्रमाणित प्रबंध विधान (Management protocol)** का सख्त पालन अनिवार्य होता है। जब कोई विचलन (Deviation) होता है तब उसके पर्याप्त कारणों का उल्लेख करना चाहिए।
(5) **संस्थान (Institution)** में सावधानी के साथ आलेख का अनुरक्षण (Maintenance of record) क्योंकि बाद में इसकी आवश्यकता पड़ सकती है।
(6) **कनिष्ठ कर्मचारियों का पर्याप्त प्रशिक्षण और पर्यवेक्षण (Adequate training and supervisions of juniors)** विशेषकर उनको जो प्रसव-कक्ष (Labor ward) के कार्य में शामिल होते हैं। वरिष्ठ कर्मचारियों या विशेषज्ञों (Seniors) को परामर्श के लिए उपलब्ध रहना चाहिए।
(7) **जब रोगी की परिचर्या में किसी प्रकार की कठिनाई का सामना होता है तब किसी विशेषज्ञता (Speciality)** में अन्य चिकित्सक के साथ परामर्श करना चाहिए तथा उसका प्रलेखन किया जा सकता है।
(8) **नियमित अंकेक्षण और बैठक (Regular audit and meetings)** का आयोजन करना चाहिए जिसमें रोगी की परिचर्या (Care) के संबंध में सभी कर्मचारियों (Staff) को अद्यतन (Up-to-date) ज्ञान देना चाहिए। अंकेक्षण से परिचर्या की गुणवत्ता (Quality) में सुधार होगा।

दिवा-परिचर्या प्रासूतिकी (Day Care Obstetrics)

इसका निर्माण सम्पूर्ण दिन में वहिरंग रोगी (Outpatient) आधार पर एक गर्भवती स्त्री की अधीर परिचर्या (Impatient care) प्रदान करने के लिए किया जाता है। यह एक नीवन धारण है। लघु शल्यक्रिया (Minor operations) के लिए की जाने वाली दिव-परिचर्या शल्यक्रिया (Day care surgery) के समान यह होती है।

दिवा-परिचर्या कक्ष का विकास (Development of a day care unit): उच्च रक्तचाप (Hypertension) द्वारा जटिल गर्भावस्थाओं के कारण प्रसवपूर्व

अधीर रोगियों की पर्याप्त संख्या होती है। इसका उद्देश्य विश्राम उपलब्ध करना, खतरे पर रोगियों का मूल्यांकन करना तथा जटिलता से बचने के लिए उपचार करना है। जब दिवा-परिचर्या कक्ष में इस प्रकार की रोगी आती है तब पुनरावृत्त (Repeated) रक्तचाप (Blood pressure) का मापन किया जाता है। प्रोटीन के लिए मूत्र की जाँच तथा यूरिक अम्ल और बिम्बाणु (Uric acid and platelets) के लिए रक्त की जाँच की जाती है। नैदानिक (Clinical) जाँच द्वारा भ्रूण की स्वस्थता (Fetal well-being) का मूल्यांकन किया जाता है। उल्वीद्रव का आयतन (Liquor volume) तथा भ्रूणीय भार (Fetal weight) के लिए हृदय-चित्रण (Cardiography) तथा अतिस्वन चित्रण (Ultrasonography= जहाँ इसकी सुविधा उपलब्ध है) किया जाता है। अंत में रोगी के खतरे का मूल्यांकन किया जाता है और उसके अनुसार उपचार किया जाता है।

खतरे के मूल्यांकन के लिए क्रियाविधि (Procedures for Risk Evaluation)

(1) दिवा-परिचर्या प्रासूतिकी में उत्तम संगठन, प्रयोगशाला के लिए शीघ्र पहुँच (Quick access to laboratory) तथा अन्य परिवीक्षण प्राचलों (Monitoring parameters) की आवश्यकता होती है।

(2) दिवा-परिचर्या कक्ष में गर्भवती स्त्री का मूल्यांकन करने के लिए एक अनुभवी प्रसूति-विज्ञानी (Experienced obstetrician) का होना आवश्यक है।

(3) अधिक खतरे पर रोगी के उत्तरवर्ती (Subsequent) प्रबंध के लिए दिवा-परिचर्या कक्ष से चिकित्सालय में भर्ती करना चाहिए।

(4) सामान्य खतरे की रोगी को परिचर्या मूल्यांकन के लिए पुनरावृत्त (Repeat) दिनों में देखा जा सकता है।

(5) अल्प खतरे की रोगी (low-risk paticnt) जो बिना किसी मातृक या भ्रूणीय संकट (Maternal or fetal compromise) के होती है, को दिनचर्या (Routine) प्रसवपूर्व निदान व्यवस्था (Antenatal clinic system) में वापस भेजी जा सकती है।

लाभ (Advantages):

(1) यह प्रासविक शिकायतों (Obstetric complaints) का मूल्यांकन करने के लिए एक सुरक्षा जाल (Safety net) केरूप में कार्य करती है।

(2) अधीर रोगियों की अधिक भीड़ तथा कार्य-भार (विशेषकर व्यस्त=Busy चिकित्सालय में) को यह कम करती है।

(3) परिवार से अलगाव के कारण स्त्री का तनाव कम होता है।

(4) इसमें सहगामी (Concomitant) व्यय या खर्च कम होता है।

शल्यक्रिया द्वारा प्रसव में प्रतिजैविक रोगरोधन (Antibiotic Prophylaxis in Cesarean Section)

प्रतिजैविक औषधि (Antibiotics) के रोगरोधी (Prophylactic) उपयोग से शल्यकोत्तर संक्रमण (Postoperative infection) प्रभावी रूप से कम होता है। शल्यकोत्तर रूग्नता (Morbidity) जैसे–ज्वर (Fever), गर्भाशय अंतःस्तर का शोथ (Endometritis), क्षति संक्रमण (Wound infection), उदरावरण शोथ (Peritonitis) श्रोणीय व्रण (Pelvic abscess) को पर्याप्त रूप से कम किया जा सकता है। तथापि (However), जिस संस्थान (चिकित्सा केन्द्र) में संक्रमण दर (Rate) अधिक होती है, वहाँ मुख्यतः शल्यक और अपूतिक प्रविधि (Surgical and aseptic technique) को उन्नत बनाने की आवश्यकता होती है। आपात (Emergency) शल्यक्रिया द्वारा प्रसव (CA) का संबंध वैकल्पिक क्रियाविधि (Elective procedure) की अपेक्षा संक्रमण की अधिकतम दर (Higher rate) के साथ होता है। इसी प्रकार झिल्ली के विलंबित विदार (Prolonged rupture of membranes) तथा विलंबित प्रसव (Prolonged labor) के रोगी-गण संक्रमण के अधिक खतरे पर होते हैं।

संक्रामक कर्मक (Infective agents) अधिकतर बहुरोगाणुक (Polymicrobial) होते हैं जिसमें ग्राम-धनात्मक तथा ग्राम ऋणात्मक वायुजीव तथा अवायुजीव (Gram positive, Gram negative aerobes and anaerobes) भी शामिल हैं। सामान्यतः व्यापक क्षेत्र की क्रियाशीलता के साथ प्रतिजैविक औषधि बेहतर होती है। सेफ्ट्रिऐजोन (Ceftriazone) (1 gm), सेफुरॉक्सिम (Cefuroxime) (1.5 gm) या ऐमोक्सिसिलिन-क्लैवुलेनिक अम्ल (Amoxicillin-clavulanic acid) (1.2 gm) अंतःशिरीय मार्ग (Intravenous route) द्वारा उपयुक्त पसंद है। 1–3 खुराक (Doses) का लघु प्रक्रम (Short course) देना है। सात दिन के पूर्ण प्रक्रम की तुलना में यह (तीन खुराक) व्यय को कम कर सकती है। नाभि-रज्जु (Umbilical cord) को शिकंजे में कसने (Clamped) के बाद माता को प्रथम खुराक दी जाती है। इससे शिशु को प्रतिजैविक औषधि के प्रभाव से बचाया जा सकता है। सूक्ष्मजीव विज्ञान प्रयोगशाला (Microbiology laboratory) द्वारा नियमितरूप से जीवाणु-विन्यास (Bacteriology pattern) तथा प्रतिजैविक संवेदनशीलता (Antibiotic sensitivity) का परिवीक्षण (Monitor) करने की आवश्यकता होती है।

गर्भधान पूर्व तथा जन्मपूर्व नैदानिक प्रविधि (Pre-conception and Prenatal Diagnostic Techniques) और PNDT अधिनियम (Act)

लिंग चयन का निषेध अधिनियम (Prohibition of Sex Selection Act), 1994 जिसे फरवरी 2003 तक संशोधित (Amended) किया गया था, इस अवधि का विस्तार किया गया है।

गर्भाधान (या गर्भधारण) के पहले और पश्चात् लिंग चयन को रोकने के लिए तथा उसके दुरूपयोग जो कन्या शिशु-हत्या (Female feticide) की ओर प्रवृत्त होता है, को रोकने के लिए अधिनियम (Prenatal diagnostic techniques, i.e. PNDT Act) लागू किया गया है। इस अधिनियम में कुछ परिच्छेद (Several chapters) हैं। इसमें जननिक परामर्श केन्द्र (Genetic counseling centers) जननिक प्रयोगशाला (Genetic laboratories) तथा जननिक निदानशाला (Genetic clinics) के नियंत्रण (Regulation) को भी शामिल किया गया है। इस अधिनियम में केवल निम्नलिखित अपसामान्यताओं (Abnormalities) का पता लगाने की इस प्रकार की क्रियाविधि (Procedure) को अनुमति (Permit) दी जाती है – (i) गुणसूत्री अपसामान्यता (Chromosomal abnormalities), (ii) जननिक चयापचयी रोग (Genetic metabolic diseases), (iii) हीमोग्लोबिन रोग (Hemoglobinopathies), (iv) यौन-संबंधित आनुवंशिक रोग (Sex-linked genetic diseases), (v) जन्मजात असंगति (Congenital anomalies), (vi) कोई अन्य अपसामान्यता या रोग जिसे केन्द्रीय पर्यवेक्षी परिषद (Central Supervisory Board) द्वारा विशेष रूप से उल्लेख किया जा सकता है।

क्रियाविधि (Procedure) को करने वाले योग्य व्यक्ति को निम्नलिखित शर्तों को पूरा करने के लिए कारणों से संतुष्ट होना चाहिए तथा उसे लिखित रूप में विवरण (Record) रखना है – (i) गर्भवती महिला की आयु 35 वर्ष से अधिक है। (ii) गर्भवती स्त्री को दो या दो से अधिक स्वतः गर्भपात या भ्रूणीय (Fetal) क्षति हुई है। (iii) गर्भवती स्त्री शक्तिशाली विरूपोत्पादक कर्मक (Teratogenic agents) जैसे–संवेदन मंदक (Drugs), विकिरण (Radiation) या रासायनिक पदार्थ (Chemicals) से प्रभावित हुई है। (iv) गर्भवती स्त्री या उसका पति (या जोड़ी=Spouse) में मानसिक मंदन (Mental retardation) या शारीरिक विरूपता (Physical deformities) जैसे–अतितानता (Spasticity) या अन्य कोई आनुवंशिक रोग (v) कोई अन्य स्थिति जिसका केन्द्रीय पर्यवेक्षी परिषद (CSB) द्वारा उल्लेख किया जा सकता है।

गर्भवती स्त्री की लिखित सहमति (Written consent) ली जाती है तथा भ्रूण के लिंग (Sex of fetus) को सूचित करने का निषेध (Prohibition) होता है।

अध्याय
40

प्रासूतिकी में निदान के लिए साधन
(Aids to Diagnosis in Obstetrics)

प्रासूतिकी में प्रतिबिम्बन
(Imaging in Obstetrics)

प्रासूतिकी में विकिरण विज्ञान (Radiology in Obstetrics)

अतिस्वन चित्रण (या परास्वन चित्रण=Ultrasonography) और चुम्बकीय प्रतिध्वनि चित्रण (MRI=Magnetic resonance imaging) के अविष्कार से विकिरण विज्ञान (Radiology) का महत्व कम हो रहा है। वर्तमान में बहुत कम संख्या में स्थितियाँ गर्भावस्था में होती हैं जहाँ विकिरण विज्ञान सहायक होता है।

प्रासूतिकी में विकिरण के सिद्धान्त (Principles of Radiation in Obstetrics)

(1) क्रियाविधि (Procedure) के खतरे की अपेक्षा लाभों की अधिकता होनी चाहिए।
(2) विकिरण की न्यूनतम खुराक (Minimum dose) का उपयोग करना चाहिए।
(3) भ्रूण (Fetus) का पर्याप्त परिरक्षण (Shielding) करना चाहिए।
(4) प्रथम त्रिमास (First trimester) में परहेज करना बेहतर होता है।
(5) अतिस्वन चित्रण के लाभों और सुरक्षा को एक विकल्प (Alternative) के रूप में लेना चाहिए।

सुझाव (Indications) या संकेत

(1) भ्रूणीय (Fetal)
(2) मातृक (Maternal)

भ्रूणीय (Fetal):

(i) गर्भावस्था का निदान (Diagnosis of pregnancy): कशेरूकी बिन्दुओं (Vertebral dots) की सबसे प्रारंभ में भ्रूणीय कंकाली छाया (Earliest fetal skeletal shadow) का प्रदर्शन गर्भावस्था के 16वें सप्ताह में होता है।

(ii) बहुल गर्भावस्था (Multiple pregnancy): (a) निदान की पुष्टि (Confirm) करना, (b) भ्रूण की अवस्थिति (Lie) को लिखना तथा (c) भ्रूण की कंकाली कुरचना (Skeletal malformation) को वर्जित (Exclude) करना।

(iii) अप्रकृत गर्भस्थिति (Malpresentation): 34 सप्ताह के बाद निरंतर (या स्थायी) अप्रकृत गर्भस्थिति के सभी रोगियों (Cases) की जाँच एक्स-किरण द्वारा की जाती है जिसमें (a) निदान की पुष्टि करना (b) भ्रूण की अस्थिमय (Bony) जन्मजात (Congenital) कुरचना को वर्जित करना (c) भ्रूण के पूर्ण विकास (Maturity) की पुष्टि करना तथा (d) संयुक्त यमज (Conjoint twins) का निदान किया जाता है।

(iv) अतिउल्वीद्रव (Hydramnios): (a) बहुल गर्भावस्था को निषिद्ध (Exclude) करना, (b) भ्रूण की जन्मजात अस्थिमय कुरचना का पता लगाना जैसे–मेरूदण्ड में दरार (Spina bifida) या अमस्तिष्कता (Anencephaly), (c) भ्रूण की अवस्थिति (Lie) तथा गर्भवस्थिति (Presentation) को लिखना।

(v) भ्रूण की अंतःगर्भाशयी मृत्यु (Intrauterine death) का पता लगाना (देखें अध्याय 21 का पृ०सं० 358)

(vi) भ्रूण और नवजात शिशु (Neonates) की जन्मजात कुरचना-कंकाकी कुरचना, अस्थिमय या अस्थि का विस्थापन (Fracture or dislocation)।

(vii) भ्रूणीय पूर्णता (Fetal maturity): इसका संकेत (a) सम्पूर्ण भ्रूणीय छाया (Fetal shadow), (b) कंकाल छाया की मोटाई (Thickness) तथा सघनता (Density) तथा (c) अंतर्जन्घिका (Tibia) के ऊपरी छोर का अस्थिक केन्द्र (Ossific center) तथा उर्वस्थि (Femur) के निचले छोर (Lower end) की उपस्थिति और सघनता का पता लगाना, प्रायः 38 सप्ताह के बाद।

(viii) द्वितीयक उदरीय गर्भावस्था (Secondary abdominal pregnancy): देखें अध्याय 15 में पृ०सं० 431।

मातृक (Maternal):

(i) हृदय-फफ्फुस रोग (Cardiopulmonary disease) के रोगी में गर्भावस्था के दौरान वक्ष का एक्स-किरण चित्र (X-ray chest) की आवश्यकता होती है जिसे 12 सप्ताह के बाद लेना चाहिए। (ii) सिर-श्रोणीय या भ्रूण-श्रोणीय असंगति (Cephalopelvic or fetopelvic disproportion) का मूल्यांकन करने में एक्स-किरण श्रोणिमिति (X-ray pelvimetry) सीमित महत्व की होती है।

विकिरण के खतरे (Radiation hazards): खतरा मुख्यतः अनुमानित खुराक (Dose) तथा गर्भकाल (Period of gestation) पर आधारित होता है।

(1) **विरूपोत्पादकता (Teratogenicity):** विकिरण प्रभावन (Exposure) का नैदानिक विस्तार (Diagnostic range) (5 रेड=Rads से कम) का संबंध मानव या पशु में किसी पर्याप्त जननांगी कुरचना (Genital malformation) के साथ नहीं होता है।

(2) **अर्बुदजनकता (Oncogenicity):** विभाजक कोशिका (Dividing cells) विशेषकर प्रथम त्रिमास (First trimester) में विकिरण से क्षति (Injury) के लिए अधिक संवेदी (Sensitive) नहीं होती है। भ्रूणीय प्रभावन के साथ

सारणी (Table) 40.1: विभिन्न विकिरण प्रक्रियाओं में भ्रूण द्वारा अवशोषित विकिरण (Absorbed radiation by the fetus in different diagnostic radiation procedure)

प्रक्रिया (Procedure)	खुराक (Dose) (Rads रेड में)
उदरीय एक्स-किरण (Abdominal X-ray)	0.263
श्रोणीय (Pelvic) एक्स-किरण	0.5–1.1
वक्ष (Chest) का एक्स-किरण	<0.001
उदरीय CT (Computerized tomography)	0.5–1.10
संवातन फुफ्फुस क्रमवीक्षण ^{133}Xe (Ventilation lung scan)	0.004–0.019

नैदानिक विकिरण का संबंध विषालुता (Malignancy) के वर्धित (Increased) खतरे के साथ होता है।

(3) जननिक या आनुवंशिक क्षति (Genetic damage): मानव में विकिरण प्रेरित (Radiation induced) संचरणशील जीन उत्परिवर्तन (Transmissible gene mutation) नहीं देखा गया है।

(4) अंतःगर्भाशयी मत्यु (Intrauterine death): अल्प खुराक (Low dose) का विकिरण (1–5 रेड) का संबंध किसी भ्रूणीय मृत्यु (Fetal death) के साथ नहीं होता है।

कम्प्यूटरीकृत टोमोग्राफी (CT=Computerized tomography) द्वारा परम्परागत श्रोणिमिति (Coventional pelvimetry) के लिए भ्रूणीय प्रभावन 0.23 से लेकर 1.3 रेड के बीच होता है। भ्रूण पर अल्प या नहीं प्रभावन के साथ CT क्रमवीक्षण (Scans) सुरक्षितरूप से किया जा सकता है। देखें सारणी 40.1।

चुम्बकीय प्रतिध्वनि प्रतिबिम्बन (MRI=Magnetic resonance imaging): गर्भावस्था में भ्रूणीय मूल्यांकन के लिए यह अल्प (Little) महत्व का होता है। परन्तु MRI का उपयोग मातृक संरचना (Maternal anatomy) के अध्ययन के लिए किया जाता है जैसे–श्रोणिमिति (Pelvimetry)। यह विकिरण आवृत्ति संकेतक (Radiofrequency signal) पर कार्य करता है जिसका उत्सर्जन (Emission) ऊतकों (Tissues) के हाइड्रोजन प्रोटॉन (Protons) द्वारा किया जाता है। यह (MRI) आयनन विकिरण (Ionizing radiation) का उपयोग नहीं करता है। यह अधिक सही तथा जैविकरूप से (Biologically) सुरक्षित होता है।

परहेज (Contraindication): हृदयी अंतराल-निर्माता (Cardiac space makers) कर्णावर्त के रोपण (Cochlear implants) की उपस्थिति।

चेतावनी या सावधानी (Caution): गर्भावस्था के दौरान भ्रूण (Embryo) की प्रारंभिक अवस्था को विकिरण हानि पहुँचा सकता है। परन्तु खतरे को ''10 दिन का विधान'' (10-day rule) का उपयोग करके न्यूनतम बनाया जा सकता है। इस नियम के अनुसार प्रजनन-काल (Reproductive period) के दौरान महिला के पिछले आर्तव (Last mense) से 10 दिन के बाहर अगर्भवती चिकित्सा-सुझाव (Non-pregnant indications) के लिए एक्सकिरण से महिला प्रभावित हुई हो अर्थात् 10 दिन के अंदर उसे विकिरण से प्रभावित ही होना है।

उल्ववेधन (Amniocentesis)

परिभाषा (Definition): उदर (Abdomen) से होकर उल्वीद्रव (Amniotic fluid) के प्रयोजन के साथ छिद्रण (Deliberate puncture) को उल्ववेधन या ऐम्निओसेन्टेसिस कहा जाता है।

चिकित्सा-सुझाव (Indications)

(1) नैदानिक (Diagnostic) (2) चिकित्सीय (Therapeutic)

नैदानिक (Diagnostic):

(i) प्रारम्भिक महीने (Early months) (14–16 सप्ताह)–गुणसूत्रीय और आनुवंशिक व्यतिक्रम (Chromosomal and genetic disorders) का जन्मपूर्व निदान– (a) लिंग संबंधित व्यतिक्रम (Sex-linked disorders), (b) गुणसूत्र विन्यास (Karyotyping) (c) चयापचय का जन्मजात दोष (Inborn errors of metabolism), (d) तंत्रिका-नली दोष (Neutral tube defects) (विस्तार के लिए देखें अध्याय 11)।

(ii) बाद के महीने (Later months): (a) भ्रूणीय पूर्णता (Fetal maturity) (b) Rh-संवेदनशील (Sensitized) माता में भ्रूणी रक्तक्षय की मात्रा (Degree of fetal hemolysis): उल्वीद्रव का पर्णक्रम प्रकाशमितीय विश्लेषण (Spectrophotometric analysis) तथा 450 mm पर प्रकाश-सघनता (Optical density) का विचलन उभार (Deviation bulge) प्राप्त किया जाता है। (देखें अध्याय 22 में Rh-ऋणात्मक माता की जाँच-पड़ताल विधान का उल्ववेधन में), (c) उल्वीद्रव का नवविष्ठा रंजन (Meconium staining of liquor amnii): यह भ्रूणीय संकट का यह संकेत होता है। (d) उल्वीद्रव कोटर (Cavity) में विकिरण-अपार्य रंजक (Radiopaque dye) के स्थापन के बाद उल्वचित्रण (Amniography) या भ्रूण चित्रण (Fetography)।

चिकित्सीय (Therapeutic):

(1) प्रथम अर्ध (First half): (a) रासायनिक पदार्थ (Chemicals) जैसे–अतिबल्य (Hypertonic) सलाइन, यूरिया या प्रोस्टेग्लैन्डिन (Prostaglandin) का टपकन (Instillation) द्वारा गर्भपात प्रेरण (Induction of abortion), (b) गंभीर अतिउल्वीद्रव (Acute hydramnios) में गर्भाशय का पुनरावृत्त विसंपीडन (Repeated decompression of the uterus)।

(2) द्वितीय अर्ध (Second half): (a) दीर्घकालिक अतिउल्वीद्रव (Chronic hydramnios) के अनुक्रियाहीन (Unresponsive) रोगियों में गर्भाशय का सिंपीडन जो संकट (Distress) उत्पन्न करता है या अवस्थिति (Lie) को स्थितर (Stabilize) करता है जब प्रेरण के पहले यह अक्षीय (Axial) नहीं होती है। (b) Rh-समप्रतिरक्षण (Isoimmunization) के बाद तीव्र रक्तक्षय (Hemolysis) में अंतःगर्भाशयी भ्रूणीय रक्ताधान (Intrauterine fetal transfusion) कराना। (c) उल्व में निवेशन (Amnio-infusion): उल्वी कोटर (Amniotic cavity) में सामान्य सलाइन का टपकन

पराउदरीय रूप से (Transabdominally) या गर्भाशय ग्रीवा (Cervix) से होकर दिया जाता है। यह उल्वीद्रव का आयतन बढाने के लिए किया जाता है। उल्व में निवेशन का सुझाव निम्नलिखित स्थिति में दिया जाता है – (i) भ्रूण की फुफ्फुस-अल्पवृद्धि (Fetal lung hypoplasia) को रोकने के लिए तथा प्रसव के दौरान नाभि-रज्जु (Umbilical cord) पर संपीडन को कम करने के लिए अल्पउल्वीद्रव (Oligohydramnios) तथा (ii) नवविष्ठा रंजित उल्वीद्रव (Meconium stained amniotic fluid) का तनुकरण (Dilute) करने के लिए।

क्रियाविधि (Procedure): रोगी के मूत्राशय को खाली कराने के बाद उसे पृष्ठीय अवस्थिति (Dorsa position) में रखा जाता है। उदरीय दिवाल को अपूतिक (Aseptic) करके कपड़े से ढक दिया जाता है। छिद्रण के प्रस्तावित स्थल (Proposed site of puncture) पर 1% लिग्नोकेन (Lignocaine) के 2 ml को अन्तःप्रवेश (Infiltrate) कराया जाता है।

अदृश्य (Blind) क्रियाविधि के अभिमत (Preferred) स्थल हैं – (1) प्रारंभिक महीने में-जघन संधानक (Symphysis pubis) से होकर गर्भाशय के ऊपर के मार्ग का एक तिहाई भाग, (2) बाद के महीने में-गर्भस्थिति के प्रस्तुत भाग (Presenting part) को उपर उठाने के बाद परासंयोजी (Trans-isthmic) उपरिजघन (Suprapubic) अभिगम (Approach) या भ्रूणीय अंगों (Fetal limbs) के बीच में पार्श्व भागों (Flanks) से होकर या भ्रूण की ग्रीवा (Neck) के पीछे नाभि (Umbilicus) के नीचे। देखें चित्र 40.1।

4" या 10 cm लम्बाई की 20 गेज (Gauze) मेरू सुई (Spinal needle) द्वारा अतिस्वन चित्र के मार्गदर्शन (Sonographic control) के अधीन उल्वीकोटर (Amniotic cavity) में छिद्र किया जाता है। छेदक को निकाल लिया जाता है तथा कुछ बूंद फेंक दिया जाता है।

नैदानिक प्रयोजन (Diagnostic purpose) के लिए एक परख नली (Test tube) में 30 ml द्रव का संग्रह किया जाता है।

पूर्वावधान (Precautions): (1) रक्त-निकास (Bloody tap) तथा भ्रूण-मातृक रक्तश्राव (Feto-maternal bleeding) को रोकने के लिए पहले अपरा का अतिस्वन चित्रीय स्थान निर्धारण (Sonographic localization of placenta) करना चाहिए। (2) Rh-ऋणात्मक (Negative) अप्रतिरक्षित (Non-immunized) माता में D-रोधी इम्यूनोग्लोबुलिन (Anti-D immunoglobulin) 100 mg का अन्तर्ग्रहण कराया जाता है। अदृश्य (Blind) क्रियाविधि की तुलना में "प्रत्यक्ष अतिस्वन नियंत्रण के अधीन" क्रियाविधि में खतरे की पर्याप्त कमी होती है।

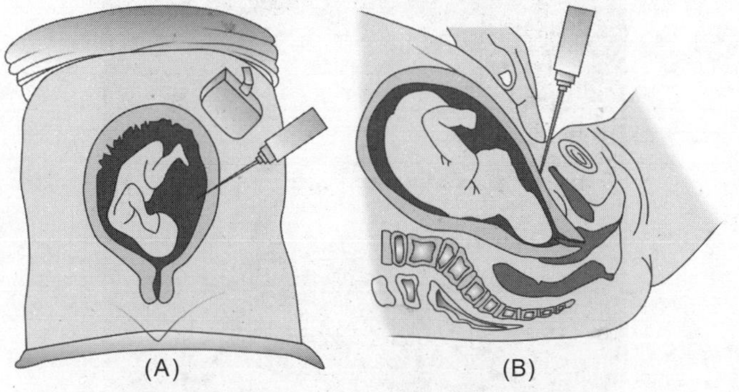

चित्र (Fig.) 40.1: (A) प्रत्यक्ष अतिस्वन नियंत्रण (Direct ultrasound control) (B) अदृश्य क्रियाविधि (Blind procedure)

खतरा (Hazards):

(A) मातृक जटिलताएँ (Maternal complications) हैं – (i) संक्रमण (Infection), (ii) रक्तश्राव (Hemorrhage) (Placenta or uterine injury = अपरा या गर्भाशय की क्षति), (iii) झिल्ली का कालपूर्व विदार (Premature rupture of the membranes) तथा कालपूर्व प्रसव (Premature labor), (iv) Rh-ऋणात्मक रोगियों में मातृक समप्रतिरक्षण (Maternal iso-immunization in Rh-negative cases)।

(B) भ्रूणीय खतरे (Fetal hazards) होते हैं जो निम्नलिखित हैं – (1) गर्भपात (Abortion), (2) आघात (Trauma), (3) भ्रूण-मातृक रक्तश्राव (4) उल्वीद्रव (Amniotic fluid) का रिसाव (Leakage) के कारण अल्पउल्वीद्रव (Oligohydramnios) होता है जो (i) भ्रूणीय फुफ्फुस की अल्पवृद्धि (Fetal lung hypoplasia) (ii) श्वसन-संकट (Respiratory distress) तथा (iii) पाँव फिरा (Talipes) की ओर अग्रसर होता है।

प्रासूतिकी में अतिस्वन (Ultrasound in Obstetrics)

अतिस्वन एक ध्वनि तंरग (Sound wave) है जो 2 MHz (Megahertz) (Cycles per second) से अधिक आवृत्ति (Frequency) के श्रव्य विस्तार (Audible range) से अधिक होता है। Sono = Sound = ध्वनि । SONAR = Sound, Navigation and Ranging = ध्वनि, संचालन और विस्तारण। प्रसूति विज्ञान में अतिस्वन के नैदानिक प्रयोग का आरंभ करने तथा लोकप्रिय बनाने का कार्य इआन डोनाल्ड (Ian Donald) द्वारा सन् 1958 ई० में ग्लासगो (Glasgow) (The largest city in Scotland स्कॉटलैण्ड) में किया गया था।

अतिस्वन यंत्र (Ultrasound machine) का पराक्रमित्र (Transducer) में स्थित एक तेजी से परिवर्तनशील (Altering) विद्युत्-विभव (Electrical potential) की अनुक्रिया (Response) में कृत्रिम दाब विद्युत् क्रिस्टल (Synthetic piezo-electric crystal) के कंपन (Vibration) द्वारा अतिस्वन उत्पन्न होता है। विद्युत्-ऊर्जा (Electrical energy) को यांत्रिक ऊर्जा (Mechanical energy) में परिवर्तन पारक्रमित्र करता है और विलोमतः (Vice-versa)। यह यांत्रिक ऊर्जा अतिस्वन है। प्रासूतिकी में सामान्यतः प्रयुक्त (Used) आवृत्ति विस्तार (Frequency range) 3 से लेकर 5 MHz तक उदरीय पारक्रमित्र (Abdominal transducers) के लिए तथा 5 से लेकर 7 MHz तक योनिक पारक्रमित्र (Vaginal transducers) के लिए होता है। जब आवृत्ति (Frequency) (प्रति सेकण्ड अतिस्वन तरंग [(Ultrasound waves) की संख्या] में वृद्धि होती है तब प्रतिबिम्ब वियोजन (Image resolution) में सुधार होता है। परन्तु द्रुत (Rapid) तरंग क्षीणन (Wave attenuation) के कारण अधिक गहरी संरचना (Structure) का उचित रूप से दर्शन चिकित्सीय प्रतिबिम्बन (Medical imaging) में नहीं होता है। पारक्रमित्र अतिस्वन के तरंगों को भेजता है और ग्रहण भी करता है जिससे स्पंद प्रतिध्वनि अतिस्वन चित्रण (Pulse echo sonography) होता है। शरीर के ऊतक (Tissue) से होकर ध्वनि 1540 मीटर / सेकण्ड चलती है।

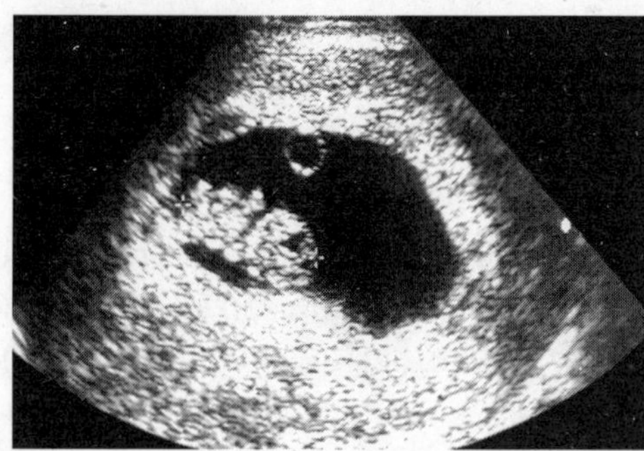

चित्र (Fig.) 40.2: अतिस्वन चित्र (Sonogram) जिसमें एक 8 सप्ताह के एक भ्रूण (Fetus) की शिखर पुट्ठा (Crown rump) लम्बाई प्रदर्शित है। क्षेत्र (Field) के निकट पीतकोष (Yolk sac) है।

प्रतिध्वनि की शक्ति मुख्यतः निम्नलिखित चार कारकों (Factors) पर निर्भर करती है – (1) ध्वनिक प्रतिबाधा का बेमेल (Acoustic impedance mismatch) [जैसे–कोमल ऊतक-अस्थि अंतराफलक (Soft tissue-bone interface) अधिकतम अतिस्वन परावर्तन (Reflection) का कारण बनता है जो चमकीली प्रतिध्वनिकजनक (Echogenic) संरचना का उत्पादन करता है।], (2) कोण (Angle) जिस पर अतिस्वन का पुंज (Beam) एक परावर्तनशील (Reflecting) अंतराफलक पर गिरता है [परावर्तक (Reflector) पर अतिस्वन का पुंज जितना अधिक लम्बवत (Vertical) होगा उतनी ही अधिक प्रतिध्वनिक संरचना (Echogenic structure) बनेगी], (3) अतिस्वन की शक्ति या बल (Strength) तथा (4) परावर्तक का आकर (Size) [जैसे–भ्रूणीय उर्वस्थि (Fetal femur) अधिक प्रतिध्वनिजनक (Echogenic) होती है जबकि वृक्कीय श्रोणि (Renal pelvises) अतिस्वन को छितरा देती है जिससे स्पीकल (Speakle) मिलता है।]

नैदानिक कार्य (Clinical practice) में मानक (Standard) अतिस्वन प्रतिबिम्ब (Ultrasound images) निम्नलिखित हैं –

(1) B-प्रकार (Mode) (Brightness mode display-दीप्तिरूप का प्रदर्शन): दो आयामी (Two-dimensional, i.e. 2-D) प्रतिबिम्ब (चौड़ाई और दीप्त या चमकीला) प्राप्त होता है।

(2) M-प्रकार (Mode) का उपयोग गतिशील अंग जैसे–भ्रूणीय हृदय (Fetal heart) का अध्ययन करने के लिए होता है। इसका परिणाम गति की उपस्थिति में एक तरंगित प्रतिमान (Wavy pattern) होता है।

(3) डॉप्लर अतिस्वन (Doppler ultrasound) (इसका अविष्कार CJ Doppler ने सन् 1842 ई० में किया था): यह डॉप्लर आवृत्ति स्थानान्तरण (Doppler frequency) पर आधारित है जिसका अर्थ है – आपतित तरंग (Incident wave) (पारक्रमित्र से) और परावर्तित तरंग (Reflected wave) (गतिशील वस्तु से) के बीच तरंग दैर्ध्य (Wavelength) की आवृत्ति में एक परिवर्तन होता है। जब एक गतिशील संरचना [जैसे–नाभि-धमनी (Umbilical artery) में लोहिताणु (RBC)] के साथ तरंग अंतर्क्रिया (Interact) करता है। डॉप्लर स्थानांतरित श्रव्य संकेतक (Audible signals) को दृश्यमान् संकेतक (Visual signals) में परिवर्तित किया जा सकता है जिसे प्रवाह वेग तरंगरूप (Flow velocity waveform या FVW) के रूप में जाना जाता है।

तीन आयामी अतिस्वन चित्रण (Three-dimensional Ultrasonography) (3-D Scanning)

तीन आयामी चित्रण से गर्भाशय (Uterus) के भ्रूण के अधिक सजीव प्रतिबिम्ब का प्रदर्शन होता है अतिस्वन पुंज (Ultrasound beam) का प्रवाह दो लाम्बिक तलों (Orthogonal planes) पर प्रतिध्वनियों (Echoes) के एक खण्ड या आयतन को पकड़ने के लिए होता है। इसका संग्रह अंकीय रूप से (Digitally) होता है। प्रतिध्वनियों के इस आयतन को किसी भी तल पर पुनः खण्डित (Resliced) किया जा सकता है। प्रतिबिम्बों के एक उपआयतन (Subvolume) से तीन-आयामी प्रतिबिम्ब (3-D image) का पुनर्निमाण एक कम्प्यूटर सॉफ्टवेयर (Computer software) के उपयोग द्वारा किया जा सकता है।

तीन-आयामी प्रतिबिम्ब में अनेक लाभ (Advantages) होते हैं – (1) जटिल संरचना (Complex structure) का अवलोकन या दर्शन एक एकल (Single) प्रतिबिम्ब में किया जा सकता है जैसे–एक दोष को स्पष्ट करने के लिए मानसिक पुनर्गठन (Mental reconstruction) की आवश्यकता नहीं है। (2) संग्रहित आयतन आँकड़ों को रोगी की आवश्यकता के बिना बाद में किसी भी तल पर पुनरीक्षण (Review) किया जा सकता है। यदि आवश्यकता होती है तो दूसरा विचार (विशेषज्ञ का) प्राप्त करने में सहायता मिलती है। (3) निश्चित असंगति (Anomalies) का प्रसवपूर्व निदान (Prenatal diagnosis) में सुधार होता है। (4) तीन-आयामी प्रतिबिम्बों के सजीव छायाचित्र (Photo) से प्रसव (या जन्म) पूर्व जनकीय बंधन (Antenatal parental bonding) में सुधार होता है। (5) यह एक उपयोगी या महत्वपूर्ण शिक्षण साधन (Teaching tool) भी है।

अतिस्वन की सुरक्षा (Safety of ultrasound): मानव ऊतक (Tissue) पर नैदानिक (Diagnostic) अतिस्वन का कोई पर्याप्त जैविक प्रभाव नहीं होता है। परन्तु अतिस्वन का किरणपुंज (Ultrasound beam) ऊतक को गर्म (Heat) तथा नष्ट (Destroy) कर सकता है। डॉप्लर अतिस्वन में अधिक शक्ति उत्पाद (High-power output) की आवश्यकता होती है। शक्ति की ऊपरी (या अधिकतम) सीमा जिसे सुरक्षित समझा जाता है, वह 1000 mW/cm^2 है। अतः डॉप्लर अतिस्वन का उपयोग विवेक के साथ (Judiciously) करना चाहिए।

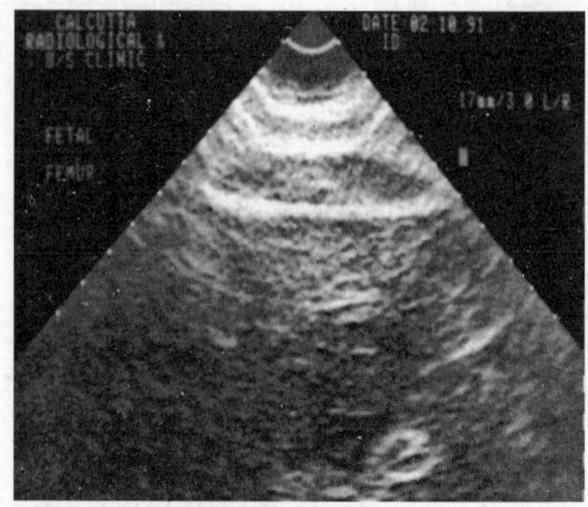

चित्र (Fig.) 40.3: प्रतिध्वनि चित्र (Echogram) जिसमें उर्वस्थि की लम्बाई (Femur length) का प्रदर्शन है।

प्रासूतिक अतिस्वन के चिकित्सा-सुझाव
(Indications of obstetric ultrasound)

भ्रूणीय (Fetal)	गर्भाशय-अपरा (Utero-placental)	मातृक (Maternal)
(1) गर्भावस्था का निदान (Diagnosis of pregnancy)	(1) अपरा भ्रंश (Placenta previa)	(1) श्रोणीय पिण्ड (Pelvic mass) का निदान और अनुवर्ती (Follow-up)
(2) गर्भ की अवधि का मूल्यांकन (Assessment of gestational period)	(2) अवखण्डित अपरा (Abruptio placenta) का निदान	(2) अन्य (Others) –जैसे–प्रासविक हस्तक्षेप अनुबद्ध (Adjunct to obstetric intervention)
(3) बहुलगर्भावस्था (Multiple pregnancy) का निदान	(3) मोलीय गर्भावस्था (Molar pregnancy) का निदान	(3) उल्ववेधन (Amniocentesis)
(4) अंतःगर्भाशयी भ्रूणीय मृत्यु (IUFD) का निदान	(4) गर्भाशयी कुरचना (Uterine malformation) का निदान	(4) जरायु-रसांकुर का नमूना लेना (Chorion Villous sampling)
(5) असंगति का पता लगाना (Detection of anomaly)	(5) उल्वीद्रव (Liquor amnii) के आयतन का मूल्यांकन	(5) रज्जुवेधन (Cordocentesis)
(6) विकास (Growth) (IUGR) का मूल्यांकन	(6) गर्भाशयी आकार (Uterine size) – प्रत्याशित तिथि (Date) से बड़ा या छोटा।	(6) भ्रूण-दर्शन (Fetoscopy)
(7) भ्रूण की स्वस्थता (Fetal well-being) का मूल्यांकन	(7) गर्भाशय-ग्रीवा की अक्षमता (Cervical imcompetence) का निदान	(7) अंतःगर्भाशयी भ्रूणीय चिकित्सा (Intrauterine fetal therapy) (रक्ताधानत्र Transfusion)
(8) गर्भस्थिति नितम्ब (Breech) का निदान		
(9) अस्थानिक गर्भावस्था (Ectopic pregnancy) का निदान।		

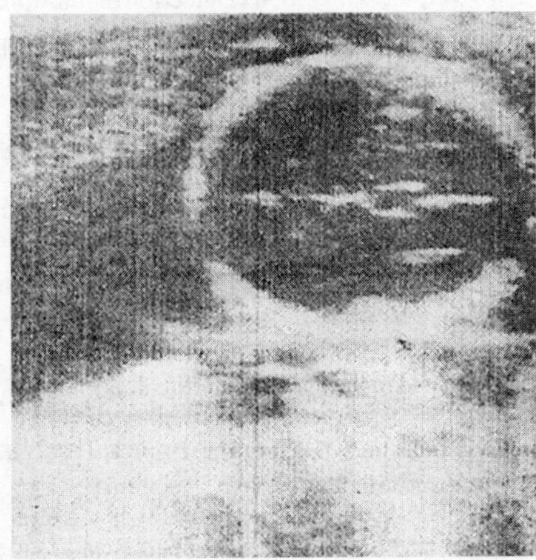

चित्र (Fig.) 40.4: पारभासी गुहा पट (Cavum septum pellucidum) के स्तर पर द्विभित्तीय व्यास (Biparietal diameter) का अतिस्वन चित्र (Sonogram)

पूर्ण जाँच में भ्रूणीय जीवन (Fetal life), भ्रूणीय रचना (Fetal anatomy), भ्रूणीय मापन (Fetal measurements), अंतःगर्भाशयी वातावरण (Intrauterine environment) तथा मातृक संरचना (Maternal structure) का निरीक्षण होता है।

प्रथम त्रिमास में अतिस्वन चित्रण (First Trimester Ultrasonography)

सामान्य चिकित्सा-सुझाव का उल्लेख अध्याय 4 में किया गया है।

परायोनिक अतिस्वन चित्रण (TVS=Transvaginal sonography) द्वारा गर्भकोश (Gestational sac=GS) देखना चाहिए जब माता के रक्तोद (Serum) में βhCG (Beta human chorionic gonadotropin) की मात्रा (Level) 1000–1200 m IU/ml होती है तथा पराउदरीय अतिस्वन चित्रण (TAS= Trans-abdominal sonography) द्वारा βhCG की मात्रा 6000 mIU/ml होती है। 7000 mIU/ml में पीतक कोश (Yolk sac) तथा 11000 mIU/ml पर भ्रूण (Embryo) को देखा जाता है। आर्तव काल (Menstrual age) के 29–35 दिन पर गर्भावस्था का निश्चित निदान (Definite diagnosis) होता है। गर्भकोश (GS) बुध्न (Fundus) का गर्भाशय अंतःस्तर (Endometrium) पर या गर्भाशय के पिण्ड (Body) के अंदर स्थिति में उत्केंद्रक (Eccentric) होता है। गर्भकोश का द्विपतनिका चिन्ह (Double deciduas sign) पतनिका (Decidua) और जरायु (Chorion) के बीच अंतराफलक (Interface) के कारण होता है जो गर्भकोश की दिवाल पर दो पृथक परत (Layers) के रूप में प्रकट होता है। गर्भकोश के अंदर पीतक कोश (Yolk sac) या भ्रूणीय छोर (Fetal pole) की उपस्थिति गर्भावस्था की पुष्टि (Confirm) करती है। रूपरेखा (Outline) में मिथ्यागर्भकोश (Pseudogestational sac) या मिथ्याकोश (Pseudosac) अनियमित होता है,

भ्रूणीय रचना और जीवनक्षमता (Fetal anatomy and viability) :

परायोनिक अतिस्वन चित्रण (TVS) द्वारा पहचाना गया भ्रूणीय रूप (Fetal features)	
मापन (Measurement)	निष्कर्श (Findings)
गर्भकोश (GS) 12 mm	पीतक कोश (Yolk sac)
GS 17 mm	प्रारंभिक भ्रूण (Embryo)
शिखर पुट्ठा ≥5 mm	हृदय की क्रियाशीलता
(Crown Rump)	(Cardiac activity)
GS को प्रतिदिन व्यास में 1.1 mm बढ़ना चाहिए।	

TVS द्वारा पहचानित गर्भ की आयु (Gestational age) तथा	भ्रूणीय संरचना (Fetal structure)
4	जरायु-पतनिका की मोटाई (Choriodecidual thickness), जरायुकोश (Chorionic sac)
5	गर्भकोश (Gestational sac), पीतक कोश
6	भ्रूणीय छोर (Fetal pole), हृदय की क्रियाशीलता
7	निचले अंगों के मुकुल (Lower limb buds), मध्यांत्र की वृद्धि (Midgut herniation) (क्रियात्मक=Physiological)
8	ऊपरी अंगों के मुकुल (Upper limb buds) उदर (Abdomen)
9	मेरूदण्ड (Spine), जरायु जालक या जाल रचना (Choroid plexus)

प्रायः गर्भाशय में केन्द्रीय रूप से स्थित होता है। इसमें द्विपतनिका चिन्ह नहीं होता है तथा कोश रिक्त बना रहता है।

भ्रूणीय असंगति के लिए अतिस्वन चिन्हक (Ultrasound markers for fetal anomalies):

(1) गुद्दी की स्पष्टता (Nuchal translucency): वर्धित गुद्दीय त्वचा (Increased nuchal skin) मोटाइ (प्रथम त्रिमास में) TVS द्वारा ≥ 3 mm होना गुणसूत्रीय (Chromosomal) असंगति [जैसे–त्रिगुणसूत्रण (Trisomy) 21, 18, 13, त्रिगुणितता (Triploidy) तथा टर्नर संलक्षण (Turner's syndrome)]।

(2) गर्भावस्था का कालनिर्धारण (Dating the pregnancy): शिखर नितम्ब लम्बाई (CRL = Crown-rum flength) का मापन प्रथम त्रिमास में (7 और 12 सप्ताह के बीच) भ्रूण की गर्भावधि (Gestational age) का मूल्यांकन करने के लिए सर्वाधिक सही (15 दिन) चिंहक होता है। CRL (mmesa) +6.5= गर्भावस्था की आयु (सप्ताह में)। 12 सप्ताह के बाद CRL की शुद्धता (Accuracy) में भ्रूण की क्रमिक वक्रता (Curvature) के कारण कमी होती है।

(3) बहुल गर्भावस्था (Multiple pregnancy): दो गर्भकोश की पहचान से रोगियों (Cases) के 52–60% में यमज जनन (Twin birth) की सूचना मिलती है।

(4) अभ्रूणीय गर्भावस्था (Anembryonic pregnancy) (Blighted ovum= अपक्षयित अण्डायु): 3 cm या अधिक के व्यास के साथ गर्भकोश में भ्रूणीय छोर (Fetal pole) की अनुपस्थिति होती है। निदान के बाद गर्भाशय को रिक्त करना है। देखें अध्याय 15।

(5) अस्थानिक गर्भावस्था (Ectopic pregnancy): नलीय (Tubal) अस्थानिक गर्भावस्था के 90% का पता TVS द्वारा लगाया जा सकता है। अस्थानिक गर्भावस्था के मिथ्यागर्भकोश (Pseudo-gestational sac) से सामान्य गर्भावस्था में अंतर का पता द्विपतनिका कोश (Double deciduas) के निशान (Signa) द्वारा लगाया जाता है। डगलस-थैली (Douglas sac) में प्रतिध्वनिजनक द्रव (Echogenic blood) (blood) की उपस्थिति से अस्थानिक गर्भावस्था की सम्भाव्य (Probable) उपस्थिति का संकेत मिलता है। गर्भाशयी कोटर (Uterine cavity) के बाहर एक अस्थानिक गर्भकोश का प्रतिध्वनिजनक वलय (Echogeic ring) (Ring-of-fire) की पहचान करने वर्णडॉप्लर (Color Doppler) सहायता करता है।

(6) जलपुटीरूप मोल (Hydatidiform mole): देखें अध्याय 15।

द्वितीय त्रिमास में अतिस्वन चित्रण (Midtrimester Ultrasonography)

द्वितीय त्रिमास में अतिस्वन चित्रण के लाभ (Advantages) निम्नलिखित हैं–

(i) भ्रूण की जीवन क्षमता (Viability of the fetus) का पता लगाना
(ii) गर्भावस्था का काल-निर्धारण (Dating of pregnancy)
(iii) बहुल गर्भावस्था का पता लगाना (Detection of multiple pregnancy)
(iv) जन्मजात असंगति (Congenital anomalies) का पता लगाना
(v) अपरा का स्थान-निर्धारण (Placental localization)
(vi) अतिखतरे की गर्भावस्था का परिवीक्षण (Monitoring of high-risk pregnancy): जीवमिति का आधार-रेखा आलेख (Base-line record of fetal biometry)
(viii) किसी क्रियाविधि (Procedure) जैसे–उल्ववेधन (Amniocentesis), रज्जुछिद्रण (Cordocentesis), गर्भाशय-ग्रीवा के मुख के चारों ओर सीवनी स्थापन (Cervical circlage)।

भ्रूणीय वृद्धि (Fetal growth): इसे वास्तविक गर्भ-काल के आधार पर ज्ञात किया जाता है जिसे शतमक (Percentile) के रूप में व्यक्त किया जाता है। सामान्य भ्रूणीय भार को 10वें तथा 90वें शतमक के बीच होना चाहिए। 10वें शतमक से कम भार को गर्भकाल के लिए लघु (SGA = Small for gestational age) माना जाता है जबकि 90वें शतमक से अधिक भार को गर्भकाल के लिए वृहत (Large) माना जाता है।

जीवमितीय आँकड़ों (Biometric data) के आधार पर कम्प्यूटर सॉफ्टवेयर (Computer software) सूत्रों (Formulas) का उपयोग करके भ्रूणीय भार की गणना कर सकता है। हैडलॉक का सूत्र (Hadlock formula) का सामान्यतः उपयोग किया जाता है जो भ्रूणीय जीवमितीय आँकड़ों (Biometric data) [BPD=Biparietal diameter=द्विभित्तीय व्यास, AC=Abdominal circumference=उदरीय परिधि, HC=Head circumference=सिर की परिधि तथा FL=Femur length=उर्वस्थि की लम्बाई] का उपयोग करके भ्रूण का वास्तविक भार के 7.5% के लिए संवेदनशील (Sensitive) होता है।

गर्भकाल का मूल्यांकन (Assessment of gestational age): गर्भवर्ती महिलाओं की लगभग 20% संख्या पिछले आर्तवकाल (Menstrual period) के बारे में अनिश्चित होती है। द्वितीय त्रिमास में गर्भकाल का सही मूल्यांकन करने के लिए अवधि 14 और 26 सप्ताह के बीच होती है। जिन प्राचलों (Parameters) का उपयोग किया जाता है, वे हैं – द्विभित्तीय व्यास (BPD), सिर की परिधि (HC), उदर की परिधि (AC) तथा उर्वस्थि (उरू-अस्थि) की लम्बाई (FL)। प्रमस्तिष्क का दृढ़तानिका-अंश (Falx cerebri), पारभासी गुहापट (Cavum septum pellucidum) तथा चेतक केन्द्रक (Thalamic nuclei) के तल (Level) पर अनुप्रस्थ अक्षीय खण्ड (Transverse axial section) में भ्रूणीय सिर का प्रतिबिम्ब बनता है (देखें चित्र 40.5)। दूसरे (या प्रतिकूल=opposite) पार्श्व (Side) पर बाहरी कपाल (Skull) किनारे से आन्तरिक किनारे तक BPD को लिखा जाता है। जब दण्ड (Shaft) पर पारक्रमित्र (Transducer) से किरण-पुंज (Beam) लंबवत (Vertical) होता है तब उर्वस्थि की लम्बाई का मापन किया जाता है। दाहिनी और बायीं निर्वाहिका-शिराओं (Portal veins) के मिलन-स्थल (Junction) के स्तर पर (यथा-संभव लगभग) उदरीय परिधि (AC) की माप की जाती है (देखें चित्र 40.6)। भ्रूणीय वृद्धि का मूल्यांकन करने के लिए AC एक सर्वाधिक संवेदी प्राचल (Most sensitive parameter) होता। है।

BPD, HC, AC तथा FL के मापन का औसत वास्तविक गर्भकाल से मूल्यांकित गर्भकाल का अंतर केवल 7–10 दिन का होता है। तृतीय त्रिमास (3rd trimester) में यह अंतर 2.5 सप्ताह का होता है।

भ्रूणीय संरचना और सामान्य असंगति (Fetal anatomy and common anomalies): भ्रूणीय रचना का निरीक्षण (Survey of fetal anatomy): क्रमबद्ध प्रकार से भ्रूणी जीवमितीय (Biometric) तथा संरचनात्मक निरीक्षण करना चाहिए। जिन भ्रूणीय तंत्रों (Fetal systems) की सामान्यतः निरीक्षण किया जाता है, वे हैं – केन्द्रीय तंत्रिका-तंत्र (CNS=Central nervous system), जरायु-रसांकुर प्रतिदर्शन (CVS = Chorionic villous sampling), जठरांत्रीय (GI = Gastrointestinal), जननमूत्रीय (Genitourinary) पेशी-कंकाली (Musculoskeletal), फुफ्फुस वक्षीय (Pulmonary-thoracic) तथा लसीका तंत्र (Lymphatic)। इसमें अपरा (Placenta) और उल्वीद्रव (Amniotic fluid)

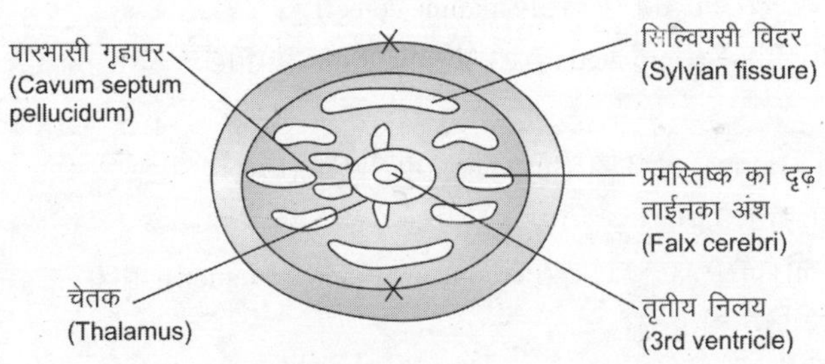

चित्र (Fig.) 40.5: सिर की परिधि (HC) तथा द्विभितीय व्यास (BPD) का मपान के लिए स्तर (Level)।

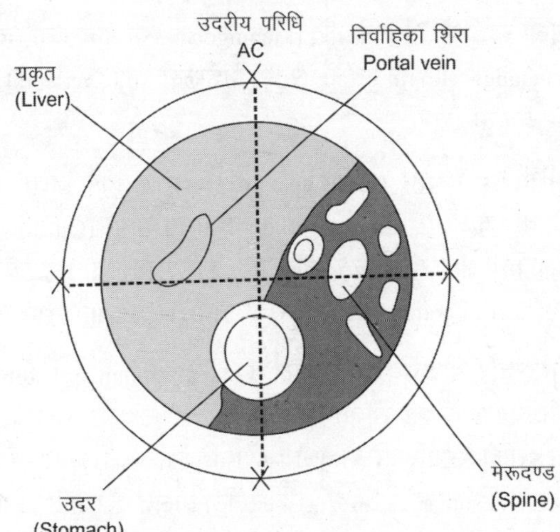

चित्र (Fig.) 40.6: भ्रूण (Fetus) का उदरीय परिधि (Abdominal circumference=AC) के लिए स्तर।

का निरीक्षण भी होता है।

अतिस्वन चित्रण में महत्वपूर्ण अवलोकन (Observations) किये जाते हैं, वे हैं –

(1) कपालीय अपसामान्यताएँ (Cranial abnormalities) (चित्र 40.7)– (a) अनुमस्तिष्क-अंतस्था का विलोपन (Obliteration of cisterna magna), (b) पश्च अनुमस्तिष्कसतह का संपीडन या चपटाकरण (Compression or flattening of the posterior cerebellar surface) जिससे अर्धचन्द्रकार (Crescentic) या केले (Banana) का रूप बन जाता है। (c) ललाट-अस्थियों की अवतल विरूपता (Concave deformity of frontal bones) (Lemon sign = नींबू प्रतीक): NTD में, (d) कपाल के चाप-छत की अनुपस्थिति (Absence of calvarium): अमस्तिकृता (Anencephaly), (e) जलशीर्षता (Hydrocephaly) का संदेह हो सकता है जब HC या BPD वर्धित (Enlarged) होता है। निलयी वृहदता (Ventricular megaly) का निदान (Diagnose) हो सकता है जब पार्श्विक निलय (Lateral ventricle) की चौड़ाई 10 mm से अधिक होती है तथा जरायु-जालक (Choroid plexus) लटकता देखा जाता है। अमस्तिष्कता का निदान लगभग 13 सप्ताह की गर्भावस्था में संभव होता है।

(2) मेरूदण्डीय असंगति (Spinal anomalies): (a) मेरूदण्डीय चाप का दोष (Spina bifida occulta) जिसमें सामान्य कोमल ऊतकों (Soft tissues) द्वारा कशेरूकी संरचना (Vertebral schisis) आच्छादित (Covered) होती है। (b) मेरूदण्डीय दरार (Spina bifida aperta): इसमें तंत्रिका नली (Neural

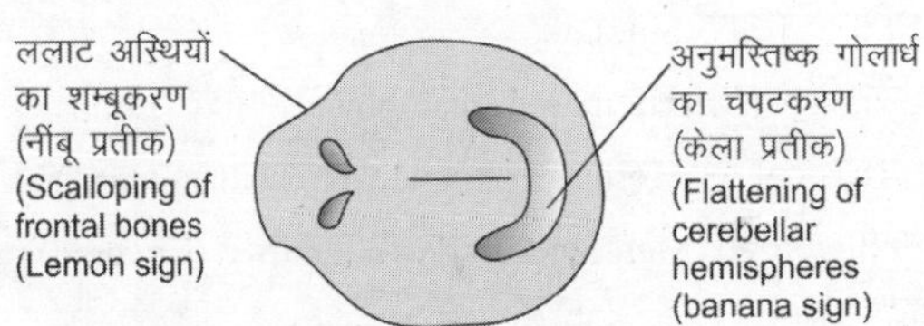

चित्र (Fig.) 40.7: खुली मेरूदण्डीय दरार (Open spina bifida) तथा आर्नोल्ड-किआरी कुरचना (Arnold Chiari malformation) के साथ संबंधित कपालीय अपसामान्यता (Cranial abnormalities)

tube) खुली रहती है तानिका वृद्धि (Meningocele) या मज्जा तानिका वृद्धि (Myelomeningocele) की पतली परत से कशेरुकी चाप (Vertebral arches) ढका रह सकता है।

(3) भ्रूणीय हृदय दोष (Fetal heart defect): इसकी जाँच के लिए हृदय के चार कक्षों (Chambers) तथा वहिर्गमन मार्गों (Outflow tracts) का अवलोकन और मूल्यांकन होता है। भ्रूणीय प्रतिध्वनि हृदय चित्रण (Fetal echocardiography) अधिक सूचनाप्रद (Informative) होता है।

(4) भ्रूणीय उदर और उदरीय दिवाल (Fetal abdomen and abdominal wall): गर्भकाल के 20 सप्ताह तक उदर का बुलबुला (Bubble) देखा जाता है। इसकी अनुपस्थिति से भ्रूणीय असंगति (Anomaly) जैसे–ग्रासनली की अछिद्रता (Esophageal atresia) का संकेत मिलता है। अति प्रतिध्वनिक आंत्र (Hyper-echoic bowel) का संबंध गुणसूत्रीय अपसामान्यता (Chromosomal abnormalities) के साथ होता है। वृक्क (Kidneys) प्रायः अल्पप्रतिध्वनिक (Hypo-echoic) होता है।

(5) नाभिवृद्धि (Omphalocele) तथा उदर विदार (Gastroschisis): ये विरले ही (Rare) (4000 जीवित जन्म में 1) उदरीय दिवाल दोष होते हैं। इनमें भेद करना चाहिए जो निम्नलिखित हैं।

(6) जलोदर भ्रूण (Hydrops fetalis)

(7) जलपुटी रूप मोल (Hydatidiform mole)

(8) भ्रूणीय लिंग की पहचान (Identification of fetal gender)

(9) अपरा और नाभि-रज्जु (Placenta and umbilical cord): अपरा एक प्रतिध्वनिजनक पिण्ड (Echogenic mass) होती है। पूर्ण गर्भावधिक (Term) पर अपरा की मोटाई लगभग 30 mm (या 30 cm) होती है। किसी भी गर्भावधि में 45 mm से अधिक अपरा की मोटाई को अपसामान्य (Abnormal) समझा जाता है। अधोस्थित (Low lying) अपरा तथा अपराभ्रंश (Placenta previa) को स्पष्ट करने के लिए गर्भाशय-ग्रीवा के आंतरिक मुख (Internal cervical os) के साथ अपरा का संबंध महत्वपूर्ण होता है। केन्द्रीय (Focal) गर्भाशयी संकुचन या मातृक मूत्राशय (अतिपूर्ण/अतिरिक्त) के कारण मिथ्या सकारात्मक निदान (False positive diagnosis) हो सकता है। परामुलाधारी (Transperineal) या परायोनिक (Transvaginal) प्रतिबिम्बन इस स्थिति में आवश्यक हो सकता है। जब आंतरिक मुख और अपरा-किनारे (Placental edge) के बीच की दूरी 20 mm से अधिक होती है तब अपरा भ्रंश निषिद्ध (Excluded) होता है तथा योनिक प्रसव (Vaginal delivery) की स्वीकृति मिलती है। द्वितीय त्रिमास में पहचाना गया अपरा-भ्रंश का केवल 5% ही पूर्णगर्भावधि तक बना रहता है।

(10) बहुभ्रूणीय गर्भावस्था की अपरा (Placenta of multifetal pregnancy): द्वियुग्मजी यमज (Dizygotic twins) में सर्वदा द्विउल्वीद्विजरायु (DiDi=Diamniotic dichorionic) अपरा होती है। एकयुग्मजी यमज (Monozygotic twins) के 20–30% में DiDi अपरा देखी जाती है। अतिस्वन चित्रण (USG) में यमज शिखर चिन्ह (Twin peak sign) का प्रदर्शन होता है। दो अपरा के बीच अंतराजरायु के स्थान (Interchorionic space) में प्रचुरोदभवी (Proliferating) अपरा रसांकुर (Placental villi) बढ़ता है। यह प्रक्षेपित (Projected) अपरा ऊतक (Tissue) एक त्रिभुज के आकार का होता है जिसमें अपरा के समान प्रतिध्वनि जनकत (Echogenicity) होती है। त्रिभुज का आधार (Base) जरायु की सतह (Chorionic surface) की ओर होता है तथा त्रिभुज का शीर्ष (Apex) विभाजक झिल्ली (Dividing membrane) की ओर होता है। तथापि (However), यमज शिखर चिन्ह न तो पूर्णतः अपरा पर उपस्थित होता है और न ही यह एक स्थायी लक्षण (यारूप=Feature) होता है।

जब विभाजक झिल्ली की मोटाई (Thickness) 2 mm से अधिक होती है। तब DiDi यमज (Twins) का निदान हो जाता है। तथापि, गर्भावस्था की प्रगति के साथ झिल्ली क्षीण (Attenuated) हो जाती है।

(11) डॉप्लर (Doppler): डॉप्लर अतिस्वन द्वारा रक्तप्रवाह की दिशा तथा वेग की माप की जा सकती है। वर्णप्रवाह (Color flow) डॉप्लर द्वारा वेग की सूचना को वर्णकूट-संकेत (Color code) में परिवर्तित किया जा सकता है। पारक्रमित्र (Transducer) की ओर रक्तप्रवाह को लाल छाया (Shades) में प्रदर्शित किया जाता है। पारक्रमित्र से बाहर प्रवाह को नीली छाया (Blue shades) में प्रदर्शित किया जाता है। चमकीली छाया (Bright shades) अधिक वेग (High velocity) को सूचित करती है। इससे अपरा और भ्रूण (Placenta and fetus) में सभी मुख्य रक्तवाहिकाओं (Blood vessels)

उदरविदर (Gastroschisis)	नाभिवृद्धि (Omphalocele)
(1) परानाभीय दोष (Para-umbilical defect)	प्रायः मध्यरेखा दोष (Usually midline defect)
(2) प्रायः रज्जु अन्तर्वेशन (Cord insertion) के दाहिने किनारे (Side) पर	वर्धित पिण्ड (Herniated mass) पर रज्जु का अन्तर्वेशन होता है।
(3) वर्धित लध्वांत्र (Herniated small bowel) पाश (Loops) स्वतंत्र रूप से उल्वीद्रव (Amnio) में तैरता (Float) है।	वृद्धि (Hernia) में आंत्र (Intestine) या यकृत (Liver) या दोनों होते हैं।
(4) किसी झिल्ली (Membrane) द्वारा आच्छादित (Covered) नहीं होता है।	झिल्ली [जैसे–उदरावरण (Peritoneum), उल्व (Amnion)] द्वारा आच्छादित होती है।
(5) गुणसूत्रीय असंगति (Chromosomal anomaly) के साथ संबंधित नहीं	गुणसूत्रीय असंगति के साथ संबंधित (40–60%)
(6) पूर्वानुमान (Prognosis) – उत्तम (Good)	पूर्वानुमान प्रायः उत्तम नहीं होता है।

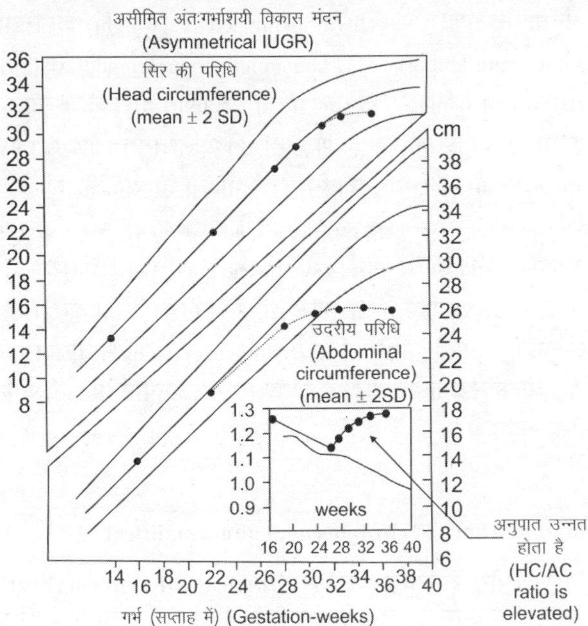

चित्र (Fig.) 40.8: असममित अंतःगर्भाशयी विकासमंदन (Asymmetric intrauterine growth retardation) की एक रोगी में अतिस्वन चित्रण की वृद्धि-रूपरेखा (Ultrasonographic growth profile) जिसमें सिर की परिधि (HC) अनुरक्षित (Maintained) है परन्तु उदर की परिधि (AC) की कमी 30 सप्ताह के आसपास होती है। HC/AC अनुपात (Ratio) उन्नत (Elevated) होता है।

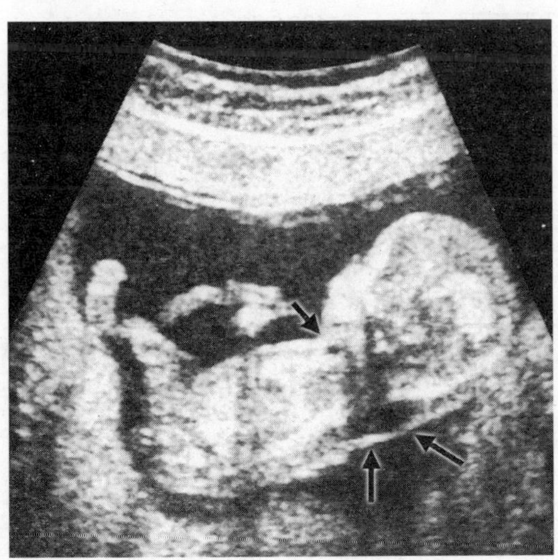

चित्र (Fig.) 40.9: मोटा गुद्दीय स्पष्टता (Nuchal translucency) (Arrows = तीर के निशान) के साथ एक 12 सप्ताह भ्रूण (Fetus) का लम्बवत दर्शन (Longitudinal view)। यह लसीका की केशिकाओं का विस्फारण (Dilation of the lymphatic capillaries) तथा शोथ (Edema) के कारण होता है। गुद्दीय अपसामान्यता (Nuchal abnormalities) के साथ भ्रूण के लिए उल्ववेधन (Amniocentesis) की आवश्यकता होती है।

का अध्ययन करने में सहायता मिलती है। धमनीय प्रवाह (Arterial flow) स्पंदी (Pulsatile) होता है तथा शिरीय (Venous) प्रवाह प्रायः एक समान (Constant) होता है। न्यूनीकृत (Reduced) अनुशिथिलन (Diastolic) प्रवाह वाहिका अनुप्रवाह (Downstream) तथा निचले ऊतक के निवेशन (Low tissue perfusion) में अधिक प्रतिरोध (High resistance) को सूचित करता है। प्रारंभिक अनुशिथिलन तरंग रूप (Waveform) में खाँच (Notch) की उपस्थिति भी प्रवाह में अधिक प्रतिरोध को सूचित करती है। गर्भाशयी धमनी (Uterine artery) से नीचे की ओर पेशीय सर्पिल धमनियों (Muscular spinal arteries) का प्रवाह होता है। गर्भाशयी धमनी के तरंगरूप में खाँच की उपस्थिति से अनुप्रवाह वाहिकाओं में बहाव में अधिक प्रतिरोध की सूचना मिलती है। खाँच के साथ इस तरंग रूप का अर्थ यह होता है कि इन धमनियों में बीजपोषक का आक्रमण (Trophoblast invasion) अपूर्ण और अपर्याप्त (Incomple and inadequate) होता है। गर्भाशयी धमनी में खाँच की उपस्थिति जब 24 सप्ताह (की गर्भावस्था) पर द्विपार्श्विक रूप से (Bilaterally) पुष्टि हो जाती है तब यह प्राक्-गर्भाक्षेपक (Pre-eclampsia) तथा भ्रूणीय विकास मंदन (Fetal growth retardation) का संभावित विकास का संकेत देती है। 30 सप्ताह के बाद नाभीय धमनी (Umbilic artery) के S/D अनुपात (Ratio) को 3 से कम होना चाहिए। नाभीय धमनी (Umbilical artery) में अनुपस्थिति अनुशिथिलन-प्रवाह (Diastolic flow) का संबंध भ्रूण के 16% मृत्यु-दर के साथ होता है तथा प्रतिवर्ती (Reversed) अनुशिथिलन-प्रवाह का संबंध भ्रूण के 50% मृत्यु-दर के साथ होता है। महाधमनी (Aorta) में अनुपस्थित अनुशिथिलन–प्रवाह के साथ मध्य प्रमस्तिष्क-धमनी (Cerebral artery) (प्रवाह का केन्द्रीकरण) में वर्धित (Increased) भ्रूणीय अनुशिथिलन प्रवाह का अर्थ भ्रूणीय अम्लरक्तता (Fetal acidemia) है। अपसामान्य शिरीय तरंगरूप (Abnormal venous waveforms) (Ductus venosus, inferior vena-cava=शिरीय नलिका, निचली महाशिरा) से भ्रूणीय हृदपात (Cardiac dysfunction or failure) का संकेत मिलता है।

डॉप्लर अध्ययन या जाँच के सूचक (Indices) हैं –

प्रकंचक / अनुशिथिल अनुपात (S/D=Systolic/Diastolic ratio), प्रतिरोध सूचक (RI=Resistance index), स्पंदी सूचक (PI=Pulsatility index)

नाभि-रज्जु (Umbilical cord) के अनेक जीव-भौतिक जाँच के बाद डॉप्लर अतिस्वन एक महत्वपूर्ण (या उपयोगी) जाँच है।

(12) दिनचर्या अतिस्वन चित्र की भूमिका (Role of routine sonogram): अतिस्वन के साथ दिनचर्या जन्मपूर्व नैदानिक प्रतिबिम्बन (RADIUS= Routine Antenatal Diagnostic Imaging with Ultrasound) के अध्ययन से यह निश्कर्ष निकाला जाता है कि 18–20 सप्ताह में दिनचर्या अतिस्वन चित्रण से पेरिनैटल परिणाम को उसके वैकल्पिक उपयोग की तुलना में बेहतर नहीं बनाया जा सकता है। यूरोप का अध्ययन (European meta-analysis) (1990) से यह पता चला है कि जाँच किये गये समूह में पेरिनैटल मर्त्यता (Perinatal mortality) में पर्याप्त कमी मुख्यतः भ्रूणीय कुरचना (Fetal malformation) की आरंभ में पहचान और उसके गर्भपात के कारण हुई है। तथापि (However), यमज (Twin) गर्भावस्था के आरंभ में निदान (Diagnosis) करने में दिनचर्या

अतिस्वन चित्रण (Routine USG) उपयोगी होता है। यह पूर्णगर्भावधि के बाद प्रसव के प्रेरण की दर (Rate of induction) को भी कम करता है।

तृतीय त्रिमास में अतिस्वन चित्रण (Third Trimester Ultrasonography)

तृतीय त्रिमास में द्वितीय त्रिमास के अतिस्वन चित्रण की सभी सूचना प्राप्त की जाती हैं।

(1) विस्तृत शारीरिक निरीक्षण (Detailed anatomic survey) किया जाना चाहिए, यहाँ तक कि पूर्व किये गये निरीक्षण के सामान्य होने के बाद भी। इस त्रिमास में उपास्थि-अविकसन वामनता (Achondroplastic dwarfism) का निदान किया जाता है।

(2) अनुमानित भ्रूणीय भार (EFW=Estimated fetal weight) का निर्धारण FL (Femur length), AC (Abdominal circumference) तथा BPD (Biparietal diameter) के तीन पठनों के औसत द्वारा किया जाता है। इसमें AC सर्वाधिक महत्वपूर्ण होता है। अतिस्वन चित्रण में EFW में 15–20% की भूल (या गलती) की संभावना हो सकती है।

(3) वर्धन रूपरेखा (Growth profile) (देखें चित्र 40.8) – (i) असममित अंतःगर्भाशयी विकास मंदन (Asymmetric IUGR)–HC अनुरक्षित होती है परन्तु 30 सप्ताह के आसपास AC में कमी होती है। अतः HC:AC अनुपात बढ़ता है। (ii) सममित (Symmetric) IUGR में दोनों HC और AC आरंभ में प्रभावित होती हैं, अतः HC:AC अनुपात (Ratio) सामान्य बना रहता है।

गुणसूत्रीय अपसामान्यताओं के अतिस्वन चिन्हक (Ultrasound markers of chromosomal abnormalities)

अवलोकन (Observation)	गुणसूत्रीय अपसामान्यता (Chromosomal abnormality)
(a) सिर (Head):	
(i) जरायु जालकपुटी (Choroid plexus cyst)	त्रिगुणसूत्रण (Trisomy) 18, 13,
(ii) हिसालू कपाल (Strawberry skull)	त्रिगुणितता (Triploidy)
(iii) जलशीर्ष (Hydrocephalus)	
(iv) पूर्णअग्रमस्तिष्कता (Holoprosencephaly)	
(b) आनन या चेहरा (Face)	त्रिगुण सूत्रण (Trisomy) 13, 18
(i) कटा होंठ/तालु (Clef lip/palate)	मेकर-ग्रुवर संलक्षण (Mecker-Gruber syndrome)
(ii) निम्न विरूपण कर्ण (Low set ears)	त्रिगुणितता (Triploidy)
(c) गुद्दीय स्पष्टता (Nuchal translucency) >3 mm	त्रिगुण सूत्रण 21, 18, 13. टर्नर संलक्षण (Turner syndrome)
(d) ह्रदय (Heart)–निलय-पट दोष (VSD=Ventricular septum defect), अलिंद-पट दोष (ASD=Atrial septum defect),	त्रिगुण सूत्रण (Trisomy) 13,18,21
(e) वृक्कीय असंगति (Renal anomalies)	
(i) नालाकार वृक्क (Horse-shoe kidney)	
(ii) वृक्कीय श्रोणि का द्विपार्श्विक विस्फारण (Bilateral dilation of renal pelvis)	त्रिगुणसूत्रण (Trisomy) 13,18,21
(iii) मूत्राशय की अपवृद्धि (Cystic dysplasia)	त्रिगुणितता (Triploidy)
(f) हाथ/पाद (Hands/feet):	त्रिगुणसूत्रण 18
(i) अभिनत अंशछादित अंगुलियाँ (Flexed overlapping fingers)	त्रिगुणसूत्रण 13 त्रिगुणसूत्रण (Trisomy) 21
(ii) मुड़ी हुई तलहटी/फील पाँव (Rocker bottom/Club foot)	
(iii) बहुअंगुलिता (Polydactyly)	
(iv) प्रथम और द्वितीय पादांगुली के बीच विस्तृत अंतराल (Wide gap between 1st and 2nd toes	
(v) तिरछी अंगुलिता (Clinodactyly)	
(g) जठरांत्रीय तंत्र (Gastrointestinal system)	त्रिगुणसूत्रण 13,18
(i) नाभिप्रक्षेप (Omphalocele)	
(ii) ग्रहणी की अछिद्रता (Duodenal atresia)	
(h) सामान्य (General):	
(i) वर्धन मंदन (Growth restriction)	त्रिगुणसूत्रण (Trisomy) 13,18,21
(ii) जलोदर (Hydrops)	त्रिगुणसूत्रण (Triploidy) 45, × 0

N.B.: पुष्टि (Confirmation) के लिए भ्रूण का गुणसूत्र विन्यास (Fetal karyotyping) की आवश्यकता होती है।

नैदानिक परीक्षण के लिए मार्गदर्शक (Guides to Clinical Tests)

मूत्र की जाँच (Examination of urine)

जिन परीक्षणों को किया जाता है– (1) भौतिक (Physical) (2) जीवरासायनिक (Biochemical) (3) सूक्ष्मदर्शीय (Microscopical), (4) जीवाण्विक (Bacteriologic), (5) प्रतिरक्षात्मक (Immunological) तथा (6) हार्मोनी (Hormonal)।

मूत्र का संग्रह (Collection of urine): भौतिक (1) जीव रासायनिक (2) तथा सूक्ष्मदर्शीय (3) परीक्षण के लिए सुबह का प्रथम मूत्र का संग्रह एक स्वच्छपात्र (Container) में किया जाता है। परन्तु जीवाण्विक परीक्षण के लिए एक रोगाणुहीन (Sterile) पात्र में मूत्र के मध्यप्रवाह (Midstream) से मूत्र का संग्रह किया जाता है या विकल्पतः (Alternatively) नालशलाका नमूना (Catheter sample) लिया जा सकता है।

प्रोटीन के लिए परीक्षण (Test for protein): (1) गुणात्मक (Qualitative) तथा (2) परिमाणात्मक (Quantitative) गुणात्मक (Qualitative): (i) गर्भ करना तथा ऐसीटिक अम्ल परीक्षण (Heat and acetic acid test) तथा (ii) नतिमापनी (Dipsticks)।

विवरण (Report): प्रोटीन-अनुपस्थित, लेश (Trace) (+), (++) या (+++)। नतिमापनी (Dipsticks) (Albustix): इसका उपयोग मूत्र में ऐल्बूमिन (Albumin) की उपस्थिति का पता लगाने के लिए किया जाता है तथा अन्य मूत्रीय अवयव (Urinary constituents) जैसे–pH, ऐसीटोन (Acetone), ग्लूकोस (Glucose) तथा विशिष्ट गुरूत्व (Specific gravity) (Multistix) को भी इसमें शामिल (पता लगाना) किया जा सकता है। प्रोटीन का पता लगाने के लिए अभिकर्मक पट्टी (Reagent strips) से शीघ्र और सरल मानकीकृत वर्ण परीक्षण (Standardized color tests) होता है। पट्टी का निर्माण एक दृढ़ अवशोषक सेलुलोज (Stiff absorbent cellulose) द्वारा होता है जिसका एक छोर सूचक (Indicator)- "टेट्रा-ब्रोम-फिनोल नीला" (Tetra-brom-phenol blue) के साथ तर (Impregnated) किया जाता है तथा pH3 के लिए प्रतिरोधी (Buffer) बनाया जाता है।

क्रियाविधि (Procedure): मूत्र में अभिकर्मक पट्टी का परीक्षण-छोर को डालकर तत्काल बाहर निकाला जाता है। निर्माता से प्राप्त वर्णचार्ट के साथ इस छोर के रंग परिवर्तन की तुलना की जाती है। यदि परीक्षण-छोर (Test end) हरा या नीला (Green or blue) हो जाता है तब परीक्षण सकारात्मक (Positive) होता है।

व्याख्या (Interpretation) = लेश (Trace) = 0.1 gm/L,

1+ = 0.3 gm/L, 2+ = 1.0 gm/L, 3+ = 3.0 gm/L, 4+ = 10.0 gm/L

परिणात्मक परीक्षण (Quantitative test): बाइयूरेट विधि (Biuret method) द्वारा मूल्यांकन किया जाता है।

विधि (Method): 24 घंटे का मूत्र संग्रह बेहतर होता है। मूत्र के आयतन की हानि के बिना मूत्र का संग्रह सावधानी से करना है। संग्रह का आरंभ प्रथम दिन पर द्वितीय नमूने के साथ होता है तथा द्वितीय दिन के प्रथम नमूने (मूत्र) के साथ पूर्ण हो जाता है।

शर्करा के लिए परीक्षण (Test for Sugar)

(1) बैनेडिक्ट परीक्षण (Benedict's test) और (2) नतिमापानी (Dipsticks)

गुणात्मक (Qualitative):

बैनेडिक्ट परीक्षण (Benedict's test):

प्रयोग (Experiment): परखनली में 5 ml बैनेडिक्ट अभिकर्मक (Benedict's reagent) लेकर उसे खौलाने तक गर्म किया जाता है। उसमें 8–10 बूंद रक्त डाला जाता है। इस मिश्रण को 2 मिनट तक तीव्रता से खौलाया जाता है तथा उसे ठंडा होने के लिए छोड़ दिया जाता है।

व्याख्या (Interpretation): अवक्षेप (Precipitate) में रंग का परिवर्तन होने से अवकारक पदार्थ (Reducing substance) की उपस्थिति का संकेत मिलता है। मूत्र में ग्लूकोस की मात्रा (Concentration) का सूचक निम्नलिखित है–

हल्का हरा (Pale green): 0–100 mg%,

हरा (Green): 100–500 mg%,

हरा-सा पीला (Greenish yellow): 500–100 mg%

पीला-सा नारंगी (Yellowish orange): 1000–2000 mg%

इष्टक लाल (Brick red): >2000 mg% (2000 mg% से अधिक)

नतिमापनी (Dipsticks) (Diastix): इस अभिकर्मक पट्टी (Reagent strip) से मूत्र में ग्लूकोस की उपस्थिति का पता लगाने के लिए तेजी से, विशिष्टि, सरल गुणात्मक तथा अर्धपरिणात्मक (Semiquantitative) वर्ण परीक्षण (Color

गर्भ करना और ऐसीटिक अम्ल परीक्षण (Heat and acetic acid test) :

प्रयोग (Experiment)	अवलोकन (Observation)	निष्कर्ष (Inference)
एक परखनली (Test tube) का तीन-चौथाई भाग प्रोटीन या फॉस्फेट की उपस्थिति तक मूत्र लिया जाता है। परख नली टेढ़ी करके पकड़कर उसके ऊपरी भाग के मूत्र को गर्म किया जाता है।		एक मलिन अवक्षेप (Cloudy precipitate) का निर्माण होता है।
इसमें 5% ऐसीटिक अम्ल की कुछ बूंदों (Drops) को डाला जाता है।	मलिनता (Cloudiness) बनी रहती या बढ़ती है।	प्रोटीन की उपस्थिति

test) उपलब्ध होता है। यह मूत्र में पाये जानेवाले अन्य अवकारक पदार्थों के साथ प्रतिक्रिया नहीं करता है। अवशोषक सेलुलोज (Absorbent cellulose) द्वारा पट्टी का निर्माण होता है जिसका एक छोर ग्लूकोस ऑक्सिडेस (Glucose oxidase) और पेरॉक्सिडेस (Peroxidase) के प्रतिरोधित मिश्रण (Buffered mixture) के साथ तर होता है।

क्रियाविधि (Procedure): मूत्र में अभिकर्मक पट्टी का परीक्षण-छोर को डुबाकर तत्काल बाहर निकाला जाता है। ठीक एक मिनट बाद इस छोर के रंग (या वर्ण) का अवलोकन किया जाता है। यदि परीक्षण-छोर के रंग में परिवर्तन होता है तब परीक्षण सकारात्मक (Positive) होता है। निर्माता (Manufacturers) के निर्देशन (Instructions) का पालन सख्ती से करना है। नतिमापनी का उपयोग केवल ग्लूकोस का पता लगाने में किया जाता है या अन्य मूत्रीय अवयवों (Urinary constituents) को भी इसमें शामिल (Multistix) किया जा सकता है।

कीटोस्टिक्स (Ketostix): अभिकर्मक पट्टी मूत्र में कीटोन पिण्डों (Ketone bodies) की उपस्थिति का पता लगाने के लिए एक शीघ्र, सरल मानकीकृत वर्ण परीक्षण (Standardized color test) उपलब्ध कराती है। पट्टी को सोडियम नाइट्रोप्रूसाइड तथा ग्लिसिन के मिश्रण (Mixture of sodium nitroprusside and glycine) के साथ तर किया जाता है।

क्रियाविधि (Procedure): अभिकर्मक पट्टर (ताजा नमूना) के परीक्षण-छोर को मूत्र में डालकर निकाला जाता है तथा निर्माता के निर्देशन के अनुसार वर्ण-चार्ट (Color chart) के साथ तुलना करके निष्कर्श निकाला जाता है।

रक्त स्कंदन व्यतिक्रम के लिए परीक्षण (Tests for Blood Coagulation Disorders)

शैय्या पार्श्व परीक्षण (Bedside tests) का उल्लेख अध्याय (Chapter) 38 में किया गया है। यहाँ रक्तस्कंदन रोग (Blood coagulopathy) के लिए केवल प्रयोगशाला परीक्षण का उल्लेख किया जायेगा।

प्रयोगशाला परीक्षण (Laboratory Tests):

(1) प्रोथ्रॉम्बिन अवधि (PT = Prothrombin time): क्विक (Quick) का प्रोथ्रॉम्बिन-अवधि परीक्षण बाहरी मार्ग द्वारा स्कंदन के लिए अपेक्षित अवधि की माप करता है तथा प्लाविका (Plasma) के लिए ऊतक (Tissue) थ्रॉम्बोप्लास्टिन के संयोजन द्वारा निष्पादित होता है। सामान्य मूल्य (Normal value) 11–17 सेकण्ड होता है। स्कंदन की विफलता में समय अधिक होता है।

क्रियाविधि (Procedure)**:** 9:1 का अनुपात (0.5 ml सोडियम साइट्रेट तथा 4.5 ml रक्त) में सोडियम साइट्रेट घोल का 3.8% को एक शीशी (Vial) में रक्त को भेजना है।

(2) फाइब्रिनोजन का मूल्यांकन (Estimation of fibrinogen): रक्त नमूने को EDTA (Ethylene diamine tetra-acetic acid = एथिलीन डाइऐमनी टेट्राऐसीटिक अम्ल): शीशी में भेजा जाता है। 100 mg% (प्लाविका = Plasma) को संकटापन्न मात्रा (Critical level) माना जाता है।

(3) बिम्बाणु (Platelets): रक्त को एथिलीन डाइऐमीन टेट्रा-ऐसीटिक अम्ल का चूर्ण (Powder) का डाइसोडियम या डाइपोटैशियम लवण युक्त EDTA शीशी में भेजा जाता है। DIC (Disseminated intravascular coagulopathy) में बिम्बाणु की संख्या प्रायः 70,000 प्रति घनमिलीमीटर (Per cu.mm) से कम होती है। अंतःसंवहनी स्कंदन की विशेषता है– अल्प बिम्बाणु रक्तता (Thrombocytopenia) परन्तु यह स्थिति शुद्ध फाइब्रिन-क्षयी संलक्षण (Pure fibrinolytic syndrome) में नहीं पायी जाती है।

(4) फाइब्रिन अवक्रमण उत्पाद (FDP=Fibrin degradation products): इसका मूल्यांकन क्षीर समूहन (Latex agglutination=लेटेक्स ऐग्लूटिनेशन) परीक्षण द्वारा किया जाता है। रक्त नमूने को एक विशेष परखनली (Tube) में भेजा जाता है। सामान्य गर्भावस्था में FDP प्रायः अनुपस्थित होता है। DIC में 40 μg/ml (μ=10-6, g=ग्राम, ml=मिलीलीटर) तक इसकी उपस्थिति महत्वपूर्ण होती है।

ऐसीटोन के लिए परीक्षण (Test for Acetone)

(1) रोथेरा-परीक्षण (Rothera test) (2) कीटोस्टिक्स (Ketostix)

रोथेरा-परीक्षण (Rothera test) :

प्रयोग (Experiment)	अवलोकन (Observation)	निष्कर्ष (Inference)
एक परखनली में 5 ml मूत्र लेकर उसमें अमोनियम सल्फेट (Ammonium sulfate) मिलाकर संतृप्त (Saturated) किया जाता है। इसमें नवनिर्मित सोडियम नाइट्रोप्रूसाइड (Sodium nitroprusside) घोल की 3–4 बूंद (या कुछ क्रिस्टल) मिलाया जाता है। उसके बाद सान्द्रित (Concentrated) अमोनियम हाइड्रॉक्साइड (Ammonium hydroxide) का 1 ml डालकर 1–2 मिनट के लिए छोड़ दिया जाता है।	दो द्रवों के बीच मिलन-स्थल (Junction) पर लाल-सा बैंगनी (Reddish purple) रंग का एक वलय (Ring) प्रकट होता है। (भूरे रंग के वलय का कोई महत्व नहीं है)	ऐसीटोन की उपस्थिति (Presence of acetone)

सारणी (Table) 40.2: रक्तस्कंदन रूपरेखा का सामान्य मूल्य
(Normal values of blood coagulational profile

परीक्षण (Test)	मान (Value)
(1) रक्तश्राव अवधि (Bleeding time)	
ड्यूकविधि (Duke's method)	1–3 मिनट (mins)
आइवी विधि (Ivy's method)	1–9 मिनट
(2) स्कंदन अवधि (Coagulation time)	
राइट-नली विधि (Wright's tube method)	3–7 मिनट
ली और वाइट विधि (Lee and White method)	4–9 मिनट
(3) स्कंद अवलोकन परीक्षण (Clot observation test) (Weiner's = विनर विधि)	6–12 मिनट
(4) स्कंद आकुंचन की अवधि (Clot retraction time)	30 मिनट
(5) फाइब्रिनडेक्स या थ्रॉम्बिन परीक्षण (Fibrindex or Thrombin test)	1 मिनट के अंदर स्कंद (Clot) का निर्माण
(6) प्रोथ्रॉम्बिन अवधि (Prothrombin time)	11–17 सेकण्ड (Sec)
(7) थ्रॉम्बिन की अवधि (Thrombin time)	10–15 सेकण्ड
(8) बिम्बाणु की संख्या (Platelet count)	15–4 लाख (lacs) प्रति घन मि०मी० (cumm)
(9) फाइब्रिन अवक्रमण उत्पाद (FDP=Fibrin degradation products)	0–5 mg/ml
(10) यूग्लोबुलिन स्कंद अपक्षय की अवधि (ELCT=Euglobulin clot lysis time)	2–4 घंटे (Hours)
(11) फाइब्रिनोजन (Fibrinogen)	300–600 mg%
(12) डी-द्विलक (D-dimer) फाइब्रिन का विघटित उत्पाद (Breakdown product of fibrin)	0–200 mg/liter

(5) डी-द्विलक (Dimer): यह फाइब्रिन विघटन (Breakdown) का एक विशिष्ट अवयव (Component) है। इसकी पहचान क्षीर समूहन (Latex agglutination) विधि द्वारा की जाती है। क्षीर दानों (Latex beads) पर एक पुंजकीय प्रतिरक्षी (Monoclonal antibodies) का आवरण चढ़ाया जाता है। DIC में 200 ml प्रतिलीटर से अधिक मात्रा (Level) पायी जाती है। फाइब्रिनोजन के समान रक्त का संग्रह करना है।

(6) यूग्लोबुलिन स्कंदन अपक्षय अवधि (ELCT=Euglobulin clot lysis time): प्रोथ्रॉम्बिन अवधि के समान रक्त का नमूना भेजा जाता है। फाइब्रिन-क्षयी संलक्षण (Fibrinolytic syndrome) में समय बहुत लघुकृत (Shortened) होता है।

रक्त प्रतिदशक का संग्रहण

सामग्री (Material): (देखें सारणी 40.3)

प्रतिस्कंदक (Anticoagulants) की अनुशंसित मात्रा (Recommended quantity) युक्त EDTA/ग्लूकोस की शीशी (Vials) बाजार में उपलब्ध है।

रज्जु रक्त नमूने (Cord blood samples): कटी हुई रज्जु के अपरा-छोर (Placental end) से रज्जु-रक्त का नमूना लेना चाहिए। रज्जु को दबाना नहीं चाहिए, अन्यथा वार्टना-अवलेह (Wharton's jelly) रक्त को दूषित (Contaminate) कर सकती है जो परिणाम को दोषपूर्ण बना सकता है। उत्तम परिणाम को पाने के लिए यथासंभव शीघ्र कोचर चिमटी (Kocher's forceps) से अपरा-छोर के मुख को खोलकर नमूना लेना चाहिए। रक्त का नमूना विशेष रूप से रीसस-ऋणात्मक (Rh-negative) माता से जन्मे शिशु का लेना चाहिए। एक हेपारिनीकृत नली (Heparinized tube) में 10 ml रज्जु-रक्त का संग्रह करना चाहिए। विकल्पतः (Alternatively) लगभग 5 ml रक्त (2 ml EDTA तथा 3 ml स्कंदित = Clotted) निम्नलिखित परीक्षणों के लिए लेना चाहिए –

स्कंदित रक्त (Clotted blood): ABO तथा Rh समूहन (Grouping), प्रत्यक्ष कूम्ब परीक्षण (Direct Coomb's test) तथा रक्तोदी बिलिरूबिन (Serum bilirubin)।

EDTA रक्त (Ethylene-diamine-tetra-acetic acid+blood): हीमोग्लोबिन का मूल्यांकन (Estimation of hemoglobin) और अपूर्ण लोहिताणु (Immature RBC) की उपस्थिति के लिए रक्त स्नेहक (Blood smear)।

योनिक रक्तश्राव से भ्रूणीय हीमोग्लोबिन का पता लगाना (Detection of fetal hemoglobin from vaginal bleeding)

सारणी (Table) 40.3: प्रयोगशाला परीक्षण के लिए रक्त का संग्रहण (Collection of blood samples for laboratory tests)

परीक्षण (Test)	परखनली (Test tube) या शीशी (Vial) में रक्त के संग्रहण की विधि (Method)	रक्त की मात्रा या आयतन (Amount of blood)
हीमोग्लोबिन (Hb)% OCV (PCV=Packed cell volume)	EDTA शीशी (Vial)	2 ml
ABO तथा Rh-समूह (Group)	सामान्य (स्कंदित=Clotted) तथा 3.8% सोडियम साइट्रेट घोल (Sodium citrate sol.)	2 ml कुछ बुंद (Few drops)
VDRL (Venereal Disease Research Laboratory)	सामान्य या स्कंदित	2 ml
प्रत्यक्ष या परोक्ष कूम्ब परीक्षण (Direct or Indirect Coomb's Test)	सामान्य (Plain) या स्कंदित	2 ml
प्रोथ्रॉम्बिन अवधि (Prothrombin time)	0.5 ml 3.8% सोडियम साइट्रेट घोल	4.5 ml
परीक्षण (Test)	**परखनली (Test tube) या शीशी (Vial) में रक्त के संग्रहण की विधि (Method)**	**रक्त की मात्रा या आयतन (Amount of blood)**
फाइब्रिनोजन (Fibrinogen)	EDTA (Ethylene-diamine-tetra-acetic acid) शीशी	2 ml
बिम्बाणु (Platelet)	EDTA शीशी	2 ml
FDP = (Fibrin degradation product)	किट्स (Kits) के साथ उपलब्ध विशिष्ट नली (Tube)	–
ECLT (Euglobulin clot lysis time)	साइट्रेट घोल (Citrate solution)	4.5 ml
डी-द्विलक (D-dimer)	EDTA शीशी	2 ml
रक्त शर्करा (Blood sugar)	ऑक्सैलेट-फ्लुओराइड (Oxalate fluoride)	2 ml
रक्त में जीवाणु-वर्धन (Blood culture)	शर्करा यूश माध्यम (Glucose broth media) 50 ml	5 ml
यूरिया (Urea), NPN, क्रिएटिनिन (Creatinine)	सामान्य (स्कंदित)	5 ml
बिलिरूबिन (Bilirubin)	सामान्य (स्कंदित)	3 ml
प्लाविका प्रोटीन (Plasma protein)	EDTA शीशी या कूप्क (Vial)	3 ml

[प्रसवपूर्व (Antepartum) रक्तश्राव की स्थिति (या रोगी-case) में]

क्षार विकृतीकरण परीक्षण (Alkali denaturation test) (Singer's test): EDTA शीशी में योनि (Vagina) से 2 ml रक्त का संग्रह करना है।

माता का रक्त [Rh-समप्रतिरक्षण (Iso-immunization) की स्थिति में] में भ्रूणीय लोहिताणु (Fetal RBC) का पता लगाना।

संशोधित क्लिहॉवर-बेटके अम्लमार्जन परीक्षण (Modified Kleihauer-Betke acid elution test) (देखें चित्र 22.7)।

रक्त भेजना है — माता के रक्त से एक शुष्क स्लाइड (Slide) पर रक्त की परत (Blood film) रखनी है। स्लाइड को इथैनॉल (80%) के घोल में डुबाकर 3 मिनट के लिए रखना है। उसके बाद उसे निकालकर वायु में सुखाकर प्रयोगशाला भेजना है।

विकल्पतः (Alternatively): एक EDTA शीशी (Vial) में 2 ml मातृक शिरीय रक्त (Maternal venous blood) भेजा जा सकता है।

रक्त-शर्करा के मूल्यांकन के लिए प्रतिदर्श (Samples for Blood Sugar Estimation)

ग्लूकोस सहनशीलता परीक्षण (Glucose Tolerance Test):

क्रियाविधि (Procedure): परीक्षण के पहले 3 दिन के लिए रोगी को सामान्य कार्बोहाइड्रेट आहार (Diet) पर रखना चाहिए। रोगी को रात के भोजन के बाद खाना नहीं देना तथा सुबह का जलपान या नाश्ता भी नहीं देना है। सुबह परीक्षण के पहले रक्त का नमूना लेना है। उपवास (Fasting) में शिरीय (Venous) रक्त लेने के बाद रोगी को 250 ml जल में नींबू या

संतरे के सुवास (Flavor) के साथ 100 gm शर्करा दी जाती है। इसके बाद आधा घंटे के अंतर (Intervals) पर 3 घंटे के लिए शिरीय रक्त के प्रतिदर्श (या नमूने) लिये जाते हैं। इस अवधि में रोगी विश्राम (Rest) पर होता है। एक घंटे, दो घंटे तथा तीन घंटे पर मूत्र के नमूने लिए जाते हैं। 2 ml शिरीय रक्त एक ऑक्सैलेट-फ्लुओराइड कूपक (Oxalate-fluoride vial) में लिया जाता है। शर्करा क्षयी किण्वक (Glycolytic enzyme) को नष्ट करने के लिए सोडियम फ्लुओराइड (Sodium fluoride) का उपयोग किया जाता है। यदि परीक्षण में विलम्ब होता है तो रक्त को प्रशीतक (Refrigerator) में रखना चाहिए। प्लाविका (Plasma) या रक्तोद (Serum) में ग्लूकोस की मात्रा विशिष्ट रूप से सम्पूर्ण (Whole) रक्त की अपेक्षा लगभग 15% अधिक होती है। [ग्लूकोस ऑक्सिडेस-पेरॉक्सिडेस विधि (Glucose oxidase-peroxidase method) द्वारा मूल्यांकित वास्तविक शर्करा।

डेक्सट्रोस्टिक्स (Destrostix): ये अभिकर्मक पट्टियाँ (Reagent strips) रक्त में ग्लूकोस की मात्रा का पता लगाने के लिए एक शीघ्र, सुविधाजनक तथा अर्ध-परिमाणात्मक विधि (Semi-quantitative method) प्रदान करती हैं। दृढ़ प्लास्टिक (Firm plastic) द्वारा पट्टी का निर्माण होता है जिसका एक छोर क्रोमोजेन व्यवस्था (Chromogen system) के साथ सराबोर या तर (Impregnated) होता है जो ऑक्सीकृत (Oxidized) क्रोमोजेन में परिवर्तित हो जाता है। यह एक किण्वक (Enzyme): ग्लूकोस ऑक्सिडेस की क्रिया पर आधारित होता है।

क्रियाविधि (Procedure): अभिकर्मक पट्टी का सम्पूर्ण परीक्षण छोर को अंगुलाग्र (Finger tip) या कर्णपालिक (Ear lobule) से रक्त की एक बड़ी बूंद में डुबाना है। 60 सेकण्ड के बाद रक्त को तेजी से जल की धारा से धोया जाता है। धोने के बाद 1–2 सेकण्ड में परिणाम का अध्ययन निर्माता द्वारा प्रस्तुत वर्ण-चार्ट (Color chart) के साथ तुलना करके किया जाता है। परिणाम को प्रति 100 ml रक्त में ग्लुकोस के mg में उपलब्ध किया जाता है।

गर्भाशय-ग्रीवा और योनिक की कोशिका-जाँच (Cervical and Vaginal Cytology)

गर्भाशय-ग्रीवा की कोशिका-जाँच दिनचर्या (Routine) रूप में विकसित देशों में प्रत्येक स्त्री के लिए की जाती है जो प्रसवपूर्व निदान-शाला (Antenatal clinic) में उपस्थित होती है। परन्तु विकासशील (Developing) देशों में यह जाँच चयनात्मक रूप से (Selectively) होती है। चिकित्सा-सुझाव (Indications) हैं–

(1) गर्भाशय-ग्रीवा की (Cervical) पूर्व विशालुता (Premalignant) या विशालु घाव या क्षति (Malignant lesion) को निषिद्ध (Exclude) करने के लिए संदिग्ध गर्भाशय-ग्रीवा (Suspected cervix)

(2) योनिक (Vaginal): (a) योनिशोथ (Vaginitis): विशिष्ट रोगाणु (Pathogen) को जानने के लिए। (b) कोशिका-हार्मोनी जाँच (Cytohormonal study): प्रोजेस्टेरोन (Progesterone) स्थिति को जानने के लिए (आजकल विरेल ही होती है)।

पपैनिको लाऊ-रंजन (Papanicolaou's staining) द्वारा पार्श्विक (Lateral) योनिक दिवाल के ऊपरी तीसरे भाग से प्राप्त कोशिका (Cells) पर हार्मोनी प्रभाव का अध्ययन किया जाता है। सामान्यतः इस्ट्रोजेन (Estrogen) और प्रोजेस्टेरोन के संयुक्त प्रभाव से मध्यवर्ती परत का पर्याप्त मोटापन होता है जिसके साथ व्यावहारिक रूप से सतही (Superficial) परत नहीं होती है। यह कोशिका-हार्मोनी प्रभाव प्रोजेस्टेरोन के कारण होता है। योनिक स्नेहक (Smear) में नौकाकार (Navicular) कोशिका की प्रचुरता [तहित (Folded) किनारों के साथ मध्यवर्ती कोशिकागण (Intermediate cells)] का प्रदर्शन होता है। अतः कोशिका केन्द्रक स्थल सूचक (Karyopyknotic index) में वृद्धि के साथ सतही कोशिकाओं द्वारा जब इन कोशिकाओं का प्रतिस्थापन (Replacement) होता है तब प्रोजेस्टेरोन की अपर्याप्तता (Deficiency) पर विचार करना है। नैदानिक स्थितियाँ (Clinical conditions) हैं –(i) गर्भपात का खतरा (Threatened abortion), (ii) लुप्त गर्भपात (Missed abortion), (iii) पूर्णगर्भावधिकोत्तरता (पूर्ण + गर्भ + आवधिक + उतरता) (Postmaturity) तथा (iv) अपरा की अपर्याप्तता (Placental insufficiency)।

अध्याय

41

विविध
(Miscellaneous)

प्रासूतिक उपकरण
(Obstetric Instruments)

I. सरल रबर नालशलाका (Simple Rubber Catheter) (चित्र 41.1) इसका उपयोग मूत्राशय (Bladder) को खाली करने के लिए मूत्र–अवरोधन (Urine retention) के साथ रोगियों में निम्नलिखित के दौरान किया जाता है।

(a) गर्भावस्था (Pregnancy) पश्चनमनित सगर्भ गर्भाशय (Retroverted gravid uterus)

(b) प्रसव (Labor)— (i) जब रोगी स्वयं मूत्र-त्याग करने में विफल होती है। (ii) शल्यक (Operative) हस्तक्षेप जैसे–चिमटी प्रसव (Forceps delivery), नाशक शल्यक्रिया (Destructive operations)

(c) प्रसवोत्तर (Postpartum) – प्रसवोत्तर रक्तश्राव, अवरूद्ध अपरा (Retained placenta) के प्रबंध के दौरान

(d) फोली-नालशलाका (Foley's catheter) से मूत्राशय के निरंतर रिक्तिकरण की आवश्यकता (i) गर्भाक्षेपक (Eclampsia) में, (ii) पश्चनमनित सगर्भ गर्भाशय में, (iii) संदिग्ध मूत्राशय की क्षति (Injury) की स्थिति में होती है। इसे प्रायः 7–10 दिन तक लगाकर रखा जाता है।

(e) अन्य उपयोग (Other uses) - (i) एक रक्तबंध (Tourniquet) केरूप में, (ii) जब नासिका (Nasal) नाल-शलाका उपलब्ध नहीं है तब ऑक्सीजन का अंतर्ग्रहण (Administer) कराने में, (iii) श्लेष्मा चूषक (Mucus sucker) के रूप में जब एक यांत्रिक या विद्युत् चूषक के साथ इसे संलग्न (Attach) करना होता है।

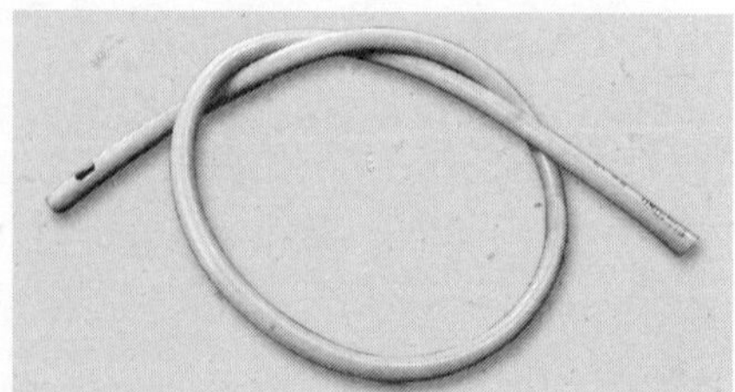

चित्र (Fig.) 41.1: रबर की नालशलाका (Rubber catheter)

स्व-मूल्यांकन (Self-assessment) – (i) स्त्री के मूत्रमार्ग (Urethra) की लम्बाई, (ii) गर्भावस्था, प्रसव और प्रसवोत्तर के दौरान मूत्र के अवरोधन के कारण, (iii) निरंतर मूत्राशय रिक्तिकरण का चिकित्सा-सुझाव (Indications), (iv) प्रासूतिकी (Obstetrics) में धातु (Metal) की नालशलाका का उपयोग क्यों नहीं करना है ? उत्तर-कोमल (Soft) और संवहनी-मूत्रमार्ग (Vascular urethra) को आघात (Trauma) से बचाने के लिए।

II. सिम्स स्पेकुलम (Sim's Speculum) (चित्र 41.2): योनि (Vagina) में प्रवेश को सुगम बनाने के लिए दो असमान चौड़ाई के फलक (Blades) होते हैं जो उपलब्ध स्थान (अंतराल) अप्रसवा (Nullipara) के लिए संकीर्ण (Narrow) तथा बहुप्रसवा (Multipara) के लिए अधिक चौड़ा, पर निर्भर करता है। प्रासूतिकी (Obstetrics) में इसका उपयोग किया जाता है – (i) प्रसव के बाद गर्भाशय-ग्रीवा (Cervix) या योनि में किसी प्रकार की क्षति (Injury) का पता लगाने के लिए अवलोकन करना, (ii) प्रसव के बाद योनि को साफ करना, (iii) प्रसवपूर्व रक्तश्राव (Antepartum hemorrhage) में रक्तश्राव के लिए किसी स्थानिक कारण को निषिद्ध (Exclude) करने के लिए गर्भाशय-ग्रीवा और योनि का अवलोकन (Inspect) करना कुसको (Cusco's) स्पेकुलम इसके लिए बेहतर होता है। (iv) विस्फारण और रिक्तिकरण शल्यक्रिया (D and E operation) के दौरान।

स्व-मूल्यांकन (Self-assessment) – (i) आघाती (Traumatic) प्रसवोत्तर रक्तश्राव (PPH = Postpartum hemorrhage) के सामान्य स्थल (Common sites), (ii) आघाती PPH का निदान (Diagnosis), (iii) D+E का सुझाव (Indications) (iv) APH के स्थानीय [अपरा से बाहर (Extra placental)] कारण क्या है? (v) सिम्स की अवस्थिति (Position) तथा सिम्स-त्रिक (Sim's triad) क्या है?

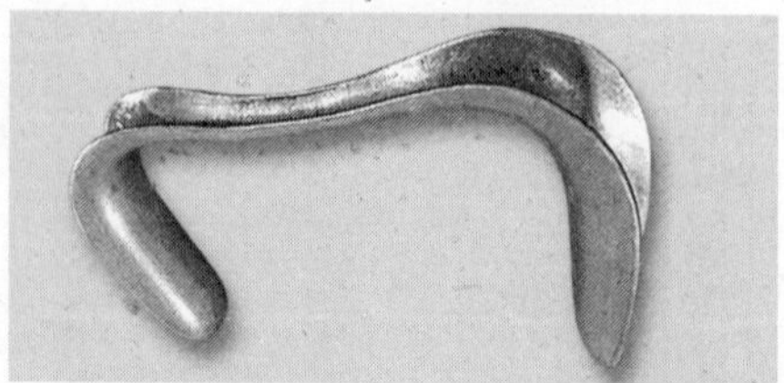

चित्र (Fig.) 41.2: सिम्स का दो फलकित पश्च योनिक स्पेकुलम (Sim's double bladed vaginal speculum)

III. बहुल दंतुल वल्सेला (Multiple Toothed Vulsella) (चित्र 41.3): इसका उपयोग विस्फारन और रिक्तिकरण शल्यक्रिया (D and E operation) में गर्भाशय-ग्रीवा (Cervix) के अग्रओष्ठ (Anterior lip) को पकड़ने के लिए

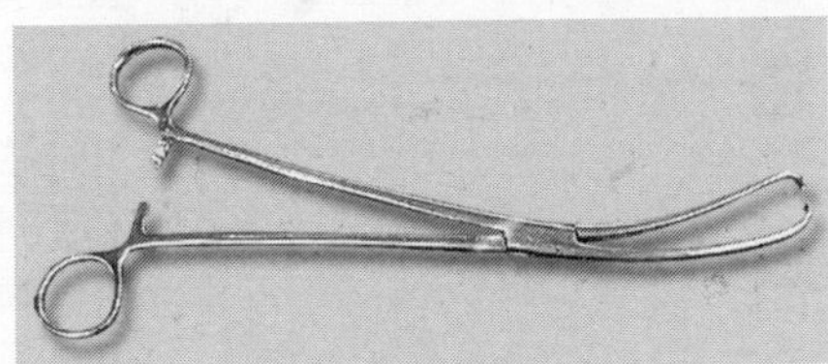

चित्र (Fig.) 41.3: बहुल दंतुल बल्सेला (Multiple toothed vulsella)

किया जाता है। चूँकि यह कोमल और संवहनी (Vascular) गर्भाशय-ग्रीवा में आघात उत्पन्न करता है, अतः इसके बदले में ऐलिस ऊतक चिमटी का उपयोग किया जाता है।

IV. ऐलिस ऊतक चिमटी (Allis Tissue Forceps) (देखें चित्र 41.4): इसका निम्नलिखित कार्य में उपयोग होता है – (1) D+E की शल्यक्रिया में गर्भाशय-ग्रीवा के अग्र किनारे (Lip) को पकड़े रहना, (2) मरम्मत (Repair) के दौरान योनिद्वार उच्छेदन घाव का शीर्ष (Apex of the episiotomy wound) को पकड़ना, (3) उदरावरण (Peritoneum), ऋजुपेशी आवरण (Rectus sheeth) तथा योनिक श्लेष्मल झिल्ली (Vaginal mucosa) को मरम्मत के दौरान पकड़े रहना, (4) पूर्ण मूलाधारी विदारण (Perineal tear) की मरम्मत में सीवन (Suture) के पहले अवरोधिनी (Sphincter) और वहिर्भाग (Externus) के विदीर्ण छोरों (Torn ends) को पकड़ना, (5) प्रसव के बाद निचले खण्ड की शल्यक्रिया (LSCS = Lower segment cesarean section) में गर्भाशयी पल्ले (Uterine flaps) के किनारे तथा कोने को पकड़ना जो ग्रीन-अर्मिटेज रक्त-स्तंभक शिकंजा (Green-Armytage hemostatic clamp) का एक विकल्प (Alternative) होता है।

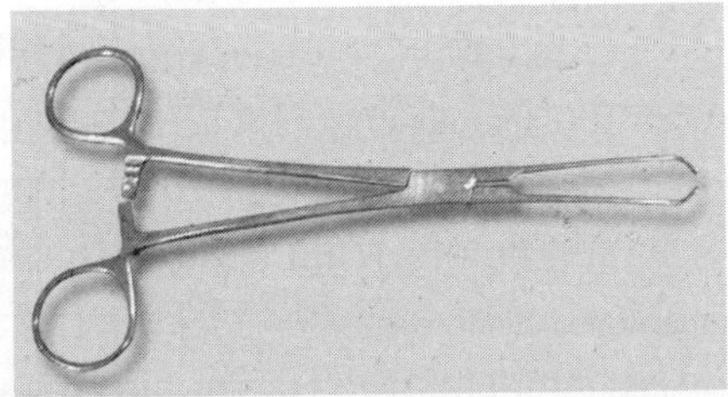

चित्र (Fig.) 41.4: ऐलिस ऊतक चिमटी (Allis tissue forceps).

स्व-मूल्यांकन (Self-assessment) – (1) योनिद्वार उच्छेदन (Episiotomy) (देखें चित्र 41.23), (2) मूलाधारी विदारण के प्रासूति कारण क्या होते हैं? (3) मूलाधारी विदारण की विभिन्न मात्राएँ (Degrees) क्या हैं? (4) हाल के मूलाधारी विदारण की मरम्मत कब और कैसे की जाती है ?

V. श्लेष्मा चूषक (Mucus sucker) (देखें चित्र 41.5A और B): (a) निस्तारणीय (Disposable), (b) धातु (Metal) – इसका उपयोग शिशु के सिर के जनन के बाद नासिका-मुख-ग्रसनी (Naso-oropharynx) से श्लेष्मा (Mucus) को चूसकर बाहर निकालने में किया जाता है। चूषण का कार्य श्वसन (Respiration) के प्रयास के पहले होता है, अन्यथा (Otherwise) श्वासनली-श्वसनी समूह (Tracheobronchial tree) अवरूद्ध (Occluded) हो सकती है जो नवजात शिशु में अपर्याप्त फुफ्फुसीय वातन (Inadequate pulmonary aeration) तथा श्वास-अवरोध (Asphyxia) की ओर अग्रसर होता है। हाल में विद्युत या निस्तारणी चूषक का उपयोग किया जा रहा है।

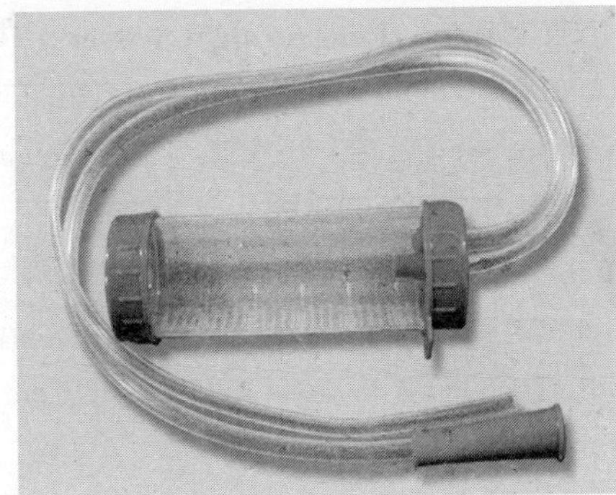

चित्र (Fig.) 41.5A: श्लेष्मा चूषक (Mucus sucker): निस्तारणीय (Disposable)

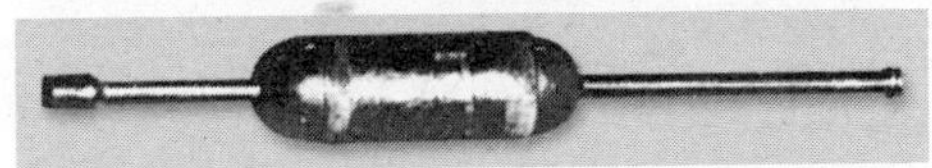

चित्र (Fig.) 41.5B: धातु का श्लेष्मा चूषक (Metallic mucus sucker)

स्व-मूल्यांकन (Self-assessment) – (i) नवजात (Newborn) की तत्काल परिचर्या (Care), (ii) ग्रीवा (Neck) के चारों ओर रज्जु (Cord) का प्रबंध, (iii) नवजात शिशु में श्वास-अवरोध का कारण, (iv) अपगर अंकन (Apgar scoring) किस प्रकार किया जाता है? (v) श्वास अवरूद्ध (Asphyxiated) नवजात शिशु का आप किस प्रकार प्रबंध करते है?

VI. दीर्घ सरल रक्त-स्तंभक चिमटी (Long straight hemostatic forceps) (देखें चित्र 41.6): उपयोग (Use) – प्रासूतिकी में इसका उपयोग सामान्यतः नहीं होता है। इसका उपयोग विदारित गर्भाशय (Ruptured uterus) के निष्कासन के समय वृंतक (Pedicle) को शिकंजे में कसने (Clamp) में किया जाता है। कोचर (Kocher's) के विकल्प (Alternative) के रूप में नाभि-रज्जु (Umbilical cord) को कसने में इसका उपयोग हो सकता है।

स्व-मूल्यांकन – (1) विदारित गर्भाशय के कारण क्या हैं? (2) क्षतचिन्ह का स्फुटन (Scar dehiscence) का संदेह किस प्रकार होता है? (3) विदारित गर्भाशय के रोगी का प्रबंध किस प्रकार किया जाता है?

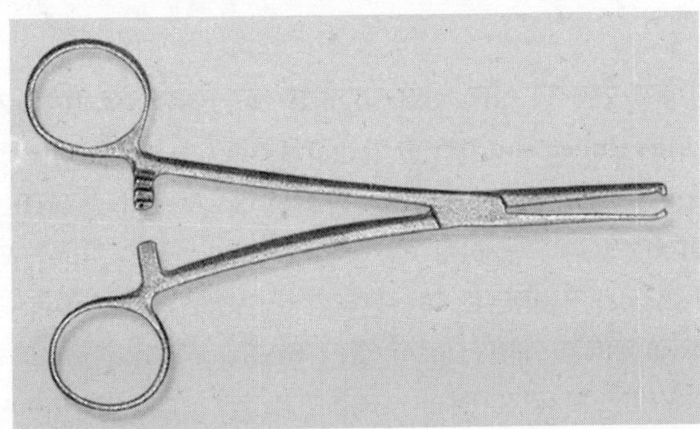

चित्र (Fig.) 41.6: दीर्घ सरल रक्त-स्तंभक चिमटी (Long straight hemostatic forceps)

VII. दीर्घ सरल कतरनी (Long Straight Scissors) (चित्र 41.7): इसका उपयोग सामान्यतः नाभि-रज्जु को काटने में तथा शल्यक्रिया द्वारा प्रसव (Cesarean section) तथा योनिद्वार उच्छेदन (Episiotomy) में सीवन (Suture) को काटने में किया जाता है।

स्व-मूल्यांकन (Self-evaluation) – (1) नाभि-रज्जु को कब शिकंजे में कसना तथा काटना चाहिए? तथा उसके चिकित्सा-सुझाव (Indications) क्या है? (2) नाभि (Umbilicus) से कितनी दूरी पर रज्जु (Cord) को शिकंजे में कसना और काटना है?

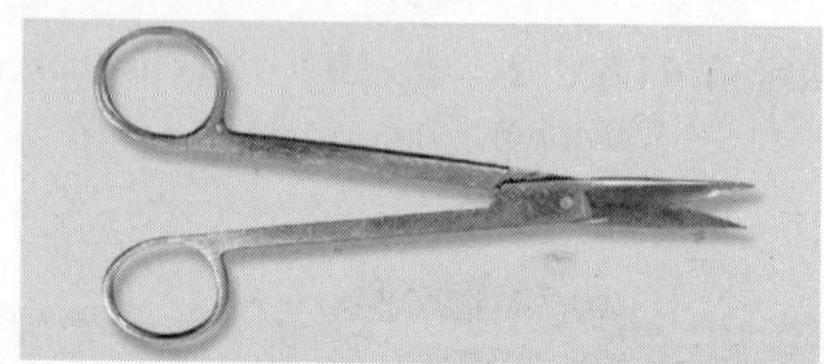

चित्र (Fig.) 41.7: दीर्घ सरल कतरनी या कैंची (Long straight scissors)

VIII. गर्भाशयी स्वन (Uterine Sound) (देखें चित्र 41.8): यह एक जैतुन की नोक-जैसा (Olive pointed), अंशांकित (Graduated), लचकदार (Malleable) धातु का (Metallic) गर्भाशयी स्वन है। उपयोग (Use) – (1) D + E शल्यक्रिया में गर्भाशय-ग्रीवा के विस्फारण (Dilation of the cervix) के पहले गर्भाशय की अवस्थिति (Position) तथा गर्भाशयी कोटर (Uterine cavity) की लम्बाई जानना, (2) किसी बाहरी वस्तु (जैसे–IUCD=Intrauterine contraceptive = गर्भनिरोधक साधन) का पता लगाने के लिए गर्भाशय कोटर को प्रतिध्वनित (Echoed) करना, (3) गर्भाशय-ग्रीवा की नली के प्रथम विस्फारक (Dilator) के रूप में यह कार्य करता है।

स्व-मूल्यांकन (Self-assessment) – (1) D+E (Dilation+Evacuation) या चूषण रिक्तिकरण (Suction evacuation) के लिए आवश्यक उपकरण क्या हैं? (2) D+E या S+E के महत्वपूर्ण चरण (Steps) क्या हैं? (3) D+E या S+E (Sunction+Evacuation) शल्यक्रिया की जटिलताएँ (Complications) क्या हैं?

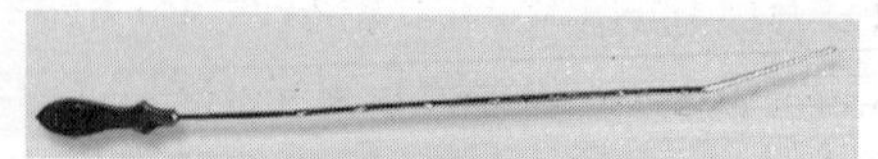

चित्र (Fig.) 41.8: गर्भाशयी स्वन (Uterine sound)

IX. हॉकिन-ऐम्बलर और दास या हेगर का विस्फारक (चित्र 41.9) (Hawkin-Amber and Das or Hegar's Dilators): हॉकिन-ऐम्बलर (Hawkin Ambler) – इसमें 16 आकार (Sizes) के होते हैं सबसे छोटा $\frac{3}{6}$ तथा सबसे बड़ा $\frac{18}{21}$ होता है। संख्या (Number) जो हॉकिन-ऐम्बलर मापनी (Sclae) में होती है वह स्वेच्छाचारी (Arbitrary) होती है। सबसे कम संख्या शीर्ष या नोंक (Tip) के मापन को सूचित करती है जबकि सबसे अधिक आधार पर व्यास (Diameter) के मापन को सूचित करती है जबकि सबसे अधिक आधार पर व्यास (Diameter) का मापन (मिलीमीटर = mm में) करती है।

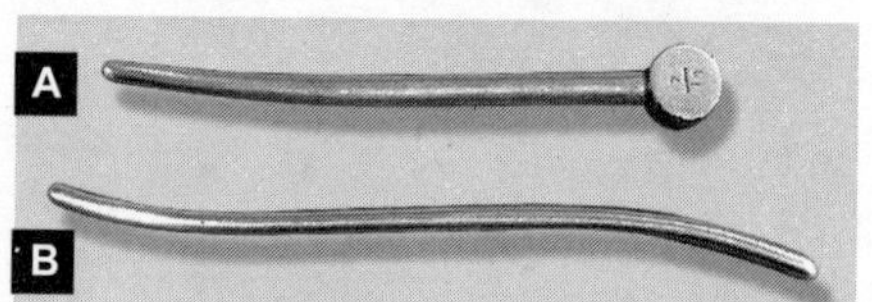

चित्र (Fig.) 41.9: गर्भाशय-ग्रीवा का विस्फारक (Cervical dilators) – (A) हॉकिन-ऐम्बलर (Hawkin-Ambler) (B) दास (Das) विस्फारक

दास या हेगर का विस्फारक (Das or Hegar's dilator) – यह दो छोर का होता है। अधिकतम आकार $\frac{11}{12}$ तथा न्यूनतम (Minimum) आकार $\frac{1}{2}$ होता है। संख्या मिलीमीटर में व्यास को सूचित करती है। दोनों किनारों का उपयोग पहले कम संख्या के साथ होता है।

उपयोग (Use): इसका उपयोग रिक्तिकरण शल्यक्रिया के पहले गर्भाशय-ग्रीवा के विस्फारण (Cervical dilation) के लिए किया जाता है।

विस्फारण के लिए आवश्यक परिमाण (Degree required for dilation): (i) अपूर्ण गर्भपात (Incomplete abortion) – विस्फारण इतना हो कि उसमें तर्जनी अंगुली (Index figure) का प्रवेश हो सके (प्रायः 16 / 19), (ii) चूषण रिक्तिकरण में – चूषण प्रवेशिनी (Suction cannula) के आकार से एक आकार कम, (iii) चिकित्सीय गर्भपात (MTP = Medical termination of pregnancy) में D + E द्वारा – अण्डा चिमटी (Ovum forceps) के प्रवेश के लिए पर्याप्त विस्फारण $\left(\text{प्रायः } \frac{9}{12}\right)$।

स्व-मूल्यांकन (Self-assessment): (1) चूषण क्रियाविधि (Procedure) की अंतिम अवस्था को किस प्रकार जानेंगे? (2) जब गर्भाशयी छिद्रण (Perforation) होता है तब प्रबंध के विधान (Protocol) क्या है? (3) छिद्रण के बाद उदर-उच्छेदन (Laparotomy) का चिकित्सा-सुझाव (Indications) क्या होते हैं? उत्तर-स्थिति का मूल्यांकन करने के लिए उदरदर्शन (Laparoscopy) उपयोगी होता है। स्थिति होती है – (i) अंतःउदरावरणी रक्तश्राव (Intraperitoneal hemorrhage) या चौड़े बंधन पर हेमाटोमा (Broad ligament hematoma) के साथ गर्भाशय की पार्श्विक दिवाल की क्षति (Lateral wall injury), (ii) आंत (Bowel) और / या वपा (Omentum) की संदिग्ध क्षति (iii) अवलोकन की अवधि में जैविक लक्षणों (या चिन्हों) का ह्रास (Deterioration), (iv) पूर्ण रिक्तिकरण के पहले छिद्रण।

X. प्रक्षालन खुरचनी (Flushing Curetter) (देखें चित्र 41.10): यह एक भोथर आखुरी (Blunt curette) है जिसका उपयोग D+E शल्यक्रिया द्वारा किया जाता है। पूर्व में इसका उपयाग हल्के गर्म पूतिरोधी घोल (Antiseptic solution) के साथ गर्भाशयी कोटर (Uterine cavity) को साफ करने के लिए होता था।

स्व-मूल्यांकनः इसके प्रश्न चित्र 41.8 और 41.9 के समान हैं।

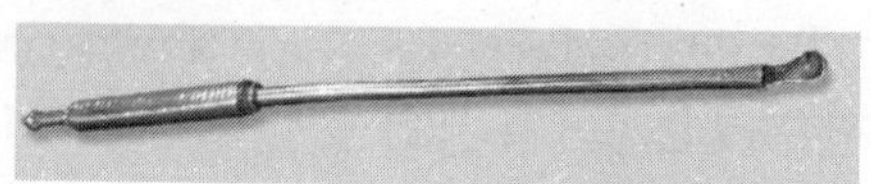

चित्र (Fig.) 41.10: प्रक्षालन आखुरी (Flushing curetter)

XI. डोयेन आकुंचक (Doyen's Retractor) (देखें चित्र 41.11): इसका उपयोग निचले खण्ड की शल्यक्रिया द्वारा प्रसव (LSCS=Lower segment Cesarean section) के दौरान निचले गर्भाशयी खण्ड के उचित प्रदर्शन के लिए उदरीय दिवाल (Uterine wall) तथा मूत्राशय (Bladder) को खींचने में किया जाता है। उदर को खोलने के बाद प्रवेश कराना है, शिशु के जनन के समय इसे अस्थायीरूप से हटा लिया जाता है, जनन के बाद पुनः प्रवेश कराया जाता है तथा अंत में उदरावरणी कोटर (Peritoneal cavity) की सफाई के बाद निकाल लिया जाता है।

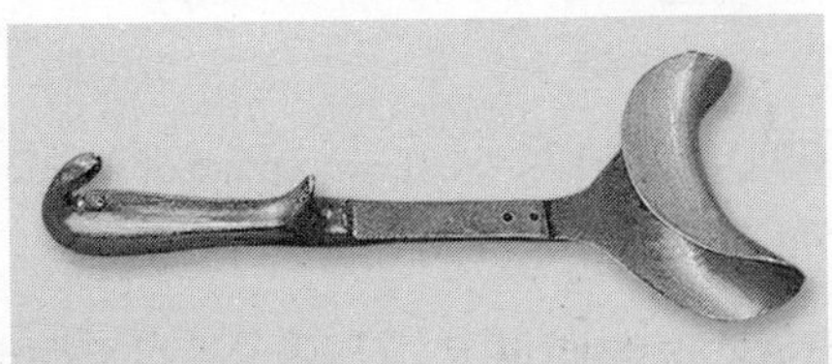

चित्र (Fig.) 41.11: डोयेन आकुंचक (Doyen's retractor)

स्व-मूल्यांकन (Self-assessment): (1) LSCS के सामान्य चिकित्सा-सुझाव (Common indications) (2) शल्यक्रिया द्वारा प्रसव (CS=Cesarean section) के प्रकार (3) LSCS के मुख्य चरण (Principal steps), (4) स्थापित (Classical) की अपेक्षा LSCS के लाभ-हानि, (5) CS की जटिलताएँ (Complications) तथा (6) शल्यक्रिया द्वारा जनन को कम करने के उपाय (Measures to reduce cesarean delivery)।

XII. स्पंज धारण चिमटी (Sponge Holding Forceps) (चित्र 41.12)

उपयोग (Use): (1) प्रसव के पहले और पश्चात् भग (Vulva), योनि (Vagina) और मूलाधार (Perineum) की राफाई करना, (2) शल्यक्रिया द्वारा प्रसव (CS = Cesarean section) के पहले उदरीय (Abdominal) दिवाल को पूतिरोधी (Antiseptic) घोल का लेप लगाना, (3) शिशु के जनन के दौरान और बाद में झिल्ली (Membrane) को पकड़ना यदि इसके विदारण (Tear) का खतरा होता है। (4) गर्भाशय-ग्रीवा का संदिग्ध विदारण (Suspected cervical tear) का अवलोकन करने के लिए गर्भाशय-ग्रीवा को पकड़ना [इसमें 2 जोड़ों (Pairs) की आवश्यकता होती है], (5) परिधीय सीवन की शल्यक्रिया (Encirclage operation) के दौरान गर्भाशय-ग्रीवा को पकड़े रखना।

स्व-मूल्यांकन (Self-assessment)– (1) प्रसव के पहले और पश्चात् भग और योनि को साफ करने के लिए किस पूतिरोधी (ऐन्टिसेप्टिल) घोल का उपयोग सामान्यतः किया जाता है? (2) CS के पहले उदरीय दिवाल पर पूतिरोधी घोल का लेप कैसे लगाया जाता है। (3) यदि अपरा-ऊतक (Placental tissue) या झिल्ली (Membrane) का लघुखण्ड (Bits) अंदर रह जाता है तब क्या होता है? (4) किस प्रकार गर्भाशय-ग्रीवा के विदारण की मरम्मत होती है?

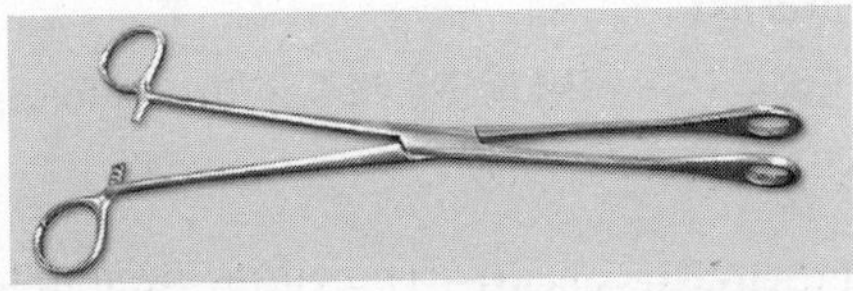

चित्र (Fig.) 41.12: स्पंज धारण चिमटी (Sponge holding forceps)

XIII. अण्डाकार चिमटी (Ovum Forceps) (देखें चित्र 41.13)

इसमें पकड़ने की व्यवस्था नहीं होती है तथा फलक (Blades) थोड़ा झुके होते हैं। पकड़ने की अनुपस्थिति से गर्भाशयी क्षति (Uterine injury) कम होती है यदि संयोग से कसकर पकड़ा जाता है। इसमें गर्भधारण के उत्पाद (Conceptus) के कुचलन (Crushing) को भी रोका जाता है। इसका प्रवेश फलक को बंद करके होता है तथा गर्भाशयी कोटर (Uterine cavity) के अंदर खोला जाता है तथा उत्पादों को पकड़कर तथा थोड़ा घुमाकर बाहर निकाला जाता है। घुमाने से न केंवल गर्भाशयी दिवाल से उत्पादों का पृथक्करण (Detachment) आसान हो जाता है बल्कि इससे गर्भाशयी दिवाल की क्षति कम होती है यदि संयोग से कसकर पकड़ा जाता है। स्वमूल्यांकन – (1) स्पंज धारण चिमटी (Sponge holding forceps) से इसका भेद (या अंतर) किस प्रकार करना है? (2) पकड़ (Catch) की अनुपस्थिति में इसे किस प्रकार उपयोगी (Advantageous) बनाया जाता है? (3) इसके उपयोग के चिकित्सा सुझाव (Indications) क्या हैं?

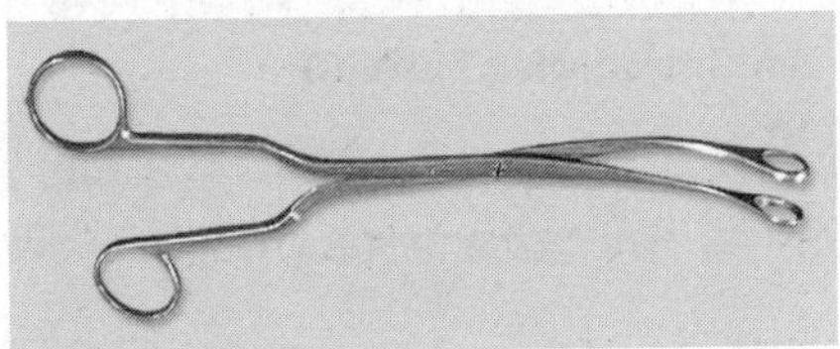

चित्र (Fig.) 41.13: अण्डाकार चिमटी (Ovum forceps)

XIV. गर्भाशयी खुरचनी (Uterine Curetter) (देखें चित्र 41.14)

इसके दोनों छोर (Ends) तेज धार (Sharp) के हो सकते हैं या एक छोर भोथर (Blunt) तथा दूसरा छोर तेज धार का होता है। इसका प्रासूतिकी (Obstetrics) में सामान्य उपयोग विस्फारण और खुरचन की शल्यक्रिया (D+C operation) में अपूर्ण गर्भपात (Incomplete abortion) के लिए होता है। विस्फारण और रिक्तिकरण शल्यक्रिया (D+E operation) में भोथर खुरचनी का उपयोग होता है क्योंकि गर्भाशयी दिवाल बहुत कोमल होती है। इसका उपयोग जलपुटीरूप मोल (Hydatidiform mole) के रिक्तिकरण (Evacuation) के एक सप्ताह बाद D+C शल्यक्रिया में भी किया जा सकता है?

स्व-मूल्यांकन (Self-assessment)– (i) चित्र 41.8, 41.9, 41.10, 41.12, 41.13 के प्रश्न (ii) जलपुटीरूप मोल (H-mole) के रिक्तिकरण के बाद खुरचनी का महत्व या उपयोग (iii) सक्रिय या शक्तिशाली (Vigorous) खुरचन (Curettage) की हानि या दोष (Drawbacks), (iv) गर्भपात (Abortion) के बाद परिचर्या (Care) क्या होती है?

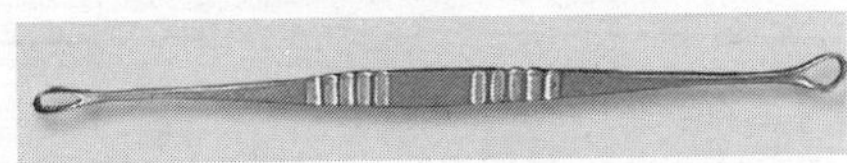

चित्र (Fig.) 41.14: गर्भाशयी खुरचनी (Uterine curetter)

XV. गर्भाशयी प्रतिसारण चिमटी या संदंश (देखें चित्र 41.15) (Uterine Dressing Forceps):

यह उपकरण अधिक प्रायः **"पटल-स्तरिका प्रविष्टक चिमटी"** (Laminaria tent introducing forceps) के साथ भ्रमित (Confused) होता है। इसके फलक

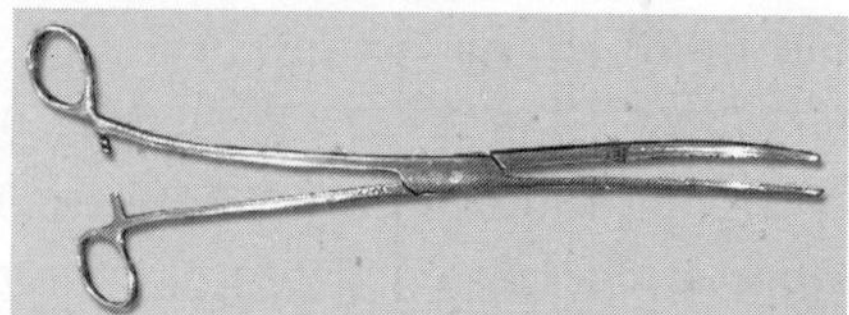

चित्र (Fig.) 41.15: गर्भाशयी प्रतिसारण चिमटी (Uterine dressing forceps)

(Blades) तिर्यक रूप से (Transversely) दंतुर (Serrated) होते हैं जबकि बाद में प्रत्येक फलक पर एक खाँचा (Groove) होता है। इसका उपयोग होता है – (1) लघु जाली खण्डों (Gauze pieces) के साथ D+E (Dilation + Evacuation) के बाद गर्भाशयी कोटर (Uterine cavity) को साफ करना (Swab), (2) गर्भाशयी पूयता (Pyometry) या गर्भाशयी सूतिश्राव (Lochiometra) में गर्भाशय-ग्रीवा (Cervix) का विस्फारण (Dilation) करना।

XVI. पटलदार स्तरिका की प्रविष्टक चिमटी (देखें चित्र 41.16) (Laminaria Tent Introducing Forceps)

यह उपकरण गर्भाशय प्रतिसरण चिमटी के समान होता है। पटलदार स्तर को पकड़ने के लिए प्रत्येक फलक (Blade) पर खाँचा होता है।

पटलदार स्तरिका (Laminaria Tent): यह निर्जलित (Dehydrated), संपीडित (Compressed) चीनी समुद्री सैवाल (Chinese sea-weeds) होती है। इसे शुद्ध ऐल्कोहॉल (Alcohol) में न्यूनतम 24 घंटे तक रखकर निष्कीटित (Sterilized) बनाया जाता है। छोरों (Ends) को ठीक रखने के लिए प्रायः एक से अधिक स्तरिका का प्रवेश कराया जाता है। यह गर्भाशय-ग्रीवा की नली (Cervical canal) का मंद विस्फारण (Slow dilation) उत्पन्न करती है क्योंकि आर्द्रता अवशोषी क्रिया (Hygroscopic action) के कारण यह फैल (Swell) जाती है.

इसबगुल स्तरिका (Isabgul Tents) (Isogel=समश्लिषि): यह शुष्क कनिका (Dried granules) है जो बीच के भूसी (Husks of seeds) से निर्मित होती है।

स्व-मूल्यांकन (Self-assessment): (1) स्तरिका (Tents) के प्रवेश के सोपान (Steps) (देखें अध्याय 36 का D+E), (2) गर्भाशय-ग्रीवा का मद विस्फारण के लिए स्तरिका का कोई अन्य विकल्प क्या है?

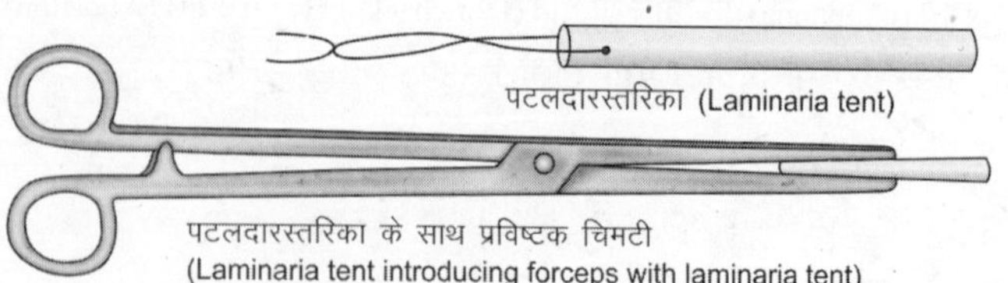

चित्र (Fig.) 41.16

XVII. कोचर-रक्तस्तंभक संदंश (देखें चित्र 41.17) (Kocher Hemostatic Forceps)

उपयोग (Use): (1) नाभि-रज्जु कसना (To clamp the umbilical cord), (2) प्रसव का शल्यक प्रेरण (Surgical induction) या आवर्धन (Augmentation) केरूप में झिल्ली का निम्न विदार (Low rupture of the membranes) में (अध्याय 34 का शल्यक प्रेरण देखें)।

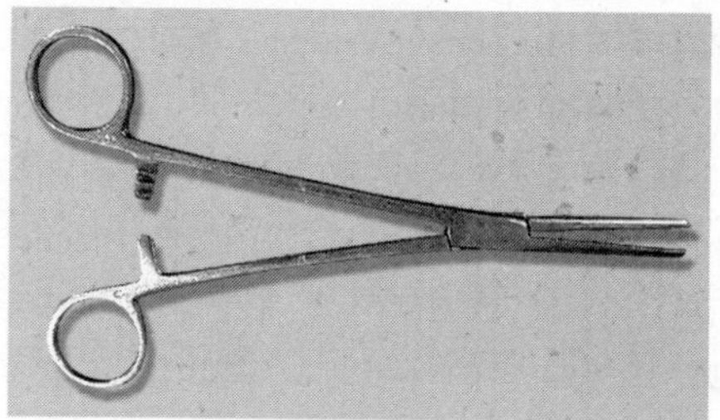

चित्र (Fig.) 41.17: कोचर-रक्तस्तंभक संदंश (Kocher's hemostatic forceps)

स्व-मूल्यांकन (Self-assessment)– (1) नाभि-ज्जु की संरचना (Structure of umbilical cord), (2) एकल नाभि-धमनी (Umbilical artery) का महत्व, (3) प्रसव के प्रेरण के चिकित्सा-सुझाव (Indications), (4) प्रसव का शल्यक प्रेरण का सुझाव, (5) शल्यक प्रेरण का खतरा, (6) गर्भाशय-ग्रीवा (Cervix) के पूर्व प्रेरण (Pre-induction) की अंकन-पद्धति (Scoring system) क्या है? (7) झिल्ली का निम्न विदार (ARM= Artificial rupture of membranes) के बाद क्या तत्काल ध्यान देना है?

XVIII. प्लास्टिक चूषण प्रवेशिनी (कर्मैन-प्रकार) (देखें चित्र 41.18) [Plastic Suction Cannula (Karman's Type)]

यह प्रवेशिनी (कैनूला) विभिन्न आकारों की होती है जो गर्भपात की जानेवाली गर्भावस्था के सप्ताहों के अनुसार होता है। धातुक (Metallic) प्रवेशिनी की तुलना में प्लास्टिक प्रवेशिनी में अनेक लाभ होते हैं क्योंकि इसमें गर्भाशयी दिवाल की क्षति कम होती है तथा चूसकर निकाले जा रहे उत्पाद (Products) दश्यमान (Visible) होते हैं। इसकी निकासी (Withdrawal) के पहले निर्वात (Vacuum) को भंग (Break) करना आवश्यक होता है। इसके विभिन्न आकार 4, 6, 8, 10 तथा 12 ml के होते हैं। इसका उपयोग (Use) D + E = Dilation + Evacuation = विस्फारण रिक्तिकरण के लिए होता है।

स्व-मूल्यांकन (Self-assessment)–(1) प्रवेशिनी के आकार का निर्धारण किस प्रकार किया जाता है? (2) सामान्यतः कितना चूषण दबाव का उपयोग किया जाता है?

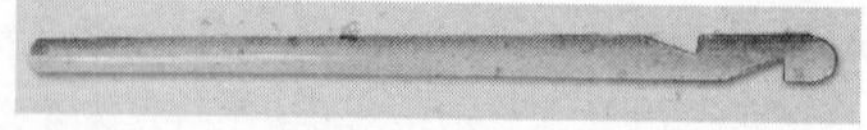

चित्र (Fig.) 41.18: प्लास्टिक चूषण प्रवेशिनी (कर्मैन प्रकार) [Plastic suction cannula (Karman's Type)]

XIX. दीर्घ वक्र प्रासूतिक संदंश (देखें चित्र 41.19) (Long Curved Obstetric Forceps)

इसका सामान्यतः उपयोग निम्न चिमटी शल्यक्रिया (Low forceps operation) में किया जाता है। देखें चित्र 36.13।

स्व-मूल्यांकन (Self-assessment)–(1) प्रासूतिक संदंश के विभिन्न प्रकार (Types), (2) विभिन्न भाग और वक्रता या घुमाव (Curvature), (3) फलक

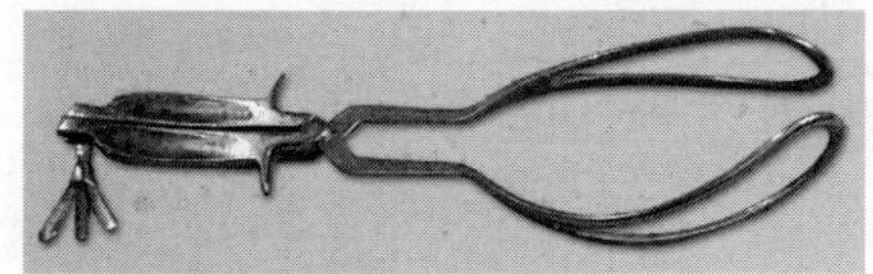

चित्र (Fig.) 41.19: दीर्घ वक्र प्रासूतिक संदंश (Long-curved obstetric forceps)

(Blades) की पहचान (4) संदंश प्रयोग (Application) के प्रकार, (5) प्रासूतिक संदंश के कार्य (Functions), (6) चिमटी प्रसव के सामान्य सुझाव (Indications), (7) संदंश प्रयोग के पहले निर्धारित शर्तों की पूर्णता (Conditions to be fulfilled), (8) संदंश प्रयोग के सोपान (Steps), (9) जनन या प्रसव के दौरान कर्षण (Pull=खींचना) की दिशा, (10) चिमटी या संदंश प्रसव के खतरे (11) चयनात्मक (Elective) (Prophylactic=रोगरोधी) चिमटी प्रसव के चिकित्सा सुझाव (Indications), (12) संदंश का प्रयोग-परीक्षण (Trial), (13) असफल संदंश (Failed forceps) क्या है? (देखें अध्याय 36 में चिमटी (Forceps) ।

XX. रिग्ले संदंश (Wrigley's Forceps) [देखें चित्र 41.20]
इसका उपयोग केवल सिर के विस्तारण (Extension) के लिए वहिर्गम (Outlet) संदंश के रूप में किया जा सकता है।

स्व-मूल्यांकन (Self-assessment)– (1) दीर्घ वक्र संदंश के साथ भिन्नता (Difference), (2) वहिर्गम सदश को स्पष्ट या परिभाषित (Define) करना तथा (3) कर्षण की दिशा (Direction of the pull) क्या है?

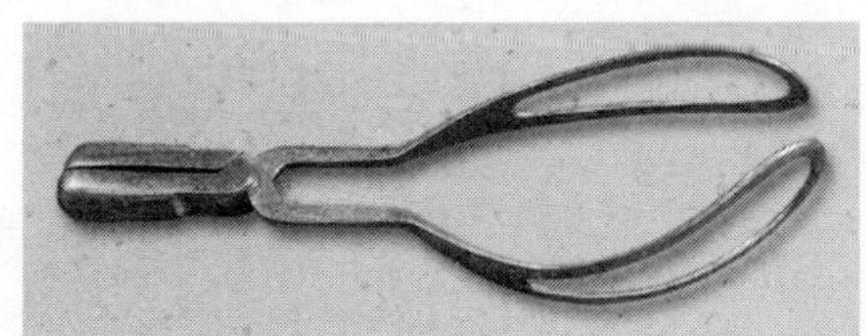

चित्र (Fig.) 41.20: रिग्ले संदंश (Wrigley's forceps)

XXI. कीलैण्ड संदंश (Kielland's Forceps) (देखें चित्र 41.21)
इसका उपयोग सिर की पश्चकपाल-पश्च स्थिति (Occipito-posterior position) के गहरे अनुप्रस्थ अवरोध (Deep transverse arrest) में घूर्णन (Rotation) संदंश के रूप में प्रायः किया जाता है।

स्व-मूल्यांकन (Self-assessment)– (1) फलक की पहचान (Identification of blades), (2) दीर्घ वक्र संदंश की तुलना में इससे विशिष्ट लाभ (Special advantages), (3) प्रयोग की विधि (Methods of application), (4) इसके उपयोग का खतरा।

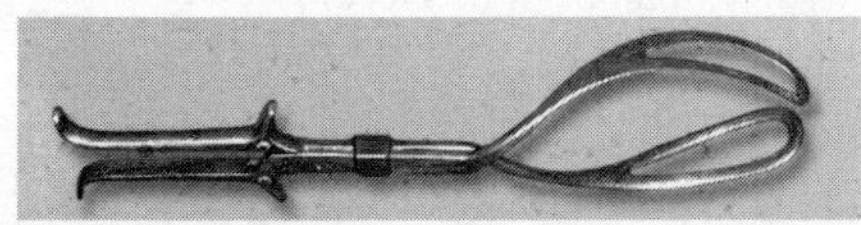

चित्र (Fig.) 41.21: कीलैण्ड संदंश (Kielland's forceps)

XXII. अक्ष कर्षण उपाय (Axis Traction Devices) (देखें चित्र 41.22)
इसमें अक्ष कर्षण दण्ड (Axis traction rods) (दाहिना और बायाँ) तथा हत्थे (Handle) को शामिल किया जाता है । दण्ड को प्रवेश कराने के पहले दीघ्र वक्र प्रासूतिक संदंश में जोड़ा जाता है और अंत में दण्ड के साथ हत्थे को लगाया जाता है। इस उपाय की आवश्यकता वहाँ होती है जहाँ कर्षण (या खींचने) के लिए अधिक बल अनिवार्य होता है जैसा कि मध्य संदंश प्रचालन (Mid-forceps operation) में होता है। आजकल इसका उपयोग सामान्यतः कम किया जाता है।

स्व-मूल्यांकन (Self-assessment)– (1) कर्षण दण्ड की पहचान (2) उपयोग का चिकित्सा-सुझाव (Indications)

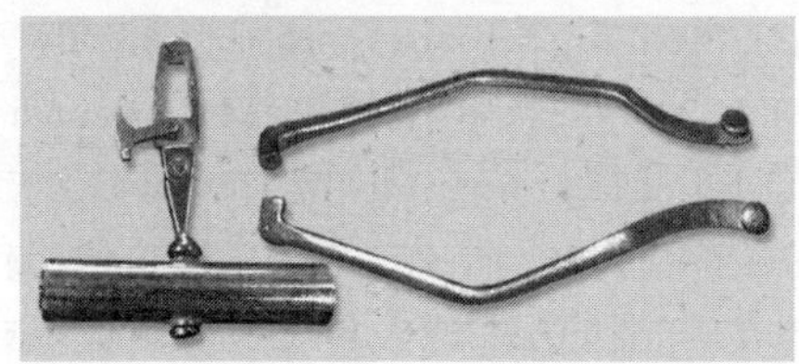

चित्र (Fig.) 41.22: अक्ष कर्षण साधन (Axis traction devices)

XXIII. योनिद्वार उच्छेदन कतरनी (देखें चित्र 41.23) (Episiotomy Scissors)
यह किनारे पर मुड़ी हुई होती है। भोथर नोंक (Blunt tip) के साथ फलक (Blade) योनि के अंदर जाता है।

स्व-मूल्यांकन (Self-assessment)– (1) योनिद्वार उच्छेदन के सामान्य सुझाव (2) क्या सभी रोगियों (Cases) में योनिद्वार उच्छेदन (Episiotomy) किया जाना चाहिए। (3) योनिद्वार उच्छेदन के प्रकार (4) योनिद्वार उच्छेदन की जटिलताएँ (Complications) चित्र देना है 41.23।

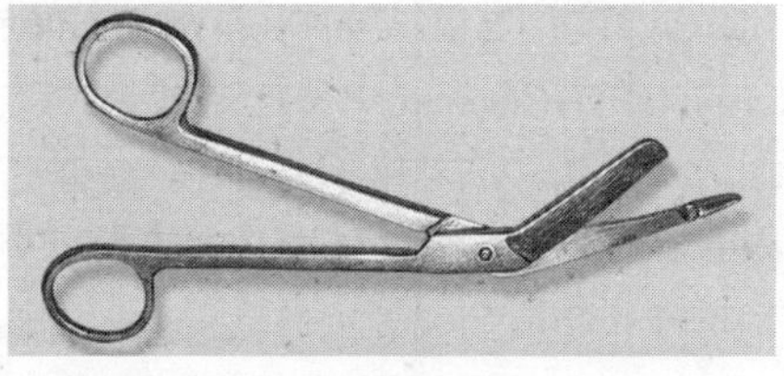

चित्र (Fig.) 41.23: योनिद्वार उच्छेदन कतरनी (Episiotomy scissors)

XXIV. कर्षण उपाय के साथ निर्वात निष्कासक प्याला (Ventouse Cup with Traction Device) (चित्र 41.24)

उपयोग (Use): इसका उपयोग योनि (Vagina) से सिर के निर्वात निष्कासन (Vacuum extraction) शल्यक्रिया में किया जाता है। अग्रगामी (Forecoming head) सिर के शिरोवल्क (Scalp=खोपड़ी) में प्याले को निर्वात की सहायता

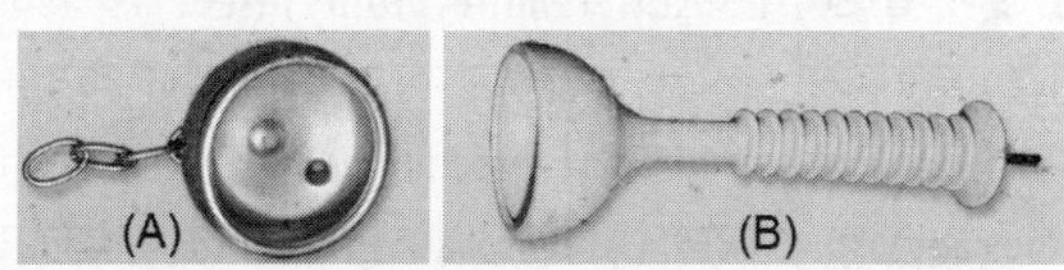

चित्र (Fig.) 41.24: निर्वात निष्कासक प्याला (Ventouse cup) – (A) धातु (Metal) का (B) सिलैस्टि (Silastic)

से शियों (Chignon) उत्पन्न करके लगाया (या फिट किया) जाता है। प्याला विविध आकारों का होता है।

स्व-मूल्यांकन (Self-assessment)– (1) इसके उपयोग का सुझाव, (2) संदंश या चिमटी की तुलना में इसके लाभ, (3) इसके प्रयोग के लिए निर्धारित शर्तों को पूरा करना, (4) इसके उपयोग की विधियाँ (Methods), (5) निर्वात निष्कासन जनन (Ventouse delivery) के खतरे (Hazards), (6) धातु के प्याले की तुलना में सिलैस्टिक प्याले के लाभ (Advantages)।

XXV. छिद्रक (Perforator) (देखें चित्र 41.25)

इस उपकरण का उपयोग सिर के विसंपीडन (Decompression) के लिए कपाल उच्छेदन (Craniotomy) में कपालास्थि (Skull bone) के छिद्रण के लिए होता है। स्वमूल्यांकन (Self-assessment) – (1) कपाल-उच्छेदन का चिकित्सा-सुझाव, (2) कपाल-उच्छेदन का परहेज (Contraindications), (3) इस प्रकार की एक रोगी में किस विशिष्ट शल्यकोत्तर परिचर्या (Post-operative care) की आवश्यकता होती है? (4) कपाल-उच्छेदन के लिए निर्धारित आवश्यक शर्तों को पूरा करना, (5) शल्यक्रिया के महत्वपूर्ण सोपान (Steps), (6) अपरा (Placenta) के जनन (Delivery) के बाद क्रियाविधि (Procedure) का निष्पादन करना (7) नाशक शल्यक्रिया (Destructive operation) की जटिलताएँ।

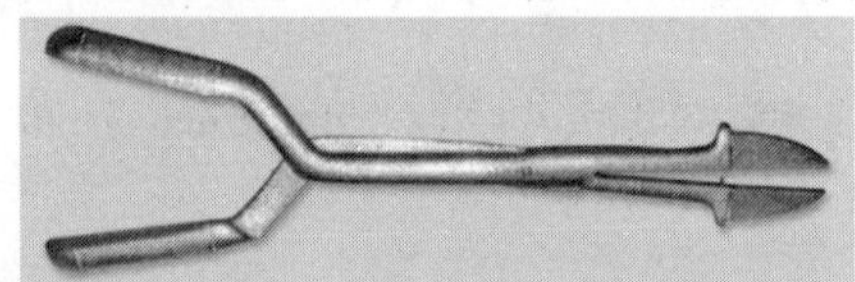

चित्र (Fig.) 41.25: ओल्धम छिद्रक (Oldham's perforator)

XXVI. कपाल खण्डक (Cranioclast) (देखें चित्र 41.26)

इसका उपयोग अग्रगामी (Fore-coming head) के छिद्रण और विसंपीडन (Decompression) के बाद शिशु के निष्कासन करने के लिए होता है। ठोस फलक (Blade) को कपाल (Cranium) के अंदर प्रवेश कराना है तथा छिद्रिल फलक (Fenestrated blade) को कपाल के बाहर रखना है। फलक को बंद (Lock) करके पेंच से कस दिया (Screwed) जाता है। कर्षण (Traction) द्वारा सिर का जनन कराया जाता है।

स्व-मूल्यांकन (Self-assessment)– इसके प्रश्न (चित्र 41.25) के समान होते हैं।

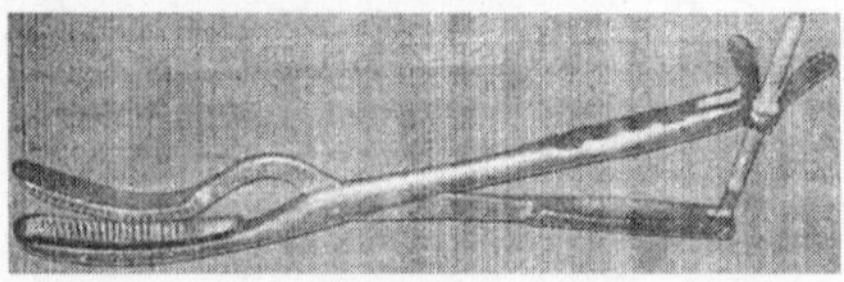

चित्र (Fig.) 41.26: कपाल खण्डक क्रेनियोक्लास्ट (Cranioclast).

XXVII. भ्रूण उच्छेदन कर्तरी (Embryotomy) (देखें चित्र 41.27)

यह कर्तरी अधिक भारी होती है जिसका उपयोग नाशक शल्यक्रिया में होता है – (1) अन्तरांगों के निष्कासन (Evisceration) के दौरान वक्षीय पिंजरा (Thoracic cage) या उदरीय (Abdominal) दिवाल को काटना या (2) सिर-विच्छेदन (Decapitation) या जत्रुक उच्छेदन (Cleidotomy) या कशेरूकी उच्छेदन (Spondylotomy) के दौरान शेष बची हुयी ग्रीवा के कोमल ऊतक (Soft tissue of the neck left behind) को काटना। केवल इसी कर्तरी (Scissors) से शिशु के ऊतकों (Tissues) को काटा जाता है। देखें चित्र 41.27।

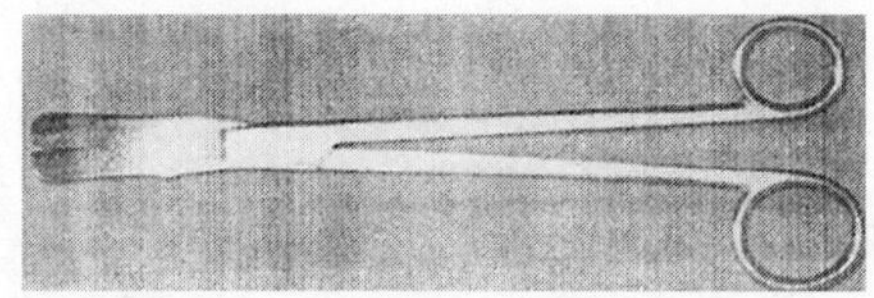

चित्र (Fig.) 41.27: भ्रूण उच्छेदन कर्तरी (Embryonic scissors)

स्व-मूल्यांकन (Self-assessment)–(1) अंतरांगों (या आंत) के निष्कासन के सुझाव (Indication of evisceration), (2) अपरा (Placenta) का जनन या प्रसव के बाद परिचर्या (Care), (3) नाशक शल्यक्रिया की जटिलताएँ (Complications), (4) शल्यकोत्तर परिचर्या (Postoperative care), (5) स्कंध के कठिन प्रसव के कारण (Causes of shoulder dystocia) (देखें अध्याय 26 का Shoulder dystocia)।

XXVIII. विशाल वल्सेला (Giant Vulsellum) (देखें चित्र 41.28)

इसका उपयोग नाशक शल्यक्रिया में, विशेषकर आंत्र-निष्कासन (Evisceration) में कर्षण (Traction) देने के लिए भ्रूणीय अंगों (Fetal parts) को कसकर पकड़ने के लिए किया जाता है।

स्व-मूल्यांकन (Self-assessment)– (1) उपयोग का चिकित्सा-सुझाव (Indications) (2) उपेक्षित स्कंध गर्भ स्थिति (Shoulder presentation) का अर्थ क्या है? (3) किसी नाशक शल्यक्रिया के बाद शल्यकोत्तर परिचर्या (Postoperative care) का उल्लेख (Mention) करना है।

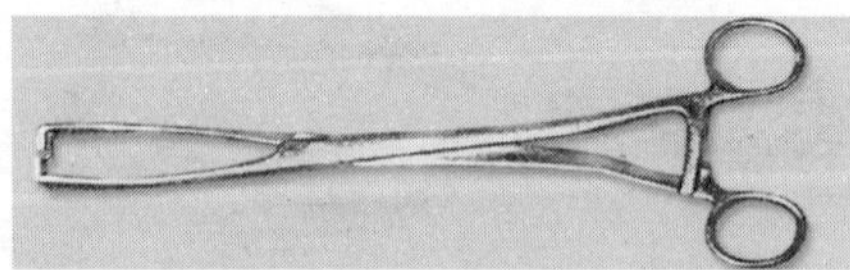

चित्र (Fig.) 41.28: विशाल वल्सेला (Giant vulsella)

XXIX. क्रोशे के साथ अंकुश (Hook with Crochet) (चित्र 41.29)

जब नितम्ब (Breech) वर्हिगम (Outlet) पर अंतर्घट्ट (Impacted) हो जाता है तथा वंक्षण कर्षण (Groin traction) से जनन करना संभव नहीं होता है तब मृत शिशु में वंक्षण-कर्षण देने के लिए अंकुश (हूक) का उपयोग किया जाता है। मुँह (Mouth) से होकर चिबुकास्थि (Mandible) में अंकुश लगाकर विच्छेदित सिर (Decapitated head) के जनन के लिए क्रोशे (या क्रुशिया) का उपयोग किया जाता है।

स्व-मूल्यांकन (Self-assessment)– (1) वहिर्गम (Outlet) पर अवरूद्ध विस्तारित पैर के कारण (2) प्रबंध (Management) (3) विच्छेदित सिर के जनन की विधियाँ (Methods of delivery)।

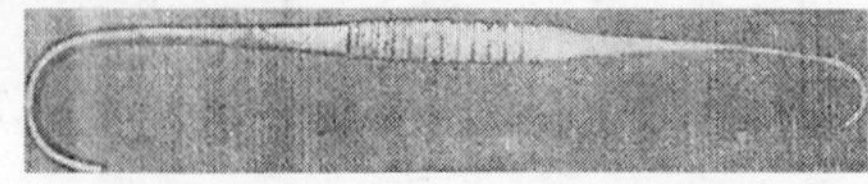

चित्र (Fig.) 41.29: क्रोशे के साथ अंकंश। (Hook with crochet)

XXX. जार्डिन छुरी के साथ सि-विच्छेदन अंकुश (देखें–चित्र 41.30) (Decapitation Hook with Jandine's Knife)

इस उपकरण का उपयोग उपेक्षित अनुप्रस्थ अवस्थिति (Transverse lie) में सिर-विच्छेदन की शल्यक्रिया (Decapitation operation) में किया जाता है। अवरूद्ध यमज (Locked twin) के प्रथम शिशु के सिर-विच्छेदन के लिए एक सरल क्षुरिका (Scalpel) तथा भ्रूण-उच्छेदन कर्तरी (Embryotomy) पर्याप्त होती है।

स्व-मूल्यांकन (Self-assessment)– (1) सिर-विच्छेदन का सुझाव या संकेत (Indications) (2) विच्छेदित सिर के जनन की विधियाँ (Methods of delivery), (3) अपरा (Placenta) के जनन के बाद सोपान (Steps), (4) अभिघातज (Traumatic) VVF (Vesico-vaginal fistula=मूत्राशय-योनिक नालव्रण) का प्रबंध, (5) सिर-विच्छेदन के सोपान (Steps)

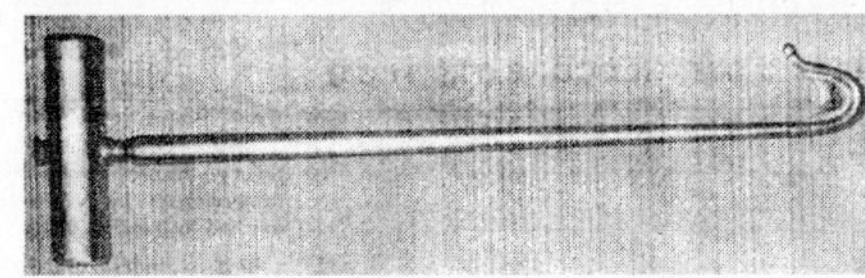

चित्र (Fig.) 41.30: जार्डिन छुरी के साथ सिर-विच्छेदन अंकुश। (Decapitation hook with Jardine's Knife)

XXXI. ग्रीन-आर्मिटेज रक्तस्तंभक संदंश (देखें चित्र 41.31) (Green-Armytage Hemostatic Forceps)

निचले खण्ड की शल्यक्रिया द्वारा प्रसव (CS = Cesarean section) में इस संदंश (Forceps) का उपयोग किया जाता है। सामान्यतः संदंश के चार युग्मों (4 pairs) – प्रत्येक कोण (Angle) के लिए एक तथा प्रत्येक पल्ले (Flap) के लिए एक की आवश्यकता होती है। इस कार्य में रक्तस्तंभन (Hemostasis) तथा किनारों (Margins) को पकड़ना है जिससे कि सीवन (Suture) के दौरान वे छूट नहीं जायें। इसका उपयोग मानक (Classical) शल्यक्रिया द्वारा प्रसव में नहीं किया जा सकता है। इसके विकल्प (Alternative) केरूप से ऐलिस ऊतक संदंश (Allis tissue forceps) का उपयोग किया जा सकता है।

स्व-मूल्यांकन (Self-assessment)– (1) CS दर (Rate) में वृद्धि के कारक, (2) गर्भाशयी घाव (Uterine wound) में सीवन करने (या टाँका लगाने) की विधियाँ, (3) VBAC (Vaginal birth after previous cesarean) के लिए मानदण्ड (Criteria) (4) CS की अंतःशल्यक जटिलता (Intraoperative complications)।

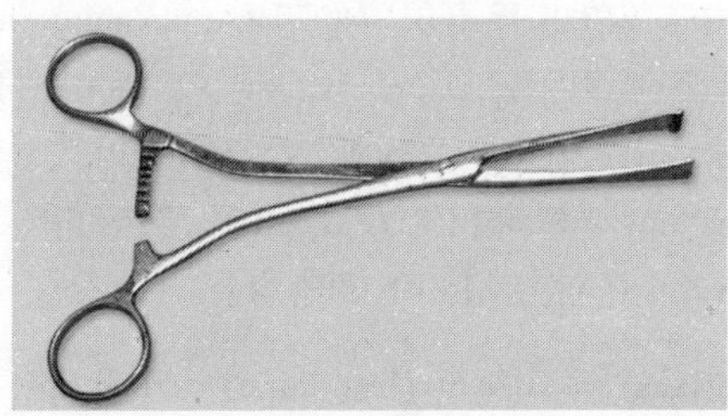

चित्र (Fig.) 41.31: ग्रीन-आर्मिटेज रक्तस्तंभक संदंश

XXXII. विलेट शिरोवल्क कर्षण संदंश (देखें चित्र 41.32) (Willet's Scalp Traction Forceps)

इसका उपयोग अपरा भ्रंश (Placenta previa) की कम मात्रा (Lesser degree) में झिल्ली के निम्न विदार (LRM=Low rupture of the membranes) के बाद रक्तश्राव को रोकने के लिए शिरोवल्क कर्षण (Scalp traction) देने में किया जा सकता है। प्रासूतिकी (Obstetrics) में इसका उपयोग लुप्त प्रायः (Obsolete) है।

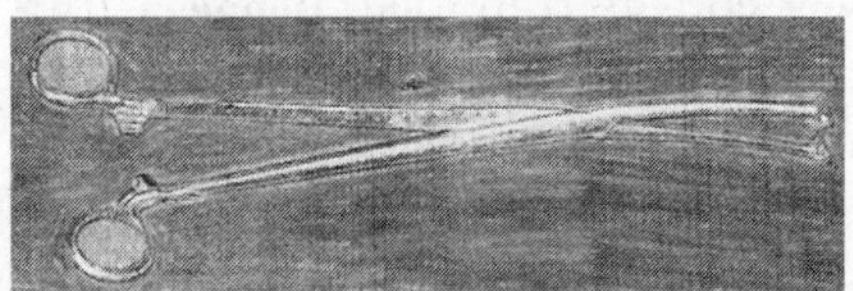

चित्र (Fig.) 41.32: विलर शिरोवल्क कर्षण संदंश

XXXIII. निस्तारणीय रज्जु-शिकंजा (देखें चित्र 41.33) (Disposable Cord Clamp)

इसकी आपूर्ति एक निष्कीटित बंद डिब्बे (Sterile pack) में होती है। रज्जु-शिकंजे को उचित स्थान पर रखा जाता है जो नाभि-रज्जु (Umbilical cord) के अलग खण्ड के साथ गिर जाता है। यह प्लास्टिक का बना होता है।

स्व-मूल्यांकन (Self-assessment)– (1) रज्जु-शिकंजे का प्रयोजन (Purpose) क्या है जो मातृक छोर (Maternal end) पर प्रयोग होता है? (2) रज्जु संलग्न (Attachment) की विभिन्न अपसामान्यताएँ (Abnormalities) क्या हैं? (3) इसका महत्व क्या है जब रज्जु अधिक लम्बी या छोटी होती है? चित्र 41.7 भी देखें।

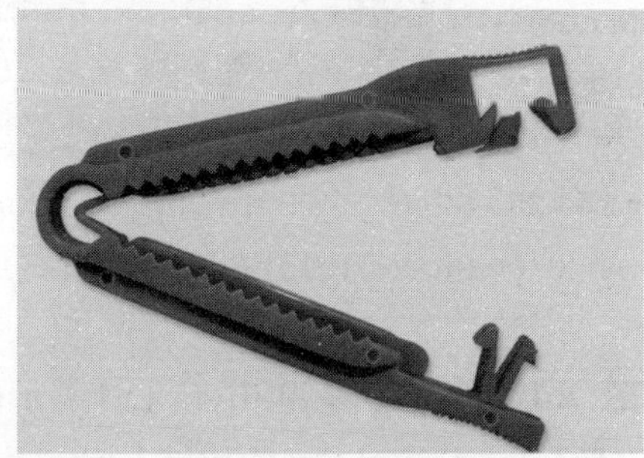

चित्र (Fig.) 41.33: निस्तारणीय रज्जु-शिकंजा (Disposable cord-clamp)

XXXIV. पिनार्ड परिश्रावक (Pinard's Stethoscope) (चित्र 41.34)

इसे उदरीय (Abdominal) दिवाल पर स्थल (Point) से एक समकोण (90°) पर रखकर कस कर पकड़े रहना चाहिए। श्रवण-छोर (Aural end) पर कर्ण (Ear) को कसकर बंद रखना चाहिए श्रवण (या सुनने) के समय इसे हाथ से स्पर्श नहीं करना चाहिए।

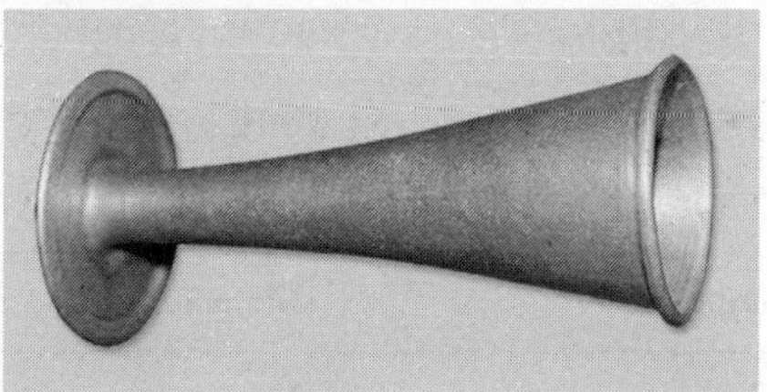

चित्र (Fig.) 41.34: पिनार्ड परिश्रावक

स्वमूल्यांकन (Self-assessment)– (1) प्रारंभ में किस सप्ताह पर परिश्रावक से FHS (Fetal heart sound = भ्रूणीय हृदय ध्वनि) का पता लगाया जा सकता है? (2) कौन से विभिन्न स्थल (Sites) हैं जहाँ भ्रूण की गर्भस्थिति (Presentation) के सापेक्ष FHS की अधिकतम तीव्रता (Intensity) प्राप्त की जाती है? (3) कौन सी नैदानिक (Clinical) स्थिति है जहाँ FHS श्रव्य (Audible) नहीं हो सकती है।

XXXV. डॉप्लर अतिस्वन (Ultrasonic Doppler) (चित्र 41.35)

स्व-मूल्यांकन (Self-assessment): (1) प्रारंभ में किस सप्ताह पर डॉप्लर द्वारा भ्रूण की हृदय-ध्वनि की पहचान की जा सकती है ? (2) जब परिश्रावक (या स्टेथोस्कोप) के साथ FHS श्रव्य नहीं होती है तब अन्य विकल्प (Alternatives) क्या हैं? (3) नैदानिक (Clinical) की तुलना में EFM (Electronic fetal monitoring) के क्या अधिक लाभ होते हैं? (4) भ्रूणीय हृदमंदता (Fetal bradycardia) के कारण क्या हैं? (5) अपसामान्य भ्रूणीय हृदस्पंद चित्रण (Abnormal cardio-tocography) की विशेषताएँ क्या होती हैं? (6) जब CTG अपसामान्य होता है तब कौन सा परीक्षण किया जा सकता है? (7) भ्रूणीय संकट (Fetal distress=Nonassuring fetal status = अनाश्वस्त भ्रूणीय स्थिति) का अर्थ क्या होता है? [देखें अध्याय 38 का प्रसवावधिक भ्रूणीय परिवीक्षण]

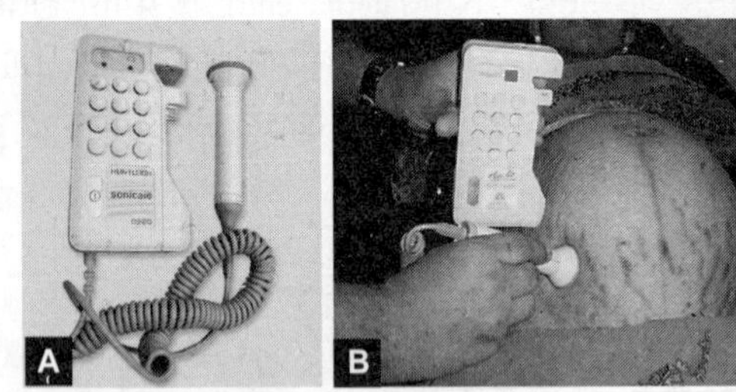

चित्र (Fig.) 41.35: डॉप्लर अतिस्वन (Ultrasonic Doppler) – (A) साधन (device) (B) उपयोग में (In use)

इकाई की अंतर्राष्ट्रीय प्रणाली (SI Units) (International System of Units)

इकाई की इस प्रणाली को सन् 1960 ई० में मापीय प्रणाली (Metric system) को – अंतर्राष्ट्रीय रूप से मूलभूत (Basic) इकाई के रूप में मान्यता मिली है। चिकित्साशास्त्र के प्रयोग और रासायनिक विश्लेषण के विवरण (Reports of chemical analysis) को अब SI इकाई में व्यक्त या सूचित किया जाता है। अतः चिकित्सा के विशेषज्ञों और कर्मचारियों को इससे परिचित होने की आवश्यकता होती है।

SI की सामान्य मूलभूत इकाई (Common basic units) निम्नलिखित हैं–

भौतिक परिमाण (Physical quantity)	SI इकाई (Units)	संकेत (Symbol)
लम्बाई (Length)	मीटर (Meter)	M
मात्रा या भार (Mass)	किलोग्राम (Kilogram)	Kg
द्रव्य या पदार्थ की मात्रा या परिमाण (Amount of Substance)	मोल (Mole)	Mole

लम्बाई (Length): लम्बाई की मूलभूत इकाई मीटर (Meter) है।

1 डेसीमीटर (Decimetre) $(dm) = \frac{m}{10} = 0.1m$ (मीटर)

1 सेन्टीमीटर (Centimetre) $(cm) = \frac{m}{10} = \frac{0.1m}{10} = 0.01m$

अर्थात् 100 cm = 1 मीटर = 10 डेसीमीटर

1 सेंटीमीटर=19 मिलीमीटर (Millimeters), 1cm = 10 mm

1 m = 10 dm = 100 cm = 1000 mm

2.5 सेंटीमीटर (cm) = 1 इंच = 1",

भारत में, 1 गज (Yard) = 3 फुट (Feet, Foot इसका एकवचन है) = 36 इंच = 91 सेंटीमीटर

1 गज = 0.91 मीटर = 0.9144 mm.

मात्रा या भार (Mass): मात्रा की मूलभूत इकाई किलोग्राम (Kilogram) है। औषधि (Medicines) को मिलीग्राम (Milligrams=mg), ग्राम (Grams= g या gm) या माइक्रोग्राम (Micrograms=μg, μ=म्यू=Myu=10^{-6}) में लिखा जाता है। द्रव-औषधि-निर्मिति (Liquid medicinal preparations) को मिलीलीटर (Milliliters=ml) या लीटर (Liters=L) में व्यक्त या सूचित किया जाता है।

1 Kg = 1000 gm, 1 gm=1000 mg, 1 mg=1000 μg, μg = 1000 ng (n = Nano = नैनो = 10^{-9}), 1 ng/ml=0.1 μg/100 ml

द्रव्य की मात्रा (Amount of substance): मोल (Mole) एक द्रव्य या पदार्थ या वस्तु की वह मात्रा है जो उसके अणुभार (Molecular weight) (ग्राम में) के बराबर होती है। रासायनिक विश्लेषण का विवरण (Reports) अब मिलीग्राम प्रति 100 मिलीलीटर (mg/100 ml) के बदले में मिलीमोल प्रतिलीटर (m mol/L) में सूचित किया जाता है। इसका परिवर्तन (Conversion) इस प्रकार होता है– मोल/लीटर $(Moles/L) = \frac{mg/100ml}{\text{अणुभार (Mol.wt)}} \times 10$

सोडियम (Na=Sodium), पोटैशियम (K=Potassium), क्लोराइड (Chloride) तथा बाइकार्बोनेट (Bicarbonate) को अब समतुल्य सांद्रता (Equivalent concentration) से m mol/L में परिवर्तित किया गया है क्योंकि आयन (Ions) समतुल्य होते हैं जैसे–सोडियम-135–145 mEq/L=135–145 mol/L तथापि (However), यह प्रोटीन (Proteins) या अज्ञात अणु भार (Unknown molecular weight) के अन्य पदार्थों के लिए प्रयोज्य (Applicable) नहीं है जिसमें पर्याप्तरूप से स्पष्ट संघटन (Composition) नहीं होता है। अभिव्यक्ति (Expressions) को g या μg/L में निरंतर रखना चाहिए। हीमोग्लोबिन (Hb=Hemoglobin) एक अपवाद (Exception) है क्योंकि इसे अभी भी g/dl या g/100 ml में सूचित किया जाता है।

उपसर्ग (Prefixes): डेसीमोल (Decimole) = मोल का दसवाँ भाग (One-tenth) (d mol/L) मिलीमोल (Millimole)=मोल का हजारवाँ

(One thousandth) भाग (mmol/L) माइक्रोमोल (Micromole) = मोल का दस लाखवाँ भाग (One millionth) (μ mol/L) लीटर एक अंतर्राष्ट्रीय प्रणाली की इकाई नहीं (non-SI unit) है, फिर भी सभी सान्द्रता या आयतन या कोशिका-गणना (Cell count) को लीटर में व्यक्त किया जाता है।

1 लीटर (L) = 1000 मिलीलीटर (Milliliters) (ml)
1 लीटर (Liter) = 10 डेसी लीटर (Deciliters) (dl)

मूलभूत इकाइयों के भिन्न या खण्डों (Fractions) या गुणक (Multiples) में सूचित करने के लिए उपसग्र को भी परिभाषित (Defined) तथा मानकीकृत (Standardized) किया गया है। उदाहरण (Examples):

सेल्सियस तापक्रम माप (Celsius temperature scale) (°C जैसे – 90°C): यह एक अंतर्राष्ट्रीय पद्धति इकाई (SI Unit) है जिसे सेल्सियम नाम के वैज्ञानिक (1701–1744) द्वारा आविष्कार किया गया था अतः इसे सेल्सियम माप कहा जाता है।

फारेनहाइट तापक्रम माप (Fahrenheit temperature scale) (°F): यह भी एक SI इकाई है जिसका आविष्कार जर्मनी के वैज्ञानिक (German Scientist) (1686–1736) द्वारा किया गया था, अतः इसे फारेनहाइट तापक्रम माप कहा जाता है।

फारेनहाइट का सेल्सियम में परिवर्तन (Conversion of Fahrenheit to Celsius) (देखें चित्र 41.36): F से 32 घटाना और फिर 5 से गुना करना और तब 9 से भाग देने के लिये सेल्सियस का फारेनहाइट में परिवर्तन (Conversion of Celsius to Fahreheit) – C को 9 से गुणा करना है और फिर 5 से भाग देना और उसके बाद उसमें 32 जोड़ना है फारेनहाइट के सेल्सियम में परिवर्तन के लिये।

इस परिवर्तन में निम्न सूत्र (Formula) का उपयोग किया जाता है–

$$\frac{F-32}{9}=\frac{C}{5}, \qquad F=\frac{9C}{5}+32, \qquad C=\frac{5(F-32)}{9}$$

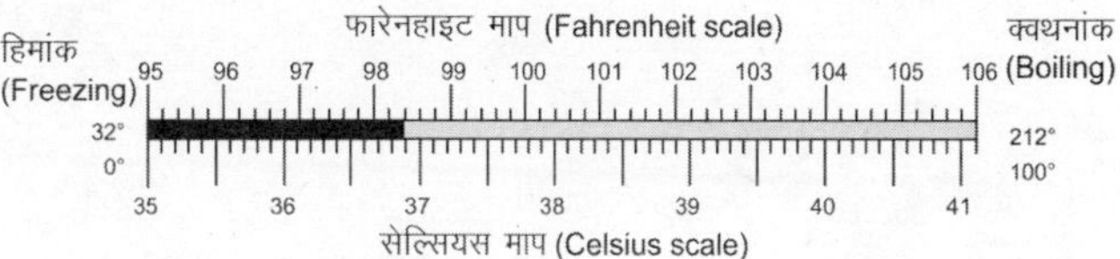

चित्र (Fig.) 41.36: सेल्सियस फारेनहाइट में तापक्रम का परिवर्तन और विलोमत (Conversion of temperature from °C to °F and vice-versa)

गुणक (Multiple)	उपसर्ग (Prefix)	संकेत (Symbol)	खण्ड या भिन्न (Fraction)	उपसर्ग (Prefix)	संकेत (Symbol)
10^6	मेगा (Mega)	M	10^{-1}	डेसी (Deci)	d
10^3	किलो (Kilo)	K	10^{-2}	सेन्टी (Centi)	c
10^1	दश (Deca)	da	10^{-3}	मिली (Milli)	m
			10^{-6}	माइक्रो (Micro)	μ (म्यू)
			10^{-9}	नैनो (Nano)	n
			10^{-12}	पिको (Pico)	p

निर्देशिनी
(Index)

Page numbers followed by *f* refer to figure and *t* refer to table

A

B

C

D

E

F

J

K

L

M

N

O

P

R

S

T